U0233513

临床常见非合理用药

主　编　张安年　　张　彬　　于广明

副主编　邓一鸣　　张　辉　　高　磊　　崔庆新　　滕文静

编　者（按姓氏汉语拼音排序）

陈　岭	陈　莹	崔庆新	邓一鸣	高　磊
巩大庆	巩　磊	李少茜	李淑翠	刘　传
刘春华	刘玉玮	卢言慧	沈彦明	滕文静
王彩艳	王垣芳	于广明	张安年	张　彬
张　辉	张云芹	张宗耐	张宗芸	赵欣欣

北京大学医学出版社

LINCHUANG CHANGJIAN FEIHELI YONGYAO

图书在版编目（CIP）数据

临床常见非合理用药/张安年，张彬，于广明主编
. —北京：北京大学医学出版社，2022.3
ISBN 978-7-5659-2564-1

Ⅰ．①临… Ⅱ．①张… ②张… ③于… Ⅲ．①临床药
学—用药法 Ⅳ．①R97

中国版本图书馆 CIP 数据核字（2021）第 274087 号

临床常见非合理用药

主　　编：张安年　张　彬　于广明
出版发行：北京大学医学出版社
地　　址：(100191)北京市海淀区学院路 38 号　北京大学医学部院内
电　　话：发行部 010-82802230；图书邮购 010-82802495
网　　址：http://www.pumpress.com.cn
E - mail：booksale@bjmu.edu.cn
印　　刷：中煤（北京）印务有限公司
经　　销：新华书店
责任编辑：袁朝阳　　责任校对：靳新强　　责任印制：李　啸
开　　本：787 mm×1092 mm　1/16　印张：82.25　字数：2600 千字
版　　次：2022 年 3 月第 1 版　　2022 年 3 月第 1 次印刷
书　　号：ISBN 978-7-5659-2564-1
定　　价：350.00 元
版权所有，违者必究
（凡属质量问题请与本社发行部联系退换）

内容提要

　　本书比较系统地介绍了药物的慎用证、禁忌证及两种或多种药物联用后的不良相互影响。内容多是在临床上比较常见或具有重要临床意义的非合理用药实例；重点阐述了用药时应注意的问题，药物误用后造成的不良后果及处理措施。对药物误用后不良影响发生的机制也作了简单阐述。另外，对于那些不太常见或仅在动物和人体试验中证实的药物相互影响，及刚刚问世不久的新药与其他药物间尚需进一步证实的药物相互影响，也作了较为详尽的收录。总之，该书涵盖了近年来绝大部分药物相互影响的基础及临床研究资料，内容翔实，通俗易懂，除可指导临床合理用药外，尚可供进一步研究探讨药物临床应用作为参考。

　　本书主要对象为各级临床医务工作者，对医学科研人员、药理学工作者及大、中专医药院校学生也有参考价值。另外，老年人往往同时应用多种药物，且可能来自不同医生的处方，发生药物相互影响的可能性更大，因此，对这一群体的合理用药有更为重要的指导意义。

前　言

对大多数医务人员来说，一种药物能治疗哪些疾病，或某种疾病可用哪些药物治疗，也许是比较熟悉的。然而，一种药物不能用于哪些患者或不能与哪些药物联用，人们往往不甚了解或被忽略。当前，药物误用或滥用的现象普遍存在，且有日趋严重的倾向。这种情况不解决，不但增加患者的经济负担，而且延误治疗，甚或造成严重不良后果。《临床常见非合理用药》一书，旨在指导临床医生合理用药，避免因处方不当造成的失误。正是出于这一目的，此书在写法上有别于其他药物参考书。该书除对多年来国内外临床上发生的药物相互影响实例进行了较为详尽的收录外，还较为详尽地收集了来自动物和人体的试验研究。尽管有些新药问世不久，部分数据仅来自动物或健康志愿者，需进一步研究证实，但这不仅可为临床医生合理用药提供依据，且可从另一角度为医学科研人员进行进一步研究提供有价值的参考。

本书从反面告诫人们怎样合理用药，如哪些药物不能或应慎用于哪些疾病或哪些情况，哪些药物不能联用或联用时应注意什么问题，发生不良反应后如何处理，等等。

欲合理有效地使用该书，需要仔细阅读如下内容。

为了适合更多层面医务人员的需要，从便于读者阅读和查阅的角度出发，将该书分为十一篇42章。第一篇**自主神经系统药物**，包括第1章和第2章；第二篇**心血管系统药物**，包括第3章到第8章；第三篇**中枢神经系统药物**，包括第9章到第13章；第四篇**麻醉药及麻醉辅助药**，包括第14章到第16章；第五篇**镇痛药及解热、镇痛抗炎药**，包括第17章到第19章，抗痛风药作为一章收入到该篇中；第六篇**影响血液及造血系统的药物**，包括第20章和第21两章；呼吸系统药物、消化系统药物及泌尿系统药物分别作为第22、23和24章载入第七篇**内脏系统药物**中；第八篇**激素及有关药物**，包括第25章到第28章；第九篇**抗感染药**包括第29章到第35章；第十篇**抗肿瘤药及影响免疫功能的药物**，包括第36和37两章；第38章到第42章放入第十一篇**其他**中，该篇中特别值得一提的是第42章——妊娠及哺乳期用药，为了节省索引的篇幅，该章中的内容只作为 [**妊娠－药物**][1] 和 [**哺育－药物**][1] 两项载入索引中。如果涉及妊娠期和哺乳期的用药问题，可直接到正文中查阅。

本书按照药物分类编排，尽管从宏观上进行了篇章的划分，但其中的各节段独成体系。例如 [**苯妥英（大仑丁，二苯乙内酰脲，二苯海因）－双硫仑（双硫醒，戒酒硫）**][1] 指的是两种药物，在此项下按要点、有关药物、机制和建议分别叙述。又如 [**吗啡－肺源性心脏病**][1] 指的是一种药物和一种疾病，在此项下也按要点、有关药物、机制和建议分别叙述药物对疾病的影响以及注意事项和处理措施等。每个标题的右上角有一数字标记符，符号"1"代表有重要临床意义，对患者可造成严重危害，是可以预料或经常发生的，并已得到充分证实。符号"2"代表有比较重要的临床意义，对患者可造成相当危害，但预言性较差，或不太经常发生，或证据不太充分。符号"3"代表临床意义不大，通常不会给患者造成危害，难以预料或不常发生，证据不充分或仅来自动物和健康人体试验。符号"4"代表无临床意义或意义不大，很少或无证据，多半仅是理论上的推测。

对应药物或疾病的先后顺序有一些明确界定。如果是药物－疾病间的影响，那么药物在前而疾病在后，如前例 [**吗啡－肺源性心脏病**][1]。如果为药物－药物之间的影响，则区分为两种情况，一是单向影响，二是双向影响。单向者被影响的药物在前，如前例 [**苯妥英（大仑丁，二苯乙内酰脲，二苯海因）－双硫仑（双硫醒，戒酒硫）**][1]，意指苯妥英受双硫仑的影响；双向者指的是两者互相影响，如 [**丙戊酸（二丙基乙酸，敌百痉）－卡马西平（酰胺咪嗪，痛惊宁）**][2]，两者同用时丙戊酸血浓度降低，卡马西平血浓度可升高，在这种情况下以受影响明显者在前。然而，这种双向相互影响在大多数情况下难以区分相互影响的程度，因此，先后顺序的安排多半是作者主观或随机的。

另外，在一般药物书籍中分属不同章节的同一种药物在该书目录中仅出现于某一章节。例如，普萘洛尔既可作为抗高血压药，也可用于心绞痛及心律失常的治疗，但作为先行药物在该书目录内仅出现于自主神经系统药物中。又如同属钙拮抗剂的硝苯地平和维拉帕米，作为先行药物仅分别见于抗高血压药和抗心律失常药物中。然而，即使不了解某种药物分属的章节，只要查一下主题索引，也完全可以解决问题。主题索引是查阅该书有关信息最为方便、快捷、有效的途径。例如，欲将两种或两种以上的药物联用，而又不知它们在体内有何相互影响时，通过查主题索引，然后根据正文中的内容即可明确能否安全联用。

书末编有中、英文主题索引，两个索引互相补充，既方便查阅，又可大大拓宽查阅范围。其中中文主题索引中的①、②、③、④分别对应正文中各标题右上角的1、2、3、4。例如，中文主题索引中的"苯妥英－双硫仑①"或"苯妥英－双硫醒①"即与正文中的［苯妥英（大仑丁，二苯乙内酰脲，二苯海因）－双硫仑（双硫醒，戒酒硫）][1]相对应。英文索引中①、②、③、④的含义与中文索引相同。这种编排方式的优越独特之处是不但可以方便查阅，且可大大节省时间。例如，欲查询哌替啶不宜与哪些药物同用时，如果在中文主题索引中发现有"哌替啶－苯乙肼①"或"哌替啶－氯丙嗪②"等条目，即可马上做出判断。

本书中药名以国际非专利名（INN）和中国药品通用名为准，但为方便读者，逐渐纠正药物通用名、惯用名或别名混用的情况，在正文每节中首次出现时也加注了部分商品名和惯用名，以资查对。

此外，书中所载内容（如相互影响的机制和建议）目前是正确的。然而，随着时间的推移以及基础和临床医学研究的进展，有可能发生改变。因此，读者在采纳该书有关内容前最好详细阅读厂家的药品说明书。

本书内容新颖，编排也独具一格。但因水平所限，错误或不当之处在所难免，恳请同道批评指正。

感谢国家重点研发计划课题（课题编号：2018AAA0102601）对本书出版的资助。

张安年

2021 年 7 月

目　录

第一篇　自主神经系统药物

第一章　拟胆碱药及抗胆碱药 ……………………………………………………………… 1

第一节　拟胆碱药（包括直接作用的 M 胆碱受体激动药和抗胆碱酯酶药） ……………… 1

醋甲胆碱（乙酰甲胆碱）—

　哮喘（1）　消化性溃疡（1）　甲状腺功能亢进症（2）　冠状动脉功能不全（2）　普鲁卡

　因胺（3）

毛果芸香碱（匹鲁卡品）—

　苯海拉明（苯那君，可那敏）（3）

新斯的明（普洛斯的明，普普色林）—

　机械性梗阻（3）　奎尼丁（3）　普鲁卡因（奴佛卡因）（4）　普鲁卡因胺（4）　普罗帕酮

　（丙胺苯丙酮，心律平）（4）　苯海拉明（苯那君，可那敏）（5）

吡斯的明（吡啶斯的明）—

　甲泼尼龙（甲基强的松龙）（5）

依酚氯铵（腾喜龙，艾宙酚）—

　地高辛（5）　乙酰唑胺（醋唑磺胺，醋氮酰胺）（5）

安贝氯铵（酶抑宁，美斯的明）—

　阿托品（6）

他克林（氨氯吖啶，四氢氨吖啶）—

　吸烟（6）　奥美拉唑（渥米哌唑，洛赛克）（6）　西咪替丁（甲氰咪胍）（7）

第二节　抗胆碱药 ……………………………………………………………………………… 7

阿托品—

　胃溃疡（7）　青光眼（8）　前列腺肥大（8）　丙米嗪（米帕明）（8）

苯海索（安坦）—

　苯乙肼（8）　异烟肼（雷米封，异烟酰肼）（9）

托特罗定—

　奥美拉唑（渥米哌唑，洛赛克）（9）

非索罗定（非索特罗定）—

　氟康唑（大扶康）（10）

咪达那新—

　伊曲康唑（10）

M 受体拮抗剂（M 胆碱受体阻断药）—

　阿尔茨海默病或痴呆（11）

第二章　拟肾上腺素药及抗肾上腺素药 ……………………………………………………… 18

第一节　拟肾上腺素药 ………………………………………………………………………… 18

右美托咪定（右旋美托咪定）—

　咪达唑仑（18）

利托君（羟苄羟麻黄碱）—

　格隆溴铵（胃长宁）（18）　可的松（考的松）（18）

沙丁胺醇（舒喘灵）—

单胺氧化酶抑制剂（MAOI）（19）

肾上腺素（副肾素）—

    甲状腺功能亢进，器质性心脏病（19）　　动脉硬化，高血压（19）　　抛射剂（20）　　普萘洛尔（心得安）（20）　　潘必啶（五甲哌啶）（21）　　氯丙嗪（冬眠灵）（21）　　丙米嗪（米帕明）（22）　　巴比妥类（22）

异丙肾上腺素（喘息定，治喘灵）—

    丙米嗪（米帕明）（22）

去氧肾上腺素（苯肾上腺素，新福林）—

    异喹胍（胍喹啶）（23）　　左旋多巴（23）　　苯乙肼（23）　　对乙酰氨基酚（扑热息痛，醋氨酚）（24）

去甲肾上腺素—

    甲基多巴（25）　　碳酸锂（25）

多巴胺（儿茶酚乙胺，3-羟酪胺）—

    休克（25）　　苯乙肼（26）

多巴酚丁胺（杜丁胺）—

    心房纤颤（26）

麻黄碱（麻黄素）—

    前列腺增生（27）　　甲基多巴（27）　　利血平（蛇根碱）（27）　　阿米替林（阿密替林，依拉维）（28）

苯丙醇胺（N-去甲麻黄碱）—

    咖啡因（咖啡碱）（28）　　反苯环丙胺（28）　　吲哚美辛（消炎痛）（29）

苯丙胺（苯齐巨林，非那明，安非他明）—

    利培酮（利司培酮）（29）　　苯乙肼（29）　　呋喃唑酮（痢特灵）（30）　　碳酸氢钠（重碳酸钠，重曹，小苏打）（30）

3,4-亚甲基二氧基甲苯丙胺（摇头丸，迷幻药）—

    安非他酮（丁氨苯丙酮）（30）　　咖啡因（咖啡碱）（31）　　苯乙肼（32）

第二节　抗肾上腺素药 …………………………………………………… 32

酚妥拉明（甲苄胺唑啉，瑞支亭，利其丁）—

    消化性溃疡（32）　　肾上腺素（副肾素）（33）

酚苄明（酚苄胺）—

    胍乙啶（依斯迈林）（33）

莫西赛利（盐酸百里胺）—

    乙醇（33）

阿夫唑嗪（阿呋唑嗪，桑塔，桑塔前列泰）—

    克拉霉素（甲红霉素）（34）

坦洛新（坦索罗辛，哈乐）—

    乌地那非（34）　　帕罗西汀（35）

西洛多辛（西洛多新）—

    丙戊酸（二丙基乙酸，敌百痉）（35）

普萘洛尔（心得安）—

    心力衰竭（36）　　房室传导阻滞（36）　　支气管哮喘（36）　　糖尿病（37）　　高血压伴高脂血症（37）　　吸烟（38）　　肼屈嗪（肼苯哒嗪，肼酞嗪）（38）　　地高辛（狄戈辛）（38）　　奎尼丁（39）　　胺碘酮（乙胺碘呋酮，安律酮，可达龙）（39）　　卤芬酯（降脂酰胺）（40）　　考来烯胺（消胆胺，降胆敏）（40）　　苯妥英（大仑丁，二苯乙内酰脲）（40）　　氯丙嗪（冬眠灵）（41）　　地昔帕明（去甲丙米嗪）（41）　　米安色林（米塞林，美安适宁）（42）　　氟伏沙明（42）　　苯巴比妥（鲁米那）（43）　　氟地西泮（44）　　乙醇（44）　　乙醚（44）　　苯哌利定（苯丙苯哌酯）（45） 右丙氧吩（右旋丙氧吩）（45） 吲哚美辛（消炎痛）（45） 氢氧化铝（46） 西咪替丁（甲氰咪胍）（46） 依汀替丁（47） 呋塞米（呋喃苯胺酸，速尿）（47） 甲状腺制剂（48） 利福平（甲哌利福霉素，利米定）（48） 泛影葡胺（49） 变应原浸出物（49） 氯苯那敏（扑尔敏）（49）

噻吗洛尔（噻吗心安）—

　　西咪替丁（甲氰咪胍）（50）

美托洛尔（美多洛尔，美多心安，倍他乐克）—

　　普罗帕酮（心律平）（50） 决奈达隆（50） 普利多匹定（51） 帕罗西汀（52） 戊巴比妥（阿米妥）（54） 塞来昔布（塞来考昔）（54） 口服避孕药（55） 利福平（甲哌利福霉素，利米定）（55） 苯海拉明（苯那君）（56）

阿替洛尔（氨酰心安）—

　　碳酸钙（56） 氨苄西林（氨苄青霉素）（56） 橘汁（57）

纳多洛尔（萘羟心安）—

　　红霉素（58） 利福平（甲哌利福霉素，力复平，利米定）（58） 伊曲康唑（59） 葡萄柚汁（59）

氧烯洛尔（心得平）—

　　磺吡酮（硫氧唑酮，苯磺唑酮）（60）

醋丁洛尔（醋丁酰心安）—

　　葡萄柚汁（60）

塞利洛尔—

　　利福平（甲哌利福霉素）（61）

第二篇　心血管系统药物

第三章　抗高血压药 ·· 65

可乐定（可乐宁，氯压定）—

　　高血压（65） 普萘洛尔（心得安）（65） 氯丙嗪（冬眠灵）（66） 丙米嗪（米帕明）（66） 阿米替林（阿密替林，依拉维）（67） 米安色林（米塞林，美安适宁）（68） 口服避孕药（68） 利福平（甲哌利福霉素，利米定）（69）

安普尼定（阿可乐定，氨可乐定）—

　　苯乙肼（69）

替扎尼定—

　　罗非昔布（罗非考昔）（69）

甲基多巴（甲多巴，爱道美）—

　　苯丙胺（苯齐巨林，非那明）（70） 马吲哚（氯苯咪吲哚）（70） 普萘洛尔（心得安）（71） 帕吉林（优降宁，巴吉林）（71） 地高辛（狄戈辛）（71） 氟哌啶醇（氟哌丁苯，氟哌醇）（72） 阿米替林（阿密替林，依拉维）（72） 苯巴比妥（鲁米那）（72） 双硫仑（双硫醒）（73） 沙丁胺醇（舒喘灵）（73） 硫酸亚铁（73）

胍那决尔（胍环啶）—

　　丙米嗪（米帕明）（73）

利血平（蛇根碱）—

　　左旋多巴（74） 氟西泮（氟安定，氟苯安定）（74） 氟烷（三氟氯溴乙烷）（74）

胍乙啶（依斯迈林）—

　　右苯丙胺（右旋苯丙胺）（75） 去氧肾上腺素（苯肾上腺素，新福林）（75） 米诺地尔（长压定，敏乐定）（76） 左旋多巴（76） 氯丙嗪（冬眠灵）（76） 地昔帕明（去甲丙米嗪）（77） 苯乙肼（77） 乙醇（78） 保泰松（布他酮）（78） 氢氯噻嗪（双氢克尿噻）（78） 口服避孕药（79） 异烟肼（雷米封，异烟酰肼）（79）

倍他尼定（苄二甲胍，苄胍）—

 马吲哚（氯苯咪吲哚）（79）

异喹胍（胍喹啶）—

 阿莫地喹（80） 芬氟拉明（氟苯丙胺）（80） 苯噻啶（新度美安）（81）

哌唑嗪（脉宁平）—

 普萘洛尔（心得安）（81） 胍乙啶（依斯迈林）（81） 地高辛（狄戈辛）（81） 维拉帕米（异搏定）（82） 西地那非（伟哥，万艾可）（82） 氯丙嗪＋阿米替林（83） 吲哚美辛（消炎痛）（83）

特拉唑嗪（高特灵，降压宁）—

 乌地那非（83）

肼屈嗪（肼苯哒嗪，肼酞嗪）—

 冠状动脉病（84） 溴隐亭（溴麦角环肽）（84） 双氯芬酸（双氯灭痛，扶他林）（85）

米诺地尔（长压定，敏乐定）—

 肾衰竭（肾功能衰竭）（85） 环孢素（环孢菌素，环孢霉素A）（85）

二氮嗪（氯甲苯噻嗪，低压唑）—

 主动脉瘤（85） 妊娠（86） 肼屈嗪（肼苯哒嗪）（86）

硝普钠（亚硝基铁氰化钠）—

 肾功能不全（86） 慢性阻塞性肺病（86） 氰化物代谢缺陷（87） 西地那非（伟哥）（87）

卡托普利（甲巯丙脯酸，开博通）—

 低钠血症（87） 食物（87） 阿司匹林（乙酰水杨酸）（88） 吲哚美辛（消炎痛）（89） 别嘌醇（别嘌呤醇）（89） 丙磺舒（羧苯磺胺）（90） 抗酸药（90） 氢氧化铝（90） 呋塞米（呋喃苯胺酸，速尿）（91） 螺内酯（安体舒通）（91） 辣椒素（辣椒碱，反式-8-甲基-N-香草基-6-壬烯酰胺）（92）

喹那普利—

 吉卡宾（CI-1027）（92）

阿利吉仑（阿利克仑）—

 阿托伐他汀（阿伐他汀）（92） 利福平（甲哌利福霉素）（93） 伊曲康唑（94） 环孢素（环孢菌素，环孢霉素A，山地明）（94） 橘汁（95）

沙拉新（肌丙抗增压素）—

 高血压（95）

氯沙坦（科索亚，洛沙坦，芦沙坦）—

 妊娠（96） 吲哚美辛（消炎痛）（96） 水飞蓟宾（西利马林，水飞蓟素）（96） 螺内酯（安体舒通）（97） 利福平（力复平，甲哌利福霉素，利米定）（98） 氟康唑（98） AST-120（99） 阿莫地喹（99）

替米沙坦—

 尼索地平（硝苯异丙啶）（100）

非马沙坦—

 利福平（甲哌利福霉素，力复平，利米定）（100） 酮康唑（100）

托伐普坦—

 酮康唑（101）

硝苯地平（硝苯吡啶，心痛定）—

 阿替洛尔（氨酰心安）（101） 地尔硫䓬（硫氮䓬酮）（102） 苯巴比妥（鲁米那）（102） 硫酸镁（103） 西咪替丁（甲氰咪胍）（103） 卡索吡坦（103） 米卡芬净（104） 泛影葡胺（104） 埃博皮兰特（依布匹普特）（105）

硝苯地平（硝苯吡啶，心痛定）＋依普利酮—

 伏立康唑（105）

尼伐地平—
　　卡马西平（酰胺咪嗪，痛惊宁）（106）
氨氯地平（阿莫洛地平）—
　　地尔硫䓬（硫氮䓬酮）（107）　　考尼伐坦（107）
马尼地平—
　　葡萄柚汁（108）
乐卡地平—
　　氟伐他汀（来适可）（109）
酮色林（凯他舍林，酮舍林）—
　　氢氯噻嗪（双氢克尿噻）（109）
艾沙利酮—
　　利福平（110）
抗高血压药—
　　奎尼丁（112）　　促红素（红细胞生成素，利血宝）（112）　　雌激素（112）

第四章　治疗慢性心力衰竭药 ………………………………………………………… 116

洋地黄（毛地黄）—
　　依酚氯铵（腾喜龙）（116）　　苯妥英（大仑丁，二苯乙内酰脲）（116）　　氟地西泮（116）
　　甘珀酸（生胃酮）（117）
洋地黄毒苷（狄吉妥辛）—
　　利血平（蛇根碱）（117）　　苯巴比妥（鲁米那）（117）　　保泰松（布他酮）（118）　　阿扎丙宗（阿帕松，阿扎丙酮）（118）　　利福平（甲哌利福霉素，利米定）（118）　　氨鲁米特（氨基导眠能）（118）
地高辛（狄戈辛）—
　　甲状腺功能亢进（119）　　甲状腺功能减退（119）　　低钾血症（119）　　心肌梗死（119）　　肾上腺素（副肾素）（120）　　卡维地洛（卡维洛尔，卡地洛尔）（120）　　利血平（蛇根碱）（120）　　卡托普利（甲巯丙脯酸）（121）　　非诺多泮（121）　　奎尼丁（122）　　奎尼丁＋戊巴比妥（123）　　丙吡胺（双异丙吡胺，吡二胺，异丙吡胺）（123）　　普罗帕酮（心律平，丙胺苯丙酮）（124）　　氟卡尼（124）　　胺碘酮（乙胺碘呋酮，安律酮）（124）　　决奈达隆（125）　　维拉帕米（异搏定）（125）　　地尔硫䓬（硫氮䓬酮）（126）　　阿托伐他汀（阿伐他汀）（126）　　考来烯胺（消胆胺）（127）　　氯丙嗪（冬眠灵）（128）　　丙米嗪（米帕明）（128）　　曲唑酮（氯哌三唑酮）（129）　　地西泮（安定）（129）　　普鲁卡因（奴佛卡因）（130）　　环丙烷（130）　　琥珀胆碱（司可林）（130）　　布洛芬（异丁苯丙酸）（130）　　吲哚美辛（消炎痛）（131）　　替卡格雷（替格瑞洛）（131）　　氢氧化铝（132）　　硫糖铝（胃溃宁）（132）　　西咪替丁（甲氰咪胍）（132）　　甲氧氯普胺（灭吐灵）（133）　　丙胺太林（普鲁本辛）（133）　　药用炭（133）　　白陶土（高岭土，水合硅酸铝）（134）　　欧车前（134）　　考尼伐坦（134）　　呋塞米（呋喃苯胺酸，速尿）（135）　　螺内酯（安体舒通）（135）　　阿米洛利（氨氯吡咪）（136）　　甲状腺制剂（136）　　糖皮质激素（137）　　米非司酮（息百虑，抗孕酮，息隐）（137）　　柳氮磺吡啶（柳氮磺胺吡啶）（138）　　甲氧苄啶（甲氧苄氨嘧啶）（138）　　红霉素（138）　　新霉素（139）　　四环素（139）　　对氨基水杨酸（对氨基柳酸）（140）　　两性霉素B（140）　　伊曲康唑（依曲康唑）（140）　　特拉匹韦（特拉普韦，替拉瑞韦）（140）　　依曲韦林（141）　　氯喹（141）　　羟氯喹（142）　　COPP（142）　　环磷酰胺（癌得星）（143）　　环孢素（环孢菌素A）（143）　　青霉胺（144）　　葡萄糖（144）　　氯化钙（静脉）（144）
氨力农（氨双吡酮，氨吡酮，氨利酮）—
　　丙吡胺（双异丙吡胺，吡二丙胺，异丙吡胺）（144）
多巴酚丁胺（杜丁胺）—
　　氟烷（三氟氯溴乙烷）（145）

第五章　抗心律失常药 ……………………………………………………………… 147

　　奎尼丁－

　　　阿托品（147）　利血平（蛇根碱）（147）　利多卡因（赛罗卡因）（147）　胺碘酮（乙胺碘呋酮，安律酮）（147）　维拉帕米（异搏定）（148）　苯妥英（大仑丁，二苯乙内酰脲）（148）　苯巴比妥（鲁米那）（149）　阿司匹林（乙酰水杨酸）（149）　氢氧化铝（149）　西咪替丁（甲氰咪胍）（150）　甲氧氯普胺（灭吐灵，胃复安）（150）　白陶土（高岭土，水合硅酸铝）（151）　乙酰唑胺（醋唑磺胺，醋氮酰胺）（151）　氢氯噻嗪（双氢克尿噻）（151）　氟氯西林（氟氯青霉素，氟氯苯唑青霉素，氟氯苯甲异噁唑青霉素）（152）　利福平（甲哌利福霉素，利米定）（152）　伊曲康唑（依他康唑）（153）　喷他脒（戊烷脒）（154）

　　普鲁卡因胺－

　　　红斑狼疮（154）　普萘洛尔（心得安）（155）　奎尼丁（155）　利多卡因（赛罗卡因）（155）　胺碘酮（乙胺碘呋酮，安律酮）（155）　乙醇（156）　西咪替丁（甲氰咪胍）（156）　甲氧苄啶（甲氧苄氨嘧啶）（156）　对氨基苯甲酸（157）

　　丙吡胺（双异丙吡胺，吡二丙胺，异脉停）－

　　　青光眼（157）　阿托品（157）　吲哚洛尔（吲哚心安，心得静）（157）　奎尼丁（158）　苯妥英（大仑丁，二苯乙内酰脲）（158）　苯巴比妥（鲁米那）（159）　兰索拉唑（159）　克拉霉素（甲红霉素）（159）　红霉素（160）　利福平（甲哌利福霉素，利米定）（161）

　　西苯唑啉（西非林）－

　　　西咪替丁（甲氰咪胍）（161）

　　阿义马林（缓脉灵）－

　　　奎尼丁（162）

　　吡美诺（吡哌醇）－

　　　利福平（甲哌利福霉素，利米定）（162）

　　利多卡因（赛罗卡因）－

　　　吸烟（162）　普萘洛尔（心得安）（162）　丙吡胺（双异丙吡胺）（163）　阿义马林（缓脉灵）（163）　苯妥英（大仑丁，二苯乙内酰脲）（163）　苯巴比妥（鲁米那）（163）　西咪替丁（甲氰咪胍）（164）

　　妥卡尼（妥卡胺，室安卡因）－

　　　西咪替丁（甲氰咪胍）（164）　利福平（甲哌利福霉素，利米定）（164）

　　美西律（慢心律）－

　　　胺碘酮（乙胺碘呋酮，安律酮）（165）　苯妥英（大仑丁，二苯乙内酰脲）（165）　吗啡（165）　利福平（甲哌利福霉素，利米定）（165）

　　氟卡尼（氟卡胺）－

　　　吸烟（166）　胺碘酮（乙胺碘呋酮，安律酮）（166）　氯丙嗪（冬眠灵）（167）　氟西汀（氟苯氧丙胺，百忧解）（167）　考来烯胺（消胆胺）（168）　西咪替丁（甲氰咪胍）（168）　乙酰唑胺（醋唑磺胺）（168）　奎宁（169）

　　恩卡尼（英卡胺）－

　　　奎尼丁（169）　地尔硫䓬（硫氮草酮）（169）

　　氯卡尼（劳卡胺）－

　　　利福平（甲哌利福霉素，利米定）（170）

　　阿普林定（安搏律定，茚满丙二胺，茚丙胺）－

　　　胺碘酮（乙胺碘呋酮，安律酮）（170）

　　莫雷西嗪（乙吗噻嗪）－

　　　西咪替丁（甲氰咪胍）（170）

　　普罗帕酮（心律平）－

　　　奎尼丁（170）　胺碘酮（乙胺碘呋酮，安律酮）（171）　氟西汀（氟苯氧丙胺，百忧解）（171）

胺碘酮（乙胺碘呋酮，安律酮）－

  地尔硫䓬（硫氮䓬酮）（172） 考来烯胺（消胆胺）（172） 碳酸锂（172） 美沙酮（美散痛）（172） 西咪替丁（甲氰咪胍）（173） 司帕沙星（司氟沙星）（174） 红霉素（174） 氯喹（175） 奥利司他（175） 奈非那韦（175） 碘海醇（176）

决奈达隆－

  克拉霉素（甲红霉素）（176） 伊曲康唑（依他康唑）（177）

溴苄铵（溴苄乙铵，特兰新）－

  氯化钙（178）

替地沙米－

  维拉帕米（异搏定，戊脉安）（178）

多非利特（多非莱德）－

  维拉帕米（异搏定，戊脉安）（178） 西咪替丁（甲氰咪胍）（179）

维纳卡兰－

  奎尼丁（179）

维拉帕米（异搏定，戊脉安）－

  克隆氏病（克罗恩病，节段性回肠炎）（180） 普萘洛尔（心得安）（180） 阿托伐他汀（阿伐他汀）（181） 考来维仑（182） 苯妥英（大仑丁，二苯乙内酰脲）（182） 布比卡因（丁吡卡因，麻卡因）（182） 丹曲林（硝苯呋海因）（183） 伐地考昔（伐地昔布）（183） 磺吡酮（苯磺唑酮，硫氧唑酮）（184） 西咪替丁（甲氰咪胍）（184） 利福平（甲哌利福霉素，利米定）（184） 环孢素（185） 葡萄糖酸钙（185） 葡萄柚汁（185） 葡萄柚汁＋吸烟（187）

地尔硫䓬（硫氮䓬酮）－

  西咪替丁（甲氰咪胍）（187）

腺苷（腺嘌呤核苷）－

  双嘧达莫（潘生丁）（188） 茶碱（188）

第六章 抗心绞痛药 ·· 190

 硝酸甘油（甘油三硝酸酯）－

  青光眼（190） 阿托品（190） 西地那非（西那非尔，伟哥）（190） 乙醇（191） 阿司匹林（乙酰水杨酸）（191） 吲哚美辛（消炎痛）（192）

 尼可地尔（硝烟酯）－

  格列本脲（优降糖）（192）

 雷诺嗪－

  地尔硫䓬（硫氮䓬酮）（192）

第七章 周围血管舒张药（包括用于勃起功能障碍的药物） ·················· 194

 西地那非（西那非尔，伟哥，万艾可，昔多芬）－

  洛伐他汀（美维诺林，美降脂）（194） 波生坦（194） 西咪替丁（甲氰咪胍，泰胃美）（195） 克拉霉素（甲红霉素）（196） 伊曲康唑（依他康唑）（196） 地拉韦定（197） 利托那韦（爱治威）（197） 沙奎那韦（198） 柚汁（文旦汁）（199）

 他达拉非（希爱力，犀利士，西力士）－

  替拉那韦/利托那韦（199）

 托哌酮（甲苯哌丙酮，甲哌酮，脑脉宁）－

  其他药物（200）

第八章 降血脂药 ··· 201

 氯贝丁酯（氯贝特，安妥明，冠心平）－

　　肾功能不全（201）　　肝功能不全（201）　　普萘洛尔（心得安）（201）　　丙磺舒（羧苯磺胺）（202）
口服避孕药（202）

考来烯胺（消胆胺，降胆敏）—
　　高三酰甘油血症（203）

洛伐他汀（美降脂，美维诺林）—
　　地高辛（狄戈辛）（203）　　胺碘酮（乙胺碘呋酮，安律酮）（204）　　米贝地尔（205）　　烟酸
（尼克酸，维生素 B_3，维生素 PP）（205）　　吉非贝齐（诺衡，二甲苯氧庚酸）（206）　　萘法
唑酮（207）　　达那唑（丹那唑，安宫唑）（207）　　红霉素（208）　　利福平（力复平，甲哌
利福霉素，利米定）（209）　　伊曲康唑（209）　　利托那韦（210）　　环孢素（环孢菌素，环
孢霉素 A）（211）　　维生素 E（生育酚）（211）

辛伐他汀—
　　雷诺嗪（212）　　卡马西平（213）　　阿莫伦特（213）　　替格瑞洛（替卡格雷）（214）　　考尼
伐坦（215）　　伊马替尼（215）　　环孢素（环孢菌素，环孢霉素）（216）　　葡萄柚汁（217）

普伐他汀（帕伐他丁，帕瓦停）—
　　考来烯胺（消胆胺，降胆敏）（218）　　非诺贝特（立平脂）（219）　　利福平（甲哌利福霉
素）（220）　　槲皮素（栎精，3,3′,4′,5,7-五羟基黄酮）（220）

氟伐他汀（来适可）—
　　利福平（力复平，甲哌利福霉素，利米定）（222）　　氟康唑（大扶康，三维康）（222）

阿托伐他汀（阿伐他汀）—
　　伊曲茶碱（223）　　克拉霉素（甲红霉素）（223）　　葡萄柚汁（224）　　金丝桃（圣约翰草，
贯叶连翘）（225）

瑞舒伐他汀（罗苏伐他汀，罗伐他汀）—
　　卡维地洛（卡维洛尔）（225）　　沙库比曲（沙库巴曲，沙库必曲）/缬沙坦（226）　　艾曲波
帕（伊屈泼帕）（232）　　氟康唑（大扶康）（233）　　达卢那韦（地瑞那韦）/利托那韦（233）
环孢素（环孢菌素）（234）

匹伐他汀（匹他伐他汀）—
　　利福平（甲哌利福霉素，力复平，利米定）（234）

他汀类—
　　其他药物（235）

安塞曲匹—
　　利福平（甲哌利福霉素，力复平，利米定）（238）

普罗布考（丙丁酚）—
　　其他药物（238）

二十碳五烯酸—
　　吉非贝齐（诺衡，二甲苯氧庚酸）（239）

依折麦布（依泽替米贝，依替米贝）—
　　考来烯胺（消胆胺，降胆敏）（239）

第三篇　中枢神经系统药物

第九章　中枢兴奋药 ·· 243
　　咖啡因（咖啡碱，1,3,7-三甲基黄嘌呤）—
　　　胺碘酮（乙胺碘呋酮，安律酮）（243）　　苯乙肼（244）　　呋拉茶碱（244）　　西咪替丁（甲
氰咪胍）（244）　　口服避孕药（245）　　噻苯达唑（噻苯咪唑，噻苯唑）（245）　　甲氧沙林
（甲氧呋豆素，甲氧补骨脂素）（246）　　薄荷脑（薄荷醇）（246）

　　多沙普仑—
　　　碳酸氢钠（小苏打）（247）

香草二乙胺（益迷兴）—

    吗氯贝胺（247）

第十章　抗震颤麻痹药（抗帕金森病药） ·· 248

左旋多巴—

    青光眼（248）　恶性黑色素瘤（248）　食品（248）　胡椒碱（六氢吡啶）（248）　肾上腺素（副肾素）（249）　可乐定（可乐宁，氯压定）（249）　甲基多巴（甲多巴，爱道美）（249）　罂粟碱（249）　苯海索（安坦）（249）　苯妥英（大仑丁，二苯乙内酰脲，二苯海因）（250）　丙米嗪（米帕明）（250）　苯乙肼（250）　地西泮（安定）（251）　保泰松（布他酮）（251）　异烟肼（雷米封，异烟酰肼）（252）　维生素 B_6（吡多辛，吡多醇）（252）　蛋氨酸（甲硫氨酸）（252）

多巴丝肼（复方苄丝肼）—

    BIA3-202（252）

溴隐亭（溴麦角环肽）—

    乙醇（253）　克拉霉素（甲红霉素）（253）　灰黄霉素（254）　口服避孕药（254）

金刚烷胺（金刚胺）—

    癫痫（254）　阿托品（254）

阿扑吗啡（去水吗啡）—

    昂丹司琼（枢复宁，奥丹西隆）（255）

第十一章　抗癫痫药 ·· 256

苯妥英（大仑丁，二苯乙内酰脲，二苯海因）—

    多巴胺（3-羟酪胺）（256）　硝苯地平（硝苯吡啶，心痛定）（256）　二氮嗪（氯甲苯噻嗪，低压唑）（256）　胺碘酮（乙胺碘呋酮，安律酮）（257）　氯贝丁酯（氯贝特，安妥明）（257）　哌甲酯（利他灵）（257）　卡马西平（酰胺咪嗪，痛惊宁）（258）　丙戊酸（二丙基乙酸，敌百痉）（258）　乙琥胺（259）　非氨酯（非尔氨酯）（259）　卤加比（氟柳双胺，普鲁加比）（260）　萘咪酮（260）　苯丁酰脲（260）　司替戊醇（260）　登齐醇（登齐莫尔）（261）　氨己烯酸（261）　舒噻美（硫噻嗪，磺斯安）（261）　氯丙嗪（冬眠灵）（261）　洛沙平（克塞平）（262）　丙米嗪（米帕明）（262）　曲唑酮（三唑酮，曲拉唑酮，氯哌三唑酮）（263）　氟伏沙明（三氟戊肟胺）（264）　维洛沙嗪（乙氧苯氧甲吗啉）（264）　苯巴比妥（鲁米那）（264）　地西泮（安定）（265）　氯醛比林（265）　乙醇（265）　双硫仑（双硫醒，戒酒硫）（266）　右丙氧吩（右旋丙氧吩）（266）　非尼拉多（苯吡氨醇）（266）　阿司匹林（乙酰水杨酸）（267）　布洛芬（异丁苯丙酸）（267）　阿扎丙宗（阿扎丙酮，阿帕松）（267）　保泰松（布他酮）（268）　磺吡酮（苯磺唑酮，硫氧唑酮）（268）　别嘌醇（别嘌呤醇）（268）　叶酸（维生素M）（269）　药用炭（269）　三硅酸镁（三矽酸镁）（269）　硫糖铝（胃溃宁）（270）　西咪替丁（甲氰咪胍）（270）　奥美拉唑（洛塞克）（270）　乙酰唑胺（醋唑磺胺，醋氮酰胺）（271）　替尼酸（271）　磺胺甲噁二唑（271）　甲氧苄啶（甲氧苄氨嘧啶）（272）　呋喃妥因（呋喃坦啶）（272）　克拉霉素（甲红霉素，克红霉素）（272）　头孢曲松（头孢三嗪）（273）　氯霉素（273）　利福平（甲哌利福霉素，利米定）（273）　异烟肼（雷米封，异烟酰肼）（274）　咪康唑（达克宁）（274）　氟康唑（大扶康）（274）　流感疫苗（275）　甲氨蝶呤（氨甲蝶呤，氨甲叶酸）（275）　卡莫司汀（卡氮芥）＋甲氨蝶呤＋长春碱（275）　氯苯那敏（扑尔敏）（276）　维生素 B_6（吡多辛，吡多醇）（276）　阿斯帕坦（阿斯巴甜）（276）

扑米酮（扑痫酮）—

    苯妥英（大仑丁，二苯乙内酰脲，二苯海因）（277）　丙戊酸（二丙基乙酸，敌百痉）（277）　乙酰唑胺（醋唑磺胺，醋氮酰胺）（277）

丙戊酸（二丙基乙酸，敌百痉）—

苯海索（安坦）（278）　卡马西平（酰胺咪嗪，痛惊宁）（278）　阿司匹林（乙酰水杨酸）（279）
氢氧化铝＋氢氧化镁（279）　红霉素（280）　美罗培南（280）　顺铂（280）

卡马西平（酰胺咪嗪，痛惊宁）—
　　利血平（蛇根碱）（281）　维拉帕米（异搏定，戊脉安）（281）　萘咪酮（282）　司替戊
　　醇（282）　丙戊酰胺（二丙基乙酰胺，癫健安）（282）　氟西汀（氟苯氧丙胺）（282）　维
　　洛沙嗪（乙氧苯氧甲吗啉）（283）　苯巴比妥（鲁米那）（283）　戊诺酰胺（乙甲戊酰胺）（284）
　　丙氧吩（284）　丙磺舒（羧苯磺胺）（284）　药用炭（285）　西咪替丁（甲氰咪胍）（285）
　　氢氯噻嗪（双氢克尿噻）（286）　红霉素（286）　异烟肼（雷米封，异烟酰肼）（286）　伊
　　曲康唑（依他康唑）（287）　达那唑（安宫唑，炔羟雄烯异噁唑）（287）　烟酰胺（288）

乙琥胺—
　　卡马西平（酰胺咪嗪，痛惊宁）（288）　丙戊酸（二丙基乙酸，敌百痉）（288）　阿司匹林
　　（乙酰水杨酸）（288）　异烟肼（雷米封，异烟酰肼）（289）　碳酸氢钠（小苏打）（289）

拉莫三嗪—
　　扑米酮（扑痫酮）（289）　卡马西平（酰胺咪嗪，痛惊宁）（290）　苯妥英（大仑丁，二苯乙
　　内酰脲，二苯海因）（290）　丙戊酸（二丙基乙酸，敌百痉）（291）　瑞替滨（瑞替加滨）（291）
　　对乙酰氨基酚（醋氨酚，扑热息痛）（292）　口服避孕药（292）　利福平（甲哌利福霉素）（293）

非氨酯（非尔氨酯）—
　　丙戊酸（二丙基乙酸，敌百痉）（293）　卡马西平（酰胺咪嗪）（294）

氯巴占（氧异安定）—
　　苯妥英（大仑丁，二苯乙内酰脲，二苯海因）（294）　卡马西平（酰胺咪嗪，痛惊宁）（295）
　　丙戊酸（二丙基乙酸，敌百痉）（295）　苯巴比妥（鲁米那）（296）

噻加宾—
　　苯巴比妥（鲁米那）（296）

加巴喷丁—
　　氢氧化铝（296）

唑尼沙胺（唑利磺胺）—
　　苯巴比妥（鲁米那）（297）

抗癫痫药（抗惊厥药）—
　　其他药物（297）

第十二章　抗精神失常药 …………………………………………………………………… 302
　第一节　抗精神病药 ……………………………………………………………………… 302
　　氯丙嗪（冬眠灵）—
　　　妊娠呕吐（302）　苯丙胺（苯齐巨林，非那明）（302）　二氮嗪（氯甲苯噻嗪，低压唑）（302）
　　　左旋多巴（303）　溴隐亭（溴麦角环肽）（303）　苄托品（苯扎托品）（303）　苯妥英（大
　　　仑丁，二苯乙内酰脲，二苯海因）（304）　卡马西平（酰胺咪嗪，痛惊宁）（304）　丁苯那
　　　嗪（丁苯桂嗪）（304）　碳酸锂（304）　曲唑酮（氯哌唑酮）（304）　苯乙肼（305）　氟
　　　西汀（氟苯氧丙胺，百忧解）（305）　苯巴比妥（鲁米那）（306）　甲喹酮（安眠酮，海米
　　　那，眠可欣）（307）　乙醇（307）　氟烷（三氟氯溴乙烷）（307）　塞来昔布（塞来考昔）（307）
　　　伐地昔布（伐地考昔）（308）　氢氧化铝＋氢氧化镁（309）　西咪替丁（甲氰咪胍）（309）
　　　甲氧氯普胺（胃复安，灭吐灵）（309）　口服避孕药（310）　氯喹（310）

　　硫利达嗪（甲硫哒嗪）—
　　　苯丙醇胺（N-去甲麻黄碱）（311）　卡马西平（酰胺咪嗪，痛惊宁）（311）　纳曲酮（环丙
　　　甲羟二氢吗啡酮）（311）

　　奋乃静（羟哌氯丙嗪）—
　　　双硫仑（双硫醒）（311）

　　氟奋乃静（氟非拉嗪，羟哌氟丙嗪）—

可乐定（可乐宁，氯压定）（312）　维生素 C（抗坏血酸）（312）

氟哌啶醇（氟哌丁苯，氟哌醇）—

卡马西平（酰胺咪嗪，痛惊宁）（312）　氟西汀（氟苯氧丙胺）（313）　氟伏沙明（314）
链阳菌素 A/B（辛内吉，森东西德）（315）　异烟肼（雷米封，异烟酰肼）（316）　利福平
（甲哌利福霉素，利米定）（316）　吸烟（317）

奥昔哌汀（氧苯哌吲哚，奥泼定）—

苯乙肼（317）

匹莫齐特（哌迷清）—

阿瑞吡坦（阿瑞匹坦，阿匹坦）（317）　伊曲康唑（依他康唑）（318）

珠氯噻醇—

哌嗪（驱蛔灵）（318）

舒必利（硫苯酰胺，止呕灵）—

嗜铬细胞瘤（318）　硫糖铝（胃溃宁）（319）

氯氮平（氯扎平）—

氟伏沙明（三氟戊肟胺）（319）　环丙沙星（321）　流感疫苗（321）　吸烟（322）

利培酮（利司培酮，维思通）—

甲哌丙嗪（322）　美哌隆（甲哌酮）（323）　利福平（甲哌利福霉素，利米定）（323）

喹硫平—

阿莫达非尼（323）　拉莫三嗪（324）　红霉素（325）　酮康唑（325）

阿立哌唑—

帕罗西汀（326）

第二节　抗躁狂抑郁症药 ……………………………………………………………… 327

碳酸锂—

妊娠（327）　美托洛尔（美多心安，倍他乐克）（327）　甲基多巴（甲多巴）（328）　卡托
普利（甲巯丙脯酸，开博通）（328）　维拉帕米（异搏定，戊脉安）（328）　苯妥英（大仑
丁，二苯乙内酰脲，二苯海因）（329）　卡马西平（酰胺咪嗪，痛惊宁）（329）　硫利达嗪
（甲硫哒嗪）（329）　氟哌啶醇（氟哌丁苯，氟哌醇）（330）　氟西汀（氟苯氧丙胺）（330）
地西泮（安定）（330）　巴氯芬（氯苯氨丁酸）（330）　吲哚美辛（消炎痛）（331）　塞来
西布（塞来考昔）（331）　茶碱（331）　乙酰唑胺（醋唑磺胺，醋氮酰胺）（331）　氯噻
嗪（332）　呋塞米（速尿，呋喃苯胺酸）（332）　氨苯蝶啶（三氨蝶啶）（333）　螺内酯
（安体舒通）（333）　复方磺胺甲噁唑（复方新诺明）（333）　大观霉素（壮观霉素）（334）
四环素（334）　甲硝唑（灭滴灵）（334）　顺铂（顺氯氨铂）（335）　马吲哚（氯苯咪吲
哚）（335）　碘化钾（335）　氯化钠（335）

丙米嗪（米帕明）—

利血平（蛇根碱）（336）　哌甲酯（哌醋甲酯，利他林）（336）　苯妥英（大仑丁，二苯乙内
酰脲，二苯海因）（336）　卡马西平（酰胺咪嗪，痛惊宁）（337）　氯丙嗪（冬眠灵）（337）
氟哌啶醇（氟哌丁苯，氟哌醇）（339）　氟西汀（氟苯氧丙胺）（339）　苯乙肼（340）　反
苯环丙胺（340）　苯巴比妥（鲁米那）（341）　格鲁米特（导眠能）（341）　阿司匹林（乙
酰水杨酸，醋柳酸）（342）　塞来昔布（塞来考昔）（342）　西咪替丁（甲氰咪胍）（343）
奥美拉唑（343）　碘塞罗宁（甲碘安）（344）　炔雌醇（344）　异烟肼（雷米封，异烟酰
肼）（344）

地昔帕明（去甲丙米嗪）—

帕罗西汀（氟苯哌苯醚，赛乐特）（345）　度洛西汀（345）　德伦环烷（346）　美沙酮
（美散痛）（346）　特比萘芬（346）

去甲替林（去甲阿米替林）—

奎尼丁（347）　苯巴比妥（鲁米那）（347）

阿米替林（阿密替林，依拉维）—

　　毒扁豆碱（依色林）（348）　　奥芬那君（邻甲苯海明）（348）　　氯氮䓬（利眠宁）（348）　　硝西泮（硝基安定）（348）　　双硫仑（双硫醒）（349）　　硫糖铝（胃溃宁）（349）　　呋喃唑酮（痢特灵）（349）　　六甲蜜胺（350）　　圣约翰草（金丝桃，贯叶连翘）（350）　　吸烟（351）

多塞平（多虑平）—

　　考来烯胺（消胆胺）（351）　　丙氧吩（351）

舍曲林—

　　苯乙肼（352）　　药用炭（活性炭）（352）

氟西汀（氟苯氧丙胺）—

　　苯乙肼（353）　　塞来昔布（塞来考昔）（353）

帕罗西汀（氟苯哌苯醚，赛乐特）—

　　特比萘芬（兰美舒）（354）

西酞普兰（西塔罗帕，喜普妙）—

　　奥美拉唑（渥米哌唑，洛赛克）（354）

非莫西汀（苯哌甲氧苯）—

　　西咪替丁（甲氰咪胍）（355）

文拉法辛—

　　酮康唑（355）

度洛西汀—

　　帕罗西汀（氟苯哌苯醚，赛乐特）（355）　　氯喹（356）

选择性5-羟色胺再摄取抑制剂—

　　其他药物（356）

托莫西汀（阿托莫西汀，阿托西汀）—

　　帕罗西汀（357）

米塔扎平（米他扎平）—

　　苯妥英（大仑丁，二苯乙内酰脲，二苯海因）（358）　　西咪替丁（甲氰咪胍）（358）

曲唑酮—

　　利托那韦（358）

安非他酮（丁氨苯丙酮，悦亭）—

　　美金刚（美金刚胺，二甲金刚胺）（359）　　苯巴比妥（鲁米那）（360）　　安乃近（诺瓦经，罗瓦尔精）（360）　　利托那韦（361）　　黄芩苷（黄芩贰）（361）

苯乙肼—

　　利血平（蛇根碱）（362）

苯乙肼＋奋乃静—

　　氟哌利多＋东莨菪碱（362）

反苯环丙胺—

　　精神分裂症抑郁状态（363）　　普萘洛尔（心得安）（363）

吗氯贝胺（甲氯苯酰胺，莫罗酰胺）—

　　卡马西平（酰胺咪嗪，痛惊宁）（363）　　西咪替丁（甲氰咪胍，泰胃美）（364）

L-色氨酸—

　　氟西汀（氟苯氧丙胺）（364）　　帕罗西汀（氟苯哌苯醚）（364）　　苯乙肼（365）

第十三章　镇静催眠药 ·· 368

　第一节　巴比妥类 ·· 368

苯巴比妥（鲁米那）—

　　间歇性血卟啉病（368）　　疼痛（368）　　胺碘酮（乙胺碘呋酮，安律酮）（368）　　咖啡因（咖啡碱）（369）　　哌甲酯（哌醋甲酯，利他林）（369）　　扑米酮（扑痫酮）（369）　　丙戊酸

（二丙基乙酸，敌百痉）（369） 卤加比（氟柳双胺）（370） 司替戊醇（370） 米安色林（米塞林，甲苯吡卓，美安适宁）（370） 氟伏沙明（三氟戊肟胺）（371） 曲唑酮（三唑酮，曲拉唑酮，氯哌三唑酮）（371） 苯乙肼（371） 乙醇（372） 双硫仑（双硫醒，戒酒硫）（372） 右丙氧吩（右旋丙氧吩）（372） 阿司匹林（乙酰水杨酸）（373） 药用炭（373） 氢氧化铝（373） 硫酸镁（374） 地芬诺酯（苯乙哌啶）（374） 西沙必利（普瑞博思，优尼必利）（374） 磺胺嘧啶（磺胺哒嗪）（375） 醋竹桃霉素（三乙酰竹桃霉素）（375） 氟康唑（375） 异烟肼（雷米封，异烟酰肼）（376） 沙利度胺（反应停，酞胺哌啶酮）（376） 氯环嗪（氯环利嗪）（377） 维生素 B_6（吡多辛，吡多醇）（377）

异戊巴比妥（阿米妥）—
反苯环丙胺（377）

海索比妥（环己巴比妥）—
利福平（甲哌利福霉素，利米定）（378）

第二节 苯二氮䓬类 …………………………………………………………………… 378
地西泮（安定）—
普萘洛尔（心得安）（378） 苯妥英（大仑丁，二苯乙内酰脲，二苯海因）（378） 氯普噻吨（氯丙硫蒽，泰尔登）（379） 氟西汀（氟苯氧丙胺，百忧解）（379） 萘法唑酮（380） 氟马西尼（安易醒）（380） 乙醇（381） 双硫仑（双硫醒，戒酒硫）（381） 哌替啶（杜冷丁）（382） 伐地考昔（伐地昔布）（382） 氨茶碱（383） 氢氧化铝（383） 西咪替丁（甲氰咪胍）（383） 奥美拉唑（洛塞克）（384） 口服避孕药（385） 红霉素（385） 异烟肼（雷米封，异烟酰肼）（386） 利福平（甲哌利福霉素，利米定）（387） 酮康唑（387） 利托那韦（389） 异丙嗪（非那根）（389） 吸烟（390）

氯氮䓬（利眠宁）—
双硫仑（双硫醒，戒酒硫）（390）

劳拉西泮（氯羟去甲安定）—
丙戊酸（二丙基乙酸，敌百痉）（390） 丙磺舒（羧苯磺胺）（391）

替马西泮（羟基安定）—
苯海拉明（苯那君，可那敏）（391）

氯硝西泮（氯硝安定）—
扑米酮（扑痫酮）（391） 卡马西平（酰胺咪嗪，痛惊宁）（392） 丙戊酸（二丙基乙酸，敌百痉）（392）

氟硝西泮（氟硝安定）—
芬太尼（393）

夸西泮（四氟硫安定）—
氟伏沙明（三氟戊肟胺）（393） 金丝桃（圣约翰草，贯叶连翘）（394）

三唑仑（海乐神，三唑苯二氮䓬）—
AST-120（394） 克拉霉素（甲红霉素）（395） 葡萄柚汁（395）

噁唑仑—
苯乙肼（397）

阿普唑仑（甲基三唑安定，佳静安定）—
氟伏沙明（398） 右丙氧吩（398）

咪达唑仑（速眠安，咪唑二氮䓬）—
莫达非尼（399） 萘法唑酮（400） 依伐卡托（艾瓦克夫特）（400） 卡索吡坦（401） 考尼伐坦（401） 他莫瑞林（NN703）（402） 特拉匹韦（特拉普韦，替拉瑞韦）（403） 利托那韦（403） 尼罗替尼（尼洛替尼）（404） 依维莫司（艾罗莫司）（404） 地拉罗司（恩瑞格，去铁斯若）（405） 槲皮素（栎精）（405） 人参（406） 华中五味子提取物（406） 丹参提取物（407） 银杏提取物（407） 甘草酸（甘草素，甘草甜素）（408）

依替唑仑（乙噻二氮䓬，乙替唑仑）－

　　卡马西平（酰胺咪嗪，痛惊宁）（408）　　伊曲康唑（依他康唑）（409）

溴替唑仑－

　　伊曲康唑（409）

唑吡坦（佐尔吡啶）－

　　食物（410）　　卡马西平（酰胺咪嗪，痛惊宁）（410）　　氯丙嗪（冬眠灵）（411）

第三节　其他镇静催眠药 ……………………………………………………………… 411

甲丙氨酯（安宁）－

　　丙米嗪（米帕明）（411）　　乙醇（412）

水合氯醛（水化氯醛）－

　　氯丙嗪（冬眠灵）（412）　　呋塞米（呋喃苯胺酸，速尿）（412）　　呋喃唑酮（痢特灵）（413）

　　异丙嗪（非那根）（413）

副醛（聚乙醛）－

　　苯妥英（413）　　双硫仑（双硫醒）（413）

甲喹酮（安眠酮）－

　　苯海拉明（苯那君，可那敏）（414）

格鲁米特（导眠能，多睡丹，苯乙哌啶酮）－

　　丙米嗪（米帕明）（414）

丁螺环酮（丁螺旋酮）－

　　氟西汀（氟苯氧丙胺）（414）

氯美噻唑－

　　乙醇（415）　　西咪替丁（甲氰咪胍）（415）

半琥珀酸丁辛酰胺（半琥珀酸布酰胺）－

　　乙醇（416）　　西咪替丁（甲氰咪胍）（416）

替吡度尔－

　　碳酸锂（416）　　丙米嗪（米帕明）（416）　　苯乙肼（417）　　乙醇（417）

γ-羟基丁酸（羟基丁酸，羟丁酸钠，液态快乐丸）－

　　托吡酯（417）

乙醇－

　　心脑血管病（418）　　伐尼克林（伐伦克林，伐尼克兰）（423）　　阿托品（424）　　妥拉唑林（妥拉苏林，苄唑啉）（424）　　维拉帕米（异搏定，戊脉安）（424）　　咖啡因（咖啡碱）（425）　　阿米替林（阿密替林，依拉维）（425）　　米安色林（米塞林，美安适宁）（425）　　氟伏沙明（三氟戊肟胺）（426）　　苯乙肼（426）　　水合氯醛（水化氯醛）（426）　　溴米那（溴异戊酰胺）（427）　　格鲁米特（导眠能）（427）　　双硫仑（双硫醒，戒酒硫，二硫化四乙基秋兰姆）（427）　　舒非仑（硫化四乙基秋兰姆）（428）　　氢吗啡酮（428）　　西咪替丁（甲氰咪胍）（428）　　甲氧氯普胺（灭吐灵）（429）　　苯乙双胍（苯乙福明，降糖灵）（429）　　呋喃唑酮（痢特灵）（429）　　甲硝唑（灭滴灵）（429）　　头孢哌酮（头孢氧哌唑）（430）　　异烟肼（雷米封，异烟酰肼）（430）　　灰黄霉素（430）　　酮康唑（430）　　丙卡巴肼（甲苄肼，甲基苄肼）（431）　　苯海拉明（苯那君，可那敏）（431）　　墨盖蘑菇（431）

双硫仑（双硫醒，戒酒硫）－

　　奥美拉唑（432）

第四篇　麻醉药及麻醉辅助药

第十四章　全身麻醉药 ……………………………………………………………………… 435

乙醚－

　　新霉素（435）

氟烷（三氟氯溴乙烷）—

　　嗜铬细胞瘤（435）　　肾上腺素（副肾素）（435）　　去氧肾上腺素（新福林，苯肾上腺素）（436）
　　甲基多巴（甲多巴，爱道美）（436）　　苯妥英（大仑丁，二苯乙内酰脲）（436）　　乙醇（437）
　　利福平（甲哌利福霉素，利米定）（437）　　碳酸氢钠（小苏打）（437）

甲氧氟烷—

　　司可巴比妥（速可眠）（437）　　四环素（438）

恩氟烷（安氟醚）—

　　阿米替林（阿密替林，依拉维）（438）　　苯巴比妥（鲁米那）（438）　　异烟肼（雷米封，异烟酰肼）（439）

氯胺酮（凯他敏）—

　　葡萄柚汁（439）　　地西泮（安定）（440）　　氟西泮（氟安定，氟胺安定）（440）　　中枢神经系统抑制药（441）　　氟烷（三氟氯溴乙烷）（441）　　酮洛芬（酮基布洛芬，优洛芬）（441）
　　甲状腺制剂（442）

硫喷妥（戊硫巴比妥）—

　　利血平（蛇根碱）（442）　　己酮可可碱（442）　　吗啡（442）　　丙磺舒（羧苯磺胺）（443）
　　艾美拉唑（埃索美拉唑，艾司奥美拉唑）（443）　　磺胺异噁唑（443）

苯环己哌啶（苯环利定，天使粉）—

　　氯丙嗪（冬眠灵，氯普马嗪）（444）

第十五章　局部麻醉药 ……………………………………………………………… 445

　普鲁卡因（奴佛卡因）—

　　重症肌无力（445）　　依可碘酯（445）

　罗哌卡因—

　　环丙沙星（环丙氟哌酸）（445）

第十六章　肌松药（骨骼肌松弛药） ………………………………………… 447

　第一节　非除极化型（竞争性）肌松药 …………………………………………… 447

　泮库溴铵（潘可罗宁，本可松）—

　　新斯的明（普洛斯的明，普洛色林）（447）　　硝酸甘油（447）　　苯妥英（大仑丁，二苯乙内酰脲）（448）　　卡马西平（酰胺咪嗪，痛惊宁）（448）　　碳酸锂（448）　　丹曲林（硝苯呋海因）（449）　　氨茶碱（449）　　氢化可的松（可的索，皮质醇）（449）　　克林霉素（氯林可霉素）（449）　　氮芥（450）　　噻替哌（450）　　硫唑嘌呤（依木兰）（450）

　米库氯铵—

　　泮库溴铵（451）

　法扎溴铵—

　　氟烷（451）

　更塔库铵—

　　半胱氨酸（*L*-半胱氨酸）（451）

　筒箭毒碱（管箭毒碱）—

　　普萘洛尔（心得安）（452）　　奎尼丁（452）　　维拉帕米（异搏定，戊脉安）（452）　　三唑仑（海乐神，甲基三唑氯安定）（453）　　氯胺酮（凯他敏）（453）　　六甲溴铵（溴化六烃季铵）（454）
　　吗啡（454）　　氯噻嗪（454）　　呋塞米（速尿，呋喃苯胺酸）（455）　　庆大霉素（455）　　多黏菌素 B（456）　　两性霉素 B（456）　　硫唑嘌呤（依木兰）（456）

　季铵酚—

　　地西泮（安定）（456）

　第二节　除极化型（非竞争性）肌松药 …………………………………………… 457

　琥珀胆碱（司可林）—

哮喘（457）　骨折（457）　新斯的明（普洛色林）（457）　依可碘酯（碘化磷）（458）　马拉硫磷（458）　六甲溴铵（溴化六烃季铵）（458）　樟磺咪芬（咪噻芬，阿方那特）（459）　硫酸镁（459）　普鲁卡因胺（460）　利多卡因（赛罗卡因）（460）　丙嗪（普马嗪）（460）　苯乙肼（461）　碳酸锂（461）　异氟烷（461）　丙泮尼地（普尔安）（462）　普鲁卡因（奴佛卡因）（462）　丹曲林（硝苯呋海因）（462）　芬太尼＋氟哌利多（463）　西咪替丁（甲氰咪胍）（463）　甲氧氯普胺（胃复安，灭吐灵）（463）　环磷酰胺（癌得星）（464）　抑肽酶（464）　右泛醇（464）

第三节　中枢性肌松药 ……………………………………………………………… 465

巴氯芬（氯苯氨丁酸）—
　去甲替林（去甲阿米替林）（465）　布洛芬（异丁苯丙酸）（465）

替扎尼定（痉痛停，米噻二唑）—
　美西律（慢心律，脉律定）（465）

第五篇　镇痛药及解热、镇痛抗炎药

第十七章　麻醉性镇痛药 …………………………………………………………… 467

吗啡—
　颅脑损伤（467）　肺源性心脏病（467）　肝功能受损（467）　肾上腺皮质功能不全（468）　妊娠（468）　苯丙胺（苯齐巨林，非那名）（468）　普萘洛尔（心得安）（469）　氯丙嗪（冬眠灵）（469）　阿米舒必利（氨磺必利）＋RB101（469）　阿米替林（阿密替林，依拉维）（470）　苯乙肼（470）　乙醇（471）　氯胺酮（凯他敏）（472）　喷他佐辛（镇痛新，戊唑星）（472）　西咪替丁（甲氰咪胍）（473）　头孢曲松（头孢三嗪，菌必治）（473）　羟嗪（安太乐）（474）　其他药物（474）

可待因（甲基吗啡）—
　奎尼丁（475）　对乙酰氨基酚（扑热息痛，醋氨酚）（475）　酮康唑（476）

可待因/对乙酰氨基酚—
　左美丙嗪（左米丙嗪，甲氧异丁嗪）（476）

羟考酮（氧可酮，羟二氢可待因酮）—
　帕罗西汀＋伊曲康唑（477）　泰利霉素（478）　伏立康唑（479）　利托那韦（480）

哌替啶（杜冷丁，地美露）—
　苯妥英（大仑丁，二苯乙内酰脲）（480）　卡马西平（酰胺咪嗪，痛惊宁）（481）　氯丙嗪（冬眠灵）（481）　阿米替林（阿密替林，依拉维）（481）　苯乙肼（482）　苯巴比妥（鲁米那）（482）　甲喹酮（安眠酮，海米那）（483）　口服避孕药（483）　呋喃唑酮（痢特灵）（483）　异丙嗪（非那根）（484）

美沙酮（美散痛）—
　奎尼丁（484）　苯妥英（大仑丁，二苯乙内酰脲）（485）　卡马西平（酰胺咪嗪，痛惊宁）（485）　利福平（甲哌利福霉素，利米定）（485）　奈韦拉平（奈维雷平）（486）　利匹韦林（486）　其他药物（487）

右马拉胺—
　醋竹桃霉素（三乙酰竹桃霉素）（489）

芬太尼—
　吗氯贝胺（甲氯苯酰胺）（489）　克拉霉素（甲红霉素）（489）　伏立康唑（490）

阿芬太尼—
　红霉素（491）

丁丙诺啡（布诺啡，叔丁啡）—
　卡马西平（酰胺咪嗪，痛惊宁）（491）　地西泮（安定，苯甲二氮䓬）（492）　咪达唑仑（速眠安，咪唑二氮䓬）（492）　克拉霉素（甲红霉素）（493）　伊曲康唑（依曲康唑，依他康

唑）（494）　伏立康唑（494）　利福平（甲哌利福霉素，利米定）（495）　利托那韦（495）

曲马多（曲马朵，反胺苯环醇）—

　氟西汀（495）　苯乙肼（496）　美沙酮（美散痛）（497）　噻氯匹定（力抗栓，氯苄匹定，抵克利得）（497）　利福平（力复平，甲哌利福霉素，利米定）（498）　特比萘芬（兰美舒）（499）

丙氧酚—

　奥芬那君（邻甲苯海明）（499）　苯丙胺（500）　乙醇（500）　药用炭（500）　利托那韦（爱治威）（501）

右丙氧酚—

　食物（501）　吸烟（501）

左美沙朵—

　伊曲康唑（502）

替利定（胺苯环己乙酯，痛立定）—

　伏立康唑（502）

第十八章　非甾体抗炎药 ……………………………………………………… 505

第一节　水杨酸类 …………………………………………………………… 505

阿司匹林（乙酰水杨酸）—

　变异型心绞痛（505）　哮喘（505）　消化性溃疡（505）　血栓形成（506）　糖尿病（506）　血友病（506）　妊娠（507）　发热（507）　食物（508）　维拉帕米（异搏定，戊脉安）（508）　乙醇（508）　布洛芬（异丁苯丙酸，异丁洛芬）（509）　安乃近（510）　西拉非班（511）　氢氧化铝＋氢氧化镁（512）　药用炭（512）　甲状腺制剂（513）　氢化可的松（可的索，皮质醇）（513）

第二节　乙酸类 …………………………………………………………… 513

吲哚美辛（消炎痛）—

　氟哌啶醇（氟哌丁苯，氟哌醇）（513）　氟西汀（氟苯氧丙胺，百忧解）（514）　阿司匹林（乙酰水杨酸）（514）　丙磺舒（羧苯磺胺）（515）　氢氧化铝（515）　西咪替丁（甲氰咪胍）（516）　环丙沙星（环丙氟哌酸）（516）

阿西美辛—

　阿司匹林（乙酰水杨酸）（517）　青霉素（517）

双氯芬酸（双氯灭痛，扶他林）—

　奎尼丁（517）　越橘汁（518）

舒林酸（硫茚酸）—

　二甲亚砜（二甲基亚砜）（519）

第三节　丙酸类 …………………………………………………………… 519

布洛芬（异丁苯丙酸，异丁洛芬）—

　吉非贝齐（二甲苯氧戊酸，诺衡）（519）　吗氯贝胺（520）

布洛芬（异丁苯丙酸，异丁洛芬）＋对乙酰氨基酚（扑热息痛，醋氨酚）—

　急性肾损伤（520）

萘普生（甲氧萘丙酸，消痛灵）—

　考来烯胺（消胆胺）（520）　丙磺舒（羧苯磺胺）（521）

第四节　苯胺类 …………………………………………………………… 521

对乙酰氨基酚（扑热息痛，醋氨酚）—

　考来烯胺（消胆胺）（521）　苯巴比妥（鲁米那）（522）　乙醇（522）　药用炭（522）　丙胺太林（普鲁本辛）（523）　甲氧氯普胺（胃复安，灭吐灵）（523）　口服避孕药（523）　异烟肼（雷米封，异烟酰肼）（524）　奎宁（金鸡纳碱）（524）　伊马替尼（525）

第五节　吡唑酮类 …………………………………………………………… 526

安替比林—
　　丙米嗪（米帕明）（526）
氨基比林—
　　苯巴比妥（鲁米那）（527）　　质子泵抑制剂（527）　　流感疫苗（528）
保泰松（布他酮）—
　　地昔帕明（去甲丙米嗪）（528）　　苯巴比妥（鲁米那）（528）　　乙醇（529）　　氯喹（529）
羟布宗（羟基保泰松）—
　　美雄酮（去氢甲睾酮）（529）
金诺芬（醋硫葡金）—
　　乙酰半胱氨酸（痰易净，易咳净）（530）
第六节　选择性环氧酶-2抑制剂（昔布类） ………………………………………… 530
塞来昔布（塞来考昔）—
　　氟西汀（氟苯氧丙胺，百忧解）（530）　　阿司匹林（乙酰水杨酸）（531）　　扎鲁司特（531）
　　氟康唑（532）
依托昔布（依托考昔，艾托昔布，艾托考昔）—
　　伏立康唑（532）
伐地考昔（伐地昔布）—
　　酮康唑（533）　　氟康唑（534）

第十九章　抗痛风药 ……………………………………………………………………… 536
秋水仙碱—
　　西咪替丁（甲氰咪胍）（536）
非布索坦（非布司他）—
　　氢氧化铝（536）
别嘌醇（别嘌呤醇）—
　　美卡拉明（美加明）（537）　　丙磺舒（羧苯磺胺）（537）　　氢氧化铝（537）　　氢氯噻嗪（双
　　氢克尿噻）（537）　　他莫西芬（三苯氧胺）（538）
丙磺舒（羧苯磺胺）—
　　阿司匹林（乙酰水杨酸）（538）　　氢氯噻嗪（双氢克尿噻）（538）　　呋塞米（速尿，呋喃苯
　　胺酸，利尿磺胺）（539）
苯溴马隆—
　　阿司匹林（乙酰水杨酸）（540）　　磺吡酮（硫氧唑酮，苯磺唑酮，苯磺保泰松）（540）　　吡
　　嗪酰胺（异烟酰胺）（540）
磺吡酮（硫氧唑酮，苯磺唑酮，苯磺保泰松）—
　　阿司匹林（乙酰水杨酸）（541）　　丙磺舒（羧苯磺胺）（541）　　烟酸（541）

第六篇　影响血液及造血系统的药物

第二十章　影响凝血功能的药物 ………………………………………………………… 543
第一节　抗凝血药 ………………………………………………………………………… 543
肝素—
　　异常球蛋白血症（543）　　硝酸甘油（543）　　阿司匹林（乙酰水杨酸）（543）　　丙磺舒（羧
　　苯磺胺）（544）　　依他尼酸（利尿酸）（544）　　泼尼松（强的松，去氢可的松）（544）　　口
　　服避孕药（545）　　羧苄西林（羧苄青霉素）（545）　　右旋糖酐（545）
奈沙加群—
　　华法林（546）
双香豆素—
　　哌甲酯（哌醋甲酯，利他灵）（546）　　苯妥英（大仑丁，二苯乙内酰脲）（546）　　苯巴比妥

（鲁米那）（547）　氟地西泮（547）　氟吡汀（548）　别嘌醇（别嘌呤醇）（548）　辛可芬（548）　抗酸药（548）　奥美拉唑（渥米哌唑）（549）　苯乙双胍（苯乙福明，降糖灵）（549）　泼尼松（强的松，去氢可的松）（549）　口服避孕药（550）　氯霉素（550）　乙胺嗪（海群生，益群生）（551）　四氯化碳（551）

醋硝香豆素（新抗凝）—

氟比洛芬（551）　乳果糖（半乳糖果糖苷）（551）　阿莫罗芬（罗噻尼尔）（552）　环吡酮胺（环己吡酮乙醇胺，环吡司）（552）　N-（3-氯-1H-吲哚-7-基）-1,4-苯二磺酰胺（553）　其他药物（554）

华法林（苄丙酮香豆素钠）—

妊娠（555）　HMR 1766（555）　奎尼丁（556）　丙吡胺（双异丙吡胺）（556）　普罗帕酮（心律平）（556）　胺碘酮（乙胺碘呋酮，安律酮）（557）　苯碘达隆（碘苯呋酮）（559）　吉非贝齐（吉非罗齐，诺衡）（559）　洛伐他汀（美降脂）（559）　辛伐他汀（560）　瑞舒伐他汀（罗伐他汀，罗舒伐他汀）（561）　氯贝丁酯（氯贝特，安妥明，冠心平）（561）　卤芬酯（降脂酰胺）（562）　考来烯胺（消胆胺）（562）　托卡朋（563）　扑米酮（扑痫酮）（563）　苯妥英（大仑丁，二苯乙内酰脲）（563）　卡马西平（酰胺咪嗪，痛惊宁）（564）　丙戊酸（敌百痉）（564）　氯丙嗪（冬眠灵）（565）　去甲替林（去甲阿米替林）（565）　氟伏沙明（三氟戊肟胺）（565）　苯乙肼（566）　苯巴比妥（鲁米那）（566）　氟地西泮（567）　水合氯醛（水化氯醛）（567）　甲丙氨酯（安宁）（568）　氯醛比林（568）　格鲁米特（导眠能）（568）　乙氯戊烯炔醇（乙氯维诺）（569）　乙醇（569）　双硫仑（双硫醒）（570）　曲马朵（曲马多）（570）　丙氧吩（571）　非尼拉多（苯吡氨醇）（572）　阿司匹林（乙酰水杨酸）（572）　吲哚美辛（消炎痛）（572）　舒林酸（硫茚酸）（573）　布洛芬（异丁苯丙酸，异丁洛芬）（573）　甲芬那酸（甲灭酸）（574）　伊索昔康（异噁唑酰胺）（575）　对乙酰氨基酚（醋氨酚，扑热息痛）（575）　安替比林（576）　保泰松（布他酮）（576）　非普拉宗（戊烯保泰松）（577）　阿扎丙宗（阿扎丙酮，阿帕松）（577）　塞来昔布（塞来考昔）（577）　伐地考昔（伐地昔布）（578）　依托考昔（依托昔布，艾托考昔）（578）　奥沙美辛（579）　布可龙（布可隆，丁环己巴比妥）（579）　磺吡酮（苯磺唑酮，硫氧唑酮，苯磺保泰松）（580）　双嘧达莫（潘生丁）（580）　氯吡格雷（580）　维生素 K_1（581）　扎鲁司特（扎非鲁卡）（581）　氢氧化铝（582）　硫糖铝（胃溃宁）（582）　西咪替丁（甲氰咪胍）（582）　奥美拉唑（渥米哌唑）（583）　氯噻酮（583）　依他尼酸（利尿酸）（584）　螺内酯（安体舒通）（584）　甲状腺制剂（584）　甲硫氧嘧啶（585）　高血糖素（585）　苯乙双胍（苯乙福明，降糖灵）（585）　甲睾酮（甲基睾丸素）（585）　磺胺甲噁唑（新诺明）（586）　萘啶酸（586）　环丙沙星（环丙氟哌酸）（587）　甲硝唑（灭滴灵）（587）　青霉素（587）　萘夫西林（新青霉素Ⅲ）（588）　邻氯西林（氯唑西林，氯唑青霉素，邻氯青霉素）（588）　头孢噻啶（先锋霉素Ⅱ）（589）　拉氧头孢（羟羧氧酰胺菌素）（589）　红霉素（590）　新霉素（590）　四环素（590）　异烟肼（雷米封，异烟酰肼）（591）　利福平（甲哌利福霉素，利米定）（591）　灰黄霉素（592）　咪康唑（达克宁，霉可唑）（592）　地拉韦定（593）　依曲韦林（593）　伯氨喹（594）　巯嘌呤（6-巯基嘌呤）（595）　5-溴去氧尿苷（595）　他莫西芬（三苯氧胺）（595）　氨鲁米特（氨基导眠能）（596）　氟他胺（氟硝丁酰胺）（596）　埃罗替尼（596）　流感疫苗（流感病毒疫苗）（597）　阿瑞吡坦（阿瑞匹坦，阿匹坦）（598）　维生素 C（抗坏血酸）（599）　维生素 E（生育酚）（599）　金丝桃（贯叶连翘，圣约翰草）（599）　五味子＋甘草（600）　水飞蓟（奶蓟，乳蓟）（600）　越橘汁（601）

苯丙香豆素—

格拉非宁（甘氨苯喹）（602）　其他药物（603）

苯茚二酮—

氟哌啶醇（氟哌丁苯，氟哌醇）（604）

氟茚二酮—
　　秋水仙碱（604）
达比加群酯—
　　维拉帕米（异搏定，戊脉安）（604）　　利福平（甲哌利福霉素）（605）
希美加群（希美拉加群）—
　　阿奇霉素（606）
利伐沙班—
　　食物（606）　　酮康唑（607）　　科比司他（考比泰特，可比西塔，考西司他）（607）　　环孢素（环孢菌素，环孢霉素）（612）
利伐沙班＋马西替坦—
　　金丝桃（圣约翰草，贯叶连翘）（613）
阿哌沙班—
　　萘普生（甲氧萘丙酸，消痛灵）（614）
安克洛酶—
　　阿司匹林（乙酰水杨酸）（615）　　右旋糖酐（615）
噻氯匹定（力抗栓，氯苄匹定，抵克利得）—
　　阿司匹林（乙酰水杨酸）（615）　　华法林（苄丙酮香豆素钠）（616）　　甲磺酸双氢麦角毒碱（甲磺酸二氢麦角碱）（616）
氯吡格雷—
　　奥美拉唑（渥米哌唑，洛赛克）（617）
替卡格雷（替格瑞洛）—
　　利福平（力复平，甲哌利福霉素，利米定）（619）　　葡萄柚汁（619）
西洛他唑—
　　利福平（力复平，甲哌利福霉素，利米定）（620）　　利托那韦（爱治威）（620）　　银杏（白果）（621）　　其他药物（621）
沃拉帕沙—
　　利福平（甲哌利福霉素，力复平，利米定）（622）　　酮康唑（622）
第二节　促凝血药 ···································· 623
氨基己酸—
　　口服避孕药（623）
维生素 K—
　　氟伏沙明（三氟戊肟胺）（623）
维生素 K_1—
　　庆大霉素＋克林霉素（氯林霉素）（623）
维生素 K_4（乙酰甲萘醌）—
　　苯巴比妥（鲁米那）（624）

第二十一章　抗贫血药 ···································· 628
硫酸亚铁—
　　别嘌醇（别嘌呤醇）（628）　　三硅酸镁（三矽酸镁）（628）　　西咪替丁（甲氰咪胍）（628）　　奥美拉唑（渥米哌唑）（629）　　氯霉素（629）　　维生素 C（抗坏血酸）（629）
铁—
　　盐酸司维拉姆（629）
叶酸（维生素 M，维生素 Bc）—
　　复方磺胺甲噁唑（复方新诺明）（630）　　柳氮磺吡啶（柳氮磺胺吡啶）（630）　　口服避孕药（630）
维生素 B_{12}（氰钴胺）—
　　氯霉素（631）

阿伐曲泊帕（阿凡泊帕）—

　　氟康唑（大扶康）（631）　　利福平（力复平，甲哌利福霉素，利米定）（632）

第七篇　内脏系统药物

第二十二章　呼吸系统药物 …………………………………………………………………… 633

　茶碱—

　　普萘洛尔（心得安）（633）　　美西律（慢心律）（633）　　胺碘酮（乙胺碘呋酮，安律酮）（633）
维拉帕米（异搏定，戊脉安）（634）　　苯妥英（大仑丁，二苯乙内酰脲）（634）　　卡马西平
（酰胺咪嗪，痛惊宁）（634）　　维洛沙嗪（乙氧苯氧甲吗啉）（635）　　苯巴比妥（鲁米那）（635）
双硫仑（双硫醒）（636）　　羟乙桂胺（636）　　罗非昔布（636）　　非布索坦（非布司他）（637）
磺吡酮（苯磺唑酮，硫氧唑酮）（637）　　别嘌醇（别嘌呤醇）（638）　　噻氯匹定（力抗栓，
抵克利得，氯苄噻啶）（638）　　沙丁胺醇（舒喘灵）（638）　　扎鲁司特（扎非鲁卡）（639）
硫糖铝（胃溃宁）（639）　　药用炭（639）　　西咪替丁（甲氧咪胍）（640）　　奥美拉唑（640）
呋塞米（呋喃苯胺酸，速尿）（641）　　甲状腺素（641）　　抗甲状腺药（641）　　氢化可的松
（氢可的松，皮质醇）（642）　　环丙沙星（环丙氟哌酸）（642）　　红霉素（643）　　四环素（643）
异烟肼（雷米封，异烟酰肼）（644）　　利福平（甲哌利福霉素，利米定）（644）　　酮康唑（645）
阿糖腺苷（645）　　利托那韦（645）　　氨鲁米特（氨基导眠能）（645）　　卡介苗（结核菌
苗）（646）　　流感疫苗（流感病毒疫苗）（646）　　干扰素（646）　　烟草（吸烟）（647）　　食
品（647）

　氨茶碱—

　　异丙肾上腺素（喘息定，治喘灵）（647）　　氟烷（三氟氯溴乙烷）（648）　　氯胺酮（凯他
敏）（648）　　口服避孕药（648）　　噻苯达唑（噻苯咪唑，噻苯唑）（649）

　二羟丙茶碱（喘定，甘油茶碱）—

　　丙磺舒（羧苯磺胺）（650）

　氟替卡松糠酸酯/三氟甲磺酸维兰特罗—

　　酮康唑（650）

　罗氟司特—

　　依诺沙星（氟啶酸）（650）　　利福平（力复平，甲哌利福霉素，利米定）（651）

　阿普斯特—

　　利福平（力复平，甲哌利福霉素，利米定）（652）

　扎鲁司特（安可来）—

　　氟康唑（大扶康）（652）

　孟鲁司特—

　　吉非贝齐（二甲苯氧戊酸，吉非罗齐，诺衡）（653）　　克拉霉素（甲红霉素，克红霉素）（654）

　酮替芬（噻喘酮）—

　　乙醇（655）

　右美沙芬（美沙芬，右甲吗喃）—

　　氟西汀（氟苯氧丙胺，百忧解）（655）　　苯乙肼（656）　　伐地考昔（伐地昔布）（656）　　西
那卡塞（西那卡塞特）（657）

　波生坦—

　　克拉霉素（甲红霉素，克拉仙）（657）

　替唑生坦—

　　环孢素（环孢菌素，环孢霉素 A）（658）

　阿曲生坦—

　　利福平（甲哌利福霉素，力复平）（659）

　依伐卡托（依法卡托，伊法卡托）—

利托那韦（659）

赛乐西帕（塞来西帕，司来帕格）—

　　吉非贝齐（诺衡，二甲苯氧庚酸，吉非罗齐）（660）　利福平（力复平甲哌利福霉素，利米定）（660）

第二十三章　消化系统药物 ……………………………………………………………… 663

西咪替丁（甲氰咪胍）—

　　卡托普利（甲巯丙脯酸，开博通）（663）　苯巴比妥（鲁米那）（663）　氢氧化铝（663）
　　丙胺太林（普鲁本辛）（664）　甲氧氯普胺（胃复安，灭吐灵）（664）　奥曲肽（664）　伊曲康唑（依他康唑）（665）

H$_2$受体拮抗剂—

　　其他药物（665）

奥美拉唑（渥米哌唑，洛赛克）—

　　莫达非尼（666）　氟伏沙明（三氟戊肟胺，氟戊肟胺）（667）　伐地考昔（伐地昔布）（668）
　　伏立康唑（669）

兰索拉唑—

　　氟伏沙明（三氟戊肟胺）（669）　克拉霉素（670）

雷贝拉唑—

　　氟伏沙明（671）

氧化镁（煅制镁，重质氧化镁）—

　　西咪替丁（甲氰咪胍，甲氰咪胺，泰胃美）（672）

氢氧化镁—

　　聚磺苯乙烯（聚苯乙烯磺酸钠）（672）

碳酸钙—

　　苯妥英（大仑丁，二苯乙内酰脲，二苯海因）（672）　氢氯噻嗪（双氢克尿噻）（673）　泼尼松（强的松，去氢可的松）（673）　磷酸钠（673）　阿仑膦酸钠（福善美，固邦，天可）（674）

硫糖铝（胃溃宁）—

　　西咪替丁（甲氰咪胍）（674）　多酶片（674）

枸橼酸铋钾（胶体次枸橼酸铋，铋诺，德诺）—

　　氢氧化铝（675）

双枸橼酸铋钾—

　　奥美拉唑（渥米哌唑，洛赛克）（675）

甘珀酸（生胃酮）—

　　氢氧化镁（675）　氢氧化铝（676）　西咪替丁（甲氰咪胍）（676）　哌仑西平（哌吡氮平）（676）

甲氧氯普胺（胃复安，灭吐灵）—

　　阿托品（676）　左旋多巴（677）

多潘立酮（吗丁啉）—

　　酮康唑（677）

西沙必利（普瑞博思，优尼必利）—

　　阿托品（678）　辛伐他汀（678）　红霉素（678）　酮康唑（679）　阿瑞吡坦（阿瑞匹坦，阿匹坦）（679）

昂丹司琼（奥丹西龙，枢复宁）—

　　奎尼丁（680）　利福平（甲哌利福霉素，利米定）（680）

卡索吡坦—

　　利福平（甲哌利福霉素，力复平）（681）　酮康唑（681）

比沙可啶（便塞停）—

　　抗酸药（682）
右氯谷胺－
　　酮康唑（682）
乳酶生（表飞鸣）－
　　红霉素（682）
洛哌丁胺（氯苯哌酰胺，易蒙停）－
　　奎尼丁（683）　　维拉帕米（异搏定，戊脉安）（684）　　吉非贝齐（吉非罗齐，诺衡）＋伊曲
　　康唑（依他康唑）（684）　　HM30181（685）

第二十四章　泌尿系统药物 ·· 687
加压素（血管加压素，精氨酸加压素，抗利尿激素）－
　　肾上腺素（副肾素）（687）
去氨加压素（弥凝）－
　　碳酸锂（687）　　乙醇（688）　　吲哚美辛（消炎痛）（688）　　氯磺丙脲（688）　　地美环素
　　（去甲金霉素）（689）
考尼伐坦－
　　克拉霉素（甲红霉素）（689）　　伊曲康唑（依他康唑）（690）　　利托那韦（691）
托伐普坦－
　　葡萄柚汁（692）
乙酰唑胺（醋唑磺胺，醋氮酰胺）－
　　妊娠（692）
氢氯噻嗪（双氢克尿噻）－
　　妊娠毒血症（692）　　肾功能不全（693）　　利托君（羟苄羟麻黄碱）（693）　　芬氟拉明（氟
　　苯丙胺）（693）　　考来烯胺（消胆胺）（694）　　羟丁酸钠（694）　　吲哚美辛（消炎痛）（694）
　　氢化可的松（可的索，皮质醇）（695）　　甲氧苄啶（甲氧苄氨嘧啶）（695）
氢氯噻嗪＋氨苯蝶啶－
　　金刚烷胺（金刚胺）（695）
氯噻嗪－
　　考来替泊（降脂2号树脂）（695）
苄氟噻嗪－
　　吲哚美辛（消炎痛）（696）
替尼酸－
　　胺碘酮（乙胺碘呋酮，安律酮）（696）
呋塞米（呋喃苯胺酸，速尿）－
　　肝硬化（697）　　食品（697）　　氯贝丁酯（氯贝特，安妥明）（697）　　考来烯胺（消胆胺）（697）
　　苯妥英（大仑丁，二苯乙内酰脲）（698）　　阿司匹林（乙酰水杨酸）（698）　　吲哚美辛（消
　　炎痛）（699）　　布洛芬（异丁苯丙酸，芬必得）（699）　　青霉素（700）　　两性霉素 B（700）
依他尼酸（利尿酸）－
　　顺铂（顺氯氨铂）（700）
托拉塞米－
　　胺碘酮（乙胺碘呋酮，安律酮）（701）
螺内酯（安体舒通）－
　　消化性溃疡（701）　　考来烯胺（消胆胺）（701）　　阿司匹林（乙酰水杨酸）（702）　　甲氧苄
　　啶（甲氧苄氨嘧啶）（702）　　环孢素（环孢菌素 A）（702）　　氯化钾（703）
依普利酮－
　　酮康唑（703）
氨苯蝶啶（三氨蝶啶，氨苯蝶呤）－

阿司匹林（乙酰水杨酸）（703）　吲哚美辛（消炎痛）（704）　雷尼替丁（甲硝呋胍）（704）
甲氧苄啶（甲氧苄氨嘧啶）（704）

第八篇　激素及有关药物

第二十五章　甲状腺激素及抗甲状腺药 ·· 707

左甲状腺素—

　洛伐他汀（美维诺林，美降脂）（707）　考来烯胺（消胆胺）（707）　苯妥英（大仑丁，二苯乙内酰脲）（708）　司可巴比妥/异戊巴比妥（吐诺尔）（709）　地西泮（安定）（709）葡萄柚汁（709）

碘131（放射性碘131，^{131}I）—

　稳态碘（709）

丙硫氧嘧啶—

　氯磺丙脲（710）

第二十六章　胰岛素及口服降糖药 ·· 711

胰岛素（正规胰岛素，普通胰岛素）—

　利托君（羟苄羟麻黄碱，利妥特灵）（711）　肾上腺素（副肾素）（711）　普萘洛尔（心得安）（711）　胍乙啶（依斯迈林）（712）　氯贝丁酯（氯贝特，安妥明）（712）　苯妥英（大仑丁，二苯乙内酰脲）（712）　氯丙嗪（冬眠灵）（713）　苯乙肼（713）　阿司匹林（乙酰水杨酸）（714）　肝素（714）　双香豆素（714）　牛磺酸（牛胆酸，2-氨基乙磺酸）（715）甲状腺制剂（715）　阿卡波糖（拜糖平）（715）　睾酮（睾丸素）（716）　乙基雌烯醇（716）口服避孕药（716）　磺胺甲噻二唑（717）　土霉素（氧四环素）（717）　氯霉素（717）异烟肼（雷米封，异烟酰肼）（717）　茚地那韦（英地那韦）（718）　甲氨蝶呤（氨甲蝶呤，氨甲叶酸）（718）　门冬酰胺酶（左旋门冬酰胺酶）（718）　烟酸（尼克酸，维生素PP）（718）芬氟拉明（氟苯丙胺）（719）　吸烟（719）

甲苯磺丁脲（甲糖宁）—

　肝功能不全（719）　垂体机能低下（719）　可乐定（氯压定，可乐宁）（720）　二氮嗪（氯甲苯噻嗪，低压唑）（720）　卡托普利（甲巯丙脯酸，开博通）（721）　硝苯地平（硝苯吡啶，心痛定）（721）　卤芬酯（降脂酰胺）（722）　考来烯胺（消胆胺）（722）　苯乙肼（722）吲哚美辛（消炎痛）（723）　保泰松（布他酮）（723）　磺吡酮（硫氧唑酮，苯磺唑酮）（723）阿扎丙宗（阿扎丙酮，阿帕松）（724）　华法林（苄丙酮香豆素钠）（724）　酮替芬（噻喘酮，甲哌噻庚酮）（725）　西咪替丁（甲氰咪胍）（725）　磺胺甲噻二唑（726）　氯霉素（726）利福平（甲哌利福霉素，利米定）（727）　氟康唑（大扶康）（727）　银杏提取物（727）

氯磺丙脲—

　氯贝丁酯（氯贝特，安妥明）（728）　去甲替林（去甲阿米替林）（728）　乙醇（729）　阿司匹林（乙酰水杨酸）（729）　别嘌醇（别嘌呤醇）（729）　丙磺舒（羧苯磺胺）（730）氢氯噻嗪（双氢克尿噻）（730）　呋塞米（呋喃苯胺酸，速尿，利尿磺胺）（731）　可的松（考的松，皮质素）（731）　磺胺甲噁唑（磺胺甲基异噁唑，新诺明）（731）　环磷酰胺（癌得星）（732）

格列本脲（优降糖）—

　酚妥拉明（瑞支亭，甲苄胺唑啉）（732）　维拉帕米（异搏定，戊脉安）（733）　考来维仑（733）伐地考昔（伐地昔布）（734）　诺氟沙星（氟哌酸）（734）

格列吡嗪（吡磺环己脲，美吡达）—

　肝素（734）

格列齐特（甲磺吡脲，达美康）—

　金丝桃（圣约翰草，贯叶连翘）（735）

二甲双胍（甲福明，降糖片）—

硝苯地平（硝苯吡啶，心痛定）（735）　维拉帕米（戊脉安，异搏定）（737）　乌地那非（737）

西咪替丁（甲氰咪胍）（737）　兰索拉唑（达克普隆）（738）　呋塞米（速尿，呋喃苯胺酸，利尿磺胺）（738）　甲氧苄啶（甲氧苄氨嘧啶）（739）　伊曲康唑（740）

苯乙双胍（苯乙福明，降糖灵）—

四环素（740）　乳酸钠（741）

瑞格列奈（诺和龙）—

厄贝沙坦（伊贝沙坦，安博维）（741）　吉非贝齐（吉非罗齐，诺衡）（742）　吲哚美辛（消炎痛）（742）　氯吡格雷（743）　甲氧苄啶（甲氧苄氨嘧啶）（744）　利福平（甲哌利福霉素）（744）　地拉罗司（恩瑞格，去铁斯若）（745）　葡萄柚汁（746）

那格列奈（糖力）—

磺吡酮（硫氧唑酮，苯磺唑酮，苯磺保泰松）（747）

吡格列酮（瑞彤）—

吉非贝齐（吉非罗齐，诺衡）（748）　利福平（甲哌利福霉素，利福平）（749）

罗格列酮（文迪雅）—

氟伏沙明（三氟戊肟胺）（749）　孟鲁司特（顺尔宁）（750）　格列本脲（优降糖）（750）　甲氧苄啶（甲氧苄氨嘧啶）（751）　酮康唑（751）

西格列汀（西他列汀）—

吉非贝齐（吉非罗齐，二甲苯氧庚酸，诺衡）（752）　环孢素（环孢菌素，环孢霉素A）（752）

沙格列汀—

克拉霉素（甲红霉素）（753）

鲁伯斯塔—

利福平（甲哌利福霉素，利福平）（754）

降糖药—

维生素 B_6（吡哆辛）（754）　其他药物（755）

第二十七章　糖皮质激素及有关药物 ………………………………………………………… 758

氢化可的松（可的索，皮质醇）—

严重过敏反应（758）　严重感染（758）　考来烯胺（消胆胺）（758）　米非司酮（息隐，含珠停，息百虑）（758）　生长素（759）

泼尼松（强的松，去氢可的松）—

结核病（759）　溃疡病（759）　肝功能减退（759）　心力衰竭（760）　动脉硬化，高血压（760）　白内障（760）　精神病（760）　骨质疏松（761）　氯丙嗪（冬眠灵）（761）　氟地西泮（761）　氢氧化铝（761）　红霉素（762）　酮康唑（762）

泼尼松龙（氢化泼尼松，强的松龙）—

眼单纯疱疹（763）　眼机械损伤（763）　青光眼（764）　吲哚美辛（消炎痛）（764）　口服避孕药（764）　利福平（甲哌利福霉素，利米定）（765）

甲泼尼龙（甲基强的松龙，甲强龙）—

红霉素（765）　伊曲康唑（依他康唑）（766）　葡萄柚汁（767）

地塞米松（氟美松，氟甲强的松龙）—

麻黄碱（767）　苯妥英（大仑丁，二苯乙内酰脲，二苯海因）（768）　卡马西平（酰胺咪嗪，痛惊宁）（768）　扑米酮（扑痫酮）（768）　苯巴比妥（鲁米那）（769）　氨鲁米特（氨基导眠能）（769）　阿瑞吡坦（阿瑞匹坦，阿匹坦）（770）　福沙吡坦（福沙匹坦）（770）

氟替卡松丙酸酯—

脂多糖（771）

米托坦（双氯苯二氯乙烷）—

螺内酯（安体舒通）（771）

美替拉酮（甲吡酮，甲双吡丙酮）—

苯妥英（大仑丁，二苯乙内酰脲）（771）

第二十八章　性激素有关药物及避孕药 ································· 773

甲睾酮（甲基睾丸素）—
　丙咪嗪（米帕明）（773）
雌二醇—
　卡马西平（酰胺咪嗪，痛惊宁）（773）　托吡酯（妥泰）（773）　苯巴比妥（鲁米那）（774）
　甲丙氨酯（眠尔通，安宁）（774）　保泰松（布他酮）（774）　利福平（甲哌利福霉素，利
　米定）（774）
炔雌醇（乙炔雌二醇）—
　伐地考昔（伐地昔布）（775）　维生素 C（抗坏血酸）（775）
环丙孕酮（色普龙）—
　乙醇（775）
去氧孕烯（高诺酮）—
　利福平（甲哌利福霉素，利米定）（775）　伊曲康唑（776）
孕三烯酮（三烯高诺酮）—
　苯妥英（大仑丁，二苯乙内酰脲）（776）
炔诺酮—
　伐地考昔（伐地昔布）（776）
复方炔诺酮—
　食品（777）
戈那瑞林（促性腺激素释放激素）—
　左旋多巴（777）
口服避孕药—
　乳腺癌（778）　苯妥英（大仑丁，二苯乙内酰脲）（778）　扑米酮（扑痫酮，去氧苯比妥）（779）
　卡马西平（酰胺咪嗪，痛惊宁）（779）　丙咪嗪（米帕明）（779）　苯巴比妥（鲁米那）（780）
　非那西丁（非那西汀）（780）　氨基比林（匹拉米洞）（781）　依托考昔（依托昔布，艾托
　考昔）（781）　氨苄西林（氨苄青霉素）（781）　红霉素（782）　四环素（782）　异烟肼
　（雷米封，异烟酰肼）（783）　利福平（甲哌利福霉素，利米定）（783）　灰黄霉素（784）　特
　拉匹韦（特拉普韦，替拉瑞韦）（784）　奈韦拉平（784）　利托那韦（785）　氨鲁米特
　（氨基导眠能）（786）　金丝桃（圣约翰草，贯叶连翘）（786）　吸烟（787）
米索前列醇（喜可溃）—
　米非司酮（息百虑，息隐，含珠停）（787）
米非司酮（息百虑，息隐，含珠停）—
　阿司匹林（乙酰水杨酸）（787）　利福平（甲哌利福霉素，利米定）（788）

第九篇　抗感染药

第二十九章　人工合成抗菌药 ······························· 789
　第一节　磺胺类及磺胺增效剂 ···························· 789
　磺胺药—
　　临产（789）
　复方磺胺甲噁唑（复方新诺明）—
　　肾病（789）　丙胺卡因＋利多卡因（789）　乙胺嘧啶（息疟定）（790）
　磺胺嘧啶（磺胺哒嗪，地亚净）—
　　普鲁卡因胺（790）　副醛（聚乙醛）（790）　普鲁卡因（奴佛卡因）（790）　干酵母（食母
　　生）（791）
　磺胺噻唑—

乌洛托品（791）

磺胺异噁唑—

　　胺碘酮（乙胺碘呋酮，安律酮）（791）

磺胺对甲氧嘧啶—

　　吲哚美辛（消炎痛）（791）

柳氮磺吡啶（水杨酰偶氮磺胺吡啶）—

　　考来烯胺（消胆胺）（792）　　氨苄西林（氨苄青霉素）（792）　　四环素（792）　　姜黄素（克扣明，川芎内酯B，二阿魏酰基甲烷）（793）

甲氧苄啶（甲氧苄氨嘧啶）—

　　三硅酸镁（三矽酸镁）（793）　　白陶土（高岭土，水合硅酸铝）（794）　　喷他脒（戊烷咪）（794）

第二节　硝基呋喃类 ……………………………………………………………………………… 794

呋喃妥因（呋喃坦啶）—

　　丙磺舒（羧苯磺胺）（794）　　三硅酸镁（三矽酸镁）（795）　　丙胺太林（普鲁本辛）（795）　　药用炭（活性炭）（795）

第三节　喹诺酮类 …………………………………………………………………………………… 796

萘啶酸—

　　丙磺舒（羧苯磺胺）（796）　　呋喃妥因（呋喃坦啶）（796）

诺氟沙星（氟哌酸）—

　　丙胺太林（普鲁本辛）（796）　　西咪替丁（甲氰咪胍）（797）

培氟沙星（甲氟哌酸）—

　　西咪替丁（甲氰咪胍）（797）

左氧氟沙星（可乐必妥，利复星）—

　　加钙橘汁（798）

环丙沙星（环丙氟哌酸）—

　　婴幼儿童（799）　　癫痫（799）　　布洛芬（800）　　吲哚美辛（消炎痛）（800）　　丙磺舒（羧苯磺胺）（800）　　硫酸亚铁（801）　　氢氧化铝（801）　　硫糖铝（胃溃宁）（801）　　去羟肌苷（双脱氧肌苷，地丹诺辛）（802）　　加钙橘汁（802）　　聚卡波菲钙（803）　　锌（803）

洛美沙星（罗氟哌酸）—

　　丙磺舒（羧苯磺胺）（804）

莫西沙星—

　　药用炭（活性炭）（804）　　利福平（力复平，甲哌利福霉素，利米定）（804）

曲伐沙星—

　　吗啡（805）

加替沙星（奥莱克，恒森）—

　　加钙橘汁（805）

氟喹诺酮类—

　　阳离子（806）

第四节　硝基咪唑类 ………………………………………………………………………………… 806

甲硝唑（灭滴灵）—

　　苯巴比妥（鲁米那）（806）　　乙醇（807）　　双硫仑（双硫醒，戒酒硫，二硫化四乙基秋兰姆）（807）　　西咪替丁（甲氰咪胍）（808）　　泼尼松（强的松，去氢可的松）（808）　　利福平（甲哌利福霉素，利米定）（808）　　氯喹（809）　　甲苯达唑（甲苯咪唑）（809）

第五节　其他 ………………………………………………………………………………………… 809

利奈唑胺—

　　其他药物（809）

乌洛托品—
　　乙酰唑胺（810）
孟德立胺—
　　肾功能不全（810）

第三十章　抗生素 ………………………………………………………………………… 812
　第一节　青霉素类 ………………………………………………………………………… 812
　　青霉素（盘尼西林）—
　　　阿司匹林（乙酰水杨酸）（812）　　丙磺舒（羧苯磺胺）（812）　　红霉素（813）　　金霉素
　　　（813）　　氯霉素（813）
　　青霉素V（苯氧甲基青霉素）—
　　　乙酰半胱氨酸（痰易净，易咳净）（814）
　　氟氯西林（氟氯青霉素）—
　　　哌拉西林（氧哌嗪青霉素）（814）
　　氨苄西林（氨苄青霉素）—
　　　别嘌醇（别嘌呤醇）（814）　　新霉素（815）　　氯喹（815）
　　阿莫西林（羟氨苄青霉素）—
　　　食用纤维（815）
　第二节　头孢菌素类 ……………………………………………………………………… 816
　　头孢氨苄（先锋霉素Ⅳ，苯甘孢霉素）—
　　　多西环素（强力霉素，脱氧土霉素）（816）　　硫酸锌（816）
　　头孢噻啶（先锋霉素Ⅱ）—
　　　呋塞米（呋喃苯胺酸，速尿）（816）
　　头孢噻吩（先锋霉素Ⅰ）—
　　　丙磺舒（羧苯磺胺）（817）
　　头孢克洛（头孢氯氨苄）—
　　　食品（817）
　　头孢西丁钠（噻吩甲氧头孢菌素，甲氧头霉噻吩）—
　　　头孢唑肟（头孢去甲噻肟）（817）　　氨曲南（噻肟单酰胺菌素）（818）
　第三节　大环内酯类、林可霉素，及万古霉素 …………………………………………… 818
　　红霉素—
　　　氯化铵（818）　　丙胺太林（普鲁本辛）（818）　　链阳菌素A/B（辛内吉，森东西德）（818）
　　　葡萄柚汁（819）
　　醋竹桃霉素（三乙酰竹桃霉素）—
　　　口服避孕药（819）
　　泰利霉素—
　　　奎尼丁（820）　　利福平（甲哌利福霉素，利米定）（820）　　伊曲康唑（依他康唑）（820）
　　林可霉素（洁霉素）—
　　　食品（821）　　西咪替丁（甲氰咪胍）（821）　　白陶土（高岭土，水合硅酸铝）（822）　　红霉
　　　素（822）　　氯霉素（822）
　　万古霉素—
　　　硝苯地平（硝苯吡啶，心痛定）（822）
　　达托霉素—
　　　庆大霉素（823）
　第四节　氨基苷类 ………………………………………………………………………… 823
　　链霉素—
　　　妊娠（823）　　茶苯海明（乘晕宁）（823）　　地西泮（安定）（823）　　西咪替丁（甲氰咪胍）

（824） 克林霉素（氯林霉素，氯洁霉素）（824）

庆大霉素—

地西泮（安定）（825） 吲哚美辛（消炎痛）（825） 硫酸镁（825） 羧苄西林（羧苄青霉素）（826） 头孢噻吩（先锋霉素Ⅰ）（826） 克林霉素（氯林霉素，氯洁霉素）（827） 万古霉素（827） 多黏菌素 B（828） 两性霉素 B（828） 碳酸氢钠（小苏打）（828）

卡那霉素—

普鲁卡因胺（829） 依他尼酸（利尿酸）（829） 红霉素（829） 右旋糖酐 40（830）

妥布霉素—

咪康唑（达克宁）（830）

卷曲霉素—

其他药物（830）

第五节 四环素类及氯霉素 …………………………………………………………… 830

四环素—

妊娠（830） 肾功能不全（831） 食品（831） 奶制品（831） 考来替泊（降脂 2 号树脂，降胆宁）（831） 硫酸亚铁（832） 氢氧化铝（832） 西咪替丁（甲氰咪胍）（833） 聚卡波非钙（833） 利尿药（833） 泼尼松（强的松，去氢可的松）（834） 硫柳汞（834） 去羟肌苷（双脱氧肌苷，地丹诺辛）（834） 葡萄糖酸钙（835） 硫酸锌（835） 碳酸氢钠（835）

多西环素（强力霉素，脱氧土霉素）—

苯妥英（大仑丁，二苯乙内酰脲）（836） 卡马西平（酰胺咪嗪，痛惊宁）（836） 苯巴比妥（鲁米那）（836） 氟地西泮（837） 乙醇（837） 利福平（甲哌利福霉素，利米定）（837）

氯霉素—

新生儿（838） 苯巴比妥（鲁米那）（838） 对乙酰氨基酚（扑热息痛）（838） 利福平（甲哌利福霉素，利米定）（839）

第六节 多黏菌素类及夫西地酸钠 …………………………………………………… 839

多黏菌素 B—

丙氯拉嗪（甲哌氯丙嗪）（839）

黏菌素甲磺酸—

头孢噻吩（先锋霉素Ⅰ）（840）

夫西地酸钠（褐霉酸钠）—

考来烯胺（消胆胺）（840）

第三十一章 抗分枝杆菌药 …………………………………………………………… 841

第一节 抗结核病药 …………………………………………………………………… 841

异烟肼（雷米封，异烟酰肼）—

癫痫（841） 食品（841） 双硫仑（双硫醒）（841） 哌替啶（杜冷丁）（842） 氢氧化铝（842） 泼尼松龙（氢化泼尼松，强的松龙）（842） 利福平（甲哌利福霉素，利米定）（842） 对氨基水杨酸（843） 乙硫异烟胺（843） 青霉胺（843） 乳酸钙（844）

对氨基水杨酸（对氨柳酸）—

乙醇（844） 水杨酸镁（844） 丙磺舒（羧苯磺胺）（844） 苯海拉明（苯那君，可那敏）（845）

利福平（力复平，甲哌利福霉素，利米定）—

食品（845） 隐形眼镜（845） 氟西泮（氟苯安定，氟安定，氟胺安定）（845） 丙磺舒（羧苯磺胺）（846） 三硅酸镁（三矽酸镁）（846） 醋竹桃霉素（三乙酰竹桃霉素）（846） 夫西地酸（褐霉酸，梭链孢酸）（847） 对氨基水杨酸（对氨柳酸）（847） 阿托伐醌（阿托喹酮）（848）

利福布汀（利福布丁）—
　　氯霉素（848）　　茚地那韦（848）
乙胺丁醇—
　　氢氧化铝（849）　　异烟肼（雷米封，异烟酰肼）（849）　　利福平（甲哌利福霉素，利米定）
（849）　　青霉胺（850）
吡嗪酰胺（异烟酰胺）—
　　痛风（850）
环丝氨酸—
　　癫痫（850）　　乙醇（850）
紫霉素—
　　链霉素（850）
乙硫异烟胺—
　　糖尿病（851）　　乙醇（851）　　环丝氨酸（851）
　第二节　抗麻风病药 ……………………………………………………………………… 851
氨苯砜（二氨二苯砜）—
　　葡萄糖-6-磷酸脱氢酶缺乏（851）　　丙磺舒（羧苯磺胺）（852）　　利福平（力复平，甲哌利福
霉素，利米定）（852）　　去羟肌苷（双脱氧肌苷，地丹诺辛）（852）
氯法齐明（氯苯吩嗪）—
　　抗酸药（852）　　氨苯砜（二氨二苯砜）（853）

第三十二章　抗真菌药 ……………………………………………………………………… 854
灰黄霉素—
　　苯巴比妥（鲁米那）（854）
两性霉素 B—
　　氢化可的松（可的索，皮质醇）（854）　　咪康唑（达克宁）（854）
酮康唑—
　　苯妥英（大仑丁，二苯乙内酰脲）（855）　　西咪替丁（甲氰咪胍）（856）　　奥美拉唑（856）
　　氢氧化铝＋氢氧化镁（856）　　丙胺太林（普鲁本辛）（856）　　利福平（力复平，甲哌利福霉
素，利米定）（857）　　异烟肼（雷米封，异烟酰肼）（857）　　去羟肌苷（双脱氧肌苷，地丹
诺辛）（857）　　依法韦仑（依法韦恩茨）（858）
伊曲康唑（依他康唑）—
　　抗酸药（859）　　去羟肌苷（双脱氧肌苷，地丹诺辛）（859）　　奈韦拉平（859）　　葡萄柚汁
（860）　　其他药物（861）
伏立康唑—
　　卡马西平（酰胺咪嗪，痛惊宁）（863）　　苯巴比妥（鲁米那）（863）　　红霉素（864）　　利福
布汀（865）　　依法韦伦（依法韦恩茨）（865）　　其他药物（866）
氟康唑—
　　其他药物（867）
泊沙康唑—
　　泮托拉唑（869）　　甲泼尼龙（甲基强的松龙，甲强龙）（869）　　其他药物（870）
氟胞嘧啶（5-氟胞嘧啶）—
　　两性霉素 B（871）
特比萘芬—
　　西咪替丁（甲氰咪胍）（871）　　利福平（甲哌利福霉素，利米定）（872）
卡泊芬净—
　　环孢素（环孢菌素，环孢霉素 A）（872）

第三十三章　抗非反转录病毒药 ·· 874

阿昔洛韦（无环鸟苷）—

丙磺舒（羧苯磺胺）（874）　环孢素（环孢霉素 A，环孢菌素）（874）　吗替麦考酚酯（麦考酚吗乙酯，霉酚酸吗啉乙酯，霉酚酸酯）（874）

更昔洛韦（丙氧鸟苷，赛美维）—

丙磺舒（羧苯磺胺）（875）　阿昔洛韦（无环鸟苷）（875）　扎西他滨（双脱氧胞苷）（875）

西多福韦—

丙磺舒（羧苯磺胺）（876）

奥司他韦（达菲，特福敏，克流感）—

丙磺舒（羧苯磺胺）（876）　氯吡格雷（877）

特拉匹韦（特拉普韦，替拉瑞韦）—

利福平（甲哌利福霉素，利米定）（877）　酮康唑（877）

阿糖腺苷—

肾功能不全（878）　别嘌醇（别嘌呤醇）（878）

第三十四章　抗反转录病毒药（艾滋病治疗药） ····································· 879

第一节　核苷类以及核苷酸类反转录酶抑制剂 ································· 879

齐多夫定（叠氮胸苷）—

对乙酰氨基酚（醋氨酚，扑热息痛）（879）　丙磺舒（羧苯磺胺）（879）　利福布汀（880）　利巴韦林（病毒唑，三氮唑核苷）（880）　阿昔洛韦（无环鸟苷）（880）　更昔洛韦（丙氧鸟苷，赛美维）（880）　司他夫定（881）

拉米夫定—

复方新诺明（复方磺胺甲噁唑）（881）

司他夫定—

去羟肌苷（双脱氧肌苷，地丹诺辛）（881）

去羟肌苷（双脱氧肌苷，地丹诺辛）—

食品（882）　美沙酮（美散酮）（882）　别嘌醇（别嘌呤醇）（882）　雷尼替丁（呋喃硝胺）（883）　异烟肼（雷米封，异烟酰肼）（883）　乙胺丁醇（883）　利巴韦林（病毒唑，三氮唑核苷）（884）　更昔洛韦（丙氧鸟苷，赛美维，加环鸟苷）（884）　泰诺福韦（替诺福韦）（884）　喷他脒（戊烷脒）（885）　羟基脲（885）

阿巴卡韦—

乙醇（885）

扎西他滨—

其他药物（886）

第二节　非核苷类反转录酶抑制剂 ··· 886

地拉韦定—

卡马西平（酰胺咪嗪，痛惊宁）（886）　利福布汀（888）

奈韦拉平（奈维雷平）—

利福平（力复平，甲哌利福霉素，利米定）（888）

依法韦伦（依法韦恩茨）—

苯巴比妥（鲁米那）（889）　氯吡格雷（890）　卡马西平（酰胺咪嗪，痛惊宁）（890）　利福平（力复平，甲哌利福霉素，利米定）（891）

依曲韦林—

奥美拉唑（渥米哌唑，洛赛克）（892）　其他药物（892）

勒西韦林—

酮康唑（893）

利匹韦林—

　　食品（894）
　第三节　HIV蛋白酶抑制剂 ……………………………………………………………… 895
　沙奎那韦－
　　苯妥英（大仑丁，二苯乙内酰脲）（895）　红霉素（895）　氯霉素（896）　利福平（力复
　平，甲哌利福霉素，利米定）（896）　酮康唑（897）　奈韦拉平（奈维雷平）（898）　地拉
　韦定（899）　依法韦伦（依法韦恩茨）（899）　利托那韦（900）　葡萄柚汁（901）　钩藤
　（秘鲁藤，猫爪藤，绒毛钩藤）（902）
　利托那韦－
　　双硫仑（双硫醒，戒酒硫）（902）
　利托那韦/阿扎那韦－
　　替诺福韦（泰诺福韦）（902）
　茚地那韦－
　　利福布汀（利福布丁）（903）　去羟肌苷（双脱氧肌苷，地丹诺辛）（904）　奈韦拉平（奈
　维雷平）（904）　特非那定（得敏功，敏迪，叔哌丁醇）（905）
　奈非那韦－
　　其他药物（905）
　安普那韦－
　　其他药物（906）
　洛匹那韦－
　　依法韦伦（依法韦恩茨）（906）　其他药物（907）
　阿扎那韦－
　　奥美拉唑（渥米哌唑，洛赛克）（907）　奈韦拉平（908）　其他药物（908）
　地瑞那韦（达卢那韦）/利托那韦－
　　酮康唑（909）
　地瑞那韦（达卢那韦）－
　　其他药物（910）
　替拉那韦－
　　其他药物（911）
　HIV蛋白酶抑制剂－
　　食品（911）
　第四节　侵入抑制剂 ……………………………………………………………………… 913
　阿普韦罗－
　　洛匹那韦/利托那韦（913）
　马拉韦罗－
　　利福平（甲哌利福霉素，利米定）（914）　沙奎那韦/利托那韦（914）
　MRK-1－
　　利托那韦（915）
　第五节　整合酶抑制剂 …………………………………………………………………… 916
　多替格韦（度鲁特韦，多替拉韦）－
　　依法韦伦（依法韦恩茨）（916）
　雷特格韦（拉替拉韦）－
　　法德瑞韦（917）　其他药物（918）
　埃替格韦（埃替拉韦）＋考西司他＋恩曲他滨＋替诺福韦－
　　食物（918）

第三十五章　抗寄生虫病药 ……………………………………………………………… 921
　第一节　抗疟药 …………………………………………………………………………… 921

奎宁（金鸡纳碱）—

　　脑型疟（921）　　视神经炎（921）　　丙氯拉嗪（甲哌氯丙嗪）（921）　　乙酰唑胺（醋唑磺胺）

（921）　　庆大霉素（922）　　苦乐果仁（922）

氯喹—

　　保泰松（布他酮）（923）　　氯化铵（923）　　三硅酸镁（三矽酸镁）（923）　　西咪替丁（甲氰

咪胍）（924）　　伯氨喹（伯喹，伯氨喹啉）（924）　　甲氟喹（924）

甲氟喹—

　　酮康唑（925）　　利福平（力复平，甲哌利福霉素，利米定）（925）

阿莫地喹（氨酚喹）—

　　青蒿琥酯（青蒿酯）（925）

伯氨喹（伯喹，伯氨喹啉）—

　　葡萄糖-6-磷酸脱氢酶缺乏（926）　　葡萄柚汁（926）

氯胍（百乐君）—

　　埃索美拉唑（依索拉唑，艾美拉唑，埃索奥美拉唑，左奥美拉唑（927）　　口服避孕药（928）

卤泛群（卤泛曲林，氯氟菲醇）—

　　可乐果（928）　　四环素（929）　　氯喹（929）

阿托伐醌（阿托喹酮）—

　　四环素（930）　　利福平（力复平，甲哌利福霉素，利米定）（930）

8-羟基喹啉—

　　氧化锌（930）

第二节　抗肠虫病药 ……………………………………………………………………… 931

哌嗪（驱蛔灵）—

　　癫痫（931）　　氯丙嗪（冬眠灵）（931）

左旋咪唑（左咪唑）—

　　类风湿关节炎（931）

噻嘧啶（抗虫灵）—

　　哌嗪（驱蛔灵）（931）

甲苯咪唑（甲苯达唑）—

　　妊娠（932）　　苯妥英（大仑丁，二苯乙内酰脲）（932）　　西咪替丁（甲氰咪胍）（932）　　利

托那韦（932）

阿苯达唑（丙硫达唑，丙硫咪唑，肠虫清）—

　　吡喹酮（环吡异喹酮）（933）

氯硝柳胺—

　　猪肉绦虫（933）

四氯乙烯—

　　乙醇（933）

吡喹酮（环吡异喹酮）—

　　苯妥英（大仑丁，二苯乙内酰脲）（934）　　卡马西平（酰胺咪嗪，痛惊宁）（934）　　苯巴比

妥（鲁米那）（934）　　西咪替丁（甲氰咪胍，泰胃美）（934）　　地塞米松（氟美松）（935）　　酮

康唑（935）

第三节　抗丝虫病药 ……………………………………………………………………… 935

伊维菌素—

　　脑膜炎（935）　　细胞色素 $P_{450}3A4$（936）

第四节　抗利什曼原虫病药 ……………………………………………………………… 937

喷他脒（戊烷脒）—

　　西咪替丁（甲氰咪胍）（937）

第十篇　抗肿瘤药及影响免疫功能的药物

第三十六章　抗肿瘤药 ………………………………………………………………… 939

第一节　烷化剂 ………………………………………………………………………… 939

环磷酰胺（癌得星）－

苯巴比妥（鲁米那）（939）　　地西泮（安定）（939）　　吗啡（940）　　别嘌醇（别嘌呤醇）（940）　　泼尼松（强的松，去氢可的松）（940）　　氯霉素（940）　　氯喹（氯喹啉）（941）

环磷酰胺＋氟尿嘧啶＋甲氨蝶呤－

氢氯噻嗪（941）

异环磷酰胺（异磷酰胺）－

顺铂（顺氯氨铂）（941）

白消安（马利兰，白血福恩）－

苯妥英（大仑丁，二苯乙内酰脲，二苯海因（942）　　螺内酯（安体舒通）（942）　　甲硝唑（灭滴灵）（942）　　氟达拉滨（943）

洛莫司汀（环己亚硝脲，罗氮芥）－

茶碱（943）

卡莫司汀（卡氮芥）－

西咪替丁（甲氰咪胍）（943）

六甲蜜胺－

阿米替林（阿蜜替林，依拉维）（944）

第二节　抗代谢药 ……………………………………………………………………… 944

甲氨蝶呤（氨甲蝶呤，氨甲叶酸）－

考来烯胺（消胆胺）（944）　　苯巴比妥（鲁米那）（944）　　乙醇（944）　　氧化亚氮（笑气）（945）　　阿司匹林（乙酰水杨酸）（945）　　水杨酸钠（945）　　丙磺舒（羧苯磺胺）（946）　　奥美拉唑（渥米哌唑，洛赛克）（946）　　氨苯蝶啶（三氨蝶啶，氨苯蝶呤）（947）　　磺胺异噁唑（947）　　复方磺胺甲噁唑（复方新诺明）（948）　　青霉素（948）　　新霉素（948）　　四环素（948）　　阿昔洛韦（无环鸟苷）（949）　　顺铂（顺氯氨铂）（949）　　阿糖胞苷（949）　　亚叶酸（甲酰四氢叶酸）（950）　　维A酸（维甲酸，维生素A酸）（950）　　碳酸氢钠（小苏打）（950）

巯嘌呤（6-巯基嘌呤）－

别嘌醇（别嘌呤醇）（951）　　甲氨蝶呤（氨甲蝶呤，氨甲叶酸）（951）

氟尿嘧啶（5-氟尿嘧啶）－

西咪替丁（甲氰咪胍）（952）　　新霉素（952）

阿糖胞苷（胞嘧啶阿拉伯糖苷，胞嘧啶阿糖苷）－

双嘧达莫（潘生丁）（952）

吉西他滨（双氟脱氧胞苷，健择）－

其他药物（952）

第三节　抗肿瘤抗生素 ………………………………………………………………… 953

放线菌素－

流感疫苗（流感病毒疫苗）（953）

丝裂霉素（自力霉素）－

长春碱（953）

博来霉素－

顺铂（顺氯氨铂）（953）　　氧（954）

多柔比星（阿霉素）－

普萘洛尔（心得安）（954）　　洛伐他汀（美降脂，美维诺林）（954）　　苯巴比妥（鲁米那）（955）　　铁（955）　　紫杉醇（泰素）（956）

　　链脲菌素（链佐星）—

　　　　苯妥英（大仑丁，二苯乙内酰脲）（957）

第四节　植物来源的抗肿瘤药 ……………………………………………………… 957

　　长春碱（长春花碱）—

　　　　肝功能不良（957）　博来霉素＋顺铂（957）

　　长春新碱—

　　　　异烟肼（雷米封，异烟酰肼）（957）　门冬酰胺酶（左旋门冬酰胺酶）（958）

　　1,4-二甲基-7-异丙基甘菊环-3-磺酸钠—

　　　　苯巴比妥（鲁米那）（958）

　　伊立替康（依林替康，依林特肯，依林替坎）—

　　　　苯妥英（大仑丁，二苯乙内酰脲，二苯海因）（958）　丙磺舒（羧苯磺胺）（959）

　　依托泊苷（鬼臼乙叉苷，足叶乙苷）—

　　　　葡萄柚汁（959）

　　替尼泊苷（鬼臼噻吩苷）—

　　　　苯妥英（大仑丁，二苯乙内酰脲，二苯海因（960）

　　紫杉醇（泰素）—

　　　　胺碘酮（乙胺碘呋酮，安律酮）（960）　氟伐沙明（961）

　　紫杉烷类—

　　　　其他药物（961）

第五节　抗肿瘤激素类 …………………………………………………………… 962

　　他莫昔芬（三苯氧胺）—

　　　　氟伐沙明（962）

　　拉索昔芬—

　　　　帕罗西汀（氟苯哌苯醚，赛洛特）（963）　酮康唑（963）

　　恩杂鲁胺（恩扎卢胺）—

　　　　其他药物（964）

　　氨鲁米特（氨基导眠能）—

　　　　双香豆素（967）　甲苯磺丁脲（甲糖宁）（967）　他莫昔芬（三苯氧胺）（967）

　　米托坦—

　　　　螺内酯（安体舒通）（968）

第六节　其他抗肿瘤药 …………………………………………………………… 968

　　顺铂（顺氯氨铂）—

　　　　二氮嗪（氯甲苯噻嗪，低压唑）（968）　庆大霉素（968）　铝（968）　2-氨基乙氧基二苯
　　　　基硼酸酯（2-氨基乙氧基联苯硼酸酯）（969）

　　奥沙利铂（草酸铂）—

　　　　西安昔单抗（969）

　　伊马替尼（格列卫）—

　　　　抗酸药（970）　酮康唑（972）　高丽参（韩国人参）（973）

　　尼罗替尼（尼洛替尼）—

　　　　依法韦仑（依法韦恩茨）（976）　利托那韦（977）　葡萄柚汁（978）

　　博舒替尼（伯舒替尼，博苏替尼）—

　　　　阿瑞吡坦（阿瑞匹坦）（978）　酮康唑（979）

　　吉非替尼—

　　　　苯妥英（大仑丁，二苯乙内酰脲）（979）　利福平（甲哌利福霉素，利米定）（980）

　　拉帕替尼—

　　　　卡马西平（酰胺咪嗪，痛惊宁）（981）　酮康唑（981）

来那替尼（诺拉替尼）—
　　兰索拉唑（982）　　酮康唑（983）

奥希替尼（奥西替尼，塔格瑞斯，泰瑞沙）—
　　利福平（力复平，甲哌利福霉素，利米定）（984）　　伊曲康唑（985）

奎扎替尼—
　　酮康唑（985）

酪氨酸激酶抑制剂—
　　其他药物（986）

曲美替尼—
　　食物（987）

达拉非尼—
　　酮康唑（987）

艾伏尼布—
　　食品（988）

维奈妥拉（维托克）—
　　酮康唑（989）

δ-氨基酮戊酸（δ-氨基乙酰丙酸）—
　　布洛芬（异丁苯丙酸，芬必得）（989）

三氧化二砷（砒霜）—
　　奎尼丁（990）

第三十七章　影响免疫功能的药物 ·········· 994

硫唑嘌呤（依木兰）—
　　卡托普利（甲巯丙脯酸，开博通）（994）　　别嘌醇（别嘌呤醇）（994）　　复方磺胺甲噁唑（复方新诺明）（994）　　多柔比星（阿霉素）（994）

环孢素（环孢霉素A，环孢菌素）—
　　地尔硫䓬（硫氮䓬酮）（995）　　普伐他汀（普拉斯丁）（995）　　依折麦布（依替米贝，依泽替米贝）（996）　　苯妥英（大仑丁，二苯乙内酰脲）（996）　　替格瑞洛（997）　　甲氧氯普胺（灭吐灵，胃复安）（998）　　奥美拉唑（洛塞克）（999）　　泮托拉唑（999）　　奥曲肽（999）　　甲睾酮（甲基睾丸素）（1000）　　磺胺二甲嘧啶＋甲氧苄啶（1000）　　环丙沙星（环丙氟哌酸）（1000）　　克拉霉素（甲红霉素）（1001）　　卡那霉素（1001）　　替加环素（1001）　　利福平（甲哌利福霉素，利米定）（1002）　　两性霉素B（二性霉素）（1002）　　酮康唑（1002）　　米卡芬净（1003）　　茚地那韦（英地那韦）（1004）　　氯喹（1005）　　他克莫司（他克罗姆）（1005）　　西罗莫司（雷帕霉素）（1005）　　那他珠单抗（1006）　　奥利司他（1006）　　甲氧沙林（8-甲氧补骨脂素）（1007）　　黄连素（小檗碱，小蘗碱）（1007）　　葡萄柚汁（1007）　　柚子浆（文旦浆）（1008）　　金丝桃（贯叶连翘，圣约翰草）（1009）　　甘草（国老，甜草）（1010）　　其他药物（1013）

伏环孢素（伏孢霉素）—
　　食物（1014）　　酮康唑（1014）

他克莫司（他克罗姆）—
　　华中五味子提取物（1015）　　金丝桃（贯叶连翘，圣约翰草）（1016）　　利福平（甲哌利福霉素，利米定）（1018）　　伏立康唑（1018）　　卡泊芬净（1019）　　黄连素（小檗碱，小蘗碱）（1019）　　其他药物（1020）

西罗莫司（雷帕霉素）—
　　地尔硫䓬（硫氮䓬酮）（1021）　　利福平（甲哌利福霉素，利米定）（1021）　　伊曲康唑（依他康唑）（1022）

依维莫司（艾罗莫司）—

维拉帕米（异搏定，戊脉安）（1022）　阿托伐他汀（阿伐他汀）（1023）　红霉素（1023）
酮康唑（1024）

Sotrastaurin（CAS，425637-18-9）—
酮康唑（1025）

吗替麦考酚酯（麦考酚吗乙酯，霉酚酸吗啉乙酯，霉酚酸酯）—
考来烯胺（消胆胺）（1025）　非甾体抗炎药（1026）　氢氧化铝（1026）　泮托拉唑（1026）
地塞米松（氟美松）（1027）　诺氟沙星（氟哌酸）＋甲硝唑（灭滴灵）（1027）　环孢素
（环孢霉素 A，环孢菌素）（1028）　他克莫司（他克罗姆）（1028）　聚卡波菲钙（1029）

芬戈莫德—
酮康唑（1029）

青霉胺—
食品（1030）　硫酸亚铁（1030）　氢氧化铝（1030）

流感疫苗（流感病毒疫苗）—
环孢素（环孢霉素 A，环孢菌素）（1031）

牛痘疫苗—
吲哚美辛（消炎痛）（1031）　甲氨蝶呤（氨甲蝶呤，氨甲叶酸）（1031）

黄热病疫苗—
氯喹（1031）

疫苗—
泼尼松（强的松，去氢可的松）（1032）

类毒素—
环孢素（环孢霉素 A，环孢菌素）（1032）

白细胞介素-2（白介素-2）—
吲哚美辛（消炎痛）（1032）

第十一篇　其他

第三十八章　影响自体活性物质的药物以及麦角类 ……………………………………………… 1037
第一节　抗组胺药（H_1 受体阻断药） ……………………………………………… 1037
异丙嗪（非那根）—
青光眼（1037）

氯苯那敏（扑尔敏）—
普通感冒（1037）　氯丙嗪（冬眠灵）（1037）

美可洛嗪（敏克静）—
妊娠（1038）

西替利嗪—
吡西卡尼（1038）

赛庚啶（偏痛定）—
苯乙肼（1038）

阿司咪唑（息斯敏）—
奎尼丁（1038）

特非那定（得敏功，敏迪，司立泰）—
西沙必利（1039）　红霉素（1039）　克拉霉素（甲红霉素）（1040）　酮康唑（1041）

非索非那定—
卡马西平（酰胺咪嗪，痛惊宁）（1042）　维拉帕米（异搏定，戊脉安）（1042）　洛匹那韦/
利托那韦（1043）　葡萄柚汁（1043）　槲皮素（栎精）（1045）

依巴斯汀（苏迪）—

　　伊曲康唑（1045）　利福平（甲哌利福霉素，利米定）（1046）

　第二节　5-羟色胺类受体激动剂以及拮抗剂 …………………………………………… 1046
　　舒马普坦（舒马坦，英明格）—
　　　心脑血管病（1046）　苯乙肼（1047）
　　阿莫曲坦（阿莫曲普坦）—
　　　酮康唑（1048）
　　曲普坦类—
　　　麦角生物碱（1049）

　第三节　麦角衍生物 ……………………………………………………………………… 1049
　　麦角新碱—
　　　多巴胺（1049）
　　氢麦角碱（氢化麦角碱，海得琴，甲磺酰双氢麦角毒）—
　　　氯丙嗪（冬眠灵）（1049）
　　麦角胺（贾乃金）—
　　　普萘洛尔（心得安）（1050）　红霉素（1050）　四环素（1050）
　　双氢麦角胺（氢化麦角胺）—
　　　硝酸甘油（1051）

第三十九章　维生素类 …………………………………………………………………… 1052
　　维生素 A（视黄醇）—
　　　乙醇（1052）　新霉素（1052）　维生素 E（生育酚）（1052）
　　维 A 酸（维甲酸，维生素 A 酸）—
　　　痤疮（1053）
　　异维 A 酸（异维甲酸）—
　　　乙醇（1053）　四环素（1053）
　　维生素 B_2（核黄素）—
　　　食品（1053）　阿托品（1053）　甲氧氯普胺（胃复安，灭吐灵）（1054）
　　维生素 B_6（吡多辛）—
　　　异烟肼（雷米封，异烟酰肼）（1054）
　　维生素 B_{12}（氰钴胺）—
　　　奥美拉唑（渥米哌唑）（1054）
　　干酵母（食母生）—
　　　苯乙肼（1055）
　　维生素 C（抗坏血酸）—
　　　葡萄糖-6-磷酸脱氢酶缺乏（1055）　苯巴比妥（鲁米那）（1055）　阿司匹林（乙酰水杨酸）（1055）　碳酸氢钠（小苏打）（1056）
　　维生素 D—
　　　苯妥英（大仑丁，二苯乙内酰脲）（1056）　卡马西平（酰胺咪嗪，痛惊宁）（1057）乙醇（1057）　矿物油（1057）　利福平（甲哌利福霉素，利米定）（1057）
　　维生素 D_2（骨化醇，钙化醇）—
　　　氢氯噻嗪（双氢克尿噻）（1058）
　　骨化三醇（罗钙全，钙三醇）—
　　　苯巴比妥（鲁米那）（1058）　考来烯胺（消胆胺）（1059）
　　维生素 K—
　　　苯妥英（大仑丁，二苯乙内酰脲）（1059）
　　维生素 E（生育酚）—
　　　高血压（1060）　其他药物（1060）

烟酸（尼克酸，维生素 PP）—
    糖尿病（1060）　痛风（1060）　阿司匹林（乙酰水杨酸）（1060）
烟酰胺（尼克酰胺，维生素 PP）—
    异烟肼（雷米封，异烟酰肼）（1061）

第四十章　医用塑料 ·· 1062
塑料—
    硝酸甘油（1062）　硝酸异山梨酯（硝酸异山梨醇酯）（1062）　美索比妥钠（1062）　地西
    泮（安定）（1062）　副醛（聚乙醛）（1063）　氯甲噻唑（1063）　甲氧氟烷（1063）　胰
    岛素（1063）　维生素 A（1063）
塑料或玻璃—
    氯喹（1064）
塑料隐形眼镜—
    肾上腺素（副肾素）（1064）
塑料—
    其他药物（1064）

第四十一章　电解质平衡调节药及其他 ···················· 1065
葡萄糖酸钙—
    苯妥英（大仑丁，二苯乙内酰脲）（1065）　氢氯噻嗪（双氢克尿噻）（1065）
葡萄糖酸锌—
    青霉胺（1065）
磷酸钠—
    维生素 D（1066）　葡萄糖酸钙（1066）
依替膦酸二钠（羟乙膦酸钠）—
    葡萄糖酸钙（1066）
西那卡塞（西那卡塞特）—
    其他药物（1066）
降钙素（鲑鱼降钙素，易钙宁）—
    食品（1067）
聚磺苯乙烯（降钾树脂，聚苯乙烯磺酸钠）—
    山梨醇（1067）
生长素—
    糖尿病（1067）　雌激素（1068）
高血糖素—
    普萘洛尔（心得安）（1068）
碘番酸—
    考来烯胺（消胆胺）（1068）
甲泛葡胺（室椎影）—
    氯丙嗪（冬眠灵）（1068）
泛影葡胺—
    维拉帕米（异搏定，戊脉安）（1068）
吲哚菁绿—
    丙磺舒（羧苯磺胺）（1069）
芬氟拉明（氟苯丙胺）—
    苯乙肼（1069）
西布曲明（诺美婷）—

　　氯吡格雷（1070）　　克拉霉素（甲红霉素，克拉仙）（1071）

　去铁胺（去铁敏）—

　　丙氯拉嗪（甲哌氯丙嗪）（1071）　　维生素C（抗坏血酸）（1071）

　地拉罗司（恩瑞格，去铁斯若）—

　　利福平（甲哌利福霉素，利米定）（1072）

　1,2-二溴乙烷—

　　双硫仑（双硫醒）（1072）

　甲氧沙林（甲氧补骨脂素，8-甲氧补骨脂素）—

　　苯妥英（大仑丁，二苯乙内酰脲）（1072）

　阿维A（阿维A酸）—

　　乙醇（1072）

　贝沙罗汀（蓓萨罗丁）—

　　红霉素（1073）

　依达拉奉（达拉奉）—

　　去铁酮（1073）

第四十二章　妊娠及哺育期用药 ……………………………………………………… 1075

　妊娠—

　　药物（1075）

　哺育—

　　药物（1083）

附录一　药物代谢及跨膜转运 ………………………………………………………… 1088
附录二　缩略语英汉对照 ……………………………………………………………… 1111
中文主题索引 …………………………………………………………………………… 1115
英文主题索引 …………………………………………………………………………… 1231

第一篇　自主神经系统药物

第一章　拟胆碱药及抗胆碱药

第一节　拟胆碱药（包括直接作用的 M 胆碱受体激动药和抗胆碱酯酶药）

［醋甲胆碱（乙酰甲胆碱）－哮喘］[2]
Methacholine－Asthma

要点　醋甲胆碱可加重或诱发哮喘发作。

有关药物　其他 M 受体激动剂，如胆碱酯类的卡巴胆碱（氨甲酰胆碱；carbachol）、贝胆碱（氨甲酰甲胆碱，乌拉胆碱；bethanechol）及其氯化物氯贝胆碱（bethanechol chloride）以及天然生物碱类的毛果芸香碱（匹鲁卡品；pilocarpine）、槟榔碱（arecoline）和毒蕈碱（muscarine）等，都可加重或诱发哮喘发作。天然生物碱类只有毛果芸香碱用于临床，但主要限于眼科及阿托品中毒的对症治疗，故导致全身作用的可能性较小。至于槟榔碱和毒蕈碱仅作为药理研究工具，或仅具有毒理学的意义，与临床用药的关系不大。

胆碱酯酶抑制药如新斯的明、吡斯的明（吡啶斯的明）、安贝氯铵（酶抑宁）等，有类似作用。

机制　醋甲胆碱属 M 受体兴奋药，可兴奋支气管的 M_3 受体，导致支气管收缩和腺体分泌增加，从而增加支气管的阻力。

建议　哮喘患者禁用醋甲胆碱和其他 M 受体激动药（胆碱酯酶抑制药也属禁忌）。虽然毛果芸香碱主要用于眼科，全身作用微弱或可能性不大，但有明确支气管哮喘史者，即使局部应用也应禁用或慎用，特别是老年人。

因误用或过量应用后，可用硫酸阿托品对抗，成人每次 0.5～1 mg，皮下或静脉注射。肾上腺素每次 0.3～1 mg 皮下或肌内注射对于克服严重的支气管反应也有价值。

其他可加重或诱发哮喘的药物尚有：①某些平喘药物，如异丙托溴铵、复方茶碱、氢化可的松、丙酸倍氯米松气雾剂等；②可待因、吗啡、筒箭毒碱、季铵酚、琥珀胆碱（也见［琥珀胆碱－哮喘］）、乙酰半胱氨酸及多粘菌素气雾剂；③阿司匹林等前列腺素合成酶抑制剂（参见［阿司匹林－哮喘］）；④β受体阻断药（见［普萘洛尔－哮喘］）；⑤含碘造影剂、青霉胺、柳氮磺吡啶、卡托普利、双氯非那胺、噻嗪类利尿剂、林可霉素、安痛定、乙胺嗪等也有加重或诱发哮喘的报道。

［醋甲胆碱（乙酰甲胆碱）－消化性溃疡］[2]
Methacholine－Digestive Ulcer

要点　醋甲胆碱可使消化性溃疡恶化。

有关药物　其他 M 受体激动剂，如胆碱酯类的卡巴胆碱（氨甲酰胆碱）、贝胆碱（氨甲酰甲胆碱，乌拉胆碱。临床上常用其氯化物即氯贝胆碱），及天然生物碱类的毛果芸香碱（匹鲁卡品）、槟榔碱和毒蕈碱等都可使溃疡恶化。天然生物碱类只有毛果芸香碱用于临床，但主要限于眼科，故导致全身作用的可能性较小。至于槟榔碱和毒蕈碱仅作为药理工具，或仅具有毒理学的意义，与临床用药的关系不大。

胆碱酯酶抑制药如新斯的明、吡斯的明（吡啶斯的明）、安贝氯铵（酶抑宁）等，有类似作用。

机制 醋甲胆碱的 M 受体兴奋作用可使胃肠张力升高，分泌增加，收缩幅度增加。这些作用都可加重溃疡的症状。

建议 消化性溃疡禁用醋甲胆碱。

消化性溃疡患者禁用或慎用的药物尚有：①非固醇类抗炎药，如阿司匹林、吲哚美辛等（参见 [阿司匹林－消化性溃疡]）；②肾上腺皮质激素类，如泼尼松、泼尼松龙、地塞米松等；③肾上腺素能神经阻断药，如利血平、降压灵、胍乙啶及各种复方降压片等；④某些抗肿瘤药物，如甲氨蝶呤、巯嘌呤、氟尿嘧啶等；⑤某些抗生素，如多黏菌素 B、E，四环素类（金霉素对胃的刺激最重，土霉素次之，四环素最轻）等；⑥口服降糖药，如甲苯磺丁脲；⑦高效能利尿药，如呋塞米、依他尼酸等；⑧大剂量水溶性维生素，如烟酸和维生素 B_6；⑨组织胺 H_2 受体激动药，如倍他司丁；⑩其他，如左旋多巴、螺内酯、复方磺胺甲噁唑、秋水仙碱、异烟肼、卡托普利等，都有诱发或加重消化性溃疡的报道。

阿托品和肝素对消化性溃疡的影响分别参见 [阿托品－胃溃疡] 和 [肝素－胃肠溃疡]。

[醋甲胆碱（乙酰甲胆碱）－甲状腺功能亢进症][2]
Methacholine－Hyperthyroidism

要点 甲状腺功能亢进症（甲亢）患者应用醋甲胆碱有可能导致心房纤维性颤动（房颤）。

有关药物 所有 M 受体激动剂，包括胆碱酯类的卡巴胆碱（氨甲酰胆碱）、贝胆碱（氨甲酰甲胆碱，乌拉胆碱。临床上常用其氯化物即氯贝胆碱），及天然生物碱类的毛果芸香碱（匹鲁卡品）、槟榔碱和毒蕈碱等，都有类似影响。不过，贝胆碱的这一作用较弱，卡巴胆碱和毛果芸香碱居中，醋甲胆碱的这一作用最强。不过，毛果芸香碱主要用于眼科，故导致全身作用的可能性小一些。至于槟榔碱和毒蕈碱仅作为药理工具，或仅具有毒理学意义，与临床用药的关系不大。

根据该影响的机制推测，胆碱酯酶抑制药如新斯的明、吡斯的明（吡啶斯的明）、安贝氯铵（酶抑宁）等，也有可能使甲亢患者发生房颤。

机制 M 受体激动剂使心房不应期以及动作电位时程缩短（激动窦房结的 M_2 受体，相当于迷走神经兴奋），是其诱发房颤的主要机制。甲亢患者对 M 受体激动剂的这一作用更敏感。

建议 甲亢患者禁止全身应用 M 受体激动剂，即使局部应用（例如用于眼科的毛果芸香碱和卡巴胆碱）也应考虑到该影响的可能性，特别是对心血管系统作用比较强的 M 受体激动剂。

因误用或过量应用后，可用硫酸阿托品对抗，成人每次 0.5～1 mg，皮下或静脉注射。肾上腺素每次 0.3～1 mg 皮下或肌内注射对于克服严重的心血管反应也有价值。

[醋甲胆碱（乙酰甲胆碱）－冠状动脉功能不全][2]
Methacholine－Coronary Insufficiency

要点 醋甲胆碱等 M 受体激动剂可明显减少冠状动脉血流，尤其是原有冠状动脉供血不足者（如冠状动脉功能不全、冠状动脉痉挛、心动过缓、低血压等），由此可导致严重心肌损害。

有关药物 所有 M 受体激动剂，包括胆碱酯类的卡巴胆碱（氨甲酰胆碱）、贝胆碱（氨甲酰甲胆碱，乌拉胆碱。临床上常用其氯化物即氯贝胆碱），及天然生物碱类的毛果芸香碱（匹鲁卡品）等，都有类似影响。这一影响的强度从低到高依次为贝胆碱＜卡巴胆碱和毛果芸香碱＜醋甲胆碱。

根据提出的机制推测，胆碱酯酶抑制药如新斯的明、吡斯的明（吡啶斯的明）、安贝氯铵（酶抑宁）等，也有类似影响。

机制 M 受体激动剂减少冠状动脉血流的原因是多方面的。一是扩张血管（作用于血管内皮细胞的 M_3 受体，通过压力感受器或化学感受器反射，及减少肾上腺素能神经末梢去甲肾上腺素的释放，这些作用都可导致血管扩张）；二是减慢心率；三是减弱心肌收缩力。这些作用都可导致血压下降，从而减少冠状动脉的血液供应。

建议 心动过缓、低血压、心律失常或冠心病患者禁止全身应用 M 受体激动剂。即使局部应用（例如卡巴胆碱和毛果芸香碱），也应考虑到这一影响的可能性。

因误用或过量应用后，可用硫酸阿托品对抗，成人每次 0.5～1 mg，皮下或静脉注射。肾上腺素每次 0.3～1 mg 皮下或肌内注射对于克服严重的心血管反应也有价值。

［醋甲胆碱（乙酰甲胆碱）－普鲁卡因胺］[3]
Methacholine－Procainamide

要点 同时应用醋甲胆碱与普鲁卡因胺，前者的作用减弱。

有关药物 凡具有 M 受体阻断作用的药物，例如丙胺太林、苯海索、阿托品等，都可与醋甲胆碱发生类似相互影响。

其他具有直接作用的 M 受体激动药，包括胆碱酯类的卡巴胆碱（氨甲酰胆碱）、贝胆碱（氨甲酰甲胆碱，乌拉胆碱。临床上常用其氯化物即氯贝胆碱），及天然生物碱类的毛果芸香碱（匹鲁卡品）等，与普鲁卡因胺之间的类似相互影响也可发生。

机制 普鲁卡因胺具有抗胆碱作用，可拮抗醋甲胆碱的 M 受体激动作用。

建议 临床上一般不会将两种作用性质完全相反的药物合用，但普鲁卡因胺是一种抗心律失常药，并非所有医生都了解它同时具有的 M 受体阻断作用。如果同用难以避免，应想到醋甲胆碱的作用可能减弱。

［毛果芸香碱（匹鲁卡品）－苯海拉明（苯那君，可那敏）］[2]
Pilocarpine－Diphenhydramine

要点 在用毛果芸香碱治疗期间给予苯海拉明，前者的作用减弱。原因在于苯海拉明具有抗胆碱作用，可部分削弱毛果芸香碱的作用。

有关药物 根据相互影响的机制推测，毛果芸香碱与其他具有 M 受体阻断作用的抗组胺药（吩噻嗪类的异丙嗪、丙酰马嗪、阿利马嗪等，哌嗪类的氯环嗪、赛克利嗪、美克洛嗪等及乙醇胺类的茶苯海明、溴苯海拉明、美芬铵等）之间可发生类似相互影响。同样，苯海拉明与其他直接作用的 M 受体激动剂如卡巴胆碱、青光安，及西维美林（cevimeline）等之间的类似相互影响也可发生。

抗心律失常药奎尼丁及普鲁卡因胺同样具有抗胆碱作用，故推测与毛果芸香碱或其他直接作用的 M 受体激动剂之间的类似相互影响也可发生。

建议 用拟胆碱药治疗的患者，若需要苯海拉明治疗时，要密切观察病情发展。当用直接作用的 M 受体激动剂（如毛果芸香碱和卡巴胆碱）治疗青光眼或者用新斯的明等胆碱酯酶抑制药治疗重症肌无力时尤应注意（也见［新斯的明－苯海拉明］）。

［新斯的明（普洛斯的明，普洛色林）－机械性梗阻］[1]
Neostigmine－Mechanical Obstruction

要点 新斯的明可用于术后腹气胀和尿潴留的治疗。但对机械性梗阻所致腹胀和尿潴留患者则易引起肠穿孔、输尿管狭窄和坏死等严重后果。

有关药物 拟胆碱药（醋甲胆碱等）及其他抗胆碱酯酶药（吡斯的明、安贝氯铵等）也有类似影响。

建议 机械性肠梗阻及尿路梗死禁用新斯的明。

［新斯的明（普洛斯的明，普洛色林）－奎尼丁］[1]
Neostigmine－Quinidine

要点 同时应用新斯的明和奎尼丁，前者的作用减弱（Vinetz et al，2011）。

　　有关药物　根据相互影响的机制推测，奎尼丁对其他抗胆碱酯酶药（如吡斯的明、安贝氯铵、加兰他敏等）的作用有类似影响；对毒扁豆碱的类似影响已经证实。根据药理作用的类似性推测，同属金鸡纳生物碱的奎宁及其结构类似物氯喹，也可削弱新斯的明的作用。

　　机制　新斯的明主要通过可逆性抑制胆碱酯酶，导致乙酰胆碱在突触间隙中积聚，从而发挥拟胆碱作用（也可直接作用于胆碱受体）。奎尼丁（以及相关的金鸡纳生物碱）延长骨骼肌的不应期（对心肌的不应期也有影响），从而削弱对强直刺激的反应。运动终板的兴奋性下降，结果对乙酰胆碱以及反复神经刺激的反应减弱。其作用类似于肌松药所致的神经肌肉阻断（实验结果表明，其阻断作用的强度与箭毒相当）。可见，奎尼丁在神经肌肉接头部位的拮抗作用是新斯的明作用减弱的原因（这和筒箭毒碱—奎尼丁之间的相互影响相反。有关细节可参见［筒箭毒碱（管箭毒碱）—奎尼丁］）。

　　建议　了解这一相互影响具有重要临床意义。正在应用新斯的明（或其他抗胆碱酯酶药）治疗的重症肌无力患者，最好避免给予奎尼丁。

［新斯的明（普洛斯的明，普洛色林）—普鲁卡因（奴佛卡因）］[2]
Neostigmine－Procaine

　　要点　新斯的明与普鲁卡因同时应用，前者的作用减弱，而后者的作用增强。

　　有关药物　根据相互影响的机制推测，其他胆碱酯酶抑制药，如吡斯的明、安贝氯铵（酶抑宁）等与普鲁卡因之间，及新斯的明与其他酯类局麻药，如丁卡因、氯普鲁卡因、苯佐卡因等之间可发生类似相互影响。

　　机制　普鲁卡因抑制终板部位乙酰胆碱的释放是其削弱新斯的明作用的原因。新斯的明抑制胆碱酯酶，血浆假胆酯酶也被抑制，使普鲁卡因水解减慢，作用时间延长。

　　建议　该相互影响具有一定临床意义。新斯的明主要通过抑制胆碱酯酶导致终板部位（或突触间隙中）乙酰胆碱的积聚而发挥拟胆碱作用，普鲁卡因对乙酰胆碱释放的抑制引起的新斯的明作用减弱，对正在应用新斯的明治疗的重症肌无力患者有可能带来不利影响。用酰胺类局麻药（如利多卡因）代替普鲁卡因可避免此种相互影响。

［新斯的明（普洛斯的明，普洛色林）—普鲁卡因胺］[2]
Neostigmine－Procainamide

　　要点　普鲁卡因胺具有抗胆碱作用，可降低新斯的明的疗效。

　　有关药物　抗心律失常药奎尼丁也具有抗胆碱作用，故也可使新斯的明的疗效减弱（有关细节参见［新斯的明（普洛斯的明，普洛色林）—奎尼丁］）。同样，其他拟胆碱药（直接作用的匹鲁卡品，及胆碱酯酶抑制药毒扁豆碱、吡斯的明、依酚氯铵等）与普鲁卡因胺可发生类似相互影响。

　　机制　拟胆碱药新斯的明通过抑制胆碱酯酶，减少乙酰胆碱的水解，从而发挥拟胆碱作用；普鲁卡因胺的抗胆碱作用可部分削弱新斯的明的作用。

　　建议　用拟胆碱药治疗的患者，若再用普鲁卡因胺治疗时，要密切观察病情发展，尤其在治疗重症肌无力和青光眼时。奎尼丁的抗胆碱作用比普鲁卡因胺更强，故不能用来代替普鲁卡因胺。

［新斯的明（普洛斯的明，普洛色林）—普罗帕酮（丙胺苯丙酮，心律平）］[2]
Neostigmine－Propafenone

　　要点　抗胆碱酯酶药新斯的明对重症肌无力的治疗作用可被普罗帕酮削弱或抵消。

　　有关药物　有报道说，1 名用吡斯的明治疗的重症肌无力患者，当其症状较好控制时，给予普罗帕酮后，重症肌无力症状加重。其他抗胆碱酯酶药（安贝氯铵、加兰他敏等）对重症肌无力的治疗作用是否受普罗帕酮的影响，尚未见报道，但根据相互影响的机制推测，类似影响有可能发生。

　　机制　可能起因于普罗帕酮对骨骼肌 N_2 受体的阻断作用。

　　建议　应避免两者合用。合用后如出现肌无力症状加重，停用普罗帕酮后可逆转。

［新斯的明（普洛斯的明，普洛色林）－苯海拉明（苯那君，可那敏）][2]
Neostigmine－Diphenhydramine

要点　在用新斯的明治疗期间给予苯海拉明，可减弱新斯的明的治疗作用。

有关药物　其他具有 M 受体阻断作用的抗组织胺药，如吩噻嗪类的异丙嗪、丙酰马嗪、阿利马嗪等，哌嗪类的氯环嗪、赛克利嗪、美克洛嗪等及乙醇胺类的茶苯海明、溴苯海拉明、美芬铵等，都可与新斯的明发生类似相互影响。抗心律失常药奎尼丁及普鲁卡因胺也具有抗胆碱作用，故也可使新斯的明的疗效减弱。同样，其他拟胆碱药（直接作用的匹鲁卡品，以及胆碱酯酶抑制药毒扁豆碱、吡斯的明、依酚氯铵等）与苯海拉明之间的类似相互影响也可发生。

机制　拟胆碱药新斯的明通过抑制胆碱酯酶，减少乙酰胆碱的水解，从而发挥拟胆碱作用；苯海拉明的抗胆碱作用可部分削弱新斯的明的作用。

建议　用拟胆碱药治疗的患者，若再用苯海拉明治疗时，要密切观察病情发展，在治疗重症肌无力和青光眼时尤其如此。

［吡斯的明（吡啶斯的明）－甲泼尼龙（甲基强的松龙）][3]
Pyridostigmine－Methylprednisolone

要点　对 9 例接受治疗量吡斯的明的患者进行的一项非对照研究表明，同时应用甲泼尼龙，使肌张力减弱。有 7 名患者于治疗期间肌力明显减弱，需进行人工呼吸。停用甲泼尼龙后，对吡斯的明的反应改善，肌力升高至基础水平以上。其他临床观察也表明，同时应用这两种药物，可削弱两者对肌力的影响，但各药单用可有效地治疗重症肌无力。

有关药物　在上述 9 名患者中，也曾应用新斯的明代替吡斯的明，结果与甲泼尼龙发生相同的相互影响。动物研究表明，氢化可的松增加新斯的明和吡斯的明所致的单纤维颤动张力。其他抗胆碱酯酶药（安贝氯铵、依酚氯铵、加兰他敏等）与其他糖皮质激素（泼尼松、泼尼松龙、地塞米松等）之间的类似相互影响也有可能发生，其中大部分已得到证实。

机制　两药单用都可有效地治疗重症肌无力，而同时应用肌张力却减弱。为什么会出现此种情况，机制还不清楚。

建议　如果在同用期间发生严重肌力减弱，应进行辅助通气。必要时停用甲泼尼龙。

［依酚氯铵（腾喜龙，艾宙酚）－地高辛][2]
Edrophonium－Digoxin

要点　同时应用依酚氯铵和地高辛，可导致房室传导阻滞。

有关药物　一老年妇女在合用依酚氯铵和洋地黄后出现心动过缓、房室传导阻滞及心脏停搏。根据相互影响的机制推测，依酚氯铵与其他洋地黄强心苷（如洋地黄、甲地高辛、洋地黄毒苷等），及地高辛与其他抗胆碱酯酶药（如新斯的明、吡斯的明、安贝氯铵等）之间，可发生类似相互影响。

机制　依酚氯铵和地高辛的心脏抑制作用相加。

建议　快速静脉注射依酚氯铵 10 mg，可用于各种心律失常的鉴别。但该鉴别法不宜用于因心房扑动或房性心动过速已使用了强心苷的患者，因为两药对心脏抑制作用的相加有导致房室传导阻滞的危险。

［依酚氯铵（腾喜龙，艾宙酚）－乙酰唑胺（醋唑磺胺，醋氮酰胺）][1]
Edrophonium－Acetazolamide

要点　抗胆碱酯酶药依酚氯铵对重症肌无力患者肌电图及动物离体神经肌肉的影响可被利尿剂乙酰唑胺逆转。

有关药物　有报道表明，乙酰唑胺也可削弱新斯的明对重症肌无力患者的治疗作用。乙酰唑胺与其他抗胆碱酯酶药（吡斯的明、加兰他敏、安贝氯铵等）之间是否会发生类似相互影响，尚未见报道，但根据药理作用推测，类似相互影响有可能发生。

双嘧达莫、普鲁卡因胺及奎尼丁也可对抗抗胆碱酯酶药对重症肌无力的治疗作用，但它们与乙酰唑胺不属同类药物，故影响的机制可能不同。

机制　尚不清楚。

建议　此种相互影响在临床和实验研究中都已得到证实，故应避免合用。

［安贝氯铵（酶抑宁，美斯的明）－阿托品］[1]
Ambenonium Chloride－Atropine

要点　安贝氯铵与阿托品联用期间，有引起痉挛性麻痹的报道。

有关药物　其他抗胆碱酯酶药，如新斯的明、吡斯的明、加兰他敏等，与阿托品之间通常不会发生类似相互影响，但其他 M 受体阻断药（特别是东莨菪碱）与安贝氯铵之间的类似相互影响有可能发生。

机制　安贝氯铵对 M 胆碱受体的激动作用比新斯的明弱，故当其与阿托品同用时，其 M 受体激动作用可完全被阿托品取消，此时它所引起的 N 受体兴奋效应更明显，达到一定程度后可引起痉挛性麻痹。

建议　在应用安贝氯铵治疗期间，应避免给予阿托品。安贝氯铵过量中毒，在给予阿托品的同时，尚应给予一定剂量的非除极化型肌松药（这一点与新斯的明不同，新斯的明过量中毒时，单用阿托品通常已足够）。在对胆碱酯酶抑制药 M 样副作用发生耐受前给予阿托品，效果最好（Brown et al，2011）。

［他克林（氨氯吖啶，四氢氨吖啶）－吸烟］[2]
Tacrine（THA，Tetrahydroaminacrine）－Smoking

要点　与不吸烟者相比，吸烟者他克林（属于可逆性胆碱酯酶抑制药，主要作为促智药用于痴呆的预防和治疗，但因其肝毒性现已少用）的清除加速，稳态血浓度降低，疗效减弱。

有关药物　吸烟对其他胆碱酯酶抑制药，如新斯的明、吡斯的明、加兰他敏等，是否会发生类似影响，尚未见报道。但根据影响的机制推测不会发生。

除吸烟可加速他克林的清除外，炭烤食物和十字花科蔬菜（内含诱导 CYP1A2 的成分）、甲基胆蒽、胰岛素、乙氧萘青霉素，及质子泵抑制剂奥美拉唑（参见［他克林（氨氯吖啶，四氢氨吖啶）－奥美拉唑（渥米哌唑，洛赛克）］）等也可通过诱导 CYP1A2 从而加速他克林的代谢。

Backman 等对 61 名年轻健康志愿者进行的研究表明，吸烟者替扎尼定（tizanidine；属于 α_2 受体激动剂，具有可乐定的某些特点，主要作为肌松药用于脑脊髓障碍所致痉挛的治疗）的血浓度降低，作用有可能减弱（Backman et al，2008）。

机制　已知烟草中的某些成分是肝微粒体酶（包括 CYP1A2）的诱导剂，而他克林在体内的代谢与 CYP1A2 有关，这可解释吸烟对他克林的影响。吸烟对肝微粒体酶的诱导能力随年龄的增加而减弱，因此这一影响对较年轻的患者更明显。吸烟对替扎尼定影响的机制与他克林相同。

建议　经常吸烟的患者与不吸烟者相比，起相同治疗作用所需他克林的剂量可能较大。Backman 等的研究表明，戒烟后 1 周左右肝 CYP1A2 的活性恢复至非诱导水平。因此，正在应用他克林或替扎尼定治疗的吸烟者，如果戒烟的话，其剂量需酌情减少。

［他克林（氨氯吖啶，四氢氨吖啶）－奥美拉唑（渥米哌唑，洛赛克）］[1]
Tacrine（THA，tetrahydroaminacrine）－Omeprazole（LOSEC）

要点　同时应用可逆性胆碱酯酶抑制药他克林和质子泵抑制剂奥美拉唑，可使前者的清除加速，作用减弱。

有关药物　根据相互影响的机制和代谢途径推测，他克林与其他质子泵抑制剂（如兰索拉唑、泮托拉唑、雷贝拉唑等）之间，及奥美拉唑与其他可逆性胆碱酯酶抑制药（如新斯的明、吡斯的明、依酚氯铵等）之间不会发生类似相互影响。

通过诱导 CYP1A2 从而加速他克林代谢的其他药物参见［他克林（氨氯吖啶，四氢氨吖啶）－吸烟］。

机制　大部分可逆性胆碱酯酶抑制药主要通过血浆酯酶水解破坏，其代谢与 CYP（细胞色素 P450）无关。但是，他克林例外，因该药部分经 CYP1A2 代谢。目前临床上所用的质子泵抑制剂仅有奥美拉唑诱导 CYP1A2 的表达（其对 CYP2C19 的抑制作用也是这类药物中唯一的，但鉴于他克林不经 CYP2C19 代谢，故与上述相互影响无关）。因此认为，他克林作用的减弱与奥美拉唑诱导 CYP1A2 从而促进其代谢有关（虽然奥美拉唑诱导 CYP1A2 的表达，但其本身主要由 CYP2C19 和 CYP3A4 代谢，因此不存在竞争性抑制的问题）。

建议　该相互影响肯定，因此应尽可能避免两者同时应用。应用他克林治疗期间，如果必须同时应用质子泵抑制剂，可考虑用兰索拉唑、泮托拉唑或雷贝拉唑等代替奥美拉唑。

另外，目前 FDA 批准用于阿尔茨海默病治疗的 4 种胆碱酯酶抑制剂（包括他克林、多奈哌齐、利斯的明和加兰他敏）中他克林的副作用发生率最高，毒性（主要是肝毒性）最大，现已经基本上被其他 3 种药物代替。

［他克林（氨氯吖啶，四氢氨吖啶）－西咪替丁（甲氰咪胍）］[2]
Tacrine（THA，tetrahydroaminacrine）－Cimetidine

要点　他克林是一种可逆性胆碱酯酶抑制药，现在主要作为促智药用于临床。当其与西咪替丁同用时，血浓度升高，拟胆碱能作用增强，表现为恶心、呕吐、腹泻等。

有关药物　多奈哌齐、利凡斯的明，及加兰他敏等胆碱酯酶抑制药与西咪替丁之间是否会发生类似相互影响尚未见文献报道，但根据化学结构推测，类似相互影响不太可能发生。

其他 H_2 受体阻断药（雷尼替丁、法莫替丁、尼扎替丁等）是否会与他克林发生类似相互影响，尚未见报道。但根据相互影响的机制推测，与雷尼替丁之间的类似相互影响不会像西咪替丁那样明显，因为其与 CYPs 的亲和力仅为西咪替丁的 10％。从这个意义上说，法莫替丁和尼扎替丁更为安全，因为它们与肝药酶亲和力很低及（或）很少经肝代谢。

通过抑制 CYP1A2 从而有可能阻碍他克林代谢的其他药物尚有抗心律失常药胺碘酮、氟喹诺酮类的环丙沙星和培氟沙星、选择性 5-HT 再摄取抑制剂氟伏沙明、嘌呤类化合物呋拉茶碱（furafylline），及 β 受体阻断药咪拉地尔（mibefradil）。

机制　已知西咪替丁抑制多种 CYP，其中包括 CYP1A2、CYP2C9 和 CYP2D6（也可能涉及 CYP2C19 和 CYP3A4），而他克林在体内的代谢主要由 CYP1A2 负责，因此，其血浓度的升高可能与西咪替丁抑制 CYP1A2 从而减慢其代谢有关。

建议　应用他克林治疗期间，如果需要应用 H_2 受体阻断药，可选用法莫替丁或尼扎替丁。以往采用西咪替丁减少他克林剂量的做法现在不提倡。

鉴于他克林具有肝毒性，且存在明显的胃肠道副作用，故实际上在大多数情况下已经被多奈哌齐、利斯的明（利凡斯的明，利瓦斯的明，卡巴拉汀）和加兰他敏所代替。

注：根据该影响的机制推测，凡是其代谢涉及 CYP1A2，或者对 CYP1A2 有诱导或抑制作用的药物，都有可能与他克林发生相互影响。详见［他克林（氨氯吖啶，四氢氨吖啶）－吸烟］、［他克林（氨氯吖啶，四氢氨吖啶）－奥美拉唑（渥米哌唑，洛赛克）］，及［替扎尼定－罗非昔布（罗非考昔）］项下的内容。

第二节　抗胆碱药

［阿托品－胃溃疡］[1]
Atropine－Gastric Ulcer

要点　阿托品及其他 M 受体阻断药常用来治疗溃疡病所致的胃肠绞痛，岂不知这些药物可能加重胃溃疡的症状。

有关药物　其他 M 受体阻断药（东莨菪碱、丙胺太林、贝那替嗪等）也有类似影响。

机制　阿托品固然可减少胃酸及胃蛋白酶的分泌，但同时可抑制胃运动，有可能导致胃排空减慢，胃内容物郁积，加重胃溃疡的症状。

建议　胃溃疡患者最好选用 H_2 受体阻断药（如西咪替丁）及抗酸药。如果必须应用 M 受体阻断药，最好选用颠茄酊睡前服用。

[阿托品－青光眼][1]
Atropine－Glaucoma

要点　阿托品可使青光眼加重。对前房角狭窄患者即使全身应用中等剂量的阿托品，也可导致前房角闭塞，引起急性青光眼。

有关药物　其他 M 受体阻断药（东莨菪碱、丙胺太林、贝那替嗪等）也有类似作用，只是程度不同而已。

机制　阿托品阻断瞳孔括约肌的 M 受体，使瞳孔散大，压迫前房角，妨碍房水回流。

建议　应用上述药物治疗前，应询问有无青光眼病史。最好进行眼科检查，以确定有无前房角狭窄。青光眼患者禁用此类药物。

丙吡胺、左旋多巴、氯苯那敏、泼尼松龙等药物对青光眼的影响分别见有关章节。

青光眼患者慎用或禁用的药物尚有：硝酸甘油；妥拉苏林；其他具有抗胆碱作用的药物（如止咳药喷托维林、抗组织胺药赛庚啶、平喘药克仑特罗等）；拟交感药（如肾上腺素、去氧肾上腺素等）；苯二氮䓬类（如地西泮、阿普唑仑等在低剂量时可降低眼内压，但在高剂量时则可致晶体膨胀、前房变浅、眼压升高，故《中国药典》规定禁用于青光眼患者）；某些麻醉剂（如可卡因、氯胺酮等）；α-糜蛋白酶等。

[阿托品－前列腺肥大][1]
Atropine－Prostatomegaly

要点　阿托品可加重前列腺肥大患者的排尿困难，引起尿潴留。

有关药物　其他 M 受体阻断药（东莨菪碱、丙胺太林、贝那替嗪等）也有类似作用。

建议　前列腺肥大患者（特别是老年人）禁用阿托品。即使无前列腺肥大的老年患者，也应慎用此类药物。

M 受体阻断药（包括阿托品）的主要禁忌证尚有各种原因的尿道梗阻、胃肠梗阻等。

[阿托品－丙米嗪（米帕明）][1]
Atropine－Imipramine

要点　同时应用阿托品和丙米嗪，阿托品的抗胆碱作用增强。

有关药物　其他三环类抗抑郁药（阿米替林、地昔帕明、多塞平等）及四环抗抑郁药（马普替林、米安色林等）与阿托品可发生类似相互影响。根据药理作用推测，其他具有抗胆碱作用的药物（抗帕金森病抗胆碱药苯海索，抗组织胺药异丙嗪，哌嗪类抗精神病药氯丙嗪，阿托品类生物碱东莨菪碱等）也可与丙米嗪发生类似相互影响。

机制　两者的抗胆碱作用相加。

建议　可以预料，两药合用后，副作用（如口干、便秘、视力模糊等）加剧。不容忽视的是，两药合用可使老年患者发生尿潴留，诱发急性青光眼及麻痹性肠梗阻等。青光眼及前列腺肥大患者，对其中任何一种都应慎用或不用，禁止两者同时应用。

[苯海索（安坦）－苯乙肼][2]
Trihexyphenidyl（ARTANE）－Phenelzine

要点　苯海索与苯乙肼同用时，前者的抗胆碱作用增强，表现为口干、视物模糊、排尿困难和便秘。

有关药物 根据代谢途径推测，其他单胺氧化酶抑制剂（帕吉林、丙卡巴肼、反苯环丙胺等）可与苯海索发生类似相互影响。可以预料，其他抗胆碱药（苯扎托品、比哌立登、卡拉美芬等）也可与苯乙肼发生类似相互影响。

机制 苯乙肼非特异地抑制肝微粒体酶，从而增强抗胆碱药特别是抗震颤麻痹抗胆碱药的作用。

建议 接受苯海索等抗胆碱药治疗的患者，使用苯乙肼等单胺氧化酶抑制剂要慎重。同用时可根据情况减少抗胆碱药的剂量。

［苯海索（安坦）－异烟肼（雷米封，异烟酰肼）］[2]
Trihexyphenidyl（ARTANE）－Isoniazid

要点 苯海索与异烟肼同用时，苯海索的抗胆碱作用增强。

有关药物 有证据表明，其他抗胆碱药（如阿托品、丙胺太林、苯扎托品等）与异烟肼可发生类似相互影响。

机制 已知异烟肼抑制多种细胞色素 P450（cytochrome P450 proteins，CYP），包括 CYP2C9/2C19、CYP3A，及 CYP2D6（本身在体内的代谢主要由肝的芳香胺 NAT2 负责，同时对 CYP2E1 有诱导作用）。因此认为，该影响可能起因于异烟肼对负责苯海索代谢的上述肝酶的抑制。

建议 应用异烟肼治疗期间，同时应用苯海索（或其他抗胆碱药），应考虑到后者的作用可能增强，必要时适当减少后者的剂量。

［托特罗定－奥美拉唑（渥米哌唑，洛赛克）］[3]
Tolterodine－Omeprazole

要点 Dmochowski 等在 44 名健康志愿者中评价了质子泵抑制剂奥美拉唑对缓释型奥昔布宁（oxybutynin）和缓释型托特罗定生物利用度的影响（奥昔布宁和托特罗定都属于合成叔胺类解痉药），结果表明，奥美拉唑升高胃液 pH 并不明显改变缓释奥昔布宁的药动学，但可改变缓释型托特罗定的药动学（Dmochowski et al，2005）。

有关药物 有研究表明，同时应用缓释型奥昔布宁或托特罗定和抗酸药（antacids），可使托特罗定及其具有活性的 5-羟甲基代谢物高峰浓度增加（推测是由于抗酸药使胃液 pH 升高，从而促进药物的释放），而奥昔布宁则不受抗酸药的影响。

除了奥昔布宁和托特罗定外，可用于膀胱活动过度治疗的 M 受体拮抗剂尚有曲司氯铵（trospium chloride）、达非那新（darifenacin）、索非那新（索利那新；solifenacin）、咪达那新（imidafenacin），及非索罗定（非索特罗定；fesoterodine）等。曲司氯铵主要以原形经肾排泄；达非那新的代谢途径类似于托特罗定（即其代谢主要由 CYP2D6 负责，也有 CYP3A4 的参与，同样存在 CYP2D6 多态性），索非那新的代谢像奥昔布宁一样，主要由 CYP3A4 负责；咪达那新主要经 CYP3A4 和 UGT1A4 代谢（有关细节参见［咪达那新－伊曲康唑］）。这些药物与奥美拉唑或其他质子泵抑制剂之间是否会发生类似相互影响，尚未见报道。

机制 已知 M 受体拮抗剂托特罗定在体内主要由 CYP2D6 代谢为 5-羟甲基托特罗定，该代谢物的活性与托特罗定相近，故 CYP2D6 水平的改变不影响 M 受体阻断作用的总体强度。然而，CYP2D6 存在多态性，CYP2D6 乏代谢型者，则 CYP3A4 作为主要的代谢酶发挥作用。奥美拉唑仅对 CYP2C19 有抑制作用，对 CYP1A2 有诱导作用，本身是 CYP2C19 和 CYP3A4 的底物（Wallace et al，2011），故对 CYP2D6 乏代谢型者而论，奥美拉唑竞争性抑制托特罗定经 CYP3A4 的代谢（进而使其经 CYP2D6 途径代谢为活性型 5-羟甲基托特罗定的部分增加）可能是相互影响的原因之一。然而，对 CYP2D6 广泛代谢型者，此间所述缓释型托特罗定药动学的改变既难以用胃肠道中 pH 的改变来解释，也难以用 CYP3A4 的抑制加以解释，很可能是多种因素共同作用的结果。

同属 M 受体拮抗剂的奥昔布宁口服时主要经肠道和肝中的 CYP3A4 代谢（Brown et al，2011）。如果说奥美拉唑竞争性抑制 CYP2D6 乏代谢型者托特罗定经 CYP3A4 的代谢是相互影响的原因之一的话，那么，何以奥美拉唑对奥昔布宁的药动学无影响？难以解释。尽管质子泵抑制剂的代谢多有

CYP3A4 的参与，但迄今为止尚未见有通过该途径与托特罗定或奥昔布宁发生相互影响的报道。因此，奥美拉唑与托特罗定或奥昔布宁之间相互影响的确切机制有待进一步探讨。

建议　根据目前可得到的资料认为，采用质子泵抑制剂预处理以改变胃液的 pH，对缓释型奥昔布宁的药动学无明显影响，奥昔布宁及其代谢物 N-去乙基奥昔布宁的 C_{max} 和 AUC 与单用时相比无明显改变。然而，托特罗定活性成分的 C_{max} 有明显升高，这一发现的临床意义有必要进一步评价。

［非索罗定（非索特罗定）−氟康唑（大扶康）］[3]
Fesoterodine − Fluconazole

要点　Malhotra 等对 28 名健康受试者进行的一项交叉研究表明，与非索罗定（8 mg）单用相比，同时给予氟康唑（200 mg），可使其在体内的活性代谢物 5-羟甲基托特罗定的 AUC 平均增加 27%，C_{max} 升高 19%，对 5-羟甲基托特罗定的 t_{max} 以及 $t_{1/2}$ 无明显影响。副作用发生率略有增加，但无严重不良事件发生（Malhotra et al，2011）。

有关药物　根据提出的机制推测，同属 CYP3A4 抑制剂的唑类抗真菌药酮康唑和伊曲康唑与非索罗定之间可发生类似相互影响，也许比非索罗定−氟康唑之间的相互影响更明显。其他唑类抗真菌药，如伏立康唑、泊沙康唑等，对非索罗定的影响类似于氟康唑，但弱于酮康唑或伊曲康唑。

除非索罗定外，可用于膀胱活动过度治疗的 M 受体拮抗剂尚有奥昔布宁、托特罗定、曲司氯铵、达非那新、索非那新，及咪达那新等。曲司氯铵主要以原形经肾排泄，推测与氟康唑之间不太可能发生类似相互影响。达非那新和托特罗定的代谢主要由 CYP2D6 负责（托特罗定的代谢物 5-羟甲基托特罗定可进一步经由 CYP3A4 和 CYP2D6 代谢），但也有 CYP3A4 的参与（两者的代谢都存在 CYP2D6 多态性）；索非那新和奥昔布宁像非索罗定的活性代谢物一样，其代谢主要由 CYP3A4 负责；咪达那新主要经 CYP3A4 和 UGT1A4 代谢（有关细节参见 ［咪达那新−伊曲康唑］）。这些药物与氟康唑之间相互影响的程度各不相同。

机制　非索罗定是一种前药，在体内被非特异性酯酶迅速水解为其活性型 5-羟甲基托特罗定发挥作用。已知 5-羟甲基托特罗定的代谢由 CYP3A4 和 CYP2D6 负责，而氟康唑对 CYP3A4 有抑制作用（氟康唑也是 CYP2C9 和 CYP2C19 的抑制剂，但与该影响无关）。因此认为，该影响主要起因于氟康唑对 CYP3A4 的抑制。

建议　就氟康唑对 5-羟甲基托特罗定影响的程度而论，氟康唑与非索罗定的联用无须刻意避免。然而，强效 CYP3A4 抑制剂，如酮康唑和伊曲康唑等，与非索罗定的联用应谨慎。

［咪达那新−伊曲康唑］[2]
Imidafenacin − Itraconazole

要点　Ohno 等对 12 名健康受试者进行的一项 2 阶段自身对照研究表明，同时应用唑类抗真菌药伊曲康唑（200 mg，每日 1 次口服，连用 9 天）和选择性 M 受体拮抗剂咪达那新（于开始应用伊曲康唑的第 8 天单次口服 0.1 mg），可使后者的 $AUC_{0\sim\infty}$ 增加 78%，C_{max} 升高 32%（Ohno et al，2008）。

有关药物　根据药动学特点推测，同属 M 受体拮抗剂的奥昔布宁（oxybutynin）以及索非那新（索利那新；solifenacin）与伊曲康唑之间可发生类似相互影响；达非那新（darifenacin）以及非索罗定（非索特罗定；fesoterodine）等 M 受体拮抗剂与伊曲康唑之间是否会发生类似相互影响，还不清楚，但非索罗定与 CYP3A4 中度抑制剂氟康唑的类似相互影响已经证实（参见 ［非索罗定（非索特罗定）−氟康唑（大扶康）］）；推测另一种 M 受体拮抗剂曲司氯铵（主要以原形经肾排泄）与伊曲康唑之间的类似相互影响不太可能发生（也参见 ［托特罗定−奥美拉唑（渥米哌唑，洛赛克）］）。

根据提出的机制推测，凡是对 CYP3A4 有明显抑制作用的唑类抗真菌药，如酮康唑、咪康唑、氟康唑和泊沙康唑等，都可与咪达那新发生类似相互影响。

机制　咪达那新在体内的代谢主要由 CYP3A4 和 UGT1A1（尿苷二磷酸葡糖醛酰转移酶 1A1）负责，而伊曲康唑是 CYP3A4 的底物，也是该酶的强效抑制剂（同时对 P-糖蛋白有明显抑制作用）。

因此推断，伊曲康唑抑制咪达那新经 CYP3A4 的代谢（包括竞争性抑制和非竞争性抑制）是该影响的机制。鉴于尚无证据表明咪达那新的体内过程与 P-糖蛋白有何关联，故伊曲康唑对 P-糖蛋白的抑制作用与该影响是否有关，还不清楚。

建议　咪达那新是一种新型口服有效的选择性 M 受体拮抗剂（主要作用于 M_1 和 M_3 受体），像托特罗定、奥昔布宁等 M 受体拮抗剂一样，主要用于膀胱活动过度（尿失禁）的治疗。尽管 Ohno 等在他们的研究中未见有严重不良事件（或明显毒副作用）的发生，然而，正在应用咪达那新治疗的患者，加用伊曲康唑（或其他强效 CYP3A4 抑制剂）时应谨慎，特别是老年人。

［M 受体拮抗剂（M 胆碱受体阻断药）- 阿尔茨海默病或痴呆］[2]
Muscarinic Antagonists（M-Cholinergic Receptor Blockers）- Aizheimer's disease or Dementia

要点　Gray 等对 2689 名 65 岁以上长期应用抗胆碱药（用药 3 年以上，平均随访 7.3 年）的无痴呆老年群体进行的一项前瞻性队列研究（群组研究；cohort study）表明，最终有 797 名（23.2%）发生痴呆，其中 637 名（79.9%）发生阿尔茨海默病（AD）。结果分析表明，痴呆和 AD 的 10 年累积量反应存在关联（趋势检验 $P < 0.001$），与未使用抗胆碱药的受试者相比，患痴呆症或 AD 的风险增加。总标化日剂量（total standardized daily doses，TSDDs）越大，患痴呆症或 AD 的风险增加越明显。TSDDs 为 366～1095 的个体，患痴呆症或 AD 的校正风险比分别为 1.23（95%CI：0.94～1.62）和 1.30（95%CI：0.96～1.76）；TSDDs 大于 1095 的个体，患痴呆症或 AD 的校正风险比分别为 1.54（95%CI：1.21～1.96）和 1.63（95%CI：1.24～2.14）（Gray et al，2015）。

有关药物　根据提出的机制推测，大部分具有强效抗胆碱作用的药物（包括选择性 M 受体拮抗剂和其他具有抗胆碱能活性的药物），如果长期应用，都有可能增加患痴呆的危险性。老年群体最常用的具有抗胆碱能活性的药物包括①三环类抗抑郁药：如多塞平（doxepin；多虑平）、丙米嗪（imipramine；米帕明）、阿米替林（amitriptyline）等。②第一代抗组胺药：如氯苯那敏（chlorphenamine；扑尔敏）、苯海拉明（diphenhydramine，Benadryl；苯那君）、异丙嗪（promethazine，Phenergan；非那根）等。③膀胱选择性 M 受体拮抗剂（用于膀胱过度活动的治疗）：如奥昔布宁（羟丁宁；oxybutynin）、托特罗定（tolterodine）；索利那新（solifenacin；高选择性 M3 受体拮抗剂）、曲司氯铵（trospium chloride）、达非那新（darifenacin；对 M 受体选择性的高低依次为 M3>M1>M5>M2=M4），以及非索罗定（fesoterodine；对 M1，M2，M3，M4，M5 受体的 pK_i 值分别为 8.0，7.7，7.4，7.3，7.5）等。Gray 等的前瞻性队列分析表明，上述 3 类药物中最为常用且最有可能增加痴呆风险的药物分别是多塞平（一种较老的三环类抗抑郁药）、氯苯那敏（用来治疗过敏的非处方抗组胺药，常见于各种抗感冒药中）和苯海拉明（用来治疗过敏和辅助睡眠的非处方抗组胺药，存在于多种非处方药中），以及奥昔布宁（Gray et al，2015）。

根据亲脂性、极性、分子大小，以及结构预测，奥昔布宁的血脑屏障通透性最高，托特罗定、索利那辛和达非那新的血脑屏障通透性次之，而非索罗定和曲司氯铵的血脑屏障通透性最低（Kerdraon et al，2014）。由此可见，在膀胱选择性 M 受体拮抗剂中，奥昔布宁对认知功能的影响最明显，而非索罗定和曲司氯铵对认知功能的影响最弱。

Naharci 等在一项包含 1496 名老年人的回顾性对列分析中，对其中 109 名（13.8%）存在主观认知功能下降（subjective cognitive decline，SCD）且随访超过 36 个月（平均 75 个月）的参与者进行了分析研究。存在 SCD，但未进展至痴呆的参与者为第一组（94 名）；存在 SCD，且进展至痴呆的参与者为第二组（15 名）。采用抗胆碱能药认知负荷（ACB，anticholinergic cognitive burden）量表计算出每个受试者所用抗胆碱药的 ACB 积分。根据 ACB 积分将这些药物区分为缺乏（ACB=0）、可能（ACB=1），以及明确（ACB=2）三个等级。将每种药物的积分相加，计算出每个受试者的总 ACB 积分，并将其分为无 ACB、低 ACB（ACB≤2），及高 ACB（ACB≥3）。结果表明，第一组中总 ACB≥3 者（12 名）占 12.8%，第二组中总 ACB≥3 者（7 名）占 46.7%（$P=0.001$）。单变量分析表明，年龄和高血压是导致痴呆的可能危险因素；多变量 Cox 回归分析表明，高 ACB 受试者发生痴呆的风险增加 3.2 倍（Naharci et al，2017）。

有证据表明对认知功能有不利影响的药物还有苯二氮䓬类镇静催眠药、抗精神病药，以及抗癫痫药等（Eddy et al，2011）。有关细节详述于后。

机制　长期应用抗胆碱药增加痴呆风险的确切机制尚不清楚。鉴于 M1 和 M2 受体广泛分布于 CNS，而这两种受体亚型的功能与 AD 和认知障碍的发生密切相关（已知 M1 受体兴奋可增强学习和记忆能力，AD 患者脑内乙酰胆碱水平降低，这与抗胆碱酯酶药治疗对某些 AD 患者有效相符），因此，M 受体拮抗剂对中枢 M 胆碱受体的影响可能是其增加痴呆危险性的原因之一（Westfall et al，2011）。

建议　许多前瞻性和回顾性分析研究表明，M 受体拮抗剂与痴呆或 AD 的高风险相关。根据目前可得到的资料，建议中老年人慎用具有抗胆碱能作用的药物。医疗专业人员在处方这类药物时也应仔细斟酌；如果行得通，尽可能应用其他药物代替。

膀胱选择性抗胆碱药显著改善老年人膀胱过度活动（overactive bladder，OAB）的症状。然而，应用于 OAB 的抗胆碱药具有潜在中枢神经系统不良反应（包括患痴呆和 AD 的危险性增加），因此，必须在治疗前和治疗期间进行全面评估，确定对这类脆弱群体的利弊，以便制定合理治疗方案，或对正在施行的治疗方案进行适当调整。

注：阿尔茨海默病（Alzheimer's disease，AD）和痴呆常见于老年人，两者都会损害认知功能。AD 是痴呆最常见的病因。这两种疾病不仅影响记忆，也影响其他认知功能。以下就两者的类型、临床特点、症状和体征、病因、调查和诊断、预后、治疗和护理、两者之间的区别，以及有可能增加罹患 AD 和痴呆危险性的药物进行简单描述。

一、阿尔茨海默病

AD 无法治愈，病情随时间的推移而恶化，认知功能逐渐受损。AD 的发生和发展随患者的不同而各异，真正原因尚不清楚。有人推测与脑内斑块形成和神经元缠结有关。所有类型的 AD 似乎都具有一种称之为 β 淀粉样肽的蛋白产生过剩和（或）清除率下降。AD 早期表现为对近期事件的记忆丧失。随着时间的推移，最终都会有相同的症状——记忆力减退、思维混乱、对曾经熟悉的工作产生困扰或难以做出决定，也可表现为局促不安、情绪不稳、易怒、攻击行为、理解力下降、说话困难等。社交能力随着疾病的进展而恶化。机体功能逐渐减退，最终导致死亡。因为存在个体差异，所以预期寿命（尽管通常认为不影响寿命）和疾病进展很难预测。

有人将 AD 分为 3 种类型。①早发性 AD（EOAD）：这种类型发生在 65 岁以下的群体中，通常在 40～50 岁时做出该病的诊断。AD 患者中高达 5% 属于该型。唐氏综合征（Down syndrome；先天性愚型，21-三体综合征）患者患此病的风险较高。该型患者 AD 相关性脑改变较多，似乎也与 14 号染色体上 DNA 特定部分的缺陷有关。一种被称为肌阵挛的肌肉抽搐和痉挛在该型患者中也更常见。②晚发性 AD（LOAD）：是 AD 中最常见的类型，发生在 65 岁及以上的老年人中，有家族性和非家族性两种情况。到目前为止，研究人员尚未发现导致该型疾病的特定基因，对于为什么有些人发病而有些人不发病也不甚了解。③家族性 AD（FAD）：已经明确 FAD 与基因有关。在受影响的家族中，至少有两代人罹患该型疾病。在所有 AD 患者中，FAD 占不到 1%，大多数 EOAD 患者同时患有 FAD。

很多 AD 患者的病程难以觉察，确诊后的生存期通常为 7 年左右，只有小部分患者在确诊后生存 14 年以上。评估思维和行为能力的测试可确立 AD 的诊断。脑扫描是排除中风、脑内出血，以及占位性病变的检查方法。

药物治疗包括①美金刚（memantine，namenda）：拮抗 NMDA（N-methyl-D-aspartic acid；N-甲基-D-天冬氨酸）受体（是离子型谷氨酸受体的一个亚型），调节谷氨酸活性，改善认知功能，用于中重度 AD 患者的治疗。②选择性 5-羟色胺再摄取抑制剂（SSRIs）：如氟西汀、帕罗西汀、西酞普兰、舍曲林等，可以控制精神症状；低剂量开始，缓慢增量，避免长期使用。③胆碱酯酶抑制剂（cholinesterase inhibitors，anticholinesterase agents；抗胆碱酯酶药）：如多奈哌齐（donepezil，Aricept；安理申；是唯一获 FDA 批准用于各阶段 AD 的治疗药物）、利斯的明（rivastigmine，Exelon；卡巴拉汀，艾斯能）、加兰他敏（galanthamine，galantamine，Razadyne）等，是目前用于改善轻中度 AD 患者认知功能的主要药物。它们通过抑制突触间隙的乙酰胆碱酯酶，从而减少由突触前神经元释放入突触间隙的乙酰胆碱之水解，进而增强对胆碱能受体的刺激作用。④美金刚/多奈哌齐（Memantine/donepezil，Namzaric；固定剂量美金刚和多奈哌齐的复方口服胶囊）：适用于正在服用美金刚（10 mg 每日 2 次，或 28 mg 缓释片每日 1 次）和多奈哌齐（10 mg）的中重度 AD 患者。

也可应用一些药物治疗伴随 AD 发生的其他健康问题，包括抑郁、失眠和行为异常（如焦虑不安和攻击行为）等。

其他治疗措施类似于痴呆（见痴呆项下的内容）。

二、痴呆（dementia）

痴呆的特点是，除了正常衰老所致的认知功能减退外，所有认知功能都受损。痴呆的一系列症状可能是进行性的（最常见）或静止的，由控制高级脑功能的大脑皮层退变引起。皮层退变可导致记忆、思维、学习能力、语言、判断、定向，以及理解力障碍。这些情况都伴随情绪和行为控制问题。痴呆最常见于老年人，65 岁以上老年群体的发病率约为 5%。根据目前可得到的统计数据估计，65 岁以下群体的发病率为 1%，65～74 岁的老年人为 5%～8%，75～84 岁为 20%，85 岁或以上的老年人达 30%～50%。

虽然各种类型的痴呆之间没有明显区别，但根据疾病的自然史大致可分为以下几类。①固定性认知障碍（fixed impairment of cognition）：是一种严重程度保持不变的痴呆，起因于某种类型的器质性脑病或损伤。②血管性痴呆（vascular dementia）：是一种损伤固定的痴呆（例如中风、脑膜炎、脑循环氧合度降低）。③缓慢进展性痴呆（slowly progressive dementia）：最初表现为大脑高级功能的间歇性紊乱，慢慢恶化至日常生活能力受损的阶段。这类痴呆通常起因于神经的缓慢退变。④额颞部痴呆（fronto-temporal dementia）：是由于额叶结构缓慢退变引起的一种渐进性痴呆。⑤语义性痴呆（semantic dementia）：是一种缓慢进行性痴呆，其特征是词义和言语义丧失。⑥弥漫性路易体痴呆（diffuse Lewy body dementia）：与 AD 相似，只是大脑中存在路易体（如多发性硬化症）。⑦快速进展性痴呆（rapidly progressive dementia）：是一种不需要几年，而是只需要几个月就能显现出来的痴呆（如 Creuzfeldt-Jacob 病，朊病毒性脑病）。⑧其他尚有帕金森病性痴呆（Parkinson's disease dementia），混合性痴呆（mixed dementia），亨廷顿病（Huntington's disease），正常压力性脑积水（normal pressure hydrocephalus），韦尼克－科尔萨科夫综合征（Wernicke-Korsakoff syndrome，Wernicke's encephalopathy；韦－科二氏综合征，韦尼克脑病）等。

像 AD 一样，痴呆也难以治愈，但部分药物可能有助于某些症状的暂时缓解。也可采用其他药物处理痴呆引起的问题，如抑郁、睡眠障碍，以及易怒等。药物治疗类似于 AD，最常用的药物是胆碱酯酶抑制剂（阻碍涉及记忆力和判断力的乙酰胆碱裂解），如多奈哌齐、加兰他敏，以及利斯的明等。另外，美金刚、SSRIs（可改善情绪低落和易怒）、抗焦虑药（如劳拉西泮或奥沙西泮，可缓解焦虑或烦躁不安），以及抗精神病药（如阿立哌唑、氟哌啶醇、奥氮平，以及利培酮等。这些药物可用来帮助控制情绪和行为，如好斗、焦虑不安、妄想或幻觉）。

其他措施包括①治疗方法：回忆疗法、认知刺激疗法（CST）、现实定向训练；②改变生活方式：保持定期锻炼、注重良好睡眠、关注食物、考查思维逻辑能力、保持条理性；③检查听力和视力；④咨询和支持。

AD 和痴呆的区别大致可归纳为以下几点：①痴呆的可治愈性取决于病因，而 AD 是进行性的，无法治愈。②AD 通常以短期健忘症开始，而痴呆以多种形式出现。③AD 的主要症状是记忆力减退，而痴呆的表现因类型的不同而各异。④AD 在 PET 扫描中表现为颞叶功能丧失，而痴呆表现为整体功能丧失。

三、有可能影响认知功能的药物

统计数据显示，增加痴呆危险性的药物按风险高低依次为：抗精神病药（1.70）、膀胱选择性 M 受体拮抗剂（1.65）、抗帕金森病药（1.52）、抗癫痫药（1.39）、抗抑郁药（1.29）等。另有一些药物尽管未进行危险性分级，但有证据表明，它们也有可能影响认知功能（CF）。例如，第一代抗组胺药、苯二氮䓬类镇静催眠药、阿片类麻醉性镇痛药，以及质子泵抑制剂等。这些药物可以通过调节神经传递、离子通道或受体活性直接影响 CF，或干扰 β 淀粉样蛋白产生、τ 蛋白过度磷酸化、神经炎症、氧化应激、内皮功能，甚至脑血管反应性，通过血管性或神经退变性痴呆相关的病理生理通路间接影响 CF。现就部分影响 CF 的药物简述如下（Barus et al，2019）。

1. 抗精神病药（antipsychotics，APs）：批准用于临床的 APs 有 20 多种，包括①第一代典型抗精神病药，如吩噻嗪类的氯丙嗪、硫利达嗪、三氟拉嗪、奋乃静、氟奋乃静、氟奋乃静葵酸酯，丁酰苯类的氟哌啶醇、氟哌啶醇葵酸酯、五氟利多等；②第二代非典型抗精神病药，如苯甲酰胺类的舒必利，二苯二氮䓬类的氯氮平和奥氮平，苯异噁唑类的利培酮和利培酮微球注射液，苯异硫唑类的齐拉西酮，二苯硫氮䓬类的奎硫平，喹诺酮类的阿立哌唑等。有多项研究评估了 APs 对健康受试者和痴呆患者认知功能的影响，在大量患有创伤后应激障碍的男性中也进行了评价。在健康受试者中进行的随机对照试验（RCT）表明，APs 对处理速度和注意力具有不利影响。APs 引起的认知功能障碍可能与多巴胺 D2 受体被占用的水平有关。此外，利培酮对 D2 受体的阻断水平与注意力得分呈负相关。有证据表明，在有精神病症状的患者中，APs 对认知功能的影响呈现多样性。总的说来，APs 可改善精神分裂症患者已经受损的认知功能，但长期应用可能会增加患痴呆症的风险（Veseli-nović et al，2013）。

APs 的抗胆碱能特性在认知障碍中也可能起重要作用，精神分裂症患者的抗胆碱能负荷与记忆力受损有关（Nielsen et al，2015）。Terry 等曾经提出 APs 可能通过两种机制对认知功能产生有害影响的假说：首先，APs 通过阻断胆碱能神经元上的 D2 受体，导致 ACh 释放和神经元活动过度伴有细胞内钙浓度升高，从而引起细胞损伤；其次，APs 降低神经生长因子和脑源性神经营养因子（BD-NF）的水平（Terry et al，2007）。这些作者确曾发现长期服用利培酮可减少记忆相关脑区 α7nAChR（nicotinic acetylcholine receptor alpha 7）的表达。

2. 抗癫痫药（antiepileptic drugs，AEDs）：获准用于临床的 AEDs 有 20 多种，根据启用时间分为①苯巴比妥、扑痫酮（扑米酮），及苯妥英；②卡马西平、丙戊酸钠，及乙琥胺；③新型 AEDs 托吡酯（topiramate）、唑尼沙胺（zonisamide）、噻加宾（tiagabine）、氯巴占（clobazam）、普瑞巴林（pregabalin）、氨己烯酸（vigabatrin）、加巴喷丁（gabapentin）、奥卡西平（oxcarbazepine）、拉莫三嗪（lamotrigine）、左乙拉西坦（levetiracetam）、拉科酰胺（lacosamide），以及卢非酰胺（rufi-namide）等。

有报道表明，苯巴比妥治疗与癫痫患儿的智商（intelligence quotient，IQ）降低有关。研究表明，苯巴比妥对认知功能的不良影响比丙戊酸钠或卡马西平多见。与卡马西平相比，扑痫酮对运动操作以及注意力/专注力（attention/concentration）的不良影响更明显。综合目前可得到的资料，认为苯巴比妥和扑痫酮对认知功能的不良影响最明显。卡马西平对需要较高注意力的工作速度和操作能力可能有轻中度影响。苯妥英对认知功能的影响也许比卡马西平更明显，但通常仅局限于视运动功能。低剂量丙戊酸钠的不良影响相对少见。在较老药物中，乙琥胺对认知功能的影响最小。

一般说来，新型 AEDs 对认知功能的不良影响普遍弱于较老的 AEDs。在这些药物中，托吡酯对认知功能的不良影响报道最多。有关唑尼沙胺在这方面的资料较少，但有证据表明，长期应用可能存在不良影响。研究表明，噻加宾对语言流利度和视运动功能可能存在有益影响，是比较有前途的药物。氯巴占和普瑞巴林对认知功能不良影响的报道不多，需要进一步研究。有限证据表明，氨己烯酸对认知功能可能具有正性影响，包括记忆力和思维灵活性的改善；然而，因报道有视野缺损的副作用，故其应用受限。相形之下，加巴喷丁和奥卡西平具有更多优点，它们的应用仅伴有轻微认知困难。当前证据表明，左乙拉西坦和拉莫三嗪是最不可能影响认知过程的药物；已知左乙拉西坦对认知功能存在广泛的正性影响，因此，对那些已经存在认知受限的患者可能特别有益（Eddy et al，2011）。

3. 苯二氮䓬类（benzodiazepines，BZDs）镇静催眠药：Lai 等的一病例对照研究表明，应用 BZDs 的糖尿病患者，认知受损的危险性增加（Lai et al，2014）。另有多项病例对照研究表明，长期应用 BZDs 与痴呆危险性增加之间明显相关（Billioti et al，2012；Gallacher et al，2012；Gray et al，2016；Shash et al，2016）。三项荟萃分析表明，BZDs 与痴呆风险增加显著相关，且存在量—反应关系（Islam et al，2016；Penninkilampi et al，2018；Zhong et al，2015）。

BZDs 增加痴呆风险的确切机制还不完全明确，提出的可能机制是①鉴于淀粉样斑块周围的反应性星形胶质细胞可释放大量 GABA，因此认为，BZDs 对非痴呆患者认知功能的负面影响，可因年龄相关性淀粉样蛋白斑块的存在而得到加强（BZDs 的药理作用机制是促进 GABA 与其亚型受体 GABA$_A$ 结合，从而增强其抑制作用）。也就是说，有这些病理损害的患者使用 BZDs 后，负面影响的危险性更大，可使这些病人进入痴呆症状期的速度加快。②由 τ 蛋白过度磷酸化引起的病理性损伤有可能导致另一网络的形成，从而抵消这类损伤所造成的影响，BZDs 则通过削弱大脑的激活功能，限制建立这种网络的能力，加速痴呆的进展（Pariente et al，2016）。③BZDs 还可通过脑血流动力学反应改变引起的缺氧机制，诱导神经元死亡（Abookasis et al，2014）。

　　然而，也有病例对照研究表明，BZDs 的应用与 AD 或血管性痴呆的危险性增加无明显关联（Imfeld et al，2015）。尽管支持 BZDs 增加痴呆风险的证据越来越多，但迄今为止，还没有任何研究表明两者之间存在因果关系（Barus et al，2019）。可见，BZDs 的应用即使与痴呆风险的增加确实相关，其中所涉及的因素也相当复杂。例如，所采用的药物、剂量、用药持续时间、研究方法、性别、年龄、受教育程度、社会经济地位、既往卒中和精神病药物使用史、基础认知功能，以及有无共病（comorbidity；共存疾病）等。

　　4. 阿片类（opioids）镇痛药：迄今为止，所有评论性文章表明，阿片类导致的认知功能受损可能仅与长期大剂量的应用有关。另外，阿片类治疗导致的认知功能受损，可随治疗的持续逐渐消失（起因于药物耐受性的产生）。Ramage 等对年轻阿片类滥用者大脑进行的研究发现，其脑内存在逾常的 τ 蛋白过度磷酸化神经纤维缠结和淀粉样前体蛋白的增加。此外，阿片类药物可导致神经炎性状态和小胶质细胞激活，容易诱发神经退行性变（Ramage et al，2005）。体外研究表明，吗啡诱导神经元凋亡和小胶质细胞激活，也可导致海马神经生发减少和长时程增强作用（Long Term Potentiation，LTP）的改变。

　　5. 抗糖尿病药（antidiabetics）：有队列研究和述评表明，二甲双胍和二肽基肽酶 4 抑制剂（dipeptidyl peptidase 4 inhibitors，DPP4I）维格列汀（vildagliptin）对认知功能正常糖尿病患者的认知功能可发挥有益影响（Dumbrill et al，2018）。多项研究表明，患有 AD 或轻度认知功能受损（MCI）的 2 型糖尿病患者，维格列汀、胰岛素，以及噻唑烷二酮类（thiazolidinediones，TZDs）等抗糖尿病药的应用可有效改善认知功能（Isik et al，2017；Cao et al，2018；Liu et al，2015）。除其他作用外，二甲双胍尚可通过抑制线粒体通透性转换孔的开放（该转换孔的开放是导致神经细胞死亡的原因之一）和减轻神经炎症，从而提供神经保护作用（Orkaby et al，2017）。维格列汀具有抗炎、抗氧化和诱导海马神经生成的作用（Isik et al，2017）。TZDs 则可抑制淀粉样肽引起的炎症反应。

　　6. 抗高血压药（Antihypertensive medications，AHMs）：到目前为止，所有评价 AHMs 与痴呆之间相互关系的队列研究和病例对照研究都表明，血管紧张素受体阻滞剂（ARBs）、血管紧张素转化酶抑制剂（ACEIs）、钙通道阻滞剂（CCBs），以及 β 受体拮抗剂等皆具有明显的有益影响（Feldman et al，2016；Hwang et al，2016；Kuan et al，2016）。ARBs 和 ACEIs 也可有效降低伴有其他共病（如糖尿病）患者患痴呆的危险性。两项随机对照研究显示，利尿剂、ARBs 和 ACEIs 的应用可降低认知正常患者患痴呆的风险（van Middelaaret et al，2017）。然而，也有系统性评论和研究表明，AHMs 对患痴呆的风险无影响（Parsons et al，2016）。无论如何，放下 AHMs 对认知功能的有益影响不说，至少不会造成有害影响。

　　7. 质子泵抑制剂（Proton pump inhibitors，PPIs）：尽管大多数流行病学研究表明 PPIs 的应用不会增加患痴呆症的风险，但体内外研究表明，PPIs 可能影响 AD 的病理生理途径。兰索拉唑确实可通过增强 β-分泌酶活性并调节 γ-分泌酶，从而增加 β-淀粉样蛋白（Aβ40 和 Aβ42 寡聚体）的生成。PPIs 通过抑制小胶质细胞溶酶体中的空泡型质子泵，可使溶酶体碱化，从而阻碍纤维状 β-淀粉样蛋白的降解。此外，长期接触 PPIs 可损害内皮功能，并通过缩短端粒长度从而加速人内皮细胞的衰老。最后，PPIs 通过降低胃液酸度，减少弱酸类物质的吸收，也可能是导致痴呆的危险因素。

　　8. 他汀类（Statins）：关于他汀类调血脂药对认知功能影响的研究结果存在差异，但多数研究表明，他汀类的应用可降低患痴呆的风险（Booker et al，2016；Hamel et al，2016）。

　　肌松药、胃肠解痉药、抗心律失常药，以及抗毒草碱支气管扩张药等，对认知功能很少或无影响。

四、老年痴呆（包括 AD，特别是晚发性 AD）患者中的药物相互影响

Sönnerstam 等对 458 名 65 岁以上痴呆患者病案（来自瑞典北部的两所医院）进行的一项回顾性

分析（采用 Janusmed 相互影响数据库 Stockley 药理分类系统）表明，198 名（占 43.2%）患者至少存在一种临床相关的药物相互影响（drug-drug interactions，DDIs），其中 195 名（98.5%）患者因 DDIs 而需要调整剂量，15 名（7.6%）患者至少因一种 DDIs 而停止联用。这些患者入院时平均用药 7.7±3.5 种，MMSE（简易精神状态检查量表）平均得分 19.8±4.7。

在 458 名痴呆患者中共鉴定出临床相关的 DDIs 401 例次，其中 385 例次（96%）需要调整剂量，16 例次（4.0%）不得不禁止继续联用。

药效学 DDIs 最常见，占 46.6%（187/401），其中绝大部分（185/187，98.9%）为相加或协同性 DDIs。呋塞米—西酞普兰（35/187，18.7%）以及阿司匹林—西酞普兰（32/187，17.1%）是药效学 DDIs 中最常见的药物组合。

药动学 DDIs 占 42.1%（169/401），其中大多数（83/169，49.1%）是吸收方面的 DDIs。奥美拉唑—西酞普兰（25/169，14.8%）以及钙—左甲状腺素（22/169，13.0%）是药动学 DDIs 中最常见的组合。

可能需要调整剂量或禁止联用的最常见药物组合是西酞普兰—华法林。出血风险增加和疗效降低是上述 DDIs 最常见的潜在临床后果（Sönnerstam et al，2018）。

Sönnerstam 等的回顾性分析结果表明，在老年痴呆患者中临床相关的 DDIs 普遍存在。因此，识别并进行临床和实验室评估，以便及时处理和预防不良后果至关重要，同时应用多种药物的老年痴呆群体尤其如此。

（张　彬　邓一鸣　王垣芳）

主要参考文献

Backman JT，et al，2008．Effects of gender and moderate smoking on the pharmacokinetics and effects of the CYP1A2 substrate tizanidine．*Eur J Clin Pharmacol*，64：17-22

Barus R，et al，2019．Drug interactions with dementia-related pathophysiological pathways worsen or prevent dementia．*Br J Pharmacol*，176：3413-3434

Booker A，et al，2016．Risk factors for dementia diagnosis in German primary care practices．*Int Psychogeriatr*，28：1059-1106

Brown JH，et al，2011．Muscarinic receptor agonists and antagonists．In：*Goodman & Gilman's The pharmacological basis of therapeutics*，*12th ed*．Brunton LL（editor），McGraw-Hill Co，Inc，New York：219-237

Cao B，et al，2018．Comparative efficacy and acceptability of antidiabetic agents for Alzheimer's disease and mild cognitive impairment：A systematic review and network meta-analysis．*Diabetes Obes Metab*，20：2467-2471．https：//doi.org/10.1111/dom.13373

Dmochowski R，et al，2005．Effect of the proton pump inhibitor omeprazole on the pharmacokinetics of extended-release formulations of oxybutynin and tolterodine．*J Clin Pharmacol*，45：961-968

Dumbrill，JL，et al，2018．Effects of incretin-based therapies on neurocognitive function in humans：A systematic review of the literature．*Prim Care Diabetes*，12：51-58．https：//doi.org/10.1016/j.pcd.2017.06.009

Eddy CM，et al，2011．The cognitive impact of antiepileptic drugs．*Ther Adv Neurol Diso*，4（6）：385-407

Feldman L，et al，2016．Amlodipine treatment of hypertension associates with a decreased dementia risk．*Clin Exp Hypertens*，38：545-549．https：//doi.org/10.3109/10641963.2016.1174249

Gray SL，et al，2015．Cumulative Use of Strong Anticholinergics and Incident Dementia．A Prospective Cohort Study．*JAMA Intern Med*，175（3）：401-407．https：//doi：10.1001/jamainternmed.2014.7663

Hamel E，et al，2016．Neurovascular and cognitive failure in Alzheimer's disease：Benefits of cardiovascular therapy．*Cell Mol Neurobiol*，36：219-232．https：//doi.org/10.1007/s10571-015-0285-4

Hwang D，et al，2016．Calcium-channel blockers and dementia risk in older adults—National Health Insurance Service—Senior Cohort（2002—2013）．*Circ J*，80：2336-2342．https：//doi.org/10.1253/circj.CJ-16-0692

Imfeld P，et al，2015．Benzodiazepine use and risk of developing Alzheimer's disease or vascular dementia：A case-control analysis．*Drug Safety*，38：909-919．https：//doi.org/10.1007/s40264-015-0319-3

Isik AT，et al，2017．The effects of sitagliptin, a DPP-4 inhibitor，on cognitive functions in elderly diabetic patients with or without Alzheimer's disease．*Diabetes Res Clin Pr*，123：192-198．https：//doi.org/10.1016/j.diabres.2016.12.010

Kerdraon J，et al，2014．Impact on cognitive function of anticholinergic drugs used for the treatment of overactive bladder in the elderly．*Prog Urol*，24（11）：672-681．DOI：10.1016/j.purol.2014.06.003

Kuan YC，et al，2016．Angiotensin-converting enzyme inhibitors and angiotensin Ⅱ receptor blockers reduced dementia risk in patients with diabetes mellitus and hypertension. *Int J Cardiol*，220：462-46

Liu J，et al，2015. Peroxisome proliferator-activated receptor-γ agonists for Alzheimer's disease and amnestic mild cognitive impairment：A systematic review and meta-analysis. *Drug Aging*，32：57-65

Malhotra B，et al，2011. Effects of the moderate CYP3A4 inhibitor，fluconazole，on the pharmacokinetics of fesoterodine in healthy subjects. *Br J Clin Pharmacol*，72（2）：263-269

Naharci MI，et al，2017. Effect of anticholinergic burden on the development of dementia in older adults with subjective cognitive decline. *Psychiat Clin Psych*，27（3）：263-270

Nielsen RE，et al，2015. Second-generation antipsychotic effect on cognition in patients with schizophrenia—A meta-analysis of randomized clinical trials. *Acta Psychiat Scand*，131：185-196. https://doi.org/10.1111/acps.12374

Ohno T，et al，2008. Effect of Itraconazole on the Pharmacokinetics of Imidafenacin in Healthy Subjects. *J Clin Pharmacol*，48：330-334

Orkaby AR，et al，2017. Metformin *vs* sulfonylurea use and risk of dementia in US veterans aged ⩾65 years with diabetes. *Neurology*，89：1877-1885

Parsons C，et al，2016. The effect of antihypertensive treatment on the incidence of stroke and cognitive decline in the elderly：A meta-analysis. *Future Cardiol*，12：237-248. https://doi.org/10.2217/fca.15.90

Ramage SN，et al，2005. Hyperphosphorylated tau and amyloid precursor protein deposition is increased in the brains of young drug abusers. *Neuropathol Appl Neurobiol*，31：439-448. https://doi.org/10.1111/j.1365-2990.2005.00670.x

Sönnerstam E，et al，2018. Clinically relevant drug-drug interactions among elderly people with dementia. *Eur J Clin Pharmacol*，74：1351-1360

Terry AV，et al，2007. Time-dependent cognitive deficits associated with first and second generation antipsychotics：Cholinergic dysregulation as a potential mechanism. *J Pharmacol Exp Ther*，320：961-968. https://doi.org/10.1124/jpet.106.106047

van Middelaar T，et al，2017. Lower dementia risk with different classes of antihypertensive medication in older patients. *J Hypertens*，35：2095-2101. https://doi.org/10.1097/HJH.0000000000001411

Veselinović T，et al，2013. Effects of antipsychotic treatment on cognition in healthy subjects. *J Psychopharmacol*，27：374-385

Vinetz JM，et al，2011. Chemotherapy of malaria. In：*Goodman & Gilman's The pharmacological basis of therapeutics*，*12th ed*. Brunton LL（editor），McGraw-Hill Co，Inc，New York：1384-1418

Wallace JL，et al，2011. Pharmacotherapy of gastric acidity，peptic ulcer，and gastroesophageal reflux disease. In：*Goodman & Gilman's The pharmacological basis of therapeutics*，*12th ed*. Brunton LL（editor），McGraw-Hill Co，Inc，New York：1309-1322

Westfall TC，et al，2011. Neurotransmission：The Autonomic and Somatic Motor Nervous Systems. In：*Goodman & Gilman's The pharmacological basis of therapeutics*，*12th ed*. Brunton LL（editor），McGraw-Hill Co，Inc，New York：171-218

第二章　拟肾上腺素药及抗肾上腺素药

第一节　拟肾上腺素药

[右美托咪定（右旋美托咪定）－咪达唑仑][2]
Dexmedetomidine－Midazolam

要点　Bol 等采用大白鼠进行的研究表明，苯二氮䓬受体激动剂咪达唑仑与 α_2 受体激动剂右美托咪定之间可发生协同性药效学的相互影响，且协同性相互影响的程度随 CNS 抑制水平的加深而增强。然而，在有咪达唑仑存在的情况下，右美托咪定心血管方面的副作用减少（Bol CJJG et al，2000）。

机制　中枢神经系统抑制作用的协同。

建议　上述相互影响的结果表明，两种药物的联用在脊髓麻醉中可能有益。实际上，美托咪定（左、右旋体的消旋混合物）与咪达唑仑联用进行脊髓麻醉是一经常采用的方法。

[利托君（羟苄羟麻黄碱）－格隆溴铵（胃长宁）][2]
Ritodrine－Glycopyrronium Bromide

要点　1 名使用选择性 β_2 受体激动药利托君试图阻止早产的妇女，当其效果不佳行急症剖宫产术时，由于口腔中有很多分泌物而静脉给予 0.2 mg 格隆溴铵（外周 M 受体拮抗剂，现仍用于溃疡病、慢性胃炎等的治疗），结果发生室上性心动过速（心率从 80 次/分增至 170～180 次/分）。

有关药物　有合用利托君和阿托品发生心动过速的报道。利托君与其他抗胆碱药（如山莨菪碱、东莨菪碱、丙胺太林等）之间以及格隆溴铵与其他 β 受体激动药（如沙丁胺醇、克仑特罗、非诺特罗等）之间是否会发生类似相互影响，尚未见报道，但根据药理作用推测，类似相互影响有可能发生。

机制　相互影响的机制不清楚。上述患者在分次静脉注射 0.5 mg 普萘洛尔后转变为窦性心动过速，且利托君和抗胆碱药单用时都可引起心动过速，故可能的解释是两药致心动过速作用相加。

建议　虽然资料有限，相互影响尚未确定，但两者合用时应留心观察。

[利托君（羟苄羟麻黄碱）－可的松（考的松）][1]
Ritodrine－Cortisone

要点　同时应用选择性 β_2 受体激动剂利托君和可的松，可导致肺水肿，已有因两者合用引起死亡的报道。

有关药物　已证明利托君与其他糖皮质激素（如氢化可的松、泼尼松、泼尼松龙等）之间可发生类似相互影响。由于该相互影响的确切机制尚不清楚，故难以预料其他选择性 β_2 受体激动剂（如沙丁胺醇、特布那林、奥西那林等）与可的松之间是否会发生类似相互影响。

机制　利托君的药动学比较复杂，目前尚未完全了解，故确切机制尚难以定论。但是，已知大剂量利托君（或其他 β 受体激动剂）可增加葡萄糖、乳酸以及游离脂肪酸的血浓度，降低血钾浓度，导致心动过速甚或心肌缺血，这些作用多半与可的松等糖皮质激素重叠，不知两者作用的相加是否与肺水肿的发生有部分关联。

建议　虽然有关该相互影响的报道资料尚少，但鉴于相互影响后果的严重性，建议尽可能避免两者合用。

［沙丁胺醇（舒喘灵）－单胺氧化酶抑制剂（MAOI）］[1]
Salbutamol（Albuterol）－Monoamine Oxidase Inhibitor

要点 同时应用沙丁胺醇和单胺氧化酶抑制剂，心血管系统不良反应的发生率增高。

有关药物 尽管该相互影响的资料有限，但对大部分选择性 β_2 受体激动剂以及其他拟交感胺而言，都有可能与 MAOI（包括苯乙肼、异卡波肼、反苯环丙胺、帕吉林、司来吉兰等）发生类似相互影响，只是相互影响的程度有所不同。

已有资料表明不会明显受 MAOI 影响的选择性 β_2 受体激动剂有短效的异他林（乙基异丙肾上腺素；isoetharine）和比托特罗（bitolterol），前者主要由儿茶酚氧位甲基转移酶（COMT）代谢，而后者则主要由酯酶水解。长效的沙美特罗主要由 CYP3A4 代谢为 α-羟基沙美特罗，阿福莫特罗（arformoterol）主要与葡糖醛酸或硫酸络合，部分经由 CYP2D6 和 CYP2C19 进行氧位脱甲基代谢，故推测与 MAOI 也不会发生明显相互影响。至于另外两种较新的长效选择性 β_2 受体激动剂卡莫特罗（carmoterol）和茚卡特罗（indacaterol），尚未见有药物相互影响的临床药动学资料（Westfall et al，2011）。

机制 沙丁胺醇在体内的代谢由单胺氧化酶（MAO）和儿茶酚氧位甲基转移酶（COMT）负责，两者同用时，沙丁胺醇的代谢减慢，血浓度升高，作用和毒性增强。

建议 两者的同用应予以避免。鉴于人体内 MAO 的更新周期大约 2 周，因此两者的应用至少应间隔 2 周。

［肾上腺素（副肾素）－甲状腺功能亢进，器质性心脏病］[1]
Epinephrine－Hyperthyroid，Parenchymal Heart Disease

要点 甲状腺功能亢进及器质性心脏病患者应用肾上腺素后，可致严重心律失常，甚至心室颤动。

有关药物 其他具有 β_1 受体兴奋作用的药物，如去甲肾上腺素、异丙肾上腺素、麻黄碱等，也有类似影响。

机制 甲状腺激素可增加心肌对儿茶酚胺的敏感性，容易导致心律失常。心肌受损后，更易遭受肾上腺素的不良影响。

建议 甲状腺功能亢进及器质性心脏病患者禁用肾上腺素。

［肾上腺素（副肾素）－动脉硬化，高血压］[1]
Epinephrine－Arteriosclerosis，Hypertension

要点 高血压及动脉硬化患者应用肾上腺素后，可因血压升高而致脑溢血。

有关药物 去甲肾上腺素、麻黄碱、异丙肾上腺素等拟肾上腺素药也可造成类似不良后果。

机制 动脉硬化以及高血压患者血管脆性增加，顺应性降低，当给予肾上腺素后，可因血压的突然急剧升高而导致脑血管破裂。

建议 即使心血管功能正常者，大剂量或意外静脉注射肾上腺素也可因血压急剧升高而导致脑出血，动脉硬化及高血压患者更易受影响。建议动脉硬化和高血压患者禁用或慎用具有 α 受体激动作用的拟交感胺，尤其是大剂量或静脉应用。

可乐定、沙拉新、维生素 E、雌激素等对高血压的影响分别参见有关章节。

其他可导致血压升高因而需慎用或禁用于高血压或动脉硬化患者的药物尚有：选择性 β 受体激动剂沙丁胺醇、特布那林等；非除极化型肌松药泮库溴铵；解热镇痛药保泰松（导致水钠潴留）；镇痛药喷他佐辛（可使血浆中儿茶酚胺浓度升高）；阿片受体拮抗剂纳洛酮；中枢兴奋药咖啡因、尼可刹米、哌甲酯等；糖皮质激素氢化可的松、泼尼松、泼尼松龙等；胰高血糖素，甲状腺素和促红细胞生成素。

［肾上腺素（副肾素）－抛射剂］[2]
Epinephrine－Propellants

要点　肾上腺素与某些抛射剂同时应用，心律失常的发生率增高。

有关药物　使心脏对肾上腺素敏感化从而导致心律失常的抛射剂分为两类：第一类单独使用即可致心律失常，其中包括三氯氟甲烷（抛射剂 11）、三氯三氟乙烷（抛射剂 113）、二氯氟乙烷（抛射剂 21）、氯乙烯、氯化甲烷和三氯乙烷；第二类单独应用对心脏无影响，但可使心脏对肾上腺素敏感化而导致心律失常，该类包括二氯四氟乙烯（抛射剂 114）、辛氟环丁烷、氯五氟乙烷、丙烷、异丁烷。根据相互影响的机制推测，上述抛射剂与其他拟肾上腺素药（如直接作用去甲肾上腺素，间接作用的麻黄碱等）可发生类似相互影响。

一氯二氟乙烷（抛射剂 142b）和二氯二氟甲烷（抛射剂 12）本身不引起心律失常，也不敏化肾上腺素对心脏的作用（但并不抵消肾上腺素的致心律失常作用）。

机制　上述第一类抛射剂可引起传导改变，增加心肌组织的折返冲动，同时可敏化肾上腺素对心脏的作用。肾上腺素引起的血压升高、心动过速、高碳酸血症及（或）低氧血症，可促进内源性儿茶酚胺的释放，从而增强抛射剂促发心律失常的能力。第二类抛射剂主要通过敏化肾上腺素对心脏的作用而导致心律失常（也见［氟烷－肾上腺素］）。

建议　该相互影响明确，具有一定临床意义。例如，治疗哮喘的异丙肾上腺素气雾剂中常含有抛射剂 11，当患者对异丙肾上腺素产生耐受性时，就不应试图通过增加剂量来增强治疗效果，因剂量的增加非但不能增强疗效，反而使发生心律失常的可能性大大增加，已有许多因此引起哮喘患者死亡的报道。

鉴于抛射剂 11（可能也包括其他第一类抛射剂）对心脏的毒性不能被阿托品、普萘洛尔对抗，说明其毒性作用既非胆碱能受体、也非 β 肾上腺素能受体介导的，因此认为，当其单用或与肾上腺素合用导致心律失常时，通常应选用利多卡因处理，但实际上在大多数情况下需根据毒性的症状及（或）心律失常的类型采取治疗措施，因有应用普萘洛尔处理此类心律失常成功的报道。

第二类抛射剂与肾上腺素合用引起的心律失常，理论上采用普萘洛尔更具针对性，但临床实践中仍需根据心律失常的类型确定。

［肾上腺素（副肾素）－普萘洛尔（心得安）］[1]
Epinephrine－Propranolol

要点　正在应用普萘洛尔治疗的患者，静脉给予肾上腺素后，可致收缩压和舒张压明显升高，心率显著减慢。据报道，此种相互影响可致高血压，并可引发脑出血（中风）和心律失常。另据报道，6 名正在应用普萘洛尔的患者，用 8～40 ml 利多卡因加 1：20 万或 1：10 万的肾上腺素局部浸润后，发生高血压和反射性心动过缓。正在应用肾上腺素治疗的患者，如因其他原因给予普萘洛尔，也会发生高血压和心动过缓的情况。

有关药物　据报道，噻吗洛尔与肾上腺素可发生类似相互影响。纳多洛尔和吲哚洛尔亦可能与肾上腺素发生类似相互影响。接受选择性 β_1 受体阻断药（阿替洛尔和美托洛尔）的患者，静脉应用肾上腺素后，仅有轻微的心血管异常（收缩压略增加，舒张压无变化）。肾上腺素与拉贝洛尔（一种非选择性 β 受体阻断药，兼有 α 受体阻断作用）之间的相互影响还未见报道。

据报道，去氧肾上腺素和普萘洛尔同用时，可引起严重的高血压和致命的颅内出血。其他具有 α 受体激动作用的拟交感胺（间羟胺、甲氧明、去甲肾上腺素等）亦可与普萘洛尔发生类似相互影响。

有明确证据表明，正在应用普萘洛尔（或其他非选择性 β 受体拮抗剂）的个体，非法应用可卡因（cocaine；是第一种用于临床的局麻药，目前主要用于上呼吸道黏膜麻醉。鉴于该药有滥用倾向，已列入 2 类麻醉品）后可导致显著高血压，也有可能导致心动过缓。

现已证明，普萘洛尔几乎能完全阻断异丙肾上腺素的血流动力学作用。由于异丙肾上腺素无 α 受体激动活性，故与普萘洛尔同用时不会引起高血压。其他仅具 β 受体激动作用的拟交感胺（如沙丁胺醇、奥西那林、特布那林等）与普萘洛尔同用时，也不会引起高血压。

机制　同时应用普萘洛尔和肾上腺素时，肾上腺素的 β 受体激动作用被阻断，而 α 受体激动作用不受影响，因此导致收缩压和舒张压都升高。心动过缓起因于 $β_1$ 受体阻断及压力感受器介导的迷走神经张力增高。

可卡因抑制中枢和外周儿茶酚胺（包括多巴胺、去甲肾上腺素和 5-羟色胺）的再摄取，本身即有可能导致高血压（但是，单用时可有剂量相关性心动过速）。同时应用普萘洛尔（或其他非选择性 β 受体拮抗剂）后，上述作用得到强化（可卡因单用时的心动过速有可能因普萘洛尔的存在而转变为心动过缓）。

建议　普萘洛尔（或其他非选择性 β 受体拮抗剂）增强肾上腺素加压反应的现象对嗜铬细胞瘤患者尤为重要。这样的患者只有在 α 受体充分阻断后，才能给予 β 受体拮抗剂。正在应用非选择性 β 受体拮抗剂的患者，应避免或慎用具有 α 受体激动作用的拟交感胺或含有肾上腺素的局麻药。如必须应用，可在给予肾上腺素（或其他拟交感药）前数日，慎重考虑应用选择性 $β_1$ 受体拮抗剂（如阿替洛尔和美托洛尔等）代替普萘洛尔。

另外需要注意的是，存在低血糖的患者，在应用 β 受体拮抗剂后曾观察到矛盾性的加压反应。这可能是低血糖时交感神经兴奋，儿茶酚胺释放增加，而 β 受体拮抗剂阻断了儿茶酚胺的 β 受体激动作用，保留了 α 受体激动作用，其结果类似于肾上腺素与普萘洛尔之间相互影响的结果。

［肾上腺素（副肾素）－潘必啶（五甲哌啶）］[1]
Epinephrine－Pempidine

要点　潘必啶能增强肾上腺素的升压作用，而本身的降压作用减弱。

有关药物　其他神经节阻断药，如美加明、喷托铵（潘托铵、安血定、戊双吡铵）、咪噻芬等与其他拟交感药（如直接作用的去甲肾上腺素、间接作用的苯丙胺、混合作用的间羟胺等）之间可发生类似相互影响。

机制　可能是神经节阻断药阻断交感神经节后，其节后纤维支配的效应器对拟交感药的敏化所致。

建议　应用潘必啶或其他神经节阻断药的患者，对拟交感胺类药物敏感，因此除非是为了对抗潘必啶的降压作用，否则，在应用潘必啶期间不应使用拟交感药。

［肾上腺素（副肾素）－氯丙嗪（冬眠灵）］[1]
Epinephrine－Chlorpromazine

要点　应用氯丙嗪治疗期间因其他原因给予肾上腺素，可使肾上腺素的升压作用反转为降压。

有关药物　根据相互影响的机制推测，同时应用肾上腺素和其他具有 α 受体阻断作用的抗精神病药（如三氟丙嗪、硫利哒嗪、氟哌啶醇等），可发生类似相互影响，其中有一些已得到证实。其他拟肾上腺素药与氯丙嗪之间相互影响的结果取决于其对 α 受体和 β 受体的激动程度。例如，去甲肾上腺素主要激动 α 受体，相互影响的结果可能仅表现为去甲肾上腺素升压作用的减弱；异丙肾上腺素无 α 受体激动作用，故与氯丙嗪相互影响的结果是异丙肾上腺素降压作用的进一步增强。

机制　肾上腺素既可激动 α 受体，也可激动 β 受体，一般剂量下可使血压升高。氯丙嗪具有 α 受体阻断作用，与肾上腺素同用时，取消了肾上腺素激动 α 受体导致的周围血管阻力升高，结果使肾上腺素对血压的影响类似于异丙肾上腺素，表现为血压下降。

建议　氯丙嗪本身可导致血压降低。在应用氯丙嗪治疗期间给予肾上腺素，有可能导致血压进一步下降。因此，如果因为应用氯丙嗪导致血压下降，不应试图给予肾上腺素升压。在这种情况下，可考虑应用去甲肾上腺素或麻黄碱。

［肾上腺素（副肾素）－丙米嗪（米帕明）］[1]
Epinephrine－Imipramine

要点   正在应用丙米嗪或其他三环类抗抑郁药治疗的患者，给予肾上腺素或其他直接作用的拟交感胺后，可使后者对心血管系统的作用（心律失常、高血压及心动过速）增强。

有关药物   据报道，其他直接及混合作用的拟交感胺也与三环类抗抑郁药发生相互影响，其中包括去甲肾上腺素、去氧肾上腺素、多巴胺和甲氧明。

三环类抗抑郁药可拮抗间接作用拟交感胺（苯丙胺类、伪麻黄碱、麻黄碱、哌甲酯及酪胺）的降压作用。3 名健康志愿者用马普替林（属四环类抗抑郁药）后，机体对酪胺的敏感性降低近 70%。据报道，马普替林、阿米替林和地昔帕明也可与直接作用的拟交感胺发生相互影响。根据药理作用推测，其他三环类抗抑郁药（阿莫沙平、曲米帕明、去甲替林等）可发生类似影响。

机制   因为三环类抗抑郁药可阻断去甲肾上腺素的再摄取，使受体部位去甲肾上腺素浓度升高，故推断肾上腺素及其他直接作用拟交感胺的作用增强。间接作用拟交感胺需要摄入肾上腺素能神经元后才发挥作用，而这一摄取过程可被三环类抗抑郁药阻断，故作用被拮抗。在有三环类抗抑郁药存在的情况下，混合作用拟交感胺的作用要取决于直接和间接活性的比率。

建议   应避免将三环类抗抑郁药与肾上腺素（或其他直接作用的拟交感胺）同时应用。必须同用时，拟交感药的起始量应减少，同时应密切注意观察有无心血管系统的不良反应发生。

另外需要提及的一点是，局麻药（如普鲁卡因）中往往加入了肾上腺素（或可巴林），其中的肾上腺素吸收后，可与吸入全麻药（如氟烷、环丙烷、三氯乙烯等）、单胺氧化酶抑制剂（苯乙肼、帕吉林、反苯环丙胺等）、吩噻嗪类（氯丙嗪、奋乃静、三氟拉嗪等）发生相互影响（分别见［氟烷－肾上腺素］，［去氧肾上腺素－苯乙肼］，［肾上腺素－氯丙嗪］等）。

虽然肾上腺素与其他药物之间的相互影响并不少见，但是作为眼科用药，由于受吸收的限制，发生上述相互影响的可能性不大，即使发生，也不会那么严重。然而，作为全身用药，熟悉上述相互影响是必需的。

［肾上腺素（副肾素）－巴比妥类］[2]
Epinephrine－Barbiturates

要点   大量临床证据表明，当有肾上腺素和氟烷存在时，采用巴比妥类静脉麻醉，室性心律失常的发生率增加。

机制   虽然采用巴比妥类静脉麻醉很少引起心律失常，但确实可增加心律失常的发生率，原因在于麻醉浓度的巴比妥类对心脏的电生理有直接影响（除了抑制 Na^+ 通道外，至少还削弱两种 K^+ 通道的功能）。肾上腺素和氟烷本身即有致心律失常作用，且在有肾上腺素和（或）氟烷存在时，心脏对巴比妥类的敏感性增加，故两者同用时心律失常的发生率增加是不难理解的。

建议   巴比妥类麻醉期间，最好不要给予肾上腺素。如果必须应用，应考虑到室性心律失常发生的可能性，并提前准备好应急措施。

［异丙肾上腺素（喘息定，治喘灵）－丙米嗪（米帕明）］[1]
Isoprenaline－Imipramine

要点   正在应用丙米嗪的 10 名慢性哮喘患者，当给予异丙肾上腺素气雾剂后，自觉症状改善，最大呼气流量增加，但异丙肾上腺素对心血管系统的作用也增强。

有关药物   据报道，其他直接及混合作用的拟交感胺也可与三环类抗抑郁药物发生相互影响，其中包括肾上腺素、去甲肾上腺素、去氧肾上腺素、多巴胺和甲氧明，但相互影响的结果也许不同（见［肾上腺素－丙米嗪（米帕明）］）。

机制   因为三环类抗抑郁药可阻断去甲肾上腺素的再摄取，使受体部位去甲肾上腺素浓度升高，故推断异丙肾上腺素及其他直接作用拟交感胺的作用增强。间接作用拟交感胺需要摄入肾上腺素能神经元后才发挥作用，而这一摄取过程可被三环类抗抑郁药阻断，故作用被拮抗。在有三环类抗抑郁药存在的情况下，混合作用拟交感胺的作用要取决于直接和间接活性的比率。

建议　两药合用虽然增强异丙肾上腺素的支气管扩张作用，但心血管系统的反应也加剧，故有一定的潜在危害。如果必须同用，异丙肾上腺素的剂量应适当减少，并注意观察有无心血管系统的不良反应发生。

[去氧肾上腺素（苯肾上腺素，新福林）－异喹胍（胍喹啶）][2]
Phenylephrine－Debrisoquine

要点　曾观察到正在应用异喹胍治疗的患者口服去氧肾上腺素后血压升高，两药合用时去氧肾上腺素的散瞳作用增强。

有关药物　根据相互影响的机制推测，异喹胍与其他拟交感药（去甲肾上腺素、多巴胺、甲氧明等）可发生类似相互影响，但其他异喹胍类似物（胍乙啶、倍他尼定、胍氯酚等）与去氧肾上腺素的相互影响与该处所述不同（见[胍乙啶－去氧肾上腺素（苯肾上腺素）]）。

机制　异喹胍有单胺氧化酶（MAO）抑制作用，这是其他同类降压药所不具有的。异喹胍的MAO抑制作用使同时应用的拟交感药吸收增加（因肠道的MAO也被抑制），外源性的拟交感药及由其释放的内源性拟交感胺降解减少。异喹胍的这一作用加上它对肾上腺素能受体的敏化，可导致明显的高血压（也见[胍乙啶－去氧肾上腺素（苯肾上腺素）]，[去氧肾上腺素（苯肾上腺素，新福林）－苯乙肼]，[苯丙醇胺－反苯环丙胺]）。

建议　该相互影响已在临床药理研究中证实，两药联用有极其严重的潜在危险。服用异喹胍治疗高血压的患者，应在医生的指导下进行，以确保不从其他复方药中误服去氧肾上腺素。市售止咳药、感冒药等多含有去氧肾上腺素，如对此不了解，往往导致误用。这一点应告知准备或正在应用单胺氧化酶抑制剂（包括异喹胍）治疗的患者。如因误服导致高血压，可肌内注射氯丙嗪50 mg。无效时给予α受体阻断药酚妥拉明（5 mg肌内注射或静脉注射），通常可以逆转。

另外，正在应用单胺氧化酶抑制剂的患者也应避免食用含酪胺的食品。

[去氧肾上腺素（苯肾上腺素，新福林）－左旋多巴][2]
Phenylephrine－Levodopa

要点　据报道，左旋多巴可拮抗去氧肾上腺素的α受体激动作用。

有关药物　根据相互影响的机制推测，左旋多巴与其他主要激动α受体的拟交感药如去甲肾上腺素、甲氧明（甲氧胺）及间羟胺（阿拉明）等之间可发生类似相互影响。

机制　左旋多巴在外周转变为多巴胺，多巴胺可与α受体结合，但其对α受体的激动作用弱于去氧肾上腺素，从而表现为对去氧肾上腺素的拮抗，这可能是该相互影响的机制。这与左旋多巴－肾上腺素之间的相互影响不同（见[左旋多巴－肾上腺素]）。

建议　到目前为止，所报道的唯一有临床意义的相互影响是，接受左旋多巴治疗的患者应用去氧肾上腺素时散瞳作用减弱。但考虑到拟交感药与左旋多巴相互影响所致临床表现的复杂性，通常建议避免合用（也见[左旋多巴－肾上腺素]）。

[去氧肾上腺素（苯肾上腺素，新福林）－苯乙肼][2]
Phenylephrine－Phenelzine

要点　研究表明，苯乙肼可明显增强口服去氧肾上腺素的加压反应。

有关药物　已证明反苯环丙胺对去氧肾上腺素的加压反应有类似影响（也见[苯丙醇胺－反苯环丙胺]）。根据药理作用推测，预料其他单胺氧化酶抑制剂（异丙烟肼、异卡波肼、尼亚拉胺等）以及具有单胺氧化酶抑制作用的丙卡巴肼（甲基苄肼）和呋喃唑酮与去氧肾上腺素之间可发生类似相互影响。预料苯乙肼与其他具有 α 受体激动作用的直接作用拟交感胺可发生类似相互影响（苯乙肼与多巴胺之间的相互影响见［多巴胺－苯乙肼］）。

机制　单胺氧化酶（MAO）有两种同工酶，即 MAO-A 和 MAO-B。两种同工酶的底物有一定选择性，其抑制剂也有不同（Westfall et al，2011）。MAO-A 优先代谢 5-羟色胺（5-HT）和去甲肾上腺素，临床上所用的多数 MAO 抑制剂（如苯乙肼、异卡波肼、反苯环丙胺等）是 MAO-A 和 MAO-B 的不可逆抑制剂，较新的 MAO-A 选择性抑制剂吗氯贝胺（moclobemide）对 MAO-A 的抑制是可逆的（这也许是与去氧肾上腺素之间无明显相互影响的原因）。MAO-B 优先选择 β-苯乙胺和苄胺类作为底物，司来吉兰（selegiline）对该型同工酶具有相对选择性（低剂量时选择性抑制 MAO-B，但高剂量时对 MAO-A 也有抑制作用）。两种同工酶对多巴胺和色胺的代谢程度相同（Sanders-Bush et al，2011）。但是，选择性是相对的，多数 MAO 抑制剂对 MAO 的抑制以及对拟交感胺类代谢的影响只是程度不同而已（O'Donnell et al，2011）。

正常情况下，口服去氧肾上腺素在进入体循环之前大部分被 MAO 破坏，进入体循环的量很少。当有 MAO 抑制剂苯乙肼存在时，MAO 被抑制，吸收进入体循环的去氧肾上腺素大增，故可使血压明显升高。当有苯乙肼存在时，注射给予去氧肾上腺素也可致血压升高（虽然不如口服明显），说明去氧肾上腺素具有一定的间接作用。

建议　应用单胺氧化酶抑制剂治疗的患者，不应同时应用去氧肾上腺素。值得注意的是，市售止咳药、感冒药等多含有去氧肾上腺素，如对此不了解，往往导致误用。这一点应告知准备或正在应用单胺氧化酶抑制剂的患者。如因误服导致高血压，可肌内注射氯丙嗪 50 mg。无效时给予 α 受体阻断药酚妥拉明 5 mg 肌内注射或静脉注射，通常可以逆转。

间接证据表明，较新的单胺氧化酶抑制剂吗氯贝胺与去氧肾上腺素之间无明显相互影响，故用其代替苯乙肼也许更为安全，但尚需进一步证实。

［去氧肾上腺素（苯肾上腺素，新福林）－对乙酰氨基酚（扑热息痛，醋氨酚）][2]
Phenylephrine－Paracetamol（Acetaminophen）

要点　Atkinson 等对总共 90 名约旦裔男性健康受试者进行的一系列随机化交叉研究表明，同时口服单剂去氧肾上腺素和对乙酰氨基酚，前者的生物利用度增加。当去氧肾上腺素为 10 mg，对乙酰氨基酚为 1000 mg 时，前者的生物利用度加倍，吸收半衰期缩短 50%；对乙酰氨基酚为 500 mg 时，去氧肾上腺素的生物利用度增加 64%；当去氧肾上腺素为 5 mg，对乙酰氨基酚为 1000 mg 时，去氧肾上腺素的药时曲线与 10 mg 单用时相近。影响的程度与对乙酰氨基酚的用量有关，但与去氧肾上腺素的用量无明显关联（Atkinson HC et al，2015）。

有关药物　Atkinson 等的研究表明，同时应用布洛芬，对去氧肾上腺素的浓度无影响。其他解热镇痛药对去氧肾上腺素的口服生物利用度是否会产生类似影响，尚未见有研究报道。麻黄碱等其他拟交感药的口服生物利用度是否会受对乙酰氨基酚的影响，也不清楚。

机制　Atkinson 等认为，该影响可能发生于药物的吸收相。去氧肾上腺素和对乙酰氨基酚都存在广泛的首过代谢（首过代谢过程是与硫酸络合的过程，发生于肠壁和肝），推测这一代谢过程可饱和。曾证明对乙酰氨基酚可短暂降低人体无机硫酸盐的浓度，也曾证明其可抑制炔雌醇（ethinyloestradiol）在肠壁中与硫酸的络合。因此推测，对乙酰氨基酚的存在竞争硫酸络合，使该途径被饱和，从而减少去氧肾上腺素的络合代谢，是后者口服生物利用度增加的可能原因（负责人体去氧肾上腺素硫酸络合的磺基转移酶主要是磺基转移酶 1A1）。

建议　含有去氧肾上腺素和对乙酰氨基酚的非处方药广泛用于普通感冒和流感的治疗，但有关这两种药物联用的药动学资料不多。Atkinson 等根据他们的研究结果建议，当与 1000 mg 对乙酰氨基酚联用时，去氧肾上腺素应从单用时的 10 mg 减至 5 mg，以便减轻高浓度去氧肾上腺素所造成的不良影响。

[去甲肾上腺素－甲基多巴][2]
Norepinephrine－Methyldopa

要点 去甲肾上腺素与甲基多巴同用时，前者的加压作用增强，持续时间也延长，有可能导致血压过高。

有关药物 其他直接作用的拟交感胺（肾上腺素、甲氧明等）与甲基多巴有可能发生类似影响。在 12 名接受甲基多巴的高血压患者中，曾发现酪胺（一种间接作用拟交感胺）的加压作用增强。一名正在应用苯丙醇胺的患者，给予甲基多巴和氧烯洛尔后，发生严重高血压反应。根据药理作用推测，甲基多巴与其他混合及间接作用拟交感胺（混合作用的间羟胺、去甲肾上腺素等，间接作用的苯丙胺及麻黄碱等）之间也可发生相互影响，但相互影响的机制和结果可能略有不同（见［麻黄碱－甲基多巴］及［甲基多巴－苯丙胺］）。

机制 甲基多巴的作用归于它的代谢物 α-甲基去甲肾上腺素。这种代谢物通过兴奋中枢的抑制性 α 受体、作为伪递质和（或）降低血浆肾素活性而降压。α-甲基去甲肾上腺素的加压作用弱于去甲肾上腺素，但可与去甲肾上腺素发挥相加作用。另外，甲基多巴的代谢物不是单胺氧化酶的底物，故容易到达 α 受体部位。

建议 甲基多巴和去甲肾上腺素（或其他拟交感胺）之间的相互影响有可能导致血压过高。如已发生高血压，可用酚妥拉明（或其他 α 受体阻断药）处理。必要时停用拟交感胺。去甲肾上腺素与甲基多巴同用时，前者起始量应减少（有人建议以常用量的 1/10 开始）。

[去甲肾上腺素－碳酸锂][3]
Norepinephrine－Lithium Carbonate

要点 对 8 名患者进行的研究表明，碳酸锂使其中 7 名患者对去甲肾上腺素的加压作用减弱。另一研究显示，当给患者应用碳酸锂后，患者对去甲肾上腺素的敏感性降低。

有关药物 根据药理作用推测，预料碳酸锂与其他直接作用拟交感胺（多巴酚丁胺、甲氧明、肾上腺素等）可发生类似相互影响。一研究显示，患者对去氧肾上腺素（一种混合作用拟交感药）的敏感性降低。碳酸锂与其他混合作用拟交感药（多巴胺和间羟胺等）是否发生类似相互影响，尚无证据。两研究表明，碳酸锂不改变对酪胺（一种间接作用拟交感胺）的反应。碳酸锂与其他间接作用拟交感胺（苯丙胺、麻黄碱、哌甲酯等）之间是否有类似影响，尚有待验证。但据报道，这些间接作用拟交感胺可增加血锂浓度（见［碳酸锂－马吲哚（氯苯咪吲哚）］）。

机制 尚不清楚。

建议 正在应用锂盐治疗的患者，如准备给予去甲肾上腺素，可能需要较大剂量应用才能获得合乎需要的升压反应。

[多巴胺（儿茶酚乙胺，3-羟酪胺）－休克][1]
Dopamine－Shock

要点 多巴胺是处理多种休克有效而常用的药物，然而，如果应用不当，可发生许多严重不良反应。就休克患者而论，可因血管扩张导致血压下降，进一步加重休克。但是，在大多数情况下，多巴胺过量所造成的不良反应一般归于过剧的拟交感活性（当然这也可能起因于休克的恶化）。可遇到的不良反应包括恶心、呕吐、心动过速、心绞痛、心律失常、头痛、高血压，及周围血管收缩。静滴期间的大量外漏可引起缺血性坏死和皮肤剥脱。长期静脉点滴有引起指、趾坏疽的报道。

有关药物 虽然多巴胺的许多药理作用与肾上腺素、去甲肾上腺素以及异丙肾上腺素等拟交感药有重叠，但是作用性质和强度有明显差别，故其临床应用和不良反应的处理不应和它们等同起来。

机制 多巴胺对心血管系统的作用由几种截然不同的受体介导，它们对多巴胺的亲和力有所不同。低浓度的多巴胺主要与血管（特别是肾、肠系膜和冠状动脉血管床）的 D_1 受体发生相互影响。

D_1 受体的兴奋通过激活腺苷酸环化酶，升高 c-AMP 的浓度，从而导致血管扩张，这也是该药治疗伴有肾功能受损的低输出量严重充血性心力衰竭有效的主要原因。

较高浓度时，多巴胺可作用于 β_1 受体从而发挥正性肌力作用。另外，多巴胺也可释放神经末梢中的去甲肾上腺素，这是其对心脏发挥作用的另一原因。

高浓度的多巴胺激动血管的 α_1 受体，导致广泛的血管收缩。大部分不良作用是由此引起的。

建议　休克患者在应用多巴胺之前应输入全血、血浆或其他适当液体以纠正低血容量。

正在应用单胺氧化酶（MAO）抑制剂的患者应避免给予多巴胺（有关细节参见［多巴胺－苯乙肼］）；如果必须应用，剂量应远远低于常用量（常用量的 1/10 或更少）。正在接受三环类抗抑郁药的患者也需要适当调整剂量（参见［肾上腺素－丙米嗪］以及［异丙肾上腺素－丙米嗪］）。

［多巴胺（儿茶酚乙胺，3-羟酪胺）－苯乙肼］[1]
Dopamine－Phenelzine

要点　正在应用苯乙肼的患者同时给予多巴胺，可使后者的作用明显增强，有因此导致严重高血压和心律失常的报道。

有关药物　根据相互影响的机制推测，所有单胺氧化酶（MAO）抑制剂（如异丙烟肼、异卡波肼、尼亚拉胺等）以及具有 MAO 抑制作用的药物（如丙卡巴肼和呋喃唑酮）都可对多巴胺发生类似影响。所有 β 受体激动剂（如选择性 β_2 受体激动剂沙丁胺醇、特布他林、克仑特罗、利托君等）以及其他拟交感药也都可受苯乙肼的影响，但影响的程度有明显不同（Westfall et al, 2011）。有关细节也见［沙丁胺醇－单胺氧化酶抑制剂］以及［去氧肾上腺素－苯乙肼］。

机制　多巴胺像肾上腺素和去甲肾上腺素一样，是三种内源性儿茶酚胺之一，其在体内的代谢也由 MAO 以及 COMT（儿茶酚氧位甲基转移酶）负责。有所不同的是，多巴胺的代谢失活更依赖于 MAO，因此当 MAO 被抑制后，可导致多巴胺的积聚。在这种情况下，除了多巴胺本身的作用增强外，也有更多的多巴胺在多巴胺 β 羟化酶的作用下生成去甲肾上腺素，是发生严重高血压和心律失常的原因。

建议　应用 MAO 抑制剂的患者，应避免给予多巴胺及其他拟交感药（MAO 抑制剂的作用可持续 10～14 天，故至少在停用后 2 周内也应遵循该原则）。如为必需，多巴胺的剂量不应高于常用量的 1/10。

另外，正在接受三环类抗抑郁药治疗的患者，多巴胺的剂量也需要仔细调整（参见［肾上腺素－丙米嗪］）。

［多巴酚丁胺（杜丁胺）－心房纤颤］[1]
Dobutamine－Atrial Fibrillation

要点　心房纤颤患者应用多巴酚丁胺，有导致心室率显著增快的危险。

机制　多巴酚丁胺激动心脏的 β_1 受体，加速房室传导，是导致心房纤颤患者心室率明显增快的原因。

多巴酚丁胺结构上类似于多巴胺，曾一度认为该药对 β_1 受体有相对选择性，但现在已经明确，其药理作用相当复杂。

临床上所用的多巴酚丁胺是含有两种对映体的消旋混合物，其左旋体是强效的 α_1 受体激动剂，而右旋体对 α_1 受体有明显阻断作用，故后者可阻断前者对 α_1 受体的作用（一般认为后者不能完全抵消前者的作用）。之所以总外周阻力无明显改变，目前认为是两种对映体对周围血管 α_1 受体和 β_2 受体作用的综合结果）。两种对映体都是 β 受体激动剂，但右旋体对 β 受体的激动作用是左旋体的 10 倍。可见多巴酚丁胺的净作用表现为对 β_1 的兴奋（这也是曾一度认为该药是选择性 β_1 受体激动剂的原因）。

建议　心房纤颤患者最好避免应用多巴酚丁胺。如果必须应用，需要给予地高辛或采取其他措施以预防该现象的发生。

另外，有高血压病史的个体更常显示逾常的加压反应，故这类个体应慎用或不用。像其他正性肌力药一样，多巴酚丁胺也可通过增加心肌耗氧量从而增加梗死面积。这一危险必须根据患者的总体状况加以权衡。最后，梗阻型肥厚性心肌病患者应禁用。

［麻黄碱（麻黄素）－前列腺增生］[2]
Ephedrine－Prostatic Hyperplasia

要点　前列腺增生（前列腺肥大，良性前列腺增生症）患者口服或注射应用麻黄碱，可引发或加重尿潴留的症状。

有关药物　理论上，所有具有 α_1 受体激动作用的拟交感胺（包括直接作用、间接作用以及混合作用的拟交感胺）都可发生类似影响（但是程度有明显不同，兼有 β 受体激动作用的药物可能很少或无影响），有代表性的药物包括米多君（midodrine）、伪麻黄碱（假麻黄碱；pseudoephedrine）及苯丙醇胺（N-去甲麻黄碱；phenylpropanolamine）等。

机制　麻黄碱对 α 受体和 β 受体都有激动作用，同时尚可促进交感神经元中去甲肾上腺素的释放，故属混合作用的拟交感药。但其引发或加重尿潴留的不良反应与其激动膀胱出口部位平滑肌上的 α_1 受体（对尿道以及前列腺中的 α_1 受体也可能有一定影响），从而增加排尿阻力有关（Westfall et al，2011）。

建议　前列腺增生症患者最好避免全身性应用麻黄碱，即使局部应用（例如作为鼻减充血剂）也应谨慎。

麻黄碱的禁忌证尚有甲状腺功能亢进、高血压、动脉硬化、心绞痛等。对于未曾识别的心血管疾病患者尤应注意。

麻黄碱的应用比较广泛，也相对混乱。例如，作为过敏性或血管运动性鼻炎患者以及伴有上呼吸道感染的急性鼻炎患者的鼻减充血剂仍然广泛应用。作为哮喘患者的支气管扩张剂也尚未完全被选择性 β_2 受体激动剂取代。另外，麻黄碱还用于改善某些患者对排尿的控制以及脊髓麻醉患者可能发生的低血压等等。值得关注的是，含有麻黄碱的制剂多种多样，特别是中草药制剂，其内麻黄碱的含量各不相同，不慎过量的情况时有发生。也正是因为由麻黄碱所致的不良反应频繁发生，FDA已明令禁止出售含有麻黄碱的各种保健品。了解麻黄碱的药理作用，对预防不良后果的发生具有一定临床意义。

［麻黄碱（麻黄素）－甲基多巴］[3]
Ephedrine－Methyldopa

要点　在应用麻黄碱治疗期间给予甲基多巴，麻黄碱的作用减弱。

有关药物　其他混合作用的拟交感胺（如间羟胺、去氧肾上腺素等）与甲基多巴之间可发生类似相互影响。

机制　麻黄碱对肾上腺素能受体有直接和间接双重作用，其间接作用是使去甲肾上腺素从肾上腺素能神经末梢释放。甲基多巴在神经末梢内竞争多巴脱羧酶，在抑制去甲肾上腺素合成的同时，自身转变为 α-甲基去甲肾上腺素。α-甲基去甲肾上腺素也可被麻黄碱置换，但其 α 受体激动作用弱于去甲肾上腺素，故合用时表现为麻黄碱的作用减弱。

建议　有人认为，该相互影响的唯一临床意义是甲基多巴使局部应用的麻黄碱扩瞳作用减弱。去氧肾上腺素的间接成分较少，此种影响也较小。应用短效的 M 受体阻断药代替麻黄碱可避免此种相互影响。

［麻黄碱（麻黄素）－利血平（蛇根碱）］[2]
Ephedrine－Reserpine

要点　利血平可通过耗竭去甲肾上腺素而拮抗麻黄碱的间接拟交感作用。临床上应用利血平治疗时，可致儿茶酚胺部分或完全耗竭，因而影响麻黄碱的药理效应。

有关药物　其他具有间接作用的拟交感胺，如苯丙胺、哌甲酯、酪胺及苯丙醇胺，也可与利血平发生类似相互影响。根据药理作用推测，其他萝芙木生物碱（萝芙西隆、去甲氧利血平、利血胺等）也可与麻黄碱发生相互影响。利血平与混合作用拟交感胺（多巴胺、间羟胺及去氧肾上腺素）间的相互影响尚未见报道，如有发生，其强度可能要取决于直接和间接活性的程度。直接作用的拟交感胺（肾上腺素、去甲肾上腺素、甲氧明等）直接作用于受体，故与利血平不可能发生类似相互影响。

机制　利血平耗竭周围交感神经末梢中的儿茶酚胺。麻黄碱可直接兴奋肾上腺素能受体，也可通过释放神经末梢中储存的去甲肾上腺素而发挥间接作用。先用利血平后再给予麻黄碱，就可拮抗麻黄碱的间接作用，从而削弱它对心血管的影响。

建议　接受利血平的患者，如应用治疗量麻黄碱无效，应更换一种直接作用的拟交感药（如去甲肾上腺素）。应用去甲肾上腺素，部分可被再摄取，从而使儿茶酚胺的储存得到部分恢复。应用利血平治疗的患者，较低剂量直接作用的儿茶酚胺也许就足够了，因为此类患者的血管组织对这些药物更敏感。

［麻黄碱（麻黄素）－阿米替林（阿密替林，依拉维）][2]
Ephedrine－Amitriptyline

要点　阿米替林可削弱麻黄碱的间接拟交感作用。据报道，1名每日服用阿米替林的妇女，在行蛛网膜下隙阻滞麻醉期间因出现低血压而给予麻黄碱，只有多次注射总量达 90 mg 时，血压才稍有上升。

有关药物　其他具有间接作用的拟交感胺（如苯丙醇胺、假麻黄碱、苯丙胺等）与阿米替林之间，以及麻黄碱与其他三环类抗抑郁药（如丙米嗪、地昔帕明及去甲替林等）之间是否会发生类似相互影响，尚未见报道，但根据药理作用及相互影响的机制推测，类似相互影响有可能发生。

机制　麻黄碱的间接拟交感作用是通过摄入交感神经末梢后置换其内的去甲肾上腺素完成的，而阿米替林等三环类抗抑郁药可阻断神经末梢对麻黄碱的摄取，从而抑制去甲肾上腺素的释放。这可解释麻黄碱升压作用的减弱。上述患者对直接作用拟交感药肾上腺素的反应正常，也为此机制提供了佐证。

建议　尽可能避免两者合用。必须同用时，应考虑到麻黄碱的需要量可能增加。也可用直接作用的拟肾上腺素药（如间羟胺）代替麻黄碱。

［苯丙醇胺（N-去甲麻黄碱）－咖啡因（咖啡碱）][2]
Phenylpropanolamine－Caffeine

要点　对16名正常受试者的研究发现，苯丙醇胺以及较大剂量咖啡因都有升高血压的作用。两者合用，升压作用增强，对少数敏感者可引起高血压危象，并有增加颅内出血的危险。

有关药物　咖啡因与其他一些具有 α 受体兴奋作用的药物（麻黄碱、乙基麻黄碱、伪麻黄碱等）之间可发生类似相互影响。

机制　升压作用的相加或协同。

建议　老年人、高血压患者、产后妇女等，由于有颅内出血之危险，故不应服用大于规定剂量的苯丙醇胺。正在应用苯丙醇胺期间，避免服用咖啡因，富含咖啡因的饮料也应节制或避免。

［苯丙醇胺（N-去甲麻黄碱）－反苯环丙胺][1]
Phenylpropanolamine－Tranylcypromine

要点　正在应用反苯环丙胺的患者，给予苯丙醇胺之类间接作用的拟交感胺之后，可引起血压突然升高，甚至致命的高血压危象。

有关药物　据报道，其他单胺氧化酶抑制剂（异卡波肼、帕吉林、苯乙肼等）与间接作用的拟交感胺（苯丙胺、麻黄碱、哌甲酯及酪胺等）之间亦可发生类似的相互影响。已经证明，混合作用的拟交感胺（间羟胺和去氧肾上腺素等）可与单胺氧化酶抑制剂发生相互影响。多巴胺经单胺氧化酶代谢，单胺氧化酶抑制剂可增强其升压作用。抗肿瘤药丙卡巴肼（甲基苄肼）有微弱的单胺氧化酶抑制作用，故也可增强间接及直接作用拟交感胺的升压作用。呋喃唑酮（痢特灵）具有单胺氧化酶抑制作用，可与间接作用拟交感胺发生类似相互影响（见［苯丙胺－呋喃唑酮（痢特灵）］，也见［去氧肾上腺素－苯乙肼］）。

机制　一种观点是，单胺氧化酶抑制剂抑制单胺氧化酶后，去甲肾上腺素（及其他单胺类物质）储存增加，而间接作用拟交感胺通过释放去甲肾上腺素（及其他递质）发挥作用，故在有单胺氧化酶抑制剂存在的情况下，释放增加，受体部位浓度增高。另一种观点是，单胺氧化酶抑制剂抑制分解 α-甲基胺的肝微粒体酶，使间接作用拟交感胺的降解减慢，从而增强其作用。

建议　应用单胺氧化酶抑制剂的患者，应避免使用间接作用拟交感胺，也不要食用含酪胺的食品。这样的患者误用间接作用的拟交感胺后，可引起头痛、胃肠不适和发热、视觉障碍等症状。血压明显升高时，可用 α 肾上腺素能受体阻断药进行处理，如酚妥拉明 5 mg，肌内或静脉注射。

［苯丙醇胺（N-去甲麻黄碱）－吲哚美辛（消炎痛）］[2]
Phenylpropanolamine－Indomethacin

要点　常规应用含苯丙醇胺制剂的一名患者，应用 25 mg 吲哚美辛 30 分钟后，发生严重高血压。当单用这种药物时，则无血压升高。

有关药物　吲哚美辛与其他拟交感胺如去甲肾上腺素、苯丙胺、间羟胺等的相互影响尚未得到证明。苯丙醇胺与其他非固醇类抗炎药如阿司匹林、布洛芬、对乙酰氨基酚等的相互影响也未见报道。但根据相互作用的机制推测，它们之间有可能发生类似相互影响。

机制　苯丙醇胺是一种间接作用的拟交感胺，具有缩血管作用。吲哚美辛抑制前列腺素（包括前列环素、前列腺素 A、前列腺素 E 等）的合成。在正常情况下，这些前列腺素通过扩张血管而降压。因此，从理论上讲，两者同用时，苯丙醇胺的升压作用相对增强，从而导致血压急剧升高。

建议　仅上述一名患者还不足以说明这两种制剂不能同用。如果同用的话，应在服药后第一小时内严密观察患者的血压。若出现高血压，给予酚妥拉明有良好的对抗效果。

［苯丙胺（苯齐巨林，非那明，安非他明）－利培酮（利司培酮）］[3]
Amphetamine－Risperidone

要点　实验动物研究一致表明，具有混合性多巴胺和 5-羟色胺拮抗作用的非典型抗精神病药可削弱（右旋）苯丙胺的差别刺激作用。随后 Rush 等在 8 名健康志愿者中对这一问题进行了进一步探讨。首先让他们学会识别口服 15 mg 的苯丙胺。在考查辨识能力（即连续 4 天正确反应≥80%）后，评价单用以及给予 1 mg 利培酮（一种对多巴胺 D_2 受体和 5-羟色胺受体都有拮抗作用的非典型抗精神病药）预处理后不同剂量苯丙胺（0，2.5 mg，5 mg，10 mg，15 mg）的作用（Rush et al, 2003）。

建议　苯丙胺的兴奋作用在一定范围内与剂量呈正比。利培酮本身并不影响对苯丙胺的反应，但可损害执行能力。该研究结果表明，这一方法是评价拮抗剂－激动剂相互作用对行为影响的有效策略，可用来指导开发处理苯丙胺滥用或依赖的药物，寻找有关治疗方法。

［苯丙胺（苯齐巨林，非那明，安非他明）－苯乙肼］[1]
Amphetamine－Phenelzine

要点　正在应用苯乙肼的患者，给予苯丙胺之类的间接作用拟交感胺，可引起血压突然升高，甚至出现危及生命的高血压危象。

有关药物　可以预料，其他单胺氧化酶抑制剂（异卡波肼、异丙烟肼、尼亚拉胺等）与苯丙胺之间以及苯乙肼与其他间接作用拟交感胺（苯丙醇胺、麻黄碱、哌甲酯等）之间可发生类似相互影响，有些已得到证实（参见［苯丙醇胺－反苯环丙胺］）。

机制　一种观点是，单胺氧化酶（MAO）抑制剂（包括苯乙肼）抑制 MAO 后，去甲肾上腺素

（及其他单胺类物质）储存增加，而间接作用拟交感胺（包括苯丙胺）通过释放去甲肾上腺素（及其他递质）发挥作用，故在有 MAO 抑制剂存在的情况下，释放增加，受体部位浓度增高。另一种观点是，MAO 抑制剂抑制分解 α-甲基胺的肝微粒体酶，使间接作用拟交感胺的降解减慢，从而增强其作用。也参见（［苯丙醇胺－反苯环丙胺］）。

建议　市售止咳药、感冒药及减肥药（厌食剂）中大都含有上述拟交感胺类药物。凡是应用 MAO 抑制剂治疗的患者，不得服用上述药物。如因误用导致高血压，可用酚妥拉明 5 mg 肌内或静脉注射。也有应用氯丙嗪 50 mg 肌内注射逆转高血压成功的报道。

［苯丙胺（苯齐巨林，非那明，安非他明）－呋喃唑酮（痢特灵）］[2]
Amphetamine－Furazolidone

要点　呋喃唑酮在发挥抗菌作用的同时，伴有单胺氧化酶普遍地进行性抑制。与苯丙胺合用时，可致高血压危象。由于呋喃唑酮的单胺氧化酶抑制作用是逐渐累加的，故长期应用后，危险性增加。用药超过 5 天以上，危险性更大。

有关药物　据报道，酪胺与呋喃唑酮可发生类似相互影响。含有酪胺的食品（巧克力、干酪、葡萄酒等）、其他间接作用的拟交感胺（哌甲酯、苯丙醇胺等）也可能与呋喃唑酮发生相互影响。但直接作用的拟交感胺，如肾上腺素、去甲肾上腺素、异丙肾上腺素及甲氧明等与呋喃唑酮不会发生类似相互影响。根据药理作用推测，其他单胺氧化酶抑制剂（异卡波肼、苯乙肼、帕吉林及具有单胺氧化酶抑制作用的丙卡巴肼等），都可与间接作用的拟交感胺发生类似相互影响，参见［苯丙醇胺－反苯环丙胺］。

机制　呋喃唑酮的单胺氧化酶抑制作用起因于它的一种代谢物。苯丙胺是一种间接作用的拟交感胺，可促进肾上腺素能神经元中去甲肾上腺素的释放。呋喃唑酮在体内的代谢物抑制单胺氧化酶后，可导致对苯丙胺的超敏感。这显然是由于受体部位去甲肾上腺素浓度增加之故。

建议　接受呋喃唑酮的患者，禁用含酪胺的食品、苯丙胺、其他间接作用拟交感药及混合作用拟交感药。

［苯丙胺（苯齐巨林，非那明，安非他明）－碳酸氢钠
（重碳酸钠，重曹，小苏打）][1]
Amphetamine－Sodium Bicarbonate

要点　应用苯丙胺期间给予碳酸氢钠，可使苯丙胺血浓度升高，有因此导致精神失常的报道。

有关药物　碳酸氢钠与其他间接作用拟交感药（甲基苯丙胺、苯丙醇胺、哌甲酯等）之间是否会发生类似相互影响，尚未见报道。已证明乙酰唑胺与苯丙胺可发生类似相互影响。根据相互影响的机制推测，所有可碱化尿液的药物都会与苯丙胺发生类似相互影响。

尿液酸化剂（如氯化铵）对苯丙胺可发生相反的影响。

机制　碳酸氢钠碱化尿液，使尿液 pH 升高。苯丙胺是一种弱碱，在肾小管的碱性环境中多数以脂溶性较高的非离子化型存在，故重吸收增加。在酸性环境中则大多以不易重吸收的离子化型存在，故随尿液的排泄增加。

建议　在用苯丙胺治疗期间，不应给予尿液碱化剂（如碳酸氢钠、乙酰唑胺等）或尿液酸化剂（如氯化铵），以防苯丙胺蓄积中毒或作用减弱。但当苯丙胺过量中毒时，及早给予尿液酸化剂则有利于加速苯丙胺的排泄。

［3,4-亚甲基二氧基甲苯丙胺（摇头丸，迷幻药）－安非他酮（丁氨苯丙酮）][3]
3,4-Methylenedioxymethamphetamine（Ecstasy，MDMA）－
Bupropion（Amfebutamone）

要点　Schmid 等对 16 名健康白种人受试者进行的一项双盲安慰剂对照交叉研究表明，同时应用

抗抑郁药安非他酮，可使 3,4-亚甲基二氧基甲苯丙胺（MDMA）的 C_{max} 升高 15%，$AUC_{0\sim24}$ 增加 30%；MDMA 对情绪影响的时间延长，但其所致的去甲肾上腺素血浓度升高及其对心率的影响减弱。安非他酮的 C_{max} 升高 18%，$AUC_{0\sim24}$ 增加 27%，其代谢物（包括在羰基还原酶的作用下生成的氢安非他酮以及在 CYP2B6 的作用下生成的羟基安非他酮）的水平也略有增加（Schmid et al，2015）。

有关药物 根据提出的机制推测，CYP2D6 和 CYP2B6 的底物或抑制剂对 MDMA 的药动学可产生类似影响。同属抗抑郁药的帕罗西汀（paroxetine）、瑞波西汀（reboxetine）和度洛西汀（duloxetine）的类似影响已经证实。

机制 MDMA 通过相应的载体促进多巴胺、去甲肾上腺素和 5-羟色胺的释放而发挥作用。其在体内的氧化代谢过程比较复杂，主要经由 CYP2D6 代谢为无活性产物 4-羟-3-甲氧基甲苯丙胺（HMMA），也有小部分在 CYP2B6 的作用下经 N-位脱甲基生成精神活性代谢物 3,4 亚甲基二氧基苯丙胺（MDA），还有一部分在 CYP1A2 和 CYP3A4 的作用下生成其他代谢物。研究表明，安非他酮可阻断多巴胺、去甲肾上腺素和 5-羟色胺载体，也可抑制 CYP2D6，其在体内的代谢主要由 CYP2B6 负责。根据 MDMA 和安非他酮的药动学和药效学特点推测，前者 C_{max} 的升高和 $AUC_{0\sim24}$ 的增加与后者对 CYP2D6 的非竞争性抑制和对 CYP2B6 的竞争性抑制有关，而前者心血管系统方面作用的减弱则与后者抑制递质的释放有关（包括对多巴胺、去甲肾上腺素和 5-羟色胺释放的抑制）。

安非他酮 C_{max} 的升高以及 $AUC_{0\sim24}$ 的增加可能起因于 MDMA 对 CYP2B6 的竞争性抑制。理论上安非他酮代谢物的血浓度应有所下降，但其升高的确切机制尚不清楚。

建议 MDMA 是一种流行的娱乐性药物。Schmid 等的研究结果表明，同时应用安非他酮和 MDMA，导致两者的血浓度皆增加，安非他酮的药理作用和毒性有可能增强，然而，MDMA 心血管系统方面的作用是减弱的（尽管对情绪方面的影响时间延长）。安非他酮和 MDMA 之间相互影响的确切临床意义有待进一步研究。

[3,4-亚甲基二氧基甲苯丙胺（摇头丸，迷幻药）－咖啡因（咖啡碱）][1]
3,4-Methylenedioxymethamphetamine（Ecstasy，MDMA）－Caffeine

要点 大量基础和临床研究表明，同时消耗咖啡因和娱乐性精神兴奋药，除可导致长期影响外，尚可激发严重的急性不良反应。3,4-亚甲基二氧基甲苯丙胺（3,4-亚甲基二氧基甲基安非他明，3,4-亚甲基二氧基脱氧麻黄碱；MDMA）是导致滥用的主要精神兴奋药之一。凡是提供 MDMA 的场所，也往往提供含有大量咖啡因的饮料，故这种相互影响经常发生。二者相互影响所致的不良反应主要表现为体温调节的改变、心脏毒性以及惊厥阈的降低等。对大鼠进行的研究也表明，咖啡因可显著增强 MDMA 的急性毒性，表现为中枢性高热、心动过速和死亡率增加。另外，同时应用咖啡因也增强 MDMA 所致的长期 5-羟色胺能神经毒性（Vanattou-Saïfoudine et al，2012）。

有关药物 根据提出的机制推测，其他苯丙胺类，如甲苯丙胺、右旋苯丙胺、右旋氟苯丙胺（d-fenfluramine）以及麻黄碱等，与咖啡因之间的类似相互影响也可发生，咖啡因与可卡因（cocaine）之间的类似相互影响已经证实。然而，相互影响的程度可因兴奋剂的不同而不同。例如，与 MDMA 相比，欲促发右旋苯丙胺和可卡因毒性的发生所需咖啡因的用量要大得多（5～20 mg 对 100 mg）。

Panlilio 等采用大鼠进行的研究表明（Panlilio et al，2012），同时应用咖啡因和 Δ^9-四氢大麻酚（Δ^9-tetrahydrocannabinol，THC），可通过阻断内源性腺苷的作用从而增强 THC 对记忆力的影响，也就是说，咖啡因非但不能抵消 THC 所致的记忆缺陷，反倒使其恶化。因此，正在应用 THC 的个体试图通过饮用含咖啡因的饮料提神的想法是站不住脚的。

机制 咖啡因与 MDMA 相互影响的机制比较复杂。两者相互影响所致的高热反应可能起因于咖啡因对 CYP1A2 的抑制。已知 MDMA 通过 N-位脱甲基生成 3,4-亚甲基二氧基苯丙胺（3,4-亚甲基二氧基安非他明；MDA），这一过程由 CYP1A2 负责。咖啡因是已知的 CYP1A2 抑制剂，其对 CYP1A2 的抑制导致 MDMA 血浓度升高，从而增强 MDMA 的致高热作用（MDMA 本身有升高体温的作用）。然而，对啮齿类动物进行的研究表明，咖啡因并不改变脑内 MDMA 或 MDA 的浓度，因此，很可能涉及其他因素，例如，咖啡因通过阻断腺苷 A_1 和 A_2 受体而导致轻微的体温升高以及咖啡因对磷酸二酯酶（PDE）的抑制作用等。另外，在 5-羟色胺、多巴胺以及儿茶酚胺等水平上的药效学相互影响也有可能参与其中。

MDMA 大量或反复应用，本身即有可能导致血压升高、心率加速、心律失常以及心脏毒性等不良反应。咖啡因本身也可导致血压升高和心跳加速。二者上述作用的相加或协同是引发心脏事件发生率增加的机制（实际上，应该看作多巴胺 D_1 受体兴奋、腺苷受体拮抗以及 PDE 抑制等作用的联合所致的离子运动、神经兴奋性以及突触传递等改变的综合结果）。咖啡因或 MDMA 单用，或二者联用，都不影响离体心脏的心电图，说明心动过速的发生并非起因于对心脏的直接作用，而是与中枢性的拟交感作用有关。

咖啡因与 MDMA 同用时惊厥阈的降低，可能主要与 MDMA 在体内的代谢物 MDA 有关，因为 MDA 不但可诱导多巴胺的释放，且可与 5-羟色胺（5-HT）$_{2A}$ 受体发生相互影响。

建议　国内 MDMA 的应用不普遍（近年来有逐渐增加的趋势），但国外，特别是欧美等国家在市面上可作为"消遣娱乐药"很容易得到。如上所述，滥用 MDMA 的个体也往往大量应用含咖啡因的饮料，故此种相互影响会经常发生。了解该影响的机制，有助于指导制订适当的治疗方案，以处理与咖啡因有关的药物相互影响所致的急性毒性。咖啡因是否会促进精神兴奋性药物的滥用也是值得进一步探讨的问题。

［3,4-亚甲基二氧基甲苯丙胺（摇头丸，迷幻药）－苯乙肼］[1]
3,4-Methylene-dioxymethamphetamine（Ecstasy，MDMA）－Phenelzine

要点　正在应用苯乙肼的 1 名患者，应用 3,4-亚甲基二氧基甲苯丙胺（3,4-亚甲基二氧基甲基安非他明，3,4-亚甲基二氧基脱氧麻黄碱；MDMA）后出现心悸、不安、制动、发音困难，进一步发展为缓慢持久的强迫性扭转，血压明显升高。

机制　许多症状与苯丙胺－苯乙肼之间的相互影响类似，故认为机制相近（参见［苯丙胺－苯乙肼］及［苯丙醇胺－反苯环丙胺]）。

建议　劝告应用苯乙肼治疗的患者避免应用 MDMA。国内 MDMA 的应用不普遍，国外在市面上可作为"消遣娱乐药"很容易得到。如因误用发生相互影响，通常仅是对症治疗：高血压危象应用酚妥拉明或硝普钠；高热给予丹曲林（dantrolene）和泮库溴铵；癫痫发作给予地西泮、苯妥英；横纹肌溶解给予甘露醇。

第二节　抗肾上腺素药

［酚妥拉明（甲苄胺唑啉，瑞支亭，利其丁）－消化性溃疡］[1]
Phentolamine－Peptic Ulcer

要点　有消化性溃疡或消化性溃疡史者，给予酚妥拉明后可加重或诱发消化性溃疡。

有关药物　根据提出的机制推测，同属非选择性的 α 受体阻断药妥拉唑林（苄唑啉；Tolazoline）也有类似影响。

机制　酚妥拉明有拟胆碱作用，使胃肠平滑肌兴奋（这一作用可被阿托品所对抗），同时兼有组胺样作用，使胃酸分泌增加，可能是诱发或加重消化性溃疡的原因（特别是后者）。

建议　部分药物学书籍中并未述及酚妥拉明的促胃酸分泌作用，因此临床上因误用而诱发或加重消化性溃疡的情况屡有报道。凡有消化性溃疡史或活动性消化性溃疡的患者，应慎用或禁用酚妥拉明。

酚妥拉明的禁忌证或慎用证尚有胃炎、低血压、严重动脉硬化、冠心病等。

[酚妥拉明（甲苄胺唑啉，瑞支亭，利其丁）－肾上腺素（副肾素）][1]
Phentolamine－Epinephrine

要点　酚妥拉明过量导致低血压时，试图用肾上腺素升压，可使血压进一步降低。

有关药物　根据相互影响的机制推测，同时应用肾上腺素和其他具有 α 受体阻断作用的药物，如非选择性 α 受体阻断药（妥拉苏林、酚苄明、异克舒令、莫西赛利等），选择性 α_1 受体阻断药（哌唑嗪、特拉唑嗪、多沙唑嗪、布那唑嗪等），及具有 α_1 受体阻断作用的抗精神病药（如吩噻嗪类抗精神病药氯丙嗪，见［肾上腺素（副肾素）－氯丙嗪］），也有可能使血压下降。

其他拟肾上腺素药与酚妥拉明之间相互影响的结果取决于逆肾上腺素药对 α 受体和 β 受体的激动程度。例如，去甲肾上腺素主要激动 α 受体，相互影响的结果可能仅表现为去甲肾上腺素升压作用的减弱；异丙肾上腺素无 α 受体激动作用，故与酚妥拉明相互影响的结果是异丙肾上腺素降压作用的进一步增强。

机制　肾上腺素既可激动 α 受体，也可激动 β 受体，一般剂量下可使血压升高。酚妥拉明具有 α 受体阻断作用，与肾上腺素同用时，取消了肾上腺素激动 α 受体导致的周围血管阻力升高，结果使肾上腺素对血压的影响类似于异丙肾上腺素，表现为血压下降。

建议　在应用酚妥拉明治疗期间给予肾上腺素，有可能导致血压进一步下降。因此，如果因为应用酚妥拉明导致血压下降，不应试图给予肾上腺素升压。在这种情况下，应让患者平卧并抬高腿部，可谨慎应用去甲肾上腺素以克服酚妥拉明的 α 受体阻断作用。妥拉唑林所致的低血压通常建议给予麻黄碱。

[酚苄明（酚苄胺）－胍乙啶（依斯迈林）][2]
Phenoxybenzamine－Guanethidine

要点　酚苄明与胍乙啶同时应用，可导致明显的体位性低血压，甚至晕厥。

有关药物　根据相互影响的机制推测，酚苄明与其他去甲肾上腺素能神经阻滞药（如胍氯酚、胍那克林、倍他尼定等）之间以及其他 α 受体阻断药（选择性的 α 受体阻断药酚妥拉明、妥拉唑林，选择性的 α_1 受体阻断药哌唑嗪、特拉唑嗪、多沙唑嗪等）与胍乙啶之间可发生类似相互影响。

机制　胍乙啶抑制交感神经末梢去甲肾上腺素的释放并耗竭其储存，单用时可致体位性低血压。酚苄明阻断 α 受体，也有体位性低血压的副作用。两者单用时可经反射机制加以调整，使血压不致过度持久地降低。两者合用，调整通路被阻断，故可发生明显的低血压。

建议　尽可能避免两者合用。

[莫西赛利（盐酸百里胺）－乙醇][2]
Moxisylyte－Ethyl Alcohol（Ethanol，Alcohol，Ethyl）

要点　应用莫西赛利期间饮酒，有可能导致严重的体位性低血压。

有关药物　预料其他具有 α 受体阻断作用的药物也可与乙醇发生类似相互影响，如非选择性的 α 受体阻断药酚妥拉明、妥拉苏林、酚苄明、异克舒令（苯氧丙酚胺，isoxsuprine），选择性的 α_1 受体阻断药哌唑嗪、特拉唑嗪、多沙唑嗪等。已证明乙醇与非选择性 α 受体阻断药妥拉苏林（妥拉唑林）尚可发生一种与该处所述不同的相互影响，其机制也可能不同（见［乙醇－妥拉苏林（妥拉唑林，苄唑林）］）。

机制　莫西赛利单用偶可导致体位性低血压。乙醇有扩张血管的作用，其扩血管作用与莫西赛利的 α_1 受体阻断所致的血管扩张作用相加。

建议　莫西赛利对脑血管的 α_1 受体有相对选择性，加之其稳定血小板膜从而具有的抗血栓形成作用，临床上主要用来作为外周血管和脑血管痉挛性疾病以及脑出血和脑梗死后遗症等的治疗药物。如果忽视它的体位性低血压副作用而于用药期间饮酒的话，有可能导致严重的体位性低血压，甚至发生晕厥（也见［胍乙啶－乙醇］）。

［阿夫唑嗪（阿呋唑嗪，桑塔，桑塔前列泰）－克拉霉素（甲红霉素）］[1]
Alfuzosin－Clarithromycin

要点　同时应用阿夫唑嗪和克拉霉素，可导致前者的作用明显增强，不良反应发生率显著增加。

有关药物　阿夫唑嗪是一种新型喹那唑啉衍生物，与坦洛新、西洛多辛（silodosin）、特拉唑嗪、多沙唑嗪、哌唑嗪、布那唑嗪等同属选择性 α_1 受体拮抗剂，但临床用途有所不同。阿夫唑嗪、坦洛新和西洛多辛对血压影响轻微，主要用于良性前列腺增生症（BPH）的治疗（阿呋唑嗪也偶用于高血压的治疗），故作为抗肾上腺素药在该处讨论。哌唑嗪和布那唑嗪对血压影响明显，主要作为抗高血压药应用（尽管哌唑嗪也有用于 BPH 治疗者），有关细节参见第三章抗高血压药。至于特拉唑嗪和多沙唑嗪，既可用于 BPH 的治疗，也是高血压的常用治疗药物（高血压伴有 BPH 是这两种药物的良好适应证），有关内容可互相参照。

尽管坦洛新广泛经由 CYPs 代谢，但尚未见有与克拉霉素发生类似相互影响的报道。西洛多辛的代谢途径有多种，但主要由 UGT［尿（嘧啶核）苷二磷酸葡糖醛酰转移酶］2B7 代谢转化为一种葡糖醛酸化物，故根据相互影响的机制推测与克拉霉素不会发生类似相互影响（然而，UGT2B7 的抑制剂，如丙磺舒、丙戊酸以及氟康唑等，可通过抑制 UGT2B7 而阻碍西洛多辛的转化；参见［西洛多辛－丙戊酸］）。

根据相互影响的机制推测，红霉素（erythromycin）、依托红霉素、琥乙红霉素、醋竹桃霉素等大环内酯类抗生素与阿夫唑嗪之间可发生类似相互影响。但已经证明同属大环内酯类的阿奇霉素和地红霉素对 CYP3A4 无抑制作用，因此认为与阿夫唑嗪之间不会发生类似相互影响。

酮环内酯类抗生素泰利霉素（telithromycin）不但是 CYP3A4 的强效抑制剂，同时也是 CYP3A4 的底物（有 50% 经 CYP3A4 代谢），预料与阿夫唑嗪之间的类似相互影响也可发生。

预料所有 CYP3A4 抑制剂都可与阿夫唑嗪发生类似相互影响，已有充分证据证实者包括唑类抗真菌药酮康唑和伊曲康唑以及 HIV（人免疫缺陷病毒）蛋白酶抑制剂利托那韦等。

机制　克拉霉素是已知最强的 CYP3A4 抑制剂之一，而阿夫唑嗪是 CYP3A4 的底物，因此认为，克拉霉素抑制 CYP3A4 从而阻碍阿夫唑嗪的氧化代谢是使其作用增强和不良反应发生率增加的机制。另外，克拉霉素本身的代谢也有 CYP3A4 的参与，故对阿夫唑嗪代谢的竞争性抑制也是原因之一（Westfall et al，2011）。

建议　该相互影响明确，建议正在应用阿夫唑嗪的个体，禁止应用克拉霉素（红霉素、泰利霉素、酮康唑、伊曲康唑以及利托那韦等 CYP3A4 抑制剂的应用也应避免）。如上所述，已经证明阿奇霉素和地红霉素对 CYP3A4 无影响，因此，如果可行的话，可用其代替克拉霉素（有权威人士认为，虽然已证明这两种药物不抑制 CYP3A4，但凡是已知可与克拉霉素或红霉素发生相互影响的药物，与这两种药物联合应用仍应谨慎，特别是阿奇霉素）。

考虑到目前有多种多样的抗生素可供选择，因此避免两者的同用并不困难。

［坦洛新（坦索罗辛，哈乐）－乌地那非］[3]
Tamsulosin－Udenafil（Zydena，DA-8159）

要点　Kang 等采用大鼠进行的研究表明，同时应用坦洛新和磷酸二酯酶-5（PDE5）抑制剂乌地那非，坦洛新的 AUC 显著增加，并伴有收缩压的明显下降，口服给药比静脉给药更明显（Kang et al，2009）。

有关药物　同属选择性 α_1 受体阻断药的特拉唑嗪与乌地那非之间的类似相互影响已经证实（有关细节参见［特拉唑嗪（高特灵，降压宁）－乌地那非］）。其他选择性 α_1 受体阻断药与乌地那非之间是否会发生类似相互影响尚不清楚。坦洛新与其他 PDE5 抑制剂（如西地那非、伐地那非和他达拉非等）之间是否会发生类似相互影响，也未见报道。然而，两类药物药效学方面的相互影响（即对血管的扩张作用所致的血压下降）不能排除。

机制　已知坦洛新的代谢主要由 CYP2D6 和 CYP3A4 负责。Kang 等认为，乌地那非对坦洛新经 CYP3A 代谢的非竞争性抑制可能是坦洛新 AUC 增加的机制。

因为乌地那非像西地那非等 PDE5 抑制剂一样，可某种程度地干扰外周血管阻力，而坦洛新对 α_1 受体的阻断也可导致某种程度的血管扩张，故就它们对血压的影响而论，尚有可能涉及降压作用的相加或协同（参见［哌唑嗪（脉宁平）－西地那非（伟哥，万艾可）］）。因此，坦洛新－乌地那非之间的相互影响既包括药动学的成分也包括药效学的成分。

建议　坦洛新、西洛多辛（silodosin）、阿夫唑嗪、特拉唑嗪、多沙唑嗪、哌唑嗪、布那唑嗪等同属选择性 α_1 受体拮抗剂，但临床用途有所不同。哌唑嗪和布那唑嗪等对血压影响明显，主要作为抗高血压药应用，有关细节参见第三章抗高血压药。阿夫唑嗪和特拉唑嗪既可用于良性前列腺增生症（BPH）的治疗，也可用来治疗高血压（高血压伴有 BPH 是这两种药物的良好适应证）。坦洛新（以及西洛多辛）对存在于尿道、膀胱颈以及前列腺中的 α_{1A} 受体有高度选择性，主要用于 BPH 的治疗，因此放在此处讨论。

人肝微粒体研究表明，乌地那非的代谢主要由 CYP3A4 负责（也有 CYP2D6 的参与），在 CYP3A4 的作用下，生成人体循环中的主要活性代谢物 N-脱烷基乌地那非，即 DA-8164。采用大鼠进行的研究表明，乌地那非和特拉唑嗪在大鼠体内的代谢主要涉及 CYP3A1/2（乌地那非在大鼠体内的代谢也有 CYP2D6 的参与）。可见，人体 CYP3A4 的底物与大鼠 CYP3A1/2 的底物也许有部分重叠（此点有待进一步研究证实）。无论如何，正在应用坦洛新等 α_1 受体拮抗剂治疗的 BPH 患者，如果需要同时应用乌地那非（或其他 PDE5 抑制剂），应谨防显著体位性低血压的发生，反之亦然。

［坦洛新（坦索罗辛，哈乐）－帕罗西汀］[3]
Tamsulosin－Paroxetine

要点　Troost 等对健康受试者进行的一项随机化交叉研究表明，同时应用坦洛新以及选择性 5-羟色胺再摄取抑制剂（SSRI）帕罗西汀，可使前者的 C_{max} 和 AUC 分别增加 34% 和 64%，$t_{1/2}$ 从 11.4 小时延长至 15.3 小时。然而，这些药动学的改变并不伴有体位应急试验时血流动力学的改变（Troost et al，2011）。

有关药物　同属选择性 α_1 肾上腺素能受体拮抗剂的西洛多辛、特拉唑嗪、多沙唑嗪、哌唑嗪等与帕罗西汀之间是否会发生类似相互影响，尚未见报道。根据提出的机制推测，同属 SSRI 的氟西汀、舍曲林以及氟伏沙明等与坦洛新之间的类似相互影响有可能发生，但影响的程度各不相同。

在同一研究中，Troost 等证实，同时应用唑类抗真菌药酮康唑（ketoconazole）可使坦洛新的 C_{max} 和 AUC 分别增加 120% 和 180%，$t_{1/2}$ 从 10.5 小时延长至 11.8 小时。

机制　已知坦洛新的代谢主要由 CYP2D6 和 CYP3A4 负责，而帕罗西汀是 CYP2D6 的底物和强效抑制剂。因此认为，帕罗西汀抑制 CYP2D6（包括竞争性抑制和非竞争性抑制），从而阻碍坦洛新的代谢是该影响的机制。

酮康唑对坦洛新药动学的影响与其抑制 CYP3A4 有关（酮康唑既是 CYP3A4 的底物，也是 CYP3A4 的强效抑制剂）。

建议　尽管帕罗西汀（或酮康唑）对坦洛新药动学的影响明确，但体位应急试验未见有血流动力学的明显改变。因此，坦洛新与帕罗西汀或酮康唑的联用无须刻意避免。然而，联用期间如发现坦洛新的毒副作用增加，应考虑到可能与它们之间的相互影响有关。

［西洛多辛（西洛多新）－丙戊酸（二丙基乙酸，敌百痉）］[1]
Silodosin－Valproic Acid

要点　同时应用西洛多辛和丙戊酸，前者的血浓度升高，作用和毒性有可能增强。

有关药物　其他选择性 α_1 受体拮抗剂（如阿夫唑嗪、特拉唑嗪、哌唑嗪等）在体内的代谢转化不涉及 UGT2B7（有关细节参见阿夫唑嗪－克拉霉素），故推测不会与丙戊酸发生类似相互影响。根据相互影响的机制推测，丙戊酸钠、含有等量丙戊酸和丙戊酸钠的稳定复合物及双丙戊酸钠与西洛多辛之间的类似相互影响有可能发生。

已证明可通过抑制 UGT2B7 从而阻碍西洛多辛代谢转化的药物尚有丙磺舒（probenecid）和氟康唑（fluconazole）等。

机制　尽管西洛多辛的代谢途径有多种，但主要代谢物是经 UGT2B7 生成的一种葡糖醛酸化物（Westfall et al, 2011）。已知丙戊酸是 UGT（包括 UGT2B7）的底物，同时对 UGT 有抑制作用，因此认为，西洛多辛作用和毒性的增强起因于丙戊酸对 UGT2B7 的抑制（可能既包括竞争性抑制，也包括非竞争性抑制）。丙戊酸也是 CYP2C9 和 CYP2C19 的底物，但与此处所述的相互影响无明显相关（McNamara, 2011）。

建议　最好避免同时应用西洛多辛和丙戊酸。如果必须同时应用丙戊酸和选择性 α_1 受体拮抗剂，可考虑选用与丙戊酸无明显相互影响的阿夫唑嗪或坦洛新等代替西洛多辛。

［普萘洛尔（心得安）－心力衰竭］[1]
Propranolol－Congestive Heart Failure

要点　未经治疗的充血性心力衰竭患者，在应用普萘洛尔后可很快危及生命。此点在应用 β 受体阻断药治疗甲状腺危象时已得到证实。

有关药物　所有其他 β 受体阻断药，例如阿替洛尔、美托洛尔等，都有类似影响。

机制　心力衰竭患者交感神经张力增加、心储备降低；β 受体被阻断后，心率减慢，收缩力进一步减弱，心衰加重。

建议　未经治疗的充血性心力衰竭患者，是 β 受体阻断药的绝对禁忌证。充血性心力衰竭患者如果需要应用 β 受体阻断药，首先应给予地高辛和利尿剂。

泼尼松和二氮嗪对心力衰竭的影响分别参见［泼尼松－心力衰竭］和［二氮嗪－心力衰竭］。

各种抗心律失常药，如胺碘酮、利多卡因等有不同程度的负性肌力作用；氯喹（及其类似物奎尼丁）、金刚烷胺、含枸橼酸钾的制剂、芬氟拉明等对心功能有不同程度的抑制作用。这些药物均应慎用或禁用于心功能不全的患者。

［普萘洛尔（心得安）－房室传导阻滞］[1]
Propranolol－A-V Block

要点　房室传导阻滞患者，特别是二、三度房室传导阻滞患者，应用普萘洛尔后，可致完全性房室传导阻滞，甚至心脏停搏。

有关药物　所有 β 受体阻断药（阿替洛尔、美托洛尔、吲哚洛尔等）都有类似影响。

建议　二、三度房室传导阻滞患者，如果需要应用 β 受体阻断药控制心律失常，可在安装起搏器后应用。

［普萘洛尔（心得安）－支气管哮喘］[1]
Propranolol－Bronchial Asthma

要点　普萘洛尔可促发支气管痉挛，诱发或加重支气管哮喘。

有关药物　所有 β 受体阻断药都有类似作用，不过 β_1 受体选择性阻断药（阿替洛尔、美托洛尔、比索洛尔等）相对弱一些。

机制　β 受体可调节支气管扩张。哮喘患者 β 受体存在缺陷，对 β 受体阻断药更敏感。

建议　哮喘或阻塞性支气管病是非选择性 β 受体阻断药（普萘洛尔、纳多洛尔、噻吗洛尔等）的绝对禁忌证。此类患者如果必须应用 β 受体阻断药，可选用一种选择性 β_1 受体阻断药（如美托洛尔、阿替洛尔、普拉洛尔等）低剂量应用，同时给予一种 β_2 受体激动剂（沙丁胺醇、特布他林、奥西那林等）以扩张支气管。据报道，有支气管痉挛史的患者，单用美托洛尔治疗锂致震颤，未曾发生什么不良反应，见［碳酸锂－美托洛尔］。

[普萘洛尔（心得安）－糖尿病][1]
Propranolol－Diabetes

要点 应用胰岛素治疗的患者，给予普萘洛尔后，可掩盖低血糖症状，也可延迟胰岛素所致低糖血症的恢复，并导致肾上腺素介导的舒张压升高（也参见［胰岛素－普萘洛尔（心得安）]）。

有关药物 所有 β 受体阻断药（氧烯洛尔、纳多洛尔、吲哚洛尔等）都有类似影响。具有心脏选择性的 $β_1$ 受体阻断药（阿替洛尔、美托洛尔、倍他洛尔等），上述作用弱一些。

机制 低血糖患者主要是交感神经系统兴奋的症状。普萘洛尔的 β 受体阻断作用可大大减弱或取消交感神经兴奋的症状。它对血管 $β_2$ 受体的阻断作用，使肾上腺素的缩血管作用相对占优势，故而表现为舒张压升高。它对肝中 $β_2$ 受体的阻断，使血糖恢复减慢。

建议 胰岛素依赖型糖尿病患者，在用胰岛素治疗期间，可发生低血糖。一旦发生低血糖，通过交感神经兴奋，可使血糖恢复。而且交感神经兴奋的症状和体征易为患者和临床医生所觉察，便于采取相应措施。但在应用普萘洛尔或其他 β 受体阻断药之后，其低血糖症状被掩盖，可给患者带来严重不良后果。胰岛素依赖型糖尿病患者，如果必须应用 β 受体阻断药，应选用 $β_1$ 选择性制剂，这样可削弱或取消上述影响。

伴有心肌梗死的 1 型糖尿病患者，β 受体阻断药对某些患者可能利大于弊；但是，即使是这些患者，也宁可选用 $β_1$ 选择性制剂。

[普萘洛尔（心得安）－高血压伴高脂血症][2]
Propranalol－Hypertension Complicated by Hypertriglyceridemia

要点 普萘洛尔可使血浆三酰甘油（甘油三酯）中度升高，HDL（高密度脂蛋白）胆固醇降低，长期应用可对伴有高脂血症的高血压患者造成不利影响。

有关药物 理论上，所有无内在拟交感活性的 β 受体阻断药（包括第一代的非选择性 β 受体阻断药噻吗洛尔、纳多洛尔、索他洛尔以及第二代的选择性的 $β_1$ 受体阻断药阿替洛尔、美托洛尔、比索洛尔、艾司洛尔、倍他洛尔等）都可对血浆三酰甘油发生类似影响，而具有内在拟交感活性的 β 受体阻断药（如第一代的非选择性的 β 受体阻断药吲哚洛尔、阿普洛尔、氧烯洛尔、喷布洛尔和第三代的非选择性 β 受体阻断药拉贝洛尔、卡替洛尔、地来洛尔以及第二代的选择性 $β_1$ 受体阻断药醋丁洛尔、丁呋洛尔和第三代的选择性 $β_1$ 受体阻断药塞利洛尔等）很少或无类似影响。已证明无明显内在拟交感活性的第三代非选择性 β 受体阻断药卡维地洛和氨磺洛尔也像拉贝洛尔等一样，此种影响甚微（第三代的非选择性 β 受体阻断药兼具 α 受体和 β 受体阻断作用，故也被称为 α、β 受体阻断药或具有扩血管作用的 β 受体阻断药）。所有非选择性的 β 受体阻断药都可降低 HDL-C，增加 LDL-C（低密度脂蛋白胆固醇）。相形之下，选择性的 $β_1$ 受体阻断药对血胆固醇非但无不利影响，反有可能改善之。

机制 普萘洛尔的 $β_1$ 受体阻断作用是其使三酰甘油升高的原因，因为 $β_1$ 受体兴奋促进人体脂肪的分解（$β_1$ 受体介导脂肪组织中激素敏感性脂酶的激活，从而导致游离脂肪酸释放进入循环中，以供肌肉活动之用；当 $β_1$ 受体被阻断后，脂肪分解减少，三酰甘油积聚）。普萘洛尔阻断 $β_2$ 受体，抑制肝糖原及肌糖原分解，血糖降低，从而导致胰岛素分泌减少，胰高血糖素分泌增加，使 HMG-CoA 还原酶合成下降，这可能是 HDL-C 降低的原因。

建议 高血压伴高脂血症患者（特别是同时患有糖尿病的患者）最好避免应用无内在拟交感活性的 β 受体阻断药，如果必需应用，首选选择性 $β_1$ 受体阻断（特别是第三代的塞利洛尔）或第三代非选择性 β 受体阻断药（如卡替洛尔、卡维地洛）。与降低胰岛素敏感性的传统 β 受体阻断药（如普萘洛尔、纳多洛尔、阿替洛尔等）相比，具有扩血管作用的 β 受体阻断药（如卡替洛尔、卡维地洛、塞利洛尔、尼普洛尔、地来洛尔等）可增加胰岛素耐受患者对胰岛素的敏感性，加上后者对心脏的保护作用，可部分抵消糖尿病患者高脂血症恶化带来的危险。另外，应用 β 受体阻断药的患者也许需要辅以他汀类的 HMG-CoA 还原酶抑制剂，以缓解对代谢的不良影响（Westfall et al，2011）。

最后需要提及的是，高血压患者无论应用何种 β 受体阻断药，停药时皆应遵循渐减原则（10～14 天），否则，有可能诱发心绞痛、心肌梗死或高血压。

［普萘洛尔（心得安）－吸烟］[2]
Propranolol － Smoking

要点　吸烟可降低普萘洛尔的稳态血浓度，增加其清除率，这在患者和受试者中都是如此。吸烟对年轻人影响较大，而对老年人影响较小。吸烟使普萘洛尔的抗心绞痛疗效减弱。

有关药物　主要经肝代谢的其他 β 受体阻断药（如美托洛尔、阿普洛尔、倍他洛尔等）有可能与烟草制品发生上述类似的相互影响。而不依赖于肝代谢清除的 β 受体阻断药（阿替洛尔、塞利洛尔、纳多洛尔等）与烟草制品不太可能发生类似的相互影响。

机制　已知烟草中的某些成分是肝微粒体酶诱导剂，而普萘洛尔主要经肝代谢，这可解释吸烟对普萘洛尔的影响。吸烟对肝微粒体酶的诱导能力随年龄的增加而减弱。

建议　经常吸烟的患者与不吸烟者相比，起相同治疗作用所需普萘洛尔的剂量可能较大，这一点在临床上无多大意义。但是，正在应用普萘洛尔治疗的吸烟者，如果戒烟，普萘洛尔的剂量可酌情减少。

［普萘洛尔（心得安）－肼屈嗪（肼苯哒嗪，肼酞嗪）］[3]
Propranolol － Hydralazine

要点　血压正常的受试者同时口服肼屈嗪和普萘洛尔后，普萘洛尔生物利用度明显增加。据报道，普萘洛尔也增强肼屈嗪的抗高血压作用。

有关药物　同时应用肼屈嗪也使美托洛尔的血浓度增加，但对纳多洛尔和醋丁洛尔的血浓度无影响。阿替洛尔、塞利洛尔、索他洛尔、吲哚洛尔等 β 受体阻断药并不像普萘洛尔和美托洛尔那样明显地经历首过肝代谢，因此，预料不会与肼屈嗪发生类似相互影响。

机制　虽然机制尚未完全了解，但肼屈嗪通过改变首过清除，可增加普萘洛尔的总体生物利用度。首过清除的改变可能起因于肝血流的短暂改变以及肼屈嗪代谢物对代谢的抑制所致的提取率降低。鉴于普萘洛尔几乎完全吸收，且总体清除研究表明，总体生物利用度增加并不反映从体循环中清除的降低，因此，吸收的改变似乎不起什么作用。美托洛尔像普萘洛尔一样，具有较高的肝提取率，而醋丁洛尔仅有中度肝提取率，纳多洛尔在肝中根本无提取。

建议　长期应用研究未曾确定普萘洛尔生物利用度增加的临床意义。某些患者可产生普萘洛尔中毒的症状（如心动过缓、支气管痉挛等）。如果出现这些症状，应测定普萘洛尔血浓度，据情减少普萘洛尔的剂量。

［普萘洛尔（心得安）－地高辛（狄戈辛）］[3]
Propranolol － Digoxin

要点　地高辛中毒引起的心律紊乱和心房扑动可用普萘洛尔控制，但此时患者可能对普萘洛尔特别敏感，也可能发生明显的，甚至是致命的心动过缓。

有关药物　有报道表明，地高辛与醋丁洛尔合用时，药动学不受影响。地高辛与艾司洛尔合用时，前者的药动学、药效学、心率及血压均无显著变化。地高辛与其他 β 受体阻断药（如美托洛尔、阿替洛尔、阿普洛尔等）之间以及普萘洛尔与其他强心苷（如洋地黄、洋地黄毒苷、毛花苷丙等）之间是否会发生类似相互影响，尚未见报道，但根据药理作用的类似性推测，类似影响有可能发生。

机制　确切机制还不清楚。可能起因于 β 受体被阻断后，副交感神经功能相对亢进，从而导致心率进一步减慢。

建议　洋地黄强心苷类与 β 受体阻断药常常合用，但对此用法观点不一。有人认为，当试图用普萘洛尔控制洋地黄中毒引起的心律紊乱和心房扑动时，最好先给予 5 mg 或更低剂量的试验量，然后根据具体情况给足全量，或在给全量的同时合用保护剂量的阿托品。此时使用阿托品，可抑制正常副交感神经减慢心率的作用。这种作用在没有交感神经加快心率的作用予以完全对抗时（在β受体阻断药存在的情况下往往如此），可加重心动过缓。已证明地高辛的药动学及药效学不受艾司洛尔的影响，故在此情况下用其代替普萘洛尔也许更为合适。

［普萘洛尔（心得安）－奎尼丁］[2]
Propranolol－Quinidine

要点 理论上，普萘洛尔和奎尼丁联用治疗心律失常是有益的，因为两药联用剂量可减少，从而减少不良反应。这种有益影响在某些心律失常患者中已经得到证实。但是，奎尼丁对普萘洛尔代谢的抑制有可能导致普萘洛尔的作用和毒性增强。

有关药物 因为其他β受体阻断药的药理作用类似于普萘洛尔，故推测与奎尼丁可发生类似的有益相互影响，但是不利相互影响的发生可因β受体阻断药的不同而有所不同。凡是其代谢涉及CYP2D6的β受体阻断药都可像普萘洛尔一样，与奎尼丁发生类似相互影响（有关细节也参见［普萘洛尔－西咪替丁］）。

机制 奎尼丁和普萘洛尔都可延长心肌的不应期，降低自律性和传导性。联用时作用增强的机制还不清楚，但可能起因于两药共同具有的作用，即减慢心肌跨膜电位的除极速度。这一作用表现为心肌组织反应的减弱及4相舒张期除极化速度的减慢。另外，奎尼丁对普萘洛尔代谢的抑制也可能起一定作用（已知普萘洛尔主要由CYP1A2和CYP2D6代谢，而奎尼丁对CYP2D6有明显抑制作用）。

建议 普萘洛尔和奎尼丁联用，可能有助于将心房扑动转变为窦性心率。它们的联用对其他几种心律失常的治疗也存在一些优点，故目前两药的联用是提倡的。联用时注意事项与各药单用时相同。不过，对那些其代谢涉及CYP2D6的β受体阻断药（例如非选择性的β受体阻断药噻吗洛尔、吲哚洛尔，选择性的β$_1$受体阻断药美托洛尔、比索洛尔，第三代非选择性β受体阻断药卡维地洛、奈必洛尔等），应注意作用和毒性是否增强（特别需要注意的是窦房结功能和房室传导功能是否受损），必要时将剂量下调。

［普萘洛尔（心得安）－胺碘酮（乙胺碘呋酮，安律酮，可达龙）］[2]
Propranalol－Amiodarone

要点 据报道，2名服用胺碘酮治疗的妇女，加用普萘洛尔后不久出现心搏骤停，其中1例为心室颤动，另1例为停搏。

有关药物 1名用胺碘酮（1200 mg/d）和阿替洛尔（50 mg/d）治疗的肥厚性心肌病患者，用药5天后给予美托洛尔（100 mg/d）代替阿替洛尔，3小时后出现头晕、心率减慢（20次/分）及血压降低（收缩压8.0 kPa）。给予阿托品和异丙肾上腺素后好转。

根据代谢途径和提出的机制推测，胺碘酮与其他主要经肝代谢的β受体阻断药（美托洛尔、阿普洛尔、烯丙洛尔等）有可能发生类似相互影响，而与主要以原形经肾排泄的β受体阻断药（阿替洛尔、塞利洛尔、纳多洛尔等）之间则不太可能发生类似相互影响。上述患者合用5天阿替洛尔并无类似相互影响的发生，为此推断提供了佐证。

机制 不清楚。临床上所见为β受体过度阻断的表现，故有人认为可能起因于胺碘酮对β受体阻断药代谢的抑制。然而，现在已经比较明确的是，胺碘酮本身经CYP3A4代谢为脱乙基胺碘酮，同时对CYP3A4、CYP2C9以及P-糖蛋白（由MDR1基因编码）有抑制作用，而普萘洛尔的代谢主要由CYP2D6和CYP1A2负责，因此，仅根据胺碘酮对CYP3A4和CYP2C9的抑制尚难以作出令人满意的解释，可能还有其他机制参与。

建议 临床上两药合用的情况不少见，故具有一定意义。但两药合用时真正发生此种相互影响而导致不良反应的报道并不多。然而，注意此种相互影响的可能性是有必要的。用主要以原形经肾排泄的β受体阻断药代替普萘洛尔与胺碘酮合用，也许可避免此种相互影响。

[普萘洛尔（心得安）－卤芬酯（降脂酰胺）][2]
Propranolol－Halofenate

要点　对 4 名健康受试者进行的交叉研究表明，先连续给予卤芬酯（1 g/d）计 20 天后，再给予普萘洛尔，后者的稳态血浓度平均降低 75%。用异丙肾上腺素检测 β 受体的阻断效果时发现，4 名受试者中有 3 名心脏的 β 受体阻断效应减弱。

有关药物　卤芬酯对其他 β 受体阻断药的影响尚未见报道，但如果涉及肝药酶的话，预料与其他经肝广泛代谢的 β 受体阻断药（如噻吗洛尔、美托洛尔、阿普洛尔等）之间可发生类似相互影响，而与主要以原形经肾排泄的 β 受体阻断药（如阿替洛尔、塞利洛尔、纳多洛尔等）之间则不太可能发生类似相互影响。

机制　有人认为，卤芬酯增加普萘洛尔在肝的代谢，从而加速其清除。

建议　普萘洛尔血浓度如此明显的降低，有可能削弱其控制高血压和心绞痛的疗效。如果两药合用不可避免，需监测普萘洛尔的作用，必要时加大用量。另外，也可考虑选用主要以原形经肾排泄的 β 受体阻断药代替普萘洛尔；然而，由于该相互影响的确切机制尚不清楚，故密切观察仍为必需。

[普萘洛尔（心得安）－考来烯胺（消胆胺，降胆敏）][2]
Propranalol－Cholestyramine（Colestyramine）

要点　同时应用阴离子交换树脂考来烯胺和 β 受体阻断药普萘洛尔，后者的吸收减少，血浓度减低，欲维持相同的治疗作用，需增加普萘洛尔的剂量。

有关药物　已经证明另一种阴离子交换树脂考来替泊（colestipol）可减少普萘洛尔的吸收。其他阴离子交换树脂（如地维烯胺、降胆葡胺等）与普萘洛尔之间是否会发生类似相互影响，尚未见报道。但已证明，同属阴离子交换树脂的考来维仑（colesevelam）似乎不影响选择性 β1 受体阻断药美托洛尔（metoprolol）的吸收（也参见 [骨化三醇－考来烯胺] 项下的有关内容）。然而，它对普萘洛尔以及其他 β 受体阻断药的吸收是否有影响，尚未见文献报道。有报道表明，考来烯胺以及考来替泊与其他 β 受体阻断药（如阿替洛尔、纳多洛尔、卡替洛尔等）之间可发生类似相互影响。新型阴离子交换树脂 colistilan 与普萘洛尔以及其他 β 受体阻断药之间的相互影响尚未见有研究报道。

机制　已经证明考来烯胺可与肠道中的普萘洛尔结合，从而影响其吸收。这可解释两者同用时普萘洛尔血浓度降低、作用减弱的原因。

建议　如前所述，阴离子交换树脂可影响许多药物的吸收，而它们对绝大多数药物吸收的影响尚未进行研究。因此，不管是应用什么药物，明智的做法是在给考来烯胺（或其他阴离子交换树脂）前 1 小时或其后 3～4 小时给予（确实已经证明无相互影响的药物除外）。

[普萘洛尔（心得安）－苯妥英（大仑丁，二苯乙内酰脲）][1]
Propranalol－Phenytoin

要点　同时应用苯妥英，普萘洛尔的血浓度降低，作用减弱。

有关药物　根据相互影响的机制推测，普萘洛尔与其他乙内酰脲类抗癫痫药如乙妥英（乙基苯妥英）和甲妥英（3-甲基苯乙妥因）之间可发生类似相互影响。根据代谢途径和相互影响的机制推测，主要经肝代谢清除的 β 受体阻断药（根据经肝代谢比率的高低排列，依次为阿普洛尔、普萘洛尔、美托洛尔、倍他洛尔、醋丁洛尔、比索洛尔和吲哚洛尔）与苯妥英之间可发生类似的相互影响，而主要以原形经肾排泄的 β 受体阻断药（如阿替洛尔、纳多洛尔、塞利洛尔等）与苯妥英之间的类似相互影响则不太可能发生。

机制　苯妥英诱导肝药酶（包括 CYP1A2 以及 CYP2C 和 CYP3A 亚家族），而普萘洛尔的代谢有 CYP1A2 和 CYP2D6 的参与（前者负责 N 位脱异丙基，后者催化 4-羟基代谢物的生成），因此认为，普萘洛尔血浓度的降低与苯妥英诱导 CYP1A2 从而促进其代谢清除有关。

建议 尽可能避免同时应用普萘洛尔和苯妥英。如必须合用，普萘洛尔的剂量应酌情增加，停用苯妥英后，普萘洛尔的剂量需相应减少。另外，也可考虑选用主要以原形经肾排泄的 β 受体阻断药代替普萘洛尔与苯妥英合用。

[普萘洛尔（心得安）－氯丙嗪（冬眠灵）][2]
Propranolol－Chlorpromazine

要点 同时应用普萘洛尔和氯丙嗪，前者生物利用度可显著增加。有一研究发现，普萘洛尔的浓度升高导致药理活性增强。另一研究发现，两药同用期间，氯丙嗪血浓度明显升高，氯丙嗪的活性代谢物增加。一名用氯丙嗪和替沃噻吨维持治疗的患者，加用普萘洛尔后发生谵妄、幻觉、癫痫大发作及光敏；这可能起因于氯丙嗪的毒性。

有关药物 根据相互影响的机制以及代谢途径的类似性推测，其他吩噻嗪类（奋乃静、氟奋乃静、三氟拉嗪等）和丁酰苯类（如氟哌利多、三氟哌多、替米哌隆等）等典型抗精神病药与普萘洛尔之间可发生类似的相互影响；非典型抗精神病药奥氮平（属于氯氮平的结构类似物，其代谢像典型抗精神病药氯丙嗪一样，主要由 CYP2D6 和 CYP1A2 负责）、利培酮（主要由 CYP2D6 代谢）以及阿立哌唑（aripirazole；主要由 CYP3A4 和 CYP2D6 代谢）与普萘洛尔之间的类似相互影响也可发生，但是同属非典型抗精神病药的氯氮平和齐拉西酮（ziprasidone）与普萘洛尔之间则不太可能发生类似相互影响，因为两者的氧化代谢都由 CYP3A4 负责。

同样，凡是经肝广泛代谢的 β 受体阻断药（如阿普洛尔、倍他洛尔和美托洛尔等）都可与氯丙嗪发生类似相互影响。反之，无广泛首过代谢的 β 受体阻断药（如阿替洛尔、塞利洛尔、纳多洛尔等），则与氯丙嗪之间不会发生类似相互影响（也参见 [普萘洛尔（心得安）－西咪替丁（甲氰咪胍）]）。

据报道，一名患者每当同用氟哌啶醇（一种丁酰苯类抗精神病药）和普萘洛尔时，即产生低血压和心肺抑制。

机制 考虑到普萘洛尔与氯丙嗪的代谢转化都有 CYP2D6 和 CYP1A2 的参与，故认为普萘洛尔生物利用度的增加以及氯丙嗪血浓度的升高起因于两者对 CYP2D6 和 CYP1A2 的竞争性抑制。

据推测，氟哌啶醇的 α 受体拮抗活性与普萘洛尔的 β 受体阻断作用一起，导致上述病例的严重低血压，但两者血浓度的升高也可能是影响血压的原因之一。

建议 同时接受普萘洛尔和氯丙嗪（或其他抗精神病药）的患者，应密切观察有无谵妄、惊厥或低血压，以便据情采取措施。

[普萘洛尔（心得安）－地昔帕明（去甲丙米嗪）][3]
Propranolol－Desipramine

要点 理论上，地昔帕明的抗胆碱作用可拮抗普萘洛尔对心肌的影响。新近一项报道表明，虽然普萘洛尔能控制 1 名同时应用地昔帕明患者二尖瓣脱垂的心脏症状，但该患者抑郁症状的恶化，使之需要增加地昔帕明的用量。因此，在该报道证实前，凡应用地昔帕明的患者应用普萘洛尔时，须严加注意。

有关药物 可以预料，与地昔帕明有关的其他三环类抗抑郁药（丙米嗪、阿米替林、去甲替林等）可与普萘洛尔发生类似的相互影响。一病例报道说，同时应用仲胺类三环抗抑郁药马普替林（麦普替林；以前曾将其称之为四环抗抑郁药）和普萘洛尔，导致患者马普替林中毒（体位性头晕、镇静、口干、视物模糊、坐立不安、震颤、平衡障碍等）。停用普萘洛尔后，症状和体征在 3 周内消失。这与上述有关地昔帕明的报道相反（有关此种药动学方面的相互影响参见 [普萘洛尔－氟伏沙明]）。

根据药理作用推测，其他 β 受体阻断药（阿替洛尔、纳多洛尔、吲哚洛尔等）可像普萘洛尔一样，与地昔帕明发生类似影响。对 6 名志愿者进行的一项双盲交叉研究表明，阿米替林对阿替洛尔和美托洛尔的药动学参数无任何明显影响。

机制 地昔帕明的抗胆碱作用可拮抗普萘洛尔对心肌组织的 β 阻断作用，并可某种程度地抵消普萘洛尔引起的心动过缓及收缩力减弱。至于两药同用时抑郁症状的加重，还未提出什么机制。据推测，加用普萘洛尔后马普替林毒性的产生，与普萘洛尔引起肝血流量减少以及抑制马普替林的代谢，从而减少马普替林的清除有关。可见这是两种截然不同的相互影响，前者是药效学的，而后者是药动学的。

建议　鉴于地昔帕明与普萘洛尔的上述相互影响尚缺乏坚实的临床证据，因此，两药同用时对这种药效学方面的相互影响无须另加注意，但有关药动学方面的可能相互影响以及这些药物单独应用时需要注意的事项应明确（与酶抑制有关的药动学方面的相互影响见［普萘洛尔－氟伏沙明］）。

考虑到大部分三环类抗抑郁药的代谢都有 CYP2D6 的参与，因此也都有可能与普萘洛尔发生相互影响，普萘洛尔与马普替林的相互影响已经证实。然而，此种影响与普萘洛尔－氟伏沙明之间相互影响的方向正好相反，即普萘洛尔使马普替林的毒性增强。对这种现象的可能解释是，普萘洛尔与 CYP2D6 的亲和力高于马普替林，从而竞争性抑制马普替林的代谢。不管方向如何，理论上，普萘洛尔与三环类抗抑郁药之间的相互影响确有可能发生，不管是药效学的还是药动学的。

［普萘洛尔（心得安）－米安色林（米塞林，美安适宁）][2]
Propranalol－Mianserin

要点　在应用普萘洛尔治疗高血压期间加用四环类抗抑郁药米安色林，普萘洛尔的降压作用减弱。

有关药物　根据相互影响的机制推测，其他 β 受体阻断药（阿替洛尔、纳多洛尔、吲哚洛尔等）与米安色林之间可发生类似相互影响。普萘洛尔与三环类抗抑郁药之间的相互影响见［普萘洛尔（心得安）－地昔帕明（去甲丙米嗪）]，也见［普萘洛尔（心得安）－氟伏沙明］。

机制　四环抗抑郁药米安色林与其他抗抑郁药的不同点，是其对延脑孤束核的 α_2 受体具有阻断作用，该处的 α_2 受体被阻断后，中枢交感神经张力增加，从而部分抵消普萘洛尔的降压作用（也见［可乐定（可乐宁）－米安色林（米塞林，美安适宁）]）。

建议　米安色林特殊的中枢 α_2 受体阻断作用并非为所有医生熟知，因此该相互影响具有一定临床意义。如果必须将普萘洛尔与米安色林合用，应考虑到普萘洛尔的降压作用可能减弱。另外，已证明阿米替林对阿替洛尔和美托洛尔的药动学参数无任何明显影响，且阿米替林也不具有米安色林的中枢 α_2 受体阻断作用，故可考虑用阿米替林代替米安色林，用阿替洛尔或美托洛尔代替普萘洛尔。

［普萘洛尔（心得安）－氟伏沙明][2]
Propranalol－Fluvoxamine

要点　同时应用普萘洛尔和选择性 5-羟色胺再摄取抑制剂（SSRIs）类的抗抑郁药氟伏沙明，可使前者的血浓度升高，作用和毒性增强。

有关药物　根据相互影响的机制推测，所有主要经肝代谢的 β 受体阻断药与氟伏沙明之间都可发生类似相互影响。相互影响的程度从强到弱依次为阿普洛尔、噻吗洛尔、卡维地洛（carvedilol；属于第三代非选择性 β 受体阻断药，兼有 α 受体阻断作用）、普萘洛尔、美托洛尔、倍他洛尔、醋丁洛尔、吲哚洛尔、比索洛尔。而主要以原形经肾排泄的 β 受体阻断药（如阿替洛尔、纳多洛尔、塞利洛尔等）与氟伏沙明之间则不太可能发生类似的相互影响。

大部分 SSRIs 的代谢都有 CYP2D6 的参与，且对 CYP2D6 有直接抑制作用（但氟伏沙明和西酞普兰除外），因此都可抑制普萘洛尔的代谢（一般认为，SSRIs 对肝药酶的亲和力高于 β 受体阻断药）。就对 CYP2D6 的直接抑制作用而论，同属 SSRIs 的帕罗西汀（paroxetine；本身由 CYP2D6 代谢）作用最强，氟西汀（fluoxetine；本身由 CYP2D6 和 CYP2C9 代谢）次之，舍曲林（sertraline；本身由 CYP2D6 负责代谢）较弱，可见他们与普萘洛尔之间的相互影响既有竞争性抑制的成分，也有非竞争性抑制的参与。西酞普兰（citalopram；主要由 CYP3A4 和 CYP2C19 代谢）与普萘洛尔不太可能发生此种相互影响，因其代谢途径与普萘洛尔不同，且对 CYPs 无明显抑制作用。文拉法辛（venlafaxine；主要由 CYP2D6 和 CYP3A4 代谢，对 CYPs 的抑制作用不明显）、地文拉法辛（desvenlafaxine），及度洛西汀（duloxetine；主要由 CYP2D6 代谢，对 CYPs 无明显抑制作用；与普萘洛尔发生此种相互影响的危险性相对小一些，主要是竞争性的（尽管在此处将这三种药物与 SSRIs 一起讨论，但严格说来，它们属于 5-羟色胺－去甲肾上腺素再摄取抑制剂）。非典型抗抑郁药米塔扎平以及曲唑酮的代谢由 CYP2D6 负责，但对 CYP2D6 和 CYP1A2 无抑制作用，因此，对普萘洛尔代谢的抑制只是竞争性的（O'Donnell et al，2011）。

　　Goryachkina 等对 17 名常规应用美托洛尔（metoprolol）治疗的急性心肌梗死抑郁患者进行的一项研究表明，同时应用帕罗西汀，可使美托洛尔的药时曲线下面积（AUC）增加 3.2 倍，其代谢物 α-羟美托洛尔的 AUC 减少 71.4%，平均心率明显减慢，有 2 名患者由于严重心动过缓和体位性低血压不得不减少美托洛尔的剂量（Goryachkina et al，2008）。Stout 等对 10 名健康受试者进行的一项随机化交叉研究表明，帕罗西汀对美托洛尔的影响存在剂型差异和对映体选择性；同时应用帕罗西汀，可使速释型美托洛尔 S-型和 R-型对映体的 $AUC_{0\sim24h}$ 分别增加 3 倍和 4 倍，使缓释型美托洛尔 S-型和 R-型对映体的 $AUC_{0\sim24h}$ 分别增加 2 倍和 3 倍（Stout SM et al，2011）。

　　机制　已知氟伏沙明主要由 CYP2D6 代谢转化（也有 CYP1A2、CYP2C9 和 CYP3A4 的参与），同时对 CYP1A2 有明显抑制作用（对 CYP2C19 和 CYP3A3/4 也有明显抑制作用，但是他们与普萘洛尔的代谢无关），而普萘洛尔的氧化代谢主要由 CYP1A2 和 CYP2D6 负责，因此认为，普萘洛尔血浓度的升高和毒性的增强与氟伏沙明对肝药酶的抑制有关（对 CYP2D6 以竞争性抑制为主，对 CYP1A2 可能既包括的竞争性抑制，也包括非竞争性抑制）。

　　美托洛尔主要在 CYP2D6 的作用下进行羟化代谢（生成 α-羟美托洛尔），而帕罗西汀既是 CYP2D6 的底物，也是 CYP2D6 的强效抑制剂，故两者联用时美托洛尔药动学的改变不难理解。

　　建议　最好避免两者同用。如果同用难以避免，可考虑适当减少普萘洛尔的剂量。但鉴于普萘洛尔的需要量存在很大的个体差异，因此两者合用时减量的标准尚难统一。如果可行的话，选用主要以原形经肾排泄的 β 受体阻断药代替普萘洛尔或者选用文拉法辛、西酞普兰等很少或无明显相互影响的抗抑郁药代替氟伏沙明，这是可供尝试的方法。

［普萘洛尔（心得安）－苯巴比妥（鲁米那）][1]
Propranolol－Phenobarbital

　　要点　普萘洛尔与苯巴比妥合用时，前者的血浓度降低，作用减弱。

　　有关药物　对 6 名用烯丙洛尔治疗的原发性高血压患者的研究表明，每晚入睡前服用苯巴比妥 100 mg 计 10 天后，烯丙洛尔的血浓度降低 59%，浓度时间曲线下面积减少 60%，静息时脉率提高 6%（从 67 次/分升至 71 次/分），血压升高 8%～9%（从 18.4/12.4 kPa 升至 19.9/13.4 kPa）（1 kPa≈7.5 mmHg）。有试验表明，苯巴比妥对美托洛尔和噻吗洛尔有类似影响。根据相互影响的机制推测，苯巴比妥与主要经肝代谢的其他 β 受体阻断药（如阿普洛尔、布库洛尔、贝凡洛尔等）之间可发生类似相互影响，但与主要以原形经肾排泄的 β 受体阻断药（如阿替洛尔、塞利洛尔、纳多洛尔等）之间的类似相互影响不太可能发生。普萘洛尔与其他巴比妥类（如巴比妥、司可巴比妥、异戊巴比妥等）的相互影响未见报道，但根据代谢途径和相互影响的机制推测，类似相互影响有可能发生。

　　机制　苯巴比妥（及其他巴比妥类）是较强的肝药酶诱导剂，对肝 CYP1A2、CYP2C9、CYP2C19、CYP3A4 以及 UGT（尿苷二磷酸葡糖醛酰转移酶）都有明显的诱导作用。已知普萘洛尔的氧化代谢主要由 CYP2D6 和 CYP1A2 负责（可能也有 CYP3A4 的参与），络合代谢主要由 UGT 负责，因此认为，普萘洛尔血浓度的降低与苯巴比妥诱导 CYP1A2、CYP3A4 和 UGT 从而加速普萘洛尔的代谢有关。

　　建议　巴比妥类和经肝广泛代谢的 β 受体阻断药相互影响的报道较多。当应用 β 受体阻断药治疗心绞痛和高血压时，该相互影响的临床意义较大。为避免此种相互影响带来的危害，最明智的是避免两类药物合用。但在临床上欲完全避免两类药物的合用，有时是不可能的。在这种情况下，可选用主要以原形经肾排泄的 β 受体阻断药（如阿替洛尔、塞利洛尔、纳多洛尔等）以避免该相互影响的发生。另外，当必须联用巴比妥类和主要经肝代谢清除的 β 受体阻断药时，有人认为，可将后者的剂量加倍，以抵消相互影响导致的β受体阻断药血浓度的降低。然而，虽然所有巴比妥类药物诱导肝药酶的能力基本相同，但对不同β受体阻断药带来的影响不尽相同（例如，噻吗洛尔的曲线下面积减少24％，美托洛尔的曲线下面积减少32％，而阿普洛尔减少80％），因此，实际上剂量的调整随药物的不同而各异。

［普萘洛尔（心得安）－氟地西泮］[3]
Propranolol－Fludiazepam

要点　普萘洛尔与氟地西泮同时应用，前者的作用减弱。

有关药物　其他苯二氮䓬类（氯氮䓬、奥沙西泮、氟西泮等）与普萘洛尔之间是否会发生类似相互影响尚不清楚，但已证明氟地西泮可加速其他β受体阻断药（美托洛尔、纳多洛尔、噻吗洛尔等）的代谢。有证据表明，合用地西泮和普萘洛尔，地西泮的代谢清除减慢（见［地西泮（安定）－普萘洛尔（心得安）］）；地西泮的代谢清除何以会减慢，目前尚难以推断，因为苯二氮䓬类的氧化代谢主要涉及CYP3A4和CYP2C19，而普萘洛尔的氧化代谢主要由CYP1A2和CYP2D6负责。

机制　目前认为，这一影响可能与氟地西泮诱导肝药酶从而加速普萘洛尔的代谢有关。有证据表明，多数苯二氮䓬类对肝药物代谢酶无明显诱导作用，因此，氟地西泮可能是个例外。

建议　就目前可得到的资料而言，两者的同用无须避免。但鉴于普萘洛尔本身的生物利用度存在着广泛的个体差异，因此，如果与氟地西泮同时应用的话，剂量的调整也许更为困难。正在应用普萘洛尔治疗期间加用氟地西泮，应注意观察普萘洛尔的治疗作用是否减弱，必要时增加普萘洛尔的剂量。

［普萘洛尔（心得安）－乙醇］[3]
Propranolol－Ethyl Alcohol（Ethanol，Alcohol，Ethyl）

要点　同时应用乙醇和普萘洛尔，后者的清除增加。对5名志愿者进行的一项交叉研究表明，同时应用普萘洛尔和乙醇，导致普萘洛尔高峰血浓度升高，清除速度加快。对8名志愿者进行的一项双盲交叉研究表明，摄入乙醇后12小时再给予普萘洛尔，普萘洛尔的清除速度加快，降压作用减弱。

有关药物　预料广泛经肝代谢的其他β受体阻断药（如美托洛尔、阿普洛尔、倍他洛尔等）也可与乙醇发生类似相互影响。而不经肝广泛代谢的β受体阻断药（阿替洛尔、塞利洛尔、纳多洛尔等）则不会与乙醇发生类似相互影响。

机制　普萘洛尔高峰血浓度的增加起因于乙醇所致的肠道运动减弱，从而延长普萘洛尔的吸收时间。鉴于普萘洛尔广泛经肝代谢，故其清除加快归于乙醇活化肝药物代谢酶。另外，乙醇的扩血管作用可使肝血流量增加，从而使普萘洛尔进入肝的量增加，于是代谢增加。

建议　乙醇单用可导致心绞痛和心动过速。同时应用普萘洛尔和乙醇，有可能促发这些不良反应及涉及神经功能的其他副作用。正在应用普萘洛尔的患者，应劝其少饮或不饮酒。

［普萘洛尔（心得安）－乙醚］[1]
Propranalol－Ether

要点　正在安全应用普萘洛尔治疗期间，采用乙醚吸入麻醉，可导致心脏抑制。

有关药物　已经证明普萘洛尔与环丙烷之间可发生类似相互影响。根据相互影响的机制推测，其他β受体阻断药（美托洛尔、纳多洛尔、醋丁洛尔等）与乙醚之间以及普萘洛尔与其他具有心脏抑制作用的麻醉药（氟烷、硫喷妥钠、安氟醚、异氟醚等）之间也可发生类似相互影响。

机制　主要起因于两者对心脏抑制作用的相加。

建议　在用β受体阻断药治疗期间，如因手术需要用乙醚麻醉的话，一般在术前一天停用普萘洛尔。如不想停用普萘洛尔，术前给予一定剂量的阿托品，有一定保护作用（其实，阿托品作为麻醉前给药在大多数情况下已成常规），但导致心脏抑制的可能性依然存在，因为阿托品并非特异性对抗普萘洛尔及乙醚对心脏的抑制。

[普萘洛尔（心得安）－苯哌利定（苯丙苯哌酯）][3]
Propranolol－Phenoperidine

要点　据报道，一破伤风患者在 24 小时内连续给予麻醉镇痛剂苯哌利定 5 次，每次 2 mg，未出现严重副作用。后来因心率过快静脉注射普萘洛尔 2 mg，心率从 150 次/分降至 120 次/分，血压未见降低。但随后再次给予 2 mg 苯哌利定时，其收缩压降至 30 mmHg（心率 100～120 次/分），给予纳洛酮后恢复正常。

有关药物　普萘洛尔与其他麻醉镇痛剂（如可待因、哌替啶、吗啡等）之间以及苯哌利定与其他 β 受体阻断药（如美托洛尔、阿替洛尔、纳多洛尔等）之间是否会发生类似相互影响，尚未见报道。

机制　此反应的机制尚不清楚。

建议　仅据此一例报道很难确定其在临床上的意义。同时应用无须避免，但应了解此种相互影响的可能性。

[普萘洛尔（心得安）－右丙氧吩（右旋丙氧吩）][3]
Propranolol－Dextropropoxyphene

要点　对健康受试者进行的单剂量研究表明，口服 1 天右旋丙氧吩后，口服单剂普萘洛尔（40 mg）的生物利用度提高 70%。但两药合用时的不良反应未见报道。

有关药物　对健康受试者进行的单剂研究显示，口服 1 天右旋丙氧吩后，单剂美托洛尔（100 mg）口服后的生物利用度提高近 4 倍。根据提出的机制推测，右旋丙氧吩对其他主要经肝代谢的 β 受体阻断药（如噻吗洛尔、烯丙洛尔、阿普洛尔等）可发生类似影响，但与主要以原形经肾排泄的 β 受体阻断药（如阿替洛尔、塞利洛尔、纳多洛尔等）之间可能不存在此种相互影响。有报道说，吗啡可提高艾司洛尔的血浓度。其他麻醉镇痛剂（如哌替啶、美沙酮、可待因等）与普萘洛尔之间是否会发生类似相互影响，尚未见报道。

机制　可能起因于右旋丙氧吩抑制肝对普萘洛尔的代谢。

建议　理论上，两药合用时普萘洛尔清除减慢可导致作用增强，但实际上未见两药合用发生不良反应的报道。然而，合用期间应注意观察普萘洛尔作用的变化。必要时可用主要以原形经肾排泄的 β 受体阻断药（如阿替洛尔、纳多洛尔等）代替普萘洛尔。

[普萘洛尔（心得安）－吲哚美辛（消炎痛）][2]
Propranolol－Indomethacin

要点　研究表明，吲哚美辛可削弱普萘洛尔的降压作用。吲哚美辛与普萘洛尔或吲哚洛尔同用时，舒张压比 β 受体阻断药单用时高 13 mmHg（1.733 kPa），停用吲哚美辛 2 周后，患者的血压恢复至正常水平。

有关药物　对 16 例原发性高血压患者进行的双盲交叉研究证实，吲哚美辛（5 mg，每日 2 次）使氧烯洛尔（oxprenolol，16 mg 每日 2 次）的抗高血压作用降低 50%。对自愿受试者进行的研究表明，先给予吲哚美辛 1 周后再给单剂美托洛尔，则美托洛尔的负性频率作用不受影响。吲哚美辛和其他 β 受体阻断药（阿替洛尔、纳多洛尔、噻吗洛尔等）之间以及 β 受体阻断药与其他非固醇类抗炎药（布洛芬、萘普生、舒林酸、双氯芬酸等）之间，也有可能发生类似相互影响。

实际上，已经证明吲哚美辛不但可削弱普萘洛尔的降压作用，也可削弱血管紧张素转化酶抑制剂（参见第三章［卡托普利－吲哚美辛］）以及血管紧张素受体（AT$_1$ 受体）拮抗剂（如氯沙坦）的抗高血压作用，另外，尚可拮抗呋塞米和噻嗪类利尿剂的钠利尿作用以及抗高血压作用（参见第二十四章［呋塞米－吲哚美辛］以及［氢氯噻嗪－吲哚美辛］）。

机制　吲哚美辛抑制前列腺素合成，具有扩血管作用的前列腺素（主要是前列环素）合成也被抑制；另外，其对肾前列腺素合成的抑制可导致钠潴留。这两种作用都可部分抵消或削弱普萘洛尔的降压作用。

建议　该相互影响确实存在，但相互影响的程度存在广泛的个体差异。上述两种药物同用期间，应密切观察患者的血压。如果血压不能适当控制，可增加普萘洛尔的剂量，或停用吲哚美辛。

［普萘洛尔（心得安）－氢氧化铝］[3]
Propranolol－Aluminum Hydroxide

要点　5 例受试者同时给予普萘洛尔和氢氧化铝凝胶后，有 4 例普萘洛尔生物利用度降低约 60%。

有关药物　普萘洛尔与其他抗酸药的相互影响尚未证实。单用氢氧化铝，或应用含有氢氧化铝、氢氧化镁及碳酸镁的复方制剂，使阿替洛尔的生物利用度降低约 35%。根据相互影响的机制推测，氢氧化铝与其他 β 受体阻断药（如纳多洛尔、噻吗洛尔、吲哚洛尔等）之间可发生类似相互影响。不过，美托洛尔也许例外。有研究表明，美托洛尔与氢氧化铝、氢氧化镁及碳酸镁复方制剂同用时，其生物利用度增加约 25%。

机制　有人认为，普萘洛尔被抗酸药吸附，或与其形成复合物，因此妨碍胃肠吸收。但有 2 项报道表明，氢氧化铝凝胶减慢胃肠排空速度，使普萘洛尔吸收速度减慢，加之普萘洛尔存在广泛的首过代谢，故其生物利用度降低。

美托洛尔生物利用度增加的机制不清楚。

建议　β 受体阻断药生物利用度改变的临床意义还不明确。就目前的资料看，将氢氧化铝和 β 受体阻断药分服，且间隔的时间尽可能长一些，是明智之举。

［普萘洛尔（心得安）－西咪替丁（甲氰咪胍）］[1]
Propranolol－Cimetidine

要点　同时应用非选择性 β 受体阻断药普萘洛尔和西咪替丁，可使普萘洛尔血浓度增加近一倍。血浓度的改变发生在 24～48 小时之内。另有证据表明，同时应用西咪替丁可使普萘洛尔的 C_{max} 增高（$P<0.05$），AUC 增加（$P<0.01$），作用和毒性也相应增强。也有报道说，普萘洛尔的大多数药效学参数不受西咪替丁的影响，与普萘洛尔单用相比，仅有静息心率的明显减慢。

有关药物　西咪替丁使选择性 β 受体阻断美托洛尔以及具有 α、β 受体阻断作用的拉贝洛尔的处置发生类似改变。根据化学结构和代谢途径的类似性推测，凡主要经细胞色素 P450（CYP）代谢清除的 β 受体阻断药，其在肝内的氧化代谢多半涉及 CYP2D6，如非选择性 β 受体阻断药吲哚洛尔（心得静，pindolol）、噻吗洛尔、阿普洛尔（心得舒；alprenolol）、氧烯洛尔（心得平；oxprenolol），选择性 $β_1$ 受体阻断药比索洛尔（Bisoprolol）、倍他洛尔（betaxolol），第三代非选择性 β 受体阻断药卡维地洛（carvedilol；兼具 α 受体阻断作用）以及第三代选择性 $β_1$ 受体阻断药奈必洛尔（nebivolol；兼有 NO-依赖性血管扩张作用），预料这些药物都可与西咪替丁发生类似相互影响（β 受体阻断药的共同结构是具有一个芳香环以及氨基氮上的异丙基或其他大的取代基；芳香环的羟化需要 CYP2D6 的参与，而氨基氮的脱烷基主要由 CYP1A2 负责，如下述）。主要以原形经肾排泄以及直接与葡萄糖醛酸或硫酸络合的 β 受体阻断药（如非选择性 β 受体阻断药纳多洛尔、选择性 $β_1$ 受体阻断药阿替洛尔、第三代选择性 $β_1$ 受体阻断药塞利洛尔等）与西咪替丁之间的类似相互影响不太可能发生（Westfall et al，2011）。

对正常受试者进行的研究表明，西咪替丁可使拉贝洛尔的生物利用度提高 80%，其所致生物利用度的增加大于抑制微粒体酶所致的增加。

雷尼替丁不增加普萘洛尔的血浓度，但能减少肝血流量。研究表明，雷尼替丁和普萘洛尔同用时，并不改变心率和血压，对普萘洛尔血浓度、清除率及曲线下面积也无影响。这可能与其对 CYPs 的抑制作用较弱有关（雷尼替丁与 CYPs 的亲和力仅为西咪替丁的 10%）。另一研究表明，雷尼替丁对阿替洛尔的动力学无明显影响，但可增加美托洛尔高峰血浓度及曲线下面积，半衰期也延长。

法莫替丁和尼扎替丁对肝药酶几乎无任何抑制作用，因此对普萘洛尔的影响更轻微。

机制 西咪替丁抑制多种 CYP（包括 CYP1A2、CYP2C9/2C19 和 CYP2D6），而大部分经肝氧化代谢的 β 受体阻断药都涉及 CYP2D6。就普萘洛尔而论，其代谢不但有 CYP2D6 的参与，也涉及 CYP1A2（CYP2D6 负责普萘洛尔芳香环的羟化，生成 4-羟基代谢物，而其 N 位脱烷基主要由 CYP1A2 负责，生成 N-脱异丙基代谢物），因此认为，普萘洛尔血浓度的增加起因于西咪替丁对 CYP2D6 和 CYP1A2 的抑制，抑制程度与西咪替丁的剂量有关（Wallace et al，2011）。另外，西咪替丁可降低肝血流量，从而降低普萘洛尔的提取率。其对胃肠吸收的增加也可能起部分作用（Wallace et al，2011）。

卡维地洛的生物转化既有 CYP2D6 的参与，也涉及 CYP2C9，故西咪替丁对其代谢的影响也许更明显。

至于第三代选择性 $β_1$ 受体阻断药奈必洛尔（nebivolol）尽管主要经由 CYP2D6 代谢，但是 CYP2D6 基因的多态性是否会影响其生物利用度和作用持续时间，及这种多态性对 CYP2D6 抑制剂是否会带来影响，目前正在进行进一步研究和评价。迄今为止，所知与其他药物相互影响仅有的药动学研究资料表明，同时应用氯噻酮、氢氯噻嗪、茶碱或地高辛，可减少奈必洛尔的吸收，但此点已经超越该处讨论的范围。

建议 鉴于西咪替丁增加普萘洛尔血浓度的证据较充分，故两者同用时，建议观察 β 受体阻断活性增强的体征，以便随时调整西咪替丁或普萘洛尔的剂量。雷尼替丁与普萘洛尔联用也许更为合适，但法莫替丁和尼扎替丁在这方面更为安全。如果首选西咪替丁，而且行得通的话，选用一种与其无明显相互影响的 β 受体阻断药（例如纳多洛尔、阿替洛尔或塞利洛尔）代替普萘洛尔是明智之举。

［普萘洛尔（心得安）-依汀替丁］[2]
Propranolol-Etintidine

要点 同时应用普萘洛尔和西咪替丁的结构类似物依汀替丁，前者的血浓度明显升高。对 12 名健康受试者进行的研究表明，口服依汀替丁 400 mg 每日 2 次计 4 天后，服用单剂普萘洛尔 40 mg，后者的 AUC 增加近 3 倍（从 146 $μg·h/L$ 增至 573 $μg·h/L$）；清除半衰期延长近 1 倍，清除率从 441 L/h 降至 102 L/h。

有关药物 有证据表明，西咪替丁与普萘洛尔之间可发生类似相互影响（见［普萘洛尔-西咪替丁］），但雷尼替丁、尼扎替丁及法莫替丁与普萘洛尔之间无此相互作用。根据代谢途径推测，依汀替丁与其他主要经肝代谢的 β 受体阻断药（如美托洛尔、拉贝洛尔、阿普洛尔等）之间可发生类似相互影响，而与主要以原形经肾排泄的 β 受体阻断药（如阿替洛尔、纳多洛尔、塞利洛尔等）之间的类似相互影响则不太可能发生。

机制 有人认为，西咪替丁的类似物依汀替丁可能像西咪替丁一样，抑制普萘洛尔在肝的代谢，从而减慢其清除（见［普萘洛尔-西咪替丁］）。

建议 上述单剂量普萘洛尔的实验研究提供的信息有限，故其临床意义尚难确定。但从如此明显的变化可以推断，普萘洛尔的作用会显著增强，因此于两药同用时应观察 β 阻断活性增强的体征，以便随时减少依汀替丁或普萘洛尔的剂量。选用与普萘洛尔无相互影响的 H_2 受体阻断药（如雷尼替丁、尼扎替丁、法莫替丁等）代替依汀替丁也许更为合适。如果首选依汀替丁或西咪替丁，最好选用一种与其无相互影响的 β 受体阻断药（如纳多洛尔、阿替洛尔、塞利洛尔等）代替普萘洛尔。

［普萘洛尔（心得安）-呋塞米（呋喃苯胺酸，速尿）］[2]
Propranolol-Furosemide

要点 同时应用呋塞米和普萘洛尔，可使普萘洛尔血浓度升高，同时伴有 β 受体阻断作用的增强。

有关药物 已经证明阿替洛尔的动力学不受呋塞米的影响。其他 β 受体阻断药（美托洛尔、纳多洛尔、吲哚洛尔等）与呋塞米之间及普萘洛尔和其他袢利尿剂（依他尼酸、布美他尼、吡咯他尼等）之间的相互影响尚未见报道。但根据药理作用推测，它们之间的相互影响有可能发生。

机制　有人推测，此种相互影响可能与呋塞米引起的细胞外液容量减少有关。但普萘洛尔吸收或蛋白结合的改变也不能排除。

建议　上述两药可以同用，但应密切观察患者，必要时酌情调整剂量。实际上，β受体阻断药与利尿剂联用治疗高血压，是临床上经常采用的方案。例如，对于中、重度慢性充血性心力衰竭的稳定患者，联合应用比索洛尔、血管紧张素转换酶（ACE）抑制剂以及利尿剂被认为是一种标准治疗选择，这一方案也适用于高血压的治疗（Simon et al，2003）。

［普萘洛尔（心得安）－甲状腺制剂］[2]
Propranolol－Thyroid

要点　研究表明，应用甲状腺制剂治疗的患者，如果处于甲状腺功能亢进状态的话，则可降低普萘洛尔的生物利用度。但也有一些研究得到相反的结果。虽然结果可因患者不同而异，但处于甲状腺功能亢进状态的患者与甲状腺功能正常的患者相比，普萘洛尔的血浓度确实明显降低。因此，应用甲状腺制剂进行替代治疗时，考虑到这一点是重要的。

有关药物　处于甲状腺功能亢进状态时，经过广泛首过肝代谢的美托洛尔也发生改变，而无明显首过肝代谢的β受体阻断药（阿替洛尔、纳多洛尔、塞利洛尔等）则不受影响。可以预料，普萘洛尔与其他甲状腺制剂（如碘赛罗宁、甲状腺素等）之间也会发生类似的相互影响。甲状腺功能低下时，普萘洛尔和美托洛尔的血浓度都升高，这可解释它们与抗甲状腺药（如丙硫氧嘧啶和甲巯咪唑等）之间的相互影响。

机制　研究表明，普萘洛尔和美托洛尔生物利用度的降低与甲状腺制剂增加首过代谢有关。

建议　普萘洛尔（或美托洛尔）与甲状腺制剂同用时，前者的剂量可能需要增加。为避免相互影响的发生，也可选用一种与甲状腺制剂无相互影响的β受体阻断药（如阿替洛尔、塞利洛尔等）。

β受体阻断药通过抗交感－肾上腺系统而控制甲状腺功能亢进症的症状，并能适当减少甲状腺素的分泌；此外，普萘洛尔、烯丙洛尔、阿替洛尔、美托洛尔等尚可抑制5′-脱碘酶的活性，减少T_3的生成，故常作为控制甲状腺功能亢进症的辅助药或部分切除术的准备用药。如上所述，阿替洛尔及塞利洛尔无首过肝代谢，其作用不受同时应用的抗甲状腺药及患者甲状腺功能状态的影响，故为首选。

［普萘洛尔（心得安）－利福平（甲哌利福霉素，利米定）］[1]
Propranalol－Rifampin（Rifampicin）

要点　同时应用普萘洛尔和利福平，前者的血浓度降低，作用减弱。

有关药物　可以预料，普萘洛尔与其他利福霉素类抗生素（如利福定、利福喷汀、利福霉素钠等）之间可发生类似相互影响，只是相互影响的程度不同而已；利福平对CYP酶的诱导作用最强，其他依次为利福定、利福霉素、利福喷汀，利福布汀（rifabutin）的诱导作用最弱（Gumbo，2011）。

已经证明第三代非选择性β受体阻断药卡维地洛（carvedilol；兼具α受体阻断作用）与利福平之间可发生类似相互影响。其他经肝广泛代谢的β受体阻断药，如非选择性β受体阻断药吲哚洛尔、噻吗洛尔、阿普洛尔、氧烯洛尔以及选择性$β_1$受体阻断药比索洛尔、倍他洛尔等，与利福平之间是否会发生类似相互影响尚未见报道（但已知β受体阻断药的共同结构是具有一个芳香环以及氨基氮上的异丙基或其他大的取代基；芳香环的羟化需要CYP2D6的参与，而氨基氮的脱烷基主要由CYP1A2负责，因此，根据利福平对肝药酶的诱导作用推测，凡是氨基氮上带有烷基的β受体阻断药都会与利福平发生相互影响）。主要以原形经肾排泄以及直接与葡萄糖醛酸或硫酸络合的β受体阻断药（如非选择性β受体阻断药纳多洛尔、选择性$β_1$受体阻断药阿替洛尔、第三代选择性$β_1$受体阻断药塞利洛尔等）与利福平之间的类似相互影响不太可能发生（Westfall et al，2011）。

机制　利福平诱导肝药物代谢酶（包括CYP1A2、2C9、2C19和3A4），从而加速普萘洛尔的代谢，是普萘洛尔血浓度降低、作用减弱的原因（普萘洛尔经CYP的代谢转化主要由CYP1A2和CYP2D6负责）。已证明卡替洛尔的代谢主要由CYP2D6以及CYP2C9负责，故其血浓度的降低以及作用的减弱起因于利福平对 CYP2C9 的诱导。

建议　避免两者的合用是明智的。如果两者的合用不能避免，应考虑到普萘洛尔的需要量大于常量。另外，如果可行的话，选用与利福平很少或无相互影响的 β 受体阻断药（如阿替洛尔、纳多洛尔、塞利洛尔等）代替普萘洛尔，或者用利福布汀代替利福平，也许更为合适。

［普萘洛尔（心得安）－泛影葡胺］[2]
Propranolol－Meglucamine diatrizoate

要点　正在服用普萘洛尔的一名患者，当使用泛影葡胺作为造影剂进行尿路造影时，逐渐出现面部及上肢潮红，随后发生心动过缓、脉搏细弱及严重低血压。

有关药物　服用纳多洛尔的一名患者，在给予泛影葡胺进行尿路造影时，发生类似相互影响。泛影葡胺与其他 β 受体阻断药（阿普洛尔、氧烯洛尔、索他洛尔等）之间是否会发生类似相互影响，尚未见报道，但根据提出的机制推测，类似相互影响有可能发生。

机制　据推测，该影响起因于泛影葡胺引起的组织胺释放。当同时存在普萘洛尔时，β 受体被阻断，机体调节组织胺所致低血压的能力被抑制。

建议　重要的是应预料到此种相互影响的可能性。如发生此种相互影响导致的低血压，给予肾上腺素（或其他具有 α 受体激动作用的拟肾上腺素药）可逆转，但也许需同时采取其他措施。

［普萘洛尔（心得安）－变应原浸出物］[3]
Propranolol－Allergenic Extracts

要点　一病例报道说，某过敏性鼻炎伴哮喘患者，开始普萘洛尔治疗后，对每日注射一次的变应原浸出物产生过敏反应，并发生严重高血压。另据报道，正在接受普萘洛尔治疗的患者，接受免疫治疗或接触变应原后，有 2 例发生严重过敏反应，并伴有低血压和脉率减慢。

有关药物　预料其他 β 受体阻断药（阿替洛尔、美托洛尔、吲哚洛尔等）也可像普萘洛尔一样，能增强过敏反应。

机制　据推测，β 受体阻断药可降低细胞内 cAMP 的浓度，从而降低肥大细胞释放介质的阈值，因此增强过敏反应。高血压、低血压及心动过缓的机制尚不清楚。

建议　虽然单用变应原浸出物即可发生过敏反应，但是，接受 β 受体阻断药的患者应用免疫疗法，可发生逾常的过敏反应。如果发生这样的相互影响，应马上进行处理，包括停用普萘洛尔和变应原浸出物，并给予抗过敏治疗等。

［普萘洛尔（心得安）－氯苯那敏（扑尔敏）］[4]
Propranolol－Chlorpheniramine

要点　理论上，氯苯那敏可削弱普萘洛尔的 β 受体阻断作用，增强其奎尼丁样作用（即传导速度减慢，有效不应期延长）。

有关药物　理论上，其他 β 肾上腺素能受体阻断药（美托洛尔、纳多洛尔、噻吗洛尔等）也可受抗组织胺药的影响。已证明溴苯那敏、氯苯吡胺、苯海拉明、美吡拉敏、曲吡那敏等的作用类似于氯苯那敏，但尚无证据表明它们与普萘洛尔之间是否会发生类似相互影响。

机制　普萘洛尔是一种 β 受体阻断药。已证明氯苯那敏和其他几种抗组织胺药妨碍儿茶酚胺在肾上腺素能神经末梢的摄取，因此使肾上腺素能受体部位的儿茶酚胺浓度升高。普萘洛尔和氯苯那敏对心肌传导都有奎尼丁样作用（即传导速度减慢和有效不应期延长）。然而，这些作用仅发生在远高于治疗浓度时，故其临床意义尚难确定。

建议　普萘洛尔与氯苯那敏相互影响的可能性纯属推测。在未得到有关此种相互影响更详尽的资料前，无须避免两药同用。但是，当两药同用时，应考虑到相互影响的可能性（特别是较大剂量同用时）。

[噻吗洛尔（噻吗心安）－西咪替丁（甲氰咪胍）][1]
Timolol－Cimetidine

要点   Ishii 等进行的随机化双盲研究表明，同时应用噻吗洛尔滴眼液和口服西咪替丁，可使健康年轻受试者的静息心率以及眼内压进一步下降，运动耐量也发生改变（Ishii Y et al，2000）。另有证据表明，同时应用西咪替丁，噻吗洛尔的血浓度可升高，β 阻断作用因此增强，静息心率和眼内压进一步降低，但运动时心率无改变。

局部应用噻吗洛尔也可损害老年人的呼吸功能和运动耐量，即使没有可逆性阻塞性呼吸道疾病史也如此。

有关药物   根据相互影响的机制推测，西咪替丁对其他 β 受体阻断药可有类似影响，但相互影响的机制以及程度有所不同（有关细节参见本章 [普萘洛尔（心得安）－西咪替丁（甲氰咪胍）]）。

雷尼替丁对 CYPs 的抑制作用较弱（雷尼替丁与 CYPs 的亲合力仅为西咪替丁的 10％），而尼扎替丁以及法莫替丁对 CYPs 几乎无亲和力，故与噻吗洛尔不会发生明显相互影响。

据报道，同时应用钙通道拮抗剂维拉帕米（verapamil），导致严重心动过缓，同时应用尼卡地平（nicardipine），使运动或反射诱发的心动过速进一步被抑制。另外，已证明噻马洛尔滴眼液与奎尼丁同用时，可导致前者血浓度升高，运动时心率进一步下降。

机制   西咪替丁对多种 CYP 有抑制作用（包括 CYP1A2、CYP2C9 和 CYP2D6），而噻吗洛尔主要由 CYP2D6 代谢。因此认为，该影响起因于西咪替丁对噻吗洛尔经 CYP2D6 代谢的非竞争性抑制。尽管西咪替丁影响肝血流量，但鉴于噻吗洛尔无明显首过肝代谢，因此西咪替丁引起的肝血流量的改变不会是该影响的原因（也见 [普萘洛尔（心得安）－西咪替丁（甲氰咪胍）]）。

建议   噻马洛尔是一种非选择性 β 受体拮抗剂，广泛用于青光眼的治疗，但即使滴眼液中所含的量也可对呼吸功能以及体循环血流动力学（包括血压和心率）产生不良影响。有充分证据表明，噻吗洛尔滴眼液治疗期间同时应用西咪替丁可导致静息心率以及眼内压下降，运动耐量降低。鉴于老年人单次应用噻吗洛尔即可导致长时间的 β 受体阻断，所以在这些人中的联用应特别谨慎。尽管 CYP2D6 的活性与年龄无关，但个体差异性却随年龄的增加而增加。

[美托洛尔（美多洛尔，美多心安，倍他乐克）－普罗帕酮（心律平）][2]
Metoprolol（BETALOC）－Propafenone

要点   据报道，4 名用美托洛尔（150～200 mg/d）治疗室性心律失常的患者，在给予普罗帕酮（150 mg，每日 3 次）后，前者的稳态血浓度升高 2～5 倍。其中 1 名患者出现梦魇，另外 1 名患者出现肺水肿、咯血等急性左心衰的表现。当美托洛尔减量或停用时，上述症状消失。对健康受试者的单剂研究表明，普罗帕酮使美托洛尔的清除率降低，而普罗帕酮的血浓度不受美托洛尔的影响。

有关药物   有报道表明，普萘洛尔和普罗帕酮之间可发生类似相互影响。根据提出的机制推测，普罗帕酮与其他主要经肝代谢清除的 β 受体阻断药（倍他洛尔、阿普洛尔等）之间可发生类似相互影响，而与主要以原形经肾排泄的 β 受体阻断药（如纳多洛尔、阿替洛尔、塞利洛尔等）之间的类似相互影响则不太可能发生，但此点尚有待进一步证实（也参见 [普萘洛尔－西咪替丁]）。

机制   美托洛尔和普罗帕酮的氧化代谢都有 CYP2D6 的参与，因此认为，美托洛尔稳态血浓度的升高可能起因于普罗帕酮对其代谢的竞争性抑制。

建议   就目前所得到的资料看，合用无须避免，但合用时美托洛尔可能需要减量。因部分患者可能会出现不良反应，故合用期间必须严密监护。如果上述机制正确，用主要以原形经肾排泄的 β 受体阻断药（如纳多洛尔）代替美托洛尔，也许可避免此种相互影响。

[美托洛尔（美多洛尔，美多心安，倍他乐克）－决奈达隆][1]
Metoprolol（BETALOC）－Dronedarone

要点   同时应用美托洛尔（选择性 β_1 受体拮抗剂）和决奈达隆（胺碘酮的非碘化苯并呋喃衍生

物），可导致前者血浓度升高，毒副作用增加（Sampson et al，2011）。

有关药物 已经证明非选择性 β 受体拮抗剂噻吗洛尔（噻吗心安，timolol）、第三代 β 受体拮抗剂卡维地洛（carvedilol；兼具 α 受体阻断作用）以及奈必洛尔（nebivolol；兼有 NO-依赖性血管扩张作用）的代谢有 CYP2D6 的参与，故预料其与决奈达隆之间可发生类似相互影响。根据化学结构和代谢途径的类似性推测，凡主要经细胞色素 P450（CYP）代谢清除的 β 受体阻断药其在肝内的氧化代谢多半涉及 CYP2D6，如非选择性 β 受体阻断药吲哚洛尔（心得静，pindolol）、阿普洛尔（心得舒；alprenolol）和氧烯洛尔（心得平；oxprenolol）以及选择性 β_1 受体阻断药比索洛尔（bisoprolol）和倍他洛尔（betaxolol），因此，与决奈达隆之间的类似相互影响也有可能发生（β 受体阻断药的共同结构是具有一个芳香环以及氨基氮上的异丙基或其他大的取代基；芳香环的羟化需要 CYP2D6 的参与，而氨基氮的脱烷基主要由 CYP1A2 负责）。根据相互影响的机制推测，主要以原形经肾排泄以及直接与葡萄糖醛酸或硫酸络合的 β 受体阻断药（如非选择性 β 受体阻断药纳多洛尔、选择性 β_1 受体阻断药阿替洛尔、第三代选择性 β_1 受体阻断药塞利洛尔等）与决奈达隆之间的类似相互影响不太可能发生（Westfall et al，2011）。

机制 决奈达隆在体内的代谢由 CYP3A（主要是 CYP3A4）负责，但是本身对 CYP3A、CYP2D6 以及 P-糖蛋白有中度抑制作用。已知美托洛尔在体内的代谢主要由 CYP2D6 负责，故认为该影响起因于决奈达隆对 CYP2D6 的抑制。

建议 决奈达隆的电生理作用类似于胺碘酮，2009 年 FDA 批准用于心房颤动（房颤）和心房扑动（房扑）的治疗。由于其副作用明显少于胺碘酮，故临床应用日渐广泛（缺点是在窦性心律的维持方面效果较差）。

由于 CYP2D6 存在多态性，因此这种影响有着明显的差异。CYP2D6 广泛代谢型患者美托洛尔经由 CYP2D6 的代谢较迅速，半衰期仅有 3～4 小时，而乏代谢型者美托洛尔的代谢较慢，半衰期可达 7～8 小时。不管是何种代谢型患者，不良后果都有可能很严重，故两者的同用应尽可能避免。

［美托洛尔（美多洛尔，美多心安，倍他洛克）－普利多匹定］[2]
Metoprolol－Pridopidine ［4-（3-Methylsulfonylphenyl）-1-propylpiperidine，ACR16］

要点 Rabinovich-Guilatt 等对 22 名健康受试者（不包括 CYP2D6 乏代谢型）进行的研究表明，同时应用普利多匹定（45 mg，每日 2 次），与美托洛尔（100 mg）单用相比，稳态浓度的普利多匹定可使美托洛尔的 C_{max} 以及 $AUC_{0\sim\infty}$ 的几何均值比（GMR）分别增加至 3.5 倍（90% CI：2.9，4.22）和 6.55 倍（90% CI：5.18，8.28）（Rabinovich-Guilatt et al，2017）。

有关药物 根据化学结构和代谢途径的类似性推测，凡主要经 CYP 代谢清除的 β 受体阻断药，其在肝内的氧化代谢多半涉及 CYP2D6，如非选择性 β 受体阻断药吲哚洛尔（pindolol；心得静）、噻吗洛尔、阿普洛尔（alprenolol；心得舒）、氧烯洛尔（oxprenolol；心得平），选择性 β_1 受体阻断药比索洛尔（bisoprolol）、倍他洛尔（betaxolol），第三代非选择性 β 受体阻断药卡维地洛（carvedilol；兼具 α 受体阻断作用）以及第三代选择性 β_1 受体阻断药奈必洛尔（nebivolol；兼有 NO-依赖性血管扩张作用），预料与普利多匹定之间可发生类似相互影响（β 受体阻断药的共同结构是具有一个芳香环以及氨基氮上的异丙基或其他大的取代基；芳香环的羟化需要 CYP2D6 的参与，而氨基氮的脱烷基主要由 CYP1A2 负责）。

根据代谢途径和相互影响的机制推测，普利多匹定对所有经 CYP2D6 代谢的药物都可产生类似影响，特别是各种中枢活性药物。例如，可用于亨廷顿病（Huntington's disease，HD；杭廷顿病。一种进展性神经退行性疾病，以运动、认知和行为障碍为主要临床表现）治疗的利培酮（risperidone）、舍曲林（sertraline），及帕罗西汀（paroxetine）等。

机制 体内外研究表明，普利多匹定（4-［3-（甲磺酰基）苯基］-1-丙基哌啶）既是 CYP2D6 的底物，也是 CYP2D6 的抑制剂，而美托洛尔主要经 CYP2D6 代谢。因此认为，该影响与普利多匹定抑制美托洛尔经 CYP2D6 的代谢有关。鉴于连续多次应用普利多匹定后，其在 CYP2D6 广泛代谢型者和 CYP2D6 乏代谢型者体内的清除半衰期不再有明显差别（分别从单次应用后的 8 小时和 32 小时变为 17 小时和 19 小时），故而推测既涉及竞争性抑制，又涉及非竞争性抑制（也就是说，随着普利多匹定的持续应用，可产生自抑制作用，在抑制其他 CYP2D6 底物代谢的同时，也抑制自身的代谢）。这和 Lindskov Krog 等对 CYP2D6 广泛代谢型和 CYP2D6 乏代谢型健康志愿者的研究结果一致（Lindskov Krog et al，2013）。

尽管有小部分美托洛尔经 CYP1A2 代谢，但普利多匹定对 CYP1A2 很少或无影响，因此与该影响无关。

建议　普利多匹定分类上属于新型多巴胺稳定剂（在多巴胺功能亢进时可使其减弱，而在其功能减弱时则使之增强），但对 sigma（σ）-1 受体有高度选择性亲和力，目前正在 HD 患者中进行三期临床试验。如果获准用于 HD 的治疗，应考虑到它有可能明显影响其他 CYP3A4 底物的药动学。在这种情况下，有必要对同用药物进行临床检测。

［美托洛尔（美多洛尔，美多心安，倍他乐克）－帕罗西汀］[2]
Metoprolol（BETALOC）－Paroxetine

要点　Goryachkina 等对 17 名常规应用选择性 β_1 受体拮抗剂美托洛尔（metoprolol）治疗的急性心肌梗死伴抑郁患者进行的一项研究表明，同时应用选择性 5-羟色胺再摄取抑制剂（SSRIs）帕罗西汀，可使美托洛尔的 AUC 增加 3.2 倍，其代谢物 α-羟美托洛尔的 AUC 减少 71.4%，平均心率明显减慢，有 2 名患者由于严重心动过缓和体位性低血压不得不减少美托洛尔的剂量（Goryachkina et al，2008）。

Bahar 等对以往（1994—2018）的部分论文以及病例报道进行的系统性回顾分析表明，同时应用选择性 β_1 受体拮抗剂美托洛尔和选择性 5-羟色胺再摄取抑制剂（SSRIs）帕罗西汀，与美托洛尔单用相比，可使其 S-型和 R-型对映体的平均 AUC 分别增加 4 倍和 6 倍（可见帕罗西汀对美托洛尔代谢的抑制存在对映体选择性，即对 R-型美托洛尔代谢的抑制作用更明显），同时伴有运动时心率减慢（有可能导致明显的心动过缓）和收缩压下降（有可能发生严重的体位性低血压）。帕罗西汀对缓释型美托洛尔和速释型美托洛尔的上述影响无明显差别（Bahar et al，2018）。然而，Stout 等对 10 名健康受试者进行的一项随机化交叉研究表明，帕罗西汀对美托洛尔的影响既存在剂型差异（这与 Bahar 等的回顾性分析结果有所不同），也存在对映体选择性；同时应用帕罗西汀，可使速释型美托洛尔 S-型和 R-型对映体的 $AUC_{0\sim24h}$ 分别增加 3 倍和 4 倍，使缓释型美托洛尔 S-型和 R-型对映体的 $AUC_{0\sim24h}$ 分别增加 2 倍和 3 倍（Stout et al，2011）。也参见［普萘洛尔（心得安）－氟伏沙明］项下的有关内容。

一系列研究结果表明，SSRIs 对 β 受体拮抗剂药动学和药效学影响的程度与 CYP2D6 多态性明显相关。

有关药物　Bahar 等的回顾性分析表明，同属 SSRIs 的氟西汀（fluoxetine）对美托洛尔的药动学和药效学可产生类似影响。根据体内过程及相互影响的机制推测，其他对 CYP2D6 有抑制作用的 SSRIs 与美托洛尔之间，以及帕罗西汀与其他经 CYP2D6 代谢的 β 受体拮抗剂（包括非选择性 β 受体拮抗剂和选择性 β_1 受体拮抗剂）之间可发生类似相互影响。各种 SSRIs 对 CYP2D6 的抑制程度从强到弱依次为帕罗西汀＞氟西汀＞舍曲林＞氟伏沙明（西酞普兰既不是 CYP2D6 的底物，也不是 CYP2D6 的抑制剂，因此与美托洛尔之间不会产生明显的相互影响），可见各种 SSRIs 对 CYP2D6 底物药动学影响的程度随药物的不同而不同。主要以原形经肾排泄的 β 受体拮抗剂（如阿替洛尔、纳多洛尔、塞利洛尔等）与帕罗西汀之间的类似相互影响不太可能发生。

已知大部分三环类抗抑郁药（如丙米嗪、阿米替林、多塞平等）、5-羟色胺－去甲肾上腺素再摄取抑制剂（SNRIs；如度洛西汀和文拉法辛），以及部分抗精神病药（如氯丙嗪、奋乃静、硫利达嗪等）既是 CYP2D6 的底物，也是 CYP2D6 的抑制剂，因此，对美托洛尔的药动学和药效学有可能产生类似影响（Meyer，2011）。

机制　已知美托洛尔主要经由 CYP2D6 代谢（也可能有极小部分涉及 CYP1A2），而帕罗西汀既是 CYP2D6 的底物，也是该酶的强效抑制剂，因此认为，帕罗西汀抑制美托洛尔经 CYP2D6 的代谢是该影响的机制（包括竞争性抑制和非竞争性抑制）。

建议 抑郁和心血管疾病一样，是最常见的疾病之一，而这两类疾病往往共存于老年患者中。SSRIs（特别是帕罗西汀和氟西汀）和选择性 β_1 受体拮抗剂（特别是美托洛尔）分别是当前治疗抑郁和心血管疾病最常用的药物种类之一，抑郁和心血管疾病共存的群体经常需要联合应用这两类药物。

目前可得到的大部分资料表明，帕罗西汀（或氟西汀）确实影响美托洛尔的药动学和药效学，有可能在增强其作用的同时，增加不良事件的发生率。作者建议，如非必须，应尽可能避免同时应用美托洛尔和帕罗西汀或氟西汀等强效 CYP2D6 抑制剂。鉴于目前可得到的抗抑郁药以及 β 受体拮抗剂有多种，因此可考虑选用对 CYP2D6 无明显抑制作用的抗抑郁药（如西酞普兰或萘法唑酮）代替帕罗西汀（或氟西汀），也可考虑选用不经 CYP2D6 代谢的 β 受体拮抗剂（如阿替洛尔、纳多洛尔、塞利洛尔等）代替美托洛尔。如果必须联用，至少应在联用的最初数周内进行药物治疗监测，以便发生显著低血压和（或）心动过缓时给予及时处理（也参见［普萘洛尔（心得安）－氟伏沙明］项下的有关内容）。

CYP2D6 基因型不但可干扰药物相互影响的幅度，也可左右 CYP2D6 底物剂量（特别是初始剂量）的滴定，这是临床用药时应考虑的另一问题（如下述）。

注 已知人体内参与异体物质（包括治疗药物和毒物）Ⅰ相代谢的主要 CYPs 有 12 种，分别是 CYP1A1、1A2、1B1、2A6、2B6、2C8、2C9、2C19、2D6、2E1、3A4，以及 3A5。这些 CYPs 在肝内含量最丰富，其次是胃肠道，也有少量存在于肺、肾，以及 CNS 中。其中 CYP1A、CYP1B、CYP2A、CYP2B，以及 CYP2E 亚家族与治疗药物的代谢无明显相关，然而，它们确实可催化许多原毒素以及前致癌原的代谢活化，最终生成有毒代谢物和致癌物。可见，在人体内参与治疗药物Ⅰ相代谢的 CYPs 主要是 CYP3A4/5、CYP2D6、CYP2C8、2C9，以及 2C19。研究表明，临床所用药物中有 50% 以上其代谢涉及 CYP3A4，约 20% 是 CYP2D6 的底物，另有 15% 左右其代谢与 CYP2C 亚家族（包括 CYP2C8/9/10/19）有关（Gonzalez et al, 2011）。

临床药理研究以及人肝样本分析表明，各种 CYP 的表达水平存在明显的个体差异，这种差异与基因多态性的存在以及基因调控的差异有关。目前发现人体内有几种 CYP 存在基因多态性，包括 *CYP2A6*、*CYP3A4*、*CYP2B1*、*CYP2C9/19*，以及 *CYP2D6*（Gonzalez et al, 2011）。CYP2A6 的底物较少，主要包括丙戊酸（valproic acid；敌百痉）、异磷酰胺（ifosfamide；异环磷酰胺）、香豆素（coumarin）、氯美噻唑（clomethiazole），以及尼古丁（nicotine；烟碱）、亚硝胺类（nitrosamines）、黄曲霉素 B_1（aflatoxin B_1；黄曲霉毒素 B_1）等。苯妥英（phenytoin）是 CYP2A6 的诱导剂，甲氧补骨脂素（methoxypsoralen；花椒毒素，花椒毒内酯）是其抑制剂。另外，*CYP2A6* 基因突变发生率较低，大多与某些肿瘤的发生相关，与临床用药的关系不大。CYP3A4（属于低亲和力－高功能容量酶，酶功能不易饱和，即不易发生表型转换）和 CYP2B1 也存在多态性，但在人类变异发生率非常低，尚未发现其对药物剂量的滴定有何影响；不过，有证据表明 *CYP2B1* 基因纯合子突变与原发先天性青光眼有关。

到目前为止，有关 CYP2C（特别是 CYP2C9/19）和 CYP2D6 的基因分型和基因多态性的研究最多，这两种 CYP 的基因突变相对多见，且存在种族差异，因此，它们的分型和基因多态性鉴定与药物相互影响的幅度以及药物用量的个体化关联度较大。

CYP2C9 的基因分型及其在临床用药中的意义参见［华法林（苄丙酮香豆素钠）－胺碘酮（乙胺碘呋酮，安律酮）］项下的有关内容。

鉴于黄种人 CYP2C19 乏代谢型（PM 型；也称弱代谢型或慢代谢型）占比（23%）远高于黑种人和白种人（3%），故在黄种人中药物相互影响的不可预期性以及疗效和毒性的改变更有可能发生。因此，黄种人 CYP2C19 的基因分型，对其代谢涉及 CYP2C19 的药物初始剂量的确定以及药物相互影响程度的判断，具有一定临床意义。

CYP2D6（属于高亲和力－低功能容量酶，酶功能容易饱和，有可能发生表型转换，即存在高浓度底物时，CYP2D6 活性被抑制，可使非慢代谢型转变为慢代谢型。这与 CYP3A4 的特点明显不同）

变异包括单核苷酸变异和拷贝数变异（copy number variations，CNVs；包括基因重复引起的拷贝数增加和基因缺失引起的拷贝数减少）。据报道，白种人（高加索人）CYP2D6 基因型变异发生率约占 25%（主要为无功能等位基因 CYP2D6＊4，少部分为 UM 型），分别为 UM 型（超快代谢型；源于基因重复引起的拷贝数增加）3%～5%，IM 型（中代谢型）10%～17%，PM 型（乏代谢型，弱代谢型，慢代谢型）5%～10%；NM 型（正常代谢型，野生型，快代谢型）约占 70%。亚洲人（黄种人）CYP2D6 基因型变异发生率高达 41%（主要由功能减弱的 CYP2D6＊10 组成，包括增强中间型、中间型，以及减弱中间型），NM 型不足 50%。不同基因型对其底物代谢的速度依次为 UM 型＞NM型＞IM 型＞PM 型。

　　酶抑制作用或诱导作用并不总是导致药物作用的增强或减弱，许多临床应用的前药多半就是这种情况。例如，他莫昔芬本身无明显活性，约 90% 先经 CYP3A4/5 代谢为无活性中间产物 N-去甲基他莫昔芬，而后在 CYP2D6 作用下经 4-位羟化进一步生成活性代谢物恩度昔芬（endoxifen；4-羟-N-脱甲基他莫昔芬）；约 10% 先在 CYP2D6 作用下生成具有活性的 4-羟基他莫昔芬，然后经 CYP3A4/5 脱甲基生成仍具活性的恩度昔芬。恩度昔芬和 4-羟基他莫昔芬与雌激素受体的亲和力相当，其活性比他莫昔芬和 N-去甲基他莫昔芬高 100 倍（也参见［他莫昔芬（三苯氧胺）－氟伏沙明］项下的有关内容）。鉴于恩度昔芬的血浆浓度是 4-羟基他莫昔芬的 5～10 倍，因此认为恩度昔芬是他莫昔芬发挥抗雌激素作用的主要成分（Moy et al，2011）。就他莫昔芬而论，如果同时应用 CYP2D6 抑制剂，在增强他莫昔芬和 N-去甲基他莫昔芬毒副作用的同时，可明显削弱其疗效，这也是为什么建议临床上应根据 CYP2D6 基因分型决定是否应用他莫昔芬的原因（CYP2D6 超快代谢型疗效最好，快代谢型次之，中间代谢型和慢代谢型疗效差或无效）。

［美托洛尔（美多洛尔，美多心安，倍他乐克）－戊巴比妥（阿米妥）][2]
Metoprolol（BETALOC）－Pentobarbital

　　要点　对 8 名受试者进行的研究表明，戊巴比妥可使口服美托洛尔的血浓度和生物利用度降低 30%。

　　有关药物　有证据表明，苯巴比妥使普萘洛尔的清除率增加。普萘洛尔可增强戊巴比妥对小鼠的镇静作用。戊巴比妥可降低口服阿普洛尔的血浓度和生物利用度，使其疗效降低 20%。应用小鼠进行的研究表明，普萘洛尔可延长环己巴比妥的睡眠时间，增强对中枢神经系统的毒性，降低半数致死量。

　　现已证明，无明显首过肝代谢的 β 受体阻断药（阿替洛尔、塞利洛尔、纳多洛尔）与戊巴比妥之间无类似相互影响。噻吗洛尔和吲哚洛尔虽然部分经肝代谢，但有证据表明与戊巴比妥之间也无类似相互影响。

　　根据肝药酶诱导机制推测，美托洛尔和其他巴比妥类（异戊巴比妥、仲丁巴比妥、司可巴比妥等）之间可发生类似相互影响。

　　机制　据报道，戊巴比妥和苯巴比妥一样，可诱导肝药酶（包括 CYP1A2 以及 CYP2C 和 3A 亚家族），而美托洛尔的氧化代谢可能类似于普萘洛尔，即由 CYP2D6 和 CYP1A2 负责。因此认为，戊巴比妥通过诱导 CYP1A2 从而促进美托洛尔的代谢是该影响的机制。

　　给小鼠应用普萘洛尔和环己巴比妥后，作用增强的原因似乎是中枢性的，而不是周围性的。

　　建议　在长期（超过 10 天）应用戊巴比妥治疗期间，美托洛尔的口服量可酌情增加。另外，也可应用阿替洛尔或其他无明显首过肝代谢的 β 受体阻断药代替美托洛尔。巴比妥类并不改变静脉给予的 β 受体阻断药的生物利用度。

［美托洛尔（美多洛尔，美多心安，倍他乐克）－塞来昔布（塞来考昔）][1]
Metoprolol（BETALOC）－Celecoxib

　　要点　有充分证据表明，同时应用美托洛尔和昔布类（coxibs）选择性环氧酶-2（COX-2）抑制剂塞来昔布，可导致前者的血浓度增高，作用和毒性有可能增强。

有关药物　根据相互影响的机制以及代谢途径推测，另一种选择性 COX-2 抑制剂罗非昔布与美托洛尔之间不会发生类似相互影响（罗非昔布的代谢有多种 CYPs 的参与，但主要涉及 CYP3A4 和 CYP1A2，与 CYP2D6 的亲和力较低。然而，与其他主要经 CYP3A4 及（或）CYP1A2 代谢的药物之间可发生相互影响，有关细节参见［茶碱－罗非昔布］项下的内容）。

同属选择性 COX-2 抑制剂的伐地考昔（valdecoxib）以及前体药物帕瑞考昔（parocoxib；在体内脱羟甲基生成其活性型伐地考昔）主要经 CYP3A4、CYP2C9 和葡糖醛酸化代谢，对 CYP2C9 和 CYP2C19 仅有轻、中度抑制作用，因此与美托洛尔之间也不会发生类似相互影响。然而，与主要经 CYP2C9 和 CYP2C19 代谢的药物之间以及与 CYP3A4 和 CYP2C9 抑制剂之间可发生相互影响，但相互影响的机制和性质不同（有关细节见［华法林－伐地考昔］以及［地西泮－伐地考昔］项下的内容）。

另外两种选择性 COX-2 抑制剂依托昔布和罗美昔布（lumiracoxib）尚无充足的药动学资料，目前正在进行大规模的临床研究。

根据相互影响的机制和代谢途径推测，塞来昔布与其他主要经肝代谢的 β 受体阻断药（如普萘洛尔、噻吗洛尔以及醋丁洛尔）之间可发生类似相互影响，而与主要以原形经肾排泄的 β 受体阻断药（如纳多洛尔和阿替洛尔）之间则不会发生类似相互影响。吲哚洛尔既有部分经肝代谢，也有部分以原形经肾排泄，预料与塞来昔布的类似相互影响也有可能发生，但不会像美托洛尔－塞来昔布之间的相互影响那么明显（也见［普萘洛尔－西咪替丁］）。

机制　虽然塞来昔布的代谢主要由 CYP2C9 负责，CYP2D6 对其代谢仅有轻微影响，但其对 CYP2D6 有明显的抑制作用。已知美托洛尔主要由 CYP2D6 代谢，故与塞来昔布同用时，可因后者对 CYP2D6 的抑制而使前者的代谢速度减慢，导致前者血浓度升高（根据代谢途径推测，该影响主要起因于塞来昔布对美托洛尔经 CYP2D6 代谢的非竞争性抑制）。

建议　该相互影响肯定，建议避免将塞来昔布与美托洛尔同时应用。如果必须同时应用选择性 COX-2 抑制剂和 β 受体阻断药，根据上述介绍，选择无相互影响的药物不困难。

［美托洛尔（美多洛尔，美多心安，倍他乐克）－口服避孕药］[2]
Metoprolol（BETALOC）－Oral Contraceptive Agents（Oral contraceptives）

要点　曾有人对 23 名女性志愿者进行了一项研究，其中 12 名正在使用口服避孕药，另外 11 名作为对照。给予美托洛尔后，口服避孕药组美托洛尔的 AUC 明显升高，但清除半衰期无明显变化。

有关药物　普萘洛尔、阿普洛尔、倍他洛尔等和美托洛尔一样，具有明显的首过肝代谢，因此可能与口服避孕药发生类似相互影响。其他很少或无首过代谢的 β 受体阻断药（阿替洛尔、塞利洛尔、纳多洛尔、索他洛尔、吲哚洛尔等）与口服避孕药可能不会发生类似相互影响。

机制　口服避孕药可能通过抑制肝微粒体酶，使美托洛尔及普萘洛尔的首过代谢减少。

建议　应用口服避孕药期间，如给予美托洛尔时，应密切观察美托洛尔的作用是否增强，必要时减少美托洛尔的剂量。另外，也可选用其他避孕措施，或应用与口服避孕药无相互影响的 β 受体阻断药。

［美托洛尔（美多洛尔，美多心安，倍他乐克）－
利福平（甲哌利福霉素，利米定）][2]
Metoprolol（BETALOC）－Rifampin（Rifampicin）

要点　给 12 名受试者同时应用利福平和美托洛尔 15 天后，美托洛尔的 AUC 减少了 33%，但清除率常数无明显改变。可以预料，两药同用时，美托洛尔的 β 受体阻断作用会有某种程度的减弱。

有关药物　已证明普萘洛尔与利福平之间也发生类似相互影响。据报道，利福平可大大降低普萘洛尔的稳态血浓度，明显增加清除率。无明显肝代谢的 β 受体阻断药（阿替洛尔、塞利洛尔、纳多洛尔等）可能不会与利福平发生类似相互影响（也参见［普萘洛尔－西咪替丁］）。其他利福霉素衍生物（如利福定、利福喷汀、利福布汀等）与美托洛尔之间是否会发生类似相互影响，尚无证据，但根据相互影响的机制推测，预料有可能发生（也参见［普萘洛尔－利福平］）。

机制　美托洛尔主要经肝微粒体酶 CYP2D6（也涉及 CYP1A2）代谢清除。单次口服后，仅有大约 3％ 以原形经尿排泄。由于利福平是强烈的肝微粒体酶诱导剂（虽然利福平主要诱导 CYP3A4，但对其他肝微粒体酶包括 CYP1A2 和 CYP2D6 也有一定的诱导作用），故可促进美托洛尔的清除。

建议　两药同用期间，应密切观察血压的改变。必要时，可增加美托洛尔的剂量。

[美托洛尔（美多洛尔，美多心安，倍他乐克）－苯海拉明（苯那君）][2]
Metoprolol（BETALOC）－Diphenhydramine

要点　Sharma 等对健康年轻受试者（女性 20 名，其中 CYP2D6 广泛代谢型 16 名，乏代谢型 4 名；男性 16 名，其中广泛代谢型 10 名，乏代谢型 6 名）进行的一项研究表明，同时应用消旋美托洛尔和 H_1 受体拮抗剂苯海拉明，可使 S-美托洛尔的 AUC 明显增加。然而这一影响存在显著的性别差异，广泛代谢型（EM）的女性 AUC 平均增加 84％，而 EM 的男性 AUC 平均增加 45％（Sharma et al，2010）。

有关药物　大部分 β 受体拮抗剂（如非选择性 β 受体拮抗剂普萘洛尔、阿普洛尔、噻吗洛尔等，及选择性 $β_1$ 受体拮抗剂阿替洛尔、卡替洛尔、比索洛尔等）的氧化代谢像美托洛尔一样涉及 CYP2D6，故预料与苯海拉明之间可发生类似相互影响。大部分第一代 H_1 受体拮抗剂（如氯苯那敏、曲吡那敏、异丙嗪等）像苯海拉明一样，不但是 CYP2D6 的底物，也是 CYP2D6 的抑制剂，因此，与美托洛尔之间的类似相互影响也有可能发生。

机制　美托洛尔的代谢主要由 CYP2D6 负责（也部分的涉及 CYP1A2），单次口服后仅有大约 3％ 以原形经尿排泄。苯海拉明是 CYP2D6 的底物和抑制剂，因此认为，该影响起因于苯海拉明对美托洛尔经 CYP2D6 代谢的抑制。

建议　美托洛尔是一种选择性 $β_1$ 受体拮抗剂，以消旋对映体的混合物用于临床，S-型对映体是阻断 $β_1$ 受体的主要成分，广泛用于心绞痛、心肌梗死以及高血压的治疗。苯海拉明属第一代 H_1 受体拮抗剂，像氯苯那敏和异丙嗪等其他 H_1 受体拮抗剂一样，除可通过处方得到外，也常常作为非处方药（例如某些感冒制剂）的成分。正在应用美托洛尔治疗的患者，如出现美托洛尔过量的症状和体征（最常见的不良反应是症状性心动过缓），应考虑到这一相互影响的可能性。

鉴于美托洛尔的代谢存在显著的性别差异（Sharma 等的研究表明，EM 型以及 PM 型的女性与相同基因型的男性相比，S-美托洛尔的 AUC 分别高 62％ 和 59％，其清除率分别低 26％ 和 71％），苯海拉明对 S-美托洛尔代谢的影响也与性别明显相关（如上述）。因此，正在应用美托洛尔治疗的女性患者，苯海拉明－美托洛尔相互影响的可能性更大，后果也更严重。此点应引起临床医生的重视。

[阿替洛尔（氨酰心安）－碳酸钙][3]
Atenolol－Calcium Carbonate

要点　正在应用阿替洛尔的 6 名患者服用碳酸钙后，阿替洛尔的高峰血浓度下降 51％，曲线下面积减少 33％，但清除半衰期延长。12 小时后，发现 β 受体阻断作用减弱，但不管是阿替洛尔单用，还是与钙盐同用，血压反应无何改变。

有关药物　预料阿替洛尔与其他钙盐（葡萄糖酸钙、乳酸钙、磷酸钙等）之间可发生类似相互影响。碳酸钙与其他 β 受体阻断药（阿普洛尔、普萘洛尔、纳多洛尔等）之间是否会发生类似相互影响，尚缺乏证据。

机制　可能是钙盐影响阿替洛尔的吸收。

建议　同用钙盐期间应注意观察患者对阿替洛尔的反应，并根据情况适当调整阿替洛尔的剂量。

[阿替洛尔（氨酰心安）－氨苄西林（氨苄青霉素）][3]
Atenolol－Ampicillin

要点　对 6 名健康受试者进行的研究表明，单次口服氨苄西林后，使阿替洛尔的生物利用度降低 24%，高峰血浓度下降 33%，曲线下面积减少 41%，稳态血浓度下降 41%。连续应用氨苄西林 6 天后，这些参数进一步降低。6 名高血压患者同用氨苄西林连续 4 周，并不影响阿替洛尔的抗高血压作用。但同样是这 6 名患者，单次应用阿替洛尔和氨苄西林后，运动引起的心动过速更明显。

有关药物 其他 β 受体阻断药（普萘洛尔、美托洛尔、吲哚洛尔等）和其他青霉素类（阿莫西林、氟氯西林、双氯西林、羧苄西林等）之间是否发生相互影响，尚缺乏证据。

机制 此种相互影响的机制尚不清楚。

建议 两药同用时，应注意疗效是否减弱。阿替洛尔的剂量也许需要增加。

[阿替洛尔（氨酰心安）-橘汁][2]
Atenolol - Orange Juice

要点 Lilja 等对健康志愿者进行的两阶段随机化交叉研究表明，橘汁可降低阿替洛尔的口服生物利用度，使其 C_{max} 平均降低 49%（范围 16%～59%，$P<0.01$），AUC 平均减少 40%（范围 25%～55%，$P<0.01$），但不影响其达峰浓度的时间（t_{max}）和半衰期（$t_{1/2}$）。阿替洛尔的尿排泄量平均减少 38%（范围 17%～60%，$P<0.01$），但肾清除率无改变。两者同用时心率略有增加（Lilja et al，2005）。

有关药物 现已证明果汁可明显影响多种药物的药动学。到目前为止，研究最多的果汁是橘汁和葡萄柚汁。新近报道，橘汁像葡萄柚汁（grapefruit juice）一样，可明显降低某些在体内较少或无代谢的亲水性药物的血浓度，同属 β 受体阻断药的塞利洛尔（celiprolol）与橘汁之间的类似相互影响已经证实（Bailey，2010）。相反，亲脂性的 β 受体阻断药，如普萘洛尔、美托洛尔等，与橘汁之间不会发生类似相互影响。有研究表明，橘汁对另一种 β 受体阻断药醋丁洛尔的药动学影响不明显，进一步证实亲水性和无代谢是有可能受橘汁影响的重要条件（与阿替洛尔以及塞利洛尔相比，醋丁洛尔具有一定的亲脂性，且有广泛的首过代谢）。

有明确证据表明，氟喹诺酮类抗菌药环丙沙星以及抗组胺药非索非那定与橘汁之间可发生类似相互影响，有关细节分别参见 [环丙沙星（环丙氟哌酸）-加钙橘汁] 以及 [非索非那定-橘汁]。

目前认为橘汁中含有的柚皮苷（柚苷，柚皮甙；naringin）是影响阿替洛尔口服生物利用度的主要成分，因此推测，凡是含有柚皮苷和其他类黄酮的果蔬类都有可能对阿替洛尔的药动学产生类似影响。

机制 机体内药物的氧化代谢主要与 CYP 有关（尽管已知治疗药物中有 50% 以上其代谢涉及 CYP3A4，但 β 受体拮抗剂的氧化代谢主要涉及 CYP2D6），然而，在体内很少或不经氧化代谢的亲水性 β 受体拮抗剂其处置主要依赖于转运载体，阿替洛尔就是这种情况。转运载体主要包括两类，其中最为人熟知的是 ATP-结合盒（ABC）超家族；它们的作用是逆浓度梯度将各种药物（或异物）从细胞内转运到细胞外，故又将其称为外排载体。ABC 超家族可进一步分为 7 个家族，分别为 ABCA（含 12 个成员）、ABCB（含 11 个成员）、ABCC（含 13 个成员）、ABCD（含 4 个成员）、ABCE（含 1 个成员）、ABCF（含 3 个成员）和 ABCG（含 5 个成员）。ABCB 家族（也称为 P-糖蛋白家族）中的 P-糖蛋白（MDR1/ABCB1）、ABCC 家族中的多药耐药相关蛋白-2（MRP2/ABCC2）以及 ABCG 家族中的乳腺癌耐药蛋白（BCRP/ABCG2）与药物处置的关系最密切，其中研究最多者当属 P-糖蛋白。P-糖蛋白最初是在肿瘤细胞中发现的，后来证明它存在与多种正常组织中，其中包括肠、肝、肾以及血脑屏障。无论是在肠管、胆管还是肾小管，P-糖蛋白都定位于管腔的腔面，其作用是将进入细胞内的药物转运至管腔中，从而促进药物的排泄（肠道和肝中的 P-糖蛋白往往与 CYP3A4 共存，两者的抑制物和底物特异性也多有重叠，它们共同影响着药物的利用度；环孢素、他克莫司以及西罗莫司等抗排斥药的口服生物利用度较低，可能是它们共同作用的结果）。然而，有研究表明，阿替洛尔既不是 CYP3A4 的底物，也不经 P-糖蛋白转运，故推测其体内过程可能涉及另一类载体，即溶质载体（SLC）。目前已知 SLC 超家族包括 48 个家族，含有 300 多个成员。有机阴离子转运体（OATPs/SLC21/SLCO）是该类载体的重要家族，它们属于不依赖于钠的载体蛋白。OATP1A2（OATP-A）是该家族中第一个被识别的成员，其他尚有 OATP2B1（OATP-B）、

OATP1B1（OATP2/OATP-C）和 OATP1B3（OATP8）等。

有多项研究表明，阿替洛尔是 OATP1A2 的底物，其在肠道中的吸收与 OATP1A2 有关。体外研究表明，橘汁及其所含有的主要类黄酮柚皮苷和橘皮苷（hesperidin），像葡萄柚汁一样，对 OATP1A2 介导的非索非那定的摄取呈现浓度依赖性抑制作用。因此推测，阿替洛尔口服生物利用度的降低主要起因于橘汁对肠道 OATP1A2 的抑制。另外，一种导致胆酸释放随之与阿替洛尔结合的非特异性影响，可能是同用橘汁时阿替洛尔吸收减少的部分原因。像对塞利洛尔的影响一样，橘汁也有可能干扰阿替洛尔吸收期间的旁通透。最后，药物的配方也可能是橘汁影响阿替洛尔生物利用度的混淆因素。阿替洛尔尿排泄量的减少可能主要继发于生物利用度的降低。

最后，部分证据表明，左氧氟沙星和格雷沙星（格帕沙星；grepafloxacin）都有经肠道 P-糖蛋白的分泌过程，因为同时应用 P-糖蛋白抑制剂环孢素时，它们的生物利用度有所增加。另有研究结果显示，橘汁中的某些成分（如类黄酮）除可抑制 OATP 外，对 P-糖蛋白也有一定抑制作用。如果这些研究结果可靠的话，那么橘汁对 OATP 以及 P-糖蛋白的双重影响可使其对某些药物生物利用度的干扰互相抵消（OATP，特别是 OATP1A2 对药物处置的方向与 P-糖蛋白相反，至少在肠道中是如此），这就使得对相互影响结果的预料及分析变得更为复杂。

葡萄柚汁与其他药物之间的相互影响参见有关章节。

建议　总之，橘汁中度降低阿替洛尔的生物利用度，同用时可能需要调整剂量，或将两者分服。已知橘汁（以及葡萄柚汁）在肠道中的抑制作用持续 2～4 小时，故间隔 4 小时服药可避免该影响。

[纳多洛尔（萘羟心安）-红霉素][3]
Nadolol－Erythromycin

要点　对 8 名健康受试者进行的研究表明，先口服红霉素 0.5 g，每日 4 次，连用 2 天，然后口服单剂纳多洛尔 80 mg，纳多洛尔血浓度升高 1.7 倍（从 146 ng/ml 升高至 397 ng/ml）。浓度时间曲线下面积不变，但半衰期从 17.3 小时缩短至 11.6 小时。

有关药物　根据目前所得到的资料，很难推断纳多洛尔与其他大环内酯类（如琥乙红霉素、麦白霉素、竹桃霉素等）之间是否会发生类似相互影响。但是，根据相互影响的机制以及清除途径的类似性推测，红霉素与主要以原形经肾排泄的 β 受体阻断药（如阿替洛尔、塞利洛尔、吲哚洛尔等）之间可发生类似相互影响，而与有广泛氧化代谢的 β 受体阻断药（如普萘洛尔、喷布洛尔、阿普洛尔等）之间的类似相互影响则不太可能发生。

有报道说纳多洛尔与新霉素之间可发生类似相互影响，但其机制及临床意义与纳多洛尔-红霉素间相互影响的内在联系尚难断定。

机制　纳多洛尔是一种亲水的非选择性 β 受体阻断药，在体内很少氧化代谢，主要以原形经尿排泄。虽然红霉素是 CYP3A4 的底物，由 CYP3A4 经 N 位脱甲基代谢，同时对 CYP3A4 有明显抑制作用，但是，如上所述，纳多洛尔主要以原形经尿排泄，因此，两者的相互影响与肝微粒体酶（CYP）无关。考虑到红霉素是 P-糖蛋白的底物，也是 P-糖蛋白的抑制剂，故而认为，红霉素通过对 P-糖蛋白的竞争性抑制和非竞争性抑制两方面的因素阻碍纳多洛尔经肾的排泄是该影响的主要机制。

建议　在得到进一步资料前，两药合用无须避免，但合用期间密切监测其效应是明智的。用普萘洛尔等具有广泛氧化代谢的 β 受体阻断药代替纳多洛尔有可能不同程度地避免此种相互影响。

[纳多洛尔（萘羟心安）-利福平（甲哌利福霉素，力复平，利米定）][3]
Nadolol－Rifampicin（Rifampin）

要点　Misaka 等对 10 名健康男性志愿者进行的一项 4 阶段随机化交叉研究表明，利福平 450 mg 每日 1 次连用 6 天，与对照相比，可使单剂纳多洛尔（30 mg 口服）的 $AUC_{0\sim\infty}$ 减少（从对照的 930 ng·h/ml 减至 657 ng·h/ml），$t_{1/2}$ 缩短（从对照的 15.2 小时缩短至 11.4 小时），C_{max} 以及 t_{max} 无明显改变（Misaka et al, 2013）。

有关药物　根据提出的机制推测，其他利福霉素类衍生物（如利福定、利福喷汀、利福布汀等）

对纳多洛尔的药动学可产生类似影响，但都弱于利福平。

根据体内过程推测，利福平与他林洛尔（环脲心安；talinolol）、阿替洛尔（atenolol）和塞利洛尔（celiprolol）等亲水性β受体阻断药之间可发生类似相互影响，有关细节也参见［阿替洛尔（氨酰心安）－橘汁］。部分或大部分经氧化代谢的β受体阻断药与利福平之间相互影响的机制有所不同，有关细节分别参见［美托洛尔（美多洛尔，美多心安，倍他乐克）－利福平（甲哌利福霉素，利米定）］以及［普萘洛尔（心得安）－利福平（甲哌利福霉素，利米定）］等项下的内容。

机制 纳多洛尔在体内很少氧化代谢，其体内过程主要涉及P-糖蛋白（也可能部分的涉及OATP1A2和OATP2B1）。已知利福平对多种CYP（包括CYP1A2、2C9、2C19以及3A4等）以及ABC转运体（包括P-糖蛋白以及多药耐药相关蛋白-2）有诱导作用，而对某些SLC转运体（包括OATP1A2、OATP2B1和OATP1B1）有抑制作用。因此认为，利福平对纳多洛尔药动学的影响是其诱导P-糖蛋白和抑制OATP1A2及（或）OATP2B1的综合结果。

建议 Misaka等的研究结果表明，利福平对纳多洛尔药动学的影响轻微，故两者的同用无须刻意避免。然而，同用期间应注意观察纳多洛尔的疗效有无改变，必要时适当上调纳多洛尔的剂量。

［纳多洛尔（萘羟心安）－伊曲康唑］[2]
Nadolol－Itraconazole

要点 Misaka等对10名健康男性志愿者进行的一项4阶段随机化交叉研究表明，同时应用三唑类抗真菌药伊曲康唑，与对照相比，可使单剂纳多洛尔（30 mg口服）的$AUC_{0\sim\infty}$增加3.68倍，C_{max}升高124%，但半衰期和达峰时间无明显改变（Misaka et al，2013）。

有关药物 根据提出的机制推测，同属唑类抗真菌药的酮康唑对纳多洛尔的药动学可产生类似影响。预料作为P-糖蛋白、OATP1A2、OATP2B1和OATP1B1底物的β受体阻断药他林洛尔（环脲心安；talinolol）与伊曲康唑之间可发生类似相互影响。部分证据表明，阿替洛尔和塞利洛尔不但是OATP1A2和OATP2B1的底物，也是P-糖蛋白的底物，故预料与伊曲康唑之间的类似相互影响也有可能发生。其他唑类抗真菌药与纳多洛尔之间以及伊曲康唑与其他β受体阻断药之间是否会发生类似相互影响，尚有待进一步研究证实。

机制 纳多洛尔在体内很少氧化代谢，其体内过程主要涉及P-糖蛋白（也可能部分的涉及OATP1A2和OATP2B1）。已知伊曲康唑是强效CYP3A和P-糖蛋白抑制剂，因此认为，伊曲康唑对P-糖蛋白的抑制是其改变纳多洛尔药动学参数的主要原因。纳多洛尔的半衰期无改变，进一步说明与代谢抑制无关；对肾排泄率无影响，说明该影响主要发生于肠道，即与伊曲康唑抑制肠道的P-糖蛋白，从而增加纳多洛尔的口服生物利用度有关。

建议 纳多洛尔治疗期间应避免给予伊曲康唑或其他强效P-糖蛋白抑制剂。

［纳多洛尔（萘羟心安）－葡萄柚汁］[3]
Nadolol－Grapefruit Juice

要点 Misaka等对10名健康男性志愿者进行的一项4阶段随机化交叉研究表明，口服纳多洛尔（30 mg）的同时饮用葡萄柚汁（300 ml），与对照相比，可使前者的$AUC_{0\sim\infty}$减少，C_{max}下降（Misaka et al，2013）。

有关药物 根据提出的机制推测，橘汁对纳多洛尔的药动学可产生类似影响。

机制 鉴于葡萄柚汁中也含有柚皮苷（柚苷，柚皮甙；naringin），因此认为，葡萄柚汁对纳多洛尔药动学的影响类似于橘汁对阿替洛尔药动学的影响（有关细节参见［阿替洛尔（氨酰心安）－橘汁］）。

建议 尽管葡萄柚汁对纳多洛尔药动学的影响轻微，但为安全起见，最好将葡萄柚汁和纳多洛尔分服。已知葡萄柚汁在肠道中的抑制作用持续2～4小时，故间隔4小时服药可避免该影响。

［氧烯洛尔（心得平）－磺吡酮（硫氧唑酮，苯磺唑酮）]²
[氧烯洛尔（心得平）－磺吡酮（硫氧唑酮，苯磺唑酮）][2]
Oxprenolol－Sulphinpyrazone

要点　10 名服用氧烯洛尔（80 mg，每日 2 次）治疗高血压的患者，当其卧位血压从 160.5/100.5 kPa 降至 148.5/96 kPa，心率从 72 次/分降至 66 次/分时，加服磺吡酮（40 mg，每日 2 次）后，血压再度升至治疗前水平，心率无改变，心脏工作负荷（收缩压×心率）增加（8%）。

有关药物　根据提出的机制推测，氧烯洛尔与其他吡唑酮类衍生物（保泰松、羟布宗等）及其他前列腺素合成酶抑制剂（如阿司匹林、吲哚美辛、布洛芬等）之间，以及磺吡酮与其他 β 受体阻断药（如普萘洛尔、阿普洛尔、美托洛尔等）之间可发生类似相互影响，但尚缺乏证据。

机制　机制尚不清楚。有人认为，磺吡酮抑制肾合成具有扩血管作用的前列腺素，从而对抗氧烯洛尔的抗高血压作用。另一假设认为，磺吡酮增加氧烯洛尔的代谢，从而使其从体内清除加速，作用减弱。

建议　两药必须同用时，需注意观察氧烯洛尔的降压作用是否减弱或消失。如有减弱，可通过增加氧烯洛尔的剂量解决。该相互作用对心脏工作负荷的影响比较弱，但当用氧烯洛尔治疗心绞痛时，仍需注意监护。

［醋丁洛尔（醋丁酰心安）－葡萄柚汁]³
[醋丁洛尔（醋丁酰心安）－葡萄柚汁][3]
Acebutolol－Grapefruit Juice

要点　对 10 名健康受试者进行的一项随机化交叉研究表明，每次摄入 200 ml 葡萄柚汁（GJ）或水，每日 3 次连用 3 天，第 4 天改为每日 2 次。结果表明，GJ 使醋丁洛尔的 C_{max} 降低 19%，从（872±207）ng/ml 降至（706±140）ng/ml，$AUC_{0\sim33h}$ 下降 7%，从（4498±939）ng·h/ml 降至（4182±915）ng·h/ml，两个指标的差异皆有显著性（$P<0.05$）。醋丁洛尔的 $t_{1/2}$ 从 4.0 h 延长至 5.1 h（$P<0.05$）。C_{max} 以及醋丁洛尔排泄入尿液中的量无改变。醋丁洛尔的主要代谢物二乙酰洛尔（二醋洛尔）的 C_{max}、$AUC_{0\sim33h}$ 及其尿排泄量分别降低 24%（$P<0.05$）、18%（$P<0.05$）和 20%（$P<0.01$）（Lilia et al，2005）。

有关药物　根据该影响的机制推测，凡是经由 P-糖蛋白及（或）有机阴离子载体（OATPs）转运的 β 受体拮抗剂，都可能受 GJ 的影响，对阿替洛尔（atenolol）、塞利洛尔（celiprolol；塞利心安），及他林洛尔（talinolol）的类似影响已经证实。GJ 对那些亲水性高且在体内很少或无代谢的 β 受体拮抗剂的影响可能更明显，如阿替洛尔、塞利洛尔以及纳多洛尔等。

机制　该影响的确切机制尚不清楚。醋丁洛尔有广泛的首过代谢，且具有一定的亲脂性，这与阿替洛尔等在体内无明显代谢且具有高水溶性的特点有所不同（参见［阿替洛尔（氨酰心安）－橘汁]）。然而，有证据表明，它像塞利洛尔以及他林洛尔一样，既是 P-糖蛋白的底物，也是有机阴离子转运载体（OATP）的底物（主要涉及 OATP1A2）。鉴于有证据表明 GJ 及其内所含有的柚皮苷（naringin）和呋喃香豆素类对 P-糖蛋白以及 OATP1A2 有抑制作用，因此，GJ 对醋丁洛尔药动学的影响应看作上述影响的综合结果。

肠道中 P-糖蛋白以及 OATP1A2 对药物处置的影响相反，即 P-糖蛋白促进药物向肠腔中分泌，可降低药物的生物利用度，而 OATP1A2 促进药物的摄取，可增加药物的生物利用度。如此说来，GJ 对 P-糖蛋白的抑制作用弱于其对 OATP1A2 的抑制作用，故表现为吸收减少。体外研究也确实证明，葡萄柚汁中的柚皮苷对 OATP1A2 的抑制作用更强，也更具有选择性。尽管葡萄柚汁对 CYP3A4 有抑制作用，但尚无证据表明醋丁洛尔的代谢与 CYP3A4 有何关联（有关相互影响机制的细节也见［阿替洛尔（氨酰心安）－橘汁]）。

与橘汁不同，GJ 除影响 P-糖蛋白和 OATP 外，对 CYP3A4 也有抑制作用，这使其造成的药物相互影响更为复杂。例如，有研究表明，主要经由 CYP3A4 代谢的 OATP1A2 底物伊马替尼与 GJ 同用时，其口服生物利用度是增加，而不是降低；如不了解此点，那就有可能引发这种化疗药物的毒性作用。

建议 作者的结论是，GJ 通过干扰胃肠吸收，使醋丁洛尔及其代谢物二乙酰洛尔的血浓度略有下降，故两者之间的相互影响对大多数患者来说不太可能有什么重要临床意义。但 GJ 对某些 β 受体拮抗剂的影响可能比较明显（例如可使塞利洛尔的血浓度降低 80% 以上），故临床用药时应了解不同 β 受体拮抗剂的药动学特点（如上述）。已知 GJ 在肠道中的上述抑制作用持续 2～4 小时，故饮用 GJ 后间隔 2～4 小时服药可避免该影响。

注：有关葡萄柚汁与其他药物之间相互影响的研究论文数不胜数。综合目前可得到的有关资料，葡萄柚汁与其他药物之间相互影响的机制主要是药动学的，其机制包括①：通过抑制肠道中的 CYP3A4，减少首过代谢；②抑制肠壁细胞中 P-糖蛋白介导的药物外排，增加口服生物利用度；③抑制有机阴离子转运体（OATP），如 OATP1A2，干扰药物的体内过程。葡萄柚汁抑制 OATP 造成的影响与其对 CYP3A4 和 P-糖蛋白的抑制造成的影响相反。与葡萄柚汁相互影响的结果总的说来有 3 种情况，一是受影响药物的 AUC 增加和 C_{max} 升高，二是 AUC 减少和 C_{max} 下降，三是这两个药动学指标无明显改变。

现有资料表明，可与葡萄柚汁发生相互影响的药物有多种，其中报道比较多的是镇静催眠药（涉及的药物有咪达唑仑、三唑仑以及夸西泮等）、HMG-CoA 还原酶抑制剂（包括洛伐他汀、辛伐他汀和阿托伐他汀等）、免疫抑制剂（主要包括环孢素、他克莫司等钙调蛋白抑制剂）、钙通道拮抗剂（如硝苯地平、氨氯地平、尼莫地平、非洛地平、尼卡地平、尼索地平、尼群地平、马尼地平、地尔硫䓬、维拉帕米等）。其他尚有 β 受体拮抗剂（如塞利洛尔和醋丁洛尔）、抗心律失常药（胺碘酮）、糖皮质激素类（如甲泼尼龙、炔雌醇等）、香豆素类抗凝剂、抗生素（如红霉素、克拉霉素和泰利霉素）、HIV 蛋白酶抑制剂（沙奎那韦）、抗疟药（卤泛群、蒿甲醚）、抗寄生虫药（阿苯达唑、吡喹酮）、抗肿瘤药（依托泊苷）、抗过敏药（主要涉及非索非那定和特非那定）。个案报道尚有卡马西平、西沙必利、东莨菪碱、氯沙坦、地高辛、西地那非、氟伏沙明、舍曲林、美沙酮、瑞格列奈、伊曲康唑、咖啡因等（Mertens-Talcott et al，2006）。最后，葡萄柚汁对药物吸收的影响不仅有浓度依赖性，且存在显著的种属差异，故动物研究的结果不能外推至人。例如，Shirasaka 等的研究表明，即使含有高浓度柚皮苷的葡萄柚汁对人 P-糖蛋白介导的他林洛尔转运也无抑制作用，但对人 OATP1A2、大鼠 OATP1A5 和大鼠 P-糖蛋白介导的他林洛尔的转运有明显抑制性影响。他们认为，人—鼠间的这一差别起因于柚皮苷对不同种属 OATP 和 P-糖蛋白亲和力的差别。一般情况下，葡萄柚汁主要通过抑制 OATP1A2，从而减少人体对他林洛尔的吸收，故表现为他林洛尔的口服生物利用度降低；然而，对大鼠而论，既可抑制 OATP1A5，也可抑制 P-糖蛋白，总的结果通常表现为他林洛尔口服生物利用度的增加（Shirasaka et al，2010）。

尽管有关葡萄柚汁与其他药物相互影响的报道较多，但真正导致明显相互影响且具有重要临床意义者为数不多。然而，那些治疗窗狭窄（或毒副作用较强）且需要口服的药物，与葡萄柚汁发生相互影响时，确实可造成某种程度的危险，故了解葡萄柚汁相关的药物相互影响对临床合理用药以及药物疗效和毒副作用的判断有一定指导意义。

［塞利洛尔－利福平（甲哌利福霉素）][2]
Celiprolol－Rifampicin（Rifampin）

要点 Lilja 等对 10 名健康志愿者进行的两阶段随机化交叉研究表明，与安慰剂相比，利福平预处理使塞利洛尔的平均 AUC 下降 56%，但塞利洛尔的 C_{max}、t_{max} 以及清除半衰期无明显改变（Lilja et al，2004）。

有关药物 同时应用利福平也使他林洛尔（talinolol）的 AUC 下降，血浓度降低。

有证据表明，地高辛（digoxin）以及非索非那定（fexofenadine）与利福平可发生类似相互影响（地高辛和非索非那定像塞利洛尔一样，是 P-糖蛋白的底物，且在体内无明显代谢）。

机制 塞利洛尔在体内大部分不经代谢清除，因此，应用利福平后其 AUC 的下降很难用 CYP 的诱导加以解释。有研究表明，利福平使肠壁中 P-糖蛋白的表达上调，因此增加其底物的外排，从而损害吸收，增加分泌。可见，利福平对肠壁中 P-糖蛋白的诱导是塞利洛尔 AUC 下降的原因。P-糖蛋白抑制剂伊曲康唑可使塞利洛尔的平均 AUC 增加 80％，这为上述解释进一步提供了佐证。但是，该相互影响除肠道中的 P-糖蛋白外是否还涉及其他载体和其他表达部位（如胆道），根据目前可得到的资料尚难定论。

  建议 利福平对塞利洛尔的影响明显，两者的联用如为必需，塞利洛尔的剂量应根据具体情况适当上调。

（张 彬）

主要参考文献

Atkinson HC，et al，2015．Increase bioavailability of phenylephrine by co-administration of acetaminophen：results of four open-label，crossover pharmacokinetic trials in healthy volunteers．*Eur J Clin Pharmacol*，71：151-158

Bahar MA，et al，2018．The impact of CYP2D6 mediated drug-drug interaction：a systematic review on a combination of metoprolol and paroxetine/fluoxetine．*Br J Clin Pharmacol*，84：2704-2715

Bailey DG，2010．Fruit juice inhibition of uptake transport：a new type of food-drug interaction．*Br J Clin pharmacol*，70（5）：645-655

Bol CJJG，et al，2000．Quantification of pharmacodynamic interactions between dexmedetomidine and midazolam in the rat．*J Pharmacol Exp Ther*（JPET），294（1）：347-355

Gonzalez FJ，et al，2011．Drug metabolism．In：*Goodman & Gilman's The pharmacological basis of therapeutics*，*12th ed*．Brunton LL（editor），McGraw-Hill Co，Inc，New York：124-143

Goryachkina K，et al，2008．Inhibition of metoprolol metabolism and potentiation of its effects by paroxetine in routinely treated patients with acute myocardial infarction（AMI）．*Eur J Clin Pharmacol*，64：275-282

Gumbo T，2011．Chemotherapy of tuberculosis，*Mycobacterium avium* complex disease，and leprosy．In：*Goodman & Gilman's The pharmacological basis of therapeutics*，*12th ed*．Brunton LL（editor），McGraw-Hill Co，Inc，New York：1549-1570

Ishii Y，et al，2000．Drug interaction between cimetidine and timolol ophthalmic solution．*J Clin pharmacol*，40：193-199

Kang HE，et al，2009．Interaction between udenafil and tamsulosin in rats：non-competitive inhibition of tamsulosin metabolism by udenafil via hepatic CYP3A1/2．*Br J Pharmacol*，156：1009-1018

Lilia JJ，et al，2005．Effects of grapefruit juice on the pharmacokinetics of acebutolol．*Br J Clin Pharmacol*，60（6）：659-663

Lilja JJ，et al，2004．Rifampicin reduces plasma concentrations of celiprolol．*Eur J Clin Pharmacol*，60：818-824

Lilja JJ，et al，2005．Effects of orange juice on the pharmacokinetics of atenolol．*Eur J Clin Pharmacol*，61：337-340

Lindskov Krog P，et al，2013．Pharmacokinetic and tolerability profile of pridopidine in healthy-volunteer poor and extensive CYP2D6 metabolizers，following single and multiple dosing．*Eur J Drug Metab Pharmacokinet*，38：43-51

McNamara JO，2011．Pharmacotherapy of the epilepsies．In：*Goodman & Gilman's The pharmacological basis of therapeutics*，*12th ed*．Brunton LL（editor），McGraw-Hill Co，Inc，New York：583-607

Mertens-Talcott SU，et al，2006．Grapefruit-Drug Interactions：Can Interactions With Drugs Be Avoided？*J Clin Pharmacol*，46：1390-1416

Meyer JM，2011．Pharmacotherapy of Psychosis and Mania．In：*Goodman & Gilman's The pharmacological basis of therapeutics*，*12th ed*．Brunton LL（editor），McGraw-Hill Co，Inc，New York：417-455

Misaka S，et al，2013．Pharmacokinetic and Pharmacodynamic Interaction of Nadolol With Itraconazole，Rifampicin and Grapefruit Juice in Healthy Volunteers．*J Clin Pharmacol*，53（7）：738-745

Moy B，et al，2011．Natural products in cancer chemotherapy：hormones and related agents．In：*Goodman & Gilman's The pharmacological basis of therapeutics*，*12th ed*．Brunton LL（editor），McGraw-Hill Co，Inc，New York：1756-1769

O'Donnell JM，et al，2011．Drug therapy of depression and anxiety disorders．In：*Goodman & Gilman's The pharmacological basis of therapeutics*，*12th ed*．Brunton LL（editor），McGraw-Hill Co，Inc，New York：397-415

Panlilio LV，et al，2012．Combined effects of THC and caffeine on working memory in rats．*Br J Pharmacol*，165：2529-2538

Rabinovich-Guilatt L，et al，2017．Metoprolol-pridopidine drug-drug interaction and food effect assessments of pridopidine，a new drug for treatment of Huntington's disease．*Br J Clin Pharmacol*，83：2214-2224

Rush CR，et al，2003．Risperidone attenuates the discriminative-stimulus effects of d-amphetamine in humans．*J Pharmacol Exp Ther*（JPET），306（1）：195-204

Sampson KJ，et al，2011．Anti-arrhythmic drugs．In：*Goodman & Gilman's The pharmacological basis of therapeutics*，*12th ed*．Brunton LL（editor），McGraw-Hill Co，Inc，New York：815-848

Sanders-Bush E，et al，2011．5-Hydroxytryptamine（serotonin）and dopamine．In：*Goodman & Gilman's The pharmacological basis of therapeutics*，*12th ed*．Brunton LL（editor），McGraw-Hill Co，Inc，New York：335-361

Schmid Y，et al，2015．Interactions between Bupropion and 3，4-Methylenedioxymethamphetamine in Healthy Subjects．*J Phar-*

macol Exp Ther，353：102-111

Sharma A，et al，2010. Toward Optimal Treatment in Women：The Effect of Sex on Metoprolol-Diphenhydramine Interaction. *J Clin Pharmacol*，50：214-225

Shirasaka Y，et al，2010. Species Difference in the Effect of Grapefruit Juice on Intestinal Absorption of Talinolol between Human and Rat. *J Pharmacol Exp Ther*，332：181-189

Simon T，et al，2003. Bisoprolol dose-response relationship in patients with congestive heart failure：A subgroups analysis in the cardiac insufficiency bisoprolol study（CIBISⅡ）. *Eur Heart J*，24：552-559

Stout SM，et al，2011. Influence of Metoprolol Dosage Release Formulation on the Pharmacokinetic Drug Interaction With Paroxetine. *J Clin Pharmacol*，51：389-396

Troost J，et al，2011. Effects of strong CYP2D6 and 3A4 inhibitors，paroxetine and ketoconazole，on the pharmacokinetics and cardiovascular safety of tamsulosin. *Br J Clin Pharmacol*，72（2）：247-256

Vanattou-Saïfoudine N，et al，2012. Caffeine provokes adverse interactions with 3，4-methylenedioxy-methamphetamine（MDMA，'ecstasy'）and related psychostimulants：mechanisms and mediators. *Br J Pharmacol*，167：946-959

Wallace JL，et al，2011. Pharmacotherapy of gastric acidity，peptic ulcer，and gastroesophageal reflux disease. In：*Goodman & Gilman's The pharmacological basis of therapeutics*，*12th ed*. Brunton LL（editor），McGraw-Hill Co，Inc，New York：1309-1322

Westfall TC，2011. Westfall DP. Adrenergic agonists and antagonists. In：*Goodman & Gilman's The pharmacological basis of therapeutics*，*12th ed*. Brunton LL（editor），McGraw-Hill Co，Inc，New York：277-333

Westfall TC，et al，2011. Neurotransmisson：the autonomic and somatic motor nervous systems. In：*Goodman & Gilman's The pharmacological basis of therapeutics*，*12th ed*. Brunton LL（editor），McGraw-Hill Co，Inc，New York：171-218

第二篇　心血管系统药物

第三章　抗高血压药

[可乐定（可乐宁，氯压定）- 高血压][1]
Clonidine - Hypertension

要点　可乐定是治疗高血压的常用药物，但如单用其控制血压，突然停用后，可致高血压危象。最初表现为血压升高、不安、震颤、心动过速及出汗，有时危及生命。上述情况通常发生于停药后18～36小时；血液和尿液中儿茶酚胺浓度升高的现象，表明伴有交感神经兴奋性增高。有人对12名患者进行过观察，突然停药后，有7名出现主观症状，可见其发生率是比较高的。

有关药物　根据药理作用的类似性推测，预料其他中枢性 α_2 受体激动剂，如莫索尼定（moxonidine）、噻美尼定（tiamenidine）、利美尼定（rilmenidine）、托洛尼定（tolonidine）、胍法辛（氯苯乙胍；guanfacine）、胍那苄（氯苄氨胍；guanabenz）等，突然停用后也可有类似反应。甲基多巴突然停用后，可发生反跳性高血压，但发生率及严重程度远不及可乐定。

可乐定的结构类似物阿可乐定（阿拉可乐定，氨可乐定，安普尼定；apraclonidine）以及溴莫尼定（brimonidine），不容易透过血脑屏障，临床上主要用于眼科作为降低眼压的药物，不用于高血压的治疗。

机制　此种停药综合征的确切机制还不清楚。如上所述，出现症状的患者，血浆和尿液中儿茶酚胺浓度升高，证明与交感神经系统的兴奋性增高有关。

建议　对应用可乐定治疗的所有患者，都必须告知其停药综合征的可能性及严重性，并嘱其按时服药，因为即使漏服一、二剂，也可能出现此种综合征（凡是怀疑服药依从性差的患者，不应给予 α_2 受体激动剂治疗高血压）。对这种综合征的处理方法是：如果不存在危及生命的器官损害，可重新给予可乐定（通常需要大于原用量）；如有必要进行更为迅速的处理，可给予硝普钠或将一种 α 受体阻断药（如酚妥拉明）与一种 β 受体阻断药（如普萘洛尔）联合应用。兼具 α 和 β 受体阻断作用的拉贝洛尔（柳胺苄心定）和卡维地洛等也有效。切忌单用 β 受体阻断药（特别是非选择性的 β 受体阻断药），因为 β 受体阻断药可使循环中已经增加的儿茶酚胺的升压作用加强。

鉴于手术前一天晚上停用可乐定可导致患者围术期高血压，故正在应用包括可乐定在内的 α_2 受体激动剂治疗的患者，应予择期手术前换用其他药物或于术前改为晨间给药或应用可乐定透皮贴片。

应用可乐定治疗的患者，如欲停药，应在其他抗高血压药取代的情况下逐渐减量。

[可乐定（可乐宁，氯压定）- 普萘洛尔（心得安）][1]
Clonidine - Propranolol

要点　可乐定与普萘洛尔联用时，如果迅速停用可乐定，在24～72小时之内可致交感神经活动明显增强，血压迅速升高，并出现头痛、失眠、恶心、面部潮红、震颤及恐惧等。两药联用也可产生矛盾性高血压，而单用则不出现这种情况。在无 β 受体阻断药存在的情况下，突然停用可乐定，也可导致血压迅速升高，见［可乐定（可乐宁，氯压定）- 高血压］。

有关药物　据报道，同时应用噻吗洛尔的患者，停用可乐定后，亦可出现类似综合征。可乐定

与其他非选择性 β 受体阻断药（纳多洛尔、吲哚洛尔、阿普洛尔等）之间也可能发生类似相互影响，但与心脏选择性 β 受体阻断药（阿替洛尔、醋丁洛尔、美托洛尔等）一般不会发生此种相互影响。

根据药理作用的类似性推测，预料其他中枢性 α_2 受体激动剂，如莫索尼定（moxonidine）、噻美尼定（tiamenidine）、利美尼定（rilmenidine）、托洛尼定（tolonidine）、胍法辛（氯苯乙胍）、胍那苄（氯苄氨胍）等，与普萘洛尔或其他非选择性 β 受体阻断药之间可发生类似相互影响。

可乐定的结构类似物阿可乐定（阿拉可乐定，氨可乐定，apraclonidine）以及溴莫尼定（brimonidine）临床上主要用于眼科作为降低眼压的药物，局部应用吸收后的量是否会与普萘洛尔发生类似相互影响，尚难评价。

机制   普萘洛尔的 β 受体阻断作用取消了 β_2 受体的扩血管作用。突然停用可乐定后，因神经递质的 β_2 受体活性仍然处于被阻滞的状态，故 α 受体的缩血管作用即充分表现出来。

建议   在继续使用普萘洛尔、突然停用普萘洛尔或逐渐减少普萘洛尔剂量的同时，试图在 7 天内将可乐定逐渐减量停用，并不能避免停药综合征。据报道，预防性应用拉贝洛尔取代后，突然停用可乐定不曾引起血压的改变。因此有人建议，如果打算停用可乐定，可预防性应用拉贝洛尔或一种 β_1 受体选择性阻滞剂。否则可先停用普萘洛尔，间隔一段时间后再停用可乐定。

[可乐定（可乐宁，氯压定）−氯丙嗪（冬眠灵）][4]
Clonidine−Chlorpromazine

要点   正在应用可乐定治疗高血压期间加用氯丙嗪，可导致可乐定的降压作用减弱。

有关药物   其他中枢性 α_2 受体激动剂，如莫索尼定（moxonidine）、噻美尼定（tiamenidine）、利美尼定（rilmenidine）、托洛尼定（tolonidine）、胍法辛（氯苯乙胍；guanfacine）、胍那苄（氯苄氨胍；guanabenz）等，与氯丙嗪之间是否会发生类似相互影响，尚不清楚，但根据药理作用的类似性推测，类似相互影响有可能发生。根据提出的相互影响机制推测，主要用于眼科的可乐定结构类似物阿可乐定（氨可乐定；apraclonidine）及溴莫尼定（brimonidine）与阿米替林之间不会发生类似相互影响，因为它们不容易透过血脑屏障。

可乐定与其他吩噻嗪类抗精神病药（奋乃静、氟奋乃静、三氟拉嗪等）之间的类似相互影响尚未见报道，但如果有相互影响的话，其相互影响的程度也要取决于吩噻嗪类抗精神病药对中枢 α_2 受体阻断作用的强度。

机制   理论上，氯丙嗪竞争性拮抗可乐定对中枢 α_2 受体的激动作用，从而削弱或取消其降压作用。

建议   此种相互影响多半仅是理论上的推测。即使存在此种相互影响，通常也不会导致明显的临床问题，因为氯丙嗪应用之初可因其对外周 α_1 受体的阻断而导致血压下降，这一作用足可抵消其阻断中枢 α_2 受体所致的血压升高。但随着应用的持续，机体对氯丙嗪的外周 α_1 受体阻断作用产生适应，此种相互影响也许会逐渐变得明显起来。无论如何，两药同用期间增加了一个变数，故有必要注意观察血压的控制情况。

[可乐定（可乐宁，氯压定）−丙米嗪（米帕明）][1]
Clonidine−Imipramine

要点   1 名服用可乐定的妇女在加服丙米嗪后出现高血压危象。1 名服用可乐定（200 $\mu g/d$）的老年妇女因大小便失禁服用了 50 mg 丙米嗪，次日出现严重高血压（229.5/136.5 kPa），并伴有心动过速（120 次/分）、眩晕、颈痛、胸痛及前额痛。对 8 名健康受试者进行的研究表明，在服用丙米嗪（75 mg/d）时，单剂可乐定（300 μg）的降压效果降低 40%～50%。

有关药物   5 名服用可乐定（600～1800 $\mu g/d$）和氯噻酮或氢氯噻嗪的患者，在加服地昔帕明（去甲丙米嗪，75 mg/d）2 周后，其中 4 人卧位血压升高 20.25/15 mmHg，立位血压升高 12/9.75 mmHg。6 名服用地昔帕明的患者，可乐定的降压效果下降 50%。1 名服用可乐定（800 $\mu g/d$）的男性患者，在加服氯米帕明（氯丙米嗪，75 mg/d）后的 4 天内，血压从 150/90 mmHg 升至 219.75/129.75 mmHg。1 名老年患者因服用阿米替林使可乐定的撤停症状加重。另有 1 名严重疼痛患者，当其症状被应用阿米替林、丙戊酸钠和鞘内注射海洛因（二乙酰吗啡）良好控制后，试用可乐定 75 μg 鞘内注射后 5 分钟内出现严重疼痛。

根据药理作用的类似性推断，可乐定与其他三环类抗抑郁药可发生类似相互影响，其中可乐定与去甲替林或普罗替林的类似相互影响已得到动物实验证实。可乐定与四环抗抑郁药米安色林之间的相互影响也已证实（相互影响的机制不完全相同，见［可乐定－米安色林］），但与四环抗抑郁药马普替林（麦普替林）以及作为抗抑郁药的 5-HT 再摄取抑制剂安非他酮（丁氨苯丙酮）等之间无相互影响发生。

其他中枢性 α₂ 受体激动剂，如莫索尼定（moxonidine）、噻美尼定（tiamenidine）、利美尼定（rilmenidine）、托洛尼定（tolonidine）、胍法辛（氯苯乙胍；guanfacine）、胍那苄（氯苄氨胍；guanabenz）等，与丙米嗪之间是否会发生类似相互影响，尚未见报道。但鉴于药理作用及结构的类似性，预料类似相互影响有可能发生。

可乐定的结构类似物阿可乐定（阿拉可乐定，氨可乐定；apraclonidine）以及溴莫尼定（brimonidine）临床上主要局部应用作为降低眼压的药物。根据提出的机制推测，与丙米嗪之间不会发生类似相互影响，因为它们不容易透过血脑屏障。

机制　尚不清楚。一种观点认为，三环类抗抑郁药阻断脑内神经元对可乐定的摄取，从而削弱其降压作用。另一种见解为三环类抗抑郁药使 α₂ 受体的敏感性下降。还有证据表明，三环类抗抑郁药有中枢性抗 α 肾上腺素能特点（见［可乐定（可乐宁）－阿米替林］）。但这些说法都不能解释上述阿米替林和海洛因镇痛作用减弱的现象。可乐定与米安色林之间相互影响的机制见［可乐定－米安色林］。

建议　可乐定与三环类抗抑郁药的相互影响较为肯定，且具有重要临床意义。虽然并不是所有患者都可发生，但根据已有的资料看，发生率似乎并不低。因此，在疗效不能较好监控的情况下，应避免两类药物合用。必须合用时，通过增加可乐定的剂量，有可能抵消三环类抗抑郁药的影响。一报道表明，在 11 名服用阿米替林或丙米嗪的高血压患者中，有 10 人可乐定的剂量调整成功。另外，换用与可乐定无相互影响的抗抑郁药，如马普替林或安非他酮，可避免此种相互影响。

已经证实，在使用三环类抗抑郁药治疗期间，仅用甲基多巴即能发挥良好的降压作用。另外，对于伴有抑郁症的高血压患者，同时给予利尿药、β 受体阻断药及抗抑郁药通常是既安全又有效的联用方法。

［可乐定（可乐宁，氯压定）－阿米替林（阿密替林，依拉维）][2]
Clonidine－Amitriptyline

要点　有证据表明，阿米替林可拮抗可乐定的抗高血压作用。

有关药物　其他中枢性 α₂ 受体激动剂，如莫索尼定（moxonidine）、噻美尼定（tiamenidine）、利美尼定（rilmenidine）、托洛尼定（tolonidine）、胍法辛（氯苯乙胍；guanfacine）、胍那苄（氯苄氨胍；guanabenz）等，与阿米替林之间是否会发生类似相互影响，尚不清楚，但根据提出的机制推测，类似相互影响有可能发生。

根据提出的相互影响机制推测，主要用于眼科的可乐定结构类似物阿可乐定（阿拉可乐定，氨可乐定；apraclonidine）及溴莫尼定（brimonidine）与阿米替林之间不会发生类似相互影响，因为它们不容易透过血脑屏障。

有证据表明，三环类抗抑郁药地昔帕明减弱可乐定对高血压患者和抑郁患者的降压作用及镇静作用，丙米嗪拮抗可乐定的抗高血压作用（参见［可乐定（可乐宁，氯压定）－丙米嗪（米帕明）］）。根据相互影响的机制推测，预料其他三环类抗抑郁药（阿莫沙平、多塞平、去甲替林等）与可乐定可发生类似相互影响，其中有一些已得到动物实验的证实。

对 11 名患者进行的对照研究表明，四环类抗抑郁药米安色林不影响甲基多巴的抗高血压作用，但对可乐定的影响各家报道不一。综合有关研究，结合米安色林及可乐定的药理作用，作者更倾向于两者之间存在相互影响的报道（见［可乐定（可乐宁）－米安色林（米塞林，美安适宁）］）。对 8

名健康志愿者进行的研究表明，同时应用四环类抗抑郁药马普替林（麦普替林）和可乐定，并不伴有对可乐定反应的改变。

据报道，一名应用甲基多巴（药理作用类似于可乐定）治疗的高血压患者，加用阿米替林后，血压失去控制（见［甲基多巴－阿米替林］）。

机制　虽然此种相互影响的确切机制未曾确定，但有证据表明，三环类抗抑郁药有中枢性抗 α 肾上腺素能特点。由于可乐定的作用取决于中枢 α-肾上腺素能的兴奋，故该相互影响可能起因于三环类抗抑郁药对可乐定和甲基多巴作用的直接拮抗。另外，三环类抗抑郁药阻断脑内神经元对可乐定的摄取和（或）使 α_2 受体敏感性下降的可能性也不能排除（见［可乐定（可乐宁）－丙米嗪（米帕明）］）。

可乐定与米安色林之间相互影响的机制见［可乐定（可乐宁）－米安色林（米塞林，美安适宁）］。

建议　现有资料表明，可乐定与三环类抗抑郁药（特别是阿米替林及地昔帕明）之间的相互影响比甲基多巴与阿米替林之间的相互影响（见［甲基多巴－阿米替林］）更明确，因此，应尽量避免合用。如必须同时应用的话，在联用的最初几天内应严密监测血压。另外，已证明四环类抗抑郁药马普替林与可乐定之间无相互影响，故可用其代替三环类抗抑郁药。

［可乐定（可乐宁，氯压定）－米安色林（米塞林，美安适宁）］[1]
Clonidine－Mianserin

要点　同时应用可乐定和四环类抗抑郁药米安色林，可乐定的降压作用减弱或消失。2 名正在应用可乐定治疗高血压且得到良好控制的患者，加用米安色林后使血压失去控制。

有关药物　已证明另一种四环类抗抑郁药马普替林及 5-HT 再摄取抑制剂安非他酮（丁氨苯丙酮）与可乐定之间不发生类似相互影响。可乐定与三环类抗抑郁药（丙米嗪、地昔帕明、阿米替林等）之间可发生相互影响，但相互影响的机制不同（见［可乐定（可乐宁）－丙米嗪（米帕明）］）。

根据药理作用的类似性推测，其他中枢性 α_2 受体激动剂，如莫索尼定（moxonidine）、噻美尼定（tiamenidine）、利美尼定（rilmenidine）、托洛尼定（tolonidine）、胍法辛（guanfacine；氯苯乙胍）、胍那苄（guanabenz；氯苄氨胍）等，与米安色林之间可发生类似相互影响。

主要用于眼科的可乐定结构类似物阿可乐定（阿拉可乐定，氨可乐定；apraclonidine）及溴莫尼定（brimonidine）与阿米替林之间不会发生类似相互影响，因为局部应用后即使有吸收，也不容易透过血脑屏障。

机制　可乐定通过激动中枢（延髓孤束核）的 α_2 受体发挥降压作用，而米安色林则可阻断该处的 α_2 受体，故合用可削弱或取消前者的降压作用。这与可乐定－丙米嗪之间相互影响的机制不同（见［可乐定（可乐宁）－丙米嗪（米帕明）］）。

建议　先前有报道说可乐定与米安色林之间无相互影响，但随后有几项研究证实了它们之间的相互影响。虽然该相互影响的发生率不高，然而，一旦发生，情况可能很严重。因此最好避免两者合用。试图通过增加可乐定的剂量抵消米安色林的此种影响未必能成功。作者认为，如果必须将可乐定与抗抑郁药联用的话，换用与可乐定无相互作用的抗抑郁药，如马普替林或安非他酮，是比较可靠的方法。

［可乐定（可乐宁，氯压定）－口服避孕药］[3]
Clonidine－Oral contraceptives

要点　对一组妇女进行的 α_2 受体试验研究显示，合用口服避孕药时，可乐定的镇静作用增强。

有关药物　其他中枢性 α_2 受体激动剂如莫索尼定（moxonidine）、噻美尼定（tiamenidine）、利美尼定（rilmenidine）、托洛尼定（tolonidine）、胍法辛（氯苯乙胍；guanfacine）、胍那苄（氯苄氨胍；guanabenz）等，与口服避孕药之间是否可发生类似相互影响，尚未见报道。

可乐定的结构类似物阿可乐定（阿拉可乐定，氨可乐定；apraclonidine）及溴莫尼定（brimonidine）不容易透过血脑屏障，临床上主要用于眼科作为降低眼压的药物，不知吸收后是否会与口服避孕药发生类似相互影响。

机制 不清楚。

建议 这种现象的临床意义尚未确定，但对此种相互影响有所了解不无益处。

［可乐定（可乐宁，氯压定）－利福平（甲哌利福霉素，利米定）］[4]
Clonidine－Rifampin（Rifampicin）

要点 对6名正常志愿者进行的一项研究表明，给予利福平期间，可乐定的清除动力学无改变。这对美沙酮成瘾而想避免戒断症状的患者来说，可能有重要的意义，因为已知利福平诱导美沙酮的代谢，可导致戒断症状的出现（见［美沙酮－利福平］）。由于可乐定已被用来避免戒断症状，故这样的患者可用可乐定代替美沙酮。

有关药物 其他中枢性 α_2 受体激动剂（莫索尼定、噻美尼定、利美尼定、胍法辛、胍那苄等）及可乐定的结构类似物阿可乐定（阿拉可乐定，氨可乐定，apraclonidine）和溴莫尼定（brimonidine）与利福平之间，及其他利福霉素衍生物（利福定、利福喷汀、利福霉素等）与可乐定之间是否会发生类似相互影响，尚不清楚。

机制 因为仅有50%的可乐定经肝生物转化，剩下的以原形经肾排泄，所以利福平并不明显诱导可乐定的代谢。

建议 已证明利福平不改变可乐定的清除，故两药同用时无须另加注意。

［安普尼定（阿可乐定，氨可乐定）－苯乙肼］[1]
Apraclonidine－Phenelzine

要点 安普尼定与苯乙肼同时应用，前者的作用增强，副作用增加。

有关药物 根据相互影响的机制推测，其他单胺氧化酶抑制剂（帕吉林、异羧肼、反苯环丙胺等）以及具有单胺氧化酶抑制作用的药物（丙卡巴肼、呋喃唑酮等）与安普尼定之间可发生类似相互影响。苯乙肼与安普尼定的结构类似物（可乐定和溴莫尼定）或其他 α_2 受体激动剂（莫索尼定、噻美尼定、利美尼定、胍法辛、胍那苄等）之间的类似相互影响不会发生，因为它们不经单胺氧化酶代谢。

机制 安普尼定是可乐定的对氨基衍生物，系一种主要用于眼科的 α_2 受体激动剂，在体内部分经单胺氧化酶代谢。与苯乙肼等单胺氧化酶抑制剂同用时代谢受阻，是其毒副作用增加的机制。

建议 应用安普尼定治疗青光眼期间不应给予单胺氧化酶抑制剂。正在应用单胺氧化酶抑制剂治疗的患者如果必须同时应用降眼压药物，可选用其他药物代替安普尼定。

［替扎尼定－罗非昔布（罗非考昔）］[1]
Tizanidine－Rofecoxib

要点 Backman 等在健康男性非吸烟者中进行的一项随机化两阶段双盲交叉研究表明，选择性 COX-2（环加氧酶-2）抑制剂罗非昔布（属于昔布类非甾体抗炎药）可使替扎尼定的 $AUC_{0\sim\infty}$ 增加 12.6 倍（95%CI：7.0，14.6；$P<0.001$），C_{max} 增加 5.1 倍（95%CI：3.8，6.3；$P<0.001$），清除半衰期从 1.6 h 延长至 3.0 h。与此同时，替扎尼定的降压和镇静作用明显增强。血液和尿液中替扎尼定与其代谢物的比值也增加数倍（Backman et al，2006）。

有关药物 同属选择性 COX-2 抑制剂的塞来昔布、伐地昔布、帕瑞昔布等，与替扎尼定之间是否会发生类似相互影响，尚未见报道。其他选择性 α_2 受体激动剂，如莫索尼定、噻美尼定、利美尼定等，与罗非昔布之间是否会发生类似相互影响，也不清楚。

机制 已知替扎尼定是 CYP1A2 的底物，而罗非昔布的代谢由 CYP1A2 和 CYP3A4 负责，同时对 CYP1A2 有明显抑制作用，因此认为，罗非昔布抑制（包括竞争性抑制和非竞争性抑制）替扎尼定经 CYP1A2 的代谢是该影响的机制。

建议   鉴于罗非昔布明显增加替扎尼定的血浓度，有可能导致严重的不良反应，故两者的同用最好避免。

罗非昔布是一强效的 CYP1A2 抑制剂，本身也是 CYP1A2 的底物，对自身经 CYP1A2 的代谢有自抑制作用。另外，CYP1A2 的个体间差异明显，罗非昔布 AUC 的差异可达 4 倍。这些因素的存在表明，当罗非昔布与 CYP1A2 的底物、抑制剂或诱导剂同用时，有可能发生明显的双向性药物相互影响。

注：根据该影响的机制推测，凡是其代谢涉及 CYP1A2，或者对 CYP1A2 有诱导或抑制作用的药物，都有可能与替扎尼定发生相互影响。已经证实其代谢涉及 CYP1A2 的药物包括他克林、普罗帕酮、利多卡因、维拉帕米、咖啡因、氯氮平、奥氮平、阿米替林、氯米帕明、罗哌卡因（ropivacaine）、对乙酰氨基酚、非那西丁（非那西汀）、安替比林、罗非昔布、R-华法林、茶碱、昂丹司琼、他莫昔芬、利鲁唑（riluzole；可抑制突触前谷氨酸的释放，FDA 批准用于肌萎缩性侧索硬化症——ALS——治疗的第一种药物）、佐米曲普坦（佐米曲坦，zolmitriptan；属于曲普坦类 5-HT$_1$ 受体激动剂，可用于偏头痛的治疗）、美拉托宁（褪黑素，脑白金；melatonin）等。对 CYP1A2 有抑制作用的药物包括胺碘酮、咪拉地尔（mibefradil；属于选择性 T 型钙通道拮抗剂）、氟伏沙明、呋拉茶碱、西咪替丁、口服避孕药、环丙沙星（以及部分氟喹诺酮类）等。对 CYP1A2 有诱导作用的药物或化学成分包括奥美拉唑、胰岛素、萘夫西林、烟草中的某些成分、炭烤食物以及十字花科蔬菜等。

［甲基多巴（甲多巴，爱道美）-苯丙胺（苯齐巨林，非那明）］[2]
Methyldopa－Amphetamine

要点   据报道，正在应用甲基多巴治疗期间加用苯丙胺，前者的降压作用减弱，使本已控制良好的血压明显升高。

有关药物   所有通过释放单胺类而间接发挥作用的拟交感物质（如酪胺、苯丙醇胺、哌甲酯等）都可与甲基多巴发生类似相互影响（苯丙胺是一种消旋的 β-苯异丙胺，其右旋体即右旋苯丙胺的 CNS 作用比苯丙胺强一些，但周围作用弱一些，在体内的代谢途径无明显差别。因此，可与苯丙胺发生相互影响的药物，与右旋苯丙胺也可发生相互影响，用药注意事项也相同）。

机制   在有甲基多巴存在时，虽然周围神经末梢中储存的拟交感胺数量基本正常，但由于中枢冲动的减少而释放减少，故血压降低。当有苯丙胺等间接作用的拟交感药存在时，这些储存型拟交感胺（包括由甲基多巴转变而来的 α-甲基去甲肾上腺素）被释放（与去甲肾上腺素等单胺类物质一起释放的 α-甲基去甲肾上腺素不是单胺氧化酶的底物，也不易被突触前神经末梢再摄取，更易于到达受体部位），从而部分拮抗甲基多巴的降压作用，导致血压升高。长期应用甲基多巴后突触后受体被敏化，有可能使该相互影响更明显。

建议   根据相互影响的机制推测，先用甲基多巴再给苯丙胺，该相互影响的后果可能更严重，因此在甲基多巴良好控制血压的治疗期间最好避免加用苯丙胺。如果发生此种相互影响，根据提出的机制推测，单纯增加甲基多巴的剂量也许不能完全逆转。

［甲基多巴（甲多巴，爱道美）-马吲哚（氯苯咪吲哚）］[1]
Methyldopa－Mazindol

要点   应用甲基多巴治疗期间给予马吲哚，可导致甲基多巴的降压作用减弱，甚至使血压失去控制。

机制   马吲哚是一种减食欲剂，但与其他减食欲剂不同的是无苯乙胺结构，而是类似于三环类抗抑郁药。马吲哚主要通过阻止神经元对去甲肾上腺素及多巴胺的再摄取而发挥作用，与此同时也有可能抑制甲基多巴的转化产物 α-甲基去甲肾上腺素的再摄取，使突触部位拟交感胺的浓度升高，从而抵消甲基多巴的降压作用。长期应用甲基多巴后突触后受体对拟交感胺激动作用的敏化，及马吲哚在中枢水平对甲基多巴降压作用的拮抗也不能排除（见［甲基多巴-阿米替林］）。

建议 正在应用甲基多巴治疗高血压的患者最好避免应用马吲哚。如因误用导致高血压或高血压危象，可用酚妥拉明或其他 α 受体阻断药对抗。

[甲基多巴（甲多巴，爱道美）－普萘洛尔（心得安）][2]
Methyldopa－Propranolol

要点 据报道，正在接受甲基多巴和肼屈嗪治疗的一名患者，因高血压危象静脉给予普萘洛尔后，导致血压进一步升高。

有关药物 普萘洛尔可有效地阻断拟交感胺的周围扩血管（β_2）作用。如果此种拟交感胺同时具有 α 和 β 激动活性，那么 α 缩血管活性就充分表现出来。因此可以断定，其他非选择性 β 受体阻断药（纳多洛尔、吲哚洛尔、噻吗洛尔等）可与甲基多巴发生类似影响。心脏选择性 β 受体阻断药（如醋丁洛尔、阿替洛尔、美托洛尔等）对拟交感胺的周围扩血管（β_2）作用抑制不明显，因此与甲基多巴不会发生类似相互影响。

机制 甲基多巴在肾上腺素能神经元中代谢为 α-甲基去甲肾上腺素，取代正常递质去甲肾上腺素。虽然其加压（α 受体激动）作用弱于去甲肾上腺素，但当与 β 受体阻断药合用时，β 作用被消除，而 α 作用（加压作用）充分表现出来，从而导致高血压。

建议 上述两种药物同用时，应考虑到相互影响的可能性。当一种药物或某种情况致递质释放增加时，发生相互影响的可能性更大，后果也更严重。

[甲基多巴（甲多巴，爱道美）－帕吉林（优降宁，巴吉林）][1]
Methyldopa－Pargyline

要点 甲基多巴与帕吉林合用，前者的降压作用减弱。

有关药物 根据相互影响的机制推测，甲基多巴与其他单胺氧化酶抑制剂（苯乙肼、异羧肼、反苯环丙胺等）以及具有单胺氧化酶抑制作用的药物（丙卡巴肼、异喹胍、呋喃唑酮等）之间可发生类似相互影响。

机制 尚不十分清楚。甲基多巴通过对中枢的影响导致外周交感神经冲动减少，但外周神经末梢内拟交感胺的储存并不一定减少，甚至有可能增加。突触后受体长时间不接触激动剂可被敏化，当有帕吉林等单胺氧化酶（MAO）抑制剂存在时，MAO 被抑制，神经末梢内及突触间隙中的递质即使仅有少量增加，也有可能导致升压作用的明显增强。另外，鉴于单胺氧化酶抑制剂（MAOI）与三环类抗抑郁药的作用有部分重叠，故在中枢水平的拮抗作用也不能排除（见 [甲基多巴－阿米替林]）。

MAOI 抑制中枢的单胺氧化酶，使酪胺的正常代谢发生变化，产生伪递质，和（或）抑制甲基多巴转化为 α-甲基去甲肾上腺素，也可能是该相互影响的机制。

建议 MAOI 本身也具有降压作用，帕吉林作为降压药物目前仍有应用。但若将其与甲基多巴合用，降压作用不是相加，而是拮抗。因此，正在应用甲基多巴治疗高血压的患者禁用帕吉林等 MAO 抑制剂。如因误用导致高血压或高血压危象，可用酚妥拉明或其他 α 受体阻断药对抗。

[甲基多巴（甲多巴，爱道美）－地高辛（狄戈辛）][3]
Methyldopa－Digoxin

要点 2 名高血压伴心衰的妇女，当合用地高辛和甲基多巴（375～750 mg）之后，出现明显的心动过缓（单用地高辛时无此反应），平均心率分别为 50 次/分和 48 次/分，最低心率分别为 32 次/分和 38 次/分。出院时应用肼屈嗪代替甲基多巴，心率保持在正常范围。对 8 名健康受试者的研究表明，每日给予地高辛 0.25 mg 和甲基多巴 250 mg，连用 1 周，对地高辛的血清稳态浓度无影响。

有关药物 甲基多巴与其他洋地黄强心苷（如洋地黄毒苷、洋地黄、毛花苷丙等）之间是否会发生类似相互影响，尚未见报道，但基于药理作用的类似性，预料有可能发生。

机制   不清。甲基多巴和地高辛均可引起一定程度的心率减慢，但上述心动过缓可能不仅仅是两药作用相加的结果。

建议   根据目前所得到的资料，两者的合用无须避免，但应注意观察有无心脏过度抑制的表现。

[甲基多巴（甲多巴，爱道美）－氟哌啶醇（氟哌丁苯，氟哌醇）][3]
Methyldopa－Haloperidol

要点   据报道，3 名正在应用甲基多巴治疗的患者，在加用氟哌啶醇后 3 天内发生痴呆。停用氟哌啶醇后 3 天内症状消失。另有一研究表明，两药联用 4 周后，发生嗜睡和头晕的副作用。甲基多巴可增强氟哌啶醇的抗精神病作用。

有关药物   其他抗精神病药如吩噻嗪类（氯丙嗪、硫利达嗪、三氟拉嗪等）、硫杂蒽类（氯普噻吨和替沃噻吨）、吗茚酮（吗啉吲哚酮）及洛沙平（克塞平）等，药理作用与丁酰苯类抗精神病药氟哌啶醇相同，故预料也有可能与甲基多巴发生类似相互影响。

机制   机制不清楚。据推测，此种相互影响起因于对中枢神经系统抑制作用的相加。甲基多巴竞争多巴脱羧酶，使中枢多巴胺的生成减少，可能是其增强氟哌啶醇抗精神病作用的原因。

建议   该报道表明，同时应用这两种药物可导致中枢神经系统的异常症状。虽然发生率不高，但重要的是要认识到此种相互影响的可能性。如果出现中枢神经系统症状，停用氟哌啶醇即可。试图通过联用甲基多巴以增强氟哌啶醇抗精神病作用的做法，不值得提倡。

[甲基多巴（甲多巴，爱道美）－阿米替林（阿密替林，依拉维）][3]
Methyldopa－Amitriptyline

要点   据报道，一名应用甲基多巴治疗的高血压患者，加用阿米替林后，血压失去控制。

有关药物   对 3 名患者进行的一项对照研究表明，甲基多巴与地昔帕明（去甲丙米嗪）不发生相互影响。同样，5 名血压正常的患者用地昔帕明预处理后，并不拮抗甲基多巴的降压作用。据报道，作用机制类似于甲基多巴的可乐定与三环类抗抑郁药发生相互影响。一项对照试验表明，地昔帕明减弱可乐定对高血压患者和抑郁患者的降压作用及镇静作用。也有报道说，丙米嗪拮抗可乐定的抗高血压作用。三环类抗抑郁药干扰可乐定和甲基多巴对动物的降压作用。

特点类似于可乐定和甲基多巴的另一种中枢作用抗高血压药胍那苄，预料也可与三环类抗抑郁药（阿莫沙平、多塞平、去甲替林等）发生类似相互影响。

对 11 名患者进行的对照研究表明，三环类抗抑郁药米安舍林不影响可乐定或甲基多巴的抗高血压作用。对 8 名健康志愿者进行的研究表明，同时应用四环类抗抑郁药马普替林（麦普替林）和可乐定，并不伴有对可乐定反应的改变。

机制   虽然此种相互影响的确切机制未曾确定，但有证据表明，三环类抗抑郁药有中枢性抗 α 肾上腺素能特点。由于可乐定和甲基多巴的作用取决于中枢 α 肾上腺素能的兴奋，故该相互影响可能起因于三环类抗抑郁药对可乐定和甲基多巴作用的直接拮抗。

建议   根据现有资料，甲基多巴和阿米替林在大部分患者中似乎不太可能发生相互影响。但应用甲基多巴期间加用三环类药物时，最好监测血压。可乐定与地昔帕明间的相互影响比较肯定，也较常发生。同时应用三环类抗抑郁药和可乐定的患者在联用的最初几天内应严密监测血压。另外，如选用可乐定治疗的话，也可用四环类抗抑郁药马普替林代替三环类抗抑郁药。

[甲基多巴（甲多巴，爱道美）－苯巴比妥（鲁米那）][4]
Methyldopa－Phenobarbital

要点   通过测定儿茶酚胺浓度所得到的间接证据表明，苯巴比妥可导致甲基多巴血浓度降低。但后来通过应用更特异的方法直接测定甲基多巴及其代谢物水平，没能确定甲基多巴和苯巴比妥之间的相互影响。

有关药物 基于药理的类似性，预料其他巴比妥类（异戊巴比妥、仲丁巴比妥及司可巴比妥等）可与甲基多巴发生类似相互影响。

机制 虽然机制尚未确立，但据推测，接受甲基多巴的患者应用苯巴比妥，可能通过诱导肝药酶而增加甲基多巴的代谢，从而导致甲基多巴血浓度降低。

建议 甲基多巴和苯巴比妥潜在相互影响的临床意义尚未证实，因此，两药同用时似乎无须进行剂量调整，也无须另加注意。

[甲基多巴（甲多巴，爱道美）－双硫仑（双硫醒）][3]
Methyldopa－Disulfiram

要点 据报道，1名因酒精中毒而应用了双硫仑的高血压患者，静脉给予中高剂量甲基多巴不产生降压作用，但口服低剂量可乐定即出现明显的降压效果。

机制 可能是因为双硫仑阻断了多巴胺 β-羟化酶，从而妨碍甲基多巴向其活性型 α-甲基去甲肾上腺素的转变。

建议 该相互影响的发生率尚不了解，其普遍临床意义也不清楚。应用双硫仑治疗的高血压患者，最好选用其他抗高血压药，或在应用甲基多巴期间避免应用双硫仑。

[甲基多巴（甲多巴，爱道美）－沙丁胺醇（舒喘灵）][2]
Methyldopa－Salbutamol

要点 据报道，3名用甲基多巴（2～5 g/d）治疗妊娠高血压的妇女，在出现早产征兆后静脉点滴沙丁胺醇保胎时，出现严重的急性低血压反应。沙丁胺醇口服未见有类似相互影响的报道。

有关药物 甲基多巴与其他选择性 β$_2$ 受体激动药（如特布他林、奥西那林、非诺特罗等）之间的相互影响尚未见报道，但根据药理作用推测，类似相互影响有可能发生。

机制 可能起因于沙丁胺醇激动外周血管 β$_2$ 受体导致的外周血管扩张。

建议 在应用甲基多巴治疗高血压期间，避免注射给予沙丁胺醇是明智的。

[甲基多巴（甲多巴，爱道美）－硫酸亚铁][3]
Methyldopa－Ferrous Sulfate

要点 对5名服用甲基多巴（500～1500 mg/d）1年以上的高血压患者进行的研究表明，加服硫酸亚铁（325 mg，每日3次）2周后，血压均有升高。其中3名患者的收缩压升高2 kPa（15 mmHg）以上。4名患者有舒张压升高，其中2名升高达1.3 kPa（9.8 mmHg）以上。

有关药物 有证据表明，甲基多巴与葡萄糖酸亚铁之间可发生类似相互影响。甲基多巴与其他亚铁制剂（如富马酸铁、乳酸亚铁、琥珀酸亚铁等）之间是否会发生类似相互影响，尚未见报道。

机制 尚不清楚。有人认为，亚铁盐与甲基多巴在胃肠道螯合，从而减少吸收（50%）。甲基多巴磺酸化代谢的增加也可能起一定作用。

建议 就目前可得到的资料看，不见得有什么重要临床意义。但两药合用时应注意监测，必要时增加甲基多巴的剂量。

[胍那决尔（胍环啶）－丙米嗪（米帕明）][2]
Guanadrel－Imipramine

要点 同时应用胍那决尔和丙米嗪，前者的抗高血压作用减弱。

有关药物 根据相互影响的机制推测，所有三环类抗抑郁药（包括阿米替林、地昔帕明、氯米帕明等）与胍那决尔之间都可发生类似相互影响。

机制 胍那决尔作为一种外源性伪递质，像去甲肾上腺素一样在神经元中积聚、贮存、释放和再摄取，也可像去甲肾上腺素一样与肾上腺素能受体结合，但对肾上腺素能受体无激动作用，长期应用后可耗竭囊泡中的去甲肾上腺素，从而特异性抑制外周肾上腺素能神经元的功能。胍那决尔以及丙米嗪向神经元中的转运像去甲肾上腺素一样，是由儿茶酚胺载体介导的主动过程，因此认为，丙米嗪竞争该载体从而阻碍胍那决尔向神经元中的转运，是使其降压作用减弱的原因。

建议　鉴于目前可供选用的抗高血压药有多种，因此胍那决尔临床应用已不那么广泛。然而，该影响明确，有可能导致血压波动、难以控制。故对此种相互影响的了解仍有一定临床意义。

已证明可削弱胍那决尔降压作用的药物尚有可卡因（cocaine）、麻黄碱（ephedrine）、氯丙嗪（chlorpromazine）、苯丙胺（amphetamine）和苯丙醇胺（phenylpropanolamine）等。

[利血平（蛇根碱）－左旋多巴][2]
Reserpine－Levodopa

要点　左旋多巴与利血平合用时，利血平的降压效果可增强，也能加强其中枢神经系统抑制作用，但左旋多巴的抗帕金森病作用减弱。

有关药物　预料其他萝芙木生物碱（利血胺、去甲氧利血平、萝芙西隆等）也可与左旋多巴发生类似相互影响。据报道，胍乙啶和甲基多巴可削弱左旋多巴的作用。

机制　利血平耗竭脑内多巴胺，从而削弱左旋多巴的抗帕金森病作用。左旋多巴本身可致体位性低血压（原因不明），但它的这一作用是否与利血平降压效果的增强有关，目前还不清楚。

建议　避免两者合用是明智的。

[利血平（蛇根碱）－氟西泮（氟安定，氟苯安定）][3]
Reserpine－Flurazepam

要点　据报道，氟西泮可增强利血平的降压作用。

有关药物　利血平与其他苯二氮䓬类镇静催眠药（地西泮、氯氮䓬、艾司唑仑等）之间以及其他萝芙木生物碱（利血胺、去甲氧利血平、萝芙西隆等）与氟西泮之间是否可发生类似相互影响，尚未见报道。

机制　该相互影响的机制尚不清楚，但与利血平－巴比妥类以及利血平－氢氯噻嗪之间的相互影响可能不同（见［硫喷妥钠（戊硫巴比妥钠）－利血平（蛇根碱）］以及［胍乙啶（依斯迈林）－氢氯噻嗪（双氢克尿噻）]）。

建议　就目前可得到的资料看，两者的同用无须避免，但同用期间应注意观察利血平的降压作用是否增强。

[利血平（蛇根碱）－氟烷（三氟氯溴乙烷）][3]
Reserpine－Halothane

要点　几项研究表明，正在应用利血平的患者，同用氟烷可以耐受，而不增加低血压的危险。这与早期的报道相反。早期报道建议，高血压患者在接受氟烷麻醉前1～2周应停用利血平。一项研究将两组患者进行了比较。一组为择期手术患者，在麻醉前停用利血平；另一组为急性病例，麻醉前未停用利血平。结果发现，两组患者手术期间低血压发生率无明显差别。

有关药物　虽然此种相互影响的发生尚存疑问，但应用其他全麻药和萝芙木生物碱确实伴有血压降低。这样的全麻药包括环丙烷、乙醚、甲氧氟烷和氧化亚氮。虽然其他麻醉药（氯乙烷、恩氟烷、异氟烷等）的此种影响尚未证实，但预料与利血平可发生类似相互影响。其他萝芙木生物碱（萝芙西隆、去甲氧利血平、利血胺等）也可与氟烷及其他全麻药发生类似相互影响，因为它们具有与利血平相似的药理作用。

机制　氟烷直接抑制心肌，增加副交感活性，从而导致心肌抑制和心率减慢。另外，氟烷也可通过抑制中枢交感活动，阻断交感神经或削弱儿茶酚胺对心肌和血管平滑肌的作用，从而影响儿茶酚胺活性。据推测，氟烷与利血平的儿茶酚胺耗竭作用相加，引起对心脏抑制作用的增强，导致心输出量减少和低血压。然而，新近研究表明，这些作用在合用利血平患者中的发生率可能并不高于单用氟烷的患者。

建议 临床证据表明，长期利血平治疗并不是手术麻醉的禁忌证。然而，应用利血平治疗的患者给予氟烷期间，应注意预想不到的低血压。当存在失血、麻醉诱导过快、手术操作、体位改变或应用过量麻醉药时，尤应注意。如在术前未停用利血平，而且确实发生低血压，由于内源性儿茶酚胺已被利血平长期耗竭，故可观察到逾常的影响。因此，应用间接作用的拟交感药处理低血压不会有效，此时应使用直接作用的拟交感药处理。

［胍乙啶（依斯迈林）－右苯丙胺（右旋苯丙胺）］[2]
Guanethidine－Dextroamphetamine

要点 同时应用胍乙啶和右苯丙胺，可使胍乙啶的降压作用减弱。

有关药物 胍氯酚、倍他尼定、胍那克林、异喹胍等的药理作用类似于胍乙啶，与右苯丙胺同用时，降压作用也可减弱。异喹胍与右苯丙胺之间的相互影响也见［异喹胍（胍喹啶）－芬氟拉明（氟苯丙胺）］。甲苯丙胺、麻黄碱、哌甲酯及甲苯丁胺等具有间接作用的拟交感胺，其化学结构和药理作用与右苯丙胺类似，对胍乙啶可有类似影响。

苯丙醇胺的化学结构和药理作用也类似于苯丙胺类，已证明可拮抗倍他尼定（苄二甲胍）的作用。其他直接作用及混合作用的拟交感胺类与胍乙啶的相互影响，参见［胍乙啶－去氧肾上腺素（苯肾上腺素）］。

机制 胍乙啶的降压作用主要起因于其阻断去甲肾上腺素的释放。此种阻断作用依赖于它向神经末梢中的主动运输。

右苯丙胺及有关制剂主要通过释放去甲肾上腺素发挥作用。这些间接作用的拟交感胺与胍乙啶的结合部位有很强的亲和力。它们足以置换胍乙啶或抑制胍乙啶向神经末梢的摄取。另外，它们可迅速逆转胍乙啶的作用。说明除了竞争运输机制以外，对缩血管受体也有直接影响。

建议 这两种药物应避免同用。如果患者既需右苯丙胺，又需降压药，应选用可乐定、甲基多巴或β受体阻断药代替胍乙啶，因这些药物的作用不为右苯丙胺所拮抗。

［胍乙啶（依斯迈林）－去氧肾上腺素（苯肾上腺素，新福林）］[2]
Guanethidine－Phenylephrine

要点 正在应用胍乙啶治疗的患者，全身应用直接作用或混合作用的拟交感胺后，可拮抗胍乙啶的降压作用；局部应用去氧肾上腺素，未曾发现此种影响。

有关药物 胍氯酚、倍他尼定（苄二甲胍，苄胍）、胍那克林（胍乙宁）、异喹胍（胍喹啶）等的药理作用类似于胍乙啶，与去氧肾上腺素及其他拟交感胺（直接作用的肾上腺素、甲氧明和去甲肾上腺素，混合作用的多巴胺和间羟胺）可发生类似相互影响。由于胍乙啶类抗高血压药异喹胍尚具有单胺氧化酶抑制作用，因此与去氧肾上腺素或其他拟交感药的相互影响有所不同（参见［去氧肾上腺素（苯肾上腺素，新福林）－异喹胍］）。间接作用的拟交感胺（右旋苯丙胺、麻黄碱及去氧麻黄碱等）与胍乙啶的相互影响，参见［胍乙啶－右旋苯丙胺］。

机制 胍乙啶初用时，可阻断去甲肾上腺素的释放；长期应用后，可耗竭神经元内的去甲肾上腺素。神经冲动受到长期影响后，效应细胞对直接刺激的反应性增强，故对直接和混合作用的拟交感胺的敏感性也增加。此种超敏感现象可能与胍乙啶间接影响儿茶酚胺的摄取机制和（或）直接敏化肾上腺素能受体有关。另外，胍乙啶与肾上腺素、去甲肾上腺素、多巴胺等竞争"胺泵"，竞争性抑制拟交感胺的再摄取，从而增强拟交感胺的加压作用，这也可能是该相互影响的机制之一。

建议 正在应用或刚刚停用胍乙啶的患者，应避免给予直接或混合作用的拟交感胺。

[胍乙啶（依斯迈林）-米诺地尔（长压定，敏乐定）][2]
Guanethidine－Minoxidil

要点   胍乙啶和米诺地尔同用时，可致明显的体位性低血压；即使在停用胍乙啶 3 天后应用米诺地尔，也仍可出现这种现象。

有关药物   胍氯酚、倍他尼定（苄二甲胍，苄胍）、胍那克林（胍乙宁）、异喹胍（胍喹啶）等与米诺地尔之间以及胍乙啶与其他钾通道开放药（如二氮嗪、吡那地尔、尼可地尔）之间也可能发生类似相互影响。

机制   已知胍乙啶本身可致体位性低血压。米诺地尔单用则无此现象，但可加强胍乙啶的这种作用。

建议   如欲应用米诺地尔治疗，至少应在停用胍乙啶 1 周后进行。

[胍乙啶（依斯迈林）-左旋多巴][3]
Guanethidine－Levodopa

要点   据报道，1 名服用胍乙啶和利尿药治疗高血压的患者，在应用治疗剂量的左旋多巴后，胍乙啶的日需要量从 60 mg 减至 20 mg。

有关药物   根据提出的机制推测，左旋多巴与其他降压药之间可发生类似相互影响，但尚有待证实。

机制   左旋多巴治疗初期，有 30％的患者出现轻微的低血压反应。有人认为，该现象可能起因于左旋多巴低血压副作用与胍乙啶作用的相加。

建议   直接资料尚少。但明智的做法是，在应用降压药治疗期间加用左旋多巴时，注意观察患者的血压，使血压不致过低。

[胍乙啶（依斯迈林）-氯丙嗪（冬眠灵）][1]
Guanethidine－Chlorpromazine

要点   氯丙嗪每日量达 100 mg 以上时，可逆转胍乙啶的抗高血压作用。通常在应用氯丙嗪 3～7 天后，血压才明显升高；停用氯丙嗪，血压可进一步升高。据报道，有一患者在停用氯丙嗪后，血压升高达 12 天之久。

有关药物   动物实验表明，所有吩噻嗪类抗精神病药都是去甲肾上腺素再摄取的竞争性抑制剂，以氯丙嗪的抑制作用最强。因此，氯丙嗪对胍乙啶影响的程度比其他吩噻嗪类（硫利达嗪、三氟拉嗪、三氟丙嗪等）可能要大一些。根据药理作用推测，洛沙平（克塞平）也可能与胍乙啶发生类似相互影响。据报道，应用胍乙啶控制血压的 4 名患者，其中 3 名给予氟哌啶醇（属丁酰苯类抗精神病药），1 名给予替沃噻吨（属硫杂蒽类），结果都导致血压明显升高。氟哌啶醇和替沃噻吨的拮抗作用弱于氯丙嗪。

临床试验结果表明，抗精神病药吗茚酮（吗啉吲酮）不改变胍乙啶的抗高血压作用。它是唯一在体内、外都不影响去甲肾上腺素摄取的抗精神病药。

根据提出的机制推测，其他胍乙啶类降压药（胍氯酚、倍他尼定、胍那克林、异喹胍及胍那决尔等）亦可能与氯丙嗪发生类似相互影响。然而，氯丙嗪与异喹胍（debrisoquine；胍喹啶）之间的相互影响较为复杂，相互影响的结果也更难以预料（如下述）。

机制   胍乙啶可竞争性抑制去甲肾上腺素的摄取，一旦进入神经元后，便置换去甲肾上腺素，储存于神经元之颗粒中，减弱神经兴奋时的加压反应。氯丙嗪在阻断去甲肾上腺素再摄取的同时，也抑制胍乙啶向神经元中的运输，从而削弱其降压作用。可见氯丙嗪与胍乙啶之间的相互影响主要是药效学的相互影响。然而，氯丙嗪与异喹胍之间的相互影响也涉及药动学层面，原因在于异喹胍的代谢涉及 CYP2D6，氯丙嗪是 CYP2D6 的底物，同时也是 CYP2D6 的抑制剂，故尚可通过竞争性和非竞争性抑制 CYP2D6 从而阻碍异喹胍的代谢；氯丙嗪的这一作用有可能部分甚或完全抵消其对异喹胍降压作用的削弱。

氯丙嗪本身具有 α 受体阻断作用，因此，也许不能完全拮抗胍乙啶的降压作用。

建议　氯丙嗪与胍乙啶之间的相互影响比较复杂，相互影响的程度以及发生和终止的时间也难以预料，因此应尽可能避免两者同用。必须同用时，应密切观察胍乙啶的降压作用是否减弱。必要时可增加胍乙啶的剂量，以维持适当的降压作用。

可考虑应用与氯丙嗪无相互影响的降压药（如甲基多巴）代替胍乙啶。另外，吗茚酮对胍乙啶的降压作用似无影响，也可用来代替氯丙嗪。

［胍乙啶（依斯迈林）－地昔帕明（去甲丙米嗪）］[1]
Guanethidine－Desipramine

要点　地昔帕明可拮抗胍乙啶的抗高血压作用。此种拮抗作用发生于应用去甲丙米嗪 3～7 天内。停药后仍可持续 1 周。随着两药联用的持续，胍乙啶的需要量逐渐增加。此种相互影响已得到充分验证，具有重要的临床意义。

有关药物　已经证明，丙米嗪、阿米替林、去甲替林、普罗替林和多塞平（每日量大于 150 mg）抑制胍乙啶的抗高血压作用。根据药理作用推测，其他三环类抗抑郁药（阿莫沙平、曲米帕明、氯米帕明等）也可能有类似影响。

根据提出的机制推测，其他胍乙啶类降压药（胍氯酚、倍他尼定、胍那克林、异喹胍及胍那决尔等）与地昔帕明之间的类似相互影响亦可能发生。异喹胍与地昔帕明、阿米替林、丙米嗪、普罗替林之间的类似相互影响已经证实。

机制　胍乙啶与胺泵结合，经过一种主动运输过程进入神经元，置换储存的去甲肾上腺素。这种"胺泵"也运输去甲肾上腺素，可被地昔帕明及其他三环类抗抑郁药阻断。地昔帕明通过抑制胍乙啶的运输，妨碍其在神经元中的蓄积，从而影响其抗高血压作用及其对神经元的阻断作用。对于抗高血压作用的拮抗并不是即刻的，而是一个逐渐的过程。

建议　应避免同时应用胍乙啶和地昔帕明（或其他三环类抗抑郁药）。必须同用时，应于治疗后密切观察 1～2 周。通常需要增加胍乙啶的剂量。高剂量（300 mg）胍乙啶可有效克服抗抑郁药的拮抗作用。

哌唑嗪、阿替洛尔及其他 β 受体阻断药不受地昔帕明的影响，可考虑用来代替胍乙啶。也可考虑用低剂量（每日低于 150 mg）多塞平代替地昔帕明。然而这样低剂量的多塞平也许很难发挥适当的抗抑郁作用。

［胍乙啶（依斯迈林）－苯乙肼］[2]
Guanethidine－Phenelzine

要点　在应用胍乙啶治疗的同时，加用单胺氧化酶（MAO）抑制剂苯乙肼，可削弱胍乙啶的降压作用。

有关药物　动物研究表明，反苯环丙胺对胍乙啶有类似的拮抗作用。根据药理作用推测，其他 MAO 抑制剂（异卡波肼、异丙烟肼、帕吉林等）与胍乙啶之间，及苯乙肼与胍乙啶类似物如胍氯酚、倍他尼定（苄二甲胍，苄胍）、胍那克林（胍乙宁）、异喹胍（胍喹啶）、胍那决尔等之间，也可发生类似相互影响。

机制　MAO 抑制剂影响胍乙啶对儿茶酚胺的耗竭，也使胍乙啶自囊泡内释出的递质不被降解，从而拮抗胍乙啶的降压作用。

建议　正在应用胍乙啶治疗的高血压患者，不应给予 MAO 抑制剂，以免削弱其降压作用，导致血压升高。必须同用时，应严密监视血压。

显然，因苯乙肼等 MAO 抑制剂与其他药物相互作用引起高血压时，不应给予胍乙啶，而应给予 α 受体阻断药（如酚妥拉明）处理。

［胍乙啶（依斯迈林）-乙醇］[2]
Guanethidine-Ethanol（Ethyl Alcohol，Alcohol，Ethyl）

要点   乙醇有迅速的扩血管作用，可加重胍乙啶所致的体位性低血压和晕厥。至于此影响的发生率、严重程度和机制，尚未见专门研究。

有关药物   根据药理作用推测，其他胍乙啶类降压药（胍氯酚、倍他尼定、胍那克林、异喹胍及胍那决尔等）亦可能与乙醇发生类似相互影响。

机制   乙醇有血管扩张作用。如果患者正在应用胍乙啶，乙醇可进一步削弱患者对体位改变的反应能力。未用胍乙啶的患者，迅速摄入中等量（0.9～1.0 g/kg）乙醇后，可导致周围血管阻力降低。此种作用可持续 90 分钟，心肌收缩不改变。长期饮酒可伴有心肌收缩力减弱、心肌肥厚及 QT 间期延长。但另据报道，乙醇也引起高血压。

胍乙啶减少去甲肾上腺素的储存，阻断其正常释放，完全抑制反射性动、静脉收缩。

建议   应用胍乙啶时，应注意以下几点：①同时饮酒可增加体位性低血压、头晕及晕厥的发生率，故应尽可能限制饮酒；②有些副作用最可能发生在周围环境温度高、长时间站立、由坐位或卧位迅速变为站立及运动时；③如果出现上述症状，应该立即躺下、坐下或蹲下。

实际上，乙醇可增强所有降压药的降压作用，包括萝芙木生物碱类（如利血平）、神经节阻断药（如美加明）、单胺氧化酶抑制剂（如帕吉林，其非特异性的酶抑作用抑制乙醇代谢，有可能进一步增强乙醇的降压作用）、β受体阻断药（如普萘洛尔，见［普萘洛尔（心得安）-乙醇］）、利尿药（如氢氯噻嗪）等，故高血压患者在用抗高血压药治疗期间，最好不饮酒或少饮酒。

［胍乙啶（依斯迈林）-保泰松（布他酮）］[2]
Guanethidine-Phenylbutazone

要点   保泰松可削弱胍乙啶的抗高血压作用。有报道表明，15 名服用胍乙啶的患者合用保泰松后，平均动脉压升高 14.25 mmHg（从 122.25 mmHg 升至 136.5 mmHg）。

有关药物   有证据表明，保泰松也削弱氯噻嗪、氢氯噻嗪的降压作用。根据提出的机制推测，保泰松对所有抗高血压药的降压作用都会发生类似影响。据报道，凯布宗（酮基保泰松）也削弱胍乙啶和氯噻嗪的降压作用。另一种吡唑酮类衍生物羟布宗（羟基保泰松）与胍乙啶（或其他抗高血压药）之间是否会发生类似相互影响，尚未见报道，但鉴于药理作用的类似性，预料相互影响有可能发生。

机制   该相互影响的机制尚不清楚，但可能与吡唑酮类化合物引起的水钠潴留有关。

建议   尽量避免两类药物合用是明智的。在服用胍乙啶或其他抗高血压药物期间，如必须加服保泰松（或其他吡唑酮类抗炎药），应注意监护，必要时加大降压药的剂量，或换用其他类型的非甾类抗炎药（如阿司匹林、吲哚美辛、布洛芬）代替保泰松。

［胍乙啶（依斯迈林）-氢氯噻嗪（双氢克尿噻）］[2]
Guanethidine-Hydrochlorothiazide

要点   长期应用胍乙啶治疗的患者，可发生水钠潴留和血容量增加。加用氢氯噻嗪后，可减少水钠潴留，降低血容量。两药联用时，各自的剂量可减少，从而降低体位性低血压及运动性低血压的发生率。这种有益的相互影响具有重要的临床意义。

有关药物   能减少水钠潴留、具有抗高血压作用的其他利尿剂，可与胍乙啶发生类似相互影响。主要包括噻嗪类利尿剂（氯噻嗪、甲氯噻嗪及泊利噻嗪等）、袢利尿剂（呋塞米、依他尼酸、布美他尼等）、噻嗪类有关利尿剂（氯噻酮、吲达帕胺、美托拉宗等），及留钾利尿剂螺内酯（安体舒通）等。其他留钾利尿剂（氨苯蝶啶及阿米洛利）很少或没有抗高血压作用。

预料胍氯酚、倍他尼定（苄二甲胍，苄胍）、胍那克林（胍乙宁）、异喹胍（胍喹啶）、胍那决尔等与氢氯噻嗪之间也可发生类似相互影响。

机制 噻嗪类的抗高血压作用机制未完全阐明。它们最初可致水钠耗竭，长期应用后导致周围血管阻力降低。

胍乙啶通过阻断去甲肾上腺素的摄取及减少组织中去甲肾上腺素的储存而发挥降压作用。长期应用胍乙啶后，其降压作用逐渐减弱，原因在于钠潴留增加和水肿形成。此时加大胍乙啶的剂量也不能逆转。同时应用氢氯噻嗪则可避免胍乙啶的这些作用。

建议 噻嗪类利尿剂可增强胍乙啶的降压作用。两药合用时，需将胍乙啶的剂量减少。因为联用时降压作用增强，故有可能导致头晕或晕厥等症状。此点应事先告知患者。

实际上，噻嗪类利尿剂（以及噻嗪类有关利尿剂或袢利尿剂）可与绝大部分抗高血压药发挥相加或协同性降压作用，在大多数情况下可作为降压药或降压辅助药。临床上应用的许多复方降压药中都含有不同比例的噻嗪类利尿剂。值得注意的是，当将其他降压药与噻嗪类利尿剂联用时，往往发挥协同性降压作用（在发挥协同性降压作用的同时尚可延缓或削弱对单药治疗的耐受性），因此，其他降压药的剂量通常远远低于单用时的治疗量。以利血平为例，当将其与一种利尿剂联用治疗高血压时，低至 0.05 mg/d 即可发挥良好疗效（利血平单用时的治疗量为 0.25～0.5 mg/d。另外，利血平价格便宜，这在发展中国家更有意义）（Michel et al，2011）。

［胍乙啶（依斯迈林）－口服避孕药］[2]
Guanethidine－Oral contraceptives（Oral Contraceptive Agents）

要点 胍乙啶与口服避孕药同用时，前者的降压作用减弱。

有关药物 据报道，环戊噻嗪或甲基多巴与口服避孕药同用时，降压作用也减弱。根据相互影响的机制推测，含有雌激素的口服避孕药或其他雌激素制剂（包括雌二醇、雌酮、炔雌醇等）对所有降压药的降压作用都可发生类似影响，但对血管紧张素转化酶抑制剂或血管紧张素Ⅱ受体阻断药的影响可能小一些。

机制 已知雌激素可刺激肝血管紧张素原的合成，而血管紧张素原通过肾素-血管紧张素-醛固酮系统可引起水钠潴留和高血压。因此认为，胍乙啶降压作用的减弱与口服避孕药中所含雌激素通过促进血管紧张素原的合成从而部分抵消胍乙啶的降压作用有关。

建议 为取得满意的降压效果，某些患者需停用口服避孕药（改用其他避孕措施）或雌激素类。

［胍乙啶（依斯迈林）－异烟肼（雷米封，异烟酰肼）][3]
Guanethidine－Isoniazid

要点 有报道说，异烟肼可增强胍乙啶的降压作用。

有关药物 有证据表明，异烟肼与其他降压药（如哌唑嗪、肼屈嗪、利血平等）之间可发生类似相互影响。

机制 确切机制还不清楚。

建议 应用异烟肼期间同时应用胍乙啶等降压药，应考虑到降压药的降压作用可能增强，必要时需酌情减少降压药的剂量。

［倍他尼定（苄二甲胍，苄胍）－马吲哚（氯苯咪吲哚）][2]
Bethanidine（Betanidine）－Mazindol

要点 一报道表明，单剂马吲哚使倍他尼定对一名男性中度高血压患者的降压作用逆转。另外，服用马吲哚，倍他尼定的副作用（鼻塞、打鼾、体位性眩晕、夜尿等）也被取消。

有关药物 其他与倍他尼定有关的抗高血压药，如异喹胍（胍喹啶）、胍氯酚、胍那克林（胍乙宁）、胍那决尔等，药理作用与倍他尼定相同，故预料与马吲哚有可能发生类似相互影响。虽然证据缺乏，但可以预料，倍他尼定与其他具有间接拟交感作用的食欲抑制剂（苯丁胺、芬氟拉明、安非拉酮等）之间也可能发生相互影响。胍乙啶与间接作用拟交感药之间的相互影响分别讨论（见［胍乙啶－右苯丙胺]）。

机制　虽然马吲哚主要作为食欲抑制剂治疗肥胖症，但其化学结构与其他苯乙胺类食欲抑制剂不同，而与三环类抗抑郁药相似，因此具有三环类抗抑郁药的特点。推测马吲哚像三环类抗抑郁药一样，可与倍他尼定竞争"胺泵"，妨碍其向神经元内的运输，或置换已进入肾上腺素能神经元中的倍他尼定。

建议　最好避免同时联用这两种药物。如必须联用，应经常测定血压。

［异喹胍（胍喹啶）－阿莫地喹］[2]
Debrisoquine－Amodiaquine

要点　Wennerholm 等对健康受试者进行的研究表明，阿莫地喹可明显阻碍异喹胍的生物转化（Wennerholm et al，2006）。

有关药物　阿莫地喹与异喹胍的结构类似物胍乙啶、胍那决尔、倍他尼定（苄胍），及胍那克林（胍乙宁）等之间是否会发生类似相互影响，尚不清楚。但有证据表明，它可明显影响氯沙坦（洛沙坦；losartan。属于非肽类血管紧张素 II 受体 AT$_1$ 拮抗剂，可用于高血压以及充血性心力衰竭的治疗）的代谢。

除阿莫地喹外，已证明可抑制 CYP2D6 活性的抗疟药尚有奎宁、氯喹以及氯氟菲醇（卤泛醇；halofantrine）。这些药物与异喹胍联用时，也有可能发生类似相互影响。

机制　异喹胍主要由 CYP2D6 代谢。已经证明阿莫地喹对 CYP2D6 和 CYP2C9 有明显抑制作用，故认为阿莫地喹抑制异喹胍经 CYP2D6 的代谢，是该影响的机制。

氯沙坦的代谢主要由 CYP2C9 负责（也有其他 CYP 的参与），因此认为，阿莫地喹对其造成的影响起因于对 CYP2C9 的抑制。

建议　鉴于联合治疗已经成为疟疾的标准治疗方法，因此对抗疟药抑制作用的了解越来越重要。阿莫地喹对异喹胍和氯沙坦的代谢有明显影响，故避免联用是明智的。鉴于可供选择的抗高血压药物众多，故选择不经 CYP2D6 和（或）CYP2C9 代谢的抗高血压药代替异喹胍或氯沙坦并不困难。

［异喹胍（胍喹啶）－芬氟拉明（氟苯丙胺）］[2]
Debrisoquine－Fenfluramine

要点　同时应用异喹胍和食欲抑制剂芬氟拉明，异喹胍的降压作用减弱。

有关药物　根据相互影响的机制推测，异喹胍的类似物胍乙啶、胍氯酚、倍他尼定（苄二甲胍，苄胍）、胍那克林（胍乙宁）、胍那决尔等与芬氟拉明之间以及芬氟拉明的类似物右苯丙胺（右旋苯丙胺）、苄非他明（苄甲苯丙胺）、芬特明（苯丁胺）等与异喹胍之间的类似相互影响也有可能发生（参见［胍乙啶－右苯丙胺]）。

机制　异喹胍的降压作用也像胍乙啶一样，主要起因于它对去甲肾上腺素释放的阻断。此种阻断作用依赖于它向神经末梢中的主动运输。

芬氟拉明等减食欲剂像某些间接作用的拟交感胺一样，除可影响拟交感胺的再摄取之外，尚可影响其储存，另外，也可能竞争异喹胍与结合部位的结合，从而削弱异喹胍的降压作用。

建议　芬氟拉明单用可导致血压下降，与某些抗高血压药合用有协同性降压作用，因此常用于伴有高血压的肥胖症患者。然而，将芬氟拉明与异喹胍等肾上腺素能神经阻断药同用时，其削弱异喹胍降压作用的效应超过了其本身的降压作用，从而出现相反的相互影响，这在临床上是值得注意的问题。如果患者既需要芬氟拉明，又需降压药，应选用可乐定、甲基多巴或 β 受体阻断药等抗高血压药代替异喹胍，因这些药物的作用很少或不为芬氟拉明所拮抗。

因为异喹胍的代谢存在广泛的 CYP2D6 多态性，导致明显的个体差异，故许多国家已经停用（Gonzalez et al，2011）。

［异喹胍（胍喹啶）－苯噻啶（新度美安）］[2]
Debrisoquine－Pizotifen

要点 1名患有严重局灶性肾小球肾炎伴高血压的患者，当其联用异喹胍（30 mg/d）、噻吗洛尔（10 mg，每日3次），及呋塞米（40 mg，每日3次）使血压得到较好控制后，在为预防偏头痛而加用苯噻啶后的数周内，使患者的血压从 17.3/12.0 kPa（129.8/90.0 mmHg）升至 26.0/19.7 kPa（195.0/147.8 mmHg），即使用二氮嗪和哌唑嗪也不能控制。但在停用苯噻啶后48小时内，血压降至 14.0/10.6 kPa（105.0/79.5 mmHg），其后稳定在 18.6/12.0 kPa（139.5/90.0 mmHg）。

有关药物 根据提出的机制推测，苯噻啶与其他异喹胍样抗高血压药（如胍乙啶、倍他尼定、胍法新等）之间以及异喹胍与其他苯噻啶结构类似物（如抗组织胺药赛庚啶，三环类抗抑郁药阿米替林等）之间，可发生类似相互影响，但尚有待证实。

机制 苯噻啶的结构类似于三环类抗抑郁药，推测可能也像三环类抗抑郁药一样，阻止异喹胍进入交感神经末梢（见［胍乙啶—地昔帕明］），从而对抗异喹胍的抗高血压作用。但这一推测的机制尚难圆满解释上述病例为何用二氮嗪和哌唑嗪也不能控制血压的现象。

建议 虽然资料有限，难以对该相互影响的发生率做出评价，但对任何应用异喹胍或其他胍乙啶样抗高血压药治疗的患者，在加用苯噻啶后注意密切观察，乃不失为明智之举。

［哌唑嗪（脉宁平）－普萘洛尔（心得安）］[2]
Prazosin－Propranolol

要点 普萘洛尔可增强首剂哌唑嗪的急性体位性低血压反应。有8名健康受试者两药联用时，体位性低血压的严重程度增加，持续时间明显延长。6名高血压患者联用两药时也出现类似结果。

有关药物 阿普洛尔和哌唑嗪同用时，降压作用也明显增强。根据药理作用推测，哌唑嗪与其他β受体阻断药（阿替洛尔、纳多洛尔、噻吗洛尔等）以及普萘洛尔与其他选择性 α_1 受体阻断药（如特拉唑嗪、多沙唑嗪、阿夫唑嗪等）之间也有可能发生类似相互影响。

机制 据推测，普萘洛尔的β受体阻断作用可阻断首剂哌唑嗪的心脏代偿反应。长期应用哌唑嗪治疗的患者，加用普萘洛尔后，并不导致血压明显降低。这一发现支持上述推测。

建议 正在应用普萘洛尔治疗的患者，不应盲目加用哌唑嗪。必须加用时，可从低剂量开始。有人建议，首剂可用 0.5 mg，睡前服。

［哌唑嗪（脉宁平）－胍乙啶（依斯迈林）］[2]
Prazosin－Guanethidine

要点 哌唑嗪与胍乙啶同时应用，可导致明显的体位性低血压，甚至晕厥。

有关药物 酚苄明（phenoxybenzamine）与胍乙啶之间的类似相互影响已经证实。根据相互影响的机制推测，哌唑嗪与其他去甲肾上腺素能神经阻滞药（如胍氯酚、胍那克林、倍他尼定等）之间以及其他α受体阻断药（选择性的α受体阻断药酚妥拉明、妥拉唑林，选择性的 α_1 受体阻断药特拉唑嗪、多沙唑嗪等）与胍乙啶之间可发生类似相互影响。

机制 胍乙啶抑制交感神经末梢去甲肾上腺素的释放并耗竭其储存，单用时可致体位性低血压。哌唑嗪阻断α受体，也有体位性低血压的副作用。两者单用时可经反射机制加以调整，使血压不致过度持久地降低。两者合用，调整通路被阻断，故可发生明显的低血压。

建议 建议尽可能避免两者合用。

［哌唑嗪（脉宁平）－地高辛（狄戈辛）］[2]
Prazosin－Digoxin

要点 对20名受试者进行的研究表明，当给予地高辛达稳态浓度后，加用哌唑嗪 5 mg后 1天内，地高辛血浓度升高 43％，3 天后血浓度平均升高 60％。停用哌唑嗪 3 天后，地高辛血浓度降至给药前水平。

有关药物 由于机制不清楚，故尚难推断哌唑嗪与其他洋地黄强心苷（如洋地黄、洋地黄毒苷、毛花苷丙等）之间以及地高辛与其他 α_1 受体阻断药（如特拉唑嗪、多沙唑嗪、布那唑嗪等）之间是否会发生类似相互影响。

机制 该相互影响的机制不清楚。

建议 资料有限，难以提出什么合理化建议。但鉴于地高辛的治疗范围较窄，故在应用地高辛治疗期间，如果加用哌唑嗪，应注意监测地高辛的血浓度，必要时适当减少地高辛的剂量。

［哌唑嗪（脉宁平）－维拉帕米（异搏定）］[1]
Prazosin－Verapamil

要点 对 8 名健康受试者进行的单剂研究表明，哌唑嗪 1 mg 与维拉帕米 160 mg 合用时，哌唑嗪血浓度比其单用时升高 86％，AUC 增加 62％。单用哌唑嗪后 4 小时，受试者的血压从 15.2/10.9 kPa（114.0/81.8 mmHg）降至 13.2/10.8 kPa（99.0/81.0 mmHg），而两药合用后 4 小时，则降至 11.8/8.0 kPa（88.5/60.0 mmHg）。

有关药物 据报道，2 名严重高血压患者于应用哌唑嗪（2～5 mg）后，在舌下含化硝苯地平后不久即出现血压骤降。其中 1 名于应用总量为 15 mg 的硝苯地平后 20 分钟，立位血压从 26.6/16.0 kPa（199.5/120.0 mmHg）降至 11.7/6.4 kPa（87.8/48.0 mmHg）。另有 8 名应用哌唑嗪的患者，在给予硝苯地平后 20 分钟，卧位血压从 26.3/14.4 kPa（197.3/108.0 mmHg）降至 17.3/12.8 kPa（129.8/96.0 mmHg），立位血压从 25.5/14.8 kPa（191.3/111.0 mmHg）降至 22.3/12.9 kPa（167.3/96.8 mmHg）。

根据提出的机制推测，哌唑嗪与其他钙通道阻滞药（如维拉帕米类似物加洛帕米、噻帕米、法利帕米等，二氢吡啶类衍生物尼群地平、尼卡地平、尼鲁地平等，及地尔硫䓬、普尼拉明等）之间，及维拉帕米与其他 α_1 受体阻断药（如特拉唑嗪、多沙唑嗪、布那唑嗪等）之间可发生类似相互影响，但尚有待临床及实验室的进一步证实。

机制 确切机制尚不清楚。原因之一可能是哌唑嗪与维拉帕米扩血管效应的相加。血清哌唑嗪浓度的升高可能起因于维拉帕米抑制了肝对哌唑嗪的代谢。

建议 虽然文献记载不多，但该相互影响可以肯定，且具有重要临床意义。两药合用的降压效应往往比预料得更明显。有人建议，两者的合用只能在严密监护下进行。当在哌唑嗪治疗的基础上加用维拉帕米时，应在卧位的情况下先给 20～40 mg 的试用量。若患者是在应用维拉帕米的基础上加用哌唑嗪，则应先给予 0.5 mg 试用量的哌唑嗪。同样的注意事项也适用于其他钙通道阻滞药，对硝苯地平等二氢吡啶类钙通道阻滞药更是如此，因此类药物的降压作用远比维拉帕米快而强，故相互影响的可能性更大，也更明显。

［哌唑嗪（脉宁平）－西地那非（伟哥，万艾可）］[1]
Prazosin－Sildenafil

要点 同时应用西地那非和哌唑嗪，有可能导致明显低血压。

有关药物 根据相互影响的机制推测，西地那非与其他 α_1 受体阻断药（如特拉唑嗪、多沙唑嗪、阿夫唑嗪等）之间以及哌唑嗪与其他选择性 5 型磷酸二酯酶（PDE5）抑制剂如伐地那非和他达拉非（tadalafil）等之间可发生类似相互影响。特拉唑嗪与乌地那非之间的相互影响见［特拉唑嗪（高特灵，降压宁）－乌地那非］。

机制 西地那非和哌唑嗪都有降压作用（前者抑制 PDE5，使 cGMP 的破坏减少，从而增强 cGMP 的扩血管作用，后者阻断血管平滑肌上的 α_1 受体，导致血管扩张而降压。然而，西地那非等 PDE5 抑制剂单用时很少引起血压的明显下降），两者降压作用的协同是导致明显低血压的机制。这与硝酸甘油－西地那非之间相互影响的机制有所不同（参见［硝酸甘油－西地那非］）。

建议　PDE5 抑制剂与选择性 α_1 受体阻断药之间的相互影响明确。该相互影响的临床意义在于，选择性 α_1 受体阻断药广泛用于高血压和良性前列腺肥大的治疗，而这两种疾病在老年人中常见（且往往合并存在），也恰恰是该群体勃起功能障碍的发生率较高，因此，有不少患者可能希望应用 PDE5 抑制剂。然而，这两类药物合用后，除了扩血管作用的协同有可能导致明显低血压外，α_1 受体阻断药导致阳痿的潜在副作用有可能部分抵消 PDE5 抑制剂的治疗作用。笔者认为，正在应用 α_1 受体阻断药的患者最好避免给予 PDE5 抑制剂（实际上，最近欧美一些国家的药典中规定，正在应用任何 α 肾上腺素能受体阻断药治疗的患者都应禁用 PDE5 抑制剂），否则，应换用其他抗高血压药。实际上，有勃起功能障碍的患者，即使不准备应用 PDE5 抑制剂，最好也不要选用 α_1 受体阻断药作为降压药，以免勃起功能障碍加重。

[哌唑嗪（脉宁平）－氯丙嗪＋阿米替林][3]
Prazosin－Chlorpromazine＋Amitriptyline

要点　据报道，服用哌唑嗪的患者加用氯丙嗪和阿米替林后，可引起急性焦虑。停用哌唑嗪，症状消失。

有关药物　其他吩噻嗪类抗精神病药（奋乃静、氟奋乃静、三氟拉嗪等）及其他三环类抗抑郁药（丙米嗪、地昔帕明、去甲替林等）与哌唑嗪之间，及其他 α 受体阻断药（酚妥拉明、酚苄明、特拉唑嗪等）与氯丙嗪和阿米替林之间是否会发生类似相互影响，还不清楚。

机制　焦虑的发生是哌唑嗪与氯丙嗪所致，还是起因于哌唑嗪与阿米替林或三者的联合作用，尚无法验证，因此相互影响的机制难以推断。

建议　虽然资料有限，但笔者认为最好避免三者同用。

[哌唑嗪（脉宁平）－吲哚美辛（消炎痛）][2]
Prazosin－Indomethacin

要点　同时应用哌唑嗪和吲哚美辛，可减弱哌唑嗪的降压作用。对 9 名健康志愿者进行的研究表明，同用吲哚美辛与哌唑嗪后，其中 4 名显示哌唑嗪的降压作用明显减弱。

有关药物　根据相互影响的机制推测，哌唑嗪与其他非甾体抗炎药（布洛芬、萘普生、舒林酸等）之间以及吲哚美辛与其他选择性 α_1 受体阻断药（如特拉唑嗪、多沙唑嗪、布那唑嗪等）之间也有可能发生类似相互影响。实际上，吲哚美辛可削弱绝大多数抗高血压药物的降压作用，有些已经得到临床和试验研究证实，其中包括袢利尿药、噻嗪类利尿药、β 受体阻断药、AT_1 受体（Ⅰ型血管紧张素受体）拮抗剂、ACE（血管紧张素转化酶）抑制剂等（参见有关章节）。

机制　目前认为，该影响与吲哚美辛抑制前列腺素合成酶，减少具有钠利尿和扩血管作用的前列腺素的合成，从而部分抵消哌唑嗪的降压作用有关（有关细节见［氢氯噻嗪－吲哚美辛]）。

建议　上述两种药物同用时，应密切观察患者的血压。哌唑嗪的剂量可能需要增加。

[特拉唑嗪（高特灵，降压宁）－乌地那非][1]
Terazosin－Udenafil（Zydena，DA-8159）

要点　Oh 等采用大鼠进行的研究表明，同时应用选择性 α_1 肾上腺素能受体拮抗剂特拉唑嗪和选择性 5 型磷酸二酯酶（PDE5）抑制剂乌地那非，可使前者的 AUC 增加，口服给药比静脉给药的影响更明显（静脉给药特拉唑嗪的 AUC 增加 57.4%，口服给药增加 75.4%）（Oh et al，2007）。

有关药物　乌地那非与其他 α_1 肾上腺素能受体拮抗剂之间是否会发生类似相互影响，尚未见报道。然而，根据提出的机制推测，其与哌唑嗪、多沙唑嗪、阿呋唑嗪以及坦洛新等之间的类似相互影响有可能发生，因为它们的代谢都有 CYP3A 的参与。预料乌地那非与同属 α_1 肾上腺素能受体拮抗剂的西洛多辛之间不太可能发生类似相互影响，因为西洛多辛主要在 UGT2B7 的作用下与葡糖醛酸络合（但两者对血压的协同性影响依然存在）。

其他 PDE5 抑制剂（如西地那非、伐地那非和他达拉非等）与特拉唑嗪之间是否会发生类似相互影响，尚不清楚。

机制　乌地那非对特拉唑嗪经 CYP3A1/2 代谢的抑制是特拉唑嗪 AUC 增加的机制（乌地那非静脉注射主要抑制肝的 CYP3A，而口服给药则既涉及对肝 CYP3A 的抑制，也涉及对肠道 CYP3A 的抑制）。

人肝微粒体研究表明，乌地那非的代谢主要由 CYP3A4 负责（也有 CYP2D6 的参与），在 CYP3A4 的作用下，生成人体循环中的主要活性代谢物 N-脱烷基乌地那非，即 DA-8164。采用大鼠进行的研究表明，乌地那非和特拉唑嗪在大鼠体内的代谢主要涉及 CYP3A1/2（乌地那非在大鼠体内的代谢也有 CYP2D6 的参与）。可见，人体 CYP3A4 的底物与大鼠 CYP3A1/2 的底物也许有部分重叠（此点有待进一步研究证实）。

因为乌地那非像西地那非等 PDE5 抑制剂一样，可某种程度地干扰外周血管阻力，故就其对特拉唑嗪降压作用的影响而论，尚涉及降压作用的协同（参见［哌唑嗪（脉宁平）－西地那非（伟哥，万艾可）］）。

建议　尽管尚未见有两种药物相互影响的临床报道，但鉴于有证据表明，在人体内这两种药物的代谢都主要依赖于 CYP3A4，因此认为，两者之间的相互影响也许比哌唑嗪－西地那非之间的相互影响更明显。在获得进一步的临床资料前，建议避免两者的合用。

特拉唑嗪像哌唑嗪一样，对 α_{1A}、α_{1B} 和 α_{1D} 受体的阻断作用无明显差别，因此既可作为抗高血压药，也可用于良性前列腺肥大的治疗，而这两种疾病在老年人中常见（且往往合并存在），也恰恰是该群体勃起功能障碍的发生率较高，故了解这两类药物之间的相互影响有重要临床意义（有关细节参见［哌唑嗪（脉宁平）－西地那非（伟哥，万艾可）］）。

［肼屈嗪（肼苯哒嗪，肼酞嗪）－冠状动脉病］[1]
Hydralazine－Coronary Artery Disease

要点　伴有冠状动脉病的高血压患者，肼屈嗪可致心绞痛发作或缺血性心律失常。

有关药物　根据药理作用的类似性推测，肼屈嗪的类似物双肼屈嗪（dihydralazine）、卡屈嗪（cadralazine）以及布屈嗪（budralazine）等对伴有冠状动脉病的高血压患者也可产生类似影响。

机制　肼屈嗪引起的心绞痛或心律失常，主要起因于血管扩张后的反射性交感神经兴奋和心动过速。

建议　兼有冠状动脉病的高血压患者，最好避免应用肼屈嗪。必须应用时，需联用一种 β 受体阻断药。这样既可减少肼屈嗪的用量，又可减少肼屈嗪引起的反射性心血管反应。

［肼屈嗪（肼苯哒嗪，肼酞嗪）－溴隐亭（溴麦角环肽）］[2]
Hydralazine－Bromocriptine

要点　正在应用肼屈嗪治疗的患者，当加用多巴胺受体激动剂溴隐亭时，可导致显著低血压（直立体位时更明显）。

有关药物　根据相互影响的机制推测，预料溴隐亭与所有抗高血压药（如胍乙啶、哌唑嗪、可乐定，以及肼屈嗪的结构类似物双肼屈嗪、卡屈嗪、布屈嗪等）之间可发生类似相互影响。

已知同属麦角衍生物的多巴胺受体激动剂卡麦角林（cabergoline）本身有导致低血压的副作用，故预料与肼屈嗪之间可发生类似相互影响。另一种麦角类多巴胺受体激动剂培高利特与肼屈嗪之间是否会发生类似相互影响，还不清楚（培高利特已经停用，部分是因为顾虑其与瓣膜性心脏病的发生有关）。非麦角类多巴胺受体激动剂喹高利特（quinagolide）与肼屈嗪之间是否会发生类似相互影响，尚未见报道（Schimmer et al，2011）。

机制　溴隐亭本身可致低血压（特别是最初应用时），这一作用与抗高血压药的降压作用相加。

建议　正在应用抗高血压药治疗的患者最好避免给予溴隐亭。

[肼屈嗪（肼苯哒嗪，肼酞嗪）－双氯芬酸（双氯灭痛，扶他林）][2]
Hydralazine－Diclofenac

要点 对 4 名高血压患者进行的研究表明，肼屈嗪的降压作用可被双氯芬酸削弱。

有关药物 根据药理作用的类似性推测，肼屈嗪的类似物双肼屈嗪（dihydralazine）、卡屈嗪（cadralazine），及布屈嗪（budralazine）等与双氯芬酸可发生类似相互影响，但还有待进一步证实。

对健康受试者进行一项的研究表明，口服 200 mg 吲哚美辛，可取消静脉注射肼屈嗪（0.15 mg/kg）后的降压作用。也有报道说，100 mg 吲哚美辛不影响静脉给予 0.2 mg/kg 肼屈嗪对健康受试者的降压效果。由于报道的结果不一致，故很难预料其他非甾体抗炎药（如甲芬那酸、氯芬那酸、布洛芬等）与肼屈嗪之间是否会发生类似相互影响。

机制 有证据表明，非甾体抗炎药可通过抑制具有扩血管作用前列腺素（特别是 PGI_2）的合成及其对钠的潴留作用，从而削弱中、高效能利尿剂以及 β 受体拮抗剂、AT_1 受体拮抗剂和血管紧张素转化酶抑制剂等抗高血压药的抗高血压作用。因此认为，双氯芬酸削弱肼屈嗪降压作用的机制雷同。

建议 两药合用时注意监测血压。

[米诺地尔（长压定，敏乐定）－肾衰竭（肾功能衰竭）][2]
Minoxidil－Renal Failure

要点 据报道，肾衰竭患者应用米诺地尔后，可引起心包渗出。

机制 机制尚不清楚。

建议 肾衰竭患者，应尽量避免给予米诺地尔，必须应用时，尽可能进行心动超声描记；一旦发现心包渗出，即停药。

[米诺地尔（长压定，敏乐定）－环孢素（环孢菌素，环孢霉素 A）][2]
Minoxidil－Cyclosporine（Ciclosporine）

要点 米诺地尔与环孢素同时应用，多毛症的发生率增加。

有关药物 根据相互影响的机制推测，其他钾通道开放药，如吡那地尔（pinacidil）、尼可地尔（nicorandil）及二氮嗪（氯甲苯噻嗪；diazoxide）等，与环孢素之间可发生类似相互影响。螺内酯单用有引起妇女多毛症的报道，故预料与米诺地尔或环孢素之间的类似相互影响也有可能发生。

机制 米诺地尔长期单用可致多毛症，因此某些国家将其局部应用作为脱发的治疗药物。多项研究报道表明，长期使用环孢素的肾移植患者出现棘手的多毛症。两者的致多毛症副作用相加或协同。

建议 尽可能避免两者合用，女性患者尤其如此。如必须合用，应预测到发生多毛症的可能性，并应将此告知患者。

鉴于环孢素的不良反应较多，因此试图将其与钾通道开放药（包括米诺地尔）联用治疗脱发的想法尚需进一步研究验证。

[二氮嗪（氯甲苯噻嗪，低压唑）－主动脉瘤][2]
Diazoxide－Aortic Aneurysm

要点 主动脉瘤及壁间动脉瘤患者应用二氮嗪后，可致动脉瘤破裂。

有关药物 其他钾通道开放药，如吡那地尔（pinacidil）、尼可地尔（nicorandil）及米诺地尔等是否会产生类似影响，尚未见报道。

机制 二氮嗪在降压的同时增加心输出量，是导致动脉瘤破裂的主要原因。

建议 有主动脉瘤或壁间动脉瘤的高血压患者，避免使用二氮嗪降压。

[二氮嗪（氯甲苯噻嗪，低压唑）－妊娠][1]
Diazoxide－Pregnancy

要点　据报道，有 3 名怀孕晚期的妇女在应用二氮嗪后死亡。另外，在分娩期间，二氮嗪可抑制子宫收缩，并可通过胎盘，引起新生儿糖耐量降低和高胆红素血症。它还可经乳汁排泄，对哺育婴儿具有一定危险性。

有关药物　怀孕或正在哺育的妇女应用其他钾通道开放药，如吡那地尔（pinacidil）、尼可地尔（nicorandil），及米诺地尔等，是否会产生类似影响，尚未见报道。

建议　妊娠妇女，特别是妊娠晚期，应避免给予二氮嗪。

二氮嗪的其他禁忌证还有糖耐量降低（糖尿病）、心绞痛、肺动脉高压及心力衰竭、肾衰竭等。

[二氮嗪（氯甲苯噻嗪，低压唑）－肼屈嗪（肼苯哒嗪）][1]
Diazoxide－Hydralazine

要点　1 名血压正常的 25 岁妇女，妊娠第 34 周出现高血压 33.3/20.0 kPa（249.8/150.0 mmHg），因静脉注射硫酸镁治疗无效而给予 15 mg 肼屈嗪。给药后血压降为 22.6/16.0 kPa（169.5/120.0 mmHg）。1 小时后静脉注射二氮嗪 5 mg/kg，血压降至 8.0/0 kPa（60.0/0.0 mmHg），虽然应用了大量去甲肾上腺素，但仍因持续性低血压导致死亡。到目前为止，至少已有 3 例因此种联合用药导致死亡的报道。

有关药物　其他钾通道开放药，如吡那地尔（pinacidil）、尼可地尔（nicorandil）及米诺地尔等，与肼屈嗪同时应用也有可能发生类似相互影响。

有报道说噻嗪类利尿剂（thiazide diuretics）有可能增强二氮嗪的作用，但是噻嗪类利尿剂无论在药效学上还是在药动学上都与肼屈嗪无明显相关，故影响的机制也许不同。然而，鉴于噻嗪类利尿剂经常用于高血压的治疗，因此，了解它们与二氮嗪之间的这一相互影响有一定临床意义（Reilly et al，2011）。

机制　这种影响的确切机制尚未充分了解，但两药的扩血管（降压）效应相加是原因之一。

建议　两药的相互影响有较多的文献描述，且较为肯定，有重要临床意义。合用时需特别小心，合用期间应始终监护。二氮嗪与 β 受体阻断药合用较安全有效，故在某些情况下可考虑用 β 受体阻断药代替肼屈嗪。

[硝普钠（亚硝基铁氰化钠）－肾功能不全][1]
Sodium Nitroprusside－Renal Insufficiency

要点　伴有肾功能不全的高血压患者，应用硝普钠治疗时，可致硫氰化物中毒（表现为虚弱、定向障碍、精神障碍、肌痉挛和惊厥）。

机制　硝普钠在体内首先代谢为氰化物，然后进一步转化为硫氰化物。形成的硫氰化物经肾缓慢排泄。肾功能正常时，半衰期为 4 天，肾功能不全时，半衰期延长，从而导致硫氰化物蓄积。

建议　肾衰竭患者应避免长期给予硝普钠。

[硝普钠（亚硝基铁氰化钠）－慢性阻塞性肺病][1]
Sodium Nitroprusside－Chronic Obstructive Pulmonary Disease

慢性阻塞性肺病患者应用硝普钠后可使原有的动脉低血氧恶化，原因在于硝普钠干扰低氧所致的肺血管收缩，从而促发通气/灌注比率失调。因此建议，慢性阻塞性肺病患者建议慎用或不用硝普钠。

[硝普钠（亚硝基铁氰化钠）－氰化物代谢缺陷][1]
Sodium Nitroprusside－Metabolic Defect of Cyanide

要点 硝普钠的毒性与氰化物积聚有关。氰化物中毒后引起代谢性酸中毒、心律失常、血压过低，并可引起死亡。有氰化物代谢缺陷的患者，即使低剂量应用，也易发生中毒。

建议 在硝普钠治疗期间，可同时给予硫代硫酸钠或羟钴胺，以预防氰化物中毒。硫代硫酸钠作为硫的供体，可促进氰化物（硝普钠的中间代谢产物）转变为硫氰化物，然后经肾排泄。羟钴胺可与氰化物结合为无毒的氰钴胺。但对有氰化物代谢缺陷的患者来说，即使同时应用硫代硫酸钠或羟钴胺，也应密切注意氰化物中毒的发生。

[硝普钠（亚硝基铁氰化钠）－西地那非（伟哥）][1]
Sodium Nitroprusside－Sildenafil（VIAGRA）

要点 同时应用硝普钠和 5 型磷酸二酯酶（PDE5）抑制剂西地那非可导致显著的，甚至是灾难性的低血压。

有关药物 根据相互影响的机制推测，其他 PDE5 抑制剂，包括他达拉非（tadalafil）和伐地那非（vardenafil），也会像西地那非一样，明显增强硝普钠的降压作用。

临床研究表明，硝酸甘油以及与其相关的硝酸酯类，像硝普钠一样，可与西地那非发生类似相互影响。

机制 硝普钠是一种硝基血管扩张药，在体内通过释放一氧化氮（NO）发挥作用。像血管内皮细胞产生的一氧化氮一样，硝普钠释放出的一氧化氮可激活鸟苷酰环化酶 cGMP-PKG（cGMP 依赖性蛋白激酶）通路，从而导致血管扩张。血管的舒张依赖于血管平滑肌中 cGMP 的升高，而 cGMP 的升高与 NO 有关。脉管系统中 cGMP 的失活由 PDE5 负责，西地那非的药理作用起因于其对 PDE5 的抑制。PDE5 被抑制后，cGMP 的破坏减少，浓度升高，从而导致血管明显舒张，血压下降。

建议 该相互影响肯定，机制已经明确。西地那非等 PDE5 抑制剂作为勃起功能障碍的药物应用越来越广泛，和其他药物同时应用的情况很常见。但应牢记，同时应用 PDE5 抑制剂和含硝基的降压药（包括硝普钠以及硝酸酯类）在临床上是绝对不允许的。

[卡托普利（甲巯丙脯酸，开博通）－低钠血症][2]
Captopril－Hyponatremia

要点 低钠血症患者应用卡托普利，可使低钠血症加重。

有关药物 其他血管紧张素转化酶抑制剂（依那普利、赖诺普利、苯并普利、福辛普利、喹那普利、雷米普利等）可有类似影响。

机制 卡托普利为血管紧张素转化酶抑制剂。当此酶被抑制后，血管紧张素 II 和血管紧张素 III 的生成减少，醛固酮的释放也随之减少，从而导致排钠增加。

建议 低钠血症患者最好不用卡托普利。

卡托普利的禁忌证和慎用证还有充血性心力衰竭、自体免疫病等。

[卡托普利（甲巯丙脯酸，开博通）－食物][2]
Captopril－Food

要点 卡托普利于进餐期间口服，生物利用度降低，作用减弱。

有关药物 有证据表明，同属血管紧张素转化酶（ACE）抑制剂的贝那普利、福辛普利、群多普利、喹那普利、雷米普利、莫西普利（moexipril）、培哚普利等的生物利用度也不同程度地受胃内容物影响。胃内容物对贝那普利生物利用度的影响弱于对卡托普利的影响，对福辛普利、群多普利、喹那普利，及雷米普利只是影响吸收的速率，而不影响其吸收程度，但到达高峰血浓度的时间可延迟。培哚普利本身的生物利用度不受胃内容物的影响，但其在体内的活性代谢物培哚普利拉（perindoprilat）的生物利用度可降低 35％。胃内容物对莫西普利的影响比对卡托普利更明显，既影响其吸收速率，也影响其吸收程度。

临床和实验研究资料表明，依那普利和赖诺普利的生物利用度不受胃内容物的影响。

机制　胃内容物对口服药物生物利用度的影响原因是多方面的，一是胃内容物的存在对胃排空的影响，二是食物中的某些成分可与药物结合，三是胃内容物对 pH 的改变。

建议　有许多药物的吸收受胃内容物的影响，但不管影响的具体机制如何，只要在餐前或餐后 2 小时服药，其对极大部分药物的影响足可避免。就卡托普利而论，餐前 1 小时服药即可避免此种影响。另外，也可考虑用不受胃内容物影响的依那普利或赖诺普利代替卡托普利。

［卡托普利（甲巯丙脯酸，开博通）－阿司匹林（乙酰水杨酸）]²
Captopril－Aspirin

要点　8 名同时应用卡托普利和阿司匹林的患者，其中 4 名显示卡托普利的降压作用减弱，前列腺素 E_2 代谢物的排泄也减少。这些患者都患有原发性高血压，试验前均限制钠的摄入。

另外，联合应用卡托普利和阿司匹林也可导致明显的心动过缓，甚至引起晕厥，特别是老年人以及患有高血压、糖尿病或缺血性心脏病的患者。

有关药物　根据相互影响的机制以及药理作用的类似性推测，卡托普利与其他水杨酸类（水杨酸胆碱、双水杨酯、水杨酸钠等）之间以及阿司匹林与其他血管紧张素转化酶抑制剂（如依那普利、赖诺普利、福辛普利等）之间也可发生类似相互影响。

实际上，现已证明所有水杨酸类以及大部分非甾体抗炎药（包括选择性 COX-2 抑制剂）可拮抗多种抗高血压药物的降压作用，包括血管紧张素转化酶抑制剂、AT_1 型血管紧张素 Ⅱ 受体拮抗剂、β 受体拮抗剂、利尿剂等（参见有关内容）。

有证据表明，吲哚美辛可削弱或完全取消卡托普利的降压作用，布洛芬以及吡罗昔康等非甾体抗炎药这方面的作用也已证实，相互影响的机制与卡托普利－阿司匹林之间相互影响的机制雷同（参见［卡托普利－吲哚美辛］项下的内容）。然而，已经证明阿司匹林和舒林酸对卡托普利等抗高血压药物降压作用的影响是这些药物中作用最弱者。有趣的是，非甾体抗炎药（包括选择性 COX-2 抑制剂）并不削弱钙拮抗剂的降压作用，有关此点目前还不能做出令人满意的解释。

另外，所有非甾体抗炎药（NSAIDs），包括非选择性的 COX 抑制剂（对 COX-1 和 COX-2 都有抑制作用）阿司匹林、吲哚美辛、布洛芬、吡罗昔康等以及选择性 COX-2 抑制剂塞来昔布（塞来考昔；celecoxib）、依托昔布（依托考昔；etoricoxib）、帕瑞昔布（帕瑞考昔；parecoxib）、罗非昔布（罗非考昔；rofecoxib）等，都可恶化血管紧张素转化酶抑制剂所致的高血钾，从而有可能导致心动过缓，甚至引起晕厥，特别是老年人、高血压患者以及糖尿病或缺血性心脏病患者。鉴于两类药物都属常用药，而且大部分 NSAIDs 无须处方即可得到，可存在于多种抗感冒药和其他复方制剂中，因此，了解这一相互影响具有重要临床意义。

机制　卡托普利可抑制血管紧张素转化酶。治疗之初，它的降压作用主要与抑制血管紧张素 Ⅰ 向血管紧张素 Ⅱ 的转化，从而干扰肾素－血管紧张素－醛固酮系统有关。长期应用后，可阻碍缓激肽的降解，增加缓激肽的水平，而缓激肽则刺激前列腺素（包括具有肾血管扩张作用的 PGE_2）的合成，从而促进钠的排泄，也是其降压作用的因素之一。阿司匹林是一种前列腺素合成酶抑制剂，可影响扩血管前列腺素的合成及释放。这可从两个方面削弱卡托普利的降压作用。一是 PGE_2 的合成和释放减少，从而导致钠潴留；二是抵消卡托普利通过 PGI_2 途径所致的血管扩张，从而削弱卡托普利的长期疗效。

心动过缓或晕厥的发生起因于两者联用时的高血钾。阿司匹林使肾远曲小管中的 Na^+ 减少，并抑制前列腺素引起的肾素分泌，从而促进 K^+ 重吸收，导致血钾升高（后一种作用可部分解释非甾体抗炎药治疗 Bartter 综合征有效的原因）。卡托普利抑制血管紧张素转化酶，使血管紧张素 Ⅱ（Ang

Ⅱ）生成减少，结果具有排钾作用的醛固酮生成减少，因此导致血钾升高。两者的致高血钾作用相加。

另外，包括阿司匹林在内的所有COX抑制剂即使单用，如果时间足够长的话，也可导致许多患者产生高血压、水肿，及充血性心力衰竭等副作用，同时应用可部分抵消卡托普利的作用也就不难理解了。

建议 虽然阿司匹林对卡托普利降压作用的影响是该类药物中较弱者，但相互影响毕竟存在。因此，最好避免阿司匹林与卡托普利（或其他血管紧张素转化酶抑制剂）的同时应用。必须同用时，应密切观察血压，如血压难以控制，可考虑停用阿司匹林。

[卡托普利（甲巯丙脯酸，开博通）－吲哚美辛（消炎痛）][2]
Captopril－Indomethacin

要点 吲哚美辛可削弱或完全取消卡托普利的降压作用。在低肾素型高血压患者中观察到此影响，而在肾素活性正常的高血压患者中，吲哚美辛并不导致血压的明显改变。在限钠的原发性高血压患者中，吲哚美辛使卡托普利的降压作用减弱。有人对12名健康志愿者进行观察表明，吲哚美辛可逆转卡托普利的降压作用，降低血浆肾素活性，使血管紧张素Ⅰ及醛固酮血浓度下降，尿中醛固酮和PGE_2的排泄减少，心率减慢。

有关药物 根据相互影响的机制推测，卡托普利与其他非甾体抗炎药（布洛芬、萘普生、氟比洛芬等）之间可发生类似相互影响，原因在于它们都不同程度地抑制前列腺素合成，并具有不同程度的钠潴留作用。同样，吲哚美辛也可削弱其他血管紧张素转化酶抑制剂（如依那普利、赖诺普利、福辛普利等）的抗高血压作用。

机制 卡托普利通过抑制血管紧张素Ⅰ向血管紧张素Ⅱ的转化以及增加缓激肽的水平从而刺激前列腺素（包括具有肾血管扩张作用的PGE_2）合成两个方面发挥降压作用。吲哚美辛像阿司匹林一样，是一种前列腺素合成酶抑制剂。因此，其与卡托普利之间的相互影响类似于卡托普利－阿司匹林（见［卡托普利－阿司匹林］项下的有关内容）。

建议 实际上，现已证明大部分非甾体抗炎药以及选择性COX-2抑制剂可拮抗多种抗高血压药物的降压作用，包括血管紧张素转化酶抑制剂、AT_1型血管紧张素Ⅱ受体拮抗剂（如洛沙坦、缬沙坦、伊贝沙坦、坎地沙坦等）、β受体拮抗剂、利尿剂等（参见有关内容）。不过，已经证明阿司匹林和舒林酸对卡托普利等抗高血压药物的降压作用的影响要弱一些。有趣的是，非甾体抗炎药（包括选择性COX-2抑制剂）并不削弱钙拮抗剂的降压作用，有关此点目前还不能做出令人满意的解释。

另外，所有NSAIDs，包括阿司匹林、吲哚美辛、布洛芬等，都可恶化血管紧张素转化酶抑制剂（包括卡托普利、依那普利、赖诺普利、福辛普利等）所致的高血钾，从而有可能导致心动过缓，甚至引起晕厥，特别是老年人、高血压患者，及糖尿病或缺血性心脏病患者。鉴于两类药物都属常用药，而且大部分非甾体抗炎药无须处方即可得到，可存在于多种抗感冒药和其他复方制剂中，因此，了解这一相互影响具有重要临床意义。

最好避免同时应用吲哚美辛（或其他非甾体抗炎药）与卡托普利（或其他血管紧张素转化酶抑制剂）。必须同用时，应密切观察血压。

[卡托普利（甲巯丙脯酸，开博通）－别嘌醇（别嘌呤醇）][2]
Captopril－Allopurinol

要点 据报道，有3名患者在应用卡托普利治疗期间加用别嘌醇后出现史-约综合征（一种糜烂性红斑），其中1例致死。另有1名患者联用该两药时出现发热、关节痛、肌肉痛等症状，停用卡托普利后症状消失。

机制 鉴于别嘌醇和卡托普利都可引起高敏反应，因此认为，该影响起因于前者对后者和（或）后者对前者高敏反应的增强，可能属于双向性相互影响。

建议　新近研究证实，该影响确实存在，但发生率不清楚。无论如何，两药合用期间密切观察有无过敏反应的症状是明智的。一旦出现过敏反应的症状，应立即停用其中一种药物，最好两者都停用。

［卡托普利（甲巯丙脯酸，开博通）－丙磺舒（羧苯磺胺）][3]
Captopril－Probenecid

要点　一项研究表明，在存在丙磺舒的情况下，卡托普利的平均总体清除率和肾清除率降低。稳态期间，卡托普利的表观分布容积不受丙磺舒影响。目前还不能将卡托普利或其代谢物的血浓度与高血压患者血压的下降关联起来，因此，这种相互影响的临床意义还不清楚。

有关药物　卡托普利与另一种促尿酸排泄药磺吡酮（苯磺唑酮）之间是否发生相互影响，尚无证据，但由于磺吡酮也可抑制肾小管分泌，故预料可发生类似影响。丙磺舒与其他血管紧张素转化酶抑制剂（依那普利、雷米普利、赖诺普利等）的类似相互影响也有可能发生。

机制　卡托普利迅速经肾清除，其清除超过肾小球的滤过，因此，小管分泌是其排泄的重要机制。已充分明确丙磺舒可干扰药物分泌进入近曲小管，故认为这就是影响卡托普利排泄的机制。

建议　因为卡托普利血浓度的中度增加对其抗高血压作用是否有明显影响还不清楚，所以无须避免这两种药物同用。但是，定期测定患者血压，必要时减少卡托普利的剂量是明智之举。

［卡托普利（甲巯丙脯酸，开博通）－抗酸药][2]
Captopril－Antacids

要点　抗酸药以及胃内容物可降低卡托普利的口服生物利用度，从而削弱其作用。

有关药物　胃内容物对莫昔普利（moexipril）生物利用度的影响与卡托普利相同，对贝那普利的口服生物利用度影响轻微，对福辛普利、群多普利、喹那普利，及雷米普利仅减慢吸收的速度，而不影响吸收的程度。

另外两种血管紧张素转换酶抑制剂依那普利和赖诺普利的口服生物利用度不受胃内容物的影响。培哚普利（perindopril）是一种前体药物，其口服生物利用度不受食物的影响，但其在体内转化生成的培哚普利拉（perindoprilat）的生物利用度可因食物（或胃内容物）的存在而降低大约35%。

建议　临床用药时应考虑到胃内容物对不同血管紧张素转换酶抑制剂吸收的不同影响，以便适当调整给药时间，充分发挥药物的疗效。有证据表明，餐前以及抗酸药前1～2小时给予卡托普利，可削弱或取消此种影响（见［卡托普利－氢氧化铝］）。

［卡托普利（甲巯丙脯酸，开博通）－氢氧化铝][2]
Captopril－Aluminium Hydroxide

要点　同时应用氢氧化铝和卡托普利，后者的生物利用度降低，作用可能减弱。

有关药物　根据相互影响的机制推测，大部分血管紧张素转化酶（ACE）抑制剂，如贝那普利、福辛普利、群多普利、喹那普利、雷米普利、莫昔普利（moexipril）、培哚普利等都可与氢氧化铝发生类似相互影响。卡托普利与其他抗酸药（如碳酸氢钠、碳酸钙、氧化镁、氢氧化镁等）之间的类似相互影响也可发生。

机制　ACE抑制剂属于弱酸，在偏酸性环境中容易吸收。当有抗酸药存在时，胃肠液中的pH升高，解离度增大，吸收减少。含有Al^{3+}和Mg^{2+}的抗酸药可与胃肠道中的药物结合为不溶性复合物，从而阻碍其吸收。另外，部分可吸收性抗酸药可碱化尿液，从而加速卡托普利等ACE抑制剂经肾的排泄（卡托普利有40%～50%以原形经肾排泄），这也可能是原因之一。再就是部分抗酸药尚可增强胃肠蠕动，使药物在肠道中的存留时间缩短，从而影响药物的吸收，这也可能起部分作用（Wallace et al，2011）。

建议　抗酸药对口服ACE抑制剂生物利用度的影响确实存在，影响因素可能是多方面的。不管机制如何，在服药前或其后2小时给予抗酸药，绝大部分相互影响可以避免。不过，可吸收性抗酸药，如碳酸氢钠，也许是个例外，因其碱化尿液加速某些药物（包括卡托普利）排泄的作用可能滞后，且持续时间可能长一些。

抗酸药中通过改变胃液和尿液 pH 从而影响其吸收或排泄的药物尚有甲状腺激素、别嘌醇、咪唑类抗真菌药等，有关抗酸药与这些药物相互影响的细节可参见有关章节的内容。

[卡托普利（甲巯丙脯酸，开博通）－呋塞米（呋喃苯胺酸，速尿）][2]
Captopril－Furosemide

要点 据报道，应用血管紧张素转化酶（ACE）抑制剂卡托普利治疗高血压期间，如果加用呋塞米，可致严重体位性低血压。钠耗竭、严格限制钠盐摄入及进行透析的患者，血压的急剧下降可能更为普遍。此种低血压反应是短暂的，不影响以后的治疗。

有关药物 其他袢利尿剂（依他尼酸、布美他尼、吡咯他尼等）、噻嗪类利尿剂（氯噻嗪、氢氯噻嗪、环戊噻嗪等）、噻嗪类有关的利尿剂（氯噻酮、喹乙宗、美托拉宗等），及汞利尿剂（汞撒利）与卡托普利是否会发生类似相互影响，还未见报道。然而，由于所有利尿剂都可导致钠耗竭，故有可能发生相互影响。根据相互影响的机制推测，其他 ACE 抑制剂（如依那普利、雷米普利、福辛普利等）可与呋塞米发生类似相互影响。

鉴于卡托普利有升高血钾的作用，故与留钾利尿剂（螺内酯、氨苯蝶啶等）同时应用应极为小心，因为留钾利尿剂不但能致钠耗竭，也可引起血清钾升高。相形之下，卡托普利等 ACE 抑制剂与袢利尿剂或噻嗪类利尿剂联用比与留钾利尿剂联用更为安全，因为前者的升高血钾作用可部分抵消袢利尿剂或噻嗪类利尿剂所致的钾丢失。

机制 呋塞米加强卡托普利降压作用的确切机制还不清楚。卡托普利最初的降压作用主要起因于它对血管紧张素转化酶的抑制，使血管紧张素Ⅱ生成减少，从而降低醛固酮水平，这就等于削弱了醛固酮的正常作用；醛固酮的作用被削弱，利尿剂引起的尿钠排泄更明显。呋塞米及其他利尿药也可使水钠排泄增加，由此加强卡托普利的降压作用。可见两者的作用互为因果。

建议 因为此种低血压反应是短暂的，所以，不影响以后的继续联用，但鉴于大剂量利尿剂与卡托普利等 ACE 抑制剂联用时可导致某些患者血压的过度下降以及严重的 Na^+ 丢失，故呋塞米等利尿剂的剂量应加以控制。如果患者发生低血压，应让其处于卧位，必要时静脉点滴生理盐水。另外，应用卡托普利治疗前 1 周，先停用利尿剂，或增加钠的摄入，这样可减少低血压的发生。

[卡托普利（甲巯丙脯酸，开博通）－螺内酯（安体舒通）][2]
Captopril－Spironolactone

要点 有明确证据表明，同时应用卡托普利和留钾利尿剂螺内酯，可使卡托普利所致的高钾血症恶化。

有关药物 根据该影响的机制推测，所有留钾利尿剂，包括其他醛固酮拮抗剂坎利酮（索体舒通）、坎利酸钾和依普利酮，及肾小管上皮钠通道抑制剂氨苯蝶啶（三氨蝶啶）和阿米洛利（氨氯吡咪）等，都可恶化卡托普利所致的高钾血症。螺内酯对其他血管紧张素转化酶（ACE）抑制剂（如依那普利、赖诺普利、福辛普利等）所致的高钾血症也有类似影响。

机制 即使肾功能正常的患者，应用卡托普利（或其他 ACE 抑制剂）期间也有可能导致高血钾；这一现象起因于血管紧张素Ⅱ（AngⅡ）生成减少后醛固酮释放减少所致的钾排泄减少。螺内酯可拮抗醛固酮的保钠排钾作用，本身可导致高血钾，这一作用与卡托普利的作用相加。

建议 同时应用应极为小心，因为留钾利尿剂不但能致钠耗竭，也可引起血清钾升高。如有可能，在应用卡托普利治疗期间最好避免给予螺内酯，反之亦然。鉴于 ACE 抑制剂本身也可导致高血钾，故即使单纯应用卡托普利等 ACE 抑制剂治疗的患者，补钾也应慎重。

从某种意义上说，卡托普利与排钾利尿剂（如噻嗪类的氢氯噻嗪或氯噻嗪以及噻嗪类有关利尿剂氯噻酮等）合用有一定优点，因为两者的利尿降压作用相加，而对钾的不利影响可互相抵消。然而，由于两类药物的降压作用可获得明显增强，故为防止低血压的发生，于联用之初应以低剂量开始。

[卡托普利（甲巯丙脯酸，开博通）－辣椒素（辣椒碱，反式-8-甲基-N-香草基-6-壬烯酰胺）][2]

Captopril－Capsaicin（*Trans*-8-methyl-*N*-vanillyl-6-noneneamide）

要点　辣椒素可使卡托普利以及其他血管紧张素转化酶（ACE）抑制剂（如依那普利、赖诺普利、雷米普利、喹那普利、福辛普利等）诱发的咳嗽恶化。

机制　咳嗽的发生可能与缓激肽、P 物质和（或）前列腺素在肺内的积聚有关。两者都可导致上述物质的增加。

建议　尽管有证据表明辣椒素具有消炎、止痛作用，治疗肌肉酸痛也有一定效果，尚可通过某种机制导致动脉扩张（Munoz-Islas et al，2006），并能降低有害胆固醇的水平，但作为药用尚未获得一致认可。鉴于辣椒素可使卡托普利等 ACE 抑制剂诱发的咳嗽恶化，故卡托普利等 ACE 抑制剂治疗期间不建议同时应用辣椒素。血栓烷拮抗剂、阿司匹林，及铁的补充可减轻或缓解 ACE 抑制剂（ACEI）诱发的咳嗽。但是，阿司匹林可削弱卡托普利的降压作用，并有可能使卡托普利诱发的高血钾恶化，因此，不提倡用于卡托普利引起的咳嗽。ACEI 所致咳嗽的最佳处理措施是停药，咳嗽通常在停药后 4 天内消失。

[喹那普利－吉卡宾（CI-1027）][2]

Quinapril－Gemcabene

要点　同时应用喹那普利和贝特类（苯氧芳酸类）调血脂药吉卡宾，可增强前者的降压作用，无论在人体内还是在大鼠体内都如此。采用大鼠进行的研究表明，同时应用喹那普利（3 mg/kg）和吉卡宾（30 mg/kg），可使喹那普利的活性代谢物喹那普利拉（quinaprilat）的肾排泄减少 40%，$AUC_{0\sim24 h}$ 增加 53%。采用大鼠进行的一系列体内外研究也都取得一致结果（Yuan et al，2009）。

有关药物　其他血管紧张素转化酶（ACE）抑制剂，如贝那普利、福辛普利、群多普利、雷米普利、莫昔普利（moexipril）、培哚普利等，与吉卡宾之间是否会发生类似相互影响，尚不清楚；喹那普利与其他贝特类调血脂药（如吉非贝齐、非诺贝特、苯扎贝特等）之间是否会发生类似相互影响，也有待证实。然而，根据体内过程以及该影响的机制推测，至少部分药物之间的类似相互影响有可能发生。

机制　喹那普利是一种前药，需在体内水解为活性型的喹那普利拉发挥作用。喹那普利拉在肾中的排泄涉及有机两性离子（阴）转运体-3（OAT3）。吉卡宾主要以原形和葡糖醛酸化物的形式经肾排泄（分别占总量的 17% 和 61%），其排泄过程也涉及 OAT3。综合目前可得到的资料，认为吉卡宾抑制 OAT3，从而阻碍喹那普利拉经肾的排泄，是该影响的机制。

建议　喹那普利与吉卡宾的同时应用无须刻意避免，但应考虑到前者降压作用的增强有可能导致的血压波动以及其他副作用，并于必要时适当下调喹那普利的剂量。另外，在 OAT3 水平上的药物相互影响，于临床前药物研究中，对药物相互影响的预言可能有一定指导意义。

[阿利吉仑（阿利克仑）－阿托伐他汀（阿伐他汀）][2]

Aliskiren－Atorvastatin

要点　同时应用直接肾素抑制剂阿利吉仑和他汀类降脂药阿托伐他汀，可明显增加前者的血浓度（Hilal-Dandan，2011）。

有关药物　阿利吉仑与其他他汀类降脂药之间是否会发生类似相互影响，尚未见报道。然而，有报道表明，阿利吉仑与同属外排载体 P-糖蛋白底物的环孢素（cyclosporine）以及地高辛（digoxin）之间可发生类似相互影响（有关细节参见［阿利吉仑（阿利克仑）－环孢素（环孢菌素，环孢霉素 A，山地明）]）；与 P-糖蛋白抑制剂酮康唑（ketoconazole）以及伊曲康唑（参见［阿利吉仑（阿利克仑）－伊曲康唑]）之间的类似相互影响也已经证实（Vaidyanathan et al，2008）。实际上，所有 P-糖蛋白和（或）OATP2B1 的底物或抑制剂都有可能对阿利吉仑的体内过程产生影响，例如胺碘酮、红霉素、克拉霉素、维拉帕米、地尔硫䓬、利托那韦、沙奎那韦等。

机制 已知阿利吉仑是 P-糖蛋白的底物，有证据表明，阿利吉仑也可能是 OATP2B1 的底物。另外，Rebello 等对健康志愿者进行的研究表明（Rebello et al，2012），肠道内阿利吉仑的吸收尚涉及 OATP1A2。阿利吉仑既不是 P-糖蛋白的抑制剂，也不是 CYP3A4 和 OATP 的抑制剂，本身 70% 以上以原形经粪便排泄，25% 以原形经肾排泄，涉及 CYP3A4 的代谢极微。因此认为，阿托伐他汀抑制 P-糖蛋白，从而阻碍其经 P-糖蛋白的外排（在肠上皮细胞中的这一作用可明显增加生物利用度）是该影响的机制（有关 P-糖蛋白等转运载体的细节参见［阿替洛尔（氨酰心安）-橘汁］）。

建议 阿利吉仑是一种低分子量的非肽类药物，属于第 2 代直接作用的肾素抑制剂（较早期的直接肾素抑制剂口服无效，故未曾广泛用于临床；第 1 代肾素抑制剂尽管口服有效，但因存在作用较弱、生物利用度低以及半衰期短等缺点，皆未通过临床试验），也是目前唯一一获 FDA（2007）批准用于高血压治疗的直接肾素抑制剂。阿利吉仑与肾素有高度亲和力，通过与肾素活性部位结合阻断血管紧张素原向血管紧张素 I（Ang I）的转化，从而使 Ang II 的生成减少而降压。阿利吉仑的降压作用类似于 ACEIs（血管紧张素转换酶抑制剂）和 ARBs（血管紧张素 II 受体拮抗剂），对轻中度高血压疗效良好，对重度高血压患者的疗效相当于赖诺普利，当与 ACEIs、ARBs，及利尿药氢氯噻嗪（已有固定剂量的阿利吉仑/氢氯噻嗪复方制剂可供选用）联用时可更好地控制血压，因此临床应用越来越广泛。然而，鉴于该药的临床应用经验还有待积累，故已证明可与其发生相互影响的药物应尽可能避免同用，尚无明确证据表明与之无不良相互影响的药物也应尽可能慎用。

［阿利吉仑（阿利克仑）-利福平（甲哌利福霉素）]²
Aliskiren-Rifampicin（Rifampin）

要点 Tapaninen 等对 12 名健康志愿者进行的一项随机化交叉研究表明，利福平 600 mg 每日 1 次连用 5 天后，对单剂（150 mg）阿利吉仑的药动学有明显影响。表现为阿利吉仑的 C_{max} 下降 39%，$AUC_{0\sim\infty}$ 减少 56%，血浆肾素活性增加 61%；阿利吉仑的清除半衰期或肾清除率无明显改变（Tapaninen et al，2010）。

有关药物 根据相互影响的机制推测，其他利福霉素衍生物，如利福定、利福喷汀、利福布汀等，与阿利吉仑之间的类似相互影响也可发生，只是影响的程度弱于利福平。

根据阿利吉仑的体内过程推测，所有对 P-糖蛋白和（或）OATP2B1、OATP1A2 有诱导作用的药物，都可能对阿利吉仑的药动学产生类似影响。对 CYP3A4 有诱导和（或）抑制作用的药物对阿利吉仑的药动学不会产生明显影响，因其只有极小部分经 CYP3A4 代谢。

机制 在体内很少或不经氧化代谢的药物，其体内过程和（或）处置多依赖于转运载体（有关转运载体的细节参见［阿替洛尔（氨酰心安）-橘汁］）。已知阿利吉仑很少代谢（仅有口服剂量的 1.4% 经由氧化代谢，主要涉及 CYP3A4），但却是 P-糖蛋白（多药耐药载体-1，MDR1）及有机阴离子转运体 2B1/1A2（OATP2B1/OATP1A2，负责阿利吉仑在肝中的摄取）的良好底物。综合目前可得到的资料，认为利福平诱导肠上皮细胞中的 P-糖蛋白，从而减少阿利吉仑的吸收，是该影响的主要机制（鉴于利福平对阿利吉仑的半衰期无明显影响，故对肾 P-糖蛋白以及肝中 OATP2B1/OATP1A2 的诱导不起重要作用。然而，药物的诱导作用多在 1 周后才比较明显，故随利福平用药时间的延长是否会促进阿利吉仑经肝的摄取或肾的排泄，也未可知）；利福平对肠上皮细胞中 CYP3A4 的诱导作用可能是次要原因（如上述）。酮康唑（CYP3A4 和 P-糖蛋白抑制剂）以及环孢素（对 CYP3A4、P-糖蛋白以及 OATP2B1 都有抑制作用）分别使阿利吉仑的 AUC 增加 80% 和 400%，为阿利吉仑的体内过程涉及 P-糖蛋白提供了佐证。

建议 利福平-阿利吉仑之间的相互影响与阿利吉仑-阿托伐他汀之间相互影响的结果相反（有关建议参见［阿利吉仑（阿利克仑）-阿托伐他汀（阿伐他汀）]）。Rebello 等认为，阿利吉仑血浓度的降低通常不会造成严重不良后果，因临床用量下的阿利吉仑所达到的浓度，是其对肾素半抑制浓度的百倍以上；部分证据表明，停用阿利吉仑后，其降压作用仍能维持数日，也说明了这一点。然而，作者认为，高血压的治疗力求平稳，阿利吉仑血浓度的变化很有可能导致血压波动。故为慎重起见，利福平与阿利吉仑的同时应用应仔细权衡。

注：有证据表明，阿利吉仑可使呋塞米（furosemide）的吸收减少 50%，同时应用厄贝沙坦（irbesartan）可使阿利吉仑的 C_{max}（峰浓度）降低 50%。然而，这些影响的确切机制以及临床意义有待进一步探讨。

［阿利吉仑（阿利克仑）－伊曲康唑］[2]
Aliskiren－Itraconazole

要点　Tapaninen 等对 11 名健康志愿者进行的一项随机化交叉研究表明，同时应用三唑类抗真菌药伊曲康唑（首剂 200 mg，然后 100 mg，每日 2 次计 5 天）和阿利吉仑（于应用伊曲康唑的第 3 天给予 150 mg），与安慰剂对照相比，阿利吉仑的 C_{max} 平均升高约 5 倍，AUC 平均增加约 6 倍，血浆肾素活性降低 68%；然而，阿利吉仑的清除半衰期无明显改变（Tapaninen et al，2011）。

有关药物　根据相互影响的机制推测，其他唑类抗真菌药与阿利吉仑之间有可能发生类似相互影响，与酮康唑之间的类似相互影响已经证实。根据阿利吉仑的体内过程推测，所有 P-糖蛋白和（或）OATP2B1/OATP1A2 的底物或抑制剂都有可能影响阿利吉仑的药动学（参见［阿利吉仑（阿利克仑）－阿托伐他汀（阿伐他汀）］），只是相互影响的确切机制和程度有所不同。

机制　阿利吉仑的口服生物利用度较低（仅有 2%～3%），Rebello 等对健康志愿者进行的研究表明，其在肠道的吸收可能涉及 OATP1A2（Rebello et al，2012），而吸收后在 OATP2B1 的作用下被肝摄取，主要以原形经胆汁分泌排泄，仅有极小部分进行氧化代谢（涉及 CYP3A4）。伊曲康唑增加阿利吉仑的 AUC，升高 C_{max}，但不影响其半衰期，表明该影响主要发生于阿利吉仑进入体循环前的水平。鉴于阿利吉仑是 P-糖蛋白的底物，而伊曲康唑对 P-糖蛋白有明显抑制作用，因此认为，伊曲康唑抑制肠道中的 P-糖蛋白（P-糖蛋白在肠细胞顶膜、肝细胞、近曲小管以及血脑屏障中有表达），从而增加阿利吉仑的口服生物利用度，是该影响的主要原因。尽管伊曲康唑对 CYP3A4 有明显抑制作用，但对该影响的贡献不大（如上述）。

环孢素（cyclosporine）除了像伊曲康唑一样增加阿利吉仑的 AUC 并升高 C_{max} 外，尚可延长其半衰期，这与阿利吉仑－伊曲康唑之间的相互影响明显不同。目前对这一现象的解释是，环孢素抑制 OATP2B1 介导的肝摄取，从而减慢阿利吉仑经胆汁的分泌排泄，是阿利吉仑半衰期延长的原因（有关细节参见［阿利吉仑（阿利克仑）－环孢素（环孢菌素，环孢霉素 A，山地明）］）。

建议　治疗量伊曲康唑即可对单剂阿利吉仑的药动学产生明显影响，从而有可能影响阿利吉仑的药效学（表现为血浆肾素活性降低，收缩压和舒张压下降，及心率减慢）。长期联用这一影响可能更明显。阿利吉仑治疗期间最好避免给予伊曲康唑，反之亦然。

［阿利吉仑（阿利克仑）－环孢素（环孢菌素，环孢霉素 A，山地明）］[2]
Aliskiren－Cyclosporine（Ciclosporine，Cyclosporin A）

要点　Rebello 等对 14 名健康受试者进行的一项 3 阶段单剂序贯研究表明，同时应用直接肾素受体拮抗剂阿利吉仑（75 mg）和免疫抑制剂环孢素（200 mg 和 600 mg），前者的 $AUC_{0-\infty}$ 和 C_{max} 分别增加 3～4 倍和 1.5 倍，半衰期从对照的 25 小时延长至 45 小时（两种剂量的环孢素对阿利吉仑药动学的影响无明显差别，因此认为，环孢素对阿利吉仑药动学的影响在 200～600 mg 的范围内与剂量无关）；环孢素的药动学无明显改变。与阿利吉仑单用相比，两者联用时不良事件（主要为潮红和胃肠症状）的发生率增加（Hilal-Dandan，2011）。

有关药物　根据提出的机制推测，凡是对 P-糖蛋白有抑制作用的药物（包括 P-糖蛋白的底物和抑制剂），都有可能与阿利吉仑发生类似相互影响，维拉帕米、酮康唑和伊曲康唑等与阿利吉仑之间的类似相互影响已经证实。有关细节参见［阿利吉仑（阿利克仑）－阿托伐他汀（阿伐他汀）］以及（［阿利吉仑（阿利克仑）－伊曲康唑］）等项下的内容。

机制　已知阿利吉仑是 P-糖蛋白的底物，体外研究表明，阿利吉仑与 OATP2B1 有中度亲和力，另外，Rebello 等对健康志愿者进行的研究表明（Rebello et al，2012），肠道内阿利吉仑的吸收涉及

OATP1A2。阿利吉仑 70％以上以原形经粪便排泄，25％以原形经肾排泄，涉及 CYP3A4 的代谢极微，因此，CYP3A4 与其药动学的相互影响无明显关联。另外，阿利吉仑的蛋白结合率不足 50％，故蛋白结合置换也不会明显左右与其他药物之间的相互影响。环孢素是 P-糖蛋白和 OATP（特别是 OATP2B1）的强效抑制剂，因此认为，阿利吉仑 $AUC_{0\sim\infty}$ 和 C_{max} 的增加以及半衰期的延长与环孢素抑制 P-糖蛋白和 OATP，从而增加其口服生物利用度、阻碍其经肝肾排泄有关。尽管环孢素是 CYP3A4 的底物，且对 CYP3A4 有微弱抑制作用，但因阿利吉仑极少代谢（如上述），故与该影响无明显相关（有关 P-糖蛋白等转运载体的细节也参见［阿替洛尔（氨酰心安）－橘汁］）。

阿利吉仑既不是 P-糖蛋白的抑制剂，也不是 CYP3A4 和 OATP 的抑制剂，因此对环孢素的药动学不会产生影响。

建议 阿利吉仑与环孢素之间的相互影响明确，建议阿利吉仑治疗期间尽量避免同时应用环孢素；同样，正在应用环孢素治疗的患者，最好选用其他降压药代替阿利吉仑。

［阿利吉仑（阿利克仑）－橘汁］[2]
Aliskiren－Orange Juice

要点 Tapaninen 等对 12 名健康志愿者进行的一项随机化交叉研究表明，口服 200 ml 橘汁每日 3 次，连用 5 天，于第 3 天单次口服 150 mg 阿利吉仑，与对照相比，可使阿利吉仑的 C_{max} 降低 80％，AUC 减少 62％，但对其半衰期和肾清除率无明显影响（Tapaninen et al，2011）。

有关药物 Tapaninen 等的研究证明，同时应用苹果汁（apple juice）可使阿利吉仑的药动学发生类似改变。Rebello 等对健康志愿者进行的研究表明，葡萄柚汁（grapefruit juice）与阿利吉仑之间可发生类似相互影响（Rebello et al，2012）。

根据提出的机制推测，其他果汁与阿利吉仑之间也有可能发生类似相互影响。

机制 目前提出的机制有多种，但多属推测，例如果汁所致胃肠 pH 的改变、果汁中某些成分对阿利吉仑的络合，及果汁所致容积的改变等。然而，综合目前可得到的资料，作者认为，最有可能的机制是果汁中的某些成分对转运载体的影响。已知阿利吉仑是有机阴离子转运体（OATPs/SLCO）OATP2B1（OATP-B）的底物，Rebello 等对健康志愿者进行的研究表明，阿利吉仑在肠道的吸收涉及 OATP1A2；另外，阿利吉仑的体内过程也涉及 P-糖蛋白和 CYP3A4（但 CYP3A4 的影响不如 P-糖蛋白重要）。有明确证据表明，橘汁中所含的主要类黄酮橘皮苷（hesperidin）以及葡萄柚汁中所含的类黄酮柚皮苷（naringin）对 OATP1A2 有明显抑制作用，这两种成分也可能是 OATP2B1 的有效抑制物。因此认为，橘汁和葡萄柚汁及其所含有的某些成分抑制肠上皮细胞中的 OATP1A2 和 OATP2B1，阻碍细胞对阿利吉仑的摄取，降低口服生物利用度，是该影响的机制。橘汁或葡萄柚汁对 CYP3A4 的抑制作用，有可能部分抵消其对 OATP1A2 和 OATP2B1 抑制所造成的影响（但鉴于 CYP3A4 对阿利吉仑代谢的贡献极小，故其影响可忽略不计。采用地高辛对人体进行的研究表明，葡萄柚汁对 P-糖蛋白介导的跨膜外排无影响）。

建议 阿利吉仑是目前唯一获得 FDA 批准用于临床的直接肾素抑制剂（DRI）。其作用既不同于血管紧张素转换酶抑制剂（ACEI），也不同于血管紧张素 II 受体阻滞剂（ARB）。由于高脂饮食明显降低其口服生物利用度，故建议治疗期间采用普通饮食。

尽管橘汁或葡萄柚汁对阿利吉仑的口服生物利用度影响明显，但 Rebello 等认为同时应用无须刻意避免。不过，作者则认为，这么大幅度的影响有可能造成降压作用的波动，因此建议阿利吉仑治疗期间最好避免饮用橘汁或葡萄柚汁，其他果汁的饮用也应尽可能避免。

［沙拉新（肌丙抗增压素）－高血压］[2]
Saralasin－Hypertension

要点 低肾素型高血压患者应用沙拉新后，有可能导致血压明显升高；而高肾素型高血压患者应用后，则有可能发生严重的低血压。这两种情况都是危险的。

机制 沙拉新是血管紧张素 II 的竞争性抑制剂，但本身有微弱的激动作用。这是它使低肾素型高血压患者血压升高的原因。高肾素型高血压患者，血管紧张素Ⅱ可能是维持血压的主要成分。沙拉新对血管紧张素Ⅱ过度的抑制作用可能是它引起低血压的机制。

建议　对低肾素型高血压患者，不应单用沙拉新治疗，即使与其他药物合用，也应慎重。治疗高肾素型高血压时，应根据病情严格控制剂量。

［氯沙坦（科索亚，洛沙坦，芦沙坦）−妊娠］[1]
Losartan−Pregnancy

所有 1 型血管紧张素Ⅱ受体（AT_1 受体）拮抗剂，包括氯沙坦、缬沙坦（valsartan）、厄贝沙坦（依贝沙坦；irbesartan）、替米沙坦（telmisartan）、依普沙坦（iprosartan）、坎替沙坦（candesartan）等都有明显致畸作用，因此禁用于孕妇。正在应用该类药物治疗的患者，一旦发现怀孕，即应停用。

［氯沙坦（科索亚，洛沙坦，芦沙坦）−吲哚美辛（消炎痛）］[2]
Losartan−Indomethacin

要点　同时应用氯沙坦和吲哚美辛，前者的降压作用可减弱。

有关药物　根据相互影响的机制推测，氯沙坦与其他非甾体抗炎药（如布洛芬、萘普生、氟比洛芬等）之间可发生类似相互影响，原因在于它们都不同程度地抑制前列腺素合成，并具有不同程度的钠潴留作用。同样，吲哚美辛也可削弱其他血管紧张素Ⅱ受体拮抗剂（如缬沙坦、厄贝沙坦、坎地沙坦等）的抗高血压作用。

机制　氯沙坦通过阻断血管紧张素Ⅱ受体（主要是 AT_1 受体）而降压。吲哚美辛像阿司匹林一样，是一种前列腺素合成酶抑制剂，可影响扩血管前列腺素的合成及释放，这可从两个方面削弱氯沙坦的降压作用。一是 PGE_2 的合成和释放减少导致钠潴留，二是阻碍通过 PGI_2 途径所致的血管扩张，从而削弱氯沙坦的疗效。可见，该影响纯属药效学方面的相互影响。

另外，包括吲哚美辛在内的所有 COX 抑制剂即使单用，如果时间足够长的话，也可导致许多患者产生高血压、水肿，及充血性心力衰竭等副作用，因此，同时应用可部分抵消氯沙坦的降压作用不难理解（见［卡托普利（甲巯丙脯酸，开博通）−吲哚美辛（消炎痛）］）。

建议　实际上，现已证明大部分非甾体抗炎药（NSAIDs）以及选择性 COX-2 抑制剂可拮抗多种抗高血压药物的降压作用，包括血管紧张素转化酶抑制剂、AT_1 型血管紧张素Ⅱ受体拮抗剂、β受体拮抗剂、利尿剂等（也参见有关内容）。然而，令人费解的是，NSAIDs（包括选择性 COX-2 抑制剂）并不削弱钙拮抗剂的降压作用，有关此点目前还不能做出令人满意的解释。

鉴于氯沙坦等血管紧张素Ⅱ受体拮抗剂以及包括吲哚美辛在内的 NSAIDs 都属常用药，而且大部分 NSAIDs 无须处方即可得到，可存在于多种抗感冒药和其他复方制剂中，因此，了解这一相互影响具有重要临床意义。最好避免吲哚美辛（或其他 NSAIDs）与氯沙坦（或其他血管紧张素Ⅱ受体拮抗剂）的同时应用。必须同用时，应密切观察血压的控制情况。

［氯沙坦（科索亚，洛沙坦，芦沙坦）−水飞蓟宾（西利马林，水飞蓟素）］[2]
Losartan−Silymarin（Silibinin）

要点　Han 等对 12 名健康成年男性（6 名 *CYP2C9 * 1 / * 1* 野生型，6 名 *CYP2C9 * 1 / * 3* 变异型）进行的一项 2 阶段随机化交叉研究表明，预先用西利马林（140 mg 每日 3 次，连用 14 天）处理，与对照相比，*CYP2C9 * 1 / * 1* 野生型者氯沙坦的 AUC 明显增加，氯沙坦在体内的代谢物 E-3174 的 AUC 明显降低，E-3174 的 $AUC_{0\sim\infty}$ 与氯沙坦的 $AUC_{0\sim\infty}$ 之比值明显缩小；然而，*CYP2C9 * 1 / * 3* 变异型者仅有氯沙坦的代谢物 E-3174 的 AUC 明显降低，E-3174 的 $AUC_{0\sim\infty}$ 与氯沙坦的 $AUC_{0\sim\infty}$ 之比值以及氯沙坦的 AUC 无明显改变（Han et al，2009）。

有关药物　根据相互影响的机制推测，预料其他血管紧张素Ⅱ AT_1 受体拮抗剂，如缬沙坦、厄贝沙坦、替米沙坦、依普沙坦、坎地沙坦等与西利马林之间不会发类似生相互影响，因为这些 AT_1

受体拮抗剂不经 CYP 代谢（有关细节也参见［氯沙坦（科索亚，洛沙坦，芦沙坦）－氟康唑］）。

机制 氯沙坦的代谢涉及 CYP3A4 和 CYP2C9。体内研究表明，临床用量下向 E-3174 的代谢转化主要由 CYP2C9 负责，特异性 CYP2C9 抑制剂磺胺苯吡唑（sulfaphenazole）可明显抑制这一转化过程（抑制程度达 90％以上）。西利马林是从水飞蓟果实中提取的一种黄酮类化合物，早期研究表明，其内的某些成分可抑制多种 CYP（包括 CYP2C8/2C9/2C19、CYP3A4，及 CYP2D6 等）、UDP 葡糖醛酰转移酶（UGT），及各种外排载体，例如 P-糖蛋白和多药耐药相关蛋白（MRP）。然而，到目前为止，有关西利马林与 CYP 底物相互影响的临床资料有限。Han 等根据他们的研究结果推断，该影响可能起因于西利马林对 CYP3A4 以及 CYP2C9 的抑制，但以后者为主。另外，西利马林对 UGT 的影响也可能是部分原因。

建议 尽管氯沙坦向其活性代谢物 E-3174 的转化仅占总量的 14％（无论是静脉还是口服给药皆如此），然而此种活性代谢物对血管紧张素 Ⅱ AT$_1$ 受体的抑制强度比氯沙坦强数十倍，因此正常情况下是发挥作用的主要成分，故抑制氯沙坦向 E-3174 的代谢转化，在增加氯沙坦毒副作用的同时，有可能导致氯沙坦治疗作用的减弱。鉴于 CYP2C9 多态性明显左右着氯沙坦－西利马林之间相互影响的程度，即 *CYP2C9 * 1/ * 1* 野生型者受西利马林的影响最明显，故该影响具有一定临床意义（因为不管种族如何，*CYP2C9 * 1/ * 1* 野生型是群体中的主要基因型，所以对绝大部分个体来说都有可能发生这一相互影响。统计表明，*CYP2C9 * 1/ * 1* 野生型在黄种人、白种人，及黑种人中的发生率分别为 95％、70％和 90％）。

尽管该影响的临床意义有待进一步探讨，然而，由于西利马林属于非处方药，故与氯沙坦同用的情况也许并不少见；对同时应用这两种药物的患者，注意观察是否有氯沙坦治疗作用的减弱，是明智之举。

［氯沙坦（科索亚，洛沙坦，芦沙坦）－螺内酯（安体舒通）］[1]
Losartan－Spironolactone

要点 血管紧张素Ⅱ受体阻断药氯沙坦与利尿药螺内酯同时应用，有可能导致严重的高血钾。然而，也有证据表明，两者的联用对某些心衰患者的生命质量以及左室射血分数具有显著的有益影响（Rocco et al，2011）。

有关药物 根据相互影响的机制推测，其他血管紧张素Ⅱ受体阻断药，如缬沙坦（代文，维沙坦，valsartan）、厄贝沙坦（irbesartan）、替米沙坦（telmisartan）、依普沙坦（iprosartan）、坎替沙坦（坎地沙坦；candesartan）等与螺内酯之间，以及氯沙坦与其他留钾利尿药，如螺内酯类似物坎利酮（canrenone）、坎利酸钾（索体舒通，canrenoate potassium）等之间可发生类似相互影响。

根据药理作用的类似性推测，另外两种留钾利尿药氨苯蝶啶及阿米洛利（amiloride）与氯沙坦之间也可发生相互影响，虽然相互影响的机制有所不同，但结果无质的差别。

机制 氯沙坦阻断血管紧张素Ⅱ受体（主要是 AT$_1$ 受体），抑制醛固酮的分泌，从而使血钾升高。螺内酯属醛固酮拮抗剂，拮抗醛固酮的保钠排钾作用。两者的致高血钾作用相加。

阿米洛利及氨苯蝶啶阻滞远曲小管及集合管的钠通道，在减少 Na$^+$ 再吸收的同时，使 K$^+$ 分泌减少，导致血钾升高。

有人认为，氯沙坦等血管紧张素Ⅱ受体阻断药的疗效至少部分起因于循环中醛固酮水平的降低，而螺内酯等醛固酮拮抗剂与前者的作用叠加，是两者合用发挥有益相互影响的机制。

建议 对收缩功能障碍（而非舒张功能障碍）的心力衰竭（CHF）患者进行的研究表明，联合应用血管紧张素Ⅱ受体阻断药坎替沙坦（8 mg/d）和螺内酯（25 mg/d）与单用坎替沙坦相比，生命质量和左室射血分数有明显改善。其后的研究进一步证实了这种联合疗法对左心室重构、6 分钟步行距离，及人体机能的有益影响。因此，对这类患者，两者的联合应用引起学者们的广泛兴趣。然而，鉴于此种联合有诱发高血钾和低血压的危险，故欲采用，必须加以权衡。

如果单纯为了治疗高血压，氯沙坦等血管紧张素Ⅱ受体拮抗剂应避免与螺内酯等留钾利尿剂合用。将氯沙坦（单用可导致高血钾）与噻嗪类利尿剂（单用可导致低血钾）如氢氯噻嗪合用治疗高血压是明智的选择，因为两者联用非但取得降压作用的协同，尚可使其对血钾的不利影响相互抵消（也见［卡托普利（甲巯丙脯酸，开博通）－螺内酯（安体舒通）］）。如果必须应用螺内酯，那就应该选用无升高血钾作用的药物代替氯沙坦。

［氯沙坦（科索亚，洛沙坦，芦沙坦）－利福平
（力复平，甲哌利福霉素，利米定）][2]
Losartan－Rifampicin（Rifampin）

要点　同时口服 1 型血管紧张素Ⅱ受体（AT₁ 受体）拮抗剂氯沙坦和利福平，前者的作用减弱。

有关药物　根据相互影响的机制推测，氯沙坦与其他利福霉素类抗生素之间可发生类似相互影响，只是相互影响的程度不同而已；利福平对 CYP 酶的诱导作用最强，其他依次为利福定（rifandin）、利福霉素（rifamycin）、利福喷汀（rifapentine）。另一种利福霉素类衍生物利福布汀（rifabutin）对 CYP3A4 的诱导作用微弱，加之本身是 CYP3A4 的底物，故与氯沙坦之间相互影响的结果可能是氯沙坦和（或）利福布汀血浓度的升高（Gumbo，2011）。

根据代谢途径推测，其他 AT₁ 受体拮抗剂与利福平之间不太可能发生类似相互影响，因为它们的代谢不涉及 CYP（有关细节参见［氯沙坦（科索亚，洛沙坦，芦沙坦）－氟康唑］）。

机制　氯沙坦在体内主要经由 CYP2C9 以及 CYP3A4 代谢（大约有 14% 先转化为作用更强的 5-羧酸代谢物 EXP3174），已经证明利福平对 CYP1A2、CYP2C9、CYP2C19 及 CYP3A4 有明显诱导作用，因此认为氯沙坦作用的减弱是利福平诱导肝药酶从而加速其代谢的结果。另外，利福平加速氯沙坦的排泄也可能是氯沙坦作用减弱的原因之一（Hilal-Dandan，2011）。

建议　尽可能避免同时应用氯沙坦和利福平。利福平治疗期间，选用不经 CYP 代谢的缬沙坦、厄贝沙坦、依普沙坦等 AT₁ 受体拮抗剂代替氯沙坦是否合适，尚有待进一步研究证实。

［氯沙坦（科索亚，洛沙坦，芦沙坦）－氟康唑][2]
Losartan－Fluconazole

要点　有证据表明，同时应用三唑类抗真菌药氟康唑，可导致 1 型血管紧张素Ⅱ受体（AT₁ 受体）拮抗剂氯沙坦的血浓度升高（Reilly et al，2011）。

有关药物　根据氯沙坦的代谢途径推测，凡是经由 CYP2C9 和（或）CYP3A4 代谢的药物以及对这两种酶有抑制和（或）诱导作用的药物（参见［氯沙坦－利福平］），都有可能与氯沙坦发生相互影响。

大部分唑类抗真菌药与氯沙坦之间可发生类似相互影响，有些已得到证实，如咪唑类的酮康唑（ketoconazole；抑制 CYP3A4）、三唑类的伊曲康唑（itraconazole；既是 CYP3A4 的底物，也是 CYP3A4 的强效抑制剂）、伏立康唑（voriconazole；代谢依赖于 CYP2C19、2C9，及 CYP3A4，同时对它们有抑制作用），及泊沙康唑（posaconazole；抑制 CYP3A4，但本身的代谢主要依赖于 UGT 和 CYP2C19）等。就对 CYP3A4 的抑制强度而论，以咪唑类的酮康唑和三唑类的伊曲康唑作用最明显，伏立康唑次之，氟康唑的抑制作用最弱。但对 CYP2C9 的抑制强度而论，氟康唑可能是唑类抗真菌药中最强者。因此，主要由 CYP2C9 代谢的药物，氟康唑对其代谢的影响可能比酮康唑和伊曲康唑更明显。

根据相互影响的机制推测，对 CYP3A4 有强烈抑制作用的大环内酯类抗生素克拉霉素（clarithromycin）、红霉素（erythromycin），及泰利霉素（telithromycin）等，与氯沙坦之间可发生类似相互影响。

绝大部分 HIV-1 蛋白酶抑制剂对 CYP3A4 有抑制作用，其中利托那韦（ritonavir）、洛匹那韦（lopinavir）、替拉那韦（tipranavir），及地瑞那韦（darunavir；对自身代谢是否有诱导作用还不清楚）的抑制作用最强；茚地那韦（indinavir）、奈非那韦（nelfinavir）、福沙那韦（fosamprenavir）、阿扎那韦（atazanavir），及安普那韦（amprenavir）次之，沙奎那韦（saquinavir）最弱。然而，利托那韦、洛匹那韦、替拉那韦、奈非那韦，及安普那韦对自身代谢有诱导作用（即诱导 CYP3A4），故相互影响的程度难以预测（Flexner，2011）。

抗癫痫药丙戊酸（valproate）是 CYP2C9（以及 CYP2C19）的底物，同时对 CYP2C9 有抑制作用，故预料与氯沙坦之间可发生类似相互影响。至于卡马西平、苯巴比妥，及苯妥英等抗癫痫药与氯沙坦之间的相互影响尚未见报道；尽管相互影响肯定存在，但结果难以预料，因为它们对涉及氯沙坦代谢的 CYP 既有诱导作用，也有抑制作用。

根据相互影响的机制以及代谢途径推测，预料其他 AT_1 受体拮抗剂，如缬沙坦（valsartan；主要以络合产物及原形经肝排泄）、厄贝沙坦（依贝沙坦；irbesartan；其葡糖醛酸络合物及原形药物有 80% 经胆汁排泄，其余 20% 经肾清除）、替米沙坦（telmisartan；主要以原形经胆汁排泄）、依普沙坦（eprosartan；部分以原形、部分以葡糖醛酸络合物的形式经肾和胆汁排泄）、坎地沙坦（candesartan；33% 经肾清除，67% 经胆汁排泄）等与氟康唑之间不会发生类似相互影响，因为这些 AT_1 受体拮抗剂不经 CYP 代谢（Hilal-Dandan，2011）。

机制 氯沙坦在体内经由 CYP2C9 以及 CYP3A4 代谢，而氟康唑是 CYP2C9 和 CYP3A4 的抑制剂（氟康唑本身不是这两种酶的底物），因此，氯沙坦血浓度的升高起因于氟康唑对这两种 CYP 的非竞争性抑制。

建议 避免同时应用氯沙坦和氟康唑。应用氟康唑期间如果必须给予 AT_1 受体拮抗剂，或应用氯沙坦期间需要应用氟康唑，可考虑选用与氟康唑无相互影响的 AT_1 受体拮抗剂，如缬沙坦、厄贝沙坦等代替氯沙坦。

[氯沙坦（科索亚，洛沙坦，芦沙坦）－AST-120][2]
Losartan－AST-120

要点 AST-120 是一种口服吸附剂，用以延缓慢性肾病的进展。Marier 等在健康受试者中评价了它对氯沙坦及其活性代谢物氯沙坦酸（E-3174）药动学的影响。研究分 5 组，A 组空腹单用氯沙坦 100 mg，B 组非空腹单用氯沙坦 100 mg，另设 C、D、E 3 组分别在氯沙坦后 60 分钟（C 组）、氯沙坦前 30 分钟（D 组），及氯沙坦后 30 分钟（E 组）口服 AST-120（3 g，每日 3 次）。结果发现，非空腹的氯沙坦后 60 分钟组（C 组）对氯沙坦以及 E-3174 的 AUC 和 C_{max} 无明显影响；而 D 和 E 两组的氯沙坦和 E-3174 的 C_{max} 有明显下降（Marier et al，2006）。

建议 AST-120 的主要成分是炭，通过吸附胃肠道中的尿毒症毒素（或其前体物），防止其吸收进入体循环，从而延缓慢性肾病的进展而发挥作用。因为 AST-120 是球形吸附炭，故有可能干扰同用药物的肠道吸收。氯沙坦是一种血管紧张素Ⅱ受体拮抗剂，常常用来治疗高血压，也适用于治疗 2 型糖尿病性肾病，因此，氯沙坦是慢性肾病患者有可能与 AST-120 同时应用的几种药物之一。考虑到氯沙坦代谢为 E-3174（它比母体药物的作用强 40 倍），因此 Marier 等对 E-3174 的药动学也进行了评价。另外，由于 AST-120 推荐每日给药 3 次（通常在进餐前后服用），所以研究也包含了含脂量较高的早餐。

亚洲人 AST-120 的获准用量是 2 g，每日 3 次，但欧美人的用量大一些，通常为 3 g，每日 3 次。成年高血压患者氯沙坦的建议量是每日 25～100 mg，根据利尿剂的应用情况及所需血压的控制程度个体化。对Ⅰ型糖尿病性肾病患者氯沙坦的起始治疗量是 50 mg/d，根据血压的控制情况渐增至 100 mg/d（每日最大量）。

综合以上研究结果发现，食物对氯沙坦的影响不容忽视，因为 A、B 两组相比，氯沙坦的 C_{max} 和 AUC 分别增加 36% 和 17%，平均 t_{max} 从 1.5 小时缩短至 1 小时。因此认为，应用 AST-120 治疗的患者，如果同时应用氯沙坦，最好在非空腹情况下于氯沙坦后 60 分钟给予。

[氯沙坦（科索亚，洛沙坦，芦沙坦）－阿莫地喹][2]
Losartan－Amodiaquine

要点 Wennerholm 等对健康受试者进行的一项研究表明，阿莫地喹可明显阻碍氯沙坦的生物转化（Wennerholm et al，2006）。

机制 已经证明阿莫地喹对 CYP2C9 和 CYP2D6 有明显抑制作用，而氯沙坦的代谢主要由 CYP2C9 和 CYP3A4 负责，故认为阿莫地喹通过抑制氯沙坦经 CYP2C9 的代谢，是该影响的机制。

建议　有关细节参见［异喹胍（胍喹啶）－阿莫地喹］项下的内容。

［替米沙坦－尼索地平（硝苯异丙啶）][2]
Telmisartan－Nisoldipine

要点　Bajcetic 等对原发性高血压患者进行的一项随机化单盲平行对照研究表明，与替米沙坦（80 mg，每日 1 次）单用相比，同时应用尼索地平（10 mg，每日 1 次），前者的 AUC_{ss} 增加 32%，$C_{max\,ss}$ 升高 50%，清除率明显降低。尼索地平的药动学参数无明显改变（Bajcetic et al，2007）。

有关药物　鉴于该影响的确切机制尚不清楚，故替米沙坦与其他二氢吡啶类钙拮抗剂（如硝苯地平、尼卡地平、尼群地平等）之间以及其他 1 型血管紧张素 Ⅱ 受体（AT_1 受体）拮抗剂（如缬沙坦、厄贝沙坦、坎地沙坦等）与尼索地平之间是否会发生类似相互影响，尚难断定。

机制　有关该相互影响的机制纯属推测。尽管二氢吡啶类的代谢涉及 CYP3A4，但替米沙坦不是 CYP 的底物，在人体内主要与葡糖醛酸络合，然后经胆汁排泄。因此两者之间的相互影响与 CYP 无关。有人认为，该影响与尼索地平抑制 P-糖蛋白，从而增加替米沙坦的口服生物利用度有关。确切机制有待进一步研究

建议　同时应用尼索地平确实可增加替米沙坦的 AUC，有可能导致显著低血压。因此，两者必须同时应用的话，应密切观察有无替米沙坦过量的症状和体征。

［非马沙坦－利福平（甲哌利福霉素，力复平，利米定）][2]
Fimasartan－Rifampicin（Rifampin）

要点　Kim 等对 22 名健康受试者进行的一项 3 阶段序贯交叉研究表明，同时应用利福平（600 mg，每日 1 次，口服，连用 10 天）可使单剂非马沙坦（240 mg 口服）的 C_{max} 升高 9.33 倍，$AUC_{0\sim\infty}$ 增加 3.6 倍，但中位半衰期明显缩短（从 10.3 小时缩短至 3.2 小时）（Kim et al，2013）。

有关药物　根据提出的机制推测，同属利福霉素类的利福定、利福喷汀、利福布汀等，与非马沙坦之间可发生类似相互影响，但影响的程度会有所不同。其他 1 型血管紧张素 Ⅱ 受体（AT_1 受体）拮抗剂（如依普沙坦、缬沙坦、厄贝沙坦等）与利福平之间是否会发生类似相互影响，尚不清楚。然而，氯沙坦与利福平之间的相互影响已经证实，但相互影响的结果明显不同（有关细节参见［氯沙坦（科索亚，洛沙坦，芦沙坦）－利福平（力复平，甲哌利福霉素，利米定）］项下的内容）。

机制　体内外研究表明，非马沙坦的体内过程涉及 CYP3A（主要是 CYP3A4）以及有机阴离子转运体（OATP；包括 OATP1B1/2B1/1B3，在非马沙坦经肝胆汁的排泄中起重要作用）和两性有机离子（阴）转运体-1（OAT1；主要负责非马沙坦经肾的清除）。已知利福平是多种 CYP（包括 CYP3A4）的强效诱导剂，也是摄取载体（包括 OATP1B1 和 OAT1）的抑制剂。因此认为，利福平对非马沙坦药动学的影响是其诱导和抑制作用的综合结果。非马沙坦 C_{max} 的升高和 $AUC_{0\sim\infty}$ 的增加主要起因于利福平对 OATP1B1 和 OAT1 的抑制（对前者的抑制可减少非马沙坦经肝胆汁的排泄，而对后者的抑制则可阻碍其经肾的清除）。利福平对 CYP3A 的诱导作用是使非马沙坦终末半衰期明显缩短的原因。

建议　非马沙坦是一种新型非肽类选择性 AT_1 受体拮抗剂，由于其具有副作用少、疗效确切，及服用方便（每日 1 次即可）等特点，临床应用日益广泛。

利福平对非马沙坦的药动学有显著影响。在两者同用之初，可导致非马沙坦的血浓度明显升高；然而，随着用药的持续，除了非马沙坦血浓度的升高不再那么明显外，其半衰期可明显缩短。利福平对非马沙坦的这种复杂影响，使得非马沙坦的疗效以及毒副作用难以预测。这些发现的临床意义有待进一步研究。在获得进一步临床资料前，建议两者的同用应谨慎。

［非马沙坦－酮康唑][2]
Fimasartan－Ketoconazole

要点　Kim 等对 22 名健康受试者进行的一项 3 阶段交叉研究表明，同时应用酮康唑（400 mg 每

日 1 次口服，连用 4 天）可使单剂非马沙坦（240 mg 口服）的 C_{max} 升高 1.47 倍，$AUC_{0\sim\infty}$ 增加 103%（Kim et al，2013）。

有关药物　根据提出的机制推测，咪康唑、伊曲康唑，及伏立康唑等唑类抗真菌药与非马沙坦之间可发生类似相互影响，但相互影响的确切机制以及程度有所不同。其他 1 型血管紧张素 II 受体（AT_1 受体）拮抗剂（如氯沙坦、缬沙坦、厄贝沙坦等）与酮康唑之间是否会发生类似相互影响，尚不清楚，但氯沙坦与唑类抗真菌药氟康唑之间的相互影响已经证实，只是相互影响的确切机制不完全相同（有关细节参见［氯沙坦（科索亚，洛沙坦，芦沙坦）-氟康唑］项下的内容）。

机制　体内外研究表明，非马沙坦的体内过程涉及 CYP3A（主要是 CYP3A4）以及有机阴离子转运体（OATP；包括 OATP1B1/2B1/1B3，在非马沙坦经肝胆汁的排泄中起重要作用）和两性有机离子（阴）转运体-1（OAT1；主要负责非马沙坦经肾的清除）。已知酮康唑是 CYP3A（包括 CYP3A4/5）的强效抑制剂，对 OATP1B1 也有抑制作用。因此认为，酮康唑对非马沙坦 C_{max} 和 $AUC_{0\sim\infty}$ 的影响是其抑制 CYP3A 和 OATP1B1 的综合结果。对 CYP3A 的抑制作用主要影响非马沙坦的首过代谢，从而增加其口服生物利用度。对 OATP1B1 的抑制作用可减少非马沙坦向肝细胞中的转运，这不但有碍于非马沙坦经 CYP3A 的代谢，也减少其经肝胆汁的排泄。

建议　非马沙坦是一种新型非肽类选择性 AT_1 受体拮抗剂，由于其具有副作用少、疗效确切，及服用方便（每日 1 次即可）等特点，临床应用日益广泛。然而，其体内过程比较复杂，故与其他药物之间的相互影响不容忽视。在获得进一步的临床资料前，建议正在应用非马沙坦治疗高血压的患者，任何对 CYP3A 和（或）OATP1B1 有抑制或诱导作用的药物都应慎用。

［托伐普坦-酮康唑］[2]
Tolvaptan-Ketoconazole

要点　Shoaf 等对 19 名健康受试者进行的一项随机化双盲安慰剂对照研究表明，酮康唑 200 mg 每日 1 次连用 3 天，可使单剂（30 mg）托伐普坦的 $AUC_{0\sim\infty}$ 增加 4.40 倍，C_{max} 升高 2.48 倍，$t_{1/2}$ 延长 50%，24 小时尿量增加 30%（Shoaf et al，2011）。

有关药物　根据该影响的机制推测，凡是对 CYP3A4 有抑制作用的药物，包括唑类抗真菌药咪康唑、伊曲康唑、泊沙康唑等，对托伐普坦的药动学都可产生类似影响。根据代谢途径的类似性推测，同属血管加压素受体 V2 受体亚型拮抗剂的考尼伐坦（conivaptan）与酮康唑之间可发生类似相互影响。另一种 V2 拮抗剂莫扎伐普坦（mozavaptan）与酮康唑之间是否会发生类似相互影响，尚不清楚。

Shoaf 等对 15 名健康受试者进行的一项 3 阶段序贯研究表明，利福平（rifampicin）600 mg 每日 1 次连用 7 天，可使单剂（240 mg）托伐普坦的 $AUC_{0\sim\infty}$ 减少 87%，C_{max} 降低 83%，24 小时尿量减少大约 30%（Shoaf et al，2011）。可以预料，凡是对 CYP3A4 有诱导作用的药物，都可像利福平一样，对托伐普坦的药动学产生类似影响。

机制　有证据表明，托伐普坦是 CYP3A4 的敏感底物，主要经 CYP3A4 代谢。已知酮康唑是强效 CYP3A4 抑制剂，因此认为，酮康唑抑制 CYP3A4 从而阻碍托伐普坦的代谢是该影响的机制。

利福平对托伐普坦药动学的影响起因于其对 CYP3A4 的诱导。

建议　托伐普坦是一种口服有效的非肽类精氨酸血管加压素 V2 受体拮抗剂，其对尿排泄速度和尿量的影响具有可饱和的性质，也就是说超出某一剂量（大约是 60 mg）只是延长作用时间，不会导致尿量成比例的改变。另外，成人剂量低于 15 mg，对尿的排泄也许不会产生影响。

研究表明，无论是强效 CYP3A4 抑制剂，还是其强效诱导剂，都会对托伐普坦的药动学产生明显影响。因此建议，托伐普坦治疗期间，最好避免给予 CYP3A4 抑制剂或诱导剂。

［硝苯地平（硝苯吡啶，心痛定）-阿替洛尔（氨酰心安）］[2]
Nifedipine-Atenolol

要点　二氢吡啶类钙通道阻滞剂硝苯地平与 β 受体阻断药阿替洛尔合用于心绞痛患者的治疗时，已有数例发生心力衰竭的报道。

有关药物　根据相互影响的机制推测，其他具有冠状动脉和外周血管扩张作用的二氢吡啶类钙通道阻滞剂（尼卡地平、尼群地平、尼伐地平等）与阿替洛尔之间以及其他 β 受体阻断药（普萘洛尔、美托洛尔、纳多洛尔等）与硝苯地平之间也可发生类似相互影响。其中硝苯地平与普萘洛尔之间的相互影响已经证实。

维拉帕米类钙通道阻滞剂及地尔硫䓬与阿替洛尔（或其他 β 受体阻断药）之间的相互影响见［维拉帕米（异搏定）－普萘洛尔（心得安）］。

机制　这种相互影响的机制较为复杂。由于硝苯地平可抑制钙和钠的跨心肌细胞膜转运，故产生强有力的负性肌力和负性频率作用。β 受体阻断药产生类似的血流动力学效应。因此，同用这两种药物时，其心脏抑制作用可相加。硝苯地平也抑制血管平滑肌慢通道的活动，从而使周围血管扩张。全身血管阻力和血压的下降，刺激 β 肾上腺素能活动，于是增加心率和收缩性，由此抵消硝苯地平的抑制作用。然而，当同时应用阿替洛尔时，可阻断硝苯地平刺激所致的 β 肾上腺素能活动。与普萘洛尔相比，选择性 β 受体阻断药阿替洛尔与硝苯地平合用更有可能引起低血压。

建议　研究表明，同时应用这两种药物可作为心绞痛的一种良好治疗方法。但由于几种易感因素可增加相互影响的危险，故需精心选择患者。治疗期间应密切观察患者的血压、心率，及临床状况，特别是同用的最初几天。

［硝苯地平（硝苯吡啶，心痛定）－地尔硫䓬（硫氮䓬酮）][3]
Nifedipine－Diltiazem

要点　对 6 名正常受试者进行的研究表明，地尔硫䓬可增加硝苯地平的血浓度。地尔硫䓬 30 mg 每日 3 次，服用 3 天，可使口服单剂硝苯地平（20 mg）的血浆浓度时间曲线下面积增加 1 倍；地尔硫䓬 90 mg 每日 3 次计 3 天，单剂（20 mg）硝苯地平的浓度时间曲线下面积增加 2 倍（安慰剂组曲线下面积为 637 $\mu g \cdot h/L$，30 mg 地尔硫䓬组为 1365 $\mu g \cdot h/L$，90 mg 地尔硫䓬组为 2005 $\mu g \cdot h/L$）。

有关药物　其他二氢吡啶类钙通道阻滞剂（尼卡地平、尼莫地平、尼群地平等）与地尔硫䓬之间是否会发生类似相互影响，尚有待证明。

机制　地尔硫䓬和硝苯地平在体内的代谢转化都主要由 CYP3A4 负责，地尔硫䓬在被 CYP3A4 代谢的同时，尚可对其发挥抑制作用，且其对 CYP3A4 的亲和力高于硝苯地平，因此可减慢硝苯地平的代谢。

建议　资料有限，临床意义也不清楚。两者合用时，应注意硝苯地平的作用有无增强，必要时适当下调硝苯地平的剂量。

［硝苯地平（硝苯吡啶，心痛定）－苯巴比妥（鲁米那）][2]
Nifedipine－Phenobarbital

要点　对 15 名正常受试者的研究表明，给苯巴比妥（100 mg/d）2 周后，使单剂硝苯地平（20 mg）清除速度增加近 2 倍（从 1088 ml/min 增至 2981 ml/min），AUC 减少 60%（从 343 $\mu g \cdot h/L$ 降至 135 $\mu g \cdot h/L$）。

有关药物　已证明苯巴比妥可使非洛地平以及尼索地平的血浓度明显降低，AUC 大大减少。苯巴比妥与其他二氢吡啶类钙拮抗剂（氨氯地平、尼莫地平、尼群地平、尼卡地平等）之间，以及硝苯地平与其他巴比妥类镇静催眠药（戊巴比妥、异戊巴比妥、司可巴比妥等）之间是否会发生类似相互影响，还未见报道。但根据相互影响的机制推测，预料有可能发生。

钙通道拮抗剂地尔硫䓬也主要由 CYP3A4 代谢，故预料与苯巴比妥可发生类似相互影响。另一种钙通道拮抗剂维拉帕米的代谢也有 CYP3A4 的参与（同时也是 CYP2C9 和其他 CYP 的底物，有报道对 CYP3A4 尚有一定抑制作用），故与苯巴比妥的类似相互影响也可发生。

机制　苯巴比妥是很强的肝药酶诱导剂，对 CYP1A2 以及 CYP2C 和 CYP3A 亚家族有显著的诱导作用。硝苯地平主要由 CYP3A4 代谢，因此认为，其清除速度的增加是由于苯巴比妥对肝药酶的诱导从而加速其代谢之故。

建议 相互影响较明确。如有可能的话，尽量避免两者合用。合用期间，硝苯地平的需要量也许要加倍。

[硝苯地平（硝苯吡啶，心痛定）－硫酸镁][2]
Nifedipine－Magnesium sulfate

要点 1 名使用硝苯地平治疗早期宫缩的妊娠 32 周孕妇，静脉给予 500 mg 硫酸镁后出现四肢痉挛，主诉吞咽困难，呼吸异常，且不能抬头。停用硫酸镁 25 分钟后肌无力症状消失。

有关药物 根据药理作用推测，硫酸镁与其他钙通道阻滞剂（尼群地平、地尔硫䓬、维拉帕米等）之间可发生类似相互影响，但尚缺乏证据。

机制 尚不十分清楚。镁离子通过拮抗钙离子，对骨骼肌有神经肌肉阻断作用，而钙拮抗剂可抑制骨骼肌及平滑肌钙离子的内流。两者对钙离子的作用与上述症状具有一定的内在联系。

建议 作者建议，这两种药物不合用于产科疾病的治疗。

[硝苯地平（硝苯吡啶，心痛定）－西咪替丁（甲氰咪胍）][3]
Nifedipine－Cimetidine

要点 对 6 名健康志愿者进行的一项研究表明，同时应用西咪替丁和硝苯地平与单用硝苯地平相比，使硝苯地平峰浓度和曲线下面积增加 80%。与单用硝苯地平治疗 4 周后的血压相比，两者同用使 7 名高血压患者的平均动脉压下降约 14 mmHg。

有关药物 对上述 6 名健康志愿者的同一研究表明，雷尼替丁使硝苯地平的高峰血浓度和曲线下面积增加 25%，但差异不显著。用雷尼替丁代替西咪替丁，使高血压患者的平均血压下降约 6 mmHg；这一数值也无显著性。

机制 已证明西咪替丁减少维拉帕米的清除并非是由于降低肝血流量，也非起因于分布容积的改变。体外研究证明西咪替丁和雷尼替丁的负性肌力作用都很微弱。已知西咪替丁抑制多种 CYP，其中包括 CYP1A2、CYP2C9/2C19、CYP2D6，及 CYP3A4，而硝苯地平主要由 CYP3A4 代谢。因此认为，西咪替丁非竞争性抑制硝苯地平经 CYP3A4 的代谢是该相互影响的主要机制。

建议 在进行进一步临床研究前，同用硝苯地平和西咪替丁期间，应密切观察硝苯地平的作用有无增强，血压有无变化。必要时可用雷尼替丁代替西咪替丁。

如果该影响确实与西咪替丁对肝药酶的抑制有关的话，那么，法莫替丁和尼扎替丁与硝苯地平的合用更安全，因为它们对肝药酶几乎无任何抑制作用。

[硝苯地平（硝苯吡啶，心痛定）－卡索吡坦][2]
Nifedipine－Casopitant

要点 Zamuner 等对 18～55 岁的健康受试者进行的一项 3 阶段交叉研究表明，同时口服 NK-1（神经激肽-1）受体拮抗剂卡索吡坦（属于 P 物质受体拮抗剂的范畴，目前主要用于肿瘤化疗诱发或手术后所致恶心和呕吐的预防）30 mg 或 120 mg 每日 1 次连用 3 天，可使硝苯地平（10 mg 单次口服）的 $AUC_{0\sim\infty}$ 分别增加 58% 和 89%，C_{max} 分别增加 57% 和 59%；而 30 mg 或 120 mg 连用 14 天，则对单剂硝苯地平的 $AUC_{0\sim\infty}$ 分别增加 63% 和 56%，C_{max} 分别增加 79% 和 32%（Zamuner et al，2010）。

有关药物 根据该影响的机制推测，卡索吡坦与其他二氢吡啶类钙拮抗剂（氨氯地平、尼莫地平、尼群地平、尼卡地平等）之间有可能发生类似相互影响。

钙通道拮抗剂地尔硫䓬以及维拉帕米也主要由 CYP3A4 代谢（维拉帕米同时也是 CYP2C9 和其他 CYP 的底物，有报道说对 CYP3A4 尚有一定抑制作用），故预料与卡索吡坦之间的类似相互影响也有可能发生。

同属 NK-1 受体拮抗剂的阿瑞吡坦是 CYP3A4 的底物，同时也是 CYP3A4 的中等强度抑制剂（对 CYP2C9 有诱导作用），预料会像卡索吡坦一样，与硝苯地平之间可发生相互影响。

机制　卡索吡坦是 CYP3A4 和 CYP2D6 的底物，体外研究表明，其主要代谢物 GSK525060 对 CYP3A 有直接抑制作用。另外，人肝细胞研究表明，长期接触卡索吡坦，可诱导 CYP3A，对 CYP2B6、CYP2C9，及 UGT 也有弱到中度的诱导作用（曾有研究发现，卡索吡坦是孕烷 X 受体的激活剂，而这种核激素受体涉及酶和载体的表达，这与其对多种酶有诱导作用的发现一致）。已知硝苯地平是 CYP3A4 的底物，故认为卡索吡坦抑制 CYP3A4（包括竞争性抑制和非竞争性抑制）从而阻碍硝苯地平的代谢是该影响的机制；卡索吡坦对 CYP3A4 的诱导作用也许会部分抵消其对 CYP3A4 的抑制所造成的影响。Zamuner 等的研究结果表明，30 mg 卡索吡坦每日 1 次连用 14 天对硝苯地平药动学的影响比之 120 mg 每日 1 次连用 14 天更明显，而 120 mg 卡索吡坦每日 1 次连用 14 天对硝苯地平的影响反倒不如连用 3 天明显，这与咪达唑仑－卡索吡坦之间的相互影响略有不同（参见［咪达唑仑（速眠安，咪唑二氮䓬)－卡索吡坦]）。该现象的确切原因可能与卡索吡坦及硝苯地平对 CYP3A4 的诱导作用有关。

建议　卡索吡坦对硝苯地平药动学的影响确实存在。尽管在 Zamuner 等的研究中两者的联用可充分耐受，但对高血压患者是否会导致降压作用的增强或血压的明显波动，还有待进一步验证。根据目前可得到的资料，两者的联用无须刻意避免，但在联用期间应注意观察血压的控制情况。

［硝苯地平（硝苯吡啶，心痛定)－米卡芬净]
Nifedipine－Micafungin（FK463）[2]

要点　对正常志愿者进行的研究表明，同时应用硝苯地平和棘白菌素类（echinocandins）抗真菌药米卡芬净，前者的 AUC 增加 18%（Bennett，2011）。硝苯地平对米卡芬净的 AUC 有无影响，尚未见报道（作者认为，即使有影响，也十分轻微）。

有关药物　其他二氢吡啶类钙拮抗剂，如氨氯地平、尼莫地平、尼群地平、尼卡地平等，与米卡芬净之间是否会发生类似相互影响，尚不清楚，主要经由 CYP3A4 代谢的另一钙通道拮抗剂地尔硫䓬与米卡芬净之间是否会发生类似相互影响，也未见报道。然而，根据提出的机制推测，它们之间的类似相互影响有可能发生。

尽管另一棘白菌素类抗真菌药卡泊芬净（caspofungin）主要经由水解和 N-乙酰化代谢，但有证据表明，对 CYP3A4 有诱导作用的药物（如利福平）可使其血浓度轻微降低，可见其代谢至少有部分涉及 CYP3A4；不过，对硝苯地平的代谢是否会造成明显影响，尚未见有研究报道。同属棘白菌素类的抗真菌药阿尼芬净（anidulafungin）不涉及酶促代谢（在体内主要经化学降解清除），预料与硝苯地平之间不会发生类似相互影响（也参见［环孢素（环孢菌素，环孢霉素)－米卡芬净]）。

机制　硝苯地平的代谢涉及 CYP3A4，而米卡芬净有小部分经由 CYP3A4 羟化代谢（也有一部分的代谢涉及肝的芳香基硫酸酯酶和儿茶酚-O-甲基转移酶，但与此处所述的相互影响无关），且对 CYP3A4 有微弱抑制作用。因此认为，两者同用时硝苯地平 AUC 的增加起因于米卡芬净对硝苯地平经 CYP3A4 代谢的抑制（包括竞争性抑制和非竞争性抑制）。

建议　米卡芬净是一种可供注射应用的抗真菌药，具有广谱抗真菌活性（通过抑制涉及真菌细胞壁合成的 1,3-β-D 葡聚糖合成酶而发挥作用）。尽管对硝苯地平 AUC 的影响不十分明显，但由于该影响存在一定的个体差异，因此，如果必须联用，应注意观察硝苯地平的作用和毒性有无改变，并据情调整剂量。

［硝苯地平（硝苯吡啶，心痛定)－泛影葡胺]
Nifedipine－Meglucamine diatrizoate [2]

要点　对 65 名患者血液动力学反应的对比研究表明，合用硝苯地平和冲击剂量的泛影葡胺，血压下降出现得更早（不合用时为 12.9 s，合用后为 3.1 s），也更为明显（单用时收缩压降低 4.9 kPa，合用后降低 6.5 kPa），且持续时间也更长（单用时为 36 s，合用后 62 s）。

有关药物　据报道，硝苯地平与泛影酸钠合用可发生类似相互影响。已证明硝苯地平与非离子型对比造影剂（如碘帕醇、碘普罗胺、碘曲仑等）不发生此种相互影响，或仅有轻微的相互影响。

根据药理作用推测，其他二氢吡啶类钙通道拮抗剂（尼卡地平、尼群地平、尼莫地平等）与离子型对比造影剂之间也可发生类似相互影响。

机制 可能起因于两者降压作用的相加。

建议 避免同用是明智的。在不能避免同用的情况下，于同用前做好发生相互影响的处理准备，应用时密切观察；或者采用非离子型对比造影剂代替离子型对比造影剂。

[硝苯地平（硝苯吡啶，心痛定）－埃博皮兰特（依布匹普兰特）][2]
Nifedipine－Ebopiprant（OBE022）

要点 Pohl 等对 25 名健康非孕育龄女性进行的一项研究表明，埃博皮兰特（PGF2α 受体拮抗剂）与硫酸镁（magnesium sulfate，MgSO₄）同用时，未见任何药动学的相互影响；与阿托西班（atosiban；催产素受体拮抗剂，对缩宫素受体和加压素 V_{1A} 受体有双重拮抗作用）同用时，对阿托西班的暴露无任何影响，但埃博皮兰特的活性代谢物 OBE002 的药动学参数略有改变（C_{max} 降低 22%，AUC 减少 19%）；当其与倍他米松（betamethasone）同用时，OBE002 和硝苯地平的暴露都略有增加（OBE002 的 C_{max} 升高 35%，AUC 增加 19%，倍他米松的 C_{max} 升高 18%，AUC 增加 27%）。上述改变皆无临床意义。然而，埃博皮兰特与硝苯地平同用时，两者之间存在比较明显的药动学相互影响。表现为 OBE002 的暴露略增加（C_{max} 升高 29%，AUC 增加 24%），硝苯地平的暴露明显增加（C_{max} 和 AUC 皆增加 1 倍）。硝苯地平 C_{max} 的升高和 AUC 的增加可能具有一定临床意义（Pohl et al，2019）。

有关药物 埃博皮兰特的适应证非常明确（主要用于早产），因此，有可能与其联用的药物不多。目前与埃博皮兰特联用治疗早产的标准护理药物（standard-of-care medicines）主要有宫缩抑制剂（tocolytics；安胎药，松弛剂）、硫酸镁、阿托西班，及倍他米松等。

机制 埃博皮兰特是一种前药，口服后在体内迅速水解为等效、高选择性活性代谢物 OBE002。母药及 OBE002 的氧化代谢主要由 CYP3A4 负责，也有 CYP2C19 和 CYP2D6 的参与。母药及其代谢物对 CYPs 既无抑制作用，也无诱导作用。已知硝苯地平的代谢主要依赖于 CYP3A4，因此认为，埃博皮兰特与硝苯地平同用时，OBE002 和硝苯地平药动学参数的改变与它们对 CYP3A4 的竞争性抑制有关，但埃博皮兰特对硝苯地平的影响更明显。

倍他米松的代谢同样涉及 CYP3A4（对 CYP3A4 有某种程度的抑制作用），因此，其与埃博皮兰特之间的相互影响也可能与竞争性抑制 CYP3A4 有关。

硫酸镁在体内无代谢，全部经肾排泄；体外研究表明，阿托西班既不是 CYPs 的底物，也不是它们的抑制剂。因此，它们与埃博皮兰特之间不会产生明显的药动学相互影响。

建议 早产是婴儿不健全和死亡的主要原因。临床上多用宫缩抑制剂通过减弱子宫收缩，以期达到延缓分娩的目的。埃博皮兰特可通过阻断 PGF2α 受体，减弱子宫肌收缩，从而延缓分娩。与吲哚美辛相比，埃博皮兰特和 OBE002 对胎儿没有与前列腺素合成抑制有关的副作用。埃博皮兰特与其他药物或措施配合，对子宫收缩有可能产生相加或协同性作用，从而更为有效地延长妊娠期。Pohl 等的研究表明，埃博皮兰特与标准护理药物（如硫酸镁、阿托西班、倍他米松等）联用安全，且耐受性良好，因此，有可能为早产的处理提供一种新型的治疗方法。但当与硝苯地平联用时，可能需要错开给予，或将硝苯地平的剂量适当下调。

[硝苯地平（硝苯吡啶，心痛定）＋依普利酮－伏立康唑][3]
Nifedipine＋Eplerenone－Voriconazole

要点 1 名经历骨髓移植的脊髓发育不良综合征患者，因高血压而给予坎地沙坦、硝苯地平，及依普利酮（一种竞争性醛固酮拮抗剂，既可用于心力衰竭的治疗，也可作为抗高血压药）治疗，血压稳定于 130～146/70～88 mmHg。为预防真菌感染静脉注射伏立康唑（开始 6 mg/kg，12 小时后同剂量重复 1 次，然后以 4 mg/kg 每 12 小时 1 次的剂量维持）后，该患者的血压开始下降，于第 2 天降至 76/48 mmHg。停用所有抗高血压药 1 天后，血压恢复至 116～124/64～80 mm Hg，5 天后血

压达到 $164\sim180/80\sim84$ mmHg。重新加用坎地沙坦和硝苯地平，并将硝苯地平的剂量从 40 mg/d 减至 20 mg/d，无须加用依普利酮，即可有效控制高血压（Kato et al，2009）。

有关药物 有证据表明，同属唑类抗真菌药的氟康唑与硝苯地平之间可发生类似相互影响。根据提出的机制推测，凡是对 CYP3A4 有抑制作用的唑类抗真菌药，如酮康唑和伊曲康唑，与硝苯地平及（或）依普利酮之间都可发生类似相互影响；其代谢涉及 CYP3A4 的其他二氢吡啶类钙拮抗剂以及非二氢吡啶类钙拮抗剂地尔硫䓬和维拉帕米等，与伏立康唑之间的类似相互影响也有可能发生，但尚有待进一步的临床研究证实。

机制 已知硝苯地平和依普利酮的代谢都涉及 CYP3A4，而伏立康唑既是 CYP2C9/2C19 和 CYP3A4 的底物，也是这些 CYP 的抑制剂。因此认为，伏立康唑对 CYP3A4 的抑制（包括竞争性抑制和非竞争性抑制）是该影响的原因。伏立康唑对 P-糖蛋白的抑制是否与该影响有关，目前尚不清楚。

建议 尽管仅是个案报道，但鉴于影响明显（使上述患者的收缩压降低达 70 mmHg），且有可能导致严重的不良后果，故应引起临床重视。无论如何，临床医生应该认识到，伏立康唑与硝苯地平和依普利酮之间可发生相互影响，因此，正在应用硝苯地平及（或依普利酮）治疗的患者，如欲加用伏立康唑，应细心监测血压。

[尼伐地平－卡马西平（酰胺咪嗪，痛惊宁）][2]
Nilvadipine－Carbamazepine

要点 1 名患高血压 21 年的 59 岁老年男性，因双相情感障碍口服氟哌啶酸 6 mg 每日 2 次以控制躁狂妄想症状，尼伐地平 4 mg 每日 2 次以控制高血压。用药后血压和妄想症状很快得到控制，但躁狂症状持续存在，因此在患者书面同意后参与了卡马西平－尼伐地平相互影响研究。卡马西平的起始量是每日 100 mg 计 2 周，此后增至每日 300 mg，最终达 600 mg/d。随着卡马西平剂量的增加，躁狂症状缓解，但血压逐渐升高，在剂量增至 600 mg/d 后的第 3 和第 5 天，分别升至 230/140 mmHg 和 220/150 mmHg，同时伴有轻、中度头痛。舌下含化硝苯地平 10 mg 后，血压暂时降至正常范围，头痛消失。于停用卡马西平后 2 周，血压恢复正常，以后的精神状态保持稳定（Yasui-Furukori et al.，2002）。

有关药物 体内外研究表明，许多二氢吡啶类钙拮抗剂主要由 CYP3A4 代谢，其中包括硝苯地平（nifedipine）、尼卡地平（nicardipine）和尼群地平（nitrendipine），预料它们与卡马西平之间可发生类似相互影响。

机制 同用卡马西平期间，尼伐地平血浓度降低（几乎测不到），停用后升高。这些资料表明，血压失去控制起因于卡马西平对尼伐地平药动学的影响。

基于结构和代谢途径的类似性，有理由认为，尼伐地平也像硝苯地平、尼卡地平，及尼群地平一样，由 CYP3A4 负责其向吡啶代谢物的初步氧化。鉴于卡马西平是 CYP3A 亚家族（以及 CYP2C9）的诱导剂（已知卡马西平诱导催化多种药物代谢的酶，例如抗惊厥药、抗抑郁药、苯二氮䓬类、环孢素 A、口服避孕药和华法林），故同用时尼伐地平血浓度下降的现象就不难解释了。

建议 研究发现，卡马西平停用 1 周后，尼伐地平的血浓度恢复至应用卡马西平前的水平，说明卡马西平诱导后的 CYP3A4 脱诱导至少需要 1 周，这一时间短于苯巴比妥的 16 天。目前认为卡马西平和苯巴比妥等的肝药酶诱导和脱诱导的时程依赖于诱导剂的半衰期。卡马西平的半衰期（36 小时）短于苯巴比妥（99 小时）的半衰期，这可解释卡马西平脱诱导时间较短的现象。

鉴于二氢吡啶类钙拮抗剂与卡马西平同用时前者的血浓度极有可能下降，因此降压作用有可能被削弱，故临床上当两者的同用难以避免时，需细心监测血压的控制情况。如果发现血压难以控制，应采用其他具有情绪稳定作用的抗惊厥药（例如丙戊酸）代替卡马西平，或者增加二氢吡啶类钙拮抗剂的剂量。但在停用卡马西平后，应在 1 周内将二氢吡啶类的剂量渐减至应用卡马西平前的水平，或渐减至常用量。

［氨氯地平（阿莫洛地平）－地尔硫䓬（硫氮䓬酮）]²
Amlodipine－Diltiazem

要点 Sasaki 等对 8 名原发性高血压患者（年龄 78～79 岁，体重 58 kg±12 kg）进行的研究表明，同时应用地尔硫䓬和氨氯地平与单用氨氯地平相比，后者的血浓度明显升高（$P < 0.01$）（Sasaki et al，2001）。

机制 体内外资料表明，地尔硫䓬既是 CYP3A4 的底物，也是 CYP3A4 的抑制剂，这可解释与氨氯地平联用时后者血浓度升高的现象。

建议 氨氯地平是一种二氢吡啶衍生物，临床上用来治疗高血压和缺血性心脏病。地尔硫䓬的适应证之一是房颤时心率的控制。因此，这两种药物在某些情况下有可能同时应用。作者认为，两者联用时，应对剂量进行适当调整，特别是老年人。

注：现已明确负责人类极大部分药物代谢的 CYP 有 6 个亚家族，包括 CYP1A、CYP2A、CYP2C、CYP2D、CYP2E，及 CYP3A，其中 CYP1A1/1A2、CYP2C8/2C9/2C19、CYP2D6，及 CYP2E1 和 CYP3A4 最为重要。这些 CYP 在肝外也有发现，如肠道中 CYP3A4 和脑内的 CYP2D6。药物代谢、药物作用，及不良反应的个体差异越来越明显是老龄的特征之一，而上述 CYP 活性的改变与老龄明显相关。因此，在治疗老年患者时应注意老年人日益增加的异质性。体弱容易识别，在给老年人用药时，也应考虑到这一情况对药物反应的影响（Kinirons et al，2004）。

［氨氯地平（阿莫洛地平）－考尼伐坦]¹
Amlodipine－Conivaptan

要点 Reilly 和 Jackson 报道，同时应用抗利尿激素（血管加压素）受体（VR）拮抗剂考尼伐坦可升高钙拮抗剂氨氯地平的血浓度（Reilly et al，2011）。

有关药物 目前用于心血管系统的钙拮抗剂大致可分为 4 类，一是包括氨氯地平在内的二氢吡啶类（dihydropyridines，DHP），二是苯烷胺类（帕米类；phenylalkylamines），三是苯噻氮䓬类（地尔硫䓬类；benzothiazepines），四是三苯哌嗪类。其他尚有普尼拉明类以及新型钙拮抗剂苄普地尔等。

体内外研究表明，大部分二氢吡啶类钙拮抗剂，如硝苯地平（nifedipine）、尼卡地平（nicardipine）、尼群地平（nitrendipine）等，主要经由 CYP3A4 代谢，故预料与考尼伐坦之间可发生类似相互影响。

帕米类的维拉帕米（异搏定；verapamil）主要经由 CYP3A4 和 CYP2C9 代谢（也有其他 CYP 的参与，包括 CYP1A2），同时对 P-糖蛋白有明显抑制作用，因此与其他药物之间的相互影响比较复杂。目前尚不清楚维拉帕米以及考尼伐坦与 CYP3A4 的亲和力何者更高，但相互影响确实存在。推测相互影响的结果不外是两者皆升高，或者其中之一升高。其他帕米类钙拮抗剂，如加洛帕米、噻帕米、法利帕米等，主要经由 CYP3A4 代谢，故预料与考尼伐坦之间的相互影响与维拉帕米雷同（Michel，Hoffman，2011）。

苯噻氮䓬类的地尔硫䓬（硫氮䓬酮；diltiazem）主要经由 CYP3A4 代谢，同时对 CYP3A4 有明显抑制作用，因此与考尼伐坦之间相互影响的结果可能是两者血浓度皆升高（考尼伐坦竞争性抑制地尔硫䓬的代谢，而地尔硫䓬对考尼伐坦的代谢存在竞争性抑制和非竞争性抑制两种成分），考尼伐坦血浓度的升高也许更明显。

根据目前可得到的资料推测，另一种 VR 拮抗剂托伐普坦（tolvaptan）与氨氯地平之间可发生类似相互影响（托伐普坦像考尼伐坦一样经由 CYP3A4 代谢，同时也是 P-糖蛋白的底物和抑制剂）。同属 VR 拮抗剂的莫扎伐普坦（mozavaptan）与氨氯地平之间是否会发生类似相互影响，目前尚不清楚。

机制 考尼伐坦在体内的代谢由 CYP3A4 负责，也有部分以原形经肾排泄（但尚未证实其在肾的排泄是否涉及 P-糖蛋白）。氨氯地平的代谢也主要依赖于 CYP3A4（CYP3A4 负责氨氯地平及其他二氢吡啶类向吡啶代谢物的初步氧化），因此，氨氯地平血浓度的升高起因于考尼伐坦对 CYP3A4 的竞争性抑制（考尼伐坦对 CYP3A4 的亲和力高于氨氯地平）。

建议 该相互影响明确，故避免两者的同用是明智的。如果必须同时应用，氨氯地平的剂量应减少，或延长给药间隔，并应仔细观察有无氨氯地平过量的症状和体征（因为考尼伐坦可与许多药物发生相互影响，且后果较严重，故厂家不再生产长期应用的口服制剂。即使静脉点滴，为避免局部反应，也应采用大静脉，并应每天更换注射部位）。

［马尼地平－葡萄柚汁］[1]
Manidipine－Grapefruit Juice

要点 Uno 等对 17 名日本籍健康男性志愿者进行的随机化交叉研究表明，对照期间 S 型马尼地平的血浓度明显高于 R 型，两者 AUC 的比率为 1.62（95％CI：1.52，1.73）。给予葡萄柚汁后 S 型马尼地平的 C_{max} 和 AUC 分别增加 1.4 倍（$P<0.01$）和 1.3 倍（$P<0.01$），而 R 型马尼地平的 C_{max} 和 AUC 则分别增加 2.4 倍（$P<0.01$）和 2.0 倍（$P<0.01$）。葡萄柚汁导致的 S 型马尼地平 C_{max} 和 AUC 的增加与 R 型马尼地平相比有显著差别（$P<0.01$）。应用葡萄柚汁期间，S 型和 R 型 AUC 的比率从 1.6 降至 1.2（$P<0.01$）（Uno et al，2006）。

有关药物 体内外研究表明，大部分二氢吡啶类钙拮抗剂，如硝苯地平、尼卡地平、尼群地平等，主要经由 CYP3A4 代谢，故预料与葡萄柚汁之间可发生类似相互影响，与非洛地平、尼卡地平，及尼群地平对映体之间的类似影响已经证实（也参见［氨氯地平（阿莫洛地平）－考尼伐坦］）。Ohnishi 等总结了包括 140 名患者涉及 11 种钙拮抗剂的 15 项研究结果表明（Ohnishi et al，2006），二氢吡啶类钙拮抗剂尼索地平（nisoldipine）受葡萄柚汁的影响最明显（给葡萄柚汁后的 AUC 是对照值的 4.11 倍），非洛地平（felodipine）次之（给葡萄柚汁后的 AUC 是对照值的 2.34 倍），对马尼地平的影响与非洛地平相近（为对照值的 2.31 倍），氨氯地平（amlodipine）的 AUC 几乎不受葡萄柚汁的影响（仅为对照值的 1.08 倍）（［有关细节参见维拉帕米（异搏定，戊脉安）－葡萄柚汁］）。

机制 已知葡萄柚汁中的某些成分对 CYP3A4 有抑制作用，主要作用是不可逆性失活肠壁中的 CYP3A4，从而增加那些经该酶高度代谢药物的口服生物利用度。单次应用葡萄柚汁后，肠壁中 CYP3A4 活性的恢复半衰期为 24 小时，完全恢复需时 3 天。而马尼地平是 CYP3A4 的底物，即经由 CYP3A4 代谢。因此认为，马尼地平 C_{max} 和 AUC 的增加与葡萄柚汁中的某些成分抑制肠壁中的 CYP3A4，从而阻碍其代谢有关（目前认为，葡萄柚汁中抑制 CYP3A4 和 P-糖蛋白的成分是呋喃香豆素类，而对 OATPs 的抑制作用与其内所含的柚皮苷有关）。研究结果表明，葡萄柚汁对 R 型马尼地平代谢处置的影响比对 S 型的影响明显，也许是 R 型马尼地平的代谢比之 S 型更依赖于 CYP3A4 的缘故。

大剂量葡萄柚汁也可抑制肝中的 CYP3A4。但是，鉴于葡萄柚汁对马尼地平对映体的清除半衰期无影响，提示 2 种对映体的代谢主要由肠道中的 CYP3A4 负责，因此，葡萄柚汁即使对肝中的 CYP3A4 有抑制作用，也与上述影响的结果无关。

有证据表明，葡萄柚汁对 P-糖蛋白以及 OATP1A2 有抑制作用，但尚未证实马尼地平或其他二氢吡啶类钙拮抗剂的体内过程与 P-糖蛋白或 OATP1A2 有何关联，因此认为，对它们的抑制作用与该影响无关。

总之，马尼地平－葡萄柚汁之间相互影响的主要机制是通过 CYP3A4，而不是由 OATP1A2 及（或）P-糖蛋白介导的。也就是说，马尼地平 C_{max} 和 AUC 的增加起因于对 CYP3A4 的抑制所致的首过效应减弱。

建议 葡萄柚汁对马尼地平代谢的抑制明确，影响明显。故而建议，马尼地平治疗期间应尽可能避免给予葡萄柚汁。

注：葡萄柚汁与其他药物之间的相互影响已经进行过广泛研究，然而，到目前为止，尚不明确具体是葡萄柚汁中的哪种或哪几种成分起作用。体外研究表明，类黄酮（flavonoids），如葡萄柚汁中的柚皮苷（naringin）和橘汁中的橘皮苷，及呋喃香豆素（furanocoumarin）类，如 $6'，7'$-二羟香柠檬素（$6'，7'$-dihydroxybergamottin）等，是导致相互影响的活性成分。但也有研究表明，这些成分在人体葡萄柚汁相关的药物相互影响中不起主要作用（Bailey et al，2004）。然而，不管机制如何，葡萄

柚汁与某些药物之间的相互影响确实存在，有些还极为显著。如上所述，葡萄柚汁对肠壁中 CYP3A4 的抑制是导致药物相互影响的主要因素。决定影响程度的因素有多种。一是肠壁中的 CYP3A4 含量，含量越多，葡萄柚汁对同用药物经 CYP3A4 代谢的影响越明显。二是所用药物经肠壁中 CYP3A4 代谢的程度，即首过效应的大小；因肠壁中 CYP3A4 的首过代谢而使其生物利用度越低的药物，葡萄柚汁的影响也越显著。三是个体的敏感性、蛋白结合率，及身体状况（如肝功能状态）。所用药物对 CYP3A4 代谢的依赖程度、葡萄柚汁的类型，及饮用的量也左右着相互影响的结果。

有证据表明，因葡萄柚汁的应用而使其生物利用度增加的药物有多种，其中包括绝大部分二氢吡啶类钙拮抗剂（如上述）、特非那定、沙奎那韦、环孢素、咪达唑仑、三唑仑，及维拉帕米等。洛伐他汀、西沙必利，及阿司咪唑等也有可能受葡萄柚汁的影响。因葡萄柚汁的应用而使其生物利用度降低的药物包括部分 β 受体拮抗剂、某些喹诺酮类抗菌药、非索非那定、左甲状腺素等，有关细节参见各章节。

[乐卡地平－氟伐他汀（来适可）][2]
Lercanidipine－Fluvastatin

要点 Boralli 等对 8 名志愿者进行的一项 3 阶段随机化交叉研究表明，同时口服单剂消旋乐卡地平（20 mg）和消旋氟伐他汀（40 mg），与两者单用相比，乐卡地平 S-型对映体以及 R-型对映体的 AUC 同等程度的减少（平均减少约 42％），而氟伐他汀（＋）-3R，5S-型对映体的 AUC 明显增加（平均增加约 20％），其（－）-3S，5R-型对映体的 AUC 反倒略有减少（尽管减少不明显）（Boralli et al，2009）。可见这是一种双向性相互影响，而且乐卡地平对氟伐他汀的影响存在对映体选择性。

有关药物 其他二氢吡啶类钙拮抗剂与氟伐他汀之间，以及乐卡地平与其他他汀类降脂药之间，是否会发生类似相互影响，尚未见报道。

机制 乐卡地平是 CYP3A4 的底物，鉴于大多数 CYP3A4 的底物同时也是 P-糖蛋白的底物，故认为乐卡地平的体内过程也涉及 P-糖蛋白。有证据表明，氟伐他汀是 P-糖蛋白的底物（尽管氟伐他汀的代谢也有 CYP3A4 的参与，但其代谢主要依赖于 CYP2C9），因此认为，氟伐他汀（＋）-3R，5S-型对映体 AUC 的增加，主要与乐卡地平竞争性抑制 P-糖蛋白，从而导致其口服生物利用度增加有关。

鉴于该研究属于单剂研究，故乐卡地平 AUC 的减少不会与酶的诱导有关。目前认为，乐卡地平 AUC 的减少与氟伐他汀的血浆蛋白结合置换可能有某种程度的关联。

建议 临床上应用的乐卡地平和氟伐他汀都是等量对映体的消旋混合物。不同对映体的活性有所不同。氟伐他汀（＋）-3R，5S-型对映体比（－）-3S，5R-型对映体的活性强 30 倍，因此，尽管其 AUC 仅增加 20％，也有可能增强降胆固醇作用（与此同时，有可能伴随毒副作用发生率的增加，特别是横纹肌溶解发生率的增加）。乐卡地平 AUC 的减少则有可能导致降压作用的减弱。在获得进一步的临床资料前，建议两者的联用应谨慎。

[酮色林（凯他舍林，酮舍林）－氢氯噻嗪（双氢克尿噻）][1]
Ketanserin－Hydrochlorothiazide

要点 酮色林与氢氯噻嗪合用治疗高血压，有导致心律失常的报道。对多国家近 4000 名患者进行的大样本回顾性分析研究表明，同时应用酮色林（40 mg 每日 3 次）和氢氯噻嗪（或其他利尿药），可发生有害的、甚至是致命的相互影响（可显著增加因心律紊乱所致猝死的发生率），其中 249 名应用 2 药的患者中有 35 人死亡（16 人为猝死），而安慰剂加排钾利尿药组的 260 名患者中仅 15 人死亡（5 人为猝死）。

有关药物 研究表明，酮色林（一种 5-羟色胺受体阻断药，可用于高血压的治疗）与其他排钾利尿药（如噻嗪类利尿药氯噻嗪、甲氯噻嗪、环戊噻嗪、苄氟噻嗪等，噻嗪类有关利尿药氯噻酮、喹乙宗、美托拉宗等，以及高效能利尿药呋塞米、托拉塞米、布美他尼等）可发生类似相互影响。上述回顾性研究表明，酮色林与留钾利尿药（如螺内酯、氨苯蝶啶、阿米洛利等）合用时，患者的死亡率无明显增加。

机制　该相互影响纯粹是一种药效学的相互影响，且可能是双向的。首先，酮色林是一种 2 型 5-羟色胺受体（5-HT_2 受体）阻断药（对 5-HT_{2A} 受体的阻断作用明显，对 5-HT_{2C} 受体的阻断作用较弱，对 5-HT_1、5-HT_3、及 5-HT_4 受体几乎无影响），单用时对 α_1 和 H_1 受体也有一定的阻断作用（据认为其抗高血压作用与其对 α_1 受体的阻断作用有关），有使心电图 QTc 间期延长的副作用，该种副作用可因低血钾而加剧。当 QTc 间期明显延长时，有发生心律失常的危险。氢氯噻嗪可致低血钾，故有可能诱发或加剧酮色林的上述副作用。再就是酮色林加重排钾利尿药对心肌的损害，从而使心律失常恶化。但通常认为以前者为主。

建议　应避免酮色林与氢氯噻嗪（或其他排钾利尿药）合用。已证明留钾利尿药与酮色林合用不增加死亡率，故应用酮色林期间需同时应用利尿药的话，可考虑用留钾利尿药代替氢氯噻嗪（或其他排钾利尿药）。

［艾沙利酮－利福平］[2]
Esaxerenone（CS-3150）－Rifampicin

要点　Kirigaya 等在 12 名健康日本男性志愿者中进行的一项开放性序贯交叉研究表明，新型非甾类盐皮质激素受体（MR）拮抗剂艾沙利酮（于开始研究的第 1 天及第 13 天分别给予 2.5 mg）和利福霉素类抗生素利福平（于第 8～16 天 600 mg 每日 1 次）合用与艾沙利酮单用相比，可使其 C_{max} 降低 34.1%，$AUC_{0\sim\infty}$ 减少 68.8%（Kirigaya et al，2020）。

Kirigaya 等在另一项研究（包括 20 名健康日本男性志愿者）中证明，艾沙利酮和伊曲康唑（itraconazole；于第 8 天 400 mg，分 2 次给予，第 9～16 天 200 mg 每日 1 次）合用与艾沙利酮单用相比，可使其 C_{max} 升高 13.6%，$AUC_{0\sim\infty}$ 增加 53.1%（Kirigaya et al，2020）。

有关药物　同属第三代新型非甾类 MR 拮抗剂的芬尼酮（finerenone，BAY 94-8862）以及 KBP-5074 与利福平或酮康唑之间是否会发生类似相互影响，尚未见报道（Connaire et al，2020）。

Dietz 等的研究表明，某些二氢吡啶类钙拮抗剂与醛固酮竞争受体，从而阻断醛固酮诱导的辅激活子向 MR 的募集。这些二氢嘧啶类对 MR 的影响程度不同，对 MR 的 IC50（μmol/L）分别为尼莫地平 0.16、非洛地平 0.17、尼群地平 0.45、硝苯地平 0.71、伊拉地平 1.61、尼索地平 3.00、尼卡地平 3.30、氨氯地平 7.40。非二氢吡啶类钙拮抗剂地尔硫卓和维拉帕米等对 MR 无影响（Dietz et al，2008）。对 MR 有明显抑制作用的尼莫地平和非洛地平等二氢吡啶类钙拮抗剂，是否会影响 MR 拮抗剂（如艾沙利酮）的药动学或药效学，尚不清楚。然而，有证据表明，艾沙利酮与氨氯地平联用，两者的药动学参数都无明显改变，艾沙利酮对地高辛的药动学参数也无明显影响（Kirigaya et al，2020）。这与可影响洋地黄类强心苷清除的螺内酯（spironolactone；安体舒通）有所不同（Reilly et al，2011）。

已知甾类 MR 拮抗剂依普利酮（依己烯酮；eplerenone，epoxymexrenone）在人体内主要经由 CYP3A4 代谢为无活性产物，推测与强效 CYP3A4 诱导剂或抑制剂之间可发生类似相互影响。唑类抗真菌药伊曲康唑和酮康唑（ketoconazole）对依普利酮的类似影响已经证实（也参见［依普利酮－酮康唑］项下的内容）。

同属甾类 MR 拮抗剂的螺内酯是一种前药，在人体内的代谢广泛而复杂，需要转化为活性产物才能发挥作用（de Gasparo et al，1987）。曾一度认为螺内酯在体内的脱硫代乙酰基产物坎利酮（canrenone）是其主要的活性代谢物，但 Gardiner 等对 12 名健康男性受试者进行的研究表明，血清中除坎利酮外，还有两种含硫活性代谢物 7α-硫甲基螺内酯和 6β-羟-7α-硫甲基螺内酯。螺内酯 100 mg 口服，每日 1 次连用 15 天，于口服螺内酯后的第 1 天，测得螺内酯、坎利酮、7α-硫甲基螺内酯，以及 6β-羟-7α-硫甲基螺内酯的血清峰浓度分别为 72、155、359、101 ng/ml，第 15 天的血清峰浓度分别为 80、181、391、125 ng/ml。这些化合物在第 15 天的 $AUC_{0\sim24h}$ 分别为 231、2173、2804、及 1727 ng·hr/ml，稳态后的 $t_{1/2}$ 分别为 1.4、16.5、13.8、及 15.0 小时（Gardiner et al，1989）。可见，稳态下 7α-硫甲基螺内酯（也是主要活性代谢物）的血浓度最高，其次是坎利酮。6β-羟-7α-硫甲基螺内酯相对于 7α-硫甲基螺内酯和坎利酮的重要性尚不清楚，CYP3A4 抑制剂或诱导剂对其药动学和药效学参数的影响也未见报道。

根据该影响的机制推测，所有强效 CYP3A4 诱导剂对艾沙利酮的药动学参数都可产生类似影响。有代表性的药物包括抗生素利福平（rifampicin）、利福霉素（rifamycin）、利福昔明（rifaximin）；抗癫痫药苯妥英（phenytoin）、磷苯妥英（fosphenytoin）、卡马西平（carbamazepine）；巴比妥类的苯巴比妥（phenobarbital）、戊巴比妥（pentobarbital）、扑米酮（primidone；扑痫酮）；抗雄激素恩杂鲁胺（enzalutamide；恩扎鲁胺）和阿帕鲁胺（apalutamide）；肾上腺皮质抑制剂米托坦（mitotane）；多靶向激酶（包括 FLT3、PKC、C-FOS、MAPK、PDGFR、CDK1、KIT、VEGF 等）抑制剂米哚妥林（midostaurin）；鲁玛卡托（lumacaftor）和复方鲁玛卡托/依伐卡托（lumacaftor/ivacaftor，Orkambi；主要用于跨膜电导调节蛋白突变所致囊性纤维化的治疗）；皮质激素地塞米松（dexamethasone）和利美索龙（rimexolone；利美索隆，双甲丙酰龙）；中草药圣约翰草（St. John's Wort；贯叶金丝桃）等。

同样，所有强效 CYP3A4 抑制剂都可导致艾沙利酮的 C_{max} 升高和 $AUC_{0\sim\infty}$ 增加。例如，HIV 蛋白酶抑制剂利托那韦（ritonavir）、茚地那韦（indinavir）、福沙那韦（fosamprenavir）、阿扎那韦（atazanavir）、达卢那韦（darunavir）、替拉那韦（tipranavir），抗生素克拉霉素（clarithromycin）、泰利霉素（telithromycin）、氯霉素（chloramphenicol），唑类抗真菌药酮康唑、伊曲康唑、泊沙康唑（posaconazole）、伏立康唑（voriconazole），抗抑郁药奈法唑酮（nefazodone），以及增效剂科比司他（cobicistat）等。

机制　Yamada 等采用[14]C 标记艾沙利酮进行的研究表明，艾沙利酮在大鼠和猴体内的初始代谢途径有 5 种，即 N-脱烷基化、羧化、羟甲基化、O-葡萄糖醛酸化，以及 O-硫酸化。大鼠以氧化代谢为主，而猴则以氧化和葡萄糖醛酸化为主。无论是猴还是大鼠，口服后的主要排泄途径是粪便（Yamada et al，2017）。作者认为，艾沙利酮的 N-脱烷基化、羧化，以及羟甲基化等代谢过程主要由 CYP3A4 负责。这和 Kirigaya 等的研究结果相符。鉴于利福平和伊曲康唑对 CYP3A4 分别具有明显的诱导和抑制作用，因此推测，上述影响主要起因于利福平和伊曲康唑对 CYP3A4 的诱导和抑制。是否还有其他因素参与，有待进一步研究证实。

建议　MR 是核受体（NR）超家族中甾类激素受体（SHR）亚家族的成员，SHR 亚家族也包括 GR、ER、PR，以及 AR。第一代甾类 MR 拮抗剂螺内酯对上述受体无明显选择性且副作用多见（例如，拮抗雄激素受体，从而诱发男子女性型乳房和阳痿，作为孕激素受体的激动剂，导致绝经前女性闭经，以及作为 MR 拮抗剂导致的高血钾等），而第二代甾类 MR 拮抗剂依普利酮尽管对 MR 有较高选择性，致高血钾副作用也弱于螺内酯，但其半衰期短，且作用明显弱于螺内酯（Agarwal et al，2021；Sica，2005）。因此，科研人员以及临床医生迫切希望研发高效选择性 MR 拮抗剂。于是，第三代非甾类 MR 拮抗剂应运而生（Yang et al，2016）。相信第三或第四代 MR 拮抗剂的进一步研发会给心、肝、肾，以及血管疾病患者带来福音。

与第一、二代 MR 拮抗剂相比，第三代 MR 拮抗剂具有生物利用度高、作用强、半衰期长、副作用少（Agarwal et al，2020；Lentini et al，2016），以及肝肾功能对其药动学参数无明显影响等特点（Kato et al，2018；Arai et al，2015），即使是慢性肾病和 2 型糖尿病伴有白蛋白尿的高血压患者也可应用（这些情况是螺内酯和依普利酮的禁忌证）（Filippatos et al，2016；Grune et al，2016），因此具有广阔的应用前景（Yamada et al，2017；Kolkhof et al，2016；Pei et al，2018；Pitt et al，2013）。

目前可供临床选择的第三代 MR 拮抗剂包括艾沙利酮、芬尼酮、KBP-5074，及 BR-4628（Fagart et al，2010）。如果选用艾沙利酮治疗，期间最好避免同时应用利福平或酮康唑等强效 CYP3A4 诱导剂或抑制剂；与中效 CYP3A4 诱导剂或抑制剂的联用也应谨慎。由于芬尼酮、KBP-5074，以及 BR-4628 的代谢对 CYP3A4 的依赖程度还不清楚，因此采用这些药物治疗期间是否需要遵循上述原则，有待进一步基础和临床研究证实。

注：目前临床上所用药物有 1900 多种体内过程涉及 CYP3A4，其中 1033 种 CYP3A4 底物（897 种主要底物，136 种次要底物），696 种抑制剂（141 种强效抑制剂，437 种中效抑制剂，118 种弱效抑制剂），241 种作为诱导剂。尽管在 CYP3A4 基因中已鉴定出 347 个单核苷酸多态性（SNP，single nueleotide polymorphism），其中 25 个与临床相关，然而，与 CYP2D6 和 CYP2C19 多态性明显不同的是，CYP3A4 突变基因没有无效等位基因（Glubb et al，2014）。也就是说，即使是突变的 CYP3A4 基因也有功能，只是作用强度稍有差别而已。因此，在临床用药过程中，CYP3A4 基因型的监测不那么重要。

[抗高血压药－奎尼丁][2]
Antihypertensive Drugs－Quinidine

要点   正在应用抗高血压药治疗期间给予奎尼丁，抗高血压药的降压作用增强，有可能导致严重低血压。

有关药物   所有抗高血压药与奎尼丁之间都可能发生类似相互影响。已证明另一种抗心律失常药普鲁卡因胺单独静脉点滴或肌内注射可产生明显的降压作用（口服时很少发生），故与抗高血压药可发生类似相互影响。还有一些抗心律失常药单用时也有引起低血压的副作用，如吡美诺、氟卡尼（氟卡胺）、美西律等，但通常比奎尼丁或普鲁卡因胺轻微。

机制   奎尼丁可扩张血管，故具有降压作用，该作用与抗高血压药的作用相加。

建议   应用抗高血压药治疗期间，如果需要给予奎尼丁或普鲁卡因胺，应于同用期间密切观察血压的控制情况。如果发生严重低血压，可让患者平卧，抬高下肢。必要时适当给予升压药物，如去甲肾上腺素或肾上腺素静脉点滴或稀释后缓慢静脉注射。

[抗高血压药－促红素（红细胞生成素，利血宝）][2]
Antihypertensive Drugs－Erythropoietin（Epoetin alfa）

要点   正在应用抗高血压药治疗高血压的患者给予促红素，可部分削弱抗高血压药的降压作用，从而使血压难以控制。

有关药物   所有抗高血压药的降压作用都可受促红素的影响。根据该影响的机制推测，促红素的同类药物阿法达贝泊汀（达促红素；darbepoetin alfa）也可削弱抗高血压药的降压作用。

机制   促红素本身最常见的副作用是高血压恶化，可发生于 $20\% \sim 30\%$ 的患者中，往往伴有血细胞比容的迅速升高。因此认为，血细胞比容的迅速升高是削弱甚或逆转抗高血压药降压作用的机制。

建议   应用抗高血压药治疗期间，如果需要给予促红素，应考虑到促红素本身有导致高血压的危险。同用期间密切观察血压的控制情况。如果发生血压升高，通过强化抗高血压治疗或减少促红素的剂量以缓和血细胞比容反应，通常可以控制（Kaushansky et al，2011）。

[抗高血压药－雌激素][2]
Antihypertensive Drugs－Estrogens

要点   长期应用雌激素，可增强所有抗高血压药的降压作用。但短期或单次应用雌激素（如口服避孕药中所含的雌激素），对降压药作用的影响也许不同（参见 [胍乙啶－口服避孕药]）。

有关药物   所有雌激素类，包括雌二醇、苯甲酸雌二醇、炔雌醇、炔雌醚、雌三醇，及含有雌激素的口服避孕药等，对降压药的作用都可发生类似影响。

机制   短期应用雌激素可刺激肝血管紧张素原的合成，从而有可能部分削弱抗高血压药的降压作用。长期应用则伴有血浆肾素、血管紧张素转化酶，及内皮素-1（endothelin-1）的降低；血管紧张素 II AT_1 受体的表达也下降。另外，雌激素尚可增加血管壁中 NO（一氧化氮）的生成（与其激活蛋白激酶 B、诱导 NO 合成酶，及增加前列环素的产生有关）。上述作用都可导致血管扩张（也因此可延缓动脉粥样硬化的发生和发展）。雌激素在抑制血管平滑肌细胞增生的同时，却促进血管内皮细胞的生长，尚不清楚这两种作用对血压有何具体影响。最后，雌激素本身的代谢有 CYP 的参与，故对那些由相同 CYP 代谢的抗高血压药有可能在代谢水平上发生相互影响（Levin，et al，2011）。

建议   如上所述，雌激素对降压药的影响是多重的。不管是对降压药作用的削弱抑或是增强，都不利于对血压的控制，故凡是正在应用降压药治疗的高血压患者，最好避免给予雌激素或含有雌激素的制剂。如果必须同时应用，当有血压波动时，应考虑到可能是雌激素的影响；在这种情况下，需适当调整降压药的剂量或停用雌激素。

（张　彬）

主要参考文献

Agarwal A，et al，2020．Mineralocorticoid Receptor Antagonists in ESKD．Clinical Journal of the American Society of Nephrology，15（7）：1047-1049

Agarwal R，et al，2021．Steroidal and non-steroidal mineralocorticoid receptor antagonists in cardiorenal medicine．*European Heart Journal*，42（2）：152-161，https://doi.org/10.1093/eurheartj/ehaa736

Arai K，et al，2015．Pharmacological profile of CS-3150，a novel，highly potent and selective non-steroidal mineralocorticoid receptor antagonist．*Eur J Pharmacol*，761：226-234

Backman JT，et al，2006．Rofecoxib is a potent inhibitor of cytochrome P450 1A2：studies with tizanidine and caffeine in healthy subjects．*Br J Clin Pharmacol*，62（3）：345-357

Bailey DG，et al，2004．Grapefruit juice-drug interactions．*Br J Clin Pharmacol*，58（7）：S831-S840

Bajcetic M，et al，2007．Pharmacokinetics of Oral Doses of Telmisartan and Nisoldipine，Given Alone and in Combination，in Patients With Essential Hypertension．*J Clin Pharmacol*，47：295-304

Bennett JE，2011．Antifungal agents．In：*Goodman & Gilman's The pharmacological basis of therapeutics*，*12th ed*．New York：Brunton LL（editor），McGraw-Hill Co，Inc：1571-1591

Boralli VB，et al，2009．Enantioselectivity in the Pharmacokinetic Interaction Between Fluvastatin and Lercanidipine in Healthy Volunteers．*J Clin Pharmacol*，49：205-211

Connaire J，et al，2020．Safety and Pharmacokinetics of a Novel Non-Steroidal Mineralocorticoid Receptor Antagonist，KBP-5074，in Hemodialysis and Non-Hemodialysis Patients with Severe Chronic Kidney Disease．*medRxiv·Nephrology*，DOI：10.1101/2020.05.12.20053314

de Gasparo M，et al，1987．Three new epoxy-spirolactone derivatives：characterization in vivo and in vitro．*J Pharmacol Exp Ther*，240：650-656

Dietz JD，et al，2008．A number of marketed dihydropyridine calcium channel blockers have mineralocorticoid receptor antagonist activity．*Hypertension*，51：742-748

Fagart J，et al，2010．A new mode of mineralocorticoid receptor antagonism by a potent and selective nonsteroidal molecule．*J Biol Chem*，285：29932-29940

Filippatos G，et al，2016．A randomized controlled study of finerenone vs．eplerenone in patients with worsening chronic heart failure and diabetes mellitus and/or chronic kidney disease．*Eur Heart J*，37：2105-2114

Flexner C，2011．Antiretroviral agents and treatment of HIV infection．In：*Goodman & Gilman's The pharmacological basis of therapeutics*，*12th ed*．Brunton LL（editor），McGraw-Hill Co，Inc，New York：1645-1656

Gardiner P，et al，1989．Spironolactone Metabolism：Steady-State Serum Levels of the Sulfur-Containing Metabolites．*J Clin Pharmacol*，29（4）：342-347，DOI.org/10.1002/j.1552-4604.1989.tb03339.x.

Glubb DM，et al，2014．Liver Expression Quantitative Trait Loci（eQTL）and Related Approaches in Pharmacogenomic Studies．In：*Handbook of Pharmacogenomics and Stratified Medicine*，Elsevier Inc，Amsterdam：111-123

Gonzalez FJ，et al，2011．Drug metabolism．In：*Goodman & Gilman's The pharmacological basis of therapeutics*，*12th ed*．Brunton LL（editor），McGraw-Hill Co，Inc，New York：124-143

Grune J，et al，2016．Steroidal and nonsteroidal mineralocorticoid receptor antagonists cause differential cardiac gene expression in pressure overload-induced cardiac hypertrophy．*J Cardiovasc Pharmacol*，67：402-411

Gumbo T，2011．Chemotherapy of tuberculosis，*Mycobacterium avium* complex disease，and leprosy．//*Goodman & Gilman's The pharmacological basis of therapeutics*，*12th ed*．Brunton LL（editor），New York：McGraw-Hill Co，Inc：1549-1570

Han Y，et al，2009．Effect of silymarin on the pharmacokinetics of losartan and its active metabolite E-3174 in healthy Chinese volunteers．*Eur J Clin Pharmacol*，65：585-591

Hilal-Dandan R，2011．Renin and Angiotensin．In：*Goodman & Gilman's The pharmacological basis of therapeutics*，*12th ed*．Brunton LL（editor），McGraw-Hill Co，Inc，New York：721-744

Kato J，et al，2009．Hypotension due to the drug interaction of voriconazole with eplerenone and nifedipine．*Eur J Clin Pharmacol*，65：323-324

Kato M，et al，2018．Single-and multiple-dose escalation study to assess pharmacokinetics，pharmacodynamics and safety of oral esaxerenone in healthy Japanese subjects．*Br J Clin Pharm*，84：1821-1829

Kaushansky K，et al，2011．Hematopoietic agents：Growth factors，minerals，and vitamins．In：*Goodman & Gilman's The pharmacological basis of therapeutics*，*12th ed*．Brunton LL（editor），McGraw-Hill Co，Inc，New York：1067-1099

Kim JW，et al，2013．Increased Systemic Exposure of Fimasartan，an Angiotensin Ⅱ Receptor Antagonist，by Ketoconazole and Rifampicin．*J Clin Pharmacol*，53（1）：75-81

Kinirons MT，et al，2004．Drug metabolism and ageing．*Br J Clin Pharmacol*，57（5）：540-544

Kirigaya Y，et al，2020．Pharmacokinetic interactions of esaxerenone with amlodipine and digoxin in healthy Japanese subjects．*BMC Pharmacol Toxicol*，DOI：10.1186/s40360-020-00423-4

Kirigaya Y，et al，2020．Effects of itraconazole and rifampicin on the single-dose pharmacokinetics of the nonsteroidal mineralocorticoid receptor blocker esaxerenone in healthy Japanese subjects. *Br J Clin Pharmacol*，86：2070-2079

Kolkhof P，et al，2017. 30 YEARS OF THE MINERALOCORTICOID RECEPTOR：Mineralocorticoid receptor antagonists：60 years of research and development. *J Endocrinol*，234（1）：T125-T140

Kolkhof P，et al，2016. Steroidal and Novel Non-steroidal Mineralocorticoid Receptor Antagonists in Heart Failure and Cardiorenal Diseases：Comparison at Bench and Bedside. In：*Bauersachs J，Butler J，& Sandner P*（eds）. *Heart Failure. Handbook of Experimental Pharmacology*，243. Springer，Cham

Lentini S，et al，2016. Pharmacokinetics，safety and tolerability of the novel，selective mineralocorticoid receptor antagonist finerenone-results from first-in-man and relative bioavailability studies. *Fundam Clin Pharmacol*，30：172-184

Levin ER，et al，2011. Estrogens and progestins. In：*Goodman & Gilman's The pharmacological basis of therapeutics*，*12th ed*. Brunton LL（editor），McGraw-Hill Co，Inc，New York：1163-1194

Marier JF，et al，2006. The effect of AST 120 on the single-dose pharmacokinetics of losartan and losartan acid（E-3174）in healthy subjects. *J Clin Pharmacol*，46：310-320

Michel T，et al，2011. Treatment of myocardial ischemia and hypertension. In：*Goodman & Gilman's The pharmacological basis of therapeutics*，*12th ed*. Brunton LL（editor），McGraw-Hill Co，Inc，New York：745-788

Munoz-Islas E，et al，2006. Donitriptan，but not sumatriptan，inhibits capsaicin-induced canine external carotid vasodilatation via 5-HT$_{1B}$rather than 5-HT$_{1D}$ receptors. *Br J Pharmacol*，149：82-91

Oh EY，et al，2007. Pharmacokinetic and pharmacodynamic consequences of inhibition of terazosin metabolism via CYP3A1 and/or 3A2 by DA-8159，an erectogenic，in rats. *Br J Pharmacol*，151：24-34

Ohnishi A，et al，2006. Major determinant factors of the extent of interaction between grapefruit juice and calcium channel antagonists. *Br J Clin Pharmacol*，62（2）：196-199

Pei H，et al，2018. The use of a novel non-steroidal mineralocorticoid receptor antagonist finerenone for the treatment of chronic heart failure：a systematic review and meta-analysis. *Medicine*（Baltimore），97：e0254

Pitt B，et al，2013. Safety and tolerability of the novel non-steroidal mineralocorticoid receptor antagonist BAY 94-8862 in patients with chronic heart failure and mild or moderate chronic kidney disease：a randomized，double-blind trial. *Eur Heart J*，34：2453-2463

Pohl O，et al，2019. Coadministration of the prostaglandin F2α receptor antagonist preterm labour drug candidate OBE022 with magnesium sulfate，atosiban，nifedipine and betamethasone. *Br J Clin Pharmacol*，85：1516-1527

Rebello S，et al，2011. Effect of Cyclosporine on the Pharmacokinetics of Aliskiren in Healthy Subjects. *J Clin Pharmacol*，51：1549-1560

Rebello S，et al，2012. Intestinal OATP1A2 inhibition as a potential mechanism for the effect of grapefruit juice on aliskiren pharmacokinetics in healthy subjects. *Eur J Clin Pharmacol*，68：697-708

Reilly RF，et al，2011. Regulation of renal function and vascular volume. In：*Goodman & Gilman's The pharmacological basis of therapeutics*，*12th ed*. Brunton LL（editor），McGraw-Hill Co，Inc，New York：671-719

Rocco TP，et al，2011. Parmacotherapy of Cocgestive Heart Failure. In：*Goodman & Gilman's The pharmacological basis of therapeutics*，*12th ed*. Brunton LL（editor），McGraw-Hill Co，Inc，New York：789-813

Sasaki M，et al，2001. Effect of diltiazem on amlodipine in old patients with hypertension. *Eur J Clin Pharmacol*，57：85-86

Schimmer BP，et al，2011. Introduction to endocrinology：the hypothalamic-pituitary axis. In：*Goodman & Gilman's The pharmacological basis of therapeutics*，*12th ed*. Brunton LL（editor），McGraw-Hill Co，Inc，New York：1103-1127

Shoaf SE，et al，2011. Effects of CYP3A4 inhibition and induction on the pharmacokinetics and pharmacodynamics of tolvaptan，a non-peptide AVP antagonist in healthy subjects. *Br J Clin Pharmacol*，73（4）：579-587

Sica DA，2005. Pharmacokinetics and pharmacodynamics of mineralocorticoid blocking agents and their effects on potassium homeostasis. *Heart Fail Rev*，10：23-29

Tapaninen T，et al，2011a. Itraconazole，a P-Glycoprotein and CYP3A4 Inhibitor，Markedly Raises the Plasma Concentrations and Enhances the Renin-Inhibiting Effect of Aliskiren. *J Clin Pharmacol*，51：359-367

Tapaninen T，et al，2011b. Orange and apple juice greatly reduce the plasma concentrations of the OATP2B1 substrate aliskiren. *Br J Clin Pharmacol*，71（5）：718-726

Tapaninen T，et al，2010. Rifampicin reduces the plasma concentrationsand the renin-inhibiting effect of aliskiren. *Eur J Clin Pharmacol*，66：497-502

Uno T，et al，2006. Effect of grapefruit juice on the disposition of manidipine enantiomers in healthy subjects. *Br J Clin Pharmacol*，61（5）：533-537

Vaidyanathan S，et al，2008. Pharmacokinetics of the Oral Direct Renin Inhibitor Aliskiren in Combination With Digoxin，Atorvastatin，and Ketoconazole in Healthy Subjects：The Role of P-Glycoprotein in the Disposition of Aliskiren. *J Clin Pharmacol*，48：1323-1338

Wallace JL，et al，2011. Pharmacotherapy of gastric acidity，peptic ulcer，and gastroesophageal reflux disease. In：*Goodman & Gilman's The pharmacological basis of therapeutics*，*12th ed*. Brunton LL（editor），McGraw-Hill Co，Inc，New York：1309-1322

Wennerholm A，et al，2006. Amodiaquine，its desethylated metabolite，or both，inhibit the metabolism of debrisoquine

(CYP2D6) and losartan (CYP2C9) in vivo. *Eur J Clin Pharmacol*，62：539-546

Yamada M，et al，2017. Pharmacokinetics，distribution，and disposition of esaxerenone，a novel，highly potent and selective non-steroidal mineralocorticoid receptor antagonist，in rats and monkeys. *Xenobiotica*，47（12）：1090-1103，doi. org/10. 1080/00498254. 2016. 1263766

Yang J，et al，2016. Mineralocorticoid receptor antagonists-pharmacodynamics and pharmacokinetic differences. *Curr Opin Pharmacol*，27：78-85

Yasui-Furukori N，et al，2002. Carbamazepine decreases antihypertensive effect of nilvadipine. *J Clin Pharmacol*，42：100-103

Yuan HD，et al，2009. Renal Organic Anion Transporter-Mediated Drug-Drug Interaction between Gemcabene and Quinapril. *J Pharmacol Exp Ther*，330：191-197

Zamuner S，et al，2010. Effect of single and repeat doses of casopitant on the pharmacokinetics of CYP450 3A4 substrates midazolam and nifedipine. *Br J Clin Pharmacol*，70（4）：537-546

第四章　治疗慢性心力衰竭药

［洋地黄（毛地黄）-依酚氯铵（腾喜龙）][2]
Digitalis－Edrophonium

要点　一名老年妇女在合用洋地黄和依酚氯铵后出现心动过缓、房室传导阻滞，及心脏停搏。

有关药物　根据相互影响的机制推测，洋地黄与其他抗胆碱酯酶药（如新斯的明、吡斯的明、安贝氯铵等）之间，以及依酚氯铵与其他洋地黄强心苷（如地高辛、甲地高辛、洋地黄毒苷等）之间可发生类似相互影响。

机制　两药的心脏抑制作用相加。

建议　快速静脉注射依酚氯铵 10 mg，可用于各种心律失常的鉴别。但该鉴别法不宜用于因心房扑动或房性心动过速已使用了强心苷的患者，因两药对心脏抑制作用的相加有导致房室传导阻滞的危险。

［洋地黄（毛地黄）-苯妥英（大仑丁，二苯乙内酰脲）][2]
Digitalis－Phenytoin

要点　用洋地黄治疗引起室上性毒性时，给予苯妥英通常可取得良好效果。一般认为，苯妥英是治疗洋地黄所致室上性心律失常的首选药物。它不会加重强心苷引起的房室传导阻滞。但是，由苯妥英引起的不良反应也有报道。另据观察，长期应用苯妥英，可通过诱导肝药酶而促进洋地黄的清除。已证明，同时应用苯妥英也可使地高辛的清除率增加（27%），血浆半衰期缩短（30%）。

有关药物　毛花甙丙、洋地黄毒苷，及地高辛等强心苷的药理作用类似于洋地黄，故可与苯妥英发生类似相互影响。其他乙内酰脲类抗癫痫药如乙妥英（乙基苯妥英）和甲妥英（3-甲基苯乙妥因）对洋地黄也可能发生类似影响。但用它们作为抗心律失常药治疗洋地黄性心律失常的效果如何，还未得到临床验证。

机制　苯妥英对洋地黄过量所致的室上性心律失常的治疗作用，似乎起因于它对起搏心肌细胞膜的影响。据推测，局麻活性、Na^+-K^+-ATP 酶的兴奋作用，及对钙离子作用的阻断，是苯妥英治疗洋地黄中毒有效的三个主要因素。

苯妥英使强心苷（如洋地黄和地高辛）的清除率增加与其治疗强心苷性心律失常的作用无关，但在应用强心苷（特别是洋地黄毒苷）治疗期间同时应用苯妥英，有可能明显影响强心苷的治疗作用。

建议　在有适当防护设施的情况下，苯妥英是治疗洋地黄室上性心律失常的常用药物。但应用治疗量苯妥英后，对某些患者可能无效，甚至发生心功能恶化。长期用苯妥英进行抗心律失常治疗，还可增加洋地黄的清除。在这种情况下，最好选用其他抗心律失常药。苯妥英和洋地黄同用一段时间后，如果停用苯妥英，需将洋地黄的剂量适当下调。

［洋地黄（毛地黄）-氟地西泮][2]
Digitalis－Fludiazepam

要点　有报道说，同时应用洋地黄和氟地西泮，洋地黄的疗效减弱。

有关药物　如果该相互影响起因于氟地西泮对肝药酶诱导的话，预料主要经肝代谢的洋地黄毒苷与氟地西泮之间可发生类似相互影响，而主要以原形经肾排泄的强心苷类（如地高辛、毛花甙丙、毒毛花苷 K 等）与氟地西泮之间则不会发生类似相互影响。同时服用地高辛和地西泮期间，地高辛半衰期中度延长，所有受试者的地高辛尿排泄量都明显减少（见［地高辛-地西泮（安定）]）的现象为上述说法提供了佐证。

　　洋地黄与其他苯二氮䓬类（氯氮䓬、氟西泮、美沙唑仑等）之间是否会发生类似相互影响，尚未见报道。

　　机制　确切机制尚不清楚。可能与氟地西泮诱导肝药酶从而加速洋地黄的代谢有关，这与地高辛－地西泮之间相互影响的机制明显不同。

　　建议　如果两者必须同时应用，洋地黄的剂量也许需要增加。然而，由于该相互影响的确切机制还不清楚，故剂量的增加是否会导致毒性的增强，尚难定论。因此，于增加剂量期间应密切观察有无洋地黄中毒的症状和体征。

［洋地黄（毛地黄）－甘珀酸（生胃酮）][1]
Digitalis－Carbenoxolone

　　要点　应用洋地黄治疗期间给予甘珀酸，洋地黄的作用减弱，毒性增加。

　　有关药物　根据相互影响的机制推测，甘珀酸与所有强心苷（洋地黄毒苷、地高辛、甲地高辛等）之间可发生类似相互影响。

　　机制　甘珀酸为甘草次酸的半琥珀酸酯，在体内水解为甘草次酸。甘草次酸有水、钠潴留的副作用，它所引起的水、钠潴留是洋地黄强心作用减弱的原因。甘珀酸在导致水钠潴留的同时尚可引起低血钾，因而可增强洋地黄的毒性。

　　建议　应用洋地黄等强心苷治疗心力衰竭期间，不应给予甘珀酸，否则，有可能导致心力衰竭恶化或各种心律失常。

［洋地黄毒苷（狄吉妥辛）－利血平（蛇根碱）][3]
Digitoxin－Reserpine

　　要点　同时应用洋地黄毒苷和利血平，前者的血浓度降低，但对心脏的毒性可能增强。

　　有关药物　根据药理作用的类似性推测，预料其他萝芙木生物碱（萝芙西隆、去甲氧利血平、利血胺等）与洋地黄毒苷之间可发生类似相互影响。利血平与其他洋地黄类强心苷之间是否会发生类似相互影响，尚不清楚，但已证明利血平可增强地高辛对心脏的毒性（见［地高辛－利血平］）。

　　机制　虽然两者合用洋地黄毒苷的排泄增加，然而在其强心作用减弱的同时，毒性增强。毒性增强的原因可能是多方面的，但洋地黄毒苷和利血平对交感神经系统的直接或间接影响，也许是该相互影响的药理基础（也见［地高辛－利血平］）。

　　建议　正在应用洋地黄类强心苷的患者，应用其他方法或药物代替利血平以控制高血压，也许是明智的。洋地黄化的患者如果必须应用利血平，可以成功地使用之，关键是在应用期间严密观察患者，以便出现问题时及时处理。应特别提及的是，如果患者原来有心房扑动，此种有害相互影响的可能性会大大增加。

［洋地黄毒苷（狄吉妥辛）－苯巴比妥（鲁米那）][2]
Digitoxin－Phenobarbital

　　要点　苯巴比妥可降低洋地黄毒苷的血浓度，缩短其半衰期。两药同用时，需增加洋地黄毒苷的剂量。

　　有关药物　洋地黄主要经肝微粒体酶代谢，故有可能与苯巴比妥发生类似相互影响。毛花苷丙及去乙酰毛花苷等主要经肾排泄清除的强心苷不会与苯巴比妥发生明显相互影响。

　　其他巴比妥类（异戊巴比妥、司可巴比妥，及仲丁巴比妥等）也有可能与洋地黄毒苷发生类似相互影响。

　　机制　苯巴比妥诱导肝微粒体酶（包括 CYP1A2 以及 CYP2C 和 CYP3A 亚家族），从而促进洋地黄毒苷代谢转化为地高辛，是使其半衰期缩短的机制。

建议　接受洋地黄毒苷的患者，加用苯巴比妥或其他巴比妥类，应密切观察是否能达到洋地黄化。某些患者可能需要增加洋地黄毒苷的用量。反之，同用两药治疗的患者，在停用苯巴比妥后，应密切观察有无强心苷中毒的症状和体征。

［洋地黄毒苷（狄吉妥辛）－保泰松（布他酮）］[3]
Digitoxin－Phenylbutazone

要点　对一患者进行的研究表明，同时应用保泰松，明显降低洋地黄毒苷的血浓度。停用保泰松，洋地黄毒苷血浓度恢复至对照水平。

有关药物　预料洋地黄毒苷与羟布宗（羟基保泰松）之间有可能发生类似相互影响。保泰松与其他洋地黄类强心苷（去乙酰毛花苷、洋地黄、地高辛等）是否会发生相互影响尚未证实。但因去乙酰毛花苷和地高辛等主要以原形经肾排泄，而洋地黄毒苷和洋地黄主要经肝代谢，故预料与前者不可能发生类似相互影响，而与后者的相互影响则有可能发生。

机制　机制还不清楚。但据推测，保泰松可增加洋地黄毒苷的肝代谢。

建议　两药同用期间，应密切观察患者。洋地黄毒苷的需要量可能增加。

［洋地黄毒苷（狄吉妥辛）－阿扎丙宗（阿帕松，阿扎丙酮）］[3]
Digitoxin－Azapropazone（Apazone）

要点　对8名关节炎患者进行的交叉研究表明，每日900 mg阿扎丙宗，不改变洋地黄毒苷单次静脉注射的平均半衰期及血药浓度时间曲线下面积，但有2名患者的半衰期分别延长33％和50％。

有关药物　阿扎丙宗与其他洋地黄强心苷（如地高辛、甲地高辛、毛花贰丙等）之间的相互影响尚未见报道。

机制　不清楚。

建议　就目前可得到的资料看，两药合用通常无危险，故无须刻意避免。但个别患者出现相互影响的可能性亦不能忽视。

［洋地黄毒苷（狄吉妥辛）－利福平（甲哌利福霉素，利米定）］[2]
Digitoxin－Rifampin（Rifampicin）

要点　利福平可明显降低洋地黄毒苷的血浓度，使洋地黄毒苷半衰期缩短50％以上。此种变化多半出现于联用后1周之内。

有关药物　有一用地高辛维持治疗的患者，给利福平后，地高辛浓度降至治疗水平以下。用地高辛维持治疗的另1名患者，给利福平后，地高辛血浓度降至治疗水平以下，心力衰竭加重。利福平能否改变其他强心苷（甲地高辛和洋地黄等）的处置，还未得到验证。其他利福霉素类衍生物（利福定、利福喷汀、利福布汀等）与洋地黄毒苷是否会发生类似相互影响，尚有待证实。但是，鉴于所有利福霉素类衍生物对肝微粒体酶都有一定的诱导作用（就对CYP3A4的诱导作用而论，以利福平的作用最强，利福喷汀次之，利福布汀的作用最弱），因此，也许只是影响的程度不同而已。

机制　利福平诱导肝微粒体酶（包括CYP1A2、CYP2C9、CYP2C19以及CYP3A4），从而加速洋地黄毒苷的代谢，可能是该影响的机制。至于地高辛与利福平之间的相互影响，也许还有其他因素的参与。

建议　正在应用洋地黄毒苷治疗的患者，当加用利福平治疗时，应密切观察是否能达到洋地黄化。在联用治疗的第1周，可适当增加洋地黄毒苷的剂量。

［洋地黄毒苷（狄吉妥辛）－氨鲁米特（氨基导眠能）］[3]
Digitoxin－Aminoglutethimide

要点　对6名应用洋地黄毒苷患者的研究表明，在给予氨鲁米特（250 mg，每日4次）后，洋地黄毒苷的清除率增加 109%。

　　有关药物　根据相互影响的机制推测，氨鲁米特的类似物格鲁米特（导眠能）与洋地黄毒苷之间可发生类似相互影响。氨鲁米特与洋地黄可发生类似相互影响，但与主要以原形经肾排泄的地高辛、甲地高辛、毛花甙丙等则很少或不会发生类似相互影响。

　　机制　可能是由于氨鲁米特诱导肝药酶，增加洋地黄毒苷的代谢清除之故。

　　建议　这一相互影响可能具有一定临床意义，但研究者未曾发现合用两药的患者有洋地黄化的不足。无论如何，了解此种相互影响，并在合用两药期间注意洋地黄毒苷的作用是否减弱，仍属必要。

［地高辛（狄戈辛）－甲状腺功能亢进］[2]
Digoxin－Hyperthyroidism

见 ［地高辛－甲状腺制剂］

［地高辛（狄戈辛）－甲状腺功能减退］[2]
Digoxin－Hypothyroidism

见 ［地高辛－甲状腺制剂］

［地高辛（狄戈辛）－低钾血症］[1]
Digoxin－Hypokaliemia

　　要点　血钾浓度从 3.5 mmol/L 降至 3.0 mmol/L 时，心肌对地高辛的敏感性增加 50%。如果人体总钾含量减少，即使无低钾血症，对地高辛的反应也会增强。

　　有关药物　低钾血症对其他强心苷（洋地黄毒苷、毛花甙丙、洋地黄等）也有类似影响。

　　可导致血钾降低从而有可能增强地高辛作用的药物有：①胰岛素＋葡萄糖，选择性 β_2 受体激动药沙丁胺醇等（促进钾离子进入细胞内，使细胞外钾降低）；②导泻药（长期大剂量应用时，可使肠道钾丢失增加）；③使肾钾排泄增加的药物可致血钾降低，如两性霉素、多黏菌素、过期或已变质的四环素类、排钾利尿药（包括所有噻嗪类利尿剂，噻嗪类有关利尿剂，袢利尿剂）、糖皮质激素和盐皮质激素、青霉素类（包括羧苄西林和其他导致肾钾分泌增加的青霉素），及异烟肼等。

　　机制　钾和强心苷都可与钠/钾 ATP 酶结合，两者互相抑制。当血钾浓度降低时，强心苷与钠/钾 ATP 酶结合增加，作用增强，故有可能导致中毒。

　　建议　低钾血症时，容易发生强心苷中毒。用强心苷治疗的患者同时应用排钾利尿剂（或其他可降低血钾浓度的药物）时，应严防低钾血症的发生（见 ［地高辛－呋塞米］）。

　　低镁血症（噻嗪类利尿剂、袢利尿剂、氨基苷类抗生素、两性霉素 B、环孢素、顺铂、胰岛素、氯化铵、皮质激素等有可能导致血镁降低）和高钙血症（对氨基水杨酸、噻嗪类利尿剂，及某些抗酸药等可使血钙升高）对强心苷的影响类似于低钾血症；低钙血症（乙胺丁醇、袢利尿剂等可使血钙降低）和高钾血症（螺内酯、氨苯蝶啶、阿米洛利、环孢素、肝素、碳酸锂、非固醇类抗炎药、血管紧张素转化酶抑制剂、β 受体阻断药、琥珀胆碱、硝苯地平等药物有可能导致血钾增高）对强心苷的影响相反。

［地高辛（狄戈辛）－心肌梗死］[2]
Digoxin－Cardiac Infarction

　　要点　地高辛对心肌梗死的治疗用途尚有争议。反对用来治疗心肌梗死的人认为：地高辛可增加缺血组织的耗氧量和周围血管阻力；在组织缺氧和酸中毒的情况下，心律失常的危险性增加。有证据表明，用洋地黄治疗的心肌梗死后幸存者，病死率增高。

　　有关药物　其他强心苷（洋地黄、洋地黄毒苷、毛花甙丙等）在这方面的用途也有争议。

　　建议　对心肌梗死患者最好不用强心苷治疗。

强心苷的其他禁忌证还有左心室流出道狭窄（肥厚梗阻性心肌病）、缩窄性心包炎，及心压缩。

[地高辛（狄戈辛）-肾上腺素（副肾素）][1]
Digoxin-Epinephrine（Adrenaline）

要点　应用地高辛治疗期间给予肾上腺素，前者的毒性增加，有可能导致心律失常。

有关药物　根据相互影响的机制推测，其他洋地黄类强心苷（如洋地黄、洋地黄毒苷、毛花甙丙等）与肾上腺素之间，及洋地黄与其他拟交感药（如直接作用的异丙肾上腺素、甲氧明、多巴酚丁胺等，间接作用的苯丙胺、苯丙醇胺、麻黄碱等，混合作用的多巴胺、去氧肾上腺素、间羟胺等）之间可发生类似相互影响。

机制　洋地黄类强心苷对心脏的许多作用是通过自主神经系统完成的，而肾上腺素等拟交感药可增强洋地黄类强心苷对自主神经系统的作用，从而增强地高辛等的毒性。

建议　肾上腺素等拟交感药除上述增强地高辛对自主神经系统的毒性作用外，尚可通过增加心输出量或肾血流量从而加速地高辛经肾的清除，这也增加了地高辛治疗效果的不确定性（Rocco et al，2011）。因此建议，地高辛治疗期间或停用后 7 天之内，最好避免给予肾上腺素等拟交感药。其他洋地黄类强心苷的间隔时间因半衰期的不同而不同（药物清除期通常以 4 个半衰期计算，4 个半衰期可清除体内药量的 93.75%，也即可认为已基本清除）。

[地高辛（狄戈辛）-卡维地洛（卡维洛尔，卡地洛尔）][2]
Digoxin-Carvedilol

要点　Baris 等对 24 名 NYHA Ⅱ～Ⅲ级心力衰竭患者（男、女各 12 例）进行的临床研究表明，在男性患者中，卡维地洛使地高辛的 $AUC_{0\sim16\,h}$ 显著增加，C_{max} 明显升高[分别为 24.1 ± 9.2 ng·h/ml 对 15.4 ± 5.8 ng·h/ml（$P<0.001$）和 2.2 ± 1.0 ng/ml 对 1.6 ± 0.6 ng/ml（$P<0.01$），但是 t_{max} 无任何改变（2.4 ± 2.2 h 对 2.1 ± 1.0 h，$P>0.05$）]。在女性患者中，卡维地洛的应用对地高辛的 $AUC_{0\sim16\,h}$、C_{max}，或 t_{max} 都无明显影响（$P>0.05$）。地高辛的 $AUC_{0\sim16\,h}$ 以及 C_{max} 在不同性别间存在明显差异（分别为 24.1 ± 9.2 ng·h/ml 对 17.0 ± 6.8 ng/ml 和 2.2 ± 1.0 ng/ml 对 1.5 ± 0.6 ng/ml，$P<0.05$）（Baris et al，2006）。

机制　已经证明卡维地洛仅增加口服地高辛的血浓度，对静脉给药无影响。考虑到卡维地洛和地高辛都是 P-糖蛋白的底物，故认为上述相互影响起因于前者对后者经 P-糖蛋白转运的竞争性抑制（包括对肠道和肾两个部位 P-糖蛋白的竞争性抑制）。有证据表明，男性 P-糖蛋白的活性高于女性。如果确实如此的话，这一现象可解释卡维地洛对不同性别地高辛药动学影响的差别。

建议　男性患者最好避免同时应用卡维地洛和地高辛，如为必需，应考虑到该相互影响可能造成地高辛作用和毒性的增强，必要时适当减少地高辛的剂量。

[地高辛（狄戈辛）-利血平（蛇根碱）][2]
Digoxin-Reserpine

要点　有证据表明，地高辛和利血平可发生相互影响，使心脏毒性增强。这种相互影响对心房扑动患者的危险性最大，可致室上性心律失常发生率增加及传导功能受损。

有关药物　业已证明，同时应用洋地黄毒苷和利血平，在前者的血浓度降低的同时，对心脏的毒性可增强。

临床上应用的所有洋地黄类强心苷都具有类似的作用机制，其不同主要在于药动学的差别。因此，可以预料，其他洋地黄类强心苷（洋地黄、毛花甙丙等）有可能与利血平发生类似相互影响。基于药理作用的类似性，预料其他萝芙木生物碱（萝芙西隆、去甲氧利血平、利血胺等）亦可与地高辛发生类似相互影响。

机制　地高辛是 P-糖蛋白的底物，其在体内的转运 80% 以上涉及 P-糖蛋白。有证据表明，利血平是 P-糖蛋白的抑制剂。因此认为，利血平抑制 P-糖蛋白，导致地高辛的血浓度增加，是其心脏毒性增强的主要原因。

地高辛对心脏的许多作用是通过自主神经系统介导的，动物研究表明，利血平对动物心交感神经系统改变的本身，即明显有助于对地高辛的影响。对人体来说，情况是否如此，还不清楚。但是，利血平和（或）地高辛对肾上腺素能受体的敏化，或对心交感神经差异影响的可能性不能排除。两种药物的其他间接或直接作用，实际上有可能构成这种相互影响的基础。

建议 正在应用洋地黄类强心苷的患者，应用其他方法或药物代替利血平以控制高血压，也许是明智的。洋地黄化的患者如果必须应用利血平，可以成功地使用之，关键是在应用期间严密观察患者，以便出现问题时进行及时处理。应特别提及的是，如果患者原来有心房扑动，此种有害相互影响的可能性会大大增加。

[地高辛（狄戈辛）－卡托普利（甲巯丙脯酸）][3]
Digoxin－Captopril

要点 对 20 名严重慢性充血性心力衰竭患者进行的研究表明，在服用卡托普利（平均 93.7 mg/d）后，血清地高辛浓度升高 26%（从 1.38 nmol/L 升至 1.74 nmol/L）。其中 3 名患者地高辛血浓度（2.6 nmol/L）高出治疗范围，但无中毒表现。其后的另一研究显示，卡托普利使地高辛血浓度升高 21%。然而，对另外 31 名充血性心力衰竭患者的对照研究发现，卡托普利 25 mg 每日 3 次，连用 6 个月，对地高辛的血浓度无明显影响。

有关药物 对充血性心力衰竭患者及正常健康受试者进行的对照研究表明，依那普利、赖诺普利，及雷米普利对地高辛的血浓度无影响。由于确切机制尚不明确，加之研究结果不一致，故难以预料其他血管紧张素转化酶抑制剂（如苯丙普利、福辛普利、喹那普利等）与地高辛之间，及卡托普利与其他洋地黄类强心苷（如洋地黄毒苷、洋地黄、毛花苷丙等）之间，是否会发生类似相互影响。不过，根据目前可得到的资料判断，它们之间即使存在相互影响，也极轻微，不太可能有什么重要临床意义。

机制 卡托普利与地高辛之间相互影响的机制尚不清楚。地高辛的肾小球滤过和肾小管分泌均减少，说明可能与对醛固酮的抑制有关，但其他机制也可能起一定作用。

建议 根据目前可得到的资料证实，卡托普利与地高辛之间的相互影响确实存在。尽管地高辛血浓度的升高不明显（21%～26%），但是，鉴于地高辛的安全范围较窄，因此，这一相互影响具有一定临床意义。当患者原来的地高辛血浓度已达治疗范围的高限和（或）伴有肾功能不全以及甲状腺功能低下时尤其如此。故建议在合用两药时，需注意监测血浓度，必要时减量或延长给药间隔。初步研究结果表明，依那普利、赖诺普利，及雷米普利与地高辛之间的相互影响弱于卡托普利，但用其代替卡托普利是否合适，尚有待进一步研究证实。

[地高辛（狄戈辛）－非诺多泮][2]
Digoxin－Fenoldopam

要点 有报道表明，10 名长期应用地高辛治疗的充血性心力衰竭患者，加服非诺多泮（100 mg，每日 3 次）9 天后，地高辛的平均 AUC 和稳态血浓度降低约 20%。其中 2 名患者的地高辛稳态血浓度分别降低 48%（从 $1.36\,\mu g/L$ 降至 $0.71\,\mu g/L$）和 68%（从 $1.91\,\mu g/L$ 降至 $0.61\,\mu g/L$），而另一名患者却升高 45%（从 $1.03\,\mu g/L$ 升至 $1.49\,\mu g/L$）。

有关药物 由于报道结果不一致，且相互影响的机制尚不清楚，故很难断定非诺多泮与其他洋地黄类强心苷是否会发生类似相互影响。但毛花苷丙及去乙酰毛花苷的代谢途径与地高辛相似，故预料类似相互影响有可能发生。

机制 确切机制不清楚。非诺多泮是一种苯二氮䓬类衍生物，是周围 I 型多巴胺受体（D_1）激动剂，与 α_2 受体有中度亲和力，对 α_1 受体、β 受体，及 D_2 受体无明显影响，作为一种速效血管扩张药在临床上主要用于住院患者严重高血压（例如终末器官损害的恶性高血压）的控制。非诺多泮的上述作用很难与地高辛血浓度的改变相联系。

建议　该相互影响的发生率不清楚，结果也难以预料。就目前可得到的资料看，无什么重要临床意义。但为慎重起见，两者合用期间需观察疗效，个别患者可能需要调整剂量。

［地高辛（狄戈辛）－奎尼丁］[1]
Digoxin－Quinidine

要点　奎尼丁可改变地高辛的药动学。地高辛与奎尼丁同用时，前者血浓度升高 1 倍，分布容积减少，清除半衰期延长，总清除率降低。地高辛血浓度升高的程度与奎尼丁的剂量有关。在联合治疗的第 1 天，地高辛血浓度即可发生明显改变，并随治疗而持续。已经证明，地高辛血浓度升高对房室传导的抑制作用增强，胃肠道副作用的发生率增加。另有研究表明，两药同用时地高辛血浓度增加，但其正性肌力作用却减弱；停用奎尼丁后，心脏动力学改善。

有关药物　同时口服奎尼丁和洋地黄毒苷，也可出现洋地黄毒苷血浓度升高，清除率降低，半衰期延长。有研究发现，静脉给予洋地黄毒苷时，奎尼丁并不影响其分布和清除。奎尼丁与去乙酰毛花苷或洋地黄等强心苷之间的相互影响还难以定论。

奎尼丁的结构类似物奎宁和地高辛同用时，地高辛血浓度也增加，机制与地高辛－奎尼丁间的相互影响相同。

氯喹以及羟氯喹与洋地黄类强心苷（洋地黄、洋地黄毒苷、地高辛、甲地高辛等）之间的相互影响分别参见［地高辛（狄戈辛）－氯喹］和［地高辛（狄戈辛）－羟氯喹］。

机制　此种相互影响的主要机制有二：一是奎尼丁降低地高辛肾清除率（通过抑制 P-糖蛋白）；二是奎尼丁置换结合部位的地高辛，从而导致分布容积减少。有人认为，奎尼丁可抑制肾对地高辛的分泌，降低地高辛的肾清除率，但地高辛的吸收和生物利用度无改变。奎尼丁之所以使洋地黄毒苷的清除率降低，是因为肝代谢或胆汁排泄减少，或因奎尼丁影响了原形药物的肾排泄。

奎尼丁本身的代谢清除主要由 CYP3A4 负责，地高辛有 5%～10% 经肝代谢清除，有证据表明这一部分的清除主要涉及 CYP3A4/5（CYP3A4/5 存在基因多态性）。因此认为，奎尼丁对地高辛经 CYP3A4 代谢的竞争性抑制也是原因之一。奎尼丁对 CYP2D6 有强烈的抑制作用，但尚无充分证据表明 CYP2D6 与地高辛的代谢有明显关联。

尽管奎宁和奎尼丁可延迟地高辛（及其他洋地黄类强心苷）的吸收，然而这一作用只影响强心苷的 t_{max}，对其生物利用度无明显影响。

建议　应用奎尼丁时，地高辛剂量应减少 30%～50%。奎尼丁可增强地高辛的毒性（厌食、恶心、呕吐），故两药同用期间，应密切观察这些症状。可考虑应用其他抗心律失常药代替奎尼丁。停用奎尼丁后，地高辛浓度会下降，故应将地高辛的剂量适当调整。两药同用期间，应密切观察有无传导阻滞或地高辛中毒的症状和体征。如有必要，可适当减少地高辛的剂量。

停用氯喹后，地高辛浓度也可能会下降，故应将地高辛的剂量适当上调（参见［地高辛（狄戈辛）－氯喹］）。

注：有充分的基础研究资料以及临床研究报道表明，地高辛是 P-糖蛋白的底物，P-糖蛋白抑制剂对其药动学有显著影响。然而，就地高辛在 CYP 水平上的代谢，资料尚匮乏。尽管地高辛仅有一小部分（<10%）经由肝代谢，但鉴于地高辛的安全范围狭窄，故对其经肝代谢的抑制或诱导（特别是抑制），像对 P-糖蛋白的抑制或诱导一样，同样有可能产生意想不到的不良后果。综合目前的资料认为，CYP3A4/5 涉及地高辛的代谢（CYP3A4/5 存在广泛的基因多态性，这可能是地高辛的作用以及与其他药物相互影响存在显著个体差异的原因）。

根据地高辛的药动学特点推测，凡是对 P-糖蛋白及（或）CYP3A4/5 有抑制（包括竞争性抑制和非竞争性抑制）作用的药物都有可能对地高辛的作用和毒性产生影响。一般说来，对 CYP3A4 有明显抑制（包括竞争性抑制和非竞争性抑制）作用的药物，对 P-糖蛋白也多有抑制作用（如大环内酯类抗生素以及唑类抗真菌药）。因此，理论上有许多药物可与地高辛发生相互影响。由 P-糖蛋白抑制剂对地高辛造成的影响通常比较明显（因为近 90% 地高辛的跨膜转运与 P-糖蛋白相关），也容易判断；对 P-糖蛋白和 CYP3A4 有双重抑制（或诱导）作用的药物，与地高辛之间的相互影响也易于推测（尽管两者的抑制或诱导对影响的相对贡献难以确切判定）。然而，对那些仅通过抑制CYP3A4/5而干扰地高辛代谢的药物相互影响，往往难以觉察，难以判别，也往往容易被忽略。

临床上常用的CYP3A4底物（即其代谢主要涉及CYP3A4的药物）不下百种，下面仅列举比较有可能干扰地高辛代谢的部分药物，以供读者参考。①他汀类调血脂药辛伐他汀、洛伐他汀、阿托伐他汀；②抗心律失常药奎尼丁、利多卡因、胺碘酮；③钙通道拮抗剂硝苯地平、非洛地平、尼群地平、维拉帕米、地尔硫䓬；④苯二氮䓬类镇静催眠药地西泮、咪达唑仑、阿普唑仑；⑤激素及激素相关类的睾酮、黄体酮、炔雌醇、孕二烯酮、他莫昔芬、氢化可的松；⑥大环内酯类抗生素红霉素、克拉霉素、醋竹桃霉素（三乙酰竹桃霉素）；⑦HIV蛋白酶抑制剂利托那韦、茚地那韦、阿扎那韦；⑧其他尚有卡马西平、对乙酰氨基酚、华法林、可待因、奥美拉唑、氨苯砜、伊曲康唑、地拉韦定、环孢素、氯苯那敏，及特非那定等。这些药物最好避免与地高辛同用，以免竞争性抑制地高辛的代谢（两两联用也最好予以避免）。

相形之下，对CYP3A4/5有非竞争性抑制作用的药物与地高辛同用更危险，这些药物包括胺碘酮、维拉帕米、西咪替丁、诺氟沙星、红霉素、克拉霉素、伊曲康唑、地拉韦定、奈非那韦、葡萄柚汁等。然而，最危险的莫过于既是CYP3A4/5的底物，同时又是CYP3A4/5抑制剂的药物，例如胺碘酮、红霉素、伊曲康唑等，既是CYP3A4的底物，也是CYP3A4的抑制剂，故对地高辛经CYP3A4的代谢可产生竞争性以及非竞争性抑制的双重影响（实际上，凡是其代谢主要依赖于CYP3A4或对CYP3A4有明显抑制作用的药物，多半也都是P-糖蛋白抑制剂，例如某些大环内酯类抗生素、唑类抗真菌药、HIV蛋白酶抑制剂，及部分钙通道拮抗剂等）。当然，相互影响的结果最终取决于对CYP的抑制程度以及与CYP的结合亲和力，也就是说双重抑制并非绝对比单纯竞争性或非竞争性抑制的影响更明显。

［地高辛（狄戈辛）－奎尼丁＋戊巴比妥］[1]
Digoxin－Quinidine＋Pentobarbital

要点 据报道，1名每晚服用戊巴比妥（100 mg）1年以上的90岁老年女性患者，为控制阵发性房颤给予地高辛和奎尼丁。在停用戊巴比妥前奎尼丁的血浓度低于治疗浓度，且半衰期极短（仅1.6小时，而正常为10小时）。停用戊巴比妥后，随着奎尼丁和地高辛血浓度的升高，出现了地高辛中毒的症状和体征。

有关药物 洋地黄毒苷有可能像地高辛一样，与奎尼丁＋戊巴比妥发生类似相互影响。其他洋地黄类强心苷与奎尼丁＋戊巴比妥间的相互影响尚难定论。

机制 可能起因于戊巴比妥的酶诱导作用。同用戊巴比妥期间，由于其酶诱导作用（已知戊巴比妥对CYP1A2以及CYP2C和CYP3A亚家族有明显诱导作用），使奎尼丁的代谢加速（奎尼丁的氧化代谢主要由CYP3A4负责），以致使得奎尼丁增强地高辛毒性的作用明显减弱。当停用戊巴比妥后，奎尼丁的代谢减慢，血浓度升高，增强地高辛毒性的作用便表现出来（也参见［地高辛－奎尼丁］和［奎尼丁－苯巴比妥］）。

建议 此种复杂相互影响的情况少见，但具有重要临床意义。应用戊巴比妥期间加用地高辛和奎尼丁时，奎尼丁的需要量可能高于常量。当停用戊巴比妥后，奎尼丁的剂量需相应减少。

［地高辛（狄戈辛）－丙吡胺（双异丙吡胺，吡二丙胺，异丙吡胺）］[3]
Digoxin－Disopyramide

要点 给5名健康受试者一次性静脉注射大剂量（0.8 mg）的地高辛之后，再给予丙吡胺（600 mg/d），地高辛的分布容积明显减少（减少39%），清除半衰期大大缩短（缩短45%）。地高辛的总体清除率和分布半衰期无明显改变。然而，给另外9名男性受试者同时口服地高辛0.375 mg/d和丙吡胺300 mg/d，并不改变地高辛的稳态血浓度。但当这9名受试者接受丙吡胺600 mg/d一周后，地高辛的平均血浓度升高30%。对10名长期口服地高辛0.25～0.5 mg/d的患者进行的另一项研究表明，同时应用丙吡胺300～600 mg/d并不影响地高辛血浓度。

有关药物　丙吡胺和其他强心苷（去乙酰毛花苷、洋地黄、洋地黄毒苷等）之间是否会发生类似相互影响，还不清楚。

机制　该相互影响的机制尚不了解。

建议　在进行进一步研究前，两药的同用无须避免。

［地高辛（狄戈辛）－普罗帕酮（心律平，丙胺苯丙酮）］[2]
Digoxin－Propafenone

要点　Woodland 等的报道表明，同时应用地高辛和普罗帕酮，地高辛的血浓度增加（Woodland et al, 1997）。对 5 名服用地高辛（0.125～0.25 mg/d）的患者进行的研究表明，给予普罗帕酮（900 mg/d）3 天后，血清地高辛浓度升高 83%。对另外 33 名患者进行的研究表明，普罗帕酮可使地高辛血浓度升高约 80%，其中 2 名出现中毒症状。但对健康受试者进行的部分研究表明，每日应用普罗帕酮 450 mg，仅使地高辛血浓度升高 30% 左右。

有关药物　普罗帕酮与其他洋地黄强心苷（洋地黄毒苷、甲地高辛、洋地黄等）之间是否可发生类似相互影响，尚未见报道。已证明其他Ⅰc类抗心律失常药（如恩卡尼、氯卡尼、氟卡尼等）与地高辛之间可发生类似相互影响（也参见［地高辛－氟卡尼］）。

机制　普罗帕酮（及其代谢物）抑制 P-糖蛋白，从而抑制地高辛经肾的排泄，是该相互影响的机制。另有人认为，普罗帕酮增加地高辛的生物利用度，也可使地高辛分布容积及肾外清除率发生改变。

建议　该相互影响已充分确定，且具有一定临床意义。两药合用时应注意地高辛的作用强度有无改变。多数患者可发生相互影响，但相互影响的程度存在很大的个体差异，剂量减少的幅度从 15% 到 80% 不等。有资料表明，对同一个体来说，地高辛需要量的减少与所用普罗帕酮的剂量有关。

［地高辛（狄戈辛）－氟卡尼］[2]
Digoxin－Flecainide

要点　同时应用地高辛和氟卡尼，可使地高辛血浓度增加，作用和毒性增强。

有关药物　根据相互影响的机制推测，恩卡尼、氯卡尼等其他Ⅰc类抗心律失常药与地高辛可发生类似相互影响。主要经肝代谢清除的强心苷与氟卡尼之间不太可能发生类似相互影响。

机制　氟卡尼属于Ⅰc类抗心律失常药，可能通过抑制肾小管中的 P-糖蛋白而减少地高辛的清除（P-糖蛋白途径是地高辛的主要清除途径，因其有近 80% 以原形经肾排泄）。

建议　该相互影响肯定，具有一定的临床意义。两药合用时应注意地高辛的作用强度有无改变。必要时，适当调整地高辛的剂量。

［地高辛（狄戈辛）－胺碘酮（乙胺碘呋酮，安律酮）］[1]
Digoxin－Amiodarone

要点　7 名用地高辛治疗的患者，加用胺碘酮（每日 600 mg）后，血地高辛浓度平均升高 69%，其中 4 名出现地高辛中毒症状。另有报道说，胺碘酮可使儿童地高辛血浓度锐增 60%～800%。

有关药物　胺碘酮与其他洋地黄类强心苷（如洋地黄、洋地黄毒苷、毛花甙丙等）之间是否会发生类似相互影响，尚未见报道。

机制　胺碘酮本身的代谢有 CYP3A4 的参与，且已证明可抑制许多药物在肝中的代谢和经肾的清除，迄今已经鉴定的机制包括对 CYP1A2、CYP3A4、CYP2C9、CYP2D6，及 P-糖蛋白的抑制。目前已经证明，地高辛经肾 P-糖蛋白的转运（分泌）是其从体内清除的主要途径，因此认为，地高辛血浓度的升高主要起因于胺碘酮对肾 P-糖蛋白的抑制。另外，地高辛有约 10% 经 CYP 代谢（涉及 CYP3A4/5，存在多态性），故对 CYP3A4 的抑制（包括竞争性抑制和非竞争性抑制）也是原因之一。最后，胺碘酮置换与组织结合的地高辛，也可能起一定作用。对儿童来说，其机制主要是抑制地高辛经肾小管 P-糖蛋白的转运（这一途径对儿童尤为重要）。

建议　作者建议，加用胺碘酮后，应注意监测地高辛血浓度，并注意观察对治疗的反应；若出现地高辛中毒的电生理表现，如来源于房室结或心室的异位心律以及一度房室传导阻滞等，通常仅需调整剂量和适当监测；在多数情况下地高辛的维持量需减半（这种相互影响在儿童中更常见，故需特别谨慎）。

更为严重的中毒，如窦性心动过缓、窦房阻滞，及二、三度房室传导阻滞，可能需要阿托品或暂时心室起搏。房室结或心室自动节律性增高的患者，除非存在高度房室传导阻滞，否则，即使血清 K^+ 处于正常范围，也应考虑补钾。当地高辛引起的心律失常严重危及血流动力学时，可给予对房室传导几无影响的利多卡因或苯妥英治疗。危及生命的地高辛中毒可采用抗地高辛免疫疗法。目前可得到的地高辛有效解毒剂来自绵羊抗地高辛抗血清的纯化 Fab 段，剂量根据进入体内的地高辛总量计算，以期完全中和地高辛（Rocco et al，2011）。

［地高辛（狄戈辛）－决奈达隆］[1]
Digoxin－Dronedarone

要点　同时应用地高辛和决奈达隆（胺碘酮的非碘化苯并呋喃衍生物），可导致前者血浓度升高，毒副作用增加（Sampson et al，2011）。

有关药物　根据相互影响的机制推测，洋地黄毒苷（digitoxin；狄吉妥辛。该药主要经肝的 CYPs 代谢转化为地高辛发挥作用，这一途径有可能涉及 CYP3A4，而转化生成的地高辛大部分经肾的 P-糖蛋白转运清除）与决奈达隆之间可发生类似相互影响（鉴于决奈达隆对洋地黄毒苷的代谢有双重阻碍，故机制也更为复杂）。紫花洋地黄（*Digitalis purpurea*）含有洋地黄毒苷（以及吉妥辛），故预料与决奈达隆之间可发生类似相互影响。毛花洋地黄（*Digitalis lanata*）内含有地高辛，因此与决奈达隆之间的类似相互影响也可发生。其他强心苷（去乙酰毛花苷、毛花甙丙、毒毛花苷 K 等）与决奈达隆之间是否会发生类似相互影响，尚未见研究报道。

机制　决奈达隆在体内的代谢由 CYP3A（主要是 CYP3A4）负责，本身对 CYP3A4、CYP2D6，及 P-糖蛋白有中度抑制作用。已知地高辛是 P-糖蛋白的底物，其在肾的分泌排泄（约占摄入量的 80%）与 P-糖蛋白有关。因此认为，决奈达隆抑制 P-糖蛋白，从而妨碍地高辛经肾的分泌是后者血浓度升高的主要原因。另外，决奈达隆对肠道 P-糖蛋白的抑制也可能是原因之一（肠道 P-糖蛋白被抑制，地高辛经 P-糖蛋白向肠道内的分泌减少，生物利用度增加）。最后，地高辛有一小部分经由 CYP（主要是 CYP3A4/5）代谢，故决奈达隆对地高辛经 CYP3A4 代谢的抑制（包括竞争性抑制和非竞争性抑制）也起部分作用；但鉴于 CYP3A4 存在多态性，因此，在这一层面上的影响可能存在明显的个体差异。

建议　决奈达隆的电生理作用类似于胺碘酮，2009 年 FDA 批准用于心房颤动（房颤）和心房扑动（房扑）的治疗。由于它的副作用明显少于胺碘酮，故临床应用日渐广泛（缺点是在窦性心律的维持方面效果较差）。

决奈达隆对地高辛分泌排泄的影响明确，鉴于地高辛的安全范围较窄，这一影响显得更为重要。为避免该影响可能导致的严重不良后果，建议避免两者同时应用。如果必须同时应用，应在能实施血浓度监测的情况下进行，并应细心观察有无地高辛中毒的症状和体征（如心律失常、恶心、认知功能障碍，及视觉改变等）。

［地高辛（狄戈辛）－维拉帕米（异搏定）］[1]
Digoxin－Verapamil

要点　地高辛与维拉帕米同用时，地高辛血浓度增加 50%～70%。此种情况发生于给维拉帕米后 7 天之内。影响比较明显的参数是总体清除率和半衰期。地高辛浓度升高后，治疗作用和毒性作用都增强。据报道，地高辛也延长维拉帕米的半衰期（但不像维拉帕米对地高辛的影响那样明显）。

有关药物　其他维拉帕米类钙通道拮抗剂（如噻帕米、法利帕米、加洛帕米等）与地高辛之间的相互影响尚不清楚，但根据相互影响的机制推测，类似相互影响有可能发生。

据报道，同用二氢吡啶类钙通道拮抗剂硝苯地平（nifedipine）和地高辛时，地高辛血浓度增加45％。但也有报道说硝苯地平仅明显改变地高辛的肾清除率。根据药动学特点推测，尼群地平（nitrendipine）以及非洛地平（felodipine）等二氢吡啶类钙通道拮抗剂以及苯噻氮䓬类钙拮抗剂地尔硫䓬（diltiazem）与地高辛之间可发生类似相互影响。

根据相互影响的机制推测，洋地黄毒苷与维拉帕米不太可能发生类似相互影响，因其主要经过CYPs代谢清除，而与P-糖蛋白无明显相关。但是，洋地黄、毛花苷丙、毒毛花苷K与维拉帕米之间可发生类似相互影响，只是程度不同而已，因为它们部分或绝大部分以原形经肾排泄（由P-糖蛋白介导）。

Siepmann等证明，同属钙拮抗剂的咪拉地尔（mibefradil）与地高辛同用时，可导致后者的AUC增加，AV传导时间延长。这一影响与剂量有关。

机制　维拉帕米降低地高辛的肾清除率和肾外清除率。肾清除率的降低起因于对肾小管分泌的抑制（通过抑制一种药物载体蛋白即P-糖蛋白。目前已知，P-糖蛋白在肠上皮细胞的肠腔面、肾小管细胞的管腔面、肝细胞的微管侧，及大脑中组成血脑屏障的血管内皮上有表达）。维拉帕米对肾清除率的抑制作用短暂，随用药的持续逐渐减弱或消失，而对肾外清除率的抑制作用可随用药的持续而持续。目前已经明确，地高辛在肝中的处置也是经由P-糖蛋白药物载体介导的，因此认为，维拉帕米对肝P-糖蛋白的抑制是地高辛肾外清除率降低的主要原因。另外，维拉帕米既是CYP3A4的底物，又是CYP3A4的抑制剂，故对地高辛经CYP3A4代谢的抑制（包括竞争性抑制和非竞争性抑制）也是其血浓度增加的原因之一（地高辛有小部分经由CYP3A4/5代谢。由于CYP3A4/5存在多态性，故在该层面上的影响存在明显的个体差异）。

咪拉地尔是一种强效的CYP3A4和CYP2D6抑制剂，因此，与经由这两种酶代谢的药物（包括地高辛）同用时，会使这些药物的血浓度升高。治疗窗较窄的药物，如地高辛，即使按治疗量应用也有可能达中毒水平（Siepmann et al，2000）。因咪拉地尔的同时应用，曾导致严重的药物相互影响，引发多起不良事件，咪拉地尔也因此于1998年停用。

建议　此种相互影响已经明确，具有重要的临床意义。由于地高辛的安全范围较窄，血浓度的轻度升高即有可能导致严重的毒性反应，因此，两药同用时，需密切监测地高辛血浓度以及心功能。另外，维拉帕米和地高辛都可减慢房室传导，所以也应注意是否发生房室传导阻滞和严重心动过缓。在某些情况下，维拉帕米可作为地高辛的辅助药，但在同用时，地高辛的剂量需要减少。

注：对P-糖蛋白有抑制作用的药物近百种。实际上，凡是其代谢主要依赖于CYP3A4或对CYP3A4有明显抑制作用的药物，多半也都是P-糖蛋白抑制剂，例如大环内酯类抗生素红霉素、唑类抗真菌药伊曲康唑、HIV蛋白酶抑制剂利托那韦，及钙通道拮抗剂地尔硫䓬等，对P-糖蛋白都有不同程度的抑制作用。已经证明对P-糖蛋白有抑制作用的药物还有 α_2 受体阻断药育亨宾（yohimbine）、抗雌激素他莫昔芬（tamoxifen）和托瑞米芬（toremifene）、抗肿瘤药植物药长春新碱（vincristine；对P-糖蛋白功能的抑制可达95％），及大麻中的主要成分大麻二酚（cannabidiol；大麻二醇）等。这些药物都有可能影响地高辛的药动学（Zhu et al，2006）。

［地高辛（狄戈辛）－地尔硫䓬（硫氮䓬酮）］[1]
Digoxin－Diltiazem

要点　同时应用地高辛和地尔硫䓬，可使地高辛稳态血浓度增加，曲线下面积增加，肾清除率降低。

机制　鉴于地尔硫䓬像维拉帕米一样，本身经由CYP3A4代谢，且对P-糖蛋白有抑制作用，因此，与地高辛相互影响的机制类似于地高辛－维拉帕米之间的机制。所不同的是，地尔硫䓬对CYP3A4仅具有竞争性抑制作用。有关细节参见［地高辛－维拉帕米］。

建议　见［地高辛－维拉帕米］。

［地高辛－阿托伐他汀（阿伐他汀）］[2]
Digoxin－Atorvastatin

要点　有人对24名健康志愿者进行过一项体内研究，受试者每日口服0.25 mg地高辛，连用20

天，前 10 天地高辛单用，后 10 天同时给予 10 mg 或 80 mg 阿托伐他汀。结果表明，地高辛加 80 mg 阿托伐他汀组平均稳态地高辛血浓度略高于地高辛单用组，C_{max} 和 $AUC_{0\sim24}$ 分别增加 20％和 15％ (Lau et al, 2000)。

HMG-CoA 还原酶抑制剂（包括阿托伐他汀）与地高辛合用后有可能导致肌病发生率增加（也见 [洛伐他汀－地高辛]）。

有关药物　据报道，长期应用地高辛（每日 0.125～0.25 mg）的患者，给予单剂 40 mg 的氟伐他汀 (fluvastatin)，使地高辛的 C_{max} 增加 11％，$AUC_{0\sim24}$ 增加 12％，CLr 增加 15％。辛伐他汀 (simvastation) 使地高辛血浓度略升高（<0.3 ng/ml）。平均 t_{max} 几无改变，表明吸收速率无增加，平均清除速率类似于单用，提示地高辛的清除无改变。普伐他汀 (pravastatin)、洛伐他汀 (lovastatin)，及西立伐他汀 (cerivastatin) 不改变地高辛的药动学。还不清楚这些 HMG-COA 还原酶抑制剂是否是 P-糖蛋白的底物。

已证明利福平 (rifampin) 可使肠道 P-糖蛋白含量增加 2.5 倍，使地高辛的生物利用度降低 30％，但不改变地高辛的肾清除和全身清除（也见 [洋地黄毒苷－利福平]）。

机制　认为地高辛血浓度的升高是由于外向分泌抑制后吸收程度相对增加所致。平均 t_{max} 几无改变，表明吸收速率无增加。平均清除速率类似于单用，提示地高辛的清除无改变。

P-糖蛋白是一种外排泵，见于多种组织，而地高辛则经历 P-糖蛋白介导的肠分泌过程。地高辛从血液向肠腔的分泌已在动物体内和离体人肠黏膜中得到证实。P-糖蛋白大量存在于空肠绒毛上皮细胞内，体外证明地高辛是人 P-糖蛋白的底物。因此，在地高辛的吸收期间有可能发生肠细胞中地高辛的外向分泌，这一过程被抑制，就会增加吸收程度。鉴于阿托伐他汀是 CYP3A4 的底物，而许多 CYP3A4 底物或其代谢物也是 P-糖蛋白转运的底物，据此可解释阿托伐他汀－地高辛之间的相互影响。

Boyd 等采用人结肠癌单层细胞研究了阿托伐他汀及其代谢物对 P-糖蛋白介导地高辛转运的影响。结果表明，阿托伐他汀抑制地高辛的分泌，抑制程度与维拉帕米 (verapamil) 相当（维拉帕米是已知的 P-糖蛋白转运抑制剂），抑制率为 58％。因此，同时应用 80 mg 阿托伐他汀引起的地高辛稳态血浓度的升高可能起因于地高辛向肠腔中的分泌被抑制（10 mg 阿托伐他汀组对地高辛的稳态血浓度无影响）。

鉴于肾中也有 P-糖蛋白的存在，且已证明地高辛经这一机制分泌，所以，地高辛血浓度的升高可部分归于地高辛经泌尿系统分泌的抑制。然而，地高辛的肾清除率无改变尚难以做出令人满意的解释。其他可能的解释尚有地高辛片剂的溶解度增加、胃肠道运动减弱，及肠道细菌对地高辛代谢的减少。但这些解释都纯属推测。

地高辛有一部分（尽管不足 10％）在肝中的代谢由 CYP3A4 和葡糖醛酸化酶负责，而阿托伐他汀的代谢也有 CYP3A4 和葡糖醛酸化酶的参与，故可通过竞争性抑制作用导致阿托伐他汀血浓度升高，是两药合用后肌病发生率增加的原因。洛伐他汀由这两种酶催化，因此认为洛伐他汀血浓度的增加与地高辛对 CYP3A4 和葡糖醛酸化酶的竞争性抑制有关。

理论上阿托伐他汀可竞争性抑制地高辛经 CYP3A4 的代谢，但 Lau 等的研究未能证实这一影响。

建议　尽管低剂量（10 mg）阿托伐他汀不改变地高辛的药动学，但较高剂量（80 mg）阿托伐他汀可使地高辛稳态血浓度增加约 20％。考虑到地高辛是一种治疗指数较低的药物，故认为这一影响具有一定临床意义。另外，如上所述，许多 HMG-CoA 还原酶抑制剂（包括阿托伐他汀）的代谢也受地高辛的影响，且有合用后可使肌病发生率增加的报道，故建议最好避免两者合用。

［地高辛（狄戈辛）－考来烯胺（消胆胺）]²
[Digoxin－cholestyramine]

要点　对正常志愿者进行的研究表明，同时口服考来烯胺和地高辛后，可明显降低后者的生物利用度。

有关药物　已经证明另一种阴离子交换树脂考来替泊（降脂 2 号树脂）在胃肠道中也可结合并干扰地高辛的吸收。地高辛与其他阴离子交换树脂（如降胆葡胺和地维烯胺）之间是否会发生类似相互影响，尚无证据。但已证明阴离子交换树脂考来维仑（colesevelam）不干扰地高辛的吸收（此种树脂似乎也不干扰脂溶性维生素、洛伐他汀、华法林、美托洛尔、奎尼丁、丙戊酸等药物的吸收）。

同时口服考来烯胺和洋地黄毒苷，可减少后者的胃肠吸收，使生物利用度明显降低（比之对地高辛的影响更明显）。生物利用度降低的程度与考来烯胺的剂量成正比。另据报道，考来烯胺可使洋地黄毒苷的半衰期缩短。4 名洋地黄毒苷中毒患者应用考来替泊后，血浆洋地黄毒苷浓度降低。

机制   考来烯胺在胃肠道中与地高辛结合，抑制其吸收及肝肠循环，使其随粪便排泄增加，是该影响的机制。

建议   由于强心苷的治疗窗狭窄，因此对接受强心苷（特别是洋地黄毒苷）的患者应监测血浓度，并应随时观察临床症状与体征。如果与考来烯胺（或考来替泊）同用，至少需在考来烯胺（或考来替泊）前 1.5 小时或其后 3～4 小时给予强心苷，以避免其在胃肠道中的相互影响。鉴于阴离子交换树脂对绝大多数药物吸收的影响尚未进行研究，因此，明智的是在应用阴离子交换树脂期间所有其他药物的同时应用都应遵循上述原则。

虽然已经证明考来维仑不干扰地高辛、脂溶性维生素、洛伐他汀、华法林、美托洛尔、奎尼丁、丙戊酸等药物的吸收，但对其他药物吸收的影响并未进行研究，因此与其他药物同用时也需要遵循上述原则。

［地高辛（狄戈辛）－氯丙嗪（冬眠灵）］[2]
Digoxin－Chlorpromazine

要点   对自愿受试者进行的研究表明，同时应用地高辛和氯丙嗪，地高辛的生物利用度增加，血浓度升高。

有关药物   理论上，所有具有抗胆碱作用的药物都有可能对地高辛的口服吸收发生影响，只是程度不同而已。这些药物包括抗胆碱药、吩噻嗪类，及丁酰苯类抗精神病药、三环类抗抑郁药、普鲁卡因胺、奎宁、奎尼丁等。有些具有抗胆碱作用的药物对地高辛血浓度的影响还涉及其他因素（也见［地高辛－奎尼丁］［地高辛－丙米嗪］），相形之下其抗胆碱作用对地高辛吸收的影响并不重要。

氯丙嗪对其他洋地黄类强心苷（洋地黄、洋地黄毒苷、甲地高辛等）的口服吸收是否会发生影响，尚难确定，因为该相互影响似乎取决于强心苷的溶解度，而不同剂型的强心苷溶解速度有所不同。但所有慢溶型强心苷的胃肠吸收都有可能受氯丙嗪的影响。

机制   氯丙嗪的抗胆碱作用使胃肠排空时间延长，从而导致地高辛的吸收更充分。

建议   因为强心苷的治疗范围较窄，因此该影响具有一定临床意义。据说抗胆碱药对速溶型地高辛制剂口服吸收的影响较小，所以需同时应用氯丙嗪和地高辛的话，可选用速溶片剂或液体剂型。另外，将两药分服，间隔时间尽可能长一些，也可某种程度上避免此种相互影响。

［地高辛（狄戈辛）－丙米嗪（米帕明）］[2]
Digoxin－Imipramine

要点   有研究表明，丙米嗪明显增加地高辛对大白鼠的致死率。

有关药物   有证据表明，其他三环类抗抑郁药（地昔帕明、阿米替林、去甲替林等）也增加地高辛对大白鼠的致死率。根据相互影响的机制推测，可抑制去甲肾上腺素再摄取的四环类抗抑郁药（如马普替林、米安色林等）与地高辛会发生类似相互影响（O'Donnell et al，2011）。

拟交感胺类药物（肾上腺素、麻黄碱、间羟胺等）也可增强地高辛的毒性（但与丙米嗪－地高辛相互影响的机制不尽相同，如下述）。麻黄碱（ephedrine）与地高辛同用时，已有使心律失常发生率增加的报道。

丙米嗪与其他洋地黄类强心苷（洋地黄、洋地黄毒苷、去乙酰毛花苷等）是否会发生类似相互影响，还缺乏证据。但根据药理作用推测，预料类似相互影响有可能发生。

机制   丙米嗪抑制心肌中去甲肾上腺素的再摄取，导致局部浓度升高，从而有可能诱发心律失常。这一作用可与地高辛对心脏的毒性叠加。另外，丙米嗪和地高辛的代谢都有 CYP3A4 的参与

（丙米嗪像其他三环类抗抑郁药一样，其代谢也涉及 CYP3A4。其代谢对 CYP 的依赖程度从强到弱分别为 CYP2D6＞CYP2D19＞CYP3A3/4），故对 CYP3A4 的竞争性抑制从而导致地高辛血浓度增加、作用和毒性增强的因素也不能排除（地高辛有一小部分经由 CYP3A4/5 代谢，且存在明显的多态性，这种多态性往往左右着与 CYP3A4/5 抑制剂相互影响的程度）。

建议　尽管此种相互影响的资料部分来自动物研究，临床意义尚不肯定，但外源性拟交感胺增强地高辛的毒性已在人体中得到证实，三环类抗抑郁药与地高辛相互影响的机制也已明确。因此，应用强心苷治疗的患者需慎用三环或四环类抗抑郁药，最好避免应用（特别是大剂量应用）外源性拟交感胺。

［地高辛（狄戈辛）－曲唑酮（氯哌三唑酮）][3]
Digoxin－Trazodone

要点　1 名长期应用地高辛的老年女性，在开始服用抗抑郁药曲唑酮（50～30 mg/d）后的 2 周内出现恶心、呕吐等中毒症状，血清地高辛浓度从原来的 0.8 μg/L 升至 2.8 μg/L。将地高辛停用，然后减半应用，获得满意的治疗浓度。另有一病例报道了类似结果。

有关药物　直接资料仅限于上述两报道，且对犬进行的研究未能证实此种相互影响，故难以推断曲唑酮与其他洋地黄强心苷（如洋地黄毒苷、甲地高辛、毛花甙丙等）之间是否会发生类似相互影响。地高辛与其他抗抑郁药之间相互影响的机制可能不同于曲唑酮对其影响的机制，有关细节参见［地高辛－丙米嗪］。

机制　尚不清楚。

建议　在获得进一步资料前，两药的合用无须避免，但合用期间应注意观察地高辛中毒的症状和体征，必要时减少地高辛的剂量。

［地高辛（狄戈辛）－地西泮（安定）][2]
Digoxin－Diazepam

要点　7 名受试者同时服用地高辛和地西泮期间，有 5 名显示地高辛半衰期中度延长，所有受试者的地高辛尿排泄量都明显减少。

有关药物　有证据表明，同时应用地高辛和阿普唑仑，地高辛血浓度升高。其他苯二氮䓬类（氯氮䓬、氟西泮、三唑仑等）与地高辛之间是否会发生相互影响，尚未见报道。去乙酰毛花苷的代谢途径与地高辛相似，故有可能与地西泮发生类似相互影响。

有证据表明另一种苯二氮䓬类镇静催眠药氟地西泮可使洋地黄的代谢加速，疗效减弱。认为这种现象的发生可能与氟地西泮诱导肝药酶从而加速洋地黄的代谢有关，这与地高辛－地西泮之间相互影响的机制显然不同（见［洋地黄（毛地黄）－氟地西泮］）。

根据提出的机制推测，主要经肝代谢的洋地黄毒苷与氟地西泮之间可发生类似相互影响，而主要以原形经肾排泄的强心苷类（如地高辛、毛花甙丙、毒毛花苷 K 等）与氟地西泮之间则不会发生类似相互影响。

机制　业已证明，地西泮在体内主要经 CYP3A4 和 CYP2C19 分别代谢为 I 相反应的活性中间代谢物去甲西泮（去甲安定）和奥沙西泮（去甲羟安定），然后经 II 相反应络合为无活性的葡糖醛酸化物由肾排泄。尽管地高辛主要（约 80%）以原形经肾小管分泌（P-糖蛋白介导的载体转运）清除，然而有一小部分经 CYP3A4/5 代谢，故地西泮对 CYP3A4 的竞争性抑制可能是原因之一。体外试验表明，地西泮使地高辛的血浆蛋白结合率增加 15%，这对于减少地高辛的肾排泄可能起部分作用。但地西泮对地高辛肾小管转运的影响也不能排除。

建议　两者同用时，应观察地高辛血浓度是否增加，必要时将地高辛减量。然而，当必须同时服用氟地西泮和洋地黄时，洋地黄的剂量也许需要增加。不过，由于该相互影响的确切机制尚不清楚，故剂量的增加是否会导致毒性的增强，尚难定论。因此，于增加剂量期间应密切观察有无洋地黄中毒的症状和体征。

[地高辛（狄戈辛）-普鲁卡因（奴佛卡因）][2]
Digoxin－Procaine

要点   在应用地高辛治疗期间给予局麻药普鲁卡因，有可能导致地高辛的毒性增强。

有关药物   据报道，1 名正在应用洋地黄治疗已达到洋地黄化的患者给予普鲁卡因局麻后，导致洋地黄中毒。

根据相互影响的机制推测，普鲁卡因的结构类似物丁卡因及氯普鲁卡因（在体内也可水解为二乙氨基乙醇）与地高辛之间，以及其他强心苷（洋地黄毒苷、毛花甙丙等）与普鲁卡因之间，可发生类似相互影响。

机制   原因在于普鲁卡因在体内可水解为二乙氨基乙醇，而该产物可增强地高辛的作用。

建议   已证明普鲁卡因的水解产物二乙氨基乙醇可使常用量洋地黄或地高辛产生毒性反应，因此，在应用洋地黄类强心苷治疗期间，应慎用普鲁卡因，已达洋地黄化的患者更是如此。在这种情况下可考虑用其他局麻药代替普鲁卡因。

[地高辛（狄戈辛）-环丙烷][2]
Digoxin－Cyclopropane

要点   已用地高辛达洋地黄化的患者，应用环丙烷麻醉时，可诱发洋地黄中毒。

有关药物   根据化学结构和药理作用的类似性推测，预料环丙烷与其他洋地黄类强心苷（洋地黄、洋地黄毒苷、毛花甙丙等）可发生类似影响，其中洋地黄毒苷－环丙烷之间的类似相互影响已经证明。其他吸入麻醉药（氟烷、异氟烷、氯仿等）与地高辛之间是否会发生类似相互影响，尚未见报道。

机制   确切机制还不清楚。

建议   洋地黄化患者麻醉期间需进行心电监护。如发生心律失常，应注意观察并给予适当治疗。

[地高辛（狄戈辛）-琥珀胆碱（司可林）][2]
Digoxin－Succinylcholine

要点   用地高辛维持治疗的患者，应用琥珀胆碱后，可致心律失常。

有关药物   其他强心苷（洋地黄、洋地黄毒苷、去乙酰毛花苷等）与琥珀胆碱之间以及琥乙溴铵与地高辛之间也可发生类似相互影响。

机制   琥珀胆碱等除极化型肌松药可使细胞内钾外流，在致细胞内失钾的情况下可导致高血钾。后者本身就是琥珀胆碱危及生命的并发症。无论是心肌细胞失钾还是细胞外高钾，都是心律失常发生的因素。

建议   因充血性心力衰竭正在接受地高辛等洋地黄类强心苷（或利尿剂）治疗的患者，琥珀胆碱所致的细胞内外钾平衡的改变值得特别注意。基于同样的原因，广泛性软组织损伤或烧伤的患者也应慎用或禁用琥珀胆碱等除极化型肌松药。这些患者非除极化型（竞争性）肌松药的需要量往往增加（Hibbs et al，2011）。

[地高辛（狄戈辛）-布洛芬（异丁苯丙酸）][2]
Digoxin－Ibuprofen

要点   用地高辛治疗的几名患者，加用布洛芬 7 天后，地高辛血浓度明显升高（但在同用 28 天后，地高辛血浓度无明显差别）。

有关药物   据报道，吲哚美辛曾使 3 例早产儿地高辛中毒。地高辛与其他传统非甾类抗炎药（萘普生、吡罗昔康、舒林酸等）之间，以及布洛芬与其他强心苷（洋地黄、洋地黄毒苷、去乙酰毛花苷等）之间的相互影响，还未见报道。但根据代谢途径推测，去乙酰毛花苷有可能与布洛芬发生类似相互影响；其他传统非甾类抗炎药也可能使地高辛发生类似改变。

Schwartz 等对 14 名健康受试者进行的一项两阶段随机化双盲安慰剂对照研究表明，同时应用昔布类的选择性 COX-2 抑制剂依托昔布（依托考昔；etoricoxib），使地高辛的 t_{max} 从 1 小时缩短为 0.5 小时，地高辛的 C_{max} 短暂升高（平均升高 33%），但于给药后 4 小时即恢复至对照水平；稳态血浓度无改变（Schwartz et al, 2008）。有研究表明，同属昔布类 COX-2 抑制剂的罗非昔布对地高辛的 C_{max} 无影响。另一种昔布类 COX-2 抑制剂塞来昔布与地高辛之间的相互影响未见报道。其他选择性 COX-2 抑制剂（如美洛昔康、氯诺昔康、尼美舒利等）与地高辛之间是否会发生相互影响，也不清楚。

机制 布洛芬使地高辛血浓度升高的确切机制尚不十分清楚。鉴于非甾体类抗炎药对 P-糖蛋白无影响，因此，有人认为，非甾体类抗炎药对地高辛血浓度的影响可能与抑制肾前列腺素的合成从而影响肾排泄有关（特别是原有肾病的患者）。但 Schwartz 等认为，同时应用选择性 COX-2 抑制剂依托昔布，地高辛 C_{max} 的短暂增加可能与吸收加速有关。

建议 鉴于地高辛目前仍然是心力衰竭治疗唯一可供口服的正性肌力药物，也是某些心律失常（特别是房颤）的主要治疗药物，故通常情况下不应因其他药物的应用而停用地高辛。心力衰竭多发生于老年人，而老年人往往因各种因素（如骨关节炎、风湿性关节炎）的疼痛饱受折磨，这种情况下通常需要非甾类抗炎药处理。因此，很多临床医生担心药物相互影响导致地高辛毒性的问题。

地高辛治疗期间如果需要给予布洛芬，应观察有无地高辛毒性的发生，并据情采取适当处理措施。地高辛的剂量是否需要减少，尚有待进一步的临床资料支持。

鉴于地高辛的毒性（特别是心脏毒性）与稳态血浓度升高有关，而与 C_{max} 的短暂升高无关，因此，Schwartz 等认为，同时应用依托昔布，地高辛的剂量无须调整。

［地高辛（狄戈辛）－吲哚美辛（消炎痛）］[2]
Digoxin－Indomethacin

要点 吲哚美辛可增加新生儿地高辛的血浓度，延长其半衰期。此种作用在早产儿中更明显。

有关药物 已证明布洛芬可增加地高辛血浓度。其他非甾体类抗炎药与地高辛之间以及吲哚美辛与其他洋地黄强心苷之间的相互影响尚未见报道（有关内容也参见［地高辛－布洛芬］）。

机制 可能与吲哚美辛减少肾对地高辛的清除有关。

建议 同时应用吲哚美辛和地高辛治疗期间，应观察有无地高辛中毒。如有发生，应将地高辛减量。此种相互影响在成年人中不像新生儿那么肯定；虽然如此，在成年人中合用这两种药物，也应注意监测地高辛血浓度。

［地高辛（狄戈辛）－替卡格雷（替格瑞洛）］[2]
Digoxin－Ticagrelor

要点 Teng 等对 16 名健康志愿者进行的一项随机化 2 阶段双盲交叉研究表明，同时应用地高辛和抗血小板药替卡格雷，可使地高辛的峰浓度升高 75%（从对照的 1.8 ng/ml 升高至 3.0 ng/ml），谷浓度升高 31%（从对照的 0.5 ng/ml 升高至 0.7 ng/ml），平均 AUC 增加 28%（从对照的 16.8 ng·h/ml 增加至 21.0 ng·h/ml）；地高辛的肾清除率不受影响。替卡格雷及其活性代谢物的药动学无改变（Teng et al, 2013）。

有关药物 同属第 3 代 $P2Y_{12}$ 受体拮抗剂的坎格雷罗（坎格雷洛）对地高辛的药动学是否会发生类似影响，尚不清楚。

机制 地高辛是 P-糖蛋白的底物（P-糖蛋白对地高辛的转运主要发生于肠道和肾），其体内过程很少涉及 CYP。部分研究表明，替卡格雷及其在体内的活性代谢物既是 P-糖蛋白的底物，也是 P-糖蛋白的微弱抑制剂。因此认为，该影响主要起因于替卡格雷对 P-糖蛋白的抑制。鉴于地高辛的肾清除率无改变，故可断定，这一影响主要与替卡格雷抑制肠道 P-糖蛋白，从而增加地高辛的口服生物利用度有关。尽管替卡格雷的氧化代谢涉及 CYP3A4/5，但地高辛仅有极少部分（不足 10%）的代谢涉及 CYP（包括 CYP3A4/5）和 UGT，且替卡格雷对地高辛经 CYP3A4/5 的代谢即使有影响，也仅涉及竞争性抑制，故认为对该影响的贡献不大。

建议 替卡格雷是一种可供口服的抗血小板药，分类上属于第 3 代 P2Y$_{12}$ 受体拮抗剂（像其他 P2Y$_{12}$ 受体拮抗剂一样，作用于 ADP 受体的 P2Y$_{12}$ 受体亚型，从而抑制 ADP 激发的血小板聚集，但与第一代 P2Y$_{12}$ 受体拮抗剂噻氯吡啶以及第二代 P2Y$_{12}$ 受体拮抗剂氯吡格雷和普拉格雷相比，具有抑制作用可逆、无须代谢可直接发挥作用，及起效迅速等特点，因此应用前景更加广阔），主要用于急性冠脉综合征患者动脉粥样硬化性血栓形成事件的预防。

尽管替卡格雷对地高辛药动学的影响不明显，然而，鉴于地高辛的治疗范围狭窄，故该影响有一定临床意义。Teng 等建议，应用地高辛（或其他治疗范围较窄的 P-糖蛋白底物）治疗期间，不管是加用还是换用替卡格雷，都应监测血浓度。

[地高辛（狄戈辛）−氢氧化铝]²
Digoxin−Aluminum Hydroxide

要点 含有氢氧化铝的抗酸药可明显减少口服地高辛片剂的胃肠吸收。同时应用氢氧化铝，并不影响地高辛胶囊的吸收。

有关药物 氢氧化镁、三硅酸镁都可影响地高辛片剂的吸收。三硅酸镁也可减少洋地黄毒苷的吸收。其他洋地黄类强心苷（如去乙酰毛花苷和洋地黄等）也可与上述抗酸药发生不同程度的类似相互影响。

机制 抗酸药（尤其是三硅酸镁）的吸附能力，可能是地高辛吸收减少的部分原因。也有人认为，液体型抗酸药包被地高辛片剂，影响片剂在胃肠道的充分解离或崩解，从而妨碍吸收。

建议 地高辛片剂不应与某些抗酸药（氢氧化铝、氢氧化镁、三硅酸镁）同时服用（地高辛片剂的口服生物利用度约为 75%，而胶囊剂的口服生物利用度超过 90%）。需要应用地高辛和抗酸药的患者，含有氢氧化铝、氢氧化镁或三硅酸镁等的抗酸制剂，至少应在地高辛前或地高辛后 1～2 小时服用。同时应密切观察患者，测定地高辛血浓度，以便及时发现地高辛用量不足的症状和体征。

[地高辛（狄戈辛）−硫糖铝（胃溃宁）]²
Digoxin−Sucralfate

要点 同时应用地高辛和硫糖铝，可导致前者的生物利用度降低，作用减弱。

机制 硫糖铝可在胃壁黏膜上形成一层黏滞的液膜，从而影响多种药物的吸收，地高辛的吸收也受影响。

建议 地高辛的治疗范围狭窄，血药浓度的轻微波动即有可能明显影响治疗效果，故该影响具有一定临床意义。地高辛治疗期间，建议避免应用硫糖铝；如欲应用，至少应在口服地高辛后 2 小时给予。

实际上，除地高辛以外，尚有许多药物（如苯妥英、西咪替丁、酮康唑、氟喹诺酮类抗生素等）的吸收也受硫糖铝的影响（有关细节分别参见 [苯妥英−硫糖铝（胃溃宁）]，[西咪替丁（甲氰咪胍）−硫糖铝（胃溃宁）] 以及 [环丙沙星−硫糖铝（胃溃宁）] 等章节），因此，硫糖铝治疗期间通常的做法是，口服其他药物后至少间隔 2 小时再给予硫糖铝。

[地高辛（狄戈辛）−西咪替丁（甲氰咪胍）]³
Digoxin−Cimetidine

要点 11 名口服地高辛维持治疗的充血性心力衰竭住院患者，加服西咪替丁后地高辛平均血浓度下降约 25%。然而，另有 3 项单剂量研究表明，同用西咪替丁时对地高辛的处置无影响。

有关药物 预料其他强心苷（去乙酰毛花苷、洋地黄、洋地黄毒苷等）可与西咪替丁发生类似影响。地高辛与其他 H$_2$ 受体拮抗剂（如雷尼替丁、法莫替丁、尼扎替丁等）是否会发生类似相互影响，还缺乏证据。

机制 理论上，西咪替丁可通过抑制 CYP3A4 从而升高地高辛的血浓度，何以会出现血浓度下降，尚难以解释。有人认为，西咪替丁升高胃液 pH，使地高辛吸收减少。然而，一项单剂地高辛研究未能证实西咪替丁的这一作用。

建议 在进行进一步研究前，两药的同用无须避免。但因地高辛治疗指数低，所以应测定地高辛血浓度，看是否需要增加地高辛的剂量。

[地高辛（狄戈辛）–甲氧氯普胺（灭吐灵）][2]
Digoxin – Metoclopramide

要点 应用甲氧氯普胺的一组老年患者，地高辛稳态血浓度下降约 1/3。停用甲氧氯普胺后，地高辛血浓度恢复至原有水平。

有关药物 根据相互影响的机制推测，甲氧氯普胺和其他强心苷（如洋地黄毒苷、洋地黄、去乙酰毛花苷等）之间，以及地高辛与其他胃动力药（如多潘立酮、西沙必利等）之间也可能发生类似相互影响。

机制 甲氧氯普胺可刺激胃肠道平滑肌，增加胃肠蠕动。这一作用可缩短地高辛在吸收部位的滞留时间，使其吸收减少（因为地高辛的吸收受溶解速度限制）。另有报道认为，甲氧氯普胺增加地高辛的胆汁排泄，从而改变其血浓度。

建议 甲氧氯普胺对慢溶型地高辛片剂吸收的影响大于速溶型和液体型。故同用甲氧氯普胺时，慢溶型制剂更有可能达不到洋地黄化，所以应密切观察地高辛血浓度。

[地高辛（狄戈辛）–丙胺太林（普鲁本辛）][1]
Digoxin – Propantheline

要点 同时应用地高辛和丙胺太林，可明显增加地高辛的吸收。

有关药物 所有抗胆碱药（阿托品、东莨菪碱、双环胺等）都可增加地高辛的吸收。丙胺太林与其他强心苷（去乙酰毛花苷、洋地黄、洋地黄毒苷等）之间是否会发生相互影响，还难以确定，因为这种相互影响似乎取决于强心苷剂型溶解的速度。但抗胆碱药对所有慢溶强心苷制剂都有可能发生类似影响。

机制 丙胺太林可使胃肠排空时间延长（即蠕动收缩的张力和幅度降低，频率减慢），从而导致地高辛吸收更完全。

建议 因为丙胺太林对速溶型地高辛制剂影响较小，所以需同时应用丙胺太林和地高辛的患者，可选用速溶片剂和液体制剂。

[地高辛（狄戈辛）–药用炭][3]
Digoxin – Medicinal Charcoal

要点 已证明药用炭与地高辛同用时，地高辛的吸收明显减少，血浓度显著降低。对 6 名受试者进行的交叉研究表明，两者同用时，地高辛吸收减少 90%。给地高辛后 1 小时再给药用炭，地高辛吸收减少 40%。药用炭剂量达 50～100 g 时，最大限度地减少地高辛的吸收。这种相互影响对地高辛急性中毒或某些慢性中毒的病例可能有益。

有关药物 急性洋地黄毒苷过量时，多次应用药用炭，使洋地黄毒苷的半衰期缩短至正常值的 1/9。已证明药用炭也减少洋地黄毒苷的吸收，并降低其血浓度。可以预料，其他强心苷（如洋地黄、甲地高辛，及去乙酰毛花苷等）的吸收也可受药用炭的影响。

机制 药用炭吸附地高辛，因此影响其吸收。证据表明，地高辛有明显的胆汁排泄和肝肠循环（约占 7%），故药用炭也可阻断肝肠循环，增加其排泄。药用炭对洋地黄毒苷肝肠循环的影响也许比之对地高辛更明显（洋地黄毒苷的肝肠循环占 26%）。

建议 药用炭可有效治疗地高辛过量，50～100 g 的剂量尤为有效。一报道说它对某些慢性中毒病例也有效。然而，如果应用药用炭的目的不是为了处理地高辛中毒，两药最好分开服用，而且间隔时间越长越好。

[地高辛（狄戈辛）-白陶土（高岭土，水合硅酸铝）][2]
Digoxin-Kaolin（Hydrated Aluminum Silicate）

要点 同时应用白陶土-果胶混悬液（临床上常用的非处方白陶土制剂）和地高辛片剂，导致地高辛生物利用度明显降低。一稳态研究报道说，地高辛生物利用度仅略有降低。在地高辛之前或其后 2 小时给予白陶土-果胶混悬液，地高辛生物利用度的降低较少。当用明胶胶囊型地高辛时，白陶土-果胶混悬液对地高辛的吸收无影响。

有关药物 白陶土-果胶混悬液对其他强心苷（洋地黄、洋地黄毒苷、去乙酰毛花苷等）生物利用度影响的研究还未见报道。但鉴于白陶土的吸附作用无选择性，故预料类似相互影响有可能发生。

连续 6 天累积尿排泄研究表明，同时应用复方氰苯哌酯阿托品（一种治疗腹泻的复方制剂），地高辛生物利用度降低。

机制 虽然相互影响的机制尚未完全阐明，但有一点可以肯定，即白陶土吸附地高辛，从而妨碍其胃肠吸收。果胶的吸附作用也可能有一定影响。另一学说是，白陶土改变胃肠运动，从而影响吸收；但有人对此表示怀疑。

建议 尽管稳态研究表明此种影响无重要临床意义。然而，另有一些研究报道，地高辛生物利用度明显降低。鉴于地高辛的治疗范围较窄，故这一现象仍需重视。在地高辛后至少 2 小时服用白陶土-果胶混悬液，似乎可避免此种相互影响。如果两种药物必须同时服用，建议用软明胶胶囊型或酏剂型地高辛。同时应用白陶土-果胶混悬液和地高辛的患者，应观察有无洋地黄化不足的表现。

如上所述，白陶土的吸附作用无选择性，因此，任何药物（甚或饮食中的营养成分）都有可能被吸附，从而干扰吸收。故同时应用白陶土和其他药物时，也应遵循上述原则，即在服用其他药物后至少间隔 2~3 小时再给白陶土（Sharkey et al，2011）。

[地高辛（狄戈辛）-欧车前][3]
Digoxin-Psyllium

要点 对 10 名正常志愿者进行的单剂量交叉研究表明，同时应用欧车前吸水胶浆剂和地高辛，与地高辛单用相比，地高辛的生物利用度降低。在该试验中，应用地高辛前 8 小时给予 8 g 欧车前，给地高辛的同时又追加了 7 g 欧车前。

有关药物 其他强心苷（去乙酰毛花苷、洋地黄、洋地黄毒苷等）与其他容积性轻泻剂（甲基纤维素、半纤维素、麦牙膏等）是否会发生类似相互影响，还未见报道。但根据提出的机制推测，类似相互影响有可能发生。

机制 地高辛与欧车前的物理性结合或其他吸收障碍，可解释这种相互影响。

建议 如将欧车前和地高辛长期同用，应观察患者地高辛血浓度是否降低。将两药间隔 2 小时应用，可避免此种相互影响。

[地高辛（狄戈辛）-考尼伐坦][1]
Digoxin-Conivaptan

要点 Reilly 等报道，同时应用抗利尿激素受体（VR）拮抗剂考尼伐坦可升高地高辛的血浓度（Reilly et al，2011）。

有关药物 根据目前可得到的资料推测，另一种 VR 拮抗剂托伐普坦（tolvaptan）与地高辛之间可发生类似相互影响（也许相互影响比考尼伐坦更明显，因为托伐普坦不但像考尼伐坦一样经由 CYP3A4 代谢，同时也是 P-糖蛋白的底物和抑制剂）。Shoaf 等对 14 名健康受试者进行的一项研究进一步证实了上述推论。他们的研究表明，同时应用托伐普坦和地高辛，可使地高辛的肾清除率减少

59%，C_{max} 和 AUC 分别增加 27% 和 18%（Shoaf et al，2001）。同属 VR 拮抗剂的莫扎伐普坦（mozavaptan）与地高辛之间是否会发生类似相互影响，目前尚不清楚。

洋地黄毒苷（digitoxin；狄吉妥辛）主要经肝的 CYPs 代谢转化为地高辛发挥作用，这一途径有可能涉及 CYP3A4，因此认为考尼伐坦对洋地黄毒苷的代谢清除可能具有双重影响。紫花洋地黄（*Digitalis purpurea*）含有洋地黄毒苷（以及吉妥辛），预料与考尼伐坦可发生类似相互影响。毛花洋地黄（*Digitalis lanata*）内含有地高辛，因此与考尼伐坦之间的类似相互影响也可发生，只是程度有所不同。其他强心苷（去乙酰毛花苷、毛花甙丙、毒毛花苷 K 等）与考尼伐坦之间是否会发生类似相互影响，尚未见报道。

机制 考尼伐坦在体内的代谢由 CYP3A4 负责，也有部分以原形经肾排泄，但尚未证实其在肾的排泄是否涉及 P-糖蛋白（但有证据表明，同属 VR 拮抗剂的托伐普坦是 P-糖蛋白的底物和抑制剂，如上述）。地高辛约 80% 经肾分泌清除，这一途径主要由 P-糖蛋白负责（Sampson et al，2011）。地高辛也有小部分（<10%）经肝代谢清除，这一途径涉及 CYP3A4/5，故考尼伐坦对地高辛经 CYP3A4 代谢的竞争性抑制可能是原因之一（也参见［地高辛－阿托伐他汀］等有关章节）。

至于托伐普坦对地高辛体内过程的影响至少有一点是明确的，那就是它可抑制 P-糖蛋白（可能以竞争性抑制为主），从而阻碍地高辛经肾的分泌清除。另外，托伐普坦抑制肠道细胞 P-糖蛋白，从而增加地高辛的生物利用度，也可能是地高辛血浓度升高的原因之一。

建议 考尼伐坦与地高辛同用时确有地高辛血浓度的升高；鉴于地高辛的治疗指数低，故避免两者的同用是明智的。如果必须同时应用，地高辛的剂量应减少，或延长给药间隔，并应仔细监测血浓度（因为考尼伐坦可与许多药物发生相互影响，且后果较严重，故厂家不再生产长期应用的口服制剂。即使静脉点滴，为避免局部反应，也应采用大静脉，并应每天更换注射部位）。

鉴于托伐普坦对地高辛的影响可能更明显，故两者的同用应予避免。

［地高辛（狄戈辛）－呋塞米（呋喃苯胺酸，速尿）］[2]
Digoxin－Furosemide

要点 因充血性心力衰竭应用地高辛和呋塞米（或布美他尼）维持治疗的 12 名患者，有 6 例发生心律失常。心律失常发生时，地高辛血浓度正常。另有报道说，同用地高辛和呋塞米（或布美他尼）治疗时，22% 的患者显示地高辛中毒的症状和体征。之所以出现上述后果，主要是由于利尿剂引起的低钾血症。利尿剂引起的其他改变，如高钙血症和低镁血症，也可能有助于增加强心苷的毒性。

有关药物 洋地黄和洋地黄毒苷与利尿剂的相互影响已有报道。根据药理作用推测，其他洋地黄类强心苷（如去乙酰毛花苷、毛花甙丙等）与耗钾利尿剂也可能发生类似相互影响。

所有耗钾利尿剂都可与地高辛发生类似相互影响，包括噻嗪类（氯噻嗪、氢氯噻嗪、泊利噻嗪等），其他袢利尿剂（依他尼酸、布美他尼、吡咯他尼等），汞利尿剂（汞撒利）及噻嗪类有关利尿剂（氯噻酮、喹乙宗、美托拉宗等）。

机制 地高辛作用于心肌可兴奋组织，抑制钠/钾 ATP 酶；低钾血症时，可供与细胞内钠交换的细胞外钾减少，膜电位降低。另外，细胞外钾减少时，对地高辛的竞争性抑制作用减弱（参见［地高辛－低钾血症］）。呋塞米和其他利尿剂主要通过干扰跨膜钾梯度而增强地高辛的电生理作用。

建议 洋地黄化患者如果需要利尿剂处理高血压和（或）水肿时，最好选用留钾利尿剂，或将一种噻嗪类与留钾利尿剂联用代替呋塞米。如果必须应用呋塞米，可同时补钾（口服氯化钾制剂），这样可降低地高辛的毒性。

［地高辛（狄戈辛）－螺内酯（安体舒通）］[3]
Digoxin－Spironolactone

要点 应用螺内酯后，地高辛的分布容积减少，血浆清除率及肾清除率降低，血药浓度升高。一病例报道表明，停用螺内酯后，地高辛血浓度从 2.4 μg/ml 降至 1.5 μg/ml。

Ghanem 等采用大鼠进行的一项研究表明，腹腔注射螺内酯（200 μmol/kg）每日 1 次连续 3 天的预处理，可使小肠各段刷状缘顶膜内 P-糖蛋白的含量明显增加（小肠近端和远端增加最明显，分别比对照组增加 426％和 622％）。大鼠在体实验表明，螺内酯预处理，单剂地高辛灌胃后的小肠吸收减少，门脉和外周血中地高辛的浓度降低，地高辛的尿排泄明显减少（Ghanem et al，2006）。

有关药物　对 8 名患者进行的一项研究表明，给洋地黄毒苷前先用螺内酯治疗 10 天，结果显示洋地黄毒苷的半衰期缩短，表观分布容积减少。但对健康志愿者进行的一项研究表明，先用洋地黄毒苷 30 天后再给螺内酯，结果洋地黄毒苷的清除时间延长。因为资料不一致，所以螺内酯是增强还是削弱洋地黄毒苷的治疗作用，还不能确定。动物研究表明，洋地黄毒苷的毒性减弱。

因为报道结果不一致，故难以预言螺内酯和洋地黄或去乙酰毛花苷等之间是否会发生类似相互影响。

已经证明另一种留钾利尿剂阿米洛利使地高辛的肾清除率增加，非肾清除率降低，而总体清除率仅略有下降（参见［地高辛－阿米洛利］）。

其他留钾利尿剂（如坎利酸钾、坎利酮和氨苯蝶啶）与地高辛之间的相互影响尚未证实。

机制　应用地高辛进行的研究表明，螺内酯略增加人体地高辛的稳态血浓度。这一作用起因于螺内酯竞争性阻断地高辛经肾小管的分泌清除。也有人认为，螺内酯及其代谢物干扰常用的地高辛放射免疫分析，因此造成地高辛血浓度升高的假象。

有证据提示，洋地黄毒苷对动物作用的减弱及在人体内半衰期的缩短和分布容积的减少，是由于螺内酯能作为一种肝药酶诱导剂，从而使洋地黄毒苷的清除增加所致。此种相互影响似乎很少或完全不依赖于螺内酯的留钾作用。实际上，螺内酯使洋地黄毒苷在人体内半衰期延长的机制纯属推测。螺内酯在人体内的作用可能并不像在动物体内那样。动物研究一致表明，螺内酯促进洋地黄毒苷经胆汁的排泄，减少地高辛的肠道吸收（Ghanem 等认为，地高辛肾排泄的减少起因于螺内酯诱导肠道 P-糖蛋白所致的生物利用度降低，而非肾 P-糖蛋白功能的减弱）；然而，在人体内这方面的研究结果不一致，对此尚不能做出令人满意的解释。无论如何，某些动物对药物的处置与人体有本质差别，故对动物研究结果的解释应谨慎。

建议　在取得更多的临床资料前，如必须同用螺内酯和地高辛（或洋地黄毒苷），应进行密切观察，并经常测定血钾和强心苷浓度，以保证疗效。

［地高辛（狄戈辛）－阿米洛利（氨氯吡咪）］[2]
Digoxin－Amiloride

要点　对 6 名健康受试者进行的研究表明，应用阿米洛利（100 mg/d）计 7 天，可使肾对地高辛的清除率增加 1 倍［从 1.3 ml/(kg·min) 增至 2.4 ml/(kg·min)］。地高辛的总体清除率略微降低，血浓度轻度升高，其正性肌力作用减弱。此种相互作用对充血性心力衰竭伴有肾损害的患者影响更明显。

有关药物　根据代谢途径和药理作用推测，阿米洛利与其他洋地黄类强心苷也可发生相互影响，但相互影响的程度和性质可能不尽相同。根据经肝肾代谢的程度推测，阿米洛利与甲地高辛或毛花甙丙可发生类似相互影响，与洋地黄或洋地黄毒苷此种相互影响的结果可能更明显，但与主要经肾排泄的毒毛花苷 K 或黄夹苷等相互影响的结果也许是强心苷血浓度的降低，而不是血浓度的升高。

地高辛与螺内酯之间以及地高辛与其他留钾利尿剂（坎利酮、坎利酸钾和氨苯蝶啶等）之间的相互影响参见［地高辛－螺内酯］。

机制　阿米洛利增加地高辛经肾的清除，但减少肾外清除的确切机制还不清楚。

建议　该相互影响的临床意义需经进一步研究确定。但对肾功能不良的充血性心力衰竭患者，合用该两药时，有必要注意监测地高辛的血浓度。

［地高辛（狄戈辛）－甲状腺制剂］[2]
Digoxin－Thyroid

要点　甲状腺功能亢进或正在应用甲状腺激素治疗的患者，地高辛的疗效可减弱；为防止心律失常或充血性心力衰竭的反复，可能需要加大地高辛的用量。反之，甲状腺功能低下时，或者正在应用抗甲状腺药治疗的患者，需据情减少地高辛的用量，以防蓄积中毒。

有关药物 已证明，甲状腺功能亢进时，对洋地黄毒苷和其他强心苷（去乙酰毛花苷、洋地黄等）也可有类似影响，只是影响的程度有所不同（取决于经肾排泄的程度以及组织分布情况）。

机制 这种相互影响与甲状腺制剂增加强心苷的肾排泄有关。甲状腺功能亢进时，组织分布的改变及吸收不良也可能起部分作用。

建议 用地高辛维持治疗的患者，若加用甲状腺制剂，应密切观察地高辛的疗效是否减弱。反之，用强心苷维持的患者，停用甲状腺制剂后，对强心苷的敏感性可能增加；在这种情况下，应密切监测地高辛的血浓度，考虑减少地高辛的剂量，或者延长给药间隔时间。

［地高辛（狄戈辛）－糖皮质激素］[2]
Digoxin－Glucocorticoids

要点 同时应用糖皮质激素可促发地高辛所致的心律失常。

有关药物 包括氢化可的松、泼尼松、泼尼松龙，及地塞米松在内的所有糖皮质激素都可促发地高辛所致的心律失常。其他洋地黄类强心苷（如洋地黄、洋地黄毒苷、去乙酰毛花苷等）也会受糖皮质激素的此种影响。

机制 这种影响起因于糖皮质激素所致的低血钾（也参见［地高辛（狄戈辛）－呋塞米（呋喃苯胺酸，速尿）]）。

建议 用地高辛维持治疗的患者，如果需要给予糖皮质激素，应注意观察对地高辛治疗的反应，并应监测心电图和血钾浓度，必要时补钾。

［地高辛（狄戈辛）－米非司酮（息百虑，抗孕酮，息隐）][1]
Digoxin－Mifepristone

要点 Woodland 等采用 Madin-Darby 犬肾细胞作为体外模型探讨了米非司酮对地高辛肾小管分泌和细胞摄取的影响。结果表明，米非司酮显著抑制地高辛经肾小管的分泌，但不干扰其进入肾小管细胞的能力（Woodland et al，2003）。

有关药物 采用 P-糖蛋白底物长春碱（vinblastine）观察到类似结果。

已证明地高辛与各种 P-糖蛋白抑制剂，如奎尼丁、胺碘酮、克拉霉素、维拉帕米、普罗帕酮、伊曲康唑等，都可发生类似相互影响。这些相互影响都涉及位于肾小管细胞顶膜上的 P-糖蛋白。

机制 地高辛是 P-糖蛋白的底物，在肾小管中经 P-糖蛋白药物外排泵主动分泌。P-糖蛋白由 MDR1 基因编码，属 ABC 药物转动载体家族。P-糖蛋白在人体多种组织中都有表达，包括肾、肠、肝、胰、肾上腺皮质、胎盘，及大脑；认为其在肾小管细胞顶膜（apical membrane）的功能表达与各种疏水性化合物经肾的清除有关。新近证明，地高辛也是在肝细胞基底膜表达的 OATP-8 药物转运体的底物。这些发现提示，如将米非司酮与 P-糖蛋白底物同时应用，有可能发生相互影响。

根据目前可得到的资料推测，米非司酮抑制肾小管细胞顶膜的 P-糖蛋白，从而抑制地高辛经 P-糖蛋白介导的主动分泌，是该影响的主要机制。P-糖蛋白也涉及地高辛的胃肠吸收，故米非司酮对胃肠道中 P-糖蛋白的抑制，可增加地高辛的口服生物利用度。另外，米非司酮的代谢由 CYP3A4 负责（也有其他 CYPs 的参与），而地高辛有一小部分（不足 10%）经 CYP 代谢（主要涉及 CYP3A4/5），故米非司酮对地高辛经 CYP3A4 代谢的竞争性抑制也可能是原因之一（Levin et al，2011）。

建议 药物相互影响是引起药物毒性的常见原因，治疗范围较窄的药物，例如地高辛，了解其发生相互影响的可能机制，对临床安全用药有重要意义。

随着科学技术的发展，新问世的药物越来越多，故发生药物相互影响的可能性也就越来越大。有些相互影响尽管已经证明，但仍有一些临床医生不太了解。例如，近年曾证明临床上常用的抗生素克拉霉素（clarithromycin）与地高辛可发生相互影响，然而，许多临床医生仍然不知道这种相互影响，因此，同用时不减少地高辛的剂量而致地高辛中毒的情况时有发生。

　　预防药物相互影响的关键是了解相互影响的机制。一种药物改变另一种或几种药物作用的药效学相互影响往往可以预料，因为药物的作用通常是已知的。但是药动学的相互影响往往难以预测，除非每种药物的药动学特点都已充分了解，且其清除机制已充分阐明。分子生物学的进展有助于许多药物生物转化酶和药物转运蛋白的鉴定。对这些清除系统的了解使之能够预测许多潜在的药动学相互影响。

　　虽然地高辛的临床应用已有 200 多年，但严重毒性仍时常发生，故其监测对临床医生来说依然是严峻挑战。地高辛的蛋白结合率较低（20％～25％），分布容积极较大（3～10 L/kg），反映其与骨骼肌和心肌有广泛结合。尽管地高辛有部分通过肝进行生物转化，但主要以原形经肾清除（接近90％），肾小管净分泌占这种清除方式的 50％。

　　鉴于地高辛的应用十分广泛，所以有许多药物会与其同时应用。另外，已证明非处方药和中草药也可与地高辛发生相互影响。因此，预计未来仍会不断发生地高辛药物相互影响事件并不是没有道理的。

　　P-糖蛋白的抑制除降低肾清除外，也可增加吸收，减少经胆道的清除，增加药物向脑内的穿透。对所有这些部位药物转运的抑制，都可导致 P-糖蛋白底物在体内的量增加。因此，有高、中度危险的药物，特别是像地高辛等安全范围（治疗窗）较窄的药物，有必要在整体动物模型中进行进一步研究，以确定是否会发生此种相互影响。

［地高辛（狄戈辛）－柳氮磺吡啶（柳氮磺胺吡啶）][2]
Digoxin－Sulfasalazine

　　要点　对 10 名正常受试者给予柳氮磺吡啶 6 天后，地高辛血浓度降低。

　　有关药物　柳氮磺吡啶与其他强心苷（如洋地黄毒苷、洋地黄、去乙酰毛花苷等）之间，以及其他磺胺类（如磺胺嘧啶、磺胺甲噁唑、磺胺异噁唑等）与地高辛之间，是否会发生类似相互影响，还未见报道。

　　机制　机制还不清楚。

　　建议　两药同用时，需密切监测地高辛血浓度。当地高辛血浓度降低时，即停用柳氮磺吡啶，必要时可注射地高辛。

［地高辛（狄戈辛）－甲氧苄啶（甲氧苄氨嘧啶）][2]
Digoxin－Trimethoprim

　　要点　对长期服用维持量地高辛（0.125～0.25 mg/d）的 9 名患者（平均年龄为 78 岁，肌酸酐值均正常）进行的研究发现，当服用甲氧苄啶（每次 200 mg，每日 2 次共 2 周）后，地高辛血浓度平均升高 22％，其中一人超过正常范围（从 1.3 nmol/L 升高到 2.8 nmol/L）。

　　有关药物　其他强心苷（洋地黄、洋地黄毒苷、毛花贰丙等）与甲氧苄啶是否会发生类似相互影响，尚未见报道。

　　机制　有人对 6 名正常受试者（平均年龄 29 岁）进行过研究。先服用甲氧苄啶 200 mg，每日 2 次计 10 天后，并不影响单剂地高辛（1 mg 静脉注射）的总清除率，而肾清除率降低 17％，肾小球滤过率保持不变。这说明甲氧苄啶可能是通过减少肾小管的分泌而降低老年患者的地高辛清除率。另外，甲氧苄啶对肠道菌群的影响也有可能改变口服地高辛的生物利用度。

　　建议　应考虑到甲氧苄啶可增加老年人地高辛的血浓度。合用期间应严密监护患者。

［地高辛（狄戈辛）－红霉素][1]
Digoxin－Erythromycin

　　要点　有 2 例接受 5 日疗程红霉素的受试者，地高辛稳态血浓度升高 1 倍，地高辛还原产物的尿、粪排泄量相应减少。停用红霉素后，对地高辛还原产物形成的影响持续数日之久。

有关药物　Chan 等对采用地高辛治疗的心力衰竭患者（包括 154 058 名患者）进行的一项群体回顾性研究表明，同时应用同属大环内酯类的克拉霉素（clarithromycin），因地高辛中毒住院的危险性增加 54.4 倍（Chan et al，2009）。

根据提出的机制推测，其他大环内酯类抗生素（如依托红霉素、琥乙红霉素、麦迪霉素、竹桃霉素、醋竹桃霉素等）与地高辛之间，以及红霉素与其他洋地黄类强心苷（甲地高辛、醋地高辛等）之间，也有可能发生类似相互影响，只是影响的程度不尽相同。有研究表明，大环内酯类抗生素对 CYP3A4 抑制作用的强度从强到弱依次为醋竹桃霉素、红霉素、克拉霉素、罗红霉素（对 P-糖蛋白的抑制强度大致以此为序），认为对地高辛药动学影响的程度也依次递减（琥乙红霉素和依托红霉素在体内水解释放出红霉素发挥作用，影响的机制与红霉素雷同）。阿奇霉素和地红霉素对地高辛的影响要弱一些或相对无影响（因已证明阿奇霉素和地红霉素对 CYP3A4 无明显抑制作用）。

酮环内酯类抗生素泰利霉素（telithromycin）对 CYP3A4 和 P-糖蛋白有明显抑制作用，预料与地高辛之间的类似相互影响也可发生。

机制　地高辛大部分以原形经肾排泄（涉及经 P-糖蛋白的主动分泌），已经证明红霉素是一种有效的 P-糖蛋白抑制剂，因此，红霉素抑制地高辛经肾小管的分泌是其血浓度升高的机制。红霉素对胃肠道中 P-糖蛋白的抑制从而增加地高辛的口服生物利用度，也可能是原因之一。大约在 10% 的患者中地高辛有相当一部分代谢转变为还原产物，这些产物主要是在胃肠道细菌的作用下产生的。红霉素抑制这些细菌，减少地高辛的代谢，明显增加其生物利用度，可能是地高辛血浓度升高的另一原因。另外，地高辛有一部分经 CYP3A4/5 代谢，因此，红霉素对其经 CYP3A4 代谢的抑制（包括竞争性抑制和非竞争性抑制）也是原因之一（Tsutsumi et al，2002）。

建议　鉴于红霉素、克拉霉素等大环内酯类抗生素对地高辛的药动学影响明显，故建议尽量避免同时应用。如果同用难以避免，当开始或停用红霉素时，应密切监测地高辛血浓度。洋地黄化患者接受红霉素等大环内酯类抗生素时，尤其应留心地高辛中毒的可能性。

尽管有证据表明，阿奇霉素和地红霉素对 CYP3A4 和 P-糖蛋白无明显抑制作用，但不能想当然地认为与地高辛之间不会发生相互影响，也许只是不那么显著而已。

[地高辛（狄戈辛）- 新霉素][2]
Digoxin - Neomycin

要点　地高辛与硫酸新霉素同用时，可明显降低地高辛血浓度，使其曲线下面积减少 41%～51%，但对地高辛的半衰期无影响。新霉素与维持量地高辛同用时，地高辛稳态血浓度平均降低 28%。

有关药物　新霉素与其他强心苷（洋地黄、洋地黄毒苷、去乙酰毛花苷等）之间，或地高辛与其他口服氨基苷类（卡那霉素和巴龙霉素等）之间的相互影响也可能发生。

机制　目前认为，新霉素沉淀地高辛，或改变肠黏膜的通透性。

建议　应用地高辛治疗期间加用新霉素，或两药同用一段时间停用新霉素，都需要密切观察地高辛的血浓度。必要时适当调整地高辛的剂量。

[地高辛（狄戈辛）- 四环素][1]
Digoxin - Tetracycline

要点　据报道，一名患者在接受 5 日疗程盐酸四环素治疗后，地高辛稳态血浓度升高 30%，地高辛还原产物的尿、粪排泄相应减少。停用四环素后，对地高辛还原产物形成的影响仍可持续数日。

有关药物　其他四环素类抗生素（如多西环素、土霉素、米诺环素等）可能与地高辛发生类似相互影响。

机制　大约在 10% 的患者中，地高辛有相当一部分转变为还原产物，这些还原产物主要是在胃肠道细菌的作用下生成的。四环素抑制肠道细菌，减少地高辛的代谢，故使其血浓度升高。

建议　正在应用地高辛治疗的患者，加用四环素时，或两药同用一段时间停用四环素后，都需密切观察地高辛血浓度，以便对剂量进行适当调整。

［地高辛（狄戈辛）－对氨基水杨酸（对氨基柳酸）][3]
Digoxin－Paraaminosalicylic Acid

要点　对 10 名健康志愿者进行的一项研究表明，同时应用对氨基水杨酸（每日 2 g，每日 4 次，共 4 周）及单剂地高辛，导致地高辛曲线下面积缩小，6 日尿累积排泄减少。地高辛的半衰期不受影响。

有关药物　预料对氨基水杨酸与其他强心苷（洋地黄、洋地黄毒苷、去乙酰毛花苷等）也会发生类似相互影响，但尚有待证实。

机制　对氨基水杨酸引起吸收障碍，从而导致地高辛的胃肠吸收减少。体外吸附试验使提出的这一机制得到进一步证实。

建议　两药同用期间应测定地高辛血浓度。地高辛需要量可能增加。尽可能延长两药服用的间隔，可部分削弱此种相互影响的程度。

［地高辛（狄戈辛）－两性霉素 B][2]
Digoxin－Amphotericin B

要点　两性霉素 B 与地高辛合用时，可增强地高辛的毒性。

有关药物　另一多烯类抗真菌药制霉菌素不作全身应用，故其与地高辛的相互影响无什么临床意义。根据相互影响的机制推测，预料其他洋地黄强心苷（洋地黄毒苷、洋地黄、毛花甙丙等）与两性霉素 B 可发生类似相互影响。

机制　两性霉素 B 可引起低血钾，从而增强地高辛的毒性。

建议　尽可能避免两者合用。如必须合用，应严密监护患者并测定血钾。出现缺钾现象时，应迅速纠正并采取相应措施。

［地高辛（狄戈辛）－伊曲康唑（依曲康唑）][1]
Digoxin－Itraconazole

要点　同时应用伊曲康唑，可使地高辛血浓度升高，分布容积减少，清除半衰期延长，总清除率降低。

有关药物　酮康唑对 P-糖蛋白和 CYP3A4 也有明显抑制作用，有明确证据表明，与地高辛之间可发生类似相互影响。

伊曲康唑与其他洋地黄强心苷之间是否会发生类似相互影响，尚未见报道，但根据代谢清除途径推测，与主要以原形经肾排泄的毛花甙丙和毒毛花苷 K 等之间的类似相互影响有可能发生。洋地黄毒苷脂溶性高，大多经肝代谢后由肾排泄，故与伊曲康唑之间的相互影响不会太明显（虽然洋地黄毒苷主要经肝代谢清除，但是可能仅有一小部分涉及 CYP3A4）。

机制　尽管伊曲康唑的化学结构以及药理作用与红霉素明显不同，但却像红霉素一样，对 P-糖蛋白和 CYP3A4 有抑制作用。地高辛的清除与 P-糖蛋白（约占 90%）以及 CYP3A4/5（不足 10%）有关，因此认为，地高辛血浓度的升高可能与伊曲康唑抑制 P-糖蛋白和 CYP3A4（包括竞争性抑制和非竞争性抑制）从而增加地高辛的口服生物利用度，减少地高辛经肾小管的分泌以及阻碍其在肝中的氧化代谢有关。鉴于 CYP3A4/5 存在多态性，故在该层面上的相互影响有明显的个体差异。

建议　尽可能避免同时应用伊曲康唑（或酮康唑）和地高辛；同时应用难以避免时，应测定地高辛血浓度，必要时减少地高辛的剂量。

［地高辛（狄戈辛）－特拉匹韦（特拉普韦，替拉瑞韦）][2]
Digoxin－Telaprevir

要点　Garg 等对健康志愿者进行的 I 期开放性序贯研究表明，稳态浓度的特拉匹韦（750 mg 每

8 小时 1 次，通常连用 3 天以上可达稳态）对单剂地高辛（0.5 mg 口服）的药动学有明显影响，与地高辛单用相比，可使其 C_{max} 平均升高 50％，$AUC_{0\sim\infty}$ 平均增加 85％，但肾清除率无明显改变（Garg et al，2012）。

有关药物 特拉匹韦与其他洋地黄强心苷（洋地黄毒苷、洋地黄、毛花苷丙等）之间是否会发生类似相互影响，尚不清楚。

机制 已知地高辛是 P-糖蛋白的底物，大部分（约 90％）以原形经肾分泌排泄，仅有不足 10％经由 CYP3A4/5 代谢。体内外研究表明，特拉匹韦是 CYP3A4 和 P-糖蛋白的底物，同时也是 CYP3A4 的强效抑制剂。因此认为，该影响主要与特拉匹韦对 P-糖蛋白的竞争性抑制有关，对 CYP3A4 的抑制是次要原因。鉴于地高辛的肾清除率无明显改变，故推测该影响可能主要与特拉匹韦竞争性抑制肠道中的 P-糖蛋白（或肠道中高浓度的特拉匹韦使得 P-糖蛋白被饱和），从而增加地高辛的口服生物利用度有关。

建议 鉴于地高辛的安全范围较窄，故认为特拉匹韦对其药动学的影响有一定临床意义。建议地高辛治疗期间尽可能避免给予特拉匹韦。如果同时应用难以避免，应注意观察有无地高辛中毒的症状和体征，必要时重新调整剂量。

[地高辛（狄戈辛）-依曲韦林][3]
Digoxin-Etravirine

要点 Kakuda 等对 16 名健康受试者进行的一项开放性 2 阶段交叉研究表明，稳态浓度的依曲韦林（200 mg 每日 2 次连用 12 天）可使地高辛（于开始依曲韦林的第 8 天 0.5 mg 单次口服）的 C_{max} 以及 $AUC_{0\sim8h}$ 增加，最小均方（least squares mean）比值分别为 1.19 和 1.18（Kakuda et al，2014）。

有关药物 依曲韦林与其他洋地黄强心苷（如洋地黄毒苷、洋地黄、毛花苷丙等）之间，以及其他非核苷类 HIV-1 反转录酶抑制剂（如奈韦拉平、依法韦仑以及利匹韦林等）与地高辛之间，是否会发生类似相互影响，尚不清楚。

机制 已知地高辛是 P-糖蛋白的底物，大部分（约 90％）以原形经肾分泌排泄，有不足 10％经由 CYP3A4/5 代谢。依曲韦林的代谢有 CYP3A4、CYP2C9，及 CYP2C19 的参与，部分报道表明，其体内过程也涉及 UGT 和 P-糖蛋白，本身对 CYP3A4 和 UGT 有诱导作用，对 CYP2C9 和 CYP2C19 有抑制作用。根据两种药物的上述药动学特点，认为该影响与依曲韦林抑制 P-糖蛋白从而增加地高辛的口服生物利用度有关（对 CYP3A4 的竞争性抑制也可能起部分作用），对 CYP3A4 的微弱诱导作用可部分抵消其对 P-糖蛋白和 CYP3A4 的竞争性抑制作用所造成的影响。然而，也有报道表明，依曲韦林对 P-糖蛋白无影响，故地高辛-依曲韦林之间相互影响的确切机制有待进一步探讨。

建议 就目前可得到的资料看，地高辛与依曲韦林的同用无须刻意避免。然而，由于地高辛的安全范围较窄，故于同用期间应注意观察地高辛的疗效和毒副作用有无改变。

[地高辛（狄戈辛）-氯喹][2]
Digoxin-Chloroquine

要点 应用地高辛治疗的患者如果已经洋地黄化，加用氯喹时容易引起传导阻滞。

有关药物 已证明奎宁和奎尼丁与地高辛之间可发生类似相互影响（参见 [地高辛-奎尼丁]）。羟氯喹与地高辛之间的类似相互影响也有报道，见 [地高辛-羟氯喹]。

氯喹与其他洋地黄类强心苷（洋地黄、洋地黄毒苷、甲地高辛等）之间的相似相互影响尚未见报道，但预料有可能发生。

机制 氯喹是奎尼丁的结构类似物，单用也有引起传导阻滞的报道。目前认为，氯喹与地高辛之间的相互影响类似于奎尼丁，见 [地高辛-奎尼丁]。应用地高辛治疗的患者如果已经洋地黄化，加用奎尼丁的结构类似物氯喹时，有增加地高辛中毒的危险，容易引起传导阻滞。目前认为该影响的可能机制主要有三：一是两者毒性的相加（因为氯喹单用也有引起传导阻滞的报道），二是像奎尼丁一样，抑制地高辛经肾的清除，三是竞争性抑制地高辛经 CYP3A4 的代谢（见［地高辛－奎尼丁］）。

建议   两药同用期间，应密切观察有无传导阻滞或地高辛中毒的症状和体征。如有必要，可适当减少地高辛的剂量。停用氯喹后，地高辛浓度可能会下降，故应将地高辛的剂量适当上调。

注：现已证明可与氯喹发生相互影响，因而禁止与之同用或慎用的药物概括如下。

①金盐和保泰松。这两种药物像氯喹一样，都有引起皮炎的倾向，因此应避免与氯喹同时应用。

②其代谢有 CYP2D6 参与的药物，如三环类抗抑郁药米帕明、阿米替林、去甲替林，非典型抗抑郁药米塔扎平、度洛西汀（duloxetine）、阿托西汀（atomoxetine），选择性 5-HT 再摄取抑制剂氟西汀、帕罗西汀、文拉法辛，非典型抗精神病药利培酮，非阿片类镇痛药曲马多，阿片类镇痛药羟考酮和氢可酮，镇咳药可待因，选择性 α_{1A} 受体阻断药坦洛新，β 受体阻断药普萘洛尔、美托洛尔、噻吗洛尔，M 受体阻断药托特罗定（tolterodine），钙感受器模拟剂西那卡塞（cinacalcet），可逆性胆碱酯酶抑制剂多奈哌齐（donepezil）以及加兰他敏，抗心律失常药氟卡尼等。氯喹可不同程度地影响这些药物的代谢，但其本身的代谢不会发生明显变化（因为其代谢主要由 CYP3A4 负责，与 CYP2D6 无明显相关）。

③鉴于氯喹的代谢主要由 CYP3A4 负责，因此与其他由 CYP3A4 代谢的药物可发生相互影响。此类影响属于氯喹对代谢的竞争性抑制，这与上述机制明显不同。与胺碘酮同用时，心律失常的危险性增加（两者都有致心律失常的危险，因此，致心律失常作用相加也可能是因素之一。但胺碘酮对氯喹代谢抑制的影响是双重的，因其对 CYP3A4 也有非竞争性抑制作用）以及与环孢素同用时使环孢素中毒的危险性增加是此类影响的例子。

④对 CYP3A4 有诱导或抑制作用的药物，可促进或抑制氯喹的代谢。例如，苯巴比妥和苯妥英等诱导 CYP3A4，而红霉素和伊曲康唑等抑制 CYP3A4，因此对氯喹的代谢有可能发生影响，从而影响其作用。

⑤氯喹本身有引起惊厥的副作用，因此，可对抗或削弱抗惊厥药的作用。与另一种抗疟药甲氟喹同时应用，发生惊厥的危险性增加（两药的致惊厥作用相加）。与抗疟药卤泛群（halofantrine）同时应用，发生室性心律失常的危险性增加（致室性心律失常作用相加）。

［地高辛（狄戈辛）－羟氯喹］[2]
Digoxin－Hydroxychloroquine

要点   2 名用地高辛维持治疗的患者，因类风湿关节炎而给予羟氯喹，结果地高辛血浓度超过 3.1 nmol/L，但未发生地高辛的毒性。停用羟氯喹后，地高辛血浓度降低 67%。

有关药物   其他强心苷（去乙酰毛花苷、洋地黄、洋地黄毒苷等）与其他氨基喹啉类（氯喹和伯氨喹等）之间也有可能发生类似相互影响。

机制   羟氯喹是一种半合成金鸡纳衍生物，结构与奎尼丁相似，是氯喹的 N-乙基 β 位羟化产物，故与地高辛之间的相互影响可能类似于地高辛－氯喹之间的相互影响，机制也雷同，有关细节参见［地高辛（狄戈辛）－氯喹］以及［地高辛－奎尼丁］。

根据相互影响的机制推测，另一种氨基喹啉类伯氨喹与地高辛之间也有可能发生类似相互影响。

建议   两药同用期间，应密切注意有无地高辛中毒的症状和体征。如有必要，可适当减少地高辛的剂量。

注：鉴于羟氯喹的化学结构以及药理作用类似于氯喹（氯喹的 N-乙基取代基之一发生 β 位羟化即生成羟氯喹），因而推测，凡是可与氯喹发生相互影响的药物，也有可能与羟氯喹发生类似相互影响。不过羟氯喹的代谢是否有 CYP3A4 的参与，尚不十分清楚。

［地高辛（狄戈辛）－COPP］[2]
Digoxin－COPP

要点   6 名恶性淋巴瘤患者在应用环磷酰胺、泼尼松、丙卡巴肼，及长春新碱（COPP 方案）联合治疗前及联合治疗后 24 小时，或在 3～5 日疗程的环磷酰胺、泼尼松，及长春新碱（COP 方案）

联合治疗 24 小时后，给予一个剂量的地高辛，结果所有患者地高辛曲线下面积都减少 29%～30%。停用联合治疗后，此种影响仍可持续数日。

有关药物 研究表明，上述方案不影响洋地黄毒苷的吸收，但有可能影响去乙酰毛花苷和洋地黄的胃肠吸收。

机制 机制还未阐明。有人认为，地高辛血浓度的降低，可能是由于这些细胞毒药物损害了肠黏膜，使地高辛的胃肠吸收减少之故。

建议 这些药物与地高辛同用时，应密切观察患者，必要时可增加地高辛的剂量。洋地黄毒苷不受化疗药物的影响，故可用来代替地高辛。

［地高辛（狄戈辛）－环磷酰胺（癌得星）][2]
Digoxin－Cyclophosphamide

要点 环磷酰胺影响地高辛的胃肠吸收，血清地高辛浓度可降低 50%。

有关药物 所有细胞毒药物（包括丙卡巴肼、阿糖胞苷、甲氨蝶呤、阿霉素、博来霉素等）都可影响地高辛的胃肠吸收。环磷酰胺是否影响其他洋地黄类强心苷的吸收还不清楚，但已证明洋地黄毒苷的吸收不受环磷酰胺的影响（参见［地高辛（狄戈辛）－COPP]）。

机制 机制尚未阐明。有人认为，地高辛吸收的减少起因于细胞毒药物对肠黏膜的损伤。

建议 该相互影响较肯定。服用地高辛的患者在接受环磷酰胺（或其他细胞毒药物）治疗时，应注意观察洋地黄化不足的表现，必要时增加地高辛的剂量。已证明地高辛胶囊剂的吸收减少不明显，可用其代替片剂。另外，洋地黄毒苷的吸收不受细胞毒药物的影响，可用来代替地高辛。

［地高辛（狄戈辛）－环孢素（环孢菌素 A）][1]
Digoxin－Cyclosporine（Cyclosporin A）

要点 几项报道表明，同时应用地高辛和环孢素，地高辛血浓度明显升高。

有关药物 环孢素与其他洋地黄类强心苷（洋地黄、洋地黄毒苷、甲地高辛等）之间的相互影响还未见报道，但根据处置途径推测，毛花甙丙、毒毛花苷 K，及去乙酰毛花苷有可能与环孢素发生类似相互影响。

根据该影响的机制以及药动学特点推测，同属钙调蛋白抑制剂的他克莫司（tacrolimus）以及抗增殖免疫抑制剂西罗莫司（雷帕霉素；sirolimus，rapamycin）与地高辛之间可发生类似相互影响。

机制 已经证明环孢素是一种有效的 P-糖蛋白抑制剂，因此，环孢素抑制肾小管中的 P-糖蛋白，减少其地高辛经肾小管的分泌（地高辛大部分以原形经肾排泄，而这一清除途径涉及 P-糖蛋白），抑制肠道中的 P-糖蛋白，增加其口服生物利用度，是使地高辛血浓度升高的主要机制。另外，环孢素主要经由 CYP3A4/5 代谢，而地高辛的代谢也有 CYP3A4/5 的参与（有充分证据表明其代谢同时有 CYP3A4/5 参与的药物为数不多，环孢素和地高辛是典型代表），因此认为，环孢素对地高辛经 CYP3A4/5 代谢的竞争性抑制也是原因之一（Krensky et al，2011）

建议 该影响肯定，且比较明显，如非必需，建议避免两者联用。必须联用时，最好在能监测地高辛血浓度的条件下进行，并于同用期间密切观察有无地高辛中毒的症状和体征。如发生中毒，需将地高辛减量和（或）采取其他措施。

另外，CYP3A4/5 存在广泛的多态性（特别是 CYP3A5），而多态性的存在可对药物的相互影响造成显著差别。这种现象具有重要临床意义，对那些毒性大和（或）安全范围（治疗窗）狭窄的药物（如地高辛）尤其如此。

注：Hsiao 等应用维拉帕米作为 P-糖蛋白的标准底物，应用环孢素作为 P-糖蛋白的标准抑制剂，采用雄性 Sprague-Dawley 大白鼠作为研究对象，评价了两者之间的相互影响，以期用其预测人体血脑屏障中基于 P-糖蛋白的药物相互影响的程度。结果表明，当环孢素血浓度为 2.8 μM 时，[3]H 标记的维拉帕米脑/血放射活性比增加 75%。这与先前在人体中进行的类似研究相吻合（Hsiao et al，2006）。Hsiao 等的研究进一步表明，环孢素是一种高亲和力的 P-糖蛋白底物和强效的 P-糖蛋白抑

制剂。

鉴于人和鼠血脑屏障中 P-糖蛋白的活性基本一致，故开发药物期间往往采用小白鼠和大白鼠作为临床前研究的动物模型。评价药物在 CNS 中的分布时，那些与 P-糖蛋白有高亲和力的药物因明显外排而在脑内很难达到较高浓度，因此往往无须进行进一步研究。当然，这样的药物也可以考虑与 P-糖蛋白抑制剂联用，只不过联用时相互影响的程度需要确定。

［地高辛（狄戈辛）-青霉胺］[2]
Digoxin-Penicillamine

要点　同用地高辛和青霉胺时，不管地高辛经何途径给予，其血浓度都可明显降低。

有关药物　青霉胺和其他强心苷（洋地黄、洋地黄毒苷、去乙酰毛花苷等）之间是否可发生类似相互影响，还未得到证实。

机制　还不清楚。

建议　两药同用时，应测定地高辛血浓度，必要时增加地高辛的剂量。

［地高辛（狄戈辛）-葡萄糖］[2]
Digoxin-Glucose

要点　据报道，应用地高辛治疗的患者，摄入大量碳水化合物后，可诱发或加重地高辛中毒。

有关药物　有证据表明，葡萄糖与其他洋地黄类强心苷（洋地黄、洋地黄毒苷及去乙酰毛花苷等）可发生类似相互影响。

机制　大量碳水化合物或葡萄糖进入体内后，暂时不被利用的葡萄糖合成糖原储存。而合成糖原时需钾的参与。大量钾进入细胞内，可致血钾降低，从而诱发或增强地高辛的毒性。

建议　应用地高辛或其他强心苷期间，必须输入葡萄糖（特别是大剂量葡萄糖）时，应注意同时补钾。

［地高辛（狄戈辛）-氯化钙（静脉）］[2]
Digoxin-Calcium Chloride（Intravenous）

要点　细胞外游离钙浓度升高，可增强地高辛对心脏的作用。用地高辛治疗期间，静脉注射钙盐，可致心电生理作用发生改变，例如心动过速或心律失常等。

有关药物　其他洋地黄类强心苷（洋地黄、毛花苷丙、洋地黄毒苷等）的药理作用与地高辛类似，故可与氯化钙发生类似相互影响。注射用多种含钙化合物（葡萄糖酸钙、γ-戊酮酸钙等）亦可与洋地黄类强心苷发生类似相互影响。

机制　洋地黄类强心苷的作用最终与其能引起兴奋-收缩耦联增强有关，而兴奋-收缩耦联是钙介导的。洋地黄类强心苷可抑制 ATP 酶（膜"钠泵"），因此使细胞内 Na^+ 浓度相对升高，K^+ 浓度相对降低。细胞内 Na^+ 浓度升高，可促进 Na^+-Ca^{2+} 交换，钙内向电流增强，导致跨膜电位改变，心肌收缩增强。注射钙盐之后，细胞外钙浓度升高，进一步促进钙的内向流动。

建议　接受地高辛或其他洋地黄类强心苷治疗的患者，如果需要静脉应用钙盐，给药速度应缓慢。洋地黄中毒表明，如因静脉给予钙盐引起者，单用支持措施而无须加用抗心律失常药也许就足够了。给予依地酸钠（EDTA）只能短暂改善病情，况且它本身也有一定毒性。故一般认为，用依地酸钠治疗洋地黄中毒是不可取的。

［氨力农（氨双吡酮，氨吡酮，氨利酮）-丙吡胺
（双异丙吡胺，吡二丙胺，异丙吡胺）］[2]
Amrinone-Disopyramide

要点　氨力农与丙吡胺同时应用有导致血压过低的报道。

有关药物　根据药理作用的类似性推测，其他磷酸二酯酶抑制剂，如米力农（甲腈吡酮，milrinone）、依诺昔酮（甲硫咪唑酮，苯氧咪酮，enoximone）、维丝力农（vesnarinone）等也可与丙吡胺发生类似相互影响。

机制　氨力农属于Ⅲ型磷酸二酯酶（PDE3）抑制剂，像其他磷酸二酯酶抑制剂一样，对血管有扩张作用，而丙吡胺单用也可引起低血压，故两者降压作用的相加可能是该相互影响的机制。

建议　避免两者合用是明智的。必须合用的话，应于合用期间注意观察有无低血压。如果发生低血压，可用主要作用于 α 受体的拟肾上腺素药（如间羟胺）纠正。

[多巴酚丁胺（杜丁胺）－氟烷（三氟氯溴乙烷）][1]
Dobutamine－Halothane

要点　多巴酚丁胺与氟烷同时应用，可导致心律失常。

有关药物　已证明肾上腺素和去甲肾上腺素可与氟烷发生类似相互影响。异丙肾上腺素对心脏有类似作用，有可能与氟烷发生类似相互影响，但此点还未得到验证。间接作用的拟交感胺如麻黄碱、苯丙胺、哌甲酯等，通过释放内源性儿茶酚胺间接影响心脏，也有可能与氟烷发生相互影响。

环丙烷、氯仿、甲氧氟烷，及恩氟烷等像氟烷一样，也可引起传导改变，增加心肌组织的折返冲动，预料与多巴酚丁胺的类似相互影响也可发生。

机制　多巴酚丁胺激动心脏的 β_1 受体（对 α_1 及 β_2 受体的作用微弱），增加房室传导速度，而氟烷及上述麻醉剂都可引起传导改变，增加心肌组织的折返冲动。两者对心肌组织的协同性影响可能是合用导致心律失常的机制。

建议　氟烷及有关吸入全麻药麻醉期间，应避免给予多巴酚丁胺。如有必要静脉应用多巴酚丁胺，应当采用氧化亚氮麻醉，并辅以乙醚、肌松药或麻醉镇痛剂代替氟烷。

如因合用后发生心律失常，首选药物是利多卡因和普萘洛尔。二者究竟选用哪种，需根据心律失常的类型确定。

（巩　磊　张安年　卢言慧）

主要参考文献

Baris N，et al，2006. Influence of carvedilol on serum digoxin levels in heart failure：is there any gender difference? *Eur J Clin Pharmacol*，62：535-538

Chan ALF，et al，2009. Risk of digoxin intoxication caused by clarithromycin-digoxin interactions in heart failure patients：a population-based study. *Eur J Clin Pharmacol*，65：1237-1243

Garg V，et al，2012. Effect of Telaprevir on the Pharmacokinetics of Midazolam and Digoxin. *J Clin Pharmacol*，52：1566-1573

Ghanem CI，et al，2006. Induction of Rat Intestinal P-glycoprotein by Spironolactone and Its Effect on Absorption of Orally Administered Digoxin. *J Pharmacol Exp Ther*，318：1146-1152

Hibbs RE，et al，2011. Agents acting at the neuromuscular junction and autonomic ganglia. In：*Goodman & Gilman's The pharmacological basis of therapeutics*，12th ed. Brunton LL（editor），McGraw-Hill Co，Inc，New York：255-276

Hsiao P，et al，2006. Verapamil P-glycoprotein transport across the rat blood-brain barrier：cyclosporine, a concentration inhibition analysis, and comparison with human data. *J Pharmacol Exp Ther*（JPET），317（2）：704-710

Kakuda TN，et al，2014. The Effect of Single-and Multiple-Dose Etravirine on a Drug Cocktail of Representative Cytochrome P450 Probes and Digoxin in Healthy Subjects. *J Clin Pharmacol*，54（4）：422-431

Krensky AM，et al，2011. Immunosuppressants, tolerogens, and immunostimulants. In：*Goodman & Gilman's The pharmacological basis of therapeutics*，12th ed. Brunton LL（editor），McGraw-Hill Co，Inc，New York：1005-1029

Lau YY，et al，2000. Atorvastatin coadministration may increase digoxin concentrations by inhibition of intestinal P-glucoprotein-mediated secretion. *J Clin Pharmacol*，40：91-98

Levin ER，et al，2011. Estrogens and progestins. In：*Goodman & Gilman's The pharmacological basis of therapeutics*，12th ed. Brunton LL（editor），McGraw-Hill Co，Inc，New York：1163-1194

O'Donnell JM，et al，2011. Drug therapy of depression and anxiety disorders. In：*Goodman & Gilman's The pharmacological basis of therapeutics*，12th ed. Brunton LL（editor），McGraw-Hill Co，Inc，New York：397-415

Reilly RF, et al, 2011. Regulation of renal function and vascular volume. In: *Goodman & Gilman's The pharmacological basis of therapeutics*, *12th ed*. Brunton LL (editor), McGraw-Hill Co, Inc, New York: 671-719

Rocco TP, et al, 2011. Parmacotherapy of Cocgestive Heart Failure. In: *Goodman & Gilman's The pharmacological basis of therapeutics*, *12th ed*. Brunton LL (editor), McGraw-Hill Co, Inc, New York: 789-813

Sampson KJ, et al, 2011. Anti-arrhythmic drugs. In: *Goodman & Gilman's The pharmacological basis of therapeutics*, *12th ed*. Brunton LL (editor), McGraw-Hill Co, Inc, New York: 815-848

Schwartz JI, et al, 2006. Evaluation of the pharmacokinetics of digoxin in healthy subjects receiving etoricoxib. *Br J Clin Pharmacol*, 66 (6): 811-817

Sharkey KA, et al, 2011. Treatment of disorders of bowel motility and water flux; antiemetics; agents used in biliary and pancreatic dsease. In: *Goodman & Gilman's The pharmacological basis of therapeutics*, *12th ed*. Brunton LL (editor), McGraw-Hill Co, Inc, New York: 1323-1349

Shoaf SE, et al, 2011. In Vitro P-Glycoprotein Interactions and Steady-State Pharmacokinetic Interactions Between Tolvaptan and Digoxin in Healthy Subjects. *J Clin Pharmacol*, 51: 761-769

Siepmann M, et al, 2000. Drug-drug interactions of new active substances: mibefradil example. *Eur J Clin Pharmacol*, 56: 273-273

Teng R & Butler K, 2013. A pharmacokinetic interaction study of ticagrelor and digoxin in healthy volunteers. *Eur J Clin Pharmacol*, 69: 1801-1808

Tsutsumi K, et al, 2002. The effect of erythromycin and clarithromycin on the pharmacokinetics of intravenous digoxin in healthy volunteers. *J Clin Pharmacol*, 42: 1159-1164

Woodland C, et al, 1997. The digoxin-propafenone interaction: Characterization of a mechanism using renal tubular cell monolayers. *J Pharmacol Exp Ther*, 283 (1): 39-45

Woodland G, et al, 2003. From bench to bedside: Utilization of an in vitro model to predict potential drug-drug interactions in the kidney: digoxin-mifepristone example *J Clin Pharmacol*, 43: 743-750

Zhu HJ, et al, 2006. Characterization of P-glycoprotein inhibition by major cannabinoids from marijuana. *J Pharmacol Exp Ther* (JPET), 317 (2): 850-857

第五章 抗心律失常药

[奎尼丁－阿托品][2]
Quinidine－Atropine

要点 奎尼丁可增强阿托品对迷走神经的抑制作用。

有关药物 根据药理作用推测，另一金鸡纳生物碱奎宁也可增强阿托品的迷走神经抑制作用。可以预料，其他抗胆碱药（东莨菪碱、丙胺太林、苯海索等）与奎尼丁可发生类似相互影响。

机制 两者的抗胆碱作用相加。

建议 奎尼丁与抗胆碱药同用要谨慎。注意同用后抗胆碱作用可增强。抑制分泌、解痉，及抗震颤麻痹的许多药物，以及部分止吐药和扩瞳药，都具有明显的抗胆碱性质。

[奎尼丁－利血平（蛇根碱）][3]
Quinidine－Reserpine

要点 临床及试验研究证明，给予利血平可增强奎尼丁的抗心律失常和心脏抑制作用。

有关药物 奎尼丁有硫酸盐、葡萄糖酸盐，及多聚半乳糖醛酸盐。各种盐制剂都可与利血平发生类似相互影响。另一种金鸡纳生物碱奎宁与利血平的相互影响尚无证据。除利血平外，预料其他萝芙木生物碱（利血胺、去甲氧利血平、萝芙西隆等）与奎尼丁也可产生类似相互影响。

机制 利血平释放神经元内的去甲肾上腺素，并阻断去甲肾上腺素重新摄入交感神经末梢的储存颗粒中，从而可使心肌组织中的儿茶酚胺耗竭$80\%\sim95\%$。儿茶酚胺的耗竭使心肌的自律性和兴奋性降低，导致心房和心室率减慢。此种影响可增强奎尼丁对心肌的直接抑制作用，使心脏兴奋性减弱。这些作用结合在一起，有可能导致奎尼丁毒性的出现，表现为心动过缓或心脏停搏。

建议 为了最大限度减少同时应用奎尼丁和利血平可能引起的毒性作用，不应同时启用这两种药物治疗。应首先给予利血平，然后至少间隔24小时再给予奎尼丁。对于应用利血平治疗的患者，加用奎尼丁时，应小心地增加剂量，并密切观察心功能。

[奎尼丁－利多卡因（赛罗卡因）][3]
Quinidine－Lidocaine

要点 1名用奎尼丁控制室性异位搏动的帕金森病患者，在奎尼丁每次300 mg连用2次后，因发生顽固性室性早搏而加用利多卡因（起始量80 mg，以后以40 mg/min静脉点滴维持），2.5小时后患者主诉头晕、乏力。检查发现有心动过缓、窦房停搏，及房室交界型逸搏。停用利多卡因后恢复窦性心律。

机制 不清。

建议 此种现象的普遍临床意义难以断言，故尚不能提出合理化的建议。

[奎尼丁－胺碘酮（乙胺碘呋酮，安律酮）][1]
Quinidine－Amiodarone

要点 2名轻度心律失常的患者合用胺碘酮和奎尼丁后，都出现不典型的严重室性心动过速及Q-T间期延长。对正常受试者的研究表明，合用这两种药物时，也可出现奎尼丁血浓度升高和Q-T

时间延长。

有关药物   根据体内过程推测，另一种金鸡纳生物碱奎宁可像奎尼丁一样，与胺碘酮发生类似相互影响。

机制   胺碘酮既是 CYP3A4 的底物，也是 CYP3A4 的抑制剂（对 CYP2C9、CYP1A2，及 CYP2D6 也有抑制作用）。已知奎尼丁在体内的代谢主要由 CYP3A4 负责（对 CYP2D6 有明显抑制作用）。因此认为，奎尼丁血浓度的升高与胺碘酮对其经 CYP3A4 代谢的抑制有关（包括竞争性和非竞争性抑制两种成分）。另外，两者延长动作电位时程（APD）和 QT 间期的作用相加也是该相互影响的主要原因。虽然两者对 P-糖蛋白都有抑制作用，但与它们之间的相互影响无关。

建议   需要联用这两种药物治疗心律失常时，必须有 ECG 监护，以观察 QT 间期是否延长，并测定奎尼丁血浓度。如奎尼丁血浓度明显升高，且伴有 QT 间期延长，应将奎尼丁减量或停用，并采取相应措施。

[奎尼丁－维拉帕米（异搏定）][2]
Quinidine－Verapamil

要点   据报道，肥厚性心肌病患者同用维拉帕米和奎尼丁后，可发生明显低血压；有 3 名患者出现在联用后 4 天之内，其中 2 名患者在低血压的同时发生急性肺水肿。

有关药物   一名无肥厚性心肌病的糖尿病患者同用硝苯地平和奎尼丁后，导致奎尼丁血浓度降低，结果使患者的心律失常恶化。停用硝苯地平后，奎尼丁血浓度恢复。

奎尼丁与其他钙拮抗剂（如维拉帕米类的加洛帕米、噻帕米、法利帕米等，二氢吡啶类的尼群地平、氨氯地平、非洛地平等，其他类的地尔硫草、普尼拉明、苄普地尔等）之间，以及钙拮抗剂与奎宁之间，是否会发生类似相互影响，还未见报道。但根据药理作用的类似性推测，所有钙通道拮抗剂与奎尼丁同用时都可导致显著低血压，特别是特发性肥厚性主动脉瓣下狭窄的患者。

机制   维拉帕米可延长房室结的不应期，减慢房室传导。奎尼丁可降低传导速度，延长不应期。两者同用时，有可能通过影响周围血管和心肌而导致低血压。

已知奎尼丁和维拉帕米的代谢都有 CYP3A4 的参与，且证明两者同用时奎尼丁的血浓度升高。不知这一因素与上述相互影响的结果有什么内在关联。

同时应用硝苯地平和奎尼丁导致后者血浓度降低的机制尚不清楚。已证明两者的代谢都主要由 CYP3A4 负责，但对 CYP3A4 既无诱导也无抑制作用。

建议   最好避免上述两种药物联用，特别是特发性肥厚性主动脉瓣下狭窄的患者。必须联用时，需特别谨慎。

[奎尼丁－苯妥英（大仑丁，二苯乙内酰脲）][2]
Quinidine－Phenytoin

要点   苯妥英与奎尼丁同用，可降低奎尼丁血浓度，4 周以后奎尼丁的半衰期缩短 50％，曲线下面积减少 60％；停用苯妥英后 2～3 周，奎尼丁的处置方恢复至对照水平。据报道，有一患儿应用苯妥英后，奎尼丁的剂量需从每 6 小时 60 mg 增加至每 4 小时 300 mg，方达原来治疗水平。

有关药物   其他乙内酰脲类抗癫痫药如乙妥英（乙基苯妥英）和甲妥英（3-甲基苯乙妥因，美芬妥英）对肝药酶有类似作用，故有可能与奎尼丁发生类似相互影响。有人发现，单用或联用苯巴比妥、苯妥英或扑痫酮治疗的癫痫患者，可使奎宁的半衰期明显缩短。

机制   苯妥英像苯巴比妥一样，可诱导肝微粒体酶（包括 CYP3A4），而奎尼丁的代谢清除主要与 CYP3A4 有关，因此，两药联用时后者的代谢加速，半衰期缩短。同用苯妥英后，3-羟奎尼丁浓度升高，也支持酶诱导学说。

建议   用奎尼丁治疗期间，加用苯妥英时，或停用苯妥英后，都应严密观察患者，注意调整奎尼丁的剂量，以便维持奎尼丁的有效治疗血浓度。

[奎尼丁－苯巴比妥（鲁米那）][2]
Quinidine－Phenobarbital

要点　对 4 名正常人的研究表明，同时应用奎尼丁和苯巴比妥，使奎尼丁的清除半衰期缩短 50%，曲线下面积减少 60%。

有关药物　据报道，戊巴比妥可使奎尼丁发生类似改变。因为其他巴比妥类（异戊巴比妥、仲丁巴比妥、司可巴比妥等）对肝药酶的影响类似于苯巴比妥，故有可能与奎尼丁发生类似相互影响。另据报道，癫痫患者单用或联用苯巴比妥、扑痫酮，及苯妥英治疗时，可使奎宁（一种金鸡纳生物碱）的半衰期明显缩短。

机制　已知奎尼丁在体内的代谢主要由 CYP3A4 负责，而苯巴比妥对包括 CYP3A4 在内的肝药酶（包括 CYP3A 和 CYP2C 亚家族）有明显诱导作用，因此认为，奎尼丁半衰期的缩短与苯巴比妥诱导 CYP3A4，从而加速其代谢有关（尽管奎尼丁对 CYP2D6 有明显抑制作用，但苯巴比妥的代谢与 CYP2D6 无关，故不会对苯巴比妥的代谢造成影响）。

建议　同时应用上述两种药物时，应检测奎尼丁血浓度。如果心律失常得不到满意控制，需要增加奎尼丁的剂量。但当心律失常得到满意控制后停用苯巴比妥，奎尼丁的剂量则需相应减少。

[奎尼丁－阿司匹林（乙酰水杨酸）][2]
Quinidine－Aspirin

要点　1 名长期患阵发性房性心动过速的患者，应用奎尼丁（800 mg/d）和阿司匹林（325 mg，每日 2 次）治疗 1 周后，出现全身性瘀点和便血。该患者的凝血酶原时间及部分凝血酶原时间正常，但出血时间长于 35 分钟（正常 2～10 分钟）。对 2 名健康受试者的进一步研究显示，单用奎尼丁（975 mg/d）或阿司匹林（650 mg，每日 3 次）计 5 天，分别使出血时间延长 125% 和 163%，两者合用则使出血时间延长 288%。

有关药物　根据提出的机制推测，其他水杨酸类（水杨酸、双水杨酯、水杨酸胆碱等）不太可能与奎尼丁发生类似相互影响，因为它们不具有明显抑制血小板功能的乙酰基团。阿司匹林与另一种金鸡纳生物碱奎宁的相互影响尚未见报道。

机制　尚不十分清楚。但两药均可抑制血小板聚集，故一般认为是两药作用的相加。

建议　虽然报道的资料尚少，但此种相互影响已肯定，且具有一定临床意义。两药合用时应密切观察有无出血倾向，必要时减少阿司匹林的剂量或停用。

[奎尼丁－氢氧化铝][3]
Quinidine－Aluminum Hydroxide

要点　虽然氢氧化铝可延迟动物对奎尼丁的胃肠吸收，但并不影响人类对奎尼丁的吸收。因为含铝复方抗酸药可增加尿液 pH，从而碱化尿液，减少奎尼丁经尿液的排泄，所以对接受这两种制剂的患者应观察其有无奎尼丁中毒的症状和体征。

有关药物　据报道，在有氢氧化铝和氢氧化镁存在时，大白鼠对奎尼丁的立体异构体奎宁的吸收延迟。然而，此种相互影响在人体内尚未得到证实。

机制　氢氧化铝凝胶通过凝胶表面的吸附或通过明显延迟胃排空，可推迟其他药物的吸收。另一方面，抗酸药，尤其是可溶性抗酸药（如碳酸钙、碳酸氢钠等）或含有铝盐和镁盐的复方制剂，可通过改变尿液的 pH 和（或）螯合肠道中的药物从而改变药物的肾清除和（或）影响在肠道中的吸收。就奎尼丁而论，尿液 pH 从 6.0 以下增加至 7.5 以上，使奎尼丁肾清除率平均降低 50%，并出现奎尼丁作用增强的体征。

建议　服用含氢氧化铝的复方抗酸药时，有可能升高尿液 pH，从而导致奎尼丁排泄减少而有可能引起中毒。因此，同用这两种制剂的患者，应测定尿液 pH 及奎尼丁血浓度，观察有无奎尼丁中毒的症状和体征；必要时减少奎尼丁的剂量。

[奎尼丁－西咪替丁（甲氰咪胍）][3]
Quinidine－Cimetidine

要点　给 6 名正常志愿者同时应用奎尼丁和西咪替丁，结果使得奎尼丁清除率降低，半衰期延长，血浆高峰浓度增加。奎尼丁的血浆蛋白结合及尿排泄无改变。另有一项研究和一病例报道介绍了类似结果。

有关药物　尚无证据表明奎尼丁和其他 H_2 受体拮抗剂之间是否会发生类似相互影响。如果机制涉及西咪替丁对肝药酶抑制的话，那么预料不依赖于肝代谢的 H_2 受体拮抗剂（雷尼替丁、法莫替丁、尼扎替丁等）与奎尼丁之间不会发生类似相互影响。然而，如果该影响涉及尿液酸碱度改变的话，则所有 H_2 受体拮抗剂都可与奎尼丁发生类似相互影响。根据药理作用以及代谢途径的类似性推测，预料另一金鸡纳生物碱奎宁可与西咪替丁发生类似相互影响。西咪替丁降低奎宁肾清除率的作用已经证实（Vinetz et al，2011）。

机制　奎尼丁与西咪替丁之间相互影响的结果也许是多种因素的综合。已知奎尼丁的氧化代谢主要由 CYP3A4 负责，而西咪替丁抑制多种 CYP，其中包括 CYP1A2、CYP2C9、CYP2D6，及 CYP3A4。因此认为，西咪替丁非竞争性抑制奎尼丁经 CYP3A4 的代谢是该影响的原因之一。另有人提议说，同用西咪替丁时奎尼丁吸收的增加，可部分解释奎尼丁血浓度升高的现象。也有人认为，西咪替丁减少奎尼丁经肾的清除（起因于尿液的碱化），是使其半衰期延长、血浆高峰浓度增加的原因。乙酰唑胺通过碱化尿液可减少奎尼丁经肾的清除，为以上论述进一步提供了佐证（参见 [奎尼丁－乙酰唑胺（醋唑磺胺，醋氮酰胺）]）。综合目前可得到的资料，作者认为，西咪替丁抑制奎尼丁经 CYP3A4 的代谢，并通过碱化尿液从而阻碍其以原型经肾的清除，是该影响的主要机制。至于上述尿排泄无改变的现象，可能存在其他因素。

建议　虽然该相互影响的确切机制尚难断定，但同时应用西咪替丁奎尼丁半衰期延长、血浓度升高的现象确实存在。因此建议，同时应用西咪替丁和奎尼丁的患者，需观察有无奎尼丁中毒的症状和体征（如嗜睡、过速型心律失常、呕吐等），尤其是同用初期。通过监测奎尼丁血浓度、测定心电参数，及进行临床评价等，可做到这一点。

[奎尼丁－甲氧氯普胺（灭吐灵，胃复安）][2]
Quinidine－Metoclopramide

要点　曾发现 1 名服用缓释剂型奎尼丁控制心律失常的患者，在加用甲氧氯普胺后，使心律失常难以控制。对 10 名健康受试者进行的研究表明，在给缓释型奎尼丁前 24 小时至给缓释型奎尼丁后 48 小时内给予甲氧氯普胺的 5 名受试者，其奎尼丁血浓度比之单用甲氧氯普胺的 5 名受试者低 10%，其中有 2 名受试者分别低 22.5% 和 28.1%。但对其他剂型奎尼丁进行的另一研究发现，甲氧氯普胺的合用可使其血浓度升高近 20%。

有关药物　如果设想的机制正确的话，预料其他胃动力药（如多潘立酮、西沙必利）对奎尼丁可发生类似影响。

机制　不清。可能是甲氧氯普胺通过促进胃排空和胃肠运动从而缩短缓释剂型奎尼丁在胃肠道的滞留时间，于是吸收减少，而其他剂型则因胃排空的加速而吸收加速。

西沙必利（cisapride）本身可导致 QT 间期延长以及明显的心律失常，这一作用与奎尼丁的致心律失常作用相加或协同（MacDougall et al，2011）。但这一机制与奎尼丁－甲氧氯普胺之间相互影响的机制不同（也参见 [丙吡胺－克拉霉素]）。

建议　已有资料仅限于上述不同剂型奎尼丁的研究。如果此种相互影响确实存在的话，不同剂型奎尼丁与甲氧氯普胺合用时，都应监测奎尼丁的疗效。

［奎尼丁－白陶土（高岭土，水合硅酸铝）］[2]
Quinidine－Kaolin（Hydrated Aluminum Silicate）

要点　体外试验表明，40 ml 的奎尼丁溶液（浓度为 40 mg/ml）与 1 g 白陶土混合后，当 pH 从 2 升高至 5.5～7.5（与发生在消化道的情形相同）时，1 g 白陶土吸附奎尼丁的量从 3.54 mg 增加至 5.81 mg。对 4 名健康受试者的研究表明，给予 30 ml 白陶土－果胶混悬液（白陶土的常用非处方制剂），口服奎尼丁 100 mg 后的唾液奎尼丁浓度降低 54%，浓度时间曲线下面积减少 58%。

有关药物　奎尼丁也可与果胶结合。白陶土与奎尼丁的立体异构体奎宁之间是否会发生类似相互影响，尚未得到证实，但基于化学结构的类似性，推测有可能发生。

机制　确切机制尚未完全阐明，但在人体内的相互影响可能起因于白陶土对奎尼丁的吸附和（或）白陶土对胃肠运动的改变，从而影响奎尼丁的吸收。

建议　上述结果需进一步研究证实。在进一步确证前，同时应用白陶土和奎尼丁期间，至少在给奎尼丁后 2～3 小时再给白陶土，或注意增加奎尼丁的用量。鉴于白陶土的吸附作用无选择性，故同时应用其他药物也应遵循上述原则（也见［地高辛（狄戈辛）－白陶土（高岭土，水合硅酸铝）］）。

［奎尼丁－乙酰唑胺（醋唑磺胺，醋氮酰胺）］[1]
Quinidine－Acetazolamide

要点　同时应用奎尼丁和乙酰唑胺，奎尼丁血浓度升高，作用可增强。

有关药物　已经证明奎尼丁的结构类似物奎宁与乙酰唑胺之间可发生类似相互影响，导致前者血浓度升高。

根据相互影响的机制推测，其他碳酸酐酶抑制剂（如双氯非那胺、依索唑胺、醋甲唑胺等）与奎尼丁之间可发生类似相互影响。事实上，任何可使尿液碱化的药物，都可影响主要以原型经尿液排泄的弱碱类物质的排泄。

某些抗酸药对奎尼丁（或奎宁）的影响较复杂，除碱化尿液减少排泄外，尚可减慢胃排空或形成不溶性沉淀物，使其吸收减少，故净影响取决于这两种作用的强度。但对大多数抗酸药来说，其净影响可能是使奎尼丁（或奎宁）的血浓度升高。

机制　奎尼丁是一种弱碱，在碱性环境中主要以高脂溶性的非解离型游离碱存在，而在酸性环境中则主要以水溶性的离子化型存在。奎尼丁部分以原型经肾排泄清除，而乙酰唑胺可使尿液碱化，因此使其非解离型所占比率增加，重吸收也因之增加，结果排泄减少，血浓度升高（尿液酸化剂的情况则相反）。

建议　该相互影响是可以预料的。建议应用奎尼丁治疗期间避免给予影响尿液酸碱度的药物，以免碱化尿液导致排泄减慢引起中毒，或酸化尿液致使排泄加速导致作用减弱。

［奎尼丁－氢氯噻嗪（双氢克尿噻）］[1]
Quinidine－Hydrochlorothiazide

要点　同时应用奎尼丁和氢氯噻嗪，可导致前者血浓度升高，副作用和中毒的危险性增加，部分患者可诱发多形性室性心动过速（尖端扭转型室性心动过速，torsades de pointes，Tdp）。

有关药物　根据药理作用推测，其他噻嗪类利尿剂（氯噻嗪、环戊噻嗪、三氯噻嗪等）、碳酸酐酶抑制剂（乙酰唑胺、双氯非那胺、醋甲唑胺等），及其他能使尿液碱化的药物（如碳酸氢钠）可与奎尼丁发生类似相互影响。另一种金鸡纳生物碱奎宁的理化性质与奎尼丁近似，预料与氢氯噻嗪也可发生类似相互影响。

预料其他排钾利尿药，包括上述的噻嗪类利尿药、噻嗪类有关利尿药（如氯噻酮、喹乙宗、美托拉宗等），及高效能利尿药（如呋塞米、托拉塞米、布美他尼等），与奎尼丁之间可发生类似相互影响。同样，所有可诱发 Tdp 的药物，例如索他洛尔（sotalol）、普鲁卡因胺、丙吡胺、多非利特

(dofetilide)、依布利特（ibutilide）、胺碘酮（相对少见）等，其致 Tdp 作用都可被氢氯噻嗪所增强。

机制　奎尼丁属弱碱，在碱性环境中非离子化型所占比率较高，肾小管重吸收增加。噻嗪类利尿剂像碳酸酐酶抑制剂一样，通过抑制碳酸酐酶，使尿中碳酸氢根排泄增加，尿液碱化，结果使奎尼丁在肾小管重吸收增加，血浓度升高，毒副作用的发生率增加。

另外，氢氯噻嗪属于排钾利尿药，可导致低血钾。有两种类型的室性心律失常可因低血钾而促发，其中一种是 Tdp。奎尼丁本身可诱发 Tdp（起因于钾电流介导的心室复极异常所致的 QT 间期延长。药物引起的 Tdp 在女性中更常见，原因尚不清楚），单用时发生率达 2％～8％。导致钾耗竭的药物，或其他有可能导致低血钾的情况（例如腹泻），可增强奎尼丁的这一副作用。

建议　该相互影响肯定，具有比较重要的临床意义。虽然停药后通常可逆转，但部分患者可转变为致命的心室颤动。因此，避免两类药物的联用是明智的。如果同用难以避免，应密切观察有无奎尼丁中毒的症状和体征。一旦发生此种相互影响，临床处理包括心脏起搏、补钾，给予异丙肾上腺素或硫酸镁。

［奎尼丁－氟氯西林（氟氯青霉素，氟氯苯唑青霉素，氟氯苯甲异噁唑青霉素）］[1]
Quinidine－Flucloxacillin（floxacillin）

要点　Comuth 等的报道表明，1 名正在口服奎尼丁（300 mg 每日 3 次）以预防室性心律失常的 63 岁老年女性，因金黄色葡萄球菌感染静脉给予氟氯西林治疗后 5 日内，奎尼丁血浓度降低；将奎尼丁的剂量渐增至每日 2800 mg，奎尼丁的血浓度依然低于治疗范围（治疗范围是 2.5～5.0 mg/L，而患者的血浓度是 1.1 mg/L）。因患者的 QTc 间期已有延长，故奎尼丁的剂量未进一步增加，在其他措施的配合下继续氟氯西林治疗。6 周后停用氟氯西林，奎尼丁的剂量即使降至 600 mg 每日 3 次的治疗量，其血浓度也可增加至 3.8 mg/L 的治疗水平（Comuth et al，2012）。

有关药物　这是首次报道氟氯西林对奎尼丁药动学的影响，其他青霉素类与奎尼丁之间是否会发生类似相互影响，还不清楚。奎尼丁的结构类似物奎宁是否会受氟氯西林的影响，也未见报道；然而，有证据表明，同属 CYP3A4 和 P-糖蛋白底物的环孢素（cyclosporine）其血浓度可因氟氯西林的同时应用而明显降低。

机制　已知奎尼丁是 CYP3A4 的底物，即其氧化代谢主要由 CYPA4 负责；有 10％～20％以原型经肾排泄，这一过程可能和 P-糖蛋白有关（尽管奎尼丁本身对 CYP2D6 有抑制作用，但与该影响无关）。氟氯西林大约有 70％以原型经肾排泄，也有部分经胆汁清除；有证据表明，氟氯西林是 P-糖蛋白的底物，对 P-糖蛋白和 CYP3A4 有诱导作用。据此推测，该影响与氟氯西林诱导 CYP3A4 和 P-糖蛋白从而加速奎尼丁的代谢和排泄有关。预料静脉应用的氟氯西林对肾 P-糖蛋白的影响可能比之对肠道更明显（对肠道 P-糖蛋白的诱导可降低 P-糖蛋白底物的口服生物利用度，也是降低受影响药物血浓度的最常见原因之一）。Comuth 等报道的结果表明，应用氟氯西林后 3～5 天即导致奎尼丁血浓度的降低，2 周左右达高峰。他们认为，最初奎尼丁血浓度的降低与氟氯西林对 P-糖蛋白的快速诱导有关，2 周时血浓度的显著下降与对 CYP3A4 的诱导有关。这与先前曾经做出的 CYP3A4 诱导剂对 CYP3A4 的诱导作用 1 周左右开始出现，2 周左右达高峰的结论一致。

氟氯西林对肾 P-糖蛋白的竞争性抑制是否会部分抵消其诱导 P-糖蛋白对奎尼丁所造成的影响，还不清楚。

氟氯西林对奎尼丁药动学的影响是否涉及其他转运体，目前还难以定论。

建议　无论机制如何，奎尼丁与氟氯西林之间的相互影响确实存在。如果奎尼丁与氟氯西林的联用难以避免，于联用期间应密切监测奎尼丁的血浓度，必要时将剂量进行适当调整。

［奎尼丁－利福平（甲哌利福霉素，利米定）］[1]
Quinidine－Rifampin（Rifampicin）

要点　因心律失常用奎尼丁治疗的一病例，给予利福平后 1 周左右，奎尼丁的抗心律失常作用减弱；用异烟肼代替利福平，奎尼丁的血浓度又恢复至原有水平。若干报道表明，奎尼丁与利福平同用时，奎尼丁血浓度降低；治疗量的利福平和奎尼丁同时应用，可使后者的 AUC 减少 60%～80%。

有关药物 利福平与奎宁（quinine）之间是否会发生类似相互影响，还未见报道（但有证据表明利福平可增加奎宁经肾的清除）（Vinetz et al，2011）。然而，因奎宁在结构上类似于奎尼丁，故此种相互影响有可能发生。

根据相互影响的机制推测，其他利福霉素类衍生物（如利福定、利福喷汀、利福布汀等）与奎尼丁有可能发生类似相互影响。但就对 CYP3A4 诱导作用的强度而论，以利福平的作用最强，利福喷汀次之，利福布汀最弱。

机制 利福平是强效的肝药酶诱导剂，对 CYP1A2、CYP2C9、CYP2C19，及 CYP3A4 有明显的诱导作用，对 P-糖蛋白等转运体也有明显诱导作用。已知奎尼丁是 CYP3A4 和 P-糖蛋白的底物（也是 CYP2D6 的抑制剂），因此认为，利福平对 CYP3A4 和 P-糖蛋白的诱导是其削弱奎尼丁抗心律失常作用的原因。对肠道 CYP3A4 和 P-糖蛋白的诱导可降低奎尼丁的口服生物利用度，对肝 CYP3A4 的诱导可加速奎尼丁的清除，而对肾 P-糖蛋白的诱导，可加速奎尼丁经肾的主动分泌排泄（有证据表明，20%左右的奎尼丁以原形经肾排泄，而这一过程可能涉及 P-糖蛋白）。

建议 利福平和奎尼丁之间的相互影响明确，故两者必须同用的话，应密切观察患者对奎尼丁的反应，必要时增加奎尼丁的剂量。

其他可通过诱导 CYP3A4 从而加速奎尼丁代谢的药物尚有抗癫痫药卡马西平、胰岛素增敏剂曲格列酮、抗抑郁中药金丝桃，及非核苷类反转录酶抑制剂如奈韦拉平等。

［奎尼丁－伊曲康唑（依他康唑）］[2]
Quinidine－Itraconazole

要点 有证据表明，同时应用奎尼丁和唑类抗真菌药伊曲康唑，前者的血浓度升高，有导致严重、甚至致命性心律失常的报道（Bennett，2011）。

有关药物 1 名应用奎尼丁（300 mg，每日 4 次）治疗的慢性房颤患者，因念珠菌性食管炎而加用另一种唑类抗真菌药酮康唑（ketoconazole）（200 mg/d）治疗，结果 7 天后奎尼丁血浓度从 1.4～2.7 mg/L 升至 6.9 mg/L，清除半衰期从正常受试者的 6.7 小时延长为 25 小时。患者奎尼丁的需要量减为 200 mg，每日 2 次，但 1 月后又需增至原水平。

根据相互影响的机制推测，预料奎尼丁与其他唑类抗真菌药之间以及酮康唑与另一金鸡纳生物碱奎宁之间有可能发生类似相互影响，只是相互影响的程度不同而已，原因在于所有唑类抗真菌药对 CYP3A4 都有一定程度的抑制作用（部分唑类抗真菌药本身既是 CYP3A4 的底物，也是 CYP3A4 的抑制剂，且对其他 CYP 也可能有抑制性影响）。奎尼丁与氟康唑（fluconazole）以及伏立康唑（voriconazole）之间的类似相互影响已经证实。单就对 CYP3A4 抑制作用的强度而论，以酮康唑和伊曲康唑的作用最强，咪康唑和伏立康唑次之，氟康唑的作用最弱。

机制 奎尼丁主要由 CYP3A3/4 代谢，也是 P-糖蛋白的底物，而伊曲康唑既是 CYP3A4 的底物，也是 CYP3A4 的强效抑制剂，同时对 P-糖蛋白有抑制作用。因此认为，两者同用时奎尼丁血浓度的升高以及半衰期的延长与伊曲康唑对 CYP3A4 和 P-糖蛋白的抑制作用有关（对 CYP3A4 的抑制既涉及竞争性抑制，也涉及非竞争性抑制。对 P-糖蛋白的抑制可增加奎尼丁的口服生物利用度，减少奎尼丁经肾的分泌排泄）。另外，诸如伊曲康唑、氟康唑、伏立康唑等唑类抗真菌药多有延长 QTc 间期的副作用，该作用与奎尼丁的这一作用相加，也是导致心律失常的原因（有关细节也参见［奎尼丁－喷他脒（戊烷脒）］）。通常认为，奎尼丁对伊曲康唑经 CYP3A4 代谢的竞争性抑制不会对伊曲康唑的作用造成实质性影响。

建议 伊曲康唑或酮康唑与奎尼丁之间的相互影响明确，但常用量下明显相互影响的发生率尚不清楚。应用奎尼丁期间加用伊曲康唑（或其他唑类抗真菌药）时，建议监测奎尼丁的血浓度。

［奎尼丁－喷他脒（戊烷脒）］[2]
Quinidine－Pentamidine

要点　同时应用奎尼丁和抗原虫药喷他脒（主要用于利什曼原虫病的治疗，也用于肺囊虫病感染的治疗和预防），可导致明显的心律失常，特别是尖端扭转型室性心动过速（Tdp）。

有关药物　促发心律失常的因素有多种，包括低氧、电解质紊乱（特别是低血钾）、心肌缺血，及某些药物。

抗心律失常药（包括强心苷）有致心律失常作用是众所周知的，但抗心律失常药并不是唯一促发心律失常的药物。Tdp 不仅可起因于延长动作电位时程（action potential duration，APD）的抗心律失常药，也可起因于某些非抗心律失常药。

根据药理作用的类似性推测，同属 Ⅰa 类的抗心律失常药普鲁卡因胺（procainamide）以及丙吡胺（双异丙吡胺；disopyramide），Ⅱ类抗心律失常药（β受体阻断药）普萘洛尔（propranolol）以及索他洛尔（甲磺胺心定；sotalol；分类上也将其列入Ⅲ类抗心律失常药）、Ⅲ类抗心律失常药胺碘酮（乙胺碘呋酮，安律酮；amiodarone）以及新型Ⅲ类抗心律失常药多非利特（dofetilide）和依布里特（伊布利特；ibutilide）等也可与喷他脒发生类似相互影响，因为它们都可延长 APD 从而延长 QT 间期。有些药物与喷他脒之间的类似相互影响已经证实。

根据相互影响的机制推测，某些非抗心律失常药，如大环内酯类的抗生素红霉素（erythromycin），抗精神病药（抗精神病药多可抑制 K^+ 通道，延长 QTc 间期）硫利达嗪（甲硫达嗪；thioridazine）、氟哌啶醇（氟哌丁苯；haloperidol）、齐拉西酮（ziprasidone）、利培酮（利司培酮；risperidone）、喹硫平（quetiapine）以及氟哌利多（droperidol；也常作为止吐药应用），某些三环类抗抑郁药（三环类抗抑郁药本身对心肌传导系统有奎尼丁样作用，过量可危及生命），止痛药美沙酮（美散痛；methadone）和塞来昔布（celecoxib），止吐药多拉司琼（dolasetron），抗组胺药苯海拉明（diphenhydramine），唑类抗真菌药伏立康唑（voriconazole）以及氟康唑（fluconazole），支气管扩张药沙丁胺醇（舒喘灵；albuterol）、福莫特罗（fomoterol）以及沙美特罗（salmeterol），糖皮质激素泼尼松（prednisone）、促胃肠动力药西沙必利（cisapride），质子泵抑制剂法莫替丁（famotidine）、免疫抑制剂他克莫司（tacrolimus），选择性 5-羟色胺（5-HT）再摄取抑制剂西酞普兰（citalopram）、氟西汀（fluoxetine）、帕罗西汀（paroxetine）、舍曲林（sertraline）以及文拉法辛（venlafaxine），2 型 5-羟色胺受体（$5-HT_2$ 受体）阻断药曲唑酮（trazodone；对 α_1 肾上腺素能受体也有阻断作用），1 型 5-羟色胺受体（$5-HT_1$ 受体）激动剂舒马普坦（舒马坦；sumatriptan）以及佐米曲普坦（zolmitriptan），非核苷类反转录酶抑制剂依法韦仑（efavirenz），包括左氧氟沙星（levofloxacin）、司帕沙星（司氟沙星，帕氟沙星；sparfloxacin）、加替沙星（gatifloxacin）以及莫西沙星（moxifloxacin）在内的绝大部分喹诺酮类抗菌药以及肌松药替扎尼定（tizanidine）等，可像喷他脒一样，与奎尼丁等抗心律失常药发生类似相互影响（Sampson et al，2011）。

机制　上述抗心律失常药以及非抗心律失常药都可延长 QT 间期，本身也都有可能导致 Tdp，因此认为，两两联用对心脏传导系统有害影响的相加或协同是该影响的机制。

另外，这些药物之间的相互影响也许并不仅仅是药效学的相互影响，部分药物的相互影响可能还涉及其他机制（例如对经 CYP 代谢的抑制），有关细节也参见［丙吡胺－红霉素］［丙吡胺－克拉霉素］，及［普鲁卡因胺－胺碘酮］等项下的内容。

建议　如非必须，最好避免上述药物联用。必须联用时，应考虑到对心脏传导系统作用的相加或协同，以便出现新的心律失常时做出准确判断，及时采取应对措施。

［普鲁卡因胺－红斑狼疮］[2]
Procainamide－Lupus Erythematosus

要点　普鲁卡因胺可诱发或加重红斑狼疮。
建议　红斑狼疮患者最好避免应用普鲁卡因胺。

其他可诱发红斑狼疮的药物尚有肼屈嗪、甲基多巴、利血平、氯丙嗪、苯妥英、三甲双酮、美沙酮、异烟肼、保泰松等。

[普鲁卡因胺－普萘洛尔（心得安）][2]
Procainamide－Propranolol

要点 一对照研究表明，长期应用普萘洛尔的正常受试者普鲁卡因胺的清除半衰期延长，血浆清除率降低。

有关药物 普鲁卡因胺与其他 β 受体阻断药（美托洛尔、纳多洛尔、阿替洛尔等）之间是否会发生类似相互影响，尚未见报道。

机制 不十分清楚。有人认为，可能与普萘洛尔对普鲁卡因胺经肝代谢和（或）肾排泄的抑制有关。

建议 这种相互作用对普鲁卡因胺的毒性和临床疗效究竟有多大影响，还未见研究报道，但鉴于这两种药物经常合用，因此有其临床意义。合用时应考虑到此种相互影响的可能性，注意观察普鲁卡因胺的作用是否增强，必要时进行适当的剂量调整。

[普鲁卡因胺－奎尼丁][3]
Procainamide－Quinidine

要点 据报道，1 名因持续性心室颤动而静脉注射大剂量普鲁卡因胺（2 g，每 8 小时 1 次）治疗的男性患者，在合用奎尼丁（324 mg，每 8 小时 1 次）后，普鲁卡因胺的稳态血浓度升高 70%（从 9.1 mg/L 升至 15.4 mg/L），半衰期延长近 1 倍（从 3.7 小时延长至 7.2 小时），清除率从 27 L/h 降至 16 L/h。

机制 可能起因于奎尼丁对普鲁卡因胺经肾清除的干扰，但确切机制尚有待阐明。

建议 在未行进一步临床研究以确定其临床意义前，两者合用时需密切观察普鲁卡因胺的作用是否增强。

[普鲁卡因胺－利多卡因（赛罗卡因）][3]
Procainamide－Lidocaine

要点 据报道，1 名口服普鲁卡因胺加静脉点滴利多卡因治疗的阵发性心动过速患者，当加用普鲁卡因胺静脉给予后，出现躁动不安和谵妄。

机制 机制尚不清楚，但有研究表明，普鲁卡因胺不影响利多卡因的血浓度，故很可能是两药神经系统毒性作用的相加所致。

建议 合用时注意控制两药的剂量及给药速度，也许即可足以避免此种相互影响。

[普鲁卡因胺－胺碘酮（乙胺碘呋酮，安律酮）][1]
Procainamide－Amiodarone

要点 正在应用普鲁卡因胺（2~6 g/d，或 900 mg 每 6 小时 1 次）的 12 名患者，在加用胺碘酮（始量 600 mg，每日 2 次，5~7 天后改为 600 mg 每日 1 次）之后，普鲁卡因胺平均血浓度提高 57%（从 6.8 mg/L 增加至 10.6 mg/L），血清 N-乙酰普鲁卡因胺浓度提高 32%（从 6.9 mg/L 增至 9.1 mg/L）。浓度的升高通常发生于合用后 24 小时之内，但也有延迟至 4~5 天者。有 2 名患者出现了中毒症状和体征。虽将普鲁卡因胺的剂量减少了 20%，但其血浓度（7.7 mg/L）仍高于给胺碘酮之前的水平。

机制 普鲁卡因胺部分在 N 位乙酰基转移酶的作用下络合为乙酰化物，部分以原形经肾排泄。胺碘酮主要由 CYP3A4 代谢为活性脱乙基代谢物（活性代谢物的半衰期为 61 天），同时对 CYP3A4、

CYP2C9，及 P-糖蛋白有抑制作用，不知这些现象与该影响是否有什么内在联系。但是，胺碘酮本身及其活性脱乙基代谢物的最终清除机制尚未完全了解，故可能还有其他因素的参与。

建议 虽然资料有限，但相互影响肯定，且发生率较高（11/12），故具有重要临床意义。如不能避免两者合用，应将普鲁卡因胺的剂量减少 30％～50％，并应监测血浓度，观察有无副作用发生。

[普鲁卡因胺－乙醇][3]
Procainamide－Ethyl Alcohol（Ethanol，Alcohol，Ethyl）

要点 对 18 名受试者进行的一项研究表明，在应用普鲁卡因胺的同时饮酒，可导致普鲁卡因胺的半衰期明显缩短，总体清除率增高。快乙酰化者和慢乙酰化者都是如此，但慢乙酰化者更明显。分布容积和肾清除率不受乙醇的影响。在存在乙醇的情况下，尿液和血液中的重要代谢物乙酰普鲁卡因胺的百分率明显增加。另一类似研究表明，在有乙醇存在的情况下，普鲁卡因胺的曲线下面积明显缩小，而其乙酰化物的曲线下面积增加。

机制 短期饮酒使肝微粒体酶降解减慢，而长期饮酒作用相反。普鲁卡因胺在肝中乙酰化，但此种乙酰化发生在细胞质中，而不是在微粒体内。因此，根据上述研究的结果看，乙醇似乎也影响普鲁卡因胺等药物的乙酰化。其对普鲁卡因胺乙酰化的影响可解释为乙醇的应用使乙酰辅酶 A（来源于乙醇代谢过程中产生的乙酸酯）生成增加，或者是由于增加了肝中乙酰辅酶 A 的浓度。

建议 普鲁卡因胺治疗期间同时饮酒的患者，应测定普鲁卡因胺及其乙酰化物的血浓度。普鲁卡因胺的剂量也许需要调整。

[普鲁卡因胺－西咪替丁（甲氰咪胍）][2]
Procainamide－Cimetidine

要点 普鲁卡因胺的血浓度可因合用西咪替丁而升高。据报道，1 名正在应用普鲁卡因胺的老年患者，加用西咪替丁后发生普鲁卡因胺中毒，需将普鲁卡因胺的剂量减半（从 937 mg/d 减至 500 mg/d）方能将其血浓度及 N-乙酰普鲁卡因胺浓度控制在允许范围内。对健康受试者进行的另外 3 项的研究表明，合用西咪替丁，普鲁卡因胺的曲线下面积增加 35％（从 27 mg·h/L 增至 36.5 mg·h/L），清除半衰期延长 31％（从 2.9 小时延长至 3.8 小时），肾清除率降低 35％，稳态血浓度升高 45％。

有关药物 有报道表明，另一种 H₂ 受体拮抗剂雷尼替丁减少普鲁卡因胺的胃肠吸收，而抑制其肾排泄，故其总效应无明显改变。但另一研究则未能证实雷尼替丁对普鲁卡因胺的药动学有何影响。由于研究结果不一致，因此很难断定普鲁卡因胺是否会受其他 H₂ 受体拮抗剂（如法莫替丁、罗沙替丁、尼扎替丁等）的影响。

机制 西咪替丁抑制普鲁卡因胺经肾的清除，但其确切机制尚不清楚。有人认为，西咪替丁干扰肾小管对普鲁卡因胺的主动分泌。

建议 普鲁卡因胺与西咪替丁的相互影响已肯定。因普鲁卡因胺的安全范围较窄，故与西咪替丁合用时需谨慎，必要时减少前者的用量。老年患者更应注意，因老年人对两者的清除能力都降低。另外，雷尼替丁对普鲁卡因胺的影响不明显，故可考虑用其代替西咪替丁。

[普鲁卡因胺－甲氧苄啶（甲氧苄氨嘧啶）][2]
Procainamide－Trimethoprim

要点 对正常受试者进行的研究表明，合用甲氧苄啶及普鲁卡因胺，普鲁卡因胺及其活性代谢物 N-乙酰普鲁卡因胺的肾清除率降低，血药浓度时间曲线下面积增加。

有关药物 预料含有甲氧苄啶的复方磺胺甲噁唑与普鲁卡因胺之间可发生类似相互影响。

机制 可能起因于甲氧苄啶对肾小管分泌系统的竞争性抑制，从而减少普鲁卡因胺及其代谢物经尿液的排泄之故。对普鲁卡因胺代谢的抑制也不能排除。

建议 试验结果表明，两药合用后，普鲁卡因胺及其活性代谢物的药时曲线下面积增加 50％以上，故该相互影响的后果不可低估。正在应用普鲁卡因胺控制心律失常的患者，加用甲氧苄啶时必须对普鲁卡因胺的剂量进行调整。一般认为，应减少 25％～40％。上述原则对复方磺胺甲噁唑也适用。

[普鲁卡因胺－对氨基苯甲酸][3]
Procainamide－Paraaminobenzoic acid

要点 据报道，对氨基苯甲酸（PABA）可抑制普鲁卡因胺的代谢，使其血浓度升高，其代谢产物 N-乙酰普鲁卡因胺的生成相应减少。

机制 确切机制还不清楚。

建议 该相互影响的意义尚不清楚。但可以预料慢乙酰化者应用普鲁卡因胺期间加用对氨基苯甲酸时，普鲁卡因胺血浓度升高，可致普鲁卡因胺毒性的产生；停用对氨基苯甲酸后，又可导致普鲁卡因胺作用的减弱。故在应用普鲁卡因胺期间加用或停用对氨基苯甲酸时，应注意普鲁卡因胺剂量的调整。对快乙酰化者而言，两药合用可能具有有利影响。快乙酰化者普鲁卡因胺的乙酰化代谢较快，生成的 N-乙酰普鲁卡因胺数量多。虽然后者也有抗心律失常作用，但其作用比前者弱，而经肾的清除却远比前者慢，因此更易蓄积。临床上对快乙酰化者曾有合用普鲁卡因胺和对氨基苯甲酸在取消普鲁卡因胺蓄积中毒症状的同时，使心律失常得到良好控制的报道，这为上述理论提供了佐证。

[丙吡胺（双异丙吡胺，吡二丙胺，异脉停）－青光眼][1]
Disopyramide－Glaucoma

要点 丙吡胺可使青光眼症状恶化。

机制 丙吡胺具有抗胆碱作用（此作用与它的抗心律失常作用无关），可使瞳孔散大，妨碍房水回流。这对正常人来说不会造成什么危害，但对青光眼患者可进一步升高眼内压。

建议 青光眼（特别是闭角型青光眼）患者禁用丙吡胺。此类患者如果同时患有心律失常，可选用无抗胆碱作用的抗心律失常药。

前列腺肥大患者也应禁用或慎用丙吡胺，因为它的抗胆碱作用可加重尿潴留。

[丙吡胺（双异丙吡胺，吡二丙胺，异脉停）－阿托品][2]
Disopyramide－Atropine

要点 丙吡胺的抗胆碱作用与阿托品的抗胆碱作用相加，导致副作用（口干、视物模糊、排尿困难等）发生率增高。

有关药物 丙吡胺与其他具有抗胆碱作用的药物（抗胆碱药东莨菪碱、山莨菪碱、丙胺太林等，三环类抗抑郁药丙米嗪、地昔帕明、阿米替林等，抗组织胺药，止吐药，吩噻嗪类、丁酰苯类、硫杂蒽类抗精神病药等）可发生类似相互影响。

机制 两种药物抗胆碱作用的简单相加。

建议 应记住抗心律失常药丙吡胺具有一定的抗胆碱作用。当与其他具有抗胆碱作用的药物合用时，抗胆碱作用的增强有可能对患者造成危害，特别是老年人。

[丙吡胺（双异丙吡胺，吡二丙胺，异脉停）－
吲哚洛尔（吲哚心安，心得静）][1]
Disopyramide－Pindolol

要点 2 名因室上性心动过速用吲哚洛尔治疗的患者，加用丙吡胺后出现严重心动过缓。

有关药物 2 名因室上性心动过速（心率 180 次/分）分别用普拉洛尔（心得宁，practolol）20 mg

和 10 mg 静脉注射治疗的患者，在分别加注丙吡胺 150 mg 和 80 mg 后，1 名患者出现窦性心动过缓（25 次/分）、意识丧失，及严重低血压（注射 0.6 mg 阿托品无效，使用起搏器后心率升至 60 次/分）；另一名患者出现严重心动过缓和停搏，虽然给予肾上腺素复苏成功，但不久仍死亡。

对健康受试者和缺血性心脏病患者进行的研究表明，阿替洛尔（100 mg/d）可使丙吡胺稳态血浓度升高 23%（从 3.46 mg/L 升至 4.25 mg/L），血浆清除率降低 16%［从 1.90 ml/(kg·min) 降至 1.59 ml/(kg·min)］。丙吡胺与其他 β 受体阻断药（阿普洛尔、烯丙洛尔、纳多洛尔等）是否会发生类似相互影响，尚未见报道，但基于药理作用的类似性，预料有可能发生。

机制　不清。两药均可抑制心肌的收缩性和传导性。

建议　有一报道表明，健康受试者合用普萘洛尔和丙吡胺时，未曾发现两药的药动学有何改变，也未曾发现对左心功能有何不良影响。由于报道结果不一，故对其普遍临床意义尚难定论。然而，就目前可得到的资料看，静脉注射吲哚洛尔（或普拉洛尔）加丙吡胺治疗室上性心动过速是危险的，因为此种相互影响一旦发生，即比较严重，且可致命。引起此种严重相互影响的主要因素值得进一步研究。

［丙吡胺（双异丙吡胺，吡二丙胺，异脉停）－奎尼丁］[3]
Disopyramide－Quinidine

要点　对 6 名健康受试者进行的一项研究表明，同时应用丙吡胺和奎尼丁时，使丙吡胺血浓度明显增加，奎尼丁血浓度略降低，两者的清除半衰期无明显改变。对应用高剂量丙吡胺治疗的患者来说，丙吡胺血浓度的增加有一定的临床意义，因其浓度略增即有可能导致中毒。

有关药物　丙吡胺与另一种金鸡纳生物碱奎宁之间是否会发生类似相互影响，目前尚无证据。

有证据表明，同时应用Ⅲ类抗心律失常药胺碘酮（amiodarone），也可使丙吡胺的血浓度增加，但相互影响的机制可能不同（Aronson，2007）。

机制　此种相互影响的确切机制还不清楚。已知奎尼丁的代谢主要由 CYP3A4 负责（对 CYP2D6 有明显抑制作用），而丙吡胺有广泛的肝代谢。因此认为，丙吡胺血浓度的升高可能与奎尼丁对 CYP3A4 的竞争性抑制有关（鉴于丙吡胺的清除半衰期无明显改变，故可能主要起因于丙吡胺首过代谢减少所致的生物利用度增加）。

胺碘酮本身由 CYP3A4 代谢，同时对多种 CYP 有抑制作用（包括 CYP1A2、CYP2C9、CYP2D6，及 CYP3A4），因此有可能在多个环节上干扰丙吡胺的代谢。

建议　无须避免同时应用丙吡胺和奎尼丁，但也许需要将这两种药物的给药间隔时间延长。应用高剂量丙吡胺治疗的患者应密切观察。鉴于胺碘酮的半衰期较长，与丙吡胺的联用需更为谨慎。

［丙吡胺（双异丙吡胺，吡二丙胺，异脉停）－
苯妥英（大仑丁，二苯乙内酰脲）］[3]
Disopyramide－Phenytoin

要点　同时应用苯妥英，使丙吡胺的代谢速度增加 1 倍，导致其血浓度降低约 30%，丙吡胺的重要代谢物单-N-脱烷基丙吡胺（MND）的血浓度也相应增加。据报道 MND 有某种程度的抗心律失常作用。停用苯妥英后 2 周内，丙吡胺血浓度恢复至给苯妥英前的水平。

有关药物　可以预料，其他乙内酰脲类抗癫痫药如乙妥英（乙基苯妥英）和甲妥英（3-甲基苯乙妥因）与丙吡胺之间会发生类似相互影响，因为乙妥英和甲妥英对肝药酶的作用与苯妥英雷同。

机制　丙吡胺处置的改变与已知的苯妥英肝药酶诱导特点相一致（苯妥英像苯巴比妥一样，对 CYP3A 以及 CYP2C 亚家族有明显的诱导作用）。

建议　由于苯妥英刺激丙吡胺的代谢，故丙吡胺血浓度降低。尽管丙吡胺的代谢物 MND 有某种程度的抗心律失常作用，但因其作用弱于丙吡胺，故某些患者丙吡胺的需量可能增加。

[丙吡胺（双异丙吡胺，吡二丙胺，异脉停）－苯巴比妥（鲁米那）][2]
Disopyramide－Phenobarbital

要点 对 16 名健康受试者进行的研究表明，在服用苯巴比妥（100 mg/d）21 天后，单剂量丙吡胺（200 mg）给药后的半衰期缩短（35％），AUC 减少（35％）。吸烟者与非吸烟者之间无差别。

有关药物 根据相互影响的机制推测，丙吡胺与其他巴比妥类（戊巴比妥、司可巴比妥、仲丁巴比妥等）之间可发生类似相互影响。

机制 该影响与苯巴比妥诱导肝药酶、从而促进肝对丙吡胺的代谢有关（苯巴比妥对 CYP3A 以及 CYP2C 亚家族有明显的诱导作用）。

建议 此种相互影响导致的丙吡胺血浓度降低，对其抗心律失常作用的影响程度究竟有多大，目前尚不清楚。但在加用或停用苯巴比妥时，有必要对丙吡胺的血浓度进行监测，以便对其剂量进行适当调整。

[丙吡胺（双异丙吡胺，吡二丙胺，异脉停）－兰索拉唑][2]
Disopyramide－Lansoprazole

要点 Asajima 等的报道表明，1 名兼有肥厚梗阻性心肌病、阵发性房颤，及甲状腺功能亢进而采用丙吡胺 300 mg/d 和甲巯咪唑（他巴唑；methimazole）5 mg/d 治疗的 73 岁老年女性，因胃食管反流病加用兰索拉唑 15 mg/d，1 个月后住院检查发现 QT 间期明显延长（QT 0.76 s/QTc 0.69 s），心电图显示窦性心动过缓，并反复发生扭转型室性心动过速（Tdp），实验室检查未见有电解质异常。此前应用丙吡胺和甲巯咪唑治疗期间，也曾显示过 QT 间期延长（QT 0.60 s/QTc 0.59 s），但那时并未停用丙吡胺。停用丙吡胺，经过一系列内科处理后延长的 QT 间期缩短（QT 0.52 s/QTc 0.52 s），Tdp 消失（Asajima et al, 2012）。

有关药物 根据药动学特点推测，预料其他质子泵抑制剂（如奥美拉唑、泮托拉唑、雷贝拉唑等）对丙吡胺的作用也有可能产生类似影响。

机制 丙吡胺本身有延长 QT 间期的作用，大剂量可导致严重心律失常，包括 Tdp。尽管这一影响的确切机制尚不清楚，但已知丙吡胺的代谢主要涉及 CYP3A4，而兰索拉唑的代谢主要由 CYP3A4（以及 CYP2C19）负责，因此推测，兰索拉唑对丙吡胺经 CYP3A4 代谢的竞争性抑制可能与该影响有一定关联。然而，入院 1 天后的血浓度测定发现，丙吡胺浓度的升高并不明显，故肯定有其他因素参与（不过，入院时未进行血浓度测定，故无法进行自身的前后对照）。

甲巯咪唑对多种 CYP 有抑制作用，其中包括 CYP3A4、CYP2C9，及 CYP2C19。检查结果表明，丙吡胺和甲巯咪唑同用期间 QT 间期即有所延长，故兰索拉唑对丙吡胺的影响是否会与甲巯咪唑的影响发生叠加，也未可知。

建议 尽管该影响的确切机制不清楚，但影响确实存在，故临床用药时应引起警惕，特别是肥厚梗阻性心肌病患者，因这样的患者本身就可能存在 QT 间期延长。

[丙吡胺（双异丙吡胺，吡二丙胺，异脉停）－克拉霉素（甲红霉素）][2]
Disopyramide－Clarithromycin

要点 有证据表明，同时应用大环内酯类抗生素克拉霉素和丙吡胺，可使后者的血浓度升高，毒性增强，有可能导致新的心律失常。

有关药物 1 名因室性心动过速而用丙吡胺（200 mg，每日 4 次）治疗的患者，5 年内症状控制良好，但在加用红霉素（500 mg，每日 4 次）后数天即出现室性心动过速，丙吡胺血浓度升至 30 μmol/L。停药 2 天后症状消失（参见 [丙吡胺－红霉素]）。

1 名用丙吡胺（1800 mg/d）治疗的室性异位节律患者，在加用半乳糖红霉素（每 6 小时 1 g 静脉点滴）和头孢孟多后 36 小时出现新的心律失常（先是室性停搏，接着出现多形性室性心动过速）。

当时丙吡胺的血浓度为 16 μmol/L。用溴苄铵代替丙吡胺后情况好转；再次应用丙吡胺，上述情况复现，停用半乳糖红霉素消失。

丙吡胺与其他大环内酯类抗生素之间是否会发生类似相互影响，尚未见报道。但根据相互影响的机制推测，与醋竹桃霉素、交沙霉素、麦迪霉素等大环内酯类抗生素之间的类似相互影响有可能发生。已经证明同属大环内酯类的阿奇霉素（azithromycin）以及地红霉素（dirithromycin）对 CYP3A4 无明显抑制作用，因此与丙吡胺之间不太可能发生上述药动学方面的相互影响。

酮环内酯类抗生素泰利霉素（telithromycin）不但是强效的 CYP3A4 抑制剂，同时也是 CYP3A4 的底物（有 50％经 CYP3A4 代谢），已经证明与丙吡胺之间可发生类似相互影响。

根据药效学相互影响的机制（如下述）推测，凡是可延长 QT 间期的抗心律失常药，如奎尼丁（quinidine）、普鲁卡因胺（procainamide），及胺碘酮（amiodarone）等，都可受红霉素、克拉霉素，及泰利霉素的影响。同样，延长 QT 间期的其他药物，如促胃肠动力药西沙必利（cisapride）以及丁酰苯类抗精神病药匹莫齐特（哌迷清；pimozide），也可与丙吡胺等抗心律失常药发生类似相互影响（MacDougall et al，2011）。

机制　克拉霉素像红霉素一样，既是 CYP3A4 的底物，也是 CYP3A4 的强效抑制剂。已知丙吡胺在体内有部分经肝代谢清除，认为其代谢有 CYP3A4 的参与。有证据表明，同时应用苯妥英可加速丙吡胺的代谢，而苯妥英是有效的 CYP3A4 诱导剂，这为丙吡胺的代谢有 CYP3A4 参与的推断进一步提供了佐证。基于这些资料，可以解释两者同时应用丙吡胺血浓度升高的现象（涉及对代谢的竞争性抑制和非竞争性抑制两种成分）。

另外，已经证明克拉霉素、红霉素，及泰利霉素本身可导致心律失常（包括 QT 间期延长伴有室性心动过速），因此认为，它们的这一作用与丙吡胺的致心律失常作用相加或协同也是导致心律失常的原因之一。

建议　尽管资料有限，但后果确实很严重。如在应用丙吡胺期间必须加用克拉霉素，应该对合用后的效应以及心律失常的控制情况进行监测，必要时换用其他药物，或停用克拉霉素。应用阿奇霉素或地红霉素代替克拉霉素，是否会完全避免与丙吡胺之间的药动学和药效学相互影响，尚有待进一步证实。

[丙吡胺（双异丙吡胺，吡二丙胺，异脉停）－红霉素][2]
Disopyramide－Erythromycin

要点　1 名因室性心动过速而用丙吡胺（200 mg，每日 4 次）治疗的患者，连续 5 年症状控制良好，但在加用红霉素（500 mg，每日 4 次）后数天即出现室性心动过速，丙吡胺血浓度升至 30 μmol/L。停药 2 天后症状消失。

有关药物　1 名用丙吡胺（1800 mg/d）治疗的室性异位节律患者，在加用半乳糖红霉素（每 6 小时 1 g 静脉点滴）和头孢孟多后 36 小时出现新的心律失常。

有充分证据表明，丙吡胺与另一大环内酯类抗生素克拉霉素之间可发生类似相互影响。根据相互影响的机制推测，丙吡胺与酮环内酯类抗生素泰利霉素之间的类似相互影响也可发生（参见 [丙吡胺－克拉霉素]）。

丙吡胺与竹桃霉素、醋竹桃霉素、麦迪霉素等大环内酯类抗生素之间是否会发生类似相互影响，尚不清楚。已经证明另外两种大环内酯类抗生素阿奇霉素（azithromycin）以及地红霉素（dirithromycin）对 CYP3A4 无明显抑制作用，其代谢与 CYP 也无明显相关，因此预料与丙吡胺之间药动学的类似相互影响不太可能发生，但药效学方面的相互影响是否存在，目前尚无充分资料证实。

根据药效学相互影响的机制（如下述）推测，凡是可延长 QT 间期的抗心律失常药，如奎尼丁、普鲁卡因胺，及胺碘酮等，都可受红霉素、克拉霉素，及泰利霉素的影响。同样，延长 QT 间期的其他药物，如促胃肠动力药西沙必利以及丁酰苯类抗精神病药匹莫齐特，也可与丙吡胺等抗心律失常药发生类似相互影响（也见 [丙吡胺－克拉霉素]）。

机制　丙吡胺部分经肝代谢，部分以原形经肾排泄。已经证明同时应用对 CYP2C 和 CYP3A 亚家族有明显诱导作用的苯妥英，可使丙吡胺的代谢加速，需要量增加，因此认为丙吡胺在体内的代谢有 CYP2C 和（或）CYP3A 的参与。已知红霉素对 CYP3A4 有明显抑制作用，故推测丙吡胺血浓度的升高以及室性心动过速的发生与红霉素对其代谢的抑制有关（丙吡胺本身可导致尖端扭转型室性心动过速，血浓度升高更容易引起室性心律失常也就不难理解了）。鉴于红霉素也经 CYP3A4 代谢，故对丙吡胺代谢的竞争性抑制也可能是原因之一。

另外，已经证明红霉素以及克拉霉素和泰利霉素本身可导致心律失常（包括 QT 间期延长伴有室性心动过速），因此认为，它们的这一作用与丙吡胺的致心律失常作用相加或协同也是导致心律失常的原因之一（MacDougall et al，2011）。

建议 资料有限，但后果确实很严重。如在应用丙吡胺期间必须加用红霉素，对合用后的效应应进行严密监测，必要时换用其他药物，或停用红霉素。另外，也可考虑选用对 CYP3A4 无影响的阿奇霉素或地红霉素代替红霉素。然而，权威人士认为，凡是能与红霉素（或克拉霉素）发生相互影响的药物，与阿奇霉素（或地红霉素）的相互影响（包括药动学和药效学的相互影响）并不一定能绝对避免，因此，欲用其代替红霉素或克拉霉素，仍应谨慎。

[丙吡胺（双异丙吡胺，吡二丙胺，异脉停）－利福平（甲哌利福霉素，利米定）][3]
Disopyramide－Rifampin（Rifampicin）

要点 对 12 名结核病患者进行的研究表明，服用利福平 14 天后，单剂丙吡胺（200 mg 或 300 mg）的血浓度降低 60%（服利福平前后的血药浓度时间曲线下面积分别为 20.3 mg·h/L 和 8.22 mg·h/L，半衰期从 5.90 小时缩短为 3.25 小时）。

有关药物 根据相互影响的机制推测，预料其他利福霉素类衍生物（利福定、利福喷汀、利福布汀等）与丙吡胺之间可发生类似相互影响，只是程度不同而已。

机制 利福平是一种肝药酶诱导剂，对 CYP1A2、CYP2C9、CYP2C19，及 CYP3A4 有明显的诱导作用。丙吡胺在体内有一部分经肝代谢清除（也有一部分以原形经肾排泄），因此认为，丙吡胺血浓度的降低与利福平对肝药酶的诱导从而加速其代谢有关。但究竟起因于对哪种或哪几种 CYP 的诱导，还未见有文献报道。

建议 虽然资料有限，且到目前为止也未见有合用发生不良反应的报道，但上述研究的结果提示，两药合用确可使丙吡胺的血浓度降低，故合用期间应观察丙吡胺的作用是否减弱，并据情对丙吡胺的剂量进行适当调整。

[西苯唑啉（西非林）－西咪替丁（甲氰咪胍）][2]
Cibenzoline（Cifenline）－Cimetidine

要点 对 12 名正常受试者进行的单剂研究表明，西咪替丁与西苯唑啉合用，可使后者的半衰期延长，血浓度升高，药时曲线下面积增加。

有关药物 已证明雷尼替丁不影响西非林的药动学。根据相互影响的机制推测，其他主要以原型经肾排泄的 H_2 受体阻断药（法莫替丁、尼扎替丁、罗沙替丁等）与西非林之间也不会发生类似相互影响。

机制 可能与西咪替丁抑制肝对西非林的氧化代谢有关。

建议 西非林是一种具有奎尼丁样特点的新型 Ⅰa 类抗心律失常药，其应用日渐广泛。虽然该药有 60% 以原型经肾排泄，但仍有一部分经肝代谢清除。经肝代谢清除的部分可因合用西咪替丁而受影响，故合用时应注意血浓度升高可能导致的毒性反应。如果行得通的话，用雷尼替丁等不影响肝药酶的 H_2 受体阻断药代替西咪替丁，可避免此种相互影响。

［阿义马林（缓脉灵）－奎尼丁］[2]
Ajmaline－Quinidine

要点 对 4 名健康受试者的研究提示，同时口服奎尼丁 200 mg 和阿义马林 50 mg 后，阿义马林的血药浓度时间曲线下面积增加 10～30 倍，血清峰浓度从 18 $\mu g/L$ 升至 141 $\mu g/L$。对另外 8 名健康受试者的研究也得到了类似结果。

机制 不清。

建议 仅据这两项对正常健康受试者的研究报道尚难确定其临床意义，但阿义马林的峰浓度及血药浓度时间曲线下面积变化如此明显，提示两者合用时应注意监测。

［吡美诺（吡哌醇）－利福平（甲哌利福霉素，利米定）］[2]
Pirmenol－Rifampin（Rifampicin）

要点 有人对 12 名健康受试者进行的研究发现，利福平（600 mg/d）连用 14 天，可使抗心律失常药吡美诺的清除率提高 6 倍（从 12.8 L/h 提高至 88.2 L/h），药时曲线下面积减少 83%（从 13.34 mg·h/L 减至 2.28 mg·h/L）。

有关药物 其他利福霉素衍生物（利福定、利福喷汀、利福布汀等）与吡美诺之间是否会发生类似相互影响，尚未见研究报道。

机制 已知吡美诺有 70% 经肝代谢，而利福平是一强效肝药酶诱导剂，故认为利福平诱导肝药酶，从而促进对吡美诺的代谢，可能是该影响的机制。

建议 在应用利福平期间，常规剂量的吡美诺可能难以发挥有效的抗心律失常作用，故有必要增加吡美诺的剂量。

［利多卡因（赛罗卡因）－吸烟］[3]
Lidocaine－Smoking

要点 研究表明，吸烟者游离利多卡因的血浓度与非吸烟者相比有明显差别（平均比率为 0.258：0.307）。另有研究表明，吸烟者利多卡因的生物利用度低于非吸烟者。

机制 吸烟者血液中 α_1-酸性糖蛋白浓度较高，使利多卡因的血浆蛋白结合率增加。另外，吸烟可提高药物代谢酶活性，使药物清除率增加，故使生物利用度降低。

建议 鉴于吸烟可影响利多卡因的疗效，故常用量的利多卡因对吸烟者可能达不到预期的效果。另外，利多卡因治疗指数低，因此，利多卡因治疗期间如果戒烟的话，应考虑到其作用的增强有可能带来的不良后果。

［利多卡因（赛罗卡因）－普萘洛尔（心得安）］[2]
Lidocaine－Propranolol

要点 普萘洛尔和利多卡因同用时，后者的代谢清除率明显降低。静脉点滴利多卡因期间给予普萘洛尔，利多卡因的清除率降低 25%，稳态血浓度升高 30%。

有关药物 美托洛尔可使利多卡因的清除率降低。其他 β 受体阻断药（阿替洛尔、纳多洛尔、噻吗洛尔等）与利多卡因是否会发生类似相互影响，还不清楚。但根据相互影响的机制推测，类似影响有可能发生，只是影响的程度不同。

机制 普萘洛尔的 β 受体阻断作用使心输出量和肝血流量减少，从而降低利多卡因的代谢清除率。普萘洛尔还可能直接影响肝的药物代谢能力。

建议 由于利多卡因的治疗指数低，故与 β 受体阻断药同用时，需减少利多卡因的用量，或减慢点滴速度。

[利多卡因（赛罗卡因）-丙吡胺（双异丙吡胺）][3]
Lidocaine－Disopyramide

要点　对 9 名因患室性心律失常而应用利多卡因的患者之血清进行的体外研究表明，加入终浓度为 14.7 mmol/L 的丙吡胺后，游离型利多卡因的血浓度平均升高 20％。

机制　丙吡胺可以置换与血浆蛋白（一种 α_1-酸性糖蛋白）结合的利多卡因。

建议　尚不清楚这种相互影响在体内是否也有发生。如有发生的话，是否可因此而导致明显的心脏抑制，也尚难确定。但该研究的作者指出，具有活性的游离型利多卡因血浓度的一过性升高，加上丙吡胺的负性肌力作用，造成的心功能减弱对患者可能是危险的。该相互影响的临床意义仍需进一步研究。

[利多卡因（赛罗卡因）-阿义马林（缓脉灵）][3]
Lidocaine－Ajmaline

要点　1 名因反复发作室性心动过速而静脉注射利多卡因加口服阿义马林治疗的 67 岁妇女，心力衰竭明显加重。

机制　不清楚。

建议　仅据此例报道尚难确定其普遍临床意义，但合用期间有必要注意观察患者的症状和体征。

[利多卡因（赛罗卡因）-苯妥英（大仑丁，二苯乙内酰脲）][3]
Lidocaine－Phenytoin

要点　有报道表明，当静脉给予利多卡因期间加用苯妥英静脉点滴时，副作用（眩晕、恶心、眼球震颤、复视，及听力损害）的发生率明显增加，而两药的血浓度无明显改变。

1 名可疑心肌梗死伴心脏阻滞的患者，在静脉注射利多卡因（1 mg/kg，1 分钟内注毕）后静脉给予 250 mg 苯妥英钠（5 min 内注完），结果出现意识丧失，血压不能测出。给予 200 μg 异丙肾上腺素后恢复。

一项研究发现，口服苯妥英的患者，静脉给予利多卡因后，利多卡因的清除率略增高；但两者皆口服时，利多卡因的生物利用度减半。

有关药物　根据药理作用及代谢途径推测，利多卡因与其他乙内酰脲类抗癫痫药如乙妥英（乙基苯妥英）和甲妥英（3-甲基苯乙妥因）之间可发生类似相互影响。

机制　两药合用时副作用发生率的增高是利多卡因和苯妥英心脏抑制作用相加的结果。利多卡因血浓度的降低可能起因于苯妥英对肝药酶的诱导（也参见［利多卡因（赛罗卡因）-苯巴比妥（鲁米那）]）。口服利多卡因生物利用度的降低，与苯妥英刺激肝使利多卡因的首过效应增强有关。

建议　该相互影响的临床资料较少，普遍意义尚难确定。两药毒副作用的相加是可以预料的，只要注意剂量和给药速度的控制，通常可以避免毒副作用相加造成的危害。静脉应用利多卡因时血浓度的降低不明显，故临床意义不大。口服利多卡因生物利用度的降低显著，但利多卡因很少口服给药，因此无重要实际意义。

[利多卡因（赛罗卡因）-苯巴比妥（鲁米那）][3]
Lidocaine－Phenobarbital

要点　对动物和人体进行的研究表明，同用苯巴比妥期间可使利多卡因血浓度降低。故应用苯巴比妥的患者可能需要增加利多卡因的剂量。由于代谢诱导过程可能明显长于利多卡因治疗的持续时间，因此，这种相互影响对正在应用利多卡因的患者来说，加用和停用苯巴比妥都未必有什么临床意义。

有关药物　预料其他巴比妥类（异戊巴比妥、仲丁巴比妥、司可巴比妥等）对利多卡因可发生类似影响。

机制　用犬进行的研究表明，预先应用苯巴比妥 18 mg/(kg·d) 处理计 20 天，使肝对利多卡因的清除增加达 75%。已知苯巴比妥对 CYP2C/3A 亚家族有明显诱导作用，而利多卡因的代谢有 CYP3A4 的参与，故认为苯巴比妥对利多卡因的代谢诱导是此种影响的原因。

建议　两药同用时，建议监控利多卡因血浓度，以保证其处在治疗范围。但应考虑到代谢诱导后利多卡因的药理活性代谢物也增加。

[利多卡因（赛罗卡因）－西咪替丁（甲氰咪胍）][1]
Lidocaine－Cimetidine

要点　同时应用利多卡因和西咪替丁，可使利多卡因清除率降低，半衰期明显延长，毒性增加。应用利多卡因维持治疗的患者，给予西咪替丁后 20 小时内，利多卡因的稳态血浓度升高 75%。另有研究表明，同用西咪替丁时，利多卡因的总体清除率降低 20%～30%。

有关药物　西咪替丁也可增加普鲁卡因胺的血浓度。据报道，普鲁卡因胺的剂量需减半，其血浓度才能降至应用西咪替丁前的水平。初步研究证明，口服雷尼替丁与利多卡因不发生相互影响。不依赖于肝代谢的其他 H_2 受体拮抗剂（法莫替丁、尼扎替丁、罗沙替丁等）与利多卡因之间也不太可能发生类似相互影响。

机制　①西咪替丁抑制代谢利多卡因的肝微粒体酶（可能涉及 CYP3A4）；②西咪替丁使肝血流量减少，从而降低利多卡因的肝清除率。

建议　接受利多卡因和西咪替丁的患者，需监测利多卡因的血浓度，以防发生中毒。必要时可将利多卡因减量。也可用雷尼替丁或其他不依赖于肝代谢的 H_2 受体拮抗剂代替西咪替丁。

[妥卡尼（妥卡胺，室安卡因）－西咪替丁（甲氰咪胍）][2]
Tocainide－Cimetidine

要点　对 7 名受试者进行的研究表明，服用西咪替丁（1200 mg/d）2 天后，可使单剂妥卡尼（400 mg）口服后的曲线下面积减少近 30%（从 31.6 mg·h/L 降至 23.1 mg·h/L），血清浓度从 2.4 mg/L 降至 1.7 mg/L，但半衰期和肾清除率无改变。

有关药物　有报道表明，妥卡尼与雷尼替丁（150 mg，每日 2 次）之间无类似相互影响。根据药理作用及代谢途径推测，妥卡尼与其他主要以原型经肾排泄的 H_2 受体阻断药（罗沙替丁、尼扎替丁、法莫替丁等）之间也不会发生类似相互影响，但尚有待证明。

西咪替丁与恩卡尼以及氯卡尼之间是否会发生类似相互影响，尚不清楚。但对 8 名健康受试者进行的研究表明，预先应用西咪替丁（1 g/d）1 周后，口服单剂（200 mg）氟卡尼的血浓度升高 28%，清除率降低 27%（鉴于氟卡尼部分在肝代谢，而西咪替丁对涉及药物代谢的多种 CYP 有抑制作用，故这种影响不难理解。有关细节参见 [氟卡尼（氟卡胺）－西咪替丁（甲氰咪胍）]），这与妥卡尼－西咪替丁之间的相互影响相反。

机制　尚不清楚。

建议　该相互影响的临床意义尚不清楚，但在与西咪替丁合用时，应注意妥卡尼的疗效是否减弱。未发现雷尼替丁与妥卡尼有类似相互影响，故也可考虑用雷尼替丁代替西咪替丁。

[妥卡尼（妥卡胺，室安卡因）－利福平（甲哌利福霉素，利米定）][3]
Tocainide－Rifampin（Rifampicin）

要点　对 8 名健康受试者进行的研究表明，先给利福平（300 mg，每日 2 次）计 5 天，可使单次口服妥卡尼（600 mg）后的药时曲线下面积减少近 30%，半衰期也相应缩短。

有关药物　参见 [氯卡尼－利福平]。

机制　与氯卡尼－利福平间的相互影响类同。

建议　此等程度的相互影响也许会削弱妥卡尼的抗心律失常作用。两者同用期间，应注意观察妥卡尼的疗效有无改变（也见［氯卡尼－利福平］）。

［美西律（慢心律）－胺碘酮（乙胺碘呋酮，安律酮）][2]
Mexiletine－Amiodarone

要点　美西律与胺碘酮合用时，可使心电图 Q-T 间期明显延长，增加发生非典型室性心动过速的危险。

有关药物　据报道，5 名同时应用丙吡胺和胺碘酮的患者，全部发生非典型室性心动过速，且在发生非典型室性心动过速前均有 Q-T 间期明显延长（＞0.50 秒）。

机制　可能起因于两药对传导系统抑制作用的相加。另外，胺碘酮对 CYP2D6 有抑制作用，而美西律的代谢有 CYP2D6 的参与，故美西律血浓度的升高也可能是原因之一。

建议　尽可能避免两者合用。必须合用时，应在严密监护的情况下给予。Q-T 间期延长（而不是 QRS 增宽）是危险征兆，一旦出现即应调整治疗方案。

［美西律（慢心律）－苯妥英（大仑丁，二苯乙内酰脲）][3]
Mexiletine－Phenytoin

要点　3 名用美西律治疗的患者，同时应用苯妥英后，美西律的血浓度明显降低。对 6 名正常受试者进行的研究表明，服用苯妥英（每日 300 mg）前和 1 周后，口服单剂美西律（400 mg），美西律的平均清除半衰期从 17.2 小时降至 8.4 小时，平均血药浓度时间曲线下面积从 17.67 mg·h/L 减至 6.21 mg·h/L。

有关药物　可以预料，其他乙内酰脲类抗癫痫药如乙妥英（乙基苯妥英）和甲妥英（3-甲基苯乙妥因）与美西律之间可发生类似相互影响。

机制　美西律清除增加的原因可能与苯妥英对肝混合功能氧化酶的诱导作用有关（苯妥英对 CYP2C 和 CYP3A 亚家族有明显诱导作用）。

建议　因为苯妥英可大大促进美西律的清除，从而削弱其抗心律失常作用，故必须同用时，应密切观察其抗心律失常作用是否减弱。

［美西律（慢心律）－吗啡][2]
Mexiletine－Morphine

要点　有证据表明，吗啡可抑制并延迟美西律的吸收。吗啡的这一作用对心肌梗死患者更明显。

有关药物　研究表明，二乙酰吗啡（海洛因）对美西律的吸收有类似影响。其他麻醉镇痛剂（如美沙酮、哌替啶、芬太尼等）与美西律之间是否会发生类似相互影响，还不清楚。

机制　美西律吸收减少可能起因于吗啡对胃排空的抑制，吸收的延迟可能还有其他因素参与。心肌梗死患者美西律的吸收本已受抑制，故合用吗啡时对吸收的抑制更明显。

建议　相互影响肯定。心肌梗死最初数小时美西律的吸收受抑，故其抗心律失常作用减弱；当心肌梗死患者应用吗啡时，进一步抑制美西律的吸收，其抗心律失常作用减弱更明显。必须合用吗啡时，应考虑到美西律的需要量可能增加。

［美西律（慢心律）－利福平（甲哌利福霉素，利米定）][2]
Mexiletine－Rifampin（Rifampicin）

要点　对 8 名志愿者进行的研究表明，服用利福平（300 mg，每日 2 次，连用 10 天）前后，分别一次口服盐酸美西律 400 mg。结果在服用利福平后，美西律的吸收和分布没有改变，但清除半衰期从（8.5±0.8）小时（均数±标准误）降至（5.0±0.4）小时（$P<0.01$），而非肾清除率从（435±68）ml/min 增至（711±101）ml/min（$P<0.01$）。肾平均清除率不变，但与尿液 pH 呈指数关系。2 天后尿中排出的原型美西律从（32±7）mg 下降至（18±3）mg（$P<0.01$）。

有关药物　根据相互影响的机制推测，诸如利福定、利福喷汀、利福布汀等其他利福霉素衍生物与美西律之间可发生类似相互影响，只是程度不同而已（参见［奎尼丁－利福平］）。

机制　美西律和妥卡尼同属利多卡因的结构类似物，已经证明利福平可通过诱导肝药酶从而加速妥卡尼的代谢。因此认为，美西律清除半衰期的缩短也与利福平诱导肝药酶从而加速其代谢有关（可能涉及 CYP2C9、CYP2C19，及 CYP3A4）。

建议　在用美西律的过程中，需加用或停用利福平时，应对美西律的剂量进行相应调整。

［氟卡尼（氟卡胺）－吸烟］[2]
Flecainide－Smoking

要点　对 338 名吸烟者和 228 名非吸烟者进行的研究表明，相同剂量（1 mg）的氟卡尼，非吸烟者的血浓度可达 2.18 μg/L，而吸烟者仅有 1.74 μg/L。

有关药物　吸烟对氟卡尼的类似物（恩卡尼、氯卡尼、妥卡尼等）是否有类似影响，还不清楚。

机制　已知氟卡尼的代谢有 CYP2D6 的参与，烟草中的某些成分可诱导 CYP1A2，但尚未证实氟卡尼的代谢是否涉及 CYP1A2，也未曾确定烟草中有什么成分可诱导 CYP2D6，故难以确切地将某种 CYP 与该影响联系起来。不过，普遍认为，烟草中的某些成分刺激细胞色素 P450 系统中目前尚未明确的某种或某些 CYP 从而促进氟卡尼的代谢是该影响的机制。

建议　该相互影响肯定。欲达相同疗效，吸烟者较非吸烟者需要更大剂量的氟卡尼。

［氟卡尼（氟卡胺）－胺碘酮（乙胺碘呋酮，安律酮）］[2]
Flecainide－Amiodarone

要点　7 名口服氟卡尼（200～500 mg/d）治疗的患者，当加用胺碘酮（负荷量 1200 mg，然后改为 600 mg，每日 1 次）后，氟卡尼的血浆谷浓度升高。氟卡尼剂量减少 1/3 后，方可将其浓度控制在治疗范围内。该相互影响可发生在给胺碘酮后不久，2 周左右达高峰。有临床证据表明，同时应用氟卡尼和胺碘酮，前者清除减慢，半衰期延长，作用和毒性增强。

有关药物　已知恩卡尼的代谢涉及 CYP2D6，预料与胺碘酮之间可发生类似相互影响。氟卡尼的其他结构类似物（如氯卡尼和妥卡尼等）与胺碘酮之间是否会发生类似相互影响，尚无证据。

抗心律失常药普罗帕酮、美西律，及司巴丁（金雀花碱；sparteine）的代谢也有 CYP2D6 的参与（普罗帕酮的代谢也涉及 CYP1A2，但与此处所述的相互影响无关），预料与胺碘酮之间可发生类似相互影响。至于普罗帕酮、美西律和司巴丁与氟卡尼之间的相互影响，则与上述相互影响有所不同，它们之间的相互影响起因于对 CYP2D6 的竞争性抑制，相互影响的结果可能是两者的血浓度皆升高。

机制　氟卡尼部分经 CYP2D6 代谢，部分以原形经肾排泄。胺碘酮主要由 CYP3A4 代谢为活性脱乙基代谢物，同时可抑制多种 CYP，其中包括 CYP1A2、CYP3A4、CYP2C9、CYP2D6，及 P-糖蛋白。因此推断，胺碘酮非竞争性抑制氟卡尼经 CYP2D6 的代谢是该影响的主要机制。

鉴于氟卡尼部分经肾排泄，而胺碘酮对 P-糖蛋白有抑制作用，故有人认为胺碘酮通过抑制 P-糖蛋白从而阻碍氟卡尼的肾排泄也是氟卡尼作用和毒性增强的原因之一，但这一推测尚有待进一步证实。

建议　该相互影响肯定。两药合用时，氟卡尼的剂量应适当减少。根据已有的资料认为，减量 30% 比较合适。另外，应注意停用胺碘酮一段时间后，该相互影响仍有可能发生，因胺碘酮在人体内的清除特别慢（清除半衰期为 13～103 天）。

［氟卡尼（氟卡胺）-氯丙嗪（冬眠灵）]²
Flecainide－Chlorpromazine

要点 同时应用选择性 5-HT 再摄取抑制剂（SSRI）氟西汀和吩噻嗪类抗精神病药氯丙嗪，可导致前者的血浓度升高，作用和毒性增强。

有关药物 根据相互影响的机制推测，氟卡尼的结构类似物恩卡尼（encainide）与氯丙嗪之间可发生类似相互影响。氟卡尼的其他结构类似物（如氯卡尼和妥卡尼）与氟西汀之间是否会发生类似相互影响，尚不清楚。

尽管大部分抗精神病药的代谢都涉及 CYP，但对 CYP 多无明显抑制作用。目前已经证明对 CYP2D6 确有抑制作用的抗精神病药除氯丙嗪外，尚有同属吩噻嗪类的奋乃静（羟哌氯丙嗪；perphenazine）以及硫利达嗪（甲硫达嗪；thioridazine）；根据相互影响的机制推测，这两种药物与氟卡尼之间可发生类似相互影响。

代谢涉及 CYP2D6 但对 CYP2D6 无明显抑制作用的抗精神病药，如吩噻嗪类的三氟拉嗪和美索哒嗪，硫杂蒽类的氯普噻吨和替沃噻吨，丁酰苯类的氟哌啶醇，及非典型抗精神病药利培酮、阿立哌唑（aripirazole；部分经由 CYP2D6 代谢）和氯氮平的结构类似物奥氮平（其代谢主要由 CYP1A2 负责，但也有 CYP2D6 的参与）等，与氟卡尼之间的相互影响尚未见报道。此类影响如果发生，当以竞争性抑制为主，相互影响的结果可能是两者血浓度都升高（升高的程度和方向取决于各药对 CYP2D6 的亲和力）。

机制 已知氟卡尼在体内的代谢由 CYP2D6 负责，而氯丙嗪是 CYP2D6 的底物（部分代谢也涉及 CYP3A4），同时对 CYP2D6 有明显抑制作用，因此认为，该影响起因于氯丙嗪对氟卡尼经 CYP2D6 代谢的竞争性抑制和非竞争性抑制。

建议 氯丙嗪与氟卡尼之间的相互影响肯定（在某些情况下相互影响可呈双向，即两者的血浓度都升高），相互影响的程度难以预料。因此，最好避免两类药物的同时应用。在两类药物必须同时应用的情况下，应对可能发生的临床后果进行预测，以便有突发情况时及时采取有效处理措施。

［氟卡尼（氟卡胺）-氟西汀（氟苯氧丙胺，百忧解）]²
Flecainide－Fluoxetine

要点 同时应用选择性 5-HT 再摄取抑制剂（SSRI）氟西汀和 1C 类抗心律失常药氟卡尼，可导致后者血浓度升高，作用和毒性增强。

有关药物 有明确证据表明，氟卡尼的结构类似物恩卡尼（encainide）与氟西汀之间可发生类似相互影响。氟卡尼的其他结构类似物（如氯卡尼和妥卡尼）与氟西汀之间是否会发生类似相互影响，尚不清楚。

有证据表明，同属 1C 类抗心律失常药的普罗帕酮（心律平；propafenone）与氟西汀之间可发生类似相互影响。

根据相互影响的机制推测，同属 SSRI 的帕罗西汀（经由 CYP2D6 代谢，是 CYP2D6 的强效抑制剂）、氟伏沙明（本身的代谢有 CYP2D6、CYP1A2、CYP3A4 和 CYP2C9 的参与，同时对 CYP1A2、CYP3A3/4，及 CYP2C8/19 有明显抑制作用）、西酞普兰（经由 CYP3A4 和 CYP2C19 代谢，对 CYP2C19 和 CYP2D6 有中度抑制作用），及舍曲林（经由 CYP2D6 代谢，对 CYP2D6 有中度抑制作用），兼有去甲肾上腺素再摄取抑制作用的文拉法辛（经由 CYP2D6 和 CYP3A4 代谢，对 CYP2D6 有微弱抑制作用）和度洛西汀（经由 CYP2D6 代谢，对 CYP2D6 无明显抑制作用），及非典型抗抑郁药米塔扎平（经由 CYP2D6、CYP1A2 和 CYP3A4 代谢，对 CYP 无明显抑制作用）和曲唑酮（经由 CYP2D6 代谢，也部分的涉及 CYP3A）等，与氟卡尼之间可发生类似相互影响，但影响的程度有明显不同。根据对氟卡尼代谢影响的强弱排列，依次为帕罗西汀≥氟西汀>度洛西汀>舍曲林>文拉法辛>米塔扎平>曲唑酮。非典型抗抑郁药萘法唑酮是 CYP3A3/4 的底物，仅对 CYP3A3/4 有明显抑制作用，故与氟卡尼之间不会发生类似相互影响（O'Donnell et al，2011）。

机制   已知氟卡尼在体内的代谢由 CYP2D6 负责，而氟西汀的代谢有 CYP2D6 和 CYP2C9 的参与，且对 CYP2D6 有明显抑制作用（对 CYP3A4 也有明显抑制作用）。因此认为该影响起因于氟西汀对氟卡尼经 CYP2D6 代谢的抑制（包括竞争性抑制和非竞争性抑制）。

建议   氟西汀对氟卡尼代谢的影响比较明显，鉴于氟卡尼的治疗窗狭窄，故应尽可能避免两者同时应用。必须合用的话，应了解其血浓度的轻微波动即有可能导致毒性的产生。另外，如果行得通的话，可用萘法唑酮或安非他酮（丁氨苯丙酮；bupropion；其代谢由 CYPP2B6 负责）等与氟卡尼很少或无相互影响的抗抑郁药代替氟西汀。

［氟卡尼（氟卡胺）－考来烯胺（消胆胺）］[4]
Flecainide－Cholestyramine

要点   有报道说，1 名服用氟卡尼（100 mg，每日 2 次）和考来烯胺（4 g，每日 3 次）的患者，氟卡尼血浓度非常低（100 μg/L）。停用考来烯胺后，血药浓度升高。但随后对 3 名正常受试者进行的研究未发现两者有明显的相互影响，体外试验也未能发现氟卡尼肠道吸收改变及与考来烯胺结合的证据。

有关药物   氟卡尼与其他阴离子交换树脂（如考来替泊、降胆葡胺、地维烯胺等）之间以及考来烯胺与氟卡尼的类似物（恩卡尼、氯卡尼、妥卡尼等）之间的相互影响尚未见报道。

机制   如确实存在此种相互影响的话，可能与考来烯胺结合肠道中的氟卡尼，从而影响其吸收有关。

建议   资料有限，且不肯定，故临床意义可能不大，但两者合用时仍应注意监测。

［氟卡尼（氟卡胺）－西咪替丁（甲氰咪胍）］[2]
Flecainide－Cimetidine

要点   对 8 名健康受试者进行的研究表明，预先应用西咪替丁（1 g/d）1 周后，口服单剂（200 mg）氟卡尼的血浓度升高 28％，清除率降低 27％。

有关药物   氟卡尼与其他 H_2 受体阻断药（雷尼替丁、法莫替丁、尼扎替丁等）之间以及西咪替丁与氟卡尼的类似物恩卡尼和氯卡尼之间是否会发生类似相互影响，尚未见报道，但西咪替丁与妥卡尼之间可发生相互影响，只是相互影响的结果与氟卡尼－西咪替丁之间的相互影响正好相反（参见［妥卡尼（妥卡胺）－西咪替丁（甲氰咪胍）］）。

机制   氟卡尼部分以原型经肾排泄，部分经肝代谢清除（依赖于 CYP2D6）。研究结果提示，西咪替丁对氟卡尼两种途径的清除可能都有影响，即既减少肾的排泄，也抑制肝的代谢（西咪替丁对多种 CYP 有抑制作用，其中包括 CYP2D6、CYP1A2，及 CYP2C9 等）。

建议   应用氟卡尼治疗期间，如果加用西咪替丁，氟卡尼的需要量可能减少。

［氟卡尼（氟卡胺）－乙酰唑胺（醋唑磺胺）］[2]
Flecainide－Acetazolamide

要点   氟卡尼治疗期间同时应用乙酰唑胺，可使前者的排泄减慢，半衰期延长，作用和毒性增强。

有关药物   根据该影响的机制推测，氟卡尼的结构类似物恩卡尼以及氯卡尼与乙酰唑胺之间可发生类似相互影响。

机制   乙酰唑胺抑制肾近曲小管中的碳酸酐酶，减少 H^+ 的生成，从而使尿液碱化。碱性药物氟卡尼在碱性尿液中的解离度降低，返回弥散增加，排泄减少，从而导致半衰期延长，血浓度增加。

建议   氟卡尼治疗期间避免给予乙酰唑胺，以免剂量难以掌握、疗效波动或出现毒副作用。试图通过碱化或酸化尿液从而减少药物的用量或延长给药间隔的做法不提倡，但通过此种措施以促进药物的排泄作为某些药物中毒的辅助措施仍有采用。

[氟卡尼 (氟卡胺)－奎宁][2]
Flecainide－Quinine

要点 对健康受试者进行的研究表明，同时给予奎宁和氟卡尼，可使氟卡尼的药时曲线下面积增加，总体清除率降低，但肾清除率不变。

有关药物 奎宁与氟卡尼的结构类似物劳卡尼 (氯卡尼) 和妥卡尼是否会发生类似相互影响，尚不清楚。但根据提出的机制推测，氟卡尼与奎宁的结构类似物奎尼丁之间以及奎宁与氟卡尼的结构类似物恩卡尼 (其代谢也主要依赖于 CYP2D6) 之间会发生类似相互影响。

机制 奎宁的代谢像奎尼丁一样，主要由 CYP3A4 负责，而氟卡尼则主要由 CYP2D6 代谢。因此，难以用对代谢的竞争性抑制解释该影响。已知奎尼丁是 CYP2D6 的强效抑制剂，根据奎宁与奎尼丁结构的类似性推测，奎宁对 CYP2D6 也应存在明显的抑制作用，因此认为，两者同用时氟卡尼清除率的降低起因于奎宁对 CYP2D6 的非竞争性抑制。

建议 两者的合用无须避免，但鉴于氟卡尼的治疗范围较窄，应了解其血浓度的微小波动即有可能导致毒性的产生。

[恩卡尼 (英卡胺)－奎尼丁][2]
Encainide－Quinidine

要点 对 7 名恩卡尼强代谢型健康受试者进行的研究表明，在服用奎尼丁 (500 mg，每 6 小时 1 次，计 5 天) 前后分别口服恩卡尼 60 mg 和静脉注射 ^{14}C 标记的恩卡尼 4.5 mg，奎尼丁可使恩卡尼的总体清除率从 935 ml/min 降至 190 ml/min，肾外清除率从 782 ml/min 降至 95 ml/min，恩卡尼的血浓度明显升高，代谢物浓度降低。

有关药物 参见 [氟卡尼－奎宁]。

机制 奎尼丁抑制肝对恩卡尼的代谢 (对强代谢型患者更明显)，有关细节参见 [氟卡尼－奎宁]。另外，奎尼丁抑制 P-糖蛋白从而阻碍恩卡尼的排泄也可能是原因之一，但这一推测尚有待进一步研究证实。

建议 该相互影响已肯定，且在人群中的发生率较高，故认为有一定临床意义。两药合用时需注意监测恩卡尼的疗效，必要时减量或停药。

[恩卡尼 (英卡胺)－地尔硫䓬 (硫氮䓬酮)][3]
Encainide－Diltiazem

要点 对 6 名强代谢型 (已知某些 CYP 存在遗传多态性，即不同个体某些 CYP 的活性有明显差别，活性高者称为"强代谢型"，反之则称为"弱代谢型"，其中比较典型的代表是 CYP2D6 多态性) 健康受试者进行的研究表明，服用恩卡尼 (8 小时 1 次，每次 20 mg) 及地尔硫䓬 (90 mg，每 8 小时 1 次) 计 7 天后，恩卡尼的 AUC 平均增加 1.6 倍 (从 130 μg·h/L 增至 333 μg·h/L)，其活性代谢物增加 8%～10%。

有关药物 据报道，恩卡尼与硝苯地平之间无类似相互影响。恩卡尼与其他钙通道阻滞剂 (维拉帕米、苄普地尔、尼群地平等) 之间以及地尔硫䓬与恩卡尼的类似物 (妥卡尼、氟卡尼、氯卡尼等) 之间是否会发生类似相互影响，尚未见报道。

机制 现已证明地尔硫䓬的氧化代谢主要由 CYP3A4 负责，而恩卡尼则主要由 CYP2D6 代谢，因此，该相互影响目前尚难以从氧化代谢的角度做出合理解释。鉴于地尔硫䓬对 P-糖蛋白有抑制作用，故认为该影响可能与地尔硫䓬抑制 P-糖蛋白从而阻碍恩卡尼及其活性代谢物的排泄有关。但这一假设还有待进一步研究证实，因为目前尚无明确证据表明恩卡尼的排泄与 P-糖蛋白有什么关系。

建议 有关资料不多，尚难对其临床意义做出评价。建议两药合用时注意观察患者的反应。

［氯卡尼（劳卡胺）－利福平（甲哌利福霉素，利米定）］[3]
Lorcainide－Rifampin（Rifampicin）

要点　1 名正在应用利福平治疗的结核病患者，当其应用常规剂量氯卡尼代替利多卡因治疗室性心动过速时，室性心动过速复发；只有当氯卡尼的剂量达正常需要量的 3 倍（900 mg/d）时，才能获得满意的血药浓度（0.29 μg/ml），从而控制症状。

有关药物　根据代谢途径推测，利福平与氯卡尼的结构类似物恩卡尼、氟卡尼，及妥卡尼之间可发生类似相互影响，利福平与妥卡尼之间的类似相互影响已经证实（参见［妥卡尼－利福平］）。预料氯卡尼与其他利福霉素类抗生素（利福定、利福喷汀、利福布汀等）之间的类似相互影响也可发生，只是程度有所不同。

有证据表明，利福平可导致胺碘酮（amiodarone）的血浓度降低，但不如苯妥英的影响明显（Aronson，2007）（也参见［苯妥英－胺碘酮（乙胺碘呋酮，安律酮）］）。

机制　该相互影响可能与利福平诱导 CYP2D6 从而加速氯卡尼的代谢有关（对 CYP2C9、CYP2C19 和 CYP3A4 的诱导作用也不能排除）。

建议　两者同用期间，应注意观察心律失常的控制情况，必要时增加氯卡尼的剂量。停用利福平时，氯卡尼的剂量需相应下调。

［阿普林定（安搏律定，茚满丙二胺，茚丙胺）－ 胺碘酮（乙胺碘呋酮，安律酮）］[3]
Aprindine－Amiodarone

要点　据报道，2 名阿普林定血浓度已达稳态的患者，加用胺碘酮后，使前者的血浓度升高，并出现副作用。减少阿普林定的每日用量，其血浓度仍比加用胺碘酮之前高。

机制　机制还不十分清楚。有人认为可能是胺碘酮影响阿普林定的代谢和（或）置换与蛋白结合的阿普林定。

建议　作者强调，这两种药物的相互影响值得重视，因为临床上已肯定了此种相互影响，并已有一些关于在患者中出现副作用的报道。两药必须合用时，需密切观察有无不良反应的发生。

［莫雷西嗪（乙吗噻嗪）－西咪替丁（甲氰咪胍）］[2]
Moricizine－Cimetidine

要点　对正常受试者进行的研究表明，预先给予西咪替丁（300 mg，每日 3 次）7 天后，单剂（500 mg）莫雷西嗪的清除率降低 50%，半衰期延长 25%。

有关药物　其他 H_2 受体阻断药与莫雷西嗪之间是否会发生类似相互影响，尚不清楚。但根据提出的机制推测，对肝药酶很少或无影响的 H_2 受体阻断药（雷尼替丁、法莫替丁、尼扎替丁等）与莫雷西嗪不太可能发生类似相互影响。

机制　推测可能与西咪替丁抑制莫雷西嗪在肝的代谢有关。

建议　莫雷西嗪（是一种具有抗心律失常作用的吩噻嗪类衍生物）近年批准用于心律失常的治疗。随着其应用的日趋广泛，与西咪替丁的同时应用也许会越来越常见。合用期间应注意观察，必要时减少其剂量以防蓄积中毒。如果提出的机制确切的话，应用不经肝代谢的 H_2 受体阻断药（如雷尼替丁）代替西咪替丁，也许会避免此种相互影响。

［普罗帕酮（心律平）－奎尼丁］[3]
Propafenone－Quinidine

要点　对 9 名应用普罗帕酮治疗的频发性室性异位搏动患者进行的研究表明，先将普罗帕酮剂量减至 150 mg，每 8 小时 1 次，4 天后加用奎尼丁 50 mg/d，结果于两药合用 4 天后，7 名强代谢型患者普罗帕酮稳态血浓度提高 1 倍多（从 408 μg/L 升至 1096 μg/L），但心电图各间期及心律失常的频率无改变。另 2 名弱代谢型患者的普罗帕酮血药浓度无改变。

有关药物 普罗帕酮与奎尼丁的结构类似物奎宁之间是否会发生相互影响，尚不清楚。

机制 普罗帕酮在肝的代谢依赖于细胞色素 P450（主要涉及 CYP2D6）的羟化过程。已知奎尼丁是 CYP2D6 的强效抑制剂，可有效抑制这一羟化过程，而且对广泛（强）代谢型者远比乏（弱）代谢型者（仅占整个人群的 10%）明显。当 CYP2D6 被抑制，非 CYP2D6 介导的代谢增加，生成更多的 N-脱烷基普罗帕酮。经 CYP2D6 代谢生成的 5-羟普罗帕酮对 Na^+ 通道的阻滞作用与普罗帕酮相当，但对 β 肾上腺素能受体的拮抗作用弱于普罗帕酮；非 CYP2D6 途径生成的 N-脱烷基普罗帕酮上述两种作用都弱于普罗帕酮。因此，虽然此种抑制导致强代谢型的血浓度提高 1 倍以上，但由于其活性代谢产物（5-羟普罗帕酮）的血药浓度相应降低，故总的抗心律失常疗效有可能无明显改变。

建议 此种相互影响肯定，但其临床意义有待进一步确定。无论如何，在结果未完全明确之前，两药合用期间需细心观察（也参见［普罗帕酮（心律平）－氟西汀（氟苯氧丙胺，百忧解）］），普罗帕酮的剂量需据情减少。

［普罗帕酮（心律平）－胺碘酮（乙胺碘呋酮，安律酮）][2]
Propafenone－Amiodarone

要点 有报道表明，普罗帕酮与胺碘酮合用时，发生非典型室性心动过速的危险性增大。

有关药物 美西律与胺碘酮可发生类似相互影响（见［美西律－胺碘酮］）。据认为，胺碘酮与所有对传导系统有抑制作用的 I 类抗心律失常药（如普鲁卡因胺、氟卡尼、恩卡尼等）都可发生类似相互影响，但尚有待进一步证实。

机制 可能起因于两药对传导系统抑制作用的相加。另外，胺碘酮对 CYP2D6 和 CYP1A2 有抑制作用，而普罗帕酮的代谢有 CYP2D6 和 CYP1A2 的参与，因此，胺碘酮非竞争性抑制普罗帕酮经 CYP2D6 和 CYP1A2 的代谢从而升高普罗帕酮的血浓度也可能是原因之一（也参见［普罗帕酮（心律平）－奎尼丁］）。

建议 最好避免这两种药物合用。如果必须合用，应在严密监视下进行。有成功合用胺碘酮（100～600 mg/d）和美西律（600 mg/d）或丙吡胺（300～500 mg/d）的报道。

［普罗帕酮（心律平）－氟西汀（氟苯氧丙胺，百忧解）][3]
Propafenone－Fluoxetine

要点 同时应用普罗帕酮和选择性 5-HT 再摄取抑制剂（SSRI）氟西汀，可导致前者血浓度升高，作用和毒性有可能增强。

有关药物 根据相互影响的机制推测，同属 SSRI 的帕罗西汀和舍曲林与普罗帕酮之间可发生类似相互影响（帕罗西汀和舍曲林像氟西汀一样，既是 CYP2D6 的底物，也是该酶的抑制剂）。非典型抗抑郁药阿莫西平、度洛西汀、米塔扎平、曲唑酮，及部分三环类抗抑郁药如地昔帕明、去甲替林、马普替林等的代谢也都有 CYP2D6 的参与，故与普罗帕酮之间的类似相互影响也可能发生。

机制 人群中的多数个体属于普罗帕酮"广泛代谢型"，其代谢主要由 CYP2D6 负责。氟西汀既是 CYP2D6 的底物（主要由 CYP2D6 代谢），也是该酶的抑制剂。"广泛代谢型"者合用普罗帕酮和氟西汀，可导致前者代谢的双重抑制（即氟西汀对 CYP2D6 的竞争性和非竞争性抑制），因此使前者的血浓度升高。除帕罗西汀和舍曲林外，上述其他药物与普罗帕酮之间的相互影响仅涉及竞争性抑制，因此不会像普罗帕酮－氟西汀间的相互影响那么明显（也参见［普罗帕酮（心律平）－奎尼丁］）。

建议 该影响明确，具有一定临床意义。在需要同时应用抗心律失常药和抗抑郁药的情况下，可选用不经 CYP2D6 代谢的药物代替普罗帕酮，如美西律或胺碘酮，也可选用对 CYP2D6 无影响的药物代替氟西汀，如西酞普兰或萘法唑酮。

[胺碘酮（乙胺碘呋酮，安律酮）－地尔硫䓬（硫氮䓬酮）][2]
Amiodarone－Diltiazem

要点　1 名因患有充血性心力衰竭、阵发性房颤，及室性心律失常而用呋塞米和地尔硫䓬（90 mg，每 6 小时 1 次）治疗的女性患者，在加服胺碘酮（600 mg，每日 2 次）4 天后，出现了窦性停搏和致命的低输出量状态。该患者曾单独应用过地尔硫䓬、维拉帕米，及胺碘酮，均能较好耐受。

有关药物　根据相互影响的机制推测，所有钙通道拮抗剂与胺碘酮之间都有可能发生类似相互影响。

机制　可能起因于胺碘酮和地尔硫䓬对心肌收缩功能、窦房结，及房室结功能抑制作用的相加。另外，胺碘酮和地尔硫䓬都是 CYP3A4 的底物，且胺碘酮对 CYP3A4 有抑制作用，不知这些因素对上述患者的症状有无影响。

建议　合用期间应密切观察。当有房室结功能不全（如心动过缓或病态窦房结综合征）或部分房室传导阻滞时，最好避免两药合用，因在此类情况下合用是危险的。

[胺碘酮（乙胺碘呋酮，安律酮）－考来烯胺（消胆胺）][3]
Amiodarone－Cholestyramine

要点　对 11 名患者进行的研究表明，在服用胺碘酮（400 mg）后 1.5 小时给予考来烯胺 4 g，7 小时后胺碘酮的血浓度降低 50%。

有关药物　胺碘酮与其他阴离子交换树脂（如考来替泊、降胆葡胺、地维烯胺等）之间是否会发生类似相互影响，还不清楚，但根据药理作用推测，类似相互影响有可能发生。

机制　可能是考来烯胺与胃肠道中的胺碘酮结合，影响了其吸收。

建议　根据提出的机制推测，延长两药的服用间隔，也许可部分避免此种相互影响。但胺碘酮有相当一部分经肝肠循环再吸收，故欲通过延长两药的给药间隔完全避免此种相互影响也许不太可能。尚需进一步研究。

[胺碘酮（乙胺碘呋酮，安律酮）－碳酸锂][2]
Amiodarone－Lithium Carbonate

要点　同时应用胺碘酮和碳酸锂，甲状腺功能低下的发生率增加（Aronson，2007）。

机制　应用锂盐治疗的患者，甲状腺对碘的摄取增加，血浆蛋白结合碘以及游离甲状腺素略降低，促甲状腺素（TSH）可中度增加，认为这些作用与锂盐干扰酪氨酸的碘化从而阻碍甲状腺素的合成有关。已知胺碘酮是一种含碘丰富的药物，本身及其主要代谢物脱乙基胺碘酮是碘化甲状腺氨酸（iodothyronine）脱碘的强效抑制剂，可使甲状腺素向碘塞罗宁（三碘甲状腺原氨酸，甲碘安）的转化减少（碘塞罗宁的作用强度是甲状腺素的 3～4 倍）；另外，脱乙基胺碘酮尚可阻碍碘塞罗宁与其核受体的结合（Brent et al，2011）。可见，两者抗甲状腺作用的相加或协同是甲状腺功能低下发生率增加的主要原因。

建议　两者对甲状腺功能的影响复杂，且存在广泛的个体差异，单用时即有可能影响甲状腺功能。可行的话，尽量避免两者合用。如果两者的联用难以避免，应密切观察甲状腺功能的变化。

[胺碘酮（乙胺碘呋酮，安律酮）－美沙酮（美散痛）][1]
Amiodarone－Methadone

要点　同时应用胺碘酮和阿片类镇痛药美沙酮可导致严重心律失常，有因此发生尖端扭转型室性心动过速（Tdp）的报道（Wallace et al，2011）。

有关药物　根据药理作用的类似性推测，凡是可延长 QT 间期的抗心律失常药，如 Ia 类抗心律失常药奎尼丁和普鲁卡因胺，Ⅰc类抗心律失常药普罗帕酮和氟卡尼，以及Ⅲ类抗心律失常药索他洛尔、决奈达隆（dronedarone）、依布利特、多非利特，及溴苄铵等，都可与美沙酮发生类似相互影响。到目前为止，在所有阿片类镇痛药中仅发现美沙酮具有延长 QT 间期的作用，预料其他阿片类镇痛药与胺碘酮之间不会发生类似相互影响（Sampson et al，2011）。

　　根据相互影响的机制推测，凡是像美沙酮一样可延长 QT 间期的药物，都可与胺碘酮发生类似相互影响，有代表性的药物包括①抗精神病药：硫利达嗪（thioridazine）、氟哌啶醇（haloperidol）、氟哌利多（droperidol）、齐拉西酮（ziprasidone）、喹硫平（quetiapine），及利培酮（利司培酮；risperidone）；②抗抑郁药：三环类抗抑郁药（三环类抗抑郁药不但可通过 M 受体阻断作用从而导致心动过速等副作用，且对心脏传导系统具有奎尼丁样作用）米帕明（丙米嗪；imipramine）、阿米替林（amitriptyline）、多塞平（多虑平；doxepin）、氯米帕明（氯丙咪嗪；clomipramine）、曲米帕明（三甲丙咪嗪；trimipramine），及选择性 5-HT 再摄取抑制剂西酞普兰（citalopram）、氟西汀（fluoxetine）、帕罗西汀（paroxetine）、舍曲林（sertraline）、文拉法辛（venlafaxine），及 5-HT$_2$ 受体阻断药曲唑酮（trazodone；兼有去甲肾上腺素受体阻断和多巴胺再摄取抑制作用）；③呼吸系统药物：支气管扩张药沙丁胺醇（舒喘灵；albuterol，salbutamol）、福莫特罗（fomoterol，formoterol）、沙美特罗（salmeterol）；④消化系统药物：质子泵抑制剂法莫替丁（famotidine），曾作为止吐药的多拉司琼（dolasetron）以及促胃肠动力药西沙必利（cisapride）；⑤抗感染药：喹诺酮类抗菌药左氧氟沙星（levofloxacin）、司帕沙星（司氟沙星，帕氟沙星；sparfloxacin）、加替沙星（gatifloxacin），及莫西沙星（moxifloxacin），大环内酯类抗生素红霉素（erythromycin），唑类抗真菌药氟康唑（fluconazole）和伏立康唑（voriconazole）、非核苷类反转录酶抑制剂依法韦仑（efavirenz），抗利什曼原虫药喷他脒（pentamidine）；⑥其他尚有肌松药替扎尼定（tizanidine），选择性 COX-2 抑制剂塞来昔布（celecoxib），各种麻醉剂（anaesthetics），糖皮质激素泼尼松（prednisone），免疫抑制剂他克莫司（tacrolimus），抗组胺药苯海拉明（diphenhytramine）以及阿司咪唑（astemizole；息斯敏），5-HT$_1$ 受体激动剂舒马普坦（舒马曲坦；sumatriptan）和佐米普坦（佐米曲坦，佐米曲普坦；zolmitriptan）。

　　机制　和其他阿片类镇痛药不同，美沙酮本身可导致长 QT 综合征，它的这种延长 QT 间期的作用与胺碘酮的此种作用相加，是引发心律失常和（或）Tdp 的机制。

　　建议　胺碘酮治疗期间避免给予美沙酮，反之亦然。

　　同时应用胺碘酮和其他延长 QT 间期的药物，有可能导致严重的不良后果。因此，凡是已经证明可延长 QT 间期的药物，于胺碘酮治疗期间都应避免联用或慎用。

［胺碘酮（乙胺碘呋酮，安律酮）－西咪替丁（甲氰咪胍）］[2]
Amiodarone－Cimetidine

　　要点　对 12 名长期应用胺碘酮（200 mg/d）治疗的患者进行的研究表明，加服西咪替丁（1200 mg/d）1 周后，其中 8 人（67%）胺碘酮血浓度升高，平均升高 38%（从 1.4 mg/L 升至 1.93 mg/L）。

　　有关药物　根据提出的机制推测，胺碘酮与主要以原型经肾排泄的 H$_2$ 受体拮抗剂（罗沙替丁、法莫替丁、尼扎替丁等）可能不会发生类似相互影响，但证据尚缺乏。

　　机制　已知西咪替丁是一种肝药酶抑制剂，可抑制 CYP1A2、CYP2C9/2C19、CYP2D6，及 CYP3A4，使许多药物的代谢减慢。已证明胺碘酮主要由 CYP3A4 代谢，故认为西咪替丁抑制胺碘酮经 CYP3A4 的代谢是该影响的主要原因。

　　建议　资料有限，但可能具有一定临床意义。必须合用两药时，应注意监测胺碘酮的血浓度，必要时将胺碘酮的剂量下调。如果上述提出的机制成立的话，用雷尼替丁代替西咪替丁也许可避免此种相互影响。

　　值得一提的是，胺碘酮的半衰期特别长（13～103 天），上述仅 1 周的联合用药究竟能多大程度反应该相互影响，尚需进一步探讨。

［胺碘酮（乙胺碘呋酮，安律酮）－司帕沙星（司氟沙星)]²
Amiodarone－Sparfloxacin

要点　同时应用Ⅲ类抗心律失常药胺碘酮和氟喹诺酮类抗菌药司帕沙星，有可能导致严重的心律失常（Petri Jr，2011）。

有关药物　根据提出的机制推测，胺碘酮与诺氟沙星（norfloxacin）、加替沙星，及莫西沙星等其他氟喹诺酮类抗菌药之间可发生类似相互影响，只是相互影响的程度可能不同。胺碘酮与第一代喹诺酮类的萘啶酸以及第二代的吡哌酸之间是否会发生类似相互影响，尚未见临床报道（根据问世的时间，将喹诺酮类抗菌药分为3代。第1、2代已少用，第3代指的是氟喹诺酮类。也有人将20世纪90年代后期研制的第3代氟喹诺酮类称为第4代。如无特别说明，第3、4代统称为氟喹诺酮类）。

根据相互影响的机制推测，凡是延长QT间期的抗心律失常药，如Ⅰa类的奎尼丁和普鲁卡因胺，Ⅲ类的依布利特和溴苄铵等，都可与司帕沙星发生类似相互影响。

机制　已证明司帕沙星、加替沙星，及莫西沙星可延长QTc间期（根据心率校正的QT间期），而胺碘酮之所以发挥抗心律失常作用，就在于可延长动作电位时程（APD）和有效不应期（ERP）。因此认为，两者延长QT间期的作用相加或协同，是该影响的机制。

另外，部分氟喹诺酮类对CYP3A4有非竞争性抑制作用（如诺氟沙星），故阻碍胺碘酮经CYP3A4的代谢也是原因之一

建议　胺碘酮（或其他可延长QT间期的抗心律失常药）最好避免与司帕沙星等氟喹诺酮类抗菌药同时应用。如有必要同用，应密切监测心电的变化。

［胺碘酮（乙胺碘呋酮，安律酮）－红霉素]²
Amiodarone－Erythromycin

要点　同时应用Ⅲ类抗心律失常药胺碘酮和大环内酯类抗生素红霉素，严重心律失常（例如室性心动过速）的发生率增加（Sampson et al，2011）。

有关药物　根据药理作用以及药动学的特点推测，同属十四元环大环内酯类的琥乙红霉素、克拉霉素，及竹桃霉素等与胺碘酮之间可发生类似相互影响。十五元环大环内酯类的泰利霉素延长QT间期的作用明显，本身既是CYP3A4的底物（有50%以上经由CYP3A4代谢），也是CYP3A4的强效抑制剂，故与胺碘酮之间的相互影响也许更显著（也参见［泰利霉素－奎尼丁]）。同属大环内酯类的阿奇霉素和地红霉素对CYP3A4无明显抑制作用，其代谢与CYP也无明显相关，预料与胺碘酮之间不会发生明显的药动学方面的相互影响，但药效学方面的相互影响仍有可能发生。

理论上，包括红霉素在内的所有大环内酯类抗生素与延长QT间期的抗心律失常药（如Ⅰa类抗心律失常药奎尼丁、普鲁卡因胺和丙吡胺等，以及Ⅲ类抗心律失常药依布利特、多非利特以及溴苄铵等）同时应用，都有可能导致心律失常的发生率增加。

机制　宏观上，胺碘酮与红霉素之间的相互影响涉及药效学和药动学两个方面的因素。首先，红霉素本身可延长QT间期，有单用导致心律失常（包括室性心动过速）的报道。而胺碘酮等某些抗心律失常药之所以发挥抗心律失常作用，就在于可延长动作电位时程（APD）和有效不应期（ERP），从而延长QT间期。因此认为，两者延长QT间期的作用相加或协同，是该影响的机制之一。另外，胺碘酮和红霉素都是P-糖蛋白的底物，也是P-糖蛋白的抑制剂，故两者在该水平上竞争性和非竞争性抑制，从而增加各自的血浓度，也是导致心律失常发生率增加的原因之一。最后，胺碘酮部分经由CYP3A4代谢，而红霉素是已知最强的CYP3A4抑制剂之一（尽管胺碘酮对CYP3A4也有明显抑制作用，但因红霉素仅有小部分经由CYP3A4代谢，故这一作用对红霉素血浓度的影响不大。胺碘酮对CYP1A2、CYP2C9，及CYP2D6也有抑制作用，但与该影响无关），因此，红霉素通过抑制（主要是非竞争性抑制）CYP3A4，从而阻碍胺碘酮的代谢，也是导致心律失常发生率增加的机制（MacDougall et al，2011）。

建议　胺碘酮（或其他可延长QT间期的抗心律失常药）最好避免与大环内酯类抗生素联用。

在获得进一步临床证据前，即使与阿奇霉素或地红霉素联用也应十分谨慎。值得注意的是，胺碘酮的半衰期较长（可达数周至数月），故一旦发生此类相互影响，处理起来颇为困难。

［胺碘酮（乙胺碘呋酮，安律酮）－氯喹］[2]
Amiodarone－Chloroquine

要点　应用胺碘酮治疗期间给予氯喹，有增加室性心律失常的危险（Vinetz et al，2011）。

机制　确切机制还不清楚，有可能起因于对代谢的竞争性和（或）非竞争性抑制（氯喹经由多种 CYP 代谢，对 CYP2D6 有抑制作用），也有可能是两药对传导系统不良作用的相加。

建议　氯喹确实可增高胺碘酮所致室性心律失常的发生率，因此，胺碘酮治疗期间不应给予氯喹，反之亦然。

［胺碘酮（乙胺碘呋酮，安律酮）－奥利司他］[3]
Amiodarone－Orlistat

要点　Zhi 等的研究表明，根据 C_{max} 和 AUC 推算，奥利司他（一种用于减肥的胃肠脂肪酶抑制剂）可使胺碘酮（及其活性代谢物）的吸收减少 25%（Zhi et al，2002）。

机制　奥利司他 120 mg 每日 3 次可使饮食中脂肪的吸收减少 1/3，故理论上有可能改变高脂溶性药物的吸收动力学。Zhi 等对胺碘酮的研究结果进一步证实了这一推论。

建议　奥利司他通过抑制胃肠道脂肪酶，可使饮食中脂肪的吸收减少约 1/3，临床试用表明，可使肥胖患者的体重减轻，防止体重的进一步或再度增加；由于其减肥效果显著，所以其在超重或肥胖患者中的应用越来越广泛。但肥胖患者往往需要应用其他药物处理共存疾患，因此有必要了解某些高脂溶性药物与奥利司他之间是否存在相互影响。

Zhi 等对他汀类降脂药辛伐他汀、抗抑郁药氟西汀，及抗心律失常药胺碘酮进行的研究表明，仅有胺碘酮的吸收受奥利司他的影响。尽管奥利司他可使胺碘酮的吸收减少 25%，但这种减少的临床意义尚难确定，因为胺碘酮的血浓度与其疗效之间的关系尚未充分确定。该研究中奥利司他使胺碘酮药动学改变的程度远低于食物对其影响的程度（Zhi et al，2003）。有报道说，空腹一夜高脂饮食后马上给予胺碘酮 600 mg，AUC 和 C_{max} 分别增加 1.3 和 2.8 倍。胃内容物也增加胺碘酮的吸收速度，使 t_{max} 缩短 37%；去乙基胺碘酮的平均 AUC 和平均 C_{max} 分别增加 55% 和 32%，但 t_{max} 无改变。另外，胺碘酮的剂量调整以及维持量确定的常规做法是通过监测个体患者药物的作用做出。因此建议，应用奥利司他的患者胺碘酮的负荷量无须改变。

［胺碘酮（乙胺碘呋酮，安律酮）－奈非那韦］[1]
Amiodarone－Nelfinavir（NFV）

要点　同时应用胺碘酮和人免疫缺陷病毒（HIV）蛋白酶抑制剂奈非那韦，胺碘酮的血浓度比单用时升高。

有关药物　有证据表明，另一种抗心律失常药奎尼丁可与奈非那韦发生类似相互影响。同属抗心律失常药的普罗帕酮与 HIV 蛋白酶抑制剂利托那韦的类似相互影响也已经证实。

所有 HIV 蛋白酶抑制剂都由 CYP3A4 代谢（但是利托那韦尚有 CYP2D6、奈非那韦尚有 CYP2C19 和 CYP2D6 的参与，且后者的代谢以 CYP2C19 为主），对 CYP3A4 也都有一定程度的抑制作用，因此预料与胺碘酮之间可发生类似相互影响。但是，利托那韦和洛匹那韦（lopinavir）对 CYP3A4 的抑制作用最强，故相互影响也最明显。沙奎那韦的抑制作用最弱，与胺碘酮之间的相互影响轻微。其他诸如茚地那韦、氨普那韦等对 CYP3A4 的抑制作用居中，对胺碘酮代谢影响的程度与奈非那韦相当。

机制　已经证明奈非那韦由 CYP2C19、CYP3A4，及 CYP2D6 代谢，且对 CYP3A4 有中度抑制作用。而胺碘酮主要由 CYP3A4 代谢，故两者同用时其浓度升高是不难理解的。

奎尼丁像胺碘酮一样，也主要由 CYP3A4 代谢，故机制相同。

建议　该相互影响已明确，避免两者合用。

注：已证明与奈非那韦有明显相互影响因而应禁止联用的药物尚有：H$_1$ 受体阻断药阿司咪唑及特非那定，麦角衍生物，苯二氮䓬类的咪达唑仑及三唑仑，西沙必利，利福霉素类的利福平和利福布汀，HIV 蛋白酶抑制剂沙奎那韦。

[胺碘酮（乙胺碘呋酮，安律酮）－碘海醇][2]
Amiodarone－Iohexol

要点　Goernig 等对 21 名长期应用胺碘酮的患者进行的研究表明，应用对比剂（造影剂）碘海醇后，与未用胺碘酮或其他延长 QT 间期的药物者相比，QT 间期明显延长，同时应用胺碘酮者为 480 ms（95％的可信限为 422~483 ms），21 名中有 6 名超过 500 ms，未用胺碘酮或其他延长 QT 间期的药物者为 433 ms（95％的可信限为 419~448 ms）（Goernig et al，2004）。

有关药物　其他可延长复极化的抗心律失常药，如同属Ⅲ类的抗心律失常药溴苄铵以及Ⅰa 类的奎尼丁等，与碘海醇之间可发生类似相互影响。

已知某些抗生素、抗精神病药，及抗抑郁药也有延长复极化的作用，预料与碘海醇之间的类似相互影响也可发生（参见有关章节）。

机制　有充分证据表明，冠状动脉内注射造影对比剂干扰心脏生理学，并可导致电生理作用，从而引起区域性除极和复极障碍。碘海醇是一种低渗的非离子性化合物，可使静息电位的幅度加大，动作电位时程延长，使心肌不应期缩短，临床上可见有心率减慢，QT 间期延长。胺碘酮属Ⅲ类抗心律失常药，广泛用于室性过速型心律失常和房颤的治疗，通过抑制外向钾电流而延长复极，从而导致 QT 间期延长。因此，与其他延长复极化的药物（包括碘海醇）同时应用，可引起严重的致心律失常副作用。

建议　在进一步了解碘海醇的致心律失常作用之前，正在应用延长 QT 间期药物（如胺碘酮）的患者，应慎用碘海醇（或其他含碘对比剂）。

[决奈达隆－克拉霉素（甲红霉素）][1]
Dronedarone－Clarithromycin

要点　同时应用抗心律失常药决奈达隆（胺碘酮的非碘化苯并呋喃衍生物）和大环内酯类抗生素克拉霉素，可导致决奈达隆代谢减慢，血浓度升高，作用和毒性增强（Sampson et al，2011）。

有关药物　有证据表明，红霉素（erythromycin）与决奈达隆之间可发生类似相互影响（红霉素是 CYP3A4 的底物，其 N 位脱甲基主要由 CYP3A4 负责）。鉴于琥乙红霉素在体内释放出红霉素发挥作用，预料可像红霉素一样，抑制决奈达隆的代谢。已证明同属十四元大环内酯类的罗红霉素在体内主要以原型经肾和肠道排泄，地红霉素在体内水解为红梅赛安（在肝内几乎无代谢）发挥作用，十五元大环内酯类的阿奇霉素主要经胆汁排泄，另有 12％以原型经肾排泄（尽管有一小部分经肝代谢，但对 CYP3A4 无抑制作用），因此认为这三种药物与决奈达隆之间不会发生类似相互影响。其他大环内酯类抗生素（如依托红霉素、竹桃霉素、醋竹桃霉素、麦迪霉素等）与决奈达隆之间是否会发生类似相互影响，还未见报道（MacDougall et al，2011）。

酮环内酯类抗生素泰利霉素（telithromycin）不但是 CYP3A4 的底物（有 50％经 CYP3A4 代谢），同时也是强效的 CYP3A4 抑制剂，预料可与决奈达隆发生类似相互影响（既涉及竞争性抑制，也涉及非竞争性抑制）。

机制　克拉霉素是 CYP3A4 的底物，在肝内的 N-脱甲基化以及 14-羟化由 CYP3A4 负责，同时本身是已知最强的 CYP3A4 抑制剂之一。决奈达隆的代谢由 CYP3A（主要是 CYP3A4）负责（本身对 CYP3A、CYP2D6，及 P-糖蛋白有中度抑制作用）。不难理解，克拉霉素对 CYP3A4 的竞争性和非竞争性抑制作用是其导致决奈达隆代谢减慢、血浓度升高的原因。

需要强调的一点是，部分大环内酯类抗生素，特别是红霉素，有明显延长动作电位时程（APD）

从而延长 QTc 间期的作用，这一作用与决奈达隆延长 QTc 间期的作用相加（也参见［胺碘酮（乙胺碘呋酮，安律酮）－美沙酮（美散痛）］以及［奎尼丁－喷他脒（戊烷脒）］），使之发生尖端扭转型室性心动过速的危险性增加（决奈达隆本身也有可能引起尖端扭转型室性心动过速，但单用时少见）。

建议 该相互影响明确，建议使用决奈达隆治疗的患者，避免给予克拉霉素（或红霉素和泰利霉素）。考虑到目前有多种多样的抗生素可供选择，因此避免两者的同用并不困难。如果必须同时应用大环内酯类抗生素和决奈达隆，可考虑用阿奇霉素、罗红霉素或地红霉素代替克拉霉素。然而，权威人士认为，凡是能与克拉霉素（或红霉素）发生相互影响的药物，与阿奇霉素、罗红霉素或地红霉素等的相互影响并不一定能绝对避免（特别是药效学方面的相互影响），因此，欲用其代替红霉素或克拉霉素，仍应谨慎；同用时应密切观察，如发现有诸如恶心、呕吐、腹泻或 QTc 间期延长等症状和体征时，应马上停药，并进行相应处理。

［决奈达隆－伊曲康唑（依他康唑）］[1]
Dronedarone－Itraconazole

要点 同时应用抗心律失常药决奈达隆（胺碘酮的非碘化苯并呋喃衍生物）和三唑类抗真菌药伊曲康唑，可导致决奈达隆的血浓度明显升高，作用和毒性增强（Sampson et al，2011）。

有关药物 研究表明，同时应用咪唑类抗真菌药酮康唑（ketoconazole）可使决奈达隆的血浓度升高 25 倍。根据相互影响的机制推测，所有唑类抗真菌药都可与决奈达隆发生类似相互影响，但影响的程度可能不同。就唑类抗真菌药对 CYP3A4 的抑制作用而论，以三唑类的伊曲康唑和咪唑类的酮康唑作用最强（伊曲康唑既是 CYP3A4 的底物，又是 CYP3A4 的强效抑制剂。此点与酮康唑不同，酮康唑对 CYP3A4 有强烈抑制作用，但本身并不是 CYP3A4 的底物），伏立康唑（voriconazole）次之（伏立康唑本身既是 CYP2C19、CYP2C9，及 CYP3A4 的底物，又是这 3 种酶的抑制物，其中对 CYP2C19 的抑制作用最强，对 CYP2C9 的抑制作用次之，对 CYP3A4 的抑制作用最弱），氟康唑（fluconazole）的抑制作用最弱（氟康唑本身有 90% 以原形经肾排泄，仅有小部分由 CYP3A4 代谢，对 CYP3A4 和 CYP2C19 有微弱抑制作用，但对 CYP2C9 的抑制作用比较明显）。另一三唑类抗真菌药泊沙康唑（posaconazole；合成的伊曲康唑结构类似物）尽管本身不经 CYP3A4 代谢，然而对 CYP3A4 有明显抑制作用，因此，与决奈达隆之间也可发生相互影响（但其对 CYP3A4 的影响是非竞争性的）。同属三唑类的抗真菌药艾沙康唑（isavuconazole）是合成三唑类的水溶性前体药物，在体内经酯酶裂解释放有活性的三唑类 BAL4815，目前正在进行Ⅲ期临床试验，与决奈达隆之间是否会发生类似相互影响，尚未见报道（Bennett，2011）。

有一点需要强调的是，尽管伏立康唑和氟康唑与决奈达隆之间药动学的相互影响弱于伊曲康唑，但已证明这两种药物与决奈达隆之间尚存在药效学方面的相互影响，恰恰是这种药效学的相互影响可导致严重甚至致命的尖端扭转型室性心动过速。

机制 决奈达隆的代谢由 CYP3A（主要是 CYP3A4）负责（本身对 CYP3A、CYP2D6，及 P-糖蛋白有中度抑制作用），而伊曲康唑不但是 CYP3A4 的底物（由 CYP3A4 代谢），同时又是 CYP3A4 的强效抑制剂，因此认为决奈达隆血浓度的升高起因于伊曲康唑对 CYP3A4 的抑制（包括竞争性抑制和非竞争性抑制两种成分）。决奈达隆对伊曲康唑的血浓度无明显影响，也许与其对 CYP3A4 的亲和力弱于伊曲康唑有关。

建议 决奈达隆不应与伊曲康唑或酮康唑同时应用。鉴于已证明氟康唑和伏立康唑具有延长 QT 间期的作用，与决奈达隆之间既存在药动学的相互影响，也存在药效学的相互影响，故与决奈达隆的同用应予避免（与其他唑类抗真菌药的同时应用也应特别谨慎）。

注：从电生理学的角度考虑，凡是可与胺碘酮发生生药效学相互影响的药物，与决奈达隆也可发生相互影响。有关药效学相互影响的细节参见［胺碘酮（乙胺碘呋酮，安律酮）－美沙酮（美散痛）］以及［奎尼丁－喷他脒（戊烷脒）］。

就药动学的相互影响而论，鉴于决奈达隆的代谢由 CYP3A（主要是 CYP3A4）负责，而本身对 CYP3A、CYP2D6，及 P-糖蛋白有中度抑制作用，因此，凡是经由 CYP3A 代谢或对其有抑制或诱导作用的药物都可与决奈达隆发生相互影响（部分相互影响有可能是双向的。参见有关章节），而经由 CYP2D6 代谢的药物则会遭受决奈达隆对其经 CYP2D6 代谢的非竞争性抑制（有关细节参见［美托洛尔－决奈达隆］），作为 P-糖蛋白底物的药物会因决奈达隆的存在而影响其清除（有关细节参见［地高辛－决奈达隆］）。

［溴苄铵（溴苄乙铵，特兰新）－氯化钙］[2]
Bretylium－Calcium Chloride

要点   有报道表明，在用溴苄铵治疗心律失常期间给予氯化钙，溴苄铵的抗心律失常作用减弱。

有关药物   葡萄糖酸钙、乳酸钙、肝素钙等可解离钙盐与溴苄铵都有可能发生类似相互影响。

机制   溴苄铵属于Ⅲ类抗心律失常药，可阻断浦肯野纤维的延迟整流钾通道而发挥抗心律失常作用，也可通过抗肾上腺素能神经作用而发挥降压效应，但钙离子何以和（或）在何水平上拮抗其抗心律失常作用，尚未见报道。

建议   应用溴苄铵治疗心律失常期间，最好避免给予钙盐。

［替地沙米－维拉帕米（异搏定，戊脉安）］[2]
Tedisamil－Verapamil

要点   van Haarst 等对 12 名健康志愿者进行的一项双盲安慰剂对照交叉研究表明，同时应用替地沙米（100 mg 每日 2 次连用 3 天）和维拉帕米（180 mg 每日 2 次连用 3 天），第 3 天测定的结果与安慰剂对照相比，替地沙米的 $AUC_{0\sim12\,h}$ 增加 77%，C_{max} 升高 78%，半衰期无改变；然而，维拉帕米的 $AUC_{0\sim12\,h}$ 则减少 21%，C_{max} 下降 28%，其在体内的代谢物去甲维拉帕米的药动学也发生类似改变。两者同用与各药单用相比，心率减慢，QTc 间期延长（van Haarst et al，2009）。

有关药物   其他帕米类钙拮抗剂与替地沙米之间是否会发生类似相互影响，尚不清楚。

机制   鉴于替地沙米在人体内几无代谢，且与维拉帕米联用时未见半衰期延长，故其血浓度的升高极有可能是肠道吸收增加的结果。有证据表明替地沙米是 P-糖蛋白的底物，而维拉帕米是 P-糖蛋白的底物和抑制剂，故推测替地沙米药动学的改变，可能与维拉帕米抑制 P-糖蛋白，从而增加替地沙米的口服生物利用度有关。

与替地沙米联用时，维拉帕米血浓度的降低不可能是代谢方面的影响，因为维拉帕米的主要代谢物去甲维拉帕米的浓度也下降。因此，这一影响很可能起因于维拉帕米排泄的加速，或替地沙米对维拉帕米吸收的抑制。

两者药效学方面的相互影响，如 QTc 间期延长和心率减慢，则可能继发于替地沙米血浓度的升高（替地沙米本身有延长 QTc 间期和减慢心率的副作用）及两者药理作用的相加或协同（维拉帕米单用对 QT 间期无明显影响，但其加速心率的作用可使 QTc 间期延长）。尽管维拉帕米本身可导致心率加速，但不足以抵消替地沙米血浓度升高对心率的影响。

建议   替地沙米属于Ⅲ类抗心律失常药，临床上与维拉帕米等Ⅳ类抗心律失常药同用的情况有可能遇到。在这种情况下，细心监测心电图是必需的。

［多非利特（多非莱德）－维拉帕米（异搏定，戊脉安）］[1]
Dofetilide－Verapamil

要点   Johnson 等在 12 名健康男性志愿者中探讨了新型Ⅲ类抗心律失常药多非利特和维拉帕米之间的可能相互影响。结果发现，两者同用时的稳态期间，多非利特的平均血浓度从（2.40±0.252）ng/ml 增至（3.43±0.71）ng/ml（增加 43%），平均 AUC 从（7.4±1.0）ng·h/ml 增至（9.2±1.4）ng·h/ml（增加 26%），QTc 从多非利特单用时的 2 ms 延长至合用时的 26 ms。在发生药动学相互影响的同时，维拉帕米也导致心率的短暂加速，推测是全身血管扩张后的反射反应（Johnson et al，2001）。

机制　作者认为，维拉帕米对多非利特的影响起因于其对门脉系统的扩张导致的多非利特吸收速度的加快。发现此种相互影响短暂，对多非利特的吸收程度无任何影响，也支持这种解释。其他机制不太可能，其一是因为维拉帕米主要由 CYP3A4 代谢（尽管 CYP1A2 也有一定影响），而多非利特的代谢与 CYP2C9、CYP2D6，及 CYP3A4 无关；其二，维拉帕米是 P-糖蛋白的底物和抑制物，而多非利特不是 P-糖蛋白的底物。维拉帕米促进多非利特的吸收也不可能，因其基本完全吸收。

建议　考虑到多非利特浓度的升高与尖端扭转型室性心动过速有关，故建议正在应用多非利特的患者禁用维拉帕米。

[多非利特（多非莱德）-西咪替丁（甲氰咪胍）][1]
Dofetilide-Cimetidine

要点　同时应用Ⅲ类抗心律失常药和 H$_2$ 受体阻断药西咪替丁，可导致前者血浓度升高，尖端扭转型室性心动过速（Tdp）的危险性增加（Sampson et al，2011）。

有关药物　根据该影响的机制推测，其他 H$_2$ 受体阻断药，如雷尼替丁（ranitidine）、法莫替丁（famotidine）、尼扎替丁（nizatidine），对多非利特可产生类似影响。根据化学结构的类似性推测，同属Ⅲ类抗心律失常药的依布利特（ibutilide）与西咪替丁之间的类似相互影响也可发生。

实际上，凡是可抑制肾阳离子载体的药物都可影响多非利特经肾的排泄，从而有可能增强多非利特的作用和毒性，其中有些已经得到证实，如普鲁卡因胺（procainamide；普鲁卡因胺尚可在心脏水平上通过药效学的相互影响增强作用和毒性）、甲福明（二甲双胍；metformin），及烟碱（nicotine）等。

机制　研究表明，多非利特绝大部分以原型经肾阳离子载体转运排泄，而西咪替丁是肾阳离子载体抑制剂，因此认为，西咪替丁可通过抑制阳离子载体，阻碍多非利特经肾的排泄，从而导致多非利特血浓度升高。多非利特本身有延长 QT 间期的作用，临床试验表明，应用多非利特的个体有 1%～3% 的受试者发生 Tdp，故当同时应用西咪替丁时发生 Tdp 的危险性增加就不难理解了。尽管西咪替丁对多种 CYP 有抑制作用，而多非利特也确有小部分经 CYP 代谢，但因所占比率微乎其微，故不会成为该影响的明显因素。

建议　该影响明确，且后果可能很严重。建议应用多非利特治疗的患者避免给予西咪替丁等阳离子载体抑制剂。

[维纳卡兰-奎尼丁][2]
Vernakalant（RSD1235）-Quinidine

要点　同时应用维纳卡兰和奎尼丁，可导致前者血浓度明显升高，作用和毒性增强。

有关药物　根据该影响的机制推测，凡是 CYP2D6 的底物（即经由 CYP2D6 代谢的药物）或对 CYP2D6 有抑制作用的药物，例如抗胆碱酯酶药多奈哌齐（donepezil）、新型抗精神病药阿立哌唑（aripiprazole）、选择性 5-HT 再摄取抑制剂氟西汀（fluoxetine）和度洛西汀（duloxetine）、选择性去甲肾上腺素再摄取抑制剂阿托西汀（阿托莫西汀；atomoxetine），及拟钙剂西那卡塞（cinacalcet）等，都可与维纳卡兰发生类似相互影响。

机制　维纳卡兰在体内的代谢涉及 CYP2D6，而奎尼丁对 CYP2D6 有明显抑制作用，因此认为，奎尼丁非竞争性抑制维纳卡兰经 CYP2D6 的代谢是该影响的机制。

建议　正在应用维纳卡兰的患者，特别是长期口服以预防房颤的患者，避免同时给予奎尼丁。

维纳卡兰是一种尚处于临床试用阶段的新型抗心律失常药，其静脉剂型于 2008 年获 FDA 顾问委员会批准用于临床，2010 年获欧盟委员会批准上市。该药主要作用于心房的某些离子通道，可用于短期房颤的窦性心律转复，对房扑或长期（>7 天）房颤的转复无效。维纳卡兰经 CYP2D6 迅速代谢为无活性的 4-O-脱甲基产物。单次静脉注射后的 C_{max} 在 CYP2D6 广泛代谢型和乏代谢型群体中无明显差异，但乏代谢型者的半衰期（8.5 小时）明显长于广泛代谢型者（2.7 小时）。这种差异对于需要长期用来预防房颤的患者具有重要临床意义。

［维拉帕米（异搏定，戊脉安）－克隆氏病（克罗恩病，节段性回肠炎）][2]
Verapamil－Crohn's disease

要点　Sanaee 等的研究表明，与健康对照者相比，克罗恩病患者维拉帕米（80 mg 口服）的 AUC 增加，C_{max} 升高，活动期患者对维拉帕米药动学的影响远比缓解期患者明显。克罗恩病对维拉帕米药动学的这一影响存在立体选择性，即对 S-型维拉帕米的影响较显著。然而，尽管维拉帕米的血浓度明显升高，但其治疗作用未见增强（如 PR 间期和血压无明显改变），毒副作用有可能增加（Sanaee et al，2011）。可见，克罗恩病不但影响维拉帕米的药动学，也削弱心血管系统对维拉帕米的反应。

有关药物　有证据表明，类风湿关节炎对维拉帕米可产生类似影响。实际上，除克罗恩病外，已证明许多炎症性疾病可影响药物的疗效或机体对药物的反应。同一种疾病也可影响多种药物的药动学和药效学。

机制　部分炎症性疾病可影响机体对药物的代谢，克罗恩病就是这种情况。克罗恩病损害肝对维拉帕米的代谢，是维拉帕米血浓度升高的原因；克罗恩病损害钙通道的功能，可能是影响维拉帕米药效学的机制。

建议　炎症性疾病与某些疾病（特别是心血管系统疾病）的发生、发展，及并发症的产生和预后明确相关。Sanaee 等这一研究的意义在于，同时患有心血管系统疾病和活动期克罗恩病患者，包括维拉帕米在内的所有钙通道阻滞剂都有可能无效。在这种情况下，如欲应用钙通道阻滞剂，首先要控制克罗恩病。

［维拉帕米（异搏定，戊脉安）－普萘洛尔（心得安）][2]
Verapamil－Propranolol

要点　不管是儿童还是成人，同时应用维拉帕米和普萘洛尔都可导致严重低血压、心动过缓，偶可发生心室停搏。这些不良反应在同用后 48 小时内出现，一般比较短暂，1～7 天内逐渐消失。对产生不良反应的患者，观察到许多易感因素，其中包括左心室功能受损、心律失常，及大剂量应用期间的主动脉缩窄和静脉给药。

有关药物　同时应用维拉帕米和吲哚洛尔或美托洛尔的患者，也观察到类似影响。维拉帕米和其他 β 受体阻断药（阿替洛尔、噻吗洛尔、纳多洛尔等）之间以及普萘洛尔与其他维拉帕米类钙拮抗剂（噻帕米、加洛帕米、法利帕米等）之间是否会发生上述相互影响，尚未见报道，但因药理作用相近，预料有可能发生。

有证据表明，β 受体阻断药与另一种钙通道拮抗剂地尔硫草（硫氮草酮）之间可发生类似相互影响。少数患者在同时应用吡啶类钙通道拮抗剂硝苯地平和普萘洛尔（或阿替洛尔）时，出现低血压和心力衰竭。

机制　这种相互影响的机制较为复杂。由于维拉帕米可抑制钙和钠的跨心肌细胞膜转运，故产生强有力的负性肌力和负性频率作用（目前临床上应用的钙拮抗剂，以维拉帕米和地尔硫草的负性肌力和负性传导作用最强，而二氢吡啶类钙拮抗剂硝苯地平可因其较强的扩血管作用反射性加快心率），β 受体阻断药产生类似的血流动力学效应。因此，同用这两种药物时，其心脏抑制作用可相加，导致明显的心动过缓。维拉帕米也抑制血管平滑肌慢通道的活动，从而使周围血管扩张。全身血管阻力和血压的下降，刺激 β 肾上腺素能活动，于是增加心率和收缩性，由此抵消维拉帕米的抑制作用。而同时应用普萘洛尔，可阻断维拉帕米刺激所致的 β 肾上腺素能活动。可见严重低血压的发生同样是两者作用的综合结果。

维拉帕米的氧化代谢主要涉及 CYP3A4 和 CYP2C9，也有 CYP1A2 的参与，普萘洛尔主要由 CYP1A2 和 CYP2D6 代谢（也涉及 CYP2C19），可见在 CYP1A2 层面上存在代谢的竞争性抑制。但一般认为，两者之间的相互影响主要是上述药效学方面的相互影响。不过，由于两者或其中之一的血浓度增加，可进一步强化药效学的相互影响。

建议　研究表明，同时应用这两种药物可作为心绞痛的一种良好治疗方法。维拉帕米（以及其他抗高血压药）与普萘洛尔（以及其他 β 受体阻断药）的降压作用相加，这在高血压的治疗中也有一定优点（然而，同时静脉应用维拉帕米和 β 受体阻断药应予禁止，因两者同时静脉应用有增加房室传导阻滞和（或）严重抑制心室功能的倾向。当然，即使口服给药，也有可能导致传导系统功能障碍以及左心室功能不全相关的副作用）（Michel et al，2011）。不过，由于几种易感因素可增加相互影响的危险（例如部分或完全性房室传导阻滞的患者，即使普萘洛尔或维拉帕米单用，也有可能导致危及生命的过缓型心律失常），故需精心选择患者。治疗期间应密切观察患者的血压、心率，及临床状况，特别是同用的最初几天（有一报道表明，停用 β 受体阻断药 24 小时后再给维拉帕米，可避免这种相互影响）。

如果发生严重的心动过缓和（或）低血压，可采用 β 受体阻断药过量的方法处理。严重心动过缓应首先给予阿托品，但往往需要起搏器。严重低血压可能需要 α 受体激动剂或大剂量异丙肾上腺素。胰高血糖素对某些患者可能有用，因其对心脏有正性肌力作用和正性变时作用；这些作用的发挥通过 G 蛋白偶联受体，与 β 肾上腺素能受体无关（Westfall et al，2011）。

值得注意的一点是，长期应用 β 受体阻断药（包括与维拉帕米的长期联用）后突然停用之，可导致心绞痛恶化，增加猝死的危险。有充分证据表明，用某些 β 受体阻断药长期治疗的患者，如果突然停用，对 β 受体激动剂（例如异丙肾上腺素）的敏感性增加。这种敏感性的增加在停用普萘洛尔后数日变得明显起来，至少可持续 1 周。长期应用美托洛尔后突然停用也有类似情况，但吲哚洛尔则否。目前认为，β 受体反应性的增强可能起因于 β 受体的上调。停用 β 受体阻断药的最佳策略还不清楚，但将剂量渐减并在减量期间适当限制运动是明智之举（Westfall et al，2011）。

［维拉帕米（异搏定，戊脉安）－阿托伐他汀（阿伐他汀）］[2]
Verapamil－Atorvastatin

要点　Choi 等对 12 名健康志愿者进行的一项研究表明，同时口服阿托伐他汀对口服维拉帕米的药动学有明显影响，表现为维拉帕米的 $AUC_{0\sim24h}$ 显著增加（平均增加 42.8%），其代谢物去甲维拉帕米的 $AUC_{0\sim24h}$ 与维拉帕米的 $AUC_{0\sim24h}$ 之比值平均减少 27.5%（Choi et al，2008）。尽管维拉帕米对阿托伐他汀的药动学有无影响，该研究的作者未进行描述，但根据提出的机制推测，类似相互影响有可能发生，只是影响程度要弱一些。可见维拉帕米与阿托伐他汀之间的相互影响属于双向性相互影响。

有关药物　阿托伐他汀与其他帕米类钙拮抗剂（如加洛帕米、噻帕米、法利帕米等）之间是否会发生类似相互影响，尚未见报道。然而，鉴于帕米类钙拮抗剂的代谢都有 CYP3A4 的参与，预料类似相互影响有可能发生。

根据提出的机制推测，同属他汀类降脂药的洛伐他汀、辛伐他汀（主要由 CYP3A4/3A5 代谢），及氟伐他汀（尽管氟伐他汀有 50%～80% 经由 CYP2C9 代谢，但也部分涉及 CYP3A4 和 CYP2C8）与维拉帕米之间可发生类似相互影响，只是与氟伐他汀之间相互影响的程度要弱得多；洛伐他汀与维拉帕米之间的类似相互影响已经证实（表现为维拉帕米的相对生物利用度、AUC 以及高峰血浓度都明显增加）（Choi et al，2010）。普伐他汀和瑞舒伐他汀的代谢与 CYP3A4 无明显相关，预料与维拉帕米之间不太可能发生类似相互影响。

机制　维拉帕米是 CYP3A4 和 P-糖蛋白的底物（也是他们的抑制剂），其在人体内的代谢主要涉及 N-位脱甲基（生成去甲维拉帕米），这一过程由 CYP3A4 负责（也有极小部分在 CYP1A2 的作用下进行 N-位脱烷基生成 D-617）。阿托伐他汀像维拉帕米一样，既是 CYP3A4 和 P-糖蛋白的底物，也是这两者抑制剂（CYP3A4 和 P-糖蛋白的底物特异性多有重叠，也就是说，凡是其代谢涉及 CYP3A4 的药物，也多是 P-糖蛋白的底物，反之亦然。两者分别作为药物代谢和吸收的共同屏障）。因此认为，该相互影响与阿托伐他汀对 CYP3A4 和 P-糖蛋白的抑制有关（已知 CYP3A4 和 P-糖蛋白共存于肝细胞以及小肠上皮细胞的顶膜上，这两个部位的 CYP3A4 和 P-糖蛋白都涉及该影响。对 CYP3A4 和 P-糖蛋白的抑制包括竞争性和非竞争性两种成分）。尽管多数他汀类跨肝细胞膜的转运都涉及有机阴离子载体（OATP）1B1，但鉴于维拉帕米的跨膜转运与该载体无关，故不会是这一相互影响的原因。

维拉帕米对阿托伐他汀（或其他他汀类降脂药）的药动学有无影响，作者未报道。然而，根据体内过程推测，类似影响有可能发生。相互影响的程度取决于各种药物的口服生物利用度以及它们与 CYP3A4 和 P-糖蛋白的亲和力等因素。

建议 应用降脂药治疗的患者往往也同时应用抗高血压药，故两类药物之间发生相互影响的可能性普遍存在。维拉帕米和阿托伐他汀之间的相互影响为双向，即联用时两者的作用都有可能增强，但鉴于联用时血压和心律无明显改变，故其临床意义有待进一步研究。无论如何，于联用期间注意观察患者的临床状况以及是否有药物毒副作用的增强，并据情下调各药的剂量，是有必要的。

［维拉帕米（异搏定，戊脉安）－考来维仑］[2]
Verapamil－Colesevelam

要点 同时应用阴离子交换树脂（胆酸络合剂）考来维仑和缓释型维拉帕米，可使后者的 C_{max} 以及 AUC 分别降低 31% 和 11%。

有关药物 其他阴离子交换树脂，如考来烯胺、地维烯胺、降胆葡胺等，与缓释型维拉帕米之间是否会发生类似相互影响尚不清楚。新型阴离子交换树脂考来替兰（colistilan）是否可产生类似影响也未见报道。但根据提出的机制推测，类似相互影响有可能发生。

有明确证据表明其吸收可受考来维仑影响的药物尚有苯妥英、格列本脲、左甲状腺素、炔雌醇等。至于华法林和脂溶性维生素的吸收是否会受考来维仑的影响，各家报道不一（Powers et al，2011）。

机制 研究表明，该影响与考来维仑络合维拉帕米从而干扰其吸收有关。

建议 鉴于考来维仑对药物吸收的影响一直未予系统的测定，因此建议，凡是同时应用其他药物的患者，最好在考来维仑前 1 小时或其后 3~4 小时给予（这一原则也适用于考来烯胺、地维烯胺、降胆葡胺等其他阴离子交换树脂）。在获得进一步的资料前，华法林的应用也最好遵循上述原则（也见［华法林－考来烯胺］）。然而，地高辛、洛伐他汀、美托洛尔、奎尼丁，及丙戊酸等药物也许例外，因有证据表明考来维仑似乎并不干扰这些药物的吸收。

［维拉帕米（异搏定，戊脉安）－苯妥英（大仑丁，二苯乙内酰脲）］[3]
Verapamil－Phenytoin

要点 同时应用维拉帕米和苯妥英，前者的血浓度可降低，作用有可能减弱。

有关药物 维拉帕米与其他乙内酰脲类抗癫痫药如乙妥英（乙基苯妥英）和甲妥英（3-甲基苯乙妥因）之间以及苯妥英与维拉帕米类似物（加洛帕米、噻帕米、法利帕米等）之间是否会发生类似相互影响，尚未见报道，但根据相互影响的机制推测，类似相互影响有可能发生（不过，加洛帕米、噻帕米、法利帕米的代谢主要由 CYP3A4 代谢，故相互影响的程度难以推断）。

机制 苯妥英诱导 CYP2C9 和 CYP3A4（CYP1A 和 CYP2B 亚家族的表达也可增加），使维拉帕米的代谢加速（维拉帕米是 CYP1A2、CYP2C9，及 CYP3A4 的底物，也是 CYP3A4 的抑制剂），是使其血浓度降低的机制。

建议 就目前可得到的资料看，两者的合用无须避免，因为维拉帕米血浓度的降低并不十分明显，且并非所有患者都发生。但合用期间仍应注意观察维拉帕米的作用是否减弱，必要时适当增加剂量。

［维拉帕米（异搏定，戊脉安）－布比卡因（丁吡卡因，麻卡因）］[2]
Verapamil－Bupivacaine

要点 长期应用维拉帕米治疗的 4 名患者，在用布比卡因（含 0.5% 的肾上腺素）进行硬膜外麻醉时，出现严重的低血压和心动过缓。阿托品和麻黄碱不能逆转此反应，但葡萄糖酸钙和氯化钙有效。

有关药物 一组应用维拉帕米治疗的类似患者，使用利多卡因进行硬膜外麻醉未见此种相互影响。维拉帕米与其他局麻药（普鲁卡因、氯普鲁卡因、丙胺卡因等）之间是否有类似相互影响，尚无证据。布比卡因与其他钙通道阻滞剂（地尔硫䓬、硝苯地平、苄普地尔等）是否会发生类似相互影响，也未见报道。但基于药理作用的类似性，预料有可能发生。

机制 机制尚不清楚。动物研究表明，维拉帕米增强布比卡因的毒性作用。

建议 研究资料有限。在获取进一步资料前，最好避免维拉帕米（或其他钙通道阻滞剂）与布比卡因合用。维拉帕米与其他局麻药合用的情况尚不清楚，但已证明在维拉帕米存在的情况下，利多卡因用于硬膜外麻醉更安全，故可用其代替布比卡因。出现相互影响时，静脉注射钙盐可有效逆转维拉帕米引起的低血压和心动过缓。

［维拉帕米（异搏定，戊脉安）－丹曲林（硝苯呋海因）][3]
Verapamil－Dantrolene

要点 1名用维拉帕米（80 mg，每日3次）治疗的冠心病患者，手术时因恶性高热静脉注射丹曲林（直接作用于肌浆网的肌松药），2小时内出现心肌抑制和极为明显的高钾血症（血钾浓度达7.1 mmol/L）。

有关药物 由于该相互影响的确切机制尚不清楚，因此难以预料其他维拉帕米类钙拮抗剂（加洛帕米、噻帕米、法利帕米等）与丹曲林之间是否会发生类似相互影响。但在取得进一步资料前，可以认为类似相互影响有可能发生。

对猪和犬进行的研究表明，地尔硫䓬和丹曲林合用时，像维拉帕米和丹曲林合用时的情况一样，出现明显的高钾血症和心血管虚脱；但用硝苯地平代替地尔硫䓬或维拉帕米，则不出现类似情况。上述患者于6个月后用硝苯地平代替维拉帕米进行类似的术前术中治疗，未出现任何意外。据此推断，其他二氢吡啶类钙拮抗剂（如尼卡地平、尼群地平、尼莫地平等）与丹曲林之间也有可能不会发生类似相互影响。

机制 尚不清楚。

建议 资料有限，但避免维拉帕米（或地尔硫䓬）与丹曲林合用是明智的。研究表明，硝苯地平与丹曲林之间无类似相互影响，可考虑用其代替维拉帕米。

［维拉帕米（异搏定，戊脉安）－伐地考昔（伐地昔布）][2]
Verapamil－Valdecoxib

要点 正在应用维拉帕米治疗的患者同时应用选择性环加氧酶-2（COX-2）抑制剂伐地考昔后，维拉帕米的血浓度明显升高，有因此导致严重副作用的报道。

有关药物 根据相互影响的机制推测，其他维拉帕米类钙通道阻滞药（如加洛帕米、噻帕米、法利帕米、阿尼帕米等）与伐地考昔之间可发生类似相互影响，只是程度弱一些（除维拉帕米外，其他维拉帕米类钙通道阻滞药的代谢主要由CYP3A4负责）。

根据相互影响的机制以及代谢途径的类似性推测，伐地考昔的前体药物帕瑞考昔（帕瑞昔布；parecoxib；在体内脱羟甲基生成其活性型伐地考昔）与维拉帕米之间可发生类似相互影响。其他选择性COX-2抑制剂与维拉帕米之间的相互影响及程度随制剂的不同而有所不同。预料塞来昔布和罗非昔布与维拉帕米之间相互影响的程度弱于伐地考昔（虽然塞来昔布和罗非昔布的代谢都有多种CYP参与，但前者以CYP2D6和CYP2C9为主，而后者则主要涉及CYP3A4和CYP1A2）。另外两种选择性COX-2抑制剂依托昔布（etoricoxib）和罗美昔布（lumiracoxib）尚无充足的药动学资料，目前正在进行大规模的临床研究，其与维拉帕米相互影响的可能性及程度难以判断。

机制 维拉帕米和伐地考昔的代谢都主要由CYP2C9和CYP3A4负责（维拉帕米的代谢也有CYP1A2的参与，但与该影响无关），因此认为维拉帕米血浓度的升高起因于伐地考昔对其代谢的竞争性抑制（伐地考昔与CYP2C9和CYP3A4的亲和力高于维拉帕米，故其本身的代谢不会受维拉帕米的影响）。另外，伐地考昔不但是 CYP2C9 的底物，而且还是其抑制剂（尽管比较微弱），因此，该影响也有非竞争性抑制的成分。尽管有报道表明维拉帕米对 CYP3A4 有抑制作用，但尚未见有伐地考昔血浓度升高的证据。

建议　鉴于两者合用引起的维拉帕米血浓度升高可导致严重副作用，因此最好避免两者合用。用加洛帕米等钙通道阻滞药代替维拉帕米与塞来昔布合用是否会部分避免此种相互影响，尚有待临床和实验研究验证（因为两类药物的代谢都涉及多种 CYP，只是其代谢对各种 CYP 的倚重程度不同而已。另外，多数昔布类 COX-2 抑制剂不但是多种 CYP 的底物，而且还是部分 CYP 的抑制剂）。

［维拉帕米（异搏定，戊脉安）－磺吡酮（苯磺唑酮，硫氧唑酮）］[3]
Verapamil－Sulphinpyrazone

要点　对 8 名正常受试者进行的研究表明，每日服用磺吡酮 800 mg 计 1 周后，口服单剂维拉帕米的清除率增加 2 倍以上［从 4.27 L/(h·kg) 增至 13.77 L/(h·kg)］。

有关药物　维拉帕米与其他吡唑酮类衍生物（保泰松、凯布宗、羟布宗等）之间，以及维拉帕米的类似物（噻帕米、加洛帕米、法利帕米等）与磺吡酮之间，是否会发生类似相互影响，尚无报道。

机制　可能起因于磺吡酮促进维拉帕米的肝代谢，但确切机制尚不了解。

建议　两药合用时应注意观察维拉帕米的作用有无减弱，必要时增加维拉帕米的剂量。

［维拉帕米（异搏定，戊脉安）－西咪替丁（甲氰咪胍）］[2]
Verapamil－Cimetidine

要点　有人对部分正在应用维拉帕米治疗的患者进行的观察表明，同时应用西咪替丁，维拉帕米的绝对生物利用度增加［从 $(26.3\pm16.8)\%$ 提高到 $(49.3\pm23.6)\%$］，可引起严重副作用。

有关药物　雷尼替丁对肝的 CYP 也有影响，但其亲和力仅有西咪替丁的 10%，因此对经 CYP 代谢的药物影响轻微。法莫替丁和尼扎替丁在这方面更安全，因为它们对肝的 CYP 几乎无任何抑制作用。其他维拉帕米类钙通道阻滞药（加洛帕米、噻帕米、法利帕米、阿尼帕米等）主要由 CYP3A4 代谢，预料与西咪替丁之间的相互影响不会像维拉帕米那么明显。

机制　西咪替丁抑制细胞色素 P450 酶（包括 CYP1A2、CYP2C9/2C19、CYP2D6，及 CYP3A4），而维拉帕米主要由 CYP1A2、CYP2C9 和 CYP3A4 代谢，因此认为西咪替丁对 CYP1A2、CYP2C9 和 CYP3A4 的抑制是维拉帕米绝对生物利用度增加的原因。另外，西咪替丁降低肝血流量，降低维拉帕米的肝提取率，从而减少其首过肝代谢，以及西咪替丁使胃肠道中的 pH 升高，从而促进维拉帕米的胃肠吸收等，也可能起部分作用。

建议　鉴于两者合用引起的维拉帕米生物利用度升高可导致严重副作用，因此最好避免两者合用。考虑到主要以原形经肾排泄的 H_2 受体阻断药（如雷尼替丁、尼扎替丁、法莫替丁等）与维拉帕米之间类似相互影响轻微，或无明显的相互影响，因此可用来代替西咪替丁。实际上，由于西咪替丁的不良反应多见，且药物相互影响复杂，因此，其应用日渐减少。应用加洛帕米等钙通道阻滞药代替维拉帕米与西咪替丁合用是否得当，尚有待进一步证实。

［维拉帕米（异搏定，戊脉安）－利福平（甲哌利福霉素，利米定）］[2]
Verapamil－Rifampin（Rifampicin）

要点　对口服单剂维拉帕米（400 mg）药动学的比较研究结果表明，4 名同时接受利福平、异烟肼、乙胺丁醇抗结核治疗的患者，其中 1 名维拉帕米高峰血浓度为 20 μg/ml，另外 3 名测不到；另一组未用抗结核药的 6 名健康受试者，维拉帕米平均高峰血浓度为 35 μg/ml。后来在另外 2 名患者身上也得到了类似结果。

有关药物　根据代谢途径推测，预料维拉帕米的类似物（噻帕米、加洛帕米、法利帕米等）与利福平之间有可能发生类似相互影响，只是程度不同而已。利福喷汀（rifapentine）对肝药酶（CYP）的诱导作用弱于利福平，因此对维拉帕米代谢的影响不像利福平那么明显；利福布汀（rifabutin）对肝药酶的诱导作用更弱，相互影响也更轻微。其他利福霉素类抗生素（利福定、利福霉素钠等）对肝药酶也有不同程度的诱导作用，故有可能与维拉帕米发生类似相互影响。

机制　利福平是强大的肝药酶诱导剂，对 CYP3A4 以及其他 CYP 有明显的诱导作用。维拉帕米主要由 CYP3A4 和 2C9 代谢（也有其他 CYP 的参与），因此两者同用时维拉帕米的高峰血浓度降低是不难理解的。

建议　正在应用利福平治疗的患者，若给予常规剂量的维拉帕米，其血浓度达不到治疗水平，故需增量应用。若在两药同用期间停用利福平，维拉帕米血浓度可升高，故应考虑减少维拉帕米的剂量。另外，已经证明利福布汀对肝药酶的诱导作用轻微，故可考虑用其代替利福平。

[维拉帕米（异搏定，戊脉安）- 环孢素][2]
Verapamil - Cyclosporine

要点　Hsiao 等应用维拉帕米作为 P-糖蛋白的标准底物，应用环孢素作为 P-糖蛋白的标准抑制剂，采用雄性 Sprague-Dawley 大白鼠作为研究对象，评价了两者之间的相互影响，以期用其预测人体血脑屏障中基于 P-糖蛋白的药物相互影响的程度。结果表明，当环孢素血浓度为 $2.8\,\mu M$ 时，^3H 标记的维拉帕米脑/血放射活性比增加 75%。这与先前在人体中进行的类似研究相吻合（Hsiao et al, 2006）。

建议　鉴于人和鼠血脑屏障中 P-糖蛋白的活性基本一致，故开发药物期间往往采用小白鼠和大白鼠作为临床前研究的动物模型。评价药物在 CNS 中的分布时，那些与 P-糖蛋白有高亲和力的药物因明显外排而在脑内很难达到较高浓度，因此往往无须进行进一步研究。当然，这样的药物也可以考虑与 P-糖蛋白抑制剂联用，只不过联用时相互影响的程度需要确定。

[维拉帕米（异搏定，戊脉安）- 葡萄糖酸钙][2]
Verapamil - Calcium Gluconate

要点　因房颤而用维拉帕米治疗的一名 70 岁患者，由于骨质疏松同时给予钙剂和维生素 D_2。结果在一周内房颤复发，血清钙也升高。随后给予维拉帕米和呋塞米，使房颤逆转。因为维拉帕米过量也可用钙盐治疗，所以此种影响似乎是由钙和维生素 D_2 引起的。

有关药物　根据药理作用推测，葡萄糖酸钙也可与其他钙拮抗剂（如维拉帕米类的加洛帕米、噻帕米、法利帕米，二氢吡啶类的硝苯地平、尼卡地平、尼群地平，其他类的地尔硫䓬、普尼拉明、苄普地尔等）发生类似相互影响。可以预料，其他钙盐（碳酸钙、氯化钙、乳酸钙等）与维拉帕米的类似相互影响也可发生。

机制　钙盐可有效地处理维拉帕米过量，维拉帕米也可逆转钙引起的纤颤，因此这一影响似乎起因于两者的拮抗作用。

建议　维拉帕米治疗期间，加用或停用钙盐，应观察患者对维拉帕米的反应是否有改变。

[维拉帕米（异搏定，戊脉安）- 葡萄柚汁][1]
Verapamil - Grapefruit Juice

要点　有人对 9 名健康男性受试者进行了 2 阶段随机化交叉研究。先口服 200 ml 橘汁（对照）或葡萄柚汁，每日 2 次，连用 5 天，维拉帕米 120 mg 口服，每日 2 次，计 3 天。然后收集血样和尿样以测定 S-和 R-维拉帕米及其去甲基代谢物。同时监测血压、心率、及 PR 间期。结果表明，在应用葡萄柚汁期间，S 型维拉帕米的稳态高峰血浓度和谷浓度中度增加（高峰浓度从 26 ng/ml±13 ng/ml 增至 41 ng/ml±25 ng/ml；谷浓度从 12 ng/ml±6 ng/ml 增至 14 ng/ml±7 ng/ml，$P=0.08$），$AUC_{0\sim12h}$ 增加达 36% [从（215±102）ng·h/ml 增加至（292±146）ng·h/ml，$P=0.04$]。对 R 型维拉帕米的高峰浓度和谷浓度有类似影响，其 $AUC_{0\sim12}$ 增加 28% ［从（800±316）ng·h/ml 增加至（1022± 412）ng·h/ml，$P=0.04$］。S-和 R-型维拉帕米的清除半衰期和肾清除率都不受影响。该相互影响 存在明显的个体差异，但药效学参数（血压、心率，及 PR 间期）无明显差别（Uno et al，2006）。

有关药物　维拉帕米的类似物噻帕米、加洛帕米、法利帕米等与葡萄柚汁是否会发生类似相互 影响，尚未见有研究报道。

根据相互影响的机制以及药动学的类似性推测，凡是经由 CYP3A4 代谢的二氢吡啶类钙拮抗剂 也都可与葡萄柚汁发生相互影响，其中非洛地平（felodipine）、硝苯地平（nifedipine）、氨氯地平 （amlodipine）、尼卡地平（nicardipine），尼群地平（nitrendipine），及普拉地平（pranidipine）等与葡 萄柚汁之间的类似相互影响已经证实。

Christensen 等对健康志愿者进行的研究表明，单次应用葡萄柚汁可使钙拮抗剂地尔硫䓬（dilti- azem）的 AUC 增加 20%（Christensen et al，2002）。

机制　$AUC_{0\sim12}$ 增加，C_{max} 有增加倾向，而 $t_{1/2}$ 无改变，表明 AUC 的增加起因于葡萄柚汁所致的 维拉帕米全身可用性增加。已证明葡萄柚汁选择性抑制小肠中的 CYP3A4（研究表明，葡萄柚汁中 抑制 CYP3A4 的成分是呋喃香豆素类），而对肝的 CYP3A4 无明显影响。因此，维拉帕米两种对映 体 $AUC_{0\sim12}$ 的增加可用葡萄柚汁抑制肠壁中的 CYP3A4，从而增加维拉帕米的口服生物利用度来 解释。

至于两者相互影响程度的个体差异，可能起因于肠道中 CYP3A4 表达的显著差异。有趣的是， CYP3A4 并不是在所有人的肠道中都有表达。这可能是个别受试者葡萄柚汁对 S-和 R-型维拉帕米 $AUC_{0\sim12}$ 几无影响的原因。

综合报道表明，葡萄柚汁与消旋（S-和 R-型的混合物）维拉帕米的相互影响弱于口服生物利用 度相近的其他钙拮抗剂。例如，葡萄柚汁使非洛地平的 AUC 增加 45%～245%，尼卡地平增加 34%～ 96%，尼群地平增加 40%～106%，普拉地平增加 74%。上述 4 种钙拮抗剂的生物利用度分别为 15%、10%～20%、10%～30%，及 25%。葡萄柚汁与维拉帕米相互影响幅度较小的可能原因也许 与 P-糖蛋白的影响有关。因为已知维拉帕米是 P-糖蛋白的底物和抑制物。已证明葡萄柚汁活化 P-糖 蛋白介导的药物外排，如果同用的药物是 P-糖蛋白底物的话，即可部分抵消葡萄柚汁对 CYP3A4 的 抑制作用（所谓活化一说尚存争议。综合新近的有关资料，作者认为，葡萄柚汁中抑制 CYP3A4 的 成分也抑制 P-糖蛋白，当肠壁中的 P-糖蛋白被抑制后，更多的 P-糖蛋白底物滞留于肠壁中，导致其 经 CYP3A4 的代谢加速，从而降低其生物利用度，这一作用可部分抵消 CYP3A4 被抑制从而增加生 物利用度的影响。然而，当 CYP3A4 的活性完全或绝大部分被抑制后，上述作用不复存在；长期应 用后，随着肝肾等部位的 P-糖蛋白被抑制，这一作用也越来越不明显）。

建议　总之，长期同时应用葡萄柚汁和维拉帕米，有可能导致维拉帕米血浓度升高，从而引起 心脏毒性。考虑到维拉帕米的治疗指数低，且相互影响存在明显的个体差异，故在应用维拉帕米治 疗期间，应避免饮用葡萄柚汁。

注：过去十几年来应用钙拮抗剂进行的数项研究表明，葡萄柚汁对非洛地平的影响最明显，对 硝苯地平、普拉地平、尼群地、平尼卡地平的影响居中，而对氨氯地平、地尔硫䓬及维拉帕米的影 响较弱。因此认为，与葡萄柚汁相互影响的敏感性似乎与不同钙拮抗剂的相对口服生物利用度有关， 即生物利用度越低越敏感。然而，维拉帕米除外。维拉帕米的生物利用度低，但其代谢除涉及 CYP3A4 外，尚有其他 CYP 的参与，故尽管其生物利用度低，与葡萄柚汁相互影响的程度依然 不高。

自从发现葡萄柚汁与二氢吡啶类钙拮抗剂非洛地平可发生相互影响以来，对许多药物进行过研 究。发现它可影响多种药物的口服生物利用度，特别是由 CYP3A4 代谢并在进入体循环前因肠道和 （或）肝首过清除而全身生物利用度减少的药物。Ohnishi 等总结了包括 140 名患者涉及 11 种钙拮抗 剂的 15 项研究结果表明（Ohnishi et al，2006），钙拮抗剂的生物利用度越低或蛋白结合率越高，就 越容易与葡萄柚汁发生相互影响，或者说相互影响的程度就越显著。例如，尼索地平（nisoldipine）、 非洛地平、普拉地平、硝苯地平，及氨氯地平的口服生物利用度分别是 3.7%～8.4%（平均约 6%）、16%、25%、45%，及 64%，给葡萄柚汁后的 AUC 与对照 AUC 的比值分别为 4.11、2.34、

1.73、1.35，及 1.08。可见，即使其代谢主要由 CYP3A4 负责，只要是口服生物利用度超过 60％ 的药物，就不会明显受葡萄柚汁的影响（除非有其他因素的参与）。

　　除上述钙拮抗剂与葡萄柚汁之间的相互影响外，已经充分证明可与葡萄柚汁发生相互影响的药物尚有多种，其中包括苯二氮䓬类镇静催眠药的咪达唑仑（midazolam）和三唑仑（triazolam），他汀类的降脂药洛伐他汀（lovastatin）和辛伐他汀（simvastatin），及 HIV 蛋白酶抑制剂沙奎那韦（saquinavir）和免疫抑制剂环孢素（cyclosprine）等（Sujimoto et al，2006）。

［维拉帕米（异搏定，戊脉安）－葡萄柚汁＋吸烟]2
Verapamil－Grapefruit Juice＋Smoking

　　要点　Fuhr 等对 24 名年轻健康志愿者（男女不限，12 名吸烟者以及 12 名非吸烟者）进行的随机交叉研究表明，葡萄柚汁使 R 和 S 型维拉帕米的稳态 AUC 平均增加 1.45 倍（90％ 可信限 1.29～1.63），稳态 C_{max} 增加 1.63 倍（90％ 可信限 1.38～1.91），维拉帕米 R 型和 S 型对映体浓度的增加略高于去甲维拉帕米对映体浓度的增加。吸烟者的 AUC 和 C_{max} 明显低于非吸烟者，维拉帕米和去甲维拉帕米对映体的 AUC 和 C_{max} 分别降低 61％ 和 85％。葡萄柚汁的影响与柚皮苷的药动学无关。同时应用葡萄柚汁，PR 间期的延长不明显，有 2 名个体延长至 350 ms 以上（Fuhr et al，2002）。

　　机制　葡萄柚汁对肠道中的 CYP3A4 以及 P-糖蛋白有抑制作用，而维拉帕米由 CYP3A4 代谢，也是 P-糖蛋白的底物，同用时后者的血浓度增加、作用增强是不难理解的（有关细节也参见［维拉帕米（异搏定，戊脉安）－葡萄柚汁]）。

　　吸烟者维拉帕米和去甲维拉帕米对映体的 AUC 和 C_{max} 之所以低于非吸烟者，认为主要与烟草中的某些成分诱导 CYP1A2 有关（维拉帕米除了经由 CYP3A4 代谢外，也有一部分的代谢由 CYP1A2 负责）。

　　建议　作者认为，正在应用维拉帕米治疗的患者不应饮用葡萄柚汁，吸烟者应考虑适当上调维拉帕米的剂量。

［地尔硫䓬（硫氮䓬酮）－西咪替丁（甲氰咪胍）]2
Diltiazem－Cimetidine

　　要点　对正常受试者进行的研究表明，预先应用西咪替丁（1.2 g/d）1 周后给予单剂地尔硫䓬，可使地尔硫䓬峰浓度升高，药时曲线下面积增加。

　　有关药物　已证明西咪替丁与二氢吡啶类钙拮抗剂硝苯地平之间可发生类似相互影响，但对尼索地平和尼群地平的影响较小。西咪替丁与帕米类钙拮抗剂之间的相互影响参见［维拉帕米（异搏定，戊脉安）－西咪替丁（甲氰咪胍）]。

　　根据相互影响的机制推测，预料同属 H_2 受体阻断药的雷尼替丁与地尔硫䓬之间有可能发生类似相互影响，只是影响的程度要弱得多（雷尼替丁与 CYP 的亲和力只有西咪替丁的 10％），而法莫替丁和尼扎替丁与地尔硫䓬之间的类似相互影响不会发生，因为它们与 CYP 无亲和力。

　　机制　已经证明西咪替丁抑制多种 CYP，其中包括 CYP1A2、CYP2C9/2C19、CYP2D6，及 CYP3A4，而地尔硫䓬主要由 CYP3A4 代谢。因此认为，西咪替丁非竞争性抑制地尔硫䓬经 CYP3A4 的代谢是该影响的主要机制。另外，通过降低胃液酸度从而使其生物利用度增加的可能性也不能排除。

　　建议　西咪替丁与地尔硫䓬或硝苯地平合用时，应密切观察后两者血浓度及作用的变化，必要时减少剂量。一般说来，减量 40％ 较适宜。虽然雷尼替丁与地尔硫䓬或硝苯地平相互影响的报道结果不一，但普遍认为，其影响不如西咪替丁明显，故可作为西咪替丁的代用品。

　　尽管已证明法莫替丁与硝苯地平没有药动学的相互影响，但在老年患者或心力衰竭患者中可能出现不利的负性肌力作用，故其应用不能与雷尼替丁等同。

［腺苷（腺嘌呤核苷）－双嘧达莫（潘生丁）][2]
Adenosine－Dipyridamole

要点　应用腺苷治疗期间给予双嘧达莫，可增强腺苷的作用和毒性。

机制　双嘧达莫是一种腺苷摄取抑制剂，通过其对腺苷摄取的抑制，减慢腺苷的清除，从而明显增强腺苷的作用。

建议　正在接受双嘧达莫治疗的患者，腺苷的剂量应适当减少。

［腺苷（腺嘌呤核苷）－茶碱][2]
Adenosine－Theophylline

要点　同时应用茶碱和腺苷，后者的抗心律失常作用减弱。

有关药物　根据相互影响的机制推测，所有甲基黄嘌呤衍生物（包括氨茶碱、胆茶碱、二羟丙茶碱，及咖啡因等）都可削弱腺苷的抗心律失常作用。

机制　茶碱阻断腺苷受体，抑制腺苷与其受体的结合，是使腺苷抗心律失常作用减弱的原因。另外，茶碱可抑制磷酸二酯酶-3（PDE3），本身可导致心律失常，也可能是原因之一。

建议　正在应用茶碱等甲基黄嘌呤衍生物治疗的患者，应考虑到腺苷的需要量大于常用量。很多饮料中含有甲基黄嘌呤衍生物，特别是咖啡因，因此在消耗这类饮料时，也应考虑到其对腺苷作用的影响。

（滕文静　邓一鸣　刘　传）

主要参考文献

Aronson JK，2007．Communicating information about drug interactions．*Br J Clin Pharmacol*，63（6）：637-639

Asajima H，et al，2012．Lansoprazole precipitated QT prolongation and torsade de pointes associated with disopyramide．*Eur J Clin Pharmacol*，68：331-333

Bennett JE，2011．Antifungal agents．In：*Goodman & Gilman's The pharmacological basis of therapeutics*，*12th ed*．Brunton LL（editor），McGraw-Hill Co，Inc，New York：1571-1591

Choi D-H，et al，2010．Pharmacokinetic interaction between oral lovastatin and verapamil in healthy subjects：role of P-glycoprotein inhibition by lovastatin．*Eur J Clin Pharmacol*，66：285-290

Choi D-H，et al，2008．Drug interaction between oral atorvastatin and verapamil in healthy subjects：effects of atorvastatin on the pharmacokinetics of verapamil and norverapamil．*Eur J Clin Pharmacol*，64：445-449

Christensen H，et al，2002．Coadministration of grapefruit juice increases systemic exposure of diltiazem in healthy volunteers．*Eur J Clin Pharmacol*，58：515-520

Comuth WJ，et al，2012．Interaction of flucloxacillin and quinidine．*Eur J Clin Pharmacol*，68：891-893

Fuhr U，et al，2002．The effects of grapefruit juice and smoking on verapmil blood concentration in steady state．*Eur J Clin Pharmacol*，58：45-53

Goernig M，et al，2004．Iohexol contrast medium induces QT prolongation in amiodarone patients．*Br J Clin Pharmacol*，58（1）：96-98

Hsiao P，et al，2006．Verapamil P-glycoprotein transport across the rat blood-brain barrier：cyclosporine, a concentration inhibition analysis，and comparison with human data．*J Pharmacol Exp Ther*（JPET），317（2）：704-710

Johnson BF，et al，2001．Transient kinetic and dynamic interactions between verapamil and dofetilide, a class Ⅲ antiarrhythmic．*J Clin Pharmacol*，41：1248-1256

MacDougall C，Chambers HF．Protein synthesis inhibitors and miscellaneous antibacterial agents．In：*Goodman & Gilman's The pharmacological basis of therapeutics*，*12th ed*．Brunton LL（editor），McGraw-Hill Co，Inc，New York，2011：1521-1547

Michel T，et al，2011．Treatment of myocardial ischemia and hypertension．In：*Goodman & Gilman's The pharmacological basis of therapeutics*，*12th ed*．Brunton LL（editor），McGraw-Hill Co，Inc，New York：745-788

O'Donnell JM，et al，2011．Drug therapy of depression and anxiety disorders．In：*Goodman & Gilman's The pharmacological basis of therapeutics*，*12th ed*．Brunton LL（editor），McGraw-Hill Co，Inc，New York：397-415

Ohnishi A，et al，2006. Major determinant factors of the extent of interaction between grapefruit juice and calcium channel antagonists. *Br J Clin Pharmacol*，62（2）：196-199

Petri Jr WA，2011. Sulfonamides，trimethoprim-sulfamethoxazole，quinolones，and agents for urinary tract infections. In：*Goodman & Gilman's The pharmacological basis of therapeutics*，*12th ed*. Brunton LL（editor），McGraw-Hill Co，Inc，New York：1463-1476

Powers AC，et al，2011. Endocrine pancreas and pharmacotherapy of diabetes mellitus and hypoglycemia. In：*Goodman & Gilman's The pharmacological basis of therapeutics*，*12th ed*. Brunton LL（editor），McGraw-Hill Co，Inc，New York：1238-1273

Sampson KJ，et al，2011. Anti-arrhythmic drugs. In：*Goodman & Gilman's The pharmacological basis of therapeutics*，*12th ed*. Brunton LL（editor），McGraw-Hill Co，Inc，New York：815-848

Sanaee F，et al，2011. Drug-disease interaction：Crohn's disease elevates verapamil plasma concentrations but reduces response to the drug proportional to disease activity. *Br J Clin Pharmacol*，72（5）：787-797

Sujimoto KI，et al，2006. Interactions of grapefruit juice with hypnotic drugs：a comparison between triazolam and quazepam. *Eur J Clin Pharmacol*，62：209-215

Uno T，et al，2006. Effect of grapefruit juice on the disposition of manidipine enantiomers in healthy subjects. *Br J Clin Pharmacol*，61（5）：533-537

van Haarst AD，et al，2009. Clinically Important Interaction Between Tedisamil and Verapamil. *J Clin Pharmacol*，49：560-567

Vinetz JM，et al，2011. Chemotherapy of malaria. In：*Goodman & Gilman's The pharmacological basis of therapeutics*，*12th ed*. Brunton LL（editor），McGraw-Hill Co，Inc，New York：1384-1418

Wallace MS，et al，2011. Opioids，Analgesia，and pain management. In：*Goodman & Gilman's The pharmacological basis of therapeutics*，*12th ed*. Brunton LL（editor），McGraw-Hill Co，Inc，New York：481-525

Westfall TC，et al，2011. Adrenergic agonists and antagonists. In：*Goodman & Gilman's The pharmacological basis of therapeutics*，*12th ed*. Brunton LL（editor），McGraw-Hill Co，Inc，New York：277-333

Yasui-Furucori N，et al，2004. Effects of fluvoxamine on lansoprazole pharmacokinetics in relation to 2C19 genotypes. *J Clin Pharmacol*，44：1223-1229

Zhi J，et al，2002. Pharmacokinetic evaluation of the possible interaction between selected concomitant medications and orlistat at steady state in healthy subjects. *J Clin Pharmacol*，42：1011-1019

Zhi J，et al，2003. Effects of orlistat on the pharmacokinetics of three highly lipophilic drugs in healthy volunteers. *J Clin Pharmacol*，43：428-435

第六章　抗心绞痛药

［硝酸甘油（甘油三硝酸酯）－青光眼］[1]
Nitroglycerin（Nitroglycerol，Glyceryl Trinitrate）－Glaucoma

要点　青光眼患者应用硝酸甘油，可诱发或加重青光眼。

有关药物　所有硝酸酯类以及亚硝酸酯类（硝酸异山梨酯、单硝酸异山梨酯、戊四硝酯、亚硝酸异戊酯等）都可诱发或加重青光眼。

机制　硝酸甘油扩张眼内血管，增高眼内压。

建议　青光眼患者禁用或慎用硝酸甘油。

［硝酸甘油（甘油三硝酸酯）－阿托品］[1]
Nitroglycerin（Nitroglycerol，Glyceryl Trinitrate）－Atropine

要点　在有阿托品存在的情况下，舌下含化硝酸甘油的作用减弱。

有关药物　根据相互影响的机制推测，预料舌下含化硝酸甘油与其他 M 受体阻断药（东莨菪碱、山莨菪碱、丙胺太林等）之间可发生类似相互影响，只是程度不同而已。在有阿托品存在的情况下，舌下含化的戊四硝酯、硝酸异山梨酯等抗心绞痛药的作用也减弱。

机制　阿托品阻断 M 受体，减少唾液分泌，使舌下含化的硝酸甘油崩解减慢，从而影响其吸收。

建议　应用阿托品或其他抗胆碱药治疗期间，舌下含化硝酸甘油预防或治疗心绞痛时，作用有可能推迟和（或）减弱。此点临床医生应做到心中有数，并告知有心绞痛反复发作的患者不要随便应用抗胆碱药。

［硝酸甘油（甘油三硝酸酯）－西地那非（西那非尔，伟哥）］[1]
Nitroglycerin（Nitroglycerol，Glyceryl Trinitrate）－Sildenafil（VIAGRA）

要点　同时应用硝酸甘油和西地那非，可出现严重的血压下降以及心动过速。

Oliver 等对健康男性受试者和心绞痛患者进行的一项随机化双盲安慰剂交叉研究表明，同时应用硝酸甘油和西地那非的健康男性受试者与应用硝酸甘油和安慰剂相比，仅在给药后的第一小时血压下降更明显，而同时应用硝酸甘油和西地那非的心绞痛患者与应用硝酸甘油和安慰剂相比，前者血压的更明显下降长达 8 小时。在口服西地那非 100 mg 后的不同时段（分别为 1 小时、4 小时和 8 小时）舌下含化硝酸甘油 400 μg，收缩压的下降分别为 16 mmHg、12 mmHg 和 9 mmHg，可见在西地那非后 1 小时给予硝酸甘油，这种相互影响最明显（Oliver et al，2009）。

有关药物　根据药理作用的类似性推测，其他硝酸酯类（如戊四硝酯、硝酸异山梨酯、单硝酸异山梨酯等）与西地那非之间以及硝酸甘油与其他 5 型磷酸二酯酶（PDE5）抑制剂如他达拉非（tadalafil）、伐地那非（vardenafil），及乌地那非（Udenafil）等之间可发生类似相互影响。

机制　硝酸甘油的扩张血管作用起因于其在体内生成的一氧化氮（NO）所致的血管平滑肌中环一磷酸鸟苷（cGMP）浓度的增加（硝酸甘油以及其他硝酸酯类与血管平滑肌细胞的硝酸酯受体结合产生 NO，后者激活鸟苷酸环化酶，使 cGMP 的生成增加，激活依赖于 cGMP 的蛋白激酶，促使肌球蛋白轻链去磷酸化，从而使平滑肌松弛）。西地那非是一种选择性 PDE5 抑制剂，当 PDE5 被西地那非抑制后，则使 cGMP 的破坏减少（PDE5 在体内可失活脉管系统中的 cGMP）。显然，两者联用时，cGMP 的浓度可显著增加，从而导致明显的血管扩张。这种药效学的协同性影响有可能引起致命的低血压，因此具有极为重要的临床意义。

建议 该相互影响肯定，且后果可能极为严重，因此，应严禁两类药物的同时应用。

对健康男性受试者进行的研究表明，先用西地那非或其他 PDE5 抑制剂处理后再舌下含化硝酸甘油，其收缩压的降低远比对照者明显，许多受试者血压降低超过 25 mmHg。这种程度的下降，对原有心血管疾病的患者显然会造成危险。

对冠心病患者进行的观察研究表明，PDE5 抑制剂单用，无论是收缩压、舒张压、平均动脉压，还是肺动脉压的下降都不超过 10%。因此，冠心病不是应用 PDE5 抑制剂的禁忌证。然而，正在应用 PDE5 抑制剂的患者，如果随后需要硝酸酯类以治疗心绞痛的话，必须告知有导致严重毒性的危险；西地那非和伐地那非的该影响可持续 24 小时，他达拉非的持续时间则更长。也就是说，如欲应用硝酸酯类，应询问在此之前 24 小时内有无应用 PDE5 抑制剂的历史。通常认为，应用 PDE5 抑制剂的患者，需间隔 24 小时再用硝酸酯类比较安全（应用他达拉非者需时更长）。鉴于心绞痛患者何时需要抗心绞痛药难以预测，因此对于正在应用 PDE5 抑制剂的心绞痛患者，最好考虑选用非硝酸酯类抗心绞痛药（如 β 受体拮抗剂或钙拮抗剂）代替硝酸酯类。然而，鉴于 β 受体拮抗剂或钙拮抗剂与西地那非等 PDE5 抑制剂的降压作用可相加，故即使选用 β 受体拮抗剂或钙拮抗剂，仍应考虑到与 PDE5 抑制剂发生相互影响而导致明显低血压的可能性（正在应用 α 受体拮抗剂治疗的患者也应慎用 PDE5 抑制剂，但 α 受体拮抗剂通常不用于心绞痛的治疗）。

如果因为同时应用西地那非等 PDE5 抑制剂和硝酸酯类而导致显著低血压，有必要的话，应进行补液并给予 α 受体激动剂加以处理。

[硝酸甘油（甘油三硝酸酯）- 乙醇][2]
Nitroglycerin（Nitroglycerol，Glyceryl Trinitrate）- Ethyl Alcohol（Ethanol，Alcohol，Ethyl）

要点 同时应用乙醇和硝酸甘油，可加重硝酸甘油所致的体位性低血压，有可能促发或加重意识丧失。

有关药物 根据相互影响的机制推测，乙醇与所有有机硝酸酯类（如丁四硝酯、硝酸异山梨酯、戊四硝酯等）都可发生类似相互影响。

机制 硝酸甘油本身可导致体位性低血压，特别是站立活动时。与体位性低血压伴随的是头晕、无力，及其他表现，很少进展到意识丧失。由于乙醇具有扩张血管的作用，故在应用硝酸甘油期间饮酒，可加重体位性低血压，从而促进意识丧失的发生，或增加意识丧失的发生率。

建议 应用硝酸甘油（或其他有机硝酸酯类抗心绞痛药）治疗期间禁饮酒。当发生严重晕厥时（不管是硝酸酯类单用还是与其他药物合用所致），所需要的唯一处理方法是改变体位以及采取其他促进静脉回流的措施。

[硝酸甘油（甘油三硝酸酯）- 阿司匹林（乙酰水杨酸）][3]
Nitroglycerin（Nitroglycerol，Glyceryl Trinitrate）- Aspirin

要点 对 7 名长期每日应用 0.5 g 阿司匹林的健康男性受试者进行的研究结果表明，在单次舌下含化 0.8 mg 硝酸甘油前 1 小时给予 1.0 g 阿司匹林，可使硝酸甘油吸收增加，高峰血浓度升高，心率加速，左心室舒张末期和收缩末期压力降低。但这些变化与升高的硝酸甘油浓度不成比例。究其原因，可能是阿司匹林抑制前列腺素合成，而硝酸甘油则刺激其合成。该相互影响的临床意义尚未确定，但阿司匹林通过增加硝酸甘油浓度而产生的任何影响，似乎都有可能因其对前列腺素合成的抑制而抵消。

有关药物 基于药理作用的类似性，可以预料，阿司匹林和其他硝酸酯类衍生物（丁四硝酯、硝酸异山梨酯、戊四硝酯等）之间以及硝酸甘油和其他水杨酸类（水杨酸钠、双水杨酯、水杨酸胆碱等）之间也有可能发生类似相互影响。

机制　机制尚未阐明。阿司匹林可增加硝酸甘油的吸收，是因为它扩张周围血管，或者是由于降低肝血流量。硝酸甘油的扩血管作用可能部分起因于刺激前列环素及其他前列腺素的合成和释放，但此点有待进一步证实。由于阿司匹林是前列腺素合成酶抑制剂，故有可能减弱硝酸甘油的作用。

建议　虽然这种相互影响的临床效果并不见得多么重要，但作为临床医生应该认识到，硝酸甘油的扩血管作用对血流动力学的影响，可因同时应用阿司匹林而发生改变。

［硝酸甘油（甘油三硝酸酯）－吲哚美辛（消炎痛）］[3]
Nitroglycerin（Nitroglycerol，Glyceryl Trinitrate）－Indomethacin

要点　从一项体外研究和一项动物体内研究搜集的资料表明，吲哚美辛抑制硝酸甘油的促前列腺素合成作用，从而削弱硝酸甘油的扩血管作用。但对 6 名稳定型心绞痛患者进行的研究表明，吲哚美辛不减弱静息或运动期间硝酸甘油对循环的影响，也不减弱舌下含化硝酸甘油所致的运动耐量增加。

有关药物　可以预料，吲哚美辛和其他硝酸酯类衍生物（丁四硝酯、硝酸异山梨酯、戊四硝酯等）之间也有可能发生相互影响。

一项动物研究表明，同时给予布洛芬，硝酸甘油的扩血管作用减弱。预料硝酸甘油和其他非甾类抗炎药（萘普生、吡罗昔康、舒林酸等）之间可发生类似相互影响，因为这些药物也抑制前列腺素合成。

机制　据推测，硝酸甘油刺激前列环素及其他前列腺素的合成和释放，这可能是其周围血管扩张作用的部分原因。吲哚美辛抑制前列腺素合成，从而部分抵消硝酸甘油的血流动力学效应。但是随后的一项研究驳斥了硝酸甘油对前列腺素的影响与人类前臂静脉顺应性之间可能存在相互关系这一论点。多项研究的发现间接提示，硝酸甘油的扩血管作用和抗心绞痛作用可能并不是由前列腺素介导的。

建议　稳定型心绞痛患者口服吲哚美辛时，似乎不会使硝酸甘油对运动耐量的有益影响带来什么损害。不稳定型心绞痛或心肌梗死患者同用这两种药物的资料尚难查询。如果将这两类药物同用，对不稳定型心绞痛或心肌梗死患者来说，应观察心绞痛阈是否降低，或是否存在心肌缺血。

［尼可地尔（硝烟酯）－格列本脲（优降糖）］[2]
Nicorandil－Glibenclamide

要点　同时应用尼可地尔和格列本脲，前者的冠状动脉舒张作用被取消，因此抗心绞痛作用减弱或消失。

尼可地尔是否可通过抑制胰岛素的释放而部分抵消格列本脲的降糖作用，尚不清楚，但已证明另一种钾通道开放药二氮嗪（氯甲苯噻嗪）可升高血糖，从而有可能削弱磺酰脲类口服降糖药的降糖作用（见［甲苯磺丁脲（甲糖宁）－二氮嗪（氯甲苯噻嗪）］）。

有关药物　根据相互影响的机制推测，所有具有抗心绞痛作用的钾通道开放药如二氮嗪、米诺地尔、吡那地尔等都可与格列本脲发生类似相互影响。其他磺酰脲类口服降糖药（氯磺丙脲、甲苯磺丁脲、醋磺己脲等）与尼可地尔之间是否会发生类似相互影响，尚不清楚。

机制　尼可地尔的抗心绞痛作用起因于开放钾通道，结果导致：①使心肌平台期的钙内流减少，表现为负性肌力作用，心肌耗氧量减少；②解除冠状动脉痉挛，增加侧支循环，增加心内膜下缺血区的血流量；③舒张周围血管，减轻前后负荷。格列本脲等磺酰脲类口服降糖药属钾通道阻滞剂，与尼可地尔的作用相反，因此可削弱或取消尼可地尔的抗心绞痛作用。

建议　禁止同时应用尼可地尔和格列本脲。其他钾通道开放药与其他磺酰脲类口服降糖药的两两联用也应尽可能避免。

［雷诺嗪－地尔硫䓬（硫氮䓬酮）］[2]
Ranolazine－Diltiazem

要点　Jerling 等对健康成年志愿者进行的研究表明，同时口服雷诺嗪和地尔硫䓬，前者的清除减少（但表观清除半衰期无改变），减少的程度与地尔硫䓬的剂量有关。雷诺嗪对地尔硫䓬的药动学无影响（Jerling et al，2005）。

有充分证据表明，地尔硫䓬可与硝苯地平（nifedipine）、环孢素（cyclosporine）、咪达唑仑（midazolam）、三唑仑（triazolam），及洛伐他汀（lovastatin）等药物发生有临床意义的相互影响。

机制　抗真菌药酮康唑是 CYP3A4 最有效的抑制剂之一，因此与其他 CYP3A4 底物可发生显著的药物相互影响。在确定 CYP 影响的意义时，采用酮康唑以达最大限度的抑制已成为金标准。同时应用雷诺嗪和酮康唑的研究结果表明，CYP3A4 是负责雷诺嗪代谢的主要异构酶。同时应用地尔硫䓬，也使雷诺嗪的血浓度升高，但不像酮康唑那么明显。

地尔硫䓬在体内的代谢主要由 CYP3A4 负责。雷诺嗪在体内几乎完全代谢，以原型排泄者不到 5%；尽管其代谢过程较复杂，但以 CYP3A 通路为主（主要涉及 CYP3A4），经 CYP2D6 代谢者不到 20%。综上所述，认为雷诺嗪清除的减少起因于地尔硫䓬对 CYP3A4 的竞争性抑制。

雷诺嗪对地尔硫䓬的药动学无影响，说明雷诺嗪及其代谢物对 CYP3A4 异构酶的抑制作用较弱。地尔硫䓬不延长雷诺嗪的表观清除半衰期，这可用缓释剂型药动学的突然改变来解释，因缓释剂型的吸收半衰期比真正的清除半衰期长。

建议　雷诺嗪是一种新型抗心绞痛药，临床应用越来越广泛。研究表明，当其与地尔硫䓬同用时，可降低口服雷诺嗪的清除率，但地尔硫䓬的药动学参数无明显改变。一般认为，只要严格控制剂量，雷诺嗪与地尔硫䓬联用是安全并且可以耐受的。

（滕文静　于广明　李淑翠）

主要参考文献

Jerling M，et al，2005. Studies to investigate the pharmacokinetic interactions between ranolazine and ketoconazol，diltiazem，or simvastatin during combined administration in healthy subjects. *J Clin Pharmacol*，45：422-433

Oliver JJ，et al，2009. Time-dependent interactions of the hypotensive effects of sildenafil citrate and sublingual glyceryl trinitrate. *Br J Clin Pharmacol*，67（4）：403-412

第七章　周围血管舒张药
（包括用于勃起功能障碍的药物）

[西地那非（西那非尔，伟哥，万艾可，昔多芬）－
洛伐他汀（美维诺林，美降脂）][1]
Sildenafil（VIAGRA）－Lovastatin

要点　同时应用 5 型磷酸二酯酶（PDE5）抑制剂西地那非和他汀类降脂药洛伐他汀，可导致西地那非的半衰期延长，作用和毒性增强。但尚未见有洛伐他汀作用发生改变的报道。

有关药物　有证据表明，辛伐他汀、阿托伐他汀（阿伐他汀），及西立伐他汀（西伐他汀；cerivastatin）与西地那非之间可发生类似相互影响（它们像洛伐他汀一样，也主要经 CYP3A4 代谢）。氟伐他汀大部分（50%～80%）由 CYP2C9 代谢，但也有 CYP3A4 和 CYP2C8 的参与，预料对西地那非代谢的影响不会像洛伐他汀那么明显。瑞舒伐他汀（罗苏伐他汀；rosuvastatin）经 CYP3A4 代谢的程度类似于氟伐他汀，与西地那非之间的相互影响不明显。普伐他汀主要以原形经肾排泄，与 CYP 系统的关系不大，故不会影响西地那非的代谢。

根据相互影响的机制以及代谢途径推测，另外两种 PDE5 抑制剂他达拉非（tadalafil）和伐地那非（vardenafil）与洛伐他汀之间的类似相互影响也可发生。

机制　西地那非和洛伐他汀都是 CYP3A4 的底物，但通常认为洛伐他汀与 CYP3A4 的亲和力高于西地那非，因此认为，西地那非作用和毒性的增强起因于洛伐他汀对 CYP3A4 的竞争性抑制。

建议　虽然洛伐他汀对西地那非的影响肯定而明显，但尚未见有导致严重不良后果的报道。然而，同用期间注意观察有无明显血压下降仍属必要，特别是老年人和冠心病患者。另外，正在应用 PDE5 抑制剂的患者，如果需要他汀类降胆固醇药的话，选择其代谢不明显依赖于 CYP3A4 的瑞舒伐他汀（或普伐他汀）代替洛伐他汀（或辛伐他汀），可不同程度地削弱此种影响。

[西地那非（西那非尔，伟哥，万艾可，昔多芬）－波生坦][2]
Sildenafil（VIAGRA）－Bosentan

要点　Paul 等的研究表明，肺高压患者同时应用非选择性内皮素受体拮抗剂波生坦，可明显降低西地那非的血浓度以及 AUC，西地那非的代谢物去甲西地那非的 AUC 也明显降低（Paul et al，2005）。

Burgress 等对 55 名健康男性志愿者进行的一项随机化双盲安慰剂平行对照研究表明，同时应用西地那非和波生坦，西地那非的高峰血浓度（C_{max}）降低 55.4%，AUC 减少 62.6%。然而，波生坦的 C_{max} 升高 20%，AUC 增加 48%。两者的联用耐受性良好，无严重不良事件发生（Burgres et al，2008）。

有关药物　Wrishko 等对男性健康志愿者进行的一项研究表明，同时应用波生坦，可使另一种 5 型磷酸二酯酶（PDE5）抑制剂他达拉非（tadalafil）AUC 减少 41.5%，C_{max} 降低 27.0%，但无明显统计学差异（Wrishko et al，2008）。波生坦与伐地那非（vardenafil）之间是否会发生类似相互影响，尚不清楚。

同属非选择性内皮素受体拮抗剂的替唑生坦（tezosentan）与西地那非之间是否会发生类似相互影响，尚未见报道。选择性内皮素受体拮抗剂达卢生坦（darusentan）以及司他生坦（sitaxsentan）与西地那非之间是否会发生类似相互影响，也不清楚。

机制　已知波生坦诱导肠壁和肝中 CYP3A4 的表达（对 CYP2C9 也有抑制作用，但与该相互影响无明显关联）。鉴于 CYP3A4 是西地那非的主要代谢酶，因此认为，西地那非血浓度和 AUC 的降低起因于波生坦对 CYP3A4 的诱导。CYP3A4 也涉及西地那非的代谢物去甲西地那非的代谢，故通过诱导 CYP3A4 从而增加去甲西地那非的清除，可解释西地那非代谢率的增加并不导致其代谢物血浓度增加的现象。

至于波生坦血浓度的升高，目前认为可能起因于在首过代谢以及某些载体转运水平上的竞争，因为波生坦代谢物血浓度与波生坦血浓度的比值无改变。

建议　肺高压包括一组引起肺动脉压升高，从而导致进行性右心室肥大和衰竭的血管疾病。治疗方法有限，死亡率居高不下，尤其是特发性肺动脉高压（pulmonary arterial hypertention，PAH）以及伴有胶原性肺病的 PAH。

处理 PAH 的最新进展是非选择性血管内皮素（endothelin；内皮缩血管肽）受体 A、B 抑制剂波生坦（以及替唑生坦）。内皮素在 PAH 的发病机制中起重要作用，与其一致的是，波生坦降低肺高压患者的肺动脉压力，改善运动能力和功能分级。PAH 的另一急症口服治疗药物是 5 型磷酸二酯酶（PDE5）抑制剂西地那非。肺血管中富含 PDE5，可水解此处的 cGMP，而 cGMP 是一氧化氮（NO）和（促）尿钠（排泄）肽对血管发挥作用的介质。已证明柠檬酸西地那非对肺高压动物模型肺血管的重塑具有有益影响，可改善 PAH 个体的运动能力及肺动脉压。

尽管两种药物都可缓解 PAH 的进展，改善患者的健康状况，但都不能达到治愈。两药联用可增强治疗效果，但存在潜在的药物相互影响。西地那非绝大部分经肝代谢，涉及的主要催化酶是 CYP3A4，主要代谢物是 N 脱甲基西地那非（去甲西地那非）。波生坦是 CYP3A4 的底物，也是该酶的诱导剂，因此，其对 CYP3A4 的诱导从而加速西地那非的代谢，是后者血浓度明显降低（50％以上）的原因（实际上，也许应该看作是对 CYP3A4 的诱导和竞争性抑制的综合结果）。两者联用有可能削弱潜在的有益影响。但是，有人发现西地那非在 20～100 mg 每 8 小时一次的剂量范围内疗效相近，因此，每次按 100 mg 给予，其疗效也许不会受波生坦的影响。然而，波生坦血浓度的增加有可能影响该药的疗效和耐受性，故与西地那非联用时应予以考虑。

［西地那非（西那非尔，伟哥，万艾可，昔多芬）－
西咪替丁（甲氰咪胍，泰胃美）]²
Sildenafil（VIAGRA）－Cimetidine

要点　同时应用 5 型磷酸二酯酶（PDE5）抑制剂西地那非和 H_2 受体拮抗剂西咪替丁，有可能导致前者的血浓度升高，作用和毒性增强。

有关药物　根据相互影响的机制推测，西咪替丁与另外两种 PDE5 抑制剂他达拉非（tadalafil）和伐地那非（vardenafil）之间可发生类似相互影响（因为他达拉非和伐地那非的代谢也有 CYP2C9 的参与）。

其他可供临床选用的 H_2 受体拮抗剂尚有雷尼替丁（ranitidine）、法莫替丁（famotidine），及尼扎替丁（nizatidine）。相对说来，雷尼替丁对 CYP 的影响轻微，故与西地那非的相互影响不像西咪替丁那么明显（雷尼替丁与 CYP 的亲和力仅有西咪替丁的 10％）。法莫替丁和尼扎替丁与 CYP 几乎无什么亲和力，预料与西地那非或其他 PDE5 抑制剂之间不会发生类似相互影响。

机制　西咪替丁可抑制多种 CYP，包括 CYP1A2、CYP2C9，及 CYP2D6，凡是其代谢主要由这些酶负责的药物，都可受西咪替丁的影响。已知西地那非的代谢由 CYP3A4 和 CYP2C9 负责（以前者为主），因此认为，西地那非血浓度的升高起因于西咪替丁对其经 CYP2C9 代谢的非竞争性抑制。

建议　从代谢的角度说，西咪替丁与肝药酶（CYP）的关系最密切（主要是对 CYP 的抑制），因此就药物相互影响而论，主要是与西咪替丁之间的相互影响。西咪替丁与其他药物之间的相互影响多见，而且有时很严重，故该药的应用日渐减少，特别是老年人（老年人因为代谢的改变，对药物浓度的波动比较敏感。另外，大部分老年人往往同时应用多种药物，因此更有可能发生药物相互影响）。

相对说来，雷尼替丁对 CYP 的影响轻微，与其他药物的相互影响也不像西咪替丁那么常见而明显，故临床应用越来越广泛。但是，正在应用西地那非的个体，仍应慎用雷尼替丁。

法莫替丁和尼扎替丁与 CYP 几乎无什么亲和力，比雷尼替丁更安全，因此已基本上取代了西咪替丁（特别在发达国家）。正在应用 PDE5 抑制剂者，如果需要 H$_2$ 受体拮抗剂的话，用法莫替丁和尼扎替丁代替西咪替丁（或雷尼替丁），可避免上述相互影响。

[西地那非（西那非尔，伟哥，万艾可，昔多芬）－克拉霉素（甲红霉素）][1]
Sildenafil（VIAGRA）－Clarithromycin

要点 同时应用 5 型磷酸二酯酶（PDE5）抑制剂西地那非和大环内酯类抗生素克拉霉素，可导致前者代谢减慢，半衰期延长，作用和毒性明显增强，并有可能引起显著低血压。

有关药物 根据相互影响的机制以及代谢途径的类似性推测，克拉霉素与另外两种 PDE5 抑制剂他达拉非（tadalafil）和伐地那非（vardenafil）之间可发生类似相互影响，这一推测已经得到临床和实验研究的充分证实。

有证据表明，红霉素（erythromycin）与西地那非之间可发生类似相互影响。预料依托红霉素、琥乙红霉素、醋竹桃霉素等大环内酯类抗生素与西地那非之间的类似相互影响也可发生。但已经证明同属大环内酯类的阿奇霉素和地红霉素对 CYP3A4 无抑制作用，因此认为与西地那非之间不会发生类似相互影响。

酮环内酯类抗生素泰利霉素（telithromycin）不但是强效的 CYP3A4 抑制剂，同时也是 CYP3A4 的底物（有 50% 经 CYP3A4 代谢），预料与西地那非之间的类似相互影响也可发生。

机制 脉管系统中的 cGMP 具有血管扩张作用，其失活由 PDE5 负责。西地那非是一种选择性 PDE5 抑制剂，当 PDE5 被西地那非抑制后，cGMP 的破坏减少，浓度升高，从而导致血管明显舒张，血压下降。

克拉霉素是已知最强的 CYP3A4 抑制剂之一，而西地那非主要经 CYP3A4 代谢，因此认为，克拉霉素抑制 CYP3A4 从而阻碍西地那非的氧化代谢是使其作用和毒性增强的机制。另外，克拉霉素本身的代谢也有 CYP3A4 的参与，故对西地那非代谢的竞争性抑制也是原因之一。

建议 该相互影响明确，建议正在应用西地那非的个体，最好避免应用克拉霉素等 CYP3A4 抑制剂（红霉素和泰利霉素的应用也应避免）。如上所述，已经证明阿奇霉素和地红霉素对 CYP3A4 无影响，因此，如果可行的话，可用其代替克拉霉素（有权威人士认为，虽然已证明这两种药物不抑制 CYP3A4，但凡是已知可与克拉霉素或红霉素发生相互影响的药物，与这两种药物联合应用仍应谨慎，特别是阿奇霉素）。

考虑到目前有多种多样的抗生素可供选择，因此避免两者的同用并不困难。

注 PDE5 抑制剂与其他药物之间的相互影响最为重要者是与硝酸酯类（参见［硝酸甘油－西地那非］）以及硝普钠（见［硝普钠－西地那非］）之间的相互影响，它们之间的联用属绝对禁忌；其次是与 α_1 受体阻断药之间的相互影响（参见［哌唑嗪－西地那非］）。至于 PDE5 抑制剂与其他药物之间的相互影响，通常仅列为相对禁忌，在某些情况下，经仔细权衡在严密观察下合用也无不可（但某些大环内酯类抗生素和部分唑类抗真菌药也许例外）。

罂粟碱和酚妥拉明等药物用于勃起功能障碍的治疗时采用局部注射，很少引起全身性作用，因此通常也不会发生与其他药物之间的相互影响。

[西地那非（西那非尔，伟哥，万艾可，昔多芬）－伊曲康唑（依他康唑）][1]
Sildenafil（VIAGRA）－Itraconazole

要点 同时应用 5 型磷酸二酯酶（PDE5）抑制剂西地那非和唑类抗真菌药伊曲康唑，可导致西地那非的半衰期延长，作用和毒性明显增强。伊曲康唑的作用无明显改变。

有关药物 现已证明，所有唑类抗真菌药（如咪唑类的酮康唑、咪康唑、益康唑以及三唑类的伊曲康唑、氟康唑和伏立康唑）对 CYP 都有一定抑制作用，其中包括 CYP3A4 和 CYP2C9，预料都可与西地那非发生类似相互影响。在上述抗真菌药中，以咪唑类的酮康唑（ketoconazole）和三唑类的伊曲康唑对 CYP3A4 的抑制作用最明显（伊曲康唑是 CYP3A4 的强效抑制剂，抑制作用与酮康唑相当，同时也是 CYP3A4 的底物，其代谢对 CYP3A4 的依赖程度高于酮康唑，因此预料对西地那非代谢的影响也许比酮康唑更明显），咪康唑和伏立康唑次之（伏立康唑本身由 CYP2C19、CYP2C9、及 CYP3A4 代谢，对这 3 种 CYP 也有不同程度的抑制作用；对 CYP2C19 的抑制作用最强，对 CYP2C9 的抑制作用次之，对 CYP3A4 的抑制作用最弱；与其他药物之间的相互影响比较复杂），氟康唑对 CYP3A4 的抑制作用最弱（本身有 90% 以原形经肾排泄，仅有一小部分由 CYP3A4 代谢，对 CYP2C9 有比较明显的抑制作用，对 CYP3A4 的抑制作用较弱）。综合分析，对西地那非（或其他 PDE5 抑制剂）代谢影响的程度依次为伊曲康唑＞酮康唑＞伏立康唑≥氟康唑＞咪康唑。

　　根据代谢途径的类似性推测，另外两种 PDE5 抑制剂他达拉非（tadalafil）和伐地那非（vardenafil）与伊曲康唑之间的类似相互影响也可发生。

　　机制　西地那非本身可通过扩张血管而降低血压，虽然单用时使血压的下降不超过 10%（有关其降压的机制参见［西地那非－克拉霉素］）。已知伊曲康唑是强效的 CYP3A4 抑制剂，对 CYP2C9 也有一定抑制作用，而西地那非主要经 CYP3A4 代谢（也有 CYP2C9 的参与），因此认为，伊曲康唑抑制 CYP3A4 和 CYP2C9（包括竞争性抑制和非竞争性抑制两种成分）从而阻碍西地那非的代谢转化是使其作用和毒性增强的机制。

　　建议　西地那非等 PDE5 抑制剂作为勃起功能障碍的药物应用越来越广泛，和其他药物同时应用的情况很常见。虽然与唑类抗真菌药（特别伊曲康唑和酮康唑）的相互影响肯定，但尚未见有因同时应用而导致严重不良后果的报道。然而，如果可能的话，避免两类药物的同时应用是明智的。如果行得通的话，应用氟康唑代替伊曲康唑，也许会不同程度地削弱此种影响，但不会完全避免。

［西地那非（西那非尔，伟哥，万艾可，昔多芬）－地拉韦定］[1]
Sildenafil（VIAGRA）－Delavirdine

　　要点　正在应用非核苷类反转录酶抑制剂地拉韦定治疗的患者，口服 5 型磷酸二酯酶（PDE5）抑制剂西地那非后，导致血压显著下降。

　　有关药物　同属非核苷类反转录酶抑制剂的奈韦拉平（nevirapine）以及依法韦伦（依法韦恩茨；efavirenz）的药动学特点与地拉韦定有所不同，因此与西地那非相互影响的结果也有差别。奈韦拉平的代谢主要由 CYP3A4 负责，但也有 CYP2B6 的参与，同时对 CYP3A4 有诱导作用，而依法韦伦的代谢主要由 CYP2B6 负责，也有 CYP3A4 的参与，但同时对 CYP3A4 既有抑制作用，也有诱导作用。因此，这两种药物与西地那非（或其他 PDE5 抑制剂）之间相互影响的结果难以预测。

　　根据相互影响的机制以及代谢途径推测，另外两种 PDE5 抑制剂他达拉非（tadalafil）和伐地那非（vardenafil）与地拉韦定之间的类似相互影响也可发生。

　　机制　西地那非和地拉韦定的代谢都依赖于 CYP3A4，后者对 CYP3A4 尚有明显抑制作用。鉴于地拉韦定对 CYP3A4 的亲和力高于西地那非，因此认为，地拉韦定可通过竞争性抑制以及非竞争性抑制两个方面干扰西地那非的代谢转化，从而导致血浓度升高，作用和毒性增强（西地那非本身可通过抑制 PDE5 使 cGMP 的破坏减少而降低血压，当其代谢受阻导致血浓度升高时，这一作用增强）。

　　建议　西地那非与地拉韦定之间的相互影响明确，建议尽可能避免同时应用，以免导致明显低血压。至于是否可与奈韦拉平或依法韦恩茨同时应用，尚无成熟意见，但通常认为它们对西地那非（或其他 PDE5 抑制剂）代谢的综合影响不会像地拉韦定那么明显。

［西地那非（西那非尔，伟哥，万艾可，昔多芬）－利托那韦（爱治威）］[1]
Sildenafil（VIAGRA）－Ritonavir

　　要点　同时应用 5 型磷酸二酯酶（PDE5）抑制剂西地那非和人免疫缺陷病毒（human immunodeficiency virus，HIV）蛋白酶抑制剂利托那韦，可导致前者的作用和毒性增强。

　　有关药物　根据相互影响的机制推测，所有 HIV 蛋白酶抑制剂都可与西地那非发生类似相互影响，只是影响的程度有所不同。沙奎那韦、茚地那韦、氨普那韦，及其前体药物福沙那韦（膦沙那韦；fosamprenavir）、洛匹那韦（lopinavir）和阿扎那韦（atazanavir）的代谢都主要依赖于 CYP3A4，同时对 CYP3A4 有不同程度的抑制作用。在这些药物中，沙奎那韦对 CYP3A4 的抑制作用最弱，其次是洛匹那韦和阿扎那韦，茚地那韦和氨普那韦（及其前体药福沙那韦）对 CYP3A4 的抑制作用最强（但弱于利托那韦。氨普那韦对 CYP3A4 有同等程度的诱导作用）。奈非那韦与上述药物有所不同，其代谢主要由 CYP2C19 负责，其次是 CYP3A4 和 CYP2D6；对 CYP3A4 的抑制作用与茚地那韦和氨普那韦相当，同时对多种 CYP 有诱导作用。

可以预料，另外两种 PDE5 抑制剂他达拉非（tadalafil）和伐地那非（vardenafil）与利托那韦之间的类似相互影响也可发生。

机制　利托那韦既是 CYP3A4 和 CYP2D6 的底物，也是这两种酶的抑制剂（对 CYP3A4 也有中度诱导作用）。利托那韦对 CYP3A4 的抑制作用是所有 HIV 蛋白酶抑制剂中最强者，也是目前已知的最强效 CYP3A4 抑制剂之一。鉴于西地那非的代谢主要由 CYP3A4 负责，故其作用和毒性的增强可用利托那韦抑制 CYP3A4 从而阻碍其代谢加以解释（显然，对代谢的抑制包括竞争性和非竞争性两种成分。利托那韦对 CYP3A4 的诱导作用可部分抵消其对西地那非代谢的抑制）。

建议　用利托那韦（或其他 HIV 蛋白酶抑制剂）治疗期间避免给予西地那非等 PDE5 抑制剂。如果必须同时应用 HIV 蛋白酶抑制剂和西地那非的话，可考虑将西地那非减量应用，但具体剂量未标化（也参见［他达拉非（希爱力，犀利士，西力士）－替拉那韦/利托那韦］项下的内容）；另外，如果行得通的话，选用沙奎那韦代替利托那韦也许更安全一些。

［西地那非（西那非尔，伟哥，万艾可，昔多芬）－沙奎那韦］[2]
Sildenafil－Saquinavir

要点　同时应用西地那非和人免疫缺陷病毒（HIV）蛋白酶抑制剂沙奎那韦，前者的血浓度比单用时升高，作用增强，有可能导致明显低血压。

有关药物　根据相互影响的机制推测，沙奎那韦对另外两种选择性 PDE5 抑制剂他达拉非（tadalafil）和伐地那非（vardenafil）可发生类似影响。

所有 HIV 蛋白酶抑制剂的代谢都有 CYP3A4 的参与，同时对 CYP3A4 有不同程度的抑制作用；另外，部分制剂对 CYP3A4 尚有一定程度的诱导作用。因此，与 PDE5 抑制剂相互影响的程度有明显差别。沙奎那韦的代谢主要由 CYP3A4 负责，对 CYP3A4 的抑制作用最弱；利托那韦主要由 CYP3A4 代谢（也有 CYP2D6 的参与），对 CYP3A4 的抑制作用最强，但同时对 CYP3A4 也有中度诱导作用（见［西地那非－利托那韦］）；茚地那韦经 CYP3A4 广泛代谢，对 CYP3A4 有中度抑制作用；氨普那韦主要由 CYP3A4 代谢，像利托那韦一样既是 CYP3A4 的抑制剂（对 CYP3A4 的抑制作用弱于利托那韦），也是 CYP3A4 的诱导剂；奈非那韦的代谢主要由 CYP2C19 负责（也有 CYP3A4 的参与），对 CYP3A4 有中度抑制作用和中度诱导作用。对 PDE5 抑制剂代谢影响强度的综合结果依次为利托那韦＞茚地那韦＞沙奎那韦＞氨普那韦＞奈非那韦。

机制　西地那非和沙奎那韦的代谢都依赖于 CYP3A4，后者对 CYP3A4 尚有一定抑制作用。因此认为，西地那非作用的增强包括沙奎那韦对其代谢的竞争性抑制和非竞争性抑制两个因素（西地那非本身可通过抑制 PDE5 使 cGMP 的破坏减少而降低血压，当其代谢受阻导致血浓度升高时，这一作用增强）。

建议　虽然西地那非与沙奎那韦之间的相互影响明确，但部分研究表明，两者的同时应用所致严重低血压的发生率与 PDE5 抑制剂单用无统计学上的显著差异（这与在所有 HIV 蛋白酶抑制剂中沙奎那韦对 CYP3A4 的抑制作用最弱一说相吻合）。沙奎那韦治疗期间，西地那非减量应用是否会获得预期效果，尚不清楚，减量多少也未标化（也参见［他达拉非（希爱力，犀利士，西力士）－替拉那韦/利托那韦］项下的内容）。如果行得通的话，应用西地那非期间最好避免应用任何 HIV 蛋白酶抑制剂，特别是老年人和冠心病患者。

[西地那非（西那非尔，伟哥，万艾可，昔多芬）－柚汁（文旦汁）][3]
Sildenafil（VIAGRA）－Pummelo Juice

要点　Al-Ghazawi 等对 6 名健康男性约旦人进行的一项 2 阶段随机化交叉研究表明，空腹下用柚汁（新榨柚汁 250 ml）送服片剂型枸橼酸西地那非（相当于 50 mg 西地那非），可使单剂西地那非的口服生物利用度降低，C_{max} 降低约 40%（从对照的 212.44 ng/ml 降至 134.07 ng/ml），$AUC_{0\sim\infty}$ 从对照的 564.51 ng·h/ml 减至 336.87 ng·h/ml（Al-Ghazawi et al，2010）。

有关药物　柚汁与其他选择性 PDE5 抑制剂，如他达拉非（tadalafil）和伐地那非（vardenafil）等之间是否可发生类似相互影响，尚无证据。然而，部分证据表明，柚汁可导致他克莫司（tacrolimus）、环孢素（cyclosporine），及非洛地平（felodipine）等的 AUC 增加，这与其对西地那非的影响相反。

有证据表明，用葡萄柚汁（grapefruit juice）送服西地那非，可增加西地那非的 AUC 和 C_{max}，这与柚汁对西地那非药动学的影响相反。

机制　该影响的结果出乎意料（原以为柚汁会像葡萄柚汁一样，增加西地那非的生物利用度），确切机制尚不清楚。有谓柚汁中的某种或某些成分刺激 P-糖蛋白（确实有证据表明，葡萄柚汁可促进 P-糖蛋白介导的药物外排，只是该作用不足以抵消其对 CYP3A4 的抑制作用所造成的影响），或竞争 OATP1A2。是否起因于柚汁对理化因素的影响，抑或是柚汁中的某些成分与西地那非形成难以吸收的复合物，也未可知。有待进一步研究。

建议　尽管该影响的临床意义还不清楚，但西地那非利用度的降低高达 40%，有可能导致西地那非疗效的减弱。因此建议，避免用柚汁送服西地那非，服用西地那非后也不应立即饮用柚汁（通常认为两者间隔 2~4 小时可避免此种相互影响）。

[他达拉非（希爱力，犀利士，西力士）－替拉那韦/利托那韦][1]
Tadalafil（Cialis）－Tipranavir/Ritonavir

要点　Garraffo 等对 17 名 HIV 阴性健康男性受试者（包括白种人 16 名和黑种人 1 名）进行的一项序贯交叉研究表明，单剂他达拉非（10 mg）与单剂替拉那韦（500 mg）/利托那韦（200 mg）复方同时应用，与他达拉非单用相比，给药后 12 小时他达拉非的血浓度升高 44%，$AUC_{0\sim\infty}$ 增加 133%，但 C_{max} 降低约 22%；当替拉那韦/利托那韦血浓度处于稳态时，对单剂他达拉非 12 小时后的血浓度无影响，$AUC_{0\sim\infty}$ 也无明显改变，但其 C_{max} 降低 30%。他们的研究也表明，同时应用他达拉非，给药后 12 小时替拉那韦和利托那韦的血浓度分别降低 33% 和 64%，$AUC_{0\sim12}$ 分别减少 15% 和 40%，C_{max} 分别降低 14% 和 44%；当替拉那韦/利托那韦血浓度处于稳态时，单剂他达拉非可使给药后 12 小时替拉那韦的血浓度、$AUC_{0\sim12}$，及 C_{max} 分别降低 19%、10%，及 15%，利托那韦的上述指标则分别降低 14%、3%，及 13%（Garraffo et al，2011）。

有关药物　根据提出的机制推测，预料其他 5 型磷酸二酯酶（PDE5）抑制剂（如西地那非和伐地那非）与替拉那韦/利托那韦复方之间，以及他达拉非与其他利托那韦增效的复方 HIV 蛋白酶抑制剂之间，都有可能发生相互影响，但相互影响的方向和程度会有所不同。有关细节也参见 [西地那非（西那非尔，伟哥，万艾可）－伊曲康唑（依他康唑）] [西地那非（西那非尔，伟哥，万艾可）－利托那韦（爱治威）]，及 [西地那非（西那非尔，伟哥，万艾可）－沙奎那韦] 等项下的内容。

机制　已知他达拉非主要在肝中经 CYP3A4 代谢为一种儿茶酚，然后通过甲基化和广泛的葡糖醛酸化生成主要代谢物甲基儿茶酚葡糖醛酸化物（体内外研究表明，治疗量下其代谢物无药理活性），尚无证据表明其体内过程与 P-糖蛋白有何关联。利托那韦主要经由 CYP3A4 代谢，也有 CYP2D6 的参与，同时对这两种酶兼有抑制和诱导作用；替拉那韦不但是 CYP3A4 的底物和抑制剂，也是 CYP3A4、CYP1A2、CYP2C9、CYP2D6，及 P-糖蛋白的强效诱导剂。因此认为，该相互影响起因于上述药物对酶诱导和抑制（包括竞争性抑制和非竞争性抑制）作用的综合结果。

不难看出，他达拉非与替拉那韦/利托那韦之间相互影响的结果难以预料。这不单是因为它们的体内过程复杂，对酶的抑制和诱导作用兼有，也因为他达拉非的应用往往不规律，替拉那韦/利托那韦应用之初以及稳态下对他达拉非药动学的影响有明显差别（在应用之初往往仅表现为对酶的抑制作用所带来的影响，但随着应用的持续，酶诱导作用逐渐表现出来，甚或抵消或超过其对酶抑制作用所造成的影响）。

建议　大部分 HIV 感染者存在勃起功能障碍（可能原因很多，包括内科和精神方面的因素，例如性腺功能低下、抑郁、脂肪代谢不良、神经病，及抗反转录病毒药或其他药物的应用），为改善生命质量，需要采用药物治疗。他达拉非不但应用方便（可供口服），而且作用持久（长达 36 小时，是目前可得到的所有 PDE5 抑制剂中作用时间最长者），因此是当下临床上最常处方的治疗勃起功能障碍的药物。

目前临床上应用的 HIV-1 蛋白酶抑制剂大多既是 CYP3A4 的底物，也是 CYP3A4 的抑制剂，且多半对 CYP3A4 具有诱导作用。因此，尽管与他达拉非相互影响的结果难以预料，但相互影响确实存在，是临床治疗中应该注意的问题。如果必须同时应用替拉那韦/利托那韦复方和他达拉非，Garraffo 等根据他们的研究结果建议，于开始应用替拉那韦/利托那韦的最初几天，他达拉非可减为常用量的半量应用，当替拉那韦/利托那韦达稳态时（通常在连续治疗 1 周后），即可改为常用量。

［托哌酮（甲苯哌丙酮，甲哌酮，脑脉宁）－其他药物］³
Tolperisone－Other Drugs

要点　托哌酮是一种具有中枢性肌松作用的血管扩张药，临床上可用于闭塞性血管病、脑卒中后遗症、末梢神经疾患、脑性麻痹症等的治疗，对各种脑血管病引起的头痛、耳鸣、失眠，及记忆力减退等症状也有一定疗效。托哌酮在体内的氧化代谢主要由 CYP2D6 负责，其次是 CYP2C19，也部分涉及 CYP2B6 和 CYP1A2。据此推测，可与许多药物发生药动学方面的相互影响。然而，到目前为止，与其他药物发生明显相互影响的临床报道并不多。

Pawlowska 等对 28 名高加索男性志愿者进行的一项单剂研究表明，CYP2D6 基因多态性影响托哌酮在体内的药动学参数。与纯合子野生型 CYP2D6 * 1/ * 1 携带者相比，杂合子 CYP * 1/ * 4 和 CYP * 1/ * 5 携带者的平均 $AUC_{0\sim\infty}$ 分别增加 1.1 倍和 2.4 倍，平均 C_{max} 分别升高 83% 和 280%。相比之下，尽管 CYP2C19 基因多态性也某种程度地影响托哌酮在体内的药动学，但不像 CYP2D6 基因多态性那么明显；与纯合子野生型 CYP2C19 * 1/ * 1 携带者相比，杂合子 CYP2C19 * 1/ * 2 携带者的 $AUC_{0\sim\infty}$ 和 C_{max} 分别增加 95% 和 63%；然而，口服清除率降低比较明显，从 4172.05 L/h 降至 1429.45 L/h，降幅接近 70%（Pawlowska et al，2015）。

建议　在获得进一步的临床资料前，同时应用托哌酮和 CYP 底物、抑制剂或诱导剂时，应考虑到相互影响的可能性，特别是与 CYP2D6 的底物、抑制剂或诱导剂同用时。另外，根据 Pawlowska 等的研究结果，CYP2D6 和（或）CYP2C19 基因多态性有可能影响托哌酮的疗效及毒副作用的发生率，因此所用剂量应个体化。然而，CYP2D6 和 CYP2C19 基因分型并非所有诊所都能做到，故欲采用托哌酮治疗，药物治疗监测是行之有效、也是提倡采用的措施。

（滕文静　崔庆新　张云芹）

主要参考文献

Al-Ghazawi MA，et al，2010. The effects of pummelo juice on pharmacokinetics of sildenafil in healthy adult male Jordanian volunteers. *Eur J Clin Pharmacol*，66：159-163

Burgess G，et al，2008. Mutual pharmacokinetic interactions between steady-state bosentan and sildenafil. *Eur J Clin Pharmacol*，64：43-50

Garraffo R，et al，2011. Effect of Tipranavir/Ritonavir Combination on the Pharmacokinetics of Tadalafil in Healthy Volunteers. *J Clin Pharmacol*，51：1071-1078

Paul GA，et al，2005. Bosentan decreases the plasma concentration of sildenafil when coprescribed in pulmonary hypertension. *Br J Clin Pharmacol*，60（1）：107-112

Pawlowska M，et al，2015. Influence of CYP2D6 and CYP2C19 genetic polymorphism on the pharmacokinetics of tolperisone in healthy volunteers. *Eur J Clin Pharmacol*，71：699-705

Wrishko RE，et al，2008. Pharmacokinetic Interaction Between Tadalafil and Bosentan in Healthy Male Subjects. *J Clin Pharmacol*，48：610-618

第八章　降血脂药

[氯贝丁酯（氯贝特，安妥明，冠心平）－肾功能不全][2]
Clofibrate－Renal Insufficiency

要点　肾功能不全的患者应用贝特类（苯氧芳酸类）降脂药氯贝丁酯后，毒副作用增加。

氯贝丁酯本身可致肌痛，伴有血浆肌酸磷酸激酶水平升高，偶可累及心肌；有证据表明，肾病患者更易发生。

有关药物　凡是有肾功能不全的患者，所有贝特类降脂药（如利贝特、非诺贝特、环丙贝特等）的毒副作用都增加，但吉非贝齐所受影响可能小一些（Bersot，2011）。

机制　贝特类降脂药主要以葡糖醛酸化物的形式经肾排泄，肾功能不全时排泄受损，是该影响的机制。肾病患者往往有血清白蛋白水平降低，而贝特类药物95％以上与白蛋白结合。当白蛋白水平降低时，游离药物血浓度升高，也是肾病患者毒副作用发生率增加的原因。

建议　肾功能不全或肾病患者禁用氯贝丁酯等贝特类降脂药。

[氯贝丁酯（氯贝特，安妥明，冠心平）－肝功能不全][2]
Clofibrate－Hepatic Insufficiency

要点　肝功能受损者应用氯贝丁酯后，可加重肝损害。

有关药物　同类药非诺贝特、苯扎贝特、吉非贝齐等也可导致肝损害。

建议　肝功能受损者禁用氯贝丁酯。

其他可致肝损害或损伤肝功能的药物尚有：吩噻嗪类抗精神病药（以氯丙嗪最严重，奋乃静、氟奋乃静，及三氟拉嗪也可引起，但较轻）；某些镇静催眠药（如地西泮、氯氮䓬、甲丙氨酯等）；部分抗癫痫药（如苯妥英、扑米酮、三甲双酮、丙戊酸钠等，丙戊酸钠引起者已有致死报道）；麻醉药（如氟烷、甲氧氟烷、恩氟烷等）；解热镇痛药（如水杨酸类的阿司匹林、水杨酸钠等以及对乙酰氨基酚、非那西汀、保泰松、非诺洛芬、吲哚美辛、氯芬那酸、双氯芬酸等，已有大剂量保泰松引起肝损害导致死亡的报道）；甲基多巴（可致肝硬化，有致死报道）；部分抗心律失常药（如奎尼丁、胺碘酮）；烟酸（大剂量长期应用）；同化激素（甲睾酮、去氢甲睾酮、苯丙酸诺龙等）；口服降糖药（如甲苯磺丁脲、氯磺丙脲等）；抗甲状腺药（如甲硫氧嘧啶、丙硫氧嘧啶、甲巯咪唑等）；某些抗生素（如四环素、依托红霉素、氯霉素、林可霉素、克林霉素，青霉素类中的羧苄西林、苯唑西林、替卡西林等，头孢菌素类的头孢拉定和头孢氨苄）；磺胺类药物；呋喃唑酮；抗结核药（如异烟肼、利福平、对氨基水杨酸、吡嗪酰胺、乙硫异烟胺、丙硫异烟胺、乙胺丁醇等）；氨苯砜；氯喹；伯氨喹；阿的平；锑剂；硝硫氰胺；部分抗肿瘤药（如甲氨蝶呤、巯嘌呤、氮芥类、放线菌素、丝裂霉素、门冬酰胺酶等）；别嘌醇；丙磺舒；硫唑嘌呤；糖皮质激素；雌激素；肼屈嗪；卡托普利；H_2受体阻断药（如西咪替丁、雷尼替丁）。

[氯贝丁酯（氯贝特，安妥明，冠心平）－普萘洛尔（心得安）][2]
Clofibrate－Propranolol

要点　正在应用氯贝丁酯治疗的高脂血症患者，如因其他原因加用普萘洛尔，可使氯贝丁酯的降三酰甘油（甘油三酯）作用减弱，HDL胆固醇水平降低（Michel et al，2011）。

有关药物　理论上，所有无内在拟交感活性的β受体阻断药（包括第一代的非选择性β受体阻断药噻吗洛尔、纳多洛尔、索他洛尔以及第二代的选择性的 β_1 受体阻断药阿替洛尔、美托洛尔、比索洛尔、艾司洛尔、倍他洛尔等）都可削弱氯贝丁酯的降三酰甘油作用（这些药物同时可降低 HDL 胆固醇，但总胆固醇水平无改变），而具有内在拟交感活性的 β 受体阻断药（如第一代的非选择性的 β 受体阻断药吲哚洛尔、阿普洛尔、氧烯洛尔、喷布洛尔和第三代的非选择性 β 受体阻断药拉贝洛尔、卡替洛尔、地来洛尔以及第二代的选择性 β_1 受体阻断药醋丁洛尔、丁呋洛尔和第三代的选择性 β_1 受体阻断药塞利洛尔等）对血浆三酰甘油很少或无类似影响（这些药物尚有可能增加 HDL 胆固醇水平）。已证明无明显内在拟交感活性的第三代非选择性 β 受体阻断药卡维地洛和氨磺洛尔也像拉贝洛尔等一样，此种影响甚微（第三代的非选择性 β 受体阻断药兼具 α 受体和 β 受体阻断作用，故也被称为 α、β 受体阻断药或具有扩血管作用的 β 受体阻断药）。

根据此种影响的机制推测，所有贝特类（如非诺贝特、利贝特，及环丙贝特等）以及苯氧乙酸类的吉非贝齐等降脂药的降脂作用都可受普萘洛尔的影响。

机制　普萘洛尔的 β_1 受体阻断作用是其使三酰甘油升高的原因（实际上是普萘洛尔的升三酰甘油作用部分掩盖了氯贝丁酯的降三酰甘油作用），因为 β_1 受体兴奋促进人体脂肪的分解（β_1 受体介导脂肪组织中激素敏感性脂酶的激活，从而导致游离脂肪酸释放进入循环中，以供肌肉活动之用；当 β_1 受体被阻断后，脂肪分解减少，三酰甘油积聚）。普萘洛尔阻断 β_2 受体，抑制肝糖原及肌糖原分解，血糖降低，从而导致胰岛素分泌减少，胰高血糖素分泌增加，使 HMG CoA 还原酶合成下降，可能是 HDL 胆固醇降低的原因。

建议　鉴于所有非选择性的 β 受体阻断药都可升高血三酰甘油，降低 HDL 胆固醇，增加 LDL（低密度脂蛋白）胆固醇（尽管总胆固醇的水平无改变），因此，需要应用氯贝丁酯等降脂药治疗的高脂血症患者，如果同时患有高血压（或其他疾患）而需要 β 受体阻断药治疗的话，最好选用兼有内在拟交感活性的选择性 β_1 受体阻断（特别是第三代的塞利洛尔）或第三代非选择性 β 受体阻断药（如卡替洛尔、卡维地洛）；塞利洛尔和卡替洛尔具有内在拟交感活性，对血脂非但无不良影响，尚可增加 HDL 胆固醇的水平；卡维地洛兼有 α_1 受体阻断作用，可降低血三酰甘油以及 LDL 胆固醇水平，增加 HDL 胆固醇水平（Westfall et al，2011）。另外，当前用于高血压治疗的药物有多种，故也可选用对血脂无不良影响的药物代替普萘洛尔（也参见［普萘洛尔－高血压伴高脂血症］）。

［氯贝丁酯（氯贝特，安妥明，冠心平）－丙磺舒（羧苯磺胺）］[3]
Clofibrate－Probenecid

要点　对 4 名健康受试者进行的研究表明，同时应用丙磺舒和氯贝丁酯，使祛脂酸（氯贝丁酯脱酯化的活性型，存在于经肠道吸收之后）清除率降低，平均祛脂酸血浓度加倍，而其平均游离血浓度增加 3 倍。该种相互影响的临床意义未曾确定，但氯贝丁酯的治疗作用和毒性作用有可能增强。

有关药物　根据药理作用推测，预料氯贝丁酯与另一促尿酸排泄药磺吡酮之间可发生类似相互影响。

机制　应用丙磺舒期间祛脂酸结合的减少并非起因于丙磺舒的直接蛋白结合置换。丙磺舒的代谢物或丙磺舒对血浆成分的影响也许是使其结合减少的原因。另有证据表明，丙磺舒抑制祛脂酸以及祛脂酸葡糖醛酸络合物经肾小管的主动分泌，结果导致祛脂酸及其葡糖醛酸络合物在血浆中积聚（积聚的葡糖醛酸络合物可重新水解为祛脂酸）。另外，丙磺舒也有可能通过竞争性抑制作用，抑制祛脂酸葡糖醛酸络合物的形成。

建议　虽然该相互影响的临床意义未曾确定，但同用期间仍有必要观察患者，必要时减少氯贝丁酯的用量。

［氯贝丁酯（氯贝特，安妥明，冠心平）－口服避孕药］[3]
Clofibrate－Oral Contraceptive Agents（Oral contraceptives）

要点　同时应用氯贝丁酯和口服避孕药，前者的降三酰甘油作用可能减弱。

有关药物　根据相互影响的机制推测，氯贝丁酯与所有雌激素类制剂（如炔雌醇、炔雌醚、尼尔雌醇等）之间都可发生类似相互影响。口服避孕药与其他苯氧芬酸类降血脂药（如非诺贝特、苯扎贝特、环丙贝特等）之间的类似相互影响也有可能发生。

机制 口服避孕药中所含有的雌激素有升高三酰甘油的作用，这一作用可部分抵消氯贝丁酯降三酰甘油的疗效。

建议 应用氯贝丁酯等降血脂药治疗期间如果需要避孕的话，最好采用不含雌激素的外用避孕药或器具避孕。如欲应用口服避孕药避孕，应密切注意观察血脂的控制情况。

［考来烯胺（消胆胺，降胆敏）－高三酰甘油血症］[2]
Cholestyramine－Hypertriglyceridemia

要点 高三酰甘油血症患者应用考来烯胺治疗后，血三酰甘油水平可显著增加。

有关药物 已经证明另一种阴离子交换树脂（胆酸络合剂）考来替泊对高三酰甘油血症患者可产生类似影响。根据该影响的机制推测，其他阴离子交换树脂，例如降胆葡胺、地维烯胺等，对高三酰甘油血症患者可产生类似影响。但是，初步报道表明，同属阴离子交换树脂的考来维仑（colesevelam）不明显升高血三酰甘油水平。新型阴离子交换树脂考来替兰（colistilan）是否可产生类似影响，尚未见报道。

机制 实际上这是一种药物－疾病间的相互影响，考虑到此点往往被忽略，所以在这里做一简单陈述。考来烯胺之所以升高血三酰甘油水平，原因在于其增加胆酸排泄、打断胆酸的肠肝循环后，使胆酸的生成增加，结果伴有肝三酰甘油合成的增加。

建议 血三酰甘油水平正常者，考来烯胺（或其他阴离子交换树脂）可短暂增加三酰甘油水平，但很快会恢复至基础值，故不会造成什么不良影响。然而，血三酰甘油水平本已升高者（特别是水平＞250 mg/dl 的患者），阴离子交换树脂可使之显著持续增加。因此，这样的患者禁用阴离子交换树脂治疗。虽然有证据表明考来维仑在降胆固醇的同时不明显升高血三酰甘油水平，但是通常建议高三酰甘油血症患者最好也避免应用；如欲应用，应经常（每 1～2 周一次）测定空腹三酰甘油水平，直至稳定为止。

［洛伐他汀（美降脂，美维诺林）－地高辛（狄戈辛）］[2]
Lovastatin－Digoxin

要点 同时应用地高辛和洛伐他汀，肌病和横纹肌溶解的发生率明显增高（可达 5％；危险性的增加与他汀类的血浓度呈正比）。

有关药物 根据相互影响的机制推测，阿托伐他汀（阿伐他汀）和辛伐他汀与地高辛之间可发生类似相互影响，因为它们也像洛伐他汀一样，主要由 CYP3A4 代谢。氟伐他汀主要由 CYP2C9 代谢（但是也有 CYP3A4 和 CYP2C8 的参与），瑞舒伐他汀（rosuvastatin；罗苏伐他汀）的代谢也不明显受 CYP3A4 的影响，而普伐他汀的代谢与 CYP 酶系统关系不大，预料与地高辛的类似相互影响不会那么明显。然而，由于普伐他汀和氟伐他汀单用时都有引起肌病的报道，故与任何他汀类的联合治疗都应细心加以权衡。另外，同时应用瑞舒伐他汀和吉非贝齐（gemfibrozil）时发生肌病的情况多见且明显。吉非贝齐对瑞舒伐他汀的葡糖醛酸化或羟化代谢无任何影响（而葡糖醛酸化或羟化代谢恰恰是其他他汀类的主要代谢途径），但可抑制有机阴离子载体 1B1（OATP1B1），从而影响肝细胞对羟酸型他汀类（包括瑞舒伐他汀）的再摄取（这一点与地高辛明显不同），因此两者的联用应予避免。

机制 已知洛伐他汀的生物转化由 CYP（主要是 CYP3A4）和葡糖醛酸化酶负责，而地高辛有一部分（尽管不足 10％）在肝中的代谢经由这两种酶催化，因此认为洛伐他汀血浓度的增加与地高辛对 CYP 和葡糖醛酸化酶的竞争性抑制有关。可能还存在其他机制。

建议 如果必须同时应用他汀类和地高辛（或者其他可使他汀类血浓度增加的药物），优先考虑临床应用经验较多的洛伐他汀、辛伐他汀，及普伐他汀，当然还应权衡性（降低 LDL-C 的疗效）价比，因为他汀类的治疗一旦开始，往往是终身的；他汀类药物的剂量不应高于其最大量的 25％，这一剂量相当于瑞舒伐他汀 10 mg 或其他他汀类 20 mg。

［洛伐他汀（美降脂，美维诺林）－胺碘酮（乙胺碘呋酮，安律酮）][2]
Lovastatin－Amiodarone

要点　同时应用胺碘酮和他汀类降血脂药洛伐他汀，可增加洛伐他汀所致肌病的危险（Bersot，2011）。

有关药物　根据相互影响的机制推测，辛伐他汀、阿托伐他汀（阿伐他汀），及西立伐他汀（cerivastatin）与胺碘酮之间可发生类似相互影响，因为它们像洛伐他汀一样，也主要经 CYP3A4 代谢。氟伐他汀大部分（50％～80％）由 CYP2C9 代谢，但也有 CYP3A4（和 CYP2C8）的参与，预料与胺碘酮之间可发生类似相互影响。瑞舒伐他汀（rosuvastatin）仅有一小部分经 CYP2C9 和 CYP3A4 代谢，预料与胺碘酮之间的相互影响不明显。普伐他汀主要以原形经胆汁和肾排泄，与 CYP 系统的关系不大，故与胺碘酮之间不太可能发生类似相互影响。

机制　胺碘酮本身的代谢有 CYP3A4 的参与，本身及其代谢物脱乙基胺碘酮对多种 CYP（包括 CYP3A4、CYP2C9、CYP1A2，及 CYP2D6）有抑制作用。已知洛伐他汀的生物转化主要由 CYP3A4 负责（也有 UGT 的参与，但与该相互影响无关）。因此认为，两者联用时，胺碘酮通过对 CYP3A4 的竞争性和非竞争性抑制作用阻碍洛伐他汀的代谢，从而使其血浓度升高，是该相互影响的机制（他汀类降血脂药单用也有导致肌病的副作用，但发生率不足 0.01％；然而，当其血浓度升高时，肌病的发生成比例的增加）。

建议　胺碘酮和洛伐他汀之间的相互影响明确，故应避免两者的同时应用。另外，胺碘酮的半衰期较长（13～103 天），停用后该相互影响仍可持续很长时间，故于停用后数周内最好避免给予洛伐他汀。已经证明 CYP 不明显涉及普伐他汀的代谢，因此，在胺碘酮治疗期间如果需要他汀类降血脂药的话，可考虑用其代替洛伐他汀（虽然瑞舒伐他汀也可考虑，但其应用经验尚少）。

注：Yin 等对 23 名健康男性中国人进行的一项研究表明，洛伐他汀内酯（lovastatin lactone）在体内的代谢存在明显的个体差异，这种差异与 CYP2D6 多态性相关。与野生型 CYP2D6（*CYP2D6 wt/wt*）基因组相比，*CYP2D6 wt/*10*、**10/*10*、**10/*5*、**5/*5* 各组洛伐他汀内酯的药时曲线下面积（AUC）$_{0\sim\infty}$ 比值平均分别增加至 1.57、2.11、2.52，及 5.84，其血浆清除率分别下降 40.4％、53.1％、63.8％，及 84.2％。然而，洛伐他汀酸（lovastatin acid）的药动学各基因组间无明显差别（Yin et al，2012）。曾有报道表明，辛伐他汀（simvastatin）的降胆固醇作用和（或）耐受性也与 CYP2D6 的多态性有关（辛伐他汀也以内酯型应用），可见内酯型他汀类在体内的代谢涉及 CYP2D6。

目前临床上应用的他汀类多属羟酸型，但辛伐他汀和洛伐他汀除外。辛伐他汀和洛伐他汀以其内酯型（即辛伐他汀内酯和洛伐他汀内酯）应用，它们必须在肝中转化为相应的 β-羟酸型才能发挥作用。他汀类的口服吸收从 30％～85％ 不等，但因为存在广泛的首过肝摄取（这一摄取过程主要由有机阴离子转运多肽——OATP1B1——负责），故口服生物利用度仅有 5％～30％。多数研究表明，他汀类（不管是内酯型还是羟酸型）在体内的氧化代谢主要由 CYP3A4 负责，但如上所述，内酯型他汀类的代谢与 CYP2D6 有某种程度的关联。有证据表明，洛伐他汀内酯在人肝微粒体内的代谢主要发生在 6′-位上，由此生成两种代谢物，分别是 6′-β-羟洛伐他汀（6′beta-hydroxy-lovastatin）和 6′-表亚甲基洛伐他汀（6′-exomethylene-lovastatin）；这两种代谢物进一步水解为羟酸型后才能发挥作用。根据目前可得到的资料推测，也许在 CYP2D6 作用下生成的代谢物进一步水解为活性的羟酸型比较缓慢；如果存在 CYP2D6 基因缺陷，那就有可能通过其他途径的代偿，生成更多的容易转变为活性羟酸型的代谢物，这也许是 CYP2D6 基因缺陷者洛伐他汀和辛伐他汀降胆固醇作用增强的原因。果真如此的话，CYP2D6 基因多态性就具有一定临床意义，例如，东方人 CYP2D6 乏代谢型的发生率有 1％，白种人有 7％～10％，东亚人 CYP2D6 中间代谢型的发生率高达 50％（而在白种人中则少见）。这些个体在内酯型洛伐他汀（或辛伐他汀）血浓度增加、降胆固醇作用增强的同时，不良反应的发生率也可能增加。相对于羟酸型，内酯型的他汀类脂溶性更高，故也更容易穿透细胞膜。Yin

等认为，这有可能导致他汀类的毒性增加。

CYP2D6 多态性对内酯型他汀类的药动学和药效学确实存在某种程度的影响，但其临床意义尚难以定论，有必要进行进一步的大规模基础和临床研究。

另外，Birmingham 等对来自不同种族的个体（包括中国人 34 名、日本人和高加索人各 31 名）进行的一项研究表明，*SLCO1B1*（OATP1B1）以及 *ABCG2*（BCRP）基因多态性对辛伐他汀（simvastatin）、辛伐他汀酸（simvastatin acid）、阿托伐他汀（atorvastatin；阿伐他汀），及瑞舒伐他汀（rosuvastatin；瑞伐他汀）的药动学有不同程度的影响。与高加索人相比，中国人和日本人辛伐他汀的 AUC 分别增加 23％和 12％，辛伐他汀酸的 AUC 分别增加 28％和 34％，阿托伐他汀的 AUC 分别增加 53％和 69％，瑞舒伐他汀的 AUC 则分别增加 86％和 55％。各种他汀类的 C_{max} 也成比例的升高。即使同属野生型 *SLCO1B1* 和 *ABCG2* 基因携带者，中国人和日本人辛伐他汀酸、阿托伐他汀，及瑞舒伐他汀的 AUC 也都高于高加索人（Birmingham et al，2015）。可见，在应用他汀类降脂药时，不但要考虑 *SLCO1B1* 和 *ABCG2* 的基因多态性，也要考虑到种族问题。

［洛伐他汀（美降脂，美维诺林）－米贝地尔］[1]
Lovastatin－Mibefradil

要点 同时应用洛伐他汀和抗高血压药米贝地尔（T 型钙通道拮抗剂，也作用于 L 型钙通道），可导致肌病和（或）横纹肌溶解的发生率增加。

有关药物 有报道表明，所有他汀类降脂药（包括辛伐他汀、普伐他汀、氟伐他汀、阿托伐他汀等）所致肌病的危险都可因米贝地尔的同时应用而增加（Bersot，2011）。

机制 有关该影响的确切机制尚未见报道，但可能涉及 CYP（特别是 CYP3A4）、P-糖蛋白和（或）UGT（UDP-葡糖醛酰转移酶）（也参见［洛伐他汀－吉非贝齐］［洛伐他汀－胺碘酮］，及［洛伐他汀－地高辛］）。

建议 该影响明确，建议避免两者同时应用。有报道表明，同时应用削弱他汀类代谢和（或）干扰肝对他汀类摄取的药物，使肌病和横纹肌溶解的发生率增加 50％～60％，其中有 2％是由同时应用米贝地尔引起，可见其发生率还是比较高的。

［洛伐他汀（美降脂，美维诺林）－烟酸（尼克酸，维生素 B_3，维生素 PP）］[2]
Lovastatin－Niacin（Nicotinic Acid）

要点 同时应用洛伐他汀和烟酸，有引起肌病的报道。

有关药物 根据相互影响的机制推测，所有他汀类（包括普伐他汀、辛伐他汀、氟伐他汀、阿托伐他汀，及瑞舒伐他汀）都可与烟酸发生类似相互影响。

机制 该相互影响可能起因于两者对骨骼肌胆固醇合成抑制作用的相加，可见是一种药效学方面的相互影响。

建议 了解此种相互影响具有一定临床意义，因为两类药物的联合应用是临床上治疗混合型高脂血症经常采用的方案（缓释型烟酸不但可有效降低血清胆固醇、LDL，及三酰甘油，尚可升高HDL。两类药物的联合对高三酰甘油血症伴有 LDL-C 升高的混合型高脂血症尤为适用）。如果需要联用，他汀类的剂量不应超过常用最大量的 25％，并应告知患者当发生流感样肌痛时立即停止治疗。联合应用烟酸和他汀类的患者，在出现症状前常规测定肌酸激酶（CK），并不一定能觉察到严重肌病，因为肌病往往在联用数年后才发生。

临床上有 20 mg 洛伐他汀（或辛伐他汀）与 500 mg、700 mg 或 1000 mg 缓释型烟酸组成的复方制剂可供选用，但这种固定剂量组合的复方很少有患者适用（Bersot，2011），临床用量往往需个体化。

注：患者应用烟酸的依从性较差，即使采用缓释型烟酸，也可导致 75％的患者因潮红（表现为皮肤血管扩张、皮温升高、燥热，及瘙痒）的副作用而停用，阿司匹林仅能使这一不良反应的发生率降低 30％（阿司匹林的这一作用可能起因于前列腺素 D_2 合成的减少）。Papaliodis 等采用大鼠进行

的一项研究表明，黄酮类的木犀草素（毛地黄黄酮；luteolin）以及槲皮素（栎精；quercetin）可使烟酸升高皮温的不良作用分别降低88%和96%，其作用远比阿司匹林（30%）明显。木犀草素和槲皮素在这方面的作用之所以强于阿司匹林，原因在于它们对前列腺素 D_2（PGD_2）以及 5-羟色胺（5-HT）的血浓度都有明显影响（目前认为，烟酸的致潮红作用不但涉及 PGD_2 合成和释放的增加，也涉及 5-HT 血浓度的升高；Papaliodis 等的研究结果表明，烟酸可使大鼠 PGD_2 及 5-HT 的血浓度加倍）。如果木犀草素和槲皮素在人体内的作用也如此的话，就烟酸所致潮红的预防而论，有可能成为阿司匹林的良好代用品。

［洛伐他汀（美降脂，美维诺林）－吉非贝齐（诺衡，二甲苯氧庚酸）][1]
Lovastatin－Gemfibrozil

要点　同时应用他汀类（statins）降血脂药洛伐他汀和贝特类（苯氧芳酸类；fibrates）降血脂药吉非贝齐，两者的血浓度都增加，作用增强，肌病的发生率增高（Bersot，2011）。

有关药物　除辛伐他汀和洛伐他汀外，目前临床上应用的所有他汀类 HMG-CoA 还原酶抑制剂都是 β-羟基酸型；辛伐他汀和洛伐他汀是无活性的内酯型，需要在肝中分别转化为辛伐他汀酸和洛伐他汀酸发挥作用。

根据相互影响的机制推测，洛伐他汀与其他贝特类降血脂药（如氯贝丁酯、非诺贝特、苯扎贝特、环丙贝特）之间以及吉非贝齐与其他他汀类降血脂药（如辛伐他汀、氟伐他汀、阿托伐他汀、及瑞舒伐他汀等）之间可发生类似相互影响。他汀类与氯贝丁酯以及非诺贝特之间的类似相互影响已经证实。但是他汀类与非诺贝特之间的相互影响不涉及对 UGT 的竞争，因为负责非诺贝特代谢的葡糖醛酸化酶（尿苷二磷酸葡糖醛酰转移酶；UGT）与负责他汀类代谢的 UGT 不同，故相互影响不像他汀类－吉非贝齐之间那么明显。Whitfield 等的研究表明，非诺贝特（160 mg 每日 2 次）对阿托伐他汀（阿伐他汀；atorvastatin）的活性羟酸型以及阿托伐他汀或 2-羟阿托伐他汀的无活性内酯型之 $AUC_{0\sim\infty}$ 都无影响，但可使 4-羟阿托伐他汀的无活性内酯型之 $AUC_{0\sim\infty}$ 明显增加；阿托伐他汀及其代谢物的半衰期有某种程度的缩短（从 16% 到 31% 不等）（Whitfield et al，2011）。

根据药动学特点推测，羟酸型他汀类的阿托伐他汀（阿伐他汀；atorvastatin）以及瑞舒伐他汀（罗伐他汀；rosuvastatin）与吉非贝齐之间的相互影响更明显，原因在于肝对羟酸型他汀类的摄取依赖于有机阴离子载体 1B1（OATP1B1），而吉非贝齐可抑制 OATP1B1，妨碍摄取，从而影响经肝的代谢。例如，Whitfield 等的研究表明，吉非贝齐 600 mg 每日 2 次，可使阿托伐他汀及其代谢物的 $AUC_{0\sim\infty}$ 都增加（内酯型阿托伐他汀的 $AUC_{0\sim\infty}$ 除外），C_{max} 也升高（阿托伐他汀的 C_{max} 除外），这与非诺贝特－阿托伐他汀之间相互影响的结果有明显不同（Whitfield et al，2011）。虽然吉非贝齐对瑞舒伐他汀的葡糖醛酸化和氧化代谢几乎无影响，但有证据表明，当两者同用时可使后者的浓度加倍。

同属他汀类降脂药的匹伐他汀（匹他伐他汀；pitavastatin）临床应用经验很少，但已证明吉非贝齐可阻碍其清除，升高其血浓度（与吉非贝齐对 OATP1B1 的抑制有关）。

机制　该相互影响的机制是多重的。已知洛伐他汀以及其活性型洛伐他汀酸的生物转化主要由 CYP3A4 和葡糖醛酸化酶（尿苷二磷酸葡糖醛酰转移酶；UGT）负责，而吉非贝齐主要经 UGT 代谢，同时对 OATP1B1 有抑制作用，两者同用时一可竞争经 UGT 的代谢，二可抑制洛伐他汀酸经肝 OATP1B1 的摄取，从而导致洛伐他汀及其羟酸型血浓度升高，作用和毒性增强。另外，两者单用时都可引起肌病（洛伐他汀单用时肌病的发生率不到 0.01%，但随血浓度的增加可成比例增加；吉非贝齐单用时，也偶可发生肌病或肌病综合征），同用时这一毒性相加或协同（肌病和横纹肌溶解的发生率可高达 5%）。最后，吉非贝齐也可抑制 CYP（尽管这一作用很微弱），从而干扰洛伐他汀的生物转化，也是相互影响的原因之一。

建议　他汀类降血脂药属于羟甲基戊二酰辅酶 A（HMG-CoA）还原酶抑制剂，主要降低 LDL 胆固醇；贝特类降血脂药主要降低三酰甘油，减少 VLDL 的合成。两类降血脂药联合应用治疗混合型高脂血症是临床上经常采用的措施。但是，鉴于洛伐他汀与吉非贝齐之间的相互影响明确，已有因此种相互影响发生横纹肌（骨骼肌）溶解导致急性肾衰竭的报道。因此，两者的联用应慎重。如欲联用，吉非贝齐可采用通常的最大剂量，他汀类的剂量不超过最大量的 25％，并指导患者了解有关肌病和横纹肌溶解的症状，每隔 3 个月详细询问病史，测定肌酸激酶（CK），直至稳定为止。匹伐他汀与吉非贝齐的联用应慎重（Bersot，2011）。

瑞舒伐他汀与贝特类降血脂药的联用最好避免；如果必须联用吉非贝齐，瑞舒伐他汀的剂量不应超过 10 mg。肾功能不全的患者，特别是老年人，应避免他汀类与贝特类的联合应用。肝、肾功能受损的患者即使单用贝特类也应十分谨慎（有些权威人士将肝、肾功能不全列为贝特类的相对禁忌证）。

另外，已经证明非诺贝特（fenofibrate）不干扰他汀类的葡糖醛酸化代谢，与他汀类联用时发生肌病的危险性较小，可考虑用其代替吉非贝齐（目前认为，非诺贝特是对他汀类代谢影响最小、与他汀类联用最安全的贝特类）。辛伐他汀每日 80 mg（或瑞舒伐他汀每日 10 mg）与非诺贝特每日 160 mg 联用，未见有明显的药动学相互影响。

注：在所有肌病和横纹肌溶解的病例中，有 50％～60％ 是因同时应用削弱他汀类代谢或影响肝对他汀类摄取的药物所致，其中以与贝特类的联用时最多见，特别是吉非贝齐（可高达 38％），其他依次是地高辛（5％）、环孢素（4％）、华法林（4％）、大环内酯类抗生素（3％）、米贝地尔（mibefradil，选择性 T 型钙通道阻滞药，对 L 型钙通道也有抑制作用；占 2％），及唑类抗真菌药（1％）。其他可增加他汀类肌病危险性的药物尚有烟酸、HIV 蛋白酶抑制剂（有关细节参见［洛伐他汀（美维诺林，美降脂）－利托那韦］）、抗心律失常药胺碘酮，及抗抑郁药萘法唑酮（本身由 CYP3A3/4 代谢，同时对 CYP3A3/4 有抑制作用）（详细内容参见有关章节）。上述药物与他汀类的联用最好避免（Bersot，2011）。

［洛伐他汀（美降脂，美维诺林）－萘法唑酮］[2]
Lovastatin－Nefazodone

要点 同时应用洛伐他汀和非典型抗抑郁药萘法唑酮，前者的毒性增强，肌病发生率增加。

有关药物 根据相互影响的机制推测，其他主要经 CYP3A4 代谢的他汀类，如辛伐他汀、阿托伐他汀（阿伐他汀），及西立伐他汀（西伐他汀；cerivastatin；现已停用）与萘法唑酮之间可发生类似相互影响。氟伐他汀大部分（50％～80％）由 CYP2C9 代谢，但也有 CYP3A4 和 CYP2C8 的参与，预料与萘法唑酮之间可发生相互影响，但不会像洛伐他汀－萘法唑酮之间那么明显。瑞舒伐他汀（罗伐他汀；rosuvastatin）经 CYP3A4 代谢的程度较小，预料与萘法唑酮之间的相互影响不明显。普伐他汀主要以原形经肾排泄（可能有阴离子载体的参与），与 CYP 系统的关系不大，故与萘法唑酮之间不太可能发生类似相互影响（Bersot，2011）。

根据相互影响的机制以及代谢途径推测，选择性 5-HT 再摄取抑制剂类抗抑郁药氟伏沙明（fluvoxamine；其代谢主要由 CYP2D6 负责，但同时对 CYP3A4、CYP2C19、CYP2C9，及 CYP1A2 有抑制作用）、西酞普兰（经 CYP3A4 和 CYP2C19 代谢，同时对 CYP2C19 有抑制作用），及文拉法辛（经 CYP2D6 和 CYP3A4 代谢，对 CYP 有微弱的抑制作用）与洛伐他汀之间可发生类似相互影响（O'Donnell et al，2011）。

机制 已知洛伐他汀在体内的代谢主要由 CYP3A4/5 负责，而萘法唑酮主要由 CYP3A3/4 代谢，且对 CYP3A3/4 有明显抑制作用，因此，该相互影响可用萘法唑酮抑制洛伐他汀经 CYP3A4 的代谢（既涉及竞争性抑制，也涉及非竞争性抑制）从而升高其血浓度来解释。

建议 该相互影响明确，故临床上最好避免两者的同时应用。如为必需，且行得通的话，可考虑用普伐他汀或瑞舒伐他汀代替洛伐他汀与萘法唑酮合用，但仍应对利弊加以权衡。另外，也可考虑选择其代谢不依赖于 CYP3A4 的抗抑郁药代替萘法唑酮；然而，由于抗抑郁药的代谢比较复杂，其对各种 CYP 的依赖多半只是程度不同而已，故欲完全避免这种相互影响比较困难。

［洛伐他汀（美降脂，美维诺林）－达那唑（丹那唑，安宫唑）］[2]
Lovastatin－Danazol

要点 Khanna 等报道了 1 例 91 岁白种人男性患者，因多种疾病应用包括阿托伐他汀、达那唑、阿司匹林等数种药物治疗，期间因其保险不能覆盖阿托伐他汀的费用而换用洛伐他汀，结果出现横纹肌溶解的症状和体征（Khanna et al, 2011）。

有关药物 有报道表明，辛伐他汀与达那唑之间可发生类似相互影响。该患者应用达那唑连续治疗 25 年期间，曾经安全应用过氟伐他汀、辛伐他汀，及阿托伐他汀等他汀类 HMG-CoA 还原酶抑制剂，故难以预料其他他汀类与达那唑之间是否会发生类似相互影响。

机制 他汀类本身即有导致肌病的副作用，其发生与剂量明显相关。洛伐他汀的代谢涉及 CYP3A4（也有一部分洛伐他汀在 UGT 的作用下与葡糖醛酸络合），有证据表明，达那唑是一种 CYP3A4 抑制剂。因此认为，达那唑抑制 CYP3A4，从而导致洛伐他汀的血浓度升高，可能是该影响的机制。然而，患者曾经用过的阿托伐他汀像洛伐他汀一样，其代谢也涉及 CYP3A4，何以会在安全应用 2 个月之后换用洛伐他汀时出现肌病，尚不能做出令人满意的解释。

建议 达那唑与洛伐他汀联用导致横纹肌溶解的情况已有多例报道。在这种情况下，横纹肌溶解的发生与剂量有关，其出现在联用后 8～10 周。

作为临床医生应了解这一相互影响。正在应用洛伐他汀、辛伐他汀，及阿托伐他汀等经由 CYP3A4 代谢的他汀类治疗的患者，应慎用或禁用 CYP3A4 抑制剂。

［洛伐他汀（美降脂，美维诺林）－红霉素］[2]
Lovastatin－Erythromycin

要点 有证据表明，同时应用洛伐他汀和大环内酯类抗生素红霉素，可使前者的血浓度升高，肌病发生率增加。

有关药物 根据相互影响的机制推测，其他主要经 CYP3A4 代谢的他汀类与红霉素之间可发生类似相互影响，其中辛伐他汀、阿托伐他汀（阿伐他汀），及西立伐他汀（西伐他汀；cerivastatin；现已停用）与红霉素之间的类似相互影响已经证实。氟伐他汀大部分（50%～80%）由 CYP2C9 代谢，但也有 CYP3A4 和 CYP2C8 的参与，预料与红霉素之间可发生相互影响，但不会像洛伐他汀－红霉素之间那么明显。瑞舒伐他汀（rosuvastatin）经 CYP3A4 代谢的程度较小，预料与红霉素之间的相互影响不明显。普伐他汀主要以原形经肾排泄（可能有阴离子载体的参与），与 CYP 系统的关系不大，故与红霉素之间不太可能发生类似相互影响。

竹桃霉素、醋竹桃霉素、麦迪霉素等大环内酯类抗生素与洛伐他汀之间是否会发生类似相互影响，尚未见报道。已证明另一大环内酯类抗生素克拉霉素（clarithromycin）像红霉素一样，对 CYP3A4 有明显抑制作用，预料与洛伐他汀之间可发生类似相互影响；另外，克拉霉素部分经肝代谢，其代谢可能涉及 CYP3A4，因此认为对 CYP3A4 的竞争性抑制也许起一定作用。同属大环内酯类的阿奇霉素（azithromycin）以及地红霉素（dirithromycin）对 CYP3A4 无明显抑制作用，其代谢与 CYP 也无明显相关，因此预料与洛伐他汀之间的类似相互影响不太可能发生。

酮环内酯类抗生素泰利霉素（telithromycin）不但是强效的 CYP3A4 抑制剂，同时也是 CYP3A4 的底物（有 50% 经 CYP3A4 代谢），已证明与洛伐他汀（以及辛伐他汀和阿托伐他汀）可发生类似相互影响，且可能比洛伐他汀－红霉素之间的相互影响更明显（因为既涉及竞争性抑制，又涉及非竞争性抑制）。

机制 红霉素是已知最强的 CYP3A4 抑制剂之一，而洛伐他汀主要经 CYP3A4 代谢，因此认为，红霉素抑制 CYP3A4 从而阻碍洛伐他汀的氧化代谢是该影响的机制。

建议 该相互影响明确，建议使用洛伐他汀治疗的患者，避免给予红霉素（或克拉霉素）。考虑到目前有多种多样的抗生素可供选择，因此避免两者的同用并不困难。如果必须同时应用大环内酯类抗生素和他汀类降脂药，可考虑用阿奇霉素（或地红霉素）代替红霉素，或者用普伐他汀或瑞舒伐他汀（rosuvastatin）代替洛伐他汀。然而，权威人士认为，凡是能与红霉素（或克拉霉素）发生相互影响的药物，与阿奇霉素（或地红霉素）的相互影响并不一定能绝对避免，因此，欲用其代替红霉素或克拉霉素，仍应谨慎。

[洛伐他汀（美降脂，美维诺林）- 利福平（力复平，甲哌利福霉素，利米定）][2]
Lovastatin - Rifampin（Rifampicin）

要点 利福平可促进洛伐他汀的代谢，从而削弱其作用。

有关药物 根据相互影响的机制推测，其他主要经 CYP3A4 和（或）CYP2C9 代谢的他汀类，例如辛伐他汀、阿托伐他汀（阿伐他汀），及西立伐他汀（cerivastatin）（这 3 种他汀类像洛伐他汀一样，也主要经 CYP3A4 代谢），与利福平之间可发生类似相互影响。氟伐他汀与利福平之间的类似相互影响已经证实。氟伐他汀的代谢尽管有 CYP3A4 和 CYP2C8 的参与，但大部分（50%~80%）由 CYP2C9 代谢，因此相互影响的机制与洛伐他汀-利福平之间的机制不完全相同（参见 [氟伐他汀-利福平]）。瑞舒伐他汀（rosuvastatin）经 CYP3A4 代谢的程度较小，其代谢与 CYP2C9 不十分密切，预料与利福平之间的相互影响不明显。

普伐他汀主要以原形经肾排泄（可能需要阴离子载体的参与），与 CYP 系统的关系不大，但有报道说利福平可使其 AUC 降至对照值的 60%，说明利福平也可能通过诱导载体及其他代谢酶（如 UGT）而促进其代谢（有关细节参见 [普伐他汀-利福平]）。

Lau 等采用大鼠肝离体灌注评价了阿托伐他汀（atorvastatin）与肝摄取载体——有机阴离子转运多肽（OATP）和外排载体——多药耐药相关蛋白 2（MRP2）之间的相互影响。结果表明，利福平有效抑制 OATP 介导的阿托伐他汀及其代谢物的摄取。较高浓度的利福平对 MRP2 介导的阿托伐他汀外排也有抑制作用。与阿托伐他汀伐单用相比，利福平使阿托伐他汀的 AUC 明显增加，两种代谢物的 AUC 也增加，增加的程度与剂量相关。他们认为，OATP 介导的摄取抑制是阿托伐他汀和利福平之间相互影响的主要因素（阿托伐他汀的代谢物也经历 OATP 介导的摄取，提示处置途径与母药相同）。

根据对酶诱导作用的类似性推测，其他利福霉素类衍生物与洛伐他汀之间也可发生类似相互影响，只是影响的程度不同而已。按照对 CYP 诱导强度的顺序排列依次为利福平＞利福喷丁（rifapentine）＞利福布丁（rifabutin）。

机制 利福平是强效肝微粒体酶诱导剂，对多种 CYP 有明显作用，其中包括 CYP3A4。已知洛伐他汀的代谢主要由 CYP3A4 负责，故认为利福平诱导 CYP3A4 是促进洛伐他汀代谢、从而削弱其作用的机制。

大鼠离体肝研究的不同结果究竟是种属差异，抑或是其他因素的干预，尚有待进一步证实。但有一点可以肯定，那就是离体研究与在体研究不能等同，动物研究结果更不能外推到人。

建议 相形之下，通过促进代谢使他汀类作用减弱的药物相互影响远不如通过抑制代谢而使其作用和毒性增强的影响重要。实际上，有关此类相互影响的文献报道也不多。当然，这可能与作用的削弱不容易被觉察或不那么被重视有关。无论如何，利福平对洛伐他汀或阿托伐他汀等他汀类调血脂药处置的影响确实存在，故了解此类影响对指导临床合理用药具有一定的意义。

[洛伐他汀（美降脂，美维诺林）- 伊曲康唑][2]
Lovastatin - Itraconazole

要点 有明确证据表明，同时应用洛伐他汀和伊曲康唑，可使前者血浓度升高，作用和毒性增强，肌病和横纹肌溶解的发生率增高。

有关药物 有证据表明，辛伐他汀、阿托伐他汀（阿伐他汀），及西立伐他汀（西伐他汀；cerivastatin）与伊曲康唑之间可发生类似相互影响（它们像洛伐他汀一样，也主要经 CYP3A4 代谢）。氟伐他汀大部分（50%~80%）由 CYP2C9 代谢，但也有 CYP3A4 和 CYP2C8 的参与，预料与伊曲康唑之间可发生相互影响，但不会像洛伐他汀-伊曲康唑之间那么明显。瑞舒伐他汀（rosuvastatin）经 CYP3A4 代谢的程度类似于氟伐他汀，与伊曲康唑之间的相互影响不明显。普伐他汀主要以原形经肾排泄，与 CYP 系统的关系不大，故与伊曲康唑之间不太可能发生类似相互影响。

现已证明，所有唑类抗真菌药对 CYP（其中包括 CYP3A4 和 CYP2C9）都有一定抑制作用。就对 CYP3A4 的抑制作用而论,酮康唑和伊曲康唑的作用最强,咪康唑和伏立康唑次之(伏立康唑本身由 CYP2C19、CYP2C9,及 CYP3A4 代谢,对这 3 种 CYP 也有不同程度的抑制作用,其中对 CYP2C19 的抑制作用最强,对 CYP2C9 的抑制作用次之,对 CYP3A4 的抑制作用最弱;与其他药物之间的相互影响比较复杂),氟康唑的抑制作用最弱(氟康唑本身有 90% 以原形经肾排泄,仅有一小部分由 CYP3A4 代谢,对 CYP3A4 的抑制作用较弱,但对 CYP2C9 有比较明显的抑制作用)。因此,根据相互影响的机制推测,它们与洛伐他汀之间都可发生类似相互影响,只是程度不同而已。

机制　伊曲康唑是 CYP3A4 的底物,同时也是 CYP3A4 的强效抑制剂,而洛伐他汀的代谢主要由 CYP3A4 负责,因此认为,伊曲康唑通过竞争性抑制和非竞争性抑制两个方面干扰洛伐他汀的代谢是该影响的机制。

建议　洛伐他汀和伊曲康唑之间的相互影响肯定而明显,因此两者的同时应用应予避免。用普伐他汀(或瑞舒伐他汀)代替洛伐他汀和伊曲康唑同用,可不同程度地避免此种相互影响。

[洛伐他汀(美降脂,美维诺林)-利托那韦][2]
Lovastatin-Ritonavir

要点　有证据表明,同时应用洛伐他汀和 HIV(人免疫缺陷病毒)蛋白酶抑制剂利托那韦,可使前者所致肌病的发生率增高。另外,利托那韦可引起剂量依赖性血清总胆固醇和三酰甘油浓度升高以及脂肪代谢障碍的其他症状和体征,从而有可能增加某些患者动脉粥样硬化的长期危险,这一不良影响可部分抵消洛伐他汀的治疗作用(Flexner,2011)。

有关药物　根据相互影响的机制推测,其他主要经 CYP3A4 代谢的他汀类(包括辛伐他汀、阿托伐他汀,及现已停用的西立伐他汀)与利托那韦之间可发生类似相互影响。氟伐他汀大部分(50%～80%)由 CYP2C9 代谢,但也有 CYP3A4 和 CYP2C8 的参与,预料与利托那韦之间可发生相互影响,但不会像洛伐他汀-利托那韦之间那么明显。瑞舒伐他汀(罗伐他汀,罗苏伐他汀;rosuvastatin)仅有极小部分(不足 10%)经由 CYP 氧化代谢,而且主要涉及 CYP2C9,预料与利托那韦之间不会发生类似相互影响。普伐他汀主要以原形经肾排泄(可能需要阴离子载体的参与),与 CYP 系统的关系不大,故与利托那韦之间的类似相互影响不太可能发生。

临床上应用的绝大多数 HIV 蛋白酶抑制剂的代谢都有 CYP3A4 的参与,对 CYP3A4 也都有不同程度的抑制作用,故都有可能与洛伐他汀发生相互影响。但是,部分 HIV 蛋白酶抑制剂在抑制 CYP3A4 的同时对其也有诱导作用,因此使得相互影响的结果难以预料。

茚地那韦经 CYP3A4 广泛代谢,对 CYP3A4 有中度抑制作用,预料与洛伐他汀相互影响的结果是洛伐他汀血浓度的升高。沙奎那韦主要由 CYP3A4 代谢,对 CYP3A4 的抑制作用是所有 HIV 蛋白酶抑制剂中最弱者,因此虽然可与洛伐他汀发生相互影响,但不会像茚地那韦那么明显(然而,仍然建议避免与由 CYP3A4 代谢且治疗范围比较窄的药物同时应用)。奈非那韦主要由 CYP2C19 代谢,其次是 CYP3A4 和 CYP2D6,对 CYP3A4 有中度抑制作用,同时对多种 CYP 有诱导作用,使其与洛伐他汀相互影响的结果难以预测。氨普那韦及其结构类似物福沙那韦(fosamprenavir)主要经 CYP3A4 代谢,对 CYP3A4 有中度抑制和诱导作用,故使其与洛伐他汀(或其他药物)之间的相互影响也难以预测(例如,氨普那韦可使阿托伐他汀、酮康唑,及利福布汀的血浓度明显增加,但使地拉韦定以及美沙酮的血浓度降低)。

机制　已知洛伐他汀的生物转化主要由 CYP3A4 和葡糖醛酸化酶(尿苷二磷酸葡糖醛酰转移酶;UGT)负责,而利托那韦是已知最强的 CYP3A4 抑制剂之一,且其本身主要由 CYP3A4 代谢,因此,可通过竞争性抑制和非竞争性抑制两个方面阻碍洛伐他汀的代谢,从而升高其血浓度,增强其所致肌病的副作用(虽然利托那韦也是 CYP3A4 的中度诱导剂,然而,总的结果是对洛伐他汀代谢的抑制大于对其代谢的诱导)。

有研究表明,洛伐他汀在人体内的代谢存在显著的个体差异,这种差异与 CYP2D6 的多态性相关,说明洛伐他汀的代谢也有 CYP2D6 的参与。利托那韦的代谢也涉及 CYP2D6,同时对 CYP2D6 有轻微抑制作用,不知是否与该影响有关。

另外，体外研究表明，大部分他汀类是 OATP2B1（以及其他 OATPs）的底物，许多 HIV 蛋白酶抑制剂（如利托那韦、奈非那韦、洛匹那韦、替拉那韦等）是 OATPs（如 OATP2B1 以及 OATP1A2 等）的抑制剂（Kis et al, 2010），故后者对前者肠道吸收抑制的结果是口服生物利用度的降低。这一影响可部分抵消甚或逆转利托那韦等蛋白酶抑制剂对 CYP3A4 的抑制所造成的影响。可见洛伐他汀等他汀类与利托那韦等 HIV 蛋白酶抑制剂之间的相互影响极为复杂，相互影响的程度以及方向也难以预测。

建议 洛伐他汀和利托那韦之间的相互影响确实，因此避免两者的同时应用是明智的。如果必须同时应用这两类药物，可考虑选用其代谢与 CYP 关系不大的普伐他汀代替洛伐他汀，但在 OATPs 水平上的相互影响不能排除。

［洛伐他汀（美降脂，美维诺林）－环孢素（环孢菌素，环孢霉素 A）］[2]
Lovastatin－Cyclosporine

要点 因合用环孢素及他汀类的 β 羟 β 甲戊二酰辅酶 A（HMG-CoA）还原酶抑制剂洛伐他汀而发生肌病和横纹肌溶解的情况已有多篇文献报道。另外，也有两者联用引起急性肾衰竭的报道。

有关药物 新近研究表明，环孢素与另一种他汀类西立伐他汀（cerivastatin；目前已经停用）同用时，可使后者的血浓度升高 3～4 倍。已知西立伐他汀先经载体（特别是 OATP1B1）摄取进入肝，然后由 CYP2C8 和 CYP3A4 代谢。有证据表明，环孢素对西立伐他汀代谢的抑制有限，因此认为，西立伐他汀血浓度的升高主要与环孢素对 OATP1B1 的抑制有关。

普伐他汀、匹伐他汀（pitavastatin），及瑞舒伐他汀（rosuvastatin）等他汀类的代谢不明显受 CYP 的影响，而是主要依赖于载体介导的机制从体内清除，但当与环孢素同用时，AUC 明显增加（有关细节参见［瑞舒伐他汀－环孢素（环孢菌素，环孢霉素）］），这为环孢素通过抑制载体介导的肝摄取从而发生药动学相互影响的机制提供了佐证（也参见［环孢素（环孢霉素 A，环孢菌素）－普伐他汀（普拉斯丁）］）。

根据相互影响的机制推测，阿托伐他汀（阿伐他汀）和辛伐他汀（simvastatin）与环孢素之间可发生类似相互影响，因为它们也像洛伐他汀一样，主要由 CYP3A4 代谢。氟伐他汀主要由 CYP2C9 代谢，但是也有 CYP3A4（和 CYP2C8）的参与，预料可与环孢素发生相互影响，但不会像洛伐他汀－环孢素之间的相互影响那么明显。

机制 他汀类（包括洛伐他汀）单用时，也有发生肌病和横纹肌溶解的危险，但发生率很低（<0.01%）。当有其他情况或因素使其血浓度升高时，发生率可成比例增加。临床上发生肌病和横纹肌溶解的患者，有 50%～60% 是由同时应用可妨碍他汀类代谢的药物所引起。由同时应用环孢素所致者占 4%。

已知洛伐他汀的生物转化由 CYP（主要是 CYP3A4）和葡糖醛酸化酶负责，而环孢素主要由 CYP3A4 代谢。因此认为，洛伐他汀所致肌病和横纹肌溶解发生率的增加与环孢素对 CYP3A4 的竞争性抑制从而妨碍洛伐他汀的代谢有关。另外，环孢素本身的肾毒性表现为肾有效血流量减少以及肾小球滤过率下降，对肾的该毒性使肌溶解产生的肌红蛋白更难以清除，从而有可能导致肾衰竭。

建议 尽管该相互影响的发生率可能不高，然而，一旦发生，情况可能很严重。因此，最好避免两者合用。

［洛伐他汀（美降脂，美维诺林）－维生素 E（生育酚）］[2]
Lovastatin－Vitamin E

要点 长期大剂量补充维生素 E，可部分削弱洛伐他汀的降胆固醇作用。

有关药物 根据相互影响的机制推测，其他他汀类降胆固醇药（如普伐他汀、氟伐他汀、阿托伐他汀等）的作用也会受大剂量维生素 E 的影响。有证据表明，一种含有维生素 E 的抗氧化鸡尾酒，使烟酸和辛伐他汀升高 HDL、延缓动脉粥样硬化进展、减少心血管事件的作用减弱，这为维生素 E 干扰他汀类降胆固醇药的作用进一步提供了佐证。

机制　以往认为的中低剂量维生素 E 治疗高脂血症有效的证据不足，但长期大剂量（每日超过 100 mg）应用确实可升高血清胆固醇。目前认为，洛伐他汀降胆固醇作用的减弱主要与维生素 E 升高血清胆固醇从而部分抵消其作用有关。

建议　该影响的临床意义在于，维生素 E 作为一种抗衰老的自由基清除剂在人们的心目中已根深蒂固，不少老年人将其作为一种延年益寿补益药长期应用。诚然，在众多所谓抗衰老药中真正能用于人类以抗衰老者为数并不多，而维生素 E 是其中最重要者。然而，也因此将人们导入误区，盲目大剂量长期应用的情况越来越常见。

老年人高胆固醇血症或高胆固醇倾向的发生率较高，加之相当一部分老年人同时存在其他疾病，多药同用的情况不少见。在这种情况下，与维生素 E 发生药物相互影响的可能性总会存在（尽管与维生素 E 发生相互影响的药物并不多）。

实际上，维生素 E 的作用和用途有些言过其实，文献所载的多数作用不是模棱两可，就是研究证实并不存在。综上所述，作者建议维生素 E 作为抗衰老或长期补充的剂量不应超过 40 mg/d；高密度脂蛋白较低而低密度脂蛋白正常的患者，以及正在应用他汀类治疗的高胆固醇血症患者，最好不用（即使低剂量应用也应谨慎）。

［辛伐他汀－雷诺嗪］[3]
Simvastatin－Ranolazine

要点　Jerling 等对健康成年志愿者进行的研究表明，同时口服抗心绞痛药雷诺嗪（也有抗心律失常作用）和辛伐他汀，雷诺嗪的药动学不受影响，而辛伐他汀的 AUC、C_{max}，及辛伐他汀酸和 2 种辛伐他汀代谢物增加，对 HMG-CoA 还原酶的抑制作用也相应增强（<1 倍）（Jerling et al，2005）。

有关药物　根据相互影响的机制推测，同属他汀类的阿托伐他汀（atorvastatin）和洛伐他汀（lovastatin）与雷诺嗪之间也可发生类似相互影响。但与氟伐他汀、普伐他汀，及罗伐他汀（瑞舒伐他汀；rosuvastatin）之间的类似相互影响不太可能发生。

尽管辛伐他汀对 CYP3A4 的抑制作用较弱，但被 CYP3A4 广泛代谢，因此与地尔硫䓬（diltiazem）、维拉帕米（verapamil）、红霉素（erythromycin）、伊曲康唑（itraconazole），及葡萄柚汁（grapefruit juice）等同用时可阻碍其清除，增强其作用。例如，有研究表明，葡萄柚汁和伊曲康唑可使辛伐他汀 AUC 分别增加 15 和 18 倍。如此明显的影响肯定会导致不良反应的发生。

机制　雷诺嗪在体内几乎完全代谢，以原型排泄者不到 5%。尽管其代谢过程较复杂，但以 CYP3A 通路为主（主要涉及 CYP3A4），经 CYP2D6 代谢者不到 20%。已知辛伐他汀的代谢主要由 CYP3A4 负责，故认为其血浓度的升高与雷诺嗪对其经 CYP3A4 代谢的竞争性抑制有关。

有报道表明，CYP2D6 多态性与辛伐他汀的降胆固醇作用有关，因此认为辛伐他汀在某个环节的代谢也部分涉及 CYP2D6。然而，雷诺嗪对辛伐他汀经 CYP2D6 的代谢是否会产生竞争性抑制，这种抑制与该影响有无关联，根据目前可得到的资料尚难以推论（有关细节参［洛伐他汀（美降脂，美维诺林）－胺碘酮（乙胺碘呋酮，安律酮）］项下的内容）。

建议　雷诺嗪是一种新型抗心绞痛药，由于应用日广，故与其他药物之间相互影响的报道逐渐增多。

辛伐他汀主要经由 CYP3A4 代谢，与 CYP3A4 的底物和（或）CYP3A4 强效抑制剂同时应用，有可能显著增加辛伐他汀及其活性代谢物辛伐他汀酸的浓度，从而增强其对 HMG-CoA 还原酶的抑制作用，结果是增加不良事件的危险性，特别是肌毒性。

Jerling 等的研究结果表明，雷诺嗪对辛伐他汀代谢的抑制作用轻微，其对辛伐他汀和辛伐他汀酸 AUC 的影响不太可能有什么重要临床意义，因为雷诺嗪（1000 mg 每日 2 次）使辛伐他汀酸浓度增加不到 1 倍，对 HMG-CoA 还原酶的抑制活性也仅增加 59%（AUC）和 73%（C_{max}）。临床试用的结果表明，雷诺嗪与辛伐他汀联用的耐受性良好，几乎没有什么不良事件发生。作者认为，只要适当控制辛伐他汀的剂量，将雷诺嗪与辛伐他汀联用是安全的。

［辛伐他汀－卡马西平］[1]
Simvastatin－Carbamazepine

要点　Ucar 等对 12 名健康志愿者进行的两阶段随机化交叉研究表明，同时应用卡马西平可使辛伐他汀以及辛伐他汀酸的 AUC 分别降低 75％（$P<0.001$）和 82％（$P<0.001$），平均 C_{max} 都降低 68％（$P<0.01$），辛伐他汀酸的半衰期从 5.9 ± 0.3 小时缩短至 3.7 ± 0.5 小时（$P<0.01$）（Ucar et al，2004）。

有关药物　根据相互影响的机制推测，卡马西平的结构类似物奥卡西平与辛伐他汀之间可发生类似相互影响。

根据提出的机制推测，凡是经由 CYP3A4 代谢的他汀类调血脂药，如洛伐他汀以及阿托伐他汀等，与卡马西平之间的类似相互影响也可发生。氟伐他汀的代谢涉及 CYP2C9、CYP3A4，及 CYP2C8，其代谢也可被卡马西平诱导。

机制　该相互影响的原因与卡马西平诱导肠道和肝中的 CYP3A4 从而降低辛伐他汀以及辛伐他汀酸的生物利用度有关。至于卡马西平对氟伐他汀的影响，除诱导 CYP3A4 外，对 CYP2C9 的诱导也起部分作用。

建议　卡马西平广泛用来治疗癫痫和三叉神经痛，而他汀类的 HMG-CoA 还原酶抑制剂则是高胆固醇血症通过饮食以及其他非药物疗法失败时的首选药物，因此临床上两者联用的情况不少见，特别是老年人（老年人往往同时应用多种药物，包括通过干扰 CYP3A4 从而影响辛伐他汀代谢的药物）。研究结果显示，辛伐他汀以及辛伐他汀酸这么大幅度的药动学改变会影响其疗效，故两者的同用最好避免。如果必须同时应用，应考虑适当增加辛伐他汀的剂量。

［辛伐他汀－阿莫伦特］[2]
Simvastatin－Almorexant

要点　Hoch 等对 14 名健康志愿者进行的一项随机化两阶段交叉研究表明，稳态情况下的阿莫伦特（200 mg 每日 1 次连用 9 天）对单剂辛伐他汀（40 mg，于开始阿莫伦特后的第 9 天给予）的药动学有明显影响。表现为辛伐他汀的 C_{max} 平均增加 1.7 倍，辛伐他汀酸的 C_{max} 平均增加 1.8 倍，$AUC_{0\sim\infty}$ 则分别增加 2.4 倍和 1.8 倍，达峰时间和半衰期无明显改变。辛伐他汀对阿莫伦特的药动学无影响（Hoch et al，2013）。

Hoch 等在他们的另一项研究中证明，阿莫伦特对辛伐他汀 $AUC_{0\sim\infty}$ 的影响与剂量和给药时间有关，但其 C_{max} 不受剂量和给药时间的影响。当阿莫伦特的剂量为 100 mg 时，辛伐他汀的 $AUC_{0\sim\infty}$ 增加 1.5 倍，但当其剂量为 200 mg 时，辛伐他汀的 $AUC_{0\sim\infty}$ 增加 2.9 倍。对辛伐他汀酸的影响类似（Hoch et al，2013）。

有关药物　根据提出的机制推测，凡是其代谢涉及 CYP3A4 的他汀类，与阿莫伦特之间都可发生类似相互影响。Hoch 等的研究表明，同属他汀类的阿托伐他汀与阿莫伦特之间可发生类似相互影响；然而与辛伐他汀不同的是，阿莫伦特对阿托伐他汀的影响与剂量和给药时间无关。其他食欲素受体拮抗剂，如苏沃雷生（suvorexant，MK-4305）、SB-649868，及 MK-6096 等与辛伐他汀之间是否会发生类似相互影响，尚不清楚。

Hoch 等在同一项研究中证实，阿莫伦特对 CYP3A4 探针咪达唑仑的药动学可产生类似影响，但对其影响的程度弱于对辛伐他汀影响的程度。

机制　已知辛伐他汀的氧化代谢涉及 CYP3A4/5 和 CYP2C8（但以前者为主），其体内过程也涉及葡糖醛酸化、P-糖蛋白，及有机阴离子转运多肽（OATP）1B1。然而，到目前为止，仅证明阿莫伦特是 CYP3A4 的底物和抑制剂。Hoch 等根据他们的研究结果结合以往的报道认为，该影响起因于阿莫伦特对 CYP3A4 的抑制（包括竞争性抑制和非竞争性抑制），而且影响的部位主要在肠道，即辛伐他汀吸收进入体循环前的水平。这也可以解释阿莫伦特与辛伐他汀同时应用以及在辛伐他汀后 2 小时给予阿莫伦特，对辛伐他汀药动学影响不同的现象（如上所述，对辛伐他汀的影响主要在肠道，在其后 2 小时给予阿莫伦特，辛伐他汀的吸收已经大部分完成，且辛伐他汀在肝中的转化并不仅依赖于 CYP3A4，故与两者同用时相比会有所不同。辛伐他汀大部分在酯酶和对氧磷酶的作用下生成活性羟酸型辛伐他汀，然后在 CYP3A4/CYP2C8 的作用下进一步氧化。这与阿托伐他汀直接经由 CYP3A4 代谢有所不同）。

建议　阿莫伦特是一种双重食欲素受体拮抗剂，曾一度用于失眠的治疗。尽管因其耐受性已不再提倡，但部分国家仍有应用。另外，该药在基础研究中也仍有一定价值。如果与辛伐他汀同用，应考虑适当减少辛伐他汀的剂量；两者分服是否可行，有待进一步临床研究证实。鉴于阿莫伦特对阿托伐他汀的影响较小，且不受服药时间的影响，故用阿托伐他汀代替辛伐他汀也许是一种可供选择的方法。

［辛伐他汀－替格瑞洛（替卡格雷）][2]
Simvastatin－Ticagrelor

要点　Teng 等对 24 名健康志愿者进行的一项两阶段交叉研究表明，同时应用 $P2Y_{12}$ 受体拮抗剂替格瑞洛（负荷量 270 mg，然后 180 mg 每日 2 次计 7 天）和单剂辛伐他汀（80 mg，于开始替格瑞洛后第 5 天给予），与单独应用辛伐他汀相比，可使辛伐他汀的 C_{max} 和 $AUC_{0\sim\infty}$ 分别增加 81% 和 56%，辛伐他汀酸的 C_{max} 和 $AUC_{0\sim\infty}$ 分别增加 64% 和 52%；替格瑞洛的 C_{max} 仅略有增加，无什么临床意义（Teng et al，2013）。

有关药物　Teng 等在他们的同一项研究中证明，替格瑞洛与另一种他汀类阿托伐他汀（阿伐他汀；atorvastatin）之间可发生类似相互影响，只是对阿托伐他汀的影响稍微弱于对辛伐他汀的影响。根据相互影响的机制推测，凡是其体内过程涉及 CYP3A4 和（或）P-糖蛋白的他汀类，与替格瑞洛之间都可发生类似相互影响，但影响的程度有所不同。

同属第 3 代 $P2Y_{12}$ 受体拮抗剂的坎格雷罗（坎格雷洛）只供静脉应用，与辛伐他汀之间是否会发生类似相互影响，尚不清楚。第 1 代 $P2Y_{12}$ 受体拮抗剂噻氯匹定是一种具有抗血小板作用的前体药物，像氯吡格雷一样，需经 CYP 代谢转化为活性型才能发挥作用，但不知其转化是否涉及 CYP，故尚难以从 CYP 水平上判断与其他药物之间的相互影响。有证据表明，噻氯匹定显著抑制有机阴离子转运多肽（OATP）2B1（OATP-B）介导的 [3]H 标记 3-硫酸雌酮的摄取，但尚不知对 OATP1B1 有无影响。第 2 代 $P2Y_{12}$ 受体拮抗剂氯吡格雷在体内的转化过程涉及 CYP3A4 和 CYP2C19（也有小部分的代谢转化涉及 CYP1A2、CYP2B6，及 CYP2C9），预料可像替格瑞洛一样，在 CYP3A4 水平上对辛伐他汀的代谢产生抑制性影响。同属第 2 代 $P2Y_{12}$ 受体拮抗剂的抗血小板药普拉格雷吸收后全部经由代谢活化，与辛伐他汀之间的相互影响尚未见报道。

机制　替格瑞洛的氧化代谢由 CYP3A4/5 负责（在体内广泛经由 CYP3A4/5 代谢为两种化合物。有证据表明，其 O-位脱乙基代谢物的作用与母药相当，但其对替格瑞洛抗血小板作用的贡献究竟有多大，目前尚不清楚），体外研究表明也是 P-糖蛋白的底物，本身及其代谢物对 CYP3A 有微弱的抑制作用。辛伐他汀的体内过程也涉及 CYP3A4/5 和 P-糖蛋白，因此认为，该影响起因于替格瑞洛对 CYP3A4/5 和 P-糖蛋白的抑制（对 CYP3A 的抑制包括竞争性抑制和非竞争性抑制，以对 CYP3A4 的抑制为主，因为无论是替格瑞洛还是辛伐他汀，都主要经 CYP3A4 代谢）。

另外，Teng 等认为，OATP1B1（OATP2/OATP-C）的作用也不能排除，因有证据表明，诸如辛伐他汀以及阿托伐他汀等多种他汀类是 OATP1B1 的底物。然而，到目前为止，体内外研究都未曾证实替格瑞洛对 OATP1B1 有何影响。

建议　替格瑞洛是一种可供口服的抗血小板药物（像其他 $P2Y_{12}$ 受体拮抗剂一样，作用于 ADP 受体的 $P2Y_{12}$ 受体亚型，从而抑制 ADP 激发的血小板聚集），属于第 3 代 $P2Y_{12}$ 受体拮抗剂。与第一代 $P2Y_{12}$ 受体拮抗剂噻氯吡啶以及第二代 $P2Y_{12}$ 受体拮抗剂氯吡格雷和普拉格雷相比，具有抑制作用可逆、无须代谢可直接发挥作用（尽管其代谢物也有某种程度的抗血小板作用，但认为其作用主要来源于母体），及起效迅速等特点，因此应用前景更加广阔。

FDA 建议辛伐他汀的用量不得超过每日 80 mg，Teng 等根据他们的研究结果建议，如果同时应用替格瑞洛，为避免增加肌损伤的危险，辛伐他汀的用量不应超过 40 mg。鉴于替格瑞洛的临床应用时间较短，有关其药物相互影响的资料匮乏，是临床应用中应该顾及的问题。

［辛伐他汀－考尼伐坦］[2]
Simvastatin－Conivaptan

要点　有充分证据表明，同时应用抗利尿激素受体（vasopressin receptor，VR）拮抗剂考尼伐坦，可导致辛伐他汀的血浓度升高（Reilly et al，2011），考尼伐坦的血浓度无明显改变。

有关药物　根据相互影响的机制推测，同属他汀类的洛伐他汀（lovastatin）和阿托伐他汀（阿伐他汀；atorvastatin）和考尼伐坦之间可发生类似相互影响。

氟伐他汀大部分（50％～80％）由 CYP2C9 代谢（小部分代谢有 CYP3A4 和 CYP2C8 的参与），预料与考尼伐坦之间的类似相互影响不太可能发生，即使有也不会那么明显。普伐他汀以及罗伐他汀（瑞舒伐他汀；rosuvastatin）很少或不经 CYP3A4 代谢，因此，不会与考尼伐坦发生类似相互影响（Bersot，2011）。

根据代谢途径的类似性推测，另一种 VR 拮抗剂托伐普坦（tolvaptan）与辛伐他汀之间可发生类似相互影响。同属 VR 拮抗剂的莫扎伐普坦（mozavaptan）与辛伐他汀之间是否会发生类似相互影响，尚不清楚。

机制　考尼伐坦经肝的 CYP3A4 代谢（部分经肾排泄），而已知辛伐他汀的代谢主要由 CYP3A4 负责（也有 CYP3A5 的参与），故认为辛伐他汀血浓度的升高与考尼伐坦对其经 CYP3A4 代谢的竞争性抑制有关（洛伐他汀和阿托伐他汀的代谢途径类似于辛伐他汀，故与考尼伐坦之间的相互影响雷同）。

建议　考尼伐坦是一种非选择性 VR 拮抗剂（可作用于 $V_{1a}R$ 和 V_2R），临床上主要利用其对肾 V_2R 的拮抗作用，治疗抗利尿激素分泌异常（紊乱）综合征（SIADH）所致的低钠血症以及其他原因（如充血性心力衰竭、肝硬化和肾病等）引起的总体水盐过剩状态。鉴于考尼伐坦抑制辛伐他汀的代谢，故在应用辛伐他汀（或其他经 CYP3A4 代谢的他汀类）治疗期间，应避免给予考尼伐坦（或托伐普坦）。

［辛伐他汀－伊马替尼］[1]
Simvastatin－Imatinib

要点　O'Brien 等对慢性髓细胞性白血病患者进行的一项临床研究表明，同时应用辛伐他汀和酪氨酸激酶抑制剂伊马替尼（癌症化疗的常用药物），可使前者的 C_{max} 和 AUC 分别增加 1 倍和 2.5 倍（O'Brien et al，2003）。

有关药物　主要经由 CYP3A4 代谢的洛伐他汀和阿托伐他汀等他汀类降脂药是否会与伊马替尼发生类似相互影响，尚未见研究报道，但根据相互影响的机制推测，相互影响有可能发生，只是程度有可能不同。吉非替尼和埃罗替尼等酪氨酸激酶抑制剂与辛伐他汀之间是否会发生类似相互影响，尚有待临床或基础研究证实。

机制　伊马替尼的代谢涉及 CYP3A4，体外研究表明，也某种程度上涉及 CYP2C8（可能还有其他 CYP 的参与）。Filppula 等的研究表明（Filppula et al，2012），伊马替尼及其在体内的活性代谢物 N-脱甲基伊马替尼对 CYP3A4 有抑制作用（即伊马替尼对自身的代谢有自抑制作用）。已知辛伐他汀主要经由 CYP3A4/5 代谢，因此认为，该影响主要与伊马替尼抑制 CYP3A4（包括竞争性抑制和非竞争性抑制，但可能以后者为主），从而阻碍辛伐他汀经 CYP3A4 的代谢有关。

建议　伊马替尼对辛伐他汀代谢的影响明显，故应避免两者的同时应用。普伐他汀和瑞舒伐他汀不经由 CYP 代谢，如有必要，可考虑用来代替辛伐他汀与伊马替尼同时应用。尽管尚未见有其他酪氨酸激酶抑制剂（如吉非替尼和埃罗替尼）与辛伐他汀间相互影响的报道，但在获得进一步临床证据前，不建议同时应用。

［辛伐他汀－环孢素（环孢菌素，环孢霉素）][1]
Simvastatin－Cyclosporine（Cyclosporin，Ciclosporin）

要点　Morival 等将来自一所大学医院数据库的 10 506 名住院患者病案中他汀类药物相互影响的发生率、性质，以及严重程度进行了一项横向交叉研究。根据 Micromedex 药物数据库的分析结果表明，共有 29.4％的患者（n＝3087）至少存在一种他汀类药物相互影响，其中约 0.6％的患者（n＝14）相互影响严重程度为 I 级（他们将严重程度分为 3 级，I 级禁止联用，II 级避免联用，III 级慎用）。根据 Theriaque 药物数据库得出的结果是，22.5％的患者（n＝2360）至少存在一种他汀类药物相互影响，其中高达 1％的患者（n＝18）相互影响严重程度为 I 级。可见，根据两种数据库的分析结果有所不同。

根据 Micromedex 药物数据库分析的结果表明：I 级患者最常见的药物相互影响依次是辛伐他汀－环孢素（n＝9）、辛伐他汀－红霉素（simvastatin-erythromycin；n＝4），以及阿托伐他汀－泊沙康唑（atorvastatin-posaconazole；n＝1）。II 级患者最常见的药物相互影响依次是阿托伐他汀－多潘立酮（atorvastatin-domperidone；n＝166）、阿托伐他汀－地高辛（atorvastatin-digoxin；n＝122），以及阿托伐他汀－地尔硫䓬（atorvastatin-diltiazem；n＝104）。III 级患者最常见的药物相互影响依次是阿托伐他汀－氯吡格雷（atorvastatin-clopidrogrel；n＝1174）、阿托伐他汀－胺碘酮（atorvastatin-amiodarone；n＝647），以及辛伐他汀－氨氯地平（simvastatin-amlodipine；n＝171）。

根据 Theriaque 分析的结果表明：I 级患者最常见的药物相互影响依次是瑞舒伐他汀－环孢素（rosuvastatin-cyclosporin；n＝9）、阿托伐他汀－伊曲康唑（atorvastatin-itraconazole；n＝5），以及辛伐他汀－红霉素（n＝4）。II 级患者最常见的药物相互影响依次是阿托伐他汀－利福平（atorvastatin-rifampicin；n＝76）、普伐他汀－非诺贝特（pravastatin-fenofibrate；n＝12），以及阿托伐他汀－达托霉素（达帕托霉素）（atorvastatin-daptmoycin；n＝10）。III 级患者最常见的药物相互影响依次是阿托伐他汀－氟茚二酮（atorvastatin-fluindione；n＝500）、阿托伐他汀－华法林（atorvastatin-warfarin；n＝478），以及普伐他汀－氟茚二酮（pravastatin-fluindione；n＝207）（Morival et al，2018）。

有关药物　辛伐他汀以及环孢素与其他药物之间的相互影响参见有关章节。

机制　已知辛伐他汀的氧化代谢主要由 CYP3A4 负责（也有 CYP2C8 的参与），小部分在 UGT1A3 的作用下生成葡糖醛酸化物；其在体内的转运过程涉及摄取蛋白有机阴离子转运多肽 1B1（OATP1B1/SLC-1B1），以及外排蛋白 P-糖蛋白（ABCB1/MDR1/P-gp）和乳腺癌耐药蛋白（BCRP/ABCG2）。环孢素是 CYP3A4/5、P-糖蛋白，以及 OATP1B1 的底物，也是 OATP1B1 的机制性抑制剂。因此认为，环孢素对 OATP1B1、P-糖蛋白、CYP3A4 的竞争性抑制，以及对 OATP1B1 的机制性抑制是辛伐他汀血浓度升高、不良反应（特别是横纹肌溶解）增加的主要原因（以环孢素对 OATP1B1 的机制性抑制为主）。

Micromedex 分析　I 级：辛伐他汀－环孢素之间的相互影响主要涉及后者对转运蛋白（包括 P-糖蛋白和 OATP1B1）的抑制（对 CYP3A4 的抑制也起一定作用，如上述）；辛伐他汀－红霉素及阿托伐他汀－泊沙康唑之间的相互影响主要与后者对 CYP3A4 的抑制有关。II 级：阿托伐他汀－多潘立酮、阿托伐他汀－地高辛，以及阿托伐他汀－地尔硫䓬之间的相互影响分别涉及后者对 CYP3A4、OATP，以及 CYP3A4 的抑制。III 级：阿托伐他汀－氯吡格雷、阿托伐他汀－胺碘酮，及辛伐他汀－氨氯地平之间的相互影响分别涉及后者对 P-糖蛋白/CYP3A4、P-糖蛋白/CYP3A4，以及 CYP3A4 的抑制。

Theraque 分析　I 级：瑞舒伐他汀－环孢素之间的相互影响主要与后者对 OATP1B1 的抑制有关；阿托伐他汀－伊曲康唑及辛伐他汀－红霉素之间的相互影响主要涉及后者对 CYP3A4 的抑制。II 级：阿托伐他汀－利福平之间的相互影响主要涉及对 OATP1A/CYP3A4 的抑制；普伐他汀－非诺贝特以及阿托伐他汀－达托霉素之间的相互影响皆属药效学的相互影响（起因于两者致肌病副作用的相加）。III 级：阿托伐他汀－氟茚二酮、阿托伐他汀－华法林，以及普伐他汀－氟茚二酮之间相互影响的确切机制尚不清楚。

建议　辛伐他汀与环孢素之间的相互影响确实存在，且一旦发生后果严重（特别是横纹肌溶解症），因此应禁止两者的联用；辛伐他汀－红霉素以及阿托伐他汀－泊沙康唑的两两联用也应禁止。根据 Theriaque 药物数据库的分析结果，瑞舒伐他汀－环孢素、阿托伐他汀－伊曲康唑，以及辛伐他汀－红霉素的两两联用也应予以禁止。

根据 Micromedex 和 Theraque 分析，阿托伐他汀－多潘立酮、阿托伐他汀－地高辛、阿托伐他汀－地尔硫䓬、阿托伐他汀－利福平、普伐他汀－非诺贝特，以及阿托伐他汀－达托霉素之间相互影响的严重程度属于 II 级（如上述），如非必需，建议它们之间的两两联用最好予以避免；如欲联用，应注意临床监测，他汀类的剂量需据情适当下调。

阿托伐他汀－氯吡格雷、阿托伐他汀－胺碘酮、辛伐他汀－氨氯地平、阿托伐他汀－氟茚二酮、阿托伐他汀－华法林，以及普伐他汀－氟茚二酮等严重程度为 III 级的相互影响，对患者通常不会造成明显损害。然而，为慎重起见，于联用期间，应注意观察有无他汀类过量中毒的症状和体征。

需要特别提及的一点是，在 OATP1B1 抑制剂中，利福平是独特的，因其不但是 OATP1B1 抑制剂，也是强效 CYP3A4 诱导剂。因此，OATP1B1 和 CYP3A4 双重底物与利福平联用之初，肝细胞基底膜侧的 OATP1B1 很快被抑制，阻碍底物的肝摄取及随后的代谢和经胆汁的排泄，从而导致前者的血浓度升高；但联用数日后，前者的血浓度则有可能降低（对 CYP3A4 诱导作用的发生需要一定时间）。辛伐他汀和阿托伐他汀与利福平之间的相互影响就是这种情况。

［辛伐他汀－葡萄柚汁］[2]
Simvastatin－Grapefruit Juice

要点　Lilja 等对 10 名健康志愿者进行的随机化交叉研究表明，即使每日饮用一杯葡萄柚汁，也会明显增加辛伐他汀及辛伐他汀酸的血浓度，故在增强其降胆固醇作用的同时，也可增加其不良作用发生的危险（Lilja et al，2004）。

有关药物　有证据表明，葡萄柚汁每日 230 ml 连用 3 天，可使洛伐他汀及洛伐他汀酸的 AUC 分别增加 94％和 57％。葡萄柚汁与阿托伐他汀之间的相互影响见［阿托伐他汀（阿伐他汀）－葡萄柚汁］。氟伐他汀的代谢主要由 CYP2C9 负责，但也有 CYP3A4 的参与，预料可与葡萄柚汁发生类似相互影响，只是影响的程度可能小一些。

普伐他汀、匹伐他汀，及瑞舒伐他汀（罗苏伐他汀；rosuvastatin）在体内基本无氧化代谢，主要与葡糖醛酸络合经肾排泄，故不太可能与葡萄柚汁发生类似相互影响。

机制　辛伐他汀有两种不同的代谢途径，主要途径是经 CYP3A4 的氧化代谢，另一途径是无活性的原型即内酯型被羧基酯酶水解为具有药理活性的辛伐他汀酸。因在首过中经历了 CYP3A4 的广泛代谢，因此，辛伐他汀的口服生物利用度比较低，大约仅有 5％。

已知葡萄柚汁中的某些成分（可能是呋喃香豆素类）对 CYP3A4 有明显抑制作用，因此认为，辛伐他汀血浓度的升高起因于这些成分对辛伐他汀经 CYP3A4 首过代谢的抑制。至于辛伐他汀酸血浓度的升高，则可能起因于原型药和辛伐他汀酸的动力平衡以及葡萄柚汁引起的辛伐他汀酸经 CYP3A4 代谢的抑制两方面的影响；另外，随着原型药血浓度的升高，其经水解生成辛伐他汀酸的部分增加，也可能是其 AUC 增加的原因之一。

葡萄柚汁对有机阴离子转运多肽（OATPs）的抑制作用，不知是否会对他汀类在体内的处置过程发生影响，因有证据表明，所有他汀类在肝内的转运过程都涉及 OATP1B1。然而，目前的大部分研究结果表明，葡萄柚汁及其内所含有的柚皮苷主要抑制 OATP1A2，预料对他汀类在体内的处置不太可能发生影响（尽管有证据表明，瑞舒伐他汀也是 OATP1A2 的底物，但尚未见有其与葡萄柚汁之间相互影响的报道）。

建议　尽管辛伐他汀的耐受通常良好，但高浓度时有增加骨骼肌不良作用的危险。同时应用 CYP3A4 抑制剂（如红霉素、伊曲康唑、地尔硫䓬等），因增加辛伐他汀及辛伐他汀酸的血浓度，有导致肌病甚至横纹肌溶解伴急性肾衰竭的报道。

葡萄柚汁与辛伐他汀之间的相互影响存在显著的个体差异，例如 C_{max} 的增加从 1.8 倍到 8.3 倍不等，AUC 的增加则从 0.8 倍到 5.0 倍不等。因此，对不同个体影响的程度很难预料。一般说来，每日一杯葡萄柚汁对辛伐他汀代谢的影响与治疗量的维拉帕米和地尔硫䓬相当。

建议辛伐他汀治疗期间最好不饮用葡萄柚汁，但可考虑用橘汁代之。

注：有关葡萄柚汁与其他药物之间相互影响的研究论文数不胜数。综合目前可得到的有关资料，葡萄柚汁与其他药物之间相互影响的机制主要是药动学的，其机制包括：①通过抑制肠道中的 CYP3A4，减少首过代谢；②抑制肠壁细胞中 P-糖蛋白介导的药物外排，增加口服生物利用度；③抑制有机阴离子转运体（OATPs），如 OATP1A2，干扰药物的体内过程。葡萄柚汁抑制 OATPs 造成的影响与其对 CYP3A4 和 P-糖蛋白的抑制造成的影响相反。与葡萄柚汁相互影响的结果总的说来有 3 种情况，一是受影响药物的 AUC 增加和 C_{max} 升高，二是 AUC 减少和 C_{max} 下降，三是这两个药动学指标无明显改变。

现有资料表明，可与葡萄柚汁发生相互影响的药物有多种，其中报道比较多的是镇静催眠药（涉及的药物有咪达唑仑、三唑类，及夸西泮等）、HMG-CoA 还原酶抑制剂（包括洛伐他汀、辛伐他汀和阿托伐他汀等）、免疫抑制剂（主要包括环孢素、他克莫司等钙调蛋白抑制剂）、钙通道拮抗剂（如硝苯地平、氨氯地平、尼莫地平、非洛地平、尼卡地平、尼索地平、尼群地平、马尼地平、地尔硫䓬、维拉帕米等）。其他尚有 β 受体拮抗剂（如塞利洛尔和醋丁洛尔）、抗心律失常药（胺碘酮）、激素类（如甲泼尼龙、炔雌醇等）、香豆素类抗凝剂、抗生素（如红霉素、克拉霉素和泰利霉素）、HIV 蛋白酶抑制剂（沙奎那韦）、抗疟药（卤泛群、蒿甲醚）、抗寄生虫药（阿苯达唑、吡喹酮）、抗肿瘤药（依托泊苷）、抗过敏药（主要涉及非索非那定和特非那定）。个案报道尚有卡马西平、西沙必利、东莨菪碱、氯沙坦、地高辛、西地那非、氟伏沙明、舍曲林、美沙酮、瑞格列奈、伊曲康唑、咖啡因等（Mertens-Talcott et al，2006）。

尽管有关葡萄柚汁与其他药物相互影响的报道较多，但真正导致明显相互影响且具有重要临床意义者为数不多。然而，那些治疗窗狭窄（或毒副作用较强）且需要口服的药物，与葡萄柚汁发生相互影响时，确实可造成某种程度的危险。因此，了解葡萄柚汁相关的药物相互影响对临床合理用药以及药物疗效和毒副作用的判断有一定指导意义。

[普伐他汀（帕伐他丁，帕瓦停）－考来烯胺（消胆胺，降胆敏）][2]
Pravastatin－Cholestyramine

要点 对 24 名正常受试者进行的研究表明，同时服用普伐他汀和考来烯胺，普伐他汀的生物利用度降低。

有关药物 已经证明普伐他汀与考来替泊（降胆宁，降脂 2 号树脂）之间可发生类似相互影响。洛伐他汀（美降脂）与考来烯胺或考来替泊之间的类似相互影响也已证实。普伐他汀与其他阴离子交换树脂如地维烯胺、降胆葡胺（降脂 3 号树脂）之间，以及考来烯胺与其他 HMG-CoA 还原酶抑制剂如辛伐他汀（塞伐他汀）、氟伐他汀、美格鲁托等之间，是否会发生类似相互影响，尚不清楚，但根据相互影响的机制推测，类似相互影响有可能发生。不过，已经证明同属阴离子交换树脂的考来维仑（colesevelam）似乎不干扰洛伐他汀的吸收（也参见［骨化三醇－考来烯胺］），但对普伐他汀的吸收有无影响尚不清楚。

机制 因为普伐他汀是羟酸型，带有大量阳电荷的考来烯胺在肠道中可与之结合，从而影响普伐他汀的吸收。

建议 考来烯胺等阴离子交换树脂带有大量阳电荷，可结合带有阴电荷的胆汁酸。因为阴离子交换树脂分子量巨大，不容易吸收，故可将结合的胆汁酸一起排泄于粪便中。鉴于正常情况下 95% 以上的胆汁酸被重吸收，因此，打断这一过程可耗竭胆汁酸池，继而肝胆汁酸合成增加，结果是肝胆固醇含量下降，从而刺激 LDL 受体的生成（这一作用与他汀类的作用相似）。肝 LDL 受体的增加使得 LDL 清除加速，LDL 胆固醇水平下降。然而，这一作用可因 HMG-CoA 还原酶上调所致的胆固醇合成加速而部分被抵消（Bersot，2011）。可见，合用 HMG-CoA 还原酶抑制剂抑制该酶的活性，与阴离子交换树脂可发挥协同性降胆固醇作用，但应避免同时服用。有研究表明，在服用考来烯胺前 1 小时或其后 4 小时给予普伐他汀，可最大限度削弱此种相互影响（实际上，这很少会成为问题，因为阴离子交换树脂餐前应用，而普伐他汀则可在睡前口服；辛伐他汀与普伐他汀雷同）。其他他汀类 HMG-CoA 还原酶抑制剂与考来烯胺合用时也可参照这一原则。

［普伐他汀（帕伐他丁，帕瓦停）－非诺贝特（立平脂）］[2]
Pravastatin－Fenofibrate

要点 为评价贝特类（苯氧芳酸类，fibrates）调血脂药非诺贝特对普伐他汀的影响，Gustavson 等在 24 名健康受试者中进行过一项研究。结果发现，非诺贝特对普伐他汀和 3α-羟异普伐他汀的 AUC 有一定影响，普伐他汀的 AUC 平均增加 19%～28%，后者的 AUC 平均增加 24%～39%（Gustavson et al，2005）。

有关药物 Kyrklund 等的研究表明，同时应用贝特类的吉非贝齐（诺衡，gemfibrozil），可使普伐他汀的 AUC 增加 2 倍（202%），肾小球滤过率降低 44%。还有一些研究表明，同时应用吉非贝齐，也使其他他汀类活性成分的 AUC 显著增加，包括辛伐他汀酸（185%）、洛伐他汀酸（280%），及西立伐他汀（559%）。

Huang 等采用大鼠进行的研究表明，同时应用阿托伐他汀（阿伐他汀；atorvastatin）和非诺贝特，可增强降三酰甘油作用，血浆和肝阿朴脂蛋白 AV 也比各药单用有明显增加，肝中过氧化物酶体增殖体激活受体-α（peroxisome proliferator-activated receptor-α，PPAR-α）上调更明显（Huang et al，2009）。这些药效学方面的相互影响是两种药物联用治疗高脂血症的基础，但两者之间是否存在药动学方面的相互影响，因此增加不良反应的发生率，作者未进行进一步探讨。

同时应用洛匹那韦（lopinavir）/利托那韦（ritonavir）可增加普伐他汀的 AUC 和 C_{max}。已知利托那韦抑制 CYP3A4 和 P-糖蛋白的活性，考虑到抑制 CYP3A4 不可能影响普伐他汀的药动学，因此利托那韦对普伐他汀药动学的影响可能是通过抑制 P-糖蛋白实现的。同时应用非诺贝特所观察到的普伐他汀和 3-α 异羟普伐他汀中度增加的现象，可能与其对 OATP2/OATPC 和（或）其他转运蛋白的竞争，或对其表达或作用的调节有关（也参见［普伐他汀－利福平（甲哌利福霉素）］）。

机制 Kyrklund 等根据他们的研究结果做出的结论是，吉非贝齐和普伐他汀之间的相互影响并非仅仅是由于普伐他汀肾清除率的降低，他们认为，普伐他汀 AUC 的增加也可能与转运蛋白的抑制有关。

新近的体外研究表明，吉非贝齐及其葡糖醛酸化物是 OATP1B1 的抑制物，该转运载体存在于人肝中，普伐他汀是已知底物。因此，吉非贝齐或其葡糖醛酸化物对 OATP1B1 的抑制可能是同用吉非贝齐导致普伐他汀 AUC 增加的另一机制［普伐他汀主要经胆汁（70%）和肾小管分泌（20%）排泄。有证据表明，它是 OATP1B1 的底物，但不是 OATP3 的底物］。

采用人肝微粒体进行的体外研究表明，苯氧芳酸类的非诺贝特和非诺贝酸（非诺贝特酸；fenofibric acid）不是 CYP3A4、CYP2D6、CYP2E1，及 CYP1A2 的抑制物，但对 CYP2C19 和 CYP2A6 有轻微的抑制作用，是 CYP2C9 的轻、中度抑制剂（治疗浓度时）。目前还不清楚非诺贝特是否是某种转运载体的底物，或是否会改变转运载体的活性。

建议 非诺贝特是贝特类调脂药，配合饮食疗法，可降低高胆固醇血症、混合性血脂异常（Ⅱa 和 Ⅱb 型）或高三酰甘油血症（Ⅳ型和 Ⅴ型）成年患者的 LDL-C、总胆固醇、三酰甘油，及阿朴脂蛋白 B，增加 HDL-C。这些作用可通过激活 PPAR-α 来解释。该药口服后充分吸收，迅速转化为其活性代谢物非诺贝酸，然后主要以葡糖醛酸络合物的形式经尿排泄。

普伐他汀配合饮食可降低原发性高胆固醇血症、混合性血脂异常，及高三酰甘油血症患者升高的总胆固醇、LDL 胆固醇和三酰甘油水平，增加 HDL 胆固醇。像所有他汀类一样，普伐他汀也通过抑制胆固醇生物合成的限速酶 HMG-CoA 还原酶而发挥作用。

新近的 NCE 方案建议高危冠心病患者采用他汀类和贝特类联合治疗。该方案中新的准则有可能增加他汀类－贝特类联合疗法的应用。

不管机制如何，同用吉非贝齐比同用非诺贝特使普伐他汀 AUC 的增加更明显。同用吉非贝齐也使其他他汀类活性成分的 AUC 明显增加（如上述）。单剂吉非贝齐不明显影响氟伐他汀（fluvastatin）的药动学，但多剂量应用时有无影响尚未见报道。考虑到这类药物相互影响可能带来严重不良后果，而且临床实践中经常采用他汀类加贝特类的联合治疗方案，因此继续观察探讨这类药物的相互影响具有重要临床意义。

[普伐他汀（帕伐他丁，帕瓦停）－利福平（甲哌利福霉素）][3]
Pravastatin－Rifampicin（Rifampin）

要点 Backman 等对健康志愿者进行的两阶段随机化交叉研究表明，应用利福平期间，普伐他汀血浓度中度下降（对 C_{max} 无显著影响），平均 AUC 减少 31%，但存在明显的个体差异。应用利福平期间，普伐他汀的半衰期和肾清除率无改变（Kyrklund et al, 2003）。

有关药物 近有研究表明，利福平对辛伐他汀以及辛伐他汀酸 AUC 的影响比之对普伐他汀的影响要明显得多。CYP3A4 的底物洛伐他汀的药动学特点类似于辛伐他汀，故洛伐他汀以及洛伐他汀酸的代谢也有可能被利福平所诱导。利福平可使阿托伐他汀以及 CYP2C9 底物氟伐他汀的 AUC 分别减少 78% 和 50%。

机制 有报道表明，伊曲康唑使辛伐他汀的 AUC 和 C_{max} 至少增加 10 倍（$P<0.001$），但对普伐他汀的 AUC 和 C_{max} 则无明显影响。再者，CYP3A4 和 P-糖蛋白诱导剂金丝桃使辛伐他汀的 AUC 平均减少 52%，对普伐他汀则无任何影响。这些结果表明，与辛伐他汀相比，普伐他汀不太容易发生药动学方面的相互影响。因此有理由认为，利福平对普伐他汀药动学的影响不可能起因于对 CYP3A4 和 P-糖蛋白的诱导，因为普伐他汀不是 P-糖蛋白和 CYP3A4 的底物（有证据表明，普伐他汀也不是其他 CYP 的底物）。然而，普伐他汀可能是肝摄取载体有机阴离子转运多肽（如 OATP1B1/OATP2/OATP-C）的底物，也是小管多特异性阴离子外排载体（cMDAT 或 MRP2，在肝、肾和肠道中都有表达）的底物。外排载体可影响底物的吸收、组织摄取，及清除。已知利福平诱导十二指肠中的 MRP2 mRNA 以及 MRP2 蛋白的表达，从而有可能使该载体底物的摄取减少。利福平通过对胆小管 MRP2 的诱导，从而增强首过胆汁排泄，也可减少普伐他汀的全身吸收（但 Lau 等采用大鼠离体灌注的研究结果表明，高浓度利福平对 MRP2 介导的阿托伐他汀外排有抑制作用）。有证据表明，利福平对 OATP1B1 有明显抑制作用，这一作用可导致肝摄取减少，阻碍代谢。综上所述，利福平对普伐他汀血浓度的影响可能是其对 MRP2 以及其他载体（转运）蛋白影响的综合结果。部分受试者普伐他汀血浓度的增加可能与利福平抑制 OATP1B1 介导的肝细胞摄取占优势有关。另外，普伐他汀血浓度的增加也可能是其 AUC 个体固有差异的结果。

葡糖醛酸化是普伐他汀代谢的主要途径之一，而利福平可诱导 UGT，从而加速其代谢。然而，因为普伐他汀的肾清除率以及半衰期基本不受利福平的影响，故有理由认为，利福平对普伐他汀的影响主要发生在吸收相，而不是清除相。

建议 在迄今所研究的他汀类中，普伐他汀是最不容易受利福平诱导影响者，因此，最适合与 CYP 诱导剂或 P-糖蛋白诱导剂联用。然而，利福平导致的普伐他汀血浓度降低仍可能有一定临床意义，普伐他汀的剂量也许需要调整。

总之，利福平对普伐他汀药动学的影响较小，但差异较大，如需长期应用利福平治疗的话，某些个体普伐他汀的需要量可能增加。

[普伐他汀（帕伐他丁，帕瓦停）－槲皮素（栎精，3,3′,4′,5,7-五羟基黄酮）][2]
Pravastatin－Quercetin（3,3′,4′,5,7-Pentahydroxyflavone）

要点 Wu 等采用稳定表达 OATP1B1 的人胚肾 293（HEK293）细胞以及 16 名健康志愿者（全部为汉人）进行的体内外研究表明，槲皮素抑制 HEK293 细胞经 OATP1B1 介导的普伐他汀的摄取，也可使单剂普伐他汀（40 mg 口服）在人体内的 AUC 增加 24%，C_{max} 升高 31%，终末 $t_{1/2}$ 延长 14%，表观清除率减少 18%（Wu et al, 2011）。

有关药物 鉴于所有他汀类 HMG-CoA 还原酶抑制剂（如洛伐他汀、辛伐他汀、阿托伐他汀等）的体内过程都涉及 OATP1B1（主要涉及首过肝摄取），预料像普伐他汀一样，与槲皮素之间可发生类似相互影响。

Wu 等在同一项研究中证明，槲皮素也竞争性抑制 HEK293 细胞经 OATP1B1 对雌酮硫酸酯（estrone-3-sulphate）的摄取。

机制 尽管普伐他汀几无代谢，但其在体内的过程涉及多种转运体，其中包括 OATP1B1（OATP2/OATP-C）、多药耐药相关蛋白-2（MRP2/ABCC2）。体外研究表明，OATP2B1、OAT3、乳房癌耐药蛋白（BCRP/ABCG2），及胆盐外排泵（BSEP/ABCB11）也与普伐他汀的处置有关。然而，这些转运体与普伐他汀在人体内的药动学无明显关联（在上述转运体中，OATP1B1、OATP2B1，及 OAT3 属于摄取载体，其他属于外排载体）。总的说来，普伐他汀主要在 OATP1B1 的作用下摄入肝细胞，然后以原型经胆汁排泄清除，极小部分以原型经尿排泄。

研究表明，槲皮素是多种转运体的强效抑制剂，其中包括 OATP1A2/1B1/2B1、OAT1/3、P-糖蛋白（MDR1/ABCB1）、MRP2/ABCC2，及 BCRP/ABCG2 等。综合普伐他汀以及槲皮素在人体内的药动学特点，认为槲皮素竞争性抑制 OATP1B1，从而阻碍普伐他汀经肝的首过清除，是两者同用时普伐他汀 AUC 增加、C_{max} 升高的主要原因（研究表明，槲皮素像已知的 OATP1B1 抑制剂利福平一样，明显抑制 OATP1B1 的标准底物雌酮硫酸酯的摄取，这为槲皮素通过抑制 OATP1B1，从而干扰普伐他汀药动学的推论进一步提供了佐证）；槲皮素对 MRP2/ABCC2 的抑制也可能起一定作用。

建议 Wu 等的这一单剂研究究竟有多大临床意义，尚难定论。不过，槲皮素是一种天然的类黄酮，广泛存在于各种水果和蔬菜（例如苹果、浆果、洋葱，及茶叶等）中。由于其抗炎、抗氧化、血管扩张，及潜在的抗肿瘤作用，使其应用日渐广泛，某些国家甚至将其作为保健品。因此，与其他药物之间的相互影响有可能发生。根据 Wu 等的研究结果建议，正在应用 OATP1B1 底物治疗期间，最好避免应用槲皮素产品。同样，正在应用 OATP1B1 底物治疗期间，如果发生所用药物的作用或毒性改变，应考虑到槲皮素对其影响的可能性。

注：根据提出的机制推测，人参属植物三七（*Panax notoginseng*，Sanqi；五加科植物三七的干燥根茎，又名田七、人参三七、参三七、文山三七、文州三七、山漆、金不换）、中国人参（Asian ginseng；高丽参，亚洲人参），及西洋参（American ginseng；花旗参，美洲人参）与普伐他汀之间有可能发生相互影响，原因在于三七、人参，及西洋参中含有人参皂苷（人参皂甙）。人参皂苷中含有多种成分，但根据结构可分为两类，一类是 ppt 型皂苷，另一类是 ppd 型皂苷；ppt 型皂苷包括人参皂苷 Rg_1 和 Re 以及三七皂苷 R_1，ppd 型皂苷包括人参皂苷 Rb_1、Rc，及 Rd。ppt 型皂苷中的人参皂苷 Rg_1 和 Re 具有促进血管再生的作用，而 ppd 型皂苷中的人参皂苷 Rb_1 则具有抗血管再生的特点（这有可能削弱甚或抵消 ppt 型皂苷的促血管再生作用）。

Jiang 等进行的体内外研究表明，ppt 型人参皂苷 Rg_1 和 Re 以及三七皂苷 R_1 既是溶质转运体（SLC）有机阴离子转运多肽（OATP/SLCO/SLC21）1B3/1B1 的底物，也是 ABC 外排（输出）转运体 MDR1/ABCB1、MRP2/ABCC2、BCRP/ABCG2，及 BSEP/ABCB11 等的底物（Jiang et al，2015）。摄取转运体负责底物从肝窦状隙向肝细胞内的转运，而外排转运体负责底物从肝细胞跨胆小管膜转运至胆汁中。ppd 型皂苷既不是摄取转运体的底物，也不是输出转运体的底物（是其清除半衰期较长的主要原因），然而，可与上述转运体结合，且亲和力远高于 ppt 型皂苷（也因此可明显影响其他上述转运体底物的药动学）。可见，人参皂苷中对其他药物（包括瑞舒伐他汀）产生影响的成分主要是 ppd 型皂苷。

人参皂苷无明显代谢（故不会在 CYP 等酶促代谢的水平上发生相互影响）。对大鼠进行的研究表明，原型皂苷的肾排泄主要依赖于肾小球的被动滤过（因此在肾转运体水平上的相互影响不明显）。ppd 型皂苷的蛋白结合率远高于 ppt 型皂苷。鉴于仅有游离型才能经肾小球滤过排泄，故 ppd 型皂苷经肾排泄的速度慢于 ppt 型（这是 ppd 型皂苷半衰期较长的另一原因）。

三七和人参都是应用极为广泛的中药，在许多国家不但可以作为保健品，也可以与其他多种药物联用防治某些疾病。因此，与其他药物之间的相互影响有可能经常发生，这是值得临床医生重视的问题。

［氟伐他汀（来适可）－利福平（力复平，甲哌利福霉素，利米定）][2]
Fluvastatin－Rifampin（Rifampicin）

要点　有报道表明，服用利福平后给予氟伐他汀，氟伐他汀的生物利用度降低 50％。

有关药物　根据相互影响的机制推测，其他主要经 CYP3A4 和（或）CYP2C9 代谢的他汀类，例如洛伐他汀、辛伐他汀、阿托伐他汀（阿伐他汀），及已经停用的西伐他汀（西立伐他汀；cerivastatin）（这 4 种他汀类都主要经 CYP3A4 代谢），与利福平之间可发生类似相互影响。罗伐他汀（瑞舒伐他汀；rosuvastatin）经 CYP3A4 代谢的程度较小，其代谢与 CYP2C9 无关，预料与利福平之间的相互影响不明显。普伐他汀主要以原形经肾排泄（可能需要阴离子载体的参与），与 CYP 系统的关系不大，故与利福平之间不太可能发生类似相互影响。

根据相互影响的机制推测，其他利福霉素类衍生物也可与氟伐他汀发生类似相互影响，只是程度不同而已。根据对 CYP 诱导的强弱顺序排列依次为利福平＞利福喷丁（rifapentine）＞利福布汀（rifabutin）。

机制　利福平是很强的肝微粒体酶诱导剂，对 CYP1A2、CYP2C9、CYP2C19，及 CYP3A4 有明显的诱导作用。已知氟伐他汀大部分（50％～80％）由 CYP2C9 代谢（也有 CYP3A4 和 CYP2C8 的参与），故认为利福平诱导 CYP2C9 和 CYP3A4 从而促进氟伐他汀的代谢，是使其生物利用度降低的机制（但相互影响的机制与洛伐他汀－利福平之间的机制不完全相同。见［洛伐他汀－利福平］）。

建议　相比之下，通过促进代谢使他汀类作用减弱的药物相互影响远不如通过抑制代谢而使其作用和毒性增强的影响重要。实际上，有关此类相互影响的文献报道也不多。当然，这可能与作用的削弱不容易被觉察或不那么被重视有关。无论如何，了解此类影响对指导临床合理用药具有一定的意义。

同时应用利福平和氟伐他汀，后者的需要量可能增加。利福平在停用后对氟伐他汀的影响能持续多久还不清楚。

［氟伐他汀（来适可）－氟康唑（大扶康，三维康）][1]
Fluvastatin－Fluconazole

要点　Kantola 等对 12 名健康志愿者进行的随机化两阶段双盲交叉研究表明，氟康唑可使氟伐他汀的平均 $AUC_{0-\infty}$ 增加 84％（$P < 0.01$），平均清除 $t_{1/2}$（半衰期）延长 80％（$P < 0.01$），平均 C_{max} 增加 44％（$P < 0.05$）（Kantola et al，2000）。

有关药物　鉴于氟康唑对 CYP3A4 也有抑制作用，故可与经 CYP3A4 代谢的他汀类，如洛伐他汀、辛伐他汀、阿托伐他汀，及已经停用的西立伐他汀（cerivastatin）等，发生相互影响，只是影响的程度弱于酮康唑或伊曲康唑（酮康唑和伊曲康唑不但对 CYP3A4 的抑制作用远大于氟康唑，且对 P-糖蛋白有明显抑制作用）。

研究表明，氟康唑对普伐他汀的药动学无明显影响。根据体内过程的类似性推测，匹伐他汀以及瑞舒伐他汀与氟康唑之间的类似相互影响也不太可能发生，即使发生，也不会太明显（参见［瑞舒伐他汀（罗苏伐他汀，罗伐他汀）－氟康唑（大扶康）］），因为它们像普伐他汀一样，在体内基本无氧化代谢，主要与葡糖醛酸络合经肾排泄。

差不多所有他汀类都经历广泛的首过肝摄取，这一过程由有机阴离子转运体（OATP）1B1（OATP1B1）负责（瑞舒伐他汀也是 OATP1A2 的底物），然而，尚未见有氟康唑影响 OATPs 和葡糖醛酸化酶的报道。

机制　氟伐他汀主要（50％～80％）由 CYP2C9 代谢，小部分涉及 CYP3A4 和 CYP2C8。已知氟康唑对 CYP2C9 和 CYP3A4 有抑制作用，这可解释上述相互影响的原因。尽管氟伐他汀是 P-糖蛋白的底物，然而，因为氟康唑不像酮康唑和伊曲康唑那样抑制 P-糖蛋白，故该影响不太可能与 P-糖蛋白的抑制有关。根据药动学特点推测，酮康唑和伊曲康唑对氟伐他汀的影响主要起因于对 P-糖蛋白的抑制，对 CYP3A4 的抑制作用贡献相对较小。

建议 氟康唑对氟伐他汀代谢的影响明显，故建议尽可能避免两者的联用。用普伐他汀代替氟伐他汀与氟康唑同时应用，可最大限度避免上述相互影响。

[阿托伐他汀（阿伐他汀）－伊曲茶碱][3]
Atorvastatin－Istradefylline

要点 Rao 等对健康志愿者进行的一项随机化单剂对照研究表明，同时应用阿托伐他汀（40 mg）和抗帕金森病药伊曲茶碱（40 mg），可使阿托伐他汀的 $AUC_{0\sim\infty}$ 增加 54%，C_{max} 升高 53%，$t_{1/2}$ 延长 27%，其代谢物邻羟基阿托伐他汀的 $AUC_{0\sim\infty}$ 也有所增加（18%），另一种代谢物对羟基阿托伐他汀的药动学无明显改变（Rao et al，2008）。

有关药物 根据提出的机制推测，氟伐他汀与伊曲茶碱之间可发生类似相互影响。其他他汀类 HMG-CoA 还原酶抑制剂与伊曲茶碱之间是否会发生类似相互影响，尚不清楚。

机制 有证据表明，伊曲茶碱对 P-糖蛋白有一定抑制作用，而阿托伐他汀是 P-糖蛋白以及 CYP3A4 的底物。因此认为，伊曲茶碱抑制 P-糖蛋白（主要作用于进入体循环前的水平，如肠道和肝）从而增加阿托伐他汀的生物利用度，是该影响的主要机制。鉴于阿托伐他汀的 $t_{1/2}$ 有所延长，故对 CYP3A4 的抑制也可能是原因之一，只是相对贡献较小。

建议 伊曲茶碱在临床上主要用于早期帕金森病的治疗（也可作为中晚期帕金森病的辅助治疗药物）。尽管研究结果提示，两者的联用相对安全，可充分耐受，然而，研究是在健康个体中进行的，且为单剂研究，故很难推断在患者中的长期联用是否安全。因此，如需长期联用，注意阿托伐他汀剂量的个体化，并注意观察有无阿托伐他汀过量的症状和体征，这仍有必要。

[阿托伐他汀（阿伐他汀）－克拉霉素（甲红霉素）][1]
Atorvastatin－Clarithromycin

要点 Amsden 等的研究表明，克拉霉素可使阿托伐他汀的药动学参数发生明显改变。两者同用时，阿托伐他汀的 AUC_{24} 增加 82%，C_{max} 升高 56%。C_{max} 这么大幅度增加，有可能导致肌病的发生率增加（Amsden et al，2002）。

有关药物 Amsdem 等的研究表明，阿奇霉素与阿托伐他汀之间无什么相互影响。Siedlik 和 Kantola 等证明，红霉素抑制某些较老的 HMG-CoA 还原酶抑制剂如辛伐他汀（simvastatin）以及较新的 HMG-CoA 还原酶抑制剂如阿托伐他汀的代谢。Kantola 等的研究表明，红霉素使单剂（40 mg）辛伐他汀后辛伐他汀和辛伐他汀酸的 C_{max} 分别增加 2.4 和 4 倍，AUC 分别增加 5.2 和 2.9 倍。Siedlik 的研究表明，红霉素使单剂（10 mg）阿托伐他汀的 C_{max} 和 AUC 分别增加 37.7% 和 32.5%。

克拉霉素与其他 HMG-CoA 还原酶抑制剂之间以及阿托伐他汀与其他大环内酯类抗生素之间的相互影响参见 [洛伐他汀－红霉素]。

机制 克拉霉素像红霉素一样，是已知最强的 CYP3A4 抑制剂之一，而阿托伐他汀主要经 CYP3A4 代谢，因此认为，克拉霉素抑制 CYP3A4 从而阻碍阿托伐他汀的氧化代谢是该影响的机制。另外，阿托伐他汀是 P-糖蛋白的底物，故克拉霉素对 P-糖蛋白的抑制也可能是该影响的原因之一。

建议 克拉霉素是新型大环内酯类抗生素，由于依从性和耐受性良好，故在多数情况下已经取代了红霉素。阿托伐他汀是一种最常用来治疗高胆固醇血症和高脂血症的 HMG-CoA 还原酶抑制剂，原因在于它的降脂效果良好，安全度较高。虽然该药单用很少引起横纹肌溶解，但已证明大环内酯类药物（如克拉霉素）通过抑制其经 CYP3A4 的代谢而增加该不良事件发生的可能性。

该相互影响明确，建议使用阿托伐他汀治疗的患者，避免给予克拉霉素。考虑到目前有多种多样的抗生素可供选择，因此避免两者的同用并不困难。如果必须同时应用大环内酯类抗生素和他汀类降脂药，可考虑用阿奇霉素代替克拉霉素，或者用普伐他汀或瑞舒伐他汀（罗苏伐他汀，罗伐他汀；rosuvastatin）代替阿托伐他汀。然而，权威人士认为，凡是能与克拉霉素发生相互影响的药物，与阿奇霉素的相互影响并不一定要绝对避免，因此，欲用其代替红霉素或克拉霉素，仍应谨慎；同用时如发现有诸如严重腹痛或肌痛等提示横纹肌溶解的症状时，应马上看医生。

注：Gao 等对我国进行的一项研究表明，CYP3A4 存在多态性，在高脂血症患者中的突变率为 0.276（CYP3A4 的基因型主要有 3 种，即纯合子野生型 CYP3A4 * 1/ * 1、杂合子变异型 CYP3A4 * 1/ * 1G，及纯合子变异型 CYP3A4 * 1G/ * 1G）。阿托伐他汀的降胆固醇作用与 CYP3A4 的基因型有关，野生型患者总胆固醇水平平均降低 $16.8 \pm 3.3\%$，杂合子变异型患者平均降低 $17.8 \pm 3.8\%$，纯合子变异型患者平均降低 $20.9 \pm 5.0\%$（但他们的研究发现，辛伐他汀的降脂作用与 CYP3A4 的多态性无明显关联）（Gao et al，2008）。CYP3A4 的多态性在药物相互影响方面究竟占有多么重要的位置，尚无一致结论。

［阿托伐他汀（阿伐他汀）－葡萄柚汁］[2]
Atorvastatin－Grapefruit Juice

要点 Ando 等的研究表明，葡萄柚对阿托伐他汀的生物利用度有明显影响，可使阿托伐他汀酸的 AUC 增加 83%（Ando et al，2005）。

Fukazawa 等对健康男性志愿者进行的两阶段随机化交叉研究表明，多次摄取葡萄柚汁明显影响阿托伐他汀酸及其 3 种代谢物的药动学（Fukazawa et al，2003）。

然而，Reddy 等的一项研究表明，正在应用阿托伐他汀治疗的患者，每日饮用 300 ml 葡萄柚汁，使阿托伐他汀的血浓度仅升高 19%～26%，且未见有毒副作用的明显增加（Reddy et al，2011）。

有关药物 在同一项研究中，Fukazawa 等证明，多次应用葡萄柚汁，可使脂溶性的 HMG CoA 还原酶抑制剂辛伐他汀和洛伐他汀的 C_{max} 分别增加 8 倍和 10 倍，但对水溶性的 HMG CoA 还原酶抑制剂普伐他汀的处置无明显影响。根据提出的机制推测，凡是其代谢有 CYP3A4 参与的 HMGCoA 还原酶抑制剂，与葡萄柚汁之间都可发生类似相互影响。匹伐他汀由 CYP2C9 代谢（但代谢速度很慢，CYP 介导的代谢在其清除方面不起重要作用），氟伐他汀主要由 CYP2C9 代谢（也有 CYP3A4 的参与），西立伐他汀由 CYP2C8 和 CYP3A4 代谢（但以前者为主），预料它们不会与葡萄柚汁发生明显的相互影响。普伐他汀和瑞舒伐他汀很少由 CYP 代谢，因此不太容易发生有关代谢方面的药物相互影响。

机制 这一现象起因于葡萄柚汁对 CYP3A4 的抑制。多项研究表明，葡萄柚汁中含有呋喃香豆素（furanocoumarin）类衍生物，这类物质可与小肠上皮细胞中的 CYP3A4 结合，并抑制其活性（对肝中的 CYP3A4 抑制作用轻微）。因此认为，葡萄柚汁抑制肠道的 CYP3A4，是其显著增加阿托伐他汀口服生物利用度和 AUC 的原因（经肠壁 CYP3A4 的首过代谢越明显，口服生物利用度就越低，CYP3A4 被抑制后，其口服生物利用度的改变也就越显著）。另外，反复应用葡萄柚汁，选择性下调小肠中 CYP3A4 的活性也是原因之一。鉴于葡萄柚汁对肝中的 CYP3A4 抑制作用轻微，故而对阿托伐他汀的血浆半衰期无明显影响（也参见［辛伐他汀－葡萄柚汁］）。

注：近有报道表明，摄入葡萄柚汁所致的环孢素血浓度增加，通过抑制 CYP3A4 不能复制出来，而通过抑制 P-糖蛋白介导的向肠中的分泌，则可取得类似结果。一般说来，CYP3A4 的底物也可能是 P-糖蛋白的底物，阿托伐他汀就是这样一种情况。因此，曾一度有人认为，阿托伐他汀生物利用度的增加与葡萄柚汁抑制肠道中的 P-糖蛋白也有某种关联。但随后的研究表明，葡萄柚汁对肠道中 P-糖蛋白的影响不大，因未曾观察到葡萄柚汁对阿托伐他汀酸的 C_{max} 有任何影响，且阿托伐他汀与 P-糖蛋白的亲和力低于其他 HMG-CoA 还原酶抑制剂，例如洛伐他汀和辛伐他汀。因此，反复应用葡萄柚汁的影响极有可能起因于对小肠 CYP3A4 的抑制。

建议 尽管 Reddy 等的研究表明，同时应用葡萄柚汁未见有阿托伐他汀作用和毒性的明显增强，他们也因此认为饮用中等量的葡萄柚汁无须减少阿托伐他汀的剂量。然而，鉴于该影响确实存在（尽管不同研究者取得的结果有所不同），故为防止葡萄柚汁对阿托伐他汀药动学的影响可能带来的危险，建议阿托伐他汀治疗期间尽可能避免饮用葡萄柚汁。另外，也可考虑选用不受葡萄柚汁影响的匹伐他汀或普伐他汀等代之。

[阿托伐他汀（阿伐他汀）－金丝桃（圣约翰草，贯叶连翘）][2]
Atorvastatin－St. John's wort（*Hypericum perforatum*）

要点 Andrén 等对 16 名用阿托伐他汀（每日 10～40 mg）维持治疗的高胆固醇血症患者进行的一项随机化交叉研究表明，同时应用一种金丝桃制剂（Movina）每次 1 片（每片含金丝桃 300 mg），每日 2 次计 3 个月，可使 LDL 胆固醇以及总胆固醇血浓度明显增加（前者从对照组的 2.34 mmol/L 增加至 2.66 mmol/L，后者从对照组的 4.78 mmol/L 增加至 5.10 mmol/L）；血三酰甘油以及 HDL 胆固醇无明显改变（Andrén et al，2007）。

有关药物 根据提出的机制推测，凡是经由 CYP3A4 代谢和（或）经由 P-糖蛋白转运的他汀类降脂药，都可与金丝桃及有关产品发生类似相互影响，辛伐他汀与金丝桃之间的类似相互影响已经证实。但有证据表明，普伐他汀与金丝桃之间无类似相互影响。

机制 研究表明，金丝桃增加 CYP3A4 以及 P-糖蛋白的活性（即对 CYP3A4 和 P-糖蛋白有诱导作用），而阿托伐他汀是 CYP3A4 和 P-糖蛋白的底物，因此认为，该影响最可能起因于金丝桃对 CYP3A4 和 P-糖蛋白的诱导（特别是对肠道中 CYP3A4 和 P-糖蛋白的诱导），从而削弱阿托伐他汀的作用有关（对 CYP3A4 的诱导有可能促进其代谢，而对 P-糖蛋白的诱导则有可能减少其吸收，两种作用都可降低其口服生物利用度）。

建议 正在应用阿托伐他汀等降脂药治疗的患者，最好避免给予金丝桃或含有金丝桃的制剂。如果有必要或同时应用难以避免（实际上，大部分患者是自行加用，因此，临床医生难以掌控），阿托伐他汀的需要量可能增加；增量标准未确定，一般认为，可根据作用削弱的程度调整剂量，例如降胆固醇作用削弱 25%，阿托伐他汀的剂量可加倍（如果阿托伐他汀的剂量已经比较高，增量 50% 也许足够）；剂量的具体调整应由临床医生根据具体情况进行。

[瑞舒伐他汀（罗苏伐他汀，罗伐他汀）－卡维地洛（卡维洛尔）][3]
Rosuvastatin－Carvedilol

要点 Lu 等选择瑞舒伐他汀作为探针底物采用人胚肾细胞进行的体外研究表明，β 受体阻断药卡维地洛可明显抑制瑞舒伐他汀的摄取（Lu et al，2015）。作者认为，卡维地洛的这一影响有可能干扰瑞舒伐他汀的作用。

有关药物 同属 β 受体阻断药的卡拉洛尔（carazolol；卡唑心安）对瑞舒伐他汀的摄取有类似影响，但其影响弱于卡维地洛。根据提出的机制及化学结构推测，其他 β 受体阻断药与瑞舒伐他汀之间的类似相互影响不会发生。

Lu 等的研究表明，含有短链脂肪胺的所有三环类抗抑郁药对瑞舒伐他汀的摄取都有抑制性影响，影响的程度从强到弱依次为曲米帕明（三甲丙咪嗪；trimipramine）、氯米帕明（氯丙咪嗪；clomipramine）、米帕明（丙米嗪；imipramine）、阿米替林（amitriptyline）、多塞平（多虑平；doxepin）、地昔帕明（去甲丙米嗪；desipramine），及去甲替林（去甲阿米替林；nortriptyline）。吩噻嗪类抗精神病药氯丙嗪（chlorpromazine）的结构中含有三环和短链脂肪胺，Lu 等的研究也证明可抑制瑞舒伐他汀的摄取，其对 OATP1A2 的结合亲和力介于多塞平和地昔帕明之间。

机制 已知瑞舒伐他汀是 OATP1A2 的底物（除 OATP1A2 外，瑞舒伐他汀的体内过程也涉及 OATP1B1、OATP1B3，及 OATP2B1。与主要位于肝胆管顶膜上的 OATP1A2 不同，OATP1B1、OATP1B3，及 OATP2B1 主要位于肝的血管侧，因此对同一种物质在某一节点上的转运方向可能不同），而 OATP1A2 存在于人体的多个器官系统中（包括脑、肝、肾，及肠），负责瑞舒伐他汀等有机阴离子的跨顶膜转运。尽管卡维地洛和三环类抗抑郁药都不是 OATP1A2 的底物，然而，它们可竞争性抑制瑞舒伐他汀与 OATP1A2 的结合，从而干扰其跨膜转运过程。Lu 等的研究表明，β 受体阻断药以及抗抑郁药结构中的三环以及短链脂肪胺是与 OATP1A2 结合的必要成分（但并不是作为 OATP1A2 底物的必要成分）。目前临床上应用的 β 受体阻断药只有卡维地洛和卡拉洛尔的结构中含有一个三环和短链脂肪胺，因此，也只有这两种 β 受体阻断药可抑制瑞舒伐他汀的跨膜转运。大部分三环类抗抑郁药的结构中都含有短链脂肪胺，故多半可抑制瑞舒伐他汀的跨膜转运过程，但抑制的程度有明显不同（如上述）。

建议　体外研究结果是否完全适用于体内尚不清楚。如果卡维地洛（或三环类抗抑郁药）在人体内对瑞舒伐他汀的药动学也有类似影响的话，那就有可能抑制胃肠吸收以及肝胆管和肾小管中的再摄取，从而削弱瑞舒伐他汀的作用。另外，如果一种药物需要在 OATP1A2 的作用下进入中枢而发挥治疗作用的话，三环类抗抑郁药的这一影响就可能具有重要临床意义。

［瑞舒伐他汀（罗苏伐他汀，罗伐他汀）－沙库比曲（沙库巴曲，沙库必曲）/缬沙坦]²

Rosuvastatin－Sacubitril/Valsartan（Entresto，LCZ696）

要点　Previsdomini 等报道，一名因端坐呼吸和周围水肿而送诊的 85 岁男性患者，体格检查显示下肢中度水肿，胸片显示上肺叶肺静脉充血，双侧胸腔少量积液，诊断为亚急性双心室失代偿而入院。该患者有糖尿病和冠心病史，伴有严重慢性心力衰竭。18 个月前，超声心动图显示双心室扩张和收缩功能障碍（左心室射血分数 20%～25%）伴有中度二尖瓣反流。入院前患者的日常治疗包括：乙酰水杨酸 100 mg、美托洛尔 50 mg、沙库比曲/缬沙坦（Entresto）200 mg（97/103 mg）、托拉塞米 10 mg、螺内酯 12.5 mg、瑞舒伐他汀 10 mg，以及西他列汀（sitagliptin）100 mg。

入院后尽管使用了祥利尿剂，但病情仍持续恶化，出现少尿、呼吸困难和外周水肿加重。5 天后，患者开始感到肌肉无力，走路不稳。再过一周，显示外周血管收缩伴大面积凹陷性水肿以及巩膜轻度黄染，主诉广泛肌肉疼痛。实验室检查显示，肌酐上升至 513 $\mu mol/L$（正常值<110），谷丙转氨酶（ALT）上升至 1103 U/L（正常<51），胆红素上升至 41.7 $\mu mol/L$（正常<21.0），乳酸上升至 4.1 mmol/L（正常<2.2）。此外，肌酸激酶水平达 6794 U/L（正常<190），高敏肌钙蛋白 T 达 204 ng/L（正常<14），尿液分析显示肌红蛋白尿。诊断为横纹肌溶解以及低心输出量综合征伴多器官功能障碍。停用 entresto 和瑞舒伐他汀，给予对症和维持治疗。5 天后肌酸激酶达峰值（18478 U/L），此后以每日 30%～50% 的速度下降，肌酐稳定在 380 $\mu mol/L$ 左右，无需人工肾治疗。

Previsdomini 等根据患者主诉、用药史，以及各种检查结果推断，该患者的横纹肌溶解是由 HMG-CoA 还原酶竞争性抑制剂瑞舒伐他汀积聚引起的（Previsdomini M et al，2019）。

Moussa 等采用大鼠进行的一项研究表明，entresto 显著提高大鼠瑞舒伐他汀的生物利用度，可使大鼠瑞舒伐他汀的 AUC 增加 11 倍（Moussa et al，2018）。这为 Entresto 对瑞舒伐他汀的影响提供了进一步佐证。

有关药物　鉴于所有他汀类 HMG-CoA 还原酶抑制剂都有广泛的首过肝摄取（主要经 OATP1B1 介导），因此与 entresto 之间都可发生类似相互影响，但影响的程度有所不同。有代表性的药物包括普伐他汀（pravastatin；主要以原型经尿排泄）、氟伐他汀（fluvastatin；50%～80% 经由 CYP2C9 代谢，小部分涉及 CYP3A4 和 CYP2C8）、阿托伐他汀（阿伐他汀；atorvastatin）、辛伐他汀（simvastatin），及洛伐他汀（lovastatin）等（后 3 种主要经 CYP3A4/5 代谢，其中辛伐他汀和洛伐他汀是无活性的内酯型，必须在肝内酯解为各自的 β-羟酸型才能发挥作用）。基于药动学生理模型预测，entresto 和阿托伐他汀之间存在中度相互影响，同时应用 Entresto 可使阿托伐他汀的 c_{max} 增加 1.7 倍，AUC 增加 1.3 倍（Lin et al，2017）。Faber 等报道，一名 65 岁老年女性患者的严重横纹肌溶解症也与联合应用阿托伐他汀和 Entresto 有关（Faber et al，2016）。尽管对匹伐他汀的体内过程了解不多，但有证据表明，Entresto 可增强匹伐他汀的毒性，引发肌病的危险性增加。

根据提出的机制推测，所有 OATP1B1 抑制剂对瑞舒伐他汀都可产生类似影响。Huang 等对健康志愿者进行的一项前瞻性序贯交叉研究表明，同时应用 HCV（丙型肝炎病毒）NS3/4A 蛋白酶抑制剂法达普韦（faldaprevir）和瑞舒伐他汀，可导致瑞舒伐他汀的 AUC 和 c_{max} 分别增加 15 倍和 33 倍（Huang F et al，2017）。吉非贝齐（gemfibrozil）对瑞舒伐他汀的类似影响已经证实（吉非贝齐是导致他汀类相关性肌病最常见的药物，本身及其在体内的代谢物不但可明显抑制 OATP1B1，对葡糖醛酸化酶也有一定抑制作用，因此可干扰大部分羟酸型他汀类的转化）（Bersot TP，2011）。

预料同属脑啡肽酶抑制剂的消旋卡多曲（racecadotril；消旋卡多曲是一种前药，吸收后迅速分解为活性成分 thiorphan，主要用于成人急性腹泻的对症治疗）对瑞舒伐他汀不会产生类似影响，原因在于其组织分布较少（仅有 1%）。

尽管其他血管紧张素 II 受体拮抗剂（包括非马沙坦、氯沙坦、厄贝沙坦、替米沙坦、依普沙坦，及坎替沙坦）像缬沙坦一样，对 OATP1B1 有竞争性抑制作用，但当它们单独与瑞舒伐他汀联用时，预料对瑞舒伐他汀的体内过程不会造成明显影响；然而，如果联用的话，仍有必要监测瑞舒伐他汀过量的症状和体征。

机制 研究表明，瑞舒伐他汀像多数 HMG-CoA 还原酶抑制剂一样，是 OATP1B1 介导的肝摄取的良好底物（结合常数是 $8.5\ \mu mol/L \pm 1.1\ \mu mol/L$）。除此之外，其他 OATP（包括 OATP1B3、OATP2B1，及 OATP1A2）、钠－牛磺酸共（协同）转运肽（NTCP），及多药耐药相关蛋白-2（MRP2/*ABCC2*）和乳腺癌耐药蛋白（BCRP/*ABCG2*）等也都参与瑞舒伐他汀的体内转运过程。最后，尚有极小部分瑞舒伐他汀在 CYP2C9 和 CYP2C19 的作用下生成 N-脱甲基瑞舒伐他汀（体外研究表明，也有 CYP2D6 和 CYP3A 的参与，但体内研究未能证实）。瑞舒伐他汀及其代谢物最终在 UGT1A1 或 UGT1A3 的作用下生成葡糖醛酸化物（Bergman et al，2010）。目前认为，瑞舒伐他汀在人体内的处置过程中，OATP1B1 介导的肝摄取最为重要，与 OATP 抑制剂之间的相互影响多有报道（也参见［瑞舒伐他汀（罗苏伐他汀，罗伐他汀）－环孢素（环孢菌素）]）。

已知沙库比曲（需在酯酶的作用下生成其活性代谢物 LBQ657 发挥作用；LBQ657 不再进一步代谢，主要经尿和粪便清除）及其代谢物 LBQ657 既是 OATP1B1 的底物，也是其抑制剂，缬沙坦（在体内仅有不足 9% 经氧化代谢，可能涉及 CYP2C9）对 OATP1B1 也有竞争性抑制作用。可见，沙库比曲和缬沙坦与其他药物之间的相互影响不太可能发生在 CYP 层面上。根据瑞舒伐他汀的体内过程推测，上述患者横纹肌溶解症的发生主要起因于 entresto 对 OATP1B1 的抑制（可能既涉及竞争性抑制，也涉及非竞争性抑制）从而阻碍瑞舒伐他汀的首过肝摄取及随后的生物转化。Entresto 之所以对瑞舒伐他汀的影响比对阿托伐他汀（或其他他汀类）的影响更明显，可能与瑞舒伐他汀在体内经氧化代谢的部分较少（不足 10%），且对 OATP1B1 的亲和力较高有关。

尽管作者未谈及 entresto 的药动学参数是否有改变，但根据目前可得到的资料以及瑞舒伐他汀和 entresto 的体内过程推测，瑞舒伐他汀对 entresto 经 OATP1B1 肝摄取的竞争性抑制，有可能导致 entresto（特别是缬沙坦）的血浓度升高。可见，entresto 与瑞舒伐他汀之间的相互影响呈双向，只不过是前者对后者的影响更明显而已。

上述患者由于出现非持续性室性心动过速而应用过胺碘酮，作者由此推测，药物不良反应发生率的增加可能与胺碘酮有部分关联（如上所述，瑞舒伐他汀部分经由 CYP2C9 代谢，而胺碘酮对 CYP2C9 有明显抑制作用）。

建议 沙库比曲是一种脑啡肽酶（neprilysin；中性内肽酶）抑制剂，其药理作用与其对脑啡肽酶的抑制作用有关。脑啡肽酶被抑制后，房利钠肽（atrial natriuretic peptide，ANP；由心房肌细胞分泌）和脑利钠肽（brain natriuretic peptide，BNP；主要由心室肌细胞分泌，特别是左心室，也有少部分来自脑）的降解减少，导致 ANP 和 BNP 水平升高。结果是尿钠和尿 cGMP 增加，中段房利钠肽原（MR-proANP）和氨基末端脑利钠肽原（NT-proBNP）血浓度降低。LBQ657 对心力衰竭患者心血管和肾的影响归因于 ANP 和 BNP 水平的升高。

缬沙坦是一种血管紧张素 II 受体拮抗剂（ARBs），选择性作用于 AT_1 受体（1 型血管紧张素 II 受体），从而阻断血管紧张素 II 的血管收缩和醛固酮分泌作用而降压。

沙库比曲和缬沙坦复配得到抗心衰新药 entresto（由沙库巴曲和缬沙坦结合而成的钠盐共晶复合物）。entresto 具有良好的抗心衰效果，可显著降低心力衰竭患者的死亡风险和住院风险，同时还具有毒副作用少、剂量小等优点。临床试验中较为明显的疗效使其成为新一代脑啡肽酶和血管紧张素 II 双重抑制剂的重要药物之一，现已被纳入慢性心力衰竭治疗指南，相信其临床应用会越来越广泛。

随着 entresto 的广泛应用，由其所造成的药物相互影响报道越来越多，因此在临床用药过程中应始终注意药物相互影响所带来的风险。考虑到同时应用瑞舒伐他汀和 entresto 可显著升高瑞舒伐他汀的血浓度，导致横纹肌溶解的危险性增加，因此建议最好避免两者联用，因严重心功能不全导致肾衰竭和肝衰竭的患者尤其如此。

根据目前可得到的资料建议，以下药物与 entresto 的联用也应尽可能避免，或换用与 Entresto 无相互影响的药物。

①HCV 蛋白酶抑制剂法达普韦：抑制 OATP1B1，影响瑞舒伐他汀的首过清除。

②吉非贝齐：是导致他汀类相关性肌病最常见的药物，可明显抑制 OATP1B1，增强瑞舒伐他汀的毒性。

③直接肾素抑制剂阿利吉仑（aliskiren）：同时应用影响肾素血管紧张素醛固酮系统（RAAS）的药物和 ARBs，有可能增加肾损害的危险（包括急性肾衰竭），并削弱降压作用。

④血管紧张素转化酶抑制剂（ACEIs）如贝那普利（benazepril）、卡托普利（captopril）、赖诺普利（lisinopril）、依那普利（enalapril）、福辛普利（fosinopril）、莫西普利（moexipril）、培哚普利（perindopril）、喹那普利（quinapril）、雷米普利（ramipril），以及曲多普利（trandolapril）等，与 entresto 联用时，可产生药效学的协同性相互影响，毒性明显增强，有可能导致低血压、高血钾，以及肾功能受损，血管神经性水肿的危险性也增加。正在应用 ACEIs 治疗的患者，如欲应用 entresto，至少应在停用 ACEIs 后 36 小时才能给予，反之亦然。

⑤μ 阿片受体激动剂伊卢多啉（eluxadoline；艾沙度林；主要用于腹泻型肠易激综合征的治疗）：entresto 通过阻碍伊卢多啉的代谢，从而升高其血浓度。两者最好避免联用，或换用其他药物。如欲与 OATP1B1 抑制剂合用，应将伊卢多啉的剂量减至 75 mg 口服每日 2 次。

⑥选择性中枢 α_2 受体激动剂洛非西定（lofexidine；作为非成瘾性药物用于阿片类成瘾戒断的辅助治疗）：与 entresto 之间的相互影响属于药效学相互影响，两者的作用协同性增强。避免两者联用，或换用其他药物。

⑦锂（lithium）：entresto 通过减少锂盐的肾清除，从而增强锂的毒性。避免联用，或换用不影响锂清除的药物。

⑧磷酸钾（potassium phosphates，IV）：entresto 有升高血钾的作用，同时应用磷酸钾可使血钾明显升高。避免同用，或换用其他药物。

注：尽管 entresto 在体内无明显代谢，与其他药物之间药动学方面相互影响的报道不多，但与其他药物之间药效学方面的相互影响则比较多见。然而，只要熟悉药物的药理作用，药效学方面的相互影响多半是可以预料的。根据 entresto 的作用和毒性推测，有数百种药物可与其发生药效学方面的协同性相互影响，因此，与这些药物的合用应谨慎。必须联用时，应预料到两者的协同作用有可能造成毒副作用增强。考虑到 entresto 临床应用时间较短，且其应用日渐广泛，因此对其临床应用的禁忌证和注意事项也一并简要叙述。

一、禁忌证

1. 对沙库比曲和（或）缬沙坦过敏。

2. ACEIs 或 ARBs 治疗相关的血管神经性水肿既往史。

3. 正在应用 ACEIs 或 entresto 治疗者。联合应用脑啡肽酶抑制剂（如沙库比曲）和 ACEIs 可增加血管神经性水肿的危险；在换用或停用 entresto 后 36 小时内不得使用 ACEIs，反之亦然。

4. 正在应用阿利吉仑治疗的糖尿病患者。

二、注意事项

1. 孕妇服用 entresto 会对胎儿造成伤害；在妊娠中晚期使用作用于肾素—血管紧张素系统的药物，可削弱胎儿肾功能，增加胎儿和新生儿的发病率和死亡率（见 entresto 说明书中的黑框警示信息）。

2. entresto 不用于遗传性血管神经性水肿患者。应用期间注意观察有无血管神经性水肿的症状和体征；如果发生血管神经性水肿，立即停药，及时给予适当治疗，并监测呼吸道受损情况。

3. entresto 的降压作用有可能导致症状性低血压；正在服用利尿剂的患者，以及容量耗竭或盐耗竭的患者，风险更大。

三、药物相互影响

（一）与 entresto 发生相互影响应禁止或避免联用的药物

1. 肾素—血管紧张素—醛固酮系统的双重阻断：①由于 entresto 与 ACEIs 联用时发生血管神经

性水肿的危险性增加，因此，两者的联用应予避免。②鉴于 entresto 中含有血管紧张素Ⅱ受体阻滞剂（ARBs）缬沙坦，因此应避免与其他 ARBs 联用。③糖尿病患者禁止同时应用 entresto 和直接肾素抑制剂（ARBs）阿利吉仑。

2. 保钾利尿剂（potassium-sparing diuretics）：与其他阻断血管紧张素Ⅱ或其作用的药物一样，同时补钾或含钾盐替代品，或同时使用保钾利尿剂，如螺内酯（spironolactone）、氨苯蝶啶（triam-terene）、阿米洛利（amiloride）等，有可能导致血清钾浓度升高。

3. 非甾类抗炎药（NSAIDs），包括选择性环氧酶-2 抑制剂（COX-2 抑制剂）：对于容量耗竭（包括采用利尿剂治疗）的老年患者，或伴有肾功能受损的患者，同时应用非甾类抗炎药（包括 COX-2 抑制剂）和 entresto，可导致肾功能恶化，甚或发生急性肾衰竭。影响通常是可逆的，需定期检测肾功能。

4. 锂（lithium）：有报道表明，锂与 ARBs 合用期间，血锂浓度升高，毒性增强。鉴于 entresto 含有缬沙坦，因此，锂与 entresto 合用期间，也应监测血清锂水平。易感（例如糖尿病、低醛固酮血症、高钾饮食，及肾动脉狭窄）患者同时应用 entresto 和锂期间，需监测肾功能和血钾水平；必要时减少锂的剂量或停用。

（二）与 Entresto 发生相互影响应慎用且需细心监测的药物

下面列出的药物与 entresto 之间的相互影响多半是药效学的，主要起因于两者药理作用的协同；部分相互影响与药理作用的拮抗有关。另外，也有少数相互影响属于药动学的相互影响（主要起因于 entresto 对 OATP1B1 的抑制）。这些药物与 entresto 之间的相互影响不管属于何种类型，在临床用药过程中都应引起注意，联用期间需进行密切监测；行得通的话，可换用无明显相互影响的药物。

1. 非甾类抗炎药

①阿司匹林、阿司匹林/柠檬酸钠/碳酸氢盐（阿司匹林口崩片）、三水杨酸胆碱镁、双水杨酯（水杨酰水杨酸）、柳氮磺吡啶（sulfasalazine）、醋氯芬酸（乙酰氯芬酸）、双氯芬酸、甲芬那酸、舒林酸、二氟尼柳、吲哚美辛、非诺洛芬、氟比洛芬、布洛芬、布洛芬Ⅳ、萘普生、依托度酸、COX-2 抑制剂塞来昔布（celecoxib）和萘丁美酮（nabumetone）、托美汀、甲氯芬那酸（甲氯灭酸）、美洛昔康、氯诺昔康（lornoxicam）、吡罗昔康，酮洛芬、酮咯酸、酮咯酸滴鼻液、奥沙普嗪（非甾类抗炎药）等与 Entresto 同时应用，可引起协同性血钾升高（药效学的协同），有可能导致肾功能恶化（特别是老年人或容量耗竭患者），减少肾扩血管前列腺素的合成，从而有可能削弱 Entresto 的抗高血压作用。

②阿司匹林直肠栓、水杨酸盐（非阿司匹林）、芬布芬，以及 COX-2 抑制剂托芬那酸（托灭酸；tolfenamic acid）和帕瑞昔布（parecoxib）等与 Entresto 同时应用，通常仅导致协同性血钾升高。

2. 降糖药

①门冬胰岛素、门冬鱼精蛋白胰岛素/门冬胰岛素、德谷胰岛素（insulin degludec）、德谷胰岛素/门冬胰岛素、地特胰岛素（insulin detemir）、甘精胰岛素（insulin glargine）、赖谷胰岛素（insulin glulisine）、吸入胰岛素、低精蛋白锌人胰岛素/人正规胰岛素、赖脯胰岛素（insulin lispro）、中效胰岛素（insulin NPH；低精蛋白锌胰岛素），以及正规胰岛素等与 Entresto 同用时，可发生药效学的协同性作用，增强降糖效果（确切机制尚不清楚）。因此，上述药物与 ARBs（包括 entresto）同用时，可能需要调整它们的剂量，并强化对血糖的监测。

②艾塞那肽注射液（exenatide injectable solution）、艾塞那肽混悬注射液（exenatide injectable suspension）、利拉鲁肽，以及阿比鲁肽（albiglutide）等，属于胰高血糖样肽-1（GLP-1）受体激动剂，可促进胰岛 β 细胞葡萄糖依赖性胰岛素分泌，从而发挥降糖作用。血管紧张素Ⅱ受体拮抗剂（entresto 中含有的缬沙坦对 AngⅡ 受体 AT_1 亚型有抑制作用）可能通过改善胰岛素敏感性，从而增强降糖药的降血糖作用。两者联用时，需监测患者血糖的控制情况。

③格列本脲、瑞格列奈、罗格列酮，以及吡格列酮等抗糖尿病药抑制 OATP1B1，从而增加 OATP1B1 底物缬沙坦（entresto 中含有的成分）的全身暴露。上述药物如果与 entresto 同时应用，应注意监测是否有 entresto 过量中毒的症状和体征。

④卡格列净（canagliflozin，坎格列净）是一种 SGLT-2 抑制剂，像 entresto 一样，也有升高血

钾的副作用。因此，两者联用时，可导致协同性血钾升高。联用应谨慎，联用期间需进行严密监测。

3. 利尿降压药

①中高效能利尿剂氢氯噻嗪、苄氟噻嗪（bendroflumethiazide）、氯噻嗪、甲氯噻嗪、环戊噻嗪、氯噻酮、吲达帕胺、希帕胺（xipamide；希伯胺）、美托拉宗、呋塞米、阿佐塞米（azosemide）、依他尼酸（ethacrynic acid）、布美他尼等可降低血钾浓度，而 entresto 有升高血钾的副作用，两者对血钾相反影响的后果尚不清楚，建议慎用或注意临床监测。尽管同属袢利尿剂的托拉塞米（torasemide，torsemide；可抑制远曲小管上皮细胞醛固酮与其受体的结合，部分抵消其排钾作用）和吡咯他尼（piretanide）排钾作用较弱，但同用时也应遵循上述原则。

②醛固酮受体拮抗剂螺内酯（安体舒通）和依普利酮，以及留钾利尿药阿米洛利和氨苯蝶啶（三氨蝶啶）等低效能利尿药可导致血钾升高，这一作用与 entresto 的作用协同，可引起显著高血钾。建议调整治疗方案，或谨慎联用并严密监测。

4. 心血管系统药物

①β受体阻断药普萘洛尔、美托洛尔、噻吗洛尔、阿替洛尔、索他洛尔、倍他洛尔、艾司洛尔、比索洛尔、拉贝洛尔、纳多洛尔、奈必洛尔、吲哚洛尔、塞利洛尔、喷布洛尔、卡维地洛等和 entresto 都有升高血钾的副作用，两者对血钾药效学的协同性影响有可能导致显著高血钾。如果在孕期联用，有损害胎儿的危险。建议谨慎联用，必须联用时，应注意监测。

②选择性 Ang Ⅱ 受体 AT_1 亚型拮抗剂氯沙坦、厄贝沙坦、坎地沙坦、依普沙坦、奥美沙坦、替米沙坦等像 entresto 一样，可升高血钾。因此，两者联用时，通过药效学的协同作用有可能导致明显高血钾，因此联用应谨慎。有必要联用时，应注意监测。

③降脂药吉非贝齐、洛伐他汀、辛伐他汀、普伐他汀、氟伐他汀、阿托伐他汀，以及匹伐他汀等是 OATP1B1 的底物和（或）抑制剂，entresto 中所含的缬沙坦是 OATP1B1 的底物。因此，上述降脂药对 OATP1B1 的抑制作用（可能既包括竞争性抑制，也包括非竞争性抑制）可导致缬沙坦的首过肝摄取减少，生物利用度增加。联用需谨慎，有必要联用时，应注意监测有无缬沙坦过量的症状和体征。

④选择性磷酸二酯酶-5（PDE5）抑制剂西地那非（sildenafil）、他达那非（tadalafil；他达拉非）、阿伐那非（avanafil）、罗地那非（rodenafil）、米罗那非（mironafil）、乌地那非（udienafil），以及伐地那非（vardenafil）等与 entresto 合用时可发挥协同性降压作用，有导致低血压的危险。两者合用应谨慎，合用期间需监测。

⑤Ⅲ类抗心律失常药溴苄铵（bretylium）和 entresto 都有降压作用，两者降压作用的协同有可能导致明显低血压。调整治疗方案，或于同用期间密切监测。

⑥硝酸甘油直肠栓与 entresto 的降压作用协同，同用需谨慎，同用期间应注意观察可能发生的低血压。

⑦抗心衰药地高辛和 entresto 都有升高血钾的作用，两者药效学的协同有可能导致明显高血钾。同用应谨慎，同用期间需监测。

⑧多培沙明（dopexamine；$\beta_2/DA_1/DA_2$ 受体激动剂，主要用于用于心功能不全的治疗）降低血钾，entresto 升高血钾，两者对血钾相反影响的后果尚不清楚。同用需谨慎，同用期间应注意监测。

⑨曲前列环素（作用类似于前列环素，扩张血管，抑制血小板聚集和平滑肌细胞增生，可用于肺动脉高压的治疗）通过药效学协同性相互影响增强 entresto 的作用。同用需谨慎，同用期间应注意监测。

5. 免疫调节剂

①环孢素和 entresto 都有升高血钾的副作用，两者联用毒性相加，有可能导致高血钾。联用需谨慎，并注意监测。

②他克莫司对 OATP1B1 有抑制作用，因此可抑制缬沙坦经 OATP1B1 的肝摄取，从而增加其全身暴露。联用应谨慎，联用期间注意观察有无缬沙坦过量的症状和体征。

6. 平喘药

①选择性 β_2 受体激动剂沙丁胺醇、左旋沙丁胺醇、间羟异丙肾上腺素（异丙喘宁）、特布他林

（间羟舒喘宁）、福莫特罗、阿福莫特罗（消旋福莫特罗；arformoterol，R，R-formoterol）、沙美特罗，以及吡布特罗（吡丁醇）等有降低血钾的作用，这与 entresto 升高血钾的作用相反。两者对血钾影响的后果尚不清楚。联用需谨慎，联用期间应监测。

②祛痰药碘化钾和 entresto 均能增加血清钾。钾盐可增强 ARBs（包括 entresto）的致高血钾作用，这种作用可能与 ARBs 对醛固酮的抑制有关。联用需谨慎，联用期间应监测（Hanania et al，2011）。

7. 自主神经系统药物

麻黄碱、肾上腺素、消旋肾上腺素、去甲肾上腺素、异丙肾上腺素，以及多巴酚丁胺等肾上腺素能受体激动剂可降低血钾，这与 entresto 的作用相反。两者对血钾相反影响的后果尚不清楚。建议慎用，联用期间应监测。

8. 抗凝剂

肝素及其衍生物达肝素和依诺肝素等，可抑制肾上腺醛固酮的分泌，这一作用引起的血钾升高与 entresto 升高血钾的作用相加，有可能导致高钾血症。联用应谨慎，联用期间需监测。

9. 抗微生物药

①甲氧苄啶可减少尿钾排泄，这一作用与 entresto 的作用相加，有可能引起高钾血症，特别是大剂量、肾功能不全，或与其他引起高钾血症的药物合用时。谨慎联用，联用期间注意监测。

②大环内酯类抗生素红霉素碱、琥乙红霉素（红霉素琥珀酸乙酯）、乳糖酸红霉素、红霉素硬脂酸盐、克拉霉素等，利福霉素类抗生素利福平，抗真菌药卡泊芬净（caspofungin）及酮康唑等，以及 HIV 蛋白酶抑制剂利托那韦、奈非那韦、茚地那韦、沙奎那韦等对 OATP1B1 有抑制作用（包括竞争性和非竞争性抑制），而 entresto 中含有的缬沙坦是肝摄取转运蛋白 OATP1B1 的底物，因此，两者联用时可导致缬沙坦的全身暴露增加。另外，缬沙坦也是外排转运体 MRP2（ABCC2）的底物，已知利托那韦可抑制肝 MRP2，从而降低缬沙坦的肝清除率。可见利托那韦对 entresto 药动学的影响比上述其他药物更为复杂。建议谨慎联用，联用期间应注意监测。

③庆大霉素降低血钾，而 entresto 可使之升高。两者对血钾相反影响的后果尚不清楚。如果联用，应注意监测。

④马拉韦罗（maraviroc；抗 HIV 药）与 entresto 联用，降压作用协同，发生体位性低血压的危险性增加。如欲联用，于联用期间注意监测。

10. 其他

①放化疗保护剂阿米福汀（amifostine；氨磷汀）与 entresto 同用时，可产生协同性降压作用，增加阿米福汀所致低血压的危险性和严重程度。如欲以化疗剂量给予阿米福汀，在其之前 24 小时内不得给予有降压作用的药物；如果不能停用降压药物，则不要应用阿米福汀。建议调整治疗方案，或密切监测。

②放化疗辅助药灰树花（maitake；舞茸）、α_2 肾上腺素受体激动剂替扎尼定（作为中枢性肌松药）和溴莫尼定（brimonidine；用于青光眼的治疗），以及抗帕金森病药左旋多巴和卡比多巴等，通过药效学的协同性影响，增强 entresto 的降压作用（降压作用的相加或协同）。建议谨慎联用。如欲联用，联用期间应注意监测，必要时考虑减少降压药的剂量。

③靶向药帕唑帕尼、抗肿瘤药紫杉醇和蛋白结合型紫杉醇、抗早孕药米非司酮、血小板生成素受体激动剂艾曲波帕（eltrombopag；依曲波帕）、抗癫痫药卡马西平、11-β 羟化酶抑制剂美替拉酮（甲吡酮；用于库欣综合征的诊治）等对肝摄取转运蛋白 OATP1B1 有抑制作用，而 Entresto 含有的缬沙坦是 OATP1B1 的良好底物，因此，两者联用时可导致缬沙坦的全身暴露增加，作用增强。建议谨慎联用，联用期间注意监测。

④非典型抗精神病药鲁拉西酮增强 entresto 的降压作用，两者联用发生低血压的危险性增加。如有必要联用，需监测血压，并根据情况适当下调降压药的剂量。

⑤合成人血管紧张素Ⅱ以及中枢兴奋药哌甲酯可因药效学的拮抗而削弱 entresto 的降压作用。联用应谨慎，并注意监测。必要时适当增加 entresto 的剂量。

⑥合成孕激素屈螺酮（drospirenone；屈螺内酯）、选择性 V_2 受体拮抗剂托伐普坦、肌松药琥珀

胆碱、水电解质平衡调节药磷酸钾、氯化钾、柠檬酸钾，以及柠檬酸钾/柠檬酸等都可使血钾升高，因此，与 entresto 联用时有可能通过两者药效学的协同作用而导致高血钾。联用需谨慎，联用期间应注意监测。

⑦胃蛋白酶原抑制剂甘珀酸（carbenoxolone）降低血钾，entresto 升高血钾。两者对血钾相反影响的后果尚不清楚。谨慎联用，注意监测。

⑧硫酸钠/硫酸镁/氯化钾、硫酸钠/硫酸钾/硫酸镁、硫酸钠/硫酸镁、硫酸钠/硫酸镁/氯化钾等增强 entresto 的毒性。Entresto 与引起体液和电解质异常的药物合用，有可能增加惊厥、心律失常，以及肾损害等不良事件的危险。谨慎联用，注意监测。

最后，某些中草药制剂或产品与 entresto 或其他药物之间的相互影响也不能忽视，特别是老年人（Agbabiaka et al，2017）。这不单是因为老年人的生理功能已有明显改变，也因为老年人中草药的应用更加广泛，自行用药的情况更为普遍。

[瑞舒伐他汀（罗苏伐他汀，罗伐他汀）－艾曲波帕（伊屈泼帕）][2]
Rosuvastatin－Eltrombopag

要点　Allred 等对 39 名健康成年受试者进行的一项研究表明，同时口服瑞舒伐他汀和血小板生成素受体激动剂艾曲波帕，可使前者的 AUC 增加 55%，C_{max} 升高 103%。研究结果也表明，对非亚洲人的影响比之对亚洲人的影响更明显；非亚洲人的 AUC 和 C_{max} 分别增加 88% 和 165%（非亚裔女性受试者的 AUC 和 C_{max} 分别增加 79% 和 119%，而非亚裔男性受试者则分别增加 93% 和 200%），而亚洲人的 AUC 和 C_{max} 仅分别增加 32% 和 61%（21 名亚洲人中仅有 1 名女性，故无法比较）（Allred et al，2011）。

参与 Allred 等研究的非亚洲人主要是黑种人，这与某些研究所涉及的非亚洲人主要是白种人的结果有明显不同，可见对瑞舒伐他汀的处置不但有性别差异，也有显著的种属差异（例如，亚洲人瑞舒伐他汀单用时的基础 AUC 和 C_{max}，比参与 Allred 等研究的非亚洲人分别高约 115% 和 140%，而女性非亚洲人比男性非亚洲人的 AUC 和 C_{max} 分别高 50% 和 80%）。这些相互影响的差异可能与 OATP/SLCO（有机阴离子转运多肽）和（或）BCRP/ABCG2（乳腺癌耐药蛋白）的多态性有关。

有关药物　根据提出的机制推测，所有他汀类 HMG Co-A 还原酶抑制剂，如洛伐他汀、辛伐他汀、普伐他汀、阿托伐他汀等，与艾曲波帕之间都可发生类似相互影响（氟伐他汀与艾曲波帕之间的相互影响可能不那么明显，因为氟伐他汀的处置不明显依赖于 OATP1B1）。

机制　已知瑞舒伐他汀的体内过程涉及 OATP1B1、OATP1A2、OATP2B1，及 OATP1B3（属于溶质载体超家族。OATP1B1 在肝细胞膜的基底侧高度表达，主要涉及阴离子型药物的摄取；OATP1A2 在脑、肝、肾，及肠道都有表达）和 BCRP（属于 ABC 超家族，在肠、肝，及血脑屏障中都有表达，其功能和 P-糖蛋白一样，主要负责药物以及其他物质从细胞内排到细胞外）。体外研究表明，艾曲波帕既是 BCRP 的底物，也是 OATP1B1 的抑制剂，因此认为，瑞舒伐他汀－艾曲波帕之间的相互影响与艾曲波帕抑制 BCRP 和 OATP1B1 有关（对前者的抑制主要是竞争性的，而对后者的抑制是非竞争性的）。BCRP 被抑制，可使瑞舒伐他汀在肠道中的吸收增加（即口服生物利用度增加），肝细胞中瑞舒伐他汀的外排减少，作用和毒性有可能增强；OATP1B1 被抑制，肝细胞的摄取减少，对 HMG Co-A 还原酶的抑制作用有可能减弱，但血浓度有可能升高。总的结果是降胆固醇作用有可能增强、减弱或无改变，但毒副作用总是增加的。

建议　艾曲波帕是一种口服有效的血小板生成素受体激动剂，获准用于慢性免疫性血小板减少症的治疗，也可用于慢性肝病以及丙型肝炎等所致的血小板减少。该药的问世时间不长，临床应用经验尚少，与其他药物相互影响的研究资料也不多。

然而，多项研究表明，艾曲波帕对瑞舒伐他汀的影响肯定，有可能导致后者血浓度的明显升高。因此，同时应用艾曲波帕和瑞舒伐他汀（或其他 HMG Co-A 还原酶抑制剂）的患者，后者的需要量可能减少。另外，作为临床医生，应明确艾曲波帕对不同 HMG Co-A 还原酶抑制剂的影响程度有所不同，也应了解 OATP1B1 和（或）BCRP 的多态性与该影响的关联。例如，纯合子 OATP1B1 变异型瑞舒伐他汀的基础 AUC 比野生型者增加 65％，而杂合子或纯合子 BCRP 变异型者基础瑞舒伐他汀的 AUC 比野生型者增加近 1 倍。可见，基因多态性不但左右瑞舒伐他汀（或其他 HMG Co-A 还原酶抑制剂）的初始剂量，也与药物相互影响的程度有关联。

［瑞舒伐他汀（罗苏伐他汀，罗伐他汀）－氟康唑（大扶康）][3]
Rosuvastatin－Fluconazole

要点 Cooper 等对 14 名男性健康志愿者进行了一项双育随机化 2 阶段安慰剂交叉对照研究。给受试者氟康唑 200 mg，每日 1 次连用 11 天，于第 8 天时给予瑞舒伐他汀 80 mg。测定结果表明，瑞舒伐他汀的 AUC 和 C_{max} 分别增加 14％和 9％（Cooper，2002）。

有关药物 有证据表明，同等剂量的氟康唑使另一种他汀类氟伐他汀的药动学参数发生更为明显的改变，表现为平均 AUC 增加 84％，平均 C_{max} 增加 44％，平均 $t_{1/2}$ 延长 80％（有关细节参见［氟伐他汀（来适可）－氟康唑（大扶康，三维康）]）。

机制 氟康唑是 CYP2C9 和 CYP2C19 的强效抑制剂（对 CYP3A4 也有某种程度的抑制作用），瑞舒伐他汀有极少部分进行氧化代谢，这一部分的代谢涉及 CYP2C9 和 CYP2C19（在它们的催化下生成 N-脱甲基瑞舒伐他汀）。因此认为，氟康唑抑制 CYP2C9 和 CYP2C19，从而阻碍瑞舒伐他汀的代谢，是该影响的机制。氟康唑的这一影响仅使瑞舒伐他汀的 AUC 和 C_{max} 略增加，进一步表明 CYP2C9 和 CYP2C19 催化的代谢不是瑞舒伐他汀在体内的重要清除机制（有关细节参见［瑞舒伐他汀（罗苏伐他汀，罗伐他汀）－环孢素（环孢菌素）]）。

与瑞舒伐他汀不同，氟伐他汀几乎完全在肝中代谢，其中 50％～80％由 CYP2C9 负责（其余部分的代谢涉及 CYP3A4 和 CYP2C8）。因此认为，氟康唑对 CYP2C9 介导的氟伐他汀代谢的抑制是后者血浓度增加、清除时间延长的主要机制（对 CYP3A4 的抑制也可能起部分作用）。

建议 氟康唑对瑞舒伐他汀的影响轻微，故两者的同用无须避免。但是，氟康唑对氟伐他汀的代谢有明显影响，因此建议避免两者的同时应用。

［瑞舒伐他汀（罗苏伐他汀，罗伐他汀）－达卢那韦（地瑞那韦）/利托那韦][2]
Rosuvastatin－Darunavir /Ritonavir

要点 Samineni 等对 12 名 HIV-1 血清学阴性志愿者进行的一项随机化 I 期开放性交叉研究表明，同时应用复方达卢那韦/利托那韦（600 mg/100 mg 每日 2 次）和瑞舒伐他汀（10 mg 每日 1 次）连续 7 天，可使瑞舒伐他汀的 $AUC_{0～24h}$ 平均增加 48％，C_{max} 升高 143％。总胆固醇和三酰甘油增加 10％，高密度脂蛋白胆固醇降低 13％。两者同用期间达卢那韦/利托那韦的药动学无明显改变，不良事件发生率也无明显增加（Samineni et al，2012）。

有关药物 根据提出的机制推测，利托那韦增效的其他复方 HIV-1 蛋白酶抑制剂，如沙奎那韦/利托那韦、洛匹那韦/利托那韦，及替拉那韦/利托那韦等，与瑞舒伐他汀之间有可能发生类似相互影响。其他他汀类降脂药，如洛伐他汀、氟伐他汀、普伐他汀等，与复方达卢那韦/利托那韦之间是否会发生类似相互影响，尚有待进一步研究证实。

机制 包括瑞舒伐他汀在内的他汀类降脂药单用时可使总胆固醇（TC）以及低密度脂蛋白胆固醇（LDL-C）降低。达卢那韦和利托那韦等 HIV 蛋白酶抑制剂单用时，往往可导致 TC 升高，HDL-C 降低。瑞舒伐他汀的调血脂作用不足以抵消复方达卢那韦/利托那韦对血脂的有害影响，是两者同用时 TC 升高、HDL-C 降低的原因。

复方达卢那韦/利托那韦导致瑞舒伐他汀 AUC 增加以及 C_{max} 升高的确切机制尚不清楚。已知瑞舒伐他汀是亲水性的他汀类，大多以原型经胆汁排泄，这一过程主要涉及 OATP1B1（其体内过程也部分的涉及 OATP1A2、OATP2B1，及 OATP1B3），只有极小部分（不足 10％）经 CYP 氧化代谢（主要涉及 CYP2C9）。OATP1B1 基因变异明显损害瑞舒伐他汀的摄取，OATP1B1 抑制剂环孢素使同属他汀类的普伐他汀 AUC 明显增加，C_{max} 明显升高，但对其终末半衰期无影响，也为瑞舒伐他汀是 OATP1B1 的底物提供了佐证。体外研究表明，达卢那韦和利托那韦对 OATP1B1 有抑制作用，利托那韦对外排载体 MRP2 (多药耐药相关蛋白-2) 和 BCRP (乳房癌耐药蛋白) 也有一定抑制性影响。因此认为，复方达卢那韦/利托那韦对瑞舒伐他汀药动学的影响可能起因于：①促进肠道吸收，从而增加口服生物利用度；②抑制 OATP1B1，阻碍肝的摄取；③抑制胆管膜上的 MRP2 和 BCRP，减少经胆汁的排泄。

建议 HIV 蛋白酶抑制剂治疗的副作用之一是 LDL-C 升高，为解决这一问题，往往需要同时应用降脂药，HMG Co-A 还原酶抑制剂是目前的首选。鉴于复方达卢那韦/利托那韦可导致瑞舒伐他汀的 C_{max} 明显升高，因此建议，复方达卢那韦/利托那韦治疗期间如欲加用瑞舒伐他汀以处理高胆固醇血症，应以低剂量 (10 mg/日) 开始，并需密切观察患者。同时患有高脂血症的患者，可能需要附加其他降脂措施。

[瑞舒伐他汀 (罗苏伐他汀，罗伐他汀) －环孢素 (环孢菌素)][2]
Rosuvastatin－Cyclosporine

要点 有研究表明，正在应用环孢素的心脏移植患者给予 10 mg 瑞舒伐他汀后，后者的稳态 $AUC_{0\sim24}$ 和 C_{max} 的几何均值以及百分变异系数分别是 284 ng·h/ml (31.3%) 和 48.7 ng/ml (47.2%)，与对照值比较，$AUC_{0\sim24}$ 和 C_{max} 分别增加 7.1 倍和 10.6 倍。瑞舒伐他汀对环孢素的血浓度无任何影响。

有关药物 实际上，环孢素与所有 HMG-CoA 还原酶抑制剂都有可能发生相互影响，但相互影响的机制和程度不尽相同。有证据表明，环孢素也增加其他不经代谢的羟酸型 HMG-CoA 还原酶抑制剂的 AUC 和血浓度，如普伐他汀 (pravastatin) 和匹伐他汀 (pitavastatin)。尽管环孢素也可增加内酯型前药辛伐他汀和洛伐他汀的血浓度，但影响的机制有所不同 (参见 [洛伐他汀－环孢素 (环孢菌素)])。

肾移植患者同时应用西立伐他汀 (cerivastatin；现在某些国家已经停用) 和环孢素或其他免疫抑制剂，使前者的 AUC 增加 3 倍，C_{max} 增加 4 倍。作者认为该相互影响也主要起因于环孢素对西立伐他汀肝转运的抑制。

机制 研究表明，瑞舒伐他汀像多数 HMG-CoA 还原酶抑制剂一样，是 OATP1B1 介导的肝摄取的良好底物 (结合常数是 8.5 μmol/L±1.1 μmol/L)。除此之外，其他 OATP (包括 OATP1B3、OATP2B1，及 OATP1A2)、钠－牛磺酸共转运肽 (NTCP)，及多药耐药相关蛋白-2 (MRP2/ABCC2) 和乳腺癌耐药蛋白 (BCRP/ABCG2) 等也都参与瑞舒伐他汀的体内转运过程。最后，尚有极小部分瑞舒伐他汀在 CYP2C9 和 CYP2C19 的作用下生成 N-脱甲基瑞舒伐他汀 (体外研究表明，也有 CYP2D6 和 CYP3A 的参与，但体内研究未能证实)。瑞舒伐他汀及其代谢物最终在 UGT1A1 或 UGT1A3 的作用下生成葡糖醛酸化物 (Bergman et al, 2010)。目前认为，瑞舒伐他汀在人体内的处置过程中，OATP1B1 介导的肝摄取最为重要。已知环孢素是该过程的有效抑制剂 (当瑞舒伐他汀的浓度是 5 μmol/L 时，50% 的抑制值是 2.2 μmol/L±0.4 μmol/L)，因此认为，环孢素对 OATP1B1 介导的瑞舒伐他汀肝摄取的抑制可能是两者相互影响的主要机制。另外，有人推测，环孢素抑制一种尚未鉴定的瑞舒伐他汀载体，从而增加其生物利用度也是可能机制之一。有证据表明，瑞舒伐他汀是 OATP1A2 (OATP-A) 的底物 (如上述)，但尚不知环孢素对其是否有影响。

环孢素是一种 CYP3A4 抑制剂，而阿托伐他汀 (阿伐他汀；atorvastatin)、辛伐他汀 (simvastatin)，及洛伐他汀 (lovastatin) 都是 CYP3A4 的底物，故环孢素对 CYP3A4 的抑制可能是其与这些他汀类相互影响的机制。瑞舒伐他汀不是 CYP3A4 的底物，体内研究表明与 CYP3A4 抑制剂酮康唑以及红霉素无任何相互影响证明了这一点。因此认为，在有环孢素存在的情况下，瑞舒伐他汀血浓度的增加不可能起因于对 CYP3A4 的抑制。

建议 如果行得通的话，环孢素与任何 HMG-CoA 还原酶抑制剂的同时应用都应尽可能避免。

[匹伐他汀 (匹他伐他汀) －利福平 (甲哌利福霉素，力复平，利米定)][2]
Pitavastatin－Rifampin (Rifampicin)

要点 Chen 等对 12 名健康成年男性中国人进行的一项两阶段随机化交叉研究表明，同时口服单剂利福平（600 mg），对单剂匹伐他汀钙（4 mg）的药动学有明显影响。与匹伐他汀钙单用相比，其 C_{max} 升高 719.2%，$AUC_{0\sim48}$ 增加 473.5%，清除率从 16.9 ml/h 降至 2.6 ml/h；然而，匹伐他汀钙的半衰期明显缩短（从单用时的 9.7 小时缩短为 4.9 小时）（Chen et al，2013）。

有关药物 其他利福霉素类衍生物（如利福定、利福喷汀、利福布汀等）与匹伐他汀之间是否会发生类似相互影响，尚未见报道。有报道表明，利福平对另一种他汀类 HMG-CoA 还原酶抑制剂辛伐他汀的药动学可产生类似影响。根据提出的机制以及体内过程推测，利福平对其他他汀类药动学影响的程度以及方向会有所不同，有关细节参见［洛伐他汀（美降脂，美维诺林）−利福平（力复平，甲哌利福霉素，利米定）］以及［他汀类−其他药物］。当然，利福平单次应用和反复应用对任何药物药动学的影响都可能有明显差别（如下述）。

机制 尽管利福平是众所周知的酶诱导剂，但匹伐他汀在体内几乎无氧化代谢（只有极少部分经 CYP2C9 代谢，而这一途径对其药动学和药效学的影响无什么临床意义），故与该影响无明显关联。研究表明，匹伐他汀口服吸收后几乎完全经由胆汁分泌排泄，这一过程由 OATP1B1 负责。已知利福平的体内过程涉及 OATP1B1，因此认为，匹伐他汀 C_{max} 的升高以及 $AUC_{0\sim48}$ 的增加与利福平对 OATP1B1 的竞争性抑制从而阻碍匹伐他汀经胆汁的排泄有关。匹伐他汀半衰期缩短的现象尚难给出令人满意的解释，Chen 等认为可能与利福平的酶诱导作用有关，但鉴于匹伐他汀很少氧化代谢，且利福平在短时间内不会表现出明显的酶诱导作用，故这一推论有待进一步验证。

建议 鉴于上述结果仅来自单剂研究，故其确切临床意义尚难定论，因为临床情况下，无论是利福平，还是匹伐他汀，多需长期应用。一般说来，单剂研究所涉及的药动学相互影响多半仅涉及酶的抑制（包括竞争性抑制和非竞争性抑制），酶诱导作用的发生难以呈现。无论如何，利福平对匹伐他汀药动学的影响确实存在，因此认为，匹伐他汀治疗期间，应尽可能避免给予利福平。如果同用难以避免，Chen 等建议匹伐他汀的首剂应减量，需要长期同用的话，应根据血浓度测定结果调整匹伐他汀的用量。

他汀类降脂药治疗期间，如果同时应用其他药物，多数临床医生仅注意相互影响是否会导致他汀类药物毒性的增强，而疗效是否减弱本就不易觉察，也往往为临床医生忽略。建议正在应用匹伐他汀等 HMG-CoA 还原酶抑制剂治疗的患者，加用或停用利福平时，应注意观察降脂药的作用和毒性是否有改变，以便及时调整药物的用量。

［他汀类−其他药物］[1]
Statins−Other Drugs

总的说来，其代谢很少或不涉及 CYP 的他汀类，如普伐他汀、瑞舒伐他汀（罗苏伐他汀；rosu-vastatin），及匹伐他汀（pitavastatin；由 CYP2C9 代谢，但代谢速度很慢，CYP 介导的代谢在其清除方面不起重要作用），或者其代谢由 2 种或 2 种以上 CYP 负责的他汀类（如氟伐他汀，其代谢主要由 CYP2C9 负责，但也有 CYP3A4、CYP2C8，及 CYP2D6 的参与），及在阻断主要代谢酶的情况下其代谢可转而由其他 CYP 承担的他汀类（例如，正常情况下西立伐他汀的代谢主要经由 CYP2C8 催化，也有 CYP3A4 的参与，但同时应用强效 CYP3A4 抑制剂伊曲康唑和红霉素并不明显影响其血浓度，原因在于 CYP3A4 被抑制后，其代谢转而由 CYP2C8 代偿）（Lau et al，2006），最不容易发生药物相互影响。不过，在与已知具有高危不良事件的药物（如环孢菌素）同用时，仍应仔细观察肌病的临床症状，注意某些生化指标的改变（如血清肌酸磷酸激酶活性的增加）。

洛伐他汀和辛伐他汀以内酯型的前体药物应用，故需要在肠壁、肝，及血浆中由非特异性羧（基）酯酶水解为相应的羟（基）酸而发挥作用。

除上述普伐他汀、瑞舒伐他汀，及匹伐他汀外，所有他汀类都在肝中经历广泛的 CYP 代谢。CYP3A，特别是 CYP3A4，是内酯型洛伐他汀和辛伐他汀的主要代谢酶，阿托伐他汀也主要由 CYP3A4 代谢转化。

与 CYP 的亲和力也左右着他汀类的代谢以及药物相互影响，例如，氟伐他汀与 CYP2C9 的亲和力较高，洛伐他汀和辛伐他汀与 CYP3A4 的亲和力居中，西立伐他汀与 CYP3A4 的亲和力最低。因此，CYP2C9 的典型底物双氯芬酸很难置换与 CYP2C9 结合的氟伐他汀，因前者与 CYP2C9 的亲和力低于后者。相比之下，洛伐他汀和辛伐他汀的代谢更易受其他 CYP3A4 底物的影响（Igel et al，2001）。

很少或不被 CYP 代谢的普伐他汀、瑞舒伐他汀，及匹伐他汀（如上述），是 OATP1B1 的底物，有可能受载体介导的药物－药物相互影响。例如，有证据表明，同时应用吉非贝齐（gemfibrozil），可使瑞舒伐他汀的血浓度加倍，原因在于吉非贝齐抑制 OATP1B1，从而阻碍肝对瑞舒伐他汀的摄取。阿托伐他汀以及西立伐他汀除了作为 CYP 的底物外，也是 OATP1B1 的底物，故也容易受OATP1B1 介导的影响。

辛伐他汀、洛伐他汀、普伐他汀、阿托伐他汀、西立伐他汀，及匹伐他汀是 P-糖蛋白的底物，可受 P-糖蛋白抑制物的影响，使其生物利用度增加。例如，辛伐他汀和洛伐他汀属内酯型脂溶性他汀类，故容易吸收，但两者是 P-糖蛋白（以及 CYP3A4）的底物，且具有较高的亲和力，因此代谢较快，最终的生物利用度分别＜5％和接近 5％。因此，增加吸收和减少清除的因素都可对其发生明显影响。然而，生物利用度比较高的他汀类，其血浓度受 P-糖蛋白的影响不那么明显。例如，西立伐他汀的生物利用度达 60％，故 P-糖蛋白抑制剂对其影响相对不明显。

可与他汀类发生相互影响的药物概括如下：

Ⅰ　OATP1B1（或其他 OATPs）抑制剂：如环孢素（也影响 CYP3A4 和 P-糖蛋白）可影响辛伐他汀（AUC 2.6，C_{max} 2.1）、洛伐他汀（AUC 20）、普伐他汀（AUC 7.9，C_{max} 22.8）、氟伐他汀、西立伐他汀、阿托伐他汀、匹伐他汀，及瑞舒伐他汀等的体内过程（括号内的数字代表增加的倍数）。与普伐他汀、匹伐他汀，及瑞舒伐他汀的相互影响是由于对 OATP1B1 的抑制，因为它们不是 CYP3A4 和 P-糖蛋白的底物。他克莫司像环孢素一样，对 OATP1B1（以及 CYP3A4 和 P-糖蛋白）有抑制作用。部分苯氧芳酸衍生物（贝特类）也可通过抑制 OATP1B1 而对某些他汀类发生影响，这类药物的典型代表是吉非贝齐。

洛伐他汀、辛伐他汀，及阿托伐他汀与环孢素同用时，发生骨骼肌毒性的危险性最大。然而，环孢素对洛伐他汀、辛伐他汀，及阿托伐他汀的影响并非起因于对 OATP1B1 的抑制，而与抑制 CYP3A4 有关（对 P-糖蛋白的抑制可能也起一定作用）。与西立伐他汀同用时，导致骨骼肌毒性的危险性次之（与西立伐他汀的影响可能也主要涉及对 CYP3A4 以及 P-糖蛋白的抑制，但对 OATP1B1 的抑制也是原因之一）。从数据上看，环孢素对普伐他汀的药动学参数影响明显，然而，这一影响主要与环孢素抑制 OATP1B1 有关；理论上，这么明显的影响应有可能导致骨骼肌毒性的增加，但尚未见有毒性显著增加的报道。环孢素与氟伐他汀同用，尚未见有骨骼肌毒性明显增加的临床资料（Igel et al，2001）。

新近的研究表明，吉非贝齐增加活性辛伐他汀酸的血浓度，也可导致瑞舒伐他汀的血浓度升高；目前认为，此种影响主要与吉非贝齐抑制 OATP1B1 有关（干扰葡糖醛酸络合也可能是原因之一）。有证据表明，贝特类的非诺贝特与西立伐他汀之间无药动学方面的相互影响，必要时可用其代替吉非贝齐（西立伐他汀在许多国家已停用，故与其发生药物相互影响的报道会越来越少）。

Ⅱ　CYP2C8 抑制剂：吉非贝齐的葡糖醛酸化物抑制 CYP2C8（其本身的抑制作用较小），因此可抑制西立伐他汀经由 CYP2C8 的代谢（西立伐他汀是目前已知主要经由 CYP2C8 代谢的唯一他汀类，氟伐他汀的代谢也有极少部分涉及 CYP2C8）。抗菌药甲氧苄啶以及噻唑烷二酮类降糖药吡格列酮和罗格列酮等是 CYP2C8 的底物，但尚未证明对西立伐他汀的代谢是否有影响。

Ⅲ　CYP2C9 抑制剂：主要由 CYP2C9 代谢的他汀类是氟伐他汀，但与 CYP2C9 抑制剂相互影响的报道很少。CYP2C9 抑制剂包括胺碘酮（对多种 CYP 有抑制性影响）、氟伏沙明、帕罗西汀、奥美拉唑、西咪替丁（对多种 CYP 有抑制性影响）、甲磺丁脲，及唑类抗真菌药（特别是氟康唑）。

Ⅳ　CYP3A4 抑制剂：除上述的环孢素（以及他克莫司）外，典型的 CYP3A4 抑制剂尚有伊曲康唑、酮康唑、氟康唑等唑类抗真菌药，红霉素、克拉霉素、三乙酰竹桃霉素等大环内酯类抗生素，利托那韦、茚地那韦、奈非那韦、沙奎那韦等 HIV 蛋白酶抑制剂。其他尚有葡萄柚汁、胺碘酮，及钙拮抗剂咪拉地尔（mibefradil）、地尔硫草和维拉帕米等。CYP3A4 的底物和抑制剂众多，绝大多数他汀类是 CYP3A4 的底物，因此与 3A4 抑制剂的相互影响多见。

例如，伊曲康唑显著增加辛伐他汀和洛伐他汀的血浓度，也中度增加阿托伐他汀的血浓度（但与普伐他汀、氟伐他汀，及瑞舒伐他汀之间无相互影响，因为它们不是 CYP3A4 的底物）。与西立伐他汀的相互影响不明显，原因在于西立伐他汀经 CYP3A4 和 CYP2C8 的双重代谢，但以后者为主，且当 CYP3A4 被抑制后，经 CYP2C8 的代谢代偿性增加。

同时应用红霉素或克拉霉素，可使辛伐他汀以及阿托伐他汀的生物利用度增加，血浓度升高，有导致横纹肌溶解的报道，但据报道发生率低于唑类抗真菌药（包括伊曲康唑、酮康唑，及氟康唑）。

HIV 蛋白酶抑制剂与他汀类的相互影响屡有报道。例如，奈非那韦以及利托那韦＋沙奎那韦增加辛伐他汀和阿托伐他汀的血浓度（利托那韦和沙奎那韦降低普伐他汀的血浓度也有报道，但这一影响起因于它们抑制肠道中经 OATP1A2 介导的转运，从而影响吸收，与对 CYP 的抑制作用无关）。

地尔硫䓬和维拉帕米是微弱的 CYP3A4 抑制剂，故有人建议，主要由该酶代谢的他汀类应避免与之同用。治疗量的钙拮抗剂咪拉地尔强烈抑制人肝微粒体对辛伐他汀、洛伐他汀、阿托伐他汀，及西立伐他汀的代谢（通过抑制 CYP3A4/5。这可能是该药撤出市场的原因）。

同时应用葡萄柚汁可增加多种由 CYP3A4 代谢的药物之口服生物利用度，原因在于其内存在的呋喃香豆素（furanocoumarin）等成分可抑制 CYP3A4（包括使其失活以及降解加速）和 P-糖蛋白（但可能以对肠壁中 CYP3A4 和 P-糖蛋白的抑制为主）。有报道表明，同时应用葡萄柚汁使辛伐他汀、洛伐他汀，及阿托伐他汀的血浓度增加。由于不同批号的葡萄柚汁该成分的含量有明显差别，故相互影响的结果或程度难以预料。因此，主要由 CYP3A4 代谢的他汀类不应与葡萄柚汁同时应用[通过抑制 CYP3A4 和（或）CYP2C9 干扰他汀类代谢的细节参见上述有关章节]。

值得注意的是，红曲米（red yeast rice）中含有的莫那克林 K（洛伐他汀酸；monacolin K）是一种 HMG-CoA 还原酶抑制剂，其化学结构类似于洛伐他汀。像许多保健食品一样，含有红曲米的保健品，其活性成分的含量各不相同，故食用时应特别小心，正在应用他汀类降脂药的患者尤其如此。当前有关红曲米的保健产品花样繁多，对降脂药的安全合理应用具有挑战性（Bersot，2011）。

Ⅴ 烟酸衍生物：据报道，烟酸与洛伐他汀同用肌病的发生率为 2%，但这一相互影响的确切机制尚不十分清楚。可能是胆固醇耗竭后导致肌膜不稳定，从而增加膜的流动性之故（参见[洛伐他汀（美降脂，美维诺林）-烟酸（尼克酸，维生素 B₃，维生素 PP）]）。尽管根据提出的机制推测，烟酸与所有他汀类都可发生类似相互影响，但到目前为止，烟酸衍生物与辛伐他汀、普伐他汀或氟伐他汀等之间的相互影响尚未见报道。

Ⅵ 酶诱导剂的影响：酶诱导剂可使他汀类的降胆固醇作用减弱。例如，利福平通过诱导 CYP3A4 而使辛伐他汀的 AUC 减少至对照的 23%，辛伐他汀酸减少至对照的 7%。利福平也使 CYP2C9 底物氟伐他汀的 AUC 降至对照的 50%。奇怪的是，不经 CYP 代谢的普伐他汀 AUC 也降至对照的 60%，说明利福平也可能诱导载体及其他代谢酶（如 UGT）（利福平对他汀类影响的细节参见[洛伐他汀（美降脂，美维诺林）-利福平（力复平，甲哌利福霉素，利米定）]）。

卡马西平对辛伐他汀血浓度的影响类似于利福平。

有报道说，正在应用辛伐他汀的 1 名高胆固醇血症患者，加用苯妥英后胆固醇水平升高，这可用苯妥英诱导 CYP3A4 使辛伐他汀清除加速解释。

金丝桃（圣约翰草，贯叶连翘；St. John's wort）也可通过诱导 CYP3A4（以及 P-糖蛋白）从而降低他汀类的血浓度。同时应用金丝桃，可使辛伐他汀和辛伐他汀酸的 AUC 分别降至对照的 66% 和 48%；金丝桃对阿伐他汀（阿托伐他汀；atorvastatin）的类似影响也已经证实（Fuhr，2007），但对普伐他汀的血浓度无影响。

Ⅶ 他汀类降脂药对其他药物的影响：有资料表明，他汀类与华法林之间发生相互影响，且呈双向。华法林 S 型对映体（强）的代谢主要由 CYP2C9 负责，R 型对映体（弱）的代谢主要由 CYP3A4 催化，因此，洛伐他汀、辛伐他汀、阿托伐他汀、氟伐他汀、瑞舒伐他汀，及西立伐他汀等与华法林竞争上述两种 CYP 酶是相互影响的因素之一。动物模型研究表明，所有他汀类都可抑制血小板聚集，故有可能部分增强华法林的抗凝作用（参见[华法林（苄丙酮香豆素钠）-洛伐他汀（美降脂）]以及[华法林（苄丙酮香豆素钠）-瑞舒伐他汀（罗伐他汀，罗苏伐他汀）]）。当将华法林与这些他汀类同用时，有时确实需要减少华法林的剂量以期获得适当的抗凝水平。普伐他汀主要以原形经肾排泄，与 CYP 系统基本无关，因此与华法林之间不会发生明显的药动学影响，但药效学方面的相互影响（即抗凝作用的增强）仍可发生。

已有资料证明对地高辛有可能发生影响的他汀类包括辛伐他汀、氟伐他汀，及阿托伐他汀，相互影响的结果是地高辛血浓度的轻微升高（推测与他汀类的 P-糖蛋白抑制作用有关，有关细节参见 ［地高辛－阿托伐他汀（阿伐他汀）］）。

总之，影响药效、耐受性，及依从性的药动学相互影响常见而重要。遗憾的是难以预言哪些患者会发生重要的相互影响，故需特别谨慎。尤其是需要长期应用 CYP3A 和（或）CYP2C 底物或抑制剂治疗时，应仔细考虑不同他汀类的药动学特征。上述药物的联用应遵循一些原则：密切观察肌病的临床症状；他汀类与潜在干扰药物的服用至少间隔 3 小时；根据药动学特点选择较为合适的他汀类。相比之下，普伐他汀是水溶性的，基本上不经 CYP 代谢，不会发生显著的药动学方面的相互影响，故对需要药物联合治疗的患者，不失为一种良好的选择，但仍应遵循上述原则（Igel et al，2001）。

［安塞曲匹－利福平（甲哌利福霉素，力复平，利米定）][2]
Anacetrapib－Rifampin（Rifampicin）

要点　Anderson 等对 16 名健康受试者进行的一项 3 阶段序贯研究表明，单剂利福平（600 mg 口服）对单剂安塞曲匹（100 mg 口服）的药动学无明显影响，仅表现为后者的 $AUC_{0\sim\infty}$ 增加 25%，C_{max} 升高 43%（按几何最小均方值计算）。然而，当利福平连续应用时（600 mg 每日 1 次口服，连用 20 天），对单剂安塞曲匹（于应用利福平的第 14 天 100 mg 口服）的药动学影响显著，与安塞曲匹单用相比，使其 $AUC_{0\sim\infty}$ 减少 65%，C_{max} 降低 74%（Anderson et al，2013）。

有关药物　其他利福霉素类衍生物，如利福定、利福喷汀、利福布汀等，与安塞曲匹之间是否会发生类似相互影响，尚未见报道。

作为胆固醇酯转运蛋白（CEPT）抑制剂用于临床者只有安塞曲匹，其他 CEPT 抑制剂如 dalcetrapib（达塞曲匹）、torcetrapib（托彻普，托塞曲匹），及 evacetrapib 等皆未通过临床试验。

机制　已知利福平不但是药物代谢酶（特别是 CYP）的强效诱导剂，也是 OATP 等易化转运蛋白（如 OATP1B1 和 OATP1B3）的强效抑制剂。有研究表明，安塞曲匹广泛经由 CYP3A4 代谢（有证据表明，强效 CYP3A4 抑制剂可使安塞曲匹的 AUC 增加 3.6 倍，为其作为 CYP3A4 的底物提供了佐证），其体内过程可能部分涉及 OATP1B1 和（或）OATP1B3。因此推测，单剂利福平对单剂安塞曲匹药动学的微弱影响，可能起因于利福平对 OATP1B1 和（或）OATP1B3 的抑制。然而，反复长期应用利福平，其对 CYP3A4 的诱导作用所致的安塞曲匹代谢加速，抵消甚或超过其对 OATP1B1/3 的抑制所造成的影响，是安塞曲匹 $AUC_{0\sim\infty}$ 减少和 C_{max} 降低的机制。

建议　根据 Anderson 等的研究结果推测，安塞曲匹对 OATP1B1/1B3 的依赖程度不大，故单纯的 OATP1B1/1B3 抑制剂或诱导剂对安塞曲匹的药动学不会造成明显影响。然而，CYP3A4 的强效诱导剂或抑制剂有可能明显影响安塞曲匹的代谢。在获得进一步的临床资料前，利福平与安塞曲匹的长期联用应谨慎。

［普罗布考（丙丁酚）－其他药物][2]
Probucol－Other Drugs

普罗布考在欧美一些国家不常用，国内有应用，但临床应用经验不多。尽管药品说明书中描述其不良反应少而轻，不过，除了一般不良反应外，也有导致高尿酸血症、高血糖、肌病，及 QT 间期延长的报道。因此建议，痛风患者、糖尿病患者，及 QT 间期延长者应慎用或不用。最好避免与延长 QT 间期的药物同时应用，例如奎尼丁、普鲁卡因胺、胺碘酮等抗心律失常药，司帕沙星、莫西沙星、加替沙星等喹诺酮类抗菌药，大环内酯类的红霉素以及酮环内酯类的泰利霉素，胃肠促动力药西沙必利，选择性 H_1 受体阻断药特非那定，某些抗精神病药如吩噻嗪类的氯丙嗪和丁酰苯类的匹莫齐特，用于癌症化疗所致迟发性呕吐的 P 物质受体拮抗剂阿瑞吡坦（aprepitant），唑类抗真菌药酮康唑、伊曲康唑，及伏立康唑等，否则，有可能导致严重的心律失常或尖端扭转型室性心动过速（*torsades de poindes*，Tdp）。与他汀类药物（如洛伐他汀、辛伐他汀、氟伐他汀、阿托伐他汀等）联合应用，应注意有可能导致肌病的发生率增高。

［二十碳五烯酸－吉非贝齐（诺衡，二甲苯氧庚酸）］[2]
Eicosapentaenoic Acid（EPA）－Gemfibrozil

要点 同时应用 n-3（ω-3）型多烯脂肪酸（多不饱和脂肪酸）二十碳五烯酸（EPA）和贝特类降脂药吉非贝齐，可使前者的作用减弱。

有关药物 根据相互影响的机制以及药理作用的类似性推测，吉非贝齐与另一 n-3 型多烯脂肪酸二十二碳六烯酸（DHA）以及 n-6 型多烯脂肪酸亚油酸（LA）和 γ-亚麻酸（γ-LNA）之间，以及 EPA 与其他贝特类降脂药（如非诺贝特、苯扎贝特、环丙贝特等）之间可发生类似相互影响。

机制 已知贝特类降脂药（包括吉非贝齐）的作用之一是激活甾类激素受体的核受体——PPAR-α（peroxisome proliferator activated receptor-α，PPAR-α；过氧化物酶体增殖体激活受体-α。PPAR 家族由 3 个成员组成，即 α、β，及 γ，其中 PPAR-α 是贝特类降脂药的靶受体。当该受体被激活后，可诱导基因编码脂肪酸代谢酶，从而导致血清三酰甘油降低）。与此同时，贝特类也诱导负责脂肪酸以及含有脂肪酸侧链药物（例如花生四烯酸的结构类似物）代谢的 CYP4 酶。EPA 是一种多不饱和脂肪酸（结构上类似于花生四烯酸），因此，同时应用吉非贝齐可通过诱导 CYP4 从而加速其氧化代谢。

建议 贝特类降脂药以及多不饱和脂肪酸的主要药理作用都是降低三酰甘油。如果了解它们的作用，通常不会犯将两类药物联用的错误。试图联合应用两类药物以增强降三酰甘油作用，是不明智的（多烯脂肪酸与其他降脂药的联合应用常见，但是，贝特类降脂药除外）。

［依折麦布（依泽替米贝，依替米贝）－考来烯胺（消胆胺，降胆敏）］[1]
Ezetimibe－Colestyramine（Cholestyramine）

要点 同时应用依折麦布和考来烯胺，可导致前者的降胆固醇作用减弱或消失。

有关药物 根据相互影响的机制以及药理作用的类似性推测，所有阴离子交换树脂，包括考来替泊、地维烯胺、降胆葡胺，及考来维仑（colesevelam）等，对依折麦布的吸收都可发生类似影响。

机制 依折麦布抑制空场细胞中的转运蛋白 NPC1L1 从而抑制胆固醇（以及植物固醇）在空肠中的吸收，是其发挥降胆固醇作用的原因（人体试验表明，依折麦布可使胆固醇的吸收减少 54%，但因胆固醇吸收减少后可导致胆固醇合成代偿性增加，故实际上 LDL-C 的水平仅降低 15%～20%，这也是依折麦布通常仅作为他汀类等降脂药辅助治疗药物的原因）。考来烯胺在肠道中与依折麦布络合，抑制依折麦布的吸收，阻碍依折麦布的这一作用，是该影响的机制（Bersot，2011）。

建议 依折麦布和阴离子交换树脂的同时应用应予避免。鉴于除阴离子交换树脂外的所有调血脂药都未发现与依折麦布之间有什么相互影响，因此避免其与阴离子交换树脂的联用并不困难。含有依折麦布（10 mg）和辛伐他汀（10，20，40 和 80 mg）的复方制剂已经批准用于临床。两者的配伍使辛伐他汀增加肠道胆固醇吸收的副作用以及依折麦布促进胆固醇生物合成的副作用互相抵消，而降 LDL-C 的作用相加。

尽管依折麦布对怀孕妇女的安全性尚未确立，但鉴于所有他汀类都禁用于孕期和哺乳期，故依折麦布与他汀类的复方制剂在没有采取避孕措施的育龄妇女中也不应使用。

（张安年 张宗芸）

主要参考文献

Agbabiaka TB，et al，2017. Concurrent Use of Prescription Drugs and Herbal Medicinal Products in Older Adults：A Systematic Review. *Drugs Aging*，34：891-905

Allred A J，et al，2011. Eltrombopag increases plasma rosuvastatin exposure in healthy volunteers. *Br J Clin Pharmacol*，72 (2)：321-329

Amsden GW，et al，2002. A study of the interaction potential of azithromycin and clarithromycin with atorvastatin in healthy volunteers. *J Clin Pharmacol*，42：444-449

Anderson MS，et al，2013. Effects of Rifampin，a Potent Inducer of Drug-Metabolizing Enzymes and an Inhibitor of OATP1B1/3 Transport，on the Single Dose Pharmacokinetics of Anacetrapib. *J Clin Pharmacol*，53 (7)：746-752

Ando H，et al，2005. Effects of grapefruit juice on the pharmacokinetics of pitavastatin and atorvastatin. *Br J Clin Pharmacol*，60 (5)：494-497

Andrén L，et al，2007. Interaction between a commercially available St. John's wort product (Movina) and atorvastatin in patients with hypercholesterolemia. *Eur J Clin Pharmacol*，63：913-916

Bergman E，et al，2010. Effect of a Single Gemfibrozil Dose on the Pharmacokinetics of Rosuvastatin in Bile and Plasma in Healthy Volunteers. *J Clin Pharmacol*，50：1039-1049

Bersot TP，2011. Drug Therapy for Hypercholesterolemia and Dyslipidemia. In：*Goodman & Gilman's The pharmacological basis of therapeutics*，*12th ed*. Brunton LL (editor)，McGraw-Hill Co，Inc，New York：877-908

Bersot TP，2011. Drug Therapy for Hypercholesterolemia and Dyslipidemia. In：*Goodman & Gilman's The pharmacological basis of therapeutics*，*12th ed*. Brunton LL (editor)，McGraw-Hill Co，Inc，New York：877-908

Birmingham BK，et al，2015. Impact of *ABCG2* and *SLCO1B1* polymorphisms on pharmacokinetics of rosuvastatin，atorvastatin and simvastatin acid in Caucasian and Asian subjects：a class effect?. *Eur J Clin Pharmacol*，71：341-355

Chen Y，et al，2013. Effect of a single-dose rifampin on the pharmacokinetics of pitavastatin in healthy volunteers. *Eur J Clin Pharmacol*，69：1933-1938

Cooper KJ，2002. The effect of fluconazole on rosuvastatin pharmacokinetics. *Eur J Clin Pharmacol*，58：527-531

Faber ES，et al，2016. Rhabdomyolysis after coadministration of atorvastatin and sacubitril/valsartan (Entresto™) in a 63-year-old woman. *Drug Saf Case Rep*，3 (1)：14

Filppula AM，et al，2012. Potent mechanism-based inhibition of CYP3A4 by imatinib explains its liability to interact with CYP3A4 substrates. *Br J Pharmacol*，165：2787-2798

Flexner C，2011. Antiretroviral agents and treatment of HIV infection. In：*Goodman & Gilman's The pharmacological basis of therapeutics*，*12th ed*. Brunton LL (editor)，McGraw-Hill Co，Inc，New York：1623-1663

Fuhr U，2007. What is the true risk of a pharmacokinetic drug-drug interaction? *Eur J Clin Pharmacol*，63：897-899

Fukazawa I，et al，2003. Effects of grapefruit juice on pharmacokinetics of atorvastatin and pravastatin in Japanese. *Br J Clin Pharmacol*，57 (4)：448-455

Gao Y，2008. CYP3A4 * 1G polymorphism is associated with lipid-lowering efficacy of atorvastatin but not of simvastatin. *Eur J Clin Pharmacol*，64：877-882

Gustavson LG，et al，2005. The Effects of multiple doses of fenofibrate on the pharmacokinetics of pravastatin and its 3α-hydroxy isomeric metabolite. *J Clin Pharmacol*，45：947-953

Hanania NA，et al，2011. The Safety and Efficacy of Arformoterol and Formoterol in COPD. *COPD*：Journal of Chronic Obstructive Pulmonary Disease，7 (1)：17-31

Hoch M，et al，2013. Pharmacokinetic interactions of almorexant with midazolam and simvastatin，two CYP3A4 model substrates，in healthy male subjects. *Eur J Clin Pharmacol*，69：523-532

Hoch M，et al，2013. Almorexant effects on CYP3A4 activity studied by its simultaneous and time-separated administration with simvastatin and atorvastatin. *Eur J Clin Pharmacol*，69：1235-1245

Huang X-S，et al，2009. Atorvastatin and fenofibrate increase apolipoprotein AV and decrease triglycerides by up-regulating peroxisome proliferator-activated receptor-α. *Br J Pharmacol*，158：706-712

Igel M，et al，2001. Metabolism and drug interactions of 3-hydroxy-3-methylglutaryl coenzyme A-reductase inhibitors (statins). *Eur J Clin Pharmacol*，57：357-364

Jerling M，et al，2005. Studies to investigate the pharmacokinetic interactions between ranolazine and ketoconazol，diltiazem，or simvastatin during combined administration in healthy subjects. *J Clin Pharmacol*，45：422-433

Jiang RR，et al，2015. Molecular mechanisms governing different pharmacokinetics of ginsenosides and potential for ginsenoside-perpetrated herb-drug interactions on OATP1B3. *Br J Pharmacol*，172：1059-1073

Kantola T，et al，2000. Effect of fluconazole on plasma fluvastatin and pravastatin concentrations. *Eur J Clin Pharmacol*，56：225-229

Khanna S，et al，2011. Rhabdomyolysis asssociated with co-administration of danazol and lovastatin. *Br J Clin Pharmacol*，72 (1)：166-167

Kis O，et al，2010. pH Dependence of Organic Anion-Transporting Polypeptide 2B1 in Caco-2 Cells：Potential Role in Antiretroviral Drug Oral Bioavailability and Drug-Drug Interactions. *J Pharmacol Exp Ther*，334：1009-1022

Kyrklund C，et al，2003. Effect of rifampicin on pravastatin pharmacokinetics in healthy subjects. *Br J Clin Pharmacol*，57 (2)：181-187

Lau YY，et al，2006. Multiple transporters affect the disposition of atorvastatin and its two active hydroxy metabolites. *J Phar-*

macol Exp Ther（JPET），316（2）：762-771

Lau YY，et al，2000. Atorvastatin coadministration may increase digoxin concentrations by inhibition of intestinal P-glucoprotein-mediated secretion. *J Clin Pharmacol*，40：91-98

Laube R，et al，2019. An unwanted complement：Rare case of potential liver injury induced by an interaction between ginseng and atorvastatin. *Br J Clin Pharmacol*，85：1612-1613

Lilja JJ，et al，2004. Effects of regular consumption of grapefruit juice on the pharmacokinetics of simvastatin. *Br J Clin Pharmacol*，58（1）：56-60

Lin W，et al，2017. Evaluation of drug-drug interaction potential between sacubitril/valsartan（LCZ696）and statins using a physiologically based pharmacokinetic model. *J Pharm Sci*，106（5）：1439-1451

Lu J，et al，2015. Effects of β-Blockers and Tricyclic Antidepressants on the Activity of Human Organic Anion Transporting Polypeptide 1A2（OATP1A2）. *J Pharmacol Exp Ther*，352：552-558

Mertens-Talcott SU，et al，2006. Grapefruit-Drug Interactions：Can Interactions With Drugs Be Avoided? *J Clin Pharmacol*，46：1390-1416

Michel T，et al，2011. Treatment of myocardial ischemia and hypertension. In：*Goodman & Gilman's The pharmacological basis of therapeutics*，*12th ed*. Brunton LL（editor），McGraw-Hill Co，Inc，New York：745-788

Morival C，et al，2018. Prevalence and nature of statin drug-drug interactions in a university hospital by electronic health record mining. *Eur J Clin Pharmacol*，74：525-534

Moussa BA，et al，2018. A validated RP-HPLC method for the determination of rosuvastatin in presence of sacubitril/valsartan in rat plasma：application to *in vivo* evaluation of OATP-mediated drug interaction potential between rosuvastatin and sacubitril/valsartan. *Microchem J*，143：31-38

O'Brien SG，et al，2003. Effects of imatinib mesylate（STI571，Glivec）on the pharmacokinetics of simvastatin，a cytochrome p450 3A4 substrate，in patients with chronic myeloid leukemia. *Br J Cancer*，89：1855-1859

O'Donnell JM，et al，2011. Drug therapy of depression and anxiety disorders. In：*Goodman & Gilman's The pharmacological basis of therapeutics*，*12th ed*. Brunton LL（editor），McGraw-Hill Co，Inc，New York：397-415

Papaliodis D，et al，2008. The flavonoid luteolin inhibits niacin-induced flush. *Br J Pharmacol*，153：1382-1387

Previsdomini M，et al，2019. Severe rosuvastatin accumulation with rhabdomyolysis due to drug interactions and low cardiac utput syndrome. *Br J Clin Pharmacol*，85：1616-1618

Rao N，et al，2008. A Study of the Pharmacokinetic Interaction of Istradefylline，a Novel Therapeutic for Parkinson's Disease，and Atorvastatin. *J Clin Pharmacol*，48：1092-1098

Reddy P，et al，2011. Serum concentrations and clinical effects of atorvastatin in patients taking grapefruit juice daily. *Br J Clin Pharmacol*，72（3）：434-441

Reilly RF，et al，2011. Regulation of renal function and vascular volume. In：*Goodman & Gilman's The pharmacological basis of therapeutics*，*12th ed*. Brunton LL（editor），McGraw-Hill Co，Inc，New York：671-719

Samineni D，et al，2012. Steady-State Pharmacokinetic Interactions of Darunavir/Ritonavir With Lipid-Lowering Agent Rosuvastatin. *J Clin Pharmacol*，52：922-931

Teng R，et al，2013. Pharmacokinetic interaction studies of co-administration of ticagrelor and atorvastatin or simvastatin in healthy volunteers. *Eur J Clin Pharmacol*，69：477-487

Ucar M，et al，2004. Carbamazepine markedly reduces serum concentrations of simvastatin and simvastatin acid. *Eur J Clin Pharmacol*，59：879-882

Westfall TC，et al，2011. Neurotransmisson：the autonomic and somatic motor nervous systems. In：*Goodman & Gilman's The pharmacological basis of therapeutics*，*12th ed*. Brunton LL（editor），McGraw-Hill Co，Inc，New York：171-218

Whitfield LR，et al，2010. Effect of Gemfibrozil and Fenofibrate on the Pharmacokinetics of Atorvastatin. *J Clin Pharmacol*，50：1039-1049

Wu L-X，et al，2011. Inhibition of the organic anion-transporting polypeptide 1B1 by quercetin：an *in vitro* and *in vivo* assessment. *Br J Clin Pharmacol*，73（5）：750-757

Yin & OQP，et al，2012. Impact of CYP2D6 polymorphisms on the pharmacokinetics of lovastatin in Chinese subjects. *Eur J Clin Pharmacol*，68：943-949

第三篇 中枢神经系统药物

第九章 中枢兴奋药

［咖啡因（咖啡碱，1,3,7-三甲基黄嘌呤）－胺碘酮（乙胺碘呋酮，安律酮）][2]
Caffeine－Amiodarone

要点 同时应用咖啡因和胺碘酮，前者的代谢减慢，半衰期明显延长，作用和毒性增强。

有关药物 对正常受试者和心律失常患者进行的数项研究表明，美西律（mexiletine；慢心律）可使咖啡因的清除率降低（30%～57%），清除半衰期延长（70%）；咖啡因对美西律的药动学无影响。根据代谢途径推测，另一抗心律失常药普罗帕酮（其代谢涉及 CYP1A2 和 CYP2D6）与咖啡因之间可发生相互影响。已证明利多卡因、氟卡尼、妥卡尼等不影响咖啡因的清除。

机制 胺碘酮是 CYP3A4 的底物，也是 CYP1A2、CYP2C9、CYP2D6，及 CYP3A4 的抑制剂。已知咖啡因的代谢有 CYP1A2、CYP2A6、CYP2E1、CYP3A4，及 N-乙酰基转移酶-2（NAT2）和黄嘌呤氧化酶等的参与，因此认为，咖啡因半衰期的延长与胺碘酮对 CYP1A2 和 CYP3A4 的抑制有关（对 CYP1A2 仅涉及非竞争性抑制，而对 CYP3A4 的抑制包括竞争性和非竞争性抑制两种成分）。

建议 该相互影响肯定，临床意义也比较明确。胺碘酮的应用较广泛，而咖啡因的摄取又非常普遍（如茶、咖啡、可乐等），故胺碘酮治疗期间发生的副作用可部分归于咖啡因的积聚。在这种情况下，应考虑治疗方案的调整（应用与咖啡因无相互影响的抗心律失常药代替胺碘酮，如利多卡因、氟卡尼或妥卡尼等），或限制咖啡因的应用。

凡其代谢涉及 CYP1A2 或对 CYP1A2 有抑制作用的药物（例如他克林、维拉帕米、普罗帕酮、氯氮平、阿米替林、氯米帕明、扑热息痛、非那西汀、R 型华法林、茶碱、昂丹司琼、他莫昔芬等），与咖啡因同用时，都应考虑到血浓度升高导致危险性增加的可能性。

注：实际上，咖啡因差不多无处不在，例如咖啡、茶、可乐、所谓的提神或能量饮料，及巧克力等，都含有一定量的咖啡因。这些产品中含有咖啡因是众所周知的，故与其他药物相互影响的危险性可以预知。然而，在互联网或市场上可以随便购买的所谓"合法兴奋剂"（legal highs）往往含有大量的咖啡因，并不为大多数人所熟知，即使是临床医生也不一定了然于胸，因为绝大多数厂家并不附加详细说明；这类合法兴奋剂中毒时，临床医生的常规处理往往首先针对拟交感胺类等精神活性药物（咖啡因中毒的症状与拟交感胺类中毒的症状极为相似），而且这样处理也经常取得成功。

Davies 等对 7 种合法兴奋剂（产品名称分别是 Blowout、Snow Blow、Sn＊Berry、NRG2、DMC、Synthacaine，及 Ivory Wave；销售网站分别是 EveryoneDoesIt、EveryoneDoesIt、Submitted by UK Police force、EuphoriaPlantFood、EuphoriaPlantFood、EuphoriaPlantFood，及 EuphoriaPlant-Food）的检测结果表明，每克产品中咖啡因的含量分别是 870 mg（87%）、940 mg（94%）、960 mg（96%）、20 mg（2%）、480 mg（48%）、940 mg（94%），及 440 mg（44%）。按普通的可乐饮料、能量饮料或袋茶每升分别含有 69 mg、240 mg，及 326 mg 咖啡因计算，咖啡因含量大于 90% 的合法兴奋剂每用 1 g 即分别相当于可乐饮料、能量饮料或袋茶 13 L、3.75 L 或 3 L。厂家为什么用咖啡因代替广告中的其他精神活性药物，作者不清楚。一个可能原因是，厂家认为咖啡因与他们广告中的精神活性药物作用相似；当然，也可能是因为咖啡因比合法兴奋剂便宜。消费者，甚至临床医生，多半不知道其中的原委，这就为咖啡因中毒埋下隐患；如果消费者同时应用抑制咖啡因代谢的药物，后果更是不堪设想。咖啡因含量相对较少的 3 种产品都含有大量的牛磺酸（taurine）。牛磺酸在体内的作用尚不十分明确，但认为与胆盐的生成、异物的代谢/解毒、钙内流所致神经元兴奋性、渗透压调控，及膜稳定性等有关。至少到目前为止，尚不能认为这些产品中所含有的大量牛磺酸会导致急性毒性作用（Davies et al，2012）。

[咖啡因（咖啡碱，1,3,7-三甲基黄嘌呤）－苯乙肼][2]
Caffeine－Phenelzine

要点   用苯乙肼进行抗抑郁治疗期间，应用含有咖啡因的药物或饮料，可出现失眠等过度兴奋的症状。

有关药物   基于药理的类似性，预料其他单胺氧化酶抑制剂类抗抑郁药（异卡波肼、异丙烟肼、帕吉林等）可与咖啡因发生类似相互影响。根据相互影响的机制推断，苯乙肼可与其他主要经肝代谢的黄嘌呤类衍生物（茶碱、氨茶碱、胆茶碱等）发生类似相互影响；但与主要以原型经肾排泄的黄嘌呤衍生物（二羟丙茶碱、蒽普茶碱）之间的类似相互影响则不太可能发生。

机制   可能是由于苯乙肼抑制咖啡因的代谢，从而增强其中枢神经系统兴奋作用。

建议   用单胺氧化酶抑制剂进行抗抑郁治疗期间，禁用含有咖啡因的药物或饮料。一旦出现药物相互影响，只停用或减少咖啡因（或其他黄嘌呤类）的用量即足够了，不必采取特殊治疗。

苯乙肼等单胺氧化酶抑制剂增强并延长巴比妥类的催眠作用，因此单胺氧化酶抑制剂治疗期间不宜用巴比妥类药物。

[咖啡因（咖啡碱，1,3,7-三甲基黄嘌呤）－呋拉茶碱][2]
Caffeine－Furafylline

要点   有研究表明，呋拉茶碱（一种新的嘌呤类化合物）可明显增加咖啡因在体内的蓄积，导致咖啡因中毒。

有关药物   根据相互影响的机制推测，另一黄嘌呤衍生物茶碱与呋拉茶碱之间可发生类似相互影响。其他黄嘌呤类衍生物（氨茶碱、胆茶碱等）与呋拉茶碱之间与是否会发生类似相互影响，尚不清楚。

有证据表明，咖啡因升高茶碱血浓度，但对其他茶碱衍生物（氨茶碱、胆茶碱等）的药动学有否影响，尚有待验证。

机制   已知咖啡因和呋拉茶碱的代谢都有 CYP1A2 的参与，且呋拉茶碱还是 CYP1A2 的抑制剂，故认为咖啡因的蓄积起因于呋拉茶碱对咖啡因经 CYP1A2 代谢的抑制（包括竞争性抑制和非竞争性抑制）。

咖啡因和茶碱的代谢都涉及 CYP1A2，故茶碱血浓度的升高与咖啡因对 CYP1A2 的竞争性抑制有关。

建议   虽然该相互影响的临床意义尚未明确，但尽可能避免咖啡因与呋拉茶碱（或茶碱）同时应用是有道理的。在应用呋拉茶碱或茶碱治疗期间，劝告患者尽量少饮或不饮富含咖啡因的饮料。

[咖啡因（咖啡碱，1,3,7-三甲基黄嘌呤）－西咪替丁（甲氰咪胍）][1]
Caffeine－Cimetidine

要点   咖啡因与西咪替丁同时应用，前者的作用增强，毒性增加。

有关药物   根据提出的机制推测，咖啡因与其他 H_2 受体阻断药（雷尼替丁、尼扎替丁、法莫替丁等）之间不会发生类似相互影响。

根据代谢途径的类似性推测，同属甲基黄嘌呤衍生物的茶碱、柯柯碱、氨茶碱等与西咪替丁之间可发生类似相互影响。

通过抑制 CYP1A2 从而有可能阻碍咖啡因代谢的其他药物尚有抗心律失常药胺碘酮，氟喹诺酮类的环丙沙星和培氟沙星，选择性 5-HT 再摄取抑制剂氟伏沙明，嘌呤类化合物呋拉茶碱（furafylline）以及 β 受体阻断药咪拉地尔（mibefradil）（也参见［咖啡因－呋拉茶碱］和［咖啡因（咖啡碱）－胺碘酮（乙胺碘呋酮，安律酮）］）。

机制 甲基黄嘌呤类衍生物（包括茶碱、柯柯碱，及咖啡因）主要在肝经脱甲基和氧化清除，而黄嘌呤类化合物的脱甲基和氧化过程与肝细胞色素 P450 酶（特别是 CYP1A2，极小部分也涉及 CYP3A4）有关。已知西咪替丁抑制 CYP1A2、CYP2C19、CYP2D6，及 CYP3A4，因此认为，西咪替丁非竞争性抑制 CYP1A2 和 CYP3A4 是其增强咖啡因作用和毒性的机制（尽管咖啡因和茶碱等甲基黄嘌呤衍生物的代谢也有 CYP2E1 的参与，但因西咪替丁对 CYP2E1 无影响，故与该相互影响无关）。

建议 在应用西咪替丁治疗期间，劝告患者尽量少饮或不饮富含咖啡因的饮料。在应用茶碱或氨茶碱等甲基黄嘌呤类治疗期间，最好避免给予西咪替丁；必须应用的话，可考虑选用对 CYP1A2 无影响的尼扎替丁或法莫替丁代替西咪替丁（Wallace et al，2011）。

［咖啡因（咖啡碱，1,3,7-三甲基黄嘌呤）－口服避孕药］[3]
Caffeine－Oral Contraceptive Agents（Oral contraceptives）

要点 9 名应用口服避孕药的妇女与 9 名未用者相比，单剂咖啡因的总血浆清除率降低，清除半衰期延长。

有关药物 其他甲基黄嘌呤类衍生物（茶碱、可可碱、氨茶碱、胆茶碱、二羟丙茶碱等）与口服避孕药之间的相互影响参见［氨茶碱－口服避孕药］。

机制 已知咖啡因在体内的代谢清除主要由 CYP1A2 负责，也有 CYP2E1 和 CYP3A4 的参与。口服避孕药中所含的雌激素对 CYP3A4（也可能包括 CYP1A2）有一定诱导作用（尽管不像巴比妥类或苯妥英那么明显），由此推测，两者同用时应是咖啡因代谢的加速。何以会出现咖啡因清除半衰期的延长，目前的解释是，口服避孕药中所含的雌激素自身的代谢也有 CYP3A4 的参与，故可竞争性抑制咖啡因经 CYP3A4 的代谢。

然而，两者长期同用时，咖啡因应表现为清除加速，半衰期缩短。根据肝药酶的诱导潜伏期推算，这一现象的发生应出现在两者联用后 2 周左右。长期同用时氨茶碱作用的减弱，显然与雌激素对 CYP 的诱导从而加速其代谢有关。

建议 同时应用咖啡因（或其他甲基黄嘌呤类衍生物）和口服避孕药（或其他雌激素类）期间，有可能发生两种情况。如为短期同用，可有咖啡因的清除率降低，半衰期延长；如果发生中枢神经系统兴奋等不良反应，应将咖啡因减量。如果同用超过 1 周，则有可能出现咖啡因的清除加速，半衰期缩短；在这种情况下，应据情上调咖啡因（或其他甲基黄嘌呤衍生物）的剂量（雌激素通过诱导肝药酶从而使咖啡因代谢的加速是否会抵消因其竞争性抑制所造成的代谢减慢，也许存在明显的个体差异）。

［咖啡因（咖啡碱，1,3,7-三甲基黄嘌呤）－噻苯达唑（噻苯咪唑，噻苯唑）］[1]
Caffeine－Thiabendazole（Tiabendazole）

要点 Baprio 等对健康志愿者进行的交叉研究表明，在有噻苯达唑存在的情况下，咖啡因的 $AUC_{0\sim24}$ 增加 60%（$P<0.01$）（Bapiro et al，2005）。这么大幅度的增加有可能导致咖啡因的毒性作用。

有关药物 噻苯达唑与其他经 CYP1A2 代谢的黄嘌呤衍生物（如茶碱、氨茶碱，及胆茶碱等）可发生类似相互影响（有关细节参见［氨茶碱－噻苯达唑（噻苯咪唑，噻苯唑）］）。

Baprio 等的研究结果表明，在有青蒿素（artemisinin）存在的情况下，咖啡因的 $AUC_{0\sim24}$ 增加 30%（$P<0.01$）。

机制 咖啡因在体内的代谢涉及多种 CYP（包括 CYP1A2、CYP2E1，及 CYP3A4），但主要代谢途径是在 CYP1A2 的催化下通过 N-3 位脱甲基生成次黄嘌呤。Baprio 等用肝癌细胞进行的研究表明，噻苯达唑（以及青蒿素）对 CYP1A2 有明显抑制作用（Bapiro et al，2005），随后对健康志愿者进行的研究进一步证实了噻苯达唑的这一作用（在有噻苯达唑存在的情况下，CYP1A2 的活降低92%）。显然，噻苯达唑通过抑制 CYP1A2 从而阻碍咖啡因的代谢，是咖啡因 $AUC_{0\sim24}$ 增加的机制（鉴于噻苯达唑的羟化代谢也涉及 CYP1A2，故有可能既涉及非竞争性抑制，也涉及竞争性抑制）。

建议　应用噻苯达唑治疗期间，应避免给予含有咖啡因的药物，并劝告患者尽量少饮或不饮富含咖啡因的饮料。

凡其代谢涉及 CYP1A2 或对 CYP1A2 有抑制作用的药物（例如他克林、维拉帕米、普罗帕酮、氯氮平、阿米替林、氯米帕明、扑热息痛、非那西汀、R 型华法林、茶碱、昂丹司琼、他莫昔芬等），与咖啡因同用时，都应考虑到血浓度升高导致危险性增加的可能性。

［咖啡因（咖啡碱，1,3,7-三甲基黄嘌呤）-甲氧沙林（甲氧呋豆素，甲氧补骨脂素）］[2]
Caffeine－Methoxsalen

要点　对 5 名银屑病患者进行的单剂研究表明，先给 200 mg 咖啡因后 1 小时，再单次口服甲氧沙林 1.2 mg/kg，咖啡因的清除率降低 69%（从 110 ml/min 降至 34 ml/min），清除半衰期延长 9 倍以上（从 5.6 小时延长至 57 小时）。

有关药物　根据相互影响的机制以及药动学特点的类似性推测，甲氧沙林与其他甲基黄嘌呤类衍生物（如茶碱、可可碱、胆茶碱等）之间以及咖啡因与另一种补骨脂素三甲沙林（trioxsalen）之间可发生类似相互影响，但尚有待进一步临床研究证实。

机制　已知咖啡因在体内的代谢清除主要由 CYP1A2 负责，也有 CYP2E1 和 CYP3A4 的参与。甲氧沙林是一种肝药酶抑制剂，故认为该影响起因于甲氧沙林对咖啡因经 CYP1A2、CYP2E1，及 CYP3A4 代谢的抑制。

建议　此种相互影响的实际后果目前尚不清楚，但咖啡因清除率的降低及半衰期的延长如此明显，因此增加其毒性是可能的。所以，在得到有关此种相互影响的进一步资料前，咖啡因与甲氧沙林的合用应尽可能避免。必须合用时，应据情调整咖啡因的剂量。另外，应用甲氧沙林期间，应尽量限制饮用富含咖啡因的饮料。

［咖啡因（咖啡碱，1,3,7-三甲基黄嘌呤）-薄荷脑（薄荷醇）］[2]
Caffeine－Menthol

要点　Gelal 等对 11 名健康女性进行的一项随机双盲两阶段交叉研究探讨了 100 mg 纯薄荷脑单次口服对 200 mg 咖啡因单次口服药动学和药效学的影响。结果表明，同时应用薄荷脑使咖啡因的 t_{max} 从 43.6 min±20.6 min 延长至 76.4 min±28.0 min（$P<0.05$）；与应用安慰剂相比，C_{max} 也下降，但这种影响无统计学意义（$P=0.06$）。$AUC_{0\sim24}$、$AUC_{0\sim8}$、终末半衰期，及口服清除率不受薄荷脑的影响。在两种情况下（同时应用薄荷脑或安慰剂）咖啡因都使心率减慢，但心率减慢的程度在应用薄荷脑时比应用安慰剂时要小一些（-8.9±3.9 次/分对-13.1±2.1 次/分，$P=0.024$）。两种情况下的收缩压和舒张压无明显的统计学差异。作者的结论是，单剂（100 mg）薄荷脑口服可延迟咖啡因的吸收，削弱咖啡因减慢心率的作用，但不影响咖啡因的代谢（Gelal et al，2003）。

机制　有研究表明，薄荷脑通过削弱胃肠平滑肌中钙的作用而使其舒张，从而有可能减慢胃排空，影响药物吸收的速度。这最可能与咖啡因的吸收减慢有关。

尽管体外研究表明薄荷脑使氧位脱烷基化的速度降低 20%，但这种体外结果也许不能外推到体内，因为薄荷脑迅速但不完全代谢为葡糖醛酸化物，其余部分经羟化代谢。受试者单次应用 100 mg 后，血浆中仅发现葡糖醛酸化物。咖啡因在体内的主要代谢途径是 N 位脱甲基化，该过程由 CYP1A2 负责。

至于咖啡因减慢心率的作用被削弱，推测可能有 2 个因素。一是如前所述的咖啡因吸收速度减慢，二是薄荷脑增加心率，部分抵消了咖啡因减慢心率的作用。薄荷脑增加心率的作用似乎不是对体循环血管扩张的反射性反应，因为它并不降低血压，其增加心率的确切机制尚有待确定。

建议　薄荷脑（$C_{10}H_{20}O$）是一种环状萜醇，存在于各种薄荷属植物的挥发油中，多年来一直用于各种产品（从药品到调味品、牙膏、甜食、香烟，及杀虫剂等）。

需进行进一步研究以确定多次应用薄荷脑是否会影响咖啡因的代谢。无论如何，薄荷脑减慢其他药物吸收的可能性应予考虑。

［多沙普仑－碳酸氢钠（小苏打）］[1]
Doxapram－Sodium Bicarbonate

要点　同时应用中枢兴奋药多沙普仑和碳酸氢钠，可致前者血浓度升高，毒性明显增强，有因此导致惊厥的报道。

有关药物　所有可碱化尿液的药物（如乙酰唑胺、双氯非那胺等）都可与多沙普仑发生类似相互影响。

机制　多沙普仑属弱碱性药物，主要以原型经肾排泄，经肾排泄的速度取决于尿液的 pH。碳酸氢钠碱化尿液，使多沙普仑的解离减少，重吸收增加，因此可导致明显蓄积。

建议　应用多沙普仑治疗期间，禁止给予可碱化尿液的药物。

［香草二乙胺（益迷兴）－吗氯贝胺］[1]
Etamivan－Moclobemide

要点　同时应用香草二乙胺和吗氯贝胺，前者的作用增强。

有关药物　根据相互影响的机制推测，预料香草二乙胺与其他单胺氧化酶抑制剂（如苯乙肼、帕吉林、丙卡巴肼等）之间可发生类似相互影响。另一种呼吸兴奋药多沙普仑与苯乙肼等单胺氧化酶抑制剂之间的类似相互影响已经证实。

机制　可能与吗氯贝胺抑制单胺氧化酶（或非特异性的抑制肝药酶）从而抑制香草二乙胺的代谢有关。

建议　禁止两者合用。正在应用单胺氧化酶抑制剂治疗的患者，如果需要呼吸兴奋药，可考虑选用贝美格（美解眠）、戊四氮（戊四唑）等药物代替香草二乙胺。但应注意，应用单胺氧化酶抑制剂治疗期间，大部分呼吸兴奋药是不安全的。

（张宗耐　陈　莹）

主要参考文献

Bapiro TE，et al，2002. Cytochrome P4501A1/2 induction by antiparasitic drugs. *Eur J Clin Pharmacol*，58：537-542

Baprio TE，et al，2005. Artemisinin and thiabendazole are potent inhibitors of cytochrome P450 1A2（CYP1A2）activity in humans. *Eur J Clin Pharmacol*，61：755-761

Davies S，et al，2012. Risk of caffeine toxicity associated with the use of 'legal highs'（novel psychoactive substances）. *Eur J Clin Pharmacol*，68：435-439

Gelal A，et al，2003. Effect of menthol on the disposition and pharmacodynamics of caffeine in healthy female volunteers. *Eur J Clin Pharmacol*，59：417-422

O'Brien SG，et al，2003. Effects of imatinib mesylate（STI571，Glivec）on the pharmacokinetics of simvastatin, a cytochrome p450 3A4 substrate，in patients with chronic myeloid leukemia. *Br J Cancer*，89：1855-1859

Wallace JL，et al，2011. Pharmacotherapy of gastric acidity，peptic ulcer，and gastroesophageal reflux disease. In：*Goodman & Gilman's The pharmacological basis of therapeutics*，12th ed. Brunton LL（editor），McGraw-Hill Co，Inc，New York：1309-1322

第十章　抗震颤麻痹药（抗帕金森病药）

[左旋多巴－青光眼][2]
Levodopa－Glaucoma

要点　闭角型青光眼患者应用左旋多巴后，可加重或促发急性青光眼。

机制　左旋多巴在周围转变为多巴胺，多巴胺对瞳孔辐射肌的α受体有兴奋作用，可致瞳孔散大，妨碍房水回流。另外，进入神经末梢的多巴胺可进一步合成去甲肾上腺素，神经冲动到达时，递质释放增多，对辐射肌的兴奋作用增强。

建议　闭角型青光眼患者禁用左旋多巴。开角型青光眼患者如必须应用，应在充分控制眼内压、密切观察的情况下给予。

[左旋多巴－恶性黑色素瘤][2]
Levodopa－Malignant Melanoma

要点　左旋多巴可促进恶性黑色素瘤的生长。

建议　有黑色素瘤病史的患者及未能明确诊断的皮损患者，决不应给予左旋多巴。

[左旋多巴－食品][2]
Levodopa－Food

要点　对部分帕金森病患者进行的研究表明，进餐时服用左旋多巴，其吸收比空腹服药时减少，峰浓度降低，峰值时间也推迟。

机制　胃内容物的存在使左旋多巴的胃排空延迟，在胃肠道中的存留时间延长，代谢增加，吸收入血减少。

建议　虽然胃内容物的存在对左旋多巴吸收的影响已明确，但其程度难以预测。为避免不规则的影响导致血浓度的明显波动，建议制订合理的进餐和服药方式。例如，将每日量分成5～6次，在两餐之间和睡前服用。

[左旋多巴－胡椒碱（六氢吡啶）][1]
Levodopa－Piperidine

要点　对11名正在应用左旋多巴治疗的帕金森病患者进行的观察研究表明，同时给予胡椒碱（连续应用10天以上），可降低左旋多巴所致不自主运动的发生率，但同时也削弱其治疗作用，导致帕金森病症状复现或加重。

有关药物　预料其他具有中枢拟胆碱作用的药物（氨甲酰甲胆碱、毒扁豆碱、加兰他敏等）与左旋多巴可发生类似相互影响。

机制　胡椒碱有拟胆碱作用。根据帕金森病的中枢胆碱能－多巴胺能失衡学说，可解释两药合用时左旋多巴抗帕金森病作用减弱的现象；但左旋多巴所致不自主运动发生率降低的机制还不十分清楚。

建议　帕金森病患者禁用具有中枢拟胆碱作用的药物。左旋多巴与胡椒碱同时应用导致的帕金森病症状恶化或复现，进一步证实了上述建议的正确性。

[左旋多巴－肾上腺素 (副肾素)][3]
Levodopa－Epinephrine (Adrenaline)

要点 应用左旋多巴期间给予肾上腺素,可导致心律失常或血压改变。

有关药物 根据相互影响的机制推测,其他拟交感药 (如直接作用的去甲肾上腺素、异丙肾上腺素、甲氧明等,混合作用的麻黄碱、多巴胺、间羟胺、去氧肾上腺素等,间接作用的苯丙胺、苯丙醇胺、哌甲酯等) 与左旋多巴之间可发生类似相互影响。

机制 左旋多巴在体内生成的多巴胺与肾上腺素的作用相加,由此导致心律失常和血压改变。

建议 左旋多巴与拟交感药合用所致的心律失常可能无什么明显差别,但血压的改变可因拟交感药的不同而各异,临床上可表现为升高或降低。如有相互影响发生,应根据不同情况进行相应处理。考虑到左旋多巴与拟交感药相互影响所致临床表现的复杂性,通常建议尽可能避免两类药物同时应用。

[左旋多巴－可乐定 (可乐宁,氯压定)][3]
Levodopa－Clonidine

要点 有报道表明,同时应用可乐定可削弱左旋多巴的抗帕金森病作用,导致帕金森病症状恶化、僵直,及运动障碍加重。

机制 不清楚。

建议 虽然可得到的资料有限,但仍应注意两者伍用时左旋多巴治疗作用减弱的可能性。据报道同时给予抗胆碱药,可削弱或抵消两者之间相互影响造成的不良后果。

[左旋多巴－甲基多巴 (甲多巴,爱道美)][3]
Levodopa－Methyldopa

要点 同用左旋多巴和甲基多巴,可导致各药的疗效增强,副作用增加。其程度取决于患者的个体反应及所用剂量。据报道,甲基多巴可引起、也可缓解帕金森综合征。

虽已发现甲基多巴削弱左旋多巴的疗效,但也有被用来减少正常血压患者左旋多巴维持量的报道。

机制 甲基多巴可通过阻止左旋多巴在脑外的脱羧,从而增强其抗帕金森病的作用。但另一方面,甲基多巴对中枢多巴脱羧酶的抑制作用可减少中枢多巴胺,从而导致帕金森病样综合征。也曾发现两药同用时的相加或协同性降压作用,这可能是药理作用增强的结果。

建议 虽然几则报道表明,同时应用左旋多巴和甲基多巴对帕金森病的症状可发生有益影响,而不增加药物不良反应的危险,但应考虑到此种联用可影响左旋多巴对某些患者疗效的可能性。如果药物引起呕吐和思睡等副作用,最好将甲基多巴减量或停用。

[左旋多巴－罂粟碱][2]
Levodopa－Papaverine

要点 罂粟碱可拮抗左旋多巴的药理作用,从而导致僵直、震颤,及运动徐缓恶化。停用罂粟碱后,这种相互作用的影响经 7~10 天后逆转。

机制 罂粟碱可阻断纹状体内的多巴胺受体。

建议 正在接受左旋多巴治疗的患者,不应给予罂粟碱。如果必须同用,可能需要加大左旋多巴的剂量才能取得原来的效果。

[左旋多巴－苯海索 (安坦)][2]
Levodopa－Trihexyphenidyl (Artane)

要点 对 6 名正常受试者和 6 名帕金森病患者进行的对照研究表明,同时应用苯海索,左旋多巴的吸收减少，峰浓度降低。

有关药物　有证据表明，抗胆碱药后马托品和具有抗胆碱作用的抗抑郁药奥芬那君（邻甲苯海明）与左旋多巴可发生类似相互影响。根据相互影响的机制推测，预料其他抗胆碱药（阿托品、丙胺太林、苯扎托品等）以及其他具有抗胆碱作用的药物（苯海拉明、异丙嗪、赛庚啶等）与左旋多巴之间可发生类似相互影响，但尚有待进一步证实。

机制　苯海索的抗胆碱作用推迟胃排空，从而使左旋多巴在胃内的代谢增加，进入小肠的量减少，吸收减少。另外，胃黏膜的多巴脱羧酶活性较高，使得滞留于胃内的左旋多巴迅速脱羧转变为多巴胺。

建议　具有中枢作用的抗胆碱药与左旋多巴伍用治疗帕金森病，在临床实践中经常遇到，其实是一种有益联合。但应明确，两者合用时左旋多巴的作用可减弱，而当停用抗胆碱药后，则有可能出现左旋多巴中毒的症状，故有必要据情调整左旋多巴的剂量。

在应用左旋多巴治疗期间，由于其他原因而给予很少或无中枢作用的抗胆碱药时（如丙胺太林），左旋多巴作用的减弱具有更为重要的临床意义。此时如不注意增加左旋多巴的剂量，很可能会导致症状的复发或加重。

[左旋多巴－苯妥英（大仑丁，二苯乙内酰脲，二苯海因）][3]
Levodopa－Phenytoin

要点　一项双盲研究表明，同时应用苯妥英可削弱左旋多巴的治疗作用，帕金森病患者的症状恶化，并观察到左旋多巴依赖性运动障碍减少。

有关药物　因为药理作用的类似性，预料左旋多巴和其他乙内酰脲类抗癫痫药如乙妥英（乙基苯妥英）和甲妥英（3-甲基苯乙妥因）也可发生类似相互影响。

机制　这种相互影响的机制尚不十分不清楚，有人认为是一种直接的竞争性抑制。

建议　如果必须同时应用左旋多巴和苯妥英，可能需要增加左旋多巴的剂量。

[左旋多巴－丙米嗪（米帕明）][3]
Levodopa－Imipramine

要点　一研究报道说，同时应用丙米嗪（每日 100 mg，计 3 天）后，左旋多巴吸收减少。然而，这种相互影响的临床意义尚未确定。

有关药物　有病例报道说，同时应用阿米替林、左旋多巴－卡比多巴复方制剂，及甲氧氯普胺时，导致血压升高。停用三种制剂后，血压下降。左旋多巴与其他三环类抗抑郁药（如多塞平、去甲替林、普罗替林等）及四环抗抑郁药（如马普替林）之间是否发生相互影响，证据尚缺乏。但因为它们都具有某种程度的抗胆碱作用，预料类似相互影响有可能发生。

机制　有人认为，丙米嗪及其他三环类抗抑郁药具有抗胆碱作用，可减慢胃的排空。这样就使得左旋多巴在胃肠道中的滞留时间延长，从而有更多的左旋多巴在胃肠道中代谢，于是减少左旋多巴吸收的量（胃内的多巴脱羧酶活性较高，使得左旋多巴的脱羧代谢加速，进一步加强了此种影响）。

应用阿米替林时何以会产生高血压，目前尚不清楚，但甲氧氯普胺或左旋多巴－卡比多巴复方制剂在此种影响方面可能起一定作用。另外，由左旋多巴脱羧而来的多巴胺由于三环类抗抑郁药的存在使其摄取被抑制，导致突触间隙中多巴胺的浓度升高，这也可能是产生高血压的原因之一。

建议　因为三环类抗抑郁药用于伴有帕金森病的抑郁患者一直是比较有效且较为安全的，所以，无须避免这两类药物的合用。但是，由于可能需要调整剂量，故有必要认识到左旋多巴浓度降低的可能性。

[左旋多巴－苯乙肼][1]
Levodopa－Phenelzine

要点　接受单胺氧化酶（MAO）抑制剂苯乙肼的患者，给予左旋多巴（50 mg 或 50 mg 以上）

后，可致血压明显升高、高热、潮红，及心悸。此种情况可发生于给予左旋多巴后 1 小时之内。

有关药物　有证据表明，同时应用另一种 MAO 抑制剂反苯环丙胺（tranylcypromine）和左旋多巴，可发生类似相互影响。根据相互影响的机制推测，其他 A 型 MAO（MAO-A）抑制剂，如异卡波肼和帕吉林，与左旋多巴可发生类似相互影响（其实，大部分 MAO-A 抑制剂对 MAO-B 也有抑制作用，反之也然。因此，特异性只是相对的）。具有单胺氧化酶抑制作用的其他药物（如呋喃唑酮、丙卡巴肼等）也可能有这种影响。

机制　该相互影响的机制已经明确。苯乙肼及其他 MAO-A 抑制剂可使周围组织中及脑内的多巴胺水平升高，左旋多巴亦可使中枢神经系统和周围组织中的多巴胺水平升高。可见该影响是两者作用的协同，属于药效学方面的相互影响。当将周围作用的多巴脱羧酶抑制剂卡比多巴（甲基多巴肼）和左旋多巴同用时，可防止单胺氧化酶抑制剂引起的升压反应，表明此种反应是周围性的。

建议　鉴于此种相互影响可促发危及生命的高热及高血压危象，因此两者的同时应用属绝对禁忌。停用 MAO-A 抑制剂后，其抑制作用通常可持续 2 周，故欲应用左旋多巴，至少要待 MAO-A 抑制剂停用 4 周后。

接受左旋多巴的患者，必须应用一种抗抑郁药的话，可选用卡比多巴/左旋多巴复方制剂代替左旋多巴，但是这种方法的安全性尚有待评价。在这种情况下，比较安全可靠的措施是应用 MAO-B 抑制剂代替 MAO-A 抑制剂。这一措施可行性的理论基础是，MAO-B 是脑内（特别是纹状体内）负责多巴胺代谢的优势酶，而中、低剂量的 MAO-B 抑制剂可选择性抑制 MAO-B（这种抑制作用是不可逆的），对周围的 MAO-A 几无影响（实际上，MAO-B 抑制剂通过抑制脑内多巴胺的代谢，本身对帕金森病即有治疗作用；从这个意义上说，与左旋多巴对帕金森病的治疗作用可发生协同）。目前可供临床应用的 MAO-B 抑制剂有两种，一是司来吉兰（司立吉林；selegiline），但其剂量不应大于 10 mg/d，因为大于这一剂量对 MAO-A 也会产生抑制作用；再就是雷沙吉兰（rasagiline），较大剂量雷沙吉兰同样对 MAO-A 有抑制作用，只是不会像司来吉兰那样产生不需要的苯丙胺类代谢物。

［左旋多巴－地西泮（安定）］[3]
Levodopa－Diazepam

要点　帕金森病患者同时应用地西泮和左旋多巴，可致左旋多巴的抗帕金森病作用减弱。但此种影响的发生率不高，且存在很大的个体差异。

有关药物　据报道，氯氮䓬和硝西泮也可拮抗左旋多巴的作用。氟西泮和奥沙西泮与左旋多巴同用，未曾发现对左旋多巴的作用有何影响。因为对不同苯二氮䓬类的反应存在差异，故难以预料其他苯二氮䓬类（氯硝西泮、劳拉西泮、三唑仑等）与左旋多巴是否会发生类似相互影响。预料左旋多巴－卡比多巴复方制剂可能与苯二氮䓬类发生类似相互影响。

机制　苯二氮䓬类和左旋多巴间相互影响的机制还不清楚，但已知苯二氮䓬类增加脑内乙酰胆碱的含量，从而可能拮抗由左旋多巴生成的多巴胺之作用。

建议　有关此种药物相互影响的临床资料尚不足以说明左旋多巴和苯二氮䓬类同用有多大的危险性，但作为临床医生应该认识到，先前应用左旋多巴维持治疗的患者，加用苯二氮䓬类有可能使帕金森病恶化。

［左旋多巴－保泰松（布他酮）］[4]
Levodopa－Phenylbutazone

要点　个案报道说，1 名对左旋多巴特别敏感的患者，在服用小剂量左旋多巴时即可产生不自主运动的副作用，然而，一旦给予保泰松，不自主运动便消失，同时左旋多巴的疗效也减弱。

有关药物　由于该相互影响的机制尚不清楚，故难以预料左旋多巴与其他吡唑酮类衍生物（羟布宗、凯布宗、莫非布宗等）之间是否会发生类似相互影响。

机制　不清楚。

建议　到目前为止两者合用使左旋多巴作用减弱的报道仅此 1 例，故其普遍临床意义尚难确定，但作为医生了解此点不无好处。

[左旋多巴－异烟肼（雷米封，异烟酰肼）][4]
Levodopa－Isoniazid

要点　有证据表明，异烟肼与左旋多巴合用时，可产生与乳酪－异烟肼相似的高血压反应（见［异烟肼－食品］）。此种反应也与单胺氧化酶抑制剂－乳酪的相互影响类似（参见［反苯环丙胺－苯丙醇胺］）。

机制　确切机制还不清楚。可能与异烟肼抑制左旋多巴在周围脱羧后所生成的多巴胺之代谢有关。

建议　此种相互影响有待进一步证实。就目前的资料看，无须避免两药同用。但同用时必须谨慎。

[左旋多巴－维生素 B_6（吡多辛，吡多醇）][1]
Levodopa－Vitamin B_6（Pyridoxine）

要点　维生素 B_6 每日量达 5 mg 或 5 mg 以上时，可削弱左旋多巴对帕金森病的治疗作用。

机制　维生素 B_6 可与左旋多巴形成希夫碱，促进左旋多巴转氨；另外，维生素 B_6 是多巴脱羧酶的辅酶，可增强外周组织脱羧酶的活性，加速左旋多巴在周围转变为多巴胺，从而改变左旋多巴的代谢。

建议　接受左旋多巴治疗的患者，应避免给予含有大量维生素 B_6 的制品，即每日摄入量不得大于 2 mg。但糖尿病、慢性酒精中毒、营养不良或恶性肿瘤患者等例外。应用其他药物（异烟肼、环丝氨酸、青霉胺等）治疗，或因胱氨酸尿及重金属中毒而需要补充维生素 B_6 的患者，也例外。对于需要补充维生素 B_6 的患者，可加用甲基多巴肼（一种周围脱羧酶抑制剂），因为它可防止维生素 B_6 对左旋多巴的抑制作用，而不影响维生素 B_6 的治疗作用。

[左旋多巴－蛋氨酸（甲硫氨酸）][2]
Levodopa－Methionine

要点　对 7 名正在应用左旋多巴治疗的帕金森病患者进行的观察表明，每日给较高剂量的蛋氨酸（4.5 g），发现有 5 名患者症状加重，停用蛋氨酸后好转。

有关药物　有证据表明，静脉应用苯丙氨酸、亮氨酸，及异亮氨酸也可削弱左旋多巴的抗帕金森病作用，但甘氨酸和赖氨酸无此影响。其他氨基酸与左旋多巴之间是否会发生类似相互影响，还不清楚。

机制　尚不清楚。有人认为，中性氨基酸可与左旋多巴竞争主动转运过程，从而使左旋多巴进入大脑的量减少，故其作用减弱。

建议　虽然资料有限，但此种相互影响肯定。在应用左旋多巴治疗期间，尽量避免大剂量给予蛋氨酸；高蛋白饮食也应避免。每日蛋白摄取量不多于 0.8 g/kg，可消除此种相互影响。

[多巴丝肼（复方苄丝肼）－BIA3-202][1]
Levodopa /Benserazide－BIA3-202

要点　Silveira 等探讨了单次口服不同剂量儿茶酚-O-甲基转移酶（COMT）抑制剂 BIA 3-202（50 mg，100 mg，200 mg，400 mg）对左旋多巴及其代谢物 3-O-甲基左旋多巴血浓度的影响。研究是在 18 名健康受试者（男 12，女 6）中进行的，所有参与者都接受相同剂量的多巴丝肼（125 mg 的胶囊剂，含左旋多巴 100 mg 和苄丝肼 25 mg）。结果表明，BIA 3-202 明显增加左旋多巴的 AUC（从 50 mg 的 39％到 400 mg 的 80％），但其平均 C_{max} 无明显改变，然而，3-O-甲基左旋多巴的 AUC 和

C_{max}均明显降低（Silveira et al，2003）。

有关药物　有报道表明，另外两种 COMT 抑制剂恩托卡朋（恩他卡朋；entacapone）和托卡朋（tolcapone）也像 BIA 3-202 一样，与多巴丝肼之间可发生类似相互影响，但前者对多巴丝肼的影响程度弱于 BIA 3-202，而后者则强于 BIA 3-202。

机制　该影响起因于 BIA 3-202 对 COMT 的抑制。当 COMT 被抑制后，左旋多巴向 3-O-甲基左旋多巴的代谢转化受阻，故表现为左旋多巴 AUC 增加（但其平均 C_{max} 无改变），其代谢物 3-O-甲基左旋多巴的 AUC 和 C_{max} 降低。

建议　BIA 3-202 与左旋多巴合用治疗帕金森病可能具有一定优点，因其耐受良好，尚未见有明显的不良作用。然而，其临床应用的推广尚有待于进一步临床评价。

［溴隐亭（溴麦角环肽）-乙醇］[2]
Bromocriptine-Ethyl Alcohol（Ethanol，Alcohol，Ethyl）

要点　2 名催乳激素释放过多的妇女，服用溴隐亭时饮酒，结果出现溴隐亭中毒症状（恶心、腹部不适等）。节制饮酒可降低该反应的发生率和严重程度，并可使患者耐受较高剂量的溴隐亭。

有关药物　同属麦角衍生物的多巴胺受体激动剂卡麦角林（cabergoline）以及培高利特（pergolide）与乙醇之间是否会发生类似相互影响，还不清楚（培高利特已经停用，部分是因为顾虑其与瓣膜性心脏病有关），非麦角类多巴胺受体激动剂喹高利特（quinagolide）、罗替戈汀（rotigotine）、罗匹尼罗（罗平尼罗；ropinirole），及普拉克索（pramipexole）等与乙醇之间是否会发生类似相互影响，也未见报道。

机制　确切机制还不清楚。有人认为，可能与乙醇增加溴隐亭的吸收和（或）影响其在肝的代谢有关。

建议　使用溴隐亭治疗期间，应劝患者戒酒，否则一旦发生相互影响，其后果可能非常严重，诸如恶心、呕吐、腹痛、腹泻、低血压、晕厥甚至休克等，皆有可能发生。

注：目前用于帕金森病治疗的多巴胺受体激动剂从宏观上可分为 2 类，一类是麦角类，以溴隐亭、卡麦角林，及培高利特为代表（溴隐亭是多巴胺 D_2 受体的激动剂，对 D_1 受体有部分拮抗作用，而培高利特对 D_1 和 D_2 受体都有激动作用）；这类药物因其耐受性较差，剂量的滴定时间较长（需时数周到数月），故作为抗帕金森病药物已经基本上被第 2 类，即非麦角类的多巴胺受体激动剂取代。非麦角类多巴胺受体激动剂的代表药物有罗替戈汀、罗匹尼罗，及普拉克索；它们选择性作用于多巴胺 D_2 和 D_3 受体，对 D_1 受体很少或无影响。

［溴隐亭（溴麦角环肽）-克拉霉素（甲红霉素）］[2]
Bromocriptine-Clarithromycin

要点　同时应用大环内酯类抗生素克拉霉素和麦角衍生物溴隐亭，可导致后者的作用和毒性增强。

有关药物　有证据表明，红霉素、依托红霉素，及交沙霉素等大环内酯类抗生素与溴隐亭之间可发生类似相互影响。其他大环内酯类抗生素与溴隐亭之间是否可发生类似相互影响，尚不清楚。但根据提出的机制推测，阿奇霉素（azithromycin）以及地红霉素（dirithromycin）与溴隐亭之间不太可能发生类似相互影响，因已证明这两种大环内酯类抗生素对 CYP3A4 无明显影响。主要以原型经肾排泄的大环内酯类抗生素（如罗红霉素），与溴隐亭之间相互影响的程度则较小。

同属麦角类的多巴胺受体激动剂卡麦角林（cabergoline）和培高利特（pergolide）以及非麦角类的喹高利特（quinagolide）、罗替戈汀（rotigotine）、罗皮尼罗（ropinirole），及普拉克索（pramipexole）等，与克拉霉素之间是否会发生类似相互影响，尚未见报道（也参见［溴隐亭（溴麦角环肽）-乙醇］）。

机制　已知克拉霉素（以及包括红霉素在内的部分其他大环内酯类抗生素）对 CYP3A4 有抑制作用，而溴隐亭主要在肝代谢，虽然其代谢的确切途径还不十分清楚，但有可能涉及 CYP3A4。因此认为，两者同用期间溴隐亭作用和毒性的增强与克拉霉素对 CYP3A4 的抑制有关。这与红霉素/克拉霉素－麦角胺之间的相互影响有所不同（参见［红霉素－麦角胺］）。

建议   已有资料表明，克拉霉素和红霉素对溴隐亭的影响是明显的（同用时后者的清除率可降低 70%，血浓度升高 3.5 倍），因此，同用期间应密切观察有无溴隐亭中毒的症状和体征，必要时减少溴隐亭的用量或停用红霉素。应用主要以原型经肾排泄的大环内酯类抗生素罗红霉素或对 CYP3A4 无明显影响的阿奇霉素以及地红霉素代替克拉霉素或红霉素与溴隐亭同用是否合适，尚有待证实。

［溴隐亭（溴麦角环肽）－灰黄霉素］[2]
Bromocriptine－Griseofulvin

要点   灰黄霉素与溴隐亭同时应用，溴隐亭的作用减弱。

机制   此种相互影响的机制还不清楚。可能是灰黄霉素诱导肝药酶，从而加速溴隐亭的代谢所致。

建议   避免两者同用。

［溴隐亭（溴麦角环肽）－口服避孕药］[1]
Bromocriptine－Oral Contraceptive Agents（Oral contraceptives）

要点   应用溴隐亭治疗期间服用口服避孕药，导致前者的治疗作用减弱。

机制   口服避孕药引起的闭经和溢乳干扰溴隐亭的疗效。

建议   应用溴隐亭治疗期间如果需要避孕，可考虑采用外用避孕药（如壬苯醇醚或苯扎氯铵），也可采用宫内器具避孕。

［金刚烷胺（金刚胺）－癫痫］[2]
Amantadine－Epilepsy

要点   金刚烷胺属抗病毒药，也用于帕金森病的治疗。但大剂量应用时，可致惊厥。癫痫患者应用时，可诱发或加重癫痫发作。

建议   癫痫患者应避免使用金刚烷胺。不得已应用时，应给予或加强抗癫痫治疗。

［金刚烷胺（金刚胺）－阿托品］[2]
Amantadine－Atropine

要点   同时应用治疗量阿托品和金刚烷胺，可出现幻觉、精神错乱、噩梦、眩晕、昏睡等，严重者可导致惊厥或心律失常。

有关药物   根据相互影响的机制推测，所有具有中枢性 M 受体阻断作用的药物（如东莨菪碱、苯海索、苯扎托品等）、抗组胺药物（H_1 受体阻断药），及亲精神性药物（如三环类抗抑郁药）与金刚烷胺之间都可发生类似相互影响。金刚烷胺的结构类似物金刚烷乙胺（rimantadine），其中枢神经系统副作用（包括神经毒性作用和中枢抗胆碱作用）远比金刚烷胺少见且轻微（也因此仅作为抗流感病毒药而不用于帕金森病的治疗），因此与阿托品的类似相互影响即使发生，也不会像金刚烷胺－阿托品之间的相互影响那么明显（Acosta et al，2011）。

机制   目前金刚烷胺主要作为流感的预防和治疗药物，之所以也可用于帕金森病的治疗（尽管疗效不理想），可能在于它的中枢抗胆碱作用，当然，也可能涉及改变纹状体内多巴胺的释放以及对 N-甲基-D-门冬氨酸（NMDA）型谷氨酸受体的阻断（Standaert et al，2011）。无论如何，金刚烷胺的中枢抗胆碱作用及神经毒性作用确实存在，大剂量单用时即可引起谵妄、幻觉、惊厥、昏迷、心律失常等严重不良反应，故认为该相互影响可能是两者抗胆碱作用及神经毒性作用的相加或协同。

建议 正在应用金刚烷胺治疗期间，不应给予具有中枢性抗胆碱作用的药物，反之亦然。

［阿扑吗啡（去水吗啡）－昂丹司琼（枢复宁，奥丹西隆）][1]
Apomorphine－Ondansetron

要点 同时应用阿扑吗啡和昂丹司琼，有引起显著低血压和意识丧失的报道。

有关药物 根据药理作用的类似性推测，同属选择性 5-HT_3 受体拮抗剂类的止吐药托烷司琼、格拉司琼、阿扎司琼，及雷莫司琼等与阿扑吗啡之间可发生类似相互影响。

机制 已知阿扑吗啡本身即有低血压、心动过缓，及意识模糊等不良作用，但昂丹司琼何以会增强阿扑吗啡的这些不良作用，确切机制尚不清楚。不过，不良作用的增强确实发生。

建议 阿扑吗啡药理上属于多巴胺能受体激动剂，但与罗匹尼罗（ropinirole）以及普拉克索（pramipexole）不同，并不单独用于帕金森病的治疗。该药对多巴胺 D_4 受体有高度亲和力，对 D_2、D_3，及 D_5 受体的亲和力中等，对 D_1 受体的亲和力较低，同时可激动肾上腺素能 α_{1D}、α_{2B}，及 α_{2C} 受体。国内多将其作为催吐药用于临床，FDA 批准用于多巴胺能疗法反应出现波动的患者作为"关"现象短期间断性处理的"救援疗法"。

鉴于阿扑吗啡和昂丹司琼同用后的后果很严重，因此建议禁止两者的联用。另外，因为阿扑吗啡本身的副作用比较多见，故仅在其他措施，例如口服多巴胺受体激动剂或儿茶酚－氧位－甲基转移酶（COMT）抑制剂，不能控制"关"现象时，才可考虑应用阿扑吗啡（Standaert et al，2011）。

（王垣芳 李淑翠）

主要参考文献

Acosta EP，et al，2011．Antiviral agents（nonretroviral）．In：*Goodman & Gilman's The pharmacological basis of therapeutics*，*12th ed*．Brunton LL（editor），McGraw-Hill Co，Inc，New York：1593-1622

Silveira P，et al，2003．Pharmacokinetic-pharmacodynamic interaction between BIA 3-202，a novel COMT inhibitor，and levodopa/benserazide．*Eur J Clin Pharmacol*，59：603-609

Standaert DG，et al，2011．Treatment of central nervous system degenerative disorders．In：*Goodman & Gilman's The pharmacological basis of therapeutics*，*12th ed*．Brunton LL（editor），McGraw-Hill Co，Inc，New York：609-628

第十一章 抗癫痫药

[苯妥英（大仑丁，二苯乙内酰脲，二苯海因）-多巴胺（3-羟酪胺）][1]
Phenytoin-Dopamine

要点 5名因休克点滴多巴胺维持治疗的患者，在静脉给予苯妥英后，血压迅速下降。另有2名患者的死亡归因于这两种药物的联用。动物研究也证明这两种药物联用可导致明显低血压。

有关药物 其他抗癫痫药与其他抗休克拟交感药之间是否会发生类似相互影响，目前还难以确定。

机制 已知多巴胺可妨碍交感神经末梢摄取去甲肾上腺素，增加其合成，而在儿茶酚胺耗竭的情况下，苯妥英对心肌的抑制作用增强，可能是产生低血压的原因。此外，这两种药物的其他多种作用也可解释低血压现象。

建议 应用多巴胺维持血压的患者，最好不用苯妥英。必须应用时，要特别谨慎，一旦发生低血压应立即停用。

[苯妥英（大仑丁，二苯乙内酰脲，二苯海因）-硝苯地平（硝苯吡啶，心痛定）][3]
Phenytoin-Nifedipine

要点 据报道，1名正在应用苯妥英的患者，加用硝苯地平（30 mg/d）3周后，苯妥英血浓度升至30.4 mg/L，并发生苯妥英中毒的症状和体征。停用硝苯吡啶2周后，苯妥英血浓度降至10.5 mg/L，中毒症状消失。

有关药物 苯妥英与其他二氢吡啶类钙拮抗剂（如尼莫地平、尼卡地平、尼群地平等）之间，以及硝苯地平与其他乙内酰脲类抗癫痫药如乙基苯妥英（乙妥英，乙苯妥英）和3-甲基苯乙妥因（甲妥英，美芬妥英，美索因，梅桑妥英）之间的类似相互影响尚未见报道，但基于代谢途径的类似性，预料有可能发生。

机制 认为硝苯地平抑制苯妥英在肝中的代谢是该影响的机制。但是，目前的证据表明，硝苯地平主要由CYP3A代谢，而苯妥英则主要由CYP2C8/9/10（为主）和CYP2C19代谢（为次），且尚未证实硝苯地平对CYP2C8/9/10和CYP2C19有什么抑制作用，故该影响的机制有待进一步阐明。

建议 苯妥英和硝苯吡啶同时应用并不安全，建议尽量避免合用。必须合用时，应注意观察苯妥英中毒的症状和体征，必要时适当调整苯妥英的剂量。已证明卡马西平与硝苯地平之间无明显相互影响，可考虑用其代替苯妥英。

[苯妥英（大仑丁，二苯乙内酰脲，二苯海因）-二氮嗪（氯甲苯噻嗪，低压唑）][2]
Phenytoin-Diazoxide

要点 同时口服二氮嗪和苯妥英，可使苯妥英的血浓度降至治疗水平以下。研究表明，停用二氮嗪后，苯妥英血浓度恢复至治疗水平，但再次应用后，苯妥英浓度接近于零，患者发生惊厥。两药同用时，二氮嗪的作用也减弱，严重者出现症状性低糖血症。

有关药物 二氮嗪与其他乙内酰脲类抗癫痫药如乙妥英（乙基苯妥英）和甲妥英（3-甲基苯乙妥因）之间也可能发生类似相互影响。

机制 二氮嗪可加速苯妥英的代谢，也可加速其清除。有人认为，血浆蛋白结合置换也起作用。至于二氮嗪作用的减弱，可能是苯妥英诱导代谢的结果。

建议 两药同用期间，应监测苯妥英的血浓度。如果不能满意控制癫痫发作，需要增加苯妥英的剂量。停用二氮嗪后，要酌情减少苯妥英的剂量，以免发生中毒。

［苯妥英（大仑丁，二苯乙内酰脲，二苯海因）－胺碘酮（乙胺碘呋酮，安律酮）][1]
Phenytoin－Amiodarone

要点 数项研究表明，苯妥英与胺碘酮合用时，前者的血浓度升高（100%～300%），有可能导致中毒；而后者的血浓度则降低，治疗作用有可能减弱。该相互影响通常发生于伍用后 10 天左右。

有关药物 其他乙内酰脲类抗癫痫药如乙妥英（乙基苯妥英）和甲妥英（3-甲基苯乙妥因）与胺碘酮的相互影响尚未见报道，但根据相互影响的机制及代谢途径推测，预料类似相互影响有可能发生。

机制 已知胺碘酮可抑制 CYP1A2、CYP2C9、CYP2D6、CYP3A4，及 P-糖蛋白，而本身主要经 CYP3A4 代谢为活性脱乙基代谢物。苯妥英主要由 CYP2C8/9/10 和 CYP2C19 代谢，对 CYP2C 和 3A 亚家族有诱导作用。因此认为，苯妥英血浓度的升高与胺碘酮对 CYP2C9 的抑制有关，而胺碘酮血浓度的降低则归因于苯妥英对 CYP3A4 的诱导。另外，胺碘酮也广泛与血清蛋白及组织蛋白结合，故置换作用对苯妥英血浓度的升高也可能有一定影响。

建议 在不能监测血药浓度和临床疗效的情况下，应避免两者合用。必须合用且具备上述条件的话，应注意根据血药浓度及疗效进行剂量调整。苯妥英的剂量也许需要减半，而胺碘酮的剂量可能要增加 20%。应了解胺碘酮的半衰期较长（13～103 天），停用后该相互影响仍可持续，故于停用后应继续监测数周。另外，苯妥英中毒引起的运动失调与胺碘酮过量引起者可混淆，应注意鉴别。

［苯妥英（大仑丁，二苯乙内酰脲，二苯海因）－氯贝丁酯（氯贝特，安妥明）][2]
Phenytoin－Clofibrate

要点 同时应用苯妥英与氯贝丁酯，有可能导致苯妥英的毒性反应。

有关药物 根据相互影响的机制推测，苯妥英与其他苯氧乙酸类降脂药（如非诺贝特、苯扎贝特、环丙贝特、利贝特等）之间以及氯贝丁酯与其他乙内酰脲类抗癫痫药如乙妥英（乙基苯妥英）和甲妥英（3-甲基苯乙妥因）之间可发生类似相互影响。

机制 氯贝丁酯置换与血浆蛋白结合的苯妥英。

建议 苯妥英的治疗血浓度范围较窄，故该相互影响有一定临床意义。如果不能避免同时应用，应注意观察有无苯妥英中毒的症状和体征，必要时调整苯妥英的剂量。

［苯妥英（大仑丁，二苯乙内酰脲，二苯海因）－哌甲酯（利他灵）][3]
Phenytoin－Methylphenidate

要点 哌甲酯使某些儿童的苯妥英血浓度升高，并有可能导致苯妥英中毒的症状和体征（如共济失调、眼球震颤等）。

有关药物 据报道扑米酮与哌甲酯发生类似相互影响。根据代谢途径推测，苯巴比妥与哌甲酯可发生类似相互影响。预料其他乙内酰脲类抗癫痫药如乙妥英（乙基苯妥英）和甲妥英（3-甲基苯乙妥因）与哌甲酯之间的类似相互影响也可发生。

机制 体外研究表明，哌甲酯竞争性地抑制苯妥英及其他药物在肝的代谢。鉴于已经明确苯妥英主要由 CYP2C9、2C8，及 2C19 代谢，因此认为哌甲酯的代谢也可能与这几种酶或其中一种有关（尽管哌甲酯在体内的主要代谢途径是经水解生成去酯化衍生物利他林酸）。当然，非竞争性抑制的可能性也不能排除。

建议 两者同用时，应测定苯妥英血浓度，并根据情况调整剂量，使其血浓度位于治疗范围内。虽然存在较大的个体差异，但当苯妥英的血浓度达 20 μg/ml 以上时，无一例外地出现眼球震颤；高于 30 μg/ml，可观察到步态不稳；达 40 μg/ml 时出现持久的嗜睡。

［苯妥英（大仑丁，二苯乙内酰脲，二苯海因）－卡马西平（酰胺咪嗪，痛惊宁）][2]
Phenytoin－Carbamazepine

要点　卡马西平与苯妥英同用时，观察到双重影响。几项研究发现，开始卡马西平治疗后，苯妥英的半衰期缩短和（或）血浓度降低。另一些研究表明，同用苯妥英使卡马西平的血浓度降低。至少在 9 天的联用治疗后，苯妥英半衰期从 10.6 小时缩短至 6.4 小时，而在 24 小时内即发现卡马西平血浓度有明显改变。

有关药物　鉴于苯妥英的水溶性前体药物磷苯妥英（fosphenytoin）在肝和红细胞内磷脂酶的作用下转化为苯妥英发挥作用，预料与卡马西平之间可发生类似相互影响。其他乙内酰脲类抗癫痫药如乙妥英（乙基苯妥英）和甲妥英（3-甲基苯乙妥因）与卡马西平之间是否会发生相互影响，尚无证据，但根据相互影响的机制推测，预料会发生类似相互影响。

根据相互影响的机制推测，卡马西平的结构类似物奥卡西平（oxcarbazepine）对苯妥英的影响相反，其本身的血浓度不会受苯妥英的影响。

卡马西平也降低乙琥胺的血浓度。对 6 名健康受试者进行的研究表明，同用卡马西平时，乙琥胺的稳态血浓度降低 17%，清除率增高 20%，半衰期缩短约 20%。另据报道，乙琥胺和苯琥胺可导致卡马西平的血浓度下降。鉴于乙琥胺和苯琥胺对 CYP 既无诱导也无抑制作用，且两者是否由 CYP 代谢，由哪种或哪些 CYP 代谢尚不清楚，因此它们与卡马西平之间相互影响的确切机制还难以做出明确解释。

机制　该影响造成的上述两种现象可能都起因于对 CYP 的诱导。已知卡马西平诱导 CYP2C9 和 CYP3A 亚家族，其本身的代谢由 CYP1A2、CYP2C8、CYP2C9，及 CYP3A4 负责。苯妥英像卡马西平一样，也可诱导 CYP2C 和 3A 亚家族（以及 UGT），其本身的氧化代谢涉及 CYP2C9/8/10 和 CYP2C19（同时对多种 CYP 有一定抑制作用）。可见卡马西平血浓度的降低起因于苯妥英对 CYP2C8、CYP2C9，及 CYP3A4 的诱导，而苯妥英血浓度的下降则与卡马西平对 CYP2C9 的诱导有关（所观察到的现象是两者在 CYP2C9/8 层面上竞争性抑制以及卡马西平对 CYP2C9 诱导的综合结果）。

同用苯妥英，卡马西平血浓度降低的同时，其环氧化代谢物浓度增加。然而，也有一研究发现卡马西平浓度降低，环氧化物浓度无改变，这提示苯妥英促进药物转化为其他代谢物而不是环氧化物。在吸收部位的相互作用，也许可以解释短期应用苯妥英时对卡马西平血浓度的迅速影响。

鉴于奥卡西平的代谢不涉及 CYP（奥卡西平主要在 UGT 的作用下与葡糖醛酸络合，对 CYP3A4/5 以及 UGT 有诱导作用，对 CYP2C19 有抑制作用），故其本身的血浓度不受苯妥英的影响。然而，它对 CYP2C19 的抑制作用，可妨碍苯妥英的代谢，因此，有可能导致苯妥英血浓度的升高。

建议　如果患者准备应用苯妥英和卡马西平治疗，在联用治疗开始后应测定血浓度，以保证两种药物维持在适当的治疗水平。为了充分控制癫痫发作，对原来应用一种药物维持的患者加用第二种药物后，应密切观察。确定给药次数以防血药浓度出现大的波动时，应考虑到半衰期缩短这一因素。

［苯妥英（大仑丁，二苯乙内酰脲，二苯海因）－丙戊酸（二丙基乙酸，敌百痉）][3]
Phenytoin－Valproic Acid

要点　同时应用苯妥英和丙戊酸，血清苯妥英总浓度可能降低，但游离苯妥英浓度增加，通常表现为苯妥英作用和毒性的增强。如果联合治疗再持续数周，血清总浓度一般会恢复至应用丙戊酸之前的水平。

有 6 名癫痫患者在服用苯妥英期间加用丙戊酸，苯妥英血浓度明显降低，但由于苯妥英与血浆蛋白的结合相应减少，故游离苯妥英血浓度无明显变化。

有关药物　报道表明，乙琥胺和丙戊酸不发生相互影响。丙戊酸增加三甲双酮的血浓度，但与其他非乙内酰脲类抗癫痫药（甲琥胺、苯琥胺、对甲双酮等）的相互影响尚无证据。预料其他乙内酰脲类抗癫痫药如乙妥英（乙基苯妥英）、甲妥英（3-甲基苯乙妥因），及苯妥英的水溶性前体药物磷苯妥英可像苯妥英一样，与丙戊酸发生相互影响。丙戊酸的钠盐丙戊酸钠及含有等量丙戊酸和丙戊酸钠的稳定复合物，以及双丙戊酸钠，可像丙戊酸一样，与苯妥英发生相互影响。

机制 丙戊酸对苯妥英的处置有互不相关的多重影响：①丙戊酸置换与血浆蛋白（特别是清蛋白）结合的苯妥英，使后者的游离血浓度增加，结果有可能是苯妥英作用和毒性的增强，同时伴随苯妥英代谢的加速；②苯妥英在体内的代谢途径以及对CYP的诱导作用与苯巴比妥完全相同，因此可像苯巴比妥一样与丙戊酸发生类似相互影响。苯妥英对酶的诱导作用可使丙戊酸的代谢加速。但是，鉴于丙戊酸在体内的代谢主要经葡糖醛酸络合以及β氧化，尽管与CYP2C9和CYP2C19有较高的亲和力，而经由这2种酶的代谢较少，故在该环节上相互影响的结果主要表现为对苯妥英经CYP2C9和CYP2C19代谢的抑制（在CYP2C19层面上主要表现为竞争性抑制，而在CYP2C9层面上同时有非竞争性抑制的参与。也参见［苯巴比妥－丙戊酸］）。预料第一种影响可促进苯妥英的清除，缩短其半衰期，增加药物的总体清除率，但会有作用和毒性的短暂增强；而第二种作用导致苯妥英代谢明显受阻。相互影响的总结果取决于各种作用的总和，也与用药的持续时间有关，但一般情况下表现为苯妥英作用增强，不良反应增加。这为丙戊酸在表面上对苯妥英的半衰期及其重要代谢物排泄缺乏影响提供了比较满意的解释，由此也可解释药物总体清除率的增高比根据血浆蛋白结合的减少所预计的要少这一现象。

建议 既需要苯妥英，又需要丙戊酸的患者，对癫痫控制情况的监督不应仅限于血清苯妥英总浓度上，因为根据测定结果有可能过低估计游离（活性）药物的浓度。剂量的调整应根据过量或剂量不足的临床体征确定。苯妥英的血浓度应在给予丙戊酸前加以测定。给予丙戊酸后，根据苯妥英血浓度的改变确定苯妥英剂量的调整方案。游离苯妥英浓度当比总血浓度提供更好的治疗指导；其测定应当用超滤法或用唾液标本。一报道表明，游离苯妥英浓度遵循每日定期变化，这提示检查应在每日同一时间进行。

［苯妥英（大仑丁，二苯乙内酰脲，二苯海因）－乙琥胺］[3]
Phenytoin－Ethosuximide

要点 据报道，有几名患者同时应用苯妥英和乙琥胺后，苯妥英血浓度增加。

有关药物 同时应用甲琥胺，苯妥英血浓度也增加。乙琥胺与其他乙内酰脲类抗癫痫药如乙妥英（乙基苯妥英）和甲妥英（3-甲基苯乙妥因）之间或苯妥英与另一琥珀酰亚胺类抗癫痫药苯琥胺之间是否会发生相互影响，尚缺乏证据。但因代谢途径类似，预料有可能发生。

机制 确切机制还不清楚，但乙琥胺引起的苯妥英代谢抑制，可能是此种相互影响的机制。

建议 接受苯妥英的患者联用乙琥胺时，应密切观察苯妥英的血浓度或中毒症状与体征（如共济失调、眼球震颤等）。同用这两种药物已稳定的患者，如果停用乙琥胺，应注意苯妥英的血浓度可能降低，从而达不到满意的治疗效果。

［苯妥英（大仑丁，二苯乙内酰脲，二苯海因）－非氨酯（非尔氨酯）］[2]
Phenytoin－Felbamate

要点 有明确证据表明，同时应用非氨酯可使苯妥英血浓度升高。另有研究表明，两者同时应用，在苯妥英血浓度升高的同时，非氨酯血浓度降低。

有关药物 根据代谢途径推测，预料其他乙内酰脲类抗癫痫药如乙妥英（乙基苯妥英）和甲妥英（3-甲基苯乙妥因）与非氨酯之间可发生类似相互影响。

机制 非氨酯抑制肝对苯妥英的代谢，是使其血浓度升高的机制。非氨酯血浓度的降低可能与苯妥英对肝药酶的诱导作用有关。

建议 在某些情况下这种相互影响呈双向，但以苯妥英血浓度升高为主，且具有一定临床意义。建议最好避免两者合用。尽管合用时抗癫痫作用可能不减，然而苯妥英的毒性会增强（因苯妥英的治疗范围比较窄，故此点很重要）。如果必须合用，需据情适当调整剂量（主要是根据具体情况减少苯妥英的剂量，非氨酯的剂量通常无须调整）。

［苯妥英（大仑丁，二苯乙内酰脲，二苯海因）－卤加比（氟柳双胺，普鲁加比）][2]
Phenytoin－Halogabide（Progabide）

要点　有报道表明，合用拟氨基丁酸药卤加比（一种新型抗癫痫药），可使血清苯妥英浓度明显升高（40%）。但也有两者合用苯妥英血浓度变化并不明显的报道。

有关药物　其他乙内酰脲类抗癫痫药如乙妥英（乙基苯妥英）和甲妥英（3-甲基苯乙妥因）与卤加比之间的相互影响尚未见报道。

机制　不清楚。

建议　避免两药的伍用是明智的。如果必须同时应用，苯妥英的剂量需适当减少。已证明卤加比不改变卡马西平和丙戊酸钠的血浓度，如果行得通的话，可用其代替苯妥英。

［苯妥英（大仑丁，二苯乙内酰脲，二苯海因）－萘咪酮][2]
Phenytoin－Nafimidone

要点　部分病例报道表明，合用抗癫痫药萘咪酮可使苯妥英清除减少（38%～77%），血浓度升高。

有关药物　其他乙内酰脲类抗癫痫药如乙妥英（乙基苯妥英）和甲妥英（3-甲基苯乙妥因）与萘咪酮之间是否会发生类似相互影响，尚未见报道。但如果相互影响涉及萘咪酮对肝代谢的抑制，预料相互影响有可能发生。

机制　不清楚。有人认为，萘咪酮抑制肝对苯妥英的代谢。

建议　在应用苯妥英期间如需加用萘咪酮，苯妥英的剂量需减少，停用萘咪酮后，苯妥英的剂量应适当增加。

［苯妥英（大仑丁，二苯乙内酰脲，二苯海因）－苯丁酰脲][2]
Phenytoin－Pheneturide

要点　人体研究表明，苯丁酰脲（一种抗癫痫药）可使苯妥英血浓度升高（平均升高50%），半衰期延长（45%）。

有关药物　根据化学结构的类似性推测，其他乙内酰脲类抗癫痫药如乙妥英（乙基苯妥英）和甲妥英（3-甲基苯乙妥因）与苯丁酰脲之间可发生类似相互影响。

机制　因两药的化学结构类似，故认为两者在肝中可竞争同一代谢酶。

建议　如需两药同用的话，应注意监测苯妥英的疗效，必要时减少苯妥英的剂量。

［苯妥英（大仑丁，二苯乙内酰脲，二苯海因）－司替戊醇][1]
Phenytoin－Stiripentol

要点　对5名服用苯妥英的患者进行的研究表明，加用抗癫痫药司替戊醇（1200 mg/d）可使苯妥英清除率降低（从29.5 L/d降至18.5 L/d）；司替戊醇剂量加倍（2400 mg/d）后，清除率进一步降低（降至6.5 L/d）。苯妥英清除率的降低伴有稳态血浓度的明显升高，其中在2名患者中观察到苯妥英中毒的症状和体征。

有关药物　可以预料，其他乙内酰脲类抗癫痫药如乙妥英（乙基苯妥英）和甲妥英（3-甲基苯乙妥因）与司替戊醇会发生类似相互影响，但尚有待验证。

机制　可能是司替戊醇抑制苯妥英在肝中的代谢。

建议　尽可能避免苯妥英与司替戊醇合用。必须合用时，苯妥英的剂量至少应减半。有一报道表明，服用司替戊醇的1名患者，即使将苯妥英的剂量减半，30天后苯妥英的血浓度仍升高近1倍

（从 14.4 mg/L 升至 27.4 mg/L）。因此，合用期间苯妥英的剂量即使减半，也仍应注意观察有无苯妥英中毒的症状和体征，必要时进一步减量或换用其他药物。

［苯妥英（大仑丁，二苯乙内酰脲，二苯海因）-登齐醇（登齐莫尔）][2]
Phenytoin-Denzimol

要点　合用抗癫痫药登齐醇和苯妥英，苯妥英血浓度迅速明显升高，并伴有中毒症状出现。

有关药物　根据相互影响的机制推测，其他乙内酰脲类抗癫痫药如乙妥英（乙基苯妥英）和甲妥英（3-甲基苯乙妥因）与登齐醇之间可发生类似相互影响，但尚有待证实。

已证明抗癫痫药卡马西平与登齐醇之间可发生类似相互影响，但丙戊酸钠或扑米酮与登齐醇之间无类似相互影响发生。

机制　可能是登齐醇抑制苯妥英在肝的代谢。

建议　为增强苯妥英的抗癫痫作用，适当增加剂量即可，苯妥英无效时应考虑换用其他抗癫痫药。就目前可得到的资料看，为增强抗癫痫作用而将苯妥英（或卡马西平）与登齐醇合用是不明智的。

［苯妥英（大仑丁，二苯乙内酰脲，二苯海因）-氨己烯酸][2]
Phenytoin-Vigabatrin

要点　同时应用抗癫痫药苯妥英和氨己烯酸，苯妥英血浓度可降低（平均降低 20%），作用有可能减弱。

有关药物　根据相互影响的机制推测，预料氨己烯酸与其他乙内酰脲类抗癫痫药如乙妥英（乙基苯妥英）和甲妥英（3-甲基苯乙妥因）之间可发生类似相互影响。

已证明氨己烯酸与苯巴比妥或扑米酮之间可发生类似相互影响；但合用时苯巴比妥的血浓度仅降低 7%，扑米酮的血浓度降低 11%，一般不需要调整剂量，故可能无多大临床意义。

机制　可能与氨己烯酸诱导肝药酶，从而加速苯妥英的代谢有关。然而，以往认为，氨己烯酸对 CYP 既无诱导也无抑制作用，本身也不经 CYP 代谢，故此点尚有待进一步证实。

建议　虽然氨己烯酸是一种有效的抗癫痫药，但临床上主要用于儿童顽固性发作，通常不与苯妥英合用。如果两者必须同时应用，应了解苯妥英的需要量可能增加。苯巴比妥或扑米酮的血浓度受氨己烯酸的影响较小，如在应用氨己烯酸治疗期间因疗效不理想需加用其他抗癫痫药的话，可考虑用其代替苯妥英。

［苯妥英（大仑丁，二苯乙内酰脲，二苯海因）-舒噻美（硫噻嗪，磺斯安）][2]
Phenytoin-Sulthiame（Sultiame）

要点　对 7 名应用苯妥英治疗的患者进行的研究表明，加用抗惊厥药舒噻美后 5～25 天，血清苯妥英浓度增加近 1 倍，副作用发生率升高，其中 2 人出现苯妥英中毒的症状和体征。停用舒噻美后，苯妥英血浓度下降。

有关药物　根据相互影响的机制及化学结构的类似性推测，其他乙内酰脲类抗癫痫药如乙妥英（乙基苯妥英）和甲妥英（3-甲基苯乙妥因）与舒噻美之间可发生类似相互影响。

机制　舒噻美干扰苯妥英的肝代谢，使其清除减慢，从而导致血浓度升高。

建议　该相互影响肯定，且发生率较高，具有一定临床意义。如果必须将苯妥英与舒噻美合用，应密切监测苯妥英血浓度，并根据临床情况适当调整苯妥英的剂量，以防苯妥英中毒。

［苯妥英（大仑丁，二苯乙内酰脲，二苯海因）-氯丙嗪（冬眠灵）][3]
Phenytoin-Chlorpromazine

要点　同时应用氯丙嗪和苯妥英，可使某些患者苯妥英的半衰期延长，血浓度升高。不管是癫痫患者还是非癫痫患者，氯丙嗪都可引起发作活动，从而间接影响苯妥英的作用。这种相互影响不常见，且存在很大的个体差异（Perucca，2005）。

长期应用苯妥英，氯丙嗪的血浓度降低，作用有可能减弱。因此，苯妥英－氯丙嗪之间的相互影响呈双向。苯妥英对氯丙嗪的影响肯定，而且影响的机制也比较明确，此处不另加说明（苯妥英对氯丙嗪影响的细节参见［氯丙嗪－苯妥英］）。

有关药物　据报道，三氟拉嗪（甲哌氟丙嗪）和硫利哒嗪（甲硫哒嗪）可损害苯妥英的代谢，但也并非完全如此，因为有 4 名接受硫利哒嗪的患者曾有过苯妥英浓度下降的情况。其他吩噻嗪类（尤其是具有丙胺基的丙嗪和三氟丙嗪等脂肪族衍生物）具有类似生物转化途径，预料与苯妥英会发生类似相互影响。

根据药理作用推测，其他抗精神病药，包括其他吩噻嗪类（氟奋乃静、美索哒嗪、丙氯拉嗪等）、硫杂蒽类（氯普噻吨、替沃噻吨）、丁酰苯类（氟哌啶醇）、二氢吲哚酮类（吗茚酮），及洛沙平（克塞平）等，也可间接影响苯妥英的作用，只是程度可能小一些。无论对癫痫患者还是非癫痫患者，这些药物都可使发作阈降低，并可引起发作。

一项研究表明，同时应用苯妥英（联用苯巴比妥或卡马西平），米安舍林的清除加速，其高峰血浓度、清除半衰期，及曲线下面积都明显低于未应用抗癫痫药的健康志愿者。

预料其他乙内酰脲类抗癫痫药如乙妥英（乙基苯妥英）和甲妥英（3-甲基苯乙妥因）与氯丙嗪或其他吩噻嗪类之间也有可能发生类似相互影响。

机制　氯丙嗪及其他吩噻嗪类抗精神病药有可能和苯妥英竞争肝中的微粒体羟化酶（但具体涉及何种 CYP，尚无定论）。由于苯妥英的代谢在正常治疗范围内即可饱和，因此即使苯妥英的对位羟化略受损，也有可能导致蓄积中毒。但是这一代谢途径有很大的个体差异。

大部分抗精神病药诱发的脑部放电类似于癫痫发作时伴有的放电，故也有可能降低发作阈。这种影响的程度随药物的种类、具体药物、剂量，及给药途径的不同而不同（非肠道应用时，影响的程度最大）。

建议　癫痫患者每当给予一种抗精神病药时，都应密切观察癫痫发作次数有无增加。如果同时应用氯丙嗪和苯妥英，最初 4 周内可出现苯妥英半衰期延长，血浓度升高，或产生不良反应。如果产生苯妥英中毒的症状和体征（如眼球震颤、步态不稳、肌张力降低或嗜睡等），即应测定苯妥英血浓度，减少苯妥英的剂量，重建治疗血浓度。

患有癫痫或易发生惊厥的精神病患者，可选用最不可能降低发作阈的抗精神病药（如硫杂蒽类、吩噻嗪类的哌啶类及吗茚酮）。

［苯妥英（大仑丁，二苯乙内酰脲，二苯海因）－洛沙平（克塞平）][3]
Phenytoin－Loxapine

要点　据报道，1 名应用苯妥英治疗的癫痫患者，加用抗精神病药洛沙平后，血清苯妥英浓度下降。

有关药物　其他乙内酰脲类抗癫痫药如乙妥英（乙基苯妥英）和甲妥英（3-甲基苯乙妥因）与洛沙平之间，以及苯妥英与其他抗精神病药之间的相互影响也见［苯妥英－氯丙嗪］。

机制　不清楚。

建议　资料有限，临床意义难以确定。两者合用时，应注意苯妥英对癫痫发作的控制情况，必要时增加苯妥英的剂量，或停用洛沙平。

［苯妥英（大仑丁，二苯乙内酰脲，二苯海因）－丙米嗪（米帕明）][2]
Phenytoin－Imipramine

要点　据报道，丙米嗪与苯妥英同用时，使 2 名患者的苯妥英血浓度升高，其中 1 名患者产生轻微苯妥英中毒的体征。一旦停用丙米嗪，2 名患者的苯妥英血浓度都下降。

另据报道，应用苯妥英治疗期间加用丙米嗪后，使本来已得到良好控制的癫痫患者出现癫痫发作，但测定结果表明，苯妥英的血浓度是升高的。

还有一则报道表明，同时应用苯妥英和丙米嗪，苯妥英总血浓度升高，游离型丙米嗪血浓度也升高。

有关药物 已证明去甲替林可使苯妥英血浓度略微升高。其他抗抑郁药的影响各不相同，且结果也不一致。一项研究报道说，阿米替林对苯妥英的清除无影响（该研究涉及了 3 名患者）。另据报道，三环类抗抑郁药地昔帕明、普罗替林、阿莫沙平、去甲替林、阿米替林，及丙米嗪可引起癫痫样发作，无论对癫痫患者还是对非癫痫患者都是如此。苯妥英降低诺米芬新（氨苯甲异喹）和米安色林的血浓度，但仅当在与苯巴比妥或卡马西平同用时才如此。癫痫发作次数的增加是起因于这些药物单用，还是由于与苯妥英同用，目前尚难定论。因为结果相矛盾，故难确定苯妥英与其他三环类抗抑郁药（奥匹哌醇、曲米帕明等）及四环抗抑郁药（马普替林等）之间是否会发生类似相互影响。

丙米嗪与其他乙内酰脲类抗癫痫药如乙妥英（乙基苯妥英）和甲妥英（3-甲基苯乙妥因）是否会发生相互影响，尚缺乏证据，但因药理作用类似，预料有可能发生。

机制 机制不清楚。已知丙米嗪等三环类抗抑郁药的代谢涉及多种 CYP，包括 CYP1A2、CYP2D6、CYP2C19，及 CYP3A3/4（也可能涉及 CYP2C9），本身及其代谢物对这些 CYP 也有一定程度的抑制作用。苯妥英对 CYP2C/3A 亚家族有明显诱导作用，本身主要经由 CYP2C9 以及 CYP2C8 和 CYP2C19 代谢。因此认为，苯妥英血浓度的升高可能起因于丙米嗪对 CYP2C19 和（或）CYP2C9 的抑制（包括竞争性抑制和非竞争性抑制）。患者是否同时应用其他药物，这些其他药物是否会干预此种相互影响，文献中未曾报道。

苯妥英对 CYP2C/3A 的诱导可导致丙米嗪的代谢加速，而对丙米嗪经 CYP2C19 和（或）CYP2C9 代谢的竞争性抑制可导致丙米嗪的代谢减慢，苯妥英置换与血浆清蛋白结合的丙米嗪则使丙米嗪的血浓度升高。可见，丙米嗪血浓度的升高是上述多种因素的综合结果。

Polasek 等采用重组 CYP1A2、CYP2C19，及 CYP2D6 进行的一项体外研究表明，包括丙米嗪以及去甲替林在内的三环类抗抑郁药对这些 CYP 的抑制作用存在时间依赖性，即随着接触时间的延长，抑制作用逐渐增强（Polasek et al，2007）。不知这一时间依赖性特点对体内苯妥英的药动学有无影响。

上述癫痫患者出现癫痫发作的情况不是药物相互影响造成的，而是起因于该个体对三环类抗抑郁药的高敏性，因已证明大剂量丙米嗪单用可导致某些非癫痫患者出现大发作。

建议 如将丙米嗪（或其他三环类及四环类抗抑郁药）与苯妥英同用的话，苯妥英半衰期可能延长，血浓度可能升高，副作用有可能增加。如果出现苯妥英中毒的症状和体征（如眼球震颤、步态不稳、肌张力降低，及嗜睡），就应测定苯妥英血浓度，减少剂量，重建治疗标准。相反，每当停用一种抗抑郁药时，应密切观察患者癫痫发作次数是否增加，如确实增加，那就要考虑增加抗癫痫药的剂量。

如属于上述第二种情况，停用丙米嗪，据情加大苯妥英的剂量，此后最好避免再次给予丙米嗪。

上述第三种情况，即同用苯妥英导致的游离丙米嗪血浓度升高，其作用增强是一过性的，剂量的调整不宜把握，是临床上应该注意的问题。

［苯妥英（大仑丁，二苯乙内酰脲，二苯海因）－曲唑酮（三唑酮，曲拉唑酮，氯哌三唑酮）］[3]
Phenytoin－Trazodone

要点 同时应用曲唑酮和苯妥英，后者的血浓度比单用时升高。

有关药物 曲唑酮与其他乙内酰脲类抗癫痫药如乙妥英（乙基苯妥英）和甲妥英（3-甲基苯乙妥因）之间是否会发生类似相互影响，尚难预料。

机制 曲唑酮为三唑吡啶类抗抑郁药，其化学结构与三环类抗抑郁药有明显差别，因此很难断定其与苯妥英相互影响的机制与苯妥英－丙米嗪之间相互影响的机制是否相同（见［苯妥英－丙米嗪］）。

建议 参见［苯妥英－丙米嗪］。

[苯妥英（大仑丁，二苯乙内酰脲，二苯海因）－氟伏沙明（三氟戊肟胺）][2]
Phenytoin－Fluvoxamine

要点　同时应用苯妥英和选择性 5-羟色胺（5-HT）再摄取抑制剂（SSRI）氟伏沙明，前者的半衰期延长，作用和毒性增强。

有关药物　根据相互影响的机制推测，同属 SSRI 的去甲氟西汀（本身由 CYP2D6、2C19，及 3A4 代谢，同时对 CYP3A4 有明显抑制作用）、氟西汀（本身由 CYP2D6 和 CYP2C9 代谢，同时也是 CYP2D6 和 CYP2C9 的抑制剂），及西酞普兰（主要由 CYP3A4 和 CYP2C19 代谢）与苯妥英之间可发生类似相互影响。

机制　氟伏沙明本身由 CYP2D6、CYP1A2、CYP2C9，及 3A4 代谢，同时对 CYP1A2、CYP2C9、CYP2C19，及 CYP3A3/4 有明显抑制作用。已知苯妥英的氧化代谢主要由 CYP2C9、CYP2C8，及 CYP2C19 负责。因此认为，该影响起因于氟伏沙明对苯妥英经 CYP2C9 和 CYP2C19 代谢的抑制（包括竞争性抑制和非竞争性抑制两个方面）。

通常认为，苯妥英对氟伏沙明的代谢不会造成明显影响，原因在于苯妥英与 CYP 酶的亲和力低于氟伏沙明，长期合用后尚能诱导 CYP（包括 CYP1A2 以及 CYP2C 和 3A 亚家族），从而加速氟伏沙明的代谢，故可部分或完全抵消其对氟伏沙明代谢的竞争性抑制作用。

建议　该相互影响明确，故临床上最好避免两类药物的同时应用。如为必需，且行得通的话，可考虑用其代谢不依赖于 CYP2C9 和 CYP2C19 且对这两种 CYP 无明显抑制作用的药物代替氟伏沙明，如舍曲林、文拉法辛，及帕罗西汀。即使如此，也应对可能发生的临床后果进行预测，以便有突发情况时及时采取有效处理措施。

[苯妥英（大仑丁，二苯乙内酰脲，二苯海因）－维洛沙嗪（乙氧苯氧甲吗啉）][3]
Phenytoin－Viloxazine

要点　维洛沙嗪（一种抗抑郁药）的制造商告诫，当伍用维洛沙嗪和苯妥英时，苯妥英血浓度可升高，并可导致中毒。

有关药物　其他乙内酰脲类抗癫痫药如乙妥英（乙基苯妥英）和甲妥英（3-甲基苯乙妥因）与维洛沙嗪之间的相互影响未见有记载。

机制　一般认为是维洛沙嗪抑制苯妥英在肝中的代谢。

建议　在获取进一步研究资料前，无须避免两者合用。但合用期间应注意监测苯妥英血浓度，观察有无苯妥英中毒的症状和体征，必要时将苯妥英的剂量下调。

[苯妥英（大仑丁，二苯乙内酰脲，二苯海因）－苯巴比妥（鲁米那）][3]
Phenytoin－Phenobarbital

要点　苯巴比妥可增加、降低或不改变苯妥英的血浓度，对其毒性和疗效的影响也相同。然而，有证据表明，同用苯妥英时，苯巴比妥的浓度是增加的。

有关药物　已证明扑米酮在人体内与苯妥英的影响类似于苯巴比妥。预料其他乙内酰脲类抗癫痫药如乙妥英（乙基苯妥英）和甲妥英（3-甲基苯乙妥因）与苯巴比妥可发生类似相互影响，但尚有待临床证实。其他巴比妥类（异戊巴比妥、仲丁巴比妥、司可巴比妥等）与苯妥英是否发生类似相互影响，目前尚无资料证实，但因对肝药酶的影响类似，预料有可能发生。

机制　因为资料不一致，故确切机制难以确定。苯巴比妥和苯妥英对 CYP2C/3A 亚家族（以及 UGT）有诱导作用，同时对某些 CYP 有抑制作用，且两者都经 CYP2C9/2C19 代谢，故相互影响的结果主要取决于对 CYP2C9/2C19 的诱导以及抑制（包括竞争性抑制和非竞争性抑制）的综合。

建议　如果需要的话，无须避免同时应用苯妥英和苯巴比妥。然而，因药物相互影响的结果难以预料，故开始同用时，需测定苯妥英血浓度，然后定期测定苯妥英和苯巴比妥血浓度，直至血药水平稳定为止。治疗 3～4 周后，苯妥英和苯巴比妥的血浓度测定可作为该治疗方案定性的良好指标。

一旦出现苯妥英和苯巴比妥中毒的症状和体征，即应测定血浓度。苯妥英的建议血浓度为 10～20 μg/ml，苯巴比妥的血浓度为 10～30 μg/ml。如出现毒性，应停用其中一种药物，或减量应用，直至中毒症状和体征消失。然后重新给药或调整剂量，直至达治疗浓度。

[苯妥英（大仑丁，二苯乙内酰脲，二苯海因）－地西泮（安定）][3]
Phenytoin－Diazepam

要点　关于地西泮对苯妥英血浓度的影响，报道结果不一致。多数研究报道苯妥英血浓度升高，但也有地西泮降低苯妥英血浓度的报道。还有报道表明，同时应用苯妥英，地西泮的清除加速。

有关药物　已证明应用氯氮䓬和氯硝西泮期间，苯妥英血浓度升高；与硝西泮同用时，苯妥英浓度升高不明显。但也有人证明氯氮䓬和氯硝西泮降低苯妥英血浓度。同时应用苯妥英和氟西泮（氟安定，氟胺安定，氟苯安定），苯妥英的作用增强。其他苯二氮䓬类镇静催眠药（劳拉西泮、哈拉西泮、三唑仑等）是否改变苯妥英血浓度，尚无报道。因为结果相矛盾，故难以确定地西泮与其他乙内酰脲类抗癫痫药如乙妥英（乙基苯妥英）和甲妥英（3-甲基苯乙妥因）之间是否会发生类似相互影响。

机制　这两种药物的相互影响为什么不一致，使人很难理解。可能的机制包括苯二氮䓬类对微粒体酶的诱导或对苯妥英代谢的抑制。苯妥英的表观分布容积也有可能受苯二氮䓬类的影响。

建议　同时应用这两种药物的相互影响难以预料。然而，苯妥英血浓度的不一致变化，要求同用苯二氮䓬类治疗期间应密切观察患者。苯妥英的剂量也许要根据各个患者对苯二氮䓬类的不同反应进行调整。

[苯妥英（大仑丁，二苯乙内酰脲，二苯海因）－氯醛比林][3]
Phenytoin－Dichloralphenazone

要点　每晚服用氯醛比林的一名患者，苯妥英的清除率明显增高。为控制癫痫发作，必须增加苯妥英的剂量。这种相互影响在正常受试者的研究中得到了进一步证实。

有关药物　根据相互影响的机制推测，预料氯醛比林与其他乙内酰脲类抗癫痫药如乙妥英（乙基苯妥英）和甲妥英（3-甲基苯乙妥因）可发生类似相互影响。Midril（含有氯醛比林、扑热息痛，及异美丁）及 Paedosed（含有氯醛比林和扑热息痛）也影响苯妥英的清除。其他水合氯醛类衍生物（如水合氯醛、甜菜碱氯醛等）与苯妥英是否会发生类似相互影响，尚未见报道。

机制　氯醛比林诱导肝药酶，使苯妥英的代谢增加。

建议　氯醛比林是一种用于老年人较为安全的催眠药，但应用时应注意它能诱导肝药酶，参与药物的相互影响。应用苯妥英期间加用或停用氯醛比林，应注意观察苯妥英的抗癫痫作用是否减弱，或有无苯妥英中毒的症状和体征，并根据具体情况适当调整苯妥英的剂量。

[苯妥英（大仑丁，二苯乙内酰脲，二苯海因）－乙醇][2]
Phenytoin－Ethyl Alcohol（Ethanol，Alcohol，Ethyl）

要点　长期饮酒对苯妥英代谢的影响比较复杂。曾有报道说，长期饮酒可抑制苯妥英的代谢，导致苯妥英血浓度升高；戒酒后，其清除加速，血浓度降低。然而，目前普遍认为，长期饮酒可加速苯妥英的代谢。少量饮酒无此作用。

有关药物　其他乙内酰脲类衍生物，如乙基苯妥英（乙妥英，乙苯妥英，ethotoin）和 3-甲基苯乙妥因（甲妥英，美芬妥英，美索因，梅桑妥英，mephenytoin，methoin，methantoin）与乙醇之间是否会发生类似相互影响，尚未见报道。但根据化学结构和药理作用的类似性推测，苯妥英的水溶性前体药物磷苯妥英（fosphenytoin）与乙醇之间可发生类似相互影响。

机制　该相互影响的机制比较复杂。正常情况下，摄入的大部分乙醇（90%～98%）先经（乙）醇脱氢酶（ADH）氧化为乙醛，然后经（乙）醛脱氢酶（醛氧化酶；ALDH）氧化为乙酸，但有一小部分经 CYP2E1 代谢。长期摄入乙醇，可诱导 CYP2E1，在加速自身代谢的同时，也使其他经该酶代谢的药物氧化加速。对酗酒者来说，长期饮酒对 CYP2E1 的诱导有可能使苯妥英的代谢加速，是其血浓度降低的原因（乙醇和苯妥英都有一部分经 CYP2E1 代谢，虽然 CYP2E1 不是两者的主要代谢酶，但相互影响仍有可能发生）（也参见［华法林（苄丙酮香豆素钠）－乙醇］）。

鉴于乙醇经 ADH 和 ALDH 的代谢属于零级动力学过程（即单位时间内代谢的量相等），存在饱和现象，因此，快速摄入较大量乙醇后，可有更多的乙醇与苯妥英竞争 CYP2E1，故可短暂损害苯妥英的代谢，从而使苯妥英的血浓度升高（Schuckit，2011）。

建议　长期饮酒者苯妥英的需要量可能高于治疗量（这样的患者在应用苯妥英期间如果仍在酗酒的话，评价起来比较困难，因为乙醇对 CYP2E1 的诱导所致的苯妥英代谢加速是否会抵消甚或超过乙醇对 CYP2E1 的抑制很难确定）。因此，对这样的患者应测定苯妥英的血浓度，适当调整苯妥英的剂量，才有望获得满意的治疗效果。浓度稳定于治疗水平后，如果患者戒酒，苯妥英浓度可能降低，此时需酌情增加剂量；然而，戒酒一段时间后，随着 CYP2E1 的活性恢复正常，剂量需酌情下调。非酗酒者在应用苯妥英期间突然大量饮酒，有可能导致苯妥英血浓度短暂升高。

［苯妥英（大仑丁，二苯乙内酰脲，二苯海因）－双硫仑（双硫醒，戒酒硫）］[1]
Phenytoin－Disulfiram

要点　有证据表明，双硫仑可增强苯妥英的作用，有两者同用导致苯妥英中毒的报道。

有关药物　根据化学结构和代谢途径推测，双硫仑也可与乙妥英（乙基苯妥英）及甲妥英（3-甲基苯乙妥因）发生类似相互影响。

机制　苯妥英在体内的代谢由 CYP2C9 和 CYP2C19 负责（也涉及 CYP2C8），而双硫仑对这两种酶有抑制作用，因此同用时可非竞争性抑制苯妥英的代谢，从而导致血浓度升高，作用增强。可见两者之间相互影响的机制与苯巴比妥－双硫仑之间的影响相同（也见［苯巴比妥－双硫仑］）。

建议　苯妥英的治疗范围较窄，血浓度不允许有较大幅度的波动，因此，与双硫仑之间的此种相互影响有重要临床意义。两种药物如果必须同时应用的话，应在有经验的相关医生的监督指导下进行。

在加用双硫仑前，应测定苯妥英的基础浓度。给予双硫仑后 2～3 天，重新测定苯妥英血浓度，每周 1～2 次，直至建立新的稳态浓度。在多数情况下，于最后一次剂量调整后 2～3 周达坪值。另外，应仔细观察有无苯妥英中毒的症状和体征。

一般单靠减少苯妥英的剂量即足以避免中毒，但有些患者需要停用双硫仑。

［苯妥英（大仑丁，二苯乙内酰脲，二苯海因）－右丙氧吩（右旋丙氧吩）］[2]
Phenytoin－Dextropropoxyphene

要点　苯妥英与右丙氧吩合用时，部分患者的苯妥英血浓度可明显升高。

有关药物　其他乙内酰脲类抗癫痫药如乙妥英（乙基苯妥英）和甲妥英（3-甲基苯乙妥因）与右丙氧吩之间以及苯妥英与其他麻醉镇痛药（可待因、哌替啶、吗啡等）之间的相互影响尚未见报道。

机制　可能起因于右丙氧吩对苯妥英肝代谢的抑制。

建议　并非所有合用两者的患者都出现明显的苯妥英血浓度升高，故两者的合用无须避免。但合用期间应密切监测苯妥英血浓度，以免蓄积中毒。

［苯妥英（大仑丁，二苯乙内酰脲，二苯海因）－非尼拉多（苯吡氨醇）］[2]
Phenytoin－Phenyramidol

要点　对 5 名受试者进行的研究表明，合用非尼拉多（一种止痛、肌松药），可使苯妥英血浓度升高（平均升高 1～1.5 倍），半衰期延长（平均延长 1 倍）。

有关药物　可以预料，其他乙内酰脲类抗癫痫药如乙妥英（乙基苯妥英）和甲妥英（3-甲基苯乙妥因）与非尼拉多会发生类似相互影响。

机制　非尼拉多是一种肝药酶抑制剂，可抑制与苯妥英代谢有关的肝微粒体酶系统，减少其代谢，从而使其血浓度升高，半衰期延长。

建议　两者合用期间，应注意监测苯妥英的血浓度，观察有无苯妥英中毒的症状和体征，必要时适当减少苯妥英的剂量。

［苯妥英（大仑丁，二苯乙内酰脲，二苯海因）－阿司匹林（乙酰水杨酸）][3]
Phenytoin－Aspirin

要点　几项研究表明，阿司匹林和其他水杨酸类可使苯妥英血浓度短暂升高，但苯妥英的作用是否也因之增强，临床上尚未确立，因此，有必要进行进一步研究，以确定该相互影响的意义。

有关药物　其他乙内酰脲类抗癫痫药如乙妥英（乙基苯妥英）和甲妥英（3-甲基苯乙妥因）与其他水杨酸类（水杨酸钠、双水杨酯、水杨酸胆碱等）之间是否会发生类似相互影响，尚缺乏证据，但因药理作用类似，预料有可能发生。

机制　体内外研究表明，水杨酸类置换与血浆蛋白结合的苯妥英。但是，苯妥英的代谢清除也随之增加，因此，苯妥英总浓度可降低。

建议　无须避免两药同用，但同用期间应密切观察苯妥英血浓度（包括游离浓度和总浓度）。

［苯妥英（大仑丁，二苯乙内酰脲，二苯海因）－布洛芬（异丁苯丙酸）][3]
Phenytoin－Ibuprofen

要点　同时应用苯妥英和布洛芬，可增加苯妥英血浓度，导致苯妥英中毒。一病例研究表明，用维持量苯妥英治疗期间，给予布洛芬时，该患者产生小脑性共济失调、眼球震颤、恶心，及前额痛，苯妥英血浓度明显升高。停用布洛芬后，患者的上述症状在 2～3 周内消失。

有关药物　据报道，保泰松和羟布宗（羟基保泰松）与苯妥英之间发生类似影响（见［苯妥英－保泰松]）。已知双氯芬酸、氟比洛芬、吡罗昔康等非甾体抗炎药的代谢有 CYP2C9 的参与，萘普生和吲哚美辛是 CYP2C19 的底物（吲哚美辛尚可抑制 CYP2C19），预料与苯妥英之间可发生相互影响。其他非甾体抗炎药与苯妥英之间是否会发生类似相互影响，尚缺乏证据。布洛芬与其他乙内酰脲类抗癫痫药如乙妥英（乙基苯妥英）和甲妥英（3-甲基苯乙妥因）之间是否会发生相互影响，也有待进一步证实。但因代谢途径类似，预料类似相互影响有可能发生。

机制　已知布洛芬的代谢涉及 CYP2C9，而苯妥英的代谢主要由 CYP2C9、CYP2C8，及 CYP2C19 负责，因此认为，布洛芬竞争性抑制苯妥英经 CYP2C9 的代谢是该影响的机制。吲哚美辛与苯妥英之间的相互影响也许更明显，因其不但是 CYP2C19 的底物，也是 CYP2C19 的抑制剂。

建议　苯妥英和布洛芬（尤其是高剂量布洛芬）同用时，应考虑到这种相互影响的可能性，并应对苯妥英的剂量进行适当调整。

［苯妥英（大仑丁，二苯乙内酰脲，二苯海因）－阿扎丙宗（阿扎丙酮，阿帕松）][2]
Phenytoin－Azapropazone（Apazone）

要点　一名用苯妥英和扑米酮治疗的癫痫患者，当病情稳定时，为控制关节炎的发作，用阿扎丙酮（一种非甾类抗炎药）代替芬氯酸，每次 600 mg，每日 2 次，结果出现神经毒性症状。另一名癫痫大发作患者 3 年来长期服用苯妥英（300 mg，每日 3 次），当加用阿扎丙酮（600 mg，每日 2 次）2 周后，出现精神错乱、恶心，及复视、眼球震颤和眩晕等症状；停用两药后，很快恢复正常。再次给予苯妥英，未再出现毒性。5 名正常受试者用阿扎丙酮（600 mg，每日 2 次）后，血浆苯妥英浓度增加 1 倍，2 例出现嗜睡。

有关药物 根据代谢途径推测，阿扎丙酮可与其他乙内酰脲类抗癫痫药如乙妥英（乙基苯妥英）和甲妥英（3-甲基苯乙妥因）发生类似相互影响。

机制 这种相互作用的机制可能是阿扎丙酮与苯妥英竞争肝羟化系统，使苯妥英的清除减少。

建议 这种相互影响有潜在危险，应避免两者合用。

[苯妥英（大仑丁，二苯乙内酰脲，二苯海因）－保泰松（布他酮）][2]
Phenytoin－Phenylbutazone

要点 同时应用苯妥英和保泰松，可使某些患者的苯妥英半衰期明显延长，游离药浓度升高，总浓度也升高，但此种影响有很大的个体差异。

有关药物 据报道，羟布宗（羟基保泰松）和磺吡酮（苯磺唑酮）对苯妥英有类似影响。保泰松的类似物凯布宗与苯妥英是否会发生类似相互影响，尚未见有报道。

可以预料，其他乙内酰脲类抗癫痫药如乙妥英（乙基苯妥英）和甲妥英（3-甲基苯乙妥因）亦可与保泰松、羟布宗，及磺吡酮发生类似相互影响。

机制 保泰松、羟布宗，及磺吡酮可能与苯妥英竞争肝中的微粒体羟化酶。由于苯妥英的代谢在正常治疗范围内即可饱和，故与上述3种药物同用时，易导致蓄积中毒。这3种药物也可置换与血浆蛋白结合的苯妥英，从而使游离苯妥英浓度增加，但此种作用可能比较短暂。

建议 保泰松、羟布宗或磺吡酮与苯妥英同用时，在最初10周内，苯妥英半衰期可能延长，血浓度升高，副作用发生率增加。如果出现苯妥英中毒的症状和体征，应测定苯妥英血浓度，减少剂量。

[苯妥英（大仑丁，二苯乙内酰脲，二苯海因）－磺吡酮（苯磺唑酮，硫氧唑酮）][2]
Phenytoin－Sulfinpyrazone

要点 有限证据表明，合用磺吡酮可使苯妥英血浓度增加近1倍，半衰期平均延长65%，代谢清除率降低60%。

有关药物 据报道另外两种吡唑酮类衍生物保泰松和羟布宗（羟基保泰松）与苯妥英可发生类似相互影响（参见 [苯妥英－保泰松]）。

机制 见 [苯妥英－保泰松]。

建议 参见 [苯妥英－保泰松]。

[苯妥英（大仑丁，二苯乙内酰脲，二苯海因）－别嘌醇（别嘌呤醇）][2]
Phenytoin－Allopurinol

要点 有报道说，正在接受多种抗癫痫药（苯妥英、苯巴比妥、氯硝西泮，及丙戊酸）治疗的患儿，同时应用别嘌醇后，苯妥英血浓度升高。这使得苯妥英的剂量需减少22.8%（当别嘌醇的每日剂量为150 mg时）和35.4%（当别嘌醇的每日剂量为200 mg时）。

有关药物 别嘌醇和其他乙内酰脲类抗癫痫药，如乙基苯妥英（乙妥英，乙苯妥英）和3-甲基苯乙妥因（甲妥英，美芬妥英，美索因，梅桑妥英）之间的相互影响尚未见报道，但因为它们在药理上相类似，故相互影响有可能发生。根据相互影响的机制推测，预料苯妥英的水溶性前体药物磷苯妥英（fosphenytoin）与别嘌醇之间的类似相互影响也可发生（磷苯妥英在肝和红细胞内磷脂酶的作用下转化为苯妥英，其后的代谢途径相同）。

机制 别嘌醇不仅是黄嘌呤氧化酶的抑制剂，也是混合功能氧化酶系统的抑制剂。由于苯妥英几乎完全经由肝混合功能氧化酶系统（包括CYP2C9和2C19）代谢，故在有别嘌醇存在时，有可能导致其代谢受阻，从而使其血浓度升高。

建议 两药合用期间，需密切观察患者。如有毒性发生，应将苯妥英减量25%～35%。

[苯妥英（大仑丁，二苯乙内酰脲，二苯海因）－叶酸（维生素 M）][2]
Phenytoin－Folic Acid

要点 应用苯妥英维持治疗的患者，给予大剂量（5 mg 以上）叶酸后，癫痫发作次数增加，苯妥英血浓度降低。长期服用苯妥英，可使某些患者血清叶酸浓度降低，引起叶酸缺乏症状。

有关药物 有证据表明，易感儿童大剂量应用叶酸时，也可抵消苯巴比妥和扑米酮（扑痫酮）的抗癫痫作用，增加惊厥的发作频率。根据药理作用推测，乙妥英（乙基苯妥英）和甲妥英（3-甲基苯乙妥因）也可与叶酸发生类似影响。

机制 大剂量叶酸何以会削弱或抵消苯妥英（以及苯巴比妥和扑米酮）的抗癫痫作用，确切机制还不清楚。叶酸单用可致动物惊厥，因此有人将苯妥英的抗惊厥特点归于它的抗叶酸作用。

应用 5 mg 或 5 mg 以上的叶酸时，通过一种尚不清楚的机制加速苯妥英的对位羟化，也可能是苯妥英血浓度降低、抗癫痫作用减弱的原因之一。

长期应用苯妥英引起叶酸缺乏症状的原因有多种推测。一种学说认为，苯妥英可抑制叶酸在肠道的吸收（此种学说存在质疑）；另一种学说认为，苯妥英诱导肝药酶，使叶酸需要量增加；还有一种学说认为，苯妥英影响叶酸的转化，使之不易进入大脑和脑脊液，结果血清叶酸浓度升高，而脑脊液中的浓度降低。

建议 虽然上述双向性相互影响的确切机制尚不清楚，但是，长期应用苯妥英治疗的患者确有引起血清叶酸浓度降低、出现叶酸缺乏症状的报道。大剂量叶酸也确实可抵消抗癫痫药苯妥英、苯巴比妥，及扑米酮的抗癫痫作用。因此，在应用苯妥英等抗癫痫药治疗期间，需密切观察有无叶酸缺乏症状。出现缺乏症状时，应测定叶酸血浓度。必要时可每日口服叶酸 0.1～1 mg（FDA 建议剂量不应大于 1 mg）；剂量大于 1 mg 作用并不增强，反而不利于发作的控制，故应避免大剂量使用（Kaushansky et al，2011）。在补充叶酸期间，尚应注意苯妥英血浓度是否降低。

[苯妥英（大仑丁，二苯乙内酰脲，二苯海因）－药用炭][2]
Phenytoin－Medicinal Charcoal

要点 对 6 名受试者给苯妥英后 5 分钟，再口服 50 g 药用炭，结果苯妥英吸收减少 98%（根据血浓度推算）。给苯妥英后 1 小时再给药用炭，苯妥英的吸收减少 80%。

有关药物 其他乙内酰脲类抗癫痫药，如乙基苯妥英（乙妥英，乙苯妥英）和 3-甲基苯乙妥因（甲妥英，美芬妥英，美索因，梅桑妥英）也可能与药用炭发生类似影响。

机制 药用炭吸附苯妥英，故限制其吸收。苯妥英还可推迟胃的排空，从而使药用炭更为充分地吸附苯妥英。

建议 苯妥英过量时，可给予药用炭（50～100 g）以限制其吸收。如果应用药用炭的目的不是为了治疗苯妥英中毒，则服用两药的间隔时间应尽可能长一些。

[苯妥英（大仑丁，二苯乙内酰脲，二苯海因）－三硅酸镁（三矽酸镁）][3]
Phenytoin－Magnesium Trisilicate

要点 有研究表明，苯妥英与三硅酸镁合用时，苯妥英血浓度可降低，且有引起癫痫发作失去控制的报道。

有关药物 其他乙内酰脲类抗癫痫药如乙妥英（乙基苯妥英）和甲妥英（3-甲基苯乙妥因）与三硅酸镁是否会发生类似相互影响，尚未见报道。但根据化学结构的类似性推测，预料有可能发生。据报道，氢氧化铝、氢氧化镁或碳酸钙等抗酸药与苯妥英同用时，也降低苯妥英的血浓度。

机制 与三硅酸镁合用时苯妥英血浓度的降低可能与三硅酸镁的轻泻及吸附作用有关。与其他具有便秘作用的抗酸药合用时，苯妥英血浓度的降低可能主要起因于抗酸药吸附导致的吸收减少。但确切机制尚有待进一步阐明。

建议　苯妥英与三硅酸镁（及其他抗酸药）之间的相互影响有较多报道，但不是影响不明显，就是结果相矛盾，故两者的同用无须避免。但在两者同用期间，观察有无相互影响发生仍有必要。将 2 种药物间隔 2～3 小时给予，也许会最大程度避免此种相互影响。

［苯妥英（大仑丁，二苯乙内酰脲，二苯海因）－硫糖铝（胃溃宁）］[2]
Phenytoin－Sucralfate

要点　对正常受试者进行的研究表明，同时应用硫糖铝，可使苯妥英的吸收减少，血浆峰浓度降低。动物研究进一步证实了该相互影响。

有关药物　其他乙内酰脲类抗癫痫药如乙妥英（乙基苯妥英）和甲妥英（3-甲基苯乙妥因）与硫糖铝之间是否会发生类似相互影响，尚未见报道。

机制　硫糖铝在胃内形成一层黏滞的液膜，从而影响苯妥英的吸收，是该影响的机制。

建议　研究结果表明，血浓度的降低并不明显。但对某些边缘或敏感者来说，有可能使癫痫发作失去控制，故伍用时应加以监测。动物研究表明，给硫糖铝后 2 小时再给苯妥英，不会发生吸收改变。因此认为，服用硫糖铝和苯妥英的间隔时间长于 2 小时，或许可避免此种相互影响（理论上，先给苯妥英后至少 2 小时再给硫糖铝，比之先给硫糖铝后再给苯妥英的效果可能更好，因为硫糖铝的作用时间可能不止 2 小时）。

［苯妥英（大仑丁，二苯乙内酰脲，二苯海因）－西咪替丁（甲氰咪胍）］[2]
Phenytoin－Cimetidine

要点　同时应用苯妥英和西咪替丁，可使苯妥英清除率降低，血浓度升高，部分患者出现毒性。据报道，两药高剂量同用时，一患者发生严重白细胞减少。

有关药物　西咪替丁与乙妥英（乙基苯妥英）和甲妥英（3-甲基苯乙妥因）之间有可能发生类似相互影响。不依赖于肝代谢的 H_2 受体拮抗剂（雷尼替丁、法莫替丁、尼扎替丁等）与苯妥英之间不太可能发生类似相互影响。

机制　西咪替丁可抑制肝微粒体酶（包括 CYP1A2、CYP2C19、CYP2D6，及 CYP3A4），损害苯妥英的代谢（苯妥英的氧化代谢涉及 CYP2C19）。已知这两种药物都抑制骨髓，它们的协同作用可致白细胞减少。

建议　两药同用时，应测定苯妥英血浓度。有中毒迹象时，需将苯妥英减量。由于此种相互影响依赖于西咪替丁的剂量，故也可通过减少西咪替丁的剂量处理。另外，应用雷尼替丁等主要以原型经肾排泄的 H_2 受体阻断药代替西咪替丁，可避免这种相互影响。

［苯妥英（大仑丁，二苯乙内酰脲，二苯海因）－奥美拉唑（洛塞克）］[3]
Phenytoin－Omeprazole

要点　对 10 名正常受试者进行的双盲交叉研究表明，奥美拉唑使单剂苯妥英的血药浓度时间曲线下面积增加 25％，半衰期延长 45％。

有关药物　在所有质子泵抑制剂中，目前仅证明奥美拉唑对 CYP2C19 有抑制作用（同时可诱导 CYP1A2 的表达）。因此，根据提出的机制推测，其他质子泵抑制剂如兰索拉唑、泮托拉唑，及雷贝拉唑等对苯妥英的代谢只存在竞争性抑制，故对苯妥英的影响不会像奥美拉唑那么明显。

根据代谢途径的类似性推测，其他乙内酰脲类抗癫痫药如乙妥英（乙基苯妥英）和甲妥英（3-甲基苯乙妥因）与奥美拉唑可发生类似相互影响。

机制　奥美拉唑本身的代谢主要由 CYP2C19 和 CYP3A4 负责，同时对 CYP2C19 有明显的抑制作用，而苯妥英的代谢有 CYP2C19 的参与。因此认为，苯妥英曲线下面积的增加及半衰期的延长起因于奥美拉唑对苯妥英经 CYP2C19 代谢的竞争性抑制和非竞争性抑制两方面的影响。

建议　如果需要的话，无须避免两者的合用。但合用期间应注意观察苯妥英作用的变化，必要时减少苯妥英的剂量。用兰索拉唑、泮托拉唑或雷贝拉唑代替奥美拉唑可在一定程度上削弱此种相互影响。

[苯妥英（大仑丁，二苯乙内酰脲，二苯海因）-乙酰唑胺（醋唑磺胺，醋氮酰胺）][4]
Phenytoin-Acetazolamide

要点 有报道提示，同时应用苯妥英和乙酰唑胺可加速苯妥英引起的骨软化。但报道中所涉及的患者也在应用其他药物，故不太可能明确确定其因果关系。

有关药物 乙酰唑胺与其他乙内酰脲类抗癫痫药如乙妥英（乙基苯妥英）和甲妥英（3-甲基苯乙妥因）之间及乙内酰脲类和其他碳酸酐酶抑制剂（双氯非那胺、二磺法胺、依索唑胺等）之间的相互影响尚未见报道。

机制 乙酰唑胺的几种药理作用有可能加速骨软化的发生。例如，乙酰唑胺促进尿钙、尿磷的排泄，导致酸中毒，妨碍 25-羟胆钙化醇向 1,25-二羟胆钙化醇的转化。这些作用导致骨软化的确切方式尚未完全阐明。

建议 无须避免两药同用。然而，同时应用这两种药物的患者，应严密观察早期骨软化的症状和体征。

[苯妥英（大仑丁，二苯乙内酰脲，二苯海因）-替尼酸][2]
Phenytoin-Tienilic acid（Ticrynafen）

要点 2 病例报道说，同时应用苯妥英和非噻嗪类中效能利尿药替尼酸，前者血浓度升高，并出现中毒的症状和体征。

有关药物 根据化学结构的类似性推测，其他乙内酰脲类抗癫痫药如乙妥英（乙基苯妥英）和甲妥英（3-甲基苯乙妥因）与替尼酸可发生类似相互影响，但尚有待证实。

已证明祥利尿药（高效能利尿药）托拉塞米像替尼酸一样，具有较高的蛋白结合率，且其代谢也涉及 CYP2C9，预料与苯妥英有可能发生类似相互影响。

机制 替尼酸与蛋白质高度结合，故有人认为它可置换与蛋白结合的苯妥英。但此种相互影响的结果是苯妥英代谢的加速，游离苯妥英浓度的升高未必持久，其总浓度应降低。鉴于苯妥英和替尼酸的代谢都涉及 CYP2C9，因此，替尼酸对 CYP2C9 的竞争性抑制可能是该相互影响的主要机制。

建议 替尼酸本身可致严重肝损伤，在某些国家已淘汰。避免两者合用是明智的。如果必须合用，应能监测苯妥英血浓度。

[苯妥英（大仑丁，二苯乙内酰脲，二苯海因）-磺胺甲噻二唑][2]
Phenytoin-Sulfamethizole

要点 有报道表明，同时应用磺胺甲噻二唑和苯妥英，可导致后者的半衰期延长，血浓度升高，作用和毒性增强。此种影响具有广泛的个体差异。

有关药物 据报道，磺胺嘧啶和磺胺甲噁唑（磺胺甲基异噁唑，新诺明）也可损害苯妥英的代谢，使其半衰期延长。根据代谢途径的类似性推测，预料所有磺胺类抗菌药都可与苯妥英发生药动学方面的相互影响（Petri Jr，2011）。尽管有报道说磺胺异噁唑对苯妥英的代谢无影响，但有证据表明，它可置换与血浆蛋白结合的苯妥英（也有证据表明磺胺异噁唑的代谢有 CYP2C9 的参与，可见对 CYP2C9 的竞争性抑制不能排除）。

根据相互影响的机制推测，乙妥英（乙基苯妥英）、甲妥英（3-甲基苯乙妥因，美芬妥因），及经肝微粒体酶（CYP）羟化代谢的其他抗癫痫药，也可与磺胺甲噻二唑及其他磺胺类发生相互作用。

机制 磺胺甲噻二唑抑制苯妥英的羟化代谢，是后者半衰期延长、作用，及毒性增强的主要原因（有证据表明，磺胺甲噻二唑像磺胺甲噁唑一样，可抑制 CYP2C9，而苯妥英的羟化代谢主要由 CYP2C9/2C8 和 CYP2C19 负责）。另外，磺胺甲噻二唑（以及其他磺胺药）对苯妥英血浆蛋白结合的置换也可能起一定作用，然而，因置换所致游离苯妥英血浓度升高的临床意义尚不清楚。

建议   鉴于苯妥英的安全范围比较窄，因此该影响具有重要临床意义。苯妥英必须与磺胺类药物同用时，应注意观察有无中毒症状和体征出现，必要时根据血浓度测定结果适当减少剂量。两药同用时，通常在最初 4 周内苯妥英血浓度升高，半衰期延长。

虽然已经证明磺胺异噁唑对苯妥英的代谢无影响，但用其代替其他磺胺类是否安全，尚未可知，因其对苯妥英蛋白结合的置换仍存在。

[苯妥英（大仑丁，二苯乙内酰脲，二苯海因）－甲氧苄啶（甲氧苄氨嘧啶）][2]
Phenytoin－Trimethoprim（TMP）

要点   对 7 名受试者进行的研究表明，在静脉给予苯妥英的同时口服甲氧苄啶（TMP），导致苯妥英清除半衰期延长，代谢清除率降低。

有关药物   Antoniou 等对 66 岁以上用苯妥英治疗的老年人进行的一项为期 17 年的群体病例对照研究表明，凡是于苯妥英治疗期间同时应用复方磺胺甲噁唑（复方新诺明；含有磺胺甲噁唑和甲氧苄啶）的患者，苯妥英中毒的危险增加 1.11 倍（95％ 的 CI：0.24，2.60），而同时应用阿莫西林则未见苯妥英中毒的发生率增加（Antoniou et al，2011）。

根据代谢途径推测，TMP 与其他乙内酰脲类抗癫痫药如乙妥英（乙基苯妥英）和甲妥英（3-甲基苯乙妥因）之间的类似相互影响也可发生。

机制   已知 TMP 是 CYP2C8 的强效抑制剂，可明显抑制 CYP2C8 底物经该酶的代谢。一项小规模药动学研究表明，同时应用 TMP，可使苯妥英的清除率降低 30％。因此认为，苯妥英半衰期的延长与 TMP 抑制 CYP2C8 从而阻碍苯妥英的代谢有关（苯妥英在体内的氧化代谢涉及 CYP2C9/2C8 以及 CYP2C19），苯妥英中毒发生率的增加也可用这一机制解释。

建议   与大多数治疗药物不同，治疗量下的苯妥英在体内的代谢即有可能饱和，因此，哪怕是剂量稍有增加，也有可能导致血浓度显著增加。鉴于老年人联合用药的情况比较多见，加之苯妥英和复方新诺明都是老年人的常用药物，故了解苯妥英与甲氧苄啶之间的相互影响具有一定临床意义。虽然苯妥英中毒很少致命，但是，如果行得通的话，避免两者的同用是明智之举（目前抗菌药物的选择余地宽阔，故避免两者的同用不困难）。如为必需，应注意密切观察有无苯妥英中毒的症状和体征。

[苯妥英（大仑丁，二苯乙内酰脲，二苯海因）－呋喃妥因（呋喃坦啶）][3]
Phenytoin－Nitrofurantoin

要点   一名用苯妥英治疗的患者，在起用呋喃妥因治疗后，苯妥英血浓度明显降低。因为两度出现癫痫发作，故不得不增加苯妥英的剂量。停用呋喃妥因后，患者仍以原剂量苯妥英治疗，结果使发作得到满意控制。

有关药物   可以预料，呋喃妥因与其他乙内酰脲类抗癫痫药如乙妥英（乙基苯妥英）和甲妥英（3-甲基苯乙妥因）之间会发生类似相互影响。苯妥英与另一硝基呋喃类呋喃唑酮之间是否会发生相互影响，尚缺乏证据。因为该相互影响的确切机制还不清楚，且呋喃唑酮和呋喃妥因的代谢途径不同，故难以预料是否会发生类似相互影响。

机制   这种相互影响的机制还不了解。但有人提议说，呋喃妥因损害苯妥英的吸收并增加其代谢，是该相互影响的原因。

建议   两药的同用无须避免。但应观察患者癫痫发作次数是否增加。如癫痫发作失去控制，即应增加苯妥英的剂量或停用呋喃妥因。

[苯妥英（大仑丁，二苯乙内酰脲，二苯海因）－克拉霉素（甲红霉素，克红霉素）][2]
Phenytoin－Clarithromycin

要点   苯妥英与克拉霉素同时应用，前者作用增强。

有关药物   克拉霉素与其他乙内酰脲类抗癫痫药，如乙基苯妥英（乙妥英，乙苯妥英）和 3-甲基苯乙妥因（甲妥英，美芬妥英，美索因，梅桑妥英）之间，以及苯妥英与其他大环内酯类抗生素（如罗红霉素、交沙霉素、阿奇霉素等）之间是否会发生类似相互影响，还不清楚。

机制 苯妥英的代谢主要由 CYP2C9、CYP2C8，及 CYP2C19 负责，而克拉霉素则主要抑制 CYP3A4，两者同时应用何以会使前者的作用增强，根据目前可得到的资料，尚难作出圆满解释。

建议 同用期间应注意观察有无苯妥英中毒的症状和体征，必要时减少苯妥英的剂量或用其他抗生素代替克拉霉素。

[苯妥英（大仑丁，二苯乙内酰脲，二苯海因）-头孢曲松（头孢三嗪）][3]
Phenytoin－Ceftriazone

要点 体外试验证明，头孢曲松可置换与血浆蛋白结合的苯妥英，明显增加游离苯妥英的血浓度。这种相互影响在部分患者体内得到了进一步证实。

有关药物 其他乙内酰脲类抗癫痫药如乙妥英（乙基苯妥英）和甲妥英（3-甲基苯乙妥因）与头孢曲松之间以及苯妥英与其他头孢菌素类抗生素（头孢唑肟、头孢沙定、头孢他定等）之间的类似相互影响尚未见报道。但已证明苯妥英和萘夫西林（乙氧萘青霉素）之间可发生类似相互影响。

机制 头孢曲松与苯妥英竞争同一蛋白结合部位，从而置换苯妥英。

建议 这一相互影响的临床意义尚未确定。蛋白结合置换后导致的苯妥英血浓度升高，使得苯妥英的代谢也随之加速，故对苯妥英作用的净影响也许不那么明显。就当前可得到的资料看，无须避免两者的同用，但同用期间应注意观察苯妥英血浓度的变化。

[苯妥英（大仑丁，二苯乙内酰脲，二苯海因）-氯霉素][2]
Phenytoin－Chloramphenicol

要点 研究表明，氯霉素可直接抑制苯妥英的代谢，升高其血浓度。另有研究发现，苯妥英可影响氯霉素的处置；其中一研究证明氯霉素血浓度降低，另一研究证明氯霉素血浓度升高。

有关药物 根据代谢途径推测，其他乙内酰脲类抗癫痫药如乙妥英（乙基苯妥英）和甲妥英（3-甲基苯乙妥因）亦有可能与氯霉素发生类似相互影响。

机制 葡糖醛酸络合是氯霉素代谢的最重要途径，而苯妥英代谢的限速步骤是细胞色素 P450（CYP）系统的羟化过程（涉及 CYP2C9/8 和 CYP2C19）。已知氯霉素对多种 CYP（可能包括 CYP2C9/8 和 CYP2C19）有明显的抑制作用，故苯妥英血浓度的升高可用氯霉素对其代谢的抑制来解释；氯霉素血浓度的降低则可能与苯妥英对 UGT 的诱导从而促进其与葡糖醛酸的络合有关。氯霉素血浓度何以会升高，目前尚无令人满意的解释。

建议 鉴于应用氯霉素后可使苯妥英血浓度升高，故开始用氯霉素治疗时，应经常测定苯妥英血浓度，仔细观察有无苯妥英中毒的症状和体征（共济失调、眼球震颤等）。需要时，适当调整苯妥英的剂量。为了防止氯霉素的毒性，建议氯霉素剂量不得超过 75 mg/(kg·d)。

另外，氯霉素只能有选择地用于少数几种感染，因此，也可考虑选用其他抗生素代替氯霉素。

[苯妥英（大仑丁，二苯乙内酰脲，二苯海因）-利福平（甲哌利福霉素，利米定）][2]
Phenytoin－Rifampin（Rifampicin）

要点 苯妥英与利福平合用时，苯妥英的清除率提高 1 倍，抗癫痫作用减弱；加用异烟肼和乙胺丁醇不能改变这种相互影响。

有关药物 根据相互影响的机制推测，其他乙内酰脲类抗癫痫药如乙妥英（乙基苯妥英）和甲妥英（3-甲基苯乙妥因）与利福平之间以及其他利福霉素类衍生物（利福定、利福喷丁、利福布汀等）与苯妥英之间也会发生类似相互影响。

机制 利福平可诱导多种肝药酶（包括 CYP1A2、CYP2C8/9、CYP2C19，及 CYP3A4），而苯妥英主要经 CYP2C8/9 和 CYP2C19 代谢。显然，苯妥英抗癫痫作用的减弱与利福平对 CYP2C8/9 和

CYP2C19 的诱导从而加速其代谢有关。

建议　如有可能，尽量避免两者同用。必须合用者，应予密切观察，并据情调整苯妥英的剂量。

［苯妥英（大仑丁，二苯乙内酰脲，二苯海因）－异烟肼（雷米封，异烟酰肼）][2]
Phenytoin－Isoniazid

要点　用苯妥英治疗的患者，加用异烟肼后，苯妥英血浓度升高，中毒发生率增加。治疗量苯妥英和异烟肼同用，苯妥英中毒症状的发生率高达 27%（主要表现为神经系统的症状），剂量越大，发生率越高。慢乙酰化型患者更明显。

有关药物　根据代谢途径推测，异烟肼亦可与其他乙内酰脲类抗癫痫药，如乙妥英（乙基苯妥英）、甲妥英（3-甲基苯乙妥因），及苯妥英的水溶性前体药物磷苯妥英，发生类似相互影响。

同属抗结核药的对氨基水杨酸和环丝氨酸在体外可与苯妥英相互影响，对氨基水杨酸可强化苯妥英和异烟肼之间的相互影响，但具体机制还有待阐明。

异烟肼与其他抗癫痫药之间的相互影响分别参见［苯巴比妥－异烟肼］和［卡马西平－异烟肼］。

机制　动物和人体研究表明，异烟肼可阻断苯妥英的对位羟化，妨碍主要代谢产物的络合。已知苯妥英的对位羟化涉及 CYP2C9 和（或）CYP2C19，而异烟肼在体内的代谢主要由肝的芳香胺 N-乙酰基转移酶-2（NAT2）负责，对 CYP2C9/2C19 以及 CYP3A 有明显抑制作用（异烟肼也是 CYP2D6 的微弱抑制剂，同时对 CYP2E1 有诱导作用）（Gumbo，2011）。因此认为，苯妥英血浓度的升高主要与异烟肼对 CYP2C9/2C19 的非竞争性抑制作用有关。

建议　两药同用时，应定期测定苯妥英血浓度，并应密切观察有无中毒症状和体征。异烟肼慢乙酰化型患者服用苯妥英期间加服异烟肼，应将苯妥英的剂量适当减少，但异烟肼的剂量不应改变。如发生中毒，需停用苯妥英或减量应用，待中毒症状和体征消失后重新调整剂量，直至达治疗浓度。

［苯妥英（大仑丁，二苯乙内酰脲，二苯海因）－咪康唑（达克宁）][2]
Phenytoin－Miconazole

要点　每日用 300 mg 苯妥英维持治疗的一名患者，在静脉给予咪康唑（每 8 小时 500 mg）23 小时后，发生恶心、呕吐，及视物模糊。3 天后，患者症状恶化，出现眼球震颤。将咪康唑的剂量减至 1200 mg/d，7 天后苯妥英血浓度为 170 μmol/L（治疗浓度为 40～80 μmol/L）。停用苯妥英，血浓度很快降至 30 μmol/L，中毒症状和体征逐渐消失。

有关药物　咪康唑对其他乙内酰脲类抗癫痫药［如乙妥英（乙基苯妥英）和甲妥英（3-甲基苯乙妥因）］也可能发生类似影响。

机制　咪康唑是肝细胞色素 P450 酶系统的有效抑制剂，而这一酶系统与苯妥英在体内的代谢有关。因此认为，这种影响起因于咪康唑对苯妥英代谢的抑制（也参见［苯妥英（大仑丁，二苯乙内酰脲，二苯海因）－氟康唑（大扶康）]）。

建议　两药同用时，应密切观察苯妥英血浓度是否升高，并留心苯妥英中毒的症状和体征。

［苯妥英（大仑丁，二苯乙内酰脲，二苯海因）－氟康唑（大扶康）][2]
Phenytoin－Fluconazole

要点　对 20 名正常受试者进行的研究表明，氟康唑可使苯妥英的 $AUC_{0\sim24}$ 增加 75%，血清谷浓度增加 128%。临床上已有多例因两药合用导致苯妥英中毒的报道。

有关药物　根据相互影响的机制推测，预料其他乙内酰脲类抗癫痫药如乙妥英（乙基苯妥英）和甲妥英（3-甲基苯乙妥因）与氟康唑之间可发生类似相互影响。已证明苯妥英与另一咪唑类抗真菌药咪康唑可发生类似相互影响（参见［苯妥英－咪康唑]），但与其他咪唑类抗真菌药（酮康唑、依曲康唑、伏立康唑等）之间是否会发生类似相互影响，尚不清楚。然而，另类影响（即苯妥英通过诱导肝药酶从而加速唑类抗真菌药的代谢）已有大量文献报道（有关细节参见［酮康唑－苯妥英]）。

机制 氟康唑几乎不经 CYP 代谢，但对 CYP2C9 以及 CYP3A4 有明显抑制作用。苯妥英的代谢主要由 CYP2C9 以及 CYP2C19 负责。因此认为，该影响主要起因于氟康唑对苯妥英经 CYP2C9 代谢的非竞争性抑制。

建议 两药同用期间，应密切监测有无苯妥英血浓度的升高，留心苯妥英中毒的症状和体征。苯妥英的剂量可能需要减少 1/3。

有研究表明，CYP2C9 多态性与苯妥英导致神经学毒性的发生率相关（Kesavan et al，2010）。Helldén 等的病例报道表明，CYP2C9"超快"代谢型同时应用氟康唑，更容易导致苯妥英中毒（Helldén et al，2010）；这像 CYP2C19 * 17 / * 17 "超快"代谢型个体一样（该型个体 CYP2C19 底物的等效量增加，故同时应用 CYP2C19 抑制剂时，像 CYP2C9"超快"代谢型一样，导致中毒的可能性增加），有可能干扰药物相互影响的程度（Gawrońska-Szklarz et al，2010）。可见，CYP2C9 基因多态性某种程度上左右药物相互影响以及初始剂量的确定，因此，CYP2C9 的基因分型对药物相互影响的预测和剂量的调整以及初始剂量的确定可能有一定临床意义。

［苯妥英（大仑丁，二苯乙内酰脲，二苯海因）－流感疫苗］[2]
Phenytoin－Influenza Vaccine

要点 据报道，癫痫患者接种流感疫苗后，血清苯妥英浓度可降至有效治疗浓度以下，随之癫痫发作频率增加。但另有人对 7 名应用苯妥英治疗的癫痫患者进行的研究表明，接种流感疫苗后，平均血清苯妥英浓度仅下降 11%～14%，并未发现发作频率有何改变。

有关药物 其他疫苗（如水痘疫苗）与苯妥英是否发生类似相互影响，尚无报道。根据药理作用推测，预料其他乙内酰脲类抗癫痫药如乙妥英（乙基苯妥英）和甲妥英（3-甲基苯乙妥因）可与流感疫苗发生类似相互影响。

机制 如果流感疫苗与苯妥英之间确实存在上述相互影响的话，那么其机制完全不同于流感疫苗与氨基比林相互影响的机制（见［氨基比林－流感疫苗]）。有人认为可能是疫苗接种后引起的发热等流感样反应，影响苯妥英的疗效或病程。从这种意义上说，此种相互影响可能是一种药物－疾病或疾病－疾病之间的相互影响。

建议 虽然该相互影响尚未确证，但为减少癫痫发作，在接种流感疫苗后，需密切观察患者的变化，以便提前调整苯妥英的剂量。

［苯妥英（大仑丁，二苯乙内酰脲，二苯海因）－甲氨蝶呤（氨甲蝶呤，氨甲叶酸）][2]
Phenytoin－Methotrexate

要点 同时应用甲氨蝶呤，可使口服苯妥英的血浓度降低，而游离甲氨蝶呤的血浓度可增高。

有关药物 如果苯妥英血浓度的降低确实与肠黏膜损伤有关的话，预料苯妥英与其他细胞毒药物之间可发生类似相互影响，其中与顺铂、阿霉素、卡莫司汀（卡氮芥）等细胞毒药物之间的相互影响已得到证实。但是，苯妥英是否会使这些药物的游离型血浓度增高，尚不清楚。

机制 苯妥英置换与血浆蛋白结合的甲氨蝶呤，是游离甲氨蝶呤血浓度增高的原因。苯妥英血浓度降低的确切机制还不清楚。有人认为，细胞毒药物（包括甲氨蝶呤）可损伤肠黏膜，从而影响苯妥英的吸收。但不能排除其他机制的参与。

建议 虽然苯妥英与甲氨蝶呤（及其他细胞毒药物）之间相互影响的报道是零星的，且大部分报道中合用的细胞毒药物也不止一种，但该相互影响似可肯定。因此，合用期间应密切监测甲氨蝶呤的血浓度，观察其作用和毒性是否有改变，并注意苯妥英的疗效是否减弱。

［苯妥英（大仑丁，二苯乙内酰脲，二苯海因）－卡莫司汀（卡氮芥）＋甲氨蝶呤＋长春碱][3]
Phenytoin－Carmustine＋Methotrexate＋Vinblastine

要点 用苯妥英和苯巴比妥维持治疗的癫痫患者，同时应用卡莫司汀、甲氨蝶呤，及长春碱治疗后，部分发作的发生率升高。开始化疗后 24 小时内，苯妥英的血浓度下降了 4 μg/ml；结束化疗后 2 周，其浓度恢复至原来水平。

有关药物　对 1 名用苯妥英维持治疗的癫痫患者进行的研究表明，开始联用博来霉素、顺铂、及长春碱化疗后，苯妥英的剂量必须加倍，才能维持原治疗水平。而两疗程之间，为预防毒性的发生，不得不减少剂量。该三联方案与其他乙内酰脲类抗癫痫药如乙妥英（乙基苯妥英）和甲妥英（3-甲基苯乙妥因）是否会发生类似相互影响，还不清楚；但根据药理作用推测，预料有可能发生。

机制　虽然机制还不了解，但有可能是抗肿瘤药减少了苯妥英的胃肠吸收。

建议　这种相互影响是起因于抗肿瘤药的联合作用，还是由某一种药物引起，尚难断定。无论如何，重要的是在化疗期间及两疗程之间都应监测苯妥英血浓度，并在必要时调整剂量。

［苯妥英（大仑丁，二苯乙内酰脲，二苯海因）－氯苯那敏（扑尔敏）］[2]
Phenytoin－Chlorpheniramine

要点　据报道，1 名应用苯妥英和苯巴比妥治疗的女性癫痫患者，在给予氯苯那敏（每次 4 mg，每日 3 次）后，苯妥英血浓度升至 65 μg/ml；停用氯苯那敏后，苯妥英血浓度降低，中毒症状消失。另 1 名女性癫痫患者，在两药同用 12 天后，出现颌面部运动（无共济失调和眼球震颤）；停用氯苯那敏后，运动消失，苯妥英血浓度降至 16 μg/ml。

有关药物　苯妥英和其他抗组织胺药（苯海拉明、异丙嗪、布克利嗪等）之间，以及氯苯那敏和其他乙内酰脲类抗癫痫药如乙妥英（乙基苯妥英）和甲妥英（3-甲基苯乙妥因）之间，是否会发生类似相互影响，尚有待证实。

机制　可能是氯苯那敏抑制了负责苯妥英代谢的肝微粒体酶。

建议　上述两种药物同用时，有必要测定苯妥英的浓度。如果出现毒性，需减少苯妥英的剂量，或停用氯苯那敏。

［苯妥英（大仑丁，二苯乙内酰脲，二苯海因）－维生素 B_6（吡多辛，吡多醇）］[3]
Phenytoin－Vitamine B_6（Pyridoxine）

要点　大剂量维生素 B_6（200 mg/d）与苯妥英同用，可致苯妥英血浓度明显降低。对癫痫患者进行的一项研究表明，某些患者苯妥英浓度下降达 50%，而对另一些患者无影响。小剂量维生素 B_6 对苯妥英血浓度是否有类似影响，目前不清楚。

有关药物　维生素 B_6 和其他乙内酰脲类抗癫痫药如乙妥英（乙基苯妥英）和甲妥英（3-甲基苯乙妥因）是否发生相互影响，尚得不到证据。然而，如果机制涉及维生素 B_6 诱导肝药酶的话，就有可能发生类似相互影响。

机制　机制不清楚，但据推测，维生素 B_6 可增加负责苯妥英代谢的酶活性。

建议　因为同时应用维生素 B_6 和苯妥英并非使所有患者都受影响，所以无须避免两药同用。然而，相互影响的可能性确实存在，故在同用期间应观察苯妥英浓度有无降低，癫痫控制是否满意。

［苯妥英（大仑丁，二苯乙内酰脲，二苯海因）－阿斯帕坦（阿斯巴甜）］[2]
Phenytoin－Aspartame

要点　据报道，甜味剂阿斯帕坦（天门冬氨酰苯丙氨酸甲酯）可使部分易感者发生惊厥。正在应用苯妥英治疗的癫痫患者，加用阿斯帕坦，则有可能削弱苯妥英的抗癫痫作用，从而诱发癫痫发作。

有关药物　阿斯帕坦有可能削弱所有抗癫痫药（包括乙内酰脲类抗癫痫药乙基苯妥英、3-甲基苯乙妥因，及苯妥英的前体药物磷苯妥英）的抗癫痫作用。

机制　不清楚。

建议　应用苯妥英等抗癫痫药或抗惊厥药治疗的癫痫患者或有惊厥既往史的患者，避免应用阿斯帕坦。

［扑米酮（扑痫酮）－苯妥英（大仑丁，二苯乙内酰脲，二苯海因）][2]
Primidone－Phenytoin

要点　同用苯妥英时，扑米酮血浓度略升高，扑米酮的代谢物苯巴比妥血浓度升高，苯巴比妥清除率有所增高，但苯妥英的血浓度并无改变。

有关药物　乙琥胺对扑米酮的血浓度无影响，但扑米酮可使乙琥胺血浓度略升高。在同时接受其他抗癫痫药的 4 名患者中，甲琥胺使扑米酮的血浓度升高，扑米酮的代谢物苯巴比妥的浓度也升高。已证明苯巴比妥和苯妥英可发生相互影响，见［苯妥英－苯巴比妥］。

因为其他乙内酰脲类抗癫痫药如乙妥英（乙基苯妥英）和甲妥英（3-甲基苯乙妥因）对肝药酶有类似作用，故有可能与扑米酮发生类似相互影响。

机制　扑米酮及其代谢物苯巴比妥像苯妥英一样，既可诱导 CYP2C 和 3A 家族，也可抑制之，但是代谢都由 CYP2C9 和 CYP2C19 负责，故相互影响的结果较为复杂。就上述现象而论，除了相互之间代谢的诱导和抑制之外，可以认为一是苯妥英诱导肝微粒体酶，加速扑米酮转化为苯巴比妥；二是苯妥英抑制苯巴比妥的代谢和（或）排泄，从而导致苯巴比妥蓄积。

建议　因为这两种药物常常联用，且可取得良好疗效，故无须避免同时应用。但同用期间，应密切观察，以有效控制发作为度，并应严防苯巴比妥蓄积中毒。

［扑米酮（扑痫酮）－丙戊酸（二丙基乙酸，敌百痉）][2]
Primidone－Valproic acid

要点　扑米酮与丙戊酸合用，血清扑米酮浓度可升高、下降，也可无变化。

在一组用扑米酮治疗的儿童中，加用丙戊酸后扑米酮血浓度升高，以致需要减少剂量。但在此后，扑米酮血浓度持续下降，致使不得不再增加剂量。

有关药物　预料丙戊酸钠及等量丙戊酸和丙戊酸钠的稳定复合物与扑米酮之间可发生类似相互影响。已证明丙戊酸可使扑米酮的结构类似物苯巴比妥的血浓度升高（参见［苯巴比妥－丙戊酸］）。

机制　已证明丙戊酸通过抑制 CYP2C9 从而抑制苯巴比妥的代谢。扑米酮在体内大部分转化为苯巴比妥而发挥作用（苯巴比妥在体内的代谢由 CYP2C9 和 CYP2C19 负责）。后者的代谢被抑制时，扑米酮向苯巴比妥的代谢转化可能减少。另外，扑米酮的代谢也涉及 CYP2C9 和 CYP2C19，故对 CYP2C9 的抑制可直接抑制其向苯巴比妥的代谢转化。上述相互影响随着合用的持续而有可能减弱或消失。

扑米酮血浓度的降低还不能解释，因已证明丙戊酸（及丙戊酸钠）本身无肝药酶诱导作用（但对 CYP2C9 和 UGT 有抑制作用）。

建议　两者合用的结果难以预料。如欲合用，应密切观察扑米酮的作用有无改变，必要时将扑米酮的剂量适当调整。

［扑米酮（扑痫酮）－乙酰唑胺（醋唑磺胺，醋氮酰胺）][3]
Primidone－Acetazolamide

要点　据报道，同时应用扑米酮和乙酰唑胺，减少或延迟扑米酮的吸收。当停用乙酰唑胺后，扑米酮的吸收改善。

有关药物　虽然扑米酮代谢为苯巴比妥，但乙酰唑胺与常用作抗癫痫药的长效巴比妥类（苯巴比妥和甲苯巴比妥）之间是否会发生相互影响，尚无报道。乙酰唑胺与其他巴比妥类（异戊巴比妥、仲丁巴比妥、司可巴比妥等）是否会发生相互影响，也无证据。同样，巴比妥类与其他碳酸酐酶抑制剂（双氯非那胺、二磺法胺、依索唑胺等）之间是否会发生相互影响，也不清楚。

机制　机制不清楚。乙酰唑胺确实减少扑米酮的吸收，但何以会使扑米酮的吸收减少，目前尚不了解。

建议   同时应用这两种药物的患者，应观察扑米酮和（或）苯巴比妥的血浓度是否下降，并应观察癫痫的控制情况。

［丙戊酸（二丙基乙酸，敌百痉）−苯海索（安坦）］[3]
Valproic Acid−Trihexyphenidyl（ARTANE）

要点   De Rinaldis 等报道，1 名正在应用丙戊酸钠治疗的锥体外脑瘫伴癫痫的 3 岁幼儿，为减轻全身性肌张力障碍而加用苯海索。结果 3 个月后惊厥的发生频率增加，丙戊酸钠血浓度降低（从给予苯海索前的 70～80 $\mu g/ml$ 降至治疗阈以下的 40 $\mu g/ml$）；将丙戊酸钠的剂量从每日 30 mg/kg 渐增至每日 45 mg/kg，丙戊酸钠的血浓度仅达到 48 $\mu g/ml$，仍然达不到治疗阈，惊厥的控制也未得到改善。将苯海索逐渐减量至停用，丙戊酸钠血浓度增至 74 $\mu g/ml$，惊厥重新得到良好控制（De Rinaldis et al，2011）。

机制   作者推断，苯海索的抗胆碱作用抑制胃肠运动，从而减少丙戊酸钠的吸收，可能是该影响的原因。确切机制有待进一步探讨。

建议   尽管仅凭单个病例难以做出结论，但从整个治疗过程看，提示存在一种药物相互影响。抗癫痫药与抗胆碱药合用时，应考虑监测抗癫痫药的血浓度，并留心可能发生的药物相互影响。

［丙戊酸（二丙基乙酸，敌百痉）−卡马西平（酰胺咪嗪，痛惊宁）］[2]
Valproic Acid−Carbamazepine

要点   同时应用丙戊酸和卡马西平，丙戊酸血浓度降低；卡马西平血浓度有可能下降，但通常不如丙戊酸下降明显。

有关药物   根据代谢途径推测，双丙戊酸钠与卡马西平可发生类似相互影响。

根据相互影响的机制推测，卡马西平的结构类似物奥卡西平（oxcarbazepine）与丙戊酸之间不太可能发生类似相互影响。有充分证据表明，正在应用卡马西平和丙戊酸治疗的患者，用奥卡西平代替卡马西平，可导致丙戊酸血浓度升高。这从另一侧面为卡马西平−丙戊酸之间的相互影响提供了佐证。

丙戊酸与其他抗癫痫药的相互影响见［苯巴比妥−丙戊酸］。

机制   卡马西平在肝中的代谢转化由 CYP1A2、CYP2C9、CYP2C19，及 CYP3A4 负责（以后者为主），同时对 CYP2C9 和 CYP3A 亚家族以及 UGT 有诱导作用。丙戊酸主要在肝中经由线粒体 β-氧化以及在 UGT（包括 UGT1A3/1A6 以及 UGT2B7）的作用下进行络合代谢（进入体循环中的丙戊酸有 50％以上在 UGT 的作用下生成葡糖醛酸化物），CYP2C9 和 CYP2C19 仅起次要作用，同时对 CYP2C9 和 UGT 有一定抑制作用。因此认为，丙戊酸血浓度的降低与卡马西平诱导负责丙戊酸代谢的酶（包括 CYP2C9 和 UGT）从而加速其代谢转化有关。尚无证据表明丙戊酸对 CYP 有诱导作用，因此，卡马西平的血浓度何以会下降，目前还难以做出合理解释。

如上所述，丙戊酸的代谢由 CYP2C9、CYP2C19，及 UGT 负责，而奥卡西平诱导 UGT（尽管对 CYP3A4/5 也有诱导作用，但因丙戊酸仅有极少部分的代谢涉及 CYP3A4，故不会明显左右两者之间的相互影响），同时对 CYP2C19 和 UGT 有抑制作用（对 UGT 的抑制作相对弱一些），因此，理论上对丙戊酸代谢的影响可互相抵消，致使丙戊酸的血浓度无明显改变。正在应用卡马西平和丙戊酸治疗的患者，用奥卡西平代替卡马西平，之所以可导致丙戊酸血浓度升高，也许只不过是已经下降的丙戊酸血浓度的回升而已。

建议   应用丙戊酸治疗期间，加用或停用卡马西平时，应测定丙戊酸血浓度，以便确定是否需要调整丙戊酸的剂量。两药同用时，卡马西平的剂量是否需调整，目前还无定论，但是，有鉴于同用时卡马西平的血浓度也可降低，故有必要注意观察其疗效是否减弱。

由于丙戊酸与卡马西平之间的相互影响比较复杂，因此，目前已经开发出虽然经由 CYP 代谢但不受微粒体环氧化物水解酶（mEH）影响的药物，可用以代替卡马西平与丙戊酸合用，如加巴喷丁（gabapentin）和左乙拉西坦（levetiracetam）。

注：有证据表明，UGT 存在高度的基因多态性，而基因多态性明显影响 UGT 底物的药动学。对健康受试者进行的研究表明，UGT2B7 对丙戊酸葡糖醛酸化代谢的贡献最大，然而，发现 UGT2B7 * 2 基因携带者对健康受试者以及癫痫患者丙戊酸的药动学都无明显影响。体外研究表明，UGT1A6 * 2 对丙戊酸的葡糖醛酸化作用强度是野生型的 2 倍，但 Chu 等对癫痫患者（全部为汉族人）进行的体内研究证明，UGT1A6 的基因多态性对丙戊酸的谷浓度无明显影响。UGT1A3 的单个核苷酸变异较多，目前已经鉴定出的有 17 种，但仅有 UGT1A3 * 5 基因携带者其丙戊酸谷浓度明显低于野生型。综合目前可得到的资料认为，UGT2B7 是负责丙戊酸络合代谢的主要 UGT，但仅有 UGT1A3 * 5 基因携带者与丙戊酸药动学的个体差异有关。此点的意义在于，UGT1A3 * 5 基因携带者除丙戊酸的需要量较大外，也更容易产生药物相互影响。Chu 等的初步研究表明，汉族人癫痫患者 UGT1A3 等位基因的变异率与健康受试者相比存在明显差别（UGT1A3 * 1 野生型分别为 42％和 68％，UGT1A3 * 2b 分别为 21％和 9％，UGT1A3 * 3b 分别为 18％和 7％；UGT1A3 * 5 携带者的差别较小，分别为 7％和 4％，但丙戊酸代谢的个体差异与该型有关）。除了 UGT1A3 * 5 的多态性对丙戊酸代谢的影响外，UGT1A3 等位基因分布的上述差别不知是否与癫痫的发病率有某种关联（Chu et al，2012）。

[丙戊酸（二丙基乙酸，敌百痉）－阿司匹林（乙酰水杨酸）][3]
Valproic Acid－Aspirin

要点 对 6 名应用丙戊酸治疗的癫痫儿童进行的一项研究表明，同时应用阿司匹林，使游离丙戊酸血浓度增加，半衰期延长。游离丙戊酸的肾清除率降低。对另外 5 名儿童进行的一项研究表明，同时应用丙戊酸和阿司匹林，使游离丙戊酸清除率降低，但丙戊酸总浓度无明显改变。这些研究表明，丙戊酸的治疗作用和毒性作用可增强。然而，另一研究报道说，同时应用丙戊酸和阿司匹林，丙戊酸的排泄增加，水杨酸的排泄减少。其临床意义未曾确定。

有关药物 预料丙戊酸和其他水杨酸类（水杨酸钠、双水杨酯、水杨酸胆碱等）之间有可能发生类似相互影响。丙戊酸钠、含有等量丙戊酸和丙戊酸钠的稳定复合物，及双丙戊酸钠与阿司匹林之间也许会发生类似相互影响。

机制 阿司匹林似乎不仅置换与血浆蛋白结合的丙戊酸，而且也改变其代谢和清除。有人认为，水杨酸竞争肾小管和（或）肝中的主动转运部位。一般认为，丙戊酸排泄的增加是由于阿司匹林置换与血浆蛋白结合的丙戊酸，从而使非结合型增加，排泄也随之增加。然而，也有人认为，阿司匹林仅增加葡糖醛酸苷的排泄，从而抑制丙戊酸的结合。

建议 同时应用这两种药物的患者，应密切观察是否有丙戊酸毒性出现。丙戊酸的剂量也许不得不减少。

[丙戊酸（二丙基乙酸，敌百痉）－氢氧化铝＋氢氧化镁][3]
Valproic Acid－Aluminum Hydroxide＋Magnesium Hydroxide

要点 对 7 名健康受试者进行的研究表明，给予 500 mg 剂量的丙戊酸和一剂氢氧化铝－氢氧化镁复方抗酸药后，丙戊酸的生物利用度增加，曲线下面积平均增加 12％。这种相互影响有可能使丙戊酸的稳态血浓度增加。但所报道的丙戊酸副作用无一依赖于血浓度。此种增加在稳态时是否有临床意义，仍有待确定。

有关药物 该研究也报道了在应用丙戊酸的同时应用碳酸钙－甘氨酸复方抗酸药和铝－三硅酸镁复方抗酸药的结果。虽然丙戊酸的曲线下面积有增加的倾向，但此种增加无统计学意义。预料丙戊酸钠、含有等量丙戊酸和丙戊酸钠的稳定复合物，及双丙戊酸钠可与氢氧化铝－氢氧化镁复方抗酸药发生类似相互影响。

机制 该相互影响的机制不清楚。然而，因为丙戊酸吸收的增加使 F/V（吸收部分/分布容积）增加，所以，氢氧化铝－氢氧化镁复方抗酸药可增加丙戊酸的生物利用度。

建议 这种相互影响是否有临床意义，尚不清楚。由于常推荐应用抗酸药来缓解丙戊酸常见的胃肠症状（消化不良、恶心、呕吐、腹泻、痉挛痛等），因此，当同用抗酸药时，重要的是密切观察有无丙戊酸中毒的症状和体征。

［丙戊酸（二丙基乙酸，敌百痉）－红霉素］[2]
Valproic Acid－Erythromycin

要点   丙戊酸治疗期间给予红霉素，前者的作用和毒性有可能增强。

有关药物   就目前可得到的资料推测，克拉霉素、竹桃霉素、依托霉素等大环内酯类抗生素与丙戊酸之间可发生类似相互影响，而阿奇霉素和地红霉素与丙戊酸之间的类似相互影响则不太可能发生。预料丙戊酸钠、含等量丙戊酸和丙戊酸钠的稳定复合物，及双丙戊酸钠与红霉素之间的类似相互影响也可发生。

机制   丙戊酸在体内的代谢主要由 UGT、CYP2C9，及 CYP2C19（以 UGT 为主）负责，但也有极小部分的代谢涉及 CYP3A4。因此认为，该影响可能与红霉素对 CYP3A4 的抑制作用有关。

建议   红霉素对丙戊酸代谢的抑制性影响确实存在，但不像对其他 CYP3A4 底物的影响那么明显。同时应用这两种药物的患者，应密切观察是否有丙戊酸毒性出现。丙戊酸的剂量也许需要减少。

［丙戊酸（二丙基乙酸，敌百痉）－美罗培南］[1]
Valproic Acid－Meropenem

要点   Haroutiunian 等对 36 名住院患者进行的一项回顾性研究表明，同时应用丙戊酸和碳青霉烯类（carbapenems）抗生素美罗培南，可在 24 小时内使丙戊酸的血浓度从 $50.8 \pm 4.5\ \mu g/ml$ 降至 $9.9 \pm 2.1\ \mu g/ml$，且在停用美罗培南后第 8 天才见丙戊酸的血浓度有所恢复，至第 14 天方恢复至给予美罗培南之前的水平。美罗培南对丙戊酸的这一影响与丙戊酸的用量无关（Haroutiunian et al，2009）。

有关药物   根据化学结构的类似性推测，同属碳青霉烯类的亚胺培南（imipenem）以及帕尼培南（panipenem）对丙戊酸也可产生类似影响。

机制   目前有关丙戊酸与碳青霉烯类抗生素相互影响的确切机制多属推测，包括肠道菌群数量的减少所致的丙戊酸肠肝循环的抑制、丙戊酸葡糖醛酸化的增加、肝内葡糖醛酸化物水解的抑制、该类抗生素对基底膜丙戊酸肠吸收的直接抑制、及对血浆蛋白结合置换的影响等。然而，作者认为不会起因于美罗培南的诱导作用，因为给予美罗培南后 24 小时即见丙戊酸血浓度明显减低，而诱导作用通常在给药后 1 周左右才变得比较明显。确切机制有待进一步研究证实。

建议   同时应用这两种药物可发生显著的药动学方面的相互影响，因此，丙戊酸与美罗培南（以及其他碳青霉烯类抗生素）的同时应用已明令禁止。不过，从另一个角度考虑，这种影响对处理丙戊酸过量也许有用，因为目前处理丙戊酸过量通常采用血液透析和血液灌注等比较复杂的措施。这值得进一步研究。

［丙戊酸（二丙基乙酸，敌百痉）－顺铂］[2]
Valproic Acid－Cisplatin

要点   Ikeda 等发现，正在应用丙戊酸治疗的癫痫患者，因睾丸癌给予以顺铂为基础的化疗后，丙戊酸血浓度降低，接着出现严重的全身强直阵挛性发作（Ikeda et al，2005）。同时应用丙戊酸，顺铂的毒性有可能增加。

有关药物   Ikeda 等的研究表明，丙戊酸除可与顺铂发生相互影响外，尚可与博来霉素、依托泊苷、紫杉醇、异磷酰胺等发生相互影响。这些药物都可明显降低丙戊酸血浓度，从而引起惊厥发作。

机制   同时应用顺铂导致丙戊酸血浓度降低的确切机制尚不清楚。顺铂毒性的增加有可能起因于丙戊酸对其代谢的抑制（如下述）。

建议   丙戊酸治疗期间，尽可能避免给予上述药物，反之亦然。

注：有报道表明，苯妥英等抗癫痫药物可削弱化疗药物的作用。诸如丙戊酸、苯巴比妥、苯妥英等抗癫痫药常与抗癌药联用以治疗脑肿瘤或肿瘤脑转移患者的癫痫发作。已知抗癫痫药主要通过诱导或抑制共同代谢通路中的酶，从而导致临床相关的药物相互影响。苯妥英、苯巴比妥、卡马西平等是酶诱导剂，而丙戊酸是酶抑制剂，故可与多种药物发生相互影响。丙戊酸通过抑制各种 CYP（主要抑制 CYP2C9，其本身的代谢则由 CYP2C9、CYP2C19，及 UGT 负责；对 UGT 也有明显抑制作用），从而增强顺铂的毒性。

[卡马西平（酰胺咪嗪，痛惊宁）－利血平（蛇根碱）][2]
Carbamazepine－Reserpine

要点　正在应用卡马西平良好控制癫痫发作的患者，加用利血平后，有诱发癫痫发作的报道。

有关药物　根据相互影响的机制推测，利血平对所有抗癫痫药（如苯巴比妥、苯妥英、丙戊酸等）的抗癫痫作用都可发生类似影响。其他萝芙木生物碱（萝芙西隆、去甲氧利血平、利血胺等）与卡马西平及卡马西平的类似物奥卡西平（oxcarbazepine）等抗癫痫药之间的类似相互影响也有可能发生。

机制　利血平可降低惊厥阈。

建议　严格来说，这并不是一种药物－药物之间的相互影响，而是利血平本身的特点。即使如此，正在应用抗癫痫药治疗的患者，使用利血平仍应慎重。虽然尚未见有两者同用发生严重问题的报道，但如必须同用的话，适当增加抗癫痫药或抗惊厥药的剂量是必要的。

[卡马西平（酰胺咪嗪，痛惊宁）－维拉帕米（异搏定，戊脉安）][2]
Carbamazepine－Verapamil

要点　一名 34 岁男性癫痫患者用卡马西平治疗 1 年后，当每天连续发作 4 次以上时，加用维拉帕米，结果出现卡马西平中毒症状。出现中毒症状时血浓度为 $12\sim13\ \mu g/ml$。3 个月后改用硝苯地平，未再出现卡马西平中毒症状（鉴于卡马西平对 CYP2C 和 3A 亚家族有明显诱导作用，因此，维拉帕米的血浓度有可能低于正常，但文献中未曾提及。不过对该病例而论，维拉帕米的血浓度是否低于正常并不重要）。

有关药物　根据相互影响的机制推测，其他维拉帕米类钙拮抗剂（如噻帕米、加洛帕米、法利帕米等）与卡马西平之间有可能发生类似相互影响。

另一钙拮抗剂地尔硫䓬（硫氮䓬酮）也像维拉帕米一样，在小鼠肝内与细胞色素 P450 结合，抑制单氧酶的活性，故有可能与卡马西平发生类似相互影响。

二氢吡啶类钙拮抗剂（尼莫地平、尼卡地平、尼群地平等）的代谢清除也有 CYP3A4 的参与，故与卡马西平有可能发生类似相互影响，但上述患者改用硝苯地平后何以未再出现卡马西平中毒症状，尚难以给出圆满的解释。作者认为，可能是二氢吡啶类钙拮抗剂与 CYP 的亲和力低于卡马西平的缘故。

维拉帕米与卡马西平的类似物奥卡西平（oxcarbazepine）是否会发生类似相互影响尚不清楚。但根据代谢途径推测，类似相互影响不会发生，因奥卡西平不经 CYP 氧化，而是直接还原为 10-羟基卡马西平。

机制　维拉帕米的氧化代谢主要由 CYP3A4 和 CYP2C9 负责（也有其他 CYP 的参与），而卡马西平的代谢涉及 CYP1A2、CYP2C8、CYP2C9，及 CYP3A4。因此认为，卡马西平血浓度的增高可能是维拉帕米竞争性抑制卡马西平经 CYP2C9 以及 CYP3A4 的氧化，从而减少其清除的结果。另有报道表明，维拉帕米抑制 CYP3A4，故对 CYP3A4 的非竞争性抑制也不能排除。

建议　新近研究表明，钙拮抗剂（包括维拉帕米、地尔硫䓬、二氢吡啶类的硝苯地平等）通过抑制癫痫发作的蔓延，而成为有效的抗癫痫辅助治疗药。但是，维拉帕米和地尔硫䓬可增强卡马西平的毒性，因此作者认为，只有硝苯地平可与卡马西平合用。

另外，用奥卡西平代替卡马西平，可有效避免此种相互影响。但是，众所周知，抗癫痫药治疗癫痫期间，药物的换用涉及一个逐渐替代的复杂过程，因此不一定行得通。

［卡马西平（酰胺咪嗪，痛惊宁）－萘咪酮］[2]
Carbamazepine－Nafimidone

要点　据报道，抗癫痫药萘咪酮与卡马西平合用，后者的清除减少（平均减少 80%），血浓度升高。

有关药物　卡马西平的类似物奥卡西平（oxcarbazepine）与萘咪酮之间是否会发生类似相互影响，尚不清楚。但奥卡西平（10-酮基卡马西平）经非微粒体酶还原为 10-羟基卡马西平，其代谢途径不同于卡马西平，因此类似相互影响也许不会发生。

机制　在上述报道中，同时应用的苯妥英血药浓度也升高（见［苯妥英—萘咪酮］）。一般认为，卡马西平清除的减少像苯妥英一样，起因于萘咪酮对卡马西平肝代谢的抑制。

建议　在卡马西平治疗期间加用萘咪酮，需密切观察卡马西平血浓度有无升高；但当停用萘咪酮时，应注意观察有无卡马西平血浓度的降低。在前一种情况下，通常要减少卡马西平的剂量以防中毒，而在后一种情况下通常需增加剂量以防浓度过低使发作失去控制。

［卡马西平（酰胺咪嗪，痛惊宁）－司替戊醇］[2]
Carbamazepine－Stiripentol

要点　与司替戊醇合用时，卡马西平的清除率降低。该影响与司替戊醇的剂量相关，其剂量越大，对卡马西平清除率的影响越明显。

有关药物　卡马西平的类似物奥卡西平与司替戊醇之间是否会发生类似相互影响，尚不清楚。

机制　可能起因于司替戊醇抑制与卡马西平代谢有关的肝药酶。

建议　在应用卡马西平治疗期间，如欲加用司替戊醇，在加用后的最初 7～10 天内，应将卡马西平的剂量渐减。一般认为，卡马西平的维持量为 4.4～8.7 mg/(kg·d) 时，其血清浓度可维持在 5～10 mg/L 的治疗范围。

［卡马西平（酰胺咪嗪，痛惊宁）－丙戊酰胺（二丙基乙酰胺，癫健安）］[2]
Carbamazepine－Valpromide

要点　对合用卡马西平和丙戊酸钠治疗的 7 名癫痫患者进行的观察表明，当用丙戊酰胺代替丙戊酸钠治疗时，出现卡马西平中毒症状，但卡马西平血浓度并不增加。

有关药物　根据相互影响的机制推测，预料卡马西平的类似物奥卡西平（oxcarbazepine）与丙戊酰胺之间不会发生类似相互影响，因奥卡西平不代谢为环氧化物，而是直接还原为羟化产物。

机制　该相互影响的机制现在已经明确。丙戊酰胺抑制环氧化物水解酶，使卡马西平的代谢产物——10,11-环氧化卡马西平——的水解减慢，导致蓄积。该代谢产物也有抗癫痫作用，但血浓度过高可产生毒性。

建议　联用期间应监测卡马西平及其环氧化物血浓度，必要时适当调整卡马西平的剂量，通常需减量 50%。新近有人认为，应尽量避免两药合用，原因是合用不但有中毒的危险，且丙戊酰胺对环氧化物水解酶的抑制对机体不利，因为此酶对一些致畸、致突变，及致癌性环氧化物的解毒有重要意义。

鉴于卡马西平的类似物奥卡西平与丙戊酰胺无相互影响，因此也可考虑用其代替卡马西平。

［卡马西平（酰胺咪嗪，痛惊宁）－氟西汀（氟苯氧丙胺）］[2]
Carbamazepine－Fluoxetine

要点　对 23～40 岁的一组健康男子进行的研究表明，给卡马西平（400 mg/d）计 3 周，氟西汀（20 mg/d）计 7 天，卡马西平血药浓度时间曲线下面积明显增加，其代谢产物相应减少。

　　有关药物　卡马西平的类似物奥卡西平（确乐多；oxcarbazepine）在体内的代谢与 CYP 无关（奥卡西平为 10-酮基卡马西平，在体内经非微粒体酶还原为 10-羟基卡马西平，其代谢途径不同于卡马西平），虽然本身可抑制 CYP2C19 并诱导 CYP3A3/4，但这些酶都不涉及氟西汀的代谢，预料两者之间不会发生药动学的相互影响。

　　根据相互影响的机制推测，同属 5-羟色胺（5-HT）再摄取抑制剂（SSRI）的去甲氟西汀（本身由 CYP2D6、CYP2C19，及 CYP3A4 代谢，同时对 CYP3A4 有明显抑制作用）和氟伏沙明（本身由 CYP2D6、CYP1A2、CYP2C9，及 CYP3A4 代谢，同时对 CYP1A2、CYP2C9、CYP2C19，及 CYP3A3/4 有明显抑制作用）以及非典型抗抑郁药萘法唑酮（既是 CYP3A3/4 的底物，也是 CYP3A3/4 的抑制剂）与卡马西平可发生相互影响。

　　有证据表明，同属 SSRI 的帕罗西汀（paroxetine）和舍曲林以及非典型抗抑郁药度洛西汀（duloxetine）、米塔扎平（mirtazapine）和曲唑酮仅由 CYP2D6 代谢，而且对 CYP 无明显诱导作用，因此与卡马西平不会发生药动学方面的相互影响。

　　机制　氟西汀属选择性 SSRI，主要经由 CYP2D6 和 CYP2C9 代谢，同时也是 CYP2D6 和 CYP2C9 的抑制剂，而卡马西平由 CYP1A2、CYP2C8、CYP2C9，及 CYP3A4 代谢，因此两者同用时氟西汀可通过竞争性和非竞争性抑制两个方面阻碍卡马西平经 CYP2C9 的氧化。虽然卡马西平对 CYP2C 以及 CYP3A 亚家族有诱导作用，但鉴于氟西汀的代谢大部分由 CYP2D6 负责，故其血浓度不会有显著降低。

　　建议　最好避免两者合用。如需合用，应监测卡马西平的血浓度。另外，如果可行的话，也可考虑用奥卡西平代替卡马西平或用上述帕罗西汀等与卡马西平无相互影响的抗抑郁药代替氟西汀。

[卡马西平（酰胺咪嗪，痛惊宁）－维洛沙嗪（乙氧苯氧甲吗啉）][2]
Carbamazepine－Viloxazine

　　要点　7 名正在应用卡马西平治疗的患者，在给予抗抑郁药维洛沙嗪（300 mg/d）计 3 周后，血清卡马西平浓度升高 50%（从 8.1 mg/L 升至 12.1 mg/L）。其有中 5 名发生轻度中毒症状。

　　有关药物　卡马西平的类似物奥卡西平（oxcarbazepine）与维洛沙嗪之间是否会发生类似相互影响，尚未见报道，但根据代谢途径推测，类似相互影响不会发生。

　　机制　推测维洛沙嗪抑制卡马西平经肝的代谢。

　　建议　就目前可得到的资料看，两者的同用无须避免。但在同用期间应密切监测卡马西平血浓度，并据情适当调整卡马西平的剂量，以免中毒发生。

　　根据提出的机制推测，应用奥卡西平代替卡马西平，可避免此种相互影响。

[卡马西平（酰胺咪嗪，痛惊宁）－苯巴比妥（鲁米那）][3]
Carbamazepine－Phenobarbital

　　要点　已经证明联用苯巴比妥可使卡马西平的半衰期缩短，血浓度降低。卡马西平治疗期间，加用苯巴比妥后 5 天内，卡马西平血浓度即发生明显改变，而卡马西平对苯巴比妥的浓度无影响。

　　有关药物　据报道，卡马西平降低扑米酮的血浓度，但好像没有什么重要的临床意义。预料其他巴比妥类（异戊巴比妥、仲丁巴比妥、司可巴比妥等）可像苯巴比妥一样，与卡马西平发生相互影响。

　　根据相互影响的机制推测，预料卡马西平的类似物奥卡西平（oxcarbazepine）与苯巴比妥之间不会发生类似相互影响，因奥卡西平不经 CYP 进行氧化代谢，而是直接还原为羟基化物。但是，奥卡西平对 CYP2C19 有一定抑制作用，据此推测，有可能导致苯巴比妥血浓度升高，不过升高的程度也许无什么重要的临床意义。

　　机制　现在已经明确，苯巴比妥像苯妥英一样，可诱导 CYP1A2 以及 CYP2C 和 3A 亚家族（本身由 CYP2C9 和 2C19 代谢），同时对 CYP 酶有抑制作用，但以前者占优势；卡马西平的代谢主要由 CYP1A2、CYP2C8、CYP2C9，及 CYP3A4 负责。因此认为，卡马西平血浓度的降低起因于苯巴比妥对酶的诱导。

建议　接受苯巴比妥和卡马西平这两种药物的患者，应密切观察，以保证维持适当的卡马西平血浓度。在确定给药次数以防血浓度产生较大波动时，应考虑到卡马西平半衰期缩短的可能性。一报道建议说，最好每日给卡马西平 3 次（早、晚，及睡前），以确保卡马西平血浓度在白天相对稳定，防止清晨的阈下浓度。

已证明奥卡西平的代谢不受苯巴比妥的影响，因此用其代替卡马西平与苯巴比妥合用也许更有利于剂量的控制。

［卡马西平（酰胺咪嗪，痛惊宁）－戊诺酰胺（乙甲戊酰胺）］[2]
Carbamazepine－Valnoctamide

要点　当将戊诺酰胺与卡马西平同用时，可导致显著的药物相互影响，表现为卡马西平在体内的活性代谢物 10,11-环氧化卡马西平血浓度升高，从而引起相应的副作用。

机制　戊诺酰胺是一种安定药，临床上仍有应用，特别在欧美一些国家。现在已经明确，卡马西平是一种前体药物，在体内可经过细胞色素 P450（包括 CYP3A4、CYP1A2、CYP2C8，及 CYP2C9）代谢为 10,11-环氧化卡马西平（这种活性代谢物的作用类似于其母体卡马西平），然后由微粒体环氧化物水解酶（mEH）进一步代谢为无活性的化合物，最后多以葡糖醛酸化物的形式经尿排泄。戊诺酰胺可抑制 mEH，导致 10,11-环氧化卡马西平蓄积，是该相互影响的机制。

建议　这种相互影响肯定，临床上应避免两者的同时应用。

［卡马西平（酰胺咪嗪，痛惊宁）－丙氧吩］[2]
Carbamazepine－Propoxyphene

要点　接受卡马西平的患者同时应用丙氧吩，在 1 周内使卡马西平的血浓度增加 66%。卡马西平清除率的降低伴有中毒症状产生，如头痛、头晕、共济失调、恶心，及疲劳等。同用期间丙氧吩的血浓度下降。

有关药物　卡马西平与其他阿片镇痛剂（可待因、哌替啶、吗啡等）之间的相互影响尚无报道，丙氧吩与卡马西平的类似物奥卡西平之间是否会发生类似相互影响也不清楚。但鉴于奥卡西平（为 10-酮基卡马西平）经非微粒体酶还原为 10-羟基卡马西平，其代谢途径不同于卡马西平（即不经 CYP 代谢。虽然奥卡西平对 CYP3A4/5 有一定诱导作用，但弱于卡马西平，因此对丙氧吩的代谢也许不会造成明显影响），预料其与丙氧吩之间的类似相互影响也许不会发生。

机制　此种相互影响的机制尚未完全了解。丙氧吩在体内的主要代谢途径是通过 N-位脱甲基生成去甲丙氧吩。这一代谢过程与 CYP（很可能是 CYP3A4）有关。卡马西平在体内的代谢由 CYP1A2、CYP2C8、CYP2C9，及 CYP3A4 负责。据此推测，卡马西平血浓度的升高可能起因于丙氧吩在 CYP 水平上的竞争性抑制，而丙氧吩血浓度的下降可能与卡马西平对 CYP 的诱导有关（卡马西平对 CYP2C 和 3A 亚家族有强烈的诱导作用）。

建议　因丙氧吩的毒副作用多而严重，故许多国家已停产，我国也于 2011 年封杀。接受这两种药物的患者，应注意卡马西平血浓度增加的可能性，需要时进行剂量调整。如果可行的话，选择其他镇痛药代替丙氧吩。

［卡马西平（酰胺咪嗪，痛惊宁）－丙磺舒（羧苯磺胺）］[2]
Carbamazepine－Probenecid

要点　对 10 名健康男性受试者进行的一项随机双盲交叉研究表明，丙磺舒 500 mg 每日 2 次连用 10 天，于第 6 天时给予单剂 200 mg 的卡马西平，可使后者的 AUC 从 1253.9 $\mu mol \cdot h/L$ 降至 1020.7 $\mu mol \cdot h/L$，而卡马西平 10,-11-环氧化物（CBZ-E）的 AUC 从 137.6 $\mu mol \cdot h/L$ 增至 183.5 $\mu mol \cdot h/L$，使 CBZ-E 的 AUC 与卡马西平 AUC 的比率从 0.11 增至 0.16（$P < 0.001$），但对

尿液中络合及游离型的卡马西平和 CBZ-E 的排泄影响不明显（Kim，2005）。

机制 卡马西平经 CYP3A4 和 CYP2C8（也有 CYP1A2 和 CYP2C9 的参与）以及葡糖醛酸络合转化，但以 CYP3A4 和 CYP2C8 的代谢为主。目前认为，丙磺舒使卡马西平向 CBZ-E 转化的增加主要起因于前者对 CYP3A4 和 CYP2C8 的诱导。

建议 卡马西平是预防部分发作以及治疗全身强直－阵挛发作（大发作）和三叉神经痛最常用的药物之一，也可用来治疗各种精神疾患，包括急性躁狂发作、双相情感障碍、边缘人格障碍等。据报道，对应用抗抑郁药治疗难治性抑郁的患者，可用以增强抗抑郁药的疗效。鉴于该药用途广泛，故与其他药物同时应用的情况普遍存在。在这种情况下，应考虑到其与同用药物的相互影响。

[卡马西平（酰胺咪嗪，痛惊宁）－药用炭][2]
Carbamazepine－Medicinal Charcoal

要点 对 5 名受试者给予卡马西平后 5 分钟再口服药用炭 50 g，结果使卡马西平吸收减少 95% 以上；给予卡马西平 1 小时后应用药用炭，吸收减少 59%；反复服用药用炭后，使卡马西平的清除率增加近一倍。

有关药物 预料卡马西平的类似物奥卡西平（oxcarbazepine）的胃肠吸收及清除也可受药用炭的影响。

机制 药用炭可吸附卡马西平，妨碍其吸收。另外，药用炭可打断卡马西平的肝肠循环，从而加速其清除。

建议 卡马西平过量后，应尽早口服药用炭；反复应用还可明显增加卡马西平的清除。假如不是为了用来处理卡马西平过量，两种制剂服用的间隔时间应尽可能长一些。

[卡马西平（酰胺咪嗪，痛惊宁）－西咪替丁（甲氰咪胍）][3]
Carbamazepine－Cimetidine

要点 西咪替丁可降低卡马西平的清除率，导致卡马西平血浓度升高。对某一患者进行的研究发现，同时应用这两种药物，产生困倦、眼球震颤，及不随意抽搐。停用西咪替丁后，卡马西平血浓度下降，患者的临床状况改善。然而，对另外 7 名应用卡马西平的癫痫患者进行的研究表明，加用西咪替丁（每日 3 次，每次 200 mg，夜间加用 400 mg，连用 7 天）不曾导致任何神经方面的副作用或其他不良反应，卡马西平及其代谢物的稳态浓度也无任何明显改变。可见两药之间的相互影响存在个体差异。

有关药物 根据相互影响的机制推测，雷尼替丁对卡马西平的影响不会像西咪替丁那样明显，因为其与 CYP 的亲和力仅为西咪替丁的 10%。从这个意义上说，法莫替丁和尼扎替丁更为安全，因为它们与肝药酶的亲和力很低，对肝药酶几乎无任何影响。

根据相互影响的机制推测，预料卡马西平的类似物奥卡西平（oxcarbazepine）与西咪替丁之间不会发生类似相互影响，因为奥卡西平（为 10-酮基卡马西平）不经羟化代谢，而是直接还原为 10-羟基卡马西平。

机制 西咪替丁抑制肝的细胞色素 P450（包括 CYP1A2、CYP2C9，及 CYP2D6 等），而卡马西平由 CYP1A2、CYP2C8、CYP2C9，及 CYP3A4 代谢，故认为卡马西平血浓度的升高与西咪替丁对负责其代谢的 CYP1A2 和 CYP2C9 的非竞争性抑制有关。

建议 因为西咪替丁本身的副作用较多，且与许多药物可发生相互影响，所以临床应用日渐减少。鉴于目前有可供选择的同类药物，故避免两者的同用是可行的。在应用卡马西平治疗期间如果必须应用 H_2 受体阻断药，可选用与肝药酶很少或无亲和力的法莫替丁或尼扎替丁代替西咪替丁；如上所述，雷尼替丁与 CYP 的亲和力仅为西咪替丁的 10%，与卡马西平的相互影响不明显，也可考虑。

另外，根据代谢途径推测，奥卡西平与西咪替丁之间无类似相互影响，故也可考虑用其代替卡马西平。但是，正在应用卡马西平治疗癫痫期间，欲用奥卡西平取代卡马西平，应是一个逐渐替代的过程，因此这一措施也许行不通。

[卡马西平（酰胺咪嗪，痛惊宁）－氢氯噻嗪（双氢克尿噻）][3]
Carbamazepine－Hydrochlorothiazide

要点　卡马西平与氢氯噻嗪合用，可发生症状性低钠血症。

有关药物　预料卡马西平与其他噻嗪类利尿药（氯噻嗪、甲氯噻嗪、环戊噻嗪等）及噻嗪类有关利尿剂（氯噻酮、美托拉宗等）可发生类似相互影响。已证明卡马西平与高效能利尿药呋塞米可发生类似相互影响，但与其他高效能利尿药（依他尼酸及布美他尼等）之间的相互影响尚未见报道。

卡马西平的类似物奥卡西平（oxcarbazepine）也可导致低钠，预料与氢氯噻嗪等利尿药之间也可发生相互影响。

机制　确切机制尚不清楚。两药都可引起失钠，但认为并不是两者排钠作用的简单相加。

建议　该相互影响的发生率不清，但应明确两药合用确有可能发生低钠血症，故合用期间需注意观察。

[卡马西平（酰胺咪嗪，痛惊宁）－红霉素][2]
Carbamazepine－Erythromycin

要点　同时应用卡马西平和红霉素，可使前者血浓度升高，并出现头痛、头晕，及恶心、呕吐、眼球震颤和共济失调等症状。这些变化始于用药后1天内，停用红霉素后2～3天逐渐消失。据报道，4名儿童用红霉素后发生卡马西平中毒，但停用红霉素后，症状消失。中毒出现前、出现时，及出现后，分别测定卡马西平血浓度的结果表明，开始红霉素治疗后，所有患者的卡马西平血浓度都急剧升高；停用红霉素后迅速下降。

有关药物　已用卡马西平控制症状的8名癫痫患者，合用醋竹桃霉素后显示卡马西平中毒的症状。另一大环内酯类抗生素克拉霉素（clarithromycin）也像红霉素一样，可明显抑制CYP3A4，故与卡马西平可发生类似相互影响。

可以预料，癫痫患者同时应用卡马西平和其他大环内酯类抗生素（竹桃霉素、醋竹桃霉素麦迪霉素等）也可发生类似相互影响。但是，阿奇霉素（阿齐霉素；azithromycin）例外，它对CYP3A4没有抑制作用。

卡马西平的类似物奥卡西平（oxcarbazepine）与红霉素及其他大环内酯类抗生素之间是否会发生类似相互影响，尚无证据，但因奥卡西平的代谢与CYP无关，预料类似相互影响不会发生。

机制　已知卡马西平由CYP1A2、CYP2C8、CYP2C9，及CYP3A4代谢，而红霉素对CYP3A4有明显的抑制作用，故两者同用时前者的血浓度升高是不难理解的。

建议　两药同用时，应密切观察，必要时下调卡马西平的剂量。另外，也可考虑应用奥卡西平代替卡马西平，或选用与卡马西平无相互影响的其他抗生素代替红霉素，如阿奇霉素。

[卡马西平（酰胺咪嗪，痛惊宁）－异烟肼（雷米封，异烟酰肼）][2]
Carbamazepine－Isoniazid

要点　卡马西平与异烟肼同用时，可致卡马西平血浓度升高，引起神经系统症状（共济失调、嗜睡、眼球震颤等）。研究表明，开始给予异烟肼后，卡马西平血浓度可升至中毒水平；减少卡马西平的剂量，中毒症状消失。另有研究表明，卡马西平可增强异烟肼的肝毒性作用。

有关药物　卡马西平的类似物奥卡西平（oxcarbazepine）与异烟肼之间是否会发生类似相互影响，尚未见报道。但因奥卡西平的代谢途径不同于卡马西平，且其原型（10-酮基卡马西平）及其代谢物10-羟基卡马西平对肝药酶诱导作用比卡马西平弱，预料两者的类似相互影响不会太明显。

机制　已知异烟肼通过抑制CYP（包括CYP2C9/2C19、CYP3A4，及CYP2D6）从而抑制多种药物的代谢，其中包括卡马西平的代谢（卡马西平的代谢涉及CYP3A4、CYP2C8/2C9，及CYP1A2）。卡马西平是一种酶诱导剂，可加速异烟肼向一种活泼中间产物的转化，而这种活泼中间产物可致细胞死亡。这可能是卡马西平增加异烟肼肝毒性的原因。

建议 两药同用时，要测定卡马西平血浓度。如果出现中毒症状，需将卡马西平减量。

［卡马西平（酰胺咪嗪，痛惊宁）－伊曲康唑（依他康唑）][2]
Carbamazepine－Itraconazol

要点 同时应用卡马西平和三唑类抗真菌药伊曲康唑，可导致卡马西平的血浓度升高，不良反应发生率增加。然而，伊曲康唑的血浓度则降低，抗真菌作用有可能减弱（Bennett，2011）。

有关药物 1 名正在应用卡马西平治疗的患者加用咪康唑（达克宁；miconazole）后出现不良反应（表现为不适、肌阵挛，及震颤），咪康唑的抗真菌作用有无改变未见作者描述。

就对 CYP3A4 的抑制作用而论，以咪唑类的酮康唑（ketoconazole）和三唑类的伊曲康唑作用最强，咪唑类的咪康唑和三唑类伏立康唑次之，氟康唑的抑制作用最弱（然而，不能因此想当然的认为与其他药物之间相互影响的程度也如此。例如，氟康唑对 CYP3A4 的抑制作用较弱，但是对 CYP2C9 的抑制作用则可能是该类药物中最强者）。因此认为，所有唑类抗真菌药都可与卡马西平发生类似相互影响，只是相互影响的程度不同而已。

根据相互影响的机制推测，伊曲康唑（或其他唑类抗真菌药）与卡马西平的结构类似物奥卡西平（oxcarbazepine）之间不会发生类似相互影响，因其代谢与 CYP 无关（但是，由于奥卡西平对 CYP3A4/5 有一定诱导作用，故其促进唑类抗真菌药代谢的可能性依然存在）。

机制 现已证明，所有唑类抗真菌药对 CYP 都有一定抑制作用，特别是 CYP3A4。已知伊曲康唑本身是 CYP3A4 的底物，且对 CYP3A4 有明显抑制作用。鉴于卡马西平的代谢有 CYP3A4 的参与（也涉及 CYP2C8/2C9 以及 CYP1A2），因此认为，两者同用时卡马西平不良反应的发生与伊曲康唑抑制 CYP3A4（包括竞争性抑制和非竞争性抑制）从而阻碍卡马西平的代谢有关。伊曲康唑血浓度的降低起因于卡马西平对 CYP3A4 的诱导（卡马西平对 CYP2C/3A 有明显诱导作用）。

建议 虽然尚未见有因该相互影响而导致严重不良后果的临床报道，但相互影响确实存在，因此建议最好避免两者的同时应用。这不单是因为卡马西平的代谢受阻时有可能导致毒性的发生，而且因为卡马西平对 CYP2C 和 CYP3A 亚家族有明显诱导作用，有可能加速某些唑类抗真菌药的代谢，从而使相互影响变得更为复杂（已知伊曲康唑的氧化代谢主要由 CYP3A4 负责，伏立康唑的代谢有 CYP2C19、CYP2C9，及 CYP3A4 的参与。但是，氟康唑在体内的代谢很少，90％以上以原形经肾排泄）。

应用奥卡西平代替卡马西平与唑类抗真菌药合用固然可避免后者对前者代谢的抑制性影响，但前者通过诱导 CYP3A4 从而促进后者的代谢导致作用减弱的可能性仍然存在；不过，氟康唑也许例外，因其代谢与 CYP 无明显相关。

［卡马西平（酰胺咪嗪，痛惊宁）－达那唑（安宫唑，炔羟雄烯异噁唑）][1]
Carbamazepine－Danazol

要点 数项研究表明，达那唑可使卡马西平血浓度升高 50％～100％，清除率降低 60％，半衰期延长 1 倍左右；部分患者出现急性卡马西平中毒的症状。该影响一般发生于同时给药后 7～30 天。

有关药物 推测其他 17 位烷化雄激素衍生物（如甲睾酮、司坦唑醇、羟甲烯龙等）与卡马西平之间可发生类似相互影响。非 17 位烷化雄激素（睾酮、睾内酯、诺龙等）可能无类似作用。

根据代谢途径推测，预料卡马西平的类似物奥卡西平（oxcarbazepine）与达那唑之间不会发生类似相互影响。

机制 达那唑抑制肝对卡马西平的代谢。

建议 该相互影响肯定，具有重要临床意义。尽可能避免两者合用。如必须合用，应在能监测卡马西平血浓度的条件下进行，并在必要时减少卡马西平的剂量。推测非 17 位烷化衍生物与卡马西平无类似相互影响，故可考虑用其代替达那唑。另外，正在应用达那唑治疗的患者如果需要给予卡马西平，也可考虑用奥卡西平代替。

[卡马西平（酰胺咪嗪，痛惊宁）－烟酰胺][2]
Carbamazepine－Nicotinamide

要点 应用卡马西平治疗期间给予烟酰胺，前者血浓度升高，作用增强。

有关药物 烟酸在体内转变为烟酰胺，预料与卡马西平之间可能会发生类似相互影响。

卡马西平的类似物奥卡西平（oxcarbazepine）与烟酰胺是否会发生类似相互影响，尚不清楚。

机制 可能起因于烟酰胺对卡马西平肝代谢的抑制。

建议 应用卡马西平治疗期间给予烟酰胺，应考虑到卡马西平的毒性有可能增强，必要时将卡马西平的剂量下调。

[乙琥胺－卡马西平（酰胺咪嗪，痛惊宁）][3]
Ethosuximide－Carbamazepine

要点 有证据表明，卡马西平与乙琥胺合用时，乙琥胺血浓度降低。

有关药物 卡马西平对其他琥珀酰亚胺类抗癫痫药（甲琥胺和苯琥胺等）的血浓度是否有类似影响，还不清楚。

乙琥胺与卡马西平的类似物奥卡西平（oxcarbazepine）之间有可能发生类似相互影响，因奥卡西平及其还原产物（10-羟基卡马西平）对 CYP3A3/4 有诱导作用。

机制 已知卡马西平是公认的肝药酶诱导剂（对 CYP2C9 以及 CYP3A 亚家族有明显的诱导作用）。乙琥胺约 25% 以原型经肾排泄，剩下的大部分经肝微粒体酶代谢。尽管乙琥胺的代谢是否由 CYP 负责或有哪些 CYP 参与尚不清楚，但目前仍认为乙琥胺血浓度的降低可能与卡马西平对肝药酶的诱导作用有关。

建议 在未进行进一步研究之前，两者的合用无须避免，但合用期间应密切观察对癫痫的控制情况。

[乙琥胺－丙戊酸（二丙基乙酸，敌百痉）][3]
Ethosuximide－Valproic Acid

要点 同时应用丙戊酸，可使乙琥胺血浓度升高。

有关药物 丙戊酸与其他琥珀酰亚胺类抗癫痫药（甲琥胺和苯琥胺）之间是否会发生类似相互影响，尚无报道。但因代谢途径类似，预料有可能发生。已证明丙戊酸的钠盐丙戊酸钠可使乙琥胺的血浓度升高。也有乙琥胺与丙戊酸合用无相互影响的报道。

机制 确切机制不清楚。有人认为，丙戊酸与乙琥胺竞争药物代谢酶（已知丙戊酸抑制 CYP2C9，本身由 CYP2C9 以及 CYP2C19 代谢），从而导致乙琥胺的代谢抑制，可能是此种相互影响的机制（也参见 [乙琥胺－卡马西平（酰胺咪嗪，痛惊宁）]）。

建议 资料有限，且相互影响的报道结果不一，故两者的联用无须避免。其实抗癫痫药的联用（包括丙戊酸与乙琥胺的联用）是常见的，且大多能取得良好的治疗效果。然而，当将丙戊酸与乙琥胺联用时，应考虑到相互影响导致乙琥胺血浓度明显升高的可能性，并于联用期间密切观察乙琥胺作用的改变，维持对发作的良好控制。

[乙琥胺－阿司匹林（乙酰水杨酸）][3]
Ethosuximide－Aspirin（Acetylsalicylic Acid）

要点 同时应用乙琥胺与阿司匹林，乙琥胺血浓度降低，疗效减弱。

有关药物 阿司匹林与其他琥珀酰亚胺类抗癫痫药之间的相互影响尚未见报道，但根据相互影响的机制推测，与甲琥胺及苯琥胺不太可能发生此种相互影响，因后两者仅有不足 10% 以原型经肾排泄。

根据相互影响的机制推测，乙琥胺与其他酸性药物（吲哚美辛、青霉素、头孢菌素类等）之间有可能发生类似相互影响。

机制 乙琥胺有 25％以原型经肾排泄，其经肾排泄的速度与 pH 有关。阿司匹林酸化尿液，使离子化型乙琥胺增加（乙琥胺属弱碱，在酸性环境中解离度增大），排泄加速。

建议 正在应用乙琥胺治疗期间，如果需要给予酸性药物，应注意观察癫痫的控制情况，必要时适当增加乙琥胺的剂量。

[乙琥胺－异烟肼（雷米封，异烟酰肼)][2]
Ethosuximide－Isoniazid

要点 据报道，正在应用乙琥胺和丙戊酸钠控制癫痫的一名患者，当加用异烟肼后，于 1 周内出现持续呃逆、恶心、呕吐、厌食，及失眠等乙琥胺中毒的症状，随后 5 周逐渐出现精神行为改变。

有关药物 异烟肼与另外两种琥珀酰亚胺类甲琥胺和苯琥胺是否发生类似相互影响，尚无资料证实。但根据代谢途径推测，类似相互影响有可能发生。

机制 已知乙琥胺的代谢涉及 CYP3A，而异烟肼对 CYP3A、CYP2C9/CYP2C19，及 CYP2D6 有抑制作用。上述患者症状的出现和消失与乙琥胺血浓度的升降有关，因此认为，该相互影响可能起因于异烟肼对乙琥胺经 CYP3A 代谢的非竞争性抑制。何以会出现类似异烟肼的精神行为改变，还不清楚，因未见异烟肼血浓度的升高。

已知丙戊酸钠的代谢由 CYP2C9、CYP2C19，及 UGT 负责，因此认为，上述症状的发生与异烟肼抑制丙戊酸钠的代谢从而导致丙戊酸钠的血浓度升高也有一定关系。

建议 尽管此种现象的发生率尚不清楚，其普遍临床意义也难以确定，然而，确有证据表明异烟肼可抑制乙琥胺的代谢（Gumbo，2011），故同用期间有必要注意监测。

[乙琥胺－碳酸氢钠（小苏打)][3]
Ethosuximide－Sodium Bicarbonate

要点 有证据表明，同时应用乙琥胺与碳酸氢钠，前者血浓度升高，作用增强。

有关药物 碳酸氢钠与其他琥珀酰亚胺类抗癫痫药之间的相互影响尚未见报道，但根据相互影响的机制推测，与甲琥胺及苯琥胺不太可能发生此种相互影响，因后两者仅有不足 10％以原型经肾排泄。

根据相互影响的机制推测，乙琥胺与其他碱性药物（氨茶碱、乳酸钠、氨丁三醇等）之间有可能发生类似相互影响。

机制 乙琥胺有 25％以原型经肾排泄，其经肾排泄的速度与 pH 有关。碳酸氢钠碱化尿液，使离子化型乙琥胺减少（乙琥胺属弱碱，在酸性环境中解离度增大），排泄减少。

建议 正在应用乙琥胺治疗期间，如果需要给予碱性药物，应考虑到乙琥胺血浓度升高的可能性，并于必要时适当减少乙琥胺的剂量。在癫痫得到良好控制期间，一般不主张换用抗癫痫药。如为必须，可尝试应用甲琥胺或苯琥胺代替乙琥胺。噁唑烷类的三甲双酮和甲乙双酮主要经肝代谢后由肾排泄，其血浓度不受尿液 pH 的影响，唯毒性比琥珀酰亚胺类大。

[拉莫三嗪－扑米酮（扑痫酮)][2]
Lamotrigine－Primidone

要点 同时应用拉莫三嗪和扑米酮，拉莫三嗪的作用减弱。

有关药物 有证据表明，苯巴比妥与拉莫三嗪之间可发生类似相互影响。如果该相互影响起因于扑米酮的代谢物苯巴比妥对肝药酶的诱导，预料苯巴比妥以及其他巴比妥类镇静催眠药（戊巴比妥、异戊巴比妥、司可巴比妥等）与拉莫三嗪之间也可发生类似相互影响。

机制 拉莫三嗪为苯基三嗪类抗癫痫药，在体内无氧化代谢，几乎完全在 UGT 的作用下与葡糖醛酸络合（就拉莫三嗪的络合而论，以 UGT1A4 为主，UGT2B7 次之），本身对 UGT 有一定的诱导作用。扑米酮在体内可转化为苯巴比妥。已知苯巴比妥是强效的酶诱导剂（包括对 UGT 的诱导），故认为拉莫三嗪作用的减弱与扑米酮的代谢物苯巴比妥诱导 UGT，从而加速其络合有关。另外，拉莫三嗪的蛋白结合率达 55%，故蛋白结合的竞争也不能排除。

建议   同时应用拉莫三嗪及扑米酮期间，拉莫三嗪的作用减弱，癫痫的控制可能受影响。正在应用扑米酮治疗的癫痫患者，如需加用拉莫三嗪，其用量大于常用量（参见［拉莫三嗪－卡马西平］）。正在应用拉莫三嗪治疗期间加用扑米酮，如果出现难以解释的发作频率增加，应考虑到可能起因于扑米酮导致的拉莫三嗪抗癫痫作用的减弱。

UGT 存在基因多态性，故有可能影响 UGT 底物的疗效。Chang 等对 106 名汉族癫痫患者进行的一项研究表明，UGT1A4 变异型个体拉莫三嗪的血浓度高于野生型，疗效也更好，但与此同时，不良反应的发生率也有可能增加（Chang et al, 2014）。拉莫三嗪与其他 UGT 的底物和（或）抑制剂和诱导剂同用时，应考虑到 UGT 多态性对药物相互影响的判断可能带来的干扰。

［拉莫三嗪－卡马西平（酰胺咪嗪，痛惊宁）］[2]
Lamotrigine－Carbamazepine

要点   同时应用卡马西平和拉莫三嗪（一种苯基三嗪类新型抗癫痫药），拉莫三嗪的血浓度降低，作用减弱，而卡马西平的血浓度可升高，作用和毒性增强。

有关药物   鉴于卡马西平的类似物奥卡西平也像卡马西平一样，对 UGT 有诱导作用，因此也可促进拉莫三嗪的代谢（因为奥卡西平对 UGT 有微弱的抑制作用，故对拉莫三嗪代谢的影响不会像卡马西平那么明显），削弱其作用（尽管奥卡西平对 CYP3A4/5 有诱导作用，对 CYP2C19 有抑制作用，但鉴于拉莫三嗪的代谢与 CYP 无关，故不会在这些平面上发生相互影响）。然而，拉莫三嗪是否也会竞争性抑制奥卡西平经 UGT 的代谢，目前还不清楚（奥卡西平的代谢与 CYP 无关，主要在 UGT 的作用下与葡糖醛酸络合）。

另有报道说，同时应用卡马西平，可降低托吡酯（topiramate）的血浓度。已知大部分托吡酯以原型经肾排泄，极少部分经羟化、水解，及葡糖醛酸化代谢，蛋白结合率极低（仅占 10%～20%）。可见，卡马西平对托吡酯代谢的影响也许不会像其对拉莫三嗪的影响那么明显，本身的代谢也不会受托吡酯的影响。尽管托吡酯对 CYP2C19 有抑制作用，但与该处的相互影响无关。

机制   拉莫三嗪在体内不经氧化代谢，而是直接在 UGT 的作用下与葡糖醛酸络合后排泄。另外，拉莫三嗪除了作为 UGT 的底物经 UGT 代谢外，同时也是 UGT 的诱导剂。卡马西平在体内主要先经 CYP（包括 1A2、2C8、2C9，及 CYP3A4）代谢为 10,11-环氧化物（作用和毒性与母药相当），然后大部分在 UGT 的作用下生成葡糖醛酸化物经肾排泄；卡马西平除对 CYP2C9 和 CYP3A 亚家族有明显诱导作用外，对 UGT 也有诱导作用。根据上述过程分析，拉莫三嗪半衰期的缩短起因于卡马西平对 UGT 的诱导，而卡马西平及其环氧化物血浓度的升高则与拉莫三嗪竞争性抑制 UGT 从而阻碍卡马西平的 10,11-环氧化物的络合代谢有关（拉莫三嗪对卡马西平的代谢无直接影响，但当其环氧化物的代谢受阻时，除可导致 10,11-环氧化物的浓度升高外，尚可影响卡马西平向其环氧化物的转化）。

建议   最好不采用拉莫三嗪与卡马西平之联合。但是，拉莫三嗪是其他药物不能控制的部分性或全身性发作的有效辅助治疗药物，临床上常常与其他抗癫痫药合用，故在某些情况下与卡马西平的联用也许不能避免。如果是这样的话，就应考虑到卡马西平的剂量可能需要减少，而拉莫三嗪的需要量可能大于常用量（正在应用卡马西平的患者，拉莫三嗪的起始量为每日 50 mg 计 2 周，然后增加为 50 mg 每日 2 次计 2 周，接着以每周 100 mg 的增量渐增至每日 300～500 mg 分 2 次给予）。苯妥英、苯巴比妥或扑米酮与拉莫三嗪联用，也应遵循该原则。

［拉莫三嗪－苯妥英（大仑丁，二苯乙内酰脲，二苯海因）］[2]
Lamotrigine－Phenytoin

要点   同时应用苯妥英和拉莫三嗪，后者的血浓度降低，作用减弱。

有关药物 根据相互影响的机制推测，其他乙内酰脲类抗癫痫药如乙妥英（乙基苯妥英）和甲妥英（3-甲基苯乙妥因）与拉莫三嗪之间可发生类似相互影响。

已证明扑米酮（在体内转变为苯巴比妥发挥作用）和苯巴比妥的代谢途径以及对 UGT 和 CYP 的影响与苯妥英完全相同，因此与拉莫三嗪之间可发生类似相互影响（[拉莫三嗪－扑米酮（扑痫酮）]）。

另一种抗癫痫药卡马西平及其结构类似物奥卡西平与拉莫三嗪之间的相互影响以及用药注意事项参见［卡马西平－拉莫三嗪］项下的内容。

机制 该影响的机制已经十分明确。拉莫三嗪和苯妥英对 UGT 都有诱导作用，不同的是前者由 UGT 代谢，而后者的代谢转化与 UGT 无关，因此前者的代谢加速，对后者的代谢无影响。

建议 如有必要，两者的合用无须避免，但应了解此种相互影响可能导致的拉莫三嗪作用减弱，并据情调整剂量。调整剂量时应考虑到拉莫三嗪与苯妥英抗癫痫作用相加的因素（拉莫三嗪剂量的调整可参照［拉莫三嗪－卡马西平］）。

［拉莫三嗪－丙戊酸（二丙基乙酸，敌百痉）][2]
Lamotrigine－Valproic Acid

要点 有证据表明，丙戊酸可延长拉莫三嗪的半衰期（从 35 小时延长至 59 小时），使其作用增强（这与卡马西平、苯妥英，及苯巴比妥等对拉莫三嗪的影响相反）。丙戊酸的血浓度有可能降低（可达 25%）。

有关药物 预料丙戊酸钠、含等量丙戊酸和丙戊酸钠的稳定复合物，及双丙戊酸钠可与拉莫三嗪发生类似影响。

机制 拉莫三嗪主要由 UGT 进行生物转化（本身对 UGT 有明显诱导作用），而丙戊酸对 UGT 有明显的抑制作用（在目前临床上常用的抗癫痫药中，以丙戊酸对 UGT 的抑制作用最强，其中既包括竞争性抑制，也包括非竞争性抑制），因此可抑制拉莫三嗪与葡糖醛酸的络合（虽然丙戊酸对 CYP2C9 也有抑制作用，但是拉莫三嗪不经 CYP 代谢，因此该影响与丙戊酸对 CYP2C9 的抑制无关）。鉴于丙戊酸的络合代谢有 UGT 的参与（氧化代谢主要由 CYP2C9 和 CYP2C19 负责），因此认为，丙戊酸血浓度的降低可能起因于拉莫三嗪对 UGT 的诱导。

建议 如有必要，两者的同用无须避免，但于同用期间应注意观察有无拉莫三嗪中毒的症状和体征（如恶心、嗜睡、头痛、复视、共济失调等），必要时减少拉莫三嗪的剂量，或延长给药间隔。两者联用时的具体给药方法可遵循如下原则：以拉莫三嗪每隔日 25 mg 连用 2 周开始，接着增加到每日 25 mg 连用 2 周；然后可每 1～2 周增加 25～50 mg，直至达每日 100～150 mg 的维持量分 2 次给予。至于丙戊酸血浓度的降低如不明显的话，可不予考虑。

［拉莫三嗪－瑞替滨（瑞替加滨）][3]
Lamotrigine－Retigabine

要点 Hermann 等对 29 名健康男性受试者进行的研究表明，同时应用抗癫痫药拉莫三嗪和瑞替滨，前者的平均 $t_{1/2}$ 和 AUC 分别下降 15% 和 18%，清除率增加 22%（$P = 0.001$），而瑞替滨的平均 $t_{1/2}$ 和 AUC 分别增加 7.5%（$P = 0.045$）和 15%（$P = 0.006$），清除率（CL/F）降低 13%（$P = 0.06$）（Hermann et al, 2003）。

机制 根据上述相互影响的结果以及两者的代谢途径推测（两者都经历广泛的葡糖醛酸化和肾排泄），瑞替滨清除率的下降起因于拉莫三嗪对肾排泄的竞争，而非起因于对葡糖醛酸化的抑制（鉴于拉莫三嗪是 UGT 的底物，且对 UGT 有诱导作用，故对瑞替滨经 UGT 的代谢既有竞争性抑制也有诱导加速的作用，理论上两种作用可互相抵消）。拉莫三嗪清除的加速尚难以解释（拉莫三嗪主要在 UGT 的作用下与葡糖醛酸络合，本身对 UGT 有诱导作用），因为未曾证明瑞替滨具有酶诱导作用。另外，载体介导的相互影响也不能排除。

建议 应在患者中对该相互影响进行进一步研究，以便评价两者以建议量的上限联用时的临床意义。

［拉莫三嗪－对乙酰氨基酚（醋氨酚，扑热息痛)][2]
Lamotrigine－Acetaminophen

要点　同时应用拉莫三嗪和对乙酰氨基酚，前者血浓度降低，作用减弱。

有关药物　预料贝诺酯（为对乙酰氨基酚与乙酰水杨酸的酯化产物）与拉莫三嗪之间可发生类似相互影响。对乙酰氨基酚的类似物非那西汀与拉莫三嗪之间是否会发生类似相互影响，还不清楚。但鉴于非那西汀在体内代谢为对乙酰氨基酚，然后通过相同途径络合后排泄，预料类似相互影响有可能发生。

机制　已知拉莫三嗪和对乙酰氨基酚都由 UGT 代谢转化，照此推论，应该形成对 UGT 的竞争性抑制。不过，两者同用时，却导致拉莫三嗪的血浓度降低。因此推测，对乙酰氨基酚对 UGT 可能有诱导作用，后在部分实验中得到了证实（然而，拉莫三嗪对 UGT 也有明显的诱导作用，为什么对乙酰氨基酚的血浓度不受影响，目前仍难以做出合理的解释）。Gastrup 等的研究表明，对拉莫三嗪经 UGT 代谢的竞争性抑制和诱导作用都有可能发生（Gastrup et al, 2015）。前者会导致拉莫三嗪的暴露增加，而后者则有可能使其半衰期缩短。预料在联用之初表现为拉莫三嗪的暴露增加，但随着联用的继续，诱导作用逐渐呈现，有可能导致拉莫三嗪的作用减弱。另外，对乙酰氨基酚对拉莫三嗪肾排泄的促进也是原因之一。

建议　拉莫三嗪是癫痫和双相情感障碍的一线治疗药物，临床应用广泛。有证据表明，拉莫三嗪与某些非甾类抗炎药（如阿司匹林）之间可发生相互影响，因此多有采用对乙酰氨基酚代替非甾类抗炎药与拉莫三嗪联用的情况。尽管拉莫三嗪与对乙酰氨基酚发生药物相互影响的报道不多，但 Carnovale 等的分析表明，两者之间的相互影响确实存在（Carnovale et al, 2019）。考虑到拉莫三嗪的治疗指数狭窄，目前建议，正在应用拉莫三嗪治疗的患者，应慎用对乙酰氨基酚，特别是脆弱群体（如老年人和儿童），以免因拉莫三嗪抗癫痫作用减弱导致癫痫发作或加重。必须同用时，需要根据具体情况对拉莫三嗪的剂量进行适当调整。

［拉莫三嗪－口服避孕药][1]
Lamotrigine－Oral contraceptive Agents（Oral contraceptives）

要点　Sidhu 等对 22 名健康女性进行的为期 130 天的研究表明，同时应用拉莫三嗪和复方口服避孕药，可发生明显的药动学相互影响，相互影响的结果主要表现为前者的血浓度明显下降。新近有病例报道表明，癫痫治疗期间加用口服避孕药后，癫痫发作次数增加或使已经得到良好控制的癫痫复发，同时伴有拉莫三嗪血浓度的降低。该报道中的口服避孕药含有炔雌醇（ethinylestradiol；乙炔雌二醇）和左炔诺孕酮（levonorgestrel)（Sidhu et al, 2005）。

另有研究表明，同时应用口服避孕药期间，拉莫三嗪的 C_{max} 平均降低 39%，$AUC_{0\sim24}$ 平均下降 52%。显然，这么大幅度的下降具有重要的临床意义。

Sabers 等的一项报道表明，正在应用拉莫三嗪治疗的 7 名患者在加用口服避孕药后，前者血浓度平均下降 49%，同时伴有发作次数增加或复发；停用口服避孕药后，发生拉莫三嗪的副作用。对 22 名同时应用拉莫三嗪和口服避孕药者以及 30 名单用拉莫三嗪者进行的比较研究表明，前者拉莫三嗪血浓度为 13 $\mu mol/L$，而后者则为 28 $\mu mol/L$。

有关药物　已证明苯妥英、卡马西平，及奥卡西平可使左炔诺孕酮的 AUC 分别下降 42%、40%、及 32%。另有证据表明，抗癫痫药非氨酯（felbamate；非尔氨酯）可使孕二烯酮（gestodene）的 $AUC_{0\sim24}$ 降低 42%，但对炔雌醇的血浓度无明显影响。

机制　在有上述口服避孕药存在的情况下，拉莫三嗪的清除速度增加 1 倍。每次停用避孕药后拉莫三嗪血浓度（口服避孕药连用 21 天，停 7 天，然后开始下一个周期）迅速上升，至下周期用口服避孕药前达高峰（约为同用期间的 2 倍）。考虑到口服避孕药中的成分可诱导 UGT 系统，而拉莫三嗪在体内的代谢主要由该酶系统负责，因此认为其血浓度的降低与前者诱导该酶有关。

Sidhu 等的研究表明，在同用拉莫三嗪期间以及不用拉莫三嗪时，炔雌醇的 C_{max} 和 $AUC_{0\sim24}$ 无明显差别；尽管同用拉莫三嗪期间左炔诺孕酮的 C_{max} 和 $AUC_{0\sim24}$ 分别降低 12% 和 19%，但无统计学意义。虽然拉莫三嗪对左炔诺孕酮影响的确切机制还不清楚，但鉴于拉莫三嗪对 UGT 有诱导作用，故对其清除的诱导似乎是合理的解释。左炔诺孕酮的直接葡糖醛酰化是其比较次要的代谢途径。因此，目前的发现表明，要么是左炔诺孕酮的直接葡糖醛酰化比先前确立的程度大一些，要么就是拉莫三嗪对左炔诺孕酮的羟化和硫酸化有影响。鉴于研究表明拉莫三嗪对尿液中 6β-羟皮质醇的排泄无影响，且拉莫三嗪对炔雌醇的影响不明显，故认为拉莫三嗪不太可能是 CYP 的诱导剂（事实上已有结论性的证据表明，拉莫三嗪本身并不由 CYP 代谢，对 CYP 既无诱导也无抑制作用）。与复方口服避孕药单用相比，同时应用拉莫三嗪（300 mg），孕酮（黄体酮）的血浓度略下降，但下降的幅度不会影响口服避孕药的避孕效果。

建议 拉莫三嗪是一种抗癫痫药，可用于成人和儿童部分性发作以及原发和继发全身强直痉挛性发作的治疗。可单用，也可与其他药物联用。另外，部分国家也批准用于成人 I 型双相情感障碍的治疗。该药对女性癫痫患者也许更合适，因其不增加体重，也不干扰月经周期。然而，同时应用抗癫痫药和口服避孕药，有可能发生药物相互影响。许多抗癫痫药有肝药酶诱导特点，从而有可能增加活性药物的清除或减少其吸收，因之有可能削弱口服避孕药的效果。同样，口服避孕药的应用也可促进抗癫痫药的代谢，因为某些抗癫痫药的主要代谢途径是葡糖醛酰化（包括拉莫三嗪）。

同时应用拉莫三嗪和复方口服避孕药，观察到血清 FSH（卵泡刺激素）和 LH（黄体生成素）的浓度显著增加，雌二醇的浓度也增加，但不像 FSH 和 LH 那么明显。这些变化可能与拉莫三嗪和复方口服避孕药同用期间左炔诺孕酮血浓度的降低有关。

总之，两者联用时可发生明显相互影响。作者认为，正在应用拉莫三嗪治疗的患者，加用或停用口服避孕药时，有可能需要对前者的剂量进行适当调整；左炔诺孕酮药动学的轻微变化虽有可能影响口服避孕药对卵巢的抑制作用，但未见有发生排卵的证据，故就目前可得到的资料看，拉莫三嗪对口服避孕药避孕效果的影响可不予考虑。

[拉莫三嗪－利福平（甲哌利福霉素）][1]
Lamotrigine－Rifampicin（Rifampin）

要点 Ebert 等对 10 名健康男性受试者进行的一项随机化三阶段交叉研究表明，与安慰剂和西咪替丁相比，利福平明显降低拉莫三嗪的 $AUC_{0 \sim 48 h}$ 和 $AUC_{0 \sim \infty}$（$P < 0.05$），缩短其半衰期（$P < 0.05$），而 CL/F 则明显增加（$P < 0.05$）；肾清除率（CL_R）、C_{max}，及 t_{max} 无改变。利福平预处理组拉莫三嗪及其葡糖醛酸化物的尿排泄明显高于安慰剂组和西咪替丁组（$P < 0.05$）（Ebert et al, 2000）。

机制 拉莫三嗪主要经 UGT（尿苷二磷酸葡糖醛酰转移酶）代谢，而利福平是最有效的酶诱导剂之一。它除了可诱导多种 CYP 外，也可诱导 UGT。因此认为，利福平诱导 UGT，从而加速拉莫三嗪的代谢，是上述影响的机制。

建议 应用利福平后，拉莫三嗪的 AUC 仅有对照值的 56%。这一发现强烈提示，同时应用利福平治疗，会降低癫痫患者拉莫三嗪的谷浓度，损害其抗癫痫作用。

在该试验中，Ebert 等证明同时应用西咪替丁对拉莫三嗪的药动学无影响，故认为癫痫患者同时应用这两种药物是安全的。

[非氨酯（非尔氨酯）－丙戊酸（二丙基乙酸，敌百痉）][2]
Felbamate－Valproic Acid

要点 同时应用非氨酯和丙戊酸，两者的血浓度都升高，作用和毒性增强，副作用发生率增加。

有关药物 根据相互影响的机制推测，非氨酯与丙戊酸钠、双丙戊酸钠、含有等量丙戊酸和丙戊酸钠的稳定复合物之间可发生类似相互影响。

机制 两者血浓度的升高起因于对肝药酶的竞争性抑制。

建议 避免两者合用是明智的。如果必须合用，两者都需减量。减量多少未标化，需根据具体情况而定。

［非氨酯（非尔氨酯）－卡马西平（酰胺咪嗪）][2]
Felbamate－Carbamazepine

要点　同时应用非氨酯和卡马西平，前者血浓度升高，后者血浓度下降。但也有两者合用非氨酯半衰期缩短的报道。

有关药物　卡马西平的类似物奥卡西平（oxcarbazepine）与非氨酯之间是否会发生类似相互影响尚不清楚，但根据代谢途径及提出的相互影响机制推测，类似相互影响也许不会发生，因为奥卡西平（10-酮基卡马西平）及其在体内的还原产物 10-羟基卡马西平的代谢不依赖于肝药酶。

机制　卡马西平的代谢由 CYP1A2/2C8/2C9/3A4 负责（以 CYP3A4 为主），非氨酯的代谢有 CYP3A4 的参与。有人认为，非氨酯血浓度的升高起因于卡马西平对肝药酶的竞争性抑制，而卡马西平血浓度的降低起因于非氨酯对肝药酶的诱导。Egnell 等的研究表明，非氨酯促进卡马西平 10,11 环氧化物的生成，而该环氧化物的生成由 CYP3A4 介导（Egnell et al，2003），这为非氨酯诱导 CYP3A4 从而促进卡马西平的代谢进一步提供了佐证。

至于非氨酯药动学改变的矛盾结果，目前尚难以做出令人满意的解释。也许是不同个体对两种药物的代谢存在差异。卡马西平与 CYP3A4 的亲和力大于非氨酯，或者是卡马西平竞争性抑制 CYP3A4 而导致的非氨酯代谢减慢，不能抵消其对 CYP3A4 的诱导而引起的非氨酯代谢加速，可解释两种矛盾的结果。

建议　建议避免两者合用。如需合用，可能需要根据具体情况对两者的剂量进行适当调整。有人认为，两者合用时总的抗癫痫作用可能无改变，即使非氨酯血浓度升高也不会导致副作用的明显增加，因此无须进行调整剂量，但此点有待进一步证实。

另外，鉴于奥卡西平的氧化代谢与肝药酶无明显相关，故也可考虑用其代替卡马西平与非氨酯合用。

［氯巴占（氧异安定）－苯妥英（大仑丁，二苯乙内酰脲，二苯海因）][2]
Clobazam－Phenytoin

要点　同时应用抗癫痫药氯巴占和苯妥英，前者血浓度降低，而后者血浓度升高。

有关药物　已证明另一苯二氮䓬类衍生物地西泮与苯妥英之间可发生类似相互影响。其他苯二氮䓬类（氯氮䓬、氟西泮、三唑仑等）与苯妥英之间以及氯巴占与其他乙内酰脲类抗癫痫药（甲妥英和乙妥英）之间是否会发生类似相互影响，尚难定论（也见［地西泮（安定）－苯妥英］）。

Yamamoto 等对来自常规药物治疗监测的 1280 名多药治疗癫痫患者的 2504 个样本进行的一项回顾性分析评价表明，同时应用卡马西平或苯巴比妥，也可导致氯巴占的血浓度降低，但其影响弱于苯妥英；当有苯妥英存在时，不管是加用卡马西平，还是加用苯巴比妥，或同时加用卡马西平和苯巴比妥，对氯巴占的影响不再进一步增强，也就是说它们对氯巴占药动学的影响不相加；然而，当有丙戊酸存在时，苯妥英、卡马西平或苯巴比妥对氯巴占药动学的影响可进一步增强。另外，他们的分析表明，上述诱导剂对氯巴占药动学的影响在成人中比在儿童中更明显（Yamamoto et al，2014）。有关氯巴占－卡马西平以及氯巴占－苯巴比妥之间的相互影响参见［氯巴占（氧异安定）－卡马西平（酰胺咪嗪，痛惊宁）］以及［氯巴占（氧异安定）－苯巴比妥（鲁米那）］项下的内容。

机制　氯巴占的氧化代谢主要由 CYP3A4 负责，也部分涉及 CYP2C19 和 CYP2B6。已知苯妥英对 CYP2C/3A 亚家族（以及 UGT）有明显诱导作用，因此认为，氯巴占血浓度的降低起因于苯妥英对肝药酶（主要是 CYP3A4）的诱导（尽管苯妥英本身的代谢涉及 CYP2C9 和 CYP2C19，且对肝药酶有抑制作用，但与其他药物联用时多表现为诱导作用所造成的影响）。苯妥英血浓度的升高可能起因于氯巴占的 N-脱甲基代谢物（N-脱甲基氯巴占）对苯妥英代谢的抑制；两者在 CYP2C19 水平上的竞争性抑制也可能起一定作用。

建议　氯巴占在化学上属于苯二氮䓬类，药物分类上属于抗癫痫药，是广泛用于难治性癫痫的第 1 代抗癫痫药。如果必须将氯巴占与苯妥英合用，氯巴占的需要量无须增加，因其脱甲基代谢物仍有抗癫痫作用，但苯妥英的剂量需要下调，以免产生毒副作用。

[氯巴占（氧异安定）-卡马西平（酰胺咪嗪，痛惊宁）][2]
Clobazam－Carbamazepine

要点 有证据表明，氯巴占与卡马西平合用时，前者血浓度降低（同时其 N-去甲基代谢产物血浓度升高），但是后者的血浓度升高。

有关药物 根据相互影响的机制推测，卡马西平的结构类似物奥卡西平（oxcarbazepine）与氯巴占之间也可发生相互影响，但相互影响的结果可能有差别，因为奥卡西平（为 10-酮基卡马西平）在体内的代谢途径与卡马西平不同，尽管对 CYP3A4/5 有诱导作用，对 CYP2C19 有抑制作用，但是本身并不经 CYP 代谢。由此推断，奥卡西平可使氯巴占的血浓度降低，但氯巴占对奥卡西平的代谢不会有影响。

据报道，卡马西平与苯二氮䓬类的氯硝西泮（氯硝安定）可发生相互影响，但相互影响的结果是两者的半衰期都缩短，即互相促进代谢，这显然与上述有所不同。有关细节见［氯硝西泮（氯硝安定）-卡马西平（酰胺咪嗪）］。

机制 氯巴占属难治性癫痫可供选择的一种苯二氮䓬类药物，像其他经 I 相代谢的苯二氮䓬类一样，也主要由 CYP3A4 和 CYP2C19 代谢。卡马西平对 CYP3A4（以及 CYP2C9）有明显的诱导作用，因此可加速氯巴占经 CYP3A4 的代谢，从而导致血浓度降低。至于卡马西平血浓度的升高，目前认为与氯巴占的 N-去甲基代谢产物抑制卡马西平的代谢有关。当然，氯巴占与卡马西平在 CYP3A4 水平上的竞争性抑制也可能起部分作用（卡马西平经由 CYP3A4、1A2、2C8，及 2C9 代谢）。

同为苯二氮䓬类的氯硝西泮与卡马西平同用时，何以会使后者的半衰期缩短，其确切机制目前尚不清楚，因为包括氯硝西泮在内的苯二氮䓬类对肝药酶的合成无明显诱导作用。尽管苯二氮䓬类和卡马西平都有高度的蛋白结合（前者从～70％～99％不等，后者也高达 75％），但尚无因蛋白结合的竞争而造成明显药动学相互影响的报道（Mihic et al, 2011）。

建议 如果必须合用，卡马西平的需要量减少，而氯巴占的需要量不一定增加，因其去甲基代谢物仍有抗癫痫作用。

[氯巴占（氧异安定）-丙戊酸（二丙基乙酸，敌百痉）][2]
Clobazam－Valproic Acid

要点 有报道说，氯巴占与丙戊酸合用时，氯巴占的血浓度降低，其 N-脱甲基代谢物的血浓度也降低，而丙戊酸的血浓度则升高。

有关药物 已证明丙戊酸可使另一苯二氮䓬类衍生物地西泮的血浓度升高，这与其对氯巴占（同属苯二氮䓬类衍生物）的影响正好相反。由于结果相矛盾，故难以预料丙戊酸与其他苯二氮䓬类，如经一相代谢的氯氮䓬、地西泮、氟西泮、三唑仑、阿普唑仑、美沙唑仑、依替唑仑、溴替唑仑，及依赖于二相（葡糖醛酸化）代谢的劳拉西泮、奥沙西泮、替马西泮、咪达唑仑等之间是否会发生类似相互影响。

根据药理作用的类似性推测，氯巴占与丙戊酸的类似物（丙戊酸钠、双丙戊酸钠、含有等量丙戊酸和丙戊酸钠的稳定复合物等）之间可发生类似相互影响。

机制 氯巴占和地西泮同属苯二氮䓬类，但是与丙戊酸相互影响的结果相反，故推测两者的代谢途径和（或）对酶的亲和力有所不同。已知大部分经一相代谢的苯二氮䓬类（如氯氮䓬、地西泮、氟西泮、三唑仑、阿普唑仑、美沙唑仑、依替唑仑、溴替唑仑等）的氧化代谢主要由 CYP3A4 和 CYP2C19 负责。丙戊酸主要由 CYP2C9 和 CYP2C19 代谢，对 CYP2C9 和 UGT 有一定抑制作用。新近有研究表明，丙戊酸对 CYP3A4 有某种程度的诱导作用（有报道说，丙戊酸可进一步增强苯妥英等酶诱导剂对氯巴占代谢的影响，为其酶诱导作用提供了佐证。也参见［氯巴占（氧异安定）-苯妥英（大仑丁，二苯乙内酰脲，二苯海因）］）。由此认为，氯巴占血浓度的降低与丙戊酸诱导 CYP3A4 从而促进其代谢有关（对 P-糖蛋白的诱导作用也不能排除），而地西泮和丙戊酸血浓度的升高则起因于两者对 CYP2C19 的竞争性抑制。

建议　虽然该相互影响的确切机制尚不明确，上述推论也存疑问，但是，无论如何，相互影响确实可以发生。因此，如果必须同时应用氯巴占和丙戊酸，应考虑到该相互影响导致丙戊酸血浓度升高可能出现的副作用，并于必要时减少丙戊酸的剂量。氯巴占剂量是否增加，通常应根据癫痫的控制情况确定。

［氯巴占（氧异安定）－苯巴比妥（鲁米那）][2]
Clobazam－Phenobarbital

要点　有证据表明，氯巴占与苯巴比妥合用期间，前者血浓度降低，而后者血浓度升高。

有关药物　根据相互影响的机制推测，氯巴占与其他巴比妥类衍生物（戊巴比妥、异戊巴比妥、司可巴比妥等）之间可发生类似相互影响。

苯巴比妥与其他苯二氮䓬类（地西泮、氯氮䓬、氟西泮等）之间的相互影响各不相同，有关细节见［氯硝西泮（氯硝安定）－扑米酮（扑痫酮）]。

机制　苯巴比妥诱导肝药酶从而促进氯巴占的代谢，是氯巴占血浓度降低的原因。苯巴比妥血浓度的升高可能起因于氯巴占和（或）其代谢物对肝药酶的抑制（氯巴占－苯巴比妥之间相互影响的机制与氯巴占－苯妥英之间相互影响的机制类同，有关细节也参见［氯巴占（氧异安定）－苯妥英（大仑丁，二苯乙内酰脲，二苯海因）]）。

建议　既需要氯巴占，又需要苯巴比妥的癫痫患者，应密切观察对癫痫的控制情况。剂量的调整应根据过量或剂量不足的临床体征确定。苯巴比妥血浓度的升高往往比氯巴占血浓度的降低更重要。在加用氯巴占前测定苯巴比妥血浓度，对随后剂量的调整有指导意义。

［噻加宾－苯巴比妥（鲁米那）][2]
Tiagabine－Phenobarbital

要点　同时应用苯巴比妥和噻加宾，可使后者的半衰期缩短（从正常情况下的大约 8 小时缩短至 2～3 小时），抗癫痫作用有可能减弱。

有关药物　凡是对 CYP3A 有诱导作用的药物，都有可能与噻加宾发生类似相互影响，其中苯妥英（phenytoin）和卡马西平（carbamazepine）的类似影响已经证实。

机制　已知噻加宾主要经由 CYP3A（可能包括 CYP3A4 和 3A5）代谢清除，而苯巴比妥对 CYP3A 亚家族有明显的诱导作用，故可加速噻加宾的代谢。

建议　该相互影响明确。噻加宾的半衰期缩短如此明显，有可能影响其抗癫痫作用，故避免两者合用是为明智之举。

［加巴喷丁－氢氧化铝][4]
Gabapentin－Aluminum Hydroxide

要点　加巴喷丁是一种通过促进 GABA 释放而发挥抗癫痫作用的药物，曾发现与抗酸药氢氧化铝同用期间，其生物利用度下降 20%。

有关药物　根据相互影响的机制推测，所有能升高胃肠 pH 的药物，如抗酸药氧化镁、三硅酸镁、铝美加，H_2 受体阻断药雷尼替丁和法莫替丁等，质子泵抑制剂奥美拉唑和兰索拉唑等，选择性 M_1 受体阻断药哌仑西平、替仑西平、唑仑西平等，都可影响加巴喷丁的胃肠吸收，但影响的程度各不相同，这主要取决于各药对胃肠 pH 及胃肠蠕动的影响程度。非选择性 M 受体阻断药（如阿托品、东莨菪碱等）虽然也抑制胃酸分泌导致胃肠 pH 升高，但同时抑制胃肠蠕动，延长加巴喷丁在胃肠道中的吸收时间，故对其总的生物利用度无明显影响。

Lal 等对 12 名健康受试者进行的一项对照研究表明，同时应用西咪替丁（cimetidine）和加巴喷丁恩那卡比（加巴喷丁缓释片；gabapentin enacarbil；作为加巴喷丁的前药在体内水解为加巴喷丁发挥作用），可使加巴喷丁的稳态药时曲线下面积（AUCss）增加 24%（Lal et al, 2010），可见西咪替丁－加巴喷丁之间的相互影响还有其他因素的参与（下述）。

机制 氢氧化铝使胃肠 pH 升高，导致加巴喷丁解离度增大，吸收减少。

加巴喷丁通过有机阳离子载体（OCT2）经肾排泄，而已知 H_2 受体阻断药西咪替丁是 OCT2 的底物，故认为两者同用时，西咪替丁对加巴喷丁药动学的影响是生物利用度降低和肾排泄抑制的综合结果（其结果可能是加巴喷丁 AUC 的增加、减少或无改变）。

建议 胃内 pH 的变化对加巴喷丁吸收的影响不大，通常无须因此调整加巴喷丁的剂量。但在有其他影响加巴喷丁血浓度的因素存在时，该相互影响必须考虑进去。

尽管加巴喷丁与西咪替丁之间的相互影响还涉及肾排泄的竞争性抑制，但根据当前可得到的资料推测，两者同用时也无须进行剂量调整。

［唑尼沙胺（唑利磺胺）－苯巴比妥（鲁米那）］[2]
Zonisamide－Phenobarbital

要点 同时应用唑尼沙胺和苯巴比妥，可使前者的血浓度降低，抗癫痫作用减弱。

有关药物 根据相互影响的机制推测，所有巴比妥类镇静催眠药（如戊巴比妥、异戊巴比妥、司可巴比妥等）与唑尼沙胺之间都会发生类似相互影响。甲苯比妥在体内脱甲基生成苯巴比妥，对唑尼沙胺的影响类同。扑米酮本身对 CYP3A4 有诱导作用，且在体内可氧化为苯巴比妥，故对唑尼沙胺的代谢可产生类似影响。

有明确证据表明，同属抗癫痫药的苯妥英、卡马西平，及奥卡西平与唑尼沙胺可发生类似相互影响。

机制 唑尼沙胺大部分以原型经肾排泄，仅有小部分经 CYP3A4 代谢后清除。然而，由于唑尼沙胺的半衰期较长（大约 63 小时），故对 CYP3A4 的诱导或抑制，仍有可能干扰其作用。已知苯巴比妥对 CYP2C 和 CYP3A 亚家族（包括 CYP3A4）有明显诱导作用，故认为唑尼沙胺血浓度的降低可用苯巴比妥诱导 CYP3A4 从而加速其代谢来解释。

建议 抗癫痫药联用是临床上经常采取的措施，但是，考虑到大部分抗癫痫药之间可发生相互影响（特别是药动学的相互影响），故欲联用，需对相互影响及其可能造成的后果有所了解。

除非是某些特殊情况，例如癫痫持续状态，否则，癫痫的治疗仅能以单药低剂量开始，然后根据控制情况逐渐增加剂量。如效果不佳，可在逐渐减少第一种药物剂量的情况下，通过逐渐增量的方式用另一种药物替代。如仍无效，方可考虑联合应用 2 种药物。但是，联合用药时应考虑到药物相互影响这一因素。

［抗癫痫药（抗惊厥药）－其他药物］[1]
Antiepileptics（Anti-Seizure Drugs）－Other Drugs

当前癫痫的治疗虽然仍以单药为主，但单药治疗无效或效果不佳者，往往采用联合用药的方式。抗癫痫药也有可能与用以处理间发情况或治疗相伴疾患的药物同时应用。联合应用多种药物时，就有可能发生药物相互影响。此类相互影响在癫痫病患者中尤为常见，原因在于①抗癫痫药需长期服用，往往持续终身，故同时应用其他药物的可能性增加；②绝大多数抗癫痫药治疗指数小，安全范围窄，即使其药动学略有改变，也有可能导致无效或毒性作用；③应用最广泛的抗癫痫药（苯妥英、苯巴比妥、卡马西平、丙戊酸）对多种药物代谢酶的活性有明显影响；④不管是传统抗癫痫药还是新型抗癫痫药，绝大多数的代谢酶相同或有重叠。

临床上绝大多数重要的相互影响起因于药物代谢酶的诱导或抑制，抗癫痫药也不例外。当然，其他机制，包括药效学的相互影响，也有可能参与（Perucca，2005）。

一、抗癫痫药相互影响的机制

1. 酶诱导 通过酶诱导作用而发生影响的抗癫痫药主要包括传统抗癫痫药苯妥英、苯巴比妥、卡马西平，及扑痫酮。这些药物对多种 CYP 有诱导作用，包括 CYP1A2、CYP2C9、CYP2C19，及 CYP3A4（但对这些 CYP 的诱导作用强度有明显差别），同时对葡糖醛酰转移酶以及环氧化物水解酶也有刺激作用。就这一点而论，新型抗癫痫药有一定优点，因为新型抗癫痫药的酶诱导作用不那么广泛。但应注意，奥卡西平、拉莫三嗪、非氨酯（大于 200 mg/d），及托吡酯有可能通过对 CYP3A4 的组织选择性诱导从而促进口服避孕药的代谢，奥卡西平对葡糖醛酰转移酶介导的拉莫三嗪的代谢以及对 CYP3A4 介导的非氨酯的氧化也有一定促进作用。

2. 酶抑制　通过酶抑制作用而发生影响的抗癫痫药主要有丙戊酸，这与其他传统抗癫痫药有明显不同。该药可抑制苯巴比妥的氧化，阻碍拉莫三嗪的葡糖醛酸化，干扰卡马西平-10,11-环氧化物经环氧化物水解酶向其相应代谢物的转化。奥卡西平是 CYP2C19 的微弱抑制剂，可通过对 CYP2C19 的微弱抑制而增加苯妥英的血浓度，苯巴比妥的血浓度也可增加，但程度小一些。非氨酯对其他药物代谢的抑制作用比丙戊酸和奥卡西平更明显，可使苯妥英、苯巴比妥、丙戊酸、卡马西平-10,11-环氧化物，及氯巴占（氧异安定）N 位脱甲基产物 N-脱甲基氯巴占的血浓度明显升高，但因其本身的严重血液学毒性和肝毒性，目前已很少应用。

3. 其他药动学机制　通过其他药动学机制发生相互影响的抗癫痫药不多，但近年来日益增加的证据表明，诱导或抑制 CYP 的药物也可调节胃肠道、肾，及其他组织中药物载体的表达，包括 P-糖蛋白以及多药耐药相关蛋白-2 和-3（MRP2 和 MRP3）的表达。这些发现提示，目前认为与酶诱导作用有关的部分抗癫痫药相互影响，实际上可能起因于受影响药物的胃肠吸收减少或肾排泄增加。新近 Giessmann 等应用大象对卡马西平和 $β_1$ 受体拮抗剂他林洛尔（环脲心安；talinolol）之间相互影响的研究进一步证实了这一点。

部分抗癫痫药如丙戊酸、苯妥英，及噻加宾与血浆蛋白有高度结合，故有可能涉及蛋白结合部位的置换。这类相互影响中最常见者是丙戊酸对苯妥英蛋白结合的置换。然而，除非有其他机制参与，否则，这类相互影响不会有什么重要临床意义，因被置换的药物接着分布稀释，或被迅速清除，结果是受影响药物的总血浓度降低，发挥药理作用的未结合药物的浓度也随之改变。不过，在解释血清药物浓度资料时，临床医生必须认识到这些相互影响。同时应用苯妥英和丙戊酸的患者，即使总苯妥英血浓度低于单用苯妥英者，也有可能发生治疗作用和毒性的增强。

4. 药效学的相互影响　当临床反应因药物相互影响发生明显改变而又不能根据药动学的改变加以解释时，才可考虑为药效学的相互影响。鉴于临床情况下量效关系的确定比较复杂，故涉及抗癫痫药的药效学相互影响难以客观证实。然而，临床观察提示，这类相互影响比先前料想的更为常见。实际上，熟悉这类相互影响，在癫痫治疗中对指导抗癫痫药的合理联用具有重要意义。

二、抗癫痫药之间的相互影响

1. 药动学方面的相互影响

（1）导致血药浓度降低的相互影响：对药物代谢酶有诱导作用的抗癫痫药主要有 4 种，包括卡马西平（及其结构类似物奥卡西平）、苯妥英、苯巴比妥，及扑痫酮。它们对目前所用绝大多数其他抗癫痫药的代谢都有促进作用，因此可使其血浓度降低。受影响比较明显的是丙戊酸、噻加宾、乙琥胺、拉莫三嗪、托吡酯、奥卡西平（及其活性单羟基衍生物）、唑尼沙胺、非氨酯（非氨尔酯），及多种苯二氮䓬类。卡马西平本身的代谢不仅易受自诱导的影响，且容易受苯妥英和巴比妥类等诱导作用的影响。

这些相互影响的临床意义通常不那么重要，因为起因于受影响药物血浓度降低所致疗效的部分丢失，往往会因附加药物的抗癫痫作用而得以补偿。然而，当抗癫痫药浓度的降低特别明显时，除非据情调整抗癫痫药的剂量，否则，这种相互影响有可能导致癫痫不易控制。同时应用具有酶诱导作用的药物，其剂量需要增加的抗癫痫药包括丙戊酸、卡马西平、拉莫三嗪，及噻加宾。左乙拉西坦（levetiracetam）、加巴喷丁（gabapentin）、普加巴林（pregabalin；普瑞巴林），及氨己烯酸（vigabatrin）等抗癫痫药的血浓度不明显受其他抗癫痫药的影响（这些药物不是 CYP 和 UGT 的底物，对 CYP 以及 UGT 既无诱导作用，也无抑制作用）。

由于酶诱导是一种可逆现象，故在停用酶诱导剂时需特别注意，因在这种情况下，同时应用的抗癫痫药之血浓度可增加至中毒水平。例如，同时应用丙戊酸的患者停用卡马西平，或用其他无酶诱导作用的抗癫痫药代替卡马西平，都有可能导致丙戊酸血浓度的反跳性增加，从而有发生中毒的危险。噻加宾和拉莫三嗪也可发生类似于丙戊酸的情况。

（2）导致血药浓度升高的相互影响：该范畴的相互影响有两种具有重要临床意义。一是丙戊酸对拉莫三嗪和苯巴比妥代谢的抑制。丙戊酸达每日 500 mg 左右的剂量可最大限度抑制拉莫三嗪的代谢，使拉莫三嗪的血浓度加倍。因为拉莫三嗪诱发皮疹的危险依赖于拉莫三嗪血浓度升高的速度，所以，同时应用丙戊酸的患者拉莫三嗪应以低剂量开始（成人 25 mg 隔日一次），然后渐增至靶剂量（低于未用丙戊酸者的剂量）。虽然拉莫三嗪已处稳态的患者加用丙戊酸不会有发生皮疹的危险，但是成人丙戊酸的剂量一旦达到每日 250～500 mg 而不将拉莫三嗪的剂量减半的话，即有可能发生神经毒性作用。

由丙戊酸引起的第二种具有重要临床意义的相互影响是苯巴比妥血浓度的升高。这种情况可能起因于丙戊酸对 CYP2C9 和（或）CYP2C19 的抑制。尽管目前在欧美一些国家苯巴比妥已经不常用，但在发展中国家仍然是最常用的抗癫痫药，因此其与丙戊酸之间的相互影响尤为重要。加用丙戊酸后，大部分患者苯巴比妥的血浓度在数周内增加 30%～50%，部分患者的相互影响可能更明显。为避免发生副作用，苯巴比妥（或扑痫酮）的剂量也许需要减少 80%。

以代谢抑制介导的不太重要的相互影响包括加用奥卡西平后苯妥英血浓度的升高（可达 40%）以及加用托吡酯后苯妥英血浓度的不一致增加。正在应用卡马西平治疗的患者加用丙戊酸后，偶可因 10,11-环氧化卡马西平血浓度的增加而出现神经毒性的症状和体征，这种情况可能是因丙戊酸抑制环氧化物水解酶所致。与舒噻美和非氨酯有关的相互影响之所以不常见，原因在于这些药物在当前癫痫的处理中已很少应用。

2. 药效学方面的相互影响　临床观察表明，部分抗癫痫药联用既可导致药效学方面的有益的相互影响，也可导致不利的相互影响。特别需要提及的是，已经反复证明丙戊酸与拉莫三嗪联用，或丙戊酸与乙琥胺联用，对那些三种药物单用至最大耐受量仍然无效的患者，有可能控制癫痫发作；这一现象可用药效学相互影响导致的协同或相加作用来解释。然而，协同或相加作用既可导致抗癫痫作用的增强，也可导致毒性的增加。例如，拉莫三嗪和卡马西平联用，或者奥卡西平与卡马西平联用，与这些药物和其他药物联用相比，更常伴有的是神经毒性，这一发现可用卡马西平、拉莫三嗪，及奥卡西平共同阻断电压依赖性钠通道加以解释。实际上，可以预料，联合应用作用机制不同的药物比联合应用具有共同作用方式的药物更有益，但是，根据目前所掌握的有关抗癫痫药的药理知识，尚不足以将这一推论生搬硬套到所有抗癫痫药治疗中。

三、抗癫痫药与其他药物之间的相互影响

1. 药动学方面的相互影响

（1）导致抗癫痫药血药浓度降低的相互影响：口服避孕药可使拉莫三嗪的血浓度降低约 50%，这一影响可能起因于口服避孕药中所含甾类（类固醇）对 UGT1A4 活性的刺激作用。对某些女性患者而论，这一相互影响有可能导致发作失去控制。有趣的是，这一相互影响具有周期性，即在摄入含有雌孕激素的 21 天期间血清拉莫三嗪的浓度明显降低，而在不用避孕药的一周中，抗癫痫药的浓度反跳性增加 1 倍左右。

使抗癫痫药血浓度明显降低的其他相互影响临床报道不多，但对个别患者来说这些相互影响可能有重要临床意义。例如，鼻饲中苯妥英胃肠吸收的明显抑制，顺铂以及其他一些抗肿瘤药所致苯妥英血浓度的降低，以及加用某些碳青霉烯类抗生素后丙戊酸血浓度的明显下降。

（2）导致抗癫痫药血药浓度升高的相互影响：仅有广泛代谢的抗癫痫药才能发生这类相互影响，与代谢抑制有关。这类影响主要涉及卡马西平、苯妥英，及苯巴比妥，新型抗癫痫药的这类相互影响报道不多，部分是因为新型抗癫痫药很少或不经历生物转化，但也有可能是临床经验有限以及对新型抗癫痫药的治疗检测不够而缺乏认识所致。

理论上，虽然相互影响的程度可因药物和患者的不同而不同，但是，卡马西平、苯妥英、苯巴比妥、丙戊酸、拉莫三嗪，及乙琥胺等抗癫痫药血浓度的升高都有可能促发中毒的症状和体征。细心观察临床状况并经常检测血药浓度，可最大限度降低潜在严重不良后果的发生率。根据各种异构酶对受影响药物清除的贡献以及同用药物对这些异构酶影响的了解，起因于抑制代谢的相互影响大部分是可以预期的。例如，根据克拉霉素、红霉素，及三乙酰竹桃霉素对 CYP3A4 的抑制作用，可以预料它们会促发严重的卡马西平毒性。阿奇霉素、地红霉素、罗他霉素（rokitamycin），及螺旋霉

素也属于大环内酯类抗生素，但它们不抑制 CYP3A4，预料不会影响卡马西平的代谢。

（3）导致其他药物血药浓度降低的相互影响：有许许多多的患者采用具有酶诱导作用的抗癫痫药治疗，他们代表一个独特的群体，容易发生起因于酶诱导的药物相互影响。这类相互影响临床上多见而重要。就程度而论，经历广泛首过代谢的药物受影响的程度最大，例如伊曲康唑、吡喹酮、茚地那韦，及大部分二氢吡啶类钙拮抗剂。这些药物的血浓度可因酶诱导作用降低 80%～90%，而这么大幅度的降低试图通过增加剂量以补偿实际上很困难，也可能行不通。就口服避孕药、口服抗凝剂、免疫抑制剂，及化疗药物而论，这类影响有可能发生严重的甚至不可逆的后果。因此，对某些患者来说，例如需要进行抗癌治疗的患者，最好避免应用具有酶诱导特点的抗癫痫药。

（4）导致其他药物血药浓度升高的相互影响：因同时应用抗癫痫药而使其他药物血浓度升高的情况不多见。根据酶抑制特点，丙戊酸可增加多种药物的血浓度，包括齐多夫定、劳拉西泮、尼莫地平、帕罗西汀、阿米替林、去甲替林、硝基脲类，及依托泊苷。这类相互影响至少有可能导致阿米替林、去甲替林，及某些抗肿瘤药毒性增强的症状和体征。

2. 药效学方面的相互影响　抗癫痫药与其他药物之间药效学方面的相互影响了解不多。已充分证明的例子是短期快速应用抗癫痫药对非除极化型肌松药作用的增强。相反，长期应用抗癫痫药可因诸如酶诱导以及乙酰胆碱受体上调的联合作用而导致对非除极化型肌松药的耐受。

总之，抗癫痫药的相互影响多见而重要。如有可能，应避免不必要的多药治疗或者选择不太可能发生相互影响的药物联用，从而防止这类相互影响。有可能发生相互影响的药物之应用不可避免，那就应根据对临床反应的细心观察以及血药浓度测定，对剂量个体化，以期最大限度降低不良事件的发生率。

（李淑翠　赵欣欣）

主要参考文献

Antoniou T，et al，2011. Trimethoprim/sulfamethoxazole-induced phenytoin toxicity in the elderly：a population-based Study. *Br J Clin Pharmacol*，71（4）：544-549

Bennett JE，2011. Antifungal agents. In：*Goodman & Gilman's The pharmacological basis of therapeutics*，*12th ed*. Brunton LL（editor），McGraw-Hill Co，Inc，New York：1571-1591

Carnovale C，et al，2019. Interaction between paracetamol and lamotrigine：new insights from the FDA Adverse Event Reporting System（FAERS）Database. *Eur J Clin Pharmacol*，75：1323-1325

Chang Y，et al，2014. Correlation of the UGT1A4 gene polymorphism with serum concentration and therapeutic efficacy of lamotrigine in Han Chinese of Northern China. *Eur J Clin Pharmacol*，70：941-946

Chu XM，et al，2012. Influence of UDP-glucuronosyltransferase polymorphisms on valproic acid pharmacokinetics in Chinese epilepsy patients. *Eur J Clin Pharmacol*，68：1395-1401

De Rinaldis M，et al，2011. Drug-to-drug interaction between sodium valproate and trihexyphenidyl in a child with extrapyramidal cerebral palsy and epilepsy. *Eur J Clin Pharmacol*，67：315-316

Ebert U，et al，2000. Effects of rifampicin and cimetidine on pharmacokinetics and pharmacodynamics of lamotrigine in healthy subjects. *Eur J Clin Pharmacol*，56：299-304

Egnell AC，et al，2003. In vivo CYP3A4 heteroactivation is a possible mechanism for the drug interaction between felbamate and carbamazepine. *J Pharmacol Exp Ther*（JPET），305（3）：1251-1262

Gastrup S，et al，2015. Paracetamol decreases steady-state exposure to lamotrigine by induction of glucuronidation in healthy subjects. *Br J Clin Pharmacol*，81（4）：735-741

Gawrońska-Szklarz B，et al，2010. Effects of CYP2C19，MDR1，and interleukin 1-B gene variants on the eradication rate of Helicobacter pylori infection by triple therapy with pantoprazole，amoxicillin，and metronidazole. *Eur J Clin Pharmacol*，66：681-687

Gumbo T，2011. Chemotherapy of tuberculosis，*Mycobacterium avium* complex disease，and leprosy. In：*Goodman & Gilman's The pharmacological basis of therapeutics*，*12th ed*. Brunton LL（editor），McGraw-Hill Co，Inc，New York：1549-1570

Haroutiunian S，et al，2009. Valproic Acid Plasma Concentration Decreases in a Dose-Independent Manner Following Administration of Meropenem：A Retrospective Study. *J Clin Pharmacol*，49：1363-1369

Helldén A，et al，2010. Fluconazole-induced intoxication with phenytoin in a patient with ultra-high activity of CYP2C9. *Eur J Clin Pharmacol*，66：791-795

Hermann R，et al，2003. Pharmacokinetic interaction between retigabine and lamotrigine in healthy subjects. *Eur J Clin Pharmacol*，58：829-833

Ikeda H，et al，2005. Pharmacokinetic interaction on valproic acid and recurrence of epileptic seizures during chemotherapy in an epileptic patient. *Br J Clin Pharmacol*，59（5）：593-597

Kaushansky K，et al，2011. Hematopoietic agents：Growth factors，minerals，and vitamins. In：*Goodman & Gilman's The pharmacological basis of therapeutics*，*12th ed*. Brunton LL（editor），McGraw-Hill Co，Inc，New York：1067-1099

Kesavan R，et al，2010. Influence of CYP2C9 and CYP2C19 genetic polymorphisms on phenytoin-induced neurological toxicity in Indian epileptic patients. *Eur J Clin Pharmacol*，66：689-696

Kim KA，2005. Effect of probenecid on carbamazepine in healthy subjects. *Eur J Clin Pharmacol*，61：275-280

Lal R，et al，2010. Clinical pharmacokinetic drug interaction studies of gabapentin enacarbil，a novel transported prodrug of gabapentin，with naproxen and cimetidine. *Br J Clin Pharmacol*，69（5）：498-507

Mihic SJ，et al，2011. Hypnotics and Sedatives. In：*Goodman & Gilman's The pharmacological basis of therapeutics*，*12th ed*. Brunton LL（editor），McGraw-Hill Co，Inc，New York：457-480

Perucca E，2005. Clinically relevant Drug interactions with antiepileptic drugs. *Br J Clin Pharmacol*，61（3）：246-255

Perucca E，2005. Clinically relevant Drug interactions with antiepileptic drugs. *Br J Clin Pharmacol*，61（3）：246-255

Petri Jr WA，2011. Sulfonamides，trimethoprim-sulfamethoxazole，quinolones，and agents for urinary tract infections. In：*Goodman & Gilman's The pharmacological basis of therapeutics*，*12th ed*. Brunton LL（editor），McGraw-Hill Co，Inc，New York：1463-1476

Polasek TM，et al，2007. Time-dependent inhibition of human drug metabolizing cytochromes P450 by tricyclic antidepressants. *Br J Clin Pharmacol*，65（1）：87-97

Schuckit MA，et al，2011. Ethanol and methanol. In：*Goodman & Gilman's The pharmacological basis of therapeutics*，*12th ed*. Brunton LL（editor），McGraw-Hill Co，Inc，New York：629-647

Sidhu J，et al，2005. The pharmacokinetic and pharmacodynamic consequences of the co-administration of Lamotrigine and a combined oral contraceptive in healthy female subjects. Br *J Clin pharmacol*，61（2）：191-199

TadaY，et al，1992. Case report：nifedipine-rifampicin interaction attenuates the effect on blood pressure in a patient with essential hypertension. *Am J Med Sci*，303（1）：25-27

Wimpelmann J，et al，2019. The interaction between rifampicin and lamotrigine：A case report. *Br J Clin Pharmacol*，85：1859-1860

Yamamoto Y，et al，2014. Impact of cytochrome P450 inducers with or without inhibitors on the serum clobazam level in patients with antiepileptic polypharmacy. *Eur J Clin Pharmacol*，70：1203-1210

第十二章　抗精神失常药

第一节　抗精神病药

[氯丙嗪（冬眠灵）－妊娠呕吐][2]
Chlorpromazine－Vomitus Gravidarum

要点　低剂量氯丙嗪即有很强的止吐作用，临床上用来治疗多种原因所致的呕吐。但治疗妊娠呕吐时，有可能引起胎儿畸形。

有关药物　氟哌啶醇有引起短肢畸形的报道。具有止吐作用的其他抗精神病药（奋乃静、氟奋乃静、三氟拉嗪等）也可能有类似影响。

建议　在怀孕最初三个月如发生妊娠呕吐，最好不用氯丙嗪。原则上，所有止吐药都要尽可能避免使用。怀孕 3 个月后，如果需要止吐药，也应权衡利弊。

[氯丙嗪（冬眠灵）－苯丙胺（苯齐巨林，非那明)][2]
Chlorpromazine－Amphetamine（Amfetamine）

要点　氯丙嗪对苯丙胺有拮抗作用，对中枢和周围神经系统的单胺功能发挥相反影响。临床上可利用它们之间的拮抗关系处理苯丙胺过量。苯丙胺类可拮抗氯丙嗪的抗精神病作用。

有关药物　根据药理作用推测，其他吩噻嗪类（硫利哒嗪、三氟丙嗪、三氟拉嗪等）、硫杂蒽类（氯普噻吨、替沃噻吨等）、丁酰苯类（如氟哌啶醇）、吗茚酮（吗啉吲酮），及洛沙平（克塞平）等抗精神病药对苯丙胺亦可发生不同程度的影响。氯丙嗪也可拮抗其他间接作用拟交感胺（麻黄碱、哌甲酯、酪胺等）及直接和混合作用拟交感药（肾上腺素、去甲肾上腺素、异丙肾上腺素、间羟胺、去氧肾上腺素、苯丙醇胺等）的作用。

机制　确切机制还不清楚。氯丙嗪能阻断突触后单胺受体，也可通过突触前机制直接拮抗苯丙胺的作用。据报道，低剂量丙嗪可抑制动物对苯丙胺的代谢，使苯丙胺作用增强。

建议　两者之间的拮抗作用明确，因此，如果可行的话，最好避免两者的同时应用。

苯丙胺过量中毒时，可用氯丙嗪治疗，常用量为 1 mg/kg，肌内注射；必要时 30 分钟后再给予 0.5 mg/kg。但氯丙嗪过量最好通过支持措施处理，而不给予苯丙胺。

[氯丙嗪（冬眠灵）－二氮嗪（氯甲苯噻嗪，低压唑)][2]
Chlorpromazine－Diazoxide

要点　据报道，一名长期口服二氮嗪和苄氟噻嗪的儿童，给予一剂氯丙嗪后，发生严重高血糖和糖尿病性前驱昏迷。

有关药物　其他吩噻嗪类（丙嗪、硫利哒嗪、三氟拉嗪等）、硫杂蒽类（氯普噻吨、替沃噻吨等）、丁酰苯类（如氟哌啶醇）、吗茚酮（吗啉吲酮），及洛沙平（克塞平），可能与二氮嗪发生类似相互影响。

机制　氯丙嗪、二氮嗪，及苄氟噻嗪都可导致血糖升高，也许在应用二氮嗪和苄氟噻嗪期间血糖已有边界性升高，只是未充分表现而已。当加用氯丙嗪后，导致血糖进一步升高，从而发生上述症状。

建议　同用上述两种药物时，测定患者血糖水平。二氮嗪需减量。

[氯丙嗪（冬眠灵）-左旋多巴][2]
Chlorpromazine－Levodopa

要点 氯丙嗪与左旋多巴同用时，其作用可互相拮抗。

有关药物 根据相互影响的机制推测，氯普噻吨、替沃噻吨、氟哌啶醇、吗茚酮、洛沙平，及其他吩噻嗪类可与左旋多巴发生类似相互影响。实际上，所有抗精神病药都可与左旋多巴发生类似相互影响，原因在于目前临床上所应用的抗精神病药都在某种程度上涉及多巴胺受体的阻断。

机制 互相拮抗的原因是氯丙嗪与由左旋多巴生成的多巴胺在中枢多巴胺受体水平上的竞争。

建议 两者应尽可能避免同用。必须同用时，要密切观察各自的治疗作用是否减弱。

[氯丙嗪（冬眠灵）-溴隐亭（溴麦角环肽）][3]
Chlorpromazine－Bromocriptine

要点 溴隐亭与氯丙嗪同用时，其作用可互相拮抗，故在溴隐亭作用减弱的同时可削弱氯丙嗪的抗精神病作用。显然，该影响是一种双向性的相互影响。

有关药物 1名用吗茚酮（吗啉吲酮）和丙米嗪治疗的情感分裂型精神分裂症患者，因闭经乳溢综合征加用溴隐亭治疗后5天，激动、妄想、幻觉等症状复发。根据药理作用推测，其他抗精神病药，如氯普噻吨、替沃噻吨、氟哌啶醇、吗茚酮、洛沙平等，与溴隐亭之间可发生类似相互影响。根据相互影响的机制推测，培高利特（该药已经停用，部分是因为顾虑其与瓣膜性心脏病的发生有关）、喹高利特、卡麦角林、罗匹尼罗等其他2型多巴胺受体（D_2 受体）激动剂与氯丙嗪之间的类似相互影响也可发生。但已有部分证据表明，溴隐亭不影响氟奋乃静的抗精神病作用。

机制 有关该相互影响的机制与左旋多巴-氯丙嗪类同，只是溴隐亭是一种直接作用的多巴胺受体激动剂，无须在体内转化（也参见[氯丙嗪-左旋多巴]项下的内容）。目前认为，多数抗精神病药（包括氯丙嗪）的抗精神病作用起因于对中脑-边缘系统及中脑-皮质通路中 D_2 受体的阻断。而溴隐亭是多巴胺受体激动剂，可激动上述部位的 D_2 受体。因此认为，互相拮抗的原因是溴隐亭与氯丙嗪在中枢多巴胺受体水平上的竞争。但是，竞争的结果可能主要表现为氯丙嗪抗精神病作用的减弱。

建议 如果该相互影响的机制确如上述的话，鉴于已证明氟奋乃静的抗精神病作用并不受溴隐亭的影响，说明并不是所有合用抗精神病药和溴隐亭的患者都有此种相互影响发生。实际上，两类药物合用成功的报道不仅上述氟奋乃静1例。然而该相互影响确可发生，故如需两药合用时，应密切观察各药的治疗作用是否减弱。

[氯丙嗪（冬眠灵）-苄托品（苯扎托品）][2]
Chlorpromazine－Benztropine（Benzatropine）

要点 抗胆碱药苄托品可有效缓解氯丙嗪引起的某些锥体外症状，尤其对帕金森综合征、口周震颤，及急性肌张力障碍的缓解作用最好，对静坐不能的疗效较差，而对迟发性运动障碍则有可能使之恶化。据报道，苄托品可对抗氯丙嗪对精神分裂症的治疗作用。

有关药物 所有抗精神病药都可引起锥体外症状。抗胆碱作用较强的抗精神病药（例如硫利哒嗪），此种作用较弱；强效的纯多巴胺受体阻断药（例如氟哌啶醇）锥体外系统副作用发生率较高。已证明苄托品和苯海索都可逆转氟哌啶醇的锥体外系作用。苄托品与氯丙嗪（或丙嗪）同用时，可引起明显的中枢神经系统抑制。苯海索可使氯丙嗪的血浓度降低。比哌立登（安克痉）及奥芬那君（邻甲苯海明）与奋乃静无明显相互影响。其他吩噻嗪类（氟奋乃静、三氟拉嗪、美索哒嗪等）、硫杂蒽类（氯普噻吨、替沃噻吨等）、吗茚酮（吗啉吲酮），及洛沙平（克塞平）等抗精神病药，也可与苄托品发生类似相互影响。常用的抗帕金森病抗胆碱药（氯苯沙明、环戊丙醇、环丙定等）可有效治疗氯丙嗪引起的帕金森综合征，但目前临床上常用苯海索处理氯丙嗪引起的锥体外症状。普罗吩胺（二乙异丙嗪）的中枢及周围毒性弱，可能是一有前途的制剂。

机制　氯丙嗪引起的锥体外系症状，可能是多巴胺受体被阻断后，胆碱能活性相对增强所致。苄托品的抗胆碱作用可有助于恢复胆碱能和多巴胺能两系统间的平衡。相反，迟发性运动障碍常继发于受体长期被阻断所致的多巴胺能超敏感。因此，应用苄托品后，可进一步加重两系统间的失衡状态。

建议　苄托品只能用来治疗氯丙嗪引起的帕金森综合征、口周震颤，及急性肌张力障碍。对静坐不能的效果差。发生迟发性运动障碍时，不能使用苄托品。应用苄托品进行短期治疗（3～4个月）即可有效处理药物引起的帕金森综合征。苄托品和氯丙嗪的抗胆碱作用相加，这对闭角型青光眼患者及对副交感阻断过度敏感的个体来说是危险的。

［氯丙嗪（冬眠灵）－苯妥英（大仑丁，二苯乙内酰脲，二苯海因）］[2]
Chlorpromazine－Phenytoin

要点　氯丙嗪与苯妥英之间相互影响的后果、机制，及处理措施与氯丙嗪－苯巴比妥之间的相互影响类同，有关细节参见［氯丙嗪－苯巴比妥］。

［氯丙嗪（冬眠灵）－卡马西平（酰胺咪嗪，痛惊宁）］[2]
Chlorpromazine－Carbamazepine

参见［氯丙嗪－苯巴比妥］。

［氯丙嗪（冬眠灵）－丁苯那嗪（丁苯桂嗪）］[3]
Chlorpromazine－Tetrabenazine

要点　1名用丁苯那嗪连续良好控制达9年之久的杭廷顿病患者，一天内肌内注射2次氯丙嗪后，出现少动、僵直，及失明等锥体外系症状。

有关药物　预料其他可阻断多巴胺受体的抗精神病药（三氟拉嗪、氟哌啶醇、氯普噻吨等）与丁苯那嗪可发生类似相互影响。

机制　尚不清楚。氯丙嗪本身可导致帕金森综合征、急性肌张力障碍、静坐不能等锥体外系症状，但常量肌内注射一两次即出现者尚未见报道。

建议　最好避免将氯丙嗪（或其他抗精神病药）与丁苯那嗪合用。上述病例停用两药并肌内注射、口服苄托品（抗帕金森病抗胆碱药）后，症状迅速好转。

［氯丙嗪（冬眠灵）－碳酸锂］[2]
Chlorpromazine－Lithium Carbonate

要点　氯丙嗪与碳酸锂同用时，可使一般受试者氯丙嗪的血浓度降低40%，而对精神病患者可降低70%。据报道，两者同用期间，也可产生神经毒性和（或）梦游症。

有关药物　氯丙嗪与柠檬酸锂同用时，锂排泄率增高15%。碳酸锂与其他抗精神病药之间也有相互影响，见［碳酸锂－氟哌啶醇］和［碳酸锂－硫利哒嗪］。

机制　尚不清楚。据推测，氯丙嗪血浓度的降低是由于碳酸锂使胃排空减慢，氯丙嗪生物利用度降低所致。另外，锂盐导致胃肠黏膜通透性降低，使氯丙嗪吸收减少，也可能是氯丙嗪血浓度降低的原因。氯丙嗪可加速尿锂排泄。

建议　两种药物最好不要同用。如有必要同用，应适当调整剂量。

［氯丙嗪（冬眠灵）－曲唑酮（氯哌唑酮）］[2]
Chlorpromazine－Trazodone

要点　1名服用氯丙嗪的患者，给予抗抑郁药曲唑酮后2周内出现头晕及血压下降。

有关药物　已证明三氟拉嗪与曲唑酮同用时也可发生明显的低血压。可以预料，其他具有降压副作用的抗精神病药（奋乃静、氟哌啶醇、氯普噻吨等）与曲唑酮之间以及氯丙嗪与其他具有降压作用的抗抑郁药（丙米嗪、阿米替林、苯乙肼等）之间可发生类似相互影响。

机制 两药降压作用相加。另外，现已证明曲唑酮和氯丙嗪都广泛由 CYP2D6 代谢，因此，两者对 CYP2D6 的竞争性抑制也是该相互影响的原因之一。

建议 氯丙嗪与曲唑酮合用时，应考虑到降压作用相加可能导致的低血压。必要时停用其中一种药物，或换用其他无降压作用的同类药物代替；但是，仍应考虑到对 CYP2D6 的竞争性抑制导致两者血浓度升高、作用和毒性增强的可能性（也见［氯丙嗪－氟西汀］项下的有关内容）。

［氯丙嗪（冬眠灵）－苯乙肼］[2]
Chlorpromazine－Phenelzine

要点 苯乙肼与氯丙嗪同时应用，可导致高血压，并加重锥体外系不良反应。

有关药物 已证明其他单胺氧化酶抑制剂（异卡波肼、异丙烟肼、帕吉林等）与氯丙嗪之间及苯乙肼与其他吩噻嗪类抗精神病药（奋乃静、氟奋乃静、三氟拉嗪等）之间也可发生类似相互影响。

机制 所有单胺氧化酶抑制剂除抑制单胺氧化酶（MAO）外，尚可非特异地抑制肝微粒体酶（CYP），故认为锥体外系不良反应的加重与苯乙肼抑制肝微粒体酶从而导致氯丙嗪的血浓度升高有关。

氯丙嗪是去甲肾上腺素再摄取的强烈抑制剂，在无苯乙肼存在的情况下，可因同时阻断 α 受体，从而取消突触间隙中积累的去甲肾上腺素对 α 受体的激动作用，有时可导致低血压；但在有苯乙肼存在时，由于 MAO 被抑制，突触间隙中的去甲肾上腺素明显增加，与氯丙嗪竞争突触后 α 受体，可能是导致高血压的原因。

建议 苯乙肼治疗期间，尽可能避免应用吩噻嗪类。必须同用时应小心，并考虑减少吩噻嗪类的用量。

理论上，吩噻嗪类长期治疗期间应避免加用单胺氧化酶抑制剂，因此时机体对吩噻嗪类的周围 α 受体阻断作用已适应（长期应用氯丙嗪后不再产生明显的低血压，可能是机体通过调整后的适应表现），当加用单胺氧化酶抑制剂时，可导致明显高血压。

［氯丙嗪（冬眠灵）－氟西汀（氟苯氧丙胺，百忧解）］[2]
Chlorpromazine－Fluoxetine

要点 同时应用氯丙嗪和抗抑郁药氟西汀，可导致前者血浓度升高，作用和毒性增强。

有关药物 根据相互影响的机制推测，凡是其代谢有 CYP2D6 参与的抗精神病药都可与氟西汀发生类似相互影响。已知的药物包括吩噻嗪类（如奋乃静、三氟拉嗪、硫利哒嗪、美索哒嗪等）、硫杂蒽类（如氯普噻吨和替沃噻吨）、丁酰苯类（如氟哌啶醇），及非典型抗精神病药利培酮、氯氮平（代谢有多种 CYP 参与，其中包括 CYP1A2、CYP2C19、CYP3A4、CYP2C9，及 CYP2D6，这些 CYP 对氯氮平代谢的贡献分别为 30%、24%、22%、12%，及 6%）、氯氮平的结构类似物奥氮平（其代谢主要由 CYP1A2 负责，但也有 CYP2D6 的参与），及阿立哌唑（aripirazole；部分经由 CYP2D6 代谢）等。

根据代谢途径的类似性推测，同属选择性 5-HT 再摄取抑制剂的帕罗西汀（paroxetine；由 CYP2D6 代谢，同时对 CYP2D6 有抑制作用）、舍曲林（sertraline；主要由 CYP2D6 代谢，对 CYP2D6 的抑制作用较弱）、氟伏沙明（fluvoxamine；由 CYP2D6、CYP1A2、CYP3A4，及 CYP2C9 代谢，同时对 CYP1A2、CYP2C9，及 CYP3A3/4 有明显抑制作用。氟伏沙明的代谢途径复杂，与其他药物之间的相互影响也有所不同。例如，氟伏沙明可明显影响氯氮平的代谢，这与氟西汀显然不同。但是，从另一个角度考虑，氟伏沙明对氯丙嗪代谢的影响不会像氟西汀那么显著，因为它对 CYP2D6 无抑制作用，故其与氯丙嗪之间的相互影响仅有竞争性抑制的成分）和文拉法辛（venlafaxine；由 CYP2D6 和 CYP3A4 代谢，同时对这两种酶有轻微抑制作用），及非典型抗抑郁药萘法唑酮（nefazodone；由 CYP3A3/4 代谢，同时对 CYP3A3/4 有明显抑制作用）、曲唑酮（也参见［氯丙嗪－曲唑酮]）、米塔扎平和度洛西汀（曲唑酮、米塔扎平和度洛西汀的代谢都由 CYP2D6 负责，但对 CYP2D6 无抑制作用，因此对氯丙嗪代谢的影响仅取决于竞争性抑制）等，与氯丙嗪（或其他抗精神病药）之间可发生相互影响，但相互影响的程度有所不同。

机制　如前所述，氯丙嗪的氧化代谢主要由 CYP2D6 负责（但也有 CYP3A4 等的参与）。已知氟西汀的代谢由 CYP2D6 和 CYP2C9 负责，同时对 CYP2D6（以及其他 CYP）有明显抑制作用，且对 CYP2D6 的亲和力高于氯丙嗪。因此认为，两者同用时氯丙嗪血浓度的升高起因于对代谢的竞争性抑制和非竞争性抑制两方面。

建议　抗精神病药与选择性 5-HT 再摄取抑制剂类抗抑郁药以及非典型抗抑郁药之间的相互影响肯定而复杂，是临床用药中值得注意的问题。在两类药物必须同时应用的情况下，应对可能发生的临床后果进行预测，以便有突发情况时可及时采取有效处理措施。在某些情况下需适当下调抗精神病药的剂量。

另外，大约有 7% 的白种人（高加索人）存在遗传性 CYP2D6 缺陷（活性受损），这些个体被称之为 CYP2D6 乏代谢型。凡是主要经由 CYP2D6 代谢的药物，在该群体中的稳态血浓度都高于 CYP2D6 广泛代谢型，或者确切来说，CYP2D6 底物的稳态血浓度与功能性 CYP2D6 基因的数目有关。鉴于高浓度抗精神病药有可能导致严重副作用（如心脏毒性），故区分 CYP2D6 基因型对药物相互影响的预测有一定临床意义（Berecz et al，2003）。

［氯丙嗪（冬眠灵）－苯巴比妥（鲁米那）][2]
Chlorpromazine－Phenobarbital

要点　氯丙嗪与苯巴比妥之间的相互影响是双向的。长期使用苯巴比妥可降低氯丙嗪的血浓度，从而有可能削弱其作用。但两者同用时，苯巴比妥的镇静催眠作用有可能明显增强。麻醉前给予氯丙嗪，可增强超短效巴比妥类（甲己炔巴比妥、硫喷妥等）的作用，从而使睡眠时间延长，或更为迅速地诱导睡眠和麻醉，是临床实践中氯丙嗪增强巴比妥类中枢神经系统抑制作用的实例。

有关药物　根据对肝酶的诱导机制推测，其他巴比妥类（如异戊巴比妥、仲丁巴比妥、司可巴比妥等）与氯丙嗪之间可发生类似相互影响。

一动物研究表明，丙嗪与巴比妥类可发生相互影响。根据相互影响的机制推测，其他吩噻嗪类（硫利哒嗪、美索哒嗪、三氟拉嗪等）、硫杂蒽类（氯普噻吨、替沃噻吨等）、丁酰苯类（如氟哌啶醇），及非典型抗精神病药氯氮平（主要由 CYP1A2、CYP2C19，及 CYP3A4 代谢）、氯氮平的结构类似物奎硫平（主要由 CYP3A4 代谢）、阿立哌唑（aripirazole；部分经由 CYP3A4 代谢）等，与苯巴比妥之间的类似相互影响也有可能发生。

有充分证据表明，同属抗癫痫药的卡马西平、奥卡西平、苯妥英，及扑米酮（在体内转化为苯巴比妥）与氯丙嗪（或其他抗精神病药）之间可发生类似相互影响，因为它们也像苯巴比妥一样，对肝药酶有明显诱导作用（奥卡西平略有差别，它仅对 CYP3A3/4 和 UGT 有诱导作用）。

机制　苯巴比妥是众所周知的酶诱导剂，对 CYP2C 和 CYP3A 亚家族以及 UGT 有明显诱导作用。氯丙嗪的氧化和络合代谢主要由 CYP2D6、CYP3A4，及 UGT 负责（当然还有其他 CYP 以及硫酸化酶等的参与），因此认为，氯丙嗪血浓度的降低与苯巴比妥诱导 CYP3A4 以及 UGT，从而加速其代谢有关。

至于麻醉前给予氯丙嗪所致的超短效巴比妥类作用的增强和睡眠时间延长，可能起因于两者对中枢神经系统同一部位的协同作用（氯丙嗪对中枢神经系统的许多部位有抑制作用，巴比妥类的镇静作用主要是抑制网状结构上行激活系统的结果。因此认为，对网状结构上行激活系统的协同性影响可能是该现象的机制）。

建议　麻醉前给予氯丙嗪对超短效巴比妥类作用的增强，是一种可利用的有益影响，但应注意剂量的掌握。

由于长期应用巴比妥类可降低氯丙嗪血浓度，从而有可能削弱其疗效，故可能需要增加氯丙嗪的剂量。然而，如果同用期间停用巴比妥类，有可能导致氯丙嗪中毒，故剂量必须重新调整。

［氯丙嗪（冬眠灵）-甲喹酮（安眠酮，海米那，眠可欣）][2]
Chlorpromazine-Methaqualone

要点 同时应用氯丙嗪和甲喹酮，有导致严重低血压及中枢抑制的报道。

有关药物 根据相互影响的机制推测，预料甲喹酮与其他抗精神病药（如奋乃静、氟奋乃静、三氟拉嗪等）之间可发生类似相互影响。

机制 可能起因于两者中枢神经系统抑制作用的相加。

建议 在应用氯丙嗪等抗精神病药治疗期间，应尽可能避免给予具有中枢神经系统抑制作用的药物，特别是镇静催眠药。如果必须同时应用，应考虑到中枢抑制作用的增强，镇静催眠药的剂量要低于常用量。

［氯丙嗪（冬眠灵）-乙醇][2]
Chlorpromazine-Ethyl Alcohol（Ethanol，Alcohol，Ethyl）

要点 同时应用氯丙嗪和乙醇，中枢神经系统抑制作用可互相增强。正在应用氯丙嗪或其他吩噻嗪类的患者，用乙醇后可促发锥体外系反应。

有关药物 硫利哒嗪（甲硫哒嗪）与乙醇同用时，亦可致中枢神经系统抑制，但不如氯丙嗪明显。已经证明，同时应用氟哌啶醇和乙醇，中枢神经系统抑制作用可明显增强。其他吩噻嗪类（丙嗪、三氟拉嗪、奋乃静等）、硫杂蒽类（氯普噻吨和替沃噻吨等）、丁酰苯类（氟哌啶醇等）、吗茚酮（吗啉吲酮），及洛沙平（克塞平）等抗精神病药，也有可能与乙醇发生类似相互影响。

机制 据推测，乙醇可引起短暂的脑功能障碍，使患者对吩噻嗪类神经毒性作用的耐受阈降低，从而触发锥体外系反应。氯丙嗪与乙醇中枢抑制作用相加的机制还未确立。两者中枢神经系统抑制作用相加的学说还有待进一步证实。

建议 饮酒可增强氯丙嗪的中枢神经系统抑制作用，此点应事先告知患者。应用抗精神病药期间，其他具有中枢抑制作用的药物也应慎用或不用。

实际上，包括氯丙嗪在内的所有抗精神病药都可与乙醇发生类似相互影响。除此之外，抗精神病药或乙醇尚可增强镇静催眠药、麻醉镇痛药、抗组胺药、抗感冒药［抗感冒药中多含有镇静催眠药和（或）抗组胺药，而且多半属非处方药，因此发生相互影响的可能性更大］等药物的作用。

［氯丙嗪（冬眠灵）-氟烷（三氟氯溴乙烷）][2]
Chlorpromazine-Halothane

要点 应用氯丙嗪治疗期间采用氟烷麻醉，或氟烷麻醉期间给予氯丙嗪，可使患者对氯丙嗪的敏感性增加。

有关药物 氯丙嗪与其他卤化吸入麻醉剂（如异氟烷、甲氧氟烷、恩氟烷等）之间以及氟烷与其他吩噻嗪类抗精神病药（如奋乃静、氟奋乃静、三氟拉嗪等）之间有可能发生类似相互影响。

机制 起因于氟烷对传导系统和中枢神经系统的影响。

建议 避免两者合用。

［氯丙嗪（冬眠灵）-塞来昔布（塞来考昔）][2]
Chlorpromazine-Celecoxib

要点 同时应用氯丙嗪和选择性环氧酶-2抑制剂塞来昔布，前者血浓度可增高，作用和毒性有可能增强（Grosser et al，2011）。

有关药物 根据相互影响的机制以及代谢途径的类似性推测，其他吩噻嗪类抗精神病药，如奋乃静、氟奋乃静、硫利达嗪等，与塞来昔布之间有可能发生类似相互影响。

硫杂蒽（噻吨）类抗精神病药，包括氯普噻吨、氯哌噻吨、氟哌噻吨等，在体内的代谢途径类似于吩噻嗪类，推测与塞来昔布可发生类似相互影响。

丁酰苯类抗精神病药氟哌啶醇的代谢有 CYP2D6 的参与（但其 N-位脱烷基化代谢也许与 CYP2D6 无关），因此预料与塞来昔布之间可发生类似相互影响。

非典型抗精神病药利培酮（risperidone）在体内的代谢主要由 CYP2D6 负责，预料与塞来昔布之间可发生类似相互影响。

另一种非典型抗精神病药氯氮平（clozapine）在体内的代谢涉及多种 CYP，包括 CYP1A2、CYP2C19、CYP3A4、CYP2C9，及 CYP2D6，这些 CYP 对氯氮平代谢的贡献分别为 30％、24％、22％、12％，及 6％，故与塞来昔布之间的相互影响不明显（仅涉及对 CYP2C9 的竞争性抑制以及对 CYP2D6 的非竞争性抑制）。氯氮平的结构类似物奎硫平的氧化代谢也主要由 CYP3A4 负责，预料不会与塞来昔布发生类似相互影响。然而，氯氮平的另一结构类似物奥氮平（olanzapine）在体内的代谢有 CYP2D6 的参与，因此与塞来昔布之间的类似相互影响有可能发生（不过，因其代谢主要由 CYP1A2 负责，所以，即使发生相互影响，也不会像氯丙嗪－塞来昔布或利培酮－塞来昔布之间的相互影响那么明显）。

阿立哌唑（aripiprazole）主要由 CYP2D6 和 CYP3A4 进行 N-位脱烷基化、羟化，及脱氢等代谢），因此与塞来昔布之间可发生类似相互影响。另一抗精神病药齐拉西酮（ziprasidone）约有 2/3 经醛氧化酶代谢，其余部分的代谢由 CYP3A4 负责，预料与塞来昔布之间不会发生类似相互影响。

同属选择性 COX-2 抑制剂的伐地昔布（valdecoxib）及其前药帕瑞昔布（帕瑞考昔；parecoxib；在体内脱羟甲基生成其活性型伐地昔布）与氯丙嗪之间可发生相互影响，但相互影响的机制与氯丙嗪－塞来昔布之间相互影响的机制不尽相同（有关细节参见［氯丙嗪（冬眠灵）－伐地昔布]）。另外两种选择性 COX-2 抑制剂依托昔布（etoricoxib）和罗美昔布（lumiracoxib）尚无充足的药动学资料，目前正在进行大规模的临床研究。有研究表明，与安慰剂对照相比，25 mg 罗非昔布使严重血栓栓塞事件的发生率增加 2 倍，故已于 2004 年停用。

机制　塞来昔布是 CYP2C9 的底物（主要经 CYP2C9 代谢），同时也是 CYP2D6 的强效抑制剂。已知氯丙嗪由 CYP2D6 广泛代谢（尽管其代谢也有 CYP3A4 的参与，但与该相互影响无关），因此两者同用时其经 CYP2D6 的代谢可受塞来昔布的抑制性影响，从而导致血浓度升高，作用和毒性增强。

建议　凡是已确证可与塞来昔布发生相互影响的抗精神病药，最好避免与塞来昔布同时应用。鉴于目前可供选用的抗精神病药以及昔布类 COX-2 抑制剂有多种，因此避免该相互影响并不困难。

［氯丙嗪（冬眠灵）－伐地昔布（伐地考昔)][2]
Chlorpromazine－Valdecoxib

要点　同时应用氯丙嗪和昔布类（coxibs）选择性环氧酶-2（COX-2）抑制剂伐地昔布，可导致前者血浓度升高，作用和毒性增强。一般说来，后者的血浓度改变不明显（Grosser et al，2011）。

有关药物　根据相互影响的机制推测，凡是其代谢有 CYP2D6 参与的抗精神病药都可与伐地昔布发生类似相互影响。已知的药物包括吩噻嗪类（如奋乃静、三氟拉嗪、硫利哒嗪、美索哒嗪等）、硫杂蒽类（如氯普噻吨和替沃噻吨）、丁酰苯类（如氟哌啶醇），及非典型抗精神病药利培酮、氯氮平（氯氮平的代谢有多种 CYP 参与，其中包括 CYP1A2、CYP2C19、CYP3A4、CYP2C9 及 CYP2D6，这些 CYP 对氯氮平代谢的贡献分别为 30％、24％、22％、12％，及 6％）、氯氮平的结构类似物奥氮平（代谢主要由 CYP1A2 负责，但也有 CYP2D6 的参与）以及阿立哌唑（aripirazole；部分经由 CYP2D6 代谢）等。

根据相互影响的机制以及代谢途径推测，伐地昔布的前药帕瑞昔布（帕瑞考昔；parecoxib；在体内脱羟甲基生成其活性型伐地昔布）与氯丙嗪之间可发生类似相互影响。塞来昔布的代谢主要由 CYP2D6 负责，且对 CYP2D6 有明显抑制作用，故与氯丙嗪之间的类似相互影响也可发生，且有可能比氯丙嗪－伐地昔布之间的相互影响更明显（参见［氯丙嗪（冬眠灵）－塞来昔布]）。同属选择性 COX-2 抑制剂的依托昔布（etoricoxib）和罗美昔布（lumiracoxib）尚无充分的药动学资料，目前正在进行大规模的临床研究。另一种选择性 COX-2 抑制剂罗非昔布已于 2004 年停用（参见 ［氯丙嗪（冬眠灵）－塞来昔布］）。

机制 氯丙嗪的氧化代谢主要由 CYP2D6 负责（但也有 CYP3A4 等的参与），已知伐地昔布的代谢涉及多种 CYP，按照代谢对 CYP 依赖程度的大小依次为 CYP3A4、CYP2C9、CYP1A2，及 CYP2D6（伐地昔布也是 CYP2C9 和 CYP2C19 的弱到中度抑制剂，但这与该相互影响无明显相关）。因此认为，两者同用时氯丙嗪血浓度的升高主要起因于伐地昔布对其经 CYP3A4 和 CYP2D6 代谢的竞争性抑制。

建议 氯丙嗪（以及上述其他抗精神病药）与昔布类选择性 COX-2 抑制剂（包括伐地昔布）之间的相互影响肯定，在某些情况下相互影响可呈双向（即两者的血浓度都升高），相互影响的程度难以预料，且相互影响的结果多变。因此，最好避免两类药物的同时应用。在两类药物必须同时应用的情况下，应对可能发生的临床后果进行预测，以便有突发情况时可及时采取有效处理措施。在某些情况下需适当下调抗精神病药的剂量。

［氯丙嗪（冬眠灵）－氢氧化铝＋氢氧化镁］[3]
Chlorpromazine－Aluminum Hydroxide＋Magnesium Hydroxide

要点 同时应用抗酸药可改变氯丙嗪经胃肠道的吸收。据报道，含有铝盐和镁盐的凝胶型抗酸药可使氯丙嗪的血浓度降低。

有关药物 根据药理作用及相互影响的机制推测，预料其他吩噻嗪类（硫利哒嗪、三氟丙嗪、三氟拉嗪等）、硫杂蒽类（氯普噻吨、替沃噻吨等）、丁酰苯类（如氟哌啶醇）、二氢吲哚酮类（如吗茚酮），及洛沙平等也可与氢氧化铝及铝－镁复方抗酸药物发生类似相互影响。

体外研究证明镁离子络合丙嗪。三硅酸镁凝胶抗酸药降低氯丙嗪血浓度，而碳酸钙－甘氨酸复方抗酸药则否。

机制 服用含铝和镁的抗酸药，减少氯丙嗪的吸收并降低其血浓度，可能是因为抗酸药物吸附氯丙嗪。抗酸药物碱化尿液，从而影响氯丙嗪的排泄这一学说尚无资料支持。

建议 氢氧化铝和氢氧化镁单用，是否影响氯丙嗪的吸收，还不清楚。但有证据表明，含有这两种成分的复方制剂确实改变氯丙嗪的吸收。因此，在得到进一步的临床证据前，含有氢氧化铝和氢氧化镁的复方抗酸药及含有三硅酸镁的抗酸药应在给氯丙嗪前 1 小时或其后 2 小时服用。

［氯丙嗪（冬眠灵）－西咪替丁（甲氰咪胍）］[2]
Chlorpromazine－Cimetidine

要点 8 名正在应用氯丙嗪治疗的患者，加用西咪替丁 1 周后，氯丙嗪的稳态血浓度降低 35%。

有关药物 由于该相互影响的确切机制尚不清楚，故难以预料其他吩噻嗪类抗精神病药（三氟拉嗪、奋乃静、氟奋乃静等）与西咪替丁之间以及氯丙嗪与其他 H_2 受体拮抗剂（雷尼替丁、法莫替丁、罗沙替丁等）之间是否会发生类似相互影响。

机制 有人认为，该相互影响起因于西咪替丁对肠道氯丙嗪吸收的抑制，但尚有待进一步证实。

建议 两药合用期间，应注意观察氯丙嗪的作用是否减弱，必要时增加氯丙嗪的剂量。

［氯丙嗪（冬眠灵）－甲氧氯普胺（胃复安，灭吐灵）］[2]
Chlorpromazine－Metoclopramide

要点 同时应用氯丙嗪和甲氧氯普胺，锥体外系统副作用的发生率增高。

有关药物 根据相互影响的机制推测，其他吩噻嗪类抗精神病药（奋乃静、氟奋乃静、三氟拉嗪等）与甲氧氯普胺之间可发生类似相互影响。其他胃肠动力药与氯丙嗪之间的相互影响尚未见报道，但预料胃肠动力药多潘立酮（吗丁林，胃得灵，哌双咪酮）及西沙必利（普瑞博思，优尼必利）与氯丙嗪之间不会发生类似相互影响，因为前者是一种外周性多巴胺受体阻断药，不透过血脑屏障，而西沙必利激动肠肌丛中的 5-HT$_4$ 受体，使乙酰胆碱释放增加。

机制 氯丙嗪及甲氧氯普胺皆能阻断中枢多巴胺受体，故认为锥体外系统副作用发生率的增高起因于两者对中枢多巴胺受体阻断作用的相加。

建议 不少临床医生只知甲氧氯普胺是一种胃动力药，却不知它具有明显的锥体外系副作用。在氯丙嗪治疗期间如果需要胃动力药，建议用西沙必利或多潘立酮代替甲氧氯普胺。

［氯丙嗪（冬眠灵）－口服避孕药］[3]
Chlorpromazine－Oral Contraceptive Agents（Oral contraceptives）

要点 同时应用氯丙嗪和口服避孕药，乳房增大和溢乳的发生率增高。

有关药物 所有含雌激素的口服避孕药及雌激素制剂（如炔雌醇、炔雌醚、己烯雌酚等）都可与氯丙嗪发生类似相互影响。其他吩噻嗪类抗精神病药（奋乃静、三氟拉嗪、硫利哒嗪等）与口服避孕药之间的类似相互影响也可发生。

利血平（耗竭中枢的多巴胺）及甲基多巴（抑制多巴脱羧酶，减少中枢多巴胺的合成）等也可刺激催乳素分泌，故有可能与口服避孕药或氯丙嗪发生类似相互影响。

机制 两者单用皆有乳房增大和溢乳的副作用。氯丙嗪阻断丘脑下部的多巴胺受体，间接增加催乳素的分泌；雌激素刺激垂体前叶合成和释放催乳素，也可抑制下丘脑催乳素抑制激素分泌，间接增加催乳素的释放；两者对催乳素的影响相加或协同，导致乳房增大和溢乳的可能性增加。

建议 同时应用氯丙嗪和口服避孕药或雌激素类制剂对女性患者也许不会带来严重问题，但仍应告知乳房增大和溢乳的可能性。正在应用氯丙嗪期间如果需要避孕的话，可采用器具避孕代替口服避孕药避孕。应用氯丙嗪期间给予雌激素类药物如果是为了治疗前列腺癌、骨质疏松或痤疮，可考虑用其他药物代替雌激素。

大剂量雌激素可在乳腺水平上干扰催乳素的作用，从而抑制泌乳。但多大剂量才属于大剂量，在一定范围内随患者的不同而不同，故不应期望靠其抵消氯丙嗪的乳房增大和溢乳的副作用。

［氯丙嗪（冬眠灵）－氯喹］[2]
Chlorpromazine－Chloroquine

要点 一研究表明，在服用氯丙嗪前 1 小时给予氯喹的试验组，其氯丙嗪血浓度比安慰剂对照组高 2 倍。

有关药物 根据提出的机制推测，凡是经由 CYP2D6 代谢的抗精神病药，都可与氯喹发生类似相互影响。例如吩噻嗪类的奋乃静和硫利达嗪，丁酰苯类的氟哌啶醇，硫杂蒽类的氯哌噻吨，以及非典型抗精神病药利培酮、奥氮平和阿立哌唑等。

部分非典型抗抑郁药，如米塔扎平、曲唑酮，及度洛西汀（duloxetine）等，主要经 CYP2D6 代谢，因此也有可能受氯喹的影响。

三环类抗抑郁药的代谢有 CYP2D6 的参与，如米帕明、阿米替林、多塞平等，预料与氯喹之间的类似相互影响也有可能发生。

有证据表明，氯丙嗪与阿莫地喹（氨酚喹；amodiaquine。阿莫地喹对 CYP2D6 和 CYP2C9 都有明显的抑制作用）及凡西达（fansidar，周效磺胺与乙胺嘧啶的复方制剂）之间可发生类似相互影响。已证明可抑制 CYP2D6 活性的抗疟药尚有奎宁（quinine）以及氯氟菲醇（卤泛醇；halofantrine），预料与氯丙嗪之间的类似相互影响也可发生（Wennerholm et al，2006）。氯丙嗪与其他喹啉类抗疟药（如羟氯喹、甲氟喹、伯氨喹等）之间是否会发生类似相互影响，尚不清楚。

机制 氯丙嗪的代谢涉及 CYP2D6（对 CYP2D6 也有一定抑制作用），而氯喹对 CYP2D6 有抑制作用。因此认为，氯丙嗪血浓度的升高起因于氯喹对氯丙嗪经 CYP2D6 代谢的非竞争性抑制（氯喹的脱乙基代谢也涉及 CYP，但不清楚涉及哪种 CYP）。

建议 鉴于疟疾的联合治疗已经成为疟疾的标准治疗方法，因此对抗疟药抑制作用的了解越来越重要。氯喹以及阿莫地喹对氯丙嗪的代谢有明显影响，因此，如非必需，避免联用是明智的。据估计，临床上应用的药物中有 80 余种其代谢由 CYP2D6 负责，其中许多用于精神疾患的长期治疗。近半数的精神治疗药物是 CYP2D6 的底物。上述相互影响在那些精神疾患发病率较高的国家和地区有重要临床意义，因为这些国家和地区往往也是疟疾的高发区（例如非洲的尼日利亚）。

另外，服用氯喹或阿莫地喹（氨酚喹）的患者有一些出现类似于帕金森病的运动障碍，常于服药后 24 小时内发生。有人认为该现象可能像吩噻嗪类一样，起因于氯喹或阿莫地喹对黑质纹状体系统多巴胺受体的阻断。这样的患者如果合用氯丙嗪和氯喹（或阿莫地喹），无疑有更大的危险。因为在这样的情况下，不但有氯丙嗪血浓度增高可能带来的不良影响，也有氯喹对氯丙嗪多巴胺受体阻断作用的协同性增强。

［硫利达嗪（甲硫哒嗪）－苯丙醇胺（N-去甲麻黄碱）][1]
Thioridazine－Phenylpropanolamine

要点 一名应用常规剂量硫利哒嗪治疗的女性精神病患者，给予 50 mg 苯丙醇胺 2 小时后，因发生心室颤动而死亡。

有关药物 硫利哒嗪与其他间接作用拟交感胺（麻黄碱、乙基麻黄碱、伪麻黄碱等）之间以及其他吩噻嗪类抗精神病药（氯丙嗪、三氟拉嗪、奋乃静等）与苯丙醇胺之间是否会发生类似相互影响，尚未见报道。

机制 不清楚。已知硫利哒嗪和苯丙醇胺对心脏都有一定程度的直接影响。然而，由于该患者在应用硫利哒嗪期间同时应用了环丙定（开马君），给予苯丙醇胺的同时也给予了氯苯那敏（扑尔敏），故该相互影响机制的推断比较困难。

建议 资料有限，其普遍临床意义尚难肯定。该报道的作者认为，服用硫利哒嗪或美索哒嗪（甲砜哒嗪）的患者，不应合用苯丙醇胺等具有间接和直接作用的麻黄碱类拟交感胺。

［硫利达嗪（甲硫哒嗪）－卡马西平（酰胺咪嗪，痛惊宁）][2]
Thioridazine－Carbamazepine

要点 有报道表明，同时应用甲硫哒嗪和卡马西平，容易出现中枢神经系统中毒的症状。

有关药物 卡马西平与其他吩噻嗪类抗精神病药（奋乃静、氟奋乃静、三氟拉嗪等）之间是否会发生类似相互影响尚不清楚。但已证明丁酰苯类的氟哌啶醇与卡马西平合用可导致神经毒性（见［氟哌啶醇－卡马西平]）。

机制 不清楚。

建议 像氟哌啶醇一样，临床上也有将硫利哒嗪与卡马西平合用的情况。然而，基于上述报道的结果，于两药合用期间，应警惕神经毒性的发生。

［硫利达嗪（甲硫哒嗪）－纳曲酮（环丙甲羟二氢吗啡酮）][2]
Thioridazine－Naltrexone

要点 两名正在应用硫利哒嗪治疗的患者，给予两次纳曲酮（第 1 次为静脉注射 0.8 mg，第 2 次口服 50 mg 及 100 mg）后，出现严重昏睡达 12 小时之久。

有关药物 其他吩噻嗪类抗精神病药（氯丙嗪、三氟拉嗪、奋乃静等）与纳曲酮之间以及硫利哒嗪与其他阿片受体拮抗剂（纳洛酮、纳洛芬等）之间是否会发生类似相互影响，尚未见报道。

机制 尚不清楚。

建议 避免两者合用是明智的。

［奋乃静（羟哌氯丙嗪）－双硫仑（双硫醒）][3]
Perphenazine－Disulfiram

要点 口服奋乃静维持治疗的一名患者，在给予双硫仑治疗后，奋乃静血浓度降低至治疗浓度以下，其硫氧化代谢物浓度增加。增加奋乃静的剂量并不改善精神病的症状。将口服改为肌内注射，奋乃静血浓度升高，其代谢物浓度明显下降，临床症状明显改善。

有关药物　根据代谢途径推测，双硫仑和其他吩噻嗪类（氯丙嗪、硫利哒嗪、三氟拉嗪等）、硫杂蒽类（氯普噻吨和替沃噻吨等）、丁酰苯类（氟哌啶醇）、二氢吲哚酮类（如吗茚酮），及洛沙平之间有可能发生类似相互影响。

机制　有人认为，双硫仑活化肝中的某些酶，使口服奋乃静在肝转化为无活性的代谢物。非肠道给药可避免首过肝代谢，从而可避免此种相互影响。

建议　口服奋乃静的患者同时应用双硫仑，应密切观察精神病症状是否恶化。如症状恶化，由于增加剂量不能控制症状，故常需停用双硫仑。另外，非肠道应用奋乃静可避免这种相互影响，所以，也可考虑非肠道给药。

[氟奋乃静（氟非拉嗪，羟哌氟丙嗪）－可乐定（可乐宁，氯压定）][3]
Fluphenazine－Clonidine

要点　一名接受可乐定和氯噻酮的患者，应用奋乃静后 10 天内，出现急性器质性脑综合征（谵妄、意识浑浊、焦虑不安等）。停用可乐定后，神经方面的症状在 72 小时内消失。再次给予可乐定，上述症状复现。

有关药物　因为其他吩噻嗪类（氯丙嗪、硫利哒嗪等）、硫杂蒽类（氯普噻吨和替沃噻吨）、二氢吲哚酮类（如吗茚酮），及洛沙平等，与氟奋乃静的药理作用相似，所以，预料与可乐定有可能发生类似相互影响。上述患者将氟奋乃静改为氟哌啶醇（一种丁酰苯类抗精神病药）后，不再发生类似相互影响。

根据相互影响的机制推测，其他中枢性 α_2 受体激动剂，如莫索尼定（moxonidine）、噻美尼定（tiamenidine）、利美尼定（rilmenidine）、托洛尼定（tolonidine）、胍法辛（氯苯乙胍）、胍那苄（氯苄氨胍）等，与氟奋乃静之间可发生类似相互影响。

可乐定的结构类似物阿可乐定（阿泊拉可乐定，氨可乐定，apraclonidine）以及溴莫尼定（brimonidine）临床上主要局部应用作为降低眼压的药物。因为它们不容易透过血脑屏障，因此与氟奋乃静之间的类似相互影响不太可能发生。

机制　据推测，可乐定（一种强效 α_2 肾上腺素能受体激动剂）与氟奋乃静（一种强效多巴胺受体拮抗剂）联用时，可使中枢肾上腺素能相对占优势。

建议　由于停用可乐定可使神经症状消失，这就清楚地说明可乐定是产生上述症状的重要因素。该患者用肼屈嗪（肼苯哒嗪）代替可乐定，不再出现类似相互影响，故可用来代替可乐定。另外，必须应用可乐定时，也可考虑将氟奋乃静改为氟哌啶醇。

[氟奋乃静（氟非拉嗪，羟哌氟丙嗪）－维生素 C（抗坏血酸）][3]
Fluphenazine－Vitamin C（Ascorbic Acid）

要点　据报道，氟奋乃静与维生素 C 合用，前者血浓度降低，抗精神病作用减弱。

有关药物　其他吩噻嗪类抗精神病药（奋乃静、三氟拉嗪、硫利哒嗪等）与维生素 C 之间的类似相互影响尚未见报道。

机制　不清楚。

建议　资料仅限于此，发生率难以估计，没有充分理由避免两者合用。但上述病例合用后氟奋乃静血浓度确有降低（从 0.93 mg/L 降至 0.71 mg/L），病情也有所恶化。因此，两药需同用时，应考虑到此种相互影响的可能性，如有发生，停用维生素 C。

[氟哌啶醇（氟哌丁苯，氟哌醇）－卡马西平（酰胺咪嗪，痛惊宁）][2]
Haloperidol－Carbamazepine

要点　研究表明，氟哌啶醇与卡马西平合用，前者血浓度降低（大约降低 50%）。另有两药合用发生神经毒性的报道。

有关药物　根据相互影响的机制推测，卡马西平的类似物奥卡西平与氟哌啶醇会发生类似相互影响（虽然奥卡西平的代谢与 CYP 无关，但对 CYP3A4/5 确实有诱导作用），只是程度有所不同（奥卡西平对肝药酶的诱导作用弱于卡马西平）。两者同用是否会发生神经毒性，尚未见报道。

业已证明，苯巴比妥、扑米酮，及苯妥英等抗癫痫药可与氟哌啶醇发生类似相互影响。原因在于它们也像卡马西平一样，对 CYP2C、CYP3A 亚家族，及 UGT 有明显的诱导作用（所不同的是苯巴比妥、扑米酮和苯妥英的代谢由 CYP2C9 和 2C19 负责，而卡马西平的代谢则有 CYP1A2、3A4、2C8，及 2C9 的参与）。但是，同属抗癫痫药的丙戊酸不会与氟哌啶醇发生类似相互影响（虽然其本身也像苯巴比妥、扑米酮，及苯妥英一样，主要由 CYP2C9 和 2C19 代谢，但对 CYP 和 UGT 无诱导作用。相反，对 CYP2C9 有一定抑制作用）。

与氟哌啶醇化学结构相关的其他丁酰苯类抗精神病药，包括氟哌利多、三氟哌多、溴哌利多、替米哌隆等，也主要由 CYP3A4 代谢，预料与卡马西平可发生类似相互影响。

卡马西平与其他抗精神病药的相互影响随药物的不同而不同。

吩噻嗪类抗精神病药（包括氯丙嗪、硫利达嗪、三氟拉嗪、奋乃静、氟奋乃静等）主要由 CYP2D6 代谢，预料与卡马西平不会发生类似相互影响。硫杂蒽类抗精神病药（包括氯普噻吨、氯哌噻吨、替沃噻吨等）的生物转化途径与吩噻嗪类雷同，因此与卡马西平之间也不会发生类似相互影响。

非典型抗精神病药氯氮平（clozapine）以及其结构类似物奎硫平（quetiapine）的代谢像氟哌啶醇一样，也明显涉及 CYP3A4 和（或）CYP2C9，因此与卡马西平可发生类似相互影响。但是，氯氮平的另一结构类似物奥氮平（olanzapine）的代谢途径与氯氮平有所不同，该药的代谢主要由 CYP1A2 负责（CYP2D6 代谢起次要作用），预料与卡马西平不会发生类似相互影响。

非典型抗精神病药齐拉西酮（ziprasidone）以及阿立哌唑（aripiprazole）的代谢有 CYP3A4 的参与（前者大部分经醛脱氢酶还原，后者尚有 CYP2D6 的参与），预料与卡马西平可发生类似相互影响，但程度会有所不同。

氟哌啶醇与其他抗癫痫药之间以及卡马西平与其他抗精神病药之间的相互影响和处理措施等细节参见［氟哌啶醇－氟西汀］以及有关章节的内容。

机制　大部分抗精神病药主要经肝的 CYP 进行氧化代谢，然后经葡糖醛酸化、硫酸化，及其他络合过程形成亲水代谢物通过尿液排泄。然而，负责不同抗精神病药代谢的 CYP 有所不同。氟哌啶醇主要经 CYP3A4 进行 N-位脱烷基化形成无活性的代谢物（其代谢也有 CYP2D6 和 CYP1A2 的参与，但与此处所述相互影响无明显相关），然后与葡糖醛酸络合。已经证明卡马西平是 CYP3A 亚家族和 CYP2C9 的高效诱导剂，因此认为氟哌啶醇血浓度的降低与卡马西平对 CYP3A4 的诱导有关。但是，神经毒性发生的机制尚不清楚。

建议　临床上两药合用的情况不少见，且两者合用治疗躁狂症、兴奋型精神病已有取得良好效果的报道。然而，基于上述研究报道的结果，于两药合用期间，应注意观察氟哌啶醇的疗效是否减弱，并应警惕神经毒性的发生。

［氟哌啶醇（氟哌丁苯，氟哌醇）－氟西汀（氟苯氧丙胺）］[2]
Haloperidol－Fluoxetine

要点　有报道说，一名应用氟哌啶醇治疗达两年之久的患者，加用抗抑郁药氟西汀后，出现严重锥体外系症状（帕金森综合征和静坐不能）。

有关药物　其他丁酰苯类抗精神病药（如氟哌利多、三氟哌多、替米哌隆等）的代谢也有 CYP 的参与［丁酰苯类主要经 N 位脱烷基化代谢，可能都涉及 CYP2C9 和（或）CYP2D6］，因此预料与氟西汀之间有可能发生类似相互影响。

氯丙嗪以及其他吩噻嗪类抗精神病药与氟西汀之间的相互影响参见［氯丙嗪－氟西汀］，也见［氯丙嗪－曲唑酮］。

硫杂蒽（噻吨）类抗精神病药，包括氯普噻吨、氯哌噻吨、氟哌噻吨等，在体内的代谢途径类似于吩噻嗪类，预料与氟西汀的类似相互影响也有可能发生（也见［氯丙嗪－氟西汀］）。

非典型抗精神病药利培酮（risperidone）在体内的代谢主要由 CYP2D6 负责，因此与氟西汀之间可发生类似相互影响。

另一种非典型抗精神病药氯氮平（clozapine）在体内的代谢有多种 CYP 参与（其中包括 CYP1A2、CYP2C19、CYP3A4、CYP2C9，及 CYP2D6，这些 CYP 对氯氮平代谢的贡献分别为 30%、24%、22%、12%，及 6%），根据其代谢对各种 CYP 的依赖程度推测，与氟西汀之间不会发生明显相互影响。氯氮平的结构类似物奎硫平（quetiapine）的氧化代谢主要由 CYP3A4 负责，预料像氯氮平一样，不会与氟西汀发生类似相互影响。但其另一结构类似物奥氮平（olanzapine）在体内的代谢有 CYP2D6 的参与，因此与氟西汀之间的类似相互影响有可能发生（不过，因其代谢主要由 CYP1A2 负责，所以，即使发生相互影响，也不会像氟哌啶醇－氟西汀、氯丙嗪－氟西汀或利培酮－氟西汀之间的相互影响那么明显）。

阿立哌唑（aripiprazole）的代谢有 CYP2D6 的参与（主要由 CYP2D6 和 CYP3A4 进行 N 位脱烷基化、羟化，及脱氢等代谢），因此与氟西汀之间可发生类似相互影响。另一抗精神病药齐拉西酮（ziprasidone）有约 2/3 经醛氧化酶代谢，其余部分的代谢由 CYP3A4 负责，预料与氟西汀之间不会发生类似相互影响。

其他主要由 CYP2D6 和（或）CYP2C9 代谢的选择性 5-HT 再摄取抑制剂，如氟伏沙明（其代谢有 CYP2D6、CYP1A2、CYP3A4，及 CYP2C9 的参与）、帕罗西汀（主要由 CYP2D6 代谢）、舍曲林（主要由 CYP2D6 代谢）、文拉法辛（主要由 CYP2D6 和 CYP3A4 代谢）等，也可抑制氟哌啶醇的代谢，但影响代谢的程度有明显不同。

部分非典型抗抑郁药，如米塔扎平、曲唑酮，及度洛西汀（duloxetine）等，也主要经 CYP2D6 代谢，因此，对氟哌啶醇的代谢同样可产生抑制作用（主要是竞争性的）。另一种非典型抗抑郁药萘法唑酮主要由 CYP3A3/4 代谢，预料对氟哌啶醇的代谢不会发生明显影响，但有可能竞争性地抑制氯氮平、奎硫平、阿立哌唑，及齐拉西酮在体内的代谢（这几种药物的代谢都有 CYP3A4 的参与）。

部分三环类抗抑郁药的代谢有 CYP2D6 的参与，如米帕明、阿米替林、多塞平等，但是与氟哌啶醇之间是否会发生类似相互影响，尚未见报道。

机制　选择性 5-HT 再摄取抑制剂氟西汀是 CYP2D6（以及 CYP2C9）的底物，同时对 CYP2D6 有抑制作用，而氟哌啶醇主要由 CYP2D6 和 CYP3A4 代谢（也有 CYP1A2 的参与），故同用时血浓度可升高。氟哌啶醇本身可导致锥体外系症状，但该患者已安全使用达两年，仅在加用氟西汀后出现，说明可能是氟西汀引起的。

建议　凡是已确证可与氟西汀发生相互影响的抗精神病药最好避免与氟西汀同时应用。鉴于目前可供选用的抗精神病药以及抗抑郁药有多种，因此避免该相互影响并不困难。

如果需要合用的话，应密切观察有无锥体外系不良反应的发生。上述患者在出现锥体外系症状后停用两药，用苄托品、苯海拉明，及地西泮治疗 1 周后症状消退。在后来氟哌啶醇和氟西汀的治疗方案中加用了苄托品，仅出现轻微的帕金森症状，不影响进一步治疗。

［氟哌啶醇（氟哌丁苯，氟哌醇）－氟伏沙明］[1]
Haloperidol－Fluvoxamine

要点　Yasui-Furukori 等对 12 例应用氟哌啶醇治疗的精神分裂症住院患者进行的研究表明，加用不同剂量的氟伏沙明（分别为每日 25 mg、75 mg，及 150 mg）后，氟哌啶醇的血浓度分别增加 20%（95% 的 CI 为 14%～27%）、39%（95% 的 CI 为 30%～49%）和 60%（95% 的 CI 为 42%～78%），阴性症状积分明显减少（Yasui-Furukori et al，2004）。

有关药物　其他丁酰苯类抗精神病药（如氟哌利多、三氟哌多、替米哌隆等）的代谢也有 CYP 的参与［丁酰苯类主要经 N 位脱烷基化代谢，可能都涉及 CYP2C9 和（或）CYP2D6］，因此预料与氟伏沙明之间有可能发生类似相互影响。

吩噻嗪类抗精神病药（如氯丙嗪、奋乃静、硫利达嗪等）与氟伏沙明之间的相互影响参见［氯丙嗪－氟西汀]，也见［氯丙嗪－曲唑酮]。

硫杂蒽（噻吨）类抗精神病药，包括氯普噻吨、氯哌噻吨、氟哌噻吨等，在体内的代谢途径类似于吩噻嗪类，与氟伏沙明之间的相互影响可参见［氯丙嗪－氟西汀]。

非典型抗精神病药利培酮（risperidone）在体内的代谢主要由 CYP2D6 负责，因此与氟伏沙明之间可发生类似相互影响。

另一种非典型抗精神病药氯氮平（clozapine）在体内的代谢有多种 CYP 参与（其中包括CYP1A2、CYP2C19、CYP3A4、CYP2C9，及 CYP2D6，这些 CYP 对氯氮平代谢的贡献分别为30％、24％、22％、12％，及 6％），根据其代谢对各种 CYP 的依赖程度推测，与氟伏沙明之间会发生明显相互影响。氯氮平的结构类似物奎硫平（quetiapine）的氧化代谢主要由 CYP3A4 负责，预料像氯氮平一样，可与氟伏沙明发生相互影响，但不会像氯氮平－氟伏沙明之间的相互影响那么明显。氯氮平的另一结构类似物奥氮平（olanzapine）在体内的代谢主要由 CYP1A2 负责，也有 CYP2D6 的参与，预料与氟伏沙明之间的类似相互影响也可发生。

阿立哌唑（aripiprazole）主要由 CYP2D6 和 CYP3A4 进行 N 位脱烷基化、羟化，及脱氢等代谢，因此与氟伏沙明之间可发生类似相互影响。另一抗精神病药齐拉西酮（ziprasidone）有约 2/3 经醛氧化酶代谢，其余部分的代谢由 CYP3A4 负责，预料与氟伏沙明会发生相互影响。

其他主要由 CYP2D6 和（或）CYP2C9 代谢的选择性 5-HT 再摄取抑制剂，如帕罗西汀（主要由CYP2D6 代谢）、舍曲林（主要由 CYP2D6 代谢）、文拉法辛（主要由 CYP2D6 和 CYP3A4 代谢）等，也可抑制氟哌啶醇的代谢，但影响代谢的程度有明显不同。

部分非典型抗抑郁药，如米塔扎平、曲唑酮，及度洛西汀（duloxetine）等，也主要经 CYP2D6代谢，因此，对氟哌啶醇的代谢同样可产生抑制作用（主要是竞争性的）。另一种非典型抗抑郁药萘法唑酮主要由 CYP3A3/4 代谢，预料对氟哌啶醇的代谢会有一定影响，也有可能竞争性地抑制氯氮平、奎硫平、阿立哌唑，及齐拉西酮在体内的代谢（这几种药物的代谢都有 CYP3A4 的参与）。

部分三环类抗抑郁药的代谢有 CYP2D6 的参与，如米帕明、阿米替林、多塞平等，但是与氟哌啶醇之间是否会发生类似相互影响，尚未见报道。

机制 已知氟伏沙明不仅是 CYP1A2、CYP2C8，及 CYP2C9 的强效抑制剂，对 CYP3A4 也有中度抑制作用（本身则经由 CYP2D6、CYP1A2、CYP3A4，及 CYP2C9 代谢）。氟哌啶醇在体内的代谢由 CYP2D6、CYP3A4、CYP1A2（次要途径），及酮基还原酶负责（在酮基还原酶的作用下生成的还原型氟哌啶醇对 CYP2D6 尚有一定抑制作用）。可见，两者之间相互影响的机制比较复杂。认为氟哌啶醇血浓度的增加与氟伏沙明对 CYP3A4、CYP1A2，及 CYP2D6 的抑制作用有关（对 CYP3A4、CYP1A2的抑制包括竞争性和非竞争性两种成分，而对 CYP2D6 可能仅涉及竞争性抑制）（Meyer，2011）。

尽管氟哌啶醇经由 CYP2D6 代谢，且其酮基还原产物对 CYP2D6 有抑制作用，但对氟伏沙明的代谢是否会发生明显影响，作者未加说明。不过，该项研究氟伏沙明的用量较小（主要目的是衡量低剂量氟伏沙明对氟哌啶醇抗精神病作用的增强效果），即使血浓度有某种程度的升高，也不至于因此造成危害。

建议 由于氟哌啶醇血浓度的增加与氟伏沙明的剂量（或血浓度）呈正相关，因此建议在加用或逐渐增加氟伏沙明剂量期间，应监测氟哌啶醇血浓度，特别当产生锥体外系症状或锥体外系症状恶化时。

［氟哌啶醇（氟哌丁苯，氟哌醇）－链阳菌素 A/B（辛内吉，森东西德)][1]
Haloperidol－Dalfopristin/Quinupristin（SYNERCID）

要点 有明确证据表明，同时应用链阳菌素 A/B 复方制剂，可导致氟哌啶醇的作用和毒性增强。

有关药物 根据相互影响的机制推测，与氟哌啶醇化学结构相关的其他丁酰苯类抗精神病药，包括氟哌利多、三氟哌多、溴哌利多、替米哌隆等，与链阳菌素 A/B 之间也可发生类似相互影响。

非典型抗精神病药氯氮平（clozapine）以及其结构类似物奎硫平（quetiapine）的代谢像氟哌啶醇一样，也明显涉及 CYP3A4，因此与链阳菌素 A/B 可发生类似相互影响。但是，氯氮平的另一结构类似物奥氮平（olanzapine）的代谢途径与氯氮平不同，该药的代谢主要由 CYP1A2 负责（CYP2D6 代谢起次要作用），预料与链阳菌素 A/B 不会发生类似相互影响。

非典型抗精神病药齐拉西酮（ziprasidone）以及阿立哌唑（aripiprazole）的代谢有 CYP3A4 的参与（前者大部分经醛脱氢酶还原，后者尚有 CYP2D6 的参与），预料与链阳菌素 A/B 可发生类似相互影响，但程度会有所不同。

机制　大部分抗精神病药主要经肝的 CYP 进行氧化代谢，然后经葡糖醛酸化、硫酸化，及其他络合过程形成亲水代谢物，通过尿液排泄。然而，负责不同抗精神病药代谢的 CYP 有所不同。氟哌啶醇主要经 CYP3A4 进行 N-位脱烷基化形成无活性的代谢物（尽管其代谢也有 CYP2D6 和 CYP1A2 的参与，但与该相互影响无关），然后与葡糖醛酸络合。

链阳菌素 A/B 是链阳菌素 A（dalfopristin；达福普汀）和链阳菌素 B（quinupristin；奎奴普汀）按 70∶30 的比例配成的复方，其内的两种成分是天然普那霉素的人工半合成衍生物。已经证明链阳菌素 A/B 是 CYP3A4 的强效抑制剂，因此认为，氟哌啶醇作用和毒性的增强与链阳菌素 A/B 对 CYP3A4 的抑制从而阻碍氟哌啶醇的代谢有关。

建议　临床上链阳菌素 A/B 复方制剂与其他药物同时应用的情况不少见，但有很多医生对涉及该药的相互影响了解甚少。对那些其代谢主要依赖于 CYP3A4 且治疗窗狭窄（或安全范围较小）的药物来说，链阳菌素 A/B 的同时应用有可能造成严重不良后果（MacDougall et al，2011）。

建议氟哌啶醇治疗期间避免给予链阳菌素 A/B 复方制剂。如欲应用，应注意观察氟哌啶醇的疗效是否增强；个别报道说，氟哌啶醇的剂量减半仍可取得单用时的疗效。

注：大部分主要依赖于 CYP3A4 代谢的药物都可与链阳菌素 A/B 发生相互影响。已经证明可发生相互影响且具有重要临床意义的药物包括：①部分抗组胺药，如氮䓬斯汀（氮斯汀；azelastine）和氯马斯汀（clemastine）；②某些抗癫痫药，如磷苯妥英（fosphenytoin）和非氨酯（非尔氨酯；felbamate）；③大环内酯类抗生素，如红霉素（erythromycin）和克拉霉素（chlarythromycin）（参见 [红霉素－链阳菌素 A/B（辛内吉，森东西德）]）；④某些氟喹诺酮类抗菌药，如莫西沙星（moxifloxacin）和培氟沙星（pefloxacin）；⑤某些抗疟药，如氯喹（chloroquine）、甲氟喹（mefloquine）、奎宁（quinine）；⑥部分抗抑郁药，如丙米嗪（imipramine）、多塞平（多虑平；doxepin）、氟西汀（fluoxetine），及文拉法辛（venlafaxine）；⑦部分抗精神病药，如氯氮平（clozapine）、奎硫平（quetiapine）、利培酮、齐拉西酮（ziprasidone），及阿立哌唑（aripiprazole）等。免疫抑制药他克莫司（tacrolimus）以及环孢素（cyclosporine）等也可与链阳菌素 A/B 发生相互影响。

[氟哌啶醇（氟哌丁苯，氟哌醇）－异烟肼（雷米封，异烟酰肼）][2]
Haloperidol－Isoniazid

要点　同时应用氟哌啶醇和异烟肼，前者血浓度升高。

有关药物　异烟肼与其他丁酰苯类抗精神病药（氟哌利多、三氟哌多、替米哌隆等）之间是否会发生类似相互影响，尚无证据。但根据假设的机制及结构的类似性推测，类似相互影响有可能发生。

机制　虽然异烟肼的代谢与 CYP 无明显相关（异烟肼在体内的代谢主要由肝的芳香胺 N-乙酰基转移酶-2 即 NAT2 负责），但是对 CYP2C9/2C19 以及 CYP3A 有明显抑制作用，也是 CYP2D6 的微弱抑制剂，同时对 CYP2E1 有诱导作用（Gumbo，2011）。已知氟哌啶醇主要经由 CYP2D6 和 CYP3A4 代谢（也有 CYP1A2 的参与），故推测氟哌啶醇血浓度的升高起因于异烟肼对氟哌啶醇经 CYP3A4 以及 CYP2D6 代谢的竞争性抑制。

建议　同时应用异烟肼，氟哌啶醇血浓度升高明显，因此，合用期间应注意观察有无氟哌啶醇蓄积中毒的症状和体征，必要时适当下调氟哌啶醇的剂量。

[氟哌啶醇（氟哌丁苯，氟哌醇）－利福平（甲哌利福霉素，利米定）][2]
Haloperidol－Rifampin（Rifampicin）

要点　对正在应用氟哌啶醇治疗的精神分裂症患者的观察表明，合用利福平使氟哌啶醇的半衰期缩短。

有关药物　利福平与其他丁酰苯类抗精神病药（氟哌利多、三氟哌多、溴哌利多等）之间是否会发生类似相互影响，尚未见报道。

根据相互影响的机制推测，其他利福霉素衍生物（如利福定、利福喷汀、利福布汀等）与氟哌啶醇之间可发生类似相互影响，但影响的程度有所不同。根据对肝药酶的诱导强度推断，利福平对氟哌啶醇的影响最明显，利福喷汀次之，利福布汀的影响最弱。

机制　利福平是一肝药酶诱导剂，可显著诱导 CYP1A2、2C9、2C19，及 3A4，故可促进许多药物的代谢（Gumbo，2011）。已知氟哌啶醇主要经由 CYP2D6 和 CYP3A4 代谢（也有 CYP1A2 的参与），因此认为，利福平诱导 CYP3A4 和 CYP1A2，从而促进氟哌啶醇的代谢，是其半衰期缩短的原因。

建议　氟哌啶醇半衰期缩短，作用可能减弱，故合用利福平期间，应注意观察疾病的控制情况，必要时增加氟哌啶醇的剂量。另外，鉴于利福布汀（rifabutin）对肝药酶的诱导作用较弱，应用氟哌啶醇的患者如果必须应用利福平的话（特别是同时应用蛋白酶抑制剂治疗的 HIV 感染的结核病患者），可考虑用其代替利福平。

［氟哌啶醇（氟哌丁苯，氟哌醇）－吸烟］[2]
Haloperidol－Smoking

要点　一项比较研究表明，吸烟者的氟哌啶醇稳态血浓度低于非吸烟者的稳态血浓度（前者为 $16.38\ \mu g/L$，后者为 $28.80\ \mu g/L$），清除率也存在差异（前者 $1.58\ L/min$，后者 $1.10\ L/min$）。

有关药物　吸烟对其他丁酰苯类抗精神病药（如氟哌利多、三氟哌多、溴哌利多等）是否会产生类似影响，还不清楚。

机制　氟哌啶醇的代谢有 CYP1A2 的参与，已证明烟草中的某些成分（主要是芳香烃类）可诱导肝药酶（特别是 CYP1A2）。因此认为，吸烟者氟哌啶醇血浓度的降低起因于烟草中这些成分对肝药酶诱导（也见［氯氮平（氯扎平）－吸烟］）。

建议　应考虑到吸烟者氟哌啶醇的需要量大于非吸烟者。在应用氟哌啶醇期间戒烟或开始吸烟，应适当调整氟哌啶醇的剂量。

［奥昔哌汀（氧苯哌吲哚，奥泼定）－苯乙肼］[2]
Oxypertine－Phenelzine

要点　奥昔哌汀属于丁酰苯类抗精神病药，它区别于其他抗精神病药的主要特点是能释放儿茶酚胺，故理论上与苯乙肼合用可导致高血压。

有关药物　所有单胺氧化酶抑制剂（如帕吉林、反苯环丙胺、呋喃唑酮、甲基苄肼等）都可与奥昔哌汀发生类似相互影响。

机制　奥昔哌汀释放神经末梢内的儿茶酚胺，苯乙肼抑制单胺氧化酶，导致单胺类物质积聚，使血压升高。

建议　该相互影响仅是理论上的推测，尚未见有临床报道。但为慎重起见，最好避免两者合用。正在应用单胺氧化酶抑制剂治疗的患者，如欲应用奥昔哌汀，应于停用单胺氧化酶抑制剂至少 2 周后给予。

［匹莫齐特（哌迷清）－阿瑞吡坦（阿瑞匹坦，阿匹坦）］[1]
Pimozide－Aprepitant

要点　有明确的证据表明，同时应用抗精神病药匹莫齐特和 NK-1（神经激肽-1）受体拮抗剂阿瑞吡坦（属于 P 物质受体拮抗剂的范畴，主要用于化疗所致的迟发性呕吐），有因 QT 间期延长导致死亡的报道。

有关药物   根据提出的机制推测，同属 NK-1 受体拮抗剂的福沙吡坦（fosaprepitant；阿瑞吡坦的前药）与匹莫齐特之间可发生类似相互影响，因其在体内可转化为阿瑞吡坦。

同属 NK-1 受体拮抗剂的卡索吡坦与匹莫齐特之间是否会发生类似相互影响，尚无证据。

机制   阿瑞吡坦是 CYP3A4 的底物（与 CYP3A4 有极高的亲和力），同时对 CYP3A4 有轻中度抑制作用和微弱的诱导作用。已知匹莫齐特在体内的代谢有 CYP3A4 的参与，故认为两者同用时前者可抑制后者经 CYP3A4 的代谢（可能既包括竞争性抑制，也包括非竞争性抑制）。匹莫齐特本身有引起心律失常和延长 Q-T 间期的副作用，当其代谢因阿瑞吡坦的抑制而导致血浓度升高时，Q-T 间期进一步延长，心律失常的发生率增高（Q-T 间期明显延长有可能引发尖端扭转型室性心动过速）。

建议   该相互影响明确，后果严重。建议凡是正在应用匹莫齐特治疗的患者禁用阿瑞吡坦，反之亦然。

［匹莫齐特（哌迷清）－伊曲康唑（依他康唑）］[1]
Pimozide－Itraconazole

要点   有明确的证据表明，同时应用抗精神病药匹莫齐特和唑类抗真菌药伊曲康唑，可导致前者的血浓度升高，作用和毒性增强，诱发心律失常的危险性增加（Bennett，2011）。

有关药物   根据提出的机制推测，凡是对 CYP3A4 有抑制作用和（或）经由 CYP3A4 代谢的唑类抗真菌药，都有可能与匹莫齐特发生类似相互影响，如酮康唑、伏立康唑、泊沙康唑等。

机制   伊曲康唑不但是 CYP3A4 的底物，也是 CYP3A4 的抑制剂。已知匹莫齐特在体内的代谢有 CYP3A4 的参与，故认为与伊曲康唑同用时，后者可抑制前者经 CYP3A4 的代谢（包括竞争性抑制和非竞争性抑制），从而导致血浓度升高，作用和毒性增强。另外，匹莫齐特和伊曲康唑都有延长 Q-T 间期的不良作用（大部分唑类抗真菌药具有延长 QT 间期的作用），也是两者同用时心律失常发生率增加的原因。

建议   该相互影响肯定，有可能导致严重的不良后果，故建议尽可能避免两者的同时应用。

［珠氯噻醇－哌嗪（驱蛔灵）］[3]
Zuclopenthixol－Piperazine

要点   同时应用珠氯噻醇和哌嗪，锥体外系副作用发生率增加。

有关药物   根据药理作用的类似性推测，哌嗪与其他硫杂蒽类抗精神病药（氯普噻吨、氯哌噻吨、氟哌噻吨、替沃噻吨等）之间可发生类似相互影响，但尚有待证实。已证明哌嗪和氯丙嗪同时应用可导致惊厥（见［氯丙嗪－哌嗪］），与其他吩噻嗪类抗精神病药（奋乃静、三氟拉嗪、硫利哒嗪等）之间是否会发生类似相互影响，尚不清楚。

机制   珠氯噻醇与哌嗪发生相互影响的确切机制尚不了解。珠氯噻醇单用可导致锥体外系副作用和（或）惊厥，哌嗪单用也有共济失调及惊厥的副作用，不知两者之间有何关系。

建议   据所得资料分析，两者联用似乎无严重危险。但当同用时，应密切观察有无锥体外系副作用的发生。肾功能障碍可损害哌嗪的清除，亦可增加该药产生毒性或与珠氯噻醇发生相互影响的可能性。

［舒必利（硫苯酰胺，止呕灵）－嗜铬细胞瘤］[2]
Sulpiride－Pheochromocytoma

要点   嗜铬细胞瘤患者应用舒必利，有可能导致血压的明显下降。

有关药物   大多数抗精神病药（如吩噻嗪类的氯丙嗪，丁酰苯类的氟哌啶醇，硫杂蒽类的氯普噻吨等）都有 α 受体阻断作用，故对嗜铬细胞瘤患者有可能发生类似影响。

机制   舒必利等抗精神病药本身有可能导致低血压（通过阻断外周 α 受体），当有大量肾上腺素存在时，有可能导致血压进一步下降。嗜铬细胞瘤患者的体内可释放大量肾上腺素，应激时更明显。

在有舒必利等具有 α 受体阻断作用的药物存在时，α 受体被阻断，仅保留肾上腺素的 β 受体激动作用，导致血管明显扩张，是该影响的机制。

建议 虽然机体对抗精神病药的外周 α 受体阻断作用可产生耐受（即随用药的持续可减弱或消失），但嗜铬细胞瘤患者在给予该类药物之初，应考虑到发生严重低血压的可能性。如果发生严重低血压，可考虑应用去甲肾上腺素或麻黄碱纠正（也见［肾上腺素（副肾素）－氯丙嗪］）。

［舒必利（硫苯酰胺，止呕灵）－硫糖铝（胃溃宁）］[3]
Sulpiride－Sucralfate

要点 对 6 名正常受试者进行的研究表明，合用舒必利和硫糖铝，前者的生物利用度降低 40％。

机制 确切机制尚不清楚。硫糖铝可与多种蛋白质络合，且可在胃内壁形成一层黏滞的液膜（是其可用于溃疡病治疗的原因之一），从而影响多种药物的吸收。该影响是否与硫糖铝的上述作用有关，尚难确定。

建议 也有两者合用舒必利生物利用度无改变的报道。看来即使两者之间确实存在相互影响，也并非是在所有患者中都发生。合用无须避免，但两药最好分服，至少间隔 2 小时（最好先口服舒必利，至少间隔 2 小时后再给硫糖铝，因为硫糖铝的作用持续时间不止 2 小时）。

［氯氮平（氯扎平）－氟伏沙明（三氟戊肟胺）］[1]
Clozapine－fluvoxamine

要点 Chang 等采用 CYP 异构酶系统的标准抑制剂呋拉茶碱（furafylline）、氟伏沙明、三乙酰竹桃霉素（醋竹桃霉素；troleandomycin），及红霉素对氟伏沙明与氯氮平之间的相互影响进行了充分评价。已知氯氮平的两种主要代谢物是氯氮平 N-氧化物和脱甲基氯氮平。研究表明，呋拉茶碱和氟伏沙明在体外可使氯氮平的脱甲基产物分别减少 42％和 48.5％（$P<0.01$），而三乙酰竹桃霉素和红霉素对其脱甲基化物形成的抑制作用比较微弱，分别为 18.3％和 21.0％（$P=$ NS）。三乙酰竹桃霉素和红霉素明显减少氯氮平 N-氧化物的生成，分别减少 44.5％和 45.0％（$P<0.01$），而呋拉茶碱和氟伏沙明对其影响则比较轻微，分别降低 19.2％和 8.5％（$P=$ NS）（Chang et al，1999）。

Wang 等在男性健康志愿者中进行了一项研究，旨在确定稳态氟伏沙明对单剂氯氮平和奥氮平（olanzapine；再普乐）（10 mg 口服）的药动学是否有不同影响。所有受试者都接受氟伏沙明（100 mg/d）连续 9 天，于第 4 天加用奥氮平或氯氮平（先单独给予奥氮平或氯氮平，测其基础浓度，洗脱 4 周后再行上述试验）。于各时间点连续采血，测定奥氮平、氯氮平，及 N-去甲基氯氮平的血浓度。结果表明，奥氮平与氟伏沙明同用时，前者的 C_{max} 增加 49％，t_{max} 缩短 32％，$AUC_{0\sim t}$（从 0 时间到最后一次采血）增加 68％，$AUC_{0\sim\infty}$ 增加 76％。氯氮平与氟伏沙明同用时，前者的 C_{max} 和 t_{max} 无改变，$AUC_{0\sim t}$ 和 $AUC_{0\sim\infty}$ 分别增加 40％和 41％。在有氟伏沙明存在时，奥氮平的 $t_{1/2}$ 延长 40％，氯氮平延长 37％，总体清除率前者降低 42％，后者降低 78％。奥氮平的表观分布容积下降 31％，而氯氮平无改变。与氟伏沙明同用时，N-脱甲基氯氮平与氯氮平的比率明显降低（Wang et al，2004）。Chiu 等在精神分裂症患者中探讨了氟伏沙明对奥氮平药动学的影响。结果发现，同时应用氟伏沙明使奥氮平的 AUC 增加 30％～55％，半衰期明显延长（Chiu et al，2004），这与 Wang 等在健康志愿者中的研究结果一致。资料表明，氟伏沙明对氯氮平代谢的影响比之对奥氮平代谢的影响更明显。作者认为，氟伏沙明对这两种非典型抗精神病药动学的影响有重要临床意义。

一项药动学研究表明，氟伏沙明可使氯氮平的血浓度增加 5～10 倍，即使单纯抑制 CYP2D6 也可使氯氮平的血浓度增加 1 倍。另外，氟伏沙明和氯氮平之间存在代谢的双向抑制，即氟伏沙明的血浓度也可升高。

有关药物 推测其他选择性 5-羟色胺再摄取抑制剂（SSRI）与氯氮平之间可发生类似相互影响，但相互影响的程度不尽相同。

机制 已知氯氮平的代谢有多种 CYP 参与，其中包括 CYP1A2、CYP2C19、CYP3A4、CYP2C9，及 CYP2D6，这些 CYP 对氯氮平代谢的贡献分别为 30％、24％、22％、12％，及 6％。氟伏沙明本身的代谢由 CYP2D6、CYP1A2、CYP3A4，及 CYP2C9 负责，同时对 CYP1A2、CYP2C8，及 CYP3A3/4 有抑制作用。因此，两者之间可在多种 CYP 水平上发生相互影响。

氯氮平的脱甲基产物主要在 CYP1A2 的催化下生成，而 N-氧化物的生成则主要由 CYP3A4 负责。三乙酰竹桃霉素和红霉素主要抑制 N-氧化物的生成，而已知这两种药物对 CYP3A4 有明显的选择性抑制作用，这为氯氮平 N-氧化物的生成由 CYP3A4 负责的结论进一步提供了佐证。CYP1A2 抑制剂呋拉茶碱明显抑制脱甲基氯氮平的生成，而对氯氮平 N-氧化物的生成影响轻微，说明氯氮平的脱甲基主要由 CYP1A2 负责。氯氮平单药治疗时，其代谢物 N-脱甲基氯氮平的浓度—时间曲线形状类似于其母体氯氮平，但同用氟伏沙明时，脱甲基化合物的峰消失，其与母体的比率明显下降，这从另一侧面说明氟伏沙明通过抑制 CYP1A2 从而阻碍氯氮平的脱甲基化。总的说来，氯氮平血浓度的升高主要起因于氟伏沙明对 CYP1A2 和 CYP3A4 的抑制（当然也涉及对 CYP2D6 和 CYP2C9 的竞争性抑制），然而，以氟伏沙明对 CYP1A2 的抑制对该影响的贡献最大（包括竞争性抑制和非竞争性抑制）。

相形之下，氟伏沙明与奥氮平之间的相互影响不那么复杂，因为奥氮平的氧化代谢仅有 CYP1A2 的参与，大部分直接与葡糖醛酸络合为终产物（氟伏沙明不改变奥氮平脱甲基化合物的血浓度，即不明显影响奥氮平在健康受试者中的药学，也许是因为其对奥氮平代谢的影响弱于对氯氮平的影响之故）。

综上所述，氟伏沙明对两药药动学影响的方面不同，对奥氮平生物利用度的增加更明显，而对氯氮平代谢和清除的抑制作用更强一些。这些差异影响可能与两药的代谢途径及分泌速率的不同有关。有如上述，大部分氯氮平由 CYP1A2 代谢（但也有其他 CYP 的参与）。氟伏沙明除作为 CYP1A2 的强效抑制剂外，对其他 CYP 酶也有中度抑制作用。这提示两者联用时，对氯氮平代谢的抑制作用强大。氯氮平的主要代谢物脱甲基氯氮平显著减少应该是起因于这种抑制。虽然奥氮平是氯氮平的结构类似物，也是 CYP 酶的底物，但其代谢途径略有不同，除了涉及 CYP1A2 外（也有极小部分与 2D6 有关），奥氮平也由黄素加单氧酶（FMD）和葡糖醛醛转移酶直接转化（如上述）。目前认为，后一途径是奥氮平的主要代谢途径，因为 N-葡糖醛酸化物是循环中含量最多的奥氮平代谢物。两种药物的分泌速率也有差别。氯氮平有 20% 经肾分泌排泄，80% 排泄与粪便中，而奥氮平约有 60% 经肾分泌排泄，大便中仅 30%（O'Donnell et al，2011）。

至于氟伏沙明血浓度的升高则主要与氯氮平对其经 CYP 代谢的竞争性抑制有关（两者代谢所涉及的 CYP 多有重叠）。

不同 SSRI 的对氯氮平代谢影响的差别可用几种因素加以解释。氟伏沙明不仅是一种强效的 CYP1A2 抑制剂，对 CYP2C9 也有明显抑制作用，并中度抑制 CYP3A4。氟西汀抑制 CYP3A4 和 CYP1A2。舍曲林抑制 CYP3A4，对 CYP2D6 也有轻微影响。帕罗西汀是强效的 CYP2D6 抑制剂，对其他 CYP 无明显影响。

建议 有大量证据表明，单用非典型抗精神病药或选择性 5-HT 再摄取抑制剂治疗无效或效果不佳的几种精神疾患，两类药物联用可取得良好效果。另外，两类药物同用，也可减少两者的剂量，从而减少副作用，增加耐受性。现认为两类药物联合的有益影响部分起因于药动学的相互影响（鉴于氯氮平经 CYP 代谢转化后多半生成有活性的产物—N-脱甲基氯氮平，故氯氮平的代谢被抑制后活性产物生成减少，因此最终表现出的作用是母药增加以及活性产物减少的综合结果）。

根据氟伏沙明对奥氮平和氯氮平药动学的不同影响，认为在用氟伏沙明治疗期间，如欲加用奥氮平，可适当减量应用，如欲加用氯氮平，则可延长氯氮平的给药间隔时间。正在用氯氮平治疗的患者，加用或停用氟伏沙明时，需在密切观察下及时调整氯氮平的剂量和给药间隔。

有人对男性吸烟者和女性非吸烟者进行的比较研究表明，氟伏沙明可使两组受试者奥氮平的 C_{max} 分别升高 77% 和 54%，AUC 分别增加 108% 和 52%。了解这一差别，对氟伏沙明和奥氮平的临床应用也许具有一定指导意义。

注：除了氟伏沙明、CYP2D6 抑制剂，及吸烟（参见［氯氮平（氯扎平）—吸烟］）对氯氮平的影响外，同时应用卡马西平（酰胺咪嗪；carbamazepine）可使氯氮平的血浓度平均降低 50%（氯氮平血浓度的降低是卡马西平对 CYP 诱导和抑制作用的综合结果。实际上，临床实践中通常建议正在

应用氯氮平治疗的患者禁用卡马西平，因为同用时氯氮平的治疗作用减弱，但两者的骨髓抑制作用相加，有可能导致严重甚至致命的白细胞减少）。苯妥英对氯氮平的血浓度有类似影响（苯妥英对CYP2C/3A 既有诱导作用，也有抑制作用，但就与氯氮平之间的相互影响而论，主要表现为氯氮平代谢的加速）（Meyer，2011）。除氯氮平外，临床上可发生药物相互影响的其他常用非典型抗精神病药尚有①利培酮（risperidone）：主要由 CYP2D6 转化为 9-OH 利培酮（活性代谢物），存在 CYP2D6多态性。帕罗西汀和氟西汀可使其血浓度分别增加 6 倍（3～9 倍不等）和 2.5 倍。一项研究表明，利培酮每日 6 mg 连用 3 周，继以卡马西平 3 周，活性成分（利培酮＋9-OH 利培酮）的浓度降低50%（起因于卡马西平对 CYP 的诱导）。鉴于卡马西平对 CYP2D6 无明显诱导作用，故而推测，除CYP2D6 外，利培酮的代谢尚有其他 CYP 的参与。②奎硫平（quetiapine）：其氧化代谢主要由CYP3A4 负责（代谢物具有活性），酮康唑 200 mg 每日一次连用 4 天，可使口服奎硫平的清除率降低 84%，高峰血浓度增加 235%（起因于酮康唑对 CYP3A4 的抑制）。苯妥英通过诱导 CYP3A4 可使其清除加速（高达 5 倍）。③阿立哌唑（aripiprazole）：氧化代谢由 CYP2D6（存在多态性）和CYP3A4 负责，转化后的产物仍具活性。CYP2D6 抑制剂可使阿立哌唑的 AUC 增加 112%，代谢物的 AUC 增加 35%。酮康唑可使单剂（15 mg）阿立哌唑的 AUC 增加 63%，活性代谢物的 AUC 增加77%。苯妥英和卡马西平的 CYP3A4 诱导剂可使阿立哌唑及其代谢物的高峰血浓度以及 AUC 降低（平均降低 70%）。④伊潘立酮（iloperidone）：主要经由 CYP2D6 和 CYP3A4 代谢（代谢产物为 P88和 P95，仍具活性），已明确证明可抑制其代谢的药物包括酮康唑（CYP3A4 的强效抑制剂）、帕罗西汀（CYP2D6 的强效抑制剂），及氟西汀（对 CYP2D6 的抑制作用弱于帕罗西汀）。尚未证明有哪些药物可诱导伊潘立酮的代谢（O'Donnell et al，2011）。

［氯氮平（氯扎平）－环丙沙星］[2]
Clozapine－Ciprofloxacin

要点 Raaska 和 Neuvonen 对精神分裂症患者进行的研究表明，即使低剂量的环丙沙星也可中度增加氯氮平及其 N-脱甲基衍生物的血浓度（平均增加 30%）。在他们的研究中，氯氮平血浓度平均升高 29%（$P<0.01$，范围 6%～57%），N-脱甲基氯氮平的血浓度平均升高 31%（$P<0.05$，范围 0～63%）（Raaska et al，2000）。

有关药物 根据相互影响的机制推测，环丙沙星与氯氮平的结构类似物奥氮平（olanzapine；再普乐）之间可发生类似相互影响（奥氮平氧化代谢的主要终产物 4'-脱甲基奥氮平由 CYP1A2 催化生成，CYP2D6 在奥氮平的氧化代谢中仅起次要作用）。

其他氟喹诺酮类抗菌药，如氧氟沙星、诺氟沙星、培氟沙星等，与氯氮平之间是否会发生类似相互影响，尚不清楚。

机制 氯氮平的代谢有多种 CYP 参与，其中包括 CYP1A2、CYP2C19、CYP3A4、CYP2C9，及CYP2D6（有关细节也参见［氯氮平（氯扎平）－氟伏沙明（三氟戊肟胺）］）。已知环丙沙星像氟伏沙明一样，是一种 CYP1A2 抑制剂，而氯氮平的 N 位脱甲基主要由 CYP1A2 负责，这可解释该相互影响的机制（环丙沙星对 CYP1A2 的抑制远不如氟伏沙明显著，后者可使氯氮平血浓度增加近 10 倍）。环丙沙星可升高 CYP1A2 的底物茶碱和咖啡因的血浓度，这为其作为一种 CYP1A2 抑制剂进一步提供了佐证。

建议 根据相互影响的程度推测，大剂量环丙沙星与氯氮平同时应用的话，有可能造成明显的相互影响，因此，应考虑到相互影响对患者可能造成的危险。

［氯氮平（氯扎平）－流感疫苗］[3]
Clozapine－Influenza Vaccine

要点 Raaska 等对住院精神分裂症患者进行的研究表明，传统 3 价流感疫苗对大部分患者的氯氮平、N-脱甲基氯氮平，及氯氮平 N 位氧化物的血浓度无影响，氯氮平的临床作用无改变，C-反应蛋白无增加。然而，个别存在上呼吸道和腹部症状的患者，C-反应蛋白明显增加，同时氯氮平的血浓度也升高（Raaska et al，2001）。

机制 作者认为，上述患者氯氮平血浓度的升高部分起因于氯氮平与急性期 α 酸性糖蛋白结合增加所致的氯氮平分布容积减少，部分起因于氯氮平代谢的抑制。由此推测，氯氮平血浓度的升高起因于感染本身。根据这一推论，减毒活疫苗以及刺激细胞因子反应较明显的疫苗对氯氮平的血浓度可能会有某种程度的影响，因为伴有 C-反应蛋白增加的感染往往伴有氯氮平血浓度的升高。

［氯氮平（氯扎平）-吸烟］[1]
Clozapine－Smoking

要点 有报道表明，改变吸烟状态，可明显影响氯氮平的血浓度，其变化幅度可达 50% 或以上。例如，正在应用氯氮平治疗的吸烟者，因其他原因戒烟（例如住院），在 2 周内即可导致氯氮平的血浓度明显升高；这样的患者如果重新吸烟，则氯氮平的血浓度在 2 周后可明显降低（Rostami-Hodjegan et al，2004）。

有关药物 根据相互影响的机制推测，凡是其代谢由 CYP1A2 介导的药物都可受吸烟的影响。根据受影响程度从高到低依次为氯氮平的结构类似物奥氮平（olanzapine）、阿塞那平（asenapine），及丁酰苯类抗精神病药氟哌啶醇（见［氟哌啶醇-吸烟］）。Berecz 等的报道表明，吩噻嗪类抗精神病药硫利达嗪（thioridazine）的血浓度在吸烟者中比不吸烟者低，可能也起因于烟草中的某些成分对 CYP1A2 的诱导。

机制 已证明烟草中的某些成分（主要是芳烃类）可诱导肝药酶，特别是 CYP1A2。氯氮平的氧化代谢主要由 CYP1A2 负责（已知氯氮平的代谢有多种 CYP 参与，其中包括 CYP1A2、CYP2C19、CYP3A4、CYP2C9，及 CYP2D6，这些 CYP 对氯氮平代谢的贡献分别为 30%、24%、22%、12%，及 6%），因此吸烟者氯氮平的用量大于不吸烟者，也就是说这样的患者 CYP1A2 的活性上调；戒烟后随着芳烃类的逐渐减少或消失，上调的 CYP1A2 活性就会恢复至基础水平，同时伴有氯氮平血浓度的升高。在这种情况下，通常需要下调氯氮平的剂量。然而，戒烟后重新吸烟，有可能导致氯氮平血浓度的下降，使疗效难以维持。

建议 吸烟对酶的诱导作用在精神分裂症患者中很重要，因为这些患者吸烟者较多。应考虑到吸烟者氯氮平的需要量大于非吸烟者。在应用氯氮平或硫利达嗪等其代谢涉及 CYP1A2 的抗精神病药治疗期间戒烟或开始吸烟，应适当调整氯氮平的剂量（Berecz et al，2003）。

［利培酮（利司培酮，维思通）-甲哌丙嗪］[2]
Risperidone－Perazine

要点 Paulzen 等的研究表明，同时应用利培酮（第二代苯并异噁唑类抗精神病药）和甲哌丙嗪（第一代吩噻嗪类抗精神病药）治疗的精神病患者（40 例），与单用利培酮治疗的患者（16 例）相比，可使利培酮及其活性代谢 9-羟基利培酮的血浓度升高（前者从单用时的 5.25 ng/ml 升至 25.4 ng/ml，后者从单用时的 23.0 ng/ml 升至 30.0 ng/ml），代谢率（9-利培酮/利培酮）降低（从单用时的 3.22 降至 1.15）（分别为 $P<0.001$，$P<0.001$，$P=0.003$）（Paulzen et al，2017）。

有关药物 根据相互影响的机制推测，凡是经由 CYP2D6 和（或）CYP3A4 代谢的药物都有可能与甲哌丙嗪发生类似相互影响。有报道表明（Wojcikowski et al，2000），抗抑郁药丙米嗪（imipramine）和氟西汀（fluoxetine；两者都是 CYP2D6 的底物）与甲哌丙嗪之间可发生类似相互影响。同属抗精神病药的氯氮平与甲哌丙嗪之间的类似相互影响也已经证实（Fischer et al，2013）。

机制 已知利培酮的代谢主要由 CYP2D6 负责，也部分涉及 CYP3A4。研究表明，甲哌丙嗪对 CYP2D6 和 CYP3A4 有抑制作用（对 CYP1A2 的活性也有一定影响），本身的代谢涉及 CYP1A2、CYP3A4，及 CYP2C19。因此认为，该影响与甲哌丙嗪抑制利培酮经 CYP2D6 和 CYP3A4 的代谢有关（可能既涉及竞争性抑制，也涉及非竞争性抑制）。至于甲哌丙嗪的药动学是否会受利培酮的影响，文章中未提及。

建议 联合应用新型抗精神病药和第一代抗精神病药治疗精神病，是一种广泛采用的精神心理疗法策略。然而，尽管这一策略可使许多患者获益，但有可能因药物相互影响而增加不良反应发生的危险。因此，掌握抗精神病药的药效学和药动学，以期在精神病治疗中最大限度降低不良事件发生的危险，就显得十分重要。

Paulzen 等的研究结果表明，甲哌丙嗪对利培酮的药动学影响明显，故建议尽可能避免两者的联用。在这种情况下，可采用与利培酮无明显相互影响的第一代抗精神病药代替甲哌丙嗪。如果联用难以避免，应在密切监测血浓度和临床反应的前提下适当调整药物的用量。

甲哌丙嗪仅在部分国家（如德国、波兰、荷兰）用于临床，因此，有关其疗效和耐受性的资料有限。

［利培酮（利司培酮，维思通）－美哌隆（甲哌酮）][3]
Risperidone－Melperone

要点　Köhnke 等的研究表明，美哌隆可抑制新型抗精神病药利培酮的代谢（Köhnke et al, 2006）。

有关药物　有证据表明，美哌隆也可抑制抗抑郁药文拉法辛（venlafaxine）以及中枢性镇咳药右美沙芬（美沙芬，右甲吗喃；dextromethorphan）的代谢。

美哌隆的结构类似物莫哌隆（moperone）与利培酮之间是否会发生类似相互影响，尚不清楚。但 Köhnke 等的报道表明，匹泮哌隆（pipamperone）对利培酮的代谢无明显影响。

机制　利培酮主要经由 CYP2D6 代谢为 9-羟利培酮（也有一部分涉及 CYP3A4），而美哌隆对 CYP2D6 有明显抑制作用，故可阻碍利培酮的代谢。

文拉法辛的代谢由 CYP2D6（为主）以及 CYP3A4 负责，故与美哌隆相互影响的机制类同于利培酮。右美沙芬有广泛的首过肝代谢，而在肝中的代谢由 CYP2D6 负责，且存在多态性，即广泛代谢型（EM）和乏代谢型（PM），认为美哌隆对 EM 者影响更明显。

建议　美哌隆是一种抗精神病药，可用来诱导睡眠。作者认为，在获得进一步的临床资料前，美哌隆与 CYP2D6 底物的联用应谨慎。根据 Köhnke 等的研究结果推测，用匹泮哌隆代替美哌隆与利培酮联用也许更安全一些。

［利培酮（利司培酮，维思通）－利福平（甲哌利福霉素，利米定）][2]
Risperidone－Rifampin（Rifampicin）

要点　Kim 等对 10 名健康男性志愿者进行的一项研究表明，同时应用利福平（600 mg 每日 1 次，连用 7 天）和利培酮（于应用利福平的第 6 天给予 1 mg），可使利培酮的 AUC 减少 51%，其活性代谢物 9-羟基利培酮的 AUC 减少 47%，利培酮的 C_{max} 降低 38%，9-羟基利培酮的 C_{max} 降低 46%，利培酮的表观口服清除率增加约 1 倍，利培酮和 9-羟基利培酮的半衰期都明显缩短（Kim et al, 2008）。

有关药物　同属利福霉素衍生物的利福定、利福喷汀、利福布汀等与利培酮之间是否会发生类似相互影响，尚不清楚。

机制　利培酮主要经由 CYP2D6 代谢为有明显活性的 9-羟基利培酮，但也有一部分的代谢涉及 CYP3A4。有证据表明，利培酮的体内过程也涉及 P-糖蛋白。利福平是已知的强效 CYP3A4 和 P-糖蛋白诱导剂，因此认为，该影响与利福平诱导 CYP3A4 和 P-糖蛋白，从而降低利培酮的口服生物利用度、促进其代谢有关。尽管利培酮是 CYP2D6 的底物，但尚无证据表明利福平对 CYP2D6 有诱导作用，因此与该影响无关。

建议　利福平对利培酮的影响肯定且明显，故建议避免两者同时应用。

［喹硫平－阿莫达非尼][3]
Quetiapine－Armodafinil（Nuvigil）

要点　Darwish 等对 25 名处于稳定期的成年精神分裂症患者进行的一项为期 39 天的对照研究表

明，稳态浓度的觉醒促进剂阿莫达非尼（每日 250 mg）对非典型抗精神病药奎硫平（每日≥300 mg）的药动学有某种程度的影响。与奎硫平单用相比，两者同用时其 $AUC_{0\sim24}$ 减少 42%，C_{max} 降低 45%；两者联用时不良事件发生率有所增加，PANSS（阳性和阴性症状量表）以及 SANS（阴性症状评定量表）测定无明显改变（Darwish et al，2012）。

有关药物   根据提出的机制推测，由等量 R-型和 S-型对映体组成的消旋混合物莫达非尼（modafinil）与奎硫平之间可发生类似相互影响（S-型莫达非尼半衰期仅有 4～5 小时，而 R-型莫达非尼，即阿莫达非尼的半衰期长达 15 小时，故在许多情况下已取代莫达非尼）。

机制   奎硫平的代谢涉及多种途径，但其氧化代谢主要涉及 CYP3A4。有证据表明，阿莫达非尼对 CYP3A4 有中度诱导作用。因此认为，奎硫平 $AUC_{0\sim24}$ 的减少以及 C_{max} 的降低与阿莫达非尼诱导 CYP3A4 从而促进其代谢有关。

阿莫达非尼本身是 CYP3A4 的底物（即经由 CYP3A4 代谢），故对奎硫平经 CYP3A4 的代谢有可能产生竞争性抑制，从而部分抵消其对 CYP3A4 的诱导所产生的影响。然而，这一作用通常只发生在联用之初，随着用药的持续，诱导作用逐渐明显。尽管奎硫平的体内过程也涉及在 UGT 的作用下与葡糖醛酸直接络合，但尚无证据表明阿莫达非尼的其内过程与 UGT 有何关联。

至于不良事件发生率的增加，可能与两者副作用的相加有关，因为多数不良事件在两者单用时都可见到。

建议   阿莫达非尼分类上属于非苯丙胺类中枢兴奋药，是莫达非尼（modafinil）的 R-型对映异构体，像莫达非尼一样，主要作为觉醒促进剂用于发作性睡病、阻塞性睡眠呼吸暂停综合征、轮班工作睡眠障碍，及其他睡眠障碍的治疗。

双盲对照研究表明，正在口服利培酮、奥氮平或帕利培酮（帕潘立酮；paliperidone）治疗的稳定期精神分裂症患者，加用阿莫达非尼（每日 200 mg）连用 4 周，可改善阴性症状。阿莫达非尼耐受良好，既不引起，也不恶化精神病症状和锥体外系症状。因此，作为某些精神分裂症患者的辅助治疗药物可能有一定前途。

Darwish 等的研究结果表明，尽管阿莫达非尼的联用可导致奎硫平 $AUC_{0\sim24}$ 减少和 C_{max} 降低，但并不削弱其疗效，故两者的联用是可供选择的治疗方法。然而，作者建议，两者联用期间，应注意观察患者，评价疾病的控制情况，必要时适当调整奎硫平的剂量。

[喹硫平－拉莫三嗪][3]
Quetiapine－Lamotrigine

要点   Andersson 等对一项来自常规药物治疗监测的分析研究表明，正在应用奎硫平治疗的患者，如果同时应用抗癫痫药拉莫三嗪，与未用拉莫三嗪者相比，可使奎硫平的浓度/剂量比值降低 58%（Andersson et al，2011）。

有关药物   根据提出的机制推测，对 UGT 有诱导作用的其他抗癫痫药，如苯妥英、卡马西平、苯巴比妥等，与奎硫平之间可发生类似相互影响。反之，对 UGT 有抑制作用的药物，则可对奎硫平的药动学产生相反的影响。例如，对多种 UGT 异构酶有抑制作用的丙戊酸可使奎硫平的血浓度增加 77%。

机制   尽管奎硫平的代谢涉及多种途径，但其氧化代谢主要涉及 CYP3A4，因此，以往对奎硫平相关性药物影响的研究主要涉及 CYP3A4（参见［奎硫平－红霉素］和［奎硫平－酮康唑］）。然而，有研究表明，奎硫平的体内过程涉及 UGT，即部分奎硫平在 UGT 的作用下直接与葡糖醛酸络合。已知拉莫三嗪的代谢与 CYP 无关，其在体内的过程主要涉及络合代谢，即在 UGT 的作用下生成葡糖醛酸化物。另外，已证明拉莫三嗪对自身的代谢有中度诱导作用，且曾发现它可略微降低左炔诺孕酮和氯硝西泮的血浓度（左炔诺孕酮和氯硝西泮都部分的经由葡糖醛酸化代谢）。因此推测，奎硫平－拉莫三嗪之间的相互影响主要起因于拉莫三嗪对 UGT 的诱导（可能既涉及 UGT1A3 也涉及 UGT1A4）。

建议   抗精神病药奎硫平和抗癫痫药拉莫三嗪都可用于双向情感障碍的治疗，故两者的联用并非不常见。

　　Andersson 等的研究涉及的样本量较小，且只有配对研究，故难以对该影响的临床意义做出确切评价。综合目前可得到的资料，认为奎硫平－拉莫三嗪间的相互影响确实存在，但影响的程度不同研究者所取得的结果有明显差别。无论如何，建议在取得进一步临床资料前，凡是正在应用奎硫平治疗的患者，加用或停用拉莫三嗪时，密切监测奎硫平的疗效是可取的。

[喹硫平－红霉素][1]
Quetiapine－Erythromycin

　　要点　Li 等对 19 名精神分裂症患者进行的研究表明，同时应用红霉素可使奎硫平的 C_{max}、$AUC_{0\sim\infty}$，及终末半衰期增加 68％、129％，及 92％，清除率和清除速率常数分别降低 52％和 55％；奎硫平硫氧化物的 C_{max}、$AUC_{0\sim\infty}$，及 AUC 比率分别减少 64％、23％，及 70％，半衰期延长 211％；7-羟奎硫平的清除速率常数和 AUC 比率分别降低 61％和 45％，半衰期延长 203％；7-羟 N 脱烷基奎硫平的 C_{max}、$AUC_{0\sim\infty}$，及 AUC 比率分别减少 36％、40％，及 71％（Li et al，2005）。

　　有关药物　根据该影响的机制推测，克拉霉素（甲红霉素）、三乙酰竹桃霉素等大环内酯类抗生素，及酮环内酯类的泰利霉素与喹硫平之间可发生类似相互影响。

　　机制　根据代谢途径推测，奎硫平清除率降低和半衰期延长起因于红霉素对 CYP3A4 的抑制。鉴于奎硫平的硫位氧化由 CYP3A4 负责，因此，CYP3A4 的抑制导致奎硫平硫氧化物的 C_{max} 和 AUC 比率明显下降。同样，7-羟 N 脱烷基奎硫平的 C_{max}、$AUC_{0\sim\infty}$，及 AUC 比率的减少也与 CYP3A4 被抑制有关，因为奎硫平的 N 位脱烷基也涉及 CYP3A4。尽管 7-羟奎硫平的清除速率常数和 AUC 比率分别降低 61％和 45％，半衰期延长 203％，但 7-羟奎硫平的 C_{max} 和 $AUC_{0\sim\infty}$ 无明显改变，可见奎硫平的 7 位羟化也许不涉及 CYP3A4；至于 7-羟奎硫平 AUC 比率的降低则是由于奎硫平 $AUC_{0\sim\infty}$ 增加的缘故。鉴于已证明奎硫平及其代谢物对 CYP 无影响，因此，不会影响红霉素的代谢。

　　建议　总之，奎硫平与红霉素等 CYP3A4 抑制剂同用时，有必要对剂量加以调整。然而，因为 CYP3A4 抑制剂对奎硫平代谢的影响存在很大的个体差异，故不能仅通过改变 CYP3A4 抑制剂的剂量而制订适合所有患者的剂量方案。奎硫平的血浓度是指导剂量方案制订的关键指标，因此，需要联用两药时，根据奎硫平血浓度测定结果调整奎硫平的剂量是更为安全明智的方法。

　　尽管有证据表明同属大环内酯类的阿奇霉素以及地红霉素对 CYP3A4 无明显抑制作用，但有权威人士认为，凡是能与红霉素或克拉霉素发生相互影响的药物，与阿奇霉素或地红霉素的相互影响并不一定能绝对避免，因此，欲用其代替红霉素或克拉霉素，仍应谨慎。

　　Polasek 等应用睾丸酮作为人类 CYP3A4 的底物进行的研究表明，5 种大环内酯类抗生素对 CYP3A4 的抑制作用从强到弱依次为三乙酰竹桃霉素（醋竹桃霉素）、红霉素、克拉霉素（甲红霉素）、罗红霉素，及阿奇霉素（Polasek et al，2006）。可见所有大环内酯类都应认为具有 CYP3A4 抑制作用，只是抑制强度不同而已。

[喹硫平－酮康唑][1]
Quetiapine－Ketoconazol

　　要点　Grimm 等的临床研究表明，酮康唑可使奎硫平的平均 C_{max} 增加 2.35 倍（从 45 ng/ml 增加至 150 ng/ml，平均 C_{max} 比率 90％的可信限为 2.5l，4.47），使其 CL/F 降低 84％（从 138 L/h 降至 22 L/h）（Grimm et al，2005）。

　　有关药物　根据相互影响的机制推测，其他唑类抗真菌药，如伊曲康唑、咪康唑、伏立康唑等，与奎硫平之间可发生类似相互影响；预料伊曲康唑对奎硫平代谢的影响相当于或强于酮康唑。

　　机制　奎硫平在人肝微粒体内的主要代谢物有 4 种，包括奎硫平硫氧化物、7-羟基奎硫平以及 O 位，及 N 位脱乙酰基产物。已证明奎硫平硫氧化物以及 O 位和 N 位脱乙酰基产物的生成主要涉及 CYP3A4（也部分的与 CYP2C9 有关）。酮康唑是已知的 CYP3A4 抑制剂，可使微粒体中硫氧化物的生成减少，作用强度与浓度有关。当酮康唑的浓度为 0.02 μM 时，硫氧化物的生成减少 50％以上。

酮康唑也减少 N 位和 O 位脱乙酰基代谢物的生成，其程度也与浓度有关。因此认为，奎硫平药动学的改变主要起因于酮康唑对奎硫平经 CYP3A4 代谢的非竞争性抑制。

酮康唑对硫氧化以及 O 位和 N 位脱乙酰化的显著抑制，进一步证明 CYP3A4 主要影响奎硫平在人肝微粒体中的 3 个代谢途径，而另一途径，即 7 位羟化则主要由 CYP2D6 负责（尽管 7 位羟化产物的生成也有 CYP3A4 的参与，但不超过 10％，且不依赖于浓度）。奎尼丁是一种强效 CYP2D6 抑制剂，对奎硫平硫氧化物以及 O 位和 N 位脱乙酰化物的生成无影响，但 0.2～0.5 μM 的奎尼丁，可使 7-羟基奎硫平的生长减少 50％以上，这为 7-羟基奎硫平的生成主要涉及 CYP2D6 的推论进一步提供了佐证。

在微粒体培养中加入高达 25 μM 的 CYP1A2 和 CYP2E1 抑制剂呋拉茶碱（furafylline）和高达 100 μM 的 DDC，对奎硫平的代谢无影响，可见奎硫平的代谢与 CYP1A2 和 CYP2E1 无关。

磺胺苯吡唑（sulfaphenazole，SPZ）是一种选择性 CYP2C9 抑制剂，高浓度时（100 μM），对肝微粒体中 4 种奎硫平代谢物的生成都有影响。然而，当其浓度为 5.0 μM 时，尽管仍可明显抑制 CYP2C9 底物的代谢，但对奎硫平的代谢几乎无影响。可见，药物代谢物的生成对 CYP 的依赖程度并不是绝对的。换句话说，同一种药物的不同代谢物可由同一种 CYP 代谢生成，而同一种代谢物的生成也可能涉及多种 CYP。

已证明酮康唑减少许多 CYP3A4 底物的清除，例如咪达唑仑、三唑仑、佐吡坦（zolpidem），及他克莫司（tacrolimus）。酮康唑也抑制 P-糖蛋白，因此有可能与作为 P-糖蛋白底物的药物发生相互影响。体外研究表明，奎硫平是 P-糖蛋白的底物。但也有研究表明，奎硫平不是 P-糖蛋白的底物。因此认为，酮康唑对奎硫平药动学的影响可能主要起因于对其代谢清除的抑制。

奎硫平治疗期间应用葡萄柚汁（grapefruit juice），可增加奎硫平的吸收，原因在于葡萄柚汁抑制肠道中的 CYP3A4；对 P-糖蛋白的抑制是否也起一定作用，还不清楚。

同时应用卡马西平（carbamazepine），可使奎硫平的稳态血浓度明显降低，原因在于卡马西平对 CYP3A4 有明显的诱导作用，从而促进奎硫平的代谢，结果是有可能导致奎硫平临床疗效的减弱。

综合上述证据推测，凡是摄入调节（包括抑制和诱导）CYP3A4 活性或表达的其他药物或天然产品，都可改变奎硫平的作用。

建议   总之，体外和临床研究都证明，应用奎硫平期间同时给予调节（诱导或抑制）CYP3A4 的药物，有可能导致奎硫平明显的药动学改变。严重精神疾病患者往往需要长期应用抗精神病药物治疗，经常与其他亲精神性药物或非抗精神病药物同时应用。除酮康唑和卡马西平外，其他诱导或抑制 CYP3A4 的药物（如利福平和利托那韦）可影响奎硫平的处置以及疗效，甚或导致严重的不良作用。正在应用奎硫平的患者如必须同时应用明显改变 CYP3A4 活性的药物，应注意观察疗效、不良作用的症状和体征，并根据具体情况适当调整奎硫平的剂量。

[阿立哌唑－帕罗西汀][3]
Aripiprazole－Paroxetine

要点   Azuma 等对不同 CYP2D6 基因型的健康成年受试者（CYP2D6 广泛代谢型和中间代谢型各 14 人）进行的一项对照研究表明，同时应用阿立哌唑和选择性 5-羟色胺再摄取抑制剂（SSRI）帕罗西汀（帕罗西汀 20 mg/d 连续口服 6～7 天达到稳态血浓度后，单次口服阿立哌唑 3 mg），CYP2D6 广泛代谢型（EM）和中间代谢型（IM）者阿立哌唑的口服清除率分别降低 58％和 23％。结果表明，帕罗西汀对阿立哌唑代谢的抑制程度与 CYP2D6 的基因多态性有关（Azuma et al，2012）。

有关药物   根据相互影响的机制推测，预料对 CYP2D6 有抑制作用的其他 SSRI（如氟西汀和舍曲林）对阿立哌唑的代谢可产生类似影响。氟西汀（fluoxetine）对阿立哌唑代谢的影响也许与帕罗西汀相当，但舍曲林对阿立哌唑代谢的影响弱于帕罗西汀。Azuma 等在他们的同一项研究中证明，同属 SSRI 的氟伏沙明（fluvoxamine）使 EM 和 IM 者阿立哌唑的口服清除率分别降低 39％和 40％，可见氟伏沙明对阿立哌唑代谢的影响与 CYP2D6 基因型无关。

机制   阿立哌唑主要经由 CYP2D6 和 CYP3A4 进行 N-位脱烷基、羟化，及脱氢等代谢。已知

CYP2D6 存在广泛的基因多态性，而 CYP3A4 则否。帕罗西汀本身是 CYP2D6 的底物，而且对 CYP2D6 有强效抑制作用，因此认为，对阿立哌唑代谢的影响与其抑制 CYP2D6 有关。如上所述，帕罗西汀对阿立哌唑药动学影响的差别与 CYP2D6 基因多态性有关。

氟伏沙明的代谢涉及 CYP2D6、CYP1A2、CYP3A4，及 CYP2C9，但仅对 CYP1A2、CYP2C8，及 CYP3A3/4 有明显抑制作用，故其对阿立哌唑代谢的影响主要起因于对 CYP3A4 的抑制。鉴于 CYP3A4 不存在基因多态性，因此，氟伏沙明与阿立哌唑之间相互影响的程度与基因多态性无关。

建议 阿立哌唑是一种新颖的非典型抗精神病药，作为多巴胺 D_2 受体和 $5\text{-}HT_{1A}$ 受体部分激动剂以及 $5\text{-}HT_{2A}$ 受体拮抗剂广泛用于精神分裂症的治疗。尽管阿立哌唑和帕罗西汀之间的相互影响明确，但在大多数情况下前者及其代谢物的血浓度最多升高 2 倍。鉴于阿立哌唑的安全范围较大，故通常不影响两者的联用。根据目前可得到的资料推断，阿立哌唑与其他 SSRI 的联用也相对安全，无需刻意避免。

第二节 抗躁狂抑郁症药

[碳酸锂－妊娠][2]
Lithium Carbonate－Pregnancy

要点 怀孕早期应用锂盐（包括碳酸锂），可导致新生儿心血管异常的发生率增加，特别是 Ebstein 畸形（锂盐属于妊娠期 D 类药物）。

有关药物 双向情感障碍（躁狂抑郁症）也可用抗癫痫药卡马西平或丙戊酸处理。这两种药物像碳酸锂一样属于妊娠期 D 类药物，但这些药物导致的缺陷是不可逆的神经管缺陷。

建议 Ebstein 异常的发生率大约是 1/20 000（即差不多每 20 000 个活产婴儿有一例 Ebstein 畸形），怀孕最初 3 个月接触锂盐，可使该异常的发生率增加数倍，但可能不高于 1/2500。在胎儿期这一缺陷通常可经超声波检查发现，出生后也往往可通过手术矫正。

双向情感障碍的患者于怀孕期间需权衡应用锂盐的利弊，在这种情况下，重要的是评价预防不利带来的危险以及躁狂本身对患者和胎儿造成的危害。急性躁狂的孕妇在怀孕最初 3 个月选择放弃锂盐治疗的患者，应用抗精神病药以及电惊厥疗法（electroconvulsive therapy，ECT）也许更为安全。

另外，怀孕期间应用锂盐，可使母亲多尿的情况恶化。同时应用锂盐和耗钠的药物（参见 [碳酸锂－氯噻嗪]）或低盐饮食有可能导致母亲和新生儿锂中毒。由于锂离子可自由透过胎盘，故母亲血浓度即使在治疗范围内也有可能发生胎儿或新生儿锂中毒。胎儿接触锂可伴有新生儿甲状腺肿、中枢神经系统抑制、张力过低（软婴综合征），及心脏杂音。多数人建议在产前 24～48 小时终止或禁用锂盐（24～48 小时的停用可使母亲血锂浓度平均降低 0.28 mEq/L），认为这样可防止产后利尿可能导致的母亲和胎儿血锂浓度升高，从而避免毒性的发生（Viguera et al，2011）。

[碳酸锂－美托洛尔（美多心安，倍他乐克）][2]
Lithium Carbonate－Metoprolol

要点 2 名原有支气管痉挛史的患者，应用碳酸锂治疗期间发生震颤，给予美托洛尔后，震颤症状改善。

有关药物 据报道，普萘洛尔可有效缓解锂盐所引起的震颤，但禁用于有支气管痉挛史的患者。吲哚洛尔对锂盐所致的震颤也有效。根据药理作用推测，其他非选择性 β 受体阻断药（纳多洛尔、噻吗洛尔、索他洛尔等）也可有类似作用。但它们和普萘洛尔及吲哚洛尔一样，对支气管痉挛者禁忌。其他心脏选择性 β 受体阻断药（如阿替洛尔、醋丁洛尔、倍他洛尔等）的作用类似于美托洛尔。

机制 原发性震颤既涉及 β_1 受体，也涉及 β_2 受体。锂盐引起的震颤是否同时涉及这两种受体，目前还不清楚。

建议 从某种意义上说，这是一种有益的影响。但是，β受体阻断药在改善锂致震颤的同时，是否也会削弱其治疗作用，是值得考虑的问题。

因为所有β受体阻断药都可改善锂盐所引起的震颤，所以，支气管痉挛者应用β_1受体选择性制剂（如美托洛尔、阿替洛尔等）是可取的。

［碳酸锂－甲基多巴（甲多巴）］[3]
Lithium Carbonate－Methyldopa

要点 几项病例研究表明，同时应用碳酸锂和甲基多巴，即使碳酸锂浓度处于治疗范围内，也可导致锂中毒的症状和体征（如呆滞、手震颤等）。

机制 该相互影响的机制不清楚。但有人提议，甲基多巴加剧中枢神经系统对锂的反应或增加大脑对锂的摄取。

建议 需进一步研究以澄清这两种药物之间的相互影响。同用两药期间如发生锂中毒症状或体征，最好减少锂盐的剂量，或停用甲基多巴。

［碳酸锂－卡托普利（甲巯丙脯酸，开博通）］[2]
Lithium Carbonate－Captopril

要点 有证据表明，碳酸锂与血管紧张素转化酶抑制剂（ACEI）卡托普利合用时，前者血浓度可明显升高，有导致锂盐中毒的可能。

有关药物 碳酸锂与依那普利合用也有导致锂盐中毒的报道。另有报道表明，正在应用锂盐治疗的稳定患者，当其从福辛普利转换为赖诺普利（lisinopril）时，导致与锂相关的毒性。碳酸锂与其他ACEI（如雷米普利、群多普利、地拉普利等）之间是否会发生类似相互影响，尚无证据。但通常认为，主要经肾排泄的ACEI与碳酸锂之间发生类似相互影响的可能性较大。

机制 该相互影响的确切机制尚不十分清楚。但已知锂的排泄和重吸收与钠有关，当体内钠减少或耗竭时，使钠在近曲小管的重吸收代偿性增加，伴随锂的重吸收增加，清除减少。卡托普利抑制血管紧张素转化酶，使血管紧张素Ⅰ（AngⅠ）向血管紧张素Ⅱ（AngⅡ）的转化减少。已知Ang Ⅱ的作用是多重的，但最重要者①作用于肾的Ⅰ型血管紧张素受体（AT_1受体）导致血管收缩，醛固酮释放增加，从而引起血压升高。卡托普利等ACEI使AngⅡ的生成减少，是其降压的主要原因。该类药物在降压的同时有钠耗竭的倾向，因此有可能引起锂的潴留。任何导致钠耗竭的利尿剂（特别是噻嗪类），都可引起锂的潴留，这为上述假说提供了佐证。②AngⅡ在体内转化为血管紧张素Ⅲ（AngⅢ），后者可刺激加压素（抗利尿激素；vasopressin，antidiuretic hormone）的释放。在ACEI的作用下AngⅠ向AngⅡ的转化受阻，AngⅢ的生成减少，加压素自脑内的释放随之减少。加压素作为体内的生理激素，有多方面的作用，其中之一是作用于肾集合管基底细胞膜上的Ⅱ型加压素受体（V_2受体），增加集合管对水的通透性，伴随Na^+的吸收增加。因AngⅢ减少所致的加压素释放减少导致的钠耗竭，可能是卡托普利引起锂潴留的另一种原因。

建议 虽然该相互影响的确切机制尚不清楚，但影响明确。鉴于锂的安全范围比较狭窄，故建议最好避免两者合用。如果必须合用，应密切监测血锂浓度，观察有无锂盐中毒的症状和体征。一般认为，合用时碳酸锂的剂量应减半。已证明硝苯地平与碳酸锂不发生类似相互影响，如合适的话，可考虑用其代替卡托普利。

［碳酸锂－维拉帕米（异搏定，戊脉安）］[2]
Lithium Carbonate－Verapamil

要点 一病例报道称，将碳酸锂与维拉帕米合用后导致锂中毒，但血锂浓度无改变（1.1 mmol/L）。另有一正在应用锂盐治疗的患者，加用维拉帕米2周后出现锂中毒反应，血锂浓度稳定在0.9 mmol/L；将锂盐剂量减半后，疾病症状仍可控制，毒性反应消失，血锂浓度降至0.4 mmol/L。但也有两者合用血锂浓度降低、作用减弱的报道。另有报道说，两名正在服用锂盐的老年患者，加用维拉帕米后发生严重的心动过缓，其中1例随后发生致命的心肌梗死。

有关药物 碳酸锂与其他维拉帕米类钙通道拮抗剂（加洛帕米、噻帕米、法利帕米等）之间是否会发生类似相互影响，尚未见报道。

机制 不清楚。

建议 并不是所有合用两药的患者都会出现上述相互影响，且有不少合用两药成功的报道。然而，当将两药合用时，应密切观察药物反应，最好经常测定碳酸锂的血浓度。合用两药的老年患者及心血管病患者尤应警惕。

［碳酸锂－苯妥英（大仑丁，二苯乙内酰脲，二苯海因）］[3]
Lithium Carbonate－Phenytoin

要点 据报道，应用锂盐治疗的患者同用苯妥英时，出现锂中毒症状（如烦渴异常、多尿、震颤、游离甲状腺素指数下降等）。一病例报道说，苯妥英和锂盐浓度位于治疗范围内，即发生锂中毒的症状和体征。停用苯妥英，并用卡马西平取代后，锂中毒的临床体征逆转。另一报道说，用苯妥英维持治疗的患者，加用碳酸锂后（1200 mg/d，计3天），出现步态不稳，但无其他锂中毒体征。停用所有药物计48小时后，该患者的步态不稳消失。另一报道陈述，两药联用时，虽然血锂浓度处于正常范围，但却产生锂中毒神经方面的症状。停用锂盐后，症状逆转。

有关药物 关于锂和其他乙内酰脲类衍生物如乙妥英（乙基苯妥英）和甲妥英（3-甲基苯乙妥因）之间的相互影响尚无证据。

机制 此种相互影响的机制不清楚。

建议 在获得进一步证据前，同时应用锂盐和苯妥英治疗时，应密切观察有无锂中毒的症状和体征。鉴于在正常治疗浓度范围内即可产生毒性，因此整个治疗过程中都应密切监督，必要时调整碳酸锂的剂量。

［碳酸锂－卡马西平（酰胺咪嗪，痛惊宁）］[2]
Lithium Carbonate－Carbamazepine

要点 据报道，锂和卡马西平同用时，两者的浓度处于正常范围，但所有病例都出现神经毒性。然而，3名单用锂盐或卡马西平难以控制的躁狂患者，联用两药后疗效良好，且无神经毒性发生。

机制 尚不清楚。

建议 就目前的资料看，还不能说两者应避免同用，但同用期间需密切观察有无神经毒性症状（步态不稳、共济失调、眼球水平震颤、四肢过度屈曲等）发生。

［碳酸锂－硫利达嗪（甲硫哒嗪）］[2]
Lithium Carbonate－Thioridazine

要点 同时应用碳酸锂和硫利哒嗪的患者，有的出现神经毒性症状（精神错乱以及谵妄、惊厥、脑病、心电图异常等）和梦游症发作。通常出现于联用之初，停用一种制剂或减少剂量后，症状消失。

有关药物 据报道，锂盐与替沃噻吨、奋乃静、氟奋乃静或氯丙嗪联用时，也可发生神经毒性和梦症（见［氯丙嗪－碳酸锂］），但这些症状是否与两药的联用有关，还不能确定。根据药理作用推测，其他吩噻嗪类（美索哒嗪、丙嗪、三氟拉嗪等）、氯普噻吨（氯丙硫蒽）、吗茚酮（吗啉吲酮），及洛沙平（克塞平）等亦可与锂盐发生类似相互影响。氟哌啶醇的结构虽然不同于吩噻嗪类，但也可与碳酸锂发生相互影响，见［碳酸锂－氟哌啶醇］。

机制 有人认为，神经毒性症状起因于两者作用的相加或协同。

建议 两种制剂血浓度的测定无多大价值，因为许多患者在其血浓度处于治疗范围时，即可出现神经毒性症状。常规检查脑电图可能有助于发现和预防神经毒性的发生。治疗应根据临床情况决定，最好仅用其中一种制剂。

［碳酸锂－氟哌啶醇（氟哌丁苯，氟哌醇）］[2]
Lithium Carbonate－Haloperidol

要点 据报道，碳酸锂与氟哌啶醇同用时，可引起各种脑症状（冷漠、发热、精神错乱、震颤、锥体外症状，及小脑功能异常）。某些病例还可出现永久性脑损害或不可逆性运动障碍。发生上述症状的患者，血锂浓度多半处于正常范围。也有报道说，二者联用与各药单用相比，并无明显差别。

有关药物 碳酸锂与其他抗精神病药之间也有相互影响（参见［氯丙嗪－碳酸锂］和［碳酸锂－硫利哒嗪］）。

机制 尚不清楚。有人认为，二者的神经毒性相加。

建议 用锂盐治疗时，需待数日后才发生作用。故在急性躁狂期往往加用氟哌啶醇，然后渐减，直至停用。目前认为，急性躁狂期最好避免这两种药物同用，因为此种联合使毒性增加。如果联用，锂盐应用保守量。

［碳酸锂－氟西汀（氟苯氧丙胺）］[2]
Lithium Carbonate－Fluoxetine

要点 据报道，一名长期（20 年）应用碳酸锂成功控制病情的双相情感障碍患者，加用抗抑郁药氟西汀后数日内出现锂盐中毒的症状和体征，血锂浓度升高近 1 倍。

有关药物 碳酸锂与其他抗抑郁药之间的相互影响尚未见报道。

机制 不清楚。

建议 最好避免两者合用。合用者如出现中毒症状，应立即停用氟西汀，并适当减少锂盐的剂量。但于中毒症状消失后，应重新调整锂盐的剂量。

［碳酸锂－地西泮（安定）］[3]
Lithium Carbonate－Diazepam

要点 一病例报道表明，同时应用碳酸锂和地西泮，可致体温过低。两药单用时未曾发现此种情况。

有关药物 碳酸锂和其他苯二氮䓬类（氯氮䓬、氟西泮、三唑仑等）之间是否会发生类似相互影响，尚无证据。

机制 不清楚。

建议 在进行进一步研究前，无须避免两药同用。但如发生体温过低，则需停用其中一种药物，或两者都停用。

［碳酸锂－巴氯芬（氯苯氨丁酸）］[3]
Lithium Carbonate－Baclofen

要点 一名应用碳酸锂、氟哌啶醇，及巴氯芬（一种中枢性肌松剂）治疗的患者及一名应用碳酸锂、丙米嗪、氟哌噻吨，及巴氯芬治疗的患者，于治疗后几天内运动亢进的症状明显加重。停用巴氯芬后 3 天内症状消失。

机制 还不能肯定这是否是一种药物－药物间的相互影响。

建议 虽然证据很有限，但合用这些药物时，特别是合用碳酸锂和巴氯芬，仍应注意观察患者对药物的反应。

［碳酸锂－吲哚美辛（消炎痛）][2]
Lithium Carbonate－Indomethacin

要点　碳酸锂与吲哚美辛同用时，前者血浓度增加。有人报道了 3 例精神病患者的平均血锂浓度增加 59%，正常志愿者平均增加 30%；另一报道 6 例精神病患者的血锂浓度增加 61%。二者联用所表现的毒性为多尿、谵妄、肌力减弱、胃肠症状、冷漠，及震颤。

有关药物　已经证明部分非甾类抗炎药（包括吲哚美辛、布洛芬、萘普生、二氯苯胺苯乙酸、吡罗昔康、保泰松，及阿司匹林）以及选择性环氧酶-2（COX-2）抑制剂塞来西布（celecoxib）可易化锂离子经近曲小管的重吸收，从而导致血锂浓度升高。其中以吲哚美辛最明显，布洛芬、萘普生、二氯苯胺苯乙酸、吡罗昔康、保泰松，及塞来西布次之，阿司匹林的此种作用较弱。根据相互影响的机制推测，其他非甾类抗炎药（如酮洛芬、双氯芬酸等）以及其他选择性 COX-2 抑制剂（如罗非昔布、尼美舒利等）对碳酸锂也有可能发生类似影响。

至于同属非甾类抗炎药的舒林酸，各家报道不一，有谓可略升高血锂水平，但也有报道表明，同时应用舒林酸可使血锂水平降低（Grosser et al, 2011）。

机制　锂离子绝大部分（约占 95%）经肾排泄清除，而经肾小球滤过的 Li^+ 大部分（约 80%）在近曲小管与钠离子（Na^+）竞争重吸收，因此，任何使肾小球钠的滤过减少以及导致钠耗竭的药物或情况都有可能引起锂的蓄积。吲哚美辛通过抑制环加氧酶而减少肾扩血管前列腺素的合成，使肾小球钠的滤过减少，结果导致近曲小管 Li^+ 的重吸收增加。

舒林酸何以会降低血锂浓度，确切机制尚不清楚。

建议　该影响已明确。鉴于锂盐的不良反应多，安全范围窄，容易发生蓄积中毒，因此对血浓度的监测控制显得极为重要。避免应用影响其血浓度的药物以及控制影响其血浓度的各种情况（特别是有可能导致其血浓度升高的药物和情况）有重要临床意义。

［碳酸锂－塞来西布（塞来考昔）][2]
Lithium Carbonate－Celecoxib

要点　同时应用碳酸锂和塞来昔布，可使前者血浓度增加，作用和毒性增强。

建议　碳酸锂－塞来西布之间的此种相互影响与碳酸锂－吲哚美辛之间的影响雷同。有关相互影响的机制以及用药注意事项等细节参见［碳酸锂－吲哚美辛］项下的内容。

［碳酸锂－茶碱][2]
Lithium Carbonate－Theophylline

要点　同时接受碳酸锂和茶碱的躁狂患者，增加茶碱剂量后，血锂浓度降低，躁狂症状恶化。

有关药物　已证明氨茶碱可增加锂/肌酐清除比率，可使血锂浓度降至治疗水平以下。碳酸锂和其他茶碱衍生物（二羟丙茶碱、胆茶碱等）之间，也可能发生类似相互影响。

机制　此种影响与茶碱衍生物增加锂的肾排泄有关。

建议　上述两种药物同用时，应细心测定血锂浓度，观察治疗反应，必要时适当调整碳酸锂的剂量。

［碳酸锂－乙酰唑胺（醋唑磺胺，醋氮酰胺）][1]
Lithium Carbonate－Acetazolamide

要点　对 6 名受试者进行的研究表明，碳酸锂和乙酰唑胺同用时，尿锂排泄增加 27%～31%。有一名锂盐中毒的患者，在给予乙酰唑胺、碳酸氢钠、氯化钾，及甘露醇后数小时内恢复。

有关药物　其他碳酸酐酶抑制剂（双氯非那胺、依索唑胺、醋甲唑胺等）与碳酸锂有可能发生类似相互影响。

已经证明渗透性利尿剂（如甘露醇）或氨茶碱像乙酰唑胺一样，可增加尿锂的排泄，从而削弱锂盐的作用。

机制 据推测，乙酰唑胺通过碱化尿液或减少近曲小管对锂的吸收，从而增加锂的排泄。强行碱利尿治疗锂盐中毒，就是基于上述原理。

建议 两药同用期间，应测定血锂浓度；碳酸锂需要量可能增加。

虽然乙酰唑胺、碳酸氢钠，及甘露醇等可增加锂经肾的排泄，但是真正发生锂中毒时，这些药物或强行碱利尿等措施的效果很有限。因此，它们与锂盐相互影响的临床意义主要在于其治疗作用的减弱。实际上，锂盐中毒尚没有特效的解毒剂，处理主要是支持性的。严重中毒时最有效的措施是透析。碳酸氢钠和甘露醇等的应用，充其量不过是一些辅助措施。

［碳酸锂－氯噻嗪］[1]
Lithium Carbonate－Chlorothiazide

要点 长期应用氯噻嗪和碳酸锂治疗时，可增强锂的心脏毒性和肾毒性。

有关药物 所有促进钠、钾排泄的噻嗪类利尿剂都可能与锂盐发生相互影响。已证明苄氟噻嗪和氢氟甲噻嗪可减少锂排泄。呋塞米、氯噻酮、复方氢氯噻嗪－氨苯蝶啶，及复方氢氯噻嗪－阿米洛利都可升高血锂浓度。但是，呋塞米对血锂浓度的影响不如氢氯噻嗪明显。可以预料，其他噻嗪类（苄噻嗪、甲氯噻嗪、泊利噻嗪等）和其他噻嗪类有关利尿剂（喹乙宗、美托拉宗、吲达帕胺等）以及其他袢利尿剂（依他尼酸、布美他尼等）（也见［碳酸锂－呋塞米］），都可以与碳酸锂发生类似相互影响。具有留钾作用的低效能利尿剂对血锂处置的影响略有不同。一般说来，氨苯蝶啶和阿米洛利在同用之初可增加锂的清除（也见［碳酸锂－螺内酯（安体舒通）］以及［碳酸锂－氨苯蝶啶（三氨蝶啶）］）。

就利尿剂对血锂浓度的影响而论，中效能的噻嗪类影响最明显，高效能利尿剂（袢利尿剂）次之，低效能的留钾利尿剂最弱；渗透性利尿剂或乙酰唑胺（碳酸酐酶抑制剂）可增加锂经肾的排泄（但其促进排泄的程度不足以用于急性锂中毒的处理）。

机制 锂离子可完全经肾小球滤过，但80%在近曲小管重吸收，这种重吸收与钠离子的重吸收相伴随。氯噻嗪等噻嗪类利尿剂主要作用于远曲小管，抑制远曲小管钠的重吸收，增加钠、钾、氯、及水的排泄，从而引起利尿。如上所述，锂主要伴随钠在近曲小管重吸收（噻嗪类利尿剂对这一部位钠的重吸收无明显影响），而在远曲小管的重吸收很少（噻嗪类利尿剂主要作用于远曲小管）。因此，长期应用噻嗪类治疗导致钠耗竭，使钠在近曲小管的重吸收代偿性增加，伴随锂的重吸收增加，清除减少。这可导致血锂浓度升高，引起锂中毒。氯噻嗪还可增加锂引起的细胞内失钾，导致心肌兴奋性增高和室性期前收缩。

建议 氯噻嗪和锂盐同用时，有助于纠正锂盐引起的多尿和肾源性尿崩症，但一般不主张二者同用。如需同用，应注意观察锂引起的神经毒性和心脏毒性，并需减少锂的用量。留钾利尿剂螺内酯和氨苯蝶啶对血锂的影响不像噻嗪类利尿剂那么明显，与锂同用也许更安全一些（参见［碳酸锂－氨苯蝶啶］）。

［碳酸锂－呋塞米（速尿，呋喃苯胺酸）］[3]
Lithium Carbonate－Furosemide

要点 同时应用碳酸锂和呋塞米，有引起血锂浓度升高、导致锂盐中毒的报道。

有关药物 有证据表明，碳酸锂与另一高效能利尿药布美他尼（丁苯氧酸）可发生类似相互影响。预料碳酸锂与其他高效能利尿药（依他尼酸、吡咯他尼等）可发生类似相互影响。碳酸锂与其他利尿药之间的相互影响参见［碳酸锂－氯噻嗪］。

机制 锂主要在近曲小管重吸收，其重吸收与近曲小管中钠的重吸收相伴随。当呋塞米通过抑制髓袢升支钠和氯的重吸收而导致利尿时，随着机体钠的耗竭，近曲小管钠的重吸收有代偿性增加，结果锂的重吸收也随之增加（也见［碳酸锂－氯噻嗪］）。

建议 有不少合用两药成功的报道，但也确有锂盐中毒的情况。发生相互影响的确切发生率还不清楚。如欲合用，应考虑到引起锂中毒的可能性，并于合用期间密切监测。

［碳酸锂－氨苯蝶啶（三氨蝶啶）][2]
Lithium Carbonate－Triamterene

要点 同时应用碳酸锂和氨苯蝶啶，可有锂盐的排泄增加，作用可能减弱。

有关药物 根据相互影响的机制以及药理作用的类似性推测。另一种具有留钾作用的 Na^+ 通道抑制剂阿米洛利与碳酸锂之间可发生类似相互影响。但有证据表明，同属留钾利尿剂的螺内酯与碳酸锂之间不发生类似相互影响（参见［碳酸锂－螺内酯（安体舒通）］）。

机制 试验证明，氨苯蝶啶对锂排泄的促进作用确实存在，但通常认为是在同用之初。基于这一现象推测，锂离子在远曲小管有部分重吸收。氨苯蝶啶通过阻滞远曲小管末端以及集合管的 Na^+ 通道，从而减少 Na^+ 的重吸收，致使管腔内有更多的 Na^+ 与锂竞争重吸收，可能是锂排泄增加的原因。这与螺内酯不同，螺内酯是醛固酮的竞争性拮抗剂，通过阻止醛固酮－受体复合物的核转位，从而拮抗醛固酮保钠排钾的作用。

建议 两药同用期间，应测定血锂浓度；碳酸锂需要量可能增加。但是长期同用之后，不管是氨苯蝶啶，还是螺内酯，都有可能因钠的耗竭而导致锂潴留。因此，不管是短期还是长期同用，都有可能带来预想不到的不利影响，故建议最好避免两者的同时应用。

虽然阿米洛利处理锂盐治疗时偶尔引起的肾源性尿崩症已获成功（有证据表明，阿米洛利可阻滞锂离子向集合管细胞内的转运），但是给予阿米洛利期间需要细心监测血锂浓度，并适当减少锂盐的剂量，以防发生锂中毒（Reilly et al, 2011）。如非为了处理锂盐引起的尿崩症，也应像氨苯蝶啶和螺内酯一样，最好避免与锂盐同用。

［碳酸锂－螺内酯（安体舒通）][1]
Lithium Carbonate－Spironolactone

要点 应用碳酸锂治疗期间给予螺内酯，有促进锂盐潴留、引发锂中毒的危险。

有关药物 根据相互影响的机制推测，螺内酯的结构类似物坎利酮（canrenone）和坎利酸钾（索体舒通）与碳酸锂之间可发生类似相互影响。但是，同属留钾利尿剂的 Na^+ 通道抑制剂氨苯蝶啶和阿米洛利与碳酸锂之间的相互影响全然相反，即它们有可能使锂盐的治疗作用减弱（有关细节参见［碳酸锂－氨苯蝶啶］）。

机制 留钾利尿剂螺内酯是典型的醛固酮拮抗剂，该药通过竞争性拮抗醛固酮与远曲小管中的受体结合从而取消其保钠排钾作用，由此引起的血钠浓度降低或耗竭，使近曲小管中钠的重吸收代偿性增加，以试图补偿钠的丢失。已知 80％ 以上的锂在近曲小管重吸收，其重吸收与近曲小管中钠的重吸收相伴随。当钠的重吸收代偿性增加后，伴随锂的重吸收增加。这与碳酸锂－氨苯蝶啶之间的相互影响迥然不同，氨苯蝶啶是直接阻滞钠通道，减少钠的重吸收，故对锂排泄的影响相反（参见［碳酸锂－氨苯蝶啶］）。

建议 锂盐治疗之初可有 Na^+、K^+，及水排泄的短暂增加，但该作用持续不超过 24 小时。在随后的 4～5 天内，K^+ 的排泄恢复正常，Na^+ 则表现为潴留。已知 Na^+ 的潴留与醛固酮分泌增加有关，螺内酯处理有效。然而，螺内酯处理有引发锂潴留（如上所述，锂潴留与螺内酯引起的低钠或钠耗竭有关）、增加血锂浓度的危险。因此，不提倡用其处理锂盐引起的钠潴留。锂盐引起的 Na^+ 潴留（以及水肿）通常在数日后自发消失。

［碳酸锂－复方磺胺甲噁唑（复方新诺明）][3]
Lithium Carbonate－Sulfamethoxazole/Trimethoprim（SMZ-TMP）

要点 两名服用碳酸锂且病情稳定的患者（血锂浓度为 0.75 mmol/L），加服复方磺胺甲噁唑后数日内出现锂盐中毒的症状和体征（震颤、肌无力、表情淡漠等），但血锂浓度却下降（降至 0.3～0.4 mmol/L）。

有关药物　碳酸锂与其他二氢叶酸还原酶抑制剂及二氢叶酸合成酶抑制剂之间的相互影响尚未见报道。

机制　该相互影响起因于复方新诺明中的甲氧苄啶，还是其内的磺胺甲噁唑，抑或是两者的联合，还不清楚。

建议　合用两药时，应密切观察临床表现。因血锂浓度并非是一可靠指标（上述两例血锂浓度皆降低），故不应以血锂浓度衡量该相互影响的程度。出现此种相互影响时，及时停用复方磺胺甲噁唑即可。上述病例于停用复方磺胺甲噁唑后 48 小时内中毒症状消失。

［碳酸锂－大观霉素（壮观霉素）][2]
Lithium Carbonate－Spectinomycin

要点　据报道，一名应用锂盐治疗的抑郁症患者，注射大观霉素治疗淋病期间发生锂盐中毒。

有关药物　与大观霉素结构相近的氨基苷类抗生素（如庆大霉素、卡那霉素、链霉素等）对碳酸锂是否可发挥类似影响，尚不清楚。

机制　有人认为，大观霉素可降低肌酐清除率（尤其是多次给药时）、升高尿素氮、减少尿液排泄。而尿排泄的减少，可使锂盐分泌减少，从而导致血锂浓度升高。

建议　了解碳酸锂和大观霉素之间存在相互影响的可能性是有必要的。如需两药合用，应密切观察患者的反应，最好能进行血锂浓度监测。

［碳酸锂－四环素][2]
Lithium Carbonate－Tetracycline

要点　同用碳酸锂和四环素，可致血锂浓度增加，引起锂中毒。一名用碳酸锂维持治疗的患者，加用四环素（长效胶囊）后，血锂浓度明显升高，患者出现语言模糊、头晕、双侧手指震颤，及烦渴异常。停用两药后，症状消失，血锂浓度恢复正常。

有关药物　碳酸锂与其他四环素类（土霉素、多西环素、米诺环素等）之间是否会发生类似相互影响，还未验证。

机制　尚不清楚。已知四环素可使肾功能不全者出现厌食、恶心、呕吐、钠利尿，及多尿，有时可致肾毒性。锂可引起尿崩症和负钠平衡。

建议　由于四环素可引起肾毒性，故与锂盐同用时应慎重。同用期间，需常规测定血锂浓度，必要时减量应用。

［碳酸锂－甲硝唑（灭滴灵）][2]
Lithium Carbonate－Metronidazole

要点　碳酸锂与甲硝唑合用时，血锂浓度可升高，有发生锂盐中毒及肾功能异常的报道。虽然该影响的机制还不十分清楚，但正在应用高剂量锂盐治疗的患者，确实有发生 CNS 毒性症状和体征的情况。

有关药物　甲硝唑的类似物替硝唑与碳酸锂之间是否会发生类似相互影响，尚不清楚。替硝唑主要以原型经肾排泄，这与主要经肝代谢清除的甲硝唑不同。

机制　不清楚。鉴于甲硝唑本身具有潜在的神经毒性，而大剂量锂盐也有 CNS 方面的副作用，因此认为两者对 CNS 的毒性可能相加或协同。

建议　并非所有应用碳酸锂和甲硝唑的患者都发生此种相互影响，因此，尚无充分理由避免两者的合用。然而，由于该影响确实存在，特别是当碳酸锂用量较大时，故两药合用期间应密切观察，经常测定肌酐清除率、电解质，及尿液渗透压，以便及早发现潜在的 CNS 毒性以及肾功能异常。

［碳酸锂－顺铂（顺氯氨铂）][3]
Lithium Carbonate－Cisplatin

要点 据报道，顺铂可改变近曲小管对钙和镁的重吸收。锂也能在近曲小管被重吸收，故顺铂很可能对锂的重吸收也有影响。这一推断在一名 36 岁的女性患者身上得到了证实。该患者每天服用碳酸锂 4 次，每次 300 mg，同时因舌癌而服用顺铂进行治疗。锂盐剂量维持恒定，用顺铂后再静脉注射甘露醇和液体。第一疗程血锂浓度从 1 mmol/L 降至 0.3 mmol/L；第二疗程血锂浓度从 0.8 mmol/L 降至 0.5 mmol/L。降低是暂时的，2 天后又见回升。

机制 可能是顺铂抑制锂在近曲小管的重吸收，从而增加其排泄之故。

建议 该相互影响似乎可迅速逆转，但尽管如此，当高剂量顺铂经常反复给药时，这种相互影响也许会显得很重要。在这种情况下，应经常监测血锂浓度。

［碳酸锂－马吲哚（氯苯咪吲哚）][2]
Lithium Carbonate－Mazindol

要点 同时应用碳酸锂和马吲哚的一病例，产生明显锂中毒。中毒体征始于应用马吲哚 3 天后。9 天内血锂浓度升至 3.2 mmol/L。停用马吲哚后，症状消失，血锂浓度恢复至正常。

有关药物 锂盐治疗期间，其他厌食剂（苄甲苯异丙胺、安非拉酮、苯丁胺等）也有可能产生类似影响，因有证据表明，任何热卡－钠摄取的减少都有可能促发锂中毒。

机制 此种相互影响的确切机制还不清楚。据认为，锂在肾中的处理类似于钠。在负钠平衡的情况下，发生钠重吸收的代偿性增加，于是锂的重吸收也增加，导致锂清除减少。已证明节食及由此所致的钠摄取减少，可诱发锂中毒。因此有人提议说，马吲哚的厌食作用是血锂浓度升高导致中毒症状的原因。

建议 马吲哚及其他厌食剂（减肥药）与锂盐同用时，应保证摄取足量的钠，以避免血锂浓度升高及可能出现的中毒。同用马吲哚，可能需要减少锂盐的用量。

［碳酸锂－碘化钾][2]
Lithium Carbonate－Potassium Iodide

要点 同用碳酸锂和碘化钾或其他含碘化合物，两者的抗甲状腺作用和致甲状腺肿作用相互增强。

有关药物 据报道，碳酸锂与碘化异丙酰胺（异丙碘胺）有可能发生相互影响。碳酸锂也可能与碘酸钙、碘化钙、碘丙叉甘油、碘化钠，及氢碘酸等发生相互影响。

机制 给予人或动物外源性碘以后，可抑制甲状腺激素合成。锂在甲状腺内蓄积，可阻断碘赛罗宁（三碘甲腺原氨酸）及甲状腺素的释放。已知碘和锂都可引起甲状腺功能低下，故两者同用时可发生相加或协同性抗甲状腺作用。

建议 接受碳酸锂的患者，应避免使用含碘制剂。甲状腺功能试验异常，或发生甲状腺肿，并不是停止锂盐治疗的指征。然而，停用含碘药物，并用适当的药物稳定甲状腺功能状态是可取的。

［碳酸锂－氯化钠][1]
Lithium Carbonate－Sodium Chloride

要点 应用碳酸锂治疗期间，如果摄入较大量的氯化钠，可使血锂浓度下降，作用减弱。

有关药物 已证明碳酸氢钠可与碳酸锂发生类似相互影响，但机制可能不完全相同（碳酸氢钠尚有碱化尿液的作用）。

机制 钠的摄入量增加，血钠浓度升高，近曲小管中钠的重吸收减少，排泄增加。锂在近曲小管的行为与钠相似，随着钠重吸收的减少，其重吸收也相应减少。

建议　该相互影响具有重要的临床意义。应用碳酸锂治疗期间，如果不控制钠盐的摄入量，则不易建立和维持适当的血锂浓度。例如，应用含有碳酸氢钠的抗酸药治疗的患者，以及应用磺胺药的同时加用等量碳酸氢钠的患者，血锂浓度往往达不到治疗浓度。曾有应用碳酸氢钠治疗锂盐中毒取得成功的报道，也进一步证实了钠盐降低血锂浓度的现象。反之，如果严格限制钠盐的摄入，由于钠排泄减少伴随锂排泄的减少，则有可能导致锂盐中毒。这对限制钠盐摄入的高血压患者有一定临床意义。

［丙米嗪（米帕明）－利血平（蛇根碱）］[3]
Imipramine－Reserpine

要点　利血平已被用于单用三环类抗抑郁药治疗无效的患者。虽然大部分研究者报道了阳性结果，但也有研究者报道无改善。利血平与丙米嗪联用治疗时，曾发现低血压、面潮红、腹泻，及躁狂等不良反应。

有关药物　据报道，地昔帕明、阿米替林，及曲米帕明与利血平发生类似相互影响。可以预料，其他三环类抗抑郁药（多塞平、去甲替林、普罗替林等）及四环抗抑郁药（马普替林等）与利血平可发生类似相互影响。丙米嗪与其他萝芙木生物碱（萝芙西隆、去甲氧利血平、利血胺等）是否会发生相互影响，尚无报道。但根据药理作用推测，类似相互影响有可能发生。

机制　该相互影响的机制尚未完全阐明。利血平需要耗竭神经末梢内储存的去甲肾上腺素才能发挥作用，而这种耗竭要数日，故起效较慢。然而，当正在应用丙米嗪而加用利血平时，最初的作用是将去甲肾上腺素释放于突触间隙，在突触间隙内丙米嗪抑制其再摄入神经元。

建议　仅对那些顽固难治的患者才同时应用这两种药物，以诱导抗抑郁反应。这种配伍仅限于少数患者，对大多数患者来说可能弊大于利。另外，由于利血平本身可引起抑郁，故在将其与丙米嗪同用前应考虑到这一因素。

［丙米嗪（米帕明）－哌甲酯（哌醋甲酯，利他林）］[3]
Imipramine－Methylphenidate

要点　丙米嗪与哌甲酯合用时，前者血浓度升高，抗抑郁作用增强。

有关药物　已证明哌甲酯也可升高地昔帕明（去甲丙米嗪）的血浓度。其他三环类抗抑郁药（氯米帕明、曲米帕明、阿莫沙平等）的血浓度是否受哌甲酯的影响，尚缺乏证据。

机制　肝切片试验表明，哌甲酯抑制丙米嗪的代谢。这可解释丙米嗪血浓度升高、抗抑郁作用增强的现象。另外，哌甲酯本身可提高精神活动，有一定的抗抑郁作用，该作用与丙米嗪的抗抑郁作用有可能相加。

建议　尚未见有两药合用导致抗抑郁药中毒的报道。实际上，在合用的大多数情况下见到的是抑郁症状的改善，故两者的合用无须避免（儿童及青少年除外）。然而，合用期间抗抑郁药血浓度升高导致中毒的可能性仍应予以考虑。

［丙米嗪（米帕明）－苯妥英（大仑丁，二苯乙内酰脲，二苯海因）］[2]
Imipramine－Phenytoin

要点　丙米嗪与苯妥英之间的相互影响复杂而多见，且相互影响呈双向，即同用时两者的血浓度都升高。因苯妥英血浓度升高所造成的不良影响参见［苯妥英－丙米嗪］。这里仅讨论两者同用时游离丙米嗪血浓度升高的情况。

有关药物　根据化学结构以及代谢途径的类似性推测，所有三环类抗抑郁药，包括叔胺类三环抗抑郁药氯米帕明、曲米帕明、阿米替林，及仲胺类三环抗抑郁药马普替林（化学上也将马普替林列为四环抗抑郁药）、去甲替林、阿莫沙平等，都可与苯妥英发生类似相互影响。

丙米嗪与其他乙内酰脲类抗癫痫药如乙妥英（乙基苯妥英）和甲妥英（3-甲基苯乙妥因）是否会发生相互影响，尚缺乏证据，但根据相互影响的机制推测，类似相互影响有可能发生。

机制　包括丙米嗪在内的大部分三环类抗抑郁药以及苯妥英都有高度的蛋白（特别是血浆清蛋白）结合。一般情况下，苯妥英与清蛋白的结合亲和力高于三环类抗抑郁药，故两者同用时游离丙米嗪血浓度的升高起因于苯妥英对丙米嗪血浆清蛋白结合的置换。另外，鉴于苯妥英对CYP2C、3A亚家族，及UGT有明显诱导作用，对某些CYP有抑制作用，其本身由CYP2C9和CYP2C19代谢，而大部分三环类抗抑郁药的代谢有CYP3A3/4、CYP2C19（以及CYP2D6）的参与，因此，严格说来，两者血浓度的升高起因于相互影响的综合结果。

建议　如将丙米嗪（或其他三环类抗抑郁药）与苯妥英同用的话，苯妥英的血浓度有可能改变。有关苯妥英血浓度改变所造成的影响以及处理参见〔苯妥英－丙米嗪〕。

同用苯妥英导致的游离丙米嗪血浓度升高，固然可使其作用有一过性增强，但与此同时其代谢也加速。因此，随着时间的推移，丙米嗪的作用可能减弱。这种作用先强后弱的情况在药物的相互影响中也许并不少见（竞争蛋白结合的药物多半可出现此种情况），但其具体临床意义需区别对待。就丙米嗪－苯妥英之间的相互影响而论，虽然丙米嗪作用的增强是一过性的，但剂量的调整不宜把握，是临床上应该注意的问题。无论如何，如果能避免两者合用，在任何情况下都不无益处。

〔丙米嗪（米帕明）－卡马西平（酰胺咪嗪，痛惊宁）〕[2]
Imipramine－Carbamazepine

要点　对30名儿童进行的对照研究表明，单服丙米嗪者与合用丙米嗪和卡马西平者相比，后者丙米嗪血浓度降低50%。欲达相同血浓度，剂量需加倍。

有关药物　阿米替林、氯米帕明（氯丙米嗪）、多塞平（多虑平）、曲米帕明等叔胺类三环抗抑郁药以及阿莫沙平（amoxapine）、地昔帕明、去甲替林、马普替林、普罗替林等仲胺类三环抗抑郁药的代谢途径与丙米嗪完全相同，即它们的代谢也都由CYP3A3/4、CYP2D6，及CYP2C19负责，因此与卡马西平可发生类似相互影响。

选择性5-羟色胺再摄取抑制剂西酞普兰（citalopram）由CYP3A4（以及2C19）代谢，氟西汀由CYP2C9（和CYP2D6）代谢，氟伏沙明由CYP2C9和CYP3A4（以及CYP2D6和CYP1A2）代谢，文拉法辛由CYP3A4（和2D6）代谢，故与卡马西平的类似相互影响也可发生，只是程度不同而已。

非典型抗抑郁药萘法唑酮和阿托西汀（阿托莫西汀；atomoxetine）的代谢都由CYP3A3/4负责（后者尚有CYP2D6的参与），预料与卡马西平之间的类似相互影响也可发生。

机制　已知卡马西平对CYP2C9和CYP3A亚家族有诱导作用，而丙米嗪的氧化代谢由CYP3A3/4、CYP2D6，及CYP2C19负责，故两者同用时后者的代谢加速，半衰期缩短，血浓度降低。

建议　该相互影响十分明确，因此合用卡马西平和丙米嗪（或上述其他抗抑郁药）期间，应注意观察抗抑郁药的疗效是否满意，必要时适当增加剂量。

另外，选择性5-羟色胺再摄取抑制剂帕罗西汀和舍曲林以及非典型抗抑郁药米塔扎平、曲唑酮和度洛西汀（duloxetine）的微粒体酶代谢仅有CYP2D6的参与，故与卡马西平不会发生类似相互影响。因此，如果可行的话，可用来代替丙米嗪。

〔丙米嗪（米帕明）－氯丙嗪（冬眠灵）〕[2]
Imipramine－Chlorpromazine

要点　同时应用丙米嗪和氯丙嗪，两者血浓度都升高。

有关药物　有证据表明，另一吩噻嗪类抗精神病药奋乃静（perphenazine）像氯丙嗪一样，可增加丙米嗪在组织中的浓度。对4名患者进行的研究表明，氟奋乃静增加丙米嗪及其代谢物地昔帕明的血浓度，使其超过治疗阈。动物研究证明，同属于吩噻嗪类的氟奋乃静抑制大白鼠对丙米嗪的羟化，并阻碍葡糖醛酸化物的形成，导致丙米嗪及其代谢物地昔帕明和双苄亚胺在组织中的浓度升高。

正在应用阿米替林或去甲替林的患者，加用吩噻嗪类时，使去甲替林的血浓度升高，但对阿米替林的浓度无影响。根据相互影响的机制推测，其他吩噻嗪类抗精神病药，如三氟拉嗪、丙氯拉嗪、硫利达嗪（thioridazine）等，与丙米嗪之间有可能发生类似相互影响。

正在应用氯丙嗪的患者加用去甲替林后，氯丙嗪血浓度升高，体位性低血压及心动过速等不良反应发生率增高，但氯丙嗪的治疗作用减弱。

已证明丁酰苯类抗精神病药氟哌啶醇及硫杂蒽类抗精神病药替沃噻吨抑制人类对丙米嗪和地昔帕明（去甲丙米嗪）的代谢，并且证明地昔帕明使吩噻嗪类的丁酰拉嗪血浓度升高。根据相互影响的机制推测，其他丁酰苯类抗精神病药（如氟哌利多）以及其他硫杂蒽类抗精神病药（如氯普噻吨）与丙米嗪之间可发生类似相互影响。

非典型抗精神病药氯氮平（代谢有多种 CYP 参与，其中包括 CYP1A2、CYP2C19、CYP3A4、CYP2C9，及 CYP2D6，这些 CYP 对氯氮平代谢的贡献分别为 30％、24％、22％、12％，及 6％）及其结构类似物奥氮平（其代谢有 CYP1A2 和 CYP2D6 的参与）、利培酮（其代谢由 CYP2D6 负责），及阿立哌唑（aripirazole；其代谢由 CYP3A4 和 CYP2D6 负责）等所涉及的代谢酶与丙米嗪有部分重叠，预料与丙米嗪之间的类似相互影响也有可能发生。

根据代谢途径的类似性推测，所有三环类抗抑郁药，包括叔胺类的多塞平、氯米帕明、曲米帕明等，及仲胺类的阿莫沙平、马普替林、普罗替林等，与氯丙嗪之间都有可能发生类似相互影响，因为它们的氧化代谢途径与丙米嗪基本相同（都有 CYP2D6、CYP2C19，及 CYP3A3/4 的参与）。

非典型抗抑郁药阿托莫西汀（atomoxetine）、度洛西汀（duloxetine）、米塔扎平（mirtazapine），及曲唑酮（trazodone）等的代谢主要涉及 CYP2D6，预料与氯丙嗪可发生相互影响。

选择性 5-羟色胺再摄取抑制剂（SSRI），如氟西汀（也涉及 CYP2C9）、氟伏沙明（也涉及 CYP1A2/3A4/2C9）、帕罗西汀、舍曲林，及文拉法辛（也涉及 CYP3A4）等的代谢都主要由 CYP2D6 负责，故与氯丙嗪之间的相互影响也可发生（有关内容也见其他章节）。

机制　绝大部分抗精神病药对 CYP 没有明显的非竞争性抑制作用（但有少数例外），因此与其他药物之间药动学方面的相互影响，多半仅涉及对 CYP 的竞争性抑制，至于影响的方向则取决于对 CYP 的亲和力。目前已知对 CYP 具有非竞争性抑制作用的抗精神病药仅有吩噻嗪类的氯丙嗪、奋乃静，及硫利达嗪，它们可选择性抑制 CYP2D6。已知氯丙嗪的氧化代谢主要由 CYP2D6 负责，也有 CYP3A4（以及其他 CYP）的参与。丙米嗪的代谢由 CYP2D6、CYP2C19，及 CYP3A3/4 负责（也有 CYP1A2 的参与）。因此认为，两者血浓度的升高起因于对 CYP2D6 和 CYP3A4 的抑制（氯丙嗪对 CYP2D6 的抑制包括竞争性抑制和非竞争性抑制两种成分）（Meyer，2011）。

尽管三环类抗抑郁药以及抗精神病药都有高度的蛋白结合（特别是与血清清蛋白的结合），但尚无证据表明两者存在明显的蛋白结合置换。

建议　抗精神病药与三环类抗抑郁药之间的相互影响肯定，但是，不同药物之间相互影响的程度有明显不同。就丙米嗪和氯丙嗪而论，两者的同用如为必需，于同用期间应密切观察预期不到的毒性（如锥体外系副作用、视物模糊、口干、便秘、直立性低血压，及思睡等）。如确实发生不良反应，应调整丙米嗪和氯丙嗪的剂量，必要时停用其一或两者皆停用。

尽管迄今为止尚未见有对这种相互影响的临床意义进行评价的资料，但相互影响肯定且比较明显，故有必要进行进一步研究。

注：鉴于氯丙嗪（以及奋乃静和硫利达嗪）对 CYP2D6 存在竞争性抑制和非竞争性抑制的双重影响，故与那些其代谢主要由 CYP2D6 负责的药物同用时，有可能产生意想不到的不良后果。已知主要由 CYP2D6 代谢的药物包括 β 受体阻断药普萘洛尔、阿普洛尔、美托洛尔、噻吗洛尔、丁呋洛尔、吲哚洛尔，及卡维地洛（兼有 α 受体阻断作用），抗高血压药吲哚拉明、异喹胍、乌拉地尔、吲哚普利，抗心律失常药美西律、普罗帕酮、氟卡尼、恩卡尼、阿义马林、阿普林定、司巴丁（金雀花碱；sparteine），抗精神病药氯丙嗪、奋乃静、氟奋乃静、三氟哌多、硫利达嗪、氟哌啶醇，及利培酮，抗抑郁药丙米嗪、地昔帕明（去甲丙米嗪）、氯米帕明（氯丙咪嗪）、阿米替林、去甲替林、曲米帕明（三甲丙咪嗪）、多塞平、氟西汀、氟伏沙明、帕罗西汀、舍曲林、文拉法辛、阿托莫西汀、度洛西汀、米塔扎平、曲唑酮，镇痛药羟考酮、双氢可待因、曲马朵，中枢性镇咳药可待因和

右美沙芬。其他尚有乙基吗啡、苯乙双胍、昂丹司琼、异丙嗪、氯雷他定等的代谢也可能涉及CYP2D6。这些药物最好避免与氯丙嗪等CYP2D6抑制剂联用，两两联用也最好予以避免。当这些药物必须与氯丙嗪同用时，应特别当心相互影响可能造成的危险。

像氯丙嗪一样对CYP2D6有非竞争性抑制作用的药物尚有奎尼丁、胺碘酮、氯米帕明、氟西汀、帕罗西汀、舍曲林（抑制作用微弱）、西咪替丁、甲氧氯普胺、特比萘芬等。这些药物都可明显抑制CYP2D6底物的代谢。

有研究显示，28种中药提取物对人肝微粒体CYP2D6的活性抑制率大于50%，其中13种中药（肉桂、丁香、黄连、麻黄、钩藤、羌活、厚朴、牡丹皮、黄柏、大黄、苏木、防己、山椒）的抑制率达90%以上。对CYP2D6抑制作用最强的是黄柏，而黄连、防己、苏木、大黄的抑制作用强度分别为14 $\mu g/ml$、40 $\mu g/ml$、52 $\mu g/ml$、64 $\mu g/ml$。当这些药物与CYP2D6的底物联合应用时，应注意潜在的药物相互影响。

[丙米嗪（米帕明）−氟哌啶醇（氟哌丁苯，氟哌醇）][3]
Imipramine−Haloperidol

参见［丙米嗪−氯丙嗪］。

[丙米嗪（米帕明）−氟西汀（氟苯氧丙胺）][3]
Imipramine−Fluoxetine

要点　三环类抗抑郁药丙米嗪与选择性5-HT再摄取抑制剂（SSRI）类抗抑郁药氟西汀合用时，前者血浓度升高（从1倍到3倍不等），有些患者出现明显的抗胆碱副作用（如口干、便秘、排尿困难等）。

有关药物　已证明另外两种抗抑郁药地昔帕明（去甲丙米嗪）和去甲替林与氟西汀合用时可发生类似相互影响。根据相互影响的机制及代谢途径推测，其他三环类抗抑郁药（如阿米替林、马普替林、多塞平等）与氟西汀之间的类似相互影响也可发生。

已明确证实可与丙米嗪发生类似相互影响的其他SSRI类抗抑郁药包括氟伏沙明、帕罗西汀、舍曲林（较弱），及去甲氟西汀。5-羟色胺−去甲肾上腺素再摄取抑制剂度洛西汀以及非典型抗抑郁药萘法唑酮与丙米嗪之间的类似相互影响也已证实。

机制　三环类抗抑郁药与SSRI类抗抑郁药，及非典型抗抑郁药之间的相互影响多见而复杂，但相互影响的机制大部分已经明确。此类相互影响主要是药动学方面的相互影响，涉及的是氟西汀以及其他SSRI对三环类抗抑郁药代谢的抑制（多数既存在竞争性抑制，也存在非竞争性抑制）。

已知大部分三环类抗抑郁药、SSRI类抗抑郁药，及非典型抗抑郁药的代谢涉及多种CYP，其中包括CYP1A2、3A3/4、2C19，及2D6，但不同抗抑郁药对这些酶的亲和力及其代谢对这些酶的倚重程度有所不同。一般说来，CYP1A2和CYP2D6介导抗抑郁药芳香环的羟化，而CYP3A3/4则主要负责抗抑郁药的N位脱烷基化和N位氧化。

大部分SSRI的代谢都有CYP2D6的参与，且对CYP2D6有直接抑制作用（但氟伏沙明和西酞普兰除外），因此都可在CYP2D6层面上通过竞争性抑制和非竞争性抑制妨碍丙米嗪的代谢。就对CYP2D6的直接抑制（这里所说的直接抑制指的是非竞争性抑制，即变构抑制；其含义是，药物与CYP结合后其本身不被代谢，但却导致CYP结构的改变，从而妨碍其他药物与该CYP的结合）作用而论，同属SSRI的帕罗西汀（paroxetine）作用最强，氟西汀（fluoxetine；本身的代谢除由CYP2D6负责外，尚有CYP2C9的参与）次之，舍曲林（sertraline）较弱，因此它们与丙米嗪之间的相互影响既有竞争性抑制的成分，也有非竞争性抑制的参与。氟伏沙明主要由CYP2D6代谢转化（也有CYP1A2、CYP2C9，及CYP3A4的参与），同时对CYP1A2、CYP2C19，及CYP3A3/4有明显抑制作用，故在CYP2D6层面上仅存在竞争性抑制，而在CYP1A2、CYP2C19，及CYP3A3/4层面上竞争性抑制和非竞争性抑制共存。西酞普兰（citalopram）主要由CYP3A4和CYP2C19代谢，对CYP2D6和CYP2C19有中度抑制作用，故在CYP3A4水平上可发生竞争性抑制，在CYP2D6水平上可发生非竞争性抑制，而在 CYP2C19 水平上两种抑制都可发生。

5-羟色胺－去甲肾上腺素再摄取抑制剂文拉法辛（venlafaxine；主要由 CYP2D6 和 CYP3A4 代谢，对 CYP2D6 有微弱的抑制作用）、地文拉法辛（desvenlafaxine），及度洛西汀（duloxetine；主要由 CYP2D6 代谢，对 CYP 无明显抑制作用）与丙米嗪发生此种相互影响的危险性相对小一些，主要是竞争性的。非典型抗抑郁药米塔扎平以及曲唑酮的代谢由 CYP2D6 负责（米塔扎平的代谢也涉及 CYP1A2 和 CYP3A4），对 CYP 无直接抑制作用，因此，对丙米嗪代谢的抑制只是竞争性的。上述药物之所以对三环类抗抑郁药代谢的影响不像 SSRI 那么明显，可能与它们对 CYP 的亲和力较低有关。然而，同属非典型抗抑郁药的萘法唑酮（nefazodone）也许例外，因其本身不但经 CYP3A3/4 代谢，同时对 CYP3A3/4 有明显抑制作用（O'Donnell et al, 2011）。

丙米嗪的代谢有 CYP1A2、3A4、2C19，及 2D6 等 4 种 CYP 的参与，而氟西汀的代谢主要由 CYP2D6 和 CYP2C9 负责，且对 CYP2D6 有明显抑制作用。可见两者同用时丙米嗪血浓度的升高起因于氟西汀对 CYP2D6 的抑制（包括竞争性抑制和非竞争性抑制）。

建议　SSRI 抑制其他药物（包括三环类抗抑郁药）的代谢从而导致明显甚至致命药物相互影响的情况并不少见。例如，为更加迅速地取得疗效或处理难治性抑郁患者而联用 SSRI 和三环类抗抑郁药期间，三环类抗抑郁药的血浓度可升至中毒水平。这样的相互影响在停用氟西汀后可持续数日，原因在于氟西汀在体内的活性代谢物去甲氟西汀有相当长的半衰期（1～2 周），而去甲氟西汀对 CYP3A4 有明显的抑制作用。快代谢型患者以及儿童更有可能发生此种相互影响，这是临床上值得注意的问题。

基于该相互影响的严重性，建议尽可能避免两者的同时应用。如必须合用，应密切观察有无抗抑郁药中毒的症状和体征。丙米嗪的剂量也许需要减少（通常减量 50% 即可）。

与 SSRI 发生药物相互影响因此作用有可能增强的药物尚有：①主要由 CYP1A2 代谢的药物（除上述三环类抗抑郁药之外，尚有 β 肾上腺素能受体拮抗剂、咖啡因，及几种抗精神病药）；②由 CYP2C9 代谢的药物（如卡马西平）；③主要经 CYP2C19 代谢的药物（包括巴比妥类、丙米嗪、普萘洛尔，及苯妥英）；④通过 CYP2D6 代谢的药物（包括 β 肾上腺素能受体拮抗剂、部分抗精神病药，及多种抗抑郁药）；⑤经由 CYP3A3/4 代谢的药物（包括苯二氮䓬类、卡马西平、多种抗抑郁药，及几种抗生素）。SSRI 与上述药物之间的相互影响参见各有关章节。

［丙米嗪（米帕明）－苯乙肼］[2]
Imipramine－Phenelzine

要点　单胺氧化酶（MAO）抑制剂（MAOI）苯乙肼与丙米嗪合用，可产生致命的毒性反应，如疼痛、肌强直、意识丧失、高热、惊厥等。

有关药物　已证明异丙烟肼、异卡波肼、帕吉林等 MAOI 与丙米嗪之间，以及苯乙肼与地昔帕明、氯米帕明等三环类抗抑郁药之间可发生类似相互影响。关于其他三环类抗抑郁药与其他 MAOI 之间的相互影响可参见［丙米嗪－反苯环丙胺］。

机制　见［丙米嗪－反苯环丙胺］。

建议　该相互影响的发生率不清楚，但有许多研究表明，同时应用三环类抗抑郁药和 MAOI 效果良好，且无不良反应发生。然而，一旦发生，该相互影响的后果可能十分严重，甚至危及生命。因此，两类药物的合用应遵循一些原则（见［丙米嗪－反苯环丙胺］）。劝告同时应用三环类抗抑郁药和 MAOI 治疗的患者随身携带 200 mg 氯丙嗪，一旦发生意外的抽动性、放射状枕部痛，应立即服用氯丙嗪，并寻求医生帮助。

［丙米嗪（米帕明）－反苯环丙胺］[2]
Imipramine－Tranylcypromine

要点　虽然将三环类抗抑郁药丙米嗪与单胺氧化酶抑制剂（MAOI）反苯环丙胺同用时的严重致命毒性作用已有报道，但许多研究（总共包括 600 多名患者）表明，同时应用三环类抗抑郁药和

MAOI 的效果良好，且无严重不良反应发生。相互影响的不良反应可能有高热、兴奋不安、肌肉僵直、血压波动、惊厥，及昏迷等。

有关药物　尽管此种影响未完全证实，但多塞平、去甲替林、普罗替林等三环类抗抑郁药有可能像丙米嗪一样，与 MAOI 发生相互影响。至于其他三环类抗抑郁药（阿米替林、曲米帕明、氯米帕明等）与反苯环丙胺是否会发生类似相互影响，尚无资料证实。但根据药理作用推测，预料也有可能发生。由于胺苯环庚烯的结构类似于三环类抗抑郁药，预料与单胺氧化酶抑制剂有可能发生类似相互影响。其他 MAOI（如异卡波肼、帕吉林、苯乙肼等）的药理作用与反苯环丙胺类似，预料可像反苯环丙胺一样，与丙米嗪发生类似相互影响。

机制　对该相互影响已提出两种可能机制：①MAOI 通过抑制微粒体酶，间接增强三环类抗抑郁药的作用；②三环类抗抑郁药可使肾上腺素能受体对胺类敏感化，而 MAOI 可使胺类在神经元外积聚。

建议　通常建议三环类抗抑郁药不与 MAOI 同时应用，在停用 MAOI 后 14 天内也不应给予三环类抗抑郁药。如果必须同时应用，应在有经验医生的指导下仅试用于那些常规治疗无效的、精心选择的、可靠并有条件密切监督的抑郁患者。如欲同用，大部分作者建议口服给药。三环类抗抑郁药应先用，或与单胺氧化酶抑制剂同时起用。联用治疗应在停用所有药物 10～14 天后开始。先给予低剂量，而后渐增，在 2～3 周后达到略低于单药治疗最大推荐量的水平。丙米嗪和反苯环丙胺的同时应用在任何情况下都应予避免。

已证明氯丙嗪对此种相互影响的处理有价值（可能是因为它阻断多巴胺和 5-羟色胺受体之故），因此建议联用这两类药物的患者随身携带 200 mg 氯丙嗪。

通常认为，选择性 MAO-B 抑制剂司来吉兰（selegiline）和雷沙吉兰（rasagiline）与三环类抗抑郁药之间的相互影响不常见，如果可行的话，可用来代替非选择性 MAOI，但仍应遵循上述原则。

［丙米嗪（米帕明）－苯巴比妥（鲁米那）][2]
Imipramine－Phenobarbital

要点　有明确证据表明，苯巴比妥可促进丙米嗪的代谢，从而明显削弱其作用。

有关药物　有证据表明，地昔帕明和去甲替林与苯巴比妥之间以及普罗替林与异戊巴比妥之间可发生类似相互影响（见［去甲替林－苯巴比妥］）。

机制　该相互影响起因于苯巴比妥对肝药酶的诱导（有关细节参见［去甲替林－苯巴比妥］）。

建议　巴比妥类对肝药酶的诱导作用时间通常是 2 周。如需同时应用，把握好这一诱导时间有可能最大限度避免此种相互影响。其他注意事项及有关细节参见［去甲替林－苯巴比妥］。

［丙米嗪（米帕明）－格鲁米特（导眠能）][2]
Imipramine－Glutethimide

要点　曾有报道说，正在应用丙米嗪治疗的患者给予格鲁米特后，丙米嗪的抗胆碱作用增强。在老年人中有因此诱发急性青光眼和麻痹性肠梗阻者。

有关药物　根据相互影响的机制推测，格鲁米特与其他三环类抗抑郁药（地昔帕明、阿米替林、去甲替林等）之间可发生类似相互影响。

机制　丙米嗪与格鲁米特的抗胆碱作用相加。

建议　大多数三环类抗抑郁药具有抗胆碱作用，对老年患者，特别是青光眼或前列腺肥大的老年患者，即使单用也应特别谨慎。作者阐述此种相互影响，旨在提醒临床医生注意格鲁米特本身的抗胆碱作用，因镇静催眠药仅有个别药物具有抗胆碱作用，且少为人知。当将格鲁米特与其他药物同用时，大部分医生注意的是它的中枢神经系统抑制作用与其他具有中枢抑制作用药物的相互影响，及其对肝药酶的诱导作用所导致的同用药物作用的减弱。

如欲同用，遵照丙米嗪和格鲁米特单用时应遵循的原则，于同用期间注意此种相互影响并加以预防，则不至于导致严重的不良后果。

［丙米嗪（米帕明）-阿司匹林（乙酰水杨酸，醋柳酸）］[2]
Imipramine-Aspirin（Acetylsalicylic Acid）

要点　同时应用丙米嗪和阿司匹林，前者的游离血浓度升高，可能出现作用和毒性的一过性增强。

有关药物　根据相互影响的机制和药动学特点的类似性推测，丙米嗪与其他水杨酸类（如水杨酸、双水杨酯、二氟尼柳等）之间，以及其他三环类抗抑郁药（如叔胺类的阿米替林、多塞平、氯丙米嗪等，及仲胺类的去甲丙米嗪、去甲替林、马普替林等）与阿司匹林之间，可发生类似相互影响。

已经证明吡唑酮类衍生物氨基比林（aminopyrine）像阿司匹林一样，与丙米嗪之间可发生类似相互影响。

机制　已知包括丙米嗪在内的大部分三环类抗抑郁药与清蛋白（白蛋白）高度结合，而阿司匹林在体内生成的水杨酸与清蛋白有高度亲和力，可置换与清蛋白结合的丙米嗪，从而使其游离血浓度升高。

建议　阿司匹林生成的水杨酸置换丙米嗪的蛋白结合导致的游离丙米嗪血浓度升高，固然可使其作用有一过性增强，但与此同时其代谢也加速。因此，随着时间的推迟，丙米嗪的作用可能减弱。这种作用先强后弱的情况在药物的相互影响中也许并不少见（竞争蛋白结合的药物多半可出现此种情况），但其具体临床意义需区别对待。就丙米嗪-阿司匹林之间的相互影响而论，如非长期用于某些疾病（如抑郁症）的治疗，可能无什么重要临床意义。不过，如果能避免两者合用，在任何情况下都不无益处。

有明确证据表明，M受体拮抗剂东莨菪碱（scopolamine）可置换与清蛋白结合的丙米嗪（或其他三环类抗抑郁药）。鉴于大部分三环类抗抑郁药具有明显的抗胆碱作用，两类药物合用所致的抗胆碱作用相加，即有可能造成明显的不良影响，故该影响具有重要的临床意义。

［丙米嗪（米帕明）-塞来昔布（塞来考昔）］[1]
Imipramine-Celecoxib

要点　临床和实验研究的证据表明，同时应用丙米嗪和昔布类（coxibs）选择性环氧酶-2（COX-2）抑制剂塞来昔布，可导致前者的血浓度增高，作用和毒性有可能增强。

有关药物　阿米替林、氯米帕明（氯丙米嗪）、多塞平（多虑平）、曲米帕明等叔胺类三环抗抑郁药以及阿莫沙平（amoxapine）、地昔帕明、去甲替林、马普替林、普罗替林等仲胺类三环抗抑郁药的代谢途径与丙米嗪完全相同，即它们的代谢也都由CYP3A3/4、CYP2D6，及CYP2C19负责（部分药物的代谢也可能涉及CYP1A2），因此与塞来昔布可发生类似相互影响（但不同抗抑郁药对这些酶的亲和力及其代谢对这些酶的倚重程度有所不同。一般说来，CYP1A2和CYP2D6介导抗抑郁药芳香环的羟化，而CYP3A3/4则主要负责抗抑郁药的N位脱烷基化和N位氧化）。

根据相互影响的机制和代谢途径推测，预料其他昔布类选择性COX-2抑制剂，如罗非昔布、伐地昔布（valdecoxib）、依托昔布、帕瑞考昔（帕瑞昔布；parocoxib；伐地昔布的前体药物，在体内脱羟甲基生成其活性型伐地昔布），及罗美昔布（lumiracoxib）等，与丙米嗪之间可发生类似相互影响，只是相互影响的程度可能会有所不同。罗非昔布的代谢有多种CYP的参与，但主要涉及CYP3A4和CYP1A2，对CYP2D6无影响。伐地昔布及其前体药物帕瑞考昔主要经CYP3A4、CYP2C9、CYP2D6，及葡糖醛酸化代谢，对CYP2C9和CYP2C19有轻、中度抑制作用。依托昔布和罗美昔布尚无充足的药动学资料，目前正在进行大规模的临床研究，与丙米嗪之间相互影响的程度尚难判断。

机制　已知丙米嗪的代谢涉及多种CYP，其中包括CYP1A2、CYP3A3/4、CYP2C19，及CYP2D6（后两者存在多态性），而塞来昔布（以及其他昔布类选择性COX-2抑制剂）的代谢也都不同程度地涉及这些酶，同时对这些酶有不同程度的抑制作用。因此，该相互影响可用塞来昔布抑制负责丙米嗪代谢的CYP，从而阻碍丙米嗪的代谢加以解释（在大多数情况下，既包括竞争性抑制，也包括非竞争性抑制）。

建议 该相互影响肯定，建议避免将塞来昔布与丙米嗪（或其他三环类抗抑郁药）同时应用。

［丙米嗪（米帕明）－西咪替丁（甲氰咪胍）］[3]
Imipramine－Cimetidine

要点 西咪替丁改变丙米嗪的清除，使其血浓度升高，从而增强其抗胆碱副作用（如视物模糊、头晕、口干、体位性低血压、尿潴留等）。一名同时应用这两种药物的患者，因出现口干和小便困难而改用了地昔帕明（去甲丙米嗪）。但因副作用增加，故再次应用丙米嗪代替地昔帕明，此期既曾单用，也曾与西咪替丁合用。与西咪替丁合用时，丙米嗪的清除半衰期延长，清除率降低。丙米嗪和地昔帕明的平均浓度升高。对6名健康志愿者进行的另项一研究表明，西咪替丁使静脉注射丙米嗪的半衰期延长43％，清除率降低41％。另有两病例研究报道了类似结果。一名患者停用西咪替丁后，丙米嗪血浓度降低了58％。

有关药物 已经证明氯丙咪嗪（氯米帕明）的代谢涉及 CYP2C19，预料与西咪替丁之间可发生类似相互影响。一名同时应用西咪替丁和去甲替林的患者，在停用西咪替丁后，去甲替林稳态血浓度降低（从104 ng/ml 降至75 ng/ml）。当再次给予西咪替丁时，6天后去甲替林血浓度升至120 ng/ml。6名志愿者用西咪替丁处理后，去甲替林的重要代谢物（10-羟去甲替林）血浓度升高，但对去甲替林的药动学无明显影响。还有一病例报道描述，一男性患者同时应用多塞平（多虑平）和西咪替丁后，产生了乳腺癌。有人认为，该患者所发生的相互影响起因于两种药物增生作用的联合；但此点有待于进一步研究证实。预料西咪替丁和其他三环类抗抑郁药（阿米替林、阿莫沙平、普罗替林等）有可能发生类似相互影响。

丙米嗪与其他 H_2 受体拮抗剂之间是否会发生类似相互影响，尚未见报道。如果机制涉及西咪替丁抑制肝代谢的话，预料雷尼替丁（与 CYP 的亲和力仅为西咪替丁的10％）、法莫替丁、尼扎替丁等主要以原型经肾排泄的 H_2 受体阻断药不会发生类似影响。

机制 已知西咪替丁对多种 CYP 有抑制作用，其中包括 CYP1A2、CYP3A4、CYP2C9/2C19，及 CYP2D6。丙米嗪的代谢有 CYP2C19 和 CYP2D6 的参与。因此，西咪替丁非竞争性抑制丙米嗪经 CYP2C19 和 CYP2D6 的代谢是该影响的机制。

建议 两药同用期间，如丙米嗪的抗胆碱能副作用或毒性作用变得比较明显的话，可以减少丙米嗪的剂量，或用其他三环类抗抑郁药代替丙米嗪，或用雷尼替丁等不依赖于肝代谢的 H_2 受体阻断药代替西咪替丁。另外，正在接受一种三环类抗抑郁药的患者，如果停用西咪替丁，应注意观察抗抑郁药的抗抑郁作用是否减弱。

［丙米嗪（米帕明）－奥美拉唑］[2]
Imipramine－Omeprazole

要点 同时应用奥美拉唑和三环类抗抑郁药丙米嗪，可使后者的清除加速，作用减弱。

有关药物 根据相互影响的机制和代谢途径推测，奥美拉唑与大多数三环类抗抑郁药之间可发生类似相互影响，例如叔胺类的阿米替林、多塞平、氯丙咪嗪等以及仲胺类的去甲丙米嗪、去甲替林、马普替林等。

虽然所有质子泵抑制剂都由 CYP2C19 和 CYP3A4 代谢，但是，除了奥美拉唑外，其他制剂对 CYP1A2 都无明显诱导作用。因此，除奥美拉唑外，其他质子泵抑制剂很少或不会与丙米嗪等三环类抗抑郁药发生类似相互影响（在 CYP2C19 和 CYP3A4 水平上的竞争性抑制可能存在，但尚未见有报道说会对各药的作用造成什么影响）。

机制 奥美拉唑诱导 CYP1A2 的表达（但是本身则主要由 CYP2C19 和 CYP3A4 代谢，同时对 CYP2C19 有一定抑制作用），包括丙米嗪在内的大部分三环类抗抑郁药的氧化代谢有 CYP1A2 的参与（也涉及 CYP2D6、CYP2C19，及 CYP3A3/4），因此认为丙米嗪作用的减弱与奥美拉唑诱导 CYP1A2 从而促进其代谢有关（实际上应该是两者对代谢的竞争和酶诱导作用的综合结果）。

建议　该相互影响肯定，因此应尽可能避免两者的同时应用。应用其他质子泵抑制剂（如兰索拉唑、泮托拉唑，及雷贝拉唑）代替奥美拉唑与丙米嗪合用是否合适，还难以定论。因为它们之间相互影响的结果可能是在 CYP2C19 和 CYP3A4 水平上的竞争性抑制所造成的一方或两方的血浓度升高（取决于双方对 CYP 的亲和力）。

［丙米嗪（米帕明）-碘塞罗宁（甲碘安）][2]
Imipramine-Liothyronine

要点　甲状腺功能正常的患者在用丙米嗪治疗时，每日加用 25 μg 碘赛罗宁，可使丙米嗪的作用发生迅速、效应增强。但有些研究未能证实此影响。

有关药物　已证明碘赛罗宁可增强普罗替林和阿米替林的作用。根据药理作用推测，它也可以增强其他三环类抗抑郁药（地昔帕明、去甲替林、多塞平等）及四环抗抑郁药（马普替林等）的作用。其他甲状腺制剂（甲状腺素、甲状腺粉等）的药理作用类似于碘赛罗宁，也可发生类似影响。

机制　同用碘赛罗宁时，三环类抗抑郁药的血浓度并不升高，其抗抑郁作用的增强可能是碘赛罗宁增加抗抑郁药受体的敏感性之故。

建议　由于患者的甲状腺功能可影响机体对三环类抗抑郁药的反应，所以抗抑郁药治疗无效时，应检查患者是否有甲状腺功能低下。三环类抗抑郁药治疗无效的患者，可根据具体情况考虑加用碘赛罗宁（25 μg/d）。

［丙米嗪（米帕明）-炔雌醇][3]
Imipramine-Ethinyl Estradiol

要点　据报道，应用炔雌醇的患者，对丙米嗪产生相对耐受性。两者联用也与副作用如头痛、低血压、嗜睡、手抖震颤、尿潴留、恶心等的发生率增加有关。

有关药物　据报道，络合雌激素类与丙米嗪同用时，发生类似反应。可以预料，雌激素与其他三环类抗抑郁药（阿米替林、地昔帕明、去甲替林等）或四环抗抑郁药（马普替林等）之间可发生类似相互影响。对一名接受炔雌醇、醋炔诺酮，丙米嗪的患者与 3 名未接受口服避孕药的患者进行的比较研究表明，前者丙米嗪的首过代谢减少。根据药理作用推测，其他雌激素类（雌二醇、雌酮、戊炔雌二醇等）可与丙米嗪发生类似相互影响。

机制　该相互影响的机制尚未完全阐明。人类长期应用口服避孕药可抑制肝微粒体酶。用炔雌醇（或炔诺酮）对小白鼠进行的研究表明，两者皆损害代谢，使丙米嗪在脑内或其他组织中积聚。这种相互影响可能与剂量有关，因为含 30 μg 炔雌醇的避孕产品抑制微粒体酶的程度比不上含 50 μg 炔雌醇的避孕药。也有人认为，受体对抗抑郁药的反应至少部分依赖于基础激素水平。

根据对大白鼠进行的一项研究提出的第三种作用机制是：丙米嗪抑制避孕药的代谢，从而增强雌激素的作用，导致所报道的副作用。

综合多方面的资料，作者认为，该相互影响最有可能起因于两者对代谢的竞争性抑制（因为雌激素和大多数三环类抗抑郁药的代谢都有 CYP3A4 的参与）。但是，仅凭这一机制不能圆满解释机体对丙米嗪产生耐受性的现象（见［口服避孕药-丙米嗪]）。

建议　无论如何，雌激素和丙米嗪之间的相互影响确实存在。因此建议，对同时应用炔雌醇和丙米嗪的患者，应密切观察两者的作用是否发生改变，或其毒性是否增强。如这些影响确实发生，应将其中一种药物的剂量进行适当调整。

［丙米嗪（米帕明）-异烟肼（雷米封，异烟酰肼）][2]
Imipramine-Isoniazid

要点　同时应用丙米嗪和异烟肼，丙米嗪的作用增强，毒副作用也增加。

有关药物　氯米帕明的代谢有 CYP2C19 和 CYP2D6 负责，预料与异烟肼之间可发生类似相互影响。根据提出的机制推测，预料其他三环类抗抑郁药（如地昔帕明、阿米替林、去甲替林等）与异烟肼之间的类似相互影响也可发生，其中有些已证实。

机制 已知异烟肼对多种 CYP 有抑制作用（其中包括 CYP3A、CYP2C9/2C19，及 CYP2D6），而丙米嗪的代谢有 CYP2C19 以及 CYP2D6 的参与（也某种程度的涉及 CYP3A3/4 和 CYP1A2），因此认为，丙米嗪作用的增强以及毒副作用的增加，与异烟肼对其经 CYP2C19、CYP2D6，及 CYP3A4 代谢的非竞争性抑制有关。

建议 如果两者必须同时应用，丙米嗪（或其他三环类抗抑郁药）的剂量应适当减少。

[地昔帕明（去甲丙米嗪）－帕罗西汀（氟苯哌苯醚，赛乐特）][1]
Desipramine－Paroxetine

要点 Nichols 等对 20 名健康志愿者进行的随机化交叉研究表明，同时应用地昔帕明和 5-羟色胺再摄取抑制剂（SSRI）帕罗西汀，可导致前者的 AUC 增加 4.19 倍，C_{max} 升高 90%，地昔帕明的代谢物 2-羟地昔帕明的 AUC 减少 18%，C_{max} 降低 82%（Nichols et al，2009）。

有关药物 根据代谢途径的类似性推测，所有三环以及四环（包括叔胺和仲胺）类抗抑郁药，如丙米嗪、阿米替林、去甲替林、马普替林等，与帕罗西汀之间都可发生类似相互影响。根据相互影响的机制推测，凡是其代谢涉及 CYP2D6 和（或）对 CYP2D6 有抑制作用的 SSRI，如氟西汀、舍曲林、度洛西汀等，与地昔帕明之间的类似相互影响也可发生，只是影响的程度有所不同。度洛西汀与地昔帕明之间的类似相互影响已经证实（参见 [地昔帕明（去甲丙米嗪）－度洛西汀]）。Nichols 等在同一项研究中证明，另一种 SSRI 去甲文拉法辛（宏观上将去甲文拉法辛分类为 SSRI，但实际上它也像度洛西汀一样，对去甲肾上腺素的再摄取有抑制作用）与地昔帕明之间可发生类似相互影响，相互影响的结果是地昔帕明的 AUC 增加 36%，C_{max} 升高 30%；可见去甲文拉法辛对地昔帕明的影响远不如帕罗西汀明显。

机制 地昔帕明像大多数三环或四环类抗抑郁药一样，主要经由 CYP2D6 代谢（也某种程度上涉及 CYP2C19 和 CYP3A3/4）。帕罗西汀既是 CYP2D6 的底物，也是 CYP2D6 的强效抑制剂。因此认为，帕罗西汀抑制 CYP2D6（包括竞争性抑制和非竞争性抑制）从而阻碍地昔帕明的代谢，是该影响的机制。

建议 帕罗西汀与地昔帕明之间的相互影响明显，故建议尽可能避免两者的同时应用。用去甲文拉法辛代替帕罗西汀与地昔帕明联用，也许可某种程度上削弱或避免此种相互影响。

注 帕罗西汀作为强效 CYP2D6 抑制剂可与许多药物发生显著相互影响，其中与摇头丸 3,4-methylenedioxymethamphetamine，ecstasy）的相互影响往往容易被忽略，因为使用摇头丸的个体多半较隐蔽。Farré 等对 12 名健康受试者进行的一项研究表明，同时应用帕罗西汀可使摇头丸的致欣快等作用减弱，但其毒副作用有可能增强。这可导致成瘾者逐渐加大摇头丸的用量，从而有可能导致致命毒性的发生（Farré et al，2007）。Farré 等认为，帕罗西汀对摇头丸的影响涉及药动学和药效学两个方面；药效学的影响发生在 5-羟色胺转运载体的水平上，药动学的影响起因于帕罗西汀对 CYP2D6 的抑制（摇头丸向 3-甲氧-4-羟甲苯丙胺的代谢依赖于 CYP2D6）。

[地昔帕明（去甲丙米嗪）－度洛西汀][2]
Desipramine－Duloxetine

要点 有证据表明，同时应用度洛西汀和三环类抗抑郁药地昔帕明，后者血浓度升高，作用和毒性有可能增强。

有关药物 根据相互影响的机制推测，度洛西汀与其他主要经 CYP2D6 代谢的三环类抗抑郁药（如丙米嗪、阿米替林、去甲替林、马普替林等）之间可发生类似相互影响。

机制 度洛西汀是一种非典型抗抑郁药，通过影响中枢 5-HT 和去甲肾上腺素的水平而发挥抗抑郁作用，现已经证明其代谢由 CYP2D6 负责。地昔帕明的代谢也有 CYP2D6 的参与，因此认为该影响起因于度洛西汀对地昔帕明经 CYP2D6 代谢的竞争性抑制。

建议　度洛西汀主要用于抑郁的治疗，新近用其治疗压迫性尿失禁获得某种程度的成功，相信其在该领域中的应用会越来越广泛。鉴于抗抑郁药的应用越来越普遍，故了解三环类抗抑郁药与度洛西汀之间的相互影响具有比较重要的临床意义。

［地昔帕明（去甲丙米嗪）－德伦环烷］[2]
Desipramine－Deramciclane

要点　对健康受试者进行的研究表明，多次给予新型抗焦虑药德伦环烷，可使地昔帕明的 AUC 加倍（$P<0.001$），但此种作用比帕罗西汀弱一些（后者可使地昔帕明的 AUC 增加近 4 倍）（Laine et al，2004）。

有关药物　根据相互影响的机制推测，其代谢涉及 CYP2D6 的所有三环类抗抑郁药，如叔胺类的丙米嗪、阿米替林，及多塞平等，仲胺类的地昔帕明（去甲丙米嗪）、去甲替林（去甲阿米替林），及马普替林等，都可与德伦环烷发生类似相互影响。

机制　已知德伦环烷是一种 CYP2D6 抑制剂，而地昔帕明的代谢部分由 CYP2D6 负责，因此认为，德伦环烷对地昔帕明 AUC 的影响起因于前者对 CYP2D6 的抑制。

建议　尽管已经证明德伦环烷对 CYP2D6 的抑制作用弱于帕罗西汀等选择性 5-羟色胺再摄取抑制剂，但是，作者仍建议，同时应用德伦环烷及其他由 CYP2D6 代谢的药物时，应考虑对后者的剂量进行适当调整。

［地昔帕明（去甲丙米嗪）－美沙酮（美散痛）］[2]
Desipramine－Methadone

要点　对 5 名正在应用地昔帕明治疗且病情稳定的抑郁症患者进行的研究表明，当加用美沙酮 2 周后，地昔帕明血浓度升高 1 倍。

有关药物　根据相互影响的机制推测，预料地昔帕明与其他麻醉镇痛药（吗啡、哌替啶、芬太尼等）之间以及其他三环类抗抑郁药（丙米嗪、阿米替林、去甲替林等）与美沙酮之间有可能发生类似相互影响，但尚有待进一步证实。

机制　已知美沙酮的代谢有 CYP3A4 和 CYP2D6 的参与，而包括地昔帕明在内的大部分三环类抗抑郁药的代谢由 CYP3A4 和 CYP2D6 负责（也部分涉及 CYP2C19 和 CYP1A2），故推测地昔帕明血浓度的升高起因于美沙酮对地昔帕明代谢的竞争性抑制。

建议　两者合用时，地昔帕明血浓度升高，抗抑郁作用增强，但同时副作用的发生率也增高。故同用期间应密切观察患者对治疗的反应，必要时减少地昔帕明的剂量。

［地昔帕明（去甲丙米嗪）－特比萘芬］[1]
Desipramine－Terbinafine

要点　Madani 等在 12 名健康志愿者中评价了特比萘芬与地昔帕明之间的相互影响。发现两者同用时地昔帕明的 C_{max} 和 AUC 明显增加［C_{max} 从单用时的 19 ng/ml 增至同用时的 36 ng/ml，AUC 从 482 ng·h/ml 增至 2383 ng·h/ml］，而 CYP2D6 介导的代谢物 2-羟去甲丙米嗪的 C_{max} 和 AUC 降低。另外，在停用特比萘芬后 4 周，地昔帕明的 C_{max} 和 AUC 仍然升高（Madani et al，2002）。

有关药物　去甲替林也主要由 CYP2D6 代谢，已证明与特比萘芬之间可发生类似相互影响。根据相互影响的机制推测，所有三环类抗抑郁药与特比萘芬之间都可发生类似相互影响。

机制　特比萘芬是一种口服有效的烯丙胺类抗真菌药，可用于皮肤和指（趾）甲的真菌感染。已证明其氧化代谢由多种 CYP 负责，包括 CYP1A2、CYP2C8、CYP2C9、CYP2C19，及 CYP2D6。另外，已证明特比萘芬的部分代谢物对 CYP2D6 有强烈抑制作用，且具有较长的半衰期。鉴于地昔帕明的代谢涉及 CYP2D6、CYP2C19、CYP3A3/4，及 CYP1A2，因此认为，地昔帕明 C_{max} 和 AUC 的明显增加起因于特比萘芬对 CYP 的抑制（短期作用可能与特比萘芬对各种 CYP 的竞争性抑制有关，长期应用后也涉及特比萘芬的部分代谢物对 CYP2D6 的非竞争性抑制）。

建议　试验表明，特比萘芬对 CYP2D6 的抑制作用维持 2～4 周，在停用特比萘芬后 4 周，去甲丙咪嗪的 C_{max} 和 AUC 仍然升高，其代谢物的 C_{max} 和 AUC 仍然降低进一步证明这一点。

作者建议，同时处方特比萘芬和由 CYP2D6 代谢的药物（包括地昔帕明）时应谨慎，特别是治疗指数较低的药物。

[去甲替林（去甲阿米替林）－奎尼丁][2]
Nortriptyline－Quinidine

要点　对 5 名正常受试者进行的研究表明，当服用 50 mg 奎尼丁 1 小时后服单剂 50 mg 去甲替林时，去甲替林的 AUC 增加 3.5 倍（从 0.6 mg・h/L 增至 2.8 mg・h/L），半衰期延长 2 倍（从对照值的 14.2 小时延长至 44.7 小时），清除率从 5.4 ml/min 降至 1.9 ml/min。

有关药物　现已证明大部分三环类抗抑郁药（例如米帕明、地昔帕明、阿米替林、多塞平、马普替林、普罗替林等）的氧化代谢途径是相同的，即它们的代谢都有 CYP2D6、CYP2C19、CYP3A3/4，及 CYP1A2 的参与，故根据相互影响的机制推测，与奎尼丁之间皆可发生类似相互影响。根据化学结构和代谢途径的类似性推测，去甲替林与另一金鸡纳生物碱奎宁之间的类似相互影响也可发生。

机制　奎尼丁本身的氧化代谢主要由 CYP3A 负责，但同时对 CYP2D6 有明显抑制作用。已知去甲替林的代谢有 CYP2D6 和 CYP3A3/4 的参与，因此认为，去甲替林半衰期的延长与奎尼丁对 CYP2D6 的非竞争性抑制以及对 CYP3A3/4 的竞争性抑制有关。

建议　如果可行的话，尽可能避免两种药物的同时应用。如果同用不可避免，应注意观察有无去甲替林作用的增强，以便及时减少去甲替林的剂量，从而避免因去甲替林浓度过高导致中毒反应的发生。

[去甲替林（去甲阿米替林）－苯巴比妥（鲁米那）][2]
Nortriptyline－Phenobarbital

要点　有限资料表明，苯巴比妥可于联合治疗后数周内使去甲替林血浓度降低 30%。有证据表明，巴比妥类促进三环类抗抑郁药的代谢。

有关药物　有证据表明，地昔帕明与苯巴比妥之间以及普罗替林与异戊巴比妥之间可发生类似相互影响。根据相互影响的机制推测，去甲替林与其他巴比妥类（如戊巴比妥、司可巴比妥、甲苯巴比妥等）之间以及苯巴比妥与其他三环类抗抑郁药（米帕明、地昔帕明、阿米替林、多塞平、马普替林、普罗替林、米安色林等）之间可发生类似相互影响。

虽然机制尚未完全确定，但如果涉及巴比妥类促进代谢的话，所有其他巴比妥类（烯丙异丙巴比妥、仲丁巴比妥、甲苯巴比妥等）与其他三环类抗抑郁药（丙米嗪、阿米替林、曲米帕明等）及四环抗抑郁药（如米安色林、马普替林等）之间可发生类似相互影响，部分药物的此种相互影响已经证实。

机制　苯巴比妥是众所周知的肝药酶诱导剂，对 CYP1A2 以及 CYP2C 和 CYP3A 亚家族有明显诱导作用。已知去甲替林的代谢由 CYP2D6、CYP2C19、CYP3A3/4，及 CYP1A2 负责，因此，与苯巴比妥同用时其血浓度降低是不难理解的。

建议　虽然临床资料有限，但却足以表明同时接受苯巴比妥和去甲替林时，会使去甲替林血浓度降低。因为去甲替林血浓度降低所致疗效有何改变尚不清楚，所以，尚难对此种药物相互影响的临床意义进行评价。如果患者应用去甲替林治疗无效的话，即应考虑同用的巴比妥类是可能原因。

抗抑郁药治疗期间，如果必须应用其他药物，苯二氮䓬类对焦虑症状的处理可能有用，因为它们不影响三环类的代谢。氟西泮（氟胺安定）是其中之一，可用它代替巴比妥类。

[阿米替林（阿密替林，依拉维）- 毒扁豆碱（依色林）][3]
Amitriptyline - Physostigmine

要点   两名服用过量三环类抗抑郁药（阿米替林和丙米嗪）的患者，因痉挛发作静脉注射毒扁豆碱 2 mg 后，出现心动过缓及心脏停搏。其中服用丙米嗪 5000 mg 及普萘洛尔 150 mg 的一名死亡。

有关药物   因为资料有限，故难以断定其他三环类抗抑郁药（氯米帕明、地昔帕明、去甲替林等）与毒扁豆碱之间及其他抗胆碱酯酶药（新斯的明、安贝氯铵、依酚氯铵等）与阿米替林之间是否会发生类似相互影响。

机制   尚难断定。

建议   三环类抗抑郁药中毒的患者，特别是有心动过缓和传导阻滞者，使用毒扁豆碱应慎重。

[阿米替林（阿密替林，依拉维）- 奥芬那君（邻甲苯海明）][2]
Amitriptyline - Orphenadrine

要点   阿米替林与奥芬那君同用时，抗胆碱作用增强，副作用增加。

有关药物   其他三环类抗抑郁药（丙米嗪、地昔帕明、去甲替林等）及四环抗抑郁药（马普替林、米安色林等）与奥芬那君可发生类似相互影响。根据药理作用推测，其他具有抗胆碱作用的药物（抗帕金森病抗胆碱药苯海索，抗组织胺药异丙嗪，哌嗪类抗精神病药氯丙嗪，阿托品类生物碱阿托品及东莨菪碱等）也可与阿米替林发生类似相互影响。

机制   两者的抗胆碱作用相加。

建议   可以预料，两药合用后，副作用（如口干、便秘、视物模糊等）加剧。不容忽视的是，两药合用可使老年患者发生尿潴留，诱发急性青光眼及麻痹性肠梗阻等。青光眼及前列腺肥大患者，对其中任何一种都应慎用或不用，禁止两者同时应用。

[阿米替林（阿密替林，依拉维）- 氯氮䓬（利眠宁）][3]
Amitriptyline - Chlordiazepoxide

要点   据报道，同时应用阿米替林和氯氮䓬，使 3 名患者的运动功能受损。氯氮䓬可增强阿米替林的抗胆碱作用。

有关药物   其他三环类抗抑郁药（丙米嗪、去甲替林、地昔帕明等）或四环抗抑郁药（马普替林、米安色林）与其他苯二氮䓬类（氯硝西泮、地西泮、哈拉西泮等）之间是否会发生类似相互影响，尚无证据，但因药理作用类似，预料有可能发生。

机制   机制不清楚，但据推测，阿米替林和其他三环类抗抑郁药增强氯氮䓬的镇静作用。有两项临床研究测定了苯二氮䓬类（氯氮䓬、地西泮及奥沙西泮）对三环类抗抑郁药（阿米替林和去甲替林）血浓度的影响，但未发现三环类抗抑郁药的血浓度有何明显改变。

建议   虽然不常发生临床上重要的相互影响，但应告知患者，同用这两种药物有使中枢神经系统抑制作用增强的可能性。有人建议联用这两种药物治疗伴有焦虑的抑郁，但此种联用对抑郁的疗效未曾证明优于三环类抗抑郁药单用，而且地西泮与阿米替林合用已有造成肝损害的报道。

[阿米替林（阿密替林，依拉维）- 硝西泮（硝基安定）][2]
Amitriptyline - Nitrazepam

要点   报道一名患者合用大剂量阿米替林（2100 mg）和硝西泮（420 mg）后，出现深昏迷、反应迟钝，及窦性心动过缓。给毒扁豆碱治疗后 48 小时苏醒。

有关药物   阿米替林与其他苯二氮䓬类（地西泮、氯氮䓬、氟西泮等）之间以及其他三环类抗抑郁药（丙米嗪、地昔帕明、去甲替林等）与硝西泮之间的类似相互影响尚未见报道。

机制　阿米替林本身具有抗胆碱作用，尚可抑制心肌中去甲肾上腺素的再摄取，并可导致体位性低血压和心动过速。这些作用的进一步延伸可解释上述患者的症状。硝西泮对这些作用有何影响以及如何影响，尚不清楚。然而，三环类抗抑郁药增强中枢神经系统抑制药的中枢神经系统抑制作用已为人熟知。

建议　在取得进一步研究资料前，两药合用，特别是大剂量合用应谨慎。

[阿米替林（阿密替林，依拉维）－双硫仑（双硫醒）][3]
Amitriptyline－Disulfiram

要点　两名正在应用双硫仑治疗的患者，加用阿米替林后，产生急性器质性脑综合征，包括精神错乱和明显的精神症状。这些症状在开始治疗后1～4周内产生，停用一种药物或两者皆停用，症状随即消失。

有关药物　双硫仑和其他三环类抗抑郁药（多塞平、丙米嗪、普罗替林等）是否会发生相互影响，尚缺乏证据，但根据药理作用推测，相互影响有可能发生。

机制　此种相互影响的机制不清楚。但是，双硫仑和阿米替林都可使单胺类的水平增加，而单胺类可导致器质性脑综合征和精神病。有人认为，两种药物的联合作用及对多巴胺浓度的协同性升高，是上述两病例发生器质性脑综合征的机制。

建议　虽然因果关系还未明确确立，但如果产生急性器质性脑综合征的症状和体征，明智的做法是停用一种药物，或两者皆停用。

[阿米替林（阿密替林，依拉维）－硫糖铝（胃溃宁）][2]
Amitriptyline－Sucralfate

要点　对正常受试者的研究表明，硫糖铝明显影响阿米替林的吸收，可使其血药浓度时间曲线下面积减少50％。

有关药物　其他三环类抗抑郁药（丙米嗪、地昔帕明、去甲替林等）的胃肠吸收是否受硫糖铝的影响，还不清楚，但根据相互影响的机制推测，类似相互影响有可能发生。

机制　硫糖铝可在胃黏膜上形成一层黏滞的液膜，从而妨碍多种药物（包括阿米替林）的吸收。另外，硫糖铝可与多种蛋白质或蛋白酶络合，故与阿米替林的络合也有可能。

建议　如需两药合用，应注意监测阿米替林的抗抑郁作用是否减弱，必要时增加阿米替林的剂量。尽量延长两药的服药间隔时间（例如口服阿米替林后至少2小时再给予硫糖铝），这也许可最大限度地避免此种相互影响。

[阿米替林（阿密替林，依拉维）－呋喃唑酮（痢特灵）][3]
Amitriptyline－Furazolidone

要点　一名正在应用阿米替林（75 mg/d）治疗的患者，在给予呋喃唑酮（300 mg/d）4天后产生了中毒性精神病，停用呋喃唑酮后24小时症状消失。据报道，该患者也同时服用了雌激素、地芬诺酯，及阿托品。

有关药物　虽然此种影响未完全证实，但多塞平、去甲替林、普罗替林等三环类抗抑郁药有可能像阿米替林一样，与呋喃唑酮及其他单胺氧化酶抑制剂发生类似相互影响。丙米嗪与反苯环丙胺的相互影响已有报道（见[丙米嗪（米帕明）－反苯环丙胺]）。至于其他三环类抗抑郁药（曲米帕明、氯米帕明、奥匹哌醇等）与呋喃唑酮是否会发生类似相互影响，尚无资料证实。但根据药理作用的类似性推测，预料有可能发生。由于胺苯环庚烯的结构类似于三环类抗抑郁药，预料与呋喃唑酮或其他单胺氧化酶抑制剂有可能发生类似相互影响。

根据相互影响的机制推测，阿米替林与其他单胺氧化酶抑制剂（异卡波肼、帕吉林、苯乙肼等）及具有单胺氧化酶抑制作用的甲基苄肼可发生类似相互影响。

机制　呋喃唑酮具有单胺氧化酶抑制作用，因此认为其与阿米替林相互影响的机制类似于丙米嗪－反苯环丙胺（见［丙米嗪（米帕明）－反苯环丙胺］）。

建议　正在应用三环类抗抑郁药治疗期间，避免应用呋喃唑酮，可考虑用其他药物代替。正在应用呋喃唑酮治疗期间如果需要应用三环类抗抑郁药，建议选用其他药物代替呋喃唑酮，并至少在停用呋喃唑酮 24 小时后给予三环类抗抑郁药，于治疗之初密切观察患者对药物的反应。

［阿米替林（阿密替林，依拉维）－六甲蜜胺］[2]
Amitriptyline－Altretamine（Hexamethylmelamine）

要点　正在应用烷化剂六甲蜜胺治疗的患者，加用阿米替林后，可发生严重的体位性低血压。

有关药物　业已证明六甲蜜胺与同属三环类抗抑郁药的米帕明（丙咪嗪；imipramine）可发生类似相互影响。根据相互影响的机制推测，在体内经 N 位脱甲基代谢且本身具有体位性低血压副作用的所有三环类抗抑郁药，如氯米帕明（氯丙咪嗪；clomipramine）、曲米帕明（三甲丙咪嗪；trimipramine），及多塞平（多虑平；doxepin）等，都可与六甲蜜胺发生类似相互影响。个案报道说，去甲替林与六甲蜜胺不发生类似相互影响。

机制　阿米替林本身具有体位性低血压的副作用，且已知二者的代谢都涉及 N 位脱甲基，故认为六甲密胺对阿米替林 N 位脱甲基的抑制作用可能是该影响的机制（大多数药物的 N 位脱甲基与 CYP3A4 有关。因此，确切地说，该影响起因于六甲密胺对 CYP3A4 的竞争性抑制，从而导致阿米替林的血浓度升高。如此说来，也应伴有阿米替林作用的增强以及其他毒副作用的增加）。

有报道说，包括苯乙肼（phenelzine）在内的所有非选择性单胺氧化酶抑制剂（MAOI）（如异卡波肼、帕吉林、反苯环丙胺等）与六甲蜜胺可发生类似相互影响（即也可发生严重的体位性低血压），但影响的机制不同。

建议　虽然相互影响的发生率尚不清楚，但体位性低血压的程度比较严重，作者认为是有生命危险的。因此，两种药物必须伍用时，应采取严密的监护措施。

［阿米替林（阿密替林，依拉维）－圣约翰草（金丝桃，贯叶连翘）］[2]
Amitriptyline－St. John's wort（*Hypericum Perforatum*）

要点　Johne 等的研究表明，同时应用圣约翰草提取物可降低阿米替林及其代谢物的血浓度（Johne et al，2002）。

有关药物　几乎所有三环类抗抑郁药（不管是仲胺类还是叔胺类）的代谢都涉及 CYP3A4（也有 CYP2D6、CYP2C19，及 CYP1A2 的参与），预料与圣约翰草之间都可发生类似相互影响，如同属叔胺类的丙米嗪（米帕明）、氯丙咪嗪（氯米帕明）、三甲丙咪嗪（曲米帕明），及多塞平（多虑平）等以及仲胺类的去甲丙米嗪（地昔帕明）、去甲阿米替林（去甲替林）、马普替林，及阿莫沙平等，只是影响的程度有所不同（与首过代谢的程度明显相关）。

机制　圣约翰草中含有一种被称为贯叶金丝桃素（hyperforin；金丝桃素，贯叶连翘素）的成分，这种成分可激活 PXR（孕烷 X 受体）。活化的 PXR 是 CYP3A4 的诱导剂，而 CYP3A4 参与包括阿米替林在内的三环类抗抑郁药的代谢。另外，PXR 尚可诱导编码某些药物载体以及 Ⅱ 相代谢酶（如硫酸化酶和葡糖醛酸化酶）的基因表达，也是促进多种药物代谢的原因。

PXR 在分类上属于 2 型核受体，和甾类激素受体属于同一超家族。除 PXR 以外，与药物代谢以及药物治疗至关重要的 2 型核受体尚有结构性雄甾烷（雄烷）受体（CAR）以及过氧化物酶体增殖物激活受体（peroxisome proliferator activated receptors，PPARs）。研究表明，这些受体（特别是 PXR）可被某些外源性化学物质（包括药物）激活，从而导致其底物的代谢加速（如上述）。

除圣约翰草外，尚有多种药物可激活 PXR，如利福霉素类的抗生素利福平（rifampin）以及大环内酯类的抗生素三乙酰竹桃霉素（醋竹桃霉素；troleandomycin），钙通道拮抗剂硝苯地平（nifedipine），他汀类降胆固醇药美伐他汀（mevastatin），噻唑烷二酮类的抗糖尿病药曲格列酮（troglitazone），人免疫缺陷病毒（HIV）抑制剂利托那韦（ritonavir），抗癌药紫杉醇（paclitaxel）以及烟草中的某些成分等。预料它们对阿米替林有可能发生类似影响。

建议 圣约翰草本身具有抗抑郁作用，是一种常用的中草药。然而，当将其与三环类抗抑郁药联用时，两者的作用并非是 1+1，很可能弱于三环类抗抑郁药单用。为便于剂量和疗效的控制，两者的联用不提倡。

[阿米替林（阿密替林，依拉维）－吸烟][2]
Amitriptyline－Smoking

要点 正在吸烟的抑郁症患者，阿米替林和（或）去甲替林血浓度降低，阿米替林和去甲替林合并平均浓度为：吸烟者 73.4 ng/ml，非吸烟者为 107.3 ng/ml。

有关药物 根据相互影响的机制推测，预料吸烟对大部分三环类和四环类抗抑郁药（如阿莫沙平、曲米帕明、多塞平等）可产生类似影响，因为它们的代谢大多都涉及 CYP1A2。对同属三环类抗抑郁药的丙米嗪和氯米帕明的类似影响已经证实。

机制 烟草中的某些成分（主要为多环芳香烃）可诱导肝药酶，其中包括 CYP1A2。如上所述，包括阿米替林在内的大部分三环类抗抑郁药的代谢都涉及 CYP1A2，因此认为，吸烟者阿米替林和（或）去甲替林血浓度的降低起因于烟草中这些成分对 CYP1A2 的诱导。

建议 应用三环类抗抑郁药治疗的患者，最好劝其戒烟。但是，正在应用抗抑郁药治疗的患者如果戒烟，抗抑郁药的需要量可能减少。然而，戒烟后究竟何时需要减量，减量的幅度多大，尚无一定准则，恐怕不同个体间存在极大差异。另外，正在应用三环类抗抑郁药治疗的患者如果开始吸烟，疗效有可能减弱或出现病情反复。

[多塞平（多虑平）－考来烯胺（消胆胺）][3]
Doxepin－Cholestyramine

要点 对一名正在应用多塞平治疗的抑郁症患者的观察表明，同时应用考来烯胺，多塞平血浓度降低，抑郁症复发。

有关药物 其他三环类抗抑郁药（丙米嗪、地昔帕明、阿米替林等）与考来烯胺之间以及多塞平与其他阴离子交换树脂（考来替泊、降胆葡胺、地维烯胺等）之间是否会发生类似相互影响，尚未见报道。但根据提出的机制推测，预料有可能发生。

机制 可能与考来烯胺结合肠道中的多塞平，从而影响其吸收有关。

建议 对同时应用考来烯胺和多塞平（或其他三环类抗抑郁药）的患者，应注意观察抗抑郁作用有无减弱。延长考来烯胺与多塞平的给药间隔时间（6 小时以上）可部分抵消两者间的相互影响。

[多塞平（多虑平）－丙氧吩][3]
Doxepin－Propoxyphene

要点 一病例报道说，某患者同时应用丙氧吩和多塞平后，使多塞平血浓度升高 1 倍以上，患者出现进行性昏睡。停用丙氧吩 5 天后，患者的精神状态恢复。

有关药物 丙氧吩和其他三环类抗抑郁药（阿米替林、阿莫沙平、丙米嗪等）及四环抗抑郁药（马普替林、米安色林）之间是否会发生类似相互影响，尚缺乏证据，但因药理作用类似，预料有可能发生。多塞平与其他阿片镇痛剂（可待因、哌替啶、吗啡等）之间是否会发生类似相互影响，也无证据。

机制 有人认为，丙氧吩抑制多塞平在肝的代谢。

建议 这种相互影响需要进行进一步研究。但是，就目前可得到的资料看，两药同用时应密切观察中枢神经系统副作用是否增加。如有增加，多塞平的剂量也许要减少，或停用丙氧吩。

［舍曲林－苯乙肼］[1]
Sertraline－Phenelzine

要点　同时应用选择性 5-HT 再摄取抑制剂（SSRI）类抗抑郁药舍曲林和 MAO 抑制剂苯乙肼，前者的抗抑郁作用增强，毒副作用增加，有可能导致致命的"5-HT 综合征"（主要表现为静坐不能样的激动不安、肌肉抽动、肌阵挛、反射亢进、出汗、阴茎勃起、战栗、震颤，严重者出现惊厥和昏迷）。

有关药物　根据相互影响的机制推测，预料其他通过抑制 5-HT 再摄取而发挥抗抑郁作用的药物（如西酞普兰、帕罗西汀、文拉法辛、氟西汀、氟伏沙明等）与苯乙肼之间，以及舍曲林与其他单胺氧化酶抑制剂（如异卡波肼、反苯环丙胺、帕吉林等）或具有单胺氧化酶抑制作用的药物（如丙卡巴肼、呋喃唑酮等）之间，可发生类似相互影响，其中氟西汀与苯乙肼之间的类似相互影响已经证实（参见［氟西汀－苯乙肼］）。其他抗抑郁药与单胺氧化酶抑制剂之间的相互影响参见［丙米嗪－反苯环丙胺］。

机制　这是一种药效学的相互影响，起因于两者作用的协同。舍曲林等 SSRI 抑制 5-HT 的再摄取，而苯乙肼（或其他单胺氧化酶抑制剂）抑制胺类的代谢（包括 5-HT 的代谢），从而导致 5-HT 在局部的明显积聚。另外，舍曲林等抗抑郁药对 5-HT 受体的敏化作用也不能排除。

建议　该相互影响明确，且后果可能很严重。"5-HT 综合征"最有可能发生在同时接受两种或两种以上 5-HT 能制剂的患者中。除 MAO 抑制剂与 SSRI 联用外，其他增加 5-HT 合成（如 L-色氨酸）或释放（如苯丙胺和可卡因）以及作为 5-HT 受体激动剂（如丁螺环酮、氢麦角胺以及舒马普坦）或增加 5-HT 活性（如锂盐和电休克治疗）的药物之联用或情况之联合都有可能导致"5-HT 综合征"。如迅速做出诊断并停用犯罪药物，反应往往是自限性的。

鉴于目前可得到的绝大部分 MAO 抑制剂不可逆性地与 MAO 结合，从而阻断单胺类神经递质的酶促代谢，因此建议，如欲应用 SSRI，至少应在停用 MAO 抑制剂 2 周后给予（因为 MAO 的更新需要 2 周），反之亦然。但氟西汀（fluoxetine）例外，即在氟西汀治疗期间，如欲应用 MAO 抑制剂，至少需在停用氟西汀 5 周之后（因为氟西汀在体内的活性代谢物去甲氟西汀的半衰期长达 1～2 周）。相形之下，5-羟色胺－去甲肾上腺素再摄取抑制剂文拉法辛（venlafaxine）停用后 7 天即可给予 MAO 抑制剂，而度洛西汀（duloxetine）的间隔只需 5 天。但是，如欲在停用 MAO 抑制后应用这两种药物，同样应遵守间隔 2 周的原则（O'Donnell et al, 2011）。

如上所述，尽可能避免 MAO 抑制剂与 SSRI 联用。如为必需，建议选用舍曲林，并采用口服给药。最好先给予舍曲林再用苯乙肼（避免先用苯乙肼再给舍曲林），也可两者同时起用。以低剂量开始，而后渐增，在 2～3 周后达到略低于单药治疗最大推荐量的水平。已证明氯丙嗪有阻断 5-羟色胺受体的作用，故如发生上述相互影响，可考虑给予氯丙嗪处理（也见［丙米嗪－苯乙肼］）。

［舍曲林－药用炭（活性炭）］[3]
Sertraline－Charcoal（Medicinal Charcoal，Activated Charcoal）

要点　Cooper 等对 28 名舍曲林过量（用量从 250～5000 mg 不等）的住院患者进行的一项群体性药动学研究表明，于舍曲林过量后 1.5～4 小时给予单剂药用炭的 7 名患者，与对照的 21 人相比，可使舍曲林的 AUC 明显减少。他们的研究表明，单剂药用炭对舍曲林过量时的相对生物利用度无影响，但明显增加其清除率。因舍曲林的半衰期较长，说明 AUC 的减少可能主要与清除的加速有关（Cooper et al，2014）。

有关药物　有研究表明，同属选择性 5-羟色胺再摄取抑制剂（SSRI）的西酞普兰或艾司西酞普兰过量后 1～4 小时，单剂药用炭可增加其清除率，减少其吸收分数，削弱其延长 QT 间期的作用。另有证据表明，文拉法辛过量后给予单剂药用炭，可降低毒性作用（例如惊厥）的发生率。

机制　一般认为，药物过量后，药用炭解毒作用的机制主要涉及两个方面，一是与胃肠道中尚未吸收的药物结合，从而降低相对生物利用度，二是通过在胃内的透析作用清除已经进入循环中的药物，从而增加清除率。目前认为，在大多数情况下，可能两种因素都参与，只是倚重的程度有所不同。然而，Cooper 等的研究表明，舍曲林过量后 1~4 小时，单剂药用炭仅增加清除率，对相对生物利用度无影响（如上述），这与奎硫平过量后药用炭的影响（降低相对生物利用度，对清除率无影响）恰恰相反。对这些差别尚难给出令人满意的解释。作者认为，除其他因素外，药用炭的解毒作用也许主要取决于药物的药动学特点。吸收缓慢且半衰期长的药物，药用炭既有可能增加其清除率，也有可能降低其相对生物利用度；吸收缓慢而半衰期短的药物，药用炭只能降低其相对生物利用度；吸收快而半衰期长的药物，药用炭也许只能增加其清除率；对那些吸收快且半衰期短的药物，药用炭也许无什么解毒价值。肠肝循环的存在可能会部分左右药用炭的解毒作用。

建议 舍曲林以及其他 SSRI（如西酞普兰、艾司西酞普兰、氟西汀、氟伏沙明、帕罗西汀等）是目前最常用的一类抗抑郁药，也是过量中毒最常见的犯罪药物。显然，药物过量中毒的处理越早越好，但中毒者到达医院后往往超过 1 小时。因此，目前有关药用炭在药物过量中毒中作用的基础和临床研究，多在过量后 1~4 小时给予。曾一度认为，药物过量后超过 1 小时，药用炭的效果不佳。然而，Cooper 等的研究表明，舍曲林过量后 4 小时，单剂药用炭也可明显增加其清除率，减少其 AUC。对其他 SSRI 有可能产生类似影响。Cooper 等推测，即使是奎硫平（quetiapine）过量超过 6 小时给予单剂药用炭，也可能有益。

Cooper 等的研究从反面说明，某些药物即使是服用后 4 小时（甚或以上）再给予药用炭，其药动学和药效学也有可能受影响，这是临床用药中应该注意的问题。

［氟西汀（氟苯氧丙胺）- 苯乙肼］[1]
Fluoxetine - Phenelzine

要点 同时应用苯乙肼与氟西汀，已有引起死亡的报道。

有关药物 根据相互影响的机制推测，预料其他选择性 5-HT 再摄取抑制剂（SSRI）类抗抑郁药（如氟伏沙明、帕罗西汀等）与苯乙肼之间，以及其他单胺氧化酶抑制剂（如异卡波肼、反苯环丙胺、吗氯贝胺等）与氟西汀之间，可发生类似相互影响，舍曲林与苯乙肼之间的类似相互影响已有报道（参见［舍曲林-苯乙肼］）。

机制 有关细节参见［舍曲林-苯乙肼］。另外，苯乙肼（以及其他单胺氧化酶抑制剂）具有内在降糖活性，增加去甲肾上腺素在神经元中的储存。但不知这些作用与上述相互影响有什么内在联系。

建议 该影响导致的死亡可能起因于两者联用所致的"5-HT 综合征"（参见［舍曲林-苯乙肼］）。虽然该相互影响导致死亡的发生率可能不高，也难以预料，但鉴于后果的严重性，故在获取充分资料前，建议避免两者合用。

为避免药物的毒性，防止发生"5-HT 综合征"，变换抗抑郁药时应考虑作用持续时间。例如，正在应用非选择性 MAO 抑制剂的患者，如欲给予包括 SSRI 在内的其他抗抑郁药，至少应在停用 MAO 抑制剂后 2~3 周；然而，正在应用 SSRI 等抗抑郁药的患者，如欲给予 MAO 抑制剂，间隔时间各不相同（O'Donnell et al, 2011）。就氟西汀而论，在其停用后 5 周内不应给予 MAO 抑制剂，文拉法辛（venlafaxine）的这一间隔时间为 7 天，而度洛西汀（duloxetine）只需 5 天（有关细节也参见［舍曲林-苯乙肼］）。

［氟西汀（氟苯氧丙胺）- 塞来昔布（塞来考昔）］[1]
Fluoxetine - Celecoxib

要点 同时应用昔布类（coxibs）选择性环氧酶-2（COX-2）抑制剂塞来昔布和选择性 5-羟色胺（5-HT）再摄取抑制剂氟西汀，两者的作用和毒性都增强。

有关药物 参见［塞来昔布-氟西汀］。

机制 参见［塞来昔布-氟西汀］。

建议 塞来昔布与氟西汀（以及其他抗抑郁药）之间的相互影响是双向的，该影响肯定，且多见而复杂，因此应尽可能避免两者的同时应用。也见［塞来昔布-氟西汀］。

[帕罗西汀（氟苯哌苯醚，赛乐特）－特比萘芬（兰美舒）][2]
Paroxetine－Terbinafine

要点 Yasui-Furukori 等对 12 名健康志愿者进行的一项随机化交叉研究表明，与安慰剂对照相比，预先用烯丙胺类抗真菌药特比萘芬处理，使单剂帕罗西汀的 C_{max} 升高 90%（从对照组的 6.4±2.4 ng/ml 升至 12.1±2.9 ng/ml），$AUC_{0～48h}$ 增加 1.5 倍（从对照组的 127±67 ng·h/ml 增至 318±102 ng·h/ml），清除半衰期延长 40%（从对照组的 15.3±2.4 h 延长至 22.7±8.8 h）（Yasui-Furukori et al，2007）。

有关药物 根据提出的机制推测，经由 CYP2D6 代谢的其他亲精神性药物，也可与特比萘芬发生类似相互影响。例如，同属选择性 5-羟色胺再摄取抑制剂（SSRI）的舍曲林、度洛西汀、文拉法辛等，三环类抗抑郁药阿米替林、多塞平、丙米嗪等，及某些麻醉性镇痛药。其中去甲丙米嗪、去甲替林，及美沙芬（右美沙芬，右甲吗喃；dextromethorphan）等与特比萘芬之间的类似相互影响已经证实。

机制 帕罗西汀的氧化代谢涉及 CYP2D6（本身对 CYP2D6 有显著抑制作用），而特比萘芬像奎宁和奎尼丁一样，是已知的强效 CYP2D6 抑制剂，因此认为，特比萘芬对帕罗西汀的上述影响与特比萘芬抑制帕罗西汀经 CY2D6 的代谢有关（包括进入体循环后在肝中代谢的抑制以及首过代谢的抑制；可能既涉及竞争性抑制，也涉及非竞争性抑制，但以后者为主）。帕罗西汀口服几乎完全吸收，但到达体循环者不足 50%，可见存在广泛的首过代谢，这为帕罗西汀进入体循环前特比萘芬通过抑制 CYP2D6，阻碍其首过代谢，从而增加其口服生物利用度提供了理论基础。

建议 严重抑郁患者因自我护理困难，故有罹患皮肤、毛发，及指甲真菌病的倾向。从临床角度出发，用帕罗西汀治疗的抑郁患者更有可能加用特比萘芬。因此，作为医生应时刻考虑到帕罗西汀和特比萘芬之间的相互影响。正在应用帕罗西汀治疗的患者，如有必要加用特比萘芬，应据情适当下调帕罗西汀的剂量，反之亦然。

[西酞普兰（西塔罗帕，喜普妙）－奥美拉唑（渥米哌唑，洛赛克）][1]
Citalopram－Omeprazole

要点 Lozano 等对 23 名高龄住院患者（平均年龄 85.9 岁）进行的一项前瞻性研究表明，同时应用奥美拉唑（每日 20 mg）和 S-西酞普兰（每日 10 mg），与对照相比，使 QT_cB 和 QT_cF 分别延长 34.0 ms 和 30.2 ms，延长的幅度与 30 mg 的 S-西酞普兰单用相当。统计分析表明，这么大幅度的 QT 间期延长，发生严重心律失常的危险性明显增加（Lozano et al，2013）。

有关药物 尽管所有质子泵抑制剂都是 CYP2C19 和 CYP3A4 的底物，但是，仅有奥美拉唑对 CYP2C19 兼有抑制作用。因此预料，其他质子泵抑制剂（如泮托拉唑、兰索拉唑、雷贝拉唑等）与西酞普兰之间即使发生相互影响，也远不如奥美拉唑明显（也就是说，其他质子泵抑制剂与西酞普兰之间的相互影响仅涉及对 CYP2C19 和 CYP3A4 的竞争性抑制）。

机制 西酞普兰本身具有延长 QT 间期的副作用，这一作用与剂量和血浓度有关。已知西酞普兰的代谢主要由 CYP2C19 和 CYP3A4 负责（对 CYP2C19 也有某种程度的抑制作用）。奥美拉唑是 CYP2C19 和 CYP3A4 的底物，也是 CYP2C19 的抑制剂（尽管对 CYP1A2 有诱导作用，但与该影响无关）。因此认为，奥美拉唑抑制 CYP2C19（包括竞争性抑制和非竞争性抑制）从而阻碍西酞普兰经 CYP2C19 的代谢，是该影响的主要机制（对 CYP3A4 的竞争性抑制也可能起部分作用）。

奥美拉唑的药动学及药效学是否会受西酞普兰的影响，作者未加描述。然而，考虑到西酞普兰对 CYP2C19 兼有抑制作用，故认为对奥美拉唑的药动学有可能产生某种程度的影响。

建议 R-西酞普兰明显干扰 S-西酞普兰（escitalopram；艾司西酞普兰，艾斯西酞普兰，依他普仑）的药理作用，故新近临床上应用的西酞普兰多为 S 型。鉴于西酞普兰有延长 QT 间期的副作用，因此修订的 FDA 指南建议，60 岁以上老年人以及正在应用 CYP2C19 抑制剂的患者其用量不应超过 20 mg。

Lozano 等的分析研究表明，80 岁以上的高龄患者即使是 10 mg 西酞普兰与 20 mg 奥美拉唑同用，也可导致 QT 间期的明显延长。因此建议，正在应用西酞普兰治疗的高龄患者，最好避免给予奥美拉唑，其他 CYP2C19 强效抑制剂的同用也应避免。较年轻个体如有必要同用，应注意监测有无 QT 间期的延长或心律失常的发生，必要时适当减少西酞普兰的剂量，及时停用奥美拉唑，或两者皆停用。

[非莫西汀（苯哌甲氧苯）－西咪替丁（甲氰咪胍）][2]
Femoxetine－Cimetidine

要点 对 6 名正常受试者进行的研究表明，同时应用西咪替丁和选择性 5-HT 再摄取抑制剂（SSRI）非莫西汀计 1 周，后者的稳态谷浓度升高（从对照值的 10 ng/ml 升至 24 ng/ml）。

有关药物 预料非莫西汀与主要以原型经肾排泄的 H_2 受体阻断药（雷尼替丁、法莫替丁、尼扎替丁等）之间不会发生类似相互影响，因为它们很少或不抑制肝药酶。根据相互影响的机制推测，西咪替丁与其他 SSRI 之间有可能发生类似相互影响，因为它们的代谢多半都涉及 CYP2D6 和（或）CYP3A4。

机制 西咪替丁抑制多种 CYP，包括 CYP1A2、CYP2C19、CYP2D6，及 CYP3A4（也可能涉及 CYP2C9），已知非莫西汀的代谢主要由 CYP2D6 负责（也可能有其他 CYP 的参与），因此认为，西咪替丁非竞争性抑制非莫西汀的代谢是该影响的机制。

建议 如果两者必须合用，有人建议将非莫西汀的剂量减少 1/3。另外，用雷尼替丁等很少或不经肝代谢的 H_2 受体阻断药代替西咪替丁，也许会避免此种相互影响。

[文拉法辛－酮康唑][2]
Venlafaxine－Ketoconazole

要点 Lindh 等在 21 名已知为 CYP2D6 基因型和表现型的健康志愿者（其中 14 名为广泛代谢型，7 名为乏代谢型）中进行了两阶段开放性研究，并对完成研究的 20 名受试者（其中 14 名为广泛代谢型，6 名为乏代谢型）的资料进行了评价。结果表明，在同时应用酮康唑和文拉法辛的情况下，广泛代谢型（EM）与乏代谢型（PM）相比，后者文拉法辛的校正 AUC 比前者平均高 1.3 倍（$P<0.01$），而其活性代谢物 O-脱甲基文拉法辛的校正 AUC 则是前者比后者高 2.4 倍（$P<0.01$）（Lindh et al，2004）。

机制 该影响的确切机制还不清楚，可能涉及几个方面，包括酮康唑对 CYP3A（主要是 3A4）和 CYP2C 的抑制作用以及对 P-糖蛋白的抑制性影响。

已知文拉法辛主要由 CYP2D6 代谢（生成 O-脱甲基文拉法辛），但也有 CYP3A4 的参与（在 CYP3A4 的作用下生成 N-脱甲基文拉法辛）。不过，该研究的作者发现，酮康唑的应用并不影响受试者文拉法辛和 O-脱甲基文拉法辛的比率，也不影响 O-脱甲基文拉法辛的终末半衰期。因此，他们认为酮康唑主要影响文拉法辛的生物利用度而不是其清除，这与酮康唑主要抑制 CYP3A4 而文拉法辛主要由 CYP2D6 代谢的现象吻合。

建议 无论如何，酮康唑的确可使大部分受试者 O-脱甲基文拉法辛的血浓度升高，而 O-脱甲基文拉法辛具有同母体相当的药理活性，故认为该相互影响具有一定临床意义。建议两药同用时注意观察文拉法辛的作用和毒性有无改变。

[度洛西汀－帕罗西汀（氟苯哌苯醚，赛乐特）][2]
Duloxetine－Paroxetine

要点 有充分证据表明，同时应用度洛西汀和选择性 5-HT 再摄取抑制剂帕罗西汀，可致前者血浓度升高，半衰期延长。

有关药物 度洛西汀与其他选择性 5-HT 再摄取抑制剂是否会发生类似相互影响，尚未见报道。

但根据相互影响的机制推测，主要经 CYP2D6 代谢的 5-HT 再摄取抑制剂，如氟西汀、氟伏沙明，及舍曲林等，与度洛西汀之间有可能发生类似相互影响。

机制　度洛西汀和帕罗西汀的代谢都由 CYP2D6 负责，但度洛西汀与 CYP2D6 的亲和力弱于帕罗西汀（这与度洛西汀－地昔帕明之间的情况正好相反），因此，两者同用时表现为帕罗西汀对度洛西汀经 CYP2D6 代谢的竞争性抑制，结果是度洛西汀的代谢减慢，半衰期延长。

建议　帕罗西汀与度洛西汀之间的相互影响明确，建议避免同时应用。

［度洛西汀－氯喹］[2]
Duloxetine－Chloroquine

要点　同时应用度洛西汀和氯喹，可导致前者血浓度升高，作用和毒性增强（O'Donnell et al，2011）。

有关药物　根据代谢途径以及相互影响的机制推测，同属 5-羟色胺（5-HT）和去甲肾上腺素（NE）再摄取抑制剂的文拉法辛与氯喹可发生类似相互影响。

鉴于羟氯喹（hydroxychloroquine）的化学结构以及药理作用类似于氯喹（氯喹的 N-乙基取代基之一发生 β 位羟化即生成羟氯喹），因而推测，凡是可与氯喹发生相互影响的药物，预料与羟氯喹之间的类似相互影响也有可能发生。

绝大多数选择性 5-HT 再摄取抑制剂的代谢都涉及 CYP2D6，如氟西汀（fluoxetine）、氟伏沙明、帕罗西汀等，预料它们的代谢也会受氯喹的影响。

部分三环类抗抑郁药，如丙米嗪、氯丙咪嗪和多虑平（多塞平；doxepin），及非典型抗抑郁药，如阿莫西汀（阿托莫西汀，托莫西汀；atomoxetine）、米塔扎平、曲唑酮，它们的代谢都有 CYP2D6 的参与，预料与氯喹可发生类似相互影响（有关氯喹与其他药物之间的相互影响也参见［地高辛（狄戈辛）－羟氯喹］）。

机制　度洛西汀的代谢主要由 CYP1A2 和 CYP2D6 负责，而氯喹对 CYP2D6 有抑制作用（本身的代谢涉及 CYP3A4），因此认为，氯喹非竞争性抑制度洛西汀经 CYP2D6 的代谢是该影响的机制。文拉法辛的代谢除涉及 CYP2D6 外，尚有 CYP3A4 的参与，故氯喹对其经 CYP3A4 代谢的竞争性抑制也是原因之一。

建议　明智的做法是避免同时应用氯喹和度洛西汀。氯喹治疗期间如果必须同时应用抗抑郁药，可考虑选用很少或不经 CYP2D6 以及 CYP3A4 代谢的药物，例如安非他酮（丁氨苯丙酮；amfebutamone，bupropion。主要经由 CYP2B6 代谢），但于同用期间仍应注意观察有无可能的相互影响。

［选择性 5-羟色胺再摄取抑制剂－其他药物］[2]
Selective Serotonin Reuptake Inhibitors（SSRI）－Other Drugs

选择性 5-羟色胺（5-HT）再摄取抑制剂（SSRI）临床常用者包括氟西汀、氟伏沙明、帕罗西汀、舍曲林，及文拉法辛等。

SSRI 与其他药物之间的影响主要是前者对后者的影响（也可能存在双向影响），但也存在其他药物对 SSRI 的影响。药动学方面的相互影响主要涉及对 CYP 的抑制，包括竞争性抑制和非竞争性抑制；SSRI 与其他药物之间的相互影响也某种程度上涉及 P-糖蛋白（如下述）。

有关 SSRI 在 CYP 层面上对其他药物影响的机制以及用药注意事项等细节分别参见其他章节中的［L-色氨酸－帕罗西汀］［度洛西汀－帕罗西汀］（度洛西汀在分类上属于非典型抗抑郁药，但在药物相互影响方面与 SSRI 有重叠，故可借鉴）［氟哌啶醇－氟西汀］［碳酸锂－氟西汀］［卡马西平－氟西汀］［茶碱－维洛沙嗪］［丁螺环酮－氟西汀］［塞来昔布－氟西汀］［氯丙嗪－氟西汀］［华法林－氟伏沙明］［氯氮平－氟伏沙明］［普萘洛尔－氟伏沙明］等项下的内容。

至于其他药物对 SSRI 影响的细节参见本章中的内容。从药动学影响的角度考虑，凡是可诱导或抑制 CYP2D6、CYP3A4 或 CYP2C9/2C19 的药物都可与 SSRI 发生相互影响。

有关 SSRI 对 P-糖蛋白的影响，Weiss 等曾经进行过专门研究（Weiss et al，2003）。他们的研究表明，舍曲林及其在体内的代谢物去甲舍曲林对 P-糖蛋白有明显抑制作用。在同一项研究中，他们还证明，同属 SSRI 的西酞普兰、氟西汀、氟伏沙明、文拉法辛、瑞波西汀（reboxetine），及它们的主要代谢物去甲西酞普兰、去甲氟西汀、帕罗西汀代谢物，及 N-去甲文拉法辛等对 P-糖蛋白也都有抑制作用（但 O-去甲文拉法辛对 P-糖蛋白无明显影响）。

在测定的所有 SSRI 中，舍曲林、去甲舍曲林，及帕罗西汀对 P-糖蛋白的抑制作用最强（比得上已知的 P-糖蛋白抑制剂奎尼丁），氟西汀、去甲氟西汀、氟伏沙明、帕罗西汀代谢物，及瑞波西汀的抑制作用居中，西酞普兰、去甲西酞普兰、文拉法辛，及 N-去甲文拉法辛的抑制作用最弱。

尽管上述体外研究显示多种 SSRI 对 P-糖蛋白有抑制作用，但因所采用的浓度远远高于临床情况下的治疗浓度，故单就这一作用而言也许没有什么重要临床意义。然而，由于某些 SSRI 同时又是 CYP 的底物和（或）CYP 抑制剂，两种影响的综合作用也许会对同用药物的药动学造成不良后果。例如，帕罗西汀除可抑制 P-糖蛋白外，同时也是 CYP2D6 的底物和抑制剂，因此，与那些其代谢有 CYP2D6 参与的 P-糖蛋白底物之间有可能发生明显的药动学相互影响。另外，由于 CYP2D6 的活性由基因多态性调节，乏代谢型者帕罗西汀的血浓度可达广泛代谢型者的 25 倍，因此，与作为 P-糖蛋白底物的其他药物同用时，有可能导致血浓度的进一步升高。最后，舍曲林和帕罗西汀等抗抑郁药与口服生物利用度低的药物同用时，也有可能发生明显的药动学相互影响。

［托莫西汀（阿托莫西汀，阿托西汀）－帕罗西汀］[1]
Atomoxetine－Paroxetine

要点 Belle 等在 22 名广泛代谢型（EM）的健康个体中探讨了帕罗西汀与托莫西汀之间的相互影响，发现帕罗西汀的药动学无任何改变，而托莫西汀的 $C_{ss,max}$ 和 AUC 分别增加 3.5 倍和 6.5 倍，半衰期延长 2.5 倍，同时 N-去甲基托莫西汀浓度增加，4-羟基托莫西汀的浓度降低。结论是，帕罗西汀对 CYP2D6 的抑制作用明显影响托莫西汀的处置，使其药动学类似于 CYP2D6 乏代谢型者（Belle et al，2002）。

有关药物 同时应用帕罗西汀和其他 CYP2D6 底物，例如美托洛尔、去甲丙咪嗪或奋乃静（perphenazine），导致的药动学相互影响类似于托莫西汀－帕罗西汀之间的相互影响。帕罗西汀可使去甲丙米嗪的清除率降低 80％，平均 C_{max} 从 37.8 ng/ml 增至 173 ng/ml，平均 AUC 从 634 ng·h/ml 增至 3305 ng·h/ml。但对 CYP2D6 活性缺乏或降低者，帕罗西汀很少或无影响。

有证据表明，氟西汀对托莫西汀有类似影响。

机制 已知托莫西汀的氧化代谢有 CYP2D6 的参与（也涉及 CYP3A4）。帕罗西汀是 CYP2D6 的强效抑制剂，因此可抑制托莫西汀的代谢（包括竞争性抑制和非竞争性抑制）。帕罗西汀既是 CYP2D6 的底物，也是 CYP2D6 的强效抑制剂，故可抑制自身代谢；治疗量或高浓度时，CYP2D6 代谢通路被饱和，然后其清除依赖于尚未鉴定出的低亲和力酶，这可能是其代谢不受托莫西汀影响的原因。

另外，发现两药同用时立位心率比托莫西汀单用时快（相同托莫西汀浓度下），体位性心率改变也更明显。随后应用氟西汀的研究表明存在类似的药动学相互影响，但心率和血压的改变不明显。因此，作者认为两者之间尚存在药效学的相互影响。

托莫西汀经 I 相氧化代谢转变为 4-羟基代谢物（主要由 CYP2D6 介导），然后迅速络合为葡糖醛酸化物经肾排泄。托莫西汀的 N-去甲基代谢物在其转变为葡糖醛酸化物经肾排泄之前可能需要经过 CYP2D6 的羟化，因此认为，N-去甲基代谢物的增加可能是由于这种代谢物清除的减少，而不是形成的增加。

建议 托莫西汀（以前称之为 tormoxetine）是强效的突触前去甲肾上腺素载体抑制剂，对其他去甲肾上腺素受体或其他神经转运载体或受体的亲和力较低。目前该药作为儿童和成年人注意力不足/活动过度的治疗药物正在研究中。结论是，两药联用时增量速度应更为缓慢，两者的终剂量有可能需要调整。

[米塔扎平（米他扎平）-苯妥英（大仑丁，二苯乙内酰脲，二苯海因）][2]
Mirtazapine-Phenytoin

要点　对健康受试者进行的研究表明，同时应用米塔扎平对苯妥英的稳态药动学参数（AUC 和 C_{max}）无影响。但是，正在应用米塔扎平者加用苯妥英后，可使前者的 AUC 减少（从 576 ± 104 ng·h/ml 减至 305 ± 82 ng·h/ml），C_{max} 下降（从 69.7 ± 17.5 ng/ml 降至 46.9 ± 10.9 ng/ml）（Spaans et al, 2002）。

机制　尽管米塔扎平的代谢主要由 CYP2D6 负责，但有证据表明，其代谢也部分涉及 CYP3A4 和 CYP1A2。苯妥英不但对 CYP2C/3A 有明显诱导作用，对 CYP1A2 也有某种程度的诱导作用，不过，明显弱于对 CYP2C/3A 的诱导。根据这些药动学特点推测，认为米塔扎平药动学的上述改变与苯妥英对 CYP3A4 和 CYP1A2 的诱导有关。

建议　两者同用时苯妥英的剂量无须改变，但米塔扎平的剂量应据情适当增加。

[米塔扎平（米他扎平）-西咪替丁（甲氰咪胍）][2]
Mirtazapine-Cimetidine

要点　Sitsen 等对健康男性受试者进行的研究表明，同时应用 H_2 受体拮抗剂西咪替丁可增加非典型抗抑郁药米塔扎平的 AUC（54%）和 C_{max}（22%）（Sitsen et al, 2000）。

有关药物　根据相互影响的机制以及药动学特点推测，凡是经由 CYP1A2/2C9/2D6 以及 CYP3A3\4 代谢的抗抑郁药与西咪替丁之间都在不同程度上发生类似相互影响。其中包括大部分三环类抗抑郁药、选择性 5-羟色胺再摄取抑制剂（SSRI），及非典型抗抑郁药阿莫西汀（托莫西汀，阿托莫西汀）、度洛西汀、曲唑酮等。

预料同属 H_2 受体拮抗剂的雷尼替丁、法莫替丁，及尼扎替丁等与米塔扎平之间不会发生类似相互影响，因为它们很少或不经 CYP 代谢，也不是 CYP 的抑制剂。

机制　西咪替丁可抑制 CYP1A2、CYP2C9、CYP2D6，及 CYP3A3\4，已知米塔扎平的 8 位羟化涉及 CYP2D6（为主），脱甲基和 N 位氧化由 CYP3A3\4 负责，CYP1A2 也起一定作用，故认为上述影响与西咪替丁对 CYP2D6、CYP3A3\4，及 CYP1A2 的非竞争性抑制有关。

建议　尽管米塔扎平的安全范围较宽，但当其与西咪替丁同用时，某些患者米塔扎平的剂量可能需要减少。

[曲唑酮-利托那韦][1]
Trazodone-Ritonavir

要点　Greenblatt 等对 10 名健康受试者进行的研究表明，与安慰剂对照相比，低剂量利托那韦（每次 200 mg 共 4 次）明显减少口服曲唑酮（50 mg）的表观清除率 [（155 ± 23）ml/min 对（75 ± 12）ml/min，$P<0.001$]，延长清除半衰期 [（6.7 ± 0.7）h 对（14.9 ± 3.9）h，$P<0.05$]，增加高峰血浓度 [（842 ± 64）ng/ml 对（125 ± 111）g/ml，$P<0.05$]；曲唑酮的镇静作用增强，受试者疲劳感加重，执行能力受损程度增加；但仅有数字符号替换测验（digit symbol substitution test, DSST）的差别有显著性。合用时有 3 名受试者发生头晕、恶心，及低血压，其中一名发生晕厥。因此认为，短期低剂量应用利托那韦降低口服曲唑酮的清除率，增加其不良作用发生率（Greenblatt et al, 2003）。

有关药物　低剂量利托那韦也妨碍其他主要经 CYP3A4 代谢的药物之清除，其中包括阿普唑仑（alprazolam）、三唑仑（triazolam），及芬太尼（fentanyl）。另一种 HIV 蛋白酶抑制剂沙奎那韦（saquinavir）损害 CYP3A4 底物咪达唑仑（midazolam）的代谢。

机制　研究表明，曲唑酮在人体内的生物转化主要由 CYP3A4 介导，生成的主要代谢物是间氯苯哌嗪。该代谢物一旦生成，接着由 CYP2D6 进行转化。同时应用曲唑酮和 CYP3A4 诱导剂卡马西平（carbamazepine），使曲唑酮的稳态血浓度明显下降，间氯苯哌嗪血浓度也降低，进一步证实了上述结论。利托那韦是已知最强的 CYP3A4 抑制剂之一（同时对其有中度诱导作用），对 CYP2D6 也有一定抑制作用，本身主要由 CYP3A4 代谢（也有 CYP2D6 的参与）。综合上述，曲唑酮血浓度的增加主要起因于利托那韦对 CYP3A4 的抑制（包括竞争性抑制和非竞争性抑制。利托那韦对 CYP3A4 的非竞争性抑制往往是不可逆的，在停药后其抑制作用仍可持续 2～3 天）。尽管利托那韦也是 CYP3A4 的中度诱导剂，然而，总的结果是对曲唑酮代谢的抑制大于对其代谢的诱导（虽说利托那韦的代谢也有 CYP2D6 的参与，同时对 CYP2D6 有轻微抑制作用，但对该影响的贡献不大）。

另外，在应用利托那韦之初，也抑制 P-糖蛋白介导的肠道转运，但随着应用的持续，可诱导 P-糖蛋白的表达。然而，利托那韦-曲唑酮之间的互相影响不可能涉及 P-糖蛋白抑制，因为没有任何证据表明后者是 P-糖蛋白的底物，曲唑酮本身也不是 P-糖蛋白抑制剂。

建议 曲唑酮作为抗抑郁药经常用于 HIV 感染的患者，原因在于 HIV 感染以及 AIDS 患者往往同时存在睡眠障碍、焦虑、及抑郁。与 HIV 蛋白酶抑制剂以及非核苷类反转录酶抑制剂的药动学相互影响可使这些共存情况的药物治疗变得复杂起来。

HIV 蛋白酶抑制剂利托那韦在联合方案中广泛采用，该药既可诱导，也可抑制 CYP3A4 的活性，而 CYP3A4 是人类最为丰富、最为重要的药物代谢酶。曾证明短期应用利托那韦可使两种 CYP3A4 底物阿普唑仑和三唑仑的清除广泛受损，药理作用明显增强。提示利托那韦最初应用时（以及诱导作用长时间消失之后）对 CYP3A4 的抑制作用占优势。然而，长期广泛接触利托那韦期间，对 CYP3A4 的诱导作用变得越来越明显，这种抑制-诱导-抑制作用引起复杂的时间依赖性相互影响，使底物清除的净结果难以预测。短期应用利托那韦，例如前述的每次 200 mg，每日 2 次，连用 2 天，明显损害阿普唑仑的清除。但是，另一项连续应用治疗量利托那韦计 12 天的研究表明，阿普唑仑的清除略有增加。这可能是因为长期接触的诱导作用超过短期接触的抑制作用之故。长期应用利托那韦后，对曲唑酮药动学和药效学的影响不易预期，因为利托那韦对 CYP3A4 诱导的时程和个体差异尚未充分确立。同时接受多种抗反转录病毒药治疗的 HIV 感染者，治疗上的复杂性进一步增加，此点应引起临床医生注意。

［安非他酮（丁氨苯丙酮，悦亭）－美金刚（美金刚胺，二甲金刚胺）][3]
Amfebutamone（Bupropion，Bupropin）－Memantine

要点 根据目前可得到的资料推测，同时应用非典型抗抑郁药安非他酮和抗震颤麻痹（帕金森综合征）药美金刚，前者的血浓度增加，作用和毒性有可能增强。

机制 Micuda 等应用人肝微粒体和重组 P450s 进行的研究表明（Micuda et al，2004），美金刚对 CYP1A2、CYP2A6、CYP2C9、CYP2C19、CYP2E1，及 CYP3A4 的活性无影响，对 CYP2D6 的活性有微弱的抑制作用，但对 CYP2B6 的抑制作用明显（也因此认为，美金刚可作为一种新型强效的 CYP2B6 选择性抑制剂用于药物代谢的研究，以便进行药物的筛选）。到目前为止，安非他酮是所有抗抑郁药中已知唯一主要经由 CYP2B6 代谢的药物。可见，美金刚通过非竞争性抑制安非他酮经 CYP2B6 的代谢是该影响的机制。

建议 尽管尚未见有发生这一相互影响的临床报道，但根据两者的药动学特点推测，相互影响有可能发生，因此具有一定临床意义。正在应用安非他酮治疗期间，尽可能避免给予美金刚，反之亦然。选择与安非他酮无相互影响的抗震颤麻痹药代替美金刚，或选择不受美金刚影响的抗抑郁药代替安非他酮并不困难。

注：Farid 等对 30 名健康受试者进行的一项研究表明，同时应用噻吩并吡啶类抗血小板药普拉格雷（prasugrel）和安非他酮（普拉格雷先给予 60 mg 的负荷量，然后以每日 10 mg 的维持量连用 10 天，于应用普拉格雷的第 7 天口服缓释型安非他酮 150 mg），可使安非他酮的 C_{max} 升高 14%，AUC 增加 18%。Farid 等认为，这个幅度的影响无须对安非他酮的剂量进行调整（Farid et al，2008）。然而，同属噻吩并吡啶类抗血小板药的氯吡格雷和噻氯吡啶，这一作用也许远远强于普拉格雷（如下述），故与安非他酮的同用应尽可能避免。

Walsky 等对 200 多种常用药物的研究表明，其中 30 种（占 13%）对 CYP2B6 有抑制作用，在这 30 种药物中有 22 种 IC_{50} 低于 $10\ \mu M$，4 种 IC_{50} 低于 $1\ \mu M$，其中 6 种被认为是强效 CYP2B6 抑制剂（它们对 CYP2B6 的抑制作用都强于美金刚），对 CYP2B6 抑制作用的强度依次为氯吡格雷（clopidogrel）＞克霉唑（clotrimazole）＞伊曲康唑（itraconazole）＞噻氯匹定（ticlopidine）＞舍曲林（sertraline）＞雷洛昔芬（raloxifene）。其他对 CYP2B6 有抑制作用的药物（按 IC_{50} 从低到高排序）尚有帕罗西汀、氨氯地平、非洛地平、利托那韦、美金刚、酮康唑、他莫昔芬、依泽替米贝（ezetimibe；降脂药）、反苯环丙胺、坎地沙坦酯、噻替哌（静脉）、非诺贝特、莫米松（mometasone）、孟鲁司特、去甲氟西汀、氯雷他定、扎鲁司特、卡维地洛、左甲状腺素、齐留通、辛伐他汀、炔雌醇、氟伏沙明、萘法唑酮（Walsky et al，2006）。这些药物都有可能抑制 CYP2B6 底物的代谢。

［安非他酮（丁氨苯丙酮，悦亭）－苯巴比妥（鲁米那）］[2]
Amfebutamone（Bupropion，Bupropin）－ Phenobarbital

要点 同时应用安非他酮和苯巴比妥，前者的代谢加速，作用有可能减弱。

有关药物 有证据表明，同时应用苯巴比妥也可加速抗肿瘤药环磷酰胺（cyclohposphamide）向其活性代谢物的转化，但人体研究表明并不影响其治疗作用和毒性。然而，同时应用苯巴比妥，在加速摇头丸（ecstasy；含有二亚甲基双氧苯丙胺的一种毒品）以及麻醉致幻剂苯环己哌啶（天使粉；phencyclidine）代谢的同时，欲达到相同的效果，后两者的用量增加。

机制 安非他酮的代谢主要由 CYP2B6 负责（O'Donnell et al，2011），而苯巴比妥除了对 CYP2C/3A 有明显诱导作用外，对 CYP2B6（以及 CYP2A6）也有诱导作用。因此认为，苯巴比妥诱导 CYP2B6 从而加速安非他酮的代谢是该影响的主要机制。苯巴比妥对 UGT 的诱导作用也可能是原因之一（因为安非他酮最终以葡糖醛酸化物的形式清除）。

建议 鉴于安非他酮的羟基代谢物仍具活性，故苯巴比妥的短期同用不会明显影响安非他酮的治疗作用。苯巴比妥的诱导作用需时 1 周才逐渐显现，2 周左右达高峰，可见在同用苯巴比妥 2 周后方有可能表现出安非他酮作用的减弱。如有可能，尽量避免安非他酮与苯巴比妥的同时应用。

因为安非他酮可竞争烟碱（尼古丁）的代谢，维持烟碱的作用，故临床上常用其作为戒烟辅助药，但必须在设定戒烟日前 1 周开始应用。在这种情况下，如果同时应用苯巴比妥，会在削弱安非他酮作用的同时，加速烟碱的代谢，给戒烟带来困难。

Lee 等应用非洲绿猴进行的研究表明，苯巴比妥可诱导绿猴肝和脑内的 CYP2B6，从而加速烟碱的代谢。体内外研究证实，苯巴比妥对人体和绿猴 CYP2B6 的诱导作用强于对 CYP2A6 的诱导作用，但人体对烟碱的代谢以 CYP2A6 为主，这与绿猴相反（Lee et al，2006）。因此，应用动物研究的结果不能盲目外推至人。

［安非他酮（丁氨苯丙酮，悦亭）－安乃近（诺瓦经，罗瓦尔精）］[2]
Amfebutamone（Bupropion，Bupropin）－
Metamizole（Analgin，Noramidopyrine）

要点 Qin 等对 16 名健康男性志愿者（*CYP2B6*1/*1* 基因型 6 名，*CYP2B6*1/*6* 基因型 6 名，*CYP2B6*6/*6* 基因型 4 名）进行的 2 阶段序贯研究表明，同时应用安乃近（连用 4 天）和安非他酮，可使安非他酮的 $AUC_{0\sim\infty}$ 平均减少 33.8%，C_{max} 平均下降 59.1%，半衰期延长 34%；安非他酮在体内的代谢物 4-羟安非他酮的 $AUC_{0\sim\infty}$ 平均增加 32.0%，C_{max} 平均升高 154.0%，半衰期缩短 40%。Qin 等的研究结果表明，不同基因型者安非他酮－安乃近之间相互影响的程度无明显差别（Qin et al，2012）。

有关药物 有证据表明，利福平连用 7 天后，可使 4-羟安非他酮/安非他酮 AUC 的比值增加 80%，作为 CYP2B6 的诱导剂，其对安非他酮药动学的影响与安乃近相当。

根据提出的机制推测，凡是其代谢涉及 CYP2B6 的药物，与安乃近之间都可发生类似相互影响。已经证明其代谢涉及 CYP2B6 的药物包括舍曲林、哌替啶、美沙酮、氯胺酮、异丙酚（丙泊酚）、依法韦仑、他莫昔芬、环磷酰胺、异环磷酰胺等。

安非他酮与 CYP2B6 抑制剂之间的相互影响参见［安非他酮（丁氨苯丙酮，悦亭）－美金刚（美金刚胺，二甲金刚胺）］。

机制 已知安非他酮的代谢主要由 CYP2B6 负责，有研究表明，安乃近对 CYP2B6 有诱导作用。因此认为，该影响与安乃近诱导 CYP2B6 从而加速安非他酮向 4-羟安非他酮的代谢有关。至于安非他酮的半衰期何以会延长，目前尚不能做出令人满意的解释。Qin 等认为，安非他酮除经由 CYP2B6 的羟化代谢外，其清除尚涉及还原过程；安乃近抑制该还原过程，可能是安非他酮半衰期延长的原因。CYP2B6 的诱导在加速安非他酮向 4-羟安非他酮代谢的同时，也加速 4-羟安非他酮的进一步代谢，可能是 4-羟安非他酮半衰期缩短的机制。

尽管有证据表明安乃近对 CYP3A4 有诱导作用（有研究表明，短期应用安乃近可明显降低环孢素的血浓度，认为这一影响起因于安乃近对 CYP3A4 的诱导），但安非他酮的代谢不涉及 CYP3A4，故与该影响无关。

建议 尽管安乃近在某些国家已经停用，但有些国家（包括中国）仍有生产，且应用依旧广泛。因此，与其发生药物相互影响的情况依然可以遇到。

Qin 等的研究结果表明，安乃近与安非他酮之间相互影响的程度足以削弱安非他酮的疗效，故建议两者的联用尽可能避免。安乃近与其他 CYP2B6 底物之间的相互影响是否具有临床意义，有必要进行进一步探讨。

［安非他酮（丁氨苯丙酮，悦亭）－利托那韦][2]
Amfebutamone（Bupropion，Bupropin）－Ritonavir

要点 Park 等对健康志愿者进行的一项研究表明，同时应用安非他酮和 HIV 蛋白酶抑制剂利托那韦，对前者的药动学有某种程度的影响；高剂量利托那韦（600 mg 每日 2 次）可使单剂安非他酮（150 mg）的 AUC 减少 62%～67%，低剂量利托那韦（100 mg 每日 2 次）使其 AUC 减少 21%～22%（Park et al，2010）。

有关药物 根据提出的机制推测，同属 HIV 蛋白酶抑制剂的沙奎那韦、茚地那韦，及福沙那韦等与安非他酮之间不会发生类似相互影响，因为它们对 CYP 无诱导作用，但对 UGT 的诱导作用不能排除。奈非那韦、洛匹那韦，及替拉那韦等 HIV 蛋白酶抑制剂像利托那韦一样，对 CYP 有某种程度的诱导作用，预料与安非他酮之间的类似相互影响有可能发生，但尚有待进一步研究证实。

机制 安非他酮在体内的代谢途径有多种，但总的说来包括 3 种。一是经 CYP2B6 的氧化代谢，二是在羰基还原酶作用下的生物转化，三是在 UGT（主要是 UGT1A 亚家族）作用下的葡糖醛酸络合。已知利托那韦是 CYP3A4 的强效抑制剂，对 CYP2D6、CYP2B6、CYP2C8/9/19 也有某种程度的抑制作用，对 CYP3A4、CYP1A2、CYP2B6、CYP2C9，及 UGT1A 亚家族有诱导作用（本身的代谢主要由 CYP3A4 负责，也有 CYP2D6 的参与）。可见，安非他酮 AUC 的减少，应该看作利托那韦对 UGT 的诱导以及对 CYP2B6 诱导和抑制作用的综合结果。尚未证实利托那韦对羰基还原酶有何影响，故该影响是否涉及羰基还原酶活性的改变，尚难定论。

建议 利托那韦对安非他酮药动学的影响明确。正在应用利托那韦治疗的患者，常用治疗量的安非他酮可能达不到预期效果（特别是利托那韦大剂量应用时），此时应考虑适当上调安非他酮的剂量。然而，安非他酮的每日量不应超过最大建议量。如果可行的话，避免两者的同用是为明智之举。

［安非他酮（丁氨苯丙酮，悦亭）－黄芩苷（黄芩甙）][2]
Amfebutamone（Bupropion，Bupropin）－Baicalin

要点 Fan 等对 17 名男性健康志愿者（CYP2B6 * 1/ * 1 纯合子野生型 6 人，CYP2B6 * 1/ * 6 杂合子变异型 6 人，CYP2B6 * 6/ * 6 纯合子变异型 5 人）进行的一项研究表明，同时应用黄芩苷可使安非他酮在体内的代谢物羟基安非他酮的 C_{max} 平均升高 73%，$AUC_{0\sim\infty}$ 增加 87%，羟基安非他酮 $AUC_{0\sim\infty}$ 与安非他酮 $AUC_{0\sim\infty}$ 之比值增加 63%，但其半衰期无改变（Fan et al，2009）。

机制　已知安非他酮的羟化代谢主要由 CYP2B6 负责（O'Donnell et al，2011），且受基因多态性的影响。有证据表明，黄芩苷对多种 CYP 有诱导作用，其中包括 CYP2B6。因此认为，安非他酮在体内的代谢物羟基安非他酮各种药动学指标的改变，与黄芩苷诱导 CYP2B6 从而加速安非他酮的羟化代谢有关（羟基安非他酮的进一步代谢与 CYP2B6 无关）。

根据目前可得到的资料判断，与 CYP2B6 * 1 / * 1 纯合子野生型相比，CYP2B6 * 6 / * 6 纯合子变异型安非他酮清除率的下降最明显，CYP2B6 * 1 / * 6 杂合子变异型者次之，CYP2B6 * 1 / * 5 杂合子变异型者的清除率无明显改变，CYP2B6 * 1 / * 4 杂合子变异型者的清除率反而有所增加（该型发生概率非常低）。这可部分解释黄芩苷对 CYP2B6 * 1 / * 1 纯合子野生型安非他酮代谢影响较明显，而对 CYP2B6 * 6 / * 6 纯合子变异型影响较弱的现象。

建议　临床所用药物大约有 8％ 依赖于 CYP2B6 代谢，故与其相关的药物相互影响实际上也不少见。CYP2B6 多态性某种程度上左右药物相互影响的程度，其中 CYP2B6 * 6 变异较为重要，这不单是因为该等位基因的变异对药物代谢的影响较大，也因为该等位基因的变异率较高且存在明显的种族差异（黄种人、白种人，及黑种人的变异率分别为 15％、25％，及 30％）。

安非他酮是一种 5-羟色胺和去甲肾上腺素再摄取抑制剂，经常用于其他抗抑郁药疗效不佳或不能耐受的抑郁症患者，也常作为戒烟的辅助药物，故临床应用依然广泛。黄芩苷是从中药黄芩中提取的一种黄酮类化合物，也存在于水果、蔬菜，及茶和红葡萄酒等饮料中。某些中药处方中黄芩苷的含量也很丰富，如黄连解毒汤、三黄泻心汤、大柴胡汤、小柴胡汤，及半夏泻心汤等。黄芩苷作为一种制剂（包括片剂和胶囊剂）用于抗病毒以及降胆红素的辅助治疗药物在国内已经应用数十年；近年来欧美一些国家的应用也越来越广泛。可见，临床上安非他酮与黄芩苷相互影响的可能性普遍存在。因此，它们之间的相互影响应引起临床重视。

［苯乙肼－利血平（蛇根碱）][3]
Phenelzine－Reserpine

要点　从理论上讲，苯乙肼治疗期间给予利血平可促进去甲肾上腺素的释放，导致血压升高和中枢兴奋。但在人体内的此种相互影响尚无报道。

有关药物　根据作用机制推测，苯乙肼与其他萝芙木生物碱（利血胺、去甲氧利血平、萝芙西隆等）之间以及利血平与其他单胺氧化酶抑制剂（异卡波肼、异丙烟肼、帕吉林等）之间可发生类似相互影响。

机制　苯乙肼促进肾上腺素能神经元储存部位去甲肾上腺素的蓄积，而利血平则促进其释放。故从理论上讲，先用苯乙肼后再用利血平，可致血压升高及中枢兴奋；而先用利血平后再用苯乙肼，鉴于储存的去甲肾上腺素已被利血平耗竭，就不会与苯乙肼发生相互影响。

建议　在用苯乙肼治疗期间，最好避免应用利血平；如必须应用，应密切观察有无高血压及中枢兴奋的表现。必要时可用酚妥拉明控制高血压。

［苯乙肼＋奋乃静－氟哌利多＋东莨菪碱][4]
Phenelzine＋Perphenazine－Droperidol＋Scopolamime

要点　一名患者在停用苯乙肼和奋乃静 4 天后，给予氟哌利多和东莨菪碱作为术前给药，结果发生明显的低血压。表现为面色苍白、大汗淋漓，及轻度紫绀。

机制　这是否是一种相互影响尚难确定。如确系一种相互影响，可能起因于苯乙肼的后遗效应，因苯乙肼的单胺氧化酶（MAO）抑制作用在停药后仍可持续 2 周之久。MAO 被抑制后，体内单胺类（包括肾上腺素）积聚，但积聚的单胺类激动 α 受体的缩血管作用被氟哌利多阻断，而扩血管作用则保留下来，从而导致低血压。

建议　该相互影响即使存在，预计发生率也不高，因该患者在术前曾长期合用苯乙肼和奋乃静而无低血压发生（奋乃静像氟哌利多一样，也具有 α 受体阻断作用）。当然，同时应用和相继应用在体内发生的情况未必相同。无论如何，记得上述患者的现象是有一定意义的。

[反苯环丙胺－精神分裂症抑郁状态][2]
Tranylcypromine－Schizophrenic Depression

要点 精神分裂症或处于抑郁状态的精神分裂症患者，给予反苯环丙胺后，可促发精神病危象。

有关药物 其他单胺氧化酶抑制剂（帕吉林、异卡波肼、苯乙肼等）也有类似影响。

机制 反苯环丙胺可使单胺类物质代谢受阻，导致单胺物质积聚，其中包括多巴胺的积聚。根据精神分裂症的多巴胺学说，不难解释反苯环丙胺的此种影响。

建议 精神分裂症患者，特别是年轻患者，即使处于抑郁状态，也应避免应用反苯环丙胺等单胺氧化酶抑制剂。这不但是因为它们本身可促发危象，而且也因为很难保证患者遵照医嘱，避免食用含酪胺的食品。精神分裂症抑郁状态的常规治疗药物仍然是三环类抗抑郁药。

[反苯环丙胺－普萘洛尔（心得安）][4]
Tranylcypromine－Propranolol

要点 理论上，反苯环丙胺与普萘洛尔同用时可致加压作用增强或心动过速。但动物研究未能证实两药同用时的不良反应。

有关药物 其他单胺氧化酶抑制剂（异卡波肼、帕吉林、苯乙肼等）以及具有单胺氧化酶抑制作用的丙卡巴肼和呋喃唑酮与其他 β 受体阻断药（阿替洛尔、吲哚洛尔、纳多洛尔等）之间是否发生相互影响，也缺乏证据。

机制 反苯环丙胺抑制单胺氧化酶，使突触部位的肾上腺素和去甲肾上腺素浓度升高；普萘洛尔阻断负责血管扩张的 β 受体，保留了 α 受体的缩血管作用（或心肌兴奋作用），从而使血压升高或心率加速。

建议 一研究提示，至少需在应用普萘洛尔前 2 周停用单胺氧化酶抑制剂。鉴于临床上还未证明有相互影响，因此，在获取进一步资料前，无须避免两药同用。然而，由于该相互影响一旦发生，有可能十分严重，故必须同用的话，于同用之初密切观察患者的反应仍属必要。

[吗氯贝胺（甲氯苯酰胺，莫罗酰胺）－卡马西平（酰胺咪嗪，痛惊宁）][2]
Moclobemide－Carbamazepine

要点 Ignjatovic 等对正在应用吗氯贝胺（150 mg 每日 3 次）治疗的周期内源性抑郁患者进行的非随机化研究表明，同时给予卡马西平（200 mg 每日 2 次）4 周后使吗氯贝胺的 AUC 降低 35%，C_{max} 下降降低 28%，口服清除率增加 41%，谷浓度平均降低 41%（Ignjatovic et al，2008）。卡马西平对吗氯贝胺药动学的影响具有时间依赖性，在同用 3~5 周时更明显。

有关药物 其他具有抗抑郁作用的可逆性 A 型单胺氧化酶（MAO-A）抑制剂，如溴法罗明（brofaromine）和托洛沙酮（toloxatone），其药动学是否会受卡马西平的影响，尚不清楚。非选择性 MAO 抑制剂（如苯乙肼、帕吉林、反苯环丙胺等）与卡马西平之间是否发生类似相互影响，也未见有研究报道。但 Ignjatovic 等的研究证明，丙戊酸对吗氯贝胺的药动学无明显影响。

机制 吗氯贝胺在体内有 99% 以上经氧化代谢，代谢途径复杂，在尿液中检出 19 种代谢物。然而，优势代谢通路涉及吗啉环 C-和 N-位的氧化，主要生成两种代谢物，分别为 Ro 12-8095 和 Ro 12-5637（但在人体内以前者为主）。由于吗氯贝胺吗啉环的 C-位氧化由 CYP2C19 负责，故其代谢可受 CYP2C19 抑制剂（如西咪替丁和奥美拉唑等）和诱导剂的影响。已知卡马西平是多种 CYP（包括 CYP3A4、CYP2C9 \ 2C19，及 CYP1A2）的诱导剂，因此认为，该影响可能起因于卡马西平对 CYP2C19 的诱导（涉及肠道吸收和肝代谢两个层面）。

建议 吗氯贝胺是目前最常用的单胺氧化酶抑制剂类抗抑郁药（对 MAO-A 有选择性，这与目前临床上应用的大部分 MAO 抑制剂不同），卡马西平和丙戊酸尽管主要作为抗癫痫药，但对双相情感障碍患者具有情绪稳定作用，因此，与吗氯贝胺联用的情况常见。Ignjatovic 等的研究表明，卡马西平影响吗氯贝胺的药动学，但未曾发现对其疗效有何影响，故而认为，在获得进一步临床证据前，两者的联用无须刻意避免，但于加用卡马西平的最初 1 个月内应注意观察疾病的控制情况。

[吗氯贝胺（甲氯苯酰胺，莫罗酰胺）－西咪替丁（甲氰咪胍，泰胃美）][2]
Moclobemide－Cimetidine

要点　吗氯贝胺与西咪替丁同时应用，前者清除率降低，作用增强。

有关药物　其他单胺氧化酶（MAO）抑制剂（苯乙肼、帕吉林、反苯环丙胺等）与西咪替丁之间是否会发生类似相互影响，尚不清楚；其他 H_2 受体阻断药与吗氯贝胺之间的相互影响也未见报道。但根据相互影响的机制推测，预料雷尼替丁与吗氯贝胺的此种相互影响即使有，也非常轻微（因为雷尼替丁仅有极小部分经肝代谢，且与肝药酶无明显亲和力）；其他 H_2 受体阻断药如法莫替丁、罗沙替丁、尼扎替丁等完全不经肝代谢，也不影响肝药酶，预料与吗氯贝胺之间不会发生类似相互影响。

机制　吗氯贝胺的代谢涉及 CYP2C19，而西咪替丁对 CYP2C19 有抑制作用，因此，后者抑制前者经由 CYP2C19 的代谢，可能是该相互影响的机制。

建议　吗氯贝胺是目前最常用的单胺氧化酶抑制剂类抗抑郁药（是一种 MAO 的可逆性抑制剂，对 MAO-A 有选择性，这与目前临床上应用的大部分 MAO 抑制剂不同），但有不少医生也许并不知道它是一种单胺氧化酶抑制剂，且可与多种药物发生相互影响。如果必须与西咪替丁同时应用，吗氯贝胺的剂量应减半，或从低剂量开始。

[L-色氨酸－氟西汀（氟苯氧丙胺）][2]
L-tryptophan－Fluoxetine

要点　5 名正在应用氟西汀治疗的患者，在加用 L-色氨酸后数日内出现类似于在动物身上发现的 5-羟色胺浓度升高时的"5-羟色胺综合征"，表现为激动、不安、攻击行为、腹泻等。患者同时有强迫观念及行为病征恶化和恶心、腹部痉挛痛。

有关药物　根据药理作用的类似性推测，预料其他 5-羟色胺再摄取抑制剂（如茚达品、氟伏沙明、帕罗西汀等）与 L-色氨酸之间也可发生类似相互影响。

机制　L-色氨酸在体内转变为 5-羟色胺，而氟西汀等抗抑郁药可抑制 5-羟色胺的再摄取，使突触部位的浓度升高，从而有可能导致 5-羟色胺中毒的症状和体征。

建议　最好避免同时应用 L-色氨酸和氟西汀等 5-羟色胺再摄取抑制剂。由于 L-色氨酸的应用与嗜酸细胞增多－肌痛综合征的发生有关，故在某些国家凡是含有 L-色氨酸的抗抑郁药都已停用。

[L-色氨酸－帕罗西汀（氟苯哌苯醚）][2]
L-tryptophan－Paroxetine

要点　同时应用帕罗西汀和 L-色氨酸，可导致类似于在动物身上发现的 5-羟色胺（5-HT）浓度升高时的"5-羟色胺综合征"，其表现类似于 L-色氨酸与氟西汀同用时所见之表现（参见 [L-色氨酸－氟西汀（氟苯氧丙胺）]）。

有关药物　根据药理作用的类似性推测，预料其他 5-羟色胺再摄取抑制剂（如曲唑酮、舍曲林、茚达品、氟伏沙明等）与 L-色氨酸之间可发生类似相互影响，其中 L-色氨酸－氟西汀之间的类似相互影响已经证实（见 [L-色氨酸－氟西汀]）。

部分三环类抗抑郁药（如米帕明、氯米帕明、去甲替林、地昔帕明、普罗替林等）与 L-色氨酸之间的类似相互影响也有可能发生。但仲胺类的三环抗抑郁药马普替林以抑制去甲肾上腺素的再摄取为主（对去甲肾上腺素的影响比对 5-羟色胺的影响强 500 余倍），预料与 L-色氨酸之间的类似相互影响不太可能发生。

替吡度尔（tempidorm）是一种 L-色氨酸制剂，在体内转变为 5-羟色胺，与帕罗西汀之间的相互影响等同于 L-色氨酸。

机制 L-色氨酸在体内转变为 5-羟色胺，而帕罗西汀等选择性 5-羟色胺再摄取抑制剂可抑制 5-羟色胺的再摄取，使突触部位的浓度升高，从而导致 5-羟色胺中毒的症状和体征。根据相互影响的机制推测，选择性 5-羟色胺再摄取抑制剂与 L-色氨酸或替吡度尔之间的相互影响比三环类抗抑郁药明显。

建议 最好避免同时应用 L-色氨酸和帕罗西汀等 5-羟色胺再摄取抑制剂。由于 L-色氨酸的应用与嗜酸细胞增多－肌痛综合征的发生有关，故在某些国家凡是含有 L-色氨酸的抗抑郁药都已停用。

替吡度尔作为催眠药仍有应用，但有部分医生不知它是一种 L-色氨酸制剂，更不知可导致一种与其有关的嗜酸细胞增多－肌痛综合征，故有可能出现滥用或误用的情况。建议应用帕罗西汀等 5-羟色胺再摄取抑制剂以及某些三环类抗抑郁药期间避免同时应用替吡度尔。即使单用，也不应连续长期给予。

帕罗西汀本身由 CYP2D6 代谢，同时对 CYP2D6 也有明显的抑制作用，因此，其他主要由 CYP2D6 代谢的药物可影响帕罗西汀的代谢，或其代谢受帕罗西汀的抑制性影响。例如，帕罗西汀可明显抑制非典型抗抑郁药托莫西汀（阿托莫西汀，阿托西汀；atomoxetine）的代谢，而帕罗西汀的代谢几乎不受后者的影响（原因在于托莫西汀虽然主要由 CYP2D6 代谢，但对 CYP2D6 的抑制作用很轻微）。另一种非典型抗抑郁药度洛西汀（duloxetine）的代谢受帕罗西汀的影响，但不影响帕罗西汀的代谢。最后，帕罗西汀可增加氯氮平（clozapine）、茶碱，及华法林等药物的血浓度，从而有可能导致毒性的发生。上述相互影响都是通过 CYP2D6 介导的，有关详细内容参见其他章节。

[L-色氨酸－苯乙肼]²
L-tryptophan－Phenelzine

要点 一名服用苯乙肼治疗的患者，在服用 L-色氨酸（6 g）后 2 小时，出现行为和神经学方面的毒性。表现为战栗、出汗、胆怯和情绪不稳、反射亢进、眼球水平震颤，及共济失调。

有关药物 预料其他单胺氧化酶抑制剂（MAOI）如异唑肼（异卡波肼）、异丙烟肼、反苯环丙胺等可与 L-色氨酸发生类似相互影响。

机制 不十分清楚。L-色氨酸在体内代谢为 5-羟色胺，而苯乙肼等 MAOI 可抑制 5-羟色胺等单胺类物质的代谢，从而导致其积聚。这可能是两者合用导致行为及神经学方面毒性的部分原因。

建议 MAOI 与 L-色氨酸的合用通常是有效的。然而，也确有合用导致毒性的报道。故如欲合用，L-色氨酸应从小剂量（0.5 g）开始，然后逐渐增量，以能良好控制病情且又不致引起毒副作用为度。实际上，由于 L-色氨酸可能与一种嗜酸细胞增多－肌痛综合征有关，故在部分国家已停用，因此，该两种药在临床上联用的情况也许会越来越少。

（王垣芳）

主要参考文献

Andersson ML，et al，2011. Possible drug-drug interaction between quetiapine and lamotrigine-evidence from a Swedish TDM database. *Br J Clin Pharmacol*，72（2）：321-329

Azuma J，et al，2012. The relationship between clinical pharmacokinetics of aripiprazole and CYP2D6 genetic polymorphism：effects of CYP enzyme inhibition by coadministration of paroxetine or fluvoxamine. *Eur J Clin Pharmacol*，68：29-37

Belle DJ，et al，2002. Effect of potent 2D6 inhibition by paroxeline on atomoxetine pharmacokinetics. *J Clin Pharmacol*，42：1219-1227

Bennett JE，2011. Antifungal agents. In：*Goodman & Gilman's The pharmacological basis of therapeutics，12th ed*. Brunton LL（editor），McGraw-Hill Co，Inc，New York：1571-1591

Berecz R，et al，2003. Thioridazine steady-state plasma concentrations are influenced by tobacco smoking and CYP2D6，but not by the *CYP2C9* genotype. *Eur J Clin Pharmacol*，59：45-50

Chang WH，et al，1999. In-vitro and in-vivo evaluation of the drug-drug interaction between fluvoxamine and clozapine. *Psychopharmacology*，145：91-98

Chiu CC, et al, 2004. Dose-dependent alterations in the pharmacokinetics of olanzapine during coadministration of fluvoxamine in patients with schizhophrenina. *J Clin Pharmacol*, 44: 1385-1390

Cooper JM, et al, 2014. The pharmacokinetics of sertraline in overdose and the effect of activated charcoal. *Br J Clin Pharmacol*, 79 (2): 307-315

Darwish M, et al, 2012. Investigation of a Possible Interaction Between Quetiapine and Armodafinil in Patients With Schizophrenia: An Open-Label, Multiple-Dose Study. *J Clin Pharmacol*, 52: 1399-1409

Fan L, et al, 2009. Induction of cytochrome P450 2B6 activity by the herbal medicine baicalin as measured by bupropion hydroxylation. *Eur J Clin Pharmacol*, 65: 403-409

Farid NA, et al, 2008. Prasugrel, a New Thienopyridine Antiplatelet Drug, Weakly Inhibits Cytochrome P450 2B6 in Humans. *J Clin Pharmacol*, 48: 53-59

Farré M, et al, 2007. Pharmacological Interaction between 3,4-Methylenedioxymethamphetamine (Ecstasy) and Paroxetine: Pharmacological Effects and Pharmacokinetics. *J Pharmacol Exp Ther*, 323: 954-962

Fischer M, et al, 2013. Elevated clozapine serum levels in combination with perazine. *Psychopharmacology* (Berl), 226: 623-5

Greenblatt DJ, et al, 2003. Short-term exposure to low-dose ritonavir impairs clearance and enhances adverse effects of trazodone. *J Clin Pharmacol*, 43: 414-422

Grimm SW, et al, 2005. Effects of cytochrome P4503A modulators ketoconazole and carbamazepine on quetiapine pharmacokinetics. *Br J Clin Pharmacol*, 61 (1): 58-69

Grosser T, et al, 2011. Anti-inflammatory, anttipyretic, and analgesic agents; pharmacotherapy of gout. In: *Goodman & Gilman's The pharmacological basis of therapeutics*, 12th ed. Brunton LL (editor), McGraw-Hill Co, Inc, New York: 959-1004

Gumbo T, 2001. Chemotherapy of tuberculosis, *Mycobacterium avium* complex disease, and leprosy. In: *Goodman & Gilman's The pharmacological basis of therapeutics*, 12th ed. Brunton LL (editor), McGraw-Hill Co, Inc, New York: 1549-1570

Ignjatovic AR, et al, 2008. Moclobemide monotherapy vs. combined therapy with valproic acid or carbamazepine in depressive patients: a pharmacokinetic interaction study. *Br J Clin Pharmacol*, 67 (2): 199-208

Johne A, et al, 2002. Decreased plasma levels of amitriptyline and its metabolites on comedication with an extract from St John's wort (*Hypericun perforatum*). *J Clin Psychopharmacol*, 22 (1): 46-54

Kim K-A, et al, 2008. Effect of Rifampin, an Inducer of CYP3A and P-glycoprotein, on the Pharmacokinetics of Risperidone. *J Clin Pharmacol*, 48: 66-72

Köhnke MD, et al, 2006. Cytochrome P450 2D6 dependent metabolization of risperidone is inhibited by melperone. *Eur J Clin Pharmacol*, 62: 333-334

Laine K, et al, 2004. Effect of the novel anxiolytic drug deramciclane on cytochrome P450 2D6 activity as measured by desipramine pharmacokinetics. *Eur J Clin Pharmacol*, 59: 893-898

Lee AM, et al, 2006. Phenobarbital increases monkey in vivo nicotine disposition and induces liver and brain CYP2B6 protein. *Br J Pharmacol*, 148 (6): 786-794

Li KY, et al, 2005. Effect of erythromycin on metabolism of quetiapine in Chinese suffering from schizophrenia. *Eur J Clin Pharmacol*, 60: 791-795

Lindh JD, et al, 2004. Effect of ketoconazole on venlafaxine plasma concentrations in extensive and poor metabolisers of debrisoquine. *Eur J Clin Pharmacol*, 59: 401-406

Lozano R, et al, 2013. Clinical relevance of the (S) -citalopram-omeprazole interaction in geriatric patients. *Br J Clin Pharmacol*, 77 (6): 1086-1087

MacDougall C, 2011. Protein synthesis inhibitors and miscellaneous antibacterial agents. In: *Goodman & Gilman's The pharmacological basis of therapeutics*, 12th ed. Brunton LL (editor), McGraw-Hill Co, Inc, New York: 1521-1547

Madani S, et al, 2002. Effect of terbinafine on the pharmacokinetics and pharmacodynamics of desipramine in healthy volunteers identified as CYP2D6 extensive metabolizers. *J Clin Pharmacol*, 42: 1211-1218

Meyer JM, 2011. Pharmacotherapy of psychosis and mania. In: *Goodman & Gilman's The pharmacological basis of therapeutics*, 12th ed. Brunton LL (editor), McGraw-Hill Co, Inc, New York: 417-455

Micuda S, et al, 2004. Inhibitory effects of memantine on human cytochrome P450 activities: prediction of in vivo drug interactions. *Eur J Clin Pharmacol*, 60: 583-589

Nichols AI, et al, 2009. The Effects of Desvenlafaxine and Paroxetine on the Pharmacokinetics of the Cytochrome P450 2D6 Substrate Desipramine in Healthy Adults. *J Clin Pharmacol*, 49: 219-228

O'Donnell JM, et al, 2011. Drug therapy of depression and anxiety disorders. In: *Goodman & Gilman's The pharmacological basis of therapeutics*, 12th ed. Brunton LL (editor), McGraw-Hill Co, Inc, New York: 397-415

Park J, et al, 2010. Dose-Related Reduction in Bupropion Plasma Concentrations by Ritonavir. *J Clin Pharmacol*, 50: 1180-1187

Paulzen M, et al, 2017. Cytochrome P450-mediated interaction between perazine and risperidone: implications for antipsychotic polypharmacy. *Br J Clin Pharmacol*, 83: 1668-1675

Polasek TM，et al，2006. Quantitative prediction of macrolide drug-drug interacton potential fromin vitro studies using testosterone as the human cytochrome P4503A substrate. Eur J Clin Pharmacol，62：203-208

Qin W-J，et al，2012. Rapid clinical induction of bupropion hydroxylation by metamizole in healthy Chinese men. *Br J Clin Pharmacol*，74（6）：999-1004

Raaska K，et al，2000. Ciprofloxacin increases serum clozapine and N-desmethylclozapine：a study in patients with schizophrenia. *Eur J Clin Pharmacol*，56：585-589

Raaska K，et al，2001. Effect of influenza vaccination on serum clozapine and its main metabolite concentrations in patients with schizophrenia. *Eur J Clin Pharmacol*，57：705-708

Reilly RF，et al，2011. Regulation of renal function and vascular volume. In：*Goodman & Gilman's The pharmacological basis of therapeutics*，*12th ed*. Brunton LL（editor），McGraw-Hill Co，Inc，New York：671-719

Rostami-Hodjegan A，et al，2004. Influence of dose，cigarette smoking，age，sex，and metabolic activity on plasma clozapine concentrations：a predictive model and nomograms to aid clozapine dose adjustment and to assess compliance in individual patients. *J Clin Psychopharmacol*，24：70-78

Sitsen JMA，et al，2000. Concomitant use of mirtazapine and cimetidine：a drug-drug interaction study in healthy male subjects. *Eur J Clin Pharmacol*，56：389-394

Spaans E，et al，2002. Concomitant use of mirtazapine and phenytoin：a drug-drug interaction study in healthy male subjects. *Eur J Clin Pharmacol*，58：423-429

Viguera AC，et al，2007. Lithium in breast milk and nursing infants：clinical implications. *Am J Psychiatry*，164：342-345

Walsky RL，et al，2006. Evaluation of 227 Drugs for In Vitro Inhibition of Cytochrome P450 2B6. *J Clin Pharmacol*，46：1426-1438

Wang CY，et al，2004. The differential effects of steady-state fluvoxamine on the pharmacokinetics of olanzapine and clozapine in healthy Volunteers. *J Clin Pharmacol*，44：785-792

Weiss J，et al，2003. Inhibition of P-glycoprotein by newer antidepressants. *J Pharmacol Exp Ther*（JPET），305（1）：197-204

Wennerholm A，et al，2006. Amodiaquine，its desethylated metabolite，or both，inhibit the metabolism of debrisoquine（CYP2D6）and losartan（CYP2C9）in vivo. *Eur J Clin Pharmacol*，62：539-546

Wojcikowski J，et al，2000. Distribution interactions between perazine and antidepressant drugs. *In vivo* studies. *Pol J Pharmacol*，52：449-57

Yasui-Furukori N，et al，2004. Fluvoxamine dose-dependent interaction with haloperidol and the effects on negative symptoms in schizophrenia. *Psychopharmacology*，171：223-227

Yasui-Furukori N，et al，2007. Terbinafine increases the plasma concentration of paroxetine after a single oral administration of paroxetine in healthy subjects. *Eur J Clin Pharmacol*，63：51-56

第十三章　镇静催眠药

第一节　巴比妥类

［苯巴比妥（鲁米那）－间歇性血卟啉病］[1]
Phenobarbital－Intermittent Porphyria

要点　苯巴比妥可诱发或加重间歇性血卟啉病（血紫质病）的发作。

有关药物　其他巴比妥类（戊巴比妥、异戊巴比妥、司可巴比妥等）、甲丙氨酯（安宁）、氨基比林、六氯代苯、氯喹，及灰黄霉素等，也可诱发或加重间歇性血卟啉病的发作。

机制　苯巴比妥使氨基戊酮酸合成酶生成增加，从而增加卟啉的合成。动物研究表明，这些变化伴有 δ-氨基戊酮酸合成增加。

灰黄霉素可一过性增加红细胞原卟啉水平，使卟啉的生成和排泄增加，也可能是其诱发或加重间歇性血卟啉病发作的原因之一。

建议　在我国，血卟啉病主要是急腹症型，急性腹痛是主要临床症状。如不了解此病的既往史，在患者急性腹痛发作时，给予巴比妥类药物镇静催眠，则可加重发作，甚至导致危象。间歇性血卟啉病应绝对禁忌上述药物，其他类型血卟啉病也应避免使用上述药物。安眠酮和苯二氮䓬类（地西泮、氯氮䓬等）相对缺乏上述作用，必要时可用来代替巴比妥类。

［苯巴比妥（鲁米那）－疼痛］[2]
Phenobarbital－Pain

要点　当有疼痛存在时，给予苯巴比妥后，可引起不安、兴奋，甚至谵妄等现象。

有关药物　其他巴比妥类（戊巴比妥、异戊巴比妥、司可巴比妥等）及非镇痛性催眠药（如地西泮、氯氮䓬、甲丙氨酯、格鲁米特等），也可引起类似的矛盾现象。

机制　这种矛盾现象的机制，目前还不了解。

建议　当有疼痛存在时，不用或慎用苯巴比妥。解热镇痛药及麻醉镇痛药无此种矛盾现象，必要时可选用。

［苯巴比妥（鲁米那）－胺碘酮（乙胺碘呋酮，安律酮）］[2]
Phenobarbital－Amiodarone

要点　苯妥英与胺碘酮合用时，前者的血浓度可升高，有可能导致中毒；而后者的血浓度则降低，治疗作用有可能减弱。

有关药物　根据代谢途径的类似性推测，其他巴比妥类（如戊巴比妥、异戊巴比妥、司可巴比妥等）以及苯巴比妥的结构类似物扑米酮（扑痫酮，去氧苯比妥；在体内转化为活性代谢物苯巴比妥和苯乙基丙二酰胺）与胺碘酮之间可发生类似相互影响。

机制　已知胺碘酮可抑制 CYP1A2、CYP2C9、CYP2D6、CYP3A4，及 P-糖蛋白，而本身主要经 CYP3A4 代谢为活性脱乙基代谢物。苯巴比妥主要由 CYP2C9 和 CYP2C19 代谢，对 CYP2C 和 3A 亚家族有诱导作用。因此认为，苯巴比妥血浓度的升高与胺碘酮对 CYP2C9 的抑制有关，而胺碘酮血浓度的降低则归因于苯妥英对 CYP3A4 的诱导。另外，胺碘酮也广泛与血清蛋白及组织蛋白结合，故置换作用对苯巴比妥血浓度的升高也可能有一定影响。

建议 在不能监测血药浓度和临床疗效的情况下，应避免两者合用。必须合用且具备上述条件的话，应注意根据血药浓度及疗效进行剂量调整。苯巴比妥的剂量也许需要减少，而胺碘酮的剂量可能要增加。应了解胺碘酮的半衰期较长（13～103 天），停用后该相互影响仍可持续，故于停用后应继续监测数周。

[苯巴比妥（鲁米那）－咖啡因（咖啡碱）][3]
Phenobarbital－Caffeine

要点 对 42 名患者进行的安慰剂对照研究表明，咖啡因可削弱或取消苯巴比妥的催眠作用。

有关药物 根据药理作用推测，其他巴比妥类镇静催眠药（戊巴比妥、异戊巴比妥、司可巴比妥等）与咖啡因之间可发生类似相互影响。

机制 该相互影响可用两药相反的药理作用来解释。苯巴比妥抑制脑干网状结构上行激活系统，从而使大脑皮层细胞兴奋性降低，进而转入抑制及睡眠，而咖啡因则兴奋大脑皮层，使睡意消失。

建议 虽然直接研究的报道较少，但该相互影响可以成立。建议巴比妥类催眠药的患者于睡前一定时间内避免饮用含有咖啡因的饮料（如茶、咖啡、可乐），以免影响巴比妥类的催眠效果。这一原则对非巴比妥类催眠药可能也适用，但尚有待证实。

[苯巴比妥（鲁米那）－哌甲酯（哌醋甲酯，利他林）][2]
Phenobarbital－Methylphenidate

要点 有证据表明，同时应用苯巴比妥和哌甲酯，前者的 CNS 抑制作用增强。

有关药物 根据药理作用和代谢途径的类似性推测，其他巴比妥类（包括戊巴比妥、异戊巴比妥、司可巴比妥等）与哌甲酯之间可发生类似相互影响，有些已得到证实。

鉴于扑米酮在体内代谢为苯巴比妥，因此预料与哌甲酯之间可发生类似相互影响。

机制 已知苯巴比妥在体内的代谢主要由 CYP2C9 和 CYP2C19 负责，故有人认为该影响可能与哌甲酯对这两种 CYP 的抑制作用有关。然而，哌甲酯在体内主要生成脱酯化产物，其代谢与 CYP 无关。因此，上述假设有待进一步证实。

建议 虽然该影响的确切机制尚不清楚，但两者同用时确有苯巴比妥 CNS 抑制作用的增强（治疗量时，哌甲酯增强苯巴比妥 CNS 抑制作用的强度类似于异烟肼和单胺氧化酶抑制剂苯乙肼），因此建议，在应用哌甲酯治疗期间最好避免给予巴比妥类镇静催眠药，反之亦然。如为必需，应考虑到巴比妥类的 CNS 抑制作用可能增强，并据情下调巴比妥类的剂量。

[苯巴比妥（鲁米那）－扑米酮（扑痫酮）][4]
Phenobarbital－Primidone

要点 合用扑米酮和苯巴比妥，血清苯巴比妥浓度升高。

机制 扑米酮在体内代谢为苯巴比妥和苯乙基丙二酰胺。增加的苯巴比妥其实是扑米酮代谢为苯巴比妥的结果。严格来说，这算不得是一种药物间的相互影响。

建议 扑米酮与苯巴比妥合用无意义，因前者的抗癫痫作用主要起因于其代谢物苯巴比妥。两者合用的结果不过是作用的叠加。因此，此种"相互影响"在临床实践中不应遇到。然而，对其有所了解不无价值。

[苯巴比妥（鲁米那）－丙戊酸（二丙基乙酸，敌百痉）][2]
Phenobarbital－Valproic Acid

要点 同用苯巴比妥和丙戊酸，可使前者血浓度升高，某些患者可出现苯巴比妥中毒的症状和体征，但丙戊酸的血浓度可能降低。

有关药物 在一组用扑米酮治疗的儿童中，加用丙戊酸后扑米酮血浓度升高，以致需要减少剂量。但在此后，扑米酮血浓度持续下降，致使不得不再增加剂量（见［扑米酮－丙戊酸］）。有报道说，成人同用丙戊酸和扑米酮后，扑米酮的血浓度既可升高，也可降低，或无改变，但丙戊酸浓度普遍下降。另有报道说，甲苯巴比妥使一成人的丙戊酸浓度明显下降。其他巴比妥类（异戊巴比妥、仲丁巴比妥、司可巴比妥等）同样具有肝药酶诱导作用，故有可能与丙戊酸发生类似相互影响。双丙戊酸钠也可与苯巴比妥发生类似相互影响。

机制 丙戊酸可改变苯巴比妥的多种药动学参数，如半衰期延长、血浆清除率，及代谢清除率降低等。已知丙戊酸是 CYP2C9 和 CYP2C19 的底物，对 CYP2C9 有明显抑制作用。虽然丙戊酸与 CYP2C9 和 CYP2C19 有很高的亲和力，但其本身主要在 UGT 的作用下与葡糖醛酸络合以及 β 氧化代谢，仅有一小部分的代谢与 CYP2C9 和 CYP2C19 有关。苯巴比妥在肝的氧化代谢主要由 CYP2C9/10 和 CYP2C19 负责，少部分由 CYP2E1 代谢。因此认为，苯巴比妥血浓度的升高与丙戊酸对 CYP2C9 和 CYP2C19 的竞争性和非竞争性抑制有关，而丙戊酸血浓度的降低则起因于苯巴比妥对 UGT 以及 CYP2C9 和 CYP2C19 的诱导。

建议 加用丙戊酸后，苯巴比妥需减量。有人提议，剂量可减少 $30\% \sim 75\%$。苯巴比妥的生物半衰期长，需要 15～20 天才达新的稳态浓度。丙戊酸浓度降低的意义还不清楚，但测定其血浓度可能有助于剂量调整。

［苯巴比妥（鲁米那）－卤加比（氟柳双胺）][3]
Phenobarbital－Halogabide（Progabide）

要点 拟氨基丁酸药卤加比（一种较新的抗癫痫药）可升高苯巴比妥的血药浓度。

有关药物 卤加比对其他巴比妥类镇静催眠药（戊巴比妥、异戊巴比妥、司可巴比妥等）是否有类似影响，还未见报道。

机制 不清楚。

建议 两者合用时，应注意苯巴比妥的作用是否增强，苯巴比妥的需要量可能减少。已证明卤加比不改变卡马西平、丙戊酸钠，及硝西泮的血浓度，如果行得通的话，可考虑用来代替苯巴比妥与卤加比合用。

［苯巴比妥（鲁米那）－司替戊醇][2]
Phenobarbital－Stiripentol

要点 同时应用苯巴比妥和抗癫痫药司替戊醇，前者的清除率降低（40%）。

有关药物 其他巴比妥类镇静催眠药（戊巴比妥、异戊巴比妥、司可巴比妥等）与司替戊醇之间是否会发生类似相互影响，尚缺乏证据。然而，如果机制涉及肝药酶的话，预料有可能发生。

机制 可能是司替戊醇抑制与苯巴比妥代谢有关的肝药酶，从而使其代谢清除减少，血浓度升高。

建议 如不能避免两者联用的话，苯巴比妥的剂量应适当减少，以避免因伍用司替戊醇导致的血浓度升高和可能发生的毒性反应。

［苯巴比妥（鲁米那）－米安色林（米塞林，甲苯吡卓，美安适宁）][3]
Phenobarbital－Mianserin

要点 四环类抗抑郁药米安色林与苯巴比妥同时应用，可明显增强苯巴比妥的中枢抑制作用，合用乙醇时尤甚。

有关药物 见［苯巴比妥－曲唑酮］。

机制 米安色林有较强的镇静（中枢抑制）作用，该作用与苯巴比妥的中枢抑制作用相加。

建议 参见［苯巴比妥－曲唑酮］。

[苯巴比妥（鲁米那）－氟伏沙明（三氟戊肟胺）][2]
Phenobarbital－Fluvoxamine

要点 同时应用苯巴比妥和选择性 5-羟色胺（5-HT）再摄取抑制剂（SSRI）氟伏沙明，前者的半衰期延长，作用和毒性增强。

有关药物 根据相互影响的机制推测，同属 SSRI 的去甲氟西汀（本身由 CYP2D6、2C19，及 3A4 代谢，同时对 CYP3A4 有明显抑制作用）、氟西汀（本身由 CYP2D6 和 CYP2C9 代谢，同时也是 CYP2D6 和 CYP2C9 的抑制剂），及西酞普兰（主要由 CYP3A4 和 CYP2C19 代谢）与苯巴比妥之间可发生类似相互影响。

根据代谢途径的类似性推测，其他巴比妥类（如戊巴比妥、异戊巴比妥、司可巴比妥等）与氟伏沙明之间可发生类似相互影响。

机制 氟伏沙明本身由 CYP2D6、CYP1A2、CYP2C9，及 3A4 代谢，同时对 CYP1A2、CYP2C9、CYP2C19，及 CYP3A3/4 有明显抑制作用。已知苯巴比妥的代谢主要由 CYP2C9 和 CYP2C19 负责。因此认为，该影响起因于氟伏沙明对苯巴比妥经 CYP2C9 和 CYP2C19 代谢的抑制（包括竞争性抑制和非竞争性抑制）。

通常认为，苯巴比妥对氟伏沙明的代谢不会造成明显影响，原因在于苯巴比妥与 CYP 酶的亲和力低于氟伏沙明，长期合用后尚能诱导 CYP（包括 CYP1A2 以及 CYP2C 和 3A 亚家族）从而加速氟伏沙明的代谢，故可部分或完全抵消其对氟伏沙明代谢的抑制性影响。

建议 该相互影响肯定而复杂，是临床用药中值得注意的问题。通常建议避免两类药物的同时应用。如为必需，且行得通的话，可考虑用其代谢不依赖于 CYP2C9 和 CYP2C19 且对这两种 CYP 无明显抑制作用的 SSRI 代替氟伏沙明，如舍曲林、文拉法辛，及帕罗西汀。

[苯巴比妥（鲁米那）－曲唑酮（三唑酮，曲拉唑酮，氯哌三唑酮）][3]
Phenobarbital－Trazodone

要点 同时应用治疗量苯巴比妥和曲唑酮，有引起明显中枢抑制的报道。

有关药物 大多数抗抑郁药（如三环类抗抑郁药阿米替林，四环类抗抑郁药米安色林等）都具有一定的中枢抑制作用，因此也像曲唑酮一样，可与苯巴比妥发生类似相互影响。根据相互影响的机制推测，其他巴比妥类（戊巴比妥、异戊巴比妥、司可巴比妥等）与曲唑酮之间的类似相互影响也可发生。

机制 治疗量曲唑酮（属三唑吡啶类抗抑郁药，和其他选择性 5-HT 再摄取抑制剂一样，通过阻断突触前膜 5-HT 的再摄取而发挥抗抑郁作用）具有一定的镇静（中枢抑制）作用，该作用与苯巴比妥的中枢抑制作用相加。

建议 正在应用苯巴比妥治疗期间加用曲唑酮，应考虑到中枢抑制作用相加可能带来的不利影响，反之亦然。但是，是否因此需要减少苯巴比妥的剂量，应根据具体情况而定。

[苯巴比妥（鲁米那）－苯乙肼][2]
Phenobarbital－Phenelzine

要点 同时应用苯巴比妥和苯乙肼，苯巴比妥的作用时间延长。

有关药物 鉴于其他单胺氧化酶抑制剂（异卡波肼、帕吉林、反苯环丙胺等）对苯巴比妥的代谢有类似影响，因此预料也可延长苯巴比妥的中枢神经系统抑制作用。根据相互影响的机制推测，苯乙肼与其他巴比妥类（戊巴比妥、异戊巴比妥、司可巴比妥等）之间的类似相互影响也有可能发生。反苯环丙胺与异戊巴比妥之间的类似相互影响已经证实（见 [异戊巴比妥－反苯环丙胺]）。

机制 苯乙肼等单胺氧化酶抑制剂除具有特异性单胺氧化酶抑制作用外，尚可非特异性抑制肝微粒体酶。认为苯乙肼对肝微粒体酶的非特异性抑制作用是干扰巴比妥类代谢、延长其作用时间的原因。

建议 接受苯乙肼或其他单胺氧化酶抑制剂的患者，以及接受其他具有单胺氧化酶抑制作用的药物（如呋喃唑酮、丙卡巴肼等）的患者，应慎用苯巴比妥或其他巴比妥类药物。如必须同时应用，应减少巴比妥类的剂量或延长给药间隔时间。

［苯巴比妥（鲁米那）－乙醇］[2]
Phenobarbital－Ethyl Alcohol（Ethanol，Alcohol，Ethyl）

要点 乙醇和苯巴比妥同用时，可使中枢神经系统抑制作用增强。短期饮酒，可增强苯巴比妥的作用，延长其半衰期；但长期饮酒者，对苯巴比妥的影响存在很大的个体差异。

有关药物 短期饮酒后，对其他巴比妥类（异戊巴比妥、司可巴比妥、仲丁巴比妥等）也可导致类似影响。

机制 这种相互影响的中枢神经系统抑制作用，起因于苯巴比妥和乙醇二者作用的协同。短期饮酒对肝微粒体酶有抑制作用，因此增强巴比妥类的作用，延长半衰期。长期饮酒，似乎对肝微粒体酶有刺激作用，从而加速苯巴比妥的代谢，导致作用减弱，半衰期缩短，但这种作用存在个体差异。

建议 实际上，乙醇可增强所有中枢神经系统抑制药的作用，包括镇静催眠药、抗惊厥药、抗组胺药等。同样，巴比妥类的中枢抑制作用也可被多种中枢抑制药增强，但乙醇是这些药物中最常见者，其次是第一代抗组胺药（参见［苯巴比妥－氯环嗪］）。中等量乙醇可损害驾驶或机器操作能力，同时服用上述药物（包括巴比妥类），则加重损害，危险性更大。应用巴比妥类或右旋丙氧吩（也见［丙氧吩－乙醇］）者同时饮酒有造成多例死亡的报道。因此建议，应用中枢神经系统抑制药治疗期间，最好避免饮酒，特别是大量饮酒。

虽然苯二氮䓬类镇静催眠药也与乙醇发生相互影响，但在治疗乙醇戒断时，可能优于巴比妥类，因为它们的呼吸抑制作用较弱，也不干扰睡眠时相。

［苯巴比妥（鲁米那）－双硫仑（双硫醒，戒酒硫）］[2]
Phenobarbital－Disulfiram

要点 同时应用苯巴比妥和双硫仑，可使前者的血浓度升高，中枢抑制作用增强。

有关药物 根据相互影响的机制推测，预料双硫仑对其他巴比妥类镇静催眠药（如戊巴比妥、异戊巴比妥、司可巴比妥等）的代谢可发生类似影响。

苯巴比妥的结构类似物扑米酮在体内转化为苯巴比妥，预料与双硫仑可发生类似相互影响。有证据表明，另一种抗癫痫药苯妥英与双硫仑之间可发生类似相互影响，有关细节参见［苯妥英－双硫仑］。

同属抗癫痫药的丙戊酸在体内的代谢也由 CYP2C9 和 CYP2C19 负责，是否会与双硫仑发生类似相互影响，尚未见报道。卡马西平的代谢也有 CYP2C9 的参与，但以 CYP3A4 为主，因此，即使与双硫仑可发生类似相互影响，也不会像双硫仑－苯巴比妥之间的相互影响那么明显。

机制 已证明双硫仑对 CYP2C9 和 CYP2C19 有抑制作用，而苯巴比妥的代谢由 CYP2C9 和 CYP2C19 负责，因此认为两者同用时前者对后者代谢的抑制是该影响的机制。

建议 该影响明确，因此，最好避免两者的同时应用。如果必须同时应用，苯巴比妥的剂量应酌情减少。

［苯巴比妥（鲁米那）－右丙氧吩（右旋丙氧吩）］[3]
Phenobarbital－Dextropropoxyphene

要点 4 名正在应用苯巴比妥治疗的癫痫患者加用右丙氧吩（65 mg，每日 3 次）1 周后，苯巴比妥血浓度平均升高 20%。

有关药物 右丙氧吩与其他巴比妥类（戊巴比妥、异戊巴比妥、司可巴比妥等）之间是否会发生类似相互影响，尚未见报道。

机制 右丙氧吩的化学结构及药理作用类似于美沙酮，已证明可抑制苯二氮䓬类的羟化代谢。苯巴比妥血浓度的升高是否与右丙氧吩抑制肝代谢有关，尚不清楚。

建议 右丙氧吩副作用较多，且有一定毒性，故许多国家已经停产，我国也于 2011 年封杀。此种相互影响的临床意义尚未确定，但苯巴比妥血浓度的升高加之右丙氧吩本身的中枢抑制作用，有可能对患者带来不利影响，故于同用期间有必要密切随访观察有无苯巴比妥过量的症状和体征。另外，也可选用与苯巴比妥无相互影响的止痛药代替右丙氧吩。

[苯巴比妥（鲁米那）－阿司匹林（乙酰水杨酸）][2]
Phenobarbital－Aspirin（Acetylsalicylic Acid）

要点 同时应用苯巴比妥和阿司匹林，游离苯巴比妥的血浓度升高，作用可能有一过性增强。

有关药物 根据相互影响的机制推测，预料苯巴比妥与其他水杨酸类（如水杨酸、双水杨酯、二氟尼柳等）之间，以及其他巴比妥类镇静催眠药（如戊巴比妥、异戊巴比妥、司可巴比妥等）与阿司匹林之间，可发生类似相互影响。

机制 阿司匹林在体内生成的水杨酸与白蛋白（清蛋白）有高度亲和力，可置换与白蛋白结合的苯巴比妥，从而使其游离血浓度升高。

建议 阿司匹林生成的水杨酸置换苯巴比妥的蛋白结合导致的游离苯巴比妥血浓度升高，固然可使其作用有一过性增强，但与此同时其代谢也加速。因此，随着时间的推迟，苯巴比妥的作用可能减弱。这种作用先强后弱的情况在药物的相互影响中也许并不少见（竞争蛋白结合的药物多半可出现此种情况），但其具体临床意义需区别对待。就苯巴比妥－阿司匹林间的相互影响而论，如非长期用于某些疾病的治疗（如癫痫的治疗），可能无什么重要临床意义。不过，如果能避免两者合用，在任何情况下都不无益处。

[苯巴比妥（鲁米那）－药用炭][2]
Phenobarbital－Medicinal Charcoal

要点 已证明药用炭可增加苯巴比妥的非肾清除率（使总体清除率增高 $52\%\sim80\%$）。正常受试者口服苯巴比妥后 10 小时，再分次给予大剂量药用炭，使苯巴比妥血浓度明显下降，半衰期缩短（平均从 110 小时缩短至 19.8 小时）。

有关药物 根据相互影响的机制推测，预料药用炭可与其他巴比妥类（戊巴比妥、异戊巴比妥、司可巴比妥等）发生类似相互影响。

机制 有充分证据表明，短期大剂量服用药用炭，可显著减少许多毒物（包括巴比妥类药物）在胃肠道的吸收。据此推断，药用炭吸附苯巴比妥，从而限制其从胃肠道的吸收。近年来有人发现，药用炭不仅能阻止药物的胃肠道吸收，而且也能加速已被吸收药物从体内的清除。

建议 苯巴比妥治疗期间不应给予药用炭，以防血浓度降低。如必须给予药用炭，两药服用的间隔时间应尽可能长一些。然而，如因苯巴比妥过量中毒，应及早给予药用炭，以阻止苯巴比妥的吸收。临床上已有用药用炭治疗苯巴比妥过量中毒成功的报道。

[苯巴比妥（鲁米那）－氢氧化铝][2]
Phenobarbital－Aluminum Hydroxide

要点 应用苯巴比妥和氢氧化铝，苯巴比妥的生物利用度降低。

有关药物 根据相互影响的机制推测，其他含铝盐和（或）镁盐的复方抗酸药以及可溶性抗酸药（如碳酸钙、碳酸氢钠等）都可与苯巴比妥发生类似相互影响。其他巴比妥类镇静催眠药（戊巴比妥、异戊巴比妥、司可巴比妥等）与氢氧化铝之间是否会发生类似相互影响，尚未见报道，但预料有可能发生，只是程度不同而已。

机制 氢氧化铝凝胶通过凝胶表面的吸附或通过明显延迟胃排空，可推迟其他药物（包括苯巴比妥）的吸收。另一方面，抗酸药，尤其是可溶性抗酸药（如碳酸钙、碳酸氢钠等）或含有铝盐和镁盐的复方制剂，可通过改变尿液的 pH 而改变药物经肾的清除。苯巴比妥属于弱酸，在小肠上段吸收后部分经过肝代谢，有 $27\%\sim50\%$ 以原型经肾排泄。当尿液 pH 升高（氢氧化铝、含铝复方抗酸药，及可溶性抗酸药都可升高尿液 pH）时，苯巴比妥的肾清除率增高（这与奎尼丁等弱碱性药物正好相反，见 ［奎尼丁－氢氧化铝］）。

建议　当服用含氢氧化铝的复方抗酸药时，除可通过凝胶吸附及延迟胃排空而影响苯巴比妥的吸收外，尚有可能升高尿液 pH，从而加速苯巴比妥的排泄，导致苯巴比妥血浓度明显降低（碱化尿液，促进苯巴比妥的排泄，也因此是解救苯巴比妥中毒的有效手段之一）。因此，同用这两种制剂的患者，应测定尿液 pH 及苯巴比妥血浓度，观察苯巴比妥的作用有无减弱并于必要时增加苯巴比妥的剂量。

［苯巴比妥（鲁米那）－硫酸镁］[2]
Phenobarbital－Magnesium Sulfate

要点　口服苯巴比妥过量用硫酸镁导泻，有引起中枢抑制加重的报道。

有关药物　任何中枢抑制药的中枢抑制作用都可被肠道应用的硫酸镁所增强。

机制　虽然通常认为 Mg^{2+} 在肠道不容易吸收，但并非绝对不吸收。即使仅有少量吸收，也足可加重中枢抑制药的中枢抑制作用。

建议　中枢抑制药中毒，如果有导泻指征的话，应选用硫酸钠。但是如有心力衰竭，两者皆应避免。

［苯巴比妥（鲁米那）－地芬诺酯（苯乙哌啶）］[2]
Phenobarbital－Diphenoxylate

要点　苯巴比妥与止泻药地芬诺酯合用，前者的中枢神经系统抑制作用增强。

有关药物　根据相互影响的机制推测，预料地芬诺酯与所有中枢神经系统抑制药（如巴比妥类的戊巴比妥、异戊巴比妥、司可巴比妥等，苯二氮䓬类的地西泮、氯氮䓬、氟西泮等，其他中枢神经系统抑制药水合氯醛、乙醇、格鲁米特等）之间都可发生类似相互影响。具有镇静作用的镇咳药（如可待因、羟蒂巴酚、普罗吗酯等）及麻醉性镇痛药（如吗啡、哌替啶、芬太尼等）与地芬诺酯的类似相互影响也可发生。

机制　地芬诺酯本身有中枢神经系统抑制作用，其抑制作用与苯巴比妥的作用可相加。

建议　尽可能避免两者合用。如果必须合用，苯巴比妥应减量。但是，如果正在应用苯巴比妥治疗癫痫的话，最好用与苯巴比妥无相互影响的止泻药代替地芬诺酯，如洛哌丁胺（作用与地芬诺酯相似，但治疗量无中枢抑制作用）、利达脒（为外周 α_2 肾上腺素能受体激动药，抑制肠道液体和电解质分泌，同时增进其吸收）、思密达（如用其代替地芬诺酯，也像药用炭一样，应与苯巴比妥分开服用。一般认为，在服用思密达之前 1 小时服其他药物，可避免相互影响）等。

［苯巴比妥（鲁米那）－西沙必利（普瑞博思，优尼必利）］[2]
Phenobarbital－Cisapride

要点　苯巴比妥与西沙必利同时应用，苯巴比妥的作用增强。

有关药物　其他胃动力药（如多潘立酮、甲氧氯普胺等）与苯巴比妥之间以及其他口服巴比妥类（戊巴比妥、异戊巴比妥、司可巴比妥等）与西沙必利之间是否会发生类似相互影响，还不清楚。但根据相互影响的机制推测，类似相互影响有可能发生。

机制　西沙必利促进胃排空，增强胃肠蠕动，加速苯巴比妥的吸收，可能是苯巴比妥作用增强的原因。

建议　该相互影响已证实，有一定临床意义。如果两者的同用不能避免，应于两者同用期间注意观察苯巴比妥的作用有无增强。

[苯巴比妥（鲁米那）-磺胺嘧啶（磺胺哒嗪）][2]
Phenobarbital-Sulfadiazine（Sulphadiazine）

要点 同时应用苯巴比妥和磺胺嘧啶，前者血浓度升高，作用增强。

有关药物 有证据表明，磺胺嘧啶与戊巴比妥、异戊巴比妥、司可巴比妥、仲丁巴比妥等中短效巴比妥类可发生类似相互影响。

已证明苯巴比妥与磺胺异噁唑之间无类似相互影响。苯巴比妥与其他磺胺类是否会发生类似相互影响，尚未见报道。对苯妥英代谢无影响的磺胺异噁唑对苯巴比妥的代谢无影响，而影响苯巴比妥代谢的磺胺嘧啶也影响苯妥英的代谢，因此预料影响苯妥英代谢的磺胺甲噁唑及磺胺甲噻二唑也会影响苯巴比妥的代谢（因为两者的代谢都主要由 CYP2C9 和 CYP2C19 负责；也见 [苯妥英-磺胺甲噻二唑]）。

根据相互影响的机制推测，苯巴比妥的结构类似物扑米酮与磺胺嘧啶之间可发生类似相互影响，因其在体内几乎完全转化为苯巴比妥发挥作用。

机制 该影响可能与磺胺嘧啶抑制 CYP2C9 从而阻碍苯巴比妥的代谢转化有关（苯巴比妥的代谢主要由 CYP2C9 和 CYP2C19 负责）。但磺胺嘧啶对苯巴比妥血浆蛋白结合的置换也不能排除。

建议 该相互影响有广泛的个体差异，相互影响的程度有明显差别。故两药必须同用时，需于同用期间密切观察。如有苯巴比妥过量的症状和体征，应根据血浓度测定结果考虑减少苯巴比妥的剂量。另外，已证明磺胺异噁唑与苯巴比妥无相互影响，因此，如果可行的话，可用其代替磺胺嘧啶。

[苯巴比妥（鲁米那）-醋竹桃霉素（三乙酰竹桃霉素）][4]
Phenobarbital-Troleandomycin（Triacetyloleandomycin）

要点 一名正在应用苯巴比妥和卡马西平治疗的癫痫患者，加用醋竹桃霉素之后，血清苯巴比妥浓度下降。已证明卡马西平对苯巴比妥的血浓度无影响，故认为苯巴比妥血浓度的下降与醋竹桃霉素有关。

有关药物 苯巴比妥与其他大环内酯类抗生素（红霉素、螺旋霉素、麦迪霉素等）之间，以及其他巴比妥类镇静催眠药（戊巴比妥、异戊巴比妥、司可巴比妥等）与醋竹桃霉素之间，是否会发生类似相互影响，尚缺乏证据。

机制 不清楚。

建议 目前看来，尚无避免两者合用的充分理由，但两药同用期间，应密切观察癫痫发作的控制情况。

[苯巴比妥（鲁米那）-氟康唑][2]
Phenobarbital-Fluconazole

要点 同时应用苯巴比妥和氟康唑，可导致苯巴比妥的血浓度升高，作用和毒性增强。

有关药物 根据代谢途径推测，其他巴比妥类镇静催眠药（戊巴比妥、异戊巴比妥、司可巴比妥等）与氟康唑之间可发生类似相互影响。扑米酮在体内转变为苯巴比妥，预料与氟康唑之间的类似相互影响也可发生。

对 5 名应用苯巴比妥降低颅内压的患者的观察表明，加用咪康唑后，苯巴比妥血浓度明显升高，总清除率下降（50%～90%）。苯巴比妥与其他唑类抗真菌药的相互影响不尽相同（也见有关章节）。根据该影响的机制推测，凡是其代谢涉及 CYP2C9 和（或）CYP2C19 的药物，以及对这两种 CYP 有抑制作用的药物，都可阻碍苯巴比妥的代谢。三唑类的伏立康唑本身由 CYP2C19、CYP2C9，及 CYP3A4 代谢，对这 3 种 CYP 也有不同程度的抑制作用（伏立康唑依赖于这 3 种 CYP 代谢的程度以及对它们抑制的程度依次为 CYP2C19＞CYP2C9＞CYP3A4），预料与苯巴比妥可发生类似影响。

机制 苯巴比妥的代谢主要由 CYP2C9/2C19 负责，而氟康唑是 CYP2C9 和 CYP3A4 的强效抑制剂，因此认为，氟康唑对 CYP2C9 的非竞争性抑制是苯巴比妥血浓度升高、作用和毒性增强的机制。

建议 必须合用时，应于合用期间监测苯巴比妥血浓度，必要时将苯巴比妥的剂量下调，以使其血浓度维持在正常治疗范围。也可考虑换用对苯巴比妥代谢影响较小（如泊沙康唑）或无明显影响的唑类抗真菌药物替氟康唑（泊沙康唑对 CYP3A4 有抑制作用，但不经 CYP3A4 代谢；然而，有鉴于纯合子 CYP2C19 慢代谢型比纯合子野生型的血浓度高达 4 倍，故认为 CYP2C19 也部分涉及泊沙康唑的代谢。因此认为，泊沙康唑也会对苯巴比妥的代谢产生抑制性影响，只是此种影响可能仅涉及对 CYP2C19 的竞争性抑制。然而，泊沙康唑的代谢与 UGT 明显相关，而苯巴比妥对 UGT 有显著的诱导作用，加之苯巴比妥对 CYP2C 的诱导，故泊沙康唑的血浓度有可能明显降低。可见，两者联用时，泊沙康唑的需要量可能明显大于常用量）。

［苯巴比妥（鲁米那）－异烟肼（雷米封，异烟酰肼）］[2]
Phenobarbital－Isoniazid

要点 同时应用苯巴比妥和异烟肼，前者的 CNS 抑制作用增强。

有关药物 已经证明异烟肼对其他巴比妥类（如戊巴比妥、异戊巴比妥、司可巴比妥等）可产生类似影响。

鉴于扑米酮在体内代谢为苯巴比妥，因此预料与异烟肼之间可发生类似相互影响。另一种抗癫痫药卡马西平部分经 CYP2C9 代谢，故与异烟肼的类似相互影响也有可能发生。

异烟肼与其他抗癫痫药之间的相互影响分别参见［苯妥英－异烟肼］和［卡马西平－异烟肼］。

机制 已知异烟肼对多种肝微粒体酶（包括 CYP2C9/2C19、CYP3A，及 CYP2D6）有一定抑制作用，而苯巴比妥主要经 CYP2C9 和 CYP2C19 代谢，因此认为，苯巴比妥 CNS 抑制作用的增强主要与异烟肼对其经 CYP2C9/2C19 代谢的非竞争性抑制有关。

建议 该影响明确，建议在应用异烟肼治疗期间最好避免给予巴比妥类镇静催眠药。如为必需，应考虑到巴比妥类的 CNS 抑制作用可能增强。

［苯巴比妥（鲁米那）－沙利度胺（反应停，酞胺哌啶酮）］[2]
Phenobarbital－Thalidomide

要点 同时应用苯巴比妥和沙利度胺，前者的镇静作用增强，有可能导致明显的中枢神经系统（CNS）抑制（Chabner et al，2011）。

有关药物 已经证明沙利度胺对所有巴比妥类镇静催眠药（如戊巴比妥、异戊巴比妥、司可巴比妥等）都可产生类似影响。

根据该影响的机制推测，包括其他镇静催眠药在内的 CNS 抑制药与沙利度胺之间可发生类似相互影响，与乙醇（ethyl alcohol，ethanol）之间的类似相互影响已经证实。

机制 在生理 pH 环境下，沙利度胺作为可迅速互变的无极性 S（－）和 R（＋）异构体的消旋混合物存在。生物学活性以及致畸作用与 R-对映体有关，而 S-对映体具有镇静特点。因此认为，苯巴比妥与沙利度胺同用时前者镇静作用的增强，与沙利度胺 S-对映体的相加或协同性增强苯巴比妥的作用有关。

建议 沙利度胺最初于 20 世纪 50 年代作为孕妇晨吐（害喜）的药物用于临床，但因灾难性的致畸作用以及短肢畸形而停用。再次进入临床起初是因为对麻风结节性红斑有效，并于 1998 年获准用于该疾患的治疗。进一步研究表明，它具有抗血管再生（也因此将其分类为血管再生抑制剂）以及免疫调理作用，这些发现激发起人们对其抗肿瘤作用研究的兴趣。研究发现，沙利度胺对多发性骨髓瘤的疗效良好，目前已经成为多发性骨髓瘤的常用药物。

该影响明确，建议避免同时应用沙利度胺和苯巴比妥（或其他 CNS 抑制药）。如为必需，应考虑到巴比妥类的 CNS 抑制作用可能增强。应用沙利度胺治疗期间，劝告患者避免饮酒。

［苯巴比妥（鲁米那）-氯环嗪（氯环利嗪）][2]
Phenobarbital－Chlorcyclizine

要点 同时应用第一代抗组胺药（H_1 受体拮抗剂）氯环嗪（化学上属第一代的哌嗪类）和苯巴比妥，可导致中枢神经系统抑制作用增强。

有关药物 这一影响已经得到临床研究的充分证实。根据相互影响的机制推测，氯环嗪和其他巴比妥类（异戊巴比妥、仲丁巴比妥、司可巴比妥等）共同应用时，也可导致中枢神经系统抑制作用的相加或协同。

基于药理作用和药动学特点的类似性，预料苯巴比妥和所有第一代抗组胺药（如哌嗪类的羟嗪、赛克利嗪、美可洛嗪等，烷基胺类的氯苯那敏、溴苯那敏、非尼拉敏等，乙醇胺类的苯海拉明、茶苯海明、多西拉敏等，乙二胺类的美吡拉敏、宋齐拉敏、曲吡那敏等，吩噻嗪类的异丙嗪、二甲替嗪、阿利马嗪等，哌啶类的赛庚啶、阿扎他定、地洛他定等）之间都可发生类似相互影响。

根据相互影响的机制推测，第二代（即无镇静作用的）H_1 受体拮抗剂（如哌嗪类的西替利嗪以及哌啶类的氯雷他定、非索非那定和特非那定等）与苯巴比妥之间不太可能发生类似相互影响，因为它们不易透过血脑屏障，故治疗量时无明显中枢抑制作用。

机制 已发现两药都有肝微粒体酶诱导作用。但短期同用时，通过代谢所致的药物作用减弱并无什么临床意义。此种相互影响的可能机制是两者中枢神经系统抑制作用的相加或协同。

建议 同时应用抗组织胺药和巴比妥类的患者，应注意两类药物中枢神经系统抑制作用的相加，尤其在驾驶或操作危险机器时。应提醒患者注意，抗组织胺药广泛存在于市售复方药物中，特别是止咳药和抗感冒药。

正在应用巴比妥类治疗的患者，如果必须应用 H_1 受体拮抗剂，可考虑给予无镇静作用的第二代药物。但在无镇静作用的第二代药物中，部分药物（如特非那定和阿司咪唑）可导致潜在致命的心律失常（在欧美一些国家这两种药物也因此停用），此点应引起临床医生重视。

［苯巴比妥（鲁米那）- 维生素 B_6（吡多辛，吡多醇）][3]
Phenobarbital－Vitamin B_6（Pyridoxine）

要点 大剂量维生素 B_6 和苯巴比妥合用时，可致苯巴比妥血浓度明显降低。但该相互影响存在个体差异，部分受试者苯巴比妥血浓度无改变。

有关药物 其他巴比妥类镇静催眠药（戊巴比妥、异戊巴比妥、司可巴比妥等）与维生素 B_6 是否会发生类似相互影响，尚无证据。然而，如果机制涉及维生素 B_6 诱导肝药酶的话，即有可能发生。

机制 尚不清楚，但据推测，维生素 B_6 可增加负责苯巴比妥代谢的肝酶活性，从而使其代谢清除加速。

建议 因为同时应用苯巴比妥和维生素 B_6 并非使所有患者的苯巴比妥血浓度都降低，故两药的合用无须避免。但是，如果合用大剂量维生素 B_6，有必要监测苯巴比妥的血浓度，并注意癫痫的控制情况。

［异戊巴比妥（阿米妥）- 反苯环丙胺][3]
Amobarbital－Tranylcypromine

要点 预先应用反苯环丙胺，可延长异戊巴比妥的中枢神经系统抑制作用。

有关药物 因为其他单胺氧化酶抑制剂（苯乙肼、异卡波肼、帕吉林等）对巴比妥类的代谢有类似影响，所以也有可能延长其他巴比妥类（苯巴比妥、司可巴比妥及仲丁巴比妥等）的中枢神经系统抑制作用。

机制 单胺氧化酶抑制剂通过干扰巴比妥类的代谢（而不是通过对单胺氧化酶的影响）产生上述作用。

建议 接受反苯环丙胺或其他单胺氧化酶抑制剂的患者，以及接受其他具有单胺氧化酶抑制作用的药物（如呋喃唑酮、丙卡巴肼等）的患者，应慎用异戊巴比妥或其他巴比妥类药物。如必须同时应用，巴比妥类的给药间隔时间需延长。

[海索比妥（环己巴比妥）－利福平（甲哌利福霉素，利米定）][3]
Hexobarbital－Rifampin（Rifampicin）

要点 8 天的利福平治疗后，使海索比妥的代谢增加近 2 倍，其药理作用也减弱。类似报道进一步表明，即使是慢性肝病患者，海索比妥的清除率也增加。停用利福平 14 天后，海索比妥浓度及清除率恢复至应用利福平前的水平。

有关药物 有报道表明，同时应用利福平和苯巴比妥，后者的代谢发生类似改变，但与此同时利福平血浓度也降低，半衰期缩短（利福平半衰期的缩短可能与苯巴比妥诱导 CYP 从而促进利福平的脱乙酰基代谢有关，因为脱乙酰基利福平的肠道重吸收减少。这与利福平－海索比妥之间相互影响的情况有所不同。但有些作者认为，利福平代谢的改变无什么临床意义）。

根据相互影响的机制推测，预料利福平对其他巴比妥类（异戊巴比妥、仲丁巴比妥、司可巴比妥等）的代谢可发生类似影响，但后者对利福平代谢影响的程度会有所不同（取决于各种巴比妥类对 CYP 诱导作用的强度）。同样，其他利福霉素衍生物（如利福定、利福喷汀、利福布汀等）与海索比妥之间的类似相互影响也可发生，但不会像利福平那么明显。

机制 利福平诱导多种 CYP（包括 CYP1A2、CYP2C9、CYP2C19，及 CYP3A4），而巴比妥类（包括海索比妥）的代谢主要由 CYP2C9 和 CYP2C19 负责，因此认为，海索比妥清除率的增高以及药理作用的减弱与利福平诱导肝药酶，从而促进其代谢有关。

建议 两药同用时，海索比妥的需要量可能增加。

第二节 苯二氮䓬类

[地西泮（安定）－普萘洛尔（心得安）][3]
Diazepam－Propranolol

要点 有报道表明，合用地西泮和普萘洛尔，地西泮的代谢清除有所减少，受试者的运动视敏度降低。

有关药物 地西泮与阿替洛尔或美托洛尔之间可发生类似相互影响。地西泮与其他 β 受体阻断药（噻吗洛尔、烯丙洛尔、索他洛尔等）之间以及其他苯二氮䓬类（氯氮䓬、三唑仑、氟西泮等）与普萘洛尔之间的相互影响尚无证据。

机制 可能起因于普萘洛尔对地西泮代谢的竞争性抑制。

建议 该相互影响轻微，且报道的结果也不完全一致，故实际临床意义可能不大。但视敏度的降低应引起注意，因为视敏度降低对某些人员（特别是司机）来说，使之易于疲劳而容易发生事故。

[地西泮（安定）－苯妥英（大仑丁，二苯乙内酰脲，二苯海因）][2]
Diazepam－Phenytoin

要点 同时应用地西泮和苯妥英，前者的代谢减慢，半衰期延长，作用和毒性有可能增强。苯妥英对地西泮此种影响的程度类似于乙醇和异烟肼，但弱于西咪替丁（有关细节分别参见［地西泮－乙醇］［地西泮－异烟肼］，及［地西泮－西咪替丁］）。

有关药物 根据相互影响的机制以及代谢途径的类似性推测，苯妥英与其他经 I 相代谢（N 位脱甲基化或羟化）的苯二氮䓬类（如氯氮䓬、氟西泮、氟地西泮、哈拉西泮、三唑仑、阿普唑仑、美沙唑仑、依替唑仑、溴替唑仑等）之间可发生类似相互影响。氯硝西泮在体内经羟化作用代谢为少量 3-羟基衍生物，预料与苯妥英之间的类似相互影响也可发生，但不会像地西泮那么明显。预料主要直接通过 II 相反应（葡糖醛酸化或乙酰化）代谢为终产物的苯二氮䓬类（劳拉西泮、奥沙西泮、替马西泮等）不会与苯妥英发生类似相互影响。

地西泮与其他乙内酰脲类抗癫痫药如乙妥英（乙基苯妥英）和甲妥英（3-甲基苯乙妥因）之间是否会发生类似相互影响，尚缺乏证据。但因代谢途径类似，预料有可能发生。

机制　苯二氮䓬类的代谢主要涉及 3 个阶段，第 1 阶段是在 CYP 的作用下进行脱烷基化（部分苯二氮䓬类不存在这一代谢过程），第 2 阶段是在 CYP 的作用下进行羟化（部分苯二氮䓬类既不经第 1 阶段的代谢，也不经第 2 阶段的代谢，而是直接与葡糖醛酸络合为无活性的代谢物经肾排泄），第 3 阶段是主要在 UGT 的作用下生成无活性的终产物，即葡糖醛酸化物。第 1 阶段和第 2 阶段的代谢统称为 I 相反应，第 3 阶段则称为 II 相反应。根据多方面的资料综合分析，认为第 1 阶段的代谢（即脱烷基化）主要由 CYP2C19 负责，而第 2 阶段的羟化代谢主要由 CYP3A4 负责。地西泮大部分先迅速经第 1 阶段代谢（脱甲基）生成去甲西泮，然后缓慢羟化为奥沙西泮，接着与葡糖醛酸络合为无活性的终产物（在此期间也有一小部分地西泮缓慢的羟化为其他中间产物）。已知苯妥英的代谢主要涉及 CYP2C9 和 CYP2C19，同时对多种 CYP（可能包括 CYP2C19 和 CYP3A4）有抑制作用，因而推测，两者同用时地西泮作用和毒性的增强起因于苯妥英对地西泮经 CYP2C19 及 CYP3A4 代谢的抑制（对 CYP2C19 涉及竞争性和非竞争性抑制两种成分，而对 CYP3A4 仅涉及非竞争性抑制）。虽然苯妥英对 CYP2C 和 CYP3A 亚家族有明显诱导作用，但这一作用不能抵消其对 CYP2C19 和 CYP3A4 的抑制所造成的影响，故总的表现是地西泮代谢减慢、半衰期延长，及作用和毒性增强。尚未证实地西泮对 CYP2C19 的竞争性抑制是否会明显影响苯妥英的代谢（Mihic et al，2011）。

建议　应用地西泮治疗期间最好避免给予苯妥英，反之亦然。正在应用苯妥英治疗的患者，如果必须应用苯二氮䓬类，可考虑采用主要经 II 相反应代谢的劳拉西泮、奥沙西泮或替马西泮，但它们的作用是否会被苯妥英削弱尚难定论（因为苯妥英对负责 II 相代谢的酶——UGT——有明显的诱导作用）。

［地西泮（安定）－氯普噻吨（氯丙硫蒽，泰尔登）][2]
Diazepam－Chlorprothixene

要点　一名间歇性精神失常患者因同时服用地西泮 250 mg、氯普噻吨 500 mg，及维生素 B_6 100 mg 而发生血压下降和昏迷。

有关药物　预料地西泮与其他抗精神病药（氯丙嗪、奋乃静、氟哌啶醇等）之间以及其他苯二氮䓬类（氯氮䓬、氟西泮、三唑仑等）与氯普噻吨之间可发生类似相互影响。

机制　地西泮和氯普噻吨两者的中枢神经系统抑制作用相加。

建议　应记住地西泮可增强抗精神病药的作用，有加强中枢抑制的危险。尽可能避免两者合用，特别是避免大剂量合用。

［地西泮（安定）－氟西汀（氟苯氧丙胺，百忧解）][2]
Diazepam－Fluoxetine

要点　同时应用地西泮和选择性 5-HT 再摄取抑制剂（SSRI）氟西汀，前者半衰期延长，血浓度升高。

有关药物　根据化学结构及相互影响的机制推测，地西泮与西酞普兰、氟伏沙明、帕罗西汀、文拉法辛等 SSRI（文拉法辛对去甲肾上腺素的再摄取也有明显抑制作用）之间，以及与三环类抗抑郁药多塞平（其活性代谢物为去甲多塞平）、阿米替林（可代谢为活性产物去甲替林）、丙咪嗪（可代谢为活性产物去甲丙咪嗪）和四环类抗抑郁药米安色林等之间，有可能发生类似相互影响。已有联用地西泮与阿米替林造成肝损害的报道。地西泮与其他 SSRI 之间是否会发生类似相互影响，尚无证据，与其他三环或四环类抗抑郁药之间是否会发生类似相互影响也不清楚，但三环类及四环类抗抑郁药的侧链上多半存在-NCH$_3$ 的结构，在体内有可能发生 N 位脱甲基，预料类似相互影响有可能发生。

氟西汀与其他经Ⅰ相代谢（N位脱甲基化或羟化）的苯二氮䓬类（氯氮䓬、氟西泮、氟地西泮、哈拉西泮、三唑仑、阿普唑仑、美沙唑仑、依替唑仑、溴替唑仑等）之间是否会发生类似相互影响，尚不清楚，但预料与氯氮䓬（在体内代谢为去甲氯氮䓬）及美沙唑仑（在体内可代谢为氯去甲安定和氯去甲羟安定等）之间可发生类似相互影响，因为它们在体内也存在N位脱甲基代谢。根据提出的机制推测，氟西汀与主要依赖于Ⅱ相反应（葡糖醛酸化或乙酰化）代谢的苯二氮䓬类（如劳拉西泮和奥沙西泮）不会发生类似相互影响。

机制 氟西汀抑制地西泮的Ⅰ相（N位脱甲基）代谢可能是该影响的机制。有报道表明，地西泮的代谢主要由CYP3A4和CYP2C19负责，氟西汀是CYP2D6和CYP2C9的底物，对CYP2D6和CYP2C19有抑制作用，故认为氟西汀非竞争性抑制地西泮经CYP2C19的代谢是该影响的主要原因。

建议 氟西汀对地西泮代谢的影响确实存在。地西泮血浓度的升高，有可能使其作用增强。故必须同用时，应适当减少地西泮的剂量。根据提出的机制推测，依赖于Ⅱ相反应（葡糖醛酸化或乙酰化）代谢的苯二氮䓬类其代谢不会受氟西汀的影响，因此可考虑用其代替地西泮。

［地西泮（安定）－萘法唑酮］[2]
Diazepam－Nefazodone

要点 同时应用地西泮和非典型抗抑郁药萘法唑酮，前者的作用可明显增强。

有关药物 根据相互影响的机制和代谢途径推测，所有经Ⅰ相代谢的苯二氮䓬类，包括氯氮䓬、氟西泮、三唑仑、阿普唑仑、依替唑仑等，都可与萘法唑酮发生类似相互影响，其中有些已经得到临床证实。仅依赖于Ⅱ相反应（葡糖醛酸化或乙酰化）代谢的苯二氮䓬类（包括劳拉西泮和奥沙西泮）与萘法唑酮之间不会发生类似相互影响。

有明确证据表明，选择性5-HT再摄取抑制剂类抗抑郁药氟伏沙明（fluvoxamine；其代谢主要由CYP2D6负责，但同时对CYP3A4、CYP2C19、CYP2C9，及CYP1A2有抑制作用）、氟西汀（fluoxetine；其代谢主要由CYP2D6和CYP2C9负责），及舍曲林（sertraline；其代谢主要依赖于CYP2D6）可增加经Ⅰ相代谢的苯二氮䓬类的血浓度。根据代谢途径的类似性推测，西酞普兰以及去甲氟西汀等抗抑郁药与地西泮之间可发生类似相互影响。

机制 已知地西泮（以及大部分经Ⅰ相代谢的苯二氮䓬类）在体内的代谢有CYP3A4和CYP2C19的参与，而萘法唑酮主要由CYP3A4代谢，对CYP3A4有抑制作用，且其代谢物之一是CYP2C19的底物，因此，该相互影响可用萘法唑酮及其代谢物竞争性抑制地西泮经CYP3A4和CYP2C19的代谢来解释（对CYP3A4也存在非竞争性抑制）。

建议 该相互影响明确，故临床上最好避免两者的同时应用。如为必需，且行得通的话，可考虑用劳拉西泮或奥沙西泮代替地西泮与萘法唑酮合用。另外，也可考虑选择其代谢不依赖于CYP3A4和（或）CYP2C19的抗抑郁药代替萘法唑酮；然而，由于抗抑郁药的代谢比较复杂，其对各种CYP的依赖多半只是程度不同而已，故欲完全避免这种相互影响比较困难。

［地西泮（安定）－氟马西尼（安易醒）］[1]
Diazepam－Flumazenil

要点 氟马西尼可拮抗或完全取消地西泮的作用和毒性。

有关药物 氟马西尼对所有苯二氮䓬类（包括激动剂如氯氮䓬、氟西泮、三唑仑等和反向激动剂）都可发生类似影响。根据相互影响的机制推测，所有GABA$_A$受体拮抗剂，如荷包牡丹碱（bicuculline）和印防己毒内酯（木防己苦毒宁；picrotoxinin），对地西泮（以及其他苯二氮䓬类）都可发挥类似影响。

β卡波林类（β-carbolines）的电生理作用和对行为的影响也被氟马西尼所拮抗。

机制 临床上应用的所有苯二氮䓬类都是主要通过促进GABA（即γ-氨基丁酸，是中枢神经系统中的主要抑制性递质）与GABA$_A$受体的结合而发挥作用的，氟马西尼是已知的苯二氮䓬受体拮抗剂，对 GABA$_A$ 受体的特异部位具有高度亲和力，可在该部位竞争性拮抗苯二氮䓬类（以及其他配基）的结合，取消其变构作用，因此，两者同用时苯二氮䓬类（包括地西泮）的作用减弱或消失是不难理解的。

建议　氟马西尼是一种咪唑苯二氮䓬，临床上主要作为苯二氮䓬受体拮抗剂用于苯二氮䓬类中毒的解毒药（也可用来逆转全麻期间所给苯二氮䓬类引起的镇静作用）。因此，除非用于苯二氮䓬类过量中毒的鉴别诊断和抢救，否则，氟马西尼和地西泮（或其他苯二氮䓬类）同用的情况是不应发生的。

氟马西尼以小剂量多次静脉注射的方式给予，比之单次大剂量应用更为安全有效。在 1～3 分钟内总共给予 1 mg 即足以取消治疗量苯二氮䓬类的作用。如疑有苯二氮䓬类过量，在 2～10 分钟内累计给予 1～5 mg 应当见效；5 mg 的氟马西尼仍然无效，强烈提示苯二氮䓬类不是镇静的主要原因。如镇静作用再现，可能需要在 20～30 分钟内重复一个疗程的氟马西尼。

值得注意的是，长期应用苯二氮䓬类的患者，以及对苯二氮䓬类产生耐受或依赖性的患者，给予氟马西尼后有可能导致惊厥发作或其他戒断症状。另外，氟马西尼对巴比妥类镇静催眠药（以及其他中枢神经系统抑制药）或三环类抗抑郁药过量中毒无效；相反，在这些情况下给予氟马西尼有可能引起惊厥发作，特别是三环类抗抑郁药中毒者。

［地西泮（安定）－乙醇］[2]
Diazepam－Ethyl Alcohol（Ethanol，Alcohol，Ethyl）

要点　大量临床资料表明，地西泮和乙醇可发生明确的相互影响，从而有可能导致精神运动受损及中枢神经系统抑制作用的增强。

有关药物　有证据表明，替马西泮和其他短效苯二氮䓬类（哈拉西泮、三唑仑等）也可与乙醇发生相互影响，但不如地西泮明显。氯氮䓬与乙醇同用时的影响，各家报道不一致。接触时间、所用剂量，及反应参数的差异，可解释应用氯氮䓬的不一致发现，也可解释为什么不能直接与其他苯二氮䓬类（如氟西泮、劳拉西泮，及地西泮等）比较的原因。

机制　有充分证据表明，乙醇像巴比妥类、苯二氮䓬类以及挥发性麻醉剂等中枢神经系统抑制药一样，可通过增强 γ 氨基丁酸 A（GABA$_A$）受体的功能而发挥中枢抑制作用，两者的此种药效学作用可发生相加或协同。另外，各种研究表明，药动学因素也可能起作用，如地西泮吸收的改变（有证据表明乙醇可增加苯二氮䓬类吸收的速度）、分布的改变或清除的减少（有证据表明，乙醇可像西咪替丁、口服避孕药、苯妥英和异烟肼等一样，抑制苯二氮䓬类的 N 位脱烷基化和 3-位羟化，从而阻碍其代谢。从这个意义上讲，乙醇对不经 N 位脱烷基化和 3-位羟化代谢的苯二氮䓬类的影响可能小一些）等。这些情况可使脑内地西泮浓度升高。但是，互相矛盾的报道使药动学资料的解释变得困难起来。相互影响的程度取决于地西泮和乙醇的剂量及接触这两种药物的间隔时间。如两者的应用间隔不超过 90 分钟，则影响最大，在用乙醇后半小时出现。影响在接触后持续达 3 小时。用地西泮后 9～11 小时再用乙醇，仍可发生影响（也见［华法林－乙醇］）。

建议　不管什么适应证，凡应用苯二氮䓬类的患者，都应告知这样一个事实：饮酒者有可能明显损害精神运动活动的能力，从而可带来各种危险。有可能的话，应用一种短效苯二氮䓬类，可最大限度地降低与乙醇发生过度相互影响的可能性。虽然在非过量的情况下，这种相互影响的直接毒理学表现也许并不特别危险，但汽车驾驶和机器操作可能明显增加这种相互影响的重要性。由于地西泮的应用广泛，且饮酒又比较普遍，因此，这种相互影响的发生可能是经常的。值得注意的是，此种相互影响所致精神运动受损者可能认识不到自己的精神运动已经受损。接受地西泮的患者，必须告知地西泮和乙醇相互影响的潜在严重后果。鉴于地西泮急性过量时的中枢神经系统抑制作用可被乙醇大大增强，因此，应注意有自杀企图或滥用药物的患者，有可能借用这方面的知识达到自己的目的。

［地西泮（安定）－双硫仑（双硫醒，戒酒硫）］[3]
Diazepam－Disulfiram

要点　应用双硫仑的患者同时应用地西泮，可使镇静作用增强。无论是健康受试者还是嗜酒者，同时应用这两种药物都导致地西泮清除率的降低，结果使其半衰期延长。然而，这种相互影响的重要性因长期应用苯二氮䓬类产生耐受性而有可能部分抵消。

有关药物　双硫仑使氯氮䓬的清除率降低 50％，而对奥沙西泮（去甲羟安定）及劳拉西泮（氯羟安定）几无影响。这是由于后两者通过Ⅱ相代谢途径代谢为失活物。预料主要依赖于Ⅱ相代谢的另一种苯二氮䓬类替马西泮也不会与双硫仑发生明显相互影响，但还有待于进一步证实。其他依赖于Ⅰ相反应并代谢为活性产物的苯二氮䓬类（氟西泮、环丙二氮䓬等）预料可像地西泮一样，与双硫仑发生类似相互影响。

机制　氯氮䓬和地西泮首先经Ⅰ相 N 位脱甲基，然后经Ⅱ相葡糖醛酸化。两药的非葡糖醛酸化物具有药理活性。据报道，双硫仑抑制肝的混合功能氧化酶，而此酶负责氯氮䓬和地西泮的 N 位脱甲基化和 3-位羟化。N 位脱甲基化和 3-位羟化受阻，葡糖醛酸化也就难以进行。苯二氮䓬类的镇静作用与其血浓度有关。由于药物的稳态血浓度直接依赖于半衰期，半衰期则依赖于清除率，双硫仑影响半衰期，也影响清除率（前者降低 41％～54％，后者延长 37％～84％），因此，可致氯氮䓬和地西泮的蓄积，从而增强镇静作用。相反，奥沙西泮和劳拉西泮仅经Ⅱ相葡糖醛酸化代谢为无活性产物，故双硫仑对它们的处理只有轻微的影响。

建议　目前的证据提示，经 N 位脱甲基化的苯二氮䓬类（包括地西泮）会受双硫仑的影响。因此，如果需要与双硫仑同时应用的话，这些苯二氮䓬类的需要量可能减少。另外，也可换用其他不经 N 位脱甲基化的苯二氮䓬类，如奥沙西泮和劳拉西泮。重要的还要认识到，昏昏欲睡是双硫仑最重要的副作用之一，而这一作用可与苯二氮䓬类的作用相加。

［地西泮（安定）－哌替啶（杜冷丁）］[3]
Diazepam－Pethidine（Meperidine）

要点　正在应用地西泮治疗期间给予哌替啶，有引起昏睡、木僵、重度呼吸抑制，甚至死亡的报道。

有关药物　根据相互影响的机制推测，所有具有中枢抑制作用的药物，如巴比妥类、水合氯醛、吩噻嗪类（见［地西泮－氯普噻吨］），及其他麻醉性镇痛药（如吗啡、可待因、丁丙诺啡等）与地西泮之间，以及哌替啶与其他苯二氮䓬类（氯氮䓬、氟西泮、劳拉西泮等）之间，可发生类似相互影响。已证明氟西泮增强吗啡的镇痛作用，但在镇痛作用增强的同时也更容易导致呼吸抑制。

机制　两者中枢抑制作用的相加或协同是该相互影响的机制。这与地西泮－右丙氧芬之间相互影响的机制不同（见［阿普唑仑－右丙氧芬］）。

建议　应记住地西泮可增强麻醉性镇痛药的作用，有引起中枢抑制（特别是呼吸抑制）的危险。尽可能避免两者合用，特别是避免大剂量合用。

［地西泮（安定）－伐地考昔（伐地昔布）］[2]
Diazepam－Valdecoxib

要点　同时应用地西泮和选择性 COX-2 抑制剂伐地考昔，前者的血浓度升高，作用和毒性有可能增强。在大多数情况下，伐地考昔的血浓度无明显升高。

有关药物　根据相互影响的机制推测，伐地考昔的前体药物帕瑞考昔（parocoxib；在体内脱羟甲基生成其活性型伐地考昔）与地西泮之间可发生类似相互影响。已经证明另一种选择性 COX-2 抑制剂罗非昔布与地西泮之间可发生类似相互影响（罗非昔布的代谢有多种 CYP 的参与，但主要涉及 CYP3A4 和 CYP1A2）。预料同属选择性 COX-2 抑制剂的塞来昔布也可与地西泮发生类似相互影响，只是程度弱一些（因为塞来昔布主要经 CYP2D6 和 CYP2C9 代谢，尽管也有 CYP3A4 和 CYP1A2 的参与）。另外两种选择性 COX-2 抑制剂依托昔布（etoricoxib）和罗美昔布（lumiracoxib）尚无充足的药动学资料，目前正在进行大规模的临床研究，其与地西泮相互影响的可能性以及程度难以判断。

根据代谢途径的类似性推测，所有经Ⅰ相代谢的苯二氮䓬类，包括氯氮䓬、氟西泮、三唑仑、阿普唑仑、依替唑仑等，都可与伐地考昔发生类似相互影响，其中有些已经得到临床证实。仅依赖于Ⅱ相反应（葡糖醛酸化或乙酰化）代谢的苯二氮䓬类（包括劳拉西泮和奥沙西泮）与伐地考昔之间不会发生类似相互影响；虽然伐地考昔的代谢部分涉及葡糖醛酸化，但鉴于该途径不易饱和，故不会造成明显影响。

机制　伐地考昔主要经 CYP3A4、CYP2C9，及 CYP2D6 代谢（也有部分经非 CYP 依赖的葡糖醛酸化代谢），而且对 CYP2C19 有中度抑制作用。已知地西泮的代谢主要由 CYP3A4 和 CYP2C19 负责，因此认为，其血浓度的升高起因于伐地考昔对地西泮经 CYP3A4 和 CYP2C19 代谢的抑制（前者为竞争性抑制，后者为非竞争性抑制）。由于伐地考昔与 CYP3A4 的亲和力高于地西泮，故其代谢通常不会受地西泮的影响。

建议　地西泮与伐地考昔之间的相互影响明确，故两者的同时应用应予避免。所有经Ⅰ相代谢的苯二氮䓬类都不应与伐地考昔同时应用。如果必须同时应用这两类药物，选择劳拉西泮或奥沙西泮代替地西泮，也许可避免此种相互影响。

[地西泮（安定）－氨茶碱][2]
Diazepam－Aminophylline

要点　氨茶碱可对抗地西泮的麻醉作用。

有关药物　另一苯二氮䓬类镇静催眠药劳拉西泮与氨茶碱之间，以及地西泮与另外两种甲基黄嘌呤（咖啡因和茶碱）之间可发生类似相互影响。已证明地西泮和蒽普茶碱（enprofylline）之间不发生类似相互影响。其他苯二氮䓬类（硝西泮、氟西泮、三唑仑等）与其他甲基黄嘌呤（胆茶碱、二羟丙茶碱、呋拉茶碱等）之间是否会发生类似相互影响，尚未见报道。

机制　氨茶碱本身有中枢兴奋作用，但尚不明确其兴奋作用与该相互影响之间的关系。

建议　在某些情况下，可利用氨茶碱与地西泮等苯二氮䓬类药物间的相互影响逆转苯二氮䓬类的麻醉作用。但氨茶碱等甲基黄嘌呤类对地西泮等苯二氮䓬类的镇静和抗焦虑作用的拮抗，也许会给用苯二氮䓬类治疗的患者带来不利影响。需要合用苯二氮䓬类药物和氨茶碱的哮喘患者，可用蒽普茶碱代替氨茶碱。

[地西泮（安定）－氢氧化铝][4]
Diazepam－Aluminum Hydroxide

要点　单剂研究表明，氢氧化铝可减少地西泮的吸收，降低血药浓度时间曲线下面积。

有关药物　已证明氯氮䓬与氢氧化铝之间以及地西泮与氢氧化镁、三硅酸镁之间可发生类似相互影响。氯噻西泮与氢氧化铝之间的相互影响也有报道。其他苯二氮䓬类与其他抗酸药之间的类似相互影响尚缺乏证据。

机制　据认为，抗酸药延缓胃排空，从而影响地西泮的吸收。但抗酸药对氯噻西泮影响的机制也许不同。氯噻西泮是一前体药物，需在胃的酸性环境中水解或脱羧成为活性型才能发挥作用。故抗酸药升高胃内 pH，影响其水解或脱羧为活性型，是抗酸药与氯噻西泮相互影响的机制。

建议　多数研究涉及的是单剂研究，而临床上长期合用未发现有什么重要的相互影响，故合用无须避免，也无须另加注意。

[地西泮（安定）－西咪替丁（甲氰咪胍）][1]
Diazepam－Cimetidine

要点　西咪替丁与地西泮同用时，后者的吸收增加，清除减少，镇静作用增强。据报道，地西泮的清除半衰期可延长 34%～155%，总血浆清除率可降低 33%～51%。在长期应用西咪替丁期间，单次或多次给予地西泮，都可出现这种影响。

有关药物　已证明氯氮䓬与西咪替丁可发生类似相互影响。据报道，西咪替丁能损害三唑仑（三唑苯二氮䓬）的清除，增加三唑仑的药时曲线下面积和高峰血浓度，并能延长三唑安定的半衰期，降低其清除率和分布容积。西咪替丁虽然对硝西泮的高峰血浓度、分布容积，及达到高峰血浓度的时间无影响，但可降低它的清除率，从而使其半衰期延长。已证明西咪替丁不改变奥沙西泮（舒宁）和劳拉西泮（氯羟安定）的清除（它们的代谢主要依赖于Ⅱ相反应），但可增加劳拉西泮的吸收。

　　根据相互影响的机制以及代谢途径推测，凡涉及Ⅰ相代谢（包括 N 位脱烷基化和 3-位羟化）的苯二氮䓬类，如氟西泮、氯氮䓬、艾司唑仑、阿普唑仑等，都可与西咪替丁发生类似相互影响，只是相互影响的程度不同而已。

　　对 6 名健康志愿者进行的研究表明，雷尼替丁对地西泮的平均清除半衰期和表观分布容积无明显影响。另有几项研究表明，雷尼替丁对静脉注射地西泮的半衰期、清除率，及分布容积都无影响，对氯硝西泮的动力学也无任何影响。根据相互影响的机制推测，法莫替丁、尼扎替丁，及罗沙替丁像雷尼替丁一样，与地西泮之间不会发生类似相互影响。

　　机制　地西泮吸收的增加可能起因于西咪替丁对胃液 pH 的改变（苯二氮䓬类属弱碱性高脂溶性药物，故在碱性环境中吸收增加）。

　　地西泮主要在肝经Ⅰ相代谢（包括 N 位脱烷基和 3-位羟化）清除，已知地西泮的 N 位脱烷基和 3-位羟化涉及 CYP2C19 和 CYP3A4，而西咪替丁可抑制多种 CYP，其中包括 CYP3A4 和 CYP2C19（也抑制 CYP2C9、CYP1A2，及 CYP2D6，但与此处的相互影响无关），故两者同用时地西泮清除半衰期延长、镇静作用增强的现象是不难理解的。

　　已知雷尼替丁与 CYP 的亲和力只有西咪替丁的 1/10，这可能是其与地西泮之间无明显药动学相互影响的原因。

　　建议　正在接受西咪替丁的患者，如需加用苯二氮䓬类治疗，应选用奥沙西泮、劳拉西泮或其他代谢不受西咪替丁影响的苯二氮䓬类。如果必须同时应用地西泮和西咪替丁，应密切观察有无地西泮血浓度升高所致的副作用，必要时应进行剂量调整。另外，用雷尼替丁代替西咪替丁与地西泮合用，可削弱或避免药动学方面的相互影响。从这种意义上说，用法莫替丁、尼扎替丁或罗沙替丁代替西咪替丁比用雷尼替丁代替更安全，因为这 3 种 H₂ 受体拮抗剂与 CYP 无明显亲和力。但是，不管用哪种 H₂ 受体拮抗剂，地西泮吸收的增加可能依然存在。

［地西泮（安定）-奥美拉唑（洛塞克）］[2]
Diazepam－Omeprazole

　　要点　对 8 名正常受试者进行的研究表明，先用奥美拉唑 1 周后再给单剂地西泮，可使地西泮清除率降低 54%。

　　有关药物　如果机制涉及奥美拉唑对肝药酶抑制的话，预料其他经Ⅰ相代谢（N 位脱甲基化或羟化）的苯二氮䓬类（氯氮䓬、氟西泮、氟地西泮、哈拉西泮、三唑仑、阿普唑仑、美沙唑仑、依替唑仑、溴替唑仑等）与奥美拉唑可发生类似相互影响。据报道，氯硝西泮在体内经羟化作用代谢为少量 3-羟基衍生物，预料与奥美拉唑的类似相互影响也可发生。先经过还原（硝基还原为氨基）再进行络合（乙酰化）代谢的硝西泮与奥美拉唑之间是否会发生类似相互影响，还不清楚。预料主要直接通过Ⅱ相反应（葡糖醛酸化或乙酰化）代谢为终产物的苯二氮䓬类（劳拉西泮、奥沙西泮、替马西泮等）不会与奥美拉唑发生类似相互影响。

　　已经证明另一种质子泵抑制剂埃索美拉唑（esomeprazole）与地西泮之间可发生类似相互影响。但是，鉴于埃索美拉唑对 CYP2C19 无抑制作用，因此，与地西泮之间的相互影响仅涉及竞争性抑制，故影响的程度也许不像奥美拉唑那么明显。其他质子泵抑制剂，如兰索拉唑、雷贝拉唑等与地西泮之间的相互影响类似于埃索美拉唑。

　　机制　奥美拉唑本身的代谢有 CYP2C19 和 CYP3A4 的参与，同时对 CYP2C19 有明显的抑制作用，而地西泮的代谢由 CYP2C19 和 CYP3A4 负责，因此断定，地西泮清除率的降低与奥美拉唑对 CYP2C19 和 CYP3A4 的抑制有关（对前者的抑制包括竞争性抑制和非竞争性抑制两种成分）。

　　建议　相互影响肯定，但就目前可得到的资料看，两药的合用无须避免。然而，合用期间，特别是长期合用时，应注意观察地西泮的镇静作用有无增强。另外，如果行得通的话，也可考虑用劳拉西泮、奥沙西泮等不经Ⅰ相代谢的苯二氮䓬类代替地西泮与奥美拉唑合用。鉴于目前可得到的质子泵抑制剂仅有奥美拉唑既是CYP2C19的底物，也是CYP2C19的抑制剂，故也可考虑采用其他质子泵抑制剂，如兰索拉唑、雷贝拉唑，及埃索美拉唑等，代替奥美拉唑，但对CYP2C19的竞争性抑制依然存在。

[地西泮（安定）－口服避孕药][3]
Diazepam－Oral Contraceptive Agents（Oral contraceptives）

要点　曾有人对16名妇女进行了一项研究。8名妇女未用口服避孕药，另8名应用口服避孕药至少3个月，每人单次静脉给予地西泮10 mg。结果发现，应用口服避孕药者地西泮平均清除率降低67%，平均清除半衰期延长47%。两组妇女未结合药物的百分率和表观分布容积都无改变。

另有报道说，同时应用地西泮，口服避孕药的避孕效果减弱。

有关药物　一研究表明，应用口服避孕药者氯氮䓬的总清除率降低，清除半衰期延长。根据相互影响的机制推测，预料氟西泮（先经N位脱烷基化，再经3-位羟化，最后与葡萄糖醛酸络合）、夸西泮（先经N位脱烷基化，再经3-位羟化，最后与葡萄糖醛酸络合），及依替唑仑（先经3-位羟化，再与葡萄糖醛酸络合）与口服避孕药之间可发生类似相互影响。但与三唑仑、阿普唑仑、咪达唑仑，及替马西泮、奥沙西泮、劳拉西泮等之间的类似相互影响不太可能发生，因为前三者经α-位羟化后与葡萄糖醛酸络合，而后三者则直接与葡萄糖醛酸络合（替马西泮有一小部分先脱甲基生成奥沙西泮）。

机制　已知苯二氮䓬类（包括地西泮）的氧化代谢主要由CYP3A4和CYP2C19负责（也有其他CYP的参与），但是，不管是经哪一种CYP代谢，主要反应是N位脱烷基化、3-位羟化，及α-位羟化。已经证明口服避孕药可抑制苯二氮䓬类的N位脱烷基和3-位羟化，因此认为口服避孕药阻碍地西泮的氧化代谢是使其清除率降低、半衰期延长的原因。不过，这一影响究竟是口服避孕药中的雌激素还是孕激素，文献中未予说明，对其代谢的抑制是竞争性的还是非竞争性的，也未加以描述。作者认为，与雌激素的关系可能更密切，也许既存在竞争性抑制也包含非竞争性抑制的成分（雌激素的代谢有CYP3A4的参与，故竞争性抑制肯定存在）。

由于雌激素类（大多数口服避孕药中的组成部分）以及苯二氮䓬类在体内的代谢都涉及葡糖醛酸络合，因此，曾一度认为对葡糖醛酸络合途径的竞争也可能是地西泮清除率降低的原因之一。然而，有关口服避孕药与替马西泮、奥沙西泮、劳拉西泮（它们几乎不经氧化代谢，而是直接与葡萄糖醛酸络合）之间相互影响的研究未能证实这一点（有研究发现口服避孕药可加速它们的清除，也有研究证明对它们的清除无影响）。考虑到葡糖醛酸络合速度较为迅速，且具有一定的底物特异性（这与CYP途径不同，经CYP的代谢速度慢，一种CYP可代谢结构截然不同的多种药物），故认为对该代谢途径发生竞争性抑制的可能性不大。

鉴于有证据表明苯二氮䓬类并不明显诱导CYP的合成，因此，地西泮与口服避孕药同用时的避孕效果何以会减弱，尚难作出令人满意的解释。

建议　虽然地西泮血浓度与临床疗效之间的直接关系还未明确确立，但应用口服避孕药（或雌激素类）的患者应密切观察地西泮的作用是否增强。某些患者的剂量也许需要调整。另外，也可考虑采用与口服避孕药（或其他雌激素类）无明显相互影响的苯二氮䓬类（如替马西泮、奥沙西泮、劳拉西泮等）代替地西泮（Mihic et al，2011）。

采用口服避孕药避孕的育龄期妇女，在应用地西泮期间是否需要改用或附加其他避孕措施，尚无一致意见。

[地西泮（安定）－红霉素][2]
Diazepam－Erythromycin

要点　同时应用地西泮素和红霉素，前者的血浓度升高，作用和毒性增强。

有关药物　对16名受试者进行的研究表明，红霉素可使三唑仑（triazolam）的清除率降低50%（也见[三唑仑－克拉霉素]），AUC增加1倍，血浆峰浓度升高33%。根据相互影响的机制推测，红霉素与安定羧酸盐（clorazepate）、去甲西泮、氯氮䓬、氟西泮、夸西泮、艾司唑仑、阿普唑仑，及咪达唑仑等经Ⅰ相代谢的苯二氮䓬类可发生类似相互影响。但是，与主要经Ⅱ相代谢（Ⅱ相代谢以葡糖醛酸络合为主）的苯二氮䓬类（如替马西泮、奥沙西泮，及劳拉西泮）不会发生类似相互影响。

有证据表明，同属大环内酯类的克拉霉素（clarithromycin）与苯二氮䓬类的地西泮和三唑仑之间可发生类似相互影响（克拉霉素像红霉素一样对 CYP3A4 有明显抑制作用，同时其代谢也有 CYP3A4 的参与。有关细节参见［三唑仑－克拉霉素］）。也有证据表明，醋竹桃霉素及交沙霉素与三唑仑可发生类似相互影响。其他大环内酯类抗生素与地西泮（或三唑仑）之间是否会发生类似相互影响，尚不清楚。但是，已经证明另外两种大环内酯类抗生素阿奇霉素（阿齐霉素；azithromycin）以及地红霉素（dirithromycin）对 CYP3A4 无明显抑制作用，其代谢与 CYP 也无明显相关，预料与地西泮之间的类似相互影响不太可能发生。

酮环内酯类抗生素泰利霉素（telithromycin）不但是强效的 CYP3A4 抑制剂，同时也是 CYP3A4 的底物（有 50％经 CYP3A4 代谢），预料与地西泮之间可发生类似相互影响。

新型的苯二氮䓬受体激动剂（这类药物通常被称为"Z"化合物。虽然它们在结构上属于非苯二氮䓬类，但却像传统的苯二氮䓬类一样，通过作用于 GABA$_A$ 受体 ω_1 亚型的苯二氮䓬结合部位而发挥激动作用）主要包括唑吡坦（zolpidem）、扎来普隆（zaleplon）、佐匹克隆（zopiclone），及艾司佐匹克隆（eszopiclone）。已知唑吡坦大部分在肝经氧化代谢（即苯环以及氮杂苯咪唑环上甲基的氧化）清除。扎来普隆主要经醛氧化酶代谢，也有一部分涉及 CYP3A4。艾司佐匹克隆是具有活性的佐匹克隆的 S 型对映体，其氧化代谢由 CYP3A4 以及 CYP2E1 负责。这几种新型苯二氮䓬受体激动剂与红霉素之间是否会发生相互影响尚未见报道，但理论上凡是其代谢涉及 CYP3A4 的药物，都可受红霉素的影响（Jia et al, 2009）。

机制　苯二氮䓬类的代谢可分为两相。Ⅰ相代谢涉及两个过程，其一是在 CYP 的作用下进行脱烷基化（部分苯二氮䓬类不存在这一代谢过程），其二是在 CYP 的作用下进行羟化（包括 3-位羟化以及 α-位羟化，前者如地西泮先经 N 位脱烷基后生成去甲西泮，再进行 3-位羟化生成奥沙西泮，后者如咪达唑仑直接进行 α-位羟化生成 α-羟咪达唑仑），然后进入Ⅱ相代谢，即在 UGT 的作用下与葡糖醛酸络合。部分苯二氮䓬类的代谢既不涉及脱烷基，也不进行羟化，而是直接在 UGT 的作用下与葡糖醛酸络合。无论是Ⅰ相代谢还是Ⅱ相代谢，其终产物都是无活性的葡糖醛酸化物。

根据多方面的资料综合分析，认为脱烷基化主要由 CYP2C19 负责，而羟化代谢主要由 CYP3A4 负责。地西泮大部分先迅速经脱甲基生成去甲西泮，然后缓慢羟化为奥沙西泮，接着与葡糖醛酸络合为无活性的终产物（在此期间也有一小部分地西泮缓慢羟化为其他中间产物）（Mihic et al, 2011）。已知红霉素对 CYP3A4 有明显抑制作用，因此认为地西泮血浓度的升高与红霉素对 CYP3A4 的抑制作用有关。红霉素本身的代谢也有 CYP3A4 的参与，但不知是否会竞争性抑制地西泮的代谢，其本身的代谢是否会受地西泮的影响，也未见报道。

建议　该相互影响明确，但存在显著的个体差异，且相互影响的程度因药物的不同而不同。对三唑仑与醋竹桃霉素、红霉素，及交沙霉素等三种大环内酯类之间相互影响的研究表明，与醋竹桃霉素的相互影响最明显，与红霉素的相互影响次之，与交沙霉素的相互影响最弱。建议凡是经Ⅰ相代谢的苯二氮䓬类都应避免与红霉素等大环内酯类抗生素同时应用。

虽然可考虑选用对 CYP3A4 无影响的阿齐霉素或地红霉素代替红霉素，但权威人士认为，凡是能与红霉素（或克拉霉素）发生相互影响的药物，与阿齐霉素（或地红霉素）的相互影响并不一定能绝对避免。因此，欲用其代替红霉素或克拉霉素，仍应谨慎。不过，用不经Ⅰ相代谢的苯二氮䓬类（特别是奥沙西泮和劳拉西泮）与大环内酯类合用通常是比较安全的。

［地西泮（安定）－异烟肼（雷米封，异烟酰肼）][2]
Diazepam－Isoniazid

要点　9 名健康志愿者在 10 天异烟肼（200 mg/d）的试用期间，单次注射地西泮后，其半衰期与对照组相比平均从 34 小时延长至 45 小时，清除率减少约 25％。

有关药物 一对照研究表明，异烟肼损害三唑仑（三唑苯二氮䓬）的代谢，增加口服后的利用度。根据代谢途径的类似性推测，阿普唑仑和咪达唑仑与异烟肼之间可发生类似相互影响（因为它们也像三唑仑一样，先经 α 位羟化后再经葡糖醛酸化代谢）。

根据相互影响的机制推测，预料其他经 I 相代谢（N 位脱甲基化或羟化）的苯二氮䓬类（氯氮䓬、氟西泮、氟地西泮、哈拉西泮、美沙唑仑、依替唑仑、溴替唑仑等）可与异烟肼发生类似相互影响。据报道，氯硝西泮在体内可经羟化作用代谢为少量 3-羟基衍生物，预料与异烟肼的类似相互影响也可发生。异烟肼与氟西泮（在体内代谢为羟乙基及脱烷基化物）之间的类似相互影响已经证实。先经还原（硝基还原为氨基）再经络合（乙酰化）代谢的硝西泮与异烟肼之间是否会发生类似相互影响，还不清楚，但鉴于异烟肼在体内经乙酰化代谢，故竞争性代谢抑制的可能性不能排除。

依赖于 II 相反应（葡糖醛酸化或乙酰化）代谢的苯二氮䓬类（劳拉西泮、奥沙西泮、替马西泮等）是否会与异烟肼发生类似相互影响，还未确定，但根据该相互影响的机制推测，类似影响不太可能发生（有关内容也参见［三唑仑（海乐神，三唑苯二氮䓬）－葡萄柚汁］）。

机制 异烟肼抑制肝微粒体酶（包括 CYP2C9/2C19、CYP3A，及 CYP2D6，其中对 CYP2C19 和 CYP3A 的抑制作用较强，对 CYP2C9 和 CYP2D6 的抑制作用较弱；尽管异烟肼对 CYP2E1 有诱导作用，但因地西泮不经 CYP2E1 代谢，故与该影响无关）（Gumbo, 2011），从而阻碍地西泮的 N 位脱烷基化（N 位脱烷基化可能涉及 CYP2C19）和 3-位羟化（3-位羟化主要涉及 CYP3A4），是使其清除率降低的机制（也参见［地西泮（安定）－红霉素］）。

建议 尽管地西泮清除率降低的程度不大，但在某些患者有可能导致明显的镇静作用和呼吸抑制，故需要据情减少地西泮的剂量。

［地西泮（安定）－利福平（甲哌利福霉素，利米定）］[3]
Diazepam－Rifampin（Rifampicin）

要点 对 7 名结核病患者进行的一项研究表明，应用地西泮的同时给予利福平、异烟肼，及乙胺丁醇，与对照者相比，地西泮的平均半衰期明显缩短，清除率增高近 2 倍。两组的地西泮分布容积和蛋白结合几乎完全一致。鉴于曾证明异烟肼可延长地西泮的清除半衰期（见［地西泮－异烟肼］），乙胺丁醇对地西泮无明显影响，因而断定利福平使地西泮清除增加、半衰期缩短。

有关药物 根据相互影响的机制推测，其他经 I 相代谢（N 位脱甲基化或羟化）的苯二氮䓬类（氯氮䓬、氟西泮、氟地西泮、哈拉西泮、三唑仑、阿普唑仑、咪达唑仑、美沙唑仑、依替唑仑、溴替唑仑等）可与利福平发生类似相互影响。据报道，氯硝西泮在体内可经羟化作用代谢为少量 3-羟基衍生物，预料与利福平之间的类似相互影响也可发生。先经还原（硝基还原为氨基）再经络合（乙酰化）代谢的硝西泮与利福平之间是否会发生类似相互影响，还不清楚。但是，预料依赖于 II 相反应（葡糖醛酸化或乙酰化）代谢的苯二氮䓬类（劳拉西泮、奥沙西泮、替马西泮等）与利福平之间的类似相互影响不会发生（Mihic et al, 2011）（有关内容也参见［三唑仑（海乐神，三唑苯二氮䓬）－葡萄柚汁］）。

根据提出的机制推测，预料地西泮与其他利福霉素类衍生物（利福定、利福喷汀、利福布汀等）之间可发生类似相互影响。

机制 已知地西泮的 N 位脱烷基化（生成去甲西泮）和 3-位羟化（生成奥沙西泮）分别由 CYP2C19 和 CYP3A4 负责，而利福平对多种肝药酶（包括 CYP2C19 和 CYP3A4）有明显诱导作用。因此推测，地西泮半衰期的缩短及清除率的增加与利福平诱导肝药酶从而促进其代谢有关。

建议 应用利福平期间，地西泮的清除率增高，因此需要量增大。

［地西泮（安定）－酮康唑］[2]
Diazepam－Ketoconazole

要点 同时应用地西泮和酮康唑，可使前者的代谢减慢，作用和毒性增强（Francis Lam et al, 2003）。

有关药物　所有唑类（包括咪唑类和三唑类）抗真菌药对 CYP（特别是 CYP3A4）都有一定抑制作用，就对 CYP3A 的抑制作用而论，以咪唑类的酮康唑和三唑类的伊曲康唑抑制作用最明显，咪康唑和伏立康唑次之，氟康唑的抑制作用最弱（然而，不能因此想当然地认为与苯二氮䓬类之间相互影响的程度也如此，如下述）。因此认为，它们与地西泮之间都可发生类似相互影响，只是程度不同而已。

根据代谢途径以及相互影响的机制推测，所有经Ⅰ相反应（脱烷基和羟化）代谢的苯二氮䓬类都可与酮康唑（或其他唑类抗真菌药）发生类似相互影响，例如氯氮䓬、氟西泮、夸西泮、三唑仑、阿普唑仑、艾司唑仑、咪达唑仑等。其中三唑仑、阿普唑仑，及咪达唑仑与酮康唑和伊曲康唑之间的类似相互影响已经证实（Stoch et al，2009）。

实际上，咪达唑仑（midazolam）作为 CYP3A4 的探针，与唑类抗真菌药相互影响的研究最多。有研究表明，酮康唑、伏立康唑（voriconazole），及伊曲康唑（itraconazole）对咪达唑仑经 CYP3A4 代谢的抑制性影响最明显（酮康唑 400 mg/d、伏立康唑 400 mg/d，及伊曲康唑 200 mg/d 可使咪达唑仑的 AUC 分别增加 14 倍、9 倍，及 5.6 倍），泊沙康唑（posaconazole）次之（每日 50 mg、100 mg 或 200 mg 可使咪达唑仑的 AUC 分别增加 2～5 倍不等），氟康唑（fluconazole）的影响最弱（400 mg/d 可使咪达唑仑的 AUC 增加 2.6 倍）（Ruggiero et al，2013）。有关细节也参见［咪达唑仑（速眠安，咪唑二氮䓬）－丹参提取物］以及［咪达唑仑（速眠安，咪唑二氮䓬）－考尼伐坦］等项下的内容。

其代谢很少或不涉及Ⅰ相反应的苯二氮䓬类（如劳拉西泮、奥沙西泮、替马西泮等）直接经葡糖醛酸化代谢生成无活性的终产物，因此与酮康唑（或其他唑类抗真菌药）之间不会发生类似相互影响（虽然替马西泮部分经 N-位脱甲基生成奥沙西泮，但所占比率很小，且速度缓慢，故酮康唑等抗真菌药对其代谢不会造成实质性影响）（有关内容也参见［三唑仑（海乐神，三唑苯二氮䓬）－葡萄柚汁］）。

Saari 等对 12 名健康志愿者进行的随机化 3 阶段研究表明，同时应用氟康唑和伏立康唑对地西泮代谢的影响比强效 CYP3A4 抑制剂酮康唑或伊曲康唑更明显，与对照相比，使地西泮的 AUC 平均分别增加 1.54 倍和 1.21 倍，半衰期分别延长 1.26 倍和 1.95 倍（Saari et al，2007）。

机制　地西泮首先在 CYP2C19 和（或）CYP3A4（以 CYP2C19 为主）的作用下于二氮䓬环的 N-1 位上脱去甲基生成去甲西泮，然后在 CYP3A4 的作用下对二氮䓬环的 3-位进行羟化生成奥沙西泮（去甲西泮和奥沙西泮都具有活性），最后与葡糖醛酸络合生成无活性的终产物葡糖醛酸化物经肾排泄（前两步是通常所指的Ⅰ相反应，而络合代谢是通常所指的Ⅱ相反应）。已知酮康唑是强效的 CYP（特别是 CYP3A4 和 CYP3A5）抑制剂，因此认为，酮康唑通过抑制 CYP3A4，干扰地西泮的代谢，是使地西泮血浓度升高、作用和毒性增强的机制。

氟康唑在体内很少代谢，对 CYP2C19 和 CYP3A4 都有抑制作用；伏立康唑的代谢主要依赖于 CYP2C19，CYP2C9 次之，CYP3A4 也有涉及，对这 3 种 CYP 有抑制作用，其强度分别为 CYP2C19＞CYP2C9＞CYP3A4；泊沙康唑 70％以上以原型和葡糖醛酸化物的形式经粪便排泄，其氧化代谢主要依赖于 CYP2C19，对 CYP3A4 有抑制作用。根据酮康唑、氟康唑，及伏立康唑与地西泮之间相互影响的研究结果断定，地西泮的 N-1 位脱甲基代谢主要由 CYP2C19 负责，而 3-位羟化主要涉及 CYP3A4。因此，抑制（或诱导）CYP2C19 的药物可明显影响地西泮的药动学，而干扰 CYP3A4 的药物主要影响去甲西泮的血浓度。可见，氟康唑与地西泮之间的相互影响与前者对 CYP2C19 和 CYP3A4 的非竞争性抑制有关，而伏立康唑与地西泮之间的相互影响既涉及对这两种 CYP 的竞争性抑制，也涉及非竞争性抑制。这可解释氟康唑或伏立康唑对地西泮药动学的影响比酮康唑或伊曲康唑更明显的现象，也为唑类抗真菌药对地西泮和咪达唑仑药动学影响的显著差别提供了佐证（咪达唑仑几乎全部经由 CYP3A4 代谢，这与地西泮的体内过程明显不同，如上述）。

建议　酮康唑与地西泮之间的相互影响明确，因此建议尽可能避免两者的同时应用。如果必须同时应用这两类药物，可考虑选用其代谢不涉及 CYP 的苯二氮䓬类（如劳拉西泮、奥沙西泮或替马西泮）代替地西泮（Mihic et al，2011）。

另外，伊曲康唑的临床应用越来越广泛，在大多数情况下（特别是作为抗真菌药）已基本上取代了酮康唑，因此，了解其与苯二氮䓬类之间的相互影响具有更为重要的临床意义（有关细节也参见其他章节）。

　　鉴于氟康唑和伏立康唑与地西泮之间的相互影响比酮康唑－地西泮之间的相互影响更明显，故同时应用应尽可能避免（尽管在 Saari 等的单剂研究中地西泮的高峰血浓度无明显改变，对其药效学也仅有轻微影响，但长期联用定然会造成血浓度的进一步改变）。

　　注：Allqvist 等采用人肝微粒体以及重组 CYP3A4 和 CYP3A5 进行的体外研究表明，强效 CYP3A 抑制剂酮康唑（已经证明酮康唑对 CYP3A 亚家族的抑制可能涉及 CYP3A4、CYP3A5、CYP3A7，及 CYP3A43）对 CYP3A4/5 底物阿普唑仑（alprazolam）代谢的抑制程度随酮康唑对映体的不同而有所不同（外消旋酮康唑有 4 种不同对映体，分别为 2R，4R；2R，4S；2S，4S；2S，4R）。已知阿普唑仑的代谢以 4-位羟化为主，α-位羟化次之（两个位置的羟化既涉及 CYP3A4，也涉及 CYP3A5）；CYP3A4 对 4-位羟化的贡献大一些，而 α-位羟化则主要由 CYP3A5 负责。酮康唑的顺式对映体 2S，4R 对经由 CYP3A4 的代谢（包括 4-位和 α-位羟化）抑制作用最明显（IC_{50} 为 0.03 μM），而其反式对映体 2S，4S 对经由 CYP3A5 羟化代谢的抑制作用最显著（IC_{50} 为 0.04 μM）。他们用奎宁（quinine）作为 CYP3A4/5 的底物（尽管奎宁对 CYP2D6 有显著抑制作用，但其代谢主要涉及 CYP3A4/5），得到了类似结果（奎宁经 CYP3A5 的羟化代谢除外，反式对映体 2S，4S 的 IC_{50} 为 0.11 μM）（Allqvist et al，2007）。

［地西泮（安定）－利托那韦］[2]
Diazepam－Ritonavir

　　要点　同时应用地西泮和 HIV 蛋白酶抑制剂利托那韦，可致地西泮血浓度升高，作用和毒性增强。

　　有关药物　根据相互影响的机制推测，大部分 HIV 蛋白酶抑制剂都可与地西泮发生类似相互影响，其中包括沙奎那韦（主要由 CYP3A4 代谢，同时对 CYP3A4 有一定程度的抑制作用，但在所有 HIV 蛋白酶抑制剂中，沙奎那韦对 CYP3A4 的抑制作用最弱）、茚地那韦（经 CYP3A4 代谢，对 CYP3A4 有中度抑制作用）、奈非那韦（主要由 CYP2C19 代谢，其次是 CYP3A4 和 CYP2D6；对 CYP3A4 有中度抑制作用，同时对多种 CYP 有诱导作用）、安普那韦、福沙那韦（fosamprenavir；安普那韦和福沙那韦主要经 CYP3A4 代谢，同时对 CYP3A4 有中度抑制和诱导作用），及洛匹那韦（lopinavir）和阿扎那韦（atazanavir）（洛匹那韦和阿扎那韦像沙奎那韦一样，主要由 CYP3A4 代谢，对 CYP3A4 有轻中度抑制作用）。

　　根据相互影响的机制以及代谢途径推测，凡是经由 I 相代谢的苯二氮䓬类都可能与利托那韦发生类似相互影响（苯二氮䓬类的 I 相代谢大都涉及 CYP3A4），咪达唑仑与利托那韦之间的相互影响已经证实（有关细节参见［咪达唑仑（速眠安）－利托那韦］）；然而，主要依赖于 II 相代谢（广义的 II 相代谢指的是葡糖醛酸化）的苯二氮䓬类，如劳拉西泮和奥沙西泮，与利托那韦之间不会发生类似相互影响（有关内容也参见［三唑仑（海乐神，三唑苯二氮䓬）－葡萄柚汁］）。

　　机制　利托那韦主要由 CYP3A4 代谢，也有 CYP2D6 的参与，同时对这两种酶有一定程度的抑制作用。已知地西泮的代谢主要由 CYP3A4 和 CYP2C19 负责，因此认为，其血浓度的升高起因于利托那韦对地西泮经 CYP3A4 代谢的抑制（既涉及竞争性抑制，也涉及非竞争性抑制）。

　　建议　地西泮与利托那韦之间的相互影响明确，故两者的同时应用应予避免。所有经 I 相代谢的苯二氮䓬类都不应与利托那韦同时应用。如果必须同时应用这两类药物，选择劳拉西泮或奥沙西泮代替地西泮，可避免此种相互影响。

［地西泮（安定）－异丙嗪（非那根）］[3]
Diazepam－Promethazine

　　要点　同时应用地西泮和异丙嗪，有可能导致明显的中枢抑制。

　　有关药物　大多数 H_1 受体阻断药，如乙醇胺类的苯海拉明（苯那君），烃胺类的氯苯那敏（扑尔敏），乙二胺类的曲吡那敏（扑敏宁，去敏灵），吩噻嗪类的二甲替嗪（磺酰异丙嗪，头痛灵），哌嗪类的布克利嗪（安其敏）等，都具有镇静（中枢抑制）作用，该作用与地西泮的中枢抑制作用相加。其他苯二氮䓬类（氯氮䓬、氟西泮、劳拉西泮等）与异丙嗪之间也可发生类似相互影响。少数不能通过血脑屏障的 H_1 受体阻断药，如氯雷他定、阿伐斯汀、特非那定等，与地西泮不会发生类似相互影响。

机制 两者的中枢抑制作用相加。

建议 如果必须同时应用苯二氮䓬类和 H_1 受体阻断药，应根据情况调整剂量；也可选用不能通过血脑屏障或无明显镇静作用的 H_1 受体阻断药（如氯雷他定）与苯二氮䓬类合用。

［地西泮（安定）－吸烟］[3]
Diazepam－Smoking

要点 波士顿药物研究中心发现，吸烟者比不吸烟者需要更大剂量的地西泮才能达到同等程度的催眠作用。

有关药物 已证明吸烟对氯氮䓬、阿普唑仑、劳拉西泮、奥沙西泮有类似影响。根据相互影响的机制推测，吸烟对所有苯二氮䓬类都可发挥类似影响，包括先经 I 相代谢再进行 II 相代谢的氯氮䓬、氟西泮、氟地西泮（先经 N 位脱甲基化再进行 3-位羟化）和三唑仑、阿普唑仑，及咪达唑仑（经 α 位羟化）等，以及仅依赖于 II 相反应（葡糖醛酸化或乙酰化）代谢的劳拉西泮、奥沙西泮、替马西泮等。

机制 烟草中的某些成分（如多环芳香烃）通过诱导肝药酶，从而加速苯二氮䓬类经肝的代谢清除，可能是吸烟者地西泮作用减弱的原因。鉴于有证据表明吸烟对经 I 相代谢的氯氮䓬和阿普唑仑以及直接进入 II 相代谢的劳拉西泮和奥沙西泮可发生类似影响，因此认为，烟草中的某些成分对 UGT 的诱导作用也可能是加速代谢的原因之一（因为劳拉西泮和奥沙西泮不经 I 相代谢，而是直接与葡糖醛酸络合为终产物——葡糖醛酸化物）。

建议 欲达同等程度的治疗效果，吸烟者比不吸烟者需要更大剂量的苯二氮䓬类药物。了解此点，对解释某些患者应用苯二氮䓬类效果不佳的现象可能有所帮助。

［氯氮䓬（利眠宁）－双硫仑（双硫醒，戒酒硫）][2]
Chlordiazepoxide－Disulfiram

要点 同时应用双硫仑和氯氮䓬，可导致后者血浓度升高，作用和毒性增强。

有关药物 根据相互影响的机制推测，预料双硫仑与其他经 I 相代谢（N 位脱甲基化或羟化）的苯二氮䓬类（地西泮、氟西泮、氟地西泮、哈拉西泮等）可发生类似相互影响，但与仅依赖于 II 相反应（葡糖醛酸化或乙酰化）代谢转化的苯二氮䓬类（劳拉西泮、奥沙西泮、替马西泮等）之间的类似相互影响则不会发生（也参见［地西泮－双硫仑］）。

机制 已经证明双硫仑可抑制肝的羟化酶系统（主要包括 CYP2C9 和 CYP2C19）。氯氮䓬的代谢像大部分苯二氮䓬类一样，由 CYP3A4、CYP2C19，及 CYP2C9 负责，因此认为，氯氮䓬血浓度的升高与双硫仑对 CYP 的抑制有关（有关内容也参见［三唑仑（海乐神，三唑苯二氮䓬）－葡萄柚汁］）。

建议 双硫仑本身几乎无什么毒性作用，但是本身及其代谢物可抑制多种酶，包括 ALDH（醛脱氢酶）、许多含有巯基的酶，及 CYP。对前者的抑制作用是其用于慢性酒精中毒处理的原因，也是饮酒后导致"双硫仑反应"的机制（参见［乙醇－双硫仑］）；对后两类酶的抑制，可使多种同用药物的作用和毒性增强，氯氮䓬是其中之一。鉴于氯氮䓬和双硫仑的相互影响明显，因此建议避免两者的同时应用。应用双硫仑处理慢性酒精中毒期间，如果必须给予苯二氮䓬类的话，可用主要依赖于 II 相代谢的劳拉西泮或奥沙西泮等代替。

［劳拉西泮（氯羟去甲安定）－丙戊酸（二丙基乙酸，敌百痉）][2]
Lorazepam－Valproic Acid

要点 有明确证据表明，丙戊酸可抑制劳拉西泮的代谢，延长劳拉西泮的半衰期。

有关药物 预料丙戊酸钠、含等量丙戊酸和丙戊酸钠的稳定复合物，及双丙戊酸钠可与劳拉西泮发生类似影响。

机制 劳拉西泮主要经Ⅱ相（葡糖醛酸络合）代谢清除，而Ⅱ相代谢所涉及的酶是 UGT。已知丙戊酸对 UGT 有明显的抑制作用，因此可抑制劳拉西泮与葡糖醛酸的络合（虽然丙戊酸对 CYP2C9以及 CYP2C19 也有抑制作用，但是劳拉西泮不经 CYP 代谢，因此该影响与丙戊酸对 CYP2C9 和CYP2C19 的抑制无关），阻碍其清除。

建议 如有必要，两者的同用无须避免，但于同用期间应注意观察有无劳拉西泮中毒的症状和体征（如嗜睡、头痛、乏力、共济失调等），必要时减少劳拉西泮的剂量，或延长给药间隔。

［劳拉西泮（氯羟去甲安定）－丙磺舒（羧苯磺胺）］[2]
Lorazepam－Probenecid

要点 对正常受试者进行的单剂研究表明，丙磺舒可使劳拉西泮的清除率降低 50%，清除半衰期延长 1 倍，故推测有可能增强其镇静作用。

有关药物 根据代谢途径和相互影响的机制推测，奥沙西泮和替马西泮与丙磺舒之间以及劳拉西泮和另一种促尿酸排泄药磺吡酮之间，可发生类似相互影响；而其代谢涉及Ⅰ相反应（包括脱烷基和羟化）的苯二氮䓬类（如地西泮、氯氮䓬、氟西泮等）与丙磺舒之间则不太可能发生类似相互影响。但此推测尚有待研究的进一步证实。

机制 劳拉西泮主要在肝经 UGT 络合代谢，丙磺舒通过竞争性抑制作用抑制肝劳拉西泮葡糖醛酸络合物的形成。丙磺舒也有可能抑制劳拉西泮葡糖醛酸络合物经肾小管的主动分泌，从而导致葡糖醛酸络合物在体内的蓄积，然后水解为劳拉西泮。这两种作用的结果都可使劳拉西泮清除率降低，血浓度升高。

建议 该相互影响肯定，但临床意义尚未见评价。然而，合用两药时，需警惕治疗作用（镇静）和毒性（顺行型遗忘）的增强，必要时减少劳拉西泮的剂量。

［替马西泮（羟基安定）－苯海拉明（苯那君，可那敏）］[2]
Temazepam－Diphenhydramine

要点 一名产妇因皮肤瘙痒和失眠口服苯海拉明 50 mg 和替马西泮 30 mg，服药后不到 5 小时感剧烈宫缩，数分钟后突然停止，3 小时后意外地娩出一死婴。家兔实验结果表明，两药分服，33 胎全部存活；但同时服用，83 胎中有 51 胎为死胎或在围生期死亡。

有关药物 替马西泮与其他抗组织胺药（异丙嗪、氯苯那敏、美吡拉敏等）之间及其他苯二氮䓬类（如氯氮䓬、地西泮、氟西泮）与苯海拉明之间的类似相互影响还未见报道。

机制 确切机制不清楚。新生儿死亡与过度烦躁和惊厥有关。已知苯海拉明可致惊厥，两药都能进入胎盘，且抗组织胺药可致胎盘血管收缩。另外，苯海拉明可增强替马西泮的作用。

建议 妊娠期间应避免合用这两种药物。

［氯硝西泮（氯硝安定）－扑米酮（扑痫酮）］[4]
Clonazepam－Primidone

要点 有关氯硝西泮与扑米酮之间相互影响的报道结果不一致。有两报道说，同时应用氯硝西泮可使扑米酮血浓度升高。另有报道说，苯巴比妥（扑米酮的活性代谢物）可使氯硝西泮的半衰期缩短，清除率增加。也有研究表明，扑米酮与氯硝西泮之间无什么相互影响。两药合用控制癫痫的疗效很难评价，因为二者的抗癫痫作用可相加。

有关药物 据报道，硝西泮（硝基安定）降低扑米酮血浓度。另一苯二氮䓬类氯氮䓬与扑米酮同用时，导致人格改变（如攻击行为、烦躁不安、抑郁等）。根据药理作用推测，其他苯二氮䓬类（地西泮、氟西泮、哈拉西泮等）与扑米酮之间或其他巴比妥类（异戊巴比妥、仲丁巴比妥、司可巴比妥等）与氯硝西泮之间也可发生相互影响。

机制　机制还不清楚。扑米酮在体内的代谢物苯巴比妥是已知的肝药酶诱导剂，故可加速经肝代谢的药物之清除。然而，这不能解释某些研究发现扑米酮血浓度升高的现象。

建议　此种相互影响的临床意义尚难评价。氯硝西泮有效治疗范围比较宽，扑米酮血浓度的增高可补偿氯硝西泮血浓度的降低。

［氯硝西泮（氯硝安定）－卡马西平（酰胺咪嗪，痛惊宁）][3]
Clonazepam－Carbamazepine

要点　同时应用卡马西平 5～15 天期间，使氯硝西泮的稳态血浓度降低 19％～37％，氯硝西泮的半衰期从平均 32 小时缩短至 22 小时。另一报道表明，一名患者因用氯硝西泮，使卡马西平半衰期缩短。这种相互作用对癫痫的控制有何影响，目前很难评价，因为这两种药物同用时抗癫痫作用相加。

有关药物　如果机制涉及卡马西平诱导肝药酶的话，可以预料，其他经 I 相反应（N-脱烷基化或羟化）代谢的苯二氮䓬类（氯氮䓬、地西泮、氟西泮、三唑仑、阿普唑仑、美沙唑仑、依替唑仑、溴替唑仑等）也像氯硝西泮一样，与卡马西平可发生类似相互影响。主要依赖于 II 相（葡糖醛酸化）代谢的苯二氮䓬类（劳拉西泮、奥沙西泮、替马西泮等）与卡马西平之间是否会发生类似相互影响，还未证实（有关内容也参见［三唑仑（海乐神，三唑苯二氮䓬）－葡萄柚汁]）。

根据相互影响的机制推测，卡马西平的类似物奥卡西平与氯硝西泮之间可发生类似相互影响，因奥卡西平也是肝药酶诱导剂（主要诱导 CYP3A4/5，这与卡马西平对 CYP2C9 和 CYP3A 亚家族都有诱导作用有所不同）。

机制　已知卡马西平诱导肝药酶，这被认为是氯硝西泮血浓度降低的原因。这两种药物同用时，葡糖二酸的排泄（酶诱导的常用指标）增加。

氯硝西泮使卡马西平半衰期缩短的机制尚难推测，因为包括氯硝西泮在内的苯二氮䓬类对肝药酶的合成无明显诱导作用。尽管卡马西平和苯二氮䓬类都有高度的蛋白结合（前者达 75％，后者从 70％～99％不等），但尚无因蛋白结合的竞争而造成明显药动学相互影响的报道（Mihic et al，2011）。

建议　加用或停用卡马西平时，需注意氯硝西泮的血浓度，以免达不到治疗浓度或达中毒水平。目前尚无足够证据预言氯硝西泮血浓度降低的临床后果，因为癫痫的控制可不受影响。这也许起因于加用卡马西平后两种药物抗癫痫作用相加的结果。

奥卡西平对肝药酶同样有诱导作用，故用其代替卡马西平与氯硝西泮合用不会避免此种相互影响。

［氯硝西泮（氯硝安定）－丙戊酸（二丙基乙酸，敌百痉）][2]
Clonazepam－Valproic Acid

要点　同时应用氯硝西泮和丙戊酸，有导致精神错乱的报道。几项报道表明，同时应用这两种药物的某些患者产生失神性发作，另一些患者则出现嗜睡的副作用。两者联用时所导致的比较严重而罕见的情况是失神性发作持续状态。但是，未见两药同时应用导致血药浓度改变的情况。

有关药物　接受氯硝西泮和丙戊酸的 4 名患者出现嗜睡；将氯硝西泮减量后迅速消失。据报道，丙戊酸使游离地西泮血浓度增加，并抑制地西泮的代谢。丙戊酸和其他苯二氮䓬类（氟西泮、氯氮䓬、三唑仑等）是否会发生类似相互影响，目前尚无证据，但因药理作用相近，预料有可能发生。预料丙戊酸钠（临床上最常应用的丙戊酸盐）、含等量丙戊酸和丙戊酸钠的稳定复合物，及双丙戊酸钠与氯硝西泮之间可发生类似影响。

机制　机制尚未充分阐明。嗜睡可能是苯二氮䓬类血浓度升高的结果，因为有二则报道表明，丙戊酸可抑制地西泮的代谢。另外，也可能存在药效学相互影响的因素（苯二氮䓬类的主要作用是增强 GABA 与 $GABA_A$ 受体结合，强化 GABA 能神经传递功能和突触抑制效应；而丙戊酸的主要作用是抑制 GABA 转氨酶，减少 GABA 的代谢，同时还能提高谷氨酸脱羧酶的活性，增加 GABA 的生成。可见两者药效学的相互影响是药理作用的协同。这可部分解释嗜睡副作用的发生，但与失神发作再现或失神发作持续状态的发生互相矛盾）。有研究表明，在体外丙戊酸使地西泮的游离部分增加 1.80%～3.90%，在体内使其增加 1.78%～3.36%，不知这一现象是否与上述相互影响的结果有关。

建议　虽然上述相互影响的发生率较低，但多项报道表明相互影响确实存在。鉴于某些苯二氮䓬类已经批准用于各种癫痫发作的治疗（例如 FDA 批准氯硝西泮和氯草酸钾用于某些类型癫痫发作的长期治疗，地西泮和劳拉西泮则早已成为处理癫痫持续状态的首选药物或经典药物），因此，两类药物联用的情况是经常发生的。关键问题是，两药必须同用时，作为临床医生应考虑到相互影响的可能性。如出现嗜睡的副作用，需将氯硝西泮减量。如发生精神异常，或失神性发作再现，甚或出现失神发作持续状态，则必须停用其中一种药物（通常先停用氯硝西泮），同时采取其他处理措施。

［氟硝西泮（氟硝安定）－芬太尼］[2]
Flunitrazepam－Fentanyl

要点　氟硝西泮与芬太尼联用，两者作用皆增强。

有关药物　根据提出的机制推测，其他经羟化代谢的苯二氮䓬类（氟西泮、三唑仑、阿普唑仑、美沙唑仑、依替唑仑、溴替唑仑等）与芬太尼之间以及另外两种芬太尼类麻醉镇痛药阿芬太尼（alfentanil）和舒芬太尼（苏芬太尼；sufentanil）与氟硝西泮之间可发生类似相互影响，因为它们也有部分经肝代谢。但尚有待进一步研究证实（有关内容也参见［三唑仑（海乐神，三唑苯二氮䓬）－葡萄柚汁］）。

有证据表明，阿普唑仑与美沙酮的结构类似物右丙氧酚之间可发生类似相互影响（见［阿普唑仑（佳静安定）－右丙氧酚］。其他苯二氮䓬类与其他麻醉镇痛药之间是否会发生类似相互影响，尚有待证实。

机制　芬太尼与氟硝西泮都有部分经羟化代谢（两者的羟化代谢都涉及 CYP3A4），因此认为，对羟化代谢的竞争性抑制是两者血浓度升高、作用增强的原因。另外，两者都有中枢抑制作用，故作用的增强可能还有中枢抑制作用相加的成分。从这种意义上说，即使主要经 N 位脱甲基化或葡糖醛酸化代谢而不受芬太尼影响的苯二氮䓬类，当与芬太尼合用时，对中枢的抑制作用也会相加。

建议　临床上有将氟硝西泮与芬太尼（或氯胺酮）合用的情况，但合用时两者的剂量皆应适当减少，一般认为以减少 1/4～1/3 为宜。

［夸西泮（四氟硫安定）－氟伏沙明（三氟戊肟胺）][3]
Quazepam－Fluvoxamine

要点　Kanda 等在 12 名健康男性受试者中探讨了氟伏沙明与夸西泮之间的相互影响。结果表明，前者不影响后者的血浓度，但 2-氧代夸西泮和 N-脱烷基-2-氧代夸西泮的浓度明显降低。2-氧代夸西泮与夸西泮的 AUC 比率明显下降。提示氟伏沙明轻微抑制夸西泮向 2-氧代夸西泮的代谢（Kanda et al.，2003）。

有关药物　据报道，氟伏沙明（100～150 mg/d）可使地西泮（diazepam）的 AUC 增加 3 倍。氟伏沙明每日 50 mg，可使罗哌卡因（ropivacaine）和他克林（tacrine；中枢抗胆碱酯酶药）的清除率降低 70%～90%，使氯氮平（clozapine）和硫利达嗪（thioridazine）的稳态血浓度升高 3 倍。即使低至 10～20 mg/d 的氟伏沙明也使咖啡因（caffeine）的 AUC 增加 2 倍，奥美拉唑（omeprazole）的 AUC 增加 3 倍。前 4 种药物是 CYP1A2 和（或）CYP2Cl9 的底物，而夸西泮是 CYP3A4 和 CYP2C9 的底物，氟伏沙明对 CYP1A2 及 CYP2Cl9 的抑制作用明显，而对 CYP3A4 和 CYP2C9 仅有轻、中度抑制作用，这可解释其对夸西泮影响较小的原因（Francis Lam et al.，2003）。

机制　氟伏沙明抑制多种 CYP 酶，包括 CYP1A2、CYP2C9、CYP2Cl9、CYP2D6，及 CYP3A4，已证明可与多种药物发生相互影响，包括夸西泮。

催化夸西泮代谢的酶尚未完全澄清，体外研究表明 CYP3A4 和 CYP2C9 都涉及夸西泮的代谢；在健康受试者中进行的研究表明，已知的 CYP3A4 抑制剂伊曲康唑抑制夸西泮向 2-氧代夸西泮的代谢，也说明其代谢与 CYP3A4 有关。因此认为，该影响至少部分涉及氟伏沙明对 CYP3A4 的抑制。

建议　同时应用一种催眠药和一种抗抑郁药以处理抑郁患者的失眠很常见。另外，氟伏沙明有引起失眠的副作用，因此，应用氟伏沙明的患者很有可能应用夸西泮。

两者相互影响的结果是夸西泮的催眠作用减弱，可能与其代谢物的血浓度降低有关。

[夸西泮（四氟硫安定）－金丝桃（圣约翰草，贯叶连翘）][3]
Quazepam－St John's wort

要点　Kawaguchi 等的研究表明，金丝桃影响夸西泮的口服生物利用度，降低其血浓度，但他们的研究结果表明，金丝桃不至于削弱夸西泮的治疗作用（Kawaguchi et al，2004）。

有关药物　金丝桃与咪达唑仑（midazolam）之间的类似相互影响已经证实，且比夸西泮－金丝桃之间的相互影响更明显。金丝桃对其他苯二氮䓬类镇静催眠药（如地西泮、氯氮䓬，及氟西泮等）的生物利用度及血浓度是否有类似影响，尚未见报道，但根据相互影响的机制推测，凡是经由肠道 CYP3A4 代谢且首过效应明显的苯二氮䓬类，与金丝桃之间都可发生类似相互影响。如此说来，除了直接经络合代谢的奥沙西泮和劳拉西泮等，其他苯二氮䓬类或多或少都可与金丝桃发生相互影响（有关苯二氮䓬类的代谢参见 [三唑仑（海乐神，三唑苯二氮䓬）－葡萄柚汁]）。

机制　推测这一影响可能与金丝桃中的某种成分活化孕烷 X 受体（一种寡核苷酸受体），从而激活肠、肝中的 CYP3A4（以前者为主），进而促进夸西泮的代谢有关。

另据报道，金丝桃也诱导人体 P-糖蛋白的表达，但夸西泮血浓度的降低是否与 P-糖蛋白的诱导有关，还不清楚。然而，已经证明氟硝西泮和咪达唑仑不是 P-糖蛋白的底物。

建议　鉴于金丝桃并不削弱夸西泮的药理作用，故无须刻意避免与金丝桃同时应用，但为慎重起见，同用期间应注意观察，也许需据情上调夸西泮的剂量。

[三唑仑（海乐神，三唑苯二氮䓬）－AST-120][2]
Triazolam－AST-120

要点　Kotegawa 等对 12 名健康志愿者进行的一项随机化交叉研究表明，在口服三唑仑（0.25 mg）的同时给予吸附剂 AST-120，与三唑仑单用相比，可使前者的 $AUC_{0\sim\infty}$ 明显减少（从 10.9 ± 6.0 ng·h/ml 减至 6.4 ± 2.6 ng·h/ml）。药理作用也因此有可能减弱。然而，在三唑仑之前 30 分钟和 60 分钟给予 AST-120，三唑仑的药动学和药效学参数无明显改变（Kotegawa et al，2012）。

有关药物　有证据表明，同时应用 AST-120 可使多种药物的口服生物利用度降低，对阿司匹林（aspirin）、氨氯地平（amlodipine），及氯沙坦等的此种影响已经证实（阿司匹林和氨氯地平分别于应用 60 分钟和 90 分钟后再给 AST-120，可避免该影响；有关 AST-120 对氯沙坦口服生物利用度的影响参见 [氯沙坦（科索亚，洛沙坦，芦沙坦）－AST-120]）。

机制　AST-120 的主要成分是炭，通过吸附胃肠道中的尿毒症毒素（或其前体物），防止其吸收进入体循环，从而延缓慢性肾病的进展而发挥作用。因为 AST-120 是球形吸附炭，故有可能通过其吸附作用干扰同用药物的肠道吸收。实际上，AST-120 像普通药用炭一样，不仅可降低口服药物的生物利用度，长期应用也可使某些静脉应用的药物血浓度下降，原因在于有些药物可经血液循环进入肠道，然后重吸收；这一过程对某些静脉应用的药物血浓度的维持起一定作用。同样，那些经口服的药物如果存在肠肝循环（例如经胆汁排泄后重吸收），也会因吸附剂的存在而打断该循环（这也是吸附剂对某些毒物中毒有效的原因之一）。然而，在大多数情况下，吸附剂仅对口服药物的药动学影响最明显。

建议　AST-120 可用于慢性肾病的治疗，在肝性脑病以及结肠袋炎（pouchitis）中的用途也正在进行临床研究。亚洲人 AST-120 的获准用量是 2 g 每日 3 次，但欧美人的用量大一些，通常为 3 g 每日 3 次。

Kotegawa 等的研究之所以采用三唑仑之前 30 分钟和 60 分钟给予 AST-120，原因在于多数失眠患者在晚餐后服用 AST-120，于睡前服用三唑仑。这与需要白天应用的药物（例如氨氯地平和氯沙坦等）有所不同。尽管 Kotegawa 等的研究表明三唑仑前 30 分钟给予 AST-120 对三唑仑的药动学不会造成明显影响，但为安全起见，于三唑仑前 60 分钟左右给予更为合适。晚餐后到睡前在时间上有充分的选择余地。如果是其他药物，可考虑在 AST-120 之前给予，但给药的间隔时间因所用药物的不同而不同（有关细节参见［氯沙坦（科索亚，洛沙坦，芦沙坦）－AST-120］等项下的内容）。

［三唑仑（海乐神，三唑苯二氮䓬）－克拉霉素（甲红霉素）][2]
Triazolam－Clarithromycin

要点 同时应用克拉霉素和三唑仑，可使后者的血浓度增高，作用和毒性增强。

有关药物 对 16 名受试者进行的研究表明，另一大环内酯类抗生素红霉素可使三唑仑的清除率降低 50％，血药浓度时间曲线下面积增加 1 倍，血浆峰浓度升高 33％。

有证据表明，三唑仑与同属大环内酯类的醋竹桃霉素以及交沙霉素可发生类似相互影响。三唑仑与麦迪霉素、竹桃霉素、罗红霉素等其他大环内酯类抗生素之间是否会发生类似相互影响，尚未见文献报道，但已经证明同属大环内酯类的阿奇霉素（azithromycin）以及地红霉素（dirithromycin）对 CYP3A4 无明显抑制作用，因此与三唑仑之间的类似相互影响不太可能发生。

根据相互影响的机制以及代谢途径的类似性推测，先经 I 相代谢再进行络合的其他苯二氮䓬类，如咪达唑仑、阿普唑仑、艾司唑仑、地西泮、氯氮䓬等，与克拉霉素之间可发生类似相互影响（苯二氮䓬类 I 相代谢所涉及的 CYP 包括 CYP3A4 和 CYP2C19，有关细节参见［地西泮－红霉素］）。不经 I 相代谢而直接络合为终产物的苯二氮䓬类，如替马西泮、奥沙西泮，及劳拉西泮，与克拉霉素之间不会发生类似相互影响。

机制 三唑仑广泛经 CYP3A4 代谢，已经证明克拉霉素既是 CYP3A4 的底物，也是 CYP3A4 的抑制剂，因此认为，克拉霉素对三唑仑经 CYP3A4 代谢的抑制是三唑仑血浓度升高的原因（克拉霉素可能像红霉素一样，对 CYP3A4 的抑制作用包括竞争性和非竞争性两种成分，但以非竞争性抑制为主）。

苯二氮䓬类的 I 相代谢无一例外地涉及羟化（但个别药物需先进行脱烷基再进行羟化，如氯氮䓬、地西泮、氟西泮），而这一羟化过程由 CYP3A4 负责。Quinney 等对 16 名（男女各 8 名）老年（65～75 岁）志愿者进行的一项研究表明，同时给予克拉霉素，可使静脉注射咪达唑仑的 AUC 平均增加 2.2 倍，使口服咪达唑仑的 AUC 平均增加 7.0 倍（Quinney et al，2007）。可见，克拉霉素对肝和肠道的 CYP3A4 都有抑制作用，即不但可延长咪达唑仑的清除半衰期，也可明显增加咪达唑仑的口服生物利用度。

注：研究表明，人 CYP3A4 抗血清对三唑仑代谢的抑制率大约为 90％，而 10 μM 酮康唑使人肝微粒体对三唑仑的 α-位羟化减少 70.0％，4-位羟化减少 82.1％。另外，采用人重组 CYP3A4 观察到对三唑仑的代谢活性，而采用重组人 CYP1A1、1A2、2A6、2B6、2C9、2C19、2D6-Val、2D6-Met，及 2E1 则否。这些结果表明，三唑仑在人体内的 α-和 4-位羟化主要由 CYP3A4 负责（Kanamitsu et al，2000）（有关内容也参见［三唑仑（海乐神，三唑苯二氮䓬)－葡萄柚汁]）。

建议 该相互影响已被公认，但存在明显的个体差异，且相互影响的程度因药物的不同而不同。已有报道表明，三唑仑与醋竹桃霉素的相互影响最明显，与红霉素和克拉霉素的相互影响次之，与交沙霉素的相互影响最弱。建议合用期间注意三唑仑的作用有无改变，必要时减少三唑仑的剂量，以防不良反应发生（如记忆丧失）。

虽然认为阿奇霉素和地红霉素不太可能与三唑仑（或其他经肝代谢的苯二氮䓬类）发生相互影响，但有人认为，欲用其代替红霉素或克拉霉素与三唑仑合用，仍应谨慎。如果可行的话，用替马西泮或奥沙西泮等代替经 I 相代谢的苯二氮䓬类与克拉霉素合用，也许是更为理智的选择。

［三唑仑（海乐神，三唑苯二氮䓬）－葡萄柚汁][2]
Triazolam－Grapefruit Juice

要点 单次应用一杯葡萄柚汁即可增加三唑仑的血浓度，反复应用时，三唑仑血浓度的增加更明显（Lilja et al，2000）。

Sujimoto 等在 9 名健康受试者中进行了一项随机交叉研究，测定葡萄柚汁对 2 种苯二氮䓬类催眠药三唑仑（由 CYP3A4 代谢）和夸西泮（quazepam；主要由 CYP3A4 和 CYP2C9 代谢）的影响。受试者服用 0.25 mg 三唑仑或 15 mg 夸西泮，服用或不服用葡萄柚汁，试验间隔 2 周以上（药物洗脱期）。结果表明，葡萄柚汁既增加三唑仑的血浓度，也增加夸西泮及其活性代谢物 2-氧代夸西泮的血浓度。三唑仑的 $AUC_{0\sim24}$ 增加达 96%（$P<0.05$），夸西泮和 2-氧代夸西泮的 $AUC_{0\sim24}$ 也有增加（分别增加 38% 和 28%），但不像三唑仑那样明显（Sujimoto et al，2006）。

有关药物　根据相互影响的机制推测，凡是其代谢涉及 CYP3A4 的苯二氮䓬类都可与葡萄柚汁发生类似相互影响，但据测定，影响的程度弱于克拉霉素（参见［三唑仑（海乐神）－克拉霉素（甲红霉素）]）。

苯二氮䓬类的代谢宏观上分为两相，主要包括 4 个途径。一是脱烷基，二是 3-位羟化，三是 α-位羟化，这 3 个途径都发生于Ⅰ相代谢中；第 4 个途径发生于Ⅱ相代谢中，主要在 UGT 的作用下与葡糖醛酸络合。

二氮䓬环 1 位或 2 位上有一取代基者，如地西泮（安定，苯甲二氮䓬；diazepam）、氯氮䓬（利眠宁，甲氨二氮䓬；chlordiazepoxide）、二甲氯氮䓬（氯䓬酸钾；clorazepate）、氟西泮（氟胺安定；flurazepam）、氟地西泮（fludiazepam）、普拉西泮（环丙二氮䓬；prazepam），及夸西泮（quazepam）等，往往经历Ⅰ相的取代基修饰和（或）清除，其产物多是具有生物活性的 N-脱烷基化合物（可见Ⅰ相代谢主要涉及 N 位脱烷基）。去甲西泮（nordazepam）就是地西泮、二甲氯氮䓬，及普拉西泮在Ⅰ相代谢中的主要活性产物。氯氮䓬经脱甲氨基生成的主要代谢物地莫西泮（去甲安定；demoxepam）经Ⅰ相代谢也生成去甲西泮。经脱烷基代谢的产物多半接着进行 3-位羟化，生成的产物仍具有活性。

三唑仑、阿普唑仑（佳静安定，甲基三唑安定；alprazolam）、咪达唑仑（midazolam），及艾司唑仑（舒乐安定，三唑氯安定；estazolam）等苯二氮䓬类例外，它们的二氮䓬环 1、2 位上含有的是融合的三唑环或咪唑环，故不经 N 位脱烷基，而是直接进行 α-位羟化（尽管艾司唑仑也有融合的三唑环，但该环上无甲基，因此环上的羟化极为有限，主要进行 3-位羟化，这与前 3 种药物明显不同）；经该相代谢生成的产物通常也具有活性，例如，由去甲西泮 3-位羟化生成的奥沙西泮，以及由三唑仑、阿普唑仑和咪达唑仑各自生成的 α-羟化产物（有资料表明，脱烷基代谢主要涉及 CYP2C19，而羟化代谢主要涉及 CYP3A4；但实际上可能有重叠，即两种 CYP 既参与脱烷基代谢也参与羟化代谢，只不过是有所侧重而已）。经羟化代谢生成的产物最终在 UGT 的作用下与葡糖醛酸络合，生成无活性的终产物（可能也有极少部分与硫酸等络合），然后经肾排泄。

部分苯二氮䓬类镇静催眠药不经Ⅰ相代谢，而是在 UGT 的作用下直接与葡糖醛酸络合生成无活性的终产物，如奥沙西泮（去甲羟安定；oxazepam）和劳拉西泮（氯羟安定，氯羟二氮䓬；lorazepam）。替马西泮（羟基安定；temazepam）也主要经该途径代谢，因其经脱甲基生成奥沙西泮的速度极为缓慢。预料这 3 种苯二氮䓬类与葡萄柚汁之间不会发生类似相互影响。

机制　鉴于三唑仑的羟化代谢主要涉及 CYP3A4（如上述），故认为葡萄柚汁通过抑制肠壁中的 CYP3A4，增加三唑仑（以及其他 CYP3A4 底物）的口服生物利用度，从而增加其血浓度，是该影响的机制。大量多次应用葡萄柚汁对肝的 CYP3A4 可能有一定影响，故对肝氧化代谢的抑制也不能排除。

根据研究结果推测，葡萄柚汁对肠道中 CYP3A4 的抑制作用既增加三唑仑的口服生物利用度，也增加夸西泮的口服生物利用度。就 C_{max} 或 $AUC_{0\sim24}$ 而论，2-氧代夸西泮与夸西泮的比率在应用和不用葡萄柚汁时并无明显差别。葡萄柚汁升高血浆中夸西泮和 2-氧代夸西泮的浓度，但对 N-脱甲基 2-氧代夸西泮无影响。夸西泮的代谢物 2-氧代夸西泮被 CYP3A4 和 CYP2C9 进一步代谢为 N-脱甲基 2-氧代夸西泮（N-脱甲基 2-氧代夸西泮可像地西泮的脱甲基代谢物一样，在 CYP2C19 的作用下进行 3-位羟化），另外，CYP3A4 还可将其代谢为另一种代谢物。因此，葡萄柚汁的作用有可能随着 N-脱甲基 2-氧代夸西泮的形成而减弱。再者，葡萄柚汁不延长三唑仑、夸西泮，及 2-氧代夸西泮的 $t_{1/2}$。因此，这些药动学改变可能起因于葡萄柚汁对肠道中 CYP3A4 活性的抑制，而非起因于对肝 CYP3A4 活性的抑制。然而 Lilja 等则报道说，反复应用葡萄柚汁可延长三唑仑的半衰期，提示其对肝中的 CYP3A4 有抑制作用。不过，两者所用的剂量不同，前者所用是 250 ml 正常强度的葡萄柚汁每日 3

次计 4 天，而后者所用是双倍强度的葡萄柚汁 200 ml 每日 3 次计 3 天，故难以进行比较。

葡萄柚汁增加夸西泮和 2-氧代夸西泮的血浓度，但不改变其药效学。据报道，夸西泮的主要代谢物 2-氧代夸西泮及 N-脱甲基 2-氧代夸西泮有药理活性，可能与其药效学无明显改变有关。

综合 Lilja 等以及 Sujimoto 等的研究结果，认为单次应用葡萄柚汁可通过选择性抑制小肠中的 CYP3A4，导致三唑仑的血浓度增加。这可解释单次应用葡萄柚汁三唑仑 C_{max} 增加，而清除半衰期无改变的现象。另外，葡萄柚汁静脉应用通常不影响 CYP3A4 底物的药动学。有研究表明，葡萄柚汁也不影响静脉给予咪达唑仑的 AUC，进一步验证了上述推论。然而，对肠道中 CYP3A4 的抑制作用并不能解释反复多次应用葡萄柚汁后三唑仑半衰期的延长。因此推测，反复多次应用葡萄柚汁后，三唑仑半衰期的延长大概是由于葡萄柚汁中某些成分在肝中积聚，从而抑制肝中的 CYP3A4 之故。至于单次应用葡萄柚汁后三唑仑 C_{max} 的增加类似于多次应用，认为是单次应用后对三唑仑首过代谢的影响已达最大的缘故。

尽管葡萄柚汁对 P-糖蛋白和有机阴离子转运体（OATPs）也有某种程度的抑制作用，但尚未证实它们是否涉及三唑仑等苯二氮䓬类的体内过程。

建议　无论如何，同时应用三唑仑和葡萄柚汁，确有可能导致三唑仑作用的增强。因此，正在应用三唑仑等经 CYP3A4 代谢的苯二氮䓬类镇静催眠药期间，最好避免饮用葡萄柚汁。

用奥沙西泮或劳拉西泮代替三唑仑，也许会避免葡萄柚汁的影响。

注：有关葡萄柚汁与其他药物之间相互影响的研究论文数不胜数。综合目前可得到的有关资料，葡萄柚汁与其他药物之间相互影响的机制主要是药动学的，其机制包括①：通过抑制肠道中的 CYP3A4，减少首过代谢；②抑制肠壁细胞中 P-糖蛋白介导的药物外排，增加口服生物利用度；③抑制有机阴离子转运多肽（OATP），如 OATP1A2，干扰药物的体内过程。葡萄柚汁抑制 OATP 造成的影响与其对 CYP3A4 和 P-糖蛋白的抑制造成的影响相反。与葡萄柚汁相互影响的结果总的说来有 3 种情况，一是受影响药物的 AUC 增加和 C_{max} 升高，二是 AUC 减少和 C_{max} 下降，三是这两个药动学指标无明显改变。

现有资料表明，可与葡萄柚汁发生相互影响的药物有多种，其中报道比较多的是镇静催眠药（涉及的药物有咪达唑仑、三唑类，及夸西泮等）、HMG-CoA 还原酶抑制剂（包括洛伐他汀、辛伐他汀，及阿托伐他汀等）、免疫抑制剂（主要包括环孢素、他克莫司等钙调蛋白抑制剂）、钙通道拮抗剂（如硝苯地平、氨氯地平、尼莫地平、非洛地平、尼卡地平、尼索地平、尼群地平、马尼地平、地尔硫䓬、维拉帕米等）。其他尚有 β 受体拮抗剂（如塞利洛尔和醋丁洛尔）、抗心律失常药（胺碘酮）、激素类（如甲泼尼龙、炔雌醇等）、香豆素类抗凝药、抗生素（如红霉素、克拉霉素和泰利霉素）、HIV 蛋白酶抑制剂（沙奎那韦）、抗疟药（卤泛群、蒿甲醚）、抗寄生虫药（阿苯达唑、吡喹酮）、抗肿瘤药（依托泊苷）、抗过敏药（主要涉及非索非那定和特非那定）。个案报道尚有卡马西平、西沙必利、东莨菪碱、氯沙坦、地高辛、西地那非、氟伏沙明、舍曲林、美沙酮、瑞格列奈、伊曲康唑、咖啡因等（Mertens-Talcott et al, 2006）。

尽管有关葡萄柚汁与其他药物相互影响的报道较多，但真正导致明显相互影响且具有重要临床意义者为数不多。然而，那些治疗窗狭窄（或毒副作用较强）且需要口服的药物，与葡萄柚汁发生相互影响时，确实可造成某种程度的危险，故了解葡萄柚汁相关的药物相互影响对临床合理用药以及药物疗效和毒副作用的判断有一定指导意义。

[噁唑仑 - 苯乙肼][2]
Oxazolam-Phenelzine

要点　同时应用噁唑仑和苯乙肼，前者作用增强。

有关药物　根据药理作用的类似性推测，噁唑仑与其他单胺氧化酶抑制剂（帕吉林、异羧肼、反苯环丙胺等）以及具有单胺氧化酶抑制作用的药物（甲基苄肼、呋喃唑酮等）之间可发生类似相互影响。

已证明咪达唑仑（速眠安，midazolam）及化学结构与噁唑仑相似的另一种苯二氮䓬类美沙唑仑

（甲氯唑仑，甲恶二氮䓬，mexazolam）与苯乙肼之间可发生类似相互影响。其他苯二氮䓬类（氟西泮、氟地西泮、哈拉西泮、三唑仑、阿普唑仑、依替唑仑、溴替唑仑等）与苯乙肼之间是否会发生类似相互影响，尚未见报道。

据说氯氮䓬可增强单胺氧化酶抑制剂的作用，但这一影响可能仅仅是两者中枢抑制作用的相加，因此与上述相互影响有明显不同。

机制 确切机制尚不清楚。单胺氧化酶抑制剂除特异性地抑制单胺氧化酶外，尚可非特异性地抑制肝微粒体酶，这可能与该相互影响有关。

建议 应用噁唑仑、咪达唑仑或美沙唑仑治疗期间，最好避免给予苯乙肼或其他单胺氧化酶抑制剂，反之亦然。

[阿普唑仑（甲基三唑安定，佳静安定）－氟伏沙明][2]
Alprazolam－Fluvoxamine

要点 Suzuki 等对 23 名门诊患者进行的研究表明，同时应用阿普唑仑和氟伏沙明与阿普唑仑单用相比，可使阿普唑仑的血浓度明显增加（平均增加 58%，$P < 0.001$），但存在广泛的个体差异。推测这些差异与 CYP2C19 的基因型有关。无 CYP2C19 突变基因或仅有一个突变基因者，相互影响的程度较大（部分受试者血浓度的增加超过 100%），而具有 2 个突变基因者，相互影响的程度较小（在这些患者中，血浓度的增加无 1 例超过 50%）（Suzuki et al，2003）。

Sugahara 等对 49 名抑郁患者进行的研究表明，氟伏沙明治疗期间，阿普唑仑浓度/剂量比值比阿普唑仑单用期间增加 53%（这和 Fleishaker 等的研究结果一致）。他们对健康受试者进行的一项研究表明，同时应用氟伏沙明，可使阿普唑仑的 AUC 增加 98%）。CYP2D6 基因型既不影响氟伏沙明的浓度/剂量比值，也不干扰相互影响的程度。非吸烟者氟伏沙明对阿普唑仑影响的程度大于吸烟者（Sugahara et al，2009）。

有关药物 有关内容参见［三唑仑（海乐神，三唑苯二氮䓬）－葡萄柚汁］以及［地西泮（安定）－红霉素］。

机制 阿普唑仑在体内代谢为 2 种羟化产物，一是 4-羟基阿普唑仑，二是 α-羟基阿普唑仑。4-羟基代谢物是主要产物，其生成主要由 CYP3A4 介导，但是 α-羟基产物的生成则有 CYP1A2 的参与（两种产物的生成也都有可能涉及 CYP2C19）。已经证明氟伏沙明的代谢涉及 CYP2D6、CYP1A2、CYP3A4，及 CYP2C9，对 CYP1A2 和 CYP2C19 有强烈抑制作用，对 CYP3A4 有中度抑制作用，由此推测 CYP2C19 的基因型可能左右上述相互影响的程度（无 CYP2C19 基因突变者，当有氟伏沙明存在时，由于其对 CYP2C19 的强烈抑制，使阿普唑仑经该途径的代谢明显受损；而有 CYP2C19 基因突变者，其代谢转而依赖于 CYP3A4，鉴于氟伏沙明对 CYP3A4 的抑制作用轻微，故与阿普唑仑之间相互影响的程度也较小），可见该影响是氟伏沙明对多种 CYP（包括 CYP3A4、CYP1A2，及 CYP2C19）抑制作用的综合结果，但确切机制有待于进一步阐明。

建议 无论机制如何，该相互影响确实存在，而且某种程度上受 CYP2C19 基因型和吸烟的影响；无 CYP2C19 突变基因或仅有一个突变基因者，相互影响的程度较大（如上述），非吸烟者比吸烟者相互影响的程度更明显（吸烟者该影响的程度之所以比较弱，可能与烟草中的某些成分诱导 CYP1A2 有关）。

已知抑郁和焦虑往往共存，因此许多患者同时应用抗抑郁药和抗焦虑药。例如，在临床实践中，精神病患者经常联合应用选择性 5-羟色胺再摄取抑制剂和苯二氮䓬类，氟伏沙明和阿普唑仑的联用就是这种情况。但是，联用时应考虑到相互影响可能带来的不良后果。

[阿普唑仑（甲基三唑安定，佳静安定）－右丙氧吩][2]
Alprazolam－Dextropropoxyphene

要点 对正常受试者进行的研究表明，右丙氧吩与阿普唑仑合用，后者血浓度升高，对中枢神经系统的抑制作用增强。

有关药物 预料其他主要经羟化代谢的苯二氮䓬类（如三唑仑）与右丙氧吩可发生类似相互影响。先经 N-脱烷基或羟化然后再经葡糖醛酸化的苯二氮䓬类（如地西泮、氯氮䓬、氟西泮等），根据其对各代谢途径的依赖程度，与右丙氧吩可发生不同程度的相互影响。主要经葡糖醛酸化代谢的苯二氮䓬类（劳拉西泮、奥沙西泮、替马西泮等）与右丙氧吩不太可能发生类似相互影响（有关内容也参见 ［三唑仑（海乐神，三唑苯二氮䓬）－葡萄柚汁］）。

阿普唑仑与右丙氧吩的结构类似物美沙酮及其他麻醉镇痛药（吗啡、哌替啶、可待因等）之间是否会发生类似相互影响，尚无证据。

机制 右丙氧吩抑制肝对阿普唑仑经 CYP3A4 的羟化代谢，使其血浓度升高，连同右丙氧吩本身的中枢抑制作用，可导致对中枢的协同性影响。即使主要经葡糖醛酸化代谢而不受右丙氧吩影响的苯二氮䓬类，当与右丙氧吩合用时，对中枢的抑制作用也会相加。

建议 在我国右丙氧吩已经于 2011 年停用。阿普唑仑与右丙氧吩合用可发生协同性中枢抑制。其他苯二氮䓬类与右丙氧吩之间也可发生相互影响，只是程度有可能不同而已。两类药物如需同用，建议选用与右丙氧吩相互影响程度较小的苯二氮䓬类，如劳拉西泮、奥沙西泮或替马西泮。

［咪达唑仑（速眠安，咪唑二氮䓬）－莫达非尼］[2]
Midazolam－Modafinil

要点 Rowland 等在 6 名健康受试者（包括 5 名高加索人和 1 名亚洲人，其中男 4 名，女 2 名，年龄 24～34 岁）中进行了一项单中心开放性序贯口服鸡尾酒试验，目的是探讨中枢兴奋药莫达非尼单剂（200 mg）和稳态浓度下（每日 200 mg 连用 7 天）对咪达唑仑（1 mg）等 5 种 CYP 探针药物药动学的影响。结果表明，单剂莫达非尼对 CYP3A4 探针咪达唑仑的药动学无明显影响，但稳态浓度的莫达非尼可使咪达唑仑的 AUC 减少，C_{max} 降低，$t_{1/2}$ 缩短（AUC、C_{max}、$t_{1/2}$ 的几何均值比分别为 0.65、0.73、0.81）（Rowland et al，2018）。

有关药物 根据该影响的机制及代谢途径的类似性推测，莫达非尼与同属苯二氮䓬类镇静催眠药的艾司唑仑（estazolam）、阿普唑仑（alprazolam）、三唑仑（triazolam）等之间可发生类似相互影响。先经脱烷基再行羟化的苯二氮䓬类，如氯氮䓬（chlordiazepoxide）、地西泮（diazepam）、氟西泮（flurazepam）等，与莫达非尼之间的类似相互影响也有可能发生。预料直接经 Ⅱ 相（葡糖醛酸化）代谢的苯二氮䓬类，如奥沙西泮、劳拉西泮、替马西泮等，与莫达非尼之间不会发生类似相互影响。

其他主要经 CYP3A4 代谢的药物，如环孢素、茶碱、芬太尼等，与莫达非尼之间也可发生相互影响，但影响的程度会有所不同。

Rowland 等的研究结果表明，无论是单剂莫达非尼，还是稳态浓度下的莫达非尼，对 CYP1A2 探针咖啡因、CYP2D6 探针右美沙芬、CYP2C9 探针氯沙坦的药动学都无明显影响，但对 CYP2C19 探针奥美拉唑的药动学有显著影响。有关细节参见 ［奥美拉唑（渥米哌唑，洛赛克）－莫达非尼］ 项下的内容。

机制 莫达非尼本身主要经由 CYP3A4 代谢，体外研究表明，对 CYP1A2 和 CYP3A4/5 有诱导作用，对 CYP2C9、CYP2C19、CYP3A4/5 有竞争性抑制作用（Robertson et al，2000）。咪达唑仑是 CYP3A4 的底物，先是在 CYP3A4 的作用下生成 α-羟咪达唑仑，然后在 UGT 的作用下生成无活性葡糖醛酸化物经肾排泄。因此认为，稳态浓度下莫达非尼对咪达唑仑药动学的影响与其诱导 CYP3A4 从而加速咪达唑仑的代谢有关。

单剂莫达非尼之所以对咪达唑仑的药动学无明显影响，原因在于诱导作用需连用数日后才能展现，而单剂应用后对 CYP3A4 的竞争性抑制作用对咪达唑仑的药动学不会造成明显影响（在用药之初，这一作用有可能导致咪达唑仑血浓度的短暂轻微升高）。

建议 莫达非尼作为一种中枢兴奋药主要用于发作性睡病和有关睡眠障碍的治疗。因其具有提高警觉性和增强认知能力的特点，所以，也常作为无标识药物用于娱乐或抑郁症的辅助治疗。故而其应用广泛，有滥用倾向。

根据 Rowland 等的研究结果推测，同时应用莫达非尼和咪达唑仑（或其他 CYP3A4 底物），后者的作用有可能减弱。因此，同用期间最好进行临床监测，并据情适当上调咪达唑仑（或其他CYP3A4 底物）的剂量。

［咪达唑仑（速眠安，咪唑二氮䓬)−萘法唑酮][2]
Midazolam−Nefazodone

要点 有人在 40 名健康受试者中探讨了口服咪达唑仑与萘法唑酮之间药动学和药效学的相互影响（其中强效 CYP3A4 抑制剂酮康唑作为阳性对照）。结果发现，萘法唑酮使咪达唑仑的 AUC 增加444.0%，使其相关性认知受损的副作用显著增强，这种药效学的影响与药动学的影响一致 （Francis Lam et al，2003）。

有关药物 同用氟伏沙明时，咪达唑仑的 AUC 略增加 （66.1%），同用氟西汀时无改变。有充分证据表明，氟伏沙明与阿普唑仑 （alprazolam；CYP3A4 的底物）之间可发生类似相互影响（有关内容也参见 ［三唑仑（海乐神，三唑苯二氮䓬)−葡萄柚汁]）。

机制 萘法唑酮抑制 CYP3A4 （包括竞争性抑制和非竞争性抑制），从而阻碍咪达唑仑经CYP3A4 的代谢，是该影响的机制。但是，鉴于咪达唑仑半衰期的延长远不如 AUC 增加明显，推测可能主要与萘法唑酮抑制肠道中 CYP3A4 的，从而使其在进入体循环前的清除明显减少有关。

建议 这些结果提示，咪达唑仑与强效 CYP3A4 抑制剂同用时应谨慎。虽然咪达唑仑术前应用往往静脉给予，其受影响的程度不像口服那么明显（因绕过肠道和首关代谢），但其半衰期延长可达129%，意味着术后恢复时间延长。

［咪达唑仑（速眠安，咪唑二氮䓬)−依伐卡托（艾瓦克夫特)][2]
Midazolam−Ivacaftor

要点 为探讨囊性纤维化治疗药物依伐卡托对 CYP 和 P-糖蛋白敏感底物的药动学有无影响，Robertson 等在健康受试者中进行了一系列研究。结果表明，同时应用依伐卡托，可使咪达唑仑（CYP3A 底物）的 $AUC_{0\sim\infty}$ 增加 54%，C_{max} 升高 38%，表观口服清除率降低 35%，半衰期略有延长（从对照的 4.1 小时延长至 5.5 小时）；地高辛 （digoxin；P-糖蛋白底物）的 $AUC_{0\sim120h}$ 增加 32%，C_{max} 升高 23%，表观口服清除率降低 14%，半衰期从对照的 39 小时延长至 42 小时。Robertson 等根据他们的研究结果判断，依伐卡托是 CYP3A 和 P-糖蛋白的微弱抑制剂 （Robertson et al，2015）。

有关药物 Robertson 等在他们的同一研究中证实，依伐卡托对含有炔雌醇（乙炔雌二醇）/炔诺酮 （ethinyl estradiol/norethisterone） 的复方口服避孕药 （oral contraceptives） 有类似影响，表现为炔雌醇的 C_{max} 升高 22%，炔诺酮的 C_{min} 升高 16%，但无论是炔雌醇的 AUC，还是炔诺酮的 AUC，都无明显改变。

Robertson 等的体内研究表明，依伐卡托对 CYP2C8 底物罗格列酮以及 CYP2D6 底物去甲丙米嗪的药动学无影响，这与以往采用人肝微粒体进行的研究结果有所不同（人肝微粒体研究结果表明，依伐卡托对 CYP2C8、CYP2C9，及 CYP2D6 都有抑制作用）。

机制 咪达唑仑几乎排外地经由 CYP3A 代谢，这也是它往往作为 CYP3A4 探针用于研究的原因。依伐卡托广泛经由 CYP3A 代谢，主要生成两种代谢物 M1 （羟甲基依伐卡托）和 M6 （依伐卡托羧酸酯）。根据目前可得到的资料推断，咪达唑仑药动学参数的改变起因于依伐卡托及其代谢物（特别是 M1）对 CYP3A 的抑制（包括竞争性抑制和非竞争性抑制）。地高辛药动学参数的改变主要与依伐卡托抑制 P-糖蛋白，从而增加地高辛的口服生物利用度有关。

建议 Robertson 等的研究结果提示，正在应用那些安全范围较窄的 CYP3A 和（或）P-糖蛋白底物治疗的患者，例如苯二氮䓬类（包括咪达唑仑）、地高辛、环孢素 （cyclosporine），及他克莫司 （tacrolimus），最好避免或慎用依伐卡托；如果同用难以避免，于同用期间应注意监测。

尽管尚未见有依伐卡托对 CYP2C9 底物有无影响的人体内研究报道，但有体外研究表明，依伐卡托及其代谢物 M1 对 CYP2C9 有抑制作用。因此，在得到进一步临床资料前，安全范围较窄的CYP2C9 底物与依伐卡托的联用也应尽可能避免，例如华法林 （warfarin；S-型华法林是 CYP2C9 的底物，约占华法林抗凝作用的 75%）。

Robertson 等的研究结果表明，依伐卡托对炔雌醇以及炔诺酮的药动学影响轻微。因此，依伐卡托治疗期间，含有炔雌醇和炔诺酮复方口服避孕药的剂量无须调整。然而，当有炔雌醇和（或）炔诺酮不良反应发生时，应考虑到可能与依伐卡托的影响有关。

［咪达唑仑（速眠安，咪唑二氮䓬）－卡索吡坦］[2]
Midazolam－Casopitant

要点　Zamuner 等对 18～55 岁的健康受试者进行的一项 3 阶段交叉研究表明，同时口服神经激肽-1（NK-1）受体拮抗剂卡索吡坦（属于 P 物质受体拮抗剂的范畴，目前主要用于肿瘤化疗诱发或手术后所致恶心和呕吐的预防）50 mg 或 100 mg，可使咪达唑仑（5 mg 单次口服）的 $AUC_{0\sim\infty}$ 分别增加 44% 和 52%；10 mg、30 mg 或 120 mg 卡索吡坦每日 1 次连续口服 3 天，则使单剂 5 mg 咪达唑仑的 $AUC_{0\sim\infty}$ 分别增加 45%、102%，及 167%；卡索吡坦连用 14 天，则可使咪达唑仑的 $AUC_{0\sim\infty}$ 增加 249%（Zamuner et al，2010）。

有关药物　根据该影响的机制推测，预料三唑仑和阿普唑仑也会像咪达唑仑一样，与卡索吡坦发生类似相互影响，因为它们的代谢也涉及在 CYP3A4 作用下的 α-位羟化。推测先经脱烷基然后进行羟化代谢的苯二氮䓬类，如地西泮、氯氮䓬、氟西泮等，与卡索吡坦之间的类似相互影响也可发生，因为它们的代谢都有 CYP3A4 的参与。预料直接经葡糖醛酸络合的苯二氮䓬类，如劳拉西泮、奥沙西泮，及替马西泮，与卡索吡坦之间不会发生类似相互影响。

同属 NK-1 受体拮抗剂的阿瑞吡坦（aprepitant）是 CYP3A4 的底物，同时也是 CYP3A4 的中等强度抑制剂（对 CYP2C9 有诱导作用）。Majumdar 等在 12 名健康成年志愿者中进行的一项 2 阶段随机化交叉研究表明，单剂阿瑞吡坦（125 mg）口服可使静脉咪达唑仑（2 mg）的 AUC 增加 47%，使口服咪达唑仑的 AUC 增加 1.27 倍（Majumdar et al，2007）。

机制　卡索吡坦是 CYP3A4 和 CYP2D6 的底物，体外研究表明，其主要代谢物 GSK525060 对 CYP3A 有直接抑制作用。另外，人肝细胞研究表明，长期接触卡索吡坦，可诱导 CYP3A，对 CYP2B6、CYP2C9，及 UGT 也有弱到中度的诱导作用（曾有研究发现，卡索吡坦是孕烷 X 受体的激活剂，而这种核激素受体涉及酶和载体的表达，这与其对多种酶有诱导作用的发现一致）。已知咪达唑仑主要在 CYP3A4 的作用下进行 α 位羟化，生成的 α-羟咪达唑仑与葡糖醛酸络合后经肾排泄。可见，卡索吡坦抑制 CYP3A4（包括竞争性抑制和非竞争性抑制）从而阻碍咪达唑仑的代谢是该影响的机制（卡索吡坦对 CYP3A4 以及 UGT 的诱导作用及其代谢物对 CYP3A4 的抑制作用不知是否参与其中，如果有所涉及的话，咪达唑仑血浓度的升高和 AUC 的增加，应该是上述多种作用的综合结果）。

建议　卡索吡坦对咪达唑仑药动学的影响确实存在，在一定范围内，剂量越大、用药时间越长，这种影响也越明显，即呈剂量－时间依赖性（这与硝苯地平－卡索吡坦之间相互影响的结果稍有不同，有关细节参见［硝苯地平（硝苯吡啶，心痛定）－卡索吡坦］）。尽管在 Zamuner 等的研究中未曾发现咪达唑仑的毒副作用有明显增加，但两者的联用需谨慎（因有临床研究表明，两者的联用可使认知功能恶化），长期联用应予避免（如果行得通的话，用奥沙西泮或劳拉西泮等代替咪达唑仑可避免此种相互影响）。

［咪达唑仑（速眠安，咪唑二氮䓬）－考尼伐坦］[1]
Midazolam－Conivaptan

要点　Reilly 和 Jackson 报道，同时应用抗利尿激素（血管加压素）受体（VR）拮抗剂考尼伐坦，可升高咪达唑仑的血浓度（Reilly et al，2011）。

有关药物　已知苯二氮䓬类（包括咪达唑仑）的氧化代谢主要由 CYP3A4 和（或）CYP2C19 负责（也有其他 CYP 的参与），但是，不管是经哪一种 CYP 代谢，主要反应是 N 位脱烷基化、3-位羟化，及 α-位羟化（即传统的 I 相代谢）。研究资料证明，苯二氮䓬类的 3-位羟化以及 α-位羟化由 CYP3A4 负责，而 N 位脱烷基化则主要涉及 CYP2C19（可能也有 CYP3A4 的参与）。据此推断，凡是在体内经由Ⅰ相代谢（N位脱甲基化或羟化）的苯二氮䓬类（有些苯二氮䓬类先经N位脱烷基，然后再行羟化，有些则直接羟化）都可与考尼伐坦发生类似相互影响，例如地西泮（安定；diazepam）、氯氮䓬（利眠宁；chlordiazepoxide）、氟西泮（氟安定，氟苯安定；flurazepam）、哈拉西泮（三氟安定；halazepam）、三唑仑（海乐神；triazolam）、阿普唑仑（佳静安定，甲基三唑安定；alprazolam）、美沙唑仑（甲二氮䓬；mexazolam）、艾司唑仑（舒乐安定，忧虑定；estazolam），及依替唑仑（乙噻二氮䓬；etizolam）等。羟化后的产物经Ⅱ相代谢（葡糖醛酸化或乙酰化）形成终产物经肾排泄。

据报道，氯硝西泮（氯硝安定；clonazepam）在体内可经羟化作用代谢为少量3-羟基衍生物，预料与考尼伐坦之间的类似相互影响也可发生。先经还原（硝基还原为氨基）再经络合（乙酰化）代谢的硝西泮，与考尼伐坦之间是否会发生类似相互影响，还不清楚。但是，预料不经Ⅰ相代谢而直接进入Ⅱ相反应（葡糖醛酸化或乙酰化）的苯二氮䓬类（如劳拉西泮、奥沙西泮、替马西泮等）与考尼伐坦之间的类似相互影响不会发生（虽然替马西泮部分经N-1位脱甲基生成奥沙西泮，但所占比率很小，且速度缓慢，故考尼伐坦对其代谢不会造成实质性影响）（Mihic et al，2011）（有关内容也参见［三唑仑（海乐神，三唑苯二氮䓬）－葡萄柚汁］）。

根据目前可得到的资料推测，另一种 VR 拮抗剂托伐普坦（tolvaptan）与咪达唑仑之间可发生类似相互影响（托伐普坦像考尼伐坦一样经由 CYP3A4 代谢，同时也是 P-糖蛋白的底物和抑制剂）。同属 VR 拮抗剂的莫扎伐普坦（mozavaptan）与咪达唑仑之间是否会发生类似相互影响，目前尚不清楚。

机制　咪达唑仑（以及阿普唑仑和三唑仑）在体内经由 α-位羟化后直接进入Ⅱ相代谢，而这一羟化过程涉及 CYP3A4。已知考尼伐坦的代谢主要由 CYP3A4 负责，因此断定，咪达唑仑血浓度的升高起因于考尼伐坦对 CYP3A4 的竞争性抑制（考尼伐坦对 CYP3A4 的亲和力大于咪达唑仑）。先脱烷基再行羟化的苯二氮䓬类同样受考尼伐坦的抑制性影响。

建议　该相互影响明确，故避免两者的同用是明智的。应用考尼伐坦治疗期间，如果必须应用苯二氮䓬类，可考虑选择不经Ⅰ相代谢的劳拉西泮、奥沙西泮或替马西泮（因为考尼伐坦可与许多药物发生相互影响，且后果较严重，故目前厂家仅生产静脉点滴剂型。即使静脉点滴，为避免局部反应，也应采用大静脉，并应每天更换注射部位）。

［咪达唑仑（速眠安，咪唑二氮䓬）－他莫瑞林（NN703）］[1]
Midazolam－Tabimorelin

要点　Zdravkovic 等的研究表明，单次应用他莫瑞林（一种潜在的 CYP3A4 抑制剂，作为垂体激素促分泌剂可用来代替每日生长素注射）后第 3 天，可使咪达唑仑以及 α-羟咪达唑仑的 AUC 分别增加 64% 和 34%（$P < 0.0001$），多次应用后当他莫瑞林的血浓度达到稳态时，咪达唑仑的 AUC 进一步增加至 93%，但 α-羟咪达唑仑的 AUC 则比单次应用后有所下降，仅比基础值高 11%（Zdravkovic et al，2003）。

有关药物　根据代谢途径的类似性以及相互影响的机制推测，三唑仑（海乐神；三唑苯二氮䓬；triazolam）、阿普唑仑（佳静安定，甲基三唑安定；alprazolam），及艾司唑仑（舒乐安定，三唑氯安定；estazolam）等与他莫瑞林之间可发生类似相互影响。先经脱烷基代谢再进行羟化的苯二氮䓬类与他莫瑞林之间的类似相互影响也可发生（有关细节参见［三唑仑（海乐神，三唑苯二氮䓬）－葡萄柚汁］）。直接进行Ⅱ相（葡糖醛酸化）代谢的苯二氮䓬类，如奥沙西泮和劳拉西泮，与他莫瑞林之间不会发生类似相互影响。

机制　咪达唑仑主要经由 CYP3A4 代谢（也有 CYP2C19 的参与），90% 以上转化为 α-羟咪达唑仑。单次或多次应用他莫瑞林后 3 天内咪达唑仑的代谢物 α-羟咪达唑仑的增加，大概是由于他莫瑞林迅速抑制了肠道中的 CYP3A4，从而减少了咪达唑仑在肠中的代谢（结果是生物利用度增加），使进入肝的量增加，因此导致 α-羟基代谢物相对增加。但是，随着时间的推移，当他莫瑞林血浓度达稳态时（大约在 1 周后），对肝中的 CYP3A4 抑制作用渐增，结果是咪达唑仑血浓度进一步升高，而其代谢物的血浓度则有所下降。

建议 该相互影响比较明显，故建议避免咪达唑仑和他莫瑞林联用。应用他莫瑞林治疗期间，如果必须应用苯二氮䓬类，可考虑选用不经脱烷基及羟化代谢的劳拉西泮、奥沙西泮或替马西泮代替咪达唑仑。

［咪达唑仑（速眠安，咪唑二氮䓬）－特拉匹韦（特拉普韦，替拉瑞韦）］[2]
Midazolam－Telaprevir

要点 Garg 等对健康志愿者进行的Ⅰ期开放性序贯研究表明，与咪达唑仑单用相比，稳态浓度的特拉匹韦（750 mg 每 8 小时 1 次，通常连用 3 天以上可达稳态）对咪达唑仑（2 mg）单次口服或单次静脉注射（0.5 mg）的药动学都有影响；口服时咪达唑仑的 C_{max} 平均升高 1.86 倍，$AUC_{0\sim24 h}$ 平均增加 7.86 倍，半衰期延长 2.85 倍，咪达唑仑的代谢物 α-羟咪达唑仑的 C_{max} 降低 87%，$AUC_{0\sim\infty}$ 减少 39%，半衰期延长 3.30 倍；然而，当咪达唑仑静脉注射时，对其 C_{max} 几无影响（平均仅使其升高 2%），$AUC_{0\sim24 h}$ 增加 2.40 倍（Garg et al，2012）。

有关药物 根据代谢途径的类似性以及相互影响的机制推测，三唑仑（海乐神；三唑苯二氮䓬；triazolam）、阿普唑仑（佳静安定，甲基三唑安定；alprazolam），及艾司唑仑（舒乐安定，三唑氯安定；estazolam）等与特拉匹韦之间可发生类似相互影响。其他经Ⅰ相代谢的苯二氮䓬类与特拉匹韦之间的类似相互影响也有可能发生（有关细节参见［三唑仑（海乐神，三唑苯二氮䓬）－葡萄柚汁］）。直接进行葡糖醛酸化代谢的苯二氮䓬类，如奥沙西泮和劳拉西泮，与特拉匹韦之间不会发生类似相互影响。

根据相互影响的机制推测，某些 HIV 蛋白酶抑制剂对咪达唑仑的药动学可产生类似影响，沙奎那韦/利托那韦复方对咪达唑仑的类似影响已经证实。

机制 咪达唑仑主要经由 CYP3A4 代谢（也有 CYP2C19 的参与），90% 以上转化为 α-羟咪达唑仑（α位羟化发生在融合咪唑环的甲基上），也有极少部分咪达唑仑转化为 3-羟基代谢物。羟化过程绝大部分由 CYP3A4 负责。羟基代谢物在 UGT 的作用下与葡糖醛酸络合生成终产物。体内外研究表明，特拉匹韦是 CYP3A4 的底物，同时也是 CYP3A4 的强效抑制剂。综上所述，认为特拉匹韦对咪达唑仑药动学的影响起因于前者对 CYP3A4 的抑制（包括竞争性抑制和非竞争性抑制）。鉴于特拉匹韦对口服咪达唑仑药动学的影响更明显，因此断定，特拉匹韦抑制肠道的 CYP3A4，从而降低咪达唑仑的口服生物利用度，是该影响的主要原因。尽管特拉匹韦也是 P-糖蛋白的底物，但尚无证据表明咪达唑仑的体内过程涉及 P-糖蛋白，故与该影响无关。

建议 特拉匹韦对咪达唑仑药动学的影响明显，因此建议，特拉匹韦治疗期间尽可能避免给予咪达唑仑，特别是口服。如果必须同时应用，咪达唑仑减为常用量的 1/3~1/2 也许已足够。

［咪达唑仑（速眠安，咪唑二氮䓬）－利托那韦］[1]
Midazolam－Ritonavir

要点 Greenblatt 等对 13 名健康男性受试者进行的一项自身对照研究表明，同时应用低剂量 HIV 蛋白酶抑制剂利托那韦（100 mg 口服，连用 3 次，间隔 12 小时）和咪达唑仑（3 mg 单次口服），与安慰剂对照相比，咪达唑仑的 AUC 增加约 26 倍（从 24.65 ng·h/ml 增至 651.00 ng·h/ml），C_{max} 升高约 3 倍（从 9.0 ng·h/ml 增至 35.6 ng·h/ml），$t_{1/2}$ 明显延长（从 2.06 小时延长至 18.07 小时），清除率降至对照值的 4%（从 2157 ml/min 降至 85.9 ml/min）（Greenblatt et al，2009）。

有关药物 根据该影响的机制推测，所有 HIV 蛋白酶抑制剂与咪达唑仑之间都可发生类似相互影响，但影响的程度有明显不同。按照 HIV 蛋白酶抑制剂对 CYP3A4 的抑制强度排列，依次为利托那韦＝洛匹那韦（lopinavir）＝替拉那韦（tipranavir）＝达卢那韦（地瑞那韦；darunavir）＞茚地那韦＝奈非那韦＝福沙那韦（fosamprenavir）＝阿扎那韦（atazanavir）＞沙奎那韦。

根据代谢途径的类似性推测，阿普唑仑（alprazolam）、溴替唑仑（brotizolam）、三唑仑（triazolam），及地西泮、氟硝西泮（flunitrazepam）和夸西泮（quazepam）等苯二氮䓬类，与利托那韦之间的类似相互影响也可发生，因为它们的代谢主要或部分地依赖于 CYP3A4。资料提示，CYP3A4 催

化依替唑仑的 α 位羟化。新近研究表明，CYP3A4 抑制剂伊曲康唑（itraconazole）抑制依替唑仑在人体内的代谢，进一步说明 CYP3A4 至少部分涉及依替唑仑的代谢，预料依替唑仑的代谢也会受利托那韦的影响。

部分苯二氮䓬类镇静催眠药不经 CYP 代谢，而是在 UGT 的作用下直接与葡糖醛酸络合生成无活性的终产物，如奥沙西泮（去甲羟安定；oxazepam）和劳拉西泮（氯羟安定，氯羟二氮䓬；lorazepam）。替马西泮（羟基安定；temazepam）也主要经该途径代谢，因其经脱甲基生成奥沙西泮的速度极为缓慢。预料这 3 种苯二氮䓬类与利托那韦之间不会发生类似相互影响。有关内容也参见［三唑仑（海乐神，三唑苯二氮䓬）－葡萄柚汁］）。

机制　利托那韦本身主要由 CYP3A4 代谢（也涉及 CYP2D6），对 CYP3A4 有某种程度的诱导以及强烈抑制作用，而咪达唑仑在体内的生物转化主要依赖于 CYP3A4（也有 CYP3A5 的参与），因此，其对咪达唑仑药动学的影响实际上是对 CYP3A4 的竞争性抑制、非竞争性抑制，及诱导作用的综合结果（该影响可能发生于多个层面，包括肠道和肝）。

建议　研究结果表明，利托那韦对咪达唑仑的药动学有明显影响，即使低剂量应用也远比常用量的酮康唑（可使咪达唑仑的 AUC 增加 10～15 倍）明显，这也是其在临床上常作为某些抗 HIV 的 CYP3A4 底物增效剂的原因（在艾滋病的防治中常采用含有低剂量利托那韦的复方制剂，目的是在减少配方中其他药物的剂量从而节省费用、减少副作用的同时，不减弱甚或增强治疗作用）。利托那韦治疗期间如果必须应用苯二氮䓬类镇静催眠药，可试用奥沙西泮或劳拉西泮等不经 CYP3A4 代谢的苯二氮䓬类代替咪达唑仑。如非出于增效之目的，任何 CYP3A4 底物都不应与利托那韦联用。

［咪达唑仑（速眠安，咪唑二氮䓬）－尼罗替尼（尼洛替尼）］[2]
Midazolam－Nilotinib

要点　Zhang 等在 18 名健康受试者中进行的一项随机化交叉研究表明，单剂尼罗替尼（600 mg）对单剂咪达唑仑（4 mg）的药动学有某种程度的影响。与咪达唑仑单用相比，同时应用尼罗替尼可使咪达唑仑的 $AUC_{0\sim\infty}$ 平均增加 30%，C_{max} 平均升高 20%。对 19 名慢性髓细胞性白血病患者进行的一项开放性 2 阶段序贯研究表明，反复多次应用尼罗替尼（400 mg 每日 2 次），对单剂咪达唑仑（2 mg）的药动学影响更明显。与咪达唑仑单用相比，多次应用尼罗替尼可使其 $AUC_{0\sim\infty}$ 平均增加 1.6 倍，C_{max} 平均升高 1.0 倍（Zhang et al，2015）。

有关药物　根据代谢途径的类似性推测，同属苯二氮䓬类镇静催眠药的三唑仑（triazolam）和阿普唑仑（alprazolam）与尼罗替尼之间可发生类似相互影响。根据提出的机制推测，预料大部分可逆性非受体型酪氨酸激酶抑制剂，如伊马替尼（imatinib）、达沙替尼（dasatinib）、博舒替尼（bosutinib）等，与咪达唑仑之间的类似相互影响也可发生，因为它们的代谢都或多或少地涉及 CYP3A4（有关细节也参见［伊马替尼（格列卫）－抗酸药］以及［尼罗替尼（尼洛替尼）－依法韦仑（依法韦恩茨）］等项下的内容）。

机制　咪达唑仑和尼洛替尼的代谢都涉及 CYP3A，因此认为，尼洛替尼竞争性抑制 CYP3A 从而阻碍咪达唑仑的代谢，是该影响的机制。

建议　单剂尼洛替尼对 CYP3A 的抑制作用轻微，但多次应用后对 CYP3A 呈现中度抑制作用。根据目前可得到的资料建议，正在应用安全范围较窄的 CYP3A 底物（包括咪达唑仑等某些苯二氮䓬类镇静催眠药）治疗期间，如果需要同时应用尼洛替尼，应注意监测，必要时据情适当调整剂量。

［咪达唑仑（速眠安，咪唑二氮䓬）－依维莫司（艾罗莫司）］[1]
Midazolam－Everolimus

要点　Urva 等对 25 名健康男性受试者进行的一项 2 阶段非随机化序贯研究表明，依维莫司 10 mg 每日 1 次口服连用 5 天，可使单剂咪达唑仑（4 mg）的 AUC 增加 30%，C_{max} 升高 25%；1（α）-羟咪达唑仑的 AUC 增加 25%，C_{max} 升高 20%；咪达唑仑及 1-羟咪达唑仑的终末半衰期无明显改变。单剂咪达唑仑对依维莫司的药动学无明显影响（Urva et al，2013）。

有关药物　根据代谢途径的类似性推测，同属苯二氮䓬类的阿普唑仑（alprazolam）和三唑仑（triazolam）与依维莫司之间可发生类似相互影响。

同属抗增殖免疫抑制剂（也称为哺乳动物雷帕霉素靶——mTOR——抑制剂）的西罗莫司（sirolimus，rapamycin；雷帕霉素）以及特姆莫司（temsirolimus）的药动学特点类似于依维莫司，预料与咪达唑仑之间的类似相互影响也可发生。

机制　依维莫司（以及特姆莫司和特姆莫司在体内的代谢物西罗莫司）是 P-糖蛋白的底物，主要由 CYP3A4 代谢为无活性的代谢物，最终经胆汁排泄。已知咪达唑仑的 1-位（α 位）的羟化由 CYP3A4 负责（咪达唑仑几乎排外地经由 CYP3A4 代谢，其体内过程不涉及 P-糖蛋白，故经常作为 CYP3A4 的探针用于研究）。考虑到咪达唑仑的 AUC 和 C_{max} 仅略有增加，且其半衰期无明显改变，因此认为，该影响可能主要与依维莫司竞争性抑制 CYP3A4，减少咪达唑仑在肠道中的首过代谢，从而增加其口服生物利用度有关。

建议　临床实践中经常需要考虑的是，其他 CYP3A4 和（或）P-糖蛋白抑制剂和诱导剂对依维莫司等抗增殖免疫抑制剂药动学的影响。因为抗增殖免疫抑制剂对其他药物药动学的影响充其量不过是竞争性的，在临床用量下也很难达到那么高的浓度。

尽管依维莫司对咪达唑仑的药动学有轻微影响，但通常认为这么大幅度的影响不会造成明显损害，且依维莫司的药动学不受咪达唑仑的影响，因此两者的同用无须刻意避免。不过，于同用之初注意观察患者的反应情况仍属必要。根据提出的机制推测，咪达唑仑通过注射给药，其药动学不会受依维莫司的影响。

［咪达唑仑（速眠安，咪唑二氮䓬）- 地拉罗司（恩瑞格，去铁斯若）][2]
Midazolam - Deferasirox

要点　Skerjanec 等的研究表明，同时应用铁螯合剂地拉罗司，可使咪达唑仑的 AUC 平均减少 17%，C_{max} 平均下降 23%，但咪达唑仑在体内的代谢物 α-羟咪达唑仑的 AUC 无明显改变（Skerjanec et al，2010）。

有关药物　根据代谢途径的类似性以及相互影响的机制推测，三唑仑（海乐神；三唑苯二氮䓬；triazolam）、阿普唑仑（佳静安定，甲基三唑安定；alprazolam），及艾司唑仑（舒乐安定，三唑氯安定；estazolam）等与地拉罗司之间可发生类似相互影响。先经脱烷基代谢再进行羟化代谢的苯二氮䓬类与地拉罗司之间的类似相互影响也可发生。预料直接进行 Ⅱ 相（葡糖醛酸化）代谢的苯二氮䓬类，如奥沙西泮和劳拉西泮，与地拉罗司之间不会发生类似相互影响。

机制　咪达唑仑主要经由 CYP3A4 代谢（也有 CYP3A5 和 CYP2C19 的参与），90% 以上转化为 α-羟咪达唑仑。地拉罗司对 CYP3A4 有中度诱导作用，对 CYP2C8 有中度抑制作用（本身主要在 UGT 的作用下与葡糖醛酸络合，也有一小部分经由 CYP3A4 和 CYP2C8 代谢；体外研究表明，地拉罗司对 CYP3A4 兼有某种程度的抑制作用）。综合两药的以上特点，认为咪达唑仑 AUC 的减少以及 C_{max} 的下降主要与地拉罗司诱导 CYP3A4 从而加速其代谢有关（如果地拉罗司在体内对 CYP3A4 也有抑制作用的话，应该看作地拉罗司对 CYP3A4 的竞争性抑制、非竞争性抑制，及诱导作用的综合结果）。α-羟咪达唑仑 AUC 无明显改变的原因尚不清楚。

建议　尽管在健康个体的单剂研究中该影响不十分明显，但在临床实践中这种影响也许更显著。因此，两者的同用应谨慎；必须联用时，应注意观察咪达唑仑的作用是否减弱，必要时适当上调咪达唑仑的用量。其他经由 CYP3A4 代谢的药物，如环孢素、辛伐他汀、口服避孕药等，也应遵循上述原则。另外，应用地拉罗司治疗期间，如果必须应用苯二氮䓬类，也可考虑选用不经 CYP3A4 代谢的劳拉西泮、奥沙西泮或替马西泮代替咪达唑仑。

［咪达唑仑（速眠安，咪唑二氮䓬）- 槲皮素（栎精）][3]
Midazolam - Quercetin

要点　Duan 等对 18 名健康男性志愿者（CYP3A5 ＊1/＊1 纯合子野生型、CYP3A5 ＊1/＊3 杂合

子变异型，及 CYP3A5 * 3/ * 3 纯合子变异型各 6 名）进行的一项 2 阶段随机化交叉研究表明，多次口服槲皮素（500 mg 每日 1 次连用 13 天）对单剂咪达唑仑（7.5 mg 口服）药动学的影响与 CYP3A5 的基因多态性有某种程度的关联。与安慰剂对照相比，CYP3A5 * 1/ * 1 基因型者 $AUC_{0\sim12\,h}$ 减少 26.9%，$t_{1/2}$ 缩短 17.0%；CYP3A5 * 1/ * 3 基因型者 $AUC_{0\sim12\,h}$ 减少 20.4%，$t_{1/2}$ 缩短 26.0%；CYP3A5 * 3/ * 3 基因型者的药动学参数无明显改变（Duan et al，2012）。

有关药物　根据提出的机制推测，凡是其代谢涉及 CYP3A5 的药物与槲皮素之间都可发生类似相互影响。

机制　曾有研究表明，槲皮素对 CYP3A 的活性有抑制作用。然而，Duan 等根据他们的研究结果，认为咪达唑仑 AUC 的减少以及 $t_{1/2}$ 的缩短与槲皮素对 CYP3A5 的诱导作用有关。统计学分析表明，CYP3A5 的基因多态性可能某种程度上左右这一影响。

建议　根据目前可得到的资料，作者认为，槲皮素对 CYP3A 底物的药动学确实有一定影响，也许既包括抑制作用，也包括诱导作用，但究竟是以抑制为主，还是以诱导为主，取决于多种因素。例如，①CYP3A 底物与槲皮素联用之初，有可能主要表现为对 CYP3A〔CYP3A4 和（或）CYP3A5〕的抑制，但随着用药的持续，诱导作用变得逐渐明显起来；②联用药物的代谢对 CYP3A4 和 CYP3A5 的依赖程度；③CYP3A 多态性对联用药物的代谢是否有影响；④联用药物的血浆蛋白结合率以及口服生物利用度的高低等。无论如何，正在应用 CYP3A 底物治疗期间，如欲加用或停用槲皮素，应注意观察药物的疗效是否发生改变，对于那些治疗范围狭窄的药物尤其如此。

［咪达唑仑（速眠安，咪唑二氮䓬）－人参］[3]
Midazolam－Panax Ginseng

要点　Malati 等对 12 名健康志愿者进行的一项单中心序贯交叉研究表明，人参 500 mg 每日 2 次连用 28 天，可使单剂咪达唑仑（8 mg 口服）的 $AUC_{0\sim\infty}$ 平均减少 34%（从对照的 120 ng·h/ml 减至 79 ng·h/ml），C_{max} 降低 26%（从 39 ng/ml 降至 29 ng/ml），$t_{1/2}$ 缩短 29%（从 5.6 小时缩短至 4.0 小时），咪达唑仑的表观口服清除率增加 51%（Malati et al，2012）。

有关药物　根据提出的机制推测，凡是其代谢涉及 CYP3A4 的药物与人参之间都有可能发生类似相互影响。

机制　咪达唑仑主要经由 CYP3A4 代谢（也有 CYP3A5 和 CYP2C19 的参与），因此认为，人参所致咪达唑仑药动学的改变可能起因于人参中所含有的某些成分对 CYP3A4 的诱导。然而，也有研究表明，人参对咪达唑仑的药动学无影响，甚至可使某些 CYP3A4 底物（例如硝苯地平）的浓度增加。因此，有关人参对其他药物代谢影响的确切机制及方向有待进一步探讨。

建议　过去 20 多年来，中草药的应用（特别是作为补充替代疗法的应用）越来越广泛，故与其他药物发生相互影响的情况也越来越普遍。作为临床医生应认识到这类相互影响的可能性，以便采取有效的预防措施。尽管有关人参与其他药物相互影响的资料不多，但相互影响的可能性确实存在。Malati 等认为，正在应用人参的患者，如欲应用治疗范围狭窄的 CYP3A4/5 底物，应密切观察患者对治疗的反应。某些情况下可能需要据情调整 CYP3A4/5 底物的用量，或停用人参。

［咪达唑仑（速眠安，咪唑二氮䓬）－华中五味子提取物］[1]
Midazolam－*Schisandra Sphenanthera* Extract

要点　Xin 等对 12 名健康男性志愿者进行的 2 阶段研究表明，连续口服华中五味子提取物（含有 11.25 mg 五味子素的胶囊每次 3 粒，每日 2 次）计 7 天，可使单剂咪达唑仑（15 mg 口服）后的 AUC 增加 119.4%，一阶矩曲线下面积（AUMC）增加 183.4%，C_{max} 升高 85.6%，咪达唑仑及其代谢物 α-羟咪达唑仑的 t_{max} 分别延长 133.3% 和 150.0%。然而，α-羟咪达唑仑的其他药动学参数无明显改变（Xin et al，2009）。

有关药物　根据代谢途径的类似性以及相互影响的机制推测，三唑仑（海乐神，三唑苯二氮䓬；triazolam）、阿普唑仑（佳静安定，甲基三唑安定；alprazolam），及艾司唑仑（舒乐安定，三唑氯安定；estazolam）等与华中五味子提取物之间可发生类似相互影响。先经脱烷基代谢再进行羟化代谢的苯二氮䓬类与华中五味子提取物之间的类似相互影响也可发生（有关细节参见［三唑仑（海乐神，三唑苯二氮䓬）－葡萄柚汁］）。直接进行Ⅱ相（葡糖醛酸化）代谢的苯二氮䓬类，如奥沙西泮和劳拉西泮，与华中五味子提取物之间不会发生类似相互影响。

机制 咪达唑仑主要经由 CYP3A4 代谢（也有 CYP2C19 的参与），90％以上转化为 α-羟咪达唑仑。目前认为，咪达唑仑药动学的改变起因于华中五味子提取物对 CYP3A4 的抑制。然而，鉴于咪达唑仑的半衰期无明显改变，故该影响可能主要与抑制肠道中的 CYP3A4 有关。尽管华中五味子提取物对 P-糖蛋白也可能有抑制作用，但因咪达唑仑不是 P-糖蛋白的底物，故该影响与 P-糖蛋白的抑制无关。

建议 华中五味子提取物是一种处方药（而非保健品），国内广泛用于病毒性和药物性肝炎的治疗。因此，与其他药物同用的情况会经常遇到。尽管根据定义华中五味子提取物仅是 CYP3A4 的中度抑制剂，但其对咪达唑仑的口服生物利用度和血浓度的影响比较明显，故建议在应用华中五味子提取物时，最好避免给予咪达唑仑。如为必需，咪达唑仑的用量应低于常用量。另外，也可考虑选用不经 CYP3A4 代谢的劳拉西泮、奥沙西泮或替马西泮代替咪达唑仑。

［咪达唑仑（速眠安，咪唑二氮䓬）－丹参提取物］[2]
Midazolam－Danshen（Salvia Miltiorrhiza Bge）Extract

要点 Qiu 等对 12 名健康男性受试者进行的 1 项两阶段序贯研究表明，同时应用丹参片和咪达唑仑，与咪达唑仑单用相比，后者的表观口服清除率明显增加（达 35.4％），C_{max} 下降（从单用时的 113.98 ng/ml 降至 72.50 ng/ml），$AUC_{0\sim\infty}$ 减少（从单用时的 353.62 ng·h/ml 缩减至 254.86 ng·h/ml）；咪达唑仑的代谢物 α-羟咪达唑仑的 C_{max} 和 AUC 有类似变化（Qiu et al，2010）。

有关药物 根据该影响的机制推测，凡是其代谢涉及 CYP3A4 的苯二氮䓬类，都有可能与丹参发生类似相互影响。如此说来，除了其代谢不涉及 CYP 而是直接经络合代谢的苯二氮䓬类（如奥沙西泮和劳拉西泮等）之外，其他苯二氮䓬类的药动学都有可能受丹参的影响（有关苯二氮䓬类在体内代谢的细节参见［三唑仑（海乐神，三唑苯二氮䓬）－葡萄柚汁］）。

机制 咪达唑仑在体内的氧化代谢几乎完全由 CYP3A4 负责（这也是咪达唑仑经常作为 CYP3A4 探针用于研究的原因。咪达唑仑在 CYP3A4 的作用下生成具有明显生物活性的 α-羟咪达唑仑，也有极少部分生成 3-羟咪达唑仑，羟化代谢物最终以葡糖醛酸化物的形式经肾排泄），因此认为，咪达唑仑药动学的改变起因于丹参片中某些成分对 CYP3A4 的诱导。鉴于咪达唑仑及 α-羟咪达唑仑的半衰期以及咪达唑仑及 α-羟咪达唑仑的 C_{max} 和 $AUC_{0\sim\infty}$ 之比值无明显改变，提示这一诱导作用主要发生在肠道。

Qiu 等的研究中所用的丹参片是临床上最常用的产品，其内既含有亲水成分，也含有亲脂成分；亲脂成分主要包括隐丹参酮（cryptotanshinone）、丹参酮Ⅰ和丹参酮ⅡA，亲水成分主要有丹参素（丹参醇；danshensu）、丹参酚酸B（丹酚酸B；salvianolic acid B），及原儿茶醛（protocatechuic aldehyde）。研究发现，亲水成分丹参素以及丹参酚酸B的吸收快，且远比亲脂成分的血浓度高，故认为是丹参片中发挥治疗作用的主要成分。相形之下，亲脂成分（包括隐丹参酮和丹参酮ⅡA）在肠道中的浓度较高，是诱导肠道中 CYP3A4 的因素。对 CYP3A4 的诱导作用可能起因于孕烷X受体（PXR）和（或）雄烷受体（CAR）的活化。隐丹参酮和丹参酮ⅡA对 P-糖蛋白也可能有诱导作用，但尚未证明咪达唑仑的体内过程与 P-糖蛋白有何关联。

建议 研究结果表明，丹参片对咪达唑仑的口服生物利用度确有一定影响。在获得进一步大规模研究资料前，两者的同用需谨慎。如有必要同用，应注意观察咪达唑仑的疗效有无减弱，其剂量有可能需要上调。

［咪达唑仑（速眠安，咪唑二氮䓬）－银杏提取物］[3]
Midazolam－Ginkgo Biloba Extract

要点 Uchida 等对 10 名健康男性受试者进行的 1 项研究表明，口服银杏提取物（每日 360 mg

计 28 天）预处理，可使单剂咪达唑仑（8 mg 口服）的 $AUC_{0\sim\infty}$ 明显增加（平均增加 25%，$P<0.01$），口服清除率明显下降（平均下降 26%，$P<0.01$），但半衰期基本无改变（Uchida et al，2006）。

有关药物　有动物研究表明，银杏提取物与另一种苯二氮䓬类地西泮之间可发生类似相互影响。然而，也有研究表明，同属苯二氮䓬类的阿普唑仑与银杏提取物之间相互影响的结果恰恰相反，即银杏提取物预处理使阿普唑仑的 AUC 减少。鉴于研究结果不一致，故难以预料其他苯二氮䓬类与银杏提取物之间是否会发生类似相互影响。

机制　咪达唑仑的代谢主要涉及在 CYP3A4 作用下的 α-位的羟化。多数作者认为，咪达唑仑 AUC 的增加起因于银杏提取物中的某种或某些成分对 CYP3A4 的抑制。鉴于咪达唑仑的半衰期无明显变化，故认为该影响主要发生于肠道，对首过肝代谢的抑制也起一定作用。

至于阿普唑仑 AUC 的减少，有人认为与银杏提取物中的某种成分（主要是银杏内酯 A）激活人孕烷 X 受体，从而增加 CYP3A4 mRNA 的表达有关（Lau et al，2010）。也有人认为，这种矛盾结果的出现原因是多方面的。通常认为，研究设计是干扰结果的主要因素，银杏提取物的来源也是原因之一（有关银杏的作用也参见［噻氯匹定（抵克利得，力抗栓）－甲磺酸双氢麦角毒碱（甲磺酸二氢麦角碱）］项下的内容）。

建议　综合目前可得到的资料，尽管银杏提取物对苯二氮䓬类的影响难以预料（对不同苯二氮䓬类的影响可明显不同，例如对咪达唑仑和阿普唑仑的影响相反），但影响确实存在。鉴于银杏叶及其提取物（往往不经处方即可得到）的应用广泛，故该影响具有一定临床意义（特别是老年人）。当患者正在应用治疗窗比较狭窄的药物时，尤应谨慎。

［咪达唑仑（速眠安，咪唑二氮䓬）－甘草酸（甘草素，甘草甜素）］[2]
Midazolam－Glycyrrhizin

要点　Tu 等对 16 名健康男性志愿者进行的一项 2 阶段随机化交叉研究表明，连续应用甘草酸单钾片剂（150 mg 每日 2 次）计 14 天，对单剂咪达唑仑（7.5 mg）的药动学有某种程度的影响。与对照组相比，咪达唑仑的 $AUC_{0\sim\infty}$ 减少（从 196.4 ng·h/ml 减至 151.3 ng·h/ml），C_{max} 下降（从 59.7 ng/ml 降至 49.3 ng/ml）。咪达唑仑的 t_{max} 以及平均 $t_{1/2}$ 无改变（Tu et al，2010）。这与咪达唑仑－丹参提取物之间的相互影响类似（参见［咪达唑仑（速眠安，咪唑二氮䓬）－丹参提取物］），但与咪达唑仑－华中五味子提取物以及咪达唑仑－葡萄柚汁之间的相互影响相反。

有关药物　根据提出的机制推测，凡是经由 CYP3A4 代谢的苯二氮䓬类，如三唑仑、阿普唑仑，及艾司唑仑等，与甘草酸之间都有可能发生类似相互影响（有关细节参见［咪达唑仑（速眠安，咪唑二氮䓬）－华中五味子提取物］以及［三唑仑（海乐神，三唑苯二氮䓬）－葡萄柚汁］）。

机制　已知甘草酸对 CYP3A4 有诱导作用，而咪达唑仑在体内的代谢主要涉及 CYP3A4，因此认为，该影响起因于甘草酸对 CYP3A4 的诱导。鉴于咪达唑仑的半衰期不受影响，由此断定，这一影响主要与甘草酸诱导肠道中的 CYP3A4，从而降低咪达唑仑的口服生物利用度有关（有关细节也参见［咪达唑仑（速眠安，咪唑二氮䓬）－丹参提取物］等章节中的内容）。

建议　甘草酸是甘草（欧亚甘草，光果甘草）中的主要成分，广泛用于各种疾病的治疗，而甘草是中医临床最常用的中药，经常出现于各种中草药复方中，因此，与西药发生相互影响的可能性普遍存在。鉴于甘草酸有可能某种程度上削弱 CYP3A4 底物的疗效，故了解该影响有一定临床意义。

［依替唑仑（乙噻二氮䓬，乙替唑仑）－卡马西平（酰胺咪嗪，痛惊宁）］[2]
Etizolam－Carbamazepine

要点　Kondo 等对 11 名健康男性受试者进行的双盲随机化交叉研究表明，卡马西平 200 mg/d 连用 6 天，使单剂（1 mg）依替唑仑口服后的高峰血浓度明显降低（从 17.5 ng/ml±4.1 ng/ml 降至 13.9 ng/ml±4.1 ng/l，$P<0.05$），AUC 明显下降［从（194.8±88.9）ng·h/ml 降至（105.9±33.0）ng·h/ml，$P<0.001$］，清除半衰期明显缩短（从 11.1 h±4.6 h 缩短至 6.8 h±2.8 h，$P<0.01$）（Kondo et al，2005）。

有关药物　有关内容参见［三唑仑（海乐神，三唑苯二氮䓬）－葡萄柚汁］）。

机制　已证明卡马西平诱导 CYP3A4 的活性，从而诱导阿普唑仑和咪达唑仑的代谢，由此推测它也诱导依替唑仑的代谢。

另外，已知 CYP3A4 是几种苯二氮䓬类代谢的主要催化酶，例如阿普唑仑（alprazolam）、溴替唑仑（brotizolam）、咪达唑仑（midazolam），及三唑仑（triazolam）。该酶也部分涉及地西泮、氟硝西泮（flunitrazepam），及夸西泮（quazepam）的代谢。资料提示，CYP3A4 催化依替唑仑的 α 位羟化。新近研究表明，CYP3A4 抑制剂伊曲康唑（itraconazole）抑制依替唑仑在人体内的代谢，进一步说明 CYP3A4 至少部分涉及依替唑仑的代谢。

建议　依替唑仑的药理作用类似于地西泮，可用来治疗广泛性焦虑障碍和惊恐病等精神疾患，临床应用越来越广泛。鉴于该药像地西泮一样，可与多种药物发生相互影响，故在有其他药物存在的情况下，应注意疗效和毒副作用的变化。

［依替唑仑（乙噻二氮䓬，乙替唑仑）－伊曲康唑（依他康唑）][1]
Etizolam－Itraconazole

要点　Araki 等对 12 名健康男性志愿者进行的研究表明，伊曲康唑可显著增加依替唑仑的 AUC（213±106 ng·h/ml 对 326±166 ng·h/ml，$P < 0.001$），延长其半衰期（从 12.0±5.4 小时延长至 17.3±7.4 小时，$P < 0.01$），但对 C_{max} 和 t_{max} 无明显影响（Araki et al，2004）。

有关药物　鉴于阿普唑仑、咪达唑仑，及三唑仑等苯二氮䓬类 I 相代谢的 α 位羟化像依替唑仑一样，也由 CYP3A4 负责（如下述），预料与伊曲康唑之间可发生类似相互影响。根据提出的机制推测，先经 I 相脱烷基再进行羟化的苯二氮䓬类，如地西泮、氯氮䓬、氟西泮等，与伊曲康唑之间的类似相互影响也可发生。不经 I 相代谢，而是直接进行 II 相代谢（与葡糖醛酸络合）为无活性终产物的苯二氮䓬类，如奥沙西泮和劳拉西泮，与伊曲康唑之间不会发生类似相互影响（有关内容也参见［三唑仑（海乐神，三唑苯二氮䓬）－葡萄柚汁］）。

其他唑类抗真菌药，如酮康唑、氟康唑，及伏立康唑等，对依替唑仑代谢影响的程度有所不同，有关细节见其他章节。

机制　伊曲康唑是为人熟知的强效 CYP3A4 抑制剂，而 CYP3A4 负责依替唑仑的 α 位羟化，因此认为，上述影响起因于伊曲康唑对依替唑仑经 CYP3A4 代谢的抑制。然而，伊曲康唑何以会明显增加咪达唑仑和三唑仑的 C_{max}，而对依替唑仑、阿普唑仑，及地西泮的 C_{max} 无影响，目前的解释是，咪达唑仑和三唑仑经历广泛的首过代谢，生物利用度较低（仅有 30%～40%），而依替唑仑、阿普唑仑和地西泮等几乎无首过代谢，生物利用度可高达 90%～100%。另一解释是，依替唑仑和地西泮的代谢并非主要依赖于 CYP3A4（已知地西泮的代谢不仅涉及 CYP3A4，也涉及 CYP2C19。依替唑仑可能也是这种情况）。

建议　伊曲康唑对依替唑仑的药动学有明显影响，故不建议二者联用；用奥沙西泮或劳拉西泮代替依替唑仑与伊曲康唑同时应用，也许会某种程度上避免此种相互影响。

［溴替唑仑－伊曲康唑][2]
Brotizolam－Itraconazole

要点　Osanai 等的研究表明，伊曲康唑可降低溴替唑仑的 CL/F，增加其 AUC，延长清除半衰期（Osanai et al，2004）。

有关药物　新近进行的研究表明，伊曲康唑与同属苯二氮䓬类的咪达唑仑以及三唑仑之间可发生类似相互影响。根据该相互影响的机制推测，其他经 I 相代谢的苯二氮䓬类，如地西泮、氯氮䓬、氟西泮等与伊曲康唑之间的类似相互影响也可发生（有关内容也参见［三唑仑（海乐神，三唑苯二氮䓬）－葡萄柚汁］）。

预料对 CYP3A4 有抑制作用的其他唑类抗真菌药，如酮康唑、氟康唑，及泊沙康唑等，可像伊曲康唑一样，增加溴替唑仑的 AUC，延长其半衰期。

有证据表明，伊曲康唑与新型苯二氮䓬类受体激动剂环吡咯酮类的镇静催眠药佐匹克隆（唑吡酮；zopiclone）之间可发生危险的药物相互影响。根据提出的机制推测，佐匹克隆的活性型 S（＋）对映体艾司佐匹克隆（eszopiclone）与伊曲康唑之间可发生类似相互影响。

机制　该相互影响的机制可能起因于伊曲康唑对 CYP3A4 的抑制，因为溴替唑仑在体内的代谢主要由 CYP3A4 负责。尽管有研究表明，伊曲康唑抑制 P-糖蛋白介导的药物转运，但已证明咪达唑仑和氟硝西泮不由 P-糖蛋白转运，故推测溴替唑仑也不太可能是重要的 P-糖蛋白底物。

建议　伊曲康唑显著增加溴替唑仑血浓度，故正在应用伊曲康唑的患者应特别注意溴替唑仑的用量。行得通的话，也可考虑用奥沙西泮或劳拉西泮代替溴替唑仑与伊曲康唑同时应用。

［唑吡坦（佐尔吡啶）－食物］[2]
Zolpidem－Food

要点　Greenblatt 等对健康受试者进行的一项随机化开放性单中心交叉研究表明，标准高脂饮食后（即饱腹状态下）单次应用速溶型唑吡坦舌下含片（3.5 mg），与空腹给药相比，在给药后的 20 分钟到 3 小时之间，唑吡坦的血浓度降低（给药后最初 20 分钟之内两者之间无明显差别），但在给药 4 小时后血浓度升高。饱腹和空腹状态下唑吡坦的 $AUC_{0\sim8h}$ 分别是 160 ng·h/ml 和 203 ng·h/ml（$P<0.001$；但外推 $AUC_{0\sim\infty}$ 两者之间无明显差别），C_{max} 分别是 32.0 ng/ml 和 57.3 ng/ml（$P<0.001$），t_{max} 分别是 3.0 小时和 0.9 小时（$P<0.001$）。结果提示，速溶型唑吡坦舌下含片于饱腹状态下应用，可能达不到预期的治疗效果（Greenblatt et al，2013）。

有关药物　有证据表明，标准高脂饮食可减慢口服速释型和控释型唑吡坦的吸收速度，并降低其吸收程度。根据提出的机制推测，其他新型苯二氮䓬受体激动剂，如扎来普隆（zaleplon）、佐匹克隆（zopiclone），及艾司佐匹克隆（eszopiclone）等，其吸收也会受胃内容物的影响。

机制　按说速溶型唑吡坦舌下含片主要经舌下和颊黏膜吸收，不会受胃内容物的影响。然而，进一步研究表明，在口腔中未被吸收的部分吞咽后在胃肠道中的过程类似于口服速释型和控释型片剂。因此认为，胃内容物的存在延缓胃排空，从而延迟吞咽部分的吸收，可能是该影响的主要机制。尽管胃内容物的存在也有可能改变吸收程度，但其临床意义不大。另外，胃肠中食物的存在影响肝对经口腔吸收部分的清除，也可能是原因之一。

建议　空腹、饱腹，及饮食的组成对所用药物药动学的影响具有重要临床意义。首先，饮食中的营养成分有可能影响药物代谢酶和（或）载体蛋白，例如，通过抑制肠道 CYP3A4，阻碍 CYP3A4 底物的首过代谢，从而增加底物的生物利用度，就是这种情况。再者，胃内容物以及营养成分对药物溶解、胃排空、胃肠转运、肝血流量，及其他理化过程的影响，也都有可能干扰药物的吸收。

速溶型唑吡坦舌下含片可用于午夜觉醒（指的是半夜睡觉后难以再度入睡的情况）的治疗。这类失眠者在半夜醒来后往往想吃点东西再服药，其实这种做法是不得当的。首先，胃内容物的存在可延迟药物的吸收，导致药物起效缓慢，再者饱腹状态下用药 4 小时后的血浓度高于空腹状态下服药（如上述），而此时恰恰是早晨应该起床的时间。这样的话，由于高浓度药物的存在，可出现明显的后遗效应（例如"宿醉"现象）。

［唑吡坦（佐尔吡啶）－卡马西平（酰胺咪嗪，痛惊宁）］[2]
Zolpidem－Carbamazepine

要点　Vlase 等对 18 名（21～28 岁）健康非吸烟者进行的一项序贯交叉研究表明，当卡马西平 400 mg 每日 1 次连用 15 天后血浓度处于稳态时，对单剂唑吡坦（5 mg）的药动学有明显影响。与唑吡坦单用相比，其 C_{max} 下降 24%（从单用时的 59 ng/ml 降至 35 ng/ml），$AUC_{0\sim\infty}$ 减少 57%（从单用时的 234.9 ng·h/ml 减至 101.5 ng·h/ml），$t_{1/2}$ 缩短 30%（从单用时的 2.3 小时缩短至 1.6 小时），清除速率常数明显增加，但 t_{max} 无明显改变（Vlase et al，2011）。

有关药物　唑吡坦是一种新型苯二氮䓬受体激动剂（新型苯二氮䓬受体激动剂通常也被称为

"Z"化合物），化学上属于咪唑并吡啶类衍生物。尽管其结构与苯二氮䓬类不同，但却像传统的苯二氮䓬类一样，可通过激动 GABA 受体（新型苯二氮䓬受体激动剂主要作用于 GABA$_A$ 受体 ω_1 亚型的苯二氮䓬结合部位）发挥作用，故在该处介绍。

其他新型苯二氮䓬受体激动剂，如扎来普隆（zaleplon）、佐匹克隆（zopiclone），及艾司佐匹克隆（eszopiclone）等，与卡马西平之间是否会发生类似相互影响，尚不清楚。扎来普隆主要经醛氧化酶代谢，也有一部分涉及 CYP3A4。艾司佐匹克隆是具有活性的佐匹克隆的 S 型对映体，其氧化代谢像佐匹克隆一样，由 CYP3A4 以及 CYP2E1 负责。鉴于它们的代谢都涉及 CYP3A4，故理论上与卡马西平之间的类似相互影响也可发生。

根据提出的机制和唑吡坦的代谢途径推测，预料所有 CYP（特别是 CYP3A4）诱导剂（如同属抗癫痫药的奥卡西平、苯妥英、苯巴比妥、扑痫酮，及抗结核药利福平等）或抑制剂（如大环内酯类抗生素红霉素和克拉霉素以及唑类抗真菌药酮康唑和伊曲康唑等）都有可能与唑吡坦发生相互影响。

机制 唑吡坦的代谢（即苯环以及氮杂苯咪唑环上甲基的氧化）涉及多种 CYP，根据各种 CYP 对其代谢贡献的大小为序排列，依次为 CYP3A4（~61%）＞CYP2C9（~22%）＞CYP2D6（~3%）＞CYP1A2（~1%）。96% 以上的唑吡坦以代谢物的形式经尿和粪便排泄，以原型经尿排泄者不足 1%。已知卡马西平是强效的 CYP 诱导剂，对 CYP3A4、CYP2C9、CYP2C19，及 CYP1A2 有明显诱导作用。因此认为，唑吡坦－卡马西平之间的相互影响与后者诱导负责代谢唑吡坦的各种 CYP，从而加速其代谢有关。卡马西平本身的代谢涉及 CYP1A2、CYP2C9，及 CYP3A4，对这些 CYP 的竞争性抑制可能部分削弱其对 CYP 的诱导作用所造成的影响（尽管卡马西平的代谢也有 CYP2C8 的参与，但有证据表明，唑吡坦的代谢与 CYP2C8 无关，故不会干扰该影响）。

建议 稳态浓度的卡马西平对健康受试者单剂唑吡坦的药动学有明显影响，该影响可能具有一定临床意义。在获得进一步的临床资料前，建议于卡马西平和唑吡坦同用期间注意观察唑吡坦的疗效是否减弱，唑吡坦的需要量可能增加。有必要进行进一步探讨。

[唑吡坦（佐尔吡啶）－氯丙嗪（冬眠灵）][3]
Zolpidem－Chlorpromazine

要点 有证据表明，唑吡坦（是一种新型苯二氮䓬受体激动剂，化学上属于咪唑并吡啶类衍生物，尽管其结构与苯二氮䓬类不同，但像苯二氮䓬类一样，通过激动苯二氮䓬受体发挥作用，故在该处介绍）与氯丙嗪合用时，镇静作用增强。

有关药物 据报道，唑吡坦与氟哌啶醇合用时镇静作用也增强。根据药理作用推测，唑吡坦与其他抗精神病药（三氟拉嗪、奋乃静、氟奋乃静等）之间可发生类似相互影响。同样，其他咪唑并吡啶类苯二氮䓬受体激动剂，如扎来普隆（zaleplon）、佐匹克隆（zopiclone），及艾司佐匹克隆（eszopiclone）等，与氯丙嗪之间的类似相互影响也可发生。

机制 可能主要是药效学方面的相互影响，即两者镇静作用的相加。另外，氯丙嗪和唑吡坦都经过肝进行广泛的氧化代谢，故药动学方面的相互影响，即在 CYP 层面上的竞争性抑制作用也不能排除（有关细节参见［唑吡坦（佐尔吡啶）－卡马西平（酰胺咪嗪，痛惊宁）］项下的内容）。

建议 两者合用时，唑吡坦的需要量可能减少。

第三节 其他镇静催眠药

[甲丙氨酯（安宁）－丙米嗪（米帕明）][3]
Meprobamate－Imipramine

要点 动物研究表明，丙咪嗪增强甲丙氨酯对中枢神经系统的作用。这种相互影响的临床意义尚未确定。

有关药物　预料其他丙二醇衍生物（异丙安宁、舒筋灵、氯苯甘油醚等）可与丙咪嗪发生类似相互影响。基于药理作用的类似性，预料其他三环类抗抑郁药（去甲替林、地昔帕明、普罗替林等）及四环抗抑郁药（马普替林、米安色林等）也可与甲丙氨酯发生相互影响。

机制　丙咪嗪增强甲丙氨酯和异丙安宁对大白鼠的镇静作用。体外研究表明，丙咪嗪抑制大白鼠肝微粒体酶对甲丙氨酯和异丙安宁的代谢。因此认为，甲丙氨酯对大白鼠镇静作用的增强是由抑制肝微粒体酶介导的，而不是起因于对中枢抑制作用的相加。

建议　虽有研究表明联用甲丙氨酯和一种三环类抗抑郁药嗜睡和致头晕作用增强，但这种相互影响的临床意义不大。然而，医生应认识到这一点。

［甲丙氨酯（安宁）-乙醇］[2]
Meprobamate－Ethyl Alcohol（Ethanol，Alcohol，Ethyl）

要点　正在应用甲丙氨酯治疗的患者，如果饮酒，可加重中枢抑制，甲丙氨酯的半衰期也延长。然而，长期饮酒后，甲丙氨酯的代谢加速，对甲丙氨酯的耐受性增强。

有关药物　其他丙二醇衍生物（如卡立普多、氯苯甘油醚等）的化学结构和药理作用类似于甲丙氨酯，预料有可能与乙醇发生类似相互影响。

机制　甲丙氨酯和乙醇都有镇静催眠特点。已经证明，乙醇短期应用，可竞争氧化甲丙氨酯的酶系统，从而延长甲丙氨酯的半衰期。然而，长期饮酒后，可加速甲丙氨酯的清除，这与刺激肝微粒体药物代谢酶有关。

建议　对应用甲丙氨酯的患者，应告知同时饮酒会增强甲丙氨酯的抑制作用。两者同时大量应用，可因严重中枢抑制而导致死亡。有饮酒嗜好的患者，勿用甲丙氨酯；正在应用甲丙氨酯的患者，不要饮酒。

［水合氯醛（水化氯醛）-氯丙嗪（冬眠灵）］[2]
Chloral Hydrate－Chlorpromazine

要点　正在应用氯丙嗪的患者给予水合氯醛，有可能导致严重的中枢抑制。

有关药物　所有抗精神病药，包括吩噻嗪类的奋乃静、氟奋乃静、三氟拉嗪，丁酰苯类的氟哌啶醇、氟哌利多，硫杂蒽类的氯普噻吨、氯哌噻吨、氟哌噻吨，都可与水合氯醛发生类似相互影响。

机制　两者的中枢抑制作用相加。

建议　应用氯丙嗪治疗期间，最好避免给予水合氯醛。如果必须应用，水合氯醛的剂量应适当减少。

［水合氯醛（水化氯醛）-呋塞米（呋喃苯胺酸，速尿）］[3]
Chloral Hydrate－Furosemide

要点　6名急性冠状动脉病患者，服用水合氯醛后24小时内因给予大剂量呋塞米（40～120 mg）而导致心神不安、怕热，及血压改变（包括高血压）。停用水合氯醛，继续应用呋塞米，连续3天未见明显的不良反应。应用氟西泮作为夜间镇静药，并不产生类似相互影响。这一发现提示，先前两药之间确实发生相互影响。对43例应用水合氯醛和静脉给予呋塞米的患者进行的一项回顾性研究表明，一名患者显示类似症状，两名患者被认为可能存在类似反应。口服呋塞米和水合氯醛是否发生类似相互影响，还不清楚。

有关药物　其他袢利尿剂（依他尼酸、布美他尼、吡咯他尼等）与另一氯醛衍生物三氯福司（三氯乙磷酸钠）之间的相互影响尚未证实。但根据药理作用推测，预料有可能发生。

机制　提出的机制是：呋塞米置换与血浆蛋白结合的三氯乙酸（水合氯醛的代谢物），三氯乙酸反过来又置换甲状腺素。游离甲状腺素浓度的升高，可致高代谢状态。游离甲状腺素排泄迅速，可解释作用短暂（一般不足24小时）的原因。

建议　急性冠状动脉病患者最好避免同时应用这两种药物。然而，由于此种影响并不发生于所有患者中，故谨慎同用也无不可。如确实发生相互影响，已证明停用水合氯醛可使症状逆转。另外，也可考虑应用氟西泮或其他苯二氮䓬类代替水合氯醛作为夜间镇静药。

［水合氯醛（水化氯醛）－呋喃唑酮（痢特灵）][4]
Chloral Hydrate－Furazolidone

要点　呋喃唑酮是对多种胃肠道病原体有效的广谱抗菌药。因已证明呋喃唑酮及其代谢物抑制单胺氧化酶，并可抑制其他酶系，所以，理论上可抑制水合氯醛的代谢，从而增强水合氯醛的中枢神经系统抑制作用。

有关药物　预料其他单胺氧化酶抑制剂（异卡波肼、苯乙肼、反苯环丙胺等）及具有单胺氧化酶抑制作用的抗肿瘤药丙卡巴肼可像呋喃唑酮一样，与水合氯醛发生类似相互影响。

机制　人体试验表明，呋喃唑酮增加对酪胺和苯丙胺的敏感性，故认为它抑制单胺氧化酶。直接测定单胺氧化酶活性进一步证实了这一点。单胺氧化酶抑制剂抑制许多负责药物代谢的酶。由于水合氯醛经肝代谢，因此在有单胺氧化酶抑制剂存在时，水合氯醛的作用（主要是中枢抑制作用）增强。

建议　由于水合氯醛与呋喃唑酮的相互影响仅是理论上的推测，在人类尚未得到证实，故此种药物相互影响的临床意义还未确定，两药同用时无须另加注意。

［水合氯醛（水化氯醛）－异丙嗪（非那根）][4]
Chloral Hydrate－Promethazine

要点　同时应用水合氯醛及异丙嗪，前者的中枢神经系统抑制作用增强。

有关药物　大多数 H_1 受体阻断药，如乙醇胺类的苯海拉明（苯那君），烃胺类的氯苯那敏（扑尔敏），乙二胺类的曲吡那敏（扑敏宁，去敏灵），吩噻嗪类的二甲替嗪（磺酰异丙嗪，头痛灵），哌嗪类的布克利嗪（安其敏）等，具有镇静（中枢抑制）作用，该作用与水合氯醛的中枢抑制作用相加。根据相互影响的机制推测，水合氯醛的衍生物三氯福司（三氯乙磷酸钠；triclofos；在体内分解为三氯乙醇而起作用）与异丙嗪之间也可发生类似相互影响。少数不能通过血脑屏障（因此无镇静作用）的 H_1 受体阻断药，如氯雷他定、阿伐斯汀、特非那定等，与水合氯醛不会发生类似相互影响。

机制　两者的中枢抑制作用相加。

建议　如果必须同用，水合氯醛的剂量应适当减少。选用无镇静作用的 H_1 受体阻断药如氯雷他定等代替异丙嗪与水合氯醛合用，可避免此种相互影响。

［副醛（聚乙醛）－苯妥英][3]
Paraldehyde－Phenytoin

要点　据报道，正在服用苯妥英（100 mg，3 次/日）控制癫痫大发作且病情稳定的 15 岁女孩，因暴怒发作肌内注射 3 ml 副醛后表现为淡漠、迟钝、困倦，及拒食。

有关药物　根据相互影响的机制推测，其他乙内酰脲类抗癫痫药，如甲妥英（美芬妥英，3-甲基苯乙妥因，mephenytoin）、乙妥英（乙苯妥英，ethotoin），及磷苯妥英（cerebyx；为苯妥英的前体物），与副醛之间可发生类似相互影响。

机制　可能起因于苯妥英对副醛代谢的抑制。

建议　了解该相互影响，对合用时不良反应的预测及防治有一定临床意义。

［副醛（聚乙醛）－双硫仑（双硫醒）][4]
Paraldehyde－Disulfiram

要点　据推测，副醛与双硫仑同用时，可产生双硫仑样反应。

机制　据说副醛在肝中解聚为乙醛，随后被乙醛脱氢酶氧化。由于双硫仑抑制乙醛脱氢酶，故两者合用时可导致乙醛积聚。

建议　该相互影响仅是理论上的推测，迄今尚无在人体内发生此种相互影响的报道。但应用副醛期间避免饮酒是明智的。

［甲喹酮（安眠酮）－苯海拉明（苯那君，可那敏）］[2]
Methaqualone－Diphenhydramine

要点　甲喹酮与苯海拉明合用时，前者的作用增强。已有多例因过量而中毒死亡的报道。

有关药物　其他抗组织胺药（异丙嗪、氯苯那敏、美吡拉敏等）与甲喹酮是否会发生类似相互影响，还未见报道。

机制　确切机制还不清楚。

建议　应避免两药合用。鉴于此种相互影响频频发生，故含有甲喹酮和苯海拉明的复方制剂也应慎用或不用。

［格鲁米特（导眠能，多睡丹，苯乙哌啶酮）－丙米嗪（米帕明）］[2]
Glutethimide－Imipramine

要点　同时应用格鲁米特和丙咪嗪，抗胆碱作用明显增强，口干、视物模糊、尿潴留、便秘等不良反应发生率增高，有可能诱发青光眼。

有关药物　基于药理作用的类似性，预料其他三环类抗抑郁药（去甲替林、地昔帕明、普罗替林等）也可与格鲁米特发生类似相互影响。

机制　两者抗胆碱作用相加。

建议　除遵守两药单用时的原则外，尚应注意两药联用时的相互影响。大多数医生知道格鲁米特是一种镇静催眠药，但对其所具有的抗胆碱作用很少有人了解。如果误将格鲁米特与其他具有抗胆碱作用的药物合用，可导致抗胆碱作用的明显增强，有可能带来严重不良后果。这对老年人，特别是患有前列腺肥大或青光眼的患者，是极度危险的（当然，这样的患者即使单用也应谨慎或属禁忌）。

临床实践中避免两药合用并不难，因绝大多数镇静催眠药没有抗胆碱作用，可用来代替格鲁米特。然而，无抗胆碱作用的镇静催眠药与丙咪嗪等三环类抗抑郁药合用时，仍应注意两者中枢抑制作用相加的问题。

［丁螺环酮（丁螺旋酮）－氟西汀（氟苯氧丙胺）］[2]
Buspirone－Fluoxetine

要点　个案报道表明，抗抑郁药氟西汀与丁螺环酮（一种也可用来治疗焦虑紧张和抑郁的弱安定药）同时应用，可导致"5-HT 综合征（serotonin syndrome）"，表现为静坐不能样激动不安、肌肉震颤和肌阵挛、反射亢进、出汗、阴茎勃起、战栗、攻击行为，及腹泻等症状。严重者有可能发生惊厥和昏迷。

有关药物　根据相互影响的机制推测，丁螺环酮的结构类似物解虑能（吉哌隆；gepirone）、依普黄酮（ipsapirone），及替螺酮（tiospirone）与氟西汀之间以及其他选择性 5-HT 再摄取抑制剂（SSRI）与丁螺环酮之间可发生类似相互影响。实际上，任何两种或多种具有 5-HT 能作用的制剂联合应用，都有可能发生"5-HT 综合征"，只是程度不同而已。例如增加 5-HT 合成的药物（如 L-色氨酸）、导致 5-HT 释放的药物（如苯丙胺、可卡因）、阻断 5-HT 再摄取的药物（如哌替啶、可卡因，及包括氟西汀在内的 SSRI）、5-HT 受体激动剂（如丁螺环酮、二氢麦角胺、舒马普坦），及增强 5-HT 活性的药物（如碳酸锂）、三环类抗抑郁药等，它们之间的联合应用，都有可能引起"5-HT 综合征"。

临床上最常发生"5-HT 综合征"的情况是当联用单胺氧化酶抑制剂（MAOI）和 SSRI 时，但这已经超出了此处要讨论的内容范围。

机制　氟西汀是一种 SSRI，具有明显的 5-HT 能作用，丁螺环酮是一种选择性 5-HT$_{1A}$ 受体的部分激动剂。两者的 5-HT 能作用相加或协同是合用后导致 "5-HT 综合征" 的机制（这显然是一种药效学的相互影响）。

建议　虽然上述毒性症状的确切病理生理机制还不清楚，但该相互影响肯定，且后果可能很严重。因此，应避免上述各药的联合应用。另外，为避免药物毒性的发生，防止促发 "5-HT 综合征"，换用抗抑郁药时，应考虑到作用的持续时间。例如，在停用氟西汀后欲采用丁螺环酮（或一种 MAOI 等抗抑郁药），至少应间隔 5 周（虽然氟西汀本身的清除半衰期是 50 小时，但其活性代谢物的半衰期是 240 小时；根据作用消失时间大约需要 4 个半衰期计算，氟西汀及其活性代谢物作用的总持续时间大约为 40 天）；停用一种非选择性 MAOI 后欲给予丁螺环酮（或一种三环类抗抑郁药或其他抗抑郁药），应间隔 2~3 周（非选择性 MAOI 的作用通常持续 2 周以上）。但是，在停用丁螺环酮后，欲给予其他抗抑郁药，通常间隔 1 天即可（因为丁螺环酮的半衰期仅有 2.5 小时）。

虽然丁螺环酮通常用来治疗焦虑和抑郁，但作为肠易激综合征（irritable bowel syndrome）的治疗药物，像舒马普坦一样，正在进行临床试用，相信它们在这方面的应用会越来越广泛。因此，发生 "5-HT 综合征" 的情况也可能越来越多见，因为许多临床医生对其作用及机制并不十分了解。一旦发生该综合征，只要及时作出诊断，并停用犯罪药物，反应通常是自限性的。

[氯美噻唑－乙醇][2]
Chlormethiazole－Ethyl Alcohol（Ethanol，Alcohol，Ethyl）

要点　同时应用氯美噻唑和乙醇，可导致明显的呼吸抑制。因两者同用导致的死亡相对常见。

有关药物　乙醇与所有具有中枢抑制作用的药物（如吩噻嗪类及丁酰苯类抗精神病药，巴比妥类及苯二氮䓬类镇静催眠药，H$_1$ 受体阻断药等）都可发生类似相互影响（有关内容也见其他章节），只是相互影响的程度不同而已。氯美噻唑与吩噻嗪类、丁酰苯类以及巴比妥类的类似相互影响也可发生。

机制　两者中枢抑制作用的相加。

建议　氯美噻唑除作为一种催眠药外，还用于治疗乙醇或药物成瘾的急性戒断症状。这对于那些嗜酒而又试图用其处理戒断症状的患者来说，是一值得注意的问题。据说部分这样的患者在应用氯美噻唑后克制不住饮酒，在这种情况下，导致明显中枢抑制的可能性大大增加。因此，应用氯美噻唑处理乙醇或其他药物成瘾的急性戒断症状时，应在有关医生的监督指导下进行。

[氯美噻唑－西咪替丁（甲氰咪胍）][2]
Chlormethiazole－Cimetidine

要点　对 8 名正常受试者进行的研究表明，西咪替丁 1 g/d 连用 1 周后，单剂氯美噻唑（1 g）口服后的清除率降低 69%，半衰期延长 60%，药时曲线下面积增加 55%；睡眠时间也延长（从 0.5~1 小时延长至 2 小时）。

有关药物　已证明雷尼替丁与氯美噻唑之间不发生类似相互影响。其他 H$_2$ 受体阻断药与氯美噻唑是否会发生类似相互影响，尚不清楚。但根据代谢途径推测，法莫替丁、尼扎替丁、罗沙替丁等与氯美噻唑之间不会发生类似相互影响，因为它们主要以原型经肾排泄，对肝药酶基本无影响。

机制　西咪替丁抑制肝药酶，从而减慢氯美噻唑经肝的代谢。西咪替丁对肝血流量的降低也起部分作用。

建议　如欲同时应用西咪替丁和氯美噻唑，应考虑到氯美噻唑过度镇静和呼吸抑制的危险性。此种危险对老年患者及原有肝病的患者尤甚。同用期间可通过适当减少氯美噻唑的剂量以抵消此种相互作用造成的影响。一般认为，剂量减半即可。另外，也可考虑选用与氯美噻唑无相互影响的 H$_2$ 受体阻断药代替西咪替丁，如雷尼替丁或法莫替丁等。

[半琥珀酸丁辛酰胺（半琥珀酸布酰胺）-乙醇][2]
Butoctamide Semisuccinate-Ethyl Alcohol（Ethanol，Alcohol，Ethyl）

要点　据报道，1 名饮酒后应用镇静催眠药半琥珀酸丁辛酰胺的神经衰弱者，出现明显的中枢抑制（叫之不醒），此前在不饮酒的情况下多次应用同等剂量未出现过类似情况。

有关药物　乙醇可增强所有中枢神经系统抑制药的中枢抑制作用，对具有中枢抑制作用的其他药物也有类似影响（见有关章节）。

机制　两者中枢神经系统抑制作用的相加或协同。乙醇对半琥珀酸丁辛酰胺胃肠吸收的促进也不能排除。

建议　乙醇可增强或协同中枢神经系统抑制药的中枢抑制作用，故应用半琥珀酸丁辛酰胺的同时或其后短时间内应尽量少饮或不饮酒，饮酒（特别是大量饮酒）后的短时间内也不应给予半琥珀酸丁辛酰胺。

另外，中枢抑制药和乙醇对智能和运动能力都有损害，故驾驶者或机器操作人员尤应注意（见乙醇项下有关章节）。

[半琥珀酸丁辛酰胺（半琥珀酸布酰胺）-西咪替丁（甲氰咪胍）][2]
Butoctamide Semisuccinate-Cimetidine

要点　在应用西咪替丁期间给予半琥珀酸丁辛酰胺，后者的作用增强。

有关药物　根据提出的机制推测，预料雷尼替丁对半琥珀酸丁辛酰胺的此种影响轻微，因雷尼替丁仅有 1% 经肝代谢，对肝药酶无明显亲和力。其他 H_2 受体阻断药，如法莫替丁、尼扎替丁、罗沙替丁等，完全不经肝代谢，对肝药酶无影响，预料与半琥珀酸丁辛酰胺之间不会发生类似相互影响。

机制　西咪替丁抑制肝微粒体对药物的代谢，使肝对半琥珀酸丁辛酰胺的清除减少。

建议　正在接受西咪替丁治疗的患者，如果需要应用半琥珀酸丁辛酰胺，后者的剂量应适当减少。也可考虑应用与西咪替丁无相互影响的镇静催眠药代替半琥珀酸丁辛酰胺。另外，用尼扎替丁或法莫替丁等主要以原型经肾排泄的 H_2 受体阻断药代替西咪替丁与半琥珀酸丁辛酰胺合用，可避免此种相互影响。

[替吡度尔-碳酸锂][2]
Tempidorm-Lithium Carbonate

要点　同时应用替吡度尔和碳酸锂，可表现为碳酸锂的疗效增强，毒性增加。

有关药物　L-色氨酸与碳酸锂之间可发生类似相互影响。

机制　碳酸锂的抗躁狂作用除与抑制脑内突触部位 NA（去甲肾上腺素）的释放并促进其再摄取而使其浓度降低有关外，还可增加色氨酸的摄取，促进 5-羟色胺（5-HT）的合成。替吡度尔（一种作为催眠药的色氨酸制剂）作为外源性色氨酸，增加了 5-HT 合成的原料，可能是该相互影响的原因。

建议　应用碳酸锂治疗期间，不应给予 L-色氨酸或替吡度尔

[替吡度尔-丙米嗪（米帕明）][2]
Tempidorm-Imipramine

要点　正在应用丙米嗪治疗期间给予替吡度尔，可出现激动、不安、攻击行为、腹泻等类似于 5-羟色胺浓度升高时的 "5-羟色胺综合征"。

有关药物　根据相互影响的机制推测，其他三环类抗抑郁药（去甲替林、地昔帕明、普罗替林

等）与替吡度尔可发生类似相互影响。但四环类抗抑郁药（马普替林等）以抑制 NA（去甲肾上腺素）的再摄取为主，预料与替吡度尔之间的类似相互影响不太可能发生。

正在应用 5-羟色胺（5-HT）再摄取抑制剂氟西汀治疗的患者，加用 L-色氨酸后数日内出现类似于在动物身上发现的 5-HT 浓度升高时的"5-羟色胺综合征"，患者同时有强迫观念及行为病征恶化和恶心、腹部痉挛痛（见 [L-色氨酸－氟西汀（氟苯氧丙胺)]）。根据药理作用的类似性及提出的相互影响的机制推测，预料其他 5-HT 再摄取抑制剂（如曲唑酮、舍曲林、茚达品、氟伏沙明、帕罗西汀等）与替吡度尔之间也可发生类似相互影响，且有可能比替吡度尔－丙咪嗪之间的相互影响更明显。

机制 替吡度尔是一种 L-色氨酸制剂，在体内转变为 5-HT，而丙咪嗪等三环类抗抑郁药及 5-HT 再摄取抑制剂可抑制 5-HT 的再摄取，使突触部位的浓度升高，从而有可能导致 5-羟色胺中毒的症状和体征。

建议 替吡度尔作为催眠药仍有应用，但有部分医生不知它是一种 L-色氨酸制剂，更不知可导致一种与其有关的嗜酸细胞增多－肌痛综合征（某些国家也因此停用了所有含 L-色氨酸的抗抑郁药），故有可能出现滥用或误用。建议应用丙咪嗪或氟西汀等 5-HT 再摄取抑制剂期间避免同时应用替吡度尔。即使单用，也不应连续长期给予。

[替吡度尔－苯乙肼][2]
Tempidorm－Phenelzine

要点 一名正在应用苯乙肼治疗的患者，在给予 L-色氨酸（6 g）后 2 小时出现行为和神经学方面的毒性。表现为战栗、出汗、胆怯和情绪不稳、反射亢进、眼球水平震颤，及共济失调。作为催眠药的替吡度尔是一种 L-色氨酸制剂，认为与苯乙肼之间可发生类似相互影响。

有关药物 根据提出的机制推测，预料其他单胺氧化酶抑制剂（MAOI），如异唑肼（异卡波肼）、异丙烟肼、帕吉林（优降宁）、反苯环丙胺，及具有单胺氧化酶抑制作用的甲基苄肼、呋喃唑酮等，可与替吡度尔发生类似相互影响。

机制 不十分清楚。如上所述，替吡度尔是一种 L-色氨酸制剂，在体内可代谢为 5-羟色胺，而苯乙肼等 MAOI 可抑制 5-羟色胺等单胺类物质的代谢，从而导致其积聚。这可能是两者合用导致行为及神经学方面毒性的部分原因。

建议 虽然替吡度尔作为抗抑郁药已很少用于临床，但作为催眠药仍有应用，故对该相互影响的了解是有必要的（也见 [L-色氨酸－苯乙肼]）。

[替吡度尔－乙醇][2]
Tempidorm－Ethyl Alcohol（Ethanol，Alcohol，Ethyl）

要点 替吡度尔是一种 L-色氨酸制剂，曾一度作为抗抑郁药（在体内转变为 5-HT 发挥抗抑郁作用）用于临床，但现在主要作为催眠药。应用该药期间影响驾驶和机器操作能力，同时饮酒可进一步增强其对智能和运动能力的损害，并出现头晕、头痛，及低血压等现象。

机制 尚不十分清楚，但与乙醇－其他中枢神经系统抑制药之间相互影响的机制可能有所不同。大剂量替吡度尔单用可导致头晕、头痛，及血压波动，乙醇单用也有血管扩张作用，两者的作用可能相加。乙醇对替吡度尔胃肠吸收的促进也不能排除。

建议 应用替吡度尔期间最好避免饮酒（特别是大量饮酒）。

另外，中枢抑制药和乙醇对智能和运动能力都有损害，故驾驶者或机器操作人员尤应注意（见乙醇项下有关章节）。

[γ-羟基丁酸（羟基丁酸，羟丁酸钠，液态快乐丸）－托吡酯][2]
Gamma-hydroxybutyrate（GHB，Sodium Oxybate）－Topiramate

要点 Weiss 等的报道表明，一名 52 岁的女性患者因难治性丛集性头痛长期（6 年）应用高剂

量 γ-羟基丁酸（4.5 g 每日 2 次于夜间 11 点和凌晨 3 点口服）治疗，未发生明显不良作用；为加强治疗效果，加用抗癫痫药托吡酯（25 mg），结果于第 2 天清晨出现躁动不安、间歇性肌阵挛、瞳孔缩小，接着出现昏迷。检查发现，γ-羟基丁酸（GHB）的血浓度比其单用时升高 1.8 倍。经对症处理，患者于数小时后恢复。停用托吡酯，继续应用 γ-羟基丁酸，后者的血浓度恢复正常（Weiss et al，2013）。

有关药物　根据提出的机制推测，对 GHB 脱氢酶有抑制作用的其他抗癫痫药与 GHB 之间可发生类似相互影响，丙戊酸（valproate）和乙琥胺（ethoxuximide）的类似影响已经证实。

机制　GHB 在体内的代谢主要由 GHB 脱氢酶负责，有证据表明，托吡酯对脱氢酶有抑制作用，因此，托吡酯抑制 GHB 脱氢酶从而阻碍 GHB 的代谢，可能是该影响的原因。改变 GHB 的生物利用度以及增强 GABA 在其作用部位的活性等可能性也不能排除。尽管托吡酯对 CYP2C19 有抑制作用，但尚无证据表明 GHB 的代谢涉及 CYP2C19。

建议　γ-羟基丁酸药理上属于中枢神经系统抑制药，因其有明显的滥用倾向，于 1990 年被 FDA 列为违禁品。一系列随机双盲对照研究证明，γ-羟基丁酸对发作性睡病、猝倒、日间嗜睡、夜间睡眠障碍等均有确切疗效，对睡眠瘫痪、入睡幻觉，及丛集性头痛及其引起的失眠等也有治疗作用，故临床应用日益增加。鉴于托吡酯及部分其他抗癫痫药可增强 GHB 的作用，故联用时应谨慎。

［乙醇－心脑血管病］[1]
Ethyl Alcohol（Ethanol，Alcohol，Ethyl）－Cardio-or Cerebro-vascular Diseases

要点　乙醇几乎对人体的所有器官系统都可造成一定影响，就其有害影响的严重程度、重要性，及发生率而论，首当其冲的是消化系统（消化系统包括消化管和消化腺，其中特别重要的是肝和胰腺，对肝影响的后果最严重），再就是中枢神经系统，第三是心血管系统。鉴于乙醇对心血管系统的影响具有明显的双重性（因饮酒量的不同而不同），故将其影响在该标题下讨论。

每天摄入大于 3 倍标准量的乙醇，会增加出血相关性卒中以及心脏损害的危险，同时对中枢神经系统也可造成明显影响。实际上，血管相关性疾病是乙醇依赖个体早亡的主要原因。对心脏的危险包括冠心病的发生率增加 5 倍，心律失常的发生率增加 5 倍以上，充血性心力衰竭的发生率也有增加。乙醇的应用也可能升高舒张压和收缩压。研究表明，每日饮用相当于 30 g 乙醇的含醇饮料（也即大于 2 个标准量），舒张压和收缩压升高 1.5～2.3 mm Hg（Schuckit，2011）。

多数国家明确规定，驾驶人员的血乙醇浓度（BELs）不得超过 0.8 mg/ml（一位 70 kg 的成人每次饮用 40％的白酒 50 ml，BELs 即可达到或超过 0.8 mg/ml。然而，因为 BELs 取决于许多因素，包括饮酒速度、性别、体重、人体水百分比，及代谢和胃排空的速度等，故该数值只是一个大体估计）。一般说来，啤酒的乙醇含量是 4％～6％（v/v，下同），葡萄酒的乙醇含量是 10％～15％，大部分白酒的乙醇含量是 40％或以上，当然也有低于 40％的低度白酒。一个标准量的乙醇是每日 8～14 g，据此计算，一位 70 kg 的成人每天饮用超过 1000 ml 啤酒、400 ml 葡萄酒或者 120 ml 白酒，就有可能对心脏和中枢神经系统造成不利影响。

如上所述，乙醇对人体的影响不仅仅限于心脑血管，为节省篇幅，对其他器官系统的影响在机制和建议项下也一并进行简要论述。

有关药物　与乙醇相比，甲醇的毒性要大得多，但甲醇很少造成滥用，除非是不合格的含醇饮料，故此处不做介绍。

机制　过量饮酒导致心脏损害是肯定的，但原因很复杂，观察结果也受小量乙醇有益影响的干扰。乙醇导致的心律失常起因于对心脏传导的抑制，包括 QT 间期延长、心室复极化延迟，及交感神经兴奋。房性心律失常包括室上性心动过速、心房颤动，及心房扑动。乙醇依赖者不能解释的猝死可能与室性心动过速有关。乙醇所致的心肌病与其对心肌的毒性作用有关。特发性心肌病患者约有半数是嗜酒者。每日饮酒量超过 40～60 g 的患者，出血性和缺血性卒中的发生率增加，其原因包括乙醇诱发的心律失常以及伴随的血栓形成，长期饮酒所致的高血压以及随后发生的脑动脉退行性变，收缩压的迅速升高以及脑动脉张力的改变和颅脑损伤。

过量饮酒对中枢神经系统有害影响的机制比较明确。确切地说，乙醇就是一种中枢神经系统抑制剂。摄入中等量乙醇，其作用像巴比妥类和苯二氮䓬类一样，可产生抗焦虑作用，并导致脱抑制。中毒量的症状和体征随个体的不同而不同，从情感奔放到难以控制的冲动以及暴怒，可能有暴力成分。更为严重的中毒，中枢神经系统功能普遍受损，最终呈现一种全麻状态。一旦出现这种麻醉状态，通常意味着死亡，因为麻醉量和死亡量几乎无差别（死亡通常起因于呼吸抑制）。

慢性乙醇中毒（乙醇成瘾）是一种进行性疾患，长期滥用乙醇所致的脑损害可引起认知功能缺陷以及判断力受损。慢性乙醇中毒是痴呆的主要原因，长期滥用乙醇引起的大脑黑白质减少可导致脑萎缩。前叶对乙醇的损害尤其敏感，损害程度取决于饮酒的数量和时间，年龄越大受损越严重。营养不良和维生素缺乏对乙醇中毒者的并发症（如 Wernicke 脑病和 Kosakoff 精神病）可能起一定作用，但鉴于乙醇是一种神经毒，故乙醇引起的脑损害主要起因于乙醇本身。

乙醇干扰大脑兴奋和抑制的平衡，导致抗焦虑作用、共济失调，及镇静，这起因于其增强抑制性神经传递或者拮抗兴奋性神经传递。

大脑内主要的抑制性神经传递介质是配体门控性 γ 氨基丁酸 A（GABA$_A$），许多镇静催眠药以及麻醉剂（包括巴比妥类、苯二氮䓬类，及挥发性麻醉剂）明显增强其功能。有充分资料表明，GABA$_A$ 受体（一种配体门控性氯离子通道系统）是乙醇发挥作用的主要靶物质。另外，乙醇可导致 GABA 的释放，长期大量应用改变基因对 GABA$_A$ 亚单位影响的表达，戒断现象部分与 GABA$_A$ 活性缺乏有关。

烟碱（尼古丁）型乙酰胆碱（ACh）受体（N 胆碱受体）对乙醇的作用也很敏感。快速饮酒增加腹侧被盖区（VTA）ACh 的含量，随后伏隔核中多巴胺（DA）的含量增加。多巴胺含量的增加在饮酒后的欣快和犒赏感方面可能起重要作用。反复饮酒伴有 2 型多巴胺受体（D$_2$ 受体）和 4 型多巴胺受体（D$_4$ 受体）的改变，这些受体的改变可能与反复饮酒的欲望以及酒瘾再犯有关。伐伦克林（伐尼克兰；varenicline）是 N 胆碱受体 α$_4$β$_2$ 亚型的部分激动剂，可用于吸烟成瘾者的治疗。啮齿目动物模型研究表明，该物质可削弱寻醇行为，减少乙醇消耗。乙醇对这些受体的影响之所以非常重要，在于吸烟（摄入尼古丁）和乙醇消耗之间存在明显关联。另有多项动物研究进一步表明，尼古丁确实增加乙醇的消耗。

兴奋性离子型谷氨酸受体（谷氨酸受体分为离子型和代谢型）有两种亚型，即 N-甲基-D-（天）门冬氨酸（NMDA）受体和非 NMDA 受体，后者由红藻氨酸（卡因酸；kainate）受体和 AMPA（α-amino-3-hydroxy-5-methyl-4-isoxazolepropionic acid）受体两种亚型组成。乙醇抑制 NMDA 和红藻氨酸受体亚型的功能，但 AMPA 受体对乙醇有显著的耐受性。像 GABA$_A$ 受体一样，谷氨酸受体的磷酰化可能调节对乙醇的敏感性。还有许多通道、递质或受体也受乙醇的影响，它们或者被乙醇抑制，或者被乙醇活化，例如多巴胺能系统、β 内啡肽系统、单胺类递质 5-羟色胺（5-HT），及大麻素（CB）受体（特别是 CB$_1$ 受体）等（Schuckit，2011）。另外，乙醇对部分蛋白激酶以及某些信号酶也有一定影响，这里不赘述。

大量饮酒对上述递质、通道或受体等的影响所致的症状和体征除要点中所述外，尚有顺行性遗忘（通常称之为乙醇性记忆缺失，即受影响的个体不能回忆饮酒期间的部分或所有经历）以及宿醉，即次晨头痛、烦渴、恶心，及认知受损综合征，其表现类似于轻微的乙醇戒断、脱水和（或）轻微酸中毒。即使饮酒 2～3 次，也可能导致睡眠结构障碍，往往伴有惊醒和不安宁睡眠；大量饮酒可伴有生动逼真的惊恐梦境，甚至发生睡眠窒息，特别是乙醇依赖的老年个体（这一现象可能起因于乙醇对呼吸的影响以及其肌松作用）。长期大量饮酒有可能导致更为持久的认知缺陷，常常将其称之为乙醇性痴呆；然而，这种认知缺陷以及脑萎缩的症状和体征往往在于戒酒后数周到数月逆转。与长期大量饮酒有关的其他神经系统疾患尚有伴小脑蚓部萎缩的小脑退行性变（嗜酒者的发生率为 1%）以及外周神经病（嗜酒者的发生率可达 10%）等，但其发生机制还不清楚。

乙醇对骨骼肌的影响是多重的。长期大量饮酒导致肌力减弱，且可引起不可逆性肌肉损伤，血浆中肌酸激酶活性的明显增加是肌损伤的佐证。重度饮酒者的肌肉活检也显示糖原储量减少，丙酮酸激酶活性下降。大约 50% 的长期大量饮酒者存在 2 型肌纤维萎缩。这些改变与肌肉中蛋白质的合成减少以及血清激肽酶活性的降低有关。绝大部分长期嗜酒者显示肌电图改变，其中许多患者存在类似于乙醇性心肌病的骨骼肌肌病。

乙醇增加皮肤和胃内的血流量，也可导致出汗增加，因此热量的丢失更为迅速，体内温度下降。消耗大量乙醇后，体温中枢调节机制被抑制，体温下降可能非常明显。当周围环境温度较低时，乙醇降低体温的作用更强，也更为危险。因体温过低而死亡的病例研究表明，乙醇是这些事件的重要危险因素。继发于周围血管病的四肢局部缺血患者对寒冷的损伤尤为敏感。

乙醇抑制垂体后叶加压素（抗利尿激素）的释放，是其增加尿量的原因。然而，对照研究表明，在单次给予同等量乙醇的情况下，嗜酒者的尿量比非嗜酒者的尿量减少，提示嗜酒者对乙醇的利尿作用可产生耐受性。

饮酒往往是食管功能障碍的主要原因或多种因素之一。乙醇也可导致食管反流、Barrett 食管、创伤性食管破裂、Mallory-Weiss 综合征（胃食管撕裂综合征；Mallory-Weiss tears），及食管癌。与不饮酒不吸烟的人相比，乙醇依赖者如果同时吸烟的话，发生食管癌的危险增加 10 倍。血液中高浓度的乙醇可使食管蠕动减弱，食管下端括约肌张力降低。

大量饮酒破坏胃黏膜屏障，可引起急慢性胃炎。乙醇通过兴奋口腔以及胃黏膜的感觉神经并增加促胃液素和组胺的释放从而刺激胃液分泌，可能是其破坏胃黏膜、引起急慢性胃炎的原因。含有 40% 以上乙醇的饮料对胃黏膜也有直接毒性作用。尽管这些作用多在长期大量饮酒者中见到，但中量短期饮酒的个体也有发生。

许多嗜酒者因小肠吸收不良而导致慢性腹泻。大量饮酒者经常伴有的直肠裂和肛门瘙痒与慢性腹泻有关。腹泻起因于小肠的结构和功能改变，其改变往往在戒酒一段时间后逆转。

过量饮酒是急慢性胰腺炎最常见的原因。尽管已知单次大量饮酒即可引发胰腺炎，但绝大部分胰腺炎患者发生于长期大量饮酒的群体中。急性乙醇性胰腺炎的特点是突发的腹痛、恶心、呕吐，及血清或尿液中胰酶水平的增加。CT 在胰腺炎诊断中的应用越来越广泛。多数发作是非致命的，但出血性胰腺炎可导致休克、肾衰竭、呼吸衰竭，甚至死亡。乙醇性胰腺炎发生的机制可能与乙醇对胰腺腺泡细胞的直接毒性作用有关。

乙醇对肝的有害影响是多重的，主要影响是肝的脂质浸润、肝炎，及肝硬化。因为乙醇具有内在毒性，故即使没有明显的营养缺乏也可导致肝损伤。脂肪在肝的积聚是早期表现，可发生于摄入小量乙醇的个体。脂肪积聚起因于三羧酸循环以及脂肪氧化被抑制，部分是由于 ADH（乙醇脱氢酶）和 ALDH（乙醛脱氢酶）的作用而导致过量 NADH（还原型烟酰胺腺嘌呤二核苷酸磷酸，即还原型辅酶Ⅱ）的生成。起因于组织坏死和慢性炎症的纤维化是乙醇性肝硬化的基本原因，正常肝组织被纤维组织取代。乙醇可直接作用于肝的星形细胞，长期饮酒可使星形细胞转化为产胶原蛋白的肌纤维母细胞样细胞，从而导致胶原蛋白在肝终端小静脉周围沉积。

含醇饮料中几乎没有蛋白质、维生素，及绝大部分其他营养素，因此，大量饮酒者容易发生营养缺乏。嗜酒者的营养缺乏起因于摄入减少、吸收功能减弱或者营养素利用障碍。嗜酒者的周围神经病、Korsakoff 精神病，及 Wernicke 脑病可能起因于 B 族维生素（特别是维生素 B_1）的缺乏，当然，乙醇本身的直接毒性也不能排除。长期滥用乙醇减少饮食中类维生素 A 以及类胡萝卜素的吸收，并通过诱导降解酶促进维生素 A（视黄醇）代谢。维生素 A 和乙醇的代谢都有 ADH 的参与，二者可在 ADH 水平上互相竞争，因此，正在饮酒的嗜酒者应细心检测维生素 A 的补充情况，以避免维生素 A 诱发的肝毒性（也参见［维生素 A（视黄醇）-乙醇]）。长期消耗乙醇导致游离基的产生，使肝遭受氧化应激，这可增强乙醇引起的肝损伤。

长期饮酒导致骨质疏松、减少骨量的原因尚不清楚，但已经证明成骨细胞的活性有所减弱。快速给予乙醇最初使血清 PTH（甲状旁腺素）以及 Ca^{2+} 浓度降低，接着 PTH 反跳性增加，而 Ca^{2+} 浓度不能恢复到正常水平。戒酒可使乙醇引起的骨量减少得到改善。因为维生素 D 需在肝中羟化激活，故乙醇引起的肝损害可能间接影响维生素 D 的作用，从而干扰 Ca^{2+} 在肠道和肾中的吸收。

大量证据表明，乙醇可增强性活动，但相反的情况也可发生。许多滥用药物（包括乙醇）具有脱抑制作用，最初有可能导致性欲增强。快速和长期饮酒可导致阳痿、射精延迟，及性高潮减弱。慢性乙醇中毒者阳痿的发生率高达 50%。另外，许多嗜酒者发生睾丸萎缩以及生育力降低，这种情况的机制比较复杂，可能涉及下丘脑功能的改变以及乙醇对 Leydig 细胞的直接毒性作用。伴有乙醇性肝病的男子女性型乳房，与细胞对雌激素的反应增强以及睾丸酮的代谢加速有关。乙醇依赖的女性性功能所知甚少，但许多女性嗜酒者诉说性欲降低、阴道干涩，及月经周期异常；部分资料表明，嗜酒女性的生育率降低。

长期饮酒可导致贫血。当存在慢性失血和铁缺乏时，可发生小红细胞性贫血。大红细胞性贫血以及红细胞平均容积增加者更为常见，即使没有维生素缺乏也可发生。由于慢性疾病对造血的影响，也可引起正红细胞性贫血。在有严重肝病的情况下，也可出现棘红细胞、裂红细胞，及铁粒幼细胞等形态学改变。饮酒也可导致可逆性血小板减少，但血小板计数低于 $20\,000/mm^3$ 的情况罕见。如非维生素 K_1 依赖性凝血因子发生改变，出血不多见。推测血小板减少的可能原因是大量血小板滞留于脾和骨髓中。乙醇对粒细胞和淋巴细胞也有影响，可引起白细胞减少、淋巴细胞亚型改变、T 细胞有丝分裂减慢，及免疫球蛋白生成改变；这些变化在乙醇相关性肝病的发生中可能起一定作用。白细胞向炎症区域的迁移被抑制，可部分解释有些嗜酒者对某些感染（例如克雷白杆菌肺炎、李斯特菌病，及结核病）耐受性较差的原因。乙醇通过干扰细胞因子的调节，尤其是涉及白细胞介素 2（IL-2）的调节，也可改变淋巴细胞的分布和功能。在 HIV-1（1 型人免疫缺陷病毒）感染的发生和发展方面，乙醇似乎也起一定作用。人淋巴细胞的体外研究表明，乙醇抑制 CD4 T-淋巴细胞的功能，减少刀豆球蛋白 A 刺激所致的 IL-2 生成，促进试管内 HIV 的复制。另外，滥用乙醇的个体高危性行为的发生率也较高。

有关乙醇的致畸作用（包括胎儿乙醇综合征）此处不讨论。

建议 尽管有充分的证据表明，适量饮酒（特别是红葡萄酒）对人体有益，但过量饮酒对人体的有害影响众所周知。

流行病学研究表明，适量饮用葡萄酒（相当于每日 20～30 g 乙醇）对心脏有保护作用，可使发生冠心病的危险降低 10％～40％。年轻女性以及其他低危心脏病个体，小到中等量饮酒获益很小，但已有心肌梗死的高危患者可明显获益。来自不同群体的许多前瞻性研究以及病例对照研究资料表明，饮用小量（1～20 g/d）到中量（21～40 g/d）的含醇饮料可降低心绞痛、心肌梗死，及周围动脉病的发生率。乙醇降低冠心病发生率的可能机制是其对血脂的影响。血脂水平的改变，尤其是高密度脂蛋白（HDL）水平的增加，与乙醇的保护作用有关。HDL 与胆固醇结合将其带入肝以清除或再加工，从而降低组织中胆固醇的水平，这使胆固醇在动脉壁的沉积减少，从而降低梗死的危险。红葡萄酒（以及紫葡萄酒）中的类黄酮通过保护低密度脂蛋白（LDL）免受氧化性损害，尚有可能发挥抗动脉粥样硬化作用。乙醇干扰血液凝固并抑制血小板活化也是发挥心脏保护作用的原因。但是，不应因中等量乙醇对心脏有保护作用而倡导戒酒者再度饮酒，仅仅为预防心脏病而饮酒是不恰当的。

乙醇诱发心肌病的患者如果继续饮酒，有半数将在 3～5 年内死亡，因此，戒酒仍然是主要治疗措施。

慢性反流性食管炎的患者戒酒并给予质子泵抑制可能有效。

长期大量饮酒所致慢性腹泻的治疗包括给予必要的维生素和电解质，服用减慢转运的药物，例如洛哌丁胺（loperamide），以及戒除所有含醇饮料。严重镁缺乏患者（血清 Mg^{2+} <1 mEq/L）或有明显症状的患者（如 Chvostek 征阳性或扑翼样震颤）应给予 1 g 硫酸镁静脉点滴或肌内注射，每 4 小时一次，直至血清 Mg^{2+} >1 mEq/L。

乙醇性胰腺炎的处理通常包括静脉输液（往往配合鼻胃管抽吸）以及给予阿片类镇痛药。反复发生乙醇性胰腺炎的患者有 2/3 可能转变为慢性胰腺炎，在这种情况下需要替代治疗。如果产生高血糖，往往需要给予胰岛素以控制血糖；吸收不良则可能需要应用含有脂肪酶、淀粉酶，及蛋白酶的胰酶胶囊治疗。

维生素 E（α-生育酚）可部分改善乙醇诱发的肝毒性。补充维生素 B_6 对乙醇诱发的铁粒幼细胞性贫血可能有效。

乙醇血浓度处于 20～30 mg/dl 时，反应时间延长、精细运动控制力减弱、冲动，及判断力受损即变得很明显。血乙醇浓度达到 150 mg/dl 时，多于 50％ 的个体出现明显中毒征兆（但是，何种程度才能判定为中毒，不同国家有不同的标准；不过，将乙醇血浓度达 80 mg/dl 作为中毒临界值已经获得广泛认可。一般说来，70 kg 的成人空腹状态下一次饮用 3 个标准量即 42 g 乙醇，即可达到这一临界值)。对大部分个体而言,乙醇中毒典型的 CNS (中枢神经系统) 抑制症状和体征见于饮酒 2~3 次后,空腹饮酒后 30~60 分钟症状最明显。症状包括最初的兴奋 (可能起因于对 CNS 中抑制性通路的抑制),而后头晕、肌肉松弛,及判断力受损。血浓度较高时伴有言语不清、共济失调、步态不稳,可能有注意力不集中;血浓度进一步升高 (达到 80~120 mg/dl),情绪更加不稳定,认知缺陷更为明显,有可能伴有攻击行为和顺行性遗忘 (乙醇性暂时记忆缺失)。当血浓度大于 200 mg/dl 时,可发生眼球震颤和昏昏欲睡;血浓度达 300 mg/dl 或以上,生命体征逐渐减弱,而后昏迷,甚至死亡。当乙醇与其他 CNS 抑制剂 (如地西泮或其他苯二氮䓬类) 同用时,上述症状有可能恶化,甚至乙醇血浓度较低时也可发生。

鉴于急性乙醇中毒的症状和体征有特异性,故诊断多无困难。然而,看上去像醉酒但实际上并未饮酒的患者有可能做出醉酒的错误诊断。例如,糖尿病性昏迷可误诊为严重乙醇中毒。药物中毒、心血管事件,及颅骨骨折也可与乙醇中毒混淆。饮酒者呼气中的气味并不一定起因于乙醇的散发,也有可能与含醇饮料不纯净有关。因为可能存在其他原因导致呼气气味的改变类似于饮酒后的改变,故在怀疑中毒的情况下,呼气中的气味有可能误导。尽管唾液、尿液、汗液,及血液中的乙醇浓度都可测定,但呼气中浓度的测定仍然是评价中毒程度的主要方法。然而,为明确是否存在乙醇中毒,血乙醇浓度的测定是必要的。急性乙醇中毒多属急症,每年有许多年轻人死于这种情况。其治疗基于呼吸系统和 CNS 被抑制的程度。昏迷以及显示呼吸抑制的患者,应给予气管插管以保护呼吸道并提供辅助通气。可能需要洗胃,但必须注意避免反流液的吸入。鉴于乙醇和水可以混溶,故血液透析可清除之。急性乙醇中毒并非总是伴有昏迷,在这种情况下仔细观察是主要处理措施。一般护理包括在急症室观察 4~6 小时,等待患者代谢摄入的乙醇。血液中的乙醇每小时可减少 15 mg/dl。在此期间某些患者可能出现极端的狂暴行为,给予镇静催眠药和抗精神病院通常可缓解。然而,已经摄入过量其他 CNS 抑制药 (包括乙醇) 的患者采用镇静催眠药处理时必须特别小心,因为这些药物可发生协同作用。

鉴于慢性乙醇中毒对机体有多重有害影响,因此,成瘾者的戒酒显得十分重要。处理的中心点是进行一段时间的教育,帮助他们转变对问题的看法,并努力帮助他们改变问题行为。如果采用认知-行为干预法,再加上因饮酒所致的功能障碍有 20% 以上可自发缓解,则药物治疗的作用可能难以评价。因此,仅有那些通过双盲对照研究已经证明优于安慰剂的药物治疗方法才值得考虑。目前主要有 3 种药物用于乙醇成瘾的治疗,包括双硫仑 (戒酒硫,双硫醒,四乙基二硫化秋兰姆;disul-firam)、纳曲酮 (环丙甲羟二氢吗啡酮;naltrexone),及阿坎酸 (坎普拉尔,N-乙酰基高牛磺酸;acamprosate,Campral)。双硫仑在这方面的应用较早,后两者引入较晚。但因双硫仑的副作用以及患者对治疗的依从性问题,其应用日渐减少。不管是应用哪种药物,其目的皆是使戒酒得以维持。

纳曲酮的化学结构与高选择性阿片受体拮抗剂纳洛酮密切相关 (不过纳洛酮不用于乙醇成瘾的治疗),口服生物利用度较高,作用持续时间也较长。两者都没有明显的阿片受体激动作用。有证据表明,纳曲酮阻断乙醇对大脑内多巴胺能通路的激活,从而认为其激活对奖赏作用是必要的。纳曲酮之所以有助于戒酒的维持,在于其削弱饮酒的欲望,偶尔饮酒时也会增加控制力 (主要作为多巴胺能通路中的 μ 阿片受体拮抗剂发挥作用)。它不会根除酒瘾,也不能预防故态复萌。与某种类型的心理疗法 (如认知行为疗法) 配合效果最好。经典用法是于解毒之后给予,剂量为 50 mg/d,连用数月。为保证对该方案的治疗效果,依从性至关重要,因为某些患者存在依从性问题。纳曲酮最常见的副作用是恶心,女性比男性多见,戒酒后逐渐消失。过量可致肝损害,肝衰竭或急性肝炎患者禁用,活动性肝病患者慎用。另一种阿片受体拮抗剂纳美芬 (nalmefene) 的初步临床试验结果表明,对乙醇成瘾的治疗似乎有一定前途。与纳曲酮相比,纳美芬有许多优点,包括口服生物利用度高、作用时间长,及缺乏剂量依赖性肝毒性等。

阿坎酸是 GABA (γ-氨基丁酸) 的类似物,对 NMDA (N-甲基-D-门冬氨酸) 受体有微弱拮抗作用,是 $GABA_A$ 受体的激动剂。许多双盲安慰剂对照研究表明,1.3~1.0 g/d 阿坎酸可减少饮酒次数,对已经戒酒的成瘾者可降低复发率,疗效类似于纳曲酮。患者对阿坎酸的耐受良好,腹泻是主要副作用。未发现滥用倾向。同时应用双硫仑可增强阿坎酸的效果,未发现任何不良药物相互影响 (阿坎酸在肝的代谢很少,主要以原型经肾排泄)。建议临床用量是 666 mg 每日 3 次。

乙醇在体内首先经 ADH 氧化为乙醛，然后经 ALDH 氧化为乙酸，最后大部分经三羧酸循环代谢。双硫仑是四乙基秋兰姆的二硫化物，其作用是抑制乙醛脱氢酶（ALDH），故饮酒后可导致乙醛积聚，出现乙醛中毒的各种症状和体征；饮酒者为避免这些症状的出现，会增加戒酒的动力。先给双硫仑后再饮酒，乙醛中毒的症状和体征可在 5～10 分钟之内发生；先是面部的灼热感，接着出现潮红和猩红热样表现。随着血管扩张向全身的播散，可有头颈部剧烈的跳动感。呼吸困难、恶心、持续性呕吐、出汗、口渴、胸痛、显著低血压、体位性晕厥、明显的心神不安、虚弱、眩晕、视物模糊，及意识浑浊都可发生。最终面部潮红由苍白取代，血压可降至休克水平。如果先给双硫仑，哪怕是摄入小量乙醇也可导致严重反应，因此，在患者饮酒后 12 小时内绝不应给予这种药物。治疗初期每日最大量是 500 mg 连用 1～2 周，然后每日以 125～500 mg 的剂量维持；维持量取决于患者对副作用的耐受性。如无明显镇静作用，每日量最好于早晨应用，因此时不饮酒的决心可能最坚定。鉴于 ALDH 的恢复速度较慢，故在停用双硫仑后 14 天对乙醇的作用可能仍然比较敏感。

双硫仑本身相对无毒，但有可能引起痤疮样皮疹、荨麻疹、震颤、不安、头痛、头晕、大蒜或金属样异味、胃肠不适，甚至周围神经病、精神病，及酮症等。另外，双硫仑及其代谢物对许多巯基酶有抑制作用，加之抑制肝的 CYP，从而干扰多种药物（例如苯妥英、利眠宁、华法林以及巴比妥类等）的代谢（也参见有关章节），故其应用已经不像以往那么广泛。

动物试验表明，用于止吐的 5-HT$_3$ 受体拮抗剂昂丹司琼（奥丹西龙，枢复宁；ondansetron）降低乙醇的消耗量。初步研究表明，昂丹司琼对那些单用心理社会疗法无效的早期乙醇成瘾者有一定效果，特别是对于每日饮酒少于 10 次的个体。

抗癫痫药托吡酯（妥泰；topiramate）治疗乙醇依赖有一定效果，给予托吡酯的患者戒酒的天数增加，饮酒欲望降低（Schuckit，2011）。

Asatryan 等的研究结果表明，抗蠕虫药伊维菌素（ivermectin）是乙醇在嘌呤能 P2X4 受体上的竞争性拮抗剂，可减少小鼠的乙醇消耗（Asatryan et al，2010）。伊维菌素的这一作用对乙醇成瘾者可能有一定价值，或者可用以指导戒酒药物的合成。

van Rijn 等采用小鼠进行的研究表明，选择性 δ$_1$ 阿片受体激动剂 TAN-67 既可减少乙醇的消耗，也可减轻乙醇戒断引起的焦虑（van Rijn et al，2010）。因此，选择性 δ$_1$ 阿片受体激动剂有望成为处理乙醇戒断有前途的新型药物（地西泮尽管可减轻焦虑，但可增加乙醇的消耗，而纳曲酮尽管可减少乙醇的消耗，但可增加焦虑，甚或导致烦躁不安以及痛觉过敏等副作用；因此，它们都不可能成为处理乙醇戒断的理想药物）。

［乙醇－伐尼克林（伐伦克林，伐尼克兰）]^2
Ethyl Alcohol（Ethanol，Alcohol，Ethyl）－Varenicline

要点　据报道，应用伐尼克林治疗的患者乙醇的消耗减少。Ericson 等采用大鼠进行的研究表明，同时迅速注射伐尼克林和乙醇，两者增加伏核（伏隔核）中多巴胺水平的作用互相抵消。然而，伐尼克林预处理 5 天后，迅速给予伐尼克林和乙醇，并不影响乙醇升高多巴胺水平的作用。另外，伐尼克林预处理后，迅速注射伐尼克林既可拮抗烟碱（nicotine；尼古丁）所致的多巴胺兴奋作用，也可拮抗同时应用烟碱和乙醇时的多巴胺兴奋作用；但赋形剂预处理的大鼠，同时给予烟碱和乙醇后升高多巴胺水平的作用相加（Ericson et al，2009）。

Feduccia 等采用大鼠进行的体内研究表明，伏核内或核－壳边界内微量注射伐尼克林，可减少长期应用乙醇后对乙醇的摄取，而伏核壳内或腹侧被盖区内微量注射伐尼克林则无此影响（Feduccia et al，2014）。

有关药物　另一种戒烟辅助药安非他酮（bupropion）与乙醇之间是否会发生类似相互影响，尚未见报道。

机制　伐尼克林是烟碱型乙酰胆碱受体（N 受体）α4β2、α6β2，及 α3β2 等受体亚型的部分激动剂（N 受体存在多种亚型，由 α2～α10 和 β2～β4 互相搭配而成。这些受体亚型组成不同的离子通道。当内源性的配基乙酰胆碱或外源性配基如伐尼克林与之结合后，可导致通道的构型改变，从而允许阳离子内流。目前在伏核内已经鉴定出的 N 受体亚型包括 α4β2、α6β2 或 α6β3、α4α6β2 或 α4α6β2，及 α4α5β2。这些受体位于多巴胺能神经末梢的突触前膜，是该部位神经递质释放的重要介质），是 α7 和 α3β4 受体亚型的完全激动剂。

伐尼克林作为戒烟辅助药之所以有效，在于它对 N 受体的双重影响。伐尼克林竞争性抑制内源性配基烟碱与 α4β2、α6β2，及 α3β2 等受体亚型的结合，从而阻止烟草中所含烟碱引起的多巴胺释放，是其降低吸烟欲望的机制，与此同时，对 α7 和 α3β4 等受体亚型的激动作用，可某种程度上增加多巴胺的释放（对上述受体的部分激动作用也某种程度上增加多巴胺的释放，尽管远不如烟碱的作用明显），是其缓解戒断症状的原因（这和阿片受体部分激动剂美沙酮用于阿片成瘾治疗的机制类似）。

有研究表明，乙醇极有可能像伐尼克林一样，作用于相同的 N 受体亚型。乙醇作用于 N 受体有可能导致多巴胺的释放增加，但更重要的可能是敏化烟碱对 N 受体的激动作用。已知 N 受体兴奋可导致中脑边缘系统中多巴胺浓度升高，而多巴胺浓度的升高与犒赏作用有关（中脑边缘系统是大脑中犒赏系统的重要组成部分）；乙醇作用于 N 受体，使多巴胺浓度升高和（或）敏化 N 受体，可能是犒赏作用和乙醇成瘾发生的机制。当有伐尼克林存在时，可拮抗乙醇与 N 受体的结合，在这种情况下，即使乙醇仍能敏化 N 受体，内源性配基烟碱也不能与之结合，从而部分削弱犒赏作用，这可能是该影响的机制。

建议　伐尼克林是继安非他酮后第 2 种获 FDA 批准用于戒烟的药物。有资料表明，那些既吸烟又饮酒的个体，如欲戒烟的话，伐尼克林可能有益。鉴于吸烟和饮酒是一世界性问题，而吸烟者多半嗜酒，嗜酒者也多半吸烟，故该药可能有重要的临床价值。有关其在烟酒成瘾者中的应用价值有必要进一步探讨。

［乙醇－阿托品］[2]
Ethyl Alcohol（Ethanol，Alcohol，Ethyl）－Atropine

要点　正在应用阿托品的患者饮酒，可明显损害患者的注意力。这对从事驾驶或从事具有潜在危险工作的人有可能带来严重不良后果。

有关药物　已证明乙醇与另一种抗胆碱药格隆溴铵可发生类似相互影响。乙醇与其他抗胆碱药（东莨菪碱、山莨菪碱、丙胺太林等）之间的类似相互影响尚未见报道。

机制　可能起因于两者中枢抑制作用的相加，但也许还有其他因素参与。

建议　应劝告正在应用阿托品的患者少饮或不饮酒，特别是从事危险工作的患者。

［乙醇－妥拉唑林（妥拉苏林，苄唑啉）］[3]
Ethyl Alcohol（Ethanol，Alcohol，Ethyl）－Tolazoline

要点　对正常受试者进行的研究表明，给妥拉苏林期间饮酒，可出现头胀、头痛等反应。通常于饮酒后 0.5～1 小时发生，很像轻度的双硫仑样反应。

有关药物　另一咪唑啉衍生物酚妥拉明与乙醇之间是否会发生类似相互影响，尚无证据。但根据化学结构及药理作用的类似性推测，预料有可能发生。

机制　鉴于该相互影响的表现与轻度乙醇－双硫仑相互影响的表现相近，故推测机制雷同（见［乙醇－双硫仑］），但尚有待证实。

建议　劝告正在应用妥拉苏林治疗的患者避免饮酒。如因饮酒发生相互影响，不会像乙醇－双硫仑相互影响那么严重，故通常无须处理。

［乙醇－维拉帕米（异搏定，戊脉安）］[2]
Ethyl Alcohol（Ethanol，Alcohol，Ethyl）－Verapamil

要点　对正常受试者的研究表明，服用维拉帕米期间饮酒，可使乙醇血浓度长时间升高。

有关药物　根据相互影响的机制推测，预料其他维拉帕米类似物（噻帕米、加洛帕米、法利帕米等）与乙醇之间可发生类似相互影响。另一钙拮抗剂地尔硫草像维拉帕米一样，可与小鼠肝细胞色素 P450 结合，从而抑制单氧酶活性。但它是否也像维拉帕米一样抑制乙醇的代谢，还不清楚。二氢吡啶类钙拮抗剂（硝苯地平、尼卡地平、尼群地平等）与维拉帕米及地尔硫草的结构不同，其代谢主要由 CYP3A4 负责，预料与乙醇也许不会发生类似相互影响，但尚有待证实。

机制 这一现象可能与维拉帕米抑制肝对乙醇的代谢，从而减少乙醇的肾外清除有关。

乙醇的代谢有 CYP2E1 的参与（特别在高浓度时），不知这一代谢途径是否与其在合用维拉帕米期间浓度的增高有关。

建议 应告知患者维拉帕米可能会增强乙醇的作用。虽然试验证明血液中乙醇浓度仅升高 17%，但已足以超过安全驾驶的标准，且其升高持续时间较长。因此，驾驶人员及危险机器操作人员，在应用维拉帕米期间避免饮酒是明智的（当然，即使是未应用维拉帕米的驾驶人员，也不应酒后驾驶）。

[乙醇－咖啡因（咖啡碱）][2]
Ethyl Alcohol（Ethanol，Alcohol，Ethyl）－Caffeine

要点 对自愿受试者进行的研究表明，咖啡因非但不能抵消乙醇的中枢抑制等不良反应，反能增强其有害作用，主要表现为在连续工作中的出错率增高。

机制 不清楚。

建议 传统观念认为，咖啡因有醒酒作用，但实际上却毫无效果。相反，有可能更容易发生事故，特别是驾驶者。因此，应警告饮酒者不要指望通过喝茶抵消乙醇的作用。

[乙醇－阿米替林（阿密替林，依拉维）][2]
Ethyl Alcohol（Ethanol，Alcohol，Ethyl）－Amitriptyline

要点 同时应用乙醇和阿米替林后，阿米替林对乙醇的中枢神经系统作用可增强（第 1 周内）、拮抗或无影响。已有两者合用导致过量死亡的报道。有研究指出，乙醇使游离阿米替林的血药浓度时间曲线下面积增加 48%，总阿米替林的曲线下面积增加 44%，并导致 5 名健康志愿者发生精神运动障碍。

有关药物 据报道，多塞平既可减弱，也可增强乙醇引起的精神运动障碍。去甲替林对乙醇的中枢神经系统抑制作用有轻微的拮抗性影响。其他三环类抗抑郁药（丙咪嗪、地昔帕明、普罗替林等），及四环抗抑郁药（马普替林等）亦可与乙醇发生类似相互影响。

机制 阿米替林是一种具有镇静作用的抗抑郁药，乙醇是一种中枢神经系统抑制剂。两者合用时，镇静作用相加。阿米替林何以能拮抗乙醇的作用，机制还未确立。

建议 两者合用时，最危险的是中枢神经系统抑制作用增强。正在接受阿米替林的患者，应避免饮酒，尤其是驾驶人员和机器操作人员。

实际上，乙醇与所有抗抑郁药之间都可发生相互影响，而且往往呈双向，即不但存在抗抑郁药对乙醇中枢抑制作用的增强，也存在乙醇影响抗抑郁药的效果，相当于抗抑郁药剂量的忽增忽减（刚刚饮酒后相当于抗抑郁药的剂量忽然增加，下次饮酒之前相当于抗抑郁药的剂量减少），因此可导致症状反复，难以控制。故正在应用抗抑郁药治疗的抑郁症患者，戒酒是必需的。

[乙醇－米安色林（米塞林，美安适宁）][2]
Ethyl Alcohol（Ethanol，Alcohol，Ethyl）－Mianserin

要点 试验表明，合用乙醇和四环抗抑郁药米安色林可加重米安色林对驾驶能力的损害。

有关药物 已证明乙醇与抗抑郁药氟伏沙明及阿米替林之间可发生类似相互影响（见 [乙醇－氟伏沙明] 和 [乙醇－阿米替林]）。乙醇与抗抑郁药曲唑酮之间的相互影响也有报道。根据药理作用推测，乙醇与其他具有中枢抑制作用的抗抑郁药（如丙咪嗪、马普替林、普罗替林等）之间可发生类似相互影响。

机制　米安色林和乙醇对中枢神经系统的抑制作用相加。

建议　米安色林本身可引起嗜睡，削弱患者的驾驶能力或操作其他危险机器的能力。在用药的最初几天尤为显著。应告诫患者在应用米安色林期间避免饮酒，特别是用药之初。否则，会在驾驶或操作危险机器时产生严重后果。

[乙醇－氟伏沙明（三氟戊肟胺）][2]
Ethyl Alcohol（Ethanol，Alcohol，Ethyl）－Fluvoxamine

要点　有证据表明，应用抗抑郁药氟伏沙明期间饮酒，比单独饮酒更能损伤人的注意力和对各种刺激反应的能力，因而损害驾驶及操作机器的能力。

有关药物　根据相互影响的机制以及药理作用的类似性推测，乙醇与其他选择性 5-HT 再摄取抑制剂（如氟西汀、帕罗西汀，及舍曲林等）可发生类似相互影响。

乙醇与非典型抗抑郁药曲唑酮之间的相互影响也有报道。预料非典型抗抑郁药米塔扎平和萘法唑酮与乙醇可发生类似相互影响，因为两者都像曲唑酮一样具有较强的镇静作用。

三环类抗抑郁药阿米替林及四环抗抑郁药米安色林与乙醇可发生类似相互影响（见［乙醇－阿米替林］和［乙醇－米安色林]）。

机制　已证明氟伏沙明本身有较强的催眠效应，故认为该相互影响可能像［乙醇－阿米替林]的相互影响一样，起因于乙醇与氟伏沙明对中枢神经系统抑制作用的相加。

建议　正在接受氟伏沙明或曲唑酮等抗抑郁药治疗的患者，应避免饮酒。驾驶员和机器操作人员尤其如此。

[乙醇－苯乙肼][2]
Ethyl Alcohol（Ethanol，Alcohol，Ethyl）－Phenelzine

要点　应用单胺氧化酶抑制剂（MAOI）期间饮用某些含醇饮料，可导致血压升高。

有关药物　所有 MAOI，包括肼类的异丙烟肼、异卡波肼、美巴那肼（mebanazine）等以及非肼类的帕吉林、反苯环丙胺等，都可与某些含醇饮料发生类似相互影响。

机制　该相互影响其实并不是苯乙肼与乙醇之间的相互影响，而是与含醇饮料中所含的酪胺或其他加压胺之间的相互影响。多数含醇饮料（特别是啤酒及葡萄酒）中含有酪胺，当体内的 MAO 被 MAOI 抑制后，其代谢受阻，导致明显的升压反应。

MAOI 除具有特异性 MAO 抑制作用外，尚有非特异性酶抑制作用，这一作用可减慢乙醇的代谢，造成与升压作用无关的某些不良影响。

建议　应用 MAOI 或具有单胺氧化酶抑制作用的药物治疗期间，避免应用含醇饮料及含有酪胺的食品或药物，如啤酒、红葡萄酒、乳酪、菠萝、干酵母等。

鉴于 MAOI 的非特异性酶抑制作用对乙醇代谢的抑制也会造成不良影响，故应用 MAOI 治疗期间最好避免饮酒。

[乙醇－水合氯醛（水化氯醛）][2]
Ethyl Alcohol（Ethanol，Alcohol，Ethyl）－Chloral Hydrate

要点　水合氯醛和乙醇同时应用，可增强中枢抑制作用。据报道，连续应用水合氯醛数日的患者，饮酒后偶可发生双硫仑样反应，表现为血管扩张、潮红、心动过速、低血压或头痛。

有关药物　根据作用机制推测，可代谢为三氯乙醇的三氯福司和其他有关产品，也可能与乙醇发生类似相互影响。

机制　水合氯醛在体内迅速还原为活性代谢物三氯乙醇发挥作用，乙醇促进水合氯醛的这一转化过程，使生成三氯乙醇的速度加速，生成的三氯乙醇接着抑制醇脱氢酶，使乙醇氧化减慢。

这一推论是否成立，尚存疑问，因为双硫仑样反应的发生起因于乙醛的积聚，而当三氯乙醇浓度增加导致乙醇氧化减慢后，固然可增强乙醇的中枢抑制作用，但与此同时乙醛的生成速度减慢，这不能解释双硫仑样反应的现象。因此，作者认为，双硫仑样反应的发生可能与水合氯醛抑制乙醇有毒中间产物乙醛的氧化有关。

建议 长期接受水合氯醛的心血管疾病患者勿饮酒，以防发生心动过速和低血压。

[乙醇－溴米那（溴异戊酰胺）][2]
Ethyl Alcohol（Ethanol，Alcohol，Ethyl）－Bromvaletone

要点 溴米那可进一步加重乙醇对驾驶及操纵机器能力的损害。即使对次日饮用的乙醇也可产生影响。

有关药物 具有中枢神经系统抑制作用的其他药物（包括所有镇静催眠药）与乙醇可发生类似相互影响。

机制 两者的中枢神经系统抑制作用可相加或协同。

建议 在应用溴米那（或其他中枢神经系统抑制药）期间及停用后次日内，应避免饮酒（也见[乙醇－格鲁米特]）。

[乙醇－格鲁米特（导眠能）][2]
Ethyl Alcohol（Ethanol，Alcohol，Ethyl）－Glutethimide

要点 乙醇和格鲁米特同用时，中枢神经系统抑制作用明显加强。

有关药物 具有中枢神经系统抑制作用的其他药物，如甲哌啶酮、乙氯戊烯炔醇，及甲喹酮、副醛等，也有可能与乙醇发生类似相互影响。

机制 两者的中枢神经系统抑制作用可能发生协同。另外，乙醇促进格鲁米特的吸收也是该相互影响的因素之一。

建议 乙醇和格鲁米特或上述其他中枢神经系统抑制药同用时，抑制作用相互增强。因此，在应用中枢抑制药期间应避免饮酒。

[乙醇－双硫仑（双硫醒，戒酒硫，二硫化四乙基秋兰姆）][1]
Ethyl Alcohol（Ethanol，Alcohol，Ethyl）－Disulfiram（Tetraethylthiuram Disulfide）

要点 大量证据表明，在应用双硫仑的同时或其后不久饮酒，或局部应用含醇制剂，会产生面红、头颈部跳动、心悸、心动过速、呼吸困难、出汗、口渴、恶心、呕吐、低血压、立位晕厥、胸痛、视物模糊，及精神错乱等乙醛中毒所致的所谓"双硫仑反应"的症状和体征。最后面红变为苍白，血压可降至休克水平。临床症状发生于饮酒后5～10分钟，持续时间从30分钟到数小时不等。

对健康受试者进行的研究表明，先用双硫仑处理后再给予乙醇，与单用乙醇者相比，乙醛血浓度可增高5～10倍，可见这一影响是十分明显的。

有关药物 有证据表明，双硫仑的结构类似物舒非仑与乙醇之间可发生类似相互影响（见[乙醇－舒非仑（硫化四乙基秋兰姆）]）。根据相互影响的机制推测，预料具有双硫仑样作用和用途的柠檬酸氰氨化钙与乙醇之间，以及含有乙醇的洗发剂、防晒液或局部应用的药物等与双硫仑之间的类似相互影响也可发生。

像双硫仑一样，通过抑制醛脱氢酶从而干扰乙醇代谢的药物尚有：①双硫仑的同系物氰氨化物（如上述柠檬酸氰氨化钙）；②磺酰脲类口服降糖药（如甲苯磺丁脲、格列本脲、格列喹酮等）；③某些头孢菌素类抗生素（如头孢哌酮、头孢孟多、拉氧头孢等）（参见[乙醇－头孢哌酮]）；④甲硝唑（见[乙醇－甲硝唑]）；氯霉素；灰黄霉素（见[乙醇－灰黄霉素]）；阿的平；硝呋拉太；丙卡巴肼；妥拉苏林（见[乙醇－妥拉苏林]）等（Schuckit，2011）。

机制 双硫仑抑制（乙）醛脱氢酶（ALDH），从而改变醇的中间代谢（双硫仑本身对醛脱氢酶无影响，但其在体内的几种代谢物，特别是二乙甲硫基氨基甲酸酯，可不同程度上导致ALDH的不可逆性失活）。已知乙醇在肝先经醇脱氢酶氧化为乙醛，然后在醛脱氢酶的催化下进一步氧化为乙酸，最后大部分进入三羧酸循环。双硫仑使乙醛到乙酸的氧化过程受阻，于是乙醛积聚，引起各种不良反应。这一作用是其饮酒后导致"双硫仑反应"的机制，也是可用于慢性乙醇中毒处理的原因（除了抑制 ALDH 外，双硫仑及其在体内的代谢物还可抑制许多含有巯基的酶以及 CYP，但是这些酶与乙醇的代谢无关）。

建议　双硫仑本身的毒性不大，但与乙醇同用时，则有可能导致严重的不良后果。即使应用少量（15 ml）乙醇，也可发生上述影响。因此，双硫仑和乙醇严禁同时应用。

双硫仑可用来治疗慢性乙醇中毒，但是，嗜酒者如试图用双硫仑戒酒，应在医生的严密监督指导下进行，保证患者最后一次饮酒至少已间隔 12 小时。在应用双硫仑戒酒期间，除了避免饮酒外，也不应接触含醇物质，如止咳糖浆、某些调味汁、发酵的醋、含醇洗发剂、防晒液、油漆溶剂、无机物醑剂等。

停用双硫仑后对乙醇的敏感性可持续长达 14 天，因为 ALDH 的恢复速度很慢。

［乙醇－舒非仑（硫化四乙基秋兰姆）］[3]
Ethyl Alcohol（Ethanol，Alcohol，Ethyl）－Monosulfiram（Tetraethylthiuram Monosulphide）

要点　两名在皮肤上涂抹舒非仑溶液治疗疥疮的患者，于饮酒后发生双硫仑反应（表现为潮红、出汗、皮肤肿胀、严重心动过速，及恶心）。

机制　舒非仑与双硫仑在化学结构上非常相似，故与乙醇相互影响的机制也可能相同（见［乙醇－双硫仑］）。

建议　舒非仑溶液的制造厂家建议，在使用溶液前及其后 48 小时内避免饮酒。但有证据表明，将舒非仑溶液稀释后应用，未曾发生过上述不良反应。可见该相互影响的发生率并不高。因此，应用该溶液时只要注意稀释（加 2～3 倍蒸馏水），未必需要避免饮酒。然而，提醒患者注意有可能发生的相互影响仍有必要。

［乙醇－氢吗啡酮］[1]
Ethyl Alcohol（Ethanol，Alcohol，Ethyl）－Hydromorphone

要点　一名男青年因合用乙醇和氢吗啡酮而死亡。

有关药物　预料其他具有中枢神经系统抑制作用的麻醉镇痛剂（如吗啡、哌替啶、芬太尼等）可与乙醇发生类似相互影响。

机制　起因于两者对心血管系统和呼吸系统抑制作用的相加。这与［丙氧吩－乙醇］之间相互影响的机制不完全相同，丙氧吩－乙醇间除两者作用的相加外，也部分起因于丙氧吩生物利用度的增加（见［丙氧吩－乙醇］）。

建议　上述患者的尸检报告表明，氢吗啡酮和乙醇的血浓度都不算高，可见一般剂量的两者合用即有可能导致严重后果。因此应劝告正在应用氢吗啡酮等麻醉镇痛剂的患者，用药期间避免饮酒。如有误用，给予纳洛酮可有效地逆转氢吗啡酮引起的呼吸抑制。

［乙醇－西咪替丁（甲氰咪胍）］[3]
Ethyl Alcohol（Ethanol，Alcohol，Ethyl）－Cimetidine

要点　有人对 8 名志愿者进行过一项研究。结果表明，凡连续应用 7 天西咪替丁再给予 20％乙醇的人，与连续应用 7 天安慰剂后再给乙醇者相比，乙醇高峰血浓度和药时曲线下面积明显增加。应用同样的方法对 6 名健康受试者进行的研究表明，西咪替丁组乙醇高峰血浓度比安慰剂组高 10％，其高峰出现也提前。

有关药物　研究表明，雷尼替丁既不增加乙醇的药时曲线下面积，也不增加其高峰血浓度。其

他 H_2 受体阻断药与乙醇之间的相互影响尚不清楚，但预料主要以原型经肾排泄的 H_2 受体阻断药（如法莫替丁、尼扎替丁、罗沙替丁等）也会像雷尼替丁一样，不会与乙醇发生类似相互影响。

机制 因为西咪替丁和雷尼替丁都不改变乙醇的清除速度，所以其机制似乎与肝代谢无关。有人认为，西咪替丁增加乙醇的吸收。

建议 应认识到应用西咪替丁期间乙醇血浓度可增加，有可能导致乙醇中毒。

[乙醇－甲氧氯普胺（灭吐灵）][3]
Ethyl Alcohol（Ethanol，Alcohol，Ethyl）－Metoclopramide

要点 空腹正常志愿者同时应用甲氧氯普胺和乙醇，乙醇的吸收速度明显加快，血浓度升高，高峰血浓度提前，镇静作用显著增强。应用甲氧氯普胺后 3 小时再给予乙醇，上述影响消失。

有关药物 其他胃动力药（如多潘立酮、西沙必利等）与乙醇之间是否会发生类似相互影响，还不清楚。

机制 促进乙醇吸收的机制还不完全了解。甲氧氯普胺加速胃排空（可能是通过增加内源性催乳素血浓度）。胃排空的加速使乙醇吸收加快。

建议 此种相互影响的临床意义尚未完全阐明。然而，两者同用已有使乙醇镇静作用增强的报道，因此，应用甲氧氯普胺期间最好避免饮酒。

[乙醇－苯乙双胍（苯乙福明，降糖灵）][2]
Ethyl Alcohol（Ethanol，Alcohol，Ethyl）－Phenformin

要点 应用苯乙双胍治疗期间饮酒，可发生腹痛、酸血症、体温过低。

有关药物 其他含醇饮料与苯乙双胍之间也可发生类似相互影响。已证明应用二甲双胍期间饮酒，乳酸中毒的危险性增加，不饮酒者则很少发生。

机制 可能与苯乙双胍导致的无氧醇解增强有关。

建议 应用苯乙双胍治疗期间避免饮酒（或其他含醇饮料）。

[乙醇－呋喃唑酮（痢特灵）][3]
Ethyl Alcohol（Ethanol，Alcohol，Ethyl）－Furazolidone

要点 据报道，应用呋喃唑酮治疗的患者，饮酒后可产生双硫仑样反应。

有关药物 近已证明另一硝基呋喃类呋喃妥因不会与乙醇发生类似相互影响。

机制 据推测，呋喃唑酮可像双硫仑一样，抑制乙醛脱氢酶，从而导致乙醛蓄积（参见 [乙醇－双硫仑]）。

建议 正在应用呋喃唑酮治疗的患者，建议不要饮酒或少饮酒。

[乙醇－甲硝唑（灭滴灵）][2]
Ethyl Alcohol（Ethanol，Alcohol，Ethyl）－Metronidazole

要点 同时应用甲硝唑和乙醇，可引起双硫仑样反应，出现恶心、面潮红、头痛，及出汗等症状。

另外，乙醇也有可能诱导甲硝唑的代谢（加速侧链的氧化），使甲硝唑的的作用减弱。

有关药物 甲硝唑的结构类似物替硝唑与乙醇之间是否会发生类似相互影响，还不清楚。但替硝唑主要以原型经肾排泄，预料类似相互影响的程度较小或不发生。

机制 乙醇在肝经醇脱氢酶氧化为乙醛，乙醛被醛脱氢酶进一步氧化。体外研究表明，甲硝唑可抑制醛脱氢酶和醇氧化酶，导致乙醇和乙醛蓄积，引起上述症状。因此认为，甲硝唑和乙醇之间的相互影响与双硫仑和乙醇之间的相互影响类同，即甲硝唑抑制醛脱氢酶和醇氧化酶，导致乙醛积聚，从而引起各种不良反应（见［乙醇－双硫仑］）。

建议　鉴于两者之间存在上述双向相互影响（即甲硝唑抑制乙醇的代谢，而乙醇促进甲硝唑的代谢），因此建议，在应用甲硝唑治疗期间，应告知患者勿饮酒。

注：特别值得注意的是，HIV 蛋白酶抑制剂利托那韦（ritonavir）的胶囊和液体剂型中都含有乙醇，因此不应与甲硝唑或其他对醛脱氢酶和醇氧化酶有抑制作用的药物同时应用。

［乙醇－头孢哌酮（头孢氧哌唑）][2]
Ethyl Alcohol（Ethanol，Alcohol，Ethyl）－Cefoperazone

要点　饮酒者接受头孢哌酮时，可产生双硫仑样反应，出现面潮红、心动过速、支气管痉挛、出汗、恶心，及呕吐等症状。据报道，间断或连续应用头孢哌酮的患者，饮酒后 30 分钟都可产生此种反应。

有关药物　接受拉氧头孢（羟羧氧酰胺菌素）或头孢孟多（头孢羟唑）的患者，也出现上述反应。乙醇与头孢替坦（头孢双硫唑，头孢替坦二钠；cefatetan，cefotetan）及头孢米诺（美士灵；cefminox）之间的类似相互影响已经证实。根据化学结构的类似性推测，头孢甲肟、氟氧头孢、头孢美唑、头孢替安与乙醇之间的类似相互影响也可发生。

对动物和人体进行的研究表明，头孢噻吩、头孢拉定（头孢环己烯）、头孢西丁、头孢唑啉、头孢噻肟、头孢唑肟（头孢去甲噻肟），及头孢磺吡苄等没有此种影响，因为它们不含有硫甲基四氮唑侧链。

机制　当双硫仑影响醛脱氢酶的活性，导致乙醛积聚时，便出现所谓的双硫仑样反应。有人认为，含有甲基硫四唑侧链的头孢菌素可影响乙醇代谢酶——醛脱氢酶——的活性，从而导致乙醛积聚，引起上述症状。

建议　如果患者正在应用头孢哌酮或其他含有甲基硫四唑侧链的头孢菌素，应告知饮酒有可能带来的不良影响。在应用此类抗生素期间及停用后数天之内，禁止应用含醇饮料。

［乙醇－异烟肼（雷米封，异烟酰肼）][3]
Ethyl Alcohol（Ethanol，Alcohol，Ethyl）－Isoniazid

要点　一项模拟驾驶试验表明，合用异烟肼与乙醇可削弱驾驶能力，表现为"车子出线"的人数增多。

机制　乙醇本身可影响驾驶能力，但异烟肼何以会进一步加重乙醇对驾驶能力的损伤，目前还不清楚。

另外，服用异烟肼的患者饮酒或饮用含醇饮料时，异烟肼作用减弱，并出现对乙醇的耐受（也见［异烟肼－食品］）。

建议　虽然结果表明两者相互影响的后果并不严重，但仍应告诫患者注意。

［乙醇－灰黄霉素][1]
Ethyl Alcohol（Ethanol，Alcohol，Ethyl）－Griseofulvin

要点　服用灰黄霉素期间饮酒，可导致双硫仑样反应（见乙醇－双硫仑）。
机制　灰黄霉素具有双硫仑样作用，可影响乙醛的代谢，导致乙醛蓄积。
建议　服用灰黄霉素期间，建议不摄入或少摄入乙醇。

［乙醇－酮康唑][3]
Ethyl Alcohol（Ethanol，Alcohol，Ethyl）－Ketoconazole

要点　有几则报道表明，服用酮康唑期间饮酒，部分患者可发生双硫仑样反应（恶心、潮红、发热，及呕吐）。

有关药物 其他咪唑类抗真菌药（克霉唑、氟康唑、依曲康唑等）与乙醇之间是否会发生类似相互影响，尚不清楚。

机制 推测酮康唑也可能像双硫仑一样，抑制乙醛脱氢酶（参见［乙醇－双硫仑]）。

建议 该相互影响的发生率远比乙醇－双硫仑相互影响的发生率低，故临床意义也不那么重要。但仍应告诫患者可能发生的反应，以免患者惊慌。此相互影响的后果不严重，一般只是轻微不适，无须处理。

［乙醇－丙卡巴肼（甲苄肼，甲基苄肼)][2]
Ethyl Alcohol（Ethanol，Alcohol，Ethyl）－Procarbazine（Methylhydrazine）

要点 丙卡巴肼（以前主要用于霍奇金病的治疗，目前作为恶性脑肿瘤的二线化疗药物）治疗期间饮酒，可产生面红、心悸、心动过速、呼吸困难、出汗、恶心、呕吐、低血压、视物模糊，及精神错乱等类似于"双硫仑反应"的症状和体征。丙卡巴肼尚可增强乙醇以及其他中枢神经系统（CNS）抑制药的镇静作用，导致明显的中枢抑制（Chabner et al，2011）。

另外，丙卡巴肼是一种微弱的单胺氧化酶（MAO）抑制剂，因此，可像苯乙肼、帕吉林，及反苯环丙胺等 MAO 抑制剂一样，阻断儿茶酚胺、拟交感胺，及饮食中所含酪胺的代谢，从而诱发高血压（有关内容也参见［多巴胺（儿茶酚乙胺，3-羟酪胺）－苯乙肼］［苯丙醇胺（N-去甲麻黄碱）－反苯环丙胺］［苯丙胺（苯齐巨林，非那明）－苯乙肼］，及［丙米嗪（米帕明）－反苯环丙胺］等章节)。

机制 丙卡巴肼具有双硫仑样作用，因此，其与乙醇之间的相互影响和双硫仑－乙醇之间的相互影响类同，即丙卡巴肼抑制醛脱氢酶和醇氧化酶，导致乙醛积聚，从而引起各种不良反应（也参见［乙醇－双硫仑]）。

建议 正在接受丙卡巴肼治疗的患者禁止饮酒（丙卡巴肼不但影响乙醇的代谢，从而诱发双硫仑样反应，而且可增强乙醇的中枢神经系统抑制作用），各种含醇饮料也尽可能予以避免。如前所述，丙卡巴肼加强镇静作用，故在丙卡巴肼治疗期间，任何 CNS 抑制药都应避免同时应用。

鉴于丙卡巴肼对 MAO 有一定抑制作用，故凡是禁止与苯丙胺、帕吉林，及反苯环丙胺等 MAO 抑制剂同用的药物，与丙卡巴肼的同时应用也应谨慎。

［乙醇－苯海拉明（苯那君，可那敏)][2]
Ethyl Alcohol（Ethanol，Alcohol，Ethyl）－Diphenhydramine

要点 苯海拉明和乙醇同用时，对智能和运动的损害大于两者单用。联用后相互影响的程度有很大的个体差异。

有关药物 曲吡那敏（去敏灵）与乙醇也会发生相互影响。其他抗组织胺药（氯苯那敏、溴苯吡胺、美吡拉敏等）也有可能与乙醇发生相互影响。

机制 机制还不清楚。

建议 患者正在接受苯海拉明或其他抗组织胺药时，饮酒可加重智能和运动损害，尤其是驾驶人员和危险机器操作者，服用苯海拉明期间应避免饮酒。

［乙醇－墨盖蘑菇][3]
Ethyl Alcohol（Ethanol，Alcohol，Ethyl）－Ink Cap Mushrooms

要点 墨盖蘑菇（墨汁鬼伞）是一种可食用的蘑菇。这种蘑菇含有一种可与乙醇发生反应的物质（双二乙基硫代二硫化物）。如果食用墨盖蘑菇时饮酒，可使面部，有时颈部、手臂，及身体其他部位呈紫红色。若下一餐再饮酒，上述现象会重新出现。另外，还有食用者同时饮酒诱发心律失常的报道。

建议 医生应认识到这种相互影响。喜欢吃天然食品者，应对此有所警觉。

［双硫仑（双硫醒，戒酒硫）－奥美拉唑］[2]
Disulfiram－Omeprazole

要点　同时应用双硫仑和奥美拉唑，可使前者的清除减慢。

有关药物　在所有质子泵抑制剂中，目前仅证明奥美拉唑既是 CYP2C19 的底物，也对 CYP2C19 有抑制作用（虽然其代谢也有 CYP3A4 的参与，同时可诱导 CYP1A2 的表达，但与其对双硫仑的影响无关）。因此预料，其他质子泵抑制剂如兰索拉唑、泮托拉唑，及雷贝拉唑等对双硫仑的代谢只存在竞争性抑制，故对双硫仑的影响不会像奥美拉唑那么明显。

机制　奥美拉唑本身的代谢主要由 CYP2C19 和 CYP3A4 负责，同时对 CYP2C19 有明显的抑制作用，而双硫仑的代谢主要涉及 CYP2C19，因此认为，双硫仑清除的减慢起因于奥美拉唑对双硫仑经 CYP2C19 代谢的竞争性抑制和非竞争性抑制两方面的影响。

建议　如果需要的话，无须避免两者的合用。但是，双硫仑在临床上常用来处理慢性乙醇中毒（乙醇滥用或成瘾）的戒断，在这种情况下，应考虑到两者同用导致的双硫仑清除减慢可能带来的严重不良后果。

用兰索拉唑、泮托拉唑或雷贝拉唑代替奥美拉唑可一定程度上削弱此种相互影响，但鉴于这些质子泵抑制剂的代谢同样有 CYP2C19 的参与，因此，对双硫仑代谢的竞争性抑制依然存在。

最后需要提及的一点是，奥美拉唑是芳香烃受体（AHR）的配体（ligand），既可诱导 CYP1A2，也可诱导 CYP1A1，因此有可能激活毒素或致癌原，这是引人关注的问题。

（张安年　李淑翠）

主要参考文献

Allqvist A，et al，2007. Inhibition of CYP3A4 and CYP3A5 catalyzed metabolism of alprazolam and quinine by ketoconazole as racemate and four different enantiomers. *Eur J Clin Pharmacol*，63：173-179

Araki K，et al，2004. Inhibition of the metabolism of etizolam by itraconazole in humans：evidence for the involvement of CYP3A4 in etizolam metabolism. *Eur J Clin Pharmacol*，60：427-430

Asatryan L，et al，2010. Ivermectin Antagonizes Ethanol Inhibition in Purinergic P2X4 Receptors. *J Pharmacol Exp Ther*，334：720-728

Chabner BA，et al，2011. Targeted therapies：tyrosine kinase inhibitors，monoclonal antibodies，and cytokines. In：*Goodman & Gilman's The pharmacological basis of therapeutics*，12th ed. Brunton LL（editor），McGraw-Hill Co，Inc，New York：1731-1753

Chabner BA，et al，2011. Cytotoxic agents. In：*Goodman & Gilman's The pharmacological basis of therapeutics*，12th ed. Brunton LL（editor），McGraw-Hill Co，Inc，New York：1677-1730

Duan KM，et al，2012. Effect of Quercetin on CYP3A Activity in Chinese Healthy Participants. *J Clin Pharmacol*，52：940-946

Ericson M，et al，2009. The Smoking Cessation Medication Varenicline Attenuates Alcohol and Nicotine Interactions in the Rat Mesolimbic Dopamine System. *J Pharmacol Exp Ther*，329：225-230

Feduccia AA，et al，2014. Varenicline decreases ethanol intake and increases dopamine release via neuronal nicotinic acetylcholine receptors in the nucleus accumbens. *Br J Pharmacol*，171：3420-3431

Francis Lam YM，et al，2003. Pharmacokinetic and pharmacodynamic interactions of oral midazolam with ketoconazole，fluoxetine，fluvoxamine，and nefazodone. *J Clin Pharmacol*，43：1274-1282

Garg V，et al，2012. Effect of Telaprevir on the Pharmacokinetics of Midazolam and Digoxin. *J Clin Pharmacol*，52：1566-1573

Greenblatt DJ，et al，2013. Influence of Food on Pharmacokinetics of Zolpidem From Fast Dissolving Sublingual Zolpidem Tartrate Tablets. *J Clin Pharmacol*，53（11）：1194-1198

Greenblatt DJ，et al，2009. Inhibition of oral midazolam clearance by boosting doses of ritonavir，and by 4，4-dimethyl-benziso-（2H）-selenazine（ALT-2074），an experimental catalytic mimic of glutathione oxidase. *Br J Clin Pharmacol*，68（6）：920-927

Gumbo T，2011. Chemotherapy of tuberculosis，*Mycobacterium avium* complex disease，and leprosy. In：*Goodman & Gilman's The pharmacological basis of therapeutics*，12th ed. Brunton LL（editor），McGraw-Hill Co，Inc，New York：

1549-1570

Jia F，et al，2009. The modulation of synaptic GABAA receptors in the thalamus by eszopiclone and zolpidem. *J Phamacol Exp Ther*，328：1000-1006

John Mihic S，et al，2011. Hypnotics and Sedatives. In：*Goodman & Gilman's The pharmacological basis of therapeutics*，*12th ed*. Brunton LL（editor），McGraw-Hill Co，Inc，New York：457-480

Kanamitsu SI，et al，2000. Prediction of in vivo interaction between triazolam and erythromycin based on in vitro studies using human liver microsomes and recombinant human CYP3A4. *Pharmaceutical Research*，17（4）：419-426

Kanda H，et al，2003. Interaction study between fluvoxamine and quazepam. *J Clin Pharmacol*，43：1392-1397

Kawaguchi A，et al，2004. Drug interaction between St John's wort and quazepam. *Br J Clin Pharmacol*，58（4）：403-410

Kondo S，et al，2005. Inductionof carbamazepine metabolism by etizolam in human. *Eur J Clin pharmacol*，61：185-188

Kotegawa T，et al，2012. Effects of dosing interval on the pharmacokinetic and pharmacodynamic interactions between the oral adsorbent AST-120 and triazolam in humans. *Eur J Clin Pharmacol*，68：1605-1610

Lau AJ，et al，2010. Human Pregnane X Receptor Agonism by Ginkgo biloba Extract：Assessment of the Role of Individual Ginkgolides. *J Pharmacol Exp Ther*，335：771-780

Lilja JJ，et al，2000. Effect of grapefruit juice dose on grapefruit juice-triazolam interaction：repeated consumption prolongs triazolam half-life. *Eur J Clin Pharmacol*，56：411-415

Majumdar AK，et al，2007. GreenbergEffect of Aprepitant on the Pharmacokinetics of Intravenous Midazolam. *J Clin Pharmacol*，47：744-750

Malati CY，et al，2012. Influence of *Panax ginseng* on Cytochrome P450（CYP）3A and P-glycoprotein（P-gp）Activity in Healthy Participants. *J Clin Pharmacol*，52：932-939

Mertens-Talcott SU，et al，2006. Grapefruit-Drug Interactions：Can Interactions With Drugs Be Avoided? *J Clin pharmacol*，46：1390-1416

Mihic SJ，et al，2011. Hypnotics and Sedatives. In：*Goodman & Gilman's The pharmacological basis of therapeutics*，*12th ed*. Brunton LL（editor），McGraw-Hill Co，Inc，New York：457-480

Mihic SJ，et al，2011. Hypnotics and Sedatives. In：*Goodman & Gilman's The pharmacological basis of therapeutics*，*12th ed*. Brunton LL（editor），McGraw-Hill Co，Inc，New York：457-480

O'Brien，2011. Drug addiction. In：*Goodman & Gilman's The pharmacological basis of therapeutics*，*12th ed*. Brunton LL（editor），McGraw-Hill Co，Inc，New York：649-668

Osanai T，et al，2004. Effect of itraconazole of the pharmacokinetics and pharmacodynamics of a single oral dose of brotizolam. *Br J Clin Pharmacol*，58（5）：476-481

Qiu F，et al，2010. Effect of danshen extract on the activity of CYP3A4 in healthy volunteers. *Br J Clin Pharmacol*，69（6）：656-662

Quinney SK，et al，2007. Interaction between midazolam and clarithromycin in the elderly. *Br J Clin Pharmacol*，65（1）：98-109

Reilly RF，et al，2011. Regulation of renal function and vascular volume. In：*Goodman & Gilman's The pharmacological basis of therapeutics*，*12th ed*. Brunton LL（editor），McGraw-Hill Co，Inc，New York：671-719

Robertson P，et al，2000. *In vitro* inhibition and induction of human hepatic cytochrome P450 enzymes by modafinil. *Drug Metab Dispos*，28：664-671

Robertson SM，et al，2015. Clinical Drug-Drug Interaction Assessment of Ivacaftor as a Potential Inhibitor of Cytochrome P450 and P-glycoprotein. *J Clin Pharmacol*，55（1）：56-62

Rowland A，et al，2018. Evaluation of modafinil as a perpetrator of metabolic drug-drug interactions using a model informed cocktail reaction phenotyping trial protocol. *Br J Clin Pharmacol*，84：501-509

Ruggiero A，et al，2013. Azole interactions with multidrug therapy in pediatric oncology. *Eur J Clin Pharmacol*，69：1-10

Saari TI，et al，2007. Voriconazole and fluconazole increase the exposure to oral diazepam. *Eur J Clin Pharmacol*，63：941-949

Schuckit MA，2011. Ethanol and methanol. In：*Goodman & Gilman's The pharmacological basis of therapeutics*，*12th ed*. Brunton LL（editor），McGraw-Hill Co，Inc，New York：629-647

Skerjanec A，et al，2010. Investigation of the Pharmacokinetic Interactions of Deferasirox, a Once-Daily Oral Iron Chelator, With Midazolam, Rifampin, and Repaglinide in Healthy Volunteers. *J Clin Pharmacol*，50：205-213

Stoch SA，et al，2009. Effect of Different Durations of Ketoconazole Dosing on the Single-Dose Pharmacokinetics of Midazolam：Shortening the Paradigm. *J Clin Pharmacol*，49：398-406

Sugahara H，et al，2009. Effect of smoking and CYP2D6 polymorphisms on the extent of fluvoxamine-alprazolam interaction in patients with psychosomatic disease. *Eur J Clin Pharmacol*，65：699-704

Sujimoto KI，et al，2006. Interactions of grapefruit juice with hypnotic drugs：a comparison between triazolam and quazepam. *Eur J Clin Pharmacol*，62：209-215

Suzuki Y，et al，2003. Effects of concomitant fluvoxamine on the metabolism of alprazolam in Japanese psychiatric patients：interaction with CYP2C19 mutated alleles. *Eur J Clin Pharmacol*，58：829-833

Tu J-H，et al，2010. Effect of glycyrrhizin on the activity of CYP3A enzyme in humans. *Eur J Clin Pharmacol*，66：805-810

Uchida Shinya，et al，2006. Effects of Ginkgo Biloba Extract on Pharmacokinetics and Pharmacodynamics of Tolbutamide and Midazolam in Healthy Volunteers. *J Clin Pharmacol*，46：1290-1298

Urva S，et al，2013. A Phase I Study Evaluating the Effect of Everolimus on the Pharmacokinetics of Midazolam in Healthy Subjects. *J Clin Pharmacol*，53（4）：444-450

van Rijn RM，et al，2010. Dual Efficacy of Delta Opioid Receptor-Selective Ligands for Ethanol Drinking and Anxiety. *J Pharmacol Exp Ther*，335：133-139

Vlase L，et al，2011. Pharmacokinetic Interaction Between Zolpidem and Carbamazepine in Healthy Volunteers. *J Clin Pharmacol*，51：1233-1236

Weiss T，et al，2013. Gamma-hydroxybutyrate (GHB) and topiramate—clinically relevant drug interaction suggested by a case of coma and increased plasma GHB concentration. *Eur J Clin Pharmacol*，69：1193-1194

Xin HW，et al，2009. Effects of *Schisandra sphenanthera* extract on the pharmacokinetics of midazolam in healthy volunteers. *Br J Clin Pharmacol*，67（5）：541-546

Zamuner S，et al，2010. Effect of single and repeat doses of casopitant on the pharmacokinetics of CYP450 3A4 substrates midazolam and nifedipine. *Br J Clin Pharmacol*，70（4）：537-546

Zdravkovic M，et al，2003. A clinical study investigating the pharmacokinetic interaction between NN703 (tabimorelin), a potential inhibitor of CYP3A4 activity, and midazolam, a CYP3A4 substrate. *Eur J Clin Pharmacol*，58：683-688

Zhang HF，et al，2015. Inhibitory Effect of Single and Repeated Doses of Nilotinib on the Pharmacokinetics of CYP3A Substrate Midazolam. *J Clin Pharmacol*，55（4）：401-408

第四篇　麻醉药及麻醉辅助药

第十四章　全身麻醉药

［乙醚－新霉素］[1]
Ether－Neomycin

要点　乙醚和新霉素都能抑制神经肌肉的传递。同时应用这两种药物，可增强呼吸抑制作用，或使神经肌肉阻断的时间延长。神经肌肉传递被抑制的程度，与新霉素的用量及其血浓度呈正相关。

有关药物　吸入麻醉剂环丙烷、氟烷、甲氧氟烷，及氧化亚氮，也可与新霉素发生相互影响。其他吸入麻醉剂如恩氟烷、乙烯、异氟烷等也具有类似药理活性，有可能与新霉素发生类似相互影响，但尚未见报道。

已知卡那霉素与乙醚可发生相互影响。动物和人体研究表明，庆大霉素和阿米卡星（丁胺卡那霉素）同样具有神经肌肉阻断作用，因此预料，它们也会与乙醚及有关药物（如环丙烷、氟烷、甲氧氟烷、氧化亚氮等）发生类似相互影响。

多黏菌素 B、杆菌肽、多黏菌素 E、土霉素，及克林霉素等非氨基苷类抗生素同样具有神经肌肉阻断作用，估计它们与乙醚之间的类似相互影响也会发生。

机制　乙醚主要抑制神经肌肉接头或终板部位的除极化。新霉素及其他氨基苷类的神经肌肉阻断作用与剂量有关，可能起因于降低接头后膜敏感性及干扰递质释放的联合作用。可以认为，此种相互影响是两种药物神经肌肉阻断作用的协同。

建议　尽可能避免同时应用具有神经肌肉阻断作用的药物。但更为重要的是了解如何处理此种相互影响引起的神经肌肉阻断和呼吸抑制。单用或联用新斯的明（0.2～0.5 mg）、钙（1 g）及碳酸氢钠（具体剂量未见报道）静脉注射，可能有助于逆转神经肌肉阻断作用。但此种处理措施并非对所有患者都有效。呼吸兴奋药如二甲弗林（回苏灵）和尼可刹米，无逆转神经肌肉阻断的作用。治疗期间应同时采取支持措施和辅助通气，直至神经肌肉阻断恢复为止。因为有可能出现继发性循环衰竭，所以应密切观察生命体征；必要时应补充血容量。

［氟烷（三氟氯溴乙烷）－嗜铬细胞瘤］[1]
Halothane－Pheochromocytoma

要点　应用氟烷麻醉进行嗜铬细胞瘤手术时，可致心律失常，特别是室性心律失常。

有关药物　环丙烷、氯仿、甲氧氟烷，及恩氟烷也可发生类似影响。

机制　嗜铬细胞瘤患者手术期间，可释放大量儿茶酚胺，特别是肾上腺素。氟烷可增加心肌对肾上腺素的敏感性，易导致心律失常。参见［氟烷－肾上腺素］。

建议　嗜铬细胞瘤患者往往需手术治疗，这就涉及麻醉剂的选择问题。见［氟烷－肾上腺素］。

［氟烷（三氟氯溴乙烷）－肾上腺素（副肾素）］[1]
Halothane－Epinephrine

要点　用氟烷麻醉期间，注射（特别是静脉注射）肾上腺素，可导致严重的室性心律失常。

有关药物 已经证明，去甲肾上腺素像肾上腺素一样，可与氟烷发生类似相互影响。异丙肾上腺素对心脏有类似作用，有可能与氟烷发生类似相互影响，但此点还未得到验证。间接作用的拟交感胺如麻黄碱、苯丙胺、哌甲酯等，通过释放内源性儿茶酚胺间接影响心脏，也有可能与氟烷发生相互影响。

环丙烷、氯仿、甲氧氟烷，及恩氟烷等也可使肾上腺素致心律失常的剂量降低。

机制 上述麻醉剂都可引起传导改变，增加心肌组织的折返冲动。氟烷使心脏对肾上腺素的敏感性增加。肾上腺素引起的血压升高、心动过速、高碳酸血症和（或）低氧血症，可促进内源性儿茶酚胺的释放，从而增强上述麻醉剂促发心律失常的能力。

建议 氟烷及有关吸入全麻药麻醉期间，要严禁静脉给予肾上腺素。如有必要静脉应用肾上腺素时，应当采用氧化亚氮麻醉，并辅以乙醚、肌松药或麻醉镇痛剂代替氟烷。

如在应用肾上腺素后发生心律失常，首选药物是利多卡因和普萘洛尔。二者究竟利用哪种，需根据心律失常的类型确定。

接受卤化麻醉剂的患者，如果同时需要应用交感性支气管扩张药，应该选用一种 β_2 受体选择性的制剂，如沙丁胺醇或特布那林等。

［氟烷（三氟氯溴乙烷）－去氧肾上腺素（新福林，苯肾上腺素）][2]
Halothane－Phenylephrine

要点 一名应用氟烷麻醉的 3 周龄婴儿，当用去氧肾上腺素眼药滴眼时，出现明显发绀和心动过速。

有关药物 1 名用异氟烷麻醉的 54 岁女性患者，当用 10% 的去氧肾上腺素眼药滴眼后，血压显著升高（从 16.6/9.3 kPa 升至 26.6/12.0 kPa）（1 kPa≈7.5 mmHg）。

机制 去氧肾上腺素何以在应用氟烷和异氟烷的两名患者中引起相反的结果，目前尚难解释。

建议 用氟烷或异氟烷麻醉期间最好不用去氧肾上腺素眼药。如需应用，可给予 2.5% 的去氧肾上腺素与 0.5% 的环戊通（环喷托酯）混合液 1 滴，或 2.5% 的去氧肾上腺素与 0.5% 的托品酰胺混合液 1 滴。

上述婴儿于停止麻醉并给氧后顺利恢复。而上述女患者经鼻腔给予硝酸甘油，同时加大异氟烷浓度后缓解。

［氟烷（三氟氯溴乙烷）－甲基多巴（甲多巴，爱道美）][2]
Halothane－Methyldopa

要点 据报道，甲基多巴治疗期间采用氟烷麻醉，肝毒性的发生率增高。

机制 氟烷和甲基多巴单用都有可能导致肝损害，故认为肝毒性发生率的增高可能起因于两者肝毒性作用的相加或协同。

建议 因氟烷的不良反应多，现已少有应用。建议甲基多巴治疗期间尽量避免应用氟烷麻醉。氟烷麻醉后短期（3～7 天）内最好不给予甲基多巴。

［氟烷（三氟氯溴乙烷）－苯妥英（大仑丁，二苯乙内酰脲）][3]
Halothane－Phenytoin

要点 苯妥英可增强氟烷的肝毒性，而肝功能受损又可减少苯妥英的代谢，从而导致苯妥英中毒。一名患者在氟烷麻醉后 3 天，出现明显的苯妥英中毒症状。

有关药物 三氟乙基乙烯醚对一名患者造成致命肝毒性；据说苯妥英和苯巴比妥是其肝毒性的影响因素。苯妥英是否可增加其他卤化麻醉剂（恩氟烷、异氟烷、甲氧氟烷等）肝毒性的可能性，尚缺乏证据。但是，这些制剂通常不引起单用氟烷时所产生的肝毒性，因此，也许不会发生类似相互影响。预料其他乙内酰脲类抗癫痫药如乙妥英（乙基苯妥英）和甲妥英（3-甲基苯乙妥因）也会像苯妥英一样，与氟烷发生类似相互影响。

机制 氟烷麻醉后的肝毒性并不是出乎意料的。同时应用苯妥英是否真正增加氟烷引起肝毒性的危险，尚未进行研究。苯妥英的代谢依赖于肝微粒体酶系统，故可以预料，任何原因造成的微粒体酶系统损害，都会抑制苯妥英的代谢。

建议 由于还不清楚苯妥英是否增加氟烷毒性的可能性，故接受苯妥英的患者如果显示肝炎的症状或体征（发热、转氨酶升高等），就需测定苯妥英血浓度，密切观察有无苯妥英中毒的症状和体征，并根据情况考虑进行剂量调整。

[氟烷（三氟氯溴乙烷）－乙醇][1]
Halothane－Ethyl Alcohol（Ethanol，Alcohol，Ethyl）

要点 饮酒后不久应用氟烷，或应用氟烷后饮酒，有可能产生肝毒性。

有关药物 根据相互影响的机制推测，同时应用氟烷和异烟肼，也有可能发生类似相互影响。

机制 未经呼气排出的氟烷有相当一部分经肝的CYP氧化（主要涉及CYYP2E1），氧化代谢的中间产物三氟乙酰氯可对肝中的几种蛋白质进行三氟乙酰化。人体对这些三氟乙酰化的蛋白质可产生免疫反应，而此种免疫反应可能是氟烷诱发暴发性肝坏死的原因。乙醇通过诱导CYP2E1，促进三氟乙酰氯的生成，可能是该影响的机制。

建议 乙醇通过诱导CYP可促进氟烷的氧化代谢已经明确，但该影响导致严重肝毒性的发生率究竟有多高，尚难以确定，且饮酒前不久和饮酒后即刻应用氟烷的情况也不多见；然而，醉酒后突发意外而需要麻醉处理的情况并非不存在，因此，了解该影响具有一定临床意义。

[氟烷（三氟氯溴乙烷）－利福平（甲哌利福霉素，利米定）][2]
Halothane－Rifampin（Rifampicin）

要点 据报道，一名氟烷麻醉后不久应用利福平和异烟肼的患者，发生严重的肝毒性；另有一名患者，在氟烷麻醉后应用了利福平，同样引起严重肝毒性。

有关药物 根据相互影响的机制推测，利福定、利福喷汀、利福布汀等其他利福霉素衍生物与氟烷之间可发生类似相互影响。

机制 未经呼气排出的氟烷有相当一部分经肝的CYP氧化，氧化代谢的中间产物三氟乙酰氯可对肝中的几种蛋白质进行三氟乙酰化。机体对这些三氟乙酰化的蛋白质可产生免疫反应，而此种免疫反应可能是氟烷诱发暴发性肝坏死的原因。利福平通过诱导肝药酶，促进三氟乙酰氯的生成，可能是该影响的机制。

建议 利福平通过诱导CYP可促进氟烷的氧化代谢已经明确，但该影响导致严重肝毒性的发生率究竟有多高，尚难以确定。不过，考虑到后果的严重性，在应用利福平治疗期间最好避免采用氟烷麻醉。

[氟烷（三氟氯溴乙烷）－碳酸氢钠（小苏打）][2]
Halothane－Sodium Bicarbonate

要点 氟烷麻醉期间给予碳酸氢钠，可诱发代谢性酸中毒，使总外周阻力明显降低，导致严重低血压。

有关药物 碳酸氢钠与其他吸入麻醉药（环丙烷、异氟烷、甲氧氟烷等）之间及氟烷与其他碱性注射液（乳酸钠、磷酸氢二钠、三羟甲基氨基甲烷等）之间是否会发生类似相互影响，还未见报道。

机制 机制尚难分析。

建议 必须同用时，应认识到有可能导致严重低血压。

[甲氧氟烷－司可巴比妥（速可眠）][2]
Methoxyflurane－Secobarbital

要点 有人观察了甲氧氟烷对13名患者肾功能的影响。其中同时应用司可巴比妥的1例出现无尿性肾衰竭，其血清无机氟化物浓度也明显高于另外 12 例。

有关药物   有 1 名患者连续应用戊巴比妥数年，在因甲氧氟烷麻醉前 3 天停止服用，麻醉期间也发生了无尿性肾衰竭。根据药理作用推测，甲氧氟烷与其他巴比妥类（苯巴比妥、异戊巴比妥、仲丁巴比妥等）之间，也可发生类似的相互影响，但尚缺乏证据。其他卤化吸入麻醉剂如氟烷、恩氟烷、异氟烷等，经肝代谢的程度都低于甲氧氟烷，故不大可能与司可巴比妥发生类似相互影响。

机制   甲氧氟烷在肝中转化为有毒代谢物（主要是无机氟化物），这些代谢物直接损害肾小管。巴比妥类诱导肝药酶，可使甲氧氟烷有毒代谢物的生成加速，从而加重对肾的损害。此点已得到数项动物研究验证。

建议   正在应用巴比妥类药物的患者，应避免使用甲氧氟烷。如有必要应用甲氧氟烷，需在巴比妥类停用数天之后。

[甲氧氟烷－四环素][2]
Methoxyflurane－Tetracycline

要点   同时应用甲氧氟烷和四环素，可致严重肾毒性。

有关药物   土霉素、美他环素（甲烯土霉素），及米诺环素（二甲胺四环素）等四环素类衍生物，可与甲氧氟烷发生类似相互影响。但据报道，多西环素（强力霉素）无此作用。

机制   四环素可导致人类肾前性氮质血症。如果肾功能受损，则发生血尿素氮升高。大剂量甲氧氟烷有潜在肾毒性。同时应用甲氧氟烷和四环素，其肾毒性相加还是协同，尚不清楚。

建议   虽然目前这方面的资料还不多，但最好避免二者同用。必须同用时，应严密观察肾功能状态。甲氧氟烷与其他具有肾毒性的药物如多黏菌素、氨基苷类等也应避免同用。

[恩氟烷（安氟醚）－阿米替林（阿密替林，依拉维）][2]
Enflurane－Amitriptyline

要点   有两名患者在阿米替林（100～150 mg/d）治疗期间，用恩氟烷进行诱导麻醉时，引起癫痫样发作。

有关药物   阿米替林与其他吸入麻醉剂（氟烷、异氟烷、甲氧氟烷等）之间及恩氟烷与其他三环类抗抑郁药（如去甲替林、地昔帕明、曲米帕明等）之间是否会发生类似相互影响，尚未见报道。

机制   有人认为，可能是阿米替林增强了恩氟烷的促运动作用。

建议   在得到进一步资料前，应尽可能避免两药合用。

[恩氟烷（安氟醚）－苯巴比妥（鲁米那）][2]
Enflurane－Phenobarbital

要点   苯巴比妥可诱导恩氟烷产生有毒代谢物，而这些有毒代谢物可促进脂质过氧化，从而导致门脉周性肝坏死。

有关药物   根据对肝药酶诱导的类似性推测，所有巴比妥类镇静催眠药（包括戊巴比妥、异戊巴比妥、司可巴比妥等）与恩氟烷之间都可发生类似相互影响。根据相互影响的机制以及代谢途径的类似性推测，苯巴比妥与氟烷、异氟烷，及甲氧氟烷等吸入麻醉药之间可发生类似相互影响，但与七氟烷以及地氟烷等吸入麻醉剂之间的类似相互影响不太可能发生（因为它们的分子内不含氯）。

另外，已经明确证实苯巴比妥对四氯化碳（carbon tetrachloride）可发生类似影响。预料所有氯化碳氢化合物类麻醉剂的毒性都可被苯巴比妥所增强。

机制   苯巴比妥诱导肝药酶，加速氯化碳氢化合物（包括恩氟烷和四氯化碳）向有毒代谢物的转化，是该影响的机制（这与恩氟烷－异烟肼之间相互影响的机制有所不同，参见 [恩氟烷－异烟肼]）。

建议   两类药物的同时应用应尽可能避免。

[恩氟烷 (安氟醚) - 异烟肼 (雷米封, 异烟酰肼)][2]
Enflurane - Isoniazid

要点 在应用异烟肼期间给予恩氟烷, 可导致氟化物血浓度明显升高, 有可能导致氟化物中毒; 与此同时, 恩氟烷的作用可能减弱 (Gumbo, 2011)。

有关药物 有证据表明, 异氟烷 (isoflurane) 与异烟肼之间可发生类似相互影响。根据代谢途径的类似性推测, 氟烷 (halothane) 地氟烷 (desflurane), 及七氟烷 (sevoflurane) 等氟化吸入麻醉剂与异烟肼之间的类似相互影响也有可能发生。

机制 恩氟烷有 2%~8% 在肝中经由 CYP2E1 氧化代谢, 氟化物离子是其代谢的副产物。在无其他因素干扰的情况下, 氟化物血浓度较低, 无什么毒性作用。异烟肼诱导 CYP2E1, 加速恩氟烷的氧化代谢, 增加氟化物离子的产生, 是其导致氟化物血浓度升高、毒副作用增加的同时麻醉作用减弱的原因 (Patel et al, 2011)。

正常情况下, 异氟烷仅有 0.2% 经 CYP2E1 代谢。氟烷有 10% 以上经 CYP 代谢转化, 七氟烷约占 3%, 地氟烷不足 1%, 但经 CYP2E1 代谢的程度尚未见报道。预料它们的代谢受异烟肼影响的程度有所不同。

建议 根据影响的机制推测, 仅在异烟肼应用两周或以上时, 才有可能对恩氟烷的代谢发生影响。两类药物的同时应用应尽可能避免。

[氯胺酮 (凯他敏) - 葡萄柚汁][2]
Ketamine - Grapefruit Juice

要点 Peltoniemi 等对 12 名健康志愿者进行的一项 2 阶段随机化交叉研究表明, 同时应用 S-型氯胺酮和葡萄柚汁 (葡萄柚汁 200 ml 每日 3 次连用 5 天, 于应用葡萄柚汁的第 5 天 8 am 空腹口服 S-型氯胺酮糖浆 0.2 mg/kg, 同时饮用葡萄柚汁 150 ml), 与对照相比, 可使氯胺酮的 $AUC_{0\sim\infty}$ 几何均数增加 1.98 倍 (最大增加 5.5 倍), C_{max} 升高 1.14 倍, 清除半衰期延长 24%。与对照相比, 尽管氯胺酮的主要代谢物去甲氯胺酮的 $AUC_{0\sim\infty}$ 增加 20%, 但其 $AUC_{0\sim\infty}$ 与氯胺酮的 $AUC_{0\sim\infty}$ 之比值减少 57% (Peltoniemi et al, 2012)。

有关药物 新近有研究表明, 噻氯匹定 (ticlopidine) 克拉霉素 (clarithromycin) 圣约翰草 (St. John's wort; 金丝桃), 及利福平 (rifampicin) 可通过调节负责人体氯胺酮 N-位脱甲基的 CYP, 从而导致氯胺酮生物利用度的明显改变。

与葡萄柚汁有关的药物相互影响有不少报道, 但真正证明有明显临床意义的并不多。部分报道表明, 葡萄柚汁对非洛地平、洛伐他汀、地西泮, 及特非那定的口服生物利用度有某种程度的影响。人体研究表明, 葡萄柚汁可降低非索非那定 (fexofenadine)、塞利洛尔 (celiprolol), 及阿利吉仑 (aliskiren) 的 AUC, 这一影响归于对 OATP 或其他转运蛋白的抑制。然而, 也有研究表明, 强效 CYP3A4 和 P-糖蛋白抑制剂伊曲康唑对口服氯胺酮的血浓度无影响。葡萄柚汁使无广泛首过代谢的羟考酮 (oxycodone) 口服后的 $AUC_{0\sim\infty}$ 仅增加 70%。而广泛经由 CYP3A 介导首过代谢的药物, 如洛伐他汀 (lovastatin)、辛伐他汀 (simvastatin) 或丁螺环酮 (buspirone), 其 AUC 可增加 10 倍以上。

噻氯匹定可能通过抑制 CYP2B6 而阻碍氯胺酮的代谢, 克拉霉素通过抑制 CYP3A4 增加氯胺酮的口服生物利用度, 而圣约翰草和利福平则通过诱导几种酶和转运体的活性, 从而降低氯胺酮的血浓度。

机制 葡萄柚汁是一种复杂的混合物, 含有数百种植物类化学物质, 其中包括呋喃香豆素类 (furanocoumarins) 和类黄酮 (flavonoids)。体外研究表明, 呋喃香豆素类的 6′, 7′-二羟香柠檬素 (6′, 7′-dihydroxybergamottin) 对 CYP3A 有抑制作用, 而香柠檬素 (bergamottin) 抑制多种 CYP, 包括 CYP3A4/3A5 和 CYP2B6。尽管体外研究表明, 葡萄柚汁可抑制有机阴离子转运多肽 (OATP)、P-糖蛋白、酯酶、磺酰基转移酶, 及多种 CYP (包括 CYP3A4、CYP3A5, 及 CYP2B6),

但有临床证据表明与其在人体内影响相关的主要是 CYP3A4 和 OATP。体外研究表明，氯胺酮广泛经由 CYP3A4 和 CYP2B6 代谢，主要产物是去甲氯胺酮，体内研究进一步证实了这一点。鉴于尚无证据表明氯胺酮的体内过程涉及 OATP，故认为该影响主要与葡萄柚汁抑制 CYP3A4 和（或）CYP2B6，从而阻碍氯胺酮的 N-位脱甲基有关。

尽管葡萄柚汁的积累可能对肝的 CYP 产生影响，但无论是单次还是多次饮用葡萄柚汁，对肠道 CYP 的影响都远比对肝的 CYP 影响明显，也就是说，在任何情况下，葡萄柚汁对氯胺酮清除的影响都远远弱于对吸收的影响。

葡萄柚汁导致肠道 CYP3A4 的不可逆丢失，其恢复需要重新合成，恢复半衰期为 23 小时。这与葡萄柚汁对 OATP 的抑制作用仅持续 2～4 小时有明显不同。

尽管磺酰基转移酶分布广泛，且在肠道中含量最高，但体外研究表明，它对葡萄柚汁的抑制作用相对耐受（即对葡萄柚汁的抑制作用相对不敏感），也未曾证明其与氯胺酮的体内过程有何关联，故与该影响无关。

建议　氯胺酮是苯环己哌啶（苯环利定，天使粉；phencyclidine）的衍生物，通过拮抗 N-甲基-D-门冬氨酸受体（一种兴奋性氨基酸受体）发挥作用，低剂量产生镇痛，高剂量导致镇痛和分离麻醉。传统上氯胺酮通过静脉给药，但目前口服应用的情况越来越多（包括口服、舌下，及鼻内等各种剂型）。

氯胺酮有两种光学对映体，S 型对映体比两种对映体的消旋混合物镇痛作用强，副作用少，故临床上提倡应用 S 型。然而，氯胺酮的口服生物利用度较低（仅有 17%～24%），故更易受代谢或转运的抑制性影响，是临床用药中需要注意的问题。

Peltoniemi 等的研究表明，葡萄柚汁的同时应用可明显升高口服氯胺酮的血浓度。尽管在 Peltoniemi 等的受试者中未见有药理作用的明显增强和毒副作用的显著增加，但他们所采用的剂量低于治疗量，预料临床用量或更大剂量（如难治性神经痛和癌性痛）时有明显增加毒副作用的可能性。在取得进一步的临床资料前，建议正在应用氯胺酮口服治疗的患者避免饮用葡萄柚汁。

［氯胺酮（凯他敏）-地西泮（安定）][2]
Ketamine－Diazepam

要点　有人对 49 名行氯胺酮麻醉腹部手术的患者进行了研究。结果表明，预先给予地西泮 10 mg 者，心动过速和高血压的发生率明显降低，在麻醉最初 30 分钟内，氯胺酮的需要量大大减少，稳态血浓度降低，而其半衰期明显延长。以前长期应用地西泮的 4 名患者，氯胺酮半衰期短于地西泮处理组和对照组。

有关药物　氯胺酮和其他苯二氮䓬类（氟西泮、硝西泮、阿普唑仑等）之间是否会发生类似相互影响，目前还不清楚。但根据提出的机制推测，预料经 N 位脱甲基代谢的氯氮䓬（利眠宁）与氯胺酮之间的类似相互影响有可能发生。已证明氯胺酮与氟硝西泮合用可发生明显的协同作用（但该相互影响的机制可能不同于氯胺酮-地西泮，见［氯胺酮（凯他敏）-氟西泮（氟安定，氟胺安定）]）。

机制　这种相互影响的机制目前还不了解。氯胺酮（在肝内可代谢为仍有麻醉活性的去甲氯胺酮）和地西泮都有 N 位脱甲基代谢，故认为氯胺酮半衰期的延长可能与地西泮对其肝代谢的竞争性抑制有关。

建议　地西泮常作为氯胺酮基础麻醉的术前用药，但应明确，凡是预先应用地西泮处理的患者，氯胺酮的用量应适当减少。

［氯胺酮（凯他敏）-氟西泮（氟安定，氟胺安定）][2]
Ketamine－Flurazepam

要点　有证据表明，氟西泮增强氯胺酮的麻醉作用。

有关药物　已证明氯胺酮与氟硝西泮合用可发生明显的协同作用。大量证据表明，氯胺酮（或其他麻醉剂）与所有苯二氮䓬类（氟地西泮、哈拉西泮、三唑仑、阿普唑仑、美沙唑仑、依替唑仑、溴替唑仑等）之间都可发生类似相互影响。

机制 鉴于氯胺酮与所有苯二氮䓬类都可发生类似相互影响，因此有理由推测该相互影响起因于两者普遍抑制作用的相加。

建议 氯胺酮与氟西泮同用时，氯胺酮的剂量应适当减少，但减量的幅度可能比与地西泮同用时要小一些。

［氯胺酮（凯他敏）−中枢神经系统抑制药］[2]
Ketamine−CNS Depressants

要点 氯胺酮可增强巴比妥类及麻醉镇痛剂的中枢抑制作用。

建议 滥用这类麻醉药可产生严重的甚至致命的呼吸抑制，其症状不一定在手术后立即出现。此点应引起临床医生注意。

［氯胺酮（凯他敏）−氟烷（三氟氯溴乙烷）］[2]
Ketamine−Halothane

要点 研究表明，氟烷麻醉期间应用氯胺酮，可致周围血管阻力迅速增加，而心输出量、收缩压、舒张压，及平均动脉压降低。

有关药物 氯胺酮与恩氟烷同用时，也有类似作用，但与氟烷相比，出现比较慢，且不明显。异氟烷及甲氧氟烷等卤化吸入麻醉剂的药理作用与氟烷相似，有可能与氯胺酮发生类似相互影响，但尚缺乏证据。

机制 氯胺酮对心血管系统有兴奋作用，可致血压升高，心率加速，而氟烷则对心脏有抑制作用。据推测，氯胺酮的自主神经兴奋特点有赖于中枢神经系统的完整性。氟烷可能作为一种抗交感物质，从而使氯胺酮的直接负性频率作用得以表现出来，结果导致明显低血压。

建议 进行氟烷麻醉时，应慎用氯胺酮。同用时，需密切观察患者的血压。

［氯胺酮（凯他敏）−酮洛芬（酮基布洛芬，优洛芬）］[4]
Ketamine−Ketoprofen

要点 Lizarraga 等采用新生大鼠脊髓标本进行的研究表明，联合应用氯胺酮和 COX（环氧酶）抑制剂酮洛芬，既可协同性抑制低强度兴奋性突触后电位，也可协同性抑制高强度兴奋性突触后电位，从而协同性抑制伤害性刺激在脊髓中的传递。这一相互影响有可能增强麻醉镇痛作用，减少运动方面的不良反应（Lizarraga et al，2008）。

有关药物 根据提出的机制推测，氯胺酮与所有 COX 抑制剂（如布洛芬、吲哚美辛、托美汀等）之间都有可能发生类似相互影响。Lizarraga 等的研究表明，氯胺酮与一氧化氮合酶（NOS）抑制剂 N-ω-硝基-L-精氨酸甲酯（N^{ω}-nitro-L-arginine methyl ester；L-NAME）联用也可发生类似相互影响。

酮替芬与 L-NAME 联用，仅对高强度兴奋性突触后电位有协同性抑制作用，这与氯胺酮−酮洛芬以及氯胺酮-L-NAME 之间相互影响的结果有所不同。

机制 脊髓中的 N-甲基-D-门冬（天冬）氨酸（NMDA）受体、环氧酶，及 NOS 通路在伤害性刺激的加工处理方面起重要作用，如果同时影响这三种酶或受体，就有可能发挥协同性镇痛作用。已知单独静脉注射氯胺酮既可抑制 A 类纤维介导的单突触反射（A 类纤维介导的单突触反射与运动以及运动方面的副作用有关）和低强度兴奋性突触后电位，也可抑制 C 类纤维介导的高强度突触后电位（低、高强度兴奋性突触后电位与伤害性刺激的传递有关），而酮替芬单用仅抑制低强度和高强度兴奋性突触后电位。可见，两者联用对低、高强度兴奋性突触后电位的协同性抑制是该影响的机制。

建议 尚不知这种相互影响在人体内是否也会发生，如有发生的话，在增强镇痛作用的同时是否会增加中枢神经系统不良反应的发生率，有待进一步研究。如能在增强镇痛作用的同时减少运动方面的不良作用，且不增强中枢神经系统方面的不良影响，可以认为这是一种有益的联合。

［氯胺酮（凯他敏）－甲状腺制剂］[3]
Ketamine－Thyroid

要点　对两名接受甲状腺制剂替代治疗的患者进行的研究表明，同时应用氯胺酮导致明显的心动过速和高血压。

有关药物　氯胺酮与其他甲状腺药物（左旋甲状腺素、碘赛罗宁、促甲状腺激素等）之间是否会发生类似相互影响，目前还不清楚。但因药理作用相似，预料类似相互影响有可能发生。

机制　此种相互影响的机制尚不了解。已证明氯胺酮本身即可导致高血压和心动过速，但通常不像合用甲状腺制剂时那么严重，因此认为，甲状腺制剂与明显高血压和心动过速有关。

建议　就目前可得到的资料来看，无须特意避免这两类药物的同时应用。但如此种相互影响确实发生的话，普萘洛尔可有帮助，因已证明它能有效控制心率和血压的升高。

［硫喷妥（戊硫巴比妥）－利血平（蛇根碱）］[2]
Thiopental－Reserpine

要点　利血平可增强硫喷妥的中枢神经系统抑制作用，导致低血压和心动过缓。但报道结果不一致。

有关药物　动物研究表明，戊巴比妥与利血平可发生相互影响。根据药理作用推测，其他巴比妥类如异戊巴比妥、司可巴比妥、仲丁巴比妥等，也可与利血平发生类似相互影响，但尚未见报道。

其他萝芙木生物碱（萝芙西隆、去甲氧利血平，及利血胺等）的药理作用与利血平相似，故有可能与硫喷妥或其他巴比妥类发生类似相互影响。

机制　尚不清楚。利血平耗竭中枢、周围神经系统，及心血管组织中的儿茶酚胺和 5-羟色胺，干扰 5-羟色胺与受体结合。巴比妥类具有催眠、麻醉、抗惊厥等作用，并能抑制自主神经系统和呼吸。动物研究表明，利血平可增强巴比妥类诱导的睡眠和呼吸抑制作用。

建议　手术前不一定停用利血平，但要了解正在服用利血平的患者有可能发生心动过缓和低血压。如患者在术前未停用利血平且出现低血压的话，间接作用的拟交感药不会有效，此时需用直接作用的拟交感药纠正低血压。

［硫喷妥（戊硫巴比妥）－己酮可可碱］[2]
Thiopental－Pentoxifylline

要点　Pereda 等采用大鼠进行的研究表明，同时应用药理剂量的硫喷妥和己酮可可碱，可导致肺水肿，并引发死亡（Pereda et al, 2006）。

机制　据报道，硫喷妥抑制一氧化氮合酶，从而减少一氧化氮的生成。Pereda 等发现，己酮可可碱也阻断一氧化氮的产生。因此认为，二者对一氧化氮生成的抑制作用可能是该影响的机制之一（二者的联合作用几乎完全阻断一氧化氮的生成，而已知一氧化氮可保护肺免受损害。内皮一氧化氮合酶超表达的转基因小鼠，通气诱发的肺损伤减轻为一氧化氮的肺保护作用进一步提供了佐证）。有关这一影响的确切机制尚有待进一步研究证实。

建议　硫喷妥是快速麻醉诱导最常用的药物之一。己酮可可碱具有明显的流变学特点，可改善微循环，且可抑制肿瘤坏死因子 α 的生成，显示明显的抗炎特点，临床应用广泛。然而，采用大鼠进行的研究表明，两者的同时应用可促进肺水肿的发生，增加死亡发生率。作者建议，为避免患者急性肺水肿和死亡的可能危险，在获得进一步的临床资料前，硫喷妥诱导麻醉期间禁止同时应用己酮可可碱。

［硫喷妥（戊硫巴比妥）－吗啡］[2]
Thiopental－Morphine

要点　硫喷妥与吗啡合用时，对呼吸的抑制比单用更明显。

有关药物　同时应用硫喷妥和哌替啶，也有类似结果。据报道，小剂量硫喷妥可拮抗 100 mg 哌替啶的镇痛作用，但未言及呼吸抑制作用。其他镇痛药（可待因、美沙酮、芬太尼等）与其他巴比妥类麻醉剂（如甲己炔巴比妥）都可产生一定程度的呼吸抑制，因此，合用时也有可能发生类似相互影响，但尚缺乏证据。

机制　两种药物都有呼吸抑制作用，因此可能为相加或协同性影响，但确切机制尚难定论。

建议　两药同用时，应严密观察患者。如果吗啡不能减量，需做好人工呼吸的准备。

［硫喷妥（戊硫巴比妥）－丙磺舒（羧苯磺胺）］[3]
Thiopental－Probenecid

要点　对 86 名患者进行的双盲对照研究表明，给予丙磺舒后，硫喷妥的麻醉时间延长 26%～109%。动脉血压、心率、恢复时间，及对痛刺激的耐受及窒息的发作次数不受丙磺舒的影响。

有关药物　丙磺舒与其他巴比妥类麻醉药（如甲己炔巴比妥）之间有无相互影响尚缺乏证据，但因药理作用类似，预料有可能发生类似相互影响。没有证据表明硫喷妥与其他促尿酸排泄药如磺吡酮（苯磺唑酮）或苯溴马隆之间是否会发生相互影响。

机制　此种相互影响的机制不清楚。

建议　重要的是要认识到硫喷妥和丙磺舒同用后麻醉时间可延长。如果此种影响不合需要，在应用硫喷妥前最好停用丙磺舒。

有报道说噻嗪类利尿剂（thiazide diuretics）可增强全麻药（包括吸入麻醉药氟烷以及静脉麻醉药硫喷妥等）的作用（该影响可能起因于噻嗪类利尿剂所致液体及电解质平衡紊乱等的综合结果），但是这一内容已经超出此处所讨论的范围。然而，鉴于噻嗪类利尿剂属于临床常用药物，因此，了解它们与麻醉药之间的这一相互影响有一定临床意义（Reilly et al，2011）。

［硫喷妥（戊硫巴比妥）－艾美拉唑（埃索美拉唑，艾司奥美拉唑）］[2]
Thiopental－Esomeprazole

要点　Marsot 等对收住重症监护病房的 52 名危重患者进行的一项研究表明，同时应用质子泵抑制剂艾美拉唑和硫喷妥，与硫喷妥单用相比，可使其分布容积增加（从单用时的 153.21 增加至同用时的 256.10），半衰期延长（从 20.0 小时延长至 33.5 小时）（Marsot et al，2013）。

有关药物　根据体内过程的类似性推测，其他质子泵抑制剂，如奥美拉唑、兰索拉唑、泮托拉唑等，与硫喷妥之间可发生类似相互影响，但尚有待基础和临床研究的进一步证实。

机制　确切机制还不清楚，Marsot 等认为，也许与艾美拉唑抑制 P-糖蛋白，从而增加硫喷妥在组织中的滞留有关。

建议　该影响的临床意义在于，当硫喷妥需要达到某种靶浓度时，仅根据血浓度调整硫喷妥的剂量，也许会造成意想不到的危险后果（同时应用艾美拉唑，硫喷妥的血浓度是下降的，但在其发挥作用的组织中浓度升高，特别是大脑）。有必要进行进一步研究，以探讨该影响的确切机制，阐明艾美拉唑的这一作用对硫喷妥镇静催眠深度的影响。

［硫喷妥（戊硫巴比妥）－磺胺异噁唑］[2]
Thiopental－Sulfisoxazole

要点　静脉应用磺胺异噁唑，可使硫喷妥麻醉所需要的剂量减少。如在诱导麻醉前给药，则能缩短清醒时间。

有关药物　根据药理作用推测，磺胺异噁唑与其他超短效巴比妥类（如甲己炔巴比妥）可发生类似相互影响，但还未见临床报道。较长效的巴比妥类（异戊巴比妥、司可巴比妥、仲丁巴比妥等）与其他磺胺类（磺胺甲噻二唑、磺胺甲噁唑、柳氮磺吡啶等）之间的相互影响还不清楚，但已证明，苯巴比妥与磺胺异噁唑之间无明显相互影响。

机制　据推测，磺胺异噁唑可置换与血浆蛋白结合的硫喷妥，使其游离血浓度升高。磺胺异噁唑还可增强硫喷妥的麻醉作用。但与此同时，也加速其代谢，故恢复时间缩短。

建议　在长期口服磺胺异噁唑期间，需要调整硫喷妥的剂量（小量多次），以便补偿同时应用磺胺异噁唑所造成的影响。

［苯环己哌啶（苯环利定，天使粉）－氯丙嗪（冬眠灵，氯普马嗪）][1]
Phencyclidine－Chlorpromazine

要点　同时应用苯环己哌啶和氯丙嗪，抗胆碱作用增强，不良反应（如口干、便秘、视物模糊，及眼压升高等）发生率增加。

有关药物　凡是具有抗胆碱作用的抗精神病药，都可与苯环己哌啶发生类似相互影响。根据与毒蕈碱（M）受体（主要是 M_1 受体）的亲和力推测，影响的程度从强到弱依次为奥氮平（olanzapine）、氯氮平（clozapine）、硫利达嗪（thioridazine）、氯丙嗪、奎硫平（quetiapine；奎硫平在体内的代谢物去甲奎硫平对 M 受体的阻断作用强于奎硫平）、洛沙平（loxapine），及佐替平（zotepine）。氟哌啶醇、替沃噻吨、吗茚酮、阿塞那平（asenapine）、齐拉西酮（ziprasidone）、利培酮、帕利哌酮（paliperidone），及舒必利等与 M 受体几无亲和力，故与苯环己哌啶之间不会发生类似相互影响。

机制　苯环己哌啶和氯丙嗪都有明显的抗胆碱作用，同用时两者的抗胆碱作用相加。

建议　苯环己哌啶最初作为一种麻醉剂于上世纪 50 年代开始研发，在分类上属于分离性麻醉剂，故将其作为麻醉剂放在此处讨论。然而，因其所致术后谵妄伴幻觉的发生率较高，因此不再作为麻醉剂应用于临床。不过，由于它的特殊作用以及容易获取，现已成为广泛滥用的致幻剂之一。因为滥用，也就容易出现过量的情况。但是，苯环己哌啶无特效拮抗剂，也未证明有什么方法可促进其排泄（尽管有人提出用酸化尿液的方法促进排泄，但尚无有效的临床实践支持），故必须依赖生命支持疗法（苯环己哌啶所致昏迷可持续 7～10 天）。苯环己哌啶引起的躁动不安或精神病状态可用地西泮处理。长期的精神病行为需要给予抗精神病药，但氯丙嗪和奥氮平等具有明显抗胆碱作用的抗精神病药应予避免（O'Brien，2011）。

（张　彬　滕文静）

主要参考文献

Gumbo T，2011. Chemotherapy of tuberculosis, *Mycobacterium avium* complex disease, and leprosy. In：*Goodman & Gilman's The pharmacological basis of therapeutics*, *12th ed*. Brunton LL（editor），McGraw-Hill Co, Inc, New York：1549-1570

Lizarraga I，et al，2008. Synergistic depression of NMDA receptor-mediated transmission by ketamine, ketoprofen and L-NAME combinations in neonatal rat spinal cords in vitro. *Br J Pharmacol*，153：1030-1042

Marsot A，et al，2013. Interaction of thiopental with esomeprazole in critically ill patients. *Eur J Clin Pharmacol*，69：1667-1672

O'Brien，2011. Drug addiction. In：*Goodman & Gilman's The pharmacological basis of therapeutics*, *12th ed*. Brunton LL（editor），McGraw-Hill Co, Inc, New York：649-668

Patel PM，et al，2011. General anesthetics and therapeutic gases. In：*Goodman & Gilman's The pharmacological basis of therapeutics*, *12th ed*. Brunton LL（editor），McGraw-Hill Co, Inc, New York：527-564

Peltoniemi MA，et al，2012. S-ketamine concentrations are greatly increased by grapefruit juice. *Eur J Clin Pharmacol*，68：979-986

Pereda J，et al，2006. Co-administration of pentoxifylline and thiopental causes death by acute pulmonary oedema in rats. *Br J Pharmacol*，149：450-455

Reilly RF，et al，2011. Regulation of renal function and vascular volume. In：*Goodman & Gilman's The pharmacological basis of therapeutics*, *12th ed*. Brunton LL（editor），McGraw-Hill Co, Inc, New York：671-719

第十五章　局部麻醉药

［普鲁卡因（奴佛卡因）－重症肌无力］[2]
Procaine－Myasthenia Gravis

要点　重症肌无力患者即使局部应用普鲁卡因也可使重症肌无力的症状恶化。

机制　普鲁卡因抑制终板部位突触前膜乙酰胆碱的释放。

建议　重症肌无力患者如果需要局麻药，应慎用或不用普鲁卡因。

虽然已证明利多卡因像普鲁卡因一样可增强琥珀胆碱的肌松作用（见［琥珀胆碱－普鲁卡因］），但尚未见有对重症肌无力患者有何影响的报道，故必要时可考虑用利多卡因代替普鲁卡因。

［普鲁卡因（奴佛卡因）－依可碘酯］[1]
Procaine－Ecothiopate Iodide

要点　长期应用依可碘酯治疗眼疾（如慢性单纯性青光眼）的患者，给予普鲁卡因局麻后有导致血压升高、意识丧失的报道。

有关药物　根据相互影响的机制推测，普鲁卡因与其他抗胆碱酯酶药（新斯的明、吡斯的明、地美溴铵等）之间以及依可碘酯与其他酯类局麻药（氯普鲁卡因、丁卡因、苯佐卡因等）之间可发生类似相互影响。酰胺类局麻药辛可卡因（地布卡因）也经假胆碱酯酶代谢，预料与依可碘酯可发生类似相互影响。

机制　普鲁卡因在体内主要经假胆碱酯酶水解代谢。依可碘酯属于难逆性胆碱酯酶抑制药，但对血浆中的假胆碱酯酶也有抑制作用，滴眼后可部分吸收，在抑制胆碱酯酶的同时也抑制假胆碱酯酶，从而影响普鲁卡因的水解。

建议　不应忘记，依可碘酯即使局部应用也可导致血浆假胆碱酯酶的抑制，引起普鲁卡因中毒。因误用导致普鲁卡因毒性时，应即刻停药，并根据中毒的情况采用吸氧、地西泮肌内或静脉注射（$10\sim20$ mg）等措施；严重者缓慢静脉注射 2.5％ 硫喷妥钠以控制肌肉痉挛。重要的是保持呼吸道通畅。

［罗哌卡因－环丙沙星（环丙氟哌酸）］[2]
Ropivacaine－Ciprofloxacin

要点　Jokinen 等对健康受试者进行的研究表明，环丙沙星可使罗哌卡因的清除率降低 31％（$P<0.05$），但存在相当的个体差异。环丙沙星也使 3-羟罗哌卡因的 AUC 减少 38％（$P<0.05$），3-羟罗哌卡因的尿排泄减少 27％（$P<0.05$）。与此同时，罗哌卡因的另一代谢物（S）-2′，6′-pipecoloxylidide（PPX）的 AUC 增加 71％（$P<0.01$），尿排泄增加 97％（$P<0.01$）（Jokinen et al，2003）。

机制　环丙沙星抑制 CYP1A2，从而阻碍罗哌卡因向其羟基衍生物的代谢转化，是罗哌卡因清除率降低的原因。与此同时，罗哌卡因经 CYP3A4 途径的代谢代偿性增加，故 PPX 的生成增加。但是，罗哌卡因的代谢主要由 CYP1A2 负责，CYP3A4 途径的代偿性增加不足以抵消经 CYP1A2 途径代谢的减少，故与环丙沙星同用时有可能产生中毒症状。

注：CYP1A2 抑制剂氟伏沙明可使罗哌卡因的清除减少 68％～77％，但 CYP3A4 抑制剂酮康唑、伊曲康唑、克拉霉素或红霉素等仅使罗哌卡因的清除减少 5％～15％，这为罗哌卡因的代谢主要由 CYP1A2 负责的推论提供了进一步的佐证。

　　理论上，凡是其代谢涉及 CYP1A2 的药物，如他克林、普罗帕酮、维拉帕米、咖啡因、氯氮平、阿米替林、氯米帕明、对乙酰氨基酚、非那西汀、安替比林、华法林、茶碱、昂丹司琼等，都有可能与环丙沙星发生类似相互影响。与茶碱、咖啡因，及氯氮平的类似相互影响已经证实（也见有关章节）。

　　建议　环丙沙星治疗期间，罗哌卡因的应用应谨慎；其他 CYP1A2 的底物和（或）抑制剂治疗期间，如欲应用罗哌卡因，也应小心。

（滕文静）

主要参考文献

Jokinen MJ，et al，2003. Effect of ciprofloxacin on the pharmacokinetics of ropivacaine. *Eur J Clin Pharmacol*，58：653-657

第十六章　肌松药（骨骼肌松弛药）

第一节　非除极化型（竞争性）肌松药

[泮库溴铵（潘可罗宁，本可松）－新斯的明（普洛斯的明，普洛色林)][2]
Pancuronium Bromide－Neostigmine

要点　同时应用非除极化型肌松药泮库溴铵（化学上属于甾烷铵类的非除极化型肌松药）和抗胆碱酯酶药新斯的明，可逆转前者的神经肌肉阻断作用。

有关药物　根据相互影响的机制推测，泮库溴铵与其他抗胆碱酯酶药（如吡斯的明、依酚氯铵、加兰他敏等）之间以及新斯的明与其他非除极化型肌松药（如苄基异喹啉类的筒箭毒碱、阿曲库铵、阿库氯铵、米库氯铵，及甾烷铵类的哌库溴铵、罗库溴铵、维库溴铵等）之间可发生类似相互影响。

机制　泮库溴铵主要通过与乙酰胆碱（ACh）竞争神经肌肉接头处的烟碱（N）受体，竞争性阻断 ACh 的除极化作用，从而使骨骼肌松弛。新斯的明则通过抑制胆碱酯酶，导致内源性 ACh 的蓄积，同时也可直接作用于神经肌肉接头，故可逆转泮库溴铵的神经肌肉阻断作用。

同属非除极化型肌松药的米库氯铵与新斯的明的相互影响除上述机制外，因其在体内由假胆碱酯酶水解代谢（这与其他非除极化型肌松药不同），故还有药动学的因素参与。因此，它们之间相互影响的结果难以预测。

建议　鉴于新斯的明等抗胆碱酯酶药可逆转非除极化型肌松药的神经肌肉阻断作用，故两者的同时应用应予避免。然而，也正是因为两者的互相拮抗，临床上可采用抗胆碱酯酶药处理非除极化型肌松药过量（因肌松药过量所致的呼吸麻痹首先应采用正压人工呼吸给氧，保证呼吸道通畅。如为泮库溴铵等非除极化型肌松药所致，静脉给予 0.5～2 mg 新斯的明或 10 mg 依酚氯铵，可促进恢复）。在手术结束时，有些麻醉学家采用新斯的明或依酚氯铵以逆转神经肌肉阻断，缩短神经肌肉阻断的持续时间（同时也应给与一种 M 受体拮抗剂，如阿托品或格隆溴铵，以防 M 受体兴奋所致的心率减慢），也是基于这一原理（但米库氯铵可能例外）。

[泮库溴铵（潘可罗宁，本可松）－硝酸甘油][3]
Pancuronium Bromide－Nitroglycerin

要点　动物研究表明，给泮库溴铵前静脉给予硝酸甘油，可延长泮库溴铵的神经肌肉阻断作用。某些证据表明，硝酸甘油也可增加神经肌肉阻断的深度。

有关药物　硝酸甘油不延长筒箭毒碱、季铵酚，及琥珀胆碱的神经肌肉阻断作用。因报道结果不一致，故很难断定硝酸甘油与其他非除极化型肌松药（甲筒箭毒、阿库氯铵、法扎溴铵）以及泮库溴铵与其他硝酸酯（单硝酸异山梨酯、戊四硝酯、硝酸异山梨酯等）之间是否会发生类似相互影响。

机制　此种相互影响的机制不清楚。但已知相互影响并非是由于泮库溴铵血浆清除率的改变、循环改变，也非起因于酸碱或电解质平衡的改变。

建议　在对人类进行进一步临床研究前，重要的是要认识到神经肌肉阻断的时间可能延长。如欲应用硝酸甘油，应用一种无相互影响的肌松药也许更为可取。另外，已证明新斯的明可迅速完全地逆转肌肉麻痹，即使在硝酸甘油使之延长的期间也如此。

［泮库溴铵（潘可罗宁，本可松）－苯妥英（大仑丁，二苯乙内酰脲）][2]
Pancuronium Bromide－Phenytoin

要点 苯妥英可削弱泮库溴铵的神经肌肉阻断作用。

有关药物 有证据表明，苯妥英与其他非除极化型肌松药之间可发生类似相互影响，但相互影响的程度不同。被影响程度的强弱依次为多沙库铵（doxacurium）、二甲箭毒、泮库溴铵、维库溴铵、筒箭毒碱，及阿曲库铵。与后两者的影响无统计学差异。

根据药理作用及代谢途径推测，泮库溴铵与其他乙内酰脲类抗癫痫药如乙妥英（乙基苯妥英）和甲妥英（3-甲基乙妥因）之间可发生类似相互影响。

机制 推测与苯妥英诱导肝药酶从而增加肌松药的代谢有关。苯妥英对神经肌肉接头反应的影响也不能排除。

建议 应用苯妥英治疗期间，非除极化型肌松药的需要量可能大于常量。苯妥英治疗期间，如果需要应用非除极化型肌松药，选用与苯妥英相互影响程度较小的肌松药（如筒箭毒碱和阿曲库铵），也许可最大限度地避免此种相互影响。

［泮库溴铵（潘可罗宁，本可松）－卡马西平（酰胺咪嗪，痛惊宁）][3]
Pancuronium Bromide－Carbamazepine

要点 卡马西平促进泮库溴铵神经肌肉阻断作用的恢复，预计两者同用时，泮库溴铵的神经肌肉阻断作用减弱。

有关药物 有报道表明，多沙库铵与卡马西平可发生类似相互影响。其他非除极化型肌松药（筒箭毒碱、法扎溴铵、维库溴铵等）与卡马西平之间是否会发生类似相互影响，尚未见报道。但基于药理作用的类似性，预料有可能发生。

卡马西平的结构类似物奥卡西平（10-酮基卡马西平）与泮库溴铵之间是否会发生类似相互影响，尚难以推断。

机制 不清楚。

建议 合用无须避免，但应考虑到给予卡马西平期间泮库溴铵的需要量可能增加。

［泮库溴铵（潘可罗宁，本可松）－碳酸锂][3]
Pancuronium Bromide－Lithium Carbonate

要点 据报道，有一名患者同时应用碳酸锂和泮库溴铵后，泮库溴铵的神经肌肉阻断作用增强，持续时间延长。几项动物研究也观察到类似相互影响。

有关药物 有报道说，一名长期锂盐治疗的患者在给予琥珀胆碱后，窒息时间延长。锂盐对季铵酚和筒箭毒碱的影响不清楚。有些研究者说延长神经肌肉阻断时间，而另一些则说无影响。动物研究表明，锂盐延长泮库溴铵和琥珀胆碱的神经肌肉阻断时间。因为结果不一致，故很难断定碳酸锂与其他非除极化型肌松药（甲筒箭毒、阿库氯铵、法扎溴铵等）及另一除极化型肌松药琥乙溴铵之间是否会发生类似相互影响。

机制 虽然此种相互影响的机制还不清楚，但有人提议说可能起因于锂所致的电解质平衡改变及由此引起的神经肌肉接头部位乙酰胆碱释放减少。

至于碳酸锂与除极化型肌松药琥珀胆碱之间的相互影响，有一则报道表明，锂可逆性地抑制假胆碱酯酶。由于琥珀胆碱由此酶水解失活，故锂盐对此酶的抑制可能是窒息时间延长的机制。如果确实如此的话，非除极化型肌松药米库氯铵、多库氯铵、阿曲库铵等也有可能像琥珀胆碱一样，与碳酸锂之间发生类似相互影响，因为它们在体内的代谢也有假胆碱酯酶的参与（这与其他非除极化型肌松药不同）。

建议 泮库溴铵或其他肌松药慎用于正在服用碳酸锂的患者。必须同用时，应密切观察患者，并备好通气设备。

[泮库溴铵（潘可罗宁，本可松）－丹曲林（硝苯呋海因）][2]
Pancuronium Bromide－Dantrolene

要点　有充分证据表明，丹曲林可增强泮库溴铵的神经肌肉阻断作用（Hibbs et al, 2011）。

有关药物　根据相互影响的机制推测，所有非除极化型肌松药（如维库溴铵、罗库溴铵、阿库氯铵等）都可与丹曲林发生类似相互影响。

机制　丹曲林阻碍钙离子从肌浆网中的释放（这也是它可用于恶性高热和肌肉痉挛治疗的原因），从而导致肌肉松弛，是该相互影响的主要原因。

建议　临床上应想到此种影响可能带来的不良后果。必须同用时，非除极化型肌松药的用量应酌情减少。

[泮库溴铵（潘可罗宁，本可松）－氨茶碱][2]
Pancuronium Bromide－Aminophylline

要点　据报道，同时应用泮库溴铵和氨茶碱，可对泮库溴铵的神经肌肉阻断作用产生耐受性。有一名正在应用氨茶碱的患者，给予泮库溴铵后，发生室上性心动过速。

有关药物　泮库溴铵和其他茶碱衍生物（茶碱、胆茶碱、二羟丙茶碱等）及茶碱衍生物与其他肌松药（筒箭毒碱、维库溴铵、米库氯铵等）间的相互影响尚未见报道。

机制　此种相互影响的机制还不清楚。

建议　上述两种药物同用时，需密切观察患者的反应。

[泮库溴铵（潘可罗宁，本可松）－氢化可的松（可的索，皮质醇）][3]
Pancuronium Bromide－Hydrocortisone

要点　据报道，一例垂体切除患者手术期间应用氢化可的松后，泮库溴铵引起的神经肌肉阻断部分恢复。

有关药物　一研究报道，泼尼松（250 mg/d）减弱泮库溴铵的神经肌肉阻断作用。泮库溴铵与其他糖皮质激素（倍他米松、泼尼松龙、曲安西龙等）及氢化可的松与其他肌松药（非除极化型的筒箭毒碱、甲筒箭毒、法扎溴铵等及除极化型的琥珀胆碱和琥乙溴铵等）之间是否会发生类似相互影响，尚有待进一步验证。

机制　此种相互影响的机制不清楚。有人认为，可能涉及神经肌肉接头部位的竞争，蛋白结合的改变，或肝生物转化的诱导。

建议　如果患者正在应用糖皮质激素，或手术期间需要应用糖皮质激素，也许需要增加肌松药的剂量。

[泮库溴铵（潘可罗宁，本可松）－克林霉素（氯林可霉素）][2]
Pancuronium Bromide－Clindamycin

要点　据报道，手术期间应用克林霉素，可使泮库溴铵的神经肌肉阻断作用时间延长，钙或抗胆碱酯酶药不能逆转。

有关药物　动物研究表明，克林霉素与另一种非除极化型肌松药筒箭毒碱之间可发生类似相互影响；克林霉素的结构类似物林可霉素与泮库溴铵和筒箭毒碱之间的类似相互影响也可发生。

根据药理作用推测，克林霉素或林可霉素与其他非除极化型肌松药（罗库溴铵、维库溴铵、米库氯铵、氯甲左箭毒等）之间也可发生类似相互影响。

据报道，克林霉素有增强琥珀胆碱神经肌肉阻断的作用，但对其他除极化型肌松药（琥乙溴铵、己氨胆碱等）是否有类似影响，尚不清楚。

机制 克林霉素具有某种程度的神经肌肉阻断活性（具体作用环节尚不清楚，但是既涉及突触前的影响，也涉及突触后的影响），其与肌松药的神经肌肉阻断作用发生相加或协同是使泮库溴铵神经肌肉阻断作用时间延长的机制。

建议 这些制剂仅在不得已时才能合用。需要强调的是，合用时的神经肌肉阻断作用持续时间相当长，故应备好辅助通气设施，以应急需。

［泮库溴铵（潘可罗宁，本可松）－氮芥］[2]
Pancuronium Bromide－Nitrogen Mustard（Chlormethine）

要点 最新资料认为，麻醉期间应用泮库溴铵的患者再用抗癌药氮芥，具有一定危险性，但文献中未提及是氮芥的毒性增加，还是泮库溴铵的作用增强。

有关药物 其他抗肿瘤烷化剂（环磷酰胺、苯丁氨酸氮芥、美法仑等）与其他非除极化型肌松药（筒箭毒碱、季铵酚、甲筒箭毒等）之间是否会发生类似相互影响，尚未见报道。

机制 机制不清楚。

建议 避免两者合用。

［泮库溴铵（潘可罗宁，本可松）－噻替哌］[3]
Pancuronium Bromide－Thiotepa

要点 有报道说，接受泮库溴铵，并在其后90分钟腹腔注射噻替哌的一名肌无力患者，迅速出现长时间的呼吸抑制。

有关药物 其他肌松药（除极化型的琥珀胆碱和琥乙溴铵及非除极化型的甲筒箭毒和季铵酚等）与其他抗肿瘤烷化剂（氮甲、雷诺氮芥、尿嘧啶氮芥等）之间是否会发生类似相互影响，目前尚缺乏证据。

机制 该相互影响的机制不清楚。已证实噻替哌本身并不引起实验动物标本的神经肌肉阻断，因此它与泮库溴铵的相互影响似乎并不是相加或协同作用。有人认为重症肌无力可能是此种相互影响的关键易感因素。另外，由于该患者也应用了其他药物（吡斯的明6个月，手术期间应用过阿托品和硫喷妥），这就为机制的分析带来更多困难。

建议 同时应用这两种药物应慎重，用前应备好通气设施。

［泮库溴铵（潘可罗宁，本可松）－硫唑嘌呤（依木兰）］[3]
Pancuronium Bromide－Azathioprine

要点 曾发现一名患者在应用硫唑嘌呤后，泮库溴铵的神经肌肉阻断作用被拮抗。后来在另外3名接受泮库溴铵或筒箭毒碱的患者中观察到同样的现象。

有关药物 在一项动物研究中，应用硫唑嘌呤后，使筒箭毒碱的神经肌肉阻断作用逆转。应用季铵酚时观察到类似结果。预料硫唑嘌呤与其他非除极化型肌松药（甲筒箭毒、阿库氯铵、法扎溴铵等）之间亦可发生类似相互影响。在同一动物研究中，硫唑嘌呤使琥珀胆碱的作用增强，但是否增强另一除极化型肌松药琥乙溴铵的作用，该研究未加验证。巯嘌呤（另一种硫嘌呤类抗肿瘤药）与泮库溴铵是否发生类似相互影响，尚有待证实。

机制 据推测，硫唑嘌呤抑制磷酸二酯酶，使cAMP积聚。cAMP浓度增加，使除极化时间延长。这不但引起反复活动，也增加递质释放。结果是削弱非除极化型肌松药的作用，增强除极化型肌松药的作用。

建议 如需进行神经肌肉阻断，则应避免硫唑嘌呤与泮库溴铵同时应用，也应避免在泮库溴铵之后不久应用。如必须同时应用，泮库溴铵的需要量可能增加。

［米库氯铵－泮库溴铵］[2]
Mivacurium－Pancuronium

要点　Motamed 等对 20 例用芬太尼、异氟烷，及异丙酚（propofol）麻醉者进行的随机对照研究表明，先给低剂量泮库溴铵可增强米库氯铵的肌松作用，并延长其神经肌肉阻断作用的持续时间。但如颠倒给药顺序，则不会发生此种相互影响（Motamed et al，2005）。

机制　泮库溴铵抑制假胆碱酯酶（丁酰胆碱酯酶），降低米库氯铵的水解速度（米库氯铵由假胆碱酯酶水解），从而增加米库氯铵到达神经肌肉接头部位的量，是米库氯铵肌松作用增强、作用时间延长的原因。

建议　有关神经肌肉阻断药之间的协同作用已进行过一系列研究，其中最显著者是米库氯铵和泮库溴铵之间的相互影响。预先给予亚肌松剂量的泮库溴铵，可使短效肌松药米库氯铵的作用时间延长，效应增强。在某些情况下，这是一种有益的相互影响。如欲利用这一协同性相互影响，应在泮库溴铵后给予米库氯铵。

［法扎溴铵－氟烷］[2]
Fazadinium－Halothane

要点　氟烷可增强法扎溴铵的神经肌肉阻断作用。

有关药物　氟烷也可增强其他非除极化型肌松药（筒箭毒碱、泮库溴铵、罗库溴铵、阿库氯铵、阿曲库铵等）的神经肌肉阻断作用。有资料证明，其他吸入麻醉剂也可增强法扎溴铵的神经肌肉阻断作用，增强的顺序依次为地氟烷＞七氟烷＞异氟烷＞氟烷＞环丙烷（cyclopropane）＞氧化亚氮（Naguib et al，2005）。

机制　已知许多吸入麻醉药对突触后膜有稳定作用（Hibbs et al，2011），因此认为，氟烷增强法扎溴铵的神经肌肉阻断作用（既延长作用时间，也增加作用强度）可能与此有关。另外，已经证明氟烷可通过中枢抑制作用导致某种程度的骨骼肌松弛，可能也是该影响的部分原因。

建议　应预先对此种相互影响有所了解，必要时采取相应措施以降低危险性。一般说来，如果将非除极化型肌松药作为吸入麻醉剂的辅助药应用的话，应降低非除极化型肌松药的用量。一旦发生此种相互影响，最好延长给氧时间。应用肌松药解毒剂（如新斯的明、依酚氯铵等）的效果不理想。

可增强法扎溴铵神经肌肉阻断作用的药物尚有地西泮（见［季铵酚－地西泮（安定）］）、戊巴比妥、静脉麻醉药羟丁酸钠、克林霉素、多黏菌素类、氨基苷类抗生素等。

已证明可增强维库溴铵神经肌肉阻断作用的药物有乙醚、氟烷、恩氟烷、异氟烷、甲氧氟烷、环丙烷、硫喷妥、美索必妥、氯胺酮、芬太尼、γ-羟基丁酸、依托米酯、丙泮尼地等。

［更塔库铵－半胱氨酸（*L*-半胱氨酸）][2]
Gantacurium－Cysteine

要点　应用更塔库铵的同时肌内注射外源性半胱氨酸，可拮抗更塔库铵诱发的神经肌肉阻断作用。

有关药物　其他非除极化型肌松药（如筒箭毒碱、季铵酚、泮库溴铵等）在体内的清除途径与更塔库铵不同，故与半胱氨酸之间不会发生类似相互影响。

机制　更塔库铵在体内经两个途径降解，一是迅速与半胱氨酸形成加成物（加成过程的半衰期仅有 1～2 分钟，这可能是更塔库铵作用时间超短的原因），再就是酯键的缓慢水解（这两个过程纯粹是化学过程，与酶促作用无关）。外源性半胱氨酸促进加成物的生成速度，是更塔库铵神经肌肉阻断作用被拮抗的原因（Naguib et al，2009）。

建议　应用更塔库铵的同时不应给予外源性半胱氨酸。

［筒箭毒碱（管箭毒碱）－普萘洛尔（心得安）][2]
Tubocurarine－Propranolol

要点 接受大剂量（120 mg/d，共 14 天）普萘洛尔的 2 名甲状腺功能亢进患者，在给予筒箭毒碱后，神经肌肉阻断作用时间延长。

有关药物 动物研究表明，除极化型肌松药琥珀胆碱与普萘洛尔并用，可发生类似的相互影响。但据报道，有 7 名患者在停用普萘洛尔后 24 小时给予甲筒箭毒（一种与筒箭毒碱类似的非除极化型肌松药），未曾发生任何不良影响。

其他 β 受体阻断药（如阿替洛尔、吲哚洛尔、噻吗洛尔等）也有可能与肌松药发生相互影响，但还有待验证。

机制 普萘洛尔有可能增强筒箭毒碱对运动神经末梢的抑制作用，并降低突触后膜对乙酰胆碱的敏感性。据报道，有 3 名患者在应用普萘洛尔后，出现重症肌无力的症状。普萘洛尔还可通过 β 受体阻断作用而延长神经肌肉阻断的持续时间。

从理论上讲，普萘洛尔对心脏 β 受体的阻断可增强筒箭毒碱的降压作用。

建议 对应用普萘洛尔或其他 β 受体阻断药的患者，在给予筒箭毒碱或其他肌松药时，应密切观察是否出现呼吸抑制、窒息或低血压。当神经肌肉阻断作用时间延长时，可给予新斯的明（1～3 mg）和阿托品（0.6～1.2 mg）。

［筒箭毒碱（管箭毒碱）－奎尼丁][2]
Tubocurarine－Quinidine

要点 据报道，在应用筒箭毒碱之后不久或与此同时注射奎尼丁，可增强筒箭毒碱的神经肌肉阻断作用或引起筒箭毒碱的再发性神经肌肉阻断，延长或加剧呼吸抑制和窒息。故两药合用时，必须密切观察。

有关药物 动物研究表明，加拉碘铵（一种与筒箭毒碱类似的非除极化型肌松药）与奎尼丁可发生类似相互影响。根据药理作用推测，其他非除极化型肌松药（泮库溴铵、维库溴铵、甲筒箭毒等）与奎尼丁之间可发生类似相互影响。奎尼丁的结构类似物奎宁作用于神经肌肉接头，从而增强肌松药的作用，削弱胆碱酯酶抑制剂的作用。已证明结构类似于奎尼丁的抗疟药氯喹有神经肌肉阻断作用（可能属于非除极化型），预料与筒箭毒碱可发生类似相互影响。筒箭毒碱与其他抗疟药（如氯喹的类似物哌喹、阿莫地喹，及奎尼丁的结构类似物奎宁等）之间是否会发生类似相互影响，还未见报道，但因它们的药理活性类似，预料类似相互影响有可能发生。

动物和人体研究表明，除极化型肌松药琥珀胆碱也与奎尼丁发生相互影响。预料其他除极化型肌松药（琥乙溴铵及己氨胆碱）与奎尼丁之间以及琥珀胆碱与奎尼丁的结构类似物（阿莫地喹、哌喹、奎宁等）之间的类似相互影响也有可能发生。

机制 奎尼丁可延长心肌和骨骼肌的不应期，削弱对乙酰胆碱及反复刺激神经的反应。据报道，一例突眼性甲状腺肿患者应用奎尼丁后，突然发生重症肌无力的症状。因此认为，奎尼丁与肌松药对骨骼肌的作用是相加的（共同作用于神经肌肉接头）。已证明氯喹具有一定的神经肌肉阻断作用，并可加重重症肌无力的症状，为该相互影响起因于两者神经肌肉阻断作用相加的说法提供了佐证。

建议 虽然此种影响仅来自少数病例报道，但因为它可引起严重不良后果，所以应引起足够重视。当长期肌肉麻痹引起呼吸抑制时，可用新斯的明（1～3 mg）和硫酸阿托品（0.6～1.2 mg）静脉注射，以对抗筒箭毒碱的作用。但是，除极化型肌松药（如琥珀胆碱）中毒时，不能用上述两种药物治疗。

［筒箭毒碱（管箭毒碱）－维拉帕米（异搏定，戊脉安）][3]
Tubocurarine－Verapamil

要点 动物试验及个案病例报道表明，维拉帕米增强筒箭毒碱的神经肌肉阻断作用。

有关药物　据报道，1名正在应用维拉帕米治疗室上性心动过速的妇女，因腹部手术给予维库溴铵作为肌松药时，其作用增强，神经肌肉阻断作用时间延长；术后给予新斯的明也难恢复。动物实验表明，维拉帕米也增强泮库溴铵、阿曲库铵，及琥珀胆碱的神经肌肉阻断作用。维拉帕米与其他非除极化型肌松药如阿库氯铵、哌库溴铵、米库氯铵（美维松）等之间，以及维拉帕米与其他除极化型肌松药（如琥乙溴铵）之间是否会发生类似相互影响，尚无证据。但根据药理作用的类似性推测，预料有可能发生。

　　有证据表明，筒箭毒碱、泮库溴铵、维库溴铵、阿曲库铵，及琥珀胆碱的神经肌肉阻断作用可被另一钙通道阻滞剂硝苯地平所增强。筒箭毒碱与其他钙通道阻滞剂（如噻帕米、加洛帕米、地尔硫草、尼莫地平、尼群地平等）之间的相互影响尚无报道，但根据药理作用推测，预料类似相互影响有可能发生。

　　机制　有充分资料表明，钙通道阻滞剂既可增强除极化型肌松药也可增强非除极化型肌松药的神经肌肉阻断作用，但是，这一现象究竟是钙依赖性神经末梢递质释放减少的结果，还是一种突触后作用，目前尚不清楚。已知运动终板部位乙酰胆碱的释放需钙离子参与，而维拉帕米可阻断钙离子内流，从而减少乙酰胆碱的释放，与神经肌肉阻断药发挥相加作用，可能是该相互影响的原因之一。

　　建议　虽然该相互影响的动物研究资料翔实，但直接的临床资料并不多，预料发生率不高。然而，两药合用时仍需谨慎，肌松药最好应用保守量。发生该相互影响的病例，给新斯的明难以逆转，但用依酚氯铵（腾喜龙）效果良好，不过，这也许仅是一种特殊情况。

［筒箭毒碱（管箭毒碱）－三唑仑（海乐神，甲基三唑氯安定）］[2]
Tubocurarine－Triazolam

　　要点　有报道表明，同时应用筒箭毒碱和三唑仑，容易导致神经肌肉传导阻滞，引起呼吸肌麻痹。

　　有关药物　已证明筒箭毒碱与氟地西泮之间以及季铵酚与地西泮之间可发生类似影响（见［季铵酚－地西泮（安定）］）。筒箭毒碱与氟西泮同时应用，也有导致呼吸肌麻痹的报道。筒箭毒碱与其他苯二氮䓬类（如氯氮䓬、氟西泮、阿普唑仑等）之间，以及三唑仑与其他非除极化型肌松药（泮库溴铵、甲筒箭毒、法扎溴铵等）之间，是否会发生类似相互影响，尚未见报道，但根据药理作用的类似性推测，预料类似相互影响有可能发生。

　　机制　该相互影响已经证实，但究竟是三唑仑在神经肌肉接头部位的直接抑制作用，还是中枢性肌松作用与筒箭毒碱肌松作用的叠加，抑或是两者兼有，还不清楚。

　　建议　根据目前所得到的资料判断，筒箭毒碱与三唑仑、氟西泮、氟地西泮之间的相互影响比季铵酚－地西泮之间的相互影响更明显，因此，应尽可能避免同时应用。如果必须同时应用，于同用期间应备好呼吸设施，并密切观察筒箭毒碱的肌松作用是否增强。在大多数情况下肌松药的用量需要减少。

［筒箭毒碱（管箭毒碱）－氯胺酮（凯他敏）］[2]
Tubocurarine－Ketamine

　　要点　人体和动物研究表明，单次静脉注射氯胺酮，可增强筒箭毒碱的神经肌肉阻断作用。

　　有关药物　人体研究表明，氯胺酮既不影响琥珀胆碱，也不影响泮库溴铵的神经肌肉阻断作用。但两项动物研究的结果表明，氯胺酮既增强琥珀胆碱的作用，也增强泮库溴铵的作用。因为研究结果不一致，所以还不能确定氯胺酮与其他非除极化型肌松药之间的相互影响。

　　机制　一是氯胺酮可降低运动终板的敏感性，从而增强筒箭毒碱的作用。二是氯胺酮影响筒箭毒碱的蛋白结合，使到达神经肌肉接头部位的药物浓度增高。琥珀胆碱和泮库溴铵无明显的蛋白结合，因此不受后一机制的影响。

　　建议　这些制剂同用时应慎重。必须同用时，整个麻醉期间应严密观察患者。

[筒箭毒碱（管箭毒碱）－六甲溴铵（溴化六烃季铵）][2]
Tubocurarine－Hexamethonium Bromide

要点 应用六甲溴铵期间给予筒箭毒碱，筒箭毒碱的肌松作用增强，前者的降压幅度明显增加。

有关药物 根据相互影响的机制推测，筒箭毒碱与其他神经节阻断药（喷托铵、美加明、潘必啶等）之间可发生类似相互影响。樟磺咪芬（咪噻芬，阿方那特）与筒箭毒碱之间的类似相互影响已在动物研究中得到证实（见［琥珀胆碱－咪噻芬]）。

六甲溴铵与其他非除极化型肌松药（如氯甲左箭毒、阿曲库铵、米库氯铵等）之间是否会发生类似相互影响，尚不清楚。但根据相互影响的机制推测，类似相互影响有可能发生。不过，六甲溴铵与维库溴铵、多库氯铵、哌库溴铵、罗库溴铵等之间相互影响导致降压幅度增加的程度可能要小一些，因为它们无释放组胺的作用。

六甲溴铵与除极化型肌松药琥珀胆碱之间的相互影响已证实（参见［琥珀胆碱－六甲溴铵]）。咪噻芬和琥珀胆碱之间也可发生相互影响，但其相互影响还有其他机制参与（也见［琥珀胆碱－咪噻芬]）。

机制 六甲溴铵除对神经节的 N_1 受体有竞争性阻断作用外，对运动终板的 N_2 受体也有一定程度的阻断作用，这一作用是使筒箭毒碱肌松作用增强的原因。筒箭毒碱释放组胺及其肌松作用引起的静脉回流量减少可能是导致六甲溴铵降压幅度增强的机制。

建议 同时应用筒箭毒碱和六甲溴铵，筒箭毒碱的用量应适当减少。六甲溴铵的剂量也应根据血压的反应情况进行调整。

[筒箭毒碱（管箭毒碱）－吗啡][2]
Tubocurarine－Morphine

要点 静脉注射或肌内注射吗啡，可增强筒箭毒碱的神经肌肉阻断作用。在筒箭毒碱的作用消失后再用吗啡，才能避免吗啡的此种有害影响。筒箭毒碱和吗啡都有降压作用，同用时可产生低血压。

有关药物 根据药理作用推测，吗啡和其他肌松药（如除极化型的琥珀胆碱、非除极化型的泮库溴铵和季铵酚等）之间，可发生类似相互影响。筒箭毒碱与其他麻醉镇痛剂（如可待因、美沙酮、芬太尼等）之间，是否可发生类似相互影响，尚未见报道。

机制 吗啡对神经肌肉的直接作用、中枢性呼吸抑制作用，及它引起的动脉血 CO_2 分压升高，可能是增强筒箭毒碱作用的原因。吗啡还可削弱新斯的明对筒箭毒碱的拮抗作用。有人认为，筒箭毒碱和吗啡之所以降压，与组织胺的释放有关。

建议 如果筒箭毒碱的阻断作用尚未消失，或其阻断作用刚刚用新斯的明拮抗之后，便给予吗啡，应严密观察并控制呼吸，不使动脉血 CO_2 分压升高。如果 CO_2 分压确已升高，筒箭毒碱的作用有可能再现，或者恢复时间延长。

小剂量间断应用吗啡（5 mg/70 kg）和筒箭毒碱（6 mg/70 kg）可使血压不致明显降低。

[筒箭毒碱（管箭毒碱）－氯噻嗪][3]
Tubocurarine－Chlorothiazide

要点 据推测，耗钾利尿剂，如氯噻嗪，与肌松药筒箭毒碱的联合作用可增强神经肌肉阻断效应。

有关药物 可以预料，筒箭毒碱与其他耗钾利尿剂（祥利尿剂呋塞米、依他尼酸、布美他尼等，汞利尿剂汞撒利，其他噻嗪类氢氯噻嗪、甲氯噻嗪、泊利噻嗪等，及与噻嗪类有关的利尿剂氯噻酮、喹乙宗、美托拉宗等）之间也有可能发生相互影响。氯噻嗪与其他肌松药（除极化型的琥珀胆碱和琥乙溴铵等，及非除极化型的季铵酚、泮库溴铵、甲筒箭毒等）之间是否会发生类似相互影响，尚无报道，但根据所提出的机制推测，预料相互影响有可能发生。

机制　氯噻嗪所致的低钾血症可增强筒箭毒碱的肌松作用这一假设，目前尚无临床资料加以证实。已证明神经肌肉功能对钾有依赖性，故氯噻嗪对细胞外钾浓度的影响有可能增强筒箭毒碱的作用。筒箭毒碱与高效能利尿剂之间的相互影响也许还有其他因素参与（见［筒箭毒碱－呋塞米］）。

另外，凡是具有磺胺基团的利尿药都可增强筒箭毒碱的肌松作用，不知两者之间是否具有一定的内在联系。

建议　接受利尿剂治疗的患者，如准备应用筒箭毒碱的话，避免低血钾可减少此种相互影响的潜在危险。如有必要，测定血钾浓度并加以纠正，以避免因低血钾状态可能引起的神经肌肉阻断时间延长。

［筒箭毒碱（管箭毒碱）－呋塞米（速尿，呋喃苯胺酸）］[3]
Tubocurarine－Furosemide

要点　低剂量呋塞米可增强筒箭毒碱的神经肌肉阻断作用，但高剂量呋塞米则削弱其神经肌肉阻断作用。

有关药物　有证据表明，呋塞米与泮库溴铵之间可发生类似相互影响。呋塞米与其他非除极化型肌松药（如维库溴铵、阿库氯铵、阿曲库铵等）之间是否会发生类似相互影响，还不清楚；筒箭毒碱与其他高效能利尿剂（如依他尼酸、布美他尼、吡咯他尼等）之间是否会发生类似相互影响，亦未见报道。如果该相互影响确实与呋塞米结构中的磺胺基团有一定关系的话，预料布美他尼与筒箭毒碱之间的类似相互影响有可能发生，而依他尼酸（利尿酸）与筒箭毒碱之间则不太可能发生类似相互影响。

机制　有人认为，低剂量呋塞米抑制蛋白激酶，而高剂量呋塞米则抑制磷酸二酯酶。但这是否与该相互影响有关，尚有待进一步证实（也见［筒箭毒碱－氯噻嗪］）。

另外，呋塞米在结构上有一类似于噻嗪类的磺胺基团，也许是它们都具有增强筒箭毒碱肌松作用的共同药理基础。

建议　如需合用，应注意筒箭毒碱神经肌肉阻断作用的变化。动物研究提示，呋塞米剂量小于 $10\ \mu g/kg$，使筒箭毒碱的神经肌肉阻断作用增强，剂量大于 $1\ mg/kg$ 则使其阻断作用减弱。如两者合用发生神经肌肉阻断作用的增强，给予吡斯的明（或新斯的明）加阿托品易于逆转。合用后神经肌肉阻断作用的减弱，主要表现为恢复时间的缩短。

口服呋塞米对筒箭毒碱的神经肌肉阻断作用是否有类似影响，尚未见有研究报道。

［筒箭毒碱（管箭毒碱）－庆大霉素］[1]
Tubocurarine－Gentamicin

要点　氨基苷类抗生素具有神经肌肉阻断作用，可延长筒箭毒碱及其他肌松药的呼吸抑制作用和肌松作用。

有关药物　实验证明，所有氨基苷类都具有一定程度的神经肌肉阻断作用，其强度依次为新霉素＞链霉素＞巴龙霉素＞卡那霉素＞奈替米星＞西索米星＞阿米卡星（丁胺卡那霉素）＞庆大霉素＞妥布霉素。所有氨基苷类及多黏菌素 E 都能增强筒箭毒碱的作用。这些抗生素也可增强其他非除极化型肌松药（如泮库溴铵、罗库溴铵、维库溴铵等）的神经肌肉阻断作用。

机制　氨基苷类抗生素可抑制突触前乙酰胆碱的释放，降低突触后膜敏感性，从而引起神经肌肉阻断（但以抑制乙酰胆碱释放为主）。这种阻断作用类似于镁离子引起的阻断。钙离子可拮抗这种阻断。据此推测，氨基苷类和钙竞争突触前膜的共同受体。低钙血症和肌松药都增强抗生素引起的阻断。

建议　此种相互影响往往发生于肌松药之前应用抗生素者，或发生于抗生素与肌松药同用时。但肌松药之后应用抗生素也有可能发生。临床医生必须认识到，通过任何途径（静脉、肌内、腹腔、胸腔、肠腔、口腔、冲洗）应用任何剂量具有神经肌肉阻断作用的抗生素，都有可能产生呼吸抑制。

建议接受筒箭毒碱或其他肌松药的患者，手术前后尽可能应用与肌松药无相互影响的抗菌药。

可延长和（或）增强神经肌肉阻断作用的抗菌药还有杆菌肽、林可霉素、克林霉素、四环素类（四环素类的这一作用可能与其络合钙离子有关），及多黏菌素类等。β-内酰胺类、氯霉素，及红霉素等似无此种作用。必须应用氨基苷类和多黏菌素 E 时，需了解其潜在危险，并应严密观察患者的呼吸情况，常规配备插管及人工呼吸设施。

［筒箭毒碱（管箭毒碱）－多黏菌素 B］[2]
Tubocurarine－Polymyxin B

要点   多项报道指出，多黏菌素 B 无论是单用还是与筒箭毒碱合用，均能引起呼吸麻痹。合用时作用增强，呼吸麻痹发生率增高。

有关药物   其他肌松药（除极化型的琥珀胆碱和琥乙溴铵及非除极化型的季铵酚、泮库溴铵、甲筒箭毒等）可与多黏菌素 B 发生类似相互影响。有证据表明，其他多黏菌素类（如多黏菌素 E）、壮观霉素（大观霉素）、万古霉素等，也可增强筒箭毒碱的肌松作用。

机制   多黏菌素类本身具有神经肌肉阻断作用，此作用与肌松药的神经肌肉阻断作用相加，并可因细胞内缺钾或低血钙而增强。

建议   在外科手术中或术后使用多黏菌素类应特别谨慎。如因合用产生呼吸麻痹，静脉给钙可有帮助；依酚氯铵（一种可逆性短效抗胆碱酯酶药）通常无效。

［筒箭毒碱（管箭毒碱）－两性霉素 B］[2]
Tubocurarine－Amphotericin B

要点   两性霉素 B 与筒箭毒碱合用时，筒箭毒碱的神经肌肉阻断作用增强。

有关药物   其他多烯类抗真菌药（匹马菌素、制霉菌素等）不作全身用药，故与筒箭毒碱的相互影响无临床意义。根据相互影响的机制推测，预料其他非除极化型肌松药（季铵酚、泮库溴铵、甲筒箭毒等）及除极化型肌松药（琥珀胆碱和琥乙溴铵）与两性霉素 B 之间可发生类似相互影响，其中有些已得到证实。

机制   两性霉素 B 可引起低血钾，从而有可能增强肌松药的肌松作用。

建议   应用两性霉素 B 的患者需手术治疗时，在用肌松药前需测定血钾浓度，必要时加以纠正，因为低钾状态有可能延长肌松药的神经肌肉阻断作用。

［筒箭毒碱（管箭毒碱）－硫唑嘌呤（依木兰）］[2]
Tubocurarine－Azathioprine

要点   一回顾性研究表明，器官移植后应用免疫抑制药硫唑嘌呤的患者，筒箭毒碱的剂量需增加 1～3 倍才能达到满意的肌松效果。

有关药物   另一免疫抑制药抗淋巴细胞球蛋白也削弱筒箭毒碱的神经肌肉阻断作用。由于硫唑嘌呤在体内转变为巯嘌呤，预料巯嘌呤与筒箭毒碱之间有可能发生类似相互影响，但尚有待证实。其他免疫抑制药（如环孢素、泼尼松、环磷酰胺等）与筒箭毒碱之间以及其他肌松药（如泮库溴铵、维库溴铵、阿库氯铵等）与硫唑嘌呤之间的相互影响也参见［泮库溴铵－硫唑嘌呤］。

机制   有关该影响的机制参见［泮库溴铵－硫唑嘌呤］。

建议   该相互影响明显。因此，应用硫唑嘌呤（或其他免疫抑制药）的患者，如果需要筒箭毒碱（或其他非除极化型肌松药），应考虑到后者的需要量可能增加。

［季铵酚－地西泮（安定）］[3]
Gallamine－Diazepam

要点   关于地西泮和除极化型及非除极化型肌松药之间的相互影响问题，文献中存在着诸多争论。对人类进行的一项研究结果表明，静脉应用地西泮可增强季铵酚的神经肌肉阻断作用，但却减弱琥珀胆碱的阻断作用。也有一些研究者认为，地西泮与肌松药之间无什么相互影响。

有关药物　药理作用与地西泮类似的其他苯二氮䓬类（氯氮䓬、氟西泮、三唑仑等）与其他非除极化型肌松药（筒箭毒碱、泮库溴铵、甲筒箭毒等）或除极化型肌松药（如琥乙溴铵）之间有可能发生类似相互影响。筒箭毒碱与三唑仑、氟西泮、氟地西泮之间的类似相互影响已经证实（见［筒箭毒碱－三唑仑（海乐神，甲基三唑氯安定）］）。

机制　因为资料不足，所以此种相互影响的机制尚未阐明。但据推测，可能存在中枢和周围两种成分（见［筒箭毒碱－三唑仑（海乐神，甲基三唑氯安定）］）。

建议　在获取进一步的临床证据前，两者的同用无须避免，但对同时应用地西泮和季铵酚的患者，应密切观察对肌松药的反应有无异常改变。

第二节　除极化型（非竞争性）肌松药

［琥珀胆碱（司可林）－哮喘］[2]
Succinylcholine（Scoline）－Asthma

要点　琥珀胆碱可致支气管痉挛，诱发或加重哮喘发作。

有关药物　目前临床上常用的除极化型肌松药只有琥珀胆碱，至于琥乙溴铵以及十烃季铵等除极化型肌松药已不再常用。

非除极化型肌松药筒箭毒碱和米库氯铵也可诱发或加重哮喘，但同属非除极化型肌松药的季铵酚无此作用。

机制　琥珀胆碱及筒箭毒碱可释放组织胺，从而导致支气管收缩。

建议　哮喘患者应相对禁忌琥珀胆碱；必须应用时，需特别小心。哮喘患者需要非除极化型肌松药时，可用季铵酚代替筒箭毒碱。

［琥珀胆碱（司可林）－骨折］[1]
Succinylcholine（Scoline）－Fracture

要点　骨折患者（特别是脊椎骨折）应用琥珀胆碱后，可造成严重不良后果。

有关药物　根据作用机制推测，琥乙溴铵及己氨胆碱等除极化型肌松药有可能产生类似影响。

机制　琥珀胆碱属除极化型肌松药，在1相阻断之初引起肌肉颤动（肌张力增强），使骨折部位损害加重。

建议　骨折患者准备手术时，应禁用琥珀胆碱。如需要肌松药，可选用一种非除极化型制剂，如三碘季铵酚。

其他应避免使用琥珀胆碱的情况还有：眼球开放性损伤、嗜铬细胞瘤、腹胀、肠梗阻、脑动脉瘤、颅内压升高。上述病症如果需要肌松药，也可酌情选用一种非除极化型肌松药。

［琥珀胆碱（司可林）－新斯的明（普洛色林）］[2]
Succinylcholine（Scoline）－Neostigmine

要点　新斯的明对琥珀胆碱的神经肌肉阻断作用既可拮抗或增强之，也可无影响。其作用取决于阻断是处于第一相（除极相）还是第二相（脱敏相）。有人对10名假胆碱酯酶正常的患者进行观察，发现新斯的明对琥珀胆碱的两相阻断都有增强作用。然而，在两例假胆碱酯酶异常的患者中，新斯的明只增强除极相，而拮抗脱敏相。

有关药物　根据相互影响的机制推测，琥珀胆碱的同类药琥乙溴铵与新斯的明之间可发生类似相互影响。一名假胆碱酯酶异常患者，在除极相应用依酚氯铵后，琥珀胆碱的神经肌肉阻断作用时间延长。另有一名假胆碱酯酶活性降低的患者，应用吡斯的明后，琥珀胆碱的神经肌肉阻断作用时间延长。但后来在脱敏相给予依酚氯铵，阻断作用逐渐逆转。也有报道，应用毒扁豆碱后，琥珀胆碱的作用时间明显延长。根据药理作用推测，琥珀胆碱与其他抗胆碱酯酶药之间也可发生类似相互影响。

机制 正常情况下，琥珀胆碱在假胆碱酯酶的作用下迅速水解，注射新斯的明后，可抑制此酶，使琥珀胆碱的水解减慢，使琥珀胆碱的两相阻断作用都增强。假胆碱酯酶异常时，琥珀胆碱难以水解；新斯的明可通过降低乙酰胆碱的水解速度，增加神经肌肉接头附近乙酰胆碱的浓度，从而加强琥珀胆碱的除极相阻断，而逆转脱敏相阻断，故表现为对第二相阻断的拮抗。在某些情况下，新斯的明的上述两种作用互相抵消，总的结果表现为无明显影响。

建议 鉴于新斯的明、吡斯的明，及依酚氯铵等抗胆碱酯酶药不会逆转除极化型神经肌肉阻断作用，而且实际上有可能增强之，因此，必须牢记非除极化型（竞争性）肌松药和除极化型肌松药之间的这一差别，以防发生严重的不良后果。

在琥珀胆碱神经肌肉阻断作用的除极相期间，应避免给予抗胆碱酯酶药物；即使在脱敏相期间，也需要配备人工呼吸机，在严密观察下给予。

另外，在应用新斯的明逆转了非除极化型肌松药的阻断作用之后，严禁给予琥珀胆碱，因为在这种情况下往往会导致强烈持久的阻断。

[琥珀胆碱（司可林）－依可碘酯（碘化磷）][1]
Succinylcholine（Scoline）－Ecothiopate Iodide

要点 应用依可碘酯眼药水期间，琥珀胆碱的神经肌肉阻断作用可显著增强，作用时间也明显延长。

有关药物 其他胆碱酯酶抑制药与琥珀胆碱之间可发生类似相互影响（参见［琥珀胆碱－新斯的明］及［琥珀胆碱－马拉硫磷］）。

机制 依可碘酯为难逆性胆碱酯酶抑制剂，滴眼后有部分吸收，抑制负责琥珀胆碱代谢的血清假胆碱酯酶，从而导致琥珀胆碱代谢减慢，作用增强，作用时间延长。

建议 眼药水中的依可碘酯可使血清中假胆碱酯酶的活性降至正常的5%以下，而且停药后4周才恢复至正常水平。因此，应用依可碘酯期间及其后1个月内如需应用琥珀胆碱的话，应将其剂量适当减少，用量为常用量的10%～40%不等。

[琥珀胆碱（司可林）－马拉硫磷][1]
Succinylcholine（Scoline）－Malathion

要点 有机磷杀虫药马拉硫磷可显著延长琥珀胆碱的神经肌肉阻断作用。

有关药物 根据相互影响的机制推测，预料其他有机磷杀虫药（如敌百虫、乐果、对硫磷等）与琥珀胆碱之间以及其他经假胆碱酯酶代谢降解的肌松药（如琥乙溴铵、米库氯铵等）与马拉硫磷之间可发生类似相互影响（也见［琥珀胆碱－新斯的明］）。

机制 马拉硫磷属持久性胆碱酯酶抑制剂，对血清假胆碱酯酶也有明显的抑制作用。当假胆碱酯酶被抑制后，琥珀胆碱水解减慢，作用时间延长。

建议 近期曾经接触或正在接触有机磷杀虫药（如马拉硫磷）的患者，如欲应用琥珀胆碱，应特别小心。

[琥珀胆碱（司可林）－六甲溴铵（溴化六烃季铵）][2]
Succinylcholine（Scoline）－Hexamethonium Bromide

要点 同时应用琥珀胆碱和六甲溴铵，琥珀胆碱的神经肌肉阻断（肌松）作用增强。

有关药物 根据相互影响的机制推测，六甲溴铵也可增强其他除极化型肌松药如己氨胆碱及琥乙溴铵的 II 相阻断作用。已证明具有非除极化型肌松作用的神经节阻断药咪噻芬与琥珀胆碱之间可发生相互影响（但它们之间的相互影响还涉及其他因素，见［琥珀胆碱－咪噻芬］）。神经节阻断药环轮宁（cycleanine dimethobromide）具有非除极化型肌松作用，预料与琥珀胆碱之间可发生类似相互影响。其他神经节阻断药（喷托铵、美加明、潘必啶等）与琥珀胆碱之间是否会发生类似相互影响，尚未见报道。

根据相互影响的机制推测，具有非除极化型肌松作用的神经节阻断药与具有 II 相阻断特点的非除极化型肌松药之间可发生类似相互影响。筒箭毒碱与神经节阻断药六甲溴铵或樟磺咪芬之间的相互影响已经证实（见［筒箭毒碱－六甲溴铵（溴化六烃季铵）］及［琥珀胆碱－樟磺咪芬（咪噻芬，阿方那特）］）。

机制　六甲溴铵除对神经节的 N_1 受体有竞争性阻断作用外，对运动终板的 N_2 受体也有一定程度的阻断作用，这一作用可消除或削弱除极化型肌松药的 I 相（即除极相，表现为短暂的肌束颤动）作用（临床上在应用琥珀胆碱之前 4 分钟常常静脉注射筒箭毒碱 3～5 mg 或三碘季铵酚 20 mg 以消除或减轻琥珀胆碱 I 相作用期间所致的肌束颤动，就是这个道理），而增强 II 相（即脱敏相，表现为肌肉松弛）作用。樟磺咪芬除具有上述作用外，尚可抑制假胆碱酯酶（见［琥珀胆碱－樟磺咪芬（咪噻芬，阿方那特）］）。

建议　如有必要同时应用琥珀胆碱和六甲溴铵，琥珀胆碱的用量应适当减少，并于同用期间备好人工呼吸设施。

［琥珀胆碱（司可林）－樟磺咪芬（咪噻芬，阿方那特）］[2]
Succinylcholine（Scoline）－Trimethaphan Camsilate

要点　有人对 10 名患者给予樟磺咪芬后再注射琥珀胆碱，结果 8 名显示神经肌肉阻断作用增强，窒息时间延长。

有关药物　动物研究表明，樟磺咪芬与筒箭毒碱同时应用，可增强筒箭毒碱的神经肌肉阻断作用。樟磺咪芬和其他非除极化型肌松药（泮库溴铵、季铵酚、甲筒箭毒等）之间的相互影响尚未见报道，但从理论上讲，有可能发生影响。预料樟磺咪芬与除极化型肌松药琥乙溴铵之间的相互影响与琥珀胆碱类同。

机制　体外实验证明，樟磺咪芬可抑制假胆碱酯酶。如果在体内也有此种作用，那就可使琥珀胆碱的作用时间延长（因为琥珀胆碱由假胆碱酯酶代谢水解）。若干报道提示，樟磺咪芬本身具有直接的神经肌肉阻断作用（属于非除极化型）。这一作用可解释它与筒箭毒碱之间的相互影响，也是使琥珀胆碱肌松作用增强的原因（见［琥珀胆碱－六甲溴铵（溴化六烃季铵）］）。

建议　樟磺咪芬与任何肌松药同用都应慎重。同用时，应备好人工呼吸设施。

［琥珀胆碱（司可林）－硫酸镁］[2]
Succinylcholine（Scoline）－Magnesium Sulfate

要点　注射硫酸镁可增强并延长琥珀胆碱的神经肌肉阻断作用。

有关药物　根据相互影响的机制推测，硫酸镁与另一除极化型肌松药琥乙溴铵可发生类似相互影响。有证据表明，硫酸镁延长非除极化型肌松药筒箭毒碱的神经肌肉阻断作用。硫酸镁与其他非除极化型肌松药（如泮库溴铵、维库溴铵、阿曲库铵等）的相互影响尚未见报道，但根据相互影响的机制推测，类似相互影响有可能发生。

机制　尚未完全阐明。硫酸镁通过抑制神经末梢乙酰胆碱的释放，降低突触后膜对乙酰胆碱的敏感性，并抑制肌膜的兴奋性，从而发挥直接的神经肌肉阻断作用。这种直接的神经肌肉阻断作用可与非除极化型肌松药的神经肌肉阻断作用发生相加或协同。但其对琥珀胆碱等除极化型肌松药的影响则应区分为两种情况：在琥珀胆碱神经肌肉阻断的第 1 相（除极相）可见拮抗作用，而在第 2 相（脱敏相）可见增强作用。

建议　该相互影响已明确。在应用硫酸镁时应注意肌松药神经肌肉阻断作用的增强。对除极化型肌松药（如琥珀胆碱）而言，有可能见到第 1 相期间的拮抗作用。

如发生此种相互影响，预料静脉注射葡糖酸钙有助于恢复。

硫酸镁口服很少吸收，预料口服应用时不会发生此种相互影响。

［琥珀胆碱（司可林）－普鲁卡因胺］[3]
Succinylcholine（Scoline）－Procainamide

要点 用猫进行的研究表明，普鲁卡因胺可增强琥珀胆碱的神经肌肉阻断作用，并使其阻断作用时间延长。就人类而言，琥珀胆碱与普鲁卡因胺同用时，前者的需要量减少。

有关药物 已证明琥珀胆碱在人体内与普鲁卡因（见［琥珀胆碱（司可林）－普鲁卡因］）和奎尼丁产生相互影响（但琥珀胆碱与奎尼丁之间的相互影响与该处所述相互影响的机制不同（见［筒箭毒碱－奎尼丁］）。根据相互影响的机制推测，预料普鲁卡因胺可与另一除极化型肌松药琥乙溴铵发生类似相互影响，而与已氨胆碱的类似相互影响则不可能发生，因已氨胆碱在体内不经假胆碱酯酶水解。普鲁卡因胺与非除极化型肌松药（如泮库溴铵、季铵酚、筒箭毒碱等）之间是否会类似发生相互影响，还不清楚。但如果机制涉及假胆碱酯酶的话，预料非除极化型肌松药米库氯铵（美维松）、多库氯铵、阿曲库铵等与普鲁卡因胺之间有可能发生类似相互影响，因为它们在体内部分由假胆碱酯酶水解。

机制 普鲁卡因胺发挥影响的机制，可能涉及置换与假胆碱酯酶结合的琥珀胆碱，或抑制假胆碱酯酶的活性。这些作用可使琥珀胆碱在作用部位的浓度升高，从而增强其作用。

建议 同时接受琥珀胆碱和普鲁卡因胺的患者，应密切观察神经肌肉阻断的体征，特别是观察有无长时间的窒息。对这样的患者，可能需要进行更长时间的人工呼吸。

［琥珀胆碱（司可林）－利多卡因（赛罗卡因）］[2]
Succinylcholine（Scoline）－Lidocaine

要点 大剂量（7.5～16.5 mg/kg）静脉注射利多卡因，可增强琥珀胆碱的神经肌肉阻断作用和窒息作用，延长其作用时间。与琥珀胆碱单用（79 秒）相比，两者联用时，窒息持续时间延长 1～2 倍（179～219 秒）。

有关药物 琥乙溴铵及筒箭毒碱（非除极化型肌松药）与利多卡因的相互影响类似于琥珀胆碱。根据药理作用推测，其他非除极化型肌松药（如季铵酚、泮库溴铵等）可与利多卡因发生相互影响，但尚缺乏证据。据报道，布比卡因、可卡因、卡波卡因、丙胺卡因、普鲁卡因、依替卡因等局麻药与琥珀胆碱可发生类似影响。根据药理作用推测，其他局麻药，如苯佐卡因、地布卡因、丁卡因等，也可与琥珀胆碱发生类似相互影响。

机制 此种相互影响的机制还未完全确立。利多卡因和琥珀胆碱的作用部位不同，这可解释联用后神经肌肉阻断作用大于二者之和的原因。据研究，利多卡因可置换与血浆蛋白及与血浆假胆碱酯酶结合的琥珀胆碱（但并不是抑制假胆碱酯酶），使后者在作用部位的浓度升高。利多卡因可直接影响运动终板，引起神经肌肉阻断，但是此种作用较微弱。另外，当无琥珀胆碱存在时，利多卡因则只抑制呼吸，而不抑制神经肌肉功能。由此看来，利多卡因所致的呼吸抑制可能是中枢性的，与神经肌肉阻断无关。

建议 同时应用利多卡因和琥珀胆碱，特别是利多卡因用量较大时，需进行严密观察，以便决定是否需要人工呼吸。

［琥珀胆碱（司可林）－丙嗪（普马嗪）］[2]
Succinylcholine（Scoline）－Promazine

要点 有一名患者在应用琥珀胆碱后给予丙嗪，结果致肌肉完全弛缓，窒息时间延长。此反应始于丙嗪后 3 分钟之内。患者同时出现发绀、不能抬头、四肢不能活动。

有关药物 根据药理作用推测，其他吩噻嗪类（氯丙嗪、硫利哒嗪、三氟拉嗪等）可与琥珀胆碱发生类似相互影响。鉴于琥乙溴铵也由假胆碱酯酶水解，故可与丙嗪发生类似相互影响。丙嗪与非除极化型肌松药（泮库溴铵、季铵酚、筒箭毒碱等）的相互影响尚未见报道。作者认为，这些制剂不由假胆碱酯酶失活，所以不会发生类似相互影响。但非除极化型肌松药米库氯铵（美维松）、多库氯铵、阿曲库铵等例外，它们经由假胆碱酯酶水解，故与丙嗪有可能发生类似相互影响。

机制 有人认为，丙嗪可降低血浆假胆碱酯酶水平，使琥珀胆碱失活减慢，在作用部位的滞留时间延长，从而导致窒息时间延长。

建议 接受琥珀胆碱的患者，最好避免使用丙嗪。必须应用时，事先应备好人工呼吸设施。依酚氯铵（腾喜龙）成功地纠正了上述病例的窒息。

[琥珀胆碱（司可林）－苯乙肼][2]
Succinylcholine（Scoline）－Phenelzine

要点 一例正在应用苯乙肼治疗的患者，在加用琥珀胆碱后出现持久的呼吸暂停。

有关药物 如果其他单胺氧化酶抑制剂（异卡波肼、帕吉林、反苯环丙胺等）也能降低血浆假胆碱酯酶水平的话，预料会与琥珀胆碱发生类似相互影响。根据相互影响的机制推测，预料另一除极化型肌松药琥乙溴铵以及非除极化型肌松药米库氯铵、多库氯铵、阿曲库铵也可与苯乙肼发生类似相互影响，因为它们的水解也依赖于血浆假胆碱酯酶。

机制 据报道，苯乙肼可使血浆假胆碱酯酶浓度降低。琥珀胆碱由血浆假胆碱酯酶水解破坏，故血浆假胆碱酯酶水平降低时，消除减慢，作用时间延长。

建议 正在应用苯乙肼或其他单胺氧化酶抑制剂治疗的患者，应慎用琥珀胆碱以及经由假胆碱酯酶水解的非除极化型肌松药（如上述）。

[琥珀胆碱（司可林）－碳酸锂][3]
Succinylcholine－Lithium Carbonate

参见［泮库溴铵－碳酸锂］。

[琥珀胆碱（司可林）－异氟烷][2]
Succinylcholine（Scoline）－Isoflurane

要点 对 20 名择期手术的患者进行的研究表明，异氟烷麻醉增强琥珀胆碱的第二相神经肌肉阻断作用。但只有在二相阻断已经出现时，异氟烷才增强琥珀胆碱的阻断作用，使琥珀胆碱的需要量减少。

有关药物 研究表明，在有恩氟烷存在的情况下，琥珀胆碱二相阻断的出现加快，但琥珀胆碱的需要量并不减少。琥珀胆碱和其他卤化麻醉剂（氟烷及甲氧氟烷等）之间是否可发生类似影响，还未见报道。因为琥乙溴铵及非除极化型肌松药泮库溴铵和筒箭毒碱等也具有二相阻断的特点，所以有可能与异氟烷发生类似相互影响。

机制 此种相互影响的机制还未完全阐明。有的研究提示，在异氟烷麻醉期间假胆碱酯酶（水解琥珀胆碱的酶）的水平无改变，酶活性也不受影响。因此，异氟烷引起的肌肉血流量增加是低剂量琥珀胆碱作用增强的原因，但不足以解释所有现象。

建议 两种药物同用时，可能需要减少琥珀胆碱的剂量，并应严密观察患者。

值得注意的是，肌松药和某些麻醉剂可激发一种称为恶性高热的情况，这种情况有可能危及生命。其特点是僵直、挛缩、肌肉代谢加速、代谢性酸中毒，及心动过速。大量钙离子从肌浆网中释放是始动因素。虽然卤化碳氢化合物类麻醉剂（如氟烷、异氟烷、七氟烷等）以及琥珀胆碱单用都有促发恶性高热的报道，但绝大部分起因于两者的联合。对恶性高热的易感性与某些先天性肌病有关，属常染色体显性遗传，但在无麻醉剂介入的情况下，多数病例无任何临床体征。一旦发生恶性高热，需要静脉给予丹曲林；辅助措施包括迅速降温、吸入纯氧，及控制酸中毒（Hibbs et al, 2011）。

［琥珀胆碱（司可林）－丙泮尼地（普尔安）][2]
Succinylcholine（Scoline）－Propanidid

要点　有证据表明，同时应用琥珀胆碱和超短效静脉麻醉药丙泮尼地，前者的作用时间延长。

有关药物　根据相互影响的机制推测，另一种除极化型肌松药琥乙溴铵与丙泮尼地之间可发生类似相互影响，而除极化型肌松药己氨胆碱（氨酰胆碱）与丙泮尼地之间不会发生类似相互影响，因为己氨胆碱在体内不被水解或代谢，而是以原形经肾排泄。

非除极化型肌松药阿曲库铵、米库氯铵（美维松）、多库氯铵等部分经假胆碱酯酶代谢，预料与丙泮尼地可发生类似相互影响。

机制　据认为丙泮尼地竞争性抑制假胆碱酯酶，从而妨碍琥珀胆碱的水解，是该相互影响的原因。

建议　尽可能避免同时应用琥珀胆碱和丙泮尼地。如果必须同时应用，应预料到琥珀胆碱的作用时间可延长，并应备好人工呼吸设施。琥珀胆碱的需要量可能减少。

［琥珀胆碱（司可林）－普鲁卡因（奴佛卡因）][3]
Succinylcholine（Scoline）－Procaine

要点　在体研究表明，普鲁卡因可增强琥珀胆碱的肌松作用。

有关药物　根据相互影响的机制及药理作用的类似性推测，预料普鲁卡因与另一除极化型肌松药琥乙溴铵之间可发生类似相互影响，而与除极化型肌松药己氨胆碱的类似相互影响不太可能发生。其他酯类局麻药（丁卡因、氯普鲁卡因、苯佐卡因等）与琥珀胆碱之间的相互影响已有报道，但相互影响的机制可能不完全相同（见［琥珀胆碱（司可林）－利多卡因］）。

用猫进行的研究表明，普鲁卡因的结构类似物普鲁卡因胺可增强琥珀胆碱的神经肌肉阻断作用，并使其阻断作用时间延长（见［琥珀胆碱（司可林）－普鲁卡因胺］）。

另外，已证明琥珀胆碱在人体内与利多卡因可产生相互影响（见［琥珀胆碱（司可林）－利多卡因］）。

普鲁卡因与非除极化型肌松药（泮库溴铵、季铵酚、筒箭毒碱等）之间是否会发生类似相互影响，还不清楚。但如果机制涉及假胆碱酯酶的话，预料不会发生。然而，非除极化型肌松药米库氯铵、多库氯铵、阿曲库铵等在体内有一部分由假胆碱酯酶水解，预料与普鲁卡因有可能发生类似相互影响。

机制　该相互影响的机制尚不十分清楚，以往曾认为可能涉及普鲁卡因置换与假胆碱酯酶结合的琥珀胆碱，或抑制假胆碱酯酶的活性。这些作用可使琥珀胆碱在作用部位的浓度升高，从而增强其作用。但后一种机制受到来自多项实验研究的挑战。如利多卡因的分解与假胆碱酯酶无关，然而同样能增强琥珀胆碱的肌松作用；不论是在体或离体的神经肌肉标本，普鲁卡因或利多卡因的给药在前，琥珀胆碱的给药在后，后者的肌松作用增强，颠倒给药顺序后，对琥珀胆碱肌松作用的增强不明显；普鲁卡因和利多卡因皆能使琥珀胆碱的脱敏相（琥珀胆碱的作用分为除极相和脱敏相，只有进入脱敏相后才出现肌松作用）提前，快速耐受性推迟。这一切都难以用对假胆碱酯酶的竞争性抑制解释。

另外，已证明普鲁卡因抑制终板部位突触前膜乙酰胆碱的释放，这一作用应能增强非除极化型肌松药的肌松作用，但对除极化型肌松药的作用有何影响，尚未见报道。

建议　不管机制如何，该相互影响确实存在。因此，对同时接受琥珀胆碱和普鲁卡因的患者，应密切观察神经肌肉阻断的体征，特别是观察有无长时间的窒息。这样的患者可能需要进行更长时间的人工呼吸。

［琥珀胆碱（司可林）－丹曲林（硝苯呋海因）][2]
Succinylcholine（Scoline）－Dantrolene

要点　除极化型肌松药琥珀胆碱与丹曲林之间可发生相互影响，但相互影响的机制与泮库溴铵一丹曲林之间相互影响的机制有所不同。

机制　除极化型肌松药（包括琥珀胆碱）的最初作用像乙酰胆碱一样，是使细胞膜除极化。只是持续时间较长，导致的是短期的反复兴奋从而引发肌纤维自发收缩（肌束颤动），接着出现神经肌肉传递阻断（称为1相阻断）。随着时间的推移以及琥珀胆碱浓度进一步的增高，逐渐从除极化型的1相阻断过渡到非除极化型的2相阻断（Hibbs et al，2011）。根据琥珀胆碱神经肌肉阻断作用的发展过程，认为丹曲林通过阻碍肌浆网钙离子的释放可抑制琥珀胆碱的1相阻断，而增强其2相阻断。

建议　该相互影响的结果难以预料，避免同时应用是明智之举。然而，当因琥珀胆碱的应用而导致恶性高热时例外，有关细节参见［琥珀胆碱（司可林）－异氟烷］。

［琥珀胆碱（司可林）－芬太尼＋氟哌利多］[2]
Succinylcholine（Scoline）－Fentanyl＋Droperidol

要点　有资料表明，琥珀胆碱与芬太尼－氟哌利多复方制剂同用时，琥珀胆碱的神经肌肉阻断作用恢复时间延长近1倍；进一步研究发现，该相互影响与芬太尼－氟哌利多复方制剂中的氟哌利多有关。

有关药物　其他除极化型肌松药（琥乙溴铵、己氨胆碱等）与氟哌利多之间以及其他丁酰苯类抗精神病药（如氟哌啶醇、三氟哌多、替米哌隆等）与琥珀胆碱之间，是否会发生类似相互影响，尚未见报道。吩噻嗪类抗精神病药与琥珀胆碱的相互影响见［琥珀胆碱－丙嗪］。

机制　有人认为，氟哌利多可能通过对神经肌肉接头处的膜稳定作用，从而延迟琥珀胆碱神经肌肉阻断作用的恢复；但降低血清假胆碱酯酶（代谢琥珀胆碱的一种酶）活性的可能性也不能排除。

建议　在应用氟哌利多期间，应预料到琥珀胆碱（或其他肌松药）的神经肌肉阻断作用恢复时间延长，其用量也许需要下调。如发生相互影响，可在严密监护下给予依酚氯铵逆转。

［琥珀胆碱（司可林）－西咪替丁（甲氰咪胍）］[3]
Succinylcholine（Scoline）－Cimetidine

要点　有报道称，西咪替丁延迟琥珀胆碱神经肌肉阻断作用的恢复。

有关药物　大鼠膈神经标本研究表明，西咪替丁增强筒箭毒碱和泮库溴铵的神经肌肉阻断作用。西咪替丁与其他肌松药（如非除极化型的维库溴铵、阿库氯铵，除极化型的琥乙溴铵等）之间是否发生类似相互影响，尚未见研究报道。已证明雷尼替丁与琥珀胆碱之间无类似相互影响。其他H_2受体阻断药（如法莫替丁、尼扎替丁、罗沙替丁等）与琥珀胆碱之间的类似相互影响尚未见报道。

机制　体外研究表明，高浓度西咪替丁抑制假胆碱酯酶的活性，而琥珀胆碱的代谢失活有赖于假胆碱酯酶的水解。由于筒箭毒碱和泮库溴铵等非除极化型肌松药的代谢与假胆碱酯酶无关，故与西咪替丁相互影响的机制不同于琥珀胆碱与西咪替丁相互影响的机制。

建议　上述报道中的大部分患者同时伍用了甲氧氯普胺，而甲氧氯普胺抑制琥珀胆碱代谢的作用已充分证实（参见［琥珀胆碱－甲氧氯普胺］），除去这些患者后，对琥珀胆碱的影响真正由西咪替丁引起者并不多。对正常受试者进行的研究也未发现正常血清浓度的西咪替丁对血清假胆碱酯酶活性有何影响，因此，该相互影响的实际意义可能不大。但在获取进一步资料前，应考虑到伍用期间发生相互影响的可能性。

［琥珀胆碱（司可林）－甲氧氯普胺（胃复安，灭吐灵）］[2]
Succinylcholine（Scoline）－Metoclopramide

要点　甲氧氯普胺可增强并延长琥珀胆碱的神经肌肉阻断作用。

有关药物　根据相互影响的机制推测，甲氧氯普胺与另一种除极化型肌松药琥乙溴铵之间有可能发生类似相互影响，而与除极化型肌松药己氨胆碱（氨酰胆碱）之间的类似相互影响则不太可能发生，因为己氨胆碱在体内不被水解或代谢，而是以原形经肾排泄。非除极化型肌松药米库氯铵

（美维松）、多库氯铵、阿曲库铵等在体内有一部分由假胆碱酯酶水解（此点与其他非除极化型肌松药不同），预料与甲氧氯普胺之间可发生类似相互影响。

机制　琥珀胆碱由血清假胆碱酯酶代谢降解，而甲氧氯普胺可降低该酶活性，从而使其降解减慢，作用增强。

建议　避免两者的同用是明智的。如在应用甲氧氯普胺期间必须应用肌松药，可考虑应用不经血清假胆碱酯酶水解的非除极化型肌松药（如筒箭毒碱、泮库溴铵、季铵酚等）代替琥珀胆碱。两者的同用不能避免时，应注意神经肌肉阻断作用增强和时间延长，并应配备辅助呼吸设施。

［琥珀胆碱（司可林）－环磷酰胺（癌得星）][2]
Succinylcholine（Scoline）－Cyclophosphamide

要点　环磷酰胺可抑制琥珀胆碱的代谢，从而增强其神经肌肉阻断作用。两者同用时，有可能导致长时间的呼吸抑制。

有关药物　根据相互影响的机制以及代谢途径推测，环磷酰胺与非除极化型肌松药米库氯铵、多库氯铵、阿曲库铵等之间可发生类似相互影响（因为它们也部分经由假胆碱酯酶代谢清除），但与季铵酚、泮库溴铵、筒箭毒碱等非除极化型肌松药的类似相互影响不会发生。

根据相互影响的机制推测，抑制假胆碱酯酶的其他细胞毒药物（癌宁、塞替派、氮芥等），可与琥珀胆碱或米库氯铵等发生类似相互影响。

机制　静脉应用环磷酰胺后，可使假胆碱酯酶活性降低 $35\%\sim70\%$。此种作用可持续数日。假胆碱酯酶活性降低，使琥珀胆碱水解减慢，神经肌肉阻断作用时间延长。

建议　正在使用环磷酰胺治疗的患者，如果给予琥珀胆碱，建议先测定假胆碱酯酶水平，否则，最好用其他肌松药代替。

［琥珀胆碱（司可林）－抑肽酶][1]
Succinylcholine（Scoline）－Aprotinin（Trasylol）

要点　抑肽酶是从牛肺组织中提取的一种多肽，它能使近期应用琥珀胆碱的患者产生呼吸暂停。

有关药物　已证明抑肽酶可使近期应用过筒箭毒碱的患者产生呼吸暂停。根据药理作用推测，预料抑肽酶与其他非除极化型肌松药（季铵酚、泮库溴铵、甲筒箭毒等）及另一除极化型肌松药琥乙溴铵之间可发生类似相互影响。

机制　机制还不清楚。但抑肽酶是一种多肽，故认为它也许像许多多肽类抗生素一样，具有神经肌肉阻断作用。

建议　在使用肌松药前后 2～3 天内不要应用抑肽酶。

［琥珀胆碱（司可林）－右泛醇][2]
Succinylcholine（Scoline）－Dexpanthenol

要点　右泛醇为泛酸的醇类似物。一名患者在使用琥珀胆碱后 5 分钟内给予右泛醇，结果发生呼吸窘迫。

有关药物　根据代谢途径推测，预料另一除极化型肌松药琥乙溴铵及非除极化型肌松药米库氯铵（美维松）、多库氯铵、阿曲库铵等也会与右泛醇发生类似相互影响。

机制　琥珀胆碱的肌松作用持续时间取决于假胆碱酯酶对其水解的速度。右泛醇在体内转化为泛酸，与一种蛋白成分结合形成辅酶 A，然后产生乙酰胆碱。过量乙酰胆碱可使酶促代谢饱和，然后与琥珀胆碱竞争假胆碱酯酶，从而减慢琥珀胆碱的水解。

建议　应预先对这种相互作用的可能出现有所准备。为防止这种情况发生，最好避免右泛醇与琥珀胆碱同时或紧接其后应用。

第三节 中枢性肌松药

[巴氯芬（氯苯氨丁酸）－去甲替林（去甲阿米替林）][1]
Baclofen－Nortriptyline

要点 一名用巴氯芬（属中枢性肌松药）治疗 18 个月的患者，解痉效果良好，并有足够的肌张力使患者能站立。但此后每日睡前服用 50 mg 去甲替林，6 天后导致患者腿部无力，不能站立。停用去甲替林后，肌张力恢复。

有关药物 该患者停用去甲替林改用丙咪嗪（每日 75 mg）2 周后，同样导致肌张力消失。停用丙咪嗪 2 天，即可使症状缓解。根据药理作用推测，其他三环类抗抑郁药（阿米替林、地昔帕明、多塞平等）与巴氯芬有可能发生类似相互影响。其他通过对中枢神经系统的选择性作用而降低骨骼肌张力的药物（卡立普多、氯唑沙宗、美芬辛等）与去甲替林是否会发生类似影响，尚无报道。

机制 具体机制还不了解，但有人提出以下几种可能性：①简单的药物作用相加；②因痉挛减轻而使早已存在的局部麻痹得以暴露；③蛋白结合置换；④通过影响神经递质而发生药效学的相互影响。

建议 避免将巴氯芬与去甲替林或其他三环类抗抑郁药同时应用。

[巴氯芬（氯苯氨丁酸）－布洛芬（异丁苯丙酸）][4]
Baclofen－Ibuprofen

要点 一名正在应用巴氯芬（一种中枢性肌松药）治疗的患者，加用布洛芬后第 3 天，出现巴氯芬毒性反应（表现为运动失调、定向力障碍、心动过缓、低血压、体温过低等）。

机制 该患者巴氯芬的毒性反应起因于布洛芬引起的急性肾功能不全导致的巴氯芬蓄积。

建议 此相互影响的发生可能是一种特殊情况，估计临床意义不大。但于两药合用期间应注意监测。

[替扎尼定（痉痛停，米噻二唑）－美西律（慢心律，脉律定）][1]
Tizanidine－Mexiletine

要点 Momo 等对 12 名健康受试者进行的一项研究表明，同时应用 Ib 类抗心律失常药美西律（每日 2.2 mg/kg）和单剂替扎尼定（2 mg），与替扎尼定单用相比，可使其 c_{max} 平均升高 2.1 倍（从 1.8 ± 0.8 ng/ml 升高至 5.3 ± 1.8 ng/ml），$AUC_{0\sim5}$ 增加 2.6 倍（从 4.5 ± 2.2 ng·h/ml 增加至 15.4 ± 6.5 ng·h/ml），半衰期延长 40%（从 1.3 ± 0.2 h 延长至 1.8 ± 0.7 h），嗜睡、低血压，及心动过缓等不良反应的发生率增加（Momo et al, 2010）。

有关药物 根据提出的机制推测，凡是其代谢依赖于 CYP1A2 和（或）对 CYP1A2 有抑制作用的药物，都可与替扎尼定发生类似相互影响，例如，Ⅲ类抗心律失常药胺碘酮、钙拮抗剂咪拉地尔、抗抑郁药氟伏沙明、选择性 COX-2 抑制剂罗非昔布、茶碱类的呋拉茶碱、H_2 受体拮抗剂西咪替丁、口服避孕药，及氟喹诺酮类抗菌药环丙沙星等。然而，这些药物对替扎尼定的影响程度有明显不同；氟伏沙明可使替扎尼定的 AUC 升高 32 倍，而口服避孕药仅使替扎尼定的 AUC 升高 2.9 倍（这与美西律的影响程度相当）。

根据代谢途径的类似性推测，美西律对其他 CYP1A2 底物也可产生类似影响，与茶碱之间的类似相互影响已经证实。他克林、维拉帕米、普罗帕酮、咖啡因、阿米替林、氯米帕明、氯氮平、对乙酰氨基酚、非那西汀、安替比林、R-华法林、昂丹司琼、他莫昔芬等的代谢都涉及 CYP1A2，预料与美西律之间的类似相互影响也可发生。

机制 已知美西律是 CYP1A2 的底物和抑制剂，而替扎尼定的代谢有 CYP1A2 的参与，因此认为，美西律抑制 CYP1A2 从而阻碍替扎尼定的代谢是该影响的机制。

建议   替扎尼定像可乐定一样，是中枢 α_2 受体激动剂，但并不用于高血压的治疗，而是作为中枢性肌松药用于临床。该药的代谢依赖于 CYP1A2，但与 CYP1A2 的亲和力较低，因此，不但易受 CYP1A2 抑制剂的影响，也容易受其他 CYP1A2 底物的影响。

尽管美西律对替扎尼定代谢的影响不像氟伏沙明、罗非昔布、环丙沙星等那么明显，但也足可导致不良反应的发生率增加。鉴于美西律经常与替扎尼定联用治疗痛性神经病，故该影响具有一定临床意义。神经病患者如欲联合应用这两种药物，应对利弊加以权衡。如非治疗神经病，建议两者的联用尽可能避免。

注：替扎尼定可延迟对乙酰氨基酚的 t_{max}，与苯妥英、磷苯妥英合用可增加苯妥英中毒的危险（出现共济失调、反射亢进、眼震、震颤等）。乙醇可增加替扎尼定的 C_{max}（约 15%）和 AUC（约 20%）；两者合用有可能增强对中枢神经系统的抑制作用。

（张   彬）

主要参考文献

Hibbs RE，et al，2011．Agents acting at the neuromuscular junction and autonomic ganglia．In：*Goodman & Gilman's The pharmacological basis of therapeutics*，*12th ed*．Brunton LL（editor），McGraw-Hill Co，Inc，New York：255-276

Momo K，et al，2010．Effects of Mexiletine，a CYP1A2 Inhibitor，on Tizanidine Pharmacokinetics and Pharmacodynamics．*J Clin Pharmacol*，50：331-337

Motamed C，et al，2005．Interaction between mivacurium and pancuronium：impact of the order of administration．*Eur J Clin Pharmacol*，61：175-177

Naguib M，et al，2009．Update on neuromuscular pharmacology．*Curr Opin Anaesthesiol*，22：483-490

Naguib M，et al，2005．Pharmacology of muscle relaxants and their antagonists．In：*Miller's Anesthesia*，*6th ed*．Miller（editor），Churchill-Livingstone，Philadelphia：481-572

第五篇　镇痛药及解热、镇痛抗炎药

第十七章　麻醉性镇痛药

［吗啡－颅脑损伤］[2]
Morphine－Brain Injury

要点　颅脑损伤患者往往有不同程度的呼吸抑制和颅内压升高。而在应用吗啡后可加重呼吸抑制和颅内压升高，从而影响对颅脑损伤的诊断。

有关药物　所有麻醉镇痛药，如哌替啶、芬太尼、美沙酮、二氢埃托啡等，都有上述不良影响。

机制　吗啡能抑制呼吸，且有可能升高颅内压，因此可加重颅脑损伤的症状。另外，瞳孔收缩和呕吐是颅脑损伤的重要体征，而吗啡的缩瞳和致吐作用易与颅脑损伤引起的缩瞳和呕吐相混淆。

建议　颅脑损伤本身并不绝对禁用吗啡。有必要应用时，需权衡利弊，并应考虑到它加重呼吸抑制，进一步升高颅内压的可能性。

其他可升高颅内压从而有可能影响对颅脑损伤诊断的药物尚有：维生素 A 和维生素 AD（起因于维生素 A 导致的脑脊液分泌增加和血脑屏障的通透性增高）；糖皮质激素（如泼尼松、泼尼松龙、地塞米松等，起因于长期应用导致的暂时性垂体肾上腺功能减退）；氨苄西林（可能与小儿血脑屏障发育不健全，血管通透性较高，从而使该药进入颅内产生渗透性高压有关）；吡喹酮（用该药治疗脑囊虫病时，有产生急性颅内压增高的报道）；琥珀胆碱。二苯胺类、萘啶酸、庆大霉素、阿司匹林等也有引起颅内压增高的报道。

［吗啡－肺源性心脏病］[1]
Morphine－Pulmonary Heart Disease

要点　肺源性心脏病患者，应用治疗量吗啡后，已有致死的报道。其他类型呼吸功能储备降低（例如肺气肿、脊柱后侧凸、过度肥胖、哮喘等）的患者，应用吗啡后也可带来严重不良后果。

有关药物　所有麻醉镇痛药，如哌替啶、芬太尼、美沙酮等，对呼吸储备降低的患者都有类似上述不良影响。

机制　呼吸功能储备降低的患者，已经动用了代偿机制，如呼吸频率加速等。另外，有很多患者的 CO_2 血浓度长期升高，呼吸中枢对 CO_2 的兴奋作用已不敏感。因此，吗啡对呼吸的进一步抑制，可造成严重不良后果。吗啡尚可释放组胺，导致支气管收缩（同时引起血管扩张），有可能促发或加重哮喘发作。

建议　呼吸储备降低的患者，避免应用吗啡。必须应用时，要在严密观察下给予。哮喘患者如果必须应用阿片受体激动剂，选用组胺释放作用较弱的制剂（例如芬太尼类）也许更为合适。

［吗啡－肝功能受损］[2]
Morphine－Hepatic Insufficiency

要点　肝功能受损者，吗啡的药理作用可增强。

有关药物   与吗啡类似的其他药物（如丁丙诺啡、喷他佐辛等）的药理作用也有类似改变。

机制   吗啡及其类似物主要在肝与葡糖醛酸结合［和（或）代谢］而解毒。肝功能受损时，此种络合作用减弱，代谢缓慢，可致蓄积中毒。

建议   鉴于所有阿片类镇痛药都经肝代谢［包括氧化代谢和（或）络合］，故肝病患者应慎用。肝前性昏迷患者最好不用吗啡。必须应用时，应酌情减量。

肾功能不良也明显改变吗啡、可待因、双氢可待因、哌替啶，及丙氧吩的药动学。尽管这样的患者对单剂吗啡的耐受良好，但随着持续的应用，其活性代谢物吗啡-6-葡糖醛酸可能积聚，接着发生阿片过量的症状。肾功能受损的患者反复应用可待因，也可发生这种代谢物的积聚。这样的患者反复给予哌替啶，因去甲哌替啶的积聚则可引起震颤和惊厥。同样，丙氧吩的反复应用所致去甲丙氧吩的积聚可引起心脏毒性（这种毒性纳洛酮处理无效）。

[吗啡－肾上腺皮质功能不全][2]
Morphine－Adrenocortical Insufficiency

要点   肾上腺皮质功能不全患者，可使吗啡的作用时间延长，效应增强。另外，包括吗啡在内的阿片受体激动剂可抑制肾上腺的功能（在男性患者表现为皮质醇和肾上腺雄激素的生成减少，女性患者尚可有 LH 和 FSH 血浓度的降低），从而有可能加重肾上腺皮质功能不全的症状。

有关药物   所有麻醉镇痛药，如哌替啶、芬太尼、美沙酮等，都有类似改变。

建议   对肾上腺皮质功能不全者，应尽可能避免使用吗啡，必须应用时要减量慎用。对甲状腺功能减退（黏液性水肿）患者，也应遵循这一原则。

[吗啡－妊娠][2]
Morphine－Pregnancy

要点   怀孕妇女长期应用吗啡，可使胎儿成瘾，胎儿出生后早期可出现戒断现象，表现为不安、尖叫、腹泻，甚至惊厥。

有关药物   所有麻醉镇痛药，如哌替啶、芬太尼、美沙酮、可待因等，都有上述不良影响。

建议   怀孕期间应避免长期使用麻醉镇痛剂。新生儿出生后出现上述症状时，经病史和物理检查诊断，如确系婴儿阿片成瘾，可服樟脑阿片酊 0.12～0.24 ml/kg（1 ml 樟脑阿片酊相当于 0.4 mg 吗啡），或口服美沙酮 0.1～0.5 mg/kg。应避免大剂量静脉注射哌啶衍生物如哌替啶、芬太尼等，因为这些药物可引起婴儿中枢神经系统兴奋。新近，有人应用地西泮（0.1 mg/kg，静脉注射）治疗新生儿的此种戒断综合征取得成功。这种疗法的药理基础还不清楚，因为地西泮是一种镇静药，并不与阿片受体结合。

[吗啡－苯丙胺（苯齐巨林，非那名）][1]
Morphine－Amfetamine（Amphetamine）

要点   同时应用小剂量苯丙胺即可明显增强吗啡的镇痛和欣快作用，但与此同时可削弱其镇静作用。

有关药物   有充分证据表明，苯丙胺在削弱哌替啶（及其同类物）镇静作用的同时，也增强它们的镇痛作用。

机制   上述相互影响的确切机制还不清楚。

建议   在某些情况下，这可能是一种有益的相互影响。例如，口服右旋苯丙胺 5 mg，每日 2 次，可使麻醉剂后过度镇静的患者活跃起来，同时增强镇痛作用。但是，刻意应用苯丙胺试图增强吗啡或其他麻醉镇痛剂的镇痛作用或减少其用量，是不明智的，因为苯丙胺本身除有明显的成瘾性外，尚可产生多种多样的副作用。

[吗啡－普萘洛尔（心得安）][3]
Morphine－Propranolol

要点 动物研究表明，普萘洛尔可使吗啡对小鼠的致死量降低。对大鼠和犬进行的实验证实了同样的相互影响。但在人体内的情况是否如此，尚不清楚。

有关药物 普萘洛尔与其他麻醉镇痛剂（如可待因、哌替啶、芬太尼等）之间以及吗啡与其他 β 受体阻断药（如美托洛尔、阿替洛尔、纳多洛尔等）之间是否会发生类似相互影响，尚未见报道。

机制 机制尚不清楚，但肯定不同于吗啡与艾司洛尔之间的相互影响（见［普萘洛尔－右旋丙氧酚］）。

建议 在进一步资料提供前，两药联用应慎重。

[吗啡－氯丙嗪（冬眠灵）][1]
Morphine－Chlorpromazine

要点 同时应用氯丙嗪可增强吗啡的镇静以及呼吸抑制作用，与此同时也有可能增强吗啡的镇痛作用，使吗啡的需要量减少。

有关药物 吩噻嗪类抗精神病药与吗啡相互影响的结果有明显不同，部分吩噻嗪类在增强吗啡镇静和呼吸抑制作用的同时，有可能增强吗啡的镇痛作用，如该处所述的氯丙嗪。但部分吩噻嗪类在增强吗啡镇静作用的同时，却削弱吗啡的镇痛作用，使吗啡的镇痛需要量增加。然而，无论如何，对镇静作用的增强是共同的。至于哪些吩噻嗪类可削弱、哪些吩噻嗪类可增强吗啡的镇痛作用，文献中未见有具体论述。这对临床用药提出了一个必须认真对待的问题。

根据提出的部分机制推测，预料其他阿片类镇痛药（如可待因、哌替啶、美沙酮等）与氯丙嗪之间的类似相互影响也可发生，其中部分已得到证实，但哌替啶与氯丙嗪之间的相互影响还有其他因素参与（有关细节参见［哌替啶－氯丙嗪］）。

机制 镇静作用的增强是两者此种作用的相加或协同，但确切机制尚不明了。

建议 应用氯丙嗪治疗期间如果需要阿片类镇痛药，应考虑到镇痛药的需要量增加，但与此同时镇痛药的镇静和呼吸抑制作用可明显增强。故两者的同时应用最好避免。可行的话，选用与吩噻嗪类抗精神病药无明显相互影响的镇痛药代替吗啡也许更为安全。

[吗啡－阿米舒必利（氨磺必利）＋RB101][2]
Morphine－Amisulpride＋RB101

要点 Cordonnier 等应用小鼠进行的研究表明，联合应用抗精神病药阿米舒必利和双重肽酶抑制剂 RB101（RB101 是一种对脑啡肽酶及氨基肽酶均有抑制作用的混合型脑啡肽降解酶抑制剂），可极为有效地阻断吗啡所致行为敏化的表达（Cordonnier et al，2007）。

严格来说，联合应用阿米舒必利和 RB101 对吗啡所致行为敏化的影响在麻醉剂成瘾戒断方面有一定治疗意义，因此不能算是一种有害的药物相互影响。

有关药物 Cordonnier 等在同一研究中证实，联合应用阿米舒必利和丁丙诺啡可部分阻断吗啡所致行为敏化的表达，但联合应用阿米舒必利和美沙酮对吗啡所致行为敏化的表达无影响（尽管 Cordonnier 等的研究未发现美沙酮对吗啡所致行为敏化的表达有明显影响，但像丁丙诺啡一样，仍然是目前处理麻醉剂成瘾的常用药物）。其他作为抗精神病药的多巴胺 D_2 受体拮抗剂（如齐拉西酮、硫利达嗪、利培酮、阿立哌唑、氟哌啶醇、舒必利、氯丙嗪等）与 RB101 联合应用对吗啡所致行为敏化的表达是否有类似影响，尚不清楚，但根据提出的机制推测，类似相互影响有可能发生。

机制 根据目前可得到的资料断定，欲完全逆转吗啡所致的行为敏化，必须作用于不同的神经通路或递质系统才有可能。动物研究表明，阿米舒必利等抗精神病药除可阻断 D_2 受体外，尚可增加脑啡肽的合成，而 RB101 通过抑制脑啡肽酶保护脑啡肽免于水解。可见，两者的联合作用导致多巴胺系统和类阿片系统功能平衡的恢复，是有效抑制吗啡所致行为敏化的机制。

建议　麻醉剂成瘾是一世界性问题，有关其治疗已经进行过广泛研究，但到目前为止仍无行之有效的措施。单用美沙酮或丁丙诺啡等药物进行替代性治疗依旧是临床上常用的方法，但这些方法存在复发率高的缺点。

Cordonnier 等的动物研究结果表明，丁丙诺啡与阿米舒必利联用，对吗啡所致行为敏化表达的抑制作用可获得明显增强，而 RB101 与阿米舒必利联用，则几乎可完全阻断吗啡所致行为敏化的表达。这一研究结果有可能为麻醉剂戒断的处理提供一种新颖的更接近生理性干预的方法。

注：Yang 等采用小鼠进行的一项研究表明，丁酰苯类抗精神病药氟哌啶醇（haloperidol）可预防或逆转吗啡所致钙调蛋白依赖性蛋白激酶Ⅱ（CaMKⅡ）的活化、抗痛作用、耐受性，及躯体依赖性。阿片耐受和依赖的根本机制尚不完全了解。有证据表明长期应用吗啡治疗，可增加 CaMKⅡ 的活性。一系列啮齿类动物模型研究表明，抑制脊髓上和脊髓的 CaMKⅡ，不仅可以预防，也可以逆转阿片类抗痛作用的耐受性和躯体依赖性。这些资料表明，CaMKⅡ 在阿片耐受性以及依赖性的产生和维持方面起重要作用。另外，采用化学抑制剂抑制 CaMKⅡ，或通过基因切除法，都可削弱阿片所致的痛觉过敏。说明针对 CaMKⅡ 或其信号通路，有可能发现缓解阿片耐受或依赖的介入措施。然而，寻找对 CaMKⅡ 具有选择性抑制作用的药物一直未获成功，原因在于很难找到一种物质能特异性地抑制一种蛋白激酶，而对其密切相关的异构体无影响。Yang 等的研究表明，氟哌啶醇抑制吗啡处理小鼠 CaMKⅡ 的活性。因此认为，氟哌啶醇有可能通过削弱阿片依赖性以及阿片所致的痛觉过敏，而成为预防或处理阿片依赖、改善疼痛治疗效果的药物（Yang et al，2011）。这有必要进行进一步临床研究。

[吗啡－阿米替林（阿密替林，依拉维)][1]
Morphine－Amitriptyline

要点　同时应用吗啡和三环类抗抑郁药阿米替林，在吗啡的镇静和呼吸抑制作用增强的同时，镇痛作用也增强。

有关药物　根据提出的机制推测，吗啡与其他三环类抗抑郁药（如去甲替林、氯米帕明、曲米帕明等）之间可发生类似相互影响，与地昔帕明（去甲丙米嗪）之间的类似相互影响已经证实。可以预料，阿米替林与其他阿片类镇痛药（如可待因、哌替啶、芬太尼等）之间的类似相互影响也可发生（参见［哌替啶－阿米替林］）。其他镇痛药（丁丙诺啡、美沙酮、芬太尼等）与阿米替林之间以及哌替啶与其他三环类抗抑郁药（丙咪嗪、氯米帕明、地昔帕明等）之间也可发生类似相互影响。

机制　此种相互影响的确切机制尚不清楚，但通常认为类似于吗啡与吩噻嗪类抗精神病药或单胺氧化酶抑制剂之间的相互影响，即起因于两者作用的相加，具体说来可能涉及阿片类镇痛剂代谢转化速度的改变或与其作用有关的神经递质的改变。

建议　包括阿米替林和地昔帕明在内的三环类抗抑郁药在临床上可用来治疗慢性神经病性痛，但对急性锐痛的内在镇痛作用有限。然而，大量临床证据表明，包括阿米替林在内的部分抗抑郁药确实可增强吗啡的镇痛作用，因此，同时应用两类药物以处理某些疼痛（如神经病性疼痛以及晚期癌症患者的疼痛）的情况越来越多见（特别是因为抑郁症或其他情况而正在应用抗抑郁药治疗的患者）。恶性肿瘤引起的持续性剧痛，三环类抗抑郁药可明显增强阿片类的镇痛作用，是临床上非常有用的联合。在这样的情况下，阿片类镇痛药的剂量可减半，于发挥良好镇痛作用的同时不至产生明显的不良反应。不过，如果是单纯出于镇痛之目的，大多数情况下采用的措施是联合应用阿片类镇痛药和阿司匹林样药物（参见［可待因－对乙酰氨基酚］）。

[吗啡－苯乙肼][1]
Morphine－Phenelzine

要点　同时应用吗啡和苯乙肼，可使吗啡的镇静和呼吸抑制作用增强，持续时间也延长。

有关药物　其他单胺氧化酶抑制剂（如帕吉林、反苯环丙胺、异卡波肼等）以及具有单胺氧化酶抑制作用的呋喃唑酮和丙卡巴肼（甲基苄肼）等与吗啡之间是否会发生类似相互影响，尚不清楚。但有证据表明，同属阿片类镇痛药的哌替啶和芬太尼与苯乙肼等单胺氧化酶抑制剂可发生类似影响。不过，相互影响的机制也许不完全相同（见［哌替啶－苯乙肼］和［芬太尼－吗氯贝胺］）。

机制 该相互影响的确切机制不清楚，但鉴于吗啡在体内的代谢主要是与葡糖醛酸络合，仅有一小部分在 CYP 的作用下经 N 位脱甲基生成去甲吗啡，故该影响不能完全用酶抑制作用加以解释（不过，部分吗啡同系物在体内的主要代谢途径是 N 位脱烷基，这与吗啡有所不同）。

建议 吗啡与苯乙肼等单胺氧化酶抑制剂之间的相互影响不像哌替啶－苯乙肼之间的相互影响那么严重。但两者合用时仍应谨慎。如果发生相互影响，静脉注射糖皮质激素也许有助于逆转（见［哌替啶（杜冷丁）－苯乙肼］）。

［吗啡－乙醇］[2]
Morphine－Ethyl Alcohol（Ethanol，Alcohol，Ethyl）

要点 Høiseth 等对应用吗啡和（或）醉驾的驾驶人员（总共 784 例，平均年龄 36.7 岁，其中 107 例为女性；既饮酒也应用吗啡的个体 66 例，其余 718 例血液中未发现乙醇）进行的一项分析研究表明，饮酒者与未饮酒者相比，吗啡-3-葡糖醛酸化物（M3G）与吗啡的比值以及吗啡-6-葡糖醛酸化物（M6G）与吗啡的比值都较低，分别为 4.9 对 6.7 和 0.62 对 0.96。这一结果表明，在有乙醇存在的情况下，吗啡的半衰期可能延长，葡糖醛酸化物的生成减少，反复应用后有可能导致吗啡的蓄积（Høiseth et al，2013）。

有关药物 根据提出的机制推测，所有经由 UGT 代谢的麻醉镇痛药都有可能与乙醇发生类似相互影响。

机制 一般说来，经由 UGT 代谢的药物不太容易受酶诱导和酶抑制的影响，这与经 CYP 代谢的药物有所不同。可能原因是，极大部分经 UGT 代谢的药物涉及多种 UGT，而且大部分 UGT 不易被饱和（但丙戊酸对拉莫三嗪经 UGT 代谢的抑制例外，丙戊酸对拉莫三嗪经 UGT 代谢的高度抑制，有可能导致拉莫三嗪的毒副作用，有关细节参见［拉莫三嗪－丙戊酸（二丙基乙酸，敌百痉）］项下的内容）。

尽管乙醇主要经由乙醇脱氢酶和 CYP2E1 代谢，但部分乙醇也经由 UGT2B7 和 UGT1A1（可能还涉及其他 UGT）代谢转化为乙基葡糖醛酸化物。对乙醇来说，经该途径的转化占比较小，由此所产生的代谢物浓度不及乙醇的 1/1000。然而，不应忘记，即使在一般社交场合的饮酒量，乙醇在血液中所达到的浓度也远远高于大部分药物所达到的浓度。乙醇相对于吗啡就是这种情况。M6G（吗啡的活性代谢物）的生成主要由 UGT2B7 负责，尽管 M3G 的生成也主要由 UGT2B7 负责，但同时有其他 UGT 的参与。乙醇的葡糖醛酸化 50％以上与 UGT2B7 有关。综合上述，认为乙醇竞争性抑制 UGT2B7 和其他 UGT，可能是 M6G 和 M3G 生成减少的原因。

建议 Høiseth 等这一研究结果的临床意义如何，尚难以评价。因为伦理问题，这一研究结果也难以在正常个体中进一步求证。

注 乙醇对包括吗啡在内的阿片类镇痛药的影响可能远比想象得复杂。Hull 等采用小鼠进行的一项研究表明，乙醇可明显削弱对吗啡抗痛作用的耐受性，这一作用与剂量有关。无论是 γ-氨基丁酸（GABA）$_A$ 受体拮抗剂荷包牡丹碱（bicuculline），还是 GABA$_B$ 受体拮抗剂法克罗芬（phaclofen），单用时都只能部分阻断乙醇所致吗啡耐受性的逆转。然而，当两种拮抗剂联用时，可完全阻断乙醇对吗啡耐受性的逆转作用。苯二氮䓬类镇静催眠药，如地西泮（安定；diazepam），可促进 GABA 与 GABA$_A$ 受体结合，故可像乙醇一样，削弱吗啡的耐受性。地西泮的这一作用可被 GABA$_A$ 受体拮抗剂荷包牡丹碱逆转，而 GABA$_B$ 受体拮抗剂法克罗芬对其作用无影响（Hull et al，2013）。可见，乙醇不但影响 GABA$_A$ 受体，对 GABA$_B$ 受体也有作用，这与地西泮仅增强 GABA$_A$ 受体的作用有所不同。

有关乙醇以及地西泮对吗啡镇痛作用的影响，动物研究的结果并不完全一致。另外，对吗啡镇痛作用的影响究竟是起因于乙醇对 GABA 受体的直接影响，还是起因于对 GABA 释放的调节，也有待阐明。有试验证实，乙醇所致的运动性兴奋、体温过低、运动不协调，及麻醉状态不但涉及 GAB-

A_B 受体，也可能涉及 $GABA_B$ 受体和 $GABA_A$ 之间的协同（两种拮抗剂联用方可完全阻断乙醇对吗啡耐受性的逆转作用，进一步证实了这一点）。Hull 等的研究结果及其临床意义有待进一步探讨。

［吗啡－氯胺酮（凯他敏）][3]
Morphine－Ketamine

要点　Lilius 等采用大鼠进行的研究表明，氯胺酮（皮下注射）对未曾应用过吗啡的大鼠无抗痛作用，然而，对连续 5 天微量应用吗啡使之产生耐受性的大鼠可产生显著抗伤害性刺激的作用。吗啡耐受的大鼠给予氯胺酮后，与仅用吗啡或氯胺酮者相比，其脑内吗啡、氯胺酮，及去甲氯胺酮的浓度分别升高 110%、40%，及 240%；与未曾应用过吗啡的大鼠相比，吗啡耐受大鼠肝内氯胺酮的浓度增加 5 倍。吗啡和氯胺酮单次同时给予，脑内吗啡的浓度仅升高 20%，氯胺酮的浓度无改变，也未见有抗伤害性刺激作用的增强（Lilius et al，2015）。

有关药物　根据提出的机制推测，氯胺酮与其他麻醉镇痛剂（如芬太尼、羟考酮、可待因等）之间有可能发生类似相互影响。对大鼠进行的研究表明，注射阿芬太尼可增加氯胺酮的分布容积，升高其在脑内的浓度，但阿芬太尼在脑内的浓度是降低的。

机制　吗啡是输出（外排）转运体 P-糖蛋白（MDR1/*ABCB1*）以及多药耐药相关蛋白（MRP/*ABCC*）的底物；对大鼠进行的研究表明，吗啡也可能是摄取转运体有机阴离子转运蛋白（OATP）的底物（这些转运体在血脑屏障中都有分布）。吗啡在人体内的氧化代谢很少，仅有极小部分在 CYP 的作用下经 N 位脱甲基生成去甲吗啡，绝大部分在 UGT2B7 的作用下生成吗啡-3-葡糖醛酸化物和吗啡-6-葡糖醛酸化物（啮齿类动物的这一过程主要由 UGT2b1 负责，生成物是吗啡-3-葡糖醛酸化物）。高浓度氯胺酮的代谢主要由 CYP3A4 负责，低浓度时也有 CYP2B6 的参与。体外研究表明，氯胺酮可抑制 UGT2B7，从而阻碍吗啡的生物转化。氯胺酮及其在体内的代谢物去甲氯胺酮是 NMDA 受体的强效抑制剂，本身具有抗伤害性刺激的特点。综上所述，认为长期应用吗啡期间，氯胺酮与吗啡之间不但存在药动学方面的相互影响，也存在药效学方面的相互影响，它们之间的相互影响可能互为因果。氯胺酮对 UGT2B7 以及输出转运体的抑制可能是脑内吗啡浓度增加的机制。长期应用吗啡所致的代谢酶以及转运体功能的改变可能是吗啡对氯胺酮药动学影响的原因（鉴于去甲氯胺酮的浓度也有增加，故对 CYP 的抑制不会是氯胺酮浓度增加的主要机制）。

氯胺酮以及吗啡抗痛作用的相加或协同是两者药效学相互影响的机制。

建议　神经痛以及癌症所致严重疼痛的治疗依然是医学上的严峻挑战。吗啡和羟考酮等阿片类可用于中重度癌性疼痛的处理，也作为神经病性疼痛的二线治疗药物。然而，阿片类的长期应用可导致耐受性和许多不良反应（包括阿片所致的痛觉过敏），因此限制了其应用。Lilius 等这一研究结果的意义在于，对吗啡产生耐受的严重疼痛患者有可能提供一种新颖的处理措施。然而，有关其确切机制及临床应用的可行性，需要进行进一步的基础和临床探讨。长期应用吗啡期间氯胺酮的积聚有导致肝毒性增加的危险，这也是进行这方面研究时应该顾及的问题。

［吗啡－喷他佐辛（镇痛新，戊唑星）][2]
Morphine－Pentazocine

要点　同时应用吗啡和喷他佐辛，吗啡的镇痛作用减弱；对吗啡有耐受性者，可促进戒断症状的发生。

有关药物　根据相互影响的机制推测，预料喷他佐辛与其他主要通过激动 μ 受体而发挥镇痛作用的药物（可待因、哌替啶、埃托啡、芬太尼等）之间可发生类似相互影响。吗啡与喷他佐辛的类似物地佐辛以及非那佐辛之间的类似相互影响也可发生。

丁丙诺啡是一种激动－拮抗剂，有强大的 μ 受体激动作用，镇痛作用比吗啡强 50 倍，可与吗啡竞争 μ 受体，拮抗吗啡对 μ 受体的激动作用。因此，既可诱发吗啡成瘾者的戒断症状，也可抑制吗啡的戒断症状。

烯丙吗啡属于阿片受体的拮抗－激动剂，单独存在时有一定的镇痛作用（因不良反应多，不作为镇痛药），但可使吗啡或其他镇痛药成瘾者迅速出现戒断症状，并可对抗吗啡的许多作用（包括镇痛作用），也因此作为阿片类中毒的解毒药。

纳洛酮为纯粹的阿片受体拮抗剂，可完全逆转吗啡的所有作用（即完全阻断吗啡与 μ、κ，及 δ 受体的结合），纳曲酮（naltrexone）的作用和临床用途与纳洛酮相似（但对 κ 受体的作用强于纳洛酮）。有研究表明，纳洛酮和纳曲酮以不足以阻断阿片受体的剂量应用，可增强脊髓吗啡镇痛对锐痛的镇痛作用，并阻断对吗啡耐受性的产生；如果已经产生耐受性，有可能使其逆转。目前对这一矛盾现象的解释是，低剂量阿片受体拮抗剂可阻断吗啡潜在的兴奋作用（吗啡的这种潜在兴奋作用可能是其镇痛作用逐渐减弱以及耐受性产生的原因之一）（Abul-Husn et al，2007）。然而，有关这一现象的确切机制需要进一步研究。

机制 喷他佐辛为阿片受体部分激动剂，其镇痛作用主要是通过激动 κ 和 δ 受体实现的。它对 μ 受体有亲和力，但仅有微弱的效应力（即无明显激动作用）；当其单独存在时，这种微弱的效应力表现为镇痛；但当有吗啡（主要依靠激动 μ 受体发挥镇痛作用）存在时，喷他佐辛与 μ 受体的结合则表现为对吗啡镇痛作用的拮抗。

建议 避免将吗啡与喷他佐辛合用。

超低剂量阿片受体拮抗剂可增强脊髓吗啡镇痛作用的发现，在阿片类镇痛药的临床应用方面可能有重要价值。

[吗啡－西咪替丁（甲氰咪胍）][2]
Morphine－Cimetidine

要点 据报道，患者在口服西咪替丁的同时，再肌内注射吗啡，可导致严重的中枢神经系统副作用，出现窒息、惊厥，及定向障碍。有一患者还发生呼吸抑制。原有呼吸功能障碍的患者，此种相互影响可能更严重。

有关药物 临床证据表明，西咪替丁和美沙酮同用时，也有类似影响。西咪替丁和其他麻醉镇痛药（如哌替啶、可待因、芬太尼等）之间是否会发生类似相互影响，尚无证据。但由于它们的代谢途径相似，故此类相互影响有可能发生。

吗啡和其他 H_2 受体拮抗剂之间的相互影响还未得到证明。如果相互影响的机制仅涉及肝酶抑制的话，预料与主要以原型经肾排泄的 H_2 受体阻断药（雷尼替丁、法莫替丁、尼扎替丁等）合用不会引起类似结果。

机制 此种相互影响的机制尚不清楚。可能与西咪替丁抑制吗啡的 N 位脱甲基或降低肝清除率和血流量，从而使吗啡的作用增强有关（已知西咪替丁可抑制多种 CYP，包括 CYP2D6，CYP1A2 和 CYP2C9）。对 N 位脱甲基的抑制作用在大白鼠研究中已得到证实。

建议 西咪替丁和吗啡同时应用，有可能发生严重的甚至致命的相互影响。因此，如果出现呼吸抑制或其他中枢神经系统副作用时，需将吗啡减量或停用。据报道，纳洛酮可有效逆转吗啡的中枢神经系统作用。

[吗啡－头孢曲松（头孢三嗪，菌必治）][2]
Morphine－Ceftriaxone

要点 Rawls 等采用大鼠进行的研究表明，β 内酰胺类抗生素头孢曲松可削弱吗啡引起的高热，或使吗啡所致高热的发生率明显降低。他们推测，头孢曲松也可能影响吗啡的其他作用，如镇痛作用、致便秘作用，及耐受性和依赖性等（Rawls et al，2007）。

有关药物 根据提出的机制推测，其他 β 内酰胺类抗生素，如青霉素类的青霉素（Rawls 等的研究之所以未采用青霉素，原因在于青霉素血脑屏障的通透性较低）以及头孢菌素类的头孢他啶等，与吗啡之间都可发生类似相互影响。

机制 常用抗生素并不仅仅具有杀菌作用。对获准用于临床的 1000 多种药物进行的筛选结果表明，许多药物尚有其他作用。然而，到目前为止可得到的资料表明，仅有 β 内酰胺类抗生素可增加

Ⅰ型谷氨酸转运蛋白（GLT-1）的表达，增强其活性。GLT-1（也称为兴奋性氨基酸转运蛋白 2，EAAT2）在大鼠和人体内都有表达，中枢神经系统（CNS）中的 GLT-1 负责 90％谷氨酸的摄取。谷氨酸像门冬氨酸一样，是 CNS 中的兴奋性氨基酸（谷氨酸和门冬氨酸属于二羧基氨基酸，在 CNS 的各部位几乎无一例外地产生兴奋作用，这与单羧基的 ω-氨基酸如 γ-氨基丁酸、甘氨酸、β-丙氨酸，及牛磺酸等相反），它们的受体在功能分类上属于 G-蛋白耦联受体（GPCR）超家族。阿片类镇痛药通过激动 μ、κ、及 δ 受体发挥用，这些受体属于 GPCR 视紫红质家族。尽管谷氨酸受体和阿片类受体都属于 GPCR 超家族，但尚无证据表明二者之间有何关联。然而，动物研究确实表明，GLT-1 功能障碍有助于阿片依赖性和戒断症状的产生。鉴于吗啡的致高热作用与谷氨酸能神经传递功能增强有关，因此认为，头孢曲松通过增加 GLT-1 的表达，从而促进突触间隙中谷氨酸的摄取，削弱谷氨酸的作用，是该影响的机制。谷氨酸转运抑制剂 TBOA 以及突触前神经末梢谷氨酸释放抑制剂利鲁唑（riluzole）可取消头孢曲松对吗啡所致高热的影响，为上述机制提供了进一步佐证。

　　建议　头孢曲松降低吗啡所致高热的发生率，发生于连续应用头孢曲松 7 天之后，单次应用未见有何影响。

　　在 Rawls 等的动物研究中，头孢曲松削弱吗啡所致高热的剂量相当于 65 kg 的普通成年患者 1.3 g/d（这一剂量处于每日 1～2 g 的常用剂量和最大剂量之间）。这一剂量在 CNS 中可达到治疗脑膜炎的浓度，并且显示神经保护作用和抗抑郁特点。目前认为，头孢曲松的上述作用都起因于 GLT-1 表达的增强。可见，该影响具有一定临床意义，其意义在于当吗啡治疗伴有某些不良反应而需要处理时，头孢曲松（以及其他 β 内酰胺类抗生素）有可能成为有价值的代用品。然而，在同时应用头孢曲松和吗啡治疗期间，如果出现吗啡治疗作用的减弱，应考虑到可能与头孢曲松有关。

［吗啡－羟嗪（安太乐）][2]
Morphine－Hydroxyzine

　　要点　口服抗组胺药羟嗪 25 mg，每日 4 次，可增强吗啡的镇痛作用，而对镇静作用无影响。

　　有关药物　吗啡与其他抗组胺药（如哌嗪类的赛克利嗪、美可洛嗪，吩噻嗪类的异丙嗪、二甲替嗪、阿利马嗪等）以及羟嗪与其他麻醉镇痛剂（如可待因、哌替啶、芬太尼等）之间是否会发生类似相互影响，尚未见报道，但根据药理作用的类似性推测，预料有可能发生。

　　机制　上述相互影响的确切机制还不清楚。

　　建议　在某些情况下，这可能是一种有益的相互影响。对部分患者的严重疼痛可能有一定缓解作用。

［吗啡－其他药物][2]
Morphine－Other Drugs

　　吗啡的主要代谢途径是与葡糖醛酸络合（络合部位是在 3 位碳和 6 位碳的羟基上）生成 3-葡糖醛酸化物和 6-葡糖醛酸化物，也有少量 3，6-双葡糖醛酸化物。因此，理论上凡是由 UGT 代谢或者对 UGT 有诱导或抑制作用的药物都可能与吗啡发生相互影响。例如苯二氮䓬类的奥沙西泮和劳拉西泮（主要经 UGT 代谢，故有可能竞争吗啡的代谢），抗癫痫药苯妥英、苯巴比妥和扑米酮（对 UGT 有明显的诱导作用，故可加速吗啡的络合代谢），及抗癫痫药丙戊酸（除了可抑制 UGT 从而阻碍吗啡的络合代谢外，其自身也有部分经 UGT 代谢，因此，也有可能竞争性抑制吗啡的代谢）和拉莫三嗪（可诱导 UGT，但自身也主要经 UGT 代谢，因此对吗啡代谢的净影响难以预料）。

　　有一点需要提及的是，吗啡经葡糖醛酸化的代谢被促进后，有可能不是其作用减弱，而是增强。反之，当其代谢被抑制后，不是作用增强，而是减弱。原因在于吗啡经络合生成的 6-葡糖醛酸化物的镇痛作用强于前者（大约是前者的 2 倍）。部分患者对吗啡镇痛作用的敏感性较低，可能与 6-葡糖醛酸化物的生成减少有关。

　　鉴于吗啡只有极少部分（<10％）经由 CYP 进行 N 位脱甲基代谢，因此与其他代谢仅涉及 CYP 的药物相互影响的可能性不大（即使有，也不会太明显），这与其他吗啡类似物有所不同。不过，通过该机制与西咪替丁的影响已经证实（见上述［吗啡－西咪替丁］项下的内容）。

[可待因（甲基吗啡）-奎尼丁][1]
Codeine-Quinidine

要点 同时应用奎尼丁和可待因，后者的镇痛和呼吸抑制作用减弱，但是，其镇咳作用不受影响。

有关药物 根据相互影响的机制推测，可待因的结构类似物氢可酮（hydrocodone）以及羟考酮（氧可酮；oxycodone）与奎尼丁之间可发生类似相互影响。鉴于吗啡、氢吗啡酮、羟吗啡酮，及芬太尼等无须进一步代谢，可直接作用于阿片受体而发挥镇痛作用（丙氧酚也许例外，其脱甲基代谢物去甲丙氧酚的镇痛作用与母药相当，半衰期长达 30 小时），故与奎尼丁之间的类似相互影响不太可能发生。然而，这些药物的清除多有 CYP2D6 的参与，因此，有可能导致作用和毒性的增强。

其他通过抑制 CYP2D6 从而与可待因发生类似相互影响的药物主要有选择性 5-羟色胺再摄取抑制剂（SSRIs），如氟西汀、氟伏沙明、帕罗西汀，及舍曲林等，而这类药物恰恰是疼痛患者较常处方者，因此，临床上与可待因联用的情况经常发生。

机制 可待因、氢可酮，及羟考酮与阿片受体无明显亲和力，本身的镇痛作用十分微弱。它们的主要镇痛作用分别来自在体内的代谢物吗啡、氢吗啡酮，及羟吗啡酮，这一转化（O 位脱甲基）过程由 CYP2D6 介导。

可待因在体内的代谢有多个途径，其氧化代谢涉及 CYP2D6、CYP3A4，及 CYP2C8。大约有 10% 的可待因在 CYP2D6 的作用下进行 O-位脱甲基生成吗啡（是可待因发挥镇痛作用的主要成分），另有 2%～10% 在 CYP3A4 和 CYP2C8 的作用下进行 N-位脱甲基生成去甲可待因（是毒性作用的主要来源）；其余大部分（约 80%）在 UGT2B4 以及 UGT2B7 的作用下生成终产物可待因-6-葡糖醛酸化物；吗啡在 UGT2B7 的进一步作用下生成终产物吗啡-6-葡糖醛酸化物（是可待因发挥镇痛作用的两种主要成分之一）和吗啡-3-葡糖醛酸化物（Gelston et al，2011）。已知奎尼丁是 CYP2D6 的强效抑制剂，因此可抑制可待因向吗啡的代谢转化，这是镇痛和呼吸抑制作用减弱的主要原因。镇咳作用所涉及的受体与镇痛作用涉及者不同，可待因可直接与之结合，故不受奎尼丁的影响。

另外，奎尼丁是 CYP3A4 的底物，而可待因的代谢也涉及 CYP3A4（如上述），故在 CYP3A4 水平上存在竞争性抑制；然而，这一影响像 CYP2D6 被抑制一样，有可能表现为经 UGT2B4 和（或）UGT2B7 络合代谢的代偿性增加（使生成可待因-6-葡糖醛酸化物的量增加），加之涉及 CYP3A4 的量不大，故这一影响对整体的贡献不大。

建议 正在应用奎尼丁治疗者需要镇痛药的话，不应采用可待因（或氢可酮和羟考酮）。

另外，鉴于 CYP2D6 存在多态性，故上述影响只是针对多数人而言。接近 10% 的白种人、3% 的黑种人，及 1% 的亚洲人（黄种人）属于 CYP2D6 乏代谢型，他们很少或不能将可待因、氢可酮，及羟考酮分别变为吗啡、氢吗啡酮，及羟吗啡酮，故不能用来作为这一群体的镇痛药，也就谈不到与奎尼丁的上述相互影响。还有一些 CYP2D6 多态性，例如 CYP2D6 * 2×2 基因型，使可待因、氢可酮，及羟考酮向其活性代谢物的转化非常迅速，对它们的作用极为敏感；4%～5% 的美国人以及16%～28% 的北非人、埃塞俄比亚人，及阿拉伯人属于该群体。与多数白种人相比，可待因在我国人民体内生成的吗啡较少，对吗啡的敏感性也较弱（可能与其活性代谢物吗啡-6-葡糖醛酸生成较少有关）。因此，凡是应用可待因（或其他阿片类前体药物，如氢可酮和羟考酮）而不能产生充分镇痛作用或发生毒性的任何患者，都应考虑到代谢酶多态性的可能。

[可待因（甲基吗啡）-对乙酰氨基酚（扑热息痛，醋氨酚）][1]
Codeine-Paracetamol（Acetaminophen）

要点 同时应用可待因和解热镇痛药对乙酰氨基酚，可增强前者的镇痛作用。

有关药物 所有阿司匹林样解热镇痛药（包括阿司匹林、吲哚美辛、布洛芬、塞来昔布等）都可增强可待因的镇痛作用。同样，所有阿片类镇痛药（包括吗啡、哌替啶、美沙酮、二氢埃托啡等）的镇痛作用都可被对乙酰氨基酚所增强。

机制　对乙酰氨基酚等阿司匹林样药物抑制环加氧酶（前列腺素合成酶），使前列腺素合成减少。而前列腺素本身除有致痛作用外，尚可使痛觉感受器对缓激肽等致痛物质的敏感性提高，故其减少可缓解疼痛。阿片类镇痛药通过激动中枢和周围神经系统中的阿片受体而发挥作用。两类药物作用于痛觉通路中的不同环节，可发挥相加和（或）协同性镇痛作用。可见该影响纯粹是一种药效学的相互影响。尽管两者的代谢都有 CYP3A4 的参与，但因所占比率很小，故对上述结果不会造成显著影响。

建议　在某些情况下，可认为该影响是一种有益的相互影响。单纯从止痛的角度考虑，轻、中度疼痛仅通过口服阿司匹林样药物（非甾类抗炎药）即可得到有效缓解。在这种情况下，通常首选阿司匹林 0.6 g，每 4 小时一次口服，或相同剂量的对乙酰氨基酚每 4 小时一次口服（炎性痛首选前者，而非炎性痛以后者为佳）。

严重疼痛通常需要应用阿片类镇痛剂才可缓解。首先选用中等强度的可待因（30 mg，每 4～6 小时一次）口服，也可选用羟二氢可待因酮（5 mg，每 4～6 小时一次）口服。可加用对乙酰氨基酚（或阿司匹林）以增强镇痛效果。0.6 g 对乙酰氨基酚（或阿司匹林）的镇痛效果与 30 mg 可待因相当，故当两者联用时仍不能缓解疼痛的话，则应换用吗啡（或哌替啶）肌内注射。应当注意的一点是，不同患者麻醉镇痛剂的有效量和作用持续时间有很大的个体差异，故剂量应个体化。

世界卫生组织推荐阿司匹林作为缓解癌性疼痛的一线药物（其次为可待因、吗啡）。部分对照研究结果表明，阿司匹林的镇痛作用优于可待因，用量与轻、中度疼痛相同；与可待因合用可增强镇痛效果。

苯二氮䓬类（如地西泮）和吩噻嗪类（如氯丙嗪）的副作用多，不增强镇痛作用，只引起镇静作用的相加，故仅在特殊情况下使用。

［可待因（甲基吗啡）－酮康唑］[2]
Codeine－Ketoconazole

要点　Raungrut 等采用人肝微粒体进行的研究表明，同时应用酮康唑可通过抑制经葡糖醛酸化通路的生物转化，使更多的可待因经 CYP2D6 代谢为吗啡。这一影响在增强其镇痛作用的同时，有可能增加镇静、呼吸抑制等毒副作用的发生（Raungrut et al，2010）。

有关药物　根据提出的机制推测，凡是对 UGT 有抑制作用的药物，都有可能与可待因发生类似相互影响。氟康唑（fluconazole）、美沙酮（methadone）、右丙氧芬（dextropropoxyphene）等与可待因之间的类似相互影响已经证实（Raungrut et al，2010）。

机制　普遍认为，可待因的镇痛作用起因于其在体内经 O-位脱甲基代谢生成的吗啡，这一过程需要 CYP2D6 的参与。CYP2D6 广泛代谢型者有 4％～10％的可待因经 CYP2D6 转化为吗啡，其余大部分（占尿排泄总量的 80％～85％）在 UGT 的作用下生成可待因-6-葡糖醛酸化物（可能主要涉及 UGT2B4 和 UGT2B7），小部分以原型经尿排泄，还有极小部分经 N-位脱甲基生成去甲可待因（这一过程可能涉及 CYP3A4 和 CYP2C8）（也参见［可待因（甲基吗啡）－奎尼丁］）。

已知酮康唑对 UGT 有抑制作用（Raungrut 等的研究表明，酮康唑和氟康唑对 UGT2B4 和 UGT2B7 的抑制程度无明显差别，但右丙氧芬和美沙酮对 UGT2B4 的抑制作用有某种程度的选择性），当 UGT 被抑制后，有更多的可待因经由 CYP2D6 代谢，从而生成更多的吗啡，是该影响的机制。

建议　尽管这是一项采用人肝微粒体的体外研究，但预料在体内也有可能发生类似影响。正在应用可待因治疗的患者，如果同时给予酮康唑，有可能导致吗啡毒性的发生。

［可待因/对乙酰氨基酚－左美丙嗪（左米丙嗪，甲氧异丁嗪）］[2]
Codeine/Paracetamol－Levomepromazine

要点　Vevelstad 等对 22 名严重背痛住院患者进行的一项研究表明，同时应用左美丙嗪（一种吩噻嗪类抗精神病药，具有抗抑郁和抗焦虑作用，可增强镇痛药的止痛作用，故在某些国家经常作为某些止痛药的辅助药物。有关细节也参见［可待因（甲基吗啡）－对乙酰氨基酚（扑热息痛，醋氨酚）］和复方可待因/对乙酰氨基酚，对 CYP2D6 纯合子广泛代谢型患者可明显抑制可待因的 O-位脱甲基，减少吗啡的生成，故有可能削弱可待因的镇痛作用。然而，对杂合子广泛代谢型（也称为中间代谢型）者无明显影响（Vevelstad et al，2009）。

机制 可待因在体内的代谢有多个途径，在 UGT（主要是 UGT2B7）的作用下与葡糖醛酸络合（占 60%～80%）是主要途径，另有 2%～10% 在 CYP3A4 的作用下生成去甲可待因，有大约 10% 在CYP2D6 的作用下生成吗啡（是可待因发挥镇痛作用的成分）（也参见［可待因（甲基吗啡）－奎尼丁］）。体内外研究表明，左美丙嗪既是 CYP2D6 的底物，也是该酶的强效抑制剂。综合目前可得到的资料判断，左美丙嗪抑制 CYP2D6（鉴于左美丙嗪对 CYP2D6 的亲和力高于可待因，故既包括竞争性抑制，也包括非竞争性抑制），从而阻碍可待因向吗啡的转化，可能是该影响的主要原因。左美丙嗪何以对杂合子广泛代谢型者可待因的影响不明显，目前的解释是，这类患者因 CYP2D6 缺陷，部分可待因转而经由 CYP3A4 或其他途径代谢，从而绕开 CYP2D6 途径之故。

建议 鉴于可待因的镇痛作用主要起因于其在体内生成的吗啡（或其他代谢物），因此可待因的镇痛需要量可能受基因型的影响；CYP2D6 基因变异在不同人种中的发生率有明显不同，故基因型的区分有一定临床意义。另外，鉴于 CYP2D6 的底物和（或）抑制剂可明显抑制 CYP2D6 野生型（纯合子广泛代谢型）者可待因向吗啡的转化，故有可能导致可待因镇痛作用的减弱。尽管左美丙嗪本身可某种程度上增强镇痛药的镇痛作用，然而，这一作用也许不足以抵消其对可待因镇痛作用的削弱，因此，有关复方可待因/对乙酰氨基酚与左美丙嗪的联用有必要进行进一步评价。

［羟考酮（氧可酮，羟二氢可待因酮）－帕罗西汀＋伊曲康唑][2]
Oxycodone－Paroxetine＋Itraconazole

要点 Grönlund 等对 11 名健康受试者进行的 3 阶段随机化安慰剂对照交叉研究表明，应用选择性 5-羟色胺再摄取抑制剂帕罗西汀进行预处理，可使口服羟考酮的 CYP2D6 依赖性代谢物氧吗啡酮（在 CYP2D6 的作用下生成的 O-位脱烷基活性代谢物）的 $AUC_{0\sim48}$ 降低 44%，但对羟考酮的$AUC_{0\sim48}$、C_{max} 及其药理作用无明显影响。然而，预先联用帕罗西汀和唑类抗真菌药伊曲康唑（itraconazole）进行预处理，则可使口服羟考酮的 $AUC_{0\sim48}$ 增加 1.9 倍，高峰血浓度增加 80%，嗜睡发生率有所增加，操作能力也稍受影响（Grönlund et al，2010）。

有关药物 羟考酮的代谢涉及 CYP3A4/5 以及 CYP2D6，因此，凡是其代谢涉及 CYP2D6 和（或）CYP3A4/5 或对它们有诱导或抑制作用的药物，都有可能与羟考酮发生相互影响。

Samer 等对 10 名健康男性志愿者进行的一项双盲安慰剂对照交叉研究表明，单纯应用强效CYP2D6 抑制剂奎尼丁（quinidine），也像帕罗西汀一样，与羟考酮之间可发生类似相互影响（Samer et al，2010）（也见［可待因（甲基吗啡）－奎尼丁］）。

Saari 等对 12 名健康受试者进行的一项 4 阶段配对交叉研究表明，单用伊曲康唑 200 mg 口服连用 5 天，对羟考酮的药动学即有明显影响；羟考酮（0.1 mg/kg）静脉给药，其清除率降低 32%，$AUC_{0\sim\infty}$ 增加 51%，羟考酮（10 mg）口服给药时，其 $AUC_{0\sim\infty}$ 增加 144%（Saari et al，2010）。

有证据表明，单纯应用同属三唑类抗真菌药的伏立康唑（voriconazole），即可使口服羟考酮的$AUC_{0\sim48}$ 增加 2.6 倍，高峰血浓度升高 70%，半衰期延长 1 倍（Hagelberg et al，2009）。这比伊曲康唑和帕罗西汀联用时的影响还明显（伏立康唑不仅经由 CYP3A4、CYP2C9，及 CYP2C19 代谢，同时对这些 CYP 也有抑制作用）。另外，CYP2D6 乏代谢型（PM）其血液中仍有 O-位脱甲基代谢物氧吗啡酮的存在，体外研究也表明，除 CYP2D6 外，CYP2C19 和 CYP1A1 也可能涉及羟考酮向氧吗啡酮的转化（Samer et al，2010）。由此可见，羟考酮在人体内的代谢也许不仅涉及 CYP2D6 和CYP3A4/5，还可能涉及其他 CYP，只是相对贡献小一些。

根据提出的机制推测，同属唑类抗真菌药的酮康唑、咪康唑，及氟康唑等，与羟考酮之间可发生类似相互影响，只是影响的程度有所不同（酮康唑不但是 CYP3A4 和 P-糖蛋白的抑制剂，也可抑制 UGT2B7，从而阻碍羟考酮的葡糖醛酸化，故比伊曲康唑的影响更明显）。

机制　羟考酮仅有约 10％以原型经肾排泄，绝大部分在 CYP 的作用下氧化，其中大约 80％由 CYP3A4/5（主要是 CYP3A4）负责，其余 10％由 CYP2D6 催化（如上所述，可能有极小部分羟考酮的代谢也涉及其他 CYP）。CYP3A4 负责 N-位脱甲基，生成一级代谢物去甲羟考酮（noroxycodone），而 CYP2D6 负责 O-位脱甲基，生成一级代谢物氧吗啡酮（oxymorphone）。去甲羟考酮和氧吗啡酮分别在 CYP2D6 和 CYP3A4 的作用下进一步生成二级代谢物去甲基氧吗啡酮（noroxymorphone）。可见，正常情况下，就羟考酮向二级代谢物的转化量而论，CYP2D6 的贡献远不止 10％，甚至有可能相当或大于 CYP3A4 的贡献。

已知帕罗西汀本身经由 CYP2D6 代谢，且对 CYP2D6 有明显抑制作用（这也是经常将其作为 CYP2D6 探针的原因），故认为对羟考酮的影响起因于对 CYP2D6 的抑制（包括竞争性和非竞争性抑制）。鉴于羟考酮仅有小部分经由 CYP2D6 代谢，且在其被抑制后 CYP3A4 可部分代偿，故单纯应用帕罗西汀对羟考酮的药动学及其药理作用也许不会造成明显影响。然而，同时应用帕罗西汀和强效 CYP3A4 抑制剂伊曲康唑，CYP2D6 和 CYP3A4 的作用皆被抑制，对羟考酮的代谢可发生协同性抑制作用，因此可造成比较显著的影响。另外，伊曲康唑是已知的 P-糖蛋白抑制剂，故也有可能通过抑制肠道和肝中的 P-糖蛋白，从而增加羟考酮的口服生物利用度。不过，部分研究表明，P-糖蛋白在羟考酮药动学中的作用尚有争议。

尽管体外研究表明去甲羟考酮和氧吗啡酮是强效 μ 阿片受体激动剂（来自动物以及体外研究表明，氧吗啡酮与 μ 受体的亲和力是羟考酮的 40 倍，镇痛作用是羟考酮的 14 倍；如果在人体内也如此的话，那么，CYP3A4 及 CYP2D6 抑制剂或诱导剂对羟考酮的影响需要进一步评价），但目前普遍认为，羟考酮的中枢作用主要来自其本身。

建议　Grönlund 等的研究结果表明，帕罗西汀和伊曲康唑联用对羟考酮药动学的影响只属轻中度，但他们的研究属于单剂研究，相信连续用药的话，这种双重阻断会导致羟考酮的明显积聚，引发潜在的危险副作用。建议羟考酮治疗期间，特别是多次或连续应用羟考酮治疗期间，最好避免给予 CYP3A4 抑制剂，同时联用 CYP3A4 和 CYP2D6 抑制剂更危险。Hagelberg 等以及 Saari 等的研究也属于单剂研究，预料长期联用羟考酮和伏立康唑或伊曲康唑，也会带来更明显的影响。上述药物如果必须联用，应考虑到羟考酮的毒副作用有可能增强，羟考酮的剂量也许需要适当下调。

CYP2D6 的多态性不但影响羟考酮起始量的确定，也可部分左右与 CYP2D6 及 CYP3A4 抑制剂或诱导剂相互影响的程度。Samer 等的研究表明，CYP2D6 的活性与羟考酮镇痛作用的强度密切相关，但与 CYP3A4 的活性无关。CYP2D6 超速代谢型（UM）、广泛代谢型（EM），及乏代谢型（PM；包括中间代谢型和代谢缺陷型），等量羟考酮的镇痛作用强度有明显差别。UM 型对冷加压试验的痛耐受阈值比 EM 型高 40％，而 PM 型对冷加压试验的痛耐受阈值分别是 EM 型和 UM 型的 1/20 和 1/30。对 PM 型而言，羟考酮抗伤害性刺激的作用很微弱。另外，UM 型羟考酮不良反应的发生率也远远高于 EM 型和 PM 型（不良反应多是与 μ 受体相关的常见副作用）。联合应用酮康唑和奎尼丁对羟考酮药效学的影响比奎尼丁单用更明显，而与酮康唑单用相比则无明显差别，进一步说明 CYP2D6 的活性对羟考酮药效学的影响更重要。有鉴如此，UM 型个体羟考酮的使用应小心，同时应用 CYP3A4 抑制剂更需谨慎（Samer et al，2010）。

有关羟考酮与其他药物相互影响的报道不多，原因可能是该药单独应用不那么广泛（特别是在我国），临床应用者多是其与阿司匹林或对乙酰氨基酚的复方（Grant et al，2002）。因此，羟考酮及其在人体内的代谢物对镇痛作用的相对贡献，CYP2D6 多态性对羟考酮镇痛作用的影响，以及 CYP2D6 多态性与药物相互影响之间的关联等等，都需要大规模的临床研究进行进一步探讨。

［羟考酮（氧可酮，羟二氢可待因酮）－泰利霉素］[2]
Oxycodone－Telithromycin

要点　Grönlund 等对 11 名健康受试者进行的一项随机化 2 阶段交叉研究表明，同时应用酮环内酯类抗生素泰利霉素（800 mg 口服，连用 4 天）和羟考酮（速释型羟考酮 10 mg，于应用泰利霉素的第 3 天口服），与安慰剂对照相比，羟考酮的 $AUC_{0\sim\infty}$ 增加 80％，羟考酮的 N-位脱甲基代谢物去甲

羟考酮的 $AUC_{0\sim\infty}$ 减少 46% (Grönlund et al, 2010)。

有关药物　红霉素、克拉霉素，及醋竹桃霉素等大环内酯类抗生素的体内过程类似于泰利霉素，预料与羟考酮之间可发生类似相互影响。其他 CYP3A4 和（或）CYP2D6 的底物和（或）抑制剂，与羟考酮之间的类似相互影响也可发生，只是相互影响的程度会有明显不同（参见［羟考酮（氧可酮，羟二氢可待因酮）－帕罗西汀＋伊曲康唑］）。

机制　羟考酮仅有约 10% 以原型经肾排泄，绝大部分在 CYP 的作用下氧化，其中 90% 由 CYP3A4/5（主要是 CYP3A4）负责，其余 10% 由 CYP2D6 催化（可能有极小部分羟考酮的代谢也涉及其他 CYP）。CYP3A4 负责 N-位脱甲基，生成一级代谢物去甲羟考酮（noroxycodone），而 CYP2D6 负责 O-位脱甲基，生成一级代谢物氧吗啡酮（oxymorphorne）。去甲羟考酮和氧吗啡酮分别在 CYP2D6 以及 CYP3A4 的作用下进一步生成二级代谢物去甲基氧吗啡酮（noroxymorphorne）。体内外研究表明，泰利霉素既是 CYP3A4 的底物，也是 CYP3A4 的强效抑制剂，因此认为，该影响主要起因于泰利霉素对羟考酮经 CYP3A4 代谢的抑制。尽管体外研究表明泰利霉素对 CYP2D6 有一定抑制作用，但鉴于 CYP2D6 依赖的代谢物氧吗啡酮的血浓度有所增加，故认为泰利霉素对 CYP2D6 的抑制作用不会明显左右该影响。至于氧吗啡酮的血浓度何以会增加，目前的解释是，CYP3A4 被抑制后，有更多的羟考酮转而经由 CYP2D6 通路代谢。

建议　尽管 Grönlund 等的研究结果表明，泰利霉素对羟考酮的药动学影响并不十分明显，然而，他们采用的是单剂研究，且用量小于常用镇痛量。根据他们的研究结果推测，在临床实践中，两者之间的影响可能更为显著。因此建议，正在口服羟考酮治疗的患者，如欲加用泰利霉素，应考虑到这一相互影响可能带来的危害，并根据临床反应据情调整羟考酮的用量；一般认为，需要下调 25%～50%。

另外，CYP2D6 多态性有可能左右相互影响的程度。Grönlund 等的研究表明，CYP2D6 广泛代谢型与 CYP2D6 超速代谢型相比，后者的氧吗啡酮血浓度较高，而羟考酮的血浓度较低；给予泰利霉素后，CYP2D6 超速代谢型者羟考酮血浓度增加的幅度也较小。这是在临床用药中值得考虑的问题。

［羟考酮（氧可酮，羟二氢可待因酮）－伏立康唑］[2]
Oxycodone－Voriconazole

要点　Hagelberg 等对健康个体进行的一项药动学研究表明，同时应用羟考酮和唑类抗真菌药伏立康唑，可导致某种程度的药物相互影响，表现为羟考酮的 AUC 增加 1.7～4.6 倍（Hagelberg et al, 2009）。他们认为这一幅度的影响在增强羟考酮止痛作用的同时，也可增加其不良反应的发生率。

Watanabe 等报道，一名 41 岁伯基特（Burkitt）淋巴瘤伴有腿痛的男性患者，因疑有真菌感染，在口服羟考酮期间静脉给予唑类抗真菌药伏立康唑（于口服羟考酮的第 7 天给予 700 mg/d，第 8～11 天 400 mg/d），结果于第 8 天和第 9 天患者主诉恶心和呕吐，第 9 天时发现心率突然减慢，羟考酮的需要量也减少。他们对其他 8 名癌性痛患者的一项回顾性研究同样证明伏立康唑可导致羟考酮不良反应的发生率增加（Watanabe et al, 2011）。这与 Hagelberg 等的药动学研究结果一致（Hagelberg et al, 2009; Hagelberg et al, 2011）。

有关药物　羟考酮的氧化代谢主要涉及 CYP3A4 和 CYP2D6，因此，凡是对 CYP3A4 和（或）CYP2D6 有抑制作用的药物都可对羟考酮的药动学产生类似影响。已知同属唑类抗真菌药的氟康唑、伊曲康唑、泊沙康唑等对 CYP3A4 有不同程度的抑制作用，预料与羟考酮之间可发生类似相互影响，甚或比伏立康唑的影响更明显。通过抑制 CYP2D6 从而与羟考酮发生相互影响的药物参见［羟考酮（氧可酮，羟二氢可待因酮）－帕罗西汀＋伊曲康唑］项下的有关内容。

机制　羟考酮仅有约 10% 以原型经肾排泄，绝大部分在 CYP 的作用下氧化，其中 90% 由 CYP3A4/5（主要是 CYP3A4）负责，其余 10% 由 CYP2D6 催化（可能有极小部分羟考酮的代谢也涉及其他 CYP）。已知伏立康唑分别经由 CYP3A4、CYP2C9，及 CYP2C19 代谢，对这些 CYP 也有不同程度的抑制作用（对 CYP 代谢的依赖程度和抑制程度依次为 CYP2C19＞CYP2C9＞CYP3A4），因此认为，该影响起因于伏立康唑对羟考酮经 CYP3A4 代谢的抑制（包括竞争性抑制和非竞争性抑制）。

建议　初步研究结果表明，同时应用羟考酮和伏立康唑确实可导致某种程度的药物相互影响。鉴于两药同用期间大部分患者羟考酮不良反应的发生率增加，故该影响具有一定临床意义。考虑到多数患者羟考酮的不良反应发生于两者联用后的 1～4 天，因此，如果联用难以避免的话，于联用的最初 4 天内尤应注意（羟考酮的需要量可能减少）。有关细节也参见［羟考酮（氧可酮，羟二氢可待因酮）－帕罗西汀＋伊曲康唑］以及［羟考酮（氧可酮，羟二氢可待因酮）－泰利霉素］建议项下的内容。

［羟考酮（氧可酮，羟二氢可待因酮）－利托那韦］[2]
Oxycodone－Ritonavir

要点　Nieminen 等对 12 名健康志愿者进行的 3 阶段随机化安慰剂对照交叉研究表明，应用 HIV 蛋白酶抑制剂利托那韦预处理（300 mg 每日 2 次计 4 天），在增强单剂盐酸羟考酮（10 mg 口服）药理作用的同时，对其药动学也有明显影响。表现为羟考酮的 $AUC_{0\sim\infty}$ 增加近 2 倍，C_{max} 升高 74％，半衰期延长 55％，其 N-位脱甲基代谢物去甲羟考酮（noroxycodone）的 $AUC_{0\sim48}$ 减少 49％（Nieminen et al，2010）。

有关药物　Nieminen 等在他们的研究中也证明，同时应用洛匹那韦（400 mg）/利托那韦（100 mg）复方，对羟考酮的药动学可产生类似影响，只不过比 300 mg 利托那韦的作用要弱一些。

根据提出的机制推测，所有 HIV 蛋白酶抑制剂都可与羟考酮发生类似相互影响，不过影响的程度有明显差别。HIV 蛋白酶抑制剂对 CYP3A4 抑制作用的强度依次为利托那韦＝洛匹那韦＝替拉那韦（tipranavir）＝达卢那韦（darunavir；地瑞那韦）＞茚地那韦＝奈非那韦＝福沙那韦（膦沙那韦；fosamprenavir）＝阿扎那韦（atazanavir）＞沙奎那韦。所有 HIV 蛋白酶抑制剂的代谢都涉及 CYP3A4，但利托那韦的代谢尚有 CYP2D6 的参与，而奈非那韦的代谢主要由 CYP2C19 负责。利托那韦、奈非那韦、洛匹那韦，及替拉那韦等有代谢自诱导作用，在诱导自身代谢的同时也有可能诱导其他药物的代谢。因此，与其他药物之间的相互影响应看作是上述影响的综合结果。

机制　已知羟考酮的代谢主要由 CYP3A4 负责，而利托那韦的代谢涉及 CYP3A4，且对 CYP3A4 有显著抑制作用（对 CYP3A4 也有某种程度的诱导作用），因此认为，该影响主要起因于利托那韦对 CYP3A4 的抑制（实际上，应看作是对 CYP3A4 竞争性抑制以及非竞争性抑制的综合结果。尽管利托那韦对 CYP3A4 也有诱导作用，但在 Nieminen 等的研究中利托那韦仅应用 4 天，故其诱导作用与该影响无明显关联）。有关细节也参见［羟考酮（氧可酮，羟二氢可待因酮）－帕罗西汀＋伊曲康唑］。

建议　正在应用利托那韦和（或）其他 HIV 蛋白酶抑制剂治疗的患者，可能需要减少羟考酮的用量，以免产生毒副作用（有关细节参见［羟考酮（氧可酮，羟二氢可待因酮）－帕罗西汀＋伊曲康唑］建议项下的内容）。

［哌替啶（杜冷丁，地美露）－苯妥英（大仑丁，二苯乙内酰脲）］[2]
Pethidine（Meperidine）－Phenytoin

要点　对 4 名健康受试者进行的研究表明，同时应用哌替啶（口服和静脉）及苯妥英，使哌替啶的总体清除率增高，清除半衰期缩短，生物利用度降低，哌替啶的代谢物去甲哌替啶血浓度增加，而哌替啶的分布容积、肾清除率，及蛋白结合率无改变。因为镇痛作用与哌替啶的血浓度有关，故同用苯妥英期间，哌替啶的镇痛效应可能减弱。但因去甲哌替啶血浓度增加，故毒性可增强。

有关药物　根据药理作用推测，预料哌替啶和其他乙内酰脲类抗癫痫药如乙妥英（乙基苯妥英）和甲妥英（3-甲基苯乙妥因）之间可发生类似相互影响。对 5 名应用维持量美沙酮的患者进行的研究表明，同时应用苯妥英导致中度戒断症状的产生及美沙酮药时曲线下面积缩小。停用苯妥英后 2～3 天，美沙酮血浓度恢复至基础水平。苯妥英与其他麻醉镇痛剂（如可待因、二氢吗啡酮、吗啡等）之间是否有类似相互影响，尚缺乏证据，但因代谢途径类似，预料有可能发生。

机制 已知哌替啶主要在肝代谢，代谢过程包括水解、络合，及 N-位脱甲基。鉴于苯妥英对 CYP2C、3A 亚家族，及 UGT 有明显诱导作用，且苯妥英并不改变哌替啶的肾清除率，所以，哌替啶清除的增加可能起因于苯妥英对肝药酶的诱导。其中对 CYP3A4 的诱导可能是哌替啶 N-位脱甲基加速导致去甲哌替啶血浓度增加的原因（去甲哌替啶先水解为去甲哌替啶酸，然后生成水溶性络合物经肾排泄。与哌替啶的半衰期 3 小时相比，去甲哌替啶的半衰期长达 15～20 小时）。对美沙酮的研究提示其机制相同。

建议 哌替啶口服比等效量静脉注射生成更多的去甲哌替啶，因此，在接受苯妥英的患者中，静脉注射优于口服。另外，要想获得满意的镇痛作用，长期应用苯妥英治疗的患者，可能要增加哌替啶的剂量并缩短给药间隔。然而，在这种情况下有可能冒"过度兴奋综合征"的风险（这一综合征起因于去甲哌替啶的积聚，症状包括幻觉、震颤、肌肉抽动、瞳孔扩大、反射亢进，及惊厥）。

［哌替啶（杜冷丁，地美露）－卡马西平（酰胺咪嗪，痛惊宁）］[2]
Pethidine（Meperidine）－Carbamazepine

要点 同时应用哌替啶和卡马西平，有可能导致复杂的药物相互影响。

有关药物 卡马西平的结构类似物奥卡西平对 CYP3A4/5 以及 UGT 有诱导作用，对 CYP2C19 有抑制作用，其本身则由 UGT 代谢，预料与哌替啶可发生相互影响。

机制 卡马西平对肝的 CYP2C9、3A 亚家族，及 UGT 有明显诱导作用，本身则由多种 CYP（包括 CYP1A2、2C8、2C9，及 3A4）代谢，故与哌替啶的相互影响可能起因于对 CYP3A4 的诱导以及对 CYP3A4 竞争性抑制的综合结果。由此可以推测，两者同用之初由于卡马西平竞争性抑制 CYP3A4，故由哌替啶 N-位脱甲基生成的去甲哌替啶减少；然而，长期同用（2 周）后，由于 CYP3A4 的合成增加，去甲哌替啶的生成也有可能随之增加（也见［哌替啶（杜冷丁，地美露）－苯妥英（大仑丁，二苯乙内酰脲）］）。

建议 鉴于两者之间的相互影响比较复杂，且难以预料，故尽可能避免两者同用是明智之举。必须同用时，应注意观察有无哌替啶作用减弱以及毒性增强的现象。也参见［哌替啶（杜冷丁，地美露）－苯妥英（大仑丁，二苯乙内酰脲）］。

［哌替啶（杜冷丁，地美露）－氯丙嗪（冬眠灵）］[2]
Pethidine（Meperidine）－Chlorpromazine

要点 氯丙嗪有增强哌替啶的镇静、降压，及呼吸抑制作用。同用时，需将哌替啶减量。

有关药物 大量报道表明，哌替啶和其他吩噻嗪类衍生物（氟奋乃静、三氟拉嗪、奋乃静等）之间有上述类似相互影响。硫杂蒽类（如氨砜噻吨）、氟哌啶醇、吗茚酮（吗啉吲酮），及洛沙平（克塞平）的药理作用与氯丙嗪相似，因此也可与哌替啶发生相互影响。氯丙嗪增强吗啡的镇静、降压等作用早为人们所熟悉。与氯丙嗪发生相互影响的麻醉镇痛剂还有芬太尼、二氢吗啡酮，及羟氢吗啡酮。氯丙嗪与可待因、羟甲左吗喃等阿片类镇痛剂的相互影响虽然还未见报道，但由于它们在药理上与哌替啶类似，因此，相互影响也有可能发生。

机制 氯丙嗪增强哌替啶呼吸抑制的主要原因可能起因于两者药效学作用的相加或协同，因为氯丙嗪在明显增强哌替啶镇静作用的同时未见哌替啶清除的减慢。

建议 哌替啶与氯丙嗪联合广泛用于术前准备。但是，两者联用时，哌替啶的剂量应减少 25%～50%。

［哌替啶（杜冷丁，地美露）－阿米替林（阿密替林，依拉维）］[2]
Pethidine（Meperidine）－Amitriptyline

要点 据报道，阿米替林可增强哌替啶的呼吸抑制作用。

有关药物 可以预料，其他镇痛药（吗啡、美沙酮、芬太尼等）与阿米替林之间以及哌替啶与其他三环类抗抑郁药（丙咪嗪、氯米帕明、地昔帕明等）之间也可发生类似相互影响。

机制   此种相互影响的确切机制尚不清楚。

建议   两药同用需慎重。对呼吸的抑制有可能造成严重危险的患者，尤应注意（有关细节也见[吗啡－阿米替林]）。

［哌替啶（杜冷丁，地美露）－苯乙肼］[1]
Pethidine（Meperidine）－Phenelzine

要点   正在应用 MAO 抑制剂（MAOI）苯乙肼治疗的患者，给予哌替啶后可导致严重的不良反应。该相互影响的发生表现为两种基本类型，比较重要的形式是兴奋性反应，即所谓的"5-羟色胺综合征"，伴有谵妄、高热、头痛、高血压或低血压、僵直、抽搐、昏迷，甚至死亡。另一种形式表现为哌替啶作用和毒性的增强。动物研究也显示类似结果。此种相互影响可发生在停用苯乙肼数周之后。

有关药物   有证据表明，美沙芬（右美沙芬，右甲吗喃；dextromethorphan；结构上属于阿片类，为可待因类似物的右旋异构体，具有镇咳作用，但无镇痛活性，像可待因一样主要作为镇咳药）像哌替啶一样，与苯乙肼之间可发生类似相互影响，引起"5-羟色胺综合征"，有因此导致死亡的报道。其他阿片类镇痛剂与苯乙肼之间尚未见有引起类似相互影响的报道，但导致阿片类作用增强的可能性依然存在。

根据相互影响的机制推测，其他 MAOI（如帕吉林、反苯环丙胺、异卡波肼等）与哌替啶之间可发生类似影响，有些已得到临床证实。呋喃唑酮和丙卡巴肼（甲基苄肼）等具有单胺氧化酶抑制作用的药物，与哌替啶的类似相互影响也有可能发生。

尽管选择性 MAO-B 抑制剂，例如司来吉兰（selegiline）和雷沙吉兰（rasagiline），通常充分耐受，但与其他药物之间的相互影响仍可带来麻烦。像上述非选择性 MAOI 一样，与哌替啶同用时，也可导致激动不安、僵直、高热或昏迷。

人工合成的中枢作用阿片类镇痛药曲马多（tramadol；反胺苯环醇）以及 tapentalol 与苯乙肼同时应用也有引起"5-羟色胺综合征"的报道（有关细节参见［曲马多（反胺苯环醇）－苯乙肼］）。

机制   已知哌替啶（以及美沙芬）可阻断神经末梢对 5-羟色胺的再摄取，而 MAOI 则抑制 5-羟色胺的代谢，结果都导致突触间隙中 5-羟色胺浓度的增加。因此认为，"5-羟色胺综合征"的发生起因于两者作用的协同。苯乙肼抑制肝中的 CYP（降低哌替啶 N 位脱甲基的速度，或减少其水解），从而阻碍哌替啶的代谢清除，是后者作用和毒性增强的原因。

曲马朵以及 tapentalol 除可抑制去甲肾上腺素的再摄取外，也可阻碍 5-羟色胺的再摄取，故与苯乙肼等 MAOI 合用引起"5-羟色胺综合征"的机制类同于哌替啶－苯乙肼。另外，曲马朵经肝广泛代谢，其中涉及 CYP2D6 和 CYP3A4，故苯乙肼抑制 CYP 从而抑制其代谢的因素也不能排除（也见［曲马朵（反胺苯环醇）－苯乙肼］）。

建议   临床资料证明，接受 MAOI 的患者，总有一部分对哌替啶发生反应（即使是选择性 MAO-B 抑制剂也如此）。此种相互影响难以预料，且其出现极为迅速，并有可能危及生命。因此，应用 MAOI 的患者，不应给予哌替啶，应用其他麻醉镇痛剂也需特别谨慎。美沙芬、曲马朵，及 tapentalol 与苯乙肼的同时应用也应避免。如果发生这种相互影响，静脉注射皮质类固醇也许有助于逆转。

如有必要应用麻醉镇痛剂，应该想到 MAOI 的临床作用可持续数日到数周（MAO 的更新周期为 14 天）。应用苯乙肼（或其他 MAOI）的患者，在接受治疗量麻醉镇痛剂之前，首先应观察患者对小剂量麻醉镇痛剂的反应。

虽然尚未发现吗啡和美沙酮等阿片类镇痛剂与苯乙肼之间的类似相互影响，但为慎重起见，在有 MAOI 存在的情况下，所有麻醉镇痛剂都应小心使用。

［哌替啶（杜冷丁，地美露）－苯巴比妥（鲁米那）］[2]
Pethidine（Meperidine）－Phenobarbital

要点   一名应用苯巴比妥进行抗惊厥治疗的妇女，应用哌替啶后出现严重的中枢神经系统中毒的症状和体征。

有关药物　预料哌替啶与其他巴比妥类镇静催眠药（巴比妥、戊巴比妥、司可巴比妥等）之间可发生类似相互影响。扑米酮（primidone；扑痫酮，去氧苯比妥）对肝药酶的诱导作用类似于苯巴比妥，故对哌替啶的影响雷同。

机制　苯巴比妥像苯妥英一样，对肝的 CYP2C、3A 亚家族，及 UGT 有明显诱导作用，故该影响也可能与苯巴比妥诱导肝药酶（特别是 CYP3A4）从而增加哌替啶向去甲哌替啶的转化有关（也见［哌替啶（杜冷丁，地美露）－苯妥英（大仑丁，二苯乙内酰脲）］）。

建议　去甲哌替啶的镇痛和镇静作用比哌替啶弱，但有较强的中枢兴奋作用，高浓度时可致惊厥。哌替啶与苯巴比妥同用期间，欲获得满意的镇痛作用，可能需要增加哌替啶的剂量；但当停用苯巴比妥时，哌替啶的剂量应下调，否则，有可能发生惊厥（在有苯巴比妥存在时，由于苯巴比妥的抗惊厥作用，已增加的去甲哌替啶之中枢兴奋作用被对抗，突然停用苯巴比妥后，其中枢兴奋作用即表现出来）（也见［哌替啶（杜冷丁，地美露）－苯妥英（大仑丁，二苯乙内酰脲）］）。

［哌替啶（杜冷丁，地美露）－甲喹酮（安眠酮，海米那）］[3]
Pethidine（Meperidine）－Methaqualone

要点　有报道说甲喹酮可增强哌替啶的作用及毒性。

有关药物　甲喹酮与其他麻醉镇痛剂（吗啡、美沙酮、芬太尼等）之间是否会发生类似相互影响，尚不清楚。

机制　甲喹酮在肝内先经羟化代谢，然后与葡萄糖醛酸络合；哌替啶在体内部分代谢为哌替啶酸（然后与葡萄糖醛酸络合），部分代谢为去甲哌替啶（可进一步水解为去甲哌替啶酸而后与葡萄糖醛酸络合）。不知哌替啶作用及毒性的增强与两者的代谢之间有什么关系。

建议　临床上，甲喹酮与哌替啶同时应用的情况也许并不多见。如果需要同时应用，哌替啶的剂量应适当减少。

［哌替啶（杜冷丁，地美露）－口服避孕药］[2]
Pethidine（Meperidine）－Oral Contraceptive Agents（Oral contraceptives）

要点　有证据表明，同时应用哌替啶和口服避孕药，哌替啶的镇痛作用增强，毒性也随之增加。

有关药物　根据相互影响的机制推测，所有雌激素类制剂（如炔雌醇、炔雌醚、尼尔雌醇等）及含有雌激素的避孕药都有可能与哌替啶发生类似相互影响。口服避孕药或雌激素制剂与其他麻醉性镇痛药（吗啡、美沙酮、芬太尼等）之间是否会发生类似相互影响，还未见报道。

机制　鉴于雌二醇和雌酮有一部分经肝的 CYP3A4 代谢（也有小部分在肝外经 CYP1A 和 CYP1B1 代谢），因此推测，上述现象可能与口服避孕药中所含雌激素对哌替啶经 CYP（特别是 CYP3A4）代谢的竞争性抑制有关。

建议　应用口服避孕药避孕期间，哌替啶的应用需谨慎。如有必要应用，最好低于常用量。

［哌替啶（杜冷丁，地美露）－呋喃唑酮（痢特灵）］[3]
Pethidine（Meperidine）－Furazolidone

要点　动物研究表明，口服呋喃唑酮预处理 4 天后，注射哌替啶可导致高热。

有关药物　已知哌替啶和苯乙肼等单胺氧化酶抑制剂（MAOI）之间以及 MAOI 与美沙芬之间可发生类似相互影响［哌替啶（杜冷丁）－苯乙肼］。预料哌替啶与具有单胺氧化酶抑制作用的丙卡巴肼（甲基苄肼）之间可发生类似相互影响。其他麻醉镇痛剂（吗啡、美沙酮、可待因等）与呋喃唑酮之间的类似相互影响尚未见报道。

机制　见［哌替啶（杜冷丁）－苯乙肼］。

建议　虽然哌替啶与呋喃唑酮之间的相互影响仅来自动物研究，但已证明呋喃唑酮有单胺氧化酶抑制作用，而哌替啶与 MAOI 在人体内的相互影响已有诸多报道，预料哌替啶与呋喃唑酮之间的相互影响在人体内也可发生，只是其发生率和程度可能不同而已。因此，避免两者合用是明智的。如需合用，可选用吗啡或美沙酮代替哌替啶。如果发生相互影响，有报道说静脉注射皮质类固醇有助于逆转。

[哌替啶（杜冷丁，地美露）-异丙嗪（非那根）][2]
Pethidine（Meperidine）- Promethazine

要点　哌替啶经常与异丙嗪和（或）氯丙嗪组成冬眠合剂，但多次应用该合剂已有引起严重呼吸抑制及休克等不良反应的报道。

有关药物　大量报道表明，哌替啶和吩噻嗪类抗精神病药（氟奋乃静、三氟拉嗪、奋乃静等）之间有上述类似相互影响（见［哌替啶（杜冷丁）-氯丙嗪］）。根据化学结构及药理作用的类似性推测，其他吩噻嗪类 H_1 受体阻断药（茶异丙嗪、二甲替嗪、丙酰马嗪等）与哌替啶之间可发生类似相互影响。

根据相互影响的机制推测，异丙嗪与其他麻醉性镇痛药（吗啡、芬太尼、可待因等）之间可发生类似相互影响。氯丙嗪与吗啡、芬太尼、二氢吗啡酮，及羟氢吗啡酮等之间的类似相互影响已经证实。

机制　哌替啶-异丙嗪之间的相互影响可能类似于哌替啶-氯丙嗪（参见［哌替啶-氯丙嗪］）。

建议　最好避免两者多次合用。合用时，哌替啶的剂量应适当减少（也见［哌替啶-氯丙嗪］）。

[美沙酮（美散痛）-奎尼丁][3]
Methadone - Quinidine

要点　Kharasch 等的研究表明，奎尼丁预处理可增加口服美沙酮吸收相（口服后 0.5～1 小时）期间的血浓度，增强其缩瞳作用（Kharasch et al, 2004）。

有关药物　根据药理作用的类似性推测，奎尼丁的结构类似物奎宁（quinine）与美沙酮之间有可能发生类似相互影响。

Bomsien 等采用 cDNA 表达的 CYP3A4、CYP2D6、CYP2B6、CYP2C19，及 CYP1A2 进行的研究表明，三环类抗抑郁药阿米替林（amitriptyline）、麻醉镇痛剂丁丙诺啡（buprenorphine）、咪唑吡啶类催眠药唑吡坦（zolpidem），及亚甲基二羟脱氧麻黄碱（亚甲基二羟甲苯丙胺；methylenedioxy-methamphetamine，MDMA）可抑制美沙酮的代谢（主要影响美沙酮的 N 位脱甲基）（Bomsien et al, 2007）。

机制　资料表明，奎尼丁通过抑制肠道 P-糖蛋白从而增加口服美沙酮的吸收，是其干扰美沙酮疗效的主要原因。尽管奎尼丁影响口服美沙酮的血浓度，但其 C_{max} 和 AUC 无改变。鉴于奎尼丁对 CYP3A4 有微弱抑制作用，说明阻碍美沙酮的首过代谢和（或）跨上皮转运也可能是上述结果的部分原因。部分研究表明，美沙酮的代谢可能某种程度上涉及 CYP2D6（作为 CYP2D6 抑制剂的 MD-MA 可抑制美沙酮的代谢，为美沙酮的代谢涉及 CYP2D6 的推论提供了佐证），而奎尼丁是已知的强效 CYP2D6 抑制剂。另外，奎尼丁也可能改变美沙酮经肾的排泄（大概也与抑制 P-糖蛋白有关）。然而，由于美沙酮以原形经肾清除的部分较小，故这一因素即使存在，对美沙酮的作用也不太可能有明显的影响。最后，奎尼丁对美沙酮吸收的影响也可用促进胃排空来解释。

美沙酮静脉应用时，奎尼丁对其药效学无任何影响，这可从以下几个角度加以解释。一是如果奎尼丁是脑内 P-糖蛋白的有效抑制剂的话，那么 P-糖蛋白不会是美沙酮进入大脑的决定因素。再就是奎尼丁是一种比较微弱的 P-糖蛋白抑制剂，其血浓度也许不足以抑制脑内 P-糖蛋白的活性，但口服后在肠内的浓度则足以抑制其活性。最后，美沙酮的代谢对 CYP2D6 的依赖程度较小，而奎尼丁对 CYP3A4 的抑制作用微弱，这些作用的单独存在不足以明显影响美沙酮的药动学。当然，体外研究的结果和体内的实际情况也往往存在显著差别。

阿米替林、丁丙诺啡，及唑吡坦对美沙酮的影响不难理解，因为这些药物都是强效 CYP3A4 抑制剂，而美沙酮的代谢主要依赖于 CYP3A4（阿米替林兼有 CYP2D6 抑制作用）。

建议 同时应用奎尼丁和美沙酮（口服），后者的作用有可能发生改变，但这一影响究竟有多大临床意义，尚有待进一步研究证实。

［美沙酮（美散痛）－苯妥英（大仑丁，二苯乙内酰脲）］[1]
Methadone－Phenytoin

要点 在应用美沙酮期间给予苯妥英，可致美沙酮血浓度降低，成瘾者可出现戒断症状。

有关药物 见［哌替啶－苯妥英］。

机制 美沙酮在肝中进行广泛的生物转化，其主要代谢物来自于美沙酮的 N-位脱甲基（生成吡咯烷）和环化（生成吡咯啉）。美沙酮是 CYP3A4 的底物，推测其 N-位脱甲基主要由 CYP3A4 负责。已知苯妥英是强效的肝药酶诱导剂，因此认为，苯妥英诱导 CYP3A4 从而促进美沙酮的代谢，是美沙酮血浓度降低的原因（也见［哌替啶（杜冷丁，地美露）－苯妥英（大仑丁，二苯乙内酰脲）］）。有证据表明，美沙酮也是 CYP2B6 的底物，故苯妥英对 CYP2B6 的诱导作用有可能是该影响的原因之一。

建议 美沙酮成瘾者避免应用苯妥英，以免出现戒断症状。长期应用苯妥英治疗的患者，要想获得满意的镇痛效果，需要增加美沙酮的剂量并缩短给药间隔。

［美沙酮（美散痛）－卡马西平（酰胺咪嗪，痛惊宁）］[3]
Methadone－Carbamazepine

要点 美沙酮与卡马西平合用时，前者的血浓度降低，可出现阿片戒断症状。

有关药物 已证明美沙酮与苯妥英或苯巴比妥之间可发生类似相互影响。根据相互影响的机制推测，预料其他麻醉镇痛剂（吗啡、哌替啶、芬太尼等）与卡马西平之间的类似相互影响也有可能发生。

机制 卡马西平诱导肝药酶（包括 CYP3A4），从而加速美沙酮的代谢（也见［哌替啶（杜冷丁，地美露）－苯妥英（大仑丁，二苯乙内酰脲）］以及［美沙酮（美散痛）－苯妥英（大仑丁，二苯乙内酰脲）］）。

建议 美沙酮与卡马西平合用时，前者的血浓度降低，镇痛作用减弱，有可能出现阿片戒断症状。故合用时美沙酮的剂量应增加，以预防随时可能发生的戒断症状。

［美沙酮（美散痛）－利福平（甲哌利福霉素，利米定）］[2]
Methadone－Rifampin（Rifampicin）

要点 接受美沙酮的患者，如同时应用利福平治疗结核病或其他感染时，可出现麻醉剂戒断现象，而未给予利福平的患者，则不发生。应用利福平的患者与未用者相比，美沙酮血浓度降低 33%～68%。

有关药物 利福平与其他麻醉剂（如吗啡、哌替啶、可待因等）之间，以及美沙酮与其他利福霉素类衍生物（利福定、利福喷汀、利福霉素钠等）之间，能否发生类似相互影响，尚未得到验证。但根据药理作用和代谢途径的类似性推测，预料相互影响有可能发生。然而，相互影响的程度可能不同。

机制 利福平是 CYP 的强效诱导剂，对 CYP1A2、CYP2C9、CYP2C19，及 CYP3A4 有明显诱导作用，已知美沙酮是 CYP3A4 的底物，其 N-位脱甲基主要由 CYP3A4 负责，因此认为，美沙酮血浓度的降低与利福平对 CYP3A4 的诱导有关。另外，有证据表明，美沙酮的代谢也部分涉及 CYP2B6，故利福平对 CYP2B6 的诱导也可能是原因之一。然而，美沙酮半衰期并无始终如一的改变，故还可能涉及其他机制。

建议 接受美沙酮的患者，可充分耐受异烟肼。但如果同时应用利福平，或利福平加异烟肼，那么在开始联用的数日内，要增加美沙酮的剂量。可乐定能有效地预防麻醉剂的戒断症状。据报道，利福平对可乐定的处置改变不明显，故当出现美沙酮戒断症状时，可加用可乐定，而无须增加美沙酮的剂量。

［美沙酮（美散痛）－奈韦拉平（奈维雷平）］[2]
Methadone－Nevirapine

要点 据报道，美沙酮成瘾者给予奈韦拉平可出现戒断症状。Arroyo 等对 10 例正在应用美沙酮治疗的 HIV 阳性患者进行的一项研究表明，奈韦拉平 200 mg 每日 1 次连用 2 周，可使美沙酮的 AUC 和 C_{max} 分别减少 63.3％和 55.2％，其中 9 人因戒断症状的产生而不得不增加美沙酮的剂量（平均增加 20％）；奈韦拉平的每日量增加至 400 mg 每日 1 次，美沙酮的 AUC 和 C_{max} 不再进一步降低（Arroyo et al，2007）。

有关药物 有充分证据表明，同属非核苷类人免疫缺陷病毒-1（HIV-1）反转录酶抑制剂的依法韦仑（依法韦恩茨；efavirenz）可使美沙酮的 AUC 平均减少 33％～66％。有研究表明，另一种非核苷类 HIV-1 反转录酶抑制剂利匹韦林（rilpivirine）对美沙酮的药动学可产生类似影响，有关细节参见［美沙酮（美散痛）－利匹韦林］。

有资料表明，同属非核苷类 HIV-1 反转录酶抑制剂的依曲韦林（etravirine）似乎并不改变美沙酮的清除。根据提出的机制推测，另一种非核苷类 HIV-1 反转录酶抑制剂地拉韦定（delavirdine）与美沙酮之间相互影响的结果可能是美沙酮的血浓度升高，作用和毒性增强，但尚有待临床资料的进一步证实。

其他麻醉性镇痛药与奈韦拉平之间是否会发生类似相互影响，尚不清楚。

机制 已知奈韦拉平对 CYP3A4 以及 CYP2B6 有明显诱导作用（其本身的清除主要由 CYP3A4 和 CYP2B6 负责），而美沙酮是 CYP3A4 和 CYP2B6 的底物（也可能涉及 CYP2D6）。因此认为，该影响与奈韦拉平诱导 CYP3A4 及 CYP2B6，从而加速美沙酮的代谢清除有关（实际上是对 CYP3A4 以及 CYP2B6 诱导和竞争性抑制作用的综合结果）。

依法韦仑的代谢主要由 CYP2B6 负责（也有 CYP3A4 的参与），且像奈韦拉平一样对 CYP2B6 和 CYP3A4 既有诱导又有抑制作用，但以诱导作用为主，与美沙酮相互影响的机制类似于奈韦拉平（有可能比美沙酮－奈韦拉平之间的相互影响更明显）。

目前可得到的第 1 代非核苷类反转录酶抑制剂有 4 种，其中依曲韦林的体内过程最复杂。依曲韦林本身不但是 CYP3A4、CYP2C9、CYP2C19 的底物，也是 CYP3A4 和 UGT 的诱导剂，且对 CYP2C9 和 CYP2C19 有抑制作用，故可与许多药物发生复杂的药动学相互影响。依曲韦林之所以不改变美沙酮的总体清除，被认为是其对 CYP3A4 诱导和抑制作用互相抵消的综合结果。

地拉韦定是 CYP3A4 的底物（其氧化代谢主要依赖于 CYP3A4），同时对 CYP3A4 有抑制作用，故可抑制美沙酮的代谢（包括竞争性抑制和非竞争性抑制），因此有可能导致美沙酮的血浓度升高。

建议 该影响明确，且具有一定临床意义，但就目前可得到的资料，尚难提出合理化的建议。然而，了解此种影响，对两者同用时出现戒断症状的解释以及处理措施的拟定可能有帮助（Flexner，2011）。作者建议，正在应用美沙酮维持治疗的 HIV-1 感染者，如果需要给予奈韦拉平，最好于加用之初密切跟踪随访（特别是最初 2 周内），以便确定是否需要增加美沙酮的剂量。

［美沙酮（美散痛）－利匹韦林］[3]
Methadone－Rilpivirine（TMC278）

要点 Crauwels 等对 13 名因阿片成瘾正在应用美沙酮维持治疗的人免疫缺陷病毒-1（HIV-1）阴性志愿者进行的一项开放性单中心序贯研究表明，同时口服利匹韦林（25 mg 每日 1 次）对稳态美沙酮的药动学有某种程度的影响。与美沙酮单用相比，利匹韦林的同时应用使前者的 C_{min}、C_{max}，及 AUC 分别降低 22％、14％，及 16％；对 R-型和 S-型美沙酮的影响无明显差别。然而，美沙酮的疗效和毒副作用未见有明显改变。美沙酮对利匹韦林的药动学参数无影响（Crauwels et al，2014）。

有关药物 有证据表明，同属非核苷类 HIV-1 反转录酶抑制剂的奈韦拉平以及依法韦仑对美沙酮的药动学可产生类似影响，且比利匹韦林更明显（有关细节参见［美沙酮（美散痛）－奈韦拉平（奈维雷平）］）。另一种非核苷类 HIV-1 反转录酶抑制剂依曲韦林似乎并不改变美沙酮的清除。然而，根据提出的机制推测，同属非核苷类 HIV-1 反转录酶抑制剂的地拉韦定（delavirdine）与美沙酮之间相互影响的结果可能是美沙酮的血浓度升高，作用和毒性增强，但尚有待临床资料的进一步证实。

其他麻醉性镇痛药（如吗啡、哌替啶、可待因等）与利匹韦林之间是否会发生类似相互影响，尚不清楚。

机制 利匹韦林对美沙酮药动学的影响尚难做出令人满意的解释。美沙酮的代谢可能涉及 CYP3A4、CYP2B6，及 CYP2D6，而利匹韦林的代谢主要由 CYP3A4 负责，也可能部分涉及 CYP2C19、CYP1A2，及 CYP2C8/9/10。有研究表明，利匹韦林仅在远远高于治疗量的情况下才对 CYP3A4 有微弱诱导作用。如此说来，治疗量利匹韦林对美沙酮药动学的影响应是竞争性抑制 CYP3A4，从而有可能导致美沙酮血浓度的升高。

建议 不管机制如何，利匹韦林对美沙酮药动学的影响轻微，故两者同用期间美沙酮的剂量无须调整。然而，两者同用时注意监测有无美沙酮戒断症状的发生仍属必要，因为即使单纯应用美沙酮维持治疗，某些患者也可能需要进行剂量调整。

［美沙酮（美散痛）－其他药物］[1]
Methadone－Other Drugs

美沙酮的药动学存在广泛而显著的个体差异，因此不同个体应用相同剂量，其所达到的浓度以及作用强度或副作用的发生率等可有明显不同。美沙酮大部分在肝中代谢，主要步骤是由 CYP3A4 进行 N 位脱甲基化生成无活性的产物 EDDP。CYP3A4 的活性个体间差异很大，这种差异是美沙酮生物利用度差别明显的原因。美沙酮也是 CYP2B6 的底物，但 CYP2D6 以及 CYP1A2 对其代谢的影响较小。

用美沙酮维持治疗期间，可能需要同时应用其他药物，例如精神治疗药物、抗生素、抗惊厥药，及抗反转录病毒药等，从而有可能导致药动学的相互影响。尤其是对 CYP3A4 有诱导作用的抗反转录病毒药，它们有可能降低美沙酮的血浓度，从而引起戒断症状。丁丙诺啡（布诺啡；buprenorphine）也由 CYP3A4 代谢，可像美沙酮一样，与 CYP3A4 诱导剂发生类似相互影响。由于难以预测从应用另一种药物到出现戒断症状的时间间隔，也不知道美沙酮的每日量需要增加多少才能防止戒断症状的发生，因此，对联合用药的患者必须密切观察。迄今已知的美沙酮药动学方面的相互影响尚未见有危及患者生命的报道，但通常会使该药浓度降低，作用减弱，从而有可能引起戒断症状，增加海洛因（heroin）等成瘾复发的危险。

作为 CYP3A4 以及 CYP2B6 的诱导剂或抑制剂的药物都有可能与美沙酮发生相互影响。现将部分药物归纳如下。①CYP3A4 诱导剂：主要包括巴比妥类（barbiturates），卡马西平（酰胺咪嗪；carbamazepine），奥卡西平（oxcarbazepine），苯妥英（phenytoin），磷苯妥英（phosphophenytoin），非氨酯（非尔氨酯；felbamate），托吡酯（topiramate），利培酮（risperidone），地塞米松（dexamethasone），利福平（rifampin），奈韦拉平（nevirapine），依法韦伦（efavirenz），奈非那韦（nelfinavir），利托那韦（ritonavir），金丝桃（贯叶连翘；hypericum, St. John's wort）等。②CYP3A4 抑制剂：代表药物有地尔硫草（diltiazem），西咪替丁（cimetidine），环丙沙星（ciprofloxacin），克拉霉素（clarithromycin），红霉素（erythromycin），氟康唑（fluconazole）等。其中苯妥英、利福平、依法韦仑、奈韦拉平，及利托那韦等对 CYP2B6 也兼有诱导作用。

美沙酮代谢和清除的改变主要起因于对 CYP 的抑制或诱导，结果是血液中和组织中药物浓度的升高或降低。每种 CYP 酶都由一分子蛋白质和一分子血红素（作为辅基）组成，这一超家族根据其氨基酸顺序再分为多个家族和亚家族，其命名一般分为 3 个层次。例如，CYP3A4 意味着该酶属于第 3 家族 A 亚家庭，由基因 4 编码。

反复应用一种药物可产生代谢诱导（包括新酶的合成及其活性的增强），结果是药物代谢加速，药理作用减弱。这种情况的发生通常需要 1～2 周。然而，酶抑制的产生很迅速，因为药物与酶的结合需时短暂。酶活性被抑制后，药物的代谢减慢，因此药理作用增强。同时应用由同一种酶代谢的 2 种或多种药物时，也可发生药动学的相互影响。在这种情况下，与该酶亲和力较强的药物可部分阻碍其他药物的代谢。

绝大多数药物是 5 种异构酶（CYP3A4，CYP 1A2，CYP2C9，CYP 2C19，CYP2D6）的底物，因此容易发生相互影响。吸收期间经历明显首关效应的药物，以及治疗指数较低的药物，更容易发生显著相互影响。许多相互影响在临床上并不明显，原因在于治疗剂量下的血浓度低于体外试验导致相互影响的浓度。

CYP3A4 见于小肠和肝，因此既影响肠道也影响肝中美沙酮的代谢。该酶无遗传多型（态）性，可以诱导，其活性存在显著个体差异。在肝中的差异从 1～30 倍不等，在肠道中从 1～11 倍不等。个体间美沙酮生物利用度的差异主要起因于 CYP3A4 表达的差异。该酶也涉及其他药物的代谢，包括苯二氮䓬类、钙拮抗剂、大环内酯类抗生素，及抗惊厥药。其活性可被酮康唑（ketoconazole）、氟西汀（fluoxetine），及葡萄柚汁（大量）强烈抑制。有研究表明，美沙酮有极小部分经由 CYP2D6 代谢。CYP2D6 主要在肝中表达，不能诱导。该酶容易发生遗传多态性，已鉴定出多种不同的 CYP2D6 等位基因。不同种族慢代谢型和快代谢型所占比率有明显不同。

美沙酮维持治疗严禁过早中断。实际上，维持治疗的目的是保持药瘾数月到数年。在这么长的时间内由于其他情况有可能需要其他药物，故有可能发生药物相互影响。美沙酮维持治疗期间，有可能应用且有可能与之发生药动学相互影响的药物包括苯二氮䓬类、抗抑郁药、抗惊厥药、大环内酯类抗生素，及抗真菌药，这些药物是 CYP3A4 和（或）CYP2D6 的底物和（或）抑制剂，某些药物对 CYP3A4 兼有诱导作用。需要特别提及的是与抗抑郁药氟伏沙明（fluvoxamine）之间的相互影响。氟伏沙明既抑制 CYP3A4，也抑制 CYP2D6，治疗量下在体内可达到在体外发挥抑制作用的浓度。临床上另一重要的相互影响是与利福平的相互影响，为避免戒断症状的发生，在开始利福平治疗后的数天内需将美沙酮的剂量增加 1 倍。

人免疫缺陷病毒（HIV）阳性海洛因成瘾者，用美沙酮维持治疗是最佳选择（最近，丁丙诺啡/纳洛酮也常用于阿片成瘾者戒断的治疗，且有代替美沙酮的趋势），因此，最常发生且在临床上最为重要的相互影响是美沙酮与抗反转录病毒药之间的相互影响。Sekar 等对 16 名志愿者进行的研究表明，不管是采用美沙酮，还是丁丙诺啡/纳洛酮维持，其作用都有可能受抗反转录病毒药的影响（Sekar et al, 2011）。目前用于 HIV 治疗的药物有 3 类：①核苷或核苷酸类似物，包括齐多夫定（zidovudine）、去羟肌苷（didanosine）、扎西他宾（zalcitabine）、司他夫定（stavudine）和阿巴卡韦（abacavir）等；②非核苷类反转录酶抑制剂，包括奈韦拉平（nevirapine）、地拉韦定（delavirdine）、依法韦仑（efavirenz）以及依曲韦林（etravirine）等；③HIV 蛋白酶抑制剂，包括沙奎那韦（saquinavir）、利托那韦（ritonavir）、茚地那韦（indinavir）、奈非那韦（nelfinavir），及安普那韦（amprenavir）等。最常采用的联合方案包括 2 种核苷类似物加一种 HIV 蛋白酶抑制剂，或 2 种核苷类似物加一种非核苷类反转录酶抑制剂。抗反转录病毒药多是 CYP3A4 的诱导剂，其诱导作用使得 CYP3A4 酶促活性增强，美沙酮的代谢加速，从而有可能促发阿片类的戒断症状。因为同一个体以及不同个体之间美沙酮的代谢存在显著差异，所以，量－效关系一直未确立，也不可能制定出防止阿片类戒断症状的普遍处理原则。抗 HIV 治疗期间发生戒断症状后，美沙酮剂量的增加幅度极为不同，即使应用同一种抗反转录病毒药也如此。另外，戒断症状发生的时间以及严重程度也有差别。因此，目前的建议只能是密切观察患者，必要时根据临床体征适当调整美沙酮的用量。

众所周知，美沙酮维持治疗期间许多患者饮酒量增加，长此以往，乙醇可诱导 CYP3A4 的活性。在这种情况下，由该酶代谢的药物（特别是美沙酮）血浓度下降。其他阿片类药物，例如可待因（codeine）和曲马朵（tramadol），由相同的酶代谢，故可发生类似于美沙酮的相互影响。特别是由 CYP3A4 代谢的丁丙诺啡（buprenorphine），其相互影响应与美沙酮完全相同。但这方面的资料还不多，因其大规模用于海洛因成瘾处理的时间不长。

最后，与其他阿片类不同的是，美沙酮的应用可导致长 QT 综合征，美沙酮治疗已有引起严重心律失常（包括尖端扭转型室性心动过速）的报道。美沙酮的这一作用与其他延长 QT 间期的药物相加。

总之，有大量证据表明，美沙酮与其他药物同用时可发生重要的药物相互影响。尽管绝大多数相互影响并不危及生命，但后果可能很严重，例如促发戒断症状，促使再次应用海洛因，从而使维持治疗难以终止。因此，临床医生必须细心随访，以避免或至少及时发现和处理这类情况。因为美沙酮的药动学个体差异明显，维持治疗的最佳剂量难以限定，所以，长期维持治疗过程中每日剂量应个体化。在选择剂量时，必须充分考虑同时应用的其他药物。

［右马拉胺－醋竹桃霉素（三乙酰竹桃霉素）][3]
Dextromoramide－Troleandomycin

要点 一名正在服用麻醉镇痛药右马拉胺的患者，给予醋竹桃霉素 3 天后发生中毒，表现为吗啡样昏迷和呼吸抑制。

有关药物 右马拉胺与其他大环内酯类抗生素之间以及醋竹桃霉素与其他麻醉镇痛药（吗啡、哌替啶、美沙酮等）之间是否会发生类似相互影响，尚不清楚。但如果该相互影响的机制涉及肝代谢抑制的话，预料其他主要经肝代谢的大环内酯类（如红霉素、依托红霉素、竹桃霉素等）与右马拉胺可发生类似相互影响。

机制 可能起因于醋竹桃霉素抑制右马拉胺经肝的代谢。

建议 两药合用期间，右马拉胺可达中毒浓度，故合用期间应注意观察有无右马拉胺中毒的症状和体征，必要时减少右马拉胺的剂量或停用之。上述中毒患者用纳洛酮治疗后恢复。

［芬太尼－吗氯贝胺（甲氯苯酰胺）][2]
Fentanyl－Moclobemide

要点 有证据表明，吗氯贝胺可增强芬太尼的镇痛作用。

有关药物 芬太尼与其他单胺氧化酶抑制剂（如苯乙肼、帕吉林、反苯环丙胺等）以及具有单胺氧化酶抑制作用的药物（丙卡巴肼、呋喃唑酮等）之间，以及吗氯贝胺与芬太尼的结构类似物（阿芬太尼、舒芬太尼）或其他麻醉镇痛剂（吗啡、哌替啶、美沙酮等）之间，是否会发生类似相互影响，还不清楚。据报道，哌替啶与单胺氧化酶抑制剂苯乙肼、帕吉林、反苯环丙胺、异卡波肼，及具有单胺氧化酶抑制作用的呋喃唑酮等之间可发生类似影响（也见［哌替啶（杜冷丁）－苯乙肼]和［哌替啶（杜冷丁）－呋喃唑酮（痢特灵)]），但相互影响的机制也许不完全相同。

美沙芬（为可待因类似物的右旋异构体，具有镇咳作用，但无镇痛活性）与苯乙肼合用已有致死报道。

机制 吗氯贝胺等单胺氧化酶抑制剂除了具有特异性的单胺氧化酶抑制作用外，尚具有非特异性酶抑制作用。后一种作用可能是吗氯贝胺增强芬太尼镇痛作用的机制。

建议 此种相互影响业已证实，但由于芬太尼的代谢迅速（半衰期 2～4 小时），故与单胺氧化酶抑制剂相互影响的后果也许不像哌替啶－苯乙肼那么严重。然而，当将其与单胺氧化酶抑制剂同用时，仍应谨慎。如果发生相互影响，静脉注射皮质类固醇也许有助于逆转（见［哌替啶（杜冷丁）－苯乙肼]）。

应用单胺氧化酶抑制剂治疗期间，如有必要应用麻醉镇痛剂，应该想到单胺氧化酶抑制剂的临床作用可持续数日。在接受治疗量麻醉镇痛剂之前，首先应观察患者对小剂量麻醉镇痛剂的反应。

［芬太尼－克拉霉素（甲红霉素）][2]
Fentanyl－Clarithromycin

要点 同时应用克拉霉素和麻醉镇痛药芬太尼，可导致后者代谢减慢，血浓度升高，作用和毒性增强。

有关药物 根据相互影响的机制推测，克拉霉素与另外两种芬太尼类麻醉镇痛药阿芬太尼（alfentanil）和舒芬太尼（sufentanil）之间可发生类似相互影响，因为它们也有部分经肝代谢。同类药瑞芬太尼（remifentanil）比较独特，原因在于该药仅由血浆酯酶代谢，其清除既不依赖于肝代谢，也与肾的排泄无关，因此不会与克拉霉素发生类似相互影响。

有证据表明，红霉素（erythromycin）与麻醉镇痛药阿芬太尼同用时，部分患者表现为阿芬太尼的镇痛作用增强，作用时间延长（见［阿芬太尼－红霉素］）。根据相互影响的机制推测，红霉素与芬太尼之间可发生类似相互影响。其他大环内酯类抗生素（依托红霉素、琥乙红霉素、醋竹桃霉素等）与芬太尼之间是否会发生类似相互影响，还未见报道。但已经证明同属大环内酯类的阿奇霉素和地红霉素对 CYP3A4 无明显抑制作用，因此认为与芬太尼之间的类似相互影响不太可能发生。

机制 芬太尼主要由 CYP3A4 代谢为去甲芬太尼和羟化代谢物，而克拉霉素对 CYP3A4 有明显的抑制作用，因此，两者合用后芬太尼代谢受阻，血浓度升高。

建议 正在应用芬太尼镇痛的患者，开始应用克拉霉素（或红霉素）时，应密切观察，以防中毒，必要时适当减少前者的剂量。已经证明阿奇霉素和地红霉素对负责芬太尼代谢的 CYP3A4 无明显影响，因此，如果可行的话，可用其代替克拉霉素（有权威人士认为，虽然已证明这两种药物不抑制 CYP3A4，但凡是已知可与克拉霉素或红霉素发生相互影响的药物，与这两种药物联合应用仍应谨慎，特别是阿奇霉素）。

CYP3A4 存在多态性，而多态性的存在除了有可能影响 CYP3A4 底物的作用外，尚可左右药物相互影响的程度。Zhang 等对我国 143 名妇科病患者进行基因分型的结果是 75 人属于 CYP3A4 纯合子野生型（CYP3A4 * 1/ * 1），59 人属于杂合子变异型（CYP3A4 * 1/ * 1G），9 人属于纯合子变异型（CYP3A4 * 1G/ * 1G）。对这些患者的研究表明，采用静脉芬太尼镇痛时，与携带 CYP3A4 * 1/ * 1 基因的野生型患者相比，携带 CYP3A4 * 1G/ * 1G 基因的患者所需剂量较小（381.6 μg±163.6 μg 对 227.8 μg±55.2 μg），而携带 CYP3A4 * 1/ * 1G 基因的患者所需剂量（371.9±180.1）μg 与野生型者相比无明显差别（Zhang et al，2009）。可见功能性等位基因的完全缺失（CYP3A4 * 1G/ * 1G 基因型），不但会影响药物的疗效，也会左右与其他 CYP3A4 底物相互影响的程度。因此，区分 CYP3A4 基因型，在临床用药中剂量的确定以及药物相互影响程度的判断方面有一定意义。

注 抑制 CYP3A4 从而阻碍芬太尼代谢的药物尚有唑类抗真菌药（如伊曲康唑和酮康唑）以及 HIV 蛋白酶抑制剂（如利托那韦、沙奎那韦、茚地那韦等），有关细节参见［丁丙诺啡－克拉霉素］。

［芬太尼－伏立康唑］[2]
Fentanyl－Voriconazole

要点 Saari 等对 12 名健康志愿者进行的一项 3 阶段随机化交叉研究表明，口服三唑类抗真菌药伏立康唑可明显影响静脉注射芬太尼的药动学。与对照相比，芬太尼的清除率平均降低 23％，AUC 增加 40％（Saari et al，2008）。

Ziesenitz 等对 16 名健康志愿者进行的一项前瞻性随机化交叉研究表明，唑类抗真菌药酮康唑（ketoconazole）200 mg 每日 2 次口服，对静脉芬太尼（5 μg/kg）可产生类似影响。与对照相比，同时应用酮康唑，可使芬太尼的脱甲基代谢物去甲芬太尼的血浓度明显降低，但芬太尼的 AUC 仅增加 1/3。他们的研究表明，芬太尼对 CYP3A4 的活性无影响（Ziesenitz et al，2015）。

有关药物 Saari 等的研究表明，同属三唑类抗真菌药的氟康唑（大扶康；fluconazole）像伏立康唑一样，对芬太尼的药动学可产生类似影响（清除率降低 16％，AUC 增加 28％）。根据相互影响的机制推测，凡是其代谢涉及 CYP3A4 和（或）对 CYP3A4 有抑制作用的唑类抗真菌药，例如咪康唑和伊曲康唑，与芬太尼之间的类似相互影响也可发生。

伏立康唑与同属芬太尼类麻醉镇痛药的阿芬太尼（alfentanil）和舒芬太尼（sufentanil）之间有可能发生类似相互影响，因为它们也有部分经肝代谢。同类药瑞芬太尼（remifentanil）比较独特，原因在于该药仅由血浆酯酶代谢，其清除既不依赖于肝代谢，也与肾的排泄无关，因此不会与伏立康唑发生类似相互影响。

机制 芬太尼主要由 CYP3A4 代谢为去甲芬太尼和羟化代谢物，而伏立康唑以及酮康唑既是 CYP3A4 的底物，也是 CYP3A4 的抑制剂（伏立康唑的代谢涉及 CYP2C19、CYP2C9、及 CYP3A4，同时对这些 CYP 有抑制作用），因此认为，该影响起因于伏立康唑（以及酮康唑）对芬太尼经 CYP3A4 代谢的抑制（包括竞争性抑制和非竞争性抑制）。氟康唑在体内很少代谢，因此，对芬太尼经 CYP3A4 代谢的抑制主要是非竞争性的（氟康唑像伏立康唑一样，对 CYP2C19、CYP2C9，及 CYP3A4 有抑制作用）。

建议 虽然 Saari 等的研究是在年轻的健康志愿者中进行的，其结果不一定适用于老年患者或重病患者，但有理由认为，同时应用芬太尼和伏立康唑应谨慎。如果芬太尼仅是小剂量静脉注射，其剂量也许无须调整，因为 Saari 等的研究证明，同时应用伏立康唑，芬太尼的初浓度不受影响。然而，如果长时间应用，应密切监测患者，可能需要适当减少芬太尼的剂量，以免发生呼吸抑制。同时应用酮康唑等其他 CYP3A4 抑制剂，也应遵循该原则。

[阿芬太尼－红霉素][2]
Alfentanil－Erythromycin

要点 红霉素与麻醉镇痛药阿芬太尼同用时，部分患者表现为阿芬太尼的镇痛作用增强，作用时间延长。

有关药物 根据代谢途径的类似性推测，芬太尼以及另外一种芬太尼类麻醉镇痛药舒芬太尼（sufentanil）与红霉素之间可发生类似相互影响，因为它们在肝中的代谢也有 CYP3A4 的参与。同类药瑞芬太尼（remifentanil）的代谢由血浆酯酶负责，其清除既不依赖于 CYP，也与肾排泄无关，因此不会与克拉霉素发生类似相互影响。

根据相互影响的机制推测，琥乙红霉素、醋竹桃霉素等大环内酯类抗生素，及酮环内酯类抗生素泰利霉素，与芬太尼之间可发生类似相互影响。但已经证明同属大环内酯类的阿奇霉素和地红霉素对 CYP3A4 无抑制作用，因此认为，与芬太尼之间也许不会发生类似相互影响。

机制 已知红霉素像克拉霉素一样，对 CYP3A4 有明显的抑制作用，因此认为其与阿芬太尼相互影响的机制类似于芬太尼－克拉霉素（见［芬太尼－克拉霉素］）。

建议 合用红霉素时阿芬太尼作用的增强已有导致呼吸抑制的报道，因此有人建议避免两者合用。必须合用时，应将阿芬太尼适当减量，并注意观察疗效。

用阿奇霉素或地红霉素代替红霉素与阿芬太尼合用是否得当，尚有待于进一步研究证实。

[丁丙诺啡（布诺啡，叔丁啡）－卡马西平（酰胺咪嗪，痛惊宁）][2]
Buprenorphine－Carbamazepine

要点 同时应用卡马西平和丁丙诺啡，后者的血浓度降低，作用减弱。但是，丁丙诺啡是否会竞争性抑制卡马西平的代谢，尚无明确证据。

有关药物 鉴于卡马西平的类似物奥卡西平也像卡马西平一样，对 CYP3A4 以及 UGT 有诱导作用，因此也可促进丁丙诺啡的代谢，削弱其作用。丁丙诺啡是否会竞争性抑制奥卡西平经 UGT 的代谢，目前还不清楚（奥卡西平的代谢与 CYP 无关，主要直接在 UGT 的作用下与葡糖醛酸络合）。

其他通过诱导 CYP3A4 和（或）UGT 而促进丁丙诺啡代谢的药物尚有苯巴比妥、苯妥英，及扑米酮（这 3 种药物自身的代谢以及对酶的诱导作用基本相同，即对 CYP2C 和 CYP3A 亚家族以及 UGT 都有诱导作用，主要经 CYP2C9 和 CYP2C19 代谢清除）。根据相互影响的机制推测，这三种药物促进丁丙诺啡代谢的作用可能比卡马西平更强，因为它们的代谢在 CYP3A4 以及葡糖醛酸化水平上与丁丙诺啡无竞争。拉莫三嗪对 UGT 有诱导作用，自身的代谢也由 UGT 负责，故与丁丙诺啡相互影响的结果难以预料。丙戊酸的代谢有 UGT 的参与，但对 UGT 有一定抑制作用，因此，相互影响的结果可能是丁丙诺啡代谢的减慢以及毒副作用的增强。

机制 丁丙诺啡的代谢途径复杂，其细节仍未完全阐明。目前已知主要经由 CYP3A4/5 进行 N-脱烷基化（65%）生成活性代谢物去甲丁丙诺啡，也有部分经由 CYP2C8 和 CYP2C9 代谢。生成的去甲丁丙诺啡和部分丁丙诺啡分别在 UGT1A3/1A1 和 UGT2B7/1A1 的作用下络合生成 3-葡糖醛酸化物。卡马西平在体内主要先经 CYP（包括 CYP1A2、2C8、2C9，及 CYP3A4）代谢为 10,11-环氧化物（作用和毒性与母药相当），然后大部分在 UGT 的作用下生成葡糖醛酸化物经肾排泄；卡马西平除对 CYP2C9 和 CYP3A 亚家族有明显诱导作用外，对 UGT 也有诱导作用。虽然卡马西平本身的代谢也有 CYP3A4 的参与，但通常认为，其对丁丙诺啡经 CYP3A4 代谢的竞争性抑制不能抵消其通过诱导 CYP3A4 和 UGT 导致丁丙诺啡代谢的促进，故净影响是丁丙诺啡代谢的加速。至于丁丙诺啡是否会竞争性抑制卡马西平经 CYP3A4 的代谢，目前尚不清楚。如上所述，奥卡西平的代谢与 CYP 无关，故不存在在 CYP3A4 水平上的竞争性抑制。

建议　丁丙诺啡与卡马西平之间的相互影响明确而复杂，建议最好避免两者的同时应用。

［丁丙诺啡（布诺啡，叔丁啡）－地西泮（安定，苯甲二氮䓬）][2]
Buprenorphine－Diazepam

要点　Häkkinen 等对芬兰 2000 年到 2008 年 14～44 岁年龄组因阿片相关性死亡尸检病例进行的一项回顾性分析表明，在 1363 例阿片阳性个体中有 393 例（29％）发现丁丙诺啡，其中 182 例（占 47％）死于丁丙诺啡中毒；丁丙诺啡中毒死亡多属意外，其中 10％当场死亡，52％死于随后的睡眠中，其余 38％死亡过程不明。死亡者分别有 82％和 58％同时应用过苯二氮䓬类和乙醇（部分个体苯二氮䓬类和乙醇的应用有重叠，有些个体甚至同时应用两种或两种以上苯二氮䓬类加乙醇），但丁丙诺啡和苯二氮䓬类的中位浓度都处于治疗范围。在所有苯二氮䓬类中地西泮组出现率最高（107 例，占 59％），其次分别是阿普唑仑（53 例，占 29％）、替马西泮（48 例，占 26％），及奥沙西泮（29 例，占 16％）；乙醇的出现率占 58％（106 例）（Häkkinen et al，2012）。考虑到丁丙诺啡中毒者丁丙诺啡和苯二氮䓬类的中位浓度都处于治疗范围，故认为其死亡与药动学的相互影响无关。

有关药物　实际上，所有苯二氮䓬类（如氯氮䓬、氯硝西泮、三唑仑等）都有可能对丁丙诺啡的作用造成显著影响。尽管其影响因药物的不同而不同，但多数为药效学的影响，仅有个别苯二氮䓬类可能同时存在药动学的影响，如咪达唑仑（有关细节参见［丁丙诺啡（布诺啡，叔丁啡）－咪达唑仑（速眠安，咪唑二氮䓬）]）。

Häkkinen 等的回顾性分析表明，乙醇（ethanol，ethyl alcohol）对丁丙诺啡也存在显著影响。

根据提出的机制推测，苯二氮䓬类和（或）乙醇对其他阿片类镇痛药（如吗啡、可待因、美沙酮等）也可产生类似影响。

机制　根据目前可得到的资料推测，该影响可能纯粹是一种药效学的相互影响，即起因于两者药理作用的相加或协同。丁丙诺啡与咪达唑仑之间的相互影响也涉及药动学层面。有关细节也参见［丁丙诺啡（布诺啡，叔丁啡）－伏立康唑］项下的内容。

建议　丁丙诺啡已经获准作为阿片成瘾者的维持治疗药物，故临床应用比较普遍。另外，在许多国家成瘾者通过注射或鼻吸而存在广泛滥用。滥用者往往同时饮酒，或同时应用一些处方药或非处方药（如苯二氮䓬类以及感冒药等），故存在药物相互影响的极大风险。然而，这些个体通常难以控制，故对药物相互影响的预防带来极大挑战。作者认为，进行有关药物相互影响的普及教育可能是一种行之有效的方法。

［丁丙诺啡（布诺啡，叔丁啡）－咪达唑仑（速眠安，咪唑二氮䓬）][2]
Buprenorphine－Midazolam

要点　体外研究表明，咪达唑仑与丁丙诺啡可发生药动学方面的相互影响，相互影响的结果是丁丙诺啡的清除以及去甲丁丙诺啡的生成减少 26％；多次应用咪达唑仑对丁丙诺啡的清除影响更明显（Chang et al，2005）。

Bomsien 等采用人 cDNA 表达的细胞色素 P450 酶进行的研究也表明，咪达唑仑通过抑制 CYP3A4，从而减少去甲丁丙诺啡的生成（Bomsien et al，2006）。

有关药物　实际上，丁丙诺啡与所有苯二氮䓬类都可发生相互影响，并因此而导致死亡的报道。然而，就目前可得到的资料推论，只有咪达唑仑除可与丁丙诺啡发生药效学方面的相互影响外，也可与其发生药动学方面的相互影响（其实，导致药动学影响的是其在体内的代谢物 α-羟咪达唑仑，如下述）。除咪达唑仑外，丁丙诺啡与其他苯二氮䓬类的相互影响多是药效学方面的（有关细节参见［丁丙诺啡（布诺啡，叔丁啡）－地西泮（安定，苯甲二氮䓬）]）。然而，有证据表明，咪唑吡啶类镇静催眠药唑吡坦（zolpidem）像咪达唑仑一样，与丁丙诺啡之间可发生药动学方面的相互影响（Bomsien et al，2006）。

机制　目前已知丁丙诺啡主要经由 CYP3A4/5 进行 N-脱烷基化（65%）生成活性代谢物去甲丁丙诺啡，也有部分经由 CYP2C8 和 CYP2C9 代谢。生成的去甲丁丙诺啡和部分丁丙诺啡分别在 UGT1A3/1A1 和 UGT2B7/1A1 的作用下络合生成 3-葡糖醛酸化物。咪达唑仑等苯二氮䓬类镇静催眠药的代谢主要涉及 CYP3A4 以及 CYP2C19。综合以上资料，目前认为，该影响的机制可能与咪达唑仑抑制 CYP3A4，从而阻碍丁丙诺啡的 N 位脱烷基化有关（尽管咪达唑仑是 CYP3A4 的底物，但该影响并非主要起因于咪达唑仑对 CYP3A4 的竞争性抑制，而是与咪达唑仑的代谢物之一 α-羟咪达唑仑与 CYP3A4 的结合有关；预先孵化可增强咪达唑仑对 CYP3A4 的抑制作用，为这一推论提供了佐证）。咪达唑仑与丁丙诺啡药理作用的相加或协同导致的中枢抑制，是药效学方面相互影响的结果。

唑吡坦对丁丙诺啡的影响与咪达唑仑雷同。

建议　与其他苯二氮䓬类相比，咪达唑仑与丁丙诺啡之间的相互影响除药效学方面的相互影响外，尚有药动学方面的影响，两者联用后发生不良反应的危险性也因此增加。

［丁丙诺啡（布诺啡，叔丁啡）－克拉霉素（甲红霉素）][2]
Buprenorphine－Clarithromycin

要点　正在应用克拉霉素治疗的患者给予丁丙诺啡，可导致丁丙诺啡代谢减慢，血浓度升高，作用和毒性增强。

有关药物　根据相互影响的机制推测，凡是其代谢有 CYP3A4 参与的麻醉性镇痛药都可与克拉霉素发生类似相互影响（也见［芬太尼－克拉霉素]）。

有证据表明，另一种大环内酯类抗生素红霉素（erythromycin）与丁丙诺啡之间的类似相互影响也可发生。其他大环内酯类抗生素（依托红霉素、琥乙红霉素、醋竹桃霉素等）与丁丙诺啡之间是否会发生类似相互影响，还未见报道。但根据相互影响的机制推测，同属大环内酯类的阿奇霉素和地红霉素与丁丙诺啡之间的类似相互影响不太可能发生，因为它们对 CYP3A4 无明显抑制作用。

机制　虽然丁丙诺啡大部分（约 60%）以原型经粪便排泄，但有一小部分（约 30%）在肝由 CYP3A4 代谢为去甲丁丙诺啡（也有部分经络合代谢）后经肾清除。克拉霉素像红霉素一样，是众所周知的强效 CYP3A4 抑制剂，故认为克拉霉素抑制 CYP3A4 从而阻碍丁丙诺啡经 CYPA4 的代谢是该影响的机制。另外，克拉霉素对 P-糖蛋白的抑制也可能是原因之一（丁丙诺啡在体内的代谢物去甲丁丙诺啡是 P-糖蛋白的底物，而克拉霉素对 P-糖蛋白有明显抑制作用）。有关细节也参见［丁丙诺啡（布诺啡，叔丁啡）－伏立康唑]项下的内容。

建议　丁丙诺啡是一种半合成的高脂溶性 μ 受体部分激动剂，既可以作为镇痛剂应用，也获 FDA 批准用于阿片成瘾者的治疗，因此应用比较广泛，临床上发生药物相互影响的情况越来越常见。正在应用丁丙诺啡治疗的患者，应慎用或不用克拉霉素等 CYP3A4 抑制剂。如果必须应用，于给予克拉霉素（或红霉素）之初，应密切观察，以防中毒，必要时适当减少丁丙诺啡的剂量。已经证明阿奇霉素和地红霉素对 CYP3A4 无明显影响，因此，如果可行的话，可用其代替克拉霉素（有权威人士认为，虽然已证明这两种药物对 CYP3A4 无明显影响，但凡是已知可与克拉霉素或红霉素发生相互影响的药物，与这两种药物联合应用仍应谨慎，特别是阿奇霉素）。

应用 μ 受体激动剂治疗已经超过数周的患者，给予丁丙诺啡可导致戒断症状的发生（大多数部分激动剂的特点），作为临床医生对此点应了解，并应告知患者。作为阿片成瘾者的戒毒药物，应以舌下给药单用开始，然后联合应用纳洛酮（阿片受体拮抗剂）以维持（目的是最大限度降低滥用的可能性）。然而，由于丁丙诺啡具有部分激动剂的特点，对那些需要高剂量阿片类以维持的成瘾者效果不佳；对这样的患者，可先用高剂量美沙酮维持，然后再逐渐替换为丁丙诺啡。

［丁丙诺啡（布诺啡，叔丁啡）－伊曲康唑（依曲康唑，依他康唑）］[2]
Buprenorphine－Itraconazol

要点　同时应用丁丙诺啡和抗真菌药伊曲康唑，前者的镇痛作用增强，毒副作用也随之增加。

有关药物　根据相互影响的机制推测，所有唑类（azoles）抗真菌药（包括咪唑类的酮康唑、咪康唑、益康唑，及三唑类的伊曲康唑、氟康唑和伏立康唑）都可与丁丙诺啡发生类似相互影响，只是相互影响的程度不同而已。就唑类抗真菌药对 CYP3A4 的抑制作用而论，以三唑类的伊曲康唑和咪唑类的酮康唑（ketoconazole）作用最强，咪康唑和伏立康唑次之，氟康唑的抑制作用最弱。同样，凡是其代谢有 CYP3A4 参与的麻醉性镇痛药都可与伊曲康唑发生类似相互影响。

机制　虽然丁丙诺啡大部分（约 60%）以原型经粪便排泄，但有一小部分（约 30%）在肝由 CYP3A4 代谢为去甲丁丙诺啡（也有部分经络合代谢）后经肾清除。现已证明，所有唑类抗真菌药对 CYP 都有一定抑制作用，特别是 CYP3A4。因此认为，两者同用时毒副作用的增强与伊曲康唑抑制 CYP3A4 从而阻碍丁丙诺啡的代谢有关。伊曲康唑对 P-糖蛋白的抑制也可能是原因之一（丁丙诺啡在体内的代谢物去甲丁丙诺啡是 P-糖蛋白的底物），有关细节参见［丁丙诺啡（布诺啡，叔丁啡）－伏立康唑］项下的内容。

建议　该相互影响明确，但尚未见有因该影响而导致严重不良后果的临床报道。然而，鉴于相互影响确实存在，因此建议最好避免两者的同时应用。如果必须同时应用，应考虑适当减少丁丙诺啡的剂量；如果行得通的话，应用氟康唑代替伊曲康唑，也许会不同程度的削弱此种影响（也参见［丁丙诺啡－克拉霉素］）。

［丁丙诺啡（布诺啡，叔丁啡）－伏立康唑］[2]
Buprenorphine－Voriconazole

要点　Fihlman 等对 12 名健康志愿者进行的一项安慰剂对照随机化交叉研究表明，同时口服伏立康唑（连续 5 天，第 1 天 400 mg 每日 2 次，第 2～5 天 200 mg 每日 2 次；于第 5 天口服 0.2 mg 丁丙诺啡，安慰剂期为 3.6 mg）与丁丙诺啡单用相比，可使后者的 $AUC_{0\sim18}$ 平均增加 3.3 倍（$P<0.001$），C_{max} 升高 3.9 倍，半衰期延长 59%（$P<0.05$），尿排泄增加 4.3 倍（$P<0.001$）。伏立康唑也明显增加未结合去甲丁丙诺啡的 $AUC_{0\sim18}$（$P<0.001$），C_{max}（$P<0.001$），以及尿排泄（$P<0.05$）。在两个研究阶段都发生轻度头晕和恶心（Fihlman et al，2018）。

有关药物　有证据表明，泊沙康唑像伏立康唑一样，可增加舌下给予丁丙诺啡的暴露（Fihlman et al，2016）。根据代谢途径以及相互影响的机制推测，氟康唑与丁丙诺啡之间可发生类似相互影响。有报道表明，伊曲康唑与丁丙诺啡之间可发生类似相互影响（参见［丁丙诺啡（布诺啡，叔丁啡）－伊曲康唑（依曲康唑，依他康唑）］项下的内容）。然而，Kapil 等的研究结果表明，同属强效 CYP3A4 抑制剂的酮康唑对丁丙诺啡透皮剂的作用无明显影响（Kapil et al，2012），可能与给药途径、剂量，以及研究方法等的不同有关。

机制　丁丙诺啡的代谢途径复杂，其细节仍未完全阐明。目前已知主要经由 CYP3A4/5 进行 N-脱烷基化（65%）生成活性代谢物去甲丁丙诺啡，也有部分经由 CYP2C8 和 CYP2C9 代谢。生成的去甲丁丙诺啡和部分丁丙诺啡分别在 UGT1A3/1A1 和 UGT2B7/1A1 的作用下络合生成 3-葡糖醛酸苷。已知伏立康唑是 CYP3A4、CYP2B6、CYP2C9，以及 CYP2C19 的强效可逆性抑制剂。推测丁丙诺啡血浓度的升高主要起因于伏立康唑对 CYP3A4 的抑制。然而，去甲丁丙诺啡 AUC 和 C_{max} 的显著增加表明存在其他机制，因为抑制 CYP3A4 应减少丁丙诺啡向去甲丁丙诺啡的代谢转化。

有证据表明，去甲丁丙诺啡（而不是丁丙诺啡）是 P-糖蛋白的底物，因此认为伏立康唑对 P-糖蛋白（或其他转运蛋白）的抑制也可能是去甲丁丙诺啡血浓度升高的原因之一（去甲丁丙诺啡极性较高，P-糖蛋白是其跨膜转运的主要决定因素，而丁丙诺啡是脂溶性化合物，其跨膜转运无须 P-糖蛋白的介导）。

建议　Fihlman 等的研究结果表明，临床用量的伏立康唑明显增加口服丁丙诺啡的暴露。虽然临床情况下丁丙诺啡并不常采用口服，但正在应用丁丙诺啡舌下含片的患者如欲应用伏立康唑或其他强效 CYP3A4 时，也应该考虑到对丁丙诺啡首过代谢的强烈抑制。应让患者充分了解和熟悉舌下给药的注意事项，因为部分药物容易通过吞咽而经胃肠吸收。转运蛋白抑制剂对去甲丁丙诺啡药动学和药效学的影响需要进一步研究，因其浓度过高会导致毒性的产生。

[丁丙诺啡（布诺啡，叔丁啡）－利福平（甲哌利福霉素，利米定）][2]
Buprenorphine－Rifampin（Rifampicin）

要点　利福平可明显削弱丁丙诺啡的镇痛作用。

有关药物　根据相互影响的机制推测，其他利福霉素衍生物（如利福定、利福喷汀、利福布汀等）与丁丙诺啡之间可发生类似相互影响，但影响的程度有所不同。就对肝药酶的诱导强度推断，利福平对丁丙诺啡的影响最明显，利福喷汀次之，利福布汀的影响最弱。

机制　已知丁丙诺啡部分经由 CYP3A4（也有 CYP2C8 和 CYP2C9 的参与）代谢为去甲丁丙诺啡，而利福平对 CYP3A4、CYP2C8、CYP2C9、UGT，以及 P-糖蛋白有明显的诱导作用，因此两者同用时前者的镇痛作用减弱是不难理解的。有关细节也参见［丁丙诺啡（布诺啡，叔丁啡）－伏立康唑］项下的内容。

建议　该相互影响明确。正在应用丁丙诺啡治疗的患者应慎用利福平，反之亦然。通过增加丁丙诺啡的剂量以抵消利福平造成的影响是否得当，尚有待证实。另外，鉴于利福布汀（rifabutin）对肝药酶的诱导作用较弱，应用丁丙诺啡的患者如果必须应用利福霉素类的话，可考虑用其代替利福平。

[丁丙诺啡（布诺啡，叔丁啡）－利托那韦][2]
Buprenorphine－Ritonavir

要点　同时应用丁丙诺啡和 HIV（人免疫缺陷病毒）蛋白酶抑制剂利托那韦，可致丁丙诺啡血浓度升高，作用和毒性增强。

有关药物　根据相互影响的机制推测，大部分 HIV 蛋白酶抑制剂都可与丁丙诺啡发生类似相互影响，其中包括沙奎那韦（主要由 CYP3A4 代谢，同时对 CYP3A4 有一定程度的抑制作用，但在所有 HIV 蛋白酶抑制剂中，沙奎那韦对 CYP3A4 的抑制作用最弱）、茚地那韦（经 CYP3A4 代谢，对 CYP3A4 有中度抑制作用）、奈非那韦（主要由 CYP2C19 代谢，其次是 CYP3A4 和 CYP2D6；对 CYP3A4 有中度抑制作用，同时对多种 CYP 有诱导作用）、安普那韦，及福沙那韦（fosamprenavir；膦沙那韦；主要经 CYP3A4 代谢，同时对 CYP3A4 有中度抑制和诱导作用）以及洛匹那韦（lopinavir）和阿扎那韦（atazanavir）（洛匹那韦和阿扎那韦像沙奎那韦一样，主要由 CYP3A4 代谢，对 CYP3A4 有轻中度抑制作用）。

机制　利托那韦主要由 CYP3A4 代谢，也有 CYP2D6 的参与，同时对这两种酶有一定程度的抑制作用。已知丁丙诺啡的代谢有 CYP3A4 的参与（见［丁丙诺啡－克拉霉素］），因此认为，其血浓度的升高起因于利托那韦对丁丙诺啡经 CYP3A4 代谢的抑制（既涉及竞争性抑制，也涉及非竞争性抑制）。

建议　丁丙诺啡与利托那韦之间的相互影响明确，故两者的同时应用应予避免。如果必须同时应用这两种药物，丁丙诺啡的需要量可能减少。

[曲马多（曲马朵，反胺苯环醇）－氟西汀][1]
Tramadol－Fluoxetine

要点　同时应用合成可待因类似物曲马朵和选择性 5-羟色胺（5-HT）再摄取抑制剂（SSRI）氟西汀，前者的血浓度升高，副作用增加，有引发"5-HT 综合征"（伴有谵妄、高热、头痛、高血压或低血压、僵直、抽搐、昏迷，甚至死亡，这与哌替啶抑制 5-HT 的再摄取所导致的情况相似）的可能。这一影响在导致曲马朵毒副作用增加的同时，镇痛作用有可能明显减弱。

有关药物   根据相互影响的机制推测，氟西汀与曲马朵的结构类似物他喷他多（tapentadol）相互影响的机制不尽相同，因为他喷他多不经 CYP 代谢，主要直接与葡糖醛酸络合，但药效学方面的相互影响依然存在。根据代谢途径的类似性推测，氟西汀与吗啡、哌替啶、阿法罗定（安那度）、美沙酮、海洛因、可待因等麻醉性镇痛药之间有可能发生药动学方面的相互影响；药效学方面的相互影响因药物的不同而不同。

可以预料，所有 SSRI，如氟伏沙明（fluvoxamine）、帕罗西汀（paroxetine）、舍曲林（sertraline）、西酞普兰（citalopram），及选择性 5-HT-NE（去甲肾上腺素）再摄取抑制剂（SNRI）度洛西汀（duloxetine）等，与曲马朵之间可发生类似相互影响。同属 SNRI 的文拉法辛（venlafaxine）以及地文拉法辛（desvenlafaxine）这方面的影响相对较弱，因为它们对 CYP2D6 的抑制作用轻微。

机制   氟西汀和曲马朵之间的相互影响包括药动学和药效学两个方面。药动学的相互影响导致曲马朵血浓度升高，药效学的相互影响导致 5-HT（以及去甲肾上腺素）积聚。已知曲马朵经肝广泛代谢，代谢途径有多种，其中包括 CYP2D6 和 CYP3A4 的氧化（也部分涉及 CYP2B6）以及 Ⅱ 相反应的络合。CYP2D6 涉及 O 位脱甲基（生成主要活性代谢物 O-脱甲基曲马多），而 CYP3A4 与 N 位脱甲基有关。氟西汀的代谢主要由 CYP2D6 和 CYP2C9 负责，且本身对 CYP2D6 有明显抑制作用，因此可抑制曲马朵经 CYP2D6 的代谢，导致血浓度升高。

临床所用曲马朵是一消旋混合物，（+）-对映体与受体结合后抑制 5-HT 的摄取，而（-）-对映体则抑制去甲肾上腺素的摄取。氟西汀抑制 5-HT（以及去甲肾上腺素）的再摄取，导致 5-HT 以及（去甲肾上腺素）的积聚，这一作用与曲马朵的作用相加是引发"5-HT 综合征"的机制（也参见［曲马多-苯乙肼]）。去甲肾上腺素在突触部位浓度的升高是副作用发生率增加和毒性增强的部分原因（Wallace et al，2011）。

曲马朵的镇痛作用主要依赖于其在 CYP2D6 作用下经 O 位脱甲基生成的活性代谢物，故氟西汀对 CYP2D6 的抑制是曲马朵镇痛作用减弱的原因。

建议   正在应用曲马朵治疗的患者禁用氟西汀等选择性 5-HT 再摄取抑制剂，反之亦然。尽管文拉法辛和地文拉法辛对 CYP2D6 的抑制作用较弱，但鉴于药效学的相互影响依然存在，故与曲马朵的联用也应避免。

曲马朵本身有致惊厥的副作用，可使易感患者的惊厥恶化，因此，凡是能降低惊厥阈的药物，应避免与曲马朵同时应用。可降低惊厥阈的药物有多种，其中包括局麻药普鲁卡因（procaine；最初的兴奋作用可导致惊厥）、吩噻嗪类抗精神病药氯丙嗪（冬眠灵；chlorpromazine；可导致癫痫样放电）、三环类抗抑郁药丙米嗪（米帕明；imipramine）等。

［曲马多（曲马朵，反胺苯环醇）-苯乙肼]¹
Tramadol-Phenelzine

要点   同时应用合成的可待因类似物曲马朵和单胺氧化酶（MAO）抑制剂苯乙肼，前者的血浓度升高，副作用增加。也有两者合用引发"5-HT 综合征"（这与杜冷丁对 5-HT 再摄取的抑制所导致的情况相同，参见［哌替啶-苯乙肼]）的报道。

有关药物   根据相互影响的机制推测，苯乙肼与曲马朵的结构类似物他喷他多（tapentadol）不会发生药动学方面的相互影响，因为他喷他多主要与葡糖醛酸络合，但药效学方面的相互影响依然存在。根据代谢途径的类似性推测，苯乙肼与吗啡、哌替啶、阿法罗定（安那度）、美沙酮、海洛因、可待因等之间可发生药动学方面的相互影响，与哌替啶之间的类似相互影响已经证实（见［哌替啶-苯乙肼]）。苯乙肼与其他麻醉性镇痛药之间是否会发生类似相互影响，尚不清楚。

可以预料，其他 MAO 抑制剂（如帕吉林、异羧肼、反苯环丙胺等）以及具有 MAO 抑制作用的药物（如丙卡巴肼、呋喃唑酮）与曲马朵及上述镇痛药之间也可发生类似相互影响，其中哌替啶-呋喃唑酮（见［哌替啶（杜冷丁）-呋喃唑酮（痢特灵）]）以及哌替啶-帕吉林之间的类似相互影响（帕吉林抑制哌替啶的 N-位脱甲基及去甲哌替啶的水解）已经证实。

机制 苯乙肼和曲马朵之间的相互影响包括两个方面，一是药动学的，再就是药效学的。前者导致曲马朵血浓度升高，后者导致 5-HT 积聚。已知曲马朵经肝广泛代谢，代谢途径有多种，其中包括络合以及 CYP2D6 和 CYP3A4 的氧化（另有证据表明，其氧化代谢也部分的涉及 CYP2B6）。CYP2D6 涉及 O 位脱甲基，而 CYP3A4 与 N 位脱甲基有关。苯乙肼等单胺氧化酶抑制剂可作为酶抑物，从而降低曲马朵 O-位和（或）N-位脱甲基的速度，是使曲马朵血浓度升高的原因（MAO 抑制剂与曲马朵等麻醉性镇痛药之间的相互影响可能既涉及特异性的酶抑作用，也涉及非特异性酶抑作用）。

临床所用曲马朵是一消旋混合物，（＋）-对映体与受体结合后抑制 5-HT 的再摄取，而（－）-对映体则抑制去甲肾上腺素的再摄取，两种胺类都经由 MAO 代谢，特别是 5-HT。苯乙肼抑制 MAO 可导致去甲肾上腺素以及 5-HT 的积聚，5-HT 的积聚是引发"5-HT 综合征"的机制（Wallace et al，2011），而血压波动（高血压或低血压）、心动过速、心电图改变等则多与去甲肾上腺素的积聚有关。

建议 大量证据表明，MAO 抑制剂与麻醉性镇痛药之间存在相互影响。虽然此种相互影响难以预料，但其出现极为迅速，并有可能危及生命。因此，应用 MAO 抑制剂的患者，不应给予曲马朵（也见［哌替啶－苯乙肼］），应用其他麻醉镇痛剂也需特别谨慎。如果发生这种相互影响，静脉注射皮质类固醇也许有助于逆转。如有必要应用麻醉镇痛剂，应该想到 MAO 抑制剂的临床作用可持续数日到 2 周。应用苯乙肼或其他 MAO 抑制剂的患者，在接受治疗量麻醉镇痛剂之前，首先应观察患者对小剂量麻醉镇痛剂的反应。

［曲马多（曲马朵，反胺苯环醇）－美沙酮（美散痛）］[1]
Tramadol－Methadone

要点 Coller 等的研究表明，正在应用美沙酮维持阿片戒断治疗的患者，曲马朵的镇痛作用减弱或消失（Coller et al，2012）。

有关药物 根据相互影响的机制推测，凡是在体内需要经 CYP2D6 进行 O 位脱甲基才能发挥镇痛作用的药物，都有可能与美沙酮发生类似相互影响，与可待因（codeine）之间的类似相互影响已经证实（Gelston et al，2011）。

Coller 等在同一研究中证实，可用于阿片类戒断治疗的另一种镇痛药丁丙诺啡，在治疗量下对曲马朵的镇痛作用无明显影响。

机制 曲马朵在体内的氧化代谢主要涉及 CYP2D6 和 CYP3A4，在前者的作用下生成 O-脱甲基曲马朵，后者负责 N-脱甲基曲马朵的生成，两种代谢物的生成也部分涉及 CYP2B6。曲马朵本身及其 N-脱甲基代谢物都有一定程度的镇痛作用，但 O-脱甲基曲马多是其镇痛作用的主要成分。美沙酮是 CYP3A4、CYP2D6，及 CYP2B6 的底物，同时也是 CYP2D6 的强效抑制剂，治疗量下即可对 CYP2D6 产生明显抑制。因此认为，美沙酮非竞争性抑制曲马朵经 CYP2D6 的代谢是曲马朵镇痛作用减弱的主要原因，对 CYP3A4、CYP2D6，及 CYP2B6 的竞争性抑制仅起次要作用。

已知丁丙诺啡的代谢主要涉及 CYP3A4（CYP2C8 也可能起部分作用），对 CYP2D6 也有某种程度的抑制作用。然而，Coller 等的研究证明，丁丙诺啡对曲马朵的镇痛作用无影响，它们认为，可能是治疗量下的丁丙诺啡对 CYP2D6 无明显抑制作用的缘故。

建议 美沙酮是获 WHO 批准用于阿片类戒断治疗的主要镇痛剂。正在应用美沙酮维持戒断治疗的阿片成瘾者，经常因疼痛而需要其他镇痛药。鉴于曲马朵对这类患者的镇痛作用减弱或缺失，故不适合用来作为美沙酮维持治疗者的镇痛药。在这种情况下，用丁丙诺啡替代美沙酮作为阿片戒断的维持治疗药物（丁丙诺啡是目前获 WTO 批准用于阿片戒断治疗的两种主要镇痛剂之一），也许是可供选择的方法。

［曲马多（曲马朵，反胺苯环醇）－噻氯匹定（力抗栓，氯苄匹定，抵克利得）][3]
Tramadol－Ticlopidine

要点 Hagelberg 等对 12 名健康受试者进行的一项随机化安慰剂对照交叉研究表明，预先用抗血小板药噻氯匹定（分类上属于第 1 代 $P2Y_{12}$ 受体拮抗剂）处理（25 mg 每日 2 次连用 4 天），对单剂曲马朵（50 mg）的药动学有明显影响，表现为曲马朵的 $AUC_{0\sim\infty}$ 增加 1 倍，C_{max} 升高 40%，半衰期延长 70%；曲马朵的活性代谢物 O-脱甲基曲马朵的生成速度减慢，$AUC_{0\sim3}$ 减少，但其 $AUC_{0\sim\infty}$ 无改变（Hagelberg et al，2013）。

有关药物　第 2 代 $P2Y_{12}$ 受体拮抗剂氯吡格雷（clopidogrel）也是一种前药，在体内需经 CYP 代谢转化为活性型才能发挥抗血小板作用，其代谢转化主要涉及 CYP3A4 和 CYP2C19（也有小部分的代谢转化涉及 CYP1A2、CYP2B6，及 CYP2C9），预料对曲马朵的药动学可产生一定影响，但影响的具体机制有所不同。第 3 代 $P2Y_{12}$ 受体拮抗剂替格瑞洛（ticagrelor）在体内广泛经由 CYP3A4/5 代谢为两种化合物（有证据表明，其 O-位脱乙基代谢物的作用与母药相当，但其对替格瑞洛抗血小板作用的贡献究竟有多大，目前尚不清楚），体内过程也涉及 P-糖蛋白，预料在 CYP3A4 的水平上可产生相互影响。

根据提出的机制推测，凡是对 CYP2D6 有抑制作用的药物，都可抑制曲马朵的代谢，强效 CYP2D6 抑制剂帕罗西汀以及奎尼丁对曲马朵代谢的影响已经证实。尽管曲马朵的代谢也涉及 CYP3A4（和 CYP2B6），但 Hagelberg 等的研究证明强效 CYP3A4 抑制剂伊曲康唑对曲马朵的药动学无明显影响，可见 CYP3A4 在曲马朵的代谢中处于次要地位；然而，如果存在 CYP2D6 多态性，情况也许不同（如下述）。

机制　已知曲马朵的代谢涉及多种 CYP，其中包括 CYP2D6、CYP3A4，及 CYP2B6，但以 CYP2D6 为主。CYP2D6 负责 O-位脱甲基，生成具有生物活性的 O-脱甲基曲马朵（该过程也有小部分由 CYP2B6 介导）；CYP3A4 负责 N-位脱甲基，生成无活性的 N-脱甲基曲马朵（这一过程也部分涉及 CYP2B6）。Pottegård 等认为，当存在 CYP2D6 多态性而发生 CYP2D6 活性明显降低的话，有更多的曲马朵转向 CYP3A4 代谢。可见，曲马朵与其他药物相互影响的程度部分与 CYP2D6 活性相关。Hedemalm 等的一项涉及曲马朵和华法林之间相互影响的研究证实了这一推测。

噻氯匹定是一种前药，需在体内转化为活性型才能发挥作用，这一过程主要由 CYP3A4 负责；另外，噻氯匹定本身是一种强效 CYP2B6 抑制剂，对 CYP2C19、CYP1A2，及 CYP2D6 也有不同程度的抑制作用。根据曲马朵和噻氯匹定的体内过程认为，噻氯匹定竞争性抑制 CYP3A4，非竞争性抑制 CYP2B6 和 CYP2D6，是两者同用时前者 $AUC_{0\sim\infty}$ 增加、C_{max} 升高的机制。

建议　尽管 Hagelberg 等的研究未见噻氯匹定对单剂曲马朵的镇痛作用有何影响（在有噻氯吡啶存在的情况下，发挥镇痛作用的主要活性代谢物 O-脱甲基曲马朵的生成速度减慢，但其 $AUC_{0\sim\infty}$ 无明显改变，也许是对镇痛作用无影响的原因），然而，同时应用噻氯匹定期间，长期较大剂量应用曲马朵时，后者的 5-羟色胺能副作用有可能发生。如果行得通的话，两者的同用应尽可能避免。

［曲马多（曲马朵，反胺苯环醇）－利福平（力复平，甲哌利福霉素，利米定)][2]
Tramadol－Rifampicin（Rifampin）

要点　Saarikoski 等对 12 名健康受试者进行的一项随机化安慰剂对照交叉研究表明，预先应用利福平处理（600 mg 每日 1 次计 5 天），与安慰剂对照相比，对单剂（静脉 50 mg 或口服 100 mg）曲马朵的药动学有明显影响。曲马朵静脉应用时，利福平可使其清除率增加 67%，$AUC_{0\sim\infty}$ 减少 43%，其代谢物 O-脱甲基曲马朵的 $AUC_{0\sim\infty}$ 减少 58%；曲马朵口服时，利福平使其口服生物利用度从 66% 减至 49%，曲马朵及 O-脱甲基曲马朵的 $AUC_{0\sim\infty}$ 分别减少 59% 和 54%（Saarikoski et al，2013）。

有关药物　根据提出的机制推测，所有利福霉素类抗生素，如利福定、利福喷汀、利福布汀等，对曲马朵都可产生类似影响，但影响的程度弱于利福平。另外，凡是对 CYP3A4 和 CYP2B6 有诱导作用的药物，都有可能削弱曲马朵的镇痛作用，卡马西平的这一影响已经证实。

机制　曲马朵在体内的代谢物有多种（已经鉴定出的有 24 种），但最重要的有两种，一是在 CYP2D6 作用下生成的 O-脱甲基曲马朵（该过程也有小部分涉及 CYP2B6），其对 μ 受体的亲和力是母药的 700 倍，因此是曲马朵镇痛作用的主要成分（O-脱甲基曲马朵在 CYP3A4 和 CYP2B6 的作用下进一步生成无活性的代谢物）。再就是经 CYP3A4 和 CYP2B6 直接氧化为无活性的代谢物 N-脱甲基曲马朵。已知利福平是多种 CYP 的诱导剂，其中对 CYP3A4 的诱导作用最强，对 CYP2B6 也有诱导作用，同时对 CYP3A4 有抑制作用。根据曲马朵和利福平的上述药动学特点推测，该影响起因于利福平对 CYP3A4 以及 CYP2B6 诱导和抑制作用的综合结果（普遍认为 CYP2D6 不容易被诱导，故利福平对其即使有某种程度的诱导作用，在该影响中的贡献也不大，利福平对可待因代谢的影响进一步证实了这一点，如下述）。尽管利福平也是 P-糖蛋白的诱导剂（对吗啡、芬太尼、阿芬太尼等 P-糖蛋白底物的影响部分与利福平对 P-糖蛋白的诱导作用有关），且对 OATP（特别是 OATP1B1）既有诱导、也有抑制作用，但尚无证据表明曲马朵的体内过程与这些载体有关。

利福平使口服可待因通过 O-位脱甲基（这一过程由 CYP2D6 负责）向吗啡的转变减少 56%，然而，使可待因的 N-位脱甲基（这一过程由 CYP3A4 负责）产物生成增加，说明利福平对 CYP3A4 的诱导作用强于对 CYP2D6 的诱导作用，也因此有可能使更多的曲马朵经由 CYP3A4 途径代谢为无活性产物。经由 CYP2D6 代谢生成的活性产物，也因利福平对 CYP3A4 的诱导，从而使其向无活性产物的代谢加速。这两种情况都有可能导致曲马朵的镇痛作用减弱。

建议 尽管 Saarikoski 等的单剂研究未曾证实利福平对曲马朵的药理作用以及 5-羟色胺血浓度有明显影响，但长期应用有可能削弱曲马朵的镇痛作用。因此建议，曲马朵治疗期间，尽可能避免给予利福平，反之亦然。

［曲马多（曲马朵，反胺苯环醇）－特比萘芬（兰美舒）］[2]
Tramadol－Terbinafine（Lamisil）

要点 Saarikoski 等对 12 名健康志愿者进行的一项随机化安慰剂对照交叉研究表明，同时应用烯丙胺类抗真菌药特比萘芬，有可能削弱曲马朵的镇痛作用，增强其单胺能神经的不良作用（Saarikoski et al，2015）。

有关药物 根据提出的机制推测，所有 CYP2D6 的底物和（或）抑制剂与曲马朵之间都有可能发生类似相互影响。凡是在体内需要经由 CYP2D6 进行 O 位脱甲基才能发挥镇痛作用的药物（如可待因），与特比萘芬之间的类似相互影响也都有可能发生。

Saarikoski 等在同一研究中证实，三唑类抗真菌药伊曲康唑在 CYP2D6 功能正常者的个体中与曲马朵之间无明显相互影响。

机制 曲马朵是一种非阿片类前药，需在 CYP2D6 的作用下生成 O-脱甲基曲马朵而发挥镇痛作用。剩余部分以及生成的 O-脱甲基曲马朵在 CYP3A4（以及 CYP2B6）的作用下代谢为无活性产物（有关细节也参见［曲马多（曲马朵，反胺苯环醇）－噻氯匹定（力抗栓，氯苄匹定，抵克利得）］以及［曲马多（曲马朵，反胺苯环醇）－利福平（力复平，甲哌利福霉素，利米定）］）。曲马朵的不良作用主要来自曲马朵本身，它可通过抑制神经元对 5-HT 和去甲肾上腺素的再摄取从而导致单胺能神经副作用。已知特比萘芬是强效 CYP2D6 抑制剂，故可通过抑制 CYP2D6 阻碍曲马朵向其活性代谢物 O-脱甲基曲马朵的转化，结果是曲马朵血浓度升高，O-脱甲基曲马朵生成减少，镇痛作用减弱的同时，不良反应增加。

建议 根据 Saarikoski 等的研究结果，建议特比萘芬治疗期间避免给予曲马朵，反之亦然。另外，鉴于特比萘芬的半衰期较长（尽管初始半衰期仅有 12 小时，但稳态下的半衰期可长达 200～400 小时），因此在停用特比萘芬后如果需要曲马朵，至少应间隔 4 周以上给予。

CYP2D6 存在基因多态性，故有可能干扰对药物相互影响的判断。有证据表明，CYP2D6 超速代谢型和广泛代谢型个体，曲马朵的镇痛疗效优于 CYP2D6 乏代谢型。理论上，CYP2D6 乏代谢型者有更多的曲马朵转由 CYP3A4 代谢，故 CYP3A4 抑制剂（如伊曲康唑）有可能对其药动学产生影响。

［丙氧吩－奥芬那君（邻甲苯海明）］[4]
Propoxyphene－Orphenadrine

要点 有报道称，同时应用丙氧吩和奥芬那君可发生相互影响，但后来的研究未能证实。实际上所观察到的中枢神经系统方面的不良反应（如震颤、精神错乱，及焦虑等）类似于各药单用。

有关药物　根据药理特点推测，其他麻醉镇痛药（可待因、哌替啶、吗啡等）与奥芬那君之间及丙氧吩与其他抗帕金森病抗胆碱药（苯扎托品、比哌立登、环丙定等）之间也许不会发生类似相互影响，但有待进一步证实。

机制　因为尚缺乏相互影响的证据，故机制难以断定。如果确实发生相互影响的话，可能是两药对中枢神经系统的联合作用。

建议　虽然认识到可能存在的相互影响是有益的，但无须避免两药同用。如确实产生中枢神经系统作用，可能是其中一种药物引起或是两药作用的相加。在这种情况下，可将其中一药或两药的剂量减少或停用。

[丙氧吩-苯丙胺][3]
Propoxyphene－Amphetamine

要点　苯丙胺可用来治疗因丙氧吩过量所致的中枢神经系统抑制，但可增加丙氧吩致惊厥的可能性。

有关药物　根据药理作用推测，预料其他间接作用拟交感胺（如麻黄碱、甲基苯丙胺、哌甲酯等）与丙氧吩之间及其他麻醉镇痛剂（如可待因、哌替啶、芬太尼等）与苯丙胺之间可发生类似相互影响。

机制　据报道，丙氧吩过量的患者可出现惊厥。苯丙胺类通过间接增加去甲肾上腺素的释放，并有可能阻碍神经元的再摄取，从而引起中枢神经系统兴奋。中毒量苯丙胺有可能导致惊厥和昏迷。故认为丙氧吩致惊厥可能性的增加，起因于两者致惊厥作用的相加或协同。

建议　不提倡用苯丙胺及其他间接作用的拟交感胺治疗丙氧吩引起的中枢神经系统抑制。已证明阿片拮抗剂纳洛酮可有效地控制丙氧吩过量所致的呼吸抑制和惊厥。

[丙氧吩-乙醇][1]
Propoxyphene－Ethyl Alcohol（Ethanol，Alcohol，Ethyl）

要点　同时摄入丙氧吩和乙醇，特别是其中之一或两者大量应用时，可导致严重的呼吸和中枢神经系统抑制。

丙氧吩在结构上类似于美沙酮，其镇痛作用来自右旋体（即右丙氧吩），而其左旋体（即左丙氧吩）具有某种程度的镇咳作用。

有关药物　鉴于中毒量丙氧吩单用即可导致中枢神经系统和呼吸抑制，因此认为，凡是对中枢神经系统和（或）呼吸系统有抑制作用的药物都可与丙氧吩发生类似相互影响。理论上，乙醇和其他麻醉剂（如吗啡、哌替啶、二氢埃托啡等）之间可发生类似相互影响，但还未得到临床和实验室的验证。

机制　丙氧吩和乙醇对中枢神经系统和呼吸系统都有抑制作用，两者的作用相加是该相互影响的原因之一。另外，体内试验证明，乙醇能增加大白鼠丙氧吩的利用度，对人体的最低致死血浓度也降低。中毒量丙氧吩单用，可引起昏迷、呼吸抑制，及窒息。因丙氧吩过量致死者，多半也摄入了大量乙醇。

建议　中等量乙醇和常用量丙氧吩不太可能引起严重副作用。然而，同时应用治疗量丙氧吩和大量乙醇，或过量丙氧吩加任何剂量乙醇，都有可能带来危险的后果。这一点医护人员要心中有数，并告知患者。纳洛酮可有效逆转丙氧吩引起的呼吸抑制。

另有证据表明，同时应用丙氧吩和醋氨酚（对乙酰氨基酚；acetaminophen，paracetamol）可导致肝毒性，而当与乙酰水杨酸盐（acetylsalicylate）同用时，可引起肾毒性。不过，这已超出本节讨论的范围。

[丙氧吩-药用炭][3]
Propoxyphene－Medicinal Charcoal

要点　对 6 名受试者进行的随机交叉研究表明，同时多次应用药用炭胶囊，使丙氧吩的血浓度降低 50％以上，据此推定 4 g 药用炭大约使 130 mg 丙氧吩有 80 mg 被吸附。

有关药物 药用炭与其他口服麻醉镇痛剂（可待因、哌替啶、吗啡等）是否发生类似相互影响，目前尚无证据。

机制 药用炭在胃肠道中吸附丙氧吩，从而妨碍其吸收。

建议 有人建议，药用炭可作为急性丙氧吩过量的辅助治疗药，以吸附残留在胃内的丙氧吩，同时应给予专一的阿片拮抗剂（如纳洛酮）以抵消丙氧吩过量所致的呼吸抑制或惊厥。然而，如果药用炭并非用于丙氧吩过量，两种制剂的给药间隔时间应尽可能长一些。

［丙氧吩－利托那韦（爱治威）][2]
Propoxyphene－Ritonavir

要点 同时应用丙氧吩和 HIV（人免疫缺陷病毒）蛋白酶抑制剂利托那韦，可导致前者血浓度增高，作用和毒性增强。

有关药物 根据相互影响的机制推测，凡是其代谢涉及 CYP3A4 和（或）对 CYP3A4 有抑制作用的 HIV 蛋白酶抑制剂，都可与丙氧吩发生类似相互影响。目前临床上应用的 HIV 蛋白酶抑制剂都经由 CYP3A4 代谢（其中利托那韦和奈非那韦的代谢还分别涉及 CYP2D6 和 CYP2C19，并且存在代谢的自诱导），对 CYP3A4 也有不同程度的抑制作用。按对 CYP3A4 抑制的程度从强到弱依次为利托那韦＞洛匹那韦＝替拉那韦（tipranavir）＝达卢那韦（darunavir）＞茚地那韦（indinavir）＝奈非那韦＝福沙那韦（fosamprenavir）＝阿扎那韦（atazanavir）＞沙奎那韦（Flexner，2011）。其他阿片类镇痛药，如美沙酮、哌替啶等，与利托那韦之间的类似相互影响也可发生。

其他通过抑制 CYP3A4 从而妨碍丙氧吩代谢的药物尚有酮康唑、伊曲康唑、氟康唑、克拉霉素、红霉素、萘法唑酮、胺碘酮、地尔硫䓬、维拉帕米、葡萄柚汁，及阿瑞匹坦（一种 P 物质受体拮抗剂，主要用于化疗所致的迟发性呕吐）等，这里不一一列举。

机制 已知丙氧吩在体内的主要代谢途径是 N-位脱甲基，而这一过程由 CYP3A4 负责。利托那韦对 CYP3A4 有强烈抑制作用，本身经由 CYP3A4（以及 CYP2D6）代谢，同时也是 CYP3A4 的中度诱导剂（利托那韦对葡糖醛酰 S 位转移酶以及其他肝药酶和药物转运蛋白也有诱导作用，但这些作用与此处所述相互影响无关）。因此认为，丙氧吩血浓度的升高是利托那韦在 CYP3A4 水平上影响的综合结果（包括对 CYP3A4 的竞争性抑制、非竞争性抑制，及长时间应用时对 CYP3A4 的诱导）。

建议 利托那韦对丙氧吩代谢的影响比较复杂，两者同用之初可能会有丙氧吩浓度的明显升高。然而，两周之后随着利托那韦对 CYP3A4 诱导作用的出现，丙氧吩代谢被抑制的程度有所减弱。这种抑制作用先强后弱的情况给临床合理用药带来更多困难。通常的建议是，凡是正在应用强效 CYP3A4 抑制剂的患者，以及那些有发生过量危险的患者（特别是存在心脏疾患的患者），应考虑选用其他药物代替丙氧吩（Wallace et al，2011）。

［右丙氧吩－食物][3]
Dextropropoxyphene－Food

要点 餐后或于进餐同时服用镇痛药右丙氧吩，右丙氧吩的吸收延迟，但吸收的总量有可能增加。

机制 可能是由于食物的存在使肠壁表面在一定时间内接触的药物减少所致。也可能与胃排空推迟有关。

建议 对正常受试者进行的研究表明，空腹给予右丙氧吩，2 小时后达血清峰浓度；高脂和高碳水化合物的存在使服药后的血清峰浓度推迟至 3 小时；高蛋白饮食则推迟至 4 小时。由此可见，如欲迅速达到镇痛，以空腹给药为佳。

［右丙氧吩－吸烟][3]
Dextropropoxyphene－Smoking

要点 长期大量吸烟者，右丙氧吩的镇痛作用减弱。

有关药物　吸烟是否影响其他麻醉镇痛药（吗啡、哌替啶、芬太尼等）的镇痛作用，尚未见有文献报道，但根据提出的机制推测，预料对某些镇痛药也可能发生类似影响。

机制　可能与烟草中的某些化学物质诱导肝药酶，从而促进右丙氧芬的代谢有关。

建议　有研究表明，吸烟者右丙氧芬治疗轻、中度疼痛或头痛的无效率是非吸烟者的 1.5～2 倍。吸烟越多，无效率越高。医生处方时应根据患者吸烟与否及程度确定剂量。

［左美沙朵－伊曲康唑］[1]
Levomethadyl－Itraconazole

要点　同时应用左美沙朵和伊曲康唑，在导致前者治疗作用减弱的同时，有可能诱发严重甚至致命的的心律失常（Bennett，2011）。

有关药物　左美沙朵的结构类似物美沙酮与伊曲康唑可发生相互影响，但美沙酮的治疗作用和毒性都有可能增强。根据相互影响的机制推测，其他唑类抗真菌药与左美沙朵之间可发生类似相互影响。

机制　左美沙朵在体内经两次脱甲基代谢，而脱甲基代谢涉及 CYP3A4（可能也有其他 CYP 的参与），且产生的两种脱甲基产物对阿片受体的激动作用强于母药。伊曲康唑既是 CYP3A4 的底物，也是 CYP3A4 的抑制剂。因此，伊曲康唑可通过抑制（包括竞争性抑制和非竞争性抑制）左美沙朵经 CYP3A4 的代谢，从而减少作用更强的活性代谢物的生成，结果导致左美沙朵的血浓度升高，故在诱发戒断症状的同时，可引起严重的心律失常（左美沙朵本身有延长 QT 间期、导致心律失常的不良作用，这一作用与伊曲康唑等唑类抗真菌药延长 QT 间期的作用相加）。

实际上，不管抑制还是诱导左美沙朵代谢的药物，最终都有可能诱发戒断症状的发生，只是诱导代谢的药物不会加重左美沙朵的致心律失常作用。原因在于诱导代谢的药物可使左美沙朵的作用持续时间明显缩短（也见［美沙酮（美散痛）－其他药物］）。

建议　左美沙朵作为治疗海洛因（或其他阿片类镇痛药）成瘾的一种寡药，在某些情况下可作为美沙酮的替代品。当用其处理阿片成瘾时，应尽可能避免同时应用 CYP3A4 抑制剂（如红霉素、酮康唑、茚地那韦等）或诱导剂（如苯巴比妥、苯妥英、利福平等）。如果同时应用难以避免，应考虑到有可能促进戒断症状的发生；如果同时应用的是 CYP3A4 抑制剂，尚应注意观察有无 QT 间期延长以及心律失常的发生。

［替利定（胺苯环己乙酯，痛立定）－伏立康唑］[1]
Tilidine－Voriconazole

要点　Grün 等对 16 名健康非吸烟者进行的一项随机化双盲安慰剂对照交叉研究表明，与安慰剂对照相比，同时口服三唑类抗真菌药伏立康唑，可使口服替利定（一种低效的阿片类镇痛药）的 $AUC_{0\sim\infty}$ 增加近 20 倍（从安慰剂对照的 61.7 ng·h/ml 增至 1250.9 ng·h/ml），其代谢物去甲替利定的 $AUC_{0\sim\infty}$ 增加 2 倍（从对照的 801.7 ng·h/ml 增至 2417.0 ng·h/ml），t_{max} 明显延长，但其 C_{max} 无明显改变。与安慰剂对照相比，同时应用伏立康唑，双去甲替利定的 $AUC_{0\sim24}$ 减少，t_{max} 明显延长。研究者发现，同时应用伏立康唑，替利定副作用发生率明显增加，镇痛作用延迟（Grün et al，2009）。

有关药物　根据该影响的机制推测，凡是对 CYP3A4 和（或）CYP2C19 有抑制作用的唑类抗真菌药，都可能与替利定发生类似相互影响，如酮康唑（是 CYP3A4 的底物和强效抑制剂，对其他 CYP 也有一定抑制作用）、氟康唑（对 CYP3A4 和 CYP2C9 有明显抑制作用），及伊曲康唑（本身是 CYP3A4 的底物，同时对 CYP3A4 有明显抑制作用）等，但影响程度有所不同。伏立康唑与其他阿片类镇痛药的相互影响参见［左美沙朵－伊曲康唑］以及［丁丙诺啡（布诺啡，叔丁啡）－伊曲康唑（依曲康唑，依他康唑）］等章节。

机制　已知伏立康唑是 CYP2C19、CYP2C9，及 CYP3A4 的底物和抑制剂，而体内外研究表明替利定的 N-位脱甲基由 CYP2C19 和 CYP3A4 负责，生成的活性代谢物去甲替利定在 CYP2C19 和

（或）CYP3A4 的作用下进一步生成无活性的双去甲替利定。替利定是一种前药，本身无明显镇痛作用，必须在 CYP2C19 和 CYP3A4 的催化下生成其活性代谢物去甲替利定才能发挥作用。可见替利定镇痛作用的延迟是伏立康唑抑制（包括竞争性抑制和非竞争性抑制）CYP2C19 和 CYP3A4 从而阻碍替利定向其活性代谢物转化的结果（尽管伏立康唑也抑制去甲替利定的进一步代谢，但仅表现为其 AUC 增加，而 C_{max} 无明显改变，故镇痛作用无增强，反倒使戒断症状出现的时间缩短）。

　　建议　替利定是一种合成的阿片类，在德国和比利时是最常用的镇痛药。作为 II 类麻醉镇痛剂可用于中重度疼痛的治疗以及慢性疼痛的长期处理。为防止滥用，临床所用剂型是与阿片受体拮抗剂纳洛酮组成的复方。纳洛酮吸收迅速，进入体循环前在肝中几乎完全代谢，故认为口服时不会影响替利定的镇痛作用。替利定在进入体循环前通过 N-位脱甲基生成容易通过血脑屏障的活性代谢物去甲替利定，从而与 μ 受体结合（其与 μ 受体的亲和力比替利定高 100 倍）发挥镇痛作用。

　　考虑到替利定是一种前药，故影响其在体内向活性代谢物转化的药物有可能削弱甚或取消其镇痛作用，因此，凡是对 CYP2C19 和（或）CYP3A4 有明显抑制作用的药物最好避免与替利定同时应用。Grün 等的研究结果表明，伏立康唑不但改变替利定的镇痛作用，而且使其不良事件的发生率明显增加，故建议两者的同用最好予以避免。

（邓一鸣　张　彬）

主要参考文献

Abul-Husn NS，et al，2007. Augmentation of spinal morphine analgesia and inhibition of tolerance by low doses of μ-and δ-opioid receptor antagonists. *Br J Pharmacol*，151：877-887

Arroyo E，et al，2007. Pharmacokinetics of methadone in human-immunodeficiency-virus-infected patients receiving nevirapine once daily. *Eur J Clin Pharmacol*，63：669-675

Bennett JE，2011. Antifungal agents. In：*Goodman & Gilman's The pharmacological basis of therapeutics*，*12th ed*. Brunton LL（editor），McGraw-Hill Co，Inc，New York：1571-1591

Bomsien S，et al，2007. An in vitro approach to potential methadone metabolic-inhibition interactions. *Eur J Clin Pharmacol*，63：821-827

Bomsien S，et al，2006. Effect of psychotropic medication on the in vitro metabolism of buprenorphine in human cDNA-expressed cytochrome P450 enzymes. *Eur J Clin Pharmacol*，62：639-643

Chang Y，et al，2005. Effect of benzodiazepines on the metabolism of buprenorphine in human liver microsomes. *Eur J Clin Pharmacol*，60：875-881

Coller JK，et al，2012. Inhibition of CYP2D6-mediated tramadol O-demethylation in methadone but not buprenorphine maintenance patients. *Br J Clin Pharmacol*，74（5）：835-841

Cordonnier L，et al，2007. Blockade of morphine-induced behavioral sensitization by a combination of amisulpride and RB101，comparison with classical opioid maintenance treatments. *Br J Pharmacol*，151：75-83

Crauwels HM，et al，2014. The Effect of Rilpivirine on the Pharmacokinetics of Methadone in HIV-Negative Volunteers. *J Clin Pharmacol*，54（2）：133-140

Fihlman M，et al，2018. Voriconazole greatly increases the exposure to oral buprenorphine. *Eur J Clin Pharmacol*，74：1615-1622

Fihlman M，et al，2016. Voriconazole more likely than posaconazole increases plasma exposure to sublingual buprenorphine causing a risk of a clinically important interaction. *Eur J Clin Pharmacol*，72：1363-1371

Flexner C，2011. Antiretroviral agents and treatment of HIV infection. In：*Goodman & Gilman's The pharmacological basis of therapeutics*，*12th ed*. Brunton LL（editor），McGraw-Hill Co，Inc，New York：1623-1663

Gelston EA，et al，2011. Methadone inhibits CYP2D6 and UGT2B7/2B4 *in vivo*：a study using codeine in methadone-and buprenorphine-maintained subjects. *Br J Clin Pharmacol*，73（5）：786-794

Grant EM，et al，2002. Minimal interaction between gatifloxacin and oxycodone. *J Clin Pharmacol*，42：928-932

Grönlund J，et al，2010. Effect of Telithromycin on the Pharmacokinetics and Pharmacodynamics of Oral Oxycodone. *J Clin Pharmacol*，50：101-108

Grönlund J，et al，2010. Exposure to oral oxycodone is increased by concomitant inhibition of CYP2D6 and 3A4 pathways，but not by inhibition of CYP2D6 alone. *Br J Clin Pharmacol*，70（1）：78-87

Grün B，et al，2009. Inhibition of the active principle of the weak opioid tilidine by the triazole antifungal oriconazole. *Br J Clin Pharmacol*，68（5）：712-720

Hagelberg NM，et al，2011. Interaction of oxycodone and voriconazole—a case series of patients with cancer pain supports the findings of randomised controlled studies with healthy subjects. *Eur J Clin Pharmacol*，67：863-864

Hagelberg NM，et al，2009. Voriconazole drastically increases exposure to oral oxycodone. *Eur J Clin Pharmacol*，65：263-271

Hagelberg NM，et al，2013. Ticlopidine inhibits both *O*-demethylation and renal clearance of tramadol，increasing the exposure to it，but itraconazole has no marked effect on the ticlopidine-tramadol interaction. *Eur J Clin Pharmacol*，69：867-875

Häkkinen M，et al，2012. Benzodiazepines and alcohol are associated with cases of fatal buprenorphine poisoning. *Eur J Clin Pharmacol*，68：301-309

Høiseth G，et al，2013. Less glucuronidation of morphine in the presence of ethanol in vivo. *Eur J Clin Pharmacol*，69：1683-1687

Hull LC，et al，2013. Reversal of Morphine Analgesic Tolerance by Ethanol in the Mouse. *J Pharmacol Exp Ther*，345：512-519

Kapil RP，et al，2012. Effect of ketoconazole on the pharmacokinetic profile of buprenorphine following administration of a once-weekly buprenorphine transdermal system. *Clin Drug Investig*，32：583-592

Kharasch ED，et al，2004. The effect of quinidine，used as a probe for the involvement of P-glycoprotein，on the intestinal absorption and pharmacodynamics of methadone. *Br J Clin Pharmacol*，57（5）：600-610

Lilius TO，et al，2015. Ketamine coadministration attenuates morphine tolerance and leads to increased brain concentrations of both drugs in the rat. *Br J Pharmacol*，172：2799-2813

Nieminen TH，et al，2010. Oxycodone concentrations are greatly increased by the concomitant use of ritonavir or lopinavir/ritonavir. *Eur J Clin Pharmacol*，66：977-985

Raungrut Pritsana，et al，2010. In Vitro-In Vivo Extrapolation Predicts Drug-Drug Interactions Arising from Inhibition of Codeine Glucuronidation by Dextropropoxyphene，Fluconazole，Ketoconazole，and Methadone in Humans. *J Pharmacol Exp Ther*，334：609-618

Rawls SM，et al，2007. The beta-lactam antibiotic，ceftriaxone，attenuates morphine-evoked hyperthermia in rats. *Br J Pharmacol*，151：75-83

Saari TI，et al，2010. Effects of itraconazole on the pharmacokinetics and pharmacodynamics of intravenously and orally administered oxycodone. *Eur J Clin Pharmacol*，66：387-397

Saari TI，et al，2008. Effect of voriconazole and fluconazole on the pharmacokinetics of intravenous fentanyl. *Eur J Clin Pharmacol*，64：25-30

Saarikoski T，et al，2015. Effects of terbinafine and itraconazole on the pharmacokinetics of orally administered tramadol. *Eur J Clin Pharmacol*，71：321-327

Saarikoski T，et al，2013. Rifampicin markedly decreases the exposure to oral and intravenous tramadol. *Eur J Clin Pharmacol*，69：1293-1301

Samer CF，et al，2010. Genetic polymorphisms and drug interactions modulating CYP2D6 and CYP3A activities have a major effect on oxycodone analgesic efficacy and safety. *Br J Pharmacol*，160：919-930

Samer CF，et al，2010. The effects of CYP2D6 and CYP3A activities on the pharmacokinetics of immediate release oxycodone. *Br J Pharmacol*，160：907-918

Sekar V，et al，2011. Pharmacokinetic Interactions Between Darunavir/Ritonavir and Opioid Maintenance Therapy Using Methadone or Buprenorphine/Naloxone. *J Clin Pharmacol*，51：271-278

Vevelstad M，et al，2009. O-demethylation of codeine to morphine inhibited by low-dose levomepromazine. *Eur J Clin Pharmacol*，65：795-801

Wallace MS，et al，2011. Opioids，Analgesia，and pain management. In：*Goodman & Gilman's The pharmacological basis of therapeutics*，*12th ed*. Brunton LL（editor），McGraw-Hill Co，Inc，New York：481-525

Watanabe M，et al，2011. Effects of voriconazole co-administration on oxycodone-induced adverse events：a case in the retrospective survey. *Eur J Clin Pharmacol*，67：859-861

Yang C，et al，2011. Haloperidol Disrupts Opioid-Antinociceptive Tolerance and Physical Dependence. *J Pharmacol Exp Ther*，338：164-172

Zhang Wei，et al，2010. CYP3A4 * 1G genetic polymorphism influences CYP3A activity and response to fentanyl in Chinese gynecologic patients. *Eur J Clin Pharmacol*，66：61-66

Ziesenitz VC，et al，2015. Pharmacokinetic Interaction of Intravenous Fentanyl With Ketoconazole. *J Clin Pharmacol*，55（6）：708-717

第十八章　非甾体抗炎药

第一节　水杨酸类

[阿司匹林（乙酰水杨酸）－变异型心绞痛][1]
Aspirin（Acetylsalicylic Acid）－Variant Angina

要点　有人观察了阿司匹林每日 4 g 口服对 8 例变异型心绞痛患者的影响。给药期间做运动试验，可反复激发心绞痛发作。发作时伴有心电图改变。夜间、清晨，及白天的发作次数都明显增加。有一例 66 岁的男性变异型心绞痛患者，每日给予 4 g 阿司匹林后，心绞痛发作加剧，发作次数从每日 2 次增至每日 8.3 次，动脉造影证明其右冠状动脉痉挛。

有关药物　其他前列腺素合成酶抑制剂如吲哚美辛、保泰松、布洛芬等，也可能有类似影响，但尚缺乏临床证据。

机制　大剂量阿司匹林可降低变异型心绞痛患者的运动耐量，激发运动引起的冠状动脉痉挛。此种痉挛可能起因于阿司匹林抑制前列腺素合成酶，从而阻断了前列腺素 I_2（PGI_2）的合成。在正常情况下，PGI_2 可防止血管收缩。

建议　阿司匹林已广泛用于心血管疾病的治疗，但对变异型心绞痛患者可加重其发作，故变异型心绞痛为此药的相对禁忌证。

[阿司匹林（乙酰水杨酸）－哮喘][1]
Aspirin（Acetylsalicylic Acid）－Asthma

要点　在引起典型过敏的药物中，阿司匹林仅次于青霉素。有人将阿司匹林过敏称为"特异质反应"或"阿司匹林不耐"。哮喘患者此种特异反应的发生率远高于非哮喘患者。有人观察了 230 例哮喘患者，其中 44 例（占 19%）对阿司匹林试验呈阳性反应，而正常个体的发生率仅占 0.9%。

有关药物　吲哚美辛的致哮喘作用与阿司匹林相当。根据药理作用推测，其他非甾类抗炎药（NSAIDs），包括传统非甾类抗炎药（tNSAIDs）如水杨酸钠、保泰松、布洛芬、甲芬那酸等，及选择性 COX-2 抑制剂塞来昔布、罗非昔布等，也可能有致哮喘作用，但临床证据尚不充分。

机制　有人认为，哮喘患者 β 肾上腺素能系统存在缺陷，因此主要依赖前列腺素维持支气管扩张。阿司匹林及其他非甾类抗炎药可抑制前列腺素合成，具有支气管扩张作用的 E 组前列腺素也受抑制。敏感个体，阿司匹林对 E 组前列腺素合成的抑制占优势，因此，可导致支气管痉挛。当然，SRS-A（慢反应过敏物质）的释放增加也起一定的作用。

建议　阿司匹林和 NSAIDs 的过敏症状从鼻炎、泛发型荨麻疹，及支气管哮喘到喉头水肿、支气管收缩、潮红、低血压和休克不等。鉴于他们导致的哮喘以及过敏性休克有可能危及生命，因此建议哮喘患者和阿司匹林不耐的患者禁用阿司匹林和其他 NSAIDs。目前还无治疗阿司匹林哮喘的有效药物；根据其致哮喘（以及其他"过敏反应"）机制推测，用肾上腺素治疗不会有很好的效果（因为它们所致的过敏反应并非是免疫性的），此点已得到临床验证（Grosser et al，2011）。

[阿司匹林（乙酰水杨酸）－消化性溃疡][2]
Aspirin（Acetylsalicylic Acid）－Digestive Ulcer

要点　阿司匹林加重消化性溃疡患者的损伤，影响溃疡愈合，加重出血。

有关药物 其他阿司匹林样药物（如水杨酸钠、水杨酸镁、二氟尼柳等）也可有类似影响，只是程度不同而已。

Colucci 等采用大鼠胃溃疡模型进行的研究表明，非甾类抗炎药（NSAIDs），包括非选择性 COX（环氧酶，环加氧酶，前列腺素合成酶）抑制剂（对 COX-1 和 COX-2 都有抑制作用，如吲哚美辛和布洛芬）、选择性 COX-1 抑制剂（如 SC-560），及选择性 COX-2 抑制剂（如塞来昔布和伐地昔布），都可加重溃疡性损伤，延迟溃疡愈合，增加出血发生率。然而，影响的机制与阿司匹林也许不尽相同。

机制 曾一度认为，阿司匹林加重溃疡损伤的作用与其刺激胃黏膜，抑制具有保护作用的前列腺素的合成有关。然而，随后的研究发现，COX 抑制剂对胃溃疡愈合的不利影响与其对 COX 和前列腺素生成的抑制无明显关联。Colucci 等认为，NSAIDs 诱导非甾类抗炎药激活基因-1（*NAG-1*），然后激活前凋亡通路，可能是 COX 抑制剂延迟溃疡愈合的主要原因（Colucci et al，2012）。不过，动物研究是否可外推到人，NSAIDs 加重溃疡性损伤的确切机制是否与阿司匹林相同，根据目前可得到的资料尚难断定。

建议 尽管阿司匹林以及 NSAIDs 延迟消化性溃疡愈合、加重溃疡性损害的确切机制还不清楚，但与溃疡愈合的延迟以及出血的加重确实存在某种程度的关联，因此建议，活动性消化性溃疡患者最好避免使用。

［阿司匹林（乙酰水杨酸）－血栓形成］[1]
Aspirin（Acetylsalicylic Acid）－Thrombosis

要点 阿司匹林广泛用于术后深静脉血栓形成的治疗。其对男性患者确有预防作用，而对女性患者则否。加拿大合作研究中心进行的一项研究表明，阿司匹林只对男性患者有减少缺血和卒中发作的作用。

机制 研究表明，女性患者之所以耐受阿司匹林的抗血栓作用，一是女性的血小板计数较高，二是女性血小板聚集作用强。应用阿司匹林前后都证实了这一点。

建议 预防或治疗女性患者深静脉血栓形成时，最好选用作用机制与阿司匹林不同的药物，如肝素、蝮蛇抗栓酶、双香豆素等。应注意血栓溶解剂不能与抗凝剂合用。

［阿司匹林（乙酰水杨酸）－糖尿病］[2]
Aspirin（Acetylsalicylic Acid）－Diabetes

要点 C-肽阴性的糖尿病患者，给予阿司匹林后，可使血糖浓度升高，而对 C-肽阳性患者及正常受试者，则可使血糖降低。

机制 阿司匹林对糖代谢的影响主要决定于它对胰岛的作用。对 C-肽阳性糖尿病患者及正常人来说，阿司匹林既可增加胰岛素的释放，也可增加胰高血糖素的释放，但以前者占优势，因此表现为血糖降低。C-肽阴性糖尿病患者的胰岛 β 细胞功能丧失，阿司匹林对胰高血糖素释放的促进作用，成为它对血糖影响的主要因素，故而表现为血糖升高。

建议 这一发现的临床意义尚未确定，但糖尿病患者需要应用阿司匹林时，要根据具体情况调整降糖药的剂量。C-肽阳性患者的剂量需要减少。当然，最终应根据血糖浓度的测定结果做出判断。

［阿司匹林（乙酰水杨酸）－血友病］[1]
Aspirin（Acetylsalicylic Acid）－Hemophilia

要点 血友病患者应用阿司匹林后，可使病情加重，甚至发生致命的出血。

有关药物 根据作用机制推测，其他非甾类抗炎药，如吲哚美辛、水杨酸、甲芬那酸等，也可能有类似影响，但预料会比阿司匹林的作用弱得多。因为阿司匹林的乙酰基团是影响血小板功能的主要成分，而其他非甾类抗炎药不含有这种成分。

机制 阿司匹林可使环加氧酶乙酰化，水解生成的水杨酸也可抑制环加氧酶，从而使 TXA_2 合成减少，妨碍血小板聚集。血小板中的环加氧酶最易受阿司匹林乙酰化的影响（血小板本身不能再生环加氧酶，且此种乙酰化作用是不可逆的）。血友病患者凝血功能已有障碍，加之阿司匹林的作用，故可发生严重出血。

建议 血友病是阿司匹林的绝对禁忌证。

其他可导致血小板减少从而有可能加重血友病患者出血的药物尚有：抗肿瘤药（以阿糖胞苷较多见，其次为环磷酰胺、白消安、甲氨蝶呤、巯嘌呤，再次为长春新碱）；噻嗪类；雌激素。偶可引起血小板减少的药物有奎尼丁、氯喹、奎宁、乙胺嘧啶、磺胺类、氯霉素、氨苄西林、安乃近、呋塞米、螺内酯、甲苯磺丁脲、巴比妥类、头孢菌素类、红霉素、对氨基水杨酸、利福平、氯苯那敏、甲丙氨酯、氯贝丁酯、双嘧达莫等。

[阿司匹林（乙酰水杨酸）－妊娠][2]
Aspirin（Acetylsalicylic Acid）－Pregnancy

要点 怀孕期间应用阿司匹林，可增高婴儿颅内出血的发生率。怀孕期间曾用过阿司匹林的母亲与未用者（对照组）相比，其婴儿颅内出血的发生率有明显的差异。有证据表明，妊娠后期（后 3 个月）应用阿司匹林，围生期死亡率、产前和产后出血发生率、分娩并发症，及动脉导管过早闭合发生率增加。长期应用阿司匹林的孕妇，低体重儿的发生率也增加。

有关药物 根据该影响的机制推测，所有 COX 抑制剂，包括对 COX-1 和 COX-2 都有抑制作用的传统非甾类抗炎药（tNSAIDs），如水杨酸类的水杨酸镁、双水杨酯、水杨酸胆碱，乙酸类的吲哚美辛，丙酸类的布洛芬，烯醇酸类（昔康类）的吡罗昔康，及选择性 COX-2 抑制剂塞来昔布、依托昔布、罗非昔布等，妊娠期间应用都可产生类似影响。

机制 可能与阿司匹林以及 tNSAIDs 等抑制血小板聚集有关。另外，分娩前数小时子宫平滑肌内 COX-2 的表达增加，分娩期间子宫平滑肌内 PGE_2 和 $PGF_{2\alpha}$ 的水平明显增高；其间如果体内存在非甾类抗炎药的话，有可能影响产程。模型和人体研究都表明，非甾类抗炎药（包括 tNSAIDs 和选择性 COX-2 抑制剂）可使孕期延长。这些因素与上述影响有可能存在一定关联。

建议 妊娠期间应尽可能避免给予阿司匹林，其他 NSAIDs 也相对禁忌；妊娠最后 3 个月所有 NSAIDs 都应避免。如果必须应用，其对胎儿的潜在危险应加以权衡，尤其是妊娠高血压患者（Grosser et al，2011）。

[阿司匹林（乙酰水杨酸）－发热][1]
Aspirin（Acetylsalicylic Acid）－Fever

要点 回顾性研究发现，因流行性感冒发烧的青少年儿童患者，当应用阿司匹林作为解热药时，Reye 综合征的发生率明显增加。

有关药物 流行性感冒期间，应用其他水杨酸类（如水杨酸、二氟尼柳、水杨酸胆碱等）解热的青少年儿童患者，也见有 Reye 综合征的发生率增高。其他病毒（如水痘病毒、带状疱疹病毒等）感染期间，给予阿司匹林可有类似影响。

机制 确切机制不清楚。有证据表明，风湿性关节炎以及 Kawasaki（川崎）血管炎发热期间，阿司匹林的动力学有明显改变；这些情况下的血清白蛋白降低导致游离水杨酸血浓度升高，肾排泄能力达到饱和，可使水杨酸积聚至中毒水平。

建议 Reye 综合征主要见于 B 型流行性感冒期间，A 型流行性感冒及其他病毒感染期间也可见到，大多发生于 1～15 岁的患者。应用阿司匹林的患者，该综合征的发生率明显增高。近年来，随着阿司匹林在青少年儿童病毒感染患者中应用的减少，该综合征的发生率已显著下降，这也为该相互影响进一步提供了佐证。

Reye 综合征主要累及肝和中枢神经系统，其后果很严重，病死率可高达 10%。为此建议，凡是因病毒感染而需要解热药的 18 岁以下患者，应避免给予阿司匹林和其他水杨酸类。已证明对乙酰氨基酚（扑热息痛，醋氨酚）不增高 Reye 综合征的发生率，故可用其代替阿司匹林。但在应用对乙酰氨基酚时应考虑到新生儿的药动学与年长儿或成人有明显差别，早产儿的差别更明显；在这种情况下，应考虑延长给药间隔或减少每日用量。

注：接触阿司匹林或 NSAIDs 是儿童病态的重要原因，不管是非选择性的 NSAIDs，还是选择性 COX-2 抑制剂或醋氨酚，都伴有明显的药物反应。

绝大多数药物的临床试验不在儿童中进行，多数药物无儿科剂型，儿童的疾病状态以及药动学和药效学与成人不同等，是儿童发生不良反应危险性增加以及毒副作用不同的部分因素。在成人中发生的不良反应在儿童中不一定发生，反之亦然。例如，儿童更易发生 Reye 综合症，而氟氯西林所致的肝炎在儿童中则不如成人常见（Titchen et al，2005）。

[阿司匹林（乙酰水杨酸）-食物][2]
Aspirin（Acetylsalicylic Acid）-Food

要点   有研究表明，进食后给予阿司匹林与空腹服用者相比，前者阿司匹林的吸收延迟，药后 20 分钟的血浓度降低，但 1 小时后的血浓度无明显差别。

有关药物   胃内容物的存在对其他水杨酸类（水杨酸钠、水杨酸胆碱、双水杨酯等）可发生类似影响。

机制   可能与胃内容物吸附阿司匹林和（或）胃内容物的存在推迟胃排空有关。

建议   如果应用阿司匹林的目的是为了迅速止痛，以空腹给药为佳。但如不是用于此目的，特别是长期大剂量应用时，为避免阿司匹林对胃黏膜的刺激，则以餐后服用为宜。

[阿司匹林（乙酰水杨酸）-维拉帕米（异搏定，戊脉安）][2]
Aspirin（Acetylsalicylic Acid）-Verapamil

要点   阿司匹林与维拉帕米合用，前者的抗血小板作用增强，可发生异常的皮下出血。

有关药物   预料阿司匹林与其他钙通道阻滞剂（噻帕米、加洛帕米、地尔硫䓬、硝苯地平、苄普地尔等）之间以及维拉帕米与其他抗血小板药（如磺吡酮、双嘧达莫等）之间可发生类似相互影响。

机制   钙通道阻滞剂通过抑制钙离子的内流而抑制血小板聚集，此种抑制作用与阿司匹林的抗血小板作用相加。

建议   除非有明显的不良后果，否则，无须避免这两种药物合用。

[阿司匹林（乙酰水杨酸）-乙醇][2]
Aspirin（Acetylsalicylic Acid）-Ethyl Alcohol（Ethanol，Alcohol，Ethyl）

要点   阿司匹林或乙醇单用，都可破坏胃黏膜屏障。乙醇增强阿司匹林的侵蚀作用，使便血加重。新近报道，乙醇还可使服用阿司匹林后的患者出血时间延长。两者同时应用，几乎所有患者都可出现这些相互影响。

2 名受试者服用阿司匹林（325 mg）后，像预料的一样，出血时间中度延长，12 小时达高峰，24 小时恢复正常。若在服用阿司匹林前 4 小时饮酒，则在服药后的 36 小时或 60 小时，出血时间第二次延长。

有关药物   缓冲水杨酸与乙醇同用时，并不增加胃肠失血，相反，有可能防止乙醇引起的胃黏膜刺激。水杨酸胆碱不影响出血时间。其他水杨酸类如双水杨酯、水杨酸钠等，对血小板聚集的抑制作用比阿司匹林弱，但可影响凝血因子合成，并刺激胃黏膜。因此，乙醇也可增强它们对胃黏膜的侵蚀作用。乙醇与二氟尼柳同用时，不会加重便血。

机制   阿司匹林可破坏胃黏膜屏障，使氢离子及其他离子反回弥散增加，引起黏膜下毛细血管损伤、坏死，及出血。乙醇刺激胃黏膜，可增强阿司匹林对黏膜的作用。

阿司匹林可抑制血小板功能，大剂量还可抑制凝血因子合成，从而影响止血。乙醇通过一种尚不清楚的机制，强化了阿司匹林对出血时间的影响。

另外，阿司匹林通过抑制胃内的乙醇脱氢酶（ADH），从而增加乙醇的生物利用度，也可能是该影响的部分原因。

建议　胃肠病患者应避免同时应用阿司匹林和乙醇。如有必要应用镇痛药，可用对乙酰氨基酚或缓冲阿司匹林代替阿司匹林。因为乙醇可增强阿司匹林的抗血小板作用，所以，应用阿司匹林时，应告知患者不要饮酒。

［阿司匹林（乙酰水杨酸）－布洛芬（异丁苯丙酸，异丁洛芬）］[2]
Aspirin（Acetylsalicylic Acid）－Ibuprofen

要点　正在应用阿司匹林治疗的患者给予布洛芬，可导致多种不良后果。当按治疗量同用时，最明显的后果是阿司匹林的抗血小板作用明显减弱，再就是布洛芬的血浓度显著下降（推断其机制与吲哚美辛－阿司匹林之间的机制不同，有关细节参见［吲哚美辛－阿司匹林]）。如果同时应用治疗量的布洛芬和低剂量阿司匹林（低剂量阿司匹林和治疗量传统非甾类抗炎药联用曾经是临床上经常采取的实践），则最明显的不良后果是比两种药物单用时胃肠道不良作用的发生率增加。

有关药物　根据相互影响的机制推测，所有非传统非甾类抗炎药（tNSAIDs），如吲哚美辛、萘普生、舒林酸等，对阿司匹林的抗血小板作用都可发生类似影响（其中萘普生干扰阿司匹林的抗血小板作用已经证实），联用时也都可导致胃肠道不良作用的发生率增加，但对联用药物血浓度的影响则随药物的不同而不同。然而，对 COX-2 有一定选择性的 tNSAIDs，如烯醇酸类（昔康类）的美洛昔康（meloxicam）、苯乙酸类的双氯芬酸（扶他林；diclofenac），及乙酸类的依托度酸（etodolac）等，对阿司匹林抗血小板作用的影响介于其他 tNSAIDs 和选择性 COX-2 抑制剂之间。根据相互影响的机制以及药理作用推测，选择性 COX-2 抑制剂，如罗非昔布、塞来昔布、伐地考昔等，不会干扰阿司匹林的抗血小板作用，因为人类的成熟血小板不含 COX-2，但胃肠道副作用发生率增加的情况难以避免。然而，Kaber 等采用补充 1％ 胆固醇的新西兰家兔进行的研究表明，阿司匹林单用，可使斑块形成减少 2/3，罗非昔布（rofecoxib）单用也可某种程度上减少斑块形成；然而，两者同时应用，则可明显削弱阿司匹林的抗血栓以及抗斑块形成作用（Kaber et al，2011）。可见，选择性 COX-2 抑制剂对阿司匹林的抗动脉粥样硬化以及抗血小板作用的影响需要进一步评价。

Schuijt 等以血栓烷 B_2 的生成为指标对 12 名健康白种人受试者进行的研究表明，同时应用阿司匹林（80 mg 每日 1 次计 7 天）和布洛芬（800 mg 每日 3 次计 7 天）或另一种 tNSAIDs 双氯芬酸（50 mg 每日 3 次计 7 天），与同剂量阿司匹林单用相比，双氯芬酸的联用对阿司匹林的抗血栓烷 B_2 作用无明显影响（对血栓烷 B_2 的抑制率分别为 98.0％ 和 98.1％），而布洛芬的同时应用则使阿司匹林的抗血栓烷 B_2 作用明显减弱（从 98.0％ 降至 86.6％）。他们的研究结果表明，当将 80 mg 阿司匹林与布洛芬联用时，前者的抗血栓烷 B_2 作用甚至弱于 30 mg 阿司匹林单用（90.3％）。然而，阿司匹林与双氯芬酸的联用对胃肠道副作用的发生率是否有影响，未见作者描述（Schuijt et al，2009）。

Meek 等对 30 名健康志愿者进行的一系列安慰剂对照交叉研究，进一步证实了阿司匹林与 tNSAIDs 之间上述药效学的相互影响。他们的研究结果表明，NSAIDs 对阿司匹林抗血小板作用的抑制程度与所用 NSAIDs 对 COX-1 的亲和力有关，也与两者用药时间的先后顺序以及给药间隔时间有关（Meek et al，2013）。例如，先给予萘普生，2 小时后再给阿司匹林，可明显削弱阿司匹林的抗血小板作用，但在应用阿司匹林后 2 小时给予萘普生，这种抑制作用消失。不过，此种单剂研究结果的临床意义有待进一步评价。

机制　布洛芬和阿司匹林对血小板和血管壁内的环氧酶（前列腺素合成酶；COX）都有抑制作用，但是对其抑制的性质有明显差别。布洛芬的抑制是可逆的，而阿司匹林的抑制是不可拟的（阿司匹林对血小板中 COX-1 活性中心的丝氨酸乙酰化使其失活，这也是阿司匹林可作为抗血小板药的原因）。当有布洛芬存在时，血小板中 COX-1 的活性部位（第 529 位的丝氨酸）被占据，从而妨碍阿司匹林对丝氨酸的乙酰化，结果阻止其对血小板的不可逆性抑制作用，是两者联用时阿司匹林抗血小板作用明显减弱的原因。

至于布洛芬血浓度的下降，可用阿司匹林减少布洛芬的吸收、置换与血浆蛋白结合的布洛芬，及增加其肝肠循环和胆汁排泄等加以解释。

两者联用时胃肠道副作用发生率的增加显然是胃肠毒性相加的结果。

双氯芬酸与 COX-1 的亲和力弱于布洛芬（但对 COX-2 的亲和力强于布洛芬，故从某种意义上说，双氯芬酸的作用更接近于选择性 COX-2 抑制剂），是其对阿司匹林抗血栓烷 B_2 作用无明显影响的原因。

建议　布洛芬对阿司匹林的此种影响之所以比其他 tNSAIDs 重要，在于布洛芬比吲哚美辛等副作用少，无须处方即可得到，临床应用比较普遍，患者私下的应用医生不一定知情，并不是说其他 tNSAIDs 无此影响。

以往临床上将具有"心脏保护作用"的低剂量阿司匹林与 tNSAIDs 或 COX-2 抑制剂联合应用的情况极其多见。然而，流行病学研究提示，这种联合疗法与各类药物单用相比，发生胃肠道副作用的可能性显著增加。另外，同时应用 tNSAIDs 导致的阿司匹林抗血小板作用（以抗血栓烷 B_2 作用为指标）减弱，可明显削弱低剂量阿司匹林的"心脏保护作用"。因此，此种联合疗法现已不提倡。实际上，处方集中通常规定禁止将 tNSAIDs 与阿司匹林同时应用。

已证明治疗量阿司匹林与布洛芬（或萘普生）之间的相互影响除增加胃肠道副作用的发生率外，尚可减弱阿司匹林的抗血小板作用，因此联用应予避免。理论上，阿司匹林与选择性 COX-2 抑制剂联用不会发生此种相互影响，因为成熟人血小板缺乏 COX-2。然而，胃肠道副作用发生率增加的情况依然存在（但动物研究表明，选择性 COX-2 抑制剂罗非昔布可明显抑制阿司匹林的抗血栓作用，如上述。因此，这一推论也许需要临床研究进行进一步评价）（也参见 [吲哚美辛－阿司匹林]）。

另外，根据 Schuijt 等的研究结果，如果行得通的话，用双氯芬酸代替布洛芬等 tNSAIDs 也许是一种更为可靠的方法。

最后，新近有研究表明，低剂量阿司匹林对心脑血管的保护作用尚存疑问，对那些存在高危因素的个体，其保护作用比较明确，但无明显高危因素的个体，仅试图用其预防，也许是不合适的。实际上，正常个体在 COX 的作用下生成的缩血管物质、扩血管物质，及血小板聚集活化物等处于动态平衡中，在这种情况下进行干预，结果也许适得其反。然而，当有高危因素存在时，或这种平衡已经被打破 [例如血栓烷 A2 和（或）B2 合成增加，扩血管的前列腺素合成减少]，适当干预可能有益。

注：NSAIDs 通常根据药理作用以及化学特点分类为 tNSAIDs 和选择性 COX-2 抑制剂。tNSAIDs 对 COX-1 和 COX-2 都有抑制作用，但对这两种酶的抑制程度有所不同，如酮咯酸、氟比洛芬，及酮洛芬等对 COX-1 有一定选择性，而依托度酸、双氯芬酸，及美洛昔康等与 COX-2 的亲和力更强（如上述）。绝大部分 NSAIDs 是 COX 的可逆竞争性抑制剂，然而，水杨酸类的阿司匹林对 COX 的抑制作用是不可逆的，故通常将其与 NSAIDs 区分开来（然而，为便于描述，作者有时也将其称为水杨酸类 NSAIDs）。同样，具有解热镇痛作用的对乙酰氨基酚（醋氨酚，扑热息痛；acetaminophen）因基本上无抗炎作用，传统上将其作为苯胺类分列出来。

[阿司匹林（乙酰水杨酸）－安乃近][2]
Aspirin（Acetylsalicylic acid）－Metamizole（Dipyrone）

要点　Dannenberg 等对 80 名同时应用阿司匹林和安乃近的冠心病患者（平均年龄 75.5±9.8 岁，包括肥胖患者 22 名，糖尿病患者 38 名，男性 54 名）进行的一项分析研究表明，其中 34 名（42.5%）对阿司匹林产生血小板高反应性（high on-treatment platelet reactivity，HTPR。也就是说经抗血小板药物治疗后，残余血小板反应性仍较高，即对血小板活性抑制不足）（Dannenberg et al，2019）。

有关药物　根据提出的机制推测，所有 tNSAIDs（NSAIDs 可进一步分为 tNSAIDs，即传统 NSAIDs，以及选择性 NSAIDs，即昔布类 NSAIDs；前者对 COX-1 和 COX-2 都有抑制作用，而后者选择性抑制 COX-2）与阿司匹林之间都可发生相互影响，部分 tNSAIDs 与阿司匹林之间的类似相互影响已经证实（Polzin et al, 2015）。也参见［阿司匹林（乙酰水杨酸）－布洛芬（异丁苯丙酸，异丁洛芬）］。

机制　阿司匹林之所以可发挥抗血小板作用，原因在于可导致 COX-1 活性部位附近第 530 位丝氨酸残基的不可逆性乙酰化，从而在整个血小板寿命（血小板寿命为 7～12 天）期内阻碍花生四烯酸向血栓烷 A2（TXA2）的转化（TXA2 是血小板聚集和释放反应的主要刺激因子）。

安乃近通过与 COX（环氧酶，环加氧酶，环氧化酶）中第 385 位酪氨酸残基和第 530 位丝氨酸残基形成可逆性氢键，阻碍阿司匹林进入 COX-1 的活性部位，从而抑制阿司匹林对 530 位丝氨酸残基的乙酰化，是导致 HTPR 的机制。可见这是一种药效学的相互影响。

建议　许多医生认为，冠心病患者禁用安乃近似乎并不合理，因为尚没有多少替代品可供选择。用 NSAIDs 代替安乃近是不可取的，因为它们与心血管事件的逾常发生率有关。

Dannenberg 等的研究表明，阿司匹林－安乃近之间药效学的相互影响与安乃近的剂量以及给药方式有关。大量证据表明，低剂量（<100 mg/d）阿司匹林对 COX-1 有相对选择性，且像高剂量（例如 325 mg/d）一样有效，但胃肠道副作用的发生率降低。因此，冠心病患者往往采用低剂量阿司匹林（75～100 mg/d）以减轻疼痛。

阿司匹林的 $t_{1/2}$ 很短（大约 20 分钟），而安乃近的 $t_{1/2}$ 相当长（约 2.5 小时）。因此，在服用阿司匹林期间如果 COX-1 上已经存在安乃近，那么阿司匹林就不能进入活性部位，也就不能对丝氨酸残基进行乙酰化，于是导致 HTPR。

正在应用阿司匹林治疗的患者如果必须应用安乃近，如何预防阿司匹林－安乃近之间的药物相互影响至关重要。Dannenberg 等的研究证明，严格按照先阿司匹林后安乃近的顺序（即服用阿司匹林后 30 分钟再服安乃近）给药，可确保阿司匹林在冠心病患者中的抗血小板作用。

［阿司匹林（乙酰水杨酸）－西拉非班］[3]
Aspirin（Acetylsalicylic Acid）－Sibrafiban

要点　Reimann 等在 24 名 20～60 岁的健康成年受试者中观察了同时口服阿司匹林对口服西拉非班药动学和药效学的影响。结果表明，同时应用阿司匹林后西拉非班活性药物的血浓度无改变，西拉非班对血小板聚集的抑制作用增强 4%～55%，Ivy（埃维）出血时间延长 58%～87%。阿司匹林与西拉非班同时应用使前者的作用增强，出血的危险性也增加（Reimann et al., 2000）。

有关药物　Reimann 等对 20～60 岁的健康成年受试者进行的研究表明，静脉注射肝素不改变西拉非班活性药物的血浓度，也未见有药效学的相互影响。

在健康男性受试者中进行的研究表明，同时应用替罗非班（tirofiban）和阿司匹林与替罗非班单用相比，可使替罗非班血浓度下降，出血时间延长，EC50 降低。

机制　已知西拉非班治疗可抑制所有激动剂引起的血小板聚集，延长 Ivy 出血时间。阿司匹林中度抑制血小板聚集，特别是用 ADP 作为激动剂时。据报道，肝素治疗既可略增强，也可略减弱血小板聚集。根据这三种药物对凝血和血小板功能试验的影响，可以设想它们之间的相互作用。目前认为，阿司匹林和西拉非班同用时作用的增强起因于两者药效学作用的相加。

建议　西拉非班是一种口服的血小板糖蛋白（GP）Ⅱb/Ⅲa 拮抗剂，也称 Ro48-3657，可用于急性冠脉综合征（ACS）后患者血管事件的二级预防。西拉非班本身是一种双重前体药，口服后先代谢为 Ro48～3656（单保护前体药物）和高效、选择性 GPⅡb/Ⅲa 拮抗剂 Ro44-3888（活性药物）。动物研究表明，口服后，活性药物的生物利用度为 12%～36%，无明显的种属差异。两种代谢物都出现在循环中，大部分经尿排泄，少量排泄于胆汁中。在动物血栓形成模型中证明活性药物有安全的抗血栓形成作用。

从 ACS 后恢复的患者往往用阿司匹林和肝素治疗，因此可以预料西拉非班疗法会与阿司匹林和（或）肝素疗法重迭。因为这些抗血栓药物作用机制不同，所以联合应用有可能导致出血危险性增加（例如，联合应用阿司匹林和华法林与各药单用相比，使出血的危险性增加）。因此，研究阿司匹和（或）肝素与西拉非班联用的影响显得很重要。

　　总之，西拉非班与阿司匹林和（或）肝素联用，西拉非班、前体药物，及活性药物的药动学无任何显著改变。同时应用西拉非班和阿司匹林，使之对血小板的抑制作用增强，表现为出血时间延长，血小板聚集的程度增加。两者在药效学上的联合作用，使其治疗作用增强，但出血的危险性也增加，因此两者的同用应适当注意。

［阿司匹林（乙酰水杨酸）－氢氧化铝＋氢氧化镁］[2]
Aspirin（Acetylsalicylic Acid）－Aluminum Hydroxide＋Magnesium Hydroxide

　　要点　将阿司匹林与一种含有氢氧化铝和氢氧化镁的复方抗酸药同用时，水杨酸血浓度降低。对 3 名正在应用其他药物的患儿进行的一项研究表明，同时应用一种含有氢氧化铝和氢氧化镁的抗酸药及阿司匹林，水杨酸血浓度降低 30％～90％。单将氢氧化铝与阿司匹林肠衣片同用，使一病例的肾水杨酸清除率增加；而对健康受试者进行的研究表明，抗酸药不改变阿司匹林的生物利用度，仅增加其肾清除率。

　　有关药物　已证明三硅酸镁和碳酸氢钠对水杨酸浓度及肾排泄有类似影响。预料与碳酸钙会发生类似相互影响，因为碳酸钙能使尿 pH 升高约 0.5 个单位。一报道说氢氧化铝和二羟铝氨乙酯混悬液对尿 pH 无影响，这种配方是否会改变水杨酸血浓度，还不清楚。水杨酸胆碱与含有氢氧化铝和氢氧化镁的复方制剂同用时，水杨酸浓度降低。一研究发现，仅在血浓度达 100 mg/L 以上的受试者中，水杨酸胆碱血浓度才明显降低。这一发现提示，同时应用抗酸药时，血浓度低于 100 mg/L 的患者，其水杨酸胆碱血浓度仅有轻微改变。可以预料，其他水杨酸制剂（水杨酸钠、三柳胆镁、双水杨酯等）可经受类似相互影响。两项研究表明，同时应用氢氧化铝，二氟尼柳（二氟苯水杨酸）的生物利用度和血浓度降低，尿排泄减少。另一报道说，同用含有氢氧化铝和氢氧化镁的复方制剂时，二氟尼柳的吸收和排泄减少。然而，一研究表明，氢氧化镁实际上增加二氟尼柳的早期血药浓度和血药浓度时间曲线下面积，对尿排泄无影响；而含有氢氧化铝和氢氧化镁的复方制剂餐后应用，则对二氟尼柳无影响。

　　机制　水杨酸血浓度的降低归因于镁离子的存在使尿液 pH 升高，从而导致水杨酸肾清除增加。应用肠衣产品时，服用抗酸药所致的胃液 pH 升高可致水杨酸向胃内转移，或致胃排空时间缩短，都可解释水杨酸排泄速度加快的现象。

　　建议　用高剂量水杨酸类（包括阿司匹林）治疗期间，加用或停用抗酸药之前，应告知患者可能产生的影响；加用含氢氧化镁和（或）氢氧化铝的抗酸药时，可因抗酸药碱化尿液导致水杨酸类的清除显著加速，从而降低稳态血浓度。反之，当停用抗酸药时，则有可能使水杨酸类的血浓度升高达中毒水平。因为不同抗酸药对尿液碱化的程度不同，所以对水杨酸类血浓度影响的程度也不同。应用肠衣片的患者，应劝其不要同时应用抗酸药，以免药物从这种剂型中提前在胃内释放出来。

［阿司匹林（乙酰水杨酸）－药用炭］[3]
Aspirin（Acetylsalicylic Acid）－Medicinal Charcoal

　　要点　已证明同时应用药用炭和阿司匹林，明显减少阿司匹林的胃肠吸收。曾有人对 9 名受试者进行过一项交叉研究，应用尿排泄数据确定药用炭对阿司匹林吸收的影响。当药用炭的剂量增加时，对阿司匹林吸收的抑制作用也增强。然而，当服用两药的时间间隔延长时，对阿司匹林吸收的抑制作用则减弱。

　　有关药物　可以预料，其他水杨酸类（水杨酸钠、双水杨酯、水杨酸胆碱等）与药用炭也可发生相互影响。

　　机制　药用炭在胃肠道中吸附阿司匹林，因此阻碍其吸收。一项研究表明，血清水杨酸浓度持续下降，这说明阿司匹林不能从复合物中迅速大量释放。

　　建议　因为阿司匹林吸收快，故建议在阿司匹林过量时尽早给予药用炭；两者比率为 1∶10。然而，如果药用炭不是用于阿司匹林过量，两药服用的间隔时间应尽可能延长。

[阿司匹林（乙酰水杨酸）-甲状腺制剂][2]
Aspirin（Acetylsalicylic Acid）-Thyroid

要点 同时应用阿司匹林和甲状腺素，前者的血浓度升高，作用可增强；长期应用时，甲状腺素自循环中的清除加速，作用可能减弱。

有关药物 预料阿司匹林与其他甲状腺制剂（甲状腺粉、碘赛罗宁等）之间，以及甲状腺素与其他水杨酸类（水杨酸钠、双水杨酯、二氟尼柳等）之间，可发生类似相互影响。

机制 甲状腺素竞争性置换与蛋白质结合的阿司匹林，是后者血浓度升高，作用增强的原因；阿司匹林也可置换与甲状腺素转运蛋白（transthyretin）以及甲状腺素结合球蛋白结合的甲状腺素以及碘塞罗宁（甲碘安，三碘甲腺原氨酸），在使后者作用短暂增强的同时，代谢加速，作用有可能减弱（Grosser et al，2011）。

建议 该相互影响明确，但在一般治疗量下，阿司匹林血浓度的短暂升高导致的作用增强未必有什么重要临床意义。然而，在某些临床情况下（例如，长期大剂量应用阿司匹林治疗期间，血液中水杨酸浓度已接近中毒水平时），该相互影响有可能导致严重不良后果。故同用时也许需要据情减少阿司匹林的剂量；然而，长期同用期间，可能需要根据临床情况将甲状腺素的剂量适当上调。

[阿司匹林（乙酰水杨酸）-氢化可的松（可的索，皮质醇）][2]
Aspirin（Acetylsalicylic Acid）-Hydrocortisone

要点 阿司匹林与氢化可的松同用时，可增加水杨酸（阿司匹林在体内的水解产物）经肾的清除。相反，停用或逐渐减少氢化可的松剂量，可使血清水杨酸浓度增加。另一方面，当阿司匹林与氢化可的松联用时，理论上对胃黏膜的损害作用相加，胃肠溃疡的发生率增加。

有关药物 两名恒量应用水杨酸胆碱和泼尼松的患者，当将泼尼松逐渐减量最终停用时，血清水杨酸浓度增加3～10倍。根据药理作用推测，预料其他糖皮质激素（泼尼松龙、地塞米松、曲安西龙等）与其他水杨酸类（如水杨酸钠、双水杨酯、二氟尼柳等）之间也可产生类似结果，其中有些已得到证实。

机制 两类药物长期同用时，糖皮质激素类主要通过增加水杨酸经肾小球的滤过而加速其清除。肾小管运输机制及肾外代谢的改变也被认为是增加水杨酸排泄的可能原因。

阿司匹林和糖皮质激素类可能通过不同机制对胃黏膜产生有害影响。应用阿司匹林可致黏膜细胞脱落（而不伴有更新率的增加）、氢离子屏障损害、黏膜生成减慢，及结缔组织修复延缓。据认为氢化可的松等糖皮质激素延迟损伤愈合过程，可能是通过减慢上皮细胞的更新完成的。糖皮质激素也增加胃酸分泌，减少黏液分泌。虽然尚无充分对照研究证实联用糖皮质激素和水杨酸类可使人类溃疡发生率增加，但理论上有此可能。Garcia Rodriguez等报道说，同时应用阿司匹林和糖皮质激素，可使溃疡并发症的危险性增加3倍，进一步证实了上述推测（Garcia Rodriguez et al，2007）。

建议 如果必须同时应用阿司匹林和氢化可的松，对接受这两种药物的患者应密切观察其对胃肠道的不良影响。当停用皮质激素类时，也许需要据情减少阿司匹林的剂量。

第二节 乙酸类

[吲哚美辛（消炎痛）-氟哌啶醇（氟哌丁苯，氟哌醇）][2]
Indomethacin-Haloperidol

要点 吲哚美辛与氟哌啶醇合用可导致严重嗜睡和精神错乱。

有关药物 吲哚美辛与其他丁酰苯类抗精神病药（氟哌利多、三氟哌多、溴哌利多等）之间以及氟哌啶醇与其他乙酸类非甾类抗炎药（如阿西美辛、托美汀、双氯芬酸等）之间是否会发生类似相互影响，尚未见报道。

机制 不清楚。

建议 曾一度认为吲哚美辛伍用氟哌啶醇治疗膝关节炎和髋关节炎有较好的疗效，并较为广泛地用于临床。但对 20 名患者进行的双盲交叉研究否定了上述观点。考虑到两药合用导致的嗜睡及精神错乱可能很严重，且进行此类治疗的患者多数不住院，医生难以及时发现问题并进行处理，故建议最好避免两者的伍用。

［吲哚美辛（消炎痛）－氟西汀（氟苯氧丙胺，百忧解）][2]
Indomethacin－Fluoxetine

要点 同时应用吲哚美辛和选择性 5-羟色胺再摄取抑制剂（SSRIs）氟西汀，严重上消化道不良事件的发生率增加。

有关药物 阿司匹林以及所有 NSAIDs，如非选择性 NSAIDs 布洛芬、酮洛芬、萘普生等，部分选择性 NSAIDs 如美洛昔康、依托度酸、萘丁美酮等，选择性 NSAIDs（选择性 COX-2 抑制剂）如塞来昔布、帕瑞昔布、依托昔布等，都像吲哚美辛一样，与氟西汀之间可发生类似相互影响。同样，其他 SSRIs（如氟伏沙明、帕罗西汀、文拉法辛等）与吲哚美辛之间的类似相互影响也可发生。

机制 NSAIDs 和 SSRIs 本身都具有某种程度的上消化道副作用，前者的这一作用更明显。大型群体性病例对照研究表明，各类药物单用时这一副作用的发生率和（或）严重程度依次为非选择性 NSAIDs＞选择性 COX-2 抑制剂≥部分选择性 NSAIDs＝SSRIs（Helin-Salmivaara et al，2007）。因此认为，两类药物联用时不良作用的相加或协同是该影响的机制（可见这是一种药效学的相互影响）。

建议 研究表明，与 NSAIDs 单用相比，同时应用 SSRIs，发生上消化道严重不良事件的危险性增加。正在应用 NSAIDs 治疗的患者，如果需要应用抗抑郁药的话，应牢记这一相互影响可能带来的危险。抗分泌药和黏膜保护药对同时应用 SSRIs 和 NSAIDs 所致胃出血的预防可能有用。

注：有许多报道表明，5-羟色胺再摄取抑制剂（SRIs；广义的 SRIs 包括非选择性 SRIs 以及 SS-RIs）的同时应用可增加水杨酸类（如阿司匹林）、NSAIDs（如吲哚美辛）、香豆素类口服抗凝剂（如华法林），及抗血小板药（如氯吡格雷）等的出血发生率。然而，有关此点尚存争议。Maschino 等对法国 3 年期间因同时应用 SRIs 和抗血小板药而发生出血不良反应的患者进行的多因素回归分析表明，两类药物的同时应用与出血发生率的增加无明显关联（Maschino et al，2012）。不过，他们认为，SRIs 的同时应用有可能作为出血发生率增加的危险因素之一。高龄、肾功能不全、胃肠溃疡，及正在应用某些具有出血副作用的药物，也都是可能导致出血的原因。了解这些可能导致出血的因素，对避免多重因素累加所致的严重出血有重要临床意义。

［吲哚美辛（消炎痛）－阿司匹林（乙酰水杨酸）][3]
Indomethacin－Aspirin（Acetylsalicylic Acid）

要点 业已证明，同时应用吲哚美辛和大剂量阿司匹林（3～4 g/d）可使吲哚美辛的血浓度降低。在一项研究中曾获得这样的结果：单次应用 1.2 g 阿司匹林后，吲哚美辛平均血浓度下降 20%，多次应用后下降的幅度变小；吲哚美辛静脉给予后则无下降。缓冲阿司匹林或者增加吲哚美辛的吸收，或者对其吸收无影响。同时应用吲哚美辛不影响水杨酸盐的积累。但是，联用后胃肠道副作用的发生率明显增加。

有关药物 有证据表明，水杨酸钠也与其他非甾类抗炎药（包括吲哚美辛）发生相互影响，但有关吲哚美辛和其他水杨酸类（水杨酸胆碱、二氟尼柳、双水杨酯等）之间的相互影响尚未见报道。

另有报道说，同时应用阿司匹林，其他几种非甾类抗炎药（包括非诺洛芬、布洛芬、甲氯芬那酸、托美汀，及萘普生等）的血浓度降低，以与布洛芬之间的此种相互影响最明显（布洛芬与阿司匹林之间其他方面的相互影响参见［阿司匹林－布洛芬]）。虽然这种相互影响导致非甾类抗炎药的血浓度下降，但据推断其机制与吲哚美辛不同。

值得注意的是，阿司匹林与布洛芬或萘普生同用时，除了后两者的血浓度轻微下降外，重要的是阿司匹林的抗血小板作用减弱。这一影响的原因在于，布洛芬或萘普生占据血小板 COX-1 的活性部位后，阻碍阿司匹林进入其靶位 Ser 529，从而防止对血小板 COX-1 的不可逆抑制。阿司匹林之所以具有明显的抗血小板作用，就在于它对血小板 COX-1 的乙酰化所造成的抑制性影响是不可逆的，这也是它区别于其他非甾类抗炎药的显著特点。

机制　研究表明，阿司匹林与其他非甾类抗炎药（包括吲哚美辛）相互影响的机制至少部分涉及阿司匹林置换血浆蛋白结合，从而使游离非甾类抗炎药代谢增加，肾清除率增加，以致使血浓度下降（一般说来，包括阿司匹林在内的水杨酸类与血浆蛋白的结合亲和力高于吲哚美辛、萘普生、酮洛芬、非诺洛芬等非甾类抗炎药，因此通常是前者对后者的置换）。另外，鉴于阿司匹林降低口服吲哚美辛的生物利用度，而对静脉或直肠给药却无影响，故这种相互影响也可能部分起因于阿司匹林减少吲哚美辛的吸收、增加其肝肠循环和胆汁排泄。

建议　以往临床上将具有"心脏保护作用"的低剂量阿司匹林与传统 NSAIDs 或 COX-2 抑制剂联合应用的情况极其多见。然而，流行病学调研提示，这种联合疗法与各类药物单用相比，发生胃肠道副作用的可能性显著增加。因此，此种联合疗法现已不提倡。

已证明阿司匹林与布洛芬或萘普生之间的相互影响除增加胃肠道副作用的发生率外，尚可减弱阿司匹林的抗血小板作用，因此联用应予避免。理论上，阿司匹林与选择性 COX-2 抑制剂联用不会发生此种相互影响，因为成熟人血小板缺乏 COX-2，但胃肠道副作用发生率增加的情况依然存在。

［吲哚美辛（消炎痛）－丙磺舒（羧苯磺胺）][2]
Indomethacin－Probenecid

要点　有报道表明，丙磺舒可降低吲哚美辛的血浆清除率，使吲哚美辛血浓度升高，从而有可能增强治疗作用和毒性。丙磺舒的排尿酸作用不受影响。

有关药物　磺吡酮（苯磺唑酮）的药理作用与丙磺舒相近，但还不知道它对吲哚美辛是否有类似影响。已证明丙磺舒与丙酸类的非甾类抗炎药萘普生（甲氧萘丙酸，消痛灵）及酮洛芬（优洛芬）合用，萘普生或酮洛芬的血浓度升高，半衰期明显延长（见［萘普生（甲氧萘丙酸，消痛灵）－丙磺舒]）。丙磺舒与其他非甾类抗炎药如乙酸类的舒林酸、双氯芬酸、依托度酸等，丙酸类的布洛芬（异丁苯丙酸）、非诺洛芬、氟比洛芬等，及芬那酸类的甲芬那酸、甲氯芬那酸等之间是否会发生类似相互影响，尚不清楚。但乙酸类的阿西美辛结构可看作是吲哚美辛与羟基乙酸所成的酯，在体内大部分代谢为吲哚美辛，故认为与丙磺舒之间的类似相互影响有可能发生。

机制　已知丙磺舒可抑制多种药物经肾小管的分泌。以往认为丙磺舒抑制吲哚美辛经肾小管的分泌是其导致吲哚美辛血浓度升高的机制，但实际上丙磺舒主要抑制吲哚美辛的无活性葡糖醛酸化物经肾的排泄，从而导致葡糖醛酸化物的血浓度升高（积聚的葡糖醛酸化物有可能重新水解为吲哚美辛）。新近用特异分析法研究提示，丙磺舒尚可降低吲哚美辛的非肾（可能是胆汁）清除率，导致血浓度升高，分布容积减少，而半衰期无改变。

丙磺舒与萘普生或酮洛芬相互影响的机制大致相同，但是否涉及胆汁清除，尚有待进一步证实。

建议　吲哚美辛与丙磺舒同用时，前者的剂量是否需要调整还不清楚，但应注意观察吲哚美辛的作用是否有改变。

［吲哚美辛（消炎痛）－氢氧化铝][3]
Indomethacin－Aluminum Hydroxide

要点　同时应用吲哚美辛和氢氧化铝，前者的生物利用度降低。

有关药物　根据相互影响的机制推测，吲哚美辛与其他抗酸药（如氢氧化镁、碳酸钙、各种含有氢氧化铝及/或氢氧化镁的复方制剂）之间，以及氢氧化铝与其他乙酸类抗炎药（舒林酸、托美汀、双氯芬酸等）之间，可发生类似相互影响，但尚有待实验研究的证实。

机制　氢氧化铝凝胶通过凝胶表面的吸附或通过明显延迟胃排空，可推迟其他药物（包括吲哚美辛）的吸收。另一方面，抗酸药，尤其是可溶性抗酸药（如碳酸钙、碳酸氢钠等）或含有铝盐和镁盐的复方制剂，可通过改变尿液的 pH 而改变药物的肾清除。吲哚美辛属于弱酸，在碱性环境中解离度增大，排泄加速。这与奎尼丁等碱性药物的影响相反（见［奎尼丁－氢氧化铝］）。

建议　当服用氢氧化铝或其他抗酸药时，有可能通过延迟胃排空及升高尿液 pH，从而导致吲哚美辛的吸收延迟及肾排泄加速。因此，同时应用吲哚美辛及抗酸药的患者，应注意观察吲哚美辛的作用有无减弱，必要时增加吲哚美辛的剂量。

［吲哚美辛（消炎痛）－西咪替丁（甲氰咪胍）][2]
Indomethacin－Cimetidine

要点　Satoh 等采用大鼠进行的研究表明，H_2 受体拮抗剂西咪替丁可明显抑制空腹状态下给予吲哚美辛所致的胃损伤，但对其在饱腹状态下所致的肠损伤可使之加重。吲哚美辛所致的肠道运动增加可因 H_2 受体拮抗剂的存在而进一步增强；阿托品可明显抑制 H_2 受体拮抗剂对运动和肠损伤的影响（Satoh et al，2012）。可见，同时应用抗分泌药（包括 H_2 受体拮抗剂和质子泵抑制剂），可通过抑制胃酸分泌，从而有可能使非甾类抗炎药（NSAIDs）所致的肠损伤恶化；H_2 受体拮抗剂尚可通过激活胆碱能通路，增加肠道运动性，进一步加剧损伤。

有关药物　Satoh 等的研究结果表明，同属 H_2 受体拮抗剂的雷尼替丁和法莫替丁对吲哚美辛所致的大鼠胃肠损伤有类似影响。质子泵抑制剂奥美拉唑和雷贝拉唑对吲哚美辛所致大鼠胃肠损伤的影响类似于西咪替丁。然而，同属质子泵抑制剂的兰索拉唑可抑制吲哚美辛所致肠损伤的形成。这一作用可通过预先应用 N-硝基-L-精氨酸甲酯（一种选择性 NO 合酶抑制剂）或药物性切除辣椒素敏感性感觉神经元（CSSN）而防止。

Satoh 等的研究表明，西咪替丁对另一种 NSAIDs 双氯芬酸（diclofenac；扶他林）所致的胃肠损伤有类似影响。根据提出的机制推测，西咪替丁对其他 NSAIDs 所致的胃肠损伤有可能产生类似影响。

机制　包括 H_2 受体拮抗剂和质子泵抑制剂在内的抗分泌药何以会抑制吲哚美辛所致的胃损伤，而恶化其所致的肠损伤，确切机制尚不清楚。Satoh 等认为，兰索拉唑之所以抑制抗分泌药所致的肠损伤，可能与其增强 CSSN 的功能以及 NO 的作用有关，因为预先应用 NO 合酶抑制剂或药物性切除CSSN，兰索拉唑的这一作用不复存在。

建议　鉴于许多应用 NSAIDs 治疗的患者为防止上消化道的副作用而同时应用 H_2 受体拮抗剂或质子泵抑制剂，因此，这一影响有一定临床意义。应用 NSAIDs 治疗的患者如果需要抗分泌药，建议选用兰索拉唑。

［吲哚美辛（消炎痛）－环丙沙星（环丙氟哌酸）][2]
Indomethacin－Ciprofloxacin

要点　据报道，1 名 61 岁女性患者在光疗角膜切除术（PTK）后因同时应用环丙沙星和吲哚美辛滴眼剂而发生药物相互影响，从而导致基质沉积。

PTK 后的标准处理包括手术当天给予非甾类抗炎药滴眼剂以及应用抗生素直至上皮闭合。该病例出院后继续应用环丙沙星滴眼剂（5 次/日），但自行加用了吲哚美辛眼药（3 次/日）。同时应用 5天后，中央基质未见再上皮化，取而代之的是基质中发现有白色球状沉积物，沉积物中既有环丙沙星，也含有吲哚美辛。

机制　根据两药的化学结构及两药混合后的化学变化推断，吲哚美辛的沉积主要是两者同用后pH 降低的结果，而环丙沙星的沉积可能起因于两种药物分子之间的相互影响。

建议　作者认为，环丙沙星与吲哚美辛同时应用，可发生相互影响。未缓冲的吲哚美辛溶液当与其他溶液混合时可改变其 pH，从而有可能使吲哚美辛结晶沉淀。因此建议最好避免同时应用这两种药物，特别是上皮缺失面积较大者，因在此种情况下可导致药物在基质中的沉积。

[阿西美辛－阿司匹林（乙酰水杨酸）][3]
Acemetacin－Aspirin（Acetylsalicylic Acid）

要点　同时应用阿西美辛和阿司匹林，前者血浓度降低。业已证明，同时应用吲哚美辛和大剂量阿司匹林（$3\sim4$ g/d）可使吲哚美辛的血浓度降低（见［吲哚美辛（消炎痛）－阿司匹林］）。

有关药物　有证据表明，阿司匹林可使另外两种乙酸类非甾类抗炎药吲哚美辛和托美汀的血浓度降低。阿司匹林与其他乙酸类非甾类抗炎药（双氯芬酸、舒林酸、依托度酸等）之间以及阿西美辛与其他水杨酸类非甾类抗炎药（水杨酸胆碱、二氟尼柳、双水杨酯等）之间的相互影响尚未见报道。

另有报道说，同时应用阿司匹林，其他几种非甾类抗炎药（包括非诺洛芬、布洛芬、甲氯芬那酸和萘普生等）的血浓度降低（见［吲哚美辛（消炎痛）－阿司匹林］）。

机制　该相互影响的机制尚未充分阐明。阿司匹林置换与血浆蛋白结合的阿西美辛，从而使游离型阿西美辛增加，肾清除率增加，代谢加速，可能是血浓度下降的部分原因。

另外，阿西美辛的结构可看作是吲哚美辛与羟基乙酸所成的酯，在体内大部分水解代谢为吲哚美辛。这种结构的类似性不知与吲哚美辛－阿司匹林之间相互影响的机制有无关联。

建议　因为同时应用两种非甾类抗炎药并不优于各药较大剂量单用，所以不提倡合用。

[阿西美辛－青霉素][3]
Acemetacin－Penicillin

要点　同时应用阿西美辛和青霉素，前者血浓度升高。

有关药物　其他青霉素类抗生素（氨苄西林、羧苄西林、哌拉西林等）与阿西美辛之间以及青霉素与其他乙酸类非甾类抗炎药（吲哚美辛、舒林酸、双氯芬酸等）之间是否会发生类似相互影响，尚未见报道。但已证明青霉素与水杨酸类非甾类抗炎药阿司匹林之间可发生相互影响，只是相互影响的机制与该处所述不同（见［青霉素－阿司匹林］）。

机制　确切机制尚不清楚。两者都属有机酸，有可能在肾小管竞争同一分泌系统。

建议　可考虑换用与青霉素无此种相互影响的非甾类抗炎药。如欲同时应用，阿西美辛的剂量可酌情减少。

[双氯芬酸（双氯灭痛，扶他林）－奎尼丁][3]
Diclofenac－Quinidine

要点　人肝微粒体培养结果表明，在有奎尼丁存在的情况下，CYP3A4 介导的 5-羟双氯芬酸生成增加。体外研究表明，奎尼丁刺激双氯芬酸经 CYP3A4 介导的代谢。猴肝微粒体培养观察到类似影响。Tang 等的研究表明，两者在猴体内发生类似情况，即奎尼丁促进双氯芬酸的清除。以 0.055 mg/(kg·h) 的速度经门静脉单次输入双氯芬酸，3 只恒河猴的稳态血浓度分别为 87 ng/ml、104 ng/ml，及 32 ng/ml（对照）。当通过同一途径同时给予双氯芬酸和奎尼丁 [0.25 mg/(kg·h)]，则双氯芬酸血浓度分别为 50 ng/ml、59 ng/ml，及 18 ng/ml。相反，先静脉注射 CYP3A4 抑制剂 L-754394（10 mg/kg）对 3 只猴进行预处理，双氯芬酸的稳态血浓度升高 $1.4\sim2.5$ 倍。进一步研究表明，在存在奎尼丁的情况下，双氯芬酸的血浆蛋白结合（$>99\%$）以及血/血浆比率（0.7%）无改变。因此，联合应用双氯芬酸和奎尼丁后双氯芬酸血浓度的降低认为是肝对药物清除速度增加的反应，推测与刺激 CYP3A 催化的氧化代谢有关。发现含有双氯芬酸和奎尼丁的猴肝细胞悬液中 5-羟双氯芬酸衍生物生成增加 1 倍，与上述推测的机制相符。用 CYP3A 抗体对猴肝微粒体进行预处理，奎尼丁对双氯芬酸代谢的刺激作用减弱。随后的药动学研究表明，有奎尼丁存在的情况下，由 CYP 介导的双氯芬酸向其 5-羟基衍生物转化的 K_m 值几乎无什么变化（75 μM 对 59 μM），但 V_{max} 增加 1.5 倍。这些资料提示，猴肝 CYP3A 对双氯芬酸代谢的催化能力可被奎尼丁增强（Tang et al，1999）。

机制　已知双氯芬酸主要经代谢清除，但不同种属间的清除机制有明显不同。人体对双氯芬酸的氧化代谢主要由 CYP2C9 负责（生成的主要代谢物是 4-羟双氯芬酸，也有小部分 3-羟双氯芬酸），CYP3A4、CYP2C8，及 2C19 仅起次要作用（5-羟双氯芬酸的生成可能与这些 CYP 有关）；生成的羟化代谢物进一步络合为葡糖醛酸化物或硫酸化物后经尿液（65%）和胆汁（35%）排泄。在犬体内约 90% 的双氯芬酸直接与葡糖醛酸和牛磺酸络合清除，而在大鼠和猴体内的主要清除途径是 CYP 介导的羟化。然而，在含有双氯芬酸的大鼠肝微粒体培养中，未观察到奎尼丁的此种刺激作用。这可能是由于大鼠双氯芬酸的代谢有数种 CYP（包括 CYP2B、CYP2C，及 CYP3A）参与，而 CYP3A 并不是优势催化酶的缘故。此点与猴和人类相反，猴和人类体内的 CYP3A 活性较高。因此用恒河猴研究奎尼丁对双氯芬酸代谢的影响更接近于人体的情况。鉴于用 CYP3A 抗体预处理猴肝微粒体后，奎尼丁对双氯芬酸代谢的刺激作用减弱，故可断定其刺激作用起因于奎尼丁对 CYP3A 的影响。

业已证明，奎尼丁是 CYP2D6 的强效抑制剂，几项报道表明，奎尼丁也是 CYP3A4 的抑制剂，但比其对 CYP2D6 的抑制作用弱一些。推测对 CYP3A4 的抑制作用是竞争性的，因为奎尼丁的代谢由该酶催化。因此作者得出这样的结论，即奎尼丁是 CYP3A4 的调节剂，其作用既可以是刺激性的，也可以是抑制性的，具体情况要看 CYP3A4 底物的性质。但这一假设有待进一步证明。

建议　奎尼丁对猴体内 CYP 介导的异物代谢的刺激作用是一种罕见现象，在人体内是否也发生类似情况尚有待确定。然而，根据奎尼丁和双氯芬酸在人体内的代谢途径推测，相互影响有可能发生，但相互影响的结果取决于奎尼丁对双氯芬酸经 CYP3A4 代谢的竞争性抑制和对 CYP3A4 刺激作用的综合性影响。另外，鉴于双氯芬酸在人体内的代谢主要是由 CYP2C9 介导的羟化，故与奎尼丁在 CYP3A4 层面上的相互影响即使存在，也不会十分明显（CYP 多态性的存在也许会使该影响变得更为复杂）。

［双氯芬酸（双氯灭痛，扶他林）－越橘汁］[4]
Diclofenac－Cranberry Juice

要点　Ushijima 等采用人肝微粒体进行的研究表明，越橘汁像磺胺苯吡唑（一种已知的 CYP2C9 抑制剂；sulfaphenazole）一样，可明显抑制双氯芬酸的代谢。然而，他们对健康志愿者进行的研究表明，越橘汁对双氯芬酸在人体内的代谢无影响（Ushijima et al, 2009）。

有关药物　烯醇酸类的吡罗昔康以及丙酸类的布洛芬和氟比洛芬等像双氯芬酸一样，也经由 CYP2C9 代谢，预料与越橘汁之间的类似相互影响也有可能发生。

Hanley 等采用人肝微粒体进行的研究表明，乌饭树汁（blueberry juice）对 CYP2C9 的底物氟比洛芬（氟比洛芬的羟化代谢由 CYP2C9 负责）以及 CYP3A4 的底物丁螺环酮和三唑仑（丁螺环酮的脱烷基代谢以及三唑仑的羟化代谢由 CYP3A4 负责）的药动学有某种程度的抑制性影响。然而，他们对健康志愿者进行的研究表明，乌饭树汁对上述 3 种药物的药动学皆无明显影响（Hanley et al, 2012）。其对双氯芬酸的药动学是否会产生影响尚不清楚。

机制　越橘汁何以对双氯芬酸的代谢存在上述差别，确切机制尚不清楚。研究者推测，双氯芬酸在体内与血浆蛋白有明显结合，而只有非结合部分才可与 CYP 接触并被代谢，采用人肝微粒体进行的研究则无该因素的影响；另外，越橘汁中抑制 CYP2C9 的成分不容易穿透细胞，而在微粒体试验研究中不存在这种障碍（越橘汁抑制人肝微粒体对苯妥英的代谢，而对培养肝细胞中苯妥英的代谢则无影响，为这一假设提供了佐证）。

乌饭树汁对氟比洛芬、三唑仑，及丁螺环酮等在体内外影响的差别有待进一步探讨。

建议　虽然人肝微粒体研究证明越橘汁明显抑制双氯芬酸的代谢，但在体内无影响，故临床情况下两者的同时应用无须避免。

实际上，体外研究表明，很多中草药制剂或产品对临床应用的某些药物有一定程度的影响，但不能把这些研究结果外推到体内；同样，来自动物的研究结果也不能外推至人。

［舒林酸（硫茚酸）－二甲亚砜（二甲基亚砜）][2]
Sulindac－Dimethylsulfoxide（DMSO）

要点　因退行性关节炎正在服用舒林酸治疗的患者，当其自行在四肢末端局部涂用含90％的二甲亚砜（DMSO）后不久，感到四肢疼痛、乏力，接着出现站立及行走困难。神经系统检查见有轴突节段性脱髓鞘病变。

有关药物　DMSO与其他乙酸类抗炎镇痛药（如吲哚美辛、阿西美辛、托美汀等）同用是否会产生类似症状和体征，尚无证据。

机制　不清楚。对大鼠进行的研究表明，DMSO抑制负责舒林酸代谢的还原酶，故有人推测，高浓度的舒林酸反过来促进DMSO的神经毒性，可能是上述反应的机制。

建议　虽然该相互影响的证据尚不充分，但考虑到相互影响后果的严重性，应避免两者同时应用。

第三节　丙酸类

［布洛芬（异丁苯丙酸，异丁洛芬）－吉非贝齐（二甲苯氧戊酸，诺衡）][3]
Ibuprofen－Gemfibrozil

要点　Tornio等对10名健康志愿者进行的一项两阶段随机化交叉研究表明，降脂药吉非贝齐可干扰外消旋布洛芬的药物学，使R-布洛芬的$AUC_{0\sim\infty}$增加34％，而S-布洛芬的$AUC_{0\sim\infty}$仅增加7％；R-布洛芬和S-布洛芬的半衰期分别延长54％和34％。R-布洛芬与S-布洛芬的$AUC_{0\sim\infty}$比值增加。其他药动学参数无明显改变（Tornio et al，2007）。

有关药物　同属丙酸类的氟比洛芬、乙酸类的双氯芬酸，及烯醇酸类的吡罗昔康像布洛芬一样，也经由CYP2C9和（或）CYP2C8代谢，预料与吉非贝齐之间有可能发生类似相互影响。萘普生、非诺洛芬、酮洛芬、奥沙普秦、芬布芬、吡洛芬等丙酸类非甾类抗炎药与吉非贝齐之间是否会发生类似相互影响，还不清楚。

对健康志愿者进行的研究表明，除了非甾类抗炎药外，其他经由CYP2C8和（或）CYP2C9代谢的药物也可与吉非贝齐发生类似相互影响，已经证实的有噻唑烷二酮类口服降糖药吡格列酮（pioglitazone）和罗格列酮（rosiglitazon）、列奈类口服促胰岛素分泌剂瑞格列奈（repaglinide）和那格列奈、他汀类降脂药西立伐他汀（cerivastatin），及止泻药洛哌丁胺（loperamide）等。

机制　布洛芬的代谢涉及CYP2C8和CYP2C9（主要形成几种羟化代谢物），而吉非贝齐对CYP2C8和CYP2C9有抑制作用，因此认为，布洛芬AUC的增加和半衰期的延长起因于吉非贝齐对CYP2C8和CYP2C9的非竞争性抑制。然而，对R-布洛芬和S-布洛芬的影响程度有所不同，在体内的该影响主要涉及吉非贝齐对R-布洛芬经CYP2C8代谢的抑制，对S-布洛芬的影响较小。R-布洛芬向S-布洛芬的单向转化（S-布洛芬是发挥作用的活性型），可部分解释吉非贝齐对S-布洛芬半衰期影响较小的现象。

尽管体外研究表明，吉非贝齐对CYP2C9的抑制作用强于对CYP2C8的抑制作用。然而，体内研究表明，作为CYP2C9底物的S-华法林其血浓度并不受吉非贝齐的影响，而CYP2C8底物如瑞格列奈和西立伐他汀的血浓度则因吉非贝齐的存在血浓度明显增加。这一现象的原因是，吉非贝齐的葡糖醛酸化物是CYP2C8的强效抑制剂，但对CYP2C9无明显影响。CYP2C9抑制剂伏立康唑和氟康唑使S-布洛芬的AUC分别增加103％和83％，但使R-布洛芬的AUC增加不足20％，说明R-布洛芬的代谢主要涉及CYP2C8。

建议　布洛芬作为非选择性（对COX-1和COX-2都有明显抑制作用）的非甾类抗炎药，最常以外消旋的R型和S型混合物应用，临床应用广泛，因此与其他药物之间相互影响的可能性较大。

尽管布洛芬与吉非贝齐之间的相互影响确实存在，但鉴于影响的程度较小，且对活性型S-布洛芬无明显影响，加之布洛芬的安全范围较宽，故两者的联用不至明显增加不良反应的发生率。然而，对 CYP2C8 和 CYP2C9 兼有强效抑制作用的药物与布洛芬联用时，应考虑到相互影响可能带来的危险。

[布洛芬（异丁苯丙酸，异丁洛芬）－吗氯贝胺][2]
Ibuprofen－Moclobemide

要点 布洛芬与单胺氧化酶抑制剂吗氯贝胺同用时，前者的作用增强，毒副作用也增加。

有关药物 已知同属丙酸类的氟比洛芬、乙酸类的双氯芬酸，及烯醇酸类的吡罗昔康像布洛芬一样，也经由 CYP2C9 代谢，如果该影响涉及吗氯贝胺对 CYP2C9 非特异性抑制的话，预料与吗氯贝胺之间有可能发生类似相互影响，但尚有待进一步证实。萘普生、非诺洛芬、酮洛芬、奥沙普秦、芬布芬、吡洛芬等丙酸类非甾类抗炎药与吗氯贝胺之间，以及布洛芬与其他单胺氧化酶抑制剂（苯乙肼、帕吉林、异卡波肼等）之间，是否会发生类似相互影响，还不清楚。

机制 吗氯贝胺抑制肝药酶（单胺氧化酶抑制剂除特异性地抑制单胺氧化酶之外，尚可非特异性地抑制肝药酶）从而妨碍布洛芬的代谢，可能是该影响的机制。

建议 布洛芬与吗氯贝胺的此种相互影响已证实，故如果必须同时应用布洛芬和吗氯贝胺，前者的剂量应适当下调。

[布洛芬（异丁苯丙酸，异丁洛芬）＋对乙酰氨基酚
（扑热息痛，醋氨酚）－急性肾损伤][2]
Ibuprofen＋Paracetamol（Acetaminophen）－Acute Kidney Injury

要点 Yue 等进行的一项大规模回顾性分析研究表明，单纯应用布洛芬或对乙酰氨基酚的儿童，与对照组相比，发生急性肾损伤的可能性无明显差别，然而，联合应用布洛芬和对乙酰氨基酚的儿童，发生急性肾损伤的风险比（odds ratios，OR）增加（Yue et al，2014）。

有关药物 其他乙酸类抗炎镇痛药（如吲哚美辛、阿西美辛、托美汀等）与对乙酰氨基酚联用是否会增加儿童急性肾损伤的风险比，尚不清楚。

机制 布洛芬的氧化代谢主要涉及 CYP2C8 和 CYP2C9，而对乙酰氨基酚的氧化代谢（即 N 位羟化）由 CYP1A2、CYP2E1，及 CYP3A4 负责（且仅占总量的 1%），可见该影响不会发生在 CYP 的水平上。已知布洛芬和对乙酰氨基酚都有致肾损伤的毒性作用，故认为可能起因于两者肾损害作用的相加。

建议 临床上布洛芬和对乙酰氨基酚经常交替或联合应用以处理儿童的发烧和疼痛，而且这两种药物也存在于多种非处方解热镇痛药中，故两者同用的情况不少见。作者建议，最好单用或交替使用。如果两者的同用难以避免，应考虑到发生急性肾损伤的可能性增加。

[萘普生（甲氧萘丙酸，消痛灵）－考来烯胺（消胆胺）][3]
Naproxen－Cholestyramine

要点 考来烯胺使 8 名健康志愿者萘普生的吸收延迟，但对其分布容积、血浆半衰期，及生物利用度无影响。随着萘普生吸附于考来烯胺上并缓慢释放，吸收延缓 3 小时。此种相互影响的临床意义可能仅在于萘普生的止痛作用延迟。

有关药物 保泰松是业已证明能被考来烯胺延迟吸收的唯一另一种非甾类抗炎药；其他制剂尚未进行研究。考来烯胺不与中性或胺盐类药物结合，但有可能与酸性药物（阴离子型）结合。已证明考来烯胺延迟酸性药物的吸收，因此，可以预料，其他酸性非甾类抗炎药（布洛芬、苯氧苯丙酸、羟布宗等）会以类似的方式被考来烯胺所吸附。

关于萘普生与其他阴离子交换树脂（考来替泊、降胆葡胺、地维烯胺等）之间的相互影响，还未得到验证，但预料类似相互影响有可能发生。

机制　此种相互作用发生在考来烯胺的季铵基团与离子化萘普生的羧基之间。当环境中的 pH 偏碱时，有更多的萘普生处于离子化状态，从而被树脂所吸附更多。该树脂仅减慢萘普生的吸收速度，对其他药动学参数无影响。

建议　同时应用萘普生和考来烯胺，使前者的吸收延迟，这有可能使最初应用萘普生的患者镇痛作用滞后。给考来烯胺之前 2 小时或其后 4～6 小时再给萘普生，可避免此种潜在的相互影响。

值得注意的是，萘普生与氧化镁（magnesium oxide）或氢氧化铝（aluminum hydroxide）同时服用也可延迟其吸收（然而，延迟萘普生吸收的机制与考来烯胺不同，可能与胃排空速度以及 pH 改变等因素有关），但与碳酸氢钠（sodium bicarbonate）同服则加速其吸收（Grosser, et al，2011）。这些药物与萘普生同用期间，可参照萘普生－考来烯胺同用时的原则。

［萘普生（甲氧萘丙酸，消痛灵）－丙磺舒（羧苯磺胺）][2]
Naproxen－Probenecid

要点　有充分的证据表明，同时应用丙磺舒可使萘普生的血浓度升高，丙磺舒的排尿酸作用不受影响。

有关药物　磺吡酮（苯磺唑酮）的药理作用与丙磺舒相近，但还不知道它对萘普生是否有类似影响。已证明丙磺舒与另一种丙酸类的非甾类抗炎药酮洛芬（优洛芬）合用，后者血浓度升高，半衰期延长。丙磺舒与乙酸类的吲哚美辛之间的相互影响也有报道（也见［吲哚美辛（消炎痛）－丙磺舒］）。其他非甾类抗炎药如乙酸类的阿西美辛、舒林酸、双氯芬酸（扶他林）、依托度酸等，丙酸类的布洛芬（异丁苯丙酸）、非诺洛芬、氟比洛芬等，及芬那酸类的甲芬那酸（甲灭酸）、甲氯芬那酸（甲氯灭酸）等之间是否会发生类似相互影响，尚不清楚。但烯醇酮类的吡罗昔康（炎痛喜康）在体内部分以葡萄糖醛酸络合物的形式排泄，预料与丙磺舒之间有可能发生相互影响。

机制　萘普生本身及其 6-脱甲基产物（大约 30％的萘普生经 6-脱甲基代谢）主要以葡糖醛酸化物（或其他络合物）的形式经肾排泄。目前认为，丙磺舒抑制萘普生的葡糖醛酸化物经肾的排泄是该影响的主要机制。另外，萘普生非肾清除率的降低也是原因之一。这与吲哚美辛－丙磺舒之间相互影响的机制大致相同（见［吲哚美辛（消炎痛）－丙磺舒］）。

建议　萘普生与丙磺舒同用时，前者的剂量是否需要调整，尚未见有文献报道，但有必要密切观察萘普生的作用和毒性是否有改变。

第四节　苯胺类

［对乙酰氨基酚（扑热息痛，醋氨酚）－考来烯胺（消胆胺）][3]
Paracetamol（Acetaminophen）－Cholestyramine

要点　有证据表明，同时服用对乙酰氨基酚和考来烯胺，前者的胃肠吸收可有不同程度的减少，作用有可能减弱。

有关药物　考来烯胺是否影响氨酚待因（对乙酰氨基酚与可待因的复方制剂）、贝诺酯（对乙酰氨基酚与阿司匹林的酯化产物）、丙帕他莫（对乙酰氨基酚的前体物），及另一种苯胺类解热镇痛药非那西汀（主要含于 APC、扑尔感冒片、氨啡咖片等制剂中）的吸收，尚未见报道。但根据相互影响的机制推测，预料其他阴离子交换树脂（如考来替泊、降胆葡胺、地维烯胺等）与对乙酰氨基酚之间可发生类似相互影响。

机制　考来烯胺络合对乙酰氨基酚，从而妨碍对乙酰氨基酚的胃肠吸收。

建议　必要的话，两者合用无须避免，但给药的间隔时间应尽可能长一些（一般认为，服用对乙酰氨基酚后 2 小时再给考来烯胺，基本上可避免此种相互影响）。

[对乙酰氨基酚（扑热息痛，醋氨酚）－苯巴比妥（鲁米那）][3]
Paracetamol（Acetaminophen）－Phenobarbital

要点　合用对乙酰氨基酚与苯巴比妥，前者的肝毒性增加。

有关药物　可以预料，氨酚待因（对乙酰氨基酚与可待因的复方制剂）、贝诺酯（对乙酰氨基酚与阿司匹林的酯化产物）、丙帕他莫（对乙酰氨基酚的前体物）等含对乙酰氨基酚的制剂与苯巴比妥会发生类似相互影响。理论上，非那西汀的肝毒性可为苯巴比妥所增强。预料其他巴比妥类衍生物（戊巴比妥、异戊巴比妥、司可巴比妥等）也可增强对乙酰氨基酚的肝毒性，但尚无证据证实。

机制　对乙酰氨基酚在体内的有毒代谢产物经 CYP 途径生成（可能涉及 CYP1A2、CYP2E1，及 CYP3A4），已知苯巴比妥是一强效的肝药酶诱导剂，对负责其代谢的 CYP 可能也具有诱导作用。因此认为，苯巴比妥对 CYP 的诱导从而加速有毒代谢物的生成是该影响的机制（也见［对乙酰氨基酚－乙醇］项下的有关内容）。

建议　此种相互影响的资料很有限，但为慎重起见，最好避免两者合用。

[对乙酰氨基酚（扑热息痛，醋氨酚）－乙醇][2]
Paracetamol（Acetaminophen）－Ethyl Alcohol（Ethanol，Alcohol，Ethyl）

要点　3 名嗜酒者在接受治疗量对乙酰氨基酚后，出现严重的肝功能衰竭，其中 1 人死于肝昏迷。

有关药物　根据代谢途径的类似性推测，氨酚待因（对乙酰氨基酚与可待因的复方制剂）、贝诺酯（对乙酰氨基酚与阿司匹林的酯化产物）、丙帕他莫（对乙酰氨基酚的前体物）等制剂与乙醇之间可发生类似相互影响。另一种苯胺类解热镇痛药非那西汀（非那西丁；主要含于 APC、扑尔感冒片、氨啡咖片等制剂中）与乙醇之间是否会发生类似相互影响，尚未见报道。但鉴于非那西汀在体内代谢为对乙酰氨基酚，预料类似相互影响有可能发生。

鉴于烟草中的某些成分对 CYP1A2 有诱导作用，而对乙酰氨基酚的代谢有 CYP1A2 的参与，故认为吸烟可像饮酒一样，产生类似影响。

机制　以往进行的动物试验证明，乙醇增强对乙酰氨基酚的肝毒性。现在已经明确，对乙酰氨基酚在体内的主要代谢途径有四：一是与葡糖醛酸络合（治疗量下约占 60%），二是与硫酸络合（治疗量下约占 35%），三是与半胱氨酸络合（约占 3%），形成各种无毒的络合物；四是大约有 1% 经 CYP 介导的 N 位羟化（可能涉及 CYP1A2、CYP2E1，及 CYP3A4），形成高活性中间产物 N-乙酰基对亚胺苯醌。正常情况下，该代谢物与谷胱甘肽中的巯基反应而解毒；当含量过大，或因肝疾患以及其他情况使谷胱甘肽含量减少时，该反应饱和，多余的中间产物与细胞的巨分子共价结合，导致酶系统的结构和功能异常，代谢紊乱，加速细胞的凋亡或死亡。有明确证据表明，乙醇可诱导 CYP2E1，因此认为，乙醇通过诱导 CYP2E1 从而加速对乙酰氨基酚经 CYP2E1 向高活性有毒中间产物的转化，是该影响的主要机制。另外，长期大量饮酒对谷胱甘肽的含量也可能有影响。

建议　该相互影响明确，且后果可能极为严重。因此，应告诫嗜酒者在应用对乙酰氨基酚及含有对乙酰氨基酚或非那西汀的解热止痛药期间应尽量避免饮酒（市售感冒药及止痛药中多含有对乙酰氨基酚或非那西汀，此点应注意）。

绝大多数治疗药物的代谢与 CYP1A、1B、2A、2B，及 2E 无关，但有少数药物（如此处的对乙酰氨基酚）以及某些前毒物和前致癌原的代谢往往涉及上述 CYP，当它们被诱导时可使有毒物质或致癌原的生成加速；当然，对某些药物来说，CYP 的诱导也有可能仅仅是其作用的减弱。

[对乙酰氨基酚（扑热息痛，醋氨酚）－药用炭][3]
Paracetamol（Acetaminophen）－Medicinal Charcoal

要点　体内试验表明，药用炭显著减少对乙酰氨基酚的吸收。在一项包括 5 名受试者的交叉研究中，当对乙酰氨基酚服用后 30 分钟再给予 10 倍于对乙酰氨基酚的药用炭，结果使对乙酰氨基酚吸收减少 50%。

有关药物 药用炭是否影响氨酚待因（对乙酰氨基酚与可待因的复方制剂）、贝诺酯（对乙酰氨基酚与阿司匹林的酯化产物）、丙帕他莫（对乙酰氨基酚的前体物），及另一种苯胺类解热镇痛药非那西汀（主要含于 APC、扑尔感冒片、氨咖片等制剂中）的吸收，尚未见报道。

机制 药用炭在胃肠道中吸附对乙酰氨基酚，从而阻碍其吸收。

建议 对乙酰氨基酚过量后应尽早给予药用炭，以减少其吸收。然而，如果应用药用炭的目的不是为了对乙酰氨基酚过量，两种药物应用的时间间隔应尽可能长一些。

［对乙酰氨基酚（扑热息痛，醋氨酚）－丙胺太林（普鲁本辛）]3
Paracetamol（Acetaminophen）－Propantheline

要点 在应用对乙酰氨基酚期间给予丙胺太林，前者血浓度下降。

有关药物 丙胺太林与氨酚待因（对乙酰氨基酚与可待因的复方制剂）、贝诺酯（对乙酰氨基酚与阿司匹林的酯化产物）、丙帕他莫（对乙酰氨基酚的前体物），及另一种苯胺类解热镇痛药非那西汀（主要含于 APC、扑尔感冒片、氨咖片等制剂中）之间，以及对乙酰氨基酚与其他 M 胆碱受体阻断药（阿托品、东莨菪碱、格隆溴铵等）之间，是否会发生类似相互影响，尚有待证实。但根据相互影响的机制及药理作用的类似性推测，预料类似相互影响有可能发生。

其他经小肠吸收的药物（如氨苄西林、四环素、左旋多巴、苯二氮䓬类、口服抗凝剂等）可与丙胺太林发生类似相互影响（而经胃吸收的药物在有丙胺太林存在时吸收则增加，这与对乙酰氨基酚－甲氧氯普胺之间的相互影响正好相反，参见［对乙酰氨基酚（扑热息痛）－甲氧氯普胺（胃复安）]）。

机制 丙胺太林延迟胃排空，使对乙酰氨基酚到达小肠吸收部位的速度减慢，吸收速率降低。

建议 同时应用丙胺太林，使对乙酰氨基酚吸收速度减慢，有可能导致对乙酰氨基酚的血浓度降低，作用减弱。故两者同用期间应注意观察对乙酰氨基酚作用的变化。延长两药的给药间隔（如服用对乙酰氨基酚 2 小时后再给予丙胺太林），会某种程度（甚或完全）地避免此种相互影响。

［对乙酰氨基酚（扑热息痛，醋氨酚）－甲氧氯普胺（胃复安，灭吐灵）]3
Paracetamol（Acetaminophen）－Metoclopramide

要点 同时应用对乙酰氨基酚和甲氧氯普胺，前者的吸收加速。

有关药物 甲氧氯普胺是否影响氨酚待因（对乙酰氨基酚与可待因的复方制剂）、贝诺酯（对乙酰氨基酚与阿司匹林的酯化产物）、丙帕他莫（对乙酰氨基酚的前体物），及另一种苯胺类解热镇痛药非那西汀（主要含于 APC、扑尔感冒片、氨咖片等制剂中）的吸收，尚有待证实。

可以预料，其他胃动力药（如多潘立酮、西沙必利等）与对乙酰氨基酚之间可发生类似相互影响。

其他经小肠吸收的药物（如氨苄西林、四环素、左旋多巴、苯二氮䓬类、口服抗凝剂等）可与甲氧氯普胺发生类似相互影响（而经胃吸收的药物在有甲氧氯普胺存在时吸收则减少）。

机制 甲氧氯普胺促进胃排空，使对乙酰氨基酚到达小肠的吸收部位加速。

建议 同时应用甲氧氯普胺导致的对乙酰氨基酚吸收加速，有可能使对乙酰氨基酚的血浓度升高，作用增强。故两者同用期间应注意观察对乙酰氨基酚作用的变化。服用对乙酰氨基酚后 2 小时再给予甲氧氯普胺，会某种程度（甚或完全）地避免此种相互影响。

［对乙酰氨基酚（扑热息痛，醋氨酚）－口服避孕药]2
Paracetamol（Acetaminophen）－Oral Contraceptive Agents
（Oral contraceptives）

要点 同时应用对乙酰氨基酚和口服避孕药，前者的清除加速，镇痛作用可减弱，而后者中所含炔雌醇的血药浓度时间曲线下面积增加。

有关药物　口服避孕药与氨酚待因（对乙酰氨基酚与可待因的复方制剂）、贝诺酯（对乙酰氨基酚与阿司匹林的酯化产物）、丙帕他莫（对乙酰氨基酚的前体物），及另一种苯胺类解热镇痛药非那西汀（主要含于 APC、扑尔感冒片、氨咖片等制剂中）之间是否会发生类似相互影响，尚未见报道，但预料与含有对乙酰氨基酚的制剂之间有可能发生类似相互影响。

机制　口服避孕药促进对乙酰氨基酚在肝的氧化和葡糖醛酸化，从而加速其清除（可能通过诱导 CYP3A4 和 UGT；鉴于对乙酰氨基酚经 CYP 的代谢仅有 1%，故其清除的加速可能主要起因于对 UGT 的诱导）。口服避孕药中炔雌醇药时曲线下面积的增加可能起因于对乙酰氨基酚削弱了炔雌醇吸收过程中在肠壁的代谢。

建议　两药间的相互影响已肯定。预计正在应用口服避孕药的妇女欲达到满意的镇痛效果，对乙酰氨基酚的用量需增加。其增量从 20%～80% 不等。对乙酰氨基酚促进炔雌醇吸收的临床意义尚不清楚。

［对乙酰氨基酚（扑热息痛，醋氨酚）－异烟肼（雷米封，异烟酰肼）］[1]
Paracetamol（Acetaminophen）－Isoniazid

要点　同时应用对乙酰氨基酚和异烟肼，前者的肝毒性增强，但肝毒性的增强可能要在应用异烟肼 1～2 周后才比较明显。

有关药物　根据代谢途径的类似性推测，氨酚待因（对乙酰氨基酚与可待因的复方制剂）、贝诺酯（对乙酰氨基酚与阿司匹林的酯化产物）、丙帕他莫（对乙酰氨基酚的前体物）等制剂与异烟肼之间可发生类似相互影响。另一种苯胺类解热镇痛药非那西汀（非那西丁；主要含于 APC、扑尔感冒片、氨咖片等制剂中）与异烟肼之间是否会发生类似相互影响，尚未见报道。但鉴于非那西汀在体内代谢为对乙酰氨基酚，预料类似相互影响有可能发生。

机制　现在已经明确，对乙酰氨基酚在体内的主要代谢途径有四：一是与葡糖醛酸络合（治疗量下约占 60%），二是与硫酸络合（治疗量下约占 35%），三是与半胱氨酸络合（约占 3%），形成各种无毒的络合物；四是大约有 1% 经 CYP 介导的 N 位羟化（可能涉及 CYP1A2、CYP2E1，及 CYP3A4），形成高活性中间产物 N-乙酰基对亚胺苯醌。正常情况下，该代谢物与谷胱甘肽中的巯基反应而解毒；当含量过大，或因肝疾患以及其他情况使谷胱甘肽含量减少时，该反应饱和，多余的中间产物与细胞的巨分子共价结合，导致酶系统的结构和功能异常，代谢紊乱，加速细胞的凋亡或死亡（Osterhoudt et al，2011）。有明确证据表明，异烟肼可诱导 CYP2E1（Gumbo，2011），因此认为，异烟肼通过诱导 CYP2E1 从而加速对乙酰氨基酚经 CYP2E1 向高活性有毒中间产物的转化，是该影响的主要机制。另外，异烟肼对 CYP3A 有明显抑制作用，这使得更多的对乙酰氨基酚经 CYP2E1 途径转化，也可能是肝毒性增强的因素之一（至于异烟肼对 CYP2C9/2C19 以及 CYP2D6 的抑制作用与该影响无明显相关）。

建议　该相互影响明确，且后果可能极为严重。因此，异烟肼治疗期间最好避免应用对乙酰氨基酚及含有对乙酰氨基酚或非那西汀的解热止痛药（市售感冒药及止痛药中多含有对乙酰氨基酚或非那西汀，此点应注意）。

绝大多数治疗药物的代谢与 CYP1A、1B、2A、2B，及 2E 无关，但有少数药物（如此处的对乙酰氨基酚）以及某些前毒素（毒素原）和前致癌原的代谢往往涉及上述 CYP，当它们被诱导时可使有毒物质或致癌原的生成加速；当然，对某些药物来说，上述 CYP 的诱导也有可能仅仅是其作用的减弱。

［对乙酰氨基酚（扑热息痛，醋氨酚）－奎宁（金鸡纳碱）］[2]
Paracetamol（Acetaminophen）－Quinine

要点　同时应用对乙酰氨基酚和奎宁，前者有毒代谢物的生成增加，毒副作用有可能随之增强。

有关药物　根据代谢途径的类似性推测，氨酚待因（对乙酰氨基酚与可待因的复方制剂）、贝诺酯（对乙酰氨基酚与阿司匹林的酯化产物）、丙帕他莫（对乙酰氨基酚的前体物）等制剂与奎宁之间可发生类似相互影响。另一种苯胺类解热镇痛药非那西汀（非那西丁；主要含于 APC、扑尔感冒片、氨啡咖片等制剂中）与奎宁之间是否会发生类似相互影响，尚难以定论。但鉴于非那西汀在体内代谢为对乙酰氨基酚，预料类似相互影响有可能发生。

Bapiro 等的试验结果表明，伯氨喹对 CYP1A 1 和 CYP1A2 也有一定程度的诱导作用，但其诱导作用较弱，在体内所达到的浓度不足以导致明显的药理学或毒理学的相互影响。

根据相互影响的机制推测，凡是其代谢涉及 CYP1A（主要是 CYP1A2）的药物，都可与奎宁发生相互影响。有资料表明，他克林、维拉帕米、普罗帕酮、氯氮平、阿米替林、氯米帕明、非那西汀、R 型华法林、茶碱、咖啡因、昂丹司琼、他莫昔芬等的代谢都某种程度上涉及 CYP1A2。然而，当上述药物与奎宁同用时，其结果不是毒副作用的增强，而有可能是药理作用的减弱。这与对乙酰氨基酚－奎宁之间相互影响的结果明显不同。

Bapiro 等的研究结果表明，阿苯达唑（albendazole）像奎宁一样，也可增强 CYP1A2（以及 CYP1A1）的活性，预料与对乙酰胺氨基酚之间可发生类似相互影响。但他们的研究中所涉及的其他 21 种抗寄生虫病药对 CYP1A 1 和 CYP1A2 无明显诱导作用，其中包括青蒿素、苏拉明、乙胺嗪、乙胺嘧啶、敌百虫、伊维菌素、噻嘧啶青蒿琥酯、阿托伐醌、吡喹酮、百乐君，及双氢青蒿素等。不过，有证据表明，青蒿素和噻苯达唑对 CYP1A2 有明显抑制作用（Bapiro et al, 2002），这与奎宁以及阿苯达唑相反（也参见［氨茶碱－噻苯达唑（噻苯咪唑，噻苯唑）]）。

机制　Bapiro 等用肝癌细胞进行的研究表明，奎宁以及阿苯达唑可使乙氧基异吩噁唑 O-脱乙基酶（ethoxyresorufin O-deethylase，EROD）的活性增加，其活性的增加伴有 CYP1A 1 和 CYP1A2 mRNA 表达水平的升高，作用强度与剂量有关。已知对乙酰氨基酚有极小部分（不足 1%）的代谢涉及 CYP1A2，因此认为，奎宁诱导 CYP1A2，从而使对乙酰氨基酚有毒产物的生成增加（有关细节参见［对乙酰氨基酚（扑热息痛，醋氨酚）－异烟肼（雷米封，异烟酰肼）]），是该影响的机制。鉴于对乙酰氨基酚仅有极小部分经 CYP1A2 代谢，故即使存在奎宁的诱导，其治疗作用也不一定减弱。

建议　Bapiro 等的研究结果表明，就应用治疗量后在体内所达到的浓度而论，奎宁和阿苯达唑的这一诱导作用可能具有一定临床意义。作者的建议是，奎宁治疗期间最好避免给予对乙酰氨基酚（或与对乙酰氨基酚相关的药物），反之亦然。在大多数情况下，用其他解热镇痛药代替对乙酰氨基酚是行得通的。如果必须同用，应考虑到毒副作用增强的可能性。

当将奎宁（或阿苯达唑）与其他经 CYP1A1 和（或）CYP1A2 代谢的药物同用时，需要密切观察的主要是后者的疗效有无减弱。

［对乙酰氨基酚（扑热息痛，醋氨酚）－伊马替尼]²
Paracetamol（Acetaminophen）－Imatinib

要点　Liu 等采用汇集人肝微粒体（HLM）以及重组人 UGT 进行的研究表明，酪氨酸激酶抑制剂伊马替尼可通过抑制 UGT 的活性，阻碍对乙酰氨基酚的葡糖醛酸化，从而有可能增强对乙酰氨基酚的肝毒性（Liu et al, 2011）。

有关药物　Liu 等的体外研究表明，索拉非尼（索拉菲尼；sorafenib）像伊马替尼一样，可抑制对乙酰氨基酚的葡糖醛酸化，舒尼替尼（sunitinib）的类似影响也已经证实。根据提出的机制推测，其他小分子酪氨酸激酶抑制剂，如埃罗替尼（erlotinib）、吉非替尼（gefitinib）等，与对乙酰氨基酚之间的类似相互影响也可发生，只是程度会有所不同。体外研究表明，达沙替尼（dasatinib）这方面的作用不明显。

根据代谢途径的类似性推测，氨酚待因（对乙酰氨基酚与可待因的复方制剂）、贝诺酯（对乙酰氨基酚与阿司匹林的酯化产物）、丙帕他莫（对乙酰氨基酚的前体物）等制剂与伊马替尼之间可发生类似相互影响。另一种苯胺类解热镇痛药非那西汀（非那西丁；主要含于 APC、扑尔感冒片、氨啡咖片等制剂中）与伊马替尼之间是否会发生类似相互影响，尚未见报道。但鉴于非那西汀在体内代谢为对乙酰氨基酚，预料类似相互影响有可能发生。

机制   现在已经明确，对乙酰氨基酚在体内的主要代谢途径有三。一是与葡糖醛酸络合，这一过程在 UDP-葡糖醛酰转移酶（UGT）的催化下完成（治疗量下约占 60%），体外研究表明，涉及的 UGT 主要包括 UGT1A1、UGT1A6、UGT1A9，及 UGT2B15；二是与硫酸络合，治疗量下约占 35%；三是与半胱氨酸络合，治疗量下约占 3%。通过上述络合过程形成各种无毒的络合物排泄。仅有大约 1% 经 CYP 介导的 N 位羟化（可能涉及 CYP1A2、CYP2E1，及 CYP3A4），形成高活性中间产物 N-乙酰基对亚胺苯醌。正常情况下，该代谢物与谷胱甘肽中的巯基反应而解毒；当含量过大，或因肝疾患以及其他情况使谷胱甘肽含量减少时，该反应饱和，多余的中间产物与细胞的巨分子共价结合，导致酶系统的结构和功能异常，代谢紊乱，加速细胞的凋亡或死亡（Osterhoudt et al, 2011）。

目前认为，包括伊马替尼在内的酪氨酸激酶抑制剂可直接抑制 UGT（部分体外研究结果表明，UGT1A9 可能是负责对乙酰氨基酚络合的主要 UGT），使有更多的对乙酰氨基酚经由 CYP 羟化，从而生成更多的高活性中间产物，是伊马替尼增强对乙酰氨基酚肝毒性的机制。

建议   据统计，在美国对乙酰氨基酚是诱发肝毒性的主要犯罪药物。因此，对乙酰氨基酚毒性的预防不容忽视。曾有多个病例报道表明，对乙酰氨基酚的肝毒性是由同时应用伊马替尼引起的。故而建议，对乙酰氨基酚与伊马替尼等酪氨酸激酶抑制剂的同时应用应予以避免。

然而，对乙酰氨基酚所致的肝毒性可能涉及多种因素。应用苯巴比妥或苯妥英等药物诱导肝酶或应用 UGT 抑制剂抑制 UGT，未曾发现对乙酰氨基酚向其肝毒性产物的转化增加。因此，有必要进行进一步的系统性研究，以阐明酪氨酸激酶抑制剂在体内对扑热息痛所致肝毒性的具体影响。

第五节   吡唑酮类

［安替比林－丙米嗪（米帕明)]
Antipyrine－Imipramine

[安替比林－丙米嗪（米帕明)]²

要点   动物研究表明，同时给予安替比林和丙米嗪，安替比林的半衰期延长，作用增强，对人类而言该相互影响有加强安替比林骨髓抑制的危险。

有关药物   根据体内过程的类似性推测，大部分三环类抗抑郁药，如丙米嗪、氯米帕明、地昔帕明，及去甲替林等，与安替比林之间可发生类似相互影响。根据提出的机制推测，安替比林的类似物氨基比林与丙米嗪之间可发生类似相互影响。其他安替比林类似物，如异丙安替比林及安乃近等，与丙米嗪之间是否会发生类似相互影响，尚未见报道。但已证明另一种吡唑酮类衍生物保泰松与三环类抗抑郁药地昔帕明之间的相互影响是前者作用的减弱（见［保泰松（布他酮）－地昔帕明（去甲丙咪嗪)]）。

机制   已知安替比林的代谢主要由 CYP1A2 负责（也有其他 CYP 的参与），而丙米嗪（以及其他三环类抗抑郁药）的代谢涉及多种 CYP（其中包括 CYP2D6、CYP2C19、CYP3A3/4，及 CYP1A2），因此认为，丙米嗪竞争性抑制安替比林经 CYP1A2 的代谢可能是该影响的主要机制（有关内容也见［氨基比林－质子泵抑制剂]）。

同属吡唑酮类的保泰松与三环类抗抑郁药地昔帕明之间的相互影响何以出现相反的结果，尚未见有研究报道加以阐明。

建议   虽然吡唑酮类解热镇痛消炎药安替比林及氨基比林因毒性大或副作用多已不单独应用，但是市售某些复方解热镇痛药（如氨咖啡片、去痛片、撒烈痛片、散痛片、使痛宁片、脑宁片、安痛定片等）及安痛定注射液中仍含有这两种成分，安乃近（主要是其滴鼻液）在儿科也仍有应用，因此对该相互影响的了解有一定临床意义。建议正在应用三环类抗抑郁药治疗的患者禁用或慎用含有安替比林和（或）氨基比林的复方制剂。应用三环类抗抑郁药的儿童禁用安乃近滴鼻液。

[氨基比林－苯巴比妥（鲁米那）][2]
Aminopyrine－Phenobarbital

要点 同时应用氨基比林和苯巴比妥，氨基比林的作用减弱。

有关药物 根据相互影响的机制推测，预料其他中长效巴比妥类（异戊巴比妥、仲丁巴比妥、司可巴比妥等）与氨基比林之间可发生类似相互影响。苯巴比妥与其他吡唑酮类衍生物如异丙安替比林、安乃近、保泰松、羟布宗（羟基保泰松）、凯布宗等之间的类似相互影响也有可能发生，其中与保泰松的此种相互影响已经证实（见［保泰松（布他酮）－苯巴比妥（鲁米那）］）。

机制 苯巴比妥诱导负责氨基比林代谢的肝微粒体酶，加速其代谢，从而使其作用减弱。有关内容参见［氨基比林－质子泵抑制剂］。

建议 吡唑酮类的非甾类抗炎药除异丙安替比林、保泰松、羟布宗仍偶可作为口服或注射应用外，其他药物因为毒性大或副作用多仅作为局部应用（安乃近）的制剂或复方（如氨啡咖片、去痛片、散痛片等）中的成分（如氨基比林和安替比林）。同时应用含有氨基比林的复方解热镇痛药和苯巴比妥期间，应注意观察患者对解热镇痛药的反应是否减弱，必要时采取其他措施。

[氨基比林－质子泵抑制剂][2]
Aminopyrine－Proton Pump Inhibitors

要点 Kodaira 等对 15 名幽门螺杆菌阴性健康志愿者（CYP2C19 * 1/ * 1 快代谢型、 * 1/ * 2 和 * 1/ * 3 中间代谢型以及 * 2/ * 3 乏代谢型各 5 名）进行的一项 ^{13}C 标记氨基比林（［^{13}C］-氨基比林）呼气试验表明，不同质子泵抑制剂连用 8 天，对氨基比林药动学的影响有明显不同。采用的质子泵抑制剂和剂量分别是奥美拉唑（渥米哌唑，洛赛克；omeprazole）20 mg 和 80 mg，兰索拉唑（lansoprazole）30 mg 以及雷贝拉唑（rabeprazole）20 mg。测定指标是呼出气二氧化碳中同位素碳比值（即 $^{13}CO_2/^{12}CO_2$）的改变，用丰度（delta-over-baseline）比表示（‰）。结果表明，与［^{13}C］-氨基比林单用相比，同时应用奥美拉唑 20 mg 可使其丰度的平均 $AUC_{0\sim3h}$ 明显减少，较高剂量奥美拉唑（80 mg）可使快代谢型（广泛代谢型）者丰度的 $AUC_{0\sim3h}$ 进一步减少，但却使乏代谢型（慢代谢型）者丰度的 $AUC_{0\sim3h}$ 增加。作者根据他们的研究结果推断，标准剂量的奥美拉唑和兰索拉唑抑制 CYP 的活性，雷贝拉唑无影响，而高剂量奥美拉唑则可能诱导 CYP（Kodaira et al，2012）。

有关药物 其他质子泵抑制剂，如泮托拉唑和埃索美拉唑等，与氨基比林之间是否会发生类似相互影响，尚不清楚。其他吡唑酮类非甾类抗炎药，如异丙安替比林、安乃近、保泰松、羟布宗（羟基保泰松）、凯布宗等，与质子泵抑制剂之间是否会发生类似相互影响，也有待进一步研究证实。

机制 综合目前可得到的资料以及 Kodaira 等的研究结果，认为质子泵抑制剂对氨基比林代谢的影响与质子泵抑制剂的种类、剂量以及 CYP2C19 基因型都有某种程度的关联。

质子泵抑制剂的代谢涉及多种 CYP，特别是 CYP2C19 和 CYP3A4。然而，不同质子泵抑制剂又各有特点。例如，奥美拉唑除了作为 CYP2C19（为主）和 CYP3A4 的底物外，对 CYP2C19 尚有抑制作用，对 CYP1A2 有诱导作用；雷贝拉唑的代谢以 CYP3A4 为主，CYP2C19 的贡献相对较小；埃索美拉唑是奥美拉唑的 S-型对映异构体，故药动学特点类似于奥美拉唑等。氨基比林的代谢也涉及多种 CYP（氨基比林经 CYP 代谢期间可产生 CO_2，是［^{13}C］-氨基比林可用于呼气试验的原因），其中包括 CYP2C19、CYP1A2、CYP3A4，及 CYP2C9。因此认为，常用量（20 mg）奥美拉唑通过抑制 CYP2C19（包括竞争性抑制和非竞争性抑制）和 CYP3A4，从而阻碍氨基比林的代谢是该影响的主要机制，对 CYP1A2 的诱导作用可部分抵消抑制作用所造成的影响。高剂量（80 mg）奥美拉唑使快速代谢型（也称广泛代谢型）者丰度的 $AUC_{0\sim3h}$ 进一步减少不难理解。然而，何以会使乏代谢型者丰度的 $AUC_{0\sim3h}$ 增加，目前的解释是，该型个体因存在 CYP2C19 缺陷，有更多的氨基比林转而经由 CYP1A2 代谢，故总的结果主要表现为对 CYP1A2 的诱导；另外，有研究表明，乏代谢型者奥美拉唑的血浓度更高（因此该群体质子泵抑制剂毒副作用的发生率可能高于快代谢型），从而进一步增强其对 CYP1A2 的诱导作用，也是原因之一。雷贝拉唑主要经由 CYP3A4 代谢，对 CYP2C19 无抑制作用，充其量不过是竞争性抑制氨基比林经 CYP3A4 的代谢，是对其药动学无明显影响的原因。

建议　虽然包括氨基比林在内的某些吡唑酮类消炎药因毒副作用的问题已不单独应用，但部分市售复方解热镇痛药中仍含有这类成分，因此 Kodaira 等的研究结果具有一定临床意义（也见［安替比林－丙米嗪（米帕明）］项下的内容）。鉴于质子泵抑制剂的应用比较普遍，故与氨基比林发生药物相互影响的可能性依然存在。建议正在应用质子泵抑制剂的患者最好避免或慎用含有氨基比林的复方制剂。

由于 CYP2C19 基因型存在种族差异，故基因型的区分对临床合理用药有一定指导意义。例如，黄种人 CYP2C19 乏代谢型者（占比 23%）远多于白种人或非裔美国人（占比 3%）。因此，对黄种人来说，CYP2C19 基因型的区分显得更为重要。CYP2C19 快代谢型者奥美拉唑的同时应用可导致氨基比林的毒副作用增加，而 CYP2C19 乏代谢型者则有可能使氨基比林的疗效减弱，这一矛盾现象是临床医生应该了解的问题。

［氨基比林－流感疫苗］[3]
Aminopyrine－Influenza Vaccine

要点　曾有人应用 ^{14}C 标记的氨基比林呼气试验在健康受试者中研究了流感疫苗对肝药物代谢的影响（这种试验是肝细胞色素 P450 调节药物代谢能力的敏感指标）。试验结果表明，接种流感疫苗（Wyeth 实验室制备的 A 型和 B 型三价流感疫苗）1 周后，氨基比林的代谢普遍降低，并可持续到接种后 3 周。

有关药物　其他疫苗如水痘疫苗与氨基比林之间以及流感疫苗与其他吡唑酮类（安乃近、保泰松等）之间是否会发生类似相互影响，尚未见报道。

机制　机制尚未完全了解。有人认为，流感疫苗接种后可诱导干扰素的合成，而干扰素引起的免疫兴奋作用可抑制细胞色素 P450 的活性，从而抑制氨基比林的代谢。

建议　由于流感疫苗应用广泛，故此研究的结果有临床意义。凡是经常服用主要经肝细胞色素 P450 代谢的药物者，应注意疫苗有可能使所服药物的治疗指数降低，从而使毒性增加。虽然氨基比林因为毒副作用问题已经不单独应用，但某些解热镇痛药的复方（如氨啡咖片、去痛片、撒烈痛片、散痛片、使痛宁片、脑宁片、安痛定片等）中仍存在，故在临床应用时应注意。

［保泰松（布他酮）－地昔帕明（去甲丙米嗪）］[3]
Phenylbutazone－Desipramine

要点　对动物和人体进行的研究表明，同时应用保泰松和地昔帕明，可使保泰松血浓度降低，疗效减弱。

有关药物　地昔帕明也减少羟布宗的吸收。已证明丙咪嗪减少保泰松的吸收。其他三环类抗抑郁药（阿米替林、去甲替林、普罗替林等）或四环抗抑郁药（马普替林、米安色林等）对保泰松的吸收是否产生类似于地昔帕明的影响，目前还不清楚。但可以预料，凡有明显抗胆碱作用的药物都会产生类似影响。

机制　不管是短期还是长期应用地昔帕明治疗，都阻碍或延迟保泰松的胃肠吸收，这显然是由于抗胆碱作用抑制了胃排空。保泰松的代谢似乎不受影响。

建议　这种相互作用的临床影响资料还得不到。由于两种药物在一般情况下都需长期服用，且受影响的似乎只是保泰松的吸收速度而不是程度，因此临床意义可能不大。如需同用三环类抗抑郁药的话，需注意观察患者，看保泰松的作用是否减弱。

［保泰松（布他酮）－苯巴比妥（鲁米那）］[3]
Phenylbutazone－Phenobarbital

要点　在镰状红细胞性贫血患者及健康受试者中都已证明，同用保泰松和苯巴比妥可使保泰松的半衰期缩短约 1/3。在最初保泰松半衰期较长的患者中，半衰期缩短更为明显。这种相互影响的效应可在停用苯巴比妥后持续数日。

有关药物　因为其他巴比妥类（异戊巴比妥、仲丁巴比妥、司可巴比妥等）对肝微粒体酶的作用相似，预料与保泰松可发生类似相互影响。苯巴比妥与保泰松的结构类似物（如羟布宗和凯布宗）是否会发生类似相互影响，还不清楚。

机制　苯巴比妥诱导负责保泰松代谢的肝微粒体酶，从而加速其代谢。

建议　同用这两种制剂期间，应注意观察患者对保泰松的反应是否减弱，必要时增加保泰松的用量。

［保泰松（布他酮）－乙醇］[2]
Phenylbutazone－Ethyl Alcohol（Ethanol，Alcohol，Ethyl）

要点　有证据表明，乙醇可加重保泰松对驾驶能力的损伤。

有关药物　乙醇与其他吡唑酮类衍生物（凯布宗、羟布宗、磺吡酮等）之间是否会发生类似相互影响，尚无证据。已证明乙醇与吲哚美辛无类似相互影响。

机制　该相互影响的机制尚不了解。但已证明保泰松和吲哚美辛对驾驶能力都有一定程度的损伤。然而，何以乙醇可加重保泰松对驾驶能力的损伤，而对吲哚美辛引起的驾驶能力损伤无影响，目前还不清楚。

建议　应让患者（特别是驾驶人员及危险机器操作人员）了解此相互影响的严重后果。应用保泰松期间饮酒的患者，避免驾驶和机器操作。

［保泰松（布他酮）－氯喹］[2]
Phenylbutazone－Chloroquine

要点　有证据表明，同时应用保泰松和氯喹治疗类风湿关节炎的患者，皮炎的发生率明显增加（Vinetz et al，2011）。

有关药物　同时应用氯喹和金制剂，如注射用硫代苹果酸金钠（gold sodium thiomalate）和口服剂型金诺芬（auranofin），同样可导致皮炎的发生率增加。实际上，保泰松、氯喹，及金制剂任何两种联用，都可导致皮炎发生率增加。

机制　上述三种药物单用都有导致皮炎的倾向，故两两联用时导致皮炎发生率增加不难理解。氯喹对 CYP2D6 有明显抑制作用，故可与多种药物在 CYP2D6 水平上发生相互影响，但对保泰松的代谢是否有抑制作用，尚不清楚。

建议　保泰松、氯喹，及金制剂的联用应予以避免。

［羟布宗（羟基保泰松）－美雄酮（去氢甲睾酮）］[3]
Oxyphenbutazone－Methandrostenolone

要点　给人同用羟布宗和美雄酮时，羟布宗的血浓度大约可升高 50%。预料在存在美雄酮的情况下，因血清羟布宗浓度升高，而有可能使不良反应发生率增加，但至今尚未见报道。

有关药物　保泰松不受美雄酮的影响。因为结果不一，故难以确定另一吡唑酮衍生物磺吡酮与美雄酮之间是否会发生类似相互影响。基于药理的类似性，预料其他合成类固醇（氟羟甲睾酮、甲睾酮、达那唑等）也有可能增加羟布宗的血浓度。

机制　该相互影响的机制尚不清楚。有人认为是抑制羟布宗的代谢，但羟布宗的半衰期并不受美雄酮的影响。也有人提议说，羟布宗自血浆蛋白结合部位被置换。保泰松之所以不受雄激素的影响，是因为它与白蛋白的结合比羟布宗牢固，因而很难被置换的缘故。

建议　羟布宗与美雄酮（可能还包括其他合成类固醇）同用时，导致的血清羟布宗浓度升高，可能增加不良反应发生的危险。接受这两种药物的患者应密切观察有无羟布宗所致的毒性反应发生。

［金诺芬（醋硫葡金）－乙酰半胱氨酸（痰易净，易咳净）］²
Auranofin－Acetylcysteine

要点　有证据表明，乙酰半胱氨酸喷雾治疗期间，可影响抗炎药金诺芬口服后的吸收。

有关药物　金诺芬的类似物金硫葡糖（aurothioglucose）及硫代苹果酸金钠（gold sodium thiomalate）只供注射应用，故不太可能与乙酰半胱氨酸发生类似相互影响。

机制　喷雾后被吞咽的部分乙酰半胱氨酸与口服的金诺芬在胃肠道中结合，从而影响其吸收。

建议　应用乙酰半胱氨酸喷雾治疗期间，可考虑给予供注射应用的金制剂（例如硫代苹果酸金钠或金硫葡糖）。如果必须应用金诺芬，两者间隔 4 小时应用可最大限度地消除此种相互影响。

第六节　选择性环氧酶-2 抑制剂 （昔布类）

［塞来昔布（塞来考昔）－氟西汀（氟苯氧丙胺，百忧解）］²
Celecoxib－Fluoxetine

要点　同时应用昔布类（coxibs）选择性环氧酶-2（COX-2）抑制剂塞来昔布和选择性 5-羟色胺（5-HT）再摄取抑制剂氟西汀，两者的作用和毒性都增强（包括上消化道不良事件的发生率增加）。

有关药物　根据相互影响的机制和代谢途径推测，塞来昔布与其他 CYP2D6 和 CYP2C9 底物和（或）抑制剂之间可发生相互影响，但相互影响的程度和方向存在差别。其中包括选择性 5-HT 再摄取抑制剂（SSRIs）帕罗西汀（本身由 CYP2D6 代谢，同时对 CYP2D6 有抑制作用）、氟伏沙明（本身由 CYP2D6、CYP2C9、CYP1A2，及 CYP3A4 代谢，同时对 CYP2C9/2C19 以及 CYP1A2 和 CYP3A3/4 有抑制作用）、舍曲林（本身由 CYP2D6 代谢，同时对 CYP2D6 有轻微的抑制作用），及文拉法辛（主要经 CYP2D6 和 CYP3A4 代谢，对 CYP 无明显抑制性影响），非典型抗抑郁药米他扎平（由 CYP2D6 代谢，但未证明对 CYP 有抑制性影响）、曲唑酮（由 CYP2D6 代谢，但未证明对 CYP 有抑制性影响）、阿托莫西汀（托莫西汀；atomoxetine；本身由 CYP2D6 和 CYP3A3/4 代谢，同时对多种 CYP 有抑制作用，但都比较轻微）以及度洛西汀（duloxetine；本身经 CYP2D6 代谢，同时对 CYP2D6 有一定抑制作用）以及部分三环类抗抑郁药（包括多塞平、阿米替林、丙米嗪、去甲丙米嗪、去甲替林、马普替林，及普罗替林等，这些药物的代谢都有 CYP2D6 的参与，也涉及CYP2C19 和 CYP3A3/4）。

同属选择性 COX-2 抑制剂的伐地考昔（valdecoxib）以及前体药物帕瑞考昔（parocoxib；在体内脱羟甲基生成其活性型伐地考昔）主要经 CYP3A4、CYP2C9，及葡糖醛酸化代谢，对 CYP2C9（及 CYP2C19）有轻、中度抑制作用。鉴于氟西汀的代谢也有 CYP2C9 的参与，因此其代谢可受伐地考昔以及帕瑞考昔的抑制，但不会像塞来昔布通过抑制 CYP2D6 导致的结果那么明显（也见［美托洛尔－塞来昔布］）。

根据相互影响的机制以及代谢途径推测，罗非昔布与氟西汀之间不会发生类似相互影响（罗非昔布的代谢有多种 CYP 的参与，但主要涉及 CYP3A4 和 CYP1A2，对 CYP2D6 和 CYP2C9 无明显影响）。

机制　已经证明氟西汀对 CYP2C9 以及 CYP2D6 有明显的抑制作用，而塞来昔布主要经 CYP2C9 代谢，故认为氟西汀对 CYP2C9 的抑制是塞来昔布作用和毒性增强的机制（两者的代谢都有 CYP2C9 的参与，故也存在竞争性抑制的因素）。虽然塞来昔布不是 CYP2D6 的底物（该药主要经 CYP2C9 代谢），但是对 CYP2D6 有明显的抑制作用。氟西汀主要由 CYP2D6 代谢（也有 CYP2C9 的参与），因此可受塞来昔布的影响，导致血浓度升高，作用和毒性增强（同样存在竞争性抑制和非竞争性抑制两方面的因素）。

上消化道不良事件发生率的增加主要涉及药效学方面的相互影响，因为两者都具有胃肠道方面的副作用（有关细节参见［吲哚美辛（消炎痛）－氟西汀（氟苯氧丙胺，百忧解）］）。

建议　塞来昔布与氟西汀（以及其他抗抑郁药）之间的相互影响多见而复杂，因此应尽可能避免两者的同时应用。

对照研究表明，罗非昔布（25 mg）可明显增加严重血栓栓塞事件的发生率。FDA 咨询委员会的成员一致认为，罗非昔布增加心肌梗死和卒中的发生率，在这些方面的副作用比伐地昔布和塞来昔布更明显，故于 2004 年停用。然而，就胃肠道的副作用而言，仅有罗非昔布优于传统非甾类抗炎药（tNSAIDs），如果再次投入临床应用的话，仅对那些心脑血管疾病风险较小且对 tNSAIDs 有严重胃肠不耐的患者才值得考虑。

另外，像大多数药物一样，年龄对非甾类抗炎药（包括传统非甾类抗炎药以及选择性 COX-2 抑制剂）的吸收、分布、及清除（如胃排空时间的差别、血浆蛋白结合能力的改变，及肝氧化代谢的水平等）有明显影响。例如，儿童最常用的 NSAIDs 对乙酰氨基酚（醋氨酚，扑热息痛）在新生儿期与年长儿或成人体内的药动学有明显差别。老年患者因肝代谢功能的改变，使得许多 NSAIDs 的清除率降低，因而血浓度可升高（特别是半衰期长且主要经氧化代谢的 NSAIDs，如吡罗昔康、替诺昔康、塞来昔布等）。例如，65 岁以上的患者同等剂量的塞来昔布其血浓度是 50 岁以下患者的 2 倍（FDA，2001）。另外，老年人血浆白蛋白结合能力降低，使得游离 NSAIDs 的浓度升高；例如，尽管老年患者萘普生（naproxen）总血浓度基本上无改变，但其游离血浓度明显升高。可见在考虑塞来昔布等非甾类抗炎药与氟西汀等药物之间的相互影响时，应将这些因素一并加以权衡（Grosser et al，2011）。

［塞来昔布（塞来考昔）-阿司匹林（乙酰水杨酸）][2]
Celecoxib-Aspirin（Acetylsalicylic Acid）

要点　同时应用塞来昔布和低剂量阿司匹林，与两药单用相比，胃肠道不良反应的发生率增加。

有关药物　根据相互影响的机制推测，所有选择性环氧酶-2（COX-2）抑制剂，如伐地考昔、罗非昔布、依托昔布、帕瑞考昔（parocoxib；伐地考昔的前体药物），及罗美昔布（lumiracoxib）等，都可与低剂量阿司匹林发生类似相互影响。

机制　两者胃肠毒性相加是该相互影响的机制。

建议　有关临床用药注意事项以及其他细节参见［阿司匹林-布洛芬］和［吲哚美辛-阿司匹林］。

［塞来昔布（塞来考昔）-扎鲁司特][2]
Celecoxib-Zafirlucast

要点　同时应用塞来昔布和扎鲁司特，前者的血浓度可升高。

有关药物　同属选择性 COX-2 抑制剂的伐地考昔（伐地昔布；valdecoxib）及其前体药物帕瑞考昔（帕瑞昔布；parocoxib；在体内脱羟甲基生成其活性型伐地考昔）在体内的代谢有 CYP2C9 的参与（也涉及 CYP3A4 和葡糖醛酸化代谢），预料与扎鲁司特可发生类似相互影响。鉴于伐地考昔对 CYP2C9（以及 CYP2C19）有一定程度的抑制作用，因此，两者同用时扎鲁司特的血浓度也有可能升高。

选择性 COX-2 抑制剂罗非昔布主要经由 CYP3A4 和 CYP1A2 代谢，因此不会受扎鲁司特的影响。

另外两种选择性 COX-2 抑制剂依托昔布和罗美昔布（lumiracoxib）尚无充足的药动学资料，目前正在进行大规模的临床研究，尚未见有与之发生药物相互影响的报道。

其他抗白三烯的药物，如孟鲁司特（由 CYP3A4 和 CYP2C9 代谢）和齐留通（其代谢有多种 CYP 的参与，可能涉及 CYP1A2 和 CYP3A4），与塞来昔布之间是否会发生类似相互影响，尚未见报道。

机制　塞来昔布主要经 CYP2C9 代谢，已经证明扎鲁司特可抑制 CYP2C9，因此认为，塞来昔布血浓度的升高与扎鲁司特抑制 CYP2C9 有关（鉴于扎鲁司特本身也经 CYP2C9 代谢，故对塞来昔布代谢的竞争性抑制也可能是原因之一）。

建议　应用抗白三烯药物治疗期间，尽可能避免同时给予选择性 COX-2 抑制剂。根据代谢途径推测，罗非昔布不会受扎鲁司特的影响，不过，由于其他方面的原因，该药已经不常用（参见［塞来昔布－氟西汀])。出于药动学和安全方面的考虑,齐留通在某些国家也已经停用。因此,欲避免抗白三烯药物与昔布类选择性 COX-2 抑制剂之间的相互影响并不容易。有人认为,如果必须同时应用,可在严密观察的情况下考虑用孟鲁司特代替扎鲁司特,但不一定能避免两者之间的相互影响(虽然还不清楚孟鲁司特是否会与塞来昔布发生相互影响,但一般认为,即使有,也不会像扎鲁司特那么明显)。

[塞来昔布(塞来考昔)－氟康唑][2]
Celecoxib－Fluconazole

要点 同时应用塞来昔布和氟康唑,前者的血浓度升高,作用和毒性增强。

有关药物 同属选择性 COX-2 抑制剂的伐地考昔(valdecoxib)及其前体药物帕瑞考昔(帕瑞昔布;parocoxib;在体内脱羟甲基生成其活性型伐地考昔)主要经 CYP3A4 和 CYP2C9 代谢(也有部分经非 CYP 依赖的葡糖醛酸化代谢),因此与氟康唑之间可发生类似相互影响。伐地考昔与氟康唑之间的相互影响已经证实(参见[伐地考昔－氟康唑])。

根据代谢途径推测,罗非昔布(rofecoxib)与氟康唑之间可发生相互影响(罗非昔布的代谢有多种 CYP 的参与,但主要涉及 CYP3A4 和 CYP1A2)。然而,相互影响的机制与塞来昔布－氟康唑之间的机制不同,它们之间的相互影响起因于氟康唑对罗非昔布经 CYP3A4 代谢的非竞争性抑制。

另外两种选择性 COX-2 抑制剂依托昔布和罗美昔布(lumiracoxib)尚无充足的药动学资料,目前正在进行大规模的临床研究。

预料罗非昔布与另一种唑类抗真菌药伏立康唑(voriconazole)可发生相互影响,但相互影响的性质和程度有所不同。伏立康唑在体内广泛代谢(这与氟康唑有明显差别。氟康唑几乎无代谢,90％以上以原形经肾排泄),主要由 CYP2C19、CYP2C9,及 CYP3A4 负责。原形药物及其代谢物对这 3 种 CYP 都有抑制作用,以抑制强度为序分别为 CYP2C19＞CYP2C9＞CYP3A4。可见罗非昔布与伏立康唑之间的相互影响主要涉及对 CYP3A4 的竞争性和非竞争性抑制,相互影响的综合结果是罗非昔布的血浓度升高。伏立康唑的血浓度是否会发生变化,尚不清楚。

根据相互影响的机制推测,咪唑类的酮康唑和三唑类的伊曲康唑与塞来昔布之间不会发生类似相互影响,因为它们对负责塞来昔布代谢的 CYP2C9 无抑制作用(然而,酮康唑和伊曲康唑对 CYP3A4 的抑制作用远比氟康唑强大,因此,对主要经 CYP3A4 代谢的药物之影响远比氟康唑明显)。不过,它们对其代谢有 CYP3A4 参与的选择性 COX-2 抑制剂可发生影响,如罗非昔布、伐地考昔,及其前体药物帕瑞昔布(帕瑞考昔;parocoxib)。

机制 塞来昔布主要经 CYP2C9 代谢,已经证明氟康唑可抑制 CYP2C9(对 CYP3A4 也有一定抑制作用),因此认为,氟康唑对塞来昔布经 CYP2C9 代谢的抑制是该影响的原因。

建议 塞来昔布与氟康唑之间的相互影响明显,具有重要临床意义。临床医生应熟悉该影响,避免同时应用可能造成的严重后果,例如心脑血管事件(也参见[塞来昔布－氟西汀])。

[依托昔布(依托考昔,艾托昔布,艾托考昔)－伏立康唑][2]
Etoricoxib－Voriconazole

要点 Hynninen 等对 12 名健康志愿者进行的一项随机化 3 阶段交叉研究表明,与依托昔布单用相比,同时口服三唑类抗真菌药伏立康唑,可使单剂依托昔布的 AUC 增加,C_{max} 升高,$AUC_{0\sim\infty}$ 以及 C_{max} 几何均数比值分别为 1.49 和 1.19(Hynninen et al,2009)。

有关药物 在同一项研究中,Hynninen 等的研究结果表明,同时应用咪唑类抗真菌药咪康唑(miconazole)口服凝胶,与依托昔布单用相比,其 $AUC_{0\sim\infty}$ 以及 C_{max} 几何均数比值分别增加至 1.69 和 1.12,半衰期延长 60％。

根据相互影响的机制推测,凡是经由 CYP3A4 和(或)CYP2C9 代谢和(或)对 CYP3A4 和 CYP2C9 有抑制作用的唑类抗真菌药,如咪唑类的酮康唑以及三唑类的伊曲康唑和氟康唑等,都可与依托昔布发生类似相互影响。同样,凡是其代谢涉及 CYP3A4 和(或)CYP2C9 的选择性 COX-2

抑制剂，如罗非昔布、伐地昔布、帕瑞昔布，及塞来昔布等，与伏立康唑之间的类似相互影响也可发生。然而，相互影响的程度以及相互影响的机制有所不同（也参见［塞来昔布－氟康唑］）。

机制 依托昔布在体内的代谢主要由 CYP3A（包括 3A4 和 3A5）负责（占比 60％），CYP2C9、CYP2C19、CYP2D6，及 CYP1A2 的贡献各占约 10％。伏立康唑在体内的代谢对 CYP 的依赖程度以及抑制强度依次为 CYP2C19＞CYP2C9＞CYP3A4。咪康唑在体内的代谢可能主要涉及 CYP3A4，体外研究表明对多种 CYP 有抑制作用（包括 CYP3A、CYP2C9、CYP2C19、CYP2D6、CYP1A2、CYP2A6，及 CYP2B6）；体内研究表明，可与 CYP2C9 的底物华法林发生相互影响。综上所述，依托昔布与伏立康唑之间的相互影响涉及后者对 CYP2C19、CYP2C9，及 CYP3A4 的抑制（包括竞争性抑制和非竞争性抑制）。依托昔布与咪康唑之间的相互影响可能主要涉及后者对 CYP3A4 和 CYP2C9 的抑制。

建议 该相互影响明确，但 Hynninen 等的这一单剂研究未见依托昔布作用和毒性的增强，也未见有严重不良事件发生。然而，两者的长期联用，有可能导致依托昔布血浓度的进一步升高，毒副作用增强以及不良事件发生率增加的可能性不能排除。

咪康唑因其口服生物利用度低、副作用发生率高等缺点，已经不用于全身性真菌感染。然而，Hynninen 等的研究表明，即使局部应用（例如口服凝胶剂用于口腔真菌感染），也有部分吸收，从而有可能与其他药物发生相互影响。

［伐地考昔（伐地昔布）－酮康唑］[2]
Valdecoxib－Ketoconazole

要点 同时应用酮康唑和选择性 COX-2 抑制剂伐地考昔，后者的血浓度升高，作用和毒性有可能增强。

有关药物 在唑类抗真菌药中，以咪唑类的酮康唑（ketoconazole）和三唑类的伊曲康唑（itraconazol）对 CYP3A4 的抑制作用最明显，咪康唑和伏立康唑次之，氟康唑的抑制作用最弱（然而，不能因此想当然地认为与其他药物之间相互影响的程度也如此，因其对 CYP2C9 的抑制作用可能是该类药物中最强者）。故而认为，所有唑类抗真菌药都可与伐地考昔发生类似相互影响，只是相互影响的程度不同而已。咪康唑和氟康唑与伐地考昔之间的类似相互影响已经证实（也参见［伐地考昔－氟康唑］）。

根据相互影响的机制推测，伐地考昔的前体药物帕瑞昔布（parecoxib；在体内脱羟甲基生成其活性型伐地考昔）与酮康唑之间可发生类似相互影响。已经证明另一种选择性 COX-2 抑制剂罗非昔布（rofecoxib）与酮康唑之间可发生类似相互影响（罗非昔布的代谢有多种 CYP 参与，但主要涉及 CYP3A4 和 CYP1A2）。预料同属选择性 COX-2 抑制剂的塞来昔布（celecoxib）也可与酮康唑发生类似相互影响，只是程度弱一些（因为塞来昔布主要经 CYP2C9 代谢，而酮康唑对 CYP2C9 的抑制作用弱于其对 CYP3A4 的抑制作用）。

另外两种选择性 COX-2 抑制剂依托昔布（etoricoxib）和罗美昔布（lumiracoxib）尚无充足的药动学资料，目前正在进行大规模的临床研究。

机制 伐地考昔主要经 CYP3A4 和 CYP2C9 代谢（也有部分经非 CYP 依赖的葡糖醛酸化代谢）。现已证明，所有唑类抗真菌药（包括咪唑类酮康唑、咪康唑、益康唑，及三唑类的伊曲康唑、氟康唑和伏立康唑）对 CYP 都有一定抑制作用，特别是 CYP3A4。因此认为，酮康唑通过抑制 CYP3A4 和 CYP2C9，干扰伐地考昔的代谢，是使伐地考昔血浓度升高、作用，及毒性增强的机制。

建议 酮康唑与伐地考昔之间的相互影响明确，具有一定临床意义。临床医生应熟悉该影响，以避免同时应用可能造成的严重后果（也参见［塞来昔布－氟西汀］以及［伐地考昔（伐地昔布）－氟康唑］）。

最后需要提及的一点是，大于抗真菌治疗的剂量时，酮康唑可有效抑制肾上腺以及性腺甾类的合成（大剂量酮康唑可抑制 CYP17 即 17α-羟化酶的活性；进一步增加剂量，尚可抑制 CYP11A1，从而抑制所有组织中甾类的生物合成。17α-羟化酶负责甾类生物合成中多种中间产物的羟化或脱氢）

所有生理甾类生物合成的第一步都由 CYP11A1 催化，该酶也是所有生理甾类生物合成的限速酶），这是它与其他唑类抗真菌药的重要不同之处，也是因此可用来治疗 Cushing 病的原因。

［伐地考昔（伐地昔布）－氟康唑］[2]
Valdecoxib－Fluconazole

要点 同时应用伐地考昔和氟康唑，前者的血浓度升高，作用和毒性可增强。

有关药物 根据相互影响的机制推测，伐地考昔的前体药物帕瑞考昔（帕瑞昔布；parocoxib）在体内脱羟甲基生成其活性型伐地考昔，预料与氟康唑之间可发生类似相互影响。同属选择性 COX-2 抑制剂的塞来昔布主要经 CYP2C9 代谢，因此其代谢也可受氟康唑的影响。已经证明另一种选择性 COX-2 抑制剂罗非昔布与氟康唑之间可发生相互影响，但是不像伐地考昔－氟康唑之间的相互影响那么明显，因为罗非昔布的代谢主要由 CYP3A4 负责（罗非昔布的代谢有多种 CYP 参与，不过主要涉及 CYP3A4 和 CYP1A2），而氟康唑对 CYP3A4 的抑制作用比较微弱。

另外两种选择性 COX-2 抑制剂依托昔布和罗美昔布（lumiracoxib）尚无充足的药动学资料，目前正在进行大规模的临床研究。

现已证明，所有唑类抗真菌药（包括咪唑类酮康唑、咪康唑、益康唑，及三唑类的伊曲康唑、氟康唑和伏立康唑）对 CYP 都有一定抑制作用，特别是 CYP3A4。在上述抗真菌药中，以咪唑类的酮康唑（ketoconazole）和三唑类的伊曲康唑（itraconazol）对 CYP3A4 的抑制作用最明显，咪康唑和伏立康唑次之，氟康唑的抑制作用最弱。因此认为，所有唑类抗真菌药都可与伐地考昔发生相互影响，只是相互影响的程度不同而已。

机制 伐地考昔主要经 CYP3A4 和 CYP2C9 代谢（也有 CYP2D6 和 CYP1A2 的参与，同时有部分经非 CYP 依赖的葡糖醛酸化代谢），已经证明氟康唑可抑制 CYP3A4 和 CYP2C9（对 CYP3A4 的抑制作用是唑类抗真菌药中最弱者，但对 CYP2C9 的抑制作用是该类药物中最强者），因此认为，氟康唑通过抑制 CYP3A4 和 CYP2C9，干扰伐地考昔的代谢，是使伐地考昔血浓度升高、作用和毒性增强的机制。

建议 尽管伐地考昔已经停用，但鉴于其前药帕瑞考昔是唯一可供注射的选择性 COX-2 抑制剂，而帕瑞考昔必须在体内转化为其活性型伐地考昔发挥作用，故了解伐地考昔与氟康唑之间的相互影响具有重要临床意义。临床医生应熟悉该影响，以避免同时应用可能造成的严重后果（也参见［塞来昔布－氟西汀］）。

已经明确证明可与伐地考昔发生相互影响的药物尚有苯二氮䓬类弱安定药地西泮、磺脲类降糖药格列本脲、质子泵抑制剂奥美拉唑（参见［奥美拉唑－伐地考昔］项下的有关内容）、吗啡类镇咳药右美沙芬、孕激素类的炔诺酮，及雌激素类的炔雌醇。

（张安年 张 彬）

主要参考文献

Bapiro TE，et al，2002. Cytochrome P4501A1/2 induction by antiparasitic drugs. *Eur J Clin Pharmacol*，58：537-542

Baprio TE，et al，2005. Artemisinin and thiabendazole are potent inhibitors of cytochrome P450 1A2（CYP1A2）activity in humans. *Eur J Clin Pharmacol*，61：755-761

Colucci R，et al，2012. Nonsteroidal Anti-Inflammatory Drug-Activated Gene-1 Plays a Role in the Impairing Effects of Cyclooxygenase Inhibitors on Gastric Ulcer Healing. *J Pharmacol Exp Ther*，342（1）：140-149

Dannenberg L，et al，2019. Dose reduction，oral application，and order of intake to preserve aspirin antiplatelet effects in dipyrone co-medicated chronic artery disease patients. *Eur J Clin Pharmacol*，75：13-20

Garcia Rodriguez LA，et al，2007. Risk of upper gastrointestinal complications among users of traditional NSAIDs and COXIBs in the general population. *Gastroenterology*，132：498-506

Grosser T，et al，2011. Anti-inflammatory，anttipyretic，and analgesic agents；pharmacotherapy of gout. In：*Goodman & Gilman's The pharmacological basis of therapeutics*，12th ed. Brunton LL（editor），McGraw-Hill Co，Inc，New York：959-1004

Gumbo T，2011. Chemotherapy of tuberculosis，*Mycobacterium avium* complex disease，and leprosy. In：*Goodman & Gilman's The pharmacological basis of therapeutics*，*12th ed*. Brunton LL（editor），McGraw-Hill Co，Inc，New York：1549-1570

Hanley MJ，et al，2012. Effect of blueberry juice on clearance of buspirone and flurbiprofen in human volunteers. *Br J Clin Pharmacol*，75（4）：1041-1052

Helin-Salmivaara A，et al，2007. Risk of serious upper gastrointestinal events with concurrent use of NSAIDs and SSRIs：a case-control study in the general population. *Eur J Clin Pharmacol*，63：403-408

Hynninen VV，et al，2009. Oral voriconazole and miconazole oral gel produce comparable effects on the pharmacokinetics and pharmacodynamics of etoricoxib. *Eur J Clin Pharmacol*，65：89-95

Kaber G，et al，2011. Antagonism of the antithrombotic and anti-atherosclerotic actions of aspirin by rofecoxib in the cholesterol-fed rabbit. *Br J Pharmacol*，164：561-569

Kodaira C，et al，2012. Influence of Different Proton Pump Inhibitors on Activity of Cytochrome P450 Assessed by [^{13}C] -Aminopyrine Breath Test. *J Clin Pharmacol*，52：432-439

Liu Y，et al，2011. Inhibition of paracetamol glucuronidation by tyrosine kinase inhibitors. *Br J Clin Pharmacol*，71（6）：917-920

Maschino F，et al，2012. Bleeding adverse drug reactions（ADRs）in patients exposed to antiplatelet plus serotonin reuptake inhibitor drugs：analysis of the French Spontaneous Reporting Database for a controversial ADR. *Eur J Clin Pharmacol*，68：1557-1560

Meek IL，et al，2013. Interference of NSAIDs with the thrombocyte inhibitory effect of aspirin：A placebo-controlled，ex vivo，serial placebo-controlled serial crossover study. *Eur J Clin Pharmacol*，69：365-371

Osterhoudt KC，et al，2011. Drug toxicity and poisoning. In：*Goodman & Gilman's The pharmacological basis of therapeutics*，*12th ed*. Brunton LL（editor），McGraw-Hill Co，Inc，New York：73-87

Polzin A，et al，2015. Impairment of aspirin antiplatelet effects by non-opioid analgesic medication. *World J Cardiol*，7（7）：383-391

Reimann JD，et al，2000. Pharmacokinetics and pharmacodynamics of sibrafiban，an orally administered GP Ⅱb/Ⅲa antagonist，following coadministration of aspirin and heparin. *J Clin Pharmacol*，40：488-495

Satoh H，et al，2012. Exacerbation of Nonsteroidal Anti-Inflammatory Drug-Induced Small Intestinal Lesions by Antisecretory Drugs in Rats：The Role of Intestinal Motility. *J Pharmacol Exp Ther*，343（2）：270-277

Schuijt MP，et al，2009. The interaction of ibuprofen and diclofenac with aspirin in healthy volunteers. *Br J Pharmacol*，157：931-934

Tang W，et al，1999. Interaction of diclofenac and quinidine in monkeys：stimulation of diclofenac metabolism. *J Pharmacol Exp Ther*，291（3）：1068-1074

Titchen T，et al，2005. Adverse drug reactions to nonsteroidal anti-inflammatory drugs，COX-2 inhibitors and paracetamol in a paediatric hospital. *Br J Clin Pharmacol*，59（6）：718-723

Tornio A，et al，2007. Stereoselective interaction between the CYP2C8 inhibitor gemfibrozil and racemic ibuprofen. *Eur J Clin Pharmacol*，63：463-469

Ushijima K，et al，2009. Cranberry juice suppressed the diclofenac metabolism by human liver microsomes，but not in ealthy human subjects. *Br J Clin Pharmacol*，68（2）：194-200

Vinetz JM，et al，2011. Chemotherapy of malaria. In：*Goodman & Gilman's The pharmacological basis of therapeutics*，*12th ed*. Brunton LL（editor），McGraw-Hill Co，Inc，New York：1384-1418

Yue ZH，et al，2014. Association between an excess risk of acute kidney injury and concomitant use of ibuprofen and acetaminophen in children，retrospective analysis of a spontaneous reporting system. *Eur J Clin Pharmacol*，70：479-482

第十九章　抗痛风药

［秋水仙碱－西咪替丁（甲氰咪胍）][2]
Colchicine－Cimetidine

要点　Grosser 等报道，同时应用秋水仙碱和西咪替丁，可使秋水仙碱半衰期延长，发生毒性的危险性增加（Grosser et al，2011）。

有关药物　根据提出的机制推测，同属 H$_2$ 受体拮抗剂的雷尼替丁与秋水仙碱不太可能发生类似相互影响，即使发生，也不会那么明显，因其与 CYP 的亲和力仅有西咪替丁的 10％。另外两种 H$_2$ 受体拮抗剂法莫替丁和尼扎替丁与秋水仙碱之间的类似相互影响不会发生，因为它们与 CYP 几无亲和力。

另外，秋水仙碱也是 P-糖蛋白的底物，故其他 P-糖蛋白底物或抑制剂的同时应用同样有可能导致秋水仙碱毒性的增强。

机制　尽管秋水仙碱在人体内的确切代谢途径尚不十分清楚，但体外研究表明，其氧化脱甲基涉及 CYP3A4。已知西咪替丁对多种 CYP 有抑制作用，其中包括 CYP3A4、CYP1A2、CYP2C9，及 CYP2D6。同时应用其他 CYP3A4 底物，也确有导致秋水仙碱半衰期延长、毒性增加的报道。因此认为，西咪替丁非竞争性抑制秋水仙碱经 CYP3A4 的代谢是该影响的机制。

建议　秋水仙碱治疗期间最好避免给予西咪替丁。如果必须应用 H$_2$ 受体拮抗剂，可选择法莫替丁或尼扎替丁。鉴于秋水仙碱的清除缓慢，因此在先前 2 周内曾经应用过 CYP3A4 抑制剂或 P-糖蛋白抑制剂的患者，必须适当下调秋水仙碱的剂量。

另外，有心、肝、肾或胃肠疾病的患者，如非必需，宁可选用非甾体抗炎药或糖皮质激素代替秋水仙碱。

［非布索坦（非布司他）－氢氧化铝][3]
Febuxostat－Aluminum Hydroxide

要点　有证据表明，同时应用氢氧化铝和新型非嘌呤类黄嘌呤氧化酶抑制剂非布索坦，后者的吸收延迟（接近 1 小时）。

Khosravan 等对健康受试者进行的两阶段交叉研究表明，同时应用含有氢氧化镁（800 mg）和氢氧化铝（900 mg）的复方抗酸药，可使非布索坦的 t_{max} 延长 1 小时（从 0.8 小时延长至 1.8 小时），平均 C_{max} 和 AUC 分别降低 32％和 15％（Khosravan et al，2007）。

Khosravan 等的研究也证明，胃内容物影响非布索坦的吸收，与空腹相比，饱腹（高脂饮食）可使非布索坦的 t_{max} 延迟 12~66 分钟，C_{max} 和 AUC 分别下降 38％~49％和 16％~19％。

有关药物　有报道表明，氢氧化镁（magnesium hydroxide）也可影响非布索坦的吸收，但影响的机制也许与氢氧化铝不尽相同。预料同样具有吸附作用的三硅酸镁可像氢氧化镁一样，对非布索坦的吸收发生类似影响。

机制　含铝、镁的抗酸药多有吸附作用，故有可能在胃内吸附同时应用的药物，从而阻碍其吸收。然而，这一影响往往导致同用药物的生物利用度降低，而不是吸收的延迟。鉴于铝离子对胃的平滑肌有松弛作用，故认为氢氧化铝抑制胃排空是使非布索坦吸收延迟的主要机制。

饱腹情况下非布索坦 C_{max} 和 AUC 的降低可能与非布索坦的吸收延迟从而导致总体生物利用度的轻微降低有关。

非布索坦广泛经由 CYP（包括 CYP1A2 和 CYP2C8/2C9）氧化代谢，其代谢也涉及 UGT（包括

UGT1A1/1A3/1A9 和 UGT2B7）的络合。体外研究表明，非布索坦与 CYP 抑制剂有可能发生相互影响，但迄今为止尚未见有人体内研究的报道。

建议　尽管抗酸药或胃内容物可延迟非布索坦的吸收，但未曾证明对非布索坦的降尿酸作用有明显影响，因此，非布索坦的应用无饮食限制，也无须刻意避免与抗酸药同服。然而，仍有人建议，如果必须同时应用非布索坦和氢氧化铝等含有铝、镁的抗酸药，明智的做法是，服用非布索坦后 2 小时再给抗酸药，或者给予抗酸药后 3 小时再给非布索坦。

[别嘌醇（别嘌呤醇）－美卡拉明（美加明）][2]
Allopurinol－Mecamylamine

要点　有证据表明，应用别嘌醇治疗痛风期间加用美卡拉明，别嘌醇的治疗作用减弱。

有关药物　由于该影响的机制尚不清楚，故难以确定其他神经节阻断药如六甲双铵（六烃季铵）、喷托铵（戊双吡铵，安血定）、潘必啶、樟磺咪芬（咪噻芬，阿方那特）等对别嘌醇的作用是否有类似影响。美卡拉明对其他治痛风药物（如丙磺舒、磺吡酮、苯溴马隆等）的疗效是否有类似影响也无证据。

机制　不清楚。

建议　别嘌醇治疗期间如果需要降压药（或进行控制性降压），最好应用其他药物代替美卡拉明。

[别嘌醇（别嘌呤醇）－丙磺舒（羧苯磺胺）][3]
Allopurinol－Probenecid

要点　同时应用别嘌醇和丙磺舒，可发生双向相互影响。一是别嘌醇的疗效减弱，二是丙磺舒的促尿酸排泄作用增强。

有关药物　可以预料，磺吡酮具有与丙磺舒相似的影响。

机制　别嘌醇和丙磺舒之间相互影响的确切机制尚不十分清楚，但可以肯定是多方面的：一是丙磺舒促进奥昔嘌醇（奥昔嘌醇是别嘌醇在体内代谢生成的主要活性成分，半衰期长达 18～30 小时，比其母体的 1～2 小时长得多）的清除，从而削弱别嘌醇对尿酸生成的总抑制作用，增加别嘌醇的需要量；二是别嘌醇抑制丙磺舒的代谢，延长其半衰期，结果导致丙磺舒促尿酸排泄作用的增强。

建议　对那些需最大限度减少尿酸产生且需最大限度增加尿酸排泄的情况（如先天性尿酸生成过多），两药联用可能有用，但别嘌醇的需要量可能增加。然而，该联用方案在肾功能受损的患者中应慎重，因有尿酸盐或尿酸盐前体物在肾形成结石的危险。所有应用这两种药物的患者，液体摄入量都应维持在每日 3 升左右。碱化尿液以促进尿酸经肾充分清除也许颇有助益。

[别嘌醇（别嘌呤醇）－氢氧化铝][2]
Allopurinol－Aluminum Hydroxide

要点　同时服用别嘌醇和氢氧化铝，前者的促尿酸排泄作用明显减弱。

有关药物　别嘌醇的作用是否受其他具有吸附作用的抗酸药（如氢氧化镁、三硅酸镁等）之影响，尚未见报道。

机制　可能与氢氧化铝在肠道中吸附别嘌醇，从而减少其吸收有关。

建议　根据相互影响的机制推测，两者分服可避免或削弱此种相互影响。临床实践证明，在给氢氧化铝后 3 小时再服用别嘌醇较为适宜。别嘌醇与其他抗酸药同用时，最好也遵循此原则。

[别嘌醇（别嘌呤醇）－氢氯噻嗪（双氢克尿噻）][2]
Allopurinol－Hydrochlorothiazide

要点　据报道，合用别嘌醇与氢氯噻嗪，可发生过敏性脉管炎。

　　有关药物　别嘌醇与其他噻嗪类利尿剂（甲氯噻嗪、苄氟噻嗪、三氯噻嗪等）同用时，过敏反应的发生率也可增加，特别是原有肾功能不全的患者。

　　机制　确切机制尚不明确。

　　建议　就目前可得到的资料尚难确立此种相互影响，因为发生该相互影响的多数患者同时存在肾衰竭，且别嘌醇单用也可导致过敏反应。但鉴于氢氯噻嗪等噻嗪类利尿药也像袢利尿剂一样，可引起高尿酸血症，削弱别嘌醇的抗尿酸作用（见［丙磺舒（羧苯磺胺）-呋塞米（速尿，呋喃苯胺酸，利尿磺胺）]），故两药的合用应尽可能避免，特别是有肾功能不全存在时。

［别嘌醇（别嘌呤醇）-他莫西芬（三苯氧胺）][3]
Allopurinol－Tamoxifen

　　要点　个案报道表明，他莫西芬可增强别嘌醇的肝毒性。

　　机制　不清楚。

　　建议　此相互影响的普遍临床意义尚不清楚。在获取进一步的临床资料前，两者的合用无须避免，但应监测合用后的效应，并定期检查肝功能。

［丙磺舒（羧苯磺胺）-阿司匹林（乙酰水杨酸）][2]
Probenecid－Aspirin

　　要点　阿司匹林和丙磺舒单用时，都有促进尿酸排泄的作用；但当两者合用时，其排尿酸作用不是相加，而是互相拮抗。

　　有关药物　有证据表明阿司匹林与磺吡酮之间及丙磺舒与其他水杨酸类之间可发生类似相互影响（参见［磺吡酮（硫吡酮，苯磺唑酮）-阿司匹林（乙酰水杨酸）]）。

　　机制　这一影响可能起因于①两者竞争血浆蛋白的结合部位；②阿司匹林及其水解产物水杨酸阻断丙磺舒对肾小管重吸收尿酸的抑制作用。

　　建议　小剂量阿司匹林（以及小剂量水杨酸类）可抑制尿酸的排泄，大剂量时虽然可促进尿酸排泄，但有增加肾结石的危险，因此不能用于痛风的治疗（这与其他非甾类抗炎药如吲哚美辛、萘普生、舒林酸等不同）。正在接受丙磺舒或其他促尿酸排泄药以促进尿酸排泄的患者，建议避免给予阿司匹林或其他水杨酸类。

［丙磺舒（羧苯磺胺）-氢氯噻嗪（双氢克尿噻）][2]
Probenecid－Hydrochlorothiazide

　　要点　有报道说，丙磺舒可削弱氢氯噻嗪的利尿作用（但也有使其作用增强的报道），氢氯噻嗪则能升高血尿酸浓度，削弱丙磺舒的促尿酸排泄作用。

　　有关药物　已经证明氯噻嗪与丙磺舒之间可发生类似相互影响。苄氟噻嗪及甲氯噻嗪导致血尿酸潴留，预料可拮抗丙磺舒的促尿酸排泄作用。其他噻嗪类利尿剂（如环戊噻嗪、三氯噻嗪、泊利噻嗪等）与丙磺舒是否可发生类似相互影响，尚有待验证。

　　袢利尿剂布美他尼、依他尼酸、呋塞米，噻嗪类有关利尿剂氯噻酮、喹乙宗、美托拉宗，留钾利尿剂氨苯蝶啶，及抗利尿噻嗪类二氮嗪等，都可增加尿酸浓度，预料与丙磺舒同用时也会影响丙磺舒的促尿酸排泄作用。

　　鉴于呋塞米和布美他尼等高效能利尿药（袢利尿剂）必须在到达小管腔后才能发挥利尿作用，而丙磺舒阻断呋塞米和布美他尼等在近曲小管的分泌，故理论上应能削弱高效能利尿药的利尿作用（同属高效能利尿药的托拉塞米也许例外，因其本身不含羧基，不经有机酸分泌系统分泌）。然而，有报道说，同时应用丙磺舒后，呋塞米和布美他尼的利尿作用并无始终如一的改变（既有削弱、无改变，也有增强的报道）。可见丙磺舒对高效能利尿药利尿作用的影响不能单纯用竞争性抑制分泌加以解释（也参见［丙磺舒-呋塞米]）（Reilly et al，2011）。

机制 包括氢氯噻嗪在内的噻嗪类利尿剂属于磺酰胺类的有机酸，需经有机酸分泌系统分泌进入近曲小管而发挥作用。丙磺舒阻断氢氯噻嗪在近曲小管的分泌，从而削弱氢氯噻嗪的利尿作用。然而，与此同时，氢氯噻嗪的清除减慢，血浓度升高，作用时间延长。另外，噻嗪类利尿剂的蛋白结合率存在明显差异，而这种差异左右着滤过的程度。可见，氢氯噻嗪利尿作用的改变是上述影响的综合结果。

起因于噻嗪类的高尿酸血症，归于肾内尿酸分泌的竞争性抑制，或归于血流再分布间接导致的肾小管重吸收增加。由于丙磺舒通过阻断尿酸在近曲小管的重吸收而发挥作用，因此噻嗪类利尿剂可削弱丙磺舒的促尿酸排泄作用。

建议 氢氯噻嗪与丙磺舒同用时，通常仅引起血尿酸浓度的轻度升高，因此，更为频繁地测定血尿酸浓度实无必要。但是，如果行得通的话，开始同用两药时，应先获得基础尿酸血浓度值。如果血尿酸浓度高于基础值，应考虑增加丙磺舒的剂量。同样，如果氢氯噻嗪的利尿作用发生改变，应考虑到可能由丙磺舒引起，必要时适当调整氢氯噻嗪的剂量。

[丙磺舒（羧苯磺胺）－呋塞米（速尿，呋喃苯胺酸，利尿磺胺）][1]
Probenecid－Furosemide

要点 同时应用丙磺舒和呋塞米，可呈双向性相互影响，表现为前者的促进尿酸排泄作用减弱，后者的量反应曲线右移，但以对前者的影响较为明显而恒定（Reilly et al，2011）。

对给予呋塞米（40 mg/d）的患者进行的研究发现，加用丙磺舒（0.5 g 每日 2 次）3 天后，尿钠排出量减少近 40%（从 56.7 mmol/d 降至 35.9 mmol/d）。另有一些研究表明，呋塞米的利尿作用既有增强，也有减弱。

有关药物 根据相互影响的机制推测，预料其他袢利尿剂如依他尼酸（利尿酸）、布美他尼（丁苯氧酸）、吡咯他尼（苯氧吡酸）等，噻嗪类利尿剂（氢氯噻嗪、三氯噻嗪、氢氟噻嗪等），噻嗪类有关利尿剂如氯噻酮、喹乙宗（喹噻酮）、美托拉宗（甲苯喹唑酮）等，与丙磺舒之间可发生类似相互影响。但高效能利尿药托拉塞米与丙磺舒之间的类似相互影响也许不会发生，因托拉塞米本身不含羧基，不经有机酸分泌系统分泌。

根据药理作用以及排泄途径的类似性推测，预料呋塞米与其他促尿酸排泄药如磺吡酮（苯磺唑酮）、苯溴马隆、阿扎丙宗（阿扎丙酮，阿帕松）等之间可发生类似相互影响。

机制 丙磺舒竞争性抑制尿酸经肾小管的重吸收，从而促进其排泄，是其可用来治疗痛风的机制。呋塞米的利尿作用使血容量降低，细胞外液浓缩，导致尿酸在近曲小管的重吸收增加；另外，呋塞米还可与尿酸在近曲小管竞争有机酸分泌系统，从而抑制尿酸的分泌。显然，呋塞米对尿酸这两方面的影响部分抵消了丙磺舒的促尿酸排泄作用，是使丙磺舒作用减弱的原因。

高效能利尿药必须到达小管腔后才能发挥利尿作用，而大部分高效能利尿药至小管腔的转运是经肾小管的有机酸分泌系统完成的。呋塞米和丙磺舒同属有机酸，在该处的分泌可被丙磺舒抑制，使到达小管腔内的呋塞米减少，利尿作用减弱。

同用丙磺舒期间，呋塞米的利尿作用何以会增强，目前尚无令人满意的解释。

已证明呋塞米可削弱别嘌醇对痛风患者的疗效，但其对别嘌醇疗效削弱的机制与其影响丙磺舒促尿酸排泄作用的机制不同。尿酸由次黄嘌呤及黄嘌呤通过黄嘌呤氧化酶催化生成，别嘌醇也受该酶催化，生成别黄嘌呤。生成的别黄嘌呤及别嘌醇本身对黄嘌呤氧化酶皆有抑制作用，最终阻碍尿酸的生成，从而发挥抗尿酸作用。这一作用可因同时应用呋塞米等利尿药而减弱。

建议 避免将呋塞米等袢利尿剂或噻嗪类利尿剂与丙磺舒等促尿酸排泄药同时应用，与别嘌醇的同用也应避免。在应用丙磺舒等促尿酸排泄药治疗痛风或高尿酸血症期间，如果需要应用利尿剂，可考虑用低效能的氨苯蝶啶或螺内酯代替。

应用丙磺舒期间，呋塞米的利尿作用减弱，故需要量可能增加。但两药同用的复杂性在于，呋塞米利尿作用的减弱可能伴随自身血浓度的升高，欲通过增加剂量以达同等程度的利尿作用，将会导致血浓度的进一步升高（也见［呋塞米－青霉素］）。鉴于托拉塞米不经有机酸分泌系统分泌，故其利尿作用不受丙磺舒的影响，因此在应用丙磺舒期间可考虑用其代替呋塞米。

［苯溴马隆－阿司匹林（乙酰水杨酸）］[2]
Benzbromarone－Aspirin

要点　同时应用苯溴马隆和阿司匹林，前者的促尿酸排泄作用减弱。

有关药物　根据相互影响的机制推测，所有水杨酸类解热镇痛消炎药如水杨酰水杨酸（双水杨酯）、二氟尼柳（氟苯水杨酸，双氟尼酸）、水杨酸胆碱等都可与苯溴马隆发生类似相互影响。

已证明阿司匹林可与促尿酸排泄药丙磺舒或磺吡酮发生相互影响，但相互影响的机制也许不完全相同（也见［丙磺舒（羧苯磺胺）－阿司匹林（乙酰水杨酸）］以及［磺吡酮（硫吡酮，苯磺唑酮）－阿司匹林（乙酰水杨酸）］）。

阿司匹林与其他促尿酸排泄药的相互影响见［磺吡酮（硫吡酮，苯磺唑酮）－阿司匹林（乙酰水杨酸）］。

另外，有报道说磺吡酮可拮抗苯溴马隆的促尿酸排泄作用，但与丙磺舒的促尿酸排泄作用相加。

机制　阿司匹林阻断苯溴马隆对肾小管重吸收尿酸的抑制作用。

建议　低剂量阿司匹林本身可抑制尿酸的排泄，从而部分抵消苯溴马隆的促尿酸排泄作用。较大剂量时，虽然有明显的促尿酸排泄作用，但同时也抑制苯溴马隆的促尿酸排泄作用；因此，总的排尿酸作用不一定增强，反而有增加肾结石的危险。因此，苯溴马隆与阿司匹林的合用应予避免。应用阿司匹林治疗期间如果需要给予抗痛风药，可考虑选用别嘌醇代替苯溴马隆。

［苯溴马隆－磺吡酮（硫氧唑酮，苯磺唑酮，苯磺保泰松）］[2]
Benzbromarone－Sulfinpyrazone

要点　同时应用苯溴马隆和磺吡酮，前者的促尿酸排泄作用减弱。该影响的确切机制还不清楚。

建议　虽然两者的同时应用未见有尿酸盐潴留的报道，但也肯定不会发生相加或协同性促尿酸排泄作用，因此没有联用的价值。

已经证明别嘌醇－苯溴马隆的复方制剂在降低血尿酸水平方面比之各药单用更有效，故各药单用效果不佳的话，可采用别嘌醇－苯溴马隆复方制剂或联用这两种药物。

［苯溴马隆－吡嗪酰胺（异烟酰胺）］[2]
Benzbromarone－Pyrazinamide

要点　同时应用苯溴马隆和吡嗪酰胺，可削弱苯溴马隆的促尿酸排泄作用。

有关药物　根据相互影响的机制推测，预料吡嗪酰胺与其他促尿酸排泄药（如丙磺舒、磺吡酮等）之间可发生类似相互影响。

同时应用吡嗪酰胺，别嘌醇的治疗作用也减弱，但其对抗别嘌醇治疗作用的机制与其对抗苯溴马隆促尿酸排泄作用的机制不同（也见［丙磺舒（羧苯磺胺）－呋塞米（速尿，呋喃苯胺酸，利尿磺胺）］）。

机制　吡嗪酰胺的单羧酸代谢物是一种有机阴离子，可强烈刺激尿酸的再摄取，从而减少尿酸的排泄；几乎所有应用该药的患者都可发生高尿酸血症，并有可能导致痛风的急性发作。它的这一作用可削弱或抵消苯溴马隆的促尿酸排泄作用（Gumbo，2011）。

建议　正在应用苯溴马隆治疗痛风的病人，应尽可能避免给予吡嗪酰胺。如果必须同时应用，可能需要加大苯溴马隆的剂量。但加大苯溴马隆的剂量除可导致副作用的增加外，是否可抵消吡嗪酰胺对尿酸排泄的抑制，尚有待进一步证实。故两者同用期间，应注意观察有无苯溴马隆促尿酸排泄作用的减弱。如有发生，最好停用吡嗪酰胺，并据情采取其他措施（Grosser et al，2011）。

［磺吡酮（硫氧唑酮，苯磺唑酮，苯磺保泰松）－阿司匹林（乙酰水杨酸）］[2]
Sulfinpyrazone－Aspirin（Acetylsalicylic Acid）

要点　阿司匹林拮抗磺吡酮的排尿酸作用。大剂量阿司匹林可明显抑制或取消磺吡酮引起的尿酸排泄。磺吡酮也可抑制大剂量阿司匹林后的尿酸尿。

虽然磺吡酮像阿司匹林一样具有抗血小板作用，但关于这方面的作用未曾发现两者之间存在任何明显的拮抗或协同性相互影响。然而，一项研究表明，阿司匹林明显增加磺吡酮的血浆清除率，这提示同用期间磺吡酮的抗血小板作用可能减弱。

有关药物　已证明水杨酸钠与磺吡酮发生类似相互影响。可以预料，其他水杨酸类（水杨酸胆碱、二氟尼柳、双水杨酯等）亦可与磺吡酮发生相互影响。

有充分证据表明，阿司匹林可削弱苯溴马隆的促尿酸排泄作用（见［苯溴马隆－阿司匹林（乙酰水杨酸）］）。

保泰松的结构与磺吡酮有关，已证明它可阻断大剂量阿司匹林的促尿酸排泄作用，反之亦然。

已证明阿司匹林（3 g/d）减弱丙磺舒的促尿酸排泄作用。丙磺舒也可减少阿司匹林的排泄而使水杨酸血浓度升高。

阿扎丙宗（阿扎丙酮，阿帕松）也有促进尿酸排泄的作用，与阿司匹林之间是否会发生类似相互影响，尚未见有研究报道。

机制　磺吡酮和水杨酸类竞争血浆蛋白的共同结合部位。另外，水杨酸类阻断磺吡酮对肾小管重吸收尿酸的抑制作用，从而引起尿酸潴留。已证明阿司匹林增强保泰松与血清白蛋白的结合，因此可阻碍其到达作用部位。

建议　正在接受磺吡酮以促进尿酸排泄的患者，应避免应用阿司匹林和其他水杨酸类，特别应避免大剂量应用。

［磺吡酮（硫氧唑酮，苯磺唑酮，苯磺保泰松）－丙磺舒（羧苯磺胺）］[4]
Sulfinpyrazone－Probenecid

要点　同时应用磺吡酮和丙磺舒，与各药单用相比，可使尿酸分泌增加。然而，对照研究表明，磺吡酮的肾清除率降低，促尿酸排泄作用无改变。

有关药物　尚无证据表明丙磺舒和保泰松或羟布宗之间是否会发生类似相互影响。

机制　对这两种现象的解释是：两者都抑制尿酸的重吸收，故促尿酸排泄作用相加，但与此同时，两者向肾小管中的分泌互相抑制，使进入肾小管中作用部位的药物减少，作用减弱。因此，促尿酸排泄的最终结果取决于两种作用的综合影响。在大多数情况下可见两者促尿酸排泄的作用相加。

建议　有关此种相互影响的资料还不是结论性的，因此，无须采取特殊措施。但是，因为两药合用无多大益处，故避免同用也许为明智之举。

［磺吡酮（硫氧唑酮，苯磺唑酮，苯磺保泰松）－烟酸］[3]
Sulfinpyrazone－Niacin

要点　有一报道表明，同时应用磺吡酮和烟酸，前者的促尿酸排泄作用减弱。

有关药物　虽然证据尚缺乏，但可以预料，烟酸和丙磺舒之间亦可发生类似相互影响。

机制　已知烟酸可升高尿酸水平，促发痛风的发作。但是，该影响究竟是起因于烟酸升高血尿酸的副作用部分抵消了磺吡酮的促尿酸排泄作用，还是因为烟酸干扰了磺吡酮的作用机制，目前还不了解。

建议　两药同用时，应注意磺吡酮的促尿酸排泄作用有无改变。如有减弱，最好停用烟酸。

（于广明　崔庆新）

主要参考文献

Grosser T，et al，2011. Anti-inflammatory，anttipyretic，and analgesic agents；pharmacotherapy of gout. In：*Goodman & Gilman's The pharmacological basis of therapeutics*，*12th ed*. Brunton LL（editor），McGraw-Hill Co，Inc，New York：959-1004

Gumbo T，2011. Chemotherapy of tuberculosis，*Mycobacterium avium* complex disease，and leprosy. In：*Goodman & Gilman's The pharmacological basis of therapeutics*，*12th ed*. Brunton LL（editor），McGraw-Hill Co，Inc，New York：1549-1570

Khosravan R，et al，2007. Effect of food or antacid on pharmacokinetics and pharmacodynamics of febuxostat in healthy subjects. *Br J Clin Pharmacol*，65（3）：355-363

Reilly RF，et al，2011. Regulation of renal function and vascular volume. In：*Goodman & Gilman's The pharmacological basis of therapeutics*，*12th ed*. Brunton LL（editor），McGraw-Hill Co，Inc，New York：671-719

第六篇　影响血液及造血系统的药物

第二十章　影响凝血功能的药物

第一节　抗凝血药

[肝素－异常球蛋白血症][2]
Heparin－Abnormal Globulinemia

要点　肝素可与异常球蛋白形成复合物，沉积于组织中，可对人体造成严重危害。

有关药物　肝素类似物替地肝素和依诺肝素等是否有类似影响，尚不清楚。

建议　异常球蛋白血症患者，准备应用肝素时，首先应进行体外试验。如无复合物形成，方可给予肝素治疗，否则，应禁用肝素。

[肝素－硝酸甘油][2]
Heparin－Nitroglycerin

要点　部分研究表明，静脉注射硝酸甘油可削弱肝素的抗凝作用，欲达满意的抗凝效果，需增加肝素的用量。但也有两者同用对肝素抗凝作用无影响的报道。

有关药物　其他肝素类似物（如依诺肝素、替地肝素等）与硝酸甘油之间是否可发生类似相互影响，尚无证据。

机制　不清楚。

建议　为什么报道的结果不一致，原因尚不清楚。但无论如何，两者合用时应密切观察肝素抗凝作用的变化，必要时适当增加肝素的用量。合用期间如果停用硝酸甘油，肝素的用量需相应减少。

[肝素－阿司匹林（乙酰水杨酸）][1]
Heparin－Aspirin（Acetylsalicylic Acid）

要点　联用肝素和阿司匹林，可致严重出血。联用时的出血危险比单用肝素时增加近 2 倍。

有关药物　根据药理作用推测，依诺肝素、替地肝素、达肝素、弗希肝素、洛吉肝素等低分子量肝素可与阿司匹林发生类似相互影响。肝素与其他水杨酸类（胆碱水杨酸、水杨酸钠、双水杨酯等）的相互影响尚未见报道。一般认为，乙酰基团是血小板功能改变的主要原因，而其他水杨酸类不含有这种成分，因此，不太可能与肝素发生类似相互影响。

机制　肝素和阿司匹林都可延长出血时间。肝素还可使阿司匹林所致的出血时间延长得到强化。阿司匹林可致胃肠出血，抑制血小板聚集。

建议　由于低剂量肝素和阿司匹林联用可有效预防术后血栓栓塞，因此，两者低剂量联用是可行的。但在联用期间，应密切观察患者有无出血。肝素化的患者如果需要解热镇痛药，应该选用对乙酰氨基酚，而不应给予阿司匹林。

[肝素－丙磺舒（羧苯磺胺）][3]
Heparin－Probenecid

要点 有证据表明，同时应用丙磺舒，可增强肝素的抗凝作用，并有可能导致出血。

有关药物 其他肝素类似物（如依诺肝素、替地肝素等）与丙磺舒之间以及其他促尿酸排泄药（如磺吡酮、苯溴马隆等）与肝素之间是否可发生类似相互影响，尚未见报道。

机制 不清楚。

建议 就目前可得到的资料看，尚无充分理由避免两者同用，但同用期间应注意出凝血时间的监测。如发生相互影响而导致肝素抗凝作用过强或出血，通常单纯停用肝素即可。一般情况下，肝素的抗凝作用于停用后数小时消失。

如果出血非常严重，甚或危及生命，静脉给予硫酸鱼精蛋白（protamine sulfate）可迅速逆转。但在应用鱼精蛋白时应考虑到它自身也可与血小板、纤维蛋白原，及其他血浆蛋白发生相互影响，从而有可能导致抗凝作用。因此，鱼精蛋白的用量以能刚刚中和体内的肝素为准。这个剂量相当于每 100 U 肝素 1 mg 鱼精蛋白静脉注入（10 分钟内注入量不得超过 50 mg）。

需要注意的是，鱼精蛋白仅与长链的肝素分子结合（临床上所用的肝素，即普通肝素，如肝素钠和肝素钙，主要由所谓的长链分子组成），因此，对低分子量肝素（LMWH，平均分子量 4000～6000，体外抗 IIa/ Xa 活性比值为 1：2.2）的抗凝作用只能部分的逆转。LMWH 中的长链肝素分子是抗 IIa 的成分，鱼精蛋白可完全逆转其作用，而其中的短链肝素分子是抗 Xa 的成分，鱼精蛋白仅能部分取消其作用。诸如磺达肝素（fondaparinux）等主要由超短分子组成的肝素（平均分子量 3600～5000 或以下，体外抗 IIa/ Xa 活性比值为 1：4 或以下）和鱼精蛋白很少或无结合，故鱼精蛋白对其抗凝作用很小或无影响（Weitz，2011）。

[肝素－依他尼酸（利尿酸）][3]
Heparin－Ethacrynic Acid

要点 同时应用肝素和依他尼酸，容易导致胃肠道出血，依他尼酸静脉注射时尤易发生。

有关药物 已证明同属袢利尿药的呋塞米长期应用可导致胃及十二指肠溃疡，吡咯他尼有溶解纤维蛋白作用及抗血小板作用，预料与肝素之间可发生类似相互影响。其他袢利尿药（如布美他尼、托拉塞米、阿佐塞米等）与肝素之间是否会发生类似相互影响，尚未见报道。

根据药理作用的类似性推测，其他肝素类制剂，如低分子量肝素替地肝素（tedelparin）、依诺肝素（enoxaparin）、亭扎肝素（tinzaparin）等，与依他尼酸可发生类似相互影响。

机制 可能起因于两者抗凝作用的相加。

建议 就目前可得到的资料看，两者的同用无须避免，但于同用期间应注意观察有无出血倾向。必要时调整肝素的剂量。

[肝素－泼尼松（强的松，去氢可的松）][3]
Heparin－Prednisone

要点 有证据表明，同时应用肝素和泼尼松可增加胃肠出血倾向。

有关药物 根据相互影响的机制推测，肝素与其他糖皮质激素如可的松、泼尼松龙、地塞米松、甲泼尼龙等之间，以及泼尼松与其他肝素类制剂如替地肝素（tedelparin）、依诺肝素（enoxaparin）、亭扎肝素（tinzaparin）等之间，可发生类似相互影响。

机制 糖皮质激素促进胃酸和胃蛋白酶分泌，尚可损害血管内皮的完整性，这些作用增加肝素所致胃肠出血的危险。

建议 可行的话，尽可能避免两者同时应用。如果同用不可避免，于同用期间应经常测定凝血时间或凝血酶原时间，观察有无出血征，并根据结果调整肝素用量。

[肝素－口服避孕药]²
Heparin－Oral Contraceptive Agents（Oral contraceptives）

要点 在采用口服避孕药期间给予肝素，肝素的抗凝作用减弱。但根据雌激素的作用推测，也可能出现相反的结果（Levin et al，2011）。

有关药物 根据该影响的机制推测，其他雌激素制剂（雌二醇、炔雌醇、炔雌醚等）与肝素之间以及口服避孕药与其他肝素类制剂（替地肝素、依诺肝素、亭扎肝素等）之间，可发生类似相互影响。

口服避孕药与香豆素类口服抗凝剂之间的相互影响见［双香豆素－口服避孕药］。

机制 已知口服避孕药中所含的雌激素可使Ⅱ、Ⅶ、Ⅹ等凝血因子浓度增加，这也许是肝素抗凝作用减弱的原因（有关细节也参见［双香豆素－口服避孕药］）。

建议 正在应用口服避孕药避孕期间，肝素的需要量可能增加。如果需要长期应用肝素，改口服避孕为器具避孕是切实可行的方法。

[肝素－羧苄西林（羧苄青霉素）]²
Heparin－Carbenicillin

要点 羧苄西林和其他青霉素可延长出血时间。因此，理论上可增强肝素的作用。尿毒症患者应用肝素处理进行血液透析时，必须考虑到此种相互影响，因为这种患者血小板功能是异常的。羧苄西林和其他青霉素对出血时间的延长可能与剂量有关。

有关药物 据报道，青霉素 G、磺苄西林、氨苄西林，及甲氧西林（甲氧苯青霉素）对出血时间有类似影响。根据化学结构推测，其他青霉素类（替卡西林、双氯西林等）也会改变血小板功能，并与肝素发生相互影响。羧苄西林与替地肝素、依诺肝素、香豆素类口服抗凝剂（双香豆素、醋硝香豆素、华法林等），及茚满二酮衍生物（苯茚二酮、茴茚二酮等）之间的相互影响虽未见报道，但理论上也有可能发生。

机制 两者的抗凝作用相加。

建议 由于青霉素类只有在高剂量时才对出凝血功能有影响，因此与肝素同用时，适当减少二者的剂量即可。有人建议，当肌酐清除率低于 10 ml/min 时，羧苄青霉素的剂量不得超过 4 g/d。同用期间，需经常检查凝血功能，观察是否有出血倾向。如果发生出血，可用鱼精蛋白对抗羧苄西林的抗凝作用，而无损于它的杀菌活性（参见［肝素－丙磺舒（羧苯磺胺）］）。

[肝素－右旋糖酐]²
Heparin－Dextran

要点 研究表明，右旋糖酐 70 或 75 与肝素联用时，出血发生率明显高于各药单用。但是，右旋糖酐 40 与肝素联用时，无什么不良相互影响。

有关药物 根据相互影响的机制推测，替地肝素和依诺肝素等肝素类似物与右旋糖酐有可能发生类似相互影响。

机制 相互影响的机制比较复杂，涉及凝血过程的多个环节。人体研究表明，肝素和右旋糖酐可发挥协同作用，从而延长凝血时间，降低血凝块的强度。肝素加速抗凝血酶Ⅲ失活凝血酶、因子 Ⅹa 和其他凝血因子的速度。右旋糖酐对止血过程有多种影响，如降低血液黏滞度，稀释血液，改变细胞的悬浮稳定性，防止红细胞凝集，削弱血小板功能，妨碍纤维蛋白原向纤维蛋白的转化。肝素和右旋糖酐竞争性抑制前列腺素 E，增加人血小板腺苷酸环化酶的活性，拮抗前列腺素 E 的抗聚集作用。

建议 虽然右旋糖酐 40 与肝素同用是可行的，但在联用前及联用期间，应进行凝血酶原时间、活化凝血酶原时间等的测定。右旋糖酐 75 或 70 与肝素联用时，应在密切观察下进行。有研究指出，右旋糖酐 70 或 75 的不良反应发生率高于右旋糖酐 40，但不易引起红细胞凝集；然究竟哪种制剂为优，目前尚难定论。

低分子量肝素，如依诺肝素、替地肝素、达肝素（dalteparin）、弗希肝素（fraxiparin）、洛吉肝素（logiparin）、亭扎肝素（tinzaparin）、阿地肝素（ardeparin）、那曲肝素（那屈肝素；nadroparin）、瑞维肝素（reviparin）等，虽然组成与肝素有明显不同，但不良反应以及用药注意事项与肝素无明显差别，只是这些肝素类似物对体外凝血试验的影响轻微，故无须进行常规监测。终末期肾衰竭的患者例外，因为在这样的患者中低分子量肝素的半衰期有可能延长，因此也许需要进行抗因子 Xa 测定。

［奈沙加群－华法林］[2]
Napsagatran－Warfarin

要点　Faaij 等的研究表明，同时应用华法林对选择性凝血酶抑制剂奈沙加群的药动学参数无明显影响。然而，与奈沙加群单用相比，同时应用华法林使奈沙加群的 APTT（活化部分凝血活酶时间）和 PT（血浆凝血酶原时间）明显延长，以 APTT 校正计算，$AUEC_{0\sim48h}$（$0\sim48$ h 效应－时间曲线下面积）增加 45%（95%CI：28%～65%）；以 PT 校正计算，$AUEC_{0\sim48h}$增加 438%（95%CI：272%～678%）（Faaij et al，2001）。

有关药物　根据相互影响的机制推测，同属凝血酶抑制剂的阿加曲班（argatroban）与华法林之间可发生类似相互影响。

机制　华法林阻断维生素 K 环氧化物转变为氢醌型，从而妨碍凝血因子 II、VII、IX、X 的 γ-羧化（这一过程需要氢醌型维生素 K 的参与），致使不能形成具有活性的凝血因子，从而发挥抗凝作用。奈沙加群通过直接抑制凝血酶发挥作用。可见，两者之间的这一影响纯属药效学的相互影响。然而，根据目前可得到的资料，尚难推断是两者抗凝作用的相加还是协同。

建议　临床实践中应该考虑到这种相互影响。该研究的作者根据他们的研究结果建议，正在应用奈沙加群等直接凝血酶抑制剂治疗的患者，在向口服抗凝剂治疗的转换期间，不能单纯采用 PT 这一参数监测口服抗凝剂的作用。

［双香豆素－哌甲酯（哌醋甲酯，利他灵）］[3]
Dicumarol－Methylphenidate

要点　对 4 名给予双香豆素的正常受试者进行的研究表明，同时应用哌甲酯 3～5 天后，双香豆素的半衰期大约延长一倍。然而，对 12 名健康志愿者进行的一项双盲研究，未能证实哌甲酯对双香豆素的半衰期及其降低凝血酶原的作用有任何影响。

有关药物　因为结果不一致，且证据缺乏，故很难确定哌甲酯和其他香豆素类口服抗凝剂（苯丙香豆素、醋硝香豆素、华法林等）或茚满二酮衍生物（苯茚二酮和茴茚二酮等）之间及双香豆素和其他间接作用拟交感胺（苯丙胺、甲苯丁胺、苯双甲吗啉等）之间是否会发生类似相互影响。

机制　有人认为哌甲酯可抑制肝脏对双香豆素的代谢。

建议　无须避免同时应用这两种药物。然而，认识到有可能发生相互影响，并经常测定凝血酶原水平是明智的。

［双香豆素－苯妥英（大仑丁，二苯乙内酰脲）］[2]
Dicumarol－Phenytoin

要点　同时服用双香豆素和苯妥英，可致苯妥英的半衰期明显延长，血浓度明显升高。双香豆素的血浓度降低，抗凝作用减弱。然而，苯妥英对抗凝剂的影响随所用抗凝剂的不同而不同。也见［华法林－苯妥英］。

有关药物　据报道，华法林使两名患者产生苯妥英中毒，华法林的抗凝作用也增强。另有报道表明，苯妥英对华法林的影响呈双相反应；最初 6 天，患者对华法林的敏感性增强，然后下降至低于苯妥英治疗前的水平。据报道，苯丙香豆素可损害苯妥英钠的代谢，而苯茚二酮对其代谢无影响。

根据药理作用推测，其他乙内酰脲类抗癫痫药如甲妥英（美芬妥英，3-甲基苯乙妥因）和乙妥英（乙基苯妥英）可与双香豆素发生类似相互影响。卡马西平可促进华法林的代谢，从而削弱其抗凝作用。

机制 双香豆素可损害肝对苯妥英的羟化，从而导致其半衰期延长和蓄积中毒。以往曾经认为，苯妥英诱导代谢双香豆素的肝酶系统，损害代谢华法林的肝酶系统，因此能降低双香豆素的血浓度，削弱其抗凝作用，而增加华法林的血浓度，使其抗凝作用增强。苯妥英单用时，可使某些患者的凝血酶原时间延长。卡马西平可诱导代谢华法林的肝酶系统。

由于双香豆素、华法林，苯妥英都与蛋白质高度结合，故可互相竞争蛋白质结合部位，使游离苯妥英和抗凝剂的血浓度升高。但这种相互影响的临床意义还不清楚。

建议 双香豆素（或华法林）与苯妥英同用时，治疗最初 4 周内，苯妥英的半衰期延长，血浓度增加。假如产生苯妥英中毒的症状和体征（如眼球震颤、步态不稳、肌张力降低、嗜睡等），即应测定苯妥英血浓度，并据情对苯妥英的剂量适当调整。抗凝剂的需要量可能增加。停用苯妥英或卡马西平后，抗凝作用有可能随之改变（约在停用上述两药后 3 周出现），故应重新确定抗凝剂的剂量。

［双香豆素－苯巴比妥（鲁米那）］[1]
Dicumarol－Phenobarbital

要点 同时应用双香豆素和苯巴比妥，双香豆素的抗凝作用减弱。

有关药物 已证明苯巴比妥可削弱华法林的抗凝作用（见［华法林－苯巴比妥］）。根据相互影响的机制推测，预料苯巴比妥与其他口服抗凝剂（如香豆素类的醋硝香豆素、环香豆素、双香豆乙酯，及茚满二酮衍生物苯茚二酮和茴茚二酮等）之间以及其他巴比妥类镇静催眠药（戊巴比妥、异戊巴比妥、仲丁巴比妥等）与双香豆素之间可发生类似相互影响，但尚有待进一步证实。

机制 苯巴比妥是很强的肝药酶诱导剂，可增加肝药酶活性，使双香豆素代谢加速，从而削弱其抗凝作用。巴比妥类还可增加凝血因子的合成，减少双香豆素自肠道的吸收（但对华法林的吸收无影响）。

建议 差不多所有同时应用双香豆素和苯巴比妥的患者都可发生上述相互影响，故最好避免两者同用。必须同用时，双香豆素的剂量需适当增加。停用苯巴比妥后，应严密观察患者对抗凝剂的反应，考虑是否需要减少抗凝剂的剂量。

同样，苯巴比妥可削弱华法林的抗凝作用，因此，需要增加华法林的剂量，才能维持适当的抗凝作用。但在停用苯巴比妥后，华法林的剂量必须相应减少，以免作用过强。

［双香豆素－氟地西泮］[1]
Dicumarol－Fludiazepam

要点 已证明，氟地西泮可削弱双香豆素的抗凝作用。

有关药物 有证据表明，氟地西泮也可削弱华法林及醋硝香豆素的抗凝作用。预料氟地西泮与所有口服抗凝剂（如香豆素类的双香豆乙酯、环香豆素，及茚满二酮衍生物苯茚二酮和茴茚二酮等）可发生类似相互影响。

其他苯二氮䓬类镇静催眠药（地西泮、氟西泮、氯氮䓬等）与双香豆素或其他口服抗凝剂之间是否会发生类似相互影响，尚不清楚。

机制 可能起因于氟地西泮对肝药酶的诱导作用。

建议 该相互影响已充分证实，故最好避免两药同时应用。必须同用时，双香豆素的剂量应酌情增加。停用氟地西泮后，应密切观察患者对抗凝剂的反应，并考虑是否需要减少抗凝剂的剂量。

[双香豆素－氟吡汀][2]
Dicumarol－Flupirtine

要点　有报道说，氟吡汀可增强双香豆素的抗凝作用。

有关药物　氟吡汀是一种非阿片非甾体类镇痛药，没有与其相关的药物。有证据表明氟吡汀也可增强其他香豆素类口服抗凝剂（华法林、苯丙香豆素、醋硝香豆素等）的抗凝作用。

机制　不清楚。

建议　口服抗凝剂治疗期间，如果需要镇痛药，可用与抗凝剂无相互影响的镇痛药代替氟吡汀。如欲应用氟吡汀，于同用期间注意观察，抗凝剂的剂量也许需要减少。

[双香豆素－别嘌醇（别嘌呤醇）][2]
Dicoumarol－Allopurinol

要点　曾有 6 名健康受试者同时接受了双香豆素和别嘌醇。结果表明，双香豆素的半衰期延长。对 3 名受试者进行的另一项研究表明，仅 1 例出现双香豆素半衰期延长。

有关药物　有充分证据表明，别嘌醇也干扰肝对华法林的失活，导致华法林作用增强，凝血酶原时间明显延长。两名正在应用苯丙香豆素的患者应用别嘌醇之后突然发生出血。根据相互影响的机制推测，别嘌醇与其他香豆素类口服抗凝剂（如醋硝香豆素）及茚满二酮衍生物（如苯茚二酮和茴茚二酮等）也可发生类似影响，但尚有待实验研究证实。

机制　别嘌醇抑制肝对双香豆素（以及华法林）的代谢，从而延长其半衰期。但是，此种相互作用似乎存在着广泛的个体差异。

建议　相互影响确实存在，但有明显的个体差异。无论如何，两药同用时建议经常进行凝血酶原活性监测，必要时适当下调口服抗凝剂的剂量。

[双香豆素－辛可芬][2]
Dicumarol－Cinchophen

要点　辛可芬明显增强双香豆素的抗凝作用。有两者合用发生出血的报道。

有关药物　有证据表明，辛可芬也可增强双香豆素乙酯及苯茚二酮的抗凝作用。根据相互影响的机制推测，辛可芬与其他口服抗凝剂（如华法林、醋硝香豆素、茴茚二酮等）可发生类似相互影响，但尚有待证实。

机制　辛可芬像双香豆素一样，可抑制肝凝血酶原的合成，该作用与双香豆素抑制凝血酶原合成的作用相加。

建议　正在应用口服抗凝剂的患者不应给予辛可芬。应了解辛可芬停用后其降凝血酶原作用仍可持续一段时间。如果两者必须合用，应监测凝血酶原时间，并据情适当减少抗凝剂的剂量。

[双香豆素－抗酸药][3]
Dicoumarol－Antiacids

要点　有迹象表明，同时应用抗酸药可使双香豆素等香豆素类口服抗凝剂的吸收减少，抗凝作用减弱。

有关药物　预料具有直接作用的所有抗酸药（如碳酸钙、氢氧化铝、氢氧化镁等）都可与双香豆素及其他香豆素类口服抗凝剂发生类似相互影响。

机制　抗酸药产生的碱性环境使离子化的香豆素类口服抗凝剂增加，从而减少吸收，是该影响的机制。但胃液 pH 的改变对华法林的影响较小。

建议　这种影响一般不会引起临床问题，故通常情况下无须顾虑。

［双香豆素－奥美拉唑（渥米哌唑）］[2]
Dicoumarol－Omeprazole

要点　同时应用双香豆素和奥美拉唑，前者半衰期可延长，血浓度升高，并有可能导致出血。

有关药物　根据提出的机制推测，预料双香豆素与其他"质子泵抑制剂"（如兰索拉唑、泮托拉唑、埃索美拉唑等）之间，以及奥美拉唑与其他香豆素类口服抗凝剂（如苯丙香豆素、双香豆素乙酯、醋硝香豆素等）或茚满二酮衍生物（苯茚二酮、茴茚二酮等）之间，可发生类似相互影响。华法林与奥美拉唑之间（有关细节参见［华法林（苄丙酮香豆素钠）－奥美拉唑（渥米哌唑）］），及苯丙香豆素（phenprocoumon）与奥美拉唑或埃索美拉唑之间的类似相互影响已经证实（Verhoef et al，2012）。

机制　已知奥美拉唑是 CYP2C19 和 CYP3A4 的底物，同时对 CYP2C19 有抑制作用（在目前可得到的质子泵抑制剂中仅有奥美拉唑对 CYP2C19 有抑制作用），对 CYP1A2 有诱导作用。双香豆素的代谢涉及 CYP2C9、CYP2C19、CYP3A4，及 CYP1A2，因此认为，该影响可能起因于奥美拉唑对上述 CYP 诱导和抑制作用的综合结果。

建议　该相互影响的发生率还不清楚，但肯定并不是所有患者都发生。虽然如此，两者同用期间仍需注意观察双香豆素抗凝作用有无改变，必要时减少抗凝剂的剂量，以免血浓度过高导致的出血。

［双香豆素－苯乙双胍（苯乙福明，降糖灵）］[2]
Dicoumarol－Phenformin

要点　在应用双香豆素治疗期间给予苯乙双胍，前者血浓度升高，抗凝作用可增强。

有关药物　根据相互影响的机制推测，预料其他香豆素类口服抗凝剂（如双香豆素乙酯、苯丙香豆素、醋硝香豆素等）与苯乙双胍之间可发生类似相互影响；而双香豆素与另一双胍类口服降糖药甲福明之间的类似相互影响则不太可能发生，因为后者主要以原型经肾排泄，对肝药酶无抑制作用。

机制　据说苯乙双胍抑制负责双香豆素代谢的肝药酶，从而减慢双香豆素的代谢。

建议　该相互影响已确立，建议尽可能避免两者合用。如需合用，双香豆素的剂量应适当减少，以免血浓度过高导致出血。另外，鉴于甲福明与双香豆素可能无类似相互影响，故也可考虑用其代替苯乙双胍。

［双香豆素－泼尼松（强的松，去氢可的松）］[2]
Dicumarol－Prednisone

要点　泼尼松既可增强、也可削弱双香豆素类口服抗凝剂的抗凝作用。这些药物同用引起的出血已有报道。另外，两类药物合用诱发胃溃疡并大量出血的可能性增加。

有关药物　促皮质素可增强茚满二酮类口服抗凝剂苯茚二酮的作用。曾有一例接受泼尼松的患者，对香豆素类口服抗凝剂华法林的敏感性增加。根据药理作用推测，其他口服抗凝剂（如香豆素类的苯丙香豆素、醋硝香豆素等，茚满二酮类的茴茚二酮、溴茚二酮等）也可与糖皮质激素或促皮质素发生类似相互影响。资料表明，可的松与双香豆素之间可发生相互影响。可以预料，其他皮质类固醇（氢化可的松、倍他米松、地塞米松等）与双香豆素之间也可发生类似相互影响。

机制　泼尼松影响口服抗凝剂作用的确切机制还不清楚。已证明糖皮质激素使红细胞及血红蛋白的含量增加，大剂量时可升高血小板的数量，并使纤维蛋白原浓度升高，增加血液凝固性，缩短凝血时间，这些作用的综合结果可能是减弱抗凝剂作用的原因。另外，促皮质素和糖皮质激素可损害血管的完整性，有诱发溃疡并大出血的副作用，两者共同作用，是胃肠出血可能性增加的原因。最后，已证明糖皮质激素（例如地塞米松和甲泼尼龙）经由 CYP3A4 代谢，华法林的代谢也有

CYP3A4 的参与，因此认为，糖皮质激素与华法林同用时抗凝作用的增强可能部分起因于前者对后者代谢的竞争性抑制。

建议 鉴于两者合用期间相互影响的后果较为复杂，且难以预料，因此建议应用口服抗凝剂治疗的患者应尽可能避免给予糖皮质激素，因为试图通过剂量的调整以避免该相互影响所带来的不良后果是困难的。如果必须同时应用，应经常测定凝血时间和（或）凝血酶原时间，密切观察有无出血征，并根据观察测定的结果随时准备对抗凝剂的剂量进行调整。

［双香豆素－口服避孕药］[2]
Dicumarol－Oral Contraceptive Agents（Oral contraceptives）

要点 有研究表明，同时应用口服避孕药和双香豆素，可使 75% 的受试者对抗凝剂的反应减弱，但双香豆素半衰期无改变。然而，对同时接受口服避孕药和醋硝香豆素的 12 名女性患者的观察表明，其抗凝作用增强。

有关药物 根据雌激素类的作用推测，所有雌激素类，包括雌二醇（estradiol）、苯甲酸雌二醇、炔雌醇、雌三醇、尼尔雌醇、己烯雌酚（diethylstilbestrol）等，都可与双香豆素发生类似相互影响；同样，诸如主要阻止纤维蛋白形成的硫酸黏多糖类的肝素（heparin）、促进纤维蛋白溶解的链激酶（streptokinase）、抑制凝血因子生成的香豆素类的华法林（warfarin），及茚满二酮衍生物苯茚二酮（phenindione）等抗凝剂，其作用也都可受口服避孕药（或各种雌激素）的影响。然而，影响的结果和方向可因个体以及所用药物和（或）剂量的不同而有所不同。

机制 虽然该影响的确切机制尚难推断，但影响确实存在（尽管影响的结果明显不同）。已知雌激素通过影响凝血系统中的多个代谢通路从而影响凝血过程。系统性影响包括肝血浆蛋白生成的改变，例如导致凝血因子 II、VII、IX、X，及 XII 的轻微增加，并使抗凝因子蛋白 C 和 S 以及抗凝血酶 III（ATIII）降低。纤维蛋白溶解通路也受其影响。对用雌激素或雌激素联合孕激素治疗的妇女进行的系列研究表明，在纤溶酶原－激活子抑制物-1（PAI-1）水平下降的同时伴有纤维蛋白溶解的增加（Levin et al，2011）。雌激素（包括口服避孕药中所含有的雌激素）也可引起水钠潴留，从而稀释血浆，导致同用药物和凝血因子浓度降低，有可能使抗凝作用减弱；另外，雌激素和包括双香豆素在内的香豆素类口服抗凝剂有共同的氧化代谢途径（两者都涉及 CYP1A2 和 CYP3A4），故也有可能在该水平上发生竞争。可见，口服避孕药中所含雌激素对双香豆素等抗凝剂抗凝作用的影响，是其上述作用的综合结果。

建议 如上所述，雌激素既可增强凝血过程，也可刺激纤维蛋白溶解通路，这两种相反作用的失衡本身即可导致不良反应。鉴于有证据表明含有雌激素的口服避孕药（或其他雌激素制剂）可改变抗凝剂（特别是口服抗凝剂）的反应，故两者同用时，抗凝剂（包括肝素、华法林或双香豆素等）的剂量有可能需要根据情况适当调整。

［双香豆素－氯霉素］[2]
Dicumarol－Chloramphenicol

要点 氯霉素可增强双香豆素的抗凝作用。据报道，两药同时应用的 4 名患者双香豆素半衰期平均延长约 2 倍。

有关药物 根据药理作用推测，氯霉素对其他香豆素类口服抗凝剂（苯丙香豆素、醋硝香豆素、华法林等）及茚满二酮衍生物（苯茚二酮和茴茚二酮等）也可发生类似影响。

机制 氯霉素抑制肝的 CYP，从而阻碍双香豆素、华法林等香豆素类口服抗凝剂的代谢。另外，氯霉素也有可能降低维生素 K 的利用度，从而增强抗凝剂的活性。还有人认为，氯霉素阻碍凝血酶原生成。最后，氯霉素抑制肠道菌群，使肠道菌群维生素 K 的合成减少，也可能是原因之一。

建议 已有因未能识别此种影响而导致严重毒性和死亡的报道，因此建议尽可能避免同时应用氯霉素和双香豆素（或华法林）。如需同用，应经常测定凝血酶原水平，仔细观察有无血尿、黑便、青紫等双香豆素过量的体征。

［双香豆素－乙胺嗪（海群生，益群生）][2]
Dicumarol－Diethylcarbamazine

要点　同时应用双香豆素和抗丝虫病药乙胺嗪，前者的抗凝作用减弱。

有关药物　根据相互影响的机制推测，乙胺嗪与其他香豆素类口服抗凝剂（华法林、醋硝香豆素、环香豆素等）之间有可能发生类似相互影响，但尚有待证实。

机制　乙胺嗪诱导肝药酶从而促进双香豆素的代谢。

建议　如果必须同时应用，应于同用期间监测凝血酶原时间，必要时适当增加双香豆素的用量，但停用乙胺嗪后双香豆素的剂量需要重新调整。

［双香豆素－四氯化碳][4]
Dicumarol－Carbon Tetrachloride

要点　1名长期服用双香豆素的患者，意外服用 0.1 ml 四氯化碳后，次日凝血酶原时间延长；停用双香豆素后，明显的低凝血酶原血症仍持续 5 天之久。

有关药物　根据相互影响的机制推测，四氯化碳与其他口服抗凝剂（华法林、醋硝香豆素、苯茚二酮等）之间有可能发生类似相互影响，但尚未见有报道。

机制　双香豆素抗凝作用的改变是四氯化碳对肝毒性的结果。

建议　四氯化碳曾一度作为驱肠虫药应用，现已不用于此目的，但作为工业溶剂和去污剂仍有应用。理论上，接触四氯化碳的个体，因四氯化碳的吸入，有可能导致抗凝剂作用的增强，但尚未见有文献记载。

［醋硝香豆素（新抗凝）－氟比洛芬][2]
Acenocoumarol－Flurbiprofen

要点　长期使用醋硝香豆素（13～41 mg/周）的 2 名患者，在给予氟比洛芬（150～300 mg/d）后发生血肿、血尿，及黑便，凝血时间明显延长（其中 1 例在给予氟比洛芬前为 158 秒，给药后延长至 13 分钟 30 秒）。吲哚美辛与华法林之间的相互影响说法不一。

有关药物　醋硝香豆素与其他丙酸类的非甾类抗炎药，如布洛芬（异丁苯丙酸，异丁洛芬）、萘普生（甲氧萘丙酸，消痛灵）、非诺洛芬（苯氧布洛芬，苯氧苯丙酸）、酮洛芬（优洛芬）等之间，及氟比洛芬与其他香豆素类口服抗凝剂（双香豆素、环香豆素、华法林等）之间是否会发生类似相互影响，尚未见报道。但是，鉴于已有证据表明华法林与布洛芬及非诺洛芬（见［华法林（苄丙酮香豆素钠）－布洛芬（异丁苯丙酸，异丁洛芬）］）之间可发生类似相互影响，预料所有香豆素类口服抗凝剂与所有丙酸类的非甾类抗炎药之间皆有可能发生类似相互影响。

香豆素类口服抗凝剂与其他非甾类抗炎药之间的相互影响见［华法林－吲哚美辛］［华法林－舒林酸］［华法林－保泰松］［华法林－甲芬那酸］等有关条目。

机制　已证明氟比洛芬置换与血浆蛋白结合的醋硝香豆素。是否还涉及其他机制目前尚不清楚。

建议　就现有的资料看，该相互影响比较明显，但是否是个别现象，尚难断定。无论如何这种相互影响的短暂后果应引起重视。在醋硝香豆素维持治疗期间加用氟比洛芬之初，应仔细进行凝血功能的检查，醋硝香豆素的剂量也许需要适当减少，停用氟比洛芬后，醋硝香豆素的剂量应调整至维持治疗期间的水平。

［醋硝香豆素（新抗凝）－乳果糖（半乳糖果糖苷）][2]
Acenocoumarol－Lactulose

要点　Visser 等在 1124 名患者中观察了几种轻泻剂与香豆素类口服抗凝剂醋硝香豆素和苯丙香

豆醇（苯丙羟基香豆素）之间的相互影响，结果发现仅有乳果糖明显增加口服抗凝剂抗凝作用的危险（Visser et al，2003）。

有关药物　长期口服石蜡可干扰维生素 K 的吸收，导致维生素 K 缺乏以及 INR 的增加。然而，有多项研究未曾证实与石蜡存在此种关系。原因可能有二，一是确实无相关，二是研究中石蜡的应用时间过短。

机制　轻泻剂（包括乳果糖）缩短肠道的转运时间，预料可减少口服抗凝剂以及维生素 K 的吸收。如果对维生素 K 吸收的损害大于对香豆素类吸收的损害，那就有可能导致抗凝作用过强。对国际标准化比值（INR）的这种影响有可能或多或少适用于所有轻泻剂。除此之外，给予乳果糖后，结肠 pH 会降至 7.4 以下，理论上可导致结肠中维生素 K_1 和 K_2 的吸收增加。乳果糖治疗的第一个月发现有保护作用，证实了这一推测。然而，长期应用后，似乎启动了另一机制。当然，这个所谓的另一机制纯属推测，但生物学上似乎最有说服力的是乳果糖对负责产生维生素 K_2 的肠道菌群有影响。据报道，应用乳果糖后，产生维生素 K_2 的细菌数量减少。在测试的轻泻剂中之所以仅有乳果糖存在明显增强抗凝作用的危险，作者认为是其他轻泻剂用量过少的缘故。上述结果也可外推到华法林。

建议　考虑到乳果糖应用广泛（特别是老年人），故认识这一相互影响很重要。正在应用口服抗凝剂治疗的患者如需应用轻泻剂治疗便秘（或处理其他情况），应考虑到这种相互影响的可能性，并应经常测定凝血时间。口服抗凝治疗的患者，轻泻剂的长期应用应予以避免。

[醋硝香豆素（新抗凝）－阿莫罗芬（罗噻尼尔）][2]
Acenocoumarol－Amorolfine

要点　Morales-Molina 等报道，2 例正在应用醋硝香豆素治疗的女性患者（分别为 60 岁和 71 岁；第 1 例患有高血压病、高脂血症，及 2 型糖尿病，除采用这些疾病的治疗药物外，因人工主动脉瓣膜置换一直用醋硝香豆素治疗；第 2 名患者患有膀胱过度活动、高血压病、房颤，及帕金森病，除采用这些疾病的治疗药物外，像第 1 名患者一样，因主动脉瓣和二尖瓣瓣膜置换也一直采用醋硝香豆素治疗），因甲真菌病（灰指甲）局部应用 5% 的阿莫罗芬甲油（每 2 周 1 次）治疗后，国际标准化比值（INR）明显升高（第 1 例于应用 2 次后的第 30 天其 INR 从正常范围的 2.5～3.5 升至 7.7，2 周后再次应用，其 INR 又升高至 5.9；第 2 例于应用 1 次后的第 15 天从 2.5～3.5 升至 5.7），但未见有出血发生；停用阿莫罗芬后 1 周内，INR 恢复正常（Morales-Molina et al，2012）。

有关药物　局部应用阿莫罗芬甲油对其他香豆素类口服抗凝剂（如华法林、苯丙香豆素）的抗凝作用是否会产生类似影响，尚未见报道。

机制　以往认为，局部应用的阿莫罗芬全身吸收很少，但实际上可有高达 10% 被吸收，不过影响吸收的因素较多。吸收后的阿莫罗芬何以会对醋硝香豆素的抗凝作用发生影响，以致引起 INR 明显升高，确切机制目前还不清楚。阿莫罗芬和醋硝香豆素都有广泛的蛋白结合，而且阿莫罗芬与蛋白的结合比较牢固，因此阿莫罗芬置换醋硝香豆素，使其游离血浓度升高，可能是后者作用增强的原因之一。

建议　阿莫罗芬是一种合成的吗啉衍生物，作为局部抗真菌药，对酵母菌、表皮真菌，及霉菌感染有效，故临床上与其他药物同用的情况经常遇到。然而，因局部应用阿莫罗芬而与其他药物发生药物相互影响的报道不多。Morales-Molina 等的病例报道表明，局部应用的阿莫罗芬确有可能增强醋硝香豆素的抗凝作用。这种影响有可能增加香豆素类口服抗凝剂出血并发症的危险。因此，在获得进一步的临床资料前，正在应用香豆素类治疗的患者，即使局部应用抗真菌药，也应密切监测，尤其是老年人。

[醋硝香豆素（新抗凝）－环吡酮胺（环己吡酮乙醇胺，环吡司）][2]
Acenocoumarol－Ciclopirox

要点　Morales-Molina 等报道，2 例正在应用醋硝香豆素治疗的房颤患者（分别为 69 岁和 77 岁；其中 1 例患有高血压病、缺血性心脏病、血脂异常，及胰岛素依赖型糖尿病，另一例患有高血压病、抑郁，及心力衰竭），第 1 例因罹患甲真菌病，第 2 例因患腋窝皮炎分别采用 8％的环吡酮胺甲油（每日 1 次）和 1％的环吡酮胺乳膏（每日 2 次）治疗。结果，第 1 例于应用环吡酮胺 10 天后 INR 从正常的 2.5 增加至 4.8，且伴有直肠出血，第 2 例则于用药后的第 23 天，INR 从正常的 2～3 增加至 6.7（Morales-Molina et al，2013）。

有关药物 局部应用环吡酮胺对其他香豆素类口服抗凝剂（如华法林、苯丙香豆素）的抗凝作用是否会产生类似影响，尚未见报道。

有报道表明，同属局部应用的抗真菌药阿莫罗芬对醋硝香豆素的抗凝作用可产生类似影响（参见［醋硝香豆素（新抗凝）－阿莫罗芬（罗噻尼尔）］）。

机制 局部应用环吡酮胺何以会对醋硝香豆素的抗凝作用产生明显影响，确切机制尚不清楚。环吡酮胺局部应用后有高达 5％被吸收，吸收后的环吡酮胺在人体内的代谢主要由肝的 UGT 负责，在 UGT 的作用下与葡糖醛酸络合后经肾排泄，但这一环节与其对醋硝香豆素抗凝作用的影响可能无关，因醋硝香豆素的体内过程不涉及 UGT。有人认为，环吡酮胺和醋硝香豆素都有广泛的蛋白结合（可达 94％），故前者对后者蛋白结合的置换可能是该影响的原因之一。另外，环吡酮胺在 CYP2C9 水平上的抑制性影响也不能排除。

建议 环吡酮胺是一种合成的羟基吡啶类抗真菌药，与 3 价金属阳离子有高度亲和力，可能通过抑制负责真菌细胞内过氧化物降解的金属依赖性酶而发挥作用。

尽管报道仅是零星的，但该影响确实存在。Morales-Molina 等的病例报道表明，这种影响有可能增加香豆素类口服抗凝剂出血并发症的危险。建议在获得进一步的临床资料前，正在应用醋硝香豆素（或其他香豆素类）治疗的患者，即使局部应用抗真菌药，也应密切监测，尤其是老年人。有必要进行进一步研究。

［醋硝香豆素（新抗凝）－ *N*-（3-氯-1*H*-吲哚-7-基）-1,4-苯二磺酰胺］[2]
Acenocoumarol－Indisulam（E7070）

要点 正在接受口服抗凝剂醋硝香豆素长期治疗的 3 名患者，当其加用 indisulam（$700 \ mg/m^2$，1 小时内输入）后，发生出血和（或）凝血酶原时间延长（Desiree Van den Bongard et al，2004）。

有关药物 根据相互影响的机制以及代谢途径推测，其他香豆素类口服抗凝剂，如双香豆素、苯丙香豆素，及华法林等，与 indisulam 之间可发生类似相互影响。

机制 体外研究表明，indisulam 抑制多种 CYP，其中包括 CYP2C9/2C19、CYP2D6、CYP2E1，及 CYP3A4。醋硝香豆素像华法林一样，也是 S-和 R-型对映体的消旋混合物，但其在人体内的代谢途径和程度与华法林有所不同。S-型醋硝香豆素是发挥抗凝作用的主要成分，且完全经由 CYP2C9 代谢；R-型醋硝香豆素仅有 50％的代谢由 CYP2C9 负责，其余 50％分别经由 CYP2C19 和 CYP1A2 代谢（前者占 20％，后者占 30％）。与华法林不同的是，醋硝香豆素的代谢不涉及 CYP3A4（有关细节参见［华法林（苄丙酮香豆素钠）－胺碘酮（乙胺碘呋酮，安律酮）］项下的内容）。综上所述，认为 indisulam 与醋硝香豆素之间的相互影响可能主要起因于前者对醋硝香豆素经 CYP2C9 和 CYP2C19 代谢的非竞争性抑制，从而减少其清除有关。当然，前者对后者血浆蛋白结合的置换也有可能发生，但所起作用要小一些。

建议 口服抗凝剂广泛用于血栓栓塞性疾病的治疗和预防，它们的治疗范围窄，血浆蛋白结合广泛，因此与其他药物的相互影响屡有发生，例如，与心血管系统药物以及降胆固醇药物之间的相互影响。这些相互影响可导致低凝血酶原血症，也可引起高凝血酶原血症。

indisulam 是一种新型磺胺类抗癌药，可抑制癌细胞从 G_1 向 S 期的转变，在临床上的应用越来越广泛。正在接受香豆素类口服抗凝剂的患者，当开始应用 indisulam 治疗时，建议细心监测凝血酶原时间，注意肝素类抗凝剂抗凝作用的变化。

最后需要提及的一点是，醋硝香豆素与其他药物之间药效学的相互影响也许和华法林相同，即凡是与华法林发生药效学相互影响的药物，与醋硝香豆素之间也可发生；然而，与华法林可发生药动学相互影响的药物，对醋硝香豆素不一定有影响，例如，CYP3A4 诱导剂或抑制剂。

［醋硝香豆素（新抗凝）－其他药物］[2]
Acenocoumarol－Other Drugs

要点   Gschwind 等对 61 814 名住院者（平均年龄 74.2 岁）进行的一项大型回顾性分析研究表明，其中有 2439 例（占 4%）曾经应用过醋硝香豆素，在应用醋硝香豆素期间同时应用的药物包括957 种，其中 154 种药物被认为与醋硝香豆素之间存在可能的相互影响。

有关药物   Gschwind 等的分析研究表明，与醋硝香豆素发生相互影响可能性最大、频率最高的前 10 种药物分别是对乙酰氨基酚、阿司匹林、泼尼松、曲马多（tramadol）、头孢曲松（ceftriaxone）、氨氯地平（阿莫洛地平，络活喜；amlodipine）、氯吡格雷、普伐他汀（pravastatin）、环丙沙星，及胺碘酮。在这些相互影响中有 22% 是药动学的（在药动学的相互影响中，绝大部分起因于对 CYP 的抑制，但也有部分影响可能与对 CYP 的诱导作用有关，如卡马西平、苯妥英，及利福平），14% 是药效学的，9% 既涉及药动学的也涉及药效学的，其余 56% 的确切机制尚难以确定。在发生醋硝香豆素药物相互影响的个体中，有 378 例 INR≥6，涉及的药物有 74 种；29 种药物涉及药动学的相互影响，其中 97% 是 CYP2C9、CYP2C19 和（或）CYP1A2 的抑制剂，胺碘酮、丙戊酸，及唑类抗真菌药（益康唑和氟康唑）是这些 CYP 的主要抑制剂；8 种药物与药效学的相互影响有关，阿司匹林是这类药物的代表；6 种药物既涉及药动学的影响，也涉及药效学的影响，包括 SSRIs（选择性5-羟色胺再摄取抑制剂）、氯吡格雷，及布洛芬；其余 31 种药物对醋硝香豆素影响的机制尚难断定，这组药物主要包括抗生素类、对乙酰氨基酚、糖皮质激素类、他汀类，及左甲状腺素（Gschwind et al，2013）。

Gschwind 等根据他们的分析研究结果认为，有 28 种药物与醋硝香豆素发生相互影响的结果最严重（按每类影响从强到弱的顺序），包括①通过药动学机制发生影响的药物：胺碘酮（amiodarone）、埃索美拉唑（艾美拉唑；esomeprazole）、氟伐他汀（fluvastatin）、环丙沙星（ciprofloxacin）、奥美拉唑（omeprazole）、甲硝唑（灭滴灵；metronidazole）、辛伐他汀（simvastatin）、益康唑（econazole）、氟康唑（fluconazole）、丙戊酸（valproate）、伊马替尼（imatinib）、镇痛消炎药来氟米特（leflunomid）、咪康唑（miconazole）、泮托拉唑（pantoprazole）、伏立康唑（voriconazole）；②通过药效学机制发生影响的药物：依托度酸（etodolac）、酮咯酸（酮洛酸；ketorolac）、阿司匹林（乙酰水杨酸；aspirin，acetylsalicylic acid）、赖氨匹林（lysine acetylsalicylate）；③药动学和药效学机制兼有的药物：塞来考昔（塞来昔布；celecoxib）、氟伏沙明（fluvoxamine）、布洛芬（异丁苯丙酸；ibuprofen）、氯吡格雷（clopidogrel）、依他普仑（艾司西酞普兰；escitalopram）、双氯芬酸（双氯灭酸；diclofenac）；④影响机制尚不明确的药物：克拉霉素（甲红霉素；clarithromycin）、泼尼松（强的松；prednisone），及对乙酰氨基酚（醋氨酚，扑热息痛；paracetamol）。

机制   醋硝香豆素像华法林一样，也是 S-和 R-型对映体的消旋混合物，但其在人体内的代谢途径和程度与华法林有所不同。S-型醋硝香豆素是发挥抗凝作用的主要成分，且完全经由 CYP2C9 代谢；R-型醋硝香豆素有 50% 的代谢由 CYP2C9 负责，其余 50% 分别经由 CYP2C19 和 CYP1A2 代谢（前者占 20%，后者占 30%）。可见 CYP2C9 对醋硝香豆素代谢的贡献占比达 75%，CYP1A2 占15%，CYP2C19 仅占 10%。与华法林不同的是，醋硝香豆素的代谢不涉及 CYP3A4（有关细节参见［华法林（苄丙酮香豆素钠）－胺碘酮（乙胺碘呋酮，安律酮）］项下的内容）。

在上述所有药物中，胺碘酮对醋硝香豆素代谢的影响最明显，后果也最为严重，原因在于胺碘酮对 CYP2C9 有明显抑制作用，且其半衰期较长，甚至在胺碘酮停用数周后，其对醋硝香豆素代谢的影响依然存在。

建议   口服抗凝剂广泛用于血栓栓塞性疾病的治疗和预防，与其他药物的同用难以避免。作为临床医生，对相互影响可能导致严重后果的药物应有所了解，以便指导合理用药。醋硝香豆素（以及华法林等其他香豆素类口服抗凝剂）治疗期间，胺碘酮的应用最好予以避免。上述其他高危药物的同用也应谨慎。经常测定凝血酶原时间，监测 INR，是避免发生严重药物相互影响的可靠方法。

[华法林（苄丙酮香豆素钠)－妊娠][1]
Warfarin－Pregnancy

要点 怀孕期间用华法林进行抗凝治疗，可导致畸形（出生缺陷）和流产。怀孕最初 3 个月应用，可引起一种综合征，特点是鼻骨发育不良和骨骺点状钙化，而怀孕中、后 3 个月应用则可导致中枢神经系统发育异常。即使母亲的凝血酶原时间处于治疗范围，也有可能发生胎儿或新生儿出血以及死胎。因此，怀孕期间的任何时候应用华法林都不安全。

有关药物 根据该影响的机制推测，妊娠期间应用其他香豆素类口服抗凝剂，如双香豆素、双香豆素乙酯（新双香豆素）、醋硝香豆素（新抗凝）等，及茚满二酮衍生物苯茚二酮、茴茚二酮、溴茚二酮等，也可发生类似影响。

建议 孕期需要抗凝的话，以往曾经采用的做法是，在妊娠初 3 个月皮下注射肝素（最初住院进行，经一段时间后，可在门诊进行。大于 1000 U/d 的治疗量连续应用最好不要超过 3 个月），然后应用口服抗凝剂代替肝素（在口服抗凝期间，有人建议应用短效香豆素类的新抗凝。如果应用长效香豆素类口服抗凝剂，则补充维生素 K_1），分娩前 2～3 周重新住院，此期再用肝素代替口服抗凝剂。如果可能的话，于分娩前 24 小时停用，以便最大限度减少产后出血的危险。但是，目前这种方法不再提倡。

当前认为，需要进行抗凝治疗的患者如果怀孕，终止妊娠是最明智的。然而，对不乐意终止妊娠者，相对于华法林等口服抗凝剂而论，肝素、低分子量肝素（LMWH）或磺达肝素（fondaparinux）乃为孕期抗凝之首选，原因在于它们不跨过胎盘，不会导致胎儿畸形。与肝素相比，LMWH 或磺达肝素更适用于这种情况，因为它们不但仅需每日皮下注射一次即可，且血小板减少或骨质疏松等并发症也比肝素少见。

华法林等口服抗凝剂的其他禁忌证还有：哺乳期、败血症性心内膜炎、海绵窦败血性血栓形成、全血管炎、严重血小板减少、血友病、血小板减少性紫癜、严重脑动脉粥样硬化、颅内出血、活动性消化性溃疡、严重肝肾疾病、脑脊髓，及眼科手术等。活动性结核病、充血性心力衰竭、重度高血压、亚急性细菌性心内膜炎、慢性酒精中毒、月经过多、发热、恶病质等情况须慎用。

[华法林（苄丙酮香豆素钠)－HMR 1766][2]
Warfarin－Ataciguat

要点 Oberwittler 等对 16 名健康男性受试者（皆为 CYP2C9 野生型）进行的一项 2 阶段随机化双盲交叉安慰剂对照研究表明，稳态 HMR 1766 对单剂华法林（20 mg 口服）的药动学和药效学有明显影响。表现为 S-型华法林的 $AUC_{0～\infty}$ 增加（从对照的 33148 $\mu g \cdot h/L$ 增加至 106471 $\mu g \cdot h/L$），$t_{1/2}$ 延长（从 31.72 h 延长至 82.92 h）；S-型华法林的代谢物 7-羟基华法林的 $AUC_{0～\infty}$ 减少，其 C_{max} 也明显下降，t_{max} 显著延长；凝血酶原时间缩短，国际标准化比值（INR）增加。HMR 1766 对 R-型华法林的药动学无明显影响，HMR 1766 的药动学也无明显变化（Oberwittler et al, 2007)。

有关药物 其他香豆素类口服抗凝剂，如双香豆素、双香豆素乙酯（新双香豆素）、醋硝香豆素（新抗凝）等，及茚满二酮衍生物苯茚二酮、茴茚二酮、溴茚二酮等，与 HMR 1766 之间是否会发生类似相互影响，尚未见报道。

机制 华法林是 R-型（抗凝作用较弱）和 S-型（抗凝作用较强，是华法林抗凝作用的主要成分）对映体的消旋混合物，S-型华法林由 CYP2C9 转化为无活性的 7-羟基华法林，而 R-型的代谢转化主要由 CYP1A2 负责（虽然 R-型的代谢也有 CYP2C19 和 CYP3A4 的参与，但所起作用较小）。作者根据他们的研究结果推测，该影响主要起因于 HMR 1766 对 S-型华法林经 CYP2C9 代谢的抑制。

建议 HMR 1766 是一种不依赖于一氧化氮（NO）的可溶性鸟苷酸环化酶激活剂，临床上可用于心绞痛、充血性心力衰竭等心血管病的治疗。有关该药与其他药物之间相互影响的临床报道不多。Oberwittler 等的研究表明，HMR 1766 对华法林有明显影响，具有比较重要的临床意义。建议同用时密切观察，经常测定凝血酶原时间，并据情适当下调华法林的剂量。

鉴于 CYP2C9 基因型左右华法林初始剂量的确定以及与其他药物相互影响的程度，因此对患者进行基因分型，也许有助于指导合理用药（有关细节参见［华法林（苄丙酮香豆素钠）-胺碘酮（乙胺碘呋酮，安律酮）］）。

［华法林（苄丙酮香豆素钠）-奎尼丁］[2]
Warfarin－Quinidine

要点　奎尼丁可增强华法林的抗凝作用，抑制维生素 K 依赖的凝血因子生成，与华法林发挥协同作用。但也有研究认为华法林与奎尼丁联用时抗凝作用减弱，另有一些研究认为二者之间无明显相互影响。

有关药物　奎尼丁与双香豆素之间的相互影响各家报道不一。有的说可增强其抗凝作用，而另有一些人认为可削弱抗凝作用。其他口服抗凝剂（醋硝香豆素、苯丙香豆素、苯茚二酮等）与奎尼丁之间有可能发生上述类似相互影响。

有报道说，奎尼丁的结构类似物奎宁可增强华法林及其他口服抗凝剂的作用。

机制　奎尼丁增强华法林的抗凝作用与其能直接作用于酶系统、抑制维生素 K 依赖的凝血因子生成有关。也有人认为，奎尼丁可促进华法林与其受体结合，从而增强其抗凝作用。另外，抗凝作用较弱的 R 型华法林的代谢有 CYP2C19 和 CYP3A4 的参与，而奎尼丁是 CYP3A4 的底物，故认为奎尼丁竞争性抑制 CYP3A4 也可能是原因之一。

奎尼丁削弱华法林抗凝作用的原因，可能与将房颤转变为窦性心律后，使心输出量增加，增加了肝灌注，从而导致凝血酶原和其他凝血因子生成增加有关。

奎尼丁对 R 型华法林 10 位羟化的影响存在种属差异（Chen et al, 2004），因此不能将一种动物研究套用于另一种，同样也不能将动物研究套用于人。例如，在家兔体内奎尼丁对 R 型华法林 10 位的羟化有刺激作用，而在大鼠体内则为抑制作用，即在两个种属中的相互影响正好相反（家兔和大鼠催化 R 型华法林代谢的酶都是 CYP3A4）。

建议　两药最好避免同用。同用时需经常测定凝血酶原时间，观察有无华法林过量的迹象。选择一种与华法林无相互影响的抗心律失常药代替奎尼丁。

［华法林（苄丙酮香豆素钠）-丙吡胺（双异丙吡胺）][3]
Warfarin－Disopyramide

要点　丙吡胺可增强华法林的降凝血酶原作用。一名接受华法林、丙吡胺，及其他药物的患者，产生全身不适和低血压；停用丙吡胺后，先前稳定的凝血酶原时间缩短，从而需要渐增华法林的剂量。

有关药物　丙吡胺与其他香豆素类口服抗凝剂（双香豆素、苯丙香豆素、醋硝香豆素等）及茚满二酮衍生物（如苯茚二酮和茴茚二酮）之间是否会发生类似相互影响，尚缺乏证据。但如果机制涉及对相同代谢途径的竞争，预料类似相互影响有可能发生。

机制　相互影响的机制不清楚。目前公认的机制是丙吡胺和华法林竞争相同的肝代谢途径。

建议　当加用或停用丙吡胺时，需观察华法林的药理作用有无改变。

［华法林（苄丙酮香豆素钠）-普罗帕酮（心律平）][2]
Warfarin－Propafenone

要点　合用华法林和普罗帕酮，前者的抗凝作用可增强。

有关药物　有报道表明，苯丙香豆素的抗凝作用也会因合用普罗帕酮而增强。根据相互影响的机制推测，普罗帕酮对其他香豆素类口服抗凝剂（如双香豆素、双香豆素乙酯、醋硝香豆素等）可发生类似影响。普罗帕酮与另一类口服抗凝剂——茚满二酮衍生物（如苯茚二酮、茴茚二酮等）——之间是否会发生类似相互影响，还不清楚。

　　机制　已证明普罗帕酮在人体内的代谢途径有二：一是由 CYP2D6 介导的代谢，这一途径与华法林抗凝作用的增强无关，因为华法林的代谢不涉及 CYP2D6；二是经由 CYP1A2 和 CYP3A4 介导的 N 位脱烷基。鉴于 R 型华法林的代谢有 CYP1A2 和 CYP3A4 的参与，故认为华法林抗凝作用的增强可能起因于普罗帕酮对 R 型华法林代谢的竞争性抑制。

　　建议　应用华法林治疗期间，如需加用普罗帕酮的话，应注意监测凝血酶原时间，必要时减少华法林的剂量。停用普罗帕酮后，华法林的剂量需相应增加。其他口服抗凝剂与普罗帕酮合用时也应遵循该原则。

［华法林（苄丙酮香豆素钠）－胺碘酮（乙胺碘呋酮，安律酮）］[1]
Warfarin－Amiodarone

　　要点　用华法林治疗的 9 名患者，加用胺碘酮后，其中 5 例在 3～4 周内发生出血。为防止出血，华法林的剂量需在原基础上减少 30%。停用胺碘酮后，对华法林抗凝作用的影响仍持续长达 4 个月之久。其中 1 例加用胺碘酮后，两次因华法林的抗凝作用增强而发生危险。对动物和正常人进行的研究进一步证实了这两种药物之间的相互影响。

　　Edwin 等对 38 名应用华法林治疗的住院患者进行的对照研究表明，同时给予胺碘酮，与华法林单用相比，华法林的每日需要量减少，也有更多的患者 INR 大于 2。两者同用的早期即可见华法林药理作用的增强（Edwin et al，2010）。

　　有关药物　根据体内过程以及相互影响的机制推测，预料其他香豆素类口服抗凝剂（双香豆素、苯丙香豆素、醋硝香豆素等）及茚满二酮衍生物（苯茚二酮、茴茚二酮等）亦有可能与胺碘酮发生类似相互影响。

　　机制　已知胺碘酮是 CYP3A4 的底物，且本身及其在体内的活性代谢物脱乙基胺碘酮对多种 CYP 有抑制作用，其中包括 CYP1A2、CYP2C9，及 CYP3A4。华法林是 R 型（抗凝作用较弱）和 S 型（抗凝作用较强，是华法林抗凝作用的主要成分）对映体的消旋混合物，S 型华法林由 CYP2C9 转化为无活性的代谢物，而 R 型的代谢转化主要由 CYP1A2 负责（虽然 R 型的代谢也有 CYP2C19 和 CYP3A4 的参与，但所起作用较小）。因此，该影响主要与胺碘酮对华法林经 CYP2C9 代谢的非竞争性抑制有关（对 CYP1A2 和 CYP3A4 的非竞争性抑制也起一定作用）。另外，胺碘酮本身的代谢也有 CYP3A4 的参与，故对 R 型华法林的代谢也有竞争性抑制的成分。胺碘酮置换与血浆蛋白结合的华法林也可能是原因之一。

　　建议　作者建议尽可能避免两者同用。如必须同用，应经常测定凝血酶原时间及华法林血浓度，并据情对华法林的剂量适当调整。鉴于胺碘酮的半衰期长达数周到数月，因此，在停用胺碘酮后很长时间内仍可影响华法林或其他口服抗凝剂的作用，此点应引起临床医生注意。

　　注：华法林是 R 型和 S 型对映体的消旋混合物，前者作用较弱，抗凝作用主要依赖于后者（如上述）。因此，与华法林发生药动学相互影响的药物主要是由 CYP2C9 代谢或者对其有诱导或抑制作用的药物。目前已经证明可与华法林发生明显药动学相互影响的药物有数十类数百种，而且种类正在逐年增加。就华法林（或其他口服抗凝剂）而论，总的说来相互影响的结果不外是抗凝作用的增强或减弱，这两种情况都是危险的。

　　通过诱导肝药酶（特别是 CYP2C9）而促进代谢清除从而削弱华法林（或其他口服抗凝剂）抗凝作用的药物主要有苯巴比妥、苯妥英、卡马西平，及利福平等。

　　通过抑制 CYP2C9 从而抑制华法林（或其他口服抗凝剂）的代谢而增加出血危险的药物主要有抗心律失常药胺碘酮、唑类抗真菌药氟康唑和伏立康唑、H_2 受体拮抗剂西咪替丁、抗血小板药氯吡格雷（clopidogrel）和磺吡酮（硫氧唑酮）、复方磺胺甲噁唑（复方新诺明；SMZco）、双硫醒（戒酒硫）、抗抑郁药氟西汀和氟伏沙明、抗结核药异烟肼、甲硝唑（灭滴灵）、抗帕金森病药托卡朋（tolcapone），及抗哮喘药扎鲁司特（zafirlukast）。

　　根据华法林的代谢途径推测，CYP1A2、CYP2C19，及 CYP3A4 的诱导剂或抑制剂也可干扰华法林的抗凝作用，但通常是这些酶的强效诱导剂或抑制剂才能产生比较明显的影响。然而，鉴于华法林的安全范围狭窄,故这方面的影响也不能忽视。①影响 CYP1A2 的药物:如烟草中的某些成分、炭烤食物和十字花科蔬菜(内含诱导 CYP1A2 的成分)、甲基胆蒽、胰岛素、乙氧萘青霉素,及质子泵抑制剂奥美拉唑(参见[他克林(氨氯吡啶,四氢氨吖啶)—奥美拉唑(渥米哌唑,洛赛克)])等可通过诱导 CYP1A2 加速 R 型华法林的代谢,从而削弱其作用;胺碘酮、氟喹诺酮类的环丙沙星和培氟沙星、选择性 5-HT 再摄取抑制剂氟伏沙明、嘌呤类化合物呋拉茶碱(furafylline),及 β 受体阻断药咪拉地尔(mibefradil)等则可通过抑制 CYP1A2 阻碍 R 型华法林的代谢,从而增强其作用。②影响 CYP2C19 的药物:已经证明可通过诱导 CYP2C19 而削弱华法林抗凝作用的药物有巴比妥类(特别是苯巴比妥)、炔诺酮、利福平,及强的松等;通过抑制 CYP2C19 而增强华法林抗凝作用的药物有西咪替丁、苯丙氨酯、氟西汀、帕罗西汀、氟伏沙明、酮康唑、奥美拉唑,及吲哚美辛等。③影响 CYP3A4 的药物:通过诱导 CYP3A4 从而有可能加速华法林代谢而削弱其作用的药物包括巴比妥类(特别是苯巴比妥)、苯妥英、卡马西平、利福平、地塞米松、某些性激素、曲格列酮、奈韦拉平(然而,动物研究表明,同属非核苷类反转录酶抑制剂的依曲韦林可明显增强华法林的抗凝作用。有关细节参见[华法林(苄丙酮香豆素钠)—依曲韦林)])以及金丝桃等;通过抑制 CYP3A4 从而有可能阻碍华法林代谢而增强其作用的药物包括红霉素、克拉霉素、西咪替丁、胺碘酮、伊曲康唑、葡萄柚汁等。当然,作为上述 CYP 底物(也即本身经上述 CYP 代谢)的药物,也可与华法林发生相互影响,但这类影响属于单纯的竞争性抑制,相互影响的结果及方向主要取决于底物与 CYP 的亲和力(有关细节参见正文中的其他内容),这里不一一列举。

对华法林等口服抗凝剂作用的影响不仅仅局限于对肝药酶的诱导或抑制,蛋白结合部位的置换也可明显影响口服抗凝剂的作用,例如祥利尿剂和丙戊酸与华法林之间的相互影响即涉及这一因素。广谱抗生素影响肠道菌群,干扰维生素 K 的合成,可间接增强口服抗凝剂的作用(含有杂环侧链的头孢菌素类抗生素除可减少肠道菌群外,尚可抑制维生素 K 的循环利用)。另外,凡是影响口服抗凝剂摄取、涉及血流动力学稳定或纤维蛋白溶解的因素,及改变上皮完整性的各种情况,都可影响口服抗凝剂的作用。

一般说来,增强华法林抗凝作用的影响比削弱其抗凝作用的影响更为多见,也更为重要。在大多数情况下,华法林与其他药物之间的相互影响是单向的,即通常只表现为华法林抗凝作用的增强或减弱。

另外,已知人体对华法林反应的差别主要与两种基因多态性有关,一是 CYP2C9 基因多态性,再就是 VKORC1 (vitamin K epoxide reductase C1 subunit;维生素 K 环氧化物还原酶亚单位-1) 基因多态性,前者影响华法林的药动学,后者影响华法林的药效学。这两种基因的多态性在白种人(高加索人)、美国黑种人(非裔美国人),及黄种人(亚洲人)中的分布有所不同,因此对华法林的反应以及需要量也就存在差别。

CYP2C9 * 1/ * 1 基因型(野生型)在白种人、黑种人,及黄种人中发生的频率分别为 70%、90%,及 95%;CYP2C9 * 1/ * 2 基因型在白种人和黑种人中的发生频率分别为 17% 和 2%(以野生型华法林的剂量为标准,该型个体华法林的剂量应减少 22%);CYP2C9 * 1/ * 3 基因型在白种人、黑种人,及黄种人中的发生频率分别为 9%、3%,及 4%(以野生型华法林的剂量为标准,该型个体华法林的剂量应减少 34%);CYP2C9 * 2/ * 2 基因型在白种人中的发生频率为 2%(以野生型华法林的剂量为标准,该型个体华法林的剂量应减少 43%);CYP2C9 * 2/ * 3 基因型在白种人中的发生频率为 1%(以野生型华法林的剂量为标准,该型个体华法林的剂量应减少 53%);CYP2C9 * 3/ * 3 基因型在黄种人中的发生频率为 1%(以野生型华法林的剂量为标准,该型个体华法林的剂量应减少 76%)。

VKORC1 基因多态性比 CYP2C9 基因多态性更为常见,但在类型上仅有 3 型,即 VKORC1 非-A/非-A (纯合子)型、非-A/A (杂合子)型,及 A/A (纯合子)型。非-A/非-A 型在白种人、黑种人,及黄种人中的发生率分别为 37%、82%,及 7%;非-A/A 型在白种人、黑种人,及黄种人中的发生率分别为 45%、12%,及 30%(以非-A/非-A 型华法林的剂量为标准,该型个体华法林的剂量应减少 25%);A/A 型在白种人、黑种人,及黄种人中的发生率则分别为 18%、6%,及 63%(以非-A/非-A 型华法林的剂量为标准,该型个体华法林的剂量应减少 50%)。可见,我国人民

VKORC1 基因变异的发生率较高，因此，在华法林剂量方案的制订上应参照本国国情。

　　CYP2C9 以及 *VKORC1* 基因多态性与华法林和其他药物之间相互影响的程度可能有一定关联，也是开始华法林治疗时决定起始量的依据（有关细节也参见 *Goodman & Gilman's The pharmacological basis of therapeutics*，*12th ed*. Brunton LL，McGraw-Hill Co，Inc，New York，2011：849-876）。

　　建议正在应用华法林等口服抗凝剂治疗的患者，不应私自加用或停用任何药物，包括非处方药和食品添加剂。

［华法林（苄丙酮香豆素钠）－苯碘达隆（碘苯呋酮）］[2]
Warfarin－Benziodarone

　　要点　抗心绞痛药苯碘达隆增强华法林的抗凝作用。一研究表明，苯碘达隆 200 mg 每日 3 次应用时，欲维持同等程度的抗凝作用，华法林的剂量需减少 50%。

　　有关药物　已证明苯碘达隆与香豆素类的乙香豆素、苯丙香豆素、醋硝香豆素，及茚满二酮衍生物双茚酮之间可发生类似相互影响，而与香豆素类的双香豆素及茚满二酮类的苯茚二酮和氯茚二酮则无相互影响发生。由于报道结果不一致，故难以预料苯碘达隆与其他口服抗凝剂（如香豆素类的双香豆素乙酯、环双香豆素、库美香豆素等，及茚满二酮衍生物茴茚二酮、二苯茚酮、溴茚二酮等）之间是否会发生类似相互影响。

　　机制　不清楚。苯碘达隆本身对凝血因子 Ⅱ、Ⅶ、Ⅸ、Ⅹ 的活性无影响。

　　建议　华法林与苯碘达隆同用时，前者的剂量应适当减少。必要时可用与苯碘达隆无相互影响的抗凝剂（如双香豆素）代替华法林。

［华法林（苄丙酮香豆素钠）－吉非贝齐（吉非罗齐，诺衡）］[4]
Warfarin－Gemfibrozil

　　要点　Lilja 等对 10 名健康受试者进行的随机化交叉研究表明，治疗量（600 mg 每日 1 次）吉非贝齐连用 8 天，可使单剂华法林 S 型的 $AUC_{0\sim\infty}$ 减少 11%［从（19.9±5.2 mg）·h/L）减至（17.6±4.7 mg）·h/L，95%Cl：−3.7，−0.78；$P<0.01$］，而 R 型的 $AUC_{0\sim\infty}$ 减少 6%［从（31.3±7.5 mg）·h/L）减至（29.5±6.9 mg）·h/L，95%Cl：−3.3，−0.33；$P<0.05$］，但对华法林两种对映体的半衰期都无明显影响（Lilja et al，2005）。

　　有关药物　吉非贝齐与其他香豆素类口服抗凝剂之间，以及华法林与其他贝特类调脂药之间是否会发生类似相互影响，尚未见报道。

　　机制　吉非贝齐对其他药物的影响通常是使其血浓度增加，何以会导致华法林的 AUC 减少，很有些意外。目前的解释是，吉非贝齐置换与清蛋白结合的华法林（使游离型华法林血浓度短期升高，从而加速其代谢），或干扰华法林的吸收，是该影响的机制。

　　建议　目前可得到的资料表明，吉非贝齐对单剂华法林的药动学仅有轻微影响，但两者长期联用的影响尚难以定论。

［华法林（苄丙酮香豆素钠）－洛伐他汀（美降脂）］[2]
Warfarin－Lovastatin

　　要点　同时应用华法林和洛伐他汀，可发生药动学和药效学两方面的相互影响，前者表现为洛伐他汀肌病和横纹肌溶解的发生率增加（洛伐他汀单用时，肌病的发生率不到 0.01%。但与华法林合用时，发生率可达 4%），后者则表现为抗凝作用增强。

　　有关药物　根据相互影响的机制推测，其他他汀类与华法林之间可发生类似相互影响，其中阿托伐他汀（atorvastatin；阿伐他汀）和辛伐他汀（simvastatin）与华法林之间的相互影响已经证实（阿托伐他汀和辛伐他汀像洛伐他汀一样，也主要由 CYP3A4 代谢）。但 Herman 等的研究表明，辛伐他汀或洛伐他汀与华法林同用时，仅使 10-羟华法林的血浓度有所降低（$P=0.02$），其他参数无明显改变（Herman et al，2006）。氟伐他汀（fluvastatin）主要由 CYP2C9 代谢，也有 CYP3A4 和 CYP2C8 的参与，预料与华法林之间可发生类似相互影响。普伐他汀主要以原形经肾排泄，与 CYP 系统基本无关，因此与华法林之间不会发生明显的药动学影响，但药效学方面的相互影响（即抗凝作用的增强）仍可发生。

根据药理作用和代谢途径的类似性推测，洛伐他汀与其他香豆素类口服抗凝剂（如双香豆素、环香豆素、醋硝香豆素等）之间可发生类似相互影响。

机制　上述相互影响的机制现已明确。洛伐他汀主要由 CYP3A4 代谢，华法林的代谢也有 CYP3A4 的参与。两者同用时，华法林可竞争性抑制洛伐他汀的代谢，导致其血浓度升高。肌病和横纹肌溶解发生率的增加与洛伐他汀（以及其他他汀类）的血浓度成正比。

动物模型研究表明，所有他汀类（包括洛伐他汀）都可抑制血小板聚集，这可解释华法林抗凝作用增强的部分原因（Bersot，2011）。另外，洛伐他汀（或辛伐他汀）都是 CYP3A4 的底物，故竞争性抑制 R 型华法林经 CYP3A4 的代谢（表现为 10-羟华法林血浓度降低）也可能是抗凝作用增强的原因之一（也参见［华法林（苄丙酮香豆素钠）－瑞舒伐他汀（罗伐他汀，罗舒伐他汀）］）。

建议　鉴于两者相互影响的临床后果（特别是肌病和横纹肌溶解）可能很严重，因此，最好避免同时应用。如果同时应用难以避免，选择主要以原形经肾排泄的普伐他汀也许更为合适（在这种情况下，仅注意抗凝作用是否适当就可以了。当然，普伐他汀本身固有的肌病和横纹肌溶解副作用依然存在）。

［华法林（苄丙酮香豆素）－辛伐他汀］[2]
Warfarin－Simvastatin

要点　Andersson 等的一项回顾性队列研究表明，5637 名正在接受华法林治疗的患者加用辛伐他汀 4 周后，INR 从 2.43 增加至 2.58（平均增加 6%），华法林的需要量减少 6.8%；直到两者联用 9 个月后 INR 才得以稳定。INR 高于 3 的患者也从联用之前的 8% 左右增加到 15%。两药联用期间华法林的需要量逐渐减少，整个一年的研究期间，高达 35% 的患者至少需要减量 10%，接近 5% 的患者需要减量 20% 或以上（Andersson et al，2019）。

有关药物　洛伐他汀、阿托伐他汀，以及瑞舒伐他汀与华法林之间的类似相互影响已经证实，有关细节参见［华法林（苄丙酮香豆素钠）－洛伐他汀（美降脂）］［华法林（苄丙酮香豆素钠）－瑞舒伐他汀（罗伐他汀，罗舒伐他汀）］项下的内容。根据相互影响的机制推测，氟伐他汀（fluvastatin）与华法林之间的类似相互影响也可发生，且有可能比华法林－辛伐他汀之间的相互影响更明显。匹伐他汀（大部分经葡糖醛酸络合，极小部分经 CYP2C9/2C8 代谢）和普伐他汀（主要经硫酸络合，只有极小部分经 CYP3A4 代谢）与华法林之间很少或不会发生明显相互影响。

根据代谢途径推测，同属香豆素类口服抗凝剂的双香豆素（dicoumarol）与辛伐他汀之间可发生类似相互影响。尽管另一种香豆素类口服抗凝剂醋硝香豆素像华法林一样，也是 R 和 S 型对映体的消旋混合物，但其在人体内的代谢途径与华法林有所不同（R 型 50% 由 CYP2C9 负责，CYP2C19 和 CYP1A2 分别代谢 20% 和 30%；S 型是发挥抗凝作用的主要成分，且完全经由 CYP2C9 代谢），因此预料与辛伐他汀之间的类似相互影响不会发生。同样，醋硝香豆素的药动学不会受洛伐他汀和普伐他的影响，但匹伐他汀和瑞舒伐他汀（有极小部分经由 CYP2C9 代谢）对醋硝香豆素（acenocoumarol）的药动学可能存在轻微影响。然而，醋硝香豆素与氟伐他汀（fluvastatin）之间有可能发生明显相互影响（氟伐他汀是目前临床上常用他汀类中唯一主要经 CYP2C9 代谢的药物）。

机制　已知华法林是 R 型（抗凝作用较弱）和 S 型（抗凝作用较强，是华法林抗凝作用的主要成分）对映体的消旋混合物。R 型华法林主要经由 CYP1A2 代谢，但也有 CYP2C19 和 CYP3A4 的参与，而 S 型华法林主要在 CYP2C9 的作用下转化为无活性代谢物。辛伐他汀在体内的代谢主要由 CYP3A4 负责（也有 CYP2C8 的参与）。因此认为，该影响可能与辛伐他汀对华法林经 CYP3A4 代谢的竞争性抑制有关。

双香豆素的代谢涉及 CYP2C9、CYP2C19、CYP3A4，及 CYP1A2。可见，辛伐他汀与双香豆素之间的相互影响主要起因于前者对 CYP3A4 的竞争性抑制。

醋硝香豆素和氟伐他汀的代谢大部分由 CYP2C9 负责（如上述），因此，后者对前者经 CYP2C9 代谢的竞争性抑制可导致前者的暴露增加。

建议　华法林是世界范围内用于治疗和预防血栓栓塞性疾病的最常用口服抗凝剂，其治疗窗较窄，充分抗凝所需剂量接近导致出血的剂量。华法林的作用受遗传因素的影响，例如维生素 K 环氧化物还原酶复合物（VKORC1）和 CYP2C9 基因型，也受外源因素的影响，如膳食中维生素 K 的摄入以及药物相互作用。

辛伐他汀是降脂药中处方最多的药物之一，应用抗凝剂的患者也经常需要辛伐他汀，因此，两者之间有可能发生相互影响。

当面对开始应用辛伐他汀治疗的患者时，医生应该顾及这些信息。无论如何，正在应用华法林治疗的患者，开始使用辛伐他汀治疗后，有可能导致 INR 增加以及随后华法林的需要量减少。为避免出血风险增加，开始给予辛伐他汀时，对 INR 需要更加密切的监测（有关内容也参见其他章节）。

［华法林（苄丙酮香豆素钠）－瑞舒伐他汀（罗伐他汀，罗舒伐他汀）][1]
Warfarin－Rosuvastatin

要点　Simonson 等对 18 名健康志愿者和 7 名正在接受华法林治疗的患者进行的研究表明，同时应用强效 HMG-CoA 还原酶抑制剂瑞舒伐他汀可增强华法林的抗凝作用（Simonson et al，2005）。

有关药物　新近证明，辛伐他汀增强对华法林的 INR 反应（基础值是 2.5，同用辛伐他汀时增至 3.2）。同用洛伐他汀也有华法林抗凝作用增强的报道，但相互影响的机制不完全相同［见华法林（苄丙酮香豆素钠）－洛伐他汀（美降脂）］。

机制　用人肝细胞进行的体外研究表明，CYP2C9 是涉及瑞舒伐他汀代谢的主要异构酶。作为维生素 K 拮抗剂，S 型华法林对映体作用是 R 型的 5 倍，其中 80%～95% 由 CYP2C9 代谢。尽管瑞舒伐他汀在体内的代谢是清除的次要途径，但其对 S 型华法林经 CYP2C9 代谢的竞争性抑制至少是该影响的部分原因。

对健康志愿者和患者进行的研究都证明瑞舒伐他汀可增强华法林的抗凝作用，但不影响华法林 S 型或 R 型对映体的总血浓度。然而，这些结果并不排除药动学的相互影响。因为对映体的游离血浓度取决于自血浆中的清除，所以这会使对映体未结合部分的血浓度和总血浓度有所升高。

瑞舒伐他汀和华法林都与血浆蛋白结合，主要是清蛋白（分别为 88% 和 99%）。瑞舒伐他汀对华法林蛋白结合的置换会导致总华法林血浓度的降低。但 Simonson 等的试验中，瑞舒伐他汀的平均 C_{max} 远远低于清蛋白的血浓度，因此认为通过置换而影响华法林作用的可能性不大。

一项平均随访近 2 年的试验表明，用瑞舒伐他汀治疗的患者与安慰剂对照相比，静脉血栓栓塞事件的发生率减少 43%。所有他汀类都可减少血小板聚集以及血小板血栓的沉积，并且对纤维蛋白原的水平有不同程度的影响。这些作用也是使华法林抗凝作用增强的原因（Bersot，2011）。

建议　华法林是几种心血管疾患的重要治疗药物，接受 HMG-CoA 还原酶抑制剂的患者往往也需要应用华法林。据报道，它可与多种 HMG-CoA 还原酶抑制剂发生相互影响。鉴于华法林安全范围窄，因此了解这类相互影响很重要。同用时需适当监测 INR。

［华法林（苄丙酮香豆素钠）－氯贝丁酯（氯贝特，安妥明，冠心平）][1]
Warfarin－Clofibrate

要点　同时服用华法林和氯贝丁酯，可明显增强华法林的抗凝作用，易引起出血并发症。

有关药物　据报道，苯茚二酮和双香豆素与氯贝丁酯的相互影响类似于华法林。根据药理作用推测，其他口服抗凝剂（醋硝香豆素、苯丙香豆素、茚茚二酮等）也可与氯贝丁酯发生类似相互影响。

已证明环丙贝特和吉非贝齐（诺衡，吉非罗齐）与华法林可发生类似相互影响，苯扎贝特（必降脂，必利片）可增强香豆素类口服抗凝剂的抗凝作用。其他苯氧芳酸类衍生物，如非诺贝特（力平脂）、利贝特（新安妥明，降脂新）、益多酯（羟乙茶碱安妥明）、苄氯贝特、依托贝特等，与华法林之间是否会发生类似相互影响，尚无证据。

机制 不同苯氧芳酸类降脂药增强抗凝剂作用的机制也许不完全相同。据认为氯贝丁酯降低血浆纤维蛋白原的含量和血小板的黏滞性，抑制血小板聚集，损伤血小板功能，并可置换与血浆蛋白结合的华法林（包括竞争性置换和非竞争性置换两种形式）；环丙贝特有抗血小板聚集及溶解纤维蛋白原的作用；依托贝特抑制血小板聚集和血栓素的产生，并具有增加纤溶酶活性的作用；吉非贝齐与血浆蛋白有高度亲和力，可置换与血浆蛋白结合的华法林。苯氧芳酸类降脂药的上述作用可能是它们增强抗凝剂作用的部分原因。

另外，已证明氯贝丁酯可增加香豆素类口服抗凝剂与其受体的亲和力，也是其增强抗凝剂抗凝作用的原因之一。还有人认为，氯贝丁酯之所以增强华法林的作用，可能与它的降脂作用有一定关系。

建议 因为华法林与氯贝丁酯同用时可明显增强前者的作用，甚至引起严重出血并发症，所以，同用时应经常测定凝血酶原时间。必要时，根据患者的具体情况调整华法林的剂量。其他苯氧芳酸类降脂药与华法林同用时也应遵循相同原则。

［华法林（苄丙酮香豆素钠）- 卤芬酯（降脂酰胺）］[3]
Warfarin - Halofenate

要点 一病例报道称，卤芬酯明显增强华法林的抗凝作用。

有关药物 根据提出的机制推测，卤芬酯与其他口服抗凝剂（如双香豆素、醋硝香豆素、苯茚二酮等）之间可发生类似相互影响。

机制 有人认为，卤芬酯可抑制凝血酶原的合成，并促进其分解，从而延长凝血酶原时间。

建议 仅据此病例报道难以预言相互影响的发生率。作者认为无普遍临床意义，但两药合用时应考虑到该相互影响的可能性，并据情减少华法林的剂量。

［华法林（苄丙酮香豆素钠）- 考来烯胺（消胆胺）］[2]
Warfarin - Cholestyramine

要点 在口服或注射华法林的同时口服考来烯胺，可致华法林的抗凝作用明显减弱。考来烯胺可使华法林的半衰期缩短，总体清除率增加。

有关药物 考来烯胺也能增加苯丙香豆素的清除率，削弱其抗凝作用。根据提出的机制推测，考来烯胺与其他香豆素类口服抗凝剂（如双香豆素、醋硝香豆素）及茚满二酮衍生物（苯茚二酮、茴茚二酮等）之间也有可能发生类似相互影响。

已经证明另一种阴离子交换树脂考来替泊与华法林之间可发生类似相互影响。根据药理作用和化学结构的类似性推测，预料地维烯胺和降胆葡胺与华法林之间的类似相互影响也有可能发生。有关阴离子交换树脂考来维仑（colesevelam）对华法林吸收的影响各家报道不一。Bersot 报道考来维仑似乎不影响华法林的吸收（Bersot，2011），但 Powers 等则认为考来维仑干扰华法林的吸收（Powers et al，2011）。

机制 体外试验证明，考来烯胺可与华法林结合，结合程度与 pH 有关。提示这两种药物可能在肠道内发生直接相互影响。另据报道，考来烯胺可抑制华法林的肝肠循环，增加总体清除率，削弱抗凝作用。当然，考来烯胺也可影响维生素 K 的吸收，从而减少凝血因子的合成（这与长期口服液体石蜡的影响相同），增强华法林的抗凝作用，但这一作用不足以抵消其对华法林抗凝作用的削弱。

建议 鉴于考来烯胺对华法林的吸收有明显的影响，因此建议尽可能避免同时应用。实际上，已经证明阴离子交换树脂可影响许多药物的吸收，而且对绝大多数药物吸收的影响尚未进行研究。因此，不管是应用什么药物，明智的做法是在给考来烯胺前1小时或其后3～4小时给予。

尽管已经证明考来维仑并不干扰诸如苯妥英、维拉帕米、格列本脲、左甲状腺素等药物的吸收，但对华法林吸收的影响尚不明确，故与华法林同用时也应遵循上述原则。

[华法林（苄丙酮香豆素钠）－托卡朋][1]
Warfarin－Tolcapone

要点　同时应用华法林和儿茶酚氧位甲基转移酶（COMT）抑制剂托卡朋（主要用于帕金森病的辅助治疗），可导致华法林的代谢减慢，作用增强，出血发生率增加。

有关药物　恩卡朋的结构和药理作用类似于托卡朋，但与华法林之间是否会发生类似相互影响，目前还不清楚。

根据代谢途径的类似性推测，预料托卡朋与其他口服抗凝剂（如香豆素类的双香豆素、苯丙香豆素、醋硝香豆素，及茚满二酮衍生物苯茚二酮和茴茚二酮等）之间可发生类似相互影响。

机制　托卡朋主要用于帕金森病患者的治疗。已证明该药可抑制 CYP2C9，故可妨碍 S 型华法林的代谢转化。

建议　该相互影响明确，故有可能的话，最好避免两者同时应用。

[华法林（苄丙酮香豆素钠）－扑米酮（扑痫酮）][1]
Warfarin－Primidone

要点　同时应用华法林和扑米酮，华法林的抗凝作用减弱。

有关药物　根据相互影响的机制推测，扑米酮与其他口服抗凝剂（双香豆素、苯丙香豆素、苯茚二酮、茴茚二酮等）之间可发生类似相互影响。

机制　华法林在体内的代谢由 CYP2C9、CYP1A2、CYP2C19，及 CYP3A4 负责。扑米酮本身以及其在体内代谢转化生成的苯巴比妥可诱导 CYP1A2 以及 CYP2C 和 CYP3A 亚家族，可见华法林抗凝作用的减弱与扑米酮及其在体内的代谢产物苯巴比妥对肝药酶的诱导作用有关（也见［华法林－苯巴比妥]）。

建议　该相互影响有较高的预言性，大部分患者可发生，故最好避免两者合用。如果必须合用，华法林的剂量需大于常用量。但当停用扑米酮后，应考虑是否需要减少华法林的剂量。

[华法林（苄丙酮香豆素钠）－苯妥英（大仑丁，二苯乙内酰脲）][1]
Warfarin－Phenytoin

要点　据报道，同时应用华法林和苯妥英，前者的抗凝作用增强，并可导致苯妥英中毒。另有报道说，苯妥英对华法林的影响呈双相反应：最初 6 天，患者对华法林的敏感性增强，然后下降至低于苯妥英治疗前的水平。

有关药物　同时服用双香豆素和苯妥英，可致苯妥英的半衰期明显延长，血浓度明显升高，双香豆素的血浓度降低，抗凝作用减弱。另据报道，苯丙香豆素可损害苯妥英的代谢，而苯茚二酮对其代谢无影响。可见，苯妥英对抗凝剂的影响随所用抗凝剂的不同而不同。

机制　上述影响的机制比较复杂。以往认为苯妥英可诱导代谢双香豆素的肝酶系统，而损害代谢华法林的肝酶系统，因此能降低双香豆素的血浓度，削弱其抗凝作用，而增加华法林的血浓度，使其抗凝作用增强的说法，应予以纠正。

现在已经明确的是，苯妥英的氧化代谢主要由 CYP2C9 和 CYP2C19 负责（也有 CYP2C10 的参与），对 CYP 有抑制作用，同时对 CYP2C 和 CYP3A 亚家族有明显诱导作用，而华法林的代谢由 CYP2C9、CYP2C19、CYP1A2，及 CYP3A4 负责。作者认为，两者同用之初患者对华法林敏感性的增强起因于苯妥英对华法林经 CYP2C9 和 CYP2C19 代谢的抑制（包括竞争性抑制和非竞争性抑制），而 1 周后作用的减弱则与苯妥英诱导 CYP2C9、CYP2C19，及 CYP3A4 从而促进华法林的代谢有关（多数药物对肝药酶的诱导作用需在 1～2 周后才表现出来，而对代谢的竞争则是即刻发生的）。另外，苯妥英单用时，可使某些患者的凝血酶原时间延长，可能也是其增强抗凝剂抗凝作用的原因之一。

由于双香豆素、华法林等口服抗凝剂和苯妥英都与蛋白质高度结合，故可互相竞争蛋白质结合部位，使游离苯妥英和抗凝剂的血浓度升高。但这种相互作用的长期影响以及临床意义还不清楚（虽然一时性的血浓度升高可导致作用的暂时增强，但与此同时代谢也可能加速）。

至于苯妥英中毒的发生可能包括两个因素，一是蛋白质结合的竞争，二是华法林对苯妥英经 CYP2C9 和 CYP2C19 代谢的竞争性抑制。

建议　华法林（或双香豆素等其他口服抗凝剂）与苯妥英同用时，治疗最初 2～4 周内，苯妥英的半衰期延长，血浓度增加。假如产生苯妥英中毒的症状和体征（如眼球震颤、步态不稳、肌张力降低、嗜睡等），即应测定苯妥英血浓度，并据情对苯妥英的剂量适当调整。抗凝剂的需要量可能增加。停用苯妥英后，抗凝作用有可能随之改变（约在停用苯妥英后 3 周出现），故应重新确定抗凝剂的剂量。

已经证明抗癫痫药丙戊酸也可增强华法林的抗凝作用，但其对华法林抗凝作用的影响仅起因于对华法林蛋白结合的置换。

［华法林（苄丙酮香豆素钠）－卡马西平（酰胺咪嗪，痛惊宁）][2]
Warfarin－Carbamazepine

要点　部分报道表明，同时应用卡马西平可缩短华法林的半衰期，削弱其抗凝作用。

Herman 等对正在应用华法林治疗的 82 例高加索人进行的研究表明，同时应用卡马西平和华法林，华法林的需要量比单用时大得多（华法林单独应用，平均每日需要量为 3.86 mg，而当有卡马西平存在时，平均每日需要量增加至 9.00 mg；$P=0.003$）。合用卡马西平的患者，S 型和 R 型华法林的清除率都明显高于未用卡马西平者，10-羟华法林的血浓度也明显升高（平均为 0.327 $\mu g/ml$ 对 0.030 $\mu g/ml$，$P=0.003$）（Herman et al，2006）。

有关药物　卡马西平与其他香豆素类口服抗凝剂（如双香豆素、双香豆素乙酯、苯丙香豆素等）及苯茚二酮衍生物（如苯茚二酮、茴茚二酮等）之间是否会发生类似相互影响，尚未见报道。但根据相互影响的机制推测，类似相互影响有可能发生。卡马西平的结构类似物奥卡西平对 CYP3A4/5 有诱导作用，对 CYP2C19 有抑制作用，本身的代谢与 CYP 无关，与华法林之间相互影响的结果难以预料。然而，鉴于醋硝香豆素的代谢不涉及 CYP3A4，故奥卡西平对其影响的结果有可能是抗凝作用的增强（有关醋硝香豆素在人体内代谢的细节参见［醋硝香豆素（新抗凝）－其他药物］，也见［醋硝香豆素（新抗凝）－N-（3-氯-1H-吲哚-7-基）-1,4-苯二磺酰胺］项下的内容）。

机制　华法林是 R 型和 S 型对映体的消旋混合物，前者的抗凝作用较弱，而后者是发挥抗凝作用的主要成分。S 型华法林由 CYP2C9 转化为无活性的代谢物，R 型华法林的代谢转化由 CYP1A2（为主）、CYP2C19，及 CYP3A4 负责。已知卡马西平诱导 CYP2C9 和 3A 亚家族，因此，该相互影响可用卡马西平诱导 CYP2C9 和 CYP3A4 从而促进 S 型和 R 型华法林的代谢来解释（然而，鉴于卡马西平本身的代谢由 CYP1A2、CYP2C8/2C9，及 CYP3A4 负责，因此，华法林代谢的加速应该看作卡马西平诱导和竞争性抑制作用的综合结果）。

建议　该相互影响的机制已经明确，其发生已得到确证。应用华法林治疗的患者，如果必须给予卡马西平，应注意监测抗凝药的反应；华法林的剂量通常需加倍。虽然卡马西平与其他口服抗凝剂的相互影响尚无证据，但同用时也应遵循上述原则。

［华法林（苄丙酮香豆素钠）－丙戊酸（敌百痉）][2]
Warfarin－Valproate

要点　有证据表明，同时应用华法林和丙戊酸，前者的清除减慢，半衰期延长，作用和毒性增强。

有关药物　丙戊酸与其他香豆素类口服抗凝剂（如双香豆素、双香豆素乙酯、苯丙香豆素等）及苯茚二酮衍生物（如苯茚二酮、茴茚二酮等）之间是否会发生类似相互影响，尚未见报道。但根据相互影响的机制推测，类似相互影响有可能发生。

机制　华法林是 S 型和 R 型对映体的消旋混合物，前者的抗凝作用较强，是发挥抗凝作用的主要成分，而后者的抗凝作用较弱。S 型华法林由 CYP2C9 转化为无活性的代谢物，R 型华法林的代谢转化则由 CYP1A2（为主）、CYP2C19，及 CYP3A4 负责。已知丙戊酸本身经由 CYP2C9/2C19 代谢，对 CYP2C9 有抑制作用，对 CYP3A4 有诱导作用，故相互影响的结果表现为华法林血浓度升高，作用和毒性增强。另外，丙戊酸与白蛋白高度结合，因此对华法林蛋白结合的置换也可能是其作用和毒性增强的原因。

建议　相互影响肯定，具有比较重要的临床意义。建议避免两者同时应用，如为必需，应注意观察华法林的抗凝作用是否增强，必要时适当调整剂量。

［华法林（苄丙酮香豆素钠）－氯丙嗪（冬眠灵）］[2]
Warfarin－Chlorpromazine

要点　据报道，氯丙嗪与华法林同用时，华法林血浓度升高，抗凝作用增强，甚至引起出血。为维持适当的抗凝作用，不得不将华法林减量。

有关药物　有证据表明，其他吩噻嗪类药物（奋乃静、氟奋乃静、丙嗪等）可与华法林发生类似相互影响。根据药理作用推测，氯丙嗪与其他香豆素类口服抗凝剂（双香豆素、苯丙香豆素、醋硝香豆素等）及茚满二酮衍生物（苯茚二酮、茴茚二酮等）之间也会发生类似相互影响。

机制　氯丙嗪的氧化代谢主要由肝的 CYP 负责，其中包括 CYP3A4，华法林的代谢也有 CYP3A4 的参与。因此认为，氯丙嗪对华法林代谢的竞争性抑制是两者合用后导致华法林抗凝作用增强的原因。

建议　就目前的资料看，无须避免两者合用。但在合用期间，应经常测定凝血酶原时间，必要时调整抗凝剂的剂量。

［华法林（苄丙酮香豆素钠）－去甲替林（去甲阿米替林）］[3]
Warfarin－Nortriptyline

要点　有报道说，用华法林治疗的患者加用去甲替林后，可导致出血。对大白鼠进行的研究表明，去甲替林和阿米替林对华法林的抗凝作用有剂量依赖性影响。

另据报道，6 名应用双香豆素治疗的患者，给予去甲替林后，双香豆素半衰期明显延长（达 3 倍以上）。

有关药物　绝大部分抗抑郁药的代谢主要依赖于肝 CYP 的活性，而绝大部分三环类抗抑郁药的代谢除由 CYP3A3/4、CYP2D6，及 CYP2C19 负责以外，尚有 CYP1A2 的参与，因此预料与华法林可发生类似相互影响。其中包括仲胺类三环抗抑郁药地昔帕明、马普替林、普罗替林等，及叔胺类的阿米替林、多塞平和曲米帕明等。

机制　一般说来，CYP1A2 和 CYP2D6 介导抗抑郁药芳香环的羟化，而 CYP3A3/4 介导 N 位脱烷基化和 N 位氧化。去甲替林的代谢涉及 CYP2D6、CYP2C19、CYP3A3/4，及 CYP1A2，华法林的代谢主要依赖于 CYP2C9 和 CYP1A2，但是也有 CYP3A4 和 CYP2C19 的参与，因此认为，此种相互影响起因于去甲替林对华法林经相关 CYP 代谢的竞争性抑制。

三环类抗抑郁药具有抗胆碱作用，可减慢胃肠运动，从而使双香豆素的吸收更为充分，也可能是去甲替林与双香豆素相互影响的机制之一。但是，这一因素对华法林的影响不大。

建议　就目前的资料看，三环类抗抑郁药与香豆素类口服抗凝剂的同用无须避免。但是，应用抗凝剂治疗期间加用抗抑郁药，应密切观察抗凝作用有无改变。

［华法林（苄丙酮香豆素钠）－氟伏沙明（三氟戊肟胺）］[2]
Warfarin－Fluvoxamine

要点　同时应用华法林和氟伏沙明，前者血浓度可增加，有可能因抗凝作用过强导致出血。

有关药物 已经证明对 CYP 有明显抑制作用从而有可能影响华法林代谢的选择性 5-HT 再摄取抑制剂（SSRIs）还有氟西汀（主要抑制 CYP2C9 和 CYP2D6）和去甲氟西汀（主要抑制 CYP3A4）。帕罗西汀和舍曲林也可抑制华法林的代谢，增强其抗凝作用，但比上述几种药物的影响弱一些。西酞普兰和文拉法辛（文拉法辛主要抑制 5-HT 的再摄取，但像度洛西汀一样，对去甲肾上腺素的再摄取也有一定抑制作用，故在分类上属于 5-HT-NE 再摄取抑制剂）对 CYP 的影响较小，因此对华法林代谢的影响也不会太明显。Chappell 等对健康受试者进行的一项研究表明，5-HT-NE 再摄取抑制剂度洛西汀（主要经由 CYP2D6 代谢）对华法林的稳态药动学和药效学无明显影响（Chappell et al，2009）。

5-HT 受体拮抗剂萘法唑酮对 CYP3A3/4 有明显抑制作用，对华法林代谢影响的程度类似于去甲氟西汀。

根据相互影响的机制以及药理作用的类似性推测，预料其他口服抗凝剂（如香豆素类的双香豆素、苯丙香豆素、醋硝香豆素等，茚满二酮衍生物苯茚二酮、茴茚二酮等）与氟伏沙明之间可发生类似相互影响，但相互影响的程度有所不同。醋硝香豆素（acenocoumarol；新抗凝）与氟伏沙明以及文拉法辛之间的类似相互影响已经证实；Teichert 等的群体性分析研究表明，醋硝香豆素维持治疗期间加用氟伏沙明或文拉法辛，可使 INR（国际标准化比值）≥6 的危险性分别增加 1.63 倍和 1.19 倍（Teichert et al，2011）。

机制 该影响可能涉及药效学和药动学两方面的影响。有报道表明，选择性 SSRI 本身即可增加出血性并发症的危险，这一作用与抗凝剂的作用相加。绝大部分 SSRI 的氧化代谢由肝的 CYP 负责，氟伏沙明的代谢有 CYP1A2、CYP3A4、CYP2C9，及 CYP2D6 的参与，同时对 CYP2C19 有明显的抑制作用。华法林是 R 型和 S 型的消旋混合物，已经证明 R 型华法林的代谢由 CYP1A2、CYP3A4，及 CYP2C19 负责，而起主要抗凝作用的 S 型的代谢则由 CYP2C9 负责。因此认为，氟伏沙明抑制华法林经 CYP1A2、CYP3A4、CYP2C9，及 CYP2C19 的代谢，是该影响的药动学机制（可能既涉及竞争性抑制，也涉及非竞争性抑制）。

建议 该相互影响肯定，具有比较重要的临床意义，所以，要求尽可能避免两者同用是有道理的。如果必须同时应用，应额外进行 INR 检测，并据情适当下调华法林的剂量，以防抗凝过度；停用氟伏沙明后，华法林的剂量需相应增加。

［华法林（苄丙酮香豆素钠）－苯乙肼］[2]
Warfarin－Phenelzine

要点 苯乙肼与华法林合用时，可导致严重出血并发症。

有关药物 预料其他单胺氧化酶抑制剂类抗抑郁药（异卡波肼、帕吉林、异丙烟肼等）、三环类抗抑郁药（丙咪嗪、地昔帕明、阿米替林等），及四环抗抑郁药（马普替林、米安色林等）与华法林之间可发生类似相互影响。根据相互作用的机制推测，苯乙肼与其他香豆素类口服抗凝剂（双香豆素、苯丙香豆素、醋硝香豆素等）及茚满二酮衍生物（苯茚二酮、茴茚二酮、溴茚二酮等）之间也可发生类似相互影响。

机制 单胺氧化酶抑制剂及三环类抗抑郁药可抑制肝药酶，从而减少华法林的代谢，增强其抗凝作用。

建议 尽可能避免两者合用。如必须同时应用，应严格限制抗凝剂的用量。合用后引起出血时，可用维生素 K 治疗。

［华法林（苄丙酮香豆素钠）－苯巴比妥（鲁米那）］[1]
Warfarin－Phenobarbital

要点 苯巴比妥可削弱华法林的抗凝作用，因此，需要增加华法林的剂量，才能维持适当的抗凝作用。但在停用苯巴比妥后，华法林的剂量必须相应减少，以免作用过强。

有关药物 已证明苯巴比妥可削弱双香豆素的抗凝作用。根据相互影响的机制推测，预料苯巴比妥与其他口服抗凝剂（如香豆素类的醋硝香豆素、环香豆素、双香豆素乙酯，及茚满二酮衍生物苯茚二酮和茴茚二酮等）之间以及其他巴比妥类镇静催眠药（戊巴比妥、异戊巴比妥、仲丁巴比妥等）与华法林之间可发生类似相互影响。

苯巴比妥的结构类似物扑米酮（扑痫酮）在体内转化为苯巴比妥发挥作用，故可像苯巴比妥一样，与华法林发生类似相互影响，削弱华法林的抗凝作用（见［华法林－扑米酮］）。

机制　已知苯巴比妥是很强的肝药酶诱导剂，对 CYP1A2、CYP2C，及 CYP3A 亚家族有明显的诱导作用（尽管对 CYP 也有抑制作用，但像苯妥英一样，主要表现为对 CYP 的诱导），其本身由 CYP2C9 和 2C19 代谢（也有 CYP2E1 的参与）。华法林是 R 型和 S 型对映体的消旋混合物，前者的抗凝作用较弱，而后者是发挥抗凝作用的主要成分；S 型华法林由 CYP2C9 转化为无活性的代谢物，R 型的代谢转化由 CYP1A2（为主）、CYP2C19，及 CYP3A4 负责。因此认为，华法林抗凝作用的减弱与苯巴比妥对肝药酶的诱导作用有关。另外，巴比妥类还可增加凝血因子的合成，减少双香豆素自肠道的吸收（但对华法林的吸收无影响）。

建议　差不多所有同时应用华法林和苯巴比妥的患者都可发生上述相互影响，故最好避免两者同用。必须同用时，华法林的剂量需在原基础上增加。停用苯巴比妥后，应严密观察反应，考虑是否需要减少抗凝剂的剂量。

［华法林（苄丙酮香豆素钠）－氟地西泮］[2]
Warfarin－Fludiazepam

要点　有明确证据表明，氟地西泮可削弱华法林的抗凝作用。

有关药物　有证据表明，氟地西泮也可削弱双香豆素及醋硝香豆素的抗凝作用。预料氟地西泮与所有口服抗凝剂（如香豆素类的双香豆素乙酯、环香豆素，及茚满二酮衍生物苯茚二酮和茴茚二酮等）都可发生类似相互影响。

其他苯二氮䓬类镇静催眠药与华法林之间是否会发生类似相互影响，尚不清楚。

机制　目前已经明确的是，凡是经Ⅰ相代谢的苯二氮䓬类主要由 CYP3A4 和 CYP2C19 负责，而华法林的代谢也有 CYP3A4 和 CYP2C19 的参与。从这一角度考虑，氟地西泮与华法林之间的相互影响应该是对代谢的竞争性抑制，但为什么是华法林抗凝作用的减弱，尚难以从氧化代谢方面作出令人满意的解释，因为有证据表明，苯二氮䓬类对肝药酶无明显诱导作用（以往曾经认为该相互影响可能起因于氟地西泮对肝药酶的诱导作用）。

建议　虽然确切机制尚不清楚，但该相互影响确实存在，故最好避免两药同时应用。必须同用时，华法林的剂量应酌情增加。停用氟地西泮后，应密切观察患者对抗凝剂的反应，并考虑是否需要减少抗凝剂的剂量。

［华法林（苄丙酮香豆素钠）－水合氯醛（水化氯醛）］[2]
Warfarin－Chloral Hydrate

要点　同时应用水合氯醛与华法林，可使华法林的抗凝作用短暂增强，药动学发生改变，药物总体清除率增加。但长期合用时，对华法林的作用不再有明显的影响。

另有证据表明，同时应用双香豆素和水合氯醛治疗的患者，突然停用水合氯醛后双香豆素的作用立即增强。

有关药物　甜菜碱氯醛在肠道中水解为水合氯醛，可对华法林的代谢和药效学产生类似影响。水合氯醛的衍生物三氯福司在体内分解为三氯乙醇而发挥作用，鉴于三氯乙醇不置换与蛋白结合的华法林，因此预料与华法林等口服抗凝剂之间不太可能发生类似相互影响。

水合氯醛与其他口服抗凝剂（如香豆素类的苯丙香豆素、醋硝香豆素、环香豆素，及茚满二酮衍生物苯茚二酮和茴茚二酮等）之间的类似相互影响也有可能发生。

机制　水合氯醛的主要代谢产物是三氯乙醇和三氯乙酸，后者可置换与血浆蛋白结合的华法林，使游离华法林血浓度增加，作用增强。与此同时，华法林的清除速度也加速。随着药物的持续应用，凝血酶原时间逐渐恢复至应用水合氯醛之前的水平，但华法林的总血浓度可能降低。

联用双香豆素和水合氯醛者突然停用水合氯醛后前者的作用何以立即增强，目前尚无令人满意的解释。有人认为水合氯醛可诱导肝药酶，使双香豆素等口服抗凝剂的代谢加速，是抗凝剂抗凝作用减弱的部分原因。停用水合氯醛后，双香豆素的抗凝作用突然增强是否与此有关，尚难确定。一般说来，肝药酶被诱导后，其作用不会因为停用酶的诱导剂后突然消失。另外，实际上水合氯醛在体内迅速还原为活性代谢物三氯乙醇，这一过程由醇脱氢酶负责，与一般所说的肝药酶即 CYP 无关。三氯乙醇主要与葡糖醛酸络合后经肾排泄，也不影响华法林的药动学。由水合氯醛转化生成的三氯乙酸与醇脱氢酶和醛氧化酶有关，也与华法林的代谢途径不同。因此，水合氯醛诱导肝药酶的说法存在质疑。

建议　华法林与水合氯醛同用之初，应经常测定凝血酶原时间，以便确定华法林的作用是否增强。华法林的剂量是否需要进行暂时调整，可根据患者的具体情况而定。如果需要长期应用镇静催眠药，苯二氮䓬类优于水合氯醛。

［华法林（苄丙酮香豆素钠）－甲丙氨酯（安宁）］[3]
Warfarin－Meprobamate

要点　据报道，甲丙氨酯诱导动物肝微粒体酶，使华法林代谢加速。但因华法林与甲丙氨酯同用导致人体抗凝活性增强的相互影响也有报道。据统计，用华法林维持治疗的患者，甲丙氨酯对凝血酶原时间的影响不恒定，平均凝血酶原时间无明显改变。

有关药物　结构与甲丙氨酯有关的丙二醇衍生物（异丙眠尔通、氯苯甘油醚等）与华法林之间是否会发生类似相互影响，尚无证据。但如果这些制剂也诱导肝药酶的话，类似影响就有可能发生。

甲丙氨酯与其他香豆素类口服抗凝剂（双香豆素、苯丙香豆素、醋硝香豆素等）及茚满二酮衍生物（苯茚二酮、茴茚二酮、溴茚二酮等）之间的相互影响还未证实。但是，如果机制涉及肝微粒体酶诱导的话，预料有可能发生类似相互影响。

机制　动物研究表明，甲丙氨酯可诱导涉及药物代谢的肝微粒体酶，因此，它有可能加速人体内由类似酶系统代谢的药物的代谢。据报道，甲丙氨酯长期应用，其本身的代谢可加速；剂量为 100 mg/kg，连用 12 天，使华法林在犬体内的半衰期缩短。

建议　由于仅个别接受甲丙氨酯和华法林的患者凝血酶原时间明显缩短，因此用华法林维持治疗的患者，在给予甲丙氨酯最初 4 周内，每周常规测定凝血酶原时间一次即可。应用其他抗焦虑药（如苯二氮䓬类）代替甲丙氨酯也许是一种明智的选择。

［华法林（苄丙酮香豆素钠）－氯醛比林］[1]
Warfarin－Dichloralphenazone

要点　若干报道表明，氯醛比林可削弱华法林的抗凝作用。

有关药物　预料其他香豆素类口服抗凝剂（双香豆素、乙双香豆素、醋硝香豆素等）及茚满二酮衍生物（苯茚二酮、茴茚二酮等）与氯醛比林之间可发生类似相互影响。

机制　可能与氯醛比林中所含的安替比林诱导肝药酶，从而加速华法林的代谢有关。

建议　该相互影响已确立，发生率较高，故应尽量避免两者合用。应用华法林治疗的患者如果需要给予镇静催眠药，可用与华法林无相互影响的苯二氮䓬类（如氯氮䓬、地西泮、氟西泮等）代替氯醛比林。如欲合用，华法林的剂量应据情适当增加。

［华法林（苄丙酮香豆素钠）－格鲁米特（导眠能）］[1]
Warfarin－Glutethimide

要点　格鲁米特促进华法林的代谢，削弱其抗凝作用。据报道，格鲁米特可使华法林的抗凝作用减弱 15% 左右，半衰期缩短 33%～50%。

有关药物 甲哌啶酮可诱导肝药酶，故可能与抗凝剂发生相互影响。用格鲁米特预处理大白鼠14、21、28 天后，可使双香豆素血浓度明显降低。如果格鲁米特对华法林的影响和肝酶诱导有关，那它对其他香豆素类口服抗凝剂（苯丙香豆素、醋硝香豆素等）及茚满二酮衍生物（如苯茚二酮和茴茚二酮）亦可发生类似影响。

机制 格鲁米特可增加肝微粒体酶的活性。此作用在给药后数日至 1 周出现，停药后持续数周。给犬连续应用格鲁米特 12 天 ［80 mg/(kg·d)］，可使华法林血浆半衰期缩短 50％。

建议 接受口服抗凝剂治疗的患者，在给予格鲁米特后，应密切观察，必要时增加抗凝剂的剂量。停用格鲁米特后，如果不减少抗凝剂的剂量，可导致严重的出血。停用格鲁米特后，凝血酶原时间约需 4 周才恢复至治疗前水平。因苯二氮䓬类对凝血酶原时间无影响，故可用其代替格鲁米特。

［华法林（苄丙酮香豆素钠）－乙氯戊烯炔醇（乙氯维诺）］[2]
Warfarin－Ethchlorvynol

要点 华法林与短效镇静催眠药乙氯戊烯炔醇同用时，前者的抗凝作用明显减弱。

有关药物 已证明双香豆素可与乙氯戊烯炔醇发生类似相互影响。如果机制涉及乙氯戊烯炔醇诱导肝药酶的话，预料其他香豆素类口服抗凝剂（苯丙香豆素、醋硝香豆素，及双香豆素乙酯等）及茚满二酮衍生物（如苯茚二酮和茴茚二酮）与乙氯戊烯炔醇之间的类似相互影响也有可能发生。

机制 这种相互影响的机制不清楚，但有人认为，乙氯戊烯炔醇诱导肝微粒体酶，从而增加华法林的代谢。然而，另有一研究表明，乙氯戊烯炔醇既不诱导也不抑制肝微粒体酶。

建议 应用双香豆素或华法林维持治疗的患者，每当加用或停用乙氯戊烯炔醇时，都应严密观察凝血酶原活性。由于苯二氮䓬类不明显影响口服抗凝剂的活性，故可考虑应用苯二氮䓬类取代乙氯戊烯炔醇。

［华法林（苄丙酮香豆素钠）－乙醇］[2]
Warfarin－Ethyl Alcohol（Ethanol，Alcohol，Ethyl）

要点 接受华法林的患者，短期应用中、低量乙醇（低于 120 ml 威士忌）不太可能对华法林的药动学或药效学产生明显影响，但是也有可能增强华法林的抗凝作用。然而，长期大量饮酒，则可诱导肝药酶，促进华法林的代谢，削弱其作用。

有关药物 乙醇与其他香豆素类口服抗凝剂（双香豆素、苯丙香豆素、醋硝香豆素等）及茚满二酮衍生物（苯茚二酮、茴茚二酮等）之间是否会发生类似相互影响，尚未见报道。但根据相互影响的机制推测，凡是其代谢有 CYP2E1 参与的香豆素类口服抗凝剂都可与乙醇发生类似相互影响。

机制 乙醇，特别是大剂量乙醇，其代谢涉及多种酶，因此，该相互影响的机制也就比较复杂。正常情况下，摄入的大部分乙醇（90％～98％）先经（乙）醇脱氢酶（ADH）氧化为乙醛（也有一部分经过氧化氢酶代谢为乙醛），然后经（乙）醛脱氢酶（醛氧化酶；ALDH）氧化为乙酸，但有一小部分经 CYP2E1 代谢。当乙醇血浓度较高时，微粒体乙醇代谢系统就变得重要起来，特别是 CYP2E1，这时也会有 CYP1A2 和 CYP3A4 的参与。

ADH 有 3 种同工酶，分别为 ADH1A、ADH1B，及 ADH1C。ADH1A 不存在多态性，故对乙醇代谢速度的影响无个体差异。然而，ADH1B 和 ADH1C 都存在多态性。ADH1B＊2 基因型（在中国人、日本人，及朝鲜人中占 30％～45％，欧洲人占不到 10％，而在俄罗斯人和犹太人中则占 50％～90％）对乙醇代谢的 V_{max} 是 ADH1B 的 40 倍，而 ADH1B＊3 基因型（非洲人大约 30％属于该型）对乙醇代谢的 V_{max} 是 ADH1B 的 30 倍。这两种基因型者饮酒后，血液中乙醛的浓度有短暂升高，使得不良反应（包括呕吐、腹泻，及血压不稳等）的发生率增加，程度也更严重，故大量饮酒的危险性较低，与乙醇有关的问题也较少。ADH1C 存在两种多态性，推测 ADH1C＊1 对乙醇的代谢速度略快，和（或）乙醛的血浓度略高，但 ADH1C＊1 等位基因与 ADH1B＊2 等位基因的独立影响很难确定。

如上所述，乙醇经 ADH（或过氧化氢酶）氧化生成的乙醛需在 ALDH（主要是肝细胞线粒体中的 ALDH2）的作用下氧化为乙酸。像 ADH 一样，ALDH2 基因也存在变异。具有无功能性 ALDH2＊2

的纯合子在中国人、日本人，及朝鲜人中占5％～10％。这些群体即使饮酒一杯甚至少于一杯，也可发生严重不良反应（ALDH2＊2的纯合子不能代谢乙醛，导致乙醛积聚，其结果就像应用ALDH2抑制剂戒酒硫后饮酒一样，故发生不良反应也就不难理解了），因此，他们反复大量饮酒的危险接近于零。ALDH2杂合子型（即ALDH2＊2，2＊1）在亚洲人中占30％～40％；他们饮酒后可有面潮红，对含醇饮料的敏感性增加，但与ALDH2＊2纯合子相比，不良反应的发生率较低，也不那么严重。他们的饮酒量比一般群体要小，但反复摄入也可伴有乙醇相关性器官损害（包括食管癌和胰腺炎）。

长期摄入乙醇，可诱导CYP2E1，在加速自身代谢的同时，也使其他经该酶代谢的药物氧化加速。对酗酒者来说，长期饮酒对CYP2E1的诱导有可能使华法林的代谢加速，是其抗凝作用减弱的原因（乙醇和华法林都有一部分经CYP2E1代谢，虽然CYP2E1不是两者的主要代谢酶，但相互影响仍有可能发生）。然而，酗酒者如果肝功能已经受损，则有可能对华法林发生逾常反应。这说明肝中凝血因子Ⅱ、Ⅶ、Ⅸ、Ⅹ等前体物的合成受损，或肝药物代谢能力受损（Schuckit，2011）。

肝功能正常的非酗酒者摄入中等量乙醇对华法林的作用几无影响，但有些病例快速（特别是大量）摄入后可短暂损害华法林的代谢，从而增强华法林的抗凝作用，原因在于乙醇竞争性抑制华法林经CYP2E1的代谢（如前所述，高浓度乙醇也有可能与R-型华法林竞争CYP1A2和CYP3A4）。

建议   对于中、低量（100度威士忌少于120 ml）饮酒的患者来说，应用华法林时无须特别注意，只要对凝血酶原时间进行常规测定即可。长期酗酒的患者应用华法林时，也许需要经常进行实验室评价，以防华法林的抗凝作用过强或减弱。

［华法林（苄丙酮香豆素钠）-双硫仑（双硫醒）][2]
Warfarin-Disulfiram

要点   双硫仑可使华法林血浓度升高，抗凝作用增强。

有关药物   双硫仑可能与其他香豆素类口服抗凝剂（双香豆素、醋硝香豆素、苯丙香豆素等）及茚满二酮衍生物（如苯茚二酮和茴茚二酮）发生上述相互影响。

机制   华法林是R型和S型对映体的消旋混合物，R型作用较弱，抗凝作用主要依赖于S型。S型华法林由CYP2C9转化为无活性的代谢物，而R型的代谢转化主要由CYP1A2负责（虽然R型的代谢也有CYP2C19和CYP3A4的参与，但所起作用较小），因此，与华法林发生药物代谢动力学相互影响的药物，主要是由CYP2C9代谢或者对其有诱导或抑制作用的其他药物。

已证明双硫仑可抑制肝的羟化酶系统（主要包括CYP2C9和CYP2C19），因此认为，该相互影响主要与双硫仑抑制CYP2C9从而阻碍S型华法林的代谢有关。

建议   双硫仑几乎无什么毒性作用，但是本身及其代谢物可抑制多种酶，包括ALDH（醛脱氢酶）、许多含有巯基的酶，及CYP。对前者的抑制作用是其用于慢性酒精中毒处理的原因，也是饮酒后导致"双硫仑反应"的机制；对后者的抑制，可使多种同用药物的作用和毒性增强，华法林是其中之一。鉴于华法林和双硫仑的相互影响明显，因此建议避免两者的同时应用。必须同用时，华法林的剂量需低于常用量，并应精心测定凝血酶原时间。

［华法林（苄丙酮香豆素钠）-曲马朵（曲马多）][2]
Warfarin-Tramadol

要点   多项病例报道表明，非阿片类镇痛药曲马朵和华法林之间可能存在相互影响，这种相互影响有可能导致愈常的抗凝作用和国际标准化率（INR）的增加。Juel等的病例报道也证实了这一点（Juel et al，2013）。

Pottegård等的病例对照研究表明，曲马朵的同时应用可导致华法林和苯丙香豆素的抗凝作用增强（Pottegård et al，2013）。

有关药物   根据药动学特点推测，同属香豆素类口服抗凝剂的双香豆素与曲马朵之间有可能发生类似相互影响。与华法林相比，苯丙香豆素的代谢较少依赖于CYP2C9，而更多地依赖于CYP3A4；如果这样的话，曲马朵对苯丙香豆素代谢的影响应该更明显。然而，Pottegård等的研究结果未曾发现两者之间有何差别，可见也许还有其他因素参与。根据提出的可能机制推测，另一种香豆素类口服抗凝剂醋硝香豆素，与曲马朵之间不会发生类似相互影响，因为醋硝香豆素的代谢不涉及 CYP3A4。

机制 该相互影响的机制仍然不清楚，但与华法林－布洛芬之间的相互影响不尽相同（有关细节参见［华法林（苄丙酮香豆素）－布洛芬（异丁苯丙酸，异丁洛芬）］）。鉴于华法林是一种应用广泛的口服抗凝剂，故探讨这种相互影响的机制很重要。与华法林之间的药物相互影响主要归于代谢抑制和抗凝作用的相加，起因于蛋白结合置换的情况不多见。曲马朵的蛋白结合率比较低（约20%），不太可能导致华法林的明显置换。曲马朵抑制血小板对血清素的再摄取，有可能导致出血倾向增加，但不会引起 INR 增加。因此，两者之间的相互影响似乎是代谢性的。已知曲马朵的代谢涉及多种 CYP，其中包括 CYP2D6、CYP3A4，及 CYP2B6，但以 CYP2D6 为主。CYP2D6 负责 O-位脱甲基，生成具有生物活性的 O-脱甲基曲马朵（该过程也有小部分由 CYP2B6 介导）；CYP3A4 负责 N-位脱甲基，生成无活性的 N-脱甲基曲马朵（这一过程也部分涉及 CYP2B6）。华法林的代谢有 CYP2C9、CYP1A2、CYP2C19，及 CYP3A4 的参与，可见至少有一种药物代谢酶，即 CYP3A4，既涉及曲马朵的代谢，也涉及华法林的清除。Pottegård 等认为，当存在 CYP2D6 多态性而发生 CYP2D6 活性明显降低的话，有更多的曲马朵转向 CYP3A4 代谢。在这种情况下，曲马朵对华法林经 CYP3A4 代谢的竞争性抑制可能成为该影响的主要原因。Hedemalm 等的一项研究也表明，曲马朵和华法林之间的相互影响也许与 CYP2D6 的活性有关。

华法林是 R 型和 S 型的消旋混合物，S 型的作用强度是 R 型的 3～5 倍。S 型由 CYP2C9 代谢，推测其对华法林作用的相对贡献在 CYP2C9 表达缺陷的个体中要大一些。R 型主要由 CYP3A4 和 CYP1A2 代谢，CYP2C19 也有一定作用，但程度小一些。虽然在 CYP3A4 水平上的相互影响不会影响作用较强的 S 型华法林，然而 R 型的半衰期较长，它对华法林抗凝作用的实际贡献有可能占到30%～40%。因此，R 型代谢的改变也许有重要临床意义，例如，这一机制与华法林和 COX-2 抑制剂罗非昔布（rofecoxib）间的相互影响有关。

建议 不管机制如何，华法林与曲马朵之间的相互影响确实存在（与苯丙香豆素之间的类似相互影响也可发生，但与醋硝香豆素之间不太可能发生药动学方面的类似相互影响，因为醋硝香豆素的代谢不涉及 CYP3A4），故临床用药中应考虑到这一相互影响。如有可能的话，于华法林抗凝期间最好避免给予曲马朵。

［华法林（苄丙酮香豆素钠）－丙氧吩］[2]
Warfarin－Propoxyphene

要点 同时应用华法林和丙氧吩，可导致凝血酶原水平降低及出血。同时应用华法林和丙氧吩－对乙酰氨基酚复方制剂的 2 名患者，一名出现肉眼血尿，另一名显示凝血酶原时间延长。这种相互影响新近又见数项报道。

有关药物 华法林与其他阿片镇痛剂是否会发生相互影响，尚未见报道。但已证明可待因、吗啡、哌替啶，及丙氧吩的结构类似物美沙酮像丙氧吩一样，都在肝中进行脱烷基代谢，而这一代谢过程涉及 CYP3A4，因此认为对华法林代谢的竞争性抑制有可能发生。

根据代谢途径的类似性推测，丙氧吩对其他香豆素类口服抗凝剂（双香豆素、苯丙香豆素等）及茚满二酮衍生物（如苯茚二酮和茴茚二酮）可发生类似影响。但与醋硝香豆素之间的类似相互影响不太可能发生，因有证据表明其代谢不涉及 CYP3A4。

机制 已经证明丙氧吩可抑制 CYP3A4（是否也抑制其他 CYP，还不清楚），而华法林的代谢有 CYP3A4 的参与，因此认为华法林抗凝作用的增强以及副作用发生率的增加起因于丙氧吩对华法林代谢的抑制。

建议 同用这两种药物期间，应密切观察患者的凝血酶原时间。华法林的剂量可能需要减少，或停用丙氧吩，要么就考虑应用一种与华法林无相互影响的镇痛药代替丙氧吩。已经证明非甾类解热镇痛药对乙酰氨基酚（醋氨酚，扑热息痛；主要经葡糖醛酸和硫酸络合代谢）以及麻醉性镇痛药芬太尼的结构类似物雷芬太尼（remifentanil；完全经血浆酯酶代谢）与华法林之间无药动学方面的相互影响，故必要时可用其代替丙氧吩。

［华法林（苄丙酮香豆素钠）－非尼拉多（苯吡氨醇）][2]
Warfarin－Phenyramidol

要点　非尼拉多（一种兼具肌肉松弛作用的止痛药）增强华法林的抗凝作用。两者合用后 3 天即可见凝血酶原时间明显延长。

有关药物　对 8 名患者进行的研究表明，非尼拉多也增强双香豆素和苯茚二酮的抗凝作用。根据该相互影响的机制及代谢途径的类似性推测，非尼拉多与其他香豆素类口服抗凝剂（乙双香豆素、库美香豆素、醋硝香豆素等）及茚满二酮衍生物（茴茚二酮、溴茚二酮、氯茚二酮等）之间可发生类似相互影响。

机制　研究表明，非尼拉多抑制机体对抗凝剂的代谢。

建议　华法林及其他口服抗凝剂治疗期间，最好避免应用非尼拉多。如需合用，应严密监测凝血酶原时间，并根据凝血酶原时间的测定情况对抗凝剂的剂量进行适当调整。

［华法林（苄丙酮香豆素钠）－阿司匹林（乙酰水杨酸）][1]
Warfarin－Aspirin（Acetylsalicylic Acid）

要点　阿司匹林可增强华法林的抗凝作用，增加出血危险。这一影响与剂量有关。高剂量时（3.9 g/d），可致凝血酶原时间明显延长，即使低剂量应用，也可增加华法林副作用的发生率及严重程度。接受华法林的患者，每日加用 1 g 阿司匹林，可显示凝血酶原时间延长（4～5 天后消失）；停用阿司匹林后，华法林的作用明显减弱，且过一段时间才恢复至加用阿司匹林之前的水平。

有关药物　研究表明，双香豆素和苯茚二酮与低剂量阿司匹林不发生相互影响。但可以预料，所有抗凝剂都会与高剂量阿司匹林发生相互影响。

已经证明水杨酸钠和二氟尼柳（二氟苯水杨酸）可与抗凝剂发生相互影响。口服二氟尼柳（1 g/d）2 周后，游离华法林血浓度增加，而总浓度降低。根据药理作用推测，其他水杨酸类（如胆碱水杨酸、水杨酸镁、双水杨酯等）可与华法林发生类似影响。

机制　阿司匹林对华法林抗凝作用和毒性的影响是多因素的。阿司匹林及有关化合物（包括水杨酸钠和二氟尼柳）可置换与血浆蛋白结合的华法林，短暂增强其抗凝作用（延长凝血酶原时间），使总华法林血浓度相应降低。与此同时，阿司匹林（但不是非乙酰化水杨酸）直接减少血小板的聚集，延长凝血时间。口服水杨酸类后，对胃肠黏膜可发生直接毒性作用，引起胃肠出血。

另外，虽然水杨酸盐主要经络合代谢，但有一小部分经 CYP 羟化，因此可轻微抑制华法林的代谢转化，在置换血浆蛋白结合使其总血浓度降低的同时，游离型华法林血浓度升高，是阿司匹林等水杨酸类化合物使华法林抗凝作用增强的另一原因。

建议　华法林和水杨酸类化合物（包括阿司匹林、水杨酸钠和二氟尼柳）应尽可能避免同用。应用华法林的患者，如果需要非甾类抗炎药，应根据具体情况选用对乙酰氨基酚（扑热息痛）或其他与华法林无相互影响的制剂。如有必要将华法林与中、大剂量阿司匹林同时应用的话，同用之初应经常测定凝血酶原时间，以便判断华法林的作用是否增强。

应该强调的一点是，几乎所有非甾类抗炎药（包括阿司匹林）都可抑制血小板的正常功能，而且部分非甾类抗炎药尚可通过干扰华法林的代谢从而升高其血浓度。因此，如果行得通的话，避免华法林与非甾类抗炎药的同时应用乃为明智之举（下同）。

［华法林（苄丙酮香豆素钠）－吲哚美辛（消炎痛）][2]
Warfarin－Indomethacin

要点　同时应用非甾类抗炎药（NSAIDs）吲哚美辛和华法林，出血的发生率可能增加。

有关药物　根据提出的机制推测，其他乙酸类的 NSAIDs，如阿西美辛、托美丁（痛灭定，托麦汀）、双氯芬酸（扶他林，双氯灭痛）、依托度酸、萘丁美酮（纳布美酮）、酮咯酸等，与华法林之间可发生类似相互影响。已证明舒林酸（与吲哚美辛同属乙酸类抗炎药）增强华法林的低凝血酶原血症作用（见［华法林－舒林酸］）。实际上，所有 NSAIDs 都有可能导致华法林的出血发生率增加。

尽管有初步研究表明，吲哚美辛对其他香豆素类口服抗凝剂（双香豆素、苯丙香豆素、苯茚二酮）的抗凝作用无明显影响，但对它们出血发生率的影响依然存在。

机制　目前认为，包括吲哚美辛在内的 NSAIDs 对华法林（或其他香豆素类口服抗凝剂）出血发生率的影响主要起因于药效学的相互影响，但也涉及药动学方面的因素。首先，吲哚美辛等 NSAIDs 本身可致胃溃疡和出血，并抑制血小板聚集，另外，也有可能减少华法林与白蛋白的结合，导致华法林血浓度的暂时升高。现有证据表明，吲哚美辛既是 CYP2C19 的底物，也是 CYP2C19 的抑制剂，因此，除上述因素外，吲哚美辛通过抑制 CYP2C19（包括竞争性抑制和非竞争性抑制）从而阻碍 R 型华法林的代谢，也是该影响的原因之一。

建议　接受口服抗凝剂的患者最好不用吲哚美辛。必须同用时，应常规测定凝血酶原时间，并应观察是否存在抗凝作用增强的体征，如早期青紫或出血等。

［华法林（苄丙酮香豆素钠）－舒林酸（硫茚酸）］[2]
Warfarin－Sulindac

要点　正在应用华法林治疗的 4 名患者，在开始同用舒林酸治疗 4～7 天后，显示华法林的抗凝作用明显增强。然而，正常受试者连续应用 7 天舒林酸，并不明显影响华法林引起的低凝血酶原血症。舒林酸也有引起血小板减少的报道。

有关药物　其他乙酸类非甾类抗炎药，如阿西美辛、托美丁（痛灭定，托麦汀）、双氯芬酸（扶他林，双氯灭痛）、依托度酸、萘丁美酮（纳布美酮）、酮咯酸等，与华法林之间是否会发生类似相互影响，尚不清楚。舒林酸与其他香豆素类口服抗凝剂（如双香豆素、苯丙香豆素、醋硝香豆素等）及茚满二酮衍生物（如苯茚二酮和茴茚二酮）之间是否会发生类似相互影响，也无证据。但已证明另一种乙酸类的非甾类抗炎药吲哚美辛与华法林之间可发生相互影响（相互影响的机制可能不尽不同）。华法林与其他非甾类抗炎药之间的相互影响另有专节讨论。

机制　该相互影响的机制不清楚，但也许与华法林－吲哚美辛之间的相互影响不完全相同（参见［华法林（苄丙酮香豆素钠）－吲哚美辛（消炎痛）］）。

建议　应观察抗凝活性是否增强。如果出现华法林抗凝作用增强，适当减少华法林的剂量，不会影响进一步的联合应用。

［华法林（苄丙酮香豆素钠）－布洛芬（异丁苯丙酸，异丁洛芬）］[3]
Warfarin－Ibuprofen

要点　一项研究表明，同时口服建议量的布洛芬（每日 1600～2400 mg）和华法林，对华法林的抗凝作用影响不明显。但新近的研究表明，华法林与布洛芬之间有明显的相互影响。

Juel 等的病例报道表明，1 名阵发性房颤 5 年因反复发作住院的 74 岁男性患者，入院时 INR5.8。对既往用药史和 INR 的评价发现，单用华法林治疗期间，连续 9 个月 INR 一直保持在 2.1～2.6 之间；入院前曾因背痛服用曲马朵（50 mg 每日 3 次），感觉背痛减轻后停用，此时的 INR 是 5.3；停用曲马朵的第 2 天换用布洛芬（400 mg 每日 3 次）直至入院，期间曾进行过 3 次 INR 测定，分别为 4.4、3.9、及 5.7；停用华法林和布洛芬，INR 在 2 天内恢复正常（Juel et al, 2013）。可见布洛芬和曲马朵对华法林的抗凝作用确实存在某种程度的影响。

有关药物　根据提出的机制推测，所有丙酸类衍生物，如非诺洛芬、氟比洛芬、阿明洛芬、酮洛芬、吡洛芬、萘普生、奥沙普秦等，都可发生类似影响。有明确证据表明，高浓度的非诺洛芬（苯氧苯丙酸，苯氧布洛芬）在体外置换与蛋白结合的华法林，且可抑制血小板功能，并有引起胃肠出血的报道。甲苯酰吡咯乙酸每日 800～1200 mg 似乎并不影响抗凝剂的降凝血酶原作用。萘普生不增强华法林的降凝血酶原作用，但它确实影响血小板功能，引起胃刺激。据报道，吡罗昔康使醋硝香豆素的降凝血酶原作用略增强，对华法林也发生此类影响（见［华法林－伊索昔康］）。虽然甲氯芬那酸像其他非甾类抗炎药一样，也可抑制血小板功能并导致胃刺激，但与华法林是否会发生相互影响，尚缺乏证据。不过另一种芬那酸类甲芬那酸与华法林的相互影响已经证实（见［华法林－甲芬那酸］）。已证明吡罗昔康也像甲氯芬那酸一样抑制血小板功能并导致胃刺激，与华法林之间的相互影响已有报道。其他非甾类抗炎药对华法林代谢及临床症状的影响随药物的不同而不同，将分别进行讨论。

就目前可得到的资料看，布洛芬对苯丙香豆素的抗凝作用无影响。布洛芬与其他香豆素类口服抗凝剂（双香豆素、环香豆素、双香豆乙酯等）及茚满二酮衍生物（苯茚二酮和茴茚二酮等）之间是否会发生类似相互影响，还得不到证据，但鉴于药理作用的类似性，预料有可能发生。

机制　现已证明布洛芬（以及其他几种解热镇痛抗炎药）的代谢有 CYP2C9 的参与（参见［华法林－伊索昔康］），而 S-型华法林的代谢由 CYP2C9 负责，故认为对 CYP2C9 的竞争性抑制是华法林抗凝作用增强的原因之一。另外，布洛芬可某种程度地置换与血浆蛋白结合的华法林，独特地减少血小板聚集，理论上有助于延长凝血时间。然而，这些影响的临床意义目前还不清楚。另外，因为布洛芬及有关药物抑制前列腺素合成，从而有可能引起胃炎甚至胃溃疡，所以有增加华法林所致出血的可能性。实际上，所有非甾类抗炎药都有可能增加华法林胃肠出血的发生率（也见［华法林（苄丙酮香豆素钠）－吲哚美辛（消炎痛）］）。

对大白鼠进行的研究表明，布洛芬可明显影响华法林的血浆蛋白结合，因而影响其生物半衰期和总体清除率。由于布洛芬置换华法林，故也可改变华法林抗凝作用及其与总血浓度之间的关系。以往认为，这些影响仅在较高浓度的布洛芬存在时才发生，人类治疗中的常规临床用量是达不到这么高血浓度的。曾有人应用人血浆进行过体外研究，证明布洛芬在临床上所要求的浓度下（30～40 μg/ml），只会略微增加华法林的游离部分。但在人体内布洛芬的其他作用（如抗血小板作用以及前列腺素合成抑制作用）与华法林的抗凝作用一起，有可能造成明显不良影响。

曲马朵是一种非阿片类镇痛药，其对华法林抗凝作用影响的机制与布洛芬不尽相同，有关细节参见［华法林（苄丙酮香豆素）－曲马朵（曲马多）］。

建议　布洛芬和华法林都是临床上常用的药物，两者的同用也许会经常发生；同用期间如果 INR 意外升高，而且排除其他原因的话，应考虑到是由布洛芬引起。

鉴于该相互影响明确，新近研究认为，两者的同用最好予以避免。如果必须同用，鉴于华法林维持治疗期间最初应用布洛芬时除可抑制华法林的代谢外，尚可通过置换与血浆蛋白结合的华法林，导致华法林血浓度短暂明显的升高，所以，在给予布洛芬之初，应仔细进行凝血功能的检查。另外，因为布洛芬的应用有增加胃肠出血的危险，且华法林的存在使其复杂化，故应密切观察患者有无此种并发症。

［华法林（苄丙酮香豆素钠）－甲芬那酸（甲灭酸）］[3]
Warfarin－Mefenamic Acid

要点　据报道，同时应用华法林和甲芬那酸，前者的降凝血酶原作用增强。几篇评论性文章进一步确定了这种相互影响，并认为有临床意义。

有关药物　如果机制涉及甲芬那酸置换与白蛋白结合的华法林，预料其他香豆素类口服抗凝剂（如双香豆素、苯丙香豆素、醋硝香豆素等）及茚满二酮衍生物（苯茚二酮和茴茚二酮等）有可能与甲芬那酸发生类似相互影响。其他芬那酸类抗炎药，如甲氯芬那酸（甲氯灭酸，抗炎酸）、氟芬那酸（氟灭酸）、氯芬那酸（氯灭酸，抗风湿灵）等与华法林之间是否会发生类似相互影响，尚未见报道。但根据结构的类似性及相互影响的机制推测，类似相互影响有可能发生。

口服抗凝剂与其他非甾类抗炎药的相互影响分别进行讨论（见［华法林－吲哚美辛］［华法林－舒林酸］［华法林－布洛芬］等）。

机制　甲芬那酸是一种酸性药物，与人体白蛋白高度结合。几项体外研究表明，甲芬那酸置换与人白蛋白结合的华法林，在体内可使游离华法林血浓度升高。

建议　虽然此种相互影响的临床意义尚需进一步确立，但必须记住，同时应用甲芬那酸时，华法林的抗凝作用可增强。同用期间应测定凝血酶原水平，必要时将华法林的剂量适当下调。

［华法林（苄丙酮香豆素钠）-伊索昔康（异噁唑酰胺）］[2]
Warfarin-Isoxicam

要点　有证据表明，伊索昔康增强华法林的抗凝作用。其对华法林抗凝作用的增强发生于合用后第 2 周，第 4 周时达高峰。

有关药物　同属烯醇酸类的解热镇痛药消炎药吡罗昔康（炎痛喜康）可增强华法林及醋硝香豆素的抗凝作用（也见［华法令-布洛芬］）。另一种烯醇酸类抗炎药美洛昔康与华法林之间是否会发生类似影响，尚不清楚。根据相互影响的机制推测，同属解热镇痛消炎药的布洛芬、氟比洛芬、双氯芬酸等与华法林可发生类似相互影响。伊索昔康等烯醇酸类抗炎药与其他口服抗凝剂（如香豆素类的苯丙香豆素、双香豆素，及茚满二酮类的苯茚二酮、茴茚二酮等）之间是否会发生类似相互影响，尚未见报道。

机制　伊索昔康等非甾类抗炎药的代谢有 CYP2C9 的参与，而 S 型华法林（华法林的主要抗凝成分）的代谢由 CYP2C9 负责，因此推断，伊索昔康竞争性抑制 S 型华法林经 CYP2C9 的代谢是该影响的机制，但还可能有其他因素的参与（也见［华法林（苄丙酮香豆素钠）-布洛芬（异丁苯丙酸，异丁洛芬）］）。

建议　接受华法林（或其他口服抗凝剂）治疗的患者，最好不用伊索昔康。必须同用时，应常规测定凝血酶原时间，并注意观察是否存在抗凝作用增强的症状和体征，必要时减少抗凝剂的剂量（通常需减量 20％或以上）。

［华法林（苄丙酮香豆素钠）-对乙酰氨基酚（醋氨酚，扑热息痛）］[2]
Warfarin-Paracetamol（Acetaminophen）

要点　治疗剂量的华法林与对乙酰氨基酚同用，对华法林的降凝血酶原作用仅有轻微影响。但一项研究报道说，高剂量对乙酰氨基酚（500 mg 片剂每次 4 片，每日 4 次）可使应用华法林的患者凝血酶原时间明显延长。

Mahé 等对正在接受华法林治疗的 11 名患者进行的前瞻性性双盲交叉安慰剂对照研究表明，对乙酰氨基酚每日 4 g 使 INR（国际标准化比值）明显增加，华法林相关的出血危险性增加（Mahé et al，2004）。Zhang 等对 45 名应用华法林治疗的患者进行的一项随机化平行对照研究表明，10 日疗程的对乙酰氨基酚（每日 2～3 g），可使华法林的抗凝作用增强，INR（国际标准化比值）增加（Zhang et al，2010）。

Launiainen 等对 328 例应用过华法林者尸检资料的分析结果表明，其中 33％（109 例）合用过至少一种与华法林发生相互影响的药物，而与对乙酰氨基酚合用的情况最多见（109 例中有 53 例合用过对乙酰氨基酚，占 49％）（Launiainen et al，2010）。可见，华法林与对乙酰氨基酚合用的情况比较普遍。

有关药物　也有报道说双香豆素和苯丙香豆素与对乙酰氨基酚（2600 mg/d）发生相互影响，使凝血酶原时间延长。虽然还未见茚满二酮衍生物（苯茚二酮和茴茚二酮等）与对乙酰氨基酚发生类似相互影响的报道，但由于它们的药理作用与华法林相近，预料有可能发生。

氨酚待因（对乙酰氨基酚与可待因的复方制剂）、贝诺酯（对乙酰氨基酚与阿司匹林的酯化产物）、丙帕他莫（对乙酰氨基酚的前体物）等与对乙酰氨基酚相关的制剂和华法林之间是否可发生类似相互影响，尚不清楚。另一种苯胺类解热镇痛药非那西汀（非那西丁；主要含于 APC、扑尔感冒片、氨啡咖片等制剂中）与华法林之间是否会发生类似相互影响，也未见有临床报道。但鉴于非那西汀在体内代谢为对乙酰氨基酚，预料类似相互影响有可能发生。

机制　这一相互影响的确切机制目前还难以定论，但理论上可能与 CYP 系统有关。临床上应用的华法林是 R 和 S 型对映体的消旋混合物，前者（抗凝作用较弱）的代谢由 CYP1A2、CYP2C19，及 CYP3A4 负责，而后者（即 S 型）主要由 CYP2C9 代谢为 7-羟基华法林。治疗量时，大部分对乙酰氨基酚经络合清除，其余部分由 CYP1A2 和 CYP2E1 代谢。考虑到对乙酰氨基酚既不是 CYP2C9 的底物，也不是 CYP2C9 的抑制剂，而华法林的 S 型对映体是抗凝作用的主要成分，其代谢主要由 CYP2C9 负责，故根据目前所得资料所作出的唯一可能解释是，对乙酰氨基酚竞争性抑制 R 型华法林经 CYP1A2 的代谢（不过，这与华法林血浓度并不增加相矛盾），但此点尚有待进一步研究验证。另外，某些因素（例如高龄）所致的 CYP2E1 活性下降，使对乙酰氨基酚转而经由 CYP1A2 和 CYP3A4 代谢，因此与 R 型华法林竞争；组织低氧和高血压使对乙酰氨基酚的葡糖醛酸络合途径受损，转而经由 CYP2E1、CYP1A2，及 CYP3A4 代谢，也可能是原因之一。

该影响也可能是非药动学的，因为尽管 INR 增加，但华法林血浓度依然恒定。因此，有人认为，这一影响也可能与对乙酰氨基酚引起的肝损害和（或）肝炎导致的凝血因子减少和（或）凝血功能障碍等有关（确有证据表明，某些患者功能性凝血因子 II 减少）。

建议　鉴于正在接受口服抗凝的患者，应用治疗量对乙酰氨基酚作为解热药或镇痛药优于阿司匹林，故对乙酰氨基酚仍然是口服抗凝治疗期间解热止痛的一线药物。因此，了解口服抗凝剂与对乙酰氨基酚之间是否存在相互影响有重要临床意义。Mahé 等证实的两药之间的相互影响具有一定价值，因为对乙酰氨基酚使 INR 平均增加高达 1.04，且在两种药物同时应用仅 4 天后即很明显。有证据表明，对乙酰氨基酚每日 4 g 或以上，确使华法林抗凝作用增强。然而，考虑到对乙酰氨基酚不抑制血小板聚集，不导致胃肠出血，对正在应用华法林的患者比阿司匹林和其他 NSAIDs 安全得多，故当应用口服抗凝剂的患者需要解热镇痛药的话，仍应选择对乙酰氨基酚，只是剂量应尽可能低，疗程要尽可能短。华法林治疗期间，不管是加用对乙酰氨基酚，还是停用对乙酰氨基酚，都应密切监测抗凝作用。常规则定 INR（每 3～5 天测定 1 次，特别是 INR 接近目标范围上限的患者），并据情适当调整剂量，这样可最大限度减少这种相互影响造成的危险。

［华法林（苄丙酮香豆素钠）－安替比林］[1]
Warfarin－Antipyrine

要点　常用量的安替比林与华法林合用 1 周后，华法林血浓度降低 50%，半衰期缩短 45%，抗凝作用相应减弱。

有关药物　可以预料，安替比林与其他香豆素类口服抗凝剂（如双香豆素、苯丙香豆素、醋硝香豆素等）及茚满二酮衍生物（苯茚二酮、茴茚二酮等）之间可发生类似相互影响。吡唑酮类衍生物保泰松、羟布宗（羟基保泰松），及非普拉宗与华法林之间的相互影响已经证实（见［华法林－保泰松］及［华法林－非普拉宗］）。其他吡唑酮类衍生物（异丙安替比林、安乃近等）与华法林之间是否会发生类似相互影响，尚未见报道。

机制　安替比林诱导肝药酶（主要涉及 CYP1A2），促进抗凝剂的代谢，从而削弱其抗凝作用。

建议　尽可能避免两者合用。

［华法林（苄丙酮香豆素钠）－保泰松（布他酮）］[1]
Warfarin－Phenylbutazone

要点　保泰松增强华法林的抗凝作用，有可能导致严重出血。

有关药物　据报道，苯丙香豆素与保泰松及其类似物也发生类似相互影响。2 名用苯茚二酮治疗的患者，加用保泰松后，使苯茚二酮的抗凝作用增强。保泰松对其他口服抗凝剂（双香豆素、醋硝香豆素、茴茚二酮等）也可能发生类似影响，但尚未见报道。

保泰松的结构类似物羟布宗（羟基保泰松）、非普拉宗，及安替比林与香豆素类口服抗凝剂的相互影响已有报道（见［华法林－安替比林］［华法林－非普拉宗］）。其他吡唑酮类衍生物（异丙安替比林、安乃近等）与口服抗凝剂之间的相互影响尚未见报道，但根据相互影响的机制推测，预料有可能发生。

机制　保泰松置换与血浆蛋白结合的华法林，使游离型华法林血浓度升高。另外，它还抑制华法林的代谢。保泰松本身可致胃溃疡，抑制血小板聚集。这些因素都可加重或促发华法林所致的出血。

建议　两药应避免同用。必须同用时，需严密观察有无出血发生。可根据具体情况选用对乙酰氨基酚或其他非甾类抗炎药代替保泰松。

同用时如发生过度低凝血酶原血症，可用维生素 K₁ 治疗（剂量为 5～10 mg，口服或皮下注射），同时停用抗凝剂，直至凝血酶原恢复至正常水平。注意维生素 K 的剂量不应过大，否则会使患者对随后的华法林治疗产生耐受性。发生出血时，需立即使凝血酶原恢复至正常范围，并注意补充血容量；必要时可采取其他措施或手术处理。如有严重出血，可给新鲜冷冻血浆以补充凝血因子。

［华法林（苄丙酮香豆素钠）－非普拉宗（戊烯保泰松）］[1]
Warfarin－Feprazone

要点　一报道表明，非普拉宗增强华法林的抗凝作用。同用时如不减少华法林的剂量，可导致出血。

有关药物　根据相互影响的机制推测，华法林与其他吡唑酮类衍生物（如保泰松、羟基保泰松、异丙安替比林、安乃近等）之间，及非普拉宗与其他口服抗凝剂（如苯丙香豆素、双香豆素，茚满二酮衍生物苯茚二酮、茴茚二酮等）之间可发生类似相互影响，有些已得到证实（见［华法林－保泰松］［华法林－安替比林］）。

机制　非普拉宗置换与血浆蛋白结合的华法林，使游离型华法林血浓度升高。另外，非普拉宗也抑制华法林的代谢。

建议　避免两药同用是明智的。必须同用时，应严密监测华法林的抗凝作用。合适的话，可选用对乙酰氨基酚或其他非甾类抗炎药代替非普拉宗（也见［华法林－保泰松］）。

［华法林（苄丙酮香豆素钠）－阿扎丙宗（阿扎丙酮，阿帕松）］[1]
Warfarin－Azapropazone（Apazone）

要点　阿扎丙宗可增强华法林的抗凝作用。

有关药物　根据结构和药动学特点推测，预料保泰松和羟布宗（羟基保泰松）与华法林之间及阿扎丙宗与其他香豆素类口服抗凝剂（双香豆素、醋硝香豆素、苯丙香豆素等）之间也有可能发生类似相互影响。保泰松与华法林之间的相互影响已经证实（见［华法林－保泰松］）。

机制　阿扎丙宗置换与血浆蛋白结合的华法林，也有可能影响华法林 R 和 S 两种异构体经肾的排泄。是否会抑制华法林经肝的代谢，目前尚不清楚。

建议　阿扎丙宗在结构上类似于吡唑酮类的保泰松，因此曾作为解热、镇痛、消炎药应用于临床，但因其对前列腺素合成酶（环加氧酶）的作用微弱，现主要作为促尿酸排泄药。

阿扎丙宗与华法林的相互影响已充分证实，故应尽可能避免将其与华法林合用。如必须合用，应注意观察华法林的作用是否增强，并应定期测定凝血酶原时间。

［华法林（苄丙酮香豆素钠）－塞来昔布（塞来考昔）］[2]
Warfarin－Celecoxib

要点　同时应用华法林和塞来昔布，可明显增强华法林的抗凝作用和毒性。

有关药物　所有昔布类（coxibs）COX-2 抑制剂都不同程度上经由多种 CYP 代谢，因此预料可与华法林发生相互影响，其中罗非昔布（rofecoxib）和伐地考昔（valdecoxib）与华法林之间的类似相互影响已经证实。然而，相互影响的机制和严重程度也许不同（参见［华法林－伐地考昔］）。

根据代谢途径的类似性推测，塞来昔布与其他口服抗凝剂（如香豆素类的双香豆素、苯丙香豆素、醋硝香豆素，及茚满二酮衍生物苯茚二酮和茴茚二酮等）之间可发生类似相互影响，但相互影响的程度可能不同。

机制　塞来昔布与华法林之间的相互影响与传统非甾类抗炎药（包括阿司匹林等水杨酸类）在机制上有明显不同。传统非甾类抗炎药（tNSAIDs）与华法林之间的相互影响主要是药效学的相互影响（即 tNSAIDs 主要通过抑制血小板聚集和对胃肠的刺激作用而增加出血的危险。虽然部分 tN-SAIDs 对负责代谢华法林的 CYP 也有轻微的抑制作用，但在其相互影响中不占重要地位。当然，蛋白结合的置换也起一定作用），而塞来昔布与华法林之间的相互影响纯粹属于药动学的相互影响。

tNSAIDs 属于非选择性 COX 抑制剂，对 COX-1 和 COX-2 都有抑制作用，而塞来昔布仅对 COX-2 有明显抑制作用（因此也将其称之为选择性 COX-2 抑制剂），这是后者不影响血小板聚集、也不延长凝血时间的原因（因为成熟人血小板只含 COX-1，而不含 COX-2）。

在代谢途径上塞来昔布与 tNSAIDs 有明显不同，前者经多种 CYP 代谢，但以 CYP2D6 和 CYP2C9 为主。华法林的代谢主要由 CYP2C9 负责（CYP2C9 负责 S 型华法林的代谢，而 S 型华法林是华法林的主要抗凝成分），因此认为，华法林抗凝作用和毒性的增强主要起因于塞来昔布对华法林经 CYP2C9 代谢的竞争性抑制（目前认为，塞来昔布对 CYP2C9 的亲和力远高于华法林，故其本身的代谢不会受华法林的影响）。

建议　该相互影响明确，在应用华法林治疗期间，最好避免应用塞来昔布或其他昔布类 COX-2 抑制剂。

［华法林（苄丙酮香豆素钠）－伐地考昔（伐地昔布）］[2]
Warfarin－Valdecoxib

要点　同时应用华法林和选择性 COX-2 抑制剂伐地考昔，可导致华法血浓度增加，抗凝作用增强。

有关药物　根据相互影响的机制推测，伐地考昔与其他口服抗凝剂（如香豆素类的双香豆素、苯丙香豆素、醋硝香豆素，及茚满二酮衍生物苯茚二酮和茴茚二酮等）之间可发生类似相互影响。鉴于伐地考昔的前体药物帕瑞昔布（parocoxib）在体内脱羟甲基生成其活性型伐地考昔发挥作用，预料与华法林之间的类似相互影响也可发生。

已经证明另外两种选择性 COX-2 抑制剂塞来昔布和罗非昔布与华法林之间可发生相互影响（见［华法林－塞来昔布］）。不过，华法林－塞来昔布（或罗非昔布）之间相互影响的机制与华法林－伐地考昔之间相互影响的机制有明显不同；前者仅涉及对 CYP2C9 的竞争性抑制，而后者主要起因于对 CYP2C9 和 CYP2C19 的非竞争性抑制，但也有对 CYP3A4 和 CYP2C9 竞争性抑制作用的参与，如下述。

机制　华法林是 R 型和 S 型对映体的消旋混合物，S 型华法林是发挥抗凝作用的主要成分，其氧化代谢主要由 CYP2C9 负责，R 型的代谢转化涉及多种 CYP（其中包括 CYP1A2、CYP2C19，及 CYP3A4，但以 CYP1A2 为主）。目前已经证明伐地考昔对 CYP2C9 和 CYP2C19 都有抑制作用（其本身经 CYP3A4 和 CYP2C9 代谢，也有部分经非 CYP 依赖的葡糖醛酸化代谢），因此认为与华法林同用时其抗凝作用的增强与伐地考昔对 CYP2C9 和 CYP2C19 的非竞争性抑制有关（虽然伐地考昔对 CYP2C19 的抑制作用强于对 CYP2C9 的抑制作用，但对华法林抗凝作用的影响还是以对 CYP2C9 的抑制作用为主，因为 S 型华法林是华法林抗凝作用的主要成分。另外，鉴于伐地考昔本身经 CYP3A4 和 CYP2C9 代谢，因此，也涉及竞争性抑制的成分）。

建议　该相互影响明确，在应用华法林治疗期间，避免应用伐地考昔或其他昔布类 COX-2 抑制剂是明智的。

［华法林（苄丙酮香豆素钠）－依托考昔（依托昔布，艾托考昔）］[2]
Warfarin－Etoricoxib

要点　Schwartz 等对 14 名健康志愿者进行的一项随机化交叉研究表明，单剂依托考昔（120 mg）对稳态华法林的药动学和药效学有某种程度的影响，表现为 R-型华法林的 AUC 增加约 9%（$P<$

0.001)，国际标准化比值（INR）平均增加 13%（$P \leqslant 0.001$），但对 S-型华法林的药动学无影响（Schwartz et al，2007）。

有关药物 预料其他选择性 COX-2 抑制剂与华法林之间的相互影响也可发生，只是相互影响的程度以及机制可能有所不同，其中塞来昔布和伐地考昔与华法林之间的相互影响已经证实（有关细节参见［华法林（苄丙酮香豆素钠）－塞来昔布］和［华法林（苄丙酮香豆素钠）－伐地考昔（伐地昔布）]）。

机制 依托考昔 90% 以上经氧化代谢，其中约 60% 由 CYP3A4 负责，剩下的部分分别由 CYP2C9、CYP2C19，及 CYP2D6 负责（各占约 10%）。华法林是 R 型和 S 型对映体的消旋混合物，S 型华法林是发挥抗凝作用的主要成分，其氧化代谢主要由 CYP2C9 负责，R 型的代谢转化涉及 CYP1A2、CYP2C19，及 CYP3A4（但以 CYP1A2 为主）。根据依托考昔和华法林的代谢途径分析，上述影响可能主要起因于依托考昔对 R-型华法林经 CYP3A4 代谢的竞争性抑制（对 CYP2C9 和 CYP2C19 的竞争性抑制也起一定作用），但有待进一步研究证实。

建议 作者认为，这一影响的程度对大多数患者无什么重要临床意义；然而，两药同用期间应细心监测 INR，华法林滴定期间尤其如此。

［华法林（苄丙酮香豆素钠）－奥沙美辛］[2]
Warfarin－Oxametacin

要点 研究表明，合用镇痛消炎药奥沙美辛可增强华法林的抗凝作用。

有关药物 已证明奥沙美辛与醋硝香豆素可发生类似相互影响。奥沙美辛与其他香豆素类口服抗凝剂（双香豆素、苯丙香豆素、双香豆素乙酯等）及茚满二酮衍生物（苯茚二酮、茴茚二酮等）之间是否会发生类似相互影响，尚无证据。

机制 不清楚。

建议 如果两药必须合用，应注意华法林的抗凝作用是否增强，必要时减少抗凝剂的剂量。奥沙美辛与其他口服抗凝剂合用时，也应信守该原则。

［华法林（苄丙酮香豆素钠）－布可龙（布可隆，丁环己巴比妥）][1]
Warfarin－Bucolome

要点 Matsumoto 等为探讨布可龙对华法林药动学和药效学的影响，在 55 名日本心脏病患者中进行了研究。测定结果表明，两者同时应用对 R 型华法林血浓度无影响，但使 S 型华法林血浓度明显增加（与华法林单用相比）。同时应用布可龙后 C/D 之比稳定增加（C 表示浓度，D 代表剂量），于第 7 天时 S 型华法林的平均 C/D 明显高于对照值。但此后不再进一步增加。同时应用布可龙计 21 天的患者，S 型华法林的 C/D 是对照者的 285%。与此同时，R 型华法林的 C/D 随时间的推移而下降（Matsumoto et al，2001）。

有关药物 已经证明可与华法林发生类似相互影响从而增强其抗凝作用的其他非甾类抗炎药（NSAIDs）尚有保泰松、吲哚美辛、舒林酸、甲芬那酸等，但相互影响的机制可能不同。有关细节参见［华法林－吲哚美辛］［华法林－舒林酸］［华法林－保泰松］［华法林－甲芬那酸］。

机制 临床上可得到的华法林是 S 型和 R 型对映体的消旋混合物。S 型对映体主要由 CYP2C9 代谢（生成 7-OH 华法林），R 型的代谢由 CYP1A2（代谢为 6-OH 和 8-OH 华法林）、CYP3A4（代谢为 10-OH 华法林），及羰基还原酶（代谢为非对映异构的醇）负责。已知布可龙对 CYP2C9 有明显抑制作用，因此认为，S 型华法林血浓度的增加起因于布可龙对其经 CYP2C9 代谢的抑制。至于 R 型华法林 C/D 的下降，推测可能是由于 S 型华法林水平增加，从结合部位将 R 型置换下来之故。

建议 S 型华法林的抗凝作用强度大约是 R 型的 5 倍，在体内的代谢也更为迅速，与其他药物之间的相互影响也更为重要。

自 1967 年以来，布可龙在部分国家被用作抗炎药（治疗量为 600～1200 mg/d）和促尿酸排泄药（治疗量 300～1200 mg/d）。另外，在日本也被用来作为华法林抗凝作用的增强剂。同时应用布可龙的患者，第 21 天时华法林的需要量 [(1.52±0.58) mg] 仅为对照者 [(3.92±1.87) mg] 的 39%。作者建议，在华法林稳定抗凝期间，如果加用布可龙，应将华法林的剂量减少 30%～60%。另外，在加用布可龙的最初 7 天内，应细心监测华法林的抗凝作用，因在这一期间华法林的平均 C/D 和 S/R 是逐渐增加的。

然而，华法林的治疗指数低，剂量不宜控制，任何影响其抗凝作用的药物都会干扰其抗凝作用的稳定性，故最好避免同时应用。

［华法林（苄丙酮香豆素钠）－磺吡酮（苯磺唑酮，硫氧唑酮，苯磺保泰松）][1]
Warfarin－Sulfinpyrazone

要点 磺吡酮可增强华法林的抗凝作用。此种作用多半发生于给磺吡酮后 48 小时内；部分患者伴有出血，停用磺吡酮后可逆转。

有关药物 有一研究表明，磺吡酮不影响苯丙香豆素的作用。至于其他口服抗凝剂（如香豆素类的双香豆素、环香豆素、醋硝香豆素，及茚满二酮衍生物苯茚二酮、茴茚二酮等）是否受磺吡酮的影响，目前还不清楚。

机制 该影响可能有两种因素参与。一是磺吡酮可抑制 CYP2C9，从而抑制华法林在肝内的代谢。另外，磺吡酮也与血浆蛋白高度结合，可置换与血浆蛋白结合的华法林。

建议 两药同用时，应测定凝血酶原时间，并根据各个患者的情况，考虑调整华法林的剂量。

［华法林（苄丙酮香豆素钠）－双嘧达莫（潘生丁）][3]
Warfarin－Dipyridamole

要点 有证据表明，华法林与双嘧达莫同用时，部分患者可发生轻度出血，但凝血酶原时间仍可维持在正常范围之内。

有关药物 据报道，苯茚二酮与双嘧达莫之间可发生类似相互影响。双嘧达莫与其他口服抗凝剂（如香豆素类的双香豆素、醋硝香豆素、苯丙香豆素等，茚满二酮衍生物溴茚二酮、茴茚二酮等）之间是否会发生类似相互影响，尚未见报道。

机制 不清。有人认为，双嘧达莫导致血小板的黏附性及聚集作用降低（双嘧达莫通过增加细胞内 cAMP 的浓度从而干扰血小板的功能），这一作用与华法林的作用相加，属药效学的相互影响（Weitz，2011）。

建议 资料很有限。尽管有证据表明，华法林与双嘧达莫同时应用可抑制心瓣膜修复术后的血栓栓塞，但为谨慎起见，华法林与双嘧达莫合用期间，应注意观察有无抗凝作用增强的症状和体征。一般认为，应将凝血酶原活性控制在正常治疗范围的高限。双嘧达莫与其他口服抗凝剂合用时，也有必要采取同样的措施。

［华法林（苄丙酮香豆素钠）－氯吡格雷][2]
Warfarin－Clopidogrel

要点 同时应用华法林和氯吡格雷，可导致华法林的血浓度升高，抗凝作用增强，出血危险性增加。

有关药物 氯吡格雷的结构类似物噻氯匹定（ticlopidine）也是一种具有抗血小板作用的前体药物，像氯吡格雷一样，需经 CYP 代谢转化后才能发挥作用，预料与华法林之间可发生类似相互影响（但相互影响的机制不尽相同）。

根据相互影响及代谢途径的类似性推测，氯吡格雷与其他口服抗凝剂（如香豆素类的双香豆素、苯丙香豆素等，茚满二酮衍生物苯茚二酮、茴茚二酮等）之间可发生类似相互影响。

至于噻氯匹定与华法林同用时有可能导致的胆汁郁积性黄疸和肝损伤与此处所述相互影响的机制不同，有关细节参见［噻氯匹定－华法林］。

机制　该影响可能涉及两种因素，一是药动学的，二是药效学的。氯吡格雷是一种抗血小板药物，其抗血小板作用与华法林的抗凝作用相加或协同，是药效学相互影响的机制。另外，已证明氯吡格雷对 CYP2C9 有抑制作用（体外研究表明，较高浓度时对 CYP2C19 也有抑制作用），而其本身是一种前体药物，在体内需转化为活性代谢物才能发挥抗血小板作用，这一代谢转化过程涉及 CYP2C19（存在多态性）和 CYP3A4（有关氯吡格雷的代谢及其多态性对药动学影响的细节参见 [氯吡格雷－奥美拉唑（渥米哌唑，洛塞克）] 项下的内容）。鉴于 S 型华法林的代谢主要由 CYP2C9 负责，R 型华法林的代谢有 CYP1A2、CYP2C19，及 CYP3A4 的参与（以 CYP1A2 为主），因此认为，氯吡格雷竞争性抑制 R 型华法林经 CYP2C19 和 CYP3A4 的代谢以及非竞争性抑制 S 型华法林经 CYP2C9 的代谢是华法林抗凝作用增强的药动学因素。

噻氯匹定的代谢转化主要依赖于 CYP3A4，对 CYP2B6 有明显抑制作用，也不同程度上抑制 CYP2C19、CYP1A2，及 CYP2D6，故有可能通过抑制 CYP3A4（竞争性抑制）、CYP1A2，及 CYP2C19（非竞争性抑制），从而干扰华法林的代谢。

建议　该相互影响明确，具有一定的临床意义。在应用华法林期间，为减少出血的危险，最好避免同时给予氯吡格雷。必须同用时，应注意华法林剂量的调整。

[华法林（苄丙酮香豆素钠）－维生素 K₁]¹
Warfarin－Vitamin K₁（Phytonadione）

要点　华法林与维生素 K₁ 间的相互影响已得到证实。华法林可抑制维生素 K 依赖的凝血因子 Ⅱ、Ⅶ、Ⅸ、Ⅹ 的合成，维生素 K 可拮抗华法林对这些因子的抑制作用。华法林引起过度低凝血酶原血症时，维生素 K₁ 是首选治疗药物。应用口服抗凝剂治疗的患者，应避免食用富含维生素 K 的食品，特别是绿叶蔬菜。

有关药物　其他口服抗凝剂（双香豆素、醋硝香豆素、苯茚二酮等）在体内的作用基本上与华法林相同，故都可受维生素 K 的影响。

机制　具有维生素 K 活性的药物是肝合成和释放凝血因子 Ⅱ、Ⅶ、Ⅸ、Ⅹ 所必需。华法林干扰维生素 K 的再生循环，妨碍其重新利用；而维生素 K 可促进上述凝血因子的合成，从而逆转或削弱华法林的抗凝作用。

建议　据报道，食物中维生素 K 含量较高时，患者对华法林产生耐受性，需增加剂量才能产生适当的抗凝作用。因此，接受华法林治疗的患者，应避免摄入富含维生素 K 的食物（特别是绿叶蔬菜）。维生素 K 的作用可持续数天。

维生素 K₁ 比 K₃ 有效，故华法林过量时，首选维生素 K₁ 治疗。

[华法林（苄丙酮香豆素钠）－扎鲁司特（扎非鲁卡）]¹
Warfarin－Zafirlucast

要点　同时应用华法林和白三烯受体拮抗剂扎鲁司特，可导致华法林血浓度升高，抗凝作用增强，出血发生率增加。

有关药物　另一种白三烯受体拮抗剂孟鲁司特（montelucast）除了广泛经由 CYP3A4 代谢外，也是 CYP2C9 和 OATP2B1 的底物，但未曾证明与华法林之间可发生类似相互影响（也许是因为孟鲁司特与 CYP 的亲和力弱于华法林之故）。同属白三烯受体拮抗剂的普仑司特与华法林之间是否会发生类似相互影响尚不清楚。

根据代谢途径和相互影响的机制推测，扎鲁司特与其他香豆素类口服抗凝剂（双香豆素、醋硝香豆素、苯丙香豆素等）及茚满二酮衍生物（如苯茚二酮和茴茚二酮）之间可发生类似相互影响。

白三烯合成抑制剂齐留通（zileuton；通过抑制 5-脂氧酶而阻碍从花生四烯酸合成白三烯）也广泛经由 CYP 代谢，且已经证明可像扎鲁司特一样，与华法林发生类似相互影响。但出于对其药动学以及安全方面的考虑，目前该药在美国和部分欧洲国家已停用。

机制　扎鲁司特广泛经 CYP2C9 代谢，对 CYP2C9 也有一定程度的抑制作用，而华法林的主要活性成分 S 型对映体的代谢由 CYP2C9 负责，因此其代谢可受扎鲁司特的抑制型影响（包括竞争性和非竞争性抑制），从而使其代谢减慢，作用增强。

建议　华法林和白三烯受体拮抗剂扎鲁司特的相互影响肯定，建议华法林抗凝期间尽可能避免同时应用。已证明孟鲁司特不影响华法林的代谢，因此可考虑用其代替扎鲁司特（不过，孟鲁司特的代谢是否会受华法林的影响，尚不清楚。当然，即使受影响，通常也不会有什么严重后果）。

［华法林（苄丙酮香豆素钠）－氢氧化铝］[3]
Warfarin－Aluminum Hydroxide

要点　据说氢氧化铝影响华法林的生物利用度，削弱其抗凝作用。

有关药物　氢氧化铝对其他口服抗凝剂（如香豆素类的双香豆素、醋硝香豆素、环香豆素，及茚满二酮衍生物茴茚二酮和苯茚二酮等）是否会发生类似影响，尚未见报道。其他抗酸药（如碳酸钙、碳酸氢钠、氢氧化镁等）与华法林之间是否会发生类似影响，也不清楚。

机制　有证据表明，氢氧化铝凝胶通过凝胶表面的吸附或通过明显延迟胃排空，可推迟其他药物的吸收。另一方面，抗酸药，尤其是可溶性抗酸药（如碳酸钙、碳酸氢钠等）或含有铝盐和镁盐的复方制剂，可通过改变尿液的 pH 而改变药物的肾清除。虽然华法林属于酸性药物，理论上在碱性尿液中清除加速，但实际上其脂溶性非常高，全部经肝代谢，pH 的改变对其肾清除无影响。因此尿液 pH 的改变不是该相互影响的因素。

建议　就当前可得到的资料看，两者的同用无须避免，但于同用期间应经常测定凝血酶原时间，必要时对华法林的剂量进行适当调整。

［华法林（苄丙酮香豆素钠）－硫糖铝（胃溃宁）][3]
Warfarin－Sucralfate

要点　个案报道表明，同时应用硫糖铝，可使华法林的抗凝作用减弱。但也有两者合用无明显相互影响的报道。

有关药物　由于相互影响的机制尚不清楚，加之报道结果不一致，因此难以预料硫糖铝与其他口服抗凝剂（双香豆素、醋硝香豆素、苯丙香豆素等）之间是否会发生类似相互影响。

机制　未明。有人认为硫糖铝可吸附华法林，从而使其生物利用度降低，但此点尚有待进一步证实。

建议　该相互影响即使确实存在，其发生率也不会太高，且后果不那么严重，因此无须避免同时应用。但合用期间仍需留心观察华法林的抗凝作用是否减弱。硫糖铝与其他口服抗凝剂合用时，也应注意观察。

［华法林（苄丙酮香豆素钠）－西咪替丁（甲氰咪胍）][1]
Warfarin－Cimetidine

要点　同时应用西咪替丁和华法林，可使华法林引起的低凝血酶原血症时间逐渐延长，1～2 周内达高峰。停用西咪替丁后，凝血酶原时间约需 1 周才恢复至应用西咪替丁前的水平。

有关药物　正在应用苯茚二酮治疗的患者若加用西咪替丁，可使凝血酶原时间延长。然而，西咪替丁不改变苯丙香豆素的抗凝作用。西咪替丁与其他口服抗凝剂（香豆素类的醋硝香豆素、双香豆素等，茚满二酮衍生物茴茚二酮、溴茚二酮等）之间是否会发生类似相互影响，尚未见报道。但根据代谢途径的类似性以及提出的机制推测，华法林与其他主要以原型经肾排泄的 H_2 受体阻断药（法莫替丁、尼扎替丁、罗沙替丁等）之间不太可能发生类似相互影响。

对 5 名受试者进行的观察表明，另一种 H_2 受体拮抗剂雷尼替丁不影响凝血酶原时间，也不改变华法林的血浓度。原因在于虽然雷尼替丁也影响 CYP，但其与 CYP 的亲和力仅有西咪替丁的 10%，故对华法林代谢的影响不像西咪替丁那么明显。法莫替丁、尼扎替丁，及罗沙替丁主要以原形经肾排泄，对 CYP 几乎无任何作用，因此与华法林之间不会发生类似相互影响。

机制　西咪替丁抑制肝中的多种细胞色素 P450 酶（CYP），包括 CYP1A2、CYP2C9，及 CYP2D6。已经证明华法林由 CYP1A2、CYP3A4、CYP2C9，及 CYP2C19 代谢，因此，上述相互影响不难理解。

建议　加用或停用西咪替丁时，应密切观察机体对华法林的反应。用法莫替丁、尼扎替丁或罗沙替丁代替西咪替丁与华法林同时应用，也许无须顾虑此种相互影响的发生。

［华法林（苄丙酮香豆素钠）－奥美拉唑（渥米哌唑）][1]
Warfarin－Omeprazole

要点　同时应用华法林和奥美拉唑，前者半衰期可延长，血浓度升高，并有可能导致出血。

有关药物　根据提出的机制推测，预料华法林与其他"质子泵抑制剂"，如兰索拉唑、雷贝拉唑，及埃索美拉唑（依索拉唑，艾美拉唑；esomeprazole）之间以及奥美拉唑与其他香豆素类口服抗凝剂（如双香豆素、苯丙香豆素、双香豆素乙酯、醋硝香豆素等）或茚满二酮衍生物（苯茚二酮、茴茚二酮等）之间可发生类似相互影响。苯丙香豆素（phenprocoumon）与奥美拉唑以及埃索美拉唑之间的类似相互影响已经证实（Verhoef et al，2012）。

机制　华法林是 R 型和 S 型对映体的消旋混合物，R 型作用较弱（约为 S 型的 1/4），抗凝作用主要依赖于 S 型（约为 R 型的 4 倍）。S 型华法林主要由 CYP2C9（也可能部分涉及 CYP3A4）转化为无活性的代谢物，而 R 型的代谢转化主要由 CYP1A2、CYP2C19，及 CYP3A4 负责。奥美拉唑像其他质子泵抑制剂一样，是 CYP2C19 和 CYP3A4 的底物，但与其他质子泵抑制剂不同的是，对 CYP2C19 有抑制作用（在目前可得到的质子泵抑制剂中，仅有奥美拉唑对 CYP2C19 有抑制作用）。可见两者之间相互影响导致华法林血浓度升高的程度取决于上述因素的综合。当然，CYP2C9 基因的多态性也左右着该影响的程度。

至于奥美拉唑对 CYP1A2 的诱导作用（在目前可得到的质子泵抑制剂中，仅有奥美拉唑对 CYP1A2 有诱导作用），其结果是促进 R 型华法林的代谢，这一影响可部分抵消奥美拉唑对华法林代谢的抑制性影响。

建议　两者同用期间需注意观察华法林抗凝作用有无改变，必要时减少抗凝剂的剂量，以免血浓度过高导致的出血。

［华法林（苄丙酮香豆素钠）－氯噻酮][3]
Warfarin－Chlorthalidone

要点　对 6 名受试者进行的研究表明，同时应用氯噻酮和单剂华法林，使抗凝作用减弱。长期应用华法林治疗期间是否会发生类似相互影响，还不清楚。

有关药物　据推测，其他噻嗪类有关利尿剂（喹乙宗、美托拉宗、吲达帕胺等）和华法林之间及其他香豆素类口服抗凝剂（双香豆素、苯丙香豆素、醋硝香豆素等）和茚满二酮衍生物（苯茚二酮、茴茚二酮、溴茚二酮等）与氯噻酮之间有可能发生类似相互影响。理论上，所有噻嗪类利尿剂（如苄氟噻嗪、氢氯噻嗪、泊利噻嗪等）也像噻嗪类有关利尿剂一样，可削弱华法林的抗凝作用。然而，对 8 名健康受试者同时应用单剂华法林和氯噻嗪的结果表明，氯噻嗪不影响华法林的血浓度，也不影响其降低凝血酶原的作用。

机制　这种相互影响的机制不清楚。有人认为，氯噻酮减轻肝充血，从而改善肝功能，增强凝血因子的合成。另外，利尿期间血容量减少，循环中的凝血因子浓缩，从而有可能增强对华法林的拮抗作用。

建议　同时应用氯噻酮和华法林，华法林的需要量可能增加，故应检查凝血酶原水平，必要时调整华法林的剂量。

［华法林（苄丙酮香豆素钠）－依他尼酸（利尿酸）][2]
Warfarin－Ethacrynic Acid

要点　正在应用华法林治疗的一名患者，在加用依他尼酸后，凝血酶原时间明显延长。

有关药物　根据提出的机制推测，其他香豆素类口服抗凝剂（双香豆素、醋硝香豆素、苯丙香豆素等）及茚满二酮衍生物（苯茚二酮和茴茚二酮等）也有可能与依他尼酸发生类似相互影响。

已证明另一祥利尿剂呋塞米可使华法林血浓度升高，作用及毒性增强。托拉塞米同样有广泛的蛋白结合，预料与华法林的类似相互影响也可发生。但据报道，祥利尿剂布美他尼对华法林无影响（布美他尼的蛋白结合也比较广泛，何以与华法林无相互影响，目前尚难以解释）。其他祥利尿剂（吡咯他尼、阿佐塞米、曲帕胺等）与华法林之间是否会发生类似相互影响，尚未见报道。

机制　体外试验证明，依他尼酸可置换与人体白蛋白结合的华法林，增强华法林引起的大白鼠低凝血酶原血症。托拉塞米对华法林的影响也许更明显，因其本身经由 CYP2C9 代谢，故尚有抑制华法林代谢的成分（华法林的主要抗凝成分 S 型华法林的代谢由 CYP2C9 负责）。

建议　正在应用华法林治疗的患者，在加用或停用依他尼酸、呋塞米或托拉塞米时，应测定凝血酶原活性。虽然已有报道表明布美他尼对华法林的抗凝作用无影响，但用其代替依他尼酸、呋塞米或托拉塞米是否合适，还有待进一步证实。

［华法林（苄丙酮香豆素钠）－螺内酯（安体舒通）][3]
Warfarin－Spironolactone

要点　对 9 名正常受试者凝血酶原时间的测定表明，同时应用螺内酯和华法林 7 天后，后者的降凝血酶原作用降低大约 25％。

有关药物　虽然尚缺乏证据，但根据药理作用推测，预料螺内酯与其他香豆素类口服抗凝剂（双香豆素、苯丙香豆素、醋硝香豆素等）及茚满二酮衍生物（苯茚二酮、茴茚二酮、溴茚二酮等）之间有可能发生类似相互影响。

其他留钾利尿剂（氨苯蝶啶和阿米洛利）的药理作用与螺内酯相近，预料与华法林也会发生类似相互影响，但此点尚有待验证。

机制　有人认为（但有待证实）螺内酯引起的利尿使凝血因子浓缩，从而导致华法林的抗凝作用减弱。

建议　长期同用治疗的临床意义尚未确定。如果两者长期同用后华法林的降凝血酶原作用减弱，需将华法林的剂量适当调整。

［华法林（苄丙酮香豆素钠）－甲状腺制剂][1]
Warfarin－Thyroid

要点　甲状腺制剂可增强华法林和其他口服抗凝剂的作用。反之，甲状腺功能低下的患者，或正在接受抗甲状腺药物治疗的患者，华法林的作用可能减弱。

有关药物　根据提出的机制推测，所有口服抗凝剂（双香豆素、苯丙香豆素、苯茚二酮、茴茚二酮等）都可与甲状腺制剂（包括甲状腺粉、甲状腺素、碘赛罗宁、甲状腺球蛋白等）发生类似相互影响，有的已得到证实。

机制　一种解释是甲状腺功能亢进时，血浆白蛋白可明显减少，从而降低结合华法林的能力；再就是甲状腺制剂促进华法林与其受体的结合，从而增强其抗凝作用；另一种解释是，甲状腺制剂可加速维生素 K 依赖因子（特别是因子 II）的降解。甲状腺制剂竞争性置换与血浆蛋白结合的华法林，从而增加游离华法林血浓度，也可能是原因之一（但甲状腺制剂的作用是否会因此发生明显改变，尚不清楚）。

建议　接受华法林的患者在进行甲状腺制剂替代治疗时，有引起出血的危险。故甲状腺功能亢进患者准备应用华法林时，应以小剂量开始，然后根据甲状腺的功能状况进行调整；抗甲状腺药剂量增加时，华法林的剂量需随之增加，停用抗甲状腺药后，要随之减少华法林的剂量。

［华法林（苄丙酮香豆素钠）－甲硫氧嘧啶］[2]
Warfarin－Methylthiouracil

要点　硫氧嘧啶类抗甲状腺药甲硫氧嘧啶可引起低凝血酶原血症，从而增强华法林的抗凝作用。

有关药物　另一种硫氧嘧啶类抗甲状腺药丙硫氧嘧啶同样可引起低凝血酶原血症，故也可增强华法林的抗凝作用。甲巯咪唑和卡比马唑与华法林之间是否会发生类似相互影响，还不清楚。但根据相互影响的机制推测，预料其他香豆素类口服抗凝剂（双香豆素、苯丙香豆素、醋硝香豆素等）、茚满二酮衍生物（苯茚二酮和茴茚二酮），及肝素（heparin）的抗凝作用也可被甲硫氧嘧啶或丙硫氧嘧啶所增强。

机制　硫氧嘧啶类抗甲状腺药可引起低凝血酶原血症，从而增强抗凝剂的抗凝作用，但其致低凝血酶原血症的确切机制还不清楚。

建议　必须同用时，应严格控制抗凝剂的剂量。

［华法林（苄丙酮香豆素钠）－高血糖素］[1]
Warfarin－Glucagon

要点　在每日接受高血糖素超过 50 mg、连续应用 2 天以上的 9 名患者中，有 8 例出现华法林抗凝作用增强，其中 3 例发生出血。此种影响与高血糖素的用量有关。

有关药物　高血糖素和其他香豆素类口服抗凝剂及茚满二酮衍生物之间的相互影响也有可能发生。这些抗凝剂包括双香豆素、醋硝香豆素、苯丙香豆素、苯茚二酮，及茴茚二酮等。

机制　有人认为，高血糖素可抑制维生素 K 敏感性凝血因子在肝的合成，或增加华法林与受体部位的亲和力，从而增强华法林的作用。

建议　高血糖素超过 25 mg/d，连用 1～2 天或以上，即应减少华法林的剂量，并应细心测定凝血酶原时间。

［华法林（苄丙酮香豆素钠）－苯乙双胍（苯乙福明，降糖灵）］[2]
Warfarin－Phenformin

要点　有报道说，双胍类口服降糖药苯乙双胍可增强华法林的抗凝作用。

有关药物　根据该影响的机制，苯乙双胍对其他香豆素类口服抗凝如双香豆素、醋硝香豆素、苯丙香豆素等，及茚满二酮衍生物苯茚二酮和茴茚二酮等可产生类似影响。

另一种双胍类口服降糖药二甲双胍对华法林是否会发生类似影响，尚不清楚。

机制　苯乙双胍促进华法林与其受体的结合，从而增强其抗凝作用。

建议　华法林抗凝期间最好避免给予苯乙双胍。

［华法林（苄丙酮香豆素钠）－甲睾酮（甲基睾丸素）］[1]
Warfarin－Methyltestosterone

要点　许多同时应用华法林和甲睾酮的患者发生出血，已证明治疗量甲睾酮与华法林同用时，可明显增强华法林的低凝血酶原血症作用。

有关药物　羟甲烯龙（康复龙）和达那唑（炔羟雄烯异噁唑）可增强华法林、双香豆素，及苯茚二酮的低凝血酶原血症作用。认为甲睾酮对其他口服抗凝剂（如苯丙香豆素、茴茚二酮等）也可发生类似影响。

其他 17 位烷化雄激素衍生物（甲雄烯二醇、司坦唑醇、美雄诺龙等）也可有类似影响。非 17

位烷化雄激素衍生物（诺龙、睾酮等）可能无类似作用。

机制　确切机制还不清楚。有人认为，促蛋白合成类固醇可减少凝血因子的合成，并增加华法林等口服抗凝剂与其受体的亲和力（有证据表明，所有同化激素都可增加华法林及其他香豆素类口服抗凝剂与其受体的亲和力），是其导致抗凝作用增强的原因。

建议　甲睾酮或其他 17 位烷化雄激素衍生物与口服抗凝剂同用时，应根据凝血酶原时间的改变，调整抗凝剂的剂量。

［华法林（苄丙酮香豆素钠）－磺胺甲噁唑（新诺明）］[1]
Warfarin－Sulfamethoxazole

要点　有充分证据表明，华法林与复方磺胺甲噁唑同用 2～6 天，前者的抗凝作用增强，有时可伴有华法林血药浓度的改变。

有关药物　复方磺胺甲噁唑和磺胺异噁唑也可增强华法林的抗凝作用。但据报道，复方磺胺甲噁唑不影响苯茚二酮的作用。至于其他口服抗凝剂与其他磺胺药之间是否会发生类似相互影响，还未见报道。然而，根据相互影响的机制以及代谢途径的类似性推测，预料所有香豆素类口服抗凝剂（包括双香豆素和醋硝香豆素）与全身作用的磺胺类（如磺胺嘧啶、磺胺二甲嘧啶、磺胺多辛等）都可发生类似相互影响，只是相互影响的程度不同而已。

机制　该影响的机制有几个方面，一是磺胺类可置换与血浆蛋白结合的华法林，二是可减少肠道菌群维生素 K 的合成。另外，已经证明磺胺甲噁唑可竞争性抑制 CYP2C9，从而干扰华法林经 CYP2C9 的代谢。

建议　该相互影响明确，且后果可能比较严重。因此，如果必须同时应用华法林和全身作用的磺胺类药物时，应注意观察前者的抗凝作用有无改变，预防过度低凝血酶原血症和出血，必要时适当下调华法林的剂量。

注：Schalekamp 等进行的一项回顾性随访研究（包括来自 4 个抗凝门诊的 326 名患者）表明，正在应用香豆素类口服抗凝剂醋硝香豆素（新抗凝；acenocoumarol）和苯丙香豆素（phenprocoumon）治疗的患者，如果同时给予复方磺胺甲噁唑（复方新诺明，SMZ-TMP；co-trimoxazole），可明显增加抗凝过度的危险性。为防止过度抗凝的危险性，以往的处理方法是，预防性减少抗凝剂的剂量。抗凝剂的预防性减量，确实可防止同时应用复方磺胺甲噁唑者过度抗凝的发生，但可导致阈下抗凝的时间明显延长（Schalekamp et al, 2007）。显然，这对正在应用抗凝剂治疗的患者是不利的。作者认为，与其通过预防性减量处理两类药物之间的不良相互影响，倒不如避免两类药物的同时应用更为安全。鉴于目前可供选择的抗生素有多种，故避免同时应用香豆素类口服抗凝剂和复方磺胺甲噁唑不困难。

［华法林（苄丙酮香豆素钠）－萘啶酸］[1]
Warfarin－Nalidixic Acid

要点　一名用华法林维持治疗的患者，应用萘啶酸 6 天后，腹部出现紫斑，左腿和背部发生青肿，凝血酶原时间延长。但在停用萘啶酸后，很快恢复正常。

有关药物　据报道，1 名正在应用醋硝香豆素治疗的患者，因其他原因给予萘啶酸后，凝血酶原时间延长。萘啶酸与其他口服抗凝剂（如香豆素类的双香豆素、环香豆素、双香豆素乙酯，茚满二酮衍生物苯茚二酮和茚茚二酮）之间是否会发生类似相互影响，还未见报道。如果上述影响与蛋白结合置换有关的话，那就有可能发生。

机制　体外试验表明，萘啶酸可置换与血浆蛋白结合的华法林。在体内是否也如此，尚有待研究。不过，两者合用所致的副作用目前只能用血浆蛋白结合的置换解释。

建议　最好选用其他抗菌药代替萘啶酸。如果必须同时应用，应于同用期间密切观察患者对抗凝剂的反应是否增强。华法林的剂量也许需要据情调整。

[华法林（苄丙酮香豆素钠）-环丙沙星（环丙氟哌酸）][2]
Warfarin-Ciprofloxacin

要点 环丙沙星可增强华法林的抗凝作用。

有关药物 有报道表明，诺氟沙星和氧氟沙星可增强华法林的抗凝作用，但依诺沙星对华法林的抗凝作用无影响。Gheno 等发现，正在应用华法林治疗的 2 名患者加用左氧氟沙星（levofloxacin）后，INR 显著增加（Gheno et al, 2001）。由于报道结果不一致，故难以预料其他喹诺酮类抗菌药（如吡哌酸、洛美沙星等）与华法林是否会发生类似相互影响。

对正常受试者进行的研究表明，氧氟沙星与苯丙香豆素合用时，对凝血酶原时间无明显影响。一病例报道表明，甲氟沙星明显增强醋硝香豆素的抗凝作用。

其他香豆素类口服抗凝剂（如双香豆素、乙双香豆素、双香豆素乙酯等）与环丙沙星之间是否会发生类似相互影响，还不清楚。

机制 不清楚。

建议 华法林与环丙沙星、诺氟沙星或氧氟沙星同用，或醋硝香豆素与甲氟沙星同用，应密切观察抗凝作用有无增强，必要时减少抗凝药的剂量。在获得进一步资料前，建议任何喹诺酮类抗菌药与任何口服抗凝剂合用时都应遵循上述原则（即使是依诺沙星与华法林或氧氟沙星与苯丙香豆素同时应用也如此）。

考虑到预防性口服抗凝在老年人中的应用日益增加，故药物相互影响的危险性也随之增大。尤其是偶尔应用抗生素治疗的个体，有可能通过各种各样的机制增加华法林相关出血的危险。无论如何，正在应用华法林维持治疗的患者，欲考虑给予喹诺酮类抗菌药的话，应认识到可能存在的药物相互影响。

[华法林（苄丙酮香豆素钠）-甲硝唑（灭滴灵）][1]
Warfarin-Metronidazole

要点 研究表明，甲硝唑明显增强华法林的抗凝作用。这种相互影响在用药后 4~10 天出现，临床表现为腿部巨大青紫块。

有关药物 替硝唑与华法林之间很可能不会发生类似相互影响（即使有相互影响，也不会像甲硝唑那么明显），因其主要以原型经肾排泄。

根据相互影响的机制推测，甲硝唑对其他口服抗凝剂（双香豆素、苯丙香豆素、苯茚二酮、茴茚二酮等）的抗凝作用也可有类似影响。

机制 现已证明甲硝唑是 CYP2C9 和 CYP3A4 的底物，而华法林的代谢也有 CYP2C9 和 CYP3A4 的参与，因此认为该影响起因于甲硝唑对华法林代谢的竞争性抑制。

建议 该相互影响肯定，且具有一定临床意义。必须同时应用上述两种药物时，应定期测定凝血酶原水平，需要时酌减华法林的剂量。

[华法林（苄丙酮香豆素钠）-青霉素][2]
Warfarin-Penicillin

要点 据报道，1 名正在服用华法林治疗的患者，静脉点滴青霉素 G（2400 万 U/d）后，发生低凝血酶原血症。

有关药物 有报道表明，氨苄西林、羧苄西林、酞氨西林等与华法林合用时，也可增强后者的抗凝作用。预料华法林与其他青霉素的相互影响雷同。但有证据表明，萘夫西林、氟氯西林，及双氯西林削弱华法林的抗凝作用（参见 [华法林-萘夫西林]）。

青霉素与其他抗凝剂的相互影响参见 [肝素-羧苄西林（羧苄青霉素）]。

机制 已证明青霉素类单独应用时可延长出血时间，其抗凝作用与华法林的抗凝作用相加。另外，青霉素类的长期应用，也有可能抑制肠道合成维生素 K 的菌群，减少维生素 K 的合成，从而增强华法林的抗凝作用。

萘夫西林、氟氯西林，及双氯西林之所以削弱华法林的抗凝作用，可能起因于它们对华法林代谢的促进作用超过了它们延长出血时间的作用（有关细节参见［华法林（苄丙酮香豆素钠）－萘夫西林（新青霉素Ⅲ）］）。

建议　鉴于青霉素类只在高剂量时才对出凝血功能有影响，故与华法林同用时适当减少二者的剂量即可。但当华法林与萘夫西林、邻氯西林或双氯西林等耐青霉素酶青霉素类合用时，也许例外。在此情况下，华法林的需要量可能增加。然而，在某些情况下，即使增加华法林的剂量也难以逆转（有关细节参见［华法林（苄丙酮香豆素钠）－邻氯西林（氯唑西林，氯唑青霉素，邻氯青霉素）］）。当然，这种情况的发生率不高，预言性也差，但无论如何，合用期间注意观察抗凝作用有无变化仍有必要。

［华法林（苄丙酮香豆素钠）－萘夫西林（新青霉素Ⅲ）］[3]
Warfarin－Nafcilin

要点　华法林与耐青霉素酶青霉素萘夫西林同用时，前者的抗凝作用减弱。

有关药物　个案报道表明，华法林与双氯西林（dicloxacillin）之间可发生类似相互影响。

Merwick 等报道，1 名 68 岁的女性患者，在华法林抗凝期间因软组织感染加用氟氯西林（flucloxacillin）治疗，结果导致华法林的抗凝作用减弱，发生心脏栓塞缺血性卒中（Merwick et al，2010）。

个案报道表明，华法林与另一种耐青霉素酶青霉素邻氯西林之间可发生类似相互影响（有关细节参见［华法林（苄丙酮香豆素钠）－邻氯西林（氯唑西林，氯唑青霉素，邻氯青霉素）］）。由于该相互影响的确切机制尚不清楚，因此难以预料华法林与其他可口服青霉素类之间以及萘夫西林与其他口服抗凝剂（如双香豆素、苯丙香豆素、醋硝香豆素等）之间是否会发生类似相互影响。

机制　已证明青霉素类单独应用时可延长出血时间，其抗凝作用与华法林的抗凝作用相加（也见［肝素－羧苄西林］）。然而，萘夫西林、氟氯西林，及双氯西林等耐青霉素酶青霉素之所以削弱华法林的抗凝作用，可能与他们诱导 CYP3A4（CYP3A4 负责 R 型华法林的 10 位羟化）和（或）其他 CYP（包括 CYP2C9 和 CYP2C19），从而促进华法林的代谢，削弱华法林的抗凝作用有关，这一作用超过了它们延长出血时间所致的抗凝作用增强。鉴于青霉素类单用时多半仅表现为出血时间的延长，因而推测，华法林与青霉素类之间的相互影响也许是后者促进抗凝和削弱抗凝作用的综合结果。根据目前可得到的资料判断，耐青霉素酶青霉素对华法林的影响主要表现为后者抗凝作用的减弱。

建议　该相互影响的发生率不高，预言性差，但因合用时个别患者华法林的抗凝作用可减弱，故合用期间应注意观察抗凝作用有无变化，必要时增加华法林的剂量；另外，用低分子量肝素代替华法林与萘夫西林同用，或选择其他抗生素代替萘夫西林，也许更为安全。在未得到进一步的资料前，建议萘夫西林与其他香豆素类口服抗凝剂合用时也应信守上述原则。

［华法林（苄丙酮香豆素钠）－邻氯西林（氯唑西林，氯唑青霉素，邻氯青霉素）］[2]
Warfarin－Cloxacillin

要点　Khalili 等的病例报道表明，3 名患者因细菌性心内膜炎进行瓣膜置换而应用华法林抗凝治疗期间，因邻氯西林的应用而导致华法林的抗凝作用明显减弱，即使增加华法林的剂量也不能逆转（Khalili et al，2013）。然而，Marusic 等的一报道表明，邻氯西林的应用导致 1 名患者华法林抗凝作用的增强，这是到目前为止唯一一例邻氯西林增强华法林抗凝作用的报道（Marusic S et al，2012）。

有关药物　有报道表明，萘夫西林、氟氯西林，及双氯西林等耐青霉素酶青霉素对华法林的抗凝作用可产生类似影响（参见［华法林（苄丙酮香豆素钠）－萘夫西林（新青霉素Ⅲ）］），这与青霉素、氨苄西林、羧苄西林、酞氨西林等不耐青霉素酶的青霉素类相反（参见［华法林（苄丙酮香豆素钠）－青霉素]）。邻氯西林与其他香豆素类口服抗凝剂之间以及华法林与其他耐青霉素酶青霉素之间是否会发生类似相互影响，尚未见报道，但根据提出的机制推测，类似相互影响有可能发生（不过，同属香豆素类的醋硝香豆素其代谢不涉及 CYP3A4，如果该影响仅涉及 CYP3A4 的话，两者之间的类似相互影响不会发生）。预料华法林与其他青霉素的相互影响雷同。

机制 华法林是 R 型和 S 型对映体的消旋混合物，R 型作用较弱（约为 S 型的 1/4），抗凝作用主要依赖于 S 型（约 R 型的 4 倍）。S 型华法林主要由 CYP2C9 转化为无活性的代谢物，而 R 型的代谢转化主要由 CYP1A2、CYP2C19，及 CYP3A4 负责。根据目前可得到的资料认为，该影响可能起因于邻氯西林对 CYP 的诱导。Khalili 等的报道表明，通常在给予邻氯西林后第 5 天 INR 下降，停用邻氯西林后 3～4 周 INR 逐渐恢复正常，也基本符合诱导作用消长的时程。然而，究竟起因于对哪种或哪几种 CYP 的诱导，尚难定论。

建议 金黄色葡萄球菌引起的严重感染，耐青霉素酶青霉素仍属首选，这不但是因为它们具有显著杀菌作用，而且也因为它们安全价廉。故而作者建议，感染性心内膜炎患者如果需要抗凝治疗，最好应用低分子量肝素或未分馏肝素代替华法林（或其他香豆素类口服抗凝剂）。另外，目前可供选择的、对耐药金葡菌有效的抗生素有多种，故选择其他抗生素代替邻氯西林等耐青霉素酶青霉素不困难。

［华法林（苄丙酮香豆素钠）－头孢噻啶（先锋霉素Ⅱ）][2]
Warfarin－Cephaloridine

要点 头孢噻啶可延长凝血酶原时间，增强华法林的抗凝作用。

有关药物 已证明头孢哌酮和头孢孟多可延长凝血酶原时间，故也可增强华法林的抗凝作用。其他头孢菌素类（头孢唑啉、头孢呋新、头孢曲松等）是否会增强华法林的抗凝作用，目前尚未见报道。根据药理作用推测，头孢噻啶也可增强其他香豆素类口服抗凝剂（双香豆素、苯丙香豆素、醋硝香豆素等）及茚满二酮衍生物（苯茚二酮和茴茚二酮等）的抗凝作用。

机制 肠道菌群合成的维生素 K 是人体维生素 K 的重要来源，当同时应用头孢噻啶等抗生素时，肠道菌群被抑制，维生素 K 的合成和吸收减少，凝血因子的合成减少，从而增强华法林的抗凝作用。另外，已经证明含有杂环侧链的头孢菌素类，如头孢呋辛、头孢噻肟、头孢他啶、头孢克肟等，尚可抑制维生素 K 的循环利用，从而减少各种凝血因子的合成，也是增强华法林抗凝作用的原因。

建议 必须同用时，应严密监测凝血酶原时间。

［华法林（苄丙酮香豆素钠）－拉氧头孢（羟羧氧酰胺菌素）][1]
Warfarin－Moxalactam

要点 现已确认，使用拉氧头孢的患者，出血时间明显延长，并可发生出血不止。与华法林同用时，抗凝作用增强，出血危险性增加。

有关药物 根据作用机制推测，拉氧头孢可增强其他口服抗凝剂（香豆素类的双香豆素、苯丙香豆素、醋硝香豆素等，及茚满二酮衍生物苯茚二酮、茴茚二酮等）的抗凝作用。其他 β 内酰胺类抗生素增强华法林抗凝作用的机制也许不完全相同（也见［华法林（苄丙酮香豆素钠）－青霉素］［华法林（苄丙酮香豆素钠）－萘夫西林（新青霉素Ⅲ）］［华法林（苄丙酮香豆素钠）－头孢噻啶]）。

机制 拉氧头孢可结合在血小板表面，从而抑制血小板的功能。在某些患者中，也可因该药抑制肠道合成维生素 K 的细菌，从而导致凝血因子合成减少而致出血，但历时较短。

建议 临床医生应了解拉氧头孢增强口服抗凝剂作用的情况。在应用抗凝剂治疗期间，如果需要给予拉氧头孢，应注意提前减少抗凝剂的剂量。

［华法林（苄丙酮香豆素钠）－红霉素］[2]
Warfarin－Erythromycin

要点 据报道，2 名正在应用华法林的患者，加用红霉素后，产生青紫、血尿，及凝血酶原时间延长。停用红霉素后，其中一名患者症状改善，凝血酶原时间恢复正常。

有关药物 已经证明另一种大环内酯类抗生素克拉霉素（clarithromycin）像红霉素一样，对 CYP3A4 有明显的抑制作用，故与华法林可发生类似相互影响。然而，已证明同属于大环内酯类的阿奇霉素（azithromycin）和地红霉素（dirithromycin）对 CYP3A4 无影响，因此不会抑制华法林的代谢，不过其对肠道细菌以及核糖体功能的影响依然存在。

根据代谢途径的类似性以及相互影响的机制推测，其他大环内酯类抗生素（如螺旋霉素、竹桃霉素、醋竹桃霉素、麦迪霉素等）有可能与华法林发生类似相互影响。其他香豆素类口服抗凝剂（双香豆素、醋硝香豆素、苯丙香豆素等）及茚满二酮衍生物（如苯茚二酮和茴茚二酮）与红霉素之间的类似相互影响也有可能发生。不过，醋硝香豆素在 CYP3A4 层面上不会与红霉素发生相互影响，因其代谢不涉及 CYP3A4，但在其他方面的相互影响依然存在。

机制 该影响的机制可能包括以下几个方面：①红霉素使肠道中产生维生素 K 的菌群减少；②抑制华法林的代谢（红霉素是 CYP3A4 的底物，也是 CYP3A4 的强烈抑制剂，而华法林的代谢转化有 CYP3A 的参与。虽然这一途径是华法林代谢的次要途径，但红霉素的抑制对其代谢仍可产生一定影响）；③改变核糖体的功能，从而增强对华法林的反应。

建议 红霉素和华法林同用时，最好监测凝血酶原水平，必要时调整华法林的剂量。

另外，已证明阿奇霉素和地红霉素不影响 CYP3A4，如果可行的话，可用来代替红霉素（也有人认为，虽然已证明这两种药物不抑制 CYP3A4，但凡是已知可与红霉素发生相互影响的药物，与这两种药物同时应用仍应谨慎，特别是阿奇霉素）。

［华法林（苄丙酮香豆素钠）－新霉素］[3]
Warfarin－Neomycin

要点 应用华法林期间同时口服新霉素，使华法林的降凝血酶原作用略增强。饮食中缺乏维生素 K 和（或）接受较大剂量新霉素，这种影响更明显。

有关药物 可以预料，其他口服氨基苷类（卡那霉素和巴龙霉素）也有可能与华法林发生相互影响。

新霉素和其他香豆素类口服抗凝剂（双香豆素、苯丙香豆素、醋硝香豆素等）及茚满二酮衍生物（苯茚二酮和茴茚二酮等）之间是否会发生相互影响，尚缺乏证据，但因药理作用相似，预料也有可能发生。

机制 新霉素可能通过抑制肠道中合成维生素 K 的细菌，或通过减少维生素 K 的吸收，从而增强香豆素类口服抗凝剂的降凝血酶原作用。然而，一项研究表明，虽然肠道的细菌可产生维生素 K_2，但没有令人信服的证据表明这种化合物可供吸收。对人类而言，维生素 K 的重要或唯一来源是饮食。因此认为，新霉素不会引起维生素 K 缺乏。先前的一项研究表明，抗生素治疗期间，来源于细菌的维生素 K 吸收改变与饮食者相比相对不重要，对凝血酶原复合物的合成几无影响，即使已经进行抗凝治疗的患者也是如此。肾功能受损伴有的抗生素清除率降低，有可能使药物相互影响的程度加重，并增加对此种相互影响的敏感性。

建议 口服氨基苷类抗生素对华法林抗凝作用的明显增强，也许仅发生于饮食中缺乏维生素 K 和（或）接受大剂量氨基苷类的某些患者中。不过，同时应用这两种药物时，需测定凝血酶原活性。其实，正在接受一种口服抗凝剂治疗的患者，不管是加用或停用任何药物，都应如此。

［华法林（苄丙酮香豆素钠）－四环素］[3]
Warfarin－Tetracycline

要点 四环素类属广谱抗生素，可明显抑制肠道菌群，使肠道菌群维生素 K_2 的生成减少，故理论上可增强华法林的降凝血酶原作用。另外，单纯接受抗生素的患者，也有维生素 K 缺乏所致凝血障碍的报道。这种情况通常发生于饮食缺乏、肾功能异常且正在接受肠道药物治疗的重病住院患者中。在这样的患者中，如果凝血酶原时间延长的话，需补充外源性维生素 K。

有关药物　预料其他四环素类药物（土霉素、金霉素、米诺环素等）可发生类似影响，但尚需进一步证实。新近一篇病例报道介绍说，口服多西环素是华法林降凝血酶原作用增强的原因。估计其他香豆素类口服抗凝剂（双香豆素、苯丙香豆素和醋硝香豆素等）及茚满二酮衍生物（苯茚二酮、茴茚二酮等）亦可与四环素发生类似相互影响。

机制　对人体来说，该种相互影响的机制通常认为是抗生素抑制肠道细菌合成维生素 K，从而导致口服抗凝剂的降凝血酶原作用增强。然而，虽然四环素类等广谱抗生素确实阻碍肠道菌群合成维生素 K，但目前的证据表明，抗生素治疗期间，来源于细菌的维生素 K 与饮食者相比相对不重要，即使在抗凝治疗的患者中，对凝血酶原复合物的合成也几无影响。

建议　当饮食中维生素 K 的摄取维持在正常水平，且抗生素清除率正常的话，四环素或其他类似物引起华法林作用增强的可能性很小。不过，在这两种药物同用期间或停用其中一种药物时，应密切观察凝血酶原的活性。

［华法林（苄丙酮香豆素钠）－异烟肼（雷米封，异烟酰肼）］[3]
Warfarin－Isoniazid

要点　同时应用华法林和异烟肼，可导致华法林血浓度升高，抗凝作用增强，出血的可能性增加。据报道，同时应用华法林（10 mg）和异烟肼（300 mg）的一名患者，当其不慎将异烟肼的剂量加倍（600 mg）时，发生牙龈出血、血尿，及凝血酶原时间延长。将华法林的剂量维持在 7.5 mg，不再有进一步出血。

有关药物　一项采用双香豆素进行的动物研究表明，给予异烟肼后，双香豆素的血浓度升高，凝血酶原时间延长。异烟肼与其他香豆素类口服抗凝剂（苯丙香豆素、醋硝香豆素、噻氯香豆素等）及茚满二酮衍生物（苯茚二酮和茴茚二酮等）之间是否发生相互影响，尚无证据；然而，如果相互影响的机制与异烟肼对肝代谢的抑制作用有关的话，预料类似相互影响有可能发生。

机制　虽然异烟肼的代谢主要经络合（经 NAT2 的乙酰化）和水解，不涉及 I 相反应（即其代谢与 CYP 无关），但已证明可明显抑制 CYP2C19 和 CYP3A，对 CYP2D6 和 CYP2C9 也有一定抑制作用（Gumbo，2011）。华法林是 S 型和 R 型的消旋混合物，S 型是抗凝作用的主要成分，其代谢转化主要由 CYP2C9 负责，R 型的代谢转化主要由 CYP1A2 负责，但也有 CYP2C19 和 CYP3A4 的参与。因此，两者合用时华法林血浓度的升高与异烟肼对其代谢的抑制有关。有证据表明，该相互影响的程度可能取决于异烟肼的剂量。

建议　华法林和异烟肼的同时应用在某些情况下也许难以避免。但在同用期间，应注意监测凝血酶原水平，观察有无华法林抗凝作用增强的症状（如出血）和体征，必要时调整华法林的剂量。

［华法林（苄丙酮香豆素钠）－利福平（甲哌利福霉素，利米定）][1]
Warfarin－Rifampin（Rifampicin）

要点　同时应用华法林与利福平期间（21 天），华法林的代谢加速，药理作用减弱。

有关药物　有证据表明，苯丙香豆素也受利福平的影响。根据相互影响的机制以及代谢途径的类似性推测，其他口服抗凝剂（如双香豆素、醋硝香豆素、苯茚二酮等）与利福平之间以及华法林与其他利福霉素类衍生物之间也可发生类似相互影响，只是程度不同而已。按照对 CYP 诱导强度的顺序排列，利福平对口服抗凝剂代谢的影响最明显，利福定和利福喷汀次之，利福布汀（rifabutin）的影响最弱。

机制　该影响的机制已经明确。众所周知，利福平是很强的肝微粒体酶（CYP）诱导剂，对 CYP1A2、CYP2C9、CYP2C19，及 CYP3A4 有明显的诱导作用，而华法林的代谢（主要是芳香环的羟化）有这 4 种 CYP 的参与，特别是 CYP2C9 和 CYP1A2。因此，两者同用时华法林的氧化代谢加速，抗凝作用减弱。

建议   两药必须同用时，需测定凝血酶原时间，必要时可增加华法林的剂量。停用利福平后，华法林需减量，以避免抗凝作用过强。

另外，用利福喷汀或利福布汀（特别是后者）代替利福平与华法林联用，可不同程度上削弱此种影响。

［华法林（苄丙酮香豆素钠）－灰黄霉素］[1]
Warfarin－Griseofulvin

要点   灰黄霉素（每日口服 1 g）与华法林同用时，可使某些患者的华法林抗凝作用减弱。

有关药物   根据药理作用推测，其他香豆素类口服抗凝剂（双香豆素、醋硝香豆素、苯丙香豆素等）及茚满二酮衍生物（苯茚二酮、茴茚二酮、溴茚二酮等）可与灰黄霉素发生类似相互影响。

机制   灰黄霉素诱导肝微粒体酶，加速华法林的生物转化。有人认为，灰黄霉素也可影响华法林的吸收。

建议   两药同用时，应想到华法林的抗凝作用可能削弱。应每周测定凝血酶原时间 2～3 次，直至达到稳态水平为止。对某些患者，可能需要增加华法林的剂量。停用灰黄霉素时，华法林需要减量，并应测定凝血酶原时间，以防发生出血。

［华法林（苄丙酮香豆素钠）－咪康唑（达克宁，霉可唑）］[2]
Warfarin－Miconazole

要点   咪康唑可增强华法林的抗凝作用。此种相互影响在给药后 12 天内显现出来。最初表现为青紫和凝血酶原时间延长。

有关药物   Broos 等的病例报道表明，即使局部应用咪康唑，也可导致香豆素类口服抗凝剂抗凝作用的改变。例如，因房颤正在应用苯丙香豆素（phenprocoumon）治疗的 1 名 80 岁女性患者，当局部应用咪康唑乳剂处理肛周真菌感染 13 天后，其 INR（国际标准化比值）从原来的 1.7～4.8 增加至 10.8。另外，正在应用醋硝香豆素（新抗凝；acenocoumarol）治疗的患者，局部应用咪康唑后，也有使 INR 明显增加的报道（Broos et al，2010）。

根据相互影响的机制以及代谢途径的类似性推测，咪康唑（或其他唑类抗真菌药）对其他香豆素类口服抗凝剂（双香豆素、醋硝香豆素、苯茚二酮等）也有可能发生类似影响。

机制   曾一度认为，咪康唑置换与血浆蛋白结合的华法林，是华法林抗凝作用增强的原因。但此种影响通常只导致游离华法林血浓度短暂升高，1 周左右消失，这与临床用药相互影响表现的时间不一致。现已证明，所有唑类抗真菌药（包括咪唑类的酮康唑、咪康唑、益康唑，及三唑类的伊曲康唑、氟康唑和伏立康唑）对 CYP 都有一定抑制作用，其中包括负责华法林代谢的肝药酶 CYP2C9（为主）和 CYP3A4（为次），对其他 CYP 也有不同程度的抑制作用。就咪康唑而论，除对 CYP2C9 有明显抑制作用外，对 CYP3A4、CYP1A2、CYP2C19、CYP2D6，及 CYP17/19 也有一定程度的抑制性影响。

就对 CYP3A4 的抑制作用而论，以咪唑类的酮康唑（ketoconazole）和三唑类的伊曲康唑（itraconazol）抑制作用最明显，咪康唑和伏立康唑次之，氟康唑的抑制作用最弱。尽管氟康唑对 CYP3A4 的抑制作用通常仅在大剂量应用或肾功能不全的情况下才表现出来，但是，就对 CYP2C9 的抑制作用而言，氟康唑可能是唑类抗真菌药中最强者。咪康唑对华法林代谢的影响也以对 CYP2C9 的抑制作用为主，原因在于负责华法林抗凝作用的主要成分即 S 型华法林的代谢由 CYP2C9 负责。新近有资料表明，氟康唑对华法林抗凝作用的影响强于酮康唑和伊曲康唑，故以往认为可用其代替其他唑类抗真菌药与华法林同用的观点应重新评价。

建议   咪康唑因其毒性作用较大，故不全身应用。然而，越来越多的临床证据表明，局部应用咪康唑可有某种程度的吸收，例如，治疗口腔念珠菌感染的咪康唑乳剂以及治疗阴道真菌感染的咪康唑阴道栓，在局部都有较明显的吸收（Kjærstad et al，2010）。尽管吸收的量通常不足以导致药物不良反应的发生，但有可能与其他同用的药物发生相互影响。对那些治疗窗较窄的药物，这一影响具有一定临床意义。

正在应用华法林等香豆素类口服抗凝剂治疗的患者，即使局部应用咪康唑等唑类抗真菌药，也应细心监测 INR，以防抗凝作用过强导致出血并发症。必要时，停用唑类抗真菌药，或适当下调华法林的用量（有人建议，全身给予酮康唑时，华法林的剂量应减少 1/3；局部应用咪康唑，华法林剂量的调整未标化）。

［华法林（苄丙酮香豆素钠）－地拉韦定］[1]
Warfarin－Delavirdine

要点 有证据表明，同时应用华法林和非核苷类反转录酶抑制剂地拉韦定，前者的血浓度比单用时升高，作用增强。

有关药物 根据相互影响的机制推测，其他香豆素类口服抗凝剂如双香豆素、双香豆乙酯（新双香豆素）、醋硝香豆素（新抗凝），及茚满二酮衍生物（苯茚二酮和茴茚二酮）与地拉韦定之间可发生类似相互影响。但是，其他非核苷类反转录酶抑制剂与华法林之间的相互影响则因代谢途径的不同而不同（如下述）。

机制 目前临床常用的第一代非核苷类反转录酶抑制剂有 4 种，包括地拉韦定、奈韦拉平、依法韦伦（efavirenz），及依曲韦林。但是，它们在体内的代谢途径以及对酶的诱导和抑制作用截然不同，这与其他大多数种类的药物有明显差别（依曲韦林的体内过程比较复杂，有关细节单独讨论，参见［华法林（苄丙酮香豆素钠）－依曲韦林］）。地拉韦定由 CYP3A4 羟化代谢，同时对 CYP3A4 有明显的抑制作用，因此可通过抑制 CYP3A4（包括竞争性和非竞争性抑制）从而阻碍华法林的代谢（因为 R-华法林的代谢转化有 CYP3A4 的参与）。奈韦拉平主要由 CYP3A4 代谢，也有 CYP2B6 的参与，同时对 CYP3A4 有中度诱导作用，因此对华法林的影响与地拉韦定相反（对自身代谢诱导的同时，也促进华法林经 CYP3A4 的代谢）。依法韦伦主要由 CYP2B6 代谢，也有 CYP3A4 的参与，同时对 CYP2B6 有诱导作用，对 CYP3A4 兼有抑制和诱导作用，理论上也可像地拉韦定一样，通过竞争性和非竞争性抑制两方面的影响从而阻碍华法林的代谢，但其影响不会像地拉韦定那么明显。

最后，非核苷类反转录酶抑制剂多有明显的蛋白结合，特别是依法韦伦和依曲韦林（蛋白结合率都超过 99%），而华法林也有广泛的蛋白结合（蛋白结合率达 99.83%），故对华法林蛋白结合的置换也可能是增强其抗凝作用的原因之一（有关细节参见［华法林（苄丙酮香豆素钠）－依曲韦林］）。

建议 行得通的话，可选用与华法林无相互影响的抗艾滋病药代替地拉韦定。如果两者必须同用，华法林的剂量需根据凝血酶原时间进行适当调整。

其他已证明与地拉韦定同时应用血浓度可升高的药物尚有：特非那定、阿司咪唑、克拉霉素、氨苯砜、麦角衍生物、奎尼丁等。

［华法林（苄丙酮香豆素钠）－依曲韦林］[2]
Warfarin－Etravirine

要点 John 等采用大鼠进行的研究表明，同时应用依曲韦林，可使 S-华法林的清除率以及分布容积增加 2 倍以上，但对 R-华法林的清除率和分布容积影响不明显。华法林的总 AUC 减少，清除半衰期无明显改变。令人感兴趣的是，在有依曲韦林存在时，华法林延长凝血时间的作用显著增强，国际标准化比值（INR）也明显升高（John et al，2013）。

有关药物 根据提出的机制推测，其他香豆素类口服抗凝剂如双香豆素、双香豆乙酯（新双香豆素）、醋硝香豆素（新抗凝），及茚满二酮衍生物（苯茚二酮和茴茚二酮）与依曲韦林之间的类似相互影响也可发生。其他非核苷类反转录酶抑制剂（地拉韦定、奈韦拉平，及依法韦伦）与华法林之间的相互影响则因代谢途径的不同而不同（有关细节也参见［华法林（苄丙酮香豆素钠）－地拉韦定］）。

机制 鉴于华法林两种对映体单独应用无任何优点，故目前临床上应用的华法林是等量 S 型和 R 型对映体的（外）消旋混合物。S-华法林是抗凝作用的主要成分，其对抗凝作用的贡献约占 3/4，其余 1/4 来自 R 型。S-华法林主要经由 CYP2C9 代谢转化为 S-7-羟华法林（是华法林在人体内含量最多的代谢物），而 R-华法林主要在 CYP3A4 和 CYP1A2 的作用下分别生成 10-羟华法林以及 6-羟和 8-羟华法林（也有极小部分的代谢涉及 CYP2C19）。依曲韦林在体内的氧化代谢涉及 CYP3A4、CYP2C9，及 CYP2C19，对 CYP3A4 有诱导作用，对 CYP2C9 和 CYP2C19 有抑制作用。华法林和依曲韦林都有高度的蛋白结合（主要与血浆清蛋白结合），前者的蛋白结合率达 99.83%，后者的蛋白结合率高达 99.90%。

John 等的研究结果表明，在有依曲韦林存在的情况下，无论是 S 型还是 R 型华法林的 AUC 都明显缩小，血浓度降低。对这一现象的解释是，依曲韦林置换与血浆清蛋白结合的华法林，使游离型华法林的血浓度升高；鉴于代谢速率和抗凝作用的发挥都取决于游离型，故在代谢加速以及清除率增加的同时，抗凝作用增强。基于依曲韦林和华法林的上述药动学特点，认为依曲韦林与华法林之间的相互影响应看作前者对 CYP3A4、CYP2C9、CYP2C19 的抑制（对 CYP3A4 的抑制仅涉及竞争性抑制，对 CYP2C9 和 CYP2C19 的抑制既包括竞争性抑制，也包括非竞争性抑制），对 CYP3A4 的诱导，及蛋白结合置换的综合结果。然而，总的说来，应该是依曲韦林对华法林蛋白结合的置换对该影响的贡献最大。

建议　华法林与依曲韦林之间的相互影响明确。鉴于华法林的安全范围狭窄，从影响的程度看，这一影响具有比较重要的临床意义。为避免出血并发症的发生，建议尽可能避免两者的同时应用；如果同用难以避免，应严密监测凝血功能。据说测定 S-华法林的血浓度对该影响的评价有一定价值。

［华法林（苄丙酮香豆素钠）-伯氨喹］[1]
Warfarin-Primaquine

要点　有报道表明，同时应用华法林和伯氨喹，前者的抗凝作用减弱（Vinetz et al，2011）。

有关药物　其他口服抗凝剂，如香豆素类的双香豆素、双香豆乙酯（新双香豆素）、醋硝香豆素（新抗凝），及茚满二酮衍生物（苯茚二酮和茴茚二酮）等的抗凝作用是否会受伯氨喹的影响，尚不清楚。

凡是其代谢涉及 CYP1A2 的药物，都有可能与伯氨喹发生类似相互影响，如可逆性胆碱酯酶抑制剂他克林（tacrine）、抗心律失常药普罗帕酮（心律平；propafenone）和维拉帕米（异搏定；verapamil）、中枢兴奋药咖啡因（caffeine）、抗抑郁药阿米替林（amitriptyline）和氯米帕明（clomipramine）、抗精神病药氯氮平（clozapine），解热镇痛药对乙酰氨基酚（扑热息痛，醋氨酚；paracetamol，acetaminophen）、非那西汀（非那西丁；phenacetin）和安替比林（antipyrine）、平喘药茶碱（theophylline）、止吐药昂丹司琼（枢复宁；ondansetron），及雌激素受体部分激动剂他莫昔芬（tamoxifen）等。然而，对那些其代谢既涉及 CYP3A4，也涉及 CYP1A2 的药物，如氯氮平、维拉帕米、他莫昔芬等，伯氨喹对 CYP3A4 的竞争性抑制有可能部分甚或完全抵消或逆转对 CYP1A2 的诱导所造成的影响，在这样的情况下，相互影响的综合结果取决于同用药物的代谢对 CYP3A4 和 CYP1A2 的依赖程度。

机制　伯氨喹在体内的代谢迅速，仅有小部分以原形经尿液排泄，但其代谢与 CYP 的关系尚不明确。然而，可以肯定的是，伯氨喹是 CYP1A2 的诱导剂，对 CYP1A2 有明显的诱导作用。已知华法林是 S 型和 R 型对映体的消旋混合物（前者的抗凝作用较强，是发挥抗凝作用的主要成分，占总体作用的 3/4，而后者的抗凝作用较弱，仅占总体作用的 1/4），S 型华法林由 CYP2C9 转化为无活性的代谢物，R 型华法林的代谢转化则主要由 CYP1A2 负责（也部分涉及 CYP2C19 和 CYP3A4）。可见，华法林抗凝作用的减弱与伯氨喹诱导 CYP1A2 从而加速 R 型华法林的代谢有关（伯氨喹与 R 型华法林之间的该影响是否也涉及对 CYP3A4 的竞争性抑制，还不清楚）。

建议　华法林抗凝治疗期间最好避免给予伯氨喹，然而，鉴于目前尚无可以取代伯氨喹的有效药物（尽管伯氨喹的毒性大，但作为根治间日疟和控制疟疾传播的药物仍为必需），故在某些情况下也许行不通。如果必须同时应用，需根据临床情况适当上调华法林的剂量（可能需要增加 20% 左右）。

诱导作用对药物作用的削弱，多半不会像抑制作用对药物作用和毒性的增强那么重要，也因此往往被忽视；然而，对那些安全范围较窄的药物（如上述华法林）以及抗感染药（有可能导致抗药性的发生和治疗失败）和抗肿瘤药（疗效削弱引起的疾病恶化）之影响，具有重要临床意义。

需要提及的一点是，CYP1A（以及 CYP1B、CYP2A、CYP2B 和 CYP2E）亚家族与治疗药物代谢的关系不像 CYP3A、CYP2C，及 CYP2D 亚家族那么密切，但对许多毒素原以及致癌原的代谢活化有明显影响（Gonzalez et al，2011）。

［华法林（苄丙酮香豆素钠）-巯嘌呤（6-巯基嘌呤）][3]
Warfarin－Mercaptopurine

要点　据报道，一名长期抗凝剂治疗的患者，同时应用巯嘌呤抗肿瘤治疗期间，华法林的抗凝作用减弱；停用巯嘌呤后，抗凝作用恢复正常。

有关药物　可以预料，巯嘌呤与其他香豆素类口服抗凝剂（双香豆素、苯丙香豆素、醋硝香豆素等）或茚满二酮衍生物（苯茚二酮、茴茚二酮、溴茚二酮等）之间有可能发生类似相互影响。

该患者接受其他抗肿瘤药（美法仑、白消安、环磷酰胺、阿糖胞苷等）时，华法林的降凝血酶原作用无改变。然而，另一报道说，环磷酰胺削弱华法林的抗凝作用。没有证据表明另一硫嘌呤类硫唑嘌呤与华法林之间是否会发生类似相互影响。但是，如果硫唑嘌呤也诱导肝药酶的话，预料类似相互影响有可能发生。

机制　虽然确切机制尚不清楚，但是巯嘌呤可能诱导负责华法林代谢的肝微粒体酶。不过，华法林胃肠吸收的减少也不能忽视。动物实验表明，也有可能涉及凝血酶原复合物合成的改变或失活。

建议　根据有限报道，巯嘌呤和华法林似可同时应用。但在抗凝剂治疗期间，加用或停用巯嘌呤时，应密切观察华法林的抗凝作用有无改变。

［华法林（苄丙酮香豆素钠）-5-溴去氧尿苷][3]
Warfarin－5-Bromo-2′-deoxyuridine

要点　1 名应用华法林治疗的恶性星形细胞瘤患者，给予 5-溴去氧尿苷 4 个疗程后，凝血酶原时间延长 45 秒；第 5 疗程时，华法林的抗凝作用明显增强，以致不得不停用。

有关药物　由于该相互影响的机制尚不清楚，故难以预料其他口服抗凝剂（如双香豆素、苯丙香豆素、醋硝香豆素等）与 5-溴去氧尿苷之间是否会发生类似相互影响。

机制　不清。

建议　了解这两种药物的此种相互影响不无裨益。合用期间如发生相互影响，应将华法林适当减量或停用。

［华法林（苄丙酮香豆素钠）-他莫西芬（三苯氧胺）][2]
Warfarin－Tamoxifen

要点　选择性雌激素受体调节剂他莫西芬明显增强华法林的抗凝作用。

有关药物　根据相互影响的机制以及代谢途径的类似性推测，预料他莫西芬与其他香豆素类口服抗凝剂（如双香豆素、苯丙香豆素、醋硝香豆素等）之间可发生类似相互影响。另一种选择性雌激素受体调节剂托瑞米芬（toremifene）与华法林之间是否会发生类似相互影响，尚未见报道。但是，根据代谢途径推测，类似相互影响有可能发生（托瑞米芬在体内的代谢也主要由 CYP3A 负责，代谢产物为 N-脱甲基托瑞米芬）。预料同属选择性雌激素受体调节剂的雷洛昔芬与华法林之间不会发生类似相互影响，因其代谢与 CYP 无关（主要以葡糖醛酸化物的形式经粪便排泄）（Levin et al，2011）。

机制　他莫西芬在体内的代谢比较复杂，其中一个途径是生成 N-脱甲基他莫昔芬，这一途径主要涉及 CYP3A4/5（但也有 CYP2C9 和 CYP1A2 等其他 CYP 的参与）；另一途径是生成有活性的 4-羟他莫昔芬，这种产物主要由 CYP2D6 催化（也涉及 CYP2B6、CYP2C9/2C19，及 CYP3A）。生成的 N-脱甲基他莫昔芬和 4-羟他莫昔芬分别经由 CYP2D6 和 CYP3A4/5 进一步代谢为活性型的 4-羟 N-脱甲基他莫昔芬（endoxifen），最终在转硫酶的作用下生成无活性的硫酸化物排出体外（部分 4-羟他莫昔芬也可不经 CYP3A4/5 进一步代谢为 4-羟 N-脱甲基他莫昔芬，而直接在转硫酶的作用下生成无活性的硫酸化物）。已知 S 型华法林（华法林中起抗凝作用的主要成分）的代谢主要由 CYP2C9 负责，R 型的代谢转化涉及多种 CYP（其中包括 CYP1A2、CYP2C19，及 CYP3A4，但以 CYP1A2 为主）。可见华法林抗凝作用的增强是他莫昔芬竞争性抑制多种 CYP 的结果。

建议   在某些情况下，他莫西芬与华法林的同时应用也许难以避免。同用期间应密切监测华法林的抗凝作用，必要时适当减少华法林的剂量（通常需减量 50%～80%）。他莫西芬停用后，华法林的剂量需相应增加。他莫西芬与其他口服抗凝剂同用时，也应警惕此种相互影响的发生。托瑞米芬与华法林同用时是否也应遵循上述原则，还未见文献评论，但注意观察是有必要的。

有人认为，两药同用期间他莫西芬的抗肿瘤作用可能减弱（理论上华法林可竞争性抑制 CYP，从而阻碍他莫昔芬向其活性型的转化），但此点及其临床意义需进一步研究。

［华法林（苄丙酮香豆素钠）－氨鲁米特（氨基导眠能）］[2]
Warfarin－Aminoglutethimide

要点   氨鲁米特可明显削弱华法林的抗凝作用。据报道，同时应用氨鲁米特 250 mg 每日 4 次，欲达华法林单用时的抗凝作用，其剂量需增加 2～3 倍。

有关药物   有证据表明，氨鲁米特对醋硝香豆素的抗凝作用有类似影响。根据相互影响的机制推测，预料氨鲁米特与其他口服抗凝剂（如香豆素类的双香豆素、苯丙香豆素等，茚满二酮衍生物苯茚二酮、茴茚二酮等）之间的类似相互影响亦有可能发生。

机制   抗肿瘤药氨鲁米特可能像催眠药格鲁米特（导眠能）一样，诱导负责华法林代谢的肝药酶，从而促进其代谢。

建议   接受口服抗凝剂治疗的患者，如果应用氨鲁米特，应密切观察抗凝作用有无减弱，必要时适当增加抗凝剂的剂量。停用氨鲁米特后，其影响仍可持续 2 周左右，故在其停用后抗凝剂应维持增量后的剂量至少 2 周，然后减至应用氨鲁米特之前的水平。

［华法林（苄丙酮香豆素钠）－氟他胺（氟硝丁酰胺）］[2]
Warfarin－Flutamide

要点   5 名服用华法林的前列腺癌患者，加用氟他胺后，凝血酶原时间延长。

有关药物   根据结构和代谢途径的类似性推测，预料其他非甾类雄激素受体拮抗剂，包括尼鲁米特（nilutamide）和比卡鲁胺（bicalutamide），也会像氟他胺一样，与华法林之间可发生类似相互影响。

氟他胺与其他口服抗凝剂（如香豆素类口服抗凝剂双香豆素、苯丙香豆素等，茚满二酮衍生物苯茚二酮、茴茚二酮等）之间是否会发生类似相互影响，尚未见报道。

机制   已经证明氟他胺主要由 CYP1A2 代谢，而华法林的代谢也有 CYP1A2 的参与（R 型华法林的代谢主要由 CYP1A2 负责），因此认为，两者同用时凝血酶原时间的延长与氟他胺对华法林代谢的竞争性抑制有关。另外，已知氟他胺有时可致肝损害，但这是否与该相互影响有关，尚有待证实。

建议   服用华法林的患者给予氟他胺，应监测凝血酶原时间，必要时减少华法林的用量。氟他胺与其他抗凝剂同用以及其他非甾类雄激素受体拮抗剂与华法林同用时，也应遵循这一原则。

［华法林（苄丙酮香豆素钠）－埃罗替尼］[2]
Warfarin－Erlotinib

要点   华法林抗凝治疗期间同时应用酪氨酸激酶抑制剂埃罗替尼，可使 INR 升高，有可能导致出血并发症（Chabner et al，2011）。

埃罗替尼等酪氨酸激酶抑制剂的代谢是否会受华法林的影响，尚未见有报道。

有关药物　埃罗替尼与其他香豆素类口服抗凝剂（如双香豆素、苯丙香豆素、醋硝香豆素等）之间是否会发生类似相互影响，尚不清楚。

根据相互影响的机制推测，同属酪氨酸激酶抑制剂的伊马替尼（imatinib）与华法林之间有可能发生类似相互影响（广义的酪氨酸激酶抑制剂包括 BCR-ABL 激酶抑制剂和表皮生长因子受体——EGFR——抑制剂。BCR-ABL 激酶抑制剂获准用于临床的有伊马替尼、达沙替尼，及尼洛替尼，EGFR 抑制剂除埃罗替尼外，尚有吉非替尼）。达沙替尼（dasatinib）、尼洛替尼（nilotinib），及吉非替尼（gefitinib）等酪氨酸激酶抑制剂同样主要经由 CYP3A4 代谢（达沙替尼的代谢也涉及 FMO3 和 UGT，尼洛替尼是 P-糖蛋白的底物和抑制剂，但这些药动学特点与此处的相互影响无关），故与华法林的类似相互影响也有可能发生。

机制　华法林是 R 型（抗凝作用较弱）和 S 型（抗凝作用较强，是华法林抗凝作用的主要成分）对映体的消旋混合物，S 型华法林由 CYP2C9 转化为无活性的代谢物，而 R 型的代谢转化主要由 CYP1A2 负责（CYP2C19 和 CYP3A4 起次要作用）（Weitz，2011）。已知埃罗替尼主要由 CYP3A4 代谢，也有 CYP1A2 和 CYP1A1 的参与。因此，埃罗替尼竞争性抑制 R 型华法林经 CYP1A2 和 CYP3A4 的代谢，是该影响的机制。

伊马替尼主要由 CYP3A4 代谢，但是也有 CYP1A2、CYP2D6、CYP2C9，及 CYP2C19 的参与，故不但可像埃罗替尼一样，竞争性抑制 R 型华法林经 CYP1A2 和 CYP3A4 的代谢，尚可竞争性抑制 S 型华法林经 CYP2C9 的代谢，因此，对华法林的影响可能更明显。

建议　作者建议尽可能避免两者同用。如必须同用，应密切监测有无 INR 的升高，并据情对华法林的剂量适当调整。

［华法林（苄丙酮香豆素钠）-流感疫苗（流感病毒疫苗）］[2]
Warfarin-Influenza Vaccine（Influenza Virus Vaccine）

要点　连续应用华法林几年的一名患者，接受流感病毒疫苗 10 天后，发生明显上消化道出血，凝血酶原时间延长，但不伴有胃炎或溃疡。另一名用华法林治疗的患者，给予流感病毒疫苗后，也引起严重出血。8 名应用华法林的患者给予流感病毒疫苗后，凝血酶原时间延长 40%。

Pellegrino 等综合了新近几年的多项零星报道，表明流感疫苗以及流感 H1N1 疫苗的应用可使华法林治疗者的 INR（国际标准化比值）增加，说明流感疫苗确可增强华法林的抗凝作用（Pellegrino et al，2014）。

有关药物　如果上述情况与流感病毒疫苗导致华法林代谢减慢有关的话，那么流感病毒疫苗对其他口服抗凝剂（双香豆素、醋硝香豆素、苯茚二酮等）也有可能发生类似的影响。

零星报道表明，流感疫苗可升高茶碱（theophylline）、苯妥英（phenytoin）、卡马西平（carbamazepine）的血浓度，且使 1 名正在应用环孢素（cyclosporine）滴眼液的患者出现头痛和面肌抽搐；百白破/脊髓灰质炎灭活疫苗/乙肝疫苗的应用使正在使用氨苯蝶啶（triamterene）和氢氯噻嗪（hydrochlorothiazide）治疗的个体出现皮疹和瘙痒。正在应用伊曲明（imitramine）的个体，接种麻疹/腮腺炎/风疹三联病毒疫苗或吸附型白喉破伤风类毒素可导致幻觉和药物相互影响。带状疱疹病毒疫苗以及肺炎球菌疫苗的接种像流感疫苗一样，也有导致华法林治疗者 INR 增加的报道。

机制　推测该影响可能与流感疫苗减少华法林的代谢（抗凝作用较强的 S 型华法林主要由 CYP2C9 代谢，而作用较弱的 R 型则主要由 CYP1A2 负责，但也有 CYP2C19 和 CYP3A4 的参与）和（或）影响凝血过程中的某环节有关。有证据表明，在有炎性细胞因子存在的情况下，CYP2C8/2C9/2C18/2C19/2B6 以及 3A4 mRNA 的表达下调，而疫苗接种可导致炎性细胞因子的释放。因此，上述影响可能与疫苗接种引起炎性细胞因子释放增加所致的 CYP 活性降低，从而阻碍华法林等药物的代谢有某种程度的关联。

建议　尽管该影响仅来自于零星的个案报道，但发生此种影响的危险性确实存在，因此建议，正在接受华法林治疗的患者应用流感病毒疫苗后，应密切观察。疫苗-药物间的相互影响有必要进行进一步研究，因为这一影响如果存在的话，往往是群体性的。

当患者存在感染性疾病时，疫苗接种与药物间相互影响的解释应慎重，因为感染本身可导致细胞因子的活化和释放（甚至比疫苗接种更明显），从而导致某些药物的代谢受阻。例如，曾有报道表明，红霉素治疗感染期间，同时应用的氯氮平血浓度明显升高；鉴于红霉素仅对 CYP3A4 有明显抑制作用，而氯氮平则主要由 CYP1A2 和 CYP2C19 代谢，基础和临床研究也表明，作为 CYP3A4 的强效抑制剂，无论是红霉素还是伊曲康唑都不明显影响氯氮平的血浓度，说明氯氮平血浓度的升高起因于感染，而与红霉素的应用无关。随后证明，各种感染期间氯氮平的血浓度皆可升高数倍，毒性也相应增强，这为感染性疾病可使某些药物的代谢受阻进一步提供了佐证（Raaska et al，2014）。

［华法林（苄丙酮香豆素钠）－阿瑞吡坦（阿瑞匹坦，阿匹坦）］[1]
Warfarin－Aprepitant

要点　有报道表明，同时应用华法林和 NK-1（神经激肽-1）受体拮抗剂阿瑞吡坦（属于 P 物质受体拮抗剂的范畴，临床上可用于顺铂或其他抗癌药化疗所致的迟发性呕吐），可导致前者的抗凝作用增强，不良反应发生率增加。然而，Depre 等在 22 名健康志愿者（男 20 名，女 2 名）中进行的一项双盲随机化安慰剂对照 2 阶段平行研究，评价了 3 天阿瑞吡坦方案（第 1 天 125 mg，第 2 天和第 3 天各 80 mg。这一剂量方案与临床相符）对稳态华法林药动学和药效学的影响，所得结果与以往的报道有所不同。在应用阿瑞吡坦后第 3 天，R 型华法林谷浓度明显升高（达 18%），但华法林对映体的稳态药动学无改变（根据 $AUC_{0\sim12h}$ 和 C_{max} 进行评价）。然而，在第 5～8 天时，与安慰剂相比，S 型华法林的谷浓度下降（第 8 天时下降最明显，达 34%，$P<0.01$）。INR 于阿瑞吡坦后第 8 天平均下降 11%（$P=0.011$）（Depré et al，2005）。

有关药物　根据代谢途径的类似性和相互影响的机制推测，阿瑞吡坦与其他口服抗凝剂（如香豆素类的双香豆素、苯丙香豆素、醋硝香豆素，及茚满二酮衍生物苯茚二酮和茴茚二酮等）之间可发生类似相互影响。

根据提出的机制推测，预料阿瑞吡坦的前药福沙吡坦与华法林之间可发生类似相互影响。有研究表明，同属 NK-1 受体拮抗剂的卡索吡坦（casopitant），与华法林之间的类似相互影响也可发生（Kirby et al，2010）。劳拉吡坦以及奈妥吡坦等 NK-1 受体拮抗剂与华法林之间是否会发生类似相互影响，尚不清楚。

机制　华法林是广泛应用的香豆素类口服抗凝剂，临床上用来治疗各种血栓栓塞性疾病。应用阿瑞吡坦后第 3 天 R 型华法林谷浓度明显升高（达 18%），但其 $AUC_{0\sim24h}$ 无明显改变。已知 R 型华法林经多种途径代谢，包括 CYP3A4、CYP1A2，及 CYP2C19。由于阿瑞吡坦是 CYP3A4 的底物（经由 CYP3A4 代谢），同时也是 CYP3A4 的轻中度抑制剂，因此，早期 R 型华法林谷浓度的升高以及抗凝作用的增强与阿瑞吡坦对 CYP3A4 的抑制（可能包括竞争性抑制和非竞争性抑制）有关（尽管阿瑞吡坦对 CYP3A4 有微弱的诱导作用，但这一作用远远弱于其对 CYP3A4 的抑制作用）。相反，从开始应用阿瑞吡坦后第 5 天开始，S 型华法林的谷浓度明显下降，第 8 天时下降幅度达 34%，其下降伴有 INR 的下降。鉴于 S 型华法林是华法林的主要抗凝成分，且该型几乎完全由 CYP2C9 代谢，而阿瑞吡坦对 CYP2C9 有诱导作用，因此，S 型的下降与其对 CYP2C9 的诱导有关。

建议　抗癌药顺铂所致的恶心和呕吐是众所周知的。其所致的恶心和呕吐有两种情形，一是化疗后 24 小时之内普遍发生的急性恶心和呕吐，二是化疗后 2～5 天仅影响某些患者的迟发性恶心和呕吐。前一种情况 5-HT 受体拮抗剂（如昂丹司琼和托烷司琼）效果良好，但对后一种情况的效果则较差。阿瑞吡坦是一种强效选择性脑通透非肽类神经激肽-1 受体拮抗剂。研究表明，当其与糖皮质激素和 5-羟色胺（$5-HT_3$）受体拮抗剂联用时，可有效预防高度致吐性癌症化疗药物所引起的急性和迟发性恶心及呕吐（包括高剂量顺铂所致的恶心及呕吐），是一种新颖的有前途的新型止吐药物，临床应用日渐广泛。预防化疗所致恶心、呕吐的建议量为首剂 125 mg（胶囊剂），第 2 天和第 3 天各 80 mg。

综合目前可得到的资料，认为华法林与阿瑞吡坦之间相互影响的结果与时间密切相关。在应用阿瑞吡坦后的最初几天内，主要表现为阿瑞吡坦对 R 型华法林经 CYP3A4 代谢抑制（包括竞争性抑制和非竞争性抑制），结果有可能是华法林抗凝作用的增强。但随着时间的推移（大约在应用阿瑞吡坦后 1 周左右），阿瑞吡坦对 CYP2C9 的诱导作用逐渐表现出来，由此可导致 S 型华法林的代谢加速，结果是华法林抗凝作用的减弱。

因此建议，凡长期应用华法林抗凝治疗的患者，每个化疗周期在开始 3 日阿瑞吡坦方案后的最初几天内，应注意观察有无华法林抗凝作用的增强，5 天后，特别是第 7～10 天时，应密切监测 INR，以便及时采取有效措施，防止抗凝作用明显减弱。

另外，了解华法林等香豆素类口服抗凝剂与阿瑞吡坦之间的相互影响固然有一定临床意义，但更为重要的是阿瑞吡坦与其他主要经 CYP3A4 代谢的药物（如免疫抑制剂环孢素和他克莫司，HMG-CoA 还原酶抑制剂洛伐他汀、辛伐他汀、阿托伐他汀等，HIV 蛋白酶抑制剂茚地那韦、利托那韦、沙奎那韦等，钙通道拮抗剂硝苯地平、地尔硫䓬，糖皮质激素地塞米松和甲强龙，苯二氮䓬类的阿普唑仑、咪达唑仑，及三唑仑，抗心律失常药利多卡因，等等）之间的可能相互影响。其中与地塞米松和甲泼尼龙之间的相互影响已经证实（见［地塞米松－阿瑞吡坦］）。

［华法林（苄丙酮香豆素钠)－维生素 C（抗坏血酸)][4]
Warfarin－Vitamin C（Ascorbic Acid）

要点　有两病例报道表明，维生素 C 拮抗华法林的作用。但对照研究表明，虽然高剂量维生素 C 使华法林总血浓度降低 2%～40%，但其作用未见有何改变。

有关药物　维生素 C 与其他香豆素类口服抗凝剂（双香豆素、苯丙香豆素、醋硝香豆素等）及茚满二酮衍生物（如苯茚二酮和茴茚二酮）之间是否会发生类似相互影响，尚无报道。

机制　同时应用维生素 C（3～10 g/d）和华法林期间所观察到的华法林血浓度降低，被认为是由于腹泻所致。

建议　同用维生素 C 期间，华法林的剂量无须进行常规调整。然而，维持抗凝治疗期间，患者显示华法林需要量增加的话，应确定是否由维生素 C 引起。

［华法林（苄丙酮香豆素钠)－维生素 E（生育酚)][2]
Warfarin－Vitamin E

要点　维生素 E 可增强华法林的抗凝作用。

有关药物　对 3 名健康志愿者每日给予 42 单位维生素 E 共 30 天，结果使双香豆素的抗凝作用增强。维生素 E 与其他口服抗凝剂（苯丙香豆素、醋硝香豆素、苯茚二酮等）之间的相互影响未见报道，但有可能发生。

机制　有人认为，维生素 E 是一种抗氧化剂，可影响还原型维生素 K 的氧化，从而影响凝血因子 II、VII、IX、X、抗凝血蛋白 C，及抗凝血蛋白 S 的合成，抵消或削弱华法林的抗凝作用。可见该影响主要是一种药效学的影响。

建议　从目前可得到的资料来看，两种药物可以联用。但联用期间需观察患者的反应，必要时减少华法林的剂量。停用维生素 E 或给予维生素 K_1，可逆转维生素 E 的影响。

［华法林（苄丙酮香豆素钠)－金丝桃（贯叶连翘，圣约翰草)][2]
Warfarin－St John's wort（Saint John's wort）

要点　Jiang 等对 12 名健康男性受试者进行的随机化交叉研究表明，单用华法林以及合用金丝桃后 S 型华法林的表观清除分别为（198±38）ml/min 和（270±44）ml/min；R 型华法林的表观清除则分别为（110±25）ml/min 和（142±29）ml/min。可见金丝桃既明显促进 S 型华法林的清除，也明显促进 R 型华法林的清除，结果导致消旋华法林药理作用的明显减弱（研究表明，金丝桃不影响华法林对映体的表观分布容积和蛋白结合）（Jiang et al，2004）。

有关药物　Jiang 等在同一项研究中证明，单用华法林以及合用人参（ginseng）后 S 型华法林的表观清除分别为（198±38）ml/min 和（220±29）ml/min；R 型华法林的表观清除则分别为（110±25）ml/min 和（119±20）ml/min。他们的研究结果也表明，人参像金丝桃一样，不影响华法林对映体的表观分布容积和蛋白结合。可见人参对 S 型和 R 型华法林的药效学或药动学都无明显影响。

Abdul 等对 12 名健康男性受试者进行的一项随机化交叉研究表明，同时应用建议量的紫锥菊（紫锥花，松果菊；echinacea）和华法林，可使 S-型华法林的表观清除率明显增加，但 INR（国际标准化比值）无明显改变，对血小板的活性也无明显影响。另一种中草药普利醇（甘蔗原素，甘蔗脂肪醇；policosanol；可用于高胆固醇血症的治疗）既不影响华法林对映体的药动学，也不影响其药效学（Abdul et al，2010）。

机制　已知 S 型华法林的代谢主要由 CYP2C9 负责，而 R 型的代谢则主要依赖于 CYP1A2（也涉及 CYP3A4 和 CYP2C19）。体外研究曾证明，金丝桃抑制 CYP2C9、CYP2D6，及 CYP3A4 的活性。然而，体内研究则证明，金丝桃对 CYP1A2、CYP2E1，及 CYP3A4 有诱导作用（也可能涉及 CYP2C9）；这一作用归因于金丝桃中所含贯叶金丝桃素（hiperforin）对人体孕烷（pregnane）X 受体的活化，此点在体内外研究中都已经得到证实。可见，金丝桃对华法林的影响也许取决于对各种 CYP 作用的综合结果，但在绝大多数情况下是华法林抗凝作用的减弱。

建议　总之，多数研究表明，建议量的金丝桃既诱导 S 型，也诱导 R 型华法林的代谢（而人参则否）。鉴于金丝桃是常用药，故与华法林同用的情况不会少见。如果两者同时应用，建议细心监测 INR（国际标准化比值）。

研究提示，金丝桃也可抑制 CYP2C9、CYP2D6，及 CYP3A4，从而阻碍这些 CYP 底物的代谢，有可能导致某些同用药物作用的增强。

根据目前可得到的资料，华法林抗凝治疗期间，如有必要同时应用人参、紫锥菊或普利醇，无须刻意避免（有关内容也参见［华法林－越橘汁］）。

［华法林（苄丙酮香豆素钠）－五味子＋甘草］[2]
Warfarin－Schisandra chinensis Baill＋Glycyrrhiza uralensis Fisch

要点　动物研究表明，同时应用五味子和甘草，可加速华法林的代谢（Wu et al，2006）。

机制　有证据提示，五味子和甘草中的某些成分可激活孕烷 X 受体，从而诱导 CYP3A 和 CY2C 的表达。已知华法林的代谢有 CYP3A4（R 型华法林的次要代谢途径）、CYP2C9（S 型华法林的主要代谢途径），及 CYP2C19（R 型华法林的次要代谢途径）的参与，这可解释其与五味子和甘草同用时血浓度降低的原因。

建议　五味子和甘草等草药的这一影响有可能干扰华法林的抗凝作用，这一发现也使之必须考虑中草药和其他营养品的安全应用问题。但是，从另一角度考虑，孕烷 X 受体的激活以及对解毒酶的诱导也是某些中药发挥肝保护作用的原因（有关内容也参见［华法林－越橘汁］）。

［华法林（苄丙酮香豆素钠）－水飞蓟（奶蓟，乳蓟）］[2]
Warfarin－Silybum marianum（Milk Thistle）

要点　Brantley 等采用人肝微粒体和重组 CYP2C9 进行的一项研究表明，来自水飞蓟的粗提物水飞蓟素（西利马林；silymarin）和半纯化产品水飞蓟宾（silibinin）可抑制 S-型华法林经 CYP2C9 的羟化代谢，从而有可能增强其抗凝作用（Brantley et al，2010）。

有关药物　水飞蓟素和水飞蓟宾与其他香豆素类口服抗凝剂（如双香豆素、苯丙香豆素、醋硝香豆素等）之间是否会发生类似相互影响，尚不清楚。然而，根据提出的机制推测，凡是其代谢涉及 CYP2C9 的药物，预料与水飞蓟素和水飞蓟宾都可发生类似相互影响。主要经由 CYP2C9 代谢的氯沙坦（losartan）与水飞蓟素之间的类似相互影响已经证实。

机制　水飞蓟素至少由 7 种黄酮木脂素（flavonolignans）组成，其中最重要者是非立体异构体蓟素（silybin）A 和蓟素 B。水飞蓟宾仅含有蓟素 A 和蓟素 B。目前认为，水飞蓟素和水飞蓟宾与 S-

型华法林之间的相互影响主要与其内所含的蓟素 A 和蓟素 B 抑制 CYP2C9，从而阻碍 S-型华法林的羟化代谢有关。

研究表明，蓟素 B 是人肝微粒体最强的抑制剂，其次为蓟素 A、异蓟素 B、异蓟素 A（异蓟素 B 和异蓟素 A 分别是蓟素 B 和蓟素 A 的相应位置异构体）。CYP2C9 多态性部分左右水飞蓟素和水飞蓟宾与 S-型华法林相互影响的程度。

建议 水飞蓟全草可入药，主要用来治疗痒和丹毒等感染性疾病。然而，临床上最常用者是其粗提物水飞蓟素和半纯化产品水飞蓟宾，这些产品对肝胆系统的疾病有良好的防治作用。水飞蓟基本无毒，全草及其提取物或半纯化产品无须处方，且可作为某些保健品的组成成分，故应用广泛。患者就医时往往不会提供水飞蓟的用药史，故与其他药物之间的相互影响可能被忽略。鉴于有证据表明，S-型华法林的代谢（华法林是 R-型和 S-型对映体的消旋混合物，S 型华法林是抗凝作用的主要成分）可因水飞蓟素和水飞蓟宾的同时应用而被抑制，因此，临床医生应考虑到这一相互影响可能造成的出血并发症。如非必需，建议华法林治疗期间尽可能避免同时应用水飞蓟及有关产品，以免造成华法林抗凝作用的波动和毒副作用的增强（有关内容也参见［华法林－越橘汁］）。

［华法林（苄丙酮香豆素钠）－越橘汁］[2]
Warfarin－Cranberry Juice

要点 Mohammed Abdul 等在 12 名已知 *CYP2C9* 和 *VKORC1*（维生素 K 环氧化物还原酶 C1 亚单位；vitamin K epoxide reductase C1 subunit）基因型的健康男性受试者中进行的一项随机化交叉研究表明，用浓缩越橘汁预处理 2 周后，可使单剂华法林的 AUC_{INR}（国际标准化比值－时间曲线下面积）明显增加（高达 30%），但对 S 型或 R 型华法林的药动学和血浆蛋白结合无影响（Mohammed Abdul et al，2008）。

有关药物 Mohammed Abdul 等在同一项研究中证明，大蒜（garlic）产品肠衣片既不明显改变华法林的药动学，也不明显改变其药效学。然而，使人感兴趣的是，如果根据基因分型统计，大蒜产品肠衣片可使 *VKORC1* 非-A/非-A 型（野生型）受试者华法林的作用明显减弱，提示在该型受试者中欲达相同疗效，华法林的需要量增加。

机制 无论是橘汁还是大蒜产品对华法林的药动学都无影响，可见它们与华法林之间的相互影响与 CYP2C9 无关。橘汁（以及大蒜产品相对于 *VKORC1* 非-A/非-A 型）仅影响华法林的药效学，说明该相互影响属于药效学方面的相互影响。

VKORC1 像 CYP2C9 一样存在基因多态性，但仅有 3 种基因型，即 *VKORC1* 非-A/非-A 型（野生型）、*VKORC1* 非-A/A 型，及 *VKORC1* A/A 型。Mohammed Abdul 等的研究发现，越橘汁对变异的 *VKORC1* 非-A/A 和 *VKORC1* A/A 型受试者华法林的影响更明显。这与大蒜制品仅对 *VKORC1* 非-A/非-A 型华法林的作用有明显影响相反。可见，越橘汁和大蒜对华法林药效学的影响都某种程度上依赖于 VKORC1 基因多态性。然而，越橘汁和大蒜对 VKORC1 影响的确切机制尚不清楚。

建议 正在应用华法林治疗的 *VKORC1* 非-A/A 型和 *VKORC1* A/A 型患者，越橘汁有可能明显增强华法林的作用。建议在获得进一步的临床资料前，这类患者尽可能避免饮用越橘汁，以防导致出血等副作用。

鉴于大蒜制品明显削弱 *VKORC1* 非-A/非-A 型（野生型）患者华法林的抗凝作用，故对这类患者不应给予大蒜制品，以免抗凝作用减弱导致血栓形成。大蒜对华法林抗凝作用的影响在我国人民中不那么重要，因为 *VKORC1* 非-A/非-A 型在我国人民中的发生频率仅有 7%。鉴于白种人和黑种人群体 *VKORC1* 非-A/非-A 型的发生率分别高达 37% 和 82%，故在这些群体中有比较重要的临床意义（有关基因多态性的细节参见［华法林（苄丙酮香豆素钠）－胺碘酮（乙胺碘呋酮，安律酮）］）。

尽管 Mohammed Abdul 等的研究包含的样本量较小，不见得有普遍的临床意义，但在获得进一步临床资料前，遵循上述原则是可取的。

注：Posadzki 等对 2012 年 1 月及其之前的综述类文献进行的一项大型分析研究表明，根据他们的标准，真正对合成药物可产生明显影响的中草药接近 50 种，其中包括芦荟（*Aloe vera*），乳香

（*Boswellia serrata*），金盏花（金盏菊；*Calendula officinalis*），茶叶（*Camellia sinensis*），尖叶番泻（*Cassia senna*），蓝升麻（葳严仙；*Caulophyllum thalictroides*），香樟（*Cinnamomum spp.*），黑升麻（*Cimicifuga racemosa*），藏掖花（*Cnicus benedictus*），印度没药（*Commifora mukul*），山楂（*Crataegus spp.*），红花（藏红花；*Crocus sativus*），姜黄（*Curcuma longa*），紫锥菊（*Echinacea spp.*），灵芝（*Ganoderma lucidum*），银杏（银杏叶；*Ginkgo biloba*），灰树花（*Grifola frondosa*），匙羹藤（*Gymnema sylvestre*），南非钩麻（钩果草；*Harpagophytum procumbens*），（*Herbae pulvis standardisatus*），七叶树（*Hippocastanaceae*），金丝桃（贯叶连翘；*Hypericum perforatum*），大花紫薇（*Langerstroemia speciosa*），三齿拉雷亚（*Larrea tridentate*），高地薰衣草（*Lavandula angustifolia miller*），苜蓿（紫苜蓿；*Medicago sativa*），蜜蜂花（蜜里萨香草；*Melissa officinalis*），欧薄荷（洋薄荷；*Mentha piperita*），绿薄荷（留兰香，香薄荷；*Mentha spicata/Mentha viridis*），苦瓜（*Momordica charantia*），海巴戟（诺丽；*Morinda citrifolia*），人参（*Panax ginseng*），三七（参三七；*Panax notoginseng*），卡瓦胡椒（*Piper methysticum*），天竺葵（*Pelargonium sidoides*），绿贻贝（绿唇贻贝；*Perna canaliculus*），蜂斗菜（*Petasites hybridus*），迷迭香（*Rosmarinus officinalis*），锯棕果（锯叶矮棕榈果；*Serenoa repens*），艾欧鼠尾草（*Salvia hispenica*），甜叶菊（甜菊；*Stevia rebaudiana*），蒲公英（*Taraxacum officinale*），百里香（麝香草；*Thymus vulgaris*），红车轴草（红三叶草；*Trifolium pretense*），云香草（葫芦巴，香草，苦草，香苜蓿；*Trigonella foenum-graecum*），槲寄生（桑寄生，欧寄生；*Viscum album*），穗花牡荆（*Vitex agnus-castus*）；结合近几年的基础和临床研究资料，加上某些食品（如葡萄柚）、某些药食同源的物品（如甘草），及某些中草药保健品（如五味子、红曲米）等，其数目已多达百余种。可与中草药及有关产品发生相互影响的合成药物包括抗胆碱药、抗高血压药、钙通道拮抗剂、抗心律失常药、血管扩张药、降胆固醇药、抗癫痫药、抗抑郁药、选择性 5-羟色胺再摄取抑制剂、镇静催眠药、麻醉药、解热镇痛消炎药、抗凝剂、抗血小板药、白三烯受体拮抗剂、轻泻剂、利尿剂、激素类、抗糖尿病药、抗生素、抗微生物药、抗病毒药、抗肿瘤药、免疫抑制剂，及经由 CYP3A4 代谢的药物等。在上述被影响的药物中，最多见者是抗凝剂和抗血小板药。有些中草药或其产品作为同用药物的抑制剂（拮抗剂）发挥作用，有些则作为同用药物的激动剂（协同剂）发挥作用，也有部分中草药既可产生抑制作用，也可产生协同作用。相互影响所致的毒副作用多是被影响药物药理作用的延伸或毒副作用的扩展。Posadzki等的分析表明，最有可能导致严重相互影响的药物是金丝桃和槲寄生；相互影响最严重的结果是移植物排斥，麻醉出现延迟，心血管衰竭，心、肝、肾毒性，心动过缓，低容量性休克，伴有器官纤维化的炎症反应以及死亡。可导致中度影响的药物包括银杏、人参、卡瓦胡椒、锯棕果，及茶（Posadzki et al，2012）。

目到目前为止，已有证据表明可与华法林发生相互影响的中草药有 50 多种，其中许多是药食同源者。因此，正在应用华法林治疗的患者，发生此类相互影响的可能性普遍存在。尽管多数临床报道属于个案，基础和临床研究结果也不尽一致，但相互影响确实存在。鉴于华法林的治疗窗狭窄，故这方面的相互影响应引起临床重视。

［苯丙香豆素－格拉非宁（甘氨苯喹）][2]
Phenprocoumon－Glafenine

要点　双盲研究表明，合用止痛药格拉非宁及香豆素类口服抗凝剂苯丙香豆素时，可使凝血酶原时间明显延长，部分患者抗凝剂的用量需减少。

有关药物　对 10 名患者进行的双盲研究表明，格拉非宁的结构类似物夫洛非宁增强苯丙香豆素和醋硝香豆素的抗凝作用。但对健康受试者进行的研究表明，格拉非宁不影响醋硝香豆素、双香豆素乙酯，及茚满二酮衍生物（苯茚二酮、茚茚二酮、溴茚二酮等）的抗凝作用。格拉非宁与其他香豆素类口服抗凝剂（华法林、双香豆素、乙双香豆素等）之间是否会发生类似相互影响，尚未见报道。

机制　不清楚。

建议　避免合用苯丙香豆素及格拉非宁是明智的。如果必须同时应用口服抗凝剂和格拉非宁，可考虑选用与格拉非宁无相互影响的醋硝香豆素或茚满二酮衍生物代替苯丙香豆素。

［苯丙香豆素－其他药物］[2]
Phenprocoumon－Other Drugs

要点　Jobski 等进行的一项大型病例对照分析表明，苯丙香豆素像华法林以及醋硝香豆素等香豆素类口服抗凝剂一样，可与多种药物发生相互影响，但其性质多属药效学方面的相互影响，在药动学层面上的影响相对少见。出血并发症是相互影响的最严重后果（Jobski et al, 2011）。

有关药物　Jobski 等的分析研究表明，与苯丙香豆素发生相互影响从而导致出血发生率增加的药物包括：①非甾类抗炎药（NSAIDs），其中包括双氯芬酸（diclofenac；双氯灭痛，扶他林）、布洛芬（ibuprofen；异丁苯丙酸）、酮洛芬（ketoprofen；优洛芬），及萘普生（naproxen；甲氧萘丙酸）；②抗血小板药氯吡格雷（clopidogrel）；③抗菌药，如青霉素类的阿莫西林（amoxicillin），头孢菌素类（cephalosporins），复方新诺明（cotrimoxazole），喹诺酮类的环丙沙星（ciprofloxacin）、氧氟沙星（ofloxacin）、左氧氟沙星（levofloxacin），及莫西沙星（moxifloxacin），甲硝唑（metronidazole；灭滴灵）等。

机制　香豆素类口服抗凝剂的药动学因药物的不同而存在明显差别。临床上常用的香豆素类包括华法林（warfarin）、醋硝香豆素（acenocoumarol），及苯丙香豆素（在德国最常用者是苯丙香豆素，其应用频率是华法林的百倍以上，而我国人民最常用者是华法林），都是 R 型和 S 型对映体的消旋混合物，但苯丙香豆素更易受 CYP3A4 活性改变的影响（这与华法林和醋硝香豆素更易受 CYP2C9 活性改变的影响不同）。另外，华法林和醋硝香豆素在体内几乎完全代谢，但苯丙香豆素约有 40% 以原型排泄；S 型和 R 型醋硝香豆素的半衰期分别是 2 小时和 8 小时，S 型和 R 型华法林的半衰期分别是 32 小时和 43 小时，而消旋苯丙香豆素的半衰期则长达 156～172 小时。因此，在药动学层面上的相互影响会有所不同。

因其他药物的同时应用导致苯丙香豆素出血发生率增加的机制多半与药效学的相互影响有关，在这方面的影响与华法林或醋硝香豆素等口服抗凝剂雷同（也参见［华法林（苄丙酮香豆素钠）－吲哚美辛（消炎痛）］等章节中的内容）。双氯芬酸等 NSAIDs 对苯丙香豆素（或其他香豆素类口服抗凝剂）出血发生率的影响主要与 NSAIDs 损伤胃黏膜有关。各种抗菌药增加苯丙香豆素出血发生率的原因随药物的不同而有所不同，大多数情况下可能与抗菌药抑制肠道产维生素 K 的菌群，从而减少维生素 K 的合成，或直接抑制维生素 K 依赖性凝血因子有关。另外，疾病本身或与疾病相关的因素也有可能增强抗凝作用（例如，有研究表明，发烧和腹泻是香豆素类过度抗凝的危险因素）。最后，部分抗菌药也抑制香豆素类在肝中的代谢。例如，有证据表明，复方新诺明通过抑制 CYP2C9 可阻碍香豆素类的代谢（已知复方新诺明中的甲氧苄啶是 CYP2C9 的强效抑制剂）；在这种情况下，对华法林和醋硝香豆素的影响比之对苯丙香豆素的影响更明显。然而，CYP3A4 抑制剂对苯丙香豆素代谢的影响可能更显著些。不过，到目前为止，有确切证据表明明显影响苯丙香豆素抗凝作用的 CYP3A4 抑制剂并不多。例如，Jobski 等的分析研究中涉及同时应用苯丙香豆素和 CYP3A4 抑制剂维拉帕米或地尔硫䓬的患者，未发现有危险性增加的情况；与他汀类（如普伐他汀、辛伐他汀，及阿托伐他汀）同时应用，也未见有出血发生率的增加（辛伐他汀和阿托伐他汀主要经由 CYP3A4 代谢）。

建议　根据目前可得到的资料，苯丙香豆素治疗期间，应尽可能避免同时应用 NSAIDs，有关注意事项与华法林相同。氯吡格雷与苯丙香豆素（或其他香豆素类口服抗凝剂）的同时应用也应特别小心。香豆素类口服抗凝剂治疗期间，抗菌药的同时应用是危险的，原因在于抗菌药多半属于短期应用的药物，且多为专科医生处方，恰恰是这些医生不会进行常规抗凝治疗监测。

尽管尚未见有 CYP3A4 底物和（或）抑制剂与苯丙香豆素发生明显相互影响的报道，但不能想当然认为与 CYP3A4 抑制剂的同时应用就一定安全，因为 Jobski 等的分析研究中未涉及 HIV 蛋白酶抑制剂、唑类抗真菌药，及大环内酯类等 CYP3A4 强效抑制剂。

［苯茚二酮－氟哌啶醇（氟哌丁苯，氟哌醇）][3]
Phenindione－Haloperidol

要点　同时应用苯茚二酮和氟哌啶醇，可致苯茚二酮的抗凝作用减弱。有一报道表明，一名用苯茚二酮维持治疗的患者，加用氟哌啶醇后，苯茚二酮的需要量增加；停用氟哌啶醇后，苯茚二酮的需要量恢复至原来水平。

有关药物　氟哌啶醇和香豆素类口服抗凝剂（双香豆素、苯丙香豆素、华法林等）或其他茚满二酮衍生物（茴茚二酮、溴茚二酮等）之间是否会发生相互影响，尚无证据。苯茚二酮与其他抗精神病药（吩噻嗪类的氯丙嗪、硫利哒嗪、三氟拉嗪等，硫杂蒽类的替沃噻吨和氯普噻吨，及吗茚酮和洛沙平等）之间是否会发生类似相互影响，亦未见报道。

机制　这种相互影响的机制不清楚。

建议　在进行进一步临床研究前，无须避免这两种药物同用。然而，重要的是要认识到可能发生的相互影响。如果抗凝作用减弱的话，可考虑减少氟哌啶醇的剂量，或增加苯茚二酮的剂量。

［氟茚二酮－秋水仙碱][3]
Fluindione－Colchicine

要点　在2005年法国国立药事委员会的一次会议上，同时报道了3个病例在应用秋水仙碱（治疗急性痛风发作）和口服抗凝剂氟茚二酮期间抗凝作用过强的情况。这是该两种药物间发生相互影响的首次报道（Gras-Champel et al，2005）。

机制　这一影响的确切机制尚不清楚，但不太可能与蛋白结合有关，因秋水仙碱与血浆蛋白无明显亲和力。秋水仙碱是众所周知的P-糖蛋白底物，但有鉴于华法林的药动学不涉及P-糖蛋白（氟茚二酮是一种茚满二酮衍生物，其化学结构以及药效－药动学特点与香豆素类口服抗凝剂华法林极为相似），故与该特点有关的相互影响也可以排除。因此推测，该影响的可能机制是秋水仙碱减少CYP2C9的表达，从而像其对华法林一样，抑制氟茚二酮经CYP2C9的代谢。

建议　氟茚二酮在法国应用最广泛，在所有口服抗凝剂处方中占70％。我国该药的应用尚少，经验也不多。如欲应用，需考虑到CYP2C9抑制剂（如此处所述的秋水仙碱）以及CYP2C9诱导剂对其作用的影响。

［达比加群酯－维拉帕米（异搏定，戊脉安）][2]
Dabigatran Etexilate（Pradaxa®）－Verapamil

要点　Härtter等对38名健康受试者（包括37名高加索人和1名非裔美国人）进行的一项2阶段多剂量不同剂型的交叉研究表明，单剂速释型维拉帕米（120 mg）之后给予单剂达比加群酯（150 mg），对达比加群酯药动学的影响最明显。与达比加群酯单用相比，可使总达比加群的$AUC_{0\sim\infty}$增加143％，C_{max}升高179％。单剂速释型维拉帕米（120 mg）与单剂达比加群酯（150 mg）同时口服，与达比加群酯单用相比，则使总达比加群的$AUC_{0\sim\infty}$和C_{max}分别增加108％和129％。单剂缓释型维拉帕米（240 mg）与单剂达比加群酯（150 mg）同时应用，使总达比加群的$AUC_{0\sim\infty}$和C_{max}分别增加71％和91％（Härtter et al，2012）。

有关药物　根据代谢途径的类似性以及相互影响的机制推测，另一种直接凝血酶抑制剂希美加群与维拉帕米之间的类似相互影响也可发生。

达比加群酯与其他帕米类钙拮抗剂（如加洛帕米、法利帕米、阿尼帕米等）之间是否会发生类似相互影响，尚未见报道。

新型因子Ⅹa抑制剂阿哌沙班（apixaban）和利伐沙班（rivaroxaban）也可受维拉帕米的影响（因为它们的体内过程不但涉及CYP3A4，也部分涉及P-糖蛋白）。

根据提出的机制推测，凡是对P-糖蛋白有抑制作用的药物（如大环内酯类的红霉素，喹诺酮类抗菌药格雷沙星，及唑类抗真菌药酮康唑等），预料与达比加群酯之间都可发生类似相互影响，但有待进一步研究证实。

对 P-糖蛋白有诱导作用的药物，与达比加群酯之间相互影响的结果相反（有关内容参见［达比加群酯－利福平（甲哌利福霉素）］）。

机制　达比加群酯是一种可供口服的前药，在体内的代谢分两步，首先通过酯解生成中间产物，然后转化为活性成分达比加群，部分达比加群与葡糖醛酸络合，形成仍具活性的葡糖醛酸化物，游离达比加群及其葡糖醛酸化物最终主要（80％以上）经肾排泄。

体内外研究表明，达比加群酯及其活性型达比加群既不是 CYP 的底物，也不抑制 CYP，但临床研究表明，达比加群酯是 P-糖蛋白的底物（达比加群则否）。已知维拉帕米既是 P-糖蛋白的底物，也是 P-糖蛋白的强效抑制剂。因此认为，维拉帕米抑制 P-糖蛋白，从而增加达比加群酯的口服生物利用度，是该影响的机制（鉴于达比加群酯的达峰时间及半衰期无明显改变，故推测主要起因于对肠道和肝中 P-糖蛋白的抑制）。

建议　达比加群酯是一种直接凝血酶抑制剂，可用于髋关节和膝关节置换术后静脉血栓栓塞以及房颤患者卒中的预防。

维拉帕米对达比加群酯药动学影响的程度与两药的给药间隔、维拉帕米的剂型，及维拉帕米的给药次数有关。Härtter 等的研究结果表明，达比加群酯后 2 小时再给予维拉帕米，对前者的药动学无明显影响；速释型维拉帕米对达比加群酯的影响大于缓释型；维拉帕米单次用药比多次用药的影响更明显。Härtter 等认为，在达比加群后 2 小时给予维拉帕米，可最大限度避免该影响。缓释型维拉帕米也许比速释型更安全。

［达比加群酯－利福平（甲哌利福霉素）］[2]
Dabigatran Etexilate（Pradaxa®）－Rifampicin（Rifampin）

要点　Härtter 等对 22 名健康志愿者进行的一项 4 阶段序贯研究表明，利福平连用 7 天后，对口服单剂达比加群酯的药动学有显著影响，与达比加群酯单用相比，可使其 $AUC_{0\sim\infty}$ 减少 67％，C_{max} 降低 65.5％。停用利福平 7 天后，对达比加群酯药动学的影响基本消失（Härtter et al, 2012）。

有关药物　根据代谢途径的类似性以及相互影响的机制推测，另一种直接凝血酶抑制剂希美加群与利福平之间的类似相互影响也可发生（有关细节参见［希美加群（希美拉加群）－阿奇霉素］）。同样，新型因子 Ⅹa 抑制剂利伐沙班（rivaroxaban）和阿哌沙班（apixaban）也可受利福平等诱导剂的影响（因为它们的体内过程不但主要依赖于 CYP3A4，也部分涉及 P-糖蛋白）。

根据提出的机制推测，凡是对 P-糖蛋白有诱导作用的药物（如苯妥英、卡马西平、金丝桃等），预料与达比加群酯之间都可发生类似相互影响，但有待进一步研究证实。

对 P-糖蛋白有抑制作用的药物，与达比加群酯之间相互影响的结果相反（有关内容参见［达比加群酯－维拉帕米（异搏定，戊脉安）］）。

机制　达比加群酯是一种可供口服的前药，在体内的代谢分两步，首先通过酯解生成中间产物，然后转化为活性成分达比加群，部分达比加群与葡糖醛酸络合，形成仍具活性的葡糖醛酸化物，游离达比加群及其葡糖醛酸化物最终主要（80％以上）经肾排泄。

体内外研究表明，达比加群酯及其活性型达比加群既不是 CYP 的底物，也不抑制 CYP，但临床研究表明，达比加群酯是 P-糖蛋白的底物（达比加群则否）。已知利福平是强效的酶诱导剂，对 P-糖蛋白也有明显诱导作用。因此认为，利福平诱导 P-糖蛋白，从而降低达比加群酯的口服生物利用度（鉴于达比加群酯的达峰时间及半衰期无明显改变，故推测主要起因于对肠道和肝中 P-糖蛋白的诱导），是该影响的机制（有研究表明，利福平本身是 P-糖蛋白的底物，对 P-糖蛋白也有某种程度的抑制作用。然而，何以会减少达比加群酯的 $AUC_{0\sim\infty}$，降低其 C_{max}，目前的解释是其对 P-糖蛋白的抑制作用不足以抵消其诱导）。

建议　达比加群酯是一种直接凝血酶抑制剂，可用于髋关节和膝关节置换术后静脉血栓栓塞以及房颤患者卒中的预防。利福平对达比加群酯药动学影响的程度有可能削弱其预防效果，因此建议，正在应用达比加群酯治疗的患者应避免给予利福平。在获得进一步临床资料前，其他 P-糖蛋白诱导剂（如苯巴比妥、苯妥英、卡马西平等）也应慎用于这类患者。

［希美加群（希美拉加群）-阿奇霉素］[4]
Ximelagatran-Azithromycin

要点　Dorani 等对健康志愿者进行的一项平行对照研究表明，同时应用阿奇霉素，可使单剂（36 mg）希美加群在体内的活性型美加群（美拉加群；melagatran）的 AUC 增加［从（1.61 ± 0.53）$\mu mol \cdot h/L$ 增加至（2.51 ± 0.68）$\mu mol \cdot h/L$］，C_{max} 升高［从（0.31 ± 0.11）$\mu mol/L$ 升高至（0.48 ± 0.12）$\mu mol/L$］。然而，活化部分凝血活酶时间（APTT）仅轻微延长（大约延长 15%）（Dorani et al，2007）。

有关药物　根据提出的机制推测，另一种直接凝血酶抑制剂达比加群酯与阿奇霉素之间的类似相互影响也可发生（有关细节也参见［达比加群酯-利福平（甲哌利福霉素）］）。

Matsson 等对健康志愿者进行的一项研究表明，同属大环内酯类的抗生素红霉素（erythromycin）与希美加群之间可发生类似相互影响，且比阿奇霉素更明显（可使美加群的 AUC 增加近 80%）（Matsson et al，2011）。

根据提出的机制推测，凡是对 P-糖蛋白有抑制作用的药物，都有可能像阿奇霉素一样，与希美加群发生类似相互影响，如同属大环内酯类的罗红霉素、克拉霉素、醋竹桃霉素，喹诺酮类抗菌药格雷沙星（grepafloxacin），帕米类钙拮抗剂维拉帕米等（P-糖蛋白是一种外排载体，在肠道、肝、肾，及血脑屏障等部位都有表达。当肠道中的 P-糖蛋白被抑制时，药物的吸收增加，故生物利用度增加；肝中的 P-糖蛋白被抑制时，除可表现为生物利用度增加外，经胆道的排泄减少，清除减慢；肾中的 P-糖蛋白被抑制，则排泄减慢，半衰期延长。其他部位 P-糖蛋白的存在，可降低 P-糖蛋白底物在细胞内和某些部位的浓度；这一作用既可削弱 P-糖蛋白底物的作用，也可降低其毒性，可以认为是细胞或某些结构自身的保护机制之一，例如血脑屏障中 P-糖蛋白的存在就是这种情况）。

Dorani 等的研究表明，头孢菌素类抗生素头孢呋辛（cefuroxime）也像阿奇霉素一样，可干扰美加群的药动学，但比阿奇霉素弱。然而，Dorani 等的同一项研究表明，阿莫西林、多西环素、环丙沙星等对美加群的药动学无明显影响。

机制　希美加群是美加群的前药，在体内的代谢分两步，首先通过水解和还原生成中间产物，然后转化为活性产物美加群，母药及其代谢物最终经胆汁和肾排泄。尽管阿奇霉素对 CYP3A4 无明显影响，但像红霉素一样，既是 P-糖蛋白的底物，也是 P-糖蛋白的抑制剂，而希美加群及其代谢物（主要是美加群）是 P-糖蛋白的底物，因此认为，该影响起因于阿奇霉素对 P-糖蛋白的抑制（对肠道和肝中 P-糖蛋白的抑制可使希美加群及其代谢物的吸收减少，而对胆道和肾中 P-糖蛋白的抑制，则使它们的排泄减慢）。

建议　希美加群既不被 CYP 代谢，也不抑制 CYP，然而却是 P-糖蛋白的底物，这和大多数 P-糖蛋白底物有所不同（因为 P-糖蛋白底物多与 CYP3A 底物重叠，也就是说，大多数 P-糖蛋白底物本身也是 CYP3A 的底物），故常被用于药物相互影响的研究。

希美加群作为一种口服有效的直接凝血酶抑制剂曾一度用于某些手术后血栓栓塞的预防以及急性深静脉血栓形成等的治疗，但因顾虑其肝毒性于 2006 年停用，因此该影响仅具有一定的理论价值，而无实际临床意义。

［利伐沙班-食物］[2]
Rivaroxaban（BAY59-7939）-Food

要点　Kubitza 等在健康男性受试者中探讨了食物对利伐沙班吸收的影响。结果表明，在有食物（胃内容物）存在的情况下，t_{max} 延迟 1.25 小时，C_{max} 和 AUC 增加；较高剂量时，个体间差异缩小。与基础值相比，利伐沙班使空腹状态下的凝血酶原时间（PT）延长（10 mg 时延长 44%，20 mg 时延长 53%），餐后则分别延长 53% 和 83%。进餐后给予，达最大 PT 的时间延迟 0.5～1.5 小时，与食物的类型无关（Kubitza et al，2006）。

有关药物 同时应用雷尼替丁或抗酸药，利伐沙班的 C_{max} 和 AUC 无明显差别。

建议 新近的抗凝研究集中在抑制凝血系统中关键酶的合成口服药物上，特别是抑制因子 Ⅹa 的药物，因为因子 Ⅹa 在凝血瀑布中起重要作用。利伐沙班是一种新颖的口服药物，可直接抑制因子 Ⅹa，临床上可用来预防和减少血栓栓塞事件。它是一种针对因子 Ⅹa 活性部位的小分子抑制剂，动静脉血栓形成动物模型显示其有抗血栓形成作用。最近在全髋和膝关节置换患者中完成的临床试验表明，利伐沙班（2.5～10 mg，每日 2 次）的效果和安全性类似于低分子量肝素依诺肝素（enoxaparin）。利伐沙班在健康受试者中的药动学以吸收迅速为特点，t_{max} 为 2.5～4 小时，多次用药后的半衰期为 5～9 小时。根据目前可得到的资料推测，空腹或餐后应用皆可。

［利伐沙班－酮康唑］[2]
Rivaroxaban（BAY59-7939）－Ketoconazole

要点 Mueck 等对健康男性受试者进行的一项 2 阶段随机化交叉研究表明，同时应用利伐沙班（10 mg）和酮康唑（400 mg 每日 1 次），可使前者的 $AUC_{0\sim\infty}$ 增加 158％，C_{max} 升高 72％，$t_{1/2}$ 延长 35％，平均清除率降低 61％（Mueck et al，2013）。

有关药物 Mueck 等在同一研究中证实，同属唑类抗真菌药的氟康唑以及大环内酯类的克拉霉素和红霉素对利伐沙班的药动学可产生类似影响，但影响的程度弱于酮康唑；苯二氮䓬类的咪达唑仑对利伐沙班的药动学无明显影响。Mueck 等的研究也表明，HIV 蛋白酶抑制剂利托那韦对利伐沙班的药动学有明显影响，其程度类似于酮康唑。

根据提出的机制推测，所有 CYP3A4，P-糖蛋白，及 BCRP（ABCG2）的强效抑制剂对利伐沙班的药动学都有可能产生类似影响。然而，到目前为止，尚未见有利伐沙班对其他药物药动学造成明显影响的报道。

根据体内过程的类似性推测，同属因子 Ⅹa 抑制剂的阿哌沙班（apixaban）、雷扎沙班（razaxaban）、依度沙班（edoxaban），及达瑞沙班（darexaban）等与酮康唑之间的类似相互影响也可发生，因它们的体内过程像利伐沙班一样，都涉及 CYP3A4 和 P-糖蛋白。

机制 利伐沙班约有 2/3 经代谢降解（降解后的产物一半经肾排泄，一半经肝胆汁清除），其余 1/3（主要通过主动分泌）以原型经肾排泄。其代谢主要涉及 CYP3A4/3A5 以及 CYP2J2（也有一部分与 CYP 无关），跨膜主动转运过程则主要依赖于 P-糖蛋白和 BCRP。已知酮康唑是强效的 CYP3A4，P-糖蛋白，及 BCRP 抑制剂（对 CYP2J2 也可能有一定抑制作用），其本身的代谢涉及 CYP3A4。因此认为，酮康唑对上述 CYP 和转运体的抑制作用是该影响的机制。

Mueck 等的研究结果表明，仅是其代谢涉及 CYP3A4，而对 CYP3A4 无明显抑制作用的药物（例如 CYP3A4 的标准底物咪达唑仑），不会明显影响利伐沙班的药动学。对 CYP3A4 有强烈抑制作用、对 P-糖蛋白有中度抑制作用的克拉霉素，对 CYP3A4 和 P-糖蛋白有中度抑制作用的红霉素，对 CYP3A4 和 BCRP 有中度抑制作用的氟康唑等，对利伐沙班的药动学可产生不同程度的影响。影响的程度取决于上述药物对这些酶和转运体的抑制程度以及利伐沙班的体内过程对这些酶和转运体的依赖程度。

建议 根据 Mueck 等的研究结果推断，仅是作为 CYP3A4 和（或）P-糖蛋白和 BCRP 等酶或转运体底物的药物，以及单一的酶或转运体的抑制剂，都不会对利伐沙班的药动学产生明显影响。然而，可以肯定的是，对 CYP3A4 和 P-糖蛋白兼有强烈抑制作用的药物，可明显影响利伐沙班的药动学，酮康唑和利托那韦就是这种情况。作者建议，正在应用利伐沙班治疗的患者，最好避免给予酮康唑和利托那韦等强效 CYP3A4/P-糖蛋白抑制剂，克拉霉素、红霉素等的同用也应权衡。

［利伐沙班－科比司他（考比泰特，可比西塔，考西司他）][1]
Rivaroxaban－Cobicistat（GS-9350，Tybost）

要点 Mikus 等对 18 名（男 7 名，女 11 名）18～56 岁健康高加索人志愿者进行的一项研究表明，同时应用 CYP3A 抑制剂科比司他和因子 Ⅹa 抑制剂（抗凝剂）利伐沙班，与利伐沙班单用相比，可使其 C_{max} 升高 40%（从单用时的 992 pg/ml 升至 1382 pg/ml，$P<0.005$），$AUC_{0\sim\infty}$ 增加近 1 倍（从单用时的 3393 pg·h/ml 增加至 7984 pg·h/ml，$P<0.001$），$t_{1/2}$ 延长 40%（$P<0.05$），表观口服清除率降低 50%（$P<0.001$）（Mikus et al，2020）。

有关药物　Mikus 等在他们的同一项研究中发现，科比司他对同属因子 Ⅹa 抑制剂的依度沙班（edoxaban）和阿哌沙班（apixaban）的药动学参数有类似影响，同用时可使它们的 AUC 分别增加 74% 和 67%（Mikus et al，2020）。

有证据表明，同属因子 Ⅹa 抑制剂的贝曲沙班（betrixaban；贝曲西班）尽管是 P-糖蛋白的底物，但主要经非酶促水解代谢生成两种无活性产物，次要代谢物中也仅有不足 1% 可能与 CYP/1A1/1A2/2B6/2C9/2C19/2D6/3A4 的氧化代谢有关（Mueck et al，2013）。因此预料，与科比司他之间不会发生类似相互影响，但与 Evotaz（atazanavir/cobicistat；阿扎那韦/科比司他）或 Prezcobix（darunavir/cobicistat；达卢那韦/科比司他）等复方制剂之间的相互影响仍有可能发生。

根据相互影响的机制及药动学特点推测，凡是对 CYP3A4、P-糖蛋白，及 BCRP（ABCG2）有抑制作用的药物，与利伐沙班之间都可发生类似相互影响。同样，凡是主要经 CYP3A 代谢的药物，与科比司他之间的类似相互影响也可发生（如下述）。

机制　利伐沙班、阿哌沙班，以及依多沙班都是细胞色素 P450 同工酶（主要是 CYP3A4）和外排转运蛋白如 P-糖蛋白和 BCRP 的底物，但是对这些酶和转运蛋白的依赖程度有所不同。科比司他在体内经非酶促水解和细胞色素 P450 氧化代谢（主要由 CYP3A4/5 负责，也有 CYP2J2 的参与），其代谢产物与 CYP3A 呈不可逆性结合，从而使之失活（因此称为机制性 CYP3A 抑制剂）。另外，科比司他或其与 HIV 蛋白酶抑制剂组成的复方对 CYP2D6、UGT1A1，及 CYP2C8 也有抑制作用，还可能是 P-糖蛋白、BCRP、OATP1B1，以及 OATP1B3 等转运蛋白的抑制剂。

根据利伐沙班以及科比司他的体内过程和代谢途径推测，该影响主要起因于科比司他的代谢产物对 CYP3A 的不可逆性抑制。鉴于科比司他主要与 HIV 蛋白酶抑制剂配成复方用于 HIV 感染的治疗（如下述），而目前临床上应用的所有 HIV 蛋白酶抑制剂都是 CYP3A4 的底物和抑制剂，其中绝大部分也是 P-糖蛋白的底物和（或）抑制剂，因此，对 CYP3A4 和 P-糖蛋白的竞争性抑制也是原因之一。

建议　科比司他本身没有抗病毒作用，主要作为 HIV 蛋白酶抑制剂的增效剂，用于 HIV 感染和艾滋病 AIDS 的治疗。它的应用在增强 HIV 蛋白酶抑制剂作用，明显减少其用量的同时，也使得用药更为安全有效。目前主要用其复方，例如固定剂量搭配的复方片剂 Evotaz 和 Prezcobix。Evotaz 用于成人和 35 kg 以上的儿童，Prezcobix 用于成人和 40 kg 以上的儿童。

根据 Mikus 等的研究结果建议，正在应用 Prezcobix 或 Evotaz 等治疗的患者，应避免同时给予利伐沙班、阿哌沙班，及依度沙班等因子 Ⅹa 抑制剂。尽管贝曲沙班几乎不经氧化代谢，但作为 P-糖蛋白的底物，与 HIV 蛋白酶抑制剂之间的相互影响仍有可能发生，因此不建议与 Prezcobix 或 Evotaz 联用。

注：与利伐沙班或科比司他有关的其他药物相互影响以及用药注意事项

一、可与利伐沙班发生相互影响的药物

1. 与利伐沙班发生明显相互影响，禁止与其联用的药物（6 种）：betrixaban，defibrotide，mifepristone，omacetaxine，prothrombin complex concentrate，human（人凝血酶原浓缩复合物），vorapaxar。

2. 与利伐沙班发生中度相互影响，尽可能避免与其联用或需要替换的药物（24 种）：abametapir，apalutamide，apixaban，chloramphenicol，clarithromycin，cobicistat，conivaptan，dabrafenib，edoxaban，enzalutamide，Factor X，human，fondaparinux，fosphenytoin，idelalisib，indinavir，ivosidenib，ketoconazole，lonafarnib，phenobarbital，posaconazole，primidone，ritonavir，tucatinib，voxelotor。

3. 与利伐沙班可发生轻微相互影响，联用时需要密切监测的药物（117 种）：abciximab，acalabrutinib，alteplase，amiodarone，anagrelide，antithrombin alfa，antithrombin Ⅲ，argatroban，aspi-

rin, aspirin/citric acid/sodium bicarbonate, atazanavir, azficel-T, azithromycin, bivalirudin, bosentan, caplacizumab, carbamazepine, celecoxib, cenobamate, cilostazol, citalopram, clopidogrel, collagenase clostridium histolyticum, crizotinib, cyclosporine, dabigatran, dalteparin, darunavir, desirudin, dexamethasone, diclofenac, diltiazem, dipyridamole, dronedarone, efavirenz, elagolix, encorafenib, enoxaparin, eptifibatide, erythromycin base, erythromycin ethylsuccinate, erythromycin lactobionate, erythromycin stearate, escitalopram, etodolac, fedratinib, felodipine, fenoprofen, fish oil triglycerides, fluconazole, fluoxetine, flurbiprofen, fluvoxamine, grapefruit, hemin, heparin, ibrutinib, ibuprofen, ibuprofen IV, icosapent, imatinib, indomethacin, istradefylline, itraconazole, ketoprofen, ketorolac, lapatinib, letermovir, lopinavir, lorlatinib, meclofenamate, mefenamic acid, mefloquine, melatonin, meloxicam, mifepristone, mitotane, nabumetone, nafcillin, naproxen, nefazodone, nelfinavir, nicardipine, nilotinib, nintedanib, oxaprozin, paroxetine, phenytoin, piroxicam, prasugrel, protein C concentrate, quinidine, ranolazine, reteplase, rifabutin, rifampin, rucaparib, saquinavir, saw palmetto, sertraline, St John's Wort, stiripentol, sulindac, tamoxifen, tazemetostat, tecovirimat, tenecteplase, ticagrelor, ticlopidine, tipranavir, tirofiban, tolmetin, vemurafenib, verapamil, vortioxetine, warfarin, zanubrutinib（Mueck et al，2013）。

二、与 Evotaz 发生相互影响的药物及用药注意事项

因为科比司他主要作为增效剂与 HIV 蛋白酶抑制剂组成复方用于临床，如上述的 Evotaz 和 Prezcobix，所以，在临床上可能发生的药物相互影响不但涉及科比司他，也涉及复方中的 HIV 蛋白酶抑制剂。这就使得与其发生的药物相互影响更为复杂而多见。现将 Evotaz 的用药注意事项及可与之发生相互影响的药物分述如下，以供参考。

（一）Evotaz 的副作用

常见的副作用包括恶心、黄疸，或皮疹；偶见过敏反应，如荨麻疹、呼吸困难，以及面部、嘴唇、舌头或喉咙肿胀。也可发生严重头晕、心跳不规则、高血糖（烦渴、多尿、口干，和口臭）；肝或胆囊问题（上腹痛、恶心、呕吐、瘙痒、黑尿、粘土色大便，以及眼或皮肤黄染）；严重的皮肤反应（发烧、流感样症状、口腔溃疡、肌肉或关节疼痛、面部肿胀、眼睛灼热、皮肤疼痛、起泡、皮肤发热或发红）；或肾结石的症状（侧腰痛、下背痛、排尿困难，或血尿）。

（二）Evotaz 的用药注意事项

如欲同时应用减少胃酸的药物，至少应在服用 Evotaz 之前或其后 2 小时给予。如欲应用西咪替丁和雷尼替丁等 H_2 受体拮抗剂，最好与 Evotaz 同服，或在应用 H_2 受体拮抗剂后至少 10 小时再给予 Evotaz。如欲同时应用奥美拉唑或埃索美拉唑等质子泵抑制剂，应在服用质子泵抑制剂后至少 12 小时再给予 Evotaz。也许需要经常进行医学检查。

应在医生指导下或严格按照说明书应用科比司他或 Evotaz，不要随意加量或减量，也不要延长用药时间。HIV 蛋白酶抑制剂应在每日的同一时间于进餐时给予，以免漏服。

在原有容器中室温下贮存，避免受潮受热。不用时将瓶盖拧紧。

怀孕期间科比司他或 Evotaz 的效果不佳，因此孕妇不用。如在应用期间怀孕，要马上告知医生。如果计划怀孕，咨询您的医生在怀孕期间使用另一种抗病毒药物。正确使用所有药物控制感染。如在怀孕期间未有效控制病毒，HIV 有可能传染给婴儿。患者的姓名可列在注册表中，以便追踪抗病毒药物对婴儿的影响。如果不打算怀孕，在医生的指导下采用非激素避孕措施（如普通避孕套或含有杀精子剂的避孕套）避孕。当用激素避孕药（药丸，注射剂，植入物，皮肤贴剂，阴道环）避孕时，科比司他或 Evotaz 有可能增加避孕药的某些副作用。

感染 HIV 或患有艾滋病的妇女不应哺育。因为即使婴儿出生时没感染 HIV，也有可能通过母乳传递给婴儿。

（三）Evotaz 与疾病之间的相互影响

①心脏传导阻滞：对先前存在传导异常的患者（如明显的一级房室传导阻滞，或二、三级房室传导阻滞）应慎用阿扎那韦。②肾结石：可能需要暂时中断或终止治疗。③肾损害：经历过抗 HIV 治疗且靠血液透析维持的终末期肾病患者，不推荐应用阿扎那韦。④血友病：血友病患者和其他凝

血功能缺陷患者，于应用包括阿扎那韦在内的 HIV 蛋白酶抑制剂治疗期间，应密切监测出血情况。⑤肝病：阿扎那韦不建议用于严重肝功能损害患者，任何程度的肝功能损害患者都不建议应用 Evotaz。⑥苯丙酮尿症：阿扎那韦口服粉剂含有苯丙氨酸，对苯丙酮尿症患者有害。⑦肌酐清除率：血清肌酐较基础值（$0.61 \sim 1.5$ mg/dL，相当于 $54 \sim 133$ μmol/L）增加 0.4 mg/dL（相当于 35.36 μmol/L；1 mg/dL＝88.4 μmol/L）的患者，应密切监测肾功能。⑧高糖血症：糖尿病患者可能需要调整胰岛素或口服降糖药的剂量。在某些情况下，尽管停用 HIV 蛋白酶抑制剂，血糖异常仍然存在。⑨高脂血症：存在高脂血症的患者，在 HIV 蛋白酶抑制剂治疗期间可能需要进行更密切的监测，并对降脂方案做出相应调整；对于有冠心病或缺血性心脏病病史的患者，HIV 蛋白酶抑制剂治疗应谨慎。

（四）可与 Evotaz 发生相互影响的药物

目前已知可与 Evotaz 发生相互影响的药物有数百种，其中可与之发生明显、中度，及轻度相互影响的药物分别有 233、294，和 31 种。

1. 与 Evotaz 发生明显相互影响，禁止与其联用的药物（233 种）：abemaciclib, acalabrutinib, acebutolol, alfentanil, alfuzosin, amiodarone, apalutamide, apixaban, astemizole, atenolol, atorvastatin, avanafil, avapritinib, axitinib, bepridil, berotralstat, betaxolol, bisoprolol, boceprevir, bosentan, bosutinib, brexpiprazole, brigatinib, budesonide, butorphanol, cabozantinib, capmatinib, carbamazepine, cariprazine, carteolol, carvedilol, ceritinib, cerivastatin, cilostazol, cimetidine, cisapride, clopidogrel, cobimetinib, colchicine, conivaptan, copanlisib, crizotinib, cyclosporine, daclatasvir, darifenacin, dasatinib, deflazacort, dexlansoprazole, digitoxin, digoxin, dihydroergotamine, diltiazem, disopyramide, docetaxel, dolasetron, dronedarone, drospirenone, duvelisib, edoxaban, elagolix, elbasvir/grazoprevir（ZEPATIER；择必达，艾尔巴韦/格拉瑞韦片，直接作用抗丙肝病毒药；elbasvir 是一种 NS5A 抑制剂，grazoprevir 是一种 NS3/4a 蛋白酶抑制剂），eletriptan, eliglustat, eluxadoline, encorafenib, enfortumab vedotin, entrectinib, enzalutamide, eplerenone, erdafitinib, ergonovine, ergotamine, erythromycin, esmolol, esomeprazole, eszopiclone, etravirine, everolimus, famotidine, fedratinib, fentanyl, fesoterodine, flecainide, flibanserin, fluticasone, fluticasone nasal, fosphenytoin, fostamatinib, garlic, gilteritinib, glasdegib, glecaprevir/pibrentasvir（Mavyret；直接作用的抗丙肝病毒药，作用类似于 elbasvir/grazoprevir），guanfacine, halofantrine, hydrocodone, ibrutinib, iloperidone, indinavir, irinotecan, irinotecan liposomal, isavuconazonium, istradefylline, ivabradine, ivacaftor, ivosidenib, labetalol, lacosamide, lansoprazole, lapatinib, larotrectinib, lefamulin, lemborexant, levomethadyl acetate, levomilnacipran, lomitapide, lonafarnib, loperamide, lorlatinib, lovastatin, lumateperone, lurasidone, lurbinectedin, macitentan, maraviroc, mefloquine, methylergonovine, methylprednisolone, methysergide maleate, metoprolol, midazolam, midostaurin, mifepristone, mitotane, moricizine, nadolol, naloxegol, nebivolol, neratinib, nevirapine, nilotinib, nimodipine, nizatidine, olaparib, oliceridine, omeprazole, osilodrostat, osimertinib, oxycodone, ozanimod, paclitaxel, paclitaxel protein-bound, palbociclib, panobinostat, pantoprazole, pazopanib, pemigatinib, penbutolol, pexidartinib, phenobarbital, phenytoin, pimavanserin, pimozide, pindolol, polatuzumab vedotin, ponatinib, pralsetinib, primidone, propafenone, propranolol, quetiapine, quinidine, rabeprazole, ranitidine, ranitidine bismuth citrate, ranolazine, red yeast rice, relugolix, ribociclib, rifabutin, rifampin, rifapentine, riociguat, ripretinib, rivaroxaban, rosuvastatin, ruxolitinib, sacituzumab govitecan, salmeterol, saquinavir, selpercatinib, selumetinib, sildenafil, silodosin, simeprevir, simvastatin, siponimod, sirolimus, solifenacin, sonidegib, sotalol, st. john's wort, suvorexant, tacrolimus, tamsulosin, tazemetostat, temsirolimus, tepotinib, terfenadine, thioridazine, ticagrelor, timolol, tipranavir, tofacitinib, tolvaptan, toremifene, trabectedin, triamcinolone, triazolam, ubrogepant, upadacitinib, valbenazine, vardenafil, venetoclax, verapamil, vilazodone, vinblastine, vincristine, vincristine liposome, vinorelbine, voclosporin, vorapaxar, voxelotor, zanubrutinib。

2. 与 Evotaz 发生中度相互影响，尽可能避免与其联用或需要替换的药物（294 种）：abacavir,

abametapir topical，acarbose，acetohexamide，adefovir，ado-trastuzumab emtansine，afatinib，albendazole，albiglutide，alectinib，aliskiren，almotriptan，alogliptin，alosetron，alpelisib，alprazolam，aluminum carbonate，aluminum hydroxide，aminoglutethimide，amitriptyline，amlodipine，amobarbital，amoxapine，amphetamine，amprenavir，anisindione，aprepitant，aripiprazole，armodafinil，artesunate，atomoxetine，avatrombopag，bedaquiline，belinostat，betamethasone，betrixaban，bexarotene，binimetinib，bortezomib，brentuximab，budesonide nasal，buprenorphine，buspirone，butabarbital，butalbital，cabazitaxel，calcium carbonate，canagliflozin，cannabis，cat's claw，cenobamate，cevimeline，chloroquine，chlorpheniramine，chlorpromazine，chlorpropamide，ciclesonide，ciclesonide nasal，cinacalcet，clarithromycin，clindamycin，clomipramine，clonazepam，clorazepate，clotrimazole，clozapine，codeine，cortisone，dabigatran，dabrafenib，danazol，dapagliflozin，darolutamide，deferasirox，delavirdine，desipramine，dexamethasone，dexamethasone nasal，dexamethasone ophthalmic，dexfenfluramine，dextromethorphan，diazepam，dicumarol，didanosine，dihydroxyaluminum sodium carbonate，diphenhydramine，dofetilide，dolutegravir，donepezil，doxazosin，doxepin，droperidol，dulaglutide，duloxetine，dutasteride，echinacea，efavirenz，empagliflozin，emtricitabine，enfuvirtide，erlotinib，ertugliflozin，eslicarbazepine，estazolam，estradiol，ethinyl estradiol，ethosuximide，etonogestrel，exenatide，felbamate，felodipine，fenfluramine，fingolimod，fluconazole，fludrocortisone，flunisolide，flunisolide nasal，fluorometholone ophthalmic，fluoxetine，fluphenazine，flurazepam，fluvastatin，fluvoxamine，fosamprenavir，fosaprepitant，fostemsavir，gadobenate dimeglumine，galantamine，gefitinib，glimepiride，glipizide，glyburide，griseofulvin，haloperidol，hydrocortisone，hydroxychloroquine，idelalisib，imatinib，imipramine，insulin，insulin aspart，insulin aspart protamine，insulin degludec，insulin detemir，insulin glargine，insulin glulisine，insulin inhalation，rapid acting，insulin isophane，insulin lispro，insulin lispro protamine，insulin regular，insulin zinc，insulin zinc extended，isoniazid，isradipine，itraconazole，ivermectin，ixabepilone，ketoconazole，lamivudine，lamotrigine，lasmiditan，lesinurad，letermovir，levamlodipine，levobupivacaine，levonorgestrel，lidocaine，linagliptin，liraglutide，lixisenatide，loteprednol ophthalmic，lusutrombopag，magaldrate，magnesium carbonate，magnesium hydroxide，magnesium oxide，maprotiline，medroxyprogesterone，mephobarbital，metformin，methamphetamine，methotrimeprazine，metoclopramide，mexiletine，mibefradil，miconazole，midodrine，miglitol，mirtazapine，modafinil，mometasone，mometasone nasal，nafcillin，naldemedine，nateglinide，nefazodone，nelfinavir，nicardipine，nifedipine，nintedanib，nisoldipine，nitisinone，norethindrone，norgestrel，nortriptyline，oritavancin，orlistat，ospemifene，oxcarbazepine，paricalcitol，paroxetine，pasireotide，pentobarbital，perphenazine，phenylbutazone，pioglitazone，pitavastatin，pitolisant，pomalidomide，posaconazole，pramlintide，pravastatin，prednisolone，prednisolone ophthalmic，prednisone，prochlorperazine，promethazine，propoxyphene，protriptyline，quinapril，quinine，raltegravir，ramelteon，regorafenib，repaglinide，revefenacin，rilpivirine，rimegepant，risperidone，ritonavir，rivastigmine，romidepsin，rosiglitazone，rucaparib，rufinamide，saxagliptin，secobarbital，semaglutide，sertraline，sitagliptin，sodium bicarbonate，sodium citrate，sodium zirconium cyclosilicate，somapacitan-beco，somatrem，somatropin，stavudine，stiripentol，sufentanil，sulfinpyrazone，sunitinib，tacrine，tadalafil，talazoparib，tamoxifen，tasimelteon，telithromycin，telotristat，tenofovir，tenofovir alafenamide，tetrabenazine，thalidomide，tolazamide，tolbutamide，tolterodine，tramadol，trazodone，tretinoin，triamcinolone nasal，triamcinolone ophthalmic，trimipramine，troglitazone，troleandomycin，tucatinib，vemurafenib，venlafaxine，voriconazole，warfarin，zafirlukast，zalcitabine，zidovudine，zolpidem，zonisamide。

3. 有可能与 Evotaz 发生轻度相互影响，与其联用时需要密切监测的药物（31 种）：abiraterone，ambrisentan，caffeine，cannabidiol，citalopram，cyclobenzaprine，doravirine，eravacycline，escitalopram，flutamide，indacaterol，melatonin，methadone，mirabegron，naproxen，olanzapine，

pimecrolimus topical，prucalopride，retapamulin topical，riluzole，ropinirole，ropivacaine，telaprevir，terbinafine，theophylline，thiabendazole，ulipristal，zileuton，ziprasidone，zolmitriptan。

［利伐沙班－环孢素（环孢菌素，环孢霉素）］[2]
Rivaroxaban－Ciclosporine（Ciclosporin）

要点　Brings 等对 12 名健康志愿者进行的一项研究表明，同时应用利伐沙班（20 mg 口服）和环孢素（剂量个体化口服方案），与利伐沙班单用相比，可使其 $AUC_{0\sim\infty}$ 增加 47%（$P<0.001$），C_{max} 升高 1.04 倍（$P<0.001$），CYP3A4 的活性降低 34%，INR 增加 17%（$P<0.001$），APTT 延长 21%（$P<0.001$）。在联用环孢素的基础上加用氟康唑（每日 400 mg 口服），与利伐沙班单用相比，可使其 $AUC_{0\sim\infty}$ 增加 86%（与单纯联用环孢素相比，$P<0.001$），C_{max} 升高 1.15 倍，CYP3A4 的活性降低 79%，与利伐沙班联用环孢素相比，INR 和 APTT 无进一步改变（Brings et al，2019）。

有关药物　有证据表明，环孢素对另一种直接作用因子Ⅹa 抑制剂依多沙班（edoxaban）的药动学有类似影响，同为 CYP3A4 和 P-糖蛋白抑制剂的酮康唑（ketoconazole）以及红霉素（erythromycin）对依多沙班药动学的类似影响也可发生，但不良事件发生率未见有明显增加（Parasrampuria et al，2016）。

根据代谢途径以及该影响的机制推测，利伐沙班与一种多途径清除的药物（经 CYP3A4 代谢且经 P-糖蛋白转运的药物）或多种单途径清除的药物（如 CYP3A4 底物或 P-糖蛋白底物）联用，都有可能发生类似相互影响（实际上，大部分经 CYP3A4 代谢的药物也是 P-糖蛋白的底物，如维拉帕米、普罗帕酮等，反之亦然）。

Mikus 等对 18 名健康志愿者进行的一项随机化交叉试验表明，同时应用强效 CYP3A4 和 P-糖蛋白抑制剂酮康唑（ketoconazole），与利伐沙班、阿哌沙班（apixaban），或依多沙班单用相比，可使它们的 $AUC_{0\sim\infty}$ 分别增加 127%、90%，和 135%（Mikus et al，2019）。Frost 等对健康受试者进行的研究结果表明，同时应用酮康唑，可使阿哌沙班的 $AUC_{0\sim\infty}$ 增加 99%，C_{max} 升高 62%；同时应用地尔硫䓬（diltiazem），可使阿哌沙班的 $AUC_{0\sim\infty}$ 增加 40%，C_{max} 升高 31%（Frost et al，2015）。这与 Mikus 等的研究结果相符。

机制　已知环孢素是 CYP3A4/3A5 和 P-糖蛋白的底物（对 BCRP 和 OATP1B1/1B3 有抑制作用），氟康唑是 CYP3A4、CYP2C9，以及 CYP2C19 的非竞争性抑制剂。利伐沙班的代谢清除涉及许多途径：约 18% 被 CYP3A 代谢，14% 被 CYP2J2 代谢，通过不依赖 CYP 的水解约占 14%，36% 以原形经肾排泄（包括肾小球滤过以及经 P-糖蛋白和 BCRP 介导的主动分泌），7% 以原形经粪便排泄消除（Huppertz et al，2018）。因此认为，该影响起因于环孢素对利伐沙班经 P-糖蛋白转运以及经 CYP3A4 代谢的竞争性抑制。至于氟康唑对利伐沙班药动学和药效学的影响，主要与其对 CYP3A4 的非竞争性抑制有关。

建议　正在应用利伐沙班（一种直接作用的因子Ⅹa 抑制剂，属于非维生素 K 拮抗剂类口服抗凝药）治疗的患者，最好避免联用一种经多途径清除的药物（例如，经 CYP3A4 代谢且经 P-糖蛋白转运的药物）；与多种经单途径清除的药物（如 CYP3A4 底物＋P-糖蛋白底物）联用也应谨慎。如果联用难以避免，应加强药物疗效监测；某些情况下，利伐沙班的剂量可能需要下调。兼有强效 CYP3A4 抑制作用的 P-糖蛋白抑制剂（如酮康唑或伊曲康唑）与利伐沙班的联用应予避免（Mikus et al，2019）。

注：根据抑制作用的特点，宏观上可将其分为可逆性抑制（包括竞争性抑制、非竞争性抑制，及反竞争性抑制。竞争性抑制是指通过增加底物浓度可以逆转的一种酶抑制类型；非竞争性抑制是指抑制剂在酶的活性部位以外的部位与酶结合，不对底物与酶的活性产生竞争；反竞争性抑制，是指抑制剂只与酶－底物复合物结合，而不与游离酶结合的一种酶促反应抑制作用）和不可逆性抑制（也称时间依赖性抑制）。有关 CYP3A4 抑制剂的分类参见［恩杂鲁胺（恩扎卢胺）－其他药物］项下的内容。下面主要介绍 P-糖蛋白抑制剂。

根据作用机制，目前将 P-糖蛋白抑制剂分为竞争性和非竞争性抑制剂 2 类。竞争性 P-糖蛋白抑制剂包括第一代的维拉帕米（verapamil）、普罗帕酮（propafenone）、环孢素、金担子素 A（aureo-basidin A；短梗霉素 A）、咖啡因（caffeine）、地尔硫䓬（diltiazem）、硝苯地平（nifedipine）、噻帕米（tiapamil；噻烷丙胺）、苄普地尔（bepridil）、尼卡地平（nicardipine）、氯丙嗪（chlorpromazine）、三氟拉嗪（trifluoperazine）、奎宁（quinine）、奎尼丁（quinidine）、氯喹（chloroquine）、三苯乙醇（triparanol；曲帕拉醇）、克罗米芬（clomiphene）、他莫昔芬（tamoxifen；三苯氧胺）、三茴香基氯乙烯（chlorotrianisene；氯烯雌酚醚，氯烯雌醚）、氯米帕明（clomipramine），以及第二代（相比第一代对 P-糖蛋白更具选择性，但对 CYPs 特别是 CYP3A4 仍有一定亲和力）的托瑞米芬（toremifene）、比立考达（biricodar）、右尼古地平（dexnicorandipine）、右维拉帕米（dexverapamil）、奎尼丁类似物 MS-209、环孢素类似物伐司朴达（valspodar；戊司泊达）等；第三代 P-糖蛋白抑制剂属于非竞争性抑制剂（选择性的作用于 P-糖蛋白，对 CYPs 无影响），代表药物有粉防己碱（tetrandrine；汉防己甲素）、喹啉类衍生物 zosuquidar（LY335979）、laniquidar、邻氨基苯甲酸衍生物 tariquidar（XR9576）、合成吖啶类 GF120918、新型咪唑类化合物 ONT-903 等（Palmeira et al，2012）。

P-糖蛋白过表达是肿瘤产生多药耐药（multidrug resistance，MDR）的主要机制之一。鉴于第一代和第二代 P-糖蛋白抑制剂作为肿瘤化疗的辅助药有选择性差、对多种 CYPs 有一定程度的竞争性抑制作用、本身具有多种毒副作用、容易与其他药物发生相互影响等缺点，因此，目前正在开发第三代 P-糖蛋白抑制剂，目的是利用它们对 P-糖蛋白的高度选择性抑制作用，增强 P-糖蛋白底物抗肿瘤药的作用。然而，迄今为止这类药物多处于临床前或 I 期临床研究阶段，尚未见有获准用于临床的药物。

［利伐沙班＋马西替坦－金丝桃（圣约翰草，贯叶连翘）］[2]
Rivaroxaban＋Macitentan－St John's wort（Saint John's wort，Hypericum）

要点 Huppertz 等对 12 名健康志愿者进行的一项开放性单中心序贯研究表明，与利伐沙班和马西替坦（一种用来治疗肺动脉高压的内皮素受体拮抗剂）联用相比，同时应用金丝桃，可使利伐沙班 AUC 和 C_{max} 的几何均值比（GMR）减少 25％，使马西替坦 AUC 和 C_{max} 的 GMR 分别减少 48％和 45％。在有金丝桃存在的情况下，CYP3A4 的活性比对照增加 1.72 倍。利伐沙班和马西替坦之间无明显相互影响（Huppertz et al，2018）。有研究表明，金丝桃对其他药物药动学和药效学的影响与剂量特别是贯叶金丝桃素（hyperforin；贯叶连翘素）的含量有关（Chrubasik-Hausmann et al，2019）。

有关药物 根据化学结构和体内过程的类似性推测，金丝桃对同属直接作用的因子 Xa 抑制剂依多沙班（edoxaban）和阿哌沙班（apixaban）的药动学可产生类似影响，但影响的幅度可能不同。

金丝桃对另一种内皮素受体拮抗剂爱普替坦（aprocitentan；也是马西替坦在体内的重要活性代谢物，对内皮素受体的拮抗作用强于马西替坦）也许不会产生类似影响（Huppertz et al，2018），但尚有待进一步研究证实。

有证据表明，贯叶金丝桃素含量比较高的金丝桃提取物可对多类药物产生明显影响，其中包括免疫抑制剂、化疗药物、心血管系统药物、降脂药、抗凝剂，以及避孕药等。已有多起因这些药物与金丝桃联用发生严重不良事件，甚或危及生命的报道（Soleymani et al，2017）。

根据提出的机制推测，所有中强效 CYP3A4 和（或）P-糖蛋白诱导剂，如抗生素利福平（rifampicin）、抗雄激素恩杂鲁胺（enzalutamide）、糖皮质激素地塞米松（dexamethasone）、抗肿瘤药紫杉醇（paclitaxel）、HIV 蛋白酶抑制剂奈非那韦（nelfinavir）等，都可对利伐沙班的药动学产生类似影响。然而，这些药物有些仅对 CYP3A4 有诱导作用，有些对 CYP3A4 和 P-糖蛋白都有诱导作用，有些甚至既是 CYP3A4 和 P-糖蛋白的底物，也是它们的诱导剂和抑制剂，因此，与利伐沙班之间相互影响的机制各不相同，影响的幅度也会有明显差别（如下述）。

机制 已知利伐沙班的清除途径有多种，但主要涉及 CYP3A4 和 P-糖蛋白（有关细节参见［利伐沙班－环孢素（环孢菌素，环孢霉素）］项下的内容），马西替坦有 99％经 CYP3A4 代谢（对 P-糖蛋白有微弱抑制作用），而金丝桃对 CYP3A4 和 P-糖蛋白有诱导作用（金丝桃中所含的贯叶金丝桃素是诱导 CYP3A4 和 P-糖蛋白以及发挥抗抑郁作用的主要成分；根据目前可得到的资料分析，金丝桃属于强效 CYP3A/中效 P-糖蛋白诱导剂）。因此认为，利伐沙班 AUC 和 C_{max} 的 GMR 减少与金丝桃对 CYP3A4 和 P-糖蛋白的诱导作用有关，而马西替坦 AUC 和 C_{max} 的 GMR 减少主要起因于金丝桃对 CYP3A4 的诱导。

尽管金丝桃对马西替坦药动学的影响比对利伐沙班药动学的影响更明显，但对其药效学无明显影响，原因在于金丝桃对马西替坦在体内的主要活性代谢物爱普替坦的血浓度无明显影响（Huppertz et al，2018）。

建议 金丝桃是临床上最常用的抗抑郁中药，含有金丝桃提取物的中药产品也有多种（临床上金丝桃及其提取物主要作为传统抗抑郁药的代用品，用于轻中度抑郁患者的治疗），贯叶金丝桃素（发挥抗抑郁作用的主要成分）和金丝桃素（hypericin）的含量随产品甚至批号的不同而相同。

鉴于金丝桃及含有其提取物的产品多为非处方药，患者可自行应用，且在大多数情况下不会主动告知临床医生，因此有发生药物相互影响的可能性。临床医生应了解哪些药物有可能受金丝桃的影响，如果需要应用金丝桃，最好选用那些已经过临床检验的制品。接诊时，如果准备处方治疗指数狭窄的药物（如华法林和环孢素等），应询问患者是否正在应用含有金丝桃的产品。最好不要选用未提供重要信息（例如提取物的含量、提取液，以及原料与提取物的比例等）的金丝桃产品。

Huppertz 等根据他们的研究结果认为，利伐沙班与金丝桃的联用最好予以避免；如果联用难以避免，利伐沙班的剂量需适当上调。鉴于金丝桃对马西替坦的药效学无明显影响，因此两者的联用无须刻意避免。

注：有证据表明，孕烷 X 受体（PXR，pregnane xenobiotic receptor）和结构性雄烷受体（CAR，constitutive androstane receptor）共同调节药物转运蛋白（包括 P-gp、BCRP、OATP 等）和 CYPs（包括 CYP1A2、CYP3A4/5、CYP2B6、CYP2C9、CYP2C19 等）的表达，因此一种诱导剂可同时诱导转运蛋白和 CYPs 的表达，但诱导的幅度可能不同（临床和试验研究中通常将抑制作用和诱导作用分为低效、中效，及强效 3 个层级）。例如，Lutz 等对健康受试者进行的一项研究表明，利福平在对 CYP3A4 发挥强效诱导作用的剂量时，对 P-gp、OATP，以及 CYP2C9 等仅有中度诱导作用，也就是说，利福平对 CYP3A4 的诱导强度总是比之对 P-gp、OATP、CYP2C9 等的诱导强度高一个层级（Lutz et al，2018）。照此推测，如果一种药物对 CYP3A4 有中度诱导作用的话，那么它对 P-gp、OATP、CYP2C9 等则仅有微弱诱导作用，或无诱导作用。例如，Lutz 等对健康受试者进行的进一步研究表明，CYP3A 中效诱导剂利福布汀（rifabutin）是 CYP2C9 的低效诱导剂，对 P-糖蛋白和 OATP 无诱导作用；CYP3A 和 OATP 中效诱导剂卡马西平（carbamazepine），是 P-糖蛋白、CYP2C9，以及 CYP1A2 的低效诱导剂（Lutz et al，2018）。可见，根据 CYP3A 的诱导强度推测其对转运蛋白以及其他 CYPs 的诱导作用强度有一定可行性。

［阿哌沙班－萘普生（甲氧萘丙酸，消痛灵）］[2]
Apixaban－Naproxen

要点 Frost 等对 21 名健康受试者进行的一项 3 阶段随机化单剂研究表明，同时应用阿哌沙班和非甾类抗炎药萘普生，可使阿哌沙班的 $AUC_{0\sim\infty}$ 增加 54%，C_{max} 升高 61%，给药后 3 小时，抗因子 Xa 活性增加 60%，与各药单用相比，平均出血时间有所延长（阿哌沙班和萘普生单用时的出血时间分别是 5.8 分钟和 6.9 分钟，合用后延长至 9.1 分钟）。阿哌沙班对萘普生的药动学无影响（Frost et al，2014）。

有关药物 鉴于该影响的确切机制尚不十分清楚，故难以预料同属因子 Xa 抑制剂的利伐沙班（rivaroxaban）、雷扎沙班（razaxaban）、依度沙班（edoxaban），及达瑞沙班（darexaban）等与萘普生之间是否会发生类似相互影响。其他非甾类抗炎药与阿哌沙班之间是否会发生类似相互影响，也未见报道。

机制 阿哌沙班的清除总的说来包括肾清除和非肾清除两个途径，经肾清除大约占总量的 27%。阿哌沙班是 P-糖蛋白以及乳腺癌耐药蛋白（BCRP）的底物，其生物转化依赖于 CYP（以 CYP3A4 为主，也涉及 CYP1A2、2C8、2C9、2C19，及 2J2），经 CYP 代谢后的产物在磺酰基转移酶的作用下硫酸化生成终产物。萘普生既不是 CYP3A4 的底物，也不是其诱导剂和抑制剂，其本身的代谢由 CYP2C9 和 CYP1A2 负责。然而，有研究表明，萘普生是 P-糖蛋白抑制剂（比酮康唑弱），可使 Ca-co-2 细胞对阿哌沙班的外排减少近 40%（对 BCRP 仅有轻微抑制作用）。鉴于两者同用时阿哌沙班的 t_{max} 和 $t_{1/2}$ 无改变，因此认为，该影响可能与萘普生抑制肠道中的 P-糖蛋白，从而增加阿哌沙班的口服生物利用度有关。

建议 鉴于萘普生本身像其他非甾类抗炎药一样，可抑制血小板聚集，增加出血危险，与阿哌沙班同用时使阿哌沙班的血浓度升高，有可能进一步增加出血并发症的发生率，故与阿哌沙班的同用应谨慎。其他非甾类抗炎药与阿哌沙班的同用也应细心权衡。

[安克洛酶－阿司匹林（乙酰水杨酸)][2]
Ancrod－Aspirin（Acetylsalicylic Acid）

要点 阿司匹林对胃黏膜有刺激作用，可引起不易察觉的出血，并有可能导致胃溃疡。合用抗凝血药安克洛酶后，可使出血加重，甚至出血不止。

有关药物 其他水杨酸酯类（水杨酸钠、双水杨酯、二氟尼柳等）及其他非甾类抗炎药（吲哚美辛、保泰松、布洛芬等）也可与安克洛酶发生类似相互影响。

机制 安克洛酶通过控制去纤维蛋白作用而产生抗凝作用，而阿司匹林等引起的胃出血最终靠纤维蛋白的生成而止血。应用安克洛酶后，这一过程被阻断，故可导致出血不止。

建议 避免两药合用。如误用后引起出血，可用安克洛酶的特效解毒药抗毒血清治疗。

[安克洛酶－右旋糖酐][2]
Ancrod－Dextran

要点 安克洛酶与右旋糖酐同用，可引起严重出血。

有关药物 其他人造血浆增容剂（聚烯吡酮、淀粉代血浆、缩合葡萄糖等）也可与安克洛酶发生类似相互影响。

机制 安克洛酶像酶一样作用于纤维蛋白分子，使其形成一种不能被生理性凝血酶凝结的物质。右旋糖酐使血浆增容而不减弱安克洛酶的作用，但凝血成分被稀释，从而可发生严重出血。

建议 应用安克洛酶期间，避免应用血浆增容剂或大量输液。误用后引起的出血可用安克洛酶的特效解毒药抗毒血清治疗。

[噻氯匹定（力抗栓，氯苄匹定，抵克利得)－阿司匹林（乙酰水杨酸)][2]
Ticlopidine－Aspirin（Acetylsalicylic Acid）

要点 同时应用噻氯匹定和阿司匹林，可发生明显出血。

有关药物 所有抗凝血药（如肝素、香豆素类口服抗凝剂，及茚满二酮衍生物）都可与噻氯匹定发生类似相互影响。噻氯匹定的结构类似物氯吡格雷（clopidogrel）与阿司匹林之间的类似相互影响也可发生。

机制 噻氯匹定和阿司匹林对凝血过程的不同环节发生影响，抗凝作用相加或协同。

建议 由于两者合用可发生相加甚至协同性抗凝作用，因此，因冠心病而经历血管成形术和支架术的患者，提倡两者的联合应用。一项历时 30 天的随访研究表明，两者联用后支架血栓形成的发生率非常低（<1%）。但联用时，两者的剂量应适当减少，特别是噻氯匹定。

鉴于噻氯匹定与危及生命的恶病质（blood dyscrasias）有关，且有较高的 TTP（血栓性血小板减少性紫癜）发生率，因此，通常保留给对阿司匹林不耐、过敏或阿司匹林治疗失败的患者。如果需要与阿司匹林联用，最好用其同类药氯吡格雷代替，因已证明氯吡格雷所致血小板和白细胞减少的发生率低于噻氯匹定，而联用的疗效相当。

[噻氯匹定（力抗栓，氯苄匹定，抵克利得）－华法林（苄丙酮香豆素钠）][2]
Ticlopidine－Warfarin

要点 华法林与抗血小板药噻氯匹定合用，有可能导致胆汁郁积性黄疸和肝损伤。

有关药物 噻氯匹定与其他香豆素类口服抗凝剂（双香豆素、双香豆素乙酯、苯丙香豆素等）合用是否会发生类似相互影响，目前还不清楚。

机制 确切机制尚不了解。噻氯匹定本身可致肝功能减退，但不一定是该相互影响的主要原因。

建议 虽然该相互影响的发生率不高（4/132），但后果较严重，因此，两药合用期间应密切观察。

[噻氯匹定（力抗栓，氯苄匹定，抵克利得）－甲磺酸双氢麦角毒碱
（甲磺酸二氢麦角碱）][2]
Ticlopidine－Ergoloid Mesylates

要点 临床上有时将噻氯匹定与甲磺酸双氢麦角毒碱同时应用，Lu 等探讨了甲磺酸双氢麦角毒碱对噻氯匹定药动学的影响。2 种物质都显著抑制 OATP2B1（OATP-B）介导的 [3]H 标记 3-硫酸雌酮（estrone-3-sulfate）的摄取。将甲磺酸双氢麦角毒碱与噻氯匹定同用时，后者的 $AUC_{0\sim12}$ 降低 30%，C_{max} 下降 29%（与单用时相比）（Lu et al.，2006）。

有关药物 尽管银杏（白果；ginkgo biloba）像甲磺酸双氢麦角毒碱和噻氯匹定一样，对 OATP2B1 有显著抑制作用，但 Lu 等的比较研究表明，银杏与噻氯匹定同用时，后者的药动学参数无明显改变。

机制 人肠上皮细胞肠腔面上有 OATP2B1 的表达（现已证明，除 OATP2B1 外，也有其他 OATPs 的表达），认为与阴离子型药物的吸收有关。甲磺酸双氢麦角毒碱明显降低噻氯匹定 AUC 和 C_{max} 的机制可能是抑制肠道吸收期间 OATP2B1 介导的噻氯匹定的摄取，这种药物相互影响是肠道药物－药物相互影响的新模式。但是，甲磺酸双氢麦角毒碱是一种混合物（每片 1.5 mg），其内含有等量的双氢麦角考宁（dihydroergocornine）、双氢麦角隐亭（dihyroergocryptine），及双氢隐亭（dihydrocryptine）。因此，究竟是哪种成分抑制 OATP2B1 对底物的摄取，目前还不清楚。另外，虽然甲磺酸双氢麦角毒碱对肠道 OATP2B1 的直接抑制作用可解释在健康受试者中所观察到的相互影响，但其他机制也需考虑。

体外研究表明，银杏抑制 OATP2B1 对 3-硫酸雌酮的转运，但体内研究不影响噻氯匹定的血浓度。可能的原因是，银杏并不是 OATP2B1 的良好底物，或者它引起胃肠道中的化学改变。另外，银杏是从其叶中提取的混合物，故也许存在其他机制。

总的说来，甲磺酸双氢麦角毒碱对 OATP2B1 的抑制作用强于银杏，可降低经 OATP2B1 转运药物的口服生物利用度。

建议 噻氯匹定是一种 ADP 受体拮抗剂，可抑制血小板聚集，临床上常用来治疗和预防动脉血栓形成。动物和人体研究表明，该药使血小板表面的 ADP 受体发生不可逆改变，导致 ADP 介导的血小板聚集抑制、出血时间延长，及血凝块收缩延迟。临床试验证明，它可有效预防心血管事件，如心肌梗死、不稳定型心绞痛、卒中，一过性脑缺血发作（TCI）。

甲磺酸双氢麦角毒碱具有 α 肾上腺素能受体阻断特点，抑制自由基的活性，增进智力、记忆力、学习能力，及回忆能力，增加大脑的血液供应；治疗年龄相关性头晕、周围血管病、多发梗死性（硬化性）痴呆，及高血压有效。

药用银杏是其叶的提取物，认为其疗效的发挥是通过如下作用完成的：抗氧化，清除自由基以及神经保护作用。银杏常用来治疗血管性痴呆、早期阿尔茨海默病、周围性跛行，及血管性耳鸣。

有机阴离子转运多肽是一组游离的膜载体，介导许多化学性质各异的内、外源性阴离子化合物的摄取。抑制肠道中 OATP 介导的药物摄取，可降低依赖该转运过程药物的血浓度。

患有血栓性疾病或周围动脉病的患者如果同时患有偏头痛、眩晕、耳鸣或某些年龄相关性智力

下降的话，临床上往往同时应用噻氯匹定和甲磺酸双氢麦角毒碱或银杏。

因为药物转运载体也具有广泛的底物特异性，所以，底物在利用这些载体进行跨膜转运期间有可能发生底物的相互影响。某些药物相互影响的机制既涉及底物结合部位的竞争，也涉及转运载体表达水平的改变。部分报道表明，与药物吸收有关的相互影响涉及肠道的转运载体。例如，同时应用红霉素使他林洛尔（环脲心安；talinolol）的 AUC 增加 34%，据认为是红霉素抑制了他林洛尔经 P-糖蛋白从肠细胞向肠腔中的转运，从而使其口服生物利用度增加的缘故（尽管有证据表明，他林洛尔是 OATP1A2 的底物，但尚未证明红霉素对 OATP1A2 有何影响）。新近在健康受试者中进行的研究表明，葡萄柚汁（grapefruit juice）、橘汁（orange juice），及苹果汁（apple juice）明显抑制口服非索非那定（fexofenadine；OATP 的一种底物）的吸收，使其 AUC 降低近 70%，C_{max} 降低 50%（有关细节参见［非索非那定－橘汁］）。

总之，迄今为止的结果表明，甲磺酸双氢麦角毒碱使噻氯匹定的血浓度明显降低，故两者同用时应注意后者剂量的调整。

［氯吡格雷－奥美拉唑（渥米哌唑，洛赛克）][2]
Clopidogrel－Omeprazole

要点 同时应用噻吩吡啶类（thienopyridines）第 2 代 P2Y$_{12}$ 受体拮抗剂氯吡格雷和质子泵抑制剂（PPI）奥美拉唑，可导致前者血浓度升高，但抗血小板作用有可能减弱。

Chen 等对 12 名健康志愿者（6 名 CYP2C19 * 1/* 1 纯合子野生型，5 名 CYP2C19 * 2/* 2 纯合子变异型，1 名 CYP2C19 * 2/* 3 杂合子变异型）进行的一项 2 阶段随机化交叉研究表明，同时应用氯吡格雷和奥美拉唑（第 1 天氯吡格雷 300 mg 口服，此后 75 mg 每日 1 次连用 3 天，于第 3 天给予单剂奥美拉唑 40 mg 口服），可使 CYP2C19 * 1/* 1 纯合子野生型者奥美拉唑的 AUC$_{0 \sim \infty}$ 增加 30.02%，5-羟奥美拉唑的 AUC$_{0 \sim \infty}$ 减少 24.30%，奥美拉唑砜的 AUC$_{0 \sim \infty}$ 无明显改变；然而，氯吡格雷对 CYP2C19 * 2/* 2 以及 CYP2C19 * 2/* 3 变异型者奥美拉唑的药动学无明显影响（Chen et al，2009）。

有关药物 根据提出的机制推测，预料其他质子泵抑制剂，如雷贝拉唑（rabeprazole）、兰索拉唑，及埃索美拉唑（esomeprazole）对氯吡格雷可产生类似影响，只是影响的程度有所不同。Furuta 等对 39 名健康志愿者（包括 15 名 CYP2C19 广泛代谢型和 24 名乏代谢型）进行的一项交叉研究表明，雷贝拉唑像奥美拉唑一样，在 15 名 CYP2C19 广泛代谢型（野生型）中对氯吡格雷可产生类似影响。至于 24 名 CYP2C19 乏代谢型者，无论是应用奥美拉唑还是雷贝拉唑，氯吡格雷的抗血小板作用都有减弱倾向，但不明显，且存在较大的个体差异（Furuta et al，2010）。有证据表明，同属质子泵抑制剂的泮托拉唑（pantoprazole）对氯吡格雷不太可能发生类似影响，两者同时应用，可在显著减少胃肠出血的情况下不增加心脏不良事件发生率（但也不能想当然地认为两者同用百分之百安全，如下述）。Lin 等对因急性冠脉综合征住院的患者（全部为黄种人）进行的一项大规模回顾性分析研究表明，氯吡格雷治疗期间，同时应用的 5 种质子泵抑制剂（包括奥美拉唑、泮托拉唑、雷贝拉唑、兰索拉唑，及埃索美拉唑）中，仅有奥美拉唑增加急性冠脉综合征再住院的危险（Lin et al，2012）。然而，FDA 建议，氯吡格雷治疗期间，埃索美拉唑的同用也应予避免。

第 1 代 P2Y$_{12}$ 受体拮抗剂噻氯匹定（ticlopidine；氯吡格雷的结构类似物）也是一种具有抗血小板作用的前体药物，像氯吡格雷一样，需经 CYP 代谢转化为活性型才能发挥作用，预料奥美拉唑可与其发生类似相互影响（但影响的确切机制也许不尽相同。噻氯匹定的代谢转化主要依赖于 CYP3A4，对 CYP2B6 有明显抑制作用，也不同程度上抑制 CYP2C19、CYP1A2，及 CYP2D6）。

同属噻吩吡啶类的第 2 代 P2Y$_{12}$ 受体拮抗剂普拉格雷（prasugrel）吸收后全部经由代谢活化，其代谢活化主要涉及 CYP3A4 和 CYP2B6，与 CYP2C19 多态性无关（这与氯吡格雷的代谢活化主要由 CYP2C19 负责，其余部分被酯酶水解失活，而且代谢活化存在 CYP2C19 多态性等特点有所不同）（Weitz，2011）。Collet 等对 82 名稳定型冠心病患者进行的一项随机化双盲安慰剂对照研究表明，同时应用质子泵抑制剂兰索拉唑（30 mg/d；lansoprazole），即使将氯吡格雷的维持量加倍（从 75 mg

增加至 150 mg），也不能逆转抗血小板作用的减弱；然而，同时应用兰索拉唑对维持量普拉格雷（10 mg/d）的抗血小板作用无影响（Collet et al，2014）。

氯吡格雷对其他 PPI（如兰索拉唑、雷贝拉唑、泮托拉唑，及埃索美拉唑等）的药动学是否会产生类似影响，尚不清楚。但鉴于大多数 PPI 的代谢像奥美拉唑一样，涉及 CYP2C19 和 CYP3A4，预料类似影响有可能发生。

机制 由上述资料可知，氯吡格雷－奥美拉唑之间的相互影响属于双向性相互影响，故需要从两个角度论述。

已知奥美拉唑的代谢主要由 CYP2C19 和 CYP3A4 负责（大部分在 CYP2C19 的作用下生成 5-羟奥美拉唑，小部分在 CYP3A4 的作用下生成奥美拉唑砜，5-羟奥美拉唑和奥美拉唑砜分别在 CYP3A4 和 CYP2C19 的作用下进一步转化为羟基砜衍生物），本身对 CYP2C19 有抑制作用，对 CYP1A2 有诱导作用（目前临床上应用的所有质子泵抑制剂中，仅有奥美拉唑诱导 CYP1A2，对 CYP2C19 有非竞争性抑制作用）。氯吡格雷是一种前药，在体内需经 CYP 代谢转化为活性型才能发挥抗血小板作用，而这种代谢转化主要涉及 CYP2C19 和 CYP3A4（也有小部分代谢转化涉及 CYP1A2、CYP2B6，及 CYP2C9）。因此认为，奥美拉唑抑制氯吡格雷经 CYP2C19 和 CYP3A4 的代谢转化（也许只有当氯吡格雷的血药浓度较低时，奥美拉唑对 CYP2C19 的抑制作用方可表现出来，如下述），是后者血浓度升高、抗血小板作用减弱的主要原因（对 CYP2C19 的抑制包括竞争性抑制和非竞争性抑制，对 CYP1A2 的诱导作用有可能部分抵消抑制作用所造成的影响，但因 CYP1A2 对氯吡格雷代谢转化的贡献很小，故不会左右该影响的结果）。

Zahno 等采用人肝微粒体（HLM）以及重组人 CYP3A4 和 CYP2C19 进行的研究表明，当氯吡格雷的浓度超过 $10 \mu M$ 时，本身对 CYP2C19 可产生抑制作用，故氯吡格雷的生物转化主要依赖于 CYP3A4；然而，当浓度 $\leqslant 10 \mu M$ 时，氯吡格雷对 CYP2C19 的抑制作用不复存在，CYP2C19 对其代谢的催化作用即可表现出来（Zahno et al，2010）。临床治疗量下，人体肝中的氯吡格雷浓度可超过 $10 \mu M$，但随着时间的推移可逐渐降至 $10 \mu M$ 以下，故其代谢对 CYP3A4 和 CYP2C19 的依赖程度也随之发生改变（体外研究结果的不同也许与此有关）。综上所述，氯吡格雷对奥美拉唑药动学的影响，可能起因于其对 CYP3A4 的竞争性抑制以及对 CYP2C19 的竞争性和非竞争性抑制。

值得注意的是，CYP2C19 存在多态（型）性，而多态性的存在可能部分左右该影响的程度和性质。与野生型（广泛代谢型）功能正常的 *CYP2C19 * 1* 个体相比，氯吡格雷的抗血小板作用在功能缺失或削弱的 *CYP2C19 * 2*、** 3*、** 4* 或 ** 5* 患者中有所减弱，且心血管事件的发生率也更高，原因在于后一类患者氯吡格雷的代谢活化受阻。然而，在 CYP2C19 功能缺失或减弱的患者中，氯吡格雷的代谢活化更多地依赖于 CYP3A4；在这种情况下，奥美拉唑和泮托拉唑对氯吡格雷的影响也许不会有多大差别，即两者都有可能在削弱氯吡格雷抗血小板作用的同时增强其毒性（CYP2C19 多态性在黄种人中的发生率高达 23%，而在白种人或黑种人中的发生率仅有 3%；可见这种现象对亚洲人更具临床意义，也就是说有 23% 的黄种人同时应用氯吡格雷和泮托拉唑不会带来什么有益影响）。

CYP3A4 多态性似乎并不影响对氯吡格雷的反应，但对经历皮下冠脉介入的患者进行的小批量研究表明，CYP3A4 的竞争性抑制剂阿托伐他汀（阿伐他汀；atorvastatin）削弱氯吡格雷对 ADP 诱发血小板聚集的抑制作用；不过，这种影响的临床意义尚不清楚（Wallace et al，2011）。

建议 氯吡格雷治疗期间，最好避免同时给予奥美拉唑或兰索拉唑（FDA 建议，埃索美拉唑的同用也应予避免），同时应用 CYP3A4 抑制剂的患者更是如此。如果必须应用质子泵抑制剂，可考虑采用泮托拉唑代替奥美拉唑（能否取得预期效果，要看是否存在 CYP2C19 多态性，如上述）。另外，Furuta 等的研究表明，将奥美拉唑与氯吡格雷分开服用，即于晚间给予奥美拉唑，对氯吡格雷的抗血小板作用无明显影响；但这一措施仅对 CYP2C19 广泛代谢型者有效，对乏代谢型者不能避免两者之间的相互影响。

尽管 Collet 等的研究表明，兰索拉唑对普拉格雷的抗血小板作用无明显影响，但用普拉格雷代替氯吡格雷与兰索拉唑联用是否安全，尚有待进一步研究。

［替卡格雷（替格瑞洛）－利福平（力复平，甲哌利福霉素，利米定）］[2]
Ticagrelor－Rifampicin（Rifampin）

要点　Teng 等对 14 名健康志愿者进行的一项研究表明，利福平 600 mg 每日 1 次连用 14 天，对单剂（180 mg）替卡格雷的药动学有明显影响，与替卡格雷单用相比，可使其 C_{max} 降低 73%（从对照的 1091.0 ng/ml 降至 297.8 ng/ml），$AUC_{0\sim\infty}$ 减少 86%（从 6225.0 ng·h/ml 减至 864.0 ng·h/ml），半衰期缩短 67%（从 8.4 小时缩短至 2.8 小时）；尽管替卡格雷的活性代谢物 AR-C124910XX 的 AUC 也减少 46%，但其 C_{max} 不受影（Teng et al，2013）。

有关药物　同属第 3 代 $P2Y_{12}$ 受体拮抗剂的坎格雷罗（坎格雷洛）只供静脉应用，与利福平之间是否会发生类似相互影响，尚不清楚。根据提出的机制推测，利福平对第 1 代 $P2Y_{12}$ 受体拮抗剂噻氯匹定以及第 2 代 $P2Y_{12}$ 受体拮抗剂氯吡格雷的药动学也可产生一定影响，但影响的机制和程度有所不同（有关细节参见［氯吡格雷－奥美拉唑（渥米哌唑，洛赛克）］项下的内容）。

其他利福霉素类抗生素，如利福定、利福喷汀、利福布汀等，与替卡格雷之间可发生类似相互影响，但影响的程度弱于利福平。

机制　替卡格雷的代谢主要由 CYP3A 负责（以 CYP3A4 为主），本身及其活性代谢物也是 P-糖蛋白的底物；有研究表明，替卡格雷同时是 CYP3A 和 P-糖蛋白的抑制剂。利福平是一种强效诱导剂，对多种 CYP 以及 P-糖蛋白有明显诱导作用；另外，利福平对 CYP3A4 也有明显抑制作用。和某些诱导剂有所不同，利福平的诱导潜伏期较短，于应用后 24 小时发生诱导作用，3 天左右达高峰。利福平对 CYP3A4 的诱导作用最显著，其次为 P-糖蛋白、CYP2B6、CYP2C8、CYP2C9，及 CYP2C19。可见该影响起因于利福平对 CYP3A4 和 P-糖蛋白的诱导，其对 CYP3A4 的抑制作用可部分抵消其诱导作用。

建议　利福平对替卡格雷药动学的影响明确，故正在应用替卡格雷治疗的患者，最好避免给予利福平；其他强效 CYP3A4 和（或）P-糖蛋白诱导剂的同时应用也应尽可能避免。

［替卡格雷（替格瑞洛）－葡萄柚汁］[2]
Ticagrelor－Grapefruit Juice

要点　Holmberg 等对 10 名健康志愿者进行的一项 2 阶段随机化交叉研究表明，同时应用葡萄柚汁和第三代抗血小板药替卡格雷，可使后者的 $AUC_{0\sim\infty}$ 增加 121%，C_{max} 升高 65%，半衰期无明显改变（Holmberg et al，2012）。

有关药物　同属第三代 $P2Y_{12}$ 受体拮抗剂的坎格雷罗（坎格雷洛）只供静脉应用，预料与葡萄柚汁之间不会发生类似相互影响。葡萄柚汁与第一代 $P2Y_{12}$ 受体拮抗剂噻氯吡啶以及第二代 $P2Y_{12}$ 受体拮抗剂氯吡格雷和普拉格雷之间是否会发生类似相互影响，尚不清楚。

根据相互影响的机制推测，凡是对 CYP3A4 有抑制作用的药物，与替卡格雷之间都可发生类似相互影响（例如，地尔硫草 240 mg 每日 1 次对替卡格雷影响的程度与葡萄柚汁相当）。葡萄柚汁与其他药物（如非洛地平、辛伐他汀、丁螺环酮、环孢素；阿利吉仑、塞利洛尔、非索非那定等）之间的相互影响参见其他章节。

机制　替卡格雷既是 CYP3A4/5 的底物（在体内广泛经由 CYP3A4/5 代谢为两种化合物，有证据表明，其 O-位脱乙基代谢物的作用与母药相当，但其对替卡格雷抗血小板作用的贡献究竟有多大，目前尚不清楚），也是 P-糖蛋白的底物。已知葡萄柚汁中所含的呋喃香豆素类对 CYP3A4 有抑制作用，因此认为，葡萄柚汁抑制 CY3A4（主要抑制肠道中的 CYP3A4），从而降低替卡格雷的口服生物利用度，是该影响的主要机制。有证据表明，呋喃香豆素类也是 P-糖蛋白的抑制剂，但其对替卡格雷药动学的影响可能仅起次要作用。

尽管葡萄柚汁中含有的柚皮苷对 OATP（有机阴离子转运多肽）1A2 和（或）OATP2B1 有抑制作用（葡萄柚汁对非索非那定、阿利吉仑等的影响即起因于对这类转运体的抑制），但尚无证据表明，替卡格雷的体内过程与这类转运体有何关联。

建议　替卡格雷是一种可供口服的抗血小板药物（像其他 $P2Y_{12}$ 受体拮抗剂一样，作用于 ADP 受体的 $P2Y_{12}$ 受体亚型，从而抑制 ADP 激发的血小板聚集），但与第一代 $P2Y_{12}$ 受体拮抗剂噻氯吡啶以及第二代 $P2Y_{12}$ 受体拮抗剂氯吡格雷和普拉格雷相比，具有抑制作用可逆、无须代谢可直接发挥作用、及起效迅速等特点，因此应用前景更加广阔。该药的临床应用时间较短，有关其药物相互影响的资料匮乏，是临床应用中应该顾及的问题。

研究表明，即使一杯葡萄柚汁甚或一个葡萄柚，也足以导致替卡格雷血浓度的明显升高。这一影响在增强替卡格雷抗血小板作用的同时，可明显增加出血、呼吸困难，及高尿酸血症等副作用的发生率。因此建议，替卡格雷治疗期间尽可能避免食用葡萄柚或饮用葡萄柚汁。

[西洛他唑－利福平（力复平，甲哌利福霉素，利米定）][1]
Cilostazol－Rifampicin（Rifampin）

要点　同时应用 3 型磷酸二酯酶（PDE3）抑制剂西洛他唑和利福平，前者的血浓度降低，抗血小板作用减弱。

有关药物　根据相互影响的机制推测，其他利福霉素类衍生物如利福布汀、利福喷汀等与西洛他唑之间也可发生类似相互影响，只是相互影响的程度有一定差别。利福平对肝药酶的诱导作用最强，利福喷汀的诱导作用次之，利福布汀的诱导作用最弱。

机制　利福平是强效的肝药酶诱导剂，可诱导多种 CYP，特别是 CYP3A4。而西洛他唑在体内的代谢主要由 CYP3A4 负责，故认为西洛他唑作用的减弱与利福平诱导 CYP3A4 从而促进其代谢清除有关。

建议　因同时应用利福平可削弱西洛他唑的作用，故需增加西洛他唑的剂量。一般认为，可将剂量增加 50%；停用利福平后，剂量应相应减少。如果可行的话，用利福喷汀或利福布汀（特别是后者）取代利福平，可某种程度上削弱此种相互影响。

[西洛他唑－利托那韦（爱治威）][2]
Cilostazol－Ritonavir

要点　同时应用 3 型磷酸二酯酶（PDE3）抑制剂西洛他唑以及 HIV-1 蛋白酶抑制剂利托那韦，前者的血浓度升高，作用和毒性有可能增强。西洛他唑对利托那韦的代谢通常无明显影响。

有关药物　现有资料表明，绝大多数 HIV 蛋白酶抑制剂都可与西洛他唑发生类似相互影响，但相互影响的程度明显不同。按照对 CYP3A4 抑制的程度依次为利托那韦（主要经由 CYP3A4 代谢，也有 CYP2D6 的参与，且对自身代谢有诱导作用）＝洛匹那韦（lopinavir；由 CYP3A4 代谢，对自身代谢有诱导作用）＝替拉那韦（tipranavir；由 CYP3A4 代谢，对自身代谢有诱导作用）＝地瑞那韦（darunavir；由 CYP3A4 代谢，对自身代谢是否有诱导作用还不清楚）＞茚地那韦（indinavir；由 CYP3A4 代谢）＝奈非那韦（nelfinavir；主要经 CYP2C19 代谢，也有 CYP3A4 的参与，对自身代谢有诱导作用）＝福沙那韦（膦沙那韦；fosamprenavir；由 CYP3A4 代谢）＝阿扎那韦（atazanavir；由 CYP3A4 代谢）＝安普那韦（amprenavir；由 CYP3A4 代谢，对自身代谢有诱导作用）＞沙奎那韦（saquinavir；由 CYP3A4 代谢）（Flexner，2011）。

机制　西洛他唑在体内的代谢主要由 CYP3A4 负责，而利托那韦对 CYP3A4 兼有明显抑制和中度诱导作用，因此认为，西洛他唑血浓度的升高起因于利托那韦对 CYP3A4 竞争性抑制、非竞争性抑制，及诱导作用的综合结果。

建议　西洛他唑作为 PDE3 抑制剂在分类上和米力农一样，是一种正性肌力药，但都禁用于心力衰竭的患者（因为米力农在心力衰竭患者中的应用使得心性猝死的发生率增加，故口服剂型已停用）。目前，西洛他唑作为一种抗血小板药和血管扩张药主要用于慢性动脉闭塞以及间歇性跛行的治疗。

虽然利托那韦用于抗反转录病毒治疗的批准用量是 600 mg 每日 2 次，但 100 mg 每日 2 次就足以抑制 CYP3A4，从而明显增加绝大部分同时应用的 CYP3A4 底物的血浓度。另外，利托那韦对

CYP3A4 的非竞争性抑制是不可逆的,其作用可在停药后持续 2～3 天。因此,通常建议避免与 CYP3A4 底物联用(不过,临床上也正是利用其强烈抑制 CYP3A4 的特点,作为其他蛋白酶抑制剂的节省剂,与地瑞那韦、洛匹那韦、福沙那韦,及阿扎那韦联用。这种联合可增加同用药物的口服生物利用度,延长半衰期,减少剂量和给药次数)(Flexner,2011)。

同时应用利托那韦可增强西洛他唑的作用,故必须同用时,于同用期间应注意观察有无室性心动过速和头痛等副作用的发生,必要时酌情减少西洛他唑的用量(Michel et al,2011)。

注：如上所述,利托那韦是当前已知最强效的 CYP3A4 抑制剂之一,对 CYP2D6 也有微弱的抑制作用。另外,利托那韦还是 CYP3A4 以及葡糖醛酰转移酶的中度诱导剂。该药本身的氧化代谢主要由 CYP3A4 负责,也有 CYP2D6 的参与。鉴于它与各种肝酶的关系如此复杂,故可与多种药物发生相互影响。总的说来相互影响可区分为 3 种情况：①通过抑制 CYP3A4 从而增强同用药物的作用。已经证明通过该机制发生影响的药物包括抗利尿激素(加压素)受体(VR)拮抗剂(参见[考尼伐坦－利托那韦])、抗心律失常药胺碘酮(amiodarone),及普罗帕酮(propafenone),主要由 CYP3A4 代谢的麦角衍生物(ergot derivatives),三环类抗抑郁药地昔帕明(desipramine),丁酰苯类抗精神病药匹莫齐特(pimozide),苯二氮䓬类镇静催眠药地西泮(见[地西泮－利托那韦])、三唑仑(triazolam)和咪达唑仑(midazolam),阿片类镇痛药丁丙诺啡(见[丁丙诺啡－利托那韦]),他汀类降脂药洛伐他汀(见[洛伐他汀－利托那韦]),大环内酯类类抗生素克拉霉素(clarithromycin),利福霉素衍生物利福平(rifampin)和利福布汀(rifabutin)等。②通过诱导 CYP3A4,从而促进其他药物的代谢,如炔雌醇(ethinyl estradiol)和口服避孕药(oral contraceptives)。③通过诱导 CYP3A4从而促进利托那韦的代谢,削弱其作用,有代表性的药物是利福平。上述药物都应尽可能避免与利托那韦同时应用。

[西洛他唑－银杏(白果)][3]
Cilostazol－*Ginkgo Biloba*

要点　Aruna 等对 10 名健康男性受试者进行的一项随机化交叉研究表明,同时应用磷酸二酯酶-3(PDE3)抑制剂西洛他唑和中药银杏,可使前者延长出血时间的作用得到强化,但出血时间的延长与血小板聚集的抑制之间无明显统计学的相关性,凝血时间和血小板计数也无明显改变(Aruna et al,2006)。

有关药物　在 Aruna 等的研究中,联用氯吡格雷和银杏获得了类似结果。

机制　这纯属一种药效学的相互影响。西洛他唑和银杏都有抗血小板作用,因此认为两种药物抗血小板作用的相加是该影响的机制。

建议　就目前可得到的资料,尚不能提出合理化的建议,因为尽管西洛他唑延长出血时间的作用有所强化,但两者联用后的抗血小板活性并无增强。有必要进行进一步研究,以确定两者长期联用时的相互影响。

[西洛他唑－其他药物][1]
Cilostazol－Other Drugs

西洛他唑是一种磷酸二酯酶-3(PDE3)抑制剂,通过抑制 PDE3,使 cAMP 增加,从而抑制血小板聚集,引起血管扩张。该药由 CYP3A4 代谢清除,因此,凡是由 CYP3A4 代谢或者对 CYP3A4有诱导或抑制作用的药物,都有可能与之发生明显的相互影响。

对 CYP3A4 有诱导作用的药物除了上述的利福平外(参见[西洛他唑－利福平]),尚有抗惊厥药物苯巴比妥、苯妥英、扑痫酮、卡马西平(主要由 CYP3A4 代谢,也有 CYP1A2、CYP2C8 和 CYP2C9 的参与)、奥卡西平,及卢非酰胺(rufinamide;对 CYP3A4 有诱导作用,本身主要经由 UGT 代谢),非核苷类反转录酶抑制剂奈韦拉平(主要由 CYP3A4 代谢,也有 CYP2B6 的参与)、依法韦伦(efavirenz;主要由 CYP2B6 代谢,也有 CYP3A4 的参与,对 CYP3A4 兼有抑制作用)。上述药物除了奥卡西平和卢非酰胺外,多半对 CYP3A4 的抑制和诱导作用兼有,因此相互影响的程度和方向有所不同，但在多数情况下表现为西洛他唑的代谢加速。

对 CYP3A4 有抑制作用（包括竞争性抑制和非竞争性抑制。所谓竞争性抑制指的是两者都与同一种酶结合并被其代谢的情况，而非竞争性抑制指的是与某种酶有亲和力，可与之结合，可改变其构象，但本身不被其代谢的现象）的药物包括唑类抗真菌药酮康唑、伊曲康唑等，大环内酯类抗生素红霉素、克拉霉素（甲红霉素），及酮环内酯类的泰利霉素等，非核苷类反转录酶抑制剂地拉韦定（delavirdine；由 CYP3A4 代谢），葡萄柚汁［其内所含的柚皮苷（naringin）以及呋喃香豆素类（furanocoumarins）对 CYP3A4 有强烈的抑制作用］。至于 HIV 蛋白酶抑制剂如利托那韦、洛匹那韦等与西洛他唑之间的相互影响可参见［西洛他唑－利托那韦］（尽管某些 HIV-1 蛋白酶抑制剂对 CYP3A4 有诱导作用，但通常以抑制作用占优势，故与其他经 CYP3A4 代谢的药物联用时，通常表现为对联用药物代谢的抑制）。

第一类药物可加速西洛他唑的代谢，削弱其作用，第二类药物则可抑制其代谢，在增强其作用的同时，有可能增强其副作用及毒性。

主要由 CYP3A4 代谢的药物有上百种，与西洛他唑的相互影响的程度及结果取决于各种药物对 CYP3A4 的亲和力，这里不一一列举。

［沃拉帕沙－利福平（甲哌利福霉素，力复平，利米定）][1]
Vorapaxar（Zontivity）－Rifampin（Rifampicin）

要点　Kosoglou 等对健康受试者进行的一项随机化开放性平行对照研究表明，多剂量利福平（600 mg 每日 1 次口服，连用 28 天）对多剂量沃拉帕沙（于应用利福平的第 7 天口服 20 mg，此后每日 2.5 mg 连用 21 天）的药动学有明显影响。与沃拉帕沙单用相比，利福平的同时应用可使其 $AUC_{0\sim24\,h}$ 平均减少约 50%，C_{max} 平均降低 61.4%（Kosoglou et al，2013）。

有关药物　根据提出的机制推测，其他利福霉素类衍生物，如利福定、利福喷汀、利福布汀等，对沃拉帕沙的药动学可产生类似影响，但不会像利福平那么明显。

理论上，凡是对 CYP3A4 有诱导作用的药物，都可加速沃拉帕沙的代谢，从而有可能削弱其疗效。

机制　沃拉帕沙的代谢主要由 CYP3A4 负责（也有 CYP2J2 的参与，但在 CYP2J2 作用下生成的代谢物仍具活性），而利福平是 CYP 的强效诱导剂，因此认为，利福平诱导 CYP3A4 从而加速沃拉帕沙的代谢，是该影响的主要机制。

建议　沃拉帕沙是一种新颖的抗血小板药，在抗血小板药物的分类上属于凝血酶抑制剂，通过拮抗蛋白酶激活受体-1（PAR-1）从而选择性地抑制凝血酶而发挥抗血小板作用。新近完成的 TRA-2P-TIMI 试验表明，沃拉帕沙、阿司匹林，及氯吡格雷联用与阿司匹林和氯吡格雷单用相比，可使稳定型动脉粥样硬化病（如心肌梗死史、缺血性卒中或症状性周围动脉病等）患者心血管病死亡率、心肌梗死或卒中发生率明显降低，因此其未来的临床应用可能更加广泛。

Kosoglou 等的研究结果表明，利福平对沃拉帕沙药动学影响的幅度足可削弱其疗效，因此建议，正在应用沃拉帕沙治疗的患者最好避免给予利福平或其他强效 CYP3A4 诱导剂。

［沃拉帕沙－酮康唑][1]
Vorapaxar（Zontivity）－Ketoconazole

要点　Kosoglou 等对健康受试者进行的一项随机化开放性平行对照研究表明，多剂量酮康唑（400 mg 每日 1 次口服，连用 28 天）对多剂量沃拉帕沙（于应用利福平的第 7 天口服 20 mg，此后每日 2.5 mg 连用 21 天）的药动学有明显影响。与沃拉帕沙单用相比，酮康唑的同时应用可使其 $AUC_{0\sim24\,h}$ 平均增加 96%，C_{max} 升高 93%（Kosoglou et al，2013）。

有关药物　根据提出的机制推测，其他对 CYP3A4 有抑制作用的唑类抗真菌药，如咪康唑、伊曲康唑，及伏立康唑等，对沃拉帕沙的药动学可产生类似影响。

机制　沃拉帕沙的代谢主要由 CYP3A4 负责（也有 CYP2J2 的参与），而酮康唑是 CYP（特别是

CYP3A4）的强效抑制剂，因此认为，酮康唑抑制 CYP3A4 从而阻碍沃拉帕沙的代谢，是该影响的主要机制。

建议 沃拉帕沙是一种新颖的抗血小板药，在抗血小板药物的分类上属于凝血酶抑制剂，通过拮抗蛋白酶激活受体-1（PAR-1）从而选择性地抑制凝血酶而发挥抗血小板作用（也参见［沃拉帕沙－利福平（甲哌利福霉素，力复平，利米定）]）。

Kosoglou 等的研究结果表明，酮康唑对沃拉帕沙的药动学有明显影响，因此建议，正在应用沃拉帕沙治疗的患者最好避免给予酮康唑或其他强效 CYP3A4 抑制剂。

第二节 促凝血药

［氨基己酸－口服避孕药]^[3]
Aminocaproic Acid－Oral Contraceptive Agents（Oral contraceptives）

要点 理论上认为，口服避孕药可增强氨基己酸的促凝血作用，容易导致血栓形成。

有关药物 预料其他雌激素衍生物（炔雌醇、炔雌醚、己烯雌酚等）可与氨基己酸发生类似相互影响。根据相互影响的机制推测，口服避孕药也可增强其他纤维蛋白溶解抑制药（如氨甲苯酸、凝血酸）的促凝血作用。

机制 口服避孕药中的雌激素能增加凝血因子 II、VII、IX、X 的合成，因此与氨基己酸这一纤维蛋白溶解抑制药合用时，会使凝血功能过度增强。

建议 氨基己酸不应与口服避孕药同用。应用氨基己酸期间应采取其他避孕措施。

［维生素 K－氟伏沙明（三氟戊肟胺）]^[2]
Vitamin K－Fluvoxamine

要点 有证据表明，氟伏沙明可增强维生素 K 的作用。

有关药物 维生素 K 临床常用者有 K_1、K_3（亚硫酸氢钠甲萘醌），及 K_4（乙酰甲萘醌），都可与氟伏沙明发生相互影响。

机制 一般认为，氟伏沙明抑制维生素 K 在肝的代谢。

建议 据说氟伏沙明对维生素 K 的影响取决于不同维生素 K 制剂在肝中代谢的程度。然而，虽然三种维生素 K 在肝中的代谢程度确有差别，还尚未见有氟伏沙明对其影响有明显差别的报道。氟伏沙明治疗期间如果需要维生素 K，或维生素 K 治疗期间加用氟伏沙明，应考虑到维生素 K 的需要量可能减少。

［维生素 K_1－庆大霉素＋克林霉素（氯林霉素）]^[2]
Vitamin K_1－Gentamicin＋Clindamycin

要点 据报道，合用庆大霉素和克林霉素，可对抗静脉给予维生素 K_1 的治疗作用。

有关药物 林可霉素与庆大霉素或其他氨基苷类抗生素（链霉素、西索米星、小诺米星等）合用，是否会影响静脉给予维生素 K_1 的作用，还未见报道。由于相互影响的机制还不清楚，加之肌内注射维生素 K_1 是否同样受庆大霉素＋克林霉素之影响也无证据，所以，维生素 K_3（亚硫酸氢钠甲萘醌，通常用于肌内注射）和维生素 K_4（甲萘氢醌，通常用于口服）与庆大霉素＋克林霉素之间是否会发生类似相互影响，尚难预料。

机制 不清楚。

建议 可得到的此类相互影响的资料有限，但在应用维生素 K 治疗期间，避免同时应用这些抗生素是明智的。

［维生素 K$_4$（乙酰甲萘醌）－苯巴比妥（鲁米那）］[2]
Vitamin K$_4$（Menadiol）－Phenobarbital

要点　有证据表明，应用维生素 K$_4$ 治疗期间加用苯巴比妥，前者的血浓度可降低，已有因此导致出血的报道。

有关药物　可以预料，其他维生素 K 制剂，如维生素 K$_1$ 和维生素 K$_3$（亚硫酸氢钠甲萘醌）等与苯巴比妥之间，以及维生素 K$_4$ 与其他巴比妥类镇静催眠药（戊巴比妥、异戊巴比妥、司可巴比妥等）之间，可发生类似相互影响。

机制　与苯巴比妥诱导肝药酶从而促进维生素 K 的代谢有关。

建议　应用维生素 K 治疗期间最好避免给予苯巴比妥。如果必须同时应用苯巴比妥，应注意观察有无出血的迹象，必要时增加维生素 K 的剂量。当停用苯巴比妥时，应注意观察有无维生素 K 过量的症状和体征，必要时将维生素 K 的剂量下调。

另一需要注意的问题是，妊娠期间应用苯巴比妥的母亲，其新生儿有可能发生凝血功能缺陷。

（张　彬　张安年）

主要参考文献

Abdul MIM，et al，2010. Pharmacokinetic and pharmacodynamic interactions of echinacea and policosanol with warfarin in healthy subjects. *Br J Clin Pharmacol*，69（5）：508-515

Andersson ML，et al，2019. The effect of simvastatin on warfarin anticoagulation：a Swedish register-based nationwide cohort study. *Eur J Clin Pharmacol*，75：1387-1392

Aruna D & Naidu M U R，2006. Pharmacodynamic interaction studies of *Ginkgo biloba* with cilostazol and clopidogrel in healthy human subjects. *Br J Clin Pharmacol*，63（3）：333-338

Bennett JE，2011. Antifungal agents. In：*Goodman & Gilman's The pharmacological basis of therapeutics*，*12th ed*. Brunton LL（editor），McGraw-Hill Co，Inc，New York：1571-1591

Berry-Bibee EN，et al，2016. Co-administration of St John's wort and hormonal contraceptives：a systematic review. *Contraception*，94（6）：668-677

Bersot TP，2011. Drug Therapy for Hypercholesterolemia and Dyslipidemia. In：*Goodman & Gilman's The pharmacological basis of therapeutics*，*12th ed*. Brunton LL（editor），McGraw-Hill Co，Inc，New York：877-908

Brantley SJ，et al，2010. Two Flavonolignans from Milk Thistle（Silybum marianum）Inhibit CYP2C9-Mediated Warfarin Metabolism at Clinically Achievable Concentrations. *J Pharmacol Exp Ther*，332：1081-1087

Brings A，et al，2019. Perpetrator effects of ciclosporin（P-glycoprotein inhibitor）and its combination with fluconazole（CYP3A inhibitor）on the pharmacokinetics of rivaroxaban in healthy volunteers. *Br J Clin Pharmacol*，85：1528-1537

Broos N，et al，2010. Interaction between topical miconazole and coumarins. *Eur J Clin Pharmacol*，66：1171-1172

Cabral KP，2013. Pharmacology of the new target-specific oral anticoagulants. *J Thromb Thrombolysis*，36（2）：133-140

Chabner BA，et al，2011. Targeted therapies：tyrosine kinase inhibitors，monoclonal antibodies，and cytokines. In：*Goodman & Gilman's The pharmacological basis of therapeutics*，*12th ed*. Brunton LL（editor），McGraw-Hill Co，Inc，New York：1731-1753

Chappell J，et al，2009. Effects of Duloxetine on the Pharmacodynamics and Pharmacokinetics of Warfarin at Steady State in Healthy Subjects. *J Clin Pharmacol*，49：1456-1466

Chen BL，et al，2009. Clopidogrel Inhibits CYP2C19-Dependent Hydroxylation of Omeprazole Related to CYP2C19 Genetic Polymorphisms. *J Clin Pharmacol*，49：574-581

Chen Q，et al，2004. Effect of quinidine on the 10-hydroxylation of R-warfarin：species differences and clearance projection. *J Pharmacol Exp Ther*（JPET），311（1）：307-314

Chen T，et al，2009. Rivaroxaban：an oral direct factor Ⅹa inhibitor for the prevention of thromboembolism. *Cardiol Rev*，17（4）：192-197

Choi S，et al，2017. A systematic review of the pharmacokinetic and pharmacodynamics interactions of herbal medicine with warfarin. *PLoS One*，12（8）：e0182794

Choi S，et al，2017. A systematic review of the pharmacokinetic and pharmacodynamics interactions of herbal medicine with warfarin. *PLoS One*，12（8）：e0182794

Chrubasik-Hausmann S，et al，2019. Understanding drug interactions with St. John's wort（*Hypericum perforatum* L.）：impact of hyperforin content. *J Pharm Pharmacol*，71（1）：129-138

Collet J-P，et al，2014. Prasugrel but not high dose clopidogrel overcomes The lansoprazole neutralizing effect of P2Y$_{12}$ inhibition：Results of the randomized DOSAPI study. *Eur J Clin Pharmacol*，70：1049-1057

Depré M，2005. The effect of aprepitant on the pharmacokinetics and pharmacodynamics of warfarin. *Eur J Clin Pharmacol*，61：341-346

Desiree Van den Bongard HJG，et al，2004. Pharmacokinetic drug-drug interaction of the novel anticancer agent E7070 and acenocoumarol. *Investigational New drugs*，22：151-158

Dorani H，et al，2007. Pharmacokinetics and pharmacodynamics of the oral direct thrombin inhibitor ximelagatran co-administered with different classes of antibiotics in healthy volunteers. *Eur J Clin Pharmacol*，63：571-581

Edwin SB，et al，2010. An Evaluation of the Early Pharmacodynamic Response After Simultaneous Initiation of Warfarin and Amiodarone. *J Clin Pharmacol*，50：693-698

Elmeliegy M，et al，2020. Effect of P-glycoprotein（P-gp）Inducers on Exposure of P-gp Substrates：Review of Clinical Drug-Drug Interaction Studies. *Clin Pharmacokinet*，59：699-714

Faaij RA，et al，2001. The effect on warfarin on the pharmacokinetics and pharmacodynamics of napsagatran in healthy male volunteers. *Eur J Clin Pharmacol*，57：25-29

Flexner C，2011. Antiretroviral agents and treatment of HIV infection. In：*Goodman & Gilman's The pharmacological basis of therapeutics*，*12th ed*. Brunton LL（editor），McGraw-Hill Co，Inc，New York：1623-1663

Frost C，et al，2014. Evaluation of the effects of naproxen on the pharmacokinetics and pharmacodynamics of apixaban. *Br J Clin Pharmacol*，78（4）：877-885

Frost CE，et al，2015. Effect of ketoconazole and diltiazem on the pharmacokinetics of apixaban，an oral direct factor Ⅹa inhibitor. *Br J Clin Pharmacol*，79（5）：838-846

Furuta T，et al，2010. Influences of different proton pump inhibitors on the anti-platelet function of clopidogrel in relation to CYP2C19 genotypes. *Br J Clin Pharmacol*，70（3）：383-392

Gheno G，et al，2001. Levofloxacin-warfarin interaction. *Eur J Clin Pharmacol*，57：427-427

Gonzalez FJ，et al，2011. Drug metabolism. In：*Goodman & Gilman's The pharmacological basis of therapeutics*，*12th ed*. Brunton LL（editor），McGraw-Hill Co，Inc，New York：123-143

Gras-Champel V，et al，2005. Can colchicine potentiate the anticoagulant effect of fluindione? *Eur J Clin Pharmacol*，61：555-556

Gschwind L，et al，2013. Identification and weighting of the most critical "real-life" drug-drug interactions with acenocoumarol in a tertiary care hospital. *Eur J Clin Pharmacol*，69：617-627

Gumbo T，2011. Chemotherapy of tuberculosis，*Mycobacterium avium* complex disease，and leprosy. In：*Goodman & Gilman's The pharmacological basis of therapeutics*，*12th ed*. Brunton LL（editor），McGraw-Hill Co，Inc，New York：1549-1570

Härtter S，et al，2012. Decrease in the oral bioavailability of dabigatran etexilate after co-medication with rifampicin. *Br J Clin Pharmacol*，74（3）：490-500

Härtter S，et al，2012. Oral bioavailability of dabigatran etexilate（Pradaxa）after co-medication with verapamil in healthy subjects. *Br J Clin Pharmacol*，75（4）：1053-1062

Herman D，et al，2006. The influence of co-treatment with carbamazepine，amiodarone and statins on warfarin metabolism and maintenance dose. *Eur J Clin Pharmacol*，62：291-296

Holmberg MT，et al，2012. Grapefruit juice markedly increases the plasma concentrations and antiplatelet effects of ticagrelor in healthy subjects. *Br J Clin Pharmacol*，75（6）：1488-1496

Huppertz A，et al，2018. Rivaroxaban and macitentan can be coadministered without dose adjustment but the combination of rivaroxaban and St John's wort should be avoided. *Br J Clin Pharmacol*，84（12）：2903-2913

Jiang XM，et al，2004. Effect of St John's wort and ginseng on the pharmacokinetics and pharmacodynamics of warfarin in healthy subjects. *Br J Clin Pharmacol*，57（5）：592-599

Jobski K，et al，2011. Drug interactions with phenprocoumon and the risk of serious haemorrhage：a nested case-control study in a large population-based German database. *Eur J Clin Pharmacol*，67：941-951

John J，et al，2013. Effects of etravirine on the pharmacokinetics and pharmacodynamics of warfarin in rats. *Br J Pharmacol*，168：1851-1858

Juel J，et al，2013. Administration of tramadol or ibuprofen increases the INR level in patients on warfarin. *Eur J Clin Pharmacol*，69：291-292

Khalili H，et al，2013. A probable clinically significant interaction between warfarin and cloxacillin：three case reports. *Eur J Clin Pharmacol*，69：721-724

Kirby LC，et al，2010. Effect of Casopitant，a Novel NK-1 Receptor Antagonist，on the Pharmacokinetics and Pharmacodynamics of Steady-State Warfarin. *J Clin Pharmacol*，50：693-698

Kjærstad MB，et al，2010. Systemic uptake of miconazole during vaginal suppository use and effect on CYP1A2 and CYP3A4 associated enzyme activities in women. *Eur J Clin Pharmacol*，66：1189-1197

Kosoglou T，et al，2013. The Effect of Multiple Doses of Ketoconazole or Rifampin on the Single-and Multiple-Dose Pharmacokinetics of Vorapaxar. *J Clin Pharmacol*，53（5）：540-549

Kubitza D，et al，2006. Effect of food，an antacid，and the H$_2$ antagonist ranitidine on the absorption of BAY 59-7939（rivaroxaban），an oral，direct factor Ⅹ a inhibitor，in healthy subjects. *J Clin Pharmacol*，46：549-558

Launiainen T，et al，2010. Adverse interaction of warfarin and paracetamol：evidence from a post-mortem study. *Eur J Clin Pharmacol*，66：97-103

Levin ER，et al，2011. Estrogens and progestins. In：*Goodman & Gilman's The pharmacological basis of therapeutics*，*12th ed*. Brunton LL（editor），McGraw-Hill Co，Inc，New York：1163-1194

Lilja JJ，et al，2005. Effect of gemfibrozol on the pharmacokekinetics and pharmacodynamics of racemic warfarin in healthy subjects. *Br L Clin Pharmacol*，60（6）：659-663

Lin C-F，et al，2012. Cardiovascular outcomes associated with concomitant use of clopidogrel and proton pump inhibitors in patients with acute coronary syndrome in Taiwan. *Br J Clin Pharmacol*，74（5）：824-834

Lu WJ，et al，2006. The effects of ergoloid mesylates and ginkgo biloba on the pharmacokinetics of ticlopidine. *J Clin Pharmacol*，46：628-634

Lutz JD，et al，2018. Cytochrome P450 3A induction predicts P-glycoprotein induction. Part 1：establishing induction relationships using ascending dose rifampin. *Clin Pharmacol Ther*，104（6）：1182-1190

Lutz JD，et al，2018. Cytochrome P450 3A induction predicts P-glycoprotein induction. Part 2：prediction of decreased substrate exposure after rifabutin or carbamazepine. *Clin Pharmacol Ther*，104（6）：1191-1198

Mahé I，et al，2004. Paracetamol：a haemorrhage risk factor in patients on warfarin. *Br J Clin Pharmacol*，59：371-374

Marusic S，et al，2012. Enhanced anticoagulant effect of warfarin in a patient treated with cloxacillin. *Int J Clin Pharmacol Ther*，50：431-433

Matsson EM，et al，2011. Biliary Excretion of Ximelagatran and Its Metabolites and the Influence of Erythromycin Following Intraintestinal Administration to Healthy Volunteers. *J Clin Pharmacol*，51：770-783

Matsumoto K，et al，2001. The stereoselective effects of bucolome on the pharmacokinetics and pharmacodynamics of racemic warfarin. *J Clin Pharmacol*，41：459-464

Merwick Á，et al，2010. Warfarin-flucloxacillin interaction presenting as cardioembolic ischemic stroke. *Eur J Clin Pharmacol*，66：643-644

Michel T，et al，2011. Treatment of myocardial ischemia and hypertension. In：*Goodman & Gilman's The pharmacological basis of therapeutics*，*12th ed*. Brunton LL（editor），McGraw-Hill Co，Inc，New York：745-788

Mikus G，et al，2019. Microdosed Cocktail of Three Oral Factor Ⅹ a Inhibitors to Evaluate Drug-Drug Interactions with Potential Perpetrator Drugs. *Clinical Pharmacokinetics*，58：1155-1163

Mikus G，et al，2020. Application of a microdosed cocktail of 3 oral factor Ⅹ a inhibitors to study drug-drug interactions with different perpetrator drugs. *Br J Clin Pharmacol*，86（8）：1632-1641

Mohammed Abdul MI，et al，2008. Pharmacodynamic interaction of warfarin with cranberry but not with garlic in healthy subjects. *Br J Pharmacol*，154：1691-1700

Morales-Molina JA，et al，2012. Interaction between amorolfine and acenocoumarol. *Eur J Clin Pharmacol*，68：1687-1688

Morales-Molina JA，et al，2013. Interaction between ciclopirox and acenocoumarol. *Eur J Clin Pharmacol*，69：727-728

Mueck W，et al，2013. Co-administration of rivaroxaban with drugs that share its elimination pathways：pharmacokinetic effects in healthy subjects. *Br J Clin Pharmacol*，76（3）：455-466

Mueck W，et al，2013. Co-administration of rivaroxaban with drugs share its elimination pathways：pharmacokinetic effects in healthy subjects. *Br J Clin Pharmacol*，76（3）：455-466

Oberwittler H，et al，2007. Significant Pharmacokinetic and Pharmacodynamic Interaction of Warfarin With the NO-Independent sGC Activator HMR1766. *J Clin Pharmacol*，47：70-77

Palmeira A，et al，2012. Three decades of P-gp inhibitors：skimming through several generations and scaffolds. *Curr Med Chem*，19（13）：1946-2025

Parasrampuria DA，et al，2016. Edoxaban drug-drug interactions with ketoconazole，erythromycin，and cyclosporine. *Br J Clin Pharmacol*，82（6）：1591-1600

Parasrampuria DA，et al，2016. Edoxaban drug-drug interactions with ketoconazole，erythromycin，and cyclosporine. *Br J Clin Pharmacol*，82（6）：1591-1600

Pellegrino P，et al，2014. On the possible interaction between vaccines and drugs. *Eur J Clin Pharmacol*，70：369-371

Posadzki P，et al，2012. Herb-drug interactions：an overview of systematic reviews. *Br J Clin Pharmacol*，75（3）：603-618

Pottegård A，et al，2013. Concurrent use of tramadol and oral vitamin K antagonists and the risk of excessive anticoagulation：a register-based nested case-control study. *Eur J Clin Pharmacol*，69：641-646

Powers AC，et al，2011. Endocrine pancreas and pharmacotherapy of diabetes mellitus and hypoglycemia. In：*Goodman & Gilman's The pharmacological basis of therapeutics*，*12th ed*. Brunton LL（editor），McGraw-Hill Co，Inc，New York：1238-1273

Raaska K & Neuvonen PJ，2014. Infections and possible vaccine-drug interactions. *Eur J Clin Pharmacol*，70：889-890

Schalekamp T, et al, 2007. Coumarin anticoagulants and co-trimoxazole: avoid the combination rather than manage the interaction. *Eur J Clin Pharmacol*, 63: 335-343

Schuckit MA, 2011. Ethanol and methanol. In: *Goodman & Gilman's The pharmacological basis of therapeutics*, *12th ed*. Brunton LL (editor), McGraw-Hill Co, Inc, New York: 629-647

Schwartz JI, et al, 2007. The Effect of Etoricoxib on the Pharmacodynamics and Pharmacokinetics of Warfarin. *J Clin Pharmacol*, 47: 620-627

Simonson SG, et al, 2005. Effect of rosuvastatin on warfarin pharmacodynamics and pharmacokinetics. *J Clin Pharmacol*, 45: 927-934

Soleymani S, et al, 2017. Clinical risks of St John's wort (Hypericum perforatum) co-administration. *Expert Opin Drug Metab Toxicol*, 13 (10): 1047-1062

Teichert M, et al, 2011. Selective serotonin re-uptake inhibiting antidepressants and the risk of overanticoagulation during acenocoumarol maintenance treatment. *Br J Clin Pharmacol*, 72 (5): 798-805

Teng R, et al, 2013. Effect of rifampicin on the pharmacokinetics and pharmacodynamics of ticagrelor in healthy subjects. *Eur J Clin Pharmacol*, 69: 877-883

Ufer M, 2010. Comparative efficacy and safety of the novel oral anticoagulants dabigatran, rivaroxaban and apixaban in preclinical and clinical development. *Thromb Haemost*, 103 (3): 572-85

Verhoef TI, et al, 2012. The effect of omeprazole and esomeprazole on the maintenance dose of phenprocoumon. *Br J Clin Pharmacol*, 74 (6): 1068-1069

Vinetz JM, et al, 2011. Chemotherapy of malaria. In: *Goodman & Gilman's The pharmacological basis of therapeutics*, *12th ed*. Brunton LL (editor), McGraw-Hill Co, Inc, New York: 1384-1418

Visser LE, et al, 2003. Overanticoagulation associated with combined use of lactulose and acenocoumarol or phenprocoumon. *Br J Clin Pharmacol*, 57 (4): 522-524

Walenga JM, et al, 2010. Drug and dietary interactions of the new and emerging oral anticoagulants. *Int J Clin Pract*, 64 (7): 956-67

Wallace JL, et al, 2011. Pharmacotherapy of gastric acidity, peptic ulcer, and gastroesophageal reflux disease. In: *Goodman & Gilman's The pharmacological basis of therapeutics*, *12th ed*. Brunton LL (editor), McGraw-Hill Co, Inc, New York: 1309-1322

Weitz JI, 2011. Blood coagulation and anticoagulant, fibrinolytic, and antiplatelet drugs. In: *Goodman & Gilman's The pharmacological basis of therapeutics*, *12th ed*. Brunton LL (editor), McGraw-Hill Co, Inc, New York: 849-876

Wu Y, et al, 2006. Traditional Chinese medicines Wu Wei Zi (Schisandra chinensis Baill) and Gan Cao (Glycyrrhiza uralensis Fisch) activate pregnane X receptor and increase warfarin clearance in rats. *J Pharmacol Exp Ther* (JPET), 316 (3): 1369-1377

Zahno A, et al, 2010. Effects of drug interactions on biotransformation and antiplatelet effect of clopidogrel in vitro. *Br J Pharmacol*, 161: 393-404

Zhang Q, et al, 2011. Interaction between acetaminophen and warfarin in adults receiving long-term oral anticoagulants: a randomized controlled trial. *Eur J Clin Pharmacol*, 67: 309-314

第二十一章 抗贫血药

［硫酸亚铁－别嘌醇（别嘌呤醇）］[4]
Ferrous Sulfate－Allopurinol

要点　来自早期动物试验的资料表明，别嘌醇和亚铁制剂可发生相互影响，但未得到人体研究的支持。

有关药物　临床上应用的亚铁盐有数种（如富马酸亚铁、葡萄糖酸亚铁、乳酸亚铁），预料与别嘌醇之间的相互影响和硫酸亚铁－别嘌醇之间的相互影响雷同。

机制　根据假设，铁以氧化型（或高铁型）储存于肝，与一种蛋白质紧密结合为高铁蛋白。黄嘌呤氧化酶似乎涉及高铁蛋白向亚铁蛋白的转化。还原型铁与铁蛋白结合较疏松，更易释放利用。因此，肝黄嘌呤氧化酶活性与肝铁的储存可能存在反比关系。理论上，别嘌醇可通过降低黄嘌呤氧化酶的活性，从而增加肝中铁的储存。

建议　就目前的资料看，无须避免同用。

［硫酸亚铁－三硅酸镁（三矽酸镁）］[2]
Ferrous Sulfate－Magnesium Trisilicate

要点　对 9 名受试者的研究表明，三硅酸镁可抑制硫酸亚铁的吸收。

有关药物　硫酸亚铁与含有氢氧化铝、氢氧化镁，及碳酸镁的混悬剂一起服用，亚铁离子吸收明显减少，故使硫酸亚铁对贫血的疗效减弱。这三种抗酸药的混悬液也影响富马酸亚铁及乳酸亚铁中亚铁离子的吸收。

影响亚铁盐吸收的其他药物尚有钙盐、磷酸盐、含有鞣酸的药物，及浓茶等。这些物质可使亚铁盐沉淀，从而影响其吸收。另外，胰蛋白酶、胰脂肪酶等也影响铁剂的吸收。同时应用铁剂和硫酸锌，可互相影响吸收。

进餐时口服铁剂，其生物利用度仅能达空腹状态下的 30%～50%，因此，即使因胃肠道副作用必须减少剂量，也应空腹服用。

机制　亚铁盐在酸性环境中易溶，而在碱性环境中仅略溶。抗酸药使胃液 pH 升高，可降低亚铁盐的溶解度和解离度。抗酸药还有可能与亚铁盐形成不易吸收的巨分子亚铁复合物。胃内容物对铁剂吸收的影响可能部分起因于胃酸稀释。

建议　三硅酸镁可影响亚铁盐的吸收，但氢氧化铝、氢氧化镁单用是否影响亚铁离子的吸收，还不清楚。然而，三种成分联用时，则可影响亚铁的吸收。因此，亚铁盐与含有三硅酸镁的抗酸药或含有上述三种成分的抗酸药同用时，应间隔数小时服用。

［硫酸亚铁－西咪替丁（甲氰咪胍）］[2]
Ferrous Sulfate－Cimetidine

要点　同时应用硫酸亚铁和西咪替丁，前者的吸收减少，作用减弱。

有关药物　根据相互影响的机制推测，所有 H_2 受体阻断药（如雷尼替丁、法莫替丁、尼扎替丁等）与硫酸亚铁之间以及西咪替丁与其他亚铁盐（富马酸亚铁、乳酸亚铁、葡萄糖酸铁等）之间可发生类似相互影响。

机制　亚铁盐在酸性环境中容易溶解，而在碱性环境中溶解度低。H_2 受体阻断药抑制胃酸分泌，使胃内 pH 升高，亚铁盐的溶解度和解离度降低，吸收减少。

建议　硫酸亚铁治疗期间，可考虑应用不影响胃液酸度的铋剂或硫糖铝等药物代替西咪替丁。

[硫酸亚铁－奥美拉唑（渥米哌唑）][2]
Ferrous Sulfate－Omeprazole

要点　同时应用硫酸亚铁和奥美拉唑，前者的生物利用度降低，作用减弱。

有关药物　根据相互影响的机制推测，所有质子泵抑制剂（如兰索拉唑、泮托拉唑、雷贝拉唑等等）与硫酸亚铁之间以及奥美拉唑与其他亚铁盐（富马酸亚铁、乳酸亚铁、葡萄糖酸铁等）之间可发生类似相互影响。

机制　质子泵抑制剂抑制 H^+，K^+-ATP 酶，导致酸生成减少，胃内酸度降低，故可像 H_2 受体阻断药一样，影响亚铁盐的溶解，从而干扰其吸收（参见［硫酸亚铁－西咪替丁］）。

建议　硫酸亚铁治疗期间，可考虑应用不影响胃液酸度的铋剂或硫糖铝等药物代替奥美拉唑等质子泵抑制剂。

[硫酸亚铁－氯霉素][2]
Ferrous Sulfate－Chloramphenicol

要点　氯霉素可某种程度地对抗硫酸亚铁的治疗作用。

有关药物　有证据表明，氯霉素可对抗右旋糖酐铁、叶酸，及维生素 B_{12} 对贫血的治疗作用。可以预料，氯霉素对其他治贫血药（葡萄糖酸亚铁、乳酸亚铁、富马酸亚铁等）的治疗作用也会产生类似影响。

机制　氯霉素除可引起不可逆的致命性再生障碍性贫血外，尚可引起可逆性的轻度骨髓抑制，表现为网织红细胞减少。前者的发生与剂量无关，认为是一种特异质反应；后者与剂量有关，多半发生在血浓度高于 $25\sim30\ \mu g/ml$ 持续应用 $1\sim2$ 周之后。氯霉素对治贫血药的影响起因于对骨髓蛋白合成抑制所致的网织红细胞减少。

建议　一般认为，氯霉素以 $20\sim30\ mg/(kg\cdot d)$ 的剂量应用，血浓度不会超过 $20\ \mu g/ml$，而这一剂量足可治疗所有敏感菌所致之感染。然而，为更为安全起见，凡应用抗贫血药治疗贫血的患者，如需应用抗生素的话，最好选用其他抗生素代替氯霉素。

[硫酸亚铁－维生素 C（抗坏血酸）][3]
Ferrous Sulfate－Vitamin C（Ascorbic Acid）

要点　据报道，同时应用维生素 C（每日 200 mg 以上口服）和硫酸亚铁，可促进亚铁离子的吸收。然而，常规治疗无并发症的缺铁状态时，通常不需要其他辅助措施促进亚铁离子的吸收。

有关药物　在有适量维生素 C 存在的情况下（大于 200 mg），也可促进其他铁盐（富马酸亚铁、葡萄糖酸亚铁、乳酸亚铁等）的吸收。

机制　据认为，维生素 C 之所以能增加亚铁离子的吸收，是因为它能降低 pH（因此增加亚铁离子的溶解度），并能使高铁离子还原为溶解度更高的亚铁离子，从而有助于吸收。

建议　由于亚铁盐单独应用时其吸收对多数人来说已足够，因此，治疗无并发症的铁缺乏状态时，没有理由与维生素 C 同用。

肉类食品通过刺激胃酸分泌（也可能涉及其他作用）从而易化铁的吸收，故素食者可能存在铁缺乏倾向。因此，治疗这类患者的铁缺乏时，应考虑到素食这一因素（与素食者相比，饮食中含有肉类的群体，像口服维生素 C 一样，可使铁的生物利用度增加数倍）（Kaushansky et al，2011）。

[铁－盐酸司维拉姆][3]
Iron－Sevelamer Hydrochloride

要点　Pruchnicki 等在 23 名健康受试者中探讨了 3 种常用磷酸盐结合剂对口服铁剂吸收的影响。

结果发现，单剂 65 mg 元素铁与单剂 3000 mg 碳酸钙（calcium carbonate）、单剂 2668 mg 醋酸钙（calcium acetate）或单剂 2821 mg 盐酸司维拉姆同用时，前者的相对生物利用度分别为 0.81、0.73，及 0.90。作者的结论是，以钙为基础的单剂磷酸盐结合剂可明显减少单剂铁的吸收，而盐酸司维拉姆则否。碳酸钙对铁吸收的影响早有报道。

机制   据认为，抗酸药（包括碳酸钙）对铁吸收的影响涉及 2 种机制，一是增加胃液 pH 从而降低铁的溶解度，二是提供阴离子与铁形成不溶性复合物，但以后者为主。就碳酸钙而论，既可提供阴离子，也可增加胃液 pH；醋酸钙只提供阴离子，预计不会改变胃液 pH；盐酸司维拉姆既不提供形成不溶性复合物的阴离子，也不改变胃液 pH。

建议   该研究表明，对正在应用口服铁剂治疗的严重慢性肾病患者和肾衰竭患者而论，盐酸司维拉姆对铁吸收的影响弱于碳酸钙和醋酸钙，故作为磷酸盐结合剂可能有一定优点。

[叶酸（维生素 M，维生素 Bc）－复方磺胺甲噁唑（复方新诺明）][2]
Folic Acid（Vitamin M）－Sulfamethoxazole /Trimethoprim（SMZ-TMP）

要点   4 名正在应用叶酸治疗巨幼红细胞性贫血的患者，加用复方磺胺甲噁唑后，叶酸治疗巨幼红细胞贫血的疗效消失，其中 3 名患者的网织红细胞没有得到改善，另一例的临床状况未见好转。停用复方磺胺甲噁唑后，症状改善。

有关药物   有证据表明，相对于复方磺胺甲噁唑，同属二氢叶酸还原酶的甲氨蝶呤（与二氢叶酸还原酶的亲和力是叶酸的 106 倍）以及乙胺嘧啶（与二氢叶酸还原酶的亲和力远大于甲氧苄啶）对叶酸疗效的影响也许更明显。

复方磺胺甲噁唑对维生素 B_{12} 的治疗贫血作用是否有类似影响，还不清楚。

机制   这一现象的确切机制尚不清楚。从理论上讲，复方磺胺甲噁唑中所含的磺胺甲噁唑和甲氧苄啶都不会对人体叶酸的代谢造成明显影响，因为人体直接利用从食物中摄取的叶酸，而不是由对氨基苯甲酸（PABA）合成。哺乳动物（包括人）二氢叶酸还原酶对甲氧苄啶的敏感性远比细菌的二氢叶酸还原酶为低（约为后者的 1/50 000）。然而，上述现象在临床上确实存在，因此，除甲氧苄啶对二氢叶酸还原酶的微弱抑制作用外，还可能涉及其他机制。

建议   关于复方磺胺甲噁唑的抗叶酸作用，文献有明确记载。该相互影响对正常个体影响不大，但对巨幼红细胞性贫血患者影响明显。因此，当用叶酸治疗巨幼红细胞性贫血时，应避免与复方磺胺甲噁唑合用。

[叶酸（维生素 M，维生素 Bc）－柳氮磺吡啶（柳氮磺胺吡啶）][3]
Folic Acid（Vitamin M）－Sulfasalazine

要点   一研究证明，正在应用柳氮磺吡啶的炎症性肠病患者，口服叶酸的吸收进一步减少。柳氮磺吡啶的生物利用度也降低。

有关药物   叶酸与其他磺胺类如磺胺嘧啶、磺胺异噁唑等之间是否会发生类似相互影响，尚未见报道。

机制   溃疡性结肠炎及节段性回肠炎患者，因吸收受损、饮食不当，及组织叶酸的利用增加，常发生叶酸血浓度降低。然而，应用柳氮磺吡啶后为什么会进一步减少叶酸的吸收，目前还不清楚，柳氮磺吡啶生物利用度降低的机制也未阐明。

建议   需要柳氮磺吡啶和叶酸的炎症性肠病患者，非肠道给予叶酸可避免此种相互影响。

[叶酸（维生素 M，维生素 Bc）－口服避孕药][2]
Folic Acid（Vitamin M）－Oral Contraceptive Agents（Oral contraceptives）

要点   有证据表明，口服避孕药可削弱叶酸的治疗作用。

机制   口服避孕药阻碍叶酸在体内的代谢，并某种程度上使之耗竭，但阻碍代谢及耗竭的确切机制尚不清楚。

建议 长期应用口服避孕药的育龄妇女，除可存在叶酸缺乏外，尚有维生素 B_{12} 血浓度的降低，个别患者可发生恶性贫血。口服避孕药对叶酸和（或）维生素 B_{12} 产生此种影响的意义在于：那些停用口服避孕药后不久即欲怀孕的妇女，应给予足量的叶酸加以补充，因为孕妇往往会出现叶酸缺乏症，而长期应用过口服避孕药的孕妇更容易发生叶酸缺乏。除了孕期贫血之外，某些畸胎（特别是先天性脊柱裂）的发生也与叶酸缺乏有关，这是那些停用避孕药而希望怀孕的妇女需要补充叶酸的另一原因。

虽然口服避孕药本身对叶酸的此种影响与老年人无关，但是口服避孕药中所含有的成分（如雌二醇、炔雌醇、甲羟孕酮、甲地孕酮等）与老年人用药的关系密切，因此，了解此种相互影响对指导老年人合理用药具有同等重要的临床意义。

[维生素 B_{12}（氰钴胺）－氯霉素][2]
Vitamin B_{12} － Chloramphenicol

要点 氯霉素可某种程度地对抗维生素 B_{12} 的治贫血作用。

有关药物 见［硫酸亚铁－氯霉素］。

机制 氯霉素的骨髓抑制所致的网织红细胞减少，部分抵消了维生素 B_{12} 对贫血的治疗作用。另外，氯霉素也减少肠道维生素 B_{12} 的吸收。

建议 应用维生素 B_{12} 治疗贫血的患者，最好不用氯霉素治疗感染。但因氯霉素治疗所致的视神经炎，可用大剂量维生素 B_{12} 处理以逆转。

[阿伐曲泊帕（阿凡泊帕）－氟康唑（大扶康）][2]
Avatrombopag（AKR-501）－Fluconazole

要点 Nomoto 等对健康非吸烟者进行的一项开放性研究表明，与阿伐曲泊帕（20 mg）单用相比，同时应用唑类抗真菌药氟康唑（400 mg 每日 1 次，连用 16 天）可使前者的 C_{max} 从 101 $\mu g/L$ 升高至 115 $\mu g/L$（LSMR：1.17），$AUC_{0 \sim \infty}$ 从 3170 $\mu g \cdot h/L$ 增加至 6800 $\mu g \cdot h/L$（LSMR：2.16），$t_{1/2}$ 从 19.7 小时延长至 39.8 小时（LSMD：20.2），最大血小板计数从 $285 \times 10^9/L$ 增加至 $307 \times 10^9/L$（LSMD：21.19）（Nomoto et al，2018）。

有关药物 根据该影响的机制推测，预料同属唑类抗真菌药的伏立康唑（voriconazole；主要经 CYP2C19 代谢，CYP2C9 和 CYP3A4 也起一定作用，同时对上述 3 种 CYP 有抑制作用）与阿伐曲泊帕之间可发生类似相互影响。根据体内过程及药动学特点推测，预料主要抑制 CYP3A4 的唑类抗真菌药，如酮康唑和泊沙康唑（尽管泊沙康唑对 CYP3A4 有明显抑制作用，但其代谢主要依赖于 CYP2C19）等，对阿伐曲泊帕的药动学和药效学不会造成明显影响（Bennett，2011）。Nomoto 等的研究结果表明，强效 CYP3A4 抑制剂伊曲康唑对阿伐曲泊帕的药动学和药效学影响轻微，为这一推测提供了佐证。

阿伐曲泊帕的同类药物艾曲泊帕（eltrombopag；艾曲波帕）是 CYP2C9、CYP1A2，及 UGT1A1 的底物（同时对 OATP1B1 和 UGT1A1 有抑制作用），与氟康唑之间是否会发生类似相互影响，尚不清楚。鉴于艾曲泊帕经 CYP2C9 代谢的比例低于阿伐曲泊帕，因此氟康唑对其药动学和药效学的影响可能不会像对阿伐曲泊帕的影响那么明显。有待进一步研究。

机制 有证据表明，阿伐曲泊帕主要经 CYP2C9 代谢，但也有部分涉及 CYP3A4。鉴于强效 CYP3A4 抑制剂伊曲康唑不明显影响阿伐曲泊帕的药动学，而 CYP2C9 和 CYP3A4 双重抑制剂氟康唑（对 CYP2C19 也有抑制作用）对阿伐曲泊帕的药动学和药效学都有明显影响，因此认为，氟康唑通过对 CYP2C9 的非竞争性抑制，从而干扰阿伐曲泊帕的代谢，是后者 $AUC_{0 \sim \infty}$ 增加、C_{max} 升高，以及 $t_{1/2}$ 延长的主要原因，对 CYP3A4 的抑制仅起次要作用。

建议 阿伐曲泊帕是一种口服有效的小分子血小板生成素受体激动剂，可促进造血前体细胞生成血小板和巨核细胞，目前临床上主要用于难治性血小板减少症和慢性免疫性血小板减少性紫癜的治疗。

　　Nomoto 等的研究结果表明，同时应用氟康唑对阿伐曲泊帕的药动学和药效学都有一定程度的影响，但通常比较安全，且耐受良好。然而，当两者必须联用时，为避免血小板计数明显增加导致门静脉血栓形成和脓毒性血栓性静脉炎等不良事件的发生，应考虑适当下调阿伐曲泊帕的剂量和（或）延长给药间隔时间。单纯 CYP2C9 抑制剂或其他 CYP2C9/CYP3A4 双重抑制剂与阿伐曲泊帕联用时，也应遵循上述原则。如果可行的话，用伊曲康唑或泊沙康唑等对 CYP2C9 无明显抑制作用的唑类抗真菌药代替氟康唑，也许可避免此种影响。

［阿伐曲泊帕（阿凡泊帕）－利福平（力复平，甲哌利福霉素，利米定）］[1]
Avatrombopag（AKR-501）－Rifampicin（Rifampin）

　　要点　Nomoto 等对健康非吸烟者进行的一项开放性研究表明，与阿伐曲泊帕（20 mg）单用相比，同时应用利福平（600 mg 每日 1 次，连用 16 天）对前者的 C_{max} 无明显影响，但可使 $AUC_{0\sim\infty}$ 从 3340 $\mu g \cdot h/L$ 降至 1970 $\mu g \cdot h/L$（LSMR：0.568），$t_{1/2}$ 从 20.3 小时缩短至 9.77 小时（LSMD：－10.5），最大血小板计数从 $317\times10^9/L$ 减至 $307\times10^9/L$（LSMD：－9.73），药理作用减弱（Nomoto et al，2018）。

　　有关药物　根据药动学特点以及化学结构的类似性推测，预料同属利福霉素类的利福定（rifandin）、利福喷汀（rifapentine；利福喷丁）、利福布汀（rifabutin）等，对阿伐曲泊帕可产生类似影响，但影响的程度弱于利福平。

　　根据该影响的机制推测，预料其他 CYP2C9 诱导剂或 CYP2C9/CYP3A4 双重诱导剂对阿伐曲泊帕的药动学和药效学可产生类似影响，如抗癫痫药卡马西平（carbamazepine；酰胺咪嗪）、苯妥英（phenytoin）、卢非酰胺（rufinamide）等，但尚有待进一步证实。

　　阿伐曲泊帕的同类药物艾曲泊帕（eltrombopag；艾曲波帕）是 CYP2C9、CYP1A2，及 UGT1A1 的底物（同时对 OATP1B1 和 UGT1A1 有抑制作用），与利福平之间是否会发生类似相互影响，尚不清楚。鉴于艾曲泊帕经 CYP2C9 代谢的比例低于阿伐曲泊帕，因此利福平对其药动学和药效学的影响可能不会像对阿伐曲泊帕的影响那么明显。有待进一步研究。

　　机制　有证据表明，阿伐曲泊帕主要经 CYP2C9 代谢，但也有部分涉及 CYP3A4。已知利福平是 CYP3A4 的强效诱导剂，且对 CYP2C9 有中度诱导作用。因此认为，利福平通过诱导 CYP3A4 和 CYP2C9，从而促进阿伐曲泊帕的代谢，是其削弱阿伐曲泊帕作用的机制。

　　建议　阿伐曲泊帕是一种口服有效的小分子血小板生成素受体激动剂，可促进造血前体细胞生成血小板和巨核细胞，目前临床上主要用于难治性血小板减少症和慢性免疫性血小板减少性紫癜的治疗。

　　Nomoto 等的研究结果表明，同时应用利福平对阿伐曲泊帕的药动学和药效学都有一定程度的影响。目前建议，阿伐曲泊帕治疗期间，最好避免同时应用包括利福平在内的强效 CYP2C9 和（或）CYP3A4 诱导剂。

（崔庆新　邓一鸣）

主要参考文献

Bennett JE, 2011. Antifungal Agents. In: *Goodman & Gilman's The pharmacological basis of therapeutics*, *12th ed*. Brunton LL（editor），McGraw-Hill Co, Inc, New York：1571-1591

Kaushansky K, et al, 2011. Hematopoietic agents: Growth factors, minerals, and vitamins. In: *Goodman & Gilman's The pharmacological basis of therapeutics*, *12th ed*. Brunton LL（editor），McGraw-Hill Co, Inc, New York：1067-1099

Nomoto M, et al, 2018. Pharmacokinetic and pharmacodynamic drug-drug interactions of avatrombopag when coadministered with dual or selective CYP2C9 and CYP3A interacting drugs. *Br J Clin Pharmacol*，84：952-960

第七篇　内脏系统药物

第二十二章　呼吸系统药物

［茶碱－普萘洛尔（心得安）］[2]
Theophylline－Propranolol

要点　对 8 名受试者进行的研究表明，普萘洛尔可明显降低茶碱清除率，但表观分布容积无明显改变。普萘洛尔和其他非选择性 β 受体阻断药可增加支气管阻力，是茶碱的拮抗剂。

有关药物　其他茶碱衍生物（氨茶碱、胆茶碱、二羟丙茶碱）与其他非选择性 β 受体阻断药（纳多洛尔、吲哚洛尔、噻吗洛尔等）之间也有可能发生某种程度的相互影响。阿替洛尔属选择性 β 受体阻断药，不经肝代谢，故不可能与茶碱发生类似相互影响。对 8 名受试者进行的研究表明，美托洛尔对茶碱的清除无影响。

机制　β 受体阻断药可拮抗茶碱对支气管平滑肌的作用，也可增加支气管的阻力（特别是非选择性 β 受体阻断药）。茶碱由肝的混合功能氧化酶代谢（主要涉及 CYP1A2，但也有 CYP3A4 的参与），而普萘洛尔的氧化代谢由 CYP1A2 和 CYP2D6 负责，因此认为，茶碱清除率的降低起因于普萘洛尔对 CYP1A2 的竞争性抑制。

建议　茶碱与普萘洛尔同用时，应测定茶碱血浓度，必要时酌情调整茶碱的用量。

［茶碱－美西律（慢心律）］[2]
Theophylline－Mexiletine

要点　据报道，2 名正在应用茶碱治疗的患者，加用美西律后数月出现烦躁、呕吐，及食欲减退等茶碱中毒症状，查血清茶碱浓度升高近 1 倍。将茶碱减量后，血清茶碱浓度降低，症状也随之消失。

有关药物　由于该相互影响的机制尚不清楚，故难以推断其他茶碱衍生物（氨茶碱、胆茶碱、二羟丙茶碱等）与美西律之间是否会发生类似相互影响。

机制　已知美西律的代谢主要由 CYP2D6 负责，而茶碱的代谢不涉及 CYP2D6，故该影响的机制尚有待阐明。

建议　两药同用期间，应密切观察有无茶碱中毒的症状和体征，必要时减少茶碱的剂量或暂时停用。

［茶碱－胺碘酮（乙胺碘呋酮，安律酮）］[2]
Theophylline－Amiodarone

要点　同时应用茶碱和胺碘酮，前者的代谢减慢，血浓度升高，作用和毒性增强。

有关药物　根据相互影响的机制推测，胺碘酮对氨茶碱或胆茶碱等主要经肝代谢的茶碱衍生物也会产生类似影响。然而，胺碘酮与主要以原形经肾排泄的二羟丙茶碱和蒽普茶碱之间不太可能发生类似相互影响。尽管胺碘酮对 P-糖蛋白有明显抑制作用，但茶碱衍生物的体内过程是否涉及 P-糖蛋白，尚未见有研究报道。

胺碘酮也可减少咖啡因的清除，延长其半衰期（见［咖啡因－胺碘酮（乙胺碘呋酮，安律酮）］）。

机制 已知茶碱的代谢涉及 CYP1A2、CYP2E1，及 CYP3A4（但以 CYP1A2 为主），而胺碘酮是多种 CYP 的抑制剂（其中包括 CYP1A2、CYP2C9、CYP2D6，及 CYP3A4），本身则是 CYP3A4 的底物，因此认为，胺碘酮抑制茶碱经 CYP1A2 和 CYP3A4 的代谢是该影响的主要原因。

建议 两药同用期间，应密切观察有无茶碱中毒的症状和体征，必要时减少茶碱的剂量或暂时停用。

［茶碱－维拉帕米（异搏定，戊脉安）][3]
Theophylline－Verapamil

要点 一病例报道说，用茶碱维持治疗的患者，加用维拉帕米后，茶碱血浓度加倍，并导致茶碱中毒的临床表现（心动过速、恶心、呕吐等）。先停用茶碱，然后减量再用，茶碱浓度接近治疗浓度，症状逐渐消失。

有关药物 茶碱与其他钙拮抗剂（如维拉帕米类的加洛帕米、噻帕米、法利帕米，二氢吡啶类的硝苯地平、尼群地平，其他类的普尼拉明、苄普地尔等）之间，以及维拉帕米与其他茶碱衍生物（如氨茶碱和胆茶碱）之间，是否会发生类似相互影响，尚未见报道。如果机制涉及竞争 N 位脱甲基化过程的话，预料维拉帕米不会与二羟丙茶碱（喘定）或蒽普茶碱发生类似相互影响，因为二羟丙茶碱和蒽普茶碱不经肝代谢（这与广泛经肝代谢的茶碱相反，参见［茶碱－卡马西平（酰胺咪嗪）]）。有报道表明，茶碱与新型钙拮抗剂咪拉地尔（mibefradil）之间可发生类似相互影响。

机制 维拉帕米既是 CYP3A4 的底物（即本身由 CYP3A4 代谢），也是 CYP3A4 的抑制剂。虽然茶碱的代谢主要由 CYP1A2 负责，但已知茶碱和维拉帕米至少有一种代谢过程是相同的，即由 CYP3A4 介导的 N 位脱甲基化，因此认为，维拉帕米抑制（包括竞争性抑制和非竞争性抑制）茶碱经 CYP3A4 的代谢，是该相互影响的机制。

建议 虽然需要进一步研究，但重要的是要认识到这种相互影响有可能发生。合用时应密切注意茶碱浓度有无升高，必要时应当将茶碱减量应用。

［茶碱－苯妥英（大仑丁，二苯乙内酰脲）][2]
Theophylline－Phenytoin

要点 研究表明，应用苯妥英 10～15 天后（剂量以达治疗血浓度为限），茶碱半衰期缩短，清除率增加近 1 倍。两药同用期间，苯妥英血浓度降低。

有关药物 苯妥英也可增加氨茶碱的清除（对胆茶碱的清除有类似影响），但对二羟丙茶碱（喘定）的清除无影响，因为二羟丙茶碱主要以原型经肾排泄。茶碱与其他乙内酰脲类抗癫痫药如乙基苯妥英（乙妥英）和 3-甲基苯乙妥因（美芬妥因，甲妥英）之间也有可能发生类似相互影响。

机制 已知茶碱的氧化代谢涉及 CYP1A2、CYP3A4，及 CYP2E1，而苯妥英对 CYP2C/3A 亚家族以及 CYP1A2 有明显的诱导作用，因此认为，茶碱半衰期的缩短以及清除率的增加起因于苯妥英对 CYP3A4 和 CYP1A2 的诱导。苯妥英血浓度的降低可能与茶碱诱导苯妥英代谢或干扰其吸收有关（也参见［茶碱－苯巴比妥（鲁米那）]）。

建议 茶碱与苯妥英同用期间，要测定二者的血浓度。必要时可增加茶碱和（或）苯妥英的剂量。

［茶碱－卡马西平（酰胺咪嗪，痛惊宁）][3]
Theophylline－Carbamazepine

要点 一名用茶碱和苯巴比妥维持治疗的哮喘患儿，当将苯巴比妥用卡马西平代替治疗 3 周后，茶碱血浓度低于治疗浓度，半衰期明显缩短，结果使该患儿的临床情况明显恶化。

有关药物　根据相互影响的机制推测，预料卡马西平与经肝代谢的其他茶碱衍生物（氨茶碱和胆茶碱等）可发生类似相互影响。二羟丙茶碱（喘定）和蒽普茶碱也是茶碱衍生物，但在体内不转化为茶碱，不经肝代谢，而是迅速经肾小球滤过和（或）主动分泌从体内清除，大约有80％以原型经尿排泄。这与广泛经肝代谢的茶碱相反。因此，预料不会与卡马西平发生类似相互影响。

卡马西平的10-酮基结构类似物奥卡西平虽然不经CYP代谢（这与卡马西平不同），但对CYP3A4同样有诱导作用（只是其诱导作用弱与卡马西平），因此可与茶碱发生类似相互影响，但相互影响的程度要弱一些。

机制　卡马西平也像苯妥英一样，对CYP2C和CYP3A亚家族有明显的诱导作用（但其本身的代谢除由CYP2C9和CYP3A4负责外，尚有CYP1A2和CYP2C8的参与），这可解释其对茶碱血浓度的影响（也见［茶碱－苯巴比妥（鲁米那）］）。

建议　当茶碱和卡马西平同用时，应想到茶碱血浓度可能会低于治疗水平。此时可考虑增加茶碱的剂量，或者应用一种与茶碱无相互影响的抗癫痫药代替卡马西平。应用二羟丙茶碱或蒽普茶碱代替茶碱与卡马西平合用是否确实可避免此种相互影响，尚有待临床进一步证实。

［茶碱－维洛沙嗪（乙氧苯氧甲吗啉）］[1]
Theophylline－Viloxazine

要点　对8名正常受试者进行的研究表明，抗抑郁药维洛沙嗪（每日300 mg）可使单剂茶碱（200 mg）24小时的AUC增加47％，血浆峰浓度升高，清除率降低。1名正在应用茶碱治疗的老年女性，在加用维洛沙嗪（每日200 mg）后第2天出现急性中毒症状（癫痫大发作），血清茶碱浓度增加近2倍（从10 mg/L升至28 mg/L）。停用维洛沙嗪，茶碱浓度下降，症状消失。

有关药物　根据相互影响的机制以及代谢途径的类似性推测，维洛沙嗪与氨茶碱或胆茶碱等主要经肝代谢的茶碱衍生物之间可发生类似相互影响，而与二羟丙茶碱（喘定）或蒽普茶碱之间的类似相互影响则不太可能发生，因后两者主要以原型经肾排泄。

已经切实证明可影响茶碱代谢从而升高其血浓度的抗抑郁药尚有选择性5-羟色胺再摄取抑制剂帕罗西汀（paroxetine；虽然帕罗西汀主要由CYP2D6代谢，但证明除了可抑制CYP2D6外，对CYP1A2和CYP3A4也有一定抑制作用）、氟伏沙明（fluvoxamine；经由CYP2D6、CYP1A2、CYP3A4，及CYP2C9代谢，同时对CYP1A2、3A4，及2C19有抑制作用），及去甲氟西汀（norfluoxetine；抑制CYP3A4）和非典型抗抑郁药萘法唑酮（nefazodone；由CYP3A3/4代谢，同时对这两种酶有抑制作用）。

最后需要提及的是，绝大部分三环类抗抑郁药的代谢主要由CYP1A2负责，其余部分也有CYP3A4的参与，因此都有可能竞争性抑制茶碱的代谢，只是影响的程度可能有一定差别。

机制　茶碱主要由CYP1A2和CYP3A4代谢，而选择性去甲肾上腺素再摄取抑制剂维洛沙嗪不仅是CYP1A2和CYP3A4的底物，且对这两种酶也有一定抑制作用，因此可通过竞争性抑制和非竞争性抑制两方面的影响干扰茶碱的代谢，从而使其血浓度升高。

建议　相互影响较肯定，认为有一定临床意义。两者合用时，应监测茶碱血浓度，必要时将茶碱剂量下调。也可考虑用二羟丙茶碱或蒽普茶碱代替茶碱与维洛沙嗪合用，但合用期间仍应注意观察。

［茶碱－苯巴比妥（鲁米那）］[2]
Theophylline－Phenobarbital

要点　同时应用苯巴比妥和茶碱，可降低茶碱血浓度。研究表明，用苯巴比妥处理后，血清茶碱清除率增加90％～120％。

有关药物　据报道，在苯巴比妥存在的情况下，司可巴比妥诱导茶碱清除。在此期间，茶碱需要量可达常用量的4倍。可以预料，茶碱与其他巴比妥类（戊巴比妥、异戊巴比妥、仲丁巴比妥等）之间，以及其他主要经肝代谢的茶碱衍生物（如氨茶碱和胆茶碱）与苯巴比妥之间，也可发生类似相互影响。预料同属茶碱衍生物的二羟丙茶碱（喘定）以及蒽普茶碱与苯巴比妥之间不会发生类似相互影响，因为它们主要以原型经肾排泄。

扑米酮在体内可代谢转化为苯巴比妥，预料与茶碱可发生类似相互影响。

机制 茶碱的氧化代谢涉及 CYP1A2、CYP3A4，及 CYP2E1，因此，凡是对这些 CYP 有诱导或抑制作用的药物，都可对其代谢发生影响。已知苯巴比妥对 CYP1A2 以及 CYP2C/3A 亚家族有明显的诱导作用（但其本身由 CYP2C9 和 CYP2C19 代谢），因此可使茶碱代谢加速，作用减弱。

建议 必须同用时，应于两药同用期间密切监测茶碱血浓度。在绝大多数情况下茶碱的需要量增加，但不同个体需要增加的量可能不同。

［茶碱－双硫仑（双硫醒）][2]
Theophylline－Disulfiram

要点 对 20 名已康复的慢性酒精中毒患者进行的研究表明，服用双硫仑（250 mg/d）1 周后，茶碱（5 mg/kg，静脉注射）的清除率降低 21％［从 105.7 ml/(kg·h) 降至 83.1 ml/(kg·h)］。另有证据表明，双硫仑对茶碱清除的抑制作用与剂量呈正相关。

有关药物 根据相互影响的机制推测，双硫仑与主要经肝代谢清除的茶碱衍生物（氨茶碱、胆茶碱等）之间可产生类似相互影响，而与主要以原型经肾排泄清除的二羟丙茶碱和蒽普茶碱之间则不会发生类似相互影响。

机制 已知茶碱的代谢涉及 CYP1A2、CYP2E1，及 CYP3A4，而双硫仑对 CYP2E1 有明显抑制作用，故认为双硫仑非竞争性抑制茶碱经 CYP2E1 的代谢是使茶碱清除减慢的原因。

建议 虽然资料有限，但该相互影响已肯定，且具有一定临床意义。应用茶碱期间加用双硫仑，应密切监测茶碱血浓度是否升高，作用有否增强，并据情调整茶碱的剂量。此种相互影响的程度取决于双硫仑的剂量。研究表明，双硫仑的剂量为 500 mg 时，茶碱清除率可降低 50％。根据相互影响的机制推测，用二羟丙茶碱或蒽普茶碱代替茶碱可避免此种相互影响，但尚有待进一步验证。

［茶碱－羟乙桂胺][2]
Theophylline－Idrocilamide

要点 对 6 名正常受试者的研究表明，应用肌松药羟乙桂胺（每日 600 mg）7 天后，可使单剂茶碱的半衰期延长 1.5 倍（从 8.5 小时延长至 21.6 小时）。

有关药物 对 4 名正常受试者进行的研究表明，羟乙桂胺 400 mg，每日 3 次口服，可使咖啡因（一杯含有 200 mg 左右咖啡因的咖啡）的半衰期延长 7.5 倍（从 7 小时延长至 59 小时），总清除率降低近 90％。根据该相互影响的机制推测，羟乙桂胺与主要经肝代谢清除的黄嘌呤类（如茶碱衍生物氨茶碱和胆茶碱）之间可发生类似相互影响，但与主要以原型经肾排泄的黄嘌呤类（如茶碱衍生物二羟丙茶碱和蒽普茶碱）之间不太可能发生类似相互影响。

机制 可能与羟乙桂胺抑制负责茶碱代谢的肝药酶有关。

建议 避免两药合用是明智的。必须合用时，应注意观察茶碱过量的症状和体征，必要时减少茶碱的剂量。用二羟丙茶碱代替茶碱，也许可避免此种相互影响。

需要提及的是，应用羟乙桂胺的患者，最好避免饮用含有咖啡因的饮料（包括茶、咖啡，及可乐），或限制饮用量，否则，有可能导致咖啡因中毒。

［茶碱－罗非昔布][1]
Theophylline－Rofecoxib

要点 研究表明，昔布类（coxibs）选择性 COX-2 抑制剂罗非昔布可抑制茶碱的代谢，增强其作用。

有关药物 根据代谢途径的类似性以及相互影响的机制推测，罗非昔布与主要经肝代谢清除的其他茶碱衍生物（如氨茶碱和胆茶碱）之间可发生类似相互影响，而与主要以原形经肾排泄的茶碱衍生物（如二羟丙茶碱及蒽普茶碱）之间的类似相互影响则不太可能发生。

同属选择性 COX-2 抑制剂的塞来昔布主要由 CYP2C9 代谢，是 CYP2D6 的抑制剂（但塞来昔布的代谢与 CYP2D6 无关），对 CYP1A2 和 CYP3A4 无影响，故不会影响茶碱的代谢。伐地考昔（valdecoxib）以及前体药物帕瑞考昔（parocoxib；在体内脱羟甲基生成其活性型伐地考昔）主要经 CYP3A4、CYP2C9，及葡糖醛酸化代谢，仅对 CYP2C9 和 CYP2C19 有轻、中度抑制作用，因此与茶碱之间不太可能发生类似相互影响（两者对茶碱 CYP3A4 代谢的竞争性抑制未曾证实。不过，即使存在，影响也不会很明显）。

机制 罗非昔布的代谢有多种 CYP 的参与，其中包括 CYP1A2 和 CYP3A4（但以后者为主）。茶碱的代谢主要由 CYP1A2 和 CYP3A4 负责（以前者为主）。研究表明，罗非昔布可竞争性的抑制茶碱经 CYP1A2 和 CYP3A4 的代谢。

建议 曾有研究表明，应用罗非昔布的患者，血栓栓塞事件的发生率明显增加（与安慰剂相比，增加 1 倍以上），因此于 2004 年停用。FDA 顾问组一致认为，罗非昔布增加心肌梗死和卒中的危险。然而，就胃肠道的副作用而言，在昔布类选择性 COX-2 抑制剂中，仅有罗非昔布优于 tNSAIDs。如果再次起用的话，仅对那些因严重胃肠道副作用不能耐受 tNSAIDs，且证明心脑血管病危险性较低的患者才值得考虑。

无论如何，茶碱和罗非昔布的同时应用应予以避免。鉴于已经证明二羟丙茶碱或蒽普茶碱与罗非昔布之间以及塞来昔布、伐地考昔或帕瑞考昔与茶碱之间不会发生类似相互影响，因此，避免茶碱和罗非昔布的同时应用不困难。

［茶碱－非布索坦（非布司他）］[3]
Theophylline－Febuxostat

要点 同时应用茶碱和新型非嘌呤类黄嘌呤氧化酶抑制剂非布索坦（用于有痛风发作的高尿酸血症患者），前者的血浓度可升高，有可能达中毒水平。

有关药物 根据提出的机制推测，所有黄嘌呤氧化酶的底物，如氨茶碱（aminophylline；在体内生成茶碱）、咖啡因（caffeine），及免疫抑制剂巯嘌呤（mercaptopurine）和硫唑嘌呤（azathioprine）等，其代谢都可受非布索坦的影响。

机制 非布索坦通过抑制黄嘌呤氧化酶从而阻碍茶碱的代谢，是该影响的机制。另外，已知茶碱的代谢尚涉及 CYP1A2、CYP2E1，及 CYP3A4，而非布索坦的氧化代谢涉及 CYP1A2 和 CYP2C8/2C9（尽管其代谢也涉及 UGT1A1/1A3/1A9 以及 UGT2B7 等的络合，但与此处所述的影响无关），因此认为，非布索坦对 CYP1A2 的竞争性抑制也可能是原因之一。

建议 尽管上述相互影响尚未进行充分的对照研究，但理论上有可能发生。在应用非布索坦治疗期间，如果需要给予茶碱（或巯嘌呤和硫唑嘌呤等其他黄嘌呤氧化酶底物）时，应据情适当下调后者的剂量。

［茶碱－磺吡酮（苯磺唑酮，硫氧唑酮）］[3]
Theophylline－Sulphinpyrazone

要点 对 6 名健康受试者进行的研究表明，口服茶碱（125 mg，每日 3 次）4 天后加用磺吡酮（800 mg/d），茶碱的总清除率增加 22%，血浓度降低。

有关药物 茶碱与另一种促尿酸排泄药丙磺舒之间，以及磺吡酮与其他茶碱衍生物（氨茶碱、胆茶碱、二羟丙茶碱等）之间是否会发生类似相互影响，尚无可靠证据。对健康志愿者进行的交叉对照研究表明，口服丙磺舒（1 g）对氨茶碱（5.6 mg/kg）的药动学参数无影响，但可降低二羟丙茶碱的总体清除率［由 178 ml/(kg·h) 降至 101 ml/(kg·h)］，延长其半衰期（平均延长 67.8%）。

机制 确切机制不清楚。目前认为，茶碱血浓度的降低是肝对茶碱代谢加速与肾清除率降低的综合结果。丙磺舒何以延长二羟丙茶碱的半衰期，目前的解释是可能起因于前者对后者经肾清除的抑制（二羟丙茶碱主要以原形经肾排泄）。也见［二羟丙茶碱－丙磺舒］项下的有关内容。

建议　根据目前可得到的资料认为，磺吡酮对茶碱血浓度的影响不十分明显。但对个别患者的影响可能较大，故两药合用期间仍应注意观察，必要时增加茶碱的剂量。

二羟丙茶碱的不良反应较少，唯半衰期较短是其缺点。丙磺舒延长二羟丙茶碱的半衰期，两者的相互影响在临床上可能有益。

［茶碱－别嘌醇（别嘌呤醇）][2]
Theophylline－Allopurinol

要点　同时应用茶碱和别嘌醇，可导致茶碱的活性代谢物 1-甲基黄嘌呤积聚，血浆茶碱浓度也可增加。

有关药物　别嘌醇与其他茶碱衍生物（如二羟丙茶碱、氨茶碱、胆茶碱）之间的相互影响尚未见报道。但根据代谢途径推测，它对氨茶碱和胆茶碱可发生类似影响，而对二羟丙茶碱的清除不会引起什么改变，因为二羟丙茶碱主要以原型经肾排泄。

机制　别嘌醇抑制肝药物代谢酶，使茶碱的活性代谢物 1-甲基黄嘌呤的代谢清除减慢，这是使其积聚的原因；当该活性物积聚后，可反馈性抑制茶碱的代谢，是茶碱血浓度增加的机制。

建议　别嘌醇确实可降低茶碱清除率，增加其毒性。但只有在别嘌醇大剂量（600 mg/d）连续应用两周后，才见茶碱代谢减慢，短疗程小剂量别嘌醇对茶碱的清除无明显影响，故两者的同时应用无须刻意避免。然而，同用期间应注意观察有无茶碱中毒的症状和体征。必要时将茶碱减量应用。

［茶碱－噻氯匹定（力抗栓，抵克利得，氯苄噻啶）][3]
Theophylline－Ticlopidine

要点　对 10 名正常受试者进行的研究表明，使用血小板聚集抑制剂噻氯匹定（250 mg，每日 2 次）10 天后，单剂茶碱（5 mg/kg）口服后的清除率降低 37％。

有关药物　根据提出的机制推测，噻氯匹定与其他主要经肝代谢清除的茶碱衍生物（氨茶碱、胆茶碱等）之间可发生类似相互影响，而与主要以原型经肾排泄的茶碱衍生物（二羟丙茶碱和蒽普茶碱）之间的类似相互影响则不太可能发生。

氯吡格雷的化学结构与噻氯匹定密切相关，和噻氯匹定一样，也是一种前体药物，推测与茶碱可发生类似相互影响。

机制　已知茶碱是 CYP1A2 的底物，而噻氯匹定对 CYP1A2 有某种程度的抑制作用，因此认为，噻氯匹定抑制茶碱经 CYP1A2 的代谢可能是该影响的机制。

建议　资料很有限。建议两药合用期间注意观察茶碱的作用，必要时减少茶碱的剂量。

［茶碱－沙丁胺醇（舒喘灵）][2]
Theophylline－Salbutamol

要点　对正常受试者的研究表明，合用茶碱可增加因输入沙丁胺醇所致低血钾和心动过速的发生率，个别患者可导致严重低血钾。急性低血钾合用两药后，可加重低血钾引起的心律失常。两药合用后对茶碱药动学的影响，报道结果不一致。有报道茶碱在婴幼儿体内的清除率明显增加，血浓度明显降低，但对正常受试者进行的研究未曾发现茶碱药动学有何变化。

有关药物　对一组儿童进行的双盲对照研究表明，茶碱与麻黄碱合用，失眠等副作用发生率增加，茶碱的疗效远不及单用。对 12 名哮喘儿童的研究也曾得出同样的结论。对 7 名正常受试者的研究表明，应用茶碱期间，静脉注射特布他林后，副作用发生率增加，血钾浓度降低，血糖升高，心率加速，收缩压升高。对 6 名正常受试者及一组哮喘儿童进行的研究表明，奥西那林（羟喘）不影响茶碱的血浓度。茶碱与其他具有 β 受体激动作用的拟交感药（肾上腺素、非诺特罗、克仑特罗等）之间是否有类似相互影响，尚无报道。

对 6 名哮喘患儿的研究表明，输入异丙肾上腺素使静脉注射氨茶碱的清除率增加 19%，气急加重。其他茶碱衍生物（胆茶碱、二羟丙茶碱等）与异丙肾上腺素（或其他具有 β 受体激动作用的拟交感药）之间是否会发生类似相互影响，尚缺乏证据。

机制 相互影响的机制较复杂。茶碱及大部分拟交感药都具有中枢兴奋作用，合用时中枢兴奋作用可相加。两类药物都可兴奋心脏，且多可使血钾降低，故合用时心律失常的发生率有可能增加。两药药动学相互影响的机制还不十分清楚。

建议 茶碱与具有支气管扩张作用的 β 受体激动药合用临床上常见，且可取得较好疗效，但也有不良反应发生。两类药物合用期间，应注意剂量的控制，并注意疗效的变化。已证明奥西那林不影响茶碱血浓度，必要时可考虑用其代替沙丁胺醇与茶碱合用，但茶碱对奥西那林的影响未必能避免。

［茶碱－扎鲁司特（扎非鲁卡）］[2]
Theophylline－Zafirlukast

要点 有报道表明，同时应用茶碱和白三烯受体拮抗剂扎鲁司特，可使前者代谢减慢，作用和毒性增强（Barnes，2011）。

有关药物 另一种白三烯受体拮抗剂孟鲁司特（montelucast）除了广泛经由 CYP3A4 代谢外，也是 CYP2C9、CYP2C8，及 OATP2B1 的底物，预料与茶碱之间可发生类似相互影响。同属白三烯受体拮抗剂的普仑司特与茶碱之间是否会发生类似相互影响尚不清楚。

根据代谢途径和相互影响的机制推测，扎鲁司特对主要经肝代谢的其他茶碱衍生物，如氨茶碱或胆茶碱，也会产生类似影响，但对主要以原形经肾排泄的二羟丙茶碱和蒽普茶碱等可能无影响。

白三烯合成抑制剂齐留通（zileuton；通过抑制 5-脂氧酶从而阻碍从花生四烯酸合成白三烯）也广泛经由 CYP 代谢，且已经证明可像扎鲁司特一样，与茶碱发生类似相互影响（出于对其药动学以及安全方面的考虑，FDA 要求齐留通生产厂家在说明书中增加有关注意事项；目前该药在美国和部分欧洲国家已停用）。

机制 已证明茶碱的代谢有 CYP1A2 和 CYP3A4 的参与，而扎鲁司特的代谢涉及 CYP2C9 和 CYP3A4，且对 CYP2C9 有一定抑制作用，故认为茶碱代谢的减慢与扎鲁司特对 CYP3A4 的竞争性抑制有关，但在其他 CYP 水平上的影响也不能排除。

建议 相互影响肯定，建议尽量避免两者联用。茶碱和扎鲁司特都主要用于哮喘的治疗，临床上合用的情况并不多见。如欲联用或于茶碱治疗期间加用扎鲁司特，茶碱的剂量应适当下调（可下调至常用量的 20%～50%）。

［茶碱－硫糖铝（胃溃宁）］[3]
Theophylline－Sucralfate

要点 一研究表明，服用硫糖铝（1 g）30 分钟后给予茶碱缓释剂（350 mg），茶碱的吸收减少 40%。但也有两者合用无相互影响的报道。

有关药物 由于确切机制不清楚，且报道结果不一致，故难以确定硫糖铝与其他茶碱衍生物（氨茶碱、胆茶碱、二羟丙茶碱等）之间是否会发生类似相互影响。

机制 该影响的确切机制尚不清楚。鉴于硫糖铝可在胃内壁形成一层黏滞的液膜，从而影响多种药物的吸收，因而推测，茶碱的吸收也有可能因此液膜的存在而受影响。另外，硫糖铝的络合作用也可能是原因之一。

建议 虽然相互影响尚未确定，但合用期间注意观察作用是否减弱，并据情调整剂量，仍然是有必要的（先给予茶碱，间隔至少 2 小时再口服硫糖铝，也许会最大程度上避免此种相互影响）。

［茶碱－药用炭］[2]
Theophylline－Medicinal Charcoal

要点 药用炭可限制各种口服茶碱制剂的吸收。有 5 名患者在口服茶碱制剂半小时后给予药用炭，结果仅有 40％的茶碱被吸收。另有 6 名志愿者，在摄入缓释茶碱制剂后 1 小时给予药用炭，结果茶碱平均血浓度降低 39％。

有关药物 其他口服茶碱衍生物（氨茶碱、胆茶碱、二羟丙茶碱等）也有可能被药用炭吸附。

机制 药用炭吸附茶碱，从而限制茶碱的胃肠吸收。

建议 有人认为，可用药用炭处理茶碱过量。按 5：1（即 5 份药用炭对 1 份茶碱）在服茶碱 1 小时内给予，可有效地限制茶碱的吸收。如果应用药用炭的目的不是为了处理茶碱过量，则茶碱需大于常用量，或使两药服用的间隔时间尽可能长一些。

［茶碱－西咪替丁（甲氰咪胍）］[1]
Theophylline－Cimetidine

要点 西咪替丁与茶碱同用时，后者的清除减慢，清除半衰期延长 36％～37％，清除率降低 19％～40％。与此同时，血浓度相应升高。一般于联用后 24 小时内发生明显改变，并随治疗的延续而进展。

有关药物 根据相互影响的机制推测，西咪替丁对氨茶碱或胆茶碱等主要经肝代谢的茶碱衍生物也会产生类似影响，但对主要以原形经肾排泄的二羟丙茶碱和恩普茶碱可能无影响。西咪替丁也可减少咖啡因的清除，延长其半衰期（见［咖啡因－西咪替丁（甲氰咪胍）］）。

已证明雷尼替丁（300 mg/d，连用 7 天）对茶碱的总体清除率无明显影响，原因在于雷尼替丁与 CYP 的亲和力较低（雷尼替丁主要以原形经肾排泄，经肝代谢的部分不足 10％，与 CYP 的亲和力也仅有西咪替丁的 10％）。根据相互影响的机制推测，其他 H_2 受体阻断药（如法莫替丁、尼扎替丁、罗沙替丁等）与茶碱之间也不会发生类似相互影响，因为它们几乎完全以原形经肾排泄，与 CYP 几无亲和力。

机制 已经证明西咪替丁可抑制肝微粒体加单氧酶系统，包括 CYP1A2、CYP2C9/2C19、CYP2D6，及 CYP3A4，而茶碱的代谢有 CYP1A2 和 CYP3A4 的参与。因此，两者同用时茶碱经 CYP1A2 和 CYP3A4 的代谢受阻，血浓度升高，作用和毒性增强。

建议 应用茶碱治疗的患者，在开始加用西咪替丁治疗、改变西咪替丁剂量，或停用西咪替丁时，都需严密监测茶碱血浓度。因为茶碱安全范围较窄，所以在开始西咪替丁治疗时，应将茶碱剂量减少 30％～50％，以防茶碱中毒。

实际上，由于西咪替丁的不良反应多而严重，且与其他药物的相互影响多见，因此有相当一部分国家已不再应用。考虑到法莫替丁、尼扎替丁、罗沙替丁等不会与茶碱发生相互影响，因此接受茶碱治疗的患者，选用这些 H_2 受体拮抗剂代替西咪替丁也许更为合适。

［茶碱－奥美拉唑］[2]
Theophylline－Omeprazol

要点 同时应用茶碱和奥美拉唑，可使前者的清除加速，作用减弱。

有关药物 根据相互影响的机制和代谢途径推测，奥美拉唑与主要经肝代谢清除的其他茶碱衍生物（如氨茶碱和胆茶碱）之间可发生类似相互影响，而与主要以原形经肾排泄的茶碱衍生物（如二羟丙茶碱及恩普茶碱）之间的类似相互影响则不太可能发生。

虽然所有质子泵抑制剂都由 CYP2C19 和 CYP3A4 代谢，但仅有奥美拉唑对 CYP2C19 有抑制作用，对 CYP1A2 有诱导作用。因此，除了奥美拉唑外，其他质子泵抑制剂很少或不会与茶碱发生类似相互影响。

机制 奥美拉唑诱导 CYP1A2 的表达（同时对 CYP2C19 有一定抑制作用，本身则主要由 CYP2C19 和 CYP3A4 代谢），而茶碱的代谢主要由 CYP1A2 负责（也有 CYP3A4 的参与），因此认为茶碱清除的加速与奥美拉唑诱导 CYP1A2 从而促进其代谢有关（对 CYP3A4 的竞争性抑制，有可能部分抵消其对 CYP1A2 的诱导作用所造成的影响）。

建议 该相互影响肯定，因此应尽可能避免两者的同时应用。实际上，避免茶碱和奥美拉唑的同时应用并不困难，因为二羟丙茶碱或蒽普茶碱与奥美拉唑之间以及其他质子泵抑制剂（如兰索拉唑、泮托拉唑，及雷贝拉唑）与茶碱之间不会发生类似相互影响，故可考虑用其代替茶碱或奥美拉唑。

［茶碱－呋塞米（呋喃苯胺酸，速尿）][3]
Theophylline－Furosemide

要点 两报道表明，呋塞米对茶碱血浓度有相对影响。10 名成年患者静脉注射呋塞米后 4 小时内，茶碱（来自氨茶碱）血浓度增加约 3 μg/ml。4 名早产儿给茶碱 30 分钟内，口服或静脉应用呋塞米，茶碱血浓度下降 2～3 μg/ml。

有关药物 呋塞米和茶碱衍生物胆茶碱之间的相互影响未见报道，但预料也可发生类似影响。二羟丙茶碱（喘定）也属茶碱衍生物，但在体内不转化为茶碱，不经肝代谢，已证明与呋塞米不发生相互影响。蒽普茶碱是另一种不经肝代谢的茶碱衍生物，预料可像二羟丙茶碱一样，不会与呋塞米发生类似相互影响。茶碱与其他袢利尿剂（依他尼酸、布美他尼、吡咯他尼等）的相互影响尚未证实，但基于药理作用的类似性，预料相互影响有可能发生。

机制 机制不清楚。有可能涉及多种因素。一是呋塞米有可能减少茶碱的分布容积；二是减轻肝充血，从而增加茶碱的清除；三是呋塞米置换与血浆蛋白结合的茶碱，此点在体内已经证实。

呋塞米对茶碱血浓度的影响最有可能是多项生理参数（蛋白结合、亲和力，及体液分布等）的共同结果。这些参数在成人和早产儿是不同的。已充分证实，茶碱的清除是年龄依赖的。

建议 资料提示，需要进行不同年龄组的研究才能充分阐明这种相互影响的专一性。有限报道确实表明茶碱血浓度的重要改变，因此，长期联用呋塞米治疗时，最好注意观察患者。将两药分开应用，间隔时间尽可能长一些，也许有益，因为间隔 2 小时应用，未曾发现有相互影响。

［茶碱－甲状腺素][1]
Theophylline－Thyroxine

要点 甲状腺素可加速茶碱的代谢，从而使其血浓度降低，作用减弱。

有关药物 根据药理作用推测，茶碱与其他甲状腺制剂（甲状腺粉、碘赛罗宁等）之间可发生类似相互影响。根据代谢途径推测，主要经肝代谢清除的茶碱衍生物（氨茶碱和胆茶碱等）与甲状腺素可发生类似相互影响，但主要以原型经肾排泄清除的茶碱衍生物（二羟丙茶碱和蒽普茶碱等）与甲状腺素之间的类似相互影响也许不会发生。

机制 甲状腺素促进茶碱的代谢，从而使其血浓度降低，作用减弱。

建议 甲状腺素对茶碱代谢的影响已明确，且比较明显。此种相互影响在甲状腺功能亢进或甲状腺功能减退患者的治疗中有重要临床意义。

甲状腺功能减退患者，如尚未行甲状腺素替代治疗，常规剂量应用茶碱时，有可能发生茶碱中毒。然而，对这样的患者在茶碱治疗期间给予甲状腺素替代治疗时，则应适当增加茶碱的剂量，才能达到有效治疗浓度。

相反，甲状腺功能亢进患者，茶碱的代谢高于正常，故对茶碱的需要量增加。对这样的患者，在茶碱治疗期间加用抗甲状腺药的话，则需适时适当地减少茶碱的剂量（参见［茶碱－抗甲状腺药]）。

［茶碱－抗甲状腺药][1]
Theophylline－Antithyroid compounds

要点 抗甲状腺药通过抑制甲状腺素的合成，减少甲状腺素的释放，可减慢机体对茶碱的代谢，从而使茶碱血浓度升高，增强其作用。

正在使用茶碱治疗的甲状腺功能亢进患者，若不减少茶碱的剂量就给予抗甲状腺药（如甲硫氧嘧啶、丙硫氧嘧啶、甲巯咪唑等），茶碱血浓度可明显升高（有报道升高达 1 倍以上）。

有关药物 预料抗甲状腺药（或放射性碘治疗）对其他主要经肝代谢清除的茶碱衍生物（胆茶碱及氨茶碱等）可有类似影响，而对主要以原型经肾排泄清除的二羟丙茶碱或蒽普茶碱则很少或不太可能发生类似影响。

机制 抗甲状腺药通过抑制甲状腺素的合成，从而影响机体对茶碱的代谢。

建议 甲状腺功能亢进患者的茶碱清除率比甲状腺功能正常者（以及甲状腺功能减退者）要高得多，故甲状腺功能亢进未行治疗时，茶碱的需要量也大得多。但于茶碱治疗期间加用抗甲状腺药时，随着甲状腺素的减少，茶碱的需要量也相应减少，如不适时减少茶碱剂量的话，即可导致茶碱中毒（也见［茶碱－甲状腺素］）。

据推测，二羟丙茶碱和蒽普茶碱受甲状腺素的影响较小，故用其代替茶碱用于此类患者的治疗，也许可免除相互影响及剂量调整之麻烦。

［茶碱－氢化可的松（氢可的松，皮质醇）］[3]
Theophylline－Hydrocortisone

要点 对 3 名用茶碱维持治疗的哮喘持续状态患者进行的一项研究表明，同时应用氢化可的松，使茶碱血浓度升至 40～50 µg/ml。其中 2 名患者诉说有头痛和恶心。用生理盐水代替氢化可的松的对照患者，茶碱血浓度无改变。然而，另有 2 项研究未能证明氢化可的松对茶碱血浓度有何影响。其中一项研究表明，注射氢化可的松，茶碱清除率升高 21%。

有关药物 对 7 名健康志愿者进行的一项研究表明，静脉注射甲泼尼龙对茶碱血浓度无任何影响。据报道，茶碱与地塞米松也不发生相互影响。给 6 名健康受试者同时口服泼尼松，不明显影响茶碱（来自氨茶碱）的平均相对生物利用度，但茶碱和强的松的血浓度都较低。因为缺乏一致资料，所以，茶碱与其他糖皮质激素（氟强的松龙、倍他米松、曲安西龙等）是否会发生相互影响，尚难断定。氢化可的松与其他茶碱衍生物（氨茶碱、胆茶碱、二羟丙茶碱等）之间的相互影响也难以预言。如果此种相互影响的机制与氢化可的松抑制茶碱代谢有关的话，鉴于二羟丙茶碱和蒽普茶碱不被肝代谢，预料不会与氢化可的松发生相互影响，而氨茶碱和胆茶碱则有可能与氢化可的松发生类似相互影响。

机制 该相互影响的确切机制不清楚。随后的研究未能确立导致茶碱浓度升高的影响是茶碱分布改变的结果，还是由于氢化可的松对茶碱代谢的抑制。已知茶碱代谢对 CYP 依赖的程度从高到低依次为 CYP1A2＞CYP2E1＞CYP3A4，而氢化可的松的代谢有 CYP3A4 的参与，同时对 CYP3A4 有一定的诱导作用，故认为氢化可的松对茶碱的影响可能是上述因素共同干预的综合结果。

建议 如果需要同时应用糖皮质激素，应测定茶碱血浓度。茶碱的需要量可能减少。

［茶碱－环丙沙星（环丙氟哌酸）］[1]
Theophylline－Ciprofloxacin

要点 对 33 名使用茶碱的患者进行的研究表明，当服用环丙沙星（750 mg，每日 2 次）后，血清茶碱浓度升高近 1 倍（从 7.8 mg/L 升至 14.6 mg/L），其中 7 名老年患者出现茶碱中毒症状。这也可能是某些同时应用茶碱和环丙沙星的患者出现幻觉、谵妄，及惊厥的原因。

Antoniou 等对 66 岁以上应用茶碱治疗的老年患者进行的分析研究表明，同时应用环丙沙星的患者，与未用者相比，茶碱中毒的可能性增加近 2 倍（Antoniou et al，2011）。

有关药物 14 名同时服用依诺沙星（800～1200 mg/d）的患者，给药 3～5 天后，血清茶碱浓度平均升高 1.5 倍（从 8.5 mg/L 增至 21.7 mg/L），其中 9 人出现茶碱中毒症状。

已经证明培氟沙星、格帕沙星，及莫西沙星像环丙沙星一样，也有部分经 CYP 代谢，并已证实可升高茶碱血浓度。Antoniou 等的研究结果表明，同时应用左氧氟沙星，茶碱中毒的危险性未见增加。预料其他主要以原型经肾排泄的喹诺酮类抗菌药，例如氧氟沙星、氟罗沙星、帕珠沙星等，也会像左氧氟沙星一样，不会与茶碱发生相互影响。

其他黄嘌呤类（如茶碱衍生物氨茶碱、胆茶碱、二羟丙茶碱等）与环丙沙星间的相互影响尚未见报道，但根据相互影响的机制及代谢途径推测，主要经肝代谢清除的茶碱衍生物（氨茶碱和胆茶碱等）与环丙沙星可发生类似相互影响，而主要以原型经肾排泄的二羟丙茶碱或蒽普茶碱与环丙沙星之间的类似相互影响则不太可能发生，或影响程度较小。

据报道，咖啡因（caffeine）的血浓度受环丙沙星及诺氟沙星的影响，但相比之下，受依诺沙星和吡哌酸的影响更明显，而氧氟沙星对咖啡因无影响。

机制 环丙沙星或其他喹诺酮类与茶碱（或其他茶碱衍生物）之间的相互影响，起因于前者对后者肝代谢的抑制（主要涉及 CYP1A2，但对 CYP3A4 的影响也不能排除）和肾清除率的降低，但以前者为主。环丙沙星等喹诺酮类对咖啡因血浓度的影响，则主要起因于对咖啡因脱甲基化代谢的抑制（咖啡因的脱甲基代谢主要依赖于 CYP1A2）。

建议 茶碱与环丙沙星、培氟沙星或依诺沙星的相互影响较肯定，并且具有比较重要的临床意义，但发生率尚不清楚，相互影响的程度也存在个体差异。老年患者（年龄对茶碱代谢有明显影响，老年人茶碱代谢减慢，这与 1～16 岁的儿童相反）及茶碱血浓度已达治疗范围上限的患者，相互影响的危险性较大。建议在无条件监测茶碱血浓度的情况下，避免两者合用。如必须合用的话，可考虑用诺氟沙星或左氧氟沙星等代替环丙沙星，因已证明这些喹诺酮类与茶碱相互影响的程度较小，且无相互影响导致不良反应的报道。已证明洛美沙星与茶碱不发生相互影响，与茶碱合用可能更为合适。

应用依诺沙星和吡哌酸的患者，避免同时应用咖啡因或饮用富含咖啡因的饮料（如茶、咖啡，及可乐等）是明智的。已证明诺氟沙星与咖啡因的相互影响程度较小，氧氟沙星与咖啡因无相互影响，故在必须合用咖啡因和喹诺酮类抗菌药的情况下，可考虑用其代替依诺沙星或吡哌酸。

[茶碱－红霉素][1]
Theophylline－Erythromycin

要点 红霉素与茶碱同时连续应用 5 天后，可使茶碱血浓度增加近 1 倍，红霉素稳态血浓度降低 63%。

有关药物 醋竹桃霉素（三乙酰竹桃霉素）可使茶碱血浓度增加近 1 倍。另一大环内酯类抗生素克拉霉素（clarithromycin）也可与茶碱发生类似相互影响。但已经证明同属大环内酯类的阿奇霉素和地红霉素不影响茶碱的代谢（因为阿奇霉素和地红霉素对 CYP3A4 无明显抑制作用）。其他大环内酯类抗生素与茶碱之间是否会发生类似相互影响，尚未见报道。

根据相互影响的机制推测，茶碱衍生物氨茶碱和胆茶碱可与红霉素发生类似相互影响。但同属茶碱衍生物的二羟丙茶碱和蒽普茶碱与红霉素之间的类似相互影响不太可能发生，因为它们主要以原型经肾排泄。

机制 已经证明红霉素对 CYP3A4 有明显的抑制作用，而茶碱的代谢有 CYP1A2 和 CYP3A4 的参与，因此两者同用时后者的代谢被抑制，这可解释茶碱血浓度升高的原因。但是，茶碱降低红霉素血浓度的机制目前还不清楚。

建议 正在应用茶碱维持治疗的患者，如果需要给予红霉素，应密切观察，以防中毒。有人提议，在开始红霉素治疗时，茶碱剂量应减少 50%。停用红霉素治疗后，茶碱的血浓度有可能降低，此时需要考虑增加剂量。

另外，已经证明阿奇霉素和地红霉素对负责茶碱代谢的 CYP3A4 无影响，因此，如果可行的话，可用其代替红霉素（也有人认为，虽然已证明这两种药物不抑制 CYP3A4，但凡是已知可与红霉素发生相互影响的药物，与这两种药物联合应用仍应谨慎，特别是阿奇霉素）。当然，也可考虑用二羟丙茶碱或蒽普茶碱代替茶碱与红霉素联用。

[茶碱－四环素][3]
Theophylline－Tetracycline

要点 对某些患者进行的一项研究表明，同时应用四环素和茶碱，副作用（主要是胃肠方面的副作用）发生率增加。但另有两项研究与该报道不一致，发现同用期间无什么相互影响。其中一项研究报道说，9 名受试者有 6 名茶碱清除半衰期延长，总体清除率降低，但药动学参数与对照值之间无明显的统计学差异。

有关药物 有证据表明，氨茶碱与四环素同时应用，四环素的血浓度升高。其他茶碱衍生物（氨茶碱、胆茶碱、二羟丙茶碱等）与其他四环素类（土霉素、金霉素、多西环素等）之间是否会发生类似相互影响，尚无证据。

机制 因为报道结果不一致，故该相互影响的机制尚难确立。两药同用可发生胃肠方面的副作用。先前报道两药联用副作用发生率的增加，也许单纯是一种相加作用，而不一定是由于药动学的相互影响。

建议 无须避免两药同用。但必要时可测定茶碱血浓度，并据情对剂量进行适当调整。

［茶碱－异烟肼（雷米封，异烟酰肼）］[3]
Theophylline－Isoniazid

要点 对正常受试者进行的研究表明，异烟肼可使茶碱的半衰期延长 15％，血药浓度时间曲线下面积增加 31％，血浓度升高 22％；异烟肼半衰期和药时曲线下面积也增加，但不如茶碱明显，且无统计学意义。但也有两者合用时茶碱清除率增加的报道。

有关药物 鉴于咖啡因和氨茶碱等甲基黄嘌呤类衍生物像茶碱一样，其代谢也有 CYP2E1 的参与，故也有可能受异烟肼的影响。

机制 已知茶碱的代谢有 CYP2E1、CYP1A2，及 CYP3A4 的参与，而异烟肼是 CYP2E1 的诱导剂，同时对 CYP2C9/2C19 以及 CYP2D6 和 CYP3A4 有抑制作用（Gumbo，2011）。因此认为，两者同用时茶碱清除的加速起因于异烟肼对 CYP2E1 的诱导。至于异烟肼使茶碱半衰期延长以及血浓度升高的现象，可用异烟肼抑制茶碱经 CYP3A 的代谢解释（茶碱 N 位脱烷基涉及 CYP3A4）。

建议 该影响确实存在，但结果难以预料（一般认为，两者相互影响的结果主要表现为茶碱血浓度的升高和毒副作用的增加）。然而，不管是茶碱血浓度的升高还是降低，都具有临床意义。建议合用期间注意疗效的监测，并注意观察有无茶碱中毒的症状和体征（如恶心、心悸，及惊厥）。

［茶碱－利福平（甲哌利福霉素，利米定）］[2]
Theophylline－Rifampin（Rifampicin）

要点 同时应用利福平和茶碱，可使后者的清除加速。6 名不吸烟的健康成人每日给利福平 600 mg，连用 6 天后再口服 400 mg 茶碱，结果其中 5 名茶碱清除率增加 15.5％～53.8％，茶碱吸收的速度、程度，及分布容积无改变。另据报道，利福平每日 600 mg，连用 14 天后，茶碱半衰期缩短，分布容积增加。

有关药物 根据相互影响的机制推测，主要依赖于肝代谢的茶碱衍生物（如氨茶碱和胆茶碱）与利福平之间可发生类似相互影响。二羟丙茶碱和蒽普茶碱则不会与利福平发生相互影响，因为它们主要以原型经肾排泄。

其他利福霉素类衍生物如利福布汀、利福喷汀、利福定等与茶碱之间也可发生类似相互影响，只是相互影响的程度有一定差别。利福平对肝药酶的诱导作用最强，加速茶碱代谢的作用也最明显，利福喷汀的诱导作用次之，利福布汀的诱导作用最弱。

机制 已经证明利福平是强烈的肝药酶诱导剂，对多种 CYP 有明显的诱导作用（其中包括 CYP1A2、CYP2C9、CYP2C19，及 CYP3A4），而茶碱的代谢涉及 CYP1A2 和 CYP3A4（也有 CYP2E1 的参与），因此，两者同用时茶碱的清除加速是不难理解的。

建议 用茶碱维持治疗的患者，如果准备加用或停用利福平，应测定茶碱血浓度。

注：其他可加速茶碱代谢的药物尚有炭烤食物和十字花科蔬菜（内含诱导 CYP1A2 的成分）、甲基胆蒽、胰岛素、乙氧萘青霉素，及质子泵抑制剂奥美拉唑（有关细节参见［茶碱－奥美拉唑］）等，它们都可通过诱导 CYP1A2 从而加速茶碱的代谢。乙醇（ethanol）可通过诱导 CYP1A2 和 CYP2E1 而加速茶碱的代谢，但乙醇本身的代谢也涉及 CYP2E1，故结果取决于乙醇对 CYP1A2 和

CYP2E1 的诱导及其对 CYP2E1 竞争性抑制的综合影响（通常表现为茶碱代谢的加速）。至于异烟肼对茶碱的影响可参见［茶碱－异烟肼（雷米封，异烟酰肼）］。

［茶碱－酮康唑］[3]
Theophylline－Ketoconazole

要点　1 名男性患者服用酮康唑（200 mg）2 小时后，血清茶碱浓度明显降低（从 16.5 mg/L 降至 9 mg/L）。但对正常受试者的研究未能证实两者之间的相互影响。

有关药物　茶碱与其他咪唑类抗真菌药（咪康唑、氟康唑、依曲康唑等）之间以及酮康唑与其他茶碱衍生物（氨茶碱、胆茶碱、二羟丙茶碱等）之间是否会发生类似相互影响，尚未见报道。

机制　尚未进行详细探讨。

建议　资料有限，且结果不一致，两者的合用无须避免。但合用期间应密切观察茶碱疗效的变化，必要时增加剂量。

［茶碱－阿糖腺苷］[3]
Theophylline－Vidarabine

要点　据报道 1 名合用阿糖腺苷的妇女，血清茶碱浓度升高。

有关药物　除茶碱和阿糖腺苷外，该患者尚使用了其他药物，故难以确定阿糖腺苷与其他茶碱衍生物（氨茶碱、胆茶碱、二羟丙茶碱等）之间是否会发生类似相互影响。

机制　有人认为，该影响起因于阿糖腺苷抑制了茶碱的代谢。但该患者还同时应用了其他多种药物，故实际上茶碱浓度的升高是否是由于阿糖腺苷对茶碱代谢的抑制，尚难定论。

建议　两者合用时，有必要观察茶碱的作用是否增强。

［茶碱－利托那韦］[2]
Theophylline－Ritonavir

要点　有报道说，茶碱与利托那韦同时应用，茶碱血浓度降低。

有关药物　茶碱与其他人免疫缺陷病毒（HIV）蛋白酶抑制剂（沙奎那韦、茚地那韦、奈非那韦等）之间以及利托那韦与其他茶碱衍生物，如氨茶碱、胆茶碱、二羟丙茶碱（喘定）等之间是否会发生类似相互影响，尚未见报道。

机制　该相互影响的机制未见文献报道。鉴于利托那韦是很强的肝药酶抑制剂，也是多种酶的诱导剂，因此认为该相互影响可能起因于利托那韦对有关酶的诱导。作者认为，利托那韦干扰茶碱的胃肠吸收也可能是该相互影响的原因之一。

建议　如果相互影响的机制确如上述的话，相信换用其他茶碱衍生物不会避免此种相互影响。但如果将两者分服，且间隔的时间尽可能长一些（2～3 小时），则有可能最大限度地避免此种相互影响。无论如何，当两者必须联用的话，密切观察茶碱的疗效是否减弱，并据情调整茶碱的剂量，是有必要的。

［茶碱－氨鲁米特（氨基导眠能）］[2]
Theophylline－Aminoglutethimide

要点　3 名应用茶碱缓释剂（200 mg，每日 4 次）治疗的患者，当加用氨鲁米特（250 mg，每日 4 次）后，茶碱清除率增加 32%。

有关药物　根据相互影响的机制及代谢途径推测，茶碱与氨鲁米特的结构类似物格鲁米特（导眠能）之间，以及氨鲁米特与主要经肝代谢的茶碱衍生物（氨茶碱、胆茶碱等）之间，可发生类似相互影响。但氨鲁米特与二羟丙茶碱或醌普茶碱之间的类似相互影响不太可能发生，因二羟丙茶碱和蒽普茶碱主要以原型经肾排泄清除。

机制 氨鲁米特是一种已知的肝药酶诱导剂，可促进茶碱经肝的代谢。

建议 资料有限，但预期茶碱的作用会因合用氨鲁米特而有所减弱，故合用期间应监测茶碱的疗效，必要时增加茶碱的剂量。用二羟丙茶碱代替茶碱可避免此种相互影响。

［茶碱－卡介苗（结核菌苗）][2]
Theophylline－BCG vaccine

要点 对 12 名患者进行的研究表明，接种卡介苗 2 周后，单剂茶碱的清除率下降 21％，半衰期延长 14％。

有关药物 接种卡介苗对其他茶碱衍生物（氨茶碱、胆茶碱、二羟丙茶碱等）的药动学有无影响，目前尚不清楚。

机制 尚不了解。

建议 资料有限，其普遍临床意义难以断定。但该相互影响对某些患者，特别是对那些茶碱浓度已达治疗范围上限的患者，有可能导致茶碱中毒。故对接种卡介苗的患者，于卡介苗接种后 1 个月内给予茶碱治疗的话，注意监测茶碱的疗效和毒副作用是有必要的。

［茶碱－流感疫苗（流感病毒疫苗）][2]
Theophylline－Influenza Vaccine（Influenza Virus Vaccine）

要点 4 名健康志愿者接种流感疫苗前茶碱的半衰期为 3.3 小时，但在接种流感疫苗后 24 小时半衰期延长至 7.3 小时，茶碱清除率降低，而表观分布容积无改变。然而，对 20 名哮喘患者和 16 名慢性气管阻塞患者进行的观察表明，流感疫苗对茶碱浓度无影响。

有关药物 3 名正在接受胆茶碱的患者，接种流感疫苗后 12～24 小时内，有 2 名显示出茶碱中毒体征，茶碱血浓度分别增加 219％、89％和 85％。7 名恒速输入氨茶碱的患者，肌肉接种 0.5 ml 流感疫苗后，平均茶碱总体清除速度无明显差别。根据清除途径推测，流感疫苗对二羟丙茶碱或蒽普茶碱的清除不会有影响。

病毒感染以及其他疫苗接种也有可能减少茶碱的清除。

机制 病毒是干扰素诱导剂，而干扰素诱导剂可以钝化 CYP 的活性。因茶碱部分经肝的 CYP（主要是 CYP1A2 和 CYP3A4）代谢，故认为流感疫苗抑制茶碱经 CYP 的代谢可能是该影响的机制。流感疫苗接种可使氨基比林的代谢受阻这一事实，为该相互影响的机制提供了佐证。

建议 接种流感疫苗后，应观察有无茶碱中毒的体征。必要时可将茶碱剂量暂减。

［茶碱－干扰素][1]
Theophylline－Interferon

要点 对 5 名慢性肝炎患者和 4 名正常受试者进行的研究表明，干扰素（900～1800 万 U）单剂注射后 20 小时，茶碱清除率平均降低 50％［从 0.7 ml/(kg·min) 降至 0.36 ml/(kg·min)］，平均清除半衰期从 6.3 小时延长至 10.7 小时。

有关药物 干扰素与其他茶碱衍生物（氨茶碱、胆茶碱、二羟丙茶碱等）之间是否会发生类似相互影响，尚未见报道。但根据代谢途径及相互影响的机制推测，与主要经肝代谢清除的氨茶碱或胆茶碱等可发生类似相互影响，而与主要以原型经肾排泄清除的二羟丙茶碱或蒽普茶碱之间则不会发生类似相互影响。

机制 干扰素抑制与某些药物（包括茶碱）代谢有关的肝药酶（可能既包括 CYP1A2，也包括 CYP3A4），使之在体内的代谢清除减慢。

建议 虽然资料有限，但相互影响肯定。目前尚无两者合用产生毒性的报道，然而，若不适当减少茶碱的剂量，则中毒反应有可能发生。一般认为，合用期间茶碱的剂量应减半，但茶碱清除率本已比较高的患者（如吸烟者），茶碱的需要量可能更少。根据相互影响的机制推测，用二羟丙茶碱（或蒽普茶碱）代替茶碱，则可避免与干扰素之间的此种相互影响，但还有待证实。

[茶碱－烟草（吸烟）][1]
Theophylline－Tobacco（Smoking）

要点 研究表明，吸烟可促进茶碱清除。吸烟者茶碱血浓度低，半衰期短，总体清除率增加42％。吸烟者应用茶碱后，副作用的发生率也低于非吸烟者。

有关药物 吸烟对氨茶碱和胆茶碱等主要经肝代谢的茶碱衍生物也会发生类似影响。但二羟丙茶碱和蒽普茶碱的药动学大概不会因吸烟而改变，因为二羟丙茶碱和蒽普茶碱主要是以原型经肾排泄。吸食大麻（marijuana）也可通过诱导 CYP1A2 而加速茶碱的清除（Barnes，2011）。

机制 已知茶碱的代谢涉及 CYP1A2 和 CYP2E1（也有极小部分涉及 CYP3A4），而烟草中所含的多环芳香烃可诱导肝微粒体酶，特别是 CYP1A2。因此认为，吸烟者茶碱血浓度的降低起因于多环芳香烃诱导 CYP1A2 从而加速茶碱的代谢所致。

建议 吸烟患者应用茶碱时，或应用茶碱的患者戒烟后，需要调整茶碱用量。戒烟后，茶碱处置的变化可恢复至正常，但其过程需很长时间。

[茶碱－食品][2]
Theophylline－Food

要点 胃内容物的存在通常可影响口服茶碱吸收的速度，但不影响吸收的程度；部分控释片可因胃内容物的存在而降低生物利用度，也有些控释片的生物利用度可增加。因此，胃内容物对茶碱吸收的影响不定。

有关药物 胃内容物对其他茶碱衍生物（氨茶碱、胆茶碱、二羟丙茶碱等）口服吸收的影响雷同。

有证据表明，高蛋白－低碳水化合物饮食以及烤肉（barbecued meat）可增加茶碱的清除，而高碳水化合物饮食则可减少其清除。乙醇（ethanol）则可通过诱导 CYP1A2 和 CYP2E1 促进茶碱的清除（乙醇自身的代谢也有 CYP2E1 的参与，故茶碱代谢的加速可能是乙醇对 CYP 诱导和竞争性抑制的综合结果）（Barnes，2011）。

建议 鉴于茶碱具有一定毒性，治疗范围狭窄，且其在体内的清除代谢以及治疗血浓度存在显著个体差异，故了解影响吸收和代谢的各种因素具有重要临床意义。部分控释剂型吸收恒定，不明显受胃内容物的影响。然而，饮食情况以及某些疾病状态等可干扰代谢，从而使其血浓度难以控制。例如，烤肉和高碳水化合物饮食以及部分疾病，如充血性心力衰竭、肺炎，及肝病等，可使其代谢减慢，在这些情况下需要细心监测血浓度，适当减少剂量（通常需减半）；然而，饮酒和吸烟可使茶碱代谢加速，需要量可能增加。

新近有研究表明，茶碱在 10 mg/L 以下尽管没有支气管扩张作用，但仍有良好的抗哮喘效果。因此，当前茶碱的治疗范围规定为 5～15 mg/L（以往规定的治疗血浓度为 10～20 mg/L），这对避免茶碱中毒有一定意义。

[氨茶碱－异丙肾上腺素（喘息定，治喘灵）][3]
Aminophylline－Isoproterenol

要点 异丙肾上腺素可降低茶碱血浓度。对 2～18 岁的 12 名患者进行的研究表明，同时输入异丙肾上腺素期间，要想维持 15～20 μg/ml 的茶碱血浓度，氨茶碱的静脉需要量增加 36％。静脉输入异丙肾上腺素期间，茶碱的血浓度平均降低（5.87±0.53）μg/ml。其他途径应用异丙肾上腺素对茶碱血浓度是否有类似的影响，还未证实。

有关药物 异丙肾上腺素和其他茶碱衍生物（如茶碱、胆茶碱、二羟丙茶碱）之间的相互影响尚无报道。但如果机制涉及肝对胆茶碱代谢的改变，预料二羟丙茶碱和蒽普茶碱不会受影响，因为它们不经肝代谢。

氨茶碱和其他直接作用的拟交感药（舒喘灵、肾上腺素、去甲肾上腺素等）之间是否有类似影响，尚缺乏证据。

机制　此种影响的机制尚不清楚。但有人根据动物研究推测，异丙肾上腺素改变氨茶碱的代谢。

建议　用氨茶碱维持治疗的患者，启用异丙肾上腺素时，应测定茶碱血浓度。虽然已有茶碱浓度降低的报道，但一般情况下也许无须调整剂量。

［氨茶碱－氟烷（三氟氯溴乙烷）][1]
Aminophylline－Halothane

要点　同时应用氨茶碱和氟烷，易导致心律失常。两例哮喘患者同时应用这两种药物后，出现多源性室性心动过速。先用氨茶碱再加氟烷，即使茶碱血浓度低于中毒水平，也容易发生心律失常。反之，在氟烷麻醉期间应用氨茶碱，如果茶碱浓度达不到中毒水平，就不太可能发生心律失常。

有关药物　氟烷与茶碱、胆茶碱，二羟丙茶碱等茶碱衍生物之间也有可能发生类似相互影响。动物研究表明，恩氟烷麻醉前给予氨茶碱，并不引起心律失常。

机制　机制还不清楚。氨茶碱对心肌的作用部分起因于心肌中儿茶酚胺的释放，部分是由于抑制磷酸二酯酶，两者都可增强 cAMP 的作用。据报道，氟烷可活化腺苷酸环化酶，增加 cAMP 的浓度。故有人推测，氟烷通过同一代谢途径而增强氨茶碱的致心律失常作用。另外，氟烷和氨茶碱在体内的代谢都有 CYP2E1 的参与，因此，两者对 CYP2E1 的竞争性抑制从而导致两者或其中之一的血浓度升高，也有可能是原因之一。

建议　虽然两者同用的安全范围大，但已有致心律失常的报道，所以应慎重。另外，也可考虑选用一种与氨茶碱无相互影响的麻醉剂（如恩氟烷）代替氟烷。

［氨茶碱－氯胺酮（凯他敏）][3]
Aminophylline－Ketamine

要点　据报道，4 名应用氨茶碱维持治疗的患者，术前给予氯胺酮时，促发惊厥。但这 4 名患者也应用了其他麻醉剂，故难以确定因果关系。动物研究表明，联用这两种药物确实降低电惊厥阈。

有关药物　有报道表明，茶碱与氯胺酮之间可发生类似相互影响。氯胺酮与其他茶碱衍生物（胆茶碱、羟丙茶碱、二羟丙茶碱等）之间是否会发生类似相互影响，尚无证据。

机制　该影响的机制不清楚。但是，已证明各药单用都不明显降低惊厥阈。

建议　就目前可得到的资料看，两药同用无须避免，但应慎重。术前给予抗惊厥药可能有一定预防作用。一旦发生此种相互影响，给予琥珀胆碱可成功逆转。

［氨茶碱－口服避孕药][3]
Aminophylline－Oral Contraceptive Agents（Oral contraceptives）

要点　对 16 名女性进行的一项研究表明，给予单剂氨茶碱后，8 名应用口服避孕药的妇女与 8 名未用者比较，前者氨茶碱血浆清除率降低，清除半衰期延长。但是，氨茶碱和口服避孕药长期同用时，前者的清除速度有可能加速，作用减弱。

有关药物　对 100 名患者进行的一项研究表明，应用口服避孕药的吸烟者，茶碱清除率降低。但是，由于该研究是一项前瞻性研究，故不能确立直接的因果关系。

另一茶碱衍生物胆茶碱经肝代谢，预料与口服避孕药可发生类似相互影响。根据相互影响的机制推测，其他甲基黄嘌呤类（如可可豆碱和咖啡因）与口服避孕药之间以及氨茶碱与其他雌激素类（如雌二醇、雌酮、炔雌醇等）之间的类似相互影响也可发生。

二羟丙茶碱（喘定）也是一茶碱衍生物，在体内不转化为茶碱，不经肝代谢，迅速经肾小球滤过和（或）主动分泌自体内清除，约有 82% 以原型经尿排泄。这与广泛经肝代谢的茶碱相反。因此，预料二羟丙茶碱不会与口服避孕药发生类似的相互影响。另一茶碱衍生物蒽普茶碱的情况可能与二羟丙茶碱相同。

机制 已知口服避孕药中所含的雌激素对 CYP3A4（也可能包括 CYP1A2）有一定诱导作用（但不像巴比妥类或苯妥英那么明显），且自身的代谢也有 CYP3A4 的参与，因此认为单剂氨茶碱后半衰期的延长可能与雌激素对其代谢的竞争性抑制有关（氨茶碱进入体内后迅速转变为茶碱，而茶碱的氧化代谢主要由 CYP1A2 和 CYP3A4 负责）。长期同用时氨茶碱作用的减弱，显然与雌激素对 CYP 的诱导从而加速其代谢有关。

建议 同时应用氨茶碱（或胆茶碱）和口服避孕药（或其他雌激素类）期间，应测定茶碱血浓度（茶碱的治疗窗狭窄，浓度无须明显波动即有可能导致作用或毒性的改变）。如果茶碱浓度有波动，应据情对剂量做出适当调整。

[氨茶碱－噻苯达唑（噻苯咪唑，噻苯唑）][2]
Aminophylline－Thiabendazole

要点 据报道，一例用氨茶碱维持治疗的患者，因类圆线虫病给予噻苯达唑处理。在噻苯达唑第 2 疗程期间，患者出现严重恶心、冷漠，及全身不适，茶碱的血浓度从 21 μg/ml 升至 46 μg/ml。停用噻苯达唑，并将氨茶碱改为口服后，茶碱血浓度降至 16 μg/ml。

有关药物 噻苯达唑对其他主要经肝代谢的茶碱衍生物（如胆茶碱和茶碱）也有可能发生类似影响，但二羟丙茶碱及蒽普茶碱不经肝代谢，故可能无类似影响发生。

Bapiro 等的研究表明，在有噻苯达唑存在的情况下，咖啡因的 $AUC_{0\sim24}$ 增加 60%（$P<0.01$）（Bapiro et al，2005）。

同属苯并咪唑类的抗肠虫药甲苯咪唑在肝中的代谢可能有 CYP1A2、CYP2C9，及 CYP3A4 的参与，因此预料与氨茶碱可发生类似相互影响。

另一苯并咪唑类的抗肠虫药阿苯达唑（albendazole）在肝中经硫位氧化形成硫氧化物，这一过程有 CYP1A2 的参与，故同样可与氨茶碱竞争该酶的代谢；然而，阿苯达唑像奎宁一样，也可增强 CYP1A2（以及 CYP1A1）的活性，从而促进氨茶碱经 CYP1A2 的代谢，总的结果可能是氨茶碱血浓度的降低（也参见［对乙酰氨基酚（扑热息痛，醋氨酚）－奎宁］）。这与氨茶碱－噻苯达唑之间的相互影响迥然不同。

有证据表明，抗疟药青蒿素（黄蒿素；artemisinin）像噻苯达唑一样，对 CYP1A2 有明显抑制作用（在有青蒿素存在的情况下，咖啡因的 $AUC_{0\sim24}$ 增加 30%），预料与氨茶碱之间可发生类似相互影响。

机制 噻苯达唑有相当一部分在肝中经羟化代谢，而羟化代谢可能部分涉及 CYP1A2、CYP2C9，及 CYP3A4 等肝药酶。青蒿素经 CYP 和葡糖醛酸化代谢，但具体涉及哪种或哪几种 CYP，尚不十分清楚，不过，对自身的代谢有明显诱导作用。Bapiro 等的研究结果表明，青蒿素和噻苯达唑对 CYP1A2 有明显抑制作用（Bapiro et al，2002）。随后对健康志愿者进行的交叉研究表明，青蒿素对 CYP1A2 活性的抑制率是 66%，噻苯达唑对 CYP1A2 活性的抑制率则高达 92%（Bapiro et al，2005）。氨茶碱的代谢有 CYP1A2 和 CYP3A4 的参与，因此认为，氨茶碱血浓度的升高与噻苯达唑（以及青蒿素）对其经 CYP1A2 代谢的抑制有关（与噻苯达唑之间的相互影响既涉及竞争性抑制，也涉及非竞争性抑制，而与青蒿素之间的相互影响是否如此，尚难定论）。

建议 这两种药物同用期间，应测定茶碱血浓度，必要时将氨茶碱减量。另外也可考虑改用其他抗肠虫药，或用二羟丙茶碱和蒽普茶碱代替氨茶碱。

注：凡是其代谢涉及 CYP1A2 的药物，都可与噻苯达唑发生相互影响。有明确资料表明，他克林、维拉帕米、普罗帕酮、氯氮平、阿米替林、氯米帕明、非那西汀、R 型华法林、茶碱、咖啡因、昂丹司琼、他莫昔芬等的代谢都某种程度上涉及 CYP1A2，预料它们的代谢都可受噻苯达唑的抑制性影响。

［二羟丙茶碱（喘定，甘油茶碱）－丙磺舒（羧苯磺胺）][2]
Dyphylline－Probenecid

要点　研究表明，同时应用丙磺舒和二羟丙茶碱后，后者的半衰期延长，清除速率常数降低，总体清除率降低，但分布容积无明显改变。

有关药物　研究表明，丙磺舒对氨茶碱的药动学参数（半衰期、总体清除率、分布容积等）无明显影响。丙磺舒对茶碱和胆茶碱也大概如此，因为它们像氨茶碱一样经肝代谢。根据相互影响的机制推测，主要以原型经肾排泄的另一种茶碱衍生物蒽普茶碱与丙磺舒之间可发生类似相互影响。

磺吡酮（苯磺唑酮）与茶碱同用时，茶碱总血浆清除率增加 22％。

机制　二羟丙茶碱经肾小球滤过及分泌，约 82％以原型随尿排出。而丙磺舒抑制肾对某些化合物的转运，也妨碍肾对二羟丙茶碱的清除。

建议　正在应用二羟丙茶碱治疗的患者，若加用丙磺舒，应测定二羟丙茶碱血浓度（茶碱测定法测不到），如果浓度过高，需减量应用。

［氟替卡松糠酸酯/三氟甲磺酸维兰特罗－酮康唑][2]
Fluticasone Furoate/Vilanterol Trifenatate－Ketoconazole

要点　Kempsford 等对健康受试者进行的一项 2 阶段双盲随机化交叉研究表明，同时口服唑类抗真菌药酮康唑（400 mg 每日 1 次），对吸入氟替卡松糠酸酯/三氟甲磺酸维兰特罗（200 μg/25 μg）的药效学和药动学都可产生某种程度的影响。与对照相比，24 小时皮质醇加权平均血浓度降低27％，氟替卡松糠酸酯的 AUC 和 C_{max} 分别增加 36％和 33％，三氟甲磺酸维兰特罗的 AUC 和 C_{max} 分别增加 65％和 22％（Kempsford et al，2012）。

有关药物　根据提出的机制推测，酮康唑与其他吸入型糖皮质激素（如布地奈德、曲安奈德、莫美松等）以及其他长效 β_2 肾上腺素能受体激动剂（如福莫特罗、沙美特罗、班布特罗等）之间可发生类似相互影响，与沙美特罗之间的类似相互影响已经证实。同样，对 CYP3A4 和（或）P-糖蛋白有明显抑制作用的其他药物，与氟替卡松糠酸酯/三氟甲磺酸维兰特罗之间的类似相互影响也可发生（如同属唑类抗真菌药的伊曲康唑、大环内酯类的克拉霉素、HIV 蛋白酶抑制剂利托那韦等）。

机制　氟替卡松和维兰特罗主要经由 CYP3A4 代谢，其体内过程也都涉及 P-糖蛋白。已知酮康唑的代谢涉及 CYP3A4，且是强效 CYP3A4 和 P-糖蛋白抑制剂。因此认为，氟替卡松糠酸酯和三氟甲磺酸维兰特罗药动学的改变与酮康唑抑制 CYP3A4（包括竞争性抑制和非竞争性抑制）和 P-糖蛋白有关。药效学的改变继发于药动学的改变（氟替卡松本身可抑制皮质醇的合成和释放，当其血浓度升高时，这一作用进一步增强）。

建议　氟替卡松糠酸酯和三氟甲磺酸维兰特罗都可用于哮喘以及慢性阻塞性肺病的防治，两药吸入后的作用持续时间也相当，故两者已组成新的配方用于临床。两者局部应用所需要的剂量较少，加之吸入时即使有部分经吞咽到达胃肠，其生物利用度也很低，因此可避免全身性不良反应的发生。然而，较大剂量时，仍有可能产生毒副作用，例如氟替卡松所致的血清皮质醇浓度降低，维兰特罗所致的低钾血症、高钙血症，及心动过速等。当有 CYP3A4 和（或）P-糖蛋白抑制剂存在时，上述不良反应的发生率有可能增加。因此建议，氟替卡松糠酸酯和（或）三氟甲磺酸维兰特罗吸入治疗期间，应尽可能避免给予酮康唑等 CYP3A4（或 P-糖蛋白）强效抑制剂。

［罗氟司特－依诺沙星（氟啶酸）][3]
Roflumilast－Enoxacin

要点　Lahu 等对 19 名健康受试者进行的一项研究表明，稳态依诺沙星对单剂罗氟司特（500 μg）的药动学有某种程度的影响，与罗氟司特单用相比，可使其 AUC 增加 56％，C_{max} 升高 20％，表观口服清除率降低 36％（Lahu et al，2011）。这与利福平对罗氟司特的影响相反（参见［罗氟司特－利福平（力复平，甲哌利福霉素，利米定）]）。

　　有关药物　根据该影响的机制推测，所有氟喹诺酮类抗菌药（如环丙沙星、洛美沙星、培氟沙星等）与罗氟司特之间都可发生类似相互影响，只是影响的程度可能不同（在目前应用的氟喹诺酮类抗菌药中，依诺沙星对 CYP1A2 的抑制作用最强）。同属选择性磷酸二酯酶-4（PDE4）抑制剂的西洛司特（cilomilast）以及阿普斯特（apremilast）与依诺沙星之间是否会发生类似相互影响，尚未见报道。

　　机制　体外研究表明，罗氟司特经由 CYP3A4 和 CYP1A2 催化生成罗氟司特 N-氧化物，然后经由 CYP3A4、CYP2C19，及肝外 CYP1A1 进一步代谢。应用 CYP1A2 和 CYP2C19 强效抑制剂氟伏沙明进行的研究表明，它可使罗氟司特的 AUC 增加 1.5 倍，使其 N-氧化物的 AUC 增加 50%（罗氟司特对 PDE4 的抑制作用 90% 以上由其 N-氧化物负责），这为罗氟司特的代谢涉及 CYP1A2、其 N-氧化物的代谢涉及 CYP2C19 的研究结果进一步提供了佐证。依诺沙星是已知的强效 CYP1A2 抑制剂，因此认为，该影响起因于依诺沙星对罗氟司特经 CYP1A2 代谢的非竞争性抑制。

　　建议　罗氟司特是一种口服有效的 PDE4 抑制剂，临床上主要用于慢性阻塞性肺病的治疗。尽管罗氟司特与依诺沙星之间的相互影响确实存在，但影响微弱，且对 PDE4 的抑制作用仅增加 25%。因此，作者认为，两者的联用无须刻意避免。但于联用期间密切观察罗氟司特的毒副作用有无增强，仍有必要。

[罗氟司特－利福平（力复平，甲哌利福霉素，利米定）][2]
Roflumilast－Rifampicin（Rifampin）

　　要点　Nassr 等对 15 名健康白种人男性受试者进行了一项 3 阶段序贯研究（首先于研究的第 1 天晨间单次口服弗罗斯特 500 μg；间隔 3 天后，即于研究的第 5 天晨间单独口服利福平 600 mg 每日 1 次，连用 7 天；从第 12 天晨间开始继续同剂量口服利福平每日 1 次连用 4 天，并于第 12 天晨间同时口服单剂罗氟司特 500 μg）。结果表明，同时应用利福平期间与罗氟司特单用时相比，其 AUC 和 C_{max} 分别降低 80% 和 68%，罗氟司特 N-氧化物的 AUC 也降低（大约 56%）。然而，与罗氟司特单用不同的是，同时应用利福平期间其 N-氧化物的 C_{max} 升高约 30%，t_{max} 也明显提前（从 6.5 小时提前至 2.6 小时）。同时应用利福平对罗氟司特总的影响是对磷酸二酯酶 4（PDE4）的抑制作用减弱 58%（Nassr et al，2009）。

　　有关药物　根据该影响的机制推测，预料同属利福霉素类的利福定、利福喷汀，及利福布汀等与罗氟司特之间可发生类似相互影响，但相互影响的程度弱于利福平。其他 CYP 强效诱导剂，如苯妥英（phenytoin）、卡马西平（carbamazepine）、苯巴比妥（phenobarbital）、扑痫酮（primidone）等，与罗氟司特之间的类似相互影响也可发生。

　　同属 PDE4 抑制剂的阿普斯特（apremilast）与利福平之间的类似相互影响已经证实（参见 [阿普斯特－利福平（力复平，甲哌利福霉素，利米定）]）。另一种 PDE4 抑制剂西洛司特（cilomilast）与利福平之间是否会发生类似相互影响，尚未见报道。

　　机制　体外研究表明，罗氟司特经由 CYP3A4 和 CYP1A2 催化生成罗氟司特 N-氧化物，然后经由 CYP3A4、CYP2C19，及肝外 CYP1A1 进一步代谢。应用 CYP1A2 和 CYP2C19 强效抑制剂氟伏沙明进行的研究表明，它可使罗氟司特的 AUC 增加 1.5 倍，使其 N-氧化物的 AUC 增加 50%（罗氟司特对 PDE4 的抑制作用 90% 以上由其 N-氧化物负责），这为罗氟司特的代谢涉及 CYP1A2、其 N-氧化物的代谢涉及 CYP2C19 的研究结果进一步提供了佐证。利福平是已知的 CYP 诱导剂，体内外研究表明，对 CYP3A4 和 CYP2C19 都有明显诱导作用，因此认为，该影响起因于利福平对罗氟司特及其 N-氧化物经 CYP3A4 以及 CYP2C19 代谢的诱导。

　　建议　作为选择性 PDE4 抑制剂，罗氟司特主要用于慢性阻塞性肺病（COPD）的治疗（这与茶碱类的茶碱和氨茶碱等非选择性 PDE 抑制剂有所不同），而 COPD 患者往往伴有共存疾病，包括肺结核。在这种情况下，罗氟司特和利福平的联用也许难以避免。根据 Nassr 等的研究结果推测，同时应用利福平，有可能导致罗氟司特的治疗作用减弱。通过增加罗氟司特的剂量可抵消利福平的这一影响，但剂量的增加未标化（也许需要加倍）；增加剂量后是否会导致罗氟司特毒副作用的改变，也有待临床观察。

[阿普斯特－利福平（力复平，甲哌利福霉素，利米定）][1]
Apremilast－Rifampicin（Rifampin）

要点　Liu 等对健康受试者进行的研究表明，利福平 600 mg 每日 1 次口服，连用 2 周，对单剂阿普斯特（30 mg 口服）的药动学可产生显著影响。表现为 $AUC_{0\sim\infty}$ 减少 72%（从对照的 3270 ng·h/ml 减至 912 ng·h/ml），C_{max} 降低 46%（从对照的 298 ng/ml 降至 162 ng/ml），$t_{1/2}$ 缩短 23%（从对照的 8.20 h 缩短至 6.31 h），清除率增加 2.62 倍（从对照的 10 L/h 增加至 36.2 L/h）。单次（半小时内）静脉点滴利福平 600 mg 对阿普斯特（30 mg 单次口服）的药动学几无影响（仅见阿普斯特的 C_{max} 有 13% 的增加）（Liu et al，2014）。

有关药物　同属选择性磷酸二酯酶-4（PDE4）抑制剂的罗氟司特（roflumilast）与利福平之间的类似相互影响已经证实（参见 [罗氟司特－利福平（力复平，甲哌利福霉素，利米定）]）。另一种 PDE4 抑制剂西洛司特（cilomilast）与利福平之间是否会发生类似相互影响，尚未见报道。

根据体内过程以及药动学特点推测，预料同属利福霉素类的利福定、利福喷汀，及利福布汀等与阿普斯特之间可发生类似相互影响，但相互影响的程度弱于利福平。根据提出的机制推测，所有 CYP34 强效诱导剂，如苯妥英（phenytoin）、卡马西平（carbamazepine）、苯巴比妥（phenobarbital）、扑痫酮（primidone）等，与阿普斯特之间的类似相互影响都有可能发生。

机制　阿普斯特在体内的代谢涉及多个途径，其氧化代谢主要由 CYP3A4 负责（CYP1A2 和 CYP2A6 起次要作用），氧化代谢的产物在 UGT 的作用下生成葡糖醛酸化物作为终产物；也有一部分经非 CYP 依赖的水解，仅有不到 3% 以原型经肾排泄。体外研究表明，阿普斯特也是 P-糖蛋白的底物（但不是 OATP1B1 和 OATP1B3 的底物）。已知利福平是 CYP3A4 的强效诱导剂（其对 CYP3A4 的诱导作用通常在 1~2 周后才达高峰），也是外排载体 P-糖蛋白以及摄取载体 OATP1B1 和 OATP1B3 的抑制剂（有证据表明，单次应用后对 P-糖蛋白表现为抑制作用，但长期应用后对 P-糖蛋白的作用有可能表现为诱导）。鉴于阿普斯特的体内过程不涉及 OATP1B1 和 OATP1B3，故与该影响无关。因此认为，利福平诱导 CYP3A4 从而加速阿普斯特经 CYP3A4 的代谢，是该影响的主要机制（对 P-糖蛋白的诱导也可能起部分作用）。

建议　阿普斯特像罗氟司特一样，同属 PDE4 抑制剂，但临床用途明显不同。罗氟司特主要用于 COPD（慢性阻塞性肺疾病）的治疗，而阿普斯特对中重度斑点型银屑病、活动性银屑病性关节炎，及贝赫切特（Behcet）病有效，然而，目前 FDA 仅批准用于活动性银屑病性关节炎的治疗。

综合目前可以得到的资料以及 Liu 等的研究结果，认为利福平可明显影响阿普斯特的药动学，从而削弱阿普斯特的疗效，因此建议，阿普斯特治疗期间禁用利福平。其他 CYP3A4 强效诱导剂，如苯妥英、卡马西平、苯巴比妥，及扑痫酮等的同用也应避免。

Liu 等的研究结果表明，CYP3A4 以及 P-糖蛋白的强效抑制剂酮康唑对阿普斯特的药动学仅有轻微影响（AUC 增加 36%，但 90% 的可信限仍处于 50%~200% 的范围内），故两者的同用无须避免，剂量也无须调整。可见，尽管阿普斯特的氧化代谢主要由 CYP3A4 负责，但即使是强效 CYP3A4 抑制剂对其药动学也不会产生显著影响（也许与 CYP3A4 被抑制后非 CYP 依赖的水解代偿性增加有关），故与任何 CYP3A4 抑制剂的同用都无须刻意避免。

[扎鲁司特（安可来）－氟康唑（大扶康）][2]
Zafirlukast－Fluconazole

要点　Karonen 等对 12 名健康志愿者进行的一项随机化交叉研究表明，同时应用三唑类抗真菌药氟康唑和半胱氨酰白三烯受体拮抗剂扎鲁司特（氟康唑首剂 400 mg，然后 200 mg，每日 1 次计 5 天，于应用氟康唑的第 3 天给与单剂扎鲁司特 20 mg），可使扎鲁司特总的 AUC 增加 60%，C_{max} 升高 50%，但扎鲁司特的 t_{max} 以及清除半衰期无明显改变（Karonen et al，2012）。

有关药物　有研究表明，另一种半胱氨酰白三烯受体拮抗剂孟鲁司特与氟康唑之间相互影响的结果恰恰相反，即前者的 AUC 减少。尽管孟鲁司特的氧化代谢主要涉及 CYP2C8，其体内过程也涉及某些转运体，但其于氟康唑相互影响的确切机制尚不明确（有关细节参见［孟鲁司特－克拉霉素（甲红霉素，克红霉素）］以及［孟鲁司特－吉非贝齐（二甲苯氧戊酸，吉非罗齐，诺衡）］项下的内容）。同属白三烯受体拮抗剂的普仑司特与氟康唑之间是否会发生类似相互影响，尚不清楚。

根据提出的机制推测，咪唑类抗真菌药咪康唑（miconazole）以及另一种三唑类抗真菌药伏立康唑（voriconazole）与扎鲁司特之间的类似相互影响也可发生。然而，有证据表明，同属三唑类抗真菌药的伊曲康唑不影响扎鲁司特的药动学；预料咪唑类抗真菌药酮康唑以及三唑类抗真菌药泊沙康唑等与扎鲁司特之间的类似相互影响也不会发生。

实际上，所有 CYP2C9 的底物和（或）抑制剂对扎鲁司特的药动学都有可能产生类似影响，抗心律失常药胺碘酮（amiodarone）以及抗滴虫病药甲硝唑（metronidazole）与扎鲁司特之间的类似相互影响已经证实。

机制　体外研究表明，扎鲁司特的代谢涉及 CYP2C9、CYP3A4，及 CYP2C19。然而，人体内研究证实，扎鲁司特主要经由 CYP2C9 代谢。强效 CYP3A4 抑制剂伊曲康唑对扎鲁司特的药动学无明显影响，CYP2C19 基因多态性也与氟康唑对扎鲁司特药动学影响的程度无关，进一步说明扎鲁司特在人体内的代谢并不涉及 CYP3A4 和 CYP2C19，至少无明显相关。有研究表明，某些 CYP3A4 的底物和（或）抑制剂，如红霉素、茶碱，及特非那定，可降低扎鲁司特的血浓度（可能与这些药物减少扎鲁司特的胃肠吸收有关），也从另一角度说明 CYP3A4 不明显涉及扎鲁司特在人体内的代谢。已知氟康唑不是 CYP 的良好底物（90% 以上以原型经肾排泄），但对 CYP2C9 和 CYP3A4 有明显抑制作用。据此推测，氟康唑对扎鲁司特药动学的影响主要起因于对 CYP2C9 的非竞争性抑制。

部分证据表明，临床上所观察到的扎鲁司特肝毒性可能与其在体内的某种代谢物有关，而这种代谢物的生成涉及 CYP3A4。因而推测，扎鲁司特可能有极小部分经由 CYP3A4 代谢转化为一种肝毒性产物，而 CYP3A4 这种程度的参与对扎鲁司特的整体药动学无明显影响。从这一角度考虑，CYP3A4 抑制剂的联用也许有益（当然，不能单独因此而联用 CYP3A4 抑制剂）。

体外研究表明，扎鲁司特对多种 CYP 有抑制作用，其中包括 CYP2C8/2C9/2C19 和 3A4。然而，其半抑制浓度（IC_{50}）远远高于临床情况下的浓度。人体内研究证实，CYP2C8 的底物吡格列酮以及 CYP3A4 的底物特非那定和克拉霉素的药动学确实不受扎鲁司特的影响；不过，对 CYP2C9 的抑制作用也许例外，因对健康志愿者进行的研究表明，较大剂量的扎鲁司特可使 S-型华法林的 AUC 增加 63%（有关细节参见［华法林（苄丙酮香豆素钠）－扎鲁司特（扎非鲁卡）］项下的内容）。

伏立康唑是 CYP2C19、CYP2C9，及 CYP3A4 的底物，也是这些 CYP 的抑制剂（对这些 CYP 代谢的依赖程度和抑制程度依次为 CYP2C19＞CYP2C9＞CYP3A4）。其对扎鲁司特药动学的影响不难理解。咪唑类抗真菌药咪康唑除对 CYP2C9 有明显抑制作用外，对 CYP3A4、CYP1A2、CYP2C19、CYP2D6，及 CYP17/19 也有一定程度的抑制性影响；尽管因其毒性较大主要作为局部用药，但越来越多的证据表明，局部用药也可导致某种程度的吸收，从而发生药物相互影响（也参见［华法林（苄丙酮香豆素钠）－咪康唑（达克宁，霉可唑）］）。酮康唑是 CYP3A4 的底物和强效抑制剂，而泊沙康唑本身是 CYP2C19 的底物，仅对 CYP3A4 有比较明显的抑制作用，故两者都不会对扎鲁司特的药动学造成显著影响。

建议　尽管扎鲁司特的安全范围较大，但治疗量的氟康唑即可使扎鲁司特的 AUC 和 C_{max} 增加 50% 以上，故认为有增加扎鲁司特不良反应发生率的风险。两者的同用无须刻意避免，但于同用期间有必要密切观察，以确定是否需要适当减少扎鲁司特的剂量。

［孟鲁司特－吉非贝齐（二甲苯氧戊酸，吉非罗齐，诺衡）][3]
Montelukast－Gemfibrozil

要点　Karonen 等对 11 名健康受试者进行的一项随机化交叉研究表明，同时应用半胱氨酰白三烯受体拮抗剂孟鲁司特和氯贝丁酯类降脂药吉非贝齐，可使前者的 $AUC_{0\sim\infty}$ 增加 3.3 倍，$t_{1/2}$ 延长 1.1

倍（Karonen et al, 2011）。

有关药物　人体研究表明，另一种半胱氨酰白三烯受体拮抗剂扎鲁司特的药动学不受吉非贝齐的影响。同属白三烯受体拮抗剂的普仑司特与吉非贝齐之间是否会发生类似相互影响，尚不清楚。

根据提出的机制推测，所有经 CYP2C8 代谢的药物与吉非贝齐之间都可发生类似相互影响影响，与止泻药洛哌丁胺（loperamide）以及抗糖尿病药瑞格列奈（repaglinide；属于列奈类口服促胰岛素分泌剂）和吡格列酮（pioglitazone；属于选择性过氧化物酶体增值因子激活的 γ 型受体激动剂）之间的类似相互影响已经证实。

机制　体外研究表明，孟鲁司特的氧化代谢涉及多种 CYP，包括 CYP2C8、CYP2C9、CYP3A4，及 CYP2A6。然而人体内的研究表明，孟鲁司特的代谢主要涉及 CYP2C8（约占总量的 75%），CYP3A4（约占 12%）和 CYP2C9（约占 8%）仅起次要作用。孟鲁司特在 CYP2C8（或 CYP2C9）的作用下生成羟化产物 M6，M6 在 CYP2C8（或 CYP2C9）的作用下进一步生成二羧酸产物 M4 作为终产物；孟鲁司特在 CYP3A4 的作用下生成 21-羟化产物 M5 作为终产物（CYP3A4 也涉及磺基的氧化）。这些代谢产物最终主要经胆汁排泄。已知吉非贝齐在体内的代谢产物 1-O-β 葡糖醛酸化物是选择性的强效 CYP2C8 抑制剂，因此认为，其对 CYP2C8 的非竞争性抑制是孟鲁司特 AUC 增加、$t_{1/2}$ 延长的原因。

有证据表明，孟鲁司特的体内过程涉及有机阴离子转运多肽 OATP2B1 和 OATP1A2。尽管吉非贝齐可抑制 OATP1B1，但尚未证实其对 OATP2B1 和 OATP1A2 有何影响。

建议　尽管吉非贝齐对孟鲁司特的药动学影响明显，但鉴于孟鲁司特的安全范围大，故两者的同用无须刻意避免，只是在同用期间注意适当减量即可。Karonen 等研究的意义在于，孟鲁司特可以作为一种安全且有一定价值的 CYP2C8 探针药物。

［孟鲁司特－克拉霉素（甲红霉素，克红霉素）］[2]
Montelukast－Clarithromycin

要点　Hegazy 等对 12 名健康男性志愿者进行的一项 4 阶段交叉研究表明，同时应用克拉霉素和孟鲁司特（先口服克拉霉素 1000 mg 每日 1 次计 2 天，于第 3 天同时给予单剂孟鲁司特 10 mg），与孟鲁司特单用相比，可使其 $AUC_{0\sim\infty}$ 增加 1.44 倍，C_{max} 升高 77%，$t_{1/2}$ 从 7.10 小时延长至 12.58 小时（Hegazy et al, 2012）。

有关药物　同属半胱氨酰白三烯受体拮抗剂的扎鲁司特以及普仑司特与克拉霉素之间是否会发生类似相互影响，尚未见报道。孟鲁司特的药动学是否会受其他大环内酯类抗生素（如红霉素、三乙酰竹桃霉素、阿奇霉素等）的影响，也不清楚。

机制　有证据表明，孟鲁司特的体内转运过程涉及有机阴离子转运多肽（OATP）2B1 和 OATP1A2。体外研究表明，孟鲁司特的氧化代谢涉及多种 CYP，包括 CYP2C8、CYP2C9、CYP3A4，及 CYP2A6。然而人体内的研究表明，其氧化代谢主要涉及 CYP2C8（约占总量的 75%），CYP3A4（约占 12%）和 CYP2C9（约占 8%）仅起次要作用。孟鲁司特在 CYP2C8（或 CYP2C9）的作用下生成羟化产物 M6，M6 在 CYP2C8（或 CYP2C9）的作用下进一步生成二羧酸产物 M4 作为终产物；孟鲁司特在 CYP3A4 的作用下生成 21-羟化产物 M5 作为终产物（CYP3A4 也涉及磺基的氧化）。这些代谢产物最终主要经胆汁排泄。

尽管克拉霉素是 CYP3A4 以及 P-糖蛋白的底物和强效抑制剂，也有研究表明它可抑制普伐他汀经 OATP1B1 和 OATP1B3（这两种转运体在肝细胞的基底侧有明显表达）介导的摄取过程。然而，鉴于孟鲁司特的代谢仅有小部分涉及 CYP3A4，且有证据表明克拉霉素并不是 OATP2B1 和 OATP1A2 的底物或抑制剂，另外，克拉霉素也不影响孟鲁司特到达峰浓度的时间（说明克拉霉素不影响孟鲁司特的吸收速度），因此，很难用两者的药动学特点解释孟鲁司特 AUC 和 C_{max} 明显改变的原因。对这一影响的确切机制需要进行进一步探讨。

建议　尽管确切机制尚不清楚，但影响明确。根据孟鲁司特药动学改变的幅度推测，在其药理作用增强的同时，毒副作用有可能增加。孟鲁司特治疗期间，如果必须应用克拉霉素，需密切观察孟鲁司特作用的变化。孟鲁司特的需要量可能减半。

　　注：Hegazy 等在同一项研究中证实，同时应用三唑类抗真菌药氟康唑（fluconazole），可使孟鲁司特的 AUC 减少，单次口服 150 mg 和 50 mg，使孟鲁司特的 AUC 分别减少 30.7％和 38.8％（Hegazy et al，2012）。这一结果很意外，因为氟康唑对 CYP2C9 和 CYP3A4 有抑制作用，对其他药物的影响通常是抑制有关的代谢酶使同用药物的血浓度升高（例如，抗高血压药氯沙坦、抗癫痫药苯妥英、降糖药格列美脲等）。药动学的影响主要起因于酶或转运体的抑制或诱导以及蛋白结合置换。酶抑制作用导致底物的代谢减慢，而酶诱导作用则使底物的代谢加速。对转运体的抑制或诱导作用所引起的结果因转运体作用方向的不同而不同。例如，P-糖蛋白是一种外排载体，当肠道的 P-糖蛋白被抑制后，可使底物的生物利用度增加；然而，当肠道的摄取转运体 OATP（如 OATP2B1 和 OATP1A2）被抑制后，则使底物的生物利用度降低。蛋白结合置换可使被置换药物的血浓度升高，从而导致代谢加速。到目前为止，尚无证据表明氟康唑有酶诱导作用。氟康唑的蛋白结合率较低，仅有 11％～12％，而孟鲁司特的蛋白结合率超过 99.9％，故蛋白结合置换也不可能是该影响的原因。根据目前可得到的资料，认为氟康唑抑制 OATP2B1 和（或）OATP1A2，从而妨碍孟鲁司特的吸收（有证据表明，孟鲁司特是 OATP2B1 及 OATP1A2 的底物），是比较可能的原因之一。

　　无论机制如何，氟康唑降低孟鲁司特血浓度的现象值得重视，因为孟鲁司特血浓度哪怕是轻微下降，即有可能导致哮喘治疗失败，甚或引起严重不良后果，尤其是依赖于这类药物预防严重哮喘发作的患者。

[酮替芬（噻喘酮）－乙醇][3]
Ketotifen－Ethyl Alcohol（Ethanol，Alcohol，Ethyl）

　　要点　应用过敏介质阻释剂酮替芬治疗期间饮酒，可致中枢抑制作用增强。

　　有关药物　预料另一种过敏介质阻释剂曲尼司特与乙醇之间可发生类似相互影响，但相互影响的程度较小。托普司特和噻拉米特等过敏介质阻释剂虽然口服可吸收，但估计与乙醇之间不太可能发生类似相互影响，因为它们本身很少或无中枢神经系统抑制作用。色甘酸钠和奈多罗米用于喷雾吸入，吸收很少，且本身也无中枢抑制作用，预料与乙醇之间不会发生类似相互影响。

　　酮替芬与其他中枢神经系统抑制药（如苯巴比妥、地西泮、水合氯醛等）可发生类似相互影响。

　　机制　酮替芬具有中枢抑制作用，该作用与乙醇的中枢抑制作用相加。

　　建议　应用酮替芬治疗期间最好避免饮酒，也不应从事驾驶和高空作业。嗜酒者可考虑应用与乙醇无相互影响的过敏介质阻释剂（如托普司特、色甘酸钠等）代替酮替芬。

[右美沙芬（美沙芬，右甲吗喃）－氟西汀（氟苯氧丙胺，百忧解）][1]
Dextromethorphan－Fluoxetine

　　要点　Amchin 等在 28 名 CYP2D6 广泛代谢者中进行的一项研究表明，同时应用右美沙芬（氟西汀前 1 天口服，剂量为 10 ml 含有 30 mg 右美沙芬的液体）和氟西汀（剂量为 20 mg 每日 1 次计 28 天），尿中右美沙芬（DM）与其代谢物右啡烷（右羟吗喃；dextrorphan，DT）的比率（即 DM：DT）有明显改变。在研究开始后的第 7、第 28 和第 42 天（即停用氟西汀后 2 周）时，DM：DT 的比率与基础值相比分别增加 9.1 倍（$P<0.001$）、17.1 倍（$P<0.001$），及 8.1 倍（$P<0.001$）（Amchin et al，2001）。

　　有关药物　在 Amchin 等同一项研究中的结果表明，同时应用文拉法辛（凡拉克辛；venlafaxine）也可导致 DM：DT 比率改变，但远不像氟西汀那么明显。于研究开始后的第 7 和第 28 天时，DM：DT 的比率与基础值相比分别增加 1.2 倍（$P<0.001$）和 2.1 倍（$P<0.001$）。但在研究开始后第 42 天（即停用文拉法辛后 2 周）时，DM：DT 的比率仅增加 10％。

　　根据相互影响的机制推测，其他选择性 5-HT 再摄取抑制剂，如阿托西汀（阿托莫西汀；atomoxetine）、帕罗西汀，及舍曲林，以及部分非典型抗抑郁药，如度洛西汀、米塔扎平，及曲唑酮，与右美沙芬之间可发生类似相互影响。某些三环类抗抑郁药与右美沙芬之间的类似相互影响也可发生。

但是，相互影响的程度有可能不同。根据对右美沙芬代谢抑制的强弱排列，依次为氟西汀＞帕罗西汀＞舍曲林＞度洛西汀＞阿托西汀＞文拉法辛＞米塔扎平≥曲唑酮。

机制　右美沙芬在体内的氧化代谢几乎全部依赖于 CYP2D6，因此常将其作为 CYP2D6 的探针。氟西汀既是 CYP2D6 的底物，也是 CYP2D6 的抑制剂，其在体内的代谢物去甲氟西汀对 CYP2D6 也有强效抑制作用。因此认为，氟西汀抑制 CYP2D6（包括竞争性抑制和非竞争性抑制）从而阻碍右美沙芬经 CYP2D6 的代谢，是该影响的机制。

建议　研究结果表明，氟西汀对右美沙芬的代谢有明显影响，因此最好避免两者的同时应用。如为必需，右美沙芬的剂量应适当减少。另外，氟西汀停用 2 周后对 CYP2D6 仍有明显的抑制作用，在临床用药中应考虑到这一因素。文拉法辛对 CYP2D6 的抑制作用远弱于氟西汀，如果可行的话，用其代替氟西汀也许更为安全。

[右美沙芬（美沙芬；右甲吗喃）－苯乙肼][1]
Dextromethorphan－Phenelzine

要点　有证据表明，右美沙芬（为可待因类似物的右旋异构体，具有镇咳作用，但无镇痛活性，像可待因一样主要作为镇咳药）与不可逆的非选择性单胺氧化酶抑制剂（MAOI）苯乙肼同用时，可导致"5-羟色胺综合征"，有因此导致死亡的报道。1 名正在服用苯乙肼治疗的妇女，在服用 55 ml（含 100 mg）右美沙芬的镇咳剂 30 分钟后，出现恶心、头晕、虚脱，继而发生高热（42 ℃）、低血压，最终死于心跳停止。

有关药物　据报道，1 名服用 MAOI 异卡波肼治疗的妇女，其恶心、头晕、震颤、肌肉痉挛，及尿潴留等不良反应的发生与同时应用的右美沙芬有关。根据相互影响的机制推测，其他不可逆的非选择性 MAOI（如帕吉林、反苯环丙胺等）与右美沙芬之间可发生类似影响，有些已得到临床证实。呋喃唑酮和丙卡巴肼（甲基苄肼）等具有单胺氧化酶抑制作用的药物，与右美沙芬之间的类似相互影响也有可能发生。

尽管可逆的选择性 MAO-B 抑制剂，例如主要用于帕金森病治疗的司来吉兰（selegiline）和雷沙吉兰（rasagiline），通常可充分耐受，但与其他药物之间的相互影响仍可带来麻烦。像上述非选择性 MAO 抑制剂一样，与右美沙芬同用时，也可导致激动不安、僵直、高热等毒副反应。

机制　已知右美沙芬可阻断神经末梢对 5-羟色胺的再摄取，而 MAOI 则抑制 5-羟色胺的代谢，结果都导致突触间隙中 5-羟色胺浓度的增加。因此认为，上述毒副作用以及"5-羟色胺综合征"的发生起因于两者作用的协同。另外，苯乙肼抑制肝中的 CYP，而右美沙芬的代谢有 CYP2D6 的参与，故苯乙肼对右美沙芬代谢的抑制也可能是后者毒性增强的原因之一（也参见［哌替啶（杜冷丁，地美露）－苯乙肼]）。

建议　避免将苯乙肼（或其他 MAOI）与右美沙芬（或含有右美沙芬的制剂）合用。用家兔进行的试验表明，氯丙嗪可抑制该相互影响的发生，且已成功地用于单胺氧化酶抑制剂－哌替啶相互影响的处理。有人认为，苯乙肼－右美沙芬的相互影响类似于苯乙肼－哌替啶的相互影响，因此提议试用氯丙嗪处理误用苯乙肼和右美沙芬导致的相互影响。但其疗效如何，尚有待证实。

鉴于此种相互影响可发生在停用苯乙肼数周之后，为安全起见，建议停用苯乙肼后 1 个月内不得给予右美沙芬。

[右美沙芬（美沙芬，右甲吗喃）－伐地考昔（伐地昔布）][2]
Dextromethorphan－Valdecoxib

要点　同时应用中枢性镇咳药右美沙芬和选择性环加氧酶-2（COX-2）抑制剂伐地考昔，前者的血浓度升高，作用增强，毒副作用发生率有可能增加。

有关药物　根据相互影响的机制推测，伐地考昔的前体药物帕瑞考昔（parecoxib；在体内脱羟甲基生成其活性型伐地考昔）与右美沙芬之间可发生类似相互影响。预料同属选择性 COX-2 抑制剂的塞来昔布以及罗非昔布与右美沙芬之间的类似相互影响也可发生（因为两者的代谢也有 CYP2D6

的参与），只是相互影响的程度可能有所不同。另外两种选择性 COX-2 抑制剂依托昔布和罗美昔布（lumiracoxib）尚无充足的药动学资料，目前正在临床研究中。

机制　已知右美沙芬的代谢主要由 CYP2D6 负责，而伐地考昔的代谢涉及多种 CYP，其中包括 CYP1A2、CYP3A4、CYP2C9，及 CYP2D6。可见右美沙芬血浓度的升高与伐地考昔对其经 CYP2D6 代谢的竞争性抑制有关（伐地考昔与 CYP2D6 的亲和力高于右美沙芬，故其代谢不受右美沙芬的影响）。

建议　右美沙芬与伐地考昔之间的相互影响肯定，但存在显著的个体差异，广泛代谢型者此种影响更明显。鉴于右美沙芬无须处方即可得到，且广泛存在于各种非处方的复方制剂中，因此，临床医生应熟悉该影响，以免同时应用可能造成的中枢神经系统抑制。

注：右美沙芬安全范围较窄，其在体内的代谢途径也不为人熟知，故与其他药物之间的相互影响屡有发生。凡是对 CYP2D6 有抑制作用和（或）其本身经由 CYP2D6 代谢的药物，都有可能与右美沙芬发生相互影响。如 CYP2D6 抑制剂奎尼丁、胺碘酮（amiodarone）、氯丙嗪、氯米帕明、氟西汀、帕罗西汀、西咪替丁、甲氧氯普胺、特比萘芬；CYP2D6 的底物美托洛尔、噻吗洛尔、丁呋洛尔、卡维地洛、异喹胍、氟卡尼、恩卡尼、美西律、普罗帕酮、司巴丁（金雀花碱；sparteine）、奋乃静、硫利达嗪、氟哌啶醇、丙米嗪、地昔帕明、氯米帕明、去甲替林、帕罗西汀等（也见［右美沙芬（美沙芬，右甲吗喃）－氟西汀（氟苯氧丙胺，百忧解）］等章节）。

［右美沙芬（美沙芬，右甲吗喃）－西那卡塞（西那卡塞特）］[2]
Dextromethorphan－Cinacalcet

要点　Nakashima 等对 23 名健康男性志愿者（右美沙芬广泛代谢型）进行过一项安慰剂对照研究。连续口服西那卡塞（50 mg 每日 1 次）计 8 天，与第 8 天同时给予右美沙芬（30 mg）。结果表明，同时应用西那卡塞，可使右美沙芬的 $AUC_{0\sim\infty}$ 显著增加（平均从对照的 53.8 ng·h/ml±68.3 ng·h/ml 增加至 265.3 ng·h/ml±93.8 ng·h/ml），C_{max} 明显升高（从对照的 4.54 ng/ml±4.81 ng/ml 升高至 18.41 ng/ml±4.48 ng/ml）（Nakashima et al，2007）。

有关药物　根据提出的机制推测，凡是其代谢涉及 CYP2D6 或对 CYP2D6 有抑制作用的药物，都有可能与右美沙芬发生类似相互影响（有关细节参见［右美沙芬（美沙芬，右甲吗喃）－伐地考昔（伐地昔布）］项下的内容）。

机制　尽管西那卡塞主要以原型经肾排泄清除，但也有一部分经 CYP 代谢转化（涉及的 CYP 包括 3A4、2D6，及 1A2），且对 CYP2D6 有显著抑制作用（抑制作用的强度与众所周知的强效 CYP2D6 抑制剂奎尼丁相当），因此可与许多药物发生相互影响（Pruchnicki et al，2002）。已知右美沙芬的代谢主要由 CYP2D6 负责，故认为该影响主要起因于西那卡塞对右美沙芬经 CYP2D6 代谢的非竞争性抑制。

建议　西那卡塞是近年来用于临床的拟钙剂，FDA 批准的适应证是起因于慢性肾病（以及透析患者）的继发性甲状旁腺功能亢进症以及甲状旁腺肿瘤伴发的高钙血症。右美沙芬无须处方即可得到，且广泛存在于各种非处方的复方制剂中，故与西那卡塞（或其他药物）同用的情况有可能遇到。右美沙芬与西那卡塞之间的相互影响肯定且明显（但存在某种程度的个体差异，广泛代谢型者此种影响更显著），因此，临床医生应熟悉该影响，以免同时应用可能造成的中枢神经系统抑制。

［波生坦－克拉霉素（甲红霉素，克拉仙）］[2]
Bosentan－Clarithromycin

要点　Markert 等根据基因分型从 500 多名健康志愿者中筛选出 16 人（包括高加索人 15 名和西班牙人 1 名），并按照 CYP2C9 广泛代谢型（EM）和乏代谢型（PM）以及 SLCO1B1 野生型（wt）和缺陷型（def）基因的携带情况进一步分组（其中 6 人为 EM/wt 携带者，4 人为 EM/def 携带者，5 人为 PM/wt 携带者，1 人为 PM/def 携带者）。Markert 等对这 16 人进行的研究表明，在应用波生坦后达稳态时给予克拉霉素（之所以在波生坦达稳态后再给予克拉霉素，目的是消除波生坦的自诱导作用所造成的影响），可使波生坦的药动学发生明显改变。总体表现为波生坦的 AUC 增加 273%，

C_{max} 升高 282%，羟基波生坦、脱甲基波生坦，及羟脱甲基波生坦的 AUC 分别增加 204%、44%，及 52%（Markert et al，2013）。

有关药物　同属非选择性内皮素受体拮抗剂的替唑生坦（tezosentan）与克拉霉素之间有可能发生相互影响，但相互影响的确切机制以及程度会有所不同（也参见［替唑生坦－环孢素（环孢菌素，环孢霉素 A）］）。另一种非选择性内皮素受体拮抗剂马西替坦与克拉霉素之间是否会发生类似相互影响，尚未见报道。选择性内皮素受体拮抗剂，如达卢生坦、司他生坦、恩拉生坦等，与克拉霉素之间是否会发生类似相互影响，尚有待证实。

根据提出的机制推测，其他大环内酯类抗生素，如红霉素、竹桃霉素和醋竹桃霉素等，与波生坦之间的类似相互影响也可发生。

机制　克拉霉素使波生坦 AUC 增加的程度比强效 CYP3A4 抑制剂酮康唑大 1 倍以上，说明克拉霉素对波生坦药动学的影响不仅仅涉及对 CYP3A4 的抑制。研究表明，波生坦的体内过程涉及 OATP1B1 和 1B3，氧化代谢涉及 CYP3A4 和 CYP2C9（在这两种酶的作用下生成有药理活性的羟基代谢物和两种无活性的代谢物）。体外研究表明，波生坦也是 P-糖蛋白和胆盐输出泵（BSEP）的底物。已知克拉霉素既是 CYP3A4 的底物，也是 CYP3A4、OATPs，及 P-糖蛋白的抑制剂。因此认为，克拉霉素对波生坦药动学的影响不但涉及对 CYP3A4 的抑制（包括竞争性抑制和非竞争性抑制），也涉及对 OATPs 的抑制（是否涉及对 P-糖蛋白的抑制，尚不清楚）。

建议　OATPs 以及 CYP2C9 存在多态性，故不但有可能部分左右波生坦初始剂量的确定，也有可能左右波生坦－克拉霉素之间相互影响的程度。然而，鉴于克拉霉素对 CYP2C9 无抑制作用，因此，CYP2C9 多态性的存在不会左右波生坦－克拉霉素之间的相互影响。至于 OATPs 多态性的存在对波生坦－克拉霉素之间相互影响的贡献究竟有多大，目前尚难定论。

鉴于波生坦的安全范围相对狭窄，加之克拉霉素对波生坦药动学的影响明显，因此建议，如非必需，尽可能避免两者联用。如果联用难以避免，于联用期间应密切观察波生坦的药效学有无改变（即对血管的作用有无明显增强），必要时适当下调波生坦的剂量。

［替唑生坦－环孢素（环孢菌素，环孢霉素 A）］[2]
Tezosentan－Cyclosporine（Cyclosporin A）

要点　van Giersbergen 等对 12 名健康受试者进行的研究表明，同时应用环孢素和内皮素受体拮抗剂替唑生坦（对内皮素受体 A 和 B 两个亚型都有拮抗作用，故又称为双重内皮素受体拮抗剂或非选择性内皮素受体拮抗剂），可使后者的血浓度增加 3 倍，并伴有头痛、头晕、潮红、恶心，及呕吐等各药单用时很少或不曾发生的症状。然而，研究表明，上述症状的发生与替唑生坦血浓度的升高无关，因较高剂量的替唑生坦单用可充分耐受。由此推测，这一相互影响的结果与脑内替唑生坦浓度的增加有关（van Giersbergen et al，2002）。

有关药物　Treiber 等采用大白鼠进行的研究表明，同属内皮素受体拮抗剂的波生坦（bosentan）和环孢素之间存在相互影响，相互影响的结果是前者的血浓度明显升高（Treiber et al，2004）。这与临床上观察到的相互影响结果一致。

机制　曾一度认为该影响主要起因于环孢素对 CYP3A4 的抑制，然而，这不足以解释替唑生坦以及波生坦血浓度的增加。Treiber 等对大鼠的研究结果表明，肝细胞摄取的抑制是该相互影响的主要因素，而对肝细胞摄取的抑制则起因于环孢素对 P-糖蛋白的抑制性影响。在人体内相互影响的机制雷同。已经证明环孢素可增加大脑对多种化合物的摄取，故认为该现象的发生可能与环孢素抑制 P-糖蛋白，从而妨碍替唑生坦经 P-糖蛋白介导的外排有关。

建议　内皮素受体拮抗剂（包括替唑生坦和波生坦）在分类上属于呼吸系统药物，但临床上多用于循环系统疾病的治疗，可用于各种内皮素水平升高的情况，如心力衰竭、肺动脉高压（PAH）等。另外，在治疗高血压、肿瘤、糖尿病并发症、心肌梗死，及脑血管痉挛等方面也取得良好效果。

研究表明，环孢素和内皮素受体拮抗剂替唑生坦合用时，的确可导致替唑生坦耐受性降低的现象，故在临床情况下两药的合用应谨慎。

[阿曲生坦－利福平（甲哌利福霉素，力复平）][2]
Atrasentan－Rifampin（Rifampicin）

要点 Xiong 等对 12 名健康男性受试者进行的一项研究表明，同时应用选择性内皮素-A 受体拮抗剂阿曲生坦（10 mg 口服，第 1 和第 12 天各 1 次）和利福平（600 mg 每日 1 次口服，从第 4 天到第 14 天连续应用），与对照相比，阿曲生坦的 C_{max} 平均升高 1.5 倍，但终末半衰期平均缩短 77%；阿曲生坦的 AUC 和 t_{max} 不受影响（Xiong et al，2007）。

有关药物 根据提出的机制推测，阿曲生坦与其他利福霉素衍生物（如利福定、利福喷汀、利福布汀等）之间可发生类似相互影响，但影响的程度可能弱于利福平。其他内皮素受体拮抗剂（波生坦、替唑生坦、恩拉生坦、西他生坦，及安贝生坦等）与利福平之间是否会发生类似相互影响，尚有待证实。

机制 研究表明，阿曲生坦不是 P-糖蛋白的底物（这与替唑生坦有所不同，参见 [替唑生坦－环孢素（环孢菌素，环孢霉素 A）]），其在体内的代谢主要涉及与葡糖醛酸的络合（在 UGT 的作用下生成替唑生坦葡糖醛酸酯），在肝的摄取至少部分涉及 OATP1B1 和 OATP1B3。另外，部分替唑生坦也可在 CYP3A 的作用下经由 N-位脱丁基和 O-位脱甲基代谢。利福平除了对 CYP3A 和 UGT 有诱导作用外，尚有证据表明可作为 OATP（有机阴离子转运多肽）1B1 和 1B3 的底物和强效抑制剂。根据目前可得到的药动学资料，认为阿曲生坦 C_{max} 的增加起因于利福平对阿曲生坦经 OATP1B1 和 OATP1B3 肝摄取的抑制，而其半衰期的缩短则起因于利福平对 CYP3A4 和 UGT 的诱导。这些影响与利福平和阿曲生坦的相对给药时间有关。如果在阿曲生坦给药前或其后 6 小时以上给予利福平，则利福平对阿曲生坦肝摄取的影响较小，于是仅表现为利福平对阿曲生坦代谢的诱导，那就有可能导致阿曲生坦 AUC 的明显减少和 C_{max} 的显著下降。

建议 Xiong 等的研究结果表明，阿曲生坦与利福平之间的相互影响确实存在，但其临床意义还不清楚，故有待进一步探讨。无论如何，这一影响的时间依赖性以及结果的不可预期性应引起临床重视。

[依伐卡托（依法卡托，伊法卡托）－利托那韦][1]
Ivacaftor－Ritonavir

要点 Liddy 等对 12 名健康受试者进行的一项开放性序贯交叉研究表明，与依伐卡托（150 mg）单用相比（依伐卡托是首个可用于改善囊性纤维化患者病情的药物），同时应用利托那韦（50 mg）可使前者的 $AUC_{0\sim\infty}$ 从单用时的 10.94（8.26～14.48）$\mu g \cdot hr/ml$ 增加至 215.6（146.4～317.4）$\mu g \cdot hr/ml$（GMR 19.71），清除半衰期从 7.12（5.59～9.07）小时延长至 79.34（65.5～96.1）小时（GMR 11.14）。连续应用利托那韦 2 周后再给予依伐卡托，与利托那韦单次应用相比，依伐卡托的药动学参数无显著差别，证明利托那韦的 CYP3A4 诱导作用与该影响无明显相关（Liddy et al，2017）。

有关药物 根据提出的机制推测，所有 CYP3A4 强效抑制剂对依伐卡托的药动学都可产生类似影响。唑类抗真菌药酮康唑（ketoconazole）与依伐卡托之间的类似相互影响已经证实（同时应用酮康唑，依伐卡托必须从 150 mg 每日 2 次减至 150 mg 每周 2 次）。

依伐卡托的同类药物鲁玛卡托（lumacaftor）的代谢不涉及 CYP，主要以原形经粪便排泄，但对 CYP3A4/5 有明显诱导作用（也因此会加速其他 CYP3A 底物的代谢），体外研究表明，对 CYP2B6 以及 CYP2C8/2C9/2C19 也有某种程度的诱导作用。与依伐卡托组成复方（鲁玛卡托 200 mg/依伐卡托 150 mg；商品名 Orkambi）用于临床。

机制 已知依伐卡托在体内的代谢由 CYP3A4 负责，而利托那韦既是 CYP3A4 的底物（也有部分经由 CYP2D6 代谢），也是 CYP3A4 的强效抑制剂，同时具有自诱导作用（即可诱导 CYP3A4 和 CYP2D6，在加速自身代谢的同时，也促进其他 CYP3A4 和/或 CYP2D6 底物的代谢）。因此认为，利托那韦抑制 CYP3A4（包括竞争性抑制和非竞争性抑制），从而阻碍依伐卡托经 CYP3A4 的代谢，是该影响的主要原因。尽管随着利托那韦的持续应用可诱导 CYP3A4，但这一作用并不明显干扰利托那韦对依伐卡托药动学参数的影响（如上述）。

建议　囊性纤维化（CF）是囊性纤维化跨膜传导调节因子（CFTR）基因突变导致 CFTR 蛋白功能缺陷或缺失所致的罕见常染色体隐性遗传疾病。对该病的治疗可单用依伐卡托，也可采用鲁玛卡托/依伐卡托复方（但两者适用的年龄和类型有所不同）。

利托那韦对依伐卡托药动学的影响被认为是一种有益影响，有望根据其抑制 CYP3A4 的特点作为依伐卡托的增效剂（像利托那韦在艾滋病治疗中作为其他 HIV 蛋白酶抑制剂的增效剂一样），在增强依伐卡托疗效的同时，减少依伐卡托的用量，从而节省治疗费用（但应注意给药间隔和/或剂量的调整）。如非用于此目的，应避免同时应用强效 CYP3A4 抑制剂或诱导剂。

当采用复方鲁玛卡托/依伐卡托治疗时，最好避免同时应用 CYP3A4 的底物，以免其强烈的 CYP3A4 诱导作用削弱同用药物的疗效。

［赛乐西帕（塞来西帕，司来帕格）－吉非贝齐（诺衡，二甲苯氧庚酸，吉非罗齐）］[1]
Selexipag（NS-304）－Gemfibrozil

要点　Bruderer 等对 20 名健康男性受试者进行的一项开放性随机化交叉研究表明，同时口服赛乐西帕（薄膜衣片 $400\ \mu g$）和吉非贝齐（薄膜衣片 600 mg 两粒）与赛乐西帕单用相比，对赛乐西帕药动学参数的影响轻微（C_{max}、$AUC_{0\sim\infty}$、$t_{1/2}$ 的几何均值比分别为 1.39、1.96、1.51），但对其活性代谢物 ACT-333679（赛乐西帕发挥作用的主要成分）的药动学参数有显著影响（C_{max}、$AUC_{0\sim\infty}$、$t_{1/2}$ 的几何均值比分别为 3.63、11.09、2.18），典型前列环素相关不良事件发生率及严重程度也明显增加（Bruderer et al，2017）。

有关药物　曾经用于肺动脉高压（PAH）治疗的前列腺素类的前列环素受体激动剂，如依前列醇（前列环素；epoprostenol，PGI2；需要输液泵）、曲前列素（treprostinil；连续皮下输注、吸入、口服）、伊洛前列素（亚罗普斯特；iloprost；吸入）、贝拉斯特（贝前列素；beraprost；口服）等，体内代谢多不涉及 CYP，且因半衰期短、口服生物利用度低，和（或）应用不便等，现已很少或不再用于 PAH 的治疗。

根据该影响的机制推测，所有 CYP2C8 抑制剂，如抗菌药甲氧苄啶（trimethoprim，TMP）、抗血小板药氯吡格雷（clopidogrel）、铁螯合剂地拉罗司（deferasirox）、免疫调节剂特立氟胺（teriflunomide）等，对赛乐西帕的药动学都可产生类似影响，只是影响的程度有所不同。

机制　赛乐西帕作为一种前药，在体内迅速经酶促水解生成其活性代谢物 ACT-333679，本身及其活性代谢物经 CYP2C8（为主）及 CYP3A4 氧化代谢，两者也都是 OATP1B1 和 1B3 的底物（Kaufmann et al，2015）；另外，前者是 P-糖蛋白的底物，而后者是 BCRP 的底物，且可经 UGT1A3 和 2B7 络合代谢。有证据表明，吉非贝齐是 CYP2C8 的强效抑制剂，不可逆性失活 CYP2C8，对 OATP1B1 也有中度抑制作用（Tornio et al，2017）。

综合目前可得到的资料，认为该影响主要起因于吉非贝齐 1-O-β-葡糖醛酸化物对赛乐西帕活性代谢物 ACT-333679 经 CYP2C8 代谢的非竞争性（不可逆性）抑制。对赛乐西帕经 CYP2C8 代谢的抑制不会造成明显影响（因赛乐西帕在体内迅速水解为 ACT-333679）。吉非贝齐对 OATP1B1 的抑制也可能起部分作用。

建议　赛乐西帕是第一个获准用于 PAH 治疗的非前列腺素类前列环素受体激动剂，因其具有口服有效、对前列环素受体有选择性，及作用持续时间长等特点，相信临床应用会越来越广泛。鉴于吉非贝齐对赛乐西帕，特别是其活性代谢物 ACT-333679 的药动学有显著影响，因此两者的联用应予避免。其他强效 CYP2C8 抑制剂也不应与赛乐西帕同时应用。至于中效 CYP2C8 抑制剂，如上述的甲氧苄啶、氯吡格雷、地拉罗司、特立氟胺等，是否可与赛乐西帕同用，尚未见有研究报道。但为安全起见，这些药物与赛乐西帕的同时应用需慎重，特别是氯吡格雷（有证据表明，氯吡格雷在体内经 II 相络合代谢生成的葡糖醛酸化物对 CYP2C8 有强烈抑制作用）（Tornio et al，2014）。

［赛乐西帕（塞来西帕，司来帕格）－利福平（力复平甲哌利福霉素，利米定）］[2]
Selexipag（NS-304）－Rifampicin（Rifampin）

要点　Bruderer 等对 19 名健康男性受试者进行的一项开放性随机化交叉研究表明，同时口服赛乐西帕（薄膜衣片 400 μg）和利福平（600 mg）与赛乐西帕单用相比，使赛乐西帕的 C_{max} 和 $AUC_{0\sim\infty}$ 增加，而 $t_{1/2}$ 缩短（C_{max}、$AUC_{0\sim\infty}$、$t_{1/2}$ 的几何均值比分别为 1.76、1.25、0.66）；其活性代谢物 ACT-333679（赛乐西帕发挥作用的主要成分）的平均血浓度先是略升高，2 小时后开始下降，$AUC_{0\sim\infty}$ 减少，$t_{1/2}$ 明显缩短（C_{max}、$AUC_{0\sim\infty}$、$t_{1/2}$ 的几何均值比分别为 1.30、0.52、0.37）；两者合用与单用相比，不良事件发生率有所下降（Bruderer et al，2017）。

有关药物　根据相互影响的机制推测，其他利福霉素衍生物，如利福定（rifandin）、利福喷丁（rifapentine）、利福霉素（rifamycin）等，对赛乐西帕的药动学可产生类似影响，但弱于利福平。

预料其他 CYP2C8 诱导剂，如苯巴比妥（phenobarbital）、扑痫酮（primidone）、苯妥英（phenytoin）等，与赛乐西帕之间可发生类似相互影响，但影响的程度有所不同。

机制　赛乐西帕作为一种前药，在体内迅速经酶促水解生成其活性代谢物 ACT-333679，本身及其活性代谢物经 CYP2C8（为主）及 CYP3A4 氧化代谢，两者也都是 OATP1B1 和 OATP1B3 的底物（Kaufmann et al，2015）；另外，前者是 P-糖蛋白的底物，而后者是 BCRP 的底物，且可经尿嘧啶二磷酸葡糖醛酰转移酶 UGT1A3 和 UGT2B7 络合代谢。利福平不但是 CYP3A4 的强效诱导剂，对 CYP2C8 和 UGT 也有中度诱导作用，同时也是 OATP1B1 和 OATP1B3 的强效抑制剂（Vavricka et al，2015）。

Bruderer 等认为，赛乐西帕 C_{max} 的升高可能起因于利福平对 OATP1B1 和 OATP1B3 的抑制，$t_{1/2}$ 的缩短则与利福平对 CYP 的诱导作用有关；然而，利福平的抑制作用超过其诱导作用，因此，总的结果是 AUC 的少许增加。赛乐西帕的活性代谢物（ACT-333679）$t_{1/2}$ 明显缩短，可能起因于利福平对 CYP2C8 的诱导，而其 C_{max} 最初的少许升高极有可能与利福平抑制 OATP1B1 和 OATP1B3 有关。

建议　Bruderer 等建议，如果必须同时应用包括利福平在内的 CYP2C8 诱导剂和赛乐西帕，应考虑适当调整剂量。有关细节也参见［赛乐西帕（塞来西帕，司来帕格）－吉非贝齐（诺衡，二甲苯氧庚酸，吉非罗齐）]）项下的内容。

（滕文静　张　彬）

主要参考文献

Amchin J，et al，2001. Effect of venlafaxine versus fluoxetine on metabolism of dextromethorphan. *J Clin Pharmacol*，41：443-451

Antoniou T，et al，2011. Ciprofloxacin-induced theophylline toxicity：a population-based study. *Eur J Clin Pharmacol*，67：521-526

Baprio TE，et al，2005. Artemisinin and thiabendazole are potent inhibitors of cytochrome P450 1A2 (CYP1A2) activity in humans. *Eur J Clin Pharmacol*，61：755-761

Barnes PJ，2011. Pulmonary pharmacology. In：*Goodman & Gilman's The pharmacological basis of therapeutics*，12th ed. Brunton LL (editor)，McGraw-Hill Co，Inc，New York：1031-1065

Bruderer S，et al，2017. Effect of gemfibrozil and rifampicin on the pharmacokinetics of selexipag and its active metabolite in healthy subjects. *Br J Clin Pharmacol*，83：2778-2788

Gumbo T，2011. Chemotherapy of tuberculosis, *Mycobacterium avium* complex disease, and leprosy. In：*Goodman & Gilman's The pharmacological basis of therapeutics*，12th ed. Brunton LL (editor)，McGraw-Hill Co，Inc，New York：1549-1570

Hegazy SK，et al，2012. Effect of clarithromycin and fluconazole on the pharmacokinetics of montelukast in human volunteers. *Eur J Clin Pharmacol*，68：1275-1280

Karonen T，et al，2012. Fluconazole but not the CYP3A4 inhibitor, itraconazole, increases zafirlukast plasma concentrations. *Eur J Clin Pharmacol*，68：681-688

Karonen T，et al，2011. CYP2C8 but not CYP3A4 is important in the pharmacokinetics of montelukast. *Br J Clin Pharmacol*，73 (2)：257-267

Kaufmann P，et al，2015. Effect of opinavir/ritonavir on the pharmacokinetics of selexipag, an oral prostacyclin receptor agonist and its active metabolite in healthy subjects. *Br J Clin Pharmacol*，80：670

Kempsford R，et al，2012. The effect of ketoconazole on the pharmacokinetics and pharmacodynamics of inhaled fluticasone furoate and vilanterol trifenatate in healthy subjects. *Br J Clin Pharmacol*，75 (6)：1478-1487

Lahu G，et al，2011. Effect of Steady-State Enoxacin on Single-Dose Pharmacokinetics of Roflumilast and Roflumilast N-Oxide.

J Clin Pharmacol，51：586-593

Liddy AM，et al，2017. The pharmacokinetic interaction between ivacaftor and ritonavir in healthy volunteers. *Br J Clin Pharmacol*，83：2235-2241

Liu Y，et al，2014. The impact of co-administration of ketoconazole and rifampicin on the pharmacokinetics of apremilast in healthy volunteers. *Br J Clin Pharmacol*，78（5）：1050-1057

Markert C，et al，2013. Clarithromycin substantially increases steady-state bosentan exposure in healthy volunteers. *Br J Clin Pharmacol*，77（1）：141-148

Nakashima D，et al，2007. Effect of Cinacalcet Hydrochloride，a New Calcimimetic Agent，on the Pharmacokinetics of Dextromethorphan：In Vitro and Clinical Studies. *J Clin Pharmacol*，47：1311-1319

Nassr N，et al，2001. Effects of rifampicin on the pharmacokinetics of roflumilast and roflumilast N-oxide in healthy subjects. *Br J Clin Pharmacol*，68（4）：580-587

Pruchnicki MC，et al，2002. Effect of phosphate binders on supplemental iron absorption in healthy subjects. *J Clin Pharmacol*，42：1171-1176

Talavera Pons S，et al，2017. Managing drug-drug interactions with new direct-acting antiviral agents in chronic hepatitis C. *Br J Clin Pharmacol*，83：269-293

Tornio A，et al，2014. Glucuronidation converts clopidogrel to a strong time-dependent inhibitor of CYP2C8：a phase Ⅱ metabolite as a perpetrator of drug-drug interactions. *Clin Pharmacol Ther*，96：498-507

Tornio A，et al，2017. Role of gemfibrozil as an inhibitor of CYP2C8 and membrane transporters. *Expert Opin Drug Metab Toxicol*，13：83-95

Treiber A，et al，2004. Inhibition of organic anion transporting polypeptide-mediated hepatic uptake is the major determinant in the pharmacokinetic interaction between bosentan and cyclosporin A in the rat. *J Pharmacol Exp Ther*（JPET），308（3）：1121-1129

van Giersbergen PLM，et al，2002. Cyclosporin increases the exposure to tezosentan，an intravenous dual endothelin receptor antagonist. *Eur J Clin Pharmacol*，58：243-245

Vavricka SR，et al，2002. Interactions of rifamycin SV and rifampicin with organic anion uptake systems of human liver. *Hepatology*，36：164-172

Xiong H，et al，2007. Dual Effects of Rifampin on the Pharmacokinetics of Atrasentan. *J Clin Pharmacol*，47：423-429

第二十三章　消化系统药物

西咪替丁（甲氰咪胍）-卡托普利（甲巯丙脯酸，开博通)]⁴
Cimetidine－Captopril

要点　有报道表明，西咪替丁与卡托普利联用可引起精神病症状。

有关药物　仅见个案报道，故很难确定其他 H_2 受体阻断药（雷尼替丁、法莫替丁、尼扎替丁等）与卡托普利之间以及西咪替丁与其他血管紧张素转换酶抑制剂（如赖诺普利、雷米普利、群多普利等）之间是否会发生类似相互影响。

机制　不清楚。

建议　根据目前所得到的资料判断，该相互影响的发生率不高。但了解该相互影响，对两者合用所出现的精神症状的解释可有帮助。

[西咪替丁（甲氰咪胍）-苯巴比妥（鲁米那)]³
Cimetidine－Phenobarbital

要点　同时应用西咪替丁和苯巴比妥，在同用后第 3 周西咪替丁的血浆清除率增加 18%，AUC 降低 15%，尿排泄减少 34%，吸收减少 20%。

有关药物　根据相互影响的机制推测，西咪替丁与其他巴比妥类衍生物（戊巴比妥、异戊巴比妥、司可巴比妥等）之间可发生类似相互影响。预料苯巴比妥与雷尼替丁之间可发生类似相互影响，但相互影响的程度不及西咪替丁，因为雷尼替丁仅有极少部分经肝代谢。苯巴比妥与其他 H_2 受体阻断药如法莫替丁、尼扎替丁、罗沙替丁之间的类似相互影响不太可能发生，因为它们几乎完全以原形经肾排泄，不受肝药酶的影响。

机制　多数人认为，该相互影响与苯巴比妥诱导西咪替丁的胃肠及肝代谢有关。苯巴比妥对西咪替丁吸收的干扰也不能排除。

建议　该相互影响是否会明显削弱西咪替丁的作用，还不清楚，故其临床意义尚难确定。就目前所得到的资料看，两者的同用无须避免，但于同用期间应注意观察西咪替丁的临床疗效有无改变。

[西咪替丁（甲氰咪胍）-氢氧化铝]³
Cimetidine－Aluminum Hydroxide

要点　已经证明，同时短期单用氢氧化铝或与其他抗酸药联用，使西咪替丁高峰血浓度降低，胃肠吸收减少约 1/3。

有关药物　氢氧化镁单用，以及与其他抗酸药联用，也减少西咪替丁的吸收。具有中度中和能力的碳酸镁和碳酸镁复方，不影响西咪替丁的吸收；当其复方与三硅酸镁、氢氧化镁，及氢氧化铝同用时，也不影响西咪替丁的吸收。

含有氢氧化铝和氢氧化镁的复方抗酸药，使雷尼替丁的高峰血浓度下降，曲线下面积减少 1/3，但雷尼替丁的清除无改变。氢氧化铝与其他 H_2 受体阻断药（法莫替丁、尼扎替丁、罗沙替丁等）之间是否会发生类似相互影响，尚有待证实。

机制　确切机制还不清楚。已经提出的有数种。有人认为，抗酸药的某种成分干扰西咪替丁的吸收。氢氧化铝是众所周知的吸附剂，据报道可影响几种药物的生物利用度。已知氢氧化镁影响药物的动力学。其他研究提示，抗酸药的总中和能力是这种相互影响的原因。然而，已证明使中和能力加倍，并不进一步抑制西咪替丁的吸收。镁、铝离子在中和能力位于 50～72 mmol 之间时，有可能最大限度地与西咪替丁形成复合物；超过 72 mmol，就不再有进一步的作用；位于 50 mmol 以下时，也许不能与西咪替丁发生最大限度的结合。

　　建议　西咪替丁血浓度降低的临床意义尚未进行研究。如果需要同时应用抗酸药和西咪替丁，两类药物服用的间隔时间应尽可能长一些。空腹状态下，给西咪替丁前或其后 1 小时给予抗酸药，或餐时服用西咪替丁，1 小时后再给抗酸药，都是行之有效的方法。已证明通过上述方法服药不发生相互影响。

[西咪替丁（甲氰咪胍）－丙胺太林（普鲁本辛）][3]
Cimetidine－Propantheline

　　要点　同时应用西咪替丁和丙胺太林，西咪替丁的血浓度降低，作用有可能减弱，但生物利用度不一定下降。但另有研究表明，两者同时应用，西咪替丁的生物利用度平均下降 22.2%（根据 AUC 的减少计算）。

　　有关药物　因已证明季铵型抗胆碱药泊尔定（poldine）对西咪替丁的血浓度无显著影响，故难以预料其他季铵型 M 胆碱受体阻断药，如格隆溴铵（胃长宁）、奥芬溴铵（安胃灵）、戊沙溴铵（优托品）等与西咪替丁是否会发生类似相互影响。其他 H_2 受体阻断药（如法莫替丁、尼扎替丁、罗沙替丁等）与丙胺太林之间的类似相互影响尚未见报道，但根据相互影响的机制推测，类似相互影响有可能发生，只是程度也许不同。

　　机制　抗胆碱药抑制胃肠蠕动，延缓胃排空，可能是该相互影响的原因。

　　建议　具有 M 受体阻断作用的胃肠解痉药与 H_2 受体阻断药联用治疗消化性溃疡，是临床上经常采用的一种方法。此种联用导致的西咪替丁高峰血浓度降低可因两药对胃酸分泌的协同性抑制而弥补，故在临床上也许观察不到西咪替丁疗效的减弱。但对此种相互影响有所了解不无益处。

[西咪替丁（甲氰咪胍）－甲氧氯普胺（胃复安，灭吐灵）][3]
Cimetidine－Metoclopramide

　　要点　据报道，同时应用甲氧氯普胺和西咪替丁，使西咪替丁生物利用度降低 22%～27%，并伴有尿排泄的明显减少，但半衰期无改变。当甲氧氯普胺长期或静脉应用时，此种影响更明显。

　　有关药物　根据相互影响的机制推测，其他 H_2 受体阻断药（如雷尼替丁、法莫替丁、尼扎替丁等）与甲氧氯普胺之间以及西咪替丁与其他胃动力药（如多潘立酮、西沙必利等）之间可发生类似相互影响，但尚有待进一步证实。

　　机制　考虑到西咪替丁的半衰期无改变，故认为该影响可能与甲氧氯普胺促进胃肠蠕动，从而减少西咪替丁的吸收有关。

　　建议　如果需要将甲氧氯普胺与西咪替丁同用，可根据同用的治疗结果，考虑增加西咪替丁的剂量。另外，据说将两者分服可削弱此种相互影响（一般认为，间隔 2 小时较为适宜）。

[西咪替丁（甲氰咪胍）－奥曲肽][3]
Cimetidine－Octreotide

　　要点　据报道，同时应用西咪替丁和生长抑素（somatostatin；生长激素抑制素）类似物奥曲肽，使西咪替丁的吸收延迟。即使生物利用度不一定降低，高峰血浓度也有可能下降，故作用有可能减弱。

　　有关药物　根据提出的机制推测，其他合成生长抑素类似物，如兰瑞肽（lanreotide）、伐普肽（vapreotide），及帕瑞肽（pasireotide）等，与西咪替丁可发生类似相互影响。其他 H_2 受体阻断药（如雷尼替丁、法莫替丁、尼扎替丁等）与奥曲肽之间是否会发生类似相互影响，尚不清楚。但根据相互影响的机制推测，预料类似相互影响有可能发生。

机制 奥曲肽抑制胃肠蠕动，延缓胃排空，可能是该相互影响的原因。

建议 如果需要将奥曲肽与西咪替丁同用，可根据同用时的治疗效果，考虑调整西咪替丁的剂量。

［西咪替丁（甲氰米胍）－伊曲康唑（依他康唑）］[2]
Cimetidine－Itraconazole

要点 Karyekar 等对健康志愿者进行的一项研究表明，在口服伊曲康唑（400 mg/d）3 天后静脉注射西咪替丁，采用碘酞酸盐清除法连续测定肾小球滤过率（GFP），发现西咪替丁 $AUC_{0\sim4h}$ 增加 25%（$P<0.01$），GFR 和表现分布容积无改变，但总清除率（CL_T）明显降低（655 ml/min 对 486 ml/min，$P<0.001$），西咪替丁的肾小管分泌率也显著下降（410 ml/min 对 311 ml/min，$P=0.001$）（Karyekar et al.，2004）。

有关药物 肠道 P-糖蛋白在药物吸收和药物相互影响方面的作用已经充分证实，特别是口服生物利用度差的药物。在有柔红霉素（正定霉素；daunomycin）和 PSC833 存在的情况下，环孢素的吸收增加，在有维拉帕米和硝苯地平存在的情况下，长春碱（vinblastine）的转运增加，这些都涉及对 P-糖蛋白的影响。

对 8 例癌症患者的观察研究表明，环孢素使多柔比星（阿霉素；doxorubicin）的 AUC 增加 48%，清除率降低 37%，正在应用多柔比星的患者同时给予 PSC833，使多柔比星的 AUC 增加 50%，清除率降低 50%。这些药物相互影响极有可能是生物利用度增加与经肝或肾清除减少的联合作用。

肾小管分泌是许多阴、阳离子类物质清除的主要途径，例如尿酸、青霉素、组胺，及普鲁卡因胺。这种 ATP-依赖过程需通过膜结合转运蛋白（如 OAT1 和 OCT1）将物质主动转运至肾小管管腔。物质与转运体的亲和力取决于其化学特点和在生理 pH 下离子化的程度。已证明 P-糖蛋白是涉及肾分泌亲脂性有机阳离子的另一途径。

Kaukonen 等的研究证明，同时应用伊曲康唑可使奎尼丁血浓度增加 1.6 倍，AUC 增加 2.4 倍。由于奎尼丁也是 CYP3A4 的底物，故其增加可能是抑制 CYP3A4 及减少肾清除共同作用的结果。

机制 业已证明，肾中的转运体对有机药物的清除至关重要。在人肾中已鉴定出数种药物转运蛋白，其中包括基底部的有机阴离子转运体（OAT_s）、顶部的有机阳离子转运体（OCT_s）、顶部的多药耐药相关蛋白-2（MRP2）以及 P-糖蛋白。P-糖蛋白的分子量为 170 kDa，是一种膜结合的 ATP 依赖性外排蛋白，可能负责将各种药物和毒素转运至细胞外环境中。

西咪替丁是一种有机阳离子，主要经肾排泄（75%～80%），肾清除率是肾小球滤过率的 3～4 倍，说明存在广泛的肾小管分泌。多项研究表明，其经肾小管的分泌是由 P-糖蛋白介导的。

实验模型证明伊曲康唑抑制 P-糖蛋白，对人体进行的研究表明，使地高辛和奎尼丁（两者都是 P-糖蛋白底物）的肾清除减少（分别减少 20% 和 50%）。

伊曲康唑对西咪替丁的影响也许单纯是由于抑制肾小管分泌的结果，因为尽管西咪替丁是一种已知的 CYP 酶抑制剂，但其主要代谢物 S-氧化物的形成或是由黄素加单氧酶（FMO3）介导的，所以，已知的 CYP3A 抑制剂伊曲康唑不可能改变西咪替丁的代谢。另一方面，伊曲康唑使地塞米松的 AUC 增加 3.3 倍，全身清除率降低 68%，这一影响可能起因于对 CYP 的抑制。同样，伊曲康唑使口服阿普唑仑（alprazolam）的清除率从 0.89 ml/(min·kg) 降至 0.35 ml/(min·kg)，导致 AUC 显著增加。就西咪替丁 AUC 的增加而论，可用肾小管分泌的显著减少解释。

建议 鉴于癌症和 HIV 感染治疗方案中采用 P-糖蛋白调节剂的情况日益增加，因此，综合评价由 P-糖蛋白抑制引起的药动学影响显得很重要。针对阻断 P-糖蛋白介导的药物吸收的药物疗法也可损害肾（以及全身）药物清除机制，导致血浓度增加，中毒可能性增大，这对那些治疗指数较低同时又是 P-糖蛋白底物的药物来说尤其重要。

［H₂ 受体拮抗剂－其他药物］[2]
H₂-Receptor Antagonists－Other Drugs

H₂ 受体拮抗剂可供临床选用的主要有西咪替丁（cimetidine）、雷尼替丁（ranitidine）、法莫替丁

（famotidine），及尼扎替丁（nizatidine）。从代谢的角度说，西咪替丁与 CYP 的关系最密切（主要是对 CYP 的抑制），因此就药物相互影响而论，主要是与西咪替丁之间的相互影响。西咪替丁与其他药物之间的相互影响多见，而且有时很严重，故该药的应用日渐减少，特别是老年人（老年人因为代谢的改变，对药物浓度的波动比较敏感。另外，大部分老年人往往同时应用多种药物，因此更有可能发生药物相互影响）。

西咪替丁可抑制多种 CYP，包括 CYP1A2、CYP2C9，及 CYP2D6，凡是其代谢主要由这些酶负责的药物，都可受西咪替丁的影响。例如，苯二氮䓬类的镇静催眠药、抗癫痫药卡马西平、抗心律失常药利多卡因和奎尼丁（以及其结构类似物奎宁）、抗肠虫病药甲苯咪唑、甲基黄嘌呤类、抗滴虫病药甲硝唑、抗真菌药特比萘芬（也参见第 32 章［特比萘芬－西咪替丁］项下的有关内容），及 β 受体阻断药噻吗心安等。

相对说来，雷尼替丁对 CYP 的影响轻微，与上述药物的相互影响不像西咪替丁那么明显（雷尼替丁与 CYP 的亲和力仅有西咪替丁的 10%），故与西咪替丁相比，临床应用越来越广泛。

法莫替丁和尼扎替丁与 CYP 几乎无什么亲和力，比雷尼替丁更安全，因此已基本上取代了西咪替丁（特别在发达国家）。

各种 H_2 受体拮抗剂与其他药物相互影响的具体后果、机制、用药注意事项，及处理措施等内容，参见各有关章节。

［奥美拉唑（渥米哌唑，洛赛克）－莫达非尼］[1]
Omeprazole－Modafinil

要点　Rowland 等在 6 名健康受试者（包括 5 名高加索人和 1 名亚洲人，其中男 4 名，女 2 名，年龄 24～34 岁）中进行了一项单中心开放性序贯口服鸡尾酒试验，目的是探讨中枢兴奋药莫达非尼单剂（200 mg）和稳态浓度下（每日 200 mg 连用 7 天）对各种 CYP 探针药物药动学的影响。鸡尾酒由 5 种探针药物组成，分别是 CYP1A2 探针咖啡因（caffeine）100 mg、CYP2D6 探针右美沙芬（dextromethorphan）30 mg、CYP2C9 探针氯沙坦（losartan）25 mg、CYP3A4 探针咪达唑仑（midazolam）1 mg，以及 CYP2C19 探针奥美拉唑肠衣片 20 mg。

结果表明，无论是单剂莫达非尼，还是稳态浓度下的莫达非尼，都可导致奥美拉唑 AUC 增加、C_{max} 升高、$t_{1/2}$ 延长，但稳态浓度下对奥美拉唑药动学参数的影响更明显（单剂情况下奥美拉唑 AUC、C_{max}、$t_{1/2}$ 的几何均值比分别是 1.36、1.22、1.77，稳态浓度下奥美拉唑 AUC、C_{max}、$t_{1/2}$ 的几何均值比分别是 1.85、1.54、2.04）。

Rowland 等的研究结果同时表明，无论是单剂莫达非尼，还是稳态浓度下的莫达非尼，对咖啡因、右美沙芬、氯沙坦的药动学都无明显影响（Rowland et al，2018）。莫达非尼对咪达唑仑药动学的影响见［咪达唑仑（速眠安）－莫达非尼］。

有关药物　根据提出的机制以及代谢途径的类似性推测，其他质子泵抑制剂，如兰索拉唑（lansoprazole）、雷贝拉唑（rabeprazole）、埃索美拉唑（esomeprazole）等，与莫达非尼之间可产生类似相互影响。

其他 CYP2C19 和（或）CYP3A4 底物，如环孢素（cyclosporine；主要经 CYP3A4 代谢，也涉及 CYP3A5）、茶碱（theophylline；主要经 CYP1A2 和 CYP3A4 代谢），以及抗抑郁药如阿米替林（amitriptyline；其代谢涉及多种 CYP，包括 CYP2C19 和 CYP3A4）和西酞普兰（citalopram；经由 CYP2C19 和 CYP3A4 代谢）等，与莫达非尼之间也可发生相互影响，但影响的程度和方向会有所不同。

伊曲康唑（itraconazole）、酮康唑（ketoconazole）、泰利霉素（telithromycin）、利托那韦（ritonavir）等 CYP3A4 强抑制剂或苯妥英（phenytoin）、苯巴比妥（phenobarbital）、利福平（rifampicin）等 CYP3A4 强诱导剂与莫达非尼同时应用，有可能改变莫达非尼的血药浓度。

机制　莫达非尼本身主要经由 CYP3A4 代谢，体外研究表明，对 CYP1A2 和 CYP3A4/5 有诱导作用，对 CYP2C9、CYP2C19、CYP3A4/5 有竞争性抑制作用（Robertson et al，2018）。奥美拉唑主要经由 CYP2C19 和 CYP3A4 代谢（同时对 CYP2C19 有抑制作用，对 CYP1A2 有诱导作用）。据此推测，莫达非尼对奥美拉唑药动学的影响是其对 CYP2C19 和 CYP3A4 诱导和抑制作用的综合结果。然而，对 CYP3A4 的诱导作用弱于对 CYP2C19 和 CYP3A4 的综合影响，因此总的结果是奥美拉唑 AUC 增加、C_{max} 升高，及 $t_{1/2}$ 延长。奥美拉唑对莫达非尼经 CYP3A4 代谢的竞争性抑制是否会影响后者的药动学，尚不清楚。

建议　莫达非尼作为一种中枢兴奋药主要用于发作性睡病和有关睡眠障碍的治疗。因其具有提高警觉性和增强认知能力的特点，所以，也常作为无标示药物用于娱乐或抑郁症的辅助治疗。故而其应用广泛，有滥用倾向。

根据 Rowland 等的研究结果，建议最好避免同时应用奥美拉唑和莫达非尼。如果必须同用，应进行临床监测，并据情适当调整奥美拉唑的剂量。主要经 CYP2C19 或 CYP3A4 代谢的其他药物与莫达非尼同用时也应谨慎。

鉴于亚洲人与白种人或非洲裔美国人相比，CYP2C19 乏代谢型（也称弱代谢型或慢代谢型）相对多见（分别为 23% 和 3%），因此，欲同时应用莫达非尼和主要经由 CYP2C19 代谢的药物时，应考虑到这一因素（Wallace et al, 2011）。

考虑到有些药物可影响莫达非尼的药动学（如上述），所以必须联用时，也应遵循上述原则。

［奥美拉唑（渥米哌唑，洛赛克）－氟伏沙明（三氟戊肟胺，氟戊肟胺）]¹
Omeprazol－Fluvoxamine

要点　Yasui-Furucori 等对 18 名志愿者（其中 6 名是 CYP2C19 纯合子广泛代谢型，6 名是杂合子广泛代谢型，6 名是乏代谢型）进行的一项随机化双盲安慰剂交叉对照研究表明，与安慰剂相比，抗抑郁药氟伏沙明处理，使纯合子广泛代谢型（homEM）以及杂合子广泛代谢型（hetEM）奥美拉唑的 C_{max} 分别增加 2.7 倍（$P<0.01$）和 1.0 倍（$P<0.01$），$AUC_{0\sim 8}$ 分别增加 5 倍（$P<0.001$）和 1.4 倍（$P<0.01$），$AUC_{0\sim\infty}$ 分别增加 5.2 倍（$P<0.01$）和 1.5 倍（$P<0.001$），$t_{1/2}$ 分别延长 160%（$P<0.001$）和 40%（$P<0.01$）。然而，乏代谢型（PM）的药动学参数无明显改变。homEM 以及 hetEM 的 5-羟奥美拉唑与奥美拉唑的 $AUC_{0\sim 8}$ 比率降低（分别为 $P<0.05$ 和 $P<0.01$）（Yasui-Furucori et al, 2004）。

有关药物　根据相互影响的机制以及药动学特点推测，凡是对 CYP2C19 以及 CYP3A4 有抑制作用的选择性 5-羟色胺再摄取抑制剂（SSRIs），如氟西汀（抑制 CYP3A4）和西酞普兰（经由 CYP3A4 和 CYP2C19 代谢），与奥美拉唑之间可发生类似相互影响。

预料其他质子泵抑制剂，如兰索拉唑（及其 R-型对映体右兰索拉唑）、泮托拉唑、雷贝拉唑，及奥美拉唑的 S-型对映体埃索美拉唑等，与氟伏沙明之间的类似相互影响也可发生，因所有质子泵抑制剂的代谢都涉及 CYP2C19 和 CYP3A4。

机制　已知氟伏沙明的代谢涉及 CYP2D6、CYP1A2、CYP3A4，及 CYP2C9，是 CYP1A2 以及 CYP2C19 的强效抑制剂（有研究表明，对 CYP2C8 以及 CYP3A4 也有明显抑制作用），但其对 CYP1A2 的抑制作用不太可能是上述相互影响的主要原因，因为催化奥美拉唑代谢的主要 CYP 不是 CYP1A2，而是 CYP2C19（为主）和 CYP3A4（所有质子泵抑制剂的代谢都有 CYP2C19 和 CYP3A4 的参与，但对这两种 CYP 的依赖程度有明显不同，且仅有奥美拉唑对 CYP2C19 有抑制作用，对 CYP1A2 有诱导作用）。上述研究结果进一步确定，氟伏沙明对 CYP2C19 的抑制作用明显受 CYP2C19 活性的影响，在 CYP2C19 广泛代谢型者中是 CYP2C19 的强效抑制剂，其抑制作用的强度与基因型及剂量有关。可见，homEM 以及 hetEM 奥美拉唑 AUC 的增加主要与氟伏沙明对 CYP2C19 的抑制有关，对 CYP3A4 的抑制（包括竞争性抑制和非竞争性抑制）也可能起一定作用。至于奥美拉唑对 CYP1A2 的诱导作用（以及奥美拉唑对 CYP3A4 的竞争性抑制）是否会影响氟伏沙明的代谢，作者未加说明。

另有研究表明，氟伏沙明对 P-糖蛋白有一定抑制作用，而奥美拉唑的转运部分涉及 P-糖蛋白。因此，两者同用时，可某种程度上增加奥美拉唑的生物利用度，也是奥美拉唑 AUC 增加的部分原因。

建议　几项研究提示，CYP2C19 基因型（多态性）影响胃酸相关性疾病的治愈率，包括对幽门螺杆菌的根除率。PM 型在应用诸如奥美拉唑、泮托拉唑，及兰索拉唑等质子泵抑制剂治疗后，对幽门螺杆菌的根除率远远高于 homEM 型以及 hetEM 型（Gawrońska-Szklarz et al，2010）。因此，联合应用奥美拉唑和低剂量氟伏沙明治疗酸相关疾患可能有帮助。另外，PM 型个体氟伏沙明治疗期间，奥美拉唑的 AUC 无明显改变，提示同时应用低剂量氟伏沙明不影响 PM 型酸相关疾病的治疗效果。如果没有条件区分 CYP2C19 基因型，那么，同时应用低剂量氟伏沙明比增加奥美拉唑的剂量可能更安全，因为低剂量氟伏沙明选择性增加 homEM 型以及 hetEM 型奥美拉唑的血浓度，而对 PM 型则否。然而，需要进一步研究以确定同时应用低剂量氟伏沙明作为根除幽门螺杆菌的辅助治疗措施是否有临床意义，因为即使低剂量氟伏沙明也有可能产生副作用。

实际上，临床实践中并不常规区分 CYP2C19 基因型。因此，治疗酸相关疾病如欲选用质子泵抑制剂的话，也可选择 CYP2C19 多态性影响较小的药物，如埃索拉唑（依索拉唑，埃索美拉唑；es-omeprazole）和雷贝拉唑，代替奥美拉唑、兰索拉唑等。Klotz 的报道表明，埃索拉唑有相当一部分经由 CYP3A4 代谢，而雷贝拉唑的代谢与 CYP 无明显相关，故不会明显受 CYP2C19 多态性的影响（Klotz，2009）。然而，Sheng 等对 19 名进行基因分型的健康男性志愿者进行的一项随机化单剂研究表明，CYP2C19 基因型对雷贝拉唑的口服清除率也有某种程度的影响，homEM 型、hetEM 型，及 PM 型的平均清除率分别为 13.9 L/h、11.5 L/h，及 8.7 L/h（Sheng et al，2010）。可见，CYP2C19 基因型对所有质子泵抑制剂在体内的处置都有一定影响，只是影响的程度不同而已。

鉴于黄种人 CYP2C19 基因变异的发生率（23%）远高于黑种人和白种人（3%），故在黄种人中药物相互影响的不可预期性以及疗效和毒性的改变更有可能发生。因此，黄种人 CYP2C19 的基因分型，对其代谢涉及 CYP2C19 的药物初始剂量的确定以及药物相互影响程度的判断，具有一定临床意义。

［奥美拉唑（渥米哌唑，洛赛克)－伐地考昔（伐地昔布)]²
Omeprazole－Valdecoxib

要点　同时应用质子泵抑制剂奥美拉唑和昔布类（coxibs）选择性 COX-2 抑制剂伐地考昔，可导致前者半衰期延长，血浓度升高，作用和毒性增强。

有关药物　鉴于所有质子泵抑制剂（包括兰索拉唑、泮托拉唑和雷贝拉唑）的代谢都涉及 CYP2C19 和 CYP3A4，预料与伐地考昔之间都可发生类似相互影响。

根据相互影响的机制以及代谢途径推测，伐地考昔的前体药物帕瑞考昔（parecoxib；在体内脱羟甲基生成其活性型伐地考昔）与奥美拉唑之间可发生类似相互影响。其他选择性 COX-2 抑制剂，如塞来昔布和罗非昔布（塞来昔布和罗非昔布像伐地考昔一样，其代谢涉及多种 CYP，包括 CYP1A2、CYP3A4、CYP2C9，及 CYP2D6，但前者的代谢以 CYP2C9 为主，同时对 CYP2D6 有抑制作用），与奥美拉唑之间的相互影响也可发生，但相互影响的程度也许不同。至于较新的选择性 COX-2 抑制剂依托昔布（etoricoxib）和罗美昔布（lumiracoxib），目前尚无充分的药动学资料，现正在进行大规模的临床研究。

机制　奥美拉唑主要由 CYP2C19 和 CYP3A4 代谢（可能也有其他 CYP 的参与，同时对 CYP2C19 有抑制作用，对 CYP1A2 有诱导作用），而伐地考昔的代谢主要由 CYP2C9 和 CYP3A4 负责（也有 CYP2D6 和 CYP1A2 的参与，同时对 CYP2C9 和 CYP2C19 有轻、中度抑制作用）。由此推测，奥美拉唑血浓度的升高起因于伐地考昔对 CYP3A4 的竞争性抑制以及对 CYP2C19 的非竞争性抑制。虽然两者的代谢都有 CYP3A4 的参与，但伐地考昔的代谢通常不会受影响，因伐地考昔与 CYP3A4 的亲和力高于奥美拉唑。奥美拉唑对 CYP1A2 的诱导作用通常不会导致伐地考昔血浓度的明显降低，因伐地考昔仅有极小部分经 CYP1A2 代谢。

建议　该相互影响明确，但是如果两者必须同时应用的话，无须刻意避免。然而，如果奥美拉唑的每日量达 40 mg 或者大于 40 mg 的话，应将其剂量减半。

最后需要提及的一点是，奥美拉唑是芳香烃受体（AHR）的配体，既可诱导 CYP1A2，因此有可能加速 CYP1A2 底物的代谢，也可诱导 CYP1A1，从而有可能激活毒素或致癌原，这是引人关注的问题。

［奥美拉唑（渥米哌唑，洛赛克）－伏立康唑］[2]
Omeprazole－Voriconazole

要点 同时应用质子泵抑制剂奥美拉唑和唑类抗真菌药伏立康唑，前者的代谢减慢，半衰期延长，血浓度升高，作用和毒性增强。

鉴于奥美拉唑对 CYP2C19 也有抑制作用，因此预料可干扰伏立康唑的代谢，导致血浓度升高、作用增强，但因此导致伏立康唑毒副作用增加的情况尚未见有文献报道。

有关药物 根据相互影响的机制以及代谢途径的类似性推测，预料其他质子泵抑制剂，如兰索拉唑、泮托拉唑、雷贝拉唑，及埃索美拉唑等，与伏立康唑之间可发生类似相互影响。奥美拉唑与其他唑类抗真菌药之间的类似相互影响也可发生，只是相互影响的程度和方向不尽相同。例如，有明确证据表明，所有质子泵抑制剂都可使伊曲康唑（itraconazole）和泊沙康唑（posaconazole）的血浓度降低，这可能是干扰胃肠吸收以及抑制代谢的综合结果。就唑类抗真菌药（包括咪唑类的酮康唑、咪康唑、益康唑，及三唑类的伊曲康唑、氟康唑和伏立康唑）对 CYP3A4 的抑制作用而论，以咪唑类的酮康唑和三唑类的伊曲康唑抑制作用最强，咪康唑和伏立康唑次之，氟康唑的抑制作用最弱。

机制 奥美拉唑本身主要由 CYP2C19 和 CYP3A4 代谢（可能也有其他 CYP 的参与，同时对 CYP2C19 有抑制作用，对 CYP1A2 有诱导作用），而伏立康唑及其代谢物对 CYP2C19、CYP2C9，及 CYP3A4 有抑制作用（伏立康唑本身在体内的代谢主要由 CYP2C19、CYP2C9，及 CYP3A4 负责），因此可用伏立康唑抑制 CYP2C19 和 CYP3A4 解释奥美拉唑血浓度升高、作用和毒性增强的现象，但实际上是两者之间相互影响的综合结果。伏立康唑血浓度的升高起因于奥美拉唑对伏立康唑经 CYP2C19 代谢的抑制（既包括竞争性抑制，也包括非竞争性抑制。这与其他质子泵抑制剂有所不同，因为在所有质子泵抑制剂中仅有奥美拉唑对 CYP2C19 有非竞争性抑制作用），也可能涉及对 CYP3A4 的竞争性抑制。

建议 该相互影响明确，但是如果两者必须同时应用的话，无须刻意避免。然而，如果奥美拉唑的每日量达 40 mg 或者大于 40 mg 的话，应将其剂量减半（Bennett，2011）。

最后需要提及的一点是，奥美拉唑是芳香烃受体（AHR）的配体，既可诱导 CYP1A2，也可诱导 CYP1A1，因此有可能激活毒素或致癌原，这是引人关注的问题。

［兰索拉唑－氟伏沙明（三氟戊肟胺）］[2]
Lansoprazole－Fluvoxamine

要点 对健康志愿者进行的研究表明，CYP2C19 抑制剂氟伏沙明对兰索拉唑代谢的抑制作用在不同 CYP2C19 基因型之间存在明显差别。氟伏沙明处理使纯合子广泛代谢型者兰索拉唑的 AUC 增加 3.8 倍，半衰期延长 3 倍，使杂合子广泛代谢型的 AUC 增加 2.5 倍，半衰期延长 1.7 倍；然而，对乏代谢型的药动学参数无任何影响。氟伏沙明明显增加广泛代谢型者 5-羟兰索拉唑与兰索拉唑的比率（Yasui-Furucori et al，2004）。

有关药物 根据提出的机制推测，兰索拉唑的 R-型对映体即右兰索拉唑与氟伏沙明之间可发生类似相互影响。

有研究表明，低剂量氟伏沙明使纯合子广泛代谢型者奥美拉唑（omeprazole）的 AUC 增加，清除半衰期延长，但对乏代谢型者则否，原因在于乏代谢型者奥美拉唑的代谢主要由 CYP3A4 负责，而氟伏沙明对 CYP3A4 的影响较弱。

机制 所有质子泵抑制剂的代谢都涉及 CYP2C19 和 CYP3A4，而氟伏沙明的代谢有多种 CYP 的参与（其中包括 CYP1A2、CYP3A4、CYP2C9，及 CYP2D6），且对多种 CYP 有抑制作用（包括

CYP1A2、CYP3A4、CYP2C8，及 CYP2C19），因此，氟伏沙明抑制 CYP2C19 和 CYP3A4（包括竞争性和非竞争性抑制），从而阻碍兰索拉唑的代谢，是该影响的机制（通常认为，以对 CYP2C19 的抑制为主。也见［雷贝拉唑－氟伏沙明］）。

另外，新近的体外研究表明，兰索拉唑的转运部分与 P-糖蛋白有关，而氟伏沙明对 P-糖蛋白有中度抑制作用。因此，氟伏沙明通过抑制 P-糖蛋白，从而阻碍兰索拉唑向肠腔的转运，可某种程度上增加生物利用度。但兰索拉唑的 C_{max} 无差别，说明即使有此种影响，贡献也较小。

建议　兰索拉唑的 AUC 在纯合子广泛代谢型、杂合子广泛代谢型，及乏代谢型中的相对比率为 1∶1.4∶4.2（这与 Saito 等报道的 1∶1.8∶5.4 相符，也见［兰索拉唑－克拉霉素］），表明 CYP2C19 在兰索拉唑的处置中占主导地位。这种现象也可解释 CYP2C19 乏代谢型者用质子泵抑制剂（包括奥美拉唑、兰索拉唑、雷贝拉唑等）治疗胃酸相关疾患疗效好、对幽门螺杆菌清除率较高的原因。为此，有人认为，联合应用兰索拉唑和低剂量 CYP2C19 抑制剂治疗酸相关疾患可能有益。但此点尚有待进一步研究，因 CYP2C19 抑制剂（包括氟伏沙明）本身有一定副作用（Uno et al.，2005）。

注：Miura 等首次报道了 CYP2C19 抑制剂氟伏沙明对兰索拉唑对映体药动学的影响以及与 CYP2C19 基因型之间的关系。他们的研究表明，纯合子广泛代谢型（homEM）者氟伏沙明对兰索拉唑代谢的影响最大，对杂合子广泛代谢型（hetEM）者次之，对 CYP2C19 乏代谢型（PM）的影响最小。在 homEM 中，氟伏沙明显著增加 R 型和 S 型兰索拉唑的 AUC，增加幅度分别为 903% 和 1664%，而对 hetEM 型则分别增加 462% 和 781%（这与 Yasui-Furucori 等的研究结果一致）。可见，氟伏沙明与 S 型兰索拉唑之间的相互影响比与 R 型之间的相互影响更明显。但在有氟伏沙明存在的情况下，R 型和 S 型兰索拉唑的比率无明显差别。这些资料表明，CYP2C19 对 S 型兰索拉唑对映体代谢的影响远大于 R 型，原因在于前者与 CYP2C19 的亲和力大于后者。

奥美拉唑的情况与兰索拉唑恰恰相反，CYP2C19 对 S 型奥美拉唑的影响弱于 R 型和消旋型。这一发现使之合成了第一个单一对映体型质子泵抑制剂即奥美拉唑的 S 型对映体埃索美拉唑（esome-prazole；依索拉唑，艾美拉唑，埃索奥美拉唑，左旋奥美拉唑。埃索美拉唑的代谢主要由 CYP3A4 负责，不涉及 CYP2C19。黄种人 CYP2C19 乏代谢型占 23%，而白种人和黑种人群体仅占 3%，故埃索美拉唑的合成对黄种人的用药更具临床意义）。

鉴于 R 型兰索拉唑的处置受 CYP2C19 的影响小于 S 型，故认为 R 型更适合临床应用。氟伏沙明抑制 CYP2C19 对兰索拉唑的 5 位羟化，因此使广泛代谢型者的清除明显减慢，这就使兰索拉唑优先被 CYP3A4 代谢为磺基兰索拉唑；但对 PM 型而论，氟伏沙明通过抑制 CYP3A4 而减少磺基兰索拉唑的形成（因磺基兰索拉唑仅由 CYP3A4 产生）（Miura et al，2005）。

［兰索拉唑－克拉霉素］[2]
Lansoprazole－Clarithromycin

要点　Saito 等对 18 名健康受试者进行过一项 2 阶段随机化双盲安慰剂对照交叉研究，比较了 CYP3A4 抑制剂克拉霉素对不同 CYP2C19 基因型兰索拉唑代谢的抑制性影响。在这 18 名受试者中，6 名是纯合子 CYP2C19 广泛代谢型（homEM），6 名是杂合子广泛代谢型（hetEM），6 名是乏代谢型（PM）。结果表明，应用安慰剂期间，homEM、hetEM，及 PM 各型兰索拉唑的平均 AUC 分别是 4652 ng·h/ml、8299 ng·h/ml，及 25 293 ng·h/ml。克拉霉素处理使兰索拉唑的 C_{max} 明显升高，分别升高 47%、71%，及 52%，使其 AUC 分别增加 55%、74%，及 80%，而仅有乏代谢型的清除半衰期有所延长。然而，克拉霉素所引起的各种药动学参数增加的百分率，在不同基因型者之间无明显差别。

Saito 等的研究表明，安慰剂处理期，不同 CYP2C19 基因型兰索拉唑的 AUC 存在着明显差别，homEM、hetEM，及 PM 型 AUC 的相对值为 1∶1.8∶5.4，表明 CYP2C19 基因型是兰索拉唑处置的主要决定因素（Saito et al，2004）。

有关药物　有证据表明，克拉霉素明显增加奥美拉唑的 AUC，分别为 homEM 型的 1.1 倍、hetEM 型的 1.1 倍，及 PM 型的 1.3 倍。根据相互影响的机制以及代谢途径推测，克拉霉素与泮托拉唑、雷贝拉唑，及埃索拉唑等质子泵抑制剂之间可发生类似相互影响。

机制 虽然克拉霉素增加所有基因型兰索拉唑的 C_{max} 和 AUC，但仅延长 PM 型兰索拉唑的清除半衰期。另外，象征 CYP3A 活性的兰索拉唑/磺酰化兰索拉唑比率在所有基因型中都明显增加。这些发现提示，克拉霉素的抑制作用足以抑制所有基因型兰索拉唑的磺酰化。然而，磺酰化代谢途径并不是 EM 型兰索拉唑代谢的主要决定因素，而这一途径对 PM 型则是关键途径。这些发现强烈提示，CYP2C19 主要涉及 EM 型兰索拉唑的代谢，而 PM 型的代谢则以 CYP3A 为主。

另外，兰索拉唑生物利用度的增加有可能起因于克拉霉素对肠道中 P-糖蛋白的抑制。就 PM 型而论，克拉霉素对兰索拉唑药动学的影响有可能起因于对 CYP3A4 和 P-糖蛋白的双重抑制，而对 EM 型来说，也许仅涉及对 P-糖蛋白的抑制。另外，所有基因型兰索拉唑与克拉霉素之间的相互影响都有可能某种程度上涉及对 P-糖蛋白的抑制。

总之，Saito 等的研究结果表明，在所有基因型中，兰索拉唑和克拉霉素之间都存在明显的药物相互影响，可能主要是通过对 CYP3A 的抑制。另外，克拉霉素处理期间，通过抑制 P-糖蛋白，可使兰索拉唑的生物利用度有某种程度的增加。

建议 几项研究结果提示，CYP2C19 基因型影响胃酸相关疾患的治愈率，包括对幽门螺杆菌的清除率。用奥美拉唑、兰索拉唑，及雷贝拉唑等质子泵抑制剂治疗后，CYP2C19 乏代谢型（PM）对幽门螺杆菌的清除率比 EM 型（包括 homEM 和 hetEM）高得多。为此，有人认为，对这类患者联合应用兰索拉唑和低剂量克拉霉素等 CYP3A4 抑制剂治疗酸相关疾患可能有益。但此点尚有待进一步研究（Uno et al，2005）。

[雷贝拉唑－氟伏沙明][2]
Rabeprazole－Fluvoxamine

要点 Uno 等对 21 名日本籍健康志愿者（男 10 人，女 11 人）进行的随机化双盲安慰剂对照交叉研究表明，在应用安慰剂期间，CYP2C19 纯合子广泛代谢型（$n=7$）、杂合子广泛代谢型（$n=8$），及杂合子乏代谢型（$n=6$）雷贝拉唑的平均 $AUC_{0\sim\infty}$ 分别为 882 ng·h/ml（95% CI：602，1162 ng·h/ml）、1214 ng·h/ml（95% CI：975，1453 ng·h/ml），及 2762 ng·h/ml（95% CI：2482，3042 ng·h/ml）（$P<0.001$）。当给予选择性 5-羟色胺再摄取抑制剂（SSRI）氟伏沙明后，纯合子广泛代谢型者雷贝拉唑以及雷贝拉唑硫醚的 $AUC_{0\sim\infty}$ 分别增加 1.8 倍（$P<0.001$）和 4.1 倍（$P<0.01$），杂合子广泛代谢型者分别增加 0.7 倍（$P<0.01$）和 1.6 倍（$P<0.01$），且雷贝拉唑及其硫醚的清除半衰期明显延长，但杂合子乏代谢型者的所有药动学参数都无差别（Uno et al，2005）。

有关药物 根据相互影响的机制以及代谢途径的类似性推测，其他质子泵抑制剂，如奥美拉唑、兰索拉唑、泮托拉唑等，与氟伏沙明之间有可能发生类似相互影响，与兰索拉唑之间的类似相互影响已经证实（参见 [兰索拉唑－氟伏沙明（三氟戊肟胺）]）。

有证据表明，同属 SSRI 的西酞普兰（citalopram）对 CYP2C19 有抑制作用，预料与雷贝拉唑之间可发生类似相互影响。对 CYP2C19 有抑制作用的其他药物（包括某些抗抑郁药）与雷贝拉唑之间的类似相互影响也有可能发生。

机制 已知包括雷贝拉唑在内的所有质子泵抑制剂的氧化代谢都涉及 CYP2C19（也有 CYP3A4 的参与），而氟伏沙明的代谢由 CYP1A2、CYP3A4、CYP2C9，及 CYP2D6 负责，且对多种 CYP 有抑制作用（包括 CYP1A2、CYP3A4、CYP2C8，及 CYP2C19），因此，氟伏沙明对雷贝拉唑在 CYP2C19 和 CYP3A4 水平上的代谢可产生抑制作用（对 CYP3A4 的抑制抑制既涉及竞争性抑制，也涉及非竞争性抑制）。Uno 等的研究结果提示，在不同 CYP2C19 基因型中，氟伏沙明对雷贝拉唑及其硫醚的影响有明显不同。就纯合子广泛代谢型者而论，CYP2C19 是负责雷贝拉唑处置的关键酶。可见，这些个体同时应用雷贝拉唑和氟伏沙明所致前者及其硫醚 AUC 的增加主要起因于氟伏沙明对 CYP2C19 的抑制（尽管对 CYP3A4 的抑制也起一定作用）。

建议 纯合子广泛代谢型者同时应用雷贝拉唑和氟伏沙明，可因氟伏沙明对 CYP2C19 的抑制而发生明显的药动学相互影响，其结果是雷贝拉唑的作用增强，有可能导致毒性的发生。因此建议，该类个体应尽可能避免同时应用这两种药物。杂合子广泛代谢型者氟伏沙明对雷贝拉唑处置的影响小一些，但必须同用时，仍应注意观察雷贝拉唑的作用有无改变，以期避免严重毒性的发生。杂合子乏代谢型者两种药物的同时应用无须避免（然而，鉴于氟伏沙明既是 CYP3A4 的底物，也是CYP3A4 的抑制剂，故对雷贝拉唑代谢的抑制性影响依然存在）。

［氧化镁（煅制镁，重质氧化镁）－西咪替丁（甲氰咪胍，甲氰咪胺，泰胃美）］[2]
Magnesium Oxide－Cimetidine

要点　Yamasaki 等通过对部分结肠术后和全胃切除术后患者的电子病历进行的一项回顾性分析研究表明，联合应用氧化镁和 H_2 受体拮抗药西咪替丁的患者，与单用氧化镁者相比，氧化镁的泻下作用减弱，欲同等程度地控制通便情况，需增加氧化镁的剂量（Yamasaki et al, 2014）。

有关药物　根据提出的机制推测，所有降低胃液酸度的药物，特别是胃酸分泌抑制剂，与氧化镁之间都可发生类似相互影响，例如，同属 H_2 受体拮抗剂的雷尼替丁、法莫替丁、尼扎替丁，及质子泵抑制剂奥美拉唑、兰索拉唑、泮托拉唑、雷贝拉唑和埃索美拉唑等。

机制　氧化镁口服后首先在胃内与盐酸反应生成氯化镁和水（$2HCl+MgO \rightarrow MgCl_2+H_2O$），氯化镁进入肠道后与碳酸氢钠反应生成氯化钠和碳酸氢镁 ［$MgCl_2 + 2NaHCO_3 \rightarrow 2NaCl + Mg(HCO_3)_2$］。碳酸氢镁增加肠内的渗透压，刺激水的渗出，在软化粪便的同时增加肠内容物的体积，从而刺激排便。氧化镁在酸性环境中易溶，当胃液酸度正常（pH 1.2 左右）时，氧化镁的溶解度良好，可生成足够的氯化镁；然而，当胃液 pH 升高达到或超过 4.5 时，氧化镁的溶解度明显降低，氯化镁的生成受阻，碳酸氢镁的生成也因之减少，泻下作用减弱。在有西咪替丁等胃酸分泌抑制剂存在时，就是这种情况。

建议　氧化镁有重质和轻质两种，一般所指的氧化镁是重质氧化镁，也是临床上常用的类型。氧化镁在分类上属于抗酸药，可通过中和胃酸而发挥抗酸作用，故可用于消化性溃疡的治疗。然而，该药也经常作为渗透性轻泻剂用于临床，其泻下作用的机制如上述。

根据 Yamasaki 等的分析研究结果，建议正在应用氧化镁作为轻泻剂的患者，如果同时应用 H_2 受体拮抗剂或质子泵抑制剂的话，应增加氧化镁的剂量，或换用作用机制不同的其他轻泻剂代替氧化镁。

［氢氧化镁－聚磺苯乙烯（聚苯乙烯磺酸钠）］[2]
Magnesium Hydroxide－Sodium Polystyrene Sulfonate

要点　有 2 名肾病患者，在同时应用聚磺苯乙烯（一种阳离子交换树脂）和一种含有氢氧化镁的抗酸药后，其中 1 例发生代谢性碱中毒，另 1 例的代谢性酸中毒被逆转。据报道，两种制剂单用时，都不引起代谢性碱中毒，但两者联合应用时，血清碳酸氢盐浓度明显升高。

机制　服用含氢氧化镁的抗酸药后，氢氧化镁可与胃内的盐酸反应，生成氯化镁和水。然后，氯化镁与小肠内的碳酸氢钠结合，生成氯化钠、碳酸镁，及水。碳酸镁因不易吸收而排泄。然而，在聚磺苯乙烯存在的情况下，氯化镁与之相互影响形成镁树脂和氯化钠。小肠分泌的碳酸氢钠不被中和而重吸收，从而导致代谢性碱中毒。

建议　肾病患者应尽可能避免同时应用聚磺苯乙烯和含有氢氧化镁的抗酸药。不得已联用时，两者应间隔数小时。

［碳酸钙－苯妥英（大仑丁，二苯乙内酰脲，二苯海因）］[2]
Calcium Carbonate－Phenytoin

要点　同时应用碳酸钙和苯妥英，可使前者的吸收减少，血浓度降低。

有关药物　有证据表明，同时口服葡糖酸钙和苯妥英，两者的血浓度都降低。根据相互影响的机制推测，苯妥英与其他钙剂（戊酮酸钙、柠檬酸钙、乳酸钙等）之间也可发生类似相互影响。

机制　苯妥英阻碍肠道对钙吸收的确切机制还不十分清楚。有人认为，葡糖酸钙和苯妥英之间的相互影响除了涉及苯妥英阻碍葡糖酸钙的吸收外，也与两者在胃肠道中结合为难以吸收的化合物有关。

建议　如果必须同时应用钙盐和苯妥英，应将两药分服，间隔时间至少 2 小时。

通过抑制钙的吸收从而削弱口服钙盐治疗作用的其他药物或因素尚有富含纤维素的食物、乙醇、咖啡因，及含有乙醇或咖啡因的饮料、大量吸烟等。

[碳酸钙－氢氯噻嗪（双氢克尿噻）][2]
Calcium Carbonate－Hydrochlorothiazide

要点　长期应用碳酸钙以预防钙缺乏的老年患者，在加用氢氯噻嗪后，有导致高血钙的报道。

有关药物　根据相互影响的机制以及药理作用的类似性推测，碳酸钙与其他噻嗪类利尿剂（如甲氯噻嗪、环戊噻嗪、苄氟噻嗪等）以及噻嗪类有关利尿剂（氯噻酮、喹乙宗、美托拉宗等）之间可发生类似相互影响；氢氯噻嗪与其他钙剂（戊酮酸钙、柠檬酸钙、乳酸钙等）之间的类似相互影响也可发生。

高效能利尿剂（如呋塞米、依他尼酸、布美他尼等）对尿钙（因此对血钙）的影响与氢氯噻嗪相反（高效能利尿剂增加进入远曲小管中钠的量，使钠－钙交换增加，从而增加钙的排泄），故与碳酸钙不会发生类似相互影响，然而相反的影响则可发生——削弱碳酸钙（或其他钙盐）的作用，高效能利尿剂也因此可用于高钙血症的治疗。这与氢氯噻嗪可治疗特发性高尿钙以及肾钙结石之用途显然不同。

机制　氢氯噻嗪等噻嗪类利尿剂使 Na^+-Ca^{2+} 交换解耦联，在增加钠排泄的同时，使钙的排泄减少，本身即有升高血钙的作用，这一作用与外源性钙相加，从而使高血钙的发生率增加。

建议　两者合用时，应考虑到有导致高血钙之可能。钙剂与噻嗪类利尿剂长期伍用的情况并不少见，如正在应用氢氯噻嗪（或其他噻嗪类利尿剂）治疗的老年高血压患者欲同时预防钙缺乏。在这种情况下，应减少钙剂的用量，以免发生高血钙。

其他可通过增加血钙浓度从而影响口服钙剂作用的药物尚有维生素 D、口服避孕药、雌激素等。

[碳酸钙－泼尼松（强的松，去氢可的松）][2]
Calcium Carbonate－Prednisone

要点　同时应用碳酸钙和泼尼松或其他糖皮质激素（glucocorticoids），前者的治疗作用减弱。

有关药物　根据相互影响的机制推测，所有钙剂（例如葡糖酸钙、柠檬酸钙、乳酸钙等）的治疗作用都会受包括泼尼松在内的糖皮质激素的影响。

机制　原因在于糖皮质激素抑制肠道对钙的摄取，增加钙经肾的排泄。

建议　长期应用糖皮质激素可导致骨质疏松已众所周知。当机体缺钙而需要补充外源性钙，同时因其他疾病或情况而需要糖皮质激素治疗时，应考虑到这一因素。

[碳酸钙－磷酸钠][2]
Calcium Carbonate－Sodium Phosphate

要点　同时口服碳酸钙和磷酸钠，两者的吸收皆减少。

有关药物　有报道表明，同时口服葡糖酸钙和磷酸钠，也发生类似相互影响。

根据相互影响的机制推测，碳酸钙与其他磷酸盐（如磷酸钾）之间以及磷酸钠与其他钙盐（戊酮酸钙、柠檬酸钙、乳酸钙等）之间可发生类似相互影响。

机制　碳酸钙和磷酸钠在胃肠道中形成不溶性的磷酸钙，从而互相影响吸收。

建议　如果既需要口服碳酸钙，又需要口服磷酸钠，两者的服用应至少间隔 2 小时，例如，餐时或餐后立即服用磷酸钠，2 小时后（或两餐之间）给予碳酸钙。

已证明氢氧化铝和氧化镁也影响口服磷酸钠的吸收，故同用期间也应遵循上述原则。

［碳酸钙－阿仑膦酸钠（福善美，固邦，天可）][2]
Calcium Carbonate－Alendronate Sodium

要点　同时应用碳酸钙和阿仑膦酸钠，两者的吸收相互影响，可使两者的血浓度都降低。

有关药物　已经证明，葡糖酸钙和阿仑膦酸钠之间可发生类似相互影响。

根据相互影响的机制推测，预料其他口服钙剂如戊酮酸钙（果糖酸钙）、乳酸钙、甘油磷酸钙，及柠檬酸钙等与阿仑膦酸钠之间以及碳酸钙与其他二膦酸盐如依替膦酸二钠、氯曲膦酸钠、帕米膦酸钠等之间可发生类似相互影响。

机制　有明确证据表明，碳酸钙与阿仑膦酸钠在胃肠道中生成难溶性阿仑膦酸钙，从而互相影响吸收。

建议　如果必须同时应用这两种药物，于餐前2小时给予阿仑膦酸钠，餐后1小时给予碳酸钙，可最大程度上避免此种相互影响。或一种注射给予，另一种口服，也可避免在胃肠道中的相互影响（帕米膦酸钠和伊班膦酸钠有注射剂型）。另外，这类药物即使单用，也应于餐前2小时给予，因为食物影响它们的吸收，特别是依替膦酸二钠的吸收更容易受胃内容物的影响（由于依替膦酸二钠等第一代二膦酸盐的作用弱，在某些情况下可引起骨骼脱钙，导致骨软化，所以，现已基本上被第二代或第三代二膦酸盐所取代）。

高钙饮食，含有矿物质的维生素，含有铁、锰、镁等的药物以及抗酸药也影响阿仑膦酸钠（或其他二膦酸盐）的胃肠吸收，因此，必须同用时也应遵循上述原则。

［硫糖铝（胃溃宁）－西咪替丁（甲氰咪胍）][2]
Sucralfate－Cimetidine

要点　同时应用硫糖铝和西咪替丁，两者的作用皆有可能减弱。

有关药物　根据相互影响的机制推测，预料其他 H_2 受体阻断药（雷尼替丁、法莫替丁、罗沙替丁等）与硫糖铝之间可发生类似相互影响。

根据硫糖铝的作用机制推测，除 H_2 受体阻断药外，各种抗酸药（antacids），如氧化镁、氢氧化镁、氢氧化铝、碳酸钙等，及质子泵抑制剂（如奥美拉唑、兰索拉唑、埃索美拉唑、泮托拉唑等），都可削弱硫糖铝的治疗作用。

机制　硫糖铝由八硫酸蔗糖和 $Al(OH)_3$ 组成，需在酸性（pH<4）环境下解离为带负电荷的八硫酸蔗糖，然后广泛交联形成一种黏滞的聚合物，黏附到上皮细胞和溃疡性创面上而发挥作用。西咪替丁抑制胃酸分泌，导致胃内 pH 升高，有碍于聚合物的形成，故有可能使其作用减弱。与此同时，由硫糖铝在胃内壁上所形成的黏滞性液膜也可影响西咪替丁的吸收，是西咪替丁作用减弱的原因。

建议　通常不主张合用硫糖铝和西咪替丁。必须同用时，应考虑到硫糖铝的作用有可能减弱，也许达不到预期的治疗效果。如欲合用，西咪替丁和硫糖铝的给药间隔至少应延长为2小时（即使如此，两者的相互影响仍有可能发生）。

［硫糖铝（胃溃宁）－多酶片][1]
Sucralfate－Multi-enzyme Tablets

要点　同时应用硫糖铝和多酶片，两者的作用皆减弱。

机制　硫糖铝络合胃蛋白酶并使之失活是其发挥抗溃疡作用的因素之一，而胃蛋白酶是多酶片中的有效成分，被硫糖铝络合的部分失去作用，剩下未被络合的部分则影响溃疡愈合。

建议　两者的合用应予以避免。其实，多酶片对溃疡患者本属禁忌，两者合用的情况在临床上不应发生。

[枸橼酸铋钾（胶体次枸橼酸铋，铋诺，德诺）－氢氧化铝][1]
Bismuth Potassium Citrate－Aluminum Hydroxide

要点 同时应用枸橼酸铋钾和氢氧化铝，前者的作用减弱甚或消失。

有关药物 根据相互影响的机制推测，所有抗酸药或碱性药物，如氧化镁、铝碳酸镁、碳酸氢钠等，都可削弱或取消枸橼酸铋钾的治疗作用。

机制 枸橼酸铋钾需要在酸性环境中与溃疡部位的氨基酸络合使其凝结，形成一层保护性薄膜，从而隔绝胃酸、酶，及食物对溃疡表面的侵蚀作用。碱性药物使胃内 pH 升高，干扰枸橼酸铋钾与氨基酸残基的结合。

建议 枸橼酸铋钾禁忌与氢氧化铝等抗酸药同时应用。应用枸橼酸铋钾治疗期间如果必须应用抗酸药，应在枸橼酸铋钾前或其后半小时给予。另外，服用枸橼酸铋钾期间最好不要饮用含有碳酸的饮料（如啤酒）。牛奶应于服药前或其后半小时饮用。

[双枸橼酸铋钾－奥美拉唑（渥米哌唑，洛赛克）][3]
Bismuth Biskalcitrate－Omeprazole

要点 Spenard 等在 34 名健康志愿者中探讨了奥美拉唑对含有双枸橼酸铋钾、甲硝唑，及四环素三联复方胶囊中铋生物利用度的影响（每胶囊含双枸橼酸铋钾 140 mg，甲硝唑 125 mg，四环素 125 mg）。将受试者随机分为 2 组，第一组单独给予复方胶囊 3 粒，每日 1 次，连用 6 天，第二组在第一组的基础上加用奥美拉唑 20 mg，每日 2 次。最后一次用药后间隔 24 小时抽血。结果发现，血铋 C_{min} 在第一组和第二组分别为 1195 pg/ml 和 2882 pg/ml（$P<0.001$），平均 C_{max} 分别为 8061 pg/ml 和 25 493 pg/ml（$P<0.001$）（Spenard et al，2002）。

有关药物 先前有报道表明，奥美拉唑与次枸橼酸铋（bismuth subcitrate）之间存在相互影响。

建议 含有上述 3 种成分的复方胶囊用于幽门螺杆菌感染的治疗，而这种胶囊往往与奥美拉唑联用。

已证明奥美拉唑和各种铋盐可发生相互影响。尽管该研究确定了双枸橼酸铋钾与奥美拉唑之间可发生明显的相互影响，但作者认为不一定有重要临床意义，因为 C_{max} 仍在 100 μg/L 的临界中毒水平之下，而且所见到的副作用也与铋的毒性无关。通常铋中毒性脑病发生于长期接触中度浓度的铋之后，而临床上联合应用上述三联复方和奥美拉唑只有 10 天，迄今为止尚未见有因此发生脑病的报道（在 Spenard 等的研究中，C_{max} 为 25 493 pg/ml，约为 25.5 μg/L，远低于 100 μg/L 的临界中毒浓度）。

由于口服铋剂后有少部分可以吸收，因此建议，每日应用相当于 48 mg Bi_2O_3 的剂量时，连续应用不应超过 2 个月。临床上 140 mg 双枸橼酸铋钾（相当于 120 mg Bi_2O_3）每日 1 次，仅用 10 天，即使与奥美拉唑联用，也不会有太大问题。作者的结论是，尽管同时应用奥美拉唑使铋从三联复方中吸收的程度显著增加，但血浓度仍然远远低于铋中毒的浓度，所以两者联用是合理的选择。

[甘珀酸（生胃酮）－氢氧化镁][3]
Carbenoxolone－Magnesium Hydroxide

要点 同时应用抗酸药氢氧化镁，可减少甘珀酸的吸收，并削弱其促进溃疡愈合的作用。

有关药物 其他抗酸药（氢氧化铝、三硅酸镁、氧化镁等）与甘珀酸之间可发生类似相互影响。

机制 甘珀酸主要在胃的酸性环境中吸收（当 pH>2 时，吸收减少）。抗酸药升高胃内 pH，故使其吸收减少。当进入胃黏膜细胞内的甘珀酸减少时，其抑制胃蛋白酶原的作用减弱，促进溃疡愈合的作用也相应减弱。

建议 甘珀酸与抗酸药合用治疗胃溃疡在临床上并不少见，其实有些甘珀酸的复方制剂中就含有抗酸药，如复方甘珀酸钠片中即含有甘珀酸钠和氢氧化铝。然而，甘珀酸与抗酸药合用或甘珀酸与抗酸药的复方制剂合用在胃溃疡的治疗中究竟有多大价值，尚有待进一步研究考证。

［甘珀酸（生胃酮）－氢氧化铝］[3]
Carbenoxolone－Aluminium Hydroxide

参见［甘珀酸－氢氧化镁］。

［甘珀酸（生胃酮）－西咪替丁（甲氰咪胍）］[3]
Carbenoxolone－Cimetidine

要点 有证据表明，同时应用甘珀酸和 H_2 受体阻断药西咪替丁，甘珀酸的吸收减少，促进溃疡愈合的作用减弱。

有关药物 根据相互影响的机制推测，甘珀酸与其他 H_2 受体阻断药（雷尼替丁、法莫替丁、尼扎替丁等）之间可发生类似相互影响。

机制 甘珀酸主要在胃的酸性环境中吸收（当 pH＞2 时，吸收减少）。H_2 受体阻断药抑制胃酸分泌，使胃内 pH 升高，故使其吸收减少。当进入胃黏膜细胞内的甘珀酸减少时，其抑制胃蛋白酶原的作用减弱，促进溃疡愈合的作用也相应减弱。

建议 甘珀酸与西咪替丁的合用无须刻意避免，但合用与各药单用相比究竟能带来多少益处，尚无从考证。虽然合用时甘珀酸的作用有可能减弱，然而，在大多数情况下没有必要因甘珀酸作用的减弱而增加其用量。

［甘珀酸（生胃酮）－哌仑西平（哌吡氮平）］[3]
Carbenoxolone－Pirenzepine

要点 同时应用甘珀酸和哌仑西平，前者的吸收减少，促进溃疡愈合的作用减弱。

有关药物 预料其他 M 受体阻断药（如用于溃疡治疗的选择性 M_1 阻断药替仑西平、唑仑西平，及非选择性 M 受体阻断药阿托品、东莨菪碱、丙胺太林、格隆溴铵等）与甘珀酸之间可发生类似相互影响。

机制 甘珀酸进入胃黏膜细胞内抑制胃蛋白酶原，是其促进溃疡愈合的因素之一（另外，本品尚可增加胃黏膜的黏液分泌，在胃内可与胃蛋白酶结合抑制其活性，并能通过刺激肾上腺皮质或增强内源性皮质激素的作用而呈现抗炎效应），胃内 pH 是影响其进入胃黏膜细胞内的主要因素。当 pH＞2 时，吸收减少。哌仑西平选择性地作用于引起胃酸分泌的 M_1 胆碱受体，抑制胃酸分泌，升高胃内 pH，使甘珀酸进入细胞内的量减少，抑制胃蛋白酶原的作用减弱。

建议 据说哌仑西平主要降低胃最大酸分泌和最高酸分泌，对胃液的 pH 影响不大。果真如此的话，对甘珀酸治疗作用的影响不会像抗酸药或 H_2 受体阻断药那么明显，但无论如何，相互影响存在，故临床上不主张与甘珀酸联用。哌仑西平与西咪替丁联用可增强抑制胃酸分泌的效果，减少两者的用量。

［甲氧氯普胺（胃复安，灭吐灵）－阿托品］[2]
Metoclopramide－Atropine

要点 甲氧氯普胺对食管下端括约肌的影响与阿托品相反。如果先给甲氧氯普胺，再给阿托品，阿托品可逆转甲氧氯普胺引起的食管下端压力升高。如果先给阿托品再给甲氧氯普胺，甲氧氯普胺可逆转阿托品引起的食管下端压力降低。

有关药物 甲氧氯普胺与其他抗胆碱药（丙胺太林、东莨菪碱等）之间以及阿托品与另一种多巴胺受体拮抗剂多潘立酮和促进乙酰胆碱释放的西沙必利之间的相互影响还未见报道，但根据药理作用推测，类似相互影响有可能发生。

机制 因为有许多因素影响食管下端括约肌的张力（包括胆碱能、肾上腺素能，及反射因素等），所以，很难验证此种相互影响的确切机制。据推测，甲氧氯普胺是一种多巴胺受体拮抗剂，而多巴胺降低食管下端括约肌张力，阻断这些受体后张力增加；影响胆碱能受体的药物则可拮抗或增强之。

建议　因为两种药物的药理作用互相拮抗，所以应避免同时应用。如果必须同用，建议甲氧氯普胺先于阿托品 2 小时给予。

[甲氧氯普胺（胃复安，灭吐灵）－左旋多巴][3]
Metoclopramide－Levodopa

要点　有证据表明，同时应用左旋多巴和甲氧氯普胺，可部分地逆转甲氧氯普胺的药理作用。左旋多巴则拮抗甲氧氯普胺对催乳素分泌、食管下端括约肌张力，及胃排空速度的影响。甲氧氯普胺在左旋多巴之前应用时，使 12 名健康志愿者及一例帕金森病患者左旋多巴的相对生物利用度增加近一倍。但因甲氧氯普胺本身有抗多巴胺作用，故左旋多巴的药理作用并不增强。

有关药物　另一种多巴胺受体拮抗剂多潘立酮与左旋多巴之间是否会发生类似相互影响，尚未见报道。但根据提出的机制推测，类似相互影响有可能发生。

机制　确切机制还不清楚。但是，甲氧氯普胺是一多巴胺能拮抗剂，因此，应用多巴胺的前体物左旋多巴，可削弱甲氧氯普胺的抗多巴胺作用。

建议　证据表明，同时应用这两种药物，有可能产生竞争性拮抗作用。因此，同用期间应密切注意这一相互影响。必要时，适当调整左旋多巴的剂量。

[多潘立酮（吗丁啉）－酮康唑][1]
Domperidone－Ketoconazole

要点　Boyce 等对 24 名健康受试者（男 14 名，女 10 名）进行的一项随机化双盲安慰剂对照交叉研究表明，同时应用酮康唑，可使多潘立酮的 AUC 增加 2.57 倍，C_{max} 升高 1.93 倍，多潘立酮对酮康唑的药动学无影响。两者联用时，QTc 间期的延长也比单用时更明显（Boyce et al, 2011）。

有关药物　其他促胃肠动力药（如甲氧氯普胺、西沙必利、莫沙必利等）与酮康唑之间是否会发生类似相互影响，尚未见报道，但根据提出的机制推测，凡是其代谢涉及 CYP3A4 和（或）P-糖蛋白的促胃肠动力药都可受酮康唑的影响。同样，凡是对 CYP3A4 及（或）P-糖蛋白有抑制作用的唑类抗真菌药（如伊曲康唑、伏立康唑、泊沙康唑等），与多潘立酮之间的类似相互影响也有可能发生。多潘立酮与伊曲康唑之间的相互影响已经证实。Yoshizato 等对 15 名健康志愿者进行的一项双盲随机化安慰剂对照交叉研究表明，同时应用伊曲康唑（200 mg 每日 1 次计 5 天，于第 5 天同时口服单剂多潘立酮 20 mg）可使多潘立酮的 $AUC_{0\sim\infty}$ 增加 2.2 倍，C_{max} 升高 1.7 倍，但多潘立酮血浓度达高峰的时间以及半衰期无明显改变（Yoshizato et al, 2012）。

机制　已知多潘立酮的氧化代谢涉及 CYP3A4（多潘立酮在体内几乎全部被代谢，同位素标记研究表明，口服多潘立酮后，进入体循环者有近 90% 以代谢物的形式出现于血浆中，以原型经尿排泄者不足 0.5%），同时也是 P-糖蛋白的底物。酮康唑是强效 CYP3A4 和 P-糖蛋白抑制剂。因此，两者联用时多潘立酮 AUC 增加和 C_{max} 升高不难理解。

研究表明，多潘立酮和酮康唑单用在男性受试者中皆有延长 QTc 间期的作用，联用时延长 QTc 间期的作用可能因酮康唑的存在而进一步增强。

尽管两者联用时多潘立酮药动学的改变无明显性别差异，但就女性受试者而论，无论是单用还是联用，对 QTc 间期的延长都不明显；酮康唑和多潘立酮对 QTc 影响的这种性别差异目前尚不能做出合理解释。

Yoshizato 等的研究表明，伊曲康唑对多潘立酮的半衰期无明显影响，推测伊曲康唑对多潘立酮的影响主要发生在肠道，即主要影响多潘立酮的口服生物利用度。这与伊曲康唑对咪达唑仑、三唑仑，及奎尼丁等的影响有所不同，这些药物与伊曲康唑同用时，半衰期也明显延长。

一般说来，凡是首过效应明显的药物，即口服生物利用度较低的药物，对负责首过代谢的酶的抑制作用所造成的影响也更明显。例如，假设某种药物的口服生物利用度只有 1%，负责首过代谢的酶完全被抑制的话，其口服生物利用度有可能增加上百倍；如果首过代谢酶被诱导，其生物利用度就会进一步降低。尽管多潘立酮的口服吸收完全，但因首过代谢明显，故口服生物利用度仅有14％，因此易受酶抑制或酶诱导作用的影响。反之，如果某种药物的口服生物利用度较高，或者说无明显的首过代谢，那么，即使完全抑制负责首过代谢的酶，生物利用度也不可能进一步提高；酶诱导作用对这类药物的生物利用度可能有某种程度的影响，但不会太明显，原因在于这类药物的口服生物利用度之所以比较高，是因为它们本身对首过代谢不敏感。

建议　酮康唑使多潘立酮的血浓度增加近2倍，两者相互影响导致的QTc延长有可能引发严重的心律失常，故建议两者的联用应予避免。

多潘立酮与伊曲康唑联用是否会导致QTc延长尚不清楚，然而，单就多潘立酮AUC的增加而论，两者的联用也应谨慎。

［西沙必利（普瑞博思，优尼必利）－阿托品］[2]
Cisapride－Atropine

要点　应用西沙必利治疗期间给予阿托品，前者的作用减弱。

有关药物　根据相互影响的机制推测，所有抗胆碱药以及具有M受体阻断作用的药物与西沙必利之间都可发生类似相互影响，如东莨菪碱、格隆溴铵、哌仑西平等。

机制　西沙必利的胃肠动力作用是通过增加肠肌丛中乙酰胆碱的释放完成的，而阿托品对M受体的阻断作用，可取消西沙必利释放乙酰胆碱激动M受体所发挥的胃肠动力作用。

建议　西沙必利治疗期间避免给予M受体阻断药。

虽然甲氧氯普胺（胃复安，灭吐灵）、多潘立酮（吗丁林）等胃肠动力药的作用机制与西沙必利不同，但在应用M受体阻断药治疗期间试图用它们代替西沙必利以避免此种相互影响往往不成功，因为这些药物的胃肠动力作用也间接受M受体阻断药的影响。

［西沙必利（普瑞博思，优尼必利）－辛伐他汀］[2]
Cisapride－Simvastatin

要点　Simard等对11名成年健康男性志愿者进行的研究表明，同时应用西沙必利和辛伐他汀，可使前者的$AUC_{0\sim\infty}$增加14％±20％，后者的血浓度无改变，但其活性代谢物辛伐他汀酸的血浓度降低33％±24％。

有关药物　根据提出的机制推测，洛伐他汀与西沙必利之间可发生类似相互影响（洛伐他汀的代谢有CYP3A4的参与，且其活性型代谢物洛伐他汀酸也有明显的肝肠循环）。阿伐他汀主要经由CYP3A4代谢，故与西沙必利之间的类似相互影响也可发生。

机制　根据目前可得到的资料尚不能证实辛伐他汀是P-糖蛋白的抑制剂，因此认为，西沙必利血浓度的增加起因于辛伐他汀对其经CYP3A4代谢的竞争性抑制（辛伐他汀的氧化代谢主要由CYP3A4负责）。至于辛伐他汀酸血浓度的降低，认为与西沙必利作用于肠肌丛的胆碱能神经元从而增强胃肠和胆道的运动有关。胃肠活动增强，胃排空加速，就有可能影响药物的吸收速度和生物利用度。已知辛伐他汀和辛伐他汀酸有明显的肝肠循环，在单次应用辛伐他汀后，其产物辛伐他汀酸因胃肠活动的增强而导致重吸收减少，从而表现为平均稳态血浓度的降低。

建议　尽管该影响的确切机制尚不清楚，但相互影响确实存在，且具有比较重要的临床意义。西沙必利血浓度的升高对易感患者有可能导致毒性的发生，其心脏毒性可致QT间期延长和扭转型室性心动过速（Tdp），已有因此引起心搏骤停和死亡的报道。辛伐他汀酸血浓度的降低提示，辛伐他汀的降胆固醇作用有可能减弱。

［西沙必利（普瑞博思，优尼必利）－红霉素］[2]
Cisapride－Erythromycin

要点　同时应用红霉素和西沙必利，有引起严重尖端扭转型室性心动过速（Tdp）的报道。

有关药物 根据相互影响的机制推测，同属大环内酯类的克拉霉素（clarithromycin）与西沙必利之间可发生类似相互影响（克拉霉素像红霉素一样对CYP3A4有明显抑制作用，同时其代谢对CYP3A4的依赖程度大于红霉素，故对西沙必利的代谢可能还有竞争性抑制的成分参与）。其他大环内酯类抗生素与西沙必利之间是否会发生类似相互影响，尚不清楚。但已经证明另外两种大环内酯类抗生素阿奇霉素（azithromycin）以及地红霉素（dirithromycin）对CYP3A4无明显抑制作用，其代谢与CYP也无明显相关，因此预料不太可能与西沙必利发生代谢（药动学）方面的相互影响，但药效学方面的相互影响不能排除。

酮环内酯类抗生素泰利霉素（telithromycin）不但是强效的CYP3A4抑制剂，同时也是CYP3A4的底物（有50%经CYP3A4代谢），预料与西沙必利之间可发生类似相互影响。

机制 红霉素单用有引起心律失常的报道（包括室性心动过速伴QT间期延长）。西沙必利也有引起QT间期延长的副作用，大剂量单用可导致Tdp。因此认为，两者同用时上述作用相加或协同是该影响的机制。另外，有证据表明，西沙必利部分经由CYP3A4代谢，而红霉素对CYP3A4有明显抑制作用，故对西沙必利代谢的抑制也是该影响的重要原因。

建议 红霉素、克拉霉素或泰利霉素与西沙必利的同时应用应尽可能避免。虽然可考虑选用对CYP3A4无明显影响的阿奇霉素或地红霉素代替红霉素，但权威人士认为，凡是能与红霉素（或克拉霉素）发生相互影响的药物，与阿奇霉素（或地红霉素）的相互影响并不一定能绝对避免，因此，欲用其代替红霉素或克拉霉素，仍应谨慎。

［西沙必利（普瑞博思，优尼必利）－酮康唑][1]
Cisapride－Ketoconazole

要点 同时应用西沙必利和酮康唑，可引起严重的尖端扭转型室性心动过速（Tdp）。一项研究表明，同用两药的患者有270例出现Tdp，其中70例死亡。

有关药物 根据相互影响的机制推测，伊托必利和莫沙必利等促胃肠动力药与酮康唑之间不会发生类似相互影响。

有报道表明，西沙必利与伊曲康唑（itraconazole）之间可发生类似相互影响。根据提出的机制推测，凡是对CYP3A4有明显抑制作用和（或）具有延长QT间期作用的唑类抗真菌药，如氟康唑、伏立康唑，及泊沙康唑等，都可对西沙必利发生类似影响（Bennett，2011）。

机制 西沙必利本身有引起QT间期延长的副作用，大剂量单用即可导致Tdp。有证据表明，西沙必利部分经由CYP3A4代谢，而酮康唑既是CYP3A4的底物，也是目前所知最有效的CYP3A4抑制剂之一（尽管酮康唑对CYP17即17α-羟化酶以及CYP11A1有抑制作用，也因此用于库欣综合征等甾类合成过剩的情况，但这一作用与此处的相互影响无关）。可见，两者同用时，酮康唑抑制西沙必利经CYP3A4的代谢（包括竞争性抑制和非竞争性抑制），从而增强后者的副作用，是该影响的机制。另外，部分唑类抗真菌药（如伏立康唑和伊曲康唑）有延长QT间期的作用，这一作用与西沙必利延长QT间期的作用相加或协同也是该影响的原因之一。

建议 避免同时应用西沙必利和酮康唑。如果必须同时应用促胃肠动力药和酮康唑，可考虑用伊托必利和莫沙必利等代替西沙必利。

［西沙必利（普瑞博思，优尼必利）－阿瑞吡坦（阿瑞匹坦，阿匹坦）][2]
Cisapride－Aprepitant

要点 有明确的证据表明，同时应用胃肠促动力药西沙必利和NK-1（神经激肽-1）受体拮抗剂阿瑞吡坦（属于P物质受体拮抗剂范畴，主要用于化疗所致的迟发性呕吐），有因QT间期延长导致死亡的报道。

有关药物 根据相互影响的机制推测，同属5-HT$_4$受体激动剂的胃肠促动力药伊托必利（itopride）与阿瑞吡坦之间不会发生类似相互影响，因其在体内的代谢主要由黄素加单氧酶（FMO）负责（FMO不易被诱导，也不易被抑制，这与CYP正好相反）。然而，另一作为胃肠促动力药的5-

HT$_4$ 受体激动剂莫沙必利（mosapride）与阿瑞吡坦之间的类似相互影响可以发生，因其在体内主要由 CYP3A4 代谢。普芦卡必利（prucalopride）在体内的代谢途径尚不清楚，故与阿瑞吡坦之间是否会发生类似相互影响，目前还难以作出明确结论。替加色罗（tegaserod）在分类上属于 5-HT$_4$ 受体部分激动剂，其代谢与 CYP3A4 无关，到目前为止尚未发现与其他药物之间的相互影响。

阿瑞吡坦的前药福沙吡坦（fosaprepitant）在体内转化为阿瑞吡坦发挥作用，故与西沙必利之间可发生类似相互影响（也参见［地塞米松（氟美松）－福沙吡坦（福沙匹坦）］项下的内容）。另一种 NK-1 受体拮抗剂卡索吡坦与西沙必利之间是否会发生类似相互影响，尚不清楚。

机制 高浓度西沙必利本身有导致 QT 间期延长的副作用。阿瑞吡坦和西沙必利在体内的代谢都主要依赖于 CYP3A4，但是前者与 CYP3A4 的亲和力远高于后者，且对 CYP3A4 有轻中度抑制作用，因此，两者同用时可抑制（包括竞争性和非竞争性抑制）西沙必利经 CYP3A4 的代谢，从而升高其血浓度。尽管有证据表明，阿瑞吡坦对 CYP3A4 有微弱诱导作用，但这一作用远不足以抵消其对 CYYP3A4 的抑制作用所造成的影响。

建议 该相互影响明确，后果严重。建议凡是正在应用西沙必利的患者禁用阿瑞吡坦，反之亦然。

［昂丹司琼（奥丹西龙，枢复宁）－奎尼丁］[2]
Ondansetron－Quinidine

要点 临床和实验研究表明，奎尼丁可明显增强昂丹司琼（选择性 5-HT$_3$ 受体拮抗剂，主要用于化疗和放疗所致的恶心和呕吐）的作用和毒性。

有关药物 根据相互影响的机制推测，预料奎尼丁与格拉司琼、多拉司琼、帕洛诺司琼等 5-HT$_3$ 受体拮抗剂类止吐药可发生类似相互影响，只是影响的程度有可能不同。格拉司琼和多拉司琼首先被血浆中的羰基还原酶迅速还原为其羟基活性代谢物羟化昂丹司琼和羟化多拉司琼，然后部分经 CYP2D6 和 CYP3A4 代谢（以 CYP3A4 为主），而帕洛诺司琼在体内的氧化代谢几乎完全依赖于 CYP2D6。阿扎司琼和雷莫司琼在体内的代谢途径尚不十分清楚，故难以断定与奎尼丁之间是否会发生类似相互影响。

根据昂丹司琼的代谢途径推测，凡是可抑制 CYP1A2、CYP2D6 或 CYP3A4 的药物，都有可能导致昂丹司琼的作用和毒性增强。例如，β 受体拮抗剂咪拉地尔，钙通道拮抗剂维拉帕米，抗心律失常药胺碘酮，抗精神病药氯丙嗪，抗抑郁药氯米帕明，选择性 5-HT 再摄取抑制剂氟伏沙明、氟西汀和帕罗西汀，甲基黄嘌呤类的呋拉茶碱，促胃肠动力药甲氧氯普胺，H$_2$ 受体拮抗剂西咪替丁，大环内酯类的红霉素和克拉霉素，氟喹诺酮类的环丙沙星和培氟沙星，烯丙胺类抗真菌药特比萘芬，唑类抗真菌药酮康唑、氟康唑和伊曲康唑，HIV-1 蛋白酶抑制剂茚地那韦、利托那韦和奈非那韦，及葡萄柚汁等。这些药物有些仅抑制一种 CYP，有些则可抑制 2 种或 2 种以上的 CYP，有关内容也参见其他章节。

机制 昂丹司琼在体内的代谢有 CYP1A2、CYP2D6，及 CYP3A4 的参与。已知奎尼丁对 CYP2D6 有明显抑制作用，本身的代谢则主要由 CYP3A4 负责。因此认为，昂丹司琼作用和毒性的增强起因于奎尼丁对 CYP3A4 的竞争性抑制和对 CYP2D6 的非竞争性抑制。

建议 奎尼丁对昂丹司琼代谢的影响肯定且明显，故最好避免两者同时应用。如果必须同用，对大部分患者而言，昂丹司琼给予常用量的半量即足够。

［昂丹司琼（奥丹西龙，枢复宁）－利福平（甲哌利福霉素，利米定）］[2]
Ondansetron－Rifampin（Rifampicin）

要点 有临床证据表明，同时应用昂丹司琼（选择性 5-HT$_3$ 受体拮抗剂，主要用于化疗和放疗所致的恶心和呕吐）和利福平，前者的作用减弱。

有关药物 动物和人体试验表明，托烷司琼与利福平之间可发生类似相互影响。根据相互影响的机制推测，预料昂丹司琼与其他利福霉素衍生物（利福定、利福喷汀、利福布汀等）之间以及利福平与其他 5-HT$_3$ 受体拮抗剂类止吐药（如格拉司琼、多拉司琼、帕洛诺司琼等）之间的类似相互影响也可发生，只是相互影响的程度有可能不同。阿扎司琼和雷莫司琼在体内的代谢途径尚不十分清楚，因此，难以断定是否会受利福平的影响。

根据影响的机制推测，凡是可诱导 CYP1A2、CYP2D6，及 CYP3A4 的药物，都有可能削弱昂丹司琼的作用。例如，烟草中的某些成分、甲基胆蒽、胰岛素、乙氧萘青霉素，及质子泵抑制剂奥美拉唑（参见［他克林（氨氯吖啶，四氢氨吖啶）－奥美拉唑（渥米哌唑，洛赛克）］）等可诱导 CYP1A2；利福平、地塞米松等可诱导 CYP2D6（有资料表明，CYP2D6 不易被诱导，因此利福平以及地塞米松等对 CYP2D6 的诱导作用仅在大剂量下才有可能发生）；苯巴比妥、苯妥英、卡马西平、利福平、地塞米松、金丝桃等可诱导 CYP3A4。这些药物可不同程度上促进昂丹司琼的代谢（有关内容也参见其他章节）。

机制　已知利福平对多种肝药酶有强烈的诱导作用，其中包括 CYP1A2、CYP2C9、CYP2C19、CYP3A4，及 CYP2D6（较弱）。就对 CYP3A4 的诱导强度而论，依次为利福平＞利福定≥利福喷汀＞利福布汀。昂丹司琼在体内的代谢有 CYP1A2、CYP2D6，及 CYP3A4 的参与，因此认为，其作用的减弱起因于利福平对 CYP1A2、CYP3A4，及 CYP2D6 的诱导。格拉司琼和多拉司琼首先被血浆中的羰基还原酶迅速还原为活性代谢物（也见［昂丹司琼（奥丹西龙，枢复宁）－奎尼丁］），然后部分经 CYP2D6 和 CYP3A4 代谢（以后者为主），因此在有利福平存在的情况下代谢也可加速。帕洛诺司琼在体内主要由 CYP2D6 代谢，故利福平对其清除的影响不明显。

建议　同时应用利福平，昂丹司琼的需要量增加。

［卡索吡坦－利福平（甲哌利福霉素，力复平）］[1]
Casopitant－Rifampin（Rifampicin）

要点　Johnson 等对 34 名健康受试者（卡索吡坦组 18 人，卡索吡坦加利福平组 16 人）进行的研究表明，反复应用利福平，可使卡索吡坦的 C_{max} 降低 96%，AUC 减少 90%，半衰期缩短近 70%；卡索吡坦在体内的主要代谢物 GSK525060 也发生类似改变（Johnson et al，2010）。

有关药物　根据提出的机制推测，其他利福霉素类衍生物，如利福定、利福喷汀、利福布汀等，与卡索吡坦之间的类似相互影响也可发生，但不会像利福平那么明显。实际上，所有 CYP3A4 强效诱导剂（如苯妥英、苯巴比妥、卡马西平、金丝桃等）对卡索吡坦的药动学都可产生类似影响。

根据代谢途径的类似性推测，另一种神经激肽-1（NK-1）受体拮抗剂阿瑞吡坦及其前药福沙吡坦与利福平之间的类似相互影响也可发生。同属 NK-1 受体拮抗剂的劳拉吡坦以及奈妥吡坦与利福平之间是否会发生类似相互影响，尚未见报道。

机制　有证据表明，卡索吡坦的代谢主要由 CYP3A4 负责，在 CYP3A4 作用下生成的代谢物 GSK525060 也主要经由 CYP3A4 进一步转化。利福平对多种代谢酶有明显诱导作用，其中包括 CYP3A4。因此断定，利福平诱导 CYP3A4，从而加速卡索吡坦及其代谢物的生物转化是该影响的机制。

建议　卡索吡坦像阿瑞吡坦一样，同属 NK-1 受体拮抗剂（通过阻断 P 物质与脑干呕吐中枢的结合，从而抑制呕吐反射），临床上可用于术后以及化疗所致恶心和呕吐的防治。利福平对卡索吡坦的药动学影响明显，有可能显著削弱其疗效，故应避免两者的同时应用。

［卡索吡坦－酮康唑］[2]
Casopitant－Ketoconazole

要点　Johnson 等对健康受试者进行的研究表明，同时应用酮康唑，可使单剂卡索吡坦的 C_{max} 平均升高 1.7 倍，AUC 平均增加 4 倍，但未见 QT 间期的明显延长；卡索吡坦在体内的主要代谢物 GSK525060 也发生类似改变（Johnson et al，2010）。这一影响与卡索吡坦－利福平之间的相互影响相反（参见［卡索吡坦－利福平（甲哌利福霉素，力复平）］）。

有关药物　根据提出的机制推测，所有 CYP3A4 的底物和（或）抑制剂与卡索吡坦之间都可发生类似相互影响。

机制　酮康唑抑制卡索吡坦（及其在体内的代谢物 GSK525060）经 CYP3A4 的生物转化是该影响的机制。

建议　尽管 Johnson 等的研究表明酮康唑对卡索吡坦的药动学有明显影响，但并不影响安全性，故两者的联用无须刻意避免。然而，联用期间密切观察患者的反应仍为必需。

［比沙可啶（便塞停）－抗酸药］[2]
Bisacodyl－Antacid Medications

要点　同时应用比沙可啶和抗酸药，可使前者的副作用增加，泻下作用减弱。

机制　比沙可啶属于二苯甲烷衍生物，作为缓泻药用于临床。为避免其对胃的刺激所致的痉挛痛，通常制成糖衣片供口服（也有直肠栓剂）。该药在肠道的偏碱性环境中由酯酶水解后发挥泻下作用。当与抗酸药同用时，胃内酸度降低，使其提前在胃内水解，是两者同用时副作用增加、泻下作用减弱的原因。

建议　建议在服用比沙可啶后 1 小时内避免给予抗酸药（奶制品对其有类似影响，因此口服比沙可啶后 1 小时内也应避免给予奶制品）。

注：抗酸药通过改变胃液的酸度和尿液的 pH，可对许多药物发生影响，例如甲状腺激素、别嘌醇，及唑类抗真菌药等，具体机制可以是改变药物的溶解度和吸收速率、影响药物的生物利用度或肾对药物的排泄等。含铝和镁的抗酸药尚可与胃肠道中的药物螯合，从而干扰其吸收。因此，应用抗酸药期间必须应用其他药物的话，明智的做法是，在给予其他药物后 2 小时再给予抗酸药；如果先给予抗酸药，间隔时间也许需要更长些。

［右氯谷胺－酮康唑］[3]
Dexloxiglumide－Ketoconazole

要点　Jakate 等的研究表明，酮康唑可略增加选择性缩胆囊素（cholecystokinin，CCK；胆囊收缩素）-1 受体拮抗剂右氯谷胺的血浓度，而氟康唑则可使之中度增加，但两者对右氯谷胺不良事件发生的类型都无影响。

有关药物　根据提出的机制推测，对 CYP2C9 有明显诱导或抑制作用的药物，都可对右氯谷胺的药动学发生影响。前者如苯妥英、苯巴比妥、卡马西平、利福平等；后者如胺碘酮、氟伐他汀、氟伏沙明、磺胺苯吡唑、异烟肼等。

机制　右氯谷胺主要经由 CYP2C9 代谢，也有小部分经 CYP3A4 代谢，而酮康唑主要抑制 CYP3A4，氟康唑是 CYP2C9 的强效抑制剂，这可解释上述相互影响的结果。另外，酮康唑对肠道中 P-糖蛋白的抑制也可能起部分作用（Jakate et al，2005）。

建议　右氯谷胺可改善胃排空，开发该药的目的是用于胃轻瘫和以便秘为主的肠易激综合征的治疗。临床应用不广泛，与其他药物发生相互影响的临床资料也不多。充分了解其药动学特点，对指导临床合理用药有一定价值。

［乳酶生（表飞鸣）－红霉素］[1]
Lactasin－Erythromycin

要点　同时应用乳酶生和红霉素，前者的作用减弱或消失。

有关药物　其他大环内酯类抗生素（依托红霉素、琥乙红霉素、麦迪霉素等）对乳酶生可发生类似影响。事实上，大多数抗菌药（如氯霉素、土霉素等）或吸附剂（如药用炭）对乳酶生都有类似影响。

机制　乳酶生为活菌制剂，通过分解糖类产生乳酸从而抑制肠道中某些病原体的繁殖而发挥作用。红霉素（或其他抗菌药）对乳酶生中所含的活菌有抑制或杀灭作用。吸附剂可吸附其内所含的细菌，故也可减弱其作用。

建议 应用乳酶生治疗期间不宜口服应用红霉素等抗菌药。如果必须应用，两者的服用需间隔 2~3 小时。

［洛哌丁胺（氯苯哌酰胺，易蒙停）－奎尼丁］[1]
Loperamide－Quinidine

要点 同时应用洛哌丁胺和奎尼丁，可导致明显的呼吸抑制。

Kim 等对 18 名健康志愿者进行的一项随机化研究表明，同时应用洛哌丁胺和奎尼丁，可使洛哌丁胺的平均 AUC 增加 120%，C_{max} 升高近 2 倍，半衰期反而有某种程度的缩短（20%）（Kim et al，2014）。

有关药物 奎尼丁的结构类似物奎宁与洛哌丁胺之间是否会发生类似相互影响，尚未见报道。

根据相互影响的机制推测，凡是对 P-糖蛋白有抑制作用的药物，都可与洛哌丁胺发生类似相互影响。维拉帕米对洛哌丁胺的类似影响已经证实，但相互影响的程度弱于洛哌丁胺－奎尼丁（也参见 ［洛哌丁胺－维拉帕米］）。

诸如地尔硫草、胺碘酮、酮康唑、伊曲康唑、红霉素等药物对 P-糖蛋白都有一定程度的抑制作用，故与洛哌丁胺（以及其他 P-糖蛋白底物）之间的类似相互影响也可发生。

机制 洛哌丁胺属于周围作用的阿片类，通过作用于大肠中的阿片受体，抑制肠道运动，从而发挥止泻作用。洛哌丁胺的代谢主要依赖于 CYP3A4（CYP2C8 仅起次要作用），同时也是 P-糖蛋白的敏感底物；像其他阿片类一样，本身具有呼吸抑制的副作用。已知奎尼丁是一种强效的 P-糖蛋白抑制剂，在抑制肠道 P-糖蛋白从而增加洛哌丁胺口服生物利用度的同时，抑制由血管内皮形成的血脑屏障中的 P-糖蛋白，使 CNS 对洛哌丁胺的接触增加，因此产生呼吸抑制（在有奎尼丁存在的情况下，洛哌丁胺的 AUC 增加，C_{max} 升高，但半衰期反而有某种程度的缩短，说明洛哌丁胺副作用发生率的增加可能主要起因于奎尼丁对肠道和血脑屏障中 P-糖蛋白的抑制；而对肝中 P-糖蛋白的抑制，使滞留于肝细胞内的洛哌丁胺增加，因而经 CYP3A4 的代谢加速，这可能是洛哌丁胺半衰期缩短的原因；对肾 P-糖蛋白的抑制所致的半衰期延长不足以抵消对肝 P-糖蛋白的抑制所致的半衰期缩短）。

建议 该相互影响明确，一旦发生，后果可能很严重。因此建议，在应用奎尼丁治疗期间避免给予洛哌丁胺，反之亦然。

注：P-糖蛋白（MDR1/ABCB1）属于 ABC 转运体超家族 ABCB 亚家族中的 11 个成员之一。与溶质载体（SLC）超家族中的大部分成员不同，ABC 转运体超家族中的成员多涉及底物从细胞中外排（故又称为外排载体或输出转运体），是一种消耗 ATP 的逆浓度差主动转运过程。P-糖蛋白是该类转运体中研究最多，也是与药物的体内过程（例如药物的吸收、分布，及排泄等）最密切的外排载体之一。

有关药物在 P-糖蛋白水平上的相互影响，基础和临床研究资料比较丰富。然而，大部分基础和临床资料来自 P-糖蛋白对药物的胃肠吸收、肝摄取，及胆肾排泄等过程影响的研究，因为在这些水平上的研究都可以和血浓度关联起来，而血浓度的测定相对简便，药物在 P-糖蛋白水平上相互影响的机制也比较容易解释。相形之下，涉及血脑屏障中 P-糖蛋白对药物影响的研究资料较匮乏，主要原因是中枢神经系统中药物浓度的测定相对困难，影响的因素也较多。

与 P-糖蛋白发生相互影响的物质大致可分为 P-糖蛋白底物、抑制剂，及诱导剂。其中抑制剂可再区分为竞争性抑制剂和非竞争性抑制剂。如果两种物质同为 P-糖蛋白的底物，那就有可能产生竞争性抑制作用；如果一种物质仅是与 P-糖蛋白结合，而其跨膜转运过程与 P-糖蛋白无关，但却改变 P-糖蛋白的构型或占据底物的结合部位，从而干扰底物与 P-糖蛋白的结合，即认为是非竞争性抑制剂。P-糖蛋白诱导剂可诱导 P-糖蛋白的表达，从而加速底物的外排，有可能降低 P-糖蛋白底物的口服生物利用度。有关诱导剂对 P-糖蛋白以及药物体内过程的影响研究资料不多。

作为 P-糖蛋白底物的药物已经鉴定出的有多种，例如 β 受体拮抗剂他林洛尔（环脲心安；talinolol），心血管系统药物地高辛、奎尼丁、胺碘酮、维拉帕米、地尔硫草，抗精神病药利培酮，抗抑郁药丙米嗪、阿米替林、去甲替林、地昔帕明、曲米帕明、多塞平、氟西汀、氟伏沙明、西酞普兰、帕罗西汀、文拉法辛，H_2 受体拮抗剂西咪替丁和雷尼替丁，止吐药多潘立酮和昂丹司琼，止泻药洛哌丁胺，抗反转录病毒药茚地那韦、沙奎那韦、利托那韦、奈非那韦、洛匹那韦、安普那韦，抗肿瘤药甲氨蝶呤、柔红霉素、多柔比星、长春碱、长春新碱、依托泊苷、紫杉醇、伊马替尼、米托蒽醌，抗组胺药西替利嗪、非索非那定、地氯雷他定等。已经鉴定出的非竞争性 P-糖蛋白抑制剂相对较少，主要有奎尼丁、胺碘酮、硝苯地平、维拉帕米、右旋维拉帕米，及环孢素等；这些抑制剂也多是 P-糖蛋白的底物（如上述）。实际上，大部分 CYP3A4 的底物和（或）抑制剂也多是 P-糖蛋白的底物和（或）抑制剂。纯粹的非竞争性 P-糖蛋白抑制剂药用者少见，这类物质目前主要用于研究。

药物在血脑屏障中 P-糖蛋白水平上的相互影响研究资料较少（如上述）。O'Brien 等结合部分体内外研究结果，对抗抑郁药在血脑屏障中 P-糖蛋白水平上的相互影响进行了分析探讨。作者认为，某些抗抑郁药的作用可能与抑制 P-糖蛋白有关，因为部分抑郁患者脑内 P-糖蛋白的水平高于正常人；另外，抗抑郁药对 P-糖蛋白的抑制作用也增加本身对血脑屏障的通透性，从而进一步增强其作用（当然，这不能完全解释某些非 P-糖蛋白底物的抗抑郁作用）。抗抑郁药对周围 P-糖蛋白的抑制，例如对胃肠 P-糖蛋白的抑制所致的口服生物利用度增加以及对肾 P-糖蛋白的抑制所致的半衰期延长等，也可能起一定作用，但对其中枢神经系统作用的影响究竟有多大贡献，目前的手段难以确定。然而，为什么某些抑郁患者随着长期治疗的持续会复发或导致失败，目前的解释是，长期应用抗抑郁药可诱导 P-糖蛋白的表达，也确实发现治疗失败的患者脑内 P-糖蛋白活性升高（O'Brien et al, 2012）。尽管基础和临床研究的结果多不一致，但可以肯定的是，血脑屏障中的 P-糖蛋白与某些药物的中枢作用和毒性密切相关。有关血脑屏障中的 P-糖蛋白与治疗药物的相互影响，极有必要进行详尽的大规模基础和临床研究。

［洛哌丁胺（氯苯哌酰胺，易蒙停）－维拉帕米（异搏定，戊脉安）］[2]
Loperamide－Verapamil

要点 同时应用洛哌丁胺和维拉帕米，有可能导致前者中枢神经系统作用的增强。

有关药物 有证据表明，另一种钙通道阻滞剂地尔硫䓬对 P-糖蛋白也有明显的抑制作用，因此与洛哌丁胺可发生类似影响。

机制 洛哌丁胺口服不易吸收，吸收后的药物大部分在肝中代谢。即使有少部分进入体循环，也不易进入大脑，原因在于脑血管上皮中有 P-糖蛋白载体的广泛表达，而此处 P-糖蛋白的作用是抑制异物（包括药物）跨过血脑屏障进入脑内。维拉帕米是一种 P-糖蛋白抑制剂，对 P-糖蛋白有明显的抑制作用，因此可使吸收后的洛哌丁胺进入脑内的量增加，从而导致中枢神经系统副作用增强（表现为头痛、头晕、乏力，及呼吸抑制）。

建议 该相互影响即使发生，通常也不会像洛哌丁胺－奎尼丁之间的相互影响那么明显，一般也不会导致严重的不良后果。但是，已有肝损害的患者应用洛哌丁胺后，进入血液循环的量可能增加；在这种情况下，如果同时应用维拉帕米等 P-糖蛋白抑制剂，有可能引起明显的不良反应（也参见［洛哌丁胺－奎尼丁]）。

［洛哌丁胺（氯苯哌酰胺，易蒙停）－吉非贝齐（吉非罗齐，诺衡）＋
伊曲康唑（依他康唑）][1]
Loperamide－Gemfibrozil＋Itraconazole

要点 对健康志愿者进行的 4 阶段随机化交叉研究表明，伊曲康唑首剂 200 mg，然后 100 mg 每日 2 次连用 5 天，于第 3 天时给予 4 mg 洛哌丁胺，结果使洛哌丁胺的 C_{max} 升高 2.9 倍（1.2～5.0，$P < 0.001$），$AUC_{0 \sim \infty}$ 增加 3.8 倍（1.4～6.6，$P < 0.001$），半衰期从 11.9 小时延长至 18.7 小时（$P < 0.001$）；吉非贝齐 600 mg 每日 2 次计 5 天，使得单剂 4 mg 的洛哌丁胺 C_{max} 升高 1.6 倍（0.9～3.2，$P < 0.05$），$AUC_{0 \sim \infty}$ 增加 2.2 倍（1.0～3.7，$P < 0.05$），半衰期延长至 16.7 小时（$P < 0.01$）；伊曲康唑和吉非贝齐以同等剂量联用时，使洛哌丁胺的 C_{max} 升高 4.2 倍（1.5～8.7，$P < 0.001$），

$AUC_{0\sim\infty}$ 增加 12.6 倍 （4.3～21.8，$P<0.001$），半衰期延长至 36.9 小时 （$P<0.001$）。上述 3 种情况下，48 小时内洛哌丁胺在尿中的排泄量分别增加 3 倍、1.4 倍，及 5.3 倍；血浆中 N-脱甲基洛哌丁胺 $AUC_{0\sim72}$ 与洛哌丁胺 $AUC_{0\sim72}$ 的比率分别下降 65%、46%，及 88%（Niemi，2006）。

机制 洛哌丁胺是一种周围作用的阿片 μ 受体激动剂，广泛用于腹泻的对症治疗。因其口服生物利用度低，不易穿透血脑屏障，故缺乏全身作用阿片类典型的 CNS 作用。体外研究表明，该药由 CYP2C8 和 CYP3A4 进行生物转化，是 P-糖蛋白外排载体的底物（同时应用已知的强效 P-糖蛋白抑制剂奎尼丁，导致洛哌丁胺产生阿片样 CNS 副作用，也为洛哌丁胺是 P-糖蛋白底物的推论提供了佐证）。

伊曲康唑是一种 CYP3A4 和 P-糖蛋白抑制剂，吉非贝齐是 CYP2C8 抑制剂。如前所述，洛哌丁胺主要由 CYP2C8 和 CYP3A4 代谢，同时也是 P-糖蛋白的底物。肠道中 P-糖蛋白的存在可部分地解释洛哌丁胺口服生物利用度低的现象，P-糖蛋白在血脑屏障中的表达可解释 CNS 通透差的情况。

建议 单用治疗量伊曲康唑或吉非贝齐即可显著升高洛哌丁胺的血浓度，两者联用可发挥协同作用，使洛哌丁胺血浓度进一步升高。伊曲康唑对洛哌丁胺药动学的影响比吉非贝齐强一些。

老年人同时应用多种药物的情况尤为常见，故同时应用各种抑制不同 CYP 酶或 P-糖蛋白的药物会经常发生。联合应用 CYP3A4 抑制剂伊曲康唑和 CYP2C8 抑制剂吉非贝齐使洛哌丁胺 AUC 协同性增加的发现，在临床上具有重要意义，因为这两种药物联用（甚至单用）使洛哌丁胺血浓度升高的程度足可导致明显的不良影响。

［洛哌丁胺（氯苯哌酰胺，易蒙停）－HM30181］[3]
Loperamide－HM30181

要点 Kim 等对 18 名健康志愿者进行的一项随机化 3 阶段交叉研究表明，同时应用洛哌丁胺和第 3 代强效选择性 P-糖蛋白抑制剂 HM30181，可使洛哌丁胺的平均 AUC 增加 48%，C_{max} 平均升高 20%（半衰期反而有某种程度的缩短），但这些药动学的影响与剂量无关。两者同用时，受试者瞳孔的直径几无改变，这与同时应用奎尼丁时所致的瞳孔明显缩小显然不同（Kim et al，2014）。

有关药物 根据提出的机制推测，同属第 3 代 P-糖蛋白抑制剂的塔利基塔（tariquitar）对洛哌丁胺的药动学可产生类似影响。

其他 P-糖蛋白抑制剂和（或）CYP3A4 和 CYP2C8 抑制剂与洛哌丁胺之间的相互影响参见［洛哌丁胺（氯苯哌酰胺，易蒙停）－奎尼丁］［洛哌丁胺（氯苯哌酰胺，易蒙停）－维拉帕米（异搏定，戊脉安）］以及［洛哌丁胺（氯苯哌酰胺，易蒙停）－吉非贝齐（吉非罗齐，诺衡）＋伊曲康唑（依他康唑）］等章节。

机制 已知 HM30181 对肠道 P-糖蛋白有高度选择性抑制作用，而洛哌丁胺是 P-糖蛋白的底物，因此认为，HM30181 对洛哌丁胺药动学的影响起因于前者对肠道 P-糖蛋白的选择性抑制所导致的口服生物利用度增加（有关内容也见［洛哌丁胺（氯苯哌酰胺，易蒙停）－维拉帕米（异搏定，戊脉安）］）。

建议 根据 Kim 等的研究结果判断，HM30181 对洛哌丁胺的影响不足以导致明显的不良后果（这与奎尼丁等 P-糖蛋白广泛抑制剂不同）。他们的研究为进一步合成以及合理应用高选择性肠道 P-糖蛋白抑制剂，从而增加某些 P-糖蛋白底物的口服生物利用度，提供了一定的理论基础。

（王彩艳）

主要参考文献

Bennett JE，2011. Antifungal agents. In：*Goodman & Gilman's The pharmacological basis of therapeutics*，*12th ed*. Brunton LL（editor），McGraw-Hill Co，Inc，New York：1571-1591

Boyce MJ，et al，2011. Pharmacokinetic interaction between domperidone and ketoconazole leads to QT prolongation in healthy volunteers：a randomized，placebo-controlled，double-blind，crossover study. *Br J Clin Pharmacol*，73（3）：411-421

Dickson EJ，et al，2003. Genetics of response to proton pump inhibitor therapy：Clinical implications. *Am J Pharmacogenomics*，3：303-315

Gawrońska-Szklarz B，et al，2010. Effects of CYP2C19，MDR1，and interleukin 1-B gene variants on the eradication rate of Helicobacter pylori infection by triple therapy with pantoprazole, amoxicillin, and metronidazole. *Eur J Clin Pharmacol*, 66: 681-687

Jakate AS, et al, 2005. Effect of azole antifungals ketoconazole and fluconazole on the pharmacokinetics of dexloxiglumide. *Br J Clin Phamatcol*, 60 (5): 498-507

Johnson BM, et al, 2010. Ketoconazole and Rifampin Significantly Affect the Pharmacokinetics, But Not the Safety or QTc Interval, of Casopitant, a Neurokinin-1 Receptor Antagonist. *J Clin pharmacol*, 50: 951-959

Karyekar CS, et al, 2004. Renal interaction between itraconazole and cimetidine. *J Clin Pharmacol*, 44: 919-927

Kim T-E, et al, 2014. Effects of HM30181, a P-glycoprotein inhibitor, on the pharmacokinetics and pharmacodynamics of loperamide in healthy volunteers. *Br J Clin Pharmacol*, 78 (3): 556-564

Klotz U, 2009. Impact of CYP2C19 polymorphisms on the clinical action of proton pump inhibitors (PPIs). *Eur J Clin Pharmacol*, 65: 1-2

Lim PWY, et al, 2005. CYP2C19 genotype and the PPIs-focus on rabeprazole. *J Gastroenterol Hepatol*, 20: S22-S28

Miura M, et al, 2005. Enantioselective disposition of lansoprazole in relation to CYP2C19 genotypes in the presence of fluvoxamine. *Br J Clin Pharmacol*, 60 (1): 61-68

Niemi M, 2006. Itraconazole, gemfibrozil and their coadministration obviously increase loperamide concentration in blood. *Eur J Clin Pharmacol*, 62: 463-472

O'Brien FE, et al, 2012. Interactions between antidepressants and P-glycoprotein at the blood-brain barrier: clinical significance of in vitro and in vivo findings. *Br J Pharmacol*, 165: 289-312

Robertson P, et al, 2000. *In vitro* inhibition and induction of human hepatic cytochrome P450 enzymes by modafinil. *Drug Metab Dispos*, 28: 664-71

Rowland A, et al, 2018. Evaluation of modafinil as a perpetrator of metabolic drug-drug interactions using a model informed cocktail reaction phenotyping trial protocol. *Br J Clin Pharmacol*, 84: 501-509

Saito M, et al, 2004. Effects of clarithromycin on lansoprazole pharmacokinetics between CYP2C9 genotypes. *Br J Clin Pharmacol*, 59 (3): 302-309

Sheng Y-C, et al, 2010. Effect of CYP2C19 genotypes on the pharmacokinetic/pharmacodynamic relationship of rabeprazole after a single oral dose in healthy Chinese volunteers. *Eur J Clin Pharmacol*, 66: 1165-1169

Shin JM et al, 2013. Pharmacokinetics and Pharmacodynamics of the Proton Pump Inhibitors. *J Neurogastroenterol Motil*, 19 (1): 25-35

Simard C, et al, 2001. Study of the drug-drug interaction between simvastatin and cisapride in man. *Eur J Clin Pharmacol*, 57: 229-234

Spenard J, et al, 2002. Influence of omeprazole on bioavailability of Bismuth following administration of a triple capule of bismuth biskalcitrate. *J Clin Pharmacol*, 42: 369-373

Uno T, et al, 2005. Different effects of fluvoxamine on rabeprazole pharmacokinetics in relation to CYP2C19 genotype status. *Br J Chin Pharmacol*, 61 (3): 309-314

Uno T, et al, 2005. Different effects of fluvoxamine on rabeprazole pharmacokinetics in relation to CYP2C19 genotype status. *Br J Chin Pharmacol*, 61 (3): 309-314

Wallace JL, et al, 2011. Pharmacotherapy of gastric acidity, peptic ulcer, and gastroesophageal reflux disease. In: *Goodman & Gilman's The pharmacological basis of therapeutics, 12th ed*. Brunton LL (editor), McGraw-Hill Co, Inc, New York: 1309-1322

Yamasaki M, et al, 2014. Interaction of magnesium oxide with gastric acid secretion inhibitors in clinical pharmacotherapy. *Eur J Clin Pharmacol*, 70: 921-924

Yasui-Furucori N, et al, 2004. Defferent inhibitory effect of fluvoxamine on omeprazole metabolism between CYP2C19 genotypes. *Br J Clin Pharmacol*, 57 (4): 487-494

Yoshizato T, et al, 2012. Itraconazole and domperidone: a placebo-controlled drug interaction study. *Eur J Clin Pharmacol*, 68: 1287-1294

第二十四章　泌尿系统药物

［加压素（血管加压素，精氨酸加压素，抗利尿激素）－肾上腺素（副肾素）][2]
Vasopressin－Epinephrine

要点　肾上腺素增强外源性加压素的作用，有可能增加不良作用发生的危险，包括 1 型加压素受体（V_1 受体）介导的胃肠和血管平滑肌收缩以及 2 型加压素受体（V_2 受体）介导的水潴留；前者可导致恶心、胃肠痉挛痛，及周围和冠状动脉循环阻力增加，后者则可引起水中毒。

有关药物　根据相互影响的机制推测，其他加压素类似物（垂体后叶粉、鞣酸加压素、去氨加压素、赖氨加压素等）与肾上腺素之间可发生类似相互影响。

有许多化学结构和药理作用互不相干的药物都可像肾上腺素一样增强加压素的作用，其中包括长春新碱、环磷酰胺、氯磺丙脲、三环类抗抑郁药、烟碱，及大剂量吗啡。锂盐也促进加压素的分泌，但却抑制加压素对肾的作用。卡马西平对中枢性尿崩症的患者可通过对肾的影响产生抗利尿作用，但实际上通过对中枢的作用抑制加压素的分泌。有关这些药物与加压素之间的相互影响参见其他章节。

机制　包括肾上腺素在内的多种药物可刺激加压素的分泌。在某些情况下，改变加压素分泌的机制涉及对调节加压素分泌的一个或多个 CNS 结构的直接影响。而在另一些情况下，则是因为药物对血容量和动脉压等的影响间接改变加压素的分泌。大部分情况下的确切机制尚不清楚。但是，无论如何，内源性加压素的分泌与外源性加压素的作用可叠加。

建议　正在应用加压素治疗期间，特别是静脉给药的患者，禁止注射给予肾上腺素，以免引起胃肠不适、坏疽、心绞痛等严重不良反应。

另外，有些药物对加压素的影响与肾上腺素恰恰相反，它们是加压素分泌的抑制剂。已经明确证明可抑制加压素分泌的药物包括乙醇、苯妥英、糖皮质激素、氟奋乃静、氟哌丁醇、异丙嗪（非那根）、奥昔非烷（环丙吗喃醇；oxilorphan）、布托诺非（butorphanol），及低剂量吗啡等。有关这些药物与加压素之间的相互影响参见其他章节。

［去氨加压素（弥凝）－碳酸锂][2]
Desmopressin－Lithium Carbonate

要点　同时应用锂盐（包括碳酸锂），可削弱去氨加压素的抗利尿作用。

机制　锂可使肾对尿的浓缩能力降低，导致烦渴和多尿（可能与锂抑制抗利尿激素 V_2 受体介导的腺苷酸环化酶刺激作用有关），从而部分或完全抵消抗利尿激素（ADH）的抗利尿作用（虽然锂也促进 ADH 的分泌，但由此引起的 ADH 分泌增加不足以抵消其对肾的直接抑制作用）。另外，锂可增加甲状旁腺素的水平，而甲状旁腺素是 ADH 的部分拮抗剂。用锂盐治疗的患者多达 1/3 可发生肾源性尿崩症。锂盐引起的肾源性尿崩症，外源性 ADH 或去氨加压素无效（留钾利尿剂阿米洛利是锂盐所致肾源性尿崩症的首选治疗药物），也进一步说明该影响主要起因于对去氨加压素和内源性 ADH 的直接拮抗。

建议　因为锂盐可抑制 ADH 对肾的影响，所以可用来处理 ADH 分泌紊乱（异常）综合征（SIADH）。但是，鉴于锂盐仅对少部分患者有效，且治疗范围窄，长期应用可导致不可逆性肾损害，因此，仅对那些其他措施难以控制或者禁用四环素类的 SIADH 患者（如肝病患者），才可考虑应用。

锂盐本身可引起多尿和烦渴，从而加重尿崩症的症状。正在应用去氨加压素治疗的中枢性尿崩症患者，不要指望去氨加压素可抵消或削弱锂盐导致的多尿，恰恰相反，锂盐可削弱甚至完全抵消去氨加压素的抗利尿作用。

[去氨加压素（弥凝）-乙醇][2]
Desmopressin－Ethyl Alcohol（Ethanol，Alcohol，Ethyl）

要点　乙醇可通过抑制垂体抗利尿激素（ADH）的释放，从而有可能加重尿崩症的症状或削弱去氨加压素对中枢性尿崩症的治疗作用。

有关药物　其他可抑制垂体 ADH 分泌的药物尚有苯妥英、低剂量吗啡、布托啡诺、糖皮质激素、氟奋乃静、氟哌啶醇、异丙嗪，及奥昔非烷（环丙吗喃醇；oxilorphan）等。互相矛盾的是，氟哌啶醇尚可引起 ADH 分泌紊乱综合征（SIADH）。但是，为什么氟哌啶醇也可引起 SIADH，目前还难以解释。实际上，到目前为止多数药物对去氨加压素作用影响的程度以及临床意义还不清楚。

建议　有关注意事项参见［去氨加压素-地美环素］以及［去氨加压素-碳酸锂］项下的内容。

[去氨加压素（弥凝）-吲哚美辛（消炎痛）][2]
Desmopressin－Indomethacin

要点　同时应用去氨加压素和吲哚美辛，导致水中毒的危险性增加。

有关药物　根据相互影响的机制推测，其他 NSAIDs 与去氨加压素之间以及吲哚美辛与抗利尿激素（加压素；vasopressin，ADH）之间可发生类似相互影响（但是其他 NSAIDs 与去氨加压素之间的相互影响都弱于吲哚美辛）。

机制　ADH 在肾的几个作用部位不仅涉及 1 型加压素受体（V_1 受体），也涉及 2 型加压素受体（V_2 受体）。V_1 受体介导肾小球系膜细胞以及入球小动脉和出球小动脉血管平滑肌细胞的收缩。V_1 受体介导的内髓质血流量减少左右着肾的最大浓缩能力。V_1 受体也促进髓质间质细胞前列腺素（包括 PGE_2）的合成。鉴于 PGE_2 抑制集合管中的腺苷酸环化酶，因此 V_1 受体所致的前列腺素合成促进作用有可能部分抵消 V_2 受体介导的抗利尿作用。另外，集合管皮质部主细胞的 V_1 受体兴奋也有可能通过活化 PKC 而抑制 V_2 受体介导的抗利尿作用。相形之下，去氨加压素仅与 V_2 受体有高度亲和力，与 V_2 受体结合后的主要作用是增加集合管对水的通透性，产生抗利尿作用（肾外 V_2 受体也涉及凝血因子的释放，这里不详细讨论）。可见 ADH 大部分不良反应是 V_1 受体介导的对血管和胃肠平滑肌的影响，而去氨加压素的主要不良反应是其治疗作用的延伸。需要提及的一点是，ADH 产生 V_2 受体介导之作用所需浓度远远低于产生 V_1 受体介导之作用所需浓度。这种敏感性差异可能并非起因于受体亲和力的差异，而可能是由于信号转导通路放大的差异（因为克隆的大鼠 V_{1a} 受体和 V_2 受体对 ADH 的亲和力相近）。

鉴于前列腺素类可削弱 ADH 的抗利尿作用，而吲哚美辛等 NSAIDs 抑制前列腺素的合成，因此认为，前列腺素合成的减少是增强 ADH 或去氨加压素抗利尿作用从而导致水中毒危险性增加的机制。理论上，同时应用去氨加压素和吲哚美辛比同时应用 ADH 和吲哚美辛导致水中毒的危险性更大。

建议　去氨加压素的主要不良反应是水中毒，实际上是其治疗作用的延伸。鉴于有明确证据表明吲哚美辛可增强 ADH 或去氨加压素的抗利尿作用，因此，为避免水中毒的发生，去氨加压素治疗期间最好避免给予吲哚美辛或其他 NSAIDs。试图通过联合应用 NSAIDs 和去氨加压素以减少后者的用量是否可行，尚未见有研究报道。

[去氨加压素（弥凝）-氯磺丙脲][2]
Desmopressin－Chlorpropamide

要点　有报道表明，在用去氨加压素治疗中枢性尿崩症期间给予氯磺丙脲，发生水中毒的危险性增加。

有关药物　有证据表明，卡马西平（carbamazepine）、氯贝丁酯（clofibrate）、非甾类抗炎药（见［去氨加压素-吲哚美辛］）、三环类抗抑郁药（如阿米替林）、吗啡（morphine）等都可增强去氨加压素或抗利尿激素（ADH）的抗利尿作用，因此都有可能增加去氨加压素或 ADH 所致水中毒的危险。

另外，理论上，所有可引起加压素（ADH；抗利尿激素）分泌紊乱综合征（SIADH）的药物都有可能增强去氨加压素或 ADH 水中毒的副作用。最常引起 SIADH 的药物主要包括 3 类，即亲精神性药物（如氟西汀、氟哌啶醇、三环类抗抑郁药）、磺酰脲类（如氯磺丙脲），及长春花生物碱类（如长春碱和长春新碱）。其他可引起 SIADH 的药物还有噻嗪类利尿剂、可乐定、依那普利、异磷酰胺，及甲多巴。

机制 氯磺丙脲单用也有引起水中毒的报道，但是，增强去氨加压素的抗利尿作用从而导致水中毒的确切机制还不清楚。鉴于氯磺丙脲对 ADH 的分泌几乎无什么影响，因此认为，其对去氨加压素抗利尿作用的增强可能与直接作用于肾，从而增强去氨加压素经 V_2 受体介导的抗利尿作用有关。

建议 由于去氨加压素比较昂贵，因此，也有应用卡马西平、氯贝丁酯、氯磺丙脲，及噻嗪类利尿剂治疗中枢（垂体）性尿崩症的报道，利用的正是这些药物可促进 ADH 的释放和（或）增强内源性 ADH 作用的原理。然而，正在应用去氨加压素治疗尿崩症的患者，不应给予上述药物，以免导致水中毒。正在应用去氨加压素治疗的尿崩症患者，因其他原因必须应用氯磺丙脲或上述其他药物时，应考虑到水中毒的危险。

原发性或精神源性烦渴严禁应用包括加压素以及去氨加压素在内的抗利尿多肽，因为它们可导致严重的低张性低钠血症。

［去氨加压素（弥凝）－地美环素（去甲金霉素）］[2]
Desmopressin－Demeclocycline

要点 同时应用地美环素，可削弱去氨加压素的抗利尿作用。

有关药物 根据相互影响的机制推测，地美环素对加压素（抗利尿激素；vasopressin, antidiuretic hormone，ADH）的抗利尿作用会产生类似影响。

其他四环素类抗生素对去氨加压素的抗利尿作用是否会发生类似影响，还未见报道。

机制 去氨加压素的抗利尿作用部分起因于 V_2 受体介导的腺苷酸环化酶兴奋从而导致的 cAMP 合成增加。有证据表明，地美环素可减少 cAMP 的积聚，削弱其作用。曾经发现部分应用地美环素治疗的患者产生肾源性尿崩症。因此认为，去氨加压素抗利尿作用的减弱与地美环素对其药理作用的拮抗有关（可见该影响是一种药效学的相互影响）。

建议 正是因为地美环素可抑制 ADH 对集合管的作用，目前已成为治疗 ADH 分泌紊乱综合征（SIADH）的首选药物。然而，对尿崩症患者给予地美环素，有可能使症状恶化。建议正在应用去氨加压素治疗中枢性尿崩症的患者，避免同时给予地美环素，以免疾病不能得到良好控制。

［考尼伐坦－克拉霉素（甲红霉素）］[1]
Conivaptan－Clarithromycin

要点 同时应用大环内酯类抗生素克拉霉素和加压素（抗利尿激素）受体（VR）拮抗剂考尼伐坦，可导致后者代谢减慢，血浓度升高，作用和毒性增强（Reilly et al，2011）。

有关药物 根据相互影响的机制推测，克拉霉素与另一种 VR 拮抗剂托伐普坦（tolvaptan）之间可发生类似相互影响。同为 VR 拮抗剂的莫扎伐普坦（mozavaptan）与克拉霉素之间是否会发生类似相互影响，目前尚不清楚，有关其药动学资料所知甚少。

根据相互影响的机制推测，红霉素（erythromycin）与考尼伐坦之间可发生类似相互影响。鉴于琥乙红霉素在体内释放出红霉素发挥作用，预料可像红霉素一样，抑制考尼伐坦的代谢。已证明同属十四员大环内酯类的罗红霉素在体内主要以原型经肾和肠道排泄，地红霉素在体内水解为红梅赛安（在肝内几乎无代谢）发挥作用，十五员大环内酯类的阿奇霉素主要经胆汁排泄，另有 12% 以原型经肾排泄（尽管有一小部分经肝代谢，但对 CYP3A4 无抑制作用），因此认为这三种药物与考尼伐坦之间不会发生类似相互影响。其他大环内酯类抗生素（如依托红霉素、竹桃霉素、醋竹桃霉素、麦迪霉素等）与考尼伐坦之间是否会发生类似相互影响，还未见报道（MacDougall et al，2011）。

酮环内酯类抗生素泰利霉素（telithromycin）不但是强效的 CYP3A4 抑制剂，同时也是 CYP3A4 的底物（有 50% 经 CYP3A4 代谢），预料可与考尼伐坦发生类似相互影响（既涉及竞争性抑制，也涉及非竞争性抑制）。

机制　考尼伐坦在体内主要经肝的 CYP3A4 代谢，克拉霉素在肝内的 N-脱甲基化以及 14-羟化由 CYP3A4 负责，是已知最强的 CYP3A4 抑制剂之一。因此断定，克拉霉素对 CYPA4 的竞争性和非竞争性抑制作用是其导致考尼伐坦代谢减慢、血浓度升高的原因。

考尼伐坦通常静脉给药，故不存在同用药物干扰肠道 CYP3A4 从而影响口服生物利用度的问题。

建议　该相互影响明确，建议使用考尼伐坦（或托伐普坦）治疗的患者，避免给予克拉霉素（或红霉素和泰利霉素）。考虑到目前有多种多样的抗生素可供选择，因此避免两者的同用并不困难。如果必须同时应用大环内酯类抗生素和 VR 拮抗剂，可考虑用阿奇霉素、罗红霉素（或地红霉素）代替红霉素。然而，权威人士认为，凡是能与克拉霉素（或红霉素）发生相互影响的药物，与阿奇霉素（或地红霉素）的相互影响并不一定能绝对避免，因此，欲用其代替红霉素或克拉霉素，仍应谨慎；同用时应密切观察，如发现有诸如头痛、高血压、低血压、低钾血症、发热等症状和体征时，应马上处理或看医生。

[考尼伐坦-伊曲康唑（依他康唑）][1]
Conivaptan-Itraconazol

要点　有明确证据表明，同时应用加压素（抗利尿激素）受体（VR）拮抗剂考尼伐坦和伊曲康唑可导致前者的血浓度显著升高，毒副作用明显增强。

有关药物　已证明另一种唑类抗真菌药酮康唑（ketoconazol）与考尼伐坦之间可发生类似相互影响（Reilly et al，2011）。根据相互影响的机制推测，其他对 CYP3A4 有抑制作用的唑类抗真菌药，如三唑类的氟康唑（fluconazole；除对 CYP3A4 有抑制作用外，对 CYP2C9 以及 CYP2C19 也有抑制作用）、伏立康唑（voriconazole；对 CYP 代谢的依赖和抑制程度依次为 CYP2C19＞CYP2C9＞CYP3A4）、泊沙康唑（posaconazole；合成的伊曲康唑结构类似物，与其他唑类抗真菌药有所不同，本身不经 CYP3A4 代谢，但对 CYP3A4 有明显抑制作用，因此，其对 CYP3A4 的影响可能是非竞争性的），及艾沙康唑（isavuconazole；合成三唑类的水溶性前体药物，在体内经酯酶裂解释放有活性的三唑类代谢物）等，与考尼伐坦之间的类似相互影响也可发生。其他唑类抗真菌药（如咪唑类的咪康唑、益康唑、布康唑等，及三唑类的特康唑等）与考尼伐坦之间的类似相互影响尚未见报道，但已证明咪康唑主要抑制 CYP2C9 和（或）CYP2C19，故类似相互影响不太可能发生。另外，主要作为局部应用的抗真菌药，应根据全身吸收的程度以及在体内的代谢是否涉及 CYP3A4 加以判断（Bennett，2011）。

有证据表明，另一种 VR 拮抗剂托伐普坦（tolvaptan）与伊曲康唑之间可发生类似相互影响。同为 VR 拮抗剂的莫扎伐普坦（mozavaptan）与伊曲康唑之间是否会发生类似相互影响，目前尚不清楚。

机制　考尼伐坦在体内的代谢由 CYP3A4 负责，也有部分以原型经肾排泄。伊曲康唑是 CYP3A4 的底物（经由 CYP3A4 代谢），同时也是 CYP3A4 的强效抑制剂，因此，考尼伐坦血浓度的升高起因于伊曲康唑对 CYP3A4 的抑制（既包括竞争性抑制，也涉及非竞争性抑制）。

临床上所用考尼伐坦是静脉剂型，故其药动学的改变与肠道 CYP3A4 的活性无关。这与同类药物托伐普坦的给药途径不同（有关细节参见 [托伐普坦-葡萄柚汁] 项下的内容）。

建议　考尼伐坦是一种非选择性 VR 拮抗剂，可作用于 $V_{1a}R$ 和 V_2R；托伐普坦对 V_2R 具有相对选择性，其对 V_2R 的亲和力接近 $V_{1a}R$ 的 30 倍；莫扎伐普坦对 V_2R 的选择性更高，其对 $V_{1a}R$ 的作用十分微弱。临床上主要利用 VR 拮抗剂对肾 V_2R 的拮抗作用，治疗抗利尿激素分泌紊乱综合征（SIADH）所致的低钠血症以及其他原因（如充血性心力衰竭、肝硬化，及肾病等）引起的总体水盐过剩状态。

　　临床上应避免同时应用考尼伐坦和伊曲康唑以及其他具有 CYP3A4 抑制作用的药物。因为考尼伐坦可与许多药物发生相互影响，且后果较严重，故厂家不再生产长期应用的口服制剂。即使静脉点滴，也应采用大静脉，并应每天更换注射部位。

　　鉴于托伐普坦也是 P-糖蛋白的底物和抑制剂，故同为 P-糖蛋白底物的其他药物也应尽可能避免与其同用。莫扎伐普坦的药动学资料所知甚少，临床应用中应考虑到药物相互影响的可能性。

［考尼伐坦－利托那韦］[1]
Conivaptan－Ritonavir

　　要点　证据表明，同时应用加压素（抗利尿激素）受体（VR）拮抗剂考尼伐坦和 HIV 蛋白酶抑制剂利托那韦，可导致前者血浓度升高，毒副作用增强（Reilly et al，2011）。

　　有关药物　据相互影响的机制推测，另一种 VR 拮抗剂托伐普坦（tolvaptan）与利托那韦之间可发生类似相互影响。同为 VR 拮抗剂的莫扎伐普坦（mozavaptan）与利托那韦之间是否会发生类似相互影响，目前尚不清楚，因对其药动学资料所知甚少。

　　现有资料表明，绝大多数 HIV 蛋白酶抑制剂都可与考尼伐坦发生类似相互影响，它们对 CYP3A4 抑制的程度依次为利托那韦（主要经由 CYP3A4 代谢，也有 CYP2D6 的参与，对自身代谢有诱导作用）＝洛匹那韦（lopinavir；由 CYP3A4 代谢，对自身代谢有诱导作用）＝替拉那韦（tipranavir；由 CYP3A4 代谢，对自身代谢有诱导作用）＝地瑞那韦（darunavir；由 CYP3A4 代谢）＞茚地那韦（indinavir；由 CYP3A4 代谢）＝奈非那韦（nelfinavir；主要经 CYP2C19 代谢，也有 CYP3A4 的参与，对自身代谢有诱导作用）＝福沙那韦（fosamprenavir；由 CYP3A4 代谢）＝阿扎那韦（atazanavir；由 CYP3A4 代谢）＝安普那韦（amprenavir；由 CYP3A4 代谢，对自身代谢有诱导作用）＞沙奎那韦（saquinavir；由 CYP3A4 代谢）（Flexner，2011）。

　　机制　考尼伐坦在体内的代谢主要由 CYP3A4 负责，也有很小一部分以原型经肾排泄。利托那韦是目前已知最强的 CYP3A4 抑制剂之一，本身主要由 CYP3A4 代谢（但其中一小部分的代谢与 CYP2D6 有关）。因此，考尼伐坦血浓度的升高起因于利托那韦对 CYP3A4 的抑制（包括竞争性抑制和非竞争性抑制两种成分）。静脉给予考尼伐坦不受肠道 CYP3A4 活性的影响，这与同属 VR 拮抗剂的托伐普坦不同，有关细节参见（［托伐普坦－葡萄柚汁］项下的内容）。

　　建议　如果可行的话，应尽可能避免同时应用考尼伐坦和利托那韦（以及所有对 CYP3A4 有抑制作用的 HIV 蛋白酶抑制剂），托伐普坦的应用也需遵循同一原则。必须同用时，考尼伐坦或托伐普坦的用量应适当减少，并密切观察有无 VR 受体拮抗剂中毒的症状和体征。

　　兼有自诱导作用的蛋白酶抑制剂（包括利托那韦、洛匹那韦、替拉那韦、奈非那韦，及安普那韦）与考尼伐坦同用时，相互影响的机制更为复杂，结果也更难以预料，因为这些药物在诱导 CYP3A4 和（或）其他代谢酶从而加速自身代谢的同时，也加速同用药物的代谢。

　　注：如上所述，利托那韦是当前已知最强效的 CYP3A4 抑制剂之一，对 CYP2D6 也有微弱的抑制作用。另外，利托那韦还是 CYP3A4 以及葡糖醛酰转移酶的中度诱导剂。该药本身的氧化代谢主要由 CYP3A4 负责，也有 CYP2D6 的参与。鉴于它与各种肝酶的关系如此复杂，故可与多种药物发生相互影响。总的说来相互影响可区分为 3 种情况：①通过抑制 CYP3A4 从而增强同用药物的作用。已经证明通过该机制发生影响的药物包括抗利尿激素（加压素）受体（VR）拮抗剂（如上述），抗心律失常药胺碘酮（amiodarone）和普罗帕酮（propafenone），主要由 CYP3A4 代谢的麦角衍生物（ergot derivatives），三环类抗抑郁药地昔帕明（desipramine），丁酰苯类抗精神病药匹莫齐特（pimozide），苯二氮䓬类镇静催眠药地西泮（见［地西泮－利托那韦］）、三唑仑（triazolam），及咪达唑仑（midazolam），阿片类镇痛药丁丙诺啡（见［丁丙诺啡－利托那韦］），他汀类降脂药洛伐他汀（见［洛伐他汀－利托那韦］），大环内酯类抗生素克拉霉素（clarithromycin），利福霉素衍生物利福平（rifampin）和利福布汀（rifabutin）等。②通过诱导 CYP3A4，从而促进其他药物的代谢。如炔雌醇（ethinyl estradiol）和口服避孕药（oral contraceptives）。③通过诱导 CYP3A4 从而促进利托那韦的代谢，削弱其作用。有代表性的药物是利福平。上述药物都应尽可能避免与利托那韦同时应用。

[托伐普坦-葡萄柚汁][3]
Tolvaptan－Grapefruit Juice

要点　Shoaf 等对 20 名健康成年受试者进行的一项随机化 2 阶段交叉研究表明，同时口服选择性加压素（抗利尿激素）V_2 受体拮抗剂托伐普坦 60 mg（这一剂量是批准用于低钠血症的最大用量）和标准葡萄柚汁 240 ml，可使托伐普坦的 C_{max} 以及 AUC 分别增加 86％和 56％，但清除半衰期无明显改变，托伐普坦的副作用（如口干、烦渴，及尿频等）发生率也未见明显增加（Shoaf et al, 2011）。

有关药物　据相互影响的机制推测，同属 V_2 受体拮抗剂的考尼伐坦不会受葡萄柚汁的影响，因为考尼伐坦通常仅静脉给药。另一种 V_2 受体拮抗剂莫扎伐普坦（mozavaptan）的口服生物利用度是否会受葡萄柚汁的影响，尚未见报道。

有证据表明，塞维利亚橙汁（塞维利亚柑橘汁；Seville orange juice）对 CYP3A4 有一定抑制作用，预料对托伐普坦的口服生物利用度可产生类似影响（但其他柑橘汁则否）。

机制　托伐普坦既是 CYP3A4 的底物，也是 P-糖蛋白的底物。尽管有报道表明葡萄柚汁中所含有的柚皮苷（naringin）对大鼠的 P-糖蛋白有抑制作用，但这种成分对人体内的 P-糖蛋白亲和力较低，通常用量下所达到的浓度对 P-糖蛋白几无影响。因此，目前认为，该影响与葡萄柚汁抑制小肠上部的 CYP3A4，从而增加托伐普坦的口服生物利用度有关。鉴于托伐普坦的半衰期无明显改变，故对肝 CYP3A4 的抑制不会是主要原因。

建议　根据现有资料推断，托伐普坦与葡萄柚汁的同时应用无须刻意避免，但两者同用期间如有托伐普坦不良反应的增加，应考虑到可能与葡萄柚汁有关。

鉴于强效 CYP3A4 抑制剂，如 HIV 蛋白酶抑制剂、部分大环内酯类抗生素，及唑类抗真菌药等，不但抑制肠道的 CYP3A4，对肝的 CYP3A4 也有显著抑制作用，故有可能导致托伐普坦的血浓度明显升高，半衰期也相应延长，因此建议避免与托伐普坦同时应用（有关细节也参见考尼伐坦项下的内容）。

[乙酰唑胺（醋唑磺胺，醋氮酰胺）]－妊娠][1]
Acetazolamide－Pregnancy

要点　动物研究表明，乙酰唑胺有致畸作用。

有关药物　其他碳酸酐酶抑制剂（双氯非那胺、二磺法胺、依索唑胺等）也可能有致畸作用。

建议　妊娠期间禁止全身应用乙酰唑胺。

鉴于包括乙酰唑胺在内的碳酸酐酶抑制剂是磺酰胺的衍生物，因此，对磺胺类过敏的患者禁用（在这样的患者中，乙酰唑胺也会像其他磺胺类一样，可导致骨髓抑制、皮肤毒性、磺胺样肾损害，及过敏反应）。原有泌尿系统含钙结石特别是输尿管结石的患者（磷酸盐在碱性尿中沉积，从而导致结石形成和输尿管绞痛）、肝硬化患者（乙酰唑胺导致的尿液碱化使肾源性氨进入体循环的量增加，从而有可能诱发或加重肝性脑病）、高氯血性酸中毒或严重慢阻肺患者（乙酰唑胺引起的代谢性酸中毒可使原已存在的代谢性或呼吸性酸中毒恶化）也禁用（Reilly et al, 2011）。

[氢氯噻嗪（双氢克尿噻）-妊娠毒血症][1]
Hydrochlorothiazide－Toxemia of Pregnancy

要点　临床表明，妊娠期间应用氢氯噻嗪，并不改变先兆子痫及子痫的发生率，也不降低产期病死率。相反，对胎儿和母亲可造成不良影响。

有关药物　其他噻嗪类利尿剂（氯噻嗪、苄氟噻嗪、环戊噻嗪等）和氢氯噻嗪一样，也不改变先兆子痫和子痫的发生率，同样对胎儿和母亲造成不良影响。

建议　一般认为，利尿剂可使先兆子痫毒血症期间的心输出量进一步减少，从而进一步降低胎盘和子宫的灌注。噻嗪类利尿剂对母亲的不良影响（低钾血症、代谢性酸中毒、高糖血症、高尿酸血症、出血性胰腺炎，甚至因滥用所致的死亡）及对胎儿和产期的不良后果（如低钠血症、低钾血症所致的胎儿心律失常，血小板减少及黄疸等）妨碍了它们在先兆子痫中的应用。它们仅限于怀孕期间心力衰竭的治疗。事实上，即使治疗心力衰竭，也最好选用呋塞米。利尿剂不再用来治疗妊娠高血压和非心源性水肿。

［氢氯噻嗪（双氢克尿噻）－肾功能不全］[1]
Hydrochlorothiazide－Renal Insufficiency

要点　对中、重度肾功能不全患者，当肌酐清除率低于 25 ml/min 时，氢氯噻嗪不再有钠利尿作用，但仍可导致低钾血症。

有关药物　在上述情况下，其他噻嗪类利尿剂（氯噻嗪、苄氟噻嗪、环戊噻嗪等）也无钠利尿作用。

建议　对中、重度肾功能不全患者，不应使用噻嗪类利尿剂。必要时可酌情选用袢利尿剂，如呋塞米和依他尼酸等。

［氢氯噻嗪（双氢克尿噻）－利托君（羟苄羟麻黄碱）］[2]
Hydrochlorothiazide－Ritodrine

要点　同时应用氢氯噻嗪和利托君，可导致明显低血钾。

有关药物　可以预料，氢氯噻嗪与其他具有 β 受体激动作用的拟肾上腺素药（如肾上腺素、异丙肾上腺素、沙丁胺醇等）之间，以及其他排钾利尿药（如噻嗪类的氯噻嗪、甲氯噻嗪、苄氟噻嗪等，噻嗪类有关利尿剂氯噻酮、美托拉宗等，高效能利尿药呋塞米、依他尼酸、布美他尼等）与利托君之间可发生类似相互影响，其中有一些已得到证实。

机制　利托君有降低血钾的作用，该作用与排钾利尿药的低血钾作用相加。

建议　两者的合用无须特意避免，但合用期间应考虑到氢氯噻嗪降低血钾的作用可增强，并随时注意钾的补充。

［氢氯噻嗪（双氢克尿噻）－芬氟拉明（氟苯丙胺）］[2]
Hydrochlorothiazide－Fenfluramine

要点　同时应用氢氯噻嗪和芬氟拉明，降压作用比单用氢氯噻嗪时更明显。已证明芬氟拉明与氢氯噻嗪联用时，可使原来对氢氯噻嗪无反应的肥胖患者血压降低。9 例肥胖患者联用 2 周后，收缩压和舒张压分别下降 (2.13 ± 0.40) kPa $[(16 \pm 3)$ mmHg$]$ 和 (1.60 ± 0.40) kPa $[(12 \pm 3)$ mmHg$]$，血浆去甲肾上腺素浓度降至氢氯噻嗪单用时升高的对照值以下。

有关药物　所有降压药，包括其他降压利尿药（如氯噻嗪、甲氯噻嗪、苄氟噻嗪、氯噻酮、喹乙宗、美托拉宗等）都可与芬氟拉明发生类似相互影响。根据提出的机制推测，其他减肥药（如苯丙胺、右苯丙胺、安非拉酮等）与氢氯噻嗪之间不太可能发生类似相互影响，或即使有相互影响，也不会像芬氟拉明那么明显，因为它们有不同程度的中枢兴奋作用，很少引起血压下降，甚至有可能导致血压升高。

机制　芬氟拉明降低去甲肾上腺素血浓度，增强氢氯噻嗪降压作用的机制还不清楚。噻嗪类利尿剂降低血容量，因而降低血压，导致交感神经系统代偿性兴奋。去甲肾上腺素血浓度的升高证实了这一点。加用芬氟拉明，使去甲肾上腺素的基础浓度及反射引起升高的浓度都降低。芬氟拉明似乎干扰氢氯噻嗪所致的反射性交感神经系统兴奋，从而使血压降低。

另外，芬氟拉明的中枢安定作用可导致血压下降，该作用与氢氯噻嗪（或其他降压药）的降压作用相加或协同。

建议　因为芬氟拉明具有厌食和降压的双重作用，所以，与氢氯噻嗪联用时，对高血压肥胖患者可能有益。但当血压正常的患者（例如，因水肿或其他什么原因需要氢氯噻嗪，同时又需要芬氟拉明的肥胖者）同用这两种药物时，因为可能引起低血压，故应谨慎，必要时应适当减少氢氯噻嗪的剂量。另外，为避免该相互影响可能带来的不良后果，可考虑选用无降压作用的减肥药（如安非拉酮）代替芬氟拉明。

[氢氯噻嗪（双氢克尿噻）－考来烯胺（消胆胺）][2]
Hydrochlorothiazide－Cholestyramine

要点 氢氯噻嗪与考来烯胺合用时，前者的胃肠吸收减少 2/3，利尿作用也相应减弱。

有关药物 有证据表明，氢氯噻嗪与考来替泊之间及考来替泊与氯噻嗪之间可发生类似相互影响。根据相互影响的机制推测，氢氯噻嗪与其他阴离子交换树脂（如地维烯胺、降胆葡胺等）以及考来烯胺与其他噻嗪类（如苄氟噻嗪、环戊噻嗪、泊利噻嗪等）及噻嗪类有关利尿剂（如氯噻酮、美托拉宗等）之间可发生类似相互影响。

机制 体外试验表明，考来烯胺可与氢氯噻嗪结合。可以预料，在体内的机制类同。也见［氯噻嗪－考来替泊］。

建议 相互影响肯定，且具临床意义。必须同用时，建议氢氯噻嗪在考来烯胺之前 1 小时或其后 3～4 小时服用，以最大限度减少两者在胃肠道中的结合。即使这样，氢氯噻嗪的吸收仍然减少 1/3。因此，仍应密切观察患者，考虑噻嗪类利尿剂的剂量是否需要增加。

[氢氯噻嗪（双氢克尿噻）－羟丁酸钠][1]
Hydrochlorothiazide－Sodium Hydroxybutyrate

要点 在应用氢氯噻嗪治疗期间给予静脉麻醉药羟丁酸钠，可导致严重的低血钾。

有关药物 所有耗钾利尿剂（如高效能利尿药呋塞米、依他尼酸等，中效能利尿药氯噻嗪、甲氯噻嗪、苄氟噻嗪等，噻嗪类有关利尿药氯噻酮、喹乙宗等）都可与羟丁酸钠发生类似相互影响。

机制 羟丁酸钠本身可促进钾离子进入细胞内，导致低血钾，与耗钾利尿剂合用时，两者降低血钾的作用相加，从而有可能导致严重低血钾。

建议 羟丁酸钠单用时也需补钾，与耗钾利尿剂合用时更应注意钾的补充。

[氢氯噻嗪（双氢克尿噻）－吲哚美辛（消炎痛）][1]
Hydrochlorothiazide－Indomethacin

要点 同时应用氢氯噻嗪和吲哚美辛，可使氢氯噻嗪的钠利尿作用以及抗高血压作用减弱。

有关药物 有证据表明，吲哚美辛可削弱苄氟噻嗪的降压作用（见［苄氟噻嗪－吲哚美辛]）。

根据相互影响的机制推测，所有 COX-2 抑制剂（如甲芬那酸、萘普生、吡罗昔康等）与氢氯噻嗪之间可发生类似相互影响，但选择性 COX-2 抑制剂如塞来昔布（celecoxib）、帕瑞昔布（parecoxib）、依托昔布（依托考昔；etoricoxib）、罗非昔布（rofecoxib）、美洛昔康、氯诺昔康，及尼美舒利等与氢氯噻嗪之间的此种相互影响也许轻微一些，因它们对肾的 COX-1 抑制作用较弱或几乎无抑制作用。

机制 吲哚美辛拮抗氢氯噻嗪钠利尿和抗高血压作用的机制已经明确。吲哚美辛以及其他非甾类抗炎药是前列腺素合成酶（环加氧酶）的抑制剂，已证明它们可使引起钠利尿的前列腺素（PGE_2）以及具有血管扩张作用的前列腺素（PGI_2）浓度降低。PGE_2 的减少可导致钠潴留，而 PGI_2 浓度的降低可致血管阻力增加，两种作用都可使氢氯噻嗪的抗高血压作用减弱。当然，这些作用也因所用非甾类抗炎药的不同而有所不同。

另外，呋塞米等袢利尿剂以及氢氯噻嗪等噻嗪类利尿剂，需要经肾小管主动分泌后到达作用部位才能发挥利尿作用，而这一过程都需要有机阴离子转运系统的参与。因此认为，呋塞米对氢氯噻嗪经肾小管分泌的竞争性抑制也可能是后者钠利尿作用减弱的原因之一（Uwai et al，2000）。

建议 由于任何一种前列腺素合成酶抑制剂（包括吲哚美辛以及塞来昔布等在内的非选择性以及选择性前列腺素合成酶抑制剂）皆有可能干扰抗高血压药（包括 β 受体拮抗剂、血管紧张素转化酶抑制剂、血管紧张素受体拮抗剂等）及利尿药的作用，因此将其与这两类药物同用于高血压病及伴有水肿的疾病，如充血性心力衰竭、肝硬化、肾病等，必须严密观察患者对药物的反应。就氢氯噻嗪和吲哚美辛而论，一旦发生相互影响，导致氢氯噻嗪的抗高血压作用减弱，增加氢氯噻嗪的剂量通常不能克服，反有可能增加猝死的发生率。因此，在这种情况下最好停用吲哚美辛。

［氢氯噻嗪（双氢克尿噻）－氢化可的松（可的索，皮质醇）］[2]
Hydrochlorothiazide－Hydrocortisone

要点 同时应用氢氯噻嗪和氢化可的松，可导致比单用时更为严重的钾耗竭。

有关药物 可以预料，所有具有保钠排钾作用的糖皮质激素（如可的松、泼尼松、泼尼松龙等）与具有排钾作用的利尿剂（高效能利尿剂呋塞米、布美他尼、吡咯他尼等，中效能利尿剂氯噻嗪、甲氯噻嗪、苄氟噻嗪等）之间可发生类似相互影响，只是程度不同而已。

机制 两者的排钾作用相加。

建议 两者合用无须避免，但应考虑到合用时可能导致的严重钾丢失。合用期间需注意监测，必要时补钾以维持体内钾平衡。

［氢氯噻嗪（双氢克尿噻）－甲氧苄啶（甲氧苄氨嘧啶）］[3]
Hydrochlorothiazide－Trimethoprim

要点 据报道，合用氢氯噻嗪及甲氧苄啶，可使低血钠的发生率增加。

有关药物 有报道表明，2名服用氢氯噻嗪和氨苯蝶啶的患者，在加服复方磺胺甲噁唑后发生低钠血症。根据相互影响的机制推测，其他噻嗪类利尿药（如氯噻嗪、甲氯噻嗪、苄氟噻嗪等）或噻嗪类有关利尿剂（如氯噻酮、喹乙宗等）与甲氧苄啶可发生类似相互影响，但尚有待证实。

机制 研究表明，甲氧苄啶是微弱的肾小管上皮钠通道抑制剂，其在肾对 Na^+ 和 K^+ 的影响类似于留钾利尿剂螺内酯，即具有排钠保钾作用。其排钠作用与氢氯噻嗪钠利尿作用相加是低血钠发生率增加的原因（但其保钾作用有可能部分抵消氢氯噻嗪对血钾的不利影响）。

建议 两药合用期间，应注意观察有无低血钠的表现（恶心、厌食等），特别是老年人。如有低钠血症发生，利尿药应减量或停用，或应用其他不影响钠排泄的抗菌药代替甲氧苄啶。

［氢氯噻嗪＋氨苯蝶啶－金刚烷胺（金刚胺）］[3]
Hydrochlorothiazide＋Triamterene－Amantadine

要点 在对照情况下，给某患者单用金刚烷胺计1周，然后加用氢氯噻嗪和氨苯蝶啶1周。结果发现，金刚烷胺尿排泄减少，血浓度升高。由此得出的结论是：联用的两种药物（氢氯噻嗪和氨苯蝶啶）或其一使金刚烷胺的清除率降低，血浓度升高，从而产生毒性作用（如共济失调、语言不清、听幻觉、视幻觉，及偶发的惊厥等）。

有关药物 因为还不清楚是哪种药物引起此种影响，所以，其他噻嗪类利尿剂（氯噻嗪、苄氟噻嗪、泊利噻嗪等）、噻嗪类有关利尿剂（氯噻酮、喹乙宗、美托拉宗等）或其他留钾利尿剂（阿米洛利和螺内酯）单用或联用，与金刚烷胺是否会发生类似相互影响，尚难预料。

机制 吸收入体内的金刚烷胺90％以上以原形经肾小球滤过排泄，也可能涉及肾小管的主动分泌（其肾清除率通常高于肌酐，提示该药有肾小管的净分泌）。据推测，联用的两种利尿剂或其一，减少金刚烷胺经肾小管的主动分泌，是使金刚烷胺血浓度升高，产生毒性作用的机制。

建议 同时应用这些药物应谨慎（特别是老年人）。如发生金刚烷胺中毒的症状，最好减少金刚烷胺的剂量。

［氯噻嗪－考来替泊（降脂2号树脂）］[3]
Chlorothiazide－Colestipol

要点 对10名患者进行的一项研究表明，同时应用单剂氯噻嗪和考来替泊，导致氯噻嗪24小时累积尿排泄明显减少。

有关药物   有人对 6 名健康受试者进行过一项研究。方法是在单剂氢氯噻嗪前 2 分钟、其后 6 小时，及 12 小时给予考来烯胺和考来替泊。发现两种药物都减少氢氯噻嗪 24 小时的尿排泄量，只是考来烯胺降低的程度大一些。氢氯噻嗪的血浓度也降低，尤其是应用考来烯胺后。根据提出的机制推测，考来替泊和其他噻嗪类利尿剂（苄氟噻嗪、甲氯噻嗪、泊利噻嗪等）及噻嗪类有关利尿剂（氯噻酮、喹乙宗、美托拉宗等）之间以及氯噻嗪与其他阴离子交换树脂（如考来烯胺、地维烯胺、降胆葡胺等）之间也可产生类似相互影响。

机制   体外试验表明，考来替泊和考来烯胺都能与氯噻嗪及氢氯噻嗪结合。可以预料，在体内的机制类同。

建议   如果需要同时应用考来替泊和氯噻嗪，最好将两药分服，且间隔时间尽可能长一些。即使这样，仍应密切观察患者，考虑噻嗪类利尿剂的剂量是否需要增加（也参见［氢氯噻嗪（双氢克尿噻）－考来烯胺（消胆胺）］）。

［苄氟噻嗪－吲哚美辛（消炎痛）][2]
Bendroflumethiazide－Indomethacin

要点   吲哚美辛可削弱苄氟噻嗪的降压作用。对轻度原发性高血压患者加用吲哚美辛后，卧位平均血压增加 1.73/1.20 kPa（13/9 mmHg），停用吲哚美辛后，血压恢复至基础水平。

有关药物   研究表明，吲哚美辛不影响单剂氢氯噻嗪的利尿作用和药动学参数（如半衰期和药时曲线下面积等），但可削弱氯噻酮的抗高血压作用。根据相互影响的机制推测，吲哚美辛与其他噻嗪类利尿药（如氯噻嗪、氢氯噻嗪、甲氯噻嗪、泊利噻嗪等）之间以及苄氟噻嗪与其他非甾类抗炎药（如布洛芬、萘普生、吡罗昔康等）之间有可能发生类似相互影响，其中部分已得到试验研究和临床证实。

有报道说，同属非甾类抗炎药的舒林酸可增强苄氟噻嗪、氢氯噻嗪，及阿米洛利的抗高血压作用。

机制   吲哚美辛本身可升高血压。吲哚美辛以及其他非甾类抗炎药是前列腺素合成酶（环加氧酶）抑制剂，可抑制前列腺素合成（包括对引起外周血管扩张的 PGI_2 和引起肾血管扩张的 PGE_2）；PGI_2 合成的减少导致周围血管阻力增加，血压升高，PGE_2 合成减少，可削弱苄氟噻嗪等噻嗪类利尿剂的钠利尿作用。这两方面的影响都可削弱苄氟噻嗪的降压作用。当然，这些作用也因所用非甾类抗炎药的不同而有所不同（也参见［呋塞米－阿司匹林］）。

舒林酸仅抑制肾外的前列腺素合成（最终使缩血管成分以及扩血管成分的形成都减少），不影响肾合成 PGE_2，这可能是其增强某些利尿剂抗高血压作用的原因（当然，也有舒林酸削弱利尿剂抗高血压作用的证据，只是其作用比较微弱而已）。

吲哚美辛对苄氟噻嗪经肾小管分泌的竞争性抑制也可能是原因之一（也参见［氢氯噻嗪（双氢克尿噻）－吲哚美辛（消炎痛）］）。

建议   上述制剂同用时，应密切观察患者血压。噻嗪类利尿剂的剂量可据情增加（但与舒林酸同用时可能例外）。

［替尼酸－胺碘酮（乙胺碘呋酮，安律酮）][2]
Tienilic acid（Ticrynafen）－Amiodarone

要点   同时应用胺碘酮和非噻嗪类中效能利尿药替尼酸，后者血浓度升高，作用和毒性有可能增强。

有关药物   有证据表明，袢利尿剂（高效能利尿剂）托拉塞米（torasemide）的代谢也有 CYP2C9 的参与，预料与胺碘酮之间可发生类似相互影响（参见［托拉塞米－胺碘酮］）。

机制   已知胺碘酮可抑制多种 CYP，其中包括 CYP2C9。鉴于替尼酸的代谢有 CYP2C9 的参与，故认为该影响起因于胺碘酮对替尼酸经 CYP2C9 代谢的非竞争性抑制。

建议   替尼酸本身可致严重肝损伤，在某些国家已淘汰。避免两者合用是明智的。

［呋塞米（呋喃苯胺酸，速尿）－肝硬化］[1]
Furosemide－Cirrhosis

要点　肝硬化患者应用呋塞米，容易促发肝性脑病。

有关药物　其他袢利尿剂（依他尼酸、布美他尼、吡咯他尼等）、噻嗪类利尿剂（氯噻嗪、氢氯噻嗪、苄氟噻嗪），及碳酸酐酶抑制剂（乙酰唑胺、双氯非那胺、二磺法胺等）也可有类似影响。

机制　与呋塞米引起的低钾血症及低氯血性碱中毒有关。

建议　肝硬化患者如果需要利尿剂，应首选螺内酯（醛固酮拮抗剂）。

［呋塞米（呋喃苯胺酸，速尿）－食品］[2]
Furosemide－Food

要点　对 10 名健康受试者进行的研究表明，早餐后口服 40 mg 呋塞米的血清峰浓度（423 μg/L）较之早餐前服用相同剂量后的血清峰浓度（933 μg/L）低 55%，生物利用度降低 30%。另一研究表明，饱餐后服用呋塞米的利尿效果与空腹服用有明显不同，前者平均增加尿量 200 ml，后者平均增加 600 ml。

有关药物　食品（胃内容物）对其他利尿药（依他尼酸、氢氯噻嗪、螺内酯等）是否有类似影响，尚未见有研究报道。

机制　不清。根据生物利用度降低，且尿中呋塞米回收率减少判断，胃内容物影响呋塞米的吸收。

建议　虽然呋塞米的口服生物利用度平均为 60%，但实际上存在着广泛的个体差异（从 10%～100%不等）。然而，目前可得到的资料表明，餐时或餐后不久服用呋塞米，其作用确实可明显减弱，故建议呋塞米应于餐前（空腹）服用（餐前 0.5～1.0 小时服用较合适）。

［呋塞米（呋喃苯胺酸，速尿）－氯贝丁酯（氯贝特，安妥明）］[2]
Furosemide－Clofibrate

要点　6 名因肾病综合征（伴低蛋白血症和高脂血症）而用呋塞米（80～500 mg/d）治疗的患者，在加用氯贝丁酯（1～2 g/d）后 3 天出现肌肉、下腰背痛，及局部僵硬和周身不适，并伴有明显多尿；氯贝丁酯的半衰期明显延长（从 12 小时延长至 36 小时）。

有关药物　由于该相互影响的机制不清楚，故难以预料呋塞米与氯贝丁酯的结构类似物如非诺贝特、苯扎贝特（必降脂）、吉非贝齐（诺衡）等之间，以及氯贝丁酯与其他排钾利尿药（如高效能利尿药依他尼酸、布美他尼等，中效能利尿药氢氯噻嗪、苄氟噻嗪等）之间是否会发生类似相互影响。

机制　不清。明显多尿可能是由于氯贝丁酯与呋塞米竞争血浆蛋白结合部位，从而导致呋塞米血浓度升高引起。氯贝丁酯本身偶可引起肌肉症状，而呋塞米导致的钠钾丢失以及与氯贝丁酯竞争血浆蛋白结合部位导致的血浓度升高，有可能增强其导致肌肉症状的副作用。

建议　该报道的作者建议，在应用氯贝丁酯前应检查患者的血浆蛋白浓度及肾功能。如果血浆蛋白浓度过低，氯贝丁酯每日总量不应大于根据下式计算出的量：0.05×白蛋白血浓度（g/L）。

［呋塞米（呋喃苯胺酸，速尿）－考来烯胺（消胆胺）］[2]
Furosemide－Cholestyramine

要点　同时口服呋塞米和阴离子交换树脂（胆酸螯合剂）考来烯胺，可导致前者的胃肠吸收减少，作用减弱。

有关药物　有报道表明，呋塞米与考来替泊之间可发生类似相互影响。根据相互影响的机制推测，呋塞米与同属阴离子交换树脂的地维烯胺和降胆葡胺之间可发生类似相互影响，但与考来维仑之间是否会发生类似相互影响，尚未见报道。因有证据表明考来维仑似乎并不影响脂溶性维生素、地高辛、洛伐他汀、华法林、美托洛尔、奎尼丁、及丙戊酸等的吸收，可见其对某些药物吸收的影响机制与考来烯胺不尽相同（Bersot，2011）。

根据化学结构的类似性和相互影响的机制推测，考来烯胺与同属高效能利尿剂的依他尼酸、布美他尼、及吡咯他尼可发生类似相互影响，但与阿佐塞米以及托拉塞米等高效能利尿剂之间是否会发生类似相互影响，尚不清楚。然而，在未获得明确证据前，应假定所有药物都会与阴离子交换树脂发生类似相互影响。

机制　考来烯胺等阴离子交换树脂在肠道中与呋塞米形成络合物，因为阴离子交换树脂的分子量巨大，故与之形成的螯合物不易被吸收，这是该影响的机制。

建议　尽管呋塞米口服吸收迅速，但生物利用度低（为 50％～70％），如果与考来烯胺同时口服，会明显影响其作用。在这种情况下，可考虑注射给予呋塞米。如果必须口服，建议在给予考来烯胺之前 1 小时或其后 3～4 小时服用，以最大限度减少两者在胃肠道中的结合。即使这样，呋塞米的吸收仍可受影响，尽管不像对氢氯噻嗪的影响那么明显（见［氢氯噻嗪（双氢克尿噻）－考来烯胺（消胆胺）］）。

［呋塞米（呋喃苯胺酸，速尿）－苯妥英（大仑丁，二苯乙内酰脲）］[2]
Furosemide－Phenytoin

要点　对 56 名健康受试者的研究表明，苯妥英 300 mg/d 口服计 10 天后，20 mg 呋塞米口服或静脉注射后的血清峰浓度降低 50％。

对一组癫痫患者的观察发现，用苯妥英治疗期间，对利尿剂（包括呋塞米）的治疗反应差。对另外 30 名受试者进行的研究进一步证实了苯妥英削弱呋塞米利尿作用的发现。

有关药物　呋塞米与其他乙内酰脲类抗癫痫药如乙妥英（乙基苯妥英）和甲妥英（3-甲基苯乙妥因）之间，以及苯妥英和其他高效能利尿药（依他尼酸、布美他尼、吡咯他尼等）之间的相互影响尚未见报道，但根据药理作用和化学结构的类似性推测，乙妥英和甲妥英与呋塞米之间有可能发生类似相互影响。

机制　该相互影响的机制尚不十分明确。有人认为，苯妥英可产生一种液膜，阻止呋塞米进入其作用部位。但这不能解释呋塞米血浓度的降低。另有人认为，苯妥英引起空肠 Na^+ 泵活性改变，使呋塞米吸收减少，但不能解释静脉给予呋塞米血清峰浓度降低的现象。

建议　应用苯妥英期间，如需应用呋塞米的话，应考虑到呋塞米的需要量可能增加。

［呋塞米（呋喃苯胺酸，速尿）－阿司匹林（乙酰水杨酸）］[2]
Furosemide－Aspirin（Acetylsalicylic Acid）

要点　8 名非氮质血症肝硬化患者，同时应用阿司匹林和呋塞米，其中 6 例呋塞米的肾血流动力学作用被抑制，利尿作用明显减弱，然而，单用阿司匹林时产生的肾功能不全体征加用呋塞米后消失。对慢性肾功能不全患者进行的另一研究表明，单剂阿司匹林减弱呋塞米的利尿作用。另有证据表明，阿司匹林拮抗呋塞米的抗高血压作用。

有关药物　已经证明另一种环加氧酶抑制剂吲哚美辛可拮抗呋塞米以及噻嗪类利尿剂的钠利尿作用和抗高血压作用，也削弱 β 受体拮抗剂、AT_1 受体拮抗剂、及 ACE 抑制剂的抗高血压作用（参见［呋塞米－吲哚美辛］）。

根据相互影响的机制推测，其他袢利尿剂（依他尼酸、布美他尼、吡咯他尼等）与其他水杨酸类（水杨酸钠、双水杨酯、胆碱水杨酸等）之间可发生类似相互影响。

机制　阿司匹林抑制环加氧酶，使肾的前列腺素（PG），特别是具有血管扩张作用的 PGE_2 和 PGI_2 合成减少，而呋塞米等高效能利尿药的利尿作用至少部分与其使 PGE_2 增加有关。这可能是阿司匹林使呋塞米利尿作用和抗高血压作用减弱的主要原因。

另外，阿司匹林（以及水杨酸类）像袢利尿剂（如呋塞米）以及噻嗪类利尿剂（如氢氯噻嗪）一样，也有经肾小管有机阴离子转运系统的主动分泌，故在该水平上的竞争也可能是原因之一

（Uwai et al，2000）。

建议　两药同用期间，如果利尿作用减弱的话，需调整呋塞米的剂量。但是，并非所有联用这些药物的患者都发生此种相互影响，也并不是说只要发生此种相互影响就具有重要临床意义。先天性动脉导管未闭的婴儿，有专用吲哚美辛和呋塞米治疗而取得成功的报道（参见［呋塞米－吲哚美辛］）。然而，作为临床医生仍应认识到发生相互影响时可能存在的问题。一旦发生相互影响，增加呋塞米的剂量通常不能克服，因此，最好停用阿司匹林。

［呋塞米（呋喃苯胺酸，速尿）－吲哚美辛（消炎痛）][2]
Furosemide－Indomethacin

要点　在用吲哚美辛后 12 小时给予呋塞米，可削弱呋塞米的排钠利尿作用。吲哚美辛也阻断呋塞米对听力的急性影响及呋塞米治疗所伴有的血浆肾素活性升高，呋塞米的降压作用也减弱。据报道，两药口服时，呋塞米使吲哚美辛血浓度降低。

有关药物　有证据表明，吲哚美辛对依他尼酸和布美他尼的作用有类似影响。对 8 名正在应用布美他尼的原发性高血压患者进行的研究表明，给予吲哚美辛后，布美他尼的排钠利尿作用减弱。呋塞米的药理作用也被布洛芬和萘普生所削弱。据报道，二氟尼柳对呋塞米的作用无不利影响。

根据相互影响的机制推测，所有前列腺素合成酶（环加氧酶；COX）抑制剂（如甲芬那酸、吡罗昔康、舒林酸等）与呋塞米之间可发生类似相互影响（也见［呋塞米－阿司匹林］），但选择性 COX-2 抑制剂，如萘丁美酮（纳布美酮；nabumetone），与呋塞米之间的此种相互影响也许轻微一些，因它对肾的 COX-1 无抑制作用；其他选择性 COX-2 抑制剂，如昔布类的塞来昔布和罗非昔布等，可能也是这种情况。氟比洛芬与呋塞米之间的类似相互影响已经证实。其他高效能利尿剂（如依他尼酸、布美他尼、吡咯他尼等）与吲哚美辛之间的类似相互影响也有可能发生。

机制　吲哚美辛以及其他非甾类抗炎药是前列腺素合成酶的抑制剂，已证明它们可使引起钠利尿的前列腺素浓度降低。这一作用因所用非甾类抗炎药的不同而不同（也见［呋塞米－阿司匹林］）。动物研究表明，呋塞米的排钠利尿作用除其直接因素外，也间接通过促进 PGE_2 的合成发挥作用，而后一种作用可被吲哚美辛抵消。另外，吲哚美辛对呋塞米经肾小管分泌的竞争性抑制也不能排除（参见［氢氯噻嗪（双氢克尿噻）－吲哚美辛（消炎痛）］）。

两药口服后呋塞米使吲哚美辛血浓度降低的原因还不十分清楚。

建议　一项试验表明，单独应用呋塞米可使血压降低 10～20 mmHg，同时伴有钠的排泄增加，血浆肾素及醛固酮水平升高；而单独应用吲哚美辛则产生轻度高血压，钠的排泄无改变，血浆肾素及醛固酮水平明显降低；两者合用，呋塞米的降压作用完全被取消，排钠利尿作用减弱 50%。可见此种联用的影响是非常明显的。由于任何一种前列腺素合成酶抑制剂皆有可能干扰抗高血压药及利尿药的作用，因此将其与这两类药物同用于高血压病及伴有水肿的疾病（如充血性心力衰竭、肝硬化、肾病等）时，必须严密观察患者对药物的反应。

但是，并非所有联用这些药物的患者都发生此种相互影响，也并不是说只要发生此种相互影响就具有重要临床意义。先天性动脉导管未闭的婴儿，有专用吲哚美辛和呋塞米治疗而取得成功的报道。不过，作为临床医生，认识到发生相互影响时可能存在的问题仍有一定意义。一旦发生相互影响，增加呋塞米的剂量通常不能克服，因此，最好停用吲哚美辛。也见［苄氟噻嗪－吲哚美辛］［普萘洛尔－吲哚美辛］［哌唑嗪－吲哚美辛］［卡托普利－阿司匹林］。

［呋塞米（呋喃苯胺酸，速尿）－布洛芬（异丁苯丙酸，芬必得）][2]
Furosemide－Ibuprofen

要点　同时应用非甾类抗炎药（NSAIDs）布洛芬和呋塞米，可导致呋塞米的利尿作用明显减弱，抗高血压作用也减弱或消失。

有关药物　根据相互影响的机制和药理作用的类似性推测，其他丙酸类衍生物，如非诺洛芬、氟比洛芬、阿明洛芬、酮洛芬、吡洛芬、萘普生、奥沙普秦等，都可与呋塞米发生类似相互影响。

机制   布洛芬像阿司匹林以及其他 NSAIDs 一样，可抑制前列腺素合成酶，使引起钠利尿的前列腺素（PGE_2）以及扩血管的前列腺素（PGI_2）合成减少，推测这一影响是其削弱呋塞米利尿和抗高血压作用的主要原因。另外，布洛芬对呋塞米经肾小管分泌的竞争性抑制也不能排除（参见［氢氯噻嗪（双氢克尿噻）－吲哚美辛（消炎痛）］）。

建议   有关细节参见［苄氟噻嗪－吲哚美辛］［普萘洛尔－吲哚美辛］［哌唑嗪－吲哚美辛］［卡托普利－阿司匹林］，及［呋塞米－吲哚美辛］。

［呋塞米（呋喃苯胺酸，速尿）－青霉素］[3]
Furosemide－Penicillin

要点   同时应用青霉素期间，呋塞米的利尿作用减弱，青霉素的血浓度可能升高。

有关药物   预料所有青霉素类（氨苄西林、羧苄西林、阿莫西林等）都可与呋塞米发生类似相互影响；根据相互影响的机制推测，依他尼酸、布美他尼、吡咯他尼等袢利尿剂与青霉素之间的类似相互影响也可发生。袢利尿剂托拉塞米与青霉素之间是否会发生类似相互影响，尚不清楚。但因托拉塞米本身不含羧基，而其含羧基的代谢物无利尿作用，预料类似相互影响也许不会发生。

机制   高效能利尿药必须到达小管腔后才能发挥利尿作用，而至小管腔的转运是经肾小管的有机酸分泌系统完成的。青霉素类与呋塞米同属有机酸，在该处竞争分泌，使到达小管腔内的呋塞米减少，利尿作用减弱，与此同时，青霉素的血浓度可能升高。

建议   必须同时应用的话，理论上应增加呋塞米的剂量，减少青霉素的剂量。但两药同用的复杂性在于：呋塞米利尿作用的减弱可能伴随自身血浓度的升高，欲通过增加剂量以达同等程度的利尿作用，将会导致血浓度的进一步升高。此种情况有可能对机体造成某些不良影响。因此，避免两药同用是明智之举。

布美他尼的脂溶性高，青霉素对其排泄无明显影响，如果行得通的话，可用其代替呋塞米，因为竞争分泌虽仍可削弱其作用，但可通过增加剂量以弥补而不至于引起血浓度明显升高。

鉴于高效能利尿药托拉塞米不经有机酸分泌系统分泌，故其利尿作用不受青霉素的影响，因此，在应用青霉素治疗期间如果必须应用高效能利尿药的话，用其代替呋塞米也许是合适的选择。

［呋塞米（呋喃苯胺酸，速尿）－两性霉素 B］[1]
Furosemide－Amphotericin B

要点   同时应用呋塞米和两性霉素 B，可导致显著的电解质失衡及毒性，特别是肾毒性的危险性增加（Reilly et al，2011）。

有关药物   根据相互影响的机制推测，所有袢利尿剂（包括依他尼酸、布美他尼、吡咯他尼，及托拉塞米等）都可与两性霉素 B 发生类似相互影响。

噻嗪类利尿剂（氯噻嗪、苄氟噻嗪、泊利噻嗪等）以及噻嗪类有关利尿剂（氯噻酮、喹乙宗、美托拉宗等）也像袢利尿剂一样，可导致液体和电解质平衡异常（特别是低血钾），预料两性霉素 B 可增加低钾血症的危险。

机制   两性霉素 B 本身毒性较大，对肾有直接损伤作用，尚可导致低血钾、低血压（或高血压），及肝损伤等。呋塞米比较重要的不良反应是液体和电解质平衡异常（这与它的利尿作用密切相关），表现为低血钠、低血容量、低血压，及低血钾（也可有低血镁、低血钙以及低氯血性碱中毒）等。两者副作用的相加或协同，是该影响的机制。

建议   两者的同用应尽可能避免。

［依他尼酸（利尿酸）－顺铂（顺氯氨铂）］[2]
Ethacrynic Acid－Cisplatin

要点   动物研究表明，依他尼酸和顺铂同用时，可导致永久性耳毒作用。尽管有证据表明，两种制剂单用，对人体都有耳毒性作用，但两种药物同剂量单用时，耳毒性是可逆的。从理论上讲，在动物体内发生的相互影响，在人体内也有可能发生。

有关药物　顺铂与其他袢利尿剂（呋塞米、布美他尼、吡咯他尼等）有可能发生类似相互影响，只是程度不同而已。

机制　可能与两种药物的协同毒性有关。

建议　两药同用期间及同用之后，应检查第八对脑神经功能。依他尼酸较低剂量应用，有可能避免或减弱此种相互影响。

［托拉塞米－胺碘酮（乙胺碘呋酮，安律酮）］[2]
Torasemide－Amiodarone

要点　同时应用胺碘酮和袢利尿剂（高效能利尿剂）托拉塞米，后者血浓度升高，作用和毒性有可能增强。

有关药物　鉴于同属袢利尿剂的呋塞米有 88% 以原型经肾排泄，其余 12% 与葡糖醛酸络合，预料与胺碘酮之间的类似相互影响不太可能发生。其他袢利尿剂（如吡咯他尼、布美他尼、依他尼酸等）与胺碘酮之间是否会发生类似相互影响，尚未见报道。

通过非竞争性抑制 CYP2C9 从而阻碍托拉塞米代谢的其他药物尚有氟康唑、氟伐他汀、氟伏沙明、帕罗西汀、舍曲林、磺胺苯吡唑、异烟肼等。

机制　已知胺碘酮可抑制多种 CYP，其中包括 CYP2C9。有证据表明，托拉塞米的代谢有 CYP2C9 的参与，故认为该影响起因于胺碘酮对托拉塞米经 CYP2C9 代谢的非竞争性抑制。

建议　如非必需，最好避免两者同用。必须同用的话，应注意观察有无水电解质紊乱、耳鸣、听力减退等不良反应。

［螺内酯（安体舒通）－消化性溃疡］[1]
Spironolactone－Peptic Ulcer

要点　胃或十二指肠溃疡患者应用螺内酯，可导致溃疡复发或恶化。

有关药物　其他醛固酮拮抗剂，如螺内酯的结构类似物坎利酸钾（索体舒通）、坎利酮，及依普利酮，是否有类似影响，尚未见报道。

机制　确切机制尚不清楚，但用螺内酯治疗的患者有引发胃炎、胃出血，及消化性溃疡的报道。

建议　消化性溃疡患者禁用螺内酯。

螺内酯的其他禁忌证尚有：①对螺内酯或磺胺类药物过敏者；②肾衰竭以及高血钾患者。慎用证包括：①孕期（螺内酯本身可通过胎盘）以及哺乳期（螺内酯在体内的活性代谢物坎利酮可分泌进入乳汁）；②无尿或肾功能不全；③肝功能不全（螺内酯可引起电解质紊乱，诱发肝昏迷）；④低钠血症；⑤酸中毒（螺内酯可加重酸中毒或促发高钾血症）；⑥乳房增大（螺内酯本身有使男子乳房女性化的副作用，长期应用也有发生乳腺癌的报道）或月经失调（螺内酯本身可导致月经失调）。

［螺内酯（安体舒通）－考来烯胺（消胆胺）][3]
Spironolactone－Cholestyramine

要点　据报道，2 名使用考来烯胺治疗的老年肝硬化患者，加用螺内酯后，产生高氯血性代谢性酸中毒。螺内酯（以及其他醛固酮受体拮抗剂）本身即可诱发肝硬化患者的代谢性酸中毒，不知两者同时应用该副作用是否会增强。

有关药物　由于机制不清楚，故难以预料螺内酯与其他阴离子交换树脂（考来替泊、地维烯胺、降胆葡胺等）之间以及考来烯胺与其他留钾利尿剂（氨苯蝶啶、阿米洛利等）之间是否会发生类似相互影响。

机制　尚不清楚。

建议 此种相互影响不多见。但鉴于螺内酯本身可诱发肝硬化患者的代谢性酸中毒，因此，不管是单用，还是与考来烯胺合用，注意监测体液电解质浓度是有必要的。

［螺内酯（安体舒通）－阿司匹林（乙酰水杨酸）］[3]
Spironolactone－Aspirin（Acetylsalicylic Acid）

要点 同时应用螺内酯和阿司匹林，前者的排钠利尿作用减弱。新近的临床以及实验研究进一步证实了此种药物相互影响。另有证据表明，阿司匹林可增强螺内酯的致高血钾作用。

有关药物 其他水杨酸类（如胆碱水杨酸、双水杨酯、水杨酸钠等）对螺内酯是否有类似影响，需进一步研究确定。阿司匹林与其他留钾利尿剂（坎利酮、氨苯蝶啶、阿米洛利等）是否会发生类似影响，也缺乏证据。

机制 螺内酯排钠利尿作用减弱的确切机制还不清楚，但已证明水杨酸类可减少螺内酯的活性代谢物（坎利酮）经肾小管的分泌，从而削弱螺内酯的利尿作用。另外，阿司匹林通过抑制前列腺素合成酶（环加氧酶），使具有肾血管扩张和钠利尿作用的 PGE_2 合成和释放减少，从而间接抵消螺内酯的排钠利尿作用，这也可能是原因之一（也见［卡托普利－阿司匹林］）。

至于螺内酯所致高血钾作用的增强，可能起因于阿司匹林所致的血浆醛固酮浓度降低。

建议 相互影响确实存在，但就目前的资料看，两者的同用无须刻意避免。不过，应该考虑到螺内酯的利尿作用有可能减弱。如有高血钾发生，应停用阿司匹林，或两者皆停用。有必要进行进一步研究，以确定此种相互影响更深层的临床意义。

［螺内酯（安体舒通）－甲氧苄啶（甲氧苄氨嘧啶）］[2]
Spironolactone－Trimethoprim

要点 同时应用甲氧苄啶和留钾利尿剂螺内酯，使高血钾的发生率增加。

有关药物 根据相互影响的机制推测，甲氧苄啶与其他留钾利尿剂（如氨苯蝶啶和阿米洛利）之间，以及螺内酯与含有甲氧苄啶的复方磺胺甲噁唑之间，可发生类似相互影响。

用来治疗原虫感染的喷他脒（戊烷咪；pentamidine）像甲氧苄啶一样，对肾小管上皮钠通道也有微弱的抑制作用，故与螺内酯之间也可发生类似相互影响（也见［氨苯蝶啶（三氨蝶啶，氨苯蝶呤）－甲氧苄啶（甲氧苄氨嘧啶）］）。

机制 甲氧苄啶是微弱的肾小管上皮钠通道抑制剂，本身具有一定的排钠保钾作用。因此认为，其保钾作用与螺内酯的保钾作用相加是高血钾发生率增加的机制。

建议 该相互影响肯定，认为有一定临床意义。建议应用螺内酯治疗期间避免给予甲氧苄啶。考虑到目前可供选用的抗菌药比较多，因此做到这一点并不困难。

［螺内酯（安体舒通）－环孢素（环孢菌素 A）］[2]
Spironolactone－Cyclosporine（Ciclosporin）

要点 螺内酯与环孢素同时应用，多毛症的发生率增加。

有关药物 有证据表明，米诺地尔与环孢素同时应用，多毛症的发生率也增加。米诺地尔长期单用可致多毛症，因此某些国家将其局部应用作为脱发的治疗药物。

根据相互影响的机制推测，其他钾通道开放药，如吡那地尔（pinacidil）、尼可地尔（nicorandil），及二氮嗪（氯甲苯噻嗪，diazoxide）等，与环孢素之间可发生类似相互影响。

机制 螺内酯单用有引起妇女多毛症的报道。多项研究报道表明，长期使用环孢素的肾移植患者也可出现棘手的多毛症。因此认为，两者的致多毛症副作用相加或协同是该相互影响的机制。

建议 尽可能避免两者合用，女性患者尤其如此。如必须合用，应预测到发生多毛症的可能性，并应将此点告知患者。

鉴于环孢素的不良反应较多，因此试图将其与钾通道开放药（包括米诺地尔）联用治疗脱发的想法尚需进一步研究验证。

[螺内酯（安体舒通）−氯化钾][1]
Spironolactone − Potassium Chloride

要点　在有留钾利尿剂存在的情况下，补钾可致严重的高钾血症，并有可能引起心力衰竭和停搏。当患者肾功能受损时，可进一步增加高钾血症的危险。

有关药物　其他留钾利尿剂（坎利酮、氨苯蝶啶、阿米洛利等）与所有可吸收型钾制剂（醋酸钾、氯化钾、碳酸氢钠、柠檬酸钾、碘化钾等）都能发生类似相互影响。

另外，肝素可抑制肾上腺合成醛固酮，偶尔可引起高血钾，故同样可增加螺内酯诱发高钾血症的危险。

机制　螺内酯与内源性醛固酮竞争，可引起钾潴留，促进钠排泄。如果同时补钾，可增加钾的蓄积。

建议　螺内酯不应与氯化钾同用。给予螺内酯期间，需测定血钾浓度。当有肾衰竭、充血性心力衰竭或肾前性氮质血症存在时，更需如此。

[依普利酮−酮康唑][1]
Eplerenone − Ketoconazole

要点　同时应用依普利酮和酮康唑，可导致前者血浓度升高，作用和毒性（包括高血钾和胃肠道副作用）增强。

有关药物　已经证明三唑类抗真菌药伊曲康唑像酮康唑一样，与依普利酮可发生类似相互影响（伊曲康唑既是 CYP3A4 的底物，也是 CYP3A4 的强效抑制剂。此点与酮康唑不同，酮康唑对CYP3A4 有强烈的抑制作用，但本身并不是 CYP3A4 的底物）。另一种唑类抗真菌药氟康唑与依普利酮的相互影响不明显（原因在于它对 CYP3A4 仅有微弱的抑制作用。然而，高浓度时的相互影响也会很明显）。不过，氟康唑对 CYP2C9 有较强的抑制作用，故与主要依赖于 CYP2C9 代谢的药物可发生明显相互影响。

机制　依普利酮像螺内酯一样，属于留钾利尿剂，通过拮抗醛固酮而发挥作用，主要由CYP3A4 代谢。酮康唑属于唑类抗真菌药中的咪唑类（唑类抗真菌药包括咪唑类和三唑类。咪唑类的代表药有酮康唑、咪康唑、益康唑、克霉唑等，三唑类的代表药有伊曲康唑、氟康唑、伏立康唑等），可强烈抑制 CYP3A4，因此，与依普利酮同用时导致后者血浓度升高是不难理解的。

建议　依普利酮临床应用经验有限，但是作为一种抗高血压药似乎有效且安全，因此应用渐广。CYP3A4 抑制剂可抑制依普利酮的代谢，使后者高血钾和胃肠道副作用的发生率增加，故而建议，正在应用依普利酮治疗的患者不应给予酮康唑等 CYP3A4 强效抑制剂，反之亦然。已经证明，氟康唑对依普利酮的代谢影响不那么明显，如果行得通的话，可用其代替酮康唑。

如上所述，所有强效 CYP3A4 抑制剂都可增加依普利酮的血浓度，增强其作用和毒性。除唑类抗真菌药外，这类药物的典型代表还包括大环内酯类的克拉霉素和红霉素等。

[氨苯蝶啶（三氨蝶啶，氨苯蝶呤）−阿司匹林（乙酰水杨酸）][3]
Triamterene − Aspirin（Acetylsalicylic Acid）

要点　同时应用氨苯蝶啶和阿司匹林，高钾血症的发生率可增加。

有关药物　根据相互影响的机制推测，所有前列腺素合成酶抑制剂，包括水杨酸类的胆碱水杨酸、双水杨酯、水杨酸钠，及传统的非甾类抗炎药（NSAIDs），如乙酸类的吲哚美辛、双氯芬酸、舒林酸，及丙酸类的布洛芬、酮洛芬、萘普生等，与氨苯蝶啶之间都可发生类似相互影响。阿司匹林与另一 Na^+ 通道抑制剂阿米洛利（氨氯吡咪）之间的类似相互影响也可发生。

机制　阿司匹林（以及所有 NSAIDs）可抑制前列腺素的合成，减少前列腺素所致的肾素分泌，使进入远曲小管中的 Na^+ 减少，从而促进 K^+ 的重吸收，故有引起高血钾的倾向。这一作用与氨苯蝶啶的作用相加，是高钾血症发生率增加的原因。另外，阿司匹林以及 NSAIDs 都可导致醛固酮血浓度降低，也是使氨苯蝶啶高钾血症发生率增加的原因之一。

建议　相互影响确实存在，但就目前的资料看，两者的同用无须刻意避免。然而，同用期间应注意观察有无高钾血症的症状和体征，以便适当调整剂量或采取其他措施。

[氨苯蝶啶（三氨蝶啶，氨苯蝶呤）－吲哚美辛（消炎痛）][2]
Triamterene－Indomethacin

要点　氨苯蝶啶与吲哚美辛同用时，能引起可逆性肾衰竭。肾功能正常的 4 例健康受试者，两药同用后，其中 2 例肌酐清除率分别降低 62％ 和 72％，4 周后肾功能恢复正常。氨苯蝶啶或吲哚美辛单用时，则无一例发生肾功能改变。

有关药物　有人用吲哚美辛预处理 18 名健康志愿者，比较了呋塞米、氢氯噻嗪，及螺内酯的作用。结果表明，肌酐清除率略降低（不超过 16％）。

根据相互影响的机制推测，氨苯蝶啶与所有前列腺素合成酶抑制剂（如甲芬那酸、布洛芬、萘普生、吡罗昔康、舒林酸等）之间都可发生类似相互影响。不过，选择性 COX-2 抑制剂，如塞来昔布（celecoxib），与氨苯蝶啶之间的此种相互影响也许轻微一些，因其对肾的 COX-1 无明显抑制作用。

机制　氨苯蝶啶使尿中前列腺素 E_2（PGE_2）的排泄增加，而吲哚美辛则使之减少。吲哚美辛对前列腺素的抑制作用，有可能使氨苯蝶啶的毒性暴露出来，从而导致肾衰竭。

氨苯蝶啶与吲哚美辛同时应用所致高钾血症的发生率增加，不知与可逆性肾衰竭发生有无内在联系（参见［氨苯蝶啶－阿司匹林]）。

建议　上述两种制剂同用时需慎重。同用期间如果肾功能恶化，需停用。

尽管选择性 COX-2 抑制剂对肾的 COX-1 无明显抑制作用，但鉴于这类药物对心脏和肝有一定毒性，有引起心脏病发作和促发卒中的危险，与传统的非甾类抗炎药（NSAID）相比没什么优点，故凡是不能应用传统 NSAID 的场合，也不应选用选择性 COX-2 抑制剂（Grosser et al，2011）。

[氨苯蝶啶（三氨蝶啶，氨苯蝶呤）－雷尼替丁（甲硝呋胍）][3]
Triamterene－Ranitidine

要点　对 8 名健康受试者进行的研究表明，应用雷尼替丁（300 mg/d）4 天后，根据肾清除率的测定计算，可使氨苯蝶啶（100 mg/d）的吸收减少近 50％。但因肝代谢的减弱，血浓度降低仅 25％。尿钠排泄可减少，然而钾的排泄无变化。

有关药物　对 6 名健康受试者的研究表明，虽然西咪替丁对氨苯蝶啶的药动学有影响（抑制其脱羧代谢，降低其肾清除率，总的结果是增加其血药浓度时间曲线下面积），但氨苯蝶啶的保钠排钾作用无明显改变。

氨苯蝶啶与其他 H_2 受体阻断药（罗沙替丁、尼扎替丁、法莫替丁等）之间，以及雷尼替丁与其他留钾利尿药（螺内酯、坎利酮、阿米洛利等）之间，是否会发生类似相互影响，尚未见报道。

机制　雷尼替丁减少氨苯蝶啶在肠道的吸收，抑制其在肝的代谢，并降低肾清除率。但以肠道吸收减少为主，故总的结果是血浓度降低。

建议　两药合用时需注意监测利尿效应的变化。虽然西咪替丁与氨苯蝶啶也可发生相互影响，但利尿作用无明显改变，故合用时无须调整剂量。

[氨苯蝶啶（三氨蝶啶，氨苯蝶呤）－甲氧苄啶（甲氧苄氨嘧啶）][2]
Triamterene－Trimethoprim

要点　同时应用甲氧苄啶和钠通道抑制剂氨苯蝶啶，使高血钾的发生率增加。

有关药物　根据相互影响的机制推测，甲氧苄啶与另一钠通道抑制剂阿米洛利（氨氯吡咪）之间以及氨苯蝶啶与含有甲氧苄啶的复方磺胺甲噁唑之间可发生类似相互影响。醛固酮拮抗剂螺内酯与甲氧苄啶之间的类似相互影响已经证实（见［螺内酯－甲氧苄啶］）。

用来治疗原虫感染的喷他脒（戊烷咪；pentamidine）像甲氧苄啶一样，对肾小管上皮钠通道也有微弱的抑制作用，故与氨苯蝶啶或阿米洛利之间的类似相互影响也可发生（也参见［甲氧苄啶（甲氧苄氨嘧啶）－喷他脒（戊烷咪）］）。

机制 甲氧苄啶是微弱的肾小管上皮钠通道抑制剂，本身具有一定的排钠保钾作用。因此认为，其保钾作用与氨苯蝶啶的保钾作用相加是高血钾发生率增加的机制。

建议 该相互影响肯定，认为有一定临床意义。此点对 AIDS（获得性免疫缺陷综合征）患者尤为重要，因为 AIDS 患者有相当一部分患有卡氏肺囊虫肺炎，而卡氏肺囊虫肺炎常常采用喷他脒和大剂量甲氧苄啶治疗；这些患者如因其他原因需要氨苯蝶啶或阿米洛利的话，相互影响的严重性就可想而知了。

建议应用氨苯蝶啶治疗期间避免给予甲氧苄啶。考虑到目前可供选用的抗菌药比较多，因此做到这一点不困难。

（张　彬）

主要参考文献

Bennett JE，2011. Antifungal agents. In：*Goodman & Gilman's The pharmacological basis of therapeutics*，*12th ed*. Brunton LL（editor），McGraw-Hill Co，Inc，New York：1576-1582

Bersot TP，2011. Drug Therapy for Hypercholesterolemia and Dyslipidemia. In：*Goodman & Gilman's The pharmacological basis of therapeutics*，*12th ed*. Brunton LL（editor），McGraw-Hill Co，Inc，New York：877-908

Flexner C，2011. Antiretroviral agents and treatment of HIV infection. In：*Goodman & Gilman's The pharmacological basis of therapeutics*，*12th ed*. Brunton LL（editor），McGraw-Hill Co，Inc，New York：1645-1656

Grosser T，et al，2011. Anti-inflammatory，anttipyretic，and analgesic agents；pharmacotherapy of gout. In：*Goodman & Gilman's The pharmacological basis of therapeutics*，*12th ed*. Brunton LL（editor），McGraw-Hill Co，Inc，New York：959-1004

MacDougall C，et al，2011. Aminoglycosides. In：*Goodman & Gilman's The pharmacological basis of therapeutics*，*12th ed*. Brunton LL（editor），McGraw-Hill Co，Inc，New York：1521-1547

Reilly RF，et al，2011. Regulation of renal function and vascular volume. In：*Goodman & Gilman's The pharmacological basis of therapeutics*，*12th ed*. Brunton LL（editor），McGraw-Hill Co，Inc，New York：671-719

Shoaf SE，et al，2012. Effect of grapefruit juice on the pharmacokinetics of tolvaptan，a non-peptide arginine vasopressin antagonist，in healthy subjects. *Eur J Clin Pharmacol*，68：207-211

Uwai Y，et al，2000. Interaction and Transport on Thiazide Diuretics，Loop Diuretics，and Acetazolamide via Rat Renal Organic Anion Transporter rOAT1. *J Pharmacol Exp Ther*，295：261-265

第八篇　激素及有关药物

第二十五章　甲状腺激素及抗甲状腺药

[左甲状腺素－洛伐他汀（美维诺林，美降脂）][2]
Levothyroxine（Thyroxine，T_4）－Lovastatin

要点　正在应用左甲状腺素治疗的一名患者，当加用洛伐他汀（20 mg/d）后，于2~3天内血清甲状腺素浓度升高了1.5倍，并出现甲状腺毒症的症状和体征。

有关药物　左甲状腺素与其他他汀类似物（辛伐他汀、普伐他汀等）之间以及洛伐他汀与其他甲状腺制剂（甲状腺粉、碘赛罗宁等）之间是否会发生类似相互影响，尚未见报道。

机制　该现象的机制尚不清楚，但有人认为起因于洛伐他汀置换与血浆蛋白结合的甲状腺素。然而，此种置换在增加甲状腺素血浓度的同时，也使其代谢加速，这与临床报道的结果不相符。

建议　正在应用甲状腺制剂治疗的患者，当加用或停用洛伐他汀时，应注意监测甲状腺素血浓度，并注意观察甲状腺激素不足或过量的症状和体征。必要时，适当调整甲状腺制剂的剂量。

[左甲状腺素－考来烯胺（消胆胺）][2]
Levothyroxine（Thyroxine，T_4）－Cholestyramine

要点　考来烯胺与左甲状腺素（T_4）同用时，后者的吸收可明显减少。

有关药物　所有甲状腺制剂，如T_4、甲状腺粉、碘赛罗宁（甲碘安，T_3）、促甲状腺素等，都可与考来烯胺发生相互影响。预料同属阴离子交换树脂的考来替泊（colestipol）、考来维仑（colesevelam）、降胆葡胺、地维烯胺等也可与甲状腺制剂结合，其中考来替泊和考来维仑的这种影响已经证实。

机制　考来烯胺与胃肠道中的T_4形成极强的离子键，从而使口服T_4的吸收减少。T_4经胆汁排泄，通过肝肠循环重吸收。考来烯胺可结合肠道中的T_4，打断肝肠循环，从而使T_4经粪便排出增加，这是该影响的机制（这也是严重中毒性甲状腺肿患者可用考来烯胺作为辅助治疗药物的原因）。

建议　包括T_4在内的各种甲状腺制剂和考来烯胺服用的间隔时间应尽可能长一些（4~6小时）。同用时，应密切观察有无甲状腺功能低下的症状和体征，如虚弱、疲劳、怕冷、皮肤干燥等等。应用一种甲状腺制剂维持治疗的患者，在加用考来烯胺之前，应尽可能检查一下甲状腺的功能状态。

鉴于阴离子交换树脂对绝大多数药物吸收的影响尚未进行研究，因此，明智的做法是，在应用阴离子交换树脂期间，所有其他药物的同时应用都应遵循上述原则。

虽然已经证明考来维仑不干扰地高辛、脂溶性维生素、洛伐他汀、华法林、吡格列酮、美托洛尔、奎尼丁、丙戊酸等药物的吸收，但对其他药物吸收的影响并未进行研究，因此与其他药物同用时也需要遵循上述原则。Brown等对健康受试者进行的一项研究表明，正在应用左甲状腺素、格列本脲或口服避孕药的患者，于考来维仑之前4小时给予，它们的吸收不受影响（Brown et al，2010）。

注：左甲状腺素（T_4）在肠道中的吸收除可受考来烯胺的影响外（如上述），尚可受其他一些药物和（或）因素的影响，例如含铝抗酸药（硫糖铝、氢氧化铝等）、质子泵抑制剂（如奥美拉唑、兰索拉唑、埃索美拉唑等）、磷酸盐结合剂如碳酸镧和司维拉姆（sevelamer）等、铁盐、雷洛昔芬、吡

啶甲酸铬、碳酸钙（影响较小）、大豆制品（影响微弱）、乳糖不耐（单个病例报道）以及饱腹等。

另外，诱导肝 CYP 系统的药物，例如苯妥英（见 ［左甲状腺素－苯妥英]）、卡马西平、利福平、抗肿瘤药维生素 A 衍生物贝沙罗汀（bexarotene；尽管贝沙罗汀对 CYP3A4 的竞争性抑制有可能阻碍 T_4 经 CYP3A4 的代谢，但其对 CYP3A4 的诱导从而加速 T_4 代谢的作用大于其抑制性影响）等，可使 T_4 的代谢加速，故同用期间可能需要增加口服 T_4 的剂量。尽管同时应用胺碘酮（amiodarone）也可使 T_4 的需要量增加，但其机制与上述药物明显不同（正常情况下甲状腺激素作用的发挥主要依赖于 T_3 与甲状腺激素受体的结合，而胺碘酮可抑制 T_4 向 T_3 的转化，结果使得游离 T_3 血浓度降低。当然，胺碘酮对甲状腺素的影响还有其他因素的参与）。

最后，还有一些化合物或药物通过多种因素或目前尚不清楚的机制从而增加 T_4 的需要量，这些化合物或药物包括①如抑制碘主动转运的硫氰酸盐和过氯酸盐等；②阻碍甲状腺球蛋白的碘化物质，如抗甲状腺药丙硫氧嘧啶、甲巯咪唑、卡比马唑等，碘和碘化物，硫氰酸盐，磺胺类等；③阻碍碘化酪氨酸偶联的药物，如硫酰胺类和磺胺类（也可能包括其他各种抑制碘化的药物）；④抑制激素的释放药物，如锂盐和碘化物；⑤阻碍碘化酪氨酸脱碘的药物，如硝基酪氨酸；⑥阻碍外周甲（状）腺原氨酸脱碘的药物，如上述的胺碘酮以及口服胆囊造影剂等；⑦通过其他或目前尚不清楚的机制直接或间接削弱 T_4 作用的药物，如抗结核药乙硫异烟胺、他汀类降脂药洛伐他汀和辛伐他汀、酪氨酸激酶抑制剂伊马替尼（imatinib）和舒尼替尼（sunitinib）、解毒剂二巯基丙醇（dimercaprol）、麻醉剂硫喷妥，及磺酰脲类口服降糖药氯磺丙脲和甲苯磺丁脲等（显然，在应用抗甲状腺药物治疗期间，上述化合物或药物可直接或间接增强抗甲状腺药的作用和毒性）。应用 T_4 治疗的患者同时应用二甲双胍（metformin），尽管可降低 TSH（促甲状腺激素）的水平，但未见有游离 T_4 血浓度的改变（Koenig et al，2011）。

［左甲状腺素－苯妥英（大仑丁，二苯乙内酰脲）]²
Levothyroxine（Thyroxine，T_4）－Phenytoin

要点　有报道说，苯妥英可削弱左甲状腺素的作用。

一名长期应用左甲状腺素治疗的原发性甲状腺功能低下者，开始苯妥英治疗后，产生甲状腺功能低下的临床症状（如怕冷、睡眠过度、体重增加等）。患者的血清 T_3 和 T_4 浓度都降低，血清促甲状腺素（TSH）浓度升高。另有三项研究报道，血清 T_3、T_4、TSH 浓度发生类似改变，但患者的甲状腺功能正常。

有关药物　根据代谢途径推测，苯妥英与其他甲状腺制剂（甲状腺粉、碘赛罗宁等）之间以及左甲状腺素与其他乙内酰脲类抗癫痫药如乙妥英（乙基苯妥英）和甲妥英（3-甲基苯乙妥因）之间有可能发生类似相互影响。已证明抗癫痫药卡马西平像苯妥英一样，也可削弱左甲状腺素的作用。

机制　有人认为，苯妥英可置换与血浆蛋白结合的甲状腺素，再就是诱导肝药物代谢酶，从而加速甲状腺素的代谢清除。大部分患者正常甲状腺功能的维持可归属于周围组织中 T_4 向 T_3 转化的增加、T_4 蛋白结合的改变，或 T_4 分解代谢加速所致的 TSH 生成增加。

建议　虽然苯妥英确实明显降低甲状腺素血浓度，但由此引起的甲状腺功能低下临床上罕见，故无充分理由避免两者合用。不过，合用期间应密切观察有无甲状腺功能低下的症状和体征。个案报道表明，将左甲状腺素的剂量加倍，可逆转苯妥英的影响；然而，当停用苯妥英时，甲状腺素的剂量需相应减少。

注：鉴于甲状腺素的代谢速度以及作用强度都取决于其游离（未结合）部分，故血浆蛋白（包括甲状腺素结合球蛋白、甲状腺素结合前清蛋白，及白蛋白）浓度和（或）甲状腺素与血浆蛋白结合亲和力的改变可明显影响作用强度及作用持续时间。氯贝特、海洛因、美沙酮、雌激素、他莫昔芬、选择性雌激素受体调节剂、5-氟尿嘧啶等增加甲状腺素与血浆蛋白的结合，使其游离部分血浓度降低，故在削弱其作用的同时，可延长作用时间。苯妥英（如上述）、卡马西平、水杨酸类、甲芬那酸、呋塞米、糖皮质激素，及雄激素等减少甲状腺素与血浆蛋白的结合，使其游离部分的血浓度升高，最初可能表现为作用的短暂增强，但随之而来的是代谢加速，半衰期缩短，作用减弱（Koenig et al，2011）。

［左甲状腺素－司可巴比妥/异戊巴比妥（吐诺尔）］[2]
Levothyroxine（Thyroxine，T_4）－Secobarbital/Amobarbital（tuinal）

要点　据报道，1 名正在应用左甲状腺素和吐诺尔（司可巴比妥钠和异戊巴比妥钠的复方制剂）的患者，当其吐诺尔的剂量减少时，出现严重的气喘；将左甲状腺素减量后症状消失。

有关药物　预料左甲状腺素与其他巴比妥类（苯巴比妥、戊巴比妥、甲苯巴比妥等）之间以及吐诺尔与其他甲状腺制剂（甲状腺粉、碘赛罗宁等）之间可发生类似相互影响。

机制　动物研究表明，巴比妥类可增加甲状腺素与肝细胞的结合，从而加速其代谢转化。认为在人体内也如此。另外，司可巴比妥诱导肝药酶（包括 CYP3A4），也可能是原因之一。

建议　用甲状腺制剂治疗期间，加用巴比妥类时，甲状腺制剂的作用可能减弱，故应考虑增加甲状腺制剂的剂量；但当停用巴比妥类时，甲状腺制剂的作用可增强，如欲维持同等强度的治疗作用，剂量需相应减少（也见［左甲状腺素－考来烯胺（消胆胺）］）。

［左甲状腺素－地西泮（安定）］[3]
Levothyroxine（Thyroxine，T_4）－Diazepam

要点　应用左甲状腺素或其他甲状腺制剂治疗期间服用地西泮，游离甲状腺激素血浓度升高，作用有可能增强。

有关药物　临床上应用的甲状腺激素类药物包括甲状腺粉（干甲状腺）、碘赛罗宁（甲碘安，三碘甲状腺原氨酸），及左甲状腺素，都可与地西泮发生相互影响。甲状腺制剂与其他苯二氮䓬类镇静催眠药（氯氮䓬、三唑仑、劳拉西泮等）之间是否会发生类似相互影响，尚未见报道，但根据相互影响的机制推测，类似相互影响有可能发生，只是程度不同而已。

机制　地西泮从血浆蛋白结合部位置换甲状腺素，使游离甲状腺激素血浓度升高，是甲状腺素作用增强的原因。另外，甲状腺素和地西泮的代谢都有 CYP3A4 的参与，故对 CYP3A4 的竞争性抑制也可能是原因之一。

建议　正在应用甲状腺制剂治疗期间给予地西泮，甲状腺制剂（包括甲状腺粉、碘赛罗宁，及左甲状腺素）剂量应酌情下调。大于 65 岁的老年患者以及正在应用雄激素治疗的女性患者甲状腺素的需要量减少，故对这类患者尤应注意（Brent et al，2011）。

［左甲状腺素－葡萄柚汁］[1]
Levothyroxine（Thyroxine，T_4）－Grapefruit Juice

要点　左甲状腺素治疗期间饮用葡萄柚汁，有可能导致前者的血浓度降低，从而削弱其治疗作用（Bailey，2010）。

有关药物　有证据表明，橘汁（orange juice）对左甲状腺素可产生类似影响。根据该影响的机制推测，凡是含有类黄酮的果汁，如苹果汁以及柠檬汁等，都有可能影响左甲状腺素的治疗作用（有关细节参见［非索非那定－葡萄柚汁］）。

机制　OATP1A2 介导左甲状腺素的摄取（也可能涉及其他摄取载体，但以 OATP1A2 为主）。已知葡萄柚汁及其中的某些成分（例如柚皮苷）抑制 OATP1A2，因此认为，葡萄柚汁抑制 OATP1A2，阻碍肠道细胞摄取左甲状腺素，从而降低其口服生物利用度，是该影响的机制。

建议　左甲状腺素的量效关系显著，即在治疗范围内哪怕是血浓度的轻微改变，也可对疗效产生明显影响。单剂研究表明，即使饮用 1 次葡萄柚汁，也可导致左甲状腺素口服生物利用度的小幅度持久性下降。如果长期饮用葡萄柚汁，则可导致稳态血浓度降低，从而达不到治疗阈。建议左甲状腺素治疗期间避免饮用葡萄柚汁，其他果汁也应避免。

［碘 131（放射性碘 131，[131]I）－稳态碘］[2]
Iodine 131（[131]I）－Stable Iodine

要点　稳态碘（如复方碘口服液）停用数周后，仍有可能影响[131]I 对甲亢（甲状腺功能亢进）的治疗作用以及成像效果。

有关药物 仅用于诊断和甲状腺成像的^{123}I（放射性碘 123）像^{131}I一样，其诊断和成像效果也可受稳态碘的影响。

有证据表明，用诸如丙硫氧嘧啶（propylthiouracil）和甲巯咪唑（他巴唑；thiamazole，methimazole）等抗甲状腺药物预处理，有可能削弱^{131}I的疗效。

机制 稳态碘和放射性碘（包括^{131}I和^{123}I）竞争同一摄取机制，阻碍放射性碘进入甲状腺细胞内，是该影响的原因。

建议 近期（数周内）曾经应用过稳态碘的患者，如欲给予^{131}I，应进行 24 小时微量^{123}I放射活性测定（^{123}I主要发出 γ 射线，半衰期仅有 13 小时，而^{131}I既发射 γ 射线，也发射 β 粒子，半衰期为 8 天），以保证能摄取足量的^{131}I，达到合乎需要的放射切除的目的。

如果患者正在应用抗甲状腺药治疗，应在停用抗甲状腺药 1 周后再给予治疗量^{131}I；但在停用^{131}I后 3 天，即可给予抗甲状腺药。当然，如果不能停用抗甲状腺药，则可通过上调^{131}I的剂量以克服抗甲状腺药的影响（Brent et al，2011）。

［丙硫氧嘧啶－氯磺丙脲］[2]
Propylthiouracil－Chlorpropamide

要点 应用丙硫氧嘧啶治疗甲状腺功能亢进期间，如果同时应用氯磺丙脲，可致甲状腺功能减退。

有关药物 预料氯磺丙脲与其他硫脲类抗甲状腺药（甲硫氧嘧啶、甲巯咪唑、卡比马唑等）之间，以及丙硫氧嘧啶与其他磺酰脲类口服降糖药（如甲苯磺丁脲、醋磺己脲、格列本脲等）之间，可发生类似相互影响。

机制 氯磺丙脲本身可引起甲状腺功能减退（但作用机制不清楚），该作用与丙硫氧嘧啶的抗甲状腺作用相加。

建议 尽可能避免两者合用。如果必须并用，应密切监测甲状腺功能，必要时减少抗甲状腺药的剂量。

其他具有抑制甲状腺功能和（或）引起甲状腺肿大的药物尚有抗结核药对氨基水杨酸和乙硫异烟胺（干扰甲状腺素合成），保泰松（干扰甲状腺对碘的摄取），糖皮质激素（抑制促甲状腺素的分泌，降低甲状腺对促甲状腺素的反应性，直接拮抗血液中甲状腺素的作用，抑制甲状腺素正常脱碘，使其不能形成碘赛罗宁），酚妥拉明，维生素 B_{12}，磺胺类，妥拉唑啉，巴比妥类，对氨基苯甲酸，碳酸锂（直接抑制甲状腺激素的释放，尚能阻碍 T_4 转变为 T_3。已经试用于不能耐受硫脲类抗甲状腺药的甲状腺功能亢进患者，但不与硫脲类合用）等。上述药物与硫脲类抗甲状腺药合用时，都需注意观察甲状腺的功能状态。

甲巯咪唑（他巴唑；methimazole）以及卡比马唑（甲亢平；carbimazole）与其他药物之间的相互影响以及用药注意事项可借鉴上述"丙硫氧嘧啶"项下的有关内容。其他可直接或间接增强丙硫氧嘧啶作用从而有可能导致甲状腺功能减退的药物或化合物，也参见［左甲状腺素－考来烯胺（消胆胺）］项下的内容。

（滕文静）

主要参考文献

Bailey DG，2010. Fruit juice inhibition of uptake transport：a new type of food-drug interaction. *Br J Clin pharmacol*，70（5）：645-655

Brent GA，et al，2011. Thyroid and anti-thyroid drugs. In：*Goodman & Gilman's The pharmacological basis of therapeutics*，*12th ed*. Brunton LL（editor），McGraw-Hill Co，Inc，New York：1129-1161

Brown KS，et al，2010. Effect of the Bile Acid Sequestrant Colesevelam on the Pharmacokinetics of Pioglitazone，Repaglinide，Estrogen Estradiol，Norethindrone，Levothyroxine，and Glyburide. *J Clin Pharmacol*，50：554-565

第二十六章　胰岛素及口服降糖药

[胰岛素（正规胰岛素，普通胰岛素）－利托君（羟苄羟麻黄碱，利妥特灵）][2]
Insulin－Ritodrine

要点　据报道，一名正在应用胰岛素治疗的胰岛素依赖型糖尿病患者，给予利托君后生下一死婴。

有关药物　预料所有具有 β 受体激动作用的拟肾上腺素药对这类患者都会发生类似影响，但作用持续时间较短者（如肾上腺素）通常不会造成严重不良后果。

机制　利托君激动 $β_2$ 受体，抑制妊娠子宫平滑肌收缩，推迟分娩，同时升高血糖。因为糖尿病患者体内没有足量胰岛素控制外源性拟肾上腺素药所导致的高血糖，而高血糖反过来可引起酮症酸中毒，于是导致胎儿死亡。

建议　临近分娩的患者，禁用利托君。非妊娠糖尿病患者，如果需要拟肾上腺素药，应考虑加大降糖药的剂量。

[胰岛素（正规胰岛素，普通胰岛素）－肾上腺素（副肾素）][3]
Insulin－Epinephrine

要点　肾上腺素可升高血糖，使胰岛素的需要量增加。

有关药物　其他拟交感药（直接作用的甲氧明、多巴酚丁胺、去甲肾上腺素等及间接作用的苯丙胺、芬氟拉明、麻黄碱等，以及混合作用的多巴胺、间羟胺等）也有升高血糖的作用。

机制　肾上腺素刺激糖原分解、糖异生和脂肪分解，并抑制胰岛素分泌。无论是正常受试者，还是糖尿病患者，肾上腺素都可增加葡萄糖的生成，减少葡萄糖的清除，使血糖浓度升高。它可与高血糖素发挥协同性抗胰岛素作用。

建议　用胰岛素维持治疗的患者，同时应用拟交感药时，应注意血糖浓度可能升高。由于通常在急症情况下才非肠道应用拟交感药，因此，血糖的升高可能无多大临床意义。

[胰岛素（正规胰岛素，普通胰岛素）－普萘洛尔（心得安）][1]
Insulin－Propranolol

要点　普萘洛尔可使低糖血症恢复减慢，也可改变心血管系统对胰岛素所致低血糖的反应，故有可能掩盖低血糖的症状，使患者不易觉察。另外，接受普萘洛尔的患者，如果发生低糖血症，可出现明显的升压反应。

有关药物　多数研究发现，选择性 $β_1$ 受体阻断药阿替洛尔和美托洛尔对胰岛素引起的低血糖无长期影响。胰岛素和其他非选择性 β 受体阻断药（纳多洛尔、吲哚洛尔、噻吗洛尔等）之间的相互影响还未见报道，但它们有可能像普萘洛尔一样，发生类似影响。

根据该影响的机制推测，所有非选择性 β 受体阻断药对磺酰脲类口服降糖药（如甲苯磺丁脲、氯磺丙脲、格列本脲等）都可发生类似影响。对患有糖尿病的高血压患者和无糖尿病的高血压患者进行的研究表明，普萘洛尔和选择性 $β_1$ 受体阻断药美托洛尔一样，不影响甲苯磺丁脲对胰岛素分泌的刺激作用。对 8 例糖尿病患者进行的研究表明，同时应用格列本脲和普萘洛尔（或醋丁洛尔）与单用格列本脲相比，血糖浓度时间曲线下面积增加。普萘洛尔组和醋丁洛尔组之间无明显差异。β 受体阻断药对其他磺酰脲类降糖药是否会产生类似影响，还无可靠依据证实。

机制　机制比较复杂。目前已知 β 受体阻断药可改变碳水化合物的代谢（阻断肝的 $β_2$ 受体，抑制糖原的分解和糖异生）。另外，胰岛 β_2 受体被阻断后，α_2 受体的作用仍保留，故后者激动后抑制胰岛素分泌的作用相对增强（胰岛 β_2 受体的兴奋促进胰岛素分泌，而 α_2 受体的兴奋抑制胰岛素分泌）。也有人提出，它们可改变周围胰岛素受体的亲和力。对正常人给予胰岛素后，普萘洛尔并不影响血糖浓度和胰岛素浓度，也不影响血糖下降的速度和幅度，但可减慢血糖浓度的恢复，防止血浆甘油的反跳。

建议　鉴于糖尿病患者往往伴有血脂代谢异常，因此，对糖尿病患者，特别是容易发生低血糖的糖尿病患者，在需要 β 受体阻断药时，药物的选择显得十分重要。在这种情况下应首选选择性 β_1 受体阻断药（特别是第三代的塞利洛尔）或具有内在拟交感活性的第三代非选择性 β 受体阻断药如卡替洛尔，而不应选用普萘洛尔。因为塞利洛尔等 β_1 选择性制剂或第三代的非选择性 β 受体阻断药卡替洛尔既可降低高血压的危险，也可避免发生持久性低血糖，同时可改善患者的血脂异常并增加对胰岛素的敏感性（也见［普萘洛尔（心得安）－高血压伴高脂血症］）（Westfall et al, 2011）。

［胰岛素（正规胰岛素，普通胰岛素）－胍乙啶（依斯迈林）］[2]
Insulin－Guanethidine

要点　长期应用胍乙啶治疗，可增加糖尿病患者的糖耐量，故胰岛素用量需要减少。胍乙啶还可增加甲状腺毒症患者及正常受试者的糖耐量。

有关药物　倍他尼定、异喹胍，及胍那克林与胍乙啶的药理作用相似，对胰岛素可能有类似影响。磺酰脲类降糖药氯磺丙脲、甲苯磺丁脲、格列本脲等与胍乙啶之间的相互影响尚未见报道，但根据相互影响的机制推测，类似相互影响有可能发生。

机制　确切机制还不清楚。应用胍乙啶之初，其降压作用是由于阻断去甲肾上腺素的释放；长期应用后，可耗竭组织中能升高血糖的儿茶酚胺，从而降低血糖浓度，增加糖耐量。也有人推测，胍乙啶可通过增加组织对胰岛素的敏感性而发挥降糖作用。

建议　应用胰岛素或口服降糖药治疗的糖尿病患者，在加用或停用胍乙啶时，应密切观察血糖浓度的变化。加用胍乙啶时，胰岛素（或口服降糖药）可据情减量；停用胍乙啶时，剂量需适当增加。

［胰岛素（正规胰岛素，普通胰岛素）－氯贝丁酯（氯贝特，安妥明）］[2]
Insulin－Clofibrate

要点　对依赖胰岛素的糖尿病患者进行的对照研究表明，氯贝丁酯可降低血糖浓度。未加对照的一项研究表明，氯贝丁酯可增加糖耐量。然而，对 18 名青少年型糖尿病患者进行的对照研究表明，氯贝丁酯对空腹血糖、糖耐量，及胰岛素需要量都无任何影响。

有关药物　已证明另一种苯氧芬酸类降血脂药苯扎贝特（必降脂）可增强胰岛素及磺酰脲类降糖药的降糖作用。氯贝丁酯与磺酰脲类降糖药之间也存在相互影响，见［氯磺丙脲－氯贝丁酯（安妥明）］。

机制　氯贝丁酯降低胰岛素的耐受性，可能是增强降糖作用的机制。新近研究证明，氯贝丁酯本身具有降糖作用，这种作用与它增加机体对胰岛素的敏感性或改善血糖的利用率有关。

建议　两种制剂同用期间，要定期测定血糖浓度，并据情调整胰岛素的用量。

［胰岛素（正规胰岛素，普通胰岛素）－苯妥英（大仑丁，二苯乙内酰脲）］[3]
Insulin－Phenytoin

要点　应用苯妥英可抑制内源性胰岛素的分泌，导致明显的高血糖症状（如共济失调、嗜睡、头晕、低血压、烦渴、多尿、昏迷等）。几项研究表明，无论是口服还是注射给予苯妥英，都可产生上述作用。没有证据表明苯妥英可拮抗外源性胰岛素，但根据机制和一病例报道推测，理论上可发生相互影响。该报道说，某患者在应用苯妥英后 3 小时产生高血糖，给胰岛素后未能使血糖降至正常。然而，对胰岛素缺乏反应有可能起因于同时存在的肾衰竭，因为在尿毒症或肾衰竭患者中，对苯妥英的致高血糖反应可更为明显。

有关药物　体外研究表明，甲妥英（3-甲基苯乙妥因）抑制胰岛素分泌的作用与苯妥英相当。因为药理作用相似，预料另一种乙内酰脲类抗癫痫药乙妥英（乙基苯妥英）也有同样的致高血糖作用。

由于磺酰脲类口服降糖药（甲苯磺丁脲、氯磺丙脲、格列本脲等）通过刺激胰岛 β 细胞释放胰岛素而发挥降糖作用，故在理论上也可受苯妥英的影响。业已证明，甲苯磺丁脲、氯磺丙脲、醋磺己脲，及妥拉磺脲可置换与血浆蛋白结合的苯妥英，使游离苯妥英血浓度升高。但是，这一作用的临床意义还不清楚。格列本脲和格列吡嗪是否置换苯妥英，目前尚未见报道。

机制　苯妥英通过抑制内源性胰岛素的分泌（可能是通过刺激胰岛细胞膜上的 Na^+-K^+-ATP 酶从而减少细胞内钠），可诱发人类或动物的高血糖。这一影响对某些糖尿病患者来说，有可能部分抵消外源性胰岛素的作用。

建议　接受苯妥英的糖尿病患者，应注意血糖浓度，观察有无高血糖症状。减少苯妥英的剂量可预防或缓解症状。另外，每当加用或停用苯妥英时，最好适当调整磺酰脲类降糖药的剂量。

［胰岛素（正规胰岛素，普通胰岛素）－氯丙嗪（冬眠灵）］[3]
Insulin－Chlorpromazine

要点　氯丙嗪对血糖浓度可引起一种剂量和时间依赖性的增加，从而使易感者的糖尿病难以控制。有许多报道已证实了这一作用，并因此用于高胰岛素血症性低血糖的治疗。

有关药物　对动物和人体进行的研究表明，奋乃静、氟奋乃静、硫利哒嗪，及三氟拉嗪也可升高血糖浓度。根据药理作用的类似性推测，预料其他吩噻嗪类（丙嗪、美索哒嗪，及丙酰奋乃静等）与胰岛素之间可发生类似相互影响。硫杂蒽类（如氯普噻吨和替沃噻吨等）、丁酰苯类（氟哌啶醇等）、二氢吲哚酮（如吗茚酮），及洛沙平等抗精神病药与胰岛素之间是否可发生类似相互影响，尚未见报道。

根据此种影响的机制推断，氯丙嗪也可影响磺酰脲类降糖药（醋磺己脲、氯磺丙脲、格列本脲等）的降糖作用。

机制　动物研究已确立，这种相互影响是氯丙嗪抑制胰腺释放胰岛素的结果；但是，氯丙嗪也有可能刺激肾上腺髓质释放肾上腺素，从而使血糖升高。此种影响的剂量－时间依赖性证据来自几项不同的研究：①剂量大（大于 100 mg/d）或持续时间长（长于一年）时，这种影响的发生率也高；②短期（少于 2 周）的氯丙嗪治疗，对血糖浓度无影响；③小剂量氯丙嗪不管应用时间长短，都无影响。

建议　接受胰岛素或磺酰脲类降糖药治疗的患者，如果加用高剂量吩噻嗪类，应注意观察糖尿病控制的情况。

另据报道，环磷酰胺也可引起高血糖，但尚无资料证明它对糖尿病的控制有何影响。无论如何，对于经治疗后病情稳定的糖尿病患者来说，环磷酰胺的应用必须小心。

［胰岛素（正规胰岛素，普通胰岛素）－苯乙肼］[2]
Insulin－Phenelzine

要点　苯乙肼可增强胰岛素的作用。对人体和动物进行的研究表明，单胺氧化酶抑制剂可影响碳水化合物的代谢，从而增强胰岛素的作用。

有关药物　动物试验表明，反苯环丙胺可迅速、明显地促进胰岛素分泌。也有研究表明，长期应用反苯环丙胺，可加重胰岛素和甲苯磺丁脲引起的低糖血症（也见［甲苯磺丁脲－苯乙肼］）。预料其他单胺氧化酶抑制剂（异卡波肼、异丙烟肼、帕吉林等）与胰岛素可发生类似相互影响。呋喃唑酮和丙卡巴肼具有单胺氧化酶抑制作用，与胰岛素之间的类似相互影响也有可能发生。苯乙肼与其他磺酰脲类降糖药（醋磺己脲、氯磺丙脲、格列本脲等）之间的相互影响见［甲苯磺丁脲－苯乙肼］。

机制　据说单胺氧化酶抑制剂促进葡萄糖介导的胰岛素分泌，削弱胰岛素性低血糖对肾上腺素的反应，是它们增强胰岛素降糖作用的原因，也可能与单胺氧化酶抑制剂间接干扰葡萄糖的释放有关。

建议　糖尿病患者因抑郁而用单胺氧化酶抑制剂治疗时，需要减少降糖药的剂量。但由于此种影响的程度难以预料，故对任何接受单胺氧化酶抑制剂的糖尿病患者，都应密切注意可能发生的过度低血糖。

[胰岛素（正规胰岛素，普通胰岛素）－阿司匹林（乙酰水杨酸）][3]
Insulin－Aspirin

要点 同时应用阿司匹林（或其他水杨酸类）和胰岛素，可增强胰岛素的降糖作用。有 3 项研究表明，正常受试者、成年型糖尿病患者，及胰岛素依赖型糖尿病患者，在应用中等剂量（$3.0\sim3.3\,g/d$）阿司匹林后，可明显增加早期胰岛素的释放，并降低正常受试者静脉注射葡萄糖后的血糖浓度。

有关药物 对正常受试者、成年型及胰岛素依赖型糖尿病患者进行的 4 项研究表明，静脉应用中等剂量水杨酸钠后，显示类似结果，包括糖耐量改善和血浆胰岛素反应增强。糖尿病和非糖尿病患者口服 3-甲基水杨酸（$0.9\sim1.8\,g/d$）也导致血浆胰岛素水平明显升高。可以预料，其他水杨酸类（胆碱水杨酸、二氟尼柳、双水杨酯等）也可发生类似影响。

机制 阿司匹林的降糖作用依赖于 β 细胞功能的存在。如果 β 细胞功能丧失，阿司匹林刺激高血糖素生成的作用就成为影响血糖的主要因素。也有人提出其他解释，包括肝葡萄糖产生的改变、抑制肠道葡萄糖的产生、周围葡萄糖的摄取，及氧化的增加等。另外，因为前列腺素（尤其是 PGE_1 和 PGE_2）明显降低早期的胰岛素反应，所以，有人认为前列腺素合成酶抑制剂阿司匹林通过抑制 PGE_1 和 PGE_2 的合成而发挥作用。

建议 同时应用胰岛素和阿司匹林期间，应注意血糖浓度的变化。如有必要，可减少胰岛素的剂量。

[胰岛素（正规胰岛素，普通胰岛素）－肝素][2]
Insulin－Heparin

要点 应用胰岛素治疗期间血糖已经得到良好控制的糖尿病患者在给予肝素后，既有引起低血糖，也有导致高血糖的报道。

有关药物 胰岛素与肝素的类似物替地肝素、依诺肝素、亭扎肝素（tinzaparin）等之间是否会发生类似相互影响，尚不清楚。

机制 据认为肝素可作用于胰岛素受体，改变胰岛素与其受体的结合速率，从而干扰胰岛素的作用。但为什么会出现完全相反的结果，目前还不清楚。

建议 胰岛素治疗期间最好避免给予肝素，因为不管是增强还是削弱胰岛素的降糖作用，都会使胰岛素的疗效难以控制。如为必需，于同用期间应经常测定血糖浓度，观察有无低血糖或高血糖的症状和体征，并据情适当调整胰岛素的用量。另外，也可考虑应用水蛭素或抗凝血酶Ⅲ（ATⅢ）代替肝素。

[胰岛素（正规胰岛素，普通胰岛素）－双香豆素][2]
Insulin－Dicoumarol

要点 同时应用胰岛素和双香豆素，胰岛素的降糖作用增强，作用持续时间缩短。

有关药物 可以预料，胰岛素与其他口服抗凝剂（如香豆素类的苯丙香豆素、醋硝香豆素、华法林等，茚满二酮类的苯茚二酮、茴茚二酮等）之间可发生类似相互影响。

机制 双香豆素置换与白蛋白结合的胰岛素，从而使其血浓度升高，降糖作用增强，同时胰岛素的代谢加速，半衰期缩短。

建议 两者合用时，胰岛素作用的增强及作用持续时间的缩短都会给治疗带来麻烦，因此，最好避免两者合用。如果合用难以避免，于合用期间应注意观察胰岛素降糖作用的变化，必要时减少胰岛素的剂量，缩短给药间隔时间。也参见［胰岛素－磺胺甲噻二唑］。

［胰岛素（正规胰岛素，普通胰岛素）－牛磺酸（牛胆酸，2-氨基乙磺酸）］[3]
Insulin－Tuarine

要点　动物研究表明，同时应用胰岛素和牛磺酸，表现为前者的降糖作用增强。

有关药物　根据相互影响的机制推测，所有胰岛素制剂（低精蛋白锌胰岛素、精蛋白锌胰岛素、珠蛋白锌胰岛素等）及磺酰脲类降糖药（甲苯磺丁脲、氯磺丙脲、格列本脲等）皆可与牛磺酸发生类似相互影响。

机制　动物试验表明，牛磺酸单用有胰岛素样降糖作用，其降糖作用起因于对肝细胞膜和肌细胞膜胰岛素受体的直接影响。因此认为，胰岛素降糖作用的增强起因于两者降糖作用的相加。

建议　该相互影响仅仅是根据动物实验结果进行的理论上的推测，在人体内是否会发生，尚有待证实。另外，动物实验表明牛磺酸的降糖作用弱于胰岛素，当其与胰岛素合用时是否会因其与胰岛素竞争受体结合抑制胰岛素的作用，从而导致胰岛素降糖作用的减弱，也未可知。

应用胰岛素治疗糖尿病期间，最好避免给予牛磺酸。如果必须应用牛磺酸，应经常测定血糖，观察胰岛素降糖作用有无变化。

［胰岛素（正规胰岛素，普通胰岛素）－甲状腺制剂］[2]
Insulin－Thyroid

要点　用甲状腺制剂替代治疗时，可使胰岛素或口服降糖药的需要量增加。胰岛素也可影响甲状腺激素的结合，破坏甲状腺功能。

有关药物　甲状腺激素（碘赛罗宁、甲状腺素、甲状腺球蛋白）与所有降糖药（包括胰岛素及口服磺酰脲类降糖药）都可能发生相互影响。

机制　动物研究表明，右旋甲状腺素可增加碳水化合物的胃肠吸收，碘赛罗宁和左甲状腺素可抑制胰腺分泌胰岛素。给人应用胰岛素后，血清甲状腺素浓度升高，甲状腺素的代谢可加速。甲状腺毒症患者可表现为一种胰岛素抵抗状态，即对胰岛素的敏感性降低，也是使胰岛素（或口服降糖药）需要量增加的原因。

建议　胰岛素和甲状腺制剂同用时，既需注意糖尿病的控制情况，也需留心甲状腺的功能状态，在治疗之初尤其如此。

［胰岛素（正规胰岛素，普通胰岛素）－阿卡波糖（拜糖平）］[2]
Insulin－Acarbose

要点　正在应用胰岛素治疗的 2 型糖尿病患者，当加用阿卡波糖后，有导致低糖血症的报道（Powers et al，2011）。

有关药物　有证据表明，正在应用促胰岛素分泌剂（如磺酰脲类的甲苯磺丁脲或非磺酰脲类的瑞格列奈等）治疗的糖尿病患者，加用阿卡波糖后，也有可能导致低血糖。根据药理作用的类似性推测，同属 α 糖苷酶抑制剂的伏格列波糖（voglibose）以及米格列醇（miglitol）对胰岛素或促胰岛素分泌剂的降糖作用可发生类似影响。

机制　α 糖苷酶抑制剂并不刺激胰岛素的释放，因此单用时通常不会引起低血糖。它们只是抑制小肠上皮刷状缘内的 α 糖苷酶，延缓碳水化合物从胃肠道的吸收，从而减慢餐后血糖上升的速度。当胰岛素（或促胰岛素分泌剂）与 α 糖苷酶抑制剂阿卡波糖共同存在时，由于 α 糖苷酶抑制剂使碳水化合物的吸收延迟，结果使得胰岛素的高峰作用与餐后碳水化合物的高峰吸收不再重叠，这是两者联用有可能导致低血糖的机制。

建议　正在应用胰岛素或促胰岛素分泌剂治疗的糖尿病患者，应避免同时给予阿卡波糖等 α 糖苷酶抑制剂。应用 α 糖苷酶抑制剂治疗期间如果发生低血糖，不应给予蔗糖或其他更为复杂的碳水化合物，而应直接给予葡萄糖治疗。

注：阿卡波糖等 α 糖苷酶抑制剂与其他药物之间的相互影响少见，除上述影响外，迄今为止已经证明的相互影响包括①阿卡波糖减少地高辛（digoxin）的吸收；②同属 α 糖苷酶抑制剂的米格列醇（miglitol）减少普萘洛尔（propranolol）和雷尼替丁（ranitidine）的吸收。

［胰岛素（正规胰岛素，普通胰岛素）－睾酮（睾丸素）］[2]
Insulin－Testosterone

要点 据报道，睾酮可增强胰岛素的降糖作用。应用胰岛素治疗的糖尿病患者如果同时应用睾酮，胰岛素的需要量减少。

有关药物 有证据表明，其他促蛋白合成类固醇（去氢甲睾酮、苯丙酸诺龙、达那唑等）与胰岛素可发生类似相互影响。可以预料，睾酮及其他雄激素类也会增强口服降糖药（甲苯磺丁脲、氯磺丙脲、格列吡嗪等）的降糖作用（Powers et al，2011）。

机制 确切机制还不清楚。促蛋白合成类固醇的同化作用本身可能起一定的作用。

建议 鉴于睾酮及其他促蛋白合成类固醇对糖尿病患者是否有益还值得怀疑，且与胰岛素（以及其他降糖药）同用时引起低血糖的可能性大大增加，因此，如非必需，最好避免两类药物同时应用。

［胰岛素（正规胰岛素，普通胰岛素）－乙基雌烯醇］[2]
Insulin－Ethylestrenol

要点 有报道表明，胰岛素与乙基雌烯醇合用时，降糖作用可增强，前者的需要量减少。

有关药物 据报道，乙基雌烯醇可使甲苯磺丁脲所引起的低血糖反应加重。可以预料，乙基雌烯醇与其他口服降糖药（氯磺丙脲、格列本脲、格列吡嗪等）可发生类似影响。

有证据表明，胰岛素与其他促蛋白合成类固醇（丙酸甲雄烷酮、去氢甲睾酮，及司坦唑醇等）也可发生类似相互影响。

机制 确切机制还不清楚。同化作用本身可能起一定作用。

建议 鉴于促蛋白合成类固醇本身对糖尿病患者是否有益还值得怀疑，因此，最好避免两者合用（也参见［胰岛素－睾酮（睾丸素）］）。

［胰岛素（正规胰岛素，普通胰岛素）－口服避孕药］[2]
Insulin－Oral Contraceptive Agents（Oral contraceptives）

要点 据报道，同时应用胰岛素和口服避孕药，糖尿病症状加重，或出现糖耐量降低，胰岛素需要量有可能增加。

有关药物 根据相互影响的机制推测，口服避孕药与口服降糖药（氯磺丙脲、甲苯磺丁脲、格列本脲等）之间也会发生类似相互影响。就目前可得到的资料推测，所有雌激素类（如雌二醇、雌三醇，及炔雌醇等）都可削弱降糖药的作用。

机制 有证据表明，口服避孕药可使糖耐量降低并引起明显的糖尿病征兆（主要起因于其内所含的雌激素），这也许是它削弱降糖作用、使降糖药需要量增加的机制。但是具体机制比较复杂，相互影响的结果取决于许多因素，如所用口服避孕药的种类、剂量、其内所含雌激素和（或）孕激素的量，及两者的比例、糖尿病的类型、治疗持续时间等。一项研究表明，采用当前所用的低剂量复方口服避孕药（既含有雌激素，也含有孕激素），81％的糖尿病患者需要量不变（部分患者甚至可改善对胰岛素的敏感性），17％的患者需每天增加 8～20 个单位，剩下的 2％需每天增加 20～40 单位或以上。

建议 鉴于糖尿病患者服用口服避孕药发生心血管并发症及微血管病变的危险性增加，加之削弱降糖药的作用，因此建议糖尿病患者尽可能避免应用口服避孕药（或含有雌激素或孕激素的其他药物）。如果必须采用，应经常测定血糖浓度，据情调整降糖药的剂量，或者改变治疗糖尿病的方案。

[胰岛素（正规胰岛素，普通胰岛素）－磺胺甲噻二唑][2]
Insulin－Sulfamethizole

要点　同时应用胰岛素和磺胺甲噻二唑，前者的降糖作用增强，但作用持续时间可能缩短。

有关药物　根据相互影响的机制推测，预料胰岛素与其他磺胺类药物（如磺胺异噁唑、磺胺嘧啶、磺胺甲噁唑、磺胺二甲异嘧啶等）之间可发生类似相互影响。

机制　磺胺甲噻二唑置换与蛋白结合的胰岛素，从而使其降糖作用增强，但其代谢也随之加速，因此作用持续时间缩短。

建议　两者合用时，胰岛素作用的增强及作用持续时间的缩短都会给治疗带来麻烦，因此，最好避免两者合用。如果合用难以避免，于合用期间应注意观察胰岛素降糖作用的变化，必要时减少胰岛素的剂量，缩短给药间隔。

[胰岛素（正规胰岛素，普通胰岛素）－土霉素（氧四环素）][2]
Insulin－Oxytetracycline

要点　据报道，接受胰岛素的糖尿病患者加用土霉素后，引起低血糖。

有关药物　土霉素和甲苯磺丁脲同用时，也有发生低血糖的报道。其他磺酰脲类降糖药（醋磺己脲、氯磺丙脲、格列本脲等）与甲苯磺丁脲的药理作用类似，故也有可能与土霉素发生相互影响。其他四环素类（四环素、多西环素、米诺环素等）对胰岛素发生类似影响的可能性也不能排除。

机制　目前认为，土霉素通过延长胰岛素的半衰期，或影响肾上腺素的作用而发挥降糖效应。

建议　应用胰岛素治疗的糖尿病患者，在给予土霉素时，应密切观察有无低血糖发生。

[胰岛素（正规胰岛素，普通胰岛素）－氯霉素][3]
Insulin－Chloramphenicol

要点　有证据表明，同时应用氯霉素，可延长胰岛素的半衰期，导致其血浓度升高。

机制　认为该影响起因于氯霉素对胰岛素肝代谢的抑制。

建议　虽然有关该影响的报道不多，但是，当正在应用胰岛素治疗，而且血糖控制良好的糖尿病患者，在因其他原因加用氯霉素后突然发生显著低血糖的话，应考虑到可能与氯霉素有关。在这种情况下，最好停用氯霉素，或适当调整胰岛素的剂量。

[胰岛素（正规胰岛素，普通胰岛素）－异烟肼（雷米封，异烟酰肼）][3]
Insulin－Isoniazid

要点　异烟肼（250~400 mg/d）通过升高血糖而拮抗胰岛素的降糖作用。

有关药物　有证据表明，异烟肼可削弱所有磺酰脲类口服降糖药（如甲苯磺丁脲、氯磺丙脲、格列本脲等）的降糖作用（D'Alessio et al, 2011）。但也有研究发现，甲苯磺丁脲与异烟肼无相互影响，而另一些研究则报道产生低血糖。有报道说，氯磺丙脲与异烟肼合用可发生糖尿和高血糖。因为结果不一致，故上述发现尚有待进一步研究证实。

机制　据报道，胰岛素和许多多肽类明显促进异烟肼的跨膜转运（正常情况下异烟肼经被动扩散跨过细胞膜）。这种对跨膜转运的促进作用使异烟肼在肠道的摄取增加。异烟肼摄取增加，导致碳水化合物代谢障碍，从而升高血糖，损害糖耐量，这是其拮抗胰岛素降糖作用的机制（但也有降糖作用增强的报道）。已证实有 2 例不可逆性糖尿病是由异烟肼引起的，这进一步支持异烟肼可导致碳水化合物代谢障碍的说法。异烟肼对磺酰脲类口服降糖药降糖作用影响的机制雷同。

建议　降糖药与异烟肼同用时，应注意血糖浓度可能升高。这对肝功能异常的患者或异烟肼慢乙酰化者可能具有更重要的临床意义。

［胰岛素（正规胰岛素，普通胰岛素）－茚地那韦（英地那韦）］[2]
Insulin－Indinavir

要点　对 HIV（人免疫缺陷病毒）血清学阴性的健康志愿者进行的研究表明，当给予单剂量（800 mg）的茚地那韦后，可产生一种胰岛素相对抵抗状态。也有单用茚地那韦治疗导致高血糖的报道。由此认为，糖尿病患者或正在应用胰岛素（或其他降糖药）治疗的糖尿病患者，加用茚地那韦后，有可能干扰对血糖的控制。

有关药物　已经证明另外两种 HIV 蛋白酶抑制剂奈非那韦和安普那韦也可导致高血糖，故对糖尿病患者的血糖控制以及降糖药的作用可产生类似影响。根据药理作用的类似性推测，其他 HIV 蛋白酶抑制剂，如沙奎那韦、利托那韦、洛匹那韦（lopinavir），及安普那韦的前体药物福沙那韦（膦沙那韦；fosamprenavir）也会发生类似影响。但有证据表明，同属 HIV 蛋白酶抑制剂的阿扎那韦（atazanavir）不降低糖耐量，也不改变机体对胰岛素的敏感性。

机制　如上所述，茚地那韦本身有导致高血糖的报道。研究表明，该现象起因于茚地那韦直接影响周围组织，降低组织对胰岛素的敏感性，从而削弱胰岛素的作用。

建议　茚地那韦对血糖的影响明确，因此建议正在采用饮食或降糖药（包括胰岛素和口服降糖药）控制的糖尿病患者最好避免应用。如果必须同时应用，应严密监测血糖的控制情况，并据情调整降糖药的剂量。用阿扎那韦代替茚地那韦或其他 HIV 蛋白酶抑制剂是否可避免此种影响，目前尚难以确定。

［胰岛素（正规胰岛素，普通胰岛素）－甲氨蝶呤（氨甲蝶呤，氨甲叶酸）］[3]
Insulin－Methotrexate

要点　胰岛素与甲氨蝶呤合用，前者游离血浓度升高，作用有可能增强。

机制　甲氨蝶呤置换与清蛋白结合的胰岛素。

建议　该相互影响已明确，但其普遍临床意义尚不清楚。因为胰岛素游离血浓度的升高仅导致作用的暂时增强，随着其代谢的加速，接着可能是作用的减弱。鉴于合用时胰岛素的作用强度难以预测，故最好避免两者合用。

［胰岛素（正规胰岛素，普通胰岛素）－门冬酰胺酶（左旋门冬酰胺酶）］[3]
Insulin－L-Asparaginase

要点　胰岛素治疗期间同时应用门冬酰胺酶，有可能削弱胰岛素的降糖作用（Chabner et al，2011）。

有关药物　已证明门冬酰胺酶与口服降糖药（甲苯磺丁脲、氯磺丙脲、格列本脲等）同用时，可发生类似相互影响。

机制　门冬酰胺酶可致糖耐量降低，故可对抗胰岛素的降糖作用。然而，门冬酰胺酶何以引起糖耐量降低，目前还不清楚。不过，它所致的糖耐量降低可抵消或削弱降糖药的降糖作用这一事实，已得到充分证实。另外，门冬酰胺酶抑制蛋白质（特别是清蛋白）的合成，故可减少胰岛素与清蛋白的结合，从而加速胰岛素的代谢，这也可能是胰岛素降糖作用减弱的原因之一。

建议　糖尿病患者最好避免应用门冬酰胺酶。如必须应用，需经常检查血糖或尿糖的控制情况，胰岛素（或口服降糖药）的需要量可能增加。

［胰岛素（正规胰岛素，普通胰岛素）－烟酸（尼克酸，维生素 PP）］[1]
Insulin－Niacin（Nicotinic Acid）

要点　烟酸可升高血糖，从而影响胰岛素的降糖作用。

有关药物　口服降糖药（如磺酰脲类的甲苯磺丁脲、氯磺丙脲、格列本脲，双胍类的二甲双胍和苯乙双胍）的降糖作用也可被烟酸削弱。

机制　烟酸可导致胰岛素抵抗，从而削弱胰岛素的降糖作用。另外，烟酸也可抑制葡萄糖的代谢，升高血糖。

建议　烟酸本身可抑制糖代谢，有引起高糖血症的副作用，对降糖药作用的影响已经非常明确，因此，不管是采用饮食控制，还是应用降糖药治疗的糖尿病患者，最好避免应用烟酸。有证据表明，采用口服降糖药治疗的糖尿病患者，在给予烟酸后，往往不得不换用胰岛素治疗。对应用缓释型烟酸制剂的 2 型糖尿病患者进行的一项研究表明，有 4% 的患者因为血糖难以控制而需要停用这种药物。已知或疑有糖尿病的患者如果必须给予烟酸，应至少每周测血糖 1 次，直至证明血糖控制稳定为止。

［胰岛素（正规胰岛素，普通胰岛素）－芬氟拉明（氟苯丙胺）][2]
Insulin－Fenfluramine

要点　芬氟拉明具有内在降糖作用，与胰岛素同用时，可增强胰岛素的作用，易致低血糖。芬氟拉明饭前应用时，对成年型糖尿病患者的降糖作用可持续 2 小时以上；对胰岛素依赖型糖尿病患者也有类似作用，但作用较弱。

有关药物　胰岛素与其他减肥药（苯丁胺、苄甲苯异丙胺、吗吲哚等）同用时，像与芬氟拉明同用时一样，也可增加骨骼肌对葡萄糖的摄取，从而降低血糖浓度。

根据相互影响的机制推测，所有降糖药（如门冬胰岛素、甲苯磺丁脲、格列本脲、二甲双胍、瑞格列奈、罗格列酮、阿卡波糖等）与芬氟拉明（或其他减肥药）之间都可发生类似相互影响。

机制　芬氟拉明增加骨骼肌对葡萄糖的摄取，从而降低葡萄糖血浓度。这一降糖作用与胰岛素等降糖药的作用相加。

建议　此种相互影响对某些糖尿病（特别是伴有肥胖症的糖尿病）患者来说可能有益（芬氟拉明饭前服用的降糖作用最明显）。实际上，芬氟拉明目前已推荐与甲苯磺丁脲或格列本脲（优降糖）合用治疗肥胖患者的糖尿病。但在糖尿病治疗期间，加用或停用芬氟拉明时，应密切观察患者的反应，以便及时调整甲苯磺丁脲或格列本脲的剂量。如欲停用芬氟拉明，应在 4 周内逐渐减量至停用。

［胰岛素（正规胰岛素，普通胰岛素）－吸烟][2]
Insulin－Smoking

要点　吸烟的糖尿病患者对胰岛素的需要量大于非吸烟者。

机制　吸烟使具有抗胰岛素作用的激素水平明显升高（40%～120%），可能是吸烟者胰岛素需要量增加的原因。

建议　应用胰岛素治疗的糖尿病患者如果开始吸烟，胰岛素的用量需酌情增加，但如患者在治疗期间戒烟的话，胰岛素的用量需相应减少。

［甲苯磺丁脲（甲糖宁）－肝功能不全][1]
Tolbutamide－Hepatic Insufficiency

要点　肝功能不全患者应用甲苯磺丁脲时，其血浓度升高，作用时间延长，易发生低糖血症及中毒。

机制　甲苯磺丁脲大部分经肝代谢后才能经尿排泄。肝功能不全时，代谢速度减慢，易导致蓄积。

建议　肝功能不全患者，应避免使用甲苯磺丁脲。

［甲苯磺丁脲（甲糖宁）－垂体机能低下][2]
Tolbutamide－Hypopituitarism

要点　垂体功能低下时，甲苯磺丁脲的降糖作用增强。

有关药物　其他磺酰脲类降糖药（氯磺丙脲、格列本脲、格列吡嗪等）的作用可发生类似改变。

机制　据认为，垂体功能低下时，生长素分泌可减少。促肾上腺皮质激素分泌减少有可能起部分作用。

建议　当有垂体功能低下时，应适当减少磺酰脲类降糖药的用量。

使磺酰脲类降糖药敏感性增加的情况还有肾上腺功能低下、甲状腺功能低下、胰岛素瘤、营养不良等。

［甲苯磺丁脲（甲糖宁）－可乐定（氯压定，可乐宁）][4]
Tolbutamide－Clonidine

要点　据报道，甲苯磺丁脲治疗期间给予可乐定，可削弱甲苯磺丁脲的降糖作用，有可能导致血糖难以控制（这与 α_2 受体拮抗剂的作用相反，有关细节参见［格列本脲－酚妥拉明］）。

有关药物　其他 α_2 受体激动剂（莫索尼定、噻美尼定、利美尼定等）与甲苯磺丁脲之间以及其他磺酰脲类口服降糖药（甲苯磺丁脲、氯磺丙脲、醋磺己脲等）与可乐定之间是否会发生类似相互影响，尚不清楚。但根据提出的机制推测，预料类似相互影响有可能发生。

可乐定对外源性胰岛素的降糖作用是否会发生影响，尚不清楚。如果可乐定确实可通过激动肝细胞膜上的 α 受体而导致糖原分解增加的话，预料胰岛素的降糖作用也会被削弱。

有明确证据表明，同时应用磺酰脲类口服降糖药（如甲苯磺丁脲、氯磺丙脲、醋磺己脲等）和同属 α_2 受体激动剂的抗高血压药甲基多巴（methyldopa），往往可导致低血糖（Powers et al, 2011），这与同时应用可乐定的情况正好相反。

机制　可乐定主要通过激动中枢的 α_2 受体而降压，但对周围的突触后 α 受体也有激动作用（这一作用是其静脉给药之初出现短暂血压升高的原因）。胰岛中分泌胰岛素的 β 细胞膜上有 α 受体，当其被激动时，可抑制胰岛素的释放。另外，肝细胞膜上 α 受体的激动导致糖原分解增加的因素也不能排除。甲苯磺丁脲主要通过刺激胰岛 β 细胞促进胰岛素分泌而发挥降糖作用。可乐定的上述影响部分抵消了甲苯磺丁脲的降糖作用。

至于甲基多巴何以会增强甲苯磺丁脲等口服降糖药的降糖作用，目前的解释是，其抗交感作用导致的血糖降低超越了其抑制胰岛素释放等所致的血糖升高。

建议　根据提出的机制推测，对胰岛功能尚存的患者，此种影响较明显，而对胰岛功能完全丧失的患者此种影响较弱或无。然而，可乐定的抗交感作用有可能部分或完全抵消其升高血糖的作用，对血糖浓度的最终影响难以预料。但无论如何，于两者同用期间密切观察血糖或尿糖的变化并据情调整磺酰脲类口服降糖药的用量是必要的。

甲基多巴的净作用通常是降低血糖，故有可能促进口服降糖药低糖血症的发生或加重低血糖。

［甲苯磺丁脲（甲糖宁）－二氮嗪（氯甲苯噻嗪，低压唑）][2]
Tolbutamide－Diazoxide

要点　短期静脉注射二氮嗪治疗严重高血压，或长期口服治疗低糖血症，可引起高血糖。有证据表明，二氮嗪与甲苯磺丁脲同用时，可削弱后者的降糖作用。尽管这方面的报道不多，但就目前可得到的资料看，接受二氮嗪的糖尿病患者，其血糖的升高可认为是由该药引起。

二氮嗪的作用（例如降压作用）是否会受甲苯磺丁脲的影响，尚未见有临床报道。但已证明另一种钾通道开放药尼可地尔（硝烟酯）的冠状动脉舒张作用可被磺酰脲类口服降糖药格列本脲（优降糖）减弱或取消（见［尼可地尔（硝烟酯）－格列本脲（优降糖）]）。

有关药物　根据相互影响的机制推测，其他磺酰脲类降糖药（氯磺丙脲、格列本脲、醋磺己脲等）与二氮嗪之间以及甲苯磺丁脲与其他钾通道开放药（如尼可地尔、米诺地尔、克罗卡林、吡那地尔等）之间可发生类似相互影响，但尚有待临床研究的进一步证实。

机制　早期的体外试验证明，二氮嗪可直接作用于胰岛 β 细胞，从而抑制胰岛素释放。现已证明，二氮嗪等钾通道开放药除可作用于心肌、血管，及某些平滑肌的钾通道外，尚可作用于胰岛的 β 细胞，开放 I_{KATP}（ATP 调节的外向钾电流）通道（即 ATP 敏感性钾通道），使 β 细胞膜超极化，细胞内钙离子浓度降低，胰岛素分泌减少，从而升高血糖。磺酰脲类口服降糖药属于钾通道阻滞剂，与胰岛β细胞膜上的磺酰脲受体结合后，阻滞 ATP 敏感钾通道，抑制钾外流，使细胞膜去极化，电压依赖性钙通道的开放增加，细胞外钙内流，细胞内游离钙浓度升高，增加胰岛素的分泌，这是其降糖作用的主要因素。二氮嗪在细胞水平上拮抗甲苯磺丁脲释放胰岛素的作用，是该相互影响的机制。

建议　同时接受二氮嗪和口服降糖药的糖尿病患者，应注意血糖浓度的升高。如果发生高血糖，需要适当调整两种药物的剂量。由二氮嗪引起的严重高血糖，应考虑使用胰岛素治疗。虽然二氮嗪的治疗作用是否会受同时应用的甲苯磺丁脲的影响，尚未见有报道，但于同用期间注意观察患者对二氮嗪的反应也属必要。

[甲苯磺丁脲（甲糖宁）－卡托普利（甲巯丙脯酸，开博通）][3]
Tolbutamide－Captopril

要点　个案报道表明，应用甲苯磺丁脲治疗的糖尿病患者，加用卡托普利后出现低血糖。但也有两者合用无相互影响的报道。

有关药物　有合用卡托普利和格列本脲或甲福明（二甲双胍）出现明显低血糖的报道。根据相互影响的机制推测，甲苯磺丁脲与其他血管紧张素转化酶抑制剂（赖诺普利、雷米普利、福森普利等）之间以及卡托普利与其他口服降糖药（氯磺丙脲、醋磺己脲、苯乙双胍等）之间会发生类似相互影响。

机制　目前认为，卡托普利促进周围组织对葡萄糖的利用和（或）增加周围组织对胰岛素的敏感性是该影响的机制。

建议　虽然有关该影响的报道不多，但是血管紧张素转化酶抑制剂对周围组织葡萄糖利用的影响已经明确。因此，任何降糖药与血管紧张素转化酶抑制剂合用期间都应注意观察有可能出现的低血糖，必要时适当调整降糖药的剂量。

[甲苯磺丁脲（甲糖宁）－硝苯地平（硝苯吡啶，心痛定）][3]
Tolbutamide－Nifedipine

要点　对正常受试者进行的研究表明，硝苯地平（60 mg/d）可致糖耐量降低，并延缓口服葡萄糖后的胰岛素反应；对非胰岛素依赖型糖尿病患者进行的研究表明，硝苯地平（30 mg/d）可削弱甲苯磺丁脲的降糖作用，从而进一步证实了此种影响。但也有硝苯地平并不影响糖耐量的研究报道。

有关药物　已证明维拉帕米可降低糖耐量，预料也可削弱甲苯磺丁脲的降糖作用。其他钙拮抗剂，如二氢吡啶类的氨氯地平、非洛地平、尼群地平、尼莫地平、尼卡地平等，帕米类的加洛帕米、法利帕米、噻帕米等，对糖耐量是否有类似影响，尚未见报道。但根据药理作用的类似性以及相互影响的机制推测，所有钙拮抗剂都可发生类似影响。

根据提出的机制推测，硝苯地平对其他口服降糖药（如磺酰脲类的氯磺丙脲、格列本脲、醋磺己脲等）的降糖作用也有类似影响，但对应用胰岛素治疗的胰岛素依赖型糖尿病患者的类似影响则不太可能发生。

机制　平滑肌的收缩及腺体的分泌等都有钙离子的参与。硝苯地平等钙拮抗剂（钙通道阻滞剂）抑制钙内流，从而减少胰岛素的释放，这可能是甲苯磺丁脲等口服降糖药降糖作用减弱的原因（因为甲苯磺丁脲等磺酰脲类降糖药通过刺激非胰岛素依赖型糖尿病患者体内残存的β细胞释放胰岛素而发挥降糖作用）。

建议　根据相互影响的机制推测，硝苯地平等钙拮抗剂对口服降糖药的影响依赖于胰岛功能，对胰岛功能尚存的正在应用甲苯磺丁脲等口服降糖药治疗的非胰岛素依赖型糖尿病患者，同时应用的硝苯地平可使口服降糖药的降糖作用减弱，而对胰岛功能完全丧失的胰岛素依赖型糖尿病患者所用外源性胰岛素的降糖作用不会有影响。因此，正在应用降糖药治疗的非胰岛素依赖型糖尿病患者如果加用硝苯地平的话，应注意观察血糖的控制情况，必要时调整降糖药的剂量。

[甲苯磺丁脲（甲糖宁）－卤芬酯（降脂酰胺）][2]
Tolbutamide－Halofenate

要点   对正常受试者进行的研究表明，卤芬酯使甲苯磺丁脲的血浓度升高，血糖浓度降低。在糖尿病患者中也证实了此种相互影响。

有关药物   对Ⅳ型高脂蛋白血症的糖尿病患者进行的双盲对照研究表明，卤芬酯增强氯磺丙脲和苯乙双胍对某些患者的降糖作用，氯磺丙脲的需要量减少80％，苯乙双胍的需要量减少33％。预料卤芬酯与其他磺酰脲类降糖药（醋磺己脲、格列本脲、格列吡嗪等）及另一种双胍类甲福明（二甲双胍）之间会发生类似相互影响，但尚有待证实。

机制   机制尚不清楚。有人认为，卤芬酯可置换与血浆蛋白结合的口服降糖药，从而增强其降糖作用。但这种观点不能解释两者合用后4周左右相互影响才最明显的现象，故认为可能涉及其他因素。

建议   相互影响属实，但合用无须避免。然而，合用期间应注意观察降糖药的降糖作用有无增强，必要时适当减少降糖药的剂量，以免发生严重低血糖。虽然并非所有合用者都发生此种相互影响，但鉴于该相互影响可能需2～4周才充分表现出来，因此，凡合用者都应注意跟踪观察至少1个月。

[甲苯磺丁脲（甲糖宁）－考来烯胺（消胆胺）][2]
Tolbutamide－Colestyramine

要点   有充分证据表明，同时应用甲苯磺丁脲和阴离子交换树脂考来烯胺，可使前者的生物利用度降低，降糖作用减弱（Powers et al，2011）。这与同属降脂药的卤芬酯对甲苯磺丁脲的影响相反（参见［甲苯磺丁脲（甲糖宁）－卤芬酯（降脂酰胺）]）。

有关药物   有证据表明，考来烯胺对其他磺酰脲类口服降糖药（如氯磺丙脲、格列本脲、格列齐特等）有类似影响。根据相互影响的机制推测，甲苯磺丁脲与其他阴离子交换树脂（如考来替泊、降胆葡胺、地维烯胺等）之间的类似相互影响也可发生。

机制   考来烯胺在肠道中络合甲苯磺丁脲，从而阻碍其吸收，可能是该影响的主要机制。

建议   相互影响肯定。鉴于考来烯胺等阴离子交换树脂可影响许多药物的吸收，而它们对绝大多数药物吸收的影响尚未进行研究。因此，不管是应用什么药物，明智的做法是在给考来烯胺（或其他阴离子交换树脂）前1小时或其后3～4小时给予（确实已经证明无相互影响的药物除外）。

[甲苯磺丁脲（甲糖宁）－苯乙肼][2]
Tolbutamide－Phenelzine

要点   有证据表明苯乙肼可延长甲苯磺丁脲的低血糖反应。

有关药物   可以预料，其他单胺氧化酶（MAO）抑制剂（如帕吉林、异羧肼、反苯环丙胺等）以及具有MAO抑制作用的呋喃唑酮、丙卡巴肼等与甲苯磺丁脲可发生类似相互影响。已证明长期应用反苯环丙胺可加重甲苯磺丁脲引起的低糖血症。苯乙肼与其他磺酰脲类降糖药（醋磺己脲、格列本脲、妥拉磺脲等）之间的类似相互影响也可发生，与氯磺丙脲及醋磺己脲的此种相互影响已经证实。但是，MAO抑制剂与非磺酰脲类的格列嘧啶及双胍类降糖药（二甲双胍和苯乙双胍）之间是否会发生类似相互影响，还不清楚。

机制   据说单胺氧化酶抑制剂促进葡萄糖介导的胰岛素分泌，削弱胰岛素性低血糖对肾上腺素的反应，这既是他们增强胰岛素降糖作用的原因，也可能是延长甲苯磺丁脲低血糖反应的机制。不过，MAO抑制剂通过非特异性地抑制肝药酶而影响甲苯磺丁脲的代谢，这可能是该影响的重要原因。另外，MAO抑制剂干扰肾上腺素能神经对低血糖的补偿效应，使肝糖原不能释放足量的葡萄糖，这也可能是该影响的原因之一。

建议   应用降糖药治疗糖尿病期间最好避免应用MAO抑制剂。糖尿病患者因抑郁而需要用MAO抑制剂治疗时，降糖药的剂量应适当减少。但由于此种影响的程度难以预料，故对任何接受单胺氧化酶抑制剂的糖尿病患者，都应密切注意可能发生的过度低血糖。

[甲苯磺丁脲（甲糖宁）－吲哚美辛（消炎痛）][2]
Tolbutamide－Indomethacin

要点　正在应用甲苯磺丁脲治疗期间加用吲哚美辛，甲苯磺丁脲的降糖作用增强。

有关药物　已经证明，凡是与血浆蛋白高度结合的磺酰脲类降糖药（醋磺己脲、氯磺丙脲及妥拉磺脲等）都可与吲哚美辛发生类似相互影响。其他乙酸类解热镇痛药（如托美丁、双氯芬酸等）与甲苯磺丁脲之间是否会发生类似相互影响，还不清楚。但有证据表明，舒林酸和萘普生对甲苯磺丁脲的血浓度和降糖作用无明显影响。

机制　所有磺脲类降糖药都与血浆蛋白高度结合（90％～99％），特别是清蛋白（氯磺丙脲的蛋白结合率最低，格列本脲的结合率最高），而吲哚美辛也有明显的蛋白结合，且其与蛋白的亲和力高于甲苯磺丁脲。因此认为，吲哚美辛置换与血浆蛋白结合的甲苯磺丁脲，使游离型甲苯磺丁脲血浓度升高，这是使其降糖作用增强的机制。但是，可能还有其他机制参与。

建议　同时应用甲苯磺丁脲和吲哚美辛期间，应定期测定血糖，注意观察患者对降糖药的反应，并根据血糖测定的结果适当调整降糖药的剂量。停用吲哚美辛后，甲苯磺丁脲的剂量应据情增加。另外，应用胰岛素代替甲苯磺丁脲也许可避免此种相互影响。发生症状性低血糖时采用传统方法处理，或用葡萄糖加二氮嗪治疗。

[甲苯磺丁脲（甲糖宁）－保泰松（布他酮）][1]
Tolbutamide－Phenylbutazone

要点　长期应用甲苯磺丁脲治疗的患者，给予保泰松后，可致严重低血糖反应。两药同用时，甲苯磺丁脲的半衰期延长，而保泰松的半衰期明显缩短，故保泰松的疗效可能减弱。

有关药物　据报道，应用氯磺丙脲治疗的患者，给予保泰松后，有 2 例发生低血糖虚脱。一例用醋磺己脲治疗的患者，给予保泰松后，降糖作用增强。长期应用羟布宗（羟基保泰松），可延长甲苯磺丁脲的半衰期。磺吡酮可使甲苯磺丁脲的清除率降低 40％（见 [甲苯磺丁脲－磺吡酮]）。

对成年型糖尿病患者进行的研究表明，舒林酸和萘普生对甲苯磺丁脲的血浓度和降糖作用无明显影响。

机制　甲苯磺丁脲和血浆蛋白高度结合，与组织蛋白也可能具有高度亲和力。保泰松与血浆蛋白和组织蛋白也有高度亲和力，在体外能置换与白蛋白结合的甲苯磺丁脲、氯磺丙脲，及醋磺己脲。保泰松还可抑制甲苯磺丁脲的氧化，从而延长其半衰期。有人认为，保泰松可抑制甲苯磺丁脲的排泄。甲苯磺丁脲何以能缩短保泰松的半衰期，目前还不了解。

建议　因为甲苯磺丁脲和保泰松同时应用有可能产生严重的、甚至致命的低血糖反应，所以，两药同用期间，应密切监视血糖浓度；降糖药可据情减量。如果需要长期联用，尽可能选用舒林酸等与甲苯磺丁脲无明显相互影响的非甾类抗炎药代替保泰松或羟布宗。

[甲苯磺丁脲（甲糖宁）－磺吡酮（硫氧唑酮，苯磺唑酮）][2]
Tolbutamide－Sulphinpyrazone

要点　有报道表明，正在应用甲苯磺丁脲治疗糖尿病的患者同时给予磺吡酮，可使前者的血浓度升高，导致低血糖症的发生率增加。

对 6 名正常受试者进行的研究表明，磺吡酮 200 mg 每日 4 次连用 1 周，使甲苯磺丁脲的血浆清除率降低 40％，半衰期从 7.3 小时延长至 13.2 小时。

有关药物　根据相互影响的机制以及代谢途径的类似性推测，磺吡酮与醋磺己脲、妥拉磺脲、格列美脲等磺（酰）脲类降糖药之间有可能发生类似相互影响，因为它们的代谢清除都有 CYP 的参与。但有证据表明，磺吡酮对格列本脲的降糖作用无明显影响。

甲苯磺丁脲与另一种促尿酸排泄药阿扎丙宗之间可发生类似相互影响（见［甲苯磺丁脲－阿扎丙宗］），与丙磺舒之间的相互影响也已经证实（见［氯磺丙脲－丙磺舒］）。甲苯磺丁脲与促尿酸排泄药苯溴马隆之间是否会发生类似相互影响，尚未见报道。

甲苯磺丁脲与抗痛风药别嘌醇之间虽然可发生相互影响，但相互影响的机制与该处所述不同（见［氯磺丙脲－别嘌醇］）。

保泰松的结构与磺吡酮类似，已证明它可增强甲苯磺丁脲、氯磺丙脲，及醋磺己脲的降糖作用（参见［甲苯磺丁脲－保泰松］）。

机制　甲苯磺丁脲部分经肝代谢清除（涉及 CYP2C9），虽然磺吡酮 90％以原形经肾排泄，但其余 10％也在肝中由 CYP2C9 进行羟化代谢。有研究表明，磺吡酮与 CYP2C9 的亲和力大于甲苯磺丁脲，因此，两者同用时表现为磺吡酮竞争性抑制甲苯磺丁脲的代谢。磺吡酮对负责甲苯磺丁脲代谢的 CYP 的非竞争性抑制也不能排除。另外，磺吡酮的结构与保泰松类似，已证明保泰松可增强甲苯磺丁脲、氯磺丙脲，及醋磺己脲的降糖作用，故可能有类似机制参与（参见［甲苯磺丁脲－保泰松］）。鉴于甲苯磺丁脲和磺吡酮都有部分以原型经肾排泄，故后者对前者经肾排泄的抑制也可能是前者血浓度升高的部分原因。

建议　应用磺脲类口服降糖药（包括甲苯磺丁脲）治疗期间，应避免给予磺吡酮，以免发生低血糖。如果必须同时应用，甲苯磺丁脲的剂量应适当减少，或者考虑用苯溴马隆代替磺吡酮。

［甲苯磺丁脲（甲糖宁）－阿扎丙宗（阿扎丙酮，阿帕松）］[2]
Tolbutamide－Azapropazone（Apazone）

要点　一例（饮食治疗加甲苯磺丁脲控制）病情稳定的老年糖尿病患者，在服用阿扎丙宗（300 mg，每日 3 次）后，发生严重低血糖，并出现昏迷。对正常受试者的研究表明，阿扎丙宗可明显抑制甲苯磺丁脲的清除，其血浆半衰期延长 2～5 倍。

有关药物　根据代谢途径推测，预料阿扎丙宗与其他磺酰脲类降糖药（氯磺丙脲、格列本脲、格列吡嗪等）也会发生类似相互影响。甲苯磺丁脲与其他促尿酸排泄药的相互影响见［甲苯磺丁脲（甲糖宁）－磺吡酮（硫氧唑酮，苯磺唑酮）］。

甲苯磺丁脲与抗痛风药别嘌醇有可能发生相互影响，但相互影响的机制不同（见［氯磺丙脲－别嘌醇］）。

机制　对正常受试者进行的研究表明，阿扎丙宗延长甲苯磺丁脲的半衰期，但其分布容积不变，这表明阿扎丙宗抑制肝对甲苯磺丁脲的代谢，而非起因于蛋白结合的置换。阿扎丙宗对甲苯磺丁脲经肾排泄的抑制也不能排除。

建议　阿扎丙宗具有解热镇痛消炎作用，但因其对环加氧酶（前列腺素合成酶）的抑制作用微弱，现主要作为抗痛风药。应用甲苯磺丁脲治疗的患者，如果必须应用阿扎丙宗，应据情减少甲苯磺丁脲的剂量。

［甲苯磺丁脲（甲糖宁）－华法林（苄丙酮香豆素钠）］[2]
Tolbutamide－Warfarin

要点　有证据表明，同时应用甲苯磺丁脲和华法林，前者的血浆半衰期延长，降糖作用增强，有可能导致急性低糖血症。至于华法林的抗凝作用，有谓可使其作用增强，也有可使其作用减弱的报道。

有关药物　有明确证据表明，甲苯磺丁脲与另一种口服香豆素类抗凝剂双香豆素之间可发生类似相互影响。另一种磺酰脲类口服降糖药氯磺丙脲与华法林和双香豆素之间的类似相互影响也已证实。鉴于同属磺酰脲类口服降糖药的格列美脲主要由 CYP2C9 代谢，预料与华法林之间的类似相互影响也可发生。

根据相互影响的机制以及代谢途径的类似性推测，甲苯磺丁脲与其他香豆素类抗凝剂（如环香豆素、苯丙香豆素、醋硝香豆素等）和茚满二酮衍生物（如苯茚二酮和茚茚二酮）之间，及华法林与其他磺酰脲类口服降糖药（格列本脲、醋磺己脲、妥拉磺脲等）之间，可发生类似相互影响

(Powers et al，2011)。

机制　已知甲苯磺丁脲和华法林的代谢都有 CYP2C9 的参与（华法林是 S 型和 R 型的消旋混合物，S 型是抗凝作用的主要成分，其代谢转化由 CYP2C9 负责，R 型的代谢转化主要由 CYP1A2 负责，但也有 CYP2C19 和 CYP3A4 的参与），因此认为，华法林对甲苯磺丁脲经 CYP2C9 代谢的竞争性抑制是使后者半衰期延长、作用增强的机制。另外，华法林（以及其他口服抗凝剂）置换与血浆蛋白结合的甲苯磺丁脲（或其他磺酰脲类），也可能是导致急性低血糖的部分原因。华法林抗凝作用减弱的确切机制尚不清楚，有谓可能起因于甲苯磺丁脲对肝药酶的诱导，而其抗凝作用的增强，则可能与甲苯磺丁脲对华法林经 CYP2C9 代谢的竞争性抑制有关。

建议　最好避免同时应用华法林（或双香豆素）和磺酰脲类降糖药。如果同用难以避免，应于同用期间经常测定血糖浓度。在加用或停用华法林或双香豆素时，需酌情调整降糖药的剂量。由于华法林（或双香豆素）的剂量也可能需要调整，故还应测定凝血酶原时间。

［甲苯磺丁脲（甲糖宁）－酮替芬（噻喘酮，甲哌噻庚酮）］[2]
Tolbutamide－Ketotifen

要点　正在应用甲苯磺丁脲治疗的糖尿病患者给予平喘药酮替芬，有引起血小板减少的报道。

有关药物　同时应用酮替芬也可导致应用其他口服降糖药（氯磺丙脲、格列本脲、醋磺己脲等）的糖尿病患者发生血小板减少。

机制　不清楚。甲苯磺丁脲单用有导致血小板减少的副作用。

建议　正在应用口服降糖药治疗的糖尿病患者不应给予酮替芬。

［甲苯磺丁脲（甲糖宁）－西咪替丁（甲氰咪胍）］[2]
Tolbutamide－Cimetidine

要点　有研究表明，西咪替丁增加糖尿病患者甲苯磺丁脲的降糖作用，有引起严重低血糖的危险。

有关药物　已证明同属磺酰脲类的格列美脲主要由 CYP2C9 代谢，预料与西咪替丁之间可发生类似相互影响。然而，预料格列美脲与同属 H_2 受体阻断药的雷尼替丁之间的相互影响弱于西咪替丁，原因在于雷尼替丁与 CYP 的亲和力仅为西咪替丁的 10%。

对糖尿病患者进行的研究表明，西咪替丁与另外两种磺酰脲类降糖药格列吡嗪和格列齐特之间，以及另一种 H_2 受体阻断药雷尼替丁与磺酰脲类降糖药格列吡嗪和格列本脲之间可发生类似相互影响。

对正常受试者进行的研究表明，西咪替丁与氯磺丙脲和格列本脲之间无类似相互影响，也有西咪替丁和雷尼替丁使格列本脲作用减弱的报道。由于报道结果不一致，故难以预料西咪替丁与其他磺酰脲类降糖药（如妥拉磺脲、醋磺己脲、格列喹酮等）之间是否会发生类似相互影响。

鉴于法莫替丁、尼扎替丁、罗沙替丁等 H_2 受体阻断药对 CYP 几乎无任何抑制作用，因此，预料与甲苯磺丁脲（或其他磺酰脲类降糖药）之间不会发生类似相互影响（即使有相互影响，也仅与肝血流量的降低有关，因此不会太明显）。

对 7 名正常受试者进行的研究表明，西咪替丁使双胍类降糖药二甲双胍（metformin；甲福明）的肾清除率降低，血药浓度时间曲线下面积增加。但是，该影响有可能仅仅涉及西咪替丁对二甲双胍经肾排泄的抑制。

通过抑制 CYP2C9 而增强甲苯磺丁脲降糖作用的其他药物尚有胺碘酮、氟伐他汀、氟伏沙明、帕罗西汀、舍曲林、磺胺苯吡唑、异烟肼，及氟康唑（参见［甲苯磺丁脲－氟康唑］）等。

锂盐（如碳酸锂）以及尿液酸化剂（如氯化铵）也可增强磺酰脲类口服降糖药的降糖作用，但其机制与 CYP 无关；锂盐作用于肝和周围，促进肝糖原的分解，增加肌糖原的合成，而尿液酸化剂则主要通过抑制磺酰脲类的排泄。尿液碱化剂（如乙酰唑胺和部分抗酸药）与尿液酸化剂的作用相反（Powers et al，2011）。

机制　已知西咪替丁抑制多种 CYP，其中包括 CYP1A2、CYP2C9，及 CYP2D6，而甲苯磺丁脲的代谢主要由 CYP2C9 负责，因此认为，甲苯磺丁脲降糖作用的增强起因于西咪替丁对其经

CYP2C9 代谢的非竞争性抑制，抑制程度与西咪替丁的剂量有关。另外，西咪替丁可降低肝血流量，故降低甲苯磺丁脲的提取率也可能起部分作用。

包括西咪替丁在内的所有 H$_2$ 受体阻断药单用时都有可能通过对胰腺的影响而升高血糖，但当与甲苯磺丁脲等口服降糖药同用时，这一作用被其增强后者的降糖作用所掩盖。

建议　由于不同降糖药之间以及糖尿病患者与正常受试者之间存在差异，因此很难对该相互影响做出全面评价。如果不具备进行严密监测的条件，建议糖尿病患者最好避免同时应用西咪替丁（或雷尼替丁）和磺酰脲类降糖药（特别是已证实与西咪替丁存在相互影响的格列本脲、格列吡嗪，及格列齐特）。合用者在开始合用时及停用西咪替丁或雷尼替丁后，应警惕可能发生的低血糖或高血糖。至于西咪替丁与二甲双胍之间的相互影响，通常认为不像与磺酰脲类之间的相互影响那么严重，但必须合用时，应将二甲双胍减量，并注意二甲双胍血浓度过高可能引起的乳酸性酸血症。

[甲苯磺丁脲（甲糖宁）－磺胺甲噻二唑][2]
Tolbutamide－Sulfamethizole

要点　应用甲苯磺丁脲治疗的患者，给磺胺甲噻二唑后，降糖作用增强，甲苯磺丁脲的半衰期也延长。

有关药物　甲苯磺丁脲和磺胺苯吡唑之间的类似相互影响已经证实。根据代谢途径的类似性推测，预料所有磺胺类抗菌药（如磺胺嘧啶、磺胺甲噁唑、磺胺多辛等）都可与甲苯磺丁脲发生药动学方面的相互影响（Petri Jr，2011）。有证据表明，磺胺甲基异噁唑增强氯磺丙脲的降糖作用。应用氯磺丙脲维持治疗的糖尿病患者，加用磺胺二甲嘧啶和磺胺异噁唑后，有引起低血糖昏迷的报道。磺胺甲噻二唑与其他磺酰脲类口服降糖药（如醋磺己脲、格列本脲、格列吡嗪等）之间是否会发生类似相互影响，尚未见报道。然而，鉴于所有磺胺类都可置换与血浆蛋白结合的磺酰脲类，故当同用时都有可能短暂增强后者的降糖作用，但对药物经 CYP 代谢的影响则随同用药物的不同而不同。

机制　已知甲苯磺丁脲的代谢涉及 CYP2C9，故认为其降糖作用的增强以及半衰期延长与磺胺甲噻二唑竞争性抑制 CYP2C9 有关。磺胺甲噻二唑置换与血浆蛋白结合的甲苯磺丁脲，也是其增强甲苯磺丁脲降糖作用的原因之一。

磺胺苯吡唑是已知的 CYP2C9 抑制剂，可能主要通过非竞争性抑制作用阻碍甲苯磺丁脲经 CYP2C9 的代谢（这与甲苯磺丁脲－磺胺甲噻二唑之间相互影响的机制有所不同）。

据认为，磺胺甲基异噁唑对氯磺丙脲降糖作用的增强也可能与其竞争氯磺丙脲的肾排泄有关。另外，已知磺胺异噁唑的代谢有 CYP2C9 的参与，故竞争性抑制氯磺丙脲经 CYP2C9 的代谢也起一定作用。

建议　甲苯磺丁脲与磺胺甲噻二唑或磺胺苯吡唑同用时，需密切观察患者的反应，尤其是伴有肝、肾功能异常或限制饮食的老年人，因为这些患者更易发生低血糖。甲苯磺丁脲的需要量可能减少。两药联用稳定数周后，不良反应不再常见。

[甲苯磺丁脲（甲糖宁）－氯霉素][2]
Tolbutamide－Chloramphenicol

要点　用甲苯磺丁脲治疗的糖尿病患者，在给予氯霉素后，可延长甲苯磺丁脲的半衰期，低血糖反应持续时间也延长，严重者可致虚脱。肾功能不全的患者危险性更大。

有关药物　有明确证据表明，氯霉素可明显延长氯磺丙脲的半衰期。根据相互影响的机制推测，其他磺酰脲类口服降糖药（如格列本脲、格列吡嗪、妥拉磺脲等）的半衰期也有可能被氯霉素所延长。

机制　氯霉素通过抑制 CYP（可能包括 CYP2C9），从而阻碍甲苯磺丁脲的代谢，是其延长甲苯磺丁脲半衰期的机制。另外，氯霉素影响肾排泄也是甲苯磺丁脲半衰期延长、血浓度升高的原因之一。蛋白结合置换也可能起部分作用。

建议　甲苯磺丁脲治疗期间如果需要应用氯霉素，甲苯磺丁脲的剂量可据情减少。若干研究表明，甲苯磺丁脲的血浓度在上午较高，故在上午更应注意有无低血糖症状发生。同用期间应经常测定血糖浓度，如果甲苯磺丁脲不能满意控制血糖水平，应短期换用胰岛素，但胰岛素的用量应小于常量。

[甲苯磺丁脲（甲糖宁）－利福平（甲哌利福霉素，利米定）][2]
Tolbutamide－Rifampin（Rifampicin）

要点　合用利福平与甲苯磺丁脲，甲苯磺丁脲的半衰期比未用利福平者缩短近 50％，高峰血浓度也明显降低（降低近一半）。这一发现无论在糖尿病患者中，还是在正常受试者中都已得到证实。

有关药物　有证据表明，同时应用利福平使氯磺丙脲的需要量增加，也使格列嘧啶（非磺酰脲类降糖药）的半衰期缩短。甲苯磺丁脲与其他利福霉素衍生物（利福定、利福喷汀、利福布汀等）之间，以及利福平与其他磺酰脲类降糖药（如醋磺己脲、格列本脲、格列吡嗪等）之间是否会发生类似相互影响，还未见报道。但根据相互影响的机制以及代谢途径的类似性推测，预料类似相互影响有可能发生。不过，相互影响的程度有所不同。就利福霉素衍生物对 CYP 诱导作用的程度而论，以利福平最强，利福喷汀次之，利福布汀最弱。

苯巴比妥、苯妥英，及卡马西平对 CYP2C9 有明显的诱导作用，但苯巴比妥和苯妥英在诱导的同时也有抑制作用，这 3 种药物的代谢也都有 CYP2C9 的参与，故相互影响的综合结果难以预料。

机制　利福平是一种强效的肝药酶诱导剂，可诱导多种 CYP，加速多种药物经肝的代谢。已知甲苯磺丁脲主要经 CYP2C9 代谢，故认为甲苯磺丁脲血浓度的降低及半衰期的缩短与利福平对 CYP2C9 的诱导有关。

建议　甲苯磺丁脲与利福平的相互影响已明确，两者合用时应注意观察甲苯磺丁脲的降糖作用有无减弱。在大多数情况下，甲苯磺丁脲的剂量需增加（根据文献报道，剂量多半应加倍）。氯磺丙脲或其他磺酰脲类降糖药以及格列嘧啶与利福平合用时，最好也遵循该原则，但有关证据尚不充分。

[甲苯磺丁脲（甲糖宁）－氟康唑（大扶康）][2]
Tolbutamide－Fluconazole

要点　同时应用甲苯磺丁脲和氟康唑，前者的降糖作用和毒性都增强。

有关药物　现已证明，所有唑类抗真菌药（如咪唑类的酮康唑、咪康唑、益康唑，及三唑类的伊曲康唑、氟康唑和伏立康唑）对 CYP 都有一定抑制作用，对不同 CYP 抑制作用的强度有所不同。咪唑类的酮康唑和三唑类的伊曲康唑对 CYP3A4 的抑制作用最强，但对其他 CYP 的影响甚微，因此预料不会明显影响甲苯磺丁脲的代谢（伊曲康唑是 CYP3A4 的底物，同时也是 CYP3A4 的强效抑制剂，抑制作用与酮康唑相当）。伏立康唑对 CYP2C9 有中度抑制作用，预料与甲苯磺丁脲之间可发生类似相互影响，但不会像氟康唑那么明显（伏立康唑本身由 CYP2C19、CYP2C9，及 CYP3A4 代谢，对这 3 种 CYP 也有不同程度的抑制作用；对 CYP2C19 的抑制作用最强，对 CYP2C9 的抑制作用次之，对 CYP3A4 的抑制作用最弱，故与其他药物之间的相互影响比较复杂）。

已经证明另一种磺酰脲类口服降糖药格列美脲主要由 CYP2C9 代谢，预料与氟康唑之间可发生类似相互影响。其他磺酰脲类口服降糖药（如氯磺丙脲、醋磺己脲、格列本脲等）与氟康唑之间是否会发生类似相互影响，尚未见报道。

机制　已经证明甲苯磺丁脲的代谢转化主要由 CYP2C9 负责，而氟康唑对 CYP2C9 有明显抑制作用（氟康唑本身有 90％以原形经肾排泄，仅有一小部分由 CYP3A4 代谢，对 CYP3A4 有微弱的抑制作用，但对 CYP2C9 的抑制作用比较明显），因此认为，甲苯磺丁脲降糖作用和毒性的增强起因于氟康唑对 CYP2C9 的非竞争性抑制。

建议　甲苯磺丁脲治疗期间如果需要应用氟康唑，甲苯磺丁脲的剂量可据情减少。若干研究表明，甲苯磺丁脲的血浓度在上午较高，故在上午更应注意有无低血糖症状发生。同用期间应经常测定血糖浓度，如果甲苯磺丁脲不能满意控制血糖水平，应短期换用胰岛素。

[甲苯磺丁脲（甲糖宁）－银杏提取物][3]
Tolbutamide－Ginkgo Biloba Extract

要点　Uchida 等对 10 名健康男性受试者进行的 1 项研究表明，口服银杏提取物（每日 360 mg

计 28 天）预处理，可使单剂甲苯磺丁脲（125 mg 口服）的 $AUC_{0\sim\infty}$ 减少，甲苯磺丁脲 $AUC_{0\sim\infty}$ 与 4-羟甲苯磺丁脲 $AUC_{0\sim\infty}$ 比值缩小，对口服葡萄糖（75 g）的降糖作用减弱（Uchida et al，2006）。

有关药物　已证明同属磺酰脲类口服降糖药的格列美脲主由 CYP2C9 代谢，预料与银杏提取物之间有可能发生类似相互影响。其他磺酰脲类口服降糖药（如氯磺丙脲、醋磺己脲、格列本脲等）与银杏提取物之间是否会发生类似相互影响，尚未见报道。

机制　甲苯磺丁脲主要在肝中经由 CYP2C9 代谢为 4-羟甲苯磺丁脲。应用大鼠进行的研究表明，银杏提取物可明显增强 CYP2C6（相当于人类的 CYP2C9）的活性。因此认为，该影响可能与银杏提取物中的某些成分诱导 CYP2C9 有关。另外，甲苯磺丁脲与蛋白质有高度结合，而其清除速度与游离型的浓度有关，故银杏提取物对蛋白结合的置换也可能起一定作用。确切机制有待进一步研究。

有证据表明，银杏提取物对 OATP-B（OATP2B1）有某种程度的抑制作用，但尚不知它的这一作用与该影响有无关联（也参见［噻氯匹定（抵克利得，力抗栓）－甲磺酸双氢麦角毒碱（甲磺酸二氢麦角碱）］）。

建议　甲苯磺丁脲治疗期间，当出现降糖作用减弱或血糖控制不理想时，应考虑到患者私自应用银杏叶或银杏提取物是可能原因之一。

［氯磺丙脲－氯贝丁酯（氯贝特，安妥明）][2]
Chlorpropamide－Clofibrate

要点　氯贝丁酯和氯磺丙脲同用时，可增强后者的降糖作用。故同用时应据情减少降糖药的剂量，以免发生症状性低糖血症。

有关药物　已经证明，醋磺己脲、甲苯磺丁脲，及妥拉磺脲可与氯贝丁酯发生类似相互影响。如果影响机制与氯贝丁酯降低胰岛素耐受性有关，或氯贝丁酯有降糖活性的话，则对其他口服降糖药（格列本脲、格列吡嗪、格列喹酮等）亦可发生类似影响。据报道，降脂酰胺增强磺酰脲类的降糖作用，而且强于氯贝丁酯。已证明苯扎贝特（必降脂）也可增强氯磺丙脲的降糖作用。与氯贝丁酯作用类似的其他苯氧芬酸类降血脂药（非诺贝特、利贝特、环丙贝特等）与氯磺丙脲之间是否会发生类似相互影响，尚未见报道，但已证明正在应用磺酰脲类降糖药的患者，如果同时应用非卤化苯氧芳酸类的吉非贝齐（gemfibrozil），可使低糖血症的发生率明显增加（Powers et al，2011）。

机制　氯贝丁酯与氯磺丙脲竞争肾小管分泌机制，减少氯磺丙脲的排泄，从而延长其半衰期。氯贝丁酯与血浆蛋白的亲和力大于氯磺丙脲和其他磺酰脲类，因此可置换之。也有人认为氯贝丁酯降低胰岛素的耐受性，可能是增强降糖作用的机制。新近研究证明，氯贝丁酯本身具有降糖作用，这种作用与它增加机体对胰岛素的敏感性或改善血糖的利用率有关。

建议　糖尿病患者正在应用氯磺丙脲或其他磺酰脲类降糖药治疗期间，如果加用氯贝丁酯，应密切观察血糖水平，以防低糖血症发生。某些患者可据情减少降糖药的剂量。反之，同时接受氯磺丙脲和氯贝丁酯的患者，停用氯贝丁酯时，应密切观察血糖浓度是否升高。

［氯磺丙脲－去甲替林（去甲阿米替林）][3]
Chlorpropamide－Nortriptyline

要点　1 名正在应用氯磺丙脲治疗的患者，在加用 125 mg/d 去甲替林 3 天后出现严重低血糖。

有关药物　据报道，1 名服用妥拉磺脲的患者合用抗抑郁药多塞平（75 mg/d）11 天后出现低血糖。对 4 名自愿受试者进行的研究表明，阿米替林 25 mg/d 连服 9 天，对单剂甲苯磺丁脲（500 mg）的半衰期无影响。由于报道结果不一致，故难以预料氯磺丙脲与其他抗抑郁药（丙咪嗪、地昔帕明、普罗替林等）之间以及去甲替林与其他口服降糖药（醋磺己脲、格列本脲、格列吡嗪等）之间是否会发生类似相互影响。

机制　确切机制尚不清楚，但有可能部分涉及对 CYP 的竞争性抑制（已知氯磺丙脲有 80% 经由肝代谢）和（或）对糖代谢的协同性影响。

建议　尽管该相互影响的确切发生率尚未见有统计报道，但临床上确有发生。无论如何，于两药合用期间，应注意观察有无低血糖的症状和体征，必要时适当减少降糖药的剂量。据说合用多塞平后氯磺丙脲的剂量仅为合用多塞平前的 1/10 即可控制糖尿病。不过，发生该相互影响的患者，降糖药的剂量是否都要进行这么大的调整，尚有待进一步证实。

［氯磺丙脲－乙醇］[1]
Chlorpropamide－Ethyl Alcohol（Ethanol，Alcohol，Ethyl）

要点　据报道，非胰岛素依赖型糖尿病患者，在氯磺丙脲治疗期间饮酒，常导致面色潮红，也可出现双硫仑样反应，同时，诱发低血糖的危险性增加。

有关药物　在慢性酒精中毒的胰岛素依赖型糖尿病患者中，有发生严重低血糖昏迷的报道。在非酒精中毒糖尿病患者中、正常受试者及酒精中毒者中，同属磺酰脲类降糖药的甲苯磺丁脲（tolbutamide）和乙醇都可发生相互影响。在应用格列本脲的 11 名患者中，给予试验量乙醇后，有 5 例出现潮红。

机制　乙醇具有内在降糖活性，抑制肝糖异生，是其增强磺酰脲类降糖药降糖作用从而诱发低血糖的机制。

已证明长期饮酒可大大缩短甲苯磺丁脲的半衰期，这可能与它促进甲苯磺丁脲的肝代谢有关。

建议　同时应用乙醇和降糖药，可引起从轻度潮红到严重的低血糖反应等各种症状，临床上表现为氯磺丙脲的降糖作用增强（但应注意，某些含醇饮料因含有大量碳水化合物，可增加血糖浓度，表现为氯磺丙脲的降糖作用减弱，这与乙醇的情况正好相反）。严重程度取决于所用降糖药的种类、乙醇摄入量、饮食状况，及肝功能状态等。建议接受降糖药治疗的患者最好戒酒。

［氯磺丙脲－阿司匹林（乙酰水杨酸）］[2]
Chlorpropamide－Aspirin

要点　氯磺丙脲治疗期间加用阿司匹林时，使氯磺丙脲的毒性增加，可导致持久、严重的低糖血症。

有关药物　其他磺酰脲类降糖药（醋磺己脲、甲苯磺丁脲、妥拉磺脲等）也有可能与阿司匹林发生相互影响。氯磺丙脲是本组药物中清除半衰期最长者，且主要经肾排泄，因此，这种相互影响的可能性最大。与蛋白质结合的格列本脲和格列吡嗪不易被阿司匹林置换，因此与阿司匹林相互影响的程度要小一些。其他水杨酸类（胆碱水杨酸、双水杨酯、水杨酸钠等）的许多药理作用与阿司匹林相同，预料也有可能与氯磺丙脲发生类似相互影响。

机制　磺酰脲类降糖药与蛋白质广泛结合，但可被阿司匹林置换，从而使游离药物血浓度升高。另外，阿司匹林可致氧化磷酸化脱耦联，进一步改变糖尿病的糖平衡。新近发现，阿司匹林以及其他水杨酸类可增强胰岛 β 细胞对葡萄糖的敏感性，促进胰岛素的分泌，从而增强磺酰脲类降糖药的降血糖作用（这对胰岛 β 细胞功能尚未完全丧失的糖尿病患者来说，具有重要临床意义。参见［阿司匹林－糖尿病］）。这些药物在外周微弱的胰岛素样作用也是该影响的原因之一。

建议　氯磺丙脲和阿司匹林同用时，前者的剂量应减少，同时应密切观察患者的反应，并测定血糖或尿糖。停用阿司匹林后，氯磺丙脲剂量应增加。需要阿司匹林治疗的患者，也可换用胰岛素或靠饮食控制血糖。发生低糖血症时，可用传统方法或用葡萄糖加二氮嗪治疗。

［氯磺丙脲－别嘌醇（别嘌呤醇）］[3]
Chlorpropamide－Allopurinol

要点　同时应用氯磺丙脲和别嘌醇，可明显延长前者的血浆半衰期。

有关药物　其他磺酰脲类降糖药（甲苯磺丁脲、妥拉磺脲、醋磺己脲等）与别嘌醇之间是否会发生类似相互影响，还未见报道。但基于药理的类似性，预料类似相互影响有可能发生。鉴于格列吡嗪和格列本脲以较弱的活性代谢物经肾和胆汁排泄，因此与别嘌醇相互影响的程度可能小于其他磺酰脲类降糖药。

同时应用丙磺舒和氯磺丙脲，氯磺丙脲的半衰期也延长（参见［氯磺丙脲－丙磺舒］项下的有关内容）。对 6 名应用磺吡酮（800 mg/d）的正常受试者进行的研究表明，非肠道应用甲苯磺丁脲后，甲苯磺丁脲的半衰期延长大约 1 倍，清除率降低 10%。

机制 最初认为，该相互影响的机制是别嘌醇抑制氯磺丙脲经肾的排泄。但现已了解，氯磺丙脲主要（80%）经肝代谢为活性不明的代谢物，仅有 20% 以原形经肾排泄。因此认为，氯磺丙脲半衰期的延长可能包括两方面的原因，即别嘌醇抑制氯磺丙脲经肾的排泄，也有可能阻碍氯磺丙脲在肝的代谢（目前已经证明，除了氯磺丙脲主要经肝代谢，甲苯磺丁脲、格列吡嗪，及格列本脲有少部分经肝代谢外，其他所有磺酰脲类降糖药都主要以原形经肾排泄）。

建议 因为此种相互影响的证据很有限，所以还不能把其临床意义看得太重，但是，正在应用口服降糖药的患者同时应用别嘌醇时，注意观察药理作用是否增强，半衰期是否延长，这仍有必要。

［氯磺丙脲－丙磺舒（羧苯磺胺）][3]
Chlorpropamide－Probenecid

要点 据报道，6 名同时应用氯磺丙脲和丙磺舒的患者，氯磺丙脲半衰期从 36 小时延长到 50 小时。对这一报道还未见有临床研究进一步验证。

有关药物 据报道丙磺舒延长甲苯磺丁脲的半衰期。其他磺酰脲类降糖药（格列本脲、格列吡嗪、妥拉磺脲等）与丙磺舒之间是否会发生类似相互影响，还不清楚。

对 6 名应用磺吡酮（800 mg/d）的正常受试者进行的研究表明，非肠道应用甲苯磺丁脲后，甲苯磺丁脲的半衰期延长大约 1 倍，清除率降低 10%。

对 19 名糖尿病患者进行的一项研究表明，同时应用格列本脲和磺吡酮（200 mg，每日 4 次），与同时应用格列本脲和安慰剂相比，对血、尿葡萄糖浓度或血胆固醇及三酰甘油浓度无任何明显影响。

同时应用氯磺丙脲和别嘌醇，可明显延长前者的血浆半衰期（参见［氯磺丙脲－别嘌醇］项下的内容）。

机制 最初认为，该相互影响的机制是丙磺舒抑制氯磺丙脲经肾的排泄。但现已了解，氯磺丙脲主要（80%）经肝代谢为活性不明的代谢物，仅有 20% 以原形经肾排泄。因此认为，氯磺丙脲半衰期的延长可能包括两方面的原因，即丙磺舒抑制氯磺丙脲经肾的排泄，也阻碍氯磺丙脲在肝的代谢。然而，甲苯磺丁脲半衰期的延长可能主要与丙磺舒对其经肾排泄的抑制有关（目前已经证明，除了氯磺丙脲主要经肝代谢，甲苯磺丁脲、格列吡嗪，及格列本脲有少部分经肝代谢外，其他所有磺酰脲类降糖药都主要以原形经肾排泄），尽管后者对前者代谢的抑制也可能起一定作用（两者的代谢都有一小部分涉及 CYP）。

至于磺吡酮使甲苯磺丁脲血浓度升高和半衰期延长的现象，目前认为有多种因素参与，有关细节参见［甲苯磺丁脲（甲糖宁）－磺吡酮（硫氧唑酮，苯磺唑酮）］。

建议 氯磺丙脲和丙磺舒同用期间，应注意降糖作用是否过强。肾功能受损的患者，既不应给予氯磺丙脲，也不应给予丙磺舒。

［氯磺丙脲－氢氯噻嗪（双氢克尿噻）][2]
Chlorpropamide－Hydrochlorothiazide

要点 用氯磺丙脲维持治疗的糖尿病患者，加用氢氯噻嗪后，可使血糖升高。这种影响通常在停用氢氯噻嗪后、加大氯磺丙脲剂量或补钾后逆转。

有关药物 根据相互影响的机制推测，氢氯噻嗪与其他磺酰脲类降糖药（甲苯磺丁脲、醋磺己脲、格列本脲等）之间以及氯磺丙脲与其他噻嗪类利尿剂（如氯噻嗪、三氯噻嗪、苄氟噻嗪、双氢氟噻嗪等）或噻嗪类有关利尿剂（如氯噻酮、喹乙宗、美托拉宗、吲达帕胺等）之间亦可发生类似相互影响。

已证明氢氯噻嗪也抑制外源性胰岛素的降糖作用，预料其他噻嗪类利尿剂或噻嗪类有关利尿剂对外源性胰岛素的降糖作用可发生类似影响。

多数研究表明，呋塞米对糖尿病患者及非糖尿病患者的糖耐量几无影响。依他尼酸和布美他尼也不太可能影响糖耐量。然而，也有呋塞米影响糖耐量的报道。无论如何，确有证据表明，正在应用磺酰脲类降糖药治疗且血糖得到良好控制的患者，加用高效能利尿剂（如呋塞米）后可导致高血糖（参见［氯磺丙脲－呋塞米（呋喃苯胺酸，速尿，利尿磺胺）]）。

机制　氢氯噻嗪（以及其他噻嗪类利尿剂）可降低糖耐量，本身即有导致高血糖的副作用（可能与其抑制胰岛素分泌以及减少组织对葡萄糖的利用有关），这一作用可部分抵消氯磺丙脲的降糖作用。鉴于纠正低钾后可部分翻转高血糖效应，故而认为氢氯噻嗪所致的低钾血症也是这种影响的因素之一。至于同时应用高效能利尿剂所致的高血糖，可能与低钾血症有关（也参见［氯磺丙脲－呋塞米（呋喃苯胺酸，速尿，利尿磺胺）]）。

建议　通过饮食、口服降糖药或胰岛素控制血糖的糖尿病患者，在开始应用噻嗪类利尿剂或噻嗪类有关利尿剂之后，应密切观察血糖浓度有无升高，同时应预防钾的额外或异常丢失。停用利尿剂后，应观察有无低血糖的症状。另外，也可通过增加口服降糖药的剂量，或用足量胰岛素代替口服降糖药，以控制糖尿病状态。

［氯磺丙脲－呋塞米（呋喃苯胺酸，速尿，利尿磺胺）][2]
Chlorpropamide－Furosemide

要点　应用氯磺丙脲治疗期间加用呋塞米，可导致高血糖。

有关药物　根据相互影响的机制推测，氯磺丙脲与其他高效能利尿剂（如依他尼酸、布美他尼，及托拉塞米等）之间以及呋塞米与其他磺酰脲类降糖药（如甲苯磺丁脲、格列本脲、格列吡嗪等）之间可发生类似相互影响。

机制　已经证明包括呋塞米在内的袢利尿剂可降低糖耐量，使糖尿病患者的高血糖恶化，也可使隐性糖尿病变为显性糖尿病。然而，对呋塞米等高效能利尿剂降低糖耐量的确切机制尚不完全了解，目前认为与钾的耗竭可能有一定关系。同时给予钾盐可减少高糖血症的发生为这一推论提供了佐证。

建议　应用降糖药（包括磺酰脲类降糖药）维持治疗的患者，如因其他原因需要给予呋塞米等高效能利尿药，应注意降糖药的降糖作用是否减弱，必要时，可通过增加口服降糖药的剂量，或用足量胰岛素代替口服降糖药，以控制糖尿病状态。

［氯磺丙脲－可的松（考的松，皮质素）][2]
Chlorpropamide－Cortisone

要点　可的松本身具有升高血糖的作用，与氯磺丙脲同用时，可削弱后者的降糖作用。此种相互影响有一定的临床意义。

有关药物　长期应用糖皮质激素治疗，可使胰高血糖素血浓度升高。因此可以预料，其他磺酰脲类降糖药（醋磺己脲、格列本脲、妥拉磺脲等）与其他糖皮质激素（氢化可的松、倍他米松、曲安西龙等）之间可发生类似相互影响。胰岛素与可的松等糖皮质激素之间也可发生类似相互影响。

机制　糖皮质激素可通过周围作用和对肝的作用促进糖异生。在周围，它们可动员多种组织中的氨基酸；在肝，它们发挥酶诱导作用。糖皮质激素长期治疗后，胰高血糖素血浓度升高，也有助于增加葡萄糖的合成。

建议　应用降糖药维持治疗的患者，若同时应用可的松等糖皮质激素，应注意降糖药的降糖作用是否减弱。在高剂量或长期糖皮质激素治疗期间，为适当控制糖尿病患者的血糖浓度，可据情增加氯磺丙脲的剂量。糖尿的有无，并不是停止或启用糖皮质激素治疗的重要决定因素。

［氯磺丙脲－磺胺甲噁唑（磺胺甲基异噁唑，新诺明）][1]
Chlorpropamide－Sulfamethoxazole（SMZ）

要点　有明确证据表明，同时应用磺胺甲噁唑和氯磺丙脲，后者的降糖作用增强，低糖血症的发生率增加。

有关药物　根据相互影响的机制推测，复方磺胺甲噁唑与氯磺丙脲之间可发生类似相互影响。已经证明同属磺酰脲类的甲苯磺丁脲和格列美脲主要由 CYP2C9 代谢，预料与磺胺甲噁唑之间的类似相互影响也可发生。

应用氯磺丙脲维持治疗的糖尿病患者，加用磺胺二甲嘧啶和磺胺异噁唑后，有引起低血糖昏迷的报道。甲苯磺丁脲与磺胺甲噻二唑以及磺胺苯吡唑之间的类似相互影响已经证实（参见［甲苯磺丁脲－磺胺甲噻二唑］）。

根据相互影响的机制以及药理特点的类似性推测，磺胺甲噁唑与其他磺酰脲类降糖药（如醋磺己脲、格列本脲、格列吡嗪等）之间以及氯磺丙脲与其他容易吸收的磺胺类抗菌药（如磺胺嘧啶、磺胺二甲嘧啶、磺胺多辛等）之间可发生类似相互影响（因为所有磺酰脲类降糖药以及所有容易吸收的磺胺类抗菌药都与清蛋白高度结合，所以，至少蛋白结合的置换可以发生）。

机制　已知包括氯磺丙脲在内的所有磺酰脲类降糖药都与蛋白高度结合（达 90%～99%；其中氯磺丙脲的蛋白结合率最低，格列本脲的结合率最高），但与血浆蛋白的亲和力低于磺胺类，因此可被磺胺类置换。另外，已经证明磺胺甲噁唑抑制 CYP2C9，而氯磺丙脲的代谢有 CYP2C9 的参与，故认为磺胺甲噁唑对 CYP2C9 的抑制也是氯磺丙脲降糖作用增强的原因之一（鉴于氯磺丙脲部分以原形经肾排泄，因此，磺胺甲噁唑对氯磺丙脲降糖作用的增强也可能涉及竞争氯磺丙脲的肾排泄）。

建议　该相互影响肯定，一旦发生相互影响，后果可能很严重，因此最好避免两类药物的同时应用。如果必须同时应用，最好不选用氯磺丙脲，因有可能导致持久性低血糖。即使与氯磺丙脲以外的其他磺酰脲类降糖药联用，也应密切观察患者的反应，尤其是伴有肝、肾功能异常或限制饮食的老年人，因为这些患者更易发生低血糖。两药联用稳定数周后，不良反应不再常见。

［氯磺丙脲－环磷酰胺（癌得星）］[3]
Chlorpropamide－Cyclophosphamide

要点　同时应用氯磺丙脲和环磷酰胺，有导致"抗利尿激素分泌紊乱综合征"（SIADH）的报道，临床表现为水潴留和尿钠排泄增多。

有关药物　有可能导致 SIADH 的药物尚有阿米替林、卡马西平、氯贝丁酯、氟奋乃静、氟哌啶醇、硫利达嗪、替沃噻吨、长春碱、长春新碱、噻嗪类利尿药（特别是氢氯噻嗪）等。上述药物单用，两两联用，与氯磺丙脲或环磷酰胺合用，都有可能导致所谓的"SIADH"（有关细节也见［去氨加压素－氯磺丙脲］项下的内容）。

机制　已证明环磷酰胺单用可诱发 SIADH，单用氯磺丙脲治疗的糖尿病或尿崩症患者也有发生该综合征的报道。两者合用，促进抗利尿激素分泌和（或）增强抗利尿激素作用的效应相加。

建议　上述药物的联用需谨慎。联用或单用上述药物期间当患者出现嗜睡、头痛、厌食、恶心、呕吐、抑郁，及精神错乱等症状时，应提防水中毒的可能。

另据报道，环磷酰胺也可引起高血糖，但尚无资料证明它对糖尿病的控制有何影响。无论如何，对于经治疗后病情稳定的糖尿病患者来说，环磷酰胺的应用必须小心。

［格列本脲（优降糖）－酚妥拉明（瑞支亭，甲苄胺唑啉）］[2]
Glibenclamide（Glybenclamide，Glyburide）－Phentolamine

要点　大量基础和临床研究证明，酚妥拉明可明显增强格列本脲的降糖作用。

有关药物　根据提出的机制推测，酚妥拉明可增强所有降糖药的降糖作用，包括胰岛素、其他磺酰脲类降糖药（如甲苯磺丁脲、氯磺丙脲、格列吡嗪），及二甲双胍等（前提是胰岛功能尚未完全丧失）。其他 α_2 肾上腺素能受体阻断药，如妥拉唑林、酚苄明等，与格列本脲之间的类似相互影响也可发生。

机制　酚妥拉明是咪唑啉类的非选择性 α 受体阻断药，对 α_1 和 α_2 受体都有阻断作用。目前认为，其对格列本脲降糖作用的影响，与对胰岛 β 细胞 α_{2A} 肾上腺素能受体的阻断，从而增加胰岛素的释放有关。Fagerholm 等进行的一项研究表明，酚妥拉明不改变敲除 α_{2A} 受体小鼠的血糖和胰岛素水平，这从侧面证明格列本脲降糖作用的增强起因于酚妥拉明对 α_{2A} 受体的阻断（Fagerholm et al，2008）。敲除 α_{2A} 受体的小鼠，即使给予中等剂量的格列本脲，也可导致严重的高胰岛素血症和显著的低血糖，进一步说明 α_{2A} 受体的兴奋和抑制是左右胰岛素分泌的因素之一。

建议　该相互影响明确，建议正在应用格列本脲等口服降糖药或胰岛素治疗的 2 型糖尿病患者尽可能避免给予酚妥拉明等 α_2 受体拮抗剂，以免诱发严重低血糖。

[格列本脲（优降糖）－维拉帕米（异搏定，戊脉安）][4]
Glibenclamide（Glybenclamide，Glyburide）－Verapamil

要点　对 9 名正常男性志愿者进行的一项研究表明，同时应用格列本脲（5 mg）和维拉帕米（120 mg），格列本脲血浓度升高，AUC 增加 25%，但血糖浓度和血胰岛素浓度不受影响。

有关药物　已经证明甲苯磺丁脲、格列美脲，及格列吡嗪的代谢与 CYP2C9 有关，因此预料与维拉帕米可发生类似相互影响。格列本脲与其他帕米类钙拮抗剂（加洛帕米、噻帕米、法利帕米等）之间以及维拉帕米与其他口服磺酰脲类降糖药（如氯磺丙脲、醋磺己脲、格列齐特）之间是否会发生类似相互影响，尚未见报道。

机制　该影响的确切机制还不清楚。鉴于两者的代谢都有 CYP2C9 的参与，因此认为维拉帕米对格列本脲代谢的竞争性抑制可能是此种影响的原因之一。这与甲苯磺丁脲－硝苯地平之间相互影响的机制不同（见 [甲苯磺丁脲（甲糖宁）－硝苯地平（硝苯吡啶，心痛定）]）。

理论上，包括维拉帕米在内的钙拮抗剂可通过抑制胰腺胰岛素的释放升高血糖，从而间接削弱格列本脲等降糖药的降糖作用。

建议　该相互影响仅见于对正常个体的研究，如果在糖尿病患者的体内也发生此种相互影响的话，则同时应用维拉帕米有可能增强格列本脲的降糖作用。

维拉帕米或硝苯地平降低糖耐量从而有可能削弱甲苯磺丁脲等降糖药作用的发现，与该处所述维拉帕米升高磺酰脲类降糖药格列本脲血浓度的现象如何统一起来，以便指导临床合理用药，恐怕还是目前难以解答的问题。

[格列本脲（优降糖）－考来维仑][2]
Glibenclamide（Glybenclamide，Glyburide）－Colesevelam

要点　有证据表明，同时口服阴离子交换树脂（胆酸络合剂）考来维仑和第二代磺酰脲类口服降糖药格列本脲，后者的血浓度降低，降糖作用减弱（Powers et al，2011）。

有关药物　根据相互影响的机制推测，考来维仑与其他磺酰脲类口服降糖药（如第一代磺酰脲类的甲苯磺丁脲、氯磺丙脲等，第二代磺酰脲类的格列吡嗪、格列齐特等）之间可发生类似相互影响。根据药理作用的类似性推测，其他阴离子交换树脂（如考来烯胺、考来替泊、地维烯胺等）与格列本脲之间的类似相互影响也可发生。

机制　考来维仑络合肠道中的格列本脲，从而妨碍其吸收，是使其血浓度降低、降糖作用减弱的机制。然而，由于考来维仑本身可阻碍肠道对葡萄糖的吸收，故两者同用时对血糖浓度的净影响，取决于络合作用对格列本脲降糖作用的减弱以及考来维仑干扰葡萄糖吸收作用的综合影响。

建议　2 型糖尿病患者往往有胆酸代谢异常，故辅助应用胆酸络合剂治疗有可能取得更好的效果。鉴于同属阴离子交换树脂的新型胆酸络合剂考来替兰（colistilan）也像其他胆酸络合剂一样，可降低糖尿病患者的血糖，故而认为对糖代谢的有益影响是所有胆酸络合剂共同具有的特点。但目前获准用于 2 型糖尿病伴高胆固醇血症患者治疗的唯一胆酸络合剂是考来维仑。它可作为 2 型糖尿病饮食和运动锻炼的辅助治疗药物。临床试验表明，二甲双胍、磺酰脲类或胰岛素等辅以考来维仑治疗 2 型糖尿病，可使 HbA1C（糖化血红蛋白）降低 0.5%。故临床应用有日渐广泛的趋势。

如果应用考来维仑治疗，于降低血糖（降低血糖的确切机制尚不清楚）的同时可部分纠正胆酸代谢障碍所造成的危害。然而，由于考来维仑可络合同时应用的其他降糖药，从而削弱其降糖作用，故明智的做法是在给考来维仑前 1 小时或其后 3~4 小时给予（实际上，已经证明阴离子交换树脂可影响许多药物的吸收，而且对绝大多数药物吸收的影响尚未进行研究。因此，这一原则对大多数药物都适用）。不过，与其他降糖药同用时，应考虑到二者降糖作用的相加或协同，以免造成严重低血糖。

[格列本脲（优降糖）-伐地考昔（伐地昔布)][2]
Glibenclamide（Glybenclamide，Glyburide）- Valdecoxib

要点　同时应用格列本脲和昔布类（coxibs）选择性环氧酶-2（COX-2）抑制剂伐地考昔，可导致前者血浓度升高，作用和毒性增强，有可能发生低血糖。一般说来，伐地考昔的血浓度不会发生明显改变。

有关药物　根据相互影响的机制推测，凡是其代谢有 CYP2C9、CYP3A4 或 CYP2D6 参与的磺酰脲类降糖药都可与伐地考昔发生类似相互影响，格列美脲与伐地考昔之间的类似相互影响已经证实（已知格列美脲的代谢有 CYP2C9 的参与）。

根据相互影响的机制以及药动学的类似性推测，伐地考昔的前药帕瑞昔布（parecoxib；在体内脱羟甲基生成其活性型伐地考昔）与格列本脲之间可发生类似相互影响。实际上，目前可供临床选用的选择性 COX-2 抑制剂，包括塞来昔布和罗非昔布，在体内的代谢都或多或少涉及 CYP2C9，预料与格列本脲之间的类似相互影响也可发生，只是相互影响的程度有所不同。至于较新的选择性 COX-2 抑制剂依托昔布和罗美昔布（lumiracoxib），尚无充足的药动学资料，目前正在进行大规模的临床研究。

机制　已证明格列本脲的代谢有 CYP2C9 的参与，而伐地考昔的代谢主要由 CYP2C9、CYP3A4，及 CYP2D6 负责，因此认为，该影响起因于伐地考昔对格列本脲经 CYP2C9 代谢的竞争性抑制。另外，格列本脲对 CYP2C9 有微弱的抑制作用，故也存在非竞争性抑制的成分。

建议　格列本脲与伐地考昔之间的相互影响肯定，因此，最好避免两者的同时应用。

[格列本脲（优降糖）-诺氟沙星（氟哌酸)][2]
Glibenclamide（Glybenclamide，Glyburide）- Norfloxacin

要点　有证据表明，应用格列本脲治疗糖尿病期间给予诺氟沙星，前者的降糖作用增强，需要量减少。

有关药物　已证明所有氟喹诺酮类抗菌药（氧氟沙星、依诺沙星、环丙沙星等）都可增强格列本脲的降糖作用，但诺氟沙星与其他磺酰脲类降糖药（甲苯磺丁脲、氯磺丙脲、醋磺己脲等）的类似相互影响尚未证实。

机制　不清楚。

建议　应用格列本脲治疗期间最好避免给予氟喹诺酮类抗菌药。虽然尚未见有其他磺酰脲类降糖药与氟喹诺酮类之间类似相互影响的报道，但合用时也应注意有无降糖作用的增强。

[格列吡嗪（吡磺环己脲，美吡达）-肝素][2]
Glipizide - Heparin

要点　格列吡嗪是第二代磺酰脲类口服降糖药，它引起低糖血症的危险小于第一代。但据文献报道，一例长期服用格列吡嗪（5 mg/d）的 64 岁糖尿病患者，静脉输注肝素后，发生持续低血糖达 4 日以上。

有关药物　根据相互影响的机制推测，替地肝素、依诺肝素与格列吡嗪之间及其他磺酰脲类降糖药（甲苯磺丁脲、格列本脲、氯磺丙脲等）与肝素之间，也可发生类似相互影响。

机制　肝素可激活脂蛋白脂酶，增加脂肪的水解，使游离脂肪酸浓度升高，从而置换与血浆蛋白结合的格列吡嗪。这种影响对糖尿病患者尤为显著。

建议　这是首次报道的此种相互影响。在获得新的资料前，应避免两药同用。

［格列齐特（甲磺吡脲，达美康）－金丝桃（圣约翰草，贯叶连翘）］[2]
Gliclazide－St John's wort（*Hypericum perforatum*）

要点　Xu 等对 23 名健康受试者进行的一项交叉对照研究表明，同时应用格列齐特和金丝桃，可明显改变前者的药动学，表现为前者的半衰期缩短，AUC 减少（平均减少 23％），表观清除率增加（平均增加 50％）（Xu et al，2008）。作者认为，这一影响有可能削弱格列齐特的降糖作用。

有关药物　根据提出的机制推测，其他磺酰脲类降糖药，如甲苯磺丁脲、氯磺丙脲、格列本脲、格列吡嗪等，与金丝桃之间也有可能发生类似相互影响（因为各种磺酰脲类降糖药在体内的代谢所涉及的 CYP 多有重叠），但影响的程度不尽相同。

机制　格列齐特－金丝桃之间相互影响的确切机制尚不清楚。有研究表明，苯环上甲基的羟化（首先生成羟甲基格列齐特，然后进一步氧化为相应的羧酸）是格列齐特在肝中的主要代谢途径，而这一过程主要由 CYP2C9 负责（也有 CYP2C19 的参与）。有证据表明，金丝桃中的一种主要成分贯叶金丝桃素（hyperforin）与孕烷 X 受体（PXR）有高度亲和力，而 PDR 负责调节多种代谢酶和转运蛋白（包括 CYP2C9/2C19/2C8/3A4 以及 P-糖蛋白等）的诱导。另有证据证明，金丝桃与 CYP3A4 底物环孢素相互影响的程度与其内贯叶金丝桃素的含量有关。因此推测，金丝桃对格列齐特药动学的影响主要起因于其内所含贯叶金丝桃素与 PXR 结合后对 CYP2C9 和（或）CYP2C19 的诱导。

CYP2C9 多态性对格列齐特等磺酰脲类降糖药的代谢确有一定影响。Holstein 等对正在应用磺酰脲类降糖药的患者进行的研究表明，*CYP2C9 * 2/* 3* 和 *CYP2C9 * 3/* 3* 基因型患者严重低血糖的发生率较高，原因在于这类患者磺酰脲类降糖药的代谢减慢。格列齐特（或其他磺酰脲类降糖药）与金丝桃之间的相互影响是否会受 CYP2C9 多态性的干扰，尚不清楚，但 Xu 等发现，格列齐特－金丝桃之间的相互影响与 CYP2C9 的基因型无关。

建议　正在应用磺酰脲类降糖药治疗的糖尿病患者，因其他原因同时应用中草药的情况极为常见。金丝桃是一种常用的中草药，作为抗抑郁药已经应用数百年，临床上与其他药物同用的情况经常遇到。应用磺酰脲类降糖药治疗的患者，如果需要应用金丝桃，应密切监测，观察有无磺酰脲类降糖药作用减弱的症状和体征。

注：CYP2C9 具有多态性，已经描述的有 29 种变异等位基因，但最常见的基因型是纯合子野生型 *CYP2C9 * 1/* 1*、杂合子变异型 *CYP2C9 * 1/* 2*，及杂合子变异型 *CYP2C9 * 1/* 3* 三种；多态性的发生频率在不同人种中有明显不同，*CYP2C9 * 1/* 1* 基因型在黄种人、黑种人（非裔美国人），及白种人（高加索人）中的发生率分别为 95％、90％，及 70％，*CYP2C9 * 1/* 2* 基因型在黑种人和白种人的发生率分别为 2％和 17％（黄种人不存在 *CYP2C9 * 1/* 2* 基因型，但有 1％的黄种人属于纯合子 *CYP2C9 * 3/* 3* 基因型，而该型在黑种人和白种人中不存在），*CYP2C9 * 1/* 3* 基因型在黄种人、黑种人，及白种人中的发生率分别为 4％、3％，及 9％（Weitz，2011）。

CYP2C19 的活性也存在广泛的基因多态性，黄种人大约有 20％是 CYP2C19 乏代谢型者（功能性等位基因完全缺失），这与白种人的 3％～10％有明显不同。

CYP2C9 以及 CYP2C19 等氧化酶的多态性对药物起始量的确定有一定影响。例如，Tan 等根据基因分型对 18 名我国健康男性受试者进行的一项研究表明，同等剂量的格列吡嗪（吡磺环己脲；glipizide），在 *CYP2C9 * 1/* 3* 基因型受试者中的 $AUC_{0\sim\infty}$ 比野生型受试者高 2 倍，清除率降低 51.1％（Tan et al，2010）。因此，欲达相同疗效，*CYP2C9 * 1/* 3* 基因型者所需剂量低于野生型。有证据表明，CYP2C9 以及 CYP2C19 等氧化酶的多态性也左右药物相互影响的程度。然而，Xu 等的研究表明，格列齐特－金丝桃之间的相互影响与 CYP2C9 的基因型无关。也许基因多态性对药物相互影响的干扰因所用药物的不同而不同。

［二甲双胍（甲福明，降糖片）－硝苯地平（硝苯吡啶，心痛定）］[3]
Metformin－Nifedipine

要点　有报道表明，同时应用二甲双胍和硝苯地平，二甲双胍的 C_{max} 升高 22％，AUC 增加 9％，并伴有肾清除率的增加，但对二甲双胍到达峰浓度的时间及半衰期无影响。

有关药物　硝苯地平对另一种双胍类口服降糖药苯乙双胍是否有类似影响，还不清楚。但鉴于苯乙双胍主要经肝代谢后再经肾排泄（这与二甲双胍主要以原形经肾排泄不同），预料与硝苯地平之间即使有相互影响，其相互影响的结果与二甲双胍－硝苯地平之间相互影响的结果也不会完全相同。其他二氢吡啶类钙拮抗剂（如尼卡地平、尼鲁地平、尼群地平等）与二甲双胍之间是否会发生类似相互影响，尚未见报道，但根据提出的机制推测，凡是以原型经肾排泄的二氢吡啶类钙拮抗剂与二甲双胍之间都可发生类似相互影响，只是影响的程度可能不同（以原型经肾排泄的部分所占比例越大，影响越明显）。

已经证明通过竞争有机碱分泌系统从而干扰二甲双胍排泄的药物尚有呋塞米（参见［二甲双胍－呋塞米]）和西咪替丁（cimetidine）等（Powers et al，2011）。有证据表明，质子泵抑制剂兰索拉唑也可干扰二甲双胍的排泄（有关细节参见［二甲双胍（甲福明，降糖片）－兰索拉唑（达克普隆）]项下的内容）。

机制　二甲双胍主要以原型经肾小管中的 2 型有机阳离子（有机碱）转运载体（OCT2）分泌清除（1 型有机阳离子转运载体，即 OCT1，负责二甲双胍向肝脏以及肌肉等组织中的转运，这一过程为二甲双胍发挥作用所必需），而硝苯地平同属有机碱，小部分经肾的有机碱分泌系统排泄，这一过程也涉及 OCT2（有关细节也参见［二甲双胍（甲福明，降糖片）－甲氧苄啶（甲氧苄氨嘧啶）]）。因此认为，硝苯地平竞争性抑制二甲双胍经 OCT2 的分泌排泄，是使其血浓度升高、AUC 增加的部分原因。硝苯地平扩张胃肠血管，使二甲双胍的吸收更完全，从而增加其利用度，对二甲双胍 C_{max} 和 AUC 的增加也起部分作用。二甲双胍肾清除率增加，可能与硝苯地平对二甲双胍经 OCT2 分泌排泄的竞争性抑制不足以抵消其导致肾血管扩张所致的肾血流量增加（滤过率增加）有关。

Choi 等应用大鼠进行的研究表明，预先采用糖皮质激素地塞米松处理（地塞米松是大鼠 CYP3A1/2 的诱导剂），使二甲双胍的非肾清除加速（平均增加 57%）；先用磺胺苯吡唑、奎宁，及醋竹桃霉素（三乙酰竹桃霉素）处理（磺胺苯吡唑、奎宁，及醋竹桃霉素分别是大鼠 CYP2C11、2D1，及 3A1/2 的主要抑制剂），则导致二甲双胍的非肾清除减慢（分别减少 62.9%、77.6%，及 78.7%）。他们的结论是二甲双胍在大鼠体内的代谢主要由 CYP2C11、2D1，及 3A1/2 负责（Choi et al，2006）。然而，根据目前可得到的资料推测，二甲双胍在人体内几乎无酶促代谢，故推测不会因此造成显著的药动学相互影响。

建议　现有资料表明，该相互影响不明显延长二甲双胍的半衰期，故服药的间隔时间无须改变，但二甲双胍的需要量可能减少。

由于二甲双胍无明显的蛋白结合，在人体内也无明显的酶促代谢（几乎完全以原型经肾排泄），故与其他药物间很少发生药动学方面的相互影响，目前已经成为治疗 2 型糖尿病应用最广泛的口服降糖药，且通常将其作为一线治疗药物。也许正是因为二甲双胍的上述药动学特点，使其应用越来越广泛，而且出现了很多与其他药物，如格列本脲、格列吡嗪、罗格列酮、吡格列酮、瑞格列奈、西格列汀（sitagliptin）等配伍的复方制剂（Powers et al，2011）。

注：Han 等采用人肠上皮细胞模型（即 Caco-2 细胞单层）进行的研究表明，二甲双胍跨肠细胞顶膜的摄取由多种转运蛋白负责，其中有机两性离子（阳）转运体-1（OCT1）、质膜单胺类转运体（PMAT）、5-羟色胺再摄取转运体（SERT），及胆碱高亲和力转运体（CHT）的贡献分别是 25%、20%、20%，及 15%（Han et al，2015）。二甲双胍的理化特点使其难以通过被动弥散跨过基底膜，故经由上述转运体跨顶膜进入肠细胞内的二甲双胍可能需要旁通透途径吸收，另外，进入细胞内的药物部分经由多药毒素外排载体（MATEs/SLC47A）途径排入肠道，使其吸收过程变得极为复杂。根据二甲双胍的体内过程推测，有许多药物可影响其吸收和排泄过程。动物以及体外研究表明，OCT1 的特异性强效抑制剂米托蒽醌（mitoxantrone）、OCT1～3 的强效抑制剂皮质酮（corticosterone）、OCT1/2 的强效抑制剂去甲丙米嗪（desipramine），及对 OCT1～3 和 MATE1 有抑制作用的西咪替丁，都可对二甲双胍的药动学产生一定影响。然而，这些研究结果是否能外推至人体，尚有待进一步研究证实（除种属差异外，在整体内尚涉及肝代谢和肾排泄过程）。有关内容也参见［二甲双胍（甲福明，降糖片）－维拉帕米（戊脉安，异搏定）]以及［二甲双胍（甲福明，降糖片）－西咪替丁（甲氰咪胍）]等章节。

[二甲双胍（甲福明，降糖片）-维拉帕米（戊脉安，异搏定）][2]
Metformin-Verapamil

要点　Cho 等对 12 名健康受试者进行的研究表明，同时应用 L-型钙通道拮抗剂维拉帕米，可削弱二甲双胍的降糖作用，但对其药动学无明显影响（Cho et al，2014）。

有关药物　其他帕米类钙通道拮抗剂对二甲双胍是否会产生类似影响，尚不清楚。

机制　二甲双胍在体内的过程比较复杂，但其降糖作用的发挥主要涉及位于肝细胞窦状隙膜以及肌细胞膜上有机阳离子转运体-1（OCT1）介导的跨膜转运。Cho 等根据他们的研究结果推测，二甲双胍降糖作用的减弱，主要起因于维拉帕米竞争性抑制 OCT1，从而阻碍二甲双胍向细胞内的转运（有关细节也参见 [二甲双胍（甲福明，降糖片）-甲氧苄啶（甲氧苄氨嘧啶）]）。尽管维拉帕米是一种强效 P-糖蛋白抑制剂，但尚无证据表明二甲双胍是 P-糖蛋白的底物，故与该影响无关。OCT1 多态性以及维拉帕米对多药毒素外排载体（MATE）的抑制可部分左右该影响。

建议　维拉帕米对二甲双胍的影响与同属钙通道拮抗剂的硝苯地平相反（参见 [二甲双胍（甲福明，降糖片）-硝苯地平（硝苯吡啶，心痛定）]），然而，Cho 等的研究结果来自健康个体，故其确切临床意义有待进一步研究评价。无论如何，在获得进一步临床资料前，二甲双胍和维拉帕米的同用最好予以避免。如果必须同用，应注意观察血糖的控制情况。

[二甲双胍（甲福明，降糖片）-乌地那非][3]
Metformin-Udenafil（Zydena，DA-8159）

要点　Choi 等采用大鼠进行的一项研究表明，同时静脉注射二甲双胍和 5 型磷酸二酯酶（PDE5）抑制剂乌地那非（一种新型 cGMP 特异性 PDE5 抑制剂，像西地那非等一样，已经获准用于勃起功能障碍的治疗），两者的 AUC 显著增加，前者增加 33.9%，后者增加 21.2%；然而，当将静脉给药的剂量改为口服给药时，二甲双胍的 AUC 增加 20.7%，乌地那非的 AUC 无明显改变（Choi et al，2008）。

有关药物　其他 PDE5 抑制剂，如西地那非、他达拉非，及伐地那非等，与二甲双胍之间是否会发生类似相互影响，尚不清楚；然而，根据提出的机制推测，类似相互影响有可能发生。另一种双胍类口服降糖药苯乙双胍因其致乳酸血症的不良反应已少用。

机制　有研究表明，二甲双胍和乌地那非在大鼠体内的代谢都有 CYP3A1/2 参与，因此认为该相互影响起因于两者对 CYP3A1/2 的竞争性抑制。然而，为什么静脉应用时两者的 AUC 都增加，而口服时仅二甲双胍的 AUC 增加，目前尚不能做出令人满意的解释。根据试验结果推测，也许与乌地那非对 CYP3A1/2 的亲和力较高，或者口服所用二甲双胍的剂量不足以抑制乌地那非的代谢有关。确切机制有待进一步研究。

建议　鉴于二甲双胍与乌地那非之间药动学方面的相互影响尚未在人体中进行研究，故动物研究的结果是否适用于人，尚难以确定。然而，糖尿病患者的勃起功能障碍常见，且已证明 PDE5 抑制剂（包括乌地那非）治疗这类患者的勃起功能障碍安全有效，而二甲双胍是治疗糖尿病的一线药物，故两者的联用会经常遇到。在获得进一步的临床资料前，应假定这一相互影响在人体内也可发生。这两类药物通常用于口服，故联用时首先应该考虑到的是乌地那非对二甲双胍代谢的抑制性影响。

[二甲双胍（甲福明，降糖片）-西咪替丁（甲氰咪胍）][3]
Metformin-Cimetidine

要点　Tsuda 等采用犬肾细胞进行的一项体外研究表明，在有西咪替丁存在的情况下，二甲双胍经肾小管细胞的主动分泌被抑制，这一影响有可能导致二甲双胍血药浓度的升高（Tsuda et al，2009）。

有关药物　其他 H_2 受体拮抗剂，如雷尼替丁、法莫替丁、尼扎替丁等，与二甲双胍之间是否会发生类似相互影响，尚未见报道。

抗癌药拓扑替康（托泊替康；topotecan）像西咪替丁一样，属于人多药毒素外排载体 1（hMATE1/SLC47A1）和 hMATE2（SLC47A2）的底物，预料与二甲双胍之间可发生类似相互影响。除草剂百草枯（paraquat）以及两性离子头孢氨苄（先锋霉素Ⅳ；cephalexin）和头孢拉定（先锋霉素Ⅵ；cephradine）是 hMATE1 的底物（但不是 hMATE2 的底物），预料与二甲双胍之间的类似相互影响也可发生。

机制   二甲双胍和西咪替丁在肾中的过程都涉及人有机阳离子转运载体 2（hOCT2）、hMATE1（SLC47A1）和 hMATE2（SLC47A2）。hOCT2 负责阳离子型药物从血液中经基底膜向细胞内的摄取，而 hMATE1 和 hMATE2 负责阳离子型药物经顶膜从细胞中外排入小管腔（有关细节也参见［二甲双胍（甲福明，降糖片）－甲氧苄啶（甲氧苄氨嘧啶）］）。西咪替丁竞争性抑制 hOCT2 和 hMATEs，在使二甲双胍从基底侧向细胞内摄取减少的同时，经顶膜向管腔中的外排也减少。然而，由于西咪替丁对 hMATEs 的亲和力高于 hOCT2，故总的结果是二甲双胍经肾小管的主动分泌减少，血浓度升高（有关细节也参见［二甲双胍（甲福明，降糖片）－甲氧苄啶（甲氧苄氨嘧啶）］）。Ito 等采用小鼠进行的研究也表明，西咪替丁对某些药物经肾清除的影响可能主要起因于其对 MATE1/2 的抑制，与其对 OCT2 的抑制作用无明显关联（Ito et al, 2012）。鉴于西咪替丁对许多 CYP 也有抑制作用，因此，还可能涉及其他机制。

建议   这一影响的确切临床意义还有待进一步探讨。为平稳有效地控制血糖，同时应用西咪替丁期间也许需要适当下调二甲双胍的剂量。

［二甲双胍（甲福明，降糖片）－兰索拉唑（达克普隆）][2]
Metformin－Lansoprazole

要点   Ding 等对 20 名健康男性志愿者进行的一项两阶段随机化双盲交叉安慰剂对照研究表明，同时应用兰索拉唑（30 mg，于第 2 次应用二甲双胍后 12 小时给予），可使二甲双胍（于试验的第 1 天给予 1000 mg，第 2 天给予 750 mg）的高峰血浓度以及 $AUC_{0\sim24}$ 分别增加 15% 和 17%，二甲双胍的清除半衰期从对照的 3.9 小时延长至 4.5 小时，肾清除率降低 13%，但对高峰血糖浓度以及血糖浓度－时间曲线下面积无影响（Ding et al, 2013）。

有关药物   根据化学结构和体内过程的类似性推测，所有质子泵抑制剂（包括兰索拉唑的 R-型对映体右兰索拉唑、奥美拉唑及其 S-型对映体埃索美拉唑、泮托拉唑以及雷贝拉唑等）都有可能对二甲双胍的药动学产生类似影响。另一种双胍类降糖药苯乙双胍与兰索拉唑之间的类似相互影响也有可能发生，但苯乙双胍因其致乳酸血症的不良反应已少用。

机制   已知二甲双胍是有机阳离子（有机碱）转运体（OCT）的底物，在体内无代谢，以原型经肾排泄。目前认为，OCT1 是其向肌细胞和肝细胞内转运从而发挥药理作用所必需，而 OCT2 则负责其经肾小管的分泌排泄。体外研究表明，质子泵抑制剂（包括兰索拉唑）强烈抑制 OCT 介导的二甲双胍转运，另有资料表明，兰索拉唑像二甲双胍一样，也是肾 OCT 的底物。因此认为，该影响与兰索拉唑竞争性抑制近曲小管上皮细胞内的 OCT1，从而阻碍二甲双胍经肾的排泄有关。

新近有研究表明，人类 OCT1 存在遗传变异，从而有可能影响二甲双胍的药理作用。但根据提出的机制推测，这种变异也许不会明显左右药动学方面的相互影响。

建议   二甲双胍是 2 型糖尿病的一线治疗药物，既可单用，也可与其他药物联用。鉴于糖尿病患者往往伴发胃食管反流，故同时应用质子泵抑制剂是经常采用的处理措施。尽管 Ding 等的单剂研究表明，兰索拉唑对二甲双胍的药动学仅有轻微影响，但长期联用时，二甲双胍的积累可能更明显，因此，为安全起见，建议两者同用期间注意监测。有必要进行进一步研究以观察长期联用的影响。

［二甲双胍（甲福明，降糖片）－呋塞米（速尿，呋喃苯胺酸，利尿磺胺）][4]
Metformin－Furosemide

要点   单剂量呋塞米与二甲双胍合用，二甲双胍的 C_{max} 升高 22%，AUC 增加 15%，肾清除率无改变；呋塞米的 C_{max} 下降 31％，AUC 减少 12％。

有关药物　根据化学结构和药理作用的类似性推测，另一种双胍类口服降糖药苯乙双胍与呋塞米之间可发生类似相互影响。根据提出的机制推测，二甲双胍与其他袢利尿剂（如依他尼酸、布美他尼、托拉塞米等）之间有可能发生相互影响，但相互影响的机制不尽相同（如下述）。

机制　二甲双胍 C_{max} 的升高及 AUC 的增加可能与呋塞米的利尿作用导致的血容量减少有关，但对胃肠吸收的影响也不能排除。另外，二甲双胍主要以原型经肾小管中的 2 型有机阳离子转运载体（OCT2）分泌清除，而呋塞米大约有 2/3 以原型经肾分泌排泄，这一过程既涉及有机阴离子转运载体（OAT），也涉及 OCT2（二甲双胍在体内的过程也参见［二甲双胍（甲福明，降糖片）－甲氧苄啶（甲氧苄氨嘧啶）］）。因此认为，呋塞米竞争性抑制二甲双胍经 OCT2 的分泌排泄，也是使其血浓度升高的部分原因（但在上述单剂量研究中未见有肾清除率的改变，可见有待进行更大规模的多剂量临床研究以进一步验证这一理论上的推测）（Powers et al，2011）。尽管依他尼酸（利尿酸）也有约 2/3 以原型经肾分泌排泄，但此过程不涉及 OCT2（依他尼酸的原型肾排泄与 OAT 有关），故理论上不存在对该载体的竞争。布美他尼和托拉塞米主要经肝代谢，只有小部分（前者 40％，后者 20％）以原型经肾排泄；尽管以原型经肾的排泄也可能涉及 OCT2，但对二甲双胍的影响相对较小（Reilly et al，2011）。

至于呋塞米的 C_{max} 何以下降，AUC 何以减少，尚难推论。

建议　这种单剂研究所取得的结果在临床上究竟有多大意义，还难以确定。不过，两者同用时确可发生二甲双胍血浓度的升高，从而有可能导致降糖作用增强，毒副作用增加。然而，鉴于已经证明包括呋塞米在内的袢利尿剂（以及噻嗪类利尿剂）可降低糖耐量，可使糖尿病患者的高血糖恶化，使隐性糖尿病变为显性糖尿病，这就引起了这样的疑虑，即袢利尿剂（以及噻嗪类利尿剂）所致糖耐量的降低是否会削弱二甲双胍的降糖作用。有鉴于二者相互影响的复杂性，故不提倡两者联用。如果必须同时应用，建议同用期间注意观察二甲双胍的作用是否增强，毒副作用是否增加，经常测定血糖，衡量对血糖的控制情况，必要时对二甲双胍的剂量进行适当调整（也参见［氯磺丙脲－氢氯噻嗪（双氢克尿噻）］以及［氯磺丙脲－呋塞米（速尿，呋喃苯胺酸，利尿磺胺）］）。

［二甲双胍（甲福明，降糖片）－甲氧苄啶（甲氧苄氨嘧啶）］[2]
Metformin－Trimethoprim（TMP）

要点　Grün 等对健康志愿者进行的研究表明，二甲双胍 500 mg 每日 3 次连用 10 天，于应用二甲双胍的第 5 天开始给予甲氧苄啶 200 mg 每日 2 次连用 6 天，结果使二甲双胍的表观清除率从对照的 74 L/h 减至 54 L/h，肾清除率从 31 L/h 减至 21 L/h，半衰期从 2.7 小时延长至 3.6 小时，C_{max} 升高 38％，AUC 增加 37％。然而，基因多态性有可能部分左右这一影响。例如，有证据表明，携带变异型 *OCT2* 的健康黄种人或同时携带变异型 *OCT2* 和变异型 *MATE1* 的高加索人，甲氧苄啶对二甲双胍的体内过程无明显抑制作用（Grün et al，2013）。

有关药物　根据提出的机制推测，复方磺胺甲噁唑（复方新诺明；co-trimethoprim；SMZ-TMP）与二甲双胍之间可发生类似相互影响。

有证据表明，H_2 受体拮抗剂西咪替丁（cimetidine）对二甲双胍药动学的影响与甲氧苄啶相当或稍弱。体内外研究表明，抗疟药乙胺嘧啶（pyrimethamine）可抑制 OCT（有机阳离子转运体）和 MATE（多药毒素外排载体），减少二甲双胍经肾的清除。

机制　二甲双胍是一种高极性药物，在体内几乎无代谢，然而，其体内过程较复杂（如下述），有可能与多种转运体相关联，如 OCT（属于两性离子溶质载体 SLC22 家族，包括 OCT1/SLC22A1、OCT2/SLC22A2，及 OCT3/SLC22A3）、MATE（属于溶质载体 SLC47A 家族，包括 MATE1 和 MATE2-K），及生物膜单胺转运体（PMAT）。另外，也可能涉及旁细胞吸收。最终主要以原型经肾排泄，经胆汁的分泌是次要途径。综合目前可以得到的资料，认为甲氧苄啶抑制近曲小管基底侧的 OCT2 以及顶膜侧的 MATE1，从而阻碍二甲双胍经肾的清除，这是该影响的主要机制；对肝中 MATE1 的抑制从而减少经胆汁的分泌也可能起一定作用。是否还涉及对其他转运体的影响，有待进一步研究证实。

建议　二甲双胍通常耐受良好，临床应用广泛。鉴于高浓度二甲双胍有可能导致乳酸性酸中毒（尽管其发生率远低于苯乙双胍），因此预料，二甲双胍治疗期间同时应用甲氧苄啶，有可能因前者血浓度的升高而导致乳酸性酸中毒的危险性增加。另外，糖尿病患者的肾功能往往受损，故有可能进一步增加发生乳酸性酸中毒的危险。因此建议，正在应用二甲双胍治疗的患者（特别是正在应用高剂量二甲双胍治疗的患者），最好避免给予甲氧苄啶。考虑到目前可供选择的抗菌药较多，选用其他抗菌药代替甲氧苄啶不困难。

另外，鉴于 *OCT2* 和 *MATE1* 的多态性某种程度上左右甲氧苄啶对二甲双胍的影响，故对 *OCT2* 和 *MATE1* 进行基因分型，于二甲双胍剂量的确定及药物相互影响的预测可能具有一定指导意义。

注：二甲双胍的体内过程较复杂（如上述），其在肠道内的吸收主要涉及顶膜侧（面对管腔）的 OCT1 以及 PMAT，旁细胞通路对其吸收也起部分作用。吸收后的二甲双胍，在基底侧（面对血液）的 OCT1 以及 OCT3 作用下进入肝和肌肉等组织的细胞内发挥药理作用。进入肝细胞内的二甲双胍有一部分在顶膜侧（管腔侧）MATE1 的作用下排泄入胆汁中，形成肠肝循环。分布于肠细胞基底侧（血液侧）的 OCT1 负责血液和细胞内二甲双胍的双向转运。进入体循环的药物最终以原型经肾排泄，这一过程涉及肾小管细胞基底侧的 OCT2 以及顶膜侧的 MATE1 和 MATE2-K（MATE 家族是一类逆向转运体，在亲水性有机阳离子从小管细胞向小管腔内的转运过程中起重要作用）。分布于肾小管细胞基底侧的 OCT1 负责二甲双胍从细胞内向血液中的转运，而分布于顶膜侧的 PMAT 可能涉及肾小管中二甲双胍的重吸收。

［二甲双胍（甲福明，降糖片）－伊曲康唑］[3]
Metformin－Itraconazole

要点　Choi 等采用大鼠进行的一项研究表明，同时静脉注射二甲双胍和唑类抗真菌药伊曲康唑，或者两者同时口服，两者的 $AUC_{0\sim\infty}$ 比单用时都显著增加，但口服时 $AUC_{0\sim\infty}$ 增加的幅度更大（Choi et al，2010）。

有关药物　根据提出的机制推测，所有 CYP3A1/2 抑制剂与二甲双胍之间都有可能发生类似相互影响（有关内容也参见［二甲双胍（甲福明，降糖片）－乌地那非］）。

机制　有研究表明，二甲双胍在大鼠体内的代谢有 CYP3A1/2 的参与（也涉及 CYP2C11 和 CYP2D1）。已知伊曲康唑在大鼠体内的代谢涉及 CYP3A 亚家族（特别是 CYP3A1/2）。因此认为，该相互影响起因于两者对 CYP3A1/2 的竞争性抑制（伊曲康唑的主要代谢物 7-羟伊曲康唑是 CYP3A 亚家族的抑制剂，故对 CYP3A1/2 的非竞争性抑制也可能是原因之一）。静脉给药时，对 CYP3A1/2 的竞争性抑制发生于肝，而口服时，竞争性抑制涉及肠道和肝两个水平。Choi 等的研究表明，口服后以发生在肠道中的竞争性抑制为主，而在肝中的竞争性抑制仅起次要作用，这也是两者口服后相互影响更明显的原因。

建议　二甲双胍是 2 型糖尿病患者最常用的药物，而这类患者真菌感染的发生率较高，故与伊曲康唑（是目前治疗甲癣最常用、最安全的药物之一）联用的情况会经常遇到。考虑到二甲双胍在人体内也有小部分（接近 20%）经由 CYP 代谢（可能主要涉及 CYP3A4），而且人 CYP3A4 与大鼠 CYP3A1 蛋白有 73% 同源，故而推测，二甲双胍与伊曲康唑在人体内也有可能发生类似相互影响。果真如此的话，了解这一相互影响对临床合理用药有一定指导意义。当然，鉴于二甲双胍在人体内的氧化代谢仅有 20%，故即使发生相互影响，也不会像在大鼠体内那么明显。

在无进一步临床资料前，二甲双胍与伊曲康唑的同用无须避免，但于同用期间应注意观察有无二甲双胍和（或）伊曲康唑过量的症状和体征。

［苯乙双胍（苯乙福明，降糖灵）－四环素］[2]
Phenformin－Tetracycline

要点　同时应用苯乙双胍和四环素，乳酸性酸中毒的可能性增加。已有肾损害者此种情况更容易发生。

有关药物　另一种双胍类口服降糖药二甲双胍与四环素之间是否会发生类似相互影响，尚未见报道。但鉴于治疗量二甲双胍并不引起乳酸血症（Powers et al，2011），故与四环素发生类似相互影响的可能性较小。

机制　苯乙双胍之所以在许多国家已经停用，主要是因为本身有导致乳酸血症的副作用。但与四环素同用时何以会导致乳酸性酸中毒可能性增加，确切机制尚不清楚。

建议　应用苯乙双胍治疗期间最好避免给予四环素。用二甲双胍代替苯乙双胍是否可完全避免此种影响，尚不清楚。目前选择其他抗生素（或抗菌药）代替四环素已不困难。

［苯乙双胍（苯乙福明，降糖灵）－乳酸钠］[1]
Phenformin－Sodium Lactate

要点　应用苯乙双胍治疗期间给予乳酸钠，导致乳酸血症的危险性增加。

有关药物　乳酸钠与另一种双胍类降糖药二甲双胍之间类似相互影响的可能性较小。

机制　苯乙双胍有使组织中葡萄糖无氧酵解增加，从而产生大量乳酸的副作用。在应用苯乙双胍的同时给予外源性乳酸钠，可诱发或加重乳酸血症。

建议　苯乙双胍治疗期间避免给予乳酸钠。由于苯乙双胍本身可导致乳酸血症，因此在临床上已不像二甲双胍那么常用。然而，即使应用二甲双胍治疗期间需要乳酸钠，也应谨慎。用碳酸氢钠或氨丁三醇（三羟甲基氨基甲烷，THAM）代替乳酸钠可避免此种相互影响。

［瑞格列奈（诺和龙）－厄贝沙坦（伊贝沙坦，安博维）][2]
Repaglinide－Irbesartan（Aprovel）

要点　Pei 等对复合标准的 21 名中国汉族健康男性志愿者进行的一项为期 18 天的开放性研究表明，瑞格列奈的药动学和药效学与 *SLCO1B1* 基因多态性密切相关。*SLCO1B1* c.521 TC 基因型受试者瑞格列奈的 C_{max}（$n=7$，66.46 ± 22.38 ng/ml）高于 *SLCO1B1* C.521 TT 基因型受试者（$n=14$，43.37 ± 14.46 ng/ml），两者相比 $P<0.01$。另外，*SLCO1B1* 单倍型受试者（*1A/*15＋*1B/*15，$n=7$）瑞格列奈的 C_{max} 相对高于 *SLCO1B1*（*1A/*1A＋*1A/*1B，$n=4$）或 *1B/*1B（$n=10$）单倍型受试者（66.46 ± 22.38 ng/ml 对 36.52 ± 12.04 ng/ml 或 46.11 ± 14.99 ng/ml，$P<0.05$）。

Pei 等的基因分型研究结果表明，厄贝沙坦（2 mg 口服）的同时应用，对 SLCO1B1 c.521 TC 基因型受试者（$n=5$）瑞格列奈的药动学和药效学无明显影响。然而，SLCO1B1 c.521 TT 基因型受试者（$n=11$），厄贝沙坦的同时应用可显著影响瑞格列奈的药动学和药效学。具体说来，厄贝沙坦的同时应用，可使 SLCO1B1 c.521 TT 基因型受试者瑞格列奈的 C_{max} 增加 84%（$P=0.003$），$AUC_{0\sim8}$ 增加 34%（$P=0.004$），而血糖谷浓度下降 33.8%（$P=0.005$）（Pei et al，2018）。

有关药物　根据提出的机制以及体内过程的类似性推测，同属选择性血管紧张素受体抑制剂（ARBs）的缬沙坦（valsartan）、奥美沙坦（olmesartan）、氯沙坦（losartan）等与瑞格列奈之间有可能发生类似相互影响，但不会像厄贝沙坦那么明显（Pei 等的研究表明，上述 ARBs 对 OATP1B1 的抑制作用弱于厄贝沙坦）。

机制　瑞格列奈主要经肝内的 CYP2C8 和 CYP3A4（也可能有 UDP-葡糖醛酰转移酶的参与）转化为无活性代谢产物。然而，瑞格列奈代谢前首先要在 OATP1B1（表达于肝细胞基底膜上的一种有机阴离子转运多肽）的作用下摄入肝细胞。因此，瑞格列奈的药动学和药效学及其与其他药物之间的相互作用会受编码 OATP1B1 的 SLCO1B1 基因多态性影响。

研究表明，厄贝沙坦是选择性血管紧张素受体 AT_1 亚型拮抗剂中最有效的 OATP1B1 抑制剂之一。但是，仅在具有 SLCO1B1 c.521 TT 基因型受试者中观察到其对瑞格列奈药动学和药效学的显著影响。推测这一现象与 SLCO1B1 c.521 TC 基因型的转运活性降低，从而不易受 OATP1B1 介导的抑制性影响有关。

建议　考虑到中国健康人群 SLCO1B1 c.521 TC 基因型只影响瑞格列奈的药动学，而对其药效学无明显影响，因此，单纯应用瑞格列奈治疗的该型患者无须进行基因分型。然而，同时应用厄贝沙坦，对国人健康群体 SLCO1B1 c.521 TT 基因型瑞格列奈的药动学和药效学都有显著影响；因此，该型患者如欲同时应用厄贝沙坦，有必要进行 SLCO1B1 基因分型。

鉴于健康志愿者和患者之间可能存在的差异，因此有必要对患者进行进一步研究，以证实在健康志愿者中的发现。

［瑞格列奈（诺和龙）－吉非贝齐（吉非罗齐，诺衡）][2]
Repaglinide－Gemfibrozil

要点　新近一项研究表明，吉非贝齐和促胰岛素分泌剂（K_{ATP} 通道调节剂）瑞格列奈之间可发生明显的相互影响。前者 600 mg 每日 2 次可使后者的 AUC 平均增加 8 倍，使其作用时间显著延长，降糖作用大大增强，有因此导致严重低血糖的报道。当有伊曲康唑存在时，该相互影响进一步强化。

有关药物　同属促胰岛素分泌剂的那格列奈（那格列奈的代谢主要由 CYP2C9 和 CYP3A4 负责，前者占 70%，后者占 30%）与吉非贝齐之间是否会发生类似相互影响，尚未见有临床报道，但根据相互影响的机制推测，预料类似相互影响不太可能发生（有待进一步的临床资料证实）。

Kajossaant 等对 12 名健康受试者进行的随机化 3 阶段交叉研究表明，苯扎贝特和非诺贝特对瑞格列奈的药动学及药效学无影响（Kajosaari et al，2004）。

机制　瑞格列奈首过效应明显，其在体内的代谢主要依赖于 CYP3A4 和 CYP2C8，无活性代谢物大部分排泄于粪便中。

体内外研究表明，吉非贝齐可抑制 CYP2C8；体外研究表明吉非贝齐尚可抑制 UGT、某些转运蛋白，及其他 CYP（然而，体外研究未能证实其对 CYP3A4 有何抑制作用）。目前认为，吉非贝齐与瑞格列奈之间的相互影响主要涉及前者对 CYP2C8 的抑制，但可能还有其他机制的参与（例如，除 CYP3A4 外的其他 CYP、UGT，以及某些转运蛋白等）。

建议　瑞格列奈是一种新型短效口服促胰岛素分泌药，其疗效依赖于残存 B 细胞的功能，用于 2 型糖尿病的治疗。鉴于吉非贝齐对瑞格列奈代谢的影响明显，故建议避免两者联用。有证据表明，苯扎贝特和非诺贝特对瑞格列奈的药动学及药效学无影响，故可用它们代替吉非贝齐与瑞格列奈同时应用。在无进一步临床证据前，用那格列奈代替瑞格列奈与吉非贝齐联用需谨慎。

［瑞格列奈（诺和龙）－吲哚美辛（消炎痛）][2]
Repaglinide－Indomethacin

要点　同时应用口服促胰岛素分泌剂（K_{ATP} 通道调节剂）瑞格列奈和非甾类抗炎药（NSAIDs）吲哚美辛，可导致前者降糖作用增强，发生低糖血症的可能性增加（Powers et al，2011）。

有关药物　根据相互影响的机制推测，同属 K_{ATP} 通道调节剂的那格列奈（nateglinide）与吲哚美辛之间可发生类似相互影响。根据药动学特点推测，所有环氧酶抑制剂，包括水杨酸类的阿司匹林（aspirin）、水杨酸镁、二氟尼柳，同属乙酸类 NSAIDs 的舒林酸（sulindac）、双氯芬酸、托美汀，丙酸类的布洛芬（ibuprofen）、萘普生、酮洛芬，芬那酸类的甲芬那酸（mefenamic acid）、甲氯芬那酸、氟芬那酸、烯醇酸（昔康）类的吡罗昔康（piroxicam）、美洛昔康、氯诺昔康，昔布类的选择性环氧酶-2（COX-2）抑制剂塞来昔布（celecoxib）、帕瑞昔布、依托昔布（etoricoxib），吡唑酮类的保泰松（phenylbutazone）、非普拉宗、羟布宗，及其他类的阿扎丙酮（apazone）、尼美舒利（nimesulide）、对乙酰氨基酚（扑热息痛，醋氨酚；acetaminophen，paracetamol）等，都可与瑞格列奈发生类似相互影响。

有证据表明可通过置换血浆蛋白结合从而增强瑞格列奈作用的药物尚有①β 受体拮抗剂，如阿普洛尔（alprenolol；β 受体拮抗剂除可增强降糖药的降糖作用外，尚可掩盖低血糖症状，这是需要特别注意的问题）；②单胺氧化酶抑制剂，如反苯环丙胺（tranylcypromine）；③香豆素类口服抗凝剂，如华法林（warfarin）；④磺胺类，如磺胺甲噁唑（sulfamethoxazole）；⑤抗痛风药丙磺舒（probenecid）和磺吡酮（硫氧唑酮，苯磺唑酮；sulfinpyrazone）以及抗生素氯霉素（chloramphenicol）等。

乙醇（ethanol，ethyl alcohol）也可增强瑞格列奈和那格列奈的降糖作用，但与蛋白结合置换无关（Powers et al，2011）（有关机制参见［氯磺丙脲－乙醇］）。

机制　吲哚美辛和瑞格列奈都有广泛的蛋白结合，因此认为，吲哚美辛置换与蛋白结合的瑞格列奈，是其导致瑞格列奈降糖作用增强的原因。另外，上述药物中有许多在体内的代谢涉及 CYP2C8 和（或）CYP3A4，故对 CYP2C8 和（或）CYP3A4 的竞争性抑制也可能是原因之一。

建议　正在应用瑞格列奈治疗的糖尿病患者最好避免给予吲哚美辛等 NSAIDs，其他与血浆蛋白有高度亲和力的药物也应予以避免。如果必须同时应用，应注意测定血糖浓度和（或）瑞格列奈的血浓度，必要的话，根据血糖的控制情况适当下调瑞格列奈的剂量。

［瑞格列奈（诺和龙）－氯吡格雷］[1]
Repaglinide－Clopidogrel

要点　Tornio 等对 9 名健康受试者进行的一项安慰剂对照研究表明，负荷量氯吡格雷（300 mg）可使非磺脲类促胰岛素分泌剂（K_{ATP} 通道调节剂）瑞格列奈（0.25 mg 单次口服）的 C_{max} 和 $AUC_{0\sim\infty}$ 分别增加 1.5 倍和 4.1 倍（与对照相比皆为 $P<0.001$），而连续应用维持量氯吡格雷（每日 75 mg）则使瑞格列奈的 C_{max} 和 $AUC_{0\sim\infty}$ 分别增加 1.0 倍和 2.9 倍（与对照相比，分别为 $P<0.05$ 和 $P<0.001$）；瑞格列奈的降糖作用也相应增强（0～3 小时血糖平均浓度分别从对照的 5.7 mmol/L±0.5 mmol/L 降至 4.6 mmol/L±0.6 mmol/L 和 5.1 mmol/L±0.6 mmol/L；与对照相比，分别为 $P<0.001$ 和 $P<0.05$）（Tornio et al，2014）。

有关药物　根据相互影响的机制推测，预料同属非磺脲类促胰岛素分泌剂的那格列奈（氧化代谢主要由 CYP2C9 和 CYP3A4 负责，前者占 70%，后者占 30%）与氯吡格雷之间的类似相互影响不太可能发生。

根据提出的机制推测，噻唑烷二酮类胰岛素增敏剂吡格列酮（pioglitazone；瑞彤；主要经由 CYP2C8 代谢，也有 CYP3A4 的参与）和罗格列酮（rosiglitazone；主要经由 CYP2C9 和 CYP2C8 代谢）与氯吡格雷之间可发生类似相互影响。其他噻唑烷二酮类胰岛素增敏剂，如曲格列酮（troglitazone；因其有可能导致严重甚或致命的肝功能衰竭而停用）、环格列酮（ciglitazone）、恩格列酮（englitazone）等，与氯吡格雷之间是否会发生类似相互影响，尚未见报道；然而，根据化学结构的类似性推测，预料类似相互影响有可能发生，只是影响的程度可能有差别。

机制　通常认为，葡糖醛酸化是某些药物失活以及清除的终末步骤。然而，越来越多的证据表明，部分葡糖醛酸化物（如酰基葡糖醛酸化物、氨甲基葡糖醛酸化物、N-葡糖醛酸化物等）可能是人 CYP2C8 的配基，作为 CYP2C8 的底物或时间依赖性抑制剂。到目前为止，证明这些葡糖醛酸化物仅对 CYP2C8 有抑制作用（实验结果表明，CYP2C8 活性部位的结构特点使其对葡糖醛酸化物具有高度亲和力，这与其他 CYPs 截然不同），氯吡格雷酰基葡糖醛酸化物和吉非贝齐酰基-β-葡糖醛酸化物是其中的典型代表（也参见［瑞格列奈（诺和龙）－吉非贝齐（吉非罗齐，诺衡）］项下的有关内容）。

瑞格列奈首过效应明显，其在体内的代谢依赖于 CYP2C8（为主）和 CYP3A4，无活性代谢物大部分排泄于粪便中。氯吡格雷是一种前药，在体内需经 CYP 代谢转化为活性型才能发挥抗血小板作用，而这种代谢转化主要涉及 CYP2C19 和 CYP3A4（也有小部分的代谢转化涉及 CYP1A2、CYP2B6，及 CYP2C9）。氯吡格雷本身不是 CYP2C8 的底物，也不是 CYP2C8 的抑制剂，但有研究表明，其葡糖醛酸化物（试验表明，氯吡格雷有 15% 经上述 CYPs 氧化生成药理活性代谢物，85% 经酯酶水解为氯吡格雷羧酸，其中 25% 在 UGTs 的进一步作用下生成对 CYP2C8 有强烈抑制作用的氯吡格雷酰基葡糖醛酸化物）是 CYP2C8 的强效时间依赖性抑制剂（Ma et al，2017）。因此认为，氯吡格雷酰基葡糖醛酸化物抑制瑞格列奈经 CYP2C8 的代谢，是该影响的主要原因。氯吡格雷对 CYP3A4 的竞争性抑制作用不会明显左右该影响的结果。

建议　瑞格列奈是一种新型短效口服促胰岛素分泌药，其疗效依赖于残存 B 细胞的功能，用于 2 型糖尿病的治疗。鉴于氯吡格雷对瑞格列奈代谢的影响明显，故建议避免两者联用。

目前可供临床应用的口服降糖药和抗血小板药有多种，因此，两类药物必须联用时，可考虑选择不经 CYP2C8 代谢的降糖药（如那格列奈和二甲双胍等）代替瑞格列奈，或选择对 CYP2C8 无明显抑制作用的抗血小板药（如普拉格雷和替格瑞洛）代替氯吡格雷。

［瑞格列奈（诺和龙）－甲氧苄啶（甲氧苄氨嘧啶）][2]
Repaglinide－Trimethoprim（TMP）

要点 同时应用促胰岛素分泌剂（K_{ATP} 通道调节剂）瑞格列奈和二氢叶酸还原酶抑制剂甲氧苄啶，可导致前者的 AUC 增加，C_{max} 升高，半衰期延长，发生低糖血症的危险性增加。

Niemi 等对健康受试者进行了一项两阶段随机化双盲交叉研究，先是口服甲氧苄啶 160 mg 或安慰剂每日 2 次计 3 天，在最后一剂甲氧苄啶或安慰剂后 1 小时给予单剂 0.25 mg 的瑞格列奈，然后测定 0～7 小时的血糖浓度以及瑞格列奈血浓度。结果表明，甲氧苄啶使瑞格列奈的 AUC 和 C_{max} 分别增加 61%（范围 30%～117%，$P=0.0008$）和 41%（$P=0.005$），半衰期从 0.9 小时延长至 1.1 小时（$P=0.001$）。尽管在该研究中未曾观察到甲氧苄啶对瑞格列奈的降糖作用有什么显著影响，但该研究的作者认为，糖尿病患者同时应用瑞格列奈和甲氧苄啶，应考虑到低糖血症的危险性可能增加（Niemi et al，2003）。

有关药物 根据提出的机制推测，含有甲氧苄啶的复方磺胺甲噁唑（复方新诺明；SMZ-TMP）与瑞格列奈之间可发生类似相互影响。根据代谢途径推测，同属 K_{ATP} 通道调节剂的那格列奈与甲氧苄啶之间的类似相互影响即使发生，也不会像瑞格列奈－甲氧苄啶之间的相互影响那么明显，因那格列奈主要经由 CYP2C9（70%）和 CYP3A4（30%）代谢。

有明确证据表明可通过抑制 CYP2C8 和（或）CYP3A4 而干扰瑞格列奈代谢，从而增强其作用的药物尚有苯氧芳酸类降血脂药吉非贝齐（gemfibrozil；吉非贝齐对 CYP3A4 无影响，但对 CYP2C8 有明显抑制作用。认为对 CYP2C8 的抑制作用起因于吉非贝齐的葡糖醛酸化物，而非吉非贝齐本身。其葡糖醛酸化物对瑞格列奈代谢的抑制远比甲氧苄啶明显，据报道可使瑞格列奈的血浓度升高 7 倍以上。也见［吡格列酮（瑞彤）－吉非贝齐（吉非罗齐，诺衡）]）、他汀类降血脂药辛伐他汀（simvastatin）、大环内酯类抗生素克拉霉素（clarithromycin）、三唑类抗真菌药伊曲康唑（itraconazole），及免疫抑制剂环孢素（cyclosporine）等（Powers et al，2011）。

机制 已知瑞格列奈的生物转化主要由 CYP2C8 和 CYP3A4 负责（在已经研究的 CYP 中，仅证明 CYP2C8 和 CYP3A4 参与瑞格列奈的代谢，且可能以前者为主），研究表明，甲氧苄啶是一种选择性 CYP2C8 抑制剂。因此认为，瑞格列奈的 AUC 增加及 C_{max} 升高与甲氧苄啶抑制瑞格列奈经 CYP2C8 的代谢有关。另外，瑞格列奈和甲氧苄啶都有部分与蛋白结合，但不知对蛋白结合的竞争是否会对瑞格列奈的降糖作用产生影响。

瑞格列奈血浓度升高何以对其本身的降糖作用无影响，目前的解释是与多次进食以及采用亚治疗剂量（出于安全的考虑）有一定联系。

CYP2C8 和 CYP3A4 的底物和抑制物的专一性有明显不同，但往往有一定程度的重叠。例如，以前一直认为酮康唑在 1 μM 时是一种选择性 CYP3A4 抑制剂，但现已证实在该浓度时也抑制 CYP2C8 的活性。

建议 甲氧苄啶对瑞格列奈代谢的影响明确，但影响的程度存在显著个体差异。尽管瑞格列奈的降糖作用未见明显增强，但两者同用期间低血糖的危险性增加。因此，正在应用瑞格列奈治疗的糖尿病患者，如果因其他原因加用甲氧苄啶的话，建议密切监测血糖浓度，必要时调整瑞格列奈的剂量，以免发生低血糖。

［瑞格列奈（诺和龙）－利福平（甲哌利福霉素）][2]
Repaglinide－Rifampin

要点 Bidsstrup 等在 12 名男性健康志愿者中进行了一项两阶段随机交化叉研究，评价了利福平 600 mg 每日 1 次连用 7 天对单剂 4 mg 瑞格列奈代谢的影响。结果表明，当于最后一次利福平，也就是应用利福平的第 7 天时给予瑞格列奈，后者的平均 AUC 差不多减少 50%，而对 C_{max}、t_{max}，及终末 $t_{1/2}$ 都无明显影响。当将瑞格列奈于第 8 天（也就是最后一剂利福平后 24 小时）给予时，瑞格列奈的平均 AUC 减少近 80%；平均 C_{max} 从 35 ng/ml 明显降至 7.5 ng/ml，对 t_{max} 和 $t_{1/2}$ 无明显影响（Bidsstrup et al，2004）。

作者的结论是，同时应用利福平和瑞格列奈，可某种程度上加速瑞格列奈的代谢。停用利福平后的一定时间内，其对 CYP3A4（可能还有 CYP2C8）的诱导作用依然存在，瑞格列奈的血浓度甚至下降更明显。结果表明，两者同时应用，瑞格列奈的降糖作用可明显减弱，这一作用在应用利福平 7 天后更明显；停用利福平后该影响仍可持续 2 周。

有关药物 同属促胰岛素分泌剂（K_{ATP} 通道调节剂）的那格列奈（nateglinide）主要经由 CYP2C9（70%）和 CYP3A4（30%）代谢，预料与利福平之间可发生类似相互影响。根据该影响的机制推测，其他利福霉素类衍生物，如利福定、利福喷汀，及利福布汀等，对瑞格列奈的代谢也可产生类似影响，只是影响的程度有所不同。

通过诱导 CYP 加速瑞格列奈的代谢，从而有可能削弱其降糖作用的药物尚有卡马西平（carbamazepine；诱导 CYP2C9 及 CYP3A 亚家族，本身经由 CYP1A2、CYP2C8/2C9，及 CYP3A4 代谢）、苯妥英（phenytoin；对 CYP2C/3A 亚家族的诱导和抑制作用共存，本身主要经由 CYP2C9/2C19 代谢），及苯巴比妥（phenobarbital；同苯妥英）等。尽管这些药物对多种 CYP 有明显诱导作用，但是，鉴于它们于诱导作用的同时也对某些 CYP 有抑制作用，且本身代谢所涉及的 CYP 与瑞格列奈有重叠（苯妥英尚可通过对胰腺的直接作用而升高血糖），故相互影响复杂，结果难以预料，对血糖浓度的影响取决于相互影响的综合结果。无论如何，它们的同时应用可干扰瑞格列奈的降糖作用、使血糖难以平稳控制的情况确实存在。

另外，噻嗪类利尿剂（如氢氯噻嗪）、口服避孕药、糖皮质激素（如泼尼松）、甲状腺激素（如左甲状腺素）、拟交感药（如肾上腺素）等本身有升高血糖的作用，故可部分抵消或削弱降糖药的降糖作用，在糖尿病的治疗中也是需要注意的问题。

机制 利福平诱导多种 CYP 的表达，包括 CYP2C8 和 CYP3A4。已知瑞格列奈的代谢由 CYP3A4 和 CYP2C8 负责，故认为该影响起因于利福平对这两种 CYP 的诱导。然而，对瑞格列奈代谢影响的相对程度还不清楚，可能存在极为明显的个体差异。采用人肝微粒体进行的体外研究已经证实了这一点。新近一项研究证明，吉非贝齐（gemfibrozil）显著增加瑞格列奈在健康志愿者中的 AUC。鉴于吉非贝齐在体外抑制 CYP2C8 的活性，而对 CYP3A4 则否，故而推测 CYP2C8 是瑞格列奈体内代谢的主要催化酶。另外，CYP3A4 的抑制剂酮康唑对瑞格列奈的药动学影响极有限，进一步说明上述推测的合理性。不过，Powers 等的报道表明，瑞格列奈的代谢也涉及 CYP3A4（Powers et al，2011），这与以上描述相悖。综合文献报道，作者认为，瑞格列奈的代谢既涉及 CYP3A4，也有 CYP2C8 的参与，但可能以 CYP2C8 为主（也参见［瑞格列奈（诺和龙）－甲氧苄啶］）。

尽管利福平诱导肠壁中的 P-糖蛋白外排载体，且本身也是 P-糖蛋白的抑制剂，然而，由于瑞格列奈不是 P-糖蛋白的底物，故利福平对 P-糖蛋白的抑制或诱导不影响与其同用时的结果。

建议 综上所述，利福平可明显降低瑞格列奈的血浓度，但其降低的幅度在很大程度上取决于两者同用的时间。利福平于开始给药后的第 7 天诱导作用达高峰，停用后某种程度上诱导作用可维持 2 周。

如果必须同时应用利福平和瑞格列奈，应了解利福平和瑞格列奈之间相互影响的时间依赖性特点，以便对剂量和给药间隔进行适当调整。

［瑞格列奈（诺和龙）－地拉罗司（恩瑞格，去铁斯若）］[1]
Repaglinide－Deferasirox

要点 Skerjanec 等的研究表明，同时应用铁螯合剂地拉罗司，可使瑞格列奈的 C_{max} 平均升高 50%，AUC 增加 1 倍以上，终末半衰期也延长（Skerjanec et al，2010）。

有关药物 根据提出的机制推测，预料同属促胰岛素分泌剂的那格列奈与地拉罗司之间的类似相互影响不太可能发生，因那格列奈的代谢与 CYP2C8 无明显相关（那格列奈的代谢主要由 CYP2C9 和 CYP3A4 负责，前者占 70%，后者占 30%），但有待进一步的临床资料证实。

机制　研究表明，地拉罗司对 CYP2C8 有中度抑制作用（本身主要在 UGT 的作用下与葡糖醛酸络合，也有一小部分经由 CYP3A4 和 CYP2C8 代谢；对 CYP3A4 有中度诱导作用，体外研究表明，对 CYP3A4 兼有某种程度的抑制作用）。瑞格列奈的生物转化主要由 CYP2C8 和 CYP3A4 负责，只有 2% 以原型排泄（在已经研究的 CYP 中，仅证明 CYP2C8 和 CYP3A4 参与瑞格列奈的代谢，且可能以前者为主）。综合两药的以上特点，认为瑞格列奈 AUC 的增加以及 C_{max} 的升高主要与地拉罗司抑制 CYP2C8 从而阻碍其代谢有关（如果地拉罗司在体内对 CYP3A4 也有抑制作用的话，应该看作地拉罗司对 CYP2C8 和 CYP3A4 的竞争性抑制、非竞争性抑制，及对 CYP3A4 诱导作用的综合结果）。

建议　如果必须同时应用瑞格列奈和地拉罗司，应仔细监测血糖水平，以防显著低血糖的发生（尽管在 Skerjanec 等的单剂研究中该影响不明显改变健康受试者的血糖水平，但对糖尿病患者不一定如此，因为糖尿病患者的血糖调节已经受损，且两者的长期联用有可能导致瑞格列奈的血浓度进一步升高）。

［瑞格列奈（诺和龙）－葡萄柚汁］[1]
Repaglinide－Grapefruit Juice

要点　有充分资料表明，摄入葡萄柚汁可抑制肠道中 CYP3A4 的活性，从而阻碍口服促胰岛素分泌剂瑞格列奈的代谢，导致瑞格列奈的 AUC 增加。这有可能使瑞格列奈的作用增强，降糖作用的时间延长（Bidstrup et al, 2005）。

有关药物　有证据表明，CYP3A4 抑制剂酮康唑和克拉霉素（clarithromycin）可使瑞格列奈的 AUC 分别增加 15% 和 40%（尽管影响不明显，但有统计学差异），对 C_{max} 影响更明显，但 $t_{1/2}$ 无明显改变。同样，CYP2C8 抑制剂吉非贝齐和甲氧苄啶抑制瑞格列奈的代谢，使其 AUC 分别增加 7 倍和 61%，使其半衰期分别延长 2.4 小时和 0.2 小时。另外，对健康受试者进行的研究表明，联合应用吉非贝齐和 CYP3A4 抑制剂伊曲康唑，使瑞格列奈的 AUC 增加 18.4 倍，并使其降糖作用的时间延长。相反，CYP3A4 和 CYP2C8 诱导剂利福平则促进人体对瑞格列奈的代谢。

同属促胰岛素分泌剂（K_{ATP} 通道调节剂）的那格列奈（nateglinide）主要经由 CYP2C9（70%）和 CYP3A4（30%）代谢，预料与葡萄柚汁之间可发生类似相互影响，但相互影响的程度也许有一定差别。

机制　体外研究表明葡萄柚汁对 CYP1A2、2A6、2C9、2C19、2E1，及 2D6 等都有抑制作用，但其在体内对这些 CYP 的抑制作用有限，可能是肠壁中这些 CYP 含量不多的缘故。

体外研究表明，CYP2C8 和 CYP3A4 涉及瑞格列奈的代谢，但体内资料表明，CYP2C8 对肝瑞格列奈的清除所起作用较大，而 CYP3A4 对肠和肝的首过代谢影响明显。多数研究资料表明，葡萄柚汁仅对涉及首过代谢的 CYP3A4（特别是肠道中的 CYP3A4）有某种程度的抑制作用（如下述），而对肝中涉及药物代谢的其他 CYP 很少或无影响。综上所述，同时应用瑞格列奈和葡萄柚汁所致的前者作用增强和作用时间延长主要起因于葡萄柚汁对 CYP3A4 的抑制。

Bidstrup 等的研究表明，携带 CYP2C8 * 3 基因者以及野生型者之间，口服瑞格列奈的平均 AUC 以及 C_{max} 无统计学差异，可见 CYP2C8 多态性对瑞格列奈的代谢无明显影响。

尽管有报道说葡萄柚汁对外排载体 P-糖蛋白有影响，但是因为瑞格列奈本身不是 P-糖蛋白的底物，因此其 AUC 的增加与之无关。葡萄柚汁对有机阴离子转运多肽（OATPs）的抑制作用也与该影响无关联。

建议　糖尿病患者在应用瑞格列奈降糖期间，应避免给予葡萄柚汁，对 CYP3A4 和（或）CYP2C8 有明显影响的其他药物以及含有抑制或诱导 CYP3A4 和（或）CYP2C8 成分的食品也应尽可能避免。

注：有关葡萄柚汁与其他药物之间相互影响的研究论文数不胜数。综合目前可得到的有关资料，葡萄柚汁与其他药物之间相互影响的机制主要是药动学的，其机制包括①：通过抑制肠道中的

CYP3A4，减少首过代谢；②抑制肠壁细胞中 P-糖蛋白介导的药物外排，增加口服生物利用度；③抑制 OATP（如 OATP1A2），干扰药物的体内过程。葡萄柚汁抑制 OATP 造成的影响与其对 CYP3A4 和 P-糖蛋白的抑制造成的影响往往相反。与葡萄柚汁相互影响的结果总的说来有 3 种情况，一是受影响药物的 AUC 增加和 C_{max} 升高，二是 AUC 减少和 C_{max} 下降，三是这两个药动学指标无明显改变。

现有资料表明，可与葡萄柚汁发生相互影响的药物有多种，其中报道比较多的是镇静催眠药（涉及的药物有咪达唑仑、三唑仑，及夸西泮等）、HMG-CoA 还原酶抑制剂（包括洛伐他汀、辛伐他汀，及阿托伐他汀等）、免疫抑制剂（主要包括环孢素、他克莫司等钙调蛋白抑制剂）、钙通道拮抗剂（如硝苯地平、氨氯地平、尼莫地平、非洛地平、尼卡地平、尼索地平、尼群地平、马尼地平、地尔硫䓬、维拉帕米等）。其他尚有 β 受体拮抗剂（如塞利洛尔和醋丁洛尔）、抗心律失常药（胺碘酮）、激素类（如甲泼尼龙、炔雌醇等）、香豆素类抗凝剂、抗生素（如红霉素、克拉霉素和泰利霉素）、HIV 蛋白酶抑制剂（沙奎那韦）、抗疟药（卤泛群、蒿甲醚）、抗寄生虫药（阿苯达唑、吡喹酮）、抗肿瘤药（依托泊苷）、抗过敏药（主要涉及非索非那定和特非那定）。个案报道尚有卡马西平、西沙必利、东莨菪碱、氯沙坦、地高辛、西地那非、氟伏沙明、舍曲林、美沙酮、瑞格列奈、伊曲康唑、咖啡因等（Mertens-Talcott et al，2006）。

尽管有关葡萄柚汁与其他药物相互影响的报道较多，但真正导致明显相互影响且具有重要临床意义者为数不多。然而，那些治疗窗狭窄（或毒副作用较强）且需要口服的药物，与葡萄柚汁发生相互影响时，确实可造成某种程度的危险，故了解葡萄柚汁相关的药物相互影响，对临床合理用药以及药物疗效和毒副作用的判断有一定指导意义。

［那格列奈（糖力）－磺吡酮（硫氧唑酮，苯磺唑酮，苯磺保泰松）］[2]
Nateglinide－Sulfinpyrazone

要点　同时应用促胰岛素分泌剂（K_{ATP} 通道调节剂）那格列奈和抗痛风药磺吡酮（也经常作为抗血小板药应用），可导致那格列奈的血浓度升高，作用增强，发生低糖血症的危险性增加。

有关药物　根据该影响的机制推测，同属 K_{ATP} 通道调节剂的瑞格列奈与磺吡酮之间不太可能发生类似相互影响（瑞格列奈的代谢主要由 CYP2C8 负责，也部分的涉及 CYP3A4）。然而，通过置换与血浆蛋白结合的瑞格列奈，从而增强其降糖作用的可能性依然存在。

机制　已知那格列奈主要经由 CYP2C9（70％）和 CYP3A4（30％）代谢（这与其代谢主要由 CYP2C8 负责的瑞格列奈不同。也参见［瑞格列奈（诺和龙）－甲氧苄啶（甲氧苄氨嘧啶）］），而磺吡酮是选择性 CYP2C9 抑制剂。因此，磺吡酮通过抑制那格列奈经 CYP2C9 的代谢是该影响的机制。另外，磺吡酮与血浆蛋白有高度结合，故置换与血浆蛋白结合的那格列奈，也是那格列奈作用增强的原因之一。

建议　那格列奈与磺吡酮的相互影响明显，有可能导致显著低血糖，故建议尽量避免两者的联用。用瑞格列奈代替那格列奈，不能完全避免相互影响（如上述）。二甲双胍无明显的蛋白结合，也不经酶促代谢，故用其代替那格列奈与磺吡酮联用，可避免二者之间药动学方面的相互影响。

注：凡是经由 CYP2C9 和（或）CYP3A4 代谢，或者对这两种 CYP 有抑制作用的药物，如胺碘酮、氟伏沙明、氟康唑等，都可通过竞争性抑制和（或）非竞争性抑制作用而升高那格列奈的血浓度（也见［瑞格列奈（诺和龙）－甲氧苄啶（甲氧苄氨嘧啶）］）。与那格列奈竞争血浆蛋白结合的药物也可导致那格列奈血浓度升高，如单胺氧化酶抑制剂、水杨酸类，及非甾类抗炎药等（参见［瑞格列奈（诺和龙）－吲哚美辛（消炎痛）］）。乙醇也可增强那格列奈的降糖作用，但与蛋白结合置换无关（Powers et al，2011）（有关机制参见［氯磺丙脲－乙醇］）。

本身有升高血糖的作用，或通过诱导 CYP 加速那格列奈代谢，从而抵消或削弱其降糖作用的药物有拟交感胺类、糖皮质激素类、噻嗪类利尿剂、甲状腺制剂，及利福霉素类等（也见［瑞格列奈（诺和龙）－利福平（甲哌利福霉素）］以及［降糖药－其他药物］）。

［吡格列酮（瑞彤）-吉非贝齐（吉非罗齐，诺衡）］[1]
Pioglitazone-Gemfibrozil

要点　Deng 等对健康志愿者进行的一项随机化两阶段双盲交叉研究表明，苯氧芳酸类（贝特类）降脂药吉非贝齐可使噻唑烷二酮类口服降糖药吡格列酮的 AUC 平均增加 2.4 倍（$P<0.001$），半衰期明显延长（从 6.5 小时延长至 15.1 小时），但其活性代谢物 M-Ⅲ 和 M-Ⅳ 的 AUC 无明显改变。吉非贝齐使 M-Ⅲ/吡格列酮以及 M-Ⅳ/吡格列酮的 AUC 比率分别减少 71%（$P<0.001$）和 65%（$P<0.001$），明显延长两种代谢物的半衰期。可见，吉非贝齐除了显著增加吡格列酮的血浓度外，也抑制其活性代谢物 M-Ⅲ 和 M-Ⅳ 的进一步代谢（Deng et al，2005）。

有关药物　有证据表明，另一种噻唑烷二酮类胰岛素增敏剂罗格列酮（rosiglitazone）与吉非贝齐之间可发生类似相互影响（罗格列酮的代谢主要由 CYP2C9 和 CYP2C8 负责）。其他噻唑烷二酮类胰岛素增敏剂，如曲格列酮（troglitazone；因其有可能导致严重甚或致命的肝功能衰竭而停用）、环格列酮（ciglitazone）、恩格列酮（englitazone），与吉非贝齐之间是否会发生类似相互影响，尚未见报道；然而，根据化学结构的类似性推测，类似相互影响有可能发生，只是影响的程度可能有差别。

列奈类胰岛素增敏剂瑞格列奈与吉非贝齐之间可发生类似相互影响，参见［瑞格列奈（诺和龙）-吉非贝齐（吉非罗齐，诺衡）］。

某些磺酰脲类降糖药，如格列美脲、格列吡嗪、格列齐特、格列本脲等，主要由 CYP2C9 代谢，因此，吉非贝齐的同时应用也有可能使它们的血浓度升高。

其他苯氧芳酸类降脂药（如氯贝丁酯、非诺贝特、苯扎贝特等）与吡格列酮之间是否会发生类似相互影响，尚有待进一步证实。

机制　已知吡格列酮在人体内主要由 CYP2C8 和 CYP3A4 代谢为 6 种代谢物（M-Ⅰ～M-Ⅵ）（40% 由 CYP2C8 负责，近 20% 由 CYP3A4 负责，其余部分由 CYP2C9 和 CYP1A2 等负责），其中酮基衍生物 M-Ⅲ 以及羟基衍生物 M-Ⅱ 和 M-Ⅳ 具有药理活性，但 M-Ⅱ 的浓度仅为 M-Ⅲ 的 10%，或 M-Ⅳ 的 2%。治疗量时，吡格列酮既不抑制，也不诱导负责吉非贝齐代谢的 CYP2C8、CYP2C9，及 CYP3A4，因此对后者的作用无影响。

吉非贝齐本身及其在体内的代谢物（特别是葡糖醛酸化物）是多种 CYP（包括 CYP2C9、CYP2C19、CYP2C8，及 CYP1A2）的非选择性抑制剂（根据目前可得到的资料判断，吉非贝齐至少不会抑制 CYP3A4），对 CYP2C8 的抑制作用比较明显，对 CYP2C9 的抑制作用微弱。鉴于吡格列酮主要经由 CYP2C8（CYP2C8 在吡格列酮和 M-Ⅳ 的代谢中起重要作用）和 CYP3A4 代谢，因此认为，吉非贝齐抑制吡格列酮经 CYP2C8 的代谢是后者 AUC 增加、半衰期延长的机制（有资料表明，对 CYP2C8 的抑制主要起因于吉非贝齐的葡糖醛酸化物，而非吉非贝齐本身）。吉非贝齐对 CYP2C9 和 CYP3A4 的底物那格列奈的药动学影响轻微，进一步证明它对 CYP2C9 和 CYP3A4 无明显影响。

虽然 CYP2C9 活性的改变对 M-Ⅱ 可能有显著影响，但因其浓度远低于 M-Ⅲ 和 M-Ⅳ，故不那么重要。

建议　尽管吡格列酮作为一种胰岛素增敏剂单用很少会引起低血糖，但当与其他降糖药（如格列美脲、格列吡嗪）联用时，有可能发生低血糖。一旦吡格列酮和（或）磺酰脲类的血浓度因吉非贝齐或其他 CYP2C8/2C9 抑制剂的应用而增加时，低血糖和其他不良反应的发生率会显著增加。

如果可能的话，吡格列酮与吉非贝齐的联用最好避免。如果必须同时应用，明智的做法是仔细观察血糖的控制情况，并据情适当下调吡格列酮的剂量。到目前为止，尚未发现噻唑烷二酮类口服降糖药对其他药物的药动学有何影响。

注：根据噻唑烷二酮类口服降糖药的代谢途径推测，凡可抑制或诱导 CYP2C8、CYP2C9 和（或）CYP3A4 的药物，都可对其代谢产生影响。有证据表明，选择性 CYP2C8 抑制剂甲氧苄啶（trimethoprim）可通过抑制 CYP2C8 从而增强罗格列酮（罗格列酮的代谢涉及 CYP2C8 和 CYP2C9）的降糖作用（Hruska et al，2005），预料对吡格列酮也可产生类似影响。根提出的机制推测，抗痛风药磺吡酮（硫氧唑酮；sulfinpyrazone。磺吡酮也作为抗血小板药，对 CYP2C9 有选择性抑制作用）

与罗格列酮之间可发生相互影响，但与同类药物吡格列酮之间的相互影响则不太可能发生（因其代谢很少或不涉及 CYP2C9）。利福平（rifampin）通过诱导 CYP（其中包括 CYP2C8、CYP2C9，及 CYP3A4），从而加速吡格列酮及罗格列酮等胰岛素增敏剂的代谢，因此有可能削弱它们的降糖作用（Powers et al, 2011）。尽管抗癫痫药苯巴比妥、苯妥英，及卡马西平等对 CYP2C/3A 有明显诱导作用，但它们本身的代谢也涉及 CYP2C 和（或）CYP3A，且已证明苯巴比妥和苯妥英对 CYP 有抑制作用，故对噻唑烷二酮类代谢的影响比较复杂，最终结果可能表现为作用增强、减弱或无变化。噻唑烷二酮类对其他药物的药动学无明显影响，也许与它们对 CYP 的结合亲和力较低有关。

［吡格列酮（瑞彤）－利福平（甲哌利福霉素，利福平）][2]
Pioglitazone－Rifampin（Rifampicin）

要点　Jaakkola 等对 10 名健康受试者进行的研究表明，600 mg 利福平每日一次，连用 6 天，可使单剂（30 mg）吡格列酮的 AUC 减少 54%（20%～66%；95% 的可信限：－78%～30%），清除半衰期缩短（从 4.9 小时缩短至 2.3 小时；$P=0.0002$），但对其 C_{max} 以及 t_{max} 无影响。利福平也降低吡格列酮代谢物 IV（M-IV）和代谢物 III（M-III）的 AUC（分别降低 34% 和 39%，分别为 $P=0.0055$ 和 $P=0.0026$），缩短其半衰期（M-IV 的半衰期缩短 50%，$P=0.0008$；M-III 的半衰期缩短 55%，$P=0.0016$），使 M-IV 和 M-III 与吡格列酮的 AUC 比率分别增加 44%（$P=0.0011$）和 32%（$P=0.0027$）。使尿液中 M-IV/吡格列酮以及 M-III/吡格列酮的比率分别增加 98%（$P=0.0015$）和 95%（$P=0.0024$）。尿液中代谢物 XI 与母药的比率增加 240%（$P=0.0020$）（Jaakkola et al, 2005）。

有关药物　新近发现利福平可使另一种噻唑烷二酮类降糖药罗格列酮（rosiglitazone）的 AUC 降低 50%。

其他利福霉素衍生物，如利福定、利福喷丁（利福喷汀），及利福布汀等，对吡格列酮的代谢是否有类似影响，尚不清楚。

机制　吡格列酮是一种噻唑烷二酮类化合物，广泛用于 2 型糖尿病的治疗，属于胰岛素增敏剂，作为 PPAR-γ（过氧化物酶增殖体激活受体 γ 亚型）的激动剂发挥作用。吡格列酮主要经羟化和氧化代谢，部分代谢物仍有活性。主要活性代谢物是 M-IV（羟基衍生物）和 M-III（酮基衍生物）；后者由前者经脱氧形成。M-IV 和 M-III 在循环中的浓度接近甚或超过母药的浓度，且半衰期比母药长得多。

已证明吡格列酮由数种 CYP 代谢，但以 CYP2C8 和 CYP3A4 为主。贝特类降脂药吉非贝齐是一种已知的 CYP2C8 抑制剂，可使吡格列酮的 AUC 增加 2.2 倍，而强效 CYP3A4 抑制剂抗真菌药伊曲康唑对吡格列酮的药动学无影响，可见吡格列酮在体内的代谢主要由 CYP2C8 负责。

利福平是众所周知的多种药物代谢酶的强效诱导剂，可使许多药物的血浓度明显降低。研究表明，利福平对 CYP3A4 的表达影响最明显，但也诱导 CYP2C8。有证据表明，利福平也增加小肠上皮细胞 CYP2C8 蛋白的表达。

综上所述，同时应用吡格列酮和利福平所致的前者 AUC 减少，主要起因于利福平对负责吡格列酮代谢的 CYP2C8 的诱导，对 CYP3A4 的诱导作用贡献较小。

同属噻唑烷二酮类的罗格列酮，其代谢主要由 CYP2C8 负责（也涉及 CYP2C9），因此断定，AUC 的降低是利福平诱导 CYP2C8 从而加速其代谢的结果。

建议　尽管利福平诱导 CYP2C8 使吡格列酮生成的 M-IV 和 M-III 活性物增加，但因这两种活性物的失活速度也加快，因此总的结果仍然是吡格列酮降糖作用的减弱。建议两者同用时注意观察吡格列酮降糖作用减弱的症状和体征，必要时适当增加吡格列酮的剂量或停用利福平。

［罗格列酮（文迪雅）－氟伏沙明（三氟戊肟胺）][2]
Rosiglitazone－Fluvoxamine

要点　Pedersen 等对 21 名健康高加索人（*CYP2C8 * 3/ * 3* 者 2 人，*CYP2C8 * 1/ * 3* 者 9 人，*CYP2C8 * 1/ * 1* 者 10 人）进行的一项两阶段交叉研究表明，同时给予氟伏沙明，可使单剂罗格列

酮的 $AUC_{0\sim\infty}$ 平均增加 21％（95％的 CI：6％，39％；$P=0.0066$）；清除半衰期也明显延长，平均延长 38％（95％的 CI：6％，79％；$P=0.0203$）（Pedersen et al，2006）。

有关药物　同属噻唑烷二酮类的吡格列酮由 CYP2C8 和 CYP3A4 代谢（可能也有 CYP2C9 的参与），预料与氟伏沙明之间的类似相互影响也可发生，而且有可能比罗格列酮－氟伏沙明之间的相互影响更明显。

根据相互影响的机制推测，其他选择性 5-羟色胺再摄取抑制剂，如氟西汀、帕罗西汀，及文拉法辛等，与罗格列酮之间不会发生类似相互影响，因为尚未证明它们对 CYP2C8 和（或）CYP2C9 有抑制作用，本身的代谢也不涉及这两种 CYP。

机制　已知罗格列酮的代谢由 CYP2C9 和 CYP2C8 负责，而氟伏沙明本身的代谢涉及 CYP2D6、CYP1A2、CYP3A4，及 CYP2C9，且对 CYP1A2、CYP2C8，及 CYP3A3/4 有抑制作用。因此认为，氟伏沙明抑制罗格列酮经 CYP2C8 和 CYP2C9 的代谢是该影响的机制（前者涉及非竞争性抑制，而后者涉及竞争性抑制）。

Pedersen 等的研究结果也表明，CYP2C8 多态性的存在与氟伏沙明对罗格列酮代谢的影响无明显关联，氟伏沙明对罗格列酮的脱甲基产物 N-脱甲基罗格列酮的药动学也无影响。这些现象仅根据 Pedersen 等的研究尚难做出令人满意的解释。

建议　氟伏沙明对 CYP2C8 有中度抑制作用，的确可增加罗格列酮的血浓度，延长其半衰期（这一影响不会因 CYP2C8 多态性的存在而改变），因此建议在罗格列酮治疗期间最好避免给予氟伏沙明。如果行得通的话，可选用与罗格列酮无明显相互影响的抗抑郁药代替氟伏沙明，也可采用其他降糖药代替罗格列酮。

［罗格列酮（文迪雅）－孟鲁司特（顺尔宁）][3]
Rosiglitazone－Montelukast

要点　Walsky 等进行的一项体外研究表明，孟鲁司特（属于高选择性白三烯受体拮抗剂，主要用于哮喘发作的预防）对 CYP2C8 有选择性抑制作用，其抑制作用比吉非贝齐、甲氧苄啶，及酮康唑等更显著（参见［罗格列酮－甲氧苄啶］以及［吡格列酮（瑞彤）－吉非贝齐（吉非罗齐，诺衡）］等章节），因此预料可明显干扰罗格列酮等 CYP2C8 底物在人体内的代谢。为验证这一假设，Kim 等在 10 名健康受试者中进行了一项两阶段随机化交叉研究。结果表明，多剂量孟鲁司特既不影响罗格列酮的 AUC，也不影响其高峰血浓度和口服清除率。可见孟鲁司特并不抑制 CYP2C8 介导的罗格列酮的代谢（Kim et al，2006）。

有关药物　同属选择性白三烯受体拮抗剂的扎鲁司特与罗格列酮之间是否会发生相互影响，尚不清楚。有趣的是，强效选择性 CYP2C8 抑制剂槲皮素（quercetin；一种天然的黄酮类化合物）在体外可显著抑制 CYP2C8 的活性，但在体内像孟鲁司特一样，也不抑制罗格列酮的代谢。可见，将体外研究的结果外推至体内需十分谨慎。

机制　罗格列酮主要由 CYP2C8 经 N-脱甲基和对位羟化代谢（也有 CYP2C9 的参与），且无肝肠循环。然而，强效 CYP2C8 抑制剂孟鲁司特何以并不抑制罗格列酮在体内的代谢，尚无满意解释。原因可能是多重的，如药物的分布、分配系数、蛋白结合，及 CYP2C8 的多态性等。

建议　就目前可得到的资料而论，罗格列酮与孟鲁司特的同用无须避免。

［罗格列酮（文迪雅）－格列本脲（优降糖）][2]
Rosiglitazone（AVANDIA）－Glibenclamide（Glybenclamide，Glyburide）

要点　Yu 等进行的一项体外研究表明，同时应用胰岛素增敏剂罗格列酮和磺（酰）脲类降糖药格列本脲，可显著增强罗格列酮对血管平滑肌中 ATP 敏感性 K^+ 通道（K_{ATP}）的抑制作用。这一相互影响可明显削弱异丙肾上腺素导致的血管扩张（Yu et al，2011）。

有关药物　根据提出的机制推测，其他噻唑烷二酮类胰岛素增敏剂，如吡格列酮（瑞彤；pioglitazone）、环格列酮（ciglitazone）、恩格列酮（englitazone）等，与格列本脲之间可发生类似相互影响。然而，Yu 等的研究表明，远远高于治疗浓度的吡格列酮对 K_{ATP} 通道的抑制作用也不明显，故即使与格列本脲发生相互影响，也不会像罗格列酮那么显著。

机制 血管平滑肌中的 K_{ATP} 通道是扩血管和缩血管物质的共同靶通道（研究表明，罗格列酮对冠状动脉的基础张力无影响，但可抑制 β 肾上腺素能受体激动剂以及 K_{ATP} 通道激活剂所致的冠状动脉扩张）。已知噻唑烷二酮类胰岛素增敏剂和磺脲类口服降糖药单用对血管平滑肌的 K_{ATP} 通道即有抑制作用。Yu 等的研究表明，罗格列酮单用对 Kir6.1/SUR2B（组成 K_{ATP} 通道的亚单位）的 IC_{50}（半数抑制浓度）是 $10\ \mu M$，但当有 $0.25\ \mu M$ 格列本脲存在时，罗格列酮的 IC_{50} 降至 $2\ \mu M$。可见，两者药效学的协同性增强是该影响的主要机制。

建议 有临床研究表明，应用罗格列酮治疗的患者，缺血事件的发生率增加，估计可能与罗格列酮对 K_{ATP} 通道的抑制有关。鉴于 2 型糖尿病患者罗格列酮和格列本脲的联用比较普遍，而且治疗量下 $2\ \mu M$ 浓度的罗格列酮以及 $0.25\ \mu M$ 浓度的格列本脲都可达到（代谢受损以及遗传变异个体，血浓度有可能进一步升高），故两者之间的相互影响具有一定临床意义。作者建议，在获得进一步的临床资料前，罗格列酮和格列本脲的联用应谨慎。

[罗格列酮（文迪雅）－甲氧苄啶（甲氧苄氨嘧啶）][2]
Rosiglitazone－Trimethoprim

要点 Hruska 等对 8 名健康受试者（4 男 4 女）进行的随机化交叉研究表明，甲氧苄啶抑制罗格列酮的代谢。在有甲氧苄啶存在时，罗格列酮的 AUC 增加 31%（从 $2774\pm645\ \mu g/L \cdot h$ 增至 $3643\pm1051\ \mu g/L \cdot h$，$P=0.01$），半衰期延长 27%（从 $3.3\pm0.5\ h$ 延长至 $4.2\pm0.8\ h$，$P=0.006$），对位羟化产物/原型药物以及 N-脱甲基罗格列酮/原型药物 AUC 的比率降低，分别降低 22% 和 38%（Hruska et al，2005）。

有关药物 同属噻唑烷二酮类的吡格列酮由 CYP2C8 和 CYP3A4 代谢（可能也有 CYP2C9 的参与），预料与甲氧苄啶之间的类似相互影响也可发生。

机制 多项研究表明，甲氧苄啶像吉非贝齐一样，都是 CYP2C8 的底物，即由 CYP2C8 代谢（试验表明，在体外前者对 CYP2C8 的抑制比后者更有效，而在体内后者对 CYP2C8 的抑制更明显，这种差别可能是由于后者对 CYP2C8 和 CYP2C9 都有抑制作用的缘故，或者与抑制剂的血浓度有关）。已知罗格列酮的代谢涉及 CYP2C8，因此认为，该影响起因于甲氧苄啶对 CYP2C8 的竞争性抑制。

建议 罗格列酮－甲氧苄啶之间的相互影响可能有一定临床意义。噻唑烷二酮类的罗格列酮和吡格列酮最常见的严重不良反应与容量扩张有关（例如充血性心衰、肺水肿，及胸腔积液），而这种情况是浓度依赖的。因此，正在应用罗格列酮的患者加用甲氧苄啶后发生水肿等不良反应的危险性更大。故两者的合用应谨慎，特别是应用高剂量罗格列酮的患者，或准备长期应用甲氧苄啶的患者。

[罗格列酮（文迪雅）－酮康唑][2]
Rosiglitazone－Ketoconazole

要点 Park 等的研究表明，酮康唑干扰罗格列酮在人体内的处置，从而增加后者的血浓度，因此有可能增强其疗效，增加不良反应发生率。

与酮康唑联用时，罗格列酮的 AUC 增加 47%（95% 的 CI：23%，70%；$P=0.0003$），平均半衰期从 3.55 小时延长至 5.50 小时（95% 的 CI：1.0，2.4；$P=0.0003$）（Park et al，2004）。

有关药物 同属噻唑烷二酮类的吡格列酮由 CYP3A4 以及 CYP2C8 和 CYP2C9 代谢，预料与酮康唑之间的相互影响也可发生，且比罗格列酮－酮康唑之间的相互影响更明显。

机制 罗格列酮主要由 CYP2C8 经 N-脱甲基和对位羟化代谢（也有 CYP2C9 的参与），无肝肠循环。酮康唑是强效的 CYP 抑制剂，可与多种药物发生明显的相互影响。有证据表明，酮康唑对经 CYP2C8 催化的紫杉醇（paclitaxel）6α-羟化有明显抑制作用，其强度近似于强效选择性 CYP2C8 抑制剂槲皮素（quercetin；一种天然的黄酮类化合物）。另外，体外研究表明，酮康唑对经 CYP2C8 催化的托拉塞米的代谢有强烈的抑制作用，说明酮康唑除抑制 CYP3A4 外，也抑制 CYP2C8。综上所述，推测该影响主要与酮康唑抑制 CYP2C8（也可能涉及 CYP2C9），从而阻碍罗格列酮的代谢有关。

建议   罗格列酮属新型噻唑烷二酮类口服胰岛素增敏剂，通过激活过氧化物酶增殖体受体 γ（PPARγ）从而改善对胰岛素的敏感性而发挥作用。

糖尿病患者往往同时存在其他疾患，因此除了抗糖尿病药之外，还需要其他药物，故有可能发生药物相互影响。例如，据报道 3% 的 2 型糖尿病患者有同时应用全身性抗真菌药的情况。必须同时应用罗格列酮和唑类抗真菌药的患者，可考虑选用伊曲康唑等对 CYP2C8 无明显影响的药物代替酮康唑（实际上，作为抗真菌药，在绝大多数情况下酮康唑已经被伊曲康唑取代）。

[西格列汀（西他列汀）－吉非贝齐（吉非罗齐，二甲苯氧庚酸，诺衡)][3]
Sitagliptin（MK-0431）－Gemfibrozil

要点   Arun 等对 12 名印度健康男性志愿者进行的一项 2 阶段随机化交叉研究表明，预先给予贝特类调血脂药吉非贝齐 600 mg 每日 2 次计 3 天，可使单剂 100 mg 西格列汀（属于二肽基肽酶-4 抑制剂，是该类药物中第 1 个用于临床的降糖药）的 $AUC_{0\sim\infty}$ 平均增加 54%，C_{max} 升高 22%，终末半衰期延长约 30%。参与研究的个体未见有毒副作用发生率的增加（Arun et al, 2012）。

有关药物   同属二肽基肽酶-4（DPP-4）抑制剂的维格列汀（vildagliptin）像西格列汀一样，主要以原形经肾排泄，但尚无证据表明是否会与吉非贝齐发生类似相互影响。另一种 DPP-4 抑制剂沙格列汀在体内主要经由 CYP3A4 代谢，其体内过程是否涉及有机阴离子转运体和（或）P-糖蛋白尚不清楚。

机制   体外研究表明，CYP2C8 和 CYP3A4 参与西格列汀的代谢，但同位素标记的体内研究表明，其代谢产物仅占总量的 16%，进入体内的大部分西格列汀主要以原型经肾主动分泌排泄。西格列汀在体内的代谢与 CYP3A4 无关，其氧化代谢主要由 CYP2C8 负责。部分研究表明，西格列汀的体内过程也涉及人有机阴离子转运体-3（OAT3；实际上 OAT3 是一种两性离子转运体，即对阴阳离子都有亲和力，分类上属于溶质载体超家族中的 *SLC22* 亚家族，也称为 SLC22A8），是否涉及 P-糖蛋白尚无定论。已知吉非贝齐是 CYP2C8 的抑制剂，Arun 等的研究表明，它对 OAT3 也有明显抑制作用。如上所述，西格列汀在体内仅有极小部分经由 CYP2C8 代谢，故尽管吉非贝齐是 CYP2C8 的强效抑制剂，但该影响不太可能主要起因于对 CYP2C8 的抑制。综合目前可得到的资料，认为吉非贝齐抑制 OAT3，从而阻碍西格列汀经肾的主动分泌排泄是该影响的主要机制（对 CYP2C8 的抑制仅起次要作用）。

如果西格列汀的体内过程涉及 P-糖蛋白，且吉非贝齐对 P-糖蛋白有抑制作用的话，那么对 P-糖蛋白的抑制也可能是原因之一。不过，部分证据表明，P-糖蛋白抑制剂环孢素对西格列汀经肾的排泄无影响，故即使在 P-糖蛋白的层面上有影响，也只是发生在肠道。

建议   有研究表明，西格列汀的血浓度高于治疗浓度 1 倍或以上，才有可能导致毒副作用发生率的增加。研究者所采用的剂量是临床的常用量，故该影响也许无什么重要临床意义。然而，当有其他影响西格列汀药动学的药物同时存在时，两者的影响可能叠加。

[西格列汀（西他列汀）－环孢素（环孢菌素，环孢霉素 A)][3]
Sitagliptin（MK-0431）－Cyclosporine（Cyclosporin A，Ciclosporin）

要点   Krishna 等对健康受试者进行的一项 2 阶段随机化交叉研究表明，单剂环孢素（600 mg 口服）对单剂西格列汀（100 mg 口服）的药动学有一定影响。表现为西格列汀的 $AUC_{0\sim\infty}$ 增加（29%），C_{max} 升高（68%），但西格列汀的表观肾清除率以及半衰期无明显改变（Krishna et al, 2007）。

有关药物   同属二肽基肽酶-4（DPP-4）抑制剂的维格列汀（vildagliptin）像西格列汀一样，主要以原形经肾排泄，但尚无证据表明其体内过程与 P-糖蛋白有何关联，故与环孢素之间是否会发生类似相互影响，还难以断定。然而，根据体内过程以及提出的机制推测，环孢素与另一种 DPP-4 抑制剂沙格列汀（saxagliptin）之间可发生类似相互影响，而且有可能比西格列汀－环孢素之间的相互影响更明显（参见［沙格列汀－克拉霉素（甲红霉素）］）。同属 DPP-4 抑制剂的阿格列汀（alogliptin）尚无充分的药动学资料。

机制 已知环孢素是 CYP3A4 和 P-糖蛋白的底物，同时也是 P-糖蛋白的抑制剂。西格列汀在体内很少代谢，临床前研究表明，其体内过程与 P-糖蛋白密切相关。鉴于环孢素不影响西格列汀的肾清除率，也不影响其半衰期，因此认为，环孢素对西格列汀的影响主要与前者抑制肠道中的 P-糖蛋白，从而促进其吸收（即增加口服生物利用度）有关。

尽管有研究表明，西格列汀的体内过程也与人有机两性离子（阴）转运体-3（hOAT3）有关，但尚未见有环孢素影响 OAT3 的报道（有关细节也参见［西格列汀（西他列汀）－吉非贝齐（吉非罗齐，二甲苯氧庚酸，诺衡）］）。

建议 Krishna 等的大剂量单剂研究结果表明，环孢素对西格列汀的药动学确有一定影响，但他们认为影响的程度无重要临床意义。然而，两者的长期联用，是否会产生更明显的影响，还难以定论。建议两者联用期间注意观察有无西格列汀过量的症状和体征，必要时适当下调西格列汀的剂量（也参见［沙格列汀－克拉霉素（甲红霉素）］项下的有关内容）。

［沙格列汀－克拉霉素（甲红霉素）］[1]
Saxagliptin－Clarithromycin

要点 正在应用二肽基肽酶-4（DPP-4）抑制剂沙格列汀治疗的糖尿病患者，如果同时给予克拉霉素，则可明显增强前者的毒性。

有关药物 同属 DPP-4 抑制剂的西格列汀（sitagliptin）以及维格列汀（vildagliptin）主要以原形经肾主动分泌排泄（例如，同位素标记研究结果表明，西格列汀在体内的代谢仅占总量的 16%，这一部分的代谢主要与 CYP2C8 相关，CYP3A4 的贡献不大。有关细节参见西格列汀－吉非贝齐项下的内容），因此与克拉霉素之间不太可能发生类似相互影响。然而，在 P-糖蛋白水平上的影响依然存在（参见［西格列汀（西他列汀）－环孢素（环孢菌素，环孢霉素 A）］）。另一种 DPP-4 抑制剂阿格列汀（alogliptin）尚无充足的药动学资料。

根据沙格列汀的代谢途径推测，凡是可抑制 CYP3A4/5 的药物，都可对沙格列汀产生类似影响，例如同属大环内酯类的依托红霉素、醋竹桃霉素，及琥乙红霉素等。鉴于另外两种大环内酯类抗生素阿奇霉素以及地红霉素对 CYP3A4/5 无抑制作用，预料与沙格列汀之间不会发生类似相互影响。酮环内酯类抗生素泰利霉素（telithromycin）不但是强效 CYP3A4（和 P-糖蛋白）抑制剂，同时也是 CYP3A4 的底物（有 50% 经 CYP3A4 代谢），预料与沙格列汀之间的类似相互影响也可发生。

其他强效 CYP3A4 抑制剂，如非典型抗抑郁药萘法唑酮（nefazodone），咪唑类抗真菌药酮康唑（ketoconazole）和三唑类抗真菌药伊曲康唑（itraconazole），HIV 蛋白酶抑制剂利托那韦（ritonavir）、洛匹那韦（lopinavir）、阿扎那韦（atazanavir）、奈非那韦（nelfinavir）、茚地那韦（indinavir）等，都可通过抑制 CYP3A4 从而增强沙格列汀的作用（多数药物既涉及竞争性抑制，也涉及非竞争性抑制）。

机制 已知沙格列汀部分经由 CYP3A4/5 代谢，而克拉霉素是强效的 CYP3A4 抑制剂，因此，同用时可增强前者的作用和毒性不难理解（鉴于沙格列汀经由 CYP3A4/5 代谢生成活性产物，故其代谢被抑制后，毒性增加，疗效不一定增强）。

有临床前研究表明，同属 DPP-4 抑制剂的西格列汀是 P-糖蛋白的底物，预料克拉霉素对 P-糖蛋白的抑制也可能是原因之一（有报道表明，P-糖蛋白抑制剂环孢素不减少西格列汀经肾的清除，可见，克拉霉素以及环孢素等 P-糖蛋白抑制剂对西格列汀药动学的影响主要发生于肠道）。

建议 如非必需，最好避免同时应用沙格列汀和克拉霉素，鉴于降糖药和抗生素可供选择的药物有多种，故做到这一点并不困难。如果同用难以避免，将沙格列汀的剂量减半（即从单用时的 5 mg 每日 1 次，减至 2.5 mg 每日 1 次），可最大限度地削弱此种影响（Powers et al, 2011）。

[鲁伯斯塔－利福平（甲哌利福霉素，利福平）]2

Ruboxistaurin－Rifampicin

要点　Yeo 等对 16 名健康男性受试者进行的研究表明，每日 600 mg 利福平口服，连用 9 天，在应用利福平的第 7 天，单次口服 64 mg 鲁伯斯塔，与仅给予 64 mg 鲁伯斯塔相比，后者的 C_{max} 明显下降，AUC 显著减少（约减少 95%，$P \leq 0.001$）；代谢物的 C_{max} 下降 68%（$P \leq 0.001$），AUC 减少 77%（$P \leq 0.001$），t_{max} 不受影响。6β-羟皮质醇和皮质醇的比率明显增加，这与 CYP3A4 的诱导相符。利福平可使鲁伯斯塔的 $t_{1/2}$ 从估计值的 13.8 小时缩短为 2.3 小时，其 N-脱甲基代谢物的 $t_{1/2}$ 从 20.6 小时缩短为 13.7 小时。表观清除率增加 22 倍以上，表观分布容积增加 4 倍（Yeo et al，2005）。

有关药物　根据相互影响的机制推测，所有利福霉素衍生物（包括利福定、利福喷汀，及利福布汀）都可促进鲁伯斯塔的代谢，从而削弱其作用。就对 CYP（包括 CYP3A4）的诱导作用而论，利福平的诱导作用最强，利福喷汀次之，利福布汀的诱导作用最弱。

机制　采用多种技术和方法进行的多项体外研究表明，CYP3A4 是负责将鲁伯斯塔代谢为主要等效代谢物——N-脱甲基鲁伯斯塔的 P450 酶。已知 CYP3A4 是人体中最丰富的 P450 酶，分别占肝和肠道中总含量的 30% 和 70%。但对鲁伯斯塔代谢的诱导是否仅与肝和（或）肠内的 CYP3A4 诱导有关，目前还不清楚。如果向 N-脱甲基转化的增加发生在肠道的话，那么经利福平诱导后，鲁伯斯塔 AUC 的减少可能部分起因于鲁伯斯塔生物利用度的降低。应用特异性 CYP3A4 底物咪达唑仑进行的研究表明，对 CYP3A4 进行诱导后，肠道 CYP3A4 明显增加咪达唑仑的代谢。这间接证明肠道中的 CYP3A4 对鲁伯斯塔的代谢可能起重要作用。然而，同时应用利福平，鲁伯斯塔浓度的降低究竟起因于清除的加速，还是生物利用度的降低，抑或是两者的联合影响，还不清楚。

体外研究表明，鲁伯斯塔的代谢也有 CYP2D6 的参与，但其参与程度远低于 CYP3A4（通过 CYP3A4 生成 N-脱甲基鲁伯斯塔的速率是 CYP2D6 的 57 倍）。另外，目前的证据提示，利福平对 CYP2D6 无明显诱导作用。因此，该相互影响与 CYP2D6 的活性无关。

虽然 N-脱甲基鲁伯斯塔的代谢途径还未阐明，但应用利福平处理后其终末 $t_{1/2}$ 缩短以及 AUC 减少，提示其代谢也可能有利福平诱导的 P450 酶参与。然而，利福平是一种多重诱导剂，故鲁伯斯塔和 N-脱甲基鲁伯斯塔经其他途径的清除也不能排除。尽管利福平也诱导 P-糖蛋白介导的转运，但研究表明，鲁伯斯塔不是 P-糖蛋白的底物。N-脱甲基代谢物是否为 P-糖蛋白的底物，尚未进行研究。然而，考虑到其结构类似于鲁伯斯塔，故不太可能由 P-糖蛋白运输。

建议　鲁伯斯塔甲磺酸盐是一种选择性 β 型蛋白激酶 C（PKCβ；包括 β_1 和 β_2 两种亚型）的抑制剂。该药目前正在进行Ⅲ期临床试验，不久即可投放市场。该药的主要适应证是慢性糖尿病微血管并发症，例如神经病、视网膜病，及黄斑水肿。体内外临床前证据表明，高血糖诱发的 PKCβ 激活，可能是构成微血管病发展为慢性糖尿病并发症的基础。如欲将其与利福平等 CYP3A4 诱导剂同用，鲁伯斯塔剂量应据情增加。

鲁伯斯塔的半衰期是 9 小时，N-脱甲基鲁伯斯塔的半衰期约为 16 小时，故每日给药一次即可。

[降糖药－维生素 B6（吡哆辛）]2

Hypoglycemic Agents－Vitamin B6（Pyridoxine）

要点　维生素 B6 具有一定的降糖作用，非糖尿病患者长期缺乏维生素 B6，可有血糖升高。可见，维生素 B6 对糖尿病患者的血糖控制有一定影响。

机制　至于维生素 B6 降糖作用的确切机制还难以定论。通常认为作用于肝，影响糖异生和（或）糖原生成和分解。也有作用于胰腺（增加胰岛素合成和释放）以及增强胰岛素作用之说。

建议　对血糖此种影响的临床意义在于，糖尿病患者的饮食中应有一定量的维生素 B6，以便满足机体的正常需要；正在应用降糖药（特别是长效磺酰脲类口服降糖药）治疗的糖尿病患者，如果因其他疾病或情况需要补充中、大剂量维生素 B6 的话，应考虑到有可能导致严重低血糖。

［降糖药－其他药物］[2]
Hypoglycemic Agents－Other Drugs

要点　用于糖尿病治疗的药物有多种，宏观上分为三大类。第一类是胰岛素类，包括各种来源以及不同工艺制备的长、中、短效胰岛素以及胰岛素类似物。第二类是口服降糖药。这类药物比较庞杂，可进一步分类为①K_{ATP}通道调节剂，包括磺酰脲类以及非磺酰脲类（即列奈类）K_{ATP}通道调节剂，前者如第一代磺酰脲类的甲苯磺丁脲、氯磺丙脲，及第二代磺酰脲类的格列本脲和格列吡嗪等，后者包括瑞格列奈和那格列奈；②双胍类（为 AMP 依赖性蛋白激酶激活剂），如二甲双胍（是目前临床上常用的唯一双胍类口服降糖药）；③噻唑烷二酮类（作为过氧化物酶体增殖物活化受体 γ 受体的配基），如罗格列酮和吡格列酮；④α 糖苷酶抑制剂，如阿卡波糖、伏格列波糖，及米格列醇（miglitol）。第三类为其他类，主要包括①胰高血糖素样肽-1（GLP-1）受体激动剂（通过激活 GLP-1 受体，最终导致胰岛素的合成增加。GLP-1 受体的激活可延迟胃排空，因此，需要迅速发挥作用的口服药物，可明显受这类药物的影响，如口服避孕药和抗生素），这类药物已获准用于临床者包括艾塞那肽（exenatide）和利拉鲁肽（liraglutide）；②二肽基肽酶-4（DPP-4）抑制剂（这类药物可增加进餐时 GLP-1 以及抑胃肽的 AUC，可见其作用类似于 GLP-1 受体激动剂），例如沙格列汀（saxa-gliptin）、西格列汀（西他列汀；sitagliptin），及维格列汀（vildagliptin）；③胰淀素（amylin）受体激动剂（激动胰淀素受体，从而导致胰高血糖素释放减少、延迟胃排空，及饱腹感），如合成的胰淀素类似物普兰林肽（pramlintide）；④胆酸结合树脂（阴离子交换树脂），如考来维仑（尽管其他胆酸结合树脂用于 2 型糖尿病的治疗也可能有效，但考来维仑是唯一获准用于 2 型糖尿病的胆酸结合树脂。胆酸结合树脂用于 2 型糖尿病的治疗是基于该病患者存在胆酸代谢异常，且有报道表明胆酸结合树脂可降低糖尿病患者的血糖）；⑤多巴胺受体激动剂，目前获准用于 2 型糖尿病治疗的唯一多巴胺受体激动剂是溴隐亭（溴麦角环肽），认为其对血糖的影响与其对 CNS 的作用有关。因为第二类中的 K_{ATP} 通道调节剂（包括磺酰脲类和非磺酰脲类）以及第三类中的 GLP-1 受体激动剂和 DPP-4 抑制剂的作用都涉及胰岛素分泌的增加，故也统称为促胰岛素分泌剂。

有关药物　降糖药与其他药物间的相互影响多见而复杂，各种降糖药与其他药物间的相互影响以及机制和用药注意事项等细节可参见有关章节，这里仅讨论对所有降糖药都具有类似影响的药物。根据对血糖的影响可分为两类，一类是通过降低血糖从而增强降糖药作用的药物，另一类是通过升高血糖从而削弱降糖药作用的药物。

总的说来，除胰岛素和口服降糖药外，最常诱发低血糖状态的药物是乙醇、β 肾上腺素能受体拮抗剂，及水杨酸类，而最常诱发高血糖状态的药物则是糖皮质激素和 β_2 肾上腺素能受体激动剂。现将这些药物笼统列出，以便读者参考（括号内指的是药物作用部位）。

①可降低血糖的药物：β 肾上腺素能受体拮抗剂（肝、周围，及其他）；血管紧张素转换酶抑制剂（周围）；金鸡纳生物碱奎宁和奎尼丁（强烈刺激胰腺 β 细胞，从而导致胰岛素的释放）；氯贝特（周围）；溴隐亭（周围。也因此于 2009 年获准用于 2 型糖尿病的治疗）；锂盐（作用于肝和周围，促进肝糖原的分解，增加肌糖原的合成）；乙醇（肝和其他）；水杨酸类（胰腺）；非甾类抗炎药如吲哚美辛 * 以及萘普生 * 等；茶碱（胰腺）；磺胺类（其他）；舒他西林 *；四环素 *；喷他脒（胰腺）；降低血糖的作用起因于用药之初对 β 细胞的破坏所致的胰岛素释放）；甲苯咪唑（胰腺）；维生素 B_6（肝）；钙（胰腺）。

②可升高血糖的药物：烟碱 *；肾上腺素（胰腺、肝脏和周围）；可乐定（胰腺和其他）；二氮嗪（胰腺。临床上可用于低糖血症的处理）；钙通道拮抗剂（胰腺）；苯妥英（胰腺）；非典型抗精神病药氯氮平、奥氮平和利培酮（周围及其他）；吗啡和芬太尼（胰腺）；大麻（其他）；磺吡酮 *；肝素（其他）；β_2 肾上腺素能受体激动剂（胰腺、肝，及周围）；H_2 受体阻断药（胰腺）；噻嗪类利尿剂以及袢利尿剂（胰腺和周围）；糖皮质激素（肝和周围）；萘啶酸（其他?）；HIV-1 蛋白酶抑制剂利托那韦、洛匹那韦（lopinavir）、安普那韦（amprenavir）、奈非那韦、茚地那韦，及沙奎那韦；喷他脒（其他；短期作用是破坏胰岛 β 细胞，促进胰岛素释放，从而降低血糖，但长期应用后可导致

继发性低胰岛素血症和高血糖）。

其他可升高血糖的药物尚有烟酸（参见见［胰岛素－烟酸］）、胍乙啶（参见［胰岛素－胍乙啶］）、阿司匹林（胰岛功能完全丧失者。参见［胰岛素－阿司匹林］）、三环类抗抑郁药、氟哌啶醇、氯氮䓬、甲状腺激素、雌激素、口服避孕药、两性霉素 B、环磷酰胺、门冬酰胺酶、干扰素、免疫抑制剂巴利昔单抗（basiliximab）、高血糖素（可作为低糖血症的治疗药物）、生长素，及戒酒药阿坎酸（坎普拉尔；acamprosate）等（Powers et al，2011）。

建议 正在应用降糖药治疗的糖尿病患者，最好避免同时应用上述药物。大部分糖尿病患者往往会因其他疾病或状态而同时应用其他药物。如果出现血糖控制不稳，应考虑到可能存在其他药物的影响。在这种情况下，应尝试调整降糖药的剂量或停用犯罪药物。

＊：虽有报道说这些药物对糖尿病的控制有影响，但尚无结论性的证据表明它们对碳水化合物的代谢有什么作用。

（张 彬）

主要参考文献

Arun KP，et al，2012. Pharmacokinetic drug interaction between gemfibrozil and sitagliptin in healthy Indian male volunteers. *Eur J Clin Pharmacol*，68：709-714

Bidsstrup TB，et al，2004. Rifampin both as inhibitor and inducer of repaglinide metabolism. *Eur J Clin Pharmacol*，60：109-114

Bidstrup TB，et al，2005. The impact of CYP2C8 polymorphism and grapefruit juice on the pharmacokinetics of repaglinide. *Br J Clin Pharmacol*，61（1）：49-57

Chabner BA，et al，2011. Cytotoxic agents. In：*Goodman & Gilman's The pharmacological basis of therapeutics*，*12th ed*. Brunton LL（editor），McGraw-Hill Co，Inc，New York：1677-1730

Cho SK，et al，2014. Verapamil decreases the glucose-lowering effect of metformin in healthy volunteers. *Br J Clin Pharmacol*，78（6）：1426-1432

Choi YH，et al，2010. Pharmacokinetic interaction between itraconazole and metformin in rats：competitive inhibition of metabolism of each drug by each other via hepatic and intestinal CYP3A1/2. *Br J Pharmacol*，161：815-829

Choi YH，et al，2008. Pharmacokinetic interaction between DA-8159, a new erectogenic, and metformin in rats：competitive inhibition of metabolism via hepatic CYP3A1/2. *Br J Pharmacol*，153：1568-1578

Deng LJ，et al，2005. Effect of gemfibrozil on the pharmacokinetics of pioglitazone. *Eur J Clin Pharmacol*，61：831-836

Ding Y，et al，2014. The effect of lansoprazole, an OCT inhibitor, on metformin pharmacokinetics in healthy subjects. *Eur J Clin Pharmacol*，70：141-146

Fagerholm V[1]，et al，2008. a_{2A}-Adrenoceptor antagonism increases insulin secretion and synergistically augments the insulinotropic effect of glibenclamide in mice. *Br J Pharmacol*，153：1568-1578

Grün B，et al，2013. Trimethoprin-metformin interaction and its genetic modulation by OCT2 and MATE1 transporters. *Br J Clin Pharmacol*，76（5）：787-796

Han T，et al，2015. Four Cation-Selective Transporters Contribute to Apical Uptake and Accumulation of Metformin in Caco-2 Cell Monolayers. *J Pharmacol Exp Ther*，352：519-528

Hruska MW，et al，2005. The effect of trimethoprim on CYP2C8 mediated rosiglitazone metabolism in human liver microsomes and healthy subjects. *Br J Clin Pharmacol*，59（1）：70-79

Ito S，et al，2012. Competitive Inhibition of the Luminal Efflux by Multidrug and Toxin Extrusions, but Not Basolateral Uptake by Organic Cation Transporter 2, Is the Likely Mechanism Underlying the Pharmacokinetic Drug-Drug Interactions Caused by Cimetidine in the Kidney. *J Pharmacol Exp Ther*，340（2）：393-403

Jaakkola T，et al，2005. Effect of rifampicin on the pharmacokinetics of pioglitazone. *Br J Clin pharmacol*，61（1）：70-78

Kajosaari LI，et al，2004. Lack of effect of bezafibrate and fenofibrate on the pharmacokinetics and pharmacodynamics of repaglinide. *Br J Clin pharmacol*，58（4）：390-396

Kim K-A，et al，2006. Effect of multiple doses of montelukast on the pharmacokinetics of rosiglitazone, a CYP2C8 substrate, in humans. *Br J Clin Pharmacol*，63（3）：339-345

Krishna R，et al，2007. Effect of a Single Cyclosporine Dose on the Single-Dose Pharmacokinetics of Sitagliptin（MK-0431），a Dipeptidyl Peptidase-4 Inhibitor, in Healthy Male Subjects. *J Clin Pharmacol*，47：165-174

Ma Y，et al，2017. Glucuronides as Potent Anionic Substrates of Human cytochrome P450 2C8（CYP2C8）. *J Med Chem*，60（21）：8691-8705

Mertens-Talcott SU，et al，2006. Grapefruit-Drug Interactions：Can Interactions With Drugs Be Avoided? *J Clin pharmacol*，

46：1390-1416

Niemi M，et al，2003. The CYP2C8 inhibitor trimethoprim increases the plasma concentrations of repaglinide in healthy subjects. *Br J Clin Pharmacol*，57（4）：441-447

Park JY，et al，2004. Effect of ketoconazole on the pharmacokinetics of rosiglitazone in healthy subject. *Br J Clin Pharmacol*，58（4）：397-402

Pedersen RS，et al，2006. The effects of human CYP2C8 genotype and fluvoxamine on the pharmacokinetics of rosiglitazone in healthy subjects. *Br J Clin Pharmacol*，62（6）：682-689

Pei Q，et al，2018. Repaglinide-irbesartan drug interaction：effects of SLCO1B1 polymorphism on repaglinide pharmacokinetics and pharmacodynamics in Chinese population. *Eur J Clin Pharmacol*，74：1021-1028

Petri Jr WA，2011. Sulfonamides，trimethoprim-sulfamethoxazole，quinolones，and agents for urinary tract infections. In：*Goodman & Gilman's The pharmacological basis of therapeutics*，*12th ed*. Brunton LL（editor），McGraw-Hill Co，Inc，New York：1463-1476

Powers AC，et al，2011. Endocrine pancreas and pharmacotherapy of diabetes mellitus and hypoglycemia. In：*Goodman & Gilman's The pharmacological basis of therapeutics*，*12th ed*. Brunton LL（editor），McGraw-Hill Co，Inc，New York：1238-1273

Reilly RF，et al，2011. Regulation of renal function and vascular volume. In：*Goodman & Gilman's The pharmacological basis of therapeutics*，*12th ed*. Brunton LL（editor），McGraw-Hill Co，Inc，New York：671-719

Skerjanec A，et al，2010. Investigation of the Pharmacokinetic Interactions of Deferasirox，a Once-Daily Oral Iron Chelator，With Midazolam，Rifampin，and Repaglinide in Healthy Volunteers. *J Clin Pharmacol*，50：205-213

Tan B，et al，2010. The effects of CYP2C9 and CYP2C19 genetic polymorphisms on the pharmacokinetics and pharmacodynamics of glipizide in Chinese subjects. *Eur J Clin Pharmacol*，66：145-151

Tornio A，et al，2014. Glucuronidation converts clopidogrel to a strong time-dependent inhibitor of CYP2C8：a phase II metabolite as a perpetrator of drug-drug interactions. *Clin Pharmacol Ther*，96（4）：498-507

Tsuda M，et al，2009. Involvement of Human Multidrug and Toxin Extrusion 1 in the Drug Interaction between Cimetidine and Metformin in Renal Epithelial Cells. *J Pharmacol Exp Ther*，329：185-191

Uchida Shinya，et al，2006. Effects of Ginkgo Biloba Extract on Pharmacokinetics and Pharmacodynamics of Tolbutamide and Midazolam in Healthy Volunteers. *J Clin Pharmacol*，46：1290-1298

Weitz JI，2011. Blood coagulation and anticoagulant，fibrinolytic，and antiplatelet drugs. In：*Goodman & Gilman's The pharmacological basis of therapeutics*，*12th ed*. Brunton LL（editor），McGraw-Hill Co，Inc，New York：849-876

Westfall TC，et al，2011. Adrenergic agonists and antagonists. In：*Goodman & Gilman's The pharmacological basis of therapeutics*，*12th ed*. Brunton LL（editor），McGraw-Hill Co，Inc，New York：277-333

Xu H，et al，2008. Effects of St John's wort and CYP2C9 genotype on the pharmacokinetics and pharmacodynamics of gliclazide. *Br J Pharmacol*，153：1579-1586

Yeo KP，et al，2005. Pharmacokinetics of ruboxistaurin are significantly altered by rifampicin-mediated CYP3A4 induction. *Br J Clin Pharmacol*，61（2）：200-210

YH Choi，et al，2006. Effects of enzyme inducers and inhibitors on the pharmacokinetics of metformin in rats：involvement of CYP2C11，2D1 and 3A1/2 for the metabolism of metformin. *Br J Pharmacol*，149：424-430

Yu L，et al，2011. Rosiglitazone inhibits vascular KATP channels and coronary vasodilation produced by isoprenaline. *Br J Pharmacol*，164：2064-2072

第二十七章　糖皮质激素及有关药物

［氢化可的松（可的索，皮质醇）－严重过敏反应］[2]
Hydrocortisone（cortisol）－Severe Allergic Reaction

要点　氢化可的松可用来治疗各种过敏性疾病，但起效缓慢，对在短期内即可能危及生命的严重过敏反应来说，仅应用氢化可的松是不得当的。

有关药物　其他糖皮质激素类药物（可的松、泼尼松、地塞米松等）也不能迅速控制过敏反应及过敏性疾病。

建议　严重过敏性疾病或严重过敏反应，首先应皮下注射 0.5～1.0 ml 1：1000 的肾上腺素溶液。有必要的话，再配合应用适量糖皮质激素，或采取其他的辅助措施。

［氢化可的松（可的索，皮质醇）－严重感染］[2]
Hydrocortisone（cortisol）－Severe Infection

要点　氢化可的松对某些严重感染（感染中毒性休克等）可起到赢得时间、挽救患者生命的作用。但它可削弱机体抵抗力，对某些尚无特效药物治疗的感染，有可能造成严重的不良后果。

有关药物　类似药物还有可的松、泼尼松、地塞米松等。

建议　严重感染者，需要严格掌握激素的适应证。如必须应用糖皮质激素，应在加强对因治疗的同时慎重应用。

［氢化可的松（可的索，皮质醇）－考来烯胺（消胆胺）］[3]
Hydrocortisone（cortisol）－Cholestyramine

要点　给 10 名应用考来烯胺的健康志愿者应用单剂氢化可的松，后者的血浓度降低，药时曲线下面积缩小。

有关药物　一研究发现，应用考来烯胺对泼尼松龙的生物利用度无影响。考来烯胺与其他糖皮质激素类（泼尼松、倍他米松、曲安西龙等）之间的相互影响尚缺乏证据。氢化可的松与其他阴离子交换树脂（考来替泊、降胆葡胺、地维烯胺等）之间的相互影响也未见报道。

机制　体外试验证明，考来烯胺可与氢化可的松及泼尼松龙结合。但体内研究未证实这一点。氢化可的松血浓度的降低也许与考来烯胺减少并延迟其吸收有关。

建议　两药同用时，应观察患者对氢化可的松的临床反应有无改变，必要时增加剂量。

［氢化可的松（可的索，皮质醇）－米非司酮（息隐，含珠停，息百虑）］[1]
Hydrocortisone（cortisol）－Mifepristone

要点　应用氢化可的松期间给予米非司酮，氢化可的松的作用减弱。

有关药物　预料米非司酮与其他糖皮质激素（泼尼松、泼尼松龙、地塞米松等）之间可发生类似相互影响。

机制　米非司酮除与孕酮受体结合发挥抗孕激素作用外，尚可竞争性抑制糖皮质激素与其受体的结合，从而对抗糖皮质激素的作用。

建议　应用糖皮质激素治疗期间（特别长期治疗的患者）禁用米非司酮。

　　虽然米非司酮对人体的主要影响是阻断考的索对垂体 ACTH（促肾上腺皮质激素）分泌的反馈抑制，从而增加血浆中 ACTH 和肾上腺皮质激素的水平，但由此产生的皮质激素因米非司酮的存在不能与其受体结合，故不能发挥作用。这也是可用米非司酮治疗肾上腺考的索分泌过量所致疾病的理论基础（Levin et al，2011）。

［氢化可的松（可的索，皮质醇）－生长素］[2]
Hydrocortisone（cortisol）－Somatotropin（Growth Hormone）

　　要点　同时应用氢化可的松和生长素，氢化可的松的治疗作用减弱。

　　有关药物　生长素与其他糖皮质激素（如泼尼松、泼尼松龙、地塞米松等）之间可发生类似相互影响（Schimmer et al，2011）。

　　机制　新近有研究表明，生长素可促进氢化可的松等糖皮质激素在肝中的代谢失活。目前认为，生长素抑制 1 型 11β-羟类固醇脱氢酶，而正常情况下该酶可将无活性的可的松（考的松；cortisone）转化为活性型的 11-羟衍生物——氢化可的松；当该酶被抑制后，活性型的氢化可的松生成减少，等于间接削弱了外源性糖皮质激素的作用。

　　建议　隐性的继发性肾上腺皮质功能不全患者，或因肾上腺皮质功能减退而正在用糖皮质激素替代治疗的患者，给予生长素有可能促发肾上腺皮质功能不全，故这类患者最好避免给予生长素。除上述患者外，同时应用氢化可的松等糖皮质激素和生长素治疗期间，应考虑到糖皮质激素的需要量可能增加。

［泼尼松（强的松，去氢可的松）－结核病］[2]
Prednisone－Tuberculosis

　　要点　非活动性结核病患者，应用泼尼松后可使结核灶活化，对活动性结核病患者来说，则可促进其播散。

　　有关药物　其他糖皮质激素类药物（氢化可的松、泼尼松龙、地塞米松等）也有类似影响。

　　建议　结核病患者应避免使用糖皮质激素。非活动性结核病患者，如果需要糖皮质激素，应同时进行抗结核治疗。活动性结核病不得已应用糖皮质激素时，应加强抗结核治疗。

［泼尼松（强的松，去氢可的松）－溃疡病］[2]
Prednisone－Digestive Ulcer

　　要点　长期应用泼尼松，有促发或加重溃疡的倾向。

　　有关药物　其他糖皮质激素（如氢化可的松、泼尼松龙、地塞米松等）也有类似影响。

　　建议　一般认为，有活动性溃疡病或溃疡病既往史的患者，如果必须应用此类药物，需加用适当的抗酸药或 H_2 受体阻断药，如法莫替丁等。

［泼尼松（强的松，去氢可的松）－肝功能减退］[2]
Prednisone－Hepatic Insufficiency

　　要点　肝功能减退患者（如急性肝炎及活动性肝炎），泼尼松的蛋白结合率降低，高峰血浓度增加，半衰期可能延长，但药理作用可减弱。

　　有关药物　可的松需在肝中转化为氢化可的松后才能发挥药理作用，因此，肝功能减退时，亦可发生类似改变。

　　机制　与糖皮质激素结合的球蛋白主要在肝中合成。肝功能减退时，合成减少，故泼尼松或可的松的蛋白结合率降低，游离药物血浓度升高。同时，肝的代谢能力减弱，半衰期可延长。另外，泼尼松及可的松需在肝中羟化生成泼尼松龙及氢化可的松后，才能发挥药理作用。肝功能减退时，此种羟化作用减弱，因此，药理作用也相应减弱。

建议 肝功能减退患者，如有必要应用糖皮质激素的话，应选用氢化可的松、泼尼松龙或地塞米松。因为它们无须在肝中羟化即可发挥药理作用。但剂量需根据肝功能状态进行调整。

[泼尼松（强的松，去氢可的松）-心力衰竭][2]
Prednisone－Heart Failure

要点 心脏病或高血压伴有心力衰竭时，泼尼松可加重心力衰竭。

有关药物 可的松、氢化可的松、泼尼松龙等，同样具有盐皮质激素活性，因此也可发生类似影响。

机制 糖皮质激素多半有水钠潴留作用，可致血容量扩张，而心力衰竭患者对液量的增加极为敏感。

建议 心力衰竭患者，如果必须应用糖皮质激素，最好选用曲安西龙、地塞米松，及倍他米松，因为它们很少或不引起水钠潴留。另外，它们不引起低钾血症。这对正在应用强心苷治疗的患者来说是有利的。而可的松、氢化可的松、泼尼松龙、泼尼松等，既有水钠潴留作用，又易引起低钾血症；前者容易加重心力衰竭，而后者则使强心苷的剂量不易控制，易导致强心苷中毒。

[泼尼松（强的松，去氢可的松）-动脉硬化，高血压][1]
Prednisone－Arteriosclerosis，Hypertension

要点 高血压和（或）动脉硬化患者，应用强的松后，有可能使血压进一步升高或难以控制，有引起脑溢血的危险。

有关药物 具有盐皮质激素活性的其他糖皮质激素（可的松、氢化可的松、泼尼松龙、甲泼尼龙等）对高血压和（或）动脉硬化患者也有类似影响。

机制 糖皮质激素多半有水钠潴留作用，可致血容量扩张，对高血压和（或）动脉硬化患者造成不利影响。

建议 动脉硬化和（或）高血压患者如果需要应用糖皮质激素，最好选用较少或没有盐皮质激素活性的糖皮质激素，如曲安西龙、曲安奈德、地塞米松，及倍他米松。

可乐定、沙拉新、维生素E、雌激素等对高血压的影响分别参见有关章节。

其他可导致血压升高因而需慎用或禁用于高血压和（或）动脉硬化患者的药物尚有：选择性β受体激动剂沙丁胺醇、特布那林等；非除极化型肌松药泮库溴铵；解热镇痛药保泰松（导致水钠潴留）；镇痛药喷他佐辛（可使血浆中儿茶酚胺浓度升高）；阿片受体拮抗剂纳洛酮；中枢兴奋药咖啡因、尼可刹米、哌甲酯等；胰高血糖素，甲状腺素和促红细胞生成素。

[泼尼松（强的松，去氢可的松）-白内障][1]
Prednisone－Cataract

要点 据报道，接受泼尼松治疗的儿童，可致前囊下白内障。白内障患者应用泼尼松，可加速白内障的进展。

有关药物 其他糖皮质激素如可的松、氢化可的松、泼尼松龙等，也有类似影响。

建议 白内障患者最好避免使用糖皮质激素。必须应用时，尽可能低剂量短期应用。

其他可引起白内障的药物尚有：吩噻嗪类（如氯丙嗪、三氟拉嗪等）；二异丙基氟磷酸；匹鲁卡品和毒扁豆碱等。

[泼尼松（强的松，去氢可的松）-精神病][2]
Prednisone－Psychosis

要点 用泼尼松治疗的患者，可发生严重行为障碍。一般认为，原有行为障碍的患者，易导致急性精神病，而精神病患者应用后，可使病情加重，甚至导致精神病危象。

有关药物　其他糖皮质激素如可的松、氢化可的松、泼尼松龙等，也有类似影响。

建议　原有行为障碍的患者或精神病患者，禁用糖皮质激素。如为必需，应采取相应预防和处理措施。

［泼尼松（强的松，去氢可的松）－骨质疏松］[1]
Prednisone－Osteoporosis

要点　泼尼松可引起骨质疏松，严重者可导致脊椎压缩性骨折。原有骨质疏松的患者，可加重病情。

有关药物　所有糖皮质激素，包括可的松、氢化可的松、泼尼松龙等，都有类似影响。

机制　泼尼松可直接抑制成骨细胞的活动，也可抑制肠道钙的吸收，使甲状旁腺素分泌增加，甲状旁腺素可增强破骨细胞的活动。前者导致骨形成减少，后者使骨重吸收增加。

建议　骨质疏松患者应避免长期应用糖皮质激素。无骨质疏松的患者，长期应用糖皮质激素期间，应常规进行脊椎 X 线拍片，如有骨质疏松则应停药。绝经后的妇女更易发生骨质疏松，尤应慎用糖皮质激素。

其他可引起或加重骨质疏松的药物尚有肝素和利乃孕素（lynestrenol）。

［泼尼松（强的松，去氢可的松）－氯丙嗪（冬眠灵）］[3]
Prednisone－Chlorpromazine

要点　同时口服泼尼松和氯丙嗪，前者的吸收增加。

有关药物　根据相互影响的机制推测，其他吩噻嗪类抗精神病药（奋乃静、氟奋乃静、三氟拉嗪等）及丁酰苯类抗精神病药（氟哌啶醇、氟哌利多等）与泼尼松之间可发生类似相互影响，但硫杂蒽类的氯普噻吨、氯哌噻吨、氟哌噻吨等与泼尼松之间的此种相互影响较弱。

氯丙嗪与其他糖皮质激素（泼尼松龙、甲泼尼龙、曲安西龙等）之间的类似相互影响也可发生，只是相互影响的程度不同（相互影响的程度主要取决于各种糖皮质激素胃肠吸收的速率和生物利用度）。

根据该相互影响的机制推测，所有抗胆碱药都可影响糖皮质激素的胃肠吸收，只是抗胆碱药对其他药物胃肠吸收的影响容易想到，而氯丙嗪的抗胆碱作用易被人们忽略。

建议　如有必要同时应用泼尼松和氯丙嗪，将两者分服，且间隔时间尽可能长一些，可一定程度上避免此种相互影响。

［泼尼松（强的松，去氢可的松）－氟地西泮］[2]
Prednisone－Fludiazepam

要点　同时应用泼尼松和氟地西泮，泼尼松的治疗作用减弱。

有关药物　预料氟地西泮与其他糖皮质激素（强的松龙、甲泼尼龙、地塞米松等）之间可发生类似相互影响。强的松与其他苯二氮䓬类（地西泮、氯氮䓬、氟西泮等）之间是否会发生类似相互影响，尚未见报道。

机制　可能与氟地西泮对肝药酶的诱导有关，但血浆蛋白结合的置换及对肾小管转运的影响也不能排除。

建议　如果强的松与氟地西泮的同用不可避免，应根据患者对糖皮质激素的临床反应情况适当增加剂量。

［泼尼松（强的松，去氢可的松）－氢氧化铝］[2]
Prednisone－Aluminum Hydroxide

要点　对 5 名健康受试者和 12 名慢性肝病患者进行的一项研究表明，同时应用单剂泼尼松和氢氧化铝,使口服泼尼松的生物利用度降低。

有关药物   同时应用含有氢氧化铝和(或)氢氧化镁的抗酸药,也降低口服泼尼松的生物利用度。对 6 名健康志愿者进行的一项研究表明,同时应用三硅酸镁和地塞米松,使地塞米松的免疫抑制作用减弱。其他糖皮质激素(氢化可的松、倍他米松、曲安西龙等)和其他抗酸药之间是否会发生类似相互影响,还未证实。但根据机制推测,预料相互影响有可能发生。

包括泼尼松在内的糖皮质激素与碳酸钙之间的相互影响已经证实,但相互影响的机制和方向截然不同(有关细节参见[碳酸钙-糖皮质激素])。

机制   确切机制尚未完全阐明。但有人认为,抗酸药吸附泼尼松。一研究报道说,此种相互影响与胃排空延迟或肠道转运异常无关。

建议   同时应用氢氧化铝等抗酸药期间,应观察患者对糖皮质激素临床反应的改变,必要时增加糖皮质激素的剂量。

[泼尼松(强的松,去氢可的松)-红霉素][2]
Prednisone-Erythromycin

要点   同时应用泼尼松和红霉素,前者的血浓度升高,作用和毒性增强。

有关药物   9 名正在应用甲泼尼龙治疗的哮喘患者,当加用红霉素 250 mg 每日 4 次计 1 周后,甲泼尼龙的清除率降低 28%~61%。

对 10 名哮喘患者(4 名儿童,6 名成人)进行的研究表明,醋竹桃霉素延长甲泼尼龙的半衰期,降低其清除率,甲泼尼龙的治疗作用和毒性作用都增强,且其影响比红霉素的影响更明显。

另外,已证明克拉霉素(clarithromycin)对 CYP3A4 同样有明显的抑制作用,故对泼尼松可产生类似影响。

红霉素与其他糖皮质激素(可的松、泼尼松龙、地塞米松等)之间是否会发生类似相互影响,尚未见报道,但根据相互影响的机制以及代谢途径的类似性推测,类似相互影响有可能发生。竹桃霉素、罗希红霉素、琥乙红霉素等大环内酯类抗生素与泼尼松之间是否会发生类似相互影响,尚不清楚。但有证据表明,阿奇霉素(azithromycin)及地红霉素(dirithromycin)对 CYP3A4 无抑制作用,因此不会影响糖皮质激素的代谢。

机制   红霉素是 CYP3A4 的底物,同时对 CYP3A4 有明显的抑制作用,而泼尼松在体内的代谢主要由 CYP3A4 负责。因此,两者同用时,泼尼松的代谢减慢(与红霉素对 CYP3A4 的竞争性抑制和非竞争性抑制有关),半衰期延长,作用及毒性增强。

建议   因为红霉素、克拉霉素,及醋竹桃霉素等通过抑制泼尼松或甲泼尼龙的代谢可减少后者的用量,故有人提议将其作为"皮质激素节省剂"使用。从这一角度出发,醋竹桃霉素比红霉素更优越,因其对甲泼尼龙代谢的影响更明显。合用时糖皮质激素剂量的调整无统一标准,一般认为,剂量的减少主要基于临床状况及经验。上述 10 名患者当出现糖皮质激素过量的症状和体征时,减少甲泼尼龙的剂量后,过量的症状和体征缓解,但哮喘病的症状却未得到任何控制。可见将醋竹桃霉素作为"皮质激素节省剂"的提议有待进一步研究。作者认为,目前此种相互影响仅能作为一种不利相互影响尽可能予以避免,不得已合并应用时,应考虑到此种相互影响导致的糖皮质激素毒副作用的增强,并设法予以纠正(例如,适当减少糖皮质激素的用量)。另外,已证明阿奇霉素和地红霉素不影响 CYP3A4,故也可用其代替红霉素或克拉霉素与糖皮质激素联用(但仍需谨慎)。

[泼尼松(强的松,去氢可的松)-酮康唑][2]
Prednisone-Ketoconazole

要点   同时应用泼尼松和酮康唑,前者的血清总浓度和游离血浓度都增加。此种影响发生在给酮康唑 6 天之后。

有关药物   对健康受试者进行的研究表明,酮康唑与泼尼松龙、地塞米松或甲泼尼龙之间可发生类似相互影响。根据相互影响的机制以及代谢途径的类似性推测,酮康唑与其他糖皮质激素(可的松、氢化可的松等）之间的类似相互影响也可发生。

现已证明，所有唑类抗真菌药（包括咪唑类的酮康唑、咪康唑、益康唑，及三唑类的伊曲康唑、氟康唑和伏立康唑）对 CYP 都有一定抑制作用，特别是 CYP3A4。就对 CYP3A4 的抑制作用而言，在上述抗真菌药中，以咪唑类的酮康唑（ketoconazole）和三唑类的伊曲康唑（itraconazol）抑制作用最强，咪康唑和伏立康唑次之，氟康唑的抑制作用最弱（通常仅在大剂量应用或肾功能不全的情况下才表现出来）。因此认为，所有唑类抗真菌药都可与泼尼松（或其他糖皮质激素）发生类似相互影响，只是程度不同而已。

机制 已经证明酮康唑对 CYP3A4 有强烈的抑制作用，而泼尼松主要经 CYP3A4 代谢，因此同用期间泼尼松血浓度的增加是不难理解的。

与三唑类抗真菌药不同的是，包括酮康唑在内的部分咪唑类抗真菌药可抑制负责甾类激素（包括考的索）合成的 CYP（这也是酮康唑可用来治疗 Cushing 综合征的原因），从而减少糖皮质激素的合成，结果是部分抵消对泼尼松代谢抑制所造成的影响（这一影响在酮康唑对体内考的索合成的抑制作用达高峰时消失；该过程大约需时 7 天）。

建议 合用酮康唑和糖皮质激素期间，特别是治疗真菌感染时，应考虑到糖皮质激素血浓度升高导致的免疫抑制过度增强可能带来的不良后果。但是，在合用的最初数日内，酮康唑对外源性糖皮质激素作用的影响也许不那么明显，因此，在这期间糖皮质激素的用量也许无须调整，原因在于酮康唑抑制外源性糖皮质激素代谢的同时也抑制内源性糖皮质激素的合成（如上述）。因为三唑类抗真菌药（如伊曲康唑、伏立康唑、氟康唑等）不抑制糖皮质激素的合成，故不存在这一问题（Bennett，2011）。

部分研究结果表明，合用酮康唑时，糖皮质激素的用量以减少 50％ 为宜。鉴于伊曲康唑等三唑类抗真菌药没有酮康唑的皮质激素合成抑制作用，故作为抗真菌药在大多数情况下可用来代替酮康唑。可行的话，用氟康唑代替酮康唑可一定程度上削弱此种相互影响。

注 即使是吸入糖皮质激素（inhaled corticosteroids）治疗，如果同时应用 CYP 抑制剂，也可因相互影响而导致全身性不良反应的发生。一项回顾性研究表明，46 例采用吸入糖皮质激素（倍氯米松、布地奈德或氟替卡松）治疗而发生库欣综合征或肾上腺皮质功能不全的患者，其中 15 例（11 例氟替卡松吸入者以及 4 例布地奈德吸入者）可能与药物相互影响有关；他们中有 6 例同时应用了伊曲康唑，5 例同时应用了利托那韦，2 例同时应用了维拉帕米，还有 2 例同时应用了地尔硫䓬（Daveluy et al，2009）。另有文献报道，6 例库欣综合征或肾上腺皮质功能不全与氟替卡松和伊曲康唑的同时应用有关，14 例肾上腺皮质功能不全起因于布地奈德与伊曲康唑的同时应用。可见，即使吸入糖皮质激素治疗，也应注意药物相互影响的可能性。

［泼尼松龙（氢化泼尼松，强的松龙）－眼单纯疱疹］[1]
Prednisolone－Dendritic Keratitis

要点 眼单纯疱疹（树枝状角膜炎）患者，局部应用泼尼松龙后，可使疾病进展加速，导致角膜不可逆损害。

有关药物 其他糖皮质激素（可的松、氢化可的松、泼尼松等）也有类似影响。

建议 眼单纯疱疹患者应避免局部应用糖皮质激素。全身应用也应小心。

［泼尼松龙（氢化泼尼松，强的松龙）－眼机械损伤］[1]
Prednisolone－Ocular Trauma

要点 眼机械损伤（擦伤或撕裂伤）局部应用泼尼松龙后，可延迟愈合，促进感染及其播散。

有关药物 所有糖皮质激素都有类似影响。

建议 眼机械损伤局部禁用糖皮质激素。

[泼尼松龙（氢化泼尼松，强的松龙）-青光眼][2]
Prednisolone-Glaucoma

要点 泼尼松龙可升高眼内压，诱发或加重青光眼。

有关药物 其他糖皮质激素也有类似作用。

建议 青光眼患者禁止局部应用糖皮质激素。全身应用也需当心。即使非青光眼患者，局部应用糖皮质激素超过2周以上时，也应常规测定眼内压。

[泼尼松龙（氢化泼尼松，强的松龙）-吲哚美辛（消炎痛）][2]
Prednisolone-Indomethacin

要点 11例正在接受泼尼松龙治疗并且病情稳定的类风湿患者，在给予吲哚美辛2周后游离泼尼松龙血浓度升高。

有关药物 已证明丙酸类的非甾类抗炎药萘普生（甲氧萘丙酸）与泼尼松龙之间可发生类似相互影响。根据相互影响的机制推测，预料其他乙酸类（舒林酸、双氯芬酸、依托度酸、托美丁等）及丙酸类（布洛芬、非诺洛芬、酮洛芬、氟比洛芬、奥沙普秦等）非甾类抗炎药与泼尼松龙之间以及吲哚美辛与其他糖皮质激素（氢化可的松、泼尼松、甲泼尼龙等）之间的类似相互影响也可发生。

机制 在上述11名患者中，游离泼尼松龙血浓度的升高并不伴有总血清浓度的改变，因此认为，该影响起因于吲哚美辛对泼尼松龙蛋白结合的置换。

建议 了解此种相互影响对避免糖皮质激素的不良反应有一定临床意义。在大多数情况下这是可以利用的一种有益相互影响，如治疗类风湿关节炎时，常将两种药物联用。在这种情况下，减少泼尼松龙的用量，于减轻毒副作用的同时仍可获得同样的治疗效果。

[泼尼松龙（氢化泼尼松，强的松龙）-口服避孕药][2]
Prednisolone-Oral Contraceptive Agents（Oral contraceptives）

要点 口服避孕药可抑制泼尼松龙的清除。据报道，泼尼松龙的清除率降低，血浓度升高，血药浓度时间曲线下面积加倍，半衰期延长。泼尼松龙药动学参数的变化，提示其疗效可增强，毒性增加。

有关药物 根据提出的机制推测，口服避孕药与其他糖皮质激素（可的松、氢化可的松、泼尼松等）之间的相互影响也有可能发生。

机制 该影响的确切机制还不清楚。但是，鉴于口服避孕药中所含的雌激素与泼尼松龙的氧化代谢途径有重叠（都涉及CYP3A4），故认为雌激素对泼尼松龙氧化代谢的抑制（是否涉及竞争性抑制和非竞争性抑制两个方面，还不清楚）可能是原因之一。另外，口服避孕药中所含的雌激素可使肝中多种血清蛋白（其中包括结合甲状腺激素、糖皮质激素，及性激素的血清蛋白）的合成增加，这一作用也可能与泼尼松龙清除率的降低有一定关联。

建议 两类药物同用期间，需密切观察，以免出现毒性。有时需据情适当减少糖皮质激素的剂量。

注：诸如雌二醇、雌三醇、炔雌醇、己烯雌酚等雌激素及其衍生物以及口服避孕药中的雌激素成分对其他药物作用的影响比较复杂。例如，雌激素对糖代谢和胰岛素敏感性的影响可干扰抗糖尿病药（antidiabetics）的治疗效果，但其影响存在明显的个体差异，且可因雌激素的种类以及所用剂量的不同而不同（以前的高剂量口服避孕药通常表现为糖耐量受损，而目前所用的低剂量口服避孕药甚至有可能改善胰岛素敏感性），另外，对同用药物经CYP或其他药物代谢酶代谢的竞争性抑制作用，使其影响变得更为复杂；吸烟与否也是原因之一。再如正在进行甲状腺激素（thyroid hormone）替代治疗的患者，如果同时应用雌激素或含雌激素口服避孕药的话，可能需要调整甲状腺激素的剂量（虽然通常情况下生理反馈机制可调节激素的合成从而使游离激素水平维持正常，但雌激

素引起的改变有可能影响对测定血浆总激素水平的内分泌功能试验的解释，也有可能使之需要调整其他激素或药物的用量，如上述）。最后，口服避孕药中所含的雌激素（如炔雌醇）可导致数种凝血因子的剂量依赖性增加，从而增强凝血过程；然而，不吸烟的健康妇女，纤溶活性也有增强，部分抵消其增强凝血的作用，故对出凝血的平衡仅有轻微影响（不过，吸烟的妇女这种代偿作用被削弱，则有可能导致高凝状态。有关细节也参见 [双香豆素－口服避孕药]）。

[泼尼松龙（氢化泼尼松，强的松龙）－利福平（甲哌利福霉素，利米定)][2]
Prednisolone－Rifampin（Rifampicin）

要点　据报道，利福平可改变泼尼松龙的处置，减少其药时曲线下面积，增加其清除率。还有报道，利福平可明显缩短泼尼松龙的清除半衰期，降低其生物利用度，而对其分布容积无影响。

有关药物　利福平也可使醋酸可的松、氢化可的松、氟氢可的松，及甲泼尼龙（甲基强的松龙）的处置发生类似改变。根据相互影响的机制推测，其他利福霉素类衍生物如利福布汀、利福喷汀等与泼尼松龙之间也可发生类似相互影响，只是相互影响的程度有一定差别。利福平对肝药酶的诱导作用最强，利福喷汀的诱导作用次之，利福布汀的诱导作用最弱。

其他糖皮质激素（地塞米松、曲安西龙、泼尼松等）与利福平之间的类似相互影响也可发生。

机制　利福平是强效的肝药酶诱导剂，可诱导多种 CYP，特别是 CYP3A4。泼尼松以及其他糖皮质激素主要由 CYP3A4 代谢，因此两者同用时可使糖皮质激素的代谢加速，半衰期缩短，作用减弱。

建议　因同时应用利福平可削弱糖皮质激素的作用，故需增加糖皮质激素的剂量。一般认为，可将剂量加倍；停用利福平后，剂量应相应减少。如果可行的话，用利福喷汀或利福布汀（特别是后者）取代利福平，可某种程度上削弱此种相互影响。

[甲泼尼龙（甲基强的松龙，甲强龙）－红霉素][2]
Methylprednisolone－Erythromycin

要点　9 名正在应用甲泼尼龙治疗的哮喘患者，当加用红霉素 250 mg 每日 4 次计 1 周后，甲泼尼龙的清除率降低 28%～61%。

有关药物　有证据表明，同时应用红霉素和泼尼松，后者的血浓度升高，作用和毒性增强（也见 [泼尼松－红霉素]）。红霉素与其他糖皮质激素（可的松、氢化可的松、地塞米松等）之间是否会发生类似相互影响，尚未见报道，但根据相互影响的机制以及代谢途径的类似性推测，预料类似相互影响有可能发生。

对 10 名哮喘患者（4 名儿童，6 名成人）进行的研究表明，醋竹桃霉素延长甲泼尼龙的半衰期，降低其清除率，甲泼尼龙的治疗作用和毒性作用都增强，且其影响比红霉素的影响更明显。

根据相互影响的机制推测，另一大环内酯类抗生素克拉霉素（clarithromycin）与甲泼尼龙之间可发生类似相互影响（克拉霉素除对 CYP3A4 有明显抑制作用外，依赖于 CYP3A4 代谢的程度高于红霉素，因此对甲泼尼龙代谢的竞争性抑制也可能起一定作用）。

其他大环内酯类抗生素（竹桃霉素、罗希红霉素、琥乙红霉素等）与甲泼尼龙之间是否会发生类似相互影响，尚不清楚。但有证据表明，泼尼松龙的清除率不受醋竹桃霉素的影响。另外，阿奇霉素（azithromycin）以及地红霉素（dirithromycin）对 CYP3A4 无抑制作用，其代谢也不明显依赖于 CYP3A4，预料与甲泼尼龙或其他糖皮质激素之间不会发生类似相互影响。

酮环内酯类抗生素泰利霉素（telithromycin）不但是强效的 CYP3A4 抑制剂，同时也是 CYP3A4 的底物（有 50% 经 CYP3A4 代谢），预料与甲泼尼龙（或其他糖皮质激素）之间的类似相互影响有可能发生。

机制　已知红霉素对 CYP3A4 有明显的抑制作用，而包括甲泼尼龙在内的大部分糖皮质激素在体内的代谢主要由 CYP3A4 负责。因此认为，两者同用时甲泼尼龙清除率的降低与红霉素抑制 CYP3A4，从而妨碍其代谢有关。

建议　因为红霉素和醋竹桃霉素通过抑制甲泼尼龙的代谢可减少后者的用量，故有人提议将其作为"类固醇节约剂"使用。从这一角度出发，醋竹桃霉素比红霉素更优越，因其对甲泼尼龙代谢的影响更明显。合用时糖皮质激素剂量的调整无统一标准，一般认为，剂量的减少主要基于临床状况及经验。上述 10 名患者当出现糖皮质激素过量的症状和体征时，减少甲泼尼龙的剂量后，药物过量的症状和体征缓解，但哮喘病的症状却未得到任何控制。可见将醋竹桃霉素作为"类固醇节约剂"的提议有待进一步研究。作者认为，目前此种相互影响仅能作为一种不利相互影响尽可能予以避免，不得已合并应用时，应考虑到此种相互影响导致的糖皮质激素毒副作用的增强，并设法予以纠正（例如，适当减少糖皮质激素的用量）。

最后需要提及的一点是，虽然可考虑选用对 CYP3A4 无影响的阿奇霉素或地红霉素代替红霉素，但权威人士认为，凡是能与红霉素（或克拉霉素）发生相互影响的药物，与阿奇霉素（或地红霉素）的相互影响并不一定能绝对避免，因此，欲用其代替红霉素或克拉霉素，仍应谨慎。

［甲泼尼龙（甲基强的松龙，甲强龙）－伊曲康唑（依他康唑）］[2]
Methylprednisolone－Itraconazole

要点　Linthoudt 和 Varis 等的研究表明，同时应用伊曲康唑和甲泼尼龙，可使后者血浓度升高（约 3 倍），清除半衰期延长（2.4 倍），C_{max} 升高（1.9 倍），但对 t_{max} 无明显影响（Linthoudt et al，1996）。

有关药物　Varis 等的研究表明，伊曲康唑可使泼尼松龙（prednisolone）的 AUC 增加 24%，清除半衰期延长 29%。Zurcher 等的研究表明，酮康唑（200 mg/d）使口服或静脉应用泼尼松龙的血浓度升高 50%。伊曲康唑对 CYP3A4 的抑制作用约为酮康唑的 1%，因此对泼尼松龙的影响弱于酮康唑（Varis et al，2000）。

机制　伊曲康唑像酮康唑一样，是众所周知的强效 CYP3A4 抑制剂之一。据认为，甾类激素（包括甲泼尼龙等糖皮质激素）至少部分由 CYP3A4 代谢。因此认为，甲泼尼龙血浓度的升高与伊曲康唑对 CYP3A4 的抑制作用有关。另外，甲泼尼龙是肠道 P-糖蛋白的底物，而伊曲康唑对 P-糖蛋白也有抑制作用，故伊曲康唑对 P-糖蛋白的抑制也是原因之一。由于伊曲康唑对甾类激素的合成无影响，故其对糖皮质激素作用的影响与酮康唑不尽相同（如下述）。

泼尼松龙不是 P-糖蛋白的底物，故其与伊曲康唑相互影响的程度弱于甲泼尼龙。

建议　作者认为，伊曲康唑对甲泼尼龙的影响远大于其对泼尼松龙的影响，可增加甲泼尼龙相关副作用的危险。尽管伊曲康唑和泼尼松龙之间也存在相互影响，但就其相互影响的程度而论不会有什么重要临床意义。

注：皮质醇（考的索，氢化可的松；cortisol，hydrocortisone）利用胆固醇的从头合成涉及多种 CYP，其中包括胆固醇侧链裂解酶（CYP11A1）、类固醇 17α-羟化酶（CYP17）、类固醇 21-羟化酶（CYP21），及类固醇 11β-羟化酶（CYP11B1），同时也有 3β-羟类固醇脱氢酶（3β-HSD）的参与。睾酮在睾丸中的从头合成同样涉及 CYP11A1、3β-HSD，及 CYP17，但与 CYP21 以及 CYP11B1 无关。来源于卵巢的雌激素主要衍生于雄烯二酮和睾酮的芳香化，前者在芳香化酶（CYP19）的作用下生成雌酮，后者在芳香化酶的作用下生成雌二醇（雌二醇可在 16α-羟化酶的作用下进一步生成雌三醇，也可在 17-羟类固醇脱氢酶的作用下与雌酮互相转化）。大于抗真菌治疗的剂量时，酮康唑可有效抑制肾上腺和性腺类固醇的生物合成（主要通过抑制 CYP17），更大剂量尚可抑制 CYP11A1；可见酮康唑主要抑制糖皮质激素皮质醇以及雄激素睾酮的从头合成，而对雌激素的合成无直接抑制性影响（当然，由于雌激素来源于雄烯二酮和睾酮的芳香化，所以，理论上可间接抑制雌激素生成）。也正是因为酮康唑对糖皮质激素合成有抑制作用，故有时用于库欣综合征患者以抑制糖皮质激素的过度产生。雄激素产生过量的患者通常不用，因其有诱发肾上腺皮质功能不全之可能。

主要用于诊断试验的美替拉酮（甲吡酮；metyrapone）对 CYP11B1 有相对选择性抑制作用（CYP11B1 涉及人体天然糖皮质激素氢化可的松生物合成通路中的最终环节），可明显抑制氢化可的松的合成（也因此可用于某些肾上腺皮质功能亢进患者的治疗）；同类药依托咪酯（etomidate）对

CYP11B1 也有明显抑制作用。曾经用于晚期肿瘤以及皮质醇增多症治疗的氨基导眠能（氨鲁米特；aminoglutethimide）不但对 CYP11B1 和 CYP19 有一定抑制作用，且对所有生理性类固醇合成的起始限速步骤中的 CYP11A1 有明显抑制性影响。正在应用激素或其他药物治疗的患者，上述药物有可能对同用药物的疗效造成某种程度的影响，或干扰对治疗和（或）诊断效果的解释。

[甲泼尼龙（甲基强的松龙，甲强龙）－葡萄柚汁][2]
Methylprednisolone－Grapefruit Juice

要点　Varis 等对 10 名健康受试者进行的一项两阶段随机化交叉研究表明，葡萄柚汁使口服甲泼尼龙的 $AUC_{0\sim\infty}$ 增加 75%（$P<0.001$），清除衰期延长 35%（$P<0.001$），C_{max} 从 2 小时延长至 3 小时（$P<0.05$）。应用甲泼尼龙后的血皮质醇（cortisol）浓度对照组和葡萄柚汁组之间无明显差别。然而，葡萄柚汁使应用甲泼尼龙前的血皮质醇浓度略降低（$P<0.05$）。作者的结论是，大量应用葡萄柚汁可中度增加口服甲泼尼龙的 $AUC_{0\sim\infty}$，中度延长其半衰期。半衰期的延长提示影响甲泼尼龙的全身代谢。但作者认为相互影响的临床意义不大。不过，对于某些敏感个体，大量应用葡萄柚汁有可能增强口服甲泼尼龙的作用（Varis et al，2000）。

有关药物　葡萄柚汁明显增加多种二氢吡啶类钙拮抗剂的口服生物利用度，例如，非洛地平（felodipine）、硝苯地平（nifedipine），及尼索地平（nisoldipine），也增加其他多种 CYP3A4 底物的生物利用度，如特非那定（terfenadine）、咪达唑仑（midazolam），及辛伐他汀（simvastatin）等。多次应用葡萄柚汁的影响大于单次应用。

同时应用伊曲康唑（itraconazole）和甲泼尼龙，可导致糖皮质激素相关性不良作用（如糖尿病和肌病）。伊曲康唑 200 mg 每日 1 次连用 4 天，使口服甲泼尼龙的 $AUC_{0\sim\infty}$ 增加 3.9 倍，C_{max} 增加 1.9 倍，$t_{1/2}$ 延长 2.4 倍。但是，移植患者口服泼尼松后其药动学并不为葡萄柚汁所改变（葡萄柚汁与其他药物之间的相互影响参见有关章节）。

机制　虽然小肠细胞和肝细胞都有 CYP3A4 的表达，但新近研究表明，葡萄柚汁－药物之间的相互影响主要起因于对肠壁首关代谢的抑制。另外，最近一项研究表明，葡萄柚汁减少肠道 CYP3A4 的表达，而不影响肝 CYP3A4 的活性。鉴于 CYP3A4 在甲泼尼龙的代谢中可能起重要作用，故所观察到的葡萄柚汁所致甲泼尼龙 C_{max} 和 $AUC_{0\sim\infty}$ 的增加可部分用 CYP3A4 介导的甲泼尼龙肠道首关代谢抑制来解释。葡萄柚汁对肠道中 P-糖蛋白的抑制作用，也可能是甲泼尼龙 C_{max} 和 AUC 增加的原因之一。然而，有关葡萄柚汁对肠道 P-糖蛋白影响的资料有些不一致。

葡萄柚汁延长甲泼尼龙的半衰期，说明也抑制甲泼尼龙的全身代谢（假定葡萄柚汁不改变甲泼尼龙的分布容积）。新近一项研究表明，大量应用葡萄柚汁既影响口服咪达唑仑的首关代谢，也影响其全身代谢（咪达唑仑是众所周知的 CYP3A4 探针）。另外，葡萄柚汁使某些敏感者尿皮质酮/皮质醇比率下降，提示对 11β 羟类固醇脱氢酶有抑制作用。因此，这一系列证据表明，大量葡萄柚汁也可影响药物的全身代谢。

建议　口服甲泼尼龙（或其他糖皮质激素）期间，最好避免饮用葡萄柚汁。

[地塞米松（氟美松，氟甲强的松龙）－麻黄碱][3]
Dexamethasone－Ephedrine

要点　有人在 9 名哮喘患者中观察了麻黄碱对地塞米松的影响，结果表明，每日合用麻黄碱 100 mg 计 3 周后，地塞米松的清除率增加 49%。

有关药物　麻黄碱对其他糖皮质激素（可的松、氢化可的松、泼尼松等）是否有类似影响，还不清楚。

机制　不清楚。

建议　了解此种相互影响具有一定临床意义，因为麻黄碱和糖皮质激素都可用于哮喘的治疗；但麻黄碱增加地塞米松的清除是否会削弱其对哮喘的治疗作用，尚需进一步研究证实。

［地塞米松（氟美松，氟甲强的松龙）－苯妥英
（大仑丁，二苯乙内酰脲，二苯海因）]²
Dexamethasone－Phenytoin

要点 地塞米松抑制试验表明，苯妥英可损害机体对地塞米松的反应。同用苯妥英，也可削弱地塞米松的疗效，但苯妥英的半衰期明显延长，血浓度升高。

有关药物 据报道，苯妥英可加速氢化可的松、泼尼松、泼尼松龙，及甲泼尼龙的代谢。根据相互影响的机制以及代谢途径的类似性推测，苯妥英与其他皮质类固醇（可的松、倍他米松、曲安西龙等）之间的类似相互影响也可发生。

机制 已知苯妥英的代谢途径以及肝药酶诱导作用与苯巴比妥相同，因此对地塞米松代谢的影响与苯巴比妥雷同（参见［地塞米松（氟美松）－苯巴比妥（鲁米那）]）。

至于苯妥英半衰期延长、血浓度升高的现象，目前的解释是，地塞米松和苯妥英竞争微粒体羟化酶（苯妥英的代谢主要由 CYP2C9 负责，而地塞米松的代谢也有 CYP2C9 的参与），从而抑制苯妥英的代谢。由于苯妥英的代谢在治疗范围内即可饱和，故两药同用时，可因地塞米松对其代谢的竞争性抑制而导致蓄积中毒。

建议 对长期接受苯妥英治疗者进行地塞米松抑制试验时，其试验结果的解释应慎重。

同时应用以上两种药物治疗时，应观察地塞米松的疗效是否减弱，是否存在苯妥英中毒的症状和体征（眼球震颤、步态不稳、肌张力减弱、嗜睡等）。如出现上述症状与体征，需要增加地塞米松的剂量，减少苯妥英的剂量。

［地塞米松（氟美松，氟甲强的松龙）－卡马西平（酰胺咪嗪，痛惊宁）]²
Dexamethasone－Carbamazepine

要点 对 16 名受试者进行的对照研究表明，合用卡马西平使地塞米松的清除率增加（42%），半衰期缩短（27%）。对 8 名正常受试者的研究表明，每日服用卡马西平 80 mg，需将地塞米松的剂量增加 2～4 倍，才可抑制皮质激素的分泌。

有关药物 对部分哮喘患儿进行的研究表明，卡马西平使泼尼松龙的清除率增加近 1 倍，使甲泼尼龙的清除率增加 2.5 倍，对泼尼松也有类似影响。卡马西平与其他糖皮质激素（可的松、氢化可的松、倍他米松等）之间是否会发生类似相互影响，还不清楚，但根据相互影响的机制推测，类似相互影响有可能发生。

卡马西平的结构类似物奥卡西平（10-酮基卡马西平）虽然不经 CYP 代谢，但对 CYP3A4 同样有诱导作用（奥卡西平对 CYP2C19 有抑制作用，不过该酶与地塞米松的代谢无关），故同样可加速地塞米松的代谢，只是程度不同而已（奥卡西平对 CYP3A4/5 的诱导作用弱于卡马西平）。

机制 卡马西平本身由 CYP1A2、CYP2C8、CYP2C9、CYP3A4 代谢，同时对 CYP2C9 和 CYP3A 亚家族有明显的诱导作用，而地塞米松主要经 CYP3A4 代谢（也有 CYP2C9 的参与），因此两者同用时可促进后者的转化失活，从而削弱其作用。

建议 卡马西平与糖皮质激素合用期间，应注意观察有无糖皮质激素作用减弱的迹象，必要时适当增加糖皮质激素的用量。在已知的相互影响中，卡马西平对泼尼松龙的影响较小，故卡马西平治疗期间必须合用糖皮质激素的话，可优先选用泼尼松龙。

［地塞米松（氟美松，氟甲强的松龙）－扑米酮（扑痫酮）]³
Dexamethasone－Primidone

要点 据报道，1 例正在服用地塞米松的先天性肾上腺增生患者，为治疗癫痫发作而服用扑米酮时，地塞米松的作用减弱。

有关药物 如果该相互影响起因于扑米酮在体内的代谢物苯巴比妥的话，预料扑米酮与其他糖

皮质激素（可的松、泼尼松、泼尼松龙等）可发生类似相互影响。

机制 扑米酮在体内可代谢为苯巴比妥，而苯巴比妥是一种公认的肝药酶诱导剂。已证明苯巴比妥可诱导氢化可的松、泼尼松、地塞米松等的代谢，故认为扑米酮对地塞米松影响的机制雷同。

建议 扑米酮有可能影响地塞米松肾上腺抑制试验结果。两者合用时，应注意观察地塞米松的作用是否减弱，参见［地塞米松－苯巴比妥］。

［地塞米松（氟美松，氟甲强的松龙）－苯巴比妥（鲁米那）］[2]
Dexamethasone－Phenobarbital

要点 大剂量苯巴比妥可减弱地塞米松的全身作用。停用苯巴比妥后，这种影响仍可持续数日。

有关药物 苯巴比妥和其他巴比妥类（如戊巴比妥、异戊巴比妥、司可巴比妥等）除减弱地塞米松的作用外，也可削弱氢化可的松、泼尼松龙，及甲泼尼龙等的疗效。其他皮质类固醇（倍他米松、氟氢可的松、曲安西龙等）也可能与巴比妥类发生相互影响。

有证据表明，扑米酮对糖皮质激素代谢的影响与苯巴比妥相同，因其在体内代谢转化为苯巴比妥（见［地塞米松－扑米酮］）。

机制 已知苯巴比妥对 CYP2C、CYP3A 亚家族，及 CYP1A2 有明显的诱导作用（但其本身由 CYP2C9 和 CYP2C19 代谢），而地塞米松的代谢有 CYP3A4（为主）和 CYP2C9（为次）的参与，因此，两者同用时，后者的代谢加速，作用减弱。

建议 对依靠皮质类固醇治疗的患者，加用大剂量苯巴比妥（每日 120 mg 以上）时，应密切观察皮质类固醇的疗效是否减弱。如果疗效减弱，应考虑改用其他治疗方法，或加大皮质类固醇的用量。

地西泮与皮质类固醇之间无明显相互影响，需要治疗焦虑或需要镇静时，可用地西泮代替苯巴比妥。

应用皮质类固醇替代治疗的患者，加用巴比妥类治疗后，应评价患者肾上腺功能及对皮质类固醇治疗的反应。边界性肾上腺皮质功能低下（不管是垂体性的，还是肾上腺性的）患者，都应慎用巴比妥类。

［地塞米松（氟美松，氟甲强的松龙）－氨鲁米特（氨基导眠能）］[2]
Dexamethasone－Aminoglutethimide

要点 研究表明，同时应用地塞米松和氨鲁米特，可使前者的半衰期缩短（从 4 小时缩短至 2 小时），两者的作用皆减弱。可见该相互影响呈双向，但通常以氨鲁米特对地塞米松的影响更明显。

有关药物 有证据表明，氢化可的松的作用不受氨鲁米特的影响。氨鲁米特与其他糖皮质激素（可的松、泼尼松、泼尼松龙等）之间是否会发生类似相互影响，还不清楚（到目前为止，已明确证明其代谢可显著受氨鲁米特影响的糖皮质激素仅有地塞米松，但影响氨鲁米特代谢的糖皮质激素也许不仅仅是地塞米松）。

机制 氨鲁米特是一种酶诱导剂，因此推测其对地塞米松的影响与其诱导肝药酶从而促进地塞米松的代谢有关。氨鲁米特作用的减弱也被认为起因于地塞米松对其代谢的诱导。

建议 合用氨鲁米特导致同时应用的糖皮质激素血浓度降低时，有可能引起疾病失控。在此种情况下，可通过增加糖皮质激素的剂量解决。另外，也可应用不受氨鲁米特影响的皮质激素氢化可的松与氨鲁米特合用。临床上用于库欣综合征的治疗时即采用此方案，标准剂量为氨鲁米特 1g/d，氢化可的松 40 mg/d。

如前所述，同时应用氨鲁米特和地塞米松，前者的作用也有可能减弱。当将氨鲁米特用于库欣综合征的治疗时，随着肾上腺皮质功能减退导致的促皮质素（ACTH）分泌增加，可对抗其抑制肾上腺的作用。因此，应用氨鲁米特治疗库欣综合征时，往往合用糖皮质激素（常用不受氨鲁米特影响的氢化可的松）以阻滞 ACTH 的分泌。在这种情况下，应考虑到糖皮质激素在阻滞 ACTH 分泌从而增强氨鲁米特作用的同时，也可诱导肝药酶，促进其代谢，使其作用减弱。但通常是前者大于后者，故总的效应是氨鲁米特抑制肾上腺作用的增强。

［地塞米松（氟美松，氟甲强的松龙）-阿瑞吡坦（阿瑞匹坦，阿匹坦）]²
Dexamethasone-Aprepitant

要点 有明确的证据表明，同时应用地塞米松和 NK-1（神经激肽-1）受体拮抗剂阿瑞吡坦（属于 P 物质受体拮抗剂的范畴，主要用于化疗所致的迟发性呕吐），可导致前者血浓度升高，作用和毒性增强。

有关药物 已经证明另一种糖皮质激素甲泼尼龙与阿瑞吡坦之间可发生类似相互影响。其他糖皮质激素与阿瑞吡坦之间是否会发生类似相互影响，尚未见文献报道，但根据相互影响的机制推测，凡是其代谢有 CYP3A4 参与者都可与之发生类似相互影响。

根据提出的机制推测，同属 NK-1 受体拮抗剂的卡索吡坦和福沙吡坦（阿瑞吡坦的前药）与地塞米松之间可发生类似相互影响。有研究表明，卡索吡坦与地塞米松同时应用，可使卡索吡坦的 AUC 减少（Johnson et al，2010）。劳拉吡坦以及奈妥吡坦等 NK-1 受体拮抗剂与地塞米松之间是否会发生类似相互影响，尚不清楚。

机制 已知地塞米松的代谢有 CYP3A4 的参与，而阿瑞吡坦既是 CYP3A4 的底物，也是 CYP3A4 的轻中度抑制剂和微弱诱导剂，且其与 CYP3A4 的亲和力远高于地塞米松。因此认为，阿瑞吡坦对地塞米松经 CYP3A4 代谢的抑制（包括竞争性抑制和非竞争性抑制）是该影响的主要机制。实际上，应看作阿瑞吡坦对 CYP3A4 诱导和抑制作用的综合结果。

地塞米松对 CYP3A4 有某种程度的诱导作用，尚不知这一作用对阿瑞吡坦的药动学有无影响，但对另一种 NK-1 受体拮抗剂卡索吡坦的影响已经证实（如上述）。

另外，有证据表明阿瑞吡坦对 CYP2C9 有某种程度的诱导作用，而地塞米松的代谢也部分涉及 CYP2C9，因此认为，前者对 CYP2C9 的诱导作用可部分抵消其对 CYP3A4 的抑制所造成的影响。

建议 该相互影响明确，必须同用时，建议根据具体情况下调糖皮质激素的用量。如果阿瑞吡坦采用 3 日方案（即 125/80/80 mg 方案），于应用阿瑞吡坦的第 1 天开始到第 4 天为止，地塞米松的剂量可减半。有报道表明，甲泼尼龙的剂量也需要减少 50%。阿瑞吡坦（以及卡索吡坦）的剂量也许需要增加。

［地塞米松（氟美松，氟甲强的松龙）-福沙吡坦（福沙匹坦）]²
Dexamethasone-Fosaprepitant

要点 Marbury 等对 13 名成年健康非吸烟者（10 男 3 女）进行的一项 2 阶段随机化交叉研究表明，同时应用地塞米松（8 mg 口服，每日 1 次计 3 天）和福沙吡坦（于应用地塞米松的第 1 天单次静脉注射 150 mg，30 分钟左右完成），与地塞米松单用相比，可使其第 1 天和第 2 天的 $AUC_{0\sim24h}$ 增加近 1 倍，第 3 天时其 $AUC_{0\sim24h}$ 仍比对照增加 20%；第 1、第 2，及第 3 天的 C_{max} 分别升高 24%、31%，及 18%，$t_{1/2}$ 也相应延长（Marbury et al，2011）。

有关药物 根据提出的机制推测，凡是其代谢涉及 CYP3A4 的糖皮质激素，与福沙吡坦之间都有可能发生类似相互影响，与甲泼尼龙（methylprednisolone）之间的类似相互影响已经证实。根据代谢途径的类似性推测，同属 NK-1（神经激肽-1）受体拮抗剂的阿瑞吡坦和卡索吡坦（casopitant）与地塞米松之间的类似相互影响也可发生，阿瑞吡坦与地塞米松之间的类似相互影响已经证实（有关细节参见 ［地塞米松（氟美松，氟甲强的松龙）-阿瑞吡坦（阿瑞匹坦，阿匹坦）] 项下的内容）。有证据表明，地塞米松的同时应用可使卡索吡坦的 AUC 减少（Johnson et al，2010）。劳拉吡坦以及奈妥吡坦等 NK-1 受体拮抗剂与地塞米松之间是否会发生类似相互影响，尚不清楚。

Marbury 等对 10 名成年健康非吸烟者（6 男 4 女）进行的另一项 2 阶段随机化交叉研究表明，同时应用 CYP3A4 探针咪达唑仑（midazolam；于研究的第 1 天和第 4 天每日 2 mg 口服）和福沙吡坦（于研究的第 1 天 150 mg 静脉注射），与咪达唑仑单用相比，其第 1 天的 $AUC_{0\sim\infty}$ 增加 77%，第 4 天时其 $AUC_{0\sim\infty}$ 不再有明显改变。

机制 福沙吡坦像阿瑞吡坦一样，是 NK-1 受体拮抗剂（属于 P 物质受体拮抗剂的范畴，主要用于化疗所致的迟发性呕吐）。然而，它是一种前药，在体内需通过磷酸酯酶催化转化为活性产物阿瑞吡坦后才能发挥作用。已知阿瑞吡坦是 CYP3A4 的底物，同时对 CYP3A4 有轻中度抑制作用和微弱的诱导作用，且有证据表明，其对 CYP3A4 的亲和力高于地塞米松。因此认为，该相互影响起因于福沙吡坦对 CYP3A4 诱导和抑制（包括竞争性抑制和非竞争性抑制）作用的综合结果。

另有证据表明，阿瑞吡坦对 CYP2C9 有某种程度的诱导作用，而地塞米松的代谢也部分涉及 CYP2C9，故其对 CYP2C9 的诱导可部分抵消其对 CYP3A4 的抑制所造成的影响。

地塞米松对 CYP3A4 也有某种程度的诱导作用，尚不知这一作用对福沙吡坦的活性代谢物阿瑞吡坦的药动学有无影响，但对另一种 NK-1 受体拮抗剂卡索吡坦的影响已经证实（如上述）。

建议　根据 Marbury 等的研究结果判断，单剂福沙吡坦对地塞米松药动学的影响可持续 3 天，因此，如欲同时应用地塞米松和单剂福沙吡坦，于福沙吡坦给药的当天和第 2 天，地塞米松的剂量应适当减少，通常认为需减半。然而，长期联用时，随着阿瑞吡坦对 CYP2C9 诱导作用的逐渐显现，其对地塞米松代谢的抑制性影响可能逐渐减弱。

［氟替卡松丙酸酯－脂多糖］[2]
Fluticasone Propionate－Lipopolysaccharide（LPS）

要点　Lowe 等采用豚鼠哮喘模型进行的研究表明，接触脂多糖（LPS）可加剧对吸入过敏原的功能反应以及气道炎症反应，并削弱对糖皮质激素的敏感性（Lowe et al, 2015）。

有关药物　根据提出的机制推测，LPS 对其他糖皮质激素（如莫米松、倍氯米松等）的敏感性也可产生类似影响。

机制　接触 LPS 可激发持久性支气管收缩，并有可能改变哮喘者接触过敏原后的早发性和迟发性哮喘反应，中性白细胞也多于过敏原单用。对健康受试者和哮喘患者进行的研究表明，LPS 单用可导致吸入糖皮质激素治疗无效的炎症反应。低剂量的 LPS 促发过敏，而高剂量 LPS 在削弱对过敏原功能性反应的同时，可增强肺的炎症反应。矛盾的是，LPS 也有保护作用，例如早年接触过 LPS，晚年的过敏反应减弱。可见，LPS 对糖皮质激素作用的影响是比较复杂的。

Lowe 等根据他们的研究结果认为，LPS 对过敏原引起的气道功能和炎症的不同影响，与接触 LPS 的次数和时间有关。例如，在接触过敏原之前 24 小时单次给予 LPS，可减轻早发性哮喘反应，并削弱对组胺的气道高反应性；在接触过敏原之前 24 小时连续 2 次给予 LPS，则早发性哮喘反应的时间延长；然而，两者同时应用，早发性哮喘反应无改变，但组胺所致的支气管收缩时间延长。

建议　LPS 加剧气道炎症、恶化气道功能，及削弱糖皮质激素敏感性的作用，具有重要影响。环境（例如纺织品、奶制品、烟草，特别是大气污染等）中 LPS 的广泛存在，有可能使其成为导致人类哮喘恶化以及糖皮质激素脱敏感的重要因素。鉴于吸入糖皮质激素是哮喘的一线治疗药物，因此，进一步阐明 LPS 与哮喘的关系以及其对糖皮质激素影响的确切机制，具有重要临床意义。

［米托坦（双氯苯二氯乙烷）－螺内酯（安体舒通）］[2]
Mitotane－Spironolactone

要点　皮质激素抑制药米托坦治疗期间同时应用螺内酯，可干扰前者对肾上腺的抑制作用。

机制　有证据表明，高浓度螺内酯可抑制细胞色素 P450 甾类羟化酶（包括 CYP11A1、CYP11B1、CYP11B2、CYP17，及 CYP21），从而干扰甾类的生物合成。

建议　正在应用米托坦治疗期间，不应给予螺内酯，以免使米托坦的作用难以预测。

［美替拉酮（甲吡酮，甲双吡丙酮）－苯妥英（大仑丁，二苯乙内酰脲）］[2]
Metyrapone－Phenytoin

要点　同时应用美替拉酮（通常用于库欣综合征的诊断，也用于其治疗）和苯妥英，前者的血浓度降低，作用减弱。

有关药物 根据相互影响的机制推测，美替拉酮与其他乙内酰脲类抗癫痫药如甲妥英（3-甲基苯乙妥因）和乙妥英（乙基苯妥英）之间可发生类似相互影响。

机制 苯妥英诱导肝药酶，增加美替拉酮的代谢，从而使其血浓度降低，作用减弱。

建议 常量应用苯妥英治疗期间，美替拉酮测定垂体功能的结果不一定可靠。如欲取得可靠结果，美替拉酮的剂量也许需加倍。应用美替拉酮治疗库欣综合征期间，加用或停用苯妥英时，应据情调整美替拉酮的剂量。

其他影响或干扰美替拉酮试验的药物尚有三环类抗抑郁药（阿米替林）、抗甲状腺药、吩噻嗪类抗精神病药（氯丙嗪）、巴比妥类、皮质激素，及影响下丘脑－垂体轴的药物（雌激素和孕激素）。建议应用美替拉酮试验期间避免使用上述药物。

（滕文静）

主要参考文献

Bennett JE，2011．Antifungal agents．In：*Goodman & Gilman's The pharmacological basis of therapeutics*，*12th ed*．Brunton LL（editor），McGraw-Hill Co，Inc，New York：1576-1582

Daveluy A，et al，2009．Drug interactions between inhaled corticosteroids and enzymatic inhibitors．*Eur J Clin Pharmacol*，65：743-745

Johnson BM，et al，2010．Ketoconazole and Rifampin Significantly Affect the Pharmacokinetics，But Not the Safety or QTc Interval，of Casopitant，a Neurokinin-1 Receptor Antagonist．*J Clin Pharmacol*，50：951-959

Levin ER，2011．Estrogens and progestins．In：*Goodman & Gilman's The pharmacological basis of therapeutics*，*12th ed*．Brunton LL（editor），McGraw-Hill Co，Inc，New York：1163-1194

Linthoudt H，et al，1996．The effect of itraconazole on the pharmacokinetics and pharmacodynamics of oral methylprednisolone and prednisolone．*J Heart Lung Transplant*，15：1165

Lowe APP，et al，2015．LPS exacerbates functional and inflammatory responses to ovalbumin and decreases sensitivity to inhaled fluticasone propionate in a guinea pig model of asthma．*Br J Pharmacol*，172：2588-2603

Marbury TC，et al，2011．Pharmacokinetics of Oral Dexamethasone and Midazolam When Administered With Single-Dose Intravenous 150 mg Fosaprepitant in Healthy Adult Subjects．*J Clin Pharmacol*，51：1712-1720

Schimmer BP，2011．Introduction to endocrinology：the hypothalamic-pituitary axis．In：*Goodman & Gilman's The pharmacological basis of therapeutics*，*12th ed*．Brunton LL（editor），McGraw-Hill Co，Inc，New York：1103-1127

Varis T，et al，2000．Grapefruit juice can increase methylprednisolone concentration in blood．*Eur J Clin Pharmacol*，56：489-493

Varis T，et al，2000．The effect of itraconazole on the pharmacokinetics and pharmacodynamics of oral methylprednisolone and prednisolone．*Eur J Clin pharmacol*，56：57-60

第二十八章 性激素有关药物及避孕药

[甲睾酮（甲基睾丸素）－丙咪嗪（米帕明）][3]
Methyltestosterone－Imipramine

要点 同时应用甲睾酮和丙咪嗪治疗单向抑郁时，报道有四五名患者产生偏执狂反应。停用甲睾酮后，偏执狂反应消失。

有关药物 零星报道表明，包括甲睾酮在内的 17α-烷基化雄激素（如司坦唑醇、达那唑、美雄酮等）可引起精神障碍，预料与丙米嗪之间可发生类似相互影响。其他雄激素衍生物（如睾酮、丙酸睾酮、苯丙酸诺龙等）与丙米嗪之间以及甲睾酮与其他三环类抗抑郁药（如阿米替林、多塞平、地昔帕明等）之间是否会发生类似相互影响，尚未见报道。

机制 该相互影响的机制不清楚。

建议 在同用丙咪嗪和甲睾酮期间，如发生偏执狂反应，最好停用一种药物，或两者都停用。

[雌二醇－卡马西平（酰胺咪嗪，痛惊宁）][1]
Estradiol－Carbamazepine

要点 研究表明，同时应用雌二醇和卡马西平，前者的血浓度降低，作用明显减弱。

有关药物 根据相互影响的机制推测，预料其他雌激素类（如炔雌醇、炔雌醚、雌三醇、尼尔雌醇等）与卡马西平之间可发生类似相互影响。

鉴于卡马西平的结构类似物奥卡西平（10-酮基卡马西平）对 CYP3A4 以及 UGT 也有诱导作用，预料与雌二醇或其他雌激素类之间的类似相互影响也可发生。

机制 卡马西平诱导肝药酶（包括负责雌二醇代谢的 CYP3A4 以及 UGT），从而促进雌二醇的代谢，是两者同用时雌二醇血浓度降低的原因（也见［雌二醇－苯巴比妥（鲁米那）］和［口服避孕药－卡马西平］）。

同时应用卡马西平和含有雌二醇的口服避孕药，有导致阴道大出血和避孕失败的报道，这为卡马西平诱导雌激素的代谢提供了佐证。

建议 该相互影响已充分证实，有很高的预言性，大部分患者可发生。因此，建议应用雌激素类治疗期间尽可能避免给予卡马西平。如果同时应用不可避免，需考虑适当增加雌激素的剂量；正在应用口服避孕药的妇女，应采用其他避孕措施。

[雌二醇－托吡酯（妥泰）][2]
Estradiol－Topiramate

要点 同时应用新型广谱抗癫痫药托吡酯，可使雌二醇的血浓度降低。

有关药物 托吡酯是否影响其他雌激素类的血浓度，尚未见有研究报道。

机制 雌二醇的代谢主要涉及 CYP3A4 和 UGT，在肝外也涉及 CYP1A（也涉及其他途径，有关细节参见［雌二醇－苯巴比妥（鲁米那）］）。已知托吡酯对 CYP2C19 有一定抑制作用，大部分托吡酯以原型经肾排泄，仅有极少部分经羟化、水解，及葡糖醛酸化代谢（每种代谢物都不超过总剂量的 5％），血浆蛋白结合率仅有 10％～20％。不知托吡酯的这些特点与雌二醇的代谢有何关联。但是，两者同用时确有雌二醇血浓度的降低。

建议 该影响提示，同时应用托吡酯，需要较大剂量的口服避孕药，或者可行的话，改用其他避孕措施。

[雌二醇－苯巴比妥（鲁米那）][1]
Estradiol－Phenobarbital

要点　同时应用雌二醇和苯巴比妥，前者的血浓度降低，作用减弱。

有关药物　根据相互影响的机制推测，预料其他雌激素类（如炔雌醇、炔雌醚、雌三醇、尼尔雌醇、倍美力、替勃龙等）与苯巴比妥之间，以及雌二醇与其他巴比妥类镇静催眠药（如戊巴比妥、异戊巴比妥、司可巴比妥等）之间，可发生类似相互影响。

机制　一般说来，雌二醇的生物转化迅速，血浆半衰期仅数分钟。其生物转化主要依赖于 17β 羟类固醇脱氢酶转化为雌酮，接着经 16α 羟化和 17-酮基还原生成雌三醇，然后大部分作为终产物经尿液排泄。也有一部分雌二醇和雌三醇在磺酰基转移酶和 UGT 的作用下以硫酸化物和葡糖醛酸化物的形式排泄于尿液中。一小部分雌二醇和雌酮在肝及肝外组织中分别经由 CYP3A4 和 CYP1A 和（或）CYP1B1 的作用下生成 2-羟基儿茶酚和（或）4-羟基儿茶酚，然后主要在儿茶酚氧位甲基转移酶的作用下失活（极小部分在过氧化物酶或 CYP 的作用下生成醌或半醌，这些物质可与 DNA 形成加成物或产生氧自由基）。已知苯巴比妥对 CYP1A2 以及 CYP2C/3A 亚家族（包括 CYP2C9、CYP2C19，及 CYP3A4）以及 UGT 有明显的诱导作用，因此认为，该影响与苯巴比妥诱导 UGT 以及 CYP3A4（也可能涉及 CYP1A）从而促进雌二醇的代谢有关（也见 [口服避孕药－苯巴比妥]）（Levin et al，2011）。

建议　该相互影响有很高的预言性，大部分患者可发生。因此，应用雌激素类治疗期间，应尽可能避免给予苯巴比妥等肝药酶诱导剂。应用含有雌激素的口服避孕药避孕期间，也需特别谨慎（参见 [口服避孕药－苯巴比妥]）。

[雌二醇－甲丙氨酯（眠尔通，安宁）][1]
Estradiol－Meprobamate

要点　同时应用雌二醇和甲丙氨酯，雌二醇的作用减弱。

有关药物　甲丙氨酯与其他雌激素类之间的相互影响见 [雌二醇－苯巴比妥]。

机制　甲丙氨酯像苯巴比妥一样，可诱导肝药酶，促进雌激素的代谢。

建议　见 [雌二醇－苯巴比妥] 和 [口服避孕药－苯巴比妥]。

[雌二醇－保泰松（布他酮）][2]
Estradiol－Phenylbutazone

要点　应用雌二醇期间给予保泰松，雌二醇的血浓度降低，作用减弱。

有关药物　已经证明另一吡唑酮类衍生物氨基比林与口服避孕药可发生相互影响。其他吡唑酮类衍生物（羟基保泰松、异丙安替比林、安乃近等）与雌二醇之间的相互影响尚未见报道。根据相互影响的机制推测，保泰松与其他雌激素类（炔雌醇、炔雌醚、雌三醇、尼尔雌醇、倍美力、替勃龙等）之间可发生类似相互影响。

机制　保泰松诱导肝药酶，促进雌二醇的代谢。

建议　应用雌激素治疗期间，应尽可能避免给予保泰松。如果两者的同用难以避免，应注意观察雌激素的作用是否减弱，必要时适当上调雌激素的用量。也参见 [雌二醇－苯巴比妥] 及 [口服避孕药－苯巴比妥]。

[雌二醇－利福平（甲哌利福霉素，利米定）][1]
Estradiol－Rifampin（Rifampicin）

见 [口服避孕药－利福平]。

[炔雌醇（乙炔雌二醇）－伐地考昔（伐地昔布）][2]
Ethinyl Estradiol（Ethinylestradiol）－Valdecoxib

要点　同时应用炔雌醇和昔布类（coxibs）选择性环氧酶-2（COX-2）抑制剂伐地考昔，可导致前者的代谢减慢，血浓度升高。

有关药物　其他雌激素类（如雌二醇、雌三醇、戊烯雌二醇等）与伐地考昔之间以及炔雌醇与其他选择性 COX-2 抑制剂（如塞来昔布、罗非昔布，及依托昔布等）之间是否会发生类似相互影响，尚未见报道，但根据提出的机制推测，类似相互影响有可能发生，不过，影响的程度会有明显不同。

机制　炔雌醇在体内的生物转化涉及氧化和络合。氧化代谢主要由 CYP3A4/5 负责（先进行芳香环的 2 位羟化，然后生成醚），也有 CYP2C9 的参与；络合包括硫酸化（由磺基转移酶负责）和葡糖醛酸化（由 UGT 负责）。已知伐地考昔的氧化代谢主要涉及 CYP3A4 和 CYP2C9（也有 CYP2D6 和 CYP1A2 的参与，同时对 CYP2C9 和 CYP2C19 有轻、中度抑制作用），故该影响可用伐地考昔竞争性抑制 CYP3A4 从而阻碍炔雌醇的 2 位羟化来解释（对 CYP2C9 的抑制也起部分作用）。

建议　该相互影响已经临床和实验研究证实，具有一定临床意义。如非必需，建议避免同时应用。

[炔雌醇（乙炔雌二醇）－维生素 C（抗坏血酸）][3]
Ethinyl Estradiol（Ethinylestradiol）－Vitamin C（Ascorbic Acid）

要点　对 6 名妇女进行的一项研究表明，单剂炔雌醇与维生素 C 同用时，其中 4 名妇女血浆中炔雌醇浓度升高。对 5 名志愿者进行的一项研究，也显示出类似结果。

有关药物　口服含有炔雌醇和左旋炔诺孕酮避孕药的一名患者，在最初两疗程后有正常的撤退性出血。但在随后 3 个疗程期间，患者断断续续地服用维生素 C（1 g/d），每当停用维生素 C 时，就出现突破性出血。几项研究表明，同时应用口服避孕药和维生素 C，可使白细胞和血小板中的维生素 C 含量降低。根据药理作用推测，预料维生素 C 和其他雌激素衍生物（如雌二醇、雌三醇、戊烯雌二醇、络合雌激素等）之间可发生类似相互影响。

机制　有证据表明，这种相互影响起因于竞争肠壁的硫酸盐，导致炔雌醇的首过代谢减弱，从而增加炔雌醇的全身生物利用度和血浓度。突破性出血可能是每当停用维生素 C 时的撤停作用，引起炔雌醇浓度的突然下降所致。应用避孕药者维生素 C 浓度较低，可能是口服避孕药使维生素 C 分解增加的结果。口服避孕药可刺激肝释放血浆铜蓝蛋白，而这种含铜蛋白质具有维生素 C 氧化酶活性。

建议　维生素 C 和口服避孕药同用期间，停用维生素 C 可导致避孕失败。此点应告知患者。同用维生素 C 治疗期间，炔雌醇浓度的增加也许有一定益处，因为这样可以允许更广泛地应用含极低剂量炔雌醇的制剂。

[环丙孕酮（色普龙）－乙醇][2]
Cyproterone－Ethyl Alcohol（Ethanol，Alcohol，Ethyl）

要点　应用环丙孕酮（属抗雄激素药，但有孕激素活性）治疗期间饮酒，前者的作用减弱。

机制　环丙孕酮作用的减弱是否起因于乙醇的肝药酶诱导作用，还不清楚。

建议　应用环丙孕酮治疗期间避免饮酒（或其他含醇饮料）。慢性酒精中毒患者环丙孕酮的治疗作用明显减弱或消失，因此该类患者不适宜用环丙孕酮治疗。

[去氧孕烯（高诺酮）－利福平（甲哌利福霉素，利米定）][1]
Desogestrel－Rifampin（Rifampicin）

要点　同时应用去氧孕烯和利福平，前者的作用减弱。

有关药物 根据相互影响的机制推测，预料其他孕激素类衍生物（如炔诺酮、诺孕酯、孕二烯酮、奎孕酮等）与利福平之间，以及去氧孕烯与其他利福霉素衍生物（如利福定、利福喷汀、利福布汀等）之间，可发生类似相互影响，但相互影响的程度有所不同。就对 CYP 诱导作用的强度而论，以利福平最强，利福喷汀次之，利福布汀的作用最弱。

机制 利福平诱导肝药酶（包括 CYP1A2、CYP2C9、CYP2C19，及 CYP3A4），从而促进去氧孕烯的代谢，是其作用减弱的原因。

建议 避免将去氧孕烯与利福平同时应用。

已证明可通过诱导肝药酶而加速去氧孕烯等孕激素代谢的药物尚有巴比妥类（苯巴比妥、戊巴比妥、异戊巴比妥、司可巴比妥等）、甲丙氨酯、氯氮䓬、对乙酰氨基酚、保泰松、苯妥英、卡马西平、灰黄霉素等。上述药物也应避免与孕激素类药物同时应用。

［去氧孕烯（高诺酮）-伊曲康唑］[2]
Desogestrel－Itraconazole

要点 应用选择性 CYP2C 抑制剂氟康唑和 CYP3A4 抑制剂伊曲康唑对 12 名健康女性进行的 3 阶段交叉研究表明，伊曲康唑预处理 4 天，去氧孕烯的活性代谢物 3-酮去氧孕烯的 AUC 明显增加（与对照阶段相比增加 72.4%），而氟康唑预处理则无明显影响。两种酶抑制剂对 3-酮去氧孕烯的 C_{max} 和清除半衰期都无明显影响。研究者的结论是，去氧孕烯向 3-酮去氧孕烯的生物转化与 CYP2C9 和 CYP2C19 无关，而 3-酮去氧孕烯的进一步代谢由 CYP3A4 催化。另有证据表明，伊曲康唑预处理并不减少去氧孕烯向 3-酮去氧孕烯的转化，说明去氧孕烯的活化不依赖于 CYP3A4（Korhonen et al，2005）。

建议 去氧孕烯是一前体药物，3-酮去氧孕烯的形成是其发挥生物作用所必需。有证据表明，抑制 CYP2C9 和 CYP2C19 的药物不会影响去氧孕烯的避孕效果，因此无须刻意避免去氧孕烯和氟康唑的同时应用。然而，同时应用 CYP3A4 抑制剂，如伊曲康唑，由于可增加去氧孕烯的生物活性代谢物 3-酮去氧孕烯的血浓度，故有可能增强去氧孕烯的不良作用。反之，诱导 CYP3A4 的药物，则有可能削弱 3-酮去氧孕烯的治疗作用，增加意外怀孕的危险。

［孕三烯酮（三烯高诺酮）-苯妥英（大仑丁，二苯乙内酰脲）］[3]
Gestrinone－Phenytoin

要点 同时应用孕三烯酮和苯妥英，前者的作用减弱。

有关药物 根据相互影响的机制推测，其他乙内酰脲类抗癫痫药（甲妥英和乙妥英）与孕三烯酮之间以及其他孕激素（如炔诺酮、诺孕酯、孕二烯酮、奎孕酮等）与苯妥英之间的类似相互影响也有可能发生。

机制 虽然孕激素类氧化代谢途径不像雌激素那么明确，但肯定存在经 CYP 途径。鉴于苯妥英对多种 CYP（包括 CYP1A2、CYP2C9、CYP2C19，及 CYP3A4）有诱导作用，因此认为，孕三烯酮作用的减弱与苯妥英诱导肝药酶从而促进其代谢有关。

建议 孕三烯酮是一种孕激素，但具有较强的抗孕激素和抗雌激素活性，曾作为口服避孕药及抗早孕药，现在主要用于子宫内膜异位症的治疗，也可用于不育症。

鉴于已证明苯妥英可削弱孕三烯酮的作用，故两者同用时应考虑到孕三烯酮需要量增加的可能性。

已证明可通过诱导肝药酶而加速孕三烯酮代谢的药物尚有卡马西平和利福平。

［炔诺酮-伐地考昔（伐地昔布）］[2]
Norethindrone（Norethisterone）－Valdecoxib

要点 同时应用炔诺酮和昔布类（coxibs）选择性 COX-2 抑制剂伐地考昔，可导致前者的作用增强。

有关药物 其他孕激素类（如孕二烯酮、孕三烯酮、诺孕酯、奎孕酮等）与伐地考昔之间以及炔诺酮与其他选择性 COX-2 抑制剂（如塞来昔布、罗非昔布以及依托昔布等）之间是否会发生类似相互影响，尚未见报道，但根据提出的机制推测，类似相互影响有可能发生。

机制 已知伐地考昔的代谢主要由 CYP2C9 和 CYP3A4 负责（也有 CYP2D6 和 CYP1A2 的参与，同时对 CYP2C9 和 CYP2C19 有轻、中度抑制作用）。虽然孕激素类的氧化代谢途径不像雌激素那么明确，但肯定存在 CYP 途径。由此推测，炔诺酮血浓度的升高起因于伐地考昔对负责炔诺酮代谢的 CYP 的抑制（也许既包括竞争性抑制，又包括非竞争性抑制）。

建议 该相互影响确实存在，但如果两者必须同时应用的话，无须刻意避免。然而，同用时炔诺酮的需要量可能减少。

[复方炔诺酮－食品][3]
Norethindrone Acetate /Ethinyl Estradiol－Food

要点 作为绝经后妇女连续激素替代治疗（HRT）的复方炔诺酮，每片中含有 1 mg 炔诺酮醋酸酯（norethindrone acetate）和低剂量（10 μg）炔雌醇（ethinyl estradiol）。为探讨高脂饮食对该片剂的影响，Boyd 等对其进行研究，发现高脂早餐后服用比之空腹服用炔诺酮和炔雌醇的吸收延迟，生物利用度下降。与空腹相比，高脂饮食后炔雌醇的 C_{max} 下降 29%，t_{max} 滞后大约 2.5 小时，而平均 AUC 不受影响。炔诺酮的 C_{max} 下降 12%，吸收延迟大约 1 小时，进入体循环的总量增加 27%（Boyd et al，2003）。

机制 作者认为这些变化与胃内容物的存在有关。胃内容物的存在延迟胃排空，药物到达小肠的吸收部位减慢。炔诺酮吸收量的增加可能是由于吸收程度的增加，进入体循环前清除的减少，或全身清除的减少。后一种情况的可能性较小，因为空腹和非空腹情况下的半衰期相近。相形之下，吸收的增加更有可能。水溶性差的物质在高脂食物中溶解增加，胃内滞留时间更长。炔诺酮在体内的溶解程度是影响其生物利用度的重要因素，因有证据表明，炔诺酮速释片剂吸收的速率和程度与活性成分颗粒的大小呈反相关。溶液型比颗粒型药物吸收快的现象进一步证实了这一推论。

另外，炔诺酮易受首过（关）代谢的影响，口服平均生物利用度 64%，但似乎广泛吸收，因此，其利用度的增加（在高脂饮食的情况下）可能是由于进入体循环前的清除减少之故。在有食物存在的情况下，许多药物都见有体循环前清除减少，但机制不清楚，推测可能与内脏血流、体循环前代谢，及血浆蛋白结合等的改变有关。新近证明，葡萄柚汁（grapefruit juice）可使许多由 CYP3A4 代谢的药物吸收前的清除减少（见有关章节），其中包括炔雌醇，机制是抑制在肠道中的代谢。尽管炔雌醇也不易溶于水，但认为 20 μg 以下的低剂量其溶解是完全的，因此，片剂型和溶液型的总吸收相同。

建议 目前认为，就该复方的长期效果而论，吸收的总量比吸收的速率更重要。因此认为，所观察到的该复方中两者吸收速率的降低没有多么重要的临床意义。进餐时应用，两者的总吸收并不减少，食物的存在对两者的药动学无明显临床影响。有鉴于此，这种复方片剂空腹或进餐时应用皆可。

[戈那瑞林（促性腺激素释放激素）－左旋多巴][1]
Gonadorelin（Gonadotrophin-Releasing Hormone）－Levodopa

要点 同时应用戈那瑞林和左旋多巴，戈那瑞林的作用增强。

有关药物 预料戈那瑞林的类似物布舍瑞林、亮丙瑞林、戈舍瑞林、那法瑞林（萘瑞林），及曲普瑞林（色氨瑞林）等的作用也可受左旋多巴的影响。

机制 左旋多巴在中枢转变为多巴胺，激动下丘脑－垂体轴中的多巴胺受体，可能是改变戈那瑞林作用的机制。

建议 避免两者合用。

另外，有报道说螺内酯（本身具有性激素样作用）可增强戈那瑞林的作用；氯丙嗪等多巴胺受体拮抗药、地高辛（有微弱的抗雄激素作用），及性激素可抑制戈那瑞林促性腺激素分泌的作用，从而影响临床结果的判断，故也应避免与戈那瑞林同用。

［口服避孕药－乳腺癌］[1]
Oral Contraceptive Agents（Oral Contraceptives）－Breast Cancer（Carcinoma Mamae）

要点　口服避孕药可加速绝经前乳腺癌的生长。

有关药物　口服避孕药对乳腺癌的影响主要与其内所含的雌激素有关。所有含雌激素的制剂都有类似影响。

建议　绝经前妇女患有乳腺癌时，禁用口服避孕药以及其他含有雌激素的制剂。绝经后乳腺癌患者，需先做阴道涂片；雌激素水平低者，方可给予雌激素。

口服避孕药问世不久既有发生不良反应的报道，早期口服避孕药的不良反应可区分为几个范畴，一是心血管系统的不良反应（包括高血压、心肌梗死、出血或缺血性卒中以及静脉血栓形成和栓塞），二是乳房、肝细胞，及子宫颈癌，三是对多种内分泌系统和代谢的影响。鉴于这些不良反应的发生多与剂量有关，因此目前采用低剂量制剂。虽然比较普遍的认为，目前所用的口服避孕药对绝大多数妇女是安全的，但是，如果存在其他危险因素的话，它们仍可影响某些疾病的发生率和严重程度，故如下情况应作为口服避孕药或雌激素类的绝对禁忌证：血栓栓塞性疾病史（既往有血栓栓塞史和血栓栓塞倾向），脑血管疾病、心肌梗死、冠状动脉病或先天性高脂血症（个人史或家族史）；已知或疑有乳腺癌，生殖系统肿瘤（特别是子宫颈癌）或其他激素依赖性肿瘤（含有雌激素和孕激素的口服避孕药非但不增加子宫内膜癌的发生率，反倒可使其发生率降低50％，且这一作用可在停用后维持15年之久；据认为这一作用与连续应用21天其内所含的孕激素抵消了雌激素所致的增生有关。复方口服避孕药也降低卵巢癌的发生率，降低患结直肠癌的风险）；诊断不明的阴道异常出血；已知或疑有妊娠；肝肿瘤或肝肿瘤过去史以及肝功能受损；35岁以上的重度吸烟（每天超过15只）者（Levin et al，2011）。

口服避孕药或雌激素类的相对禁忌证包括：偏头痛，高血压或高血压家族史，糖尿病或明显的糖尿病家族史以及妊娠期糖尿史，孕期黄疸或瘙痒史，应用口服避孕药前的梗阻性黄疸史以及胆囊疾患，肝病和卟啉病，耳硬化症，反复发作的泌尿道感染，重度吸烟者，肥胖，35岁以上，抑郁症，腿部严重损伤等。择期手术的患者，许多医生建议停用口服避孕药数周到数月，以期最大限度降低术后血栓栓塞的可能性。

［口服避孕药－苯妥英（大仑丁，二苯乙内酰脲）］[3]
Oral Contraceptive Agents（Oral Contraceptives）－Phenytoin

要点　同时应用口服避孕药和苯妥英，可致突破性出血，某些人避孕失败，导致妊娠。同时应用这些药物也有使癫痫发作失去控制的报道。另有研究表明，正在应用口服避孕药的个体，苯妥英血浓度有升高的趋势。

有关药物　口服避孕药和其他乙内酰脲类抗癫痫药如乙妥英（乙基苯妥英）、甲妥英（3-甲基苯乙妥因），及苯妥英的前体药物磷苯妥英之间是否会发生相互影响，尚缺乏证据。但因对肝微粒体酶的影响相似，预料有可能发生。

根据代谢途径的类似性推测，苯妥英与炔雌醇、炔雌醚、雌三醇等雌激素之间可发生类似相互影响。已证明苯妥英可削弱孕三烯酮的作用，见［孕三烯酮－苯妥英］项下的有关内容。

机制　苯妥英像苯巴比妥一样，是一种强效的肝酶诱导剂（参见［口服避孕药－苯巴比妥］），因此可促进口服避孕药中所含雌激素和（或）孕激素经CYP3A4以及UGT的代谢。

口服避孕药所致的液体潴留可能是癫痫发作失去控制的原因。另外，口服避孕药影响苯妥英的血浆蛋白结合也可能是苯妥英血浓度升高的部分原因。

建议　如果需要应用苯妥英或其他抗癫痫药，最好让患者改用其他避孕方式。必须同用的话，应观察患者癫痫发作次数有无增加，必要时增加苯妥英的剂量。

正在应用苯妥英或其他抗癫痫药抗癫痫或抗惊厥治疗的患者，如果必须给予雌激素和（或）孕激素，应密切观察发作控制情况，并注意雌激素或孕激素是否能达到预期的效果。

[口服避孕药－扑米酮（扑痫酮，去氧苯比妥)][2]
Oral Contraceptive Agents（Oral Contraceptives)－Primidone

要点　由于扑米酮在体内可代谢为苯巴比妥，因此认为它也会像苯巴比妥一样，诱导肝药酶，削弱口服避孕药的避孕作用。

有关药物　对人和动物进行的研究表明，苯巴比妥可加速雌酮、孕酮、雌二醇，及炔雌醇、睾酮和雄酮的代谢，认为扑米酮对上述性激素的影响与苯巴比妥雷同。参见［口服避孕药－苯巴比妥］。

机制　扑米酮在体内的代谢物苯巴比妥（可能还有其本身）可诱导肝药酶，从而加速口服避孕药的代谢，是避孕作用减弱的原因。参见［口服避孕药－苯巴比妥］。

建议　参见［口服避孕药－苯巴比妥］。

[口服避孕药－卡马西平（酰胺咪嗪，痛惊宁)][1]
Oral Contraceptive Agents（Oral Contraceptives)－Carbamazepine

要点　同时应用卡马西平和口服避孕药，可导致阴道大出血和避孕失败。

有关药物　有明确证据表明，卡马西平的结构类似物奥卡西平（10-酮基卡马西平；对 CYP3A4/5 以及 UGT 有诱导作用，对 CYP2C19 有抑制作用，本身由 UGT 代谢）与口服避孕药之间可发生类似相互影响（McNamara，2011）。

机制　已知卡马西平对 CYP2C9、CYP3A4 亚家族，及 UGT 有明显的诱导作用，本身由 CYP1A2、CYP2C8、CYP2C9，及 CYP3A4 代谢。口服避孕药中所含的雌激素和（或）孕激素至少部分经由 CYP3A4 代谢（在肝外组织中也有 CYP1A 的参与）。因此认为，该影响可能与卡马西平诱导 CYP3A4，从而加速口服避孕药中所含雌激素和（或）孕激素的代谢有关（实际上是卡马西平竞争性抑制口服避孕药经 CYP3A4 的代谢以及诱导 CYP3A4 促进口服避孕药代谢的综合结果）。鉴于部分雌激素和孕激素以葡糖醛酸化物的形式排泄于尿液中，故卡马西平对 UGT 的诱导也可能是该影响的原因之一（Levin et al，2011）。

建议　同用卡马西平和口服避孕药的妇女，可导致突破性出血和（或）怀孕发生率增加。故应告知患者，如发现突破性出血，可改用其他类型避孕方法。另外，两药同用期间，最好附加其他避孕措施。

[口服避孕药－丙咪嗪（米帕明)][3]
Oral Contraceptive Agents（Oral Contraceptives)－Imipramine

要点　应用大白鼠进行的一项研究表明，丙咪嗪抑制避孕药的代谢，从而增强雌激素的作用。据此认为，正在应用丙咪嗪治疗的患者给予口服避孕药所导致的头痛、低血压、嗜睡、尿潴留等副作用与丙咪嗪抑制雌激素的代谢有关。

另有研究表明，人类长期应用口服避孕药可抑制肝微粒体酶（见［丙咪嗪－炔雌醇］），使丙咪嗪的毒性作用增强，但治疗作用减弱。

有关药物　可以预料，口服避孕药与其他三环类抗抑郁药（包括叔胺类的阿米替林、多塞平、氯米帕明等，及仲胺类的地昔帕明、去甲替林、马普替林等）之间可发生类似相互影响。据报道，络合雌激素类与丙咪嗪同用时，发生类似反应。根据药理作用推测，其他雌激素类（雌二醇、雌酮、戊炔雌二醇等）可与丙咪嗪发生类似相互影响。

机制　该相互影响可能是双向的，即口服避孕药中所含的雌激素与丙咪嗪的代谢发生竞争性抑制（见［丙咪嗪－炔雌醇］）。同时应用炔雌醇与丙咪嗪机体对丙咪嗪产生耐受性的现象，可能与炔雌醇改变了机体对丙咪嗪的敏感性有关。

建议 应用丙咪嗪治疗期间最好采取其他避孕措施。如果必须同时应用，应于治疗期间密切观察口服避孕药的副作用发生率有无增加，患者对抗抑郁药的反应有无改变，并根据临床反应情况适当调整抗抑郁药的剂量。

[口服避孕药－苯巴比妥（鲁米那）][2]
Oral Contraceptive Agents（Oral Contraceptives）－Phenobarbital

要点 在应用口服避孕药之前，或在应用口服避孕药的同时给予苯巴比妥，可导致避孕失败。据报道，应用苯巴比妥抗癫痫期间，同时应用口服避孕药，可使癫痫发作次数增加。

有关药物 对人和动物进行的研究表明，苯巴比妥可加速雌酮、孕酮、雌二醇，及炔雌醇、睾酮和雄酮的代谢。

可以预料，其他巴比妥类（异戊巴比妥、仲丁巴比妥、司可巴比妥等）也可能与口服避孕药发生类似相互影响。

由于扑米酮在体内可代谢为苯巴比妥，因此认为它也会像苯巴比妥一样，削弱口服避孕药的作用（见［口服避孕药－扑米酮］）。

机制 苯巴比妥是一种很强的肝微粒体酶诱导剂，对 CYP1A2、CYP2C 和 CYP3A 亚家族（包括 CYP2C9、CYP2C19，及 CYP3A4）以及 UGT 有明显的诱导作用（本身经由 CYP2C9 以及 CYP2C19 代谢），而口服避孕药中的雌激素和（或）孕激素部分在肝经 CYP3A4（也涉及肝外的 CYP1A）以及 UGT 代谢，因此认为，该影响与苯巴比妥诱导 CYP3A4 以及 UGT 从而促进雌激素的代谢有关。尽管孕激素的代谢途径不像雌激素那么明确，但可以肯定的是既涉及 CYP，也涉及 UGT，故其代谢也会受苯巴比妥的影响。另外，已证明苯巴比妥可促进孕激素与性激素结合球蛋白的结合，因此使游离孕激素血浓度降低，这也许会对口服避孕药中所含孕激素的作用造成一定影响。至于癫痫发作次数的增加，目前认为可能起因于口服避孕药所致的液体潴留。

建议 避孕失败的征兆是突破性出血。对此有人采取两种措施：一是将口服避孕药中炔雌醇的含量增至 50 μg，如果继续出血，可增至 80 μg；二是改用工具避孕法。正在应用苯巴比妥抗癫痫或抗惊厥治疗的患者，加用或停用口服避孕药（雌激素及/或孕激素），应密切观察发作控制情况。

实际上，所有对 CYP3A4 有诱导作用的药物都有可能导致避孕失败。已证明可降低避孕药避孕效果的药物尚有氯醛比林、格鲁米特（导眠能）、甲丙氨酯（眠尔通）、氯氮䓬、氨基比林、安替比林、非那西丁、保泰松、氯丙嗪、异丙嗪、双氢麦角胺、乙琥胺、磺胺甲氧嗪、新霉素、呋喃妥因等（具体细节参见有关内容）。

[口服避孕药－非那西丁（非那西汀）][2]
Oral Contraceptive Agents（Oral Contraceptives）－Phenacetin

要点 同时应用口服避孕药和非那西丁，突破性出血的发生率增加。

有关药物 另一种苯胺类解热镇痛药对乙酰氨基酚（醋氨酚，扑热息痛）与口服避孕药之间是否会发生类似相互影响，尚未见报道，但两者之间迥然不同的相互影响已经证实（见［对乙酰氨基酚－口服避孕药］）。

机制 尚不清楚。

建议 非那西丁已经不再单独应用于临床，但含有非那西丁的市售复方制剂，如复方阿司匹林、复方氯苯那敏片（复方扑尔敏片）、氨非咖片、去痛片等，临床上应用仍然比较广泛，故对此有所了解是必需的。建议采用口服避孕药避孕期间避免应用上述复方制剂。

对乙酰氨基酚是否会削弱口服避孕药的避孕作用尚未证实，但非那西丁在体内代谢为对乙酰氨基酚，而且其与口服避孕药的另一类相互影响已经证实，因此，应用口服避孕药避孕期间也应避免。

[口服避孕药－氨基比林（匹拉米洞）][2]
Oral Contraceptive Agents（Oral Contraceptives）－Aminopyrine

要点　在应用口服避孕药避孕期间给予氨基比林，有口服避孕药作用减弱，发生突破性出血的报道。

有关药物　其他吡唑酮类衍生物（异丙安替比林、安乃近、保泰松等）与口服避孕药之间有可能发生类似相互影响，其中与保泰松之间的类似相互影响已经证实（参见［雌二醇－保泰松］）。

机制　已知氨基比林促进口服避孕药的代谢，但究竟作用于哪一个环节，尚有待进一步证实。

建议　虽然氨基比林已经不单独应用，但在某些复方解热镇痛药（如氨非咖片、去痛片、安痛定注射液等）中仍含有。另外，氨基比林的类似物异丙安替比林、安乃近、保泰松，及羟基保泰松临床上仍有应用。建议采用口服避孕药避孕期间，避免应用含有氨基比林的制剂或其他吡唑酮类解热镇痛药。正在应用吡唑酮类解热镇痛药治疗期间，可考虑采用其他避孕措施，或换用其他解热镇痛药（也见［雌二醇－保泰松］）。

[口服避孕药－依托考昔（依托昔布，艾托考昔）][2]
Oral Contraceptive Agents（Oral Contraceptives）－Etoricoxib

要点　Schwartz 等在健康女性受试者中进行的 2 阶段随机化双盲交叉研究表明，同时应用依托考昔和含炔雌醇（ethinylestradiol）以及炔诺酮（norethindrone）的口服避孕药，可使炔雌醇的血浓度升高；依托考昔 120 mg 每日 1 次，炔雌醇血浓度升高 50%～60%，当其剂量为 60 mg 每日 1 次时，炔雌醇血浓度升高约 37%。炔诺酮的 $AUC_{0\sim24h}$ 无明显改变（Schwartz et al，2009）。

有关药物　有证据表明，同属昔布类（coxibs）选择性环氧酶-2（COX-2）抑制剂的伐地考昔（伐地昔布；valdecoxib）与炔雌醇之间可发生类似相互影响（参见［炔雌醇（乙炔雌二醇）－伐地考昔（伐地昔布）］）。另有证据表明，伐地考昔可导致炔诺酮的作用和毒性增强（参见［炔诺酮－伐地考昔（伐地昔布）］）。其他 COX-2 抑制剂，如塞来昔布（主要经由 CYP2C9 代谢，对 CYP2D6 有抑制作用）和帕瑞昔布（在体内迅速转化为伐地考昔），与口服避孕药之间是否会发生类似相互影响，尚未见报道；然而，根据提出的机制推测，类似相互影响有可能发生，只是影响的程度会有所不同。其他雌激素类（如雌二醇、雌三醇、戊烯雌二醇等）与依托考昔之间有可能发生类似相互影响，但它们通常不作为口服避孕药中的成分。

机制　炔雌醇的氧化代谢主要涉及 CYP3A4，也有 CYP2C9 的参与（参见［炔雌醇（乙炔雌二醇）－伐地考昔（伐地昔布）］）。部分研究表明，依托考昔的代谢涉及 CYP2C9 和 CYP3A4，故该影响可用依托考昔竞争 CYP2C9 和 CYP3A4 从而阻碍炔雌醇的氧化代谢来解释。

建议　该相互影响明确，具有一定临床意义。尽管这一影响不至于影响口服避孕药的避孕效果，但极有可能导致炔诺酮毒副作用（包括消化不良、腹泻、恶心、头痛、疲劳、食欲减退，及味觉障碍等）发生率的增加，甚至有引发静脉血栓栓塞的危险，故两者的同用应尽可能避免。

[口服避孕药－氨苄西林（氨苄青霉素）][2]
Oral Contraceptive Agents（Oral Contraceptives）－Ampicillin

要点　妊娠患者应用氨苄西林后，经 3 天左右，部分患者尿中雌激素排泄减少。据报道，应用氨苄西林后，雌激素血浓度降低；但也有报道说无任何影响。停用氨苄西林后，雌激素在 2 天内恢复至给药前水平。

应用口服避孕药的妇女，给与氨苄西林后，可致突破性出血和避孕失败。

有关药物　6 例应用青霉素 V 的妊娠妇女，尿中雌激素的排泄及血浓度发生上述类似改变。据报道，阿莫西林和青霉素 G 也可导致避孕失败。根据药理作用推测，其他青霉素类（氯唑西林、甲氧西林、苯唑西林等）也可能有类似影响。

其实，所有广谱抗生素，如广谱青霉素类、广谱头孢菌素类都可抑制肠道内细菌的生长繁殖，干扰避孕药结合物的分解和肠肝循环，从而降低避孕效果。

机制 机制还不清楚。雌激素和孕激素主要以葡糖醛酸络合物的形式经胆汁排泄。这些络合物在肠道中被细菌分解，经肠肝循环重吸收，最终经尿排泄。有证据表明，氨苄西林像其他广谱抗生素一样，可破坏肠道菌群，使水解葡糖醛酸络合物的酶生成减少，从而妨碍避孕药中雌激素和孕激素的重吸收，故经粪便排出增多，经尿排泄减少。

建议 在避孕期间同用这些制剂时，若发生突破性出血，可改用其他类型的避孕方法。如果准备应用青霉素类药物，除口服避孕药外，可另加一种避孕措施。

[口服避孕药－红霉素][2]
Oral Contraceptive Agents（Oral Contraceptives）－Erythromycin

要点 有报道说，同时应用红霉素和口服避孕药，可使后者的作用减弱，怀孕率增加。

有关药物 其他大环内酯类抗生素（依托红霉素、琥乙红霉素、麦迪霉素、克拉霉素等）与口服避孕药之间是否会发生类似相互影响，尚不清楚。

机制 雌激素和孕激素主要以葡糖醛酸络合物的形式经胆汁排泄。排泄于肠道的络合物被细菌水解，经肝肠循环重吸收，最终经尿排泄。该相互影响究竟是起因于红霉素与肠道中的雌激素和（或）孕激素结合从而影响其重吸收，还是由于破坏肠道菌群，使葡糖醛酸络合物难以水解，从而打断口服避孕药中雌激素和（或）孕激素的肝肠循环之故，尚不清楚。但一般认为，前者的可能性较大。

建议 口服避孕药中的雌激素和（或）孕激素与大环内酯类抗生素之间的相互影响非常复杂，已经证明 CYP3A4 抑制剂（包括红霉素）可抑制雌激素（或孕激素）的代谢，从而增强其作用，但也可因其他方面的影响而削弱其作用（如此处介绍的口服避孕药－红霉素之间的相互影响），或因目前尚不清楚的机制而导致各种不良反应（如下述口服避孕药－醋竹桃霉素之间的相互影响）。实际上，即使合用的药物相同，在不同情况下或不同个体间相互影响的结果也有可能不同，甚或相反，以致对结果的解释极为困难。但是，无论如何，考虑到雌激素除了作为口服避孕药中的成分外，尚可用于绝经期的激素治疗，而孕激素除可单用或与雌激素联用以避孕外，尚可与雌激素联合用于绝经后妇女的激素治疗（当然还有其他用途，如老年性阴道炎以及某些癌症的治疗），因此，了解口服避孕药与大环内酯类抗生素之间潜在的可能相互影响，对老年人临床联合用药中某些突发事件的判断以及非正常结果的处理同样具有一定指导意义。

显然，同时应用口服避孕药和红霉素的生育期妇女，有可能发生突破性出血或避孕失败。故应告知患者，如发现突破性出血，可改用其他类型避孕方法。另外，两药同用期间，最好附加其他避孕措施。

注：27 例应用口服避孕药的妇女，在应用醋竹桃霉素后 2～15 小时发生剧烈瘙痒；瘙痒发生后 2～5 天出现黄疸。多数患者在停药后一个月内恢复，但部分患者的恢复需 2 个月以上。虽然应用醋竹桃霉素后发生黄疸的机制也不清楚（8 例患者的肝穿刺表明，唯一病理改变是胆汁淤积），但该影响的机制与口服避孕药－红霉素之间相互影响的机制显然不同（同时应用醋竹桃霉素和口服避孕药后出现大量胆汁淤积的病例表明，二者联用可有明显的胆汁淤积副作用。因此，凡应用口服避孕药的妇女，不应给予醋竹桃霉素）。

[口服避孕药－四环素][2]
Oral Contraceptive Agents（Oral Contraceptives）－Tetracycline

要点 同时应用四环素和口服避孕药，可致避孕失败。一报道说，四环素减少炔雌醇的尿排泄，而增加其经粪便的排泄。

有关药物 曾报道有 4 名同时应用土霉素和口服避孕药的妇女避孕失败，但所给资料不足以进行结论性评价。根据药理作用推测，其他四环素类衍生物（多西环素、金霉素、米诺环素等）可与口服避孕药发生类似相互影响。

机制 雌激素和孕激素主要以葡糖醛酸络合物的形式经胆汁排泄。排入肠道中的络合物被细菌水解，其中的口服避孕药经肠壁重吸收，最终经尿排泄。这就是所谓的肝肠循环。应用抗生素后，使肠道菌群被破坏，妨碍了类固醇的重吸收，从而导致避孕药经粪便排泄增加，血浓度降低（也见［口服避孕药－氨苄西林］）。

建议 大部分妇女可同时应用这两种药物而没什么危险，但目前还没有什么方法预言哪些人会受影响。

建议临床医生告诫患者：当出现内衣斑点血污或突破性出血时，是避孕药效果减弱的体征，应附加其他避孕措施。或建议患者在应用四环素期间采取其他避孕方法。

［口服避孕药－异烟肼（雷米封，异烟酰肼）][4]
Oral Contraceptive Agents（Oral Contraceptives）－Isoniazid

要点 同时应用口服避孕药和异烟肼，口服避孕药的作用增强，副作用如液体潴留、糖耐量降低（可诱发糖尿病）、高血压、血栓等的发生率增加。

机制 口服避孕药中所含雌激素和（或）孕激素本身即有诸如液体潴留、糖耐量降低、高血压、血栓等副作用。虽然异烟肼的代谢主要经络合（NAT2 的乙酰化）和水解，不涉及Ⅰ相反应（即其代谢与 CYP 无关），但已证明可明显抑制 CYP2C9/2C19、CYP3A，及 CYP2D6，因此认为，异烟肼阻碍口服避孕药中所含雌激素和（或）孕激素的代谢，是使口服避孕药副作用发生率增加的原因。

建议 该相互影响尚未得到临床的充分验证，故同用无须避免。但于同用期间应将相互影响的可能性告知患者，配合医生观察有无口服避孕药（及雌激素或孕激素）副作用发生率增加的迹象。

其他通过抑制肝药酶有可能增强口服避孕药作用的药物尚有：别嘌醇，氯霉素，糖皮质激素（如可的松、泼尼松、泼尼松龙等），双硫仑，去氢甲睾酮，哌醋甲酯，对氨基水杨酸，非尼拉多，磺胺苯吡唑，曲帕拉醇，单胺氧化酶抑制剂类抗抑郁药（如苯乙肼、异羧肼、反苯环丙胺等）。

［口服避孕药－利福平（甲哌利福霉素，利米定）][1]
Oral Contraceptive Agents（Oral Contraceptives）－Rifampin（Rifampicin）

要点 同时应用利福平和口服避孕药，可导致怀孕率增加，月经失调发生率增加。利福平可缩短口服避孕药中所含类固醇的清除半衰期，降低其生物利用度。

有关药物 根据相互影响的机制推测，其他利福霉素衍生物（如利福定、利福喷汀、利福布汀等）与口服避孕药之间可发生类似相互影响。但是，就对 CYP 的诱导作用强度而论，利福平最强，利福喷汀次之，利福布汀的诱导作用最弱。

根据代谢途径的类似性推测，利福平与其他雌激素类（如雌二醇、雌酮、戊炔雌二醇等）之间有可能发生类似相互影响。

机制 机制有二。一是利福平诱导细胞色素 P450（包括 CYP1A2、CYP3A4、CYP2C9，及 CYP2C19），从而促进口服避孕药中所含雌激素的代谢（雌激素的氧化代谢部分经 CYP3A4 负责，但也可能有 CYP1A2 及其他 CYP 的参与）（也见［雌二醇－苯巴比妥（鲁米那）]），人体肝活检表明，用利福平者，雌激素的羟化速度增加 3 倍，证实了利福平通过诱导肝药酶促进雌激素代谢的推论。二是妨碍肝肠循环，影响口服避孕药中所含雌激素和孕激素的重吸收（雌激素和孕激素主要以葡糖醛酸络合物的形式经胆汁排泄。正常情况下，排泄于肠道的络合物被细菌水解，经肝肠循环重吸收。当用利福平治疗后，肠道菌群被破坏，使雌激素和孕激素的葡糖醛酸络合物水解减少，随粪便的排泄增加）。至于口服避孕药中所含孕激素的代谢是否受 CYP3A4 的影响，影响程度有多大，目前还不清楚。

建议 同用上述药物的育龄期妇女，突破性出血和（或）怀孕发生率升高。故应告知患者，如发现突破性出血，可改用其他类型避孕方法。另外，两药同用期间，可附加其他避孕措施。对老年人而言，如果必须同时应用利福平和雌激素和（或）孕激素，应考虑到后者的作用可能减弱，达不到预期的治疗效果。

［口服避孕药－灰黄霉素］[2]
Oral Contraceptive Agents（Oral Contraceptives）－Griseofulvin

要点　荷兰药物不良反应监测中心和英国用药安全委员会曾收到 22 份有关灰黄霉素与口服避孕药之间可发生相互影响的报道。其中有 15 例在两次月经之间出血，5 例闭经，2 例避孕失败。

有关药物　根据相互影响的机制推测，雌酮、雌二醇、炔雌醇、炔孕酮、炔诺孕酮等也会与灰黄霉素发生类似相互影响。

机制　灰黄霉素诱导肝药酶，加速雌激素的代谢，从而降低其血浓度，可能是该相互影响的机制。

建议　应告知正在应用口服避孕药的妇女，灰黄霉素会降低口服避孕药的避孕效果，可导致避孕失败，并劝其在服用灰黄霉素期间采取其他避孕措施。

［口服避孕药－特拉匹韦（特拉普韦，替拉瑞韦）］[2]
Oral Contraceptive Agents（Oral Contraceptives）－Telaprevir

要点　Garg 等对 24 名健康育龄女性志愿者进行的一项单中心非随机化研究表明，稳态浓度特拉匹韦（750 mg 每 8 小时 1 次）对稳态浓度口服避孕药（含炔雌醇 0.035 mg 和炔诺酮 0.5 mg）的药动学有明显影响。与口服避孕药单用相比，同时应用特拉匹韦可使炔雌醇（乙炔雌二醇；ethinylestradiol）的 C_{max} 降低 26%，AUC 减少 28%，C_{min} 降低 33%；然而，炔诺酮（norethisterone，norethindrone）的上述药动学参数无明显改变。口服避孕药对特拉匹韦的药动学无明显影响（Garg et al, 2012）。

有关药物　根据提出的机制推测，凡是含有炔雌醇的口服避孕药都有可能与特拉匹韦发生类似相互影响。

机制　已知炔雌醇和炔诺酮都是 CYP3A4 的底物，体外研究也表明，炔雌醇的代谢主要涉及 CYP3A4 和 CYP2C9（CYP2C8/2C19 以及 CYP1A2 仅起次要作用），而特拉普韦既是 CYP3A4 的底物，也是 CYP3A4 的抑制剂。如此说来，特拉普韦与口服避孕药之间相互影响的结果应是炔雌醇和（或）炔诺酮血浓度的升高。为什么 Garg 等的研究结果与此相左，确切机制尚难断定。尽管体外研究表明，特拉匹韦对 CYP1A/2C/3A 有微弱诱导作用，但不可能是该影响的主要机制。鉴于炔雌醇和炔诺酮都存在明显的首过效应（使绝对生物利用度分别降至 55% 和 64%），故 Garg 等认为，特拉匹韦通过影响涉及炔雌醇吸收的转运蛋白从而选择性增加炔雌醇在胃肠道的首过代谢，是炔雌醇 AUC 减少，C_{max} 和 C_{min} 降低的可能原因。

建议　特拉匹韦是一种口服有效的特异性 C 型肝炎（丙肝）病毒蛋白酶抑制剂，已经获准用于慢性丙肝以及成年人代偿性肝病的治疗。用于丙肝治疗时，需要与聚乙二醇干扰素（pegylated interferon）和利巴韦林联用。鉴于利巴韦林有明显的致畸作用和杀胚胎作用，故育龄期丙肝患者在采用口服避孕药避孕期间，如欲应用特拉匹韦和利巴韦林，应特别小心，谨防因口服避孕药作用的减弱有可能导致的意外怀孕。在这种情况下，特拉匹韦和利巴韦林的应用无须刻意避免，但应附加其他非激素类避孕的方法，直至特拉匹韦停用 2 周之后。应用利巴韦林治疗的育龄妇女如欲怀孕，应在停用利巴韦林 6 个月以后。

正在采用雌激素替代治疗的患者，如果同时应用特拉匹韦，应密切观察有无雌激素缺乏的症状和体征。

［口服避孕药－奈韦拉平］[2]
Oral Contraceptive Agents（Oral Contraceptives）－Nevirapine

要点　应用口服避孕药避孕期间给予非核苷类人免疫缺陷病毒（HIV）反转录酶抑制剂奈韦拉平，有导致避孕失败的报道。

有关药物　同时应用奈韦拉平，可使炔雌醇（ethinyl estradiol；大部分口服避孕药中的主要成分）以及短效避孕药炔诺酮（norethindrone）的血浓度降低 20%（这么大幅度的降低，足以影响避孕效果）。根据代谢途径的类似性推测，奈韦拉平与其他雌激素类（如雌二醇、雌酮、戊炔雌二醇等）之间有可能发生类似相互影响。

同属非核苷类 HIV 反转录酶抑制剂的依法韦伦主要由 CYP2B6 代谢（也有 CYP3A4 的参与），对 CYP3A4 既有诱导作用，又有抑制作用（但诱导作用更为明显），故与口服避孕药（或雌激素类）相互影响的结果难以预料。另一种非核苷类 HIV 反转录酶抑制剂地拉韦定的代谢几乎完全依赖于 CYP3A4，对 CYP3A4 仅有抑制作用而无诱导作用（同时尚可微弱的抑制 CYP2C9、CYP2C19，及 CYP2D6），预料与口服避孕药之间不会发生类似相互影响，但相反的影响则有可能发生（即抑制口服避孕药或雌激素类的代谢，增强其作用和毒性）。

在目前可得到的 4 种非核苷类反转录酶抑制剂中，依曲韦林（etravirine）的代谢最复杂。其本身不但是 CYP3A4、CYP2C9、CYP2C19 的底物，也是 CYP3A4 和 UGT 的诱导剂，且对 CYP2C9 和 CYP2C19 有抑制作用，故可与许多药物发生复杂的药动学相互影响。然而，到目前为止，尚未见有依曲韦林与口服避孕药之间相互影响的药动学资料。

机制　奈韦拉平主要由 CYP3A4 代谢（也有 CYP2B6 的参与），研究表明，当其单独应用时，2 周后的半衰期从 45 小时缩短至 25～30 小时，可见该药的代谢有明显的自诱导作用（即通过诱导 CYP3A4 从而促进自身的代谢）。口服避孕药中所含雌激素和（或）孕激素的代谢有 CYP3A4 的参与，与奈韦拉平同用时，可导致避孕失败也就不难理解了。

建议　应用奈韦拉平治疗期间如果需要避孕，不应给予口服避孕药。可考虑采用外用避孕药（如壬苯醇醚或苯扎氯铵），也可采用宫内器具避孕。

如果因其他原因需要应用雌激素类治疗，最好避免同时给予非核苷类 HIV 反转录酶抑制剂。然而，在多数情况下很难行得通。如果必须同时应用的话，只有通过仔细跟踪观察，据情适当调整雌激素的剂量等措施加以处理，并应考虑到不同非核苷类 HIV 反转录酶抑制剂对雌激素代谢的影响可能截然不同。

［口服避孕药－利托那韦］[2]
Oral Contraceptive Agents（Oral Contraceptives）－Ritonavir

要点　同时应用口服避孕药和人免疫缺陷病毒（HIV）蛋白酶抑制剂利托那韦，前者的血浓度降低，有可能导致避孕失败。有明确证据表明，利托那韦可使口服避孕药中最常含有的雌激素炔雌醇（ethinyl estradiol）的 AUC 降低 40%。

有关药物　有证据表明，另一种 HIV 蛋白酶抑制剂奈非那韦可使炔雌醇的 AUC 降低 47%，使短效避孕药炔诺酮的 AUC 降低 18%。同属 HIV 蛋白酶抑制剂的安普那韦对 CYP3A4 的抑制和诱导程度相当（对葡糖醛酰转移酶无影响），故与雌激素类（包括口服避孕药）之间相互影响的结果难以预料。其他 HIV 蛋白酶抑制剂（如沙奎那韦、茚地那韦等）与口服避孕药之间是否会发生相互影响，尚未见报道。鉴于它们对各种肝药酶的诱导和抑制程度有所不同，因此，即使发生相互影响，其结果也会不同。

根据相互影响的机制推测，利托那韦与其他雌激素类（如雌二醇、雌酮、戊炔雌二醇等）之间的类似相互影响也有可能发生。

机制　利托那韦本身主要由 CYP3A4 代谢（也有 CYP2D6 的参与），同时也是 CYP3A4（以及葡糖醛酰转移酶和其他肝药酶）的中度诱导剂。考虑到口服避孕药中的雌激素部分经 CYP3A4 和葡糖醛酸络合代谢，因此认为口服避孕药血浓度的降低与利托那韦对其代谢酶的诱导作用有关［有人认为，利托那韦干扰口服避孕药的胃肠吸收和（或）影响口服避孕药的肝肠循环也可能是因素之一］。然而，利托那韦同时也是强效的 CYP3A4 抑制剂，故只能认为利托那韦通过酶诱导作用（或对胃肠吸收及/或肝肠循环的影响）从而对口服避孕药的影响超过其对 CYP3A4 的抑制所造成的影响。

建议　不应企图通过增加口服避孕药的剂量或延长两者给药间隔时间的方式避免此种相互影响，

这不单是因为该相互影响的确切机制尚不清楚，而且也因为这一方法难以避免此种相互影响。利托那韦治疗期间如果需要避孕的话，最好采用其他避孕措施，如器具避孕。

老年人因其他原因需要应用雌激素类治疗的话，最好避免给予 HIV 蛋白酶抑制剂。如果必须同时应用，应考虑到此种相互影响的可能性及复杂性。

［口服避孕药－氨鲁米特（氨基导眠能）］[1]
Oral Contraceptive Agents（Oral Contraceptives）－Aminoglutethimide

要点 有证据表明，应用口服避孕药避孕期间给予氨鲁米特，可导致避孕失败。

有关药物 根据化学结构的类似性推测，格鲁米特（导眠能；主要用作催眠药）与口服避孕药之间的类似相互影响也可发生。

机制 氨鲁米特除了抑制芳香酶使雄烯二醇不能转变为雌激素外，尚能诱导肝中的细胞色素 P450 酶系统（可能包括 CYP1A2 和 CYP3A4），从而促进口服避孕药中雌激素的代谢。

建议 应用含有雌激素的避孕药避孕期间，避免同时应用氨鲁米特或格鲁米特。如果必须应用氨鲁米特或格鲁米特，应考虑采用其他避孕措施（如器具避孕）。

该影响的另一临床意义在于，雌激素类药物在老年人中也有应用（例如治疗前列腺癌、前列腺肥大、老年性阴道炎等），故了解这一相互影响对指导老年人合理用药同样重要。应用氨鲁米特或格鲁米特期间因其他原因需要应用雌激素类的话，应考虑到雌激素的需要量可能增加。

［口服避孕药－金丝桃（圣约翰草，贯叶连翘）］[2]
Oral Contraceptive Agents（Oral Contraceptives）－St. John's wort

要点 用于抗抑郁治疗的中草药金丝桃可削弱口服避孕药的避孕效果，有因此导致避孕失败的报道（Gonzalez et al, 2011）。

有关药物 根据相互影响的机制推测，凡是其代谢涉及 CYP3A4 的雌激素（如雌二醇、雌三醇、苯甲酸雌二醇等）都可与金丝桃发生类似相互影响。

除金丝桃外，尚有多种药物可激活孕甾烷（孕烷）X 受体（PXR），如利福霉素类抗生素利福平（rifampin）和大环内酯类抗生素三乙酰竹桃霉素（醋竹桃霉素；troleandomycin），钙通道拮抗剂硝苯地平（nifedipine），他汀类降胆固醇药美伐他汀（mevastatin），噻唑烷二酮类抗糖尿病药曲格列酮（troglitazone），HIV 抑制剂利托那韦（ritonavir），抗癌药紫杉醇（paclitaxel）以及烟草中的某些成分等。有充分证据表明，它们对口服避孕药可发生类似影响。

机制 金丝桃中含有一种被称之为贯叶金丝桃素（hyperforin；金丝桃素，贯叶连翘素）的成分，这种成分可激活 PXR。活化的 PXR 是 CYP3A4 的诱导剂，而 CYP3A4 参与口服避孕药中所含雌激素（也可能涉及孕激素）的代谢。另外，PXR 尚可诱导编码某些药物载体以及 2 相代谢酶（如硫酸化酶和葡糖醛酸化酶）的基因之表达，也是促进多种药物（包括雌激素和孕激素等）代谢的原因。

PXR 在分类上属于 2 型核受体，和甾类激素受体属于同一超家族。除 PXR 以外，与药物代谢以及药物治疗密切相关的 2 型核受体尚有结构性雄甾烷（雄烷）受体（CAR）以及过氧化物酶体增殖物激活受体（peroxisome proliferator activated receptors，PPARs）。研究表明，这些受体（特别是 PXR）可被某些外源性化学物质（包括药物）激活，从而导致其底物的代谢加速（如上述）。

建议 正在应用金丝桃治疗的育龄妇女，最好采用器具避孕。

注：雌激素的代谢比较复杂。以雌二醇为例，其代谢不但取决于月经周期所处的阶段，也与绝经与否有关，且存在数种遗传多态性。一般说来，雌二醇在肝中迅速转化，半衰期仅有几分钟。首先主要经 17-β 羟类固醇脱氢酶转化为雌酮，然后经 16-α 羟化和 17-酮基还原转变为雌三醇（雌三醇是排泄于尿液中的主要代谢物），也有多种硫酸化物和葡糖醛酸化物排泄于尿液中。仅有小部分雌二醇或雌酮在肝中经由 CYP3A4、在肝外组织中经由 CYP1A 氧化为 2-羟儿茶酚，或者在肝外组织中经由 CYP1B1 氧化为 4-羟儿茶酚（2-羟儿茶酚的生成量相对多一些）。2-以及 4-羟儿茶酚的失活主要依

赖于儿茶酚氧位甲基转移酶（COMT），然而，也可能有小部分经由 CYP 或过氧化物酶催化生成醌类或半醌等有毒物质。

鉴于目前所用避孕药以及用于绝经期替代治疗的药物其内所含雌激素的量少于以往，故注意避免影响雌激素作用的各种因素就显得越发重要（Gonzalez et al，2011）。

[口服避孕药－吸烟][1]
Oral Contraceptive Agents（Oral Contraceptives）－Smoking

要点 吸烟会加重口服避孕药对心血管的不良影响，其危险性随年龄及吸烟量的增加而增加。每天吸烟多于 25 支且大于 35 岁的妇女尤为显著。据统计，服用口服避孕药又吸烟的妇女，其死亡率（主要死于心脏病）为不吸烟妇女的 3 倍。

另外，吸烟在加重口服避孕药对心血管系统不良影响的同时，也可削弱口服避孕药的避孕作用，有可能导致避孕失败。

有关药物 预料其他雌激素衍生物（炔雌醇、己烯雌酚等）也会与吸烟发生类似相互影响。

机制 雌激素和吸烟本身都可增加心血管病的发生率和死亡率。多项大型临床研究表明，吸烟者心血管病死亡率的增加是由于吸烟与口服避孕药中雌激素的协同作用，而不是不良作用的相加。

口服避孕药中所含雌激素的代谢有 CYP1A 的参与（也涉及 CYP3A4、CYP1B1、CYP2E1，及 UGT）（参见［雌二醇－苯巴比妥（鲁米那）]），已知烟草中的某些成分（主要是多环芳香烃）可诱导 CYP，特别是 CYP1A2，从而加速雌激素的代谢，这是口服避孕药作用减弱的主要原因（对 CYP 的诱导从而使有毒代谢物增加，也可能是心血管病发生率和死亡率增加的部分原因）。口服避孕药中所含孕激素的代谢是否受吸烟的影响，目前还不清楚。

建议 有证据表明，35 岁以上的妇女如果每天吸烟超过 15 只，严重心血管病发生率明显增加，对这样的个体即使低剂量口服避孕药也属禁忌（Levin et al，2011）。因此，吸烟的育龄妇女如果需要避孕的话，建议采取器具避孕。应用口服避孕药的妇女或长期应用雌激素类治疗的患者应劝其戒烟。

[米索前列醇（喜可溃）－米非司酮（息百虑，息隐，含珠停）][3]
Misoprostol－Mifepristone

要点 同时应用米索前列醇和米非司酮，米索前列醇对子宫肌的作用增强。

有关药物 根据相互影响的机制推测，预料米非司酮与其他前列腺素类似物（如前列腺素 E_2、卡前列素、吉美前列素等）可发生类似相互影响。

米非司酮的类似物利洛司酮和奥那司酮正在研究中，预料与米索前列醇之间的类似相互影响也可发生。

机制 米非司酮增强子宫肌对米索前列醇的敏感性，两者合用时发挥协同作用。

建议 联用米索前列醇和米非司酮以终止早孕是临床上常用的方法，但相对于单用而言，合用时的剂量应适当调整。

[米非司酮（息百虑，息隐，含珠停）－阿司匹林（乙酰水杨酸）][1]
Mifepristone－Aspirin

要点 有证据表明，同时应用米非司酮和阿司匹林，米非司酮的抗早孕作用减弱。

有关药物 根据相互影响的机制推测，预料所有前列腺素合成酶（环加氧酶）抑制剂，如水杨酸类的水杨酰水杨酸、胆碱水杨酸、二氟尼柳等，以及传统非甾类抗炎药（NSAIDs），包括乙酸类的吲哚美辛、舒林酸、托美丁，丙酸类的布洛芬、萘普生、非诺洛芬，芬那酸类的甲芬那酸、氟芬那酸、甲氯芬那酸等，都可与米非司酮发生类似相互影响。

机制 米非司酮的抗早孕作用部分起因于其升高内源性前列腺素的水平，增加子宫对前列腺素的敏感性。阿司匹林等前列腺素合成酶抑制剂抑制前列腺素合成酶，减少内源性前列腺素的合成，这是其削弱米非司酮抗早孕作用的原因。

建议　米非司酮和阿司匹林等前列腺素合成酶抑制剂的同时应用应予以避免。

［米非司酮（息百虑，息隐，含珠停）－利福平（甲哌利福霉素，利米定）][1]
Mifepristone－Rifampin（Rifampicin）

要点　同时应用抗孕激素米非司酮和利福平，前者的作用减弱。

有关药物　根据相互影响的机制推测，预料米非司酮与其他利福霉素衍生物（利福定、利福喷汀、利福布汀等）之间可发生类似相互影响。

米非司酮的类似物利洛司酮和奥那司酮（目前正在研究中，旨在增强它们的抗孕酮作用，削弱抗糖皮质激素的作用）与利福平之间是否会发生类似相互影响，尚不清楚。

机制　抗孕激素米非司酮在肝经 CYP3A4 进行脱甲基和羟化代谢，利福平是一较强的肝药酶诱导剂，可通过诱导肝药酶（包括 CYP3A4）而加速米非司酮的脱甲基化和羟化代谢。另外，从化学结构上看，米非司酮与孕激素相似，因此推测，凡是能够诱导肝药酶促进孕激素类代谢的药物，同样也能促进米非司酮的代谢。

建议　应用米非司酮期间或前后数日内避免应用利福平。

已证明可通过诱导肝药酶而促进米非司酮代谢的药物尚有巴比妥类（如苯巴比妥）、苯妥英、卡马西平、灰黄霉素等。应用上述药物治疗期间最好避免给予米非司酮。

（张宗耐　张安年）

主要参考文献

Boyd RA，et al，2003. Effects of food on norethindrone and ethinyl estradiol in norethindrone acetate/ethinyl estradiol. *J Clin Pharmacol*，43：52-58

Garg V，et al，2012. The Pharmacokinetic Interaction Between an Oral Contraceptive Containing Ethinyl Estradiol and Norethindron an the HCV Protease Inhibitor Telaprevir. *J Clin Pharmacol*，52：1574-1583

Gonzalez FJ，et al，2011. Drug metabolism. In：*Goodman & Gilman's The pharmacological basis of therapeutics*，*12th ed*. Brunton LL（editor），McGraw-Hill Co，Inc，New York：123-143

Korhonen T，et al，2005. The role of CYP2C and CYP3A in the disposition of 3-keto-desogestrel after administration of desogestrel. *Br J Clin Pharmacol*，60（1）：69-75

Levin ER，et al，2011. Estrogens and progestins. In：*Goodman & Gilman's The pharmacological basis of therapeutics*，*12th ed*. Brunton LL（editor），McGraw-Hill Co，Inc，New York：1163-1194

McNamara JO，2011. Pharmacotherapy of the epilepsies. In：*Goodman & Gilman's The pharmacological basis of therapeutics*，*12th ed*. Brunton LL（editor），McGraw-Hill Co，Inc，New York：583-607

Schwartz J，et al，2009. The Effect of Etoricoxib on the Pharmacokinetics of Oral Contraceptives in Healthy Participants. *J Clin Pharmacol*，49：807-815

第九篇　抗感染药

第二十九章　人工合成抗菌药

第一节　磺胺类及磺胺增效剂

[磺胺药－临产][1]
Sulfonamides－Parturiency

要点　临产妇女应用磺胺药后，可致新生儿核黄疸。

有关药物　胆汁酸及水杨酸类药物也可与白蛋白结合，故也有可能产生类似作用。

机制　磺胺药和胆红素竞争与白蛋白的结合，使游离胆红素浓度升高，而游离胆红素容易进入组织细胞，产生毒性作用。这可能是磺胺药引起新生儿核黄疸的主要原因。

建议　临近分娩的妇女禁用磺胺药。

[复方磺胺甲噁唑（复方新诺明）－肾病][2]
Sulfamethoxazole /Trimethoprim（SMZ-TMP）－Nephropathy

要点　肾病患者应用复方磺胺甲噁唑后，有导致永久性肾功能受损的报道。

有关药物　其他溶解度低的磺胺药（如磺胺嘧啶等）也可有类似影响。

机制　可能与复方磺胺甲噁唑中所含的磺胺甲噁唑有关。磺胺甲噁唑在尿中溶解度低，容易形成结晶，引起血尿、尿痛、尿闭等症状，肾有病变者更易受影响。

建议　肾病患者，最好不用复方磺胺甲噁唑。磺胺嘧啶对肾的毒性作用强于磺胺甲噁唑，故肾病患者对其更应谨慎。

[复方磺胺甲噁唑（复方新诺明）－丙胺卡因＋利多卡因][2]
Sulfamethoxazole /Trimethoprim（SMZ-TMP）－Prilocaine＋Lidocaine

要点　因肾盂肾炎应用复方磺胺甲噁唑治疗的一名婴儿，服药2个月后，用5g丙胺卡因－利多卡因软膏（每克内含丙胺卡因和利多卡因各25 mg）涂于手背和肘部，以减轻静脉穿刺引起的疼痛，5小时后出现高铁血红蛋白血症的症状和体征（表现为苍白和发绀等）。

机制　复方磺胺甲噁唑中所含的磺胺甲噁唑及丙胺卡因－利多卡因软膏中所含的丙胺卡因都可抑制 NAD 脱氢酶和 NADP 心肌黄酶的活性，而这两种酶是维持高铁血红蛋白于正常浓度所必需。丙胺卡因－利多卡因软膏局部应用后吸收入体内的丙胺卡因与磺胺甲噁唑一起，导致上述婴儿的高铁血红蛋白血症。

建议　新生儿及婴幼儿应慎用丙胺卡因及含有丙胺卡因的制剂，正在应用复方磺胺甲噁唑治疗的患者尤其如此。

[复方磺胺甲噁唑(复方新诺明)-乙胺嘧啶(息疟定)][2]
Sulfamethoxazole/Trimethoprim(SMZ-TMP)-Pyrimethamine

要点 同时应用乙胺嘧啶和复方磺胺甲噁唑,可发生严重的巨幼红细胞性贫血和全血细胞减少。

有关药物 乙胺嘧啶与其他磺胺药(磺胺嘧啶、磺胺异噁唑、磺胺苯吡唑等)之间是否可发生类似相互影响,尚未见报道。但根据药理作用的类似性推测,预料有可能发生。复方磺胺甲噁唑与其他二氢叶酸还原酶抑制剂(氯胍、环氯胍、甲氨蝶呤等)之间是否会发生类似相互影响也不清楚。但考虑到氯胍的药理作用与乙胺嘧啶类同,预料类似相互影响有可能发生。

机制 虽然乙胺嘧啶对哺乳动物二氢叶酸还原酶的亲和力较细菌和疟原虫为低,但仍可导致叶酸缺乏和巨幼红细胞性贫血。复方磺胺甲噁唑中所含甲氧苄啶像乙胺嘧啶一样,可抑制二氢叶酸还原酶(但对哺乳动物二氢叶酸还原酶的亲和力低于乙胺嘧啶)从而阻碍四氢叶酸的合成,这一作用与乙胺嘧啶的作用有可能相加。磺胺甲噁唑抑制二氢蝶酸合成酶,从而影响叶酸的合成,然而人体利用现成的叶酸,从理论上讲不会引起叶酸缺乏,但是,关于复方磺胺甲噁唑对人体的抗叶酸作用确有记载。综上所述,两者合用导致的巨幼红细胞性贫血可能起因于两者抗叶酸作用的相加。

建议 该相互影响的资料不多,发生率也不清楚,但确有发生。因此,有人认为,应用乙胺嘧啶预防疟疾的患者,应慎用复方磺胺甲噁唑,尤其是热带地区有叶酸缺乏倾向的孕妇及营养不良的儿童患者。据说抗疟药2号[内含乙胺嘧啶和周效磺胺,国外同类产品有 fansidar(凡西达,防治疟)]巨幼红细胞性贫血的发生率比预计的要高,这也进一步证实了上述观点的正确性。

[磺胺嘧啶(磺胺哒嗪,地亚净)-普鲁卡因胺][2]
Sulfadiazine-Procainamide

普鲁卡因胺属氨基苯甲酸衍生物,在体内可部分地水解为对氨基苯甲酸,从而拮抗磺胺嘧啶的抗菌作用(见[磺胺嘧啶-普鲁卡因])。

[磺胺嘧啶(磺胺哒嗪,地亚净)-副醛(聚乙醛)][2]
Sulfadiazine-Paraldehyde

要点 磺胺嘧啶与副醛同用时,结晶尿的危险性增加。

有关药物 预料其他磺胺类药物,特别是其乙酰化物溶解度较低者(磺胺甲噁唑、磺胺苯吡唑等),可与副醛发生类似相互影响。

机制 机制尚未完全阐明。有人认为,副醛诱导肝药酶,促进磺胺药的乙酰化过程。而乙酰化物的溶解度较低,故形成结晶的危险性增加。

建议 尽量避免两者合用。可选择其他催眠药(如氯醛衍生物或导眠能)代替副醛。如必须合用,劝患者大量饮水,并碱化尿液,以降低结晶尿的可能性。

[磺胺嘧啶(磺胺哒嗪,地亚净)-普鲁卡因(奴佛卡因)][2]
Sulfadiazine-Procaine

要点 普鲁卡因属氨基苯甲酸衍生物,在体内部分可被组织及血浆中的胆碱酯酶水解为对氨基苯甲酸,从而拮抗磺胺嘧啶的抗菌作用。

有关药物 根据代谢途径的类似性及相互影响的机制推测,其他可在体内代谢为对氨基苯甲酸的酯类局麻药(如氯普鲁卡因、丁卡因、苯佐卡因等)也可拮抗磺胺嘧啶的抗菌作用。根据药理作用推测,预料普鲁卡因也可影响其他磺胺类药物(磺胺二甲嘧啶、磺胺甲噁唑、磺胺异噁唑等)的抗菌作用。

普鲁卡因青霉素中所含的普鲁卡因对同时应用的磺胺药可产生类似影响,是临床上不应忽视的问题。

机制 磺胺类药物通过与对氨基苯甲酸竞争二氢叶酸合成酶妨碍二氢叶酸的合成,从而发挥抗菌作用。普鲁卡因在体内可水解为对氨基苯甲酸，故可拮抗磺胺药的作用。

建议 应避免两类药物合用。

[磺胺嘧啶（磺胺哒嗪，地亚净）－干酵母（食母生）][2]
Sulfadiazine－Dried Yeast

要点 同时应用磺胺嘧啶和干酵母，前者的抗菌作用减弱。

有关药物 所有磺胺类药物（磺胺二甲嘧啶、磺胺甲噁唑、磺胺异噁唑等）的抗菌作用都会受同时应用的干酵母的影响。

机制 干酵母中除了含有 B 族维生素外，尚含有对氨基苯甲酸。磺胺药通过与对氨基苯甲酸竞争二氢叶酸合成酶妨碍二氢叶酸的合成，从而发挥抗菌作用，因此，对氨基苯甲酸的增加可干扰其抗菌作用。

建议 应用磺胺嘧啶等磺胺药治疗期间，不应给予干酵母。否则，应选用不受对氨基苯甲酸影响的其他抗菌药代替磺胺嘧啶。

[磺胺噻唑－乌洛托品][2]
Sulphathiazol－Urotropine（Methenamine，Hexamine）

要点 磺胺噻唑与乌洛托品合用时，在泌尿道中的抗菌作用互相拮抗，且可诱发结晶尿，损害肾（Petri Jr，2011）。

有关药物 有充分证据表明，磺胺甲噻二唑（磺胺甲二唑；sulfamethizole）与孟德立胺（孟德立酸乌洛托品）可发生类似相互影响。根据相互影响的机制推测，磺胺噻唑与孟德立胺之间的类似相互影响也可发生。其他磺胺药（如磺胺嘧啶、磺胺二甲嘧啶、磺胺甲噁唑等）与乌洛托品是否会发生类似相互影响，尚未见有临床报道。

机制 有证据表明，乌洛托品在尿液中可与磺胺甲噻二唑结合，预料磺胺噻唑也像磺胺甲噻二唑一样，可与乌洛托品结合，从而导致二者抗菌作用的互相拮抗，是二者同用后抗菌作用减弱的主要原因。另外，乌洛托品遇酸性尿分解产生甲醛而发挥杀菌作用，而磺胺噻唑在尿中可与甲醛形成不溶性化合物。这种化合物的形成，除抗菌作用互相拮抗外，尚易形成结晶。

建议 禁止乌洛托品与磺胺类药物同时应用。用乌洛托品治疗时，通常加服氯化铵酸化尿液，以增强乌洛托品的抗菌作用。应用磺胺类药物治疗时，多数要加服碳酸氢钠碱化尿液，增加磺胺药的溶解度。因此，这种相互影响在临床上不应该发生，但对临床医生来说，了解此点是重要的。

[磺胺异噁唑－胺碘酮（乙胺碘呋酮，安律酮）][3]
Sulfafurazole－Amiodarone

要点 同时应用磺胺异噁唑和胺碘酮，前者的作用增强，毒副作用增加。

有关药物 根据相互影响的机制推测，磺胺甲噁唑以及磺胺甲噻二唑与胺碘酮之间可发生类似相互影响。其他磺胺类药物（磺胺嘧啶、磺胺对甲氧嘧啶、磺胺多辛等）与胺碘酮之间是否可发生类似相互影响，尚未见报道。

机制 已知包括磺胺异噁唑在内的部分磺胺药在体内的代谢有 CYP2C9 的参与，而胺碘酮对 CYP2C9 有抑制作用，因此，胺碘酮非竞争性抑制磺胺异噁唑经 CYP2C9 的代谢是该影响的机制。

建议 应意识到可能发生的相互影响会增强磺胺药的作用，必要时可将磺胺药减量，或延长给药间隔。

[磺胺对甲氧嘧啶－吲哚美辛（消炎痛）][3]
Sulphamethoxydiazine－Indomethacin

要点 磺胺对甲氧嘧啶与吲哚美辛同用时，前者的作用增强，但作用时间缩短。

有关药物 其他磺胺类药物（磺胺嘧啶、磺胺甲噁唑、磺胺多辛等）与吲哚美辛可发生类似相互影响。根据相互影响的机制推测，磺胺对甲氧嘧啶与其他非甾类抗炎药（水杨酸类的阿司匹林、水杨酸钠、双水杨酯，及吡唑酮类的保泰松、羟布宗等）也可发生类似相互影响。与血浆蛋白结合率较高的长效磺胺，此种相互影响更明显。

机制 非甾类抗炎药的蛋白结合力高于磺胺类，故可置换与血浆蛋白结合的磺胺类，从而使游离磺胺药血浓度升高，作用增强。但代谢也因之加速，故作用时间缩短。

建议 应意识到可能发生的相互影响会增强磺胺药的作用，缩短其作用时间。必要时可将磺胺药减量，缩短给药间隔。

[柳氮磺吡啶（水杨酰偶氮磺胺吡啶）－考来烯胺（消胆胺）][3]
Sulfasalazine（Sulphasalazine）－Cholestyramine

要点 对大鼠进行的体内研究表明，考来烯胺使柳氮磺吡啶以原型经肠道的排泄量增加（近30倍）。

有关药物 其他阴离子交换树脂，如地维烯胺、考来替泊（降胆宁，降脂2号树脂）、降胆葡胺（降脂3号树脂）等，与柳氮磺吡啶是否会发生类似相互影响，尚不清楚。但根据药理作用推测，类似相互影响有可能发生。

机制 考来烯胺在肠道中与柳氮磺吡啶结合，使后者不能被肠道中的细菌分解，故以原型经粪便的排出增加。

建议 该相互影响在人体内是否发生，尚有待进一步证实。但如果发生的话，结合后的柳氮磺吡啶其偶氮键不能被肠道中的微生物分解断裂释放出活性的5-氨基水杨酸，预料在柳氮磺吡啶以原型经粪便排泄增加的同时，其治疗作用（抗炎及免疫抑制作用）也减弱。为避免此种相互影响的发生，建议两药服用的间隔时间尽可能长一些。

[柳氮磺吡啶（水杨酰偶氮磺胺吡啶）－氨苄西林（氨苄青霉素）][3]
Sulfasalazine（Sulphasalazine）－Ampicillin

要点 5名健康男性连用5天氨苄西林和柳氮磺吡啶后，磺胺吡啶（柳氮磺吡啶的代谢物）的血药浓度时间曲线下面积明显缩小。氨苄西林仅影响柳氮磺吡啶的吸收程度，降低其利用度，而吸收开始时间、达峰浓度时间，及吸收半衰期和分布半衰期无明显改变。

有关药物 柳氮磺吡啶和其他青霉素类（阿莫西林、羧苄西林、萘夫西林等）是否会发生相互影响，尚缺乏证据。但因药理作用类似，预料有可能发生。氨苄西林和其他磺胺类（磺胺嘧啶、磺胺异噁唑、磺胺甲噁唑等）是否会发生相互影响，尚难确定。

机制 此种相互影响的机制不清楚。柳氮磺吡啶在结肠内代谢为磺胺吡啶和5-氨基水杨酸（一种活性代谢物）。因为氨苄西林仅影响磺胺吡啶的吸收程度，所以会导致作用部位的5-氨基水杨酸减少。

建议 柳氮磺吡啶常用来治疗肠道炎症。接受该药的患者加用氨苄西林，应观察疗效是否减弱。

[柳氮磺吡啶（水杨酰偶氮磺胺吡啶）－四环素][2]
Sulfasalazine（Sulphasalazine）－Tetracycline

要点 同时应用柳氮磺吡啶和四环素，前者的抗炎作用减弱。

有关药物 其他四环素类抗生素（如土霉素、多西环素、米诺环素等）对柳氮磺吡啶的抗炎作用也有类似影响。理论上，所有抗生素对柳氮磺吡啶都可有类似影响，但以广谱抗菌药为甚。

机制 柳氮磺吡啶由5-氨基水杨酸和磺胺吡啶组成。前者有抗炎作用和免疫抑制作用（后者虽有微弱的抗菌作用，但主要是作为载体，阻止前者在胃和十二指肠部位的吸收），但却需要在肠道微生物的作用下才能分解生成。四环素抑制肠道菌群，阻碍柳氮磺吡啶分解为5-氨基水杨酸，因而使其作用减弱。

建议　应用柳氮磺吡啶治疗期间最好避免应用四环素类广谱抗生素，以免影响柳氮磺吡啶的治疗作用。长期应用广谱抗生素治疗的患者，即使已停用，在刚停用后的一段时间内，柳氮磺吡啶也许仍达不到预期的疗效。

［柳氮磺吡啶（水杨酰偶氮磺胺吡啶）－姜黄素（克扣明，川穹内酯 B，二阿魏酰基甲烷）][2]
Sulfasalazine（Sulphasalazine）－Curcumin

要点　Kusuhara 等对 8 名健康志愿者进行的一项研究表明，预先给予姜黄素（2 g），可明显影响口服柳氮磺吡啶的药动学。该影响与剂量有某种程度的关联。当柳氮磺吡啶以微量（100 μg）口服时，姜黄素可使其 C_{max} 和 AUC 分别增加 96％和 83％，但当柳氮磺吡啶以治疗量（2 g）口服时，则可使其 C_{max} 和 AUC 分别增加 272％和 223％。然而，无论是微量还是治疗量，清除常数无明显差异（Kusuhara et al，2012）。

有关药物　根据提出的机制推测，姜黄素与调血脂药瑞舒伐他汀（rosuvastatin）和阿托伐他汀（atorvastatin）以及抗肿瘤药拓扑替康（topotecan）等乳腺癌耐药蛋白（BCRP/ABCG2）底物之间，也可发生类似相互影响（药物遗传学研究表明，携带 BCRP 等位基因变异的个体与野生型相比，瑞舒伐他汀、阿托伐他汀，及拓扑替康等像柳氮磺吡啶一样，口服后的生物利用度明显增加，说明BCRP 缺陷可促进 BCRP 底物的吸收）。

机制　柳氮磺吡啶是已知的 BCRP 底物，体内外研究表明，姜黄素对 BCRP 有抑制作用。BCRP 属于 ABC 转运体超家族，在肠细胞中的顶膜有明显表达，像 P-糖蛋白、MRP2（多药耐药相关蛋白-2）等外排转运体一样，与多种药物在肠道中的吸收明显相关。因此认为，姜黄素抑制肠道中的 BCRP，从而增加柳氮磺吡啶的口服生物利用度，是该影响的主要机制。采用大鼠以及 Caco-2 细胞进行的研究表明，柳氮磺吡啶的体内过程也涉及 MRP2，有证据表明，姜黄素对 MRP2 有抑制作用，故姜黄素对 MRP2 的抑制也可能是原因之一（但 MRP2 在肠道中的含量及其重要性尚有待进一步确定）。

姜黄素对微量和治疗量柳氮磺吡啶影响的显著差异，与柳氮磺吡啶的非线性口服生物利用度有关。柳氮磺吡啶的非线性吸收可能来自于 3 个因素的影响，一是柳氮磺吡啶的溶解度，二是转运体表达的局部差异（Kusuhara 等的微量研究采用的是柳氮磺吡啶溶液，治疗量研究采用的是片剂），三是摄取转运体的可饱和特点（有研究表明，柳氮磺吡啶在肠道中的吸收涉及 OATP2B1，而治疗量的柳氮磺吡啶有可能使之饱和）。

建议　柳氮磺吡啶多年来一直是炎症性肠病（如溃疡性结肠炎和克罗恩病）以及类风湿病的常用药物。该药本身对炎症性肠病无效，口服后小部分在胃和肠道上部吸收（吸收的部分可在外排载体 BCRP 的作用下排泄于肠腔中），大部分进入远端小肠和结肠。进入该部位的柳氮磺吡啶，连同吸收后在 BCRP 作用下被排入肠道中的部分，在盲肠和结肠中细菌偶氮还原酶的作用下，分解为具有抗炎和免疫抑制作用的 5-氨基水杨酸以及起载体作用的磺胺吡啶。其溶解度低以及 OATP2B1 的可饱和特点，使有更多的柳氮磺吡啶到达作用部位，这为临床较大剂量应用提供了一定的理论基础。

姜黄素是从姜科或天南星科植物（如姜黄、郁金、莪术、菖蒲）等的块茎中提取的一种酚类色素，现代药理学研究表明具有降脂、抗氧化、抗炎、抗微生物、抗肿瘤等多方面的药理作用。印度传统医学一直用姜黄治疗糖尿病等疾患，我国主要将其作为活血化瘀、行气止痛药。

临床上柳氮磺吡啶与姜黄素同用的情况也许不少见。根据 Kusuhara 等的研究结果，两者的同用有可能在增强柳氮磺吡啶毒副作用的同时，削弱其在胃肠道的局部抗炎作用。另外，他们的研究结果也表明，姜黄素可作为一种有效的 BCRP 抑制剂，探讨 BCRP 对药物吸收的影响，或用于药物的筛选。

［甲氧苄啶（甲氧苄氨嘧啶）－三硅酸镁（三矽酸镁）][3]
Trimethoprim－Magnesium Trisilicate

要点　对大鼠进行的研究表明，三硅酸镁可使口服甲氧苄啶的生物利用度降低，血浓度下降。

有关药物　预料氢氧化镁及氢氧化铝等抗酸药也有可能影响甲氧苄啶的胃肠吸收。

机制　三硅酸镁（或氢氧化镁等抗酸药）的吸附能力可能是甲氧苄啶生物利用度降低的原因。

建议　这一相互影响是否发生于人体，尚有待证实。如有发生，则有可能降低甲氧苄啶的抗菌作用。建议甲氧苄啶避免与三硅酸镁（或氢氧化镁等抗酸药）同时服用。必须同用时，应监测甲氧苄啶的疗效。将两药间隔 2 小时给予，也许会避免此种相互影响。另外，可应用其他无相互影响的抗菌药或抗酸药代替甲氧苄啶或三硅酸镁。

［甲氧苄啶（甲氧苄氨嘧啶）－白陶土（高岭土，水合硅酸铝）］[3]
Trimethoprim－Kaolin（Hydrated Aluminum Silicate）

要点　动物研究表明，同时应用白陶土－果胶混悬液和甲氧苄啶，后者的胃肠吸收减少，血浆峰浓度降低。

机制　该相互影响的机制尚不完全清楚，但可能部分起因于白陶土对甲氧苄啶的吸附，也有可能起因于白陶土对胃肠运动的改变。

建议　该相互影响仅来自动物研究，在人体内的此种相互影响尚未证实，但有可能发生。同用时应监测疗效，或将两药分开服用（给甲氧苄啶后至少间隔 2～3 小时再给白陶土，可最大程度上避免此种影响）（也见［地高辛（狄戈辛）－白陶土（高岭土，水合硅酸铝）］）。另外，可考虑用其他与白陶土无相互影响的抗菌药代替甲氧苄啶（但鉴于白陶土的吸附作用无选择性，故非确已证明无相互影响，不应轻易选用）。

［甲氧苄啶（甲氧苄氨嘧啶）－喷他脒（戊烷脒）］[2]
Trimethoprim－Pentamidine

要点　同时应用甲氧苄啶和治疗原虫感染的喷他脒，使高血钾的发生率增加（Reilly et al，2011）。

有关药物　根据相互影响的机制推测，喷他脒与所有具有 Na^+ 通道抑制作用的药物之间都可发生类似相互影响，例如，含有甲氧苄啶的复方磺胺甲噁唑以及留钾利尿剂螺内酯、氨苯蝶啶、阿米洛利等，有些相互影响已经证实（也参见［氨苯蝶啶（三氨蝶啶，氨苯蝶呤）－甲氧苄啶（甲氧苄氨嘧啶）］以及［螺内酯（安体舒通）－甲氧苄啶（甲氧苄氨嘧啶）］）。

机制　甲氧苄啶和喷他脒都是微弱的肾小管上皮钠通道抑制剂，具有一定的排钠保钾作用。因此认为，两者的保钾作用相加是高血钾发生率增加的机制。

建议　该相互影响肯定，认为有一定临床意义。此点对 AIDS（获得性免疫缺陷综合征）患者尤为重要，因为 AIDS 患者有相当一部分患有卡氏肺囊虫肺炎，而卡氏肺囊虫肺炎常常采用喷他脒和大剂量甲氧苄啶治疗；这些患者如因其他原因需要氨苯蝶啶或阿米洛利等留钾利尿剂的话，相互影响的严重性就可想而知了（对于那些存在高血钾危险因素的患者尤其如此，例如老年人、肾功能不良、补钾、低醛固酮血症、同时应用其他损害肾钾排泄的药物等）。

第二节　硝基呋喃类

［呋喃妥因（呋喃坦啶）－丙磺舒（羧苯磺胺）］[3]
Nitrofurantoin－Probenecid

要点　同时应用呋喃妥因和丙磺舒，尤其是高剂量同用时，可降低呋喃妥因的肾清除率，增加其血浓度。呋喃妥因血浓度的增加伴有多神经病（包括感觉神经和运动神经变性）及有毒免疫复合物形成。肾清除率的降低使尿中呋喃妥因降低，以致达不到泌尿道易感菌感染的最低抑菌浓度。

有关药物　磺吡酮等促尿酸排泄药对呋喃妥因尿排泄的影响类似于丙磺舒。

机制　呋喃妥因的肾小管分泌及丙磺舒对其分泌的明显抑制，已在犬和鸡体内证实。目前认为，人体也存在呋喃妥因经肾小管的分泌。已知丙磺舒抑制许多化合物经肾小管的分泌，对呋喃妥因可能发挥相同影响。

建议 这种相互影响的意义因几种原因而难以确定。一是临床实践中呋喃妥因和丙磺舒相互影响的报道很少见；二是临床上常用的较低剂量丙磺舒对呋喃妥因的排泄和蓄积的影响不会像试验所用的高剂量（每 2 小时 500～1000 mg）那么明显。

另外一个要考虑的因素是肾功能异常。呋喃妥因因尿排泄减少所致蓄积发生于血肌酐浓度高于 25～30 mg/L（正常为 6～12 mg/L）的患者中。因此，肾功能减退的患者可能不适合应用呋喃妥因治疗。

试图通过增加呋喃妥因的剂量而升高尿中浓度是不可取的，因这样只会使血浓度升高而增加全身蓄积及不良反应的可能性。因此，应尽可能避免这两种药物同时应用。

［呋喃妥因（呋喃坦啶）－三硅酸镁（三矽酸镁）］[3]
Nitrofurantoin－Magnesium Trisilicate

要点 对健康受试者进行的研究表明，同时应用三硅酸镁和呋喃妥因，后者的吸收明显减少。

有关药物 已证明氧化镁也减少呋喃妥因的胃肠吸收，但其影响程度远不如三硅酸镁明显（体外研究表明，前者吸附 27%，后者吸附 99%）。体外研究表明，氢氧化铝和碳酸钙对呋喃妥因无影响。其他抗酸药对呋喃妥因的吸收是否有影响，尚不清楚。但一般认为，即使有影响，程度也比较小。三硅酸镁与另一硝基呋喃类抗菌药呋喃唑酮之间是否会发生类似相互影响，尚未见报道。

机制 三硅酸镁吸附呋喃妥因，使其在肠道中的吸收减少。

建议 三硅酸镁对呋喃妥因的吸附作用是否影响临床疗效，还有待验证。然而，两者同用时，注意监测呋喃妥因的疗效是有理由的，必要时加大呋喃妥因的剂量。可行的话，试用对呋喃妥因影响较小或无影响的抗酸药（如氧化镁或氢氧化铝等）代替三硅酸镁。但这仅是基于体外研究，故应用时仍应注意观察。

［呋喃妥因（呋喃坦啶）－丙胺太林（普鲁本辛）］[3]
Nitrofurantoin－Propantheline

要点 对 6 名受试者进行的交叉研究表明，同时应用呋喃妥因和丙胺太林，与对照组相比，呋喃妥因的吸收和排泄明显增加。可以预料，呋喃妥因的疗效增强，毒性也会随之增强。

有关药物 呋喃妥因与其他抗胆碱药（阿托品、双环胺、溴本辛等）是否会发生相互影响，尚缺乏证据。但根据药理作用推测，预料相互影响有可能发生。

机制 因为丙胺太林能减少胃活动，故认为可延长胃排空时间。胃排空时间的延长使得呋喃妥因在进入小肠吸收前有更多的溶解，从而增加其生物利用度。

建议 无须避免同时应用这两种药物，但是，尽可能延长两药服用的间隔时间以使此种相互影响降至最低限度，不失为明智之举。

［呋喃妥因（呋喃坦啶）－药用炭（活性炭）］[3]
Nitrofurantoin－Charcoal（Medicinal Charcoal，Activated Charcoal）

要点 体外研究表明，药用炭吸附呋喃妥因。此种吸附作用有可能明显影响呋喃妥因的吸收，从而影响其疗效。

有关药物 体外研究表明，次碳酸铋和白陶土也吸附呋喃妥因，只是程度小一些（依重量计，药用炭吸附 99%，次碳酸铋为 50%，白陶土仅吸附 31%）。另一种硝基呋喃类抗菌药呋喃唑酮是否也被药用炭吸附，尚未见研究报道。但据推测，即使有吸附，对其吸收也不会有明显影响，因正常情况下呋喃唑酮的胃肠吸收本来是比较少的（被吸附后的呋喃唑酮，其抗菌作用是否发生改变，尚不清楚）。

机制 药用炭吸附呋喃妥因。

建议 体外研究证实的药用炭对呋喃妥因的吸附作用，在临床治疗中是否也发生，或是否影响临床疗效，尚有待证实。但为慎重起见，两药同用期间，最好分服，且间隔时间尽可能长一些。与其他有可能被吸附的药物同用时，也应遵循该原则。

有证据表明，药用炭尚可吸附磺胺类、莫西沙星（有关细节参见［莫西沙星－药用炭（活性炭）］）、生物碱、乳酶生、激素等，对蛋白酶和胰酶的活性也有影响，故皆不宜与药用炭同时应用。

第三节　喹诺酮类

［萘啶酸－丙磺舒（羧苯磺胺）][2]
Nalidixic Acid－Probenecid

要点 合用萘啶酸和丙磺舒，前者血浓度升高。

有关药物 根据化学结构的类似性以及相互影响的机制推测，丙磺舒与另外一种第 1 代喹诺酮类抗菌药吡咯酸及第 2 代、第 3 代喹诺酮类（吡哌酸、诺氟沙星、氧氟沙星等）之间可发生类似相互影响，其中与洛美沙星以及环丙沙星之间的类似相互影响已经证实（参见［环丙沙星－丙磺舒］项下的有关内容）。

机制 可能起因于丙磺舒竞争萘啶酸在肾的排泄。

建议 根据单剂研究的结果（合用时萘啶酸血浓度比不合用者高 2 倍）推断，此种相互影响具有一定临床意义。合用时应注意观察，以避免因萘啶酸血浓度过高导致的毒性反应。

［萘啶酸－呋喃妥因（呋喃坦啶）][2]
Nalidixic Acid－Nitrofurantoin

要点 体外研究充分证明，呋喃妥因抑制萘啶酸的抗菌作用。

有关药物 其他喹诺酮类衍生物（吡哌酸、诺氟沙星、氧氟沙星等）与呋喃妥因之间及其他硝基呋喃类（如呋喃唑酮）与萘啶酸之间是否会发生类似相互影响，尚未见报道。

机制 确切机制还有待阐明。

建议 萘啶酸和呋喃妥因都是治疗泌尿道感染的有效药物。但不要误认为两者合用可增强抗菌作用。临床上在任何情况下，都应避免两者合用。

［诺氟沙星（氟哌酸）－丙胺太林（普鲁本辛）][2]
Norfloxacin－Propantheline

要点 同时口服诺氟沙星和丙胺太林，诺氟沙星的吸收减少。

有关药物 根据相互影响的机制推测，丙胺太林与其他喹诺酮类抗菌药（依诺沙星、环丙沙星、洛美沙星等）之间以及诺氟沙星与其他抗胆碱药（溴甲阿托品、丁溴东莨菪碱、哌仑西平等）之间可发生类似相互影响。环丙沙星与丙胺太林之间的类似相互影响已经证实。

机制 大部分喹诺酮类抗菌药的胃肠吸收受 pH 影响，胃液酸度降低时减少其吸收。丙胺太林阻断 M 受体，抑制胃酸分泌，使胃肠道内的 pH 升高，故使诺氟沙星的吸收减少。另外，抗胆碱药丙胺太林延迟胃排空，也可能是诺氟沙星吸收减少的原因之一。

建议 抗胆碱药与诺氟沙星的相互影响已充分证实，且具有一定的临床意义。两种药物如果必须同时应用，建议将其分服。先给予诺氟沙星，再给予丙胺太林，一般认为间隔 2 小时左右有可能避免此种相互影响。

虽然已证明氧氟沙星的吸收不受氢氧化铝的影响（见［环丙沙星（环丙氟哌酸）－氢氧化铝］），但是否也不受丙胺太林的影响，尚未证实，故还不能想当然地认为可用来代替环丙沙星与丙胺太林合用。

[诺氟沙星（氟哌酸）－西咪替丁（甲氰咪胍）][2]
Norfloxacin－Cimetidine

要点 同时应用诺氟沙星和西咪替丁，前者吸收减少，生物利用度下降。

有关药物 已证明其他 H_2 受体阻断药（法莫替丁、尼扎替丁、罗沙替丁等）可与诺氟沙星发生类似相互影响，但西咪替丁与其他喹诺酮类抗菌药之间的相互影响随药物的不同而不同（见 [培氟沙星（甲氟哌酸）－西咪替丁（甲氰咪胍）]）。

机制 西咪替丁阻断 H_2 受体，减少胃酸分泌，使胃肠道中的 pH 升高，这是诺氟沙星吸收减少，生物利用度下降的原因。

建议 喹诺酮类抗菌药与 H_2 受体阻断药的相互影响比较复杂，不但涉及胃肠吸收，还涉及肾的排泄，而且就目前可得到的资料看，对肾排泄的影响也无规律。例如，仅有一小部分以原形经肾排泄的培氟沙星，却因西咪替丁对其肾排泄的抑制而导致药时曲线下面积增加（因此认为它们之间的相互影响可能涉及胃肠吸收减少、代谢，及肾排泄的抑制等三方面影响的综合结果），而大部分以原形经肾排泄的环丙沙星其血浓度却不受西咪替丁的影响（虽然表面看来血浓度不受影响，但也可能是三方面影响的综合结果）。显然，这不像与抗胆碱药（如丙胺太林）或抗酸药（如氢氧化铝）之间的相互影响那么容易分析（也见 [诺氟沙星（氟哌酸）－丙胺太林（普鲁本辛）] 及 [环丙沙星（环丙氟哌酸）－氢氧化铝]），因此临床上最好避免将喹诺酮类抗菌药与 H_2 受体阻断药合用。

就诺氟沙星而论，与西咪替丁合用时如果单纯从生物利用度下降的角度考虑而盲目增加诺氟沙星剂量的话，有可能导致过量中毒。因为两者同用时虽然诺氟沙星的胃肠吸收减少，但血浓度是否会因此降低，难以预测。如果必须将喹诺酮类抗菌药与 H_2 受体阻断药合用，可选用环丙沙星与西咪替丁或雷尼替丁配伍，因有部分证据表明西咪替丁和雷尼替丁不影响环丙沙星的血浓度。然而，合用时仍需观察环丙沙星的作用和毒性是否增强。当然，也可采用分服的方法以最大限度避免此种相互影响。

[培氟沙星（甲氟哌酸）－西咪替丁（甲氰咪胍）][2]
Pefloxacin－Cimetidine

要点 西咪替丁可减少培氟沙星的排泄，从而使后者的药时曲线下面积增加，半衰期延长，有可能使其毒性增强。

有关药物 另一 H_2 受体阻断药雷尼替丁（静脉注射）使依诺沙星的吸收减少，但西咪替丁和雷尼替丁对环丙沙星的血浓度无影响（可能是各种影响的综合结果）。已证明西咪替丁及所有其他 H_2 受体阻断药（包括雷尼替丁、法莫替丁、尼扎替丁、罗沙替丁等）都可影响诺氟沙星的胃肠吸收，降低其生物利用度。

西咪替丁与其他喹诺酮类（氧氟沙星、洛美沙星、芦氟沙星等）之间以及培氟沙星与其他 H_2 受体阻断药（法莫替丁、尼扎替丁、罗沙替丁等）之间是否会发生类似相互影响，还不清楚。但已经证明莫西沙星（moxifloxacin）像培氟沙星一样，也主要经肝代谢，预料与西咪替丁可发生类似相互影响。

机制 大部分喹诺酮类抗菌药主要以原形经肾排泄，肾衰竭患者也因此必须调整剂量。但是，培氟沙星（以及莫昔沙星）例外，它们主要经肝代谢（肝衰竭的患者也因此不能应用）。已经证明西咪替丁可抑制多种 CYP（包括 CYP1A2、CYP2C9，及 CYP2D6），因此认为，西咪替丁对培氟沙星肝代谢的抑制是其药时曲线下面积增加以及半衰期延长的原因之一。另外，已经证明西咪替丁尚可抑制培氟沙星经肾的排泄（培氟沙星有一部分经肾排泄清除），故对该途径的影响也起部分作用。

喹诺酮类抗菌药的胃肠吸收受 pH 影响，胃液酸度的降低可影响其吸收。从这种意义上讲，合用 H_2 受体阻断药时，培氟沙星的血浓度应有所下降。但是，根据目前可得到的资料推断，这一作用即使存在，也远远不能抵消上述两方面的影响。因此，总的结果表现为血浓度升高。

建议 喹诺酮类抗菌药与 H_2 受体阻断药的相互影响有一定临床意义。但此种相互影响难以预测，可能随制剂和用药个体的不同而各异，因此临床上最好避免两类药物合用。如必须合用，可选用环丙沙星与西咪替丁或雷尼替丁配伍，因有部分证据表明西咪替丁和雷尼替丁不影响环丙沙星的血浓度。然而，合用时仍需观察环丙沙星的作用和毒性是否增强。

［左氧氟沙星（可乐必妥，利复星）－加钙橘汁］[2]
Levofloxacin－Calcium-fortified Orange Juice

要点 曾有研究表明，12盎司的加钙橘汁明显降低环丙沙星的生物效应。为此，Wallace等对12盎司加钙和不加钙橘汁（orange juice）对单剂左氧氟沙星是否有同样的络合影响在16名健康受试者中进行了研究。结果表明，两种类型的橘汁对左氧氟沙星的 C_{max} 都有影响，加钙橘汁使其降低18%（$P=0.035$），未加钙橘汁使其下降14%（$P=0.07$）；两者也都使左氧氟沙星的 t_{max} 延长，前者使 t_{max} 延长58%（$P=0.005$），后者使其延长50%（$P=0.015$）（Wallace et al，2003）。

Amsden等在14名健康受试者中对不同状态下口服左氧氟沙星的生物等效性进行了比较研究。一是空腹下用水送服，二是饮用加钙橘汁、进食谷类食品早餐后用水送服，三是饮用加钙橘汁、进食谷类食品早餐后用牛奶送服。结果表明，后两种情况下左氧氟沙星的 C_{max} 皆降低（有牛奶时降低24%，无牛奶时降23%），t_{max} 延长（有牛奶时延长46%，无牛奶时延长57%），AUC减少（有牛奶时减16%，无牛奶时减15%）（Amsden et al，2003）。

有关药物 有研究表明，加钙橘汁对加替沙星（gatifloxacin）、环丙沙星（ciprofloxacin）的药动学有类似影响（参见［环丙沙星（环丙氟哌酸）－加钙橘汁］）。根据提出的机制推测，加钙橘汁与绝大部分喹诺酮类抗菌药之间可发生类似相互影响，如氧氟沙星、洛美沙星等，因为它们也像左氧氟沙星一样，体内过程涉及载体转运。然而培氟沙星（pefloxacin）和莫西沙星（moxifloxacin）与加钙橘汁之间的类似相互影响不太可能发生，因为它们有广泛的肝代谢，但与阳离子的络合作用依然存在。

机制 先前的研究表明，氟喹诺酮类和抗酸药之间可发生螯合性的相互影响。药物以及含有大量多价离子的补品与氟喹诺酮类之间的络合性相互影响也早就为人所熟知。加钙橘汁与左氧氟沙星之间相互影响的性质也许同样与络合和（或）吸附有关。然而，Wallace等的研究发现，两种橘汁使左氧氟沙星 C_{max} 和 t_{max} 改变的程度大致相同，因此认为不太可能仅仅是与左氧氟沙星的络合性影响有关，推测其相互影响也许是橘汁与左氧氟沙星在肠道转运机制水平上的相互影响，可能涉及已经识别出的胃肠道中的P-糖蛋白或有机阴离子转运多肽（OATP）机制与某种程度络合的联合作用（Wallace et al，2003）。

此后的多项研究证明，左氧氟沙星和环丙沙星一样，都是OATP1A2的底物，而橘汁及其内所含有的主要类黄酮橘皮苷是OATP1A2的抑制剂（研究表明，橘汁对OATP1A2的抑制作用与葡萄柚汁相当）（Bailey，2010）。因此断定，加钙橘汁对左氧氟沙星药动学的影响是络合作用以及对OATP1A2抑制作用的综合结果（对OATP1A2的抑制作用主要发生于肠道。OATP1A2被抑制后，阻碍了肠细胞对左氧氟沙星的摄取，从而降低其口服生物利用度）。未加钙橘汁对左氧氟沙星的作用之所以弱一些，与其影响主要来自于对OATP1A2的抑制有关。有关细节也参见［阿替洛尔（氨酰心安）－橘汁］项下的内容。

部分证据表明，格雷沙星（格帕沙星；grepafloxacin）和左氧氟沙星都有经肠道P-糖蛋白的分泌过程，因为同时应用P-糖蛋白抑制剂环孢素时，它们的生物利用度有所增加。另有研究结果显示，橘汁中的某些成分（如类黄酮）除可抑制OATP外，对P-糖蛋白也有一定抑制作用。如果这些研究结果可靠的话，那么橘汁对OATP以及P-糖蛋白的双重影响可使其对某些药物生物利用度的干扰互相抵消（OATP，特别是OATP1A2对药物处置的方向与P-糖蛋白相反，至少在肠道中是如此），这就使得对相互影响结果的预料及分析变得更为复杂。

建议 尽管资料有限，但也足以提醒制药公司注意该问题。就抗生素等药物而论，认识到这一点极为重要，因为峰浓度的明显降低或全身药量的减少，可导致亚临床浓度，使杀菌药物仅产生抑菌结果，或引起病原体耐药。

强化食品的应用越来越广泛，也确实对公众的健康带来不少好处，但其对药物治疗的影响一直未引起各界的普遍重视。

实际上，任何药物在上市前都根据 FDA 的要求进行特殊的药物食品相互影响试验。然而，标准试验餐时一种高脂、高热量、低矿物质的早餐，由 2 个油煎鸡蛋、2 块腊肉、2 片黄油烤面包、4 盎司土豆泥，及 8 盎司全奶组成。这种早餐显然不能代表所有饮食。另外，为达到或迎合推荐的每日供应量（RDA），越来越多的食品加进了各种营养成分，而加进各种营养成分后的食品，多半不会根据 FDA 的要求进行药物－食品相互影响研究。恰恰是这些加进的营养成分可能对正在应用的药物造成影响。

不管确切机制如何，左氧氟沙星的 C_{max} 确实显著下降。左氧氟沙星是一种浓度依赖性杀菌药，C_{max} 和 MIC 的比率需达 12 才能获得满意的临床效果。对链球菌和金葡菌等不太敏感的病原，浓度的轻度下降，即有可能影响治疗效果（包括治疗失败和耐药菌的产生，因此限制未来治疗的选择）。

总之，研究表明，不管是加钙橘汁还是未加钙橘汁，都可使左氧氟沙星的关键药动学参数发生明显改变。如不了解上述药物－食品以及药物－营养成分之间的相互影响，当由敏感性处于边缘的病原体感染的话，即使患者按医嘱服用左氧氟沙星，也有可能导致治疗失败。抗菌治疗的失败可使继续用药的费用增加，延长抗生素疗程使副作用增加，产生耐药病原体，还可能使之不得不住院静脉应用抗生素。

一般认为，通常的早餐后服用左氧氟沙星，其效果比不上空腹下服用。影响的程度取决于早餐中矿物质的含量。也许需要建立一个方程，合理计算出矿物质的含量在什么范围内才不至于影响药物的疗效。

为保证左氧氟沙星的疗效，医生和患者都应了解这些相互影响。空腹状态下温开水送服可使该药的吸收更充分。另有证据表明，橘汁在肠道中的作用持续 2～4 小时，因此，间隔 2～4 小时应用，也许可最大程度上避免此种相互影响（也参见［加替沙星－加钙橘汁］和［环丙沙星－加钙橘汁］项下的内容）。

［环丙沙星（环丙氟哌酸）－婴幼儿童］[1]
Ciprofloxacin－Neonate and Juvenile

要点　环丙沙星影响软骨发育，因此不用于未成年者。

有关药物　所有喹诺酮类抗菌药都影响软骨发育，只是程度不同而已。

机制　环丙沙星影响软骨发育的确切机制还不清楚。

建议　传统上，环丙沙星禁用于 17 岁以下的患者。同类药吡哌酸、萘啶酸、诺氟沙星、氧氟沙星、依诺沙星等通常只禁用于婴幼儿，但为慎重起见，凡未满 17 岁的未成年者，也不提倡应用。另外，哺乳期的母亲及妊娠妇女也应慎用或禁用。

然而，有证据表明，应用环丙沙星、诺氟沙星，及萘啶酸治疗的囊性纤维化儿童，发生关节症状者很少，即使发生，症状也通常可逆。可见，在某些情况下，即使是儿童，也可权衡利弊给予喹诺酮类治疗（Petri Jr，2011）。

［环丙沙星（环丙氟哌酸）－癫痫］[2]
Ciprofloxacin－Epilepsy

要点　癫痫患者或有癫痫既往史患者，应用环丙沙星可加重或诱发癫痫发作。

有关药物　有证据表明，其他喹诺酮类抗菌药（诺氟沙星、氧氟沙星、依诺沙星等）对癫痫患者或有癫痫既往史患者也有类似影响。

机制　环丙沙星抑制中枢抑制性递质 γ-氨基丁酸的作用，从而降低惊厥阈，这是其诱发或加重癫痫发作的原因。

建议　癫痫患者或有癫痫既往史者，慎用或不用环丙沙星（或其他喹诺酮类抗菌药）。

异烟肼、金刚烷胺、环丝氨酸、哌嗪等对癫痫的影响分别参见［异烟肼－癫痫］［金刚烷胺－癫痫]〔环丝氨酸－癫痫〕，及〔哌嗪－癫痫〕。

其他可诱发或加重癫痫发作的药物尚有：糖皮质激素、阿的平、氯喹、丁卡因、甲氨蝶呤、萘啶酸、吡喹酮、巴比妥类、甲丙氨酯、氯氮䓬、格鲁米特等。

〔环丙沙星（环丙氟哌酸）－布洛芬〕[2]
Ciprofloxacin－Ibuprofen

要点 有证据表明，同时应用环丙沙星和非甾类抗炎药（NSAIDs）布洛芬，可导致幻觉、谵妄，及癫痫发作。

有关药物 同时应用另一种喹诺酮类抗菌药洛美沙星（lomefloxacin）和非甾类抗炎药芬布芬（fenbufen），也有导致中枢兴奋或癫痫发作的报道。

根据相互影响的机制推测，所有喹诺酮类抗菌药（如依诺沙星、氧氟沙星、培氟沙星、莫西沙星等）与所有 NSAIDs（如吲哚美辛、阿西美辛、双氯芬酸等）之间，特别是与丙酸类 NSAIDs（如萘普生、酮洛芬、吡洛芬、阿明洛芬等）之间，都可发生类似相互影响。

机制 有证据表明，喹诺酮类抗菌药可置换与受体结合的 γ-氨基丁酸（GABA）。已知 GABA 是一种中枢抑制性递质，当与其受体结合后可发挥中枢抑制作用。部分喹诺酮类抗菌药单独应用偶尔产生的幻觉、谵妄或惊厥等不良反应可能与此有关。有证据表明，布洛芬可促进喹诺酮类抗菌药置换与受体结合的 GABA。因此认为，两者同用时，导致 GABA 与其受体结合减少，从而削弱 GABA 的抑制作用，这可能是该影响的机制。

建议 该相互影响明确，建议避免将喹诺酮类抗菌药（特别是环丙沙星和洛美沙星）与 NSAIDs（特别是布洛芬和芬布芬等丙酸类的 NSAIDs）同时应用。

〔环丙沙星（环丙氟哌酸）－吲哚美辛（消炎痛）〕[2]
Ciprofloxacin－Indomethacin

要点 一名 61 岁的女性患者，因三叉神经痛行光疗角膜切除术（PTK）后同时应用吲哚美辛和环丙沙星滴眼液，期间发现基质中有圆形沉淀物，但中央基质无上皮覆盖（Szentmáry et al, 2004）。

机制 体外研究表明，两种滴眼液按 1∶1 的比例混合后，pH 变为 5.6（吲哚美辛滴眼液本身的 pH 为 7.3，而环丙沙星滴眼液的 pH 为 4.7），结果形成黄色沉淀，分析沉淀物中既含有吲哚美辛，也含有环丙沙星。将两种滴眼液的 pH 分别调至 5.6，发现吲哚美辛溶液中有黄色沉淀，但环丙沙星溶液依旧清澈。因此断定，吲哚美辛的沉淀可能主要是 pH 降低的结果，而环丙沙星的沉淀可能起因于两种药物之间的相互影响。

建议 PTK 后的标准治疗是手术后的当天给予非甾类抗炎药滴眼液以及应用抗生素滴眼液，直至上皮愈合。由于同时应用环丙沙星滴眼液和吲哚美辛滴眼液有可能发生相互影响（如上述），故最好避免同时应用这两种药物，更不应将两种滴眼液混合，特别是上皮缺损面积较大时（两种滴眼液间隔一定时间给予，也许可避免此种相互影响）。另外，未缓冲的吲哚美辛滴眼液与其他有可能改变pH 的溶液混合时，同样有可能导致吲哚美辛结晶沉淀。

〔环丙沙星（环丙氟哌酸）－丙磺舒（羧苯磺胺）〕[2]
Ciprofloxacin－Probenecid

要点 有证据表明，同时应用环丙沙星和丙磺舒，可使前者的血浓度升高。

有关药物 在应用洛美沙星（lomefloxacin）期间给予丙磺舒，可使洛美沙星的 AUC 增加（63%），t_{max} 延长（50%），C_{max} 升高（升高 4%），作用和毒性有可能增强。

根据提出的机制和化学结构的类似性推测，大部分主要以原形经肾排泄的喹诺酮类衍生物（如诺氟沙星、氧氟沙星、依诺沙星等）与丙磺舒之间可发生类似相互影响。但是，培氟沙星（pefloxacin）和莫昔沙星（moxifloxacin）也许例外，因为它们主要经肝代谢清除。环丙沙星与其他促尿酸排泄药（如磺吡酮、苯溴马隆等）之间是否会发生类似相互影响，尚未见报道。

机制　丙磺舒是一有机酸，主要以原型经肾的有机酸排泄系统分泌排泄。大部分喹诺酮类抗菌药（包括环丙沙星）也主要经肾清除。虽然环丙沙星本身是一弱碱，但结构中含有一羧基，可经有机酸排泄系统排泄。因此认为，丙磺舒竞争其经肾的排泄，是该相互影响的原因。

建议　必须合用时，应注意观察有无因环丙沙星血浓度过高导致中毒的症状和体征。

［环丙沙星（环丙氟哌酸）－硫酸亚铁］[2]
Ciprofloxacin－Ferrous Sulfate

要点　有研究表明，同时应用硫酸亚铁和环丙沙星，后者的吸收减少（65%），血浓度降低。

有关药物　有证据表明，硫酸亚铁也影响依诺沙星的吸收。预料硫酸亚铁对所有氟喹诺酮类抗菌药（如诺氟沙星、氧氟沙星、洛美沙星等）的吸收都有影响，其中有些已得到证实。环丙沙星与其他铁剂（富马酸铁、乳酸铁、葡糖酸铁等）之间是否会发生类似相互影响，还未见报道。

机制　不清楚。有人认为，环丙沙星与铁剂形成螯合物，从而影响吸收。体外研究表明，硫酸亚铁明显削弱环丙沙星、氧氟沙星、诺氟沙星对鼠伤寒沙门菌、宋内菌，及志贺菌的抗菌活性。可见形成的螯合物不但影响吸收，且也影响抗菌活性。

建议　将两药分服，且间隔时间尽可能长一些，可不同程度地避免此种相互影响。

［环丙沙星（环丙氟哌酸）－氢氧化铝］[2]
Ciprofloxacin－Aluminum Hydroxide

要点　同时应用氢氧化铝，可使环丙沙星的胃肠吸收减少，血浓度降低。

有关药物　有证据表明，同时应用氢氧化铝也可使诺氟沙星、培氟沙星、依诺沙星血浓度降低，但对氧氟沙星无影响。氢氧化铝与其他喹诺酮类抗菌药（吡哌酸、萘啶酸、洛美沙星等）之间，以及环丙沙星与其他抗酸药（氢氧化镁、三硅酸镁、氧化镁等）之间是否会发生类似相互影响，尚不清楚。

机制　氢氧化铝降低胃液酸度，从而影响某些喹诺酮类抗菌药的吸收。另外，喹诺酮类的某些官能基团可在胃肠道中与铝、镁离子形成不溶性螯合物，使其吸收减少，这也是导致血浓度降低的原因。氢氧化铝何以不影响氧氟沙星的吸收，其原因尚不清楚。

建议　抗酸药（特别是铝、镁抗酸药）与环丙沙星等喹诺酮类抗菌药的此种相互影响具有一定临床意义。两类药物如果必须同时应用，建议将其分服，但最佳间隔时间尚未确定。一般认为，在服用抗酸药后2～4小时给予环丙沙星有可能避免此种相互影响。已证明氢氧化铝不影响氧氟沙星的吸收，故可用来代替环丙沙星。

［环丙沙星（环丙氟哌酸）－硫糖铝（胃溃宁）］[2]
Ciprofloxacin－Sucralfate

要点　对12名正常受试者进行的研究表明，同时服用环丙沙星和硫糖铝，前者的AUC减少，血浓度降低。

有关药物　有证据表明，同时应用硫糖铝，可降低诺氟沙星的生物利用度。根据相互影响的机制推测，硫糖铝与其他氟喹诺酮类抗菌药（如培氟沙星、依诺沙星、洛美沙星等）之间会发生类似相互影响。然而，鉴于有证据表明氢氧化铝不影响氧氟沙星的吸收，预料硫糖铝与氧氟沙星之间可能不会发生类似相互影响。

机制　硫糖铝可在胃内壁形成一层黏滞的液膜，从而影响环丙沙星的吸收，是其血浓度降低的主要原因。另外，硫糖铝中所含的氢氧化铝与环丙沙星形成螯合物（见［环丙沙星－氢氧化铝］）也可能是原因之一。

建议　对健康受试者进行的研究表明，服环丙沙星后2小时再服硫糖铝，可明显削弱硫糖铝对环丙沙星吸收的影响。故建议两药必须合用时，应在环丙沙星后至少 2 小时再给硫糖铝，或在硫糖铝后至少 2 小时再给环丙沙星。然而，即使分开服用，也仍应注意疗效的观察。

[环丙沙星（环丙氟哌酸）－去羟肌苷（双脱氧肌苷，地丹诺辛)][2]
Ciprofloxacin－Dideoxyinosine（Didanosine）

要点   有证据表明，同时应用环丙沙星和去羟肌苷，环丙沙星的生物利用度降低，血浓度下降，其 AUC 的降低高达 98%。

有关药物   去羟肌苷对其他氟喹诺酮类抗菌药（氧氟沙星、洛美沙星、诺氟沙星、培氟沙星、依诺沙星等）是否会发生类似影响，尚未见报道。但有证据表明，同时应用氢氧化铝可使环丙沙星、诺氟沙星、培氟沙星、依诺沙星血浓度降低（见［环丙沙星（环丙氟哌酸）－氢氧化铝］)，因此认为去羟肌苷与诺氟沙星、培氟沙星、依诺沙星等之间的类似相互影响也有可能发生。

机制   为克服去羟肌苷对酸不稳定的缺点，临床上所用的去羟肌苷制剂为含有二羟基铝碳酸钠、氢氧化镁，及枸橼酸钠缓冲系统的片剂或含有枸橼酸及枸橼酸钠缓冲系统的粉剂。当与环丙沙星同用时，去羟肌苷缓冲系统中所含的碱性物质或铝、镁离子通过降低胃液酸度或与环丙沙星形成不溶性络合物，从而影响吸收。

建议   该相互影响有一定临床意义。同用不可避免的话，将两者间隔 2～3 小时分服，可最大限度避免此种相互影响。另外，去羟肌苷肠衣片不干扰环丙沙星的吸收，故也可用其代替缓冲型的去羟肌苷制剂。

[环丙沙星（环丙氟哌酸）－加钙橘汁][2]
Ciprofloxacin－Calcium-fortified Orange Juice

要点   Neufofel 等的研究表明，用橘汁（orange juice）送服环丙沙星时，后者的 C_{max} 明显降低（可达 23%，$P=0.001$)，用加钙橘汁送服时，其 C_{max} 降低更明显（高达 41%，$P<0.001$)，$AUC_{0\sim24}$ 也下降（用一般橘汁送服时下降 22%，$P<0.001$；用加钙橘汁送服时下降 38%，$P<0.001$)。橘汁和加钙橘汁两者之间比较，后者环丙沙星的 C_{max} 和 AUC 分别比前者低 22%（$P=0.005$）和 21%（$P=0.015$)（Neufofel et al，2002）。

有关药物   参见［左氧氟沙星（可乐必妥，利复星)－加钙橘汁］项下的内容。

机制   鉴于环丙沙星是 OATP1A2 的底物，而橘汁以及其内所含有的主要类黄酮橘皮苷对 OATP1A2 有抑制作用，故该影响除络合作用外，尚涉及对 OATP1A2 的抑制。两种作用都可干扰环丙沙星的吸收，从而降低其口服生物利用度；然而，橘汁中某些成分对 P-糖蛋白的抑制作用有可能部分抵消上述影响（也参见［左氧氟沙星（可乐必妥，利复星)－加钙橘汁］项下的内容）。

建议   根据 FDA 的标准，虽然与一般橘汁同用时环丙沙星的生物等效性处于边缘范围，但与加钙橘汁同用时则否。C_{max} 和 AUC 的改变不但有可能显著降低临床疗效，且有可能促发抗生素耐药性的产生。未向患者提示强化食品与药物相互影响的可能性，也许是氟喹诺酮类治疗失败以及产生耐药倾向的重要原因。

自从 20 世纪 80 年代氟喹诺酮类抗生素问世以来，人们就已认识到它们可与含有多价离子（如钙、镁、铝、铁、锌）的物质发生明显相互影响，必须将其与含有这些成分的药物或保健品分服。为最大限度降低或预防氟喹诺酮类与抗酸药、硫糖铝，及铁制剂等药物发生相互影响，使其更好地吸收，医生和药师往往劝告患者将氟喹诺酮类与这些药物的服用至少间隔 2～4 小时（已经证明橘汁以及葡萄柚汁等果蔬类饮料对胃肠道中某些酶和载体的影响持续 2～4 小时，故这一建议也适合果蔬类饮料）。新近，食品工业在其提供的食品中添加必需维生素或矿物质的倾向越来越明显。虽然认为这些食品无害，但某些新型强化食品有可能导致药物－食品间的相互影响的顾虑越来越多。这种顾虑并非仅仅由于存在发生相互影响的可能性，也由于这样一种事实，即他们的产品在注册期间并未由药品或食品工业进行研究或描述。

总之，加钙橘汁使口服环丙沙星的 C_{max} 降低高达 41%，而这个程度的降低有可能导致治疗失败。

虽然据此可以推断其他氟喹诺酮类和其他强化食品可出现类似结果，但有必要进行随访研究，以确定这类相互影响的程度。就目前可得到的证据而论，任何氟喹诺酮类最好都于空腹给予，以保证最佳吸收和最佳治疗效果。

［环丙沙星（环丙氟哌酸）－聚卡波菲钙］[1]
Ciprofloxacin－Calcium Polycarbophil

要点　Kato 等采用雄性 Wistar 大鼠进行的研究表明，同时口服 20 mg/kg 环丙沙星和 64 mg/kg 氯化钙，环丙沙星的 $AUC_{0\sim4}$（等同于生物利用度）和 C_{max} 比之单用分别降低 60% 和 70%（分别为 $P<0.05$ 和 $P<0.005$），t_{max} 无明显差别。对男性自愿受试者进行的研究表明，同时口服 400 mg 环丙沙星和 1200 mg 聚卡波菲钙颗粒剂，环丙沙星的 $AUC_{0\sim12}$ 和 C_{max} 比之单用时分别下降 55% 和 65%（$P<0.0005$），t_{max} 无明显差别。体外研究表明，在有钙、铝或铁离子存在的情况下，环丙沙星从纤维素膜中的释放变慢（Kato et al，2002）。

有关药物　Nakano 等报道说，在有铝离子存在的情况下，萘啶酸（nalidixic acid）对纤维素膜的穿透受到明显抑制，原因在于两者形成螯合物。

据报道，许多口服的新型喹诺酮类抗菌药的吸收都受铝、钙、铁、镁的影响。就环丙沙星与各种离子的螯合物而论，其释放速度如下：环丙沙星－铝＜环丙沙星－铁＜环丙沙星－钙＜对照。螯合物的稳定性则是环丙沙星－铝＞环丙沙星－铁＞环丙沙星－钙。据报道，同时应用氢氧化铝（aluminum hydroxide）、富马酸铁（ferrous fumarate）或碳酸钙（calcium carbonate）时，环丙沙星的生物利用度分别降低 85%、70%，及 40%。

机制　这些发现提示，当将环丙沙星与聚卡波菲钙同用时，前者的吸收减少，此种影响与螯合物的形成有关。

环丙沙星含有 3-羧基和 4-羰基成分，因此认为这两个基团与金属离子形成螯合物是钙离子与环丙沙星发生相互影响的原因。形成的螯合物在胃肠道中难以吸收。

建议　环丙沙星是一种广谱抗菌药，对多种革兰氏阳性菌、革兰氏阴性菌有良好的抗菌作用。口服吸收良好，1~1.5 小时血浓度达高峰。曾有证据表明，金属离子损害其吸收，原因在于螯合物的形成。

聚卡波菲钙是一种吸水的聚合物，是聚丙烯酸与聚乙烯二醇交联的钙盐，可用来治疗与多种情况（如肠易激综合征）有关的腹泻或便秘。它在酸性环境中释放钙离子，其药理作用起因于由此产生的聚卡波菲。部分国家将其作为非处方药出售（如美国和日本），包装插页上有与四环素发生相互影响的说明，无其他相互影响的资料。

环丙沙星和聚卡波菲钙相互影响的程度有很大的个体差异，原因在于不同个体胃内的酸度不同，因而脱钙率不同。然而，不管影响的程度如何，总的说来影响是明显的，所以应避免两者同时应用。

［环丙沙星（环丙氟哌酸）－锌］[3]
Ciprofloxacin－Zinc

要点　对健康受试者进行的研究表明，同时服用硫酸锌和环丙沙星，环丙沙星的吸收减少。

有关药物　有证据表明，含锌的多种维生素制剂也影响环丙沙星的吸收。锌与其他喹诺酮类抗菌药（诺氟沙星、依诺沙星、培氟沙星等）是否发生类似相互影响，还不清楚。但根据化学结构的类似性推测，预料有可能发生。

机制　可能起因于锌与环丙沙星形成不易溶的难以吸收的螯合物（与抗酸药中铝等金属离子形成的螯合物类似）。

建议　根据锌减少环丙沙星吸收的程度（2%~50%）看，此种影响可能会削弱环丙沙星的抗菌作用，因此有必要避免两者同时服用。两者分服可不同程度上避免此种相互影响（但分服的间隔时间尚未标化，一般认为以不短于 2 小时为宜）。

［洛美沙星（罗氟哌酸）－丙磺舒（羧苯磺胺）][2]
Lomefloxacin－Probenecid

要点　在应用洛美沙星期间给予丙磺舒，可使洛美沙星的 AUC 增加（63%），C_{max} 升高（4%），作用和毒性有可能增强。

有关药物　根据提出的机制和化学结构的类似性推测，其他喹诺酮类衍生物（如诺氟沙星、氧氟沙星、依诺沙星等）与丙磺舒之间可发生类似相互影响。洛美沙星与其他促尿酸排泄药（如磺吡酮、苯溴马隆等）之间是否会发生类似相互影响，尚未见报道。

机制　丙磺舒是一有机酸，主要以原型经肾的有机酸排泄系统分泌排泄。洛美沙星有 65% 以原型经肾排泄。虽然洛美沙星本身是一弱碱，但结构中含有一羧基，可经有机酸排泄系统排泄。因此认为，丙磺舒竞争其经肾的排泄，可能是该相互影响的原因。

建议　喹诺酮类抗菌药的应用比较广泛，但其中某些药物因罕见的潜在致命不良反应在个别国家已经停用，这些药物包括司帕沙星（sparfloxacin；司氟沙星）和洛美沙星（光毒性和 QTc 间期延长）、加替沙星（gatifloxacin；低糖血症）、替马沙星（temafloxacin；免疫性溶血性贫血）、曲伐沙星（trovafloxacin；肝毒性）、格帕沙星（grepafloxacin；心脏毒性），及克林沙星（clinafloxacin；光毒性）。因此，当决定合用洛美沙星时，除应注意观察有无因洛美沙星血浓度过高导致中毒的症状和体征外，尚应注意本身具有的光毒性和 QTc 间期延长的不良反应。根据提出的机制推测，应用培氟沙星或莫西沙星可部分避免此种相互影响（培氟沙星和莫西沙星主要经肝代谢）。

［莫西沙星－药用炭（活性炭）][1]
Moxifloxacin－Charcoal（Medicinal Charcoal，Activated Charcoal）

要点　Stass 等对 9 名 23～45 岁（平均 34 岁）的健康男性进行的一项随机化非安慰剂对照研究表明，药用炭明显降低单剂莫西沙星的生物利用度（包括口服和静脉）。口服时的 C_{max} 降低 85%（$P<0.05$），静脉给予时的 C_{max} 降低 20%（$P<0.05$）。终末半衰期不受影响（Stass et al，2004）。

建议　莫西沙星存在明显的肠肝循环，药用炭通过防止莫西沙星的吸收在处理其过量方面可能有用。研究表明，1 g 药用炭可吸附 10 mg 莫西沙星。换句话说，同时口服 40 g 药用炭和 400 mg 莫西沙星，几乎可完全避免莫西沙星的吸收。如非处理莫西沙星过量，应避免同时应用药用炭（如果必须同时应用，建议莫西沙星后至少 2 小时再给药用炭）。

［莫西沙星－利福平（力复平，甲哌利福霉素，利米定）][2]
Moxifloxacin－Rifampicin（Rifampin）

要点　对志愿者进行的一项研究表明，同时给予莫西沙星和利福平，前者的 $AUC_{0\sim24}$ 降低 27%（Gumbo，2011）。

有关药物　有研究表明，另一种利福霉素类抗生素利福喷汀（利福喷丁；rifapentine）使莫西沙星的 $AUC_{0\sim24}$ 降低 17%。其他喹诺酮类抗菌药（如环丙沙星、诺氟沙星、洛美沙星等）与利福平之间以及莫西沙星与其他利福霉素类抗生素（如利福霉素、利福定、利福布汀等）之间是否会发生类似相互影响，尚未见报道。然而，根据相互影响的机制以及代谢途径推测，主要以原形经肾排泄的喹诺酮类（如氟罗沙星以及加替沙星等）与利福平之间不会发生类似相互影响。

机制　利福平是一种强效的肝药酶诱导剂，不但可以诱导多种 CYP，也可诱导葡糖醛酸化酶和硫酸化酶。已知莫西沙星的代谢既涉及葡糖醛酸化酶，也涉及硫酸化酶，因此认为，莫西沙星 $AUC_{0\sim24}$ 的降低起因于利福平对上述两种酶的诱导。

建议　利福平治疗期间，如果莫西沙星的疗效达不到预期效果，应考虑到可能与利福平有关。在这种情况下，也许需要适当增加莫西沙星的剂量。

[曲伐沙星－吗啡][2]
Trovafloxacin－Morphine

要点 有报道表明，同时注射给予阿片类，可降低喹诺酮类的生物利用度，例如，同时注射吗啡使曲伐沙星的生物利用度降低 36%，AUC 下降低 36%。

有关药物 注射阿片全碱（papaveretum；含有 84% 的吗啡）使环丙沙星的生物利用度降低 50%，AUC 下降 50%；这么大幅度的降低有可能导致临床治疗失败。

Morran 等的研究表明，同时应用阿片全碱和环丙沙星（ciprofloxacin），后者的 AUC 降低 50%，C_{max} 下降 41%，t_{max} 缩短 50%。由于三个参数都减少，故好像有另一过程干扰生物利用度。

有报道表明，吗啡和莫西沙星（moxifloxacin）之间无相互影响；同时应用羟考酮（羟可酮，氧可酮；oxycodone）对左氧氟沙星（levofloxacin）生物利用度的各种参数（包括 C_{max}、t_{max} 和 AUC）也无任何显著影响。

Grant 等对健康志愿者进行的研究表明，同时应用加替沙星（gatifloxacin）和羟考酮并不明显影响前者的生物利用度，但 t_{max} 明显延迟 [（1.8±0.8）h 对（4.3±1.5）h]（Grant，et al，2002）。

已证明含有高浓度二价或三价阳离子的药物可明显干扰所有喹诺酮类的吸收。但其影响的机制与吗啡可能不同。

机制 阿片类与喹诺酮类之间相互影响的机制目前还不清楚。凭直觉可预料到的唯一相互影响是阿片类减弱胃肠道的活动性，从而导致 t_{max} 延迟和 C_{max} 下降。然而这种影响不应明显影响 AUC。Vincent 等的研究表明，在口服曲伐沙星之前仅给予 0.15 mg/kg 吗啡就使前者的 t_{max} 延迟 4 小时，C_{max} 降低 46%。这表明吗啡确实对胃肠活动有干扰，但 AUC 也降低 36%，而其半衰期无明显改变，表明 AUC 的降低并非是由于代谢的改变。作者认为这种情况对预防也许无影响，但治疗可能失败。

建议 通过增加曲伐沙星的剂量以抵消吗啡所造成的影响不提倡（实际上，由于曲伐沙星本身有可能导致致命的肝毒性，故在美国已经停用）。鉴于莫西沙星与吗啡之间无相互影响，故如果行得通的话，可用莫西沙星代替曲伐沙星。

同时应用加替沙星和羟考酮使前者 t_{max} 明显延迟的情况也许无什么临床意义，但对首剂可能是一个问题。例如，临床情况要求迅速达有效血浓度的某些重症患者。另外，吸收的延迟有可能影响手术预防的效果，因为就手术感染的预防而论，如在术前 1 小时给予，而在术后 3 小时仍未充分吸收的话，感染的可能性会明显增加。当然，这对加替沙星无须顾虑，因其通常不用于手术感染的预防。

[加替沙星（奥莱克，恒森）－加钙橘汁][2]
Gatifloxacin－Calcium-fortified Orange Juice

要点 Wallace 等对 16 名口服 400 mg 加替沙量的健康志愿者进行过一项研究。结果表明，与水和不加钙橘汁相比，加钙（强化）橘汁使加替沙量总口服清除率和分布容积都增加（分别为 15% 和 13%），AUC 下降（12%）。高峰浓度下降 15%，t_{max} 约滞后 38%，但无统计学意义（Wallace et al，2003）。

有关药物 有充分证据表明，环丙沙星（ciprofloxacin）与抗酸药（antacids）同用时发生螯合性相互影响，随后的研究发现，环丙沙量与加钙橘汁之间也存在显著的相互影响。当将环丙沙星与几盎司加钙橘汁同用时，使环丙沙星的 AUC 降低 38%，C_{max} 降低 41%（与等量的水相比）（参见 [环丙沙星（环丙氟哌酸）－加钙橘汁]）。

曾证明氟喹诺酮类与含有铁和锌等多价离子的补品同用时，其生物利用度也可发生显著改变。

机制 作者根据结果断定，强化橘汁和加替沙星之间存在螯合或吸附性的相互影响。鉴于加替沙星的变化类似于环丙沙星的变化，因此认为，此种相互影响涉及加钙橘汁中的钙对加替沙星的螯合或吸附的推论是有一定道理的。然而，由于采取的唯一样本是血浆，因此这一点尚难确定。另一解释是橘汁和加替沙星竞争肠道转运机制，例如 P-糖蛋白或 OATP。Dresser 和 Takanaga 等的研究表明，橘汁中的黄酮类（flavones）是 OATP 和 P-糖蛋白的抑制剂。另有一些研究表明，某些氟喹诺酮类，例如左氧氟沙星（levofloxacin）、格帕沙星（格雷沙星；grepafloxacin），及司帕沙星（司氟沙星；sparfloxacin）等，也是这些通路中的底物。因此，加替沙星与橘汁中黄酮类的相互影响也不能排除。但是，研究表明，未强化（未加钙）的橘汁对加替沙星的影响并不那么明显，因此，对与黄酮类相互影响的推论尚难以作出令人满意的解释。如果上述研究结果都可靠的话，那么，加替沙星与加钙橘汁之间的相互影响也像左氧氟沙星或环丙沙星与加钙橘汁之间的相互影响一样，应该是络合以及对 OATP 和 P-糖蛋白抑制作用的综合结果（也参见［左氧氟沙星（可乐必妥，利复星）－加钙橘汁］以及［阿替洛尔（氨酰心安）－橘汁］项下的内容）。

建议   除诺氟沙星外，其他氟喹诺酮类的服用都无特别说明（也就是说空腹或餐时应用皆可），因此，餐前或餐后立刻用药的情况很常见。例如，环丙沙星每日 2 次，患者多半是早餐和晚餐前后应用。在这种情况下，很有可能与食品中的某些成分发生相互影响。鉴于喹诺酮类的杀菌作用是浓度依赖的（药动学/药效学的预言因子是 C_{max}：MIC 和 AUC：MIC），因此，C_{max} 和 AUC 的降低有可能导致治疗失败和（或）抗生素耐药性的产生。

有些食品中含有的钙甚至多于非处方补钙剂和抗酸药，患者多数不了解这种情况，临床医生也往往不予强调。结果，尽管患者严格遵照医嘱服药，到头来仍可因未能识别的相互影响而导致治疗失败。

根据当前 FDA 的准则，加钙橘汁对加替沙星的生物利用度确有影响。尽管这种相互影响仅对那些加替沙星边缘性敏感的病原可能有临床意义，但作为临床医生，最好劝告应用加替沙星的患者避免强化食品，或劝其在空腹状态下服用。考虑到目前有诸多食品或保健品等都进行了多价元素的强化，特别是钙，故了解此点尤为重要。

有些喹诺酮类药物因严重毒性的存在，在某些国家已经停用，故选药时也应考虑到毒性的问题。也参见［洛美沙星（罗氟哌酸）－丙磺舒（羧苯磺胺）］建议项下的有关内容。

［氟喹诺酮类－阳离子］[2]
Fluoroguinolones－Cations

氟喹诺酮类因其毒性低、抗菌谱广、口服生物利用度高，及易于服用等特点而应用广泛。然而，这类药物的口服生物利用度很容易受含有 2 价或 3 价阳离子的药物（包括复合维生素、葡糖酸铁、氢氧化铝、碳酸钙、氢氧化镁或硫糖铝）之影响，对环丙沙星（ciprofloxacin）和左氧氟沙星（levofloxacin）等的类似影响已经证实。有关细节参见［环丙沙星（环丙氟哌酸）－聚卡波菲钙］［加替沙星（奥莱克，恒森）－加钙橘汁］［环丙沙星（环丙氟哌酸）－氢氧化铝］，及［环丙沙星（环丙氟哌酸）－锌］等项下的内容。

作者建议正在应用口服喹诺酮类的患者应给予适当指导，这些药物的服用应与 2 或 3 价阳离子间隔一定时间。也可给予 H_2 受体拮抗剂（依诺沙星除外）或质子泵抑制剂以代替抗酸药。另外，如果需要抗酸治疗的话，住院患者可将口服氟喹诺酮类改为非肠道途径。卫生保健人员应了解这类相互影响，并熟悉其潜在的有害作用。

第四节   硝基咪唑类

［甲硝唑（灭滴灵）－苯巴比妥（鲁米那）］[3]
Metronidazole－Phenobarbital

要点   有报道表明，正在应用苯巴比妥治疗的患者，甲硝唑对阴道滴虫病的根治率降低，实验室检查表明，甲硝唑的半衰期缩短，其主要活性代谢物羟基甲硝唑的浓度升高。当增加甲硝唑的剂量后，感染逐渐消退。另据报道，在长期应用苯巴比妥治疗的癫痫患儿中，仅有应用 3 倍于建议量甲硝唑的儿童，才能使得肠道贾第虫病完全治愈。在这些患儿中，甲硝唑的半衰期为 3.5 小时，而正常半衰期是 8～9 小时。

有关药物　根据对肝药酶的诱导作用推测，预料其他巴比妥类（异戊巴比妥、戊巴比妥、司可巴比妥等）可与甲硝唑发生类似影响。

另一种硝基咪唑类抗滴虫病药替硝唑主要以原型经肾排泄，预料很少或不受苯巴比妥的影响。苯巴比妥对其他硝基咪唑类抗滴虫病药（如尼莫唑）是否有类似影响，尚不清楚。

机制　已知苯巴比妥对 CYP2C 和 CYP3A 亚家族有强烈的诱导作用，而现已证明甲硝唑的代谢有 CYP2C9 和 CYP3A4 的参与。因此认为该影响与苯巴比妥诱导 CYP2C9 和 CYP3A4 从而加速甲硝唑的代谢有关。

建议　应用苯巴比妥期间同时应用甲硝唑治疗的患者，应观察甲硝唑的抗微生物作用是否减弱或消失。甲硝唑的剂量也许要增加。

根据相互影响的机制推测，卡马西平、苯妥英，及扑米酮等抗癫痫药与甲硝唑之间可发生类似相互影响，因为它们像苯巴比妥一样，对 CYP2C 和 CYP3A 亚家族有不同程度的诱导作用，故与甲硝唑同用时，也应遵循上述原则。

［甲硝唑（灭滴灵）－乙醇］[2]
Metronidazole－Ethyl Alcohol（Ethanol，Alcohol，Ethyl）

要点　同时应用甲硝唑和乙醇，除可引起双硫仑样反应（表现为恶心、面潮红、头痛，出汗等症状）外，也可使甲硝唑的作用减弱。

有关药物　乙醇与甲硝唑的结构类似物替硝唑和尼莫唑之间是否会发生类似相互影响，还不清楚。但鉴于替硝唑主要以原型经肾排泄（经肝代谢的部分仅约 20%），预料类似相互影响的程度较小或不发生。

根据代谢途径的类似性推测，甲硝唑的另一结构类似物奥硝唑（ornidazole）与乙醇之间的类似相互影响有可能发生，因奥硝唑也主要在肝中氧化代谢。

机制　乙醇有可能诱导甲硝唑的代谢（使侧链的氧化加速），促进一种酸和羟基衍生物的形成，是后者作用减弱的机制。

建议　鉴于两者之间存在双向影响（即乙醇促进甲硝唑的代谢，而甲硝唑抑制乙醇的代谢），因此建议，在应用甲硝唑治疗期间，应告知患者勿饮酒（也见［乙醇－甲硝唑］）。

注：特别值得注意的是，HIV 蛋白酶抑制剂利托那韦（ritonavir）的胶囊和液体剂型中都含有乙醇，因此，在合用利托那韦和甲硝唑治疗期间，除了应考虑到甲硝唑的作用有可能减弱外，也应注意观察有无双硫仑样反应。

［甲硝唑（灭滴灵）－双硫仑（双硫醒，戒酒硫，二硫化四乙基秋兰姆）］[2]
Metronidazole－Disulfiram（Tetraethylthiuram Disulfide）

要点　有 58 名患者因慢性酒精中毒接受双硫仑治疗，其中 29 例同时应用甲硝唑，结果有 6 例发生急性精神病或精神错乱。6 例中有 5 例出现躁狂谵妄，3 例发生幻听或幻视。接受安慰剂和双硫仑的 29 例患者，未曾发现此种反应。

有关药物　其他硝基咪唑类抗滴虫病药（如替硝唑、奥硝唑、尼莫唑等）与双硫仑之间是否会发生类似相互影响，尚未见报道。

根据作用及化学结构的类似性推测，双硫仑的结构类似物舒非仑（硫化四乙基秋兰姆：monosulfiram，tetraethylthiuram monosulphide）与甲硝唑之间可发生类似相互影响。

机制　机制还不清楚。双硫仑可使某些患者发生行为改变，甲硝唑有微弱的双硫仑样作用，因此，上述反应的发生可能起因于二者作用的相加。

建议　接受双硫仑治疗的患者，不应给予甲硝唑。必须应用甲硝唑时，应考虑停用双硫仑。有证据表明，在停用甲硝唑后 3 天内给予双硫仑，此种相互影响仍有可能发生。

[甲硝唑（灭滴灵）－西咪替丁（甲氰咪胍）][3]
Metronidazole－Cimetidine

要点 曾有人对 6 名健康志愿者进行过一项研究，第 1 天给予 400 mg 甲硝唑，随后 6 天给予西咪替丁，每次 400 mg，每日 2 次，第 6 天再给 400 mg 甲硝唑。结果发现甲硝唑血浆清除率降低 30％，半衰期从 6.2 小时延长至 7.9 小时，而表观分布容积无改变。

有关药物 甲硝唑与其他 H_2 受体拮抗剂之间是否会发生类似相互影响，尚无证据。但根据相互影响的机制推测，与主要以原型经肾排泄的 H_2 受体阻断药雷尼替丁可发生相互影响，但弱于甲硝唑－西咪替丁之间的相互影响，因为已经证明雷尼替丁与肝药酶的亲和力较低（仅有西咪替丁的 10％）。甲硝唑与另外两种 H_2 受体拮抗剂法莫替丁和尼扎替丁之间的类似相互影响不太可能发生，因为它们与 CYP 几乎无亲和力。

对健康受试者进行的研究表明，西咪替丁（800 mg/d）与单剂替硝唑（600 mg）合用后，替硝唑峰浓度升高 21％，24 小时的 AUC 增加 40％，半衰期从 7.7 小时延长至 11.2 小时。但是，一般认为西咪替丁－替硝唑之间的相互影响不如西咪替丁－甲硝唑之间的相互影响明显，因为替硝唑主要以原形经肾排泄（甲硝唑有 80％以上在肝中代谢，而替硝唑的这一比率仅有约 20％）。根据代谢途径的类似性推测，西咪替丁与同属硝基咪唑类的奥硝唑（ornidazole）之间可发生类似相互影响，因后者也有 80％左右在肝中代谢。另一硝基咪唑类抗滴虫病药尼莫唑与西咪替丁之间是否会发生类似相互影响，尚未见报道。

机制 西咪替丁可抑制多种 CYP，包括 CYP1A2、CYP2C9、CYP2D6，及 CYP3A4，故凡是其代谢主要由这些酶负责的药物，都可受西咪替丁的影响。现已证明甲硝唑是 CYP2C9 和 CYP3A4 的底物，因此认为，该影响起因于西咪替丁对负责甲硝唑代谢的 CYP2C9 和 CYP3A4 的非竞争性抑制。

建议 鉴于已知甲硝唑神经方面的诸多副作用（如惊厥、以肢体的麻木或麻痹为特点的周围神经病等）与剂量有关，因此，当其与西咪替丁同用时，应注意观察患者的症状和体征，必要时调整西咪替丁的剂量。另外，已经证明雷尼替丁对 CYP 的影响轻微，法莫替丁和尼扎替丁对 CYP 几乎无影响，因此，可考虑用其代替西咪替丁（实际上，不少国家已取消了西咪替丁在临床中的应用）。

[甲硝唑（灭滴灵）－泼尼松（强的松，去氢可的松）][2]
Metronidazole－Prednisone

要点 同时应用泼尼松和甲硝唑，后者的代谢加速，作用减弱。

有关药物 根据相互影响的机制推测，其他糖皮质激素（如氢化可的松、甲泼尼龙、地塞米松等）与甲硝唑之间有可能发生类似相互影响。

根据代谢途径的类似性推测，泼尼松与同属硝基咪唑类的奥硝唑（ornidazole）之间可发生类似相互影响，因奥硝唑像甲硝唑一样，大部分在肝中代谢。鉴于替硝唑仅有一小部分（大约 20％）在肝中代谢，大部分以原形经肾排泄，因此其与泼尼松之间的相互影响不如甲硝唑－泼尼松之间的影响明显。另一硝基咪唑类抗滴虫病药尼莫唑与泼尼松之间是否会发生类似相互影响，尚未见报道。

机制 甲硝唑的代谢有 CYP2C9 和 CYP3A4 的参与，已经证明泼尼松可诱导负责甲硝唑代谢的 CYP（可能既包括 CYP2C9 又包括 CYP3A4，但以后者为主），从而加速甲硝唑的氧化代谢（促进侧链的氧化）。

建议 两者的同用最好避免。可行的话，用替硝唑代替甲硝唑与泼尼松同用，可一定程度上削弱或避免此种相互影响。

[甲硝唑（灭滴灵）－利福平（甲哌利福霉素，利米定）][2]
Metronidazole－Rifampin（Rifampicin）

要点 同时应用甲硝唑和利福平，前者的代谢加速，半衰期缩短，作用也因此减弱。

有关药物　对健康受试者进行的研究表明，同时应用利福平和另一硝基咪唑类抗滴虫病药替硝唑（tinidazole），后者的峰浓度降低，半衰期缩短，药时曲线下面积缩小。但是，鉴于替硝唑仅有一小部分（大约 20％）在肝中代谢，大部分以原形经肾排泄，因此其与利福平之间的相互影响不如甲硝唑－利福平之间的影响明显。根据代谢途径的类似性推测，利福平与同属硝基咪唑类的奥硝唑（ornidazole）之间可发生类似相互影响，因后者大部分在肝中代谢。另一硝基咪唑类抗滴虫病药尼莫唑与利福平之间是否会发生类似相互影响，尚未见报道。

根据相互影响的机制推测，其他利福霉素衍生物（利福定、利福喷汀、利福布汀、利福布汀等）与甲硝唑之间会发生类似相互影响，只是程度不同而已。就利福平、利福喷汀，及利福布汀三者而论，已知利福平对肝药酶的诱导作用最强，利福喷汀次之，利福布汀最弱。

机制　已证明利福平对 CYP3A4、CYP1A2、CYP2C9，及 CYP2C19 都有很强的诱导作用，而已知甲硝唑是 CYP2C9 和 CYP3A4 的底物，因此两者同用时甲硝唑作用减弱不难理解。

建议　甲硝唑和利福平之间的相互影响明确，同用时甲硝唑的疗效可减弱，故必须同用时，于同用期间应注意观察，必要时适当增加甲硝唑的剂量。另外，鉴于利福布汀的酶诱导作用弱于利福平，因此，如果可行的话，可用其代之。

［甲硝唑（灭滴灵）－氯喹］[3]
Metronidazole－Chloroquine

要点　正在应用甲硝唑治疗的一名患者，于治疗的第 6 天肌内注射氯喹 200 mg，10 分钟后出现急性肌张力障碍（面肌痉挛、震颤）。

有关药物　由于该相互影响的机制尚不清楚，故难以预料其他硝基咪唑类抗滴虫病药（替硝唑、尼莫唑等）与氯喹之间是否会发生类似相互影响。

机制　不清楚。

建议　该患者曾应用过氯喹而无不良反应发生。虽然氯喹有引起锥体外系不良反应的报道，但极为罕见。故该患者不良反应的发生是起因于甲硝唑的影响，还是氯喹所固有，目前尚难断定。然而，该报道的作者仍然建议，正在应用甲硝唑治疗的患者预防疟疾，以采用抗疟片 2 号（内含周效磺胺和乙胺嘧啶）代替氯喹为好。

［甲硝唑（灭滴灵）－甲苯达唑（甲苯咪唑）］[2]
Metronidazole－Mebendazole

要点　Chen 等的报道表明，接受大剂量甲硝唑并同时应用抗肠虫药甲苯达唑治疗的患者，史－约综合征（中毒性表皮坏死溶解）的发生率明显增加（Chen et al，2003）。

机制　该影响的确切机制尚不清楚。甲硝唑单用时有发生史－约综合征的报道，但发生率极低。

建议　甲硝唑（特别是大剂量甲硝唑）治疗期间，避免应用甲苯达唑。

第五节　其　他

［利奈唑胺－其他药物］[2]
Linezolid－Other Drugs

要点　利奈唑胺是一种人工合成的噁唑酮类抗菌药，适应证较少（主要用于控制耐万古霉素粪肠球菌所致的败血症、肺炎等全身性感染），故不为大多数医生所熟悉。

利奈唑胺通过非酶促氧化、裂解为氨基乙氧基乙酸和羟乙基甘氨酸衍生物。本身既不是 CYP 的底物，也不是 CYP 的抑制剂，但对单胺氧化酶（MAO）有微弱的非特异性抑制作用，因此可抑制胆碱能药物、5-羟色胺（5-HT）能制剂，及酪胺等单胺类物质的代谢。

建议　鉴于利奈唑胺有抑制 MAO 的特点，故正在应用利奈唑胺治疗的患者最好避免应用拟肾上腺素药（如伪麻黄碱、多巴胺、肾上腺素等）和 5-HT 再摄取抑制剂（如抗抑郁药），并告知患者禁用含酪胺的食品（如奶酪、肉干等）以及某些含醇饮料（如啤酒、红酒等），以免引起心悸、头痛，及高血压危象等不良反应为特点的 5-HT 综合征。

注：新近有部分研究表明，同时应用利福平（rifampicin）可明显降低利奈唑胺的血浓度。尽管体外研究证明利福平的酶诱导作用对利奈唑胺的清除影响轻微，但仍然认为利奈唑胺血浓度的降低与利福平诱导某种 CYP（例如 CYP3A4）和（或）某种转运蛋白（例如 P-糖蛋白）有关。Gervasoni 等的病例报道表明，1 名正在应用利奈唑胺治疗的患者，加用利福平后其谷浓度降低，在停用利福平后，这种诱导作用仍可持续 2～3 周（Gervasoni et al，2015）。尽管利福平对利奈唑胺血浓度影响的确切机制尚不清楚，其临床意义也有待进一步探讨，但有一点可以肯定，即药物治疗监测对安全合理用药有指导意义。对于这样的患者，利奈唑胺的用量是否应高于常用量，或者是否应换用其他药物，有待进一步研究。

[乌洛托品－乙酰唑胺][2]
Urotropine（Methenamine，Hexamine）－Acetazolamide

要点　同时应用乙酰唑胺和乌洛托品，可削弱或取消乌洛托品的抗菌作用。

有关药物　可以预料，其他碳酸酐酶抑制剂（如双氯非那胺、依索唑胺、醋甲唑胺等）及所有可碱化尿液的药物（如抗酸药、枸橼酸钾等）都可与乌洛托品发生类似相互影响。孟德立胺是乌洛托品的孟德立酸盐，预料与乙酰唑胺也可发生类似相互影响。

机制　乌洛托品需在酸性尿液中分解为甲醛而发挥杀菌作用。乙酰唑胺抑制碳酸酐酶，H^+ 的生成减少，HCO_3^- 排出增加，尿液碱化，致使乌洛托品不能分解为具有杀菌作用的甲醛。

建议　用乌洛托品治疗时，通常加服氯化铵以酸化尿液，合用使尿液碱化的药物是禁忌的，故此种相互影响在临床实践中不应该发生。然而，未必所有行医者都了解这一点。

[孟德立胺－肾功能不全][2]
Methenamine Mandelate－Renal Insufficiency

要点　肾功能不全患者应用孟德立胺后，可加重肾损害。

机制　可能与孟德立胺的分解产物孟德立酸在肾小管中形成结晶有关。

建议　肾功能不全患者禁用孟德立胺。

四环素类（如四环素、土霉素、米诺环素等）也可加重肾功能不全（参见 [四环素－肾功能不全]）。

其他可加重或可导致肾功能不全的肾毒性药物尚有：氨基苷类抗生素（如新霉素、庆大霉素、卡那霉素等）；青霉素类（包括青霉素、甲氧西林、氨苄西林、替卡西林等）；头孢菌素类（头孢噻啶最强，头孢噻吩次之，头孢氨苄、头孢唑啉和头孢拉定的肾毒性最小）；两性霉素 B；多黏菌素类（以多黏菌素 B 最明显）；喹诺酮类（包括诺氟沙星、环丙沙星、氧氟沙星、依诺沙星等）；磺胺类（磺胺嘧啶、磺胺甲噁唑等）；抗结核药（如利福平、乙胺丁醇、对氨基水杨酸等）；非甾类抗炎药（如阿司匹林、布洛芬、吲哚美辛、吡罗昔康等）；造影剂（醋碘苯酸钠、泛影葡胺、胆影葡胺等）；化疗药物（如顺铂、环磷酰胺、链脲菌素、甲氨蝶呤、丝裂霉素等）；环孢素；利尿剂（如汞撒利，噻嗪类利尿剂氢氯噻嗪等，袢利尿剂呋塞米等，留钾利尿剂螺内酯等，渗透性利尿剂甘露醇）；H_2 受体拮抗剂（包括西咪替丁、雷尼替丁、法莫替丁等）；抗癫痫药（如苯妥英、三甲双酮等）；血管紧张素转化酶抑制剂（如卡托普利）；青霉胺；金盐；碳酸锂；甲氧氟烷；乙醚；甲巯咪唑；丙磺舒；维生素 D（大剂量）；奥美拉唑。

（陈　莹）

主要参考文献

Amsden GW，et al，2003. Lack of bioequevalence of levofloxacin when coadministered with a mineral-forlified breakfast of juice and cereal. *J Clin Pharmacol*，43：990-995

Bailey DG，2010. Fruit juice inhibition of uptake transport：a new type of food-drug interaction. *Br J Clin pharmacol*，70（5）：645-655

Chen KT，et al，2003. Outbreak of Stevens-Johson syndrome/toxic epidermal necrolysis associated with mebendazole and metronidazole use among Filipino laborers in Taiwan. *Am J Public Health*，93：489-492

Gervasoni C，et al，2015. Prolonged inductive effect of rifampicin on linezolid exposure. *Eur J Clin Pharmacol*，71：643-644

Grant EM，et al，2002. Minimal interaction between gatifloxacin and oxycodone. JCP，42：928-932

Gumbo T，2011. Chemotherapy of tuberculosis，*Mycobacterium avium* complex disease，and leprosy. In：*Goodman & Gilman's The pharmacological basis of therapeutics*，*12th ed*. Brunton LL（editor），McGraw-Hill Co，Inc，New York：1549-1570

Kato R，et al，2002. Impairment of ciprofloxacin absorption by calcium polycarbophil. *J Clin Pharmacol*，42：806-811

Kusuhara H，et al，2012. Pharmacokinetic interaction study of sulphasalazine in healthy subjects and the impact of curcumin as an in vivo inhibitor of BCRP. *Br J Pharmacol*，166：1793-1803

Neufofel AL，et al，2002. Lack of bioequivalence of ciprofloxacin when administered with calcium-fortified orange juice：a new twist on an old interaction. *J Clin Pharmacol*，42，461-466

Petri Jr WA，2011. Sulfonamides，trimethoprim-sulfamethoxazole，quinolones，and agents for urinary tract infections. In：*Goodman & Gilman's The pharmacological basis of therapeutics*，*12th ed*. Brunton LL（editor），McGraw-Hill Co，Inc，New York：1463-1476

Reilly RF，et al，2011. Regulation of renal function and vascular volume. In：*Goodman & Gilman's The pharmacological basis of therapeutics*，*12th ed*. Brunton LL（editor），McGraw-Hill Co，Inc，New York：671-719

Stass H，et al，2004. Influence of activated charcoal on the pharmacokinetics of moxifloxacin following intravenous and oral administration of a 400 mg single dose to healthy males. *Br J Clin Pharmacol*，59（5）：536-541

Szentmáry N，et al，2004. Interaction of indomethacin and ciprofloxacin in the cornea following phototherapeutic keratectomy. *Graefe's Arch Clin Exp Ophthalmol*，242：614-616

Wallace AW，et al，2003. Lack of bioepuivalence when levofloxacin and calcium-fortified orange juice are coadministered to healthy volunteers. *J Clin Pharmacol*，43：539-544

Wallace AW，et al，2003. Lack of bioequivalence of gatifloxacin when coadministered with calcium-fortified orange juice in healthy volunteers. *J Clin Pharmacol*，43：92-96

第三十章　抗生素

第一节　青霉素类

[青霉素（盘尼西林）－阿司匹林（乙酰水杨酸）][3]
Penicillin－Aspirin

要点　对 11 名动脉硬化性疾病患者进行的研究表明，在给阿司匹林（3 g/d）前后 5～7 天给予青霉素 G，结果使青霉素 G 血浓度明显增加，半衰期延长。青霉素血浓度增加及半衰期延长的临床影响未曾确定。

有关药物　已证明阿司匹林减少氯唑西林、双氯西林、萘夫西林，及苯唑西林的血浆蛋白结合。阿司匹林与其他青霉素类（羧苄西林、哌拉西林、氨苄西林等）之间是否会发生类似相互影响，尚有待证实。

其他水杨酸类（胆碱水杨酸、双水杨酯、水杨酸钠等）是否影响青霉素类的处置，还未见报道。然而，如果此种影响的机制涉及阿司匹林的乙酰基团与白蛋白的赖氨酸残基共价结合，并影响其他药物的蛋白结合的话，那么仅有含乙酰基团的水杨酸类才会发生此种影响。

机制　确切机制还不清楚，但有可能涉及两种互不关联的作用。阿司匹林可置换与血浆蛋白结合的青霉素。阿司匹林的乙酰基与白蛋白的赖氨酸残基共价结合，导致结构的继发改变。此种结构的改变可使其他药物的蛋白结合发生改变。另一可能机制是，两种药物在近曲小管竞争相同的分泌部位。

新近研究表明，阿司匹林阻断青霉素从 CSF（脑脊液）向血液的主动转运，但这一影响的临床意义还不清楚。不过，对 CNS 感染的治疗可能有益。

建议　仅根据上述有限资料难以对此种相互影响的临床意义做出确切评价。资料提示，同时应用大剂量阿司匹林和青霉素，可增强青霉素的临床疗效，但大剂量阿司匹林的可能毒性不鼓励应用此种治疗方法。

[青霉素（盘尼西林）－丙磺舒（羧苯磺胺）][3]
Penicillin－Probenecid

要点　同时应用青霉素和丙磺舒，使青霉素的血浓度升高，半衰期延长。

有关药物　预料所有青霉素类都可与丙磺舒发生类似相互影响，业已证实的包括阿莫西林、磺苄西林、萘夫西林、苯唑西林、哌拉西林、替卡西林等。已证明另一种促尿酸排泄药磺吡酮与青霉素之间可发生类似相互影响。其他促尿酸排泄药（保泰松、苯溴马隆等）与青霉素之间是否会发生类似相互影响，尚不清楚，但已证明阿司匹林与青霉素之间可发生相互影响，只是相互影响的机制可能不完全相同（见[青霉素－阿司匹林]）。

机制　已提出两种机制解释这种相互影响：一是丙磺舒与其他弱有机酸竞争肾的有机酸主动转运系统，因此减少弱有机酸（如青霉素类）的分泌；二是丙磺舒可能减少青霉素类的表观分布容积，从而使更多的青霉素位于中央室（血浆和细胞外液）。

建议　最初生产丙磺舒的目的是用来延迟青霉素的排泄，从而增强青霉素的作用，延长其作用时间。这种用法通常仅限于淋病或神经梅毒患者或对青霉素耐药的情况。同时应用这两种药物期间出现的复杂情况，是由于抗生素浓度的升高；治疗时间越长，也就越常见。青霉素与丙磺舒联用时，最好减少青霉素的用量，并测定青霉素血浓度（试图通过联用丙磺舒以降低青霉素的用量已经成为历史）。

[青霉素（盘尼西林）－红霉素]³
Penicillin－Erythromycin

要点　同时应用青霉素和红霉素，可致抗菌作用的协同、拮抗或无改变。这些情况似乎依赖于数种因素，包括微生物的种类、对这两种抗生素的敏感性、接种物的影响、两种抗生素的相对浓度，及培养时间等。

有关药物　在青霉素类中，已证明青霉素 G、青霉素 V、氨苄西林、甲氧西林等在体内外都可与红霉素发生相互影响。头孢菌素类的化学结构和药理特点与青霉素类相近，预料可与红霉素发生类似相互影响（与头孢噻啶的此种相互影响已经证实）。

根据相互影响的机制推测，预料青霉素与其他大环内酯类抗生素（竹桃霉素、麦迪霉素、交沙霉素等）之间可发生类似相互影响。

机制　青霉素等 β 内酰胺类抗生素是通过与青霉素结合蛋白结合而发挥杀菌作用的。所产生的影响是抑制细菌细胞壁合成，细胞质的形成不受影响。红霉素通过抑制细菌蛋白质和酶的合成而影响细胞质的形成，从而发挥抑菌作用。此种作用使细菌细胞质生成减慢，并使之对青霉素类杀菌药的细胞溶解作用敏感性降低。

建议　青霉素类不应常规地与红霉素联用。虽然同用可显示协同，但也有无关和拮抗的报道。结果的不同极可能是由于所研究的微生物及其对这两种抗生素的相对敏感性的差别。如将两药同用，应测定最低抑菌浓度和最低杀菌浓度，以保证发挥协同性杀菌作用。

[青霉素（盘尼西林）－金霉素]²
Penicillin－Chlortetracycline

要点　在需要迅速杀灭细菌的情况下，例如患有脑膜炎时，同时应用四环素类衍生物和青霉素，则前者可拮抗后者的杀菌作用。据报道，金霉素和青霉素 G 联用时，二重感染、继发感染，及病死率都增加。

有关药物　其他四环素类（土霉素、四环素、米诺环素、多西环素等）和其他青霉素类（青霉素 V、氯唑西林、苯唑西林等）之间，也可发生类似相互影响。

机制　四环素类抗生素属速效抑菌药，可抑制球形体的形成。而细菌接触青霉素后，需先形成球形体后，才能被自溶酶溶解。另外，金霉素等四环素类可迅速抑制细菌蛋白质的合成，使细菌处于静止状态，以致使繁殖期杀菌的青霉素干扰细胞壁合成的作用不能充分发挥，这是抗菌作用减弱的另一原因。

建议　在需迅速发挥杀菌作用的情况下（如肺炎球菌性脑膜炎），四环素类可明显拮抗青霉素的作用。在无须迅速杀灭细菌的情况下，也无正当理由将它们联合应用。

[青霉素（盘尼西林）－氯霉素]⁴
Penicillin－Chloramphenicol

要点　对动物进行的体内外研究表明，氯霉素的抑菌作用可拮抗青霉素的杀菌作用。然而，另一研究表明，同时应用这两种药物，使氯霉素半衰期延长，血浓度升高。来自人类的资料提示，在许多情况下，同时应用这两种药物，并不减弱临床疗效。所涉及的生物体及剂量等参数可影响这一潜在的相互作用。

有关药物　曾发现同时应用氯霉素和氨苄西林治疗伤寒优于氯霉素单用。对 700 名淋病患者进行的治疗研究表明，同时应用氯霉素和普鲁卡因青霉素，也优于氯霉素单用。其他青霉素类（氯唑西林、双氯西林、苯唑西林等）也具有杀菌作用，预料和氯霉素可发生类似相互影响。

机制　青霉素抑制细胞壁合成，但氯霉素抑制蛋白质合成，从而可阻碍青霉素的杀菌作用。

建议　没有令人信服的临床证据表明氯霉素明显拮抗青霉素的杀菌作用，因此在需要联用的某些情况下，可以同时应用这两种药物。

[青霉素V（苯氧甲基青霉素）- 乙酰半胱氨酸（痰易净，易咳净）][2]
Penicillin V - Acetylcysteine

要点   应用乙酰半胱氨酸喷雾治疗期间，口服青霉素V的抗菌作用减弱。

有关药物   根据相互影响的机制推测，其他口服青霉素（如苯唑西林、氟氯西林、氨苄西林、阿莫西林等）、口服头孢菌素（如头孢氨苄、头孢羟氨苄、头孢克洛等）、四环素类（四环素、土霉素、多西环素等）与乙酰半胱氨酸之间可发生类似相互影响。

机制   喷雾给予的乙酰半胱氨酸有一部分可经吞咽进入胃肠道。据认为，进入胃肠道的乙酰半胱氨酸可与青霉素V结合，从而影响其吸收或削弱其抗菌活性。

建议   如果两者必须同时应用，间隔4小时给予可削弱此种相互影响。另外，上述抗生素非肠道应用，也许不会受进入胃肠道的乙酰半胱氨酸之影响（因为上述抗生素多无肝肠循环）。因此，如果可行的话，在乙酰半胱氨酸喷雾治疗期间，也可将抗生素改为注射给予。

[氟氯西林（氟氯青霉素）- 哌拉西林（氧哌嗪青霉素）][2]
Flucloxacillin - Piperacillin

要点   Landersdorfer等对10名健康志愿者进行的一项6阶段单剂量随机化交叉研究表明，同时静脉注射0.5 g氟氯西林和1.5 g哌拉西林（5分钟内完成），氟氯西林的肾清除率（CL_R）从单用时的5.44 L/h降至2.90 L/h（平均下降46%），非肾清除率（CL_{NR}）从单用时的2.66 L/h降至1.77 L/h（平均下降33%）；同时静脉注射1.0 g氟氯西林和3.0 g哌拉西林，氟氯西林的CL_R从单用时的5.47 L/h降至2.06 L/h（平均下降63%），CL_{NR}从单用时的2.79 L/h降至1.80 L/h（平均下降35%）。可见，该影响在较高剂量时更明显。氟氯西林对哌拉西林的药动学无明显影响（Landersdorfer et al，2008）。

有关药物   根据相互影响的机制推测，氟氯西林与同属氨脲苄类青霉素的美洛西林（磺唑氨苄青霉素；mezlocillin）以及阿洛西林（苯咪唑青霉素；azlocillin）之间可发生类似相互影响，美洛西林以及阿洛西林与其他β内酰胺类抗生素之间的类似相互影响也可发生。实际上，绝大部分β内酰胺类抗生素都像哌拉西林和氟氯西林一样，主要经肾小球滤过和肾小管主动分泌清除，故任何两种β内酰胺类抗生素之间都有可能发生类似相互影响，只是相互影响的程度有所不同。

机制   哌拉西林竞争性抑制氟氯西林经肾小管的主动分泌，是后者肾清除率降低的主要机制时（β内酰胺类抗生素经肾小管的主动分泌涉及有机阴离子转运蛋白，已知哌拉西林与该类载体的亲和力是氟氯西林的15倍，故可显著抑制氟氯西林的排泄）。哌拉西林使氟氯西林非肾清除率降低的确切机制还不清楚，可能与非竞争性抑制有关。

建议   严重的医院获得性感染可能涉及多种病原体，需要尽早采取经验性治疗措施。为了尽可能拓宽抗菌谱，往往需要联用抗生素。例如，一种β内酰胺类抗生素加一种β内酰胺酶抑制剂，两种β内酰胺类抗生素联用，或一种β内酰胺类加一种氨基糖苷类。然而，由于对氨基糖苷类抗生素肾毒性的顾虑，经常采用的是β内酰胺类抗生素的两两联用。目前可得到的部分资料表明，氨脲苄类青霉素哌拉西林（以及美洛西林和阿洛西林）与其他β内酰胺类抗生素的这类相互影响最容易发生，也最明显。作者认为，这种药动学的相互影响对改善抗菌治疗的疗效可能有用。

[氨苄西林（氨苄青霉素）- 别嘌醇（别嘌呤醇）][3]
Ampicillin - Allopurinol

要点   同时应用氨苄西林和别嘌醇，与各药单用相比，药物引起的皮疹发生率增加。

有关药物   据报道，同时应用别嘌醇和阿莫西林的患者，出现类似结果。别嘌醇和其他青霉素类（青霉素、氯唑西林、甲氧西林等）是否可发生类似相互影响，尚缺乏资料，但由于氨苄西林碳酯和海他西林在体内转化为氨苄西林，预料与别嘌醇可发生类似相互影响。

　　机制　发生该现象的确切机制不清楚。据报道，在所有青霉素类抗生素中，氨苄西林的皮疹发生率最高（大约为 9％）。传染性单核细胞增多症患者应用氨苄西林后几乎无一例外地发生皮疹。无症状性高尿酸血症患者青霉素过敏的发生率也较高。因此，皮疹发生率的增加是起因于别嘌醇，还是两药相互影响的结果，抑或是氨苄西林-高尿酸血症相互影响的结果，目前尚难定论。

　　建议　目前认为，氨苄西林和别嘌醇同用时所发生的皮疹以及传染性单核细胞增多症患者应用氨苄西林后所发生的皮疹代表一种毒性反应，而不是过敏反应。当出现皮疹后，即使继续应用氨苄西林，也可消失。因此认为，同时应用这两种药物无须刻意避免。然而，为慎重起见，如发生皮疹，最好停用其中的一种药物，或两者都停用。

[氨苄西林（氨苄青霉素）-新霉素][2]
Ampicillin-Neomycin

　　要点　部分证据表明，同时口服氨苄西林和新霉素，可使前者血浓度降低，抗菌作用有可能减弱。

　　有关药物　对 5 名健康受试者进行的研究表明，同时口服青霉素 V 和新霉素，可使前者的血浓度降低，而且比氨苄西林-新霉素之间的相互影响更明显。据报道，巴龙霉素也可引起吸收不良综合征，预料与氨苄西林可发生类似相互影响。卡那霉素的这种作用较弱，认为其影响也较小。其他氨基苷类抗生素（阿司米星、阿米卡星、妥布霉素等）与氨苄西林之间的类似相互影响不太可能发生，因为它们很少引起吸收障碍。但预料新霉素和其他口服青霉素（如氟氯西林、阿莫西林等）之间有可能发生类似相互影响。

　　机制　已知新霉素可引起一种可逆性吸收不良（障碍）综合征，故认为氨苄西林血浓度的降低可能起因于该综合征所致的吸收减少。

　　建议　氨苄西林和新霉素之间的该影响不像青霉素 V-新霉素之间的影响那么严重，但也值得注意（新霉素对青霉素 V 血浓度的影响持续至停药后 6 天，且血浓度的降低可达 50％，可见它们之间的该影响是比较明显的）。两药必须合用的话，有人建议通过增加氨苄西林（或青霉素 V）的剂量以克服。但也有人认为，将口服青霉素改为注射用青霉素更为合适。究竟何法为优，尚无临床资料验证。

[氨苄西林（氨苄青霉素）-氯喹][2]
Ampicillin-Chloraquine

　　要点　对健康受试者进行的研究表明，氯喹可减少氨苄西林的吸收。另有证据表明，同时口服氨苄西林和氯喹，氨苄西林的血浓度比单用时明显降低。

　　有关药物　其他 4-氨基喹啉类（哌喹、氨酚喹等）与氨苄西林之间，以及氯喹与其他青霉素类（青霉素 V、氟氯西林、萘夫西林等）之间，是否会发生类似相互影响，尚未见报道。但已证明巴氨西林（氨苄西林的前体物，在体内水解为氨苄西林发挥作用）的吸收不受氯喹的影响。

　　机制　机制尚不清楚。有人认为，可能是氯喹使胃排空减慢，肠蠕动加速（使氨苄西林在肠道中滞留的时间缩短），从而减少氨苄西林在肠道中的吸收。另有试验表明，氯喹可减少氨苄西林在肾小管中的重吸收，从单用时的 (29.0 ± 4.1)％降至合用时的 (19.0 ± 2.9)％。

　　建议　因为疟疾发作时常伴有扁桃体炎和支气管炎，因此氨苄西林和氯喹的联用在临床上并不少见。如果需要联用，将两药分服（至少间隔 2 小时）有可能削弱或避免此种相互影响。另外，加大氨苄西林的用量也是可供采用的方法（通常增加 30％ 足够）。已证明巴氨西林的吸收不受氯喹影响，故也可考虑用来代替氨苄西林。

[阿莫西林（羟氨苄青霉素）-食用纤维][3]
Amoxicillin-Dietary Fibre

　　要点　高纤维饮食可减少阿莫西林的吸收。

　　有关药物　高纤维饮食对其他青霉素类（青霉素 V、氨苄西林、双氯西林等）的吸收是否有影响，尚未见有研究报道。

机制　有人认为，食用纤维可吸附阿莫西林，从而减少其吸收。

建议　高纤维饮食者，为避免阿莫西林达不到有效治疗浓度，有必要增加阿莫西林的剂量。

第二节　头孢菌素类

［头孢氨苄（先锋霉素Ⅳ，苯甘孢霉素）－多西环素（强力霉素，脱氧土霉素）］[2]
Cefalexin（Cephalexin）－Doxycycline

要点　同时应用头孢氨苄和多西环素，前者的杀菌作用减弱，在需要迅速杀灭细菌的情况下，此种拮抗作用更明显。

有关药物　根据相互影响的机制推测，多西环素与所有头孢菌素类（如头孢唑林、头孢拉定、头孢替安等）之间都可发生类似相互影响，有些已经得到证实。其他四环素类抗生素（四环素、土霉素、米诺环素等）与头孢氨苄之间是否会发生类似相互影响，还未见报道，但预料类似相互影响有可能发生。

机制　多西环素属于速效抑菌药，可迅速抑制细菌蛋白质的合成，使细菌处于静止状态，以致使繁殖期杀菌的头孢氨苄干扰细胞壁合成的作用不能充分发挥，故抗菌作用减弱。

建议　在需迅速发挥杀菌作用的情况下（如肺炎球菌性脑膜炎），多西环素（或其他四环素类）可明显拮抗头孢氨苄等杀菌性抗生素的作用，因此不应将其与头孢菌素类合用。在无须迅速杀灭细菌的情况下，也无正当理由将它们联合应用。

［头孢氨苄（先锋霉素Ⅳ，苯甘孢霉素）－硫酸锌］[1]
Cefalexin（Cephalexin）－Zinc Sulfate

要点　Ding 等对 12 名健康男性受试者进行的一项随机化 4 阶段单剂量交叉研究表明，交错口服头孢氨苄和硫酸锌，对前者的药动学产生的影响有所不同。同时给予头孢氨苄和硫酸锌，与头孢氨苄单用相比，可使其 C_{max} 和 $AUC_{0\sim\infty}$ 分别降低 31.05％和 27.40％，高于最低抑菌浓度的维持时间（$T>$MIC）缩短 22.33％；口服硫酸锌后 3 小时再给予头孢氨苄，可使头孢氨苄的 C_{max} 和 $AUC_{0\sim\infty}$ 分别降低 11.48％和 18.12％，$T>$MIC 缩短 23.75％；口服头孢氨苄后 3 小时再给予硫酸锌，对头孢氨苄的药动学无明显影响（Ding et al，2011）。

有关药物　根据提出的机制推测，硫酸锌与其他口服剂型的头孢菌素类抗生素（如头孢羟氨苄、头孢拉定、头孢克洛等）之间的类似相互影响也有可能发生。

机制　锌与头孢氨苄络合，从而干扰其吸收，可能是该影响的主要机制。然而，何以在应用硫酸锌后 3 小时再给头孢氨苄，对头孢氨苄的药动学仍可产生明显影响，尚不能给出令人满意的解释。体内外研究表明，锌是肽类转运体 1（PEPT1）的竞争性抑制剂，而 PEPT1 是决定 β-内酰胺类抗生素口服生物利用度的转运体，故推测锌对 PEPT1 的抑制也可能是原因之一。另外，锌与许多蛋白质可发生相互影响，这一影响也有可能参与其中。后面两种影响或可部分解释硫酸锌后 3 小时对头孢氨苄的药动学仍可产生干扰的原因。

建议　体内外研究表明，2、3 价阳离子可干扰某些药物（特别是某些抗生素）的吸收，锌对头孢氨苄的影响就是这种情况。如果必须联用硫酸锌和头孢氨苄，根据 Ding 等的研究结果，于头孢氨苄后 3 小时再给予硫酸锌，可最大限度避免该影响。

［头孢噻啶（先锋霉素Ⅱ）－呋塞米（呋喃苯胺酸，速尿）］[2]
Cephaloridine－Furosemide

要点　呋塞米可使头孢噻啶的半衰期延长 25％，肾毒性相应增强。

有关药物 动物研究表明，呋塞米可增强头孢噻曲和头孢噻吩的毒性。另外，已证明呋塞米也可增加头孢乙氰的肾毒性。呋塞米对头孢氯、头孢噻肟、拉氧头孢、头孢替安、头孢美唑等头孢菌素类抗生素的毒性也有不同程度的增强。但头孢立新或头孢匹林与呋塞米同用时，未见有肾毒性的增强。

用头孢噻啶处理小白鼠后，依他尼酸可增加肾损害，而氯噻嗪则否。有证据表明，袢利尿剂吡咯他尼可增强氨基苷类及第一代头孢菌素类的肾毒性。其他袢利尿剂（布美他尼、托拉塞米、阿佐塞米等）是否有类似影响，还不清楚。头孢噻啶与噻嗪类利尿剂（氢氯噻嗪、环戊噻嗪、泊利噻嗪等）之间的相互影响未见报道。

机制 有几种可能性。一是两种药物释放肾素的作用相加，可致急性肾衰竭。二是呋塞米抑制肾小管对水的重吸收，导致近曲小管液中头孢噻啶浓度升高，促进它在近曲小管中的沉积，从而引起肾毒性。三是呋塞米的排钠利尿作用引起血容量减少，使血浆和组织中头孢噻啶浓度增加。也有可能是肾毒性作用的相加，或几种因素的联合。

建议 老年人、接受具有肾毒性药物的患者，及患有肾病或肾功能受损的患者，应避免同时给予头孢噻啶和呋塞米。如需要联用，最好选用一种肾毒性较低的头孢菌素代替头孢噻啶，并应常规检查肾功能。

［头孢噻吩（先锋霉素Ⅰ）－丙磺舒（羧苯磺胺）][2]
Cephalothin－Probenecid

要点 头孢噻吩与丙磺舒同用时，可使头孢噻吩血浓度升高，持续时间明显延长。

有关药物 丙磺舒可使头孢唑啉、头孢乙氰、头孢氨苄、头孢氯氨苄、头孢孟多、头孢唑肟、头孢西丁钠等的血浓度升高，但不明显影响拉氧头孢（羟羧氧酰胺菌素）的清除。其他头孢菌素类（如头孢匹林和头孢噻肟等）与丙磺舒有可能发生类似相互影响。

机制 丙磺舒使头孢菌素类血浓度升高的机制有二：①头孢菌素类主要经肾排泄，丙磺舒与它们竞争近曲小管的分泌系统；②丙磺舒限制头孢菌素类的分布容积。可见，丙磺舒与头孢噻吩之间相互影响的机制类似于青霉素－丙磺舒。

建议 同时应用一种头孢菌素和丙磺舒，可使前者血浓度升高，持续时间明显延长。血浓度升高可增加肾毒性，故应减少剂量。此种相互影响的严重程度取决于各种头孢菌素肾毒性的强弱。

［头孢克洛（头孢氯氨苄）－食品][2]
Cefaclor－Food

要点 餐时或餐后立即服用头孢克洛，可使其血浆药物峰浓度降低（25%～50%）。

有关药物 其他口服头孢菌素类（如头孢氨苄、头孢羟氨苄、头孢拉定等）的胃肠吸收也受胃内容物的影响。

机制 可能与胃内容物的存在使头孢克洛进入肠道吸收部位的时间延迟有关。

建议 餐前1～2小时服用头孢克洛，可削弱或消除此种影响。

［头孢西丁钠（噻吩甲氧头孢菌素，甲氧头霉噻吩）－
头孢唑肟（头孢去甲噻肟）][2]
Cefoxitin Sodium－Ceftizoxime

要点 头孢西丁钠和头孢唑肟合用，两者作用皆减弱。

有关药物 头孢西丁钠与大多数头孢菌素类的抗菌作用相互拮抗，与头孢替安、头孢克洛、头孢噻肟等头孢菌素类的拮抗作用已经证实。

机制 头孢西丁钠的化学结构与其他头孢菌素类相似，抗菌作用机制也相同（习惯上列为第2代头孢菌素），两者合用时，可在作用部位互相竞争。

建议 避免两者合用。由于两者作用机制相同，故实际上也无合用之必要。

[头孢西丁钠（噻吩甲氧头孢菌素，甲氧头霉噻吩）－氨曲南（噻肟单酰胺菌素）][2]
Cefoxitin Sodium－Aztreonam

要点 同时应用头孢西丁钠和氨曲南，两者的抗菌作用皆减弱。

有关药物 已证明头孢西丁钠与头孢菌素类可发生拮抗作用（见［头孢西丁钠（噻吩甲氧头孢菌素，甲氧头霉噻吩）－头孢唑肟（头孢去甲噻肟）]）。

机制 试验表明两者在体内外皆可互相拮抗。在同一作用部位的竞争是两者抗菌作用相互拮抗的机制。

建议 头孢西丁钠和氨曲南都属于非典型 β 内酰胺类抗生素。以往曾将头孢西丁钠作为第二代头孢菌素类，其实从化学结构上看它属于非典型 β 内酰胺类的头霉素类，而氨曲南则属于非典型 β 内酰胺类的单环 β 内酰胺。了解了它们的化学结构，对此种相互影响就不难理解了。应避免两者联用。

第三节 大环内酯类、林可霉素，及万古霉素

[红霉素－氯化铵][1]
Erythromycin－Ammonium Chloride

要点 用红霉素治疗泌尿系统感染时，如同时应用氯化铵，可削弱红霉素的抗菌活性。

有关药物 根据相互影响的机制推测，氯化铵与其他大环内酯类抗生素（竹桃霉素、依托红霉素、克拉霉素等）可发生类似相互影响。

机制 红霉素在碱性环境中抗菌作用增强（红霉素在碱性环境中的解离度低，而细胞对非解离型红霉素的通透性较高），在酸性环境中作用减弱。氯化铵导致尿液酸化，使解离型红霉素增加，因而削弱其抗菌作用。

建议 用红霉素治疗尿路感染期间，禁用氯化铵等酸化尿液的药物。治疗尿路感染时，如将尿液碱化（服用碳酸氢钠或乙酰唑胺等），确可增强红霉素的抗菌作用，这与乌洛托品、四环素、青霉素等抗菌药的情况相反（它们在酸性环境中作用增强）。然而，临床上除个别药物外（如乌洛托品和孟德立胺），真正通过酸化或碱化尿液以增强抗菌作用的例子是很少的。不过，避免酸化或碱化尿液所致的抗菌作用减弱确实具有重要临床意义。

[红霉素－丙胺太林（普鲁本辛）][3]
Erythromycin－Propantheline

要点 同时应用红霉素和丙胺太林，前者的血浓度降低，疗效减弱。

有关药物 所有延迟胃排空的药物，包括其他 M 受体阻断药，如溴甲阿托品、丁溴东莨菪碱、格隆溴铵等，都可与红霉素发生类似相互影响。

机制 丙胺太林抑制胃排空，使红霉素在胃内的滞留时间延长，分解增加；另外，红霉素到达肠内的速度减慢，吸收延迟，从而导致血浓度下降。

建议 同时应用红霉素和丙胺太林，应考虑到红霉素生物利用度降低的可能性。根据相互影响的机制推测，应用肠溶片剂可避免此种相互影响。

[红霉素－链阳菌素 A/B（辛内吉，森东西德）][1]
Erythromycin－Dalfopristin/Quinupristin（SYNERCID）

要点 MacDougall 等报道，同时应用链阳菌素 A/B 复方制剂，可导致红霉素的毒性增强（包括室性心律失常），但其抗菌作用则减弱（MacDougall et al，2011）。

有关药物 根据相互影响的机制推测，所有大环内酯类抗生素都可与链阳菌素 A/B 发生药效学方面的相互影响。其代谢涉及 CYP3A4 的大环内酯类抗生素，例如，14 元环大环内酯类的克拉霉素（clarithromycin）以及 15 元环大环内酯类的泰利霉素（telithromycin）等，与链阳菌素 A/B 之间尚可发生药动学方面的相互影响。尽管阿奇霉素以及地红霉素的代谢不涉及 CYP3A4，也因此不太可能与链阳菌素 A/B 发生药动学方面的相互影响，但药效学方面的相互影响依然存在。

机制 链阳菌素 A/B 是链阳菌素 A（达福普汀；dalfopristin）和链阳菌素 B（奎奴普汀；quinupristin）按 70：30 的比例配成的复方（这 2 种成分都是天然普那霉素的人工半合成衍生物）。链阳菌素 B 的结合部位与红霉素等大环内酯类相同（抗菌作用也相似，都是抑制肽链的延伸，最终抑制蛋白质的合成。链阳菌素 A 的结合部位与链阳菌素 B 的结合部位相邻，其作用是导致核糖体 50 大亚基的构型改变，从而协同性增强链阳菌素 B 与其靶点的结合，这也是两者配成复方的原因），因此可竞争性抑制红霉素与其结合点的结合，从而拮抗红霉素的抗菌作用（其结果不仅仅是拮抗红霉素的抗菌作用，尚可导致细菌耐药性的产生）。

包括红霉素在内的多数大环内酯类抗生素的代谢依赖于 CYP3A4（但依赖程度有所不同，到目前为止，已知泰利霉素对 CYP3A4 的依赖程度最大，约有 50% 的泰利霉素依赖于 CYP3A4 代谢），而链阳菌素 A/B 对 CYP3A4 有明显抑制作用，因此认为，链阳菌素 A/B 抑制红霉素经 CYP3A4 的代谢，是后者毒性增强的原因。

建议 链阳菌素 A/B 与红霉素之间的相互影响包括药效学和药动学两个方面，前者可削弱红霉素的治疗作用，而后者则增强红霉素的毒副作用，因此应避免两者联用。

临床上链阳菌素 A/B 复方制剂与其他药物同时应用的情况不少见，但有很多医生对涉及该药的相互影响了解甚少。对那些其代谢主要依赖于 CYP3A4 且治疗窗狭窄（或安全范围较小）的药物来说，链阳菌素 A/B 的同时应用有可能造成严重不良后果。

链阳菌素 A/B 与其他药物之间的相互影响也参见 ［氟哌啶醇（氟哌丁苯，氟哌醇）－链阳菌素 A/B（辛内吉，森东西德）］。

［红霉素－葡萄柚汁］[2]
Erythromycin－Grapefruit Juice

要点 Kanazawa 等对 6 名健康男性志愿者进行的研究表明，用葡萄柚汁送服 400 mg 红霉素与用等量温水送服相比，前者红霉素的平均 C_{max} 和平均 $AUC_{0\sim12 h}$ 明显增加（C_{max} 为 2.51 $\mu g/ml \pm 0.68 \mu g/ml$ 对 1.65 $\mu g/ml \pm 0.95 \mu g/ml$，$P<0.05$；$AUC_{0\sim12 h}$ 为 (8.80 $\mu g/ml \pm 1.32 \mu g$) · h/ml 对 (5.92 $\mu g/ml \pm 3.25 \mu g$) · h/ml，$P<0.05$）。然而，红霉素的 t_{max} 和 $t_{1/2}$ 不受葡萄柚汁的影响（Kanazawa et al，2001）。

机制 肠和肝中的 CYP3A4 都参于红霉素的代谢。鉴于两者同用时，红霉素的 C_{max} 和 $AUC_{0\sim12}$ 增加，而其 t_{max} 和 $t_{1/2}$ 不受影响，且已证明葡萄柚汁抑制肠道中 CYP3A4 的活性，故认为抑制 CYP3A4 介导的红霉素在肠道中的代谢是该影响的机制。

另外，已知红霉素除了是 CYP3A4 的底物外，也是 P-糖蛋白的底物，有充分证据表明，口服红霉素的生物利用度受肠壁中 P-糖蛋白的影响。葡萄柚汁对肠道中的 P-糖蛋白有某种程度的抑制作用，因此认为，葡萄柚汁对肠壁中的 P-糖蛋白的抑制，也是该影响的原因之一（Bailey，2010）。

建议 服用红霉素不应用葡萄柚汁送服。两者的服用最好间隔 2~4 小时（有证据表明，葡萄柚汁对肠道中 CYP3A4 和 P-糖蛋白的抑制作用持续 2~4 小时）。

［醋竹桃霉素（三乙酰竹桃霉素）－口服避孕药］[2]
Troleandomycin－Oral Contraceptive Agents（Oral Contraceptives）

要点 27 例应用口服避孕药的妇女，在应用醋竹桃霉素后 2~15 小时发生剧烈瘙痒；瘙痒发生后 2~5 天出现黄疸。多数患者在停药后一个月内恢复，但部分患者的恢复需 2 个月以上。

有关药物 口服避孕药与其他大环内酯类抗生素（红霉素、竹桃霉素、交沙霉素等）之间是否发生类似相互影响，还不清楚。但有证据表明，同时应用红霉素，可使口服避孕药的作用减弱（参见第28章 [口服避孕药－红霉素]），这与该处所述的口服避孕药－醋竹桃霉素之间的相互影响显然不同。

机制 同时应用醋竹桃霉素和口服避孕药后发生黄疸的机制还不清楚。8 例患者的肝穿刺表明，唯一病理改变是胆汁淤积。

建议 同时应用醋竹桃霉素和口服避孕药后出现的大量胆汁淤积的病例表明，二者联用可有明显的胆汁淤积副作用。因此，凡应用口服避孕药（或雌激素）的妇女，不应给予醋竹桃霉素。

[泰利霉素－奎尼丁][1]
Telithromycin－Quinidine

要点 同时应用泰利霉素和奎尼丁，发生室性心律失常的危险性增加。

有关药物 根据相互影响的机制推测，另一金鸡纳生物碱奎宁与泰利霉素之间可发生类似相互影响。

机制 泰利霉素本身可明显延长 QTc，从而增加易感患者发生室性心律失常的危险。应用奎尼丁治疗的患者有 2%～8% 可发生显著的 QT 间期延长和尖端扭转型室性心动过速（Tdp）。两者同用时这方面的副作用相加。

建议 奎尼丁治疗期间，避免应用泰利霉素，反之亦然。

注：泰利霉素明显延长 QTc 的副作用使其临床应用受到诸多限制。药典规定该药禁用于长 QT综合征、低血钾、低血镁，及显著心动过缓的患者。许多抗心律失常药也可延长 QT 间期，从而具有致心律失常的副作用，可与泰利霉素的此种副作用相加。除奎尼丁外，已明确证明可增强泰利霉素这一副作用的抗心律失常药尚有普鲁卡因胺（procainamide）和胺碘酮（amiodarone）等。已证明西沙必利（cisapride）和匹莫齐特（pimozide）与泰利霉素可发生类似相互影响，因为它们也具有延长 QTc 的副作用。

[泰利霉素－利福平（甲哌利福霉素，利米定）][1]
Telithromycin－Rifampin（Rifampicin）

要点 泰利霉素在结构上属于酮环内酯类，是酮环内酯类抗生素中唯一一批准用于临床者，结构上是红霉素的半合成衍生物，故其作用以及药动学特点在很多方面类似于红霉素。由于它对许多大环内酯类耐药的革兰氏阳性菌有明显的抗菌作用，故应用日广，与其他药物相互影响的情况也越来越多见。

有明确证据表明，同时应用利福平可使泰利霉素的血浓度降低 80%，抗菌作用明显减弱。

有关药物 就泰利霉素的药动学特点而论，可借鉴大环内酯类的红霉素或克拉霉素。在大多数情况下，凡是可与泰利霉素发生相互影响的药物，与红霉素或克拉霉素也可发生相互影响，反之亦然。

根据相互影响的机制推测，预料其他利福霉素类衍生物如利福喷汀、利福布汀、利福定等与泰利霉素之间可发生类似相互影响，只是相互影响的程度有一定差别。就对 CYP3A4 的诱导作用而论，利福平的诱导作用最强（因此，加速泰利霉素代谢的作用也可能最明显），利福喷汀的诱导作用次之，利福布汀的诱导作用最弱。

机制 利福平是一很强的肝药酶诱导剂（对 CYP1A2、CYP2C9、CYP2C19，及 CYP3A4 都有明显诱导作用，其中对 CYP3A4 的诱导作用最强），可促进多种药物的代谢。已经证明泰利霉素既是CYP3A4 的底物，也是 CYP3A4 的强效抑制剂，其代谢有 50% 依赖于 CYP3A4，故认为其血浓度的降低主要起因于利福平对 CYP3A4 的诱导。

建议 利福平对泰利霉素代谢的影响肯定且明显，因此最好避免两者的同时应用。

[泰利霉素－伊曲康唑（依他康唑）][1]
Telithromycin－Itraconazole

要点 同时应用泰利霉素和唑类抗真菌药伊曲康唑，前者的半衰期明显延长，作用和毒性也随之增强。

有关药物 根据相互影响的机制推测，所有唑类抗真菌药（包括咪唑类的酮康唑、咪康唑、益康唑，及三唑类的伊曲康唑、氟康唑和伏立康唑）都可与泰利霉素发生类似相互影响，但影响的程度可能不同。就唑类抗真菌药对 CYP3A4 的抑制作用而论，以三唑类的伊曲康唑和咪唑类的酮康唑作用最强（伊曲康唑既是 CYP3A4 的底物，又是 CYP3A4 的强效抑制剂。此点与酮康唑不同，酮康唑对 CYP3A4 有强烈抑制作用，但本身并不是 CYP3A4 的底物），咪康唑和伏立康唑次之（伏立康唑本身既是 CYP2C19、CYP2C9，及 CYP3A4 的底物，又是这 3 种酶的抑制物，其中对 CYP2C19 的抑制作用最强，对 CYP2C9 的抑制作用次之，对 CYP3A4 的抑制作用最弱），氟康唑的抑制作用最弱（氟康唑本身有 90% 以原形经肾排泄，仅有小部分由 CYP3A4 代谢，对 CYP3A4 的抑制作用较弱，但对 CYP2C9 有比较明显的抑制作用）。

机制 伊曲康唑是 CYP3A4 的底物和强效抑制剂，而泰利霉素在体内的氧化代谢主要由 CYP3A4 负责（50% 的原型药物由该酶代谢），因此认为，伊曲康唑通过抑制 CYP3A4（包括竞争性抑制和非竞争性抑制）从而阻碍泰利霉素经 CYP3A4 的代谢是该影响的机制。泰利霉素对 CYP3A4 也有明显抑制作用，但尚未见有可因此抑制伊曲康唑代谢的报道，大概是由于伊曲康唑对 CYP3A4 的亲和力高于泰利霉素的缘故。

建议 伊曲康唑对泰利霉素代谢的影响明显，如果可能的话，最好避免两者同用。另外，如果行得通的话，用大环内酯类的地红霉素（或阿奇霉素）代替泰利霉素，或用氟康唑代替伊曲康唑，可避免或一定程度上削弱此种影响。如果同时应用难以避免，可将泰利霉素减量或延长给药间隔（通常采用前一措施。应用常用量的半量可能已足够）。

注： 已经明确证明通过竞争性和非竞争性抑制 CYP3A4 而导致泰利霉素作用增强的药物并不多，伊曲康唑是其中一种。然而，已证明因泰利霉素（Telithromycin）通过竞争性和非竞争性抑制 CYP3A4 从而使其血浓度升高、作用和毒性有可能增强的药物有多种，其中包括丁酰苯类抗精神病药匹莫齐特（pimozide）、5-HT$_4$ 受体激动剂类止吐药西沙必利（cisapride）、苯二氮革类镇静催眠药咪达唑仑（midazolam）、他汀类降脂药如洛伐他汀（lovastatin）和辛伐他汀（simvastatin）、免疫抑制药环孢素（cyclosporine），及抗癫痫药苯妥英（phenytoin）等。

[林可霉素（洁霉素）－食品][2]
Lincomycin－Food

要点 胃内容物的存在影响林可霉素的吸收，可使其血浓度明显降低。

有关药物 甜味剂环己氨磺酸及其盐（如环己氨磺酸钠和环己氨磺酸钙）也明显影响林可霉素的吸收。已证明林可霉素的类似物克林霉素（氯林霉素，氯洁霉素）不受胃内容物的影响，但是否受甜味剂环己氨磺酸的影响还不清楚。

机制 不清楚。

建议 口服林可霉素最好在两餐之间及睡前给予，或避免在餐前 1 小时至餐后 2 小时的期间应用。在应用林可霉素治疗期间，避免应用含有甜味剂环己氨磺酸的食品、饮料或药物。

克林霉素是林可霉素 7 位羟基被氯取代的化合物，具有与林可霉素相同的抗菌谱，已证明其吸收不受胃内容物的影响，可用来代替林可霉素。

[林可霉素（洁霉素）－西咪替丁（甲氰咪胍）][2]
Lincomycin－Cimetidine

要点 同时应用西咪替丁可增加林可霉素的吸收，并增加其 AUC，但对吸收速率和清除速率无影响。

有关药物 根据提出的机制推测，其他 H$_2$ 受体阻断药（雷尼替丁、尼扎替丁、法莫替丁等）与林可霉素之间，以及林可霉素的结构类似物克林霉素（氯林霉素）与西咪替丁之间，可发生类似相互影响，但尚有待证实。

机制　林可霉素属叔胺类有机弱碱（药用其盐酸盐），在碱性环境中吸收增加。而西咪替丁减少酸的分泌，提高胃及小肠上部的 pH，故有利于其吸收。

建议　西咪替丁与林可霉素合用引起的后者血浓度升高，有可能导致不良反应的发生，原有肝肾功能不全或合用西咪替丁前林可霉素血浓度已处于治疗范围上限的患者，更有可能发生，故必须合用两药时，应密切监测林可霉素血浓度，必要时适当减少林可霉素的用量。

［林可霉素（洁霉素）－白陶土（高岭土，水合硅酸铝）][1]
Lincomycin－Kaolin（Hydrated Aluminum Silicate）

要点　白陶土与林可霉素同用时，可使后者的胃肠吸收减少 90％。因为林可霉素治疗期间腹泻发生率较高，为了防止腹泻的发生，常常给予止泻药，而许多止泻药中含有白陶土，故此种相互影响在临床上具有重要意义。

有关药物　虽然克林霉素的结构类似于林可霉素，但据报道，白陶土不影响克林霉素吸收的程度，然而可明显影响其吸收速度。

机制　可能与白陶土的吸附作用有关。

建议　接受林可霉素而又需要应用止泻药的患者，应考虑给予不含白陶土的制剂。必须应用含有白陶土的制剂时，至少应在林可霉素前或其后 2 小时服用。鉴于白陶土的吸附作用无选择性，故同时应用其他药物也应遵循该原则（也见［地高辛（狄戈辛）－白陶土（高岭土，水合硅酸铝）]）。

［林可霉素（洁霉素）－红霉素][3]
Lincomycin－Erythromycin

要点　因为红霉素与细菌核糖体 50 S 大亚基的亲和力高于林可霉素，所以，理论上可阻止林可霉素进入核糖体结合部位，从而拮抗其作用。

有关药物　根据相互影响的机制推测，所有大环内酯类抗生素（如竹桃霉素、醋竹桃霉素、麦迪霉素等）都可与林可霉素发生类似相互影响。同样，林可霉素的结构类似物克林霉素与红霉素之间的类似相互影响也可发生。

机制　红霉素和林可霉素与细菌核糖体 50 S 大亚基结合，抑制蛋白质合成，最终导致细菌死亡。两者结合的部位相同，故可发生竞争。由于红霉素对 50 S 大亚基的亲和力高于林可霉素，故可竞争性抑制其结合而阻断其作用。

建议　虽然现有资料尚不足以断定林可霉素和红霉素之间的相互影响，但临床医生应认识到此种交叉影响的可能性。在可能的情况下，应尽量避免同时应用这两种药物，以免相互拮抗而削弱抗菌作用。

［林可霉素（洁霉素）－氯霉素][3]
Lincomycin－Chloramphenicol

要点　氯霉素与细菌核糖体 50 S 大亚基结合，抑制转肽作用，阻碍蛋白质合成，从而发挥抗菌作用。氯霉素的这一结合部位与林可霉素（以及大环内酯类抗生素）的结合部位相邻，故二者同用时可互相拮抗。因此，避免两者联用是有一定道理的。也见［林可霉素（洁霉素）－红霉素]。

［万古霉素－硝苯地平（硝苯吡啶，心痛定）][2]
Vancomycin－Nifedipine

要点　个案报道表明，正在应用硝苯地平治疗的患者，当快速输注万古霉素时，产生明显的低血压。

有关药物　根据相互影响的机制推测，硝苯地平与其他万古霉素类（糖肽类）抗生素，如去甲万古霉素和替考拉宁（teicoplanin）之间，以及万古霉素与其他二氢吡啶类钙拮抗剂（如尼卡地平、尼莫地平、尼群地平等）甚至所有血管扩张药之间，都有可能发生类似相互影响。

机制 万古霉素（或去甲万古霉素以及替考拉宁）本身可导致血压降低（特别是快速输注时），此种作用与硝苯地平的扩血管作用相加。

建议 有人建议，正在应用硝苯地平治疗的患者，如欲应用万古霉素，应于万古霉素前 3～5 天停用硝苯地平，并在输注万古霉素期间严密监测血压。

[达托霉素－庆大霉素]2
Daptomycin－Gentamicin

要点 同时应用达托霉素和庆大霉素，肾毒性作用的发生率增加。

有关药物 其他氨基苷类抗生素（新霉素、卡那霉素、阿米卡星等）与达托霉素之间可发生类似相互影响。

机制 达托霉素以及氨基苷类抗生素单用都可损害肾功能，故认为该影响起因于两者肾毒性作用的相加。

建议 如果可能的话，最好避免两者的同时应用。

另外，达托霉素本身尚可导致骨骼肌损害，有单用引发肌病的报道。因此，与他汀类降脂药（如洛伐他汀、辛伐他汀等）同用时，肌病的发生率增加。

第四节 氨基苷类

[链霉素－妊娠]1
Streptomycin－Pregnancy

妊娠妇女应尽可能避免使用链霉素。如有必要应用，可考虑终止妊娠。

[链霉素－茶苯海明（乘晕宁）]3
Streptomycin－Dimenhydrinate

要点 茶苯海明有可能掩盖链霉素的耳毒性症状。

有关药物 其他抗组织胺药（苯海拉明、异丙嗪、美可洛嗪等）也有可能使链霉素及其他氨基苷类抗生素（庆大霉素、卡那霉素、阿米卡星等）或其他具有耳毒性的药物（如依他尼酸）的耳毒性症状不易觉察。

机制 链霉素等药物的耳毒性症状最初往往表现为眩晕、恶心，及呕吐，而茶苯海明中所含的 H_1 受体阻断药（抗组织胺药）苯海拉明可缓解眩晕、恶心，及呕吐等症状，从而使其难以觉察。

建议 在应用链霉素等具有耳毒性的药物治疗期间，最好避免应用具有止吐和抗晕动作用的抗组织胺药，以免耳毒性先兆症状不易觉察而继续用药所致的永久性耳损害。

实际上，所有具有镇静催眠作用的药物都可因抑制患者的反应性，而使某些"亚临床耳毒性"的症状不容易被觉察或被掩盖，因此，与氨基苷类抗生素合用时，都需谨慎，特别是儿童和老年人。

[链霉素－地西泮（安定）]2
Streptomycin－Diazepam

要点 同时应用链霉素和地西泮，导致神经肌肉阻断的发生率增加，有两者同用引起肢体瘫痪和呼吸衰竭的报道。

有关药物 同时应用庆大霉素和地西泮，有引起严重呼吸抑制的报道（见［庆大霉素－地西泮])。根据相互影响的机制推测,链霉素与其他苯二氮䓬类镇静催眠药之间以及地西泮与其他氨基苷类抗生素之间可发生类似相互影响,但相互影响所致横纹肌麻痹的严重程度有所不同。氨基苷类神经肌肉阻断作用的强度依次为新霉素>链霉素>巴龙霉素>卡那霉素>奈替米星>西索米星>阿米卡星(丁胺卡那霉素)>庆大霉素>妥布霉素。苯二氮䓬类中枢性肌肉松弛作用的强度尚未见有比较研究报道,但已经明确证明具有中枢性肌肉松弛作用的苯二氮䓬类包括地西泮、去甲西泮、氯氮䓬(利眠宁)、氟西泮,及氯硝西泮等。

机制 氨基苷类可络合钙离子,具有箭毒样阻滞乙酰胆碱受体的作用,也可与突触前膜上的钙离子结合部位结合,阻止乙酰胆碱的释放,并可降低突触后膜对乙酰胆碱的敏感性,而地西泮等苯二氮䓬类有中枢性肌肉松弛作用,预料两者对横纹肌的抑制作用相加。

建议 同时应用链霉素(或其他氨基苷类抗生素)和地西泮,应注意剂量的调整,如果是静脉给予氨基苷类抗生素,滴速要慢。重症肌无力患者即使单用氨基苷类,也容易发生呼吸停止,因此该类患者必须应用氨基苷类的话,应尽可能避免给予苯二氮䓬类。如果出现明显的神经肌肉阻断,可用钙剂、新斯的明(或其他抗胆碱酯酶药)对抗。

[链霉素－西咪替丁(甲氰咪胍)][2]
Streptomycin－Cimetidine

要点 有证据表明,同时应用链霉素和西咪替丁,可导致明显的神经肌肉阻断作用。

有关药物 有证据表明,同时应用庆大霉素和西咪替丁,可发生类似相互影响。根据相互影响的机制推测,其他氨基苷类抗生素与西咪替丁之间的类似相互影响也可发生。然而,由于氨基苷类抗生素神经肌肉阻断作用的强度有明显不同,因此,相互影响的后果存在差别。新霉素的神经肌肉阻断作用最强,链霉素和巴龙霉素次之,其后依次为卡那霉素、奈替米星、阿米卡星(丁胺卡那霉素)、庆大霉素,及妥布霉素。

链霉素与其他 H_2 受体阻断药(如雷尼替丁、法莫替丁、尼扎替丁等)之间是否会发生类似相互影响,还不清楚。

机制 链霉素和西咪替丁都有神经肌肉阻断作用,两者的此种作用可发生相加或协同。链霉素的神经肌肉阻断作用可能起因于药物与突触前膜钙结合部位结合从而抑制神经末梢释放乙酰胆碱以及降低突触后膜对乙酰胆碱的敏感性有关,西咪替丁神经肌肉阻断作用的具体机制还不清楚。

建议 在应用西咪替丁治疗期间,最好避免给予氨基苷类抗生素。在没有取得进一步资料前,对其他 H_2 受体阻断药的应用也应遵循该原则。如果发生此种相互影响,首选钙盐(如氯化钙)治疗;抗胆碱酯酶药(如腾喜龙和新斯的明)的应用虽然也可获得不同程度的成功,但效果远不如钙盐。

注: 其他具有神经肌肉阻断作用的药物还有多黏菌素B、硫酸镁、克林霉素等,这些药物与西咪替丁的同时应用也应谨慎。

[链霉素－克林霉素(氯林霉素,氯洁霉素)][2]
Streptomycin－Clindamycin

要点 同时应用链霉素和克林霉素,前者的神经肌肉阻断作用增强,发生肾衰竭的危险性增加。

有关药物 据报道,有3名肾功能正常的患者常规剂量联合应用庆大霉素(13~18天)和克林霉素(7~13天)后出现急性肾衰竭。

根据相互影响的机制推测,克林霉素与其他氨基苷类抗生素之间可发生类似相互影响,但相互影响的程度可能不同。就氨基苷类抗生素肾毒性作用强度而论,依次为新霉素>卡那霉素>西索米星>庆大霉素>妥布霉素>阿米卡星(丁胺卡那霉素)>奈替米星>链霉素;神经肌肉阻断作用依次为新霉素>链霉素>巴龙霉素>卡那霉素>奈替米星>阿米卡星(丁胺卡那霉素)>庆大霉素>妥布霉素。

链霉素或其他氨基苷类抗生素与克林霉素的类似物林可霉素之间是否会发生类似相互影响,还不清楚。

机制 有证据表明，克林霉素和氨基苷类抗生素（包括链霉素）都可抑制神经肌肉传递（前者的具体作用环节不清，后者可与突触前膜钙结合部位结合从而抑制神经末梢释放乙酰胆碱，并降低突触后膜对乙酰胆碱的敏感性，结果导致神经肌肉接头处传递阻断），因此认为两者作用的相加或协同是神经肌肉阻断作用增强的机制。

发生肾衰竭危险性增加的确切机制尚不清楚，但对大鼠进行的研究表明，克林霉素引起的肾细胞内溶酶体之变化类似于链霉素，故认为该相互影响可能起因于两者对肾有害作用的相加或协同。

建议 根据目前可得到的资料认为，氨基苷类抗生素与克林霉素合用时，应密切监测肾功能。上述患者停药后 3～5 天内恢复。有克林霉素与妥布霉素合用不产生肾毒性的报道，但实际上可能是因为妥布霉素的肾毒性弱于庆大霉素之故。

［庆大霉素－地西泮（安定）］[2]
Gentamicin－Diazepam

要点 同时应用庆大霉素和地西泮，可导致神经肌肉阻断，有两者同用引起严重呼吸抑制的报道。

有关药物 根据相互影响的机制推测，庆大霉素与其他苯二氮䓬类镇静催眠药（氯氮䓬、三唑仑、劳拉西泮等）之间以及地西泮与其他氨基苷类抗生素（链霉素、妥布霉素、阿米卡星等）之间可发生类似相互影响（也参见［链霉素－地西泮］）。

机制 氨基苷类可络合钙离子，具有箭毒样阻滞乙酰胆碱受体的作用，也可与突触前膜上的钙离子结合部位结合，阻止乙酰胆碱的释放，而苯二氮䓬类有中枢性肌肉松弛作用，预料两者的作用相加。

建议 同时应用庆大霉素（或其他氨基苷类抗生素）和地西泮，应注意剂量的调整，氨基苷类的滴速要慢。重症肌无力患者即使单用氨基苷类，也容易发生呼吸停止，因此该类患者必须应用氨基苷类的话，应尽可能避免给予苯二氮䓬类。如果出现明显的神经肌肉阻断，可用钙剂、新斯的明（或其他抗胆碱酯酶药）对抗。

［庆大霉素－吲哚美辛（消炎痛）］[3]
Gentamicin－Indomethacin

要点 对 22 例患有动脉导管未闭的早产儿进行的研究表明，吲哚美辛可使庆大霉素的血浓度升高。但也有两者之间无相互影响的报道。

有关药物 有证据表明，新生儿同时应用吲哚美辛和阿米卡星，后者的血浓度升高。由于报道结果不一致，故难以预料庆大霉素与其他抗炎镇痛药（阿西美辛、吡罗昔康、萘普生等）之间以及吲哚美辛与其他氨基苷类抗生素（卡那霉素、链霉素、妥布霉素等）之间是否会发生类似相互影响。

机制 氨基苷类抗生素多以原型经肾排泄，而吲哚美辛可降低肾小球滤过率，故认为庆大霉素血浓度的升高可能起因于经肾排泄速度的减慢。

建议 虽然报道结果不一致，但凡是合用庆大霉素及吲哚美辛的新生儿，有必要监测血浓度和肾功能。也有人建议，正在应用氨基苷类抗生素的新生儿，如欲应用吲哚美辛，应于吲哚美辛之前减少氨基苷类的剂量。该相互影响在成人体内尚未得到证实。

［庆大霉素－硫酸镁］[2]
Gentamicin－Magnesium Sulfate

要点 其母曾用硫酸镁治疗惊厥的 1 名女婴，出生后 12 小时给予庆大霉素时，出现呼吸停止（该婴出生后因发生肌无力曾测其血镁浓度为 43 mg/L），气管插管并停用庆大霉素后好转。

有关药物 预料镁盐与其他氨基苷类抗生素（卡那霉素、阿米卡星、妥布霉素等）可发生类似相互影响。

机制 起因于镁和氨基苷类抗生素神经肌肉阻断作用的相加。

建议 正在应用氨基苷类抗生素治疗的患者，最好避免静脉给予硫酸镁；如必须应用，应考虑到其相互影响可能导致的呼吸抑制，并备好人工呼吸设施。已有高镁血症的患者，特别是新生儿，应避免给予氨基苷类抗生素，如必须应用，需密切监测呼吸功能。

[庆大霉素－羧苄西林（羧苄青霉素）][1]
Gentamicin－Carbenicillin

要点 据报道，同时注射庆大霉素和羧苄西林，对某些敏感菌来说，比各药单用更有效。然而，两者在体外混合后，庆大霉素的活性可显著降低；在肾衰竭的患者中，羧苄西林可降低庆大霉素血浓度，使其半衰期缩短，引起类似的失活；在肾功能正常的患者中，则未曾发现这种相互影响。

有关药物 体外研究表明，羧苄西林在试管内可使链霉素失活。

据报道，羧苄西林和替卡西林（羧噻吩青霉素）在体外可失活西索米星、奈替米星（乙基西梭霉素）、妥布霉素及阿米卡星（丁胺卡那霉素），但对阿米卡星的此种影响最弱。

替卡西林在体内可失活庆大霉素，但与羧苄西林不同，替卡西林并不干扰用微生物分析法测定的庆大霉素血浓度。

其他氨基苷类抗生素（如卡那霉素、新霉素，及链霉素等）在体外也有可能发生类似失活。氨苄西林和青霉素 G 与庆大霉素在体外混合时，可使庆大霉素活性减弱。

已证明羧苄西林对庆大霉素、妥布霉素，及奈替米星的失活能力强于阿洛西林或美洛西林，但弱于替卡西林（接受新霉素的患者，青霉素 V 的血浓度降低，但此种情况下青霉素 V 血浓度的降低与新霉素所致的可逆性吸收不良综合征有关）。

根据相互影响的机制推测，其他青霉素类抗生素（如苯唑西林、氯唑西林、磺苄西林、呋布西林等）与氨基苷类抗生素也可发生类似相互影响。但有证据表明，同属青霉素类的哌拉西林与氨基苷类不易发生此种相互影响。

机制 青霉素类与氨基苷类发生化学结合，形成无生物活性的酰胺。反应成分是氨基苷类的氨基和青霉素类的 β-内酰胺环。

建议 临床实践充分证明，联合应用氨基苷类和 β-内酰胺类抗生素治疗某些细菌感染远比单用有效。但是，为防止体外失活，上述两类抗生素不应混合点滴。在肾功能正常的患者中，这些抗生素可以联用。但有肾衰竭存在时，青霉素类血浓度升高，可与氨基苷类抗生素发生类似体外的相互影响，导致氨基苷类的失活；故在这种情况下必须监测血药浓度，并根据肾功能损害的程度调整剂量。

值得注意的是，囊性纤维化患者和烧伤患者氨基苷类清除加速，半衰期缩短，故需要量增加；前一种情况确切机制尚不清楚，但烧伤患者氨基苷类需要量的增加，可能与药物经烧伤部位的丢失有关。

新霉素和口服青霉素应避免同时应用。鉴于替卡西林在体内也可失活庆大霉素，因此，不管肾功能如何，都不应联合应用。

[庆大霉素－头孢噻吩（先锋霉素 I）][2]
Gentamicin－Cephalothin

要点 庆大霉素和头孢噻吩合用时，可使肾毒性和急性肾衰竭的危险性增加，并可引起获得性范可尼综合征。业已证明，这两种药物单用也可引起肾毒性。故此种影响可能起因于两者肾毒性作用的相加。

有关药物 妥布霉素与头孢噻吩联用时，可使肾毒性增加。在 11 例应用细胞毒药物治疗的白血病患者中，接受庆大霉素和头孢氨苄的 9 例患者产生低钾血症。本身具有肾毒性的其他氨基苷类（卡那霉素、阿米卡星、奈替米星等）亦可与头孢噻吩及其他头孢菌素（头孢孟多、头孢匹林、拉氧头孢等）发生类似相互影响。

机制 庆大霉素和头孢噻吩引起肾毒性的确切机制还不清楚。庆大霉素似乎主要影响近曲小管，导致轻度氮质血症，伴有血尿素氮短暂升高。头孢噻吩可引起急性肾小管坏死。上述制剂合用时，作用相加，毒性相互增强。

建议 同时接受这些药物的患者，应密切观察有无肾毒性的体征。应避免两者长期大剂量应用。具体剂量可根据肌酐清除率决定。

［庆大霉素－克林霉素（氯林霉素，氯洁霉素）］[2]
Gentamicin－Clindamycin

要点 据报道，有 3 名肾功能正常的患者常规剂量联合应用庆大霉素（13～18 天）和克林霉素（7～13 天）后出现急性肾衰竭。

有关药物 根据相互影响的机制推测，克林霉素与其他氨基苷类抗生素之间可发生类似相互影响，但相互影响的程度可能不同。就氨基苷类抗生素肾毒性作用强度而论，依次为新霉素＞卡那霉素＞西索米星＞庆大霉素＞妥布霉素＞阿米卡星（丁胺卡那霉素）＞奈替米星＞链霉素；神经肌肉阻断作用的强度依次为新霉素＞链霉素＞巴龙霉素＞卡那霉素＞奈替米星＞阿米卡星＞庆大霉素＞妥布霉素。

庆大霉素与克林霉素的类似物林可霉素之间是否会发生类似相互影响，还不清楚。

机制 引起肾衰竭的确切机制尚不清楚，但对大鼠进行的研究表明，克林霉素引起的肾细胞内溶酶体之变化类似于庆大霉素，故认为该相互影响可能起因于两者有害作用的相加或协同。

有证据表明，克林霉素和氨基苷类抗生素（包括庆大霉素）都可抑制神经肌肉传递（前者的具体作用环节不清，但已经证明既涉及突触前的影响，又涉及突触后的影响；后者可与突触前膜钙结合部位结合从而抑制神经末梢释放乙酰胆碱，并降低突触后膜对乙酰胆碱的敏感性，结果导致神经肌肉接头处传递阻断），因此认为两者作用的相加或协同是神经肌肉阻断作用危险性增加的机制。

建议 根据目前可得到的资料认为，氨基苷类抗生素与克林霉素合用时，应密切监测肾功能。上述患者停药后 3～5 天内恢复。有克林霉素与妥布霉素合用不产生肾毒性的报道，但实际上可能是因为妥布霉素的肾毒性弱于庆大霉素之故。

就神经肌肉阻断而论，认为克林霉素与庆大霉素或妥布霉素之间此种相互影响的可能性较小，但仍应考虑到此种相互影响的可能性，特别是有肾功能不全的迹象存在时。也见［链霉素－克林霉素］。

［庆大霉素－万古霉素］[2]
Gentamicin－Vancomycin

要点 有证据表明，庆大霉素与万古霉素合用时，肾毒性发生率比各药单用时明显增加（由各药单用时的 2％～10％增至 35％）。耳毒性的发生率也有可能增加。

有关药物 根据相互影响的机制推测，庆大霉素与另外两种万古霉素类（糖肽类）抗生素去甲万古霉素（已经少用）及替考拉宁（teicoplanin）之间以及万古霉素与其他氨基苷类抗生素之间，可发生类似相互影响，但相互影响所致后果的严重程度有所不同。就氨基苷类抗生素的肾毒性作用的强度而论，依次为新霉素＞卡那霉素＞西索米星＞庆大霉素＞妥布霉素＞阿米卡星（丁胺卡那霉素）＞奈替米星＞链霉素。但是，耳毒性则包括两个方面，一是前庭神经毒性，二是耳蜗神经毒性。前庭神经损伤的发生率依次为新霉素＞卡那霉素＞链霉素＞西索米星＞阿米卡星＝庆大霉素＝妥布霉素＞奈替米星，耳蜗神经损伤的发生率依次为新霉素＞卡那霉素＞阿米卡星＞西索米星＞庆大霉素＞妥布霉素＞奈替米星＞链霉素。万古霉素类不管是肾毒性发生率，还是耳毒性发生率，都是万古霉素≥去甲万古霉素＞替考拉宁。

机制 庆大霉素和万古霉素本身都具有肾毒性和耳毒性。两者同用时肾毒性和耳毒性相加或协同。

建议 庆大霉素（或其他氨基苷类抗生素）与万古霉素联用治疗耐药金葡菌感染有一定临床价

值。治疗肠球菌性心内膜炎时，两者的联用已经成为常规。但不应忘记，两药皆有肾毒性和耳毒性，且其毒性相加或协同，故在联用期间应注意监测肾功能，并注意观察有无耳毒性的症状和体征。已有肾功能受损者，应避免两药联合应用。

其他具有耳毒性的药物尚有高效能利尿药（依他尼酸＞呋塞米＞布美他尼）、止吐药、甘露醇等；其他具有肾毒性的药物包括高效能利尿药，第一代头孢菌素类（如头孢噻吩、头孢噻啶、头孢匹林等），两性霉素 B，多肽类抗生素（杆菌肽、卷曲霉素、多黏菌素 B、黏菌素甲磺酸等）。上述药物与氨基苷类抗生素的同时应用也应尽可能避免。

[庆大霉素－多黏菌素 B][2]
Gentamicin－Polymyxin B

要点　由于庆大霉素和多黏菌素 B 都可引起肾毒性和神经肌肉阻断，故两药联用可增加这些副作用。但也有两药联用不曾导致肾毒性的报道。

有关药物　据报道，卡那霉素和多黏菌素 B 联用导致一例患者呼吸暂停。这与两药神经肌肉阻断作用的相加有关。在氨基苷类抗生素中，卡那霉素、链霉素，及新霉素引起神经肌肉阻断的可能性较大；庆大霉素和妥布霉素的此种作用较弱。其他氨基苷类（阿米卡星、奈替米星，及巴龙霉素）也有引起神经肌肉阻断的可能。多肽类抗生素（杆菌肽、卷曲霉素、黏菌素甲磺酸等）及氨基苷类抗生素都具有潜在的肾毒性。

机制　氨基苷类抗生素及多肽类抗生素可作用于运动终板，导致可逆性神经肌肉阻断，并通过对肾小管的直接作用引起肾毒性。因为联合或相继应用两种氨基苷类可致毒性相加，氨基苷类和多肽类可增强其他制剂的神经肌肉阻断作用，所以认为，这两类药物的毒性是相加的。

建议　因为目前可以得到毒性更小、安全范围更大的制剂，所以应避免联用这两种药物。

[庆大霉素－两性霉素 B][2]
Gentamicin－Amphotericin B

要点　据报道，合用庆大霉素和传统的两性霉素 B 可使肾功能恶化。

有关药物　目前临床上可得到的两性霉素 B 有 4 种配方，分别是传统两性霉素 B（C-AMB）、脂质体两性霉素 B（L-AMB）、两性霉素 B 脂复合物（ABLC），及两性霉素 B 胶态分散体（ABCD）。就静脉点滴反应（如寒战、发烧、呼吸急促等）而论，从强到弱依次为 ABCD、C-AMB、ABLC、L-AMB。然而，就肾毒性作用而论，C-AMB 的毒性作用最强（因深部霉菌病而接受 C-AMB 治疗的患者有 80％发生氮质血症）；脂质配方的肾毒性较弱，从强到弱依次为 ABLC、L-AMB，及 ABCD。根据相互影响的机制推测，庆大霉素与上述 4 种配方都可发生类似相互影响，但以与传统两性霉素 B 的相互影响最明显，与 ABCD 的此种影响最弱（Bennett，2011）。

其他氨基苷类抗生素（卡那霉素、西索米星、阿米卡星等）与两性霉素 B 之间的类似相互影响也可发生，但相互影响的程度有所不同。

机制　已知两种抗生素大剂量应用时都可损害肾功能，故认为该相互影响可能起因于两者肾毒性的相加或协同。

建议　虽然该相互影响可得到的临床资料有限，但为慎重起见，于两药合用期间应密切监测肾功能。另外，ABCD 的肾毒性微弱，如果行得通的话，可用其代替传统两性霉素 B 与庆大霉素合用。

[庆大霉素－碳酸氢钠（小苏打）][2]
Gentamicin－Sodium Bicarbonate

要点　同时应用庆大霉素和碳酸氢钠，庆大霉素的半衰期延长，血浓度升高，作用增强，毒性增加。

有关药物　所有注射用氨基苷类抗生素（卡那霉素、阿米卡星、妥布霉素等）都可与碳酸氢钠发生类似相互影响。根据相互影响的机制推测，庆大霉素与其他碱性药物如乳酸钠、氨丁三醇（三羟甲基氨基甲烷，缓血酸胺，THAM）等之间也会发生类似相互影响。

机制　氨基苷类抗生素全部或部分以原形经肾排泄，其排泄速度部分取决于肾小管液中的 pH。碳酸氢钠碱化尿液，使氨基苷类在尿液中的解离度降低，重吸收增加。

建议　最好避免将庆大霉素（或其他全身应用氨基苷类抗生素）与碱性液体同时应用。如欲同用，庆大霉素的剂量应适当减少。

［卡那霉素－普鲁卡因胺］[3]
Kanamycin－Procainamide

要点　有人认为，普鲁卡因胺可增强卡那霉素的神经肌肉阻断作用。

有关药物　预料普鲁卡因胺与其他氨基苷类（链霉素、庆大霉素、新霉素等）可发生类似相互影响。

机制　确切机制尚未阐明，可能与普鲁卡因胺的抗胆碱作用有关。

建议　在无更详尽资料阐明之前，氨基苷类抗生素与普鲁卡因胺同用需谨慎。

［卡那霉素－依他尼酸（利尿酸）］[1]
Kanamycin－Ethacrynic Acid

要点　同时应用卡那霉素和依他尼酸，可使耳毒性发生率增加，对肾功能降低的患者更是如此，甚至可发生永久性耳聋。

有关药物　据报道，依他尼酸和其他氨基苷类抗生素（如庆大霉素、新霉素、链霉素、妥布霉素和奈替米星等）亦可发生类似相互影响。布美他尼和呋塞米可与卡那霉素或其他氨基苷类发生相互影响，导致短暂及永久性听力障碍。有人给 7 例正在应用庆大霉素的患者分别静脉注射 40 mg 同位素标记的呋塞米，发现肾小球滤过率显著降低，其中 6 例庆大霉素的清除率下降，血浓度升高，2 例达到中毒范围（分别为 16 μg/ml 和 21 μg/ml）。动物研究表明，卡那霉素和布美他尼之间也发生相互影响。

高效能利尿药耳毒性作用的强度依次为依他尼酸＞呋塞米＞布美他尼，有关氨基苷类抗生素耳毒性作用的强度参见［庆大霉素－万古霉素］项下的内容。根据这些信息，可大致预料相互影响的严重程度。

机制　氨基苷类和依他尼酸都具有耳毒性，前者表现为前庭和听觉功能受损（前庭功能受损是暂时的功能减退，而听觉往往是不可逆的双侧高频听力丧失），后者的毒性作用表现为耳鸣、耳涨、眩晕、听力受损，及耳聋，耳毒性发生率增加起因于两者作用的协同。就庆大霉素而论，同时应用依他尼酸所致的庆大霉素清除率降低可能也是原因之一（MacDougall et al，2011）。

建议　避免同时应用这些药物。如需同时应用，应减量给予，并经常检查第八对脑神经的功能。

［卡那霉素－红霉素］[2]
Kanamycin－Erythromycin

要点　同时应用卡那霉素和红霉素，有导致耳毒性增强的报道。

有关药物　根据相互影响的机制推测，卡那霉素与其他大环内酯类抗生素（如依托红霉素、琥乙红霉素、麦迪霉素等）之间，以及其他氨基苷类抗生素（如新霉素、庆大霉素、阿米卡星等）与红霉素之间，可发生类似相互影响（也见［庆大霉素－万古霉素］）。

机制　氨基苷类抗生素的耳毒性是众所周知的。红霉素单用时也有听力减退及眩晕的报道（统计资料显示，每日 2 g 剂量是导致耳损害发生的阈值，伴有肾功能不全是发生耳损害的重要因素。局部应用时具有明显的内耳毒性）。故认为该相互影响起因于两者耳毒性的相加或协同。

建议　曾经证明氨基苷类抗生素与红霉素合用对链球菌有协同抗菌作用，因此两类药物的联用也许并不少见，但应了解两类药物合用时耳毒性可增强，有可能导致严重的内耳损害。因此，尽可能避免两者合用是明智的，当存在肾功能不全时尤其如此。

其他具有耳毒性的药物尚有奎宁、奎尼丁、氯喹、水杨酸类（阿司匹林和水杨酸钠等）、依他尼酸（参见［卡那霉素－依他尼酸］）、呋塞米、万古霉素、氯霉素（动物试验证明，局部应用可致毛细胞损害）、顺铂、氮芥、3,6-二氨基烟酰胺等。这些药物与氨基苷类抗生素的同时应用也需要特别谨慎或尽可能避免。

［卡那霉素－右旋糖酐40］[3]
Kanamycin－Dextran 40

要点 同时应用卡那霉素和右旋糖酐40，肾毒性增强。

有关药物 已证明庆大霉素和巴龙霉素与右旋糖酐40可发生类似相互影响。根据相互影响的机制推测，预料其他氨基苷类抗生素与右旋糖酐40可发生类似相互影响。根据肾毒性的大小估计，相互影响的程度依次为新霉素＞巴龙霉素＞卡那霉素＞西索米星＞庆大霉素＞妥布霉素＞阿米卡星（丁胺卡那霉素）＞奈替米星＞链霉素。右旋糖酐70与卡那霉素之间是否会发生类似相互影响，还未见报道，但预料有可能发生。

机制 两者肾毒性作用的相加或协同。

建议 尽可能避免同时应用卡那霉素和右旋糖酐40，特别是肾功能不良的患者及老年患者（在后两种情况下，即使单独应用也应谨慎）。

［妥布霉素－咪康唑（达克宁）］[2]
Tobramycin－Miconazole

要点 对9例骨髓移植患者的观察表明，静脉注射咪康唑使妥布霉素的峰浓度降低。

有关药物 咪康唑与其他氨基苷类抗生素（如庆大霉素、西索米星、小诺米星等）之间以及妥布霉素与其他唑类抗真菌药（酮康唑、氟康唑、依曲康唑等）之间是否会发生类似相互影响，尚未见报道。

机制 不清楚。

建议 如两者必须合用，应注意监测妥布霉素的疗效。在大多数情况下，妥布霉素的需要量可能增加。

［卷曲霉素－其他药物］[2]
Capreomycin－Other Drugs

卷曲霉素属于多肽类抗生素，临床上主要用于结核病的复治，不应与损害第八对脑神经的药物（如氨基苷类）同用。虽然卷曲霉素的化学结构与氨基苷类抗生素有所不同，但作用和不良反应与其相似，药物相互影响以及用药注意事项也基本相同，有关细节参见"链霉素""庆大霉素"，及"卡那霉素"项下的内容。

第五节 四环素类及氯霉素

［四环素－妊娠］[1]
Tetracycline－Pregnancy

要点 妊娠期间（特别是后6个月）应用四环素，可致胎儿牙釉质发育不全、变色，并影响长骨的发育。

有关药物 其他四环素类药物（土霉素、多西环素、米诺环素等）也有类似影响。

机制 四环素类可沉积于牙齿及骨骼中，与正磷酸钙形成复合物，从而影响牙齿的发育、色泽，及长骨的生长。

建议　妊娠期间尽可能不使用四环素类药物，因为它不仅影响胎儿，而且可引起孕妇脂肪肝。对 8 岁以下儿童也不应给予四环素类药物，以免引起牙齿和骨骼损害。

[四环素－肾功能不全][1]
Tetracycline－Renal Insufficiency

要点　四环素可加重肾功能不全。

有关药物　土霉素、美他环素，及米诺环素等四环素类衍生物也有类似影响。

机制　机制还不清楚。

建议　对肾功能不全患者不主张应用四环素类药物。如须应用，可考虑选用多西环素（强力霉素）。

[四环素－食品][2]
Tetracycline－Food

要点　餐时或餐后立即服用四环素，可使其生物利用度降低，作用减弱（MacDougall，2011）。

有关药物　土霉素、胍甲环素、地美环素、美他环素等四环素类衍生物的胃肠吸收也可受胃内容物的影响。已证明多西环素和米诺环素的吸收很少或不受胃内容物的影响。

机制　胃内容物影响四环素的吸收（食物中所含的某些金属离子也可能是其吸收减少的部分因素）。另外，胃内容物的存在增加胃液的酸度，从而有可能延迟四环素的吸收。

建议　四环素的吸收不但受胃内容物的影响，也受奶制品、金属离子，及某些药物（如胆酸结合树脂）的影响，因此有关药物书籍中要求空腹服用（避免卧床服药，以免药物滞留食管导致溃疡）。鉴于四环素对胃肠道有刺激性，且可导致恶心呕吐等反应，故有些医生告诫患者饭后应用以减少对胃肠道的刺激。尽管进餐时或餐后口服确实可改善患者的难受性（例如，可最大限度减轻胃肠不适），但其实这样做顾此失彼，是不可取的。多西环素和米诺环素基本不受胃内容物的影响（但可受某些金属离子的影响，见［四环素－硫酸亚铁］和［四环素－氢氧化铝］），故可用来代替四环素（也见［四环素－奶制品］）。然而，米诺环素可致前庭损害和光敏性皮炎，使用时应注意。

[四环素－奶制品][1]
Tetracycline－Dairy Products

要点　四环素与奶制品同用，可明显影响其吸收，抗菌作用也相应减弱（MacDougall，2011）。

有关药物　已证明土霉素和美他环素（甲烯土霉素）也受奶制品的影响，但多西环素和米诺环素的吸收很少或不受奶制品的影响。

机制　许多金属离子，包括钙、镁、铝、铋、铁等（及含此类离子的药物）能与四环素类药物络合，从而妨碍其吸收。奶制品对其吸收的影响主要起因于其内所含的钙。

建议　四环素的吸收不但受奶制品和金属离子的影响，也受胃内容物的影响，因此有关药物书籍中要求空腹服用。其实这样做有可能顾此失彼，是不可取的（也见［四环素－食品］）。奶制品对多西环素和米诺环素的影响相对较小，且这两种药物也基本不受胃内容物的影响（但可受某些金属离子的影响，见［四环素－硫酸亚铁］和［四环素－氢氧化铝］），故可用来代替四环素。

生产磷酸四环素的厂家声称，磷酸四环素中的磷酸根可与胃肠道中的部分金属离子（特别是 Ca^{2+}）结合，使游离四环素浓度升高，有利于吸收。从某种意义上讲，该制剂比盐酸四环素有一定优点，但尚有待证实。

[四环素－考来替泊（降脂 2 号树脂，降胆宁）][2]
Tetracycline－Colestipol

要点　有研究表明，同时口服四环素和考来替泊，四环素的生物利用度降低（50%～60%）。对

9 名受试者的研究发现，30 g 考来替泊使口服 500 mg 盐酸四环素的吸收减少 50%~56%（根据尿排泄量测定），这进一步证实了先前的研究结果。

有关药物 根据相互影响的机制推测，四环素与其他阴离子交换树脂（考来烯胺、地维烯胺、降胆葡胺等）之间以及考来替泊与其他四环素类（土霉素、多西环素、米诺环素等）之间可发生类似相互影响，但尚有待证实。

机制 已证明考来替泊可与多种药物结合，体外研究表明也与四环素结合。因此认为四环素生物利用度降低与考来替泊在肠道中的结合有关。

建议 从考来替泊对四环素生物利用度影响的程度看，四环素的抗菌作用可能减弱。有人建议，两者必须同用时，可通过延长两者的给药间隔以削弱相互影响的程度。但事实上相互影响难以避免，因两药皆为每日 4 次，间隔时间难以拉开。故也有人提议通过增加四环素的剂量解决。作者认为，可考虑应用地维烯胺代替考来替泊，用多西环素或米诺环素代替四环素；这些药物每日服用 2 次即可，且多西环素或米诺环素吸收迅速，不受胃内容物影响，认为在地维烯胺前 2 小时服用，基本上可避免地维烯胺的结合。

[四环素－硫酸亚铁][1]
Tetracycline－Ferrous Sulfate

要点 同时口服硫酸亚铁（40~120 mg Fe^{2+}）和四环素，可互相影响在胃肠道的吸收，导致四环素和亚铁离子血浓度明显降低。研究表明，四环素吸收减少 50%~90%，亚铁离子吸收减少 50%。

有关药物 同时应用亚铁盐时，也减少土霉素、多西环素（强力霉素），及美他环素（甲烯土霉素）的吸收。理论上，其他四环素类（金霉素、地美环素、米诺环素等）与亚铁盐可发生类似相互影响。

已证明亚铁型葡糖酸盐和富马酸盐与四环素发生相互影响。预料乳酸铁与四环素亦可发生类似相互影响。

机制 体外试验证明，亚铁离子及高铁离子可与四环素类形成络合物。因此认为，络合作用也可能是存在硫酸亚铁时四环素生物利用度明显降低的体内机制。另已证明，人类同时应用硫酸亚铁可使静脉或口服多西环素的半衰期缩短，提示此种相互影响是由于打断了多西环素的肝肠循环。

建议 硫酸亚铁不应与四环素或其类似物同用。当患者必须口服应用这两种药物时，应至少在服四环素前 3 小时或其后 2 小时给予硫酸亚铁，这样可避免此种相互影响。

[四环素－氢氧化铝][1]
Tetracycline－Aluminum Hydroxide

要点 四环素与含有氢氧化铝的抗酸药或含有二价离子（钙或镁）的制剂同用时，可显著减少四环素的胃肠吸收。

有关药物 据报道，土霉素、美他环素、金霉素，及地美环素的胃肠吸收受氢氧化铝或奶制品的影响。多西环素（强力霉素）的胃肠吸收也受氢氧化铝的影响，但奶制品仅略减少其吸收。据说米诺环素（二甲胺四环素）的吸收不受食物和奶制品的影响，但含有铝、钙或镁的抗酸药可损害其吸收。由于硫糖铝是一种硫酸化二糖的铝盐，故可影响四环素的吸收。

已证明，镁－氢氧化铝凝胶可使四环素的药时曲线下面积减少近 90%。碱式水杨酸铋（某些止泻药中含有的一种成分）也有可能减少四环素的吸收，并可降低多西环素的生物利用度。

同时应用四环素和磷酸氢钙（相当于 40 mg 的钙）或其他常用赋形剂，可使四环素血浓度降低 25%~50%。

机制 四环素与二价或三价金属离子形成相对不溶的螯合物。与铝离子形成的螯合物最稳定，而与镁、钙形成的螯合物稳定性弱一些。

建议 四环素类药物应避免与含有钙、镁、铝离子的抗酸药或含钙奶制品同时应用。如果需要抗酸药，应至少在四环素后 2 小时给予，以使四环素可最大限度地吸收。应避免在用四环素前给予抗酸药。

[四环素－西咪替丁（甲氰咪胍）][3]
Tetracycline－Cimetidine

要点 同时应用四环素和西咪替丁，使四环素平均高峰血浓度降低，药时曲线下面积缩小，72小时尿排泄减少。然而，在同用的第 5 天时，四环素的药动学无明显改变。另一研究表明，西咪替丁使胶囊型四环素生物利用度降低，但不影响口服溶液的利用度。还有研究表明，两者同用时四环素的吸收减少，但半衰期延长。

有关药物 西咪替丁和其他四环素类（土霉素、米诺环素、多西环素等）之间及四环素与其他 H_2 受体拮抗剂（雷尼替丁、法莫替丁、尼扎替丁等）之间是否会发生相互影响，尚未见报道。然而，如果机制涉及胃液 pH 升高的话，那么可以预料所有 H_2 受体拮抗剂都可与四环素发生类似相互影响。土霉素（氧四环素）的药动学类似于四环素，预料与西咪替丁的相互影响类似于四环素；多西环素（强力霉素）及米诺环素（二甲胺四环素）脂溶性高，吸收不明显受 pH 的影响，在体内大部分经肝代谢后经肾排泄，因此与西咪替丁相互影响的结果是血浓度升高，半衰期延长，生物利用度无明显改变。

机制 该相互影响的机制还不十分清楚。但有人提议说，胶囊型四环素的溶解度依赖于胃内酸度，西咪替丁通过升高胃液 pH，可某种程度上抑制四环素溶解。当某些未溶解的四环素到达小肠时，那里的碱性环境可进一步降低其生物利用度。西咪替丁的酶抑制作用可使四环素代谢减慢，半衰期延长。四环素的血浓度及其作用强度取决于西咪替丁对吸收和代谢影响的程度。

建议 这种相互影响需要进一步研究加以阐明，在大多数情况下该相互影响的结果难以预料。建议同用期间观察四环素的疗效有无改变，必要时适当调整四环素的剂量。另外，可考虑采用四环素溶液口服，因已证明溶液型四环素不受影响。西咪替丁治疗期间选用与其无相互影响的抗菌药代替四环素是一种值得推荐的方法（选用一种可替代四环素的药物已非难事）。

[四环素－聚卡波非钙][1]
Tetracycline－Calcium Polycarbophil

要点 同时口服四环素和容积性轻泻剂聚卡波非钙（分类上属于粪便软化剂），可明显影响前者的吸收（Sharkey et al, 2011）。

有关药物 根据该影响的机制推测，其他四环素类，如土霉素、美他环素、金霉素、地美环素，及多西环素（强力霉素）等的胃肠吸收也会受聚卡波非钙的影响。

机制 已知四环素可与二价或三价金属离子形成相对不溶的螯合物（与铝离子形成的螯合物最稳定，与镁、钙形成的螯合物稳定性弱一些），聚卡波非钙在胃肠道中释放出 Ca^{2+}，与四环素结合，从而干扰其吸收，是该影响的机制。

建议 正在应用四环素或其类似物治疗的患者，不应给予聚卡波非钙；如果必须应用轻泻剂，可考虑给予甲基纤维素或车前子制剂等代替聚卡波非钙。当然，也可考虑应用不受 Ca^{2+} 影响的抗生素代替四环素。鉴于聚卡波非钙在胃肠道中的作用时间较长，故通过延长服药间隔的措施也许行不通。

[四环素－利尿药][1]
Tetracycline－Diuretics

要点 一项回顾性研究表明，大剂量四环素与利尿药合用可致高氮质血症。

有关药物 该回顾性研究未列出具体利尿药，但高效能利尿药（呋塞米、依他尼酸、布美他尼等）及中效能利尿药（氢氯噻嗪、甲氯噻嗪、环噻嗪等）都有导致非蛋白含氮化合物升高的副作用，预料所有高、中效能利尿药都可能与四环素发生类似相互影响。根据药理作用的类似性推测，其他四环素类（土霉素、美他环素、米诺环素等）与高、中效能利尿药的类似相互影响亦有可能发生。

有报道说，地美环素（去甲金霉素）可增强阿米洛利（氨氯吡脒）及美托拉宗（甲苯喹唑酮）的利尿作用，但与其他利尿剂（如低效能的螺内酯和氨苯蝶啶以及中效能的氯噻酮、吲达帕胺、喹乙宗等）是否会发生类似相互影响，尚不清楚。然而，该相互影响的机制也许与上述相互影响的机制不同。

机制 如上所述，高、中效能利尿药可引起氮质血症，四环素类则有抗代谢作用，可致非蛋白氮升高，两者的作用可相加。

建议 在有其他抗生素可供选择的情况下，应避免四环素类与利尿剂合用，肾功能不良患者尤其如此。目前有很多抗生素可供选用，故在大多数情况下避免联用四环素类和利尿剂是行得通的。据说多西环素可用于轻、中度肾衰竭患者（此点与其他四环素类不同），不得已的情况下，可考虑用其代替四环素。

[四环素－泼尼松（强的松，去氢可的松）][2]
Tetracycline－Prednisone

要点 一项回顾性研究表明，同时应用四环素和泼尼松，二重感染的发生率增加。

有关药物 可以预料，四环素和其他糖皮质激素（泼尼松龙、甲泼尼龙、地塞米松等）或泼尼松和其他四环素类抗生素（土霉素、多西环素、米诺环素等）同时应用，也会导致二重感染的发生率增加。

机制 四环素类的广谱抗菌作用可导致菌群失调，长期单独应用也可引起白色念珠菌或其他耐药菌的二重感染。当有糖皮质激素存在时，机体抵抗力降低，更容易发生二重感染。

建议 四环素类与糖皮质激素的长期合用应予避免。即使短期合用，也应密切观察有无菌群失调及二重感染的临床表现。当前有足够的抗生素可供选择，故在应用糖皮质激素治疗期间选择具有针对性抗菌作用而又不容易引起菌群失调的窄谱抗生素已不困难。

[四环素－硫柳汞][3]
Tetracycline－Thimerosal

要点 一项回顾性研究表明，9名应用含0.004％硫柳汞接触镜片溶液计6个月的患者，产生了不同程度的眼球反应（中、重度结膜充血，中、重度眼球刺激，及轻、中度睑炎）。这些反应与应用各种四环素衍生物有关，停用四环素或接触镜片溶液后，眼球反应数日内消失。

有关药物 根据药理作用推测，预料其他四环素类（土霉素、金霉素、多西环素等）也可与硫柳汞发生类似相互影响。

机制 虽然此种相互影响的具体机制尚不清楚，但已知四环素可进入房水，并与硫柳汞内的汞络合，从而促发此反应。

建议 含硫柳汞的接触镜片溶液引起的反应是常见的。迟发性高敏反应也有报道。然而，当患者长期应用后产生反应，就有必要对此反应另作解释。就目前所得资料看，这两种药物的同用无须避免。如果发生眼球反应，最好停用一种药物，或两者皆停用。

[四环素－去羟肌苷（双脱氧肌苷，地丹诺辛）][2]
Tetracycline－Dideoxyinosine（Didanosine）

要点 同时应用四环素和去羟肌苷，前者血浓度降低。

有关药物 有证据表明，土霉素、美他环素、金霉素、多西环素（强力霉素），及地美环素的胃肠吸收受氢氧化铝的影响。含有铝、钙或镁的抗酸药也可损害米诺环素（二甲胺四环素）的胃肠吸收（见［四环素－氢氧化铝］）。鉴于去羟肌苷中含有铝、镁或其他碱性物质，因此认为也会影响上述四环素类抗生素的胃肠吸收。

机制 为克服去羟肌苷对酸不稳定的缺点，目前临床上所用的去羟肌苷制剂为含有二羟基铝碳酸钠、氢氧化镁，及枸橼酸钠缓冲系统的片剂或含有枸橼酸及枸橼酸钠缓冲系统的粉剂。当与四环素同用时，去羟肌苷缓冲系统中所含的碱性物质或铝、镁离子通过降低胃液酸度导致四环素的溶解度降低，或与四环素形成不溶性络合物，从而影响吸收。

建议 该相互影响有一定临床意义。同用不可避免的话，将两者间隔 2～3 小时分服（先给予四环素，再给予去羟肌苷），可最大限度避免此种相互影响。

[四环素－葡萄糖酸钙][1]
Tetracycline－Calcium Gluconate

要点 有证据表明，应用四环素期间给予葡萄糖酸钙，四环素血浓度降低，药时曲线下面积缩小，血浆半衰期无改变。葡萄糖酸钙的血浓度不受影响。

有关药物 根据相互影响的机制推测，葡萄糖酸钙与其他四环素类（土霉素、地美环素、美他环素、强力霉素、米诺环素等）以及四环素与其他钙剂（戊酮酸钙、乳酸钙、碳酸钙等）之间可发生类似相互影响。碳酸钙（calcium carbonate）与各种四环素类之间的类似相互影响已充分证实。

机制 钙与四环素在肠道中结合成相对不溶的螯合物，从而妨碍其吸收（参见 [四环素－氢氧化铝]）。

建议 应避免将四环素与葡萄糖酸钙同时应用。如果必须合用，将两种药物间隔 2～3 小时分服，可某种程度上避免此种相互影响（一般认为，饭后服用四环素，两餐之间给予葡萄糖酸钙比较合适）。

[四环素－硫酸锌][1]
Tetracycline－Zinc Sulfate

要点 对 7 名健康受试者进行的研究表明，同时服用硫酸锌可使四环素血浓度降低，药时曲线下面积缩小。锌的血浓度也略有降低。

有关药物 根据相互影响的机制推测，硫酸锌与其他四环素类（土霉素、地美环素、美他环素等）以及四环素与其他锌制剂（如葡萄糖酸锌和复合蛋白锌）之间可发生类似相互影响。葡萄糖酸锌与四环素之间的类似相互影响已经证实。实际上，所有 2、3 价阳离子（如铁、钙、镁、铝等）都可影响四环素类的吸收。饮食中所含的锌（或上述阳离子）也可干扰四环素类的吸收。硫酸锌对多西环素和米诺环素的影响程度较小，牛奶和含钙食品也不明显影响它们的吸收。

机制 锌像钙、镁、铝、铁一样可与四环素在肠道中结合，从而妨碍吸收（参见 [四环素－氢氧化铝]）。

建议 将四环素与硫酸锌间隔 2～3 小时服用，可最大限度避免此种相互影响，但不能完全消除。有报道说多西环素和米诺环素很少或不受硫酸锌的影响，如果合用难以避免的话，不妨试用其代替四环素。

[四环素－碳酸氢钠][4]
Tetracycline－Sodium Bicarbonate

要点 一报道表明，四环素与碳酸氢钠同用时，前者的吸收减少 50%。

有关药物 碳酸氢钠对其他四环素类（土霉素、多西环素、米诺环素等）有可能发生类似影响，但尚有待证实。

机制 机制未完全确立。据说胃内 pH 较高时四环素溶解度降低。已证明在摄入前充分溶解的话，碳酸氢钠对其吸收不再有什么影响。另外，胃内 pH 升高还可能通过某种尚未了解的机制影响四环素的吸收。

建议 两者相互影响的发生率还不清楚，关于不良反应发生的证据也有矛盾。具体处理方法是：尽可能延长两药服用的间隔时间，或用溶液型四环素代替胶囊型四环素。

[多西环素（强力霉素，脱氧土霉素）-苯妥英（大仑丁，二苯乙内酰脲）][2]
Doxycycline－Phenytoin

要点 同时应用多西环素和苯妥英，可致多西环素半衰期缩短。停用苯妥英后此种作用仍可持续数天。多西环素的半衰期缩短，血浓度可降低，抗菌作用也见减弱。

有关药物 曾证明土霉素、金霉素、美他环素等四环素类衍生物不受苯妥英的影响（但也许仅仅是相互影响不那么明显而已）。米诺环素（二甲胺四环素）的代谢类似于多西环素，有可能与苯妥英发生类似相互影响。有证据表明，广谱四环素类抗生素替加环素（tigecycline）极大部分以原型经肾排泄，小部分以葡糖醛酸化物的形式排泄，其代谢不涉及 CYP，预料与苯妥英之间不会发生类似相互影响。

其他乙内酰脲类抗癫痫药如乙妥英（乙基苯妥英）和甲妥英（3-甲基苯乙妥因）因对肝微粒体酶有类似作用，故也有可能发生类似影响。

机制 已经证明苯妥英像苯巴比妥和卡马西平一样，对肝中的 CYP2C 以及 CYP3A 亚家族有明显的诱导作用，故两者相互影响的机制与多西环素－苯巴比妥以及多西环素－卡马西平之间相互影响的机制相同。另外，苯妥英可置换与血浆蛋白结合的多西环素，这也许有助于加速其代谢。

建议 同时应用苯妥英时，多西环素的需要量增加。在可能的情况下，可选用与苯妥英无明显相互影响的四环素类（如替加环素、土霉素、四环素或美他环素等）代替多西环素。

[多西环素（强力霉素，脱氧土霉素）-卡马西平（酰胺咪嗪，痛惊宁）][2]
Doxycycline－Carbamazepine

要点 长期应用卡马西平的患者，口服或注射多西环素后，可使多西环素的半衰期缩短约 45%，抗菌作用明显减弱。据报道，9 例患者单用多西环素后的半衰期为 15.1 小时，而接受卡马西平的 5 例患者，多西环素的半衰期平均为 8.4 小时。

有关药物 长期应用卡马西平后，未发现对四环素、土霉素、金霉素、美他环素（甲烯土霉素），及地美环素（去甲金霉素）的半衰期和尿排泄有何影响。米诺环素（二甲胺四环素）像多西环素一样，也有相当部分经肝代谢失活，故有可能受卡马西平的影响。有证据表明，广谱四环素类抗生素替加环素（tigecycline）极大部分以原型经肾排泄，小部分以葡糖醛酸化物的形式排泄，其代谢不涉及 CYP，预料与卡马西平之间不会发生类似相互影响。

根据提出的机制，还难以断定卡马西平的结构类似物奥卡西平与多西环素之间是否会发生类似相互影响，因其仅对 CYP3A4/5 有诱导作用，对 CYP2C 亚家族非但无诱导作用，反而对 CYP2C19 有抑制作用。

机制 已知卡马西平像苯巴比妥一样，对 CYP2C 和 CYP3A 亚家族有明显的诱导作用，而多西环素有相当一部分经 CYP 代谢 [可能涉及 CYP3A4 和（或）CYP2C9/19]，因此认为卡马西平诱导肝药酶，从而加速多西环素的代谢，是该影响的机制。

建议 长期应用卡马西平治疗的患者，在应用多西环素时，应每 12 小时服药一次，或者选用与卡马西平无相互影响的四环素类药物（如替加环素）代替多西环素。

[多西环素（强力霉素，脱氧土霉素）-苯巴比妥（鲁米那）][2]
Doxycycline－Phenobarbital

要点 同时应用苯巴比妥，可降低多西环素的血浓度，缩短其半衰期，减少其经尿液的排泄。停用苯巴比妥后，此种作用仍可持续数天。

有关药物 据报道，戊巴比妥和异戊巴比妥也使多西环素的半衰期缩短。其他巴比妥类（仲丁巴比妥、司可巴比妥、甲苯巴比妥等）也可能发生类似的影响，因为它们也具有肝药酶诱导作用。米诺环素（二甲胺四环素）部分经肝代谢失活，也有可能受巴比妥类药物的影响。已经证明，巴比妥类对主要经肾清除的四环素类（包括土霉素、四环素、金霉素等）无影响。有证据表明，广谱四环素类抗生素替加环素（tigecycline）极大部分以原型经肾排泄，小部分以葡糖醛酸化物的形式排泄，其代谢不涉及 CYP，预料与苯巴比妥之间也不会发生类似相互影响。

根据相互影响的机制推测，苯巴比妥的结构类似物扑米酮与多西环素可发生类似相互影响，因其在体内代谢为苯巴比妥。

机制　认为苯巴比妥诱导肝药酶［多西环素的代谢很可能涉及 CYP3A4 和（或）CYP2C9 和 CYP2C19，而已经证明苯巴比妥对 CYP2C 和 CYP3A 亚家族有明显的诱导作用］，从而加速多西环素的代谢清除是该影响的机制。

建议　同时应用苯巴比妥和多西环素时，应加大多西环素的剂量，或增加给药次数（改每日 1 次为每日 2 次）。再就是选用一种不受苯巴比妥影响的四环素类代替多西环素，如土霉素或替加环素等。

［多西环素（强力霉素，脱氧土霉素）－氟地西泮］[2]
Doxycycline－Fludiazepam

要点　有证据表明，同时应用氟地西泮，可降低多西环素的血浓度，削弱其抗菌作用。

有关药物　已经证明绝大部分苯二氮䓬类镇静催眠药（如氯氮䓬、地西泮、三唑仑等）对肝药酶无诱导作用，因此，预料不会与多西环素发生类似相互影响。氟地西泮对其他四环素类抗生素是否有类似影响尚未见报道。但根据相互影响的机制推测，氟地西泮对米诺环素（二甲胺四环素）有可能发生类似影响，因为它有相当一部分经肝代谢失活，而对主要经肾清除的四环素类（包括土霉素、四环素等）的影响较弱或无影响。有证据表明，广谱四环素类抗生素替加环素（tigecycline）极大部分以原型经肾排泄，小部分以葡糖醛酸化物的形式排泄，其代谢不涉及 CYP，预料与氟地西泮之间不会发生类似相互影响。

机制　氟地西泮诱导肝药酶，从而加速多西环素的代谢，可能是该相互影响的机制［虽然已知多西环素主要在肝经 CYP 代谢，但其具体代谢途径尚未充分阐明，因此，该相互影响的确切机制还难以定论。不过，根据已经证明的相互影响推测，其代谢可能涉及 CYP3A4 和（或）CYP2C9/19］。

建议　同时应用氟地西泮和多西环素时，应加大多西环素的剂量，或增加给药次数（改每日 1 次为每日 2 次）。再就是选用一种不明显受氟地西泮影响的四环素类代替多西环素，如替加环素。

［多西环素（强力霉素，脱氧土霉素）－乙醇］[2]
Doxycycline－Ethyl Alcohol（Ethanol，Alcohol，Ethyl）

要点　对照研究表明，饮酒者多西环素的半衰期缩短，血浓度降低，常规剂量的多西环素有可能达不到最低治疗浓度。

有关药物　根据相互影响的机制推测，乙醇与米诺环素可发生类似相互影响，但对四环素和土霉素等主要经肾排泄清除的四环素类影响较小或无。

机制　乙醇可诱导肝药酶，从而加速某些药物的代谢。多西环素血浓度的降低可能与此有关（也见［普萘洛尔－乙醇］）。

建议　乙醇对四环素类血浓度影响的程度，取决于其肝代谢所占比率的高低。多西环素和米诺环素主要经肝代谢，故受乙醇的影响也较明显。为抵消此种影响所致的血浓度降低，有人建议加服 1 次药物。但更为合理的做法是采用受乙醇影响较小的四环素类（如四环素或替加环素）代替多西环素，或劝告患者在用多西环素期间少饮或不饮酒。

［多西环素（强力霉素，脱氧土霉素）－利福平（甲哌利福霉素，利米定）］[3]
Doxycycline－Rifampin（Rifampicin）

要点　有人对 7 名患者进行的研究表明，同时应用多西环素和利福平，前者的清除率增加，血浓度降低，半衰期缩短。应用利福平前多西环素半衰期较长的患者，其半衰期缩短更明显。

有关药物   根据提出的机制推测，利福平与其他四环素类之间可发生类似相互影响，但相互影响的程度取决于四环素类经肝代谢所占之比率。例如，土霉素、四环素、替加环素等主要以原型经肾排泄，故发生相互影响的程度较小或无相互影响，而米诺环素大部分经肝代谢清除，相互影响的程度就较大。

根据相互影响的机制推测，预料其他利福霉素类衍生物如利福布汀、利福喷汀、利福定等与多西环素之间也可发生类似相互影响，只是相互影响的程度有一定差别。就对 CYP3A4 的诱导作用而论，利福平的诱导作用最强，因此，加速多西环素代谢的作用也可能最明显，利福喷汀的诱导作用次之，利福布汀的诱导作用最弱。

机制   利福平是一很强的肝药酶诱导剂（对 CYP1A2、CYP2C9、CYP2C19，及 CYP3A4 都有明显诱导作用，其中对 CYP3A4 的诱导作用最强），而已经证明多西环素经 CYP 代谢，故推测多西环素血浓度的降低与利福平诱导肝药酶从而加速其代谢有关（也参见［多西环素-氟地西泮］项下的内容）。

建议   该相互影响对某些患者，特别是多西环素半衰期较长的患者，有一定临床意义。必须合用时，应注意观察多西环素的疗效，必要时加大剂量。四环素或替加环素等受利福平的影响较小，如果行得通的话，可考虑用其代替多西环素。

［氯霉素-新生儿］[1]
Chloramphenicol-Neonate

要点   新生儿应用氯霉素，可致灰婴综合征，表现为呕吐、肌肉松弛、体温过低、皮肤灰白、休克，及循环衰竭。

机制   新生儿肝葡糖醛酸络合功能不健全，肾对原型氯霉素的排泄也比较缓慢，故不能有效地络合及排泄氯霉素，从而容易导致中毒。

建议   新生儿应尽可能避免给予氯霉素。如果必须使用，足月新生儿的剂量应限制于 50 mg/(kg·d) 以下，早产儿不多于 30 mg/(kg·d)。治疗期间应严密观察。一旦出现中毒体征，即应停药，并采取其他相应措施。

［氯霉素-苯巴比妥（鲁米那）］[2]
Chloramphenicol-Phenobarbital

要点   已证明同时应用氯霉素和苯巴比妥，可使婴幼儿童的氯霉素血浓度明显降低。一病例报道说，同时应用这两种药物和苯妥英的年轻患者，苯巴比妥清除率降低约 40%。

有关药物   氯霉素和其他巴比妥类（异戊巴比妥、仲丁巴比妥、司可巴比妥等）的相互影响尚无研究报道，但因所有巴比妥类都能诱导肝微粒体酶，预料可发生类似相互影响。

机制   90% 的氯霉素由肝代谢失活，但大部分是与葡糖醛酸络合，因此，氯霉素血浓度的下降主要是苯巴比妥诱导 UGT 的结果，而苯巴比妥对 CYP 的诱导也许仅起次要作用。苯巴比妥清除率的降低可能是由于氯霉素抑制苯巴比妥的代谢（已知苯巴比妥在体内的代谢主要由 CYP2C9 和 CYP2C19 负责，而氯霉素对多种 CYP 有明显抑制作用）。

建议   同时应用这两种药物治疗的患者，需严密观察。开始联用治疗的最初数日内，氯霉素的需要量也许明显增加。苯巴比妥血浓度有可能升高，并引起镇静或其他毒性症状；在这种情况下，应减少苯巴比妥的剂量。

［氯霉素-对乙酰氨基酚（扑热息痛）］[1]
Chloramphenicol-Paracetamol（Acetaminophen）

要点   6 例成年患者在服用对乙酰氨基酚后，氯霉素的半衰期从正常的 3.25 小时延长至 16 小时。类似的影响也见于儿童。

有关药物　根据代谢途径推测，另一种苯胺类解热镇痛药非那西汀、对乙酰氨基酚前体物丙帕他莫、贝诺酯（对乙酰氨基酚与阿司匹林的酯化产物），及氨酚待因（内含对乙酰氨基酚和可待因）也会与氯霉素发生类似相互影响。

机制　氯霉素在体内主要经与葡糖醛酸络合解毒，而对乙酰氨基酚大部分也经由葡糖醛酸络合，因此认为，对乙酰氨基酚对氯霉素经葡糖醛酸络合的竞争性抑制是后者代谢减慢、半衰期延长的原因。

建议　避免两者同用。氯霉素半衰期的延长及血浓度的升高，使粒细胞减少症的危险性增加。一些欠发达国家常用这两种药物治疗伤寒。其实两者不加选择地随意合用是很危险的。市售复方解热镇痛药中多半含有非那西汀，因此认识氯霉素与其合用的危险性具有重要的临床意义。

［氯霉素－利福平（甲哌利福霉素，利米定）］[2]
Chloramphenicol－Rifampin（Rifampicin）

要点　同时应用氯霉素和利福平，后者的半衰期可延长，作用和毒性增强，而前者的半衰期缩短，有可能达不到治疗血浓度。

美国儿科学会、传染病防治委员会曾建议将氯霉素与利福平合用，以消灭鼻咽部的流感嗜血杆菌。2例患儿按常规剂量服用氯霉素的同时服用利福平（20 mg/kg），结果使氯霉素血浓度分别降低86％和64％。如欲重新恢复至治疗血浓度，则氯霉素的每日用量必须增加5倍。

有关药物　根据代谢途径和药理作用的类似性推测，利福定、利福喷汀，及利福布汀等利福霉素类衍生物有可能与氯霉素发生类似相互影响，但相互影响的程度有所不同（也参见［利福布汀－氯霉素］）。

机制　已知利福霉素类在微粒体酯酶B和胆碱酯酶的作用下脱去25位碳上的乙酰基，生成25-O-脱乙酰基利福霉素；利福平和利福喷汀尚可经水解作用分别生成3-甲酰基利福平和3-甲酰基利福喷汀以及3-甲酰-25-O-脱乙酰基利福喷汀；利福布汀的代谢主要由CYP3A负责。根据提出的机制推测，利福平半衰期的延长可能与氯霉素抑制负责利福平脱乙酰基代谢的酶有关，因为脱乙酰基利福平的肠道重吸收减少。氯霉素半衰期的缩短以及血浓度的降低与利福平诱导肝药酶从而加速其代谢有关。

建议　这是一种典型的双向相互影响，相互影响肯定，相互影响的结果复杂多变，建议避免两者同时应用。

注：有明确证据表明因氯霉素抑制CYP从而使其半衰期延长、作用和毒性增强的药物包括华法林、双香豆素、苯妥英、甲苯磺丁脲、氯磺丙脲、利福布汀、HIV蛋白酶抑制剂等。因不能识别此类影响有引起严重毒性和死亡的报道。

第六节　多黏菌素类及夫西地酸钠

［多黏菌素B－丙氯拉嗪（甲哌氯丙嗪）］[2]
Polymyxin B－Prochlorperazine

要点　据报道，静脉给予多黏菌素B治疗的患者，同时应用丙氯拉嗪后，可发生严重窒息。

有关药物　同时应用多黏菌素B和异丙嗪（非那根）后，有可能发生类似相互影响。根据药理作用推测，其他多肽类抗生素（杆菌肽、卷须霉素、黏菌素甲磺酸等）与其他吩噻嗪类（氯丙嗪、三氟拉嗪、硫利哒嗪等）之间，也有可能发生类似相互影响。

机制　多黏菌素B和其他多肽类抗生素对肋间肌有神经肌肉阻断作用，因此，窒息的产生可能起因于两类药物神经肌肉阻断作用的协同。

建议　多黏菌素B（或其他多肽类抗生素）与丙氯拉嗪（或其他吩噻嗪类）同时应用，应特别小心。同用前必须备好人工呼吸设施。

［黏菌素甲磺酸－头孢噻吩（先锋霉素Ⅰ）][2]
Colistimethate－Cephalothin

要点 头孢噻吩和黏菌素甲磺酸同用时，肾毒性增加。据报道，曾有4例患者同时应用这两种药物而引起急性肾衰竭。

有关药物 其他头孢菌素类（头孢氨苄、头孢孟多、拉氧头孢等）与黏菌素甲磺酸或其他多肽类抗生素（杆菌肽、多黏菌素B等）联用时，也有可能发生类似相互影响。多黏菌素E与多种头孢菌素类抗生素的类似相互影响已经证实。

机制 有人认为，头孢噻吩影响黏菌素甲磺酸经肾的排泄是肾毒性增加的机制。另外，头孢噻吩（及其他头孢菌素类）本身具有肾毒性（其中以头孢噻啶肾毒性最大，头孢噻吩次之；头孢氨苄、头孢唑啉，及头孢拉定肾毒性较小或不明显），因此，两者肾毒性的相加也可能是该相互影响的因素之一。

建议 如将上述两种药物一起或相继应用，应仔细检查肾功能，酌情确定黏菌素甲磺酸的剂量，或应用肾毒性较小的头孢菌素类（如头孢氨苄等）代替头孢噻吩（但仍应小心）。

［夫西地酸钠（褐霉酸钠）－考来烯胺（消胆胺）][3]
Fusidate Sodium－Cholestyramine

要点 对大鼠进行的研究表明，考来烯胺减少夫西地酸钠经肠道的吸收。

有关药物 根据相互影响的机制推测，其他阴离子交换树脂（地维烯胺、考来替泊、降胆葡胺等）与夫西地酸钠有可能发生类似相互影响。

机制 考来烯胺与肠道中的夫西地酸钠结合，从而影响其吸收。

建议 预料在人体中的此种相互影响也有可能发生，因此有可能削弱夫西地酸钠的抗菌作用。如有必要同时应用的话，建议两药给药的间隔时间尽可能长一些。

（陈　岭　邓一鸣）

主要参考文献

Bailey DG，2010．Fruit juice inhibition of uptake transport：a new type of food-drug interaction．*Br J Clin pharmacol*，70（5）：645-655

Bennett JE，2011．Antifungal agents．In：*Goodman & Gilman's The pharmacological basis of therapeutics*，*12th ed*．Brunton LL（editor），McGraw-Hill Co，Inc，New York：1571-1591

Ding Y，et al，2011．The effect of staggered administration of zinc sulfate on the pharmacokinetics of oral cephalexin．*Br J Clin Pharmacol*，73（3）：422-427

Kanazawa S，et al，2001．The effects of grapefruit juice on erythromycin pharmacokinetic．*Eur J Clin Pharmacol*，56：799-803

Landersdorfer CB，et al，2008．Inhibition of flucloxacillin tubular renal secretion by piperacillin．*Br J Clin Pharmacol*，66（5）：648-659

MacDougall C，et al，2011．Aminoglycosides．In：*Goodman & Gilman's The pharmacological basis of therapeutics*，*12th ed*．Brunton LL（editor），McGraw-Hill Co，Inc，New York：1505-1520

MacDougall C，et al，2011．Protein synthesis inhibitors and miscellaneous antibacterial agents．In：*Goodman & Gilman's The pharmacological basis of therapeutics*，*12th ed*．Brunton LL（editor），McGraw-Hill Co，Inc，New York：1521-1547

Sharkey KA，et al，2011．Treatment of disorders of bowel motility and water flux：antiemetics：agents used in biliary and pancreatic dsease．In：*Goodman & Gilman's The pharmacological basis of therapeutics*，*12th ed*．Brunton LL（editor），McGraw-Hill Co，Inc，New York：1323-1349

第三十一章 抗分枝杆菌药

第一节 抗结核病药

[异烟肼（雷米封，异烟酰肼）－癫痫][2]
Isoniazid－Epilepsy

要点 有惊厥史或癫痫史的患者，异烟肼容易导致惊厥或癫痫发作。

机制 异烟肼能与体内的维生素 B_6（吡多醛）结合成腙，然后排出体外，从而使维生素 B_6 浓度降低。当其浓度降低后，中枢神经系统兴奋性升高，可能是促发惊厥或癫痫发作的主要原因。

建议 有惊厥或癫痫史的结核病患者，应用异烟肼时，可适当加一定剂量的维生 B_6（也参见[异烟肼－维生素 B_6]），必要时加用抗惊厥药。

[异烟肼（雷米封，异烟酰肼）－食品][2]
Isoniazid－Food

要点 异烟肼与某些食品有可能导致可怕、甚至危险的相互影响。已报道能与异烟肼发生相互影响的食品有：①乳酪（接受异烟肼治疗的患者，在食用乳酪后 30 分钟可出现潮红、冷湿感、寒战、头痛、心悸、稀便、脉搏异常、血压升高等）；②金枪鱼（2 例正在服用异烟肼的患者，在食用金枪鱼后几分钟，出现组胺中毒的症状，表现为头痛、面潮红，及瘙痒）；③乙醇（服用异烟肼的患者饮酒或饮用含醇饮料时，异烟肼作用减弱，并出现对乙醇的耐受）。

机制 上述相互影响被认为是异烟肼抑制单胺和二胺氧化酶，使乳酪、金枪鱼，及其他含胺食品中的酪胺和组织胺代谢被抑制，从而产生上述症状。至于异烟肼和乙醇之间相互影响的机制，目前尚不十分清楚。

建议 应劝告正在应用异烟肼的患者尽可能限制某些含组胺及酪胺的食品，如乳酪、红葡萄酒、菠萝、金枪鱼、沙丁鱼等，并告知患者少饮或不饮酒及含醇饮料。

[异烟肼（雷米封，异烟酰肼）－双硫仑（双硫醒）][3]
Isoniazid－Disulfiram

要点 据报道，同时应用异烟肼和双硫仑，使 11 名患者出现中枢神经系统的不良反应，如烦躁、恶心、头晕、嗜睡、共济失调，及定向障碍等。

机制 同时应用异烟肼和双硫仑产生中枢神经系统作用的机制尚未确定。据推测，联用异烟肼和双硫仑导致脑内多巴胺代谢改变，从而使多巴胺的甲基化产物积聚。然而，在上述病例中不能排除同用的其他药物、根本疾病，及双硫仑本身所产生的影响。

建议 这种情况即使确实发生，也仅在那些欲采用双硫仑戒酒的患者中才可见到。由于在上述 11 名患者中所发生的相互影响仅来自一项研究，故这种相互影响的确切发生率和严重程度尚不能确定。另据报道，同时接受异烟肼、利福平，及双硫仑的一名患者并未产生毒性反应。在提供进一步证据之前，就同时接受异烟肼和双硫仑的患者，应观察有无中枢神经系统不良反应的发生，如头晕、烦躁、嗜睡、共济失调等。如上述症状和体征确实发生，即应考虑减少双硫仑的剂量或停用。

[异烟肼（雷米封，异烟酰肼）－哌替啶（杜冷丁）][3]
Isoniazid－Pethidine（Meperidine）

要点 正在接受包括异烟肼的三联抗结核药治疗的一名患者，肌内注射哌替啶后 20 分钟，发生嗜睡和低血压。该患者先前曾应用过哌替啶，当时未用异烟肼，未曾发现有任何不良反应。将哌替啶用吗啡代替后，继续接受异烟肼，未再出现任何症状。

有关药物 异烟肼与其他阿片镇痛剂（可待因、美沙酮、羟可待因酮等）是否会发生类似相互影响，尚缺乏证据。

机制 此种相互影响的机制不清楚。

建议 同时应用这两种药物期间，应注意观察不良反应。如发生嗜睡或低血压等不良反应，最好停用哌替啶。另外，鉴于吗啡对上述患者不产生影响，可考虑用吗啡代替哌替啶。

[异烟肼（雷米封，异烟酰肼）－氢氧化铝][3]
Isoniazid－Aluminum Hydroxide

要点 同时应用大剂量氢氧化铝，可减少异烟肼的胃肠吸收，并降低其高峰血浓度。

有关药物 有人曾应用氢氧化铝和铝－镁复合物对此种影响进行过一项研究。发现铝－镁复合物对异烟肼吸收的影响不明显，且不规则。很难确定异烟肼和其他抗酸药（碳酸铝、氢氧化镁、碳酸钙等）是否会发生相互影响。

机制 氢氧化铝延迟胃排空，使异烟肼滞留在胃内的时间延长。因为异烟肼主要在小肠吸收，所以在胃内的滞留就会使其高峰血浓度降低。

建议 单次大剂量应用异烟肼对结核病的治疗比同剂量分次应用更有效。虽然此种影响的临床意义还不清楚，但使异烟肼维持较高的高峰血浓度在抗结核治疗方面是重要的，因此，异烟肼应至少在服抗酸药之前 1 小时给予。

[异烟肼（雷米封，异烟酰肼）－泼尼松龙（氢化泼尼松，强的松龙）][3]
Isoniazid－Prednisolone

要点 对 26 名患者进行的一项研究表明，同时应用泼尼松龙和异烟肼，与单用异烟肼相比，异烟肼血浓度明显降低，快乙酰化者比慢乙酰化者更明显（前者降低 40％，后者降低 25％）。加用利福平后可削弱泼尼松龙对异烟肼的影响。

有关药物 可以预料，异烟肼与其他皮质甾类（氢化可的松、泼尼松、曲安西龙等）也可发生类似相互影响。

机制 虽然相互影响的确切机制还不清楚，但有证据提示，泼尼松龙增加异烟肼的肝代谢及（或）肾清除。

建议 如有必要同时应用异烟肼和泼尼松龙，前者的剂量需增加。

[异烟肼（雷米封，异烟酰肼）－利福平（甲哌利福霉素，利米定）][2]
Isoniazid－Rifampin（Rifampicin）

要点 异烟肼之所以常与利福平联用治疗结核病，原因在于两者联用疗效增强，且能降低传染性，减少耐药株的产生。然而，二者联用时，肝毒性发生率增加。虽然出现肝毒性的大多数患者是成人，但有报道表明，婴幼儿童同时给予这两种药物时，也有加速肝毒性出现、增加其严重程度的情况。Shen 等采用人肝细胞进行的研究为二者联用可增强肝毒性的临床报道提供了坚实的理论基础（Shen et al，2008）。

有关药物 根据代谢途径推测，异烟肼与其他利福霉素类衍生物（利福定、利福喷汀、利福布汀等）之间可发生类似相互影响，但相互影响的程度可能不同。就对肝药酶诱导作用的强度而论，利福平最强，利福喷汀次之，利福布汀最弱。

机制 有人采用大鼠模型进行的研究表明，利福平并不增强异烟肼的肝毒性，故曾一度对利福平增强肝毒性的临床报道引起争论。现已证明，利福平对大鼠肝细胞的 CYP2E1 无明显诱导作用，可见动物研究结果外推至人需谨慎。

异烟肼在体内的代谢主要由肝的芳香胺 N-乙酰基转移酶-2（NAT2）负责。在该酶作用下生成的乙酰异烟肼大部分经肾排泄，但也有一部分在 CYP2E1 的作用下生成肝毒性代谢物，还有一部分在 NAT2 的进一步作用下生成无毒的二乙酰异烟肼。已知利福平是一种强效的肝药酶诱导剂，可诱导多种 CYP，其中包括 CYP2E1。显然，利福平诱导 CYP2E1 从而加速乙酰异烟肼向有毒代谢物的转化，是两者合用时肝毒性发生率增加的原因。另外，利福平本身具有的肝毒性也有一定影响。

利福平对异烟肼慢乙酰化型的此种影响更明显，因为慢乙酰化型患者有更多的乙酰异烟肼依赖于 CYP2E1 代谢。我国人民以及因纽特人（爱斯基摩人，黄种人）慢乙酰化型占 26%，中间型占 24%，快乙酰化型占 50%，而白种人、犹太人、及斯堪的纳维亚人则相反（Gumbo，2011）。

建议 异烟肼和利福平是治疗结核病最有效的两种药物，两者的配伍也是治疗结核病最常用的二联方案。但当同用时，应对肝炎的症状和体征有所了解，并注意观察有无肝毒性的发生。

［异烟肼（雷米封，异烟酰肼）－对氨基水杨酸］[2]
Isoniazid－Para-aminosalicylic Acid

要点 同时应用异烟肼和对氨基水杨酸，异烟肼的血浓度升高，作用和毒性增强。

机制 异烟肼和对氨基水杨酸都在肝经乙酰化代谢失活，同时存在时可表现为代谢的竞争性抑制，但对氨基水杨酸与乙酰化酶的亲和力高于异烟肼，故两者合用主要表现为异烟肼血浓度升高。

建议 对氨基水杨酸可与链霉素和（或）异烟肼联用，以减慢耐药结核杆菌的产生并发挥协同性抗结核作用，因此是一种有益联合。了解该相互影响的临床意义在于，异烟肼慢乙酰化者联用对氨基水杨酸容易发生异烟肼中毒。

［异烟肼（雷米封，异烟酰肼）－乙硫异烟胺］[2]
Isoniazid－Ethionamide

体外研究表明，乙硫异烟胺像对氨基水杨酸一样，可抑制异烟肼的乙酰化，从而干扰其代谢。有关细节参见［异烟肼－对氨基水杨酸］

［异烟肼（雷米封，异烟酰肼）－青霉胺］[2]
Isoniazid－Penicillamine

要点 同时应用异烟肼和青霉胺，外周神经病的发生率增加。

有关药物 根据相互影响的机制推测，预料异烟肼与 N-乙酰-DL 青霉胺之间不会发生类似相互影响，因为 N-乙酰-DL 青霉胺无对抗吡多醛的作用。

机制 维生素 B_6 在体内作为多种酶的辅酶，参与许多代谢，包括周围神经的代谢。异烟肼和青霉胺都可与维生素 B_6 在体内的活性型磷酸吡多醛结合，阻碍其循环利用，从而影响周围神经的代谢。两者单用皆有引起外周神经炎的副作用，合用时该副作用相加。

建议 青霉胺的抗吡多醛作用主要由 L-青霉胺引起，D-青霉胺的作用较弱，而目前临床上所用的青霉胺是 D-青霉胺，因此该相互影响也许不像想象的那么严重。

已经证明两者单用所致的外周神经炎可用维生素 B_6 治疗。实际上，在长期应用异烟肼治疗的过程中，往往同时给予维生素 B_6，目的就是试图防止异烟肼引起的维生素 B_6 缺乏及外周神经病。两者同用时，通过加大维生素 B_6 的剂量是否可完全避免该相互影响带来的危害，尚难以确定。因此，最好避免两者合用。在大多数情况下可用其他药物代替青霉胺。

[异烟肼（雷米封，异烟酰肼）－乳酸钙][3]
Isoniazid－Calcium Lactate

要点   对家兔进行的自身对照研究表明，乳酸钙可延缓异烟肼的吸收，使其峰浓度降低，但半衰期延长。

有关药物   异烟肼与其他钙盐（葡萄糖酸钙、甘油磷酸钙等）是否会发生类似相互影响，还不清楚。

机制   有报道说，异烟肼在胃肠道中可与 Ca^{2+}、Mg^{2+}、Al^{3+}、Fe^{2+} 等金属离子形成螯合物，从而影响吸收，但此点有待进一步证实。有证据表明，氢氧化铝延长胃排空，从而使异烟肼吸收减慢（见 [异烟肼－氢氧化铝]）。不知乳酸钙对异烟肼的影响是否也涉及此点。不过有一点似可肯定，即异烟肼半衰期的延长并非起因于乳酸钙对异烟肼代谢或排泄的抑制，而是由于异烟肼吸收更为缓慢所致。

建议   异烟肼的抗结核作用与峰浓度有关，与血药浓度持续时间的长短关系不大。单次大剂量应用治疗结核病比之同剂量分服更有效，进一步证实了这一点。可见，乳酸钙所致的异烟肼峰浓度降低必然影响疗效。因此，异烟肼至少应于乳酸钙前 1 小时给予，最好将一日量于晨间空腹顿服。

[对氨基水杨酸（对氨柳酸）－乙醇][2]
Para-aminosalicylic Acid－Ethyl Alcohol（Ethanol，Alcohol，Ethyl）

要点   有人在 65 名 Ⅱa、Ⅱb 型高脂血症患者中观察了对氨基水杨酸-C（在维生素 C 溶液中重结晶纯化的对氨基水杨酸，PAS-C）对高脂血症的影响，发现饮用啤酒的 3 位患者 PAS-C 的降血清胆固醇、降三酰甘油，及降 LDL 胆固醇的作用完全消失，因此做出乙醇可完全取消对氨基水杨酸（PAS）降脂作用的结论。

机制   不清楚。

建议   正在应用 PAS-C 治疗的高血脂患者，应劝其戒酒。尚无证据表明乙醇是否影响 PAS 的抗结核作用，因此，应用 PAS 治疗结核的患者，也许无须遵循上述原则。

[对氨基水杨酸（对氨柳酸）－水杨酸镁][2]
Para-aminosalicylic Acid－Magnesium Salicylate

要点   同时应用对氨基水杨酸和水杨酸镁，可诱发或加重胃溃疡。

有关药物   根据相互影响的机制推测，对氨基水杨酸与其他水杨酸类解热镇痛药（如阿司匹林、双水杨酯、二氟尼柳等）之间可发生类似相互影响。

机制   两者都有诱发或加重胃溃疡的作用，同用时该作用相加。

建议   如果必须同用，给药间隔时间尽可能长一些。有报道说，间隔 6～8 小时应用，可最大限度削弱此种相互影响。

[对氨基水杨酸（对氨柳酸）－丙磺舒（羧苯磺胺）][2]
Para-aminosalicylic Acid－Probenecid

要点   对正常受试者进行的研究表明，应用丙磺舒后单剂服用对氨基水杨酸（PAS），PAS 的血浓度平均升高 2 倍（1～3 倍）。

有关药物   其他促尿酸排泄药（磺吡酮、苯溴马隆、保泰松等）与对氨基水杨酸之间是否会发生类似相互影响，尚未见报道。

机制   可能起因于丙磺舒与 PAS 竞争肾的有机酸分泌系统，从而抑制 PAS 经肾的排泄。但对非肾清除的影响也不能排除。

建议   丙磺舒对 PAS 血浓度的影响如此明显，导致蓄积中毒是极有可能的。因此，最好避免两者合用。如必须同时应用，估计 PAS 的剂量即使减半也不会降低疗效。

[对氨基水杨酸（对氨柳酸）－苯海拉明（苯那君，可那敏）][3]
Para-aminosalicylic Acid－Diphenhydramine

要点 对大鼠进行的研究表明，肌内注射苯海拉明可使口服对氨基水杨酸（PAS）的吸收减少，血清峰浓度降低。此点在正常受试者中得到了进一步证实。

有关药物 抗胆碱药（阿托品、东莨菪碱、丙胺太林等）以及其他具有抗胆碱作用的抗组织胺药（多西拉敏、恩布拉敏、美芬铵、异丙嗪等）与 PAS 之间是否会发生类似相互影响，尚未见报道。但根据提出的机制推测，类似相互影响有可能发生。

机制 有人认为，苯海拉明的抗胆碱作用使胃肠蠕动减慢，可能是 PAS 吸收减少、血浓度降低的原因。

建议 试验结果表明，PAS 吸收的减少（约 10%）及血清峰浓度的降低（约 15%）不十分明显，故对其疗效的影响尚难断定。但两者合用时应考虑到这一因素。

[利福平（力复平，甲哌利福霉素，利米定）－食品][1]
Rifampicin（Rifampin）－Food

要点 胃内容物的存在使利福平的吸收减少 1/3。

有关药物 高脂饮食使利福喷汀的 AUC 增加 50%。胃内容物的存在不影响利福布汀的吸收。其他利福霉素衍生物的吸收与胃内容物的关系尚不十分清楚。

机制 可能与减少胃肠吸收、促进经胆汁的排泄和（或）影响肠肝循环有关。

建议 胃内容物的存在对利福平的吸收影响明显，故应空腹给予。建议治疗结核病将每日量于早餐前 0.5~1 小时一次顿服。其他感染每日 2 次，于餐前 1 小时或餐后 2 小时口服。利福喷汀每周只用药 1 次，胃内容物对其吸收的影响也更明显，故此种影响显得更为重要，因此，其服用要求绝对空腹。但是也有人认为饱腹状态下口服利福喷汀更合适（Gumbo，2011）。利福布汀的吸收不受胃内容物的影响。

[利福平（力复平，甲哌利福霉素，利米定）－隐形眼镜][2]
Rifampicin（Rifampin）－Soft Contact Lenses

要点 利福平可使尿液、痰液、泪液变成橙红色，同样，隐形眼镜也可被染成橙红色。着色深浅取决于泪液中利福平的浓度。

建议 英国国家处方集和资料卡上载有关于隐形眼镜染色的警告。临床医生和眼镜师有必要了解这一点。在给患者使用利福平前，首先应询问患者是否戴有隐形眼镜。利福平治疗的整个期间都必须摘下隐形眼镜。

[利福平（力复平，甲哌利福霉素，利米定）－氟西泮（氟苯安定，氟安定，氟胺安定）][3]
Rifampicin（Rifampin）－Flurazepam

要点 同时应用利福平和氟西泮，前者的作用减弱。

有关药物 如果相互影响的机制涉及氟西泮诱导肝药酶的话，预料氟西泮与其他利福霉素类衍生物（利福定、利福喷汀、利福布汀等）之间可发生类似相互影响。

利福平与其他苯二氮䓬类（如氯氮䓬、氟地西泮、哈拉西泮、三唑仑、阿普唑仑、美沙唑仑、依替唑仑、溴替唑仑等）之间是否会发生类似相互影响，还不清楚。但对 7 名结核病患者进行的一项研究表明，应用地西泮的同时给予利福平，地西泮的平均半衰期明显缩短，清除率增高近 2 倍（见［地西泮－利福平]），但未曾述及利福平的血浓度有何变化。大量证据表明，苯二氮䓬类对肝药酶无明显的诱导作用，如果该影响确实，且推测的机制可靠的话，氟西泮也许是到目前为止已知的唯一例外。

机制 氟西泮诱导肝药酶，使利福平的代谢加速，是利福平作用减弱的原因。因为利福平是已知的肝酶诱导剂，所以氟西泮的代谢也受影响。

建议 同时应用利福平和氟西泮治疗期间，应注意观察患者对药物的治疗反应有无变化，两者的需要量皆有可能增加。

[利福平（力复平，甲哌利福霉素，利米定）−丙磺舒（羧苯磺胺）][3]
Rifampicin（Rifampin）−Probenecid

要点 利福平与丙磺舒同时应用，可使前者的血浓度增加，但这一影响是否会带来有益影响，一直是一项有争论的课题。

有关药物 利福平与另一促尿酸排泄药磺吡酮（苯磺唑酮）之间，以及丙磺舒与其他利福霉素衍生物（如利福定、利福喷汀、及利福布汀等）之间，是否会发生类似相互影响，目前还不清楚。

机制 以往曾有学说认为，两药在细胞膜上竞争，是使利福平高峰血浓度增加的原因。也曾有一些报道表明，患者的个体差异及肝代谢速度的改变可能是利福平血浓度增加的因素。现在已经明确，丙磺舒可减少利福平经胆汁的主动分泌。另外，利福平有部分以原型经肾分泌排泄，故对肾分泌的竞争性抑制也起一定作用。

建议 目前看来，应用利福平治疗时，为增加利福平血浓度而加用丙磺舒，并没什么优点。

[利福平（力复平，甲哌利福霉素，利米定）−三硅酸镁（三矽酸镁）][3]
Rifampicin（Rifampin）−Magnesium Trisilicate

要点 对健康受试者进行的研究表明，同时应用三硅酸镁，可使利福平的吸收减少。

有关药物 已证明氢氧化铝凝胶及碳酸氢钠也减少利福平的吸收。利福平与其他抗酸药（氢氧化镁、氧化镁、碳酸钙等）之间以及三硅酸镁与其他利福霉素衍生物（利福定、利福喷汀、利福布汀等）之间是否会发生类似相互影响，还有待证实。

机制 抗酸药使胃液 pH 升高，利福平溶解度降低，吸收减少。另外，三硅酸镁吸附利福平也是利福平生物利用度下降的原因。

建议 尚未见有合用抗酸药使利福平疗效减弱的报道。但因抗酸药确可使利福平的吸收减少，故其疗效的降低是有可能的。因此，应用利福平治疗期间给予抗酸药的话，将两者分服，且间隔时间尽可能长一些，是不无道理的。

[利福平（力复平，甲哌利福霉素，利米定）−醋竹桃霉素（三乙酰竹桃霉素）][2]
Rifampicin（Rifampin）−Troleandomycin

要点 据报道，2 例合用利福平和醋竹桃霉素的患者出现黄疸。

有关药物 根据相互影响的机制推测，预料利福平与其他大环内酯类抗生素（红霉素、依托红霉素、麦迪霉素等）之间以及醋竹桃霉素与其他利福霉素类（利福定、利福喷汀、利福布汀等）之间可发生类似相互影响。

机制 两种药物都有潜在肝毒性，故认为此种相互影响可能起因于两者肝损害作用的相加。鉴于利福布汀的代谢有 CYP3A4 的参与，故醋竹桃霉素通过抑制 CYP3A4 从而阻碍利福布汀的代谢，也可能是原因之一。

建议 通常认为，有肝毒性的两种药物应避免合用。如必须合用，可用两类中肝毒性较小者，但联用时仍需检查肝功能。大环内酯类中以酯化红霉素（如依托红霉素、琥乙红霉素等）肝毒性较大，利福霉素类中利福平肝毒性较强。

[利福平（力复平，甲哌利福霉素，利米定）－夫西地酸（褐霉酸，梭链孢酸）][2]
Rifampicin（Rifampin）－Fusidic acid（Fusidate）

要点　Marsot 等回顾性分析了因金黄色葡萄球菌所致骨关节感染的 62 名患者的临床资料。结果表明，利福平单用（300 mg 口服，每日 3 次）与其联用夫西地酸（500 mg 口服，每日 3 次）时相比，前者的表观清除率和表观分布容积分别从 5.1 L/h（95％CI：1.2，8.2 L/h）和 23.8 L（95％CI：8.9，38.7 L）增加至 13.7 L/h（95％CI：10.6，18.0 L/h）和 61.1 L（95％CI：40.8，129.0 L）（Marsot et al，2017）。

另有证据表明，同时口服利福平和夫西地酸，可导致后者的血浓度降低（Bel et al，2017）。可见该影响属于双向性相互影响。

有关药物　夫西地酸是否会影响其他利福霉素类（如利福喷汀和利福布汀等）的药动学，尚未见有研究报道，但有证据表明，同时应用夫西地酸可使 HIV 蛋白酶抑制剂利托那韦（ritonavir）和沙奎那韦（saquinavir）的血浓度升高（Khaliq et al，2000），并可导致他汀类降脂药阿托伐他汀（atorvastatin）或辛伐他汀（simvastatin）所致横纹肌溶解的发生率增加（Teckchandani et al，2010）。

机制　夫西地酸对利福平药动学影响的确切机制还不清楚。利福平主要在肝内经酯酶（人芳基乙酰胺脱乙酰基酶）转化为 25-脱乙酰基利福平，也有一部分经非酶促水解生成 3-甲酰利福平，还有一部分以原形经胆汁和尿液排泄。尽管利福平是一种强效 CYP3A4 诱导剂，但其本身并不是 CYP3A4 的良好底物。有证据表明，利福平是 OATP1B1 ［以前也称为 OATP2、OATP-C 或 LST-1（liver-specific organic anion transporter）］ 的敏感底物，也是该转运体的抑制剂。夫西地酸是 CYP3A4 的底物（即经 CYP3A4 代谢），对 OATP1B1、BCRP，及 CYP3A4 有抑制作用。根据各药的体内过程分析，认为夫西地酸抑制 OATP1B1，从而减少利福平的肝摄取，阻碍其进入循环前的清除，增加其生物利用度，可能是该影响的主要机制。由于夫西地酸也抑制 BCRP，故利福平经胆汁排泄的减少也可能是原因之一。鉴于利福平不是 CYP3A4 的良好底物，因此，Marsot 等夫西地酸抑制 CYP3A4 从而干扰利福平代谢的推论，尚无明确证据。夫西地酸对利福平体内过程影响的确切机制有待进一步研究证实。

至于夫西地酸血浓度的降低，认为与利福平诱导 CYP3A4 从而促进其代谢有关。

建议　骨关节感染的处理仍然面临巨大挑战，主要原因在于抗生素的选择、剂量方案的制订，及治疗的持续时间尚无统一标准。夫西地酸属于甾类抗生素（但没有皮质类固醇样作用），通过阻止核糖体释放翻译延长因子 G（EF-G）从而抑制细菌生长，对多种细菌感染有效，与利福平合用于骨关节感染的治疗多有报道。然而，根据 Marsot 等的回顾性分析，证明夫西地酸确实可明显改变利福平的药动学。因此，在利福平与夫西地酸联用期间，应强化药物治疗监测，一旦疑有药物相互影响发生，应及时调整剂量或重新制订治疗方案。

[利福平（力复平，甲哌利福霉素，利米定）－对氨基水杨酸（对氨柳酸）][3]
Rifampicin（Rifampin）－Para-aminosalicylic Acid

要点　据报道，对氨基水杨酸降低利福平的生物利用度，从而削弱其作用。随后的研究发现，利福平生物利用度的降低起因于对氨基水杨酸颗粒中的一种赋形剂——皂土。皂土迅速吸附利福平，从而减少其吸收。

有关药物　利福定和利福喷汀等利福霉素类衍生物有可能与对氨基水杨酸发生类似相互影响。

机制　体外研究证明，利福平可被皂土吸附。不用皂土制备的对氨基水杨酸片剂，不影响人体利福平的生物利用度。含有皂土而不含有对氨基水杨酸的安慰剂使利福平的生物利用度降低。因为吸附是皂土的特点，所以，对利福平的物理性吸附可能是皂土与利福平在体内相互影响的机制。

建议　临床医生也许不可能了解哪种对氨基水杨酸中含有皂土，然而，曾证明将两种药物间隔 8～12 小时应用，可防止这种相互影响。

［利福平（力复平，甲哌利福霉素，利米定）－阿托伐醌（阿托喹酮）][2]
Rifampicin（Rifampin）－Atovaquone

要点   同时应用利福平和抗疟药阿托伐醌，前者血浓度升高，而后者血浓度降低。

有关药物   见［阿托伐醌－利福平］。

机制   见［阿托伐醌－利福平］。

建议   虽然该相互影响的确切机制不清楚，但相互影响肯定，因此建议避免两者同时应用。

［利福布汀（利福布丁）－氯霉素][1]
Rifabutin－Chloramphenicol

要点   同时应用氯霉素和利福霉素类抗生素利福布汀，后者半衰期延长，作用和毒性有可能增强（MacDougall，2011）。

有关药物   根据代谢途径推测，氯霉素与利福平和利福喷汀等利福霉素类衍生物之间不会发生类似相互影响。

机制   氯霉素抑制肝的多种 CYP，其中包括 CYP3A。已知利福布汀在体内的代谢主要由 CYP3A 负责，因此认为，利福布汀半衰期的延长以及毒副作用的增加与氯霉素非竞争性抑制 CYP3A 从而阻碍其代谢有关。

利福平和利福喷汀的代谢主要涉及胆碱酯酶和酯酶 B（在这两种酯酶的作用下于 25 位上脱去乙酰基，生成 25-O-脱乙酰基利福霉素类；也可分别水解为 3-甲酰基利福平和 3-甲酰基利福喷汀），因此与氯霉素之间也许不会发生类似相互影响（Gumbo，2011）。

建议   已有因未能识别此种影响而导致严重毒性的报道，因此建议尽可能避免同时应用氯霉素和利福布汀。如果行得通的话，可考虑用利福平和利福喷汀代替利福布汀与氯霉素联用，但在获得进一步临床证据前仍应注意观察对治疗的反应。

注：有证据表明，同时应用大环内酯类抗生素阿奇霉素（azithromycin），可使利福布汀周边室分布容积减少 27%（利福布汀具有亲脂特点，其药动学可用开放性二室模型描述，在体内的处置呈双指数衰减）。然而，吸烟（tobacco smoking）则可使利福布汀周边室分布容积增加（有报道说可增加 37%）。出现上述两种情况的确切机制还不清楚，但都有可能干扰对利福布汀毒副作用和疗效的评价。

［利福布汀（利福布丁）－茚地那韦][1]
Rifabutin－Indinavir

要点   同时应用利福布汀和茚地那韦，利福布汀的血浓度升高，而茚地那韦的血浓度轻微降低（降低 25%～35%）（Kraft et al，2004）。

有关药物   已证明另外两种人免疫缺陷病毒（HIV）蛋白酶抑制剂利托那韦和奈非那韦与利福布汀同用时，也可使利福布汀的血浓度升高，而沙奎那韦对利福布汀的血浓度无明显影响（利福布汀可降低沙奎那韦的血浓度，见［沙奎那韦－利福平］）。预料其他 HIV 蛋白酶抑制剂与利福布汀之间可发生类似相互影响。

根据相互影响的机制和代谢途径推测，其他利福霉素类衍生物（如利福平、利福定，及利福喷汀等）与茚地那韦联用时，前者的血浓度不会明显升高，因为它们很少或不经 CYP3A4 代谢。然而，茚地那韦血浓度的降低可能更明显（因为利福平和利福喷汀等对 CYP 的诱导作用强于利福布汀）。

机制   茚地那韦抑制 CYP3A（主要是 CYP3A4）的活性，阻碍利福布汀经 CYP3A4 的代谢，是后者血浓度升高的机制。茚地那韦血浓度的降低主要起因于利福布汀对 CYP3A4 的诱导。

建议   利福布汀与茚地那韦的联用应避免。实际上，利福霉素类衍生物（包括利福平、利福定、利福喷汀、利福布汀等）与任何 HIV 蛋白酶抑制剂（包括沙奎那韦、茚地那韦、利托那韦、奈非那韦）的联用都应避免，因为它们之间都有明显的相互影响，虽然相互影响的方向和程度可能不同。

[乙胺丁醇-氢氧化铝]²
Ethambutol-Aluminum Hydroxide

要点 有研究表明，氢氧化铝可使结核病患者对乙胺丁醇的吸收减慢，吸收量减少，高峰血浓度降低；但其吸收减少的程度存在很大的个体差异。

有关药物 乙胺丁醇与其他无吸附作用的抗酸药（氢氧化镁、碳酸钙、氧化镁等）的相互影响尚未见报道，但根据相互影响的机制推测，不太可能发生类似相互影响。乙胺丁醇与含有氢氧化铝的复方抗酸药（如氢氧化铝-氢氧化镁复合物、胃舒平等）及其他具有吸附作用的抗酸药（如三硅酸镁）之间有可能发生相互影响，但尚有待证实。

机制 机制尚未完全阐明。氢氧化铝可吸附多种药物，也可延迟胃排空。据推测这两者可能是乙胺丁醇吸收减少、减慢、高峰血浓度降低的原因。

建议 应用乙胺丁醇治疗的患者如需应用抗酸药，最好选用不含氢氧化铝和三硅酸镁的制剂。

[乙胺丁醇-异烟肼（雷米封，异烟酰肼)]²
Ethambutol-Isoniazid

要点 有证据表明，异烟肼可增强乙胺丁醇对视神经的毒性，也增强乙胺丁醇升高血尿酸盐的作用。

机制 还不清楚。乙胺丁醇的抗结核作用可能与抑制细胞内亚精胺（spermidine）和镁离子的作用从而阻碍核酸的合成有关，可以认为该过程也影响视神经的代谢，导致视神经炎。异烟肼与维生素 B_6 在体内的活性型磷酸吡多醛结合，阻碍其循环利用，从而影响周围神经的代谢，是其导致视神经炎的原因。因此认为，两者对视神经毒性作用的相加或协同，是该相互影响的机制。

乙胺丁醇本身（及其在体内的代谢物）可降低尿酸经肾的排泄，单用时可使大约 50% 的患者血尿酸盐浓度增加，但同时应用异烟肼何以会使这一不良反应增强，还未见有明确解释。

建议 乙胺丁醇与异烟肼合用治疗结核病是一经常采用的二联方案，也是当今最经典的四联方案的组成部分，与其他抗结核药物的联合可获延缓耐药性发生、抗结核作用增强之效果。但是，考虑到乙胺丁醇与异烟肼联用对视神经的毒性增强，故用药期间应经常进行视神经检查。事实上，即使单用乙胺丁醇，也应经常检查视敏度，因乙胺丁醇的主要副作用是球后视神经炎（常用量下发生率为 0.8%）。

至于血尿酸盐浓度的升高，也许仅对那些有痛风或痛风史的患者具有一定临床意义。

注：同时应用吡嗪酰胺（pyrazinamide）和乙胺丁醇，高尿酸血症的发生率明显增加，原因在于两者都有升高血尿酸的作用（即使单用吡嗪酰胺治疗，也几乎无一例外地发生高尿酸血症）。同时应用维生素 B_6（吡多辛；vitamin B_6，pyridoxine）也可增强乙胺丁醇对尿酸排泄的抑制作用，但确切机制尚不清楚。

洋地黄类强心苷、氯霉素、链霉素、青霉胺、顺铂、狂犬疫苗等皆有引起眼损害或球后视神经炎的报道，因此，预料与乙胺丁醇合用时同样有增强乙胺丁醇视神经毒性的可能。

[乙胺丁醇-利福平（甲哌利福霉素，利米定)]⁴
Ethambutol-Rifampicin（Rifampin）

要点 同时应用乙胺丁醇和利福平，有加强乙胺丁醇所致视力损害之可能。

有关药物 其他利福霉素衍生物（利福定、利福喷汀、利福布汀等）是否可加重乙胺丁醇所致的视力损害，尚未见报道。

机制 利福平何以会加强乙胺丁醇所致的视力损害，确切机制尚不清楚，因为尚未见有利福平所致视力损害的报道。

建议 同时应用乙胺丁醇和利福平是治疗结核病的有效二联方案，现仍提倡采用。两者联用增强视力损害的发生率尚未见有统计资料，但估计发生率不高。联用期间遵循乙胺丁醇单用时的原则即可。

[乙胺丁醇－青霉胺][2]
Ethambutol－Penicillamine

要点 同时应用乙胺丁醇和青霉胺，乙胺丁醇对视神经的毒性作用增强。

有关药物 根据相互影响的机制推测，青霉胺的结构类似物 N-乙酰-DL 青霉胺不会增强乙胺丁醇对视神经的毒性，因为 N-乙酰-DL 青霉胺对吡多醛（维生素 B_6 在体内的活性型）无对抗作用。

机制 乙胺丁醇的抗结核作用可能与抑制细胞内亚精胺（spermidine）和镁离子的作用从而阻碍核酸的合成有关，可以认为该过程也影响视神经的代谢，导致视神经炎。已证明青霉胺像异烟肼一样，可拮抗维生素 B_6，最终影响核酸的代谢，从而导致视神经炎。因此认为，两者对视神经毒性作用的相加或协同，是该相互影响的机制。

建议 此种合用必须避免。通常是用与乙胺丁醇无相互影响的药物代替青霉胺。事实上，即使单用乙胺丁醇，也应经常检查视敏度，因乙胺丁醇的主要副作用是球后视神经炎（常用量下发生率为 0.8%）。

洋地黄类强心苷、氯霉素、链霉素、顺铂、狂犬疫苗等皆有引起眼损害或球后视神经炎的报道，因此，预料与乙胺丁醇合用时同样有增强乙胺丁醇视神经毒性之可能。

[吡嗪酰胺（异烟酰胺）－痛风][1]
Pyrazinamide－Gout

要点 痛风患者应用吡嗪酰胺后，可加重或诱发痛风。

机制 吡嗪酰胺抑制尿酸的排泄，可引起高尿酸血症，从而诱发或加重痛风发作。

建议 高尿酸血症患者或痛风患者禁用吡嗪酰胺。

吡嗪酰胺的禁忌证还有：肝功能不良、糖尿病等。

[环丝氨酸－癫痫][1]
Cycloserine－Epilepsy

要点 环丝氨酸可加重或诱发癫痫发作。

建议 癫痫患者禁用环丝氨酸。另外，此药对抑郁及严重焦虑患者颇有危险，故也应慎用或不用。

[环丝氨酸－乙醇][2]
Cycloserine－Ethyl Alcohol（Ethanol，Alcohol，Ethyl）

要点 乙醇可增加环丝氨酸导致惊厥的危险。

机制 已知环丝氨酸单用可发生中枢神经系统方面的不良反应。大剂量环丝氨酸（每日 1 g 或以上）单用，惊厥的发生率高达 8%。然而，乙醇何以会增加环丝氨酸致惊厥的危险，确切机制尚不清楚。

建议 虽然机制不清，但该影响确实存在，因此应建议正在应用环丝氨酸治疗的患者避免饮酒。

[紫霉素－链霉素][1]
Viomycin－Streptomycin

要点 同时应用紫霉素和链霉素，两者的作用可能减弱，但毒性增强。

有关药物 预料紫霉素与其他氨基苷类抗生素（如卷曲霉素、卡那霉素等）之间可发生类似相互影响。

机制 紫霉素的化学结构类似于链霉素，作用部位相同，因此药理作用可互相拮抗。但两者的毒性作用可相加。

建议 禁止两者同用。

［乙硫异烟胺－糖尿病］[1]
Ethionamide－Diabetes

要点 糖尿病患者因结核病应用乙硫异烟胺后，可引起肝炎，给糖尿病的治疗带来困难。

建议 糖尿病患者同时患有结核病时，应选用其他抗结核药。

［乙硫异烟胺－乙醇］[3]
Ethionamide－Ethyl Alcohol（Ethanol，Alcohol，Ethyl）

要点 据报道，一例应用乙硫异烟胺治疗的患者发生神经方面的毒性反应，推测与乙醇的摄入有关。

有关药物 预料其他硫烟胺类药物（丙硫异烟胺和吡嗪酰胺）与乙醇有可能发生类似相互影响，但尚未见报道。

机制 确切机制还不清楚。

建议 要评价这种相互影响的临床意义，需进行进一步临床研究。在未获得进一步研究资料前，最好劝告患者在服用乙硫异烟胺期间避免过度饮酒。

［乙硫异烟胺－环丝氨酸］[3]
Ethionamide－Cycloserine

要点 有报道表明，乙硫异烟胺可增强环丝氨酸的中枢神经系统毒性。

有关药物 其他硫烟胺类药物（丙硫异烟胺和吡嗪酰胺）与环丝氨酸是否会发生类似相互影响，尚未见报道。

机制 机制还不清楚。已知乙硫异烟胺和环丝氨酸单用时都可发生中枢神经系统方面的不良反应。大剂量环丝氨酸（每日1g或以上）单用，惊厥（从癫痫小发作到癫痫大发作不等）发生率高达8％；大剂量乙硫异烟胺的惊厥发生率也可达1％～2％。合用后中枢神经系统毒性的增强，可能起因于两者中枢毒性的相加或协同。

建议 仅根据已有的报道，还不能对这种相互影响的发生率和潜在危险做出评价。但就目前可得到的资料看，两者合用应谨慎，以防发生中枢神经系统的毒性反应。

第二节 抗麻风病药

［氨苯砜（二氨二苯砜）－葡萄糖-6-磷酸脱氢酶缺乏］[1]
Dapsone－G-6-PD Deficiency

要点 葡萄糖-6-磷酸脱氢酶（G-6-PD）缺乏患者应用氨苯砜，可致正铁血红蛋白血症，严重者可发生溶血性贫血。

有关药物 醋氨苯砜及苯丙砜在体内水解为氨苯砜发挥作用，预料G-6-PD缺乏患者应用后也可发生正铁血红蛋白血症或溶血性贫血。

机制 G-6-PD缺乏者的红细胞不能迅速再生还原型辅酶Ⅱ（NADPH），故依赖NADPH的整个还原过程受损。氨苯砜具有氧化作用，可加速NADPH的氧化，从而使受损的整个还原过程进一步遭受损害。结果使氧化型谷胱甘肽不易充分还原，红细胞膜的完整性不能充分维持，正铁血红蛋白也不易还原为低铁血红蛋白，从而导致红细胞溶解。

建议 G-6-PD缺乏患者最好避免应用氨苯砜。如果必须应用，需特别谨慎。如发生正铁血红蛋白血症，可静脉注射亚甲蓝1～2 mg/kg；如发生溶血性贫血，可给予地塞米松或泼尼松，静脉点滴5％的GNS，严重者输血。

[氨苯砜（二氨二苯砜）－丙磺舒（羧苯磺胺）][3]
Dapsone－Probenecid

要点　合用丙磺舒与氨苯砜，氨苯砜血浓度升高，毒性有可能增强。

有关药物　醋氨苯砜及苯丙砜在体内分解为氨苯砜，故与丙磺舒可发生类似相互影响。

机制　该影响的机制已经明确。有证据表明，丙磺舒可显著减少氨苯砜的酸不稳定代谢物经肾的排泄，对游离氨苯砜经肾的排泄也有一定抑制作用。

建议　丙磺舒使氨苯砜血浓度升高，有可能使其毒性增加，故认为氨苯砜治疗期间最好避免使用丙磺舒，特别是原有肝肾功能不全、贫血、胃和十二指肠溃疡，及有精神病史者。如需合用，应于用药期间注意观察有无血液系统及肝肾功能改变。

[氨苯砜（二氨二苯砜）－利福平（力复平，甲哌利福霉素，利米定）][3]
Dapsone－Rifampicin（Rifampin）

要点　同时应用氨苯砜和利福平，氨苯砜的作用减弱。

有关药物　根据相互影响的机制及化学结构的类似性推测，氨苯砜与其他利福霉素类衍生物（利福定、利福喷汀、利福布汀等）之间以及利福平与其他砜类抗麻风病药（醋氨苯砜、苯丙砜等）之间可发生类似相互影响。

机制　已知氨苯砜部分经 CYP3A4 和 CYP2C9 代谢，而利福平对 CYP3A4、CYP2C9、CYP1A2，及 CYP2C19 有明显诱导作用，因此认为，利福平诱导 CYP3A4 和 CYP2C9，从而加速氨苯砜的代谢，是氨苯砜作用减弱的原因。

建议　氨苯砜与利福平联用治疗麻风病是临床上常见的实践。由于利福平对氨苯砜代谢的影响，欲充分发挥二者的作用，氨苯砜的剂量也许需要增加，但达常用治疗量的高限可能已足够。

根据氨苯砜的代谢途径推测，凡是可诱导 CYP3A4 和（或）CYP2C9 的药物都可削弱氨苯砜的作用。尽管已知苯巴比妥、苯妥英，及卡马西平对 CYP2C/3A 亚家族有明显的诱导作用，但对氨苯砜作用的影响难以确定，因为苯巴比妥和苯妥英对某些 CYP 有明显抑制作用，且本身的代谢有 CYP2C9 的参与（也涉及 CYP2C19），而卡马西平的代谢则既涉及 CYP2C9，也涉及 CYP3A4（也有 CYP1A2 和 CYP2C8 的参与），因此，相互影响的结果取决于上述因素的综合。

[氨苯砜（二氨二苯砜）－去羟肌苷（双脱氧肌苷，地丹诺辛）][2]
Dapsone－2′,3′-Dideoxyinosine（Didanosine）

要点　据报道，同时应用氨苯砜和去羟肌苷，氨苯砜的生物利用度降低。

有关药物　另一种可供口服的砜类衍生物苯丙砜与去羟肌苷是否会发生类似相互影响，尚不清楚。

机制　确切机制尚未阐明。氨苯砜的两个苯环上各有一氨基，这也许使其化学性质类似于二碱化合物。二碱化合物与酸成盐后更易于溶解和吸收，正常情况下，胃内的酸性环境是促进氨苯砜吸收的因素之一。去羟肌苷中的缓冲系统可中和胃酸，使胃液的 pH 升高，也许是使氨苯砜吸收减少的原因。

建议　如果必须同时应用氨苯砜和去羟肌苷，应将两者分服。氨苯砜单用虽然吸收完全，但比较缓慢，故与去羟肌苷间隔 2 小时给予是否可最大限度削弱此种相互影响，还难以确定。

[氯法齐明（氯苯吩嗪）－抗酸药][2]
Clofazimine－Antacids

要点　据报道，同时应用抗酸药和氯法齐明，后者的生物利用度降低 30%（Gumbo，2011）。

有关药物　有证据表明，所有含铝、镁的抗酸药如氧化镁、氢氧化铝、氢氧化镁，及铝碳酸镁等，都可影响氯法齐明的生物利用度。

机制　确切机制尚未阐明。氨苯砜的两个苯环上各有一氨基，这也许使其化学性质类似于二碱化合物。二碱化合物与酸成盐后更易于溶解和吸收，正常情况下，胃内的酸性环境是促进氨苯砜吸收的因素之一。去羟肌苷中的缓冲系统可中和胃酸，使胃液的 pH 升高，也许是使氨苯砜吸收减少的原因。

建议　氯法齐明的口服生物利用度存在明显差异（从 45%～60% 不等），高脂饮食可使其生物利用度增加 1～2 倍，而抗酸药则可使其生物利用度降低 30%（如上述）。因此，正在应用氯法齐明治疗的患者，临床医生应了解其是否同时应用抗酸药，并告知高脂饮食对氯法齐明生物利用度的明显影响有可能造成的危害（氯法齐明的半衰期长达 70 天，一旦过量，毒副作用可长期持续）。

尽管对氯法齐明的代谢途径有所了解（主要分为 4 步，一是水解脱卤，二是水解脱氨，三是与葡糖醛酸络合，四是羟化），但与其他药物在代谢水平上的相互影响尚未见有基础研究和临床报道。

［氯法齐明（氯苯吩嗪）－氨苯砜（二氨二苯砜）][2]
Clofazimine－Dapsone

要点　治疗耐药菌引起的麻风病，氨苯砜与氯法齐明联用是一种有效的联合，可发挥协同性抗麻风杆菌作用；但对麻风结节性红斑（又称 Ⅱ 型麻风反应），两者合用时作用减弱或消失。

有关药物　氯法齐明与其他砜类药物（醋氨苯砜、苯丙砜等）合用于麻风结节性红斑，有可能发生类似相互影响。

机制　氯法齐明通过抑制巨噬细胞、T 细胞、中性白细胞，及补体从而发挥抗炎作用，是其可有效治疗麻风结节性红斑的机制。有人认为，氨苯砜可引起炎症部位白细胞的募集，因此抵消氯法齐明的抗炎作用。然而，Wolf 等报道说，氨苯砜的抗炎作用比较复杂，首先，它可抑制中性白细胞的髓过氧化物酶以及溶酶体酶的活性，再就是作为游离基清洁剂清除中性白细胞所产生的游离基，另外，尚可抑制中性白细胞向炎症部位的迁移（可见氨苯砜抑制中性白细胞对组织的损害，是其抗炎作用的原因）。根据 Wolf 等的表述，难以解释氯法齐明和氨苯砜联用于麻风结节性红斑作用减弱或消失的现象（Gumbo，2011）。

氨苯砜的上述抗炎作用不影响联用氨苯砜的协同性抗麻风杆菌作用。

建议　报道结果表明，两药合用治疗麻风结节性红斑无效；停用氨苯砜，即使应用较低剂量的氯法齐明也能控制病情。因此，在处理麻风结节性红斑时，如果选用氯法齐明，就不应给予氨苯砜。

（张安年）

主要参考文献

Bel F，et al，2017. Mechanisms of drug-drug interaction between rifampicin and fusidic acid. *Br J Clin Pharmacol*，83：1862-1864

Gumbo T，2011. Chemotherapy of tuberculosis，*Mycobacterium avium* complex disease，and leprosy. In：*Goodman & Gilman's The pharmacological basis of therapeutics*，*12th ed*. Brunton LL（editor），McGraw-Hill Co，Inc，New York：1549-1570

Khaliq Y，et al，2000. A drug interaction between fusidic acid and a combination of ritonavir and saquinavir. *Br J Clin Pharmacol*，50：82-83

Kraft WK，et al，2004. Indinavir and rifabutin drug interactions in healthy volunteers. *J Clin Pharmacol*，44：305-313

MacDougall C，et al，2011. Protein synthesis inhibitors and miscellaneous antibacterial agents. In：*Goodman & Gilman's The pharmacological basis of therapeutics*，*12th ed*. Brunton LL（editor），McGraw-Hill Co，Inc，New York：1521-1547

Marsot A，et al，2017. Population pharmacokinetics of rifampicin in adult patients with osteoarticular infections：interaction with fusidic acid. *Br J Clin Pharmacol*，83：1039-1047

Shen C，et al，2008. Rifampicin exacerbates isoniazid-induced toxicity in human but not in rat hepatocytes in tissue-like cultures. *Br J Pharmacol*，153：784-791

Teckchandani S，et al，2010. Rhabdomyolysis following co-prescription of fusidic acid and atorvastatin. *J R Coll Physicians Ed-nb*，40：33-36

第三十二章　抗真菌药

[灰黄霉素－苯巴比妥（鲁米那）][3]
Griseofulvin－Phenobarbital

要点　同时应用苯巴比妥，使口服灰黄霉素的血浓度降低。已证明苯巴比妥对灰黄霉素血浓度的此种影响足可削弱或取消灰黄霉素的抗真菌作用。

有关药物　同时应用其他巴比妥类（如异戊巴比妥、仲丁巴比妥、司可巴比妥等），对灰黄霉素血浓度是否有影响，还未进行研究。但因巴比妥类的药理作用都相近，预料有可能发生类似影响。

机制　该影响的机制不清楚。最初应用大白鼠进行的研究表明，同时应用苯巴比妥，由于诱导肝药酶而使灰黄霉素代谢加速。正常受试者非肠道用药时，并不发生此种影响。口服苯巴比妥时，发现灰黄霉素吸收减少。在大白鼠中也已证明有吸收减少，但当应用灰黄霉素悬浮液时，并不发生此种情况。

建议　最好避免两者同用，可用非巴比妥类（如苯二氮䓬类）代替苯巴比妥。如果同时应用不可避免，应密切观察临床情况；如临床反应不佳，需要增加灰黄霉素的剂量。

[两性霉素B－氢化可的松（可的索，皮质醇）][2]
Amphotericin B－Hydrocortisone

要点　据报道，同时应用传统两性霉素B（C-AMB）和氢化可的松的4例患者发生心脏扩大和心力衰竭。

有关药物　预料两性霉素B与其他糖皮质激素（如可的松、泼尼松、甲泼尼龙等）可发生类似相互影响，但相互影响的程度取决于各药保钠排钾作用的强弱。

根据相互影响的机制推测，其他剂型的两性霉素B，如目前临床上可得到的脂质体两性霉素B（L-AMB）、两性霉素B脂复合物（ABLC），及两性霉素B胶态分散体（ABCD），可像C-AMB一样，与氢化可的松可发生类似相互影响（Bennett，2011）。

机制　两性霉素B所致的尿钾排泄增加与氢化可的松的排钾作用相加，导致低血钾性心脏病；氢化可的松的水钠潴留作用导致循环超负荷，在心脏已受损的情况下，更易发生心力衰竭。

建议　两性霉素B治疗期间可导致钾耗竭，这一作用甚至可持续至停药后数周；单用两性霉素B长期治疗的患者有1/3需要补钾。当与氢化可的松合用时，低钾的情况更严重，这不但有可能导致心脏的不良反应，也可降低机体抵抗力。然而，在某些情况下，例如，应用两性霉素B导致严重反应（如发热、寒战、恶心、呕吐）时，给予糖皮质激素可减轻反应，不过此时应注意监测电解质、体液平衡，及心脏功能。

[两性霉素B－咪康唑（达克宁）][3]
Amphotericin B－Miconazole

要点　据报道，两性霉素B与咪康唑合用时，抗真菌作用减弱。体外试验证明两药合用的效果比单用差。

有关药物　另一多烯类抗真菌药制霉菌素与咪康唑之间是否会发生类似相互影响，尚无证据。已证明两性霉素B与另一种唑类抗真菌药酮康唑之间可发生相互影响。两性霉素B与其他唑类抗真菌药（如氟康唑、依曲康唑等）之间是否会发生类似相互影响，还未见报道。

机制　唑类抗真菌药是麦角固醇 C-14 位脱甲基步骤的强效抑制剂，可抑制真菌胞浆膜麦角固醇的合成；两性霉素 B 主要通过与麦角固醇结合而发挥抗真菌作用。唑类抗真菌药使麦角固醇的合成减少可能是拮抗两性霉素 B 抗真菌作用的机制。

建议　应避免将两药置同一输液瓶中滴注。在两药的体内拮抗作用阐明以前，最好避免两者合用。

[酮康唑-苯妥英（大仑丁，二苯乙内酰脲）][2]
Ketoconazole-Phenytoin

要点　个案报道表明，酮康唑与苯妥英合用，前者血浓度降低，抗真菌作用减弱，致使真菌感染复发。即使将酮康唑的剂量加倍，其峰浓度及药时曲线下面积也远比合用苯妥英前为低。

有关药物　唑类抗真菌药主要分为两类，即咪唑类和三唑类。有明确证据表明，主要由 CYP3A4 代谢的三唑类抗真菌药伊曲康唑与苯妥英之间可发生类似相互影响。另一种三唑类抗真菌药伏立康唑（voriconazole）的代谢有 CYP2C9、CYP2C19，及 CYP3A4 的参与，同时对这些酶有一定抑制作用，故与苯妥英之间的相互影响比较复杂（参见 [伏立康唑-其他药物]）；相互影响的最终结果是伏立康唑的血浓度明显降低（需要量加倍），而苯妥英的血浓度则升高。同属三唑类抗真菌药的泊沙康唑（posaconazole），与苯妥英同用时，同样可导致前者血浓度降低，后者血浓度升高（参见 [泊沙康唑-其他药物]）。三唑类抗真菌药艾沙康唑（isavuconazole）尚未见有与苯妥英之间相互影响的报道。

有报道说咪唑类抗真菌药咪康唑可使苯妥英血浓度升高（见 [苯妥英-咪康唑]），这与酮康唑-苯妥英间的相互影响显然不同。推测该影响可能起因于咪康唑对 CYP2C9 和（或）CYP2C19 的抑制。其他咪唑类抗真菌药与苯妥英之间的相互影响未见报道。然而，有证据表明，三唑类抗真菌药氟康唑像咪康唑一样，可抑制苯妥英的代谢（见 [苯妥英-氟康唑]），且有因此导致苯妥英中毒的报道（氟康唑主要以原形经肾排泄，但已经证明对 CYP2C9 有明显抑制作用。虽然氟康唑对 CYP3A4 也有一定抑制作用，但这一抑制作用对苯妥英的代谢不会造成影响，因为苯妥英的代谢与 CYP3A4 无明显关系）。

根据相互影响的机制推测，其他可诱导 CYP3A4 的抗癫痫药，如苯巴比妥、扑米酮，及卡马西平（这 3 种药物像苯妥英一样，对 CYP2C 和 CYP3A 亚家族有明显的诱导作用，苯巴比妥尚可诱导 CYP1A2），与酮康唑之间可发生类似相互影响。它们与伊曲康唑之间的类似相互影响已经证实。

机制　已经证明苯妥英对肝 CYP2C 和 CYP3A 亚家族有明显的诱导作用，而酮康唑在体内的代谢有 CYP3A4 的参与，因此认为苯妥英对 CYP3A4 的诱导是使酮康唑血浓度降低、作用减弱的原因。

同时应用伏立康唑和苯妥英，伏立康唑需要量的增加与苯妥英诱导 CYP3A4、CYP2C9，及 CYP2C19 从而促进其代谢有关，而苯妥英血浓度的升高则起因于伏立康唑对 CYP2C9 和 CYP2C19 的抑制（包括竞争性和非竞争性抑制）。

泊沙康唑主要经由 UGT 代谢，但有小部分的代谢涉及 CYP2C19（像大多数唑类抗真菌药一样，对 CYP3A4 也有明显抑制作用，但这一抑制作用与此处的相互影响无明显关联），与苯妥英同用时血浓度的降低起因于苯妥英对 UGT 以及 CYP2C19 的诱导，而苯妥英血浓度的升高则与泊沙康唑抑制 CYP2C19 有关。

建议　虽然资料不多，但相互影响明显，因此，必须合用时，于合用期间应注意观察酮康唑是否可发挥适当的抗真菌作用，必要时增加酮康唑的剂量。苯妥英与其他唑类抗真菌药的相互影响复杂，如果可能的话，最好避免同时应用（Bennett，2011）。

注：体外研究表明（Weiss et al，2003），某些抗癫痫药对 P-糖蛋白也有一定抑制作用，如卡马西平、拉莫三嗪、苯妥英，及丙戊酸等。这些抗癫痫药对 P-糖蛋白的抑制作用，也许会部分抵消它们诱导 CYP 从而加速 P-糖蛋白底物的代谢而造成的影响。对那些主要经由 CYP2C/3A 代谢的 P-糖蛋白底物而言，这一作用可能被掩盖，总的结果表现为对代谢的诱导。然而，对那些主要经 P-糖蛋白转运并排泄的药物而论，相互影响的结果有可能是血浓度的升高。

[酮康唑－西咪替丁（甲氰咪胍）][2]
Ketoconazole－Cimetidine

要点　西咪替丁减少酮康唑的吸收。

有关药物　预料其他 H_2 受体阻断药（如雷尼替丁、法莫替丁、尼扎替丁等）以及所有抗酸药都可与酮康唑发生类似相互影响（也见［酮康唑－氢氧化铝＋氢氧化镁］）。

另一种唑类抗真菌药伊曲康唑的吸收也依赖于 pH，已经证明其吸收可因同时应用西咪替丁而减少。

根据相互影响的机制推测，伏立康唑和氟康唑与西咪替丁之间不会发生类似相互影响，因为它们的吸收不依赖于 pH。

机制　酮康唑需在胃内转变为可溶性盐酸盐吸收。西咪替丁等 H_2 受体阻断药（及抗酸药）使胃液 pH 升高，酮康唑难以形成可溶性盐酸盐，故吸收减少。

建议　如果必须同时应用，应于酮康唑后至少 2 小时再给西咪替丁（或其他抗酸药）。另外，如果可行的话（例如治疗某些真菌感染），可用伏立康唑或氟康唑代替酮康唑。

[酮康唑－奥美拉唑][2]
Ketoconazole－Omeprazole

要点　同时应用酮康唑和 H^+-K^+-ATP 酶抑制剂（也称质子泵抑制剂）奥美拉唑，可导致前者吸收减少，血浓度降低。

有关药物　根据相互影响的机制推测，所有 H^+-K^+-ATP 酶抑制剂（包括兰索拉唑、泮托拉唑、雷贝拉唑等）都可对酮康唑的吸收发生类似影响。

机制　奥美拉唑抑制 H^+ 的分泌，使胃内 pH 升高，导致酮康唑的溶解度降低，是酮康唑吸收减少，血浓度降低的原因。

建议　奥美拉唑与其他唑类抗真菌药之间的相互影响以及用药注意事项参见上述［酮康唑－西咪替丁］项下的有关内容。

[酮康唑－氢氧化铝＋氢氧化镁][3]
Ketoconazole－Aluminum Hydroxide＋Magnesium Hydroxide

要点　4 例患者在同时应用含氢氧化铝和氢氧化镁的复方抗酸药后，酮康唑血浓度及 8 小时血药浓度时间曲线下面积减少 40%。

有关药物　有报道说，碳酸氢钠和氧化铝干扰口服酮康唑的吸收。虽然其他抗酸药也可干扰酮康唑的吸收，但尚缺乏具体证据。西咪替丁虽不被认为是一种抗酸药，但它也可升高胃液 pH，并已证明同用时可使酮康唑血浓度降低。可以预料，其他 H_2 受体拮抗剂（如雷尼替丁、法莫替丁、尼扎替丁等）与酮康唑之间可发生类似相互影响，因为它们也像西咪替丁一样，使胃液 pH 升高（有关细节参见［酮康唑－西咪替丁（甲氰咪胍）]）。

机制　已证明酮康唑的溶解需要一种酸性环境，当 pH 升高时，溶解度降低。抗酸药及 H_2 受体拮抗剂升高胃内 pH，从而减少酮康唑的溶解及随后的吸收。

建议　如果必须同时应用酮康唑和抗酸药，明智的方式是使两种药物的用药间隔时间尽可能长一些。由于抗酸药对胃内 pH 的影响到底有多久尚不清楚，因此，应在给酮康唑后给予抗酸药。另外，在某些情况下，也可用吸收不受胃液酸度影响的伏立康唑或氟康唑代替酮康唑。

[酮康唑－丙胺太林（普鲁本辛）][2]
Ketoconazole－Propantheline

要点　有证据表明，同时口服酮康唑和丙胺太林，可使酮康唑的生物利用度降低。

有关药物　根据相互影响的机制推测，所有 M 受体阻断药（如阿托品、格隆溴铵、哌仑西平等）都可与酮康唑发生类似相互影响。

根据相互影响的机制推测，另一种唑类抗真菌药伊曲康唑与丙胺太林之间可发生类似相互影响，因其吸收也依赖于 pH。但是，伏立康唑和氟康唑与丙胺太林之间不会发生类似相互影响，因为它们的吸收不受 pH 的影响。

机制 由于酮康唑是一种二碱化合物，故其溶解和吸收需要足够的胃酸。M 受体阻断药减少胃酸的分泌，胃液的酸度降低，从而使其吸收减少。

建议 如果必须同时应用酮康唑和丙胺太林，应将两药分服，而且间隔的时间尽可能长一些。一般认为，如果先给予酮康唑，那么间隔 2 小时应用丙胺太林即可（也见［酮康唑－西咪替丁］）。

［酮康唑－利福平（力复平，甲哌利福霉素，利米定）][2]
Ketoconazole－Rifampicin（Rifampin）

要点 同时口服酮康唑和利福平，两者血浓度都降低。

有关药物 根据相互影响的机制推测，酮康唑与其他利福霉素类抗生素之间可发生类似相互影响，只是相互影响的程度不同而已；利福平对 CYP 酶的诱导作用最强，其他依次为利福定（rifandin）、利福霉素（rifamycin）、利福喷汀（rifapentine），利福布汀（rifabutin）的诱导作用最弱。

伊曲康唑是 CYP3A4 的底物（即其代谢由 CYP3A4 负责），同时也是 CYP3A4 的强效抑制剂。预料其代谢可被利福平加速，但推测利福平的血浓度不一定受其影响。

已知氟康唑主要以原形经肾排泄，但对 CYP3A4 和 CYP2C9 有抑制作用。有证据表明，利福平通过诱导 CYP3A4，可加速氟康唑的代谢（使氟康唑的 AUC 降低大约 25％），但一般情况下不会明显削弱其作用。

伏立康唑本身由 CYP2C19、CYP2C9，及 CYP3A4 代谢，对这 3 种 CYP 也有不同程度的抑制作用（对 CYP2C19 的抑制作用最强，对 CYP2C9 的抑制作用次之，对 CYP3A4 的抑制作用最弱），预料与利福平可发生相互影响，但是相互影响的方向和程度会有所不同。

机制 已经证明利福平对 CYP1A2、CYP2C9、CYP2C19，及 CYP3A4 有明显的诱导作用，因此认为酮康唑血浓度的降低是利福平诱导肝药酶从而加速其代谢的结果。另外，利福平加速酮康唑的排泄，也可能是酮康唑血浓度降低、药时曲线下面积缩小的原因之一。利福平血浓度的降低与酮康唑影响其胃肠吸收有关，但确切机制尚不清楚。

建议 酮康唑对利福平的影响可通过将两药分服解决。据报道，给酮康唑 12 小时后再给利福平，可消除酮康唑对利福平的影响，但酮康唑血浓度依然受利福平的影响，故只好通过增加酮康唑的剂量来解决。

［酮康唑－异烟肼（雷米封，异烟酰肼）][2]
Ketoconazole－Isoniazid

要点 酮康唑与利福平合用，两者的血浓度都降低（见［酮康唑－利福平］），但当酮康唑与利福平和异烟肼 3 药合用时，酮康唑血浓度降低更明显。因此认为，酮康唑－异烟肼之间也存在相互影响。

有关药物 有证据表明，同时应用异烟肼和另一唑类抗真菌药伊曲康唑，可使后者血浓度降低。

机制 酮康唑－异烟肼之间相互影响的机制尚不清楚。

建议 如需合用，应考虑到酮康唑（或伊曲康唑）的抗真菌作用可能减弱，必要时增加酮康唑或伊曲康唑的剂量。

［酮康唑－去羟肌苷（双脱氧肌苷，地丹诺辛）][2]
Ketoconazole－2′,3′-Dideoxyinosine（Didanosine）

要点 同时口服酮康唑和去羟肌苷，前者的血浓度降低，作用减弱，但半衰期无改变。

有关药物 已证明去羟肌苷与另一唑类抗真菌药伊曲康唑（itraconazole）之间可发生类似相互

影响（伊曲康唑的吸收也依赖于 pH）。

根据相互影响的机制推测，伏立康唑和氟康唑与去羟肌苷之间不会发生类似相互影响，因为它们的吸收不依赖于 pH。与其他咪唑类抗真菌药之间是否会发生类似相互影响，尚未见报道。

机制 酮康唑属于二碱化合物，在酸性环境中易于溶解和吸收。去羟肌苷中所含的缓冲系统——二羟基铝碳酸钠复盐/氢氧化镁及枸橼酸钠或枸橼酸/枸橼酸钠（去羟肌苷对酸不稳定，遇酸非但不容易溶解，且迅速水解为无活性的次黄嘌呤，故片剂中加进了前一系统，而粉剂中含有后一系统）——使胃内 pH 升高，酮康唑难以形成容易吸收的可溶性盐酸盐，吸收减少，血浓度降低。

建议 该相互影响明确，具有一定临床意义。如果同用难以避免，两药的服用至少间隔 2 小时（也见［酮康唑－西咪替丁］）。

［酮康唑－依法韦仑（依法韦恩茨）］[2]
Ketoconazole－Efavirenz

要点 Sriwiriyajan 等对 12 名 HIV（人免疫缺陷病毒）感染者进行的一项两阶段序贯研究表明，预先用非核苷类反转录酶抑制剂依法韦仑处理，可显著加速酮康唑的清除。酮康唑的清除率增加 2 倍，C_{max} 和 $AUC_{0\sim24}$ 分别减少 44% 和 72%，半衰期缩短 58%。酮康唑也可抑制依法韦仑的代谢，从而有可能导致依法韦仑副作用发生率的增加（Sriwiriyajan et al, 2007）。

有关药物 根据代谢途径推测，预料同属唑类抗真菌药的伊曲康唑（itraconazole）与依法韦仑之间可发生类似相互影响，因其像酮康唑一样，其代谢也涉及 CYP3A4。

有研究表明，同属非核苷类反转录酶抑制剂的奈韦拉平（nevirapine）与酮康唑之间可发生类似相互影响。根据提出的机制推测，另一种非核苷类反转录酶抑制剂依曲韦林（etravirine），与酮康唑之间的类似相互影响也可发生（依曲韦林本身由 CYP3A4/2C9/2C19 代谢，对 CYP3A4 和葡糖醛酰转移酶有诱导作用，对 CYP2C9 和 CYP2C19 有抑制作用）。同属非核苷类反转录酶抑制剂的地拉韦定是 CYP3A4 的底物和抑制剂，预料与酮康唑之间相互影响的机制不同。

机制 酮康唑是 CYP3A4 的底物（同时也是 CYP3A4 的强效抑制剂），已知依法韦仑对 CYP3A4 有明显诱导作用（本身的代谢主要依赖于 CYP2B6，CYP3A4 次之，对 CYP3A4 兼有抑制作用），因此认为，酮康唑药动学参数的改变主要起因于依法韦仑对 CYP3A4 的诱导（实际上，应看作依法韦仑对 CYP3A4 的竞争性抑制、非竞争性抑制，及诱导作用的综合结果，但鉴于依法韦仑与 CYP3A4 的亲和力远低于酮康唑，故主要表现为对 CYP3A4 的诱导）。尽管酮康唑也是 P-糖蛋白的底物，但鉴于依法韦仑对 P-糖蛋白无诱导作用，故该影响与 P-糖蛋白无关。另外，依法韦仑对肠道 CYP3A4 无诱导作用，故不会影响酮康唑的生物利用度。

依法韦仑药动学的改变，起因于酮康唑对 CYP3A4 的抑制（包括竞争性抑制和非竞争性抑制）。另有证据表明，酮康唑对 CYP2B6 有某种程度的抑制作用（Walsky et al, 2006），故对 CYP2B6 的抑制也可能是依法韦仑副作用发生率增加的原因之一。

奈韦拉平像依法韦仑一样，对 CYP3A4 有明显诱导作用（本身主要经由 CYP3A4 代谢，CYP2B6 次之，对 CYP3A4 无抑制作用），故对酮康唑药动学的影响与依法韦仑雷同。有证据表明，奈韦拉平血浓度的增加与酮康唑抑制奈韦拉平经 CYP3A4 的代谢有关。

建议 正在应用抗 HIV 药物治疗的患者往往需要同时应用其他药物，特别是抗微生物药，原因在于这类患者的机会性感染多见。表浅或深部真菌感染就是这类患者的常见问题（例如 90% 的 HIV 感染者可发生口腔念珠菌病）。在这种情况下，酮康唑的选用就成为可能（酮康唑价廉高效，往往成为治疗口腔念珠菌病的首选药物）。可见，HIV 感染者酮康唑与其他药物间的相互影响普遍存在。

该相互影响明确，具有重要临床意义。Sriwiriyajan 等的研究表明，同时应用依法韦仑，可使酮康唑的谷浓度降低达 20 倍以上，且存在高度的个体差异。可见，通过增加酮康唑的剂量，不太可能克服依法韦仑的诱导作用所造成的影响，反而有可能导致药物的不良反应。另外，酮康唑抑制依法韦仑代谢，反过来有可能增加依法韦仑的副作用。因此，正在应用依法韦仑治疗的 HIV 感染者，禁止同时给予酮康唑。

注：Walsky 等对 200 多种常用药物的研究表明，其中 30 种（占 13%）对 CYP2B6 有抑制作用，在这 30 种药物中有 22 种 IC_{50} 低于 10 μM，4 种 IC_{50} 低于 1 μM，其中 6 种被认为是强效 CYP2B6 抑制剂（它们对 CYP2B6 的抑制作用都强于美金刚），对 CYP2B6 抑制作用的强度依次为氯吡格雷（clopidogrel）＞克霉唑（clotrimazole）＞伊曲康唑（itraconazole）＞噻氯匹定（ticlopidine）＞舍曲林（sertraline）＞雷洛昔芬（raloxifene）。其他对 CYP2B6 有抑制作用的药物（按 IC_{50} 从低到高排序）尚有帕罗西汀、氨氯地平、非洛地平、利托那韦、美金刚、酮康唑、他莫昔芬、依泽替米贝（ezetimibe；降脂药）、反苯环丙胺、坎地沙坦酯、噻替哌（静脉）、非诺贝特、莫米松（mometasone）、孟鲁司特、去甲氟西汀、氯雷他定、扎鲁司特、卡维地洛、左甲状腺素、齐留通、辛伐他汀、炔雌醇、氟伏沙明、萘法唑酮（Walsky et al，2006）。这些药物都有可能抑制 CYP2B6 底物的代谢。

［伊曲康唑（依他康唑）－抗酸药］[2]
Itraconazole－Antacids

要点　有证据表明，同时应用伊曲康唑和抗酸药，前者的吸收减少，生物利用度降低，作用减弱（Bennett，2011）。

有关药物　根据相互影响的机制推测，所有降低胃液酸度的药物，如传统抗酸药氢氧化铝（aluminum hydroxide）、氧化镁、氢氧化镁等，H_2 受体拮抗剂西咪替丁（cimetidine）、雷尼替丁、法莫替丁等，质子泵抑制剂奥美拉唑（omeprazole）、兰索拉唑、泮托拉唑等，以及选择性 M 受体拮抗剂哌仑西平（pirenzepine）和格隆溴铵等，都有可能可干扰伊曲康唑的吸收，降低其生物利用度，但影响的程度有待进一步评价。H_2 受体拮抗剂西咪替丁也可受伊曲康唑的影响，影响的结果是西咪替丁的 AUC 增加（参见［西咪替丁（甲氰咪胍）－伊曲康唑（依他康唑）］）。

根据提出的机制和化学特点推测，同属唑类抗真菌药的酮康唑（ketoconazole）与抗酸药之间可发生类似相互影响（也参见［酮康唑－去羟肌苷（双脱氧肌苷，地丹诺辛）］以及［酮康唑－丙胺太林（普鲁本辛）］等章节）；但氟康唑的吸收不依赖于 pH（氟康唑的吸收也不受胃内容物的影响），预料与抗酸药之间不会发生类似相互影响。有证据表明，另一种唑类抗真菌药伏立康唑与奥美拉唑同时应用，则导致两者的血浓度都升高，这是奥美拉唑与其他质子泵抑制剂迥然不同之处（有关细节参见［奥美拉唑（渥米哌唑，洛赛克）－伏立康唑］）。

机制　伊曲康唑在胃肠道中的吸收像酮康唑一样，在偏酸性环境中容易吸收。抗酸药中和胃酸（就 H_2 受体拮抗剂和质子泵抑制剂等药物而论，则是减少 H^+ 的分泌），升高 pH，从而阻碍伊曲康唑的吸收，是该影响的机制。

建议　最好避免同时口服伊曲康唑和抗酸药（或其他可降低胃液酸度的药物）。如果必须联用，给药的间隔时间尽可能长一些。例如，口服伊曲康唑后 2 小时再服抗酸药。

另外需要提及的一点是，供口服的伊曲康唑有两种剂型，一是胶囊型，二是羟丙基-β-环糊精（hydroxypropyl-β-cyclodextrin）溶液。胶囊型在饱腹状态下吸收最好，而溶液型在空腹状态下吸收更佳。pH 对哪种剂型吸收的影响更明显，尚未见有临床报道，但了解胃内容物对两种剂型吸收的不同影响，具有一定临床意义。

［伊曲康唑（依他康唑）－去羟肌苷（双脱氧肌苷，地丹诺辛）］[2]
Itraconazole－2′,3′-Dideoxyinosine（Didanosine）

同时口服伊曲康唑和去羟肌苷，前者的血浓度降低，作用有可能减弱。有关细节参见［伊曲康唑－抗酸药］，也见［酮康唑－去羟肌苷（双脱氧肌苷，地丹诺辛）］和［茚地那韦－去羟肌苷（双脱氧肌苷，地丹诺辛）］等章节。

［伊曲康唑（依他康唑）－奈韦拉平］[2]
Itraconazole－Nevirapine

要点　同时应用伊曲康唑和非核苷类反转录酶抑制剂奈韦拉平，前者的血浓度有可能降低，作用减弱，但后者的血浓度有可能升高，作用和毒性增强（Bennett，2011）。不过，治疗量下通常仅表现为伊曲康唑的血浓度降低（如下述）。

Jarulatanasirikul 等对 12 名健康志愿者进行的两阶段随机化研究表明，同时应用伊曲康唑（200 mg 每日 1 次计 7 天）和奈韦拉平（200 mg 每日 1 次计 7 天），前者的平均 C_{max}、$AUC_{0\sim96}$，及 $t_{1/2}$ 分别减少 38％、61％，及 31％，而后者的药动学参数无明显改变。然而，随着伊曲康唑每日量的增加，对奈韦拉平的代谢也有可能产生抑制性影响（Jarulatanasirikul et al，2007）。

有关药物　根据相互影响的机制推测，凡是其代谢涉及 CYP3A4 的唑类抗真菌药，都可与奈韦拉平发生类似相互影响，与伏立康唑（voriconazole）之间的类似相互影响已经证实。然而，奈韦拉平与氟康唑以及泊沙康唑之间的类似相互影响不太可能发生，因为它们的代谢很少或不涉及 CYP3A4，不过，奈韦拉平血浓度升高的可能性依然存在（氟康唑主要以原形经肾排泄，只有不足 10％的代谢涉及 CYP，故对 CYP 不会造成明显的竞争性抑制，但对 CYP3A4、CYP2C9，及 CYP2C19 有非竞争性抑制作用；泊沙康唑主要经由 UGT 和 CYP2C19 代谢，对 CYP3A4 有明显抑制作用，故两者皆可抑制奈韦拉平经 CYP3A4 的代谢）。

有证据表明，另一种非核苷类反转录酶抑制剂依法韦仑（依法韦恩茨；efavirenz）可使伊曲康唑的血浓度降低（依法韦仑主要经 CYP2B6 代谢，也有一部分涉及 CYP3A4，同时对多种 CYP 有中度诱导作用，特别是 CYP3A4，对包括 CYP3A4 在内的某些 CYP 有微弱到中度的抑制作用），其本身的血浓度有可能升高（但不会像奈韦拉平那么明显），与伏立康唑之间的类似相互影响也已经证实（有关细节也参见 ［伊曲康唑－其他药物］ 以及 ［伏立康唑－其他药物］）。同属非核苷类反转录酶抑制剂的地拉韦定（delavirdine）像伊曲康唑一样，既是 CYP3A4 的底物，也是 CYP3A4 的抑制剂，预料与伊曲康唑之间的相互影响可能是两者的血浓度都升高。另一种非核苷类反转录酶抑制剂依曲韦林（etravirine）经由多种 CYP 代谢，其中包括 CYP3A4、CYP2C9，及 CYP2C19，同时对 CYP3A4（以及葡糖醛酰转移酶）有诱导作用，对 CYP2C9 和 CYP2C19 有抑制作用，因此可与多种药物发生明显相互影响，与伊曲康唑之间的相互影响可能是伊曲康唑血浓度的降低（是依曲韦林对 CYP3A4 的竞争性抑制和诱导作用的综合结果），而其本身的血浓度有可能升高（既涉及伊曲康唑对 CYP3A4 的竞争性抑制，也涉及对 CYP3A4 的非竞争性抑制）。

机制　已知伊曲康唑是 CYP3A4 的底物，且对 CYP3A4 有明显抑制作用，而奈韦拉平的代谢主要由 CYP3A4 负责（CYP2B6 次之），对某些 CYP 有诱导作用，其中包括 CYP3A4。因此认为，两者联用时伊曲康唑血浓度的降低是奈韦拉平对 CYP3A4 的竞争性抑制和诱导作用的综合结果，而奈韦拉平血浓度的升高起因于伊曲康唑对奈韦拉平经 CYP3A4 代谢的竞争性和非竞争性抑制（Flexner，2011）。

建议　唑类抗真菌药与非核苷类反转录酶抑制剂之间的相互影响复杂多变，某些药物之间相互影响的结果难以预测，因此建议尽可能避免两类药物的联用。如果联用难以避免，应考虑到可能发生的各种结果，并据情适当调整剂量。就伊曲康唑和奈韦拉平的联用而论，通常需要上调伊曲康唑的剂量；但随着伊曲康唑剂量的增加，是否需要调整奈韦拉平的剂量，需根据具体情况确定。

［伊曲康唑（依他康唑）－葡萄柚汁］[2]
Itraconazole－Grapefruit Juice

要点　Gubbins 等对 20 名受试者（男女各半）进行的一项研究表明，同时应用强化（浓缩）葡萄柚汁可某种程度上影响伊曲康唑的药动学。在女性受试者中，葡萄柚汁使伊曲康唑的口服清除率降低 19％（$P=0.006$），$AUC_{0\sim\infty}$ 增加 30％（$P=0.01$），但羟基伊曲康唑的药动学无明显改变。在男性受试者中尽管也有清除率的降低和 AUC 的增加，但都无统计学意义。他们的结论是，葡萄柚汁对伊曲康唑药动学有某种程度的影响，对女性个体的影响更明显（Gubbins et al，2008）。

有关药物　根据提出的机制推测，凡是主要经由 CYP3A4 代谢的唑类抗真菌药，与葡萄柚汁之间都有可能发生类似相互影响。

机制　有证据表明，葡萄柚汁中所含有的呋喃香豆素类可迅速降解成熟肠细胞中的 CYP3A4，这一作用是不可逆的。口服伊曲康唑后，首先经由肠道 CYP3A4 代谢为羟基伊曲康唑，然后经肝的 CYP3A4 进行进一步的生物转化。综合目前可得到的资料，认为伊曲康唑药动学的改变主要起因于葡萄柚汁对肠道中 CYP3A4 的抑制（不可逆性的降解）从而导致口服伊曲康唑生物利用度的增加，对肝中 CYP3A4 的抑制仅起次要作用。当然，葡萄柚汁中的某些成分对某些载体（如 P-糖蛋白等）的影响也不能排除。至于葡萄柚汁对伊曲康唑影响的性别差异，可能与女性对 CYP3A4 底物的清除速度高于男性有关（有证据表明，女性肝 CYP3A4 的表达明显高于男性）。

建议　葡萄柚汁对伊曲康唑的影响确实存在（尽管不十分明显），故在临床用药中应引起注意，女性患者尤其如此。

注：有关葡萄柚汁与其他药物之间相互影响的研究论文数不胜数。综合目前可得到的有关资料，葡萄柚汁与其他药物之间相互影响的机制主要是药动学的，其机制包括①：通过抑制肠道中的 CYP3A4，减少首过代谢；②抑制肠壁细胞中 P-糖蛋白介导的药物外排，增加口服生物利用度；③抑制 OATP（如 OATP1A2），干扰药物的体内过程。葡萄柚汁抑制 OATP 造成的影响与其对 CYP3A4 和 P-糖蛋白的抑制造成的影响相反。与葡萄柚汁相互影响的结果总的说来有 3 种情况，一是受影响药物的 AUC 增加和 C_{max} 升高，二是 AUC 减少和 C_{max} 下降，三是这两个药动学指标无明显改变。

现有资料表明，可与葡萄柚汁发生相互影响的药物有多种，其中报道比较多的是镇静催眠药（涉及的药物有咪达唑仑、三唑类，及夸西泮等）、HMG-CoA 还原酶抑制剂（包括洛伐他汀、辛伐他汀，及阿托伐他汀等）、免疫抑制剂（主要包括环孢素、他克莫司等钙调蛋白抑制剂）、钙通道拮抗剂（如硝苯地平、氨氯地平、尼莫地平、非洛地平、尼卡地平、尼索地平、尼群地平、马尼地平、地尔硫䓬、维拉帕米等）。其他尚有 β 受体拮抗剂（如塞利洛尔和醋丁洛尔）、抗心律失常药（胺碘酮）、激素类（如甲泼尼龙、炔雌醇等）、香豆素类抗凝剂、抗生素（如红霉素、克拉霉素，及泰利霉素）、HIV 蛋白酶抑制剂（沙奎那韦）、抗疟药（卤泛群、蒿甲醚）、抗寄生虫药（阿苯达唑、吡喹酮）、抗肿瘤药（依托泊苷）、抗过敏药（主要涉及非索非那定和特非那定）。个案报道尚有卡马西平、西沙必利、东莨菪碱、氯沙坦、地高辛、西地那非、氟伏沙明、舍曲林、美沙酮、瑞格列奈、伊曲康唑、咖啡因等（Mertens-Talcott et al, 2006）。

尽管有关葡萄柚汁与其他药物相互影响的报道较多，但真正导致明显相互影响且具有重要临床意义者为数不多。然而，那些治疗窗狭窄（或毒副作用较强）且需要口服的药物，与葡萄柚汁发生相互影响时，确实可造成某种程度的危险，故了解葡萄柚汁相关的药物相互影响对临床合理用药以及药物疗效和毒副作用的判断有一定指导意义。

［伊曲康唑（依他康唑）－其他药物］[1]
Itraconazole－Other Drugs

有关唑类抗真菌药与其他药物之间的相互影响多见而复杂，不可能详细列举，故在此处以伊曲康唑、伏立康唑、氟康唑、泊沙康唑等为代表做一概括性的笼统介绍，以方便读者查阅（唑类抗真菌药与其他药物之间的相互影响主要是前者对后者的影响，因此，与其他药物之间具体相互影响的后果、机制，及用药注意事项等细节，需要参见其他章节）。

迄今为止，在所有唑类抗真菌药中已经明确证明可与之发生相互影响的药物最多者莫过于伊曲康唑，但是由于篇幅所限，只能对涉及伊曲康唑的药物相互影响以及有关用药注意事项做一简单笼统的介绍。

伊曲康唑像氟康唑和伏立康唑一样同属三唑类抗真菌药（见［氟康唑－其他药物］以及［伏立康唑－其他药物］）。伊曲康唑有 3 种剂型，其中 1 种为胶囊型，2 种液体型（1 种口服，1 种静脉）。胶囊型餐后服用吸收最好，而口服液体型空腹给药吸收最佳。口服液体型胃肠道方面的副作用多于氟康唑片剂，因此通常仅保留给氟康唑无效的患者（这些患者也必须没有应用 HIV 蛋白酶抑制剂或其他禁用伊曲康唑的药物）。

伊曲康唑是 CYP3A4 的底物（即其代谢由 CYP3A4 负责），也是 CYP3A4 的强效抑制剂（其抑制作用与酮康唑相当。由于伊曲康唑没有酮康唑的皮质激素抑制作用，保留了酮康唑的绝大部分药理特点，且抗真菌谱有所扩展，因此在所有真菌病的治疗中都已取代了酮康唑。如果说酮康唑还有什么优点的话，仅在价格上存在一定优势。另外，有时也利用酮康唑对皮质激素具有抑制作用的特点，用来抑制 Cushing 综合征患者糖皮质激素的过量产生），对 P-糖蛋白也有一定抑制作用。因此，凡是对 CYP3A4 有诱导作用的药物以及其代谢有 CYP3A4 参与的药物，以及 P-糖蛋白的底物或者与血浆蛋白有高度亲和力的药物（伊曲康唑本身及其代谢物有 99％以上与血浆蛋白结合），都可与伊曲康唑发生药物相互影响。

Ⅰ   同用时可使伊曲康唑血浓度降低的药物有（如无特别说明，如下药物多是通过诱导 CYP3A4 而加速伊曲康唑的代谢）：①降低胃液酸度的药物（减少或延迟伊曲康唑的吸收），包括 H_2 受体拮抗剂西咪替丁（cimetidine）、雷尼替丁（ranitidine）、法莫替丁（famotidine）等，质子泵抑制剂奥美拉唑（omeprazole）、兰索拉唑（lansoprazole）、雷贝拉唑（rabeprazole）和埃索美拉唑（esomeprazole）等以及含有抗酸成分的药物，如其内含有缓冲剂的抗 HIV 药去羟肌苷（地丹诺辛，双脱氧肌苷；didanosine。伊曲康唑的吸收依赖于 pH，去羟肌苷中所含的缓冲系统使胃内 pH 升高，减少伊曲康唑的吸收）；②某些抗癫痫药，包括卡马西平（carbamazepine）、苯妥英（phenytoin），及巴比妥类中的苯巴比妥（phenobarbital）；③主要用于抗抑郁的中草药金丝桃（St. John's wort；贯叶连翘，圣约翰草。其内含有可诱导 CYP3A4 和 P-糖蛋白的成分，有关细节参见［他克莫司（他克罗姆）－金丝桃（贯叶连翘，圣约翰草）]）；④部分抗结核病药，包括异烟肼（isoniazid；机制不清楚）、利福平（rifampin），及利福布汀（rifabutin）；⑤非核苷类 HIV 反转录酶抑制剂奈韦拉平（nevirapine）和依法韦仑（efavirenz；依法韦仑的血浆蛋白结合率大于 99％，氧化代谢主要由 CYP2B6 负责，也有一部分涉及 CYP3A4；该药是 CYP3A4 的中度诱导剂，也是某些 CYP 的微弱抑制剂，这些因素的综合结果导致伊曲康唑血浓度降低）(McNamara, 2011)。

Ⅱ   同用时可使伊曲康唑血浓度升高的药物：①HIV 蛋白酶抑制剂洛匹那韦（lopinavir；对 CYP3A4 有抑制作用。体内研究未曾证明洛匹那韦对 CYP3A4 有诱导作用，但是同时应用洛匹那韦－利托那韦复方制剂和安普那韦或苯妥英时，后两者的血浓度低于低剂量利托那韦单用时的血浓度。因此，洛匹那韦对 CYP3A4 究竟有没有诱导作用尚难定论）；②大环内酯类抗生素克拉霉素（clarithromycin；抑制 CYP3A4）；③葡萄柚汁（已经证明葡萄柚汁中含有的成分呋喃香豆素类对 CYP3A4 有强烈的抑制作用；其内所含有的柚皮苷对 OATP，特别是 OATP1A2，有抑制作用）。

Ⅲ   因伊曲康唑的同时应用而导致血浓度升高的药物（主要起因于伊曲康唑对 CYP3A4 的抑制，但也有其他因素的参与，如下述）：①抗心律失常药奎尼丁（quinidine），二氢吡啶类钙拮抗剂硝苯地平（nifedipine）、非洛地平（felodipine）、尼索地平（nisoldipine），及帕米类钙拮抗剂维拉帕米（verapamil），洋地黄类强心苷地高辛（digoxin），周围血管舒张药磷酸二酯酶-5（PDE$_5$）抑制剂西地那非（sildenafil）；②他汀类 HMG-CoA 还原酶抑制剂洛伐他汀（lovastatin）、阿托伐他汀（阿伐他汀；atorvastatin）、辛伐他汀（simvastatin）、西立伐他汀（Cerivastatin）；③抗癫痫药苯妥英（苯妥英主要经由 CYP2C9 和 2C19 代谢，其血浓度何以升高尚不清楚），丁酰苯类强安定药（抗精神病药）氟哌啶醇（haloperidol）、匹莫齐特（pimozide），抗焦虑药丁螺环酮（buspirone；5-HT$_{1A}$ 受体的部分激动剂，具有抗焦虑作用），苯二氮䓬类弱安定药地西泮（diazepam）、阿普唑仑（alprazolam）、咪哒唑仑（midazolam）、三唑仑（triazolam）；④麻醉镇痛药阿芬他尼（alfentanil），用于海洛因成瘾的寡药左美沙醇（levomethadyl）；⑤胃肠促动药（促胃肠动力药）西沙必利（cisapride）；⑥磺酰脲类降糖药格列本脲（glibenclamide）、格列美脲（glimepiride）、格列吡嗪（glipizide）等，糖皮质激素甲泼尼龙（methylprednisolone）；⑦用于疟疾治疗的寡药卤泛群（halofantrine），非核苷类反转录酶抑制剂地拉韦定（delavirdine），以及 HIV 蛋白酶抑制剂沙奎那韦（saquinavir）；⑧烷化剂类抗癌药环磷酰胺（cyclophosphamide）、白消安（busulfan），紫杉醇类抗癌药多西他赛（docetaxel），长春花类生物碱长春碱（vinblastine）和长春新碱（vincritine），抗叶酸药甲氨蝶呤的结构类似物三甲曲沙（trimetrexate）；⑨免疫抑制剂环孢素（cyclosporine）、他克莫司（tacrolimus）、西罗莫司（sirolimus）。⑩其他药物尚有抗组胺药（H$_1$ 受体拮抗剂）氯雷他定（loratadine）和特非那定（terfenadine）以及口服抗凝剂华法林（warfarin）等。

另外，凡是与伏立康唑同时应用而导致血浓度升高的药物，与伊曲康唑同用时其血浓度也都有可能升高，只是升高的程度不同，有关细节参见［伏立康唑－其他药物］Ⅲ项下的有关内容（**注：**推测伊曲康唑对这些药物影响的机制既有可能发生在 CYP 水平，也有可能涉及 P-糖蛋白、蛋白结合，及其他机制。有关伊曲康唑对这类药物具体影响的后果、机制，及用药注意事项等细节参见［地高辛－伊曲康唑］［华法林－酮康唑］［泼尼松－酮康唑］［塞来昔布－氟康唑］，及［伐地昔布－氟康唑］等项下的有关内容）（Bennett，2011）。

　　Ⅳ　与伊曲康唑同时应用两者血浓度皆升高的药物：包括 HIV 蛋白酶抑制剂利托那韦（ritona-vir；同时对 CYP3A4 有诱导作用，但抑制作用更明显）、安普那韦（amprenavir；像利托那韦一样，对 CYP3A4 既有抑制作用，又有诱导作用，但前者明显一些，不过，不像利托那韦的差别那么显著，因此使伊曲康唑血浓度增加的幅度也小一些）、茚地那韦（indinavir）。以上药物与伊曲康唑同用时两者血浓度皆升高的原因与彼此对 CYP3A4 的竞争性抑制有关。

　　Ⅴ　其他禁止与伊曲康唑同用的药物尚有：①心血管系统药物包括 α_1 肾上腺素能受体拮抗剂阿呋唑嗪（alfuzosin）和抗心绞痛药决奈达隆（dronedarone）；②中枢神经系统药物包括吩噻嗪类抗精神病药硫利达嗪（thioridazine；甲硫达嗪，甲硫哌啶）以及新型抗精神病药齐拉西酮（ziprasidone）；③抗凝药利伐沙班（rivaroxaban）以及达比加群（dabigatran；凝血酶抑制剂）；④泌尿系统药物包括选择性 V_2R 拮抗剂托伐普坦（tolvaptan）以及非选择性 VR 拮抗剂考尼伐坦（conivaptan），α_{1A} 受体拮抗剂西洛多辛（silodosin；赛洛多辛）；⑤呼吸系统药物 β_2 受体激动剂沙美特罗（salmeterol）；⑥利福霉素类抗分枝杆菌药利福喷汀（rifapentine；慎用）；⑦抗白血病药尼洛替尼（nilotinib）；⑧免疫抑制依维莫司（everolimus；艾罗莫司）。这些药物与伊曲康唑相互影响的机制和方向不尽相同，具体细节参见有关章节（Bennett，2011）。

　　因与伊曲康唑发生相互影响而导致严重毒性的药物有多种。例如，同时应用伊曲康唑和奎尼丁、卤泛群、左美沙醇或西沙必利时，有可能诱发致命的心律失常，已有因此导致死亡的报道。

　　总之，伊曲康唑与其他药物之间的相互影响应引起临床重视。凡是已经明确证明可发生相互影响的药物应尽可能避免同用。尚未证实确无相互影响的药物也应慎用，必须同用时，需密切观察。

［伏立康唑－卡马西平（酰胺咪嗪，痛惊宁）］[2]
Voriconazole－Carbamazepine

　　要点　同时应用伏立康唑和卡马西平，前者的血浓度降低，抗真菌作用明显减弱，而后者的血浓度有可能升高，作用和毒性增强（Bennett，2011）。

　　有关药物　根据相互影响的机制推测，凡是经由 CYP2C9/3A 代谢的唑类抗真菌药，其代谢都可被卡马西平加速。卡马西平对伊曲康唑、氟康唑，及泊沙康唑等的这一影响已经证实。预料卡马西平的血浓度也会因这些唑类抗真菌药的同时应用而升高。卡马西平与咪康唑之间的相互影响参见［卡马西平（酰胺咪嗪，痛惊宁）－伊曲康唑（依他康唑）］。

　　机制　已知伏立康唑的代谢依赖于 CYP2C19、CYP2C9，及 CYP3A4，同时对这三种 CYP 有抑制作用（其代谢对这三种 CYP 的依赖程度以及对它们的抑制程度依次渐减）。卡马西平对 CYP2C9/3A（以及 UGT）有明显诱导作用，本身的代谢则由 CYP1A2、CYP2C8/2C9，及 CYP3A4 负责。因此认为，伏立康唑血浓度的降低起因于卡马西平对 CYP2C9/3A4 的诱导，而卡马西平血浓度的升高则起因于伏立康唑对 CYP2C9/3A4 的抑制（包括竞争性抑制和非竞争性抑制）。

　　建议　包括伏立康唑在内的唑类抗真菌药与卡马西平之间的相互影响比较明显，有可能造成严重的不良后果，故如非必需，应尽可能避免两者的同时应用。

［伏立康唑－苯巴比妥（鲁米那）］[2]
Voriconazole－Phenobarbital

　　要点　同时应用伏立康唑和巴比妥类衍生物苯巴比妥，前者的血浓度降低，抗真菌作用减弱（Bennett，2011），而后者的血浓度有可能升高。可见这是一种双向性相互影响。

　　有关药物　有证据表明，同时应用苯巴比妥，也可降低另一种唑类抗真菌药伊曲康唑的血浓度

（但其他巴比妥类衍生物对伊曲康唑的血浓度有无影响，尚不清楚），但苯巴比妥的血浓度不会受影响。苯巴比妥与其他唑类抗真菌药之间是否会发生类似相互影响，尚未见报道。然而，苯巴比妥确有可能通过诱导 UGT，从而加速泊沙康唑的代谢，导致后者的抗真菌作用减弱（泊沙康唑的代谢主要由 UGT 负责）。另有证据表明，同属唑类抗真菌药的氟康唑可使苯巴比妥的血浓度升高，而氟康唑的血浓度不会受影响（参见［苯巴比妥（鲁米那）－氟康唑］）。

有报道表明，所有巴比妥类（如异戊巴比妥、司可巴比妥和硫喷妥等）都可加速伏立康唑的代谢，从而削弱后者的抗真菌作用。

抗癫痫药苯妥英（phenytoin）的药动学与苯巴比妥雷同（如下述），已证明与伏立康唑之间可发生类似相互影响。

机制　已知苯巴比妥对 CYP2C/3A（以及 UGT）有明显诱导作用，对多种 CYP 有抑制作用，本身主要经由 CYP2C9/2C19 代谢。伏立康唑的代谢依赖于 CYP2C19、CYP2C9，及 CYP3A4，同时对这三种 CYP 有抑制作用（其代谢对这三种 CYP 的依赖程度以及对它们的抑制程度从强到弱为 CYP2C19＞CYP2C9＞CYP3A4）。显然，伏立康唑血浓度的降低是苯巴比妥对 CYP2C/3A 诱导和抑制（包括竞争性抑制和非竞争性抑制）作用的综合结果（鉴于诱导作用需要一定时间，而对 CYP 的抑制几乎是即刻的，故同用之初有可能表现为伏立康唑的血浓度升高）。苯巴比妥的代谢也涉及 CYP2C9/2C19，预料其血浓度会因伏立康唑对这两种 CYP 的抑制（包括竞争性抑制和非竞争性抑制）而升高；有证据表明，同属唑类抗真菌药的氟康唑确实可升高苯巴比妥的血浓度，为上述推测进一步提供了佐证。有关细节也参见［苯巴比妥（鲁米那）－氟康唑］。

建议　伏立康唑与苯巴比妥之间的相互影响复杂多变且明显，因此建议尽可能避免两者同时应用。

［伏立康唑－红霉素］[2]
Voriconazole－Erythromycin

要点　Shi 等对 18 名健康男性志愿者进行的一项 2 阶段交叉研究表明，红霉素 500 mg 每日 3 次连用 3 天，可使 200 mg 伏立康唑单次口服后的 C_{max}、$AUC_{0\sim24}$，及 $AUC_{0\sim\infty}$ 明显增加，口服清除率明显降低。与纯合子 CYP2C19 广泛代谢型（EM 型，即纯合子 *CYP2C19 * 1/ * 1* 野生型）以及杂合子 CYP2C19 广泛代谢型（HEM 型，也称杂合子 CYP2C19 中间代谢型，包括杂合子 *CYP2C19 * 1/ * 2* 基因型和杂合子 *CYP2C19 * 1/ * 3* 基因型）相比，CYP2C19 乏代谢型（PM 型，包括纯合子 *CYP2C19 * 2/ * 2* 基因型和杂合子 *CYP2C19 * 2/ * 3* 基因型）伏立康唑的 $t_{1/2}$ 明显延长，$AUC_{0\sim24}$ 和 $AUC_{0\sim\infty}$ 显著增加，口服清除率明显降低。在 HEM 型以及 PM 型个体中，红霉素可使伏立康唑的 $AUC_{0\sim24}$ 和 $AUC_{0\sim\infty}$ 明显增加，口服清除率降低，但在 EM 型个体中，红霉素对伏立康唑的药动学影响不那么明显（Shi et al，2010）。可见，CYP2C19 多态性不但影响伏立康唑在体内的代谢，也有可能左右药物相互影响的程度。

有关药物　根据提出的机制推测，凡是对 CYP3A4 有抑制作用的大环内酯类抗生素，如琥乙红霉素、三乙酰竹桃霉素、克拉霉素等，与伏立康唑之间都有可能发生类似相互影响。

机制　伏立康唑的代谢对 CYP 的依赖程度依次为 CYP2C19＞CYP2C9＞CYP3A4（对它们的抑制程度也以此为序）。已知红霉素对 CYP3A4 有明显抑制作用，因此认为，该影响起因于红霉素对伏立康唑经 CYP3A4 代谢的抑制。鉴于 EM 型个体仅有小部分伏立康唑经由 CYP3A4 代谢，故红霉素对该型个体伏立康唑代谢的影响不明显。HEM 型以及 PM 型个体因存在无功能的 CYP2C19 基因，故代谢受损；在这种情况下，经由 CYP3A4 代谢的部分代偿性增加，可解释在这两型个体中红霉素对伏立康唑代谢影响较明显的现象。

建议　红霉素与伏立康唑之间的相互影响确实存在。这一影响有可能导致毒副作用的发生率增加，特别是 HEM 型以及 PM 型患者。鉴于黄种人 CYP2C19 基因变异率远远高于白种人和黑种人（23％对 3％），故我国人民 CYP2C19 基因型的区分在伏立康唑初始剂量的确定以及药物相互影响程度的判断方面具有指导意义。

［伏立康唑－利福布汀］[2]
Voriconazole－Rifabutin

要点　同时应用伏立康唑和利福霉素类抗生素利福布汀，前者的血浓度降低，抗真菌作用明显减弱（Bennett，2011）。尽管利福布汀的血浓度有可能升高，但尚未见有报道表明对其作用和毒性有何显著影响。

有关药物　据相互影响的机制推测，其他利福霉素类衍生物，如利福平（rifampin）、利福定、利福喷汀（利福喷丁）等，也可促进伏立康唑的代谢（就他们对 CYP 的诱导强度而论，依次为利福平＞利福喷汀≥利福定＞利福布汀），从而削弱其抗真菌作用，利福平的此种影响已经证实。

有明确证据表明，同时应用利福布汀，也可降低伊曲康唑（itraconazole）以及泊沙康唑（posaconazole）的血浓度，利福布汀的血浓度则升高。利福布汀对氟康唑的血浓度有无影响，尚未见报道。然而，有报道表明，利福平可降低氟康唑的血浓度（参见［氟康唑－其他药物］）。

机制　已知利福布汀像利福平一样，对 CYP1A2、CYP2C9、CYP2C19，及 CYP3A4 等肝药酶有诱导作用，而伏立康唑本身由 CYP2C19、CYP2C9，及 CYP3A4 代谢（同时也是这三种 CYP 的抑制剂），因此两者同用时，后者的代谢加速，作用减弱。

利福布汀本身是 CYP3A4 的底物（这与利福平和利福喷汀不同，它们不经由 CYP3A4 代谢），因此认为，利福布汀血浓度的升高起因于伏立康唑对利福布汀经 CYP3A4 代谢的抑制（包括竞争性抑制和非竞争性抑制）。伊曲康唑不但是 CYP3A4 的底物，也是强效的 CYP3A4 抑制剂，故对利福布汀血浓度的影响比伏立康唑更明显。

利福布汀与泊沙康唑之间的相互影响还可能涉及其他因素。已知泊沙康唑像大多数唑类抗真菌药一样对 CYP3A4 有抑制作用，但其代谢与 CYP3A4 无关，仅有小部分经由 CYP2C19 代谢（存在多态性，CYP2C19 慢代谢型个体的血浓度是野生型个体的 4 倍），大部分在葡糖醛酰转移酶的作用下与葡糖醛酸络合。因此认为，泊沙康唑血浓度的降低与利福布汀（或其他利福霉素类衍生物）诱导葡糖醛酰转移酶有关（也参见［伏立康唑－其他药物］以及［泊沙康唑－其他药物］）。

建议　虽然利福布汀对伏立康唑代谢的影响不像利福平那么明显，但也足可削弱伏立康唑的抗真菌作用，因此建议避免两者同时应用。

［伏立康唑－依法韦伦（依法韦恩茨）］[1]
Voriconazole－Efavirenz

要点　Liu 等对 34 名健康男性受试者进行的一项多剂量 2 阶段随机化安慰剂对照研究表明，同时应用伏立康唑和非核苷类反转录酶抑制剂依法韦伦，前者的稳态平均 $AUC_{0\sim12}$ 减少 80%，C_{max} 下降 66%；然而，依法韦伦的稳态平均 $AUC_{0\sim24}$ 增加 43%，C_{max} 升高 37%（Liu et al，2008）。可见这是一种双向性相互影响，只不过依法韦伦对伏立康唑药动学的影响更明显。

有关药物　根据药动学特点推测，同属非核苷类反转录酶抑制剂的奈韦拉平与伏立康唑之间可发生相互影响，只是相互影响的机制和程度有所不同（与依法韦伦相比，奈韦拉平的代谢主要依赖于 CYP3A4，CYP2B6 仅起次要作用，对 CYP3A4 有中度诱导作用，而依法韦伦对 CYP3A4 兼有抑制和诱导作用，如下述）。同属非核苷类反转录酶抑制剂的依曲韦林（其代谢主要由 CYP3A4、CYP2C9，及 CYP2C19 负责，对 CYP3A4 和葡糖醛酰转移酶有诱导作用，对 CYP2C9 和 CYP2C19 有抑制作用）和地拉韦定（是 CYP3A4 的底物和抑制剂）与伏立康唑之间是否会发生类似相互影响，尚未见报道。

机制　已知伏立康唑的代谢主要由 CYP2C19、CYP2C9，及 CYP3A4 负责，对这 3 种 CYP 有抑制作用，其代谢对 CYP 的依赖程度及其对 CYP 的抑制程度依次为 CYP2C19＞CYP2C9＞CYP3A4。依法韦伦的代谢主要依赖于 CYP2B6，其次为 CYP3A4，对 CYP3A4 有微弱抑制作用和中度诱导作用；新近有研究表明，依法韦伦对 CYP2C19 和 CYP2C9 也有某种程度的诱导作用。综合目前可得到的资料，认为伏立康唑 AUC 的减少和 C_{max} 的降低起因于依法韦伦对 CYP2C19、CYP2C9，及

CYP3A4 的诱导，而依法韦仑 AUC 的增加和 C_{max} 的升高可能起因于伏立康唑对 CYP3A4 的抑制。

建议 伏立康唑与依法韦仑之间的相互影响肯定，较高剂量联用时相互影响更明显，因此建议避免两者的同时应用。

［伏立康唑－其他药物］[1]
Voriconazole－Other Drugs

伏立康唑属于三唑类，结构上类似于氟康唑。伏立康唑本身由 CYP2C19、CYP2C9，及 CYP3A4 代谢，对这 3 种 CYP 也有不同程度的抑制作用（伏立康唑依赖于这 3 种 CYP 代谢的程度以及对它们抑制的程度依次为 CYP2C19＞CYP2C9＞CYP3A4），这 3 种酶的抑制剂和诱导剂可增加或降低其血浓度，其代谢由这些 CYP 负责的药物也会受该药的影响。因此，与其他药物之间的相互影响比较复杂。

Ⅰ 同用时可使伏立康唑血浓度降低的药物：巴比妥类（苯巴比妥、异戊巴比妥、司可巴比妥等）、苯妥英、卡马西平、利福平、利福布汀（参见［伏立康唑－利福布汀］）、奈韦拉平、依法韦仑、利托那韦（伏立康唑与利托那韦之间的相互影响比较复杂。已知利托那韦既是 CYP3A4 的底物，也是 CYP3A4 的强效不可逆非竞争性抑制剂，同时对 CYP3A4 有中度诱导作用，对 CYP2D6 有微弱抑制作用。根据伏立康唑的代谢对各种 CYP 的依赖程度以及利托那韦对各种 CYP 的诱导和抑制作用强度，很难推测两者同用时伏立康唑的血浓度会降低。因此，这一现象的确切机制有待进一步阐明。然而，无论如何，两者之间的相互影响肯定，只是不同研究其相互影响的程度和方向可能有所不同）等。这些药物主要通过诱导 CYP3A4 而促进伏立康唑的代谢，其中苯巴比妥、苯妥英和卡马西平对 CYP2C 和 CYP3A 亚家族都有明显的诱导作用。有证据表明，与苯妥英同用时，伏立康唑的剂量应加倍（但苯妥英的需要量可能减少，如下述）（McNamara，2011）。

Ⅱ 同用时可使伏立康唑血浓度升高的药物：理论上凡是通过抑制 CYP3A4 而使伊曲康唑血浓度升高的药物也可导致伏立康唑血浓度升高，但鉴于伏立康唑仅有一小部分依赖于 CYP3A4 代谢，故这方面的影响微弱。然而，明显抑制 CYP2C19 和（或）CYP2C9 的药物，则可导致伏立康唑血浓度升高，例如奥美拉唑（见Ⅳ项下的内容）。

Ⅲ 因伏立康唑的同时应用而导致血浓度升高的药物：①心血管系统药物包括抗高血压药氯沙坦（洛沙坦；losartan；属于血管紧张素Ⅱ受体 AT₁ 亚型拮抗剂）和非洛地平（felodipine；属于二氢吡啶类钙拮抗剂），洋地黄类强心苷地高辛（digoxin），抗心律失常药奎尼丁（quinidine）和多非利特（dofetilide），抗心绞痛药雷诺嗪（ranolazine），周围血管舒张药 PDE_5（5 型磷酸二酯酶）抑制剂西地那非（伟哥，西那菲尔；sildenafil）以及伐地那非（vardenafil），他汀类降胆固醇药洛伐他汀（美降脂；lovastatin）；②中枢神经系统药物包括抗癫痫药苯妥英（phenytoin；苯妥英主要由 CYP2C9 和 2C19 代谢，同时对 CYP2C 和 CYP3A 有诱导作用，也即对 CYP 的抑制和诱导并存，而伏立康唑既经由 CYP2C19、CYP2C9，及 CYP3A4 的代谢，同时对这些 CYP 也有抑制作用，故它们之间相互影响的结果取决于这些因素的综合）和卡马西平（酰胺咪嗪，痛惊宁；carbamazepine），丁酰苯类抗精神病药氟哌啶醇（氟哌丁苯；haloperidol）、匹莫齐特（哌迷清；pimozide），及新型抗精神病药利培酮（维思通；risperidone），抗焦虑药 5-HT₁ₐ 受体激动剂丁螺环酮（布斯哌隆；buspirone），苯二氮䓬类镇静催眠药阿普唑仑（佳静安定，甲基三唑安定；alprazolam。多用于焦虑和抑郁的治疗）、咪达唑仑（速眠安；midazolam），及三唑仑（三唑苯二氮䓬；triazolam），非苯二氮䓬类镇静催眠药艾斯佐匹克隆（右佐匹克隆；eszopiclone）和唑吡坦（佐尔吡啶；zolpidem），用于改善睡眠的特异性褪黑激素受体激动剂雷美替胺（雷美尔通，ramelteon），麻醉性镇痛药阿芬太尼（alfentanil）以及美沙酮（美散痛；methadone）；③抗凝药华法林（warfarin）；④消化系统药物包括质子泵抑制剂奥美拉唑（渥咪哌唑，洛赛克；omeprazol），促胃肠动力药西沙必利（普瑞博思；cisapride）；⑤泌尿系统药物包括选择性醛固酮拮抗剂依普利酮（eplerenone）以及 M_3 受体拮抗剂索非那新（索立芬新；solifenacin。可用于膀胱过度活动以及尿失禁的治疗）；⑥激素类及有关药物包括糖皮质激素甲泼尼龙（甲强龙；methylprednisolone），口服降糖药格列吡嗪（美吡达；glipizide）以及格列美脲（亚莫利；glimepiride）；⑦抗微生物药物包括利福霉素类抗分枝杆菌药利福布汀（rifabutin），抗人免疫缺陷病毒（HIV）药齐多夫定（zidovudine），非核苷类反转录酶抑制剂奈韦拉平（nevirapine）和依法韦仑（efavirenz），HIV-1 蛋白酶抑制剂沙奎那韦（saquinavir），抗疟药卤泛群（halofantrine）；⑧抗肿瘤药包括烷化剂白消安（白血福恩，马利兰；busulfan），来源于植物的长春碱类（vinca alkaloids）、多西他赛（泰索帝；docetaxel），及喜树碱类的伊立替康（开普拓；irinotecan），酪氨酸激酶抑制剂吉非替尼（易瑞沙；gefitinib）、埃罗替尼（厄洛替尼；erlotinib）、舒尼替尼（sunitinib）和伊马替尼（格列卫；imatinib）；⑨免疫抑制剂包括环孢素（环孢菌素，环孢霉素 A；cyclosporine）、他克莫司（他克罗姆；tacrolimus），及西罗莫司（雷帕霉素；sirolimus。已证明同时应用西罗莫司和伏立康唑可使前者的 AUC 增加 10 倍以上）；⑩其他尚有抗组胺药（H_1 受体拮抗剂）阿司咪唑（息斯敏，苄苯哌咪唑；astemizole）和非索非那定（fexofenadine），主要用于偏头痛治疗的 5-HT$_1$ 受体激动剂依立曲坦（依立曲普坦；eletriptan）和麦角生物碱（ergot alkaloids）等。（**注**：相互影响的机制主要发生在 CYP 水平，包括 CYP3A4、CYP2C9、CYP2C19，及 CYP2D6，但也可能涉及 P-糖蛋白和其他机制。上述药物与伏立康唑相互影响的程度各不相同，有些可能是致命的。有关伏立康唑对这类药物具体影响的后果、机制，及用药注意事项等细节参见［地高辛－伊曲康唑］［华法林－酮康唑］［泼尼松－酮康唑］［塞来昔布－氟康唑］，及［伐地昔布－氟康唑］等项下的有关内容）（Bennett，2011）。

这类药物也都有可能与伊曲康唑发生相互影响（但影响的机制也许不尽相同），故同时应用也应予以避免（也参见［伊曲康唑－其他药物］Ⅲ项下的内容）。

Ⅳ 与伏立康唑同用时两者的血浓度皆升高：同时应用伏立康唑和质子泵抑制剂奥美拉唑（omeprazole；主要经由 CYP2C19 和 CYP3A4 代谢，同时对 CYP2C19 有抑制作用），两者的血浓度都升高，奥美拉唑的剂量应减半（Bennett，2011）。鉴于所有质子泵抑制剂（包括奥美拉唑、兰索拉唑、雷贝拉唑，及埃索美拉唑）的代谢都有 CYP2C19 和 CYP3A4 的参与，因此都可与伏立康唑发生相互影响；然而，在目前临床应用的质子泵抑制剂中仅有奥美拉唑对 CYP2C19 兼有竞争性和非竞争性抑制作用，故它与伏立康唑之间的相互影响最明显。

Ⅴ 其他禁与伏立康唑同用的药物尚有：①心血管系统药物包括 α_1 肾上腺素能受体拮抗剂阿呋唑嗪（alfuzosin），抗心绞痛药尼索地平（nisoldipine）、决奈达隆（dronedarone）；②中枢神经系统药物包括吩噻嗪类抗精神病药硫利达嗪（thioridazine；甲硫达嗪，甲硫哌啶），新型抗精神病药丁苯那嗪（tetrabenazine；四苯嗪，四苯喹嗪；目前也用于亨廷顿病的治疗）以及齐拉西酮（ziprasidone），抗抑郁药金丝桃（St. John's wort；贯叶连翘，圣约翰草）；③抗凝药利伐沙班（rivaroxaban）；④泌尿系统药物包括选择性 V_2R 拮抗剂托伐普坦（tolvaptan）以及非选择性 VR 拮抗剂考尼伐坦（conivaptan），α_{1A} 受体拮抗剂西洛多辛（silodosin；赛洛多辛）；⑤呼吸系统药物 β_2 受体激动剂沙美特罗（salmeterol）；⑥抗微生物药物包括利福霉素类抗分枝杆菌药利福喷汀（rifapentine），抗疟药奎宁（quinine）、蒿甲醚（artemether），及本芴醇（lumefantrine），HIV 蛋白酶抑制剂利托那韦（ritonavir）、洛匹那韦（lopinavir；临床上仅可得到配有低剂量利托那韦的复方制剂，其中所含的利托那韦可抑制洛匹那韦经由 CYP3A4 的代谢，从而达到增强洛匹那韦作用的目的），及达卢那韦（darunavir；对 HIV-1 和 HIV-2 都有作用，主要经由 CYP3A4 代谢，临床上必须与低剂量利托那韦同用）；⑦抗白血病药尼洛替尼（nilotinib）；⑧免疫抑制依维莫司（everolimus；艾罗莫司）（Bennett，2011）。（这些药物与伏立康唑相互影响的机制和方向不尽相同，具体细节参见有关章节，也见上述"酮康唑"项下的有关内容）

有权威人士建议，在获得有关伏立康唑的更多经验前，应假定凡是与其他唑类抗真菌药可发生相互影响的药物都有可能与伏立康唑发生相互影响。

［氟康唑－其他药物］[1]
Fluconazole－Other Drugs

现已证明，包括氟康唑在内的所有唑类（azoles）抗真菌药（如咪唑类的酮康唑、咪康唑、益康唑，及三唑类的伊曲康唑、氟康唑和伏立康唑）对 CYP 都有一定抑制作用，其中包括 CYP3A4、CYP2C9，及 CYP2C19。就对 CYP3A4 的抑制强度而论，在上述抗真菌药中，以咪唑类的酮康唑

（ketoconazole）和三唑类的伊曲康唑（itraconazol）的抑制作用最明显，咪康唑和伏立康唑次之，氟康唑的抑制作用最弱。然而，就对 CYP2C9 的抑制强度而论，氟康唑可能是唑类抗真菌药中最强者。因此，主要由 CYP2C9 代谢的药物，氟康唑对其代谢的影响可能比酮康唑和伊曲康唑更明显。

　　Ⅰ　同用时可使氟康唑血浓度降低的药物：抗癫痫药卡马西平（carbamazepine）以及利福霉素类的利福平（rifampin）。卡马西平对 CYP2C/3A 有明显的诱导作用，其代谢有 CYP2C/3A 的参与，但对它们没有非竞争性抑制作用。利福平对 CYP2C/3A 有明显的诱导作用，其代谢不涉及 CYP。尽管氟康唑 90％ 以上以原型经肾排泄，但其余部分的代谢涉及 CYP，故仍可受卡马西平以及利福平对 CYP 诱导作用的影响。这与苯妥英以及苯巴比妥不同，它们对 CYP2C/3A 既有诱导作用，又有抑制作用，同时经由 CYP2C9/19 的代谢，故总的结果是氟康唑血浓度无明显改变（但苯妥英的血浓度可升高）（McNamara，2011）。

　　Ⅱ　因氟康唑的同时应用而导致血浓度升高的药物：①心血管系统药物包括抗高血压药氯沙坦（洛沙坦；losartan；属于血管紧张素Ⅱ受体 AT₁ 亚型拮抗剂）和非洛地平（felodipine；属于二氢吡啶类钙拮抗剂），洋地黄类强心苷地高辛（digoxin），抗心律失常药奎尼丁（quinidine）和多非利特（dofetilide），抗心绞痛药雷诺嗪（ranolazine），周围血管舒张药 PDE₅（5 型磷酸二酯酶）抑制剂西地那非（伟哥，西那菲尔；sildenafil）以及伐地那非（vardenafil），他汀类降胆固醇药洛伐他汀（美降脂；lovastatin）；②中枢神经系统药物包括抗癫痫药苯妥英（phenytoin；苯妥英主要由 CYP2C9 和 2C19 代谢，对 CYP2C 和 CYP3A 的抑制和诱导并存，故它们之间相互影响的结果取决于这些因素的综合）和卡马西平（酰胺咪嗪，痛惊宁；carbamazepine），丁酰苯类抗精神病药氟哌啶醇（氟哌丁苯；haloperidol）、匹莫齐特（哌迷清；pimozide），及新型抗精神病药利培酮（维思通；risperidone），抗焦虑药 5-HT₁ₐ 受体激动剂丁螺环酮（布斯哌隆；buspirone），苯二氮䓬类镇静催眠药阿普唑仑（佳静安定，甲基三唑安定；alprazolam。多用于焦虑和抑郁的治疗）、咪达唑仑（速眠安；midazolam），及三唑仑（三唑苯二氮䓬；triazolam），非苯二氮䓬类镇静催眠药艾斯佐匹克隆（右佐匹克隆；eszopiclone）和唑吡坦（佐尔吡啶；zolpidem），用于改善睡眠的特异性褪黑激素受体激动剂雷美替胺（雷美尔通，ramelteon），麻醉性镇痛药阿芬太尼（alfentanil）以及美沙酮（美散痛；methadone）；③香豆素类抗凝剂华法林（warfarin）；④消化系统药物包括质子泵抑制剂奥美拉唑（渥咪哌唑，洛赛克；omeprazol），促胃肠动力药西沙必利（普瑞博思；cisapride）；⑤泌尿系统药物包括选择性醛固酮拮抗剂依普利酮（eplerenone）以及 M₃ 受体拮抗剂索非那新（索立芬新；solifenacin。可用于膀胱过度活动以及尿失禁的治疗）；⑥激素类及有关药物包括糖皮质激素甲泼尼龙（甲强龙；methylprednisolone），磺酰脲类口服降糖药甲苯磺丁脲（tolbutamide）、格列吡嗪（美吡达；glipizide），及格列美脲（亚莫利；glimepiride）等；⑦抗微生物药物包括酮环内酯类抗生素泰利霉素（telithromycin），利福霉素类抗分枝杆菌药利福布汀（rifabutin），抗人免疫缺陷病毒（HIV）药齐多夫定（zidovudine），非核苷类反转录酶抑制剂奈韦拉平（nevirapine）和依法韦仑（efavirenz），HIV-1 蛋白酶抑制剂沙奎那韦（saquinavir）和安普那韦（amprenavir），抗疟药卤泛群（halofantrine）；⑧抗肿瘤药包括烷化剂白消安（白血福恩，马利兰；busulfan），来源于植物的长春碱类（vinca alkaloids）、多西他赛（泰索帝；docetaxel），及喜树碱类的伊立替康（开普拓；irinotecan），酪氨酸激酶抑制剂吉非替尼（易瑞沙；gefitinib）、埃罗替尼（厄洛替尼；erlotinib）、舒尼替尼（sunitinib），及伊马替尼（格列卫；imatinib）；⑨免疫抑制剂包括环孢素（环孢菌素，环孢霉素 A；cyclosporine）、他克莫司（他克罗姆；tacrolimus），及西罗莫司（雷帕霉素；sirolimus）；⑩其他尚有甲基黄嘌呤衍生物茶碱（theophylline），抗组胺药（H₁ 受体拮抗剂）阿司咪唑（息斯敏，苄苯哌咪唑；astemizole）和非索非那定（fexofenadine），主要用于偏头痛治疗的 5-HT₁ 受体激动剂依立曲坦（依立曲普坦；eletriptan）和麦角生物碱（ergot alkaloids）等。（注：相互影响的机制主要发生在 CYP 水平，包括 CYP3A4、CYP2C9、CYP2C19，及 CYP2D6，特别是 CYP2C9 和 CYP3A4，但也可能涉及 P-糖蛋白和其他机制。氟康唑对上述药物影响的程度不尽相同，有些可能是致命的。有关氟康唑对这类药物具体影响的后果、机制，及用药注意事项等细节参见［地高辛－伊曲康唑］［华法林－酮康唑］［泼尼松－酮康唑］［塞来昔布－氟康唑］［伐地昔布－氟康唑］，及［伊曲康唑－其他药物］等项下的有关内容）。

Ⅲ 其他禁止与氟康唑同用的药物包括：①心血管系统药物包括抗心绞痛药尼索地平（nisoldipine；慎用）和决奈达隆（dronedarone），他汀类降胆固醇药辛伐他汀（simvastatin；慎用）；②中枢神经系统药物包括吩噻嗪类抗精神病药硫利达嗪（thioridazine；甲硫达嗪，甲硫哌啶）、美索达嗪（mesoridazine；甲砜达嗪），及新型抗精神病药丁苯那嗪（tetrabenazine；四苯嗪，四苯喹嗪；目前也用于亨廷顿病的治疗）和齐拉西酮（ziprasidone）；③泌尿系统药物包括选择性抗利尿激素（血管加压素）V_2 受体（V_2R）拮抗剂托伐普坦（tolvaptan）以及非选择性 VR 拮抗剂考尼伐坦（conivaptan），α_{1A} 受体拮抗剂西洛多辛（silodosin；赛洛多辛）；④呼吸系统药物 β_2 受体激动剂沙美特罗（salmeterol）；⑤抗微生物药物包括抗疟药奎宁（quinine）、蒿甲醚（artemether），及本芴醇（lumefantrine）；⑥抗白血病药尼洛替尼（nilotinib）；⑦免疫抑制依维莫司（everolimus；艾罗莫司）（Bennett，2011）。

［泊沙康唑－泮托拉唑］[3]
Posaconazole－Pantoprazole

要点 因血液系统恶性肿瘤（如急性髓细胞样白血病）进行诱导化疗，或造血干细胞移植伴发移植物抗宿主病需要免疫抑制剂治疗的成年患者，往往建议给予泊沙康唑缓释片以预防侵袭性（深部）真菌感染。Cojutti 等的一项单中心回顾性研究表明，这些患者如果同时应用质子泵抑制剂泮托拉唑，可导致泊沙康唑的 C_{min}（谷浓度）降低 45%，侵袭性真菌感染的发生率有可能升高（Cojutti et al，2018）。泮托拉唑对泊沙康唑经 CYP2C19 代谢的竞争性抑制，有可能部分削弱前者升高胃液 pH 所造成的影响。

有关药物 根据药理作用推测，同属质子泵抑制剂的奥美拉唑、雷贝拉唑、兰索拉唑等，对口服泊沙康唑的药动学和药效学可产生类似影响。根据提出的机制推测，同属唑类抗真菌药的伊曲康唑和酮康唑与泮托拉唑之间的类似相互影响也可发生，因为它们的吸收同样依赖于 pH。

根据该影响的机制推测，所有降低胃液酸度的药物，如 H_2 受体拮抗剂西咪替丁、雷尼替丁、法莫替丁等，以及各种抗酸药如氧化镁、碳酸钙、氢氧化铝等，都可影响口服泊沙康唑的吸收（Bennetti，2011）。

有证据表明，口服氟康唑的吸收不依赖于 pH，因此，不会受泮托拉唑的影响。

同属唑类抗真菌药的伏立康唑（voriconazole）和另一种质子泵抑制剂奥美拉唑（omeprazole）同用时两者血浓度皆升高，这主要与它们对 CYP2C19 的非竞争性抑制有关（对 CYP2C19 的竞争性抑制也可能起部分作用）。另外，奥美拉唑既是 CYP2C19 的底物，也是其抑制剂，且胃液酸度不明显影响口服伏立康唑的吸收，因此奥美拉唑对伏立康唑药动学的影响也许更明显（开始伏立康唑治疗时，奥美拉唑的剂量需减半）。这显然与伊曲康唑－质子泵抑制剂以及泊沙康唑－质子泵抑制剂之间的相互影响不同（有关细节参见［奥美拉唑（渥米哌唑，洛赛克）－伏立康唑］和［酮康唑－奥美拉唑］项下的内容）。

机制 Krishna 等在健康受试者中进行的研究表明，酸性环境可使泊沙康唑悬浮液在空腹状态下的 AUC 增加 70%（Krishna et al，2009）。因此认为，口服缓释泊沙康唑 C_{min} 的降低与泮托拉唑抑制胃酸分泌，从而导致胃液 pH 升高所致前者生物利用度降低有关。

建议 由于泊沙康唑悬浮液的口服生物利用度低，胃液 pH 对其生物利用度的影响明显，且个体内及个体间差异大，因此在大多数情况下已被口服生物利用度较高的泊沙康唑缓释片取代。

Cojutti 等的回顾性研究表明，泮托拉唑可降低泊沙康唑的 C_{min}，从而削弱其抗真菌作用。因此建议，在同时口服泮托拉唑和泊沙康唑治疗期间，应进行治疗药物监测，必要时适当调整泊沙康唑和（或）泮托拉唑的用量。

［泊沙康唑－甲泼尼龙（甲基强的松龙，甲强龙）］[2]
Posaconazole－Methylprednisolone

要点 Cojutti 等进行的一项单中心回顾性研究表明，因血液系统恶性肿瘤（如急性髓细胞样白血病）进行诱导化疗，或造血干细胞移植伴发移植物抗宿主病需要糖皮质激素治疗的成年患者，如果同时给予中高剂量糖皮质激素甲泼尼龙（中位剂量 90 mg/日，口服），可导致缓释型泊沙康唑（第一天给予负荷量 300 mg 每 12 小时一次口服，然后 300 mg 每日一次口服）的 C_{min}（谷浓度）降低 44%，有可能导致侵袭性真菌感染的发生率升高（Cojutti et al，2018）。

有关药物　Cojutti 等的回顾性研究表明，同属糖皮质激素的泼尼松（prednisone）对泊沙康唑的 C_{min} 有类似影响。根据提出的机制推测，其他糖皮质激素（如氢化可的松、泼尼松龙、地塞米松等）与泊沙康唑之间的类似相互影响也可发生。甲泼尼龙与其他唑类抗真菌药之间是否会发生类似相互影响，尚不清楚。

机制　已知泊沙康唑的代谢涉及 UGT1A4，而中高剂量类固醇（包括糖皮质激素）可上调该酶的活性。因此认为，甲泼尼龙上调 UGT1A4 活性，加速泊沙康唑与葡糖醛酸的络合，从而导致泊沙康唑清除率增加，是该影响的机制。

建议　Cojutti 等的研究结果表明，泊沙康唑治疗期间，同时应用包括甲泼尼龙在内的任何甾类激素，都有必要进行药物治疗监测，以防泊沙康唑的疗效减弱。

[泊沙康唑－其他药物][1]
Posaconazole－Other Drugs

泊沙康唑是合成的伊曲康唑结构类似物，抗真菌谱相同，但对某些真菌的活性可达伊曲康唑的 4 倍以上。该药 98% 与蛋白结合（主要是白蛋白），对 CYP3A4 有抑制作用，但不经 CYP3A4 代谢。同位素标记研究证明，77% 排泄于粪便中，其中 66% 是原型。主要代谢途径是肝的 UDP 葡糖醛酸化。鉴于纯合子 CYP2C19 慢代谢型比纯合子野生型的血浓度高达 4 倍，故认为 CYP2C19 也部分涉及泊沙康唑的代谢。减少胃酸的药物可妨碍泊沙康唑的吸收，从而降低其生物利用度。Vehreschild 等对正在应用泊沙康唑预防侵袭性真菌病的急性髓细胞性白血病（AML）和骨髓增生异常综合征（MDS）患者进行的研究表明，同时应用质子泵抑制剂泮托拉唑（pantoprazole），可使泊沙康唑的口服生物利用度降低（Vehreschild et al，2012），进一步证明了这一点（尽管泮托拉唑有可能通过竞争性抑制 CYP2C19 从而阻碍泊沙康唑的代谢，但这一影响不足以抵消其减少胃酸分泌对泊沙康唑生物利用度的影响）。诱导 UGT 的药物可促进泊沙康唑的代谢。与泊沙康唑有关的某些药物相互影响可根据上述药动学特点加以解释。

Ⅰ　同用时可使泊沙康唑血浓度降低的药物有：①降低胃液酸度的药物，包括 H_2 受体拮抗剂（如西咪替丁、雷尼替丁、法莫替丁等）、质子泵抑制剂（如奥美拉唑、兰索拉唑、雷贝拉唑、泮托拉唑，及埃索美拉唑等）；②抗癫痫药卡马西平和苯妥英（苯妥英的血浓度可升高）；③抗分枝杆菌药利福平和利福布汀（有证据表明，两者同用时利福布汀的血浓度升高）。根据相互影响的机制推测，卡马西平的结构类似物奥卡西平，巴比妥类的苯巴比妥和扑痫酮，以及利福霉素类的利福喷汀，都有可能与泊沙康唑发生类似相互影响。影响伊曲康唑吸收的抗 HIV 药去羟肌苷，未曾证明影响泊沙康唑的吸收（McNamara，2011）。在同一项研究中，Vehreschild 等证明抗肿瘤药也降低泊沙康唑的生物利用度；分析所用的抗肿瘤药都不影响 CYP，因此，他们认为可能与抗肿瘤药导致的恶心、呕吐，及其他急性毒性有关。在这些情况下，患者也许采用其他药物处理抗肿瘤药所引起的毒副作用，而所采用的某些药物有可能干扰泊沙康唑的药动学。

Ⅱ　因泊沙康唑的同时应用而导致血浓度升高的药物（主要起因于对 CYP3A4 的抑制，但也可能有其他因素的参与，有些相互影响的机制尚不清楚）：凡是与伊曲康唑或伏立康唑同时应用而导致血浓度升高的药物，与泊沙康唑之间也都有可能发生相互影响，特别是抗心律失常药奎尼丁（quinidine），丁酰苯类抗精神病药氟哌啶醇（氟哌丁苯；haloperidol）、匹莫齐特（哌迷清；pimozide），及新型抗精神病药利培酮（维思通；risperidone），苯二氮䓬类镇静催眠药咪达唑仑（速眠安；midazolam），麻醉性镇痛药美沙酮（美散痛；methadone），抗疟药卤泛群（halofantrine），抗肿瘤药酪氨酸激酶抑制剂舒尼替尼（sunitinib），及免疫抑制剂环孢素（环孢菌素，环孢霉素 A；cyclosporine）、他克莫司（他克罗姆；tacrolimus；AUC 增加 121%）和西罗莫司（雷帕霉素；sirolimus；AUC 增加

790%）（**注**：凡是可受伏立康唑影响而导致血浓度升高的药物，也都有可能受泊沙康唑的影响。有关泊沙康唑对这些药物具体影响的后果、机制，及用药注意事项等细节参见［地高辛－伊曲康唑］［华法林－酮康唑］［泼尼松－酮康唑］［塞来昔布－氟康唑］［伐地昔布－氟康唑］，及［伏立康唑－其他药物］Ⅲ等项下的有关内容）（Bennett，2011）。

  Ⅲ 其他禁与泊沙康唑同用的药物尚有：①心血管系统药物包括 α_1 肾上腺素能受体拮抗剂阿呋唑嗪（alfuzosin），抗心绞痛药尼索地平（nisoldipine）和决奈达隆（dronedarone）；②抗凝药利伐沙班（rivaroxaban）；③泌尿系统药物包括选择性抗利尿激素（血管加压素）V_2 受体（V_2R）拮抗剂托伐普坦（tolvaptan）以及非选择性 VR 拮抗剂考尼伐坦（conivaptan），α_{1A} 受体拮抗剂西洛多辛（silodosin；赛洛多辛）；④β_2 受体激动剂沙美特罗（salmeterol）；⑤利福霉素类抗分枝杆菌药利福喷汀（rifapentine；慎用），⑥抗白血病药尼洛替尼（nilotinib）；⑦免疫抑制剂依维莫司（everolimus；艾罗莫司）（Bennett，2011）。

［氟胞嘧啶（5-氟胞嘧啶）－两性霉素 B][2]
Flucytosine－Amphotericin B

  要点 有证据表明，同时应用氟胞嘧啶和传统两性霉素 B（C-AMB），前者的血浓度升高，作用和毒性增强（特别是骨髓抑制和结肠炎）。

  有关药物 根据相互影响的机制推测，其他剂型的两性霉素 B，如目前临床上可得到的脂质体两性霉素 B（L-AMB）、两性霉素 B 脂复合物（ABLC），及两性霉素 B 胶态分散体（ABCD），可像 C-AMB 一样，与氟胞嘧啶可发生类似相互影响，但影响的程度明显弱于 C-AMB（Bennett，2011）。

  另一种多烯类抗真菌药制霉菌素不作全身应用，故与氟胞嘧啶的相互影响无实际临床意义。

  曾有人建议联用氟胞嘧啶和唑类抗真菌药氟康唑（fluconazole）治疗艾滋病患者的隐球菌病，但该联合除了徒增胃肠毒性外，未见氟胞嘧啶任何附加的有益影响；氟胞嘧啶对非艾滋病患者隐球菌性脑膜炎的疗效也纯属推测。因此，联用氟胞嘧啶和氟康唑治疗隐球菌感染的做法不再提倡。

  机制 氟胞嘧啶本身可导致小肠结肠炎，并有骨髓抑制等不良作用。已知氟胞嘧啶有 80%～90% 以原形经由肾排泄清除，故认为两性霉素 B 干扰氟胞嘧啶经肾的排泄是其导致后者血浓度升高、作用和毒性增强的机制。另外，两性霉素 B 本身也有明显的毒性，其毒性作用与氟胞嘧啶的毒性作用相加也是原因之一。

  建议 因真菌对氟胞嘧啶容易产生耐药性，故临床上常将其与两性霉素 B 联用。前者进入真菌胞浆内转化为氟尿嘧啶，最终抑制核酸的合成，后者作用于胞浆膜，在导致真菌细胞内营养物质外漏的同时，增加氟胞嘧啶的进入，从而发挥协同性抗真菌作用。临床证据表明，艾滋病患者的隐球菌性脑膜炎，在给予两性霉素 B（0.7 mg/d）治疗的最初两周加用氟胞嘧啶，不曾导致附加毒性，但可发挥协同性抗真菌作用（不过，只是加速脑脊液中菌落计数的下降，尚无证据表明对死亡率和病态率有何明显影响）。然而，考虑到两者长期联用（两性霉素 B 的应用≥6 周）明显增加骨髓抑制和结肠炎的危险，故于长期联用期间需适当及时地下调氟胞嘧啶的剂量（当然，也应注意观察有无两性霉素 B 诱发的氮质血症）。

［特比萘芬－西咪替丁（甲氰咪胍）][2]
Terbinafine－Cimetidine

  要点 有证据表明，同时应用特比萘芬和西咪替丁，前者血浓度升高，作用和毒性增强。

  有关药物 相对说来，雷尼替丁对 CYP 的影响轻微，故对特比萘芬代谢的抑制不会像西咪替丁那么明显（雷尼替丁与 CYP 的亲和力仅有西咪替丁的 10%），故与西咪替丁相比，临床应用越来越广泛。

  法莫替丁和尼扎替丁与 CYP 几乎无什么亲和力，比雷尼替丁更安全，因此已基本上取代了西咪替丁（特别在发达国家）。

  机制 西咪替丁可抑制多种 CYP，包括 CYP1A2、CYP2C9，及 CYP2D6，凡是其代谢主要由这些酶负责的药物，都可受西咪替丁的影响。已知特比萘芬在体内有相当一部分经肝 CYP 代谢，因此其代谢可受西咪替丁的抑制性影响。

建议　应用特比萘芬治疗期间，如果需要给予 H_2 受体阻断药的话，可采用与特比萘芬很少或无相互影响的 H_2 受体阻断药，如雷尼替丁、法莫替丁、罗沙替丁等。

［特比萘芬－利福平（甲哌利福霉素，利米定）][2]
Terbinafine－Rifampin（Rifampicin）

要点　同时应用特比萘芬（一种烯丙胺类广谱抗真菌药）和利福平，前者的血浓度降低，作用可减弱。

有关药物　根据相互影响的机制推测，预料其他利福霉素类衍生物如利福布汀、利福喷汀、利福定等与特比萘芬之间也可发生类似相互影响，只是相互影响的程度有一定差别。利福平对肝药酶的诱导作用最强，因此加速特比萘芬代谢的作用也最明显，利福喷汀的诱导作用次之，利福布汀的诱导作用最弱。

机制　已证明利福平是强烈的肝药酶诱导剂，对多种 CYP 有明显的诱导作用，特比萘芬在体内有相当一部分经肝 CYP 代谢后由尿液排泄。因此，两者同用时特比萘芬的清除加速，血浓度降低，作用减弱（但究竟是受哪种 CYP 的影响，或以哪种 CYP 为主，尚未确定。鉴于主要经 CYP3A4 代谢的 H_1 受体阻断药特非那定可竞争性抑制特比萘芬的代谢，因此，至少涉及利福平对 CYP3A4 的诱导）。

建议　如果必须同时应用，应考虑到特比萘芬的需要量可能增加。

［卡泊芬净－环孢素（环孢菌素，环孢霉素 A）][2]
Caspofungin－Cyclosporine（Cyclosporin A）

要点　有充分证据表明，同时应用环孢素和棘白菌素类（echinocandins）抗真菌药卡泊芬净，可使后者的 AUC 增加 35%，而环孢素的 AUC 未见显著改变（这与环孢素－米卡芬净之间的相互影响明显不同）。作者认为，卡泊芬净 AUC 这么大幅度的增加会增强其作用和毒性（Hebert et al，2005）。

有关药物　有证据表明，环孢素与另一种棘白菌素类抗真菌药米卡芬净（micafungin）可发生相互影响，但相互影响的方向和程度有明显不同（参见［环孢素（环孢菌素，环孢霉素）－米卡芬净]）。同属棘白菌素类抗真菌药的阿尼芬净不经酶促代谢（主要经化学降解清除），到目前为止尚未见有与其他药物发生药动学相互影响的报道。

机制　卡泊芬净主要经水解和络合（N-乙酰化）代谢，但有小部分的代谢与 CYP3A4 有关，而环孢素的代谢主要由 CYP3A4/3A5 负责（同时也是 P-糖蛋白的底物）。因此认为，环孢素对 CYP3A4 的竞争性抑制是卡泊芬净 AUC 增加的机制。然而，现有资料表明，卡泊芬净的代谢仅有极小部分涉及 CYP3A4，单纯通过抑制 CYP3A4，不至于对卡泊芬净的 AUC 造成如此大的影响。因此，作者认为可能还有其他因素的参与。

建议　卡泊芬净和米卡芬净以及阿尼芬净一样，化学上属于人工半合成的环形脂多肽，药物分类上属于棘白菌素类抗真菌药，已批准用于其他药物（例如两性霉素 B）无效或不能耐受的播散性曲霉病、食管念珠菌病，及播散性深部念珠菌病。

与卡泊芬净等棘白菌素类抗真菌药有关的药物相互影响少见，迄今为止已经证明的潜在药物相互影响仅有与环孢素之间的该影响以及与他克莫司之间的相互影响（见［他克莫司－卡泊芬净]）。鉴于这类药物的应用经验有限，因此，注意避免发生药物相互影响更具有临床意义。

（滕文静）

主要参考文献

Bennett JE，et al，2011. In：*Goodman & Gilman's The pharmacological basis of therapeutics*，12th ed. Brunton LL（editor），McGraw-Hill Co，Inc，New York：1571-1591

Bennett JE，2011. Antifungal agents. In：*Goodman & Gilman's The pharmacological basis of therapeutics*，*12th ed*. Brunton LL（editor），McGraw-Hill Co，Inc，New York：1576-1582

Cojutti PG，et al，2018. Co-administration of proton pump inhibitors and/or of steroids may be a risk factor for low trough concentrations of posaconazole delayed-released tablets in adult patients with haematological malignancies. *Br J Clin Pharmacol*，84：2544-2550

Flexner C，2011. Antiretroviral agents and treatment of HIV infection. In：*Goodman & Gilman's The pharmacological basis of therapeutics*，*12th ed*. Brunton LL（editor），McGraw-Hill Co，Inc，New York：1623-1663

Gubbins PO，et al，2008. Examining sex-related differences in enteric itraconazole metabolism in healthy adults using grapefruit juice. *Eur J Clin Pharmacol*，64：293-301

Hebert MF，et al，2005. Concomitant cyclosporine and micafungin pharmacokinetics in healthy volunteers. *J Clin Pharmacol*，45：954-960

Jaruratanasirikul S，et al，2007. Pharmacokinetic study of the interaction between itraconazole and nevirapine. *Eur J Clin Pharmacol*，63：451-456

Krishna G，et al，2009. Pharmacokinetics and absorption of posaconazole oral suspension under various gastric conditions in healthy volunteers. *Antimicrob Agents Chemother*，53：948-966

Liu P，et al，2008. Pharmacokinetic Interaction Between Voriconazole and Efavirenz at Steady State in Healthy Male Subjects. *J Clin Pharmacol*，48：：73-84

McNamara JO，2011. Pharmacotherapy of the epilepsies. In：*Goodman & Gilman's The pharmacological basis of therapeutics*，*12th ed*. Brunton LL（editor），McGraw-Hill Co，Inc，New York：583-607

Mertens-Talcott SU，et al，2006. Grapefruit-Drug Interactions：Can Interactions With Drugs Be Avoided? *J Clin pharmacol*，46：1390-1416

Shi H-Y，et al，2010. Effects of erythromycin on voriconazole pharmacokinetics and association with CYP2C19 polymorphism. *Eur J Clin Pharmacol*，66：1131-1136

Sriwiriyajan S，et al，2007. Effect of efavirenz on the pharmacokinetics of ketoconazole in HIV-infected patients. *Eur J Clin Pharmacol*，63：479-483

Tang LA，et al，2017. Risk factors for subtherapeutic levels of posaconazole tablet. *J Antimicrob Chemother*，72：2902-2905

Vehreschild JJ，et al，2012. Factors influencing the pharmacokinetics of prophylactic posaconazole oral suspension in patients with acute myeloid leukemia or myelodysplastic syndrome. *Eur J Clin Pharmacol*，68：987-995

Walsky RL，et al，2006. Evaluation of 227 Drugs for In Vitro Inhibition of Cytochrome P450 2B6. *J Clin Pharmacol*，46：1426-1438

Weiss J，et al，2003. Inhibition of P-glycoprotein by newer antidepressants. *J Pharmacol Exp Ther*（JPET），305（1）：197-204

第三十三章　抗非反转录病毒药

[阿昔洛韦（无环鸟苷）－丙磺舒（羧苯磺胺）][3]
Acyclovir（Aciclovir）－Probenecid

要点　同时应用丙磺舒和阿昔洛韦，后者的肾清除率降低，半衰期延长。对 3 名志愿者进行的研究表明，口服丙磺舒使非肠道应用的阿昔洛韦清除率降低 32%。

有关药物　阿昔洛韦与其他促尿酸排泄药（如磺吡酮、苯溴马隆、阿扎丙宗等）的相互影响尚未进行研究。促尿酸排泄药的作用是抑制肾小管对尿酸的重吸收。根据相互影响的机制推断，预料阿昔洛韦可与其他促尿酸排泄药发生类似相互影响。

有报道表明，同属无环鸟嘌呤核苷类似物的更昔洛韦（ganciclovir）及其前体药物缬更昔洛韦（valganciclovir；在体内水解为更昔洛韦）与丙磺舒之间可发生类似相互影响。另一种无环鸟嘌呤核苷类似物伐昔洛韦（缬昔洛韦；valaciclovir）为阿昔洛韦的前体药物，在体内水解为阿昔洛韦和 L-缬氨酸，预料与丙磺舒之间的类似相互影响也可发生。有临床证据表明，胞嘧啶核苷类似物西多福韦（cidofovir）与丙磺舒之间可发生类似相互影响。然而，迄今为止，同属无环鸟嘌呤核苷类似物的喷昔洛韦（penciclovir）和泛昔洛韦（法昔洛韦；famciclovir；泛昔洛韦是喷昔洛韦的前药，在肠道吸收期间以及吸收后，经侧链脱乙酰化和嘌呤环的氧化，迅速转化为喷昔洛韦）尚未见有与其他药物之间可发生明显药动学相互影响的报道（Acosta et al, 2011）。

机制　阿昔洛韦主要经肾排泄清除，包括经肾小球的滤过和肾小管的主动分泌。丙磺舒阻断阿昔洛韦经肾小管的分泌，可解释肾清除率下降的原因。有证据表明，同时应用丙磺舒和另一种抗病毒药西多福韦，西多福韦肾毒性的发生率和严重程度降低（但血浓度升高），为上述机制进一步提供了佐证（见 [西多福韦－丙磺舒（羧苯磺胺）]）。

建议　虽然该相互影响明确，但根据目前可得到的资料，对此种相互影响的临床意义尚难评价。无论如何，当非肠道阿昔洛韦与丙磺舒同用时，应考虑到阿昔洛韦清除的减少，并应根据具体情况对剂量进行必要调整。另外，鉴于喷昔洛韦和泛昔洛韦与其他药物之间无明显药动学方面的相互影响，如果行得通的话，可用来代替阿昔洛韦。

[阿昔洛韦（无环鸟苷）－环孢素（环孢霉素 A，环孢菌素）][3]
Acyclovir（Aciclovir）－Cyclosporine

同时应用阿昔洛韦和环孢素，肾毒性的发生率增加。阿昔洛韦与其他肾毒性药物合用，也有可能发生此种情况。有关细节也见 [环孢素（环孢霉素 A，环孢菌素）－其他药物]。

[阿昔洛韦（无环鸟苷）－吗替麦考酚酯
（麦考酚吗乙酯，霉酚酸吗啉乙酯，霉酚酸酯）][2]
Acyclovir（Aciclovir）－Mycophenolate Mofetil

要点　同时应用阿昔洛韦和抗增殖免疫抑制药吗替麦考酚酯，可导致阿昔洛韦以及吗替麦考酚酯在体内的代谢物麦考酚葡糖醛酸化物（MPAG）的血浓度都增高。

有关药物　同属无环鸟嘌呤核苷类似物的伐昔洛韦（缬昔洛韦；valacyclovir）与吗替麦考酚酯是否会发生类似相互影响，尚未见报道。但鉴于伐昔洛韦口服后在肠道和肝内迅速而完全地水解转化为阿昔洛韦和 L-缬氨酸，因此，预料两者之间的类似相互影响也可能发生。另一种无环鸟嘌呤核苷类似物更昔洛韦（ganciclovir）及其前体药物缬更昔洛韦（valganciclovir；在体内水解为更昔洛韦）像阿昔洛韦一样，主要以原形经肾排泄（包括滤过和主动分泌），预料与吗替麦考酚酯可发生类似相互影响。

迄今为止，同属无环鸟嘌呤核苷类似物的喷昔洛韦（penciclovir）和泛昔洛韦（法昔洛韦；famciclovir；泛昔洛韦是喷昔洛韦的前药，在肠道吸收期间以及吸收后，经侧链脱乙酰化和嘌呤环的氧化，迅速转化为喷昔洛韦）尚未见有与其他药物之间可发生明显药动学相互影响的报道（Acosta et al，2011）。胞嘧啶核苷类似物西多福韦（cidofovir）90%以上以原型经滤过和分泌排泄，预料与吗替麦考酚酯之间的类似相互影响也可发生。

机制 吗替麦考酚酯是一种前体药物，需要在体内水解为麦考酚酸（MPA）发挥作用。水解生成的 MPA 经与葡糖醛酸络合形成无活性的 MPAG，然后由肾排泄。现已证明 MPAG 和阿昔洛韦（主要以原形经肾排泄）经肾的清除都有肾小管主动分泌的参与，因此对该机制可发生竞争，结果是两者的排泄互相干扰，血浓度升高。

建议 吗替麦考酚酯在体内的最终代谢物 MPAG 血浓度升高的临床意义还不清楚，但阿昔洛韦血浓度的升高肯定会带来不良影响。显然，避免两种药物的同时应用是明智之举，特别是原有肾功能不全的患者（肾功能不全者，此种相互影响变的更为复杂）。

鉴于喷昔洛韦和泛昔洛韦与其他药物之间无明显药动学方面的相互影响，如果行得通的话，可用来代替阿昔洛韦。

［更昔洛韦（丙氧鸟苷，赛美维）－丙磺舒（羧苯磺胺）][2]
Ganciclovir－Probenecid

要点 同时应用更昔洛韦和丙磺舒，前者的肾排泄减少，血浓度升高，作用有可能增强（Acosta et al，2011）。

机制 丙磺舒抑制更昔洛韦经肾小管的主动分泌，是使其血浓度升高的原因。

建议 尽可能避免两者同时应用。如为必需，更昔洛韦的剂量应适当减少。

鉴于喷昔洛韦和泛昔洛韦与其他药物之间无明显药动学方面的相互影响，如果行得通的话，可用来代替更昔洛韦（参见［阿昔洛韦（无环鸟苷）－丙磺舒（羧苯磺胺）]）。

［更昔洛韦（丙氧鸟苷，赛美维）－阿昔洛韦（无环鸟苷）][2]
Ganciclovir－Acyclovir（Aciclovir）

要点 同时应用更昔洛韦和阿昔洛韦，前者的血浓度升高，从而有可能增强其骨髓抑制的副作用（Acosta et al，2011）。

有关药物 更昔洛韦的前药缬更昔洛韦（valganciclovir）在体内迅速水解为更昔洛韦，预料与阿昔洛韦之间可发生类似相互影响。同样，阿昔洛韦的前药伐昔洛韦（缬昔洛韦；valacyclovir）口服后在肠道和肝内迅速而完全地水解为阿昔洛韦和 L-缬氨酸，预料与更昔洛韦之间的类似相互影响也有可能发生。

机制 更昔洛韦和阿昔洛韦主要经肾排泄清除（包括经肾小球的滤过和肾小管的主动分泌），更昔洛韦单用即有明显的骨髓抑制作用。因此认为，更昔洛韦骨髓抑制作用的增强起因于阿昔洛韦竞争性抑制更昔洛韦经肾的主动分泌所致的血浓度升高。

建议 更昔洛韦和阿昔洛韦同属无环鸟嘌呤核苷类似物，作用机制相同（抑制 DNA 的合成），因此该影响仅具有理论上的意义，临床上不应该出现联用的情况。

［更昔洛韦（丙氧鸟苷，赛美维）－扎西他滨（双脱氧胞苷）][2]
Ganciclovir－Zalcitabine

要点 同时应用扎西他滨和更昔洛韦，后者的血浓度平均升高 22%，从而有可能增强其骨髓抑制的副作用。

机制 更昔洛韦单用即有明显的骨髓抑制作用，当与扎西他滨同用时，更昔洛韦的肾排泄减慢，骨髓抑制的作用增强。

建议 尽可能避免两者同时应用。

鉴于喷昔洛韦和泛昔洛韦与其他药物之间无明显药动学方面的相互影响，如果行得通的话，可用来代替更昔洛韦（参见［阿昔洛韦（无环鸟苷）－丙磺舒（羧苯磺胺）］），但仍应注意观察。

［西多福韦－丙磺舒（羧苯磺胺）］[3]
Cidofovir－Probenecid

要点 有证据表明，同时应用西多福韦和丙磺舒，西多福韦肾毒性的发生率和严重程度降低，但胃肠不适、躯体症状，及高敏反应（包括发热、皮疹，及偶发的过敏表现）等的发生率增加。

有关药物 已证明丙磺舒通过竞争阿昔洛韦的肾排泄，使阿昔洛韦的肾清除率降低，血浓度升高，作用和毒性增强（参见［阿昔洛韦－丙磺舒］项下的有关内容）。

有证据表明，阿德福韦（adefovir；阿德福韦是一磷酸腺苷的无环磷酸腺苷类似物，本身的口服生物利用度仅有12％，因此临床上所用剂型是其前药阿德福韦酯，目前主要用于乙型肝炎的治疗）经肾的主动分泌同样受丙磺舒的影响，同时应用布洛芬（ibuprofen）也可导致阿德福韦的血浓度升高（Acosta et al，2011）。

其他具有促进尿酸排泄作用的药物（磺吡酮、苯溴马隆、阿扎丙宗等）与西多福韦之间是否会发生类似相互影响，还不清楚。

机制 丙磺舒敏感性有机两性离子载体 OAT1 介导西多福韦向近曲小管上皮细胞中的再摄取。在有丙磺舒存在的情况下，西多福韦的肾清除降至肾小球滤过的水平（正常情况下西多福韦经肾小球滤过和肾小管主动分泌两条途径清除），说明丙磺舒可完全拮抗西多福韦经肾小管的主动分泌。因此认为，丙磺舒对西多福韦的影响与其阻碍西多福韦的肾小管转运从而降低其肾清除有关。丙磺舒对西多福韦的此种影响使西多福韦在肾小管中的浓度降低，因此对肾的毒性减弱。

建议 西多福韦本身有严重的剂量依赖性肾毒性，单用时即可导致蛋白尿、氮质血症、糖尿、代谢型酸中毒，甚至发生少见的范可尼综合征，在无其他因素干扰的情况下，其在肾小管中所存在的量也足以导致肾损伤。从这种意义上说，同时应用丙磺舒，减少西多福韦以原形进入肾小管中的量，对患者是有益的。然而，肾排泄减少的同时所致的血浓度升高，是否会导致全身性毒性作用的增强，是值得考虑的问题（在这种情况下，也许需要据情适当下调西多福韦的剂量）。

鉴于喷昔洛韦和泛昔洛韦与其他药物之间无明显药动学方面的相互影响，如果行得通的话，用来代替西多福韦与丙磺舒联用，也许可一定程度上避免此种相互影响。

注：由于西多福韦本身具有明显的肾毒性，因此严禁与其他具有肾毒性的药物（如部分抗肿瘤药和免疫抑制药）同用。

另外，正在应用氨基苷类（aminoglycoside）、静脉戊烷咪（pentamidine）、两性霉素 B（amphotericin B）、非甾类抗炎药（NSAIDs）、膦甲酸（foscarnet），及造影对比剂如泛影酸钠（sodium diatrizoate）等药物治疗的患者，如欲应用西多福韦，至少应在这些药物停用 7 天后给予。

［奥司他韦（达菲，特福敏，克流感）－丙磺舒（羧苯磺胺）］[3]
Oseltamivir－Probenecid

要点 同时应用丙磺舒可使抗病毒药奥司他韦在体内的活性代谢物奥司他韦羧酸盐的血浓度加倍。

有关药物 其他经有机酸分泌系统排泄的药物（如磺吡酮、苯溴马隆、保泰松等）与奥司他韦之间是否会发生类似相互影响，还不清楚。

机制 临床上所用的磷酸奥司他韦是一种前体药物，在胃肠道和肝中被酯酶裂解为具有活性的羧酸盐。已经证明活性型的羧酸盐经肾小管的有机酸分泌系统排泄，这与丙磺舒的排泄途径相同。

因此认为，丙磺舒对奥司他韦羧酸盐经肾排泄的竞争性抑制是其血浓度升高的机制。

　　建议　虽然该影响明确，但是，迄今为止尚未见有因该影响而导致明显不良后果的临床报道。然而，为慎重起见，在应用奥司他韦期间最好避免给予丙磺舒。

［奥司他韦（达菲，特福敏，克流感）－氯吡格雷］[2]
Oseltamivir－Clopidogrel

　　要点　Shi 等采用人肝微粒体和肠微粒体进行的研究表明，肝微粒体可迅速水解奥司他韦，而肠微粒体无此作用，重组人羧基酯酶-1（HCE1）对奥司他韦药动学的影响类似于肝微粒体。他们的研究同时证明，在有抗血小板药氯吡格雷存在时，奥司他韦的水解被抑制，抑制率高达 90%（Shi et al，2006）。由于奥司他韦的作用起因于水解后产生的奥司他韦羧酸盐，故认为其水解被抑制后可削弱其治疗作用。

　　机制　临床上所用的磷酸奥司他韦是一种前体药物，需要在肝和胃肠道中经羧基酯酶裂解为具有活性的奥司他韦羧酸盐才能发挥治疗作用。氯吡格雷抑制羧基酯酶，从而阻碍奥司他韦的水解，是该影响的机制。

　　建议　有作者认为，Shi 等的研究是细胞水平的体外研究，临床用量在体内达到的浓度低于体外研究的浓度，对这种研究结果的解释也可能仅适用于那些能水解奥司他韦但不能外排奥司他韦代谢物的特殊细胞（Fowler et al，2007）。然而，无论如何，该影响在体内确有可能发生。鉴于奥司他韦是 WHO 推荐用来预防流感的主要药物，临床应用广泛，因此，氯吡格雷对其作用的影响具有重要流行病学意义。同时应用奥司他韦和氯吡格雷的患者，不但维持对流感的易感性，已经感染的患者也有可能成为传播感染的来源。这是临床医生和防疫工作者应该注意的问题。

［特拉匹韦（特拉普韦，替拉瑞韦）－利福平（甲哌利福霉素，利米定）］[2]
Telaprevir－Rifampicin（Rifampin）

　　要点　Garg 等对健康志愿者进行的研究表明，利福平 600 mg 每日 1 次，连用 8 天，可使单剂（750 mg）特拉匹韦的 AUC 减少 92%，C_{max} 降低 86%，$t_{1/2}$ 缩短 45%（Garg et al，2012）。

　　有关药物　根据提出的机制推测，其他利福霉素类衍生物，如利福定、利福喷汀、利福布汀等，与特拉匹韦之间可发生类似相互影响，但是影响的程度明显弱于利福平。

　　Garg 等对健康志愿者进行的研究表明，非核苷类反转录酶抑制剂依法韦仑（efavirenz）对特拉匹韦的药动学可产生类似影响，但远比利福平弱。

　　机制　利福平是强效 CYP3A4 诱导剂，而特拉匹韦的代谢涉及 CYP3A4。因此认为，利福平诱导 CYP3A4，从而加速特拉匹韦的代谢，是该影响的机制。

　　建议　特拉匹韦是一种口服有效的 C 型肝炎病毒蛋白酶抑制剂，已经获准用于慢性 C 型肝炎以及成年人代偿性肝病的治疗。

　　利福平对特拉匹韦药动学的影响明显，故建议特拉匹韦治疗期间避免长期（超过 5 天）给予利福平。Garg 等的研究结果提示，只有强效 CYP3A4 诱导剂才能对特拉匹韦的药动学产生明显影响，故微弱或中等强度 CYP3A4 诱导剂与特拉普韦的联用无须刻意避免。据此认为，必要而且行得通的话，采用同属利福霉素类衍生物的利福布汀代替利福平与特拉匹韦联用，可解决这一问题。

［特拉匹韦（特拉普韦，替拉瑞韦）－酮康唑］[2]
Telaprevir－Ketoconazole

　　要点　Garg 等对健康志愿者进行的研究表明，同时应用特拉匹韦（单剂 750 mg）和唑类抗真菌药酮康唑（单剂 400 mg），与特拉匹韦单用相比，可使其 AUC 平均增加 62%，C_{max} 升高 24%，$t_{1/2}$ 延长近 30%。然而，多次应用特拉匹韦后，酮康唑对其药动学的影响减弱。特拉匹韦也增加酮康唑的血浓度，但不如酮康唑对特拉匹韦的影响明显（Garg et al，2012）。

有关药物   根据提出的机制推测，凡是对 CYP3A4 有抑制作用的药物（包括唑类抗真菌药咪康唑、伊曲康唑、泊沙康唑等），与特拉匹韦之间都可发生类似相互影响，只是影响的程度有所不同。

机制   酮康唑既是 CYP3A4 的底物，也是强效 CYP3A4 抑制剂，而特拉匹韦的代谢涉及 CYP3A4，因此认为，酮康唑抑制 CYP3A4 从而阻碍特拉匹韦的代谢是该影响的机制。多次应用特拉匹韦后酮康唑对其药动学的影响减弱，认为与特拉匹韦自身对 CYP3A4 的抑制有关（可能与反复应用特拉普韦后对 CYP3A4 抑制的程度接近极限，酮康唑对 CYP3A4 的影响不再能叠加有关。酮康唑对同属 CYP3A4 强效抑制剂的阿扎那韦和洛匹那韦的药动学无明显影响，为这一推论提供了进一步佐证）。酮康唑药动学的改变可能与特拉匹韦对 CYP3A4 的抑制有关。

建议   该影响的确切临床意义尚难断定，但为慎重起见，同时应用特拉匹韦和酮康唑等 CYP3A4 抑制剂期间，注意观察有无特拉普韦作用和毒性的改变，仍有必要。鉴于特拉匹韦也影响酮康唑的药动学，故大剂量酮康唑（或伊曲康唑）与特拉匹韦的同用不推荐。

［阿糖腺苷－肾功能不全］[1]
Vidarabine－Renal Insufficiency

要点   有 4 例肾移植后肾衰竭患者，在给予 10 mg/(kg·d) 阿糖腺苷后，发生昏迷而死亡。

建议   虽然上述 4 例患者的死亡与阿糖腺苷之间的关系还不清楚，但在有肾功能不全存在时，应将阿糖腺苷减量应用。

［阿糖腺苷－别嘌醇（别嘌呤醇)］[2]
Vidarabine－Allopurinol

要点   有 2 例患者在同时应用别嘌醇和阿糖腺苷 4 天后，产生严重的神经毒性（表现为四肢肌和面肌的粗大震颤及心理活动障碍）。有人对同时接受上述两种药物 4 天以上的 17 例患者进行了回顾性分析，其中 5 例发生贫血、恶心、疼痛、瘙痒，及震颤。

机制   哺乳动物细胞可将阿糖腺苷转变为次黄嘌呤阿糖苷，然后部分被黄嘌呤氧化酶进一步代谢为黄嘌呤阿糖苷。别嘌醇可抑制黄嘌呤氧化酶，使次黄嘌呤阿糖苷蓄积，由此引起不良反应。

建议   建议尽可能避免两药同时应用。如为必需，应注意观察。

（张   彬）

主要参考文献

Acosta EP，et al，2011. Antiviral agents (nonretroviral). In：*Goodman & Gilman's The pharmacological basis of therapeutics*，*12th ed*. Brunton LL（editor），McGraw-Hill Co，Inc，New York：1593-1622

Fowler S，et al，2007. Comments on "Anti-Influenza Prodrug Oseltamivir Is Activated by Carboxylesterase Human Carboxylesterase 1，and the Activation Is Inhibited by Antiplatelet Agent Clopidogrel". *J Pharmacol Exp Ther*，322：422-423

Garg V，et al，2012. The effect of CYP3A inhibitors and inducers on the pharmacokinetics of telaprevir in healthy volunteers. *Br J Clin Pharmacol*，75（2）：431-439

Kraft WK，et al，2004. Indinavir and rifabutin drug interactions in healthy volunteers. *J Clin Pharmacol*，44：305-313

Phillips MA，et al，2011. Chemotherapy of protozoal infections：amebiasis，giardiasis，trichomoniasis，trypanosomiasis，leishmaniasis，and other protozoal infections. In：*Goodman & Gilman's The pharmacological basis of therapeutics*，*12th ed*. Brunton LL（editor），McGraw-Hill Co，Inc，New York：1419-1441

Shi D，et al，2006. Anti-Influenza Prodrug Oseltamivir Is Activated by Carboxylesterase Human Carboxylesterase 1，and the Activation Is Inhibited by Antiplatelet Agent Clopidogrel. *J Pharmacol Exp Ther*，319：1477-1484

第三十四章 抗反转录病毒药
（艾滋病治疗药）

第一节 核苷类以及核苷酸类反转录酶抑制剂

［齐多夫定（叠氮胸苷）－对乙酰氨基酚（醋氨酚，扑热息痛)][2]
Zidovudine（AZT）－Paracetamol（Acetaminophen）

要点 部分报道表明，对乙酰氨基酚可增强齐多夫定造血系统的毒性（特别是中性白细胞减少）。

有关药物 贝诺酯（对乙酰氨基酚的乙酰水杨酸酯）、丙帕他莫（对乙酰氨基酚的前体药物）等对乙酰氨基酚的类似物以及非那西汀与齐多夫定之间是否会发生类似相互影响，还不清楚。

除齐多夫定和阿巴卡韦（abacavir）外，绝大多数核苷类以及核苷酸类反转录酶抑制剂主要经肾分泌清除，预料与对乙酰氨基酚很少或不太可能发生类似相互影响。阿巴卡韦像齐多夫定一样，其在体内的代谢主要与葡糖醛酸化有关，因此与对乙酰氨基酚之间的类似相互影响有可能发生（Flexner，2011）。

机制 对乙酰氨基酚抑制齐多夫定在肝的葡糖醛酸化代谢，从而使其血浓度升高，导致毒性增强。

建议 两者必须合用时，应注意可能出现的造血系统毒性增强。但鉴于齐多夫定血浓度的升高未必导致细胞内三磷酸盐（齐多夫定的三磷酸盐是发挥抗病毒作用的活性型）浓度的改变，因此，有人认为，根据血浓度调整剂量不一定得当。

已证明阿司匹林和保泰松也可抑制齐多夫定在肝的葡糖醛酸化代谢。

其他可抑制齐多夫定代谢的药物尚有苯二氮䓬类（如地西泮、氟西泮、氯氮䓬等）、西咪替丁、吗啡、磺胺药等。

［齐多夫定（叠氮胸苷）－丙磺舒（羧苯磺胺)][1]
Zidovudine（AZT）－Probenecid

要点 同时应用齐多夫定和丙磺舒，前者的毒性明显增强。

有关药物 同属脱氧胸苷衍生物的司他夫定（stavudine）与丙磺舒之间是否会发生类似相互影响，还不清楚，但鉴于司他夫定大部分以原型经肾清除，故对肾排泄的竞争性抑制不能排除。其他促尿酸排泄药（磺吡酮、苯溴马隆等）与齐多夫定之间是否会发生类似相互影响，还不清楚。

机制 丙磺舒抑制齐多夫定在肝的葡糖醛酸化，同时抑制其经肾的主动分泌排泄，是该影响的机制。

建议 已有因两者合用导致严重中毒的报道，故建议避免两者合用。如果必须合用，齐多夫定的剂量应适当减少。

注：除丙磺舒外，尚有多种药物可通过抑制葡糖醛酰转移酶而增加齐多夫定的血浓度，从而使其作用和毒性增强，有代表性的药物包括抗真菌药氟康唑（fluconazole）、抗疟药阿托伐醌（atovaquone），及抗癫痫药丙戊酸（valproic acid）等。然而，这些药物与齐多夫定之间相互影响的临床意义还不清楚，因为虽然有原型药物血浓度的升高，但细胞内三磷酸盐的水平可能无改变。

除齐多夫定外，尚有许多其他经肾清除的药物也可受丙磺舒的干扰（主要通过对肾小管主动分泌的竞争性抑制），其中包括 β 内酰胺类抗生素（β-lactam antibiotics）、非甾类抗炎药（NSAIDs）、阿昔洛韦（acyclovir）、茶碱（theophylline）、呋塞米（furosemide）、利福平（rifampin）、劳拉西泮

（lorazepam）、甲氨蝶呤（methotrexate）等。这些药物的应用也应遵循上述原则。

　　另外，有些药物尚可通过药效学的相互影响而增强齐多夫定的毒副作用。例如，有明确证据表明，干扰素（interferon）可增强齐多夫定的血液学毒性（起因于两者血液系统毒性作用的相加或协同），对广谱抗病毒药利巴韦林（ribavirin）也有类似影响（口服利巴韦林联合干扰素注射仍然是慢性丙型肝炎的标准治疗方案，因此，了解它们之间的这一相互影响具有重要临床意义。联用期间，应密切观察有无血液系统毒性的症状和体征）。

［齐多夫定（叠氮胸苷）－利福布汀］[2]
Zidovudine（AZT）－Rifabutin

　　要点　同时应用齐多夫定和利福布汀，前者的半衰期缩短，作用有可能减弱（Gumbo，2011）。

　　有关药物　其他核苷类反转录酶抑制剂，如脱氧胸苷衍生物司他夫定、脱氧胞苷衍生物扎西他滨，及脱氧腺苷衍生物去羟肌苷等，与利福布汀之间是否会发生类似相互影响，还不清楚；其他利福霉素类抗生素，如利福平、利福定，及利福喷汀等，是否会加速齐多夫定的代谢，也未见报道。

　　机制　与利福平相比，利福布汀对 CYP 的诱导作用较弱，所涉及的 CYP 种类也较少，但与齐多夫定同用时确实可缩短其半衰期。鉴于齐多夫定本身既不是 CYP 的底物，也非 CYP 的抑制剂，而是主要与葡糖醛酸络合后经肾排泄（有 60%～80% 与葡糖醛酸络合，仅有 14% 以原型经肾排泄），因此认为，利福布汀诱导 UGT，从而加速齐多夫定的络合代谢，是该影响的机制。但也不排除其他因素的参与。

　　建议　如有可能，尽量避免两者联用。如果必须合用，应考虑到齐多夫定的作用可能减弱，并据情适当增加齐多夫定的剂量。

［齐多夫定（叠氮胸苷）－利巴韦林（病毒唑，三氮唑核苷）］[2]
Zidovudine（AZT）－Ribavirin

　　要点　同时应用齐多夫定以及嘌呤核苷类似物利巴韦林，可削弱前者的抗病毒作用。

　　有关药物　根据相互影响的机制推测，利巴韦林也可削弱其他嘧啶核苷类 HIV 反转录酶抑制剂的抗病毒作用，其中对司他夫定（stavudine）的类似影响已经证实。然而，体外研究表明，利巴韦林可增强嘌呤核苷类反转录酶抑制剂（如去羟肌苷）的作用，与此同时也增强其对线粒体的毒性（参见［去羟肌苷（双脱氧肌苷，地丹诺辛）－利巴韦林（病毒唑，三氮唑核苷）］）。

　　机制　齐多夫定属于嘧啶核苷类 HIV 反转录酶抑制剂，该药需在体内磷酰化后才能发挥作用。利巴韦林也像齐多夫定一样，需要在宿主细胞内磷酰化为单、双以及三磷酸衍生物（以后者为主）发挥作用。因此认为，利巴韦林抑制齐多夫定的磷酰化，是削弱其抗病毒作用的机制。

　　建议　该相互影响明确，因此应避免利巴韦林和齐多夫定（或司他夫定）的同时应用（Acosta et al，2011）。

［齐多夫定（叠氮胸苷）－阿昔洛韦（无环鸟苷）］[3]
Zidovudine（AZT）－Acyclovir（Aciclovir）

　　要点　有报道表明，同时应用齐多夫定和阿昔洛韦，神经系统毒性（如昏睡、疲劳等）的发生率增加。

　　机制　两者神经系统毒性相加。

　　建议　如果有必要的话，两者的合用无须避免，但应注意神经系统毒性作用增强的可能性。

［齐多夫定（叠氮胸苷）－更昔洛韦（丙氧鸟苷，赛美维）］[2]
Zidovudine（AZT）－Ganciclovir

　　要点　同时应用齐多夫定和更昔洛韦，骨髓抑制发生率增加，可从单用时的 16%～24% 增加至

80％以上。口服更昔洛韦也可使齐多夫定的血浓度升高（大约 20％）。

　　有关药物　同属无环鸟嘌呤核苷类似物的缬更昔洛韦（valganciclovir）是更昔洛韦的前体药物，在体内迅速水解为更昔洛韦，预料与齐多夫定可发生类似相互影响。可以预料，齐多夫定与其他具有骨髓抑制作用的抗病毒药（如阿昔洛韦）同时应用，也可发生类似影响。另外，联用齐多夫定和阿昔洛韦尚可导致神经系统毒性作用的增强（也见［齐多夫定（叠氮胸苷）－阿昔洛韦（无环鸟苷）］）。

　　机制　两者的骨髓抑制作用相加或协同。齐多夫定血浓度的升高进一步增强其骨髓抑制作用。

　　齐多夫定血浓度升高的确切机制还不清楚，通常认为与口服更昔洛韦增加齐多夫定的吸收有关。已知齐多夫定本身既不是 CYP 的底物，也非 CYP 的抑制剂，主要以葡糖醛酸化物的形式经肾排泄。鉴于更昔洛韦 90％以上经肾排泄（涉及滤过和主动分泌），故认为齐多夫定血浓度的升高也可能与更昔洛韦抑制其经肾的排泄和（或）抑制葡糖醛酸化酶有一定关联。

　　建议　两者的联用应予避免。

　　所有细胞毒药物都可增加齐多夫定骨髓抑制的危险。已明确证明可增强齐多夫定骨髓抑制作用的药物尚有氨苯砜、氟胞嘧啶、大部分抗癌药物等。

［齐多夫定（叠氮胸苷）－司他夫定］[2]
Zidovudine（AZT）－Stavudine

　　要点　有 3 项大型临床试验表明，同时应用齐多夫定和司他夫定的抗病毒作用明显弱于各药单用。

　　机制　齐多夫定和司他夫定都属于脱氧胸苷衍生物，抗病毒作用机制相同，即首先在细胞内磷酰化。两者对这一过程可发生竞争，故导致抗病毒作用的相互拮抗。

　　建议　避免同时应用齐多夫定和司他夫定。如果需要采用含有齐多夫定的联合抗病毒方案，可选用齐多夫定－拉米夫定复方片剂或齐多夫定－拉米夫定－阿巴卡韦（abacavir）三联片剂（Flexner，2011）。

［拉米夫定－复方新诺明（复方磺胺甲噁唑）］[4]
Lamivudine－Trimethoprim /Sulfamethoxazole（SMZ-TMP）

　　要点　动物研究表明，同时应用拉米夫定与复方新诺明，拉米夫定的肾清除率下降，AUC 增加 43％（尽管将拉米夫定作为抗艾滋病药物介绍，但它也是目前治疗 HBV 感染最有效的药物之一）。临床研究表明，单用甲氧苄啶，也可导致拉米夫定的肾清除率降低。

　　有关药物　Nakatani-Freshwater 等采用大鼠离体肾灌注模型进行的研究表明，同属核苷类反转录酶抑制剂的脱氧胞嘧啶结构类似物阿立他滨（apricitabine）与甲氧苄啶之间可发生类似相互影响（Nakatani-Freshwater et al，2006）。其他核苷类反转录酶抑制剂（齐多夫定、去羟肌苷、司他夫定等）与复方新诺明（或甲氧苄啶）之间是否会发生类似相互影响，尚不清楚。

　　机制　现已证明，复方新诺明对拉米夫定肾清除的影响起因于其内所含的甲氧苄啶。认为甲氧苄啶竞争性抑制拉米夫定经肾小管的主动分泌是该影响的机制。

　　建议　拉米夫定 AUC 的增加是否影响细胞内拉米夫定的活性型——三磷酸拉米夫定的浓度（如上所述，拉米夫定需经 3 步磷酰化生成三磷酸盐后发挥作用），目前还不清楚。鉴于拉米夫定的不良作用少见（是目前可得到的抗反转录病毒药中最低毒的药物之一），因此如果两者合用的话，为保证疗效，不建议对拉米夫定的剂量进行调整。然而，当发现有拉米夫定过量的症状和体征时，应考虑到可能与同时应用的复方新诺明（或甲氧苄啶）有关。

［司他夫定－去羟肌苷（双脱氧肌苷，地丹诺辛）］[1]
Stavudine－Didanosine（2′,3′-Dideoxyinosine）

　　要点　同时应用司他夫定和去羟肌苷，乳酸性酸中毒、肝脂肪变性、周围神经病，及致死性胰腺炎等的发生率以及严重程度明显增加。

机制　两药单用也都存在上述副作用，因此两者之间的上述相互影响可用其副作用的相加来解释。

建议　相互影响明确，且后果比较严重，建议避免同时应用这两种药物（Flexner，2011）。

注：司他夫定主要以原型经肾排泄，故与其他药物之间的相互影响主要是在肾水平以及药效学方面的相互影响。除上述司他夫定－去羟肌苷之间的相互影响外，应避免与其联用的药物尚有乙胺丁醇（ethambutol；也见［去羟肌苷－乙胺丁醇］）、异烟肼（isoniazid；也见［去羟肌苷－异烟肼］）、苯妥英（phenytoin），及长春新碱（vincristine）。这些药物像司他夫定一样，本身也都可导致周围神经以及胰腺损害，因此与司他夫定合用时，周围神经病和胰腺炎的发生率可能增加。

［去羟肌苷（双脱氧肌苷，地丹诺辛）－食品］[2]
Didanosine（2′,3′-Dideoxyinosine）－Food

要点　胃内容物的存在降低去羟肌苷的生物利用度，进餐时口服去羟肌苷可使其 AUC 减少～55%（Flexner，2011）。

建议　所有剂型的去羟肌苷都必须在餐前至少 30 分钟或餐后至少 2 小时口服。

去羟肌苷的生物利用度明显受胃内容物影响的特点，使其与其他必须在进餐时给予的抗反转录病毒药联用时变得复杂起来，这是临床上需要注意的问题。例如，非核苷类反转录酶抑制剂依曲韦林（etravirine）以及大部分 HIV 蛋白酶抑制剂如奈非那韦（nelfinavir）、阿扎那韦（atazanavir），及地瑞那韦（darunavir）等，在有胃内容物存在时可增加生物利用度，故建议进餐时口服，当它们与去羟肌苷联用时，需要分服。当然，也有很多抗反转录病毒药的吸收不受胃内容物的影响，例如大部分核苷类反转录病毒抑制剂（如司他夫定、拉米夫定、阿巴卡韦等）以及大部分非核苷类反转录病毒抑制剂（如奈韦拉平和地拉韦定）就是这种情况，当将去羟肌苷与这些药物联用时可免除分服的麻烦。

注：为克服去羟肌苷对酸不稳定的缺点，临床上所用的去羟肌苷制剂为含有二羟基铝碳酸钠、氢氧化镁，及枸橼酸钠缓冲系统的片剂或含有枸橼酸及枸橼酸钠缓冲系统的粉剂（儿科粉剂不含缓冲剂，是用纯净水复原后与一种液体型抗酸剂混合而成），这使其在临床应用中会遇到一些问题。例如，当与升高胃液 pH 的药物同用时，可使去羟肌苷的生物利用度增加（参见［去羟肌苷（双脱氧肌苷，地丹诺辛）－雷尼替丁（呋喃硝胺）］），当与降低胃液 pH 的药物同用时，则可使其生物利用度降低。另外，由于去羟肌苷中缓冲剂的存在，也可影响其他同用药物的吸收。例如，200 mg 缓冲型去羟肌苷可使茚地那韦的 AUC 降低 84%，可使环丙沙星的 AUC 降低高达 98%（分别参见［茚地那韦－去羟肌苷（双脱氧肌苷，地丹诺辛）］以及［环丙沙星（环丙氟哌酸）－去羟肌苷（双脱氧肌苷，地丹诺辛）］）；不过，这些相互影响一般可通过将两药分服加以避免。

［去羟肌苷（双脱氧肌苷，地丹诺辛）－美沙酮（美散酮）］[2]
Didanosine（2′,3′-Dideoxyinosine）－Methadone

要点　同时应用去羟肌苷和美沙酮，去羟肌苷的 AUC 减少 57%～63%，但尚未证明其疗效有什么改变。

机制　美沙酮改变胃肠运动，从而延迟去羟肌苷的吸收，可能是该影响的机制。

建议　如果可行的话，尽可能避免两者同时应用。鉴于两者同用尚未见有去羟肌苷疗效发生改变的报道，故如为必需，两者的合用无须刻意避免，但于同用期间应密切观察。

［去羟肌苷（双脱氧肌苷，地丹诺辛）－别嘌醇（别嘌呤醇）］[2]
Didanosine（2′,3′-Dideoxyinosine）－Allopurinol

要点　有证据表明，同时应用别嘌醇和去羟肌苷，可使后者的 AUC 增加 3 倍以上。

机制　别嘌醇有 10%～30% 以原形经肾排泄。去羟肌苷在体内几乎无代谢，主要以原形经肾小球滤过和肾小管主动分泌清除。故认为别嘌醇对去羟肌苷经肾小管主动分泌的竞争性抑制是两者同用时去羟肌苷 AUC 增加的原因。

建议 两者同用时导致去羟肌苷 AUC 这么大幅度的增加，显然可增加去羟肌苷的毒性，因此应避免两者的同时应用。

［去羟肌苷（双脱氧肌苷，地丹诺辛）－雷尼替丁（呋喃硝胺）][3]
Didanosine（2′,3′-Dideoxyinosine）－Ranitidine

要点 同时应用去羟肌苷和雷尼替丁，去羟肌苷的生物利用度增加，有可能导致血浓度的明显升高。

有关药物 根据相互影响的机制推测，其他 H_2 受体阻断药（西咪替丁、法莫替丁、尼扎替丁等）与去羟肌苷之间的类似相互影响也可发生。

机制 去羟肌苷在酸性环境中溶解度差，而且对酸不稳定，在酸性环境中容易水解为次黄嘌呤而失活。雷尼替丁升高胃内的 pH，使去羟肌苷的稳定性增加，溶解度提高，吸收增加。

建议 为了避免难以预料的变数对去羟肌苷需要量的影响，最好在应用去羟肌苷治疗期间不给予可改变胃液 pH 的药物。鉴于胃内容物对去羟肌苷的生物利用度也有明显影响，因此，即使单用，也应将其在餐前 0.5～1 小时或餐后 2 小时给予。如果不能避免去羟肌苷与雷尼替丁等升高胃液 pH 的药物合用，应考虑到去羟肌苷的需要量可能减少。

［去羟肌苷（双脱氧肌苷，地丹诺辛）－异烟肼（雷米封，异烟酰肼）][2]
Didanosine（2′,3′-Dideoxyinosine）－Isoniazid

要点 同时应用去羟肌苷和异烟肼，外周神经炎的发生率明显增加。

有关药物 根据药理作用的类似性推测，另外两种核苷类人免疫缺陷病毒（HIV）反转录酶抑制剂扎西他滨（双脱氧胞苷）及司他夫定（去氢双脱氧胸苷）与异烟肼之间可发生类似相互影响，因为它们也像去羟肌苷一样，有导致外周神经炎的副作用。

机制 去羟肌苷是嘌呤核苷衍生物，可干扰体内嘌呤核苷的正常代谢，外周神经炎是其最常见的不良反应。异烟肼在体内与吡多醛结合，抑制吡多醛与吡多辛的相互转化，干扰维生素 B_6 的循环利用，也可导致外周神经炎。两者对外周神经的毒性作用相加或协同。

建议 对 7806 名单独接受去羟肌苷治疗的成年患者进行的统计结果表明，外周神经炎的发生率达 16%。有人认为，同时应用异烟肼，外周神经炎的发生率可加倍。虽然已证明维生素 B_6 可拮抗异烟肼对外周神经的毒性作用，但是否能完全取消其对去羟肌苷外周毒性作用的增强，尚难以确定，故两者的合用应尽可能避免。发生外周神经炎后减量或停药可以逆转。

［去羟肌苷（双脱氧肌苷，地丹诺辛）－乙胺丁醇][2]
Didanosine（2′,3′-Dideoxyinosine）－Ethambutol

要点 有证据表明，同时应用去羟肌苷和乙胺丁醇，外周神经炎的发生率升高。

有关药物 另外两种核苷类人免疫缺陷病毒（HIV）反转录酶抑制剂扎西他滨（双脱氧胞苷）及司他夫定（去氢双脱氧胸苷）也像去羟肌苷一样，有导致外周神经炎的副作用，预料与乙胺丁醇之间可发生类似相互影响。

机制 去羟肌苷是嘌呤核苷衍生物，可干扰体内嘌呤核苷的正常代谢，从而导致外周神经炎。乙胺丁醇的抗结核作用可能与抑制细胞内亚精胺（spermidine）和镁离子的作用从而阻碍核酸的合成有关，可以认为该过程也影响神经的代谢，单用也可导致视神经炎或外周神经炎。两者对外周神经的毒性作用相加。

建议 两者合用主要导致外周神经炎的发生率增加，对单用乙胺丁醇时所发生的球后视神经炎的发生率是否有影响，尚未见报道。但是，去羟肌苷单用也有引起儿童视网膜脱色素及视神经炎的报道，故合用时视神经炎的发生率也有可能升高。建议尽可能避免两者合用。如果同用不可避免，应于同用期间密切观察神经系统的症状和体征，一旦发生周围神经炎，特别是视神经炎，应立刻停用乙胺丁醇或两者皆停用。

其他可导致周围神经炎的药物尚有①硝基呋喃类的呋喃坦啶及呋喃唑酮，通过与硫胺焦磷酸竞争，干扰丙酮酸的氧化，影响神经组织的代谢。②长春新碱（vincristine），作用于神经微管，阻碍组织蛋白的合成，最终导致髓鞘变性和轴突坏死；顺铂（cisplatin），对周围神经的毒性作用可导致轴性神经病或节段性脱髓鞘。③苯妥英钠，降低叶酸浓度，导致周围神经的节段性脱髓鞘。④肼屈嗪，有类似于异烟肼干扰维生素 B_6 代谢的作用。⑤钙拮抗剂哌克昔林（双环己哌啶）和抗心律失常药胺碘酮，可干扰脂类代谢，引起周围神经脱髓鞘。⑥甲硝唑，抑制多种酶系统，从而引起外周神经炎。⑦其他，氨苯砜、戊烷脒（也见［去羟肌苷－喷他脒］）等单用也可引起外周神经炎。这些药物两两联用，或与去羟肌苷、乙胺丁醇合用，都应遵循上述原则。

［去羟肌苷（双脱氧肌苷，地丹诺辛）－利巴韦林（病毒唑，三氮唑核苷）］[2]
Didanosine（2′,3′-Dideoxyinosine）－Ribavirin

要点　体外研究表明，利巴韦林可增强嘌呤核苷类反转录酶抑制剂去羟肌苷的作用。

机制　该相互影响的确切机制还不清楚，但体外研究发现此种影响确实存在。然而，这一现象在体内是否也发生，尚未见有文献报道。

建议　无论如何，避免两者的同时应用是可取的，因有证据表明，该影响有可能增强去羟肌苷对线粒体的毒性作用。

［去羟肌苷（双脱氧肌苷，地丹诺辛）－更昔洛韦（丙氧鸟苷，赛美维，加环鸟苷）］[2]
Didanosine（2′,3′-Dideoxyinosine）－Ganciclovir

要点　有证据表明，口服更昔洛韦可增加去羟肌苷的吸收，使去羟肌苷的峰浓度升高近 1 倍（Acosta et al，2011）。

有关药物　有报道表明，口服更昔洛韦可使另一种核苷类 HIV 反转录酶抑制剂齐多夫定（叠氮胸苷；zidovudine。有 18% 以原型经肾排泄）的峰浓度升高 20%。其他核苷类 HIV 反转录酶抑制剂，如扎西他滨（双脱氧胞苷；静脉给药时有 80% 以原形经肾排泄，口服给药有 60% 以原形经肾排泄）、拉米夫定（静脉注射后有 85% 的药物以原形经肾排泄）、司他夫定（去氢双脱氧胸苷；40% 的药物以原形经肾排泄）等，与更昔洛韦之间是否会发生类似相互影响，尚未见报道。

机制　口服更昔洛韦确实可明显增加去羟肌苷的吸收，但确切机制尚不清楚。另外，更昔洛韦主要以原形经肾排泄（既有滤过，又有主动分泌），去羟肌苷也有部分以原形经肾排泄（占给药量的 30%～60%），因此认为，更昔洛韦竞争性抑制去羟肌苷在肾小管的主动分泌也可能是去羟肌苷血浓度升高部分原因。

建议　尽管该影响的确切机制尚不清楚，但影响明显且肯定。血浓度的升高有可能导致毒性的发生，故建议尽可能避免两者的合用。如不能避免，应根据患者对药物治疗的反应，适当调整去羟肌苷的剂量。

［去羟肌苷（双脱氧肌苷，地丹诺辛）－泰诺福韦（替诺福韦）］[2]
Didanosine（2′,3′-Dideoxyinosine）－Tenofovir

要点　同时应用去羟肌苷和泰诺福韦，前者的 AUC 可增加 44%～60%，发生中毒的可能性增加。

机制　泰诺福韦抑制嘌呤核苷磷酸化酶（PNP），阻碍去羟肌苷进入体循环前的清除，是去羟肌苷 AUC 增加的机制（去羟肌苷进入体循环前可在 PNP 的作用下生成次黄嘌呤，最终转化为尿酸）。另外，泰诺福韦也可能抑制去羟肌苷经肾的排泄（进入体循环的去羟肌苷大部分以原型经肾排泄，既涉及肾小球滤过，也涉及肾小管的主动分泌）。

建议　泰诺福韦是目前治疗 HIV 感染的唯一核苷酸类似物（该类药物中的其他药物均为核苷类似物），临床应用经验不多。通常建议避免将其与去羟肌苷联用。如果必须联用，应将去羟肌苷 400 mg 每日 1 次的剂量减至 250 mg 每日 1 次。

注：泰诺福韦可使阿扎那韦（atazanavir）的 AUC 减少约 26％，而阿扎那韦以及低剂量利托那韦（ritonavir；100 mg 每日 2 次）则可使泰诺福韦的 AUC 分别增加 25％和 34％，复方洛匹那韦/利托那韦可使泰诺福韦的 AUC 增加 32％。这些相互影响的确切机制还不清楚（泰诺福韦的代谢与 CYP 无明显关联，也无明确证据表明它可诱导或抑制 CYP），目前认为，极有可能与在药物转运蛋白水平上的相互影响有关（Flexner，2011）。尽管这些相互影响所致药物 AUC 变动的幅度不大，但对临床用药的指导仍有一定意义。

[去羟肌苷（双脱氧肌苷，地丹诺辛）-喷他脒（戊烷脒）][2]
Didanosine（2′,3′-Dideoxyinosine）- Pentamidine

要点　同时应用去羟肌苷和喷他脒，胰腺炎的发生率增加。

有关药物　已证明另外两种核苷类 HIV 反转录酶抑制剂扎西他滨（双脱氧胞苷）及司他夫定（去氢双脱氧胸苷）像去羟肌苷一样，单独应用时有引起胰腺炎的副作用，因此，预料与喷他脒合用也可导致胰腺炎的发生率增加。

机制　去羟肌苷单用，胰腺炎副作用发生率可达 3％～13％。喷他脒可导致危及生命的低糖血症（这也是包括喷他脒在内的二脒衍生物最初曾试图作为降糖药的原因。因其本身尚可导致肾损害，甚或引起肾功能不全，从而加重低糖血症的危险，因此建议喷他脒治疗期间需仔细监测血糖）。矛盾的是，喷他脒本身也有引起胰腺炎、高糖血症，甚或导致胰岛素依赖性糖尿病的报道；据说其代谢产物可损害胰岛 β 细胞，也可直接损害胰腺。喷他脒的上述不良影响可能是其增加去羟肌苷胰腺炎发生率的原因（Phillips et al，2011）。

建议　去羟肌苷导致的胰腺炎已有引起死亡的报道。因此，任何增强其胰腺毒性的因素都应引起重视。喷他脒的副作用多且严重，本身对胰腺也可造成损害，故避免两者同用是明智的。

其他可导致胰腺炎的药物尚有：①糖皮质激素，通过抑制胰腺分泌，使胰液黏稠度增高，从而引起胰腺炎，也可能起因于糖皮质激素所导致的高脂血症；②口服避孕药，其内所含的雌激素可引起高脂血症；③门冬酰胺酶、西咪替丁等，通过对胰腺的直接毒性作用；④维生素 D 所引起的高血钙有导致胰腺炎的报道；⑤乙醇，可通过多种机制导致胰腺结构和功能的损害。⑥其他，如降糖灵、利福平、氯贝丁酯、异烟肼（也见［去羟肌苷-异烟肼］）等也有引起胰腺炎的个案报道。上述药物与去羟肌苷同时应用，都有可能增加胰腺炎的发病率及严重程度。

[去羟肌苷（双脱氧肌苷，地丹诺辛）-羟基脲][1]
Didanosine（2′,3′-Dideoxyinosine）- Hydroxyurea

要点　同时应用去羟肌苷和抗肿瘤药羟基脲，去羟肌苷的抗病毒作用略增强，但毒性明显增加，有因此导致周围神经病和致死性胰腺炎的报道。

机制　毒性和胰腺炎的发生起因于两者这些方面作用的相加，抗病毒作用的增强则与三磷酸双脱氧腺苷和三磷酸脱氧胸嘧啶比率的改变有关。

建议　由于两者联用可导致去羟肌苷抗病毒作用增强，故以往曾将其作为一种有益的联合用药方案。但是，经一段时间的实践证明，两者联用时毒性明显增加，因此这一方案已被摒弃。

[阿巴卡韦-乙醇][2]
Abacavir - Ethyl Alcohol（Ethanol，Alcohol，Ethyl）

要点　McDowell 等对成年 HIV 感染者进行的临床研究表明，大剂量乙醇（0.7 g/kg，大致相当于 60 kg 的个体饮用 30 度白酒 150 ml）可使阿巴卡韦的 AUC 增加 41％，清除半衰期延长 26％（Flexner，2011）。

机制　阿巴卡韦大约有 30％在醇脱氢酶的作用下代谢为 5′-羧酸衍生物（另有 36％在葡糖醛酰转移酶的作用下与葡糖醛酸络合），因此认为，乙醇竞争性抑制阿巴卡韦经醇脱氢酶的代谢是使其

AUC 增加、半衰期延长的可能机制。

建议 阿巴卡韦像齐多夫定、去羟肌苷、扎西他滨等一样，同属核苷类反转录酶抑制剂，结构上属于鸟嘌呤核苷类似物，也是目前唯一被批准用于 HIV 感染治疗的鸟嘌呤核苷类似物。除乙醇外，到目前为止尚未见有阿巴卡韦与其他药物发生药动学相互影响的报道。建议正在应用阿巴卡韦治疗的患者避免饮酒，特别是大量饮酒。

[扎西他滨－其他药物][2]
Zalcitabine－Other Drugs

要点 扎西他滨是一种合成的胞嘧啶核苷类反转录酶抑制剂，最初设计作为一种寡药用于晚期 HIV 感染的治疗，但因其周围神经病等毒性作用以及用药不便（需每日给药 3 次）而停用，这里的简单介绍仅具有基础理论和基础研究方面的价值。

有关药物 有明确证据表明对扎西他滨有影响的药物包括①丙磺舒（probenecid；羧苯磺胺）：同时应用丙磺舒和扎西他滨，可使后者的 AUC 增加大约 50％。②两性霉素 B：同时应用扎西他滨和两性霉素 B，前者的毒性增强。根据相互影响的机制推测，预料其他核苷类 HIV 反转录酶抑制剂与两性霉素 B 之间也可发生类似相互影响，但相互影响的程度与以原形经肾排泄的比率有一定关系。扎西他滨及拉米夫定 80％以上以原形经肾排泄，两性霉素 B 对它们影响的程度大一些，而司他夫定（去氢双脱氧胸苷）有 40％的药物以原形经肾排泄，故对其影响的程度小一些。齐多夫定（叠氮胸苷）仅有 18％以原形经肾排泄，两性霉素 B 对其血浓度的影响最小。但齐多夫定的部分代谢产物为 3-氨基类似物，对细胞仍有一定程度的毒性，两性霉素 B 影响原形药经肾排泄的同时，也影响其有毒代谢物的排泄，故对其毒性的影响也许并不是最小的。③体外研究表明，抗病毒药拉米夫定可削弱扎西他滨的抗病毒作用。

根据体内过程的类似性推测，扎西他滨的结构类似物阿立他滨（apricitabine）会像扎西他滨一样，与上述药物发生相互影响。

机制 ①扎西他滨有 60％～80％以原形经肾排泄。因此认为，丙磺舒抑制扎西他滨经肾小管的主动分泌是后者 AUC 增加的原因。②两性霉素 B 使肾血管收缩，导致肾血流量减少，扎西他滨的滤过排泄也随之减少，血浓度升高。③拉米夫定属于脱氧胞嘧啶核苷（脱氧胞苷）类 HIV 反转录酶抑制剂，在体内需要经过 3 种激酶的磷酰化生成三磷酸盐后发挥作用。扎西他滨也是一种脱氧胞嘧啶核苷类似物，在体内生成活性型三磷酸盐的途径与拉米夫定相同，但与 3 种激酶的亲和力弱于拉米夫定，因此表现为拉米夫定对扎西他滨磷酰化和抗病毒作用的拮抗。

建议 以往建议，用扎西他滨治疗期间，最好避免给予丙磺舒或两性霉素 B，必须同用时，应考虑减少扎西他滨的用量。鉴于扎西他滨已经停用（如上述），故与扎西他滨同用的情况也不复存在。

尽管扎西他滨与拉米夫定之间相互影响的临床意义一直不清楚，但也许无进一步探讨之必要。因为拉米夫定与其他大多数核苷类反转录酶抑制剂可发挥协同性抗病毒作用，因此，即使扎西他滨仍有应用，避免拉米夫定与扎西他滨的联合应用也无困难。例如，一项大规模随机化双盲研究表明，将拉米夫定与齐多夫定或司他夫定联用，与齐多夫定或司他夫定单用相比，在第 24 周时病毒负荷的下降增加近 11 倍。另外，部分证据表明，扎西他滨的结构类似物阿立他滨与拉米夫定之间无明显相互影响，故也可考虑用其代替扎西他滨与拉米夫定联用。

第二节 非核苷类反转录酶抑制剂

[地拉韦定－卡马西平（酰胺咪嗪，痛惊宁）][1]
Delavirdine－Carbamazepine

要点 同时应用地拉韦定和卡马西平，可使地拉韦定的血浓度降低。理论上，卡马西平的血浓度有可能升高。

有关药物　另外两种非核苷类 HIV-1 反转录酶抑制剂奈韦拉平（nevirapine）和依法韦伦（efavirenz）与卡马西平之间是否会发生类似相互影响，尚未见报道。但是，根据代谢途径和对肝药酶的影响推测，即使有相互影响，其结果和方向也会有明显不同，因为奈韦拉平的代谢主要由 CYP3A4 负责（也有 CYP2B6 的参与），对 CYP3A4 有诱导作用而无抑制作用；依法韦伦的代谢主要由 CYP2B6 负责（也有 CYP3A4 的参与），对 CYP3A4 既有诱导又有抑制作用（但可能以诱导作用为主）。根据两者的代谢途径和对 CYP 影响的特点，不难看出它们与卡马西平相互影响的结果和地拉韦定一样复杂，且方向和程度可能有明显差别，这也是 HIV-1 反转录酶抑制剂临床应用中极为棘手的问题。

同属非核苷类 HIV-1 反转录酶抑制剂的依曲韦林（etravirine）是该类药物中代谢最复杂者，不但涉及 CYP3A4、CYP2C9、CYP2C19，也涉及 UGT，且像奈韦拉平和依法韦伦一样，对 CYP3A4 有中度诱导作用，且对 CYP2C9 和 CYP2C19 有一定抑制作用，预料与卡马西平之间的相互影响更为复杂（有关细节参见［依曲韦林－其他药物］）。

根据相互影响的机制推测，卡马西平的结构类似物奥卡西平（为 10-酮基卡马西平）与地拉韦定之间的相互影响不会那么明显，也不那么复杂，因其在体内不经肝药酶代谢，而是经非微粒体酶还原为羟化物。然而，其对 CYP3A4 的诱导作用（虽然弱于卡马西平）对地拉韦定代谢的影响仍不能忽视。

机制　地拉韦定除了作为 CYP3A4 的底物主要由 CYP3A4 代谢外，本身也是 CYP3A4 的抑制剂，这与另外两种对肝药酶有诱导作用的非核苷类 HIV-1 反转录酶抑制剂奈韦拉平和依法韦伦不同，故理论上除可抑制自身的代谢外，也可抑制联用药物的代谢。但是目前所得到的资料仅有地拉韦定血浓度的降低，而无卡马西平血浓度的升高，推测可能是卡马西平的酶诱导作用（卡马西平对 CYP3A 亚家族和 CYP2C9 有明显诱导作用，本身由 CYP3A4、2C8、2C9，及 1A2 代谢）对自身代谢的加速抵消了地拉韦定抑制肝药酶对其代谢所造成的抑制性影响。虽然地拉韦定和卡马西平都经 CYP3A4 代谢，但是由于地拉韦定与 CYP3A4 的亲和力高于卡马西平，故两者相互影响的净结果可能是后者血浓度的升高。

与地拉韦定不同的是，奈韦拉平、依法韦伦，及依曲韦林对 CYP3A4 有中度诱导作用，故与卡马西平相互影响的结果可能是两者的血浓度都降低。

建议　该相互影响明确，有一定临床意义，建议避免两者同时应用。如果同用不可避免，应注意密切观察，必要时适当调整两者的剂量（特别是地拉韦定的剂量）。

注：地拉韦定是目前可得到的 4 种非核苷类反转录酶抑制剂之一，如上所述，其本身既是 CYP3A4 的底物，又是 CYP3A4 的抑制剂，体外研究表明，它尚可抑制 CYP2C9、CYP2C19，及 CYP2D6，因此，可改变多种药物的代谢（特别是 CYP3A4 底物的代谢，对那些主要经 CYP3A4 代谢且治疗范围狭窄的药物具有更为重要的临床意义）。另外，虽然地拉韦定主要由 CYP3A4 代谢，但其他 CYP3A4 底物对其代谢的竞争性抑制不明显，原因在于地拉韦定与 CYP3A4 的亲和力较高。然而，CYP3A4 的强效诱导剂可明显促进其代谢。因此，从药动学相互影响的角度考虑，地拉韦定与其他药物之间相互影响的结果有二：①通过抑制 CYP3A4（包括竞争性抑制和非竞争性抑制）或其他 CYP，从而增强其他药物的作用。已明确证明其代谢可受地拉韦定的抑制性影响且治疗范围狭窄的药物包括抗心律失常药胺碘酮（amiodarone）和普罗帕酮（propafenone；因普罗帕酮的代谢主要由 CYP2D6 负责，故可能涉及地拉韦定对 CYP2D6 的抑制）、麦角衍生物如麦角胺（ergotamine）和麦角新碱（ergonovine）、丁酰苯类抗精神病药匹莫齐特（pimozide），及苯二氮䓬类镇静催眠药三唑仑（triazolam）和咪达唑仑（midazolam）等。②因其他药物对 CYP3A4 的诱导，从而促进地拉韦定的代谢。已明确证实可通过该影响降低地拉韦定血浓度，从而削弱其作用的药物除上述的卡马西平外，尚有巴比妥类镇静催眠药苯巴比妥（phenobarbital）、抗癫痫药苯妥英（phenytoin）、利福霉素类的利福平（rifampin）和利福布汀（参见［地拉韦定－利福布汀］）等。这些药物像卡马西平一样，具有不同程度的肝药酶诱导作用，因此，与地拉韦定同用时降低地拉韦定血浓度的程度也不尽相同，这主要取决于竞争性抑制地拉韦定代谢的程度与肝药酶诱导程度的差别。

另外，地拉韦定在酸性环境中（特别在 pH<2 的情况下）容易吸收，因此，胃酸缺乏，应用抗酸药、H2 受体拮抗剂，及质子泵抑制剂者会影响吸收。

地拉韦定因其半衰期短（需每日给药 3 次），给临床用药带来不便，故应用已不广泛。相信有关它与其他药物之间相互影响的报道会越来越少。随着时间的推移，地拉韦定与其他药物之间药动学或药效学方面的相互影响也许仅具有研究和理论上的指导意义。

[地拉韦定－利福布汀][1]
Delavirdine－Rifabutin

要点 地拉韦定与利福布汀联用，前者的血浓度降低，而后者的血浓度则可能升高。

有关药物 已证明另一种利福霉素衍生物利福平可降低地拉韦定血浓度，但对其本身的血浓度影响不明显。地拉韦定与其他利福霉素类衍生物（利福定、利福喷汀、利福霉素等）之间的相互影响尚未见报道。利福布汀与其他非核苷类 HIV 反转录酶抑制剂之间的相互影响见［奈韦拉平－利福平］。

机制 地拉韦定抑制 CYP3A4，从而抑制利福布汀经该酶的代谢，是利福布汀血浓度升高的原因。利福布汀是 CYP3A4 的诱导剂，通过诱导 CYP3A4 从而加速地拉韦定经该酶的代谢，是地拉韦定血浓度降低的机制。

建议 此种相互影响比较复杂，即使是同一类药物，相互影响的结果也可能有明显差别。但无论如何，相互影响的确存在，因此避免合用是明智的。

[奈韦拉平（奈维雷平）－利福平（力复平，甲哌利福霉素，利米定）][2]
Nevirapine－Rifampicin（Rifampin）

要点 有研究表明，同时应用利福平和非核苷类 HIV 反转录酶抑制剂奈韦拉平，可导致奈韦拉平的 AUC 减少，峰浓度和谷浓度降低。利福平的血浓度也有可能下降，但不会像奈韦拉平那么明显。

Elsherbiny 等对同时患有结核病的 HIV 感染者和无结核病的 HIV 感染者进行的一项研究表明，同时采用含有奈韦拉平的抗反转录病毒方案（奈韦拉平 200 mg 每日 2 次）和含有利福平的抗结核治疗方案，与仅采用含奈韦拉平的方案相比，前者奈韦拉平的口服清除率降低 37.4%，吸收速度仅为后者的 1/6，奈韦拉平的平均谷浓度下降 39%，奈韦拉平的代谢物 12-羟奈韦拉平的 AUC 无明显改变（Elsherbiny et al, 2009）。

有关药物 根据相互影响的机制推测，其他利福霉素衍生物（如利福定、利福喷汀、利福布汀、利福霉素钠等）与奈韦拉平之间可发生类似相互影响（利福布汀与奈韦拉平之间的类似相互影响已经证实），但相互影响的程度取决于各种利福霉素衍生物对 CYP 诱导的强度。

另一种第一代非核苷类 HIV 反转录酶抑制剂地拉韦定（delavirdine）经由 CYP3A4 代谢，虽然对 CYP3A4 有明显抑制作用，但与利福平相互影响的结果主要是地拉韦定代谢的加速和作用的减弱。依法韦伦（efavirenz）主要由 CYP2B6 代谢（也有 CYP3A4 的参与），同时对 CYP2B6 有明显诱导作用（但对 CYP3A4 则表现为抑制和诱导共存），与利福平相互影响的结果也主要表现为依法韦伦代谢的加速以及作用的减弱，利福平的血浓度不受影响（但有证据表明，利福布汀的 AUC 平均降低 38%）（有关细节参见［依法韦伦（依法韦恩茨）－利福平（力复平，甲哌利福霉素，利米定）］）。同属第一代非核苷类 HIV 反转录酶抑制剂的依曲韦林（etravirine），自身的代谢涉及多种 CYP，同时对某些 CYP 具有诱导和抑制作用，故其与其他药物之间的相互影响复杂多变，有关细节参见（［依曲韦林－其他药物］）。

机制 奈韦拉平像地拉韦定和依法韦伦一样，同属非核苷类反转录酶抑制剂，但三者在体内的代谢途径以及对酶的诱导和抑制作用却截然不同，这与其他大多数种类的药物有明显差别。

奈韦拉平主要由 CYP3A4 代谢（也有 CYP2B6 的参与），同时对 CYP3A4 及 CYP2B6 有诱导作用，这是其可诱导自身代谢的原因，也可能是使利福平血浓度降低的机制。已知利福平对细胞色素 P450 酶（包括 CYP3A4 和 CYP2B6）有明显诱导作用，因此可加速奈韦拉平的代谢（对肝中 CYP 的诱导，可加速代谢，缩短半衰期，对肠道中 CYP 的诱导，则可加速在进入体循环前的代谢，降低其口服生物利用度）。另外，奈韦拉平可能是 P-糖蛋白的底物，故利福平诱导肠道中的 P-糖蛋白，抑制奈韦拉平的吸收，也许是奈韦拉平吸收速度下降的部分原因。

建议 该相互影响肯定，但相互影响的程度难以预料，因此建议尽可能避免两类药物的同时应用（特别是地拉韦定与利福平或利福布汀的同时应用）。如果必须联用，鉴于相互影响的程度难以预料（既存在个体间差异，又存在药物间差异），剂量的调整尚无明确规定，只有根据具体临床情况加以权衡。

奈韦拉平的血浓度低于 3 mg/L 使其治疗失败率增加 4 倍以上，因此建议，当奈韦拉平的谷浓度低于 3 mg/L 或高于 12 mg/L 时，应进行剂量调整。Elsherbiny 等的研究结果表明，当奈韦拉平的剂量为 200 mg 每日 2 次与利福平联用时，可使某些患者的谷浓度降至 3 mg/L 以下。将奈韦拉平的剂量增加至 300 mg 每日 2 次，只能部分的纠正利福平的影响，但将奈韦拉平的剂量增加至 400 mg 或 500 mg 每日 2 次，则有可能使某些患者的谷浓度超过 12 mg/L，从而导致毒性的产生。可见，奈韦拉平与利福平联用时剂量的调整比较困难。这也是建议尽量避免两者联用的原因。

奈韦拉平与其他药物之间的相互影响以及用药注意事项等细节参见［美沙酮－奈韦拉平］以及［口服避孕药－奈韦拉平］等章节。

［依法韦伦（依法韦恩茨）－苯巴比妥（鲁米那）］[1]
Efavirenz－Phenobarbital

要点　同时应用依法韦伦和苯巴比妥，相互影响的结果复杂多变，但在大多数情况下表现为两者的清除加速，血浓度下降（Flexner，2011）。

有关药物　根据相互影响的机制以及药动学特点推测，依法韦伦与其他巴比妥类（如戊巴比妥、异戊巴比妥，及司可巴比妥）之间可发生类似相互影响。

另外两种第一代非核苷类反转录酶抑制剂奈韦拉平和地拉韦定与苯巴比妥之间相互影响的结果和机制有所不同，有关细节分别参见［地拉韦定－卡马西平］以及［奈韦拉平－利福平］。

同属第一代非核苷类反转录酶抑制剂的依曲韦林（etravirine），自身的代谢涉及多种 CYP，同时对某些 CYP 具有诱导和抑制作用，故与其他药物之间的相互影响复杂多变；与地拉韦定、奈韦拉平，及依法韦伦等其他非核苷类反转录酶抑制剂相比，依曲韦林的代谢尚有 UGT 的参与，故与苯巴比妥（以及苯妥英、卡马西平，及利福平等）之间的相互影响尚有诱导 UGT 从而加速依曲韦林代谢的成分（有关细节也参见［依曲韦林－其他药物］）。

机制　依法韦伦本身的氧化代谢主要由 CYP2B6 负责，CYP3A4 起次要作用，同时对某些 CYP 有诱导和（或）抑制作用，因此可以和多种药物发生药动学方面的相互影响。已知苯巴比妥对 CYP2C 和 CYP3A 亚家族有明显诱导作用，本身则主要由 CYP2C9 和 CYP2C19 代谢。根据上述资料推测，同用时血浓度的下降起因于两者对代谢的自诱导和相互诱导，但通常认为主要与后者有关，即依法韦伦血浓度的降低起因于苯巴比妥对 CYP3A4 的诱导，而苯巴比妥清除的加速则可能与依法韦伦诱导 CYP2C9 和 CYP2C19 有关。

建议　该影响肯定，且呈双向，因此建议避免两者同时应用。如果必须同用，应注意观察疾病的控制情况，特别是观察依法韦伦的疗效是否减弱。两者的需要量都有可能增加。

注：如上所述，依法韦伦对多种 CYP 有诱导和（或）抑制作用，但对 CYP 诱导或抑制作用的强度有所不同，故可对多种药物的代谢产生不同程度的影响。依法韦伦与其他药物之间的相互影响像大部分其他药物相互影响一样，在大多数情况下是单向的，原因在于其本身的代谢主要由 CYP2B6 负责，而大部分药物的代谢与 CYP2B6 无关（然而，与某些药物之间的相互影响可呈双向，如上述与苯巴比妥之间的相互影响）。根据目前可得到的资料，依法韦伦与其他药物之间的相互影响可概括为 3 种情况：①通过诱导 CYP，从而促进其他药物的代谢。这类相互影响所涉及的药物除上述苯巴比妥外，尚有抗癫痫药苯妥英（phenytoin）和卡马西平（carbamazepine；参见［依法韦伦（依法韦恩茨）－卡马西平（酰胺咪嗪，痛惊宁）］），阿片类镇痛药美沙酮（methadone；同用时其 AUC 可降低 33%～66%），利福霉素类抗生素利福布汀（rifabutin；同用时利福布汀的 AUC 平均下降 38%。利福平可降低依法韦伦的血浓度，但其本身的血浓度通常无改变）及 HIV 蛋白酶抑制剂茚地那韦（indinavir）、沙奎那韦（saquinavir）和安普那韦（amprenavir）。②通过抑制 CYP，阻碍同用药物的代谢，从而增强其作用。代表药物有 HIV 蛋白酶抑制剂利托那韦（ritonavir）和奈非那韦

(nelfinavir)。利托那韦的代谢主要由 CYP3A4 负责（也有 CYP2D6 的参与），而奈非那韦主要由 CYP2C19 代谢（CYP3A4 和 CYP2D6 起次要作用）。根据依法韦伦对各种 CYP 的影响推论，其与利托那韦和奈非那韦之间的相互影响可能起因于对 CYP3A4 的竞争性抑制。③因同用药物诱导 CYP，从而促进依法韦伦的代谢。代表药物包括苯巴比妥、苯妥英、卡马西平，及利福平和利福布汀。有如上述，个别情况下，依法韦伦在促进某些药物代谢的同时，本身的代谢也被促进。例如，第 3 种情况所涉及的药物即如此（与这些药物之间的相互影响多属双向性相互影响）。无论如何，上述任何一种药物都应尽可能避免与依法韦伦同时应用。

　　已经证明核苷酸类逆转录酶抑制剂泰诺福韦（替诺福韦；tenofovir）以及核苷类反转录酶抑制剂恩曲他滨（emtricitabine）与依法韦伦之间无明显相互影响，故可代替利托那韦及（或）奈非那韦与依法韦伦联用。实际上，含有依法韦伦、替诺福韦，及恩曲他滨的三联复方，因其具有高效且服用方便的特点，已经成为不可替代的抗反转录病毒方案。

［依法韦伦（依法韦恩茨）-氯吡格雷］[2]
Efavirenz-Clopidogrel

　　要点　Jiang 对 17 名健康志愿者（其中包括纯合子 *CYP2B6 * 1/* 1* 野生型 6 名，杂合子 *CYP2B6 * 1/* 6* 基因型 6 名，纯合子 *CYP2B6 * 6/* 6* 基因型 5 名）进行的一项 3 阶段随机化交叉研究表明，同时应用依法韦伦和抗血小板药氯吡格雷，可使前者的 AUC 增加 16%，C_{max} 升高 31%（对 *CYP2B6 * 6/* 6* 基因型者的影响最明显，使其 AUC 和 C_{max} 分别增加 26% 和 38%）（Jiang et al, 2012）。

　　有关药物　有证据表明，同属非核苷类反转录酶抑制剂的奈韦拉平与氯吡格雷之间可发生类似相互影响，但影响的程度弱于依法韦伦。根据提出的机制推测，所有 CYP2B6 底物的药动学都可受氯吡格雷的抑制性影响，例如 B 型单胺氧化酶（MAO-B）抑制剂司来吉兰、抗抑郁药安非他酮（丁氨苯丙酮）、麻醉剂氯胺酮和丙泊酚、镇痛药美沙酮、抗疟药青蒿素，及抗肿瘤药环磷酰胺等。

　　其他与氯吡格雷类似的 $P2Y_{12}$ 受体拮抗剂，如噻氯吡啶、普拉格雷，及替卡格雷（ticagrelor）等，与依法韦伦之间是否会发生类似相互影响，尚未见报道。

　　机制　依法韦伦的氧化代谢主要涉及 CYP2B6（也有 CYP2A6 和 CYP3A4 的参与），其氧化代谢产物最终在 UGT 的作用下生成葡糖醛酸化物（有关细节也参见［依法韦伦（依法韦恩茨）-卡马西平（酰胺咪嗪，痛惊宁）]）。已知氯吡格雷本身及其代谢物是强效 CYP2B6 抑制剂（氯吡格雷是一种前药，在体内需经 CYP 代谢转化为活性型才能发挥抗血小板作用，而这种代谢转化主要涉及 CYP2C19 和 CYP3A4，也有小部分涉及 CYP1A2、CYP2B6，及 CYP2C9），因此认为，氯吡格雷对依法韦伦药动学的影响主要起因于对 CYP2B6 的非竞争性抑制（对 CYP2B6 的竞争性抑制贡献较小）。

　　建议　依法韦伦是临床上常用的非核苷类反转录酶抑制剂，其体内过程复杂，与其他药物之间的相互影响多见。另外，CYP2B6 存在多态性，且其多态性存在显著的群体差异（例如 *CYP2B6 * 6* 等位基因的变异率从韩国人的 12% 到巴布亚新几内亚人的 62% 不等），而多态性的存在不单会干扰药物相互影响的程度，也左右药物起始量的判定。因此，条件许可的情况下，对 CYP2B6 进行基因分型，于临床合理用药具有一定指导意义。如果行得通，在应用依法韦伦治疗期间，尽可能避免给予氯吡格雷，反之亦然。

［依法韦伦（依法韦恩茨）-卡马西平（酰胺咪嗪，痛惊宁）][1]
Efavirenz-Carbamazepine

　　要点　Ji 等对 12 名健康男性受试者进行的一项 2 阶段随机化多剂量交叉研究表明，同时应用依法韦伦（600 mg 每日 1 次）和抗癫痫药卡马西平（400 mg 每日 1 次），导致依法韦伦的 AUC 平均减少 36%，C_{max} 平均下降 21%；卡马西平的 AUC 平均减少 27%，C_{max} 平均下降 20%，但其活性代谢物卡马西平-10,11-环氧化物的 AUC 和 C_{max} 无明显改变（Ji et al, 2011）。

　　有关药物　根据药动学特点推测，所有非核苷类反转录酶抑制剂都可与卡马西平发生相互影响，但相互影响的结果和机制有所不同。有关细节分别参见［地拉韦定－卡马西平］［依法韦伦－苯巴比妥］［奈韦拉平－利福平］，及［依曲韦林－其他药物］。

机制　依法韦伦在人体内的代谢比较复杂，大约有75％经8-位羟化生成8-羟依法韦伦，这一过程主要由CYP2B6负责（CYP3A4仅起次要作用），其余25％在CYP2A6的作用下生成7-羟依法韦伦。8-羟依法韦伦有17％在CYP2B6的进一步作用下生成二级代谢物8,14-二羟依法韦伦。三种羟化产物最终在UGT的作用下生成相应的终产物，即O-位葡糖醛酸化物（尽管依法韦伦本身可直接在UGT的作用下生成N-位葡糖醛酸化物，但由于经这一途径的代谢极少，故任何诱导或抑制UGT的药物，都不会对依法韦伦的体内过程产生明显影响）。另外，依法韦伦对CYP2B6、CYP2C9、CYP2C19，及CYP3A4等有诱导作用，对CYP3A4等兼有抑制作用，因此可以与多种药物发生药动学方面的相互影响。卡马西平对CYP2C9、CYP3A亚家族，及UGT有明显诱导作用，本身的代谢涉及CYP1A2、CYP2C8，及CYP2C9和CYP3A4（但以CYP3A4为主）。根据上述资料推测，同用时依法韦伦AUC和C_{max}的改变主要起因于卡马西平对CYP3A4的诱导（卡马西平对UGT的诱导，主要加速依法韦伦羟化产物的葡糖醛酸化），而卡马西平AUC和C_{max}的改变则主要与依法韦伦诱导CYP3A4和CYP2C9有关。

建议　根据相互影响的结果不难看出，这是一种双向性相互影响，影响明确，建议避免两者同时应用。如果必须同用，应注意观察疾病的控制情况，包括依法韦伦的疗效是否减弱，癫痫的控制有无改变。两者的需要量都有可能增加。

［依法韦伦（依法韦恩茨）－利福平（力复平，甲哌利福霉素，利米定）][2]
Efavirenz－Rifampicin（Rifampin）

要点　部分临床证据表明，同时应用依法韦伦和利福平，前者的药动学参数可发生明显改变；Lopez-Cortes等的研究结果表明，同用期间依法韦伦的AUC、C_{max}，及C_{trough}（谷浓度）分别下降22％、24％，及25％。Rekić等综合多方面的临床资料进行的一项模拟研究表明，在利福平的影响下，连续应用依法韦伦的AUC、C_{max}，及C_{trough}分别下降16％、14％，及18％。这一结果与上述临床研究结果稍有不同，作者认为可能与某些体内因素在模拟时未曾涉及有关（Rekić et al，2011）。

有关药物　根据相互影响的机制以及药动学特点推测，依法韦伦与其他利福霉素衍生物，如利福定、利福喷汀、利福霉素等，可发生类似相互影响，但与利福布汀之间的类似相互影响不太可能发生（利福布汀的AUC可因依法韦伦的存在而下降）。

另外两种第一代非核苷类反转录酶抑制剂奈韦拉平和地拉韦定与利福平之间相互影响的结果和机制有所不同，有关细节分别参见［地拉韦定－卡马西平］以及［奈韦拉平－利福平］。

同属非核苷类反转录酶抑制剂的依曲韦林（etravirine），自身的代谢涉及多种CYP，同时对某些CYP具有诱导和抑制作用，故与其他药物之间的相互影响复杂多变；与地拉韦定、奈韦拉平，及依法韦伦等其他非核苷类反转录酶抑制剂相比，依曲韦林的代谢尚有UGT的参与，故与利福平之间的相互影响尚有诱导UGT从而加速依曲韦林代谢的成分（有关细节也参见［依曲韦林－其他药物］）。

机制　依法韦伦本身的氧化代谢主要由CYP2B6负责，也部分涉及CYP1A1、CYP3A4，及CYP1A2，同时对某些CYP有诱导和（或）抑制作用，因此可以和多种药物发生药动学方面的相互影响（有关细节参见［依法韦伦（依法韦恩茨）－卡马西平（酰胺咪嗪，痛惊宁）］）。已知利福平是强效的肝药酶诱导剂，对多种CYP有诱导作用，其中包括CYP2B6和CYP3A4。体内研究表明，利福平是CYP1A6的微弱诱导剂，体外研究表明，对CYP2A6也有微弱诱导作用。因此认为，利福平对依法韦伦药动学的影响可能起因于对上述CYP的综合影响。

建议　同时应用利福平确实影响依法韦伦的药动学，也因此有可能削弱依法韦伦的临床疗效。然而，Rekić等认为，同时应用利福平期间如果不加区别随意增加依法韦伦的剂量，有可能导致依法韦伦血浓度升高，从而增加发生不良作用的危险。他们根据模拟研究结果建议，体重超过50kg的患者于两药同用期间可适当增加依法韦伦的剂量，而50kg以下的患者则无须进行剂量调整。这一提议是否普遍适用，有待进一步临床研究证实。

[依曲韦林－奥美拉唑（渥米哌唑，洛赛克）][2]
Etravirine－Omepazole

要点　Schöller-Gyüre 等对 HIV 阴性志愿者进行的研究表明，同时应用非核苷类反转录酶抑制剂依曲韦林和质子泵抑制剂奥美拉唑，可使前者的 AUC 平均增加 41%，C_{max} 平均升高 17%。然而，鉴于依曲韦林的安全范围较大，故 Schöller-Gyüre 等认为，这种程度的影响无重要临床意义（Schöller-Gyüre et al，2008）。

有研究表明，两者的同时应用，依曲韦林对奥美拉唑的 AUC 和 C_{max} 也有不同程度的影响（Kakuda et al，2014），可见该相互影响呈双向（有关细节参见［依曲韦林－其他药物]）。

有关药物　根据相互影响的机制推测，其他质子泵抑制剂，如洋托拉唑、兰索拉唑、雷贝拉唑、及埃索美拉唑等，与依曲韦林之间有可能发生类似相互影响，但不如依曲韦林－奥美拉唑之间的相互影响明显（尽管这些质子泵抑制剂都是 CYP2C19 和 CYP3A4 的底物，但对 CYP 没有非竞争性抑制作用）。

预料第一代非核苷类反转录酶抑制剂地拉韦定、奈韦拉平，及依法韦仑与奥美拉唑之间有可能发生相互影响，但相互影响的机制、程度，及方向有所不同（地拉韦定是 CYP3A4 的底物和抑制剂；奈韦拉平是 CYP3A4 和 CYP2B6 的底物，对 CYP3A4 和 CYP2B6 有诱导作用；依法韦仑是 CYP2B6 和 CYP3A4 的底物，对 CYP2C9 有抑制作用，对 CYP3A4 和 CYP2B6 兼有抑制和诱导作用）。

机制　已知依曲韦林的代谢有 CYP3A4、CYP2C9，及 CYP2C19 的参与（也有部分代谢依赖于 UGT，其本身对 CYP3A4 和 UGT 有诱导作用，对 CYP2C9 和 CYP2C19 有抑制作用）。奥美拉唑的代谢由 CYP2C19 和 CYP3A4 负责，对 CYP2C19 有抑制作用（在目前可得到的质子泵抑制剂中，仅有奥美拉唑对 CYP2C19 有抑制作用）。鉴于雷尼替丁等升高胃液 pH 的药物并不改变依曲韦林的药动学，因此认为，依曲韦林 AUC 和 C_{max} 的增加起因于奥美拉唑对 CYP2C19 的抑制（包括竞争性抑制和非竞争性抑制），而非胃液 pH 的改变（对 CYP3A4 的竞争性抑制也可能起部分作用）。

尽管体外研究表明，包括奥美拉唑在内的质子泵抑制剂既是 P-糖蛋白的底物，也是 P-糖蛋白的抑制剂，但未曾证明 P-糖蛋白对依曲韦林的体内过程有明显影响，故两者之间的相互影响不可能涉及 P-糖蛋白途径。

建议　尽管依曲韦林与奥美拉唑之间的相互影响确实存在，但与胃液酸度的改变无关；考虑到依曲韦林的安全范围比较宽，故与质子泵抑制剂（或其他影响胃液酸度的药物）联用时，依曲韦林的剂量无须调整。

研究结果表明，质子泵抑制剂对增效茚地那韦、福沙那韦、替拉那韦、洛匹那韦，及地瑞那韦等的药动学同样无明显影响，故联用期间也无须进行剂量调整。

最后需要提及的一点是，HIV 感染需要终身治疗，而且往往需要联用多种药物，其中许多药物会发生相互影响。例如，抗反转录病毒治疗时产生的胃肠道副作用，就经常应用抗酸药处理。胃液 pH 的升高往往促进弱酸类的吸收，但可降低弱碱类的溶解度从而减少吸收。同时应用抗酸药使阿扎那韦血浓度明显降低（即使是低剂量利托那韦增效的阿扎那韦也如此），就与溶解度降低、吸收减少有关。增效沙奎那韦的情况正好相反，当与抗酸药（例如奥美拉唑）同用时（不管是同时口服，还是间隔 2 小时给予），其血浓度明显升高［这种情况可能与相对偏碱的环境使沙奎那韦的溶解度增加有关，但延迟胃排空和（或）对 P-糖蛋白的抑制作用也不能排除］。可见，了解抗反转录病毒药与抗酸药之间的相互影响，对 HIV 感染者的临床治疗有一定指导意义。

[依曲韦林－其他药物][1]
Etravirine－Other Drugs

要点　依曲韦林是目前可得到的第一代 4 种非核苷类 HIV-1 反转录酶抑制剂中代谢最复杂者，其代谢不但有 CYP3A4、CYP2C9，及 CYP2C19 的参与，也有部分代谢依赖于 UGT。另外，依曲韦林对 CYP3A4 和 UGT 有诱导作用，对 CYP2C9 和 CYP2C19 有抑制作用，因此，可与许多药物发生重要的药动学相互影响（Flexner，2011）。

饱腹可增加依曲韦林的生物利用度（使其 AUC 增加 50%），这也是建议依曲韦林于进餐时或餐后立即服用的原因（胃内容物的存在与否对其他 3 种非核苷类反转录酶抑制剂的生物利用度无明显影响，但高脂饮食可使依法韦伦的生物利用度增加 22%）。

有关药物 如上所述，凡是对 CYP3A4、CYP2C9、CYP2C19，及 UGT 有诱导和抑制作用的药物，都有可能加速或阻碍依曲韦林的代谢；同样，凡是其代谢有这 4 种酶参与的药物，也都可受依曲韦林的影响。在大多数情况下，相互影响呈双向，相互影响的结果和程度取决于诱导和抑制作用的综合。理论上，依曲韦林可与许多药物发生相互影响，这里不一一列举。下面仅就部分研究结果以及有充分证据且对临床用药有一定指导意义的部分内容进行简单表述。

Kakuda 等采用公认的库珀斯敦 5+1 混合剂法（也称鸡尾酒法，其中包括 CYP1A2 底物咖啡因、CYP3A4 底物咪达唑仑、CYP2C9 底物 S-型华法林、CYP2C19 底物奥美拉唑，及 CYP2D6 底物右美沙芬）在健康受试者中进行过一项开放性 2 阶段交叉研究。结果表明：①单剂依曲韦林对单剂咖啡因的药动学无影响，尽管多次应用依曲韦林可使单剂咖啡因的血浓度略降低，但无统计学差异；②单剂依曲韦林对单剂咪达唑仑（midazolam）的药动学无影响，但多次应用依曲韦林可使单剂咪达唑仑的 $AUC_{0\sim5h}$ 减少 31%，其代谢物 1-羟咪达唑仑的 C_{max} 升高 57%；③单剂依曲韦林对单剂 S-型华法林（S-warfarin）的药动学无影响，但多次应用依曲韦林可使单剂 S-型华法林的代谢物 7-羟-S-型华法林的 C_{max} 降低 27%，$AUC_{0\sim24h}$ 减少 42%；④单剂依曲韦林可使单剂奥美拉唑的 C_{max} 升高 33%，$AUC_{0\sim5h}$ 增加 62%，奥美拉唑的代谢物 5-羟奥美拉唑的 C_{max} 和 $AUC_{0\sim5h}$ 分别增加 7% 和 25%；多次应用依曲韦林可使奥美拉唑的 C_{max} 升高 79%，$AUC_{0\sim5h}$ 增加 83%，但其代谢物 5-羟奥美拉唑的 C_{max} 和 $AUC_{0\sim5h}$ 则分别降低 54% 和 57%；无论是单次还是多次应用依曲韦林，奥美拉唑和其代谢物 5-羟奥美拉唑的 C_{max} 和 AUC 的比值都明显增加（单次应用时分别增加 24% 和 30%，多次应用时分别增加 304% 和 332%）；⑤无论是单次还是多次应用依曲韦林，对右美沙芬的药动学都无明显影响（Kakuda et al，2014）。根据 Kakuda 等的体内研究结果断定，依曲韦林对 CYP2C9 和 CYP2C19 有轻度抑制作用，对 CYP3A4 有微弱的诱导作用。

综合目前可得到的资料，作者认为，依曲韦林不应与地拉韦定（delavirdine）、奈韦拉平（nevirapine），及依法韦伦（efavirenz）等其他非核苷类反转录酶抑制剂联用，也不应与未增效的蛋白酶抑制剂联用。在无进一步资料明确证明的情况下，即使是增效的替拉那韦/利托那韦（tipranavir/ritonavir）、福沙那韦（膦沙那韦）/利托那韦（fosamprenavir/ritonavir）或阿扎那韦/利托那韦（atazanavir/ritonavir）等复方也不应与依曲韦林联用。

临床实践中将依曲韦林与地瑞那韦/利托那韦（darunavir/ritonavir）、洛匹那韦/利托那韦（lopinavir/ritonavir），及沙奎那韦/利托那韦（saquinavir/ritonavir）等复方联用时，无须对剂量进行调整。

同时应用依曲韦林，马拉韦罗（maraviroc；马拉维若）的剂量应加倍，即将 300 mg 每日 2 次增加至 600 mg 每日 2 次（作为抗反转录病毒药，马拉韦罗在分类上属于侵入抑制剂，其作用是作为一种趋化因子受体拮抗剂，与宿主细胞的 CCR5 受体结合，从而阻断病毒外壳蛋白 gp120 与 CCR5 趋化因子受体的结合。该药也是唯一获准可根据联用药物的不同而采用三种不同起始量的抗反转录病毒药。当其与大部分 CYP3A4 抑制剂同用时，起始量是 150 mg 每日 2 次；与大部分 CYP3A4 诱导剂同用时，起始量是 600 mg 每日 2 次；单用或与其他药物同用时，起始量是 300 mg 每日 2 次）（也参见侵入抑制剂［阿普韦罗－洛匹那韦/利托那韦］项下的内容）。

与其他非核苷类反转录酶抑制剂不同的是，依曲韦林似乎并不改变美沙酮的清除（参见［美沙酮（美散痛）－奈韦拉平（奈维雷平）］）。

其他有关内容分别参见［地拉韦定－卡马西平（酰胺咪嗪，痛惊宁）］［奈韦拉平（奈维雷平）－利福平（力复平，甲哌利福霉素，利米定）］，及［依法韦伦（依法韦恩茨）－苯巴比妥（鲁米那）］等章节。

［勒西韦林－酮康唑］[2]
Lersivirine（UK-453061）－Ketoconazole

要点 Langdon 等对 24 名健康成年男性受试者进行的一项随机化 2 阶段交叉研究表明，同时应用唑类抗真菌药酮康唑，与勒西韦林单用相比，可使其 $AUC_{0\sim24h}$ 增加 82%，C_{max} 升高 61%（Langdon et al，2011）。

有关药物   根据提出的机制推测，第一代非核苷类反转录酶抑制剂（如地拉韦定、奈韦拉平、依法韦仑等）与酮康唑之间也可发生类似相互影响。预料对 CYP3A4 和（或）UGT2B7 有抑制作用的其他唑类抗真菌药（如伊曲康唑、伏立康唑等）与勒西韦林之间的类似相互影响也可发生。

Langdon 等在他们的同一项研究中证实，抗癫痫药丙戊酸（valproic acid）可使勒西韦林的 $AUC_{0\sim24h}$ 增加 25%，但对其 C_{max} 无明显影响。

机制   有充分证据表明，勒西韦林在体内的代谢主要涉及 CYP3A4 和 UGT2B7。已知酮康唑对 CYP3A4 和 UGT2B7 有明显抑制作用，故认为，勒西韦林 AUC 的增加和 $t_{1/2}$ 的延长与酮康唑对 CYP3A4 和 UGT2B7 的抑制有关。

建议   勒西韦林属于第二代非核苷类反转录酶抑制剂，有关该药与其他药物之间相互影响的资料不多。尽管 Langdon 等的研究表明酮康唑对勒西韦林的药动学影响明显，但未见有毒副作用的显著增加，所有受试者都可充分耐受。然而，不能想当然地认为临床情况下的联用是绝对安全的。

从另一角度考虑，CYP3A4 和（或）UGT2B7 诱导剂对勒西韦林的影响是临床上值得注意的问题。

［利匹韦林－食品］[2]
Rilpivirine－Food

要点   Crauwels 在健康受试者中进行的一项开放性随机化交叉研究表明，空腹状态以及饮食的组成对单剂利匹韦林（75 mg 口服）药动学的影响有所不同。与普通早餐相比，空腹给药或与富含蛋白质的饮品同时应用，利匹韦林的 AUC 减少，AUC 的最小均方比值分别是 0.57 和 0.50；高脂早餐与普通早餐相比，AUC 的最小均方比值是 0.92。可见，与普通早餐相比，空腹情况下或与富含蛋白质的饮品同时应用，利匹韦林的口服生物利用度明显降低，而高脂早餐或普通早餐对利匹韦林口服生物利用度的影响类似。不管是空腹应用还是餐后给予，受试者对利匹韦林的耐受普遍良好（Crauwels et al，2014）。

有关药物   同属非核苷类反转录酶抑制剂的奈韦拉平，口服生物利用度不受胃内容物（或抗酸药）的影响。高脂饮食可使依法韦仑的口服生物利用度增加 22%。胃内容物的存在可使依曲韦林的口服生物利用度增加 50%。胃内容物不影响地拉韦定的吸收（但抗酸药明显减少其吸收），然而因其半衰期较短（需每日给药 3 次），服用不便，故现已少用。

机制   胃内容物的存在延迟胃排空，使得利匹韦林在胃内滞留，从而增加其溶解（有证据表明，利匹韦林在 pH 2.0 左右的酸性环境中易溶），可能是餐后应用口服生物利用度增加的原因。至于单纯应用富含蛋白质的饮品何以会降低利匹韦林的口服生物利用度，目前认为是多因素的，包括营养性液体的容量、蛋白质在胃内的滞留时间，及胃排空速度的差别，利匹韦林与蛋白质的结合以及蛋白质对胃液 pH 的可能影响；另外，体内外研究表明，含有多种成分的营养性饮品有可能干扰片剂的崩解以及药物从片剂中的释放。不过，这些因素对利匹韦林口服生物利用度影响的程度尚不清楚。

建议   鉴于空腹状态降低利匹韦林的口服生物利用度，因此建议，利匹韦林应在进餐时或餐后立即口服。饮食的组成无什么特殊要求（高脂或普通饮食皆可），但仅由富含蛋白质的饮品（如牛奶）组成不恰当，如上述。

可供肌内注射的长效（每月 1 次）利匹韦林制剂正在进行临床试验，如果开发成功，会给临床用药带来极大方便。

高脂饮食可使依法韦仑的口服生物利用度增加 22%，为减少副作用，通常建议于睡前空腹给予。胃内容物的存在可使依曲韦林的口服生物利用度增加 50%，因此建议餐时口服，以促进吸收。

第三节　HIV 蛋白酶抑制剂

[沙奎那韦－苯妥英（大仑丁，二苯乙内酰脲）][2]
Saquinavir－Phenytoin

要点　苯妥英可加速沙奎那韦的清除，降低其血浓度。然而，沙奎那韦很少单用，临床上多与利托那韦联合；在这种情况下，苯妥英加速沙奎那韦清除的作用可能部分甚或完全被逆转。实际上，应用沙奎那韦/利托那韦复方期间所见到的药物相互影响，多半反映的是增效剂（利托那韦）的影响（Flexner，2011）。

有关药物　根据化学结构的类似性以及药动学特点推测，其他乙内酰脲类抗癫痫药如乙妥英（乙苯妥英；ethotoin）和甲妥英（美芬妥英；mephenytoin）与沙奎那韦之间的类似相互影响有可能发生。根据提出的机制推测，所有 HIV 蛋白酶抑制剂也都有可能与苯妥英之间发生类似相互影响，只是影响的程度会有所不同。

有充分证据表明，同属抗癫痫药的苯巴比妥（phenobarbital）、扑米酮（primidone；在体内代谢转化为苯巴比妥），和卡马西平（carbamazepine）及其结构类似物奥卡西平的酶诱导作用类似于苯妥英，预料与沙奎那韦之间可发生类似相互影响（有关相互影响的机制也参见 [依法韦仑－苯巴比妥] 以及 [地拉韦定－卡马西平]）。

机制　已知苯妥英对 CYP2C 和 CYP3A 亚家族有明显诱导作用（其对 UGT 的诱导作用与该影响无关，因大多数 HIV 蛋白酶抑制剂的代谢不涉及 UGT），而包括沙奎那韦在内的 HIV 蛋白酶抑制剂主要经由 CYP3A4 代谢（奈非那韦例外，其代谢主要依赖于 CYP2C19，CYP3A4 仅起次要作用。然而，鉴于苯妥英对 CYP2C19 也有明显诱导作用，故其促进奈非那韦代谢的强度也许无明显差别）。因此认为，苯妥英诱导 CYP3A4，从而加速沙奎那韦的代谢，是沙奎那韦血浓度降低的原因（有关细节也参见 [维生素 D－苯妥英]）。

建议　应用沙奎那韦治疗期间，避免给予苯妥英、卡马西平，及苯巴比妥等抗癫痫药。尽管同时应用苯妥英和沙奎那韦/利托那韦复方，前者加速沙奎那韦代谢的作用可部分甚或完全逆转，但在这种情况下的剂量很难掌握，因此，即使采用沙奎那韦/利托那韦复方，也应避免同时应用苯妥英等加速沙奎那韦代谢的抗癫痫药。如果必须采用抗癫痫治疗，在行得通的情况下，可考虑应用对 CYP3A4 无明显影响的抗癫痫药，如丙戊酸、拉莫三嗪、托吡酯等，代替苯妥英。

[沙奎那韦－红霉素][1]
Saquinavir－Erythromycin

要点　Grub 等在健康志愿者和 HIV 感染患者中探讨了红霉素对沙奎那韦（软胶囊）药动学的影响。研究表明，同时应用红霉素使沙奎那韦的 $AUC_{0\sim8h}$ 增加 99%（95% 可信限：18～165）。

有关药物　Grub 等在健康志愿者中的研究表明，同时应用酮康唑（ketoconazole）使沙奎那韦（软胶囊）$AUC_{0\sim8h}$ 增加 190%（95% 可信限：90～343）。而同时应用利福平（rifampin）则使其 $AUC_{0\sim8h}$ 下降 70%（95% 可信限：50～82）。在 HIV 感染患者中，同时应用酮康唑使沙奎那韦的 $AUC_{0\sim8h}$ 增加 69%（95% 可信限：14～150）。

可见在健康志愿者和患者中都存在沙奎那韦与酮康唑、红霉素和利福平之间的相互影响。然而，在患者中所观察到的影响似乎弱一些。

机制　沙奎那韦是一种高效特异的 HIV 蛋白酶抑制剂，与其他抗反转录病毒治疗配合高度有效。已证明该药有 90% 以上由肝中的 CYP3A4 代谢。红霉素是众所周知的 CYP3A4 抑制剂，因此可使利托那韦的 AUC 增加是不难理解的。

虽然抑制 CYP3A4 是沙奎那韦浓度升高最可能的原因之一，但另一可能性也不能排除，那就是 P-糖蛋白对蛋白酶抑制剂的影响。P-糖蛋白是一种跨膜蛋白，可将药物从肝、肾，及肠道细胞中转运至细胞外，从而加速细胞对药物的清除。CYP3A 代谢和 P-糖蛋白转运的底物特异性之间存在相当重迭。体外研究表明，诸如沙奎那韦之类的 HIV-1 蛋白酶抑制剂也由 P-糖蛋白转运，由此限制蛋白酶抑制剂的口服生物利用度。因此，酮康唑和红霉素有可能通过这种转运蛋白抑制沙奎那韦的运输，从而减少沙奎那韦总的清除。然而，相反的情况也必须考虑到，即上调 CYP3A 的药物也可能使 P-糖蛋白的表达上调。曾证明利福平同时诱导 P-糖蛋白表达以及 CYP3A 的活性。

建议   综合以往的研究结果认为，联合应用沙奎那韦以及酮康唑或红霉素所致的沙奎那韦浓度的增加，就临床治疗情况下的效益风险比而论还是可以接受的。同时应用除酮康唑以外的其他抗真菌药，也许对沙奎那韦的影响小一些。有鉴于此，且考虑到这些药物的长期同时应用在 HIV 感染的患者中并非少见，如有可能的话，应换用一种其他唑类抗真菌药（实际上，作为抗真菌药，在大多数情况下，酮康唑已被伊曲康唑取代）。不过，将利托那韦（ritonavir）与沙奎那韦同用时，后者的浓度升高达 20 倍，但却未见有沙奎那韦的显著副作用，说明沙奎那韦在这些患者中的治疗范围较宽，故如绝对需要的话，酮康唑与沙奎那韦的同时应用亦无不可。

资料表明，就治疗 HIV 感染的患者而论，将沙奎那韦与 CYP3A4 或 P-糖蛋白诱导剂联用的情况比之与酶抑制剂联用的情况更密切，且前一种情况下的影响更明显，因此在临床上也更值得注意。例如，利福平对酶的诱导作用可使沙奎那韦的血浓度降至治疗水平以下，此点具有一定的临床意义。

利福平主要用于结核病的治疗，而结核病在 HIV 感染患者中颇为常见。已知利福平是强烈的 CYP3A4 诱导剂，与沙奎那韦同用时可明显诱导其代谢，从而使其血浓度降至治疗水平以下，故建议两者的同用应予避免（参见［沙奎那韦－利福平)]）。

［沙奎那韦－氯霉素］[1]
Saquinavir－Chloramphenicol

要点   同时应用沙奎那韦和氯霉素，可导致前者代谢减慢，半衰期延长，血浓度升高，作用和毒性增强（MacDougall et al，2011）。

有关药物   根据该影响的机制推测，其他 HIV 蛋白酶抑制剂（如茚地那韦、利托那韦、洛匹那韦等）与氯霉素之间可发生类似相互影响（Flexner，2011）。

机制   已知所有 HIV 蛋白酶抑制剂的代谢都主要由 CYP3A4 负责（但奈非那韦的代谢主要涉及 CYP2C19，CYP3A4 次之。然而，其经 CYP2C19 代谢后的产物仍需经 CYYP3A4 代谢，故也可明显受 CYP3A4 抑制剂或诱导剂的影响），而氯霉素对多种 CYP 有抑制作用，其中包括 CYP3A4。因此认为，两者同用时沙奎那韦血浓度的升高起因于氯霉素对 CYP3A4 的非竞争性抑制。尽管氯霉素的代谢也有 CYP 的参与，且有可能涉及 CYP3A4，然而，由于氯霉素绝大部分在葡糖醛酰转移酶的催化下与葡糖醛酸络合，故对 CYP3A4 的竞争性抑制于该影响的贡献不大。

建议   已经有因不能识别该影响而导致严重毒性和死亡的报道，因此最好避免同时应用氯霉素和沙奎那韦（或其他 HIV 蛋白酶抑制剂）。鉴于目前可供选择的抗生素有多种，故避免两药的同时应用不困难。

［沙奎那韦－利福平（力复平，甲哌利福霉素，利米定)][1]
Saquinavir－Rifampicin（Rifampin）

要点   有充分证据表明，同时应用利福平，可降低沙奎那韦的血浓度。

有关药物   另一种利福霉素类衍生物利福布汀与沙奎那韦之间的类似相互影响已经证实，但其他利福霉素衍生物（利福定、利福喷汀、利福霉素等）与沙奎那韦之间是否会发生类似相互影响，尚未见报道。利福平与其他 HIV 蛋白酶抑制剂之间的相互影响不尽相同，如利福平可降低茚地那韦的血浓度，对茚地那韦的影响比之对沙奎那韦的影响更明显。茚地那韦、利托那韦、奈韦拉平等与利福布汀的相互影响是单向的，即三者皆使利福布汀的血浓度升高。

机制   沙奎那韦等 HIV 蛋白酶抑制剂主要由 CYP3A4 代谢，同时对 CYP3A4 有不同程度的抑制作用（在所有 HIV 蛋白酶抑制剂中，沙奎那韦对 CYP3A4 的抑制作用最弱），而利福平（以及其他利福霉素衍生物）对该酶系统（以及 CYP1A2、CYP2C9，及 CYP2C19）有诱导作用，其代谢也有可能涉及 CYP3A4。因此，两类药物相互影响的结果取决于酶抑制、酶诱导，及竞争性代谢抑制的程度。就沙奎那韦与利福平之间的相互影响而论，以利福平诱导 CYP3A4 从而加速沙奎那韦的代谢占优势，因此表现为沙奎那韦的血浓度降低。

有证据表明，另一种 HIV 蛋白酶抑制剂利托那韦（利托那韦主要由 CYP3A4 代谢，但也有 CYP2D6 的参与，同时对这两种酶有一定程度的抑制作用）与利福平之间可发生类似相互影响。

茚地那韦经 CYP3A4 代谢，对 CYP3A4 有中度抑制作用，与利福平同用时，可使前者的 AUC 缩小 90％。但当与另一利福霉素衍生物利福布汀（rifabutin）同用时，茚地那韦血浓度略降低，而利福布汀血浓度则明显升高。茚地那韦升高利福布汀的血浓度，而其本身无明显变化，可解释为茚地那韦抑制肝药酶从而减慢利福布汀的代谢占优势，而利福布汀的酶诱导作用较弱，由其导致的自身代谢加速可因茚地那韦对其代谢的抑制（包括竞争性抑制和非竞争性抑制）所抵消。

奈非那韦主要由 CYP2C19 代谢，其次是 CYP3A4 和 CYP2D6（对 CYP3A4 有中度抑制作用，同时对多种 CYP 有诱导作用），与利福平相互影响的结果是前者血浓度的降低。

安普那韦以及福沙那韦（膦沙那韦；fosamprenavir）主要经 CYP3A4 代谢，但因其同时对 CYP3A4 有中度抑制和诱导作用，故使其与利福平（或其他药物）之间的相互影响难以预测（但与利福平同用时，安普那韦的血浓度肯定会降低，只是利福平的血浓度有无变化难以预料。然而，已经证明与利福布汀同用时，安普那韦的血浓度略降低，而利福布汀的血浓度则明显升高，这与茚地那韦－利福布汀间的相互影响结果类似）。

洛匹那韦（lopinavir）和阿扎那韦（atazanavir）像沙奎那韦一样，主要由 CYP3A4 代谢（对 CYP3A4 的抑制作用微弱），因此与利福平相互影响的结果类似于利福平－沙奎那韦。

其他利福霉素衍生物（利福定、利福喷汀、利福霉素等）与沙奎那韦之间是否会发生类似相互影响，尚未见报道。但是，如上所述，不同的利福霉素衍生物与各种 HIV 蛋白酶抑制剂之间相互影响的结果不尽相同，如利福平可降低茚地那韦的血浓度，对茚地那韦的影响比之对沙奎那韦的影响更明显，本身的血浓度无改变；利福布汀使安普那韦的血浓度略降低，而本身的血浓度则明显升高。

建议　利福霉素衍生物与 HIV 蛋白酶抑制剂之间的相互影响明确，而且表现复杂，故建议所有 HIV 蛋白酶抑制剂都应避免与利福平或利福布汀等利福霉素类同时应用。如果必须同时应用，应遵循如下原则：①同时应用利福平和利托那韦，应考虑将后者的剂量适当上调；②同时应用利福布汀和茚地那韦，前者的剂量应减少 50％，而后者的剂量需适当增加（两者同用时，后者的血浓度通常降低 25％～35％）；③同时应用利福布汀和奈非那韦，后者的剂量需适当增加。

沙奎那韦、茚地那韦、奈非那韦，及洛匹那韦和阿扎那韦在任何情况下都不应与利福平同时应用。

［沙奎那韦－酮康唑］[1]
Saquinavir－Ketoconazole

要点　同时应用 HIV 蛋白酶抑制剂沙奎那韦和抗真菌药酮康唑，前者的血浓度升高。

有关药物　有证据表明，另一唑类抗真菌药伊曲康唑与沙奎那韦之间可发生类似相互影响。现已证明，所有唑类抗真菌药（如咪唑类的酮康唑、咪康唑、益康唑，及三唑类的伊曲康唑、氟康唑和伏立康唑）对 CYP 都有一定抑制作用，其中包括 CYP3A4 和 CYP2C9。在上述抗真菌药中，以咪唑类的酮康唑和三唑类的伊曲康唑（伊曲康唑是 CYP3A4 的底物，同时也是 CYP3A4 的强效抑制剂。迄今为止，在所有唑类抗真菌药中已经明确证明可与之发生相互影响的药物最多者莫过于伊曲康唑）对 CYP3A4 的抑制作用最明显，咪康唑和伏立康唑（伏立康唑本身由 CYP2C19、CYP2C9，及 CYP3A4 代谢，对这 3 种 CYP 也有不同程度的抑制作用；对 CYP2C19 的抑制作用最强，对 CYP2C9 的抑制作用次之，对 CYP3A4 的抑制作用最弱；与其他药物之间的相互影响比较复杂）次之，氟康唑（本身有 90％以原形经肾排泄，仅有一小部分由 CYP3A4 代谢，对 CYP2C9 有比较明显的抑制作用，对 CYP3A4 的抑制作用较弱）的抑制作用最弱。

同属 HIV 蛋白酶抑制剂的茚地那韦与酮康唑之间的类似相互影响已有报道。Sekar 等对 HIV 携带者进行的研究表明，酮康唑可使茚地那韦的 AUC 增加 62%（Sekar et al，2008），使地瑞那韦（达卢那韦；darunavir）的 AUC 增加 42%（有关细节参见［地瑞那韦（达卢那韦）/利托那韦－酮康唑］）。然而，有报道表明，酮康唑对利托那韦以及阿扎那韦等 HIV 蛋白酶抑制剂的药动学很少或无明显影响。

酮康唑与其他 HIV 蛋白酶抑制剂之间以及沙奎那韦与其他唑类抗真菌药之间的相互影响比较复杂，相互影响的结果难以预料，原因在于这两类药物中多数药物的代谢都有 CYP3A4 的参与，同时对 CYP3A4 也都有不同程度的抑制作用。另外，部分 HIV 蛋白酶抑制剂在抑制 CYP3A4 的同时对其也有诱导作用。

在所有 HIV 蛋白酶抑制剂中，沙奎那韦对 CYP3A4 的抑制作用最弱（本身的代谢主要由 CYP3A4 负责），故对酮康唑的代谢不会产生明显影响。利托那韦主要由 CYP3A4 代谢，是已知最强的 CYP3A4 抑制剂之一，对 CYP3A4 也有中度诱导作用，与酮康唑（或伊曲康唑）相互影响的结果是两者的血浓度都升高。茚地那韦经 CYP3A4 广泛代谢，对 CYP3A4 有中度抑制作用，本身代谢受酮康唑抑制的同时，对酮康唑的代谢也可能产生一定程度的影响，但不会像利托那韦那么明显。安普那韦主要由 CYP3A4 代谢，像利托那韦一样，既是 CYP3A4 的抑制剂（对 CYP3A4 的抑制作用弱于利托那韦），又是 CYP3A4 的诱导剂，有证据表明，当其与酮康唑（或伊曲康唑）同用时，两者的血浓度都升高。奈非那韦的代谢由 CYP2C19 和 CYP3A4 负责，对 CYP3A4 有中度抑制作用，其抑制作用弱于利托那韦，对肝药酶同时有诱导作用，相互影响的结果难以预测。

机制　沙奎那韦主要由肠和肝中的 CYP3A4 代谢，而酮康唑是已知最强的 CYP3A4 抑制剂之一，因此，不难断定沙奎那韦血浓度的升高与酮康唑对 CYP3A4 的抑制有关（包括竞争性抑制和非竞争性抑制）。

建议　尽可能避免两者合用。如果行得通的话，可用与酮康唑无明显相互影响的核苷类 HIV 反转录酶抑制剂代替沙奎那韦（但应注意核苷类 HIV 反转录酶抑制剂去羟肌苷影响酮康唑的吸收，两者的给药至少应间隔 2 小时），或试着应用氟康唑代替酮康唑。另外，适当下调沙奎那韦的剂量或采用含有利托那韦的复方 HIV 蛋白酶抑制剂，也可取得预期效果（有关细节参见［地瑞那韦（达卢那韦）/利托那韦－酮康唑］）。

注：其他已证明可与沙奎那韦发生类似相互影响的药物尚有：H_1 受体阻断药阿司咪唑以及特非那定，H_2 受体阻断药西咪替丁等。这些药物也不应与沙奎那韦合用。

另外，虽然在所有 HIV 蛋白酶抑制剂中沙奎那韦对 CYP3A4 的抑制作用最弱，但是，诸如麦角衍生物、三唑仑、咪达唑仑，及其他治疗范围比较狭窄的 CYP3A4 底物也不应与沙奎那韦同时应用。

［沙奎那韦－奈韦拉平（奈维雷平）］[1]
Saquinavir－Nevirapine

要点　有研究表明，同时应用沙奎那韦和奈韦拉平，沙奎那韦血浓度降低。

有关药物　根据相互影响的机制推测，目前所有应用于临床的 HIV 蛋白酶抑制剂都可与奈韦拉平发生类似相互影响，因为它们也主要经由 CYP3A（特别是 CYP3A4）代谢。除沙奎那韦外，此类药物中受奈韦拉平影响比较明显者尚有茚地那韦（indinavir）和洛匹那韦（lopinavir；目前仅可得到利托那韦增效的复方制剂）。与其他蛋白酶抑制剂不同的是，洛匹那韦与奈韦拉平之间的相互影响呈双向，即在洛匹那韦血浓度降低的同时，奈韦拉平的 AUC 增加（8%～9%）。

另一种非核苷类 HIV 反转录酶抑制剂地拉韦定抑制细胞色素 CYP3A 的活性，故对沙奎那韦的代谢可能有相反的影响，有关细节参见［沙奎那韦－地拉韦定］。同属非核苷类反转录酶抑制剂的依法韦伦与沙奎那韦之间的相互影响参见［沙奎那韦－依法韦伦］。

机制　奈韦拉平诱导 CYP3A4，从而加速沙奎那韦的代谢。沙奎那韦对肝药酶无诱导作用，故对奈韦拉平的代谢很少或无影响。

建议　目前用于临床的抗艾滋病药主要有两大类，第一类为反转录酶抑制剂，第二类为蛋白酶抑制剂（包括沙奎那韦、茚地那韦、利托那韦、奈非那韦等）。第一类药物又进一步分为 2 个亚类——核苷/核苷酸类反转录酶抑制剂（如齐多夫定、去羟肌苷、扎西他滨、拉米夫定、司他夫定等）以及非核苷类反转录酶抑制剂（包括奈韦拉平、地拉韦定，及依法韦伦）。第一类中的核苷/核苷酸类反转录酶抑制剂之间可有选择的联用，个别药物也可与非核苷类反转录酶抑制剂和（或）蛋白酶抑制剂联用，而非核苷类反转录酶抑制剂通常必须与核苷/核苷酸类反转录酶抑制剂联用。蛋白酶抑制剂仅能与第一类中的核苷/核苷酸类反转录酶抑制剂联用（多数非核苷类反转录酶抑制剂必须与核苷/核苷酸类联用，仅奈非那韦偶尔单用），应避免与第一类的非核苷类联用，沙奎那韦－奈韦拉平即属一种应避免的联合（然而，如果再加用另一种蛋白酶抑制剂利托那韦，则有可能部分甚或完全逆转沙奎那韦－奈韦拉平之间的相互影响，从而成为一种可供选择且行之有效的三联方案）。

[沙奎那韦－地拉韦定][1]
Saquinavir－Delavirdine

要点 已证明地拉韦定可升高沙奎那韦的血浓度。

有关药物 根据相互影响的机制推测，地拉韦定与目前已经用于临床的其他人免疫缺陷病毒（HIV）蛋白酶抑制剂之间也可发生类似相互影响，与茚地那韦、利托那韦、奈非那韦，及安普那韦之间的类似相互影响已经证实。但是，奈非那韦以及安普那韦与地拉韦定之间的相互影响与沙奎那韦－地拉韦定之间的相互影响略有不同（奈非那韦或安普那韦与地拉韦定同时应用，相互影响的结果呈双向，即在奈非那韦或安普那韦血浓度升高的同时，地拉韦定的血浓度下降）。

同属非核苷类反转录酶抑制剂的奈韦拉平和依法韦伦与沙奎那韦也可发生相互影响，但是，相互影响的性质以及方向不完全相同，有关细节分别参见［沙奎那韦－奈韦拉平］）以及［沙奎那韦－依法韦伦］。

机制 研究表明，地拉韦定既是 CYP3A4 的底物（地拉韦定主要经 CYP3A4 代谢），也是 CYP3A4 的抑制剂，而沙奎那韦在体内的代谢主要由 CYP3A4 负责。因此认为，沙奎那韦血浓度的升高起因于地拉韦定对沙奎那韦经 CYP3A4 代谢的抑制（包括竞争性抑制和非竞争性抑制）。

建议 两者禁止联用。临床实践中沙奎那韦等蛋白酶抑制药或地拉韦定等非核苷类反转录酶抑制药通常与核苷类反转录酶抑制药联用，而蛋白酶抑制药与非核苷类反转录酶抑制药之间的联用则属禁忌（也见［沙奎那韦－奈韦拉平］）。

[沙奎那韦－依法韦伦（依法韦恩茨）][1]
Saquinavir－Efavirenz

要点 同时应用沙奎那韦和非核苷类反转录酶抑制剂依法韦伦，两者的 AUC 都减少（前者减少 62%，后者减少 12%），血浓度也降低。

有关药物 根据相互影响的机制以及代谢途径推测，依法韦伦与其他蛋白酶抑制剂之间也可发生相互影响，但相互影响的方向和性质略有不同。同时应用茚地那韦或安普那韦，茚地那韦或安普那韦的 AUC 减少，依法韦伦的 AUC 无改变；同时应用利托那韦，两者的 AUC 都增加；同时应用奈非那韦，奈非那韦的 AUC 增加，但依法韦伦的 AUC 减少；同时应用洛匹那韦，两者的 AUC 都减少；同时应用阿扎那韦，阿扎那韦的 AUC 减少，依法韦伦的 AUC 是否受影响，尚未见有报道。

沙奎那韦与奈韦拉平、地拉韦定，及依曲韦林（etravirine）等其他非核苷类反转录酶抑制剂之间也可发生相互影响，但相互影响的程度和方向有所不同。有关细节分别参见［沙奎那韦－奈韦拉平（奈维雷平）］和［沙奎那韦－地拉韦定］。

机制 蛋白酶抑制剂以及非核苷类反转录酶抑制剂与 CYP 的关系极为复杂，往往既是某些 CYP 的底物，也是某些 CYP 的诱导剂和（或）抑制剂。沙奎那韦以及其他蛋白酶抑制剂的代谢都涉及 CYP3A4（利托那韦的代谢尚有 CYP2D6 的参与，而奈非那韦的代谢主要由 CYP2C19 负责，CYP3A4 起次要作用），且对 CYP3A4 有一定抑制作用。对 CYP3A4 抑制作用的强度依次为利托那韦＝洛匹那韦＝替拉那韦（tipranavir）＝达卢那韦（地瑞那韦；darunavir）＞茚地那韦＝奈非那韦＝福沙那韦（fosamprenavir）＝阿扎那韦（atazanavir）＞沙奎那韦；利托那韦、奈非那韦、洛匹那韦，及替拉那韦对 CYP3A4 具有明显诱导作用，而沙奎那韦、茚地那韦、福沙那韦，及阿扎那韦的诱导作用较弱或不明显（达卢那韦对 CYP3A4 是否有诱导作用尚未见报道）。

非核苷类反转录酶抑制剂依法韦伦主要由 CYP2B6 代谢，也有 CYP3A4 的参与，同时对多种 CYP 既有诱导又有抑制作用（主要涉及 CYP3A4 和 CYP2B6）。可见，两者 AUC 的减少是它们对这些 CYP 影响的综合结果，但是，沙奎那韦血浓度的降低主要起因于依法韦伦对 CYP3A4 的诱导。有关地拉韦定和奈韦拉平的药动学资料参见［沙奎那韦－奈韦拉平（奈维雷平）］和［沙奎那韦－地拉韦定］。

建议　相互影响肯定而复杂，建议避免同时应用。也参见［沙奎那韦－奈韦拉平］以及［沙奎那韦－地拉韦定］。

依法韦伦（或奈韦拉平）等非核苷类反转录酶抑制剂对沙奎那韦的影响，往往可被利托那韦部分或完全逆转，临床上经常利用利托那韦的这一特点，外加一种非核苷类反转录酶抑制剂和一种蛋白酶抑制剂组成三联复方。例如，同属非核苷类反转录酶抑制剂的依曲韦林（etravirine）的应用就是这种情况（如下述）。

依曲韦林是 CYP3A4、CYP2C9，及 CYP2C19 的底物，同时是 CYP3A4（以及葡糖醛酰转移酶）的诱导剂，对 CYP2C9 和 CYP2C19 有抑制作用，尽管理论上与沙奎那韦可发生复杂的相互影响，但与沙奎那韦/利托那韦联用无须进行剂量调整，目前仍然是临床上可供选用的方案（Flexner，2011）。

［沙奎那韦－利托那韦][1]
Saquinavir－Ritonavir

要点　同时应用沙奎那韦和常用量的利托那韦，沙奎那韦血浓度明显升高，血药浓度时间曲线下面积比单用时增加 45 倍；即使是低剂量的利托那韦，也可使沙奎那韦的稳态 AUC 增加 20～30 倍。临床上往往利用利托那韦的这一特点，将其作为一种增效剂，从而减少其他蛋白酶抑制剂的剂量。

有关药物　已证明利托那韦也可使其他 HIV 蛋白酶抑制剂（如洛匹那韦、茚地那韦、奈非那韦）的血浓度升高。例如，Kappelhoff 等的研究表明，同时应用利托那韦可使茚地那韦的清除减少 64.6%（在 100～400 mg 的范围内，利托那韦这一作用的强度不依赖于剂量或血浓度，其对茚地那韦药动学的影响也不依赖于时间；女性患者茚地那韦的生物利用度比男性高 48%，故上述相互影响可能更明显）（Kappelhoff et al，2005）。

机制　已知所有应用于临床的 HIV 蛋白酶抑制剂既是 CYP3A4 的底物，也是 CYP3A4 的抑制剂，而以利托那韦的此种作用最强，当与其他经由 CYP3A4 代谢的药物同用时，可明显抑制同用药物的代谢，使其半衰期延长，血浓度升高，曲线下面积增加。

建议　同一种类的药物通常不联用（见［沙奎那韦－奈韦拉平］），多肽类的蛋白酶抑制剂也如此。然而，利托那韦也许例外。利托那韦对目前可得到的其他所有蛋白酶抑制剂的代谢都有抑制作用，可与绝大部分蛋白酶抑制剂（包括沙奎那韦）联用（但奈非那韦除外）。联用的优点是增强作用、减少剂量，及给药次数。另外，利托那韦外加另一种蛋白酶抑制剂及一种核苷类反转录酶抑制剂（如去羟肌苷或扎西他滨等）组成的三联方案仍然是目前临床上经常采用且行之有效的方法。不过，鉴于利托那韦的强烈酶抑作用可抑制多种药物的代谢，故在临床上必须引起重视。

注：利托那韦是当前已知最强效的 CYP3A4 抑制剂之一（临床上也正是利用它的这一特点而作为其他抗 HIV 药的增效剂，常与其他蛋白酶抑制剂以及非核苷类反转录酶抑制剂组成三联方案），对 CYP2D6 也有微弱的抑制作用。另外，利托那韦还是 CYP3A4 以及 UGT 的中度诱导剂。该药本身的氧化代谢主要由 CYP3A4 负责，也有 CYP2D6 的参与。因其与各种肝酶的关系比较复杂，故可与多种药物发生相互影响。总的说来相互影响可区分为 4 种情况：①通过抑制 CYP3A4 从而增加口服生物利用度和（或）延长半衰期而增强同用药物的作用（利托那韦对 CYPY3A4 的抑制作用包括竞争性抑制和非竞争性抑制，其对 CYP3A4 的非竞争性抑制往往是不可逆的，在停药后仍可持续 2～3 天）。已经证明可通过该机制而受其影响的药物包括抗心律失常药胺碘酮（amiodarone）和普罗帕酮（propafenone），他汀类调血脂药洛伐他汀（有关细节参见［洛伐他汀－利托那韦］），丁酰苯类抗精神病药匹莫齐特（pimozide），三环类抗抑郁药地昔帕明（desipramine），苯二氮䓬类镇静催眠药地西泮（有关细节参见［地西泮－利托那韦］）、三唑仑（triazolam），及咪达唑仑（midazolam），阿片类

镇痛药丁丙诺啡（见［丁丙诺啡－利托那韦]）和芬太尼（fentanyl），大环内酯类抗生素克拉霉素（clarithromycin），利福霉素衍生物利福布汀（rifabutin），主要经由 CYP3A4 代谢的某些麦角衍生物（ergot derivatives）等。这一影响对那些治疗范围较窄的药物尤其危险，如上述的三唑仑、咪达唑仑、芬太尼，及麦角衍生物等。②通过抑制 P-糖蛋白从而增加口服生物利用度和（或）抑制排泄而增强同用药物的作用：通过这一作用而被影响的药物与①类中的药物有重叠，因为 CYP3A4 的底物往往也是 P-糖蛋白的底物。③通过诱导 CYP3A4 和（或）P-糖蛋白而促进同用药物的代谢，从而削弱其作用（利托那韦有自诱导作用，在诱导自身代谢的同时，对某些药物的代谢也表现为诱导。另有证据表明，长期应用后，利托那韦对 P-糖蛋白也表现为诱导）。例如，对炔雌醇（ethinyl estradiol）和口服避孕药（oral contraceptives）就是这种情况。利托那韦对 UGT 的诱导作用也有可能加速 UGT 底物的代谢。④通过诱导 CYP3A4 从而促进利托那韦的代谢，削弱其作用。有代表性的药物是利福平（rifampin）。利福平也有可能诱导 P-糖蛋白，不知这一作用对利托那韦的代谢有何影响。上述药物都应尽可能避免与利托那韦同时应用。

另外，由于利托那韦对代谢的自诱导作用，使其稳态血浓度在连续给药后两周左右方可到达，且其对 CYP3A4 的抑制作用一旦发生，停药后仍可持续 2～3 天（如上述）。这些特点是在临床用药中需要注意的问题。当然，也正是因为它对 CYP3A4 的明显抑制作用（几乎对目前可得到的所有 HIV 蛋白酶抑制剂都有抑制作用），才经常用来作为增效剂，与多种蛋白酶抑制剂联用（奈非那韦除外，因奈非那韦主要由 CYP2C19 代谢，CYP3A4 仅起次要作用），以减少伍用药物的剂量和给药次数，沙奎那韦－利托那韦的联用就是这种情况。

［沙奎那韦－葡萄柚汁][1]
Saquinavir－Grapefruit Juice

要点　Flexner 等的研究表明，口服沙奎那韦时饮用葡萄柚汁（GJ）或用 GJ 送服沙奎那韦，最多可使沙奎那韦的 AUC 增加 2 倍（Flexner，2011）。

有关药物　已证明 GJ 可使多种 CYP3A4 底物的口服生物利用度增加（但对静脉途径给药几乎无影响）。根据该影响的机制推测，凡是 CYP3A4 的底物且有广泛首过代谢者都可与 GJ 发生类似相互影响。研究表明，洛匹那韦（lopinavir）主要由 CYP3A4 代谢，且有显著的首过代谢，预料与 GJ 之间可发生类似相互影响。其他蛋白酶抑制剂无广泛首过代谢（尽管在体内的代谢都涉及 CYP3A4），预料 GJ 对肠道中 CYP3A4 的抑制作用不会明显影响生物利用度。

机制　资料提示，GJ 的影响主要在肠道，而不是在肝。综合多项研究结果表明，GJ 中的呋喃香豆素（呋喃氧杂萘邻酮；furanocoumarin）对肠道中 CYP3A4 和 P-糖蛋白的抑制作用，是使包括沙奎那韦在内的许多 CYP3A4 和（或）P-糖蛋白底物生物利用度增加的机制（包括沙奎那韦在内的绝大多数 HIV 蛋白酶抑制剂既是 P-糖蛋白的底物，也是 CYP3A4 的底物和抑制剂）（Bailey，2010）。葡萄柚汁中所含有的类黄酮（主要是柚皮苷）对 OATP1A2 的抑制作用与该影响无关，因为 OATP1A2 不涉及沙奎那韦的体内过程。

建议　沙奎那韦的口服生物利用度之所以比较低（仅约 4%），广泛的首过代谢是主要原因。因此，临床上往往将其与利托那韦联用。哪怕是低剂量利托那韦，也可使其 AUC 增加 20～30 倍。

虽然 GJ 可使沙奎那韦等许多生物利用度较差的药物吸收增加，由此有可能节省药物治疗的费用，但因其难以预测且存在广泛差异，故不提倡。相反，在应用沙奎那韦等 HIV 蛋白酶抑制剂治疗期间，应尽可能避免饮用葡萄柚汁，以防血药浓度波动造成不利影响。

注：有关葡萄柚汁与其他药物之间相互影响的研究论文数不胜数。综合目前可得到的有关资料，葡萄柚汁与其他药物之间相互影响的机制主要是药动学的，其机制包括①：通过抑制肠道中的 CYP3A4，减少首过代谢；②抑制肠壁细胞中 P-糖蛋白介导的药物外排，增加口服生物利用度；③抑制 OATP（如 OATP1A2），干扰药物的体内过程。葡萄柚汁抑制 OATP 造成的影响与其对 CYP3A4 和 P-糖蛋白的抑制造成的影响相反。与葡萄柚汁相互影响的结果总的说来有 3 种情况，一是受影响药物的 AUC 增加和 C_{max} 升高，二是 AUC 减少和 C_{max} 下降，三是这两个药动学指标无明显改变。

现有资料表明，可与葡萄柚汁发生相互影响的药物有多种，其中报道比较多的是镇静催眠药（涉及的药物有咪达唑仑、三唑类，及夸西泮等）、HMG-CoA 还原酶抑制剂（包括洛伐他汀、辛伐他汀，及阿托伐他汀等）、免疫抑制剂（主要包括环孢素、他克莫司等钙调蛋白抑制剂）、钙通道拮抗剂（如硝苯地平、氨氯地平、尼莫地平、非洛地平、尼卡地平、尼索地平、尼群地平、马尼地平、地尔硫草、维拉帕米等）。其他尚有 β 受体拮抗剂（如塞利洛尔和醋丁洛尔）、抗心律失常药（胺碘酮）、激素类（如甲泼尼龙、炔雌醇等）、香豆素类抗凝剂、抗生素（如红霉素、克拉霉素和泰利霉素）、HIV 蛋白酶抑制剂（沙奎那韦）、抗疟药（卤泛群、蒿甲醚）、抗寄生虫药（阿苯达唑、吡喹酮）、抗肿瘤药（依托泊苷）、抗过敏药（主要涉及非索非那定和特非那定）。个案报道尚有卡马西平、西沙必利、东莨菪碱、氯沙坦、地高辛、西地那非、氟伏沙明、舍曲林、美沙酮、瑞格列奈、伊曲康唑、咖啡因等（Mertens-Talcott et al，2006）。

尽管有关葡萄柚汁与其他药物相互影响的报道较多，但真正导致明显相互影响且具有重要临床意义者为数不多。然而，那些治疗窗狭窄（或毒副作用较强）且需要口服的药物，与葡萄柚汁发生相互影响时，确实可造成某种程度的危险，故了解葡萄柚汁相关的药物相互影响，对临床合理用药以及药物疗效和毒副作用的判断有一定指导意义。

[沙奎那韦－钩藤（秘鲁藤，猫爪藤，绒毛钩藤）][2]
Saquinavir－Cat's claw（*Uncaria tomentosa*）

要点 Galera 等的病例报道表明，同时应用中药钩藤，可导致沙奎那韦的谷浓度（C_{min}）明显增加（从单用时的 0.64 μg/ml 增加至 3.4 μg/ml），但未发现有任何沙奎那韦过量的症状和体征（Galera et al，2008）。

有关药物 Galera 等的病例报道表明，同属 HIV 蛋白酶抑制剂的利托那韦（ritonavir）和阿扎那韦（atazanavir）像沙奎那韦一样，也可与钩藤发生类似相互影响（同时应用钩藤使利托那韦的 C_{min} 从 0.92 μg/ml 增至 6.13 μg/ml，阿扎那韦的 C_{min} 则从 0.3 μg/ml 增至 1.22 μg/ml）。

机制 根据沙奎那韦在体内的过程（包括代谢和转运）推测，该影响可能与钩藤中的某种（或某些）成分抑制 CYP3A4 和（或）P-糖蛋白有关。然而，确切机制有待进一步探讨。

建议 沙奎那韦与钩藤之间的相互影响确实存在，尽管该病例未见有沙奎那韦（或利托那韦以及阿扎那韦）过量的症状和体征，但为慎重起见，正在应用 HIV 蛋白酶抑制剂治疗的 HIV 感染者，应询问有无应用钩藤等中药的历史，以便出现问题时考虑到药物相互影响的可能性。另外，正在应用 HIV 蛋白酶抑制剂治疗的患者，劝其不要随便使用中草药，也是避免药物相互影响的主要措施。

[利托那韦－双硫仑（双硫醒，戒酒硫）][1]
Ritonavir－Dsulfiram

要点 在应用利托那韦期间给予双硫仑，可导致严重的双硫仑样反应。

有关药物 其他可抑制乙醇代谢的药物，如甲硝唑（metronidazole），与利托那韦之间可发生类似相互影响。

机制 不管是胶囊型还是液体型利托那韦都含有乙醇，因此两者同用时产生双硫仑样反应是不难理解的。

建议 利托那韦与双硫仑之间的此种相互影响（实际上是乙醇与双硫仑之间的相互影响）具有重要临床意义，因为许多临床医生不一定知道利托那韦中含有乙醇。

正在应用利托那韦期间严禁给予双硫仑，反之亦然。鉴于醛脱氢酶的恢复比较缓慢，因此，如欲应用利托那韦，需在最后一次摄入双硫仑后至少间隔 14 天。

[利托那韦/阿扎那韦－替诺福韦（泰诺福韦）][3]
Ritonavir-Atazanavir－Tenofovir

要点 Dailly 等对 87 例 HIV 感染患者进行的回顾性分析表明，当核苷类反转录酶抑制剂替诺福韦（B 组）以及非核苷类反转录酶抑制剂依法韦伦（依法韦恩茨；C 组）或奈韦拉平（D 组）和复方 HIV 蛋白酶抑制剂利托那韦－阿扎那韦联用时，与复方利托那韦－阿扎那韦和其他核苷类反转录酶抑制剂（替诺福韦除外）联用治疗的患者（A 组）相比，发现阿扎那韦的清除率（CL/F）明显增加：A 组为 6.24±0.36 L/h，B 组为 7.42±0.25 L/h，C 组为 9.60±0.27 L/h，D 组为 17.53±0.57 L/h（B，C，D 三组与 A 组相比，P 皆小于 0.001）。然而，阿扎那韦平均谷浓度的下降仅在 D 组有显著差异（A 组的 1.02±0.86 mg/L 对 D 组的 0.21±0.13 mg/L，$P < 0.001$）。

机制　由于奈韦拉平和依法韦伦是强效的 CYP3A4 诱导剂，故合用时阿扎那韦清除率明显增加不难理解。研究表明，奈韦拉平对阿扎那韦代谢的诱导作用最强。尽管与替诺福韦同用时利托那韦－阿扎那韦的谷浓度有所下降，阿扎那韦的清除率有所增加，但因替诺福韦不在肝中代谢，故对这些结果尚难作出合理解释（实际上，与其他核苷类反转录酶抑制剂组即 A 组相比，替诺福韦组即 B 组阿扎那韦的清除率增加并不明显）。有人认为，该相互影响发生于肠道，但尚有待于进一步证实。

建议　上述结果提示，当与奈韦拉平（nevirapine）、依法韦伦（efavirenz）或替诺福韦同用时，应监测阿扎那韦的各种治疗指标（Dailly et al，2006）。

［茚地那韦－利福布汀（利福布丁）］[1]
Indinavir－Rifabutin

要点　Kraft 等在健康受试者中进行了两项研究，目的是探讨茚地那韦和利福布汀同用时的药动学。第 1 项研究为的是检查两者联用时对药动学的影响，第 2 项研究的目的是确定改变两者的剂量后是否会最大限度降低相互影响的程度，而不至影响两者的治疗作用（Kraft et al，2004）。

在第 1 项研究中他们采用了标准治疗量的茚地那韦（800 mg，每 8 小时 1 次）和对鸟分枝杆菌（Mycobacterium avium complex，MAC）感染标准预防量的利福布汀（300 mg 每日 1 次）联用，结果发现前者的平均 AUC 比单用时降低 44％，而后者的 AUC 增加 1.7 倍。与此同时利福布汀的活性代谢物 25-去乙酰基利福布汀的 AUC 增加 3.8 倍。

考虑到亚治疗浓度的蛋白酶抑制剂可选择出耐药病毒株，尽管选择出的耐药病毒侵袭性弱一些，但最终可导致治疗失败。故在第 2 项研究中他们采用了 150 mg 每日 1 次的利福布汀（相当于标准剂量的半量）以期减弱对 CYP3A4 的诱导，从而使茚地那韦的浓度不致明显降低，而无须增加茚地那韦的剂量。结果却出人意料地发现，300 mg 利福布汀和 150 mg 利福布汀对 CYP3A4 的诱导作用几乎完全相同，茚地那韦的 AUC 和平均 AUC 比率与 300 mg 利福布汀时无明显差别，血浓度同等程度下降。150 mg 的利福布汀之血浓度比之 300 mg 单用时仍有 54％的增加，但明显低于与茚地那韦联用时 1.7 倍的增加。

机制　茚地那韦主要由 CYP3A4 代谢，对该酶也有抑制作用；利福布汀也由该酶代谢，但却诱导其活性。根据两药的上述特点推测，茚地那韦 AUC 的降低与利福布汀或其活性代谢物对 CYP3A4 的诱导有关，而利福布汀 AUC 的增加则可能起因于茚地那韦对 CYP3A4 的抑制（包括竞争性抑制和非竞争性抑制）。

建议　鉴于茚地那韦和利福布汀往往联用以治疗 HIV 感染的患者，而两者对 CYP3A4 都有影响，也都由其代谢，所以，了解它们之间的相互影响具有重要临床意义。HIV 感染者的最佳治疗包括联合应用抗病毒药物。茚地那韦是一种强效 HIV 蛋白酶抑制剂，可抑制 HIV-1 天冬氨酰蛋白酶，最终使得从感染细胞中释放出的 HIV 病毒颗粒不再具有感染性。然而，由于 HIV 感染者有鸟分枝杆菌播散性感染的可能性，所以在进行茚地那韦抗 HIV 感染治疗的同时，建议同时进行 MAC 的一级预防［美国公共卫生服务 2001 准则；US public health service guidelines（2001）］。利福霉素类的大环抗生素利福布汀是用于 MAC 预防可供选择的药物，治疗播散性疾病也有价值。另外，疾病控制预防中心（CDC）对 HIV 感染的结核病患者之治疗准则认为，对接受蛋白酶抑制剂治疗的患者，可用利福布汀代替利福平，因为前者对 CYP 酶系统的诱导作用弱于后者。

两项研究所用剂量都充分耐受，副作用的发生情况和发生率也无明显差别。联用 150 mg 利福布汀时所致的浓度增加认为仍处于安全范围，但标准剂量的茚地那韦（800 mg，每 8 小时 1 次）与

150 mg 利福布汀联用时所达到的浓度不足以发挥治疗作用。因此，在艾滋病临床试验组（ACTG365）的倡议下，对健康志愿者和 HIV 血清学阳性患者进行了一项试验，评价了茚地那韦 1000 mg 每 8 小时 1 次和利福布汀 150 mg 每日 1 次的结果。发现 1000 mg 茚地那韦的血浓度与 800 mg 茚地那韦单用时相近，利福布汀血浓度比单用时增加 70%。这些药动学观察结果是目前建议茚地那韦 1000 mg 每 8 小时 1 次与利福布汀 150 mg 每日 1 次联用的基础，但利福布汀浓度增加的临床意义仍然不清楚。

［茚地那韦－去羟肌苷（双脱氧肌苷，地丹诺辛）][2]
Indinavir－Didanosine（2′,3′-Dideoxyinosine）

要点   有证据表明，去羟肌苷干扰同时应用的茚地那韦的吸收。试验表明，200 mg 的缓冲去羟肌苷可使茚地那韦的 AUC 减少 84%，可见该影响极为明显。

有关药物   去羟肌苷与其他 HIV 蛋白酶抑制剂（沙奎那韦、利托那韦、奈非那韦等）之间是否会发生类似相互影响，尚无证据。

机制   为了克服去羟肌苷对酸不稳定、在酸性环境中溶解度差的缺点，临床上所用的去羟肌苷片剂以及粉剂中都含有缓冲系统。片剂中含有二羟基铝碳酸钠复盐、氢氧化镁，及枸橼酸钠缓冲系，而粉剂中含有枸橼酸以及枸橼酸钠缓冲系。茚地那韦吸收的改变可能与去羟肌苷中所含缓冲系统的干扰有关。

建议   鉴于茚地那韦在高 pH 环境中的溶解度降低，因此，所有抗酸药（antacids）或缓冲剂（buffering）都不应与其同时应用。

茚地那韦（或其他 HIV 蛋白酶抑制药）与去羟肌苷（或其他核苷类 HIV 反转录酶抑制药）联用治疗 HIV 感染是临床上常见的实践，但为避免对吸收的干扰，应将两者分服。一般认为，在给茚地那韦前 2 小时或其后至少 1 小时给予去羟肌苷，基本上可避免此种影响。另外，已证明去羟肌苷肠衣片不改变茚地那韦的吸收，故可用其代替缓冲型去羟肌苷制剂。

另外，与本类中其他药物不同的是，饱腹可明显降低茚地那韦的生物利用度，因此，茚地那韦应尽可能空腹给予，或同时应用利托那韦。

虽然去羟肌苷与其他 HIV 蛋白酶抑制药的类似相互影响尚未证实，但为避免可能的相互影响，联用时最好也遵循上述原则。

［茚地那韦－奈韦拉平（奈维雷平）][2]
Indinavir－Nevirapine

要点   Kappelhoff 等的研究表明，非核苷类反转录酶抑制剂奈韦拉平使茚地那韦的清除率增加 41%（不管是否有利托那韦的存在）。女性患者茚地那韦的生物利用度比男性高 48%，故上述相互影响可能更明显（Kappelhoff et al, 2005）。

有关药物   Kappelhoff 等的报道表明，另一种非核苷类反转录酶抑制剂的依法韦伦（依法韦恩茨）与茚地那韦之间可发生类似相互影响。同属非核苷类反转录酶抑制剂的依曲韦林（etravirine）是 CYP3A4、CYP2C9，及 CYP2C19 的底物，同时是 CYP3A4（以及葡糖醛酰转移酶）的诱导剂，对 CYP2C9 和 CYP2C19 有抑制作用，理论上与茚地那韦之间可发生相互影响，但相互影响的结果难以断定（Flexner, 2011）。

同属非核苷类反转录酶抑制剂的地拉韦定主要经由 CYP3A4 代谢，对 CYP3A4 有一定程度的抑制作用，预料有可能降低茚地那韦的清除率，这与奈韦拉平或依法韦伦的作用相反。

奈韦拉平与其他 HIV 蛋白酶抑制剂相互影响的程度和方向可能有所不同，有关内容分别参见［沙奎那韦－奈韦拉平（奈维雷平）］［沙奎那韦－地拉韦定］，及［沙奎那韦－依法韦伦（依法韦恩茨）］等章节。

机制   奈韦拉平（以及依法韦伦）诱导 CYP3A4，从而干扰茚地那韦的代谢（茚地那韦的代谢主要由 CYP3A4 负责），是上述影响的主要机制（鉴于依法韦伦和奈韦拉平的代谢也有 CYP3A4 的参与，依法韦伦对 CYP3A4 尚有一定抑制作用，因此，两者对茚地那韦清除率的影响，应看作是对 CYP3A4 诱导和抑制作用的综合结果）。

建议　参见［沙奎那韦－奈韦拉平（奈维雷平）］以及［沙奎那韦－依法韦仑（依法韦恩茨）］等章节。

［茚地那韦－特非那定（得敏功，敏迪，叔哌丁醇）][1]
Indinavir－Terfenadine

要点　有证据表明，同时应用茚地那韦和特非那定，前者的血浓度升高，作用增强。

有关药物　已证明另一种 H_1 受体阻断药阿司咪唑（息斯敏）与茚地那韦之间可发生类似相互影响。其他 H_1 受体阻断药与茚地那韦之间是否会发生类似相互影响，还不清楚，但鉴于它们与特非那定的结构不同，代谢途径也有差别，预料类似相互影响不太可能发生。已证明特非那定和阿司咪唑与沙奎那韦或奈非那韦之间可发生类似相互影响，但与另一种 HIV 蛋白酶抑制药利托那韦之间的相互影响尚未证实。

机制　可能起因于特非那定对茚地那韦肝代谢的竞争性抑制。

建议　茚地那韦与特非那定的同用应予以避免。实际上，特非那定和阿司咪唑因有导致心律失常的副作用，临床上现已少用。应用茚地那韦治疗期间，如果必须应用 H_1 受体阻断药，可选用其他与之无相互影响者。

已证明可升高茚地那韦血浓度而不应与茚地那韦同用的药物尚有西沙必利（cisapride）。

注：茚地那韦像绝大部分 HIV 蛋白酶抑制剂一样，既是 CYP3A4 的底物，又是 CYP3A4 的中度抑制剂。因此，不应与治疗范围狭窄的其他 CYP3A4 底物同时应用，有代表性的药物包括抗心律失常药胺碘酮（amiodarone）和普罗帕酮（propafenone），主要由 CYP3A4 代谢的麦角衍生物（ergot derivatives），三环类抗抑郁药地昔帕明（desipramine），丁酰苯类抗精神病药匹莫齐特（pimozide），苯二氮䓬类镇静催眠药地西泮（diazepam）、三唑仑（triazolam）和咪达唑仑（midazolam），阿片类镇痛药丁丙诺啡（buprenorphine），他汀类降脂药洛伐他汀（lovastatin），大环内酯类类抗生素克拉霉素（clarithromycin），利福霉素衍生物利福平（rifampin）和利福布汀（rifabutin）等。

对 CYP3A4 有诱导作用的药物可降低茚地那韦的血浓度，例如，利福平（rifampin）可使其 AUC 减少 90％，因此建议避免同时应用。其他通过诱导 CYP3A4 从而降低茚地那韦血浓度的药物包括依法韦伦（efavirenz）、奈韦拉平（nevirapine），及利福布汀（参见［利福布汀－茚地那韦］）；如果有必要的话，这些药物与茚地那韦的同时应用无须避免，但茚地那韦的需要量可能增加。

［奈非那韦－其他药物][1]
Nelfinavir－Other Drugs

要点　奈非那韦本身的氧化代谢主要由 CYP2C19 和 CYP3A4 负责，同时也是 CYP3A4 的中度抑制剂，对某些肝药酶尚有一定的诱导作用。因此，像大部分 HIV 蛋白酶抑制剂一样，可与多种药物发生相互影响。

有关药物　根据奈非那韦与各种酶的关系推测：①凡是对 CYP2C19 和 CYP3A4 有诱导作用的药物，都可促进奈非那韦的代谢，从而削弱其作用。已经明确证实具有该影响的药物包括利福霉素衍生物利福平（rifampin）和利福布汀（rifabutin）。②通过抑制 CYP3A4（包括竞争性抑制和非竞争性抑制），使其他 CYP3A4 底物的血浓度升高，作用有可能增强。已经证明可与奈非那韦发生此种影响且具有重要临床意义的药物包括胺碘酮（见［胺碘酮－奈非那韦］）、部分麦角衍生物（ergot derivatives），及三唑仑（triazolam）和咪达唑仑（midazolam）等。③通过诱导肝药酶，从而促进某些药物的代谢。例如，同时应用奈非那韦，炔雌醇（乙炔雌二醇；ethinyl estradiol）的 AUC 可减少 47％，炔诺酮（norethindrone）的 AUC 可减少 18％，齐多夫定（叠氮胸苷；zidovudine）的 AUC 减少 35％（可能与奈非那韦诱导葡糖醛酰转移酶有关）。

建议　避免奈非那韦与利福平同时应用；如果必须同时应用奈非那韦和利福布汀，前者的需要量可能增加。

凡是主要由 CYP3A4 代谢且治疗范围狭窄的药物，都不应与奈非那韦同时应用。

临床实践中 HIV 蛋白酶抑制剂（或非核苷类反转录酶抑制剂）通常与核苷类反转录酶抑制剂联用，因此，奈非那韦与齐多夫定的联合应用无须避免，但是通常在联用 1 周后需要增加齐多夫定的剂量。

正在应用奈非那韦治疗的患者如果需要避孕的话，不应将含有炔雌醇和（或）炔诺酮的复方口服避孕药作为唯一的避孕措施。

［安普那韦－其他药物］[1]
Amprenavir－Other Drugs

要点　安普那韦主要由 CYP3A4 代谢，对 CYP3A4 既有抑制作用，又有诱导作用，故可与多种药物发生相互影响。

有关药物　虽然安普那韦涉及的酶比较单一，但与其他药物之间的相互影响仍然比较复杂。①CYP3A4 的诱导剂可促进安普那韦的代谢，从而降低其血浓度，如利福平（rifampin）和依法韦伦（efavirenz）；②利托那韦等 CYP3A4 抑制剂通过抑制 CYP3A4 可增加安普那韦的血浓度；③由于安普那韦对 CYP3A4 既有诱导又有抑制作用，因此，与某些 CYP3A4 底物（即主要经 CYP3A4 代谢的药物）之间的相互影响难以预料。例如，与安普那韦同用时，阿托伐他汀（atorvastatin；阿伐他汀）、酮康唑（ketoconazole），及利福布汀（rifabutin）的血浓度明显增加，而地拉韦定（delavirdine）和美沙酮（methadone）的血浓度则降低。

福沙那韦（膦沙那韦；fosamprenavir）是安普那韦的前药，在肠黏膜中迅速脱磷酰化生成安普那韦，预料与其他药物之间的相互影响类似于安普那韦。与安普那韦相比，福沙那韦的水溶性大大增加，口服生物利用度有明显改善，每日剂量也从 16 个胶囊减少至 4 片，且耐受更好，应用更为方便，故已基本上取代了安普那韦。

建议　应避免安普那韦与 CYP3A4 诱导剂特别是强效诱导剂（如利福平）的同时应用。

CYP3A4 抑制剂与安普那韦的同时应用应予以避免，但利托那韦例外。利托那韦与安普那韦联用是同类药物合用的特例。同时应用利托那韦 100 mg 每日 2 次，可使安普那韦的剂量从 1200 mg 每日 2 次减至 600 mg 每日 2 次（也可采用利托那韦 200 mg 每日 1 次，安普那韦 1200 mg 每日 1 次的方案），而疗效不减，副作用不增。

阿托伐他汀（阿伐他汀）、酮康唑、利福布汀、地拉韦定或美沙酮等药物最好避免与安普那韦同时应用。如果同用难以避免，应据情适当上调或下调这些药物的剂量。

［洛匹那韦－依法韦伦（依法韦恩茨）］[2]
Lopinavir－Efavirenz

要点　Dailly 等发现，同时应用依法韦伦，为维持洛匹那韦的有效血浓度，需增加洛匹那韦的剂量（Dailly et al，2005）。

有关药物　预料同属非核苷类反转录酶抑制剂的奈韦拉平（nevirapine）与洛匹那韦之间可发生类似相互影响，而且比依法韦伦－洛匹那韦之间的相互影响更明显。Crommentuyn 等用依法韦伦和奈韦拉平在 122 名门诊患者中进行的研究表明，两者都可增加洛匹那韦的表观清除率，不管利托那韦的存在与否都如此，进一步证实了上述推测（Crommentuyn et al，2005）。

机制　洛匹那韦的代谢主要由 CYP3A4 负责，考虑到同时应用依法韦伦时洛匹那韦的平均血浓度与不用时无明显差别，而应用依法韦伦期间洛匹那韦的清除速率常数增加，故认为依法韦伦诱导 CYP3A4，从而加速洛匹那韦的代谢，是后者需要量增加最可能的机制（实际上应看作是对 CYP3A4 的诱导、竞争性抑制，及非竞争性抑制的综合结果）。

建议　如有必要，两者的同用无须避免，但需据情适当增加洛匹那韦的剂量（也参见［洛匹那韦－其他药物］项下的内容）。

[洛匹那韦－其他药物][1]
Lopinavir－Other Drugs

要点 洛匹那韦在结构上类似于利托那韦，但在体外的抗 HIV 作用比利托那韦强 3～10 倍。该药在临床上可得到的唯一剂型是含有低剂量利托那韦的复方。洛匹那韦本身的代谢主要依赖于 CYP3A4，对 CYP3A4 有微弱的诱导作用。由于其在临床上以含有利托那韦的复方出现，故可与多种药物发生相互影响。

有关药物 凡是可诱导 CYP3A4 的药物，都可明显降低洛匹那韦的血浓度，典型代表药物是利福平（rifampin）。金丝桃（St. John's wort）是已知的 CYP3A4 诱导剂，证明可降低洛匹那韦的血浓度，有可能使其抗病毒作用减弱。大部分抗 HIV 药对 CYP3A4 有诱导作用，因此可促进洛匹那韦的代谢，从而有可能增加洛匹那韦的需要量，有代表性的药物是奈韦拉平（nevirapine）。

复方制剂中所含的利托那韦对 CYP3A4 有明显抑制作用，可抑制许多 CYP3A4 底物的代谢，对那些安全范围比较窄的药物有重要临床意义。

液体型洛匹那韦含有 42% 的乙醇，可与双硫仑（disulfiram）或甲硝唑（metronidazole）发生相互影响。有关细节参见［利托那韦－双硫仑］项下的内容。

建议 利福平以及金丝桃等 CYP3A4 诱导剂与洛匹那韦的同时应用应予避免。同时应用安普那韦、奈韦拉平或依法韦伦，洛匹那韦的需要量增加。应用液体型洛匹那韦期间，禁止应用双硫仑或甲硝唑等对醛脱氢酶有抑制作用的药物。其他建议以及注意事项等细节参见［利托那韦－双硫仑］项下的内容。

[阿扎那韦－奥美拉唑（渥米哌唑，洛赛克）][1]
Atanazavir－Omeprazole

要点 Zhu 等对 56 名健康志愿者进行的一项研究表明，低剂量奥美拉唑（20 mg 每日 1 次）对 100 mg 利托那韦增效的 300 mg 以及 400 mg 阿扎那韦复方（每日 1 次）的药动学都有一定程度的影响；如果采用 300 mg/100 mg 增效阿扎那韦，则阿扎那韦的 AUC 减少 42%，其 C_{min} 降低 46%；如果采用 400 mg/100 mg 增效阿扎那韦，阿扎那韦的 C_{min} 降低不足 30%，而且不明显受奥美拉唑给药时间的影响（Zhu et al, 2011）。

有关药物 根据提出的机制推测，其他质子泵抑制剂（PPI），如泮托拉唑、兰索拉唑、艾美拉唑（埃索美拉唑）等，对阿扎那韦可产生类似影响。抗酸药以及组胺 H_2 受体拮抗剂也可升高胃内的 pH，故对阿扎那韦的影响与奥美拉唑雷同。

机制 已知阿扎那韦在胃内的溶解度与 pH 有关，在低 pH 环境中，其溶解度增加，吸收增加；研究表明，当胃内 pH 高于 4 时，阿扎那韦的口服生物利用度明显降低。因此认为，奥美拉唑抑制胃酸分泌，升高胃内 pH，从而减少阿扎那韦的吸收，是该影响的机制。

建议 含有 300 mg 阿扎那韦和 100 mg 利托那韦的复方每日 1 次，是 HIV 感染者阿扎那韦的标准剂量方案（尽管利托那韦可单用或与其他药物联用治疗 HIV 感染，但在大多数情况下是作为增效剂见于其他 HIV 蛋白酶抑制剂的复方中。作为增效剂，其在复方中的含量通常是 100 mg，但在替拉那韦/利托那韦复方中，其含量是 200 mg）；对于初治患者，单纯给予阿扎那韦 400 mg 每日 1 次，也是可供选用的方法，特别是对利托那韦不能耐受的患者（不含增效剂利托那韦的方案同样有良好的抗病毒效果，但耐受性和依从性更好）。

鉴于高剂量 PPI 可显著降低阿扎那韦的口服生物利用度（例如，在给予阿扎那韦 400 mg 前 2 小时口服 40 mg 奥美拉唑，可使阿扎那韦的生物利用度减少 95%），故建议 HIV 感染者避免同时应用阿扎那韦和 PPI。

Zhu 等的研究表明，尽管每日 20 mg 奥美拉唑仍可使复方阿扎那韦/利托那韦（300 mg/100 mg）的生物利用度降低，但阿扎那韦的 C_{min} 依旧高于抗野生型 HIV 的 EC90（90% 有效量）至少 5 倍（比 400 mg 阿扎那韦单用时的 C_{min} 高 1 倍以上）。奥美拉唑 20 mg 每日 1 次对奥美拉唑的多数适应证已足够，故 Zhu 等的研究具有一定临床意义，但其与阿扎那韦联用的可行性尚有待进一步研究。

奥美拉唑、兰索拉唑、泮托拉唑，及雷贝拉唑的等效量分别是 20 mg、15 mg、20 mg，及 10 mg，每日 1 次，适当情况下可互相代替。

[阿扎那韦－奈韦拉平][1]
Atanazavir－Nevirapine

要点 Dailly 等进行的一项回顾性比较研究表明，同时应用非核苷类反转录酶抑制剂奈韦拉平治疗的 HIV 感染者，可使利托那韦增效的阿扎那韦清除率明显增加（阿扎那韦的清除率从单用时的 6.24 ± 0.36 L/h 增加至同用时的 17.53 ± 0.57 L/h），因此有可能显著削弱阿扎那韦的抗病毒作用（Dailly et al，2006）。

有关药物 Dailly 等的该项研究表明，另一种非核苷类反转录酶抑制剂依法韦伦（依法韦恩茨；efavirenz）对利托那韦增效的阿扎那韦清除率有类似影响，但比奈韦拉平弱一些（阿扎那韦的清除率从单用时的 6.24 ± 0.36 L/h 增加至同用时的 9.60 ± 0.27 L/h）。同属非核苷类反转录酶抑制剂的依曲韦林与阿扎那韦之间是否会发生类似相互影响，尚不清楚。已知依曲韦林的代谢有 CYP3A4、CYP2C9，及 CYP2C19 的参与（也有部分代谢依赖于 UGT，其本身对 CYP3A4 和 UGT 有诱导作用，对 CYP2C9 和 CYP2C19 有抑制作用），故即使有相互影响，其结果也难以预料。

意想不到的是，Dailly 等的研究发现，核苷类反转录酶抑制剂替诺福韦（tenofovir）也影响利托那韦增效的阿扎那韦清除率，尽管其作用弱于奈韦拉平和依法韦伦（从单用时的 6.24 ± 0.36 L/h 增加至同用时的 7.42 ± 0.25 L/h）。

机制 阿扎那韦的代谢主要依赖于 CYP3A4，奈韦拉平的代谢主要由 CYP3A4 负责（也有 CYP2B6 的参与），本身对 CYP3A4 有明显诱导作用，因此认为阿扎那韦清除率的增加起因于奈韦拉平对 CYP3A4 的诱导（实际上应看作奈韦拉平对 CYP3A4 的竞争性抑制和诱导作用的综合结果，只是奈韦拉平与 CYP3A4 的亲和力低于阿扎那韦，故主要表现为对 CYP3A4 的诱导所致阿扎那韦清除的加速）。

尽管依法韦伦的代谢主要涉及 CYP2B6，但也有 CYP3A4 的参与，对 CYP3A4 兼有诱导和抑制作用，因此认为，阿扎那韦清除率的增加是依法韦伦对 CYP3A4 的诱导、竞争性抑制，及非竞争性抑制的综合结果，但以前者为主。

至于替诺福韦对阿扎那韦药动学的影响，根据目前可得到的资料可作如下解释：尽管替诺福韦主要以原型经肾排泄，但可能有一小部分的代谢涉及 CYP3A4，并对 CYP3A4 有轻中度诱导作用。这一解释与其对阿扎那韦药动学的影响轻微相符。

建议 阿扎那韦是一种新型的 HIV 蛋白酶抑制剂，与其他药物发生相互影响的临床报道多见。该药很少单独应用，最常与低剂量利托那韦配伍。临床实践中经常与其他药物联合，如上述的奈韦拉平、依法韦伦，及替诺福韦。鉴于这些药物可加速阿扎那韦的清除（特别是奈韦拉平），从而削弱其作用，故如必须联用的话，应严密监测阿扎那韦的血浓度，适当增加阿扎那韦的剂量。

[阿扎那韦－其他药物][1]
Atanazavir－Other Drugs

要点 阿扎那韦与 CYP 的关系与茚地那韦最接近，即本身主要由 CYP3A4 代谢，同时对 CYP3A4 有中度抑制作用。因此，凡是与茚地那韦发生相互影响的药物，与阿扎那韦也可发生相互影响。

有关药物 阿扎那韦通过抑制 CYP3A4 从而可使其血浓度升高且治疗范围狭窄的药物包括抗心律失常药胺碘酮（amiodarone）和普罗帕酮（propafenone），主要由 CYP3A4 代谢的某些麦角衍生物（ergot derivatives），三环类抗抑郁药地昔帕明（desipramine），丁酰苯类抗精神病药匹莫齐特（pimozide），苯二氮䓬类镇静催眠药地西泮（diazepam）、三唑仑（triazolam），及咪达唑仑（midazolam），阿片类镇痛药丁丙诺啡（buprenorphine），他汀类降脂药洛伐他汀（lovastatin），大环内酯类类抗生素克拉霉素（clarithromycin），利福霉素衍生物利福布汀（rifabutin）等。

阿扎那韦是否会通过诱导肝药酶从而加速其他药物的代谢，目前尚不清楚。

因诱导 CYP3A4 从而促进阿扎那韦代谢的药物主要有利福霉素衍生物利福平和利福布汀以及非核苷类反转录酶抑制剂奈韦拉平（nevirapine）和依法韦伦（依法韦恩茨；efavirenz）。抗癫痫药苯巴比妥、苯妥英（苯巴比妥和苯妥英对包括 CYP3A4 在内的某些 CYP 也有抑制作用），及卡马西平（卡马西平本身的代谢也有 CYP3A4 的参与）尽管对 CYP3A4 有诱导作用，但也兼有抑制作用，故相互影响的结果难以预料。

已经证实通过抑制 CYP3A4 从而使阿扎那韦血浓度明显升高的药物有利托那韦。利托那韦 100 mg 每日 1 次可使阿扎那韦 300 mg 每日 1 次的稳态 AUC 增加 1.5 倍，C_{min} 增加 5.5 倍（这也是低剂量利托那韦往往作为增效剂与阿扎那韦制成复方的原因）。

建议 上述第一类药物不应与阿扎那韦同时应用。如有必要的话，第二类药物中的利福布汀、依法韦伦，及奈韦拉平可与阿扎那韦同用，但阿扎那韦的需要量可能增加。利福平严禁与阿扎那韦同时应用，这不但因为两者的相互影响呈双向，而且因为它们之间的相互影响十分明显。

胃内容物的存在可增加阿扎那韦的吸收，因此建议餐时服药。抗酸药、H_2 受体拮抗剂，及质子泵抑制剂明显降低阿扎那韦口服后的血浓度（同时给予利托那韦可部分逆转这一影响），因此在没有利托那韦存在的情况下应避免同时给予上述药物（参见［阿扎那韦－奥美拉唑（渥米哌唑，洛赛克）]）。

［地瑞那韦（达卢那韦）/利托那韦－酮康唑][2]
Darunavir/Ritonavir－Ketoconazole

要点 Sekar 等对携带 HIV 的白种人健康志愿者进行的研究表明，当将复方地瑞那韦/利托那韦（400/100 mg 每日 2 次）与唑类抗真菌药酮康唑（200 mg 每日 2 次）同用时，与复方地瑞那韦/利托那韦单用相比，地瑞那韦的 AUC_{12}、C_{max}，及 C_{min} 分别增加 42%、21%，及 73%；酮康唑的 AUC_{12}、C_{max}，及 C_{min} 与单用相比则分别增加 212%、111%，及 868%（一般说来，凡是含有利托那韦的复方 HIV 蛋白酶抑制剂，都可使酮康唑的 AUC 增加）（Sekar et al，2008）。

有关药物 Sekar 等的研究结果也表明，同时应用 HIV 蛋白酶抑制剂地瑞那韦（400 mg 每日 2 次）和酮康唑（200 mg 每日 2 次），与地瑞那韦单用相比，可使其 $AUC_{0\sim12}$、C_{max}，及 C_{min} 分别增加 155%、78%，及 179%；酮康唑的药动学不受地瑞那韦的影响。有证据表明，同时应用利托那韦和酮康唑，利托那韦的血浓度很少或无改变，而酮康唑的血浓度可明显增加（比单用时增加 2.4 倍）。阿扎那韦、安普那韦，及复方洛匹那韦/利托那韦的血浓度也很少或不受酮康唑的影响，但酮康唑的血浓度有可能升高。

不管是地瑞那韦单用还是与酮康唑联用，利托那韦的药动学指标都无明显改变；单用地瑞那韦时，利托那韦的 $AUC_{0\sim12}$、C_{max}，及 C_{min} 分别为 7556 ng·h/ml、1232 ng/ml，及 215 ng/ml，加入酮康唑后，利托那韦的 $AUC_{0\sim12}$、C_{max}，及 C_{min} 分别为 8515 ng·h/ml、1368 ng/ml，及 287 ng/ml。

根据相互影响的机制推测，预料伊曲康唑（CYP3A4 的底物和抑制剂）、伏立康唑（CYP2C9、CYP3A4，及 CYP2C19 的底物和抑制剂），及氟康唑（CYP3A4 和 CYP2C9 的抑制剂）等唑类抗真菌药与地瑞那韦之间可发生类似相互影响，与地瑞那韦/利托那韦等复方蛋白酶抑制剂之间的类似相互影响也可发生，但相互影响的机制和程度有所不同。酮康唑与其他蛋白酶抑制剂之间的相互影响也参见［沙奎那韦－酮康唑]。

机制 唑类抗真菌药与 HIV 蛋白酶抑制剂之间的相互影响多呈双向，只是相互影响的程度有所不同。

酮康唑（以及部分其他唑类抗真菌药）和地瑞那韦（以及部分其他蛋白酶抑制剂）既是 CYP3A4 和 P-糖蛋白的底物，也是 CYP3A4 和（或）其他 CYP 和 P-糖蛋白的抑制剂，某些蛋白酶抑制剂尚可不同程度地诱导 CYP3A4（以及其他 CYP 或载体）。因此，两类药物联用时药动学的表现是这些因素间相互影响的综合结果。

酮康唑（以及其他唑类抗真菌药）对地瑞那韦等 HIV 蛋白酶抑制剂的影响可用其抑制 CYP3A4

（包括肝和肠道中的 CYP3A4；对肝中 CYP3A4 的抑制导致蛋白酶抑制剂的代谢减慢，而对肠道中 CYP3A4 的抑制则导致其吸收增加）以及 P-糖蛋白（增加全身性生物利用度）来解释。酮康唑之所以对利托那韦（以及阿扎那韦和安普那韦等）的血浓度无明显影响，可能与其对 CYP3A4 和（或）P-糖蛋白的亲和力不及后者有关。

建议 HIV 感染者的抗艾滋病治疗方案中往往需要酮康唑等唑类抗真菌药，以处理严重的系统性真菌感染（例如白色念珠菌病和组织胞浆菌病），剂量通常为 200 mg 每日 1～2 次口服。鉴于同时应用复方地瑞那韦/利托那韦和酮康唑可使酮康唑的血浓度升高，故建议酮康唑的剂量不应超过每日 200 mg。同时应用含有利托那韦的其他复方蛋白酶抑制剂（如洛匹那韦/利托那韦等）时，也应遵循该原则。地瑞那韦单用不影响酮康唑的药动学，故酮康唑的剂量无须调整。

尽管复方地瑞那韦/利托那韦与酮康唑同用时地瑞那韦的药动学有一定程度的改变，但其剂量无须调整。

[地瑞那韦（达卢那韦）-其他药物][1]
Darunavir－Other Drugs

要点 地瑞那韦是一种非肽类蛋白酶抑制剂，另一种蛋白酶抑制剂利托那韦（100 mg 每日 2 次）可使地瑞那韦（60 mg 每日 2 次）的 AUC 增加 13 倍。地瑞那韦在临床上可得到的唯一剂型是含有利托那韦的复方。饱腹增加该药的生物利用度，使其 AUC 增加 30％，因此建议进餐时口服。该药主要在肝中经由 CYP3A4 进行氧化代谢，仅有 8％以原形排泄于尿液中。由于其在临床上以含有利托那韦的复方出现，故可与多种药物发生相互影响；然而，大部分药动学以及药效学的相互影响可用利托那韦的药理特点加以解释，不过皮疹的发生多与地瑞那韦有关（据报道，接受地瑞那韦/利托那韦复方的患者高达 10％发生皮疹，推测与地瑞那韦结构中所含有的磺酰胺基团有关）。

有关药物 凡是可诱导 CYP3A4 的药物，都可加速地瑞那韦的代谢，削弱其作用，典型代表药物是利福平（rifampin）。有证据表明，非核苷类反转录酶抑制剂依法韦仑（efavirenz）600 mg 每日 1 次，可使复方地瑞那韦（300 mg）/利托那韦（100 mg）（每日 2 次）中的地瑞那韦 AUC 降低 13％。同属非核苷类反转录酶抑制剂的奈韦拉平（nevirapine）不知对地瑞那韦的血浓度有无影响，但鉴于奈韦拉平对 CYP3A4 同样有诱导作用，预料与地瑞那韦之间的类似相互影响也有可能发生。金丝桃（St. John's wort）是已知的 CYP3A4 诱导剂，证明可降低洛匹那韦的血浓度，预料也可使地瑞那韦的血浓度降低。

地瑞那韦（600 mg）/利托那韦（100 mg）每日 2 次，可使马拉韦罗（马拉维若；maraviroc；一种新型 CCR5 拮抗剂）的 AUC 增加 344％。

机制 如上所述，地瑞那韦主要经由 CYP3A4 代谢，而利福平是众所周知的酶诱导剂，故认为利福平通过诱导 CYP3A4，从而加速地瑞那韦经 CYP3A4 的代谢，是其削弱地瑞那韦作用的机制。依法韦仑使地瑞那韦 AUC 降低的机制与利福平雷同，但鉴于依法韦仑对 CYP3A4 有一定程度的抑制作用（包括竞争性抑制和非竞争性抑制），故可部分抵消其对 CYP3A4 的诱导所致地瑞那韦代谢的加速，因此相互影响的结果是多种因素的综合。奈韦拉平与地瑞那韦同属 CYP3A4 的底物，即皆主要经由 CYP3A4 代谢，故相互影响的方向和程度取决于对 CYP3A4 的诱导和竞争性抑制的综合结果。

地瑞那韦和马拉韦罗都是 CYP3A4 的底物，显然，后者 AUC 的增加是地瑞那韦竞争性抑制 CYP3A4 的结果（理论上地瑞那韦的 AUC 也应有所增加）。另外，马拉韦罗也是 P-糖蛋白的底物，故在该层面上的相互影响也可能是原因之一。

注 马拉韦罗是一种趋化因子受体拮抗剂（在抗艾滋病药的分类上属于侵入抑制剂），通过阻断 HIV 外壳蛋白 gp120 与 CCR5 趋化因子受体的结合而发挥作用。该药主要经由 CYP3A4 代谢，有报道表明，凡是对 CYP3A4 有抑制（包括竞争性抑制和非竞争性抑制）或诱导作用的药物都可与其发生明显的药动学相互影响。另外，有证据表明，大剂量（每日 600 mg）马拉韦罗可使 CYP2D6 底物异喹胍（debrisoquine）的血浓度升高。鉴于体内研究表明，马拉韦罗本身既不是 CYP 的诱导剂，也不是 CYP 的抑制剂，故目前对其升高异喹胍血浓度的现象尚不能给出满意的解释。另一种侵入抑制剂恩夫韦肽（enfuvirtide；是批准用于临床的抗反转录病毒药物中唯一必须非肠道给药者），在体内无明显代谢，已经证明利托那韦、沙奎那韦，及利福平等药物不改变其血浓度，与其他药物之间是否会发生相互影响，尚未见有临床报道。

建议　利福平以及金丝桃等 CYP3A4 诱导剂与地瑞那韦的同时应用应予避免。如有必要同时应用奈韦拉平或依法韦伦，地瑞那韦的需要量可能增加，但增加的幅度未标化。

与马拉韦罗单用时相比，在有地瑞那韦存在的情况下，前者的剂量需从单用时的 300 mg 每日 2 次减至 150 mg 每日 2 次（Flexner，2011）。

［替拉那韦－其他药物］[1]
Tipranavir－Other Drugs

要点　替拉那韦像地瑞那韦一样，也是一种非肽类 HIV 蛋白酶抑制剂，单用时口服生物利用度较低，故往往与利托那韦配成复方。与地瑞那韦（以及其他蛋白酶抑制剂）不同的是，替拉那韦复方中利托那韦的剂量较大，目前推荐的方案是替拉那韦 500 mg/利托那韦 200 mg 每日 2 次。像福森那韦和地瑞那韦一样，替拉那韦结构中也含有磺酰胺基团，故皮疹的发生率较高（参见［地瑞那韦（达卢那韦）－其他药物］）。

与其他蛋白酶抑制剂不同，替拉那韦明显诱导 P-糖蛋白的表达，故可使某些 P-糖蛋白底物（包括部分蛋白酶抑制剂）的 AUC 降低（Flexner，2011）。

有关药物　如上所述，替拉那韦往往与利托那韦配成复方用于临床，故与其他药物之间的相互影响也涉及利托那韦的影响（也参见［利托那韦－双硫仑（双硫醒，戒酒硫）］项下的有关内容）。替拉那韦像利托那韦一样，既是 CYP 的底物，也是 CYP 的抑制剂和诱导剂，可与许多药物发生药动学方面的相互影响。有证据表明，复方替拉那韦/利托那韦可使所有同时应用的蛋白酶抑制剂血浓度（AUC）降低 44%～76%（与其他药物之间的相互影响可参见有关章节）。

机制　替拉那韦和利托那韦都是 CYP3A4 的底物（即主要经由 CYP3A4 代谢。利托那韦的代谢尚有 CYP2D6 的参与），对 CYP3A4 以及 CYP2D6（可能还有其他 CYP）兼有诱导和抑制作用，故可与许多药物发生相互影响是不难理解的。然而，相互影响的方向和程度复杂多变，因同用药物的不同而明显不同。鉴于大部分蛋白酶抑制剂也是 P-糖蛋白的底物，因此，就替拉那韦/利托那韦复方降低其他蛋白酶抑制剂的 AUC 而论，可以认为主要起因于替拉那韦对 P-糖蛋白以及 CYP3A4 的诱导（由于利托那韦的存在，使替拉那韦的口服生物利用度明显增加，从而进一步增强了替拉那韦的酶诱导作用），但实际上是两者对酶诱导和抑制作用的综合结果。

建议　正在应用替拉那韦/利托那韦复方治疗期间，任何药物的同时应用都应谨慎；其他 HIV 蛋白酶抑制剂的同用应予避免。

［HIV 蛋白酶抑制剂－食品］[1]
HIV Protease Inhibitors－Food

要点　胃内容物的存在与否对 HIV 蛋白酶抑制剂吸收的影响，随药物的不同而不同。然而，总的说来不外三种情况。一是胃内容物的存在减少某些蛋白酶抑制剂的吸收，降低其口服生物利用度，二是促进某些蛋白酶抑制剂的吸收，增加其口服生物利用度，但也有一些蛋白酶抑制剂的吸收很少或不受胃内容物的影响（Flexner，2011）。

有关药物

Ⅰ　因胃内容物的存在而使其吸收增加的蛋白酶抑制剂①阿扎那韦（atazanavir）：胃内容物对阿扎那韦的吸收有明显影响。简单饮食（便餐）可使阿扎那韦的 AUC 增加 70%，高脂饮食可使其 AUC 增加 35%，因此建议该药进餐时口服（降低胃液酸度的药物可使其吸收减少，故在应用阿扎那韦治疗期间，避免同时应用质子泵抑制剂和 H_2 受体拮抗剂等降低胃液酸度的药物。当然，在有利托那韦存在时，可部分逆转此种影响，故无须刻意避免这些药物的同时应用）。②地瑞那韦（达卢那韦：darunavir)：胃内容物的存在可使口服地瑞那韦的 AUC 增加 30%，因此要求必须在进餐时服用。利托那韦可使口服地瑞那韦的生物利用度增加，使其 AUC 增加高达 13 倍，故通常与利托那韦组成复方。③奈非那韦（nelfinavir）：胃内容物的存在明显影响奈非那韦的吸收，不管是普通饮食，高热卡饮食，还是高脂饮食。中等脂肪餐可使口服奈非那韦的 AUC 增加 1~2 倍，高脂饮食使其血浓度升高更明显。由于奈非那韦的吸收存在明显差异，所以导致奈非那韦血浓度的个体间和个体内差异巨大，这就使其吸收的程度难以预测（不管是饱腹还是空腹服用，都难以预测其吸收程度），加之利托那韦不能明显改善其药动学，故其临床应用日渐减少。④沙奎那韦（saquinavir）：由于沙奎那韦有广泛的首过代谢，故其口服生物利用度很低（~4%），也因此通常需要与增效剂利托那韦配伍应用（低剂量利托那韦可使其口服 AUC 增加 20~30 倍）。普通饮食对口服沙奎那韦的生物利用度无明显影响，但高脂饮食可使其 AUC 明显增加（可高达 570%），然而，为增加其生物利用度而采用高脂饮食显然是不得当的，这不单是因为高脂饮食所致的生物利用度增加难以预测，而且因为沙奎那韦（以及利托那韦等蛋白酶抑制剂）本身可导致脂质代谢障碍，从而加重高脂饮食所带来的有害影响。

Ⅱ 因胃内容物的存在而使其吸收减少的蛋白酶抑制剂仅有茚地那韦（indinavir）。与其他蛋白酶抑制剂不同，胃内容物的存在可使茚地那韦的口服生物利用度明显降低（不管是高热卡饮食还是高脂饮食），血浓度降低高达 75%，因此要求必须空腹服用（与利托那韦联用可部分抵消胃内容物对茚地那韦吸收的影响。小量便餐后口服，对其吸收的影响也相对较小）。茚地那韦有导致肾石病以及其他肾毒性的副作用，加之与其他蛋白酶抑制剂相比无什么显著优点，故临床应用已不那么广泛。如果应用，通常需与利托那韦以及核苷类反转录酶抑制剂配伍。

Ⅲ 其吸收很少或不受胃内容物影响的蛋白酶抑制剂①利托那韦（ritonavir）：胃内容物对利托那韦吸收的影响轻微，但随剂型的不同而有所不同。胶囊型进餐时口服，其总的吸收增加 13%，而溶液型进餐时口服，则其生物利用度减少 7%。可见不管是增加还是减少，幅度都不大。然而，该药药动学的个体间差异较大，每 12 小时给予 600 mg 胶囊型利托那韦的患者，其谷浓度的差异可达 6 倍。正是由于胃内容物对利托那韦吸收的影响较小，且其对 CYP3A4 有明显抑制作用，故常将其作为增效剂，与其他蛋白酶抑制剂配成复方，以增强抗病毒作用。②福沙那韦（膦沙那韦；fosamprenavir）：福沙那韦是安普那韦的前药，胃内容物对其药动学无明显影响，故对药物的服用无饱腹或空腹等要求。③洛匹那韦（lopinavir）：胃内容物对洛匹那韦的口服生物利用度影响轻微（但中脂饮食可使其口服后 AUC 增加 27%），因此，像福沙那韦一样，对其服用无饱腹和空腹之要求。由于该药有广泛的首过代谢，单用时血浓度极低，故通常与利托那韦联用。洛匹那韦/利托那韦按 4:1 的比例联用，可使两者口服后的血浓度达到 20:1，说明利托那韦抑制洛匹那韦经 CYP3A4 代谢的作用非常显著。与 400 mg 洛匹那韦单用相比，加用 50 mg 利托那韦可使其 AUC 增加 77 倍，而 100 mg 利托那韦则使其 AUC 增加 155 倍。利托那韦对洛匹那韦口服生物利用度的明显影响，是两者制成复方的药理基础。

饮食对核苷/核苷酸类反转录酶抑制剂的生物利用度多无影响，但去羟肌苷例外。除了在酸性环境中不稳定外，胃内容物的存在可使去羟肌苷的生物利用度（AUC）降低 55%，因此，所有含去羟肌苷的制剂都必须在餐前至少 30 分钟或餐后至少 2 小时口服（有关细节也参见［去羟肌苷（双脱氧肌苷，地丹诺辛）-食品］）。当与其他必须在进餐时口服的抗反转录病毒药联用时（如上述的蛋白酶抑制剂阿扎那韦、地瑞那韦，及奈非那韦等），去羟肌苷的这一特点使得服药变得极为不便（这种情况下必须分服）。尽管高脂饮食可延缓齐多夫定的吸收，且使替诺福韦的 AUC 增加 39%，但对这两种药物的应用无空腹、饱腹或饮食结构的要求。

饮食对非核苷类反转录酶抑制剂的影响随药物的不同而不同。到目前为止，已获准用于临床的非核苷类反转录酶抑制剂主要有 4 种。饱腹可使口服依曲韦林（etravirine）的 AUC 增加 50%，因此建议进餐时或餐后立即口服。普通饮食对地拉韦定（delavirdine）的吸收无影响，故对其应用也无饮食要求，但抗酸药，如 H_2 受体拮抗剂和质子泵抑制剂以及胃酸缺乏者可减少其吸收。尽管高脂饮食可使依法韦伦的生物利用度（AUC）增加 22%，但对其应用没有服用时间和饮食结构的要求。无论是空腹、饱腹还是抗酸药，都不影响奈韦拉平的吸收。

尽管饱腹可使侵入抑制剂马拉韦罗（maraviroc；一种新型 CCR5 拮抗剂）的生物利用度增加

50％，但鉴于进行临床疗效试验时未予饮食限制，故对服用时间和饮食结构无要求。另一种侵入抑制剂恩夫韦肽（enfuvirtide）仅供非肠道应用（恩夫韦肽也是到目前为止唯一获准必须注射给予的抗反转录病毒药），不涉及口服生物利用度的问题。尽管中高脂饮食可使整合酶抑制剂雷特格韦（拉替拉韦；raltegravir）的生物利用度（AUC）增加 1 倍，即使低脂饮食也可使其生物利用度增加 46％，但对其应用时间和饮食结构无要求，因临床疗效试验没有限制饮食。

建议　胃内容物以及饮食结构对某些 HIV 蛋白酶抑制剂的口服生物利用度有明显影响，因此，了解各种蛋白酶抑制剂的特点对指导临床用药有重要意义。鉴于大部分蛋白酶抑制剂具有导致脂质代谢异常或升高血脂的特点，因此，中高脂饮食显然不适合于正在应用这类药物治疗的患者（尽管中高脂饮食可改善某些药物的生物利用度），对那些原本有血脂异常的患者，更会带来意想不到的严重后果。

对绝大多数种类的药物而论，同类药物通常不联用，但蛋白酶抑制剂例外，低剂量利托那韦作为增效剂与其他一些蛋白酶抑制剂制成的复方已属常规。

第四节　侵入抑制剂

[阿普韦罗－洛匹那韦/利托那韦][2]
Aplaviroc－Lopinavir/Ritonavir

要点　Adkison 等对健康志愿者进行的研究表明，单剂（100 mg）利托那韦使单剂试验量阿普韦罗（50 mg 口服）的 $AUC_{0\sim\infty}$ 增加 1.1 倍（90％CI：0.9，1.4）。反复应用阿普韦罗（400 mg 每日 2 次计 7 天）和洛匹那韦/利托那韦（400 mg/100 mg 每日 2 次计 7 天），对阿普韦罗的影响更为明显，可使其 AUC、C_{max}，及 C_{min} 分别增加 6.7 倍（90％CI：5.4，8.3）、5.2 倍（90％CI：3.8，7.1），及 6.1 倍（90％CI：4.6，8.0）。洛匹那韦的 AUC 和 C_{max} 无改变，利托那韦的 AUC 和 C_{max} 略有增加（分别为 28％和 32％）。然而，三者的同时应用可充分耐受，不良事件少见且轻微，最常见者是自限性的胃肠道不良反应（Adkison et al，2006）。

有关药物　根据相互影响的机制推测，所有 HIV 蛋白酶抑制剂与阿普韦罗（分类上属于 CCR5 受体拮抗剂，如下述）之间都会发生类似相互影响，但使其 $AUC_{0\sim\infty}$ 增加的程度明显不同。

宏观上侵入抑制剂可分两类，一类是趋化因子受体 5（CCR5）拮抗剂，另一类是融合抑制剂。同属 CCR5 受体拮抗剂的马拉韦罗（maraviroc；马拉韦罗像阿普韦罗一样，属于趋化因子受体拮抗剂，可与趋化因子受体 CCR5 结合，抑制病毒 gp120 的结合，从而发挥抗病毒作用）经由 CYP3A（主要是 CYP3A4）代谢（也是 P-糖蛋白的底物），预料与洛匹那韦/利托那韦可发生类似相互影响。尽管已经证明马拉韦罗主要经由 CYP3A4 代谢，但 Abel 等在健康受试者中进行的 3 项随机化双盲安慰剂对照研究表明，马拉韦罗对咪达唑仑、复方炔雌醇/左炔诺孕酮，及复方拉米夫定/齐多夫定的药动学无明显影响（Abel et al，2008），可见马拉韦罗与 CYP3A4 的亲和力不高，这也可能是马拉韦罗对其他药物很少造成明显影响的原因，但马拉韦罗受其他药物影响的可能性依然存在（参见［马拉韦罗－沙奎那韦/利托那韦]）。另一种 CCR5 受体拮抗剂 MRK-1 与利托那韦之间的类似相互影响已经证实（参见［MRK-1－利托那韦]）。

enfuvirtide 也是一种侵入抑制剂，但其抗病毒作用机制与上述 CCR5 拮抗剂有明显不同，该药通过抑制病毒与细胞膜的融合而发挥作用，仅供非肠道应用（enfuvirtide 也是到目前为止唯一获准必须注射给予的抗反转录病毒药）；本身在体内无明显代谢，已经证明其血浓度不受利托那韦、沙奎那韦，及利福平等的影响，它对其他药物的血浓度有无影响尚不清楚。

机制　临床前和体外研究表明，阿普韦罗的体内过程可能涉及多种酶和载体，包括 CYP3A、CYP2C19、UGT，及 P-糖蛋白，对这些酶或载体的抑制或诱导会使其血浓度成倍增加或降低。已知利托那韦和洛匹那韦既是 CYP3A4 的底物，也是 CYP3A4 的抑制剂，对 CYP2D6、2C9、2C19，及 2B6 也有一定抑制作用（但对这些 CYP 的抑制作用远远弱于对 CYP3A4 的抑制作用），另外，对某些酶和载体尚有诱导作用（包括 CYP3A4、CYP2C9、UGT，及 P-糖蛋白）。因此有人认为，利托那韦和洛匹那韦对阿普韦罗的净影响，实际上是对上述酶和载体抑制和诱导作用的综合结果。然而，根据目前可得到的资料推测，利托那韦和洛匹那韦通过抑制肠道和肝的 CYP3A4，从而干扰阿普韦罗的首过代谢，是该影响的主要机制。最后，有证据表明，洛匹那韦对 P-糖蛋白和有机阴离子转运多肽有抑制作用，这也可能部分左右着对阿普韦罗的影响。

建议 尽管按照 Adkison 等的剂量方案受试者可充分耐受，但他们认为仍有必要在 3 期临床试验中进行进一步更为长期的研究观察，以确定此种联合的安全有效性，探讨这一研究结果是否也适用于利托那韦与其他 HIV 蛋白酶抑制剂制成的复方。

［马拉韦罗－利福平（甲哌利福霉素，利米定）］[2]
Maraviroc－Rifampin（Rifampicin）

要点 Abel 等在健康受试者中进行的随机化安慰剂对照研究表明，同时应用侵入抑制剂马拉韦罗（一种 CCR5 受体拮抗剂）100 mg 每日 2 次和利福平 600 mg 每日 1 次（在开始应用马拉韦罗后第 2 周开始给予利福平），在给利福平第 2 周后可使马拉韦罗的 AUC_{12} 和 C_{max} 明显降低（达 50％以上）。将马拉韦罗的剂量增加至 200 mg 每日 2 次，可补偿利福平的这一影响（Abel et al，2008）。

有关药物 根据该影响的机制推测，同属利福霉素衍生物的利福定、利福喷汀，及利福布丁等与马拉韦罗之间可发生类似相互影响，但影响的程度弱于利福平。同样，利福平与另外两种 CCR5 受体拮抗剂阿普韦罗（aplaviroc）和 MRK-1 之间的类似相互影响也可发生。

Abel 等在同一项研究中证明，依法韦伦（efavirenz；属于非核苷类反转录酶抑制剂）对马拉韦罗的药动学可产生类似影响（影响程度弱于利福平，影响机制也有所不同）。Pozniak 等对 HIV 阳性患者进行的研究表明，包含蛋白酶抑制剂和依法韦伦的治疗方案与仅含有蛋白酶抑制剂的方案相比，马拉韦罗的 AUC_{12} 和 C_{max} 可降低 50％以上，进一步说明依法韦伦对马拉韦罗体内过程的诱导作用。然而，Pozniak 等研究结果表明，同属非核苷类反转录酶抑制剂的奈韦拉平仅使马拉韦罗的 C_{max} 略有增加（增加 50％），对 AUC_{12} 无明显影响（Pozniak et al，2008）。

预料其他 CYP3A4 诱导剂也可加速马拉韦罗的代谢和（或）降低马拉韦罗的口服生物利用度（有关内容也参见［马拉韦罗－沙奎那韦/利托那韦］），从而有可能削弱马拉韦罗的作用。

机制 在应用马拉韦罗 1 周后给予利福平，目的是测定利福平对稳态浓度下马拉韦罗的影响。因为对酶的诱导作用多在 2 周左右达高峰，因此在给予利福平 2 周后测定马拉韦罗的 AUC_{12} 和 C_{max}。已知马拉韦罗是 CYP3A4 和 P-糖蛋白的底物（其在体内的过程也可能有其他酶或载体的参与），口服生物利用度仅有 23％～33％，故容易受 CYP3A4 和 P-糖蛋白抑制剂以及诱导剂的影响。利福平是多种 CYP（包括 CYP3A4）和 P-糖蛋白的强效诱导剂，因此认为，利福平诱导 CYP3A4 和 P-糖蛋白是马拉韦罗 AUC_{12} 和 C_{max} 明显降低的原因（既涉及清除的加速，也涉及生物利用度的降低）。

依法韦伦的代谢由 CYP2B6（为主）和 CYP3A4 负责，对 CYP3A4 兼有诱导和抑制作用，但诱导作用更明显，故对马拉韦罗的净影响是 AUC_{12} 和 C_{max} 降低（有证据表明，依法韦伦对 P-糖蛋白无诱导作用）。推测奈韦拉平对马拉韦罗药动学无明显影响的原因可能与其对 CYP3A4 诱导作用和抑制作用互相抵消有关（如此说来，在联用之初有可能使马拉韦罗的 C_{max} 增加，这与 Pozniak 等的研究结果相符）。

建议 HIV 感染者通常需要接受复杂的治疗方案，在某些情况下与利福平等诱导剂的联用难以避免。利福平对马拉韦罗的影响明显，故有可能削弱马拉韦罗的作用。然而，通过适当增加马拉韦罗的剂量（如将剂量加倍）或加用 HIV 蛋白酶抑制剂等措施可补偿利福平造成的影响。

［马拉韦罗－沙奎那韦/利托那韦］[2]
Maraviroc－Saquinavir/Ritonavir

要点 Abel 等在健康受试者中进行的随机化安慰剂对照研究表明，同时应用侵入抑制剂马拉韦罗（一种 CCR5 受体拮抗剂）和复方沙奎那韦/利托那韦，可使马拉韦罗的 AUC 增加 7.3 倍。

有关药物 Abel 等的研究结果表明，沙奎那韦、复方洛匹那韦/利托那韦、阿扎那韦（atazana-vir）、复方阿扎那韦/利托那韦，及利托那韦等，与马拉韦罗之间都可发生类似相互影响，导致马拉韦罗的 C_{max} 和 AUC 不同程度的增加（从 1～3 倍不等），但都不如马拉韦罗和复方沙奎那韦/利托那韦之间的相互影响明显。Abel 等在同一研究中证实，复方替拉那韦（tipranavir）/利托那韦对稳态下（每日给药 1 次，达到马拉韦罗的稳态血浓度需时 1 周）马拉韦罗的药动学无影响（Abel et al，2008）。

根据该影响的机制推测，所有蛋白酶抑制剂都可与马拉韦罗发生类似相互影响，但相互影响的程度有明显不同。蛋白酶抑制剂的代谢都涉及 CYP3A4（利托那韦的代谢也涉及 CYP2D6，奈非那韦的代谢以 CYP2C19 为主，CYP3A4 为次），对 CYP3A4 的抑制程度依次为利托那韦≥洛匹那韦（lopinavir）＞茚地那韦＝福沙那韦（fosamprenavir）＝阿扎那韦（atazanavir）＝安普那韦（am-prenavir）＝奈非那韦＞沙奎那韦。然而，鉴于利托那韦、奈非那韦，洛匹那韦等对 CYP3A4（或其他代谢酶）有不同程度的诱导作用，因此对 CYP3A4 的抑制作用会不同程度上被抵消。例如，沙奎那韦对 CYP3A4 的抑制作用最弱，但对马拉韦罗的影响反倒比利托那韦明显。

根据相互影响的机制以及代谢途径的类似性推测，复方沙奎那韦/利托那韦与 CCR5 受体拮抗剂阿普韦罗和 MRK-1 之间的类似相互影响也可发生。但与融合抑制剂恩夫韦肽（enfuvirtide；同属侵入抑制剂）之间不会发生类似相互影响（也参见［阿普韦罗－洛匹那韦/利托那韦]）。

机制 Hyland 等采用人肝微粒体和重组 CYP 进行的研究表明，马拉韦罗的处置主要涉及 CYP3A4 和 P-糖蛋白，CYP2B6 和 CYP3A5 的也有轻微影响，其他 CYP（包括 CYP1A2、CYP2C8/2C9/2C19，及 CYP2D6）与马拉韦罗的代谢无关。然而，由于 CYP2B6 和 CYP3A5 对代谢的贡献不足 CYP3A4 的 1/10，因此，他们认为这两种酶对马拉韦罗与其他药物间的相互影响无什么重要临床意义（Hyland et al，2008）。另外，马拉韦罗在临床治疗量时 P-糖蛋白即饱和，故 P-糖蛋白途径在马拉韦罗与其他药物之间的相互影响中仅起次要作用（当然，这些看上去不太明显的影响，对那些治疗窗狭窄或毒性较大的药物，仍有可能造成严重损害）。

沙奎那韦和利托那韦既是 CYP3A4 的底物，又是 CYP3A4 的抑制剂，像大多数 CYP3A4 抑制剂一样，对 P-糖蛋白也有一定抑制作用。另外，利托那韦对某些酶和载体可能既有抑制作用，也有诱导作用。这是利托那韦对某些 CYP3A4 底物无明显影响的原因（抑制和诱导作用造成的影响互相抵消，但在用药之初可能表现为抑制作用）。最后，某些 HIV 蛋白酶抑制剂对 CYP3A4 底物的影响随着用药的持续可逐渐减弱（Abel 等的研究结果明确证实了这一点），这可能与诱导作用的出现较晚有关（直接抑制作用可在给药后不久发生，而诱导作用通常需时 1 周左右才逐渐显现出来）。沙奎那韦/利托那韦复方之所以对马拉韦罗的影响比其他利托那韦复方更明显，也许与沙奎那韦对 CYP 无诱导作用有关。

至于复方替拉那韦/利托那韦对马拉韦罗的 AUC 无影响的原因，目前的解释是，尽管替拉那韦和利托那韦都是 CYP3A4 和 P-糖蛋白的底物、抑制剂，及诱导剂，但两者联用时的净影响表现为对 CYP3A4 的抑制和 P-糖蛋白的诱导，这两种作用对马拉韦罗的影响可互相抵消，因此在稳态时马拉韦罗的 AUC 无改变。

建议 尽管 HIV 蛋白酶抑制剂对马拉韦罗的 AUC 有不同程度的影响，而且有些还十分明显，但可通过适当下调马拉韦罗的剂量抵消这一影响，而不妨碍进一步治疗。

到目前为止可得到的资料表明，马拉韦罗与其他药物间的相互影响仅为单向，即马拉韦罗不会影响其他药物的药动学。故如发生相互影响，只对马拉韦罗的剂量进行调整即可。

［MRK-1－利托那韦][3]
MRK-1－Ritonavir

要点 Kumar 等采用大白鼠和猴进行的研究表明，新型抗 HIV-1 趋化因子受体 5（CCR5）拮抗剂 MRK-1（属于侵入抑制剂）与利托那韦之间可发生相互影响，相互影响的结果是前者的 AUC 增加，血浓度升高。利托那韦在 2～10 mg/kg 范围内，MRK-1 口服生物利用度的增加与利托那韦的剂量有关；同时给予 10 mg/kg 利托那韦，MRK-1 的 AUC 增加 5 倍（Kumar et al，2003）。

有关药物　利托那韦与其他侵入抑制剂（如 CCR5 受体拮抗剂阿普韦罗和马拉韦罗以及融合抑制剂恩夫韦肽）之间以及 MRK-1 与其他 HIV 蛋白酶抑制剂之间的相互影响参见［阿普韦罗－洛匹那韦／利托那韦］。

机制　利托那韦抑制 CYP3A4（为主）和 P-糖蛋白，从而减少 MRK-1 的清除，增加其胃肠吸收，是 MRK-1 AUC 增加、血浓度升高的原因。

建议　两者都可用于艾滋病（AIDS，获得性免疫缺陷综合征）的治疗，联用时对 MRK-1 的影响显著。就目前可得到的资料，尚不能提出合理化的建议以指导 MRK-1 的临床应用。

第五节　整合酶抑制剂

［多替格韦（度鲁特韦，多替拉韦）－依法韦伦（依法韦恩茨）][2]
Dolutegravir（Tivicay；GSK1349572；1051375-16-6）－Efavirenz

要点　Song 等对 12 名健康受试者进行的一项交叉研究表明，同时应用非核苷类反转录酶抑制剂依法韦伦，与多替格韦单用相比（先用多替格韦 50 mg 每日 1 次计 5 天，然后加用依法韦伦 600 mg 每日 1 次计 14 天），可使后者的 AUC、C_{max}，及 C_{min} 分别降低 57％、39％，及 75％（Song et al，2014）。

有关药物　有证据表明，同属非核苷类反转录酶抑制剂的依曲韦林（etravirine）对多替格韦的药动学可产生类似影响。

Song 等对 18 名健康受试者进行的另一项交叉研究表明，同时应用替拉那韦／利托那韦（tipranavir/ritonavir；500 mg/200 mg）复方，可使多替格韦的 AUC、C_{max}，及 C_T 分别降低 59％、46％，及 76％。根据提出的机制推测，凡是对 UGT1AI 和（或）CYP3A4 有诱导作用的药物（如利福平和苯妥英等），与多替格韦之间都可发生类似相互影响。

同样，凡是经由 UGT1A1 和（或）CYP3A4 代谢的整合酶抑制剂，与依法韦伦之间的类似相互影响也可发生。同属整合酶抑制剂的雷特格韦（拉替拉韦）与依法韦伦之间的类似相互影响已经证实，但对其影响的程度弱于对多替格韦的影响程度（也参见［雷特格韦（拉替拉韦）－其他药物］）。

机制　多替格韦主要经由 UGT1A1 代谢，也有极少部分（不足 10％）的氧化代谢涉及 CYP3A4。依法韦伦的代谢以 CYP2B6 为主，CYP3A4 次之；对 CYP3A4 和 UGT 有诱导作用，对 CYP3A4 有某种程度的抑制作用。因此认为，该影响起因于依法韦伦对 UGT1A1 的诱导以及对 CYP3A4 诱导和抑制作用的综合结果。

替拉那韦／利托那韦单次应用可抑制 CYP3A4/5 以及肠道 P-糖蛋白，但反复多次应用，则可诱导 CYP3A4/5、UGT，及 P-糖蛋白。同时应用替拉那韦／利托那韦，可使洛匹那韦、沙奎那韦，及安普那韦的谷浓度分别降低 52％、80％，及 56％，也说明这一复方对药物代谢酶的诱导作用。因此认为，替拉那韦／利托那韦对多替格韦的影响可能起因于前者对 CYP3A4 以及 UGT1A1 的诱导。

建议　多替格韦是一种抗艾滋病新药，2013 年获 FDA 批准用于 HIV-Ⅰ 感染者的初治和复治。Ⅲ期临床试验表明其抗病毒效果良好，然而由于其问世时间较短，故包括药物相互影响在内的临床应用经验有待进一步积累。

到目前为止，尚未见有因同时应用 UGT1A1 抑制剂或 CYP3A4 抑制剂而需要调整多替格韦剂量的报道。体外研究表明，多替格韦本身对 CYP、UGT1A1/2B7、P-糖蛋白，及 OATP 无明显抑制作用，对 CYP3A4/1A2 以及 CYP2B6 无诱导作用，故不会影响其他药物的药动学。因此，就目前可得到的资料看，临床上需要注意的主要是同用的其他药物是否会削弱多替格韦的作用。

Song 等根据他们的研究结果建议，如果同时应用依法韦伦或替拉那韦／利托那韦（在他们所采用的替拉那韦／利托那韦复方中，作为增效剂的利托那韦不是常用的 100 mg，而是 200 mg，原因在于替拉那韦与利托那韦联用时，与其他蛋白酶抑制剂相比，可使利托那韦的血浓度降低约 40％），多替格韦的剂量应从 50 mg 每日 1 次增加至 50 mg 每日 2 次（不建议 100 mg 每日 1 次）。

［雷特格韦（拉替拉韦）–法德瑞韦］[3]

Raltegravir–Faldaprevir

要点　Joseph 等对 24 名健康受试者进行的一项研究表明，同时应用法德瑞韦可使雷特格韦的 AUC_{ss} 平均增加 1.7 倍，$C_{max,ss}$ 平均升高 1.2 倍，雷特格韦葡糖醛酸化物的 AUC_{ss} 和 $C_{max,ss}$ 也有类似改变，但不良事件发生率无明显差别。UGT1A1 多态性可左右该相互影响的程度。Joseph 等对他们的受试者进行基因分型发现，纯合子野生型 UGT1A1 * 1/ * 1 个体 AUC_{ss} 增加 1.63 倍，$C_{max,ss}$ 升高 1.22 倍；杂合子变异型 UGT1A1 * 1/ * 28 个体 AUC_{ss} 增加 1.39 倍，$C_{max,ss}$ 升高 1.17 倍；纯合子变异型 UGT1A1 * 28/ * 28 个体 AUC_{ss} 增加 2.79 倍，$C_{max,ss}$ 升高 2.70 倍（Joseph et al, 2015）。

有关药物　根据提出的机制推测，C 型肝炎病毒（HCV）NS5B 聚合酶抑制剂达沙布韦（dasabuvir；是 CYP2C8/3A4/2D6 以及 P-糖蛋白和 BCRP 的底物，明显抑制 UGT1A1 和 OATP1B1）以及 HCV NS5A 复制复合体抑制剂奥比他韦（ombitasvir；CYP3A4、P-糖蛋白，及 BCRP 的底物，对 CYP2C8 和 UGT1A1 有明显抑制作用）与雷特格韦之间可发生类似相互影响。

尽管其他抗 HCV 药与雷特格韦之间是否会发生类似相互影响尚不清楚，但大部分此类药物是 CYP3A4 的底物，故与 CYP3A4 抑制剂和（或）诱导剂有可能发生相互影响。这些药物包括①HCV NS3/4A 蛋白酶抑制剂特拉瑞韦（telaprevir；替拉瑞韦；主要由 CYP3A4 代谢，对 CYP3A4 有强效抑制作用）、波塞瑞韦（boceprevir；CYP3A4 的底物和抑制剂）、帕利瑞韦（paritaprevir；CYP3A4、P-糖蛋白，及 OATP1B1/3 的底物，对肝 CYP3A4 和肠 P-糖蛋白以及 BCRP 有明显抑制作用，也明显抑制 OATP1B1/3），及西米普韦（simeprevir；CYP3A4 和 P-糖蛋白的底物，中度抑制 OATP1B1、MRP2、肠道 CYP3A4，及 P-糖蛋白）；②HCV NS5B 聚合酶抑制剂索非布韦（sofosbuvir；是 P-糖蛋白和 BCRP 的底物，对 P-糖蛋白有轻微抑制作用）；③NS5A 复制复合体抑制剂雷迪帕韦（ledipasvir；P-糖蛋白以及 BCRP 的底物和抑制剂）以及达拉他韦（daclatasvir；CYP3A4、P-糖蛋白、OATP1B1 和 BCRP 的底物和中度抑制剂）。

根据体内过程的类似性以及相互影响的机制推测，另一种 HIV 整合酶抑制剂多替格韦（dolutegravir；主要经由 UGT1A1 代谢，也有极少部分的氧化代谢涉及 CYP3A4）与法德瑞韦之间的类似相互影响也可发生。同属整合酶抑制剂的埃替格韦（主要经 CYP3A4 代谢，只有极少部分在 UGT1A1/3 的作用下与葡糖醛酸络合）与法德瑞韦之间不太可能发生类似相互影响，即使发生也不会太明显。

机制　法德瑞韦是 CYP3A 和 P-糖蛋白的微弱抑制剂，对 UGT1A1 有比较明显的抑制作用，故经由 UGT1A1 代谢的药物可与之发生相互影响。已知雷特格韦是 P-糖蛋白的底物，主要经由 UGT1A1 代谢清除。因此认为，法德瑞韦通过抑制 UGT1A1 和 P-糖蛋白，从而阻碍雷特格韦的代谢，增加雷特格韦的口服生物利用度，是后者药动学改变的机制；然而，由于雷特格韦及其葡糖醛酸化物血浓度和 AUC 的变化相当，故对 P-糖蛋白的抑制作用可能是主要原因。

建议　HIV 阳性者伴有 HCV 感染的发病率日益增加。当存在 HIV/HCV 混合感染时，有效治疗 HCV 感染显得极为重要。在这种情况下，需要联合应用抗 HCV 药和抗反转录病毒药。

目前用于抗 HCV 的药物主要包括 HCV NS3/4A 蛋白酶抑制剂、HCV NS5B 聚合酶抑制剂，及 NS5A 复制复合体抑制剂，如上述。用于 HIV-1 感染的治疗药物主要包括①核苷类/核苷酸类反转录酶抑制剂；②非核苷类反转录酶抑制剂；③蛋白酶抑制剂；④整合酶抑制剂；⑤侵入抑制剂：包括 CCR5 受体拮抗剂阿普利罗和马拉韦罗以及融合抑制剂恩夫韦肽（enfuvirtide）等。这些药物往往需要联用，已有许多剂量固定的复方制剂用于临床。各类抗 HIV 药之间即可发生复杂的药动学相互影响，联用抗 HCV 药后，使药物的相互影响变得更为复杂，这给临床合理用药提出严峻挑战。

抗 HCV 药与抗反转录病毒药之间主要起因于 UGT 以及 P-糖蛋白抑制或诱导作用的药物相互影响不多。尽管雷特格韦–法德瑞韦之间确实存在某种程度的相互影响，但未见不良事件发生率的升高，加之雷特格韦的安全范围相对较宽，因此认为两者的联用无须刻意避免。然而，两者联用期间如发现不良反应发生率升高，或严重程度增加，应考虑到有可能是两者的相互影响引起。

许多抗 HCV 药（如特拉瑞韦、波塞瑞韦，及西米普韦等）不适合与抗反转录病毒药联用，主要原因在于这些药物的代谢涉及 CYP3A4，而大部分抗反转录病毒药对 CYP3A4 有抑制作用。索非布韦和雷迪帕韦的代谢不涉及 CYP，但它们都是 P-糖蛋白的底物，故不建议与替拉那韦/利托那韦复方联用。

［雷特格韦（拉替拉韦）－其他药物］[1]
Raltegravir－Other Drugs

要点   雷特格韦在分类和作用机制方面都与 HIV 蛋白酶抑制剂不同。该药像多替格韦一样，属于整合酶抑制剂，通过阻断 HIV 编码的整合酶的催化作用，防止病毒 DNA 与宿主的染色体整合，从而发挥抗病毒作用。也正是因为它独特的作用机制，使其对其他种类抗反转录病毒药耐药的病毒仍然有效。高脂饮食可使其表观生物利用度（AUC）增加 1 倍，而低脂饮食则使其 AUC 降低 46%，但临床应用中对饮食无什么要求（Flexner，2011）。

有关药物   根据雷特格韦的代谢途径推测，凡是对 UGT1A1 有诱导或抑制作用的药物，都可加速或阻碍雷特格韦的代谢。有证据表明，同时应用 HIV 蛋白酶抑制剂阿扎那韦（atazanavir），可使雷特格韦的 AUC 增加 41%～72%，$C_{12 h}$ 增加近 1 倍。同时应用核苷酸类反转录酶抑制剂泰诺福韦（tenofovir；替诺福韦），可使雷特格韦的 AUC 增加 49%。同时应用肝药酶诱导剂利福平（rifampin），则使雷特格韦的 AUC 明显降低。

体外研究表明，雷特格韦对肝药酶既无明显的诱导作用，也无明显的抑制作用，故对同用药物的药动学不会产生显著影响。

机制   已知雷特格韦是 UGT1A1 的底物，主要经由 UGT1A1 代谢。阿扎那韦是 UGT1A1 的中度抑制剂（阿扎那韦是 CYP3A4 的底物，且对 CYP3A4 有一定抑制作用，但与该影响无关），因此认为，阿扎那韦抑制 UGT1A1，从而阻碍雷特格韦的代谢，是雷特格韦 AUC 增加的机制。泰诺福韦使雷特格韦 AUC 增加的确切机制尚不清楚，因未曾证实它对 UGT1A1 有抑制作用（有关细节也参见［去羟肌苷（双脱氧肌苷，地丹诺辛）－泰诺福韦（替诺福韦）］）。利福平诱导 UGT1A1，从而加速雷特格韦的代谢，是后者 AUC 降低的原因。

建议   雷特格韦对 UGT1A1 诱导剂和抑制剂的影响都比较敏感，故建议尽可能避免与这些药物同时应用。有报道说，如果必须同时应用酶诱导剂利福平，应将雷特格韦的剂量从 400 mg 每日 2 次增加至 800 mg 每日 2 次，但尚无充分的临床资料证实这一联用方案的可行性。

［埃替格韦（埃替拉韦）＋考西司他＋恩曲他滨＋替诺福韦－食物］[2]
Elvitegravir/Cobicistat/Emtricitabine/Tenofovir－Food

要点   Shiomi 等对 11 名 HIV 阴性健康受试者进行的一项开放性随机化 3 阶段交叉研究表明，空腹状态下单次口服含有埃替格韦、考西司他、恩曲他滨，及富马酸替诺福韦（150 mg/150 mg/200 mg/300 mg）的复方片剂，与标准早餐后 5 分钟内服用相比，埃替格韦的 C_{max} 降低 55%，$AUC_{0\sim\infty}$ 减少 50%，替诺福韦的 C_{max} 和 $AUC_{0\sim\infty}$ 都降低 28%；标准早餐或富含蛋白质的饮品后 5 分钟内服用，埃替格韦和替诺福韦的生物利用度无明显差别。在上述 3 种情况下，考西司他和恩曲他滨的药动学都无明显改变（Shiomi et al，2014）。

机制   通常认为，胃内容物的存在可增加疏水性药物的溶解，从而增加药物的口服生物利用度。埃替格韦是一种疏水性药物，因此认为，其药动学的改变可能与胃内容物的存在有某种程度的关联。埃替格韦主要经 CYP3A4 代谢，少部分在 UGT1A1/3 的作用下与葡糖醛酸络合，代谢物主要经粪便排泄。

建议   埃替格韦是一种新型整合酶抑制剂。考西司他（科比司他）的结构类似于 HIV 蛋白酶抑制剂利托那韦，但没有抗反转录病毒的作用，不过，与利托那韦相比，对 CYP3A 的抑制作用更具有特异性，可增强 CYP3A 底物的作用，增加埃替格韦等 CYP3A 底物生物利用度，减少其清除。作为增效剂，考西司他的活性相当于低剂量利托那韦，然而，因其无抗反转录病毒作用，故无须顾虑耐药病毒株的产生。恩曲他滨属于核苷类反转录酶抑制剂，化学结构类似于拉米夫定。替诺福韦（泰诺福韦）属于核苷酸类反转录酶抑制剂，也是目前批准用于临床的唯一核苷酸类反转录酶抑制剂。这 4 种药物是目前推荐用于 HIV 感染者初治的基本药物。4 种药物的复方片剂 2012 年在美国批准用于临床，2013 年在日本和欧盟也相继获得批准。这一复方制剂不但给那些服药嫌麻烦的患者提供了方便，而且也进一步保证了患者的依从性，值得临床推荐。

根据 Shiomi 等的研究结果，建议含有上述药物的复方制剂于餐时或餐后即刻服用。饮食的组成对药物生物利用度的影响无明显差别。

注：目前临床上应用的所有整合酶抑制剂（整合酶链转移抑制剂），包括多替格韦（度鲁特韦，多替拉韦；dolutegravir）、雷特格韦（拉替拉韦；raltegravir），及埃替格韦（埃替拉韦；elvitegravir）等，都是 2 价金属结合剂。它们的作用机制是结合整合酶活性部位的镁，从而防止 HIV 病毒 DNA 嵌入宿主细胞 DNA。因此，这类药物容易与 2 价和 3 价金属阳离子（metal cations）发生螯合型药物相互影响。为探讨此类影响，Song 等采用多替格韦在健康受试者中进行了一项开放性随机化 4 阶段交叉研究。结果表明，与空腹状态下口服单剂（50 mg）多替格韦相比，①空腹状态下同时口服碳酸钙 1200 mg，可使多替格韦的 $AUC_{0\sim\infty}$、C_{max}，及 C_{24} 分别降低 39％、37％，及 39％，同时口服富马酸铁 324 mg 则可使多替格韦的 $AUC_{0\sim\infty}$、C_{max}，及 C_{24} 分别降低 54％、57％，及 56％（多替格韦与阳离子螯合后溶解度降低，吸收减少）；②中等含脂饮食后（即饱腹状态下）同时口服碳酸钙 1200 mg，或富马酸铁 324 mg，多替格韦的药动学参数无明显改变（饱腹状态可增加多替格韦的吸收，故可抵消碳酸钙或富马酸铁造成的影响）；③空腹状态下先给多替格韦，2 小时后再给碳酸钙 1200 mg，或富马酸铁 324 mg，对多替格韦的药动学参数无明显影响（Song et al，2015）。

HIV 感染者经常遇到需要补铁或补钙的情况，因此 Song 等的研究结果具有一定临床意义。综合目前可得到的资料，认为整合酶抑制剂最好在饱腹状态下口服，需要补铁或补钙的患者，尤其如此。另外，于口服铁剂或钙剂之前 2 小时或其后 6 小时给予整合酶抑制剂，可最大限度避免该影响。如果需要同时应用含铝或镁的抗酸药，也应遵循上述原则。

（李少茜　高　磊　巩大庆）

主要参考文献

Abel S，et al，2008. Effect of maraviroc on the pharmacokinetics of midazolam，lamivudine/zidovudine，and ethinyloestradiol/levonorgestrel in healthy volunteers. *Br J Clin Pharmacol*，65（Suppl. 1）：19-26

Abel S，et al，2008. Effects of CYP3A4 inducers with and without CYP3A4 inhibitors on the pharmacokinetics of maraviroc in healthy volunteers. *Br J Clin Pharmacol*，65（Suppl. 1）：38-46

Abel S，et al，2008. Effects of CYP3A4 inhibitors on the pharmacokinetics of maraviroc in healthy volunteers. *Br J Clin Pharmacol*，65（Suppl. 1）：27-37

Acosta EP，et al，2011. Antiviral agents (nonretroviral). In：*Goodman & Gilman's The pharmacological basis of therapeutics*，12th ed. Brunton LL（editor），McGraw-Hill Co，Inc，New York：1593-1622

Adkison KK，et al，2006. The effects of ritonavir and lopinavir/ritonavir on the pharmacokinetics of a novel CCR5 antagonist，aplaviroc，in healthy subjects. *Br J Clin Pharmacol*，62（3）：336-344

Bailey DG，2010. Fruit juice inhibition of uptake transport：a new type of food-drug interaction. *Br J Clin pharmacol*，70（5）：645-655

Crauwels HM，et al，2013. Impact of Food and Different Meal Types on the Pharmacokinetics of Rilpivirine. *J Clin Pharmacol*，53（8）：834-840

Crommentuyn KML，et al，2005. Population pharmacokinetics of lopinavir in combination with ritonavir in HIV-1-infected patients. *Br J Clin Pharmacol*，60（4）：378-389

Dailly E，et al，2005. Pharmacokinetic evidence for the induction of lopinavir metabolism by efavirenz. *Br J Clin Pharmacol*，60（1）：32-34

Dailly E，et al，2006. Influence of tenofovir，nevirapine and efavirenz on ritonavir-boosted atazanavir pharmacokinetics in HIV-infected patients. *Eur J Clin Pharmacol*，62：523-526

Dailly E，et al，2006. Influence of tenofovir，nevirapine and efavirenz on ritonavir-boosted atazanavir pharmacokinetics in HIV-infected patients. *Eur J Clin Pharmacol*，62：523-526

Elsherbiny D，et al，2009. Population pharmacokinetics of nevirapine in combination with rifampicin-based short course chemotherapy in HIV-and tuberculosis-infected South African patients. *Eur J Clin Pharmacol*, 65: 71-80

Flexner C, 2011. Antiretroviral agents and treatment of HIV infection. In: *Goodman & Gilman's The pharmacological basis of therapeutics*, *12th ed*. Brunton LL (editor), McGraw-Hill Co, Inc, New York: 1623-1663

Galera RML, et al, 2008. Interaction between cat's claw and protease inhibitors atazanavir, ritonavir and saquinavir. *Eur J Clin Pharmacol*, 64: 1235-1236

Gumbo T, 2011. Chemotherapy of tuberculosis, *Mycobacterium avium* complex disease, and leprosy. In: *Goodman & Gilman's The pharmacological basis of therapeutics*, *12th ed*. Brunton LL (editor), McGraw-Hill Co, Inc, New York: 1549-1570

Hyland R, et al, 2008. Maraviroc: in vitro assessment of drug-drug interaction potential. *Br J Clin Pharmacol*, 66 (4): 498-507

Ji P, et al, 2008. Pharmacokinetic Interaction Between Efavirenz and Carbamazepine After Multiple-Dose Administration in Healthy Subjects. *J Clin pharmacol*, 48: 948-956

Jiang F, et al, 2012. Effects of clopidogrel and itraconazole on the disposition of efavirenz and its hydroxyl metabolites: exploration of a novel CYP2B6 phenotyping index. *Br J Clin Pharmacol*, 75 (1): 244-253

Joseph D, et al, 2015. Effect of Faldaprevir on Raltegravir Pharmacokinetics in Healthy Volunteers. *J Clin Pharmacol*, 55 (4): 384-391

Kakuda TN, et al, 2014. The Effect of Single-and Multiple-Dose Etravirine on a Drug Cocktail of Representative Cytochrome P450 Probes and Digoxin in Healthy Subjects. *J Clin Pharmacol*, 54 (4): 422-431

Kappelhoff BS, et al, 2005. Population pharmacokinetics of indinavir alone and in combination with ritonavir in HIV-1-infected patients. *Br J Clin Pharmacol*, 60 (3): 276-286

Kraft WK, et al, 2004. Indinavir and rifabutin drug interactions in healthy volunteers. *J Clin Pharmacol*, 44: 305-313

Kumar S, et al, 2003. Pharmacokinetics and interaction of a novel antagonist of chemokine receptor 5 (CCR5) with ritonavir in rats and monkeys: role of CYP3A and P-glycoprotein. *J Pharmacol Exp Ther* (JPET), 304 (3): 1161-1171

Langdon G, et al, 2011. Effects of ketoconazole and valproic acid on the pharmacokinetics of the next generation NNRTI, lersivirine (UK-453, 061), in healthy adult subjects. *Br J Clin Pharmacol*, 73 (5): 768-775

MacDougall C, et al, 2011. Protein synthesis inhibitors and miscellaneous antibacterial agents. In: *Goodman & Gilman's The pharmacological basis of therapeutics*, *12th ed*. Brunton LL (editor), McGraw-Hill Co, Inc, New York: 1521-1547

Mertens-Talcott SU, et al, 2006. Grapefruit-Drug Interactions: Can Interactions With Drugs Be Avoided? *J Clin pharmacol*, 46: 1390-1416

Nakatani-Freshwater T, et al, 2006. Effects of Trimethoprim on the Clearance of Apricitabine, a Deoxycytidine Analog Reverse Transcriptase Inhibitor, and Lamivudine in the Isolated Perfused Rat Kidney. *J Pharmacol Exp Ther*, 319: 941-947

Phillips MA, et al, 2011. Chemotherapy of protozoal infections: amebiasis, giardiasis, trichomoniasis, trypanosomiasis, leishmaniasis, and other protozoal infections. In: *Goodman & Gilman's The pharmacological basis of therapeutics*, *12th ed*. Brunton LL (editor), McGraw-Hill Co, Inc, New York: 1419-1441

Pozniak AL, et al, 2008. A novel probe drug interaction study to investigate the effect of selected antiretroviral combinations on the pharmacokinetics of a single oral dose of maraviroc in HIV-positive subjects. *Br J Clin Pharmacol*, 65 (Suppl. 1): 54-59

Rekić D, et al, 2011. In silico prediction of efavirenz and rifampicin drug-drug interaction considering weight and CYP2B6 phenotype. *Br J Clin Pharmacol*, 71 (5): 718-726

Schöller-Gyüre M, et al, 2008. A pharmacokinetic study of etravirine (TMC125) co-administered with ranitidine and omeprazole in HIV-negative volunteers. *Br J Clin Pharmacol*, 66 (5): 648-659

Sekar VJ, et al, 2008. Pharmacokinetics of darunavir/ritonavir and ketoconazole following co-administration in HIV-healthy volunteers. *Br J Clin Pharmacol*, 66 (2): 215-221

Shiomi M, et al, 2014. Effects of a Protein-Rich Drink or a Standard Meal on the Pharmacokinetics of Elvitegravir, Cobicistat, Emtricitabine and Tenofovir in Healthy Japanese Male Subjects: A Randomized, Three-Way Crossover Study. *J Clin Pharmacol*, 54 (6): 640-648

Song I, et al, 2015. Pharmacokinetics of Dolutegravir When Administered With Mineral Supplements in Healthy Adult Subjects. *J Clin Pharmacol*, 55 (5): 490-496

Song I, et al, 2014. Effects of enzyme inducers efavirenz and tipranavir/ritonavir on the pharmacokinetics of the HIV integrase inhibitor dolutegravir. *Eur J Clin Pharmacol*, 70: 1173-1179

Zhu L, et al, 2011. Effect of Low-Dose Omeprazole (20 mg Daily) on the Pharmacokinetics of Multiple-Dose Atazanavir With Ritonavir in Healthy Subjects. *J Clin pharmacol*, 51: 368-377

第三十五章 抗寄生虫病药

第一节 抗疟药

[奎宁（金鸡纳碱）－脑型疟][2]
Quinine－Cerebral Malaria

要点 治疗脑型疟时，奎宁的剂量需加大，于是副作用发生率也相应增加。另外，脑型疟患者与一般疟疾患者相比，奎宁的药动学有改变，即使应用相同剂量，血浓度也往往较高。

建议 治疗脑型疟时，应严格控制奎宁的剂量，最好能通过测定血药浓度以确定剂量。

[奎宁（金鸡纳碱）－视神经炎][2]
Quinine－Optic Neuritis

要点 视神经炎患者，应用奎宁后可致失明。

机制 奎宁可直接损害视神经，视神经炎患者更易受影响。

建议 视神经炎患者禁用奎宁。

耳鸣患者应用奎宁后易致耳聋，故也应禁用奎宁。

[奎宁（金鸡纳碱）－丙氯拉嗪（甲哌氯丙嗪）][2]
Quinine－Prochlorperazine

要点 同时应用丙氯拉嗪和抗疟药奎宁，可导致严重的心脏毒性，有因此发生致命性尖端扭转型室性心动过速（Tdp）的报道。

有关药物 奎宁的结构类似物奎尼丁对心脏的毒性强于奎宁，与丙氯拉嗪发生此种相互影响的可能性更大，也往往更为严重。根据相互影响的机制推测，其他具有心脏抑制作用的抗精神病药与奎宁（或奎尼丁）之间可发生类似相互影响，其中吩噻嗪类的硫利达嗪和美索达嗪以及丁酰苯类的匹莫齐特（pimozide）与奎宁以及奎尼丁之间的类似相互影响已经证实。预料丁酰苯类的氟哌啶醇以及杂环类的齐拉西酮（ziprasidone）与奎宁（或奎尼丁）之间的类似相互影响也可发生，只是相互影响的程度要小一些。

机制 奎宁单用时，如果其血浓度不超过治疗范围，QTc 延长不明显，很少引起心血管方面的副作用。但是，当存在其他抑制心脏复极化的药物时，则可明显延长 QTc。QTc 延长超过 500 ms，即可增加发生 Tdp 的危险，而 Tdp 往往是致命性心脏停搏的先兆。丙氯拉嗪是少数可明显抑制心肌复极的抗精神病药之一，其对奎宁心脏毒性的强化是该影响的机制。

建议 丙氯拉嗪与奎宁之间的相互影响之所以比其他抗精神病药常见，原因在于丙氯拉嗪不但作为抗精神病药，而且也作为止吐药广泛应用于临床。另外，这两种药物都不是抗心律失常药，其对心脏的不良影响往往被忽略。所以，了解这种相互影响具有重要临床意义。

[奎宁（金鸡纳碱）－乙酰唑胺（醋唑磺胺）][3]
Quinine－Acetazolamide

要点 同时应用碳酸酐酶抑制剂乙酰唑胺，可使奎宁的排泄减少，血浓度升高。

有关药物　奎宁与其他碳酸酐酶抑制剂（双氯非那胺、依索唑胺、醋甲唑胺等）之间以及乙酰唑胺与另一金鸡纳生物碱奎尼丁之间的相互影响尚未见报道，但根据化学结构及药理作用的类似性推测，类似相互影响有可能发生。

机制　乙酰唑胺可碱化尿液，而奎宁在碱性环境中以非离子化的脂溶性型存在比率增加，故经肾小管的重吸收增加。某些抗酸药对奎宁的影响较复杂，除碱化尿液减少排泄外，尚可减慢胃排空或形成不溶性沉淀物，使其吸收减少，故净影响取决于这两种作用的强度。但对大多数抗酸药来说，其净影响可能是使奎宁的血浓度升高。

建议　两者合用时，应注意观察有无奎宁中毒的症状和体征。

尿液酸化剂（如氯化铵）对奎宁肾排泄的影响相反，其结果是奎宁肾清除率增加，血浓度降低，作用减弱。利福平也可导致奎宁的血浓度降低，但与尿液的酸化无关，可能主要涉及对某些酶和蛋白的诱导。

［奎宁（金鸡纳碱）－庆大霉素］[1]
Quinine－Gentamicin

要点　同时应用庆大霉素，可增强奎宁对肌肉的影响，对重症肌无力患者导致极度吞咽困难以及呼吸窘迫的可能性明显增加（Vinetz et al，2011）。

有关药物　根据药理作用的类似性推测，另一种金鸡纳生物碱奎尼丁与庆大霉素可发生类似相互影响。已经证明结构类似于奎宁的抗疟药氯喹同样具有神经肌肉阻断作用（可能属于非除极化型），预料与庆大霉素之间的类似相互影响也有可能发生。

根据相互影响的机制推测，其他氨基苷类抗生素与奎宁之间可发生类似相互影响，影响的程度从强到弱依次为新霉素＞链霉素＞巴龙霉素＞卡那霉素＞奈替米星＞西索米星＞阿米卡星（丁胺卡那霉素）＞庆大霉素＞妥布霉素（MacDougall et al，2011）。

机制　包括庆大霉素在内的氨基苷类抗生素可与突触前膜的钙结合部位结合，抑制突触前膜乙酰胆碱的释放，降低突触后膜的敏感性，从而引起神经肌肉阻断。奎宁（以及相关的金鸡纳生物碱）延长心肌以及骨骼肌的不应期，从而削弱对强直刺激的反应；运动终板的兴奋性下降，结果对乙酰胆碱以及反复神经刺激的反应减弱。可见，两者在终板部位作用的相加或协同是该影响的机制（奎宁可缓解先天性肌强直的症状，为其在终板部位的作用进一步提供了佐证。从药理学的角度看，先天性肌强直和重症肌无力是两种对立的疾患，对一种疾患有效的药物，对另一疾患则使其加重）。

建议　重症肌无力患者严禁同时应用奎宁和庆大霉素；即使单用，也应十分谨慎，因仍有可能导致令人忧虑的极度的吞咽困难以及呼吸窘迫。当误用引起肌肉麻痹导致呼吸抑制时，可考虑给予新斯的明和阿托品处理（也参见［筒箭毒碱（管箭毒碱）－奎尼丁］）。

［奎宁（金鸡纳碱）－苦乐果仁］[3]
Quinine－Dehusked *Garcinia kola* Seed

要点　Igbinoba等对24名健康尼日利亚人进行的一项随机化交叉研究表明，同时应用苦乐果仁（12.5 g 每日 1 次，或每日 2 次，计 7 天）对单剂硫酸奎宁（600 mg）的药动学有某种程度的影响。与对照相比，同时应用低剂量苦乐果仁（12.5 g 每日 1 次）或高剂量苦乐果仁（12.5 g 每日 2 次）可使奎宁的平均 C_{max} 分别降低 19％和 26％，两个剂量组奎宁的 $AUC_{0\sim\infty}$ 都稍有减少；低剂量组和高剂量组 3-羟基奎宁的 C_{max} 分别降低 29％和 32％，$AUC_{0\sim\infty}$ 分别减少 13％和 9％。不管是高剂量组还是低剂量组，奎宁的达峰时间都延长（Igbinoba et al，2015）。

有关药物　苦乐果仁对奎宁的结构类似物奎尼丁的药动学是否会产生类似影响，尚未见报道。

机制　有报道表明，苦乐果籽或其提取物可改变 CYP 的活性，影响某些药物的药动学。但苦乐果仁对奎宁药动学影响的确切机制还不清楚。鉴于奎宁的达峰时间延长，因此认为，延迟吸收可能是该影响的原因之一。

建议　苦乐果（*Garcinia kola*，Bitter kola）原产于尼日利亚依格博地区，在尼日利亚、加纳、刚果，及象牙海岸等国家和地区的应用非常普遍。这些国家和地区疟疾的发病率仍居高不下，奎宁依然是这些地区治疗疟疾的主要药物。

有研究表明，苦乐果可改善肺功能，增强肺组织强度，同时具有抗菌作用和抗氧化作用，所以对治疗咳嗽、打喷嚏、感冒、发烧、肺结核，及某些细菌（如葡萄球菌、大肠埃希菌、伤寒杆菌，及链球菌等）感染等有明显效果，对关节炎的肿胀和疼痛也有效，并可增进关节的活动性能，且没有发现任何副作用。由于其应用广泛，故与其他药物发生相互影响的可能性普遍存在。

Igbinoba 等的研究结果表明，苦乐果仁对奎宁的药动学确有一定影响。因此，口服奎宁治疗时，应告知患者最好避免食用苦乐果仁，以免达不到预期的治疗效果。

［氯喹－保泰松（布他酮）］[2]
Chloroquine－Phenylbutazone

要点　同时应用氯喹和保泰松，皮炎的发生率增加。

机制　两者都有引起皮炎的副作用（这也是银屑病或其他剥脱性皮肤病禁用氯喹的原因），同用时这一作用相加。

建议　两者的同时应用应予避免。

注：氯喹、羟氯喹（hydroxychloroquine），及奎纳克林（阿的平；quinacrine）等抗疟药的另一主要用途是治疗皮肤病，其中羟氯喹最为常用。用来治疗的皮肤病主要包括皮肤型红斑狼疮（cutaneous lupus erythematosus）、皮肌炎（cutaneous dermatomyositis）、多形性日光疹（polymorphous light eruption）、迟发性皮肤卟啉症（porphyria cutanea tarda），及肉样瘤病（类肉瘤病；sarcoidosis）。有明确证据表明，吸烟（smoking）可削弱羟氯喹对红斑狼疮的治疗效果（Burhart et al，2011），但这一影响的确切机制尚不清楚。羟氯喹对其他皮肤病的疗效是否受吸烟的影响，也未见报道。当用羟氯喹治疗红斑狼疮 3 个月仍无任何改善的话，应考虑到可能与吸烟有关，这种情况下可加用奎纳克林或换用氯喹。另外，鉴于氯喹和羟氯喹不但具有肝毒性作用，尚有引发皮肤反应的危险，故用于迟发性皮肤卟啉症的治疗时，给予较低剂量即可（氯喹 125 mg 或羟氯喹 100 mg 每周 2～3 次）。

［氯喹－氯化铵］[2]
Chloroquine－Ammonium Chloride

要点　应用氯喹治疗期间给予氯化铵，前者的作用减弱。

有关药物　其他 4-氨基喹啉类（如哌喹、阿莫地喹等）与氯化铵之间可发生类似相互影响。

根据该影响的机制推测，预料所有以原型经肾排泄的弱碱性药物（如哌替啶、苯丙胺等）与氯化铵之间都可发生类似相互影响。

机制　虽然氯喹大部分经肝代谢，但有部分以原型经肾排泄。氯喹是一弱碱，在肾小管的酸性环境中重吸收减少；氯化铵使尿液酸化，故使其排泄增加。

建议　应用氯喹治疗期间，避免给予氯化铵等可使尿液酸化的药物。

［氯喹－三硅酸镁（三矽酸镁）］[3]
Chloroquine－Magnesium Trisilicate

要点　对 6 名健康受试者进行的研究表明，同时空腹给予氯喹（1 g）和三硅酸镁（1 g），氯喹的血药浓度时间曲线下面积缩小。

有关药物　已证明碳酸钙和氯喹可发生类似相互影响。预料其他具有吸附作用的抗酸药（氧化镁、氢氧化铝等）可与氯喹发生类似相互影响。很多药物可吸附氯喹，也有很多药物可被具有吸附作用的药物所吸附。进一步资料可参见有关章节。

机制　三硅酸镁吸附氯喹，从而减少其吸收。

建议　氯喹被三硅酸镁吸附所致的吸收减少从而引起的血浓度降低是否会明显影响其疗效，还有待确定。但无论如何，血浓度降低疗效就有可能减弱，因此，将两药分服以减少在肠道中吸附的机会，是可取的。

［氯喹－西咪替丁（甲氰咪胍）］[3]
Chloroquine－Cimetidine

要点　对 10 名健康受试者进行的研究发现，西咪替丁 400 mg/d，连用 4 天后，单剂氯喹（600 mg）的清除率下降一半，清除半衰期延长 50%。

有关药物　已证明雷尼替丁与氯喹不发生相互影响。预料其他主要以原型经肾排泄的 H_2 受体阻断药（法莫替丁、尼扎替丁、罗沙替丁等）与氯喹之间也不会发生类似相互影响。

机制　氯喹和西咪替丁部分经肝代谢，且西咪替丁对 CYP1A2、CYP2C9，及 CYP2D6 有明显抑制作用，因此认为，西咪替丁对氯喹经 CYP 代谢的抑制可能是该影响的机制；碱化尿液，从而干扰原型药物的肾排泄也可能是原因之一。雷尼替丁等主要以原型经肾排泄的 H_2 受体阻断药与 CYP 亲和力较低或无亲和力，故对氯喹的氧化代谢无影响（但因氯喹属弱碱，有 50% 以原型经肾排泄，故对其经肾排泄的影响不能排除）。

建议　初步研究表明，两者长期合用，氯喹有可能达中毒血浓度，但尚未见有因两者合用导致中毒的报道。虽然如此，合用时仍应注意毒性的发生。另外，可考虑选用对氯喹代谢无明显影响的 H_2 受体阻断药（如雷尼替丁）代替西咪替丁（但对肾排泄的影响依然存在）。

［氯喹－伯氨喹（伯喹，伯氨喹啉）］[2]
Chloroquine－Primaquine

要点　同时应用氯喹和伯氨喹，高铁血红蛋白血症以及溶血的发生率增加，特别是先天性 NADH 高铁血红蛋白还原酶和（或）葡萄糖-6-磷酸脱氢酶（G-6-PD）缺乏的患者（Vinetz et al，2011）。两者同时应用也有导致严重心血管系统不良反应的报道。

有关药物　目前已知能引起溶血的药物有上百种，包括抗疟药、磺胺类、解热药、硝基呋喃类、砜类，及维生素 K 衍生物等，其中任何两种药物的联用都有可能导致高铁血红蛋白血症和（或）溶血副作用的发生率增加。

有证据表明，抗麻风病药氨苯砜（dapsone）与伯氨喹联用可发生类似相互影响。

机制　氯喹和伯氨喹本身都可导致心律失常（氯喹单用有引起阿-斯综合征的报道），也都可引起 G-6-PD 缺乏者的溶血。

大剂量（每日 60～240 mg）伯氨喹本身即可导致大部分受试者的高铁血红蛋白血症（可能起因于其在体内的有毒代谢物）。NADH 高铁血红蛋白还原酶缺乏者像 G-6-PD 缺乏者一样，高铁血红蛋白也不易还原为低铁血红蛋白，从而导致高铁血红蛋白血症以及红细胞溶解。氯喹单用时也有可能导致 G-6-PD 缺乏者的溶血。因此认为，上述影响起因于两者毒性的相加。当然，对代谢的相互抑制也不能排除。

建议　伯氨喹和氯喹联用对预防间日疟和卵圆疟的复发有良好效果，另外，两者的联用尚可降低发生耐药的可能性。因此，两者联用的情况经常遇到。然而，对 G-6-PD 和（或）高铁血红蛋白还原酶缺乏的患者，应避免两者的联用（当然，对这些患者即使单用也应特别谨慎）。即使是 G-6-PD 正常的患者，应用伯氨喹治疗期间也需密切观察有无溶血的症状和体征，如尿液发红或变黑等；同时注意观察有无心血管系统不良反应的发生。有证据表明，将两者的同时应用改为序贯应用，效果不减而不良反应发生率降低。

［氯喹－甲氟喹］[2]
Chloroquine－Mefloquine

要点　同时应用氯喹和甲氟喹，惊厥的危险性增加。

机制　两者都有导致惊厥的副作用，故认为该影响与两者的此种副作用相加有关。

建议 两者的同时应用应予避免。

正在应用抗癫痫药治疗的患者之所以应避免给予氯喹，就在于它本身的致惊作用可抵消所有抗癫痫药的抗癫痫作用。

[甲氟喹－酮康唑][2]
Mefloquine－Ketoconazole

要点 同时应用甲氟喹和咪唑类抗真菌药酮康唑，前者的作用增强，毒副作用增加（Vinetz et al，2011）。

有关药物 根据相互影响的机制推测，凡是本身经由 CYP3A4 代谢或对 CYP3A4 有抑制作用的药物，都有可能对甲氟喹发生类似影响。已知大部分唑类抗真菌药是 CYP3A4 的底物或对 CYP3A4 兼有抑制作用。例如，伊曲康唑本身的代谢由 CYP3A4 负责，同时也是 CYP3A4 的强效抑制剂；氟康唑尽管主要以原形经肾排泄，但对 CYP3A4（以及 CYP2C9）有抑制作用；伏立康唑本身由 CYP2C19、CYP2C9，及 CYP3A4 代谢，对这 3 种 CYP 也有不同程度的抑制作用（对 CYP2C19 的抑制作用最强，对 CYP2C9 的抑制作用次之，对 CYP3A4 的抑制作用最弱）；尽管泊沙康唑不是 CYP3A4 的底物（其代谢主要涉及 UDP 和 CYP2C19），但对 CYP3A4 有明显抑制作用。预料它们都可对甲氟喹的代谢发生影响，只是影响的程度有明显不同。

机制 甲氟喹在肝中广泛经由 CYP3A4 代谢（代谢物最终通过大便排出体外），仅有小部分（不足 10%）以原形排泄于尿液中。已知酮康唑是强效 CYP3A4 抑制剂，且其本身的代谢也涉及 CYP3A4，因此，酮康唑抑制（包括竞争性抑制和非竞争性抑制）甲氟喹经 CYP3A4 的代谢是该影响的机制。

建议 正在应用甲氟喹治疗的患者，避免给予酮康唑，反之亦然。

注：甲氟喹的半衰期较长（可达 13～24 天）是临床用药时应该注意的另一个问题。有报道说与甲氟喹同时或在其后不久给予奎宁，可导致严重的甚至致命不良反应（但在最后一次给予奎宁后 12 小时再给甲氟喹通常是安全的），原因就在于甲氟喹的清除特别慢（奎宁等金鸡纳生物碱本身是 CYP3A4 的底物，使得甲氟喹的半衰期大大延长）。这也是在停用甲氟喹后至少 3 个月方可怀孕的原因。

[甲氟喹－利福平（力复平，甲哌利福霉素，利米定)][2]
Mefloquine－Rifampicin（Rifampin）

要点 同时应用利福平，甲氟喹的代谢加速，药理作用有可能减弱（Vinetz et al，2011）。

有关药物 根据该影响的机制推测，其他利福霉素类衍生物（如利福定、利福喷汀、利福布汀等）与甲氟喹之间会发生类似相互影响，但影响的程度有所不同。就对 CYP3A4 的诱导强度而论，从强到弱依次为利福平＞利福喷汀＞利福布汀（与利福平和利福喷汀不同的是，利福布汀本身也是 CYP3A4 的底物）。

抗癫痫药苯巴比妥、卡马西平、苯妥英等也是强效肝药酶诱导剂，故对甲氟喹的代谢也可发生类似影响。

机制 甲氟喹在肝中广泛经由 CYP3A4 代谢，而利福平等利福霉素类衍生物可诱导肝药酶，其中包括 CYP3A4。因此认为，利福平通过诱导 CYP3A4，从而加速甲氟喹的代谢是甲氟喹作用减弱的原因。

建议 尽可能避免同时应用甲氟喹和利福平。利福布汀对 CYP3A4 的诱导作用较弱，加之本身的代谢也有 CYP3A4 的参与，也许可部分甚或完全抵消其诱导作用所致甲氟喹代谢的加速；但用其代替利福平是否可行，尚未见有研究报道。

[阿莫地喹（氨酚喹）－青蒿琥酯（青蒿酯)][3]
Amodiaquine－Artesunate

要点 Orrell 等对 15 名健康志愿者进行的一项随机化 3 阶段交叉研究表明，同时应用氯喹同系物阿莫地喹和青蒿素衍生物青蒿琥酯，两者的活性代谢物脱乙基阿莫地喹和双氢青蒿素的清除率增加，平均 AUC 减少（Orrell et al，2008）。

有关药物 根据化学结构以及代谢途径的类似性推测，阿莫地喹与青蒿素以及双氢青蒿素之间有可能发生类似相互影响。

机制 阿莫地喹在体内经肝的 CYP 迅速转化为具有活性的代谢物脱乙基阿莫地喹，鉴于该代谢物半衰期长达 9～18 天（这与半衰期不足 3 小时的阿莫地喹有明显不同），故经常将其作为药动学研究的指标。青蒿琥酯（以及青蒿素）的代谢主要由 CYP2B6 以及 CYP3A4 负责，反复应用对这两种酶有诱导作用，故可诱导自身代谢。根据 Orrell 等的单剂研究结果，尚难推断阿莫地喹与青蒿琥酯之间的相互影响与它们的上述药动学特点有何关联。

建议 尽管因阿莫地喹的毒性（肝毒性以及粒细胞缺乏）许多国家已不提倡用于恶性疟疾的化学预防，但因其价廉且对氯喹耐药株有良好效果，故在流行区也许仍有重要价值。实际上，阿莫地喹的毒性往往仅发生于预防性应用期间。有研究表明，作为治疗药物连用 3 天以上，治疗无并发症的恶性疟疾，像氯喹一样有效，且通常不会发生上述毒性作用。

该相互影响的临床意义尚不清楚，因为研究涉及的个体仅是健康的黑种人志愿者。以青蒿琥酯（或青蒿素）为基础的联合治疗，其目的是借用青蒿琥酯迅速杀灭大部分寄生虫，而长效的配伍药物（如阿莫地喹）杀灭残留的寄生虫。就清除半衰期较长的抗疟药（如脱乙基阿莫地喹）而论，杀寄生虫的关键药动学参数是 AUC，因为 AUC 既涉及药物浓度，也涉及作用持续时间。因此，该相互影响所致的脱乙基阿莫地喹 AUC 减少，有可能导致阿莫地喹的作用减弱。然而，由于脱乙基阿莫地喹和双氢青蒿素杀寄生虫作用的相加或协同抵消了 AUC 减少所致的作用减弱，故该影响也许无重要临床意义（但对阿莫地喹耐药性较高的地区例外）。青蒿琥酯与阿莫地喹之间相互影响的临床意义有必要进行进一步研究。

［伯氨喹（伯喹，伯氨喹啉）－葡萄糖-6-磷酸脱氢酶缺乏］[1]
Primaquine－G-6-PD Deficiency

要点 葡萄糖-6-磷酸脱氢酶（G-6-PD）缺乏患者，应用伯氨喹后易致溶血。

有关药物 目前已知能引起溶血的药物有上百种，包括抗疟药、磺胺类、解热药、硝基呋喃类、砜类，及维生素 K 衍生物等，其中 50 多种的化学结构与伯氨喹有关。这些药物对 G-6-PD 缺乏的患者都易致溶血。

机制 G-6-PD 缺乏者的红细胞不能迅速再生还原型辅酶Ⅱ（NADPH），故依赖 NADPH 的整个还原过程受损。伯氨喹在体内的代谢衍生物具有很强的氧化作用，可加速 NADPH 的氧化，从而使受损的整个还原过程进一步遭受损害。结果使氧化型谷胱甘肽不易充分还原，红细胞膜的完整性不能充分维持，高铁血红蛋白也不易还原为低铁血红蛋白，从而导致红细胞溶解。

建议 G-6-PD 缺乏患者禁用伯氨喹。即使是 G-6-PD 正常的患者，应用伯氨喹治疗期间也需密切观察有无溶血的症状和体征，如尿液发红或变黑等。

［伯氨喹（伯喹，伯氨喹啉）－葡萄柚汁］[2]
Primaquine－Grapefruit Juice

要点 有充分证据表明，葡萄柚汁可明显增加伯氨喹的口服生物利用度，从而增强其作用和毒性，但这一作用存在明显的个体差异（Cuong et al，2006）。

一项研究表明，葡萄柚汁的应用可使伯氨喹的 C_{max} 增加 23%（95%CI：4，45），AUC 增加 19%（95%CI：4，37）。

有关药物 凡是在肠道经由 CYP3A4 明显代谢的抗疟药，都可受葡萄柚汁的影响。主要在肝代谢的药物，葡萄柚汁的此种影响较弱（有证据表明，葡萄柚汁对肝中 CYP3A4 的抑制作用微弱）。

机制 已知葡萄柚汁对 CYP3A4 有明显抑制作用，而伯氨喹的首过代谢与肠道中的 CYP3A4 明显相关。因此认为，伯氨喹口服生物利用度的增加与葡萄柚汁抑制肠道中负责伯氨喹代谢的

CYP3A4 有关。

建议　葡萄柚汁对 CYP3A4 的抑制作用存在明显的个体差异，因此对伯氨喹生物利用度的影响也存在显著差别，从影响轻微或无影响到使其 AUC 增加 2 倍不等。尽管根据上述研究结果葡萄柚汁对伯氨喹口服生物利用度的影响不十分明显，但由于个体差异显著的原因，应避免两者同时应用。

研究表明，性别对伯氨喹的处置无影响，但胃内容物对其吸收有一定影响，即胃内容物的存在增加口服生物利用度。与空腹相比，餐时或饱腹应用伯氨喹的平均 C_{max} 增加 26%（95%CI：12，40），AUC 平均增加 14%（95%CI：3，27）。这是建议餐时或餐后马上服用伯氨喹的原因。临床经验表明，饱腹服用可增强伯氨喹的治疗作用，同时可减轻胃肠不适，但不至引起不良反应。

［氯胍（百乐君）-埃索美拉唑（依索拉唑，艾美拉唑，埃索奥美拉唑，左奥美拉唑）]2
Proguanil（Chloroguanide）-Esomeprazole（S-omeprazole）

要点　Funakoshi 等在 7 名 CYP2C19 广泛代谢型（EMs）健康男性志愿者中探讨了治疗量传统不可逆质子泵抑制剂（PPIs）埃索美拉唑（奥美拉唑的 S-异构体）对氯胍（抗疟药）药动学的影响。结果表明，与氯胍单用（对照组）相比，稳态浓度的埃索美拉唑，可使氯胍的 AUC 增加（67%），其在体内的代谢物环氯胍的 AUC 减少（52%），环氯胍 AUC/氯胍 AUC 的比值明显缩小（Funakoshi et al，2019）。这与 Funck-Brentano 等采用奥美拉唑（R-型和 S-型异构体的混合）的研究结果相符（Funck-Brentano et al，1997）。

有关药物　根据提出的机制推测，其他传统不可逆 PPIs 如奥美拉唑（omeprazole）、泮托拉唑（pantoprazole）、兰索拉唑（lansoprazole）及其 R-对映体右兰索拉唑（dexlansoprazole）等与氯胍之间有可能发生类似相互影响，但影响的程度会有所不同。有证据表明，其代谢对 CYP2C19 的依赖程度依次为奥美拉唑＞埃索美拉唑＞泮托拉唑＞兰索拉唑＞右兰索拉唑＞雷贝拉唑（Lim et al，2005）；一般说来，其代谢对 CYP2C19 的依赖程度越大，对氯胍代谢的影响越明显。雷贝拉唑在体内的代谢主要依赖于 CYP3A4，因此认为对氯胍的氧化代谢即使有影响，也不会太明显。预料同属传统 PPIs 的艾普拉唑（ilaprazole）与氯胍之间不会发生类似相互影响，因有证据表明，CYP3A 抑制剂酮康唑和 CYP3A 机制抑制剂阿扎莫林（azamulin）可明显抑制艾普拉唑的代谢，而其他 8 种 CYPs（包括 CYP1A2、CYP2A6、CYP2B6、CYP2C8、CYP2C9、CYP2C19、CYP2D6，以及 CYP2E1）的选择性抑制剂对其代谢则无明显影响，说明艾普拉唑与 CYP2C19 很少或无亲和力（Seo et al，2012）。

预料主要经 CYP2C19 代谢的 PPIs 对其他 CYP2C19 底物的药动学可产生类似影响，如地西泮、氟硝西泮、阿米替林、丙米嗪、多塞平、曲米帕明、氯米帕明、西酞普兰、艾斯西酞普兰、氟西汀、舍曲林、吗氯贝胺、S-美芬妥因、氯吡格雷、噻氯匹定、R-华法林、卡立普多、环磷酰胺、异环磷酰胺、奈非那韦、氯胍、喷他脒、普萘洛尔、甲苯磺丁脲、伏立康唑、伊曲韦林、苯妥英、美沙酮、奋乃静、雷尼替丁、他莫昔芬、萘普生、吲哚美辛等。有些已得到证实。

Funakoshi 等在同一项研究中证明，新型可逆性钾离子竞争性质子泵（H^+，K^+-ATP 酶）抑制剂（也称钾离子竞争性酸阻滞剂；potassium competitive acid blockers，P-CABs）沃诺拉赞（vonoprazan；是第二个上市的可逆性 P-CAB）像埃索美拉唑一样，对氯胍的药动学参数可产生类似影响。有证据表明，沃诺拉赞也可削弱 CYP2C19 底物氯吡格雷（clopidogrel）的抗血小板作用（Funakoshi et al，2019）。

沃诺拉赞与其他 CYP2C19 底物，如 S-美芬妥因、西酞普兰（citalopram）及其 S-异构体艾司西酞普兰（escitalopram）等之间的类似相互影响也有可能发生。根据化学结构以及代谢途径的类似性推测，同属可逆性 P-CABs 的瑞伐拉赞（revaprazan；第一个上市的可逆性 P-CAB）与氯胍之间可发生类似相互影响，但尚有待进一步证实。

机制　氯胍在体内的氧化代谢主要涉及 CYP2C19（氯胍是一种前药，需要在 CYP2C19 的作用下生成其活性代谢物环氯胍才能发挥药理作用），已知传统不可逆性 PPIs 是 CYP2C19 的底物，也是其抑制剂（PPIs 的抑制作用属于机制性抑制，也称自杀性抑制，是时间依赖性抑制中一种特殊类型的不可逆性抑制）。因此认为，该影响与埃索美拉唑抑制氯胍经 CYP2C19 的代谢有关。

尽管沃诺拉赞主要经 CYP3A4 代谢，但也不同程度涉及 CYP2C19、CYP2B6，以及 CYP2D6。根据二者的氧化代谢途径推测，沃诺拉赞对氯胍经 CYP2C19 代谢的竞争性抑制可能是氯胍药动学改变的机制。然而，单纯用 CYP2C19 的竞争性抑制不能完全解释这一影响的幅度。因此，可能有其他因素的参与。例如，沃诺拉赞和（或）其代谢物对 CYP2C19 的非竞争性抑制也可能是原因之一。另外，有证据表明，氯胍和环氯胍既是 OCT1（涉及肝摄取的转运蛋白）的底物，也是 OCT2 和 MA-TEs（涉及肾排泄的转运蛋白）的底物（van der Velden et al，2017）。新近 Matthaei 等报道，显示转运活性下降的 OCT1 等位基因与环氯胍/氯胍比值较低有关（Matthaei et al，2018）。据此推测，在这些转运蛋白水平上的竞争性抑制也不能排除。

建议 Funakoshi 等的研究结果表明，治疗量埃索美拉唑或沃诺拉赞可抑制 CYP2C19，提示某些质子泵抑制剂或沃诺拉赞与 CYP2C19 底物的合用应谨慎。在得到进一步资料前，如欲联用氯吡格雷等 CYP2C19 底物和 PPIs，最好选用雷贝拉唑或艾普拉唑；P-CABs 瑞伐拉赞也可考虑。

鉴于 CYP2C19 多态性明显影响 PPIs 的药动学，且不同 PPIs 对酸的稳定性各不相同（对酸的稳定性依次为泮托拉唑＞奥美拉唑＞兰索拉唑＞雷贝拉唑），因此口服生物利用度存也在一定差别（Shin et al，2013）。这些因素不但左右 PPIs 的选择和初始剂量的判定，也左右着与其他药物相互影响的程度，是临床用药中应该认真对待的问题。有关细节也参见［奥美拉唑（渥米哌唑，洛赛克）－氟伏沙明（三氟戊肟胺，氟戊肟胺）］等项下的内容。

［氯胍（百乐君）－口服避孕药］[1]
Proguanil－Oral contraceptive Agents（Oral contraceptives）

要点 McGready 等的研究表明，不管是内源性的雌激素还是外源性的雌激素，都可抑制氯胍的生物转化。因此，妊娠（pregnancy）晚期的妇女或正在应用口服避孕药的妇女应用氯胍的话，只有将其剂量增加 50％才能达到非妊娠者相同的抗疟作用。

机制 氯胍在体内的代谢主要由 CYP2C19 负责，而雌激素可抑制 CYP2C19 的活性，因此使氯胍向其活性型代谢物环氯胍的生物转化受阻。

建议 CYP2C19 的活性存在广泛的基因多态性，黄种人大约有 20％是 CYP2C19 乏代谢型者，这与白种人（高加索人）的 3％～10％有明显不同。妊娠和口服避孕药对氯胍代谢的抑制作用仅限于广泛代谢型者，对 CYP2C19 乏代谢型者，氯胍的生物转化不会受明显影响，这是临床上应注意的另一问题。

考虑到可供妊娠期间应用的抗疟药为数不多，故妊娠期间如何选择最恰当的抗疟药显得极为重要。到目前为止，妊娠期间应用最为广泛，也最为安全的抗疟药是氯胍。但是应该记住，在妊娠最后 3 个月期间应用时，为获得正常非妊娠状态下类似的环氯胍血浓度，应将氯胍的剂量增加 50％。正在应用口服避孕药的妇女也如此。除妊娠患者外，其他患者抗疟药的选择较宽泛。

［卤泛群（卤泛曲林，氯氟菲醇）－可乐果］[2]
Halofantrine－Kolanut

要点 Kolade 等对 15 名健康男性志愿者进行的一项随机化交叉研究表明，同时摄入可乐果（12.5 g），可使单剂卤泛群（盐酸卤泛群 500 mg 口服）的 C_{max} 明显降低（从对照的 179 ± 119 ng/ml 降至 83 ± 32 ng/ml），AUC 显著减少（从 17450±4611 ng·h/ml 减至 11821±4069 ng·h/ml），其在体内的代谢物去丁基卤泛群的 C_{max} 和 AUC 也明显下降。然而，无论是卤泛群本身还是其代谢物的 t_{max} 以及 $t_{1/2}$ 都无明显改变（Kolade et al，2008）。

有关药物 研究表明，咖啡因（caffeine）像可乐果一样，可与卤泛群发生类似相互影响。

机制 根据研究结果推测，该相互影响最有可能与可乐果中的活性成分咖啡因（可乐果中含有 1.5～2% 的咖啡因，12.5 g 可乐果相当于 180～250 mg 咖啡因）与卤泛群形成复合物，从而干扰其肠道吸收有关；可乐果中的其他成分与卤泛群形成复合物的可能性也不能排除。无论如何，不太可能起因于在 CYP 水平上的相互影响，因为卤泛群的代谢主要涉及 CYP3A4，而咖啡因的代谢主要与 CYP1A2 有关；假定它们在 CYP 水平上的代谢有部分重叠，那么也应该是卤泛群血浓度的增加伴随其代谢物血浓度的降低。

建议　卤泛群具有一定的心脏毒性（包括 QT 间期延长，危及生命的心律失常以及猝死），WHO 不再提倡。然而，该药对多药耐药疟疾有效，在非洲的部分地区仍有应用，因此，该相互影响仍然具有一定临床意义。正在应用卤泛群治疗的患者，建议尽可能不用或慎用可乐果或其他含有咖啡因的食品和饮料。

［卤泛群（卤泛曲林，氯氟菲醇）－四环素］[2]
Halofantrine－Tetracycline

要点　Bassi 等对健康志愿者（18 名健康男性）进行的交叉研究表明，与卤泛群 500 mg 单次口服相比，同时给予四环素 500 mg 每 12 小时 1 次连用 7 天，可使卤泛群的高峰血浓度明显升高，AUC 显著增加，半衰期也大大延长（$P<0.05$）；单用和联用相比，C_{max} 为 0.43 ± 0.14 mg/ml 对 1.06 ± 0.44 mg/ml，AUC 为 32.0 ± 13.6 mg/ml 对 63.7 ± 20.1 mg/ml，$t_{1/2}$ 为 90.8 ± 17.9 小时对 $157.4+57.4$ 小时。同样，卤泛群的主要代谢物脱丁基卤泛群（HFM）的 AUC 和 C_{max} 也明显增加（Bassi et al，2004）。

机制　四环素和卤泛群都经由胆汁排泄，故两者通过对该途径的竞争可能是上述相互影响的原因之一。另外，体外研究表明，四环素可能是 CYP3A4 的底物或抑制剂，而卤泛群则由该酶代谢，故四环素对 CYP3A4 的抑制（可能既涉及竞争性抑制，也涉及非竞争性抑制）也可能是该相互影响的部分原因。然而，当有四环素存在时，卤泛群代谢物的血浓度也增加，且有证据表明，四环素的结构类似物强力霉素（多西环素）并不抑制人肝微粒体对卤泛群的代谢，故两者经由 CYP3A4 在代谢方面的相互影响没有坚实的理论基础。作者认为，卤泛群代谢物的 AUC 和 C_{max} 之所以增加，可能是卤泛群血浓度增加之后其向脱丁基卤泛群的代谢随之增加之故。

建议　为预防对卤泛群耐药性的产生，目前采用的方法之一是联合用药。已证明四环素有抗疟作用，且与其他抗疟药（如奎宁和甲氟喹）合用时可改善治愈率。然而，如上所述，四环素和卤泛群都经由胆汁排泄，故两者有可能通过对该途径的竞争而发生相互影响。另外，四环素可能是 CYP3A4 的底物或抑制剂，而卤泛群则由该酶代谢，因此，两者在代谢方面的相互影响也有可能发生。无论如何，四环素增加卤泛群及其代谢物的血浓度，且卤泛群的毒性是浓度依赖的，故联用较大剂量的四环素时，应考虑到不良作用增加之危险。

［卤泛群（卤泛曲林，氯氟菲醇）－氯喹］[1]
Halofantrine－Chloroquine

要点　同时应用氯喹和卤泛群，导致室性心律失常的危险性增加（Vinetz et al，2011）。

有关药物　实际上，奎宁、氯喹，及卤泛群等抗疟药任何两种药物的联用，都有可能导致室性心律失常的发生率增加。

另外，已有同时应用胺碘酮和氯喹导致室性心律失常发生率增加的报道（参见［胺碘酮（乙胺碘呋酮，安律酮）－氯喹］）。

有证据表明，同时应用卤泛群和唑类抗真菌药，也有可能诱发严重甚至致命的心律失常。预料卤泛群的同系物本芴醇（lumefantrine）与唑类抗真菌药之间可发生类似相互影响，与氟康唑以及伏立康唑之间的类似相互影响已经证实（Bennett，2011）。

机制　氯喹、卤泛群、奎宁，及胺碘酮等本身即有延长 QT 间期和（或）导致心律失常的副作用，因此两两联用时其毒副作用相加是该影响的机制。某些药物在 CYP 水平或 P-糖蛋白水平上的抑制也不能排除。

建议　卤泛群是与喹啉相关的化合物，尽管是用于疟疾治疗的寡药，但临床上仍有应用。鉴于卤泛群与氯喹同用时有可能导致严重的心律失常，故建议尽可能避免两者联用。如为必需，应考虑到心律失常发生率增加的可能性。另外，为根治间日疟或控制恶性疟疾的传播，可用伯氨喹代替卤泛群与氯喹合用，但合用期间仍应注意观察有无心血管系统的不良反应（有关细节参见［氯喹－伯氨喹（伯喹，伯氨喹啉）］）。

［阿托伐醌（阿托喹酮）－四环素］[2]
Atovaquone－Tetracycline

要点   同时应用四环素和抗疟药阿托伐醌，可使后者的血浓度降低 40％。

有关药物   如果干扰肠道菌群的机制成立的话，那么地美环素和红霉素等广谱抗生素与阿托伐醌之间有可能发生类似相互影响。

机制   人类对阿托伐醌无明显代谢，何以会发生上述影响，还难以作出令人满意的解释。鉴于阿托伐醌有明显的肠肝循环，故而认为，四环素干扰肠道菌群，从而影响阿托伐醌的肠肝循环是其血浓度降低的机制。另外，有证据表明，同时应用 CYP 诱导剂利福平和阿托伐醌，使后者的血浓度明显降低，前者的血浓度升高。可见，在与 CYP 代谢有关途径上的相互影响不能排除。

建议   无论如何，该影响确实存在，因此避免两者的同时应用是明智的。如果必须同时应用，阿托伐醌的需要量可能增加。

［阿托伐醌（阿托喹酮）－利福平（力复平，甲哌利福霉素，利米定）］[2]
Atovaquone－Rifampicin（Rifampin）

要点   同时应用利福平和抗疟药阿托伐醌，前者血浓度升高，而后者血浓度降低（Vinetz et al，2011）。

有关药物   其他利福霉素类衍生物（利福定、利福喷汀、利福布汀等）与阿托伐醌之间是否会发生类似相互影响，尚未见报道。

机制   在没有 CYP 诱导剂存在的情况下，阿托伐醌在人体内几乎无代谢，94％以上以原型排泄于粪便中，但如果同时应用 CYP 诱导剂，则有可能使其代谢加速。目前认为，两者同用时阿托伐醌血浓度的降低与利福平对肝药酶的诱导从而加速其代谢有关。另外，利福平抑制阿托伐醌的肠肝循环从而促进经粪便的排泄也不能排除。利福平血浓度升高的机制尚不清楚。

建议   虽然该相互影响的确切机制不清楚，但相互影响肯定，且阿托伐醌的血浓度降低明显，故避免两者同时应用是明智的。

含有 250 mg 阿托伐醌和 100 mg 盐酸氯胍（proguanil）的复方片剂，对氯喹或磺胺多辛－乙胺嘧啶耐药的恶性疟疾安全高效，目前在许多国家仍然作为成人和儿童疟疾的预防（≥11 kg 的儿童）和无并发症恶性疟疾治疗（≥5 kg 的儿童）的常用药物。因此，了解该药与其他药物之间的相互影响有重要临床意义。

［8-羟基喹啉－氧化锌］[2]
8-Hydroxyquinoline－Zinc Oxide

要点   据报道，一名患者使用含有石蜡基质的 8-羟基喹啉软膏后出现过敏反应，但换用含氧化锌基质的 8-羟基喹啉软膏，则不再有过敏反应发生。随后对 13 名患者进行的研究证实，氧化锌降低 8-羟基喹啉的致敏性，但同时也削弱其抗菌作用，并促进白色念珠菌的生长。

机制   锌离子与 8-羟基喹啉形成没有抗菌活性的螯合物。

建议   虽然氧化锌能减少 8-羟基喹啉过敏反应的发生，但也削弱其抗菌活性，因此，单纯为减少 8-羟基喹啉外搽时过敏反应的发生而给予氧化锌是不得当的。

第二节 抗肠虫病药

［哌嗪（驱蛔灵）－癫痫］[1]
Piperazine－Epilepsy

要点 哌嗪可诱发或加重癫痫发作。

建议 有癫痫或癫痫既往史患者，禁用哌嗪。

［哌嗪（驱蛔灵）－氯丙嗪（冬眠灵）］[3]
Piperazine－Chlorpromazine

要点 据报道，同时应用氯丙嗪和哌嗪，可导致惊厥。正在应用哌嗪治疗蛲虫感染的一名患儿，合用氯丙嗪数天后发生惊厥。动物研究也表明氯丙嗪和哌嗪同用可导致惊厥，但动物研究中哌嗪的用量比临床用量大得多，因此认为上述零星报道的临床意义有待进一步确定。

有关药物 哌嗪与其他吩噻嗪类（如三氟拉嗪、丙氯拉嗪、异丙嗪等）、硫杂蒽类（氯普噻吨、替沃噻吨等）、丁酰苯类（如氟哌啶醇）、二氢吲哚酮（吗茚酮）或洛沙平等之间是否会发生类似相互影响，尚缺乏证据。但有证据表明，两类药物合用之毒性较单用大，故认为有可能发生类似相互影响。

机制 氯丙嗪与哌嗪发生相互影响的机制尚不清楚。然而，氯丙嗪单用确实降低惊厥阈，而哌嗪本身有诱发或加重癫痫发作的副作用，当与哌嗪一起应用时，可引起逾常的锥体外系反应（包括惊厥）。故认为上述患者惊厥的发生可能起因于两者作用的相加。

建议 根据目前可得到的资料分析，两者联用似乎无严重危险。但当同用时，仍应密切观察惊厥的表现。肾功能障碍可损害哌嗪的清除，亦可增加该药产生毒性或与氯丙嗪发生相互影响的可能性。在获取进一步研究资料前，建议两者合用时应慎重。

［左旋咪唑（左咪唑）－类风湿关节炎］[2]
Levamisole－Rheumatoid Arthritis

要点 有证据表明，类风湿关节炎患者应用左旋咪唑治疗容易诱发粒细胞缺乏。

机制 尚不清楚。

建议 左旋咪唑作为一种免疫功能调节药用于类风湿关节炎的治疗已有多年，但近年来发现该药可引起脑炎综合征或死亡，用于类风湿关节炎的治疗时粒细胞减少的发生率达10%，故在某些国家已被列为淘汰药物，在我国也不提倡作为类风湿关节炎治疗的首选药物。如果必须应用的话，采用每周一剂的方法，这样很少发生粒细胞减少。

该药与甲苯咪唑合用于驱蛔虫或与噻嘧啶合用于驱钩虫，用量小，效果优，无引起粒细胞减少之虞，因此，作者认为仍有其存在之价值。

［噻嘧啶（抗虫灵）－哌嗪（驱蛔灵）］[2]
Pyrantel－Piperazine

要点 噻嘧啶与哌嗪合用时，抗肠虫作用减弱，前者的减弱更明显。

机制 噻嘧啶引起肠虫神经肌肉接头的除极化阻断，导致虫体的痉挛性麻痹；哌嗪则阻断乙酰胆碱在神经肌肉接头部位的作用，导致虫体的弛缓性麻痹，故两者合用时可导致作用的互相拮抗。

建议 该相互影响肯定且明显，理论上应避免两者合用。但合用后疗效减弱的临床证据不足，多数研究结果仅来自体外试验。然而，无论如何，避免两者合用是有道理的，因为即使不存在拮抗作用，实在也无合用之必要。

[甲苯咪唑（甲苯达唑）－妊娠][1]
Mebendazole－Pregnancy

要点　对怀孕大白鼠进行的研究表明，单次口服甲苯咪唑（10 mg/kg）即有胎毒和致畸作用。

建议　怀孕妇女禁用甲苯咪唑。需要时，可用其类似物氟苯哒唑代替（氟苯哒唑的药理作用与甲苯咪唑相近，但动物研究证明无致畸作用）。

[甲苯咪唑（甲苯达唑）－苯妥英（大仑丁，二苯乙内酰脲）][2]
Mebendazole－Phenytoin

要点　甲苯咪唑与苯妥英同用时，前者血浓度降低。

有关药物　根据相互影响的机制推测，预料甲苯咪唑与其他乙内酰脲类抗癫痫药如乙妥英（乙基苯妥英）和甲妥英（3-甲基苯乙妥因）可发生类似相互影响。

已证明甲苯咪唑与卡马西平可发生类似相互影响，但与丙戊酸之间无类似相互影响发生。

机制　苯妥英（以及卡马西平）可诱导肝药酶，从而使甲苯咪唑代谢加速，血浓度降低。

建议　应用甲苯咪唑治疗组织内感染时，同时应用苯妥英，应考虑到甲苯咪唑有可能达不到治疗血浓度，故应考虑适当增加甲苯咪唑的剂量。

[甲苯咪唑（甲苯达唑）－西咪替丁（甲氰咪胍）][3]
Mebendazole－Cimetidine

要点　有证据表明，同时应用苯并咪唑类抗肠虫药甲苯咪唑和西咪替丁，甲苯咪唑的血浓度升高。

有关药物　甲苯咪唑与其他 H_2 受体阻断药（雷尼替丁、法莫替丁、尼扎替丁等）之间是否会发生类似相互影响，还不清楚。但根据提出的机制推测，类似相互影响不会发生，因为其他 H_2 受体阻断药对 CYP 很少（雷尼替丁）或无亲和力（法莫替丁和尼扎替丁）。

另一种苯并咪唑类抗肠虫药阿苯达唑（丙硫咪唑，肠虫清）与西咪替丁之间是否会发生类似相互影响尚未见报道。同属苯并咪唑类的抗肠虫药噻苯达唑（噻苯唑）因其毒性较大，故临床应用日渐减少，在多数情况下已被阿苯达唑或甲苯咪唑取代。

机制　可能与西咪替丁抑制甲苯咪唑经 CYP 介导的首过肝代谢有关。

建议　甲苯咪唑和西咪替丁之间的上述相互影响对肠腔内感染的治疗无任何意义（因为甲苯咪唑在肠腔内的浓度无改变），但对组织感染的治疗也许有一定好处（例如对棘球蚴病的治疗）。然而，在甲苯咪唑血浓度增高、疗效增强的同时，其不良反应也随之增加、增强。因此，临床实践中不应因单纯为增强甲苯咪唑的抗组织内感染之疗效而合用西咪替丁。必须合用西咪替丁和甲苯咪唑时，在大多数情况下可用与甲苯咪唑无相互影响的法莫替丁等 H_2 受体阻断药代替西咪替丁（Phillips et al，2011）。

[甲苯咪唑（甲苯达唑）－利托那韦][3]
Mebendazole－Ritonavir

要点　Corti 等对 16 名健康志愿者进行的一项研究表明，长期应用利托那韦（200 mg 每日 2 次计 8 天），可明显改变甲苯咪唑的药动学，使其 $AUC_{0\sim24}$ 减少 43％，C_{max} 降低 41％。然而，利托那韦短期应用（200 mg 计 2 次）对甲苯咪唑的药动学无明显影响（Corti N et al，2009）。

有关药物　Corti 等在同一项研究中证明，同属苯并咪唑类的抗肠虫药阿苯达唑（丙硫咪唑，肠虫清；albendazole）与利托那韦之间可发生类似相互影响，只是影响的程度弱一些（连用 8 天利托那韦，使其 $AUC_{0\sim24}$ 减少 27％，C_{max} 降低 26％）。

机制　鉴于有证据表明甲苯咪唑的代谢部分涉及 CYP2C 和 CYP1A2，而利托那韦对某些 CYP（包括 CYP2C9＼2C19、CYP3A4、CYP1A2，及 CYP2B6 等）有诱导作用，因此认为，该影响可能起因于利托那韦对 CYP2C 和 CYP1A2 的诱导。利托那韦对其他代谢酶或载体的影响以及胃肠功能的改变是否参与其中，还不清楚，确切机制有待于进一步探讨。阿苯达唑的代谢途径与甲苯咪唑类似，故与利托那韦相互影响的机制雷同。

建议　鉴于利托那韦对 CYP3A4 以及 P-糖蛋白的抑制并不影响甲苯咪唑（或阿苯达唑）的处置，故联用利托那韦等蛋白酶抑制剂期间，倒无须顾虑甲苯咪唑或阿苯达唑的剂量相关性毒性。然而，该影响的具体临床意义有待进一步探讨。

[阿苯达唑（丙硫达唑，丙硫咪唑，肠虫清）－吡喹酮（环吡异喹酮）][2]
Albendazole－Praziquantel

要点　Lima 等对 9 名健康志愿者进行的一项随机化 3 阶段交叉研究表明，同时应用广谱抗寄生虫药吡喹酮和广谱抗肠虫药阿苯达唑，可使（＋）-阿苯达唑硫氧化物（阿苯达唑亚砜）的血浓度增加 1.64 倍（AUC 从 0.99 μg·h/ml 增加至 2.59 μg·h/ml），（－）-阿苯达唑硫氧化物的血浓度增加 2.58 倍（AUC 从 0.14 μg·h/ml 增加至 0.50 μg·h/ml），磺基阿苯达唑（阿苯达唑砜）的血浓度增加 87%（AUC 从 0.17 μg·h/ml 增加至 0.32 μg·h/ml）。同时应用阿苯达唑，无论是（＋）-(S)-吡喹酮，还是（－）-(R)-4-羟吡喹酮或（＋）-(S)-4-羟吡喹酮的药动学都无明显改变，但（－）-(R)-吡喹酮的血浓度增加 64.77%（AUC 从 0.52 μg·h/ml 增加至 0.86 μg·h/ml）（Lima et al, 2011）。

机制　吡喹酮是一种手性药物，临床应用其消旋混合物。吡喹酮在 CYP1A2、CYP3A4，及 CYP2C19 的作用下生成单羟基、二羟基，及三羟基衍生物，人血浆中以 4-羟吡喹酮的浓度最高。阿苯达唑口服后迅速代谢为活性代谢物阿苯达唑亚砜，然后进一步代谢为无活性的阿苯达唑砜。阿苯达唑亚砜的生成由黄素加单氧酶（可能是 FMO3）以及 CYP1A2 和 CYP3A4 负责，但以 CYP1A2 和 CYP3A4 为主。目前认为，阿苯达唑亚砜的进一步代谢所涉及的酶类似于阿苯达唑向阿苯达唑亚砜转化所涉及的酶。根据目前可得到的资料，尚难以明确两者之间相互影响的确切机制。有关细节有待进一步研究。

建议　临床上，联合应用阿苯达唑和吡喹酮可明显改善对神经囊尾蚴病的治疗效果。然而，两者之间的相互影响确实存在，因此于联用期间应注意减量应用，以免发生毒副作用。

[氯硝柳胺－猪肉绦虫][1]
Niclosamide－Armed Tapeworm

要点　氯硝柳胺是治疗猪肉绦虫的有效药物，但对绦虫卵无杀灭作用。给药后如不及时通便，有引起囊虫病的危险。

机制　绦虫被杀灭后，死亡节段在肠腔内可释放出绦虫卵。卵壳消化后，其内的六钩蚴可穿过肠黏膜经血液循环至全身各处，从而引起囊虫病。

建议　治疗猪肉绦虫，在给予氯硝柳胺后 2 小时，应进行有效通便（口服 15～30 g 硫酸钠或硫酸镁），以便把成熟节片清除于释放绦虫卵之前。

[四氯乙烯－乙醇][2]
Tetrachloroethylene－Ethyl Alcohol（Ethanol，Alcohol，Ethyl）

要点　应用四氯乙烯期间饮酒时，可大大增强四氯乙烯的中枢神经系统副作用和肝毒性。

有关药物　硝呋莫司（nifurtimox；属于硝基呋喃类）和苯并乙唑（苄硝唑；benznidazole；硝基咪唑类似物）治疗期间饮酒，前者的毒副作用也可明显增加（硝呋莫司和苯并乙唑在分类上属于抗原虫药，是治疗克鲁斯锥虫病的有效药物，其中硝呋莫司对布氏锥虫病也有良好治疗效果）。

机制　四氯乙烯是一种有效的抗钩虫药，正常情况下在胃肠道很少吸收，仅在局部发挥作用。乙醇可明显促进四氯乙烯在胃肠道的吸收。吸收后的四氯乙烯和乙醇共同作用于肝和中枢神经系统，故使毒性大大增强。

建议　应用四氯乙烯期间及给药前后一段时间内应禁止饮酒。

硝呋莫司和苯并乙唑治疗期间也应避免饮酒（Phillips et al，2011）。

［吡喹酮（环吡异喹酮）–苯妥英（大仑丁，二苯乙内酰脲）][2]
Praziquantel–Phenytoin

要点　同时应用吡喹酮和苯妥英，前者的生物利用度降低，作用减弱。

机制　苯妥英像苯巴比妥一样，对 CYP2C 和 CYP3A 亚家族有明显诱导作用，因此也会像苯巴比妥一样，通过酶的诱导而促进吡喹酮的代谢。

建议　参见［吡喹酮–苯巴比妥］。

［吡喹酮（环吡异喹酮）–卡马西平（酰胺咪嗪，痛惊宁）][2]
Praziquantel–Carbamazepine

要点　同时应用吡喹酮和卡马西平，前者的生物利用度降低。

有关药物　卡马西平的结构类似物奥卡西平（奥卡西平仅对 CYP 中的 3A4/5 有明显诱导作用）对吡喹酮是否会发生类似影响，还不清楚。

机制　已知卡马西平对 CYP2C9 和 CYP3A 亚家族有明显诱导作用，而吡喹酮主要在肝内进行羟化代谢，因此认为，吡喹酮生物利用度的降低起因于卡马西平对肝药酶的诱导。

建议　两者的同时应用无须刻意避免，但吡喹酮的需要量可能增加。

［吡喹酮（环吡异喹酮）–苯巴比妥（鲁米那）][2]
Praziquantel–Phenobarbital

要点　同时应用苯巴比妥可降低吡喹酮的生物利用度，削弱其作用。

有关药物　根据提出的机制推测，其他巴比妥类（如戊巴比妥、异戊巴比妥、司可巴比妥等）与吡喹酮之间可发生类似相互影响。

扑米酮（扑痫酮，去氧苯比妥）在体内转化为苯巴比妥发挥作用，预料与吡喹酮之间的类似相互影响也可发生。

机制　已知苯巴比妥对 CYP2C 和 CYP3A 亚家族有明显诱导作用，而吡喹酮在肝内的羟化代谢可能与其中一种或多种 CYP 有关，故认为吡喹酮生物利用度的降低起因于苯巴比妥对肝药酶的诱导。

建议　该相互影响明确，但如果必须同时应用，可通过增加吡喹酮的剂量解决。

［吡喹酮（环吡异喹酮）–西咪替丁（甲氰咪胍，泰胃美）][2]
Praziquantel–Cimetidine

要点　同时应用吡喹酮和西咪替丁，前者的代谢减慢，作用和毒性有可能增强。

有关药物　根据提出的机制推测，另外 2 种 H$_2$ 受体阻断药尼扎替丁和法莫替丁不会与吡喹酮发生类似相互影响，因为它们主要以原型经肾排泄，与各种 CYP 无亲和力。同属 H$_2$ 受体阻断药的雷尼替丁大部分以原型经肾排泄，与 CYP 的亲和力仅有西咪替丁的 1/10，故对吡喹酮代谢的影响弱于西咪替丁。

机制　西咪替丁对多种 CYP 有抑制作用，其中包括 CYP1A2、CYP2C9、CYP2D6，及 CYP3A4。已知吡喹酮在肝的羟化代谢由 CYP 负责，故认为吡喹酮作用和毒性的增强与西咪替丁对负责其代谢的 CYP 的非竞争性抑制有关。

建议　实际上，因西咪替丁的不良反应多见，且可与多种药物发生相互影响，故其临床应用日渐减少，目前已基本上被其他 H$_2$ 受体阻断药取代。就对 CYP 的抑制作用而论，尼扎替丁和法莫替丁比雷尼替丁更安全，因为它们对 CYP 几乎无影响。

［吡喹酮（环吡异喹酮）－地塞米松（氟美松）］[2]
Praziquantel－Dexamethasone

要点　正在应用吡喹酮治疗脑囊虫病的患者，当加用地塞米松（8 mg，每 8 小时 1 次），吡喹酮稳态血浓度下降 50％。

有关药物　其他糖皮质激素（可的松、氢化可的松、泼尼松等）与吡喹酮之间是否会发生类似相互影响，尚未见报道。

机制　确切机制不清楚。有报道表明，地塞米松降低吡喹酮的生物利用度，这也许是后者稳态血浓度下降的主要原因。

建议　目前脑囊虫病（囊尾蚴病）的首选治疗药物仍然是阿苯达唑，如因其他原因不能应用阿苯达唑的话，吡喹酮是最常用的备选药物。然而，由于治疗脑囊虫病需要同时给予糖皮质激素，而包括地塞米松在内的糖皮质激素与吡喹酮之间可发生明显相互影响，故吡喹酮对这一适应证的应用受到限制。不过，吡喹酮用于脑囊虫病的最佳治疗剂量尚未标化，因此地塞米松导致的吡喹酮血浓度降低对其疗效究竟有多大影响，还难以确定。然而，如果对其疗效确有影响的话，通过增加剂量可克服。通常认为，用吡喹酮治疗脑囊虫病期间，最好避免长期合用地塞米松；如有必要的话，仅在寄生虫死亡引起炎症反应时短期给予（McCarthy et al，2011）。

［吡喹酮（环吡异喹酮）－酮康唑］[2]
Lamotrigine－Paracetamol

要点　Nleya 等对健康 30 名（18～30 岁）健康男性受试者进行的一项随机化单剂交叉研究表明，同时应用酮康唑（200 mg）可使吡喹酮（20 mg/kg）的 $AUC_{0\sim\infty}$ 增加 75.5％（3516 ng·h/ml 对 6172 ng·h/ml）（$P<0.001$），反式-4-OH-吡喹酮的平均 AUC 增加 67％（61 749 ng·h/ml 对 103 105 ng·h/ml）（$P<0.001$），X-OH-吡喹酮水平降低约 57％（半定量为 7311 ng·h/ml 对 3109 ng·h/ml）（$P<0.001$）。吡喹酮 $AUC_{0\sim\infty}$ 和 C_{max} 的几何均值比（GMR）分别为 176.8％（$P<0.001$）和 227.0％（$P<0.001$），90％CI 分别为 129.8％～39.8％和 151.4％～341.4％（Nleya et al，2019）。

同时应用酮康唑 4-OH-吡喹酮水平的明显增加表明，CYP 3A4/5 不是负责 4-OH-吡喹酮形成的主要 CYPs，而 X-OH-吡喹酮水平的显著降低则表明，CYP 3A4/5 是造成大量 X-OH-吡喹酮形成的原因。这些结果与 Li 等的体外研究结果一致，他们的研究表明 X-OH-吡喹酮的生成主要由 CYP3A4 介导，而 4-OH-吡喹酮的生成主要由 CYP2C19 和 CYP1A2 负责（Li et al，2003）。

虽然观察到的酮康唑对吡喹酮的抑制作用不足以作为吡喹酮的增效剂，但可采用其他措施以解决口服生物利用度差的问题。一种可能的解决方案是开发仅含有药理活性对映体（R-吡喹酮）的特异性制剂。此外，根据目前可得到的资料推断，服用 CYP3A4 底物或抑制剂药物的儿童，面临吡喹酮血浓度升高和毒性增加的危险性可能更大。这一点在非洲尤其重要，因为在那里有针对性的大规模应用吡喹酮是在没有事先筛查共病及治疗的儿童中进行的。这一做法必须加以修订，以减少药物不良反应的发生率。

第三节　抗丝虫病药

［伊维菌素－脑膜炎］[1]
Ivermetin－Meningitis

要点　当有脑膜炎存在或其他原因导致血－脑屏障受损时，伊维菌素的 CNS 毒性增强，可表现为淡漠、共济失调、瞳孔散大、震颤，最终可导致死亡。

　　机制　伊维菌素对正常哺乳动物（包括人类）比较安全，几乎无 CNS 毒性，原因在于血－脑屏障中的 P-糖蛋白可防止其进入 CNS（伊维菌素的 CNS 副作用与其激动 GABA 受体有关）。另外，伊维菌素与 CNS 中 GABA 受体的亲和力较低也可能是其 CNS 副作用少见而轻微的原因。当有脑膜炎存在时，血－脑屏障功能受损，进入 CNS 中的药物增加，从而导致毒性增强。

　　建议　为避免发生 CNS 毒性，当有血－脑屏障受损时，应禁用伊维菌素。

　　之所以在此处讨论伊维菌素与疾病的相互影响，原因在于该药的临床应用经验不多，很多临床医生并不一定了解其 CNS 副作用。略加提示，以飨读者。

［伊维菌素－细胞色素 P_{450} 3A4］[2]
Ivermetin－CYP3A4

　　伊维菌素与其他药物之间的相互影响尚未进行评价，但其在人体内的代谢途径已基本明确。该药主要在 CYP3A4 的作用下经羟化和脱甲基化生成十几种衍生物，尿液中既无原形药物，也无络合形药物，说明其在体内经 CYP 的代谢广泛（在动物体内的清除途径有所不同。动物研究表明，该药主要以原形排泄于粪便中，这也许是其难以进行研究评价的部分原因）。

　　根据伊维菌素在体内的代谢途径推测，凡经由 CYP3A4 代谢，或者对 CYP3A4 有诱导或抑制作用的药物，都有可能与之发生相互影响。然而，鉴于到目前为止尚未见有此类相互影响的报道，因此，这种推测充其量也不过是理论性的。另外，伊维菌素的蛋白结合率超过 90%，故蛋白结合置换的影响也有可能发生（McCarthy et al，2011）。

　　已经证明其代谢涉及 CYP3A4 或主要由 CYP3A4 代谢的药物包括抗心律失常药奎尼丁（quinidine）、利多卡因（lidocaine）、胺碘酮（amiodarone）、特异性 Ikr 钾通道阻滞药多非利特（dofetilide）；钙通道拮抗剂硝苯地平（nifedipine）、尼索地平（nisoldipine）、非洛地平（felodipine），地尔硫䓬（diltiazem）、维拉帕米（verapamil）；$α_{1A}$ 受体阻断药坦洛新（tamsulosin）；抗胆碱酯酶药（拟胆碱药）加兰他敏（galantamine）和多奈哌齐（donepezil）；叔胺类抗胆碱药奥昔布宁（oxybutynin）和托特罗定（tolterodine）；磷酸二酯酶（PDE）5 抑制剂西地那非（sildenafil）和他达拉非（tadalafil）；非甾类抗炎药美洛昔康（meloxicam；主 CYP2C9，次 CYP3A4）；麻醉性镇痛药阿芬太尼（alfentanil）、芬太尼（fentanyl）、羟考酮（oxycodone）；三环类抗抑郁药阿米替林（amitriptyline），选择性 5-HT 再摄取抑制剂类抗抑郁药西酞普兰（citalopram），非典型抗抑郁药米他扎平（mirtazapine）和曲唑酮（trazodone）；$5-HT_{1A}$ 受体激动剂丁螺环酮（buspirone）；杂环抗精神病药喹硫平（quetiapine）、阿立哌唑（aripiprazole）和齐拉西酮（ziprasidone）；苯二氮䓬类镇静催眠药氯硝西泮（clonazepam）、地西泮（diazepam）、阿普唑仑（alprazolam）、咪哒唑仑（midazolam）、三唑仑（triazolam），新型苯二氮䓬受体激动剂唑吡坦（zolpidem）和扎来普隆（zaleplon）；抗癫痫药卡马西平（carbamazepine）、噻加宾（tiagabine）和唑尼沙胺（zonisamide）；白三烯受体拮抗剂孟鲁司特（montelukast），甲基黄嘌呤类的茶碱（theophylline）、氨茶碱和胆茶碱（甲基黄嘌呤类主要由 CYP1A2 代谢，但也有 CYP3A4 的参与）；质子泵抑制剂伊索拉唑（埃索美拉唑；esomeprazole）；P 物质受体拮抗剂阿瑞吡坦（aprepitant；主要用于化疗所致的迟发性呕吐）；醛固酮拮抗剂依普利酮（eplerenone）；过氧化物酶增殖体受体 γ（PPARγ）激动剂（胰岛素增敏剂）吡格列酮（pioglitazone）以及促胰岛素分泌药瑞格列奈（repaglinide）；钙感受器模拟剂西那卡塞（cinacalcet；FDA 批准用于慢性肾病所致的继发性甲状旁腺功能亢进症以及甲状旁腺癌伴发的高钙血症）；他汀类降脂药洛伐他汀（lovastatin）、阿托伐他汀（atorvastatin；阿伐他汀）、辛伐他汀（simvastatin）；大环内酯类抗生素红霉素和酮环内酯类抗生素泰利霉素（telithromycin）；抗麻风病药氨苯砜（dapsone）；唑类抗真菌药伊曲康唑（itraconazole）和伏立康唑（voriconazole）；抗病毒药 HIV 蛋白酶抑制剂利托那韦（ritonavir）、安普那韦（amprenavir）、沙奎那韦（saquinavir）、奈非那韦（nelfinavir）、茚地那韦（indinavir）、洛匹那韦（lopinavir）以及阿扎那韦（atazanavir），非核苷类反转录酶抑制剂奈韦拉平（nevirapine）、依法韦伦（efavirenz）；糖皮质激素地塞米松（dexamethasone）和甲强龙（methylprednisolone）；选择性雌激素受体调节剂他莫昔芬（tamoxifen）和托瑞米芬（toremifene），选择性雌激素受体下调剂氟维司群（fulvestrant；也称纯抗雌激素或雌激素受体拮抗剂）；抗癌药异环磷酰胺（ifosfamide）、长春新碱（vincristine）、多西他塞（docetaxel）、紫杉醇（paclitaxel）、依托泊苷（etoposide）、伊马替尼（imatinib），激素类抗癌药芳香化酶抑制剂来曲唑（letrozole），蛋白酪氨酸激酶抑制剂类抗癌药吉非替尼（gefitinib）；免疫抑制剂环孢素（cyclosporine）、西罗莫司（sirolimus）、他克莫司（tacrolimus）；皮肤科用药异维A酸（isotretinoin）。理论上，伊维菌素与这些药物同用时，经 CYP3A4 的代谢可互相竞争，抑制的方向取决于对 CYP3A4 的亲和力。

对 CYP3A4 有明显抑制作用的药物包括红霉素、酮康唑（ketoconazole）、伊曲康唑（itraconazole）和利托那韦（ritonavir）等。这些药物与伊维菌素同用时，有可能导致后者的代谢速度减慢，引起毒性反应。

对 CYP3A4 有明显诱导作用的药物包括利福平、苯巴比妥、苯妥英、卡马西平、奥卡西平、扑米酮、依法韦伦（efavirenz）、奈韦拉平（nevirapine），及中草药金丝桃等。这些药物多可促进伊维菌素的代谢。

第四节　抗利什曼原虫病药

［喷他脒（戊烷脒）－西咪替丁（甲氰咪胍）][2]
Pentamidine－Cimetidine

要点　喷他脒治疗期间给予西咪替丁，可导致前者血浓度升高，毒副作用增强。

有关药物　根据该影响的机制推测，其他 H_2 受体拮抗剂（如雷尼替丁、法莫替丁和尼扎替丁等）对喷他脒不会造成类似影响。

有证据表明，氟西汀、帕罗西汀、氟伏沙明、酮康唑、奥美拉唑、吲哚美辛、苯丙氨酯等对 CYP2C19 有抑制作用或本身是 CYP2C19 的底物，预料与喷他脒之间可发生类似相互影响。

机制　喷他脒在体内的代谢有 CYP2C19 的参与，而西咪替丁对某些 CYP（其中包括 CYP2C19）有抑制作用，因此认为，喷他脒毒副作用的增强起因于西咪替丁对 CYP2C19 的非竞争性抑制。

建议　鉴于喷他脒的毒性较大，故建议在应用喷他脒治疗期间避免给予西咪替丁。如果必须应用 H_2 受体拮抗剂，可考虑用法莫替丁或尼扎替丁代替西咪替丁。

（张　彬　张安年）

主要参考文献

Bassi PU，et al，2004. Effects of tetracycline on the pharmacokinetics of halofantrine in healthy volunteers. *Br J Clin Pharmacol*，58（1）：52-55

Bennett JE，2011. Antifungal agents. In：*Goodman & Gilman's The pharmacological basis of therapeutics*，*12th ed*. Brunton LL（editor），McGraw-Hill Co，Inc，New York：1571-1591

Burhart C，et al，2011. Dermatological pharmacology. In：*Goodman & Gilman's The pharmacological basis of therapeutics*，*12th ed*. Brunton LL（editor），McGraw-Hill Co，Inc，New York：1803-1832

Corti N，et al，2009. Effect of ritonavir on the pharmacokinetics of the benzimidazoles albendazole and mebendazole：an interaction study in healthy volunteers. *Eur J Clin Pharmacol*，65：999-1006

Cuong BT，et al，2006. Does gender，food or grapefruit juice alter the pharmacokinetics of primaquine in healthy subjects? *Br J Clin Pharmacol*，61（6）：683-689

Dickson EJ，et al，2003. Genetics of response to proton pump inhibitor therapy：Clinical implications. *Am J Pharmacogenomics*，3：303-315

Funakoshi R，et al，2019. Effects of proton pump inhibitors，esomeprazole and vonoprazan，on the disposition of proguanil，a CYP2C19 substrate，in healthy volunteers. *Br J Clin Pharmacol*，85：1454-1463

Funck-Brentano C，et al，1997. Inhibition by omeprazole of proguanil metabolism：mechanism of the interaction in vitro and prediction of in vivo results from the in vitro experiments. *J Pharmacol Exp Ther*，280：730-738

Igbinoba SI，et al，2015. Effect of Dehusked *Garcinia kola* Seeds on the Overall Pharmacokinetics of Quinine in Healthy Nigerian

Volunteers. *J Clin Pharmacol*, 55 (3): 348-354

Kolade YT, et al, 2008. Effect of kolanut on the pharmacokinetics of the antimalarial drug halofantrine. *Eur J Clin Pharmacol*, 64: 77-81

Li XQ, et al, 2003. Identification of human cytochrome P (450's) that metabolise anti parasitic drugs and predictions of in vivo drug hepatic clearance from in vitro data. *Eur J Clin Pharmacol*, 59: 5-6

Lim PWY, et al, 2005. CYP2C19 genotype and the PPIs-focus on rabeprazole. *J Gastroenterol Hepatol*, 20: S22-S28

Lima RM, et al, 2011. Albendazole-praziquantel interaction in healthy volunteers: kinetic disposition, metabolism and Enantioselectivity. *Br J Clin Pharmacol*, 71 (4): 528-535

MacDougall C, et al, 2011. Aminoglycosides. In: *Goodman & Gilman's The pharmacological basis of therapeutics*, *12th ed*. Brunton LL (editor), McGraw-Hill Co, Inc, New York: 1505-1520

Matthaei J, et al, 2018. OCT1 deficiency affects hepatocellular concentrations and pharmacokinetics of cycloguanil, the active metabolite of the antimalarial drug proguanil. *Clin Pharmacol Ther*, 105 (1): 190-200

McCarthy J, et al, 2011. Chemotherapy of helminth infections. In: *Goodman & Gilman's The pharmacological basis of therapeutics*, *12th ed*. Brunton LL (editor), McGraw-Hill Co, Inc, New York: 1443-1461

McGready R, et al, 2003. Pregnancy and use of oral contraceptives reduces the biotransformation of proguanil to cycloguanil. *Eur J Clin Pharmacol*, 59: 553-557

Nleya L, et al, 2019. The effect of ketoconazole on praziquantel pharmacokinetics and the role of CYP3A4 in the formation of X-OH-praziquantel and not 4-OH-praziquantel. *Eur J Clin Pharmacol*, 75: 1077-1087

Orrell C, et al, 2008. Pharmacokinetics and tolerability of artesunate and amodiaquine alone and in combination in healthy volunteers. *Eur J Clin Pharmacol*, 64: 683-690

Phillips MA, et al, 2011. Chemotherapy of protozoal infections: amebiasis, giardiasis, trichomoniasis, trypanosomiasis, leishmaniasis, and other protozoal infections. In: *Goodman & Gilman's The pharmacological basis of therapeutics*, *12th ed*. Brunton LL (editor), McGraw-Hill Co, Inc, New York: 1419-1441

Seo KA, et al, 2012. Ilaprazole, a new proton pump inhibitor, is primarily metabolized to ilaprazole sulfone by CYP3A4 and CYP3A5. *Xenobiotica*, 42 (3): 278-284

Shin JM, et al, 2013. Pharmacokinetics and Pharmacodynamics of the Proton Pump Inhibitors. *J Neurogastroenterol Motil*, 19 (1): 25-35

van der Velden M, et al, 2017. Proguanil and cycloguanil are organic cation transporter and multidrug and toxin extrusion substrates. *Malar J*, 16 (1): 422. https://doi.org/10.1186/s12936-017-2062-y

Vinetz JM, et al, 2011. Chemotherapy of malaria. In: *Goodman & Gilman's The pharmacological basis of therapeutics*, *12th ed*. Brunton LL (editor), McGraw-Hill Co, Inc, New York: 1384-1418

Yasui-Furucori N, et al, 2004. Defferent inhibitory effect of fluvoxamine on omeprazole metabolism between CYP2C19 genotypes. *Br J Clin Pharmacol*, 57 (4): 487-494

第十篇 抗肿瘤药及影响免疫功能的药物

第三十六章 抗肿瘤药

第一节 烷化剂

［环磷酰胺（癌得星）－苯巴比妥（鲁米那）］[2]
Cyclophosphamide－Phenobarbital

要点 动物研究表明，同时应用苯巴比妥，环磷酰胺的作用和毒性都增强。

有关药物 预料所有巴比妥类镇静催眠药（戊巴比妥、异戊巴比妥、司可巴比妥等）都可与环磷酰胺发生类似相互影响，其中有些已得到证实。

异环磷酰胺也是一种潜伏化药物，其在体内的代谢有 CYP3A4 的参与，故认为其代谢会因苯巴比妥的存在而加速。但相互影响的结果还不清楚。

机制 已证明环磷酰胺在体内除可经肝 P450 酶（可能涉及 CYP3A4 和 CYP2C19）水解为醛磷酰胺以及经 CYP2B 亚家族羟化为活性中间产物转运至组织中形成磷酰胺氮芥而发挥抗肿瘤作用外，尚可经其他代谢酶转化为有毒代谢物（如丙烯醛）。已知苯巴比妥对 CYP2C/3A 有明显诱导作用，除可使环磷酰胺水解为醛磷酰胺的速度增加外，也有可能使其向有毒代谢物（如丙烯醛）的转化加速。这可能是同时应用苯巴比妥使环磷酰胺作用和毒性都增强的原因。

建议 在应用环磷酰胺治疗期间，最好避免同时应用苯巴比妥等肝药酶诱导剂。

［环磷酰胺（癌得星）－地西泮（安定）］[3]
Cyclophosphamide－Diazepam

要点 采用小鼠进行的研究表明，地西泮增加环磷酰胺的致死率，但不增强其对艾利希实体瘤的作用。

有关药物 已证明氯氮䓬和奥沙西泮与环磷酰胺可发生类似相互影响。其他苯二氮䓬类（硝西泮、氟西泮、氯硝西泮等）与环磷酰胺是否会发生类似相互影响，尚不清楚。

环磷酰胺的结构类似物异环磷酰胺也是一种潜伏化药物，与地西泮之间是否会发生类似相互影响，尚未见报道。

机制 地西泮是 CYP3A4 和 CYP2C19 的底物，对 CYP 无明显诱导作用，照此推论，应该是竞争性抑制环磷酰胺向醛磷酰胺及有毒代谢物的转化，从而减轻毒性并削弱抗肿瘤作用（这显然与苯巴比妥的影响不同，参见［环磷酰胺（癌得星）－苯巴比妥（鲁米那）］）。何以会增加致死率，确切机制尚难以定论。

建议 环磷酰胺与地西泮的相互影响仅在动物中得到证实，在人体内是否也如此，尚未确定。但两药同用时，应记住环磷酰胺毒性增强的可能性。

[环磷酰胺（癌得星）－吗啡][3]
Cyclophosphamide－Morphine

要点   动物研究表明，吗啡可增强环磷酰胺的毒性。

有关药物   据报道，吗啡可增强氮芥的毒性。哌替啶虽然也可增强环磷酰胺和氮芥的毒性，但这方面的作用比吗啡弱。吗啡与其他抗肿瘤烷化剂（异环磷酰胺、氮甲、美法仑等）之间以及环磷酰胺与其他麻醉镇痛剂（美沙酮、芬太尼、丁丙诺啡等）之间是否会发生类似相互影响，还不清楚。

机制   不清楚。

建议   上述结果仅来自动物研究，在人体内是否也发生，尚有待进一步研究证实。在得到进一步资料前，两者合用时应考虑到环磷酰胺毒性增强的可能性。

[环磷酰胺（癌得星）－别嘌醇（别嘌呤醇）][1]
Cyclophosphamide－Allopurinol

要点   同时应用环磷酰胺和别嘌醇，可增强前者的骨髓抑制作用。

有关药物   有证据表明，别嘌醇可增加多种细胞毒药物骨髓抑制的危险。其中包括环磷酰胺的结构类似物异环磷酰胺以及其他烷化剂（如氮芥、卡莫司汀、洛莫司汀等）。

机制   环磷酰胺的代谢与黄嘌呤氧化酶无关，因此该影响并非起因于别嘌醇对黄嘌呤氧化酶的抑制。别嘌醇影响肝微粒体酶系统，环磷酰胺经肝微粒体酶氧化，二者是否有内在联系，还有待验证。

建议   虽然该影响的确切机制还有待确定，但相互影响确实发生。因此，用烷化剂化疗期间，常规应用别嘌醇预防高尿酸血症并不可取。必须同时应用上述两种药物时，应密切观察有无骨髓抑制的体征（白细胞、血小板，及全血细胞减少等）。

[环磷酰胺（癌得星）－泼尼松（强的松，去氢可的松）][3]
Cyclophosphamide－Prednisone

要点   动物和人体研究表明，泼尼松既可增强又可削弱环磷酰胺的活性。

有关药物   环磷酰胺与其他糖皮质激素（可的松、氢化可的松、地塞米松等）之间是否会发生类似相互影响，还不清楚。但根据代谢途径推测，预料有可能发生。

泼尼松与环磷酰胺的结构类似物异环磷酰胺之间是否会发生类似相互影响，尚未见报道。然而，由于异环磷酰胺在体内的代谢有 CYP3A4 的参与，因此认为有两方面的相互影响不能排除，一是两者对 CYP3A4 代谢的竞争性抑制，再就是泼尼松对 CYP3A4 的诱导从而使异环磷酰胺代谢的加速。

机制   环磷酰胺需在体内代谢为活性代谢物而发挥抗肿瘤作用（见 [环磷酰胺－苯巴比妥]）。单次给予泼尼松大概通过竞争环磷酰胺的代谢酶，使其活性代谢物产生减少，从而削弱其作用；长期应用后，有可能通过诱导肝药酶，从而促进环磷酰胺向活性代谢物转化，结果使其作用增强。

建议   环磷酰胺与泼尼松联用之初，前者的抗肿瘤作用可能减弱；但随着联用的持续，抗肿瘤作用有可能增强。这种作用增强和减弱的程度及其在临床治疗中的实际意义尚有待进一步研究。

[环磷酰胺（癌得星）－氯霉素][3]
Cyclophosphamide－Chloramphenicol

要点   有证据表明，氯霉素延长环磷酰胺的半衰期，削弱其治疗作用。

有关药物   根据相互影响的机制推测，预料环磷酰胺的结构类似物异环磷酰胺与氯霉素之间也有可能发生类似相互影响，但尚有待证实。

机制   环磷酰胺本身无活性，需在体内经细胞色素 P450 酶水解成醛磷酰胺再转运至组织中形成磷酰胺氮芥而发挥作用；而氯霉素的代谢涉及细胞色素 P450 酶，故可抑制环磷酰胺代谢转化为活性物，使其半衰期延长，治疗作用减弱。

建议 就目前可得到的资料看，两者的同时应用无须避免。但同用期间应考虑到环磷酰胺的抗肿瘤作用可能减弱，剂量也许需用至常规治疗量之高限。

［环磷酰胺（癌得星）－氯喹（氯喹啉）][2]
Cyclophosphamide－Chloroquine

要点 环磷酰胺治疗期间给予氯喹，环磷酰胺的毒性增强，但治疗作用减弱。

有关药物 预料其他 4-氨基喹啉类抗疟药，如氨酚喹及哌喹（喹哌），与环磷酰胺之间有可能发生类似相互影响。环磷酰胺的同分异构体异磷酰胺（异环磷酰胺）与氯喹之间是否会发生类似相互影响，尚未见报道，但根据相互影响的机制推测，预料有可能发生。

机制 环磷酰胺必须在体内代谢后才能发挥抗肿瘤作用。首先是经由肝药酶（细胞色素 P450 酶）羟化为 4-羟基环磷酰胺，然后开环形成醛磷酰胺，或羟基（—OH）被巯基取代，而失去活性。醛磷酰胺可进一步分解为磷酰胺氮芥和丙烯醛，前者和 4-羟基环磷酰胺一样，既有细胞毒作用，又有抗肿瘤作用，而丙烯醛是一种毒性物质，与膀胱毒性有关，无抗肿瘤作用。氯喹在体内部分经由羟化代谢，因此认为其对环磷酰胺羟化（活化）的竞争性抑制可能是环磷酰胺治疗作用减弱的原因。但合用氯喹时，环磷酰胺的毒性作用何以会增强，目前尚无令人满意的解释。推测羟化作用被抑制后，也许经其他途径产生的有毒代谢物增加。

建议 环磷酰胺治疗期间避免给予氯喹。

［环磷酰胺＋氟尿嘧啶＋甲氨蝶呤－氢氯噻嗪][3]
Cyclophosphamide＋Fluorouracil＋Methotrexate－Hydrochlorothiazide

要点 一研究发现，同时应用氢氯噻嗪和一癌症三联化疗方案（包括环磷酰胺及氟尿嘧啶和甲氨蝶呤），导致粒细胞减少。当化疗达最大程度的骨髓抑制时，中性白细胞的改变最恒定。是哪种抗肿瘤药引起此种影响，根据该研究的设计尚不能做出评价。

有关药物 曾证明同时应用氯噻嗪或三氯噻嗪和上述三联方案，也发生相同影响。因为所有其他噻嗪类（氢氟噻嗪、甲氯噻嗪、泊利噻嗪等）及噻嗪类有关利尿剂（氯噻酮、喹乙宗、美托拉宗等）的药理作用相同，预料与上述三联方案有可能发生类似相互影响。

机制 机制尚不清楚。需要更详细的研究以确定是哪种药物引起血液学改变，并探讨其作用机制。还不清楚此种影响是与剂量有关，还是与时间有关。

建议 同时应用上述药物期间，应密切注意患者的中性白细胞计数。如发生中性白细胞减少，噻嗪类利尿剂需减量应用或停用。

［异环磷酰胺（异磷酰胺）－顺铂（顺氯氨铂）][2]
Ifosfamide－Cisplatin

要点 先用顺铂进行治疗的患者再给予异环磷酰胺，异环磷酰胺的毒性增加。

机制 顺铂具有肾毒性，可损伤肾小管，从而减少具有肾毒性作用的异环磷酰胺代谢物经肾的排泄。另外，应用异环磷酰胺时常规应用的尿路保护剂美司纳（mesna；巯乙磺酸钠），也因肾小管受损而不能迅速充分地转化为具有肾保护作用的保护剂，从而加重异环磷酰胺毒性代谢物对肾的损害。

建议 已应用过顺铂或正在应用顺铂治疗的患者，给予异环磷酰胺时，应考虑到异环磷酰胺毒性（特别是肾毒性）增强的可能性。

异环磷酰胺最重要的毒性是肾毒性。体外研究表明，广泛用于儿童醋氨酚（扑热息痛）中毒的解毒剂乙酰半胱氨酸（N-乙酰半胱氨酸；acetylcysteine，N-acetylcysteine），可预防异环磷酰胺对肾小管细胞的毒性作用。Chen 等应用雄性大鼠进行的研究表明，乙酰半胱氨酸显著降低异环磷酰胺所致肾功能异常的程度，表现为血肌酐水平明显下降（从对照组的 $57.8 \pm 2.3 \ \mu mol/L$ 降至 $45.2 \pm 2.1 \ \mu mol/L$）

以及 β-2 微球蛋白和镁的排泄减少（前者从对照组的 25.4±3.3 nmol/L 减至 8.8±1.3 nmol/L，后者从对照组的 19.5±1.5 mmol/L 减至 11.2±1.5 mmol/L）。另外，乙酰半胱氨酸显著改善异环磷酰胺引起的谷胱甘肽耗竭，降低脂质过氧化物的升高，预防肾小管和肾小球的典型形态学损害。这与体外研究的结果相符（Chen et al，2008）。根据 Chen 等的研究结果推断，乙酰半胱氨酸在预防异环磷酰胺的肾毒性方面可能有一定价值。顺铂是当前联合化疗中最常用的药物之一，与异环磷酰胺联用也是临床实践中经常遇到的情况。因此，如欲联用顺铂和异环磷酰胺，加用治疗量的乙酰半胱氨酸，也许是一种可供选择的预防肾毒性的措施（部分证据表明，乙酰半胱氨酸不影响异环磷酰胺的药动学，也不影响顺铂和异环磷酰胺的抗肿瘤作用，至少对肺癌是如此）。至于乙酰半胱氨酸是否会影响 2-巯基乙烷磺酸盐（2-mercaptoethane sulphonate）和（或）美司钠（为预防异环磷酰胺的肾毒性作用往往同时应用 2-巯基乙烷磺酸盐或美司钠）的肾保护作用，尚有待进一步研究。

［白消安（马利兰，白血福恩）－苯妥英（大仑丁，二苯乙内酰脲，二苯海因）］[2]
Busulfan（Myleran）－Phenytoin

要点　白消安治疗期间给予苯妥英，可预防前者所致的急性中枢神经系统（CNS）毒性，但两者的血浓度皆降低，前者的抗肿瘤作用减弱（Chabner et al，2011）。

有关药物　根据提出的机制推测，同属抗癫痫药的苯巴比妥、扑痫酮（在体内代谢为苯巴比妥发挥作用），及卡马西平等，可与白消安之间发生类似相互影响。

机制　这是一种双向性影响。白消安诱导 CYP 从而加速苯妥英的代谢，是苯妥英血浓度降低的原因。同样，苯妥英诱导 CYP，从而促进白消安的代谢，是白消安抗肿瘤作用减弱的机制。

建议　大剂量白消安治疗时，除可引起肝静脉闭塞、出血性膀胱炎、永久性脱发，及白内障等毒副作用外，尚可导致急性 CNS 毒性（包括强直阵挛性惊厥）。为预防白消安的急性 CNS 毒性作用，必须同时应用抗惊厥药。在这种情况下，可考虑选用对 CYP 无诱导作用的药物，如劳拉西泮（氯羟安定）、加巴喷丁等代替苯妥英。如果选用苯妥英，应注意监测白消安的血浓度，并据情适当调整白消安的剂量。

［白消安（马利兰，白血福恩）－螺内酯（安体舒通）］[3]
Busulfan（Myleran）－Spironolactone

要点　同时应用白消安和螺内酯，男性乳房发育的发生率增加。

有关药物　已证明单用可引起乳房发育的其他药物尚有乙硫异烟胺，灰黄霉素，吩噻嗪类（如氯丙嗪、奋乃静、三氟拉嗪等），强心苷类（洋地黄、地高辛、洋地黄毒苷等）以及萝芙木生物碱（利血平、利血胺、去甲氧利血平等）。

机制　白消安具有潜在的致男性乳房发育作用，当其单用时通常不会表现出来，但与其他具有该作用的药物联用时，此种影响可叠加。

建议　两者的联用无须避免，但应向患者作出适当解释，说明此种相互影响的可能性。

［白消安（马利兰，白血福恩）－甲硝唑（灭滴灵）］[2]
Busulfan（Myleran）－Metronidazole

要点　同时应用甲硝唑和白消安，肝毒性以及肝静脉闭塞的发生率增加。

有关药物　同属硝基咪唑类的替硝唑和奥硝唑与白消安之间是否会发生类似相互影响，尚不清楚，但鉴于化学结构的类似性，预料类似相互影响有可能发生，只是相互影响的程度会有所不同。

有报道说，唑类抗真菌药中的咪唑类，如酮康唑（ketoconazole）和咪康唑（miconazole），与白消安同用时，也像甲硝唑一样，使肝静脉闭塞和肝毒性的发生率增加（可能与咪唑类抗真菌药与甲硝唑的结构中含有的共同基团咪唑环有关）。

机制　大剂量白消安本身即可导致高达 10% 的患者发生肝静脉闭塞。甲硝唑有可能通过抑制白消安和（或）其有毒代谢物的清除，从而增加肝毒性以及静脉闭塞的发生率。已证明白消安首先在谷胱甘肽 S-转移酶 A1A 的作用下与谷胱甘肽络合，然后在 CYP 的作用下进一步降解。甲硝唑抑制负责该络合物代谢的 CYP（甲硝唑本身的代谢也有 CYP 的参与），是该影响的机制。咪唑类抗真菌药与白消安之间相互影响的机制类同于甲硝唑（Chabner et al，2011）。

建议 应用白消安治疗期间，最好避免给予甲硝唑。在获得进一步临床证据前，也不应试图采用替硝唑或奥硝唑代替甲硝唑。

在应用白消安治疗期间如果需要给予唑类抗真菌药，可考虑选用伊曲康唑、氟康唑等三唑类抗真菌药。

[白消安（马利兰，白血福恩）－氟达拉滨][2]
Busulfan（Myleran）－Fludarabine

要点 de Castro 等对经历同种异体造血干细胞移植的癌性血液病患者进行的一项研究表明，移植前调理期间口服白消安（1 mg/kg，每 6 小时 1 次连用 4 天）的同时静脉给予氟达拉滨（30 mg/m^2，连用 5 天），可使白消安的表观清除率降低 29.8%（从 157.4 ml/h/kg 降至 110.5 ml/h/kg），C_{max} 升高 60%（从 1.5 mg/ml 升高至 2.4 mg/ml），$AUC_{0\sim6h}$ 增加 38.6%（从 5.7 mg·h/ml 增加至 7.9 mg·h/ml）。虽然同时应用白消安和氟达拉滨的患者白消安血浓度升高，但与骨髓抑制相关的毒性作用不像白消安联用环磷酰胺那么常见（de Castro et al，2013）。

机制 氟达拉滨导致白消安表观清除率降低的确切机制尚不清楚，因为两者的代谢途径截然不同。

建议 de Castro 等的研究表明，在处理的第 4 天氟达拉滨可使白消安的口服表观清除率降低大约 30%，故可导致白消安的积聚。鉴于白消安的毒性较大，因此建议，应用氟达拉滨治疗的患者白消安的剂量应减少 30%。

[洛莫司汀（环己亚硝脲，罗氮芥）－茶碱][3]
Lomustine－Theophylline

要点 一病例报道说，正在应用茶碱并接受洛莫司汀治疗的成神经管细胞瘤的患者，化疗第 3 疗程 3 周后，产生鼻出血和血小板减少。单独应用洛莫司汀，也有可能产生此种影响。

有关药物 茶碱和其他烷化剂（白消安、苯丁酸氮芥、美法仑等）之间是否产生类似相互影响，还未见报道。据说茶碱和卡莫司汀在小白鼠体内产生协同作用。因为药理作用相似，预料其他茶碱衍生物（氨茶碱和胆茶碱等）可发生类似影响。虽然二羟丙茶碱在体内并不转化为茶碱，但具有类似药理作用，预料有可能与洛莫司汀发生类似相互影响。

机制 机制不清楚。但有人提议说，茶碱抑制血小板磷酸二酯酶，从而减少 cAMP 的水解，增加其浓度，破坏血小板的正常功能。然而，磷酸二酯酶抑制学说是根据体外研究提出的，而体外研究所用的浓度在体内已达中毒水平，因此，在体内相互影响的机制是否与在体外者相同，目前尚难断定。

建议 目前可得到的证据尚不足以表明茶碱不能与洛莫司汀同时应用，但作为临床医生应该认识到，同用两药期间有可能产生血小板减少和骨髓毒性。

[卡莫司汀（卡氮芥）－西咪替丁（甲氰咪胍）][2]
Carmustine－Cimetidine

要点 临床证据表明，西咪替丁和卡莫司汀同用时，骨髓抑制作用增强。

有关药物 其他抗肿瘤药（洛莫司汀、塞替派、链脲霉素等）与西咪替丁的作用是否相加，还未见报道。其他 H$_2$ 受体阻断药（雷尼替丁、尼扎替丁、法莫替丁等）与卡莫司汀同用时是否有类似相互影响，也不清楚。

机制 机制还不清楚。两种药物都有骨髓抑制特点，同用时作用相加。有人认为，西咪替丁也可抑制卡莫司汀的代谢。

建议　两药同用时，应密切观察有无骨髓抑制发生。如有发生，应停用西咪替丁。

［六甲蜜胺－阿米替林（阿蜜替林，依拉维）][2]
Hexamethylmelamine－Amitriptyline

要点　正在应用烷化剂六甲蜜胺治疗的患者，加用阿米替林后可发生严重的体位性低血压。

有关药物　已经证明三环类抗抑郁药丙米嗪和单胺氧化酶抑制剂苯乙肼与六甲蜜胺之间可发生类似相互影响。个案报道说，去甲替林与六甲蜜胺之间不发生类似相互影响。由于报道结果不一致，故难以预料六甲蜜胺与其他抗抑郁药（如三环类的氯米帕明、曲米帕明、地昔帕明，单胺氧化酶抑制剂吗氯贝胺、异卡波肼、反苯环丙胺等）之间是否会发生类似相互影响。阿米替林与其他烷化剂（如环磷酰胺、氮芥等）之间是否会发生类似相互影响，也不清楚。

机制　不清楚。

建议　虽然相互影响的发生率尚不明确，但体位性低血压的程度比较严重，作者认为有一定生命危险。因此，两种药物联用时应密切监护。

第二节　抗代谢药

［甲氨蝶呤（氨甲蝶呤，氨甲叶酸）－考来烯胺（消胆胺）][2]
Methotrexate－Cholestyramine

要点　同时应用甲氨蝶呤和考来烯胺，前者血浓度降低。

有关药物　根据相互影响的机制推测，预料甲氨蝶呤与其他阴离子交换树脂（考来替泊、降胆葡胺、地维烯胺等）之间可发生类似相互影响，但尚有待证实。

机制　体外研究证明，考来烯胺可与甲氨蝶呤结合。甲氨蝶呤有部分经肝肠循环，加之口服考来烯胺治疗甲氨蝶呤过量已有成功的报道，故预料类似结合在人体胃肠道内也可发生。

建议　如因甲氨蝶呤过量（不管是肠道应用还是非肠道应用），及早口服考来烯胺是抢救措施之一。但如果应用考来烯胺不是为了处理甲氨蝶呤过量，应考虑到它在肠道中结合甲氨蝶呤，影响其吸收，从而使血浓度降低的可能性。

［甲氨蝶呤（氨甲蝶呤，氨甲叶酸）－苯巴比妥（鲁米那）][4]
Methotrexate－Phenobarbital

要点　动物研究提示，苯巴比妥可加重甲氨蝶呤引起的脱发。

有关药物　根据药理作用和代谢途径的类似性推测，其他巴比妥类（戊巴比妥、异戊巴比妥、司可巴比妥等）与甲氨蝶呤之间可发生类似相互影响。

机制　尚不清楚。

建议　应用大鼠进行的研究表明，单独应用甲氨蝶呤不引起脱毛，而加用苯巴比妥则导致脱毛的发生，但此种相互影响是否也发生于人体，尚有待进一步研究证实。在取得更详细的资料前，建议应用甲氨蝶呤治疗期间，慎用巴比妥类。

［甲氨蝶呤（氨甲蝶呤，氨甲叶酸）－乙醇][3]
Methotrexate－Ethyl Alcohol（Ethanol，Alcohol，Ethyl）

要点　有两项报道提示，应用甲氨蝶呤的同时饮酒，肝毒性的发生率增加。

有关药物　已证明，某些甲氨蝶呤制剂中用作防腐剂的苯甲醇，是鞘内应用甲氨蝶呤发生神经副作用的影响因素。其他抗肿瘤制剂中也有用苯甲醇防腐者，故也有可能产生类似影响。

机制 甲氨蝶呤和乙醇相互影响的具体机制还不清楚。甲氨蝶呤跨肠段的体外研究表明，高浓度的乙醇轻微抑制其转运。乙醇也有可能抑制甲氨蝶呤向肝细胞外转运，使肝内甲氨蝶呤浓度升高。

建议 因为乙醇有可能增强甲氨蝶呤的肝毒性，所以，接受甲氨蝶呤的患者，应劝其尽可能少饮酒或含醇饮料。需要鞘内给予抗肿瘤药的患者，应选用无防腐剂的非肠道制剂。

［甲氨蝶呤（氨甲蝶呤，氨甲叶酸）－氧化亚氮（笑气）］[4]
Methotrexate－Nitrous Oxide

要点 有研究表明，氧化亚氮可增强甲氨蝶呤的毒性作用，表现为口腔炎、全身感染或局部感染的发生率增加。

机制 据说氧化亚氮可增强甲氨蝶呤对二氢叶酸还原酶的抑制作用，但还有待进一步证实。

建议 甲氨蝶呤治疗期间，如需应用氧化亚氮麻醉，可通过额外给予亚叶酸钙、加强补液等措施以降低口腔炎、白细胞减少等不良反应的发生率。必要时可暂时减少甲氨蝶呤的剂量或停用。

［甲氨蝶呤（氨甲蝶呤，氨甲叶酸）－阿司匹林（乙酰水杨酸）］[1]
Methotrexate－Aspirin

要点 同时应用甲氨蝶呤和阿司匹林（300～640 mg），可导致游离甲氨蝶呤的血浓度升高，持续时间延长，有可能引起甲氨蝶呤毒性。

有关药物 根据药动学推测，所有水杨酸类（胆碱水杨酸、双水杨酯、水杨酸钠等）及其复方制剂都有可能与甲氨蝶呤发生类似相互影响。

机制 阿司匹林与血浆蛋白有高度亲和力，在体外可置换与血浆蛋白结合的甲氨蝶呤。另外，甲氨蝶呤和阿司匹林有共同的清除途径，阿司匹林可竞争性抑制甲氨蝶呤的清除，导致甲氨蝶呤的血浓度升高，半衰期延长；对肾前列腺素合成的抑制也是原因之一（也见［甲氨蝶呤－水杨酸钠］）。

建议 接受甲氨蝶呤的患者，应避免给予阿司匹林。已证明对乙酰氨基酚不增加甲氨蝶呤的毒性，如果可行的话，可用来代替阿司匹林（也参见［甲氨蝶呤－水杨酸钠］）。

［甲氨蝶呤（氨甲蝶呤，氨甲叶酸）－水杨酸钠］[1]
Methotrexate－Sodium Salicylate

要点 甲氨蝶呤与水杨酸钠同时应用，可使前者血浓度升高，从而有可能导致毒性的发生。

有关药物 甲氨蝶呤与阿司匹林之间的类似相互影响已证实（见［甲氨蝶呤－阿司匹林］）。另外，已证明甲氨蝶呤与传统非甾类抗炎药（tNSAIDs）如布洛芬、酮洛芬、吲哚美辛、双氯芬酸、舒林酸、依托度酸、萘普生、托美汀、保泰松、阿扎丙酮等之间也可发生类似相互影响，只是程度不同而已。甲氨蝶呤与其他 tNSAIDs 之间是否会发生类似相互影响，还不清楚，但已证明与对乙酰氨基酚（扑热息痛，醋氨酚）不发生类似相互影响。

零星报道表明，选择性环氧酶-2（COX-2）抑制剂（如塞来昔布、帕瑞昔布、依托昔布等）可与甲氨蝶呤发生相互影响，导致骨髓抑制的发生率增加。例如，Schwartz 等对 50 名类风湿关节炎患者进行的研究表明，每日给予 120 mg 依托昔布（etoricoxib）可使甲氨蝶呤的 $AUC_{0\sim\infty}$ 增加 28%，但每日给予 60 mg 或 90 mg 依托昔布，对甲氨蝶呤的药动学无明显影响（Schwartz et al, 2009）。

机制 甲氨蝶呤有 50% 与血浆蛋白结合，50%～90% 以原型经肾排泄。由此推测，两者之间相互影响的机制包括以下几方面：①水杨酸钠（或其他非选择性环氧酶抑制剂）抑制前列腺素（包括扩张肾血管的前列腺素 E_2）的合成，从而使肾灌注减少，甲氨蝶呤的清除减少；②水杨酸钠（或阿司匹林等）与血浆蛋白有较高的亲和力，可置换与血浆蛋白结合的甲氨蝶呤；③甲氨蝶呤主要以原型经肾排泄，其在肾的处置过程包括滤过、肾小管分泌和重吸收。首先经 OAT1 和 OAT3 以及还原型叶酸载体-1 从血液中跨基底膜主动摄入近曲小管细胞内，然后在 ATP 依赖的外排泵作用下跨管腔膜从近曲小管细胞内排泄于尿液中，这一过程可能涉及 BCRP 以及多药耐药相关蛋白（MRP/AB-

CC）2 和 4。进入原尿中的甲氨蝶呤可被管腔膜上的 OAT4 识别，进而被重吸收。有证据表明，水杨酸盐、阿司匹林，及 tNSAIDs 在肾的处置同样涉及 OAT1、OAT3、MRP2，及 MRP4（El-Sheikh et al，2007），因此认为，水杨酸钠等对甲氨蝶呤在肾处置中的竞争性抑制是该影响的主要原因之一（是否涉及非竞争性抑制，有待进一步研究证实）。

另外，保泰松和吲哚美辛等本身尚可引起肾衰竭，故可使甲氨蝶呤在体内进一步蓄积。

选择性 COX-2 抑制剂与甲氨蝶呤之间相互影响的确切机制还不清楚，推测与甲氨蝶呤－水杨酸钠或甲氨蝶呤－阿司匹林之间的相互影响类同。

建议 接受甲氨蝶呤的患者不应给予水杨酸钠、其他水杨酸盐、阿司匹林、酮洛芬等；布洛芬、吲哚美辛、双氯芬酸、舒林酸、依托度酸、萘普生、托美汀、保泰松、阿扎丙酮等的应用应慎重。其他 NSAIDs 与甲氨蝶呤之间是否有类似相互影响，尚无证据，但应认为有可能存在，故欲与甲氨蝶呤合用时，也需小心。据说对乙酰氨基酚不增强甲氨蝶呤的毒性，如果可行的话，可用其代替其他 NSAIDs。另外，不应忘记，甲氨蝶呤治疗期间配合亚叶酸（甲酰四氢叶酸）钙救援已属常规，与 NSAIDs 合用时，尤其如此。

尽管 Schwartz 等的研究表明，较低剂量依托昔布对甲氨蝶呤的药动学无明显影响，但较高剂量（>90 mg）有可能导致甲氨蝶呤血浓度升高，从而引发相关毒性。因此，当大于 90 mg 的依托昔布与甲氨蝶呤联用时，应注意观察有无甲氨蝶呤毒性的症状和体征。

注：同时应用磺胺类（参见［甲氨蝶呤（氨甲蝶呤，氨甲叶酸）－磺胺异噁唑]）、四环素（参见［甲氨蝶呤（氨甲蝶呤，氨甲叶酸）－四环素]）、氯霉素、苯妥英等，都可通过置换与血清清蛋白结合的甲氨蝶呤（甲氨蝶呤有约 90% 以原形经肾排泄，代谢很少），从而增强其毒性。同时应用降低肾血流量的药物（如 NSAIDs）、具有肾毒性的药物（如顺铂）或者弱的有机酸（例如阿司匹林和青霉素类的哌拉西林等），有可能延迟甲氨蝶呤的排泄（甲氨蝶呤的肾排泄由肾小球滤过和肾小管主动分泌两部分组成）。上述药物的同时应用都有可能明显增强甲氨蝶呤的骨髓抑制作用。

［甲氨蝶呤（氨甲蝶呤，氨甲叶酸）－丙磺舒（羧苯磺胺）][1]
Methotrexate－Probenecid

要点 同时应用甲氨蝶呤和丙磺舒，可使前者血浓度明显升高，24 小时后的血浓度比对照组高 2~3 倍。脑脊液中的浓度也升高，但半衰期不延长。

有关药物 甲氨蝶呤与其他促尿酸排泄药（如磺吡酮、苯溴马隆等）之间也有可能发生类似相互影响，但尚有待进一步证实。

机制 研究表明，丙磺舒竞争性抑制甲氨蝶呤经肾和胆汁的排泄（在人体内主要是抑制肾排泄），竞争血浆蛋白结合也可能起部分作用。

建议 该相互影响肯定，有重要临床意义。上述两种药物同用时，应测定甲氨蝶呤血浓度，必要时将甲氨蝶呤减量应用。

［甲氨蝶呤（氨甲蝶呤，氨甲叶酸）－奥美拉唑（渥米哌唑，洛赛克）][2]
Methotrexate－Omeprazole

要点 Suzuki 等对应用高剂量甲氨蝶呤治疗的恶性肿瘤患者（男 45 例，女 29 例，共计 171 个周期）进行的研究表明，同时应用质子泵抑制剂（PPI）奥美拉唑，可抑制甲氨蝶呤的清除，从而有可能损害肝肾功能（Suzuki et al，2006）。他们认为，同时应用奥美拉唑，是减慢甲氨蝶呤清除的危险因素，风险比为 2.65（95% 的可信限：1.03，6.82）。Joerger 等的研究表明，同时应用 PPI 导致甲氨蝶呤的清除减少 27%，这与 Suzuki 等的研究结果一致。

有关药物 有证据表明，兰索拉唑、泮托拉唑，及雷贝拉唑等 PPI 与甲氨蝶呤之间可发生类似相互影响。

机制 研究表明，包括奥美拉唑在内的各种 PPI 抑制乳腺癌耐药蛋白（BCRP，ABCG2），而甲氨蝶呤通过该载体蛋白转运。因此认为，奥美拉唑抑制 BCRP，从而减少甲氨蝶呤经肾的排泄，是该影响的机制（BCRP 在肾小管细胞顶膜上有表达，在 ATP 的参与下负责甲氨蝶呤的分泌排泄）。然而，奥美拉唑等 PPI 对人体 BCRP 的半数抑制浓度是治疗量下血浓度的 50～200 倍，提示甲氨蝶呤与 PPI 之间的此种相互影响不能仅仅通过 PPI 对肾 BCRP 的抑制作用加以解释，可能还有负责甲氨蝶呤分泌的其他载体参与，例如，OAT3 以及 MRP2 和 MRP4 等（也参见［甲氨蝶呤（氨甲蝶呤，氨甲叶酸）－水杨酸钠]）。

鉴于并非所有接受 PPI 的患者都有甲氨蝶呤清除的减慢，故 CYP2C19（涉及 PPI 代谢的主要催化酶）以及 BCRP 的多态性也可能是原因之一。

建议　正在应用大剂量甲氨蝶呤治疗的患者最好避免给予 PPI。如为必需，应防范有可能因甲氨蝶呤血浓度升高造成的肝肾损害。

注：NSAIDs 或万古霉素的应用以及胸膜渗出和腹水等因素的存在，也可影响大剂量甲氨蝶呤的清除（NSAIDs 通过抑制肾前列腺素的合成以及其他可能机制从而干扰甲氨蝶呤经肾的排泄，而万古霉素对甲氨蝶呤排泄的影响与其肾毒性有关），尽管它们的单独影响并不明显（有证据表明，NSAIDs 可使甲氨蝶呤的清除减少 16%，其他因素的影响更轻微），但当有 PPI 存在时，这些因素的影响不可忽视。

［甲氨蝶呤（氨甲蝶呤，氨甲叶酸）－氨苯蝶啶（三氨蝶啶，氨苯蝶呤）][1]
Methotrexate－Triamterene

要点　同时应用甲氨蝶呤和氨苯蝶啶，巨幼红细胞性贫血及结晶尿的发生率增加。

有关药物　另一种抗肿瘤的二氢叶酸还原酶抑制药三甲曲沙（三甲氧苯氨喹唑啉）与氨苯蝶啶之间也有可能发生类似相互影响。

机制　甲氨蝶呤是众所周知的二氢叶酸还原酶抑制药，但低效能利尿药氨苯蝶啶也具有二氢叶酸还原酶抑制作用却少为人知。氨苯蝶啶是蝶啶类衍生物，其化学结构与叶酸相似，故可像甲氨蝶呤一样，作为伪叶酸竞争二氢叶酸还原酶，从而抑制二氢叶酸向四氢叶酸的转变。两者的此种作用相加，是巨幼红细胞性贫血发生率增加的原因。

甲氨蝶呤（特别是大剂量应用时）本身容易引起结晶尿和尿路梗死，而氨苯蝶啶及其代谢物（6-P-羟基氨苯蝶啶及羟基氨苯蝶啶硫酸酯）在酸性环境中溶解度低，易形成结石。两者的致结石作用相加。

建议　应避免同时应用甲氨蝶呤和氨苯蝶啶。甲氨蝶呤经常与甲酰四氢叶酸联用，以避免巨幼红细胞性贫血的发生；大剂量应用时，多饮水并加服碱性药物，可降低结晶尿的发生率。氨苯蝶啶长期单用也应注意多饮水，碱化尿液，并注意血象，观察有无贫血的症状和体征。

［甲氨蝶呤（氨甲蝶呤，氨甲叶酸）－磺胺异噁唑][3]
Methotrexate－Sulfisoxazole

要点　同时应用磺胺异噁唑，使甲氨蝶呤血浆蛋白结合及肾清除率降低。从结合部位的置换可能有重要临床意义，因为甲氨蝶呤的治疗浓度很接近中毒浓度。非结合型甲氨蝶呤血浓度的增加可产生毒性。

有关药物　曾证明磺胺甲氧嗪（长效磺胺，磺胺甲氧哒嗪）增强甲氨蝶呤对小白鼠的毒性。磺胺甲噁唑也抑制甲氨蝶呤的清除。可以预料，其他磺胺类（磺胺甲噻二唑、柳氮磺吡啶、磺胺吡啶等）可像磺胺异噁唑一样，对甲氨蝶呤发生类似影响。

机制　甲氨蝶呤约有 50% 与血浆蛋白结合，在体外磺胺类能置换与血浆蛋白结合的甲氨蝶呤。磺胺异噁唑抑制甲氨蝶呤肾清除的机制还不清楚。

建议　虽然可直接归于此种影响的毒性尚无报道，但当联用这两种药物时，应严加注意，并密切观察甲氨蝶呤毒性所致的血液学异常。

[甲氨蝶呤（氨甲蝶呤，氨甲叶酸）－复方磺胺甲噁唑（复方新诺明）][2]
Methotrexate－Sulfamethoxazole/Trimethoprim（SMZ-TMP）

要点 临床报道表明，复方磺胺甲噁唑可明显增强甲氨蝶呤的毒性，有多例归于两者联用导致死亡的报道。

有关药物 据报道，磺胺异噁唑和磺胺甲氧嗪可增强甲氨蝶呤的毒性（参见［甲氨蝶呤－磺胺异噁唑］）。甲氨蝶呤与甲氧苄啶合用有引起全血细胞减少的报道。根据相互影响的机制推测，甲氨蝶呤与其他磺胺药以及其他二氢叶酸还原酶抑制剂（乙胺嘧啶等）之间可发生类似相互影响（也见［甲氨蝶呤－磺胺异噁唑］）。

机制 复方磺胺甲噁唑中所含的磺胺甲噁唑可竞争甲氨蝶呤的血浆蛋白结合（也见［甲氨蝶呤－磺胺异噁唑］），同时也抑制甲氨蝶呤的清除；其中所含的甲氧苄啶像甲氨蝶呤一样，对二氢叶酸还原酶有抑制作用（虽然对人体二氢叶酸还原酶的亲和力很低），这些作用一起，可使甲氨蝶呤的毒性明显增强。

建议 虽然报道的资料有限，但不良后果严重，因此两者联用或相继应用时，应密切观察血液学的变化。

[甲氨蝶呤（氨甲蝶呤，氨甲叶酸）－青霉素][2]
Methotrexate－Penicillin

要点 甲氨蝶呤治疗期间应用青霉素，可使前者血浓度升高，作用和毒性增强。

有关药物 已证明甲氨蝶呤与哌拉西林、替卡西林、羧苄西林，及双氯西林等可发生类似相互影响。根据提出的相互影响机制推测，甲氨蝶呤与其他青霉素类（苯唑西林、氯唑西林、磺苄西林等）之间的类似相互影响也有可能发生。

机制 甲氨蝶呤属两性化合物，认为有一部分经肾的有机酸排泄系统分泌排泄。青霉素类属弱酸，其排泄依赖于有机酸分泌系统业已证实。故认为甲氨蝶呤血浓度的升高起因于青霉素对其肾排泄的竞争性抑制。

建议 两者的伍用应尽可能避免。如必须同用，应严密监测甲氨蝶呤的血浓度，并考虑加大亚叶酸钙（甲酰四氢叶酸钙）的用量。

[甲氨蝶呤（氨甲蝶呤，氨甲叶酸）－新霉素][2]
Methotrexate－Neomycin

要点 研究表明，同时口服新霉素和甲氨蝶呤，可使后者吸收减少，药时曲线下面积减少50%，72小时尿排泄量减少50%。

有关药物 癌症患者同用巴龙霉素和甲氨蝶呤时，后者吸收减少44%～69%。据报道，口服卡那霉素可升高甲氨蝶呤的血浓度。据推测，非肠道用氨基苷类抗生素（阿米卡星、庆大霉素、妥布霉素等）与甲氨蝶呤不会发生类似相互影响。

机制 已知新霉素可使许多药物的吸收发生障碍，其对甲氨蝶呤的影响也可能起因于此。据报道，巴龙霉素也可引起吸收障碍（不良）综合征。然而，卡那霉素的这种作用较弱。卡那霉素也可减少肠道菌群，从而减少甲氨蝶呤在肠道的降解，这可能是后者血浓度升高的原因。

建议 上述两种药物同用期间，应密切观察患者，甲氨蝶呤的剂量需要增加。但与卡那霉素同用时，甲氨蝶呤需要减量。

[甲氨蝶呤（氨甲蝶呤，氨甲叶酸）－四环素][3]
Methotrexate－Tetracycline

要点 1例正在应用甲氨蝶呤（每周25 mg）治疗的银屑病患者，因支原体感染加用四环素后，出现腹泻、溃疡性口腔炎，及白细胞和血小板计数明显减少。

有关药物 甲氨蝶呤与其他四环素类（土霉素、多西环素、米诺环素等）之间是否会发生类似相互影响，尚未见报道。

机制 四环素和甲氨蝶呤都可与清蛋白结合，前者与清蛋白的亲和力高与后者。因此认为，四环素对甲氨蝶呤血浆蛋白结合的置换所致的游离型甲氨蝶呤血浓度增高是上述现象的原因。

建议 虽然有关该相互影响的报道不多，但这一现象已在小鼠实验中得到进一步证实，因此认为，其发生并非偶然。所以，两者合用时进行密切观察是必要的。

［甲氨蝶呤（氨甲蝶呤，氨甲叶酸）－阿昔洛韦（无环鸟苷）][2]
Methotrexate－Acyclovir

要点 同时应用甲氨蝶呤和阿昔洛韦，前者的血浓度增高，作用和毒性增强。

有关药物 阿昔洛韦的结构类似物伐昔洛韦（valacyclovir）与甲氨蝶呤是否会发生类似相互影响，尚未见报道。但鉴于伐昔洛韦口服后在体内迅速而完全的转化为阿昔洛韦，因此预料，两者之间的类似相互影响有可能发生。

机制 甲氨蝶呤和阿昔洛韦的清除都有肾小管主动分泌的参与，已经证明阿昔洛韦对甲氨蝶呤肾小管主动分泌的竞争性抑制是甲氨蝶呤血浓度增高的原因（虽然两者的清除也都有肾小球滤过的参与，但在该途径上不会发生相互影响，因为滤过无饱和现象）。

建议 该相互影响肯定，因此最好避免两者的同时应用。如果同时应用难以避免，可考虑加大亚叶酸（甲酰四氢叶酸；leucovorin）的用量，或将甲氨蝶呤的剂量酌情减少。

［甲氨蝶呤（氨甲蝶呤，氨甲叶酸）－顺铂（顺氯氨铂）][2]
Methotrexate－Cisplatin

要点 相继或同时长期应用顺铂和甲氨蝶呤治疗，致命性甲氨蝶呤中毒的危险性明显增加。

有关药物 同属铂类化合物的卡铂（碳铂）和奥沙利铂与甲氨蝶呤是否会发生类似相互影响，尚未见报道。但因卡铂以及奥沙利铂的肾毒性弱于顺铂，预料即使有类似相互影响，也不会那么明显。

机制 顺铂有明显的肾毒性，常用量下也许可造成一般检查方法不易察觉的肾损害，但可影响甲氨蝶呤的肾清除，从而增强甲氨蝶呤的毒性。

建议 两者相继或同时应用期间，应密切监测甲氨蝶呤的肾清除情况。其清除一有下降，即应采取适当措施。如果可行的话，用卡铂代替顺铂与甲氨蝶呤联用，可削弱此种相互影响。

［甲氨蝶呤（氨甲蝶呤，氨甲叶酸）－阿糖胞苷][3]
Methotrexate－Cytarabine

要点 在开始甲氨蝶呤治疗前 48 小时应用阿糖胞苷，可增强甲氨蝶呤的细胞毒作用。在开始阿糖胞苷治疗前至少 10 分钟给甲氨蝶呤，即能增强阿糖胞苷的细胞毒作用。也有报道说，此种联用在体外和动物体内是互相拮抗的。遗憾的是，支持两药联用时协同或拮抗作用学说的资料都无说服力。

有关药物 有证据表明，先给甲氨蝶呤再给 5-氟尿嘧啶（5-FU），则甲氨蝶呤可促进 5-FU 的活化，从而增强其抗肿瘤作用（以相反的顺序给予则否）。

机制 这两种化疗药物相互影响的机制涉及许多因素，其中包括给药顺序、应用两药的间隔时间，及特定患者体内酶－底物的复杂因素等。因此，相互影响的确切后果可能因患者的不同而不同。从理论上讲，该相互影响是由于甲氨蝶呤能增加脱氧尿苷酸（dUMP）向脱氧胸苷酸（dTMP）的转化，结果导致脱氧三磷酸胞苷（dCTP）积聚。理论上 dCTP 的积聚会削弱阿糖胞苷的作用。然而，当甲氨蝶呤预处理的细胞接触阿糖胞苷时，观察到细胞毒作用增强。这一影响归于甲氨蝶呤增加阿糖胞苷的磷酰化，从而发挥更强的细胞毒作用。

甲氨蝶呤对 5-FU 抗肿瘤作用的增强与前者抑制嘌呤合成、增加细胞内 5-磷酸核糖-1-焦磷酸盐

（PRPP）的含量有关。

建议　甲氨蝶呤与阿糖胞苷作用相互增强的发现，尚无令人信服的资料予以支持。受试病群往往存在不同质、同时应用其他抗肿瘤药、两药剂量，及给药时间不同等因素，从而影响对各种研究结果的分析。

如果需要两药的协同作用，例如治疗某些类型的白血病，应在给予甲氨蝶呤前 48 小时给予阿糖胞苷，或至少在应用甲氨蝶呤后 10 分钟给予阿糖胞苷。

因为并非所有患者都发生协同作用，拮抗作用也可能发生，所以，常规观察治疗情况（例如，测定存在于骨髓中不成熟细胞及异常细胞的百分率），是确定两药同用结果如何的最佳方法。

另外，鉴于鞘内注射阿糖胞苷本身即可导致蛛网膜炎、惊厥、谵妄、脊髓病，甚至昏迷等毒副作用，故联用大剂量甲氨蝶呤时更应注意毒副作用的发生。

［甲氨蝶呤（氨甲蝶呤，氨甲叶酸）－亚叶酸（甲酰四氢叶酸）］[1]
Methotrexate（MTX）－Leucovorin

要点　亚叶酸可大大降低甲氨蝶呤的毒性。"亚叶酸救援"期间甲氨蝶呤的抗肿瘤作用基本不减弱。

有关药物　Chládek 等对正在应用低剂量甲氨蝶呤行诱导缓解治疗的中重度斑点型银屑病（牛皮癣）患者进行的一项 2 阶段随机化交叉研究表明，同时给予叶酸（folic acid），可明显削弱甲氨蝶呤的抗银屑病作用（Chládek et al，2008），这与甲氨蝶呤－亚叶酸之间的相互影响有所不同。

机制　甲氨蝶呤是一种叶酸拮抗剂，可与二氢叶酸还原酶结合，阻断叶酸的代谢，从而抑制核酸合成。亚叶酸是有活性的叶酸代谢物，它可绕过二氢叶酸还原酶供应四氢叶酸，而不受甲氨蝶呤的影响。

有研究表明，甲氨蝶呤多聚谷氨酸盐复合物（MTXPG）与血浆或红细胞内叶酸浓度的比值和银屑病面积严重程度指数（PASI）的百分改善率呈正相关（Chládek et al，2008）。目前认为，甲氨蝶呤与叶酸具有类似的跨膜转运机制（例如，它们的跨膜转运都有可能涉及还原型叶酸载体多药耐药蛋白或 OAT），同时给予叶酸，有更多的叶酸在该水平上与甲氨蝶呤竞争，使进入细胞内的甲氨蝶呤减少，进而减少 MTXPG 的形成，血浆和细胞内叶酸浓度增高，使 MTXPG 与叶酸浓度的比值缩小，是叶酸削弱甲氨蝶呤抗银屑病作用的机制。显然，叶酸对甲氨蝶呤的这一影响也会削弱其抗肿瘤作用。

建议　肌内或静脉注射甲氨蝶呤后，再肌内注射亚叶酸，对某些疾病可获得良好效果。两药应用的最适间隔时间是 6 小时或短于 6 小时。亚叶酸的有效量为 4～12 mg。继续应用亚叶酸时，甲氨蝶呤的用量可大于常用量。

［甲氨蝶呤（氨甲蝶呤，氨甲叶酸）－维 A 酸（维甲酸，维生素 A 酸）］[2]
Methotrexate－Retinoic Acid（Tretinoin）

要点　有研究表明，甲氨蝶呤与维 A 酸同时应用，前者的血浓度升高。已有两者合用导致中毒性肝炎的报道。

有关药物　已证明，甲氨蝶呤与另一种维 A 酸类药物依曲替酯可发生类似相互影响。甲氨蝶呤与其他维 A 酸衍生物（异维甲酸、维胺脂等）之间是否会发生类似相互影响，还未见报道。

机制　不清楚。已知甲氨蝶呤和维 A 酸都可导致肝损伤，合用时肝毒性可能增加。另外，合用时甲氨蝶呤血浓度升高，从而增强肝毒性，也许是肝炎发生率增加的另一原因。

建议　虽然两者伍用治疗银屑病、Reiter 病等已获成功，但严重药物性肝炎的发生率也确有增加。因此，两药联用时应特别小心。

［甲氨蝶呤（氨甲蝶呤，氨甲叶酸）－碳酸氢钠（小苏打）］[3]
Methotrexate－Sodium Bicarbonate

要点　对 11 名患者进行的一项研究表明，碳酸氢钠可增加甲氨蝶呤经肾的清除。此种影响的临床意义有待确定。

有关药物　如果机制涉及尿液的碱化，预料其他能碱化尿液的药物（碳酸钙、氢氧化镁、碳酸氢钾等）对甲氨蝶呤会产生类似影响。

机制　用大剂量甲氨蝶呤治疗时，通过水合及尿液碱化，可防止甲氨蝶呤在尿中析出。然而，尿液 pH 高于 8.0 时，可致甲氨蝶呤尿清除率明显增加。碳酸氢钠可使尿液明显碱化，使 pH 高于 7.0，从而有可能导致甲氨蝶呤清除增加。因为甲氨蝶呤属弱酸，而弱酸在肾小管的碱性环境中离子化增加，从而使其重吸收减少，经尿排泄增加（严格来说，甲氨蝶呤属于两性化合物，因其结构中含有两个氨基和两个羧基。因此，在偏酸和偏碱性环境中都可导致离子化程度增加。只不过在偏酸性环境中，其氨基的解离度增加，而在偏碱性环境中其羧基的解离度增加）。

建议　高剂量甲氨蝶呤治疗时，如果应用碳酸氢钠类制剂使尿液碱化，重要的是注意患者甲氨蝶呤血浓度是否下降。

［巯嘌呤（6-巯基嘌呤）－别嘌醇（别嘌呤醇）］[1]
Mercaptopurine（6-Mercaptopurine）－Allopurinol

要点　同时应用巯嘌呤和别嘌醇，可使前者的药理作用和毒性作用明显增强。研究表明，预先应用别嘌醇后，口服巯嘌呤的高峰血浓度增加 5 倍。但预先应用别嘌醇，对静脉应用巯嘌呤无影响。

有关药物　研究表明，硫唑嘌呤（azathioprine）与别嘌醇可发生类似相互影响，原因在于硫唑嘌呤在体内先行裂解（该过程与谷胱甘肽-S-转移酶或一种非酶促过程有关）转化为巯嘌呤（实际上，巯嘌呤和硫唑嘌呤都属于前药），然后再以巯嘌呤的途径进一步代谢（如下述）。

即使并非由黄嘌呤氧化酶代谢的细胞毒药物，如环磷酰胺，与别嘌醇同用时，也可使其骨髓抑制的危险性增加（参见［环磷酰胺－别嘌醇］）。

机制　目前已知巯嘌呤在体内大致有 3 个代谢途径：①经主要位于肝和肠黏膜中的黄嘌呤氧化酶以及醛氧化酶（醛脱氢酶）催化生成低活性或无免疫抑制活性的各种代谢物；②经巯嘌呤 S-甲基转移酶（TPMT）代谢为 6-甲基巯嘌呤（与肝功能试验异常有关）；③在细胞内经一系列酶促过程先转化为 6-硫鸟嘌呤（6-TG），最后在次黄嘌呤－鸟嘌呤磷酸核糖基转移酶（HGPRT）的作用下转化为 6-硫鸟嘌呤核苷酸（发挥作用的主要成分，也是导致骨髓抑制的主要成分）以及其他代谢物。别嘌醇抑制黄嘌呤氧化酶（低剂量表现为竞争性抑制，高剂量则表现为非竞争性抑制），故使口服巯嘌呤经该途径的失活速度减慢，于是有更多的巯嘌呤转向 TPMT 和 HGPRT 途径代谢，生成更多活性代谢物（如 6-硫鸟嘌呤），结果，在免疫抑制作用增强的同时毒副作用也增加。

研究表明，别嘌醇可抑制口服巯嘌呤的首过代谢，对静脉应用的巯嘌呤无影响。因为静脉给药后可迅速分布于组织中，只有一部分进入肝和肠黏膜。

建议　同时应用别嘌醇（口服 200～300 mg）和巯嘌呤时，应将口服巯嘌呤的起始量减至常用量的 1/3～1/4，随后根据临床反应和（或）毒性，调整巯嘌呤的剂量。正在应用巯嘌呤或硫唑嘌呤的移植患者，因痛风或高尿酸血症需要别嘌醇治疗时，了解此点尤为重要。另外，如欲最大限度地避免此种影响，也可考虑将巯嘌呤静脉给予。

［巯嘌呤（6-巯基嘌呤）－甲氨蝶呤（氨甲蝶呤，氨甲叶酸）］[1]
Mercaptopurine（6-Mercaptopurine）－Methotrexate

要点　同时应用巯嘌呤和大剂量甲氨蝶呤，可增加前者的口服生物利用度。另外，甲氨蝶呤也可促进巯嘌呤的活化，从而增强其作用。

机制　两者同用时巯嘌呤口服生物利用度的增加（巯嘌呤口服吸收不完全，通常仅有 10%～50%），可能与大剂量甲氨蝶呤引起肠上皮损伤（甲氨蝶呤的主要毒性是抑制骨髓和损伤肠上皮），从而导致肠道对巯嘌呤的通透性增强、吸收增加有关。甲氨蝶呤抑制嘌呤合成的初始步骤，使细胞内 PRPP（5-磷酸核糖-1-焦磷酸酯；5-phosphoribosyl-1-pyrophosphate，PRPP）的浓度升高，是加速巯嘌呤活化的机制（巯嘌呤需要在次黄嘌呤鸟嘌呤磷酸核糖转移酶——HGPRT——的作用下生成核苷酸，而这一过程需要 PRPP 作为辅因子。以巯嘌呤为基础生成的核苷酸不但不能生成核酸，反可抑制嘌呤的从头合成，是巯嘌呤抗肿瘤作用的机制）。

建议　实际上，这是一种有益的相互影响。当同时应用大剂量甲氨蝶呤时，不但可增加巯嘌呤的吸收（巯嘌呤静脉给药时不存在这一影响），尚可促进其活化，从而发挥协同性抗肿瘤作用。

[氟尿嘧啶（5-氟尿嘧啶）－西咪替丁（甲氰咪胍）][2]
Fluorouracil（5-FU）－Cimetidine

要点　正在应用氟尿嘧啶 [15 mg/(kg·d)，5 天为一疗程，每 4 周重复一疗程] 治疗的癌症患者，加用西咪替丁（1.0 g/d）口服 4 周，氟尿嘧啶血浓度升高 74%，药时曲线下面积增加 72%。短期（1 周）应用西咪替丁对氟尿嘧啶的药动学无明显影响。

有关药物　氟尿嘧啶与其他 H_2 受体阻断药之间是否会发生类似相互影响，尚未见报道。但根据提出的机制推测，预料雷尼替丁、尼扎替丁、法莫替丁等与氟尿嘧啶之间不太可能发生类似相互影响，因为它们对肝药酶很少或无影响。

机制　可能起因于西咪替丁对肝细胞色素 P450 酶系统的抑制及其对肝血流量的影响。前者使氟尿嘧啶的代谢减慢，后者使进入肝的药物减少。

建议　两者合用应谨慎。合用期间应注意观察有无氟尿嘧啶过量中毒的症状和体征，必要时减少氟尿嘧啶的用量。另外，也可考虑应用主要以原形经肾排泄的 H_2 受体阻断药（如雷尼替丁等）代替西咪替丁。

[氟尿嘧啶（5-氟尿嘧啶）－新霉素][3]
Fluorouracil－Neomycin

要点　对 12 名正在应用氟尿嘧啶的腺癌患者进行的研究表明，同时口服新霉素（2.0 g/d 计 1 周）可延迟氟尿嘧啶的吸收。

有关药物　根据相互影响的机制推测，巴龙霉素或卡那霉素与氟尿嘧啶可发生类似相互影响。

机制　新霉素可引起吸收不良综合征，氟尿嘧啶吸收的延迟可能与此有关。

建议　已报道的结果表明，同时应用新霉素对氟尿嘧啶吸收的影响不严重，但有可能使其作用减弱，必要时酌情增加氟尿嘧啶的用量。由于氟尿嘧啶口服吸收不规则，现在通常采取静脉给药，故该影响已无重要临床意义。

[阿糖胞苷（胞嘧啶阿拉伯糖苷，胞嘧啶阿糖苷）－双嘧达莫（潘生丁）][3]
Cytarabine（Cytosine Arabinoside，Ara-C）－Dipyridamole

要点　个案报道表明，一名患者单用阿糖胞苷未见任何不良反应，但 2 年后为处理 AML（急性单核细胞性白血病）复发而于应用阿糖胞苷的同时给予双嘧达莫，结果引起严重肝毒性（显著肝功能异常）（Babaoglu et al，2004）。

机制　阿糖胞苷本身可导致严重的肝功能异常，但很罕见。推测该影响起因于双嘧达莫抑制负责阿糖胞苷外排的核苷载体，该载体被抑制后，导致阿糖胞苷在肝细胞内潴留，从而引起肝毒性。

建议　这种可能的相互影响需要进一步研究。当将两者同用时，应密切观察可能发生的不良反应。

[吉西他滨（双氟脱氧胞苷，健择）－其他药物][2]
Gemcitabine－Other Drugs

要点　吉西他滨可显著增强肿瘤对放疗（radiotherapy）的敏感性，也可明显增强其他抗肿瘤药（特别是铂类化合物如顺铂）的细胞毒性。

机制　吉西他滨抑制 RNR（核糖核酸还原酶），耗竭 dATP，抑制 DNA 修复，可能是其增强放疗敏感性的原因。吉西他滨之所以增强其他细胞毒药物的细胞毒性，可能是其抑制 DNA 修复的结果。

建议　正在进行放疗的患者不应给予吉西他滨，反之亦然。如欲同用，需在严密监测下进行。由于吉西他滨可明显增强其他抗肿瘤药的细胞毒性，故通常不与其他抗肿瘤药物联用。

第三节　抗肿瘤抗生素

［放线菌素－流感疫苗（流感病毒疫苗）］[1]
Actinomycin－Influenza Vaccine（Influenza Virus Vaccine）

要点　应用放线菌素期间，接种流感疫苗，可引起疾病严重扩散，甚至危及生命。

有关药物　应用放线菌素期间，接种水痘病毒（活）疫苗，也可导致疾病的严重扩散。

据报道，首次牛痘疫苗接种后，服用甲氨蝶呤治疗银屑病的患者，产生发热及牛痘脓疱等严重反应。预料其他细胞毒药物（环磷酰胺、硫唑嘌呤、博来霉素等）与活病毒疫苗接种也有可能发生类似相互影响。

机制　放线菌素抑制免疫功能，使机体抵抗力降低，使减毒活疫苗得以迅速繁殖蔓延，是该影响的机制。

建议　患者在使用细胞生长抑制剂（或免疫抑制剂）时，不应接种含有活病毒的疫苗（也见［流感疫苗－环孢素］）。

［丝裂霉素（自力霉素）－长春碱］[3]
Mitomycin－Vinblastine

要点　丝裂霉素与长春碱合用，前者的肺毒性增加。曾有两者合用导致危及生命的支气管痉挛的报道。

有关药物　已证明长春地辛与丝裂霉素之间可发生类似相互影响。其他长春碱衍生物（长春新碱、长春瑞宾等）与丝裂霉素之间是否可发生类似相互影响，尚未见报道，但预料有可能发生。

机制　丝裂霉素本身具有肺毒性，但合用长春碱何以会使其肺毒性增强，还不十分清楚。

建议　两者合用时，应考虑到丝裂霉素肺毒性增强的可能性。

［博来霉素－顺铂（顺氯氨铂）］[2]
Bleomycin－Cisplatin

要点　对18名患者所作研究显示，联合应用博来霉素和顺铂治疗扩散性睾丸非精原细胞瘤时，博来霉素的肺毒性增强。

有关药物　凡是能损害肾功能而影响博来霉素排泄的药物，都有可能与博来霉素发生类似相互影响，如丝裂霉素、甲氨蝶呤、环磷酰胺等。

机制　博来霉素本身的最严重不良作用是肺毒性，单用博来霉素治疗的患者有5%～10%可产生明显的肺毒性，部分患者有可能进展至危及生命的肺纤维化。顺铂是肾毒性药物，可降低肾小球滤过率，从而使博来霉素的肾清除率下降，使其肺毒性增强。

建议　两者联用时可导致严重的，甚至是致命的不良后果，故必须联用时，应严密监测肾功能，必要时减少博来霉素的剂量。

糖皮质激素对博来霉素引起的肺损伤或有一定效果，但对博来霉素引起的肺纤维化和血管重塑反应无效。Cortijo等采用啮齿类动物（包括大鼠和小鼠）进行的研究表明，磷酸二酯酶-4（PDE4）抑制剂罗氟司特（roflumilast；目前主要用于慢性阻塞性肺病的治疗）不但可预防博来霉素引发的肺损伤，也可缓解对博来霉素的肺纤维化和血管重塑反应（Cortijo et al，2009）。因此，罗氟司特有可能成为预防和处理博来霉素肺毒性有价值的药物（有关这一用途需要进一步的临床研究）。

［博来霉素－氧］[1]
Bleomycin－Oxygen

要点　正在应用博来霉素治疗的患者，如在麻醉期间给常规浓度（39％）的氧，可发生严重的甚至致命的肺毒性。至今已有数例死亡被认为是由于博来霉素引起的局灶性肺炎和肺纤维化所致。

机制　尚不清楚。有人认为，博来霉素损伤肺组织，减少了自由基的清除，相对高氧时，自由基生成增多，从而导致肺损害。

建议　鉴于该相互影响可导致严重的甚至是致命的肺损害，故应引起足够重视。凡是应用博来霉素治疗的患者，全麻期间应将氧浓度限制在30％以下，液体和晶体的补充应加以限制。有人建议，即使进入恢复期，甚至麻醉术后整个住院期间，都应维持低氧浓度。如果氧浓度需超过30％，应考虑短期给予糖皮质激素以预防。如果怀疑博来霉素的毒性已经产生，应立即静脉注射糖皮质激素。

［多柔比星（阿霉素）－普萘洛尔（心得安）][2]
Doxorubicin（Adriamycin）－Propranolol

要点　对小鼠进行的研究表明，多柔比星和普萘洛尔同时应用比各药单用时死亡率明显增加。

有关药物　多柔比星与其他β受体阻断药（纳多洛尔、索他洛尔、吲哚洛尔等）之间是否会发生类似相互影响，尚未见报道，但根据药理作用的类似性推测，预料有可能发生。

根据毒副作用的类似性推测，预料普萘洛尔与同属蒽环类的抗肿瘤抗生素柔红霉素（正定霉素，柔毛霉素，红比霉素；daunomycin，rubidomycin）、表柔比星（表阿霉素；epirubicin）、吡柔比星（吡喃阿霉素；pirarubicin），及伊达比星（去甲氧基柔红霉素；idarubicin）之间可发生类似相互影响（心脏毒性从强到弱依次为多柔比星、柔红霉素、表柔比星、吡柔比星、伊达比星）。

有证据表明，多柔比星治疗期间同时给予群司珠单抗（trastuzumab；一种可用于肿瘤治疗的IgG抗体）或大剂量环磷酰胺（cyclophosphamide），可增加心脏毒性的危险。同时应用丝裂霉素（自力霉素；mitomycin），也可增强多柔比星的心脏毒性。两种蒽环类联用，心脏毒性相加，但抗肿瘤作用不一定相应增强，故不建议两两联用。

机制　据认为，两种药物都能抑制心脏的琥珀酸脱氢酶和NADH氧化酶，而这两种酶是线粒体呼吸所必需。另外，所有蒽环类在体内都可产生游离基，故蒽环类单用即可导致心脏毒性（Chabner et al，2011），表现为心动过速、心律失常、呼吸困难、低血压、心包渗出，及心力衰竭（洋地黄治疗基本无效）。因此认为，死亡率的增加可能起因于两者对心脏毒性作用的相加或协同（也参见［多柔比星（阿霉素）－铁］）。

建议　虽然该相互影响仅来自动物研究，但考虑到该相互影响的严重性，建议避免两者合用。

［多柔比星（阿霉素）－洛伐他汀（美降脂，美维诺林）][2]
Doxorubicin（Adriamycin）－Lovastatin

要点　Damrot等采用人脐静脉内皮细胞进行的一项研究表明，他汀类3-羟-3-甲基戊二酰辅酶A（HMG-CoA）还原酶抑制剂洛伐他汀可削弱多柔比星对人脐静脉内皮细胞的细胞毒性作用，抑制多柔比星引起的DNA链断裂，促进多柔比星耐受性的产生，但对多柔比星激发的活性氧生成以及氧化性DNA损害的产生无影响（Damrot et al，2006）。

有关药物　根据提出的机制推测，其他他汀类（如辛伐他汀、氟伐他汀、瑞舒伐他汀等）与多柔比星之间可发生类似相互影响。Damrot等证实，同属拓扑异构酶Ⅱ抑制剂的依托泊苷（eto-posode）与洛伐他汀之间的类似相互影响也可发生。

机制　可能与洛伐他汀保护拓扑异构酶Ⅱ使其免受毒物的损害有关。

建议　Damrot等根据他们的研究结果认为，洛伐他汀用来减轻拓扑异构酶Ⅱ抑制剂等抗癌药治疗所致的副作用，可能有一定临床价值。尽管洛伐他汀可促进多柔比星获得性耐药的产生（多柔比星的耐药与细胞内多柔比星的浓度以及细胞周期无关），但从某种意义上说，这是一种有益相互影响。

注：Riganti 等采用人结肠癌细胞进行的研究表明，具有基因多效性作用的抗疟药青蒿素（arte-misinin）及其结构类似物小白菊内酯（银胶菊内酯；parthenolide），像特异性肌浆网－内质网 Ca^{++}-ATP 酶（SERCA）抑制剂毒胡萝卜素（毒胡萝卜内酯；thapsigargin）以及环并偶氮酸（环匹阿尼酸；cyclopiazonic acid）等一样，可诱导人结肠癌细胞对多柔比星的耐药性（这一作用与抑制 SER-CA，增加细胞内 Ca^{2+} 的浓度，激活低氧诱导因子-1α，促进 P-糖蛋白的表达等有关）（Riganti et al，2009）。然而，青蒿素对多柔比星的这一作用与多柔比星－洛伐他汀之间相互影响的机制有所不同，有关其临床意义尚有待进一步研究。

[多柔比星（阿霉素）－苯巴比妥（鲁米那）][3]
Doxorubicin（Adriamycin）－Phenobarbital

要点 有证据表明，同时应用多柔比星和苯巴比妥，前者的血浓度可降低。

有关药物 根据相互影响的机制推测，预料多柔比星与其他巴比妥类镇静催眠药（戊巴比妥、异戊巴比妥、司可巴比妥等）也可发生类似相互影响。同样，苯巴比妥的结构类似物扑痫酮（扑米酮、去氧苯比妥）以及某些抗癫痫药如卡马西平和苯妥英等也可降低多柔比星的血浓度。

预料同属蒽环类的抗肿瘤抗生素柔红霉素（正定霉素、柔毛霉素、红比霉素；daunomycin，ru-bidomycin）、表柔比星（表阿霉素；epirubicin）、吡柔比星（吡喃阿霉素；pirarubicin），及伊达比星（去甲氧基柔红霉素；idarubicin）与苯巴比妥之间也可发生相互影响，但相互影响的程度和途径可能有所不同。

机制 苯巴比妥诱导肝药酶（可能涉及 CYP2C/3A 亚家族以及 UGT），从而促进多柔比星的代谢，是后者血浓度降低的原因。已知包括多柔比星在内的所有蒽环类抗肿瘤抗生素的共同代谢途径是转化为具有活性的醇类中间产物（Chabner et al，2011）。这些活性中间产物可部分的经由胆汁和尿液排泄，也有一部分进一步代谢为无活性的终产物。然而，多柔比星和柔红霉素尚可直接代谢转化为各种糖苷配基以及其他无活性产物（这与伊达比星明显不同，伊达比星主要转化为其活性代谢物伊达比星醇）。可见，不同蒽环类的代谢所涉及的酶会有所不同，因此，苯巴比妥对它们代谢的影响可能存在一定差别。不过，对各种蒽环类代谢的促进是共同的，只是影响的程度不同而已。

建议 两者合用无须避免，但当合用时应考虑适当增加多柔比星的剂量。停用苯巴比妥后，多柔比星的剂量需相应减少。

[多柔比星（阿霉素）－铁][1]
Doxorubicin（Adriamycin）－Iron

要点 有证据表明，铁的存在可增强多柔比星的心脏毒性。

有关药物 预料其他蒽环类抗肿瘤抗生素，如柔红霉素（正定霉素，柔毛霉素，红比霉素；daunorubicin，daunomycin，rubidomycin）、表柔比星（表阿霉素；epirubicin）、吡柔比星（吡喃阿霉素；pirarubicin），及伊达比星（去甲氧基柔红霉素；idarubicin）等，也会因铁的存在而增强对心脏的毒性作用（在其他因素等同的情况下，蒽环类的心脏毒性从强到弱依次为多柔比星、柔红霉素、表柔比星、吡柔比星、伊达比星）。

机制 多柔比星等蒽环类单用即可导致心脏毒性（Chabner et al，2011），临床上可表现为心动过速、心律失常、呼吸困难、低血压、心包渗出，及心力衰竭等（洋地黄治疗基本无效）；长期应用的迟发不可逆性心肌病是临床应用的主要限制因素。具体原因是，蒽环类含有醌的结构，不管是在溶液、正常组织或肿瘤组织中都可产生自由基。蒽环类也能生成含有半醌基团的中间产物，这些中间产物可与 O_2 反应产生超氧化物阴离子。而这些超氧化物阴离子既可生成过氧化氢，也可生成羟基自由基。

有证据表明，多柔比星与铁相互影响可显著刺激自由基的产生，也许是铁增强多柔比星心脏毒性的原因（Chabner et al，2011）。Lebrecht 等也认为，多柔比星与铁的络合物催化活性氧的生成从而损害线粒体的功能，是多柔比星引发慢性心肌病的原因（Lebrecht et al，2007）。

同时给予右丙亚胺（右雷佐生；dexrazoxane；一种具有心脏保护作用的铁螯合剂），在不损害多柔比星抗癌作用的前提下，可降低肌钙蛋白 T 的水平，预防心脏毒性的发生，为铁可增强多柔比星心脏毒性的现象进一步提供了佐证。Ducrog 等采用豚鼠离体心脏进行的研究表明，右丙亚胺可明显削弱多柔比星引起的 QT 间期延长。已知多柔比星选择性阻断延迟整合电流慢组分（I_{Ks}）是其导致 QT 间期显著延长的原因，而右丙亚胺则可防止多柔比星对 I_{ks} 的抑制（鉴于有证据表明右丙亚胺对 I_{Ks} 无直接影响，故该作用的确切机制有待进一步阐明。与右丙亚胺的铁络合作用是否存在某种程度的内在关联，也未可知）。喹诺酮类抗菌药莫西沙星也像多柔比星一样，可导致 QT 间期延长，但右丙亚胺对莫西沙星的这一作用无影响，可见莫西沙星与多柔比星所致 QT 间期延长的机制有所不同（Ducrog et al，2010）。

Šimůnek 等采用大鼠离体心肌细胞进行的研究表明，强效亲脂性铁螯合剂水杨醛异烟酰腙，可明显保护心肌细胞免受过氧化氢引起的氧化性损伤，也显著减少柔红霉素引起的心肌细胞死亡（但这一作用无明显的剂量依赖性）。他们发现，这种保护作用不伴有脂质过氧化作用的削弱。采用 HL-60 急性早幼粒细胞性白血病细胞系进行的研究表明，以削弱柔红霉素对心肌细胞毒性的浓度应用，水杨醛异烟酰腙非但不降低柔红霉素的抗增殖作用，反可增强其对瘤细胞的杀伤作用。他们的结论是，蒽环类抗肿瘤抗生素的心脏毒性最可能与铁有关，应用铁螯合剂螯合体内的铁，就可保护心脏免受蒽环类的损害（Šimůnek et al，2008）。他们的研究结果为蒽环类的心脏毒性与铁相关的推论提供了进一步佐证。至于铁螯合剂增进蒽环类抗肿瘤作用的现象有待进一步探讨。

当然，多柔比星对心脏的毒性还可能有其他因素的参与（见［多柔比星（阿霉素）－普萘洛尔（心得安）］）。

建议 多柔比星等蒽环类抗肿瘤药治疗期间，铁剂的应用需谨慎。如欲应用大剂量多柔比星，可考虑给予铁螯合剂如右丙亚胺，以期削弱多柔比星与铁发生相互影响所致的自由基生成增加。

辅酶 Q_{10}、维生素 C、维生素 E 等也可降低多柔比星等蒽环类的心脏毒性，但这些药物主要是清除自由基，故与右丙亚胺、水杨醛异烟酰腙等铁螯合剂的作用机制不同。Koka 等的动物研究结果表明，长效磷酸二酯酶-5 抑制剂他达拉非（tadalafil）可削弱多柔比星引起的心脏毒性，而不干扰其化疗效果（他达拉非通过上调微粒体超氧化物歧化酶，增加 cGMP 和蛋白激酶 G 的活性，从而改善左心室功能，预防心肌细胞的凋亡）（Koka et al，2010）。他们的这一研究结果可能有一定临床价值，但尚有待进一步临床验证。

［多柔比星（阿霉素）－紫杉醇（泰素）］[2]
Doxorubicin（Adriamycin）－Paclitaxel

要点 Salvatorelli 等的研究表明，同时给予多柔比星和低浓度（0.25～2.5 μM）紫杉醇，可增加人心肌细胞质中多柔比星醇（阿霉素醇；doxorubicinol）的生成（在该剂量范围内的作用强度呈剂量依赖性），故有可能导致多柔比星对心肌毒性作用的增强；然而，高浓度（5～10 μM）紫杉醇对心肌细胞中多柔比星醇的生成无明显影响，甚或使之减少（Salvatorelli et al，2006）。

有关药物 Salvatorelli 等的研究表明，同属紫杉烷类的多西他赛（docetaxel；多西紫杉醇）与多柔比星之间可发生类似相互影响。紫杉醇（或多西他赛）与其他蒽环类抗肿瘤抗生素，如柔红霉素（daunorubicin）、表柔比星（epirubicin）、伊达比星（idarubicin）、吡柔比星（pirarubicin）等之间是否会发生类似相互影响，还未见报道。然而，根据提出的机制推测，类似相互影响有可能发生。

机制 多柔比星等蒽环类抗生素主要在肝代谢，终产物多经胆汁排泄。它们在肝中的代谢比较复杂，但都可在醛还原酶的作用下生成一种相应的具有活性的醇类中间产物（该中间产物的活性和毒性随母药的不同而不同）。推测该相互影响的可能原因是，低浓度紫杉醇作用于醛还原酶的调节部位，使其活性增强，从而导致多柔比星向其活性中间产物（多柔比星醇）的转化加速；然而，高浓度紫杉醇除可与醛还原酶的调节部位结合外，尚可与其催化部位结合，从而竞争性抑制多柔比星的生物转化，因此多柔比星醇的生成减少。

建议 紫杉烷类与蒽环类的联合应用是临床上经常采用的某些肿瘤的治疗方案。研究表明，多柔比星醇对心脏的作用和毒性是多柔比星的 20～40 倍，因此该影响具有一定临床意义。然而，如何应用这些资料指导临床实践，有待于进一步探讨。有资料表明，在应用多柔比星后 4 小时给予紫杉醇或应用多柔比星后 1 小时给予多西他赛，可最大程度上避免此种相互影响（即使是低剂量应用也如此）。

[链脲菌素（链佐星）－苯妥英（大仑丁，二苯乙内酰脲）][3]
Streptozocin－Phenytoin

要点 据报道，1 名器质性低血糖综合征的胰腺转移癌患者，当其应用链脲菌素治疗时，因同时应用了苯妥英而未显示出预期的反应。

有关药物 链脲菌素与其他乙内酰脲类抗癫痫药（乙基苯妥英和 3-甲基苯乙妥因）之间是否会发生类似相互影响，还未见报道。

机制 可能是苯妥英通过某种尚未了解的机制保护了胰腺的 β 细胞免受链脲菌素的细胞毒作用。

建议 资料有限，但该报道的作者建议避免两者合用。

第四节 植物来源的抗肿瘤药

[长春碱（长春花碱）－肝功能不良][2]
Vinblastine－Hepatic Dysfunction

要点 当有肝功能不良存在时，长春碱的半衰期延长，作用和毒性增强（Chabner et al，2011）。

有关药物 有证据表明，肝功能不良患者，同属长春碱类的长春新碱（vincristine）和长春瑞宾（vinorelbine）的代谢减慢，作用和毒性增强。

机制 长春碱、长春新碱，及长春瑞宾都广泛经由肝的 CYP 代谢，故当有肝功能不良存在时，代谢受损，半衰期延长，血浓度升高，是作用和毒性增强的原因。

建议 当有肝功能不良存在时，长春碱类的剂量需下调，但调整的幅度未标化。目前的建议是，患者血清胆红素＞1.5 mg/dl，长春碱和长春新碱的剂量各减少 50％，＞3 mg/dl，长春新碱的剂量减少 75％。当血清胆红素＞2 mg/dl 或＞3 mg/dl，长春瑞宾的剂量分别减少 50％或 75％。

[长春碱（长春花碱）－博来霉素＋顺铂][2]
Vinblastine－Bleomycin＋Cisplatin

要点 据报道，有 5 名患者因联合应用长春碱（V）、博来霉素（B），及顺铂（P）而死亡（死于心肌梗死、冠心病，及脑血管意外）。

有关药物 预料长春碱与博来霉素和卡铂之间以及长春碱类似物（长春新碱、长春地辛、长春瑞宾等）与博来霉素和顺铂之间也可发生类似相互影响。

机制 长春碱本身可引起指（趾）麻木，且长春碱和博来霉素或 VBP 方案治疗的患者中常有雷诺现象发生，并有血管病理改变的依据，因此认为，博来霉素和（或）顺铂可增强长春碱的血管毒性。

建议 临床经验表明 VBP 方案治疗睾丸癌很有效，但其潜在毒性也很严重。因此，如欲选用该方案，应考虑到它有可能带来的严重后果。

[长春新碱－异烟肼（雷米封，异烟酰肼）][2]
Vincristine－Isoniazid

要点 同时应用长春新碱和异烟肼，前者的毒副作用增加（主要表现为四肢无力、麻木，及刺痛等周围神经炎的症状）（Gumbo，2011）。

有关药物 其他长春新碱类似物（长春碱、长春地辛、长春瑞宾等）与异烟肼之间是否会发生类似相互影响，尚不清楚。

机制 长春新碱主要经由 CYP3A 代谢（因为长春新碱也是 P-糖蛋白的底物，故有部分在 P-糖蛋白的作用下以原型排泄于胆汁中），已知异烟肼对多种 CYP 有抑制作用，其中包括 CYP3A（也参见 ［地西泮（安定）－异烟肼（雷米封，异烟酰肼）］）。因此认为，长春新碱神经毒性的增强与异烟肼抑制其经 CYP3A 的代谢有关。

建议 就目前可得到的资料看，两者的合用无须避免，但于合用期间应注意观察有无长春新碱中毒的症状和体征，必要时将长春新碱的剂量适当下调。

［长春新碱－门冬酰胺酶（左旋门冬酰胺酶）][4]
Vincristine－Asparaginase（Colaspase）

要点 个案报道说，1 名同时应用长春新碱和门冬酰胺酶的患者发生了严重的神经毒性。

有关药物 其他长春新碱类似物（长春碱、长春地辛、长春瑞宾等）与门冬酰胺酶之间是否会发生类似相互影响，尚未见报道。但有报道说，应用长春新碱的两名患者同时应用异烟肼和维生素 B_6 时，也出现了类似的神经毒性反应。

机制 长春新碱本身即有神经毒性，因此上述严重毒性反应与合用药物是否有关，尚难断定。

建议 两者的合用无须避免，但应考虑到严重不良反应发生的可能性。

［1,4-二甲基-7-异丙基甘菊环-3-磺酸钠－苯巴比妥（鲁米那）][2]
Karenitecin（Cositecan，BNP 1350）－Phenobarbital

要点 Smith 等的体外研究表明，新型高脂溶性喜树碱衍生物 1,4-二甲基-7-异丙基甘菊环-3-磺酸钠 ［(4S)-4-乙基-4-羟基-11-(2-三甲基硅基) 乙基]-1H-吡喃并 [3′,4′：6,7] 氮茚并 [1,2-b] 喹啉-3,14 (4H,12H)-二酮；Ka) 与血浆蛋白高度结合 (99.1% ± 0.27%)，由 CYP3A4、CYP2C8，及 CYP2D6 代谢，是 CYP3A4 和 CYP2C8 的抑制物。其他血浆蛋白结合率比较高的药物，如苯巴比妥、苯妥英、米托蒽醌 (mitoxantrone)、水杨酸、吉西他滨 (gemcitabine)、地塞米松、奎尼丁，及利多卡因等，可置换其与血浆蛋白的结合。他们的试验也表明，血浆中 α-酸性糖蛋白的轻度改变即可导致游离药物的显著变化。在他们评价的药物中，苯妥英、米托蒽醌，及水杨酸通过置换作用，可使游离 Ka 的血浓度增加 2 倍，苯巴比妥使其游离浓度增加 4 倍。已知的 CYP3A4 抑制剂酮康唑和已知的 CYP2C8 以及 CYP2C9 抑制剂磺胺苯吡唑 (sulfaphenazole) 可抑制 Ka 的代谢。

Smith 等的研究还表明，α-酸性糖蛋白对 Ka 蛋白结合程度的影响比清蛋白更明显。鉴于 Ka 的血浆蛋白结合高达 99%，因此血浆 α-酸性糖蛋白浓度的轻度改变即可引起游离药浓度的显著改变。比药物置换更为重要的也许是药物的多价螯合，因为这种情况可使到达靶组织的药量减少。新近一项报道提示，α-酸性糖蛋白可螯合大量药物，因此使活性药物失活。鉴于高水平的 α-酸性糖蛋白与肿瘤负荷有关，因此认为有可能降低该药的疗效 (Smith et al, 2003)。

建议 喜树碱类衍生物的开发一直具有挑战性。开发过程中遇到的重要问题是这类化合物药动学和药效学的显著不可预期性。主要原因是这类化合物的相对水不溶性、代谢的明显差别，及活性内酯型的相对不稳定性。

如果患者正在应用的其他药物是 CYP3A4 或 CYP2C8 底物，那就应仔细监测患者。目前正在进行进一步研究，以确定 Ka 代谢物的结构及活性。

Ka 是一种新型高脂溶性喜树碱衍生物，与其他喜树碱类不同的是，在生理 pH 下的血浆中主要以活性的内酯型存在。这显然是一大优点，因为其他喜树碱衍生物以稳定的活性内酯型存在者＜50%。另外，据报道 Ka 的血浆半衰期比其他衍生物长 10 倍。这些特点表明该药潜在临床价值较大。

伊立替康（依林替康，依林特肯，依林替坎）－苯妥英
（大仑丁，二苯乙内酰脲，二苯海因）][2]
Irinotecan－Phenytoin

要点 有充分的证据表明，正在应用抗癫痫药苯妥英治疗的脑肿瘤患者，伊立替康（一种半合

成水溶性喜树碱类衍生物）的总体清除率比未应用苯妥英者快 1 倍以上。

有关药物　临床上常用的另一种喜树碱衍生物拓扑替康（拓扑特肯；topotecan）主要由水解清除，与肝的氧化代谢基本无关，预料不会与苯妥英发生类似相互影响。

已经证明其他可诱导 CYP3A4 的抗癫痫药也可加速依林替康的代谢，其中包括苯巴比妥、扑米酮，及卡马西平。

抗生素利福平是众所周知的肝药酶诱导剂，对 CYP3A4 也有明显的诱导作用，已证实对伊立替康的代谢可发生类似影响。

机制　伊立替康在体内的代谢主要由 CYP3A4 负责（可被氧化为数种代谢物），已知苯妥英对 CYP3A4 有明显的诱导作用，因此认为伊立替康清除的加速与苯妥英对 CYP3A4 的诱导作用有关。

建议　该相互影响明确，因此避免两者的同用是明智的。如果必须同用，伊立替康的需要量增加。

［伊立替康（依林替康，依林特肯，依林替坎）－丙磺舒（羧苯磺胺）][3]
Irinotecan－Probenecid

要点　有证据表明，同时应用丙磺舒，可减轻喜树碱衍生物伊立替康诱发的腹泻。

机制　依林替康在体内经肝中的羧基酯酶转化为活性代谢物 SN-38，然后与葡糖醛酸络合为 SN-38 葡糖醛酸化物，该络合物连同 SN-38 一起在 MRP2 的作用下排泄于胆汁中。排泄于胆汁中的 SN-38 以及 SN-38 葡糖醛酸化物进入肠道是导致腹泻的原因。丙磺舒抑制 MRP2 介导的 SN-38 以及 SN-38 葡糖醛酸化物向胆汁中的排泄，是其减轻依林替康所致腹泻的原因。

建议　依林替康具有显著的抗癌作用，但其迟发性胃肠毒性，例如严重腹泻，使其难以安全应用。为此，有人进行了多方面的研究，发现丙磺舒可减轻依林替康的胃肠毒性。由此看来，在应用依林替康治疗期间同时给予丙磺舒可能具有一定的有益影响。然而，就目前可得到的资料看，丙磺舒在这方面的临床价值还难以确定，原因在于①仅在动物研究中证实了丙磺舒的此种作用，在人体中是否也如此，尚不清楚；②丙磺舒抑制 SN-38 以及 SN-38 葡糖醛酸化物向胆汁中的排泄，是否会导致其血浓度的增加，血浓度的增加是否会增强其他器官系统的毒性，是值得考虑的问题。总之，这一成果目前只能认为是研究性的，离临床应用还有一段距离。

［依托泊苷（鬼臼乙叉苷，足叶乙苷）－葡萄柚汁][3]
Etoposide－Grapefruit Juice

要点　Reif 等对 6 名患者进行的随机化交叉研究表明，预先给予葡萄柚汁，可使依托泊苷的口服生物利用度减少，而不是增加。应用和不用葡萄柚汁的中位绝对生物利用度分别为 52.4% 和 73.2%。生物利用度的降低导致口服依托泊苷的 AUC 缩减 26.2%，但存在较大的个体差异（Reif et al，2002）。

有关药物　预料替尼泊苷（teniposide；表鬼臼毒的一种半合成衍生物）与葡萄柚汁之间相互影响的结果是前者 AUC 的增加，原因在于替尼泊苷绝大部分经由 CYP3A4 代谢（也参见［替尼泊苷（鬼臼噻吩苷）－苯妥英（大仑丁，二苯乙内酰脲，二苯海因）]）。

机制　多项研究结果表明，葡萄柚汁及其内所含有的呋喃香豆素类是肠道 CYP3A4 和 P-糖蛋白的抑制剂，其内所含有的柚皮苷对 OATPs 有抑制作用（这一抑制作用与橘汁相当）。葡萄柚汁增加诸如硝苯地平、非洛地平，及环孢素等多种药物的口服生物利用度，这一作用主要与对 CYP3A4 和 P-糖蛋白的抑制作用有关。

尽管已知依托泊苷是 CYP3A4 和 P-糖蛋白的底物，但大部分以原形经肾排泄，故认为其体内过程一定涉及其他机制。尚无任何证据表明，其体内过程涉及 OATPs。一个可能的解释是，肠道 P-糖蛋白介导其转运改变。有报道表明，葡萄柚汁浓度较高时，P-糖蛋白介导的长春碱的外排被抑制，而浓度较低时，P-糖蛋白介导的底物外排则增加。葡萄柚汁的用量及其内所含成分的差异有可能左右着相互影响的结果。另外，肠道中的 P-糖蛋白被抑制后，有更多的底物滞留在肠壁内，使其经肠壁中 CYP3A4 的代谢增加，也可解释生物利用度的降低。有关该影响的确切机制有待进一步阐明。

建议 尽管该影响的机制尚不明确，影响的幅度也难以预测，但鉴于依托泊苷是常用的抗癌药，而且即使是上述幅度的影响，也有可能削弱其疗效，故建议在依托泊苷治疗期间避免饮用葡萄柚汁。

[替尼泊苷（鬼臼噻吩苷）－苯妥英（大仑丁，二苯乙内酰脲，二苯海因）][2]
Teniposide－Phenytoin

要点 同时应用替尼泊苷（表鬼臼毒的一种半合成衍生物）和苯妥英，前者的代谢加速，作用减弱。

有关药物 根据相互影响的机制，其他具有 CYP3A4 诱导作用的药物对替尼泊苷的作用也会产生类似影响。其中包括苯巴比妥、扑米酮、卡马西平，及利福平等。

预料依托泊苷（鬼臼乙叉苷；etoposide；属于鬼臼脂的一种半合成衍生物）不会与苯妥英发生类似相互影响，即使发生，也不会像替尼泊苷那么明显，因为依托泊苷大部分以原形经肾排泄，这与 80% 以上经 CYP 代谢清除的替尼泊苷有显著差别。

机制 替尼泊苷的代谢主要由 CYP3A4 负责，而苯妥英对 CYP3A4 有明显的诱导作用，因此两者合用时替尼泊苷的代谢加速是不难理解的。

建议 了解该相互影响具有一定临床意义。在应用苯妥英等 CYP3A4 诱导剂治疗期间，如果需要鬼臼毒素类抗癌药的话，用依托泊苷代替替尼泊苷，可某种程度上削弱或避免此种相互影响。否则，应考虑适当增加替尼泊苷的用量。

[紫杉醇（泰素）－胺碘酮（乙胺碘呋酮，安律酮）][1]
Paclitaxel（Taxol）－Amiodarone

要点 Hammann 等报道，一名正在长期应用胺碘酮治疗的患者，当其加用紫杉烷类抗肿瘤药（先是紫杉醇，然后是多西他赛）进行化疗后，发生危及生命的药物相互影响。临床表现为严重的皮肤剥脱及导致腹泻和吞咽痛的黏膜炎，随后发生脱水，以致需要住院。药动学分析表明，紫杉醇和多西他赛（docetaxel）的清除率降低。给多西他赛后第九和第十天的两份血样分析显示，其血浓度分别为 4.73 ng/ml 和 4.09 ng/ml，清除率降低 79%，相当于 AUC 增加 4 倍。因为紫杉醇是在停药后的第二十和第二十一天采样，故两份样本中已测不到紫杉醇。另有一名 77 岁 HER-2 阳性乳腺癌女性患者（有心悸、高血压、高血脂病史），当其同时应用紫杉醇和胺碘酮时，发生类似情况（Hammann et al，2017）。

有关药物 有证据表明，同属抗心律失常药的决奈达隆（dronedarone）与多西他赛可发生类似相互影响（Vodovar et al，2011）。

机制 已知紫杉醇和多西他赛都是 P-糖蛋白的底物，前者经 CYP2C8/2C9（为主）和 CYP3A4 代谢，后者的代谢主要由 CYP3A4 负责。胺碘酮是一种强效 P-糖蛋白抑制剂，本身及其活性代谢物脱乙基胺碘酮（在 CYP3A4 的作用下生成）对多种 CYP（包括 CYP2C8/2C9 和 CYP3A4）有中度抑制作用。因此认为，胺碘酮对紫杉醇药动学的影响涉及对 P-糖蛋白、CYP2C8/2C9，以及 CYP3A4 的非竞争性抑制。鉴于胺碘酮也是 CYP 的底物（主要经 CYP3A4 代谢），故对 CYP3A4 的竞争性抑制也不能排除。

胺碘酮对多西他赛药动学的影响不像其对紫杉醇的影响那么明显，原因在于多西他赛的代谢不涉及 CYP2C8/2C9。

决奈达隆像胺碘酮一样，也是 P-糖蛋白和 CYP3A4 抑制剂，故其对紫杉醇药动学影响的机制与胺碘酮类似。

建议 肿瘤患者（特别是老年人）在应用紫杉醇化疗期间往往同时应用其他药物，故有可能发生药物相互影响。考虑到老年肿瘤患者常常伴有心脏共病，因此需要联合应用胺碘酮的情况更为多见。胺碘酮的半衰期长达 20～100 天，在其停用后对紫杉醇代谢的影响仍可持续很长时间。鉴于胺碘酮对紫杉醇代谢的影响明显，且有可能导致危及生命的副作用，故正在应用或新近应用过胺碘酮的情况下，最好换用不经 CYP3A4 和（或）CYP2C8/2C9 代谢的药物代替紫杉醇。对 CYP2C8/2C9 有抑制作用的其他药物与紫杉醇的联用也应谨慎。

［紫杉醇（泰索）－氟伏沙明］[1]
Paclitaxel（Taxol）－Fluvoxamine

要点　同时应用紫杉醇（一种短叶紫杉树皮的提取物）和选择性 5-羟色胺（5-HT）再摄取抑制剂（SSRIs）类的抗抑郁药氟伏沙明，前者的代谢受阻，毒性有可能增强。

有关药物　根据代谢途径以及相互影响的机制推测，对 CYP3A4/5 和（或）CYP2C8 有抑制作用的其他 SSRIs 与紫杉醇之间可发生类似相互影响，其中西酞普兰（citalopram）与紫杉醇之间的类似相互影响已经证实。

同属紫杉烷类的多西他赛（docetaxel）主要由 CYP3A4/5 代谢，预料与氟伏沙明之间可发生类似相互影响（也见［紫杉烷类－其他药物］）。

另外，推测新型抗抑郁药萘法唑酮（nefazodone）对紫杉醇的代谢会有明显影响，因其不但经由 CYP3A3/4 代谢，且对这两种 CYP 有明显抑制作用。

机制　紫杉醇的代谢主要由 CYP2C8 以及 CYP3A4/5 负责（同时也是 P-糖蛋白的底物），氟伏沙明是 CYP2D6、CYP1A2、CYP3A4，及 CYP2C9 的底物，且对 CYP1A2、CYP2C8，及 CYP3A3/4 有抑制作用（O'Donnell et al，2011）。因此认为，氟伏沙明在 CYP3A4 水平上的竞争性抑制以及在 CYP3A4 和 CYP2C8 水平上的非竞争性抑制是导致紫杉醇血浓度升高、毒性增强的机制。

建议　了解该相互影响具有一定临床意义。必须同时应用紫杉醇和氟伏沙明的话，于同用期间应注意观察紫杉醇的毒性是否增强。紫杉醇的抗肿瘤作用是否会被氟伏沙明增强，尚不清楚。

［紫杉烷类－其他药物］[2]
Taxanes－Other Drugs

紫杉烷类抗癌药主要有紫杉醇和多西他赛。这两种药物与其他药物的相互影响多见而复杂，考虑到篇幅，这里仅从药动学方面做一综合介绍（Chabner et al，2011）。

紫杉醇（paclitaxel）在体内的代谢主要由 CYP2C8 负责，但也有 CYP3A4 的参与，多西他赛（docetaxel）则主要由 CYP3A4 和 CYP3A5 代谢。因此，凡是可诱导 CYP2C8 或 CYP3A4 的药物（例如苯妥英和苯巴比妥）或者抑制 CYP2C8 或 CYP3A4 的药物（例如抗真菌药酮康唑和伊曲康唑以及免疫抑制药环孢素）都可明显改变这两种药物的清除和毒性。同时给予顺铂（cisplatin），可减少紫杉醇的清除，从而增强其毒性；先给顺铂再给紫杉醇，紫杉醇毒性的增强更明显。有报道说，雌莫司汀（estramustine；雌氮芥，雌二醇氮芥；雌莫司汀的代谢由 CYP1A2/3A4 负责）也抑制紫杉烷类的清除（对紫杉烷类清除的影响可能起因于对 CYP3A4 的竞争性抑制）。

另外，紫杉醇的清除也与 P-糖蛋白有关，因此，对 P-糖蛋白有抑制作用的药物（如维拉帕米、红霉素、酮康唑等），可阻碍其经胆汁的排泄（对 P-糖蛋白有抑制作用的药物，相当一部分对 CYP3A4 也有抑制作用，此处所列 3 种即如此。这会进一步增强同用药物的作用）。

至于紫杉烷类对其他药物的影响，目前可得到的药动学资料较少。有明确证据表明，紫杉醇阻碍蒽环类抗生素多柔比星（阿霉素；doxorubicin）的清除，从而增强后者的心脏毒性；然而，同属紫杉烷类的多西他赛对蒽环类的药动学似无明显影响。

需要专门强调的一点是，紫杉醇对孕甾烷 X 受体（PXR）有活化作用，而活化的 PXR 是 CYP3A4 的诱导剂，同时也诱导负责 II 相代谢的络合酶的表达，因此可促进某些药物的清除。正在应用紫杉醇治疗的患者，口服避孕药避孕失败发生率增加，为此种影响进一步提供了佐证。

第五节 抗肿瘤激素类

[他莫昔芬（三苯氧胺）－氟伏沙明][1]
Tamoxifen－Fluvoxamine

要点 同时应用选择性雌激素受体调节剂（SERM）他莫昔芬和选择性 5-羟色胺再摄取抑制剂（SSRI）类的抗抑郁药氟伏沙明，可使他莫昔芬的血浓度升高，但其活性代谢物 4-羟基他莫昔芬的血浓度降低，治疗作用减弱。

有关药物 根据相互影响的机制以及化学结构的类似性推测，同属 SERM 的他莫昔芬类似物托瑞米芬（toremifene）与氟伏沙明之间有可能发生类似相互影响。诸如雷洛昔芬（raloxifene）、屈洛昔芬（droloxifene），及艾多昔芬（idoxifene）等他莫昔芬的结构类似物，尚未见有与氟伏沙明发生相互影响的药动学资料。

大部分 SSRI 以及非典型抗抑郁药的代谢都有 CYP2D6 的参与，因此都有可能竞争性抑制他莫昔芬的代谢（一般认为，SSRI 对肝药酶的亲和力高于他莫昔芬）。同属 SSRI 的氟西汀（fluoxetine）、帕罗西汀（paroxetine），及舍曲林（sertraline）除了本身由 CYP2D6 负责代谢外，对 CYP2D6 尚有抑制作用（舍曲林的这种抑制作用相对较弱），因此它们与他莫昔芬之间的相互影响也有非竞争性抑制的参与。不过，文拉法辛（venlafaxine；主要由 CYP2D6 和 CYP3A4 代谢，对 CYP 的抑制作用不明显）、地文拉法辛（desvenlafaxine），及西酞普兰（citalopram；主要由 CYP3A4 和 CYP2C19 代谢，对 CYP 无明显抑制作用）与他莫昔芬发生此种相互影响的危险性相对小一些，主要是竞争性的。非典型抗抑郁药度洛西汀、米塔扎平，及曲唑酮等的代谢也由 CYP2D6 负责，预料会像氟伏沙明一样与他莫昔芬发生类似相互影响（O'Donnell et al，2011）。

机制 他莫昔芬的代谢比较复杂，但总的说来主要涉及 CYP3A4/5 和 CYP2D6。如果先经 CYP3A4/5 代谢，则生成 N-脱甲基他莫昔芬（这一途径也有 CYP2C9 和其他 CYP 的参与），然后经由 CYP2D6 羟化生成活性更强的 4-羟-N-脱甲基他莫昔芬（endoxifen；恩度昔芬）。如果先经 CYP2D6 羟化，则生成具有高活性的 4-羟基他莫昔芬（该途径也有 CYP2B6、CYP2C9、CYP2C19，及 CYP3A 的参与），然后经 CYP3A4/5 脱甲基生成仍具活性的 4-羟-N-脱甲基他莫昔芬（4-羟-N-脱甲基他莫昔芬和 4-羟基他莫昔芬最终都在磺酰基转移酶的作用下与硫酸络合形成终产物）（Moy et al，2011）。

已知氟伏沙明主要由 CYP2D6 代谢转化（也有 CYP1A2、CYP2C9，及 CYP3A4 的参与），同时对 CYP1A2、CYP2C19，及 CYP3A3/4 有明显抑制作用，可见他莫昔芬作用的减弱是氟伏沙明对上述所有 CYP 影响的综合结果（既包括竞争性抑制，也包括非竞争性抑制）。然而，鉴于他莫昔芬向其两种活性代谢物的转化都与 CYP2D6 有关，因此认为，氟伏沙明对 CYP2D6 的竞争性抑制是该影响的主要原因（通常认为氟伏沙明对 CYP2D6 的亲和力大于他莫昔芬）。根据相互影响的机制推测，氟西汀和帕罗西汀对他莫昔芬的影响更明显，因为它们对 CYP2D6 的抑制包括竞争性和非竞争性两个方面。有证据表明，氟伏沙明对 CYP2B6 有某种程度的抑制作用，而他莫昔芬的代谢也部分涉及 CYP2B6（如上述），故氟伏沙明对 CYP2B6 的抑制有可能起部分作用。

建议 部分药物需要在体内代谢后转变为活性型才能发挥作用，他莫昔芬就是这种情况（当然，他莫昔芬本身也有一定的抗雌激素作用）。他莫昔芬有较弱的雌激素活性和中等程度的抗雌激素作用（竞争性抑制雌二醇与雌激素受体的结合），临床上主要用于绝经后的晚期乳腺癌，雌激素受体阳性者效果较好。正在应用他莫昔芬治疗的患者，如果必须应用 SSRI，可选用对 CYP2D6 抑制作用较弱的文拉法辛、地文拉法辛或西酞普兰代替氟伏沙明，但仍应注意观察他莫昔芬的治疗作用是否减弱。

根据他莫昔芬的代谢途径推测，凡是经由 CYP3A4 和（或）CYP2D6 代谢或对这两种 CYP 有抑制作用的药物，都可通过竞争性抑制和（或）非竞争性抑制而干扰他莫昔芬的代谢，从而导致他莫昔芬的血浓度升高，其活性代谢物的血浓度降低（如上述），因此，就其治疗作用而论，往往是疗效的减弱；反之［例如同时应用对 CYP3A4 和（或）CYP2D6 有诱导作用的药物］，则有可能使其疗效增强。这和大部分药物相互影响的情况有所不同。另外，他莫昔芬对其他同用药物经 CYP3A4 和（或）CYP2D6 代谢的竞争性抑制，有可能使同用药物的作用增强，华法林抗凝作用的增强就是这种情况（参见［华法林（苄丙酮香豆素钠）－他莫昔芬（三苯氧胺）］）。

注：Walsky 等对 200 多种常用药物的研究表明，其中 30 种（占 13%）对 CYP2B6 有抑制作用，在这 30 种药物中有 22 种 IC_{50} 低于 $10 \mu M$，4 种 IC_{50} 低于 $1 \mu M$，其中 6 种被认为是强效 CYP2B6 抑制剂（它们对 CYP2B6 的抑制作用都强于美金刚），对 CYP2B6 抑制作用的强度依次为氯吡格雷（clopidogrel）＞克霉唑（clotrimazole）＞伊曲康唑（itraconazole）＞噻氯匹定（ticlopidine）＞舍曲林（sertraline）＞雷洛昔芬（raloxifene）。其他对 CYP2B6 有抑制作用的药物（按 IC_{50} 从低到高排序）尚有帕罗西汀、氨氯地平、非洛地平、利托那韦、美金刚、酮康唑、他莫昔芬、依泽替米贝（ezetimibe；降脂药）、反苯环丙胺、坎地沙坦酯、噻替哌（静脉）、非诺贝特、莫米松（mometasone）、孟鲁司特、去甲氟西汀、氯雷他定、扎鲁司特、卡维地洛、左甲状腺素、齐留通、辛伐他汀、炔雌醇、氟伏沙明、萘法唑酮（Walsky et al，2006）。这些药物都有可能抑制 CYP2B6 底物的代谢，对他莫昔芬的代谢也可能有一定影响。

［拉索昔芬－帕罗西汀（氟苯哌苯醚，赛洛特）］[2]
Lasofoxifene－Paroxetine

要点 Ouellet 等在 20 名绝经后健康女性受试者中进行过一项研究，先是给予帕罗西汀（一种选择性 5-羟色胺再摄取抑制剂，用于抑郁症的治疗）30 mg 每日 1 次，连用 21 天，在应用帕罗西汀的第 8 天给予单剂拉索昔芬（0.25 mg）。结果表明，拉索昔芬的 C_{max} 从单用时的（0.203±0.050）ng/ml 升至联用帕罗西汀后的（0.243±0.083）ng/ml（平均增加 18%）；$AUC_{0\sim\infty}$ 从单用时的（41.4±4.5）ng·h/ml 增至联用帕罗西汀后的（56.4±10.2）ng·h/ml（平均增加 35%）；$t_{1/2}$ 从 168±31.7 h 延长至 202±37.2 h（平均延长 20%）（Ouellet et al，2006）。

有关药物 根据该影响的机制推测，同属 SSRI 的氟西汀以及氟伏沙明与拉索昔芬之间可发生相互影响（与氟伏沙明之间相互影响的机制不尽相同），但其他 SSRI 与拉索昔芬之间的相互影响不会太明显（有关细节也参见［他莫昔芬（三苯氧胺）－氟伏沙明］）。

其他 SERM，如他莫昔芬、托瑞米芬等，与帕罗西汀之间的相互影响参见［他莫昔芬（三苯氧胺）－氟伏沙明］。

机制 目前可得到的资料表明，拉索昔芬有多种代谢途径，包括三个苯环的羟化、吡咯环的氧化，及酚羟基的络合。这些代谢过程涉及 CYP3A4/5、CYP2D6，及 UGT。已知帕罗西汀不仅是 CYP2D6 的底物，也是 CYP2D6 的有效抑制剂（尽管其对 CYP2D6 的抑制作用不及奎尼丁，但 Ouellet 等还是选用了帕罗西汀，主要是出于安全的考虑），因此认为，帕罗西汀通过抑制拉索昔芬经 CYP2D6 的代谢，是该影响的机制。

建议 开发拉索昔芬的目的主要是用于绝经后妇女骨质疏松的治疗，因此 Ouellet 等选择绝经后妇女进行该研究。之所以将其放在此处讨论，主要出于叙述以及与他莫昔芬对比的方便。

尽管 Ouellet 等的研究结果表明，帕罗西汀确实可某种程度上改变拉索昔芬的药动学，但在临床治疗量下受试者都能充分耐受，因此认为，两者同用时无须进行剂量调整。然而，当拉索昔芬不良反应增加时，应考虑到帕罗西汀是可能因素。另外，当有其他药物（如抑制 CYP3A 或 UGT 的药物）存在时，拉索昔芬毒副作用增加的可能性不能排除（帕罗西汀之所以对拉索昔芬的药动学影响不显著，也许是因为 UGT 等途径代偿的缘故）。

［拉索昔芬－酮康唑］[2]
Lasofoxifene－Ketoconazole

要点 Ouellet 等在 30 名绝经后健康女性受试者中进行过一项对照研究，先是给予酮康唑 400 mg 每日 1 次，连用 20 天，在应用酮康唑的第 2 天给予单剂拉索昔芬（0.25 mg）。结果表明，拉索昔芬

的 C_{max} 从单用时的 （0.218±0.033）ng/ml 升高至联用酮康唑后的 （0.249±0.074）ng/ml （平均增加 11%）；$AUC_{0\sim\infty}$ 从单用时的 （52.7±9.5）ng·h/ml 增加至联用酮康唑后的 （63.6±14.0）ng·h/ml （平均增加 20%）；$t_{1/2}$ 无明显改变 （Ouellet et al，2006）。

有关药物　根据该影响的机制推测，同属唑类抗真菌药的伊曲康唑 （既是 CYP3A4 的底物，也是 CYP3A4 的强效抑制剂）与拉索昔芬之间可发生类似相互影响。Ouellet 等的研究结果表明，治疗量的氟康唑对拉索昔芬的药动学无影响。

根据代谢途径推测，同属 SERM 的他莫昔芬和托瑞米芬与酮康唑之间可发生类似相互影响；其他 SERM，如雷洛昔芬、屈洛昔芬，及艾多昔芬等，与酮康唑之间是否会发生类似相互影响尚不清楚 （有关内容也参见 ［他莫昔芬 （三苯氧胺）－氟伏沙明］以及 ［拉索昔芬－帕罗西汀 （氟苯哌苯醚，赛洛特）］）。

机制　拉索昔芬的代谢主要涉及 CYP3A4/5、CYP2D6，及 UGT，而酮康唑是已知的强效 CYP3A 抑制剂，因此认为，酮康唑抑制拉索昔芬经由 CYP3A4/5 的代谢是该影响的机制 （酮康唑对拉索昔芬药动学的影响不及帕罗西汀明显，故而推断 CYP3A 对拉索昔芬代谢的贡献小于 CYP2D6）。

建议　拉索昔芬并不用于雌激素相关癌的治疗，之所以将其放在此处讨论，主要出于叙述以及与他莫昔芬对比的方便。

尽管 Ouellet 等的研究结果表明，酮康唑确实可某种程度上改变拉索昔芬的药动学，但在临床治疗量下受试者都能充分耐受，因此认为，两者同用时无须进行剂量调整。然而，当拉索昔芬不良反应增加时，应考虑到酮康唑是可能因素。另外，当有其他药物 （如抑制 CYP2D6 或 UGT 的药物）存在时，拉索昔芬毒副作用增加的可能性不能排除 （酮康唑之所以对拉索昔芬的药动学影响不显著，也许是因为 UGT 等途径代偿的缘故）。

［恩杂鲁胺 （恩扎卢胺）－其他药物］[1]
Enzalutamide－Other Drugs

恩杂鲁胺是第二代小分子雄激素受体抑制剂，适用于非转移性去势抗性前列腺癌以及转移性去势抗性前列腺癌既往曾接受多西他赛的患者。

体内外研究表明，恩杂鲁胺主要经 CYP2C8 代谢 （也有 CYP3A4 的参与）。在 CYP2C8 或 CYP3A4 的作用下生成羟化产物 （M6）以及活性代谢物 N-脱甲基恩杂鲁胺 （M2；活性与恩杂鲁胺相当）。羟化产物、恩杂鲁胺，及 N-脱甲基恩杂鲁胺在羧酸酯酶的作用下生成无活性羧酸代谢物。稳态浓度下，循环中恩杂鲁胺、N-脱甲基恩杂鲁胺，以及羧酸代谢物分别占 30%、49% 和 10%。

鉴于恩杂鲁胺不仅是 CYP2C8 和 CYP3A4 的底物，同时也是 CYP3A4 的强效诱导剂以及 CYP2C9 和 CYP2C19 的中效诱导剂，因此，与其他药物之间的相互影响比较复杂，且多呈双向。下面根据近年来基础和临床研究资料以及部分回顾性分析，就恩杂鲁胺与其他药物之间的相互影响、机制，以及临床用药中应注意的问题概述如下。

一、有可能增强恩杂鲁胺作用和毒性的药物

1. 主要经 CYP2C8 代谢的药物，如阿莫地喹 （amodiaquine）、西伐他汀 （cerivastatin）、达沙布韦 （dasabuvir）、伊马替尼 （imatinib）、图卡替尼 （tucatinib；是 HER2 蛋白酪氨酸激酶抑制剂，经 CYP2C8 和 CYP3A4 代谢，对 CYP3A 和 P-糖蛋白有抑制作用）、洛哌丁胺 （loperamide）、孟鲁司特 （montelukast）、紫杉醇 （paclitaxel）、瑞格列奈 （repaglinide）、吡格列酮 （pioglitazone），以及罗格列酮 （rosiglitazone）等。这些药物像恩杂鲁胺一样，也是 CYP2C8 的底物，因此可在 CYP2C8 水平上发生竞争性抑制。相互影响的结果取决于它们对 CYP2C8 和 （或）CYP3A4 的结合亲和力，可能是一种药物的血浓度升高，也可能是两者的血浓度都升高，或无明显改变。例如，同时应用恩杂鲁胺，可使吡格列酮的 $AUC_{0\sim\infty}$ 增加 20%，其代谢物羟吡格列酮的 $AUC_{0\sim\infty}$ 减少 37%，而对同属噻唑烷二酮类口服降糖药罗格列酮的 $AUC_{0\sim\infty}$ 无明显影响。前者可能与恩杂鲁胺对吡格列酮经 CYP2C8 和 CYP3A4 代谢的竞争性抑制作用大于其对 CYP3A4 的诱导作用有关，后者可能起因于恩杂鲁胺对 CYP2C9 的诱导作用抵消了其对 CYP2C8 的抑制作用所造成的影响。

这种竞争性抑制的结果多无重要临床意义，它们与恩杂鲁胺的联用无须刻意避免；但在有因药物过量发生毒副作用的迹象时，应考虑到这种相互影响的可能性。

2. 中强效 CYP2C8 抑制剂，如法匹拉韦（favipiravir；法维拉韦；一种新型广谱抗病毒前药，通过抑制 RNA 依赖的 RNA 聚合酶发挥作用。法匹拉韦是醛氧化酶的底物和强效抑制剂，也是 CYP2C8 的中效抑制剂，在有法匹拉韦存在时，需经醛氧化酶代谢活化的泛昔洛韦和舒林酸药理作用减弱，而 CYP2C8 底物瑞格列奈的血浓度升高，作用增强，进一步证实了这一点）、氯吡格雷（clopidogrel；约 15% 在 CYP2C19 和 CYP3A4 等 CYPs 的作用下经两步氧化生成其活性代谢物，剩下的 85% 先经酯酶水解为氯吡格雷羧酸，其中 25% 在 UGTs 的作用下进一步生成对 CYP2C8 具有强烈抑制作用的氯吡格雷酰基-β-葡糖醛酸化物），以及吉非贝齐（gemfibrozil；吉非贝齐在 UGT 作用下生成对 CYP2C8 有强效、可逆性抑制作用的吉非贝齐酰基-β-葡糖醛酸化物，然后在 CYP 的作用下进一步生成不可逆性失活 CYP2C8 的羟化产物）等（Takagi et al，2015）。Benoist 等对健康受试者进行的一项研究表明，同时应用吉非贝齐，可降低恩杂鲁胺的清除速度（恩杂鲁胺的 $AUC_{0\sim18d}$ 和 $AUC_{0\sim\infty}$ 分别增加 1.53 倍和 3.26 倍，而 C_{max} 降低 18%），减少其活性代谢物 M2 的生成（M2 的 $AUC_{0\sim18d}$ 和 $AUC_{0\sim\infty}$ 分别减少 67% 和 25%，C_{max} 降低 44%），而羧酸代谢物的生成速度增加（Benoist et al，2018）。

中强效 CYP2C8 抑制剂最好避免与恩杂鲁胺联用。如果联用难以避免，应注意临床观察，根据具体情况适当下调恩杂鲁胺的剂量（减量 30%～50%，或将常规治疗量的每日 160 mg 减至每日 80～120 mg）。

3. CYP3A4 的底物和（或）CYP3A4 抑制剂。多数研究表明，即使是强效 CYP3A4 抑制剂（如伊曲康唑、克拉霉素、利托那韦等），对恩杂鲁胺的药动学也仅有轻微影响。如 Benoist 等的研究表明，同时应用恩杂鲁胺和伊曲康唑，使恩杂鲁胺的 $AUC_{0\sim18d}$ 和 $AUC_{0\sim\infty}$ 分别增加 34% 和 41%，C_{max} 降低 2%；活性代谢物 M2 的 $AUC_{0\sim18d}$ 减少 4%，$AUC_{0\sim\infty}$ 增加 21%，C_{max} 降低 14%（Benoist et al，2018）。

可见，强效 CYP3A4 抑制剂与恩杂鲁胺的联用无需刻意避免。然而，两者联用时，应注意观察恩杂鲁胺过量的症状和体征，必要时适当下调恩杂鲁胺的剂量。

单纯 CYP3A4 底物对 CYP3A4 的竞争性抑制不会影响恩杂鲁胺的药动学和药效学，但恩杂鲁胺对 CYP3A4 的强效诱导作用则可明显影响 CYP3A4 底物的药动学（如下述的咪达唑仑）。

值得注意的是，许多 CYP3A4 抑制剂也是 CYP3A4 的底物（如上述的伊曲康唑、利托那韦，以及酮环内酯类抗生素泰利霉素等），而恩杂鲁胺对 CYP3A4 有强效诱导作用，因此有可能加速它们的代谢，削弱其作用（如下述）。

二、有可能削弱恩杂鲁胺药理作用的药物

1. 强效 CYP2C8 诱导剂通过诱导 CYP2C8 从而促进恩杂鲁胺的代谢，有可能削弱其作用。代表药物有利福平（Rifampicin）、苯巴比妥（phenobarbital）、苯妥英（phenytoin）、卡马西平（carbamazepine）等。

尽管 CYP2C8 诱导剂与恩杂鲁胺联用的体内效果尚未进行充分评价，但是，鉴于恩杂鲁胺的代谢主要由 CYP2C8 负责（70%），因此作者建议两者的联用应予避免。

2. 强效 CYP3A4 诱导剂（如卡马西平、苯巴比妥、苯妥英、利福布汀、利福平、利福喷丁）可降低恩杂鲁胺的血浓度，因此应避免合用（特别是对 CYP3A4 和 CYP2C8 都有明显诱导作用的药物，如上述的卡马西平、苯巴比妥、苯妥英、利福平等，它们对恩杂鲁胺药动学的影响更明显）。需要强调的一点是，苯巴比妥和苯妥英等对 CYP3A4 和 CYP2C8 皆有诱导作用的药物主要经 CYP2C9 和 CYP2C19 代谢，因此在加速恩杂鲁胺代谢的同时，本身的代谢也因恩杂鲁胺对 CYP2C9 和 CYP2C19 的诱导作用而加速，呈现显著的双向性相互影响。

中度 CYP3A4 诱导剂（如博沙坦、依法韦仑、莫达非尼、茶夫西林和圣约翰草等）也可能降低恩杂鲁胺的血浓度，因此也应尽可能避免合用。必须合用时，需要在密切观察的情况下适当上调恩杂鲁胺的剂量。选择无或诱导潜能较小的 CYP3A4 诱导剂也许更为合适。

三、其药动学和（或）药效学有可能受恩杂鲁胺影响的药物

鉴于恩杂鲁胺对 CYP3A4 有强效诱导作用，对 CYP2C9 和 CYP2C19 有中度诱导作用，因此，经上述 CYPs 代谢的药物,其药动学和药效学有可能受恩杂鲁胺的影响,但影响的结果会有所不同。例如,同时应用恩杂鲁胺可使咪达唑仑(midazolam;CYP3A4 的底物)、S-华法林(S-warfarin;CYP2C9 的底物,其活性大于 R-华法林),以及奥美拉唑(omeprazole;CYP2C19 和 CYP3A4 的底物)的 $AUC_{0\sim\infty}$ 分别减少 86%、56% 和 70%,它们的代谢物 α-羟咪达唑仑、7-羟-S-华法林,以及 5-羟奥美拉唑的 $AUC_{0\sim\infty}$ 分别减少 76%、53%,以及 54%,药理作用也相应减弱;恩杂鲁胺也可使 R-华法林(其代谢主要涉及 CYP3A4,也有 CYP1A1 和 CYP1A2 的参与)的 $AUC_{0\sim\infty}$ 减少 45%(Gibbons et al,2015)。然而,当同用药物是上述 CYPs 的底物且属于前体药物(即需要经 CYPs 代谢活化后才能发挥药理作用)时,有可能在加速代谢的同时增强其药理作用;对氯吡格雷的影响就存在这种情况(氯吡格雷是一种前药,在体内需经 CYPs 代谢转化为活性型才能发挥抗血小板作用,而这种代谢转化主要涉及 CYP2C19 和 CYP3A4,也有 CYP1A2、CYP2B6,以及 CYP2C9 的参与)。当然,氯吡格雷的酰基-β-葡糖醛酸化物可明显抑制恩杂鲁胺的代谢,从而有可能增强恩杂鲁胺的毒副作用(如上述)。

Benoist 等对联用恩杂鲁胺和其他药物(总计 205 种)治疗的 105 名转移抗性前列腺癌患者进行的一项回顾性分析表明,有 56 种药物与恩杂鲁胺之间具有潜在的药物相互影响,其中 85% 有重要临床意义。质子泵抑制剂和 CNS 抑制药与恩杂鲁胺联用的患者,分别有 23% 和 45% 可能存在药物相互影响。Benoist 等的回顾性分析表明,与恩杂鲁胺联用的 205 种药物中,根据 Lexicomp 药物相互影响危险性分级为 X 和 D 的最常用药物有 10 种,它们分别是 CYP3A4 底物芬太尼(fentanyl)、硝苯地平(nifedipine)、羟考酮(oxycodone)、地塞米松(dexamethasone)、辛伐他汀(simvastatin)、曲马多(tramadol)、坦洛新(tamsulosin)、环丙孕酮(cyproterone),及 CYP2C19 底物泮托拉唑(pantoprazole)和奥美拉唑(omeprazole);前 2 种 Lexicomp 危险性分级为 X(影响显著,通常禁止联用),后 8 种 Lexicomp 危险性分级为 D(影响明显,如果必须联用,需加强监测、根据经验调整剂量,或考虑换用其他药物)(Benoist et al,2018)。

根据目前可得到的资料,作者建议,恩杂鲁胺治疗期间,尽可能避免同时应用主要经 CYP3A4、CYP2C9,和(或)CYP2C19 代谢的药物,特别是治疗指数狭窄的药物。如 CYP3A4 底物阿芬太尼(alfentanil)、环孢素(cyclosporine)、麦角胺(ergotamine)、双氢麦角胺(dihydroergotamine)、芬太尼、匹莫齐特(pimozide)、奎尼丁(quinidine)、西罗莫司(sirolimus)、他克莫司(tacrolimus)等,以及 CYP2C9 底物苯妥英、S-华法林、氟西汀(fluoxetine)等,以及 CYP2C19 底物 S-美芬妥英(S-mephenytoin)、西酞普兰(citalopram)、环磷酰胺(cyclophosphamide)、布洛芬(ibuprofen)等。

注:药物对 CYPs 的抑制通常分为可逆性抑制(包括竞争性抑制、非竞争性抑制和反竞争性抑制)和不可逆性抑制。可逆性抑制剂以非共价键与酶(或酶—底物复合物)形成复合物,阻碍酶与底物之间酶促反应的正常进行,在除去抑制剂后,酶活性不受影响,能与底物继续进行正常酶促反应。在不可逆性抑制中,抑制剂对酶的抑制效应在除去抑制剂后不会即刻消失,而是呈现出时间依赖的特性。因此,这种现象也称之为时间依赖性抑制(time-dependent inhibition,TDI)。药物对 CYPs 产生 TDI 有多种机制,其中,机制性抑制(mechanism-based inhibition,MBI)是 TDI 最重要的机制,即抑制剂可经 CYPs 代谢转化成亲电性的反应性代谢物(reactive metabolite),这些反应性代谢物可与酶发生作用(主要以共价键结合形式)导致酶结构的变化而失活。MBI 的产生需要先经过 CYPs 代谢的过程,因此抑制剂对 CYPs 的抑制作用需要一定时间才能呈现出来,而体内合成新的 CYPs 也需要一定时间(一般需要 4~7 天),于是,即使把抑制剂除去,其抑制作用仍可持续一段时间。与可逆性抑制相比,TDI 会带来更严重的用药安全问题,因为许多需联用的药物也需长期用药,这势必会造成被抑制的 CYPs 遭受长期抑制,即使停用产生 TDI 的药物,其抑制作用仍会持续一段时间;同时,由于产生 MBI 的抑制剂同时也是 CYPs 的底物,当酶活性被抑制后,其自身代谢也会受到阻碍,造成在体内暴露量非平稳增加。最著名的如抗高血压药米贝拉地尔(mibefradil;咪拉地尔),它是一种钙离子 T 和 L 通道阻滞剂,上市后曾出现多起严重不良反应。经研究发现,米贝拉地尔是一种时间依赖性的抑制剂,对 CYP3A4 产生不可逆性抑制,使合用的其他药物血药浓度大幅升高,以致产生毒性,甚至导致患者死亡。有些药物虽未被撤市,但也因 TDI 引起多种药物相互作用而被限制使用。例如,临床研究发现吉非贝齐(gemfibrozil;吉非罗齐)可增强华法林的抗凝效应,导致严重

的低凝血酶原血症及出血，也有报道表明，吉非贝齐与格列本脲合用可导致低糖血症。研究表明，吉非贝齐是 CYP2C9 的机制性抑制剂，其葡糖醛酸化物是 CYP2C8 的强效时间依赖性抑制剂。目前，减少药物相互影响风险（特别是由 TDI 引起的药物相互影响风险）已得到有关监管部门的重视。

[氨鲁米特（氨基导眠能）－双香豆素][2]
Aminoglutethimide－Dicumarol

要点　同时应用双香豆素，氨鲁米特的血浓度降低，作用也可能减弱（氨鲁米特曾作为抗惊厥药用于临床，但由于其不但可抑制肾上腺皮质激素的合成，尚可阻止雄激素向雌激素的转变，且可刺激 CYP 从而促进雌激素的代谢，故将其归于抗肿瘤激素类）。双香豆素的抗凝作用也可能减弱。

有关药物　其他口服抗凝剂（如香豆素类的醋硝香豆素、苯丙香豆素、华法林等，茚满二酮衍生物的苯茚二酮和茴茚二酮等）与氨鲁米特之间可发生类似相互影响。有证据表明，同时应用氨鲁米特，华法林的抗凝作用减弱（参见［华法林（苄丙酮香豆素）－氨鲁米特（氨基导眠能）］）。

机制　这属于一种双向性相互影响。双香豆素诱导肝药酶，从而加速氨鲁米特的代谢，可能是氨鲁米特血浓度降低的原因，而氨鲁米特刺激负责双香豆素代谢的 CYP，是双香豆素抗凝作用减弱的机制。

建议　同时应用氨鲁米特和双香豆素治疗期间，应注意观察氨鲁米特的抗肿瘤作用以及双香豆素的抗凝作用有无减弱，必要时适当增加双香豆素和（或）氨鲁米特的剂量。

[氨鲁米特（氨基导眠能）－甲苯磺丁脲（甲糖宁）][2]
Aminoglutethimide－Tolbutamide

要点　有证据表明，同时应用氨鲁米特和甲苯磺丁脲，前者的抗肿瘤作用减弱。

有关药物　其他磺酰脲类口服降糖药（如氯磺丙脲、醋磺己脲、格列本脲等）与氨鲁米特之间有可能发生类似相互影响，但主要以原形经肾排泄的口服降糖药（如格列齐特）与氨鲁米特之间预料不会发生类似相互影响。

机制　可能与甲苯磺丁脲诱导肝药酶从而加速氨鲁米特的代谢有关。

建议　两者同用期间，应注意观察氨鲁米特的作用有无改变。

[氨鲁米特（氨基导眠能）－他莫昔芬（三苯氧胺）][1]
Aminoglutethimide－Tamoxifen

要点　同时应用芳香化酶抑制剂氨鲁米特和选择性雌激素受体调节剂（SERM）他莫西芬治疗雌激素受体阳性乳腺癌，副作用发生率增加，而疗效并不增强。

有关药物　根据相互影响的机制推测，氨鲁米特与另一 SERM 托瑞米芬（toremifene）之间可发生类似相互影响。

尽管氨鲁米特与同属 SERM 的雷洛昔芬（raloxifene）也可发生类似相互影响，但雷洛昔芬不用于乳腺癌的治疗，而是主要用于绝经后高危妇女骨质疏松的防治以及降低浸润性乳腺癌发生的危险（Levin et al，2011）。

机制　氨鲁米特抑制使雄激素转化为雌激素的芳香化酶，阻止雄激素向雌激素的转化，从而对雌激素受体阳性乳腺癌发挥治疗作用。他莫西芬是雌激素受体的部分激动剂，在有雌激素存在的情况下，可与雌激素竞争受体，对雌激素阳性乳腺癌发挥治疗作用。两者合用时，他莫西芬作为雌激素的部分激动剂，可抵消氨鲁米特通过抑制雌激素合成而发挥的治疗作用。

建议　SERM 治疗学的药理基础是，在诸如骨、脑、及肝等组织中通过其雌激素样作用发挥有益影响，而在乳腺和子宫内膜等组织中则通过其抗雌激素作用发挥治疗作用（在这些组织中的雌激素样作用可能有致癌性）。尽管氨鲁米特和他莫昔芬都可用于雌激素受体阳性乳腺癌的治疗，但两者的联用应予避免。

[米托坦－螺内酯（安体舒通）][2]
Mitotane－Spironolactone

要点　同时应用米托坦和螺内酯，前者的抗肾上腺肿瘤作用减弱。

机制　米托坦化学上类似于杀虫剂 DDT 和 DDD，主要用途是治疗肾上腺皮质肿瘤。米托坦的确切作用机制尚未阐明，但已证明其对肾上腺皮质细胞有相对选择性损伤作用（对正常细胞和肿瘤细胞都如此），因此可使血液及尿液中肾上腺皮质类固醇及其代谢物的浓度迅速降低（这也是其治疗肾上腺增生或肾上腺肿瘤有效的原因）。螺内酯削弱米托坦的抗肾上腺作用，是其影响米托坦抗肿瘤作用的原因。

建议　螺内酯和米托坦不应同时应用，因为前者干扰后者所致的肾上腺抑制，削弱其抗肿瘤作用。

第六节　其他抗肿瘤药

[顺铂（顺氯氨铂）－二氮嗪（氯甲苯噻嗪，低压唑）][3]
Cisplatin－Diazoxide

要点　某患者因用顺铂治疗导致高血压而给予二氮嗪处理时，发生严重肾衰竭。

机制　因上述患者同时应用了呋塞米、肼屈嗪，及普萘洛尔等降压药，故该相互影响的机制尚难推测。

建议　资料有限，但该报道提示，正在应用顺铂治疗的患者，应用任何影响肾血流动力学的药物都应小心。

[顺铂（顺氯氨铂）－庆大霉素][2]
Cisplatin－Gentamicin

要点　顺铂与庆大霉素合用时，庆大霉素半衰期延长，肾毒性和耳毒性作用增强，低血镁的发生率也增加。

有关药物　根据相互影响的机制推测，顺铂与其他氨基苷类抗生素（如卡那霉素、妥布霉素、阿米卡星等）之间以及庆大霉素与另一铂类化合物卡铂之间，可发生类似相互影响，但相互影响的严重程度有所不同。就氨基苷类抗生素的肾毒性作用强度而论，依次为新霉素＞卡那霉素＞西索米星＞庆大霉素＞妥布霉素＞阿米卡星（丁胺卡那霉素）＞奈替米星＞链霉素。但是，耳毒性则包括两个方面，一是前庭神经毒性，二是耳蜗神经毒性。前庭神经损伤的发生率依次为新霉素＞卡那霉素＞链霉素＞西索米星＞阿米卡星＝庆大霉素＝妥布霉素＞奈替米星，耳蜗神经损伤的发生率依次为新霉素＞卡那霉素＞阿米卡星＞西索米星＞庆大霉素＞妥布霉素＞奈替米星＞链霉素。

机制　顺铂和庆大霉素都具有肾毒性和耳毒性，也都可使镁的排泄增加，两者的这些作用可相加。至于庆大霉素血浓度的升高，一般认为起因于顺铂引起肾损害导致的庆大霉素排泄减少。

建议　此种相互影响导致的不良反应可能很严重，故建议最好避免两者联用。但也有两者联用无严重不良影响的报道。如果必须联用，应注意监测有无毒性发生，同时应常规测定血清镁。

[顺铂（顺氯氨铂）－铝][1]
Cisplatin－Aluminum

要点　铝可与顺铂发生反应并使其失活，从而取消其抗肿瘤作用（Chabner et al, 2011）。

有关药物　铝与另外两种铂类抗肿瘤药卡铂以及奥沙利铂之间是否会发生类似相互影响，尚未见报道。

建议 在顺铂配制或给药期间不应接触含铝针头或其他输液设备。在获得进一步临床证据前，卡铂以及奥沙利铂的应用也应遵循上述原则。

［顺铂（顺氯氨铂）－2-氨基乙氧基二苯基硼酸酯（2-氨基乙氧基联苯硼酸酯）］3
Cisplatin－2-aminoethoxydiphenyl borate（2-APB）

要点 Splettstoesser 等采用人宫颈腺癌（HeLa-S3）细胞以及人骨肉瘤（U2-OS）细胞进行的研究表明，2-氨基乙氧基二苯基硼酸酯（2-APB）可削弱顺铂引发的 HeLa-S3 细胞的 Ca^{2+} 内流，从而防止钙蛋白酶（钙激活酶，钙激活中性蛋白酶；calpain）的激活，阻碍凋亡的发生，但对 U2-OS 细胞无影响（Splettstoesser et al，2007）。

有关药物 铂类化合物增加细胞内 Ca^{2+} 的作用具有高度特异性，例如，顺铂明显增加 HeLa-S3 细胞的细胞内 Ca^{2+}（但卡铂则否）。另有证据表明，铂类化合物对宫颈癌细胞的毒性有所不同，其强度依次为顺铂＞奥沙利铂＞卡铂；这是顺铂作为宫颈癌标准治疗药物的原因。

机制 有作者认为，顺铂的抗肿瘤作用与其增加细胞内 Ca^{2+} 有关。顺铂的这一作用依赖于细胞外 Ca^{2+} 的存在，作用强度与浓度相关。细胞内 Ca^{2+} 的升高可激活钙蛋白酶，诱导细胞凋亡。2-APB 是一种新型膜通透性 IP_3（1,4,5-三磷酸肌醇）受体（IP_3R）拮抗剂，可与 IP_3R 结合，拮抗 IP_3 诱导的 Ca^{2+} 释放（2-APB 与 IP_3R 的结合位点不同于 IP_3，故不影响 IP_3 与其受体的结合），使细胞内 Ca^{2+} 的浓度降低，可能是其影响顺铂作用的机制［IP_3R 低表达的细胞对顺铂致凋亡作用的敏感性减低，而 IP_3R 高表达的细胞对顺铂的敏感性增加，进一步说明顺铂的作用与 IP 和（或）IP_3R 有某种程度的关联］。然而，有关细节尚未完全阐明，需要进一步研究。

建议 恶性肿瘤化疗的目的在于特异性抑制肿瘤细胞的增殖和（或）诱导凋亡。已知细胞内 Ca^{2+} 与体内的许多环节（包括凋亡通路中的环节）有关。尽管细胞内 Ca^{2+} 可从钙库中释放，但细胞外钙的内流也是其下游各种级联反应不可或缺的环节之一。Splettstoesser 等上述研究的意义在于对某些肿瘤的治疗有可能提供新的途径。

［奥沙利铂（草酸铂）－西妥昔单抗］3
Oxaliplatin－Cetuximab

要点 Dahan 等采用人结直肠癌细胞株进行的研究表明，同时应用奥沙利铂和西妥昔单抗，可某种程度上拮抗奥沙利铂的抗肿瘤作用（Dahan et al，2009）。然而，对这一研究结果的临床意义尚存争议。

有关药物 顺铂以及卡铂等铂类化合物的抗肿瘤作用是否会受西妥昔单抗的影响，尚未见研究报道。其他抗肿瘤单克隆抗体，如群司珠单抗、利妥昔单抗，及贝伐单抗等，是否会影响奥沙利铂的抗肿瘤作用，也有待证实。

机制 奥沙利铂属于第 3 代铂类化合物，其抗肿瘤作用机制和抗瘤谱与第 1、2 代的顺铂和卡铂有所不同。已知奥沙利铂的抗肿瘤作用部分依赖于内源性 H_2O_2 的生成，而西妥昔单抗则通过抑制 EGFR/Nox1 NADPH 氧化酶通路从而妨碍 H_2O_2 的产生。可见，西妥昔单抗所致 H_2O_2 生成的减少是奥沙利铂抗肿瘤作用减弱的原因。

Dahan 等的研究同时证明，西妥昔单抗对奥沙利铂作用的上述影响仅发生于携带野生型 Ras 的结直肠细胞，而对 Ras 基因突变的细胞株无此影响。然而，新近的临床试验表明，西妥昔单抗与奥沙利铂联用可使野生型转移性结直肠癌患者的生存率增加，而 Ras 基因突变者的转移性结直肠癌患者的生存率则明显降低。这一现象的可能原因是，西妥昔单抗本身对突变型结直肠癌细胞不敏感，但可通过抑制 H_2O_2 的生成，从而削弱奥沙利铂的作用。如此说来，两者对野生型转移性结直肠癌患者的影响可用西妥昔单抗对野生型细胞敏感性高，其本身的抗肿瘤作用得到发挥，从而抵消其对奥沙利铂抗肿瘤作用的削弱来解释。

建议　奥沙利铂对转移性结直肠癌有效，然而单用效果不理想，因此往往需要联用其他药物。西妥昔单抗曾经是，未来仍然可能是可供选择用来与奥沙利铂联用的药物之一。问题是，体外研究表明，西妥昔单抗可部分削弱奥沙利铂的抗肿瘤作用（尽管临床试验表明，两者联用的抗肿瘤疗效增强）。如果奥沙利铂作用的削弱确实与西妥昔单抗所致的 H_2O_2 生成减少有关，那么，通过控制 H_2O_2 的清除，就有可能进一步改善这一联用方案的治疗效果。

［伊马替尼（格列卫）－抗酸药］[2]
Imatinib－Antacids

要点　Egorin 等对 12 名健康受试者进行的研究表明，同时应用含镁抗酸药或质子泵抑制剂，对酪氨酸激酶抑制剂伊马替尼（属于 BCR-ABL 激酶抑制剂，如下述）的药动学无明显影响（Egorin et al，2009）。然而，此后有研究表明，同时应用抗酸药和伊马替尼，后者的口服生物利用度明显降低，抗肿瘤作用减弱（Chabner et al，2011）。

Yin 等对 22 名受试者进行的一项研究表明，同时应用质子泵抑制剂埃索美拉唑（艾美拉唑；esomeprazole）和另一种 BCR-ABL 激酶抑制剂尼罗替尼，可使后者的 C_{max} 降低 27%，AUC 减少 34%，t_{max} 延长（从单用时的 4 小时延长至 6 小时）（Yin et al，2010）。

有关药物　广义的酪氨酸激酶抑制剂包括 BCR-ABL 激酶抑制剂（属于非受体型酪氨酸激酶抑制剂）和表皮生长因子受体（EGFR）抑制剂（EGRF 属于跨膜受体型酪氨酸激酶 ErbB 家族，可进一步划分为 ErbB1/HER1、ErbB2/HER2/neu、ErbB3/HER3、ErbB4/HER4）。FDA 已经批准临床应用的 BCR-ABL 激酶抑制剂包括伊马替尼、达沙替尼（dasatinib），及尼罗替尼（尼洛替尼；nilotinib），EGFR 抑制剂已批准临床应用的有吉非替尼（gefitinib）和埃罗替尼（erlotinib）等（详如后述）。

埃克替尼（icotinib）是以表皮生长因子受体激酶为靶标的新一代靶向抗癌药，完全由我国科学工作者和肿瘤临床专家自主原创，经历 8 年时间研制而成，其第一个适应证是晚期非小细胞肺癌。临床前研究显示，埃克替尼是一种高效特异性的 EGFR 酪氨酸激酶抑制剂。在对 85 种激酶的筛查中，埃克替尼可强有力地选择性抑制 EGFR 及其 3 个突变体，但对剩余 81 种激酶均无明显的抑制作用。近期的两项 Ⅰ/Ⅱa 期临床试验对于埃克替尼治疗晚期非小细胞肺癌的疗效及安全性进行了研究。该药与国外目前已上市的同类药吉非替尼和埃罗替尼相比，在化学结构、分子作用机制、疗效等方面类似，但具有更好的安全性。

有充足证据表明，质子泵抑制剂可使同属 BCR-ABL 激酶抑制剂的达沙替尼 AUC 和 C_{max} 降低近 50%。Eley 等对 12 名健康受试者进行的 3 阶段随机化交叉研究表明，于达沙替尼后 2 小时给予质子泵抑制剂法莫替丁（famotidine），达沙替尼的 AUC 无改变，但在达沙替尼前 10 小时给予法莫替丁，则可使达沙替尼的 AUC 减少近 60%（Eley et al，2009）。另一种 BCR-ABL 激酶抑制剂尼罗替尼像伊马替尼一样，口服生物利用度也明显受抗酸药的影响。部分资料表明，同时应用使胃液 pH 持续升高的药物，可使 EGFR 抑制剂吉非替尼的平均 AUC 减少 47%；同时应用质子泵抑制剂可使另一种 EGFR 抑制剂埃罗替尼的生物利用度降低 50%。根据该相互影响的机制推测，凡是使胃液 pH 升高的药物，如传统抗酸药氢氧化铝和氢氧化镁等，H_2 受体阻断药西咪替丁、雷尼替丁和法莫替丁等，及质子泵抑制剂奥美拉唑、泮托拉唑和兰索拉唑等，都有可能降低伊马替尼的口服生物利用度。

机制　目前用于临床的所有酪氨酸激酶抑制剂（包括 BCR-ABL 激酶抑制剂和 EGFR 抑制剂）在酸性环境中容易吸收。抗酸药（以及 H_2 受体阻断药和质子泵抑制剂）使胃液的 pH 升高［因此使之溶解缓慢和（或）溶解度降低］，从而影响伊马替尼等酪氨酸激酶抑制剂吸收的速度及程度，是导致这些药物口服生物利用度降低的机制。

建议　尽管降低胃液酸度的药物（包括抗酸药、H_2 受体阻断药，及质子泵抑制剂）对伊马替尼等酪氨酸激酶抑制剂口服生物利用度的影响各家报道结果有所不同，但作者认为，如果行得通的话，应用这些药物治疗期间尽可能避免同时应用导致胃液 pH 升高的药物（如上述）是明智的。如为必需，应将两者分服。一般说来，在给抗酸药（以及 H_2 受体阻断药或质子泵抑制剂）之前至少 1~2 小时给予伊马替尼等酪氨酸激酶抑制剂，也许可最大限度避免此种影响。

　　注：食物（food），也即胃内容物的存在与否，对酪氨酸激酶抑制剂吸收的影响随药物的不同而有所不同。例如，饱腹可明显增加尼罗替尼的口服生物利用度，对吉非替尼的口服生物利用度也略有影响（可使其 C_{max} 和 AUC 分别增加 32% 和 37%），但无论是饱腹还是空腹，对伊马替尼和达沙替尼的口服生物利用度皆无影响。部分证据表明，饱腹或空腹对国产新药埃克替尼的吸收也无明显影响，但高热量饮食有可能明显增加其吸收。饱腹使埃罗替尼生物利用度的增加高达 1 倍，因此要求空腹给予。其他制剂通常无服用时间的限制。然而，临床医生应了解饱腹和空腹对尼罗替尼和吉非替尼吸收的不同影响，以便适当控制剂量（尼罗替尼的口服生物利用度较低，且存在饱和限速机制，故尽管餐后应用可明显增加生物利用度，但也不至于使其血浓度明显升高）。

　　实际上，除酪氨酸激酶抑制剂外，许多其他口服抗肿瘤药（oral antineoplastic agents）也明显受饮食的影响（Ruggiero et al，2012）。像对酪氨酸激酶抑制剂的影响一样，不但因药物的不同而不同，也与饮食的组成明显相关（普通饮食、高蛋白饮食、高脂饮食、高纤维饮食等对同一种药物口服生物利用度的影响有所不同；同样，相同的饮食对不同药物的药动学有可能产生不同的影响）。影响的结果不外吸收延迟、减少和增加。这样的影响有可能导致药的抗肿瘤作用减弱或毒副作用增强。鉴于抗肿瘤药多需长期给药，且口服是最常用的给药途径，因此受饮食影响的情况会经常发生。抗肿瘤药的治疗窗多半较窄，且口服给药易受多种因素（如疾病状态、依从性，及饮食状况等）的影响，这给临床医生带来极大挑战。总之，饮食对抗肿瘤药药动学的影响是复杂的，不能一概而论，只能针对具体药物单独评价。临床上，应用任何一种口服抗肿瘤药，都应考虑到饮食对其药动学可能造成的影响。

　　包括伊马替尼在内的小分子激酶抑制剂的问世，是肿瘤治疗领域中的重大进展。自从 2001 年伊马替尼问世到 2017 年为止，获 FDA 批准用于临床的小分子激酶抑制剂已有 38 个，目前正在进行临床试验的尚有 200 多个。相信不久的将来会有更多小分子激酶抑制剂用于临床。

　　人类基因组含有调节关键信号分子磷酰化状态的蛋白激酶约 550 种和磷蛋白磷酸酶 130 种。这些酶都有可能成为抑制剂的靶点。蛋白激酶可分为 3 类，特异性磷酰化酪氨酸残基者称为酪氨酸（蛋白）激酶，磷酰化丝氨酸/苏氨酸残基者称为丝氨酸/苏氨酸（蛋白）激酶，对上述 3 个氨基酸残基都能磷酰化者称为泛（蛋白）激酶。从目前肿瘤治疗学的角度而论，酪氨酸激酶较为重要。酪氨酸激酶可进一步分类为（横跨细胞膜）有细胞外配基结合域的受体酪氨酸激酶以及局限于细胞质或细胞核中的非受体酪氨酸激酶（在生理条件下生长因子和其他配基与之结合并激活之）。根据药物作用的性质和靶点的不同，可将目前应用于临床的 38 种小分子激酶抑制剂简单分类如下：①可逆性非受体型酪氨酸激酶抑制剂，包括伊马替尼（格列卫；imatinib；主要靶点 BCR-ABL、KIT、PDGFR）、达沙替尼（dasatinib；主要靶点 BCR-ABL、KIT、PDGFR、Src）、尼洛替尼（尼罗替尼；nilotinib；主要靶点 BCR-ABL、KIT、PDGFR）、博舒替尼（伯舒替尼，博苏替尼；bosutinib；主要靶点 BCR-ABL、Src）、普纳替尼（泊那替尼；ponatinib；主要靶点 BCR-ABL）、鲁索利替尼（ruxolitinib；主要靶点 JAK1/2），及托法替尼（tofacitinib；主要靶点 JAK3；在目前可得到的 38 个小分子激酶抑制剂中，仅有托法替尼的主适应证是自身免疫病——类风湿关节炎，其他的主适应证皆为肿瘤）7 种；②主要作用于 EGFR（ErbB1/HER1）和 HER2（ErbB2/neu）靶点的可逆性受体型酪氨酸激酶抑制剂，包括吉非替尼（易瑞沙；gefitinib）、埃罗替尼（厄洛替尼；erlotinib）、拉帕替尼（泰嘉；lapatinib），及来那替尼（诺拉替尼；neratinib）4 种；③主要作用于 VEGFR（血管内皮生长因子受体）的可逆性受体型酪氨酸激酶抑制剂，包括舒尼替尼（sunitinib）、索拉非尼（sorafenib）、帕唑帕尼（pazopanib）、阿西替尼（axitinib）、凡德他尼（vandetanib）、卡博替尼（cabozantinib）、尼达尼布（nintedanib），及乐伐替尼（lenvatinib）8 种；④主要作用于 ALK（间变性淋巴瘤激酶）的可逆性受体型酪氨酸激酶抑制剂，包括克唑替尼（克里唑替尼；crizotinib）、色瑞替尼（ceritinib）、艾乐替尼（阿雷替尼；alectinib），及布加替尼（brigatinib）4 种；⑤其他可逆性受体型酪氨酸激酶抑制剂，包括瑞格非尼（regorafenib；作用靶点包括 VEGRF、PDGFR、KIT，及 FGFR）和米哚妥林（midostaurin；作用靶点包括 FLT-3 和 KIT 等）2 种；⑥不可逆性酪氨酸激酶抑制剂，包括受体型酪氨酸激酶抑制剂阿法替尼（afatinib；主要靶点 EGFR 和 HER2）和奥希替尼（osimertinib；主要靶点 EGFR），以及非受体型酪氨酸激酶抑制剂依鲁替尼（ibrutinib）和阿克拉布替尼（acalabrutinib；主要靶点 BTK 即 Bruton 酪氨酸激酶) 4 种;⑦丝氨酸/苏氨酸激酶抑制剂,包括韦罗替尼(维洛替尼;ve-murafenib;主要靶点 BRAF)、达拉非尼(dabrafenib;主要靶点 BRAF)、曲美替尼(trametinib,Mekinist;主要靶点 MEK1/2)、考比替尼(cobimetinib;主要靶点 MEK1/2)、帕博昔布(帕布昔利布,帕博西林;palbociclib;主要靶点 CDK4/6)、瑞博西林(ribociclib;主要靶点 CDK4/6),及 abe-maciclib(主要靶点 CDK4/6) 7 种;⑧脂激酶抑制剂,包括艾代拉里斯(idelalisib)和 copanlisib 2 种。

部分酪氨酸激酶抑制剂可同时作用于 2 个或 2 个以上靶点,故有双重或三重等激酶抑制剂之说。例如,可逆性非受体型酪氨酸激酶抑制剂博舒替尼既可作用于 BCR-ABL,也可作用于 Src;主要作用于 VEGFR 的可逆性受体型酪氨酸激酶抑制剂索拉非尼除可作用于 VEGFR1/2/3 外,尚可作用于 PDGFR-β、c-KIT、FLT-3,及 b-RAF;可逆性受体型酪氨酸激酶抑制剂瑞格非尼除可作用于 VEG-RF 外,尚可作用于 PDGFR、KIT,及 FGFR。

随着小分子激酶抑制剂的逐年增多,预料与其他药物发生药物相互影响的可能性也相应增加,是临床上值得注意的问题。

[伊马替尼(格列卫)-酮康唑][2]
Imatinib-Ketoconazole

要点　Dutreix 等对 14 名健康受试者进行的研究表明,同时应用抗肿瘤药伊马替尼(一种蛋白酪氨酸激酶抑制剂)和抗真菌药酮康唑,前者的平均 C_{max} 升高 26% ($P<0.005$),$AUC_{0\sim24}$ 和 $AUC_{0\sim\infty}$ 增加 40% ($P<0.0005$)。伊马替尼的表观清除率平均降低 28.6% ($P<0.0005$)。伊马替尼在体内的主要代谢物 N-脱甲基伊马替尼(CGP74588;是伊马替尼在体内的主要代谢物,具有明显活性)的平均 C_{max} 和 $AUC_{0\sim24}$ 分别降低 22.6% ($P<0.005$) 和 13% ($P<0.05$),然而,N-脱甲基伊马替尼的 $AUC_{0\sim\infty}$ 仅降低 5% ($P=0.28$)(Dutreix et al,2004)。

有关药物　现已证明所有唑类抗真菌药对 CYP3A4 都有一定抑制作用,以咪唑类的酮康唑和三唑类伊曲康唑(itraconazole)对 CYP3A4 的抑制作用最明显,咪唑类的咪康唑和三唑类的伏立康唑次之,三唑类的氟康唑抑制作用最弱(也见[沙奎那韦-酮康唑]),因此预料与伊马替尼之间可发生类似相互影响。

广义的酪氨酸激酶抑制剂包括 BCR-ABL 激酶抑制剂(属于非受体型酪氨酸激酶抑制剂)和表皮生长因子受体(EGFR)抑制剂;前者包括伊马替尼、达沙替尼(dasatinib),及尼罗替尼(nilotinib)等,后者已批准临床应用的有吉非替尼(gefitinib)和埃罗替尼(erlotinib)等(有关细节参见[伊马替尼(格列卫)-抗酸药]项下的内容)。根据代谢途径的类似性以及相互影响的机制推测,上述所有酪氨酸激酶抑制剂都可与酮康唑(或其他唑类抗真菌药)发生相互影响,但相互影响的程度有所不同(Chabner et al,2011)。Rakhit 等对男性健康志愿者进行的研究表明,同时应用酮康唑,可使埃罗替尼的 AUC 和高峰血浓度增加(大约 70%),清除率降低(35%)(Rakhit et al,2008)。Tanaka 等对 26 名健康志愿者进行的一项研究表明,酮康唑 400 mg 每日 2 次计 6 天,可使单剂尼罗替尼的 C_{max} 和 AUC 分别增加 80% 和 200%(Tanaka et al,2011)。吉非替尼与酮康唑和伊曲康唑(itraconazole)之间的类似相互影响已经证实(对健康志愿者进行的研究表明,与伊曲康唑同时应用可使吉非替尼的 AUC 增加 80%)。有关内容也见[博舒替尼(伯舒替尼,博苏替尼)-酮康唑]。

另外,目前应用于临床的丝氨酸/苏氨酸蛋白激酶抑制剂(也见[伊马替尼(格列卫)-抗酸药]),如韦罗替尼、达拉非尼、曲美替尼、考比替尼等,多是 CYP3A4 的底物,故中强效 CYP3A4 抑制剂(或诱导剂)有可能对它们的药动学造成明显影响。

机制　酮康唑是 CYP3A4 的底物,对 CYP3A4 有明显的抑制作用(对其他 CYP 也有一定影响),而伊马替尼主要在 CYP3A4 的作用下进行 N-位脱甲基(体外研究表明,CYP2C8 也部分的涉及伊马替尼的 N-位脱甲基),生成仍具活性的代谢物 N-脱甲基伊马替尼(体内外研究表明,CYP3A5/7、CYP1A2、CYP2D6、CYP2C9,及 CYP2C19 也不同程度上参与伊马替尼的氧化代谢),因此认为伊马替尼的 C_{max} 和 AUC 的增加起因于酮康唑对伊马替尼经 CYP3A4 代谢的抑制(包括竞争性和非竞争性抑制）。鉴于伊马替尼在体内的主要代谢物 N-脱甲基伊马替尼的平均 $AUC_{0\sim24}$ 和 $AUC_{0\sim\infty}$ 分别降低 13％和 5％，说明伊马替尼还可能形成其他代谢物（例如吡啶环 N-氧化物和哌啶环 N-氧化物）。

体外研究表明，伊马替尼及其代谢物 N-脱甲基伊马替尼对 CYP3A4 有非竞争性抑制作用，故可表现为代谢的自抑制（Filppula et al，2012）。有关细节参见［辛伐他汀－伊马替尼］。

研究表明，伊马替尼不仅是 P-糖蛋白的底物，也是 P-糖蛋白的抑制剂（伊马替尼对 P-糖蛋白的抑制作用略弱于环孢素，但强于维拉帕米或其他钙拮抗剂），而酮康唑对 P-糖蛋白有明显的抑制作用，故后者对 P-糖蛋白的抑制也是伊马替尼 AUC 以及 C_{max} 增加的部分原因（Hamada et al，2003）。

达沙替尼、尼罗替尼、吉非替尼（已知吉非替尼经 CYP3A4 代谢转化为氧位脱甲基吉非替尼），及埃罗替尼的代谢也主要由 CYP3A4 负责，故与酮康唑之间的类似相互影响不难理解。尽管达沙替尼的代谢尚有黄素加单氧酶-3（FMO3）以及 UGT 的参与，埃罗替尼的代谢尚有 CYP1A1 和 CYP1A2 的参与，但这些酶的参与与上述相互影响无明显相关。尼罗替尼像伊马替尼一样，也是 P-糖蛋白的底物和抑制剂，故在 P-糖蛋白层面上也会受酮康唑的影响。

建议 作者认为，Dutreix 等的单剂研究（伊马替尼 200 mg，酮康唑 400 mg）尽管使伊马替尼的血浓度仅中度升高，健康受试者可以耐受，但多剂量应用酮康唑的话，此种相互影响可能更明显。另外，如果高剂量应用伊马替尼（例如 800 mg/d），该相互影响所造成的不良后果可能更严重。鉴于几项试验表明，800 mg 伊马替尼对慢性粒细胞性白血病（CML）的疗效与较低剂量（400 mg/d）相当，故必须同用的话，可在严密观察下谨慎低剂量应用（也参见［吉非替尼－苯妥英］项下的有关内容）。

对 CML 患者进行的一项研究表明，伊马替尼也是一种 CYP3A4 抑制剂，与其他由 CYP3A4 代谢清除的药物同用时，可使后者的清除减慢（在这种情况下，可能既包括竞争性抑制，也包括非竞争性抑制），这对于那些治疗范围较窄的 CYP3A4 底物而言，具有比较重要的临床意义（参见其他条目）。

另有证据表明，同时应用 CYP3A4 诱导剂，如利福平、苯妥英、苯巴比妥等，可使伊马替尼血浓度降低，故有可能导致疗效减弱（也参见［吉非替尼－利福平］）。可见伊玛替尼与其他药物的相互影响复杂，是临床上值得注意的问题。

注： Nebot 等采用人肝微粒体进行的研究表明，CYP2C8 抑制剂紫杉醇（paclitaxel）以及来源于植物的类黄酮槲皮素（栎精；quercetin）像 CYP3A4 抑制剂一样，明显抑制伊马替尼的 N-位脱甲基。根据他们的研究结果推算，CYP2C8 对伊马替尼 N-位脱甲基的催化活性是 CYP3A4 的 14.6 倍；因此，尽管 CYP3A4 约占人肝内 CYP 总量的 30％，CYP2C8 仅占总量的 7％，但按此占比计算，CYP2C8 对伊马替尼氧化代谢的催化活性是 CYP3A4 的 3.4 倍（Nebot et al，2010）。然而，由于 CYP2C8 的多态性、亲和力、饱和限速等因素的存在，CYP2C8 和 CYP3A4 对伊马替尼在人体内代谢的相对贡献很难确切衡量。有必要进行进一步的临床研究。无论如何，CYP2C8 的底物和（或）抑制剂（抑或是诱导剂）对伊马替尼代谢的影响是不容忽视的，是临床医生在用药中应该密切注意的问题。

如上所述，伊马替尼不仅是 P-糖蛋白的底物，也是 P-糖蛋白的抑制剂，因此，在改变其他 P-糖蛋白底物药动学和药效学的同时，本身的药动学和药效学也会被其他 P-糖蛋白底物和抑制剂所改变（Hamada et al，2003）。

Hamada 等的研究表明，抗癌药依托泊苷和多柔比星，利尿药螺内酯，以及抗高血压药维拉帕米和硝苯地平，像伊马替尼一样，是 P-糖蛋白的底物和抑制剂，因此也可与多种药物发生相互影响。

抗癌药通常联合应用，以期取得较好疗效。例如，干扰素、阿糖胞苷、依托泊苷，及多柔比星等与伊马替尼联用对 CML 的作用优于各药单用。近有报道表明，联合应用一种具有 P-糖蛋白抑制作用的法尼醇蛋白转移酶（farnesyl protein transferase）抑制剂和 SCH66336，可增强甲磺酸伊马替尼的疗效。然而，上述相互影响的确切机制尚不清楚。因此，有必要澄清伊马替尼与 P-糖蛋白之间的相互影响是否会增强其他抗癌药对 P-糖蛋白过表达细胞的抗癌作用。

［伊马替尼（格列卫）－高丽参（韩国人参）］[2]
Imatinib－Panax Ginseng（South Korean Ginseng）

要点 一名患有慢性粒细胞白血病的 26 岁男性患者，每天服用 BCR-ABL 激酶抑制剂伊马替尼 400 mg，连续 7 年没有出现任何并发症，近日因右上腹痛就诊。实验室检测结果丙氨酸转氨酶 1069 U/L，天冬氨酸转氨酶 481 U/L，碱性磷酸酶 124 IU/L，总胆红素 1.4 mg/dl，白蛋白 4.0 g/dl，国际标准化比值 1.08。肝活检显示急性小叶性肝炎，综合病史诊断为伊马替尼引起的肝毒性。在此之前患者生活方式的唯一改变是过去 3 个月每天摄入含高丽参的能量饮料。停用伊马替尼和高丽参能量饮料，短期应用皮质激素。然后以相同剂量的伊马替尼重新开始治疗，其肝酶水平未再升高（Bilgi et al，2010）。

有关药物　根据代谢途径的类似性以及相互影响的机制推测，所有酪氨酸激酶抑制剂，包括 BCR-ABL 激酶抑制剂（属于非受体型酪氨酸激酶抑制剂），如达沙替尼（dasatinib）和尼罗替尼（nilotinib），以及表皮生长因子受体（EGFR）抑制剂，如吉非替尼（gefitinib）和埃罗替尼（erlotinib）等，与高丽参之间都有可能发生类似相互影响，但相互影响的程度会明显不同（也参见［伊马替尼（格列卫）－酮康唑］项下的有关内容）。

根据目前可得到的资料推断，不同产地和（或）不同类型以及不同制法的人参对伊马替尼药动学的影响会有显著差别（如下述）。

Kim 等对 14 名韩国健康男性受试者（根据基因分型，没有 CYP2C9、2C19 和 CYP2D6 慢代谢型个体）进行的一项开放性交叉研究表明，红参（red ginseng）与 CYP1A2 底物咖啡因、CYP2C9 底物氯沙坦、CYP2C19 底物奥美拉唑、CYP2D6 底物右美沙芬、CYP3A4 底物咪达唑仑，以及 P-糖蛋白底物非索非那定（fexofenadine）等之间没有明显的药动学相互影响（母药与代谢物 AUC$_{last}$ 的几何最小二乘均值比差别无显著意义），尽管结果显示红参对 CYP2C9 和 CYP3A4 有微弱的抑制作用，对 CYP2D6 有微弱的诱导作用（Kim D-S et al，2019）。然而，Kim 等的另一项研究表明（Kim M-G et al，2016），浓缩发酵红参（fermented red ginseng）对 P-糖蛋白底物非索非那定的体内过程有某种程度的影响，表现为 AUC$_{last}$ 的几何均值比增加（1.322，$P=0.0181$）。

Laube 等的个案报道表明，一名长期应用阿托伐他汀治疗的 82 岁老年患者，当同时应用一种含有西伯利亚人参（Siberian ginseng，eleutherococcus senticosus；刺五加）的非处方辅助药一周后，发生药物性肝损伤。有证据表明，适量应用西伯利亚人参对肝有保护作用，因此认为，该患者的肝损伤属于机制性肝损伤（即由药动学的相互影响引起），而非直接性肝损伤（也就是说，并非由药效学的相加或协同性影响引起）。Laube 等综合各方面资料，认为上述患者的肝损伤与西伯利亚人参（特别是其在肠道中的代谢物）抑制 CYP3A4，从而减少阿托伐他汀的代谢有关。有资料表明，人参对 OATP1B1 也有抑制作用，而阿托伐他汀是 OATP1B1 的底物，因此，人参通过抑制 OATP1B1 介导的阿托伐他汀肝摄取，从而阻碍其清除，也可能是原因之一（Laube et al，2019）。

机制　根据 Naranjo 概率量表，伊马替尼可能与该患者的肝毒性有关，Horn 药物相互作用概率量表也表明，伊马替尼与人参之间可能存在相互影响（Bilgi et al，2010）。

伊马替尼相关肝毒性通常出现在治疗开始后 1～2 年内，中位时间为 100 天。目前认为，人参本身没有肝毒性。然而，体内研究表明，人参可抑制 CYP3A4，而伊马替尼的氧化代谢主要由 CYP3A4 负责。因此认为，该患者的迟发性伊马替尼相关肝毒性与人参抑制伊马替尼经 CYP3A4 的代谢有关。另外，人参对 P-糖蛋白的抑制作用也不能排除。

建议　该病例说明，即使在伊马替尼治疗数年后，仍有必要继续监测肝功能，同时建议患者避免自行应用人参或其他任何可能与伊马替尼发生相互影响的非处方中草药保健品。

尽管伊马替尼与人参合用可提高伊马替尼的疗效，但在两者联用之初可能需要对伊马替尼的剂量进行调整，以便安全使用这两种药物，同时应密切监测伊马替尼过量中毒（如肝毒性）的症状和体征，如恶心、胃痛、低热、食欲不振、黑尿、泥色大便、黄疸（眼或皮肤黄染）、严重肌肉痉挛、寒颤、身体疼痛、流感样症状、易擦伤或出血，以及异常虚弱等（也参见［伊马替尼（格列卫）－酮康唑］项下的有关内容）。

根据 Kim 等的研究结果认为，发酵红参与非索非那定的相互影响属于轻中度。如果可行的话，非索非那定或其他 P-糖蛋白底物治疗期间，最好避免应用发酵红参，反之亦然。

根据 Laube 等的个案报道和综合分析结果建议，阿托伐他汀治疗期间最好避免同时应用西伯利亚人参及其有关产品。如欲同用，应做好疗效和毒性监测。

作为医生，重要的是了解患者应用的所有药物，包括维生素类和中草药。伊马替尼治疗期间，如未经医生同意，患者不应自行停用或加用任何药物（包括含有中草药的保健品）（Bilgi et al, 2010）。

尽管人参与其他药物之间相互影响的基础和临床研究越来越多，但报道的结果各不相同。这种情况可能与所用人参品种、有效成分含量、用量、研究方法、基因型、种族，以及人群等的不同有关。但无论如何，人参与某些药物之间的相互影响肯定。因此，当与其他药物同用时，密切监测仍有必要。

注：西伯利亚人参尽管和人参同属五加科植物，但并不是真正的人参。前者含有的主要成分包括：①木脂素及其苷类，如芝麻脂素（sesamin）、刺五加苷（eleutheroside, Siberian Ginsenoside；五加苷）D/E，以及紫丁香苷（syringin；刺五加苷B）；②三萜及其苷类，如熊果酸（ursolic acid）和刺五加苷（eleutheroside）I/K/L/M；③香豆素及其苷类，如异嗪皮啶（isofraxidin）和刺五加苷B1（eleutheroside B1）；④有机酸类，如棕榈酸（palmitic acid）和亚麻酸（linolenic acid）；⑤黄酮及其苷类，如槲皮素（quercetin）、槲皮苷（quercitrin），及金丝桃苷（hyperoside, hyperin）；⑥其他尚有各种氨基酸、异香草醛、β-谷甾醇，以及胡萝卜素等。目前已知的人参主要成分包括人参皂苷（ginsenoside, panaxsaponin, ginseng saponin）、挥发油、多糖、肽、氨基酸类、维生素、微量元素等200多种。研究表明，人参皂苷是人参的主要活性成分，迄今为止已从人参中分离鉴定出30多种单体皂苷。根据人参皂苷苷元结构及糖基侧链的种类、数量和连接方式的不同，把人参皂苷类化合物分为两类，即齐墩果烷型皂苷（oleanane-type saponins）和达玛烷型皂苷（dammarane-type saponins）。其中达玛烷型四环三萜皂苷可分为两组，即原人参二醇型（PPD）皂苷如Rb1/2/3、Rc、Rd、Rh2、Rg3、Ra1/2/3、F2、Coumpound-k（CK）等和原人参三醇型（PPT）皂苷如Rg1/2、Rh1、Re、Rf、F1/3/5、R1/2/3/6等。Rb1和Rg1分别是原人参二醇型和原人参三醇型人参皂苷中的代表性成分。Rh2在人参中含量只有十万分之几，因此被称为稀有人参皂苷。这些稀有皂苷具有极好的生物活性，成为科学研究的新热点。不管是刺五加还是人参，其所含成分、作用，及临床用途都有部分重叠。

人参按国别区分有中国人参（Chinese ginseng）、韩国人参（South Korean ginseng；高丽参；相当于国产的园参，宏观上包括鲜参、生晒参和红参等）、朝鲜人参（North Korean ginseng；有野生和栽培两种）、俄罗斯人参（Russian ginseng；有野生和栽培两种），以及美国人参（American ginseng/Panax quinquefolium；西洋参，花旗参）等。中国人参以栽培方式和生长环境的不同可区分为野山参（wild ginseng/pure wild ginseng；纯野山参，山参）、林下参（wild ginseng under forest）、移山参（transplanted wild ginseng），以及园参（cultivated ginseng；栽培参）四种。

鲜参（fresh ginseng；水参；采挖后未经处理的参）经过晒干或烘干加工成生晒参（白参，白人参；white ginseng/dried white ginseng），或将鲜参洗净后经水烫、浸糖、干燥后制成白糖参（white sugar ginseng）；白糖参经过蒸熟、晒干或烘干等过程后制成红参（red ginseng）；红参加入发酵菌发酵数日后制成发酵红参（fermented red ginseng）。鲜参、生晒参、白糖参、红参，以及发酵红参各种成分的含量有明显不同，因此，与其他药物之间的相互影响会有明显差别也就不难理解了。

与人参有可能发生相互影响的药物或产品包括：①增加出血风险的药物/产品（包括华法林和肝素等抗凝剂、抗血小板药物氯吡格雷、布洛芬等非甾类抗炎药，以及丹参/大蒜/姜等草药产品）；②MAO抑制剂（异卡波肼、利奈唑胺、亚甲蓝、吗氯贝胺、苯乙肼、丙卡巴肼、雷沙吉兰-rasagiline、沙芬酰胺-safinamide、司来吉兰、反苯环丙胺）；③削弱免疫系统功能的药物（包括皮质类固醇如泼尼松，预防器官移植排斥反应的药物如环孢素）；④利尿剂（如速尿和布美他尼）；⑤其他草药制品（如葫芦巴和柳树皮）。

同时应用阿司匹林也可增加出血风险。如果医生已经处方低剂量阿司匹林（通常每日量为81～325 mg）预防心脏病或中风，应该继续服用。咖啡因可增加人参制品的副作用，因此应避免饮用含有大量咖啡因的饮料（咖啡、茶、某些软饮料），也不应食用大量巧克力。检查所有药物（包括咳嗽和感冒产品以及副食品）标签，因为它们可能含有增加人参副作用的成分。减充血剂（如伪麻黄碱）和兴奋剂（如咖啡因和麻黄碱）可能会导致睡眠困难、心跳加速，以及血压升高等进一步恶化。

除上述药物外，可与人参发生相互影响的药物尚有 abciximab, acarbose, acetohexamide, albiglutide, alogliptin, alteplase, anisindione, anistreplase, antithrombin (recombinant), antithrombin iii, apixaban, ardeparin, argatroban, aspirin, betrixaban, bivalirudin, bumetanide, canagliflozin, cangrelor, caplacizumab, chlorpropamide, clopidogrel, dabigatran, dalteparin, danaparoid, dapagliflozin, defibrotide, dicumarol, digitoxin, digoxin, dipyridamole, dulaglutide, dutasteride, edoxaban, empagliflozin, enoxaparin, eptifibatide, ertugliflozin, ethacrynic acid, exenatide, finasteride, fondaparinux, furazolidone, furosemide, glimepiride, glipizide, glyburide, heparin, imatinib, insulin, insulin aspart, insulin aspart protamine, insulin degludec, insulin detemir, insulin glargine, insulin glulisine, insulin inhalation, rapid acting, insulin isophane, insulin lispro, insulin lispro protamine, insulin regular, insulin zinc, insulin zinc, xtended, isocarboxazid, lepirudin, linagliptin, linezolid, liraglutide, lixisenatide, metformin, miglitol, nateglinide, nifedipine, ozanimod, phenelzine, pioglitazone, pramlintide, prasugrel, procarbazine, repaglinide, reteplase, rivaroxaban, rosiglitazone, saxagliptin, semaglutide, sitagliptin, streptokinase, sulfinpyrazone, tenecteplase, ticagrelor, ticlopidine, tinzaparin, tirofiban, tolazamide, tolbutamide, torsemide, tranylcypromine, troglitazone, urokinase, verteporfin, vorapaxar, warfarin 等。

在上述药物中，人参仅对伊马替尼的药动学有明显影响，对其他药物的影响多为中度。

根据药物相互影响的程度，大致可将其分为明显、中度、轻微，和未知 4 类。①明显：具有重要临床意义。弊大于利，避免联用。②中度：具有中度临床意义。建议避免联用，特殊情况下可以考虑。③轻微：无重要临床意义。危险性不大，但仍应对风险进行评估，并采取适当措施规避相互影响的风险和（或）制定监测计划，也可考虑选用其他药物代替。④未知：尚得不到有关相互影响的资料。然而，这种分类法只是一个指南。因为特定药物相互影响与特定个体的相关性很难确定，所以，在开始或停用任何药物治疗前，应咨询医疗保健提供者。

人参广泛用于整体健康状况的改善，也是强化免疫系统、帮助抵御压力和疾病最常用的中药。例如亚洲人参（来自中国和韩国）用于思维不清、糖尿病和男性勃起功能障碍等的治疗；西洋参被用来治疗糖尿病以及降低普通感冒和流感的风险；西伯利亚人参用于降低患感冒和流感的风险，以及降低 2 型单纯疱疹病毒感染的严重程度等。另外，由于人参具有多种药理作用，因此，也常作为补益中药。由此可见，探讨人参与其他药物之间的相互影响极为重要。Choi 等对人参药理活性标志物人参皂苷（ginsenoside）的体外和临床研究结果进行分析，全面探讨了药物代谢酶和转运蛋白介导的人参—药物之间的相互影响。根据人参来源和人参皂苷含量，评价人参治疗或人参联合治疗对糖尿病患者的影响，以及人参与抗血小板药和抗凝剂的相互作用。结果表明，人参（1～3 g 提取物）作为化疗的辅助药与各种抗癌药联用，可有效减轻癌相关性疲劳，改善生命质量和情绪评分。然而，每日给予 0.5～3 g 韩国红参提取物，对药物代谢酶和转运蛋白无明显影响（Choi et al，2019）。不过，由于有关人参产品中人参皂苷含量和患者血浆人参皂苷浓度的信息有限，且人参的药理活性成分和（或）有毒成分不仅仅是人参皂苷，因此，他们的研究结果不能作为判断疗效、毒性，以及药物相互影响的唯一标准。作者认为，有必要对人参产品进行标化，确立药动学—药效学相关性，以便在未来的基础和临床研究中进一步了解人参与其他治疗药物之间的有益和有害相互影响。

［尼罗替尼（尼洛替尼）－依法韦仑（依法韦恩茨）]²
Nilotinib－Efavirenz

要点　Pillai 等采用人肝细胞进行的研究表明，HIV 反转录酶抑制剂依法韦仑（10 μM）连续处理 5 天，与对照相比，可使尼罗替尼（5 μM）的表观内在清除率（apparent intrinsic clearance）增加 1.1 倍（Pillai et al，2014）。

有关药物　根据尼罗替尼的体内过程推测，凡是对 CYP3A4 和（或）CYP2C8 有诱导作用的药物，对尼罗替尼的内在清除率都可产生类似影响。同属非核苷类反转录酶抑制剂的奈韦拉平（主要由 CYP3A4 代谢，也有 CYP2B6 的参与，同时对 CYP3A4 及 CYP2B6 有诱导作用）、依曲韦林（其代谢涉及 CYP3A4、2C9、2C19 和 UGT，对 CYP2C9 和 CYP2C19 有轻度抑制作用，对 CYP3A4 有微弱的诱导作用），及利匹韦林等，与尼罗替尼之间是否会发生类似相互影响，尚有待证实，但地拉韦定（是 CYP3A4 的底物和抑制剂）与尼罗替尼之间相互影响的结果可能是后者表观内在清除率的降低。Pillai 等的同一试验表明，利福平（rifampin；经典的 CYP3A 和 CYP2C8 诱导剂）的此种影响是依法韦仑的 3 倍（与对照相比，利福平可使尼罗替尼的内在表观清除率增加 3.1 倍）。

根据体内过程的类似性推测，预料大部分可逆性非受体型酪氨酸激酶抑制剂，如伊马替尼（imatinib）、达沙替尼（dasatinib）、博舒替尼（伯舒替尼，博苏替尼；bosutinib）、普纳替尼（泊那替尼；ponatinib）、鲁索利替尼（ruxolitinib），及托法替尼（tofacitinib）等，可像尼罗替尼一样，与依法韦仑之间发生类似相互影响，因为它们的代谢都或多或少涉及 CYP3A4（有关细节也参见［伊马替尼（格列卫）－抗酸药］）。

机制 尼罗替尼主要经由 CYP3A4/5 和 CYP2C8 代谢（也有 CYP1A1/2 和 CY1B1 的参与），对 CYP2B6 兼有诱导作用。已知依法韦仑是 CYP2B6 和 CYP3A4 的底物，对 CYP2C8/9 有抑制作用，对 CYP3A4 和 CYP2B6 兼有抑制和诱导作用。可见，尼罗替尼表观内在清除率的加速，主要起因于依法韦仑对 CYP3A4 的诱导（其对 CYP2C8 的抑制作用可部分抵消其对 CYP3A4 的诱导所造成的影响）。虽然尼罗替尼对 CYP2B6 有诱导作用，但通常不会对依法韦仑的清除造成明显影响。

建议 恶性血液病（包括急性成淋巴细胞性白血病、急性成髓细胞性白血病和慢性髓细胞性白血病）在 HIV 感染者中的发病率日益增加，而伴有恶性血液病的 HIV 感染者需在有效抗肿瘤治疗的同时联合抗反转录病毒治疗。可逆性非受体型酪氨酸激酶抑制剂尼罗替尼（属于 BCR-ABL 激酶抑制剂）是慢性髓细胞性白血病可供选用的药物，因此，临床上不乏与非核苷类反转录酶抑制剂（如依法韦仑）以及 HIV 蛋白酶抑制剂（如利托那韦）联用的情况。根据 Pillai 等的研究结果推算，尼罗替尼与依法韦仑联用时，前者应从建议量的 300 mg 每日 2 次增加至 400 mg 每日 3 次。

［尼罗替尼（尼洛替尼）－利托那韦］[2]
Nilotinib－Ritonavir

要点 Pillai 等采用人肝细胞进行的研究表明，HIV 蛋白酶抑制剂利托那韦（10 μM）连续处理 5 天，与对照相比，可使尼罗替尼（5 μM）的表观内在清除率（apparent intrinsic clearance）降低 83%（Pillai et al，2014）。

有关药物 根据提出的机制推测，其他 HIV 蛋白酶抑制剂，如奈非那韦、洛匹那韦，及替拉那韦等，与尼罗替尼之间的类似相互影响也可发生，但影响的程度有所不同。Pillai 等的同一试验表明，唑类抗真菌药酮康唑（ketoconazole；经典的 CYP3A 和 CYP2C8 抑制剂）可使尼罗替尼的表观内在清除率降低 68%，可见酮康唑的这一作用弱于利托那韦。

根据体内过程的类似性推测，预料大部分可逆性非受体型酪氨酸激酶抑制剂，如伊马替尼（imatinib）、达沙替尼（dasatinib）、博舒替尼（伯舒替尼，博苏替尼；bosutinib）、普纳替尼（泊那替尼；ponatinib）、鲁索利替尼（ruxolitinib），及托法替尼（tofacitinib）等，可像尼罗替尼一样，与利托那韦之间发生类似相互影响，因为它们的代谢都或多或少涉及 CYP3A4（有关细节也参见［伊马替尼（格列卫）－抗酸药］）。

机制 尼罗替尼主要经由 CYP3A4/5 和 CYP2C8 代谢（也有 CYP1A1/2 和 CY1B1 的参与），对 CYP2B6 有诱导作用。已知利托那韦是 CYP3A4 和 CYP2D6 的底物，对 CYP3A4 有强效抑制作用，对 CYP2C8 有中度抑制作用。因此认为，利托那韦对尼罗替尼清除率的影响起因于前者对 CYP3A4 和 CYP2C8 的抑制。

建议 恶性血液病（包括急性成淋巴细胞性白血病、急性成髓细胞性白血病，及慢性髓细胞性白血病）在 HIV 感染者中的发病率日益增加，而伴有恶性血液病的 HIV 感染者需在有效抗肿瘤治疗的同时联合抗反转录病毒治疗。可逆性非受体型酪氨酸激酶抑制剂尼罗替尼（属于 BCR-ABL 激酶抑制剂）是慢性髓细胞性白血病可供选用的药物，因此，临床上不乏与 HIV 蛋白酶抑制剂（如利托那韦）以及非核苷类反转录酶抑制剂（如依法韦仑）联用的情况。根据 Pillai 等的研究结果推算，尼罗替尼与利托那韦联用时，前者应从建议量的 300 mg 每日 2 次减至 150 mg 每日 1 次。

［尼罗替尼（尼洛替尼）－葡萄柚汁］[2]
Nilotinib－Grapefruit Juice

要点　Yin 等对 21 名健康男性受试者进行的一项 2 阶段交叉研究表明，同时口服尼罗替尼（400 mg）和倍量型葡萄柚汁（240 ml），与对照（温水）相比，尼罗替尼的平均 C_{max} 升高 60%，$AUC_{0\sim\infty}$ 增加 29%，但 t_{max} 和 $t_{1/2}$ 不受影响（Yin et al，2010）。

有关药物　根据提出的机制推测，葡萄柚汁与其他蛋白酪氨酸激酶抑制剂，如 BCR-ABL 激酶抑制剂伊马替尼和达沙替尼（dasatinib）以及 EGFR 抑制剂吉非替尼（gefitinib）和埃罗替尼（erlotinib）等之间也可发生类似相互影响，只是相互影响的机制和程度不尽相同（有关细节也参见［伊马替尼（格列卫）－酮康唑］）。

机制　尼罗替尼主要经由 CYP3A4 代谢，体外研究表明，它也是 P-糖蛋白的底物。已知葡萄柚汁中的某些成分（如呋喃香豆素类）对 CYP3A4 以及 P-糖蛋白有抑制作用，因此认为，该影响起因于葡萄柚汁对 CYP3A4 和 P-糖蛋白的抑制。鉴于尼罗替尼的清除半衰期无明显改变，故断定该影响主要与葡萄柚汁抑制肠道中的 CYP3A4（包括可逆性抑制和不可逆性抑制）以及 P-糖蛋白从而增加尼罗替尼的口服生物利用度有关。

尽管有证据表明葡萄柚汁对 OATPs 也有某种程度的抑制作用，但鉴于对 OATPs 的抑制应表现为受影响药物的血浓度降低，且尚无证据表明尼罗替尼的体内过程涉及 OATPs，故认为该影响不太可能与 OATPs 的抑制有何关联。

建议　根据目前可得到的资料断定，尼罗替尼与葡萄柚汁之间的相互影响确实存在，但有显著的个体差异。个体差异的发生可能与个体间肠道 CYP3A4 的活性不同有关。葡萄柚汁的用量以及批号的不同也可能左右相互影响的程度。无论如何，尼罗替尼治疗期间尽可能避免给予葡萄柚汁是明智之举（也参见［伊马替尼－酮康唑］）。

［博舒替尼（伯舒替尼，博苏替尼）－阿瑞吡坦（阿瑞匹坦）］[2]
Bosutinib－Aprepitant

要点　Patel 等对以往有关临床资料的综合分析表明，同时口服博舒替尼（一种主要用于慢性髓细胞性白血病的酪氨酸激酶抑制剂）和阿瑞吡坦（一种神经激肽-1 受体阻滞剂，具有广泛的止吐作用，特别适用于化疗所致恶心和呕吐的预防，也用于术后恶心和呕吐的防治），可发生明显的药动学相互影响，表现为前者 AUC 或 C_{max} 的 GMR 明显升高，不良事件的发生率也大大增加（Patel et al，2017）。

有关药物　同属神经激肽-1 受体阻滞剂的福沙吡坦（fosaprepitant；福沙匹坦。是阿瑞吡坦的前药，临床上作为福沙吡坦二甲葡胺注射剂静脉给药，在体内水解为阿瑞吡坦发挥作用）与博舒替尼之间是否会发生类似相互影响，尚未见文献报道。然而，福沙吡坦与非抗肿瘤药地塞米松（dexamethasone；口服）和咪达唑仑（midazolam；口服）之间的类似相互影响已经证实。

Patel 等的分析研究表明，阿瑞吡坦与静脉给予的卡巴他赛（cabazitaxel；一种半合成紫杉烷类小分子化合物，主要作为前列腺癌的二线药物）和环磷酰胺（cyclophosphamide）之间可发生类似相互影响。另外，阿瑞吡坦对某些非抗肿瘤药的药动学也可产生具有临床意义的明显影响，其中包括地塞米松（dexamethasone；口服，静脉）、甲泼尼龙（methylprednisolone；静脉）、咪达唑仑（midazolam；静脉或口服）、羟考酮（oxycodone；口服），及甲苯磺丁脲（tolbutamide；口服）等。

阿瑞吡坦对其药动学有可能产生明显影响的抗肿瘤药还有埃罗替尼（erlotinib）、异磷酰胺（ifosfamide；静脉。但有证据表明，福沙吡坦与异磷酰胺之间无明显相互影响）、帕唑帕尼（pazopanib；口服）、噻替哌（thiotepa；静脉）等，以及非抗肿瘤药帕罗西汀（paroxetine；口服）、喹硫平（quetiapine；口服）、他克莫司（tacrolimus；静脉）等。

机制　博舒替尼主要经 CYP3A4 代谢，本身对 CYP3A4 也有某种程度的抑制作用。阿瑞吡坦既是 CYP3A4 的底物（其代谢可能部分涉及 CYP1A2、CYP2C9，及 CYP2D6），也是 CYP3A4 的中度抑制剂；应用数日后，对 CYP3A4 和 CYP2C9 有微弱的诱导作用。可见阿瑞吡坦对博舒替尼药动学和药效学的影响最初主要起因于对 CYP3A4 的抑制（包括竞争性抑制和非竞争性抑制）。长期应用后，阿瑞吡坦对 CYP3A4 的诱导作用可能部分抵消其抑制作用所造成的影响。多数研究表明，博舒替尼对阿瑞吡坦的药动学无明显影响，可能与其对 CYP3A4 的亲和力低于阿瑞吡坦有关。

建议 博舒替尼主要用来治疗对伊马替尼耐药，或对其不耐受的费城染色体阳性（Ph＋）慢性髓细胞白血病（CML）慢性期、加速期和急变期（急粒变和急淋变）成年患者。为预防化疗所致恶心和呕吐（CINV），在应用博舒替尼（或其他抗肿瘤药）时，往往需要预防性应用止吐药，而阿瑞吡坦是目前常用的药物之一。Patel 等建议，正在接受博舒替尼（口服）、卡巴他赛（静脉），或环磷酰胺（静脉）治疗的患者，最好选用无 CYP3A4 活性的神经激肽-1 受体阻滞剂代替阿瑞吡坦或福沙吡坦。正在应用埃罗替尼、帕唑帕尼（静脉），或噻替哌（静脉）治疗的患者，也可考虑选用其他止吐药代替阿瑞吡坦或福沙吡坦。

正在接受地塞米松（口服）、甲泼尼龙（静脉）、咪达唑仑（口服/静脉）、羟考酮（口服），或甲苯磺丁脲（口服）治疗的患者也应考虑选用其他止吐药。如果必须应用阿瑞吡坦或福沙吡坦，应根据情况适当调整剂量。

［博舒替尼（伯舒替尼，博苏替尼）－酮康唑］[2]
Bosutinib－Ketoconazole

要点 Abbas 等对 24 名健康受试者（包括亚洲人 1 名，黑种人或非裔美国人 15 名以及白种人 8 名）进行的一项 2 阶段随机化交叉研究表明，同时应用酮康唑（400 mg 每日 1 次，连用 5 天）对单剂博舒替尼（100 mg，于首剂酮康唑后 12 小时的次日晨间空腹口服）的药动学有明显影响。同时应用酮康唑与博舒替尼单用相比，可使后者的 C_{max} 升高 4.2 倍，AUC 增加 7.6 倍，表观清除率降低 90%，半衰期延长 40%，但不良事件发生率两组间无明显差别（Abbas et al，2011）。

有关药物 有证据表明，同属可逆性非受体型酪氨酸激酶抑制剂的伊马替尼、达沙替尼，及尼洛替尼等与酮康唑之间可发生类似相互影响（也参见［伊马替尼（格列卫）－酮康唑］）。Narasimhan 等对健康受试者进行的一项单中心随机化 2 阶段交叉研究表明，同时应用酮康唑（400 mg 每日 1 次计 5 天），可使单剂 15 mg 普纳替尼（泊那替尼；ponatinib；像伊马替尼和博舒替尼一样，属于可逆性非受体型酪氨酸激酶抑制剂）的 $AUC_{0\sim\infty}$ 增加 66%，C_{max} 升高 47%（Narasimhan et al，2013）。根据代谢途径推测，另外两种可逆性非受体型酪氨酸激酶抑制剂鲁索利替尼（ruxolitinib；主要由 CYP3A4 代谢）和托法替尼（tofacitinib；主要由 CYP3A4 代谢，也部分涉及 CYP2C19）与酮康唑之间的类似相互影响也可发生。

部分可逆性受体型酪氨酸激酶抑制剂，如吉非替尼和埃罗替尼，与酮康唑之间的类似相互影响也已经证实（有关细节参见［伊马替尼（格列卫）－酮康唑］项下的内容）。

根据提出的机制推测，对 CYP3A4 有抑制作用的其他唑类抗真菌药，如咪康唑、伊曲康唑、伏立康唑等，对博舒替尼的药动学可产生类似影响。

机制 研究表明，该影响主要起因于酮康唑对博舒替尼经 CYP3A4 代谢的抑制（包括竞争性抑制和非竞争性抑制）。酮康唑对 P-糖蛋白以及其他 CYP 的抑制作用与其对博舒替尼药动学的影响是否有关，目前尚不清楚。

建议 博舒替尼 2012 年获 FDA 批准用于临床，主要用于伊马替尼等耐药的慢性骨髓性白血病的治疗，分类上属于可逆性非受体型双重酪氨酸激酶抑制剂，可作用于 BCR-ABL 和 Src 两个靶点（有关细节参见［伊马替尼（格列卫）－抗酸药］项下的内容）。

酮康唑对博舒替尼药动学的影响明确，且比较显著，因此建议尽可能避免两者的同时应用。

［吉非替尼－苯妥英（大仑丁，二苯乙内酰脲）］[2]
Gefitinib－Phenytoin

要点 同时应用吉非替尼和苯妥英，前者的代谢加速，作用减弱（Chabner et al，2011）。

有关药物　已经明确证实可诱导 CYP3A4 从而加速吉非替尼代谢的药物尚有巴比妥类（barbiturates）、扑米酮（primidone）、卡马西平（carbamazepine）、利福平（rifampin），及金丝桃（St. John's wort）。在健康志愿者中进行的研究表明，利福平可使吉非替尼的平均 AUC 降低 83%。

广义的酪氨酸激酶抑制剂包括 BCR-ABL 激酶抑制剂（属于非受体酪氨酸激酶抑制剂）和表皮生长因子受体（EGFR；EGRF 属于跨膜受体酪氨酸激酶 ErbB 家族，可进一步划分为 ErbB1 或 HER1、ErbB2 或 HER2 或 neu、ErbB3 或 HER3、ErbB4 或 HER4）抑制剂。FDA 已经批准临床应用的 BCR-ABL 激酶抑制剂包括伊马替尼、达沙替尼（dasatinib），及尼罗替尼（nilotinib），EGFR 抑制剂已批准临床应用的有吉非替尼以及埃罗替尼（erlotinib）等（有关细节参见［伊马替尼（格列卫）－抗酸药］项下的内容）。伊马替尼主要由 CYP3A4 代谢，但是也有 CYP1A2、CYP2D6、CYP2C9，及 CYP2C19 的参与，因此凡是能诱导吉非替尼代谢的药物，也可加速伊马替尼的代谢。有证据表明，利福平可使伊马替尼的 AUC 降低约 70%。埃罗替尼主要由 CYP3A4 代谢（也有 CYP1A2/1A1 的参与），预料与苯妥英在内的 CYP3A4 诱导剂可发生类似相互影响。吸烟（smoking）使埃罗替尼的清除增加 24%（因此有可能削弱埃罗替尼的抗肿瘤作用），也许与烟草中的某些成分诱导 CYP1A2 从而加速埃罗替尼的代谢有关。

机制　吉非替尼属于酪氨酸激酶抑制剂中的 EGFR 抑制剂，化学上是一种喹唑啉衍生物。虽然其结构与依林替康有着明显差别，但是代谢途径类似，即主要经 CYP3A4 代谢（转化为氧位脱甲基吉非替尼）。因此，凡是对 CYP3A4 有诱导作用的药物，都会加速其代谢。已知苯妥英对 CYP3A4（以及 CYP2C 和 UGT）有明显的诱导作用（本身主要经由 CYP2C9 以及 CYP2C19 代谢），故该影响可用苯妥英诱导 CYP3A4 从而加速吉非替尼的代谢来解释。

鉴于伊马替尼的代谢尚有 CYP2C9/2C19 的参与，故苯妥英对其代谢的影响较复杂。两者合用时尽管表现为伊马替尼代谢的加速，但应看作苯妥英的酶诱导作用以及对 CYP2C9 和 CYP2C19 竞争性抑制的综合结果。

建议　该相互影响明确，如果行得通的话，尽可能避免同时应用。必须同时应用，应根据具体情况将吉非替尼（或者伊马替尼和埃罗替尼）的剂量适当上调。

［吉非替尼－利福平（甲哌利福霉素，利米定）］[2]
Gefitinib－Rifampin（Rifampicin）

要点　对健康志愿者进行的研究表明，同时应用利福平和酪氨酸激酶抑制剂吉非替尼，可使后者的平均 AUC 降低 83%。

有关药物　根据相互影响的机制推测，其他利福霉素类衍生物（如利福定、利福喷汀、利福布汀等）也可促进吉非替尼的代谢，但不会像利福平那么明显。

广义的酪氨酸激酶抑制剂包括表皮生长因子受体（EGFR）抑制剂和 BCR-ABL 激酶抑制剂（有关细节也参见［伊马替尼（格列卫）－抗酸药］和［吉非替尼－苯妥英（大仑丁，二苯乙内酰脲）］项下的内容）。根据相互影响的机制推测，同属 EGFR 抑制剂的埃罗替尼与利福平之间可发生类似相互影响（埃罗替尼主要由 CYP3A4 代谢，但也有 CYP1A2 和 CYP1A1 的参与）。

Tanaka 等对健康志愿者进行的一项研究表明，利福平 600 mg 每日 1 次连用 8 天，可使 BCR-ABL 激酶抑制剂尼罗替尼的口服清除率增加 3.8 倍，C_{max} 和 AUC 分别减少 64% 和 80%（Tanaka et al, 2011）。有证据表明，同时应用利福平可使另一种 BCR-ABL 激酶抑制剂伊马替尼的 AUC 降低大约 70%（伊马替尼的代谢主要由 CYP3A4 负责，但也有 CYP1A2、CYP2D6、CYP2C9，及 CYP2C19 的参与，同时对 CYP3A4 有一定抑制作用，因此与其他药物间的相互影响比较复杂，相互影响的程度也有所不同）。

机制　已知吉非替尼在体内主要由 CYP3A4 代谢转化为 O-位脱甲基吉非替尼，然后经粪便排泄，而利福平是强效的 CYP3A4 诱导剂，因此认为，吉非替尼 AUC 的降低与利福平诱导 CYP3A4 从而促进其代谢有关（也参见［吉非替尼－苯妥英（大仑丁，二苯乙内酰脲）］）。

建议　如果行得通的话，尽可能避免同时应用。如果必须同时应用，应根据具体情况将吉非替尼（以及伊马替尼或埃罗替尼）的剂量适当上调。

注：主要用于乳腺癌治疗的 HER2/neu（ErbB2）抑制剂拉帕替尼（lapatinib），主要用于晚期以及转移性肾细胞癌的血管再生抑制剂舒尼替尼（sunitinib）以及主要用于多发性骨髓瘤的蛋白酶体抑制剂硼替佐米（bortezomib）都是 CYP3A4 的底物，且主要经由 CYP3A4 代谢（硼替佐米的代谢也有 CYP2D6 的参与）。原则上，上述药物最好避免与 CYP3A4 抑制剂（如红霉素）或诱导剂（如利福平）联用，以免发生毒性或降低疗效。必须同用时，应考虑到上述药物的半衰期可延长或缩短，为避免毒性增强或疗效减弱，需及时适当地对剂量加以调整。

［拉帕替尼－卡马西平（酰胺咪嗪，痛惊宁）］[1]
Lapatinib－Carbamazepine

要点 Smith 等对 24 名健康受试者（年龄 18～55 岁的男性和未孕女性；其中白种人 19 名，黑种人 2 名，西班牙裔美国人 3 名）进行的一项开放性两阶段研究表明，连续口服卡马西平计 20 天（最初 1～3 天每次 100 mg 每日 2 次，第 4～20 天 200 mg 每日 2 次），第 21 天清晨单次口服 250 mg 拉帕替尼，与第 1 阶段的同剂量拉帕替尼单用相比，同时应用卡马西平和 HER2/neu（ErbB2）抑制剂拉帕替尼（酮康唑 200 mg 每日 2 次连用 7 天，于应用酮康唑的第 4 天给予单剂 100 mg 的拉帕替尼），与单用拉帕替尼相比，拉帕替尼的 AUC 减少 72%（从单用时的 3526 ng·h/ml 减至 984 ng·h/ml），C_{max} 降低 59%（从单用时的 261 ng/ml 降至 110 ng/ml），$t_{1/2}$ 无明显改变（Smith et al，2009）。

有关药物 同属 HER2/neu 抑制剂的群司珠单抗（曲妥单抗；trastuzumab）与卡马西平之间是否会发生类似相互影响，尚不清楚（也参见［伊马替尼（格列卫）－抗酸药］项下的内容）。卡马西平的同系物奥卡西平对 CYP3A4 有明显诱导作用，预料对拉帕替尼的药动学可发生类似影响。

根据相互影响的机制推测，凡是对 CYP3A4 有明显诱导作用的药物，都有可能对拉帕替尼的药动学发生影响。例如，同属抗癫痫药的苯妥英（phenytoin），巴比妥类的苯巴比妥（phenobarbital）和扑痫酮，抗生素利福平（rifampin），以及地塞米松、曲格列酮、奈韦拉平、部分性激素和金丝桃（圣约翰草，贯叶连翘；St. John's wort）等。

机制 拉帕替尼的代谢主要由 CYP3A4 负责（也有 CYP3A5、2C8，及 2C19 的参与），而卡马西平是 CYP3A/2C（特别是 CYP3A4 和 CYP2C9）的诱导剂（本身则主要经由 CYP1A2、2C8、2C9，及 3A4 代谢），其环氧化物是 CYP3A4 的底物，对 CYP3A4 也有明显诱导作用。因此认为，该影响起因于卡马西平及其环氧化物对 CYP3A4 的诱导（包括对肠道和肝中 CYP3A4 的诱导；尽管可能存在对 CYP3A4 的竞争性抑制，但这一作用不足以抵消其对 CYP3A4 的诱导所致拉帕替尼代谢的加速）。酶诱导作用的发生远比抑制作用缓慢，大约需时 1 周，通常 2 周左右达高峰（但由于肠道细胞的更新较快，故诱导作用的发生较为迅速），这也是研究中卡马西平预处理 20 天后再给予拉帕替尼的原因。

建议 Smith 等的研究结果表明，卡马西平对拉帕替尼的药动学有明显影响，因此，必须同时应用拉帕替尼和卡马西平（或其他强效 CYP3A4 诱导剂）治疗的患者，应对拉帕替尼的剂量适当上调（口服给药时更应注意剂量的调整）。

［拉帕替尼－酮康唑］[1]
Lapatinib－Ketoconazole

要点 Smith 等对 22 名健康受试者（年龄 18～55 岁的男性和未孕女性；其中白种人 16 名，黑种人 1 名，西班牙裔美国人 3 名，其他 2 名）进行的一项随机化两阶段研究表明，同时应用酮康唑和 HER2/neu（ErbB2）抑制剂拉帕替尼（酮康唑 200 mg 每日 2 次连用 7 天，于应用酮康唑的第 4 天给予单剂 100 mg 的拉帕替尼），与单用拉帕替尼相比，拉帕替尼的 AUC 增加 2.57 倍，C_{max} 增加 1.14 倍，$t_{1/2}$ 延长 66%，但吸收速度无改变（Smith et al，2009）。

有关药物 同属 HER2/neu 抑制剂的群司珠单抗（曲妥单抗；trastuzumab）与酮康唑之间是否会发生类似相互影响，尚不清楚。根据相互影响的机制推测，对 CYP3A4 有抑制作用的其他唑类抗真菌药（如伊曲康唑），有可能对拉帕替尼的药动学发生类似影响。

机制　拉帕替尼的代谢主要由 CYP3A4 负责（也有 CYP3A5、2C8 和 2C19 的参与），而酮康唑既是 CYP3A4 的底物，也是 CYP3A4 的强效抑制剂，故认为该影响起因于酮康唑对 CYP3A4 的抑制（包括肠道和肝）。酮康唑对其他 CYP 也有某种程度的抑制作用，但比之对 CYP3A4 的抑制作用弱得多。另外，拉帕替尼也是 P-糖蛋白的底物，而酮康唑对其有抑制作用，因此，在这一层面上的影响也是拉帕替尼药动学改变的原因之一。

建议　Smith 等的研究结果表明，酮康唑对口服拉帕替尼的药动学有明显影响，因此，必须同时应用拉帕替尼和酮康唑（或其他强效 CYP3A4 抑制剂）治疗的患者，应对拉帕替尼的剂量适当下调。

注：肿瘤患者往往需要同时应用多种药物（包括数种抗肿瘤药物的联合应用，以及诸如止吐药、镇痛药，及抗生素等其他支持治疗药物的同时应用），因此更容易发生药物相互影响。惯性思维是，诱导抗肿瘤药物的代谢，从而削弱药物的作用，以致达不到预期效果，是更为关心的问题。然而，抑制抗肿瘤药物的代谢，从而增强药物的毒性同样重要。另外，像部分其他药物相互影响一样，某些抗肿瘤药物的代谢被抑制之后，在增强其毒性的同时，反而有可能削弱其治疗作用，因为部分抗肿瘤药需在体内代谢活化后才能发挥治疗作用。

Ruggiero 等对肿瘤患儿进行的一项大规模研究表明，唑类抗真菌药（肿瘤患者免疫功能低下，故更容易发生真菌感染，而唑类抗真菌药仍然是目前治疗真菌病最常用的药物）对许多抗肿瘤药的药动学有明显影响（Ruggiero et al, 2013）。鉴于抗肿瘤药的安全范围狭窄，细胞毒作用的轻微下降或增加即可导致疗效的明显减弱或毒性的显著增强。临床上常用的唑类抗真菌药主要包括酮康唑（ketoconazole）、伊曲康唑（itraconazole）、伏立康唑（voriconazole）、泊沙康唑（posaconazole），及氟康唑（fluconazole）。有明确的临床证据表明，这 5 种抗真菌药对长春碱（长春花碱；vinblastine）、长春新碱、长春地辛，及长春瑞滨等长春碱类生物碱的代谢都有影响，相互影响的机制涉及前者对 CYP3A4 和 P-糖蛋白的抑制，相互影响的结果表现为后者神经毒性作用的增强（建议欲应用长春碱类治疗者，需在化疗前 1 天至化疗结束后 24 小时停用唑类抗真菌药）；伊曲康唑影响环磷酰胺（癌得星；cyclophosphamide）的代谢（通过抑制 CYP3A4），氟康唑影响异环磷酰胺（iphosphamide, if-osfamide）的代谢（涉及对 CYP2C9、CYP2C19，及 CYP2D6 的抑制），表现为血清胆红素和肌酐水平的升高；白消安（马利兰，白血福恩；busulfan, Myleran）的代谢受伊曲康唑的影响（与后者对 CYP3A4 的抑制作用有关），表现为血药浓度的升高；伊立替康（irinotecan）受伊曲康唑和泊沙康唑的影响（与后者对 CYP3A4 和 P-糖蛋白的抑制有关）。理论上，甲氨蝶呤的体内过程可受酮康唑、伊曲康唑，及泊沙康唑的影响（通过抑制 P-糖蛋白）；蒽环类抗肿瘤抗生素可受所有唑类抗真菌药的影响（通过抑制 CYP3A4），其中酮康唑对阿霉素体内过程的影响尚可涉及对 P-糖蛋白和 CYP2D6 的抑制；包括替尼泊苷和依托泊苷在内的表鬼白毒素类（epipodophyllotoxins）的体内过程可受所有唑类抗真菌药的影响（通过抑制 CYP3A4 和 P-糖蛋白）；包括多西他赛在内的所有紫杉烷类可受所有唑类抗真菌药的影响（与后者对 CYP3A4 和 P-糖蛋白的抑制有关），表现为肾清除率受损；伊马替尼（imatinib）以及其他酪氨酸蛋白激酶抑制剂的体内过程可受所有唑类抗真菌药的影响（涉及后者对 CYP3A4、CYP2C9，及 CYP2D6 的抑制）。以上药物如欲联用，都需要进行药物毒性监测。然而，如果行得通的话，用两性霉素 B 和棘白菌素类抗真菌药代替唑类抗真菌药，也许是更可靠的方法。

［来那替尼（诺拉替尼）－兰索拉唑］[3]
Neratinib（HKI-272，PB272）－Lansoprazole

要点　Keyvanjah 等对 15 名健康成人受试者进行的一项开放性两阶段序贯研究表明，口服质子泵抑制剂兰索拉唑 30 mg，每日一次，连用 7 天，第 5 天时给予人表皮生长因子受体（HER/ERBB）酪氨酸激酶抑制剂来那替尼 240 mg，与来那替尼单用相比，其几何最小二乘均值（LSM）C_{max} 从单用时的 84.5 ng/ml 降至 24.5 ng/ml，几何 LSM AUC_{0-t} 和几何 LSM AUC_{0-inf} 分别从 1478 ng/ml 和 1557 ng/ml 降至 426 ng/ml 和 542 ng/ml。与来那替尼单用相比，其平均 $t_{1/2}$（约 14 h）无明显差别，但有 5 名受试者发生轻度不良事件（发生率 33%）（Keyvanjah et al, 2017）。

有关药物 根据质子泵抑制剂的体内过程推测，预料其他质子泵抑制剂，如奥美拉唑、雷贝拉唑、埃索美拉唑（艾美拉唑）等，对来那替尼的药动学可产生类似影响。根据提出的机制推测，在有其他可降低胃液酸度的药物（如 H_2 受体拮抗剂和抗酸药）存在时，来那替尼的生物利用度也可能受影响，但有待进一步研究。

资料表明，在有降低胃液酸度的药物（如 H_2 受体拮抗剂雷尼替丁以及质子泵抑制剂奥美拉唑和埃索美拉唑）存在时，其他直接作用的 HER 酪氨酸激酶抑制剂，特别是拉帕替尼（lapatinib；Koch et al，2013）和厄洛替尼（erlotinib；Kletzl et al，2015），其生物利用度明显降低。

机制 有证据表明，经细胞色素 P450（CYP）代谢的药物对来那替尼的药动学无明显影响，而兰索拉唑在体内主要经 CYP 代谢（特别是 CYP2C19 和 CYP3A4），因此认为该影响可能与 CYP 途径无关。来那替尼属于弱碱，在偏酸性环境中容易吸收。van Leeuwen 等认为（van Leeuwen et al，2014），兰索拉唑降低胃液 pH，使来那替尼的溶解度降低，吸收减少，是该影响的机制。当然，也可能有其他因素的参与，如胃排空速度的改变、对摄取和外排转运蛋白的影响，以及肠道中代谢酶的改变等。

建议 来那替尼是一种高效小分子 HER1、2、4 酪氨酸激酶抑制剂，可用于早期和转移性 HER2 阳性乳腺癌以及 ERBB2 突变实体瘤的单药和联合治疗。与其他大多数目前可得到的酪氨酸激酶抑制剂不同，来那替尼不可逆地与 HER 结合，从而抑制受体的磷酸化，其作用在清除后仍可持续数小时（Rabindran et al，2004）。

兰索拉唑对来那替尼药动学的影响确实存在，但不良事件发生率与各药单用相比无显著差别，且症状轻微，故两药的联用无须避免。必须联用时，将兰索拉唑和来那替尼于饭前和饭后分服，也许可不同程度地削弱此种影响。

［来那替尼（诺拉替尼）－酮康唑］[1]
Neratinib－Ketoconazole

要点 Abbas 等对健康成年人进行的一项两阶段随机化交叉研究表明，与来那替尼单用（240 mg 单次口服）相比，同时多次口服酮康唑（400 mg 每日 1 次，分别于来那替尼的前一天、来那替尼当天以及其后的 3 天给予），可使来那替尼的 C_{max} 增加 2.2 倍（90％CI：1.4，3.3），AUC 增加 3.8 倍（90％CI：2.6，5.5），表观口服清除率从 346 L/h 降至 87 L/h，半衰期从 11.7 h 延长至 18.0 h，不良事件发生率从单用时的 50％增加至同用时的 65％（Abbas et al，2011）。

有关药物 广义的酪氨酸激酶抑制剂包括 BCR-ABL 激酶抑制剂（属于非受体酪氨酸激酶抑制剂）和表皮生长因子受体（EGFR）抑制剂（有关细节参见［伊马替尼（格列卫）－抗酸药］项下的内容）。

BCR-ABL 激酶抑制剂目前用于临床的主要有伊马替尼（imatinib）、达沙替尼（dasatinib），及尼罗替尼（尼洛替尼；nilotinib）；这 3 种药物的代谢都涉及 CYP3A4，故凡是对 CYP3A4 有诱导或抑制作用的药物，以及作为 CYP3A4 底物的药物，都有可能干扰它们的代谢；另外，有证据表明，尼罗替尼也是 P-糖蛋白的底物和抑制剂，故也可在该层面上发生相互影响。预料这些药物与酮康唑之间的相互影响类似于来那替尼－酮康唑之间的相互影响。

EGRF 属于跨膜受体酪氨酸激酶 ErbB 家族，可进一步划分为 ErbB1（HER1）、ErbB2（HER2 或 neu）、ErbB3（HER3）、ErbB4（HER4）。来那替尼对 ErbB1、ErbB2，及 ErbB4 都有抑制作用，也因此称为泛 ErbB 受体酪氨酸激酶抑制剂。尽管吉非替尼（gefitinib）和埃罗替尼（erlotinib）仅对 ErbB1 有选择性抑制作用，但代谢途径与来那替尼相似，预料与酮康唑之间可发生类似相互影响（吉非替尼、埃罗替尼的代谢都主要由 CYP3A4 负责，埃罗替尼的代谢也有 CYP1A2 和 CYP1A1 的参与）。小分子的拉帕替尼（lapatinib）药理作用与来那替尼相近（即对 ErbB1 和 ErbB2 都有抑制作用），代谢途径也相似，预料与酮康唑之间的类似相互影响也可发生（拉帕替尼的代谢主要由 CYP3A4 负责，也部分的涉及 CYP3A5、CYP2C8，及 CYP2C19）。

根据该影响的机制推测，凡是对 CYP3A4 有抑制作用的唑类抗真菌药，都有可能对来那替尼的药动学发生类似影响，如伊曲康唑（itraconazole）、氟康唑（fluconazole）、泊沙康唑（posaconazole），及伏立康唑（voriconazole）等，但这些药物的代谢对 CYP3A4 的依赖程度及其对 CYP3A4 的抑制性影响各不相同，故对来那替尼药动学的影响也存在明显差别。

机制 已知酮康唑是 CYP3A4 的底物，同时也是 CYP3A4 的强效抑制剂，而来那替尼是 CYP3A4 的底物，因此认为，酮康唑抑制 CYP3A4 从而阻碍来那替尼经 CYP3A4 的代谢是该影响的机制。酮康唑对 P-糖蛋白也有抑制作用，但来那替尼的体内过程是否涉及 P-糖蛋白尚不清楚。

建议 来那替尼是一种口服有效的不可逆泛 ErbB 受体酪氨酸激酶抑制剂，既能有效抑制 ErbB1，也能有效抑制 ErbB2（对 ErbB4 也有明显抑制作用），这与小分子的拉帕替尼作用机制相近，但与曲妥珠单抗（罗氏赫赛汀；transtusumab）及乳腺癌新药帕妥珠单抗（Perjeta）不同，后两者为单克隆抗体，仅靶向于 ErbB2 阳性癌细胞表面的 HER2 受体。

来那替尼 2014 年完成 3 期临床研究，2017 年获 FDA 批准用于 HER2 阳性早期乳腺癌的辅助治疗。由于问世时间短，有关该药与其他药物间相互影响的报道不多。酮康唑对来那替尼的影响明确，影响幅度中等，认为具有一定临床意义。建议来那替尼治疗期间尽可能避免同时应用诸如酮康唑等强效的 CYP3A4 抑制剂，如为必需，需要适当下调来那替尼的剂量。

［奥希替尼（奥西替尼，塔格瑞斯，泰瑞沙）－利福平（力复平，甲哌利福霉素，利米定）］[1]

Osimertinib（Tagrisso，AZD9291）－Rifampicin（Rifampin）

要点 Vishwanathan 等在经表皮生长因子受体（EGFR）酪氨酸激酶抑制剂（TKI）治疗后疾病仍呈进展的 EGFR 突变阳性非小细胞肺癌（NSCLC）成年患者中进行的一项研究表明，奥希替尼单用（80 mg 每日 1 次，连用 77 天），与联用利福平（600 mg 每日 1 次，于应用奥希替尼的第 29 天开始，连用 21 天）相比，奥希替尼的 AUC_τ 和 $C_{ss,max}$ 分别从单用时的 10730 nM/h 和 572.9 nM 降至 2313 nM/h 和 155.6 nM，几何 LSMR（最小二乘均值比：奥希替尼＋利福平/奥希替尼）分别为 21.55％ 和 27.16％；奥希替尼代谢物 AZ5104 的 AUC_τ 和 $C_{ss,max}$ 分别从单用时的 1197 nM/h 和 60.25 nM 降至 224.5 nM/h 和 13.09 nM，几何 LSMR 分别为 18.76％ 和 21.72％；奥希替尼另一代谢物 AZ7550 的 AUC_τ 和 $C_{ss,max}$ 分别从单用时的 1105 nM/h 和 53.52 nM 升至 1435 nM/h 和 74.57 nM，几何 LSMR 分别为 129.86％ 和 139.33％（Vishwanathan et al，2018）。利福平对奥希替尼药动学的上述影响，可明显削弱后者的临床疗效。

有关药物 其他利福霉素类衍生物，如利福定、利福喷丁、利福布汀等，与奥希替尼之间是否会发生类似相互影响，尚不清楚。然而，根据提出的机制推测，预料有可能发生，只是影响的程度有所不同。

根据奥希替尼的代谢途径推测，预料所有强效 CYP3A4/5 诱导剂都会对其药动学产生类似影响。通常认为，中低效 CYP3A4/5 诱导剂不会对奥希替尼的临床疗效产生明显影响。

机制 有证据表明，奥希替尼及其活性代谢物 AZ5104 及 AZ7550 主要经由 CYP3A4/5 代谢，但也可能部分涉及 CYP1A6/2A6/2C9/2E1。体外研究表明，少许奥希替尼可与谷胱甘肽直接络合（Dickinson et al，2016）。利福平是一种多效性诱导剂，对多种 CYP（包括 CYP3A）和孕烷 X 受体可诱导的药物代谢酶有诱导作用。因此认为，利福平诱导 CYP3A，是奥希替尼及其代谢物 AZ5104 的 AUC_τ 和 $C_{ss,max}$ 降低的主要原因。利福平对其他 CYP 或药物代谢酶的诱导也可能起部分作用。奥希替尼另一代谢物 AZ7550 的 AUC_τ 和 $C_{ss,max}$ 之所以轻微升高（分别升高 30％ 和 40％），可能与 AZ7550 的生成速度快于清除速度有关。

建议 奥希替尼属于选择性不可逆性第三代 EGFR-TKI，目前主要用于可逆性第一代 EGFR-TKI（如吉非替尼、埃罗替尼、埃克替尼等）或不可逆性第二代 EGFR-TKI（如阿法替尼）治疗期间或治疗后出现疾病进展，且确认存在 EGFR T790M 突变阳性的局部晚期或转移性 NSCLC 成年患者。

Vishwanathan 等的研究结果表明，治疗量利福平对奥希替尼药动学影响的程度足可削弱后者的临床疗效。因此建议最好避免两者联用。其他强效 CYP3A 诱导剂与奥希替尼的联用也应尽可能避免。预料低中效 CYP3A 诱导剂不会明显影响奥希替尼的治疗作用。

［奥希替尼（奥西替尼，塔格瑞斯，泰瑞沙）－伊曲康唑］[3]
Osimertinib（Tagrisso，AZD9291）－Itraconazole

要点 Vishwanathan 等在经 EGFR-TKI 治疗后疾病仍呈进展的 EGFR 突变阳性 NSCLC 成年患者中进行的一项研究表明，奥希替尼单用（80 mg 口服，于试验的第 1 天和第 10 天各 1 次），与联用伊曲康唑（200 mg 每日 2 次口服，于试验的第 6 天到第 18 天连用 13 天）相比，奥希替尼 $AUC_{0\sim\infty}$ 和 C_{max} 的几何 LSMR（奥希替尼＋伊曲康唑/奥希替尼）分别为 124.17％和 79.87％；其代谢物 AZ5104 $AUC_{0\sim\infty}$ 和 C_{max} 的几何 LSMR 分别为 108.25％和 75.87％。同时应用伊曲康唑，奥希替尼及其代谢物 AZ5104 的 $t_{1/2}$ 都有所延长（分别从单用时的 63.26 小时和 77.48 小时延长至 80.66 小时和 81.99 小时（Vishwanathan et al，2018）。上述影响的程度不会造成奥希替尼临床疗效和毒副作用的明显改变。

有关药物 其他唑类抗真菌药，如酮康唑、氟康唑、伏立康唑等，与奥希替尼之间是否会发生类似相互影响，尚不清楚。然而，根据提出的机制推测，预料有可能发生，只是影响的程度有所不同。

根据奥希替尼的代谢途径推测，预料所有强效 CYP3A4/5 抑制剂都可对其药动学产生类似影响。

机制 有证据表明，奥希替尼及其活性代谢物 AZ5104 和 AZ7550 主要经由 CYP3A4/5 代谢，但也可能部分涉及 CYP1A6/2A6/2C9/2E1。体外研究表明，奥希替尼是 P-糖蛋白和 BCRP 的底物（Yu et al，2013），少许奥希替尼可与谷胱甘肽直接络合（Dickinson et al，2016）。已知伊曲康唑是一种 CYP3A4 抑制剂，对 CYP3A4 有显著抑制作用。因此认为，奥希替尼及其活性代谢物 AZ5104 的 AUC 增加起因于伊曲康唑对 CYP3A4 的抑制，而奥希替尼及其活性代谢物 AZ5104 的 C_{max} 降低，则可能与伊曲康唑抑制肠道 CYP3A4 从而延缓吸收有关。尽管奥希替尼也是 P-糖蛋白和 BCRP 的底物，但有证据表明，治疗量下，无论是 P-糖蛋白和 BCRP 的抑制剂，还是其诱导剂，对奥希替尼的药动学都不会造成明显影响。

建议 奥希替尼属于第三代 EGFR-TKI，目前主要用于第一代和第二代 EGFR-TKI 治疗期间或治疗后出现疾病进展，且确认存在 EGFR T790M 突变阳性的局部晚期或转移性 NSCLC 成年患者。

Vishwanathan 等的研究结果表明，治疗量伊曲康唑对奥希替尼药动学的影响轻微，既不会影响其疗效，也不会明显增加不良事件发生率。因此，两者的联用无须刻意避免。这与 CYP3A 诱导剂有所不同（见［奥希替尼（奥西替尼，塔格瑞斯，泰瑞沙）－利福平（力复平，甲哌利福霉素，利米定）］）。

［奎扎替尼－酮康唑］[2]
Quizartinib－ketoconazole

要点 Li 等对 93 名受试者（平均分为 3 组）进行了一项平行对照研究，第 1 组和第 2 组分别应用强效 CYP3A4 抑制剂酮康唑（200 mg 每日 2 次口服）和中效 CYP3A4 抑制剂氟康唑（200 mg 每日 2 次口服），连用 28 天，第 8 天时所有受试者都口服 30 mg 奎扎替尼。药动学分析结果表明，与奎扎替尼单用相比，稳态浓度的酮康唑可使其 $AUC_{0\sim\infty}$ 和 C_{max} 的几何均值比（GMR）分别增加至 194％（90％可信限：169％，223％）和 117％（90％可信限：105％，130％）；稳态浓度的氟康唑可使其 $AUC_{0\sim\infty}$ 和 C_{max} 的 GMR 分别增加至 120％（90％可信限：104％，138％）和 111％（90％可信限：100％，124％）。5.4％的受试者发生与奎扎替尼相关的不良反应，但没有严重不良事件或死亡发生。Li 等根据他们的研究结果推测，同时应用强效 CYP3A4 抑制剂，奎扎替尼的剂量应适当下调；同时应用弱中效 CYP3A4 抑制剂，奎扎替尼的剂量无需调整（Li et al，2019）。

有关药物 根据相互影响的机制推测，所有强效 CYP3A4 抑制剂，如三唑类抗真菌药伊曲康唑（itraconazole）、HIV 蛋白酶抑制剂茚地那韦（indinavir）/沙奎那韦（saquinavir）/福沙那韦（fosamprenavir）、大环内酯类抗生素克拉霉素（clarithromycin）、酮环内酯类抗生素泰利霉素（telithromycin）等，对奎扎替尼的药动学都可产生类似影响。

机制 已知酮康唑对 CYP3A 有强效抑制作用，而奎扎替尼在体内主要经 CYP3A 代谢转化为具有活性的单氧化物 AC886（在急性髓细胞性白血病患者的 II 期临床试验中，稳态浓度下 AC886 与母体药物的比值是 0.6)。AC886 也是 CYP3A 的底物，可在 CYP3A 的作用下进一步氧化。因此认为，酮康唑抑制 CYP3A，从而阻碍奎扎替尼经 CYP3A 的氧化代谢，是其 $AUC_{0\sim\infty}$ 增加和 C_{max} 升高的主要机制。

建议 奎扎替尼是一种新型化合物（$t_{1/2}$ 长达 73 小时，因此每 3 天服药 1 次即可），具有高效、选择性强、可口服等特点，分类上属于第 3 代酪氨酸激酶抑制剂，可选择性抑制 FLT3（FMS-like tyrosine kinase 3）。在复发性或难治性 FLT3-ITD（内部串联重复）突变型 AML（急性髓细胞性白血病）患者中进行的 II 期临床试验表明，奎扎替尼治疗可达 44％～47％ 的综合完全缓解率。因此，奎扎替尼有可能成为复发性或难治性 FLT3-ITD 突变型 AML 患者的有效靶向治疗药物。

临床研究中二盐酸奎扎替尼的起始量是 30 mg（相当于奎扎替尼游离碱 26.5 mg），逐渐增加至目标剂量 60 mg（相当于奎扎替尼游离碱 53 mg）。Li 等认为，奎扎替尼治疗期间如果需要应用酮康唑、伊曲康唑、泊沙康唑等对 CYP3A4 有强效抑制作用的抗真菌药（鉴于 AML 患者容易发生真菌感染，因此多半需要联用抗真菌药），奎扎替尼的剂量应适当下调；通常将起始量减至 20 mg，目标剂量减至 30 mg。同时应用弱中效 CYP3A 抑制剂，奎扎替尼的剂量无需调整。

［酪氨酸激酶抑制剂－其他药物］[1]
Tyrosine Kinase Inhibitors－Other Drugs

要点 酪氨酸激酶抑制剂（TKIs）是临床上常用的抗肿瘤药（有关细节也参见［伊马替尼（格列卫）－抗酸药］项下的内容），与其他药物之间的相互影响多见。一般说来，那些治疗范围比较宽的药物发生相互影响时，通常不会带来严重的不良后果，通过细心监测，并据情适当调整剂量，即可避免严重毒副作用或不良事件的发生。然而，大部分抗肿瘤药则不同，当与其他药物发生相互影响时，轻则有可能增强其毒副作用，重则有可能明显削弱其抗肿瘤作用。TKIs 与某些药物之间的相互影响就是这种情况。

当然，并非是所有其代谢被抑制的药物，作用和毒性就增强，也并非是所有其代谢被诱导的药物，其作用或毒性就减弱。例如，假设母药是一种前药，当其代谢被抑制后，则有可能削弱其治疗作用；假定某种药物的代谢物毒性更强的话，那么，诱导该药代谢的药物则在削弱其治疗作用的同时，有可能增强其毒性作用。

另外，TKIs 也可能影响其他药物的作用，例如，吉非替尼增强阿那曲唑（anastrozole）的肝毒性以及华法林（warfarin）的抗凝作用。然而，TKIs 对其他药物的影响相对少见且多不重要。

有关药物 广义的 TKIs 包括 BCR-ABL 激酶抑制剂和 EGFR 受体（表皮生长因子）抑制剂。BCR-ABL 激酶抑制剂目前用于临床的主要有伊马替尼、达沙替尼，及尼罗替尼（尼洛替尼）等。EGRF 属于跨膜受体酪氨酸激酶 ErbB 家族，可进一步划分为 ErbB1（HER1）、ErbB2（HER2/neu）、ErbB3（HER3）、ErbB4（HER4），其抑制剂包括来那替尼（对 ErbB1、ErbB2，及 ErbB4 都有抑制作用）、吉非替尼和埃罗替尼（仅对 ErbB1 有选择性抑制作用），及小分子的拉帕替尼（药理作用与来那替尼相近，即对 ErbB1 和 ErbB2 都有抑制作用）等（也参见［来那替尼（诺拉替尼）－酮康唑］）。

机制 目前可得到的绝大部分 TKIs（包括 BCR-ABL 激酶抑制剂和 EGFR 抑制剂）其氧化代谢都涉及 CYP3A4，因此，凡是对 CYP3A4 有抑制或诱导作用的药物都有可能对其药动学产生影响。CYP3A4 的底物和（或）抑制剂通过抑制 CYP3A4，在增强 TKIs 抗肿瘤作用的同时，有可能明显增强其毒副作用；CYP3A4 诱导剂则有可能明显削弱 TKIs 的抗肿瘤作用（但也并非所有相互影响的结果都如此，如上述）。部分 TKIs 的体内过程也涉及 P-糖蛋白，故对 P-糖蛋白的诱导或抑制也可能部分左右 TKIs 与其他药物之间相互影响的程度。有关细节分别参见［吉非替尼－利福平（甲哌利福霉素，利米定）］和［来那替尼（诺拉替尼）－酮康唑］等项下的内容。

建议 新近有研究表明，正在应用 TKIs 治疗的患者，同时应用诱导或抑制其代谢的药物占比较高。在与 TKIs 发生相互影响的药物中，增强其毒性的药物占 24％～74％，削弱其疗效的药物占 23％～57％。另有研究表明，癌症患者至少发生一种药物相互影响者达 63％，其中 62％ 后果严重（包括需要住院，治疗失败，永久性损伤以及死亡）。某些情况下的药物相互影响也许是医生刻意处方造成的，因为他们相信联合用药的利大于弊，或者患者以往曾经采用过此种联合而未见有不良事件发生。

癌症患者往往同时应用多种药物，故容易发生药物相互影响。鉴于 TKIs 问世时间相对较短，与其他药物之间相互影响的基础和临床研究资料有待进一步完善，因此，肿瘤科医生与有关研究人员的共同协作具有重要意义。

就目前可得到的资料，建议大部分 TKIs 与强效 CYP3A4 抑制剂（代表药物酮康唑）或诱导剂（代表药物利福平）都应避免同用或慎用，某些情况下的联用应注意血药浓度监测，并据情适当调整剂量。阿法替尼（afatinib）、索拉非尼（sorafenib），及凡德他尼（vandetanib）也许例外。阿法替尼在体内几乎无代谢，故不受 CYP3A4 抑制剂或诱导剂的影响，因此与 CYP3A4 抑制剂或诱导剂的同用无须避免。有研究表明，索拉非尼的 AUC 不受酮康唑的影响，因此与 CYP3A4 抑制剂的联用无须避免；然而，利福平可使其 AUC 减少 37%，故必须与其联用时，应考虑适当增加剂量。伊曲康唑仅轻微增加凡德他尼的 AUC，认为与 CYP3A4 抑制剂的同用无须刻意避免，但利福平可使其 AUC 减少 40%，故建议与强效 CYP3A4 诱导剂的同用应予避免（Teo et al，2014）。

［曲美替尼－食物］[2]
Trametinib（Mekinist）－Food

要点 Cox 等对实体瘤患者进行的一项随机化开放性 2 阶段交叉研究表明，高脂高热量饮食后 5 分钟内口服曲美替尼（2 mg），与空腹给药相比，可使其校正 c_{max} 降低 70%（从空腹时的 9.11 ng/ml 降至餐后的 2.74 ng/ml），但外推的校正 $AUC_{0\sim\infty}$ 仅减少 10%（从空腹时的 408 ng·h/ml 降至餐后的 366 ng·h/ml）。Cox 等根据他们的研究结果推算，曲美替尼连续多次给药，餐后给药的 c_{max} 比空腹时的 c_{max} 降低 46%（Cox et al，2013）。

有关药物 目前临床上应用的大部分抗肿瘤药需静脉给药，故通常不受饮食的影响。然而，近年来口服抗肿瘤药日益增加，因此，饮食对其作用的影响逐渐得到重视。

有证据表明，同属丝氨酸/苏氨酸激酶抑制剂的韦罗替尼（维洛替尼；vemurafenib）和达拉非尼（dabrafenib）的吸收像曲美替尼一样，可受胃内容物的影响。然而，胃内容物的存在不影响考比替尼（cobimetinib）、瑞博西林（ribociclib），及帕博昔布（帕布昔利布，帕博西林；palbociclib）等丝氨酸/苏氨酸激酶抑制剂的吸收，故可于餐后应用。

机制 鉴于高脂高热量饮食可明显降低曲美替尼的 c_{max}，而对 $AUC_{0\sim\infty}$ 无明显影响，因此认为，胃内容物的存在可延迟曲美替尼的吸收。

建议 曲美替尼是一种口服有效的双重 MEK（有丝分裂原活化蛋白激酶/细胞外调节蛋白激酶）抑制剂，分类上属于丝氨酸/苏氨酸激酶抑制剂（有关细节参见［伊马替尼（格列卫）－抗酸药］项下的内容）。鉴于胃内容物影响曲美替尼的吸收，因此生产厂家建议空腹（餐前 1 小时或其后 2 小时）口服是有道理的。

［达拉非尼－酮康唑］[1]
Dabrafenib－Ketoconazole

要点 Suttle 等对 60 名 BRAF V600 突变阳性肿瘤患者进行的一项多中心开放性研究表明，同时应用酮康唑（400 mg 每日 1 次），与对照相比，可使达拉非尼（75 mg 每日 2 次）的 AUC 增加 71%，c_{max} 升高 31%；羟基和去甲基达拉非尼的 AUC 分别增加 82% 和 68%，c_{max} 分别升高 27% 和 72%；然而，羧基达拉非尼的 AUC 和 c_{max} 则减少约 20%（Suttle et al，2015）。

有关药物 包括达拉非尼在内的大部分小分子激酶抑制剂的代谢都涉及 CYP3A（如可逆性非受体型酪氨酸激酶抑制剂，可逆性受体型酪氨酸激酶抑制剂，不可逆性酪氨酸激酶抑制剂，丝氨酸/苏氨酸激酶抑制剂，以及脂激酶抑制剂等），因此都有可能与酮康唑发生相互影响，但影响的程度会有所不同（有关细节也参见［来那替尼（诺拉替尼）－酮康唑］［拉帕替尼－酮康唑］［吉非替尼－利福平（甲哌利福霉素，利米定）］［伊马替尼（格列卫）－酮康唑］，及［伊马替尼（格列卫）－抗酸药］

等项下的内容）。根据提出的机制推测，凡是对 CYP3A 有抑制作用的唑类抗真菌药，如伊曲康唑、咪康唑，及伏立康唑等，与达拉非尼之间的类似相互影响也可发生。

Suttle 等在他们的同一项研究中证明，强效 CYP2C8 抑制剂吉非替尼（gemfibrozil；二甲苯氧戊酸，诺衡）600 mg 每日 2 次，可使达拉非尼（75 mg 每日 2 次）的 AUC 增加 47％。然而，吉非替尼对达拉非尼的代谢物羟基达拉非尼、羧基达拉非尼，及去甲基达拉非尼的 AUC 和 C_{max} 无明显影响，这也为羟基达拉非尼的进一步代谢仅涉及 CYP3A 而不涉及 CYP2C8 提供了佐证。

机制 酮康唑是 CYP3A4 的底物，对多种 CYP 有抑制作用，但以对 CYP3A 的抑制作用最强。已知达拉非尼的代谢主要涉及 CYP3A 和 CYP2C8。在这两种 CYP 的作用下生成羟基达拉非尼，然后在 CYP3A 的作用下进一步生成羧酸衍生物羧基达拉非尼。羧基达拉非尼脱羧（可能通过一种非酶促过程）生成去甲基达拉非尼，去甲基达拉非尼在 CYP3A 的作用下进一步生成其他代谢物。根据达拉非尼的代谢过程不难看出，酮康唑至少可在 3 个环节上通过抑制 CYP3A，从而阻碍达拉非尼的代谢。在第 1 个环节上的抑制作用导致达拉非尼的 AUC 增加，C_{max} 升高；在第 2 个环节上的抑制作用使其下游产物羧基达拉非尼的生成减少；在第 3 个环节上的抑制作用则可导致去甲基达拉非尼的积聚（实际上，达拉非尼代谢物的血浓度无论是升高，还是降低，都应该看作是对多个环节影响的综合结果）。

建议 Suttle 等的研究结果表明，酮康唑对达拉非尼的代谢有显著影响。因此建议，达拉非尼治疗期间最好避免应用酮康唑，其他强效 CYP3A 抑制剂的同用也应避免。如果必须同时应用，于同用之初应注意观察达拉非尼的毒副作用有无改变，必要时适当下调达拉非尼的剂量；同用期间如欲停用酮康唑，应注意观察达拉非尼的作用有无减弱，其用量有可能需要增加。

注：达拉非尼的药动学不但可受其他多种药物的影响〔包括强效 CYP3A 和（或）CYP2C8 抑制剂和诱导剂〕，本身也可影响多种其他药物的药动学，原因在于反复多次应用达拉非尼后，可诱导某些药物代谢酶。根据目前可得到的资料，认为达拉非尼是一种中效 CYP3A 诱导剂，也是一种低效 CYP2C9 诱导剂。有资料表明，同时应用达拉非尼，可使单剂咪达唑仑（midazolam）的 AUC 减少 74％，R-型华法林（主要经由 CYP1A2 代谢，也部分涉及 CYP3A4 和 CYP2C19）的 AUC 减少 33％，S-型华法林（其代谢主要由 CYP2C9 负责）的 AUC 减少 37％。根据达拉非尼对咪达唑仑影响的程度，认为 CYP3A 底物最好避免与达拉非尼同时应用。尽管达拉非尼对华法林（warfarin）的 AUC 影响轻微，但鉴于华法林的治疗窗较窄，故与达拉非尼的同用应谨慎。如果同时应用难以避免，于同用期间应注意监测国际标准化比值（INR），并密切观察华法林的疗效是否减弱。

［艾伏尼布－食品］[1]
Ivosidenib（AG-120）－Food

要点 Dai 等对日本健康受试者进行的研究表明，与空腹相比，高脂饮食可使口服艾伏尼布的 AUC 增加约 25％，C_{max} 升高约 98％。

有关药物 Dai 等的研究表明，同时应用伊曲康唑，可使艾伏尼布的 AUC 增加 169％（90％CI 145～195），但对其 C_{max} 无影响（Dai et al, 2019）。

机制 艾伏尼布的首过代谢较少，而高脂饮食有可能导致肠内胆盐含量增加，胃排空时间延长，使艾伏尼布在小肠上部有更长的溶解时间。因此推测，高脂饮食对艾伏尼布的影响可能与增加药物的吸收有关。

伊曲康唑对 CYP3A4 和 P-gp 皆有明显抑制作用，是临床实践中 AML 患者最常用的抗真菌药。同时应用伊曲康唑艾伏尼布 AUC 的增加，推测与前者抑制艾伏尼布经 CYP3A4 的代谢有关。值得注意的是，艾伏尼布的 C_{max} 不受伊曲康唑的影响，提示 CYP3A4 介导的肠和（或）肝首过代谢的量可能微不足道。

建议 艾伏尼布是一种口服有效的异柠檬酸脱氢酶（IDH；三羧酸循环中的关键酶）抑制剂，特异性抑制细胞质中突变的 IDH1。已知体细胞 IDH1 和 2 的突变赋予该酶一种新功能，可催化 α-酮戊二酸还原为肿瘤代谢物 2-羟戊二酸（2-HG）。艾伏尼布抑制突变的 IDH1，从而阻碍 α-酮戊二酸还原为 2-HG（2-HG 通过多种途径发挥致癌作用，包括竞争性抑制调节基因表达的 α-酮戊二酸依赖性双加氧酶，从而阻断细胞的正常分化。抑制突变的 IDH1，即可抑制 2-HG 的生成，恢复细胞分化），对新诊 IDH1 突变型 AML 有效（Stein et al，2017）。目前正在研究其对 IDH1 突变阳性胆管癌以及神经胶质瘤的治疗效果。

如果餐时服用艾伏尼布，不应进食高脂膳食，除此之外，无论是空腹还是饱腹对艾伏尼布的药动学和药效学皆无影响。

应用艾伏尼布期间，最好避免同时应用强效 CYP3A4 抑制剂。当与强效 CYP3A4 抑制剂的联用不可避免时，应定期进行 ECG 评估，监测 QT 间期，必要时考虑补充电解质，停用艾伏尼布或减量（Dai et al，2019）。

［维奈妥拉（维托克）－酮康唑］[1]
Venetoclax（ABT-199，GDC-0199）－Ketoconazole

要点　Agarwal 等对 12 名非霍奇金淋巴瘤（NHL）患者进行的一项 1 期开放性序贯研究表明，同时应用选择性 BCL-2（一种抗凋亡蛋白）抑制剂维奈妥拉（50 mg 每日一次）和咪唑类抗真菌药酮康唑（400 mg 每日一次），与维奈妥拉单用相比，可使其平均 C_{max} 和 $AUC_{0\sim\infty}$ 分别增加 1.3 倍（90% 可信限：1.0～1.7）和 5.4 倍（90% 可信限：3.5～8.2），$t_{1/2}$ 也明显延长（Agarwal et al，2017）。

有关药物　根据相互影响的机制推测，同属咪唑类抗真菌药的咪康唑（miconazole）以及三唑类的伊曲康唑（itraconazole）、氟康唑（fluconazole）、伏立康唑（voriconazole）等，对维奈妥拉的药动学可产生类似影响。实际上，所有 CYP3A 的底物和（或）抑制剂与维奈妥拉之间都可发生类似相互影响，只是影响的程度有所不同。

酮康唑对 BCL-2、BCL-X_L、BCL-W 多重抑制剂 navitoclax（ABT-263）的药动学无明显影响，说明后者的代谢很少或不涉及 CYP3A。

机制　维奈妥拉在体内的代谢主要由 CYP3A 负责，酮康唑是 CYP3A 的强效抑制剂，因此认为酮康唑抑制 CYP3A（特别是 CYP3A4），从而干扰维奈妥拉的代谢，是该影响的机制。体外研究表明，维奈妥拉也是 P-糖蛋白（P-gp）和乳腺癌耐药蛋白（breast cancer resistance protein，BCRP）的底物，而酮康唑对这两种转运蛋白有抑制作用，故可增加维奈妥拉的吸收，也可能是酮康唑对维奈妥拉体内过程影响的原因之一。

建议　维奈妥拉是一种可供口服的小分子选择性 BCL-2 抑制剂，临床上主要用于慢性淋巴细胞性白血病（CLL）及 NHL 的治疗。Agarwal 等的研究结果表明，酮康唑对维奈妥拉药动学的影响显著，两者的同时应用，可明显增强维奈妥拉的副作用，增加溶瘤综合征（tumour lysis syndrome）的发生率。当前的建议是，在维奈妥拉初治和剂量递增期，禁止同时应用包括酮康唑在内的中、强效 CYP3A 抑制剂。在完成维奈妥拉初始和剂量递增期后，如果必须同时应用 CYP3A 抑制剂，需将维奈妥拉减量给予（合用中效 CYP3A 抑制剂，维奈妥拉至少减量 50%；合用强效 CYP3A 抑制剂，需减量 75% 或以上）。考虑到维奈妥拉的体内过程可能涉及 P-gp，故欲与 P-gp 抑制剂合用，也应根据情况适当减少维奈妥拉的剂量。

鉴于胃内容物的存在与否对维奈妥拉的吸收有显著影响（Salem et al，2016），故在任何情况下都应在餐时或餐后即刻给予。

中、强效 CYP3A 诱导剂，如利福平（rifampin），也应予避免，因其可削弱维奈妥拉的治疗作用。

［δ-氨基酮戊酸（δ-氨基乙酰丙酸）－布洛芬（异丁苯丙酸，芬必得）][3]
δ-Aminolevulinic Acid（ALA）－Ibuprofen（FENBID）

要点　Omkvist 等采用 Caco-2 细胞（人结肠腺癌细胞）进行的研究表明，同时应用布洛芬和 δ-氨基酮戊酸，可使后者的摄取减少；布洛芬的这一作用在一定范围内呈浓度依赖性（Omkvist et al，2010）。体外研究表明，δ-氨基酮戊酸也抑制布洛芬的摄取，但机制有所不同。

有关药物   Omkvist 等的研究结果表明，同属非甾类抗炎药的吡罗昔康（piroxicam）和依托度酸（etodolac）对 δ-氨基酮戊酸的细胞摄取可产生类似影响（与布洛芬不同的是，吡罗昔康和依托度酸对 δ-氨基酮戊酸摄取的影响可能纯属竞争性的，或者是竞争性和非竞争性抑制兼有）。鉴于同属非甾类抗炎药的萘普生、阿司匹林，及醋氨酚对人肠道质子偶联缩氨肽转运体（hPEPT1/SLC15A1）的底物甘氨酰脯氨酸之细胞摄取无影响，预料与 δ-氨基酮戊酸之间的相互影响也不会发生。其他非甾类抗炎药与 δ-氨基酮戊酸之间的相互影响尚未见报道。

根据 δ-氨基酮戊酸的体内过程推测，凡是对 hPEPT1 有抑制作用的药物，都可与其发生类似相互影响。除布洛芬外，迄今为止已经证明对 hPEPT1 有非竞争性抑制作用的药物还有抗高血压药喹那普利（quinapril）和螺普利（spirapril）以及抗糖尿病药格列本脲（优降糖；glibenclamide，gly-benclamide）和那格列奈（nateglinide）。

根据提出的机制推测，所有 hPEPT1 的底物（如某些 β-内酰胺类抗生素以及部分抗病毒前药）与布洛芬之间都可发生类似相互影响。

机制   布洛芬是 OAT3 的底物（是否也是 OAT1 的底物尚有争议），对多种转运体有抑制作用，其中包括 MRP2/ABCC2、MRP4/ABCC4、MCY1（单羧酸盐转运体-1），及 hPEPT1 等。这些转运体在肠道中多有表达，对药物的胃肠吸收有明显影响。已知 δ-氨基酮戊酸是 hPEPT1 和 hPAT1（质子偶联氨基酸转运体）的底物，因此认为，该影响起因于布洛芬对 hPEPT1 的抑制。鉴于布洛芬不是 hPEPT1 的底物，故其对 hPEPT1 的抑制纯属非竞争性的。

有关 δ-氨基酮戊酸对布洛芬细胞摄取的影响，确切机制还不清楚，但肯定不是发生在 hPEPT1 的水平上。

建议   δ-氨基酮戊酸是体内亚铁血红素合成的前体，作为一种新型光敏剂，可用于肿瘤的光动力学治疗（δ-氨基酮戊酸本身无光敏性，但被细胞摄取后可进一步转化为具有光敏性的原卟啉Ⅸ）。布洛芬是最常用的非甾类抗炎药之一，临床上与 δ-氨基酮戊酸同时应用的情况有可能发生。鉴于体外研究表明，布洛芬可非竞争性抑制 δ-氨基酮戊酸的细胞摄取，因此，也有可能降低其在人体内的口服生物利用度，抑制肿瘤细胞的摄取，从而削弱其治疗作用。布洛芬对 hPEPT1 底物的影响具有一定临床意义，有必要进行进一步探讨。

［三氧化二砷（砒霜）－奎尼丁］[1]
Arsenic Trioxide（ATO）－Quinidine

要点   同时应用三氧化二砷（砒霜；红砒霜也称鹤顶红）和奎尼丁，心律失常的发生率明显增加，有可能导致尖端扭转型室性心动过速（Tdp）。

有关药物   根据相互影响的机制推测，奎尼丁的异构体奎宁与三氧化二砷之间可发生类似相互影响。

根据提出的机制推测，凡是可延长 QT 间期的药物，都可与三氧化二砷发生类似相互影响，如Ⅰa 类抗心律失常药普鲁卡因胺、西苯唑啉、丙吡胺等，Ⅲ类抗心律失常药胺碘酮、溴苄铵、依布利特等。其他如大环内酯类抗生素红霉素以及镇痛药美沙酮等，与三氧化二砷的类似相互影响也已得到研究证实（Chabner et al，2011）。

机制   三氧化二砷本身即可导致 QT 间期延长（单用该药治疗的患者，有 40% 可发生 QT 间期延长，但因此导致 Tdp 的患者少见），原因在于它可抑制心肌组织中的快 K^+ 外流通道，从而使心肌复极减慢。已知奎尼丁等Ⅰa 类抗心律失常药通过延长复极过程（因此延长 QT 间期）而发挥抗心律失常作用，故认为它的这一作用与三氧化二砷延长 QT 间期的作用相加或协同是该影响的机制。

建议   砷类制剂在 1 个世纪之前就已经作为梅毒和寄生虫病的治疗药物，最终用于慢性粒细胞性白血病（CML）的治疗。三氧化二砷对复发性急性早幼粒细胞性白血病（APL）高度有效，可使这类患者的完全缓解率超过 85%。目前，三氧化二砷已经成为全反式维甲酸（ATRA）以及化疗后复发患者治疗方案中的标准治疗药物。三氧化二砷口服吸收迅速，但用于癌症的治疗需静脉点滴给药。

鉴于三氧化二砷本身具有延长 QT 间期的作用，因此建议，三氧化二砷治疗期间避免同时应用奎尼丁以及其他可延长 QT 间期的药物，以防发生严重的室性心律失常，特别是 Tdp。

低血钾患者如欲给予三氧化二砷，需采取监测电解质以及补钾等预防措施。QT 间期明显延长（超过 470 ms）的患者，应暂停治疗并补钾，直到 QT 恢复正常再行治疗。发生 Tdp，需静脉点滴硫酸镁并补钾，如果心律失常持续，应予除颤。

（张　辉　刘春华　刘玉玮）

主要参考文献

Abbas R，et al，2011．Effect of Ketoconazole on the Pharmacokinetics of Oral Bosutinib in Healthy Subjects． *J Clin Pharmacol*，51：1721-1727

Abbas R，et al，2011．Pharmacokinetics of oral neratinib during co-administration of ketoconazole in healthy subjects． *Br J Clin Pharmacol*，71（4）：522-527

Agarwal SK，et al，2017．Effect of ketoconazole，a strong CYP3A inhibitor，on the pharmacokinetics of venetoclax，a BCL-2 inhibitor，in patients with non-Hodgkin lymphoma． *Br J Clin Pharmacol*，83：846-854

Babaoglu MO，et al，2004．Hepatotoxicity due to a possible interaction between cytosine arabinoside and dipyridamole：a case report． *Eur J Clin Pharmacol*，60：455-456

Backman JT，et al，2016．Role of Cytochrome P450 2C8 in Drug Metabolism and Interactions． *Pharmacol Rev*，68（1）：168-241

Benoist GE，et al，2018．Drug-drug interaction potential in men treated with enzalutamide：Mind the gap． *Br J Clin Pharmacol*，84：122-129

Bilgi N，et al，2010．Imatinib and *Panax Ginseng*：A Potential Interaction Resulting in Liver Toxicity． *Ann Pharmacother*，44（5）：926-928

Chabner BA，et al，2011．Targeted therapies：tyrosine kinase inhibitors，monoclonal antibodies，and cytokines．In： *Goodman & Gilman's The pharmacological basis of therapeutics*，*12th ed*．Brunton LL（editor），McGraw-Hill Co，Inc，New York：1731-1753

Chabner BA，et al，2011．Cytotoxic agents．In： *Goodman & Gilman's The pharmacological basis of therapeutics*，*12th ed*．Brunton LL（editor），McGraw-Hill Co，Inc，New York：1677-1730

Chen N，et al，2008．N-Acetylcysteine prevents ifosfamide-induced nephrotoxicity in rat． *Br J Pharmacol*，153：1364-1372

Chládek J，et al，2008．The effect of folic acid supplementation on the pharmacokinetics and pharmacodynamics of oral methotrexate during the remission-induction period of treatment for moderate-to-severe plaque psoriasis． *Eur J Clin Pharmacol*，64：347-355

Choi MK，et al，2019．Interactions of ginseng with therapeutic drugs． *Arch Pharm Res*，42，862-878

Cortijo J，et al，2009．Roflumilast，a phosphodiesterase 4 inhibitor，alleviates bleomycin-induced lung injury． *Br J Pharmacol*，156：534-544

Cox DS，et al，2013．Evaluation of the Effects of Food on the Single-Dose Pharmacokinetics of Trametinib，a First-in-Class MEK Inhibitor，in Patients With Cancer． *J Clin Pharmacol*，53（9）：946-954

Dahan L，et al，2009．Modulation of cellular redox state underlies antagonism between oxaliplatin and cetuximab in human colorectal cancer cell lines． *Br J Pharmacol*，158：610-620

Dai D，et al，2019．Effect of itraconazole，food，and ethnic origin on the pharmacokinetics of ivosidenib in healthy subjects． *Eur J Clin Pharmacol*，75：1099-1108

Damrot J，et al，2006．Lovastatin protects human endothelial cells from the genotoxic and cytotoxic effects of the anticancer drugs doxorubicin and etoposide． *Br J Pharmacol*，149：988-997

de Castro FA，et al，2013．Influence of Fludarabine on the Pharmacokinetics of Oral Busulfan During Pretransplant Conditioning for Hematopoietic Stem Cell Transplantation． *J Clin Pharmacol*，53（11）：1205-1211

Dickinson PA，et al，2016．Metabolic disposition of osimertinib in rats，dogs，and humans：insights into a drug designed to bind covalently to a cysteine residue of epidermal growth factor receptor． *Drug Metab Dispos*，44：1201-1212

Ducroq J，et al，2010．Dexrazoxane protects the heart from acute doxorubicin-induced QT prolongation：a key role for I_{Ks}． *Br J Pharmacol*，159：93-101

Dutreix C，et al，2004．Pharmacokinetic interaction between ketoconazole and imatinib mesylate in healthy subjects． *Cancer Chemother Pharmacol*，54：290-294

Egorin MJ，et al，2009．Effect of a proton pump inhibitor on the pharmacokinetics of imatinib． *Br J Clin Pharmacol*，68（3）：370-374

Eley T，et al，2009．Phase I Study of the Effect of Gastric Acid pH Modulators on the Bioavailability of Oral Dasatinib in

Healthy Subjects. *J Clin Pharmacol*；49：700-709

El-Sheikh AAK，et al，2007. Interaction of Nonsteroidal Anti-Inflammatory Drugs with Multidrug Resistance Protein（MRP）2/ABCC2-and MRP4/ABCC4-Mediated Methotrexate Transport. *J Pharmacol Exp Ther*，320：229-235

Filppula AM，et al，2012. Potent mechanism-based inhibition of CYP3A4 by imatinib explains its liability to interact with CYP3A4 substrates. *Br J Pharmacol*，165：2787-2798

Gibbons JA，et al，2015. Pharmacokinetic Drug Interaction Studies with Enzalutamide. *Clin Pharmacokinet*，54：1057-1069

Gumbo T，2011. Chemotherapy of tuberculosis，*Mycobacterium avium* complex disease，and leprosy. In：*Goodman & Gilman's The pharmacological basis of therapeutics*，*12th ed*. Brunton LL（editor），McGraw-Hill Co，Inc，New York：1549-1570

Hamada A，et al，2003. Interaction of imatinib mesilate with human P-glycoprotein. *J Pharmacol Exp Ther*（JPET），307（2）：824-828

Hammann F，et al，2017. Pharmacokinetic interaction between taxanes and amiodarone leading to severe toxicity. *Br J Clin Pharmacol*，83：927-930

Keyvanjah K，et al，2017. Pharmacokinetics of neratinib during coadministration with lansoprazole in healthy subjects. *Br J Clin Pharmacol*，83：554-561

Kim D-S，et al，2016. Effects of red ginseng on cytochrome P450 and P-glycoprotein in healthy volunteers. *J Ginseng Res*，40（4）：375-381

Kim M-G，et al，2016. Effect of fermented red ginseng on cytochrome P450 and P-glycoprotein activity in healthy subjects，as evaluated using the cocktail approach. *Br J Clin Pharmacol*，82（6）：1580-1590

Kletzl H，et al，2015. Effect of gastric pH on erlotinib pharmacokinetics in healthy individuals：omeprazole and ranitidine. *Anticancer Drugs*，26：565-72

Koch KM，et al，2013. Effects of esomeprazole on the pharmacokinetics of lapatinib in breast cancer patients. *Clin Pharmacol Drug Dev*，2：336-41.

Koka S，et al，2010. Long-Acting Phosphodiesterase-5 Inhibitor Tadalafil Attenuates Doxorubicin-Induced Cardiomyopathy without Interfering with Chemotherapeutic Effect. *J Pharmacol Exp Ther*，334：1023-1030

Lebrecht D，et al，2007. Dexrazoxane prevents doxorubicin-induced long-term cardiotoxicity and protects myocardial mitochondria from genetic and functional lesions in rats. *Br J Pharmacol*，151：771-778

Levin ER，et al，2011. Estrogens and progestins. In：*Goodman & Gilman's The pharmacological basis of therapeutics*，*12th ed*. Brunton LL（editor），McGraw-Hill Co，Inc，New York：1163-1194

Li J，et al，2019. Effects of CYP3A inhibitors on the pharmacokinetics of quizartinib，a potent and selective FLT3 inhibitor，and its active metabolite. *Br J Clin Pharmacol*，85：2108-2117

Marbury TC，et al，2011. Pharmacokinetics of oral dexamethasone and midazolam when administered with single-dose intravenous 150 mg fosaprepitant in healthy adult subjects. *J Clin Pharmacol*，51：1712-1720

Moy B，et al，2011. Natural products in cancer chemotherapy：hormones and related agents. In：*Goodman & Gilman's The pharmacological basis of therapeutics*，*12th ed*. Brunton LL（editor），McGraw-Hill Co，Inc，New York：1756-1769

Narasimhan NI，et al，2013. Effects of Ketoconazol on the Pharmacokinetics of Ponatinib in Healthy Subjects. *J Clin Pharmacol*，53（9）：974-981

Nebot N，et al，2010. Participation of CYP2C8 and CYP3A4 in the N-demethylation of imatinib in human hepatic microsomes. *Br J Pharmacol*，161：1059-1069

O'Donnell JM，et al，2011. Drug therapy of depression and anxiety disorders. In：*Goodman & Gilman's The pharmacological basis of therapeutics*，*12th ed*. Brunton LL（editor），McGraw-Hill Co，Inc，New York：397-415

Omkvist DH，et al，2010. Ibuprofen is a non-competitive inhibitor of the peptide transporter hPEPT1（SLC15A1）：possible interactions between hPEPT1 substrates and ibuprofen. *Br J Pharmacol*，161：1793-1805

Ouellet D，et al，2006. Effects of three cytochrome P450 inhibitors，ketoconazole，fluconazole，and paroxetine，on the pharmacokinetics of lasofoxifene. *Br J Clin Pharmacol*，63（1）：59-66

Patel P，et al，2017. Aprepitant and fosaprepitant drug interactions：a systematic review. *Br J Clin Pharmacol*，83：2148-2162

Pillai VC，et al，2014. Potential Interactions Between HIV Drugs，Ritonavir and Efavirenz and Anticancer Drug，Nilotinib—A Study in Primary Cultures of Human Hepatocytes That Is Applicable to HIV Patients With Cancer. *J Clin Pharmacol*，54（11）：1272-1279

Rabindran SK，et al，2004. Antitumor activity of HKI-272，an orally active，irreversible inhibitor of the HER-2 tyrosine kinase. *Cancer Res*，64：3958-3965.

Rakhit A，et al，2008. The effects of CYP3A4 inhibition on erlotinib pharmacokinetics：computer-based simulation（SimCYP™）predicts in vivo metabolic inhibition. *Eur J Clin Pharmacol*，64：31-41

Reif S，et al，2002. Effect of grapefruit juice intake on etoposide bioavailability. *Eur J Clin Pharmacol*，58：491-494

Riganti C，et al，2009. Artemisinin induces doxorubicin resistance in human colon cancer cells via calcium-dependent activation of HIF-1a and P-glycoprotein overexpression. *Br J Pharmacol*，156：1054-1066

Ruggiero A，et al，2013. Azole interactions with multidrug therapy in pediatric oncology. *Eur J Clin Pharmacol*，69：1-10

Ruggiero A，et al，2012. The role of diet on the clinical pharmacology of oral antineoplastic agent. *Eur J Clin Pharmacol*，68：115-122

Salem AH，et al，2016. Effect of low and high fat meals on the pharmacokinetics of venetoclax, a selective first-in-class BCL-2 inhibitor. *J Clin Pharmacol*，56：1355-61

Salvatorelli E，et al，2006. Paclitaxel and Docetaxel Stimulation of Doxorubicinol Formation in the Human Heart: Implications for Cardiotoxicity of Doxorubicin-Taxane Chemotherapies. *J Pharmacol Exp Ther*，318：424-433

Schwartz JI，et al，2009. Examination of the Effect of Increasing Doses of Etoricoxib on Oral Methotrexate Pharmacokinetics in Patients With Rheumatoid Arthritis. *J Clin Pharmacol*，49：1202-1209

Šimůnek T，et al，2008. Anthracycline toxicity to cardiomyocytes or cancer cells is differently affected by iron chelation with salicylaldehyde isonicotinoyl hydrazone. *Br J Pharmacol*，155：138-148

Smith DA，et al，2009. Effects of ketoconazole and carbamazepine on lapatinib pharmacokinetics in healthy subjects. *Br J Clin Pharmacol*，67（4）：421-426

Smith JA，et al，2003. Evaluation of in vitro drug interaction with karenitecin, a novel, highly lipophilic campto-thecin derivative in phase II clinical development. *J Clin Pharmacol*，43：1008-1014

Splettstoesser F，et al，2007. IP_3 receptor antagonist，2-APB，attenuates cisplatin induced Ca^2-influx in HeLa-S3 cells and prevents activation of calpain and induction of apoptosis. *Br J Pharmacol*，151：1176-1186

Stein E，et al，2017. Targeted differentiation therapy with mutant IDH inhibitors: early experiences and parallels with other differentiation agents. *Ann Rev Cancer Biol*，1（1）：379-401. https://doi. org/10. 1146/annurev-cancerbio-050216-122051

Suttle AB，et al，2014. Assessment of the Drug Interaction Potential and Single-and Repeat-Dose Pharmacokinetics of the BRAF Inhibitor Dabrafenib. *J Clin Pharmacol*，54（11）：1272-1279

Suzuki K，et al，2008. Co-administration of proton pump inhibitors delays elimination of plasma methotrexate in high-dose methotrexate therapy. *Br J Clin Pharmacol*，67（1）：44-49

Takagi M，et al，2015. *Underlying mechanism of drug-drug interaction between pioglitazone and gemfibrozil: Gemfibrozil acyl-glucuronide is a* mechanism-based inhibitor of CYP2C8. *Drug Metab Pharmacok*，30（4）：288-294

Tanaka C，et al，2011. Effects of Rifampin and Ketoconazole on the Pharmacokinetics of Nilotinib in Healthy Participants. *J Clin Pharmacol*，51：75-83

Teo YLing，et al，2014. Metabolism-related pharmacokinetic drug-drug interactions with tyrosine kinase inhibitors: current understanding, challenges and recommendations. *Br J Clin Pharmacol*，79（2）：241-253

van Leeuwen RW，et al，2014. Drug-drug interactions with tyrosine-kinase inhibitors: a clinical perspective. *Lancet Oncol*，15：e315-e326

Vishwanathan K，et al，2018. The effect of itraconazole and rifampicin on the pharmacokinetics of osimertinib. *Br J Clin Pharmacol*，84：1156-1169

Vodovar D，et al，2011. Severe docetaxel overdose induced by pharmacokinetic interaction with dronedarone. *J Clin Oncol*，29：e694-e695

Walsky RL，et al，2006. Evaluation of 227 Drugs for In Vitro Inhibition of Cytochrome P450 2B6. *J Clin Pharmacol*，46：1426-1438

Yin OQP，et al，2010. Effect of the Proton Pump Inhibitor Esomeprazole on the Oral Absorption and Pharmacokinetics of Nilotinib. *J Clin Pharmacol*，50：960-967

Yin OQP，et al，2010. Effect of Grapefruit Juice on the Pharmacokinetics of Nilotinib in Healthy Participants. *J Clin Pharmacol*，50：188-194

Yu HA，et al，2013. Analysis of tumor specimens at the time of acquired resistance to EGFR-TKI therapy in 155 patients with EGFR-mutant lung cancers. *Clin Cancer Res*，19：2240-2247

第三十七章　影响免疫功能的药物

[硫唑嘌呤（依木兰）－卡托普利（甲巯丙脯酸，开博通）][2]
Azathioprine－Captopril

要点　据报道，一名患者应用硫唑嘌呤期间加用卡托普利后出现白细胞减少。另有一名患者在单独应用卡托普利或硫唑嘌呤时，未曾出现白细胞减少，但当两药合用时，白细胞计数急剧下降。类似相互影响尚有多项报道。

有关药物　根据相互影响的机制推测，卡托普利与硫唑嘌呤类似物巯嘌呤之间可发生类似相互影响。

预料依那普利、赖诺普利或雷米普利等血管紧张素转化酶抑制剂与硫唑嘌呤之间的类似相互影响也可发生，只是程度不同而已。

机制　卡托普利和硫唑嘌呤都有白细胞减少的副作用。两药合用时该副作用可能相加。

建议　此种相互影响难以预料，然而，一旦发生，即有可能对患者带来严重危害，故两药合用时应细心监测白细胞计数。另外，血管紧张素转化酶抑制剂与硫唑嘌呤同用时尚可导致血小板减少和贫血。因此，尽可能避免两者的合用乃是明智之举。

[硫唑嘌呤（依木兰）－别嘌醇（别嘌呤醇）][1]
Azathioprine－Allopurinol

硫唑嘌呤与别嘌醇之间的相互影响以及用药注意事项类似于巯嘌呤－别嘌醇之间的相互影响，有关细节参见[巯嘌呤－别嘌醇]项下的内容。

[硫唑嘌呤（依木兰）－复方磺胺甲噁唑（复方新诺明）][2]
Azathioprine－Sulfamethoxazole/Trimethoprim（SMZ-TMP）

要点　一项回顾性研究表明，长期（超过3周）同时应用硫唑嘌呤和复方磺胺甲噁唑，血小板及中性白细胞减少的发生率明显增加。

有关药物　有证据表明，硫唑嘌呤与甲氧苄啶之间可发生类似相互影响。根据药理作用的类似性推测，巯嘌呤与复方磺胺甲噁唑之间以及与硫唑嘌呤与其他二氢叶酸还原酶抑制剂（乙胺嘧啶、甲氨蝶呤等）之间可发生类似相互影响，但尚有待进一步研究证实。

机制　尚不清楚。但已知硫唑嘌呤和复方磺胺甲噁唑中所含的磺胺甲噁唑及甲氧苄啶都有骨髓抑制作用，故认为有可能是骨髓抑制作用相加的结果。

建议　已证明两者短期（短于2周）合用无明显相互影响，必须合用时，以不超过10天为宜。较长期联用，特别是肾功能已受损者，应予避免，因肾功能受损时，除可进一步加重肾损害外，尚可导致复方磺胺甲噁唑血浓度升高，进一步加剧血液学毒性。有人认为，加用叶酸可削弱对骨髓的抑制作用而不影响复方磺胺甲噁唑的抗菌作用，但此点有待证实。

[硫唑嘌呤（依木兰）－多柔比星（阿霉素）][3]
Azathioprine－Doxorubicin

要点　研究表明，多柔比星增强硫唑嘌呤的肝毒性。

有关药物　多柔比星与巯嘌呤之间也可发生类似相互影响。

机制　已知巯嘌呤有肝毒性，而硫唑嘌呤在体内可转化为巯嘌呤。但多柔比星何以会增强巯嘌呤的肝毒性，目前尚不清楚。

建议　肝功能正常者两者的伍用无须避免，但合用期间应注意监测肝功能。肝功能已受损者，合用应谨慎。

［环孢素（环孢霉素 A，环孢菌素）－地尔硫䓬（硫氮䓬酮）］[1]
Cyclosporine（Cyclosporin A，Ciclosporin）－Diltiazem

要点　同时应用环孢素和地尔硫䓬，环孢素血浓度升高，毒性增强。

有关药物　根据相互影响的机制推测，预料其他钙通道阻滞剂与环孢素可发生类似相互影响。其中维拉帕米（verapamil）、尼卡地平（nicardipine）和尼群地平等与环孢素之间的类似相互影响已经得到证实。但已证明硝苯地平与环孢素之间不发生类似相互影响（硝苯地平的代谢也像地尔硫䓬一样，主要由 CYP3A4 负责，之所以与环孢素之间不发生类似相互影响，目前的解释是其与 CYP3A4 的亲和力不高于环孢素）。

另一免疫抑制剂他克莫司在体内的代谢途径与环孢素相同，因此，有关与环孢素的药物相互影响以及用药注意事项对他克莫司也适用。

机制　地尔硫䓬和环孢素的代谢都主要由 CYP3A4 负责，地尔硫䓬对 CYP3A4 尚有一定抑制性影响，故认为地尔硫䓬通过对 CYP3A4 的竞争性和非竞争性抑制两个途径阻碍环孢素的代谢是该相互影响的机制。另外，地尔硫䓬对 P-糖蛋白有明显抑制作用，而环孢素是已知的 P-糖蛋白底物，故前者对 P-糖蛋白的抑制也是原因之一。

建议　该相互影响已充分确定，有较高的可预言性，故建议尽可能避免两者合用。已证明硝苯地平与环孢素之间无类似相互影响，但是，用其代替地尔硫䓬与环孢素合用是否得当，尚有待证实。

根据两者的药动学特点推测，地尔硫䓬的血浓度也有可能升高（除非其对 CYP3A4 以及 P-糖蛋白的亲和力远低于环孢素），但尚有待进一步临床研究证实。

注　Hsiao 等应用维拉帕米作为 P-糖蛋白的标准底物，应用环孢素作为 P-糖蛋白的标准抑制剂，采用雄性 Sprague-Dawley 大白鼠作为研究对象，评价了两者之间的相互影响，以期用其预测人体血脑屏障中基于 P-糖蛋白的药物相互影响的程度。结果表明，当环孢素血浓度为 $2.8\,\mu M$ 时，[3]H 标记的维拉帕米脑/血放射活性比增加 75%。这与先前在人体中进行的类似研究相吻合（Hsiao et al，2006）。Hsiao 等的研究进一步表明，环孢素是一种高亲和力的 P-糖蛋白底物和强效的 P-糖蛋白抑制剂。

鉴于人和鼠血脑屏障中 P-糖蛋白的活性基本一致，故开发药物期间往往采用小白鼠和大白鼠作为临床前研究的动物模型。评价药物在 CNS 中的分布时，那些与 P-糖蛋白有高亲和力的药物因明显外排而在脑内很难达到较高浓度，因此往往无须进行进一步研究。当然，这样的药物也可以考虑与 P-糖蛋白抑制剂联用，只不过联用时相互影响的程度需要确定。

［环孢素（环孢霉素 A，环孢菌素）－普伐他汀（普拉斯丁）］[2]
Cyclosporine（Cyclosporin A，Ciclosporin）－Pravastatin

要点　Kato 等的病例报道表明，同时应用环孢素和他汀类降脂药普伐他汀，可导致环孢素血浓度升高，作用和毒性有可能增强（Kato et al，2010）；有研究表明，两者同用时普伐他汀的血浓度也升高（也参见［瑞舒伐他汀（罗舒伐他汀，罗伐他汀）－环孢素（环孢菌素）］）。

有关药物　环孢素与他汀类降脂药存在普遍的相互影响，但相互影响的机制不同。其代谢有 CYP 参与的他汀类（如辛伐他汀、洛伐他汀，及阿托伐他汀）与环孢素之间的相互影响主要起因于环孢素对 CYP 的抑制，故也主要表现为他汀类药动学的改变（但在转运载体水平上的竞争不能排除，包括外排载体 P-糖蛋白和多药耐药相关蛋白-2 等）。然而，在体内很少或无代谢的他汀类（如普伐他汀和罗伐他汀），与环孢素之间的相互影响主要发生在载体水平上（如下述），且相互影响多呈双向。

机制　环孢素是 CYP3A、P-糖蛋白，及 MRP2 的底物。普伐他汀的体内过程与 CYP3A 无关，主要经由 MRP2 排泄，P-糖蛋白仅起次要作用。尽管普伐他汀像其他他汀类一样，是摄入载体 OATP1B1 的底物，但尚无证据表明环孢素的体内过程与其有何关联（倒是有证据表明环孢素是 OATP2B1 的底物）。因此，根据目前可得到的资料判断，环孢素与普伐他汀之间的相互影响主要起因于在 MRP2 水平上的竞争性抑制（导致两者的血浓度都升高），在 P-糖蛋白水平上的竞争性抑制仅起次要作用。

建议 该相互影响确实存在，但影响的程度存在显著的个体差异，因此建议两者的同用最好避免。如为必需，应严密监测血浓度，注意观察有无环孢素和（或）普伐他汀过量的症状和体征，并据情适当调整剂量（有关建议，也参见［环孢素（环孢霉素 A，环孢菌素）－依折麦布（依替米贝，依泽替米贝）]）。

［环孢素（环孢霉素 A，环孢菌素）－依折麦布（依替米贝，依泽替米贝）][1]
Cyclosporine（Cyclosporin A，Ciclosporin）－Ezetimibe（EZE）

要点 Bergman 等在健康受试者中探讨了多次应用降胆固醇药依折麦布（EZE）对单剂环孢素的影响。结果表明，EZE 使环孢素的 AUC 增加 15%（$P=0.009$），几何均数比值（GMR）为 1.15［GMR＝（环孢素＋EZE）/环孢素单用]。对肾移植患者进行的研究表明，同时应用环孢素和 EZE，EZE 的总 AUC 和 C_{max} 明显增加（Bergman et al，2006）。

机制 药动学研究表明，EZE 既不是常见 CYP 药物代谢酶或 P-糖蛋白的底物，也不是它们的抑制剂，故其导致环孢素 AUC 增加的确切机制还不清楚。

至于 EZE 总 AUC 和 C_{max} 的增加，可能机制是环孢素在人体胃肠组织中诱导的 EZE 葡糖醛酸化改变，从而导致 EZE 及其代谢物药动学的改变。环孢素在胃肠上皮中的葡萄醛酸化可能与 EZE 竞争，影响肠黏膜的首关代谢以及肠肝循环。

建议 器官移植患者因应用诸如环孢素、糖皮质激素，及硫唑嘌呤等免疫制剂可能有助于引起高脂血症，加上这些患者本身即有高脂血症倾向，故动脉粥样硬化的危险性明显增加。为降低心血管病的危险，器官移植患者广泛应用降脂药物，特别是他汀类的 HMG-CoA 还原酶抑制剂。然而，由于环孢素明显影响洛伐他汀、辛伐他汀、阿伐他汀、普伐他汀、罗伐他汀（罗舒伐他汀，瑞舒伐他汀；rosuvastatin），及氟伐他汀等他汀类的药动学（例如，有证据表明，环孢素抑制 CYP3A4 介导的辛伐他汀、洛伐他汀，及阿伐他汀等他汀类的代谢，或抑制负责清除普伐他汀和罗伐他汀等某些他汀类的载体），且在 CYP3A4 和（或）P-糖蛋白水平上有可能存在双向性相互影响，同用时有增加肌病及其他严重副作用的危险，故同用时必须谨慎。也正因为如此，尽管他汀类仍然是降低脂相关心血管危险的主要依靠，但寻找其他相对安全有效的降脂药物，以便减少他汀类的剂量，已引起有关科技人员的关注。

EZE 是一种新型的降胆固醇制剂，它抑制胆汁中及饮食中胆固醇在肠道中的吸收，使血 LDL-C 浓度降低大约 18%，对高胆固醇血症患者可使他汀类的降 LDL-C 作用进一步增加 25%。尽管 EZE 使环孢素 AUC 增加，但 90% 可信限的上限仍在正常范围之内。EZE 对环孢素的影响远弱于 CYP3A4 以及 P-糖蛋白的诱导剂和抑制剂，故同用时的危险性小一些（但仍应注意相互影响可能带来的不良后果）。

作者认为，在某些情况下，EZE 可用来代替他汀类作为器官移植患者的降脂药与环孢素同时应用，也可作为这些患者的降脂药以减少他汀类的用量，从而降低肌病或其他严重副作用的危险，但仍应对血浓度进行监测。

与环孢素同用时尽管 EZE 的 AUC 和 C_{max} 有明显增加，但 EZE 本身无什么毒副作用，故不会影响进一步治疗。

［环孢素（环孢霉素 A，环孢菌素）－苯妥英（大仑丁，二苯乙内酰脲）][3]
Cyclosporine（Cyclosporin A，Ciclosporin）－Phenytoin

要点 同时应用环孢素和苯妥英，可导致前者血浓度降低，免疫抑制作用减弱，有可能出现移植物排斥反应。对 5 名肾移植的患者同时应用环孢素和苯妥英后，导致环孢素药时曲线下面积减少。停用苯妥英后 72 小时，这种相互影响消失。

有关药物 根据相互影响的机制以及对肝药酶诱导作用的类似性推测，同属抗癫痫药的卡马西平（carbamazepine）、苯巴比妥（phenobarbital）、扑米酮（在体内可代谢为苯巴比妥）等与环孢素之间可发生类似相互影响。其中苯巴比妥与环孢素之间的类似相互影响已经证实。

环孢素和其他乙内酰脲类抗癫痫药如乙妥英（乙基苯妥英）和甲妥英（美芬妥因，3-甲基苯乙妥因）之间是否会发生类似相互影响，尚缺乏证据。

机制 虽然苯妥英自身的代谢主要由 CYP2C9 和 CYP2C19 负责，但其对 CYP2C 和 CYP3A 亚家族（包括 CYP3A4）都有明显的诱导作用。已知环孢素在体内的代谢主要由 CYP3A4 负责，因此在有苯妥英存在的情况下，清除加速，作用减弱。

建议 该相互影响明确，故最好避免两者的同时应用。必须同用的话，于同用期间应密切观察环孢素血浓度有无降低，作用是否减弱。如有发生，则应适当增加环孢素的剂量。

[环孢素（环孢霉素 A，环孢菌素）- 替格瑞洛][2]
Cyclosporine（Cyclosporin A，Ciclosporin）- Ticagrelor

要点 Teng 等对 26 名健康男性受试者进行的一项交叉研究表明，同时应用替格瑞洛（像其他 P2Y$_{12}$ 受体拮抗剂一样，作用于 ADP 受体的 P2Y$_{12}$ 受体亚型，从而抑制 ADP 激发的血小板聚集）和单次大剂量（600 mg）环孢素，可使前者的血浓度和 AUC 明显增加，但环孢素的药动学参数无明显改变（Teng et al，2014）。然而，van Sloten 等的一病例报道表明，1 名 49 岁口服环孢素（75 mg，每日 2 次）维持治疗的肾移植男性患者，连续数年环孢素谷浓度稳定。然而，当该患者因不稳定型心绞痛给予替格瑞洛（负荷量 180 mg，此后 90 mg 每日 2 次）治疗 7 天后环孢素谷浓度升高，AUC$_{0\sim12h}$ 从 1980 μg·h/L 增至 4740 μg·h/L。将环孢素减量（早 75 mg，晚 50 mg），停用替格瑞洛，同时加用氯吡格雷，于停用替格瑞洛 13 天后环孢素谷浓度下降，改环孢素 75 mg 每日 2 次。此后环孢素血浓度一直处于稳定状态，无任何不良事件发生。van Sloten 认为，在 Teng 等的研究中，环孢素的药动学参数之所以无明显改变，与环孢素仅单次大剂量应用有关（van Sloten et al，2018）。

根据目前可得到的资料推测，环孢素和替格瑞洛之间的药动学相互影响呈双向。然而，由于研究对象、剂量，以及机体状况等因素的不同，难以判断孰强孰弱。

有关药物 同属第 3 代三唑嘧啶类 P2Y$_{12}$ 受体拮抗剂的坎格雷洛（cangrelor；坎格雷罗，坎格雷诺）可直接发挥作用（只有静脉剂型），通过脱磷酸化迅速失活（主要生成核苷类似物），体内过程与 CYPs 无关，因此，不会与环孢素等 CYPs 底物或抑制剂发生药动学方面的相互影响。

第 1 代噻吩并吡啶类 P2Y$_{12}$ 受体拮抗剂噻氯匹定（ticlopidine；氯吡格雷的结构类似物）是一种具有抗血小板作用的前体药物，像氯吡格雷一样，需经 CYP 代谢转化为活性型才能发挥作用（代谢转化主要依赖于 CYP3A4，体内过程也涉及 OATP2B1；对 CYP2B6 有明显抑制作用，也不同程度地抑制 CYP2C19、CYP1A2、CYP2D6，新近有报道表明，可诱导 CYP3A4）。尽管已证明噻氯匹定是 CYP3A4 和 OATP2B1 的底物，也是 CYP3A4 的诱导剂，但到目前为止尚未见有与环孢素同用发生相互影响的报道。不过，根据环孢素和噻氯匹定体内过程的特点推测，前者有可能抑制后者经 CYP3A4 的代谢。

第 2 代噻吩并吡啶类 P2Y$_{12}$ 受体拮抗剂氯吡格雷是一种前药，代谢活化主要由 CYP2C19 负责，其余部分被酯酶水解失活，其代谢活化存在 CYP2C19 多态性（Weitz，2011）。同属第 2 代噻吩并吡啶类的 P2Y$_{12}$ 受体拮抗剂普拉格雷（prasugrel）也是一种前药，吸收后全部经由 CYP3A4 和 CYP2B6 代谢活化（以前者为主）。预料环孢素与氯吡格雷之间不会发生类似相互影响，但有可能抑制普拉格雷经 CYP3A4 的代谢活化（Collet et al，2014）。也参见 [噻氯匹定（噻氯吡啶，力抗栓，氯苄匹定，抵克利得）- 甲磺酸双氢麦角毒碱（甲磺酸二氢麦角碱）] [氯吡格雷 - 奥美拉唑（渥米哌唑，洛赛克）] [替格瑞洛（替卡格雷）- 利福平（力复平，甲哌利福霉素，利米定）] [替格瑞洛 - 葡萄柚汁] [环孢素（环孢霉素 A，环孢菌素）- 西罗莫司（雷帕霉素）] [环孢素（环孢霉素 A，环孢菌素）- 他克莫司（他克罗姆）〕等项下的有关内容。

机制　第 3 代三唑嘧啶类 P2Y$_{12}$ 受体拮抗剂替格瑞洛（替格瑞洛属于非前体药物，无须活化即可发挥抗血小板作用，在体内广泛经由 CYP3A4/5 代谢为两种化合物；有证据表明，其 O-位脱乙基代谢物 AR-C124910XX 仍具活性，作用与母药相当，但其对替格瑞洛抗血小板作用的贡献究竟有多大，目前尚不清楚）像环孢素一样，既是 CYP3A4/5 和 P-糖蛋白的底物，也是 CYP3A4/5 和 P-糖蛋白的抑制剂。因此认为，两者之间的相互影响与它们对 CYP3A4/5 和 P-糖蛋白的交互抑制（包括竞争性抑制和非竞争性抑制）有关。

建议　由于替格瑞洛的化学分类属于环戊基三唑嘧啶类，与噻吩并吡啶类药物（如氯吡格雷）的化学分类不同，因此将之前的中文名"替卡格雷"更换为"替格瑞洛"。这类药物因为具有起效快、可直接发挥作用、不受个体基因差异影响、与血小板可逆性结合，以及停药后血小板功能恢复迅速等特点（这与第一代和第二代噻吩并吡啶类 P2Y$_{12}$ 受体拮抗剂的不可逆性结合不同），所以目前被国内外多个指南列为一线推荐药物，应用前景更加广阔。然而，该药的临床应用时间较短，有关其药物相互影响的研究资料匮乏，是临床应用中应该顾及的问题。

虽然有关环孢素和替格瑞洛之间相互影响的基础和临床研究资料不多，但相互影响确实存在。因此建议，如果必须联用环孢素和替格瑞洛，最好密切监测血浓度（特别是环孢素的血浓度），以免过量。

注：根据提出的机制推测，所有 CYP3A4 和（或）P-糖蛋白底物（多数经 CYP3A4 代谢的药物同时也是 P-糖蛋白底物）及其强效抑制剂或诱导剂都有可能与环孢素或替格瑞洛发生相互影响，但相互影响的程度和方向会有所不同。

CYP3A4 强效抑制剂的代表药物有 HIV 蛋白酶抑制剂利托那韦（ritonavir）、大环内酯类抗生素克拉霉素（clarithromycin），及唑类抗真菌药酮康唑（ketoconazole）等。这些药物对经 CYP3A4 代谢的非前体药物可使其作用和毒性增强，但对需经 CYP3A4 代谢活化的前体药物则有可能使其疗效减弱。

临床上应用的对 P-糖蛋白有抑制作用的药物多数是 P-糖蛋白底物，把他们看作第一代 P-糖蛋白抑制剂，与其他药物在这一层面上的相互影响通常属于竞争性的，代表药物有维拉帕米（verapamil）、奎尼丁（guinidine）、他莫昔芬（tamoxifen；三苯氧胺）、环孢素等，目前已经不再将它们作为专门的 P-糖蛋白抑制剂用于临床，这与第三代 P-糖蛋白抑制剂明显不同。第二代 P-糖蛋白抑制剂因其仍存在竞争性抑制的特点，与化疗药物相互影响复杂，可导致细胞毒药物浓度升高而引起严重毒性反应，难以确定其安全有效量，因此未曾应用于临床。第三代 P-糖蛋白抑制剂不是 P-糖蛋白底物，对 P-糖蛋白有高度选择性亲和力，其抑制作用是非竞争性的，主要用来逆转耐药癌细胞对阿霉素、紫杉醇、长春新碱等 P-糖蛋白底物的耐药性，代表药物有喹啉类衍生物唑喹达（zosuquidar，LY335979）、邻氨基苯甲酸衍生物 tariquidar（XR9576）、双苄基异喹啉衍生物粉防己碱（tetrandrine）、合成吖啶类依克立达（elacridar，GF120918）等。

强效 CYP3A4 诱导剂，例如抗癫痫药苯妥英（phenytoin）、苯巴比妥（phenobarbital），抗结核病药利福平（rifampicin），以及雄激素受体抑制剂恩杂鲁胺（enzalutamide）、阿帕鲁胺（apalutamide）等，都可加速环孢素和替格瑞洛的代谢，从而有可能削弱它们的治疗作用。

P-糖蛋白诱导剂有多种，包括维拉帕米（verapamil）、地塞米松（dexamethasone）、阿霉素（adriamycin）等。部分 CYP3A4 诱导剂对 P-糖蛋白也有诱导作用，如上述的苯妥英、苯巴比妥、利福平等。临床上单纯因诱导 P-糖蛋白而造成明显药物相互影响的报道少见，大多数情况下同时伴有对 CYP3A4 的诱导。

〔环孢素（环孢霉素 A，环孢菌素）-甲氧氯普胺（灭吐灵，胃复安）〕[2]
Cyclosporine（Cyclosporin A, Ciclosporin）- Metoclopramide

要点　对 14 名肾移植患者进行的观察研究表明，同时应用环孢素和甲氧氯普胺，可使前者血浓度升高。

有关药物　根据相互影响的机制推测，其他促进胃排空的药物（如多潘立酮、西沙必利等）与环孢素之间可发生类似相互影响。

机制　虽然甲氧氯普胺的代谢与CYP3A4无关（该药主要经硫酸化和葡糖醛酸化络合代谢），但已证明其对CYP3A4有抑制作用，而环孢素在体内的代谢主要由CYP3A4负责，因此认为，环孢素血浓度的升高与甲氧氯普胺对CYP3A4的非竞争性抑制有关。另外，甲氧氯普胺可加速胃排空，从而使环孢素更为集中快速地进入小肠，于是在一定时间内吸收的量增多，也可能是原因之一。

建议　两者合用时，应考虑到环孢素的血浓度可能升高。有人利用此种相互影响试图在不减弱环孢素作用的前提下，减少环孢素的剂量，从而减轻患者的经济负担。但此种措施是否值得推荐，尚有待进一步证实。

[环孢素（环孢霉素A，环孢菌素）－奥美拉唑（洛塞克）][2]
Cyclosporine（Cyclosporin A，Ciclosporin）－Omeprazole

要点　同时应用环孢素和奥美拉唑，可使前者的作用和毒性增强。

有关药物　已经证明另一种质子泵抑制剂雷贝拉唑（rabeprazol）与环孢素之间可发生类似相互影响。

根据相互影响的机制推测，所有质子泵抑制剂（如伊索拉唑、兰索拉唑等）都可与环孢素发生类似影响，因为它们的代谢都有CYP3A4的参与。然而，Lorf等的研究表明，同属质子泵抑制剂的泮托拉唑治疗量应用时，对环孢素的血浓度无明显影响（参见［环孢素（环孢菌素，环孢霉素A）－泮托拉唑］）。

机制　奥美拉唑像其他质子泵抑制剂一样，广泛经细胞色素P450（CYP）代谢，特别是CYP2C19和CYP3A4（与其他质子泵抑制剂不同的是，奥美拉唑尚可抑制CYP2C19，诱导CYP1A2的表达，但是这些作用与该影响的关系不大）。已知环孢素的代谢主要由CYP3A4负责，因此认为其作用和毒性的增强与奥美拉唑竞争性抑制CYP3A4从而阻碍其代谢有关。

至于泮托拉唑何以对环孢素的血浓度无明显影响，可能的解释是，泮托拉唑对CYP3A4的抑制作用弱于奥美拉唑。

建议　鉴于环孢素的毒性较大，且多用于器官移植患者，而这类患者至关重要的是保持稳定的环孢素血浓度，因此建议尽可能避免两者的同时应用。Lorf等的研究结果表明，用泮托拉唑代替奥美拉唑，也许会避免此种影响（但对极少数白种人此种影响仍有可能发生）（Lorf et al，2000）。

[环孢素（环孢霉素A，环孢菌素）－泮托拉唑][3]
Cyclosporine（Cyclosporin A，Ciclosporin）－Pantoprazole

要点　Lorf等对12名移植患者（女3人，男9人，年龄26~65岁；肾移植7人，心脏移植3人，肝移植2人）进行的研究表明，同时应用治疗量的泮托拉唑，不明显影响环孢素的血浓度。这与环孢素－奥美拉唑之间的相互影响不同（参见［环孢素（环孢霉素A，环孢菌素）－奥美拉唑（洛塞克）］）。

有关药物　同时应用治疗量的泮托拉唑对他克莫司的血浓度也无明显影响。

建议　对绝大部分黑种人和黄种人而论，泮托拉唑和环孢素或他克莫司的同时应用通常不会发生明显的药动学相互影响，尽管3种药物都是CYP3A4的底物。但是，约有3%的高加索人（白种人）缺乏CYP2C9，而该酶负责泮托拉唑的代谢，对这些个体而论，常规剂量的泮托拉唑可产生较高的血浓度，因此有可能抑制环孢素或他克莫司的代谢。鉴于质子泵抑制剂常常用于移植患者作为溃疡病的预防或治疗药物，故对某些患者的上述相互影响应予以考虑（Lorf et al，2000）。

[环孢素（环孢霉素A，环孢菌素）－奥曲肽][2]
Cyclosporine（Cyclosporin A，Ciclosporin）－Octreotide

要点　正在应用环孢素治疗的胰移植患者，当给予奥曲肽（一种人工合成的生长抑素类似物）试图减少移植物周围的体液积聚时，血清环孢素浓度明显降低，免疫抑制作用减弱。

有关药物 其他生长抑素类似物，如八肽的兰瑞肽（lanreotide）和伐普肽（vapreotide）以及六肽的司格列肽（seglitide），与环孢素之间是否会发生类似相互影响，尚未见文献报道。

机制 以往认为，奥曲肽抑制环孢素在小肠的吸收是该影响的机制。但现已证明奥曲肽对CYP3A4有诱导作用，因此，可相当然地认为，奥曲肽诱导 CYP3A4 从而加速环孢素的代谢是后者免疫抑制作用减弱的原因（因为环孢素在体内的代谢主要由 CYP3A4 负责）。

建议 两者合用导致的环孢素作用减弱，有可能引起移植物排斥，故此种相互影响有重要临床意义。如果两者必须合用，有人建议口服环孢素的剂量需增加 50%，同时应每日测定血浓度。

[环孢素（环孢霉素 A，环孢菌素）－甲睾酮（甲基睾丸素）][2]
Cyclosporine（Cyclosporin A，Ciclosporin）－Methyltestosterone

要点 据报道，一名患者在服用甲睾酮（治疗性腺机能减退和骨质疏松）及硫唑嘌呤和泼尼松期间，试用环孢素代替泼尼松和硫唑嘌呤，结果给予 9 mg/(kg·d) 的剂量 [正常剂量是 15 mg/(kg·d)] 口服即出现肾毒性。环孢素的半衰期通常为 12 小时，与甲睾酮合用后，半衰期延长至 4 天。

有关药物 预料其他 C-17 位烷化雄激素衍生物（甲雄烯二醇、司坦唑醇、羟甲烯龙等）可与环孢素发生类似相互影响。C-17 位非烷化雄激素睾酮是 CYP3A4 的底物，故与环孢素之间有可能发生类似相互影响；其他 C-17 位非烷化雄激素衍生物（如睾内酯、诺龙等）与环孢素之间是否会发生类似相互影响，尚不清楚。

机制 环孢素半衰期的延长和肾毒性的发生，可能与甲睾酮竞争性抑制 CYP3A4，从而阻碍环孢素的代谢有关（甲睾酮的脱甲基以及睾酮的 6β 羟化可能都涉及 CYP3A4）。

建议 避免两者合用。

[环孢素（环孢霉素 A，环孢菌素）－磺胺二甲嘧啶＋甲氧苄啶][3]
Cyclosporine（Cyclosporin A，Ciclosporin）－Sulfamethazine＋Trimethoprim

要点 一名用环孢素维持治疗 7 个月的患者，同时静脉应用磺胺二甲嘧啶和甲氧苄啶后，7 天内使环孢素的血浓度明显降低，以至测不到。在此期间出现明显的移植物排斥反应。虽然增加环孢素的剂量，但其谷浓度仍然较低。当将上述两药改为口服时，环孢素谷浓度升高。未曾确定这种相互影响是起因于给药途径还是药物本身。单独应用其中一种药物是否会产生同样的影响，也不清楚。

有关药物 因为未曾确定磺胺二甲嘧啶单用是否会产生类似相互影响，所以尚不了解其他磺胺类（磺胺乙胞嘧啶、柳氮磺吡啶、磺胺异噁唑等）与环孢素是否会发生类似相互影响。接受环孢素的 6 名肾移植患者，应用甲氧苄啶或复方磺胺甲噁唑后，曾观察到肾毒性。

机制 此种影响的机制不清楚。

建议 同用上述药物期间，应观察患者环孢素血浓度是否降低。如有降低，可考虑增加环孢素的剂量，改用其他抗菌药，或口服上述两种抗菌药代替静脉给药。

[环孢素（环孢霉素 A，环孢菌素）－环丙沙星（环丙氟哌酸）][3]
Cyclosporine（Cyclosporin A，Ciclosporin）－Ciprofloxacin

要点 有研究表明，环孢素与环丙沙星合用，前者血浓度升高，肾毒性增强。但也有两者合用无药动学相互影响的报道。

有关药物 有证据表明，诺氟沙星与环孢素可发生类似相互影响，而氧氟沙星与环孢素不发生相互作用。由于报道结果不一致，故难以预料环孢素与其他喹诺酮类衍生物（吡哌酸、依诺沙星、洛美沙星等）之间是否会发生类似相互影响。

机制 不清楚。

建议 此相互影响的资料较少，估计发生率不高。但合用时仍需密切观察。据说氧氟沙星与环孢素合用未见有相互影响，故也可考虑用其代替环丙沙星。

[环孢素（环孢霉素 A，环孢菌素）－克拉霉素（甲红霉素）][2]
Cyclosporine（Cyclosporin A，Ciclosporin）－Clarithromycin

要点　有报道表明，克拉霉素可干扰环孢素的代谢，增强其作用和毒性。

有关药物　正在以恒定剂量环孢素治疗的患者，当开始服用红霉素（500 mg，每日 4 次）后，环孢素的最低血浓度从 122 μg/ml 升至 455 μg/ml。

根据相互影响的机制推测，预料竹桃霉素、醋竹桃霉素、麦迪霉素等大环内酯类抗生素与环孢素之间可发生类似相互影响。但已经证明同属大环内酯类的阿奇霉素（azithromycin）以及地红霉素（dirithromycin）对 CYP3A4 无明显抑制作用，因此预料与环孢素之间的类似相互影响不太可能发生。

机制　已知克拉霉素对 CYP3A4 有明显抑制作用，而现已经证明环孢素的代谢清除主要由 CYP3A4 负责，因此认为，两者同用时环孢素作用和毒性的增强起因于克拉霉素对其代谢的抑制。另外，红霉素（erythromycin）和克拉霉素不但是 CYP34A 的底物和抑制剂，也是 P-糖蛋白的底物和抑制剂，故对 P-糖蛋白的抑制，也是增强环孢素作用和毒性的原因之一。

建议　该相互影响明确，因此，应用环孢素治疗的患者，只有在无合适的替代药物可用时，才与克林霉素或红霉素合用。合用时应密切观察患者，必要时将环孢素减量。

虽然已经证明阿奇霉素和地红霉素对 CYP3A4 无明显抑制作用，但有权威人士认为，凡是能与克拉霉素（或红霉素）发生相互影响的药物，与阿奇霉素（或地红霉素）的相互影响并不一定能绝对避免，因此，欲用其代替红霉素或克拉霉素，仍应谨慎。Polasek 等的研究结果进一步证实了这一观点。他们应用睾酮（睾丸酮）作为人类 CYP3A4 的底物进行的研究表明，5 种大环内酯类抗生素对 CYP3A4 的抑制作用从强到弱依次为醋竹桃霉素（三乙酰竹桃霉素）、红霉素、克拉霉素、罗红霉素，及阿奇霉素。可见阿奇霉素对环孢素的代谢确有一定抑制作用，只不过比克拉霉素等微弱而已（Polasek et al，2006）。

[环孢素（环孢霉素 A，环孢菌素）－卡那霉素][3]
Cyclosporine（Cyclosporin A，Ciclosporin）－Kanamycin

要点　同时应用环孢素和卡那霉素，肾毒性作用有可能增强。

有关药物　环孢素与其他氨基苷类抗生素之间可发生类似相互影响，但相互影响的程度有所不同。就氨基苷类抗生素的肾毒性作用的强度而论，依次为新霉素＞卡那霉素＞西索米星＞庆大霉素＞妥布霉素＞阿米卡星（丁胺卡那霉素）＞奈替米星＞链霉素，因此，环孢素与新霉素或卡那霉素等同时产生肾毒性的危险性较大，而与链霉素或奈替米星同用时则危险性小一些。

机制　两者的肾毒性作用相加。

建议　尽可能避免两者合用。如果必须合用，可选用肾毒性较小的链霉素或奈替米星代替卡那霉素或西索米星。

[环孢素（环孢霉素 A，环孢菌素）－替加环素][3]
Cyclosporine（Cyclosporin A，Ciclosporin）－Tigecycline

要点　Stumpf 等的一病例报道表明，正在应用环孢素治疗的一老年肾移植患者，因泌尿道感染静脉给予四环素类衍生物替加环素后，环孢素的血浓度升高，其剂量不得不减半（从 120 mg/d 减至 60 mg/d）。成功治疗感染后停用替加环素，为维持治疗血浓度，环孢素的剂量必须增加至替加环素治疗前的水平（Stumpf et al，2009）。

有关药物　仅凭该病例报道很难推断环孢素与其他四环素类抗生素之间以及替加环素与其他钙调蛋白抑制剂之间是否会发生类似相互影响。

机制　尽管该病例报道的作者未具体说明环孢素的给药途径，但一般情况下，肾移植患者通常口服给药。环孢素部分经胆汁分泌，而且是 CYP3A4 以及 P-糖蛋白的底物，替加环素大部分（占总量的 59%）经胆汁排泄（Srinivas，2009）。综合上述药动学特点，认为替加环素对环孢素血浓度的影响，可能起因于前者对肠道 P-糖蛋白的抑制以及经胆汁分泌排泄的竞争。尽管体外研究表明，替加环素并不抑制 CYP，但在体内的抑制作用不能排除，因为体内研究表明，它可降低 CYP 底物华法林的清除率。

建议　尽管该影响仅是个案报道，但作者建议，如果两药必须联用，应于联用期间仔细监测环孢素血浓度及某些药动学参数，以便对环孢素的用量进行适当调整。

［环孢素（环孢霉素 A，环孢菌素）-利福平（甲哌利福霉素，利米定）][2]
Cyclosporine（Cyclosporin A，Ciclosporin）-Rifampin（Rifampicin）

要点　多项报道表明，肾移植患者在接受利福平治疗时，环孢素血浓度降低，导致移植肾被排斥。

有关药物　其他利福霉素类衍生物如利福布汀、利福喷汀、利福定等与环孢素之间也可发生类似相互影响，只是相互影响的程度有一定差别。利福平对 CYP3A4 的诱导作用最强，加速环孢素代谢的作用也最明显，利福喷汀的诱导作用次之，利福布汀的诱导作用最弱。

机制　已证明利福平是强烈的肝药酶诱导剂，对多种 CYP 有明显的诱导作用（特别是 CYP3A4），而环孢素的代谢主要由 CYP3A4 负责，因此，两者同用时环孢素的清除加速，血浓度降低，作用减弱。

建议　避免两者的合用是明智的。若决定合用利福平和环孢素，必须对两者的相互影响及环孢素疗效降低的潜在危险有充分认识。另外，如果可行的话，选用酶诱导作用较弱的利福布汀代替利福平，可一定程度的削弱此种相互影响。

［环孢素（环孢霉素 A，环孢菌素）-两性霉素 B（二性霉素）][2]
Cyclosporine（Cyclosporin A，Ciclosporin）-Amphotericin B

要点　同时应用环孢素和两性霉素 B，毒副作用发生率增加，肾毒性作用增强（Bennett，2011）。

有关药物　目前可得到的两性霉素 B 有 4 种剂型，一是传统的两性霉素 B（C-AMB），二是脂质体两性霉素 B（L-AMB），三是两性霉素 B 脂质复合体（ABLC），四是两性霉素 B 胶质分散体（AB-CD）。

机制　两性霉素 B 本身具有肾毒性，因深部霉菌病而接受 C-AMB 治疗的患者有 80% 发生氮质血症；ABLC 的这一作用次之，L-AMB 这一作用更弱，ABCD 对肾功能几无影响。因此认为，同时应用环孢素和两性霉素 B 肾毒性作用的增强是两者肾毒性作用的相加或协同。显然，环孢素与 C-AMB 之间的此种相互影响最明显。

建议　应用环孢素治疗期间如果必须给予两性霉素 B，最好选用两性霉素 B 胶质分散体（AB-CD）。环孢素与传统两性霉素 B 的同时应用应予避免。

［环孢素（环孢霉素 A，环孢菌素）-酮康唑][2]
Cyclosporine（Cyclosporin A，Ciclosporin）-Ketoconazole

要点　咪唑类抗真菌药酮康唑明显影响环孢素的药动学，可使环孢素的肝清除率平均降低 44%（35%～54%），口服生物利用度平均增加 163%（69%～295%）。多项研究报道，同时应用酮康唑和环孢素，后者血浓度升高，肌酐浓度也升高。停用酮康唑后，环孢素和肌酐血浓度都逐渐下降。有一报道表明，同时应用这两种药物的患者，环孢素细胞结合百分率降低，而血浆蛋白结合增加。因为环孢素本身具有肾毒性，所以，两药合用肾毒性危险增加。

有人对 102 例接受环孢素治疗的类固醇依赖性肾病患儿进行了一项回顾性研究。102 例中有 78 例每日给予酮康唑（酮康唑组），剂量为 50 mg，最初将环孢素的剂量减少 1/3；24 例只应用环孢素

（无酮康唑组）。所有患者都在 18 岁以下，男女之比 3∶1。平均治疗时间 22.9 个月。结果表明，同时应用酮康唑可使环孢素的剂量平均减少 48%，费用降低 38%。这一方案也使患者对环孢素的反应明显改善，类固醇的撤停更易成功，肾损害的发生率下降。两组的肝功能测定都正常（平均随访 33.6 个月）。

另据报道，心肾移植患者同时应用酮康唑和环孢素，可使后者的剂量减少 80% 左右，由此大大降低治疗费用（这么大幅度的降低可能与心肾移植患者酮康唑的用量较大有关。另外，这种联合应用的药动学在成人和儿童中可能有所不同）。

有关药物 Nara 等对 16 名接受同种异体造血干细胞移植者进行的一项研究表明，在应用三唑类抗真菌药伊曲康唑（itraconazol）后的第 7 天给予环孢素，与环孢素单用相比，可使其 C_{max} 增加 1.7 倍，所需剂量减至对照的 66.5%（Nara et al，2013）。根据相互影响的机制推测，其他唑类抗真菌药，如咪康唑（miconazle）、氟康唑（fluconazole）、伏立康唑（voriconazole），及泊沙康唑等（posaconazole），与环孢素之间可发生类似相互影响，只是因对 CYP3A4 的抑制强度不同，相互影响的程度不同而已（Bennett，2011）。

已证明另一种抗真菌药两性霉素 B（amphotericin B）也增加环孢素血浓度。一研究表明，即使在停用两性霉素 B14～17 天后，肾衰竭仍持续存在。

机制 所有唑类（azoles）抗真菌药（包括咪唑类的酮康唑、咪康唑、益康唑，及三唑类的伊曲康唑、氟康唑和伏立康唑）对 CYP 都有一定抑制作用。就对 CYP3A4 的抑制作用强度而论，在上述抗真菌药中，以咪唑类的酮康唑和三唑类的伊曲康唑抑制作用最明显，咪康唑和伏立康唑次之，氟康唑的抑制作用最弱。伏立康唑除了抑制 CYP3A4 外，对 CYP2C19 和 CYP2C9 也有抑制作用，而且比对 CYP3A4 的抑制作用更明显（以抑制强度为序，CYP2C19＞CYP2C9＞CYP3A4），加之该药的代谢也由上述 3 种 CYP 负责，因此与其他药物之间的相互影响是所有唑类抗真菌药中最复杂者（有关细节这里不赘述）。

环孢素在体内的代谢主要由 CYP3A4 负责（也有 CYP3A5 的参与），因此与酮康唑同用时，可因后者对 CYP3A4 的抑制而阻碍其代谢，从而导致血浓度升高，肾毒性作用也相应增强。另外，环孢素是 P-糖蛋白的底物，而包括酮康唑在内的某些唑类抗真菌药是 P-糖蛋白的抑制剂，故对 P-糖蛋白的抑制（因此导致胃肠吸收和生物利用度增加，以及肾排泄减少）也是环孢素血浓度升高的原因之一。两者相互影响的其他机制已经提出的还有环孢素分布容积的改变以及改变蛋白结合等。

建议 作者认为，特发性类固醇依赖性肾病综合征患儿，同时应用环孢素和酮康唑较为安全，可显著减少治疗费用，且可改善对环孢素的反应。这在发展中国家更有意义，原因在于该综合征患儿有 30% 以上对类固醇有依赖性，而类固醇依赖者已证明环孢素治疗有效，但其价格昂贵，发展中国家的大部分患者难以承担。

从临床角度考虑，这是一种有益的相互影响。但是，如非出于上述目的，应尽可能避免两药同用。如必须应用酮康唑，选用另一种免疫抑制剂代替环孢素，或减少环孢素的剂量，并经常测定环孢素血浓度，经常评价肾功能。

虽然有证据表明氟康唑对 CYP3A4 的抑制作用较弱，但不能想当然地认为用其代替酮康唑与环孢素合用就比较安全，因为两者合用也有环孢素毒性增强的报道，特别是将静脉应用氟康唑改为口服时，对环孢素血浓度的影响更明显（Mihara et al，2008）。鉴于氟康唑常常作为异体造血细胞移植者预防真菌感染的药物，故其与环孢素（或其他钙调蛋白抑制剂）之间的相互影响具有重要临床意义。

［环孢素（环孢霉素 A，环孢菌素）－米卡芬净］[2]
Cyclosporine（Cyclosporin A，Ciclosporin）－Micafungin（FK463）

要点 Hebert 等对 27 名健康受试者进行的研究表明，棘白菌素类（echinocandins）抗真菌药米卡芬净抑制环孢素的代谢，使口服环孢素的平均清除率从单用时的（645±236）ml/h·kg 降至同用时的（546±101）ml/h·kg（$P=0.01$ 单剂）和（540±104）ml/h·kg（$P=0.02$，稳态）。环孢素也抑制米卡芬净的代谢，使后者的清除率下降，AUC 增加，但不像米卡芬净对环孢素的抑制那么明显。环孢素单剂口服对单剂和稳定浓度的米卡芬净是否有类似影响还不清楚（Hebert et al，2005）。

有关药物 已证明环孢素可使另一种棘白菌素类抗真菌药卡泊芬净（caspofungin）的 AUC 增加大约 35%，而卡泊芬净的代谢不明显受环孢素的影响。可见，环孢素与卡泊芬净之间的相互影响与环孢素－米卡芬净之间的相互影响有所不同（参见［卡泊芬净－环孢素（环孢菌素，环孢霉素）]）。同属棘白菌素类的抗真菌药阿尼芬净（anidulafungin）不涉及酶促代谢（在体内主要经化学降解清除），到目前为止，尚未见有与其他药物发生药动学相互影响的报道。

机制 Hebert 等的研究结果表明，环孢素与米卡芬净之间的相互影响呈双向，但后者对前者的影响较明显。环孢素的代谢主要涉及 CYP3A4/3A5，而米卡芬净有极小部分经由 CYP3A4 羟化代谢（部分代谢涉及肝的芳香基硫酸酯酶和儿茶酚 O-甲基转移酶，但与此处所述的相互影响无关），且对 CYP3A4 有微弱抑制作用。因此认为，两者的相互影响起因于对 CYP3A4 的抑制（米卡芬净对 CYP3A4 的抑制包括竞争性和非竞争性两种成分，而环孢素对 CYP3A4 的抑制仅涉及竞争性抑制）。

建议 环孢素是预防实体器官移植排斥的常用免疫抑制剂，已证明其是 CYP3A4、CYP3A5，及 P-糖蛋白的底物。正是因为这一原因，可与其他多种药物发生相互影响。另外，该药的治疗范围较窄，因此，了解哪些药物可使环孢素浓度升高或降低对该药安全、有效应用是必需的。

米卡芬净是一种可供注射应用的抗真菌药，具有广谱抗真菌活性，通过抑制涉及真菌细胞壁合成的 1,3-β-D 葡聚糖合成酶而发挥作用。体外研究表明，它是 CYP3A 底物代谢的抑制剂（类似于氟康唑）。尽管这类相互影响存在很大的个体差异，临床医生不能确切预计剂量需进行多大调整，但应明确需要密切监测患者环孢素血浓度，并据情调整剂量的必要性。

Hebert 等的研究表明，米卡芬净的情况略有不同，对大多数人来说该药的抑制作用不明显，但约有 20% 的个体可出现明显的抑制作用。目前对这一现象的解释是，CYP3A4 和 P-糖蛋白活性较高者，口服清除率也较高，应用抑制剂后的影响也较大。

尽管注射应用米卡芬净对首过代谢的影响最大，但主要影响发生在肠道中。这一结论的作出基于这样的事实，那就是口服环孢素的清除率和表观分布容积发生类似改变，而半衰期几无任何变化。

总之，米卡芬净对大多数个体环孢素的代谢影响轻微，但有 20% 左右的患者可有环孢素浓度的显著增加。建议应用环孢素治疗的患者，在加用或停用米卡芬净治疗时，密切监测环孢素血浓度，必要时及时调整剂量。

［环孢素（环孢霉素 A，环孢菌素）－茚地那韦（英地那韦）][2]
Cyclosporine（Cyclosporin A，Ciclosporin）－Indinavir

要点 同时应用环孢素和 HIV 蛋白酶抑制剂茚地那韦，可导致前者血浓度升高，作用和毒性（特别是肾毒性）增强。

有关药物 临床上应用的绝大多数 HIV 蛋白酶抑制剂的代谢都有 CYP3A4 的参与，对 CYP3A4 也都有不同程度的抑制作用，故都有可能与环孢素发生类似相互影响。但是，部分药物在抑制 CYP3A4 的同时对其也有诱导作用，因此使得相互影响的结果难以预料。

在所有 HIV 蛋白酶抑制剂中，沙奎那韦对 CYP3A4 的抑制作用最弱，但仍然建议避免与由 CYP3A4 代谢且治疗范围比较窄的药物（包括环孢素）同时应用。利托那韦是已知最强的 CYP3A4 抑制剂之一，对 CYP3A4 也有中度诱导作用，对环孢素代谢的净影响是使其血浓度升高，作用和毒性增强。奈非那韦对 CYP3A4 有中度抑制作用（其抑制作用弱于利托那韦），因此与环孢素之间可发生相互影响，然而，因其对肝药酶同时有诱导作用，故使其对环孢素的影响结果难以预测。安普那韦像奈非那韦一样，既是 CYP3A4 的抑制剂，又是 CYP3A4 的诱导剂，因此与环孢素可发生相互影响，但结果也难以预测。

机制 茚地那韦经 CYP3A4 广泛代谢，对 CYP3A4 有中度抑制作用。环孢素的代谢主要由 CYP3A4 负责，故茚地那韦对 CYP3A4 的抑制（包括竞争性抑制和非竞争性抑制）是该影响的机制。

建议 环孢素与 HIV 蛋白酶抑制剂之间的相互影响肯定，但与部分制剂相互影响的结果难以预料。不管是何种情况，都会对疗效和剂量的控制带来困难，加之环孢素的治疗窗狭窄，更容易造成预想不到的后果。因此，建议避免同时应用环孢素和 HIV 蛋白酶抑制剂。

[环孢素（环孢霉素 A，环孢菌素）－氯喹][2]
Cyclosporine（Cyclosporin A，Ciclosporin）－Chloroquine

要点　同时应用免疫抑制剂环孢素和抗疟药氯喹，前者的毒性增强。

机制　已知环孢素的代谢主要由 CYP3A4 负责，而氯喹在体内的代谢也有 CYP3A4 的参与。因此认为，环孢素毒性的增强与氯喹对 CYP3A4 的竞争性抑制有关。虽然氯喹是有效的 CYP2D6 抑制剂，但估计其对该酶的影响与环孢素毒性的增强无关，因为环孢素的代谢不涉及 CYP2D6。上述影响是否还有其他因素的参与，目前尚不清楚。

建议　该影响明确，建议避免两者同时应用。

[环孢素（环孢霉素 A，环孢菌素）－他克莫司（他克罗姆）][2]
Cyclosporine（Cyclosporin A，Ciclosporin）－Tacrolimus（FK-506）

要点　同时应用免疫抑制剂环孢素和他克莫司，两者的血浓度升高，作用和毒性增强，肾毒性相加或协同。

有关药物　环孢素与西罗莫司之间的相互影响参见［环孢素（环孢菌素，环孢霉素）－西罗莫司（雷帕霉素）］。

机制　他克莫司像环孢素一样，都由 CYP3A4/3A5 代谢，由 P-糖蛋白转运，故同用时血浓度的升高以及作用和毒性的增强与两者在 CYP3A4/3A5 和 P-糖蛋白水平上的竞争性抑制有关。

建议　两者的同时应用最好予以避免。正在应用环孢素治疗的患者，欲换用他克莫司，建议至少间隔 24 小时。

[环孢素（环孢霉素 A，环孢菌素）－西罗莫司（雷帕霉素）][2]
Cyclosporine（Cyclosporin A，Ciclosporin）－Sirolimus（Rapamycin）

要点　同时应用免疫抑制剂环孢素和西罗莫司，前者的肾毒性增强，后者所致高脂血症的发生率增加，骨髓抑制作用增强。另据报道，一名 34 岁的肾移植妇女在同时应用环孢素和西罗莫司期间，环孢素血浓度显著升高，发生典型的环孢素毒性副作用，表现为血肌酐和血尿酸水平升高以及高血压（Dabrowska-Zamojcin et al，2005）。也有两者合用使西罗莫司浓度升高的报道。

Kovaric 等在 28 名健康受试者中进行的随机化单剂交叉研究表明，普通胶囊型和微乳化胶囊型环孢素与西罗莫司同用时，对西罗莫司药动学的影响有明显不同，相对于后者，前者使西罗莫司的 C_{max} 降低更明显（达 29%），AUC 的缩小也更显著（达 28%）。确切地说，在有普通胶囊存在时，西罗莫司的 C_{max} 和 AUC 分别为 38.1 ± 13.7 ng/ml 和 821 ± 427 ng·h/ml，而在有微乳化型胶囊存在时，西罗莫司的 C_{max} 和 AUC 则分别为 53.9 ± 15.1 ng/ml 和 1144 ± 355 ng·h/ml。与西罗莫司同用时，两种剂型环孢素的吸收有一定差别；与微乳化胶囊相比，应用普通胶囊者有更多的人其吸收时间滞后，t_{max} 延迟，高达 1/3 的受试者其 C_{max} 落在治疗窗之外（低于治疗浓度）（Kovaric et al，2006）。

机制　环孢素本身有损伤肾的副作用，西罗莫司单用也有可能引起高脂血症。两者同用时西罗莫司可加剧环孢素诱发的肾功能障碍，而环孢素则增加西罗莫司所致高脂血症和骨髓抑制的可能性。

两者在治疗浓度时都主要由 CYP3A4 代谢，因此同用时可使其中之一或两者浓度皆升高，这也是最近有人建议联用西罗莫司以减少环孢素剂量的原因。另外，环孢素、西罗莫司，及皮质激素既是 P-糖蛋白的底物，也是其抑制物，故也可在这一水平上发生相互影响。

至于 Kovaric 等对健康受试者研究结果的差别，究竟是因为两种剂型环孢素中不同的赋形剂所致，还是由于西罗莫司的存在，抑或是研究设计而引起，目前尚难定论。不过，根据目前得到的资料可以断定，两者之间的相互影响确实存在，且有可能是双向性的（既涉及药动学的，也涉及药效学的）。

建议　环孢素往往与其他药物（如糖皮质激素、硫唑嘌呤，及西罗莫司等）联用，新近与西罗莫司的联用越来越多见。鉴于环孢素与西罗莫司的相互影响明显，故必须联用时应适当减少环孢素的用量或间隔一定时间给予，并严密监测两药的血浓度以及肝肾功能，以期最大限度避免相互影响所带来的危险（Krensky et al，2011）。

至于两种剂型环孢素与西罗莫司之间相互影响的差别，尽管其确切机制尚不清楚，但是，无论如何，动物实验、患者观察以及临床研究都表明，两种剂型的环孢素互相变换时，在某些患者中对同时应用的西罗莫司的药动学确有重要影响。因此，如欲进行这样的变换，应跟踪治疗效果，监测环孢素和西罗莫司的血浓度，以便指导剂量之调整。患者如未经得医生的允许而自行更换，则有可能在医生和患者都毫无觉察的情况下导致西罗莫司血浓度的明显改变，由此有可能造成严重不良后果。

［环孢素（环孢霉素 A，环孢菌素）－那他珠单抗］[2]
Cyclosporine（Cyclosporin A，Ciclosporin）－Natalizumab

要点　有证据表明，同时应用免疫调理剂环孢素和那他珠单抗，可增加进行性多灶性脑白质病（PML）发生的危险性（Wallace et al，2011）。

有关药物　所有免疫调理剂，包括免疫抑制剂环孢素、甲氨蝶呤、泼尼松等，及免疫增强剂人免疫球蛋白、干扰素、罗莫肽等，都可与那他珠单抗发生相互影响，只是相互影响的程度有所不同。

机制　相互影响的确切机制尚不清楚。

建议　那他珠单抗是一种针对 α4-整合素（黏合素，整联蛋白；α4-integrin；是细胞表面的一种重要黏合分子）的人单克隆抗体，当其与 α4-整合素结合后，可减少某些白细胞（例如淋巴细胞）向血管外的渗出，防止它们迁徙至炎症部位，从而减轻组织的进一步损伤。在 2008 年批准用于中重度克罗恩病（一种炎症性肠病）诱导和维持缓解之前，曾一度因为它可与其他免疫调理剂发生相互影响导致 PML 发生的危险性增加而停用。

尽管那他珠单抗目前仍作为克罗恩病诱导和维持缓解的药物，但如无特别说明，建议避免与任何免疫调理剂联用。鉴于泼尼松等糖皮质激素仍然是治疗克罗恩病无可替代的药物，因此，如果必须联用那他珠单抗，倒是可以试用；不过，由于糖皮质激素可抑制免疫，故在开始那他珠单抗之前，应适当减少糖皮质激素的剂量。

［环孢素（环孢霉素 A，环孢菌素）－奥利司他］[2]
Cyclosporine（Cyclosporin A，Ciclosporin）－Orlistat

要点　Zhi 等在 18～65 岁的健康志愿者中探讨了奥利司他对阿米替林、阿托伐他汀、氯沙坦（losartan）、环孢素、甲福明（二甲双胍；metformin）、芬特明（phentermine），及西布曲明（sibutramine）等药物药动学的影响。发现除环孢素的吸收减少约 1/3 外，其他药物的药动学参数，包括 AUC、C_{max}，及 $t_{1/2}$ 都无明显改变（Zhi et al，2002）。

有关药物　有关奥利司他与其他药物（特别是治疗指数低的药物）、脂溶性维生素，及乙醇相互影响的研究很多。但仅证明少数营养成分的吸收受奥利司他的影响，例如维生素 E 和 β-胡萝卜素。不过，其研究设计都是单剂量的（Zhi et al，2003）。

单剂和多剂研究都证明奥利司他吸收很少，长期应用后血液中无蓄积。因此奥利司他的药动学不会有什么改变。

机制　肥胖可增加病态率和早期死亡率，增加发生 2 型糖尿病的危险。产生和维持肥胖的主要因素是饮食中三酰甘油的过度摄取。胰脂肪酶和胃脂肪酶是水解三酰甘油的两种主要酶。奥利司他是胃脂肪酶的强效抑制剂，它可使脂肪在胃肠道中的吸收减少约 1/3，有助于减肥、维持体重，及预防体重的再度增加。根据奥利司他的作用机制推测，有可能影响其他药物的药动学，特别是脂溶性药物的吸收。

建议　奥利司他 120 mg 每日 3 次使环孢素的 $AUC_{0\sim12}$ 平均降低 30%，C_{max} 降低 24%。将两者间

隔 3 小时应用，与同时应用未见什么差别。有人建议将环孢素的剂量增加 30％，以抵消奥利司他的影响。

有证据表明，奥利司他与格列本脲、地高辛、华法林、口服避孕药、硝苯地平和乙醇之间无药动学或药效学之间的相互影响。

［环孢素（环孢霉素 A，环孢菌素）－甲氧沙林（8-甲氧补骨脂素）][2]
Cyclosporine（Cyclosporin A，Ciclosporin）－Methoxsalen

要点 Rheeders 等对 12 名健康志愿者进行的一项随机化交叉研究表明，同时给予甲氧沙林（40 mg 口服），可使单剂环孢素（200 mg）的 AUC 增加 29％（$P < 0.05$），C_{max} 升高 8％（$P < 0.05$）（Rheeders et al，2006）。

有关药物 甲氧沙林与其他钙调蛋白抑制剂（如他克莫司和西罗莫司等）之间是否会发生类似相互影响，尚未见报道。

机制 目前认为，该影响主要起因于甲氧沙林对肠道 CYP3A4 的抑制，从而增加环孢素的口服生物利用度所致。对肠道 P-糖蛋白的抑制也不能排除（这与葡萄柚汁中所含呋喃香豆素类对环孢素的影响类似）。

建议 甲氧沙林是一种天然呋喃香豆素类，可用于严重或难治性银屑病、白癜风，及其他药物治疗无效的皮肤型 T 细胞淋巴瘤。环孢素是一种免疫抑制剂，越来越多地用于中重度银屑病的治疗，因此与环孢素同用的情况有可能发生。鉴于单剂甲氧沙林对口服环孢素的生物利用度即有明显影响，反复多次应用对环孢素的药动学有可能更明显，故该影响具有一定临床意义。如果两者的联用难以避免，建议细心监测环孢素的血浓度，并注意有无不良反应的发生。

［环孢素（环孢霉素 A，环孢菌素）－黄连素（小檗碱，小蘗碱）][2]
Cyclosporine（Cyclosporin A，Ciclosporin）－Berberine

要点 Wu 等对 52 名肾移植患者进行的随机化对照研究表明，抗感染植物药黄连素 0.2 g 每日三次计 3 个月，可明显升高环孢素血浓度，谷浓度以及浓度/剂量比分别增加 88.9％和 98.4％，t_{max} 和 $t_{1/2}$ 分别延长 1.7 小时和 2.7 小时，C_{ss} 和 C_{min} 分别升高 34.5％和 88.3％（上述指标皆有统计学显著差异）。血药浓度的波动也明显缩小（$P < 0.01$）（Wu et al，2005）。

机制 作者认为，该相互影响可能与黄连素抑制肝和（或）小肠中的 CYP3A4，从而阻碍环孢素的代谢有关。

建议 迄今为止，已证明可与环孢素发生相互影响的药物不下百种，但这些相互影响不一定都有害。部分药物可用来减少环孢素的用量，从而节省治疗费用。例如，联合应用酮康唑可使环孢素的剂量减少 70％～85％，因此又将其称之为环孢素节省剂。另一可供选用的环孢素节省剂是地尔硫草，它可使环孢素的用量减少 30％～50％。尽管从节省的角度看酮康唑的效果好一些，但因其不良作用多见而危险，故不推荐。

黄连素是一种传统中药，在我国可作为非处方药治疗腹泻，新近报道尚可降低总胆固醇、LDL 胆固醇，及三酰甘油。考虑到黄连素安全，不良反应少，故也许更适合作为环孢素节省剂。然而，如非出于该目的，应考虑到其升高环孢素血浓度，从而增加不良反应的可能性。

［环孢素（环孢霉素 A，环孢菌素）－葡萄柚汁][1]
Cyclosporine（Cyclosporin A，Ciclosporin）－Grapefruit Juice

要点 Lee 等在 11 名非（洲）裔美国人（黑种人）和 11 名高加索人（白种人）中探讨了葡萄柚汁（GJ）对微乳剂型环孢素的影响。每名受试者口服 2 次环孢素，用水或 GJ 送服，与静脉注射环孢素对照。结果表明，不管种族如何，GJ 都明显增加环孢素的 C_{max} 和 AUC，然而，GJ 的影响幅度在两个人种之间有所不同（$P = 0.0003$）。GJ 使非裔美国人环孢素的 C_{max} 增加 39％，而高加索人仅增加

8％（$P>0.05$）。GJ 使非裔美国人环孢素的 AUC 增加 60％，而高加索人增加 44％（$P=0.0001$）。用水送服时，非裔美国人环孢素的绝对生物利用度比高加索人低 21％（$P=0.048$），但用葡萄柚汁送服时，此种差别消失（$P=0.6$）（Lee et al，2001）。这些发现表明，同时应用葡萄柚汁使非裔美国人环孢素生物利用度增加的幅度大于高加索人。总的说来，当用水送服时，高加索人环孢素的 C_{max}、AUC，及绝对生物利用度都明显高于非裔美国人（种族间的比较）。

Schwarz 等对健康受试者进行的一项随机化交叉研究表明，与温开水相比，用 GJ 送服环孢素，可使环孢素的 $AUC_{0\sim24}$ 从 4991 ± 1334 ng·h/ml 增加至 9281 ± 2999 ng·h/ml，平均增加 86％（范围 10％～130％；95％的 CI：3082，5498；$P<0.0001$）。C_{max} 从温开水组的 1185 ± 298 ng/ml 升高至 1780 ± 542 ng/ml，平均升高 50％（范围 0％～100％；95％的 CI：375，818；$P<0.0001$）。$t_{1/2}$ 和 t_{max} 两组间无明显差别。他们的研究同时表明，环孢素的血浓度无性别差异（Schwarz et al，2005）。

有关药物 Liu 等对 20 例肝移植患者（这些患者在移植后采用以他克莫司为基础的三联方案进行抗排斥治疗）进行的一项前瞻性随机化对照研究表明，应用 GJ 送服药物与温开水送服相比，他克莫司（tacrolimus）的血浓度明显增加（其谷浓度从 9.34 ± 2.34 ng/ml 增加至 19.66 ± 6.53 ng/ml），每日量减半（从平均 4 mg/d 减至 2 mg/d）仍可维持原来的治疗水平（Liu et al，2009）。

现已证明除钙调蛋白抑制剂环孢素和他克莫司外，GJ 尚可增加多种口服 CYP3A4 底物的生物利用度，其中包括非洛地平（felodipine）、咪达唑仑（midazolam）、维拉帕米（verapamil），及 HIV 蛋白酶抑制剂沙奎那韦（saquinavir）等，但当将这些药物采用静脉途径给药时，未见有明显影响。

机制 GJ 对口服环孢素的主要影响是增加 C_{max} 和 AUC，t_{max} 也有一定程度的延迟，但对清除率的影响较轻微。这些资料提示，GJ 的影响主要在肠道，而不是在肝。综合多项研究结果表明，GJ 及其中的某些成分抑制 CYP3A4、P-糖蛋白，及 OATPs，对同用药物的影响是对这些酶和载体影响的综合结果。

尽管近年来做出了巨大努力，但对 GJ 活性成分的鉴定和确切作用机制仍未完全阐明。体外研究表明，GJ 中的呋喃香豆素类（呋喃氧杂萘邻酮；furanocoumarins），包括香柠檬素（bergamottin）和二羟基香柠檬素（dihydroxybergamottin），抑制 CYP3A4 和 P-糖蛋白，而其内所含的柚皮苷（naringin）是抑制 OATPs 的主要成分。然而，尚无证据表明环孢素的体内过程涉及 OATPs，故认为环孢素 C_{max} 和 AUC 的增加主要起因于 GJ 对肠道中 CYP3A4 和 P-糖蛋白的抑制（Bailey，2010）。

Liu 等认为 GJ 对他克莫司的影响也与其内所含的呋喃香豆素类（特别是二羟基香柠檬素）抑制 CYP3A4 有关。鉴于他克莫司像环孢素一样，既是 CYP3A4 的底物，也是 P-糖蛋白的底物，故 GJ 中所含的呋喃香豆素类抑制 P-糖蛋白，从而增加其生物利用度，也可能是原因之一。

部分资料表明，GJ 对肠道 CYP3A4 的抑制最初是可逆的竞争性抑制，但随着时间的推移逐渐变为不可逆性抑制。后一种情况起因于肠道中 CYP3A4 降解的加速。

建议 已知环孢素是器官移植患者广泛应用的重要免疫抑制剂，由 CYP3A4/5 代谢清除，同时也是已知的 P-糖蛋白底物。环孢素的药动学受多种因素影响，显示广泛的个体间和个体内差异。据报道，肾移植和尿毒症的非裔美国人环孢素的生物利用度远低于高加索人或西班牙人。另外，非裔美国人欲维持相同的谷浓度，所需剂量也明显高于高加索人。可见环孢素的生物利用度低也许是非裔美国人移植结果不理想的因素。

虽然 GJ 可使许多生物利用度较低的药物吸收增加，由此有可能节省药物治疗的费用，但因其难以预测且存在广泛差异，故不提倡。

总之，不管种族如何，同时应用 GJ 可增加口服微乳剂型环孢素的口服生物利用度，只是影响的程度不同而已。根据目前可得到的资料建议，当应用治疗窗较窄的药物时，应尽可能避免饮用 GJ。

［环孢素（环孢霉素 A，环孢菌素）-柚子浆（文旦浆）］[2]
Cyclosporine (Cyclosporin A, Ciclosporin) - Pomelo Pulp

要点 Anlamlert 等对健康男性志愿者进行的一项开放性随机化交叉研究表明，同时应用单剂环孢素（200 mg）和柚子浆（500 g，于环孢素前 1 小时和环孢素后 10 分钟均分 2 次口服），与对照相比，可使环孢素的 C_{max} 升高 36%，$AUC_{0\sim\infty}$ 增加 29%，但表观终末半衰期无明显差别（Anlamlert et al，2015）。

有关药物 有证据表明，另一种钙调蛋白抑制剂他克莫司（tacrolimus）与柚子浆之间可发生类似相互影响。其他 CYP3A4 和（或）P-糖蛋白底物与柚子浆之间的类似相互影响也可发生。

机制 柚子像葡萄柚一样，也含有呋喃香豆素类。体外研究表明，柚子汁抑制人肝微粒体 CYP3A 的活性。因此认为，柚子浆对环孢素药动学影响的机制类似于葡萄柚汁（有关细节参见［环孢素（环孢霉素 A，环孢菌素）－葡萄柚汁］）。

建议 常规应用环孢素治疗的患者，最好避免饮用柚子浆。另外，为监测环孢素血浓度采集血样时，患者应告知医生是否饮用过柚子浆，以防误调环孢素的剂量。

［环孢素（环孢霉素 A，环孢菌素）－金丝桃（贯叶连翘，圣约翰草）］[1]
Cyclosporine（Cyclosporin A，Ciclosporin）－St. John's wort
（Saint John's wort，SJW，*Hypericum Perforatum*）

要点 上世纪末，有关金丝桃与其他药物发生相互影响从而改变其生物利用度和疗效的现象就有描述。2000 年，曾有因金丝桃和环孢素之间药动学的相互影响，导致 2 例心移植者发生急性排斥反应的报道。近 20 年来的一系列病例报道和研究进一步证实了金丝桃对环孢素药动学的影响（Moschella et al，2001；Nicolussi et al，2020）。近年来的一系列研究表明，金丝桃对环孢素药动学的影响主要与其所含有的贯叶金丝桃素（hyperforin；贯叶连翘素）有关。

有关药物 有证据表明，金丝桃不但可影响环孢素的临床疗效，尚可改变多种药物的药动学。例如地高辛（digoxin）、茶碱（theophylline）、洛哌丁胺（loperamide）、萘法唑酮（nefazodone）、帕罗西汀（paroxetine）、舍曲林（sertraline）、文拉法辛（venlafaxine）、他克莫司、茚地那韦（indinavir）、华法林（warfarin）、阿普唑仑（alprazolam）、辛伐他汀（simvastatin），以及口服避孕药（oral contraceptives）等（Nicolussi et al，2020）。

已知内源性及合成甾类化合物、胆汁酸（bile acids）、克霉唑（clotrimazole）、苯巴比妥（phenobarbital）、利福平（rifampicin）、磺吡酮（sulfinpyrazone；苯磺唑酮，硫氧唑酮，苯磺保泰松）、利托那韦（ritonavir）、卡马西平（carbamazepine）、苯妥英（phenytoin）、磺胺二甲嘧啶（sulfadimidine）、紫杉醇（paclitaxel）等像贯叶金丝桃素一样对孕烷-X-受体（PXR）有激活作用（Giacomini et al，2011），因此预料与环孢素之间可发生类似相互影响。

Mai 等对 10 名肾移植患者进行的一项随机化交叉研究表明，贯叶金丝桃素含量不同的两种金丝桃提取物连用 14 天，对环孢素药动学的影响有明显差别。贯叶金丝桃素低含量提取物对环孢素的药动学无明显影响，而高含量提取物明显改变环孢素的药动学。与低含量提取物相比，高含量提取物可使环孢素 $AUC_{0\sim12\,\mathrm{h}}$ 减少 45%（$P<0.05$），高含量提取物治疗期间环孢素的每日量需增加 65%（$P<0.05$）才能达到相同疗效（Mai et al，2004）。

机制 金丝桃的抗抑郁、抗病毒和抗菌等作用似乎与其含有的贯叶金丝桃素、金丝桃素（hypericin；金丝桃蒽酮，海棠素），以及类黄酮等成分有关。据报道，金丝桃的光敏反应也归因于其内所含的金丝桃素。

已知金丝桃或金丝桃制剂中的有效成分贯叶金丝桃素是孕烷-X-受体（PXR）的强效激活剂，而激活的 PXR 可诱导 CYPs（包括 CYP3A4、CYP2C9，及 CYP2C19，特别是 CYP3A4）和 P-糖蛋白（鉴于 CYP3A4 和 P-糖蛋白的底物有重叠，因此，凡是对 CYP3A4 有诱导作用的化合物或药物多半对 P-糖蛋白也有诱导作用），也诱导编码其他转运蛋白和 2 相代谢酶基因的表达，如 OATP1B1/1B3、SULTs，以及 UGTs 等。可见，金丝桃与其他药物之间的相互影响主要起因于对 PXR 的激活。鉴于环孢素主要经由 CYP3A4 代谢（CYP3A5 也起一定作用），同时也是 P-糖蛋白的底物，因此认为，金丝桃对环孢素药动学的影响与其对 PXR 的激活从而诱导 CYP3A4/5 和 P-糖蛋白的合成有关。Mai 等的研究表明，金丝桃对 CYP3A4 的诱导程度与制剂中贯叶金丝桃素的含量显著相关（如上述）。

建议 金丝桃提取物含有多种生物活性成分，这些成分至少分属于 10 类化合物。已经分离出的主要化合物有苯并二蒽酮类的金丝桃素，间苯三酚衍生物贯叶金丝桃素，以及黄酮类的槲皮素（quercetin；栎精）、金丝桃苷（hyperoside）、芸香苷（rutoside；芦丁）、槲皮素-3-O-葡糖醛酸苷（miquelianin, quercetin 3-O-glucuronide）、槲皮苷（quercitrin）等。迄今为止，已经证明金丝桃中最有可能导致环孢素药动学参数改变的成分是间苯三酚类的贯叶金丝桃素。

金丝桃及其提取物可用于多种疾患的治疗，包括细菌和病毒感染、呼吸障碍、皮肤创伤、消化性溃疡和炎症等。然而，金丝桃制剂最常用来改变心情，以缓解轻中度抑郁发作或重度抑郁的相关症状。一系列临床试验表明，其情绪增强效果至少相当于广泛应用的合成抗抑郁药，如氟西汀、帕罗西汀、舍曲林，及丙咪嗪等，而不良反应仅为合成抗抑郁药的 10%。这也是其应用比较广泛的重要原因。

尽管金丝桃制剂对其他药物影响的程度与贯叶金丝桃素的含量有关，且有报道表明金丝桃抗抑郁作用以及负责 PXR 转录激活的主要成分也是贯叶金丝桃素（似乎与金丝桃素无关），但高含量制剂并不增强其抗抑郁作用。因此，为避免联合用药治疗中不必要的药物安全性风险，抑郁症发作的患者应优先选用贯叶金丝桃素含量较低的金丝桃产品。目前金丝桃的建议用量是每日 180～1800 mg。为避免金丝桃所致药代动力学相互影响的风险，建议每日贯叶金丝桃素摄入量不要超过 1 mg（目前可得到的金丝桃产品中贯叶金丝桃素的含量从 <0.1%～6.0% 不等；1 mg 贯叶金丝桃素相当于 0.1% 的产品 1000 mg，相当于 6.0% 的产品大约 17 mg）。Chrubasik-Hausmann 等的报道表明，每日剂量 <1 mg 的贯叶金丝桃素对 CYP3A4 或 p-糖蛋白底物的药动学不太可能产生明显影响。

建议正在应用环孢素治疗的患者最好避免给予金丝桃产品。应用上述其他药物治疗期间如欲应用金丝桃，最好在医生的指导下进行，因为这些药物的剂量有可能需要进行调整。抑郁症患者如欲应用金丝桃，建议采用贯叶金丝桃素含量较低的金丝桃制剂（Mai et al，2004；Nicolussi et al，2020）。

注：单胺类神经递质假说激发的受体结合研究提示，金丝桃提取物除对 PXR 的转录激活作用外（如上述），与 5-羟色胺受体、多巴胺受体、γ-氨基丁酸受体、β-肾上腺素受体、皮质类固醇受体、雌激素受体、毒蕈碱受体、阿片受体、NMDA 受体，以及 MAO、COMT 和多巴胺羟化酶等也有一定影响。1997 年，Müller 等率先探讨了金丝桃提取物对 β-肾上腺素能受体的影响。结果表明，应用金丝桃提取物处理后，大鼠脑皮质 β-肾上腺素能受体数目下调，但受体亲和力无改变。像 5-HT 再摄取抑制剂和三环类抗抑郁药一样，金丝桃提取物的应用使突触体、脑切片，以及神经元细胞中单胺类神经递质再摄取被抑制，不过这种抑制作用与 5-HT 转运蛋白无关，其抑制作用类似于利血平（Singer 等推测这种抑制作用起因于细胞内游离钠浓度的非选择性增加）。因此，有必要进行进一步研究，以确定金丝桃的抗抑郁作用及 PXR 的转录激活作用等是否还有其他成分参与。

［环孢素（环孢霉素 A，环孢菌素）－甘草（国老，甜草）］[2]
Cyclosporine－Liquorice（*licorice*，*Radix liquiritiae*，*liquiritia glycyrrhiza*）

要点　Hou 等采用大鼠进行的一项研究表明，甘草提取物及其主要成分甘草酸苷（甘草皂苷，甘草酸，甘草甜素；glycyrrhizin，GZ；是甘草的甜味成分）明显降低大鼠环孢素的 C_{max} 和 AUC，因此有可能削弱环孢素的作用（Hou et al，2012）。

有关药物　Tang 等采用大鼠肝微粒体进行的药动学研究表明，甘草预处理的大鼠，其微粒体中 CYPs 的水平明显高于非处理组（对照组）。CYPs 水平升高的幅度与剂量有关。与对照组相比，1 g/kg 组和 3 g/kg 组 CYPs 的水平分别增加 62% 和 91%。甘草预处理组利多卡因（lidocaine）的代谢速度明显高于对照组，清除半衰期缩短 39%，总体清除率增加 59%（Tang et al，2009）。

Ha 等采用 SD 大鼠进行的研究表明，甘草预处理（每日 3 g/kg 灌胃，连续 14 天）可使紫杉醇（paclitaxel；3 mg/kg 静脉给予）的 AUC 减少（从 7483.08±528.78 mg·h/L 减少至 6679.12±266.56 mg·h/L，$P<0.01$）。然而，单剂甘草灌胃对紫杉醇的药动学无明显影响（Ha et al，2020）。Wang 等应用大鼠进行的一项研究表明，甘草芍药汤（SGD）每日 752 mg/kg 连续灌胃 14 天对单剂紫杉醇（3 mg/kg）的药动学也有明显影响，与对照组相比，紫杉醇的 $AUC_{0\sim\infty}$ 减少 14%（$P<$

0.01），总清除率增加 20%（$P<0.01$）；单剂 SGD 对紫杉醇的药动学无影响（Wang et al，2017）。这与 Ha 等的研究结果相符。

Zhao 等采用人肝微粒体（HLM）进行的一项体外研究表明，GZ 的主要代谢物甘草次酸（Glycyrrhetinic acid，GA；甘草中的主要活性成分）可能主要经由 CYP3A4 代谢，CYP2C9 和 CYP2C19 也起一定作用，其他 CYPs 对 GA 的代谢很少或无影响。具体表现为 GA 对双氯芬酸（diclofenac）经 CYP2C9 的 4-羟化作用、对 S-美芬妥因（S-mephenytoin）经 CYP2C19 的 4'-羟化作用，以及咪达唑仑（midazolam）经 CYP3A4 的 1'-羟化作用的 IC50 比 HLM 特异性抑制剂分别高 3.3 倍、2.8 倍和 8.6 倍。然而，GA 对非那西丁（phenacetin）O-脱乙基、右美沙芬（dextromethorphan）O-脱甲基和氯唑沙宗（chlorzoxazone）6-羟化的抑制作用相对较小（IC50>400 μm）（Zhao et al，2012）。

Li 等采用大鼠进行的体内外研究表明，长期给予甘草酸二铵（甘利欣；diammonium glycyrrhizinate，DG）可促进大鼠对免疫抑制剂霉酚酸酯（mycophenolate mofetil，MMF；吗替麦考酚酯）的整体代谢（Li et al，2016）。

机制 已知环孢素是 CYP3A4、P-糖蛋白，以及 MRP2 的底物，其吸收和处置与 CYP3A4 及 P-糖蛋白密切相关。有证据表明，甘草提取物及其主要成分 GZ 对 CYP3A4 和 P-糖蛋白（特别是肠道中的 CYP3A4 和 P-糖蛋白）有诱导作用。因此认为，甘草提取物及 GZ 诱导 CYP3A4 和 P-糖蛋白，从而降低环孢素的口服生物利用度，是环孢素 C_{max} 降低和 AUC 减少的主要原因。鉴于诱导作用需要一定时间，因此单剂甘草的预处理对 CYPs 底物的药动学不会造成明显影响。

MMF 是 UGTs 的底物，因此推测，长期给予 DG 所致的 MMF 代谢加速与诱导 UGT1A 的表达有关。DG 处理组大鼠肝 UGT1A 活性及 UGT1A mRNA 表达显著增加。UGT1A 在肠道中的表达水平也增加，但与观察到的肠道 UGT1A 活性下降相矛盾。这种现象可能与肝、肠中 GA 浓度的差异对 UGT1A 活性的抑制作用不同有关。总之，Li 等的研究结果表明，DG 对 UGT1A 亚型的表达和活性具有多重影响，这为进一步了解 DG 与其他药物之间相互影响的机制奠定了基础（Li et al，2016）。

总的说来，甘草或其提取物（包括 GZ 和 GA）应用之初对 P-糖蛋白或某些 CYPs 底物的代谢表现为抑制，长期应用后的影响应是抑制作用和诱导作用的综合结果，但通常诱导作用更明显，因此，总的结果是同时应用的 P-糖蛋白或 CYPs 底物 C_{max} 和 AUC 的降低。

建议 目前可得到的资料表明，甘草及其提取物单次或短期应用，对 CYP3A4、CYP2C9、CYP2C19、P-糖蛋白，以及 UGT1A 等有可能表现为抑制作用（大多数情况下表现为竞争性抑制，但也有机制性抑制的可能）。然而，长期（3～5 天以上）应用对上述转运蛋白或代谢酶有可能产生诱导作用。

环孢素是一种治疗窗狭窄的免疫抑制剂，广泛应用于器官移植患者。机制研究表明，长期应用甘草提取物或 GZ 和 GA，明显诱导 P-糖蛋白和 CYP3A4，显著降低环孢素的口服生物利用度，因此禁用于正在接受环孢素治疗的患者。同时应用其他 P-糖蛋白和（或）CYP3A4 底物时也应慎用甘草制剂。

甘草在临床上常与抗肿瘤药紫杉醇合用，以缓解紫杉醇引起的疼痛。然而，甘草对紫杉醇药动学影响的结果仍然是未知的，因此，有必要联用时应注意监测。无论如何，Ha 等的研究结果将有助于更好地利用甘草在辅助治疗中的作用，并为研究中草药与化疗药物的相互影响提供有价值的信息。

注：甘草在分类上属于豆科植物甘草属，是一类重要的多年生草本植物，在我国主要种植于干旱半干旱地区。甘草属植物大约有 30 种，但在我国作为药用而收载的甘草主要有 3 种，即乌拉尔甘草（Ural Licorice，*Glycyrrhiza uralensis* Fisch）、胀果甘草（*Glycyrrhiza inflata* Batal），以及光果甘草（*Glycyrrhiza glabra* L）（Yang et al，2010）。甘草作为最常用的中药，具有多种药理作用，单用有止咳、祛痰、抗炎、抗过敏，以及解痉止痛等作用（如下述），也可作为方剂中的佐药或使药引药入经，或调和诸药从而发挥增效减毒的协同作用。因此，大约 60% 的中药方剂中含有甘草。甘草也是食品工业中某些食品的增甜剂或调味剂，在欧洲和东方国家是一种很受欢迎的药物。在欧亚各国用来治疗消化性溃疡病、便秘和咳嗽等已有很长的历史。

甘草中含有多种成分，如黄酮类（flavonoids）的异甘草苷元（isoliquiritigenin；异甘草素）和刺芒柄花素（formononetin），三萜类（triterpenoids）的 GZ 和乌拉尔甘草皂苷（uralsaponin）A/B，香豆素类（coumarins）的甘草香豆素（glycycoumarin）和新甘草酚（neoglycyrol），多糖类（polysaccharides）的甘草葡聚糖（glycyrrhiza glucan）GBW 和甘草多糖（glycyrrhiza polysaccharide）UA/UB/UC，以及二苯乙烯类（stilbenoids）。现代临床和实验研究表明，它们具有抗炎（如 β-GA）、抗菌（如黄酮类）、抗病毒（如甘草次酸）、抗原虫（如甘草查尔酮 A）、抗氧化（如甘草查尔酮 A、B、C，以及 D）、保肝（如 GA）、抗肿瘤（如 GA）、抗溃疡、解痉、抗氧化、抗过敏、降糖、抗抑郁、祛痰，以及增强记忆力等多种药理作用。其中黄酮类和三萜皂苷类是甘草中具有生物活性的主要组成部分（Yang et al，2010）。

Li 等对甘草与其他中药之间的药动学相互影响进行的分析表明，甘草的药动学效应是由其大分子（如蛋白质）和小分子（如上述的黄酮类和三萜皂苷类）等成分共同作用的结果；作用机制与形成复合物及其对药物溶解度、通透性、分布，和代谢等的影响有关。

单剂甘草的解毒作用主要与抑制合用中药的有毒成分在肠道的吸收有关（甘草中的某些成分可与有毒化合物形成复合物并使其沉淀）。相反，连续多次应用甘草的解毒作用主要起因于对药物代谢酶和转运蛋白的诱导（Li et al，2019）。

GA（由 1 分子 18β-GA 和 2 分子葡萄醛酸结合生成的甘草酸钾盐或钙盐）是甘草中含量最多的活性成分，GZ（常用于慢性肝炎的治疗）是 GA 的水解产物，也是在体内发挥药理作用的主要活性代谢物。因此，GA 和 GZ 都可用于治疗。由于 GA 和 GZ 多方面的广泛应用，因此与其他药物之间的潜在相互影响已引起关注。综合有关文献报道，认为 GA 和 GZ 对多种药物代谢酶及转运蛋白的活性可产生影响。例如，GZ 可通过激活 PXR 诱导 CYP3A 和 P-糖蛋白的活性。体外研究表明，18β-GA 是 P-糖蛋白的强效抑制剂，GA 和 GZ 对 MRP1、MRP2，以及 BCRP 有中度抑制作用。可见，许多药物的药动学和药效学有可能受 GA 和 GZ 的影响。总的来说，GA 和 GZ 或相关产品在与其他药物一起服用时应谨慎（Feng et al，2015）。

GZ 的肝胆排泄涉及 OATP1B1/1B3（大鼠 Oatp1b2）介导的肝从血液中摄取和 P-糖蛋白/MRP2/BCRP（ABCG2）/BSEP 介导的从肝内排入胆汁。采用大鼠进行的研究表明，利福平损害 GZ 经 Oatp1b2 的肝摄取（已知利福平对 Oatp1b2 有明显抑制作用），显著增加其全身暴露，进一步证实 GZ 是 OATP1B 的底物（Dong et al，2018）。

Rossi 等采用 SD 大鼠进行的体内研究表明，GZ 及其异构体之间在毒性和组织病理学改变方面有很大差异，18α-GA 处理的大鼠组中观察到的致病作用最明显。一般说来，这种毒性作用对心脏尤其是乳头肌有选择性。观察到的心肌损伤（肌溶解和细胞凋亡）与炎症反应或纤维化无关，这与其他药物引起者不同。在解释上述发现时，关键的一点是确定 GZ 和 18α-GA 引起的肌溶解和细胞凋亡究竟是剂量和时间依赖性的，还是连续相互关联的，抑或是独立的现象。显然，在有醛固酮增多症或心脏病的情况下，应避免以增甜剂、调味剂或药物的形式摄入甘草。

在易感受试者中，无论是作为药物还是甜味剂的形式摄入大量 GZ，都会诱发盐皮质激素增多症样综合征，伴有高血压、低血钾和横纹肌溶解，有时伴有严重的肾衰竭和低钾血症诱发的心律失常。已知 GZ 也可异构化成 18α-和 18β-GA。Rossi 等曾经报道，低剂量的这些代谢物可导致大鼠产生高血压或使利尿剂的作用减弱。特别是 α-异构体，可使钙离子的尿排泄量明显增加。Rossi 等的研究结果证实，18α-GA 比 18β-异构体或 GZ 的毒性更大。用 α-异构体处理的大鼠组织样本病理学研究也显示对心肌的选择性损伤，伴有水肿、肌溶解，和细胞凋亡（Rossi et al，1999）。

Kent 等测定了强效抗氧化剂甘草提取物和纯化甘草提取物异黄烷类（isoflavan）的光甘草定（glabridin；甘草黄酮；一种来自甘草的异黄烷）对几种 CYPs（是一类亚铁血红素，属于硫醇盐蛋白超家族，参与内源性物质和包括药物、环境化合物在内的外源性物质的代谢）活性的调节作用。结果表明，甘草提取物和光甘草定依时间和浓度依赖性方式失活人体主要的药物代谢酶 CYP3A4。这种失活作用也是 NADPH 依赖性的，并且广泛透析不能逆转。进一步分析表明，酶活性减弱与 CYP 还原型 CO 光谱亏损和完整血红素的部分丧失有关。相反，用浓度相近的 2，4-二甲基光甘草定和 NADPH 孵育的 CYP3A4 不会被失活。光甘草定对 CYP2B6 的失活作用同样是时间和浓度依赖性的。被光甘草定失活的 CYP2B6 大部分能够形成还原型 CO 光谱，表明这种异构体对血红素没有修饰作用。P450血红素的高效液相色谱分析证实，光甘草定和NADPH的孵育不会导致血红素部分的破坏。光甘草定竞争性抑制CYP2C9的活性，而对CYP2D6和CYP2E1几乎无影响。这些资料表明，光甘草定可能至少作为3种CYPs的底物，且其代谢可导致CYPs的机制性失活或抑制（因异构体的不同而各异）。血红素及还原型CO光谱分析也表明，光甘草定通过不同的机制导致CYP2B6和CYP3A4失活（Kent et al，2002）。

Lü等采用高效液相色谱—串联质谱（HPLC-MS/MS）CYP特异性探针底物分析法评价了GA对人肝微粒体（HLMs）和重组cDNA表达酶系统中5种CYPs（CYP2A6、CYP2C9、CYP2C19、CYP2D6，以及CYP3A4）活性的影响。用咪达唑仑作为探针底物，GA显著降低CYP3A4的活性，在HLMs中的IC50为8.195 μM，在重组cDNA表达的CYP3A4酶系统中的IC50为7.498 μM。对CYP3A4活性的影响程度依赖于剂量，而不依赖于时间。米—曼氏方程双倒数曲线图（Lineweaver-Burk plots）结果表明，GA对CYP3A4活性的抑制作用是竞争性的，在HLMs中的Ki值为1.57 μM。GA对HLMs中的CYP2C9和CYP2C19也有明显抑制作用，IC50分别为42.89 μM和40.26 μM，对其他CYPs无明显影响。对小鼠的体内研究也证实了这种抑制作用。此外，还观察到GA处理的小鼠肝中CYP2C和CYP3A家族的mRNA表达显著降低。总之，他们的研究表明，GA与其他药物之间的相互影响可能起因于对CYP3A4的竞争性抑制（Lü et al，2016）。

化妆品成分评审专家组认为，GA、甘草次酸钾、琥珀酰甘草次酸二钠、甘草次酸甘油酯、甘草次酸硬脂酸酯、硬脂酰甘草次酸酯、GZ、甘草酸铵、甘草酸二钾、甘草酸二钠、甘草酸三钠、甲基甘草酸，以及甘草酸钾等成分在标准化妆品配方中的含量对人体是安全的（CIREP，2007）。

［环孢素（环孢霉素A，环孢菌素）-其他药物］[2]
Cyclosporine（Cyclosporin A，Ciclosporin）-Other Drugs

要点 随着环孢素作为免疫抑制剂的广泛应用，与其他药物发生相互影响的报道日益增多。归纳起来主要有三方面，一是通过药动学的相互影响，增加环孢素血浓度，有致肾损害的危险；二是通过药动学的相互影响，降低环孢素的血浓度，有致移植器官排斥反应的危险；三是合用药物与环孢素的药理作用或毒性作用相加，从而导致肾和（或）肝的损害。

有关药物 已经充分证明可增加环孢素血浓度的药物尚有Ⅲ类抗心律失常药胺碘酮（amiodarone；通过抑制CYP3A4及P-糖蛋白。Aronson，2007），钙通道拮抗剂维拉帕米和尼卡地平，H₂受体拮抗剂西咪替丁，质子泵抑制剂奥美拉唑和雷贝拉唑，止吐药甲氧氯普胺，糖皮质激素泼尼松（prednisone）、泼尼松龙、甲泼尼龙（现已明确证明糖皮质激素可抑制CYP3A4，从而阻碍环孢素的代谢。但是影响可能是双向的，即糖皮质激素的血浓度也有可能因代谢的竞争而增加。另外，糖皮质激素，特别是地塞米松，对CYP3A4有一定诱导作用，故总的结果取决于抑制和诱导的综合），抗痛风药别嘌醇（allopurinol；抑制CYP3A4），大环内酯类抗生素红霉素和克拉霉素，抗真菌药氟康唑、酮康唑和伊曲康唑，抗疟药氯喹，HIV蛋白酶抑制剂如茚地那韦，及葡萄柚和葡萄柚汁（葡萄柚和葡萄柚汁中含有对CYP3A4有显著抑制作用的成分）等；仅有个案报道的药物有无环鸟苷、头孢他定、复方磺胺甲噁唑、达那唑、多西环素、胍法新、丙咪嗪、拉氧头孢、甲睾酮、炔诺酮、口服避孕药、雷尼替丁、噻嗪类利尿剂、华法林。

已充分证实可降低环孢素血浓度的药物有抗癫痫药苯巴比妥和苯妥英，抗抑郁中药金丝桃，胰岛素增敏剂曲格列酮，青霉素类抗生素萘夫西林（新青霉素Ⅲ，nafcillin；有可靠证据表明可诱导CYP3A4），抗结核病药异烟肼以及利福霉素类的利福平，非核苷类反转录酶抑制剂奈韦拉平，抗血小板药噻氯匹定（力抗栓，ticlopidine；新近证明可诱导CYP3A4）；仅有个案报道的药物有抗癫痫药卡马西平、扑米酮和丙戊酸钠，及抗血小板（抗痛风）药磺吡酮。

已充分证实与环孢素毒性作用相加可导致肾损害的药物有氨基苷类抗生素（如西索米星、庆大霉素、卡那霉素等），头孢菌素类抗生素（如头孢噻吩、头孢噻啶、头孢噻肟等），磺胺类（包括复方磺胺甲噁唑），甲氧苄啶，两性霉素B，阿昔洛韦，美法仑等；仅有个案报道的药物有卡托普利，甘露醇，依托泊苷（鬼臼乙叉苷），非噻嗪类中效能利尿药美托拉宗，非甾类抗炎药（如吲哚美辛）

以及万古霉素。

机制 第一类相互影响多半与同用药物抑制 CYP3A4，从而减少其代谢有关；对某些药物来说，血浆蛋白结合的置换以及对 P-糖蛋白的抑制也可能起一定作用。影响肾排泄的可能性也存在（可能性较小，因环孢菌素 90％以上经肝代谢后从胆汁排泄）。第二类相互影响的机制多半是同用药物诱导肝药酶（主要涉及 CYP3A4），促进环孢素的代谢。第三类相互影响的机制包括同用药物与环孢素药理作用或毒性作用相加、影响肾血流量（如吲哚美辛）或肝血流量（如雷尼替丁），从而增强肝肾毒性。

建议 环孢素最好避免与上述药物同用，但在许多临床情况下同时应用难以避免。如必须合用，可考虑调整环孢素的剂量，并严密监测肾功能。

环孢素对其他药物之间的影响相互影响参见其他章节。

［伏环孢素（伏孢霉素）－食物］[2]
Voclosporin－Food

要点 Mayo 等对健康受试者进行的一项双盲随机化安慰剂对照研究表明，低脂饮食和高脂饮食对单剂伏环孢素的药动学有不同程度的影响。与空腹口服相比，低脂饮食使伏环孢素的 C_{max} 降低 29％，$AUC_{0\sim\infty}$ 减少 15％，高脂饮食使其 C_{max} 降低 53％，$AUC_{0\sim\infty}$ 减少 25％。结果表明，高脂饮食对伏环孢素生物利用度的影响比低脂饮食更明显（Mayo et al，2013）。

有关药物 有证据表明，高脂饮食可使另一种钙调蛋白抑制剂环孢素的生物利用度明显增加（普通饮食对环孢素的药动学无明显影响，因此建议环孢素于普通餐后给药），这与高脂饮食对伏环孢素的影响正好相反。

机制 有证据表明，伏环孢素的吸收部分依赖于胆盐的乳化。理论上，高脂饮食可增加胆汁的分泌，从而有利于伏环孢素的吸收。然而，同是高脂溶性的钙调蛋白抑制剂，为什么高脂饮食对伏环孢素和环孢素的口服生物利用度影响相反，目前尚难做出令人满意的解释。

建议 Mayo 等的研究结果表明，高脂饮食确实可降低伏环孢素的口服生物利用度。因此建议，伏环孢素应在空腹状态下口服。

［伏环孢素（伏孢霉素）－酮康唑］[1]
Voclosporin－Ketoconazole

要点 Ling 等对 11 名健康受试者（皆为高加索人）进行的研究表明，伏环孢素 0.4 mg/kg 口服，12 小时 1 次，连用 20 天，于开始伏环孢素后的第 11～20 天同时给予酮康唑 400 mg 每日 1 次口服，结果表明，与伏环孢素单用相比，可使其 $AUC_{0\sim12}$ 增加 1755％（从 304±87 ng·h/ml 增加至 5513±1358 ng·h/ml），C_{max} 升高 545％（从 97.0±62.3 ng/ml 升高至 562.0±125.0 ng/ml），t_{max} 也从 1.5 小时延长至 3 小时（Ling et al，2013）。

有关药物 酮康唑与另一种钙调蛋白（calcineurin；钙调神经蛋白，钙调神经磷酸酶）抑制剂环孢素之间的类似相互影响已经证实（参见［环孢素（环孢霉素 A，环孢菌素）－酮康唑］）。根据体内过程的类似性推测，酮康唑与他克莫司以及西罗莫司等免疫抑制剂之间的类似相互影响也可发生。

Ling 等的研究表明，同时应用维拉帕米（verapamil）可某种程度上影响伏环孢素的药动学，但远不如酮康唑明显（使其 AUC 和 C_{max} 分别增加 1.1 倍和 1.7 倍，t_{max} 延长 20％）。

伏环孢素与 CYP3A4 的标准底物咪达唑仑同时应用，对两者的药动学都无明显影响。

同时应用伏环孢素和地高辛（digoxin），可使地高辛的 C_{max} 升高 50％，AUC 和尿排泄率分别增加 25％和 20％。

同时应用伏环孢素和利福平，可使伏环孢素的 C_{max} 和 AUC 分别减少 70％和 90％，使其 t_{max} 和 $t_{1/2}$ 分别缩短 43％和 85％。

综合 Ling 等的几项研究结果推测，强效 CYP3A4 抑制剂和（或）P-糖蛋白抑制剂，对伏环孢素的药动学可产生比较明显的影响（如酮康唑和维拉帕米），而单纯的 CYP3A4 底物对伏环孢素的药动学不会产生明显影响（如咪达唑仑）；P-糖蛋白的底物有可能受伏环孢素的影响（如地高辛）；CYP3A4 的强效诱导剂对伏环孢素的药动学可产生明显影响。

机制 已知酮康唑既是 CYP3A4 的底物，也是 CYP3A4 和 P-糖蛋白的强效抑制剂。体内外研究表明，伏环孢素是 CYP3A4 和 P-糖蛋白的底物，体外研究表明，它对 P-糖蛋白也有某种程度的抑制作用。因此推测，伏环孢素药动学的改变，与酮康唑对 CYP3A4 以及 P-糖蛋白的抑制有关。

维拉帕米是 CYP3A4 和 P-糖蛋白的底物，也是 P-糖蛋白的抑制剂。然而，认为其对伏环孢素药动学的影响主要起因于维拉帕米对 P-糖蛋白的抑制（包括肠道 P-糖蛋白被抑制后伏环孢素口服生物利用度的增加，以及肝 P-糖蛋白被抑制后伏环孢素经胆汁排泄的减少）。

CYP3A4 的标准底物咪达唑仑与伏环孢素之间之所以无明显的药动学相互影响，可能与两者对 CYP3A4 的亲和力无明显差别有关。

地高辛药动学的改变主要与伏环孢素对 P-糖蛋白的抑制有关（可能既包括竞争性抑制，也包括非竞争性抑制）。

利福平对伏环孢素药动学的影响主要起因于对 CYP3A4 的诱导，对 P-糖蛋白的诱导也可能起一定作用。

建议 伏环孢素是一种新型钙调蛋白抑制剂，应用经验不多，故了解其药动学特点对指导合理用药有重要临床意义。

根据 Ling 等的研究结果建议，对 CYP3A4 有强烈抑制作用的药物（如酮康唑）以及对 CYP3A4 有显著诱导作用的药物（如利福平）不应与伏环孢素同时应用。对 P-糖蛋白有中重度抑制作用的药物（如维拉帕米），与伏环孢素同用时应谨慎（需要对血药浓度以及安全性进行监测）。

尽管地高辛也是 P-糖蛋白的底物，但其对 P-糖蛋白的竞争性抑制不足以对伏环孢素的药动学以及药效学造成明显影响。然而，鉴于地高辛的安全范围较窄，伏环孢素通过抑制 P-糖蛋白对地高辛药动学造成的哪怕是轻微影响，也有可能导致严重的不良后果。因此，那些安全范围较窄的 P-糖蛋白底物，如果必须与伏环孢素同时应用，于同用期间应注意观察有无药物作用和毒性的改变，或密切监测血药浓度，并据情适当调整剂量。

单纯的 CYP3A4 底物（如咪达唑仑）与伏环孢素的同用无须避免，剂量也无须调整。

[他克莫司（他克罗姆）－华中五味子提取物][1]
Tacrolimus（FK-506）－ *Schisandra Sphenanthera* Extract（SchE）

要点 Xin 等在 12 名健康男性志愿者中进行的研究表明，同时应用华中五味子提取物（SchE），可使钙调蛋白抑制剂他克莫司的 AUC、AUMC（一阶矩－曲线下面积），及 C_{max} 分别增加 164.2%（95%CI：70.1，258.4；$P < 0.01$）、133.1%（95%CI：49.51，261.3；$P < 0.05$），及 227.1%（95%CI：155.8，298.4；$P < 0.01$）。CL/F（表观口服清除率）以及 V/F（表观口服分布容积）分别降低 49.0%（95%CI：31.1，66.9；$P < 0.01$）和 53.7%（95%CI：40.1，67.4；$P < 0.01$）。t_{max} 延长（从 1.4 延长至 1.8 h；$P < 0.001$）。他克莫司的 $t_{1/2}$ 非但无延长，反倒有某种程度的缩短（Xin et al，2007）。

有关药物 广义上来说，他克莫司的同类药物还有环孢素（cyclosporine）、西罗莫司（雷帕霉素；sirolimus，rapamycin）、特姆莫司（temsirolimus；是西罗莫司的脂化同系物，在体内代谢为西罗莫司发挥作用）、依维莫司（艾罗莫司；everolimus），及胍立莫司（脱氧司加林，吉斯立姆，古司培莫斯，脱氧精胍菌素；gusperimus）。就药理作用机制而论，他克莫司和环孢素同属神经钙蛋白（钙调蛋白）抑制剂，而西罗莫司、特姆莫司、依维莫司等则属于抗增殖免疫抑制剂。就结构而论，西罗莫司、依维莫司，及他克莫司同属大环内酯类。

根据相互影响的机制推测，同属神经钙蛋白抑制剂的环孢素与 SchE 之间可发生类似相互影响，抗增殖药西罗莫司、特姆莫司、依维莫司等与 SchE 之间的类似相互影响也可发生，因为它们在体内的过程像他克莫司一样，都涉及 CYP3A4 和 P-糖蛋白。

机制 有证据表明，五味子中含有多种有效成分，其中所含的五味子素 B 和戈米辛 A（gomisin

A) 是 P-糖蛋白抑制剂，而其内所含的戈米辛 B 是 CYP3A4 抑制剂。已知他克莫司是 CYP3A4/5 和 P-糖蛋白的底物，因此认为，SchE 中的某些成分对 CYP3A4/5 和（或）P-糖蛋白的抑制是该影响的原因。鉴于同时应用 SchE 可使他克莫司的 $t_{1/2}$ 缩短，故他克莫司 AUC、AUMC，及 C_{max} 的增加主要起因于生物利用度的增加（他克莫司 CL/F 的降低也可能是生物利用度增加的结果），也就是说 SchE 主要抑制肠道中的 CYP3A4/5 和（或）P-糖蛋白，而非肝。

建议　临床上所用的 SchE 是一种胶囊剂，属于处方药，每个胶囊含有 11.25 mg 去氧五味子素（deoxyschizandrin）。该药在国内广泛用于病毒性和药物性肝炎的治疗，也常与他克莫司联用以治疗移植患者的药物性肝炎。然而，鉴于 SchE 可使他克莫司的生物利用度明显增加，加之后者的治疗窗狭窄，故如非必需，最好避免两者联用。如有必要联用，于联用期间必须密切监测他克莫司血浓度，并适时进行剂量调整（他克莫司剂量的减少有可能导致疗效减弱，对移植患者存在极大风险。有鉴于此，需要进行进一步探讨）。

Xin 等对 64 名肾移植患者进行的另一项随机化对照研究表明，应用他克莫司、吗替麦考酚酯，及强的松三联治疗的患者加用低剂量 SchE（相当于 2 mg 的胶囊每次 1 粒，每日 2 次，计 6 个月）者，与未加用者相比，他克莫司的谷浓度以及浓度/剂量比值分别增加 100.5% 和 220.7%，他克莫司的需要量可减少 34.0%；研究期间各种生化指标以及他克莫司的毒副作用未见有明显改变。据此，他们认为，低剂量 SchE 作为他克莫司的节省剂，与他克莫司联用是安全的（Xin et al, 2011）。然而，如前所述，这一研究结果有必要进行进一步临床验证。

［他克莫司（他克罗姆）－金丝桃（贯叶连翘，圣约翰草）］[1]
Tacrolimus（FK-506）－St. John's wort（Saint John's wort，SJW，*Hypericum Perforatum*）

要点　对 10 名健康受试者进行的研究表明，单次给予 0.1 mg/kg 他克莫司后，发现同时给予金丝桃（300 mg 口服，每日 3 次，连用 18 天）可显著降低他克莫司的 AUC ［从对照值的 (306.9±175.8) $\mu g \cdot h/L$ 降至 (198.7±139.6) $\mu g \cdot h/L$；$P=0.004$］，增加其表观口服清除率 ［从 (349.0±126.0) ml/(h·kg) 增至 (586.4±274.9) ml/(h·kg)；$P=0.01$］ 和表观稳态口服分布容积 ［从 (11.5±4.3) L/kg 增至 (17.6±9.6) L/kg；$P=0.04$］（Hebert et al, 2004）。

曾有报道说，1 例肾移植患者自行应用金丝桃后，他克莫司血浓度从 6～10 $\mu g/L$ 降至 1.6 $\mu g/L$。新近 Mai 等报道说，连续应用 2 周金丝桃，使他克莫司的 AUC 下降，C_{max} 也明显降低 ［(29.0±10.1) ng/ml 对 (22.4±12.8) ng/ml；$P=0.001$］，但他克莫司的 $t_{1/2}$ 和 t_{max} 无改变。

另据报道，应用他克莫司的同时给予金丝桃素 600 mg 口服，每日 1 次，可使他克莫司的峰浓度及谷浓度皆降低，AUC 明显减少。

该影响的幅度取决于金丝桃制品中所含金丝桃素（金丝桃蒽酮，海棠素；hypericin）以及贯叶金丝桃素（hyperforin）的量。

有关药物　越来越多的证据表明，金丝桃和环孢素（cyclosporine）之间可发生类似相互影响，有因应用金丝桃而使环孢素浓度降低，导致移植实体器官发生免疫排斥者。理论上，凡是 CYP3A4 和（或）P-糖蛋白底物的药动学都可受金丝桃的影响，已经证实的包括二氢吡啶类钙拮抗剂硝苯地平（nifedipine）、苯二氮䓬类的阿普唑仑（alprazolam）、口服避孕药（oral contraceptives），及 HIV 蛋白酶抑制剂茚地那韦（indinavir）等。

机制　他克莫司（以及环孢素）是 CYP3A4 和 P-糖蛋白的底物。金丝桃是一种抗抑郁中药产品，对 CYP3A4 和 P-糖蛋白有诱导作用。试验表明，金丝桃诱导他克莫司的代谢，极有可能与诱导 CYP3A4 和 P-糖蛋白的表达有关。

有人认为，这种相互影响的根本机制是对药物代谢酶 CYP3A（主要是 CYP3A4）和药物转运蛋白 P-糖蛋白的调节。金丝桃是人类 P-糖蛋白以及肝和肠道中 CYP3A4 的诱导剂。Durr 等发现，健康受试者给予金丝桃（300 mg 每日 3 次，连用 14 天）使十二指肠 P-糖蛋白的表达增加 37%，地高辛（digoxin）的 AUC 相应减少 18%。另外，根据[14]C 标记红霉素呼吸试验，发现给金丝桃后十二指肠

CYP3A4 表达增加 48%，肝 CYP3A4 活性升高 44%。

金丝桃含有多种成分，仅对其中调节 CYP3A4 和 P-糖蛋白活性的少数成分进行了研究。体外研究表明，长期应用金丝桃素强烈诱导 LS-180 肠腺癌细胞 P-糖蛋白的表达，作用强度与剂量有关，但高浓度金丝桃素抑制 Caco-2 单层细胞 P-糖蛋白介导的若丹明（rhodamine）123 的转运。贯叶金丝桃素在体外通过活化孕甾烷（妊烷；pregnane）X 受体而诱导 CYP3A 的表达，而金丝桃素似乎并不诱导 CYP3A。

建议 他克莫司是用于移植后预防排斥的强效免疫抑制剂，而器官移植后约有 1/3 的患者存在抑郁，因此是器官移植后的常见问题。金丝桃是无须处方即可得到的中药制品，许多人用其治疗抑郁。

鉴于他克莫司的治疗范围较窄，故药动学参数的改变超过 25% 就认为有临床意义。已知他克莫司的代谢和转运可被多种药物诱导。与利福平（rifampin）相比，金丝桃对 CYP3A4 和 P-糖蛋白的酶诱导作用中等。有报道表明，健康志愿者同时应用利福平和他克莫司，使口服他克莫司的 AUC 平均下降 67%（58%~74%）；而与金丝桃同用时，口服他克莫司的 AUC 平均下降 34%。

这种相互影响的可能后果是器官移植者的免疫排斥。由于金丝桃无须处方即可得到，且应用者普遍认为很安全，因此教育患者了解这种相互影响显得很重要。

注：包括金丝桃在内的草药制剂（herbal products）和其他药物（other drugs）之间的相互影响越来越多见。根据目前可得到的资料分析，多数草药产品主要是通过诱导某些药物代谢酶从而对其他药物的代谢发生影响（如人参、槲皮素、丹参提取物、甘草酸等都可诱导 CYP3A4 底物咪达唑仑的代谢）。有关细节参见［咪达唑仑（速眠安，咪唑二氮䓬)－槲皮素（栎精)］以及［咪达唑仑（速眠安，咪唑二氮䓬)－丹参提取物］等项下的内容。因此可以预料，这类相互影响的结果多半是同用药物作用的减弱（但也并非完全如此，如银杏提取物和华中五味子提取物可抑制咪达唑仑的代谢。参见［咪达唑仑（速眠安，咪唑二氮䓬)－华中五味子提取物]）。然而，像葡萄柚汁一样，药物与草药中植物化学成分之间的相互影响可能非常复杂。不同群体中所用草药的类型以及应用的频度也可极为不同。例如，我国人民同时应用草药和西药的情况更为多见，故此类相互影响的可能性也就越大。

据估计，全球有 5%~20% 的群体应用草药，每年因此消费约 4000 亿人民币（约 600 亿美元）。正在应用草药的个体同时应用处方药或非处方药者高达 43%。在这种情况下很有可能发生药物相互影响，如上所述，相互影响的形式多半是诱导。

控制诱导反应的分子机制已充分确立，其中最为明确的是配基（Ligand）依赖性核受体［例如孕烷 X 受体（PXR），结构性雄甾烷受体（CAR），或芳香烃（碳酸化合物）受体（AhR)］的转录活化。

应用草药治疗者有 15% 是针对抑郁的，其中金丝桃是最常用的中药产品。Ruschitzk F 等首次报道了由该药引起的药物相互影响（Lancet，2000，355：547）。他们发现一例正在应用环孢素的心脏移植患者因其他原因同时服用金丝桃后，导致明显的移植物排斥反应。随后 2 年相继报道多例器官移植后的金丝桃－环孢素之间的相互影响。也已证明，金丝桃也降低茚地那韦的血浓度，从而导致 HIV 负荷增加（Piscitelli，*Lancet*，2000，355：548）。这两种相互影响的机制都是由于活化了 PXR，接着诱导 CYP3A4（大约有 50% 的药物经由该酶代谢）和 P-糖蛋白。据此推测，金丝桃也可改变其他药物的处置，包括某些用于肿瘤治疗的细胞抑制药（如多柔比星、依托泊苷、紫杉醇、长春碱），心血管系统药物（胺碘酮、地高辛），HIV 蛋白酶抑制剂（奈非那韦、利托那韦、沙奎那韦），及免疫抑制药（如西罗莫司）。另外，有充分证据表明，金丝桃也诱导其他药物代谢酶，包括 CYP2C9（因此可使华法林的疗效明显降低）、CYP2C19，及 CYP1A2（导致茶碱的作用显著减弱）。根据金丝桃对许多药物处置关键基因的各种作用推断，它可使大约 80% 的药物的效应受影响（Tomlinson et al，2006；Tirona et al，2006）。

目前认为，金丝桃制剂对 CYP3A4 的诱导作用与其内含有两种化学成分——金丝桃素以及贯叶金丝桃素——有关，两者的含量决定着诱导作用的强度。鉴于上述两种成分含量较低或不含有上述两种成分的金丝桃提取物或金丝桃制剂临床效果相近，因此建议，将金丝桃制剂或其提取物中金丝桃素以及贯叶金丝桃素的含量限制在1%以下，以期预防与其他同用药物发生重要的药物相互影响。对P-糖蛋白的诱导作用是否可通过该措施以防止，目前尚难定论（Madabushi et al，2006）。

　　为预防中草药对其他药物造成的不良影响，特提出如下建议：①没有医生的指导，草药产品不应盲目使用，特别是未经科学验证或无临床安全资料者；②对那些希望应用草药产品的患者，应告知有可能发生的不良反应和药物相互影响，并密切观察潜在的有害作用；③处方者应警惕应用草药期间有可能发生药物疗效的突然改变；④注意饮食，考虑选用较安全的草药代用品，而不是改变药物治疗方案；⑤长期应用具有诱导作用的草药，当疗效稳定时，如欲停用草药产品，应逐渐减量，以免发生毒性。

[他克莫司（他克罗姆）－利福平（甲哌利福霉素，利米定）][2]
Tacrolimus－Rifampin（Rifampicin）

　　要点　免疫抑制剂他克莫司像环孢素一样，同属神经钙蛋白（calcineurin）抑制剂，虽然两者的化学结构（甚至作用的分子靶）有明显不同，但是，作用、抑制正常T细胞信号转导的机制、用途，甚至不良反应都类似（他克莫司的上述特点与西罗莫司有显著差别。虽然他克莫司的化学结构与西罗莫司类似，药理作用和用途也基本相同，但是，两者的作用机制、代谢途径，及不良反应有明显差别。另外，他克莫司通过干扰钙调磷酸酶的活性从而发挥免疫抑制作用，而西罗莫司是通过抑制西罗莫司靶点，即抑制丝氨酸/苏氨酸蛋白激酶活性，最终发挥免疫抑制作用）。近有证据表明，他克莫司也是P-糖蛋白的底物（故其肾排泄也会受维拉帕米、地尔硫䓬等P-糖蛋白抑制剂的影响），在体内的代谢途径也基本相同（其代谢主要由CYP3A4负责）。因此，凡是可与环孢素发生相互影响的药物，与他克莫司多半也可发生相互影响，处理原则也基本适用。但也可能存在一定差别，有关细节参见［他克莫司（他克罗姆）－伏立康唑］有关药物项下的内容。

　　建议　有关他克莫司与利福平之间相互影响的机制以及用药注意事项等细节参见［环孢素－利福平］项下的内容。

[他克莫司（他克罗姆）－伏立康唑][1]
Tacrolimus（FK-506）－Voriconazole

　　要点　体内外研究表明，唑类抗真菌药伏立康唑像酮康唑一样，对他克莫司的口服生物利用度有明显影响。

　　Spriet等的病例报道表明，当将他克莫司和伏立康唑从静脉转为口服后，他克莫司的谷浓度明显升高，从口服时的6～7 ng/ml很快升高至10～11 ng/ml，伏立康唑的谷浓度无明显改变（Spriet et al，2013）。

　　有关药物　Nara等对同种异体造血干细胞移植者进行的一项研究表明，同时应用唑类抗真菌药伊曲康唑（itraconazole），与他克莫司单用时相比，可使其C_{max}增加4.6倍，需要量降至对照的33.7%，且该影响部分与CYP3A5的多态性相关（这与环孢素－伊曲康唑之间的相互影响有所不同，即伊曲康唑对环孢素的影响与CYP3A5的多态性无明显相关，说明CYP3A5不明显涉及环孢素的代谢。CYP3A5多态性影响他克莫司的疗效，而对环孢素的疗效无影响，也进一步说明环孢素的代谢与CYP3A5无明显相关）（Nara et al，2013）。

　　根据他克莫司的体内过程推测，所有唑类抗真菌药（包括酮康唑、伊曲康唑，及氟康唑等）与他克莫司之间都可发生类似相互影响，且酮康唑和伊曲康唑等对他克莫司的影响可能更明显。

　　机制　他克莫司是CYP3A4的底物（其代谢也部分的涉及CYP3A5），而伏立康唑经由CYP3A4代谢，同时对CYP3A4有抑制作用（伏立康唑的代谢涉及多种CYP，包括CYP3A4、CYP2C9，及CYP2C19，同时对这些CYP有抑制作用，其对CYP代谢的依赖程度以及对这些CYP的抑制程度从强到弱依次为CYP2C19＞CYP2C9＞CYP3A4）。因此认为，该影响主要起因于伏立康唑对他克莫司经CYP3A4代谢的抑制（包括竞争性抑制和非竞争性抑制；其抑制作用既可发生于肝，也可发生于肠道，但可能以对肠道CYP3A4的抑制作用为主）。伏立康唑口服时，既涉及对肝CYP3A4的抑制，也涉及对肠道 CYP3A4 的抑制，是其比之静脉应用对他克莫司影响更明显的原因。

尽管他克莫司也是 P-糖蛋白的底物，但因伏立康唑对 P-糖蛋白无影响，故与该相互影响无关。然而，如果他克莫司治疗期间同时应用酮康唑或伊曲康唑，就应考虑这一因素。

鉴于伊曲康唑仅对 CYP3A4 有明显抑制作用（既是 CYP3A4 的底物，也是 CYP3A4 的抑制剂），对 CYP3A5 无明显影响，而他克莫司的代谢部分涉及 CYP3A5，因此，如果患者属于 *CYP3A5 * 1 / * 1* 纯合子野生型，那么，在伊曲康唑对 CYP3A4 产生抑制后，正常的 CYP3A5 可以部分代偿；然而，当患者属于杂合子 *CYP3A5 * 1 / * 3* 或纯合子 *CYP3A5 * 3 / * 3* 基因型，因其不能充分代偿，故与野生型相比，他克莫司血浓度的升高更明显。

建议 伏立康唑（以及其他唑类抗真菌药）与他克莫司之间的相互影响明确，因此，两者必须同用时，于同用期间应密切监测他克莫司的血浓度，当从静脉途径转为口服时，尤其如此（也参见［环孢素（环孢霉素 A，环孢菌素）－酮康唑］）。

鉴于他克莫司的治疗窗狭窄，其靶浓度极低，如果同时应用伊曲康唑，尚有 CYP3A5 多态性的影响，这为临床安全合理用药带来了极大的挑战。然而，免疫功能障碍者，伊曲康唑往往又是防治真菌感染的常用药物。作者认为，在这种情况下，宁可选用环孢素代替他克莫司。

［他克莫司（他克罗姆）－卡泊芬净］[3]
Tacrolimus（FK-506）－Caspofungin

要点 第一个被批准应用的棘白菌素类（echinocandin）抗真菌药卡泊芬净可使他克莫司的血浓度升高（平均升高 16％），有因此导致肝功能异常的报道。

有关药物 Hebert 等的研究未曾发现他克莫司和另一棘白菌素类抗真菌药米卡芬净（micafungin）之间的相互影响。然而，对健康志愿者进行的研究表明，米卡芬净可使西罗莫司（雷帕霉素；sirolimus，rapamycin）的 AUC 增加 21％。同属棘白菌素类抗真菌药的阿尼芬净在体内无酶促代谢（经化学降解清除），尚未见有与其他药物发生药动学相互影响的报道。

环孢素则使卡泊芬净的血浓度升高，导致肝功能异常。因此这些制剂的同时应用一直有某些顾虑。对健康受试者进行的研究表明，米卡芬净轻度抑制环孢素的代谢（参见［环孢素（环孢菌素）－米卡芬净］）。

机制 他克莫司像环孢素一样，主要由 CYP3A4 代谢，由 P-糖蛋白转运（与环孢素不同的是，他克莫司的代谢部分涉及 CYP3A5）。一般说来，预料与环孢素可发生相互影响的药物大多也会与他克莫司发生相互影响，只是相互影响的程度不同而已。然而，最近发现，CYP3A4 对他克莫司的清除率明显高于对环孢素的清除率。另外，CYP3A4 和 CYP3A5 对两者清除的相对影响也有不同。可见，CYP3A4 和 CYP3A5 对两者代谢的差别有可能导致药物相互影响的差别。这与环孢素的代谢与 CYP3A5 无明显相关进一步提供了佐证（也参见［他克莫司（他克罗姆）－伏立康唑］）。

卡泊芬净主要经水解和络合（N-乙酰化）代谢，也有小部分经由 CYP4A4 代谢（利福平以及其他诱导 CYP3A 的药物可使其血浓度降低证实了这一点），且对 CYP3A4 有一定抑制作用。因此认为，他克莫司血浓度的升高与卡泊芬净对 CYP3A4 的抑制（包括竞争性和非竞争性抑制）作用有关。尽管米卡芬净对 CYP3A 也有微弱的抑制作用，但对他克莫司的清除无明显影响（如上述）。

建议 综上所述，2 种棘白菌素类抗真菌药卡泊芬净和米卡芬净对神经钙蛋白（钙神经素；calcineurin）抑制剂（他克莫司和环孢素）确实有不同的影响。另外，神经钙蛋白抑制剂对卡泊芬净和米卡芬净药动学的影响也有不同（参见［环孢素－米卡芬净］）。

这些影响的临床意义有待进一步确定。

［他克莫司（他克罗姆）－黄连素（小檗碱，小蘗碱）］[2]
Tacrolimus（FK-506）－Berberine

要点 Hou 等对 1 名 16 岁特发性肾病综合征患者的用药分析表明，同时应用黄连素，可增加他克莫司的谷浓度，故有可能增强其肾毒性。该患者在应用他克莫司（6.5 mg 每日 2 次）治疗期间因发生腹泻而给予黄连素（0.2 g 每日 3 次），结果他克莫司的谷浓度从单用时的 8 ng/ml 增加至同用时的 22 ng/ml，血清肌酐浓度也从 62 μmol/L 增加至 109 μmol/L；将他克莫司的剂量减至每日 3 mg，其谷浓度于 5 天后降至 12 ng/ml，血清肌酐浓度下降至 84 μmol/L（Hou et al，2013）。

有关药物　有报道表明，黄连素增加肾移植患者环孢素的血浓度，对正常成年受试者的研究表明，它也增加 CYP3A4 探针咪达唑仑的血浓度。根据提出的机制推测，黄连素对所有 CYP3A4 的底物都有可能产生类似影响。

机制　部分证据表明，黄连素既是 CYP3A4 的底物，也是 CYP3A4 的抑制剂（其对环孢素以及 CYP3A4 探针咪达唑仑药动学的影响为此提供了佐证）。鉴于他克莫司的体内代谢涉及 CYP3A4/3A5，因此认为该影响与黄连素抑制 CYP3A4 有关。

另外，Hou 等的分析结果表明，CYP3A5 以及 P-糖蛋白多态性有可能左右该影响的程度（该患者属于 CYP3A5 和 P-糖蛋白纯合子变异型，故他克莫司经 CYP3A5 的代谢受阻，部分他克莫司转由 CYP3A4 代谢，因此，CYP3A4 抑制剂对他克莫司代谢的影响更明显）。

建议　黄连素是白毛茛（毛茛科植物）和黄连（小檗属植物）等中草药中所含有的一种主要异喹啉生物碱，传统上多用于腹泻的治疗。Hou 等的病例报道表明，如有必要同时应用他克莫司和黄连素，前者的剂量应适当下调。下调幅度未标化，但根据 Hou 等的报道结果，如果存在 CYP3A5 以及 P-糖蛋白多态性，他克莫司的剂量也许需要减少 70% 或以上。

［他克莫司（他克罗姆）−其他药物］[2]
Tacrolimus−Other Drugs

要点　如上所述，免疫抑制剂他克莫司像环孢素一样同属神经钙蛋白抑制剂，虽然两者的化学结构（甚至作用的分子靶）有明显不同，但是作用、抑制正常 T 细胞信号转导的机制、用途、不良反应等都类似，代谢途径也基本相同。因此，凡是可与环孢素发生相互影响的药物，与他克莫司多半也可发生相互影响，有关处理原则也基本适用（参见［他克莫司（他克罗姆）−伏立康唑]）。

有关药物　已经充分证明可通过诱导 CYP3A4 而削弱他克莫司作用的药物包括利福平、苯巴比妥、苯妥英、卡马西平、奈韦拉平、依法韦伦（efavirenz），及金丝桃（St. John's wort）等。

已经充分证明可通过抑制 CYP3A4 而增强他克莫司作用和毒性的药物包括大环内酯类的红霉素、克拉霉素、唑类抗真菌药酮康唑（也参见［环孢素−酮康唑]）、伊曲康唑，HIV 蛋白酶抑制剂利托那韦（ritonavir）、茚地那韦（已知大部分 HIV 蛋白酶抑制剂既是 CYP3A4 的底物，也是 CYP3A4 的抑制剂）、钙拮抗剂维拉帕米、地尔硫䓬（diltiazem）（Hardy et al，2004），及苯二氮䓬类抗焦虑药托菲索泮（tofisopam）等（Tóth et al，2008）。上述药物都应避免与他克莫司同时应用。

建议　有关他克莫司与其他药物之间的相互影响以及用药注意事项等细节可参照［环孢素−其他药物］项下的有关内容。

像环孢素一样，胃内容物的存在影响口服他克莫司的吸收速度和程度，故欲保持血浓度的相对平稳，应注意服药的规律性。

他克莫司 90% 以上经肠道和肝中的 CYP3A4 代谢，因此，对 CYP3A4 的诱导或抑制都会引起明显的药动学相互影响。另外，该药的治疗指数低，其药动学存在个体差异，可进一步强化此种影响。

注：体外研究表明，镇痛药安乃近（metamizole，Dipyrone）可诱导 CYP3A4 和 CYP2B6。体内研究表明，短期服用安乃近即可降低他克莫司（也是 CYP3A4/3A5 的底物）的血浓度，潜伏期仅数小时（Sigaroudi et al，2019）。有证据表明，CYP3A4 和 CYP1A2 是可以直接刺激的酶（Kasicka-Jonderko et al，2011；Tang et al，2001）。然而，CYP3A5 和 CYP2B6 是否可直接刺激，尚无报道。与诱导相比，刺激是一种即时效应，对相关酶活性的增强更为迅速。鉴于他克莫司代谢对 CYP3A4 的依赖程度大于 CYP3A5，因此认为，安乃近对 CYP3A4 的直接刺激作用可能是其在短时间内即导致他克莫司血浓度下降的原因。然而，随时间的推移，安乃近对 CYP3A4 的诱导作用也不能排除。不管是直接刺激作用，还是诱导作用，理论上安乃近可加速所有 CYP3A4 底物的清除。

对于不明原因的他克莫司血浓度突然下降患者，除其他鉴别诊断外，应考虑到安乃近的潜在影响。为确保免疫抑制药的血浓度，开始安乃近治疗后应常规进行治疗药物监测。其他风险，例如，导致这种潜在影响的共同因素和机制，必须进行进一步研究加以阐明。

［西罗莫司（雷帕霉素）－地尔硫䓬（硫氮䓬酮）］[2]
Sirolimus（Rapamycin）－Diltiazem

要点　同时应用西罗莫司和地尔硫䓬，前者的剂量可能需要下调，原因在于后者抑制前者的代谢和排泄。

有关药物　有证据表明，地尔硫䓬与另一种免疫抑制剂依维莫司（everolimus）之间可发生类似相互影响（依维莫司的应用时间不长，迄今所报道的毒性以及与其他药物之间的相互影响与西罗莫司完全相同）。特姆莫司（temsirolimus）是西罗莫司的脂化同系物，在体内代谢为西罗莫司发挥作用，与地尔硫䓬之间的相互影响雷同于西罗莫司。

根据相互影响的机制推测，西罗莫司与另一钙通道拮抗剂维拉帕米之间可发生类似相互影响，但是，相互影响的程度不像地尔硫䓬－西罗莫司之间那么明显。然而，有明确证据表明，当与二氢吡啶类钙通道拮抗剂硝苯地平同用时，西罗莫司的剂量无须调整。

地尔硫䓬与另外两种常用的免疫抑制剂环孢素和他克莫司之间的相互影响与西罗莫司－地尔硫䓬之间相互影响的机制有所不同，有关细节参见［环孢素－地尔硫䓬］。

机制　免疫抑制剂西罗莫司在体内经 P-糖蛋白转运，由 CYP3A4 广泛代谢。地尔硫䓬对 P-糖蛋白有明显抑制作用，本身主要由 CYP3A4 代谢，同时对 CYP3A4 有一定抑制性影响，因此认为，地尔硫䓬除可通过抑制 P-糖蛋白从而减少西罗莫司经肾的排泄外，尚可通过对 CYP3A4 的竞争性和非竞争性抑制两方面的影响阻碍西罗莫司的代谢转化（对肠道和肝中 P-糖蛋白的影响也可能起一定作用）。

建议　该相互影响明确，如果行得通的话，建议尽可能避免两者合用。如果必须同时应用，西罗莫司的剂量可能需要适当下调。已证明硝苯地平与西罗莫司之间无类似相互影响，因此，如果合适的话，可用其代替地尔硫䓬。

［西罗莫司（雷帕霉素）－利福平（甲哌利福霉素，利米定）］[2]
Sirolimus（Rapamycin）－Rifampin（Rifampicin）

要点　同时应用西罗莫司和利福平，前者的血浓度降低，作用减弱。

有关药物　同属抗增殖免疫抑制剂（也称为哺乳动物雷帕霉素靶——mTOR——抑制剂）的依维莫司（everolimus）以及特姆莫司（temsirolimus）是西罗莫司的同系物，药动学特点类似于西罗莫司。有证据表明，同时应用利福平和特姆莫司，可使特姆莫司的 C_{pmax}（血清峰浓度）降低 37%，其主要代谢物西罗莫司的 AUC 减少超过 50%。Boni 等对成年健康受试者进行的研究表明，同时应用利福平和特姆莫司（25 mg 静脉注射），可使特姆莫司在体内的代谢物西罗莫司的 C_{max} 降低 65%，AUC 减少 56%（但对特姆莫司本身的 C_{max} 和 AUC 无明显影响）（Boni et al，2007）。依维莫司与利福平之间的类似相互影响也已证实（Chabner et al，2011）。

其他利福霉素类衍生物（如利福定、利福喷汀、利福布汀等）对西罗莫司的代谢是否会发生类似影响，尚不清楚。不过，即使发生，也不会像利福平那么明显。

根据该影响的机制推测，凡是对 CYP3A4 有诱导作用的药物，都可加速西罗莫司等抗增殖免疫抑制剂的代谢，苯妥英（phenytoin）对特姆莫司的类似影响已经证实（同时应用苯妥英，像利福平一样，可使特姆莫司的 C_{pmax} 下降，使其主要代谢物西罗莫司的 AUC 明显减少）。

机制　西罗莫司主要由 CYP3A4 代谢（也是 P-糖蛋白的底物），而利福平对 CYP3A4 有明显的诱导作用，因此，两者同用时前者的代谢加速，作用减弱。

建议　西罗莫司是一种抗增殖免疫抑制剂，临床上往往与神经钙蛋白（calcineurin）抑制剂（环孢素或他克莫司）和糖皮质激素联用以预防器官移植排斥。已知环孢素、他克莫司，及糖皮质激素的代谢像西罗莫司一样，都有 CYP3A4 的参与，因此，当上述三联方案与利福平同用时，会使药物间的相互影响变得比较复杂。即使单独将西罗莫司与利福平同用，也应考虑到西罗莫司的需要量可能增加。实际上，由于西罗莫司的临床应用经验积累不多，故在任何情况下都必须密切监测血浓度和潜在的药物相互影响，特别是老年人。

有报道说，在有利福平以及苯妥英等肝药酶诱导剂存在的情况下，特姆莫司的剂量应加倍（Chabner et al，2011），不知这一原则是否适用于西罗莫司和依维莫司。

西罗莫司与其他药物之间的相互影响以及用药注意事项可参照［环孢素－其他药物］项下的有关内容。

［西罗莫司（雷帕霉素）－伊曲康唑（依他康唑）][1]
Sirolimus（Rapamycin）－Itraconazol

要点 同时应用西罗莫司和伊曲康唑，前者的作用和毒性增强。

有关药物 根据相互影响的机制推测，凡是对 CYP3A4 和（或）P-糖蛋白有抑制作用的唑类抗真菌药，如酮康唑（ketoconazole）、氟康唑、伏立康唑（voriconazole），及泊沙康唑（posaconazole）等，都可与西罗莫司发生类似相互影响。已经证明同时应用伏立康唑可使西罗莫司的 AUC 增加 10 倍，同时应用泊沙康唑可使西罗莫司的 AUC 增加 7 倍；这么大幅度的增加，其危险性是可想而知的（Bennett，2011）。

另一种抗增殖免疫抑制剂依维莫司（艾罗莫司；everolimus）的药动学以及药效学与西罗莫司相似，已经证实可与多种唑类抗真菌药（包括伊曲康唑、氟康唑、伏立康唑，及泊沙康唑）发生类似相互影响（也参见［依维莫司（艾罗莫司）－酮康唑］）。同属抗增殖免疫抑制剂的特姆莫司（temsirolimus）是西罗莫司的同系物，预料与伊曲康唑可发生类似相互影响。

机制 西罗莫司主要由 CYP3A4 代谢，也是 P-糖蛋白的底物。已知所有唑类抗真菌药（包括咪唑类的酮康唑、咪康唑、益康唑，及三唑类的伊曲康唑、氟康唑、伏立康唑和泊沙康唑）都经由 CYP 代谢，且对某些 CYP 有一定抑制作用。就对 CYP3A4 的抑制作用强度而论，在上述抗真菌药中，以咪唑类的酮康唑和三唑类的伊曲康唑抑制作用最明显，咪康唑和伏立康唑次之，氟康唑的抑制作用最弱（伏立康唑除了抑制 CYP3A4 外，对 CYP2C19 和 CYP2C9 也有抑制作用，而且比对 CYP3A4 的抑制作用更明显，根据其抑制作用强度依次为，CYP2C19＞CYP2C9＞CYP3A4，加之该药的代谢也由上述 3 种 CYP 负责，并且其主要代谢物伏立康唑 N-氧化物对这三种 CYP 也有抑制作用，因此与其他药物之间的相互影响是所有唑类抗真菌药中最复杂者。有关细节这里不赘述）。伊曲康唑既是 CYP3A4 的底物，也是 CYP3A4 的抑制剂，因此，伊曲康唑通过竞争性和非竞争性抑制西罗莫司经 CYP3A4 的代谢，是使后者作用和毒性增强的机制。

另外，包括伊曲康唑和酮康唑在内的某些唑类抗真菌药是 P-糖蛋白的抑制剂，故对 P-糖蛋白的抑制（因此导致胃肠吸收和生物利用度增加，以及肾排泄减少）也是西罗莫司作用和毒性增强的原因之一（也参见［环孢素（环孢菌素，环孢霉素）－酮康唑］）。

建议 参见［依维莫司（艾罗莫司）－酮康唑］。

［依维莫司（艾罗莫司）－维拉帕米（异搏定，戊脉安）][2]
Everolimus－Verapamil

要点 Kovarik 等的研究表明，同时应用维拉帕米期间，依维莫司的 C_{max} 增加 1.3 倍（90% 的 CI：0.9，1.7），AUC 从 115 ± 45 ng·h/ml 增加至 392 ± 142 ng·h/ml，平均增加 2.5 倍（90% 的 CI：2.1，2.9）；而单剂依维莫司后，维拉帕米在下次给药前的血浓度加倍（从 32 ± 16 ng/ml 增加至 74 ± 42 ng/ml）（Kovarik et al，2005）。

有关药物 依维莫司与其他帕米类钙拮抗剂之间是否会发生类似相互影响，尚不清楚。但有证据表明，依维莫司与另一钙拮抗剂地尔硫䓬之间可发生类似相互影响。

根据药动学的类似性推测，同属抗增殖免疫抑制剂的西罗莫司（sirolimus，rapamycin）以及特姆莫司（temsirolimus；西罗莫司的脂化同系物，在体内代谢为西罗莫司发挥作用）与维拉帕米之间的类似相互影响也可发生。

机制 结果表明，依维莫司 AUC 和 C_{max} 的增加主要起因于生物利用度的增加，可能是维拉帕米抑制肠道中 CYP3A 和 P-糖蛋白的结果（维拉帕米既是 CYP3A4 和 P-糖蛋白的底物，也是这两者的抑制剂）。维拉帕米血浓度增加的确切机制尚难推论。鉴于依维莫司也是 CYP3A4 以及 P-糖蛋白的底物，故对维拉帕米的竞争性抑制可能是维拉帕米血浓度增加的原因。

建议 作者认为，同时应用维拉帕米和依维莫司治疗期间，应根据血浓度检测结果，降低依维莫司的剂量，根据血压测定结果，适当下调维拉帕米的用量。

正在应用依维莫司治疗的器官移植患者如果应用维拉帕米，可适当减少依维莫司的剂量，以平衡维拉帕米造成的影响。剂量的确切调整应根据血浓度测定结果和临床监测情况决定。维拉帕米血浓度的增加是否有临床意义，可根据血压测定结果评价，必要时适当进行剂量调整。

［依维莫司（艾罗莫司）－阿托伐他汀（阿伐他汀）］[2]
Everolimus－Atorvastatin

要点 Kovarik 等在 24 名健康男性中进行的研究表明，在给予 2 mg 免疫抑制剂依维莫司的同时口服 20 mg 阿托伐他汀（$n=12$）后，依维莫司的 C_{max} 下降 9%，AUC 下降 5%；阿托伐他汀的 C_{max} 增加 11%，但 AUC 和清除半衰期不受影响（Kovarik et al，2002）。

有关药物 同一研究的结果表明，在给予 2 mg 免疫抑制剂依维莫司的同时口服 20 mg 普伐他汀（pravastatin；$n=12$）后，依维莫司的 C_{max} 下降 10%，AUC 下降 6%；普伐他汀的 C_{max} 降低 10%，AUC 缩小 5%，清除半衰期不受影响。

Dresser 等评价了各种他汀类与 CYP3A4 抑制剂同用时 AUC 的平均变化范围，而较为常用的免疫抑制剂是环孢素。他汀类受影响最明显的是洛伐他汀（lovastatin）和辛伐他汀（simvastatin），其 AUC 可增加 4~20 倍；阿托伐他汀和西伐他汀（西立伐他汀；cerivastatin）居中，AUC 增加 2.5~4 倍；氟伐他汀和普伐他汀通常不受 CYP3A4 抑制剂影响（≤2 倍）。CYP3A4 在前 4 种他汀类的代谢中起重要作用，而对后两者的代谢影响较小。

建议 依维莫司是一种 T 淋巴细胞增殖信号抑制剂，常与环孢素同用以防器官移植后的免疫排斥。其结构与西罗莫司（雷帕霉素；sirolimus，rapamycin）密切相关，迄今所报道的毒性以及药物相互影响也与之相同。

环孢素、依维莫司，及糖皮质激素等药物的单用或联用对器官移植者进行免疫抑制治疗期间，常见不良影响是血胆固醇和三酰甘油升高，而这类移植后的高脂血症常用他汀类的 HMG-CoA 还原酶抑制剂处理。他汀类单用骨骼肌毒性少见，但当与某些 CYP3A4 抑制剂同用时，肌痛以及横纹肌溶解的危险性增加，原因在于大部分他汀类是 CYP3A4 的底物，主要由 CYP3A4 代谢清除。

鉴于他汀类对依维莫司和环孢素的代谢无明显影响，因此，应用这两种药物进行免疫抑制治疗的器官移植者如果需要他汀类处理高脂血症的话，关键问题之一是选择不受依维莫司和环孢素影响的他汀类。根据目前所得到的资料分析，依维莫司和环孢素对阿托伐他汀和普伐他汀的影响较小，与单用相比，血浓度的增加或降低不超过 16%，故这两种他汀类与依维莫司或环孢素同用时无须进行剂量调整。但目前可得到的有关依维莫司的结果多来自于单剂研究，与在患者中的多次用药是否完全相符，还有待进一步验证。

［依维莫司（艾罗莫司）－红霉素］[1]
Everolimus－Erythromycin

要点 Kovarik 等对 16 名健康男性受试者进行的随机化交叉研究表明，同时应用红霉素和依维莫司，后者的 C_{max} 平均增加 1 倍（90%CI：0.8，1.3），AUC 平均增加 3.4 倍（90%CI：2.5，4.4），半衰期平均延长 40%（90%CI：0.3，0.5）（Kovarik et al，2005）。

有关药物 根据相互影响的机制推测，凡是对 CYP3A4 有抑制作用的大环内酯类，与依维莫司之间都可发生类似相互影响。Polasek 等应用睾丸酮作为人类 CYP3A4 的底物进行的研究表明，5 种大环内酯类抗生素对 CYP3A4 的抑制作用从强到弱依次为三乙酰竹桃霉素、红霉素、克拉霉素、罗红霉素，及阿奇霉素（Polasek et al, 2006）。以往曾有研究表明，同属大环内酯类的阿奇霉素和地红霉素对 CYP3A4 无明显影响，但实际上阿奇霉素的 CYP3A4 抑制作用只不过比红霉素等微弱而已。酮环内酯类的泰利霉素对 CYP3A4 的抑制作用与红霉素相当，预料对依维莫司可产生类似影响。

同属抗增殖药的西罗莫司（雷帕霉素；sirolimus, rapamycin）以及特姆莫司（temsirolimus；西罗莫司的脂化同系物，在体内代谢为西罗莫司发挥作用）的结构、作用、毒性，及药动学特点等与依维莫司相似，预料与红霉素之间可发生类似相互影响。

机制   红霉素是一种 CYP3A4 抑制剂，可与多种 CYP3A4 底物发生药动学方面的相互影响。它可与 CYP3A4 形成一种无活性的复合物从而导致不可逆性抑制（红霉素本身的代谢也有 CYP3A4 的参与，故也可能存在竞争性抑制）。鉴于红霉素对依维莫司的 C_{max} 和 AUC 影响明显，而使其半衰期仅略有延长，故而认为，依维莫司生物利用度的增加可能主要起因于红霉素对 CYP3A4 的抑制，而非起因于依维莫司清除的减少。

根据提出的涉及 CYP3A 的药物相互影响分类，即 AUC 平均增加不足 1 倍为弱，2.0～4.9 倍为中，5 倍或以上为强，红霉素与依维莫司之间的相互影响为中度。

另外，包括红霉素在内的多数大环内酯类抗生素是 P-糖蛋白的抑制剂，故对 P-糖蛋白的抑制（因此导致胃肠吸收和生物利用度增加，以及肾排泄减少）也可能是依维莫司 C_{max} 和 AUC 增加以及半衰期延长的原因之一（也参见 [西罗莫司（雷帕霉素）-伊曲康唑（依他康唑）]）。

建议   器官移植患者通常以 0.75 mg 依维莫司每日 2 次的建议量开始，逐渐滴定到 0.9 mg 每日 2 次长期应用。根据目前可以得到的片剂规格（0.25 mg，0.50 mg，0.75 mg 和 1 mg），可对依维莫司的剂量进行适当调整以抵消红霉素造成的影响。依维莫司的确切调整应基于个体患者的血浓度测定和临床情况的具体观察。如发现红霉素和依维莫司之间的相互影响强烈，采用目前可得到的片剂规格不可能对其剂量进行适当调整。在这种情况下，暂时改用依维莫司的可分散片剂（0.1 mg 和 0.25 mg）是一可供选择的方法。另外，也可选用对依维莫司影响较小的大环内酯类，如阿奇霉素或地红霉素，但仍应注意依维莫司的作用是否有改变。

[依维莫司（艾罗莫司）-酮康唑][1]
Everolimus-Ketoconazole

要点   Kovarik 等在健康受试者中探讨了 CYP3A4 和 P-糖蛋白抑制剂酮康唑对大环内酯类免疫抑制剂依维莫司（也称为哺乳动物西罗莫司靶抑制剂）药动学的影响。试验在 12 名受试者中分 2 个阶段进行。第一阶段仅接受单剂 2 mg 的依维莫司作为参照，第二阶段接受酮康唑 200 mg 每日 2 次计 8 天，于接受酮康唑的第 4 天给予单剂依维莫司。同时应用酮康唑期间，依维莫司的 C_{max} 达参照值的 3.9 倍 [从（15±4）ng/ml 增至（59±13）ng/ml]，AUC 增加 14 倍 [从（90±23）ng·h/ml 增至（1324±232）ng·h/ml]，半衰期延长近 1 倍 [从（30±4）小时延长至（56±5）小时]。C_{max} 的增加和半衰期的延长提示，酮康唑增加依维莫司的生物利用度，降低其清除率。同时应用依维莫司，酮康唑的血浓度不受影响（Kovarik et al, 2005）。

有关药物   根据相互影响的机制推测，其他唑类抗真菌药如伊曲康唑（itraconazol）、氟康唑（fluconazole），及伏立康唑（voriconazole）等与依维莫司之间可发生类似相互影响，但相互影响的程度可能不同。

有证据表明，酮康唑可使另外两种哺乳动物雷帕霉素靶（mTOR）抑制剂西罗莫司（sirolimus）以及特姆莫司（temsirolimus；西罗莫司的脂化同系物）的 AUC 增加 1～2 倍（Chabner et al, 2011）。

机制   依维莫司（以及特姆莫司及其在体内的代谢物西罗莫司）主要由 CYP3A4 代谢为无活性的代谢物，最终经胆汁排泄。依维莫司也是药物外排载体 P-糖蛋白的底物。因此，同时应用抑制 CYP3A4 和（或）P-糖蛋白的药物可升高依维莫司的血浓度。酮康唑既抑制 CYP3A4，也抑制药物外排载体 P-糖蛋白，据此推测，酮康唑抑制 CYP3A4 和 P-糖蛋白，从而阻碍依维莫司的代谢和排泄，是该影响的机制。

然而，有证据表明，酮康唑导致同属 CYP3A4 和 P-糖蛋白底物的维拉帕米生物利用度增加并非起因于经 P-糖蛋白外排对空肠通透性的影响，而是由于经 CYP3A4 首过代谢的减少。因此认为，酮康唑对依维莫司血浓度的影响主要起因于对 CYP3A4 的抑制。酮康唑在 P-糖蛋白水平上对依维莫司排泄的影响有待进一步研究证实。

建议 器官移植者当其免疫功能受抑制时，尤其易患感染，特别是真菌感染，而唑类抗真菌药，如伊曲康唑和酮康唑，往往被用来治疗该群体的真菌性感染。

依维莫司是一种大环内酯类免疫抑制剂，作为增殖信号抑制剂发挥作用，可用于心、肾移植后急性排斥反应的预防。

研究结果表明，同时应用 CYP3A4 抑制剂酮康唑，可显著增加受试者依维莫司的 C_{max} 和 AUC，依维莫司的半衰期也明显延长。基于上述研究结果，认为正在应用依维莫司治疗的患者最好避免应用酮康唑，其他唑类抗真菌药的同时应用也应予以避免。如果必须应用抗真菌药，可根据敏感情况，选用对 CYP3A4 抑制作用较弱且对 P-糖蛋白无明显影响者代替酮康唑，并于用药期间密切观察有无依维莫司作用增强的症状和体征，必要时适当下调依维莫司的剂量。

有证据表明，同时应用酮康唑，将特姆莫司的剂量减半，在不导致特姆莫司血浓度明显升高的情况下仍可达到单用时的治疗效果，不知这一原则是否适用于依维莫司。

［Sotrastaurin（CAS，425637-18-9）－酮康唑］[1]
Sotrastaurin（AEB071）－Ketoconazole

要点 Kovarik 等在 18 名健康受试者中进行的一项两阶段交叉研究表明，同时应用唑类抗真菌药酮康唑（200 mg 每日 2 次连用 6 天）和蛋白激酶 C（PKC）抑制剂 sotrastaurin（于应用酮康唑的第 4 天单次口服 sotrastaurin 50 mg），与 sotrastaurin 单用相比，后者的 AUC 增加 3.6 倍（从 1666±808 ng·h/ml 增至 7378±3011 ng·h/ml），$t_{1/2}$ 延长近 1 倍（从 5.9±1.7 小时延长至 10.6±2.5 小时），C_{max} 增加 1.5 倍，但酮康唑的稳态血浓度无改变（Kovarik et al，2009）。

有关药物 根据相互影响的机制推测，对 CYP3A4 有明显抑制作用的其他唑类抗真菌药，如伊曲康唑，与 sotrastaurin 之间可发生类似相互影响。

机制 体外研究表明，sotrastaurin 是 CYP3A4 的底物，而酮康唑是已知的 CYP3A4 强效抑制剂，因此认为，酮康唑抑制 CYP3A4，从而阻碍 sotrastaurin 的代谢，是该影响的机制。另外，体外研究表明，sotrastaurin 也是 P-糖蛋白（MDR1/ABCB1）的底物，酮康唑对该载体同样有抑制作用，故在这一途径上的影响也可能是原因之一。

建议 sotrastaurin 是一种新型小分子量免疫抑制剂，对于新发现的 PKC 亚型有高度选择性，是钙调神经磷酸酶抑制剂的有前途的替代品，在移植领域中有良好前景，但必须与他克莫司或环孢素联用才能最大程度上预防急性排斥反应。有报道说，sotrastaurin 与半剂量他克莫司或环孢素联用可能是用于移植患者的最佳治疗方案。

根据抑制程度衡量，酮康唑是 sotrastaurin 的中度抑制剂（≥2～<5 倍）。尽管在 Kovarik 等的研究中有 AUC 的明显增加和 C_{max} 的升高，但受试者都可充分耐受，他们认为两者的联用相对安全。临床情况下，如果必须联用，可通过减少 sotrastaurin 的剂量控制毒副作用和疗效，但剂量的确定未见标化。根据 Kovarik 等的研究结果推测，如果联用酮康唑，sotrastaurin 的用量减至常用量的 1/4～1/5 也许足够。另外，如果行得通的话，可选用一种对 CYP3A4 无抑制作用的药物代替酮康唑。

［吗替麦考酚酯（麦考酚吗乙酯，霉酚酸吗啉乙酯，霉酚酸酯）－
考来烯胺（消胆胺）］[1]
Mycophenolate Mofetil（MMF）－Cholestyramine

要点 同时应用吗替麦考酚酯和阴离子交换树脂考来烯胺，可导致吗替麦考酚酯在体内的代谢物麦考酚酸的血浓度明显降低。

有关药物 根据相互影响的机制推测，其他阴离子交换树脂（如考来替泊、地维烯胺、降胆葡胺等）可与吗替麦考酚酯发生类似相互影响。

机制　吗替麦考酚酯在体内水解生成的活性代谢物麦考酚酸（MPA）有显著的肝肠循环，认为考来烯胺与肠道中的游离型 MPA 结合，干扰其肝肠循环，可能是两者合用时 MPA 血浓度降低的原因。

建议　从文献中报道的影响程度看，吗替麦考酚酯的作用会明显减弱。实际上，已有两者同用引起移植物排斥的报道。因此，权威人士建议避免两者同时应用。试图通过延长给药间隔避免此种相互影响很难行得通，因为 MPA 的半衰期长达 16 小时。

［吗替麦考酚酯（麦考酚吗乙酯，霉酚酸吗啉乙酯，霉酚酸酯）－非甾体抗炎药］[2]
Mycophenolate Mofetil（MMF）－Nonsteroidal Antiinflammatory Drugs（NSAIDs）

肝和肾是麦考酚酸（MPA）葡萄醛酸化的重要部位。MPA 的葡糖醛酸化作用可被非甾类抗炎药所抑制，抑制的程度随药物的不同而不同。Vietri 等的研究表明，作用最强的 4 种抑制药是尼氟酸（尼氟灭酸，氟尼酸；niflumic acid）、氟芬那酸（氟灭酸；flufenamic acid）、甲芬那酸（甲灭酸，扑湿痛；mefenamic acid），及二氟尼柳（二氟苯水杨酸；diflunisal），其中尼氟酸是迄今已知的 MPA 葡糖醛酰转移酶最有效的抑制剂。其他非甾类抗炎药的抑制作用都较弱。

已证明丙磺舒（probenecid）在体内外都是齐多夫定（zidovudine）葡糖醛酸化的有效抑制剂，酮洛芬（优洛芬，酮基布洛芬；ketoprofen）在体外对奥沙西泮（去甲羟安定；oxazepam）的葡糖醛酸化有抑制作用，但两者对 MPA 葡糖醛酸化的抑制都不明显，可见催化不同药物葡糖醛酸化的葡糖醛酰转移酶有所不同。已证明 UGT1A10 和 UGT1A8 催化 MPA 的葡糖醛酸化，但这两种酶主要在胃肠道中表达，在肝和肾中催化 MPA 葡糖醛酸化的葡糖醛酰转移酶是哪种或哪些类型还不清楚。然而，已经证明 MPA 主要在肝和肾中代谢，且有证据表明肾中 MPA 葡糖醛酸化的速度是肝的 2 倍或以上。

另已证明他克莫司（tacrolimus）在体内外也抑制 MPA 的葡糖醛酸化，但作用弱于尼氟酸。

［吗替麦考酚酯（麦考酚吗乙酯，霉酚酸吗啉乙酯，霉酚酸酯）－氢氧化铝］[1]
Mycophenolate Mofetil（MMF）－Aluminum Hydroxide

要点　同时应用氢氧化铝（或者含有氢氧化铝的抗酸药），可使吗替麦考酚酯的胃肠吸收减少，血浓度降低。

有关药物　已证明氢氧化镁（或含有氢氧化镁的抗酸药）对吗替麦考酚酯的胃肠吸收有类似影响。其他抗酸药，如三硅酸镁、氧化镁、碳酸钙等，对吗替麦考酚酯的胃肠吸收是否有类似影响，尚未见报道。

机制　铝离子与吗替麦考酚酯形成不溶性螯合物，可能是吗替麦考酚酯胃肠吸收减少的原因。另外，氢氧化铝对 pH 的影响也可能是因素之一。

建议　氢氧化铝（或氢氧化镁）对吗替麦考酚酯吸收的影响肯定且明显，因此应避免两者的同时应用。鉴于吗替麦考酚酯口服后的 t_{max} 长达 6～12 小时（第 1 高峰 1～2 小时，第 2 高峰 6～12 小时），故采用两者分服的方法也许难以避免此种相互影响。吗替麦考酚酯静脉给药，不存在这种相互影响。

［吗替麦考酚酯（麦考酚吗乙酯，霉酚酸吗啉乙酯，霉酚酸酯）－泮托拉唑］[2]
Mycophenolate Mofetil（MMF）－Pantoprazole

要点　Rupprecht 等对健康志愿者进行的一项研究表明，同时应用泮托拉唑（40 mg 每日 2 次）和单剂（1000 mg）吗替麦考酚酯（MMF），可使 MMF 在体内的水解产物麦考酚酸（霉酚酸；

MPA）的 C_{max} 下降 57％，$AUC_{0\sim12\,h}$ 减少 27％（Rupprecht et al，2009）。

有关药物 Kees 等对 12 名健康志愿者进行的随机化交叉研究表明，同时应用奥美拉唑（20 mg 每日 2 次，连用 4 天）和单剂 MMF（1000 mg 口服），可像泮托拉唑一样，使 MPA 的 C_{max} 下降，AUC 减少（Kees et al，2009）。根据提出的机制推测，其他质子泵抑制剂对 MMF 可产生类似影响，兰索拉唑对 MMF 的类似影响已经证实。

Rupprecht 以及 Kees 等的研究结果表明，无论是泮托拉唑，还是奥美拉唑，都不影响麦考酚酸钠肠衣片的药动学。

机制 目前认为，泮托拉唑以及奥美拉唑等质子泵抑制剂升高胃内 pH，使 MMF 的溶解度降低，从而减少其吸收，是该影响的机制。确切机制有待进一步探讨。

建议 MPA 血浓度的下降使发生移植排斥的危险性增加，因此这一影响可能具有一定临床意义。正在应用 MMF 治疗的移植患者，最好避免给予质子泵抑制剂（或其他使胃内 pH 升高的药物）。Rupprecht 以及 Kees 等的研究表明，质子泵抑制剂（包括泮托拉唑和奥美拉唑）不影响麦考酚酸钠肠衣片的药动学，因此，用其代替 MMF 有可能避免这一影响。

［吗替麦考酚酯（麦考酚吗乙酯，霉酚酸吗啉乙酯，霉酚酸酯）－地塞米松（氟美松）][2]
Mycophenolate Mofetil（MMF）－Dexmethasone

要点 同时应用吗替麦考酚酯（MMF）和糖皮质激素地塞米松，前者的作用有可能减弱。

有关药物 根据提出的机制推测，其他糖皮质激素对 MMF 可产生类似影响。

机制 MMF 在进入体循环前迅速水解为 MPA（MMF 作用的活性型），然后在 UGT 的作用下代谢为无活性的稳定酚葡糖醛酸化物（即 MPAG），最后经胆汁和尿液排泄。鉴于地塞米松对 UGT 有诱导作用，故认为地塞米松诱导 UGT，从而加速 MPA 的络合代谢，是该影响的主要机制。

建议 吗替麦考酚酯作用的减弱有可能导致患者移植排斥的发生，因此两者的联用最好予以避免。

［吗替麦考酚酯（麦考酚吗乙酯，霉酚酸吗啉乙酯，霉酚酸酯）－诺氟沙星（氟哌酸）＋甲硝唑（灭滴灵）][2]
Mycophenolate Mofetil（MMF）－Norfloxacin＋Metronidazole

要点 Naderer 等对健康受试者进行的研究表明，与吗替麦考酚酯（MMF）单用相比，同时给予诺氟沙星、甲硝唑或诺氟沙星＋甲硝唑，霉酚酸（MPA）的 AUC 分别降低 10％、19％，及 33％；霉酚酸葡糖醛酸化物（MPAG）的 AUC 也分别下降 10％、27％，及 41％（Naderer et al，2005）。

对药动学参数的评价表明，MPA 和 MPAG 的显著减少与同时口服抗生素导致 MPA 的表观口服清除率增加有关。C_{max} 和 t_{max} 无差别，提示 MMF 的吸收速率和吸收程度无明显改变。

机制 MMF 在进入体循环前迅速水解为 MPA，然后代谢为无活性的稳定酚葡糖醛酸化物，即 MPAG，最后经胆汁和尿液排泄。经胆汁排泄于肠道中的 MPAG 被 β 葡糖苷酸酶（该酶由肠道正常菌群中的革兰氏阴性需氧菌和厌氧菌产生）裂解为 MPA，然后重吸收，形成肝肠循环。

广谱抗生素的应用有可能使产生该酶的细菌减少，因此打断 MPA 的肝肠循环。鉴于 MPA 的免疫抑制作用高度依赖于 AUC，而 MPA 的肠肝循环平均占总 AUC 的 40％，所以，同时应用抗生素有可能显著影响 MMF 的作用。

建议 MMF 是一种前体药物，作为一种免疫抑制剂，经常与环孢素和泼尼松等联用以防实体器官移植患者的急性排斥反应。

考虑到诺氟沙星和甲硝唑单独与 MMF 联用时 AUC 的减少无显著意义，故必须使用的话，可谨慎用之。然而，两药同时与 MMF 联用应予避免。结果表明，甲硝唑对 AUC 的影响更明显，其差别已接近有意义的显著水平，两者对 AUC 的影响似乎相加。将 MMF 和抗生素的服用时间间隔 2 小时，可最大限度削弱抗生素对吸收的影响。

[吗替麦考酚酯（麦考酚吗乙酯，霉酚酸吗啉乙酯，霉酚酸酯）－
环孢素（环孢霉素 A，环孢菌素）][1]

Mycophenolate Mofetil（MMF）－Cyclosporine（Cyclosporin A, Ciclosporin）

要点　吗替麦考酚酯（MMF）作为一种前药需在体内水解为麦考酚酸（霉酚酸，MPA）发挥作用。MPA 经 II 相代谢进一步生成一种仍具有活性的代谢物麦考酚酸酰基葡糖醛酸化物（MPA-AGn）以及两种无活性的代谢物麦考酚酸苯葡糖醛酸化物（MPA-PGn）和麦考酚酸苯葡糖苷（MPA-PGs）。为比较环孢素和西罗莫司（雷帕霉素；sirolimus, rapamycin）对 MPA 药动学的影响，Picard 等以 MPA 及其三种代谢物为指标，在应用吗替麦考酚酯治疗的肾移植患者中进行了探讨。结果表明，应用西罗莫司的患者 MPA 的平均 $AUC_{0\sim9h}$ 为 44.9 mg·h/L（95%CI：34.7，55.1），而应用环孢素的患者 MPA 的平均 $AUC_{0\sim9h}$ 为 30.5 mg·h/L（95%CI：25.4，35.6）（$P=0.0084$）。另外，同时应用环孢素者，MPA-PGn、MPA-AGn，及 MPA-PGs 3 种代谢物的 $AUC_{0\sim9h}$ 与 MPA 的 $AUC_{0\sim9h}$ 比值都明显大于同时应用西罗莫司者，前者分别为后者的 1.8 倍（95%CI：1.3，2.3；$P=0.0009$）、2.6 倍（95%CI：2.0，3.3；$P=0.0001$），及 4.3 倍（95%CI：2.6，6.0；$P=0.0016$）。可见，同时应用西罗莫司的患者，其 MPA 的浓度高于同时应用环孢素者，而 MPA 代谢物的浓度则低于应用环孢素者。单用 MMF 时，MPA 的血浓度也高于联用环孢素者（Picard et al，2006）。

机制　环孢素导致 MPA 血浓度降低的确切机制尚不十分清楚。Picard 等的体外研究表明，无论是环孢素，还是西罗莫司，抑或是他克莫司和依维莫司，都不抑制 MPA 的代谢，即并不影响 MPA 的葡糖醛酸化或糖苷化。这与 Pirshch 等报道的结果相反（参见 [吗替麦考酚酯（麦考酚吗乙酯，霉酚酸吗啉乙酯，霉酚酸酯）－他克莫司（他克罗姆）]）。

Picard 等推测，环孢素的上述影响，不可能起因于对 MPA 葡糖醛酸化或糖苷化的抑制，而更可能是由于环孢素或西罗莫司对 MPA 代谢物（特别是 MPA-AGn）向胆汁中分泌的抑制。如上所述，正常情况下由 MMF 水解生成的 MPA 经 II 相代谢进一步生成 3 种代谢物，然后经胆汁分泌排泄；进入肠道的代谢物解络合，以 MPA 的形式重新吸收进入肠肝循环。环孢素通过抑制 MRP2（多药耐药相关蛋白 2），阻碍这些代谢物经胆汁的分泌，从而阻断其肠肝循环，导致 MPA 的重吸收减少（Naito et al，2009）。Yau 等采用以肠肝循环为基础的模式对肾移植患者进行的研究表明，环孢素确实抑制麦考酚酸葡糖醛酸化物（MPAG）经胆汁的分泌排泄（Yau et al，2009），这为 Picard 等的推断提供了进一步佐证。

建议　无论机制如何，环孢素确实影响 MPA 在体内的药动学。Picard 等认为，正在联用 MMF 和环孢素治疗的患者如欲应用西罗莫司替代环孢素，需要监测 MPA 的血浓度，因为同等剂量的 MMF，应用西罗莫司者其 MPA 的 AUC 可达应用环孢素者的 1.5 倍。

[吗替麦考酚酯（麦考酚吗乙酯，霉酚酸吗啉乙酯，霉酚酸酯）－
他克莫司（他克罗姆）][2]

Mycophenolate Mofetil（MMF）－Tacrolimus（FK-506）

要点　Pirshch 等在长期应用他克莫司治疗的稳定肾移植患者中观察了加用吗替麦考酚酯对他克莫司耐受性和药动学的影响。发现在同时应用吗替麦考酚酯 2 周后，他克莫司的平均 $AUC_{0\sim12}$ 增加，但增加的幅度无统计学意义。副作用发生率与两者单用相比无明显差别。结论是两者同时应用不明显改变他克莫司的药动学。然而，他们的研究表明，他克莫司妨碍麦考酚酸（霉酚酸，MPA）向麦考酚酸葡糖醛酸化物（MPAG）的转化，从而增强胃肠道毒性（Pirshch et al，2000）。

Zucker 等的报道也表明，同时应用他克莫司和吗替麦考酚酯，MPA 的谷浓度以及 AUC 明显增加（Zucker et al，1997），但 Smak Gregoor 等的研究表明，同时应用环孢素可使吗替麦考酚酯在体内的水解产物 MPA 的谷浓度明显降低（有关细节也参见 [吗替麦考酚酯（麦考酚吗乙酯，霉酚酸吗啉乙酯，霉酚酸酯）－环孢素（环孢霉素 A，环孢菌素）]）。Naito 等对肾移植患者进行的研究表明，他克莫司对 MPA 曲线下面积影响的程度远远大于环孢素，进一步说明两者对 MPA 药动学的影响有明显不同（Naito et al，2009）。

有关药物 广义上来说，他克莫司的同类药物还有环孢素（cyclosporine）、西罗莫司（雷帕霉素；sirolimus, rapamycin）、依维莫司（艾罗莫司；everolimus），及胍立莫司（脱氧司加林，吉斯立姆，古司培莫斯，脱氧精胍菌素；gusperimus）。就药理作用机制而论，他克莫司和环孢素同属神经钙蛋白抑制剂，但两者对 MPA 的影响相反（如上述）。就结构而论，西罗莫司、依维莫司，及他克莫司同属大环内酯类。有关这些药物与吗替麦考酚酯之间相互影响的细节参见 ［吗替麦考酚酯（麦考酚吗乙酯，霉酚酸吗啉乙酯，霉酚酸酯）－环孢素（环孢霉素 A，环孢菌素）］。

机制 吗替麦考酚酯是一种前体药物（化学上是麦考酚酸的吗啉乙酯衍生物），需要在体内水解为麦考酚酸（MPA）发挥作用（MPA 是选择性次黄嘌呤单磷酸核苷脱氢酶的非竞争性可逆抑制剂，对该酶的抑制可阻碍鸟嘌呤的合成，影响 T、B 细胞的增殖和抗体生成，从而发挥免疫抑制作用）。水解生成的 MPA 主要与葡糖醛酸络合形成无活性的 MPAG（也参见 ［吗替麦考酚酯（麦考酚吗乙酯，霉酚酸吗啉乙酯，霉酚酸酯）－西罗莫司（雷帕霉素）］），然后由肾排泄。已经证明他克莫司可损害 MPA 向 MPAG 的转化，因此认为，阻碍 MPA 的代谢失活是其导致 MPA 谷浓度和 AUC 增加的机制，也是增强胃肠毒性的原因。

至于环孢素何以会导致 MPA 谷浓度下降，目前的解释是，环孢素抑制 MPAG 等络合产物经胆汁的分泌（Cremers et al，2005），从而阻断其肠肝循环，导致 MPA 的重吸收减少（已知 MPAG 有显著的肠肝循环，当其进入肠道后解络合，以活性型的 MPA 重吸收，这一循环被打断后，重吸收的 MPA 减少）（也参见 ［吗替麦考酚酯－环孢素］）。这也可能是同时应用环孢素吗替麦考酚酯胃肠道毒副作用减少的原因（MPA 具有一定的胃肠毒性）。

建议 尽管该影响明确，但肾移植患者他克莫司和吗替麦考酚酯联合治疗法的采用越来越广泛，故如有必要，两者的联用无须避免，不过，最佳剂量方案有待进一步研究确定。如果采用该联合方案，需注意观察胃肠道副作用的发生情况。另外，联合应用吗替麦考酚酯和他克莫司可导致多瘤病毒，例如 BK 病毒的激活，从而有可能引起与急性排斥难以区别的间质性肾炎。这一不良反应的发生可能起因于过度的免疫抑制，并不一定与两药的联合应用有必然联系（Krensky et al.，2011）。不过，了解此点对急性排斥以及间质性肾炎的鉴别诊断有一定临床意义。

鉴于环孢素不干扰 MPA 向 MPAG 的代谢转化（这是他克莫司和环孢素对 MPA 代谢影响的不同之处），反有可能使 MPA 的谷浓度降低（如上述），因此，如果可行的话，可用其代替他克莫司与吗替麦考酚酯合用（根据目前可得到的资料提示，吗替麦考酚酯可常量应用，环孢素的剂量通常应低于常用量）。

［吗替麦考酚酯（麦考酚吗乙酯，霉酚酸吗啉乙酯，霉酚酸酯）－聚卡波菲钙］[1]
Mycophenolate Mofetil－Calcium Polycarbophil

要点 Kato 等在健康受试者中评价了聚卡波菲钙对吗替麦考酚酯吸收的影响，并进行了体外研究进一步探讨了相互影响的机制。在健康受试者中的体内研究表明，同时应用聚卡波菲钙，吗替麦考酚酯的 $AUC_{0\sim12}$ 缩小 50%，C_{max} 降低，半衰期无差别。同时应用铁制剂也影响吗替麦考酚酯的吸收。体外研究表明铁的影响比钙更明显，表明与铁形成的螯合物稳定性较高（Kato et al，2002）。

有关药物 许多研究表明，金属阳离子损害新型口服喹诺酮类、四环素类或头孢地尼（cefdinir）等的吸收，因此认为，这些药物的吸收也会受聚卡波菲钙的影响。

建议 吗替麦考酚酯是最常用的免疫抑制剂之一，已证明预防移植物排斥有效。口服后迅速广泛吸收，在进入体循环前水解为活性代谢物霉酚酸。新近几项研究表明，霉酚酸的 AUC 是心、肾移植后移植物排斥可能性的预言因子。因为铁、钙等制剂影响吗替麦考酚酯的吸收，明显影响 AUC，故同用应予避免。

［芬戈莫德－酮康唑］[2]
Fingolimod（Gilenya）－Ketoconazole

要点 Kovarik 等在 22 名健康受试者中进行的一项 2 阶段交叉研究表明，同时应用酮康唑（200 mg 每日 2 次连用 9 天）和单剂芬戈莫德（于开始应用酮康唑的第 4 天口服 5 mg），可使芬戈莫德及其磷

酸化物的 $AUC_{0\sim\infty}$ 增加 71%，C_{max} 平均升高 22%，但 $t_{1/2}$ 无明显改变（Kovarik et al，2009）。

有关药物 其他唑类抗真菌药，如伊曲康唑、咪康唑、伏立康唑等，与芬戈莫德之间是否会发生类似相互影响，尚未见报道。

机制 已知芬戈莫德的羟化代谢涉及 CYP4F2，而酮康唑对 CYP4F2 有抑制作用，故认为芬戈莫德 AUC 的增加主要与酮康唑抑制 CYP4F2 有关。尽管体外研究表明芬戈莫德的代谢和跨膜转运也涉及其他的酶和转运载体，但酮康唑对这些酶或载体的抑制在该影响中不太可能起重要作用（例如，有证据表明，芬戈莫德经 CYP3A4 代谢的部分仅占进入体内总量的 1.6%；对健康受试者进行的研究表明，强效 P-糖蛋白抑制剂不改变芬戈莫德的药动学）。

建议 芬戈莫德在分类上属于免疫调理剂（或免疫抑制剂），主要用于多发性硬化症的治疗，国外 2010 年上市。芬戈莫德是鞘氨醇的结构类似物，在体内磷酸化后与鞘氨醇-1-磷酸（S1P）受体结合发挥作用，故也将其称为 S1P 受体调节剂（或 S1P 受体拮抗剂）。

Kovarik 等认为，就酮康唑对芬戈莫德（及其在体内的活性代谢物）药动学影响的程度而论，两者同用时无须预先下调芬戈莫德的用量。然而，作为临床医生，应该认识到这一影响，并注意留心观察，必要时适当调整芬戈莫德的剂量。

［青霉胺－食品］[2]
Penicillamine－Food

要点 对正常受试者进行的研究表明，餐时或餐后给予青霉胺，青霉胺的血浓度比空腹时服用降低 50%，吸收总量也减少。

机制 尚不十分清楚。有人认为，胃内容物的存在使青霉胺在胃内的滞留时间延长，降解增加。另一种观点是食物中的蛋白质加速青霉胺氧化为不易吸收的二硫化物，或与食物中的阳离子形成不易吸收的螯合物（也见［青霉胺－硫酸亚铁］）。

建议 如欲使青霉胺更好地发挥疗效，最好是空腹应用。一般认为于餐前 2 小时服用为好。

［青霉胺－硫酸亚铁］[1]
Penicillamine－Ferrous Sulfate

要点 对正常受试者进行的研究表明，同时口服硫酸亚铁 300 mg 和青霉胺 500 mg，后者的吸收减少近 70%。曾有同时应用青霉胺和铁制剂良好控制症状的患者，停用铁制剂后导致青霉胺中毒症状发生的报道，也为该相互影响进一步提供了佐证。

有关药物 预料青霉胺与其他铁制剂（乳酸铁、富马酸铁、葡糖酸铁等）之间可发生类似相互影响。已知青霉胺可与铜、汞、铅等重金属离子形成络合物，并因此用于这些重金属离子过量或中毒的治疗。青霉胺与其他阳离子（镁、铝、钙等）是否会发生类似相互影响，尚有待进一步验证。

机制 认为青霉胺与硫酸亚铁在肠道中形成不易吸收的复合物或螯合物，是该相互影响的机制。

建议 合用铁剂期间，如欲使青霉胺充分发挥治疗作用，最好在青霉胺后 2 小时再给予铁剂。两者同用期间如果停用铁剂，应该考虑到青霉胺吸收增加可能产生的毒性作用，必要时适当减少青霉胺的剂量。至于青霉胺口服过量是否可用铁剂解救，尚无肯定意见。

［青霉胺－氢氧化铝］[2]
Penicillamine－Aluminium Hydroxide

要点 有研究表明，同时应用含氢氧化铝的复方抗酸药，青霉胺的吸收减少。

有关药物 据报道，氢氧化镁也减少青霉胺的胃肠吸收。其他抗酸药（三硅酸镁、氧化镁、碳酸钙等）与青霉胺之间是否会发生类似相互影响，尚未见报道。但根据提出的机制推测，预料类似相互影响有可能发生。

机制 可能与镁、铝等离子与青霉胺形成难以吸收的螯合物有关。但抗酸药导致 pH 升高对青霉胺稳定性的影响也不能排除。

建议　如果青霉胺必须与抗酸药合用，最好将两药分服。分服的间隔时间未标化，但一般认为间隔 2 小时即可。

［流感疫苗（流感病毒疫苗）－环孢素（环孢霉素 A，环孢菌素）］[1]
Influenza Vaccine（Influenza Virus Vaccine）－Cyclosporine（Cyclosporin A，Ciclosporin）

要点　对 59 名肾移植患者进行的对照研究发现，应用环孢素的患者比应用硫唑嘌呤的患者对流感疫苗的免疫反应要低得多；前者的平均抗体滴度、血清转换滴度、首次接种后对免疫激发剂的反应等指标比后者低 20%～30%。

有关药物　已证明放线菌素与水痘、流感等疫苗之间可发生类似相互影响（见［放线菌素－疫苗接种］）。其他免疫抑制药（如泼尼松、环磷酰胺、甲氨蝶呤等）与流感疫苗之间以及环孢素与其他疫苗（水痘疫苗、麻疹疫苗、乙型脑炎疫苗等）之间是否会发生类似相互影响，还未见报道，但预料有可能发生，也许只是程度不同而已。

机制　环孢素抑制免疫功能，从而降低机体对流感疫苗发生反应的能力。

建议　此种相互影响应从 2 个角度考虑。应用环孢素期间如果接种的是活疫苗（或菌苗），则由于环孢素对机体免疫功能的抑制，有可能导致接种疫苗（或菌苗）的播散；如果接种的是灭活疫苗（或菌苗），由于环孢素对免疫系统的抑制作用，则有可能起不到接种的效果。前一种情况临床上应予避免，因为已有应用免疫抑制剂期间接种活疫苗导致危及生命的严重播散之报道。在后一种情况下，应考虑到接种可能达不到预期的预防效果，故在疾病流行期间应采取其他措施，例如，在甲型流感病毒流行时及早给予金刚烷胺以预防。

［牛痘疫苗－吲哚美辛（消炎痛）］[3]
Smallpox Vaccine－Indomethacin

要点　据报道，正在应用吲哚美辛治疗的 1 名强直性脊椎炎患者接种牛痘疫苗后 12 天，原发反应强烈，历经 3 天的严重不适、头痛、恶心等；同时淋巴结肿大，结痂也较大（直径达 3 cm）。

有关药物　吲哚美辛与其他活疫苗（如风疹疫苗、麻疹疫苗、脊髓灰质炎疫苗等）之间以及牛痘疫苗与其他非甾类抗炎药（布洛芬、吡罗昔康、萘普生等）之间是否会发生类似相互影响，尚不清楚。

机制　有人认为，吲哚美辛改变机体对病毒感染的反应。

建议　仅据目前可得到的资料尚难充分确立此种相互影响，但应了解，应用吲哚美辛治疗期间接种活疫苗，有可能发生严重的反应。

［牛痘疫苗－甲氨蝶呤（氨甲蝶呤，氨甲叶酸）］[2]
Smallpox Vaccine－Methotrexate

要点　据报道，正在服用甲氨蝶呤治疗银屑病的患者首次接种牛痘疫苗后，可导致发热以及牛痘脓疱等严重不良反应。

有关药物　甲氨蝶呤对其他活疫苗（如风疹疫苗、麻疹疫苗、脊髓灰质炎疫苗等）接种是否会产生类似影响，尚未见报道。

机制　活疫苗有一定的致病性，当机体的抵抗力低下时可导致感染的播散。甲氨蝶呤干扰机体的免疫功能，降低机体对病毒感染的抵抗力，是该影响的原因。

建议　接受甲氨蝶呤治疗期间不得接种活疫苗；接种死菌苗或死病毒疫苗也许不会引起严重不良反应，但有可能达不到预期的接种效果。

［黄热病疫苗－氯喹］[2]
Yellow Fever Vaccine－Chloroquine

要点　据报道，同时应用氯喹，可削弱黄热病疫苗的免疫效果（Vinetz et al，2011）。

机制 不清楚。

建议 接种黄热病疫苗的患者不应给予氯喹。

［疫苗－泼尼松（强的松，去氢可的松）］[1]
Vaccines－Prednisone

要点 免疫抑制量的泼尼松可使活疫苗接种的患者发生全身感染。

有关药物 其他糖皮质激素（如可的松、氢化可的松、地塞米松等）也可导致活疫苗的全身性感染。

机制 泼尼松等糖皮质激素抑制机体免疫，从而导致活疫苗在体内播散，引起全身感染。

建议 使用任何剂量的糖皮质激素作为全身给药的患者，都不应接种活疫苗（包括麻疹疫苗、黄热病疫苗、脊髓灰质炎疫苗等）。需长期应用糖皮质激素治疗的患者，如需接种疫苗，可使用免疫球蛋白对抗疫苗引起的全身感染，但仍需特别谨慎。如因接种疫苗引起全身感染，免疫球蛋白治疗有效。局部或吸入应用糖皮质激素治疗的患者，似乎对疫苗接种无影响，因其吸收量很小。

［类毒素－环孢素（环孢霉素 A，环孢菌素）］[3]
Toxoids－Cyclosporine（Cyclosporin A，Ciclosporin）

要点 已证明，环孢素治疗期间使用类毒素，对类毒素可产生耐受性。

有关药物 可以预料，环孢素治疗期间，如果使用菌苗免疫机体，也可产生耐受性。

机制 类毒素和菌苗（或疫苗）需通过 T-辅助细胞产生对机体的保护作用。由于环孢素具有抑制 T-辅助细胞的作用，故可削弱疫苗及类毒素的功效。

建议 这种相互影响的临床意义尚未确定。但如可能的话，最好在使用环孢素前 2～4 周进行主动免疫。

［白细胞介素-2（白介素-2）－吲哚美辛（消炎痛）］[2]
Interleukin-2（IL-2）－Indomethacin

要点 同时应用白细胞介素-2 和吲哚美辛，少尿和血尿的情况更严重。

有关药物 白细胞介素-2 与其他乙酸类镇痛消炎药（舒林酸、托美汀、双氯芬酸等）之间是否会发生类似相互影响，尚未见报道，但已证明丙酸类的镇痛消炎药布洛芬可减轻白细胞介素-2 的毒性作用。

机制 吲哚美辛是前列腺素合成酶抑制剂，在抑制其他部位前列腺素合成的同时，也抑制肾中扩血管前列腺素的合成，从而影响肾血流量和（或）肾功能；白细胞介素-2 本身可导致液体潴留及氮质血症。两者的液体潴留作用及对肾功能的影响可能相加或协同。

建议 避免同时应用白细胞介素-2 和吲哚美辛。虽然已证明布洛芬可削弱白细胞介素-2 的毒性作用，但是否可与白细胞介素-2 同时应用，目前尚无一致意见。

（邓一鸣 于广明 张安年）

主要参考文献

Anlamlert W，et al，2015. Pomelo Enhances Cyclosporine Bioavailability in Healthy Male Thai Volunteers. *J Clin Pharmacol*，55（4）：377-383

Aronson JK，2007. Communicating information about drug interactions. *Br J Clin Pharmacol*，63（6）：637-639

Bailey DG，2010. Fruit juice inhibition of uptake transport：a new type of food-drug interaction. *Br J Clin Pharmacol*，70（5）：645-655

Bennett JE，2011. Antifungal agents. In：*Goodman & Gilman's The pharmacological basis of therapeutics*，12th ed. Brunton LL（editor），McGraw-Hill Co，Inc，New York：1571-1591

Bergman AJ，et al，2006. Effects of ezetimibe on cyclosporine pharmacokinetics in healthy subjects. *J Clin Pharmacol*，46：

321-327

Bergman AJ，et al，2006. Interaction of single-dose ezetimibe and steady state cyclosporine in renal transplant patients. *J Clin Pharmacol*，46：328-336

Boni J，et al，2007. Pharmacokinetic Profile of Temsirolimus With Concomitant Administration of Cytochrome P450-Inducing Medications. *J Clin Pharmacol*，47：1430-1439

Chabner BA，et al，2011. Targeted therapies：tyrosine kinase inhibitors，monoclonal antibodies，and cytokines. In：*Goodman & Gilman's The pharmacological basis of therapeutics*，*12th ed*. Brunton LL（editor），McGraw-Hill Co，Inc，New York：1731-1753

Chrubasik-Hausmann S，et al，2019. Understanding drug interactions with St John's wort（*Hypericum perforatum* L.）：Impact of hyperforin content. *J Pharm Pharmacol*，71：129-138. https：//doi.org/10.1111/jphp.12858

Collet JP，et al，2014. Prasugrel but not high dose clopidogrel overcomes The lansoprazole neutralizing effect of P2Y$_{12}$ inhibition：Results of the randomized DOSAPI study. *Eur J Clin Pharmacol*，70：1049-1057

Cosmetic Ingredient Review Expert Panel（CIREP），2007. Final Report on the Safety Assessment of Glycyrrhetinic Acid，Potassium Glycyrrhetinate，Disodium Succinoyl Glycyrrhetinate，Glyceryl Glycyrrhetinate，Glycyrrhetinyl Stearate，Stearyl Glycyrrhetinate，Glycyrrhizic Acid，Ammonium Glycyrrhizate，Dipotassium Glycyrrhizate，Disodium Glycyrrhizate，Trisodium Glycyrrhizate，Methyl Glycyrrhizate，and Potassium Glycyrrhizinate. *Intern J Toxicol*，26（suppl. 2）：79-112. https：//doi.org/10.1080/10915810701351228

Cremers S，et al，2005. Characterizing the role of enterohepatic recycling in the interactions between mycophenolate mofetil and calcineurin inhibitors in renal transplant patients by pharmacokinetic modelling. *Br J Clin Pharmacol*，60（3）：249-256

Dabrowska-Zamojcin E，et al，2005. Cyclosporine and sirolimus interaction in a kidney transplant patient. *Transplant Proceed*，37：2317-2319

Dong JJ，et al，2018. Glycyrrhizin has a high likelihood to be a victim of drug-drug interactions mediated by hepatic organic anion-transporting polypeptide 1B1/1B3. *Br J Pharmacol*，175：3486-3503.

Feng XC，et al，2015. Potential drug interactions associated with glycyrrhizin and glycyrrhetinic acid. *Drug Metab Rev*，47（2）：229-238. 10.3109/03602532.2015.1029634

Ferreira C，et al，2018. The scaffold protein PDZK1 modulates expression and function of the organic anion transporting polypeptide 2B1. *Eur J Pharm Sci*，120：181-190. https：//doi.org/10.1016/j.ejps.2018.05.006

Giacomini KM，et al，2011. Membrane Transporters and Drug Response. In：*Goodman & Gilman's The pharmacological basis of therapeutics*，*12th ed*. Brunton LL（editor），McGraw-Hill Co，Inc，New York：89-121

Ha Y，et al，2020. Herb-Drug Interaction Potential of Licorice Extract and Paclitaxel：A Pharmacokinetic Study in Rats. *Eur J Drug Metab Ph*，45：257-264

Hardy G，et al，2004. Protease inhibitors and diltiazem increase tacrolimus blood concentrition in a patient with renal transplantation：a case report. *Eur J Clin Pharmacol*，60：603-605

Hebert MF，et al，2005. Concomitant tacrolimus and micafungin pharmacokinetics in healthy volunteers. *J Clin Pharmacol*，45：1018-1024

Hebert MF，et al，2004. Effects of St. John's wort on tacrolimus pharmaco-kinetics in healthy volunteers. *J Clin Pharmacol*，44：89-94

Hebert MF，et al，2005. Concomitant cyclosporine and micafungin pharmacokinetics in healthy volunteers. *J Clin Pharmacol*，45：954-960

Hou Q，et al，2013. Pharmacokinetic interaction between tacrolimus and berberine in a child with idiopathic nephrotic syndrome. *Eur J Clin Pharmacol*，69：1861-1862

Hou YC，et al，2012. Liquorice reduced cyclosporine bioavailability by activating P-glycoprotein and CYP3A. *Food Chem*，135：2307-2312.

Hsiao P，et al，2006. Verapamil P-glycoprotein transport across the rat blood-brain barrier：cyclosporine，a concentration inhibition analysis，and comparison with human data. *J Pharmacol Exp Ther*（JPET），317（2）：704-710

Kasicka-Jonderko A，et al，2011. Błońska-Fajfrowska B. C-methacetin breath test reproducibility study reveals persistent CYP1A2 stimulation on repeat examinations. *World J Gastroenterol*，17（45）：4979-4986

Kato R，et al，2010. Is cyclosporine A transport inhibited by pravastatin via multidrug resistant protein 2?. *Eur J Clin pharmacol*，66：153-158

Kato R，et al，2002. Impairment of mycophenolate mofetil absorption by calcium polycarbophil. *J Clin Pharmacol*，42：1275-1280

Kees MG，et al，2012. Omeprazole Impairs the Absorption of Mycophenolate Mofetil But Not of Enteric-Coated Mycophenolate Sodium in Healthy Volunteers. *J Clin Pharmacol*，52：1265-1272

Kent UM，et al，2002. The licorice root derived isoflavan glabridin inhibits the activities of human cytochrome P450S 3A4，2B6，and 2C9. *Drug Metab Dispos Biol Fate Chem*，30：709-715

Kovaric JM，et al，2006. Differentiation of innovator versus generic cyclosporine via a drug interaction on sirolimus. *Eur J Clin Pharmacol*，62：361-366

Kovarik JM，et al，2005. Blood concentration of everolimus are markedly increased by ketoconazole. *J Clin Pharmacol*，45：514-518

Kovarik JM，et al，2005. Pharmacokinetic interaction between verapamil and everolimus in healthy subjects. *Br J Clin Pharmacol*，60 (4)：434-437

Kovarik JM，et al，2005. Effect of multiple-dose erythromycin on everolimus pharmacokinetics. *Eur J Clin Pharmacol*，61：35-38

Kovarik JM，et al，2009. Ketoconazole Increases Fingolimod Blood Levels in a Drug Interaction via CYP4F2 Inhibition. *J Clin Pharmacol*，49：212-218

Kovarik JM，et al，2002. Pharmaokinetic and pharmacodynamic assessments of HMG-CoA reductase inhibitors when coadministered with everolimus. *J Clin Pharmacol*，42：222-228

Kovarik JM，et al，2009. The effect on sotrastaurin pharmacokinetics of strong CYP3A inhibition by ketoconazole. *Br J Clin Pharmacol*，68 (3)：381-385

Krensky AM，et al，2011. Immunosuppressants，tolerogens，and immunostimulants. In：*Goodman & Gilman's The pharmacological basis of therapeutics*，12th ed. Brunton LL (editor)，McGraw-Hill Co，Inc，New York：1005-1029

Lee M，et al，2001. Effect of grapefruit juice on pharmacokinetics of microemulsion cyclosporine in African American subjects compared with Caucasian subjects：Does ethnic difference matter? *J Clin Pharmacol*，41：317-323

Li FY，et al，2016. Effects of diammonium glycyrrhizinate on hepatic and intestinal UDP-Glucuronosyltransferases in rats：Implication in herb-drug interactions. *Chin J Nat Med*，14 (7)：534-540. 10.1016/S1875-5364 (16) 30063-2

Li N，et al，2019. Pharmacokinetic mechanisms underlying the detoxification effect of Glycyrrhizae Radix et Rhizoma (Gancao)：drug metabolizing enzymes，transporters，and beyond. Expert *Opin* Drug *Metab Toxicol*，15 (2)：167-177

Ling SY，et al，2013. Cytochrome P450 3A and P-glycoprotein drug-drug interactions with voclosporin. *Br J Clin Pharmacol*，77 (6)：1039-1050

Liu C，et al，2009. Co-administration of grapefruit juice increases bioavailability of tacrolimus in liver transplant patients：a prospective study. *Eur J Clin Pharmacol*，65：881-885

Lorf T，et al，2000. The effect of pantoprazole on tacrolimus and cyclosporin A blood concentration in transplant recipients. *Eur J Clin Pharmacol*，56：439-440

Lü QL，et al，2016. In vitro and in vivo inhibitory effects of glycyrrhetinic acid in mice and human cytochrome P450 3A4. *Int J Environ Res Public Health*，13 (1)：84-90

Madabushi R，et al，2006. Hyperforin in St. John's wort drug interactions. *Eur J Clin Pharmacol*，62：225-233

Mai I，et al，2004. Hyperforin content determines the magnitude of the St John's wort-cyclosporine drug interaction. *Clin Pharmacol Ther*，76：330-340. https://doi.org/10.1016/j.clpt.2004.07.004

Mayo PR，et al，2013. Voclosporin Food Effect and Single Oral Ascending Dose Pharmacokinetic and Pharmacodynamic Studies in Healthy Human Subjects. *J Clin Pharmacol*，53 (8)：819-826

Mihara A，et al，2008. Greater impact of oral fluconazole on drug interaction with intravenous calcineurin inhibitors as compared with intravenous fluconazole. *Eur J Clin Pharmacol*，64：89-91

Moschella C，et al，2001. Interaction between cyclosporine and Hypericum perforatum (St. John's wort) after organ transplantation. *Am J Kidney Dis*，38：1105-1107. https://doi.org/10.1053/ajkd.2001.28617

Naderer OJ，et al，2005. The influence of norfloxacin and metronidazole on the disposition of mycophenolate mofetil . *J Clin Pharmcol*，45：219-226

Naito T，et al，2009. Impact of Calcineurin Inhibitors on Urinary Excretion of Mycophenolic Acid and Its Glucuronide in Kidney Transplant Recipients. *J Clin Pharmacol*，49：710-718

Nara M，et al，2013. Effect of itraconazole on the concentrations of tacrolimus and cyclosporine in the blood of patients receiving allogeneic hematopoietic stem cell transplants. *Eur J Clin Pharmacol*，69：1321-1329

Nicolussi S，et al，2020. Clinical relevance of St. John's wort drug interactions revisited. *Br J Pharmacol*，177：1212-1226

Picard N，et al，2006. A comparison of the effect of ciclosporin and sirolimus on the pharmokinetics of mycophenolate in renal transplant patients. *Eur J Clin Pharmacol*，62 (4)：477-484

Pirshch J，et al，2000. Coadministration of tacrolimus and mycophenolate mofetil in stable kidney transplant patients：pharmacokinetics and tolerability. *J Clin Pharmacol*；40：527-532

Polasek TM，et al，2006. Quantitative prediction of macrolide drug-drug interacton potential fromin vitro studies using testosterone as the human cytochrome P4503A substrate. *Eur J Clin Pharmacol*，62：203-208

Rheeders M，et al，2006. Drug-Drug Interaction After Single Oral Doses of the Furanocoumarin Methoxsalen and Cyclosporine. *J Clin Pharmacol*，46：768-775

Rossi T，et al，1999. Correlation between High Intake of Glycyrrhizin and Myolysis of the Papillary Muscles：An Experimental *in vivo* Study. *Pharmacol Toxicol*，85：221-229

Rupprecht K，et al，2009. Bioavailability of Mycophenolate Mofetil and Enteric-Coated Mycophenolate Sodium Is Differentially Affected by Pantoprazole in Healthy Volunteers. *J Clin Pharmacol*，49：1196-1201

Schäfer AM，et al，2019. Hyperforin-induced activation of the pregnane X receptor is influenced by the organic anion-transporting polypeptide 2B1. *Mol Pharmacol*，95：313-323. https://doi.org/10.1124/mol.118.114066

Schwarz UI，et al，2005. Impact of citrus soft drinks relative to grapefruit juice on ciclosporin disposition. *Br J Clin Pharmacol*，62（4）：485-491

Sigaroudi A，et al，2019. Severe reduction in tacrolimus concentrations with concomitant metamizole（dipyrone）therapy in transplant patients. *Eur J Clin Pharmacol*，75：869-872

Soleymani S，et al，2017. Clinical risks of St John's Wort（*Hypericum perforatum* L.）co-administration. *Expert Opin Drug Metab Toxicol*，13：1047-1062. https://doi.org/10.1080/17425255.2017.1378342

Spriet I，et al，2013. Switching from intravenous to oral tacrolimus and voriconazole leads to a more pronounced drug-drug interaction. *Eur J Clin Pharmacol*，69：737-738

Srinivas NR，2009. Tigecycline and cyclosporine interaction—an interesting case of biliary-excreted drug enhancing the oral bioavailability of cyclosporine. *Eur J Clin Pharmacol*，65：543-544

Stumpf AN，et al，2009. High serum concentrations of ciclosporin related to administration of tigecycline. *Eur J Clin Pharmacol*，65：101-103

Tang JC，et al，2009. Study on the pharmacokinetics drug-drug interaction potential of *glycyrrhiza uralensis*，a traditional Chinese medicine，with lidocaine in rats. *Phytother Res*，23（5）：603-607. https://doi.org/10.1002/ptr.2450

Tang W，et al，2001. Heterotropic cooperativity of cytochrome P450 3A4 and potential drug-drug interactions. *Curr Drug Metab*，2（2）：185-198

Teng R，et al，2014. Pharmacokinetic interaction study of ticagrelor and cyclosporine in healthy volunteers. *Clin Drug Investig*，34：529-36

Tirona RG，et al，2006. Herbal product-drug interactions mediated by induction. *Br J Clin Pharmacol*，61（6）：677-681

Tomlinson B，et al，2006. Editorial commentray. *Br J Clin Pharmacol*，61（5）：529-532

Tóth M，et al，2008. Tofisopam inhibits the pharmacokinetics of CYP3A4 substrate midazolam. *Eur J Clin Pharmacol*，64：93-94

van Sloten TT，et al，2018. Co-administration of cyclosporine and ticagrelor may lead to a higher exposure to cyclosporine：a case report of a 49-year-old man. *Br J Clin Pharmacol*，84：208-210

Verjee S，et al，2018. Hyperforin and miquelianin from St. John's wort attenuate gene expression in neuronal cells after dexamethasone-induced stress. *Planta Medica*，84：696-703. https://doi.org/10.1055/a-0581-5286

Vinetz JM，et al，2011. Chemotherapy of malaria. In：*Goodman & Gilman's The pharmacological basis of therapeutics，12th ed*. Brunton LL（editor），McGraw-Hill Co，Inc，New York：1384-1418

Wallace JL，et al，2011. Pharmacotherapy of inflammatory bowel disease. In：*Goodman & Gilman's The pharmacological basis of therapeutics，12th ed*. Brunton LL（editor），McGraw-Hill Co，Inc，New York：1351-1362

Wang Y，et al，2017. Pretreatment of Shaoyao Gancao Decoction alters pharmacokinetics of intravenous paclitaxel in rats. *Chin J Integr Med*，23：70-75

Weitz JI，2011. Blood coagulation and anticoagulant，fibrinolytic，and antiplatelet drugs. In：*Goodman & Gilman's The pharmacological basis of therapeutics，12th ed*. Brunton LL（editor），McGraw-Hill Co，Inc，New York：849-876

Wu XC，et al，2005. Effects of berberine on the blood concentration of cyclosporin A in renal transpanted recipients. *Eur J Clin Pharmacol*，61：567-572

Xin H-W，et al，2011. Effects of *Schisandra sphenanthera* extract on the blood concentration of tacrolimus in renal transplant recipients. *Eur J Clin Pharmacol*，67：1309-1311

Xin H-W，et al，2007. Effects of *Schisandra sphenanthera* extract on the pharmacokinetics of tacrolimus in healthy volunteers. *Br J Clin Pharmacol*，64（4）：469-475

Yang M，et al，2010. Development & Modification of Bioactivity：Chinese Traditional Medicine. In：Comprehensive Natural Products II，*Chemistry and Biology*，Editors-in-Chief：Liu H-W and Mander L，Elsevier Ltd，3：383-477

Yau W-P，et al，2009. Mechanism-Based Enterohepatic Circulation Model of Mycophenolic Acid and Its Glucuronide Metabolite：Assessment of Impact of Cyclosporine Dose in Asian Renal Transplant Patients. *J Clin Pharmacol*，49：684-699

Zhao K，et al，2012. In-vitro metabolism of glycyrrhetinic acid by human and rat liver microsomes and its interactions with six CYP substrates. *J Pharm Pharmacol*，64（10）：1445-1451. https://doi.org/10.1111/j.2042-7158.2012.01516.x

Zhi J，et al，2002. Pharmacokinetic evaluation of the possible interaction between selected concomitant medications and orlistat at steady state in healthy subjects. *J Clin Pharmacol*，42：1011-1019.

Zhi J，et al，2003. Effects of orlistat on the pharmacokinetics of three highly lipophilic drugs in healthy volunteers. *J Clin Pharmacol*，43：428-435

Zhou N，et al，2019. A simple method for evaluation pharmacokinetics of glycyrrhetinic acid and potential drug-drug interaction between herbal ingredients. *Scientific Reports*，9：1-8

Zobayed S，2020. Medicinal Components. In：*Plant Factory：An Indoor Vertical Farming System for Efficient Quality Food Production，2nd*. Editors-in-Chief：Kozai T，Niu GH，and Takagaki M，Elsevier Inc，Academic Press，London，UK：245-250

第十一篇 其他

第三十八章 影响自体活性物质的药物以及麦角类

第一节 抗组胺药（H₁受体阻断药）

［异丙嗪（非那根）－青光眼］[1]
Promethazine－Glaucoma

要点　青光眼患者应用异丙嗪后，可使青光眼症状恶化。

有关药物　其他具有抗胆碱作用的 H_1 受体阻断药，如苯海拉明、氯苯那敏、多西拉敏等，也有类似作用。

机制　多数 H_1 受体阻断药兼有抗胆碱作用，故可使瞳孔散大，进一步妨碍房水回流。

建议　青光眼患者，特别是闭角型青光眼患者，应严禁应用具有抗胆碱作用的 H_1 受体阻断药。

［氯苯那敏（扑尔敏）－普通感冒］[1]
Chlorpheniramine－Common Cold

要点　氯苯那敏常单独或与其他药物组成复方治疗普通感冒。实际上它对普通感冒无治疗价值。它的微弱抗胆碱作用可减少鼻溢液，但此种干燥作用弊大于利。它引起的嗜睡也无好处。

有关药物　其他 H_1 受体阻断药，如异丙嗪（非那根）、苯海拉明、曲吡那敏（去敏灵）等，对普通感冒的治疗也无价值。

建议　到目前为止，氯苯那敏仍然是治疗普通感冒的常用药物，但它对感冒实际上没什么益处。相反，很可能会因为它的副作用而带来不良影响。

［氯苯那敏（扑尔敏）－氯丙嗪（冬眠灵）］[1]
Chlorpheniramine－Chlorpromazine

要点　同时应用氯苯那敏和氯丙嗪，前者的作用可明显增强。

有关药物　根据相互影响的机制及药理作用的类似性推测，氯苯那敏与其他抗精神病药（例如，同属吩噻嗪类的奋乃静、氟奋乃静、三氟拉嗪、硫利达嗪、硫杂蒽类的氯丙硫蒽、氯哌噻吨、珠氯噻醇、氟哌噻吨，新型抗精神病药氯氮平、奥氮平、佐替平、洛沙平、奎硫平等）之间以及氯丙嗪与其他 H_1 受体阻断药（如苯海拉明、异丙嗪、多西拉敏等）之间可发生类似相互影响。其中有些已得到临床和试验研究的证实。

机制　大部分抗精神病药具有抗组胺（H_1 受体阻断）作用，这一作用与 H_1 受体阻断药的作用相加。另外，部分抗精神病药（包括氯丙嗪）以及大部分 H_1 受体阻断药兼有抗胆碱（M 受体阻断）作用，两类药物抗胆碱作用的相加也可能是该影响的因素之一。最后，氯丙嗪等抗精神病药以及 H_1

受体阻断药的代谢都有 CYP 的参与，故认为抗精神病药对 H_1 受体阻断药经 CYP 代谢的竞争性抑制也是该相互影响的部分原因（已知氯苯那敏的代谢涉及 CYP3A4，而氯丙嗪的代谢尽管主要由 CYP2D6 负责，但也有 CYP3A4 的参与）。

建议 该相互影响肯定，但相互影响的程度因药物的不同而存在明显差别。就抗精神病药的 H_1 受体阻断作用而论，以氯氮平最强，然后依次为佐替平、洛沙平、（顺式）硫杂蒽类、奥氮平、氯丙嗪、奎硫平，及氟奋乃静。然而，就抗胆碱作用的强度而论，则是奥氮平＞氯氮平＞硫利达嗪，其他抗精神病药的抗胆碱作用都比较微弱，除氯丙嗪、洛沙平、奎硫平，及佐替平外，基本上可忽略不计。

考虑到该相互影响的复杂性，建议最好避免两类药物的同时应用。如为必需，可用对 D_2 受体（2 型多巴胺受体）有高度选择性的新型抗精神病药瑞莫必利（rimoxipride）代替氯丙嗪或其他抗精神病药（瑞莫必利对 5-HT、NA、Ach，及组胺和 GABA 等受体几乎没什么亲和力）。吗茚酮、匹泮哌隆（pipamperone）、氟哌啶醇、舍吲哚（sertindole）等也可考虑。

［美可洛嗪（敏克静）－妊娠］[2]
Meclozine－Pregnancy

要点 动物实验表明，美可洛嗪可致畸胎。

有关药物 其他哌嗪类 H_1 受体阻断药（赛克利嗪、布克利嗪、氯环利嗪等）也有类似致畸作用。

建议 妊娠妇女不应给予美可洛嗪等哌嗪类 H_1 受体阻断药。

［西替利嗪－吡西卡尼］[3]
Cetirizine－Pilsicainide

要点 据报道，一例正在口服抗心律失常药吡西卡尼（150 mg/d）的 72 岁女性患者，当其口服 H_1 受体阻断药西替利嗪（20 mg/d）3 天后诉说眩晕、无力，检查发现有 QRS 波加宽并伴有心动过缓，两药血浓度明显升高。停用吡西卡尼后症状缓解，西替利嗪血浓度降低。提示上述症状起因于药动学相互影响。

研究表明，两药同用期间肾清除率显著降低（吡西卡尼从单用时的 475 ± 101 ml/min 降至 279 ± 117 ml/min，西替利嗪则从 189 ± 37 ml/min 降至 118 ± 28 ml/min，P 分别为 0.008 和 0.009）。

机制 体外研究表明，西替利嗪和吡西卡尼对 OCT2 和 P-糖蛋白底物的转运都有抑制作用，两药的肾排泄也都与这两种转运体有关。由此推测，上述患者显示的两药血浓度升高，可能是两种药物对肾小管中这两种转运体竞争的结果。

建议 当西替利嗪与吡西卡尼同用时，应考虑到这种相互影响，尤其是肾功能不全的患者。

［赛庚啶（偏痛定）－苯乙肼］[1]
Cyproheptadine－Phenelzine

要点 同时应用 H_1 受体阻断药赛庚啶和单胺氧化酶抑制剂苯乙肼，可导致前者的作用和毒性增强。

有关药物 根据相互影响的机制推测，预料其他 H_1 受体阻断药（如苯噻啶、苯海拉明、氯苯那敏等）与苯乙肼之间，以及赛庚啶与其他单胺氧化酶抑制剂（如反苯环丙胺、异卡波肼、帕吉林等）和具有单胺氧化酶抑制作用的丙卡巴肼、呋喃唑酮等之间可发生类似相互影响。其中有些已得到证实。

机制 苯乙肼抑制赛庚啶在肝中的代谢。

建议 两者不宜合用。

［阿司咪唑（息斯敏）－奎尼丁］[2]
Astemizole－Quinidine

要点 有证据表明，同时应用 H_1 受体阻断药阿司咪唑和奎尼丁，部分患者可发生新的心律失常。

有关药物 已证明特非那定与奎尼丁之间可发生类似相互影响。其他 H_1 受体阻断药与奎尼丁之间是否会发生类似相互影响，还不清楚。

根据相互影响的机制推测，预料阿司咪唑与其他可引起心律失常的药物（如普鲁卡因胺、丙吡胺、安搏律定等）之间可发生类似相互影响。

机制　大剂量阿司咪唑可致心律失常，抗心律失常药奎尼丁也可引起心律失常，两者的致心律失常作用相加。

建议　阿司咪唑最好避免与其他具有致心律失常作用的药物同时应用。

［特非那定（得敏功，敏迪，司立泰）－西沙必利］[1]
Terfenadine－Cisapride

要点　特非那定与促胃肠动力药（5-HT$_4$ 受体激动剂）西沙必利同用时可发生明显的药物相互影响，有因此导致尖端扭转型室性心动过速（Tdp）等恶性心律失常的报道。

有关药物　已证明西沙必利与另一种 H$_1$ 受体阻断药阿司咪唑（astemizole）之间可发生类似相互影响。预料西沙必利与氯雷他定之间的类似相互影响也可发生（氯雷他定部分经 CYP3A4 进行脱烷基代谢）。西沙必利与其他 H$_1$ 受体阻断药（苯海拉明、氯苯那敏、曲吡那敏、异丙嗪、西替利嗪、赛庚啶等）之间是否会发生类似相互影响，尚未见报道。但是，鉴于相当一部分第一代 H$_1$ 受体阻断药以及小部分二、三代 H$_1$ 受体阻断药的代谢都有 CYP 的参与，故类似相互影响有可能发生，不过，是否会发生 Tdp，要看所涉及的 H$_1$ 受体阻断药本身是否有此副作用。

同属胃肠动力药的莫沙必利（mosapride）主要由 CYP3A4 代谢，故可竞争性抑制特非那定经 CYP3A4 的代谢，从而增强其作用，莫沙必利的代谢也有可能受特非那定的影响。另一种促胃肠动力药替加色罗（tegaserod）的代谢不受 CYP 的影响，本身对 CYP 也无抑制作用，尚未见有与特非那定（或其他药物）之间发生相互影响的报道。根据相互影响的机制推测，新型促胃肠动力药 Z-388 与特非那定之间的类似相互影响也不太可能发生。同属 5-HT$_4$ 受体激动剂的普卢卡必利（prucalopride）与特非那定之间是否会发生类似相互影响，尚未见有研究报道。

机制　西沙必利是 CYP3A4 的底物，同时也是 CYP3A4 的强效抑制剂，故可明显抑制特非那定的清除。特非那定和西沙必利同用时，前者的血浓度比单用时高 15 倍（除后者对 CYP3A4 的抑制作用外，促进胃肠运动从而增加前者的吸收速度也可能是因素之一），这么高的浓度可明显延长 QT 间期。另外，西沙必利本身也可抑制 K$^+$ 通道，这一作用与特非那定的作用相加。

新型促胃肠动力药 Z-388 对任何类型的 CYP 异构酶都无明显的抑制作用。该药主要与葡糖醛酸络合。体外试验证明，Z-388 葡糖醛酸络合物主要在 UGT1A8 和 UGT1A9 的作用下产生；UGT1A8 主要在肝中表达，而 UGT1A9 主要在肠道中表达。Z-388 对 P-糖蛋白的抑制作用也不明显，远弱于维拉帕米和环孢素，据此认为它不是 P-糖蛋白的抑制剂。另外，Z-388 对钾电流无明显影响，临床上所用剂量达不到使 QT 间期延长的浓度。

建议　鉴于第二代 H$_1$ 受体阻断药特非那定以及阿司咪唑偶可导致潜在致命的心律失常——Tdp，特别是当它们的代谢受损（例如，存在肝疾患或者同时应用抑制 CYP3A 亚家族的药物）时，因此，分别于 1998 年和 1999 年停用。如果必须同时应用 H$_1$ 受体阻断药和西沙必利（尽管因其潜在的致心律失常作用部分国家已经停用，但某些国家仍有应用），可考虑选择主要以原形排泄的非索非那定（主要以原形经肾排泄）以及西替利嗪（主要以原形排泄于粪便中）等。另外，Z-388 以临床有效量与 CYP 底物同用时，不太可能导致明显的药物相互影响。因此，在某些情况下，可用其代替西沙必利，特别是正在应用 CYP3A4 底物（如特非那定、伊曲康唑、克拉霉素，及曲唑酮等）治疗的患者（也参见［特非那定（得敏功，敏迪，司立泰）－红霉素］）。

［特非那定（得敏功，敏迪，司立泰）－红霉素］[1]
Terfenadine－Erythromycin

要点　有证据表明，特非那定与红霉素合用，可导致前者代谢减慢，血浓度升高，有引起尖端扭转型室性心动过速（Tdp）等恶性心律失常的报道。

有关药物　已证明红霉素与另一种 H_1 受体阻断药阿司咪唑（astemizole）之间可发生类似相互影响。预料红霉素与氯雷他定之间的类似相互影响也可发生（氯雷他定部分经 CYP3A4 进行脱烷基代谢）。红霉素与其他 H_1 受体阻断药（苯海拉明、氯苯那敏、曲吡那敏、异丙嗪、西替利嗪、赛庚啶等）之间是否会发生类似相互影响，尚未见报道。但是，鉴于相当一部分第一代 H_1 受体阻断药以及小部分二、三代 H_1 受体阻断药的代谢都有 CYP 的参与，故类似相互影响有可能发生，不过，是否会发生 Tdp，要看所涉及的 H_1 受体阻断药本身是否有此副作用。

有明确证据表明，另一大环内酯类抗生素克拉霉素（clarithromycin）与特非那定合用同样可引起 Tdp 等恶性心律失常（参见［特非那定-克拉霉素］）。竹桃霉素、醋竹桃霉素、麦迪霉素等大环内酯类抗生素与特非那定之间是否会发生类似相互影响，尚不清楚。但同属大环内酯类的阿奇霉素（azithromycin）以及地红霉素（dirithromycin）对 CYP3A4 无明显抑制作用，其代谢与 CYP 也无明显相关，因此预料与特非那定之间的类似相互影响不太可能发生。

酮环内酯类抗生素泰利霉素（telithromycin）不但是强效的 CYP3A4 抑制剂，同时也是 CYP3A4 的底物（有 50% 经 CYP3A4 代谢），预料与特非那定之间可发生类似相互影响（像红霉素一样，既涉及竞争性抑制，也涉及非竞争性抑制）。

机制　特非那定本身即可导致 Tdp，当其代谢受损时（如肝病以及同时应用影响其代谢的药物时），这种情况更有可能发生。特非那定的代谢主要由 CYP3A4 负责，而红霉素既是 CYP3A4 的底物（由 CYP3A 进行 N 位脱甲基代谢），也是 CYP3A4 的强效抑制剂，因此认为恶性心律失常的发生与红霉素抑制 CYP3A4（包括竞争性抑制和非竞争性抑制）从而使特非那定的血浓度升高有关。

另外，特非那定在体内的代谢物非索非那定是 P-糖蛋白的底物（特非那定本身的清除不太可能涉及 P-糖蛋白，因其很少以原形排泄），而红霉素是 P-糖蛋白的有效抑制剂，故红霉素对 P-糖蛋白的抑制可导致非索非那定的血浓度增加。然而，鉴于非索非那定的毒副作用少见，故这一影响也许无重要临床意义（也参见［特非那定（得敏功，敏迪，司立泰）-酮康唑］）。

建议　该相互影响明确，因此禁止将红霉素与特非那定（或阿司咪唑及氯雷他定）同时应用。实际上，特非那定以及阿司咪唑因与红霉素（以及酮康唑和依曲康唑等）之间的此种相互影响分别于 1998 年和 1999 年停用，美国 FDA 也因此提议停用所有含特非那定和阿司咪唑的药物，但是部分国家仍有应用。

特非那定的停用促使有关科技人员挖掘出其活性代谢物非索非那定（fexofenadine）用以代替特非那定。该化合物没有特非那定的毒副作用，不经 CYP 代谢（经由 P-糖蛋白转运），也无镇静作用，但保留了其抗过敏的特点。另一种第二代 H_1 受体阻断药氯雷他定的活性代谢物地氯雷他定（desloratidine）可作为氯雷他定的代用品。最后要说明的一点是，除了非索非那定和地氯雷他定以外，部分其他新型 H_1 受体阻断药，如西替利嗪（cetirizine；羟嗪的代谢产物）、左卡巴斯汀（levocabastine；哌啶类衍生物）、阿伐斯汀（acrivastine；曲普利啶的衍生物）等的代谢清除也不涉及 CYP，如果可行的话，可用来代替经由 CYP 代谢的其他 H_1 受体阻断药与红霉素联用。然而，红霉素通过抑制 P-糖蛋白，从而升高上述药物血浓度的可能性依然存在，只是这些药物的毒副作用较少，由此造成的危害较轻微而已。

另外，考虑到目前有多种多样的抗生素可供选择，因此避免两类药物的同用并不困难。如果必须同时应用大环内酯类抗生素和 H_1 受体阻断药，可考虑用阿奇霉素（或地红霉素）代替红霉素。然而，权威人士认为，凡是能与红霉素（或克拉霉素）发生相互影响的药物，与阿奇霉素（或地红霉素）的相互影响并不一定能绝对避免，因此，欲用其代替红霉素或克拉霉素，仍应谨慎。

特非那定与酮康唑、伊曲康唑等其他药物之间的相互影响参见有关章节。

［特非那定（得敏功，敏迪，司立泰）-克拉霉素（甲红霉素）］[1]
Terfenadine-Clarithromycin

要点　有证据表明，特非那定与克拉霉素合用，可导致前者血浓度升高，毒副作用增加，尖端扭转型室性心动过速（Tdp）等恶性心律失常的发生率增加。

有关药物　已证明同属大环内酯类的红霉素（erythromycin）与另一种 H_1 受体阻断药阿司咪唑（astemizole）之间可发生类似相互影响。其他大环内酯类抗生素与特非那定之间是否会发生类似相互影响，尚未见报道。但是，鉴于另外两种大环内酯类抗生素阿奇霉素（阿奇霉素；azithromycin）以及地红霉素（dirithromycin）对 CYP3A4 无明显抑制作用，因此预料与特非那定之间的类似相互影响不太可能发生。

机制　H_1 受体阻断药特非那定的代谢主要由 CYP3A4 负责，而克拉霉素对 CYP3A4 有明显抑制作用，因此认为心律失常的发生是克拉霉素抑制特非那定的代谢导致其毒性增强的结果（曾发现肝病患者对该药的代谢受损时，偶可发生 Tdp）。另外，已经证明部分 H_1 受体阻断药（如非索非那定）的转运涉及 P-糖蛋白，故克拉霉素（及红霉素等）对 P-糖蛋白的抑制可导致这些 P-糖蛋白底物的血浓度升高，但这一作用可能没什么重要临床意义，因作为 P-糖蛋白底物的第三代 H_1 受体阻断药本身毒副作用较少（参见［特非那定（得敏功，敏迪，司立泰）－酮康唑]）。

建议　该影响的后果可能很严重，因此，应禁止将特非那定与克拉霉素（或红霉素）同时应用。阿司咪唑以及特非那定因与克拉霉素和红霉素之间的此种相互影响某些国家已经分别于 1998 年和 1999 年停用，美国 FDA 也因此提议停用所有含特非那定或阿司咪唑的药物。

其他细节可借鉴［特非那定－红霉素]。

［特非那定（得敏功，敏迪，司立泰)－酮康唑][1]
Terfenadine－Ketoconazole

要点　有证据表明，酮康唑与特非那定同时应用，可使后者血浓度升高，毒副作用增加，尖端扭转型室性心动过速（Tdp）等恶性心律失常的发生率也随之增加（Shimizu et al，2006）。

有关药物　已证明酮康唑与另一种 H_1 受体阻断药阿司咪唑之间可发生类似相互影响。同属唑类抗真菌药的依曲康唑与特非那定和氯雷他定之间的类似相互影响也已经证实。预料酮康唑与氯雷他定之间可发生类似相互影响。酮康唑与其他 H_1 受体阻断药（苯海拉明、氯苯那敏、曲吡那敏、异丙嗪、西替利嗪、赛庚啶等）之间是否会发生类似相互影响，尚未见报道。但考虑到相当一部分第一代 H_1 受体阻断药以及小部分二、三代 H_1 受体阻断药的代谢也有 CYP 的参与，故类似相互影响有可能发生，不过，是否会发生 Tdp，要看所涉及的 H_1 受体阻断药本身是否有此副作用。

根据相互影响的机制推测，其他唑类抗真菌药（如咪康唑、氟康唑和伏立康唑等）与特非那定之间的类似相互影响有可能发生，只是程度不同而已。

Shimizu 等的研究表明，伊曲康唑（itraconazole）通过抑制肠壁中的 P-糖蛋白使非索非那定（fexofenadine；特非那定在体内的代谢物）的首过效应减弱，从而增加其经胃肠道的吸收；对肝中的 P-糖蛋白也可能有影响，其结果同样是增加其生物利用度（非索非那定不但是一种 P-糖蛋白底物，也是多种 OATP 的底物；P-糖蛋白是一种外排泵，而 OATP 则是摄取转运体。尽管两种转运体在多数情况下的作用方向相反，但已经证明伊曲康唑对摄取转运体无明显作用，因此仅表现为对 P-糖蛋白的抑制）。但是考虑到非索非那定治疗范围比较宽，故其与伊曲康唑之间的药动学相互影响在临床上的意义不大（Shimizu et al，2006）。Tateishi 等对 12 名健康志愿者进行的一项两阶段双盲交叉研究表明，伊曲康唑可明显影响非索非那定的药动学，而且对 S 型非索非那定（AUC 增加 3.0 倍）的影响比之对 R 型（AUC 增加 2.1 倍）更明显（可能和 S 型以及 R 型对映体与 P-糖蛋白的亲和力不同有关）（Tateishi et al，2008），这为 Shimizu 等的研究结果进一步提供了佐证。

机制　特非那定本身即有导致 TdP 的报道，当其代谢受损时（如肝病以及同时应用影响其代谢的药物时），这种情况更有可能发生。特非那定的代谢主要由 CYP3A4 负责，而酮康唑对 CYP3A4 有明显抑制作用，因此认为该影响与酮康唑抑制 CYP3A4 从而阻碍特非那定的代谢有关。

建议　禁止将酮康唑与特非那定（或阿司咪唑及氯雷他定）同时应用。特非那定以及阿司咪唑因与酮康唑等之间的此种相互影响分别于 1998 年和 1999 年停用，美国 FDA 也因此提议停用所有含特非那定和阿司咪唑的药物。但在某些国家这几种 H_1 受体阻断药仍有应用，故了解此点仍具有临床意义。

特非那定的停用促使有关科技人员挖掘出其活性代谢物非索非那定（fexofenadine），可用以代替特非那定。该化合物没有特非那定的毒副作用，不经 CYP 代谢，也无镇静作用，但保留了特非那定抗过敏的特点。另一种 H_1 受体阻断药氯雷他定的活性代谢物地氯雷他定（desloratidine）可作为氯雷他定的代用品。最后要说明的一点是，除了非索非那定和地氯雷他定以外，尚有部分其他新型 H_1 受体阻断药，如西替利嗪（cetirizine；羟嗪的代谢产物），左卡巴斯汀（levocabastine；哌啶类衍生物），阿伐斯汀（acrivastine；曲普利啶的衍生物）等的代谢清除也不涉及 CYP，如果可行的话，可用来代替其他 H_1 受体阻断药与酮康唑等唑类抗真菌药联用（也见［特非那定－红霉素］）。

［非索非那定－卡马西平（酰胺咪嗪，痛惊宁）][2]
Fexofenadine－Carbamazepine

要点 Akamine 等对 12 名健康志愿者进行的一项随机化研究表明，同时应用卡马西平可明显影响非索非那定的药动学，除 t_{max} 外，所有药动学参数都有改变，但对两种对映体的影响程度有所不同。与对照相比，S 型对映体的 AUC 减少 61%，C_{max} 降低 32%，而 R 型对映体的 AUC 减少 52%，C_{max} 降低 35%（Akamine et al，2011）。

有关药物 根据提出的机制推测，所有 P-糖蛋白诱导剂与非索非那定之间都可发生类似相互影响。

机制 非索非那定主要在 P-糖蛋白（MDR1/ABCB1）的作用下以原形经胆汁排泄于粪便中（有研究表明，也有 10% 左右排泄于尿液中）。体内外研究表明，卡马西平不但是强效的 CYP3A4 诱导剂，对 P-糖蛋白也有明显诱导作用。因此认为，该影响与卡马西平诱导 P-糖蛋白，从而减少非索非那定经肠道的吸收（降低口服生物利用度），加速非索非那定经胆汁以及肾的排泄有关（P-糖蛋白在肠、肝、肾、血脑屏障、血睾丸屏障，及血胎盘屏障等组织中都有表达）。

非索非那定是等量 R 型和 S 型对映体的消旋混合物（两种对映体的疗效相当），但研究表明，在无其他因素干扰的情况下，人体内 R 型对映体的浓度约为 S 型对映体的 1.5 倍，目前认为这一差异与 P-糖蛋白介导的转运有关（因为非索非那定在体内的代谢不足 1%）。至于卡马西平对两种对映体药动学的不同影响，还不能做出令人满意的解释，因为非索非那定不但是 P-糖蛋白的底物，也是 OATP2B1 以及多药耐药相关蛋白（MRP2/ABCC2）等转运体的底物，这些转运体也可能参与其中。

建议 卡马西平对非索非那定的药动学有明显影响，故两者同用时应考虑到后者的作用有可能减弱。如果行得通的话，避免两者的同用是可取的。

［非索非那定－维拉帕米（异搏定，戊脉安）][2]
Fexofenadine－Verapamil

要点 Sakugawa 等对 13 名健康日本人进行的一项两阶段随机化交叉研究表明，口服维拉帕米（80 mg 每日 3 次，连用 6 天），对非索非那定（于应用维拉帕米的第 6 天单次口服 120 mg）的药动学有明显影响。同时应用维拉帕米与非索非那定单用相比，后者的 $AUC_{0\sim\infty}$ 以及 C_{max} 增加，对 S-型对映体的影响比之对 R-型对映体的影响更明显（与对照期相比，S-型对映体的 $AUC_{0\sim\infty}$ 平均增加 2.5 倍，R-型对映体的 $AUC_{0\sim\infty}$ 平均增加 1.2 倍），但对 t_{max} 以及 $t_{1/2}$ 无明显影响（Sakugawa et al，2009）。

有关药物 其他维拉帕米类钙拮抗剂（如噻帕米、法利帕米、戈洛帕米）与非索非那定之间是否会发生类似相互影响，尚不清楚，但根据相互影响的机制推测，类似相互影响有可能发生。同属钙拮抗剂的地尔硫䓬（硫氮䓬酮；diltiazem）像维拉帕米一样，对 P-糖蛋白有抑制作用，预料与非索非那定之间的类似相互影响也可发生。二氢吡啶类钙拮抗剂（如硝苯地平）与非索非那定之间是否会发生类似相互影响，尚未见报道。

其他很少或不经 CYP 代谢的新型 H_1 受体阻断药，如西替利嗪以及地氯雷他定，与维拉帕米之间是否会发生类似相互影响，尚未见研究报道。但根据代谢途径推测，大部分第一代 H_1 受体阻断药（如苯海拉明）和部分第二代 H_1 受体阻断药（如氯雷他定）与维拉帕米之间有可能发生相互影响，但相互影响的机制是在 CYP 水平上的竞争，方向也难以预料。

机制 非索非那定是 P-糖蛋白的底物（在体内很少代谢，认为不足 1%），主要在 P-糖蛋白的作用下以原形排泄于粪便中（有研究表明，也有 10% 左右排泄于尿液中）。维拉帕米是已知的 P-糖蛋白抑制剂，因此认为，维拉帕米抑制 P-糖蛋白，从而阻碍非索非那定向肠腔中分泌（包括经胆汁的分泌），使非索非那定的生物利用度增加，可能是其 AUC 和 C_{max} 增加的机制。至于维拉帕米对两种对映体影响的差别，也许与它们和 P-糖蛋白的亲和力不同有关。尽管维拉帕米是 CYP2C9 和 CYP3A4 的底物，但如上所述，非索非那定很少或不经 CYP 代谢，故与该影响无关。

另外，非索非那定不但是一种 P-糖蛋白底物，也是多种 OATP 的底物，故维拉帕米对 OATP 的影响也可能参与其中。

建议　根据目前可得到的资料，认为同时应用维拉帕米和非索非那定期间，后者的剂量有必要进行适当调整。

[非索非那定－洛匹那韦/利托那韦][1]
Fexofenadine－Lopinavir /Ritonavir

要点　van Heeswijk 等对 16 名健康白种人志愿者（男女各半）进行的一项研究表明，单剂利托那韦（100 mg）以及单剂增效洛匹那韦（含洛匹那韦 400 mg，利托那韦 100 mg）分别使非索非那定的 $AUC_{0\sim\infty}$ 增加 1.2 倍和 3.0 倍。然而，反复应用增效洛匹那韦达到稳态浓度后，仅使非索非那定的 $AUC_{0\sim\infty}$ 增加 1.9 倍。不管是单剂还是多次应用，对非索非那定的半衰期都无明显影响（van Heeswijk et al，2006）。

有关药物　根据提出的机制推测，所有 HIV 蛋白酶抑制剂（如沙奎那韦、福沙那韦、阿扎那韦等）与非索非那定之间都有可能发生类似相互影响，只是影响的程度有所不同。其他第二代 H_1 受体阻断药（如氯雷他定、地氯雷他定等）与利托那韦和（或）洛匹那韦之间是否会发生类似相互影响，尚未见报道。

机制　非索非那定是 P-糖蛋白的底物（在体内很少代谢，认为不足 1%），主要在 P-糖蛋白的作用下以原形排泄于粪便中（有研究表明，也有 10% 左右排泄于尿液中）。利托那韦和洛匹那韦既是 P-糖蛋白的底物，也是 P-糖蛋白的抑制剂（两者在体内的代谢主要涉及 CYP3A4），同时具有自诱导作用。因此认为，该影响主要起因于利托那韦及洛匹那韦对 P-糖蛋白的抑制。综合目前可得到的治疗，估计这一影响极有可能发生在肝（即抑制肝的 P-糖蛋白，阻碍经胆汁的排泄，增加口服生物利用度），但对肠道中 P-糖蛋白的影响也可能起部分作用。鉴于非索非那定仅有极小部分经肾排泄，故利托那韦或洛匹那韦即使对其有影响，也不会有多大贡献。另外，非索非那定也是 OATP 的底物，故利托那韦或洛匹那韦对该类转运体的影响也不能排除。

反复应用（计 12 天）后，当利托那韦和洛匹那韦的浓度达到稳态时，对非索非那定的影响有所减弱。作者推测，这一现象的发生与利托那韦及洛匹那韦诱导 P-糖蛋白从而部分抵消其对 P-糖蛋白的抑制作用有关。

建议　利托那韦及增效洛匹那韦不管是单剂还是多次应用，对非索非那定的口服生物利用度都有明显影响。了解这一相互影响，对临床用药有一定指导意义。

[非索非那定－葡萄柚汁][1]
Fexofenadine－Grapefruit Juice

要点　多项研究表明，非索非那定治疗期间饮用葡萄柚汁或用葡萄柚汁送服非索非那定，可明显降低非索非那定的 AUC 和 C_{max}（Bailey，2010）。

有关药物　Bailey 等的研究结果表明，橘汁（orange juice）、柠檬汁（citrus juice），及苹果汁（apple juice）也可影响非索非那定的药动学。根据该影响的机制推测，凡是含有类黄酮的果蔬类（大部分果蔬中都含有类黄酮，只是含量的多寡有所不同），都可对非索非那定的药动学产生影响。

葡萄柚汁与其他 H_1 受体阻断药之间是否会发生类似相互影响，尚未见报道，但根据葡萄柚汁的作用推测，凡是其体内过程涉及 CYP3A4、P-糖蛋白，及 OATP 的药物，都有可能受葡萄柚汁的影响。

机制　目前认为，葡萄柚汁对其他药物的影响主要起因于其内所含有的两类成分，一是呋喃香豆素类（呋喃氧杂萘邻酮类；furanocoumarins），如香柠檬素（bergamottin）以及二羟香柠檬素（dihydroxybergamottin)，二是类黄酮（flavonoids），如柚皮苷（naringin）。体外研究表明，香柠檬素对 CYP3A4 和 P-糖蛋白（MDR1/ABCB1）有抑制作用，而柚皮苷是 OATP 的抑制剂（特别是 OATP1A2）。

非索非那定主要以原形经胆汁分泌排泄，因此，尽管 CYP3A4 和 P-糖蛋白抑制剂以及底物特异性往往有重叠，但鉴于非索非那定的体内过程与 CYP3A4 无关，故葡萄柚汁对 CYP3A4 的抑制作用不会干扰对非索非那定影响结果的判断。

P-糖蛋白是一种外排转运体，存在于多种组织中（如肠、肝、肾和血脑屏障）。肠壁中的 P-糖蛋白可将吸收的药物反向泵入肠腔中，而肝胆管壁中的 P-糖蛋白负责药物向胆管中的分泌。非索非那定是一种两性化合物，有很高的极性，其在肠道中的吸收不可能通过被动弥散。根据目前可得到的资料，认为非索非那定在肠道中的吸收涉及摄取转运体 OATP1A2，这一摄取过程因 P-糖蛋白的存在而被削弱。P-糖蛋白抑制剂（如维拉帕米、伊曲康唑、利托那韦等）增加非索非那定的 AUC 和 C_{max}，而 P-糖蛋白诱导剂（如卡马西平、利福平、金丝桃等）则降低非索非那定的 AUC 和 C_{max}，进一步证实非索非那定是 P-糖蛋白的底物。非索非那定的主要清除途径是经胆汁的分泌，涉及的媒介是 P-糖蛋白。

综上所述，非索非那定 AUC 和 C_{max} 的降低，与葡萄柚汁及其内所含的柚皮苷抑制肠壁中的摄取载体 OATP1A2，从而导致其口服生物利用度降低有关（有证据表明，柚皮苷对 P-糖蛋白也有一定抑制作用，只不过这一作用远远弱于其对 OATP1A2 的作用）。葡萄柚汁对 P-糖蛋白的抑制作用可部分的削弱这一影响。

橘汁、柠檬汁，及苹果汁对非索非那定的影响主要与其内所含的类黄酮有关。有研究表明，橘汁中的类黄酮橘皮苷（hesperidin）对 OATP1A2 有明显抑制作用，其强度与葡萄柚汁中的柚皮苷大致相当。

另外，体外研究表明，葡萄柚汁和橘汁减少 OATP2B1 的底物格列本脲（一种第二代磺脲类口服降糖药）在细胞内的积聚，说明它们对该转运体有抑制作用。曾一度认为 OATP2B1 对非索非那定跨膜转运的贡献远小于 OATP1A2，但新近 Akamine 等采用表达 OATP2B1 的卵母细胞进行的研究表明，非索非那定的摄取与 OATP2B1 明显相关；他们采用苹果汁对 14 名健康受试者进行的一项随机化两阶段交叉研究也表明，OATP2B1 在非索非那定两种对映体的立体选择性药动学方面起主要作用（Akamine et al，2014）。因此，葡萄柚汁对 OATP2B1 的抑制作用也可能是原因之一（肠黏膜上既有 OATP1A2 的分布，也有 OATP2B1 的分布，与药物的吸收有关；OATP1B1、OATP1B3，及 OATP2B1 在肝窦状隙膜上有分布，左右药物向肝细胞内的转运和经胆汁的分泌排泄。与 P-糖蛋白等 ABC 转运体的单向转运不同，OATP1B1 和 OATP2B1 等 SLC 转运体的转运呈双向。因此，前者是一耗能的逆浓度差主动转运过程，而后者实际上是一种涉及载体的被动转运，通常称之为易化扩散，像简单扩散一样，其转运方向与膜两侧的浓度有关，即顺浓度差转运）。

建议 葡萄柚汁（以及橘汁或苹果汁）即使单次应用，也可对非索非那定的药动学产生显著影响。因此，非索非那定治疗期间应尽可能避免饮用葡萄柚汁，其他果汁的应用也应避免。鉴于葡萄柚汁在胃肠道中的作用持续 2～4 小时，故于饮用葡萄柚汁后 2～4 小时服用药物，或服药后 2 小时饮用葡萄柚汁，可基本避免该影响。

注：有关葡萄柚汁与其他药物之间相互影响的研究论文数不胜数。综合目前可得到的有关资料，葡萄柚汁与其他药物之间的相互影响主要是药动学的，其机制包括：①通过抑制肠道中的 CYP3A4，减少首过代谢；②抑制肠壁细胞中 P-糖蛋白介导的药物外排，增加口服生物利用度；③OATP（如 OATP1A2），干扰药物的体内过程。葡萄柚汁抑制 OATP 造成的影响与其对 CYP3A4 和 P-糖蛋白的抑制造成的影响相反。与葡萄柚汁相互影响的结果总的说来有 3 种情况，一是受影响药物的 AUC 增加和 C_{max} 升高，二是 AUC 减少和 C_{max} 下降，三是这两个药动学指标无明显改变。

现有资料表明，可与葡萄柚汁发生相互影响的药物有多种，其中报道比较多的是镇静催眠药（涉及的药物有咪达唑仑、三唑类，及夸西泮等）、HMG-CoA 还原酶抑制剂（包括洛伐他汀、辛伐他汀，及阿托伐他汀等）、免疫抑制剂（主要包括环孢素、他克莫司等钙调蛋白抑制剂）、钙通道拮抗剂（如硝苯地平、氨氯地平、尼莫地平、非洛地平、尼卡地平、尼索地平、尼群地平、马尼地平、地尔硫䓬、维拉帕米等）。其他尚有 β 受体拮抗剂（如塞利洛尔和醋丁洛尔）、抗心律失常药（胺碘酮）、激素类（如甲泼尼龙、炔雌醇等）、香豆素类抗凝剂、抗生素（如红霉素、克拉霉素，及泰利霉素）、HIV蛋白酶抑制剂（沙奎那韦）、抗疟药（卤泛群、蒿甲醚）、抗寄生虫药（阿苯达唑、吡喹酮）、抗肿瘤药（依托泊苷）、抗过敏药（主要涉及非索非那定和特非那定）。个案报道尚有卡马西平、西沙必利、东莨菪碱、氯沙坦、地高辛、西地那非、氟伏沙明、舍曲林、美沙酮、瑞格列奈、伊曲康唑、咖啡因等（Mertens-Talcott et al，2006）。

尽管有关葡萄柚汁与其他药物相互影响的报道较多，但真正导致明显相互影响且具有重要临床意义者为数不多。然而，那些治疗窗狭窄（或毒副作用较强）且需要口服的药物，与葡萄柚汁发生相互影响时，确实可造成某种程度的危险，故了解葡萄柚汁相关的药物相互影响，对临床合理用药以及药物疗效和毒副作用的判断有一定指导意义。

［非索非那定－槲皮素（栎精）］[1]
Fexofenadine－Quercetin

要点 Kim等对12名健康受试者进行的一项2阶段随机化安慰剂对照交叉研究表明，500 mg槲皮素每日3次连用7天，对单剂非索非那定（60 mg）口服后的药动学有明显影响。表现为非索非那定的AUC增加55%（从2005.3 ng·h/ml增加至3098.6 ng·h/ml），C_{max}升高68%（从295.3 ng/ml升高至480.3 ng/ml），口服清除率降低37%（从61.4 L/h降至38.7 L/h），但对肾清除率、$t_{1/2}$，及t_{max}无影响（Kim et al，2009）。

有关药物 有研究表明，葡萄柚汁、橘汁、柠檬汁，及苹果汁也可影响非索非那定的药动学，但它们与非索非那定之间相互影响的机制以及结果有明显不同（有关细节参见［非索非那定－葡萄柚汁］等章节）。

机制 非索非那定在体内基本无代谢，主要以原形排泄于粪便中（占总量的80%），也有小部分（12%）以原形经肾排泄。体内外研究表明，非索非那定是P-糖蛋白的底物，其体内过程与P-糖蛋白密切相关。P-糖蛋白是一种外排转运体，在小肠黏膜、肝细胞、肾，及血脑屏障中有表达。大量动物和人体研究证实，槲皮素可竞争性抑制P-糖蛋白，从而增加P-糖蛋白底物在体内的积累。鉴于槲皮素不影响非索非那定的半衰期、肾清除率，及t_{max}，因此认为，该影响主要起因于槲皮素对肠道P-糖蛋白的抑制。

尽管体外研究表明，槲皮素对某些CYP（包括CYP2C8和CYP3A4）有抑制作用，但非索非那定在体内基本无代谢，故与该影响无关。另外，非索非那定也是药物摄取转运体（如OAT和OATP）的底物，这类转运体对药物转运的方向与P-糖蛋白相反，如果槲皮素对这些转运体也有抑制性影响的话，就有可能抵消或逆转其通过抑制P-糖蛋白所造成的影响。然而，根据目前可得到的资料判断，槲皮素对摄取转运体的影响弱于对P-糖蛋白的影响，故主要表现为对P-糖蛋白的抑制所致的非索非那定口服生物利用度的增加。

建议 槲皮素是一种天然黄酮类化合物，广泛存在于蔬菜和中草药中，据说有祛痰、止咳、平喘、抗炎、降压、降脂、改善微循环、预防糖尿病并发症、促进肿瘤细胞分化和凋亡等多种作用。可见，与其他药物同用的情况比较普遍。在应用非索非那定治疗期间，如发现不明原因的毒副作用增强，应考虑到此种相互影响的可能性。

［依巴斯汀（苏迪）－伊曲康唑］[2]
Ebastine－Itraconazole

要点 Shon等对10名健康受试者进行的一项交叉研究表明，伊曲康唑预处理6天，对单剂依巴斯汀（20 mg口服）的药动学有明显影响，表现为后者的口服清除率下降90%，C_{max}升高1.5倍，其活性代谢物卡巴斯汀的$AUC_{0\sim\infty}$增加2倍以上（Shon et al，2010）。

有关药物 根据提出的机制推测，对CYP3A4有抑制作用的其他唑类抗真菌药，如酮康唑、咪康唑，及泊沙康唑等，都有可能对依巴斯汀产生类似影响。预料经由CYP3A4代谢的其他H_1受体阻断药（如第一代的氯苯那敏和第二代的氯雷他定等）与伊曲康唑之间的类似相互影响也有可能发生。其体内过程不涉及CYP3A4，或主要以原形排泄清除的H_1受体阻断药，如非索非那定（主要经粪便排泄）和地氯雷他定（主要经肾排泄）等，与伊曲康唑之间不会发生类似相互影响。

机制 已知依巴斯汀的代谢涉及 CYP3A4 和 CYP2J2，在 CYP3A4 的作用下主要生成脱烷基依巴斯汀，而在 CYP2J2 的作用下则主要生成羟基依巴斯汀；羟基依巴斯汀在 CYP2J2 的作用下进一步代谢为有活性的代谢物卡巴斯汀（也有一部分羟基依巴斯汀和卡巴斯汀在 CYP3A4 的作用下进行脱烷基代谢）。伊曲康唑既是 CYP3A4 的底物，也是其强效抑制剂，因此认为，依巴斯汀清除率的降低以及 C_{max} 的升高与伊曲康唑抑制依巴斯汀经 CYP3A4 的代谢有关。依巴斯汀的代谢被抑制后，有更多的依巴斯汀经由 CYP2J2 代谢为羟基依巴斯汀，于是有更多的羟基依巴斯汀进一步生成卡巴斯汀，是卡巴斯汀的 $AUC_{0\sim\infty}$ 明显增加的原因。

无证据表明依巴斯汀是 P-糖蛋白的底物，故伊曲康唑对 P-糖蛋白的抑制作用是否涉及该影响，还不清楚。

建议 Shon 等的研究表明，伊曲康唑对依巴斯汀药动学的影响明显，但其程度不足以导致药效学的显著改变；然而，临床上两者的长期联用，则有可能导致毒副作用的增加。因此，如果行得通的话，两者的联用应尽可能避免。另外，CYP2J2 多态性的存在（在韩国人中已经鉴定出 *CYP2J2 * 8* 杂合子变异型）有可能左右相互影响的程度，是临床用药中值得注意的问题。

［依巴斯汀（苏迪）－利福平（甲哌利福霉素，利米定）][2]
Ebastine－Rifampin（Rifampicin）

要点 Shon 等对 10 名健康受试者进行的一项交叉研究表明，利福平预处理 10 天，对单剂依巴斯汀（20 mg 口服）的药动学有明显影响。与对照相比，依巴斯汀的口服清除率增加 2.5 倍，C_{max} 降低近 80%，其活性代谢物卡巴斯汀的 $AUC_{0\sim\infty}$ 减少 85%（Shon et al，2010）。这与伊曲康唑对依巴斯汀的影响相反（参见［依巴斯汀（苏迪）－伊曲康唑]）。

有关药物 根据提出的机制推测，其他利福霉素类，如利福定、利福喷汀、利福布汀等，对依巴斯汀的药动学可产生类似影响，只是比利福平的影响要弱得多。利福平与其他 H_1 受体阻断药之间是否会发生类似相互影响，尚有待证实。

机制 已知依巴斯汀的代谢涉及 CYP3A4 和 CYP2J2，在 CYP3A4 的作用下主要生成脱烷基依巴斯汀，而在 CYP2J2 的作用下则主要生成羟基依巴斯汀；羟基依巴斯汀在 CYP2J2 的作用下进一步代谢为有活性的代谢物卡巴斯汀（也有一部分羟基依巴斯汀和卡巴斯汀在 CYP3A4 的作用下进行脱烷基代谢）。利福平对多种代谢酶（包括 CYP3A 以及 UGT 等）和转运载体（包括 P-糖蛋白以及 OATP 等）有诱导作用，但鉴于依巴斯汀的体内过程是否涉及 UGT、P-糖蛋白，及 OATP 还不清楚，利福平对 CYP2J2 是否有诱导作用也不明确，因此认为，该影响主要与利福平诱导 CYP3A4，从而加速依巴斯汀及其代谢物的生物转化有关。

建议 Shon 等的研究表明，利福平对依巴斯汀药动学的影响明显，有可能削弱依巴斯汀的抗组胺作用。如果两者必须同时应用，依巴斯汀的需要量可能增加。

第二节 5-羟色胺类受体激动剂以及拮抗剂

［舒马普坦（舒马坦，英明格）－心脑血管病][1]
Sumatriptan－Cardio-or Cerebro-vascular Diseases

要点 心脑血管病患者或具有冠心病危险因素的患者，当应用舒马普坦等 5-HT₁ 受体（1 型 5-羟色胺受体）激动剂时，可导致严重甚至致命的心脏事件，包括冠状动脉痉挛、短暂心肌缺血、房性和室性心律失常，及心肌梗死等。

有关药物 除舒马普坦外，FDA 批准用于临床的曲普坦类（triptans）选择性 5-HT₁ 受体激动剂尚有阿莫曲坦（阿莫曲普坦；almotriptan）、依立曲坦（eletriptan）、夫罗曲坦（夫罗曲普坦；frovatriptan）、佐米曲坦（佐米曲普坦；zolmitriptan）、利扎曲坦（利扎曲普坦；rizatriptan），及那拉曲坦（naratriptan）。所有这些 5-HT$_1$ 受体激动剂对心脑血管病患者或具有冠心病危险因素的患者都可发生类似影响（Sanders-Bush et al，2011）。

机制　人体内的 5-HT 受体分布广泛，且有多种亚型（目前已经发现的至少有 7 个亚型，其中 1 型可进一步分为 1A、1B、1D、1E 四种类型）。这些受体的信号转导作用主要涉及 PLC（磷脂酶 C）的活化以及 AC（腺苷酸环化酶）的抑制和激活。但是与这些受体有关且已用于临床的激动剂或拮抗剂主要作用于 1～4 型受体，其中包括①作用于 5-HT$_{1A}$ 受体的部分激动剂丁螺环酮（buspirone）、吉哌隆（gepirone），及伊沙匹隆（ipsapirone）（这类药物主要用于焦虑和抑郁的治疗）；②作用于 5-HT$_{2A/2C}$ 的拮抗剂曲唑酮（trazodone）、利培酮（risperidone），及酮色林（ketanserin）（这类药物可用于偏头痛、抑郁，及精神分裂症的治疗，其中酮色林已经成为一种新型抗高血压药）；③作用于 5-HT$_3$ 受体的拮抗剂如昂丹司琼（ondansetron）（这类药物主要用于化疗引起的呕吐）；④作用于 5-HT$_4$ 受体的激动剂如西沙必利（cisapride）（这类药物主要作为促胃肠动力药用于胃肠功能障碍）。上述 4 类药物已经超出此处讨论的范围，为便于理解区分，故简述之。

至于舒马普坦等曲普坦类药物，其作用和不良反应则是主要通过选择性激动 5-HT$_{1D}$ 和 5-HT$_{1B}$ 受体引起的。舒马普坦（以及其他曲普坦类药物）之所以用于偏头痛的治疗有效，原因在于它们可选择性激动 5-HT$_{1D}$ 和 5-HT$_{1B}$ 受体（这与非选择性 5-HT 受体激动剂麦角生物碱有所不同，虽然麦角生物碱也可用于偏头痛的治疗，但对 5-HT$_1$ 受体亚型的选择性较差）。已知颅血管以及颅内的某些核团含有大量的 5-HT$_{1D}$ 和 5-HT$_{1B}$ 受体，这些受体的激动可直接或间接导致颅血管收缩，包括动静脉交通支的收缩（在动静脉交通支已经扩张的情况下尤其如此，而大部分典型偏头痛患者在其发作时存在动静脉交通支的扩张）。另外，5-HT$_{1D}$ 和 5-HT$_{1B}$ 受体在中枢神经系统中也作为突触前的自身受体，其作用是调节神经递质（包括前炎性神经肽）从神经末梢中释放，当其激动时，内源性神经递质释放减少，也是其治疗某些类型偏头痛有效的原因（Sanders-Bush et al，2011）。

显然，曲普坦类药物在收缩血管对偏头痛发挥治疗作用的同时，也可因周围血管的收缩导致冠状动脉痉挛以及短暂心肌缺血甚至心肌梗死等情况。当然，这些情况主要发生在原有心脑血管疾患或功能不全的患者中。

建议　缺血性或血管痉挛性冠状动脉病（包括卒中或短暂缺血发作）、其他显著心血管病、脑血管或周围血管病、基底型偏头痛、偏瘫性偏头痛，及缺血性肠病等患者禁用包括舒马普坦在内的曲普坦类药物。另外，曲普坦类药物可导致血压的迅速升高（尽管幅度不大），故未加控制的高血压患者也不应采用。严重肝肾功能不全的患者禁用那拉曲坦（因其 50% 以原形经肾排泄，约 30% 需在肝经 CYP 代谢清除），慎用利扎曲坦（虽然该药大部分经 A 型单胺氧化酶代谢，但仍有小部分的代谢清除与肝肾有关）。肝病患者禁用依立曲坦。

正在应用单胺氧化酶抑制剂治疗的患者，严禁给予阿莫曲坦、舒马普坦、利扎曲坦，及佐米曲坦（有关细节参见［舒马普坦－苯乙肼］）；如果必须应用，至少应在停用单胺氧化酶抑制剂后 10～14 天。

［舒马普坦（舒马坦，英明格）－苯乙肼］[1]
Sumatriptan－Phenelzine

要点　应用单胺氧化酶（MAO）抑制剂苯乙肼治疗期间给予舒马普坦，可致后者的作用明显增强，心脑血管方面的不良反应增加，原有心脑血管疾病危险因素的患者更危险（也参见［舒马普坦－心脑血管病］）。

有关药物　有证据表明，同属曲普坦类（triptans）的 5-HT$_1$ 受体激动剂佐米曲坦（佐米曲普坦；zolmitriptan）、阿莫曲坦（阿莫曲普坦；almotriptan），及利扎曲坦（利扎曲普坦；rizatriptan）与苯乙肼之间可发生类似相互影响。根据相互影响的机制和代谢途径推测，另一种曲普坦类 5-HT$_1$ 受体激动剂那拉曲坦（naratriptan）与苯乙肼之间的类似相互影响不太可能发生，因其代谢不涉及 MAO（那拉曲坦有 50% 以原形经肾排泄，约 30% 由肝的细胞色素 P450 氧化代谢，这与上述 3 种曲普坦类有明显不同）（Sanders-Bush et al，2011）。至于 FDA 批准用于临床的其他曲普坦类选择性 5-

HT$_1$ 受体激动剂如依立曲坦（eletriptan）以及夫罗曲坦（frovatriptan），尚未见有与苯乙肼发生相互影响的临床资料。

　　根据相互影响的机制推测，所有 MAO-A 抑制剂，如不可逆的非选择性 MAO 抑制剂反苯环丙胺（tranylcypromine）、异卡波肼（isocarboxazid）、帕吉林（pargyline），及尼亚拉胺（nialamide），可逆的选择性 MAO-A 抑制剂吗氯贝胺（moclobemide），以及具有 MAO 抑制作用的丙卡巴肼（甲基苄肼）和呋喃唑酮（痢特灵）等，都可与舒马普坦发生类似相互影响。但是选择性 MAO-B 抑制剂，如司来吉兰（selegiline），与舒马普坦不太可能发生类似相互影响，因后者的代谢与 MAO-B 无关（Westfall et al，2011）。

　　机制　舒马普坦以及佐米曲普坦和利扎曲坦（利扎曲普坦；rizatriptan）在体内的代谢主要由 MAO-A 负责，而苯乙肼属于不可逆性 MAO 抑制剂（对 MAO-A 和 MAO-B 都有明显的抑制作用），因此认为，两者同用时，MAO-A 被抑制，导致前者的氧化脱氨受阻，是其作用增强的机制。

　　建议　应用苯乙肼等不可逆性 MAO 抑制剂治疗期间，禁止应用舒马普坦等曲普坦类 5-HT$_1$ 受体激动剂，如果必须应用，可考虑采用其代谢不受 MAO 影响的那拉曲坦（naratriptan）代替舒马普坦。另外，如果情况允许的话，也可考虑在停用苯乙肼 2 周后应用舒马普坦。

　　短效可逆性 MAO-A 选择性抑制剂吗氯贝胺对 MAO-A 的抑制作用短暂，该药停用后 24 小时即可安全应用舒马普坦等曲普坦类 5-HT$_1$ 受体激动剂。

　　低剂量应用选择性 MAO-B 抑制剂如司来吉兰治疗期间，给予舒马普坦等 5-HT$_1$ 受体激动剂不会发生药动学的相互影响；然而，大剂量应用仍应谨慎，因其选择性是相对的。

［阿莫曲坦（阿莫曲普坦）-酮康唑][1]
Almotriptan-Ketoconazole

　　要点　Fleishaker 等在 16 名健康志愿者中进行的一项交叉对比研究表明，酮康唑可使阿莫曲坦的 AUC 增加（从 312 ng·h/ml 增至 490 ng·h/ml，增幅为 57%），C_{max} 升高（从 52.6 ng/ml 升高至 84.5 ng/ml，增加 61%），平均口服清除率下降（从 40.7 L/h 降至 26.2 L/h，降低 36%），伴有原形药物经肾排泄分数的增加（从 40.6% 增至 53.3%，增加 31%）以及肾清除率的下降（从 16.4 L/h 降至 13.8 L/h，降低 16%）（Fleishaker et al，2003）。

　　有关药物　根据提出的机制推测，所有唑类抗真菌药（包括咪唑类的酮康唑、咪康唑、益康唑，及三唑类的伊曲康唑、氟康唑和伏立康唑）都可与阿莫曲坦发生类似相互影响，但影响的程度可能不同。就唑类抗真菌药对 CYP3A4 的抑制作用而论，以三唑类的伊曲康唑和咪唑类的酮康唑作用最强（伊曲康唑既是 CYP3A4 的底物，也是 CYP3A4 的强效抑制剂。此点与酮康唑不同，酮康唑对 CYP3A4 有强烈抑制作用，但本身并不是 CYP3A4 的良好底物），咪康唑和伏立康唑次之（伏立康唑本身既是 CYP2C19、CYP2C9，及 CYP3A4 的底物，也是这 3 种酶的抑制物，其中对 CYP2C19 的抑制作用最强，对 CYP2C9 的抑制作用次之，对 CYP3A4 的抑制作用最弱），氟康唑的抑制作用最弱（氟康唑本身有 90% 以原形经肾排泄，仅有小部分由 CYP3A4 代谢，对 CYP3A4 的抑制作用较弱，但对 CYP2C9 有比较明显的抑制作用）（Bennett，2011）。

　　同属曲普坦类（triptans）的 5-HT$_1$ 受体激动剂佐米曲普坦（佐米曲坦；zolmitriptan）经 N-位脱甲基转化为活性代谢物；那拉曲坦（naratriptan）有 50% 以原形经肾排泄，约 30% 由 CYP 氧化代谢。还不清楚这 2 种 5-HT$_1$ 受体激动剂与酮康唑之间是否会发生类似相互影响。舒马普坦（sumatriptan）主要由 MAO-A 代谢，利扎曲坦（利扎曲普坦；rizatriptan 尽管有极小部分经 CYP 代谢，但绝大部分由 MAO-A 氧化脱氨，预料与酮康唑之间不会发生类似相互影响）。至于 FDA 批准用于临床的其他曲普坦类选择性 5-HT$_1$ 受体激动剂，包括依立曲坦（eletriptan）以及夫罗曲坦（夫罗曲普坦；frovatriptan），尚未见有与酮康唑发生相互影响的临床资料（Sanders-Bush et al，2011）。

　　机制　酮康唑是已知的强效 CYP3A4 抑制剂之一。阿莫曲坦有 40%～50% 以原形经肾小管主动分泌排泄，其余部分经各种酶促代谢，按代谢的强弱依次为单胺氧化酶、CYP3A4 和 CYP2D6、黄素加单氧酶。体内研究表明，强效 CYP2D6 抑制剂氟西汀对阿莫曲坦的药动学无影响，而对

CYP3A4（和 P-糖蛋白）抑制作用较弱的维拉帕米则可使其 AUC 和 C_{max} 增加约 20%，说明就 CYP 的代谢而论，以 CYP3A4 为主。目前临床上所用的药物对黄素加单氧酶既无诱导也无抑制作用。另外，阿莫曲坦的绝对生物利用度为 70%，说明口服后经历某种程度的首关代谢。应用 MAO 抑制剂吗氯贝胺阻断阿莫曲坦经 MAO-A 的清除后，使阿莫曲坦的 AUC 增加 37%，但对 C_{max} 的影响轻微。而酮康唑使其 AUC 和 C_{max} 有类似程度的增加。因此认为，酮康唑对阿莫曲坦血浓度的影响可能是由于抑制肠壁/肝的首关代谢所致的绝对生物利用度增加，在该过程中所涉及的酶则主要是 CYP3A4。酮康唑对阿莫曲坦经肾小管主动分泌的抑制也起一定作用。

建议　阿莫曲坦是一种选择性 5-HT$_{1B/1D}$ 受体激动剂，治疗偏头痛急性发作有效（绝大多数病人的有效量是 12.5 mg）。

虽然酮康唑对阿莫曲坦 AUC 和 C_{max} 的影响具有统计学意义，但在 Fleishaker 等的研究中不良事件发生率和生命征未见有相关改变。最常见的不良事件是头痛，而在 16 名受试者的 6 例头痛者中，仅 1 例认为与两者的同时应用有关。但试验用量是 12.5 mg 的常用量，当需应用 25 mg 或以上剂量，且应用时间较长时，酮康唑的影响也许就具有一定临床意义了。

［曲普坦类－麦角生物碱］[1]
Triptans－Ergot Alkaloids

要点　据报道，同时应用曲普坦类 5-HT$_1$ 受体激动剂以及麦角生物碱，毒副作用明显增强。

有关药物　FDA 批准用于临床的曲普坦类选择性 5-HT$_1$ 受体激动剂包括舒马普坦（舒马坦，英明格；sumatriptan）、阿莫曲坦（阿莫曲普坦；almotriptan）、依立曲坦（eletriptan）、夫罗曲坦（夫罗曲普坦；frovatriptan）、佐米曲坦（佐米曲普坦；zolmitriptan）、利扎曲坦（利扎曲普坦；rizatriptan），及那拉曲坦（naratriptan），临床上常用的麦角生物碱有麦角胺（贾乃金；ergotamine）、麦角新碱（ergonovine，ergometrine），及甲麦角新碱（methylergonovine，methylergometrine）等。上述两类药物的两两同用，都可导致毒副作用增强。

机制　这种相互影响主要起因于两类药物缩血管作用的相加，属于药效学的相互影响。

建议　前不久曾经应用或正在应用麦角生物碱或其他 5-HT 受体激动剂的患者，避免给予曲普坦类选择性 5-HT$_1$ 受体激动剂。

第三节　麦角衍生物

［麦角新碱－多巴胺］[2]
Ergonovine－Dopamine

要点　据报道，麦角新碱和多巴胺的缩血管作用可以相加，从而增加坏疽的发生率。

有关药物　有人对 741 名住院妇女进行了回顾性分析。这些患者在持续性骶尾麻醉期间，同时应用过甲氧明和麦角新碱、甲基麦角新碱或催产素，结果 5% 的患者发生严重高血压。

机制　这种相互影响可能起因于两种制剂周围缩血管作用的相加或协同。

建议　上述制剂应尽可能避免同用。氯丙嗪对这些药物引起的高血压有良好的治疗效果。

［氢麦角碱（氢化麦角碱，海得琴，甲磺酰双氢麦角毒）－氯丙嗪（冬眠灵）］[1]
Dihydroergotoxine－Chlorpromazine

要点　氢麦角碱与氯丙嗪同时应用，有导致严重体位性低血压或持久性血压下降的报道。

有关药物　根据相互影响的机制推测，其他麦角类制剂（如氢麦角胺、麦角毒、麦角新碱等）与氯丙嗪之间，以及氢麦角碱与其他吩噻嗪类抗精神病药（奋乃静、氟奋乃静、三氟拉嗪等）之间，有可能发生类似相互影响。已证明非典型抗精神病药氯氮平的 α 受体阻断作用与氯丙嗪相当，预料与氢麦角碱之间的类似相互影响也有可能发生。

机制　主要起因于两者对外周 α 受体的阻断所致降压作用的相加。两者对血管运动中枢的抑制性影响也起一定作用。

建议　急慢性精神病患者对氢麦角碱本属禁忌，故正在应用氯丙嗪治疗的精神病患者禁用氢麦角碱是理所当然的。既需要氯丙嗪又需要氢麦角碱治疗的其他患者，应区分轻重缓急单独给药。

［麦角胺（贾乃金）－普萘洛尔（心得安）][3]
Ergotamine－Propranolol

要点　一项研究表明，正在接受麦角胺制剂的某患者，当加用普萘洛尔（30 mg/d）后，导致周围血管收缩，表现为脚部青紫、疼痛。还有一报道说，一名先前用麦角制剂控制的偏头痛患者，加用普萘洛尔后，偏头痛加剧。停用普萘洛尔后，发作停止。但再次以 30 mg/d 应用后，偏头痛又发作。也有一些证据表明，同用这些药物效果良好而无不测。

有关药物　如果机制涉及阻断 β_2 受体的扩血管作用，那么对心脏有选择性的 β_1 受体阻断药（阿替洛尔、倍他洛尔、美托洛尔等）就不会发生类似影响。但可以预料，其他非心脏选择性 β 受体阻断药（纳多洛尔、吲哚洛尔、氧烯洛尔等）会发生类似相互影响。

机制　有人认为这种相互影响的发生是因为非选择性 β 受体阻断药阻断了 β_2 受体控制下的血管扩张，从而允许麦角生物碱引起最大限度的血管收缩。

建议　对某些患者来说，同时接受普萘洛尔和麦角生物碱时，麦角生物碱的剂量可能需要下调。

［麦角胺（贾乃金）－红霉素][1]
Ergotamine－Erythromycin

要点　多项研究表明，红霉素可增强麦角胺的毒性，导致血管痉挛及缺血性疼痛。

有关药物　有证据表明，同属大环内酯类的克拉霉素（甲红霉素）及醋竹桃霉素像红霉素一样，在肝中的代谢物也可与 CYP 中的铁形成稳定复合物，导致 CYP 的活性减弱，从而增强麦角胺的毒性。但是，螺旋霉素、麦迪霉素，及交沙霉素等大环内酯类抗生素的代谢物不形成这种复合物，故对麦角的代谢无影响。其他大环内酯类抗生素（如琥乙红霉素、罗希红霉素、地红霉素等）与麦角胺之间是否会发生类似相互影响，尚未见报道。

氢麦角胺与红霉素和醋竹桃霉素可发生类似相互影响。但根据相互影响的机制推测，氢麦角胺与螺旋霉素、麦迪霉素、交沙霉素之间不会发生类似相互影响。

其他麦角生物碱（如麦角毒、氢麦角碱、麦角新碱等）与红霉素之间是否会发生类似相互影响，尚未见报道。

机制　红霉素在肝的代谢物可与 CYP 中的铁形成稳定复合物，使细胞色素 P450 酶系统的代谢活性减弱（这种对细胞色素 P450 酶系统的普遍影响与对 CYP3A4 的特异性抑制有所不同），对麦角的代谢不完全，导致其在体内的蓄积，从而使其缩血管作用增强。螺旋霉素、麦迪霉素，及交沙霉素等不形成这种复合物，故对麦角的代谢无影响。

建议　麦角胺与红霉素、克拉霉素或醋竹桃霉素的相互影响已明确，且后果严重，故应避免它们的同时应用。已证明硝普钠或草酸萘呋胺治疗该相互影响引起的血管痉挛有效。

［麦角胺（贾乃金）－四环素][2]
Ergotamine－Tetracycline

要点　有报道表明，四环素可增加麦角胺的毒性。

有关药物　据报道，1 名应用酒石酸麦角胺和多西环素（强力霉素）的患者发生麦角中毒。有证据表明，多西环素与氢麦角胺之间可发生类似相互影响。麦角胺与其他四环素类（如土霉素、米诺环素、金霉素等）之间，以及四环素与其他麦角类制剂（如氢麦角碱、麦角毒、麦角新碱等）之间，是否会发生类似相互影响，尚有待证实。

机制　不清楚。有人认为，四环素类可抑制肝中参与麦角类代谢的酶，导致其代谢减慢，从而引起蓄积中毒。

建议　合用麦角衍生物及四环素类抗生素的患者，应警惕麦角中毒的症状和体征，必要时将麦角类制剂减量或停用。

［双氢麦角胺（氢化麦角胺）－硝酸甘油］[2]
Dihydroergotamine－Nitroglycerin

要点　据报道，硝酸甘油与双氢麦角胺同用时，后者的生物利用度可增加56％～370％，立位收缩压平均升高27％。

有关药物　麦角胺、麦角新碱，及甲基麦角新碱在肝中代谢缓慢，因此硝酸甘油对它们的影响不会太大。其他硝酸酯类（戊四硝酯、硝酸异山梨酯、单硝酸异山梨酯等）可与双氢麦角胺发生类似相互影响。

机制　双氢麦角胺的绝对生物利用度仅有1％左右，这提示在进入体循环前几乎完全被代谢。硝酸甘油通过增加内脏血流，减少双氢麦角胺的首过代谢，从而增加其生物利用度。

建议　这些药物同用时，应观察患者有无麦角中毒的症状和体征（腿脚苍白麻木、肌痛、恶心、呕吐等）。对这些患者可据情减少双氢麦角胺的剂量。

（于广明　崔庆新　张安年）

主要参考文献

Akamine Y，et al，2014. Effects of one-time apple juice ingestion on the pharmacokinetics of fexofenadine enantiomers. *Eur J Clin Pharmacol*，70：1087-1095

Akamine Y，et al，2011. Carbamazepine differentially affects the pharmacokinetics of fexofenadine enantiomers. *Br J Clin Pharmacol*，73（3）：478-481

Bailey DG，2010. Fruit juice inhibition of uptake transport：a new type of food-drug interaction. *Br J Clin pharmacol*，70（5）：645-655

Bennett JE，2011. Antifungal agents. In：*Goodman & Gilman's The pharmacological basis of therapeutics*，*12th ed*. Brunton LL（editor），McGraw-Hill Co，Inc，New York：1571-1591

Fleishaker JC，et al，2003. Interaction between ketoconazole and almotriptan in healthy volunteers. *J Clin Pharmacol*，43：423-427

Kim K-A，et al，2009. Short-term effect of quercetin on the pharmacokinetics of fexofenadine，a substrate of P-glycoprotein，in healthy volunteers. *Eur J Clin Pharmacol*，65：609-614

Mertens-Talcott SU，et al，2006. Grapefruit-Drug Interactions：Can Interactions With Drugs Be Avoided? *J Clin pharmacol*，46：1390-1416

Sakugawa T，et al，2009. Enantioselective disposition of fexofenadine with the P-glycoprotein inhibitor verapamil. *Br J Clin Pharmacol*，67（5）：535-540

Sanders-Bush E，et al，2011. 5-Hydroxytryptamine（serotonin）and dopamine. In：*Goodman & Gilman's The pharmacological basis of therapeutics*，*12th ed*. Brunton LL（editor），McGraw-Hill Co，Inc，New York：335-361

Shimizu M，et al，2006. Effects of itraconazole and diltiazem on the pharmacokinetics of fexofenadine. *Br J Clin Pharmacol*，61（5）：538-544

Shimizu M，et al，2006. Effects of itraconazole and diltiazem on the pharmacokinetics of fexofenadine. *Br J Clin Pharmacol*，61（5）：538-544

Shon J-H，et al，2010. Itraconazole and Rifampin Alter Significantly the Disposition and Antihistamine Effect of Ebastine and Its Metabolites in Healthy Participants. *J Clin Pharmacol*，50：195-204

Tateishi T，et al，2008. The different effects of itraconazole on the pharmacokinetics of fexofenadine enantiomers. *Br J Clin Pharmacol*，65（5）：693-700

van Heeswijk RPG，et al，2006. Time-Dependent Interaction Between Lopinavir/Ritonavir and Fexofenadine. *J Clin Pharmacol*，46：758-767

Westfall TC，et al，2011. Neurotransmisson：the autonomic and somatic motor nervous systems. In：*Goodman & Gilman's The pharmacological basis of therapeutics*，*12th ed*. Brunton LL（editor），McGraw-Hill Co，Inc，New York：171-218

第三十九章　维生素类

［维生素 A（视黄醇）－乙醇］[2]
Vitamin A（Retinol）－Ethyl Alcohol（Ethanol，Alcohol，Ethyl）

要点　乙醇抑制维生素 A 的代谢，从而有可能增强后者的作用和毒性。

机制　乙醇和维生素 A 的代谢都由醇脱氢酶（ADH）负责，因此认为乙醇对维生素 A 代谢的竞争性抑制是该影响的机制。

建议　该影响对长期大量饮酒者或慢性酒精中毒者有重要临床意义。长期大量饮酒容易导致营养缺乏，特别是维生素（包括维生素 A）缺乏，是众所周知的。长期大量饮酒者或慢性酒精中毒者营养缺乏的原因不外 3 个方面，一是摄入减少，二是吸收障碍，三是利用受损。长期饮酒不但影响正常饮食从而使类维生素 A 和类胡萝卜素（两者在体内可转变为维生素 A 以供利用）的摄入减少，而且因乙醇可诱导降解酶，加速维生素 A 的代谢，故有可能导致进一步缺乏。在这样的情况下，维生素 A 的补充固然重要，然而，乙醇在诱导降解酶加速维生素 A 代谢的同时，也竞争性抑制维生素 A 经 ADH 的代谢。许多医生对此点不甚了解或往往忽略，因此导致维生素 A 中毒，特别是维生素 A 所致肝毒性的情况屡有报道。这种情况使长期大量饮酒本已受损的肝雪上加霜。正在饮酒者欲补充外源性维生素 A，建议在医生的密切观察指导下进行。

虽然维生素 E 可部分削弱乙醇所致的肝毒性（长期饮酒可增加自由基的生成，从而加重肝损伤，而维生素 E 可清除自由基，故对肝有保护作用），但同时可干扰维生素 A 的氧化，增强其作用和毒性。因此，长期大量饮酒者在补充维生素 A 期间试图服用维生素 E 以对抗乙醇所致的肝毒性是不明智的。

［维生素 A（视黄醇）－新霉素］[3]
Vitamin A（Retinol）－Neomycin

要点　一研究发现，同时口服维生素 A 和新霉素，前者血浓度降低。对 6 名患者进行的另一研究表明，同时口服新霉素期间，胡萝卜素（在体内可转化为维生素 A）的血浓度降低。停用新霉素 5 天后，维生素 A 血浓度升高。对 7 名健康志愿者进行的研究表明，每日应用 2 g 新霉素计 1 周，维生素 A 血浓度呈现可逆性下降。

有关药物　异维生素 A 酸的化学结构与维生素 A 相似，故与新霉素同用时，其浓度也可降低。可以预料，维生素 A 与其他口服氨基苷类（卡那霉素和巴龙霉素等）会发生类似相互影响。

机制　目前认为，新霉素干扰胆酸的生理活性，从而减少维生素 A 的吸收。另外，新霉素可抑制胰脂肪酶，并能引起小肠黏膜的形态学改变，也是干扰维生素 A 吸收的原因。

建议　同时口服维生素 A 和新霉素，需注意维生素 A 血浓度有无降低。如确有降低，应酌情增加维生素 A 的用量。

［维生素 A（视黄醇）－维生素 E（生育酚）］[2]
Vitamin A（Retinol）－Vitamin E

要点　同时应用维生素 A 和维生素 E，前者的作用可增强。

机制　维生素 A 容易被氧化，而维生素 E 是一种抗氧化剂，在体内可保护维生素 A，使之免于氧化，从而增强其作用。

建议　有很多人认为，维生素 A 和维生素 E 属于营养品，没有什么毒性，因此，盲目服用的情况不少见。虽然常用量下该影响通常不会造成严重问题，但长期大剂量应用时，则有导致维生素 A 中毒的可能性（当然，单纯长期应用大剂量维生素 A 也可导致维生素 A 中毒）。

［维 A 酸（维甲酸，维生素 A 酸）－痤疮］[1]
Tretinoin（Retinoic Acid）－Acne

要点　怀孕期间或育龄妇女，用维 A 酸治疗痤疮，对后代可带来各种不良影响。

建议　育龄妇女或妊娠期间，禁止长期应用维 A 酸。如有必要治疗痤疮，可酌情选用红霉素。未孕育龄妇女痤疮也可用四环素治疗。

［异维 A 酸（异维甲酸）－乙醇］[2]
Isotretinoin－Ethyl Alcohol（Ethanol，Alcohol，Ethyl）

要点　应用异维 A 酸期间饮酒，发生高三酰甘油血症的危险性增加。

机制　异维 A 酸或乙醇单用也有升高血三酰甘油的作用，合用时这一作用相加。

建议　用异维 A 酸治疗期间禁饮酒。

［异维 A 酸（异维甲酸）－四环素］[2]
Isotretinoin－Tetracycline

要点　有报道说，同时应用异维 A 酸和四环素，发生脑假瘤（大脑假性肿瘤）的危险性增加。

有关药物　有证据表明，异维 A 酸治疗期间同时应用四环素类的米诺环素（二甲胺四环素；minocycline）也可导致脑假瘤发生的危险性增加。其他四环素类抗生素是否会发生类似影响，尚未见报道。

有报道表明，其他维甲酸类（retinoids）药物，如阿维 A 酯（依曲替酯，银屑灵；etretinate）、阿维 A（actretin），及贝沙罗汀（蓓萨罗丁；bexatrotene）等也像异维 A 酸一样，与四环素之间可发生类似相互影响，特别当全身应用时。

机制　异维 A 酸本身有导致脑假瘤的副作用，但与四环素合用何以会增加脑假瘤的危险，尚无令人满意的解释。

建议　异维 A 酸治疗期间如果需要抗生素，最好选用其他药物代替四环素。

［维生素 B_2（核黄素）－食品］[2]
Vitamin B_2（Riboflavin）－Food

要点　维生素 B_2 空腹服用的效果不如餐时服用好。

机制　可能与空腹时维生素 B_2 通过吸收部位的速度加快有关（参见［维生素 B_2－甲氧氯普胺］），但此点尚有待进一步证实。

建议　维生素 B_2 宜于餐时或餐后立即服用。

［维生素 B_2（核黄素）－阿托品］[2]
Vitamin B_2（Riboflavin）－Atropine

要点　同时应用维生素 B_2 和阿托品，前者的吸收增加。

有关药物　可以预料，所有可抑制胃肠蠕动的抗胆碱药（如东莨菪碱、丙胺太林、溴甲阿托品等）都可与维生素 B_2 发生类似相互影响。

机制　抗胆碱药抑制胃肠蠕动，使维生素 B_2 在吸收部位的滞留时间延长，吸收增加（也见［维生素 B_2－甲氧氯普胺］）。

建议　同时应用抗胆碱药导致维生素 B_2 吸收的增加，也许不像其吸收的减少那么重要，但对此点有所了解不无好处。两者同用时，维生素 B_2 可低于常用量。

［维生素 B_2（核黄素）－甲氧氯普胺（胃复安，灭吐灵）][2]
Vitamin B_2（Riboflavin）－Metoclopramide

要点　同时应用维生素 B_2 和甲氧氯普胺，前者的吸收减少。

有关药物　根据相互影响的机制推测，预料其他胃动力药（如多潘立酮、西沙必利等）与维生素 B_2 可发生类似相互影响。其他主要经胃和十二指肠吸收的药物与甲氧氯普胺之间有可能发生类似相互影响。但主要经小肠吸收的药物（如苯二氮䓬类、抗凝剂、H_2 受体阻断药、对乙酰氨基酚等）与甲氧氯普胺之间相互影响的结果通常表现为前者的吸收速率加速，而吸收总量可能减少，也有可能无改变。

机制　维生素 B_2 在十二指肠和小肠的局限部位吸收，甲氧氯普胺增加胃肠蠕动，使维生素 B_2 在吸收部位的滞留时间缩短，故吸收减少。

建议　该相互影响已明确，建议避免两者合用。如果必须同用，应考虑适当增加维生素 B_2 的剂量。

有报道说饮酒影响维生素 B_2 的吸收，故嗜酒者有可能发生维生素 B_2 缺乏。另外，正在应用噻嗪类利尿药或三环类抗抑郁药治疗期间，维生素 B_2 的需要量增加。同时应用维生素 B_2 和甲氧氯普胺治疗时，上述因素也应考虑进去。

［维生素 B_6（吡多辛）－异烟肼（雷米封，异烟酰肼）][2]
Vitamin B_6（Pyridoxine）－Isoniazid

要点　异烟肼可干扰维生素 B_6 的代谢，从而产生毒性作用，有可能引起惊厥。体内外研究表明，维生素 B_6 可拮抗异烟肼的抗结核杆菌作用，但这种拮抗作用对人类结核病的治疗不会带来什么问题（Gumbo，2011）。

有关药物　有证据表明，结构上类似于异烟肼的抗结核病药吡嗪酰胺（pyrazinamide）也可拮抗维生素 B_6 的作用，从而导致维生素缺乏的副作用。

机制　异烟肼与维生素 B_6 在体内的活性代谢物 5′-磷酸吡哆醛结合形成异烟肼－吡哆醛腙，由此耗竭神经元内的 5′-磷酸吡哆醛，干扰需要磷酸吡哆醛的反应，包括抑制性神经递质 GABA 的合成。GABA 水平的降低导致大脑兴奋过度，惊厥阈降低。5′-磷酸吡哆醛的耗竭，也是异烟肼治疗引发周围神经炎的原因。口服维生素 B_6 对异烟肼和（或）吡嗪酰胺治疗引起的铁粒幼红细胞性贫血有效，为异烟肼（或吡嗪酰胺）拮抗维生素 B_6 的作用进一步提供了佐证（Kaushansky et al，2011）。

维生素 B_6 拮抗异烟肼抗结核杆菌作用的机制尚未完全阐明。

建议　同时应用维生素 B_6 尽管可拮抗异烟肼的抗结核杆菌作用，但并不降低其疗效（据说维生素 B_6 在拮抗异烟肼抗结核杆菌作用的同时，也使结核杆菌的致病力和传染性减弱），临床上用异烟肼治疗结核病时，提倡常规补充维生素 B_6 以防止异烟肼引起的维生素 B_6 缺乏和周围神经病，就是基于这一原理。

当异烟肼急性中毒时，可在采取其他对症治疗措施的同时，给予大剂量维生素 B_6 以对抗之。

氯霉素、环丝氨酸、乙硫异烟胺、肼屈嗪、肾上腺皮质激素、环磷酰胺、环孢素、青霉胺等药物可拮抗维生素 B_6 或增加维生素 B_6 经肾的排泄，引起贫血或周围神经炎，故在应用上述药物期间也需酌情补充维生素 B_6。

［维生素 B_{12}（氰钴胺）－奥美拉唑（渥米哌唑）][3]
Vitamin B_{12}（Cyanocobalamin）－Omeprazole

要点　长期应用奥美拉唑治疗可减少维生素 B_{12} 的吸收。

有关药物　其他质子泵抑制剂，如兰索拉唑（lansoprazole）和雷贝拉唑（rabeprazole）等，也有对维生素 B_{12} 的吸收也有可能发生类似影响（Wallace et al，2011）。

Powers 等报道说，应用二甲双胍（metformin）治疗的患者维生素 B_{12} 的血浓度下降 $20\% \sim 30\%$（Powers et al，2011）。

建议　虽然该影响确实存在，但其临床意义尚不清楚。就目前的资料看，因缺乏维生素 B_{12} 正在用其治疗的患者，无须顾虑奥美拉唑的这一影响。

［干酵母（食母生）－苯乙肼］[1]
Dried Yeast－Phenelzine

要点 同时应用干酵母和苯乙肼，可导致明显高血压。

有关药物 所有单胺氧化酶抑制剂，包括帕吉林、异卡波肼（闷可乐）、尼亚拉胺等，都可与干酵母发生类似相互影响。

机制 酵母中含有酪胺，合用苯乙肼使其内所含酪胺难以失活，大量吸收后导致高血压。

建议 干酵母中含有多种 B 族维生素和其他成分，临床上可作为消化不良、食欲不振，及维生素 B 缺乏的辅助治疗，也可用来防治脚气病、多发性神经炎、糙皮病等，应用广泛随便，与其他药物同用的情况经常发生。如果不了解其内所含的成分，不加区别的滥用，特别是与单胺氧化酶抑制剂或具有单胺氧化酶抑制作用的药物同用，有可能造成严重不良后果。

［维生素 C（抗坏血酸）－葡萄糖-6-磷酸脱氢酶缺乏］[2]
Vitamin C（Ascorbic Acid）－G-6-PD Deficiency

要点 据报道，一例葡萄糖-6-磷酸脱氢酶（G-6-PD）缺乏患者，应用维生素 C 后，导致死亡。镰状红细胞贫血患者，用大剂量维生素 C 后，可诱发溶血危象。

机制 维生素 C 可使血红蛋白变性，降低红细胞谷胱甘肽水平。

建议 G-6-PD 缺乏患者及镰状红细胞贫血患者，应避免给予大剂量维生素 C。剂量最多不应超过 5 g/d。

［维生素 C（抗坏血酸）－苯巴比妥（鲁米那）］[4]
Vitamin C（Ascorbic Acid）－Phenobarbital

要点 同时应用维生素 C 和苯巴比妥，维生素 C 的排泄加速。

有关药物 已证明苯巴比妥的类似物扑米酮可促进维生素 C 的排泄。其他巴比妥类镇静催眠药（戊巴比妥、异戊巴比妥、司可巴比妥等）是否会促进维生素 C 的排泄，尚无证据，但预料类似影响有可能发生。

同时应用水杨酸类也可加速维生素 C 的排泄。

机制 确切机制尚不清楚。

建议 正在应用苯巴比妥或扑米酮治疗的患者，如果需要维生素 C，其剂量可能大于常用量。

另外，长期应用苯巴比妥或扑米酮治疗的癫痫患者，是否需要补充一定剂量的维生素 C，也许是值得考虑的问题。

［维生素 C（抗坏血酸）－阿司匹林（乙酰水杨酸）］[4]
Vitamin C（Ascorbic Acid）－Aspirin（Acetylsalicylic Acid）

要点 由于维生素 C 并非总是使尿液酸化，故大剂量（4～6 g）维生素 C 是否会减少阿司匹林的排泄，尚无定论。但先前有报道说，阿司匹林每 6 小时 600 mg，使健康者的维生素 C 尿排泄增加，白细胞对维生素 C 的摄取减少，而使感冒患者白细胞对维生素 C 的摄取增加。

有关药物 水杨酸钠与维生素 C 同用时，其影响类似于阿司匹林。预料其他水杨酸类（胆碱水杨酸、二氟尼柳、双水杨酯等）单用或用其复方，也可与维生素 C 发生类似相互影响。

据报道吲哚美辛和阿司匹林都妨碍维生素 C 引起的血小板 cGMP 升高。吲哚美辛使部分患者白细胞中维生素 C 的浓度降低。

其他非甾类抗炎药（布洛芬、萘普生、舒林酸等）是否能改变白细胞内维生素 C 浓度，还未充分证实。

机制 阿司匹林改变白细胞摄取维生素C的机制尚不清楚。这种相互影响可能仅在健康人中比较明显。阿司匹林的此种影响并非是由于损害细胞膜从而使白细胞内的维生素C外漏。

阿司匹林可置换与白蛋白结合的维生素C。但此种置换的影响还不清楚。

维生素C剂量大于4g时，产生明显的排尿酸作用。此作用可被阿司匹林所抑制，提示相互影响的部位在肾小管。

建议 由于没有结论性的证据表明大剂量维生素C会减少阿司匹林的排泄，也无充分证据表明阿司匹林可导致维生素C缺乏，因此，无须避免这两种药物的同时应用。

［维生素C（抗坏血酸）－碳酸氢钠（小苏打）][2]
Vitamin C（Ascorbic Acid）－Sodium Bicarbonate

要点 同时应用维生素C和碳酸氢钠，两者作用皆减弱。

机制 维生素C在碱性环境中容易破坏，而其本身是酸性物质，可中和碳酸氢钠，故两者合用作用皆减弱是可以预料的。

建议 避免两者同时应用，或间隔一定时间给予。

［维生素D－苯妥英（大仑丁，二苯乙内酰脲）][2]
Vitamin D－Phenytoin

要点 苯妥英可加速维生素D在体内的代谢失活，缩短其半衰期；也可导致低钙血症，从而有可能使衰弱患者发生骨软化或佝偻病。苯妥英与其他抗癫痫药联用时，这些方面的作用更强。

有关药物 根据化学结构的类似性推测，其他乙内酰脲类抗癫痫药如乙妥英（乙苯妥英；ethotoin）和甲妥英（美芬妥英；mephenytoin）与维生素D可发生类似相互影响。预料其他维生素D类似物，如骨化三醇（罗钙全；calcitriol）、阿法骨化醇（alfacalcidol），及双氢速甾醇（dihydrotachysterol）等，与苯妥英之间的类似相互影响也有可能发生，只是相互影响的程度不同而已。

有充分证据表明，苯巴比妥（见［骨化三醇－苯巴比妥］）、扑米酮（primidone；在体内代谢转化为苯巴比妥），及卡马西平（见［维生素D－卡马西平］）与维生素D之间可发生类似相互影响，因为它们都像苯妥英一样，对CYP2C和CYP3A亚家族以及UGT有明显诱导作用。

机制 通常所说的维生素D包括维生素D_2（骨化醇，钙化醇，麦角钙化醇；calciferol，ergocalciferol）和维生素D_3（胆骨化醇，胆钙化醇；cholecalciferol）两种类型，两者在体内都需活化后才能发挥作用。活化的第一步发生在肝，即在第25位上发生羟化，分别生成25-OH维生素D_2（25-OH麦角钙化醇；25-OH ergocalciferol）和25-OH维生素D_3（骨化二醇，25-OH胆钙化醇；25-OHD，calcifediol）。进入循环后由维生素D结合球蛋白携带。然后主要在肾进行1α位羟化（由1α羟化酶负责），分别生成活性型的1,25-二羟维生素D_2［1,25-二羟麦角钙化醇；1,25-$(OH)_2D_2$］和骨化三醇［罗钙全，钙三醇，1,25-二羟维生素D_3，1,25-二羟胆钙化醇；calcitriol，1,25-$(OH)_2D_3$］。1,25-二羟维生素D_2、骨化三醇，及部分25-OH维生素D_3最终在肝中于24位碳上进一步羟化为极性更高、活性较弱或无活性的1,24,25-$(OH)_3D_2$、1,24,25-$(OH)_3D_3$，及24,25-$(OH)_2D_3$经肾排泄。

推测维生素D在肝中的第一步羟化以及活性代谢物的24位羟化可能有CYP2C9和（或）CYP3A4的参与。已知苯妥英对CYP2C和CYP3A亚家族有明显的诱导作用，因此可促进维生素D从非活性型向活性型然后向非活性型的转化。另外，苯妥英尚可诱导UGT，促进维生素D及其活性代谢物与葡糖醛酸络合，最后以无活性的葡糖醛酸化物排泄。两种作用的结果是使血钙浓度降低，血清碱性磷酸酶浓度升高。这些变化多发生于给药后1个月左右。

建议 接受苯妥英的患者，如有骨软化危险因素（饮食中维生素D含量不足、光照时间短、活动少等）存在时，应定期测定血钙浓度，观察有无骨质脱钙现象。接受苯妥英和其他抗癫痫药的患者，应加强营养，多食富含维生素D的食物，如牛奶、鱼、蛋类等，并需多晒太阳。某些高危患者及无机盐代谢受损的患者，可酌情补充维生素D，以防发生严重骨软化和佝偻病。

［维生素 D－卡马西平（酰胺咪嗪，痛惊宁）］[2]
Vitamin D－Carbamazepine

要点　同时应用卡马西平和维生素 D，后者的半衰期缩短，作用减弱。

有关药物　根据相互影响的机制推测，预料卡马西平与其他维生素 D 衍生物，如骨化三醇（罗钙全；calcitriol）、阿法骨化醇（alfacalcidol），及双氢速甾醇（dihydrotachysterol）等之间可发生类似相互影响。

卡马西平的结构类似物奥卡西平对 CYP3A4/5 以及 UGT 有诱导作用，预料与维生素 D 之间的类似相互影响也可发生，但其影响的程度可能弱于卡马西平（首先，奥卡西平对 CYP2C9 无诱导作用，再就是奥卡西平主要由 UGT 代谢，且在诱导 UGT 的同时对其有微弱的抑制作用，故可竞争性抑制维生素 D 经该途径的代谢）。

机制　卡马西平像苯妥英一样，对 CYP2C（CYP2C9）、CYP3A（4/5）亚家族，及 UGT 有明显的诱导作用，因此与维生素 D 相互影响的机制与维生素 D-苯妥英相同（有关细节参见［维生素 D-苯妥英］）。

建议　接受卡马西平或其他抗癫痫药的患者，如有骨软化危险因素存在时，应定期测定血钙浓度，观察有无骨质脱钙现象，并应多晒太阳，加强营养，多食富含维生素 D 的食物。某些高危患者及无机盐代谢受损的患者，可酌情补充维生素 D，以防发生严重骨软化（或骨质疏松）和佝偻病（也见［维生素 D-苯妥英］）。

［维生素 D－乙醇］[3]
Vitamin D－Ethyl Alcohol（Ethanol，Alcohol，Ethyl）

要点　长期饮酒可导致骨量减少，骨质疏松的发生率增加。

机制　这种情况起因于成骨细胞的活性受损，但是，确切原因尚不清楚。

快速应用乙醇后先是有甲状旁腺素（PTH）血浓度以及 Ca^{2+} 血浓度的降低，接着发生 PTH 反跳性的增加，然而，Ca^{2+} 水平并不恢复至正常。

长期饮酒者所发生的低钙血症似乎与乙醇对 PTH 的影响无关。乙醇有可能通过一种不依赖于钙调激素的机制抑制骨的重塑。维生素 D 也可能起一定作用。鉴于维生素 D 需要在肝中羟化才能变成活性型，因此乙醇引起的肝损害可间接影响维生素 D 在肠道和肾钙吸收中的作用。

［维生素 D－矿物油］[2]
Vitamin D－Mineral Oil

要点　同时应用矿物油和维生素 D，后者的吸收减少。

有关药物　实际上，所有脂溶性物质的吸收都可受口服矿物油的影响，包括维生素 A、维生素 D、维生素 K、维生素 E，及其他脂溶性药物（也正是因为这一缺点，矿物油作为便秘患者的通便润滑剂并不常规使用）。

机制　矿物油是一种来自于矿脂的混合物，由多种脂肪族碳氢化合物组成。根据其特点可分为两类，其中一类是在胃肠道中难以消化且不易吸收的矿物油，临床上可用来作为润滑剂治疗某些患者的便秘。维生素 D 溶解于这种矿物油中，使其在胃肠道中的吸收受阻，是吸收减少的原因。

建议　正在应用矿物油治疗便秘的患者，应考虑到其对维生素 D 等各种脂溶性药物吸收的影响。矿物油的吸入有可能导致脂质性肺炎等罕见并发症，故应避免睡前口服。易消化的矿物油仅供局部应用，严禁口服（Sharkey et al，2011）。

［维生素 D－利福平（甲哌利福霉素，利米定）］[2]
Vitamin D－Rifampin（Rifampicin）

要点　对健康受试者进行的研究表明，每日口服利福平 600 mg，连用 2 周，可使血液中维生素

D 的含量下降 70%。

有关药物　根据相互影响的机制推测，其他维生素 D 衍生物（骨化三醇、阿法骨化醇、双氢速甾醇等）与利福平之间以及维生素 D 与其他利福霉素衍生物（利福定、利福喷汀、利福布汀等）之间可发生类似相互影响，但相互影响的程度有所不同。根据对 CYP 诱导作用的强弱推论，以利福平的影响最明显，利福喷汀次之，利福布汀的影响最弱。

机制　已知利福平是强烈的肝药酶诱导剂，可诱导多种 CYP（包括 CYP3A4、CYP2C9、CYP2C19，及 CYP1A2），而维生素 D 及其衍生物在肝中的羟化代谢由 CYP 负责，因此认为，两者同用时维生素 D 血浓度的下降与利福平诱导肝药酶，从而加速其代谢有关（有关细节参见［维生素 D－苯妥英］）。

建议　该相互影响的临床意义在于：长期应用利福平治疗的患者可能需要补充维生素 D，特别是儿童和孕妇。利福平在欠发达国家应用广泛，而这些国家的许多患者又同时存在营养不良，容易发生代谢性骨病，因此在利福平治疗期间更有必要补充维生素 D，这就势必造成两者之间的相互影响。在这种情况下，维生素 D 的补充量应该大于常用量。

［维生素 D₂（骨化醇，钙化醇）－氢氯噻嗪（双氢克尿噻）］[2]
Vitamin D₂（Ergocalciferol）－Hydrochlorothiazide

要点　12 名使用维生素 D₂ 治疗的甲状旁腺功能减退患者，加用氢氯噻嗪后，有 5 人出现高血钙。

有关药物　根据相互影响的机制推测，维生素 D₂ 与其他噻嗪类利尿剂（甲氯噻嗪、环戊噻嗪、苄氟噻嗪等）和噻嗪类有关利尿剂（氯噻酮、喹乙宗、美托拉宗等）之间，以及氢氯噻嗪与其他维生素 D 衍生物（骨化三醇、阿法骨化醇、双氢速甾醇等）和钙剂（氯化钙、葡萄糖酸钙等）之间可发生类似相互影响。高效能利尿剂（呋塞米、依他尼酸、布美他尼等）对尿钙（因此对血钙）的影响与氢氯噻嗪相反，故与维生素 D₂ 不会发生类似相互影响，高效能利尿剂也因此用于高钙血症的治疗。这与氢氯噻嗪可治疗特发性高尿钙和肾钙结石之用途显然不同。

机制　维生素 D₂ 增加小肠及肾小管对钙的吸收，从而使血钙升高。氢氯噻嗪等中效能利尿药减少尿钙的排泄，这一作用与维生素 D₂ 的作用相加。

建议　两者合用时，应考虑到有可能导致高血钙。在甲状旁腺功能低下的治疗中常常伍用维生素 D 制剂、钙剂和常规抗高血压剂量的噻嗪类利尿剂。如此的伍用不但可增强疗效，也可预防肾结石的发生（肾钙结石是甲状旁腺功能低下症长期治疗中的一种潜在并发症）。但不应忘记，合用噻嗪类利尿剂时，应减少维生素 D 和钙剂的用量，以免发生高血钙。

［骨化三醇（罗钙全，钙三醇）－苯巴比妥（鲁米那）］[2]
Calcitriol－Phenobarbital

要点　同时应用骨化三醇和苯巴比妥，有可能使前者的作用减弱。

有关药物　根据相互影响的机制及代谢途径的类似性推测，预料其他维生素 D 类似物（骨化二醇、维生素 D₂、阿法骨化醇、双氢速甾醇等）与苯巴比妥之间，以及骨化三醇与其他巴比妥类镇静催眠药（戊巴比妥、异戊巴比妥、司可巴比妥等）之间，可发生类似相互影响。

已证明苯巴比妥的类似物扑米酮（扑痫酮，去氧苯比妥）与维生素 D 可发生类似相互影响（扑米酮在体内转化为苯巴比妥发挥作用）。

机制　苯巴比妥是强效的肝药酶诱导剂，对 CYP1A2、CYP2C 和 CYP3A 亚家族，及 UGT（尿苷二磷酸葡糖醛酰转移酶）有明显的诱导作用，因此可像苯妥英和卡马西平一样，促进骨化三醇在 24 位上的羟化以及与葡糖醛酸的络合，从而加速活性型骨化三醇向无活性或低活性代谢物的转化（也见［维生素 D－苯妥英］）。

建议　如果两者的同用不能避免，骨化三醇的用量需增加（也参见［维生素 D－苯妥英］）。

已证明新霉素、硫糖铝、矿物油等可减少维生素 D（或骨化三醇）的吸收，从而有可能削弱后者的作用。因此，这些物质与维生素 D 及其类似物同服时，也应遵循上述原则。

[骨化三醇（罗钙全，钙三醇）－考来烯胺（消胆胺）]²
Calcitriol－Cholestyramine

要点 应用骨化三醇治疗期间给予考来烯胺，可使骨化三醇的吸收减少，作用有可能减弱。

有关药物 其他维生素 D 类似物（骨化二醇、维生素 D_2、阿法骨化醇、双氢速甾醇等）与考来烯胺之间是否会发生类似相互影响，尚未见报道。已证明考来替泊影响小肠对维生素 D 的吸收。根据相互影响的机制推测，预料降胆葡胺和地维烯胺等阴离子交换树脂与骨化三醇之间的类似相互影响也可发生。

有证据表明，另一种阴离子交换树脂考来维仑（colesevelam）似乎不干扰脂溶性维生素（包括维生素 D 类似物）以及地高辛、洛伐他汀、华法林、美托洛尔、奎尼丁和丙戊酸等药物的吸收（除考来维仑外，其他阴离子交换树脂对这些药物的吸收都可能有不同程度的影响）。不过除上述所列药物外，考来维仑对其他药物吸收的影响尚未进行研究，因此，在获取进一步资料前，应假定它对其他药物的吸收可能有影响。

机制 可能与考来烯胺络合肠道中的骨化三醇从而影响其吸收有关。

建议 实际上，已经证明阴离子交换树脂可影响许多药物的吸收，而且所有阴离子交换树脂对绝大多数药物吸收的影响尚未进行研究。因此，不管是应用什么药物，明智的做法是在给考来烯胺（或其他阴离子交换树脂）前 1 小时或其后 3～4 小时给予（确实已经证明无相互影响的药物除外）。

注： 已证明能减少维生素 D 吸收的药物尚有新霉素、硫糖铝、矿物油等。这些物质与维生素 D 及其类似物同服时，也应遵循上述原则。

[维生素 K－苯妥英（大仑丁，二苯乙内酰脲）]²
Vitamin K－Phenytoin

要点 苯妥英促进维生素 K 的代谢，削弱维生素 K 的作用。应用苯妥英的母亲，其新生婴儿有发生低凝血酶原血症的报道。

有关药物 根据化学结构的类似性以及相互影响的机制推测，苯妥英的水溶性前体物磷苯妥英（fosphenytoin；苯妥英水溶性低，不适合静脉应用，故合成水溶性较高的前药磷苯妥英）对维生素 K 的代谢可发生类似影响。预料所有维生素 K 类似物，包括维生素 K_1（vitamin K_1, phytonadione；高脂溶性，来自植物，是唯一可供临床应用的天然维生素 K）、维生素 K_2（vitamin K_2, menaquinone；高脂溶性，主要来自动物肠道中的革兰氏阳性菌，实际上是一系列化合物，即维生素 K_1 的异戊基侧链被 1～12 个异戊二烯基侧链取代的结果）、维生素 K_3（vitamin K_3, menadione sodium bisulfite；亚硫酸氢钠甲萘醌；水溶性人工合成品），及维生素 K_4（vitamin K_4, menadiol；甲萘氢醌，乙酰甲萘醌；水溶性人工合成品）都可与苯妥英发生类似相互影响。

机制 维生素 K 无论是对哺乳动物还是对具有光合作用的生物体都是必需的。对人类而言，维生素 K 是几种凝血因子（包括凝血因子 Ⅱ、Ⅶ、Ⅸ、Ⅹ）以及抗凝蛋白谷氨酸残基 γ 位羧化的必需辅因子。目前认为，苯妥英通过诱导肝药酶（包括 CYP2C 和 CYP3A 亚家族以及 UGT）从而促进维生素 K 的代谢，减少维生素 K 依赖性蛋白质的合成，是其削弱维生素 K 作用的原因（也参见 [维生素 D－苯妥英]）（Weitz，2011）。

建议 维生素 K 缺乏的主要临床表现是出血倾向。淤斑、鼻衄、血尿、胃肠失血、术后出血常见。颅内出血也可发生。骨骼中维生素 K 依赖蛋白的发现提示，怀孕最初 3 个月应用口服抗凝剂伴有的胎儿骨骼异常，可能与维生素 K 缺乏有关。也有相当证据表明，维生素 K 对成人骨骼的维持以及骨质疏松的预防有一定作用。维生素 K 血浓度长期低下伴有骨密度的改变以及骨折发生率增高，补充维生素 K 可增加骨钙蛋白的羧化状态并改善骨密度。可见维生素 K 对机体的影响是多重的，因此，临床上不应忽视维生素 K 缺乏对机体带来的危害。有维生素 K 缺乏倾向（如慢性腹泻）的患者，因维生素 K 缺乏正在进行补充治疗的患者，正在应用香豆素类抗凝剂（维生素 K 拮抗剂）治疗的患者等，如因其他疾病需要给予苯妥英的话，应特别注意维生素 K 缺乏的危险。

　　怀孕期间应用苯妥英治疗的母亲，适当补充维生素 K，可预防新生儿低凝血酶原血症；如果已经发生婴儿低凝血酶原血症，维生素 K 治疗有效（McNamara，2011）。

［维生素 E（生育酚）-高血压］[2]
Vitamin E－Hypertension

　　要点　维生素 E 可升高血压，且使心脏两侧的做功失衡。维生素 E 还可升高胆固醇水平。据报道，每日给维生素 E 300 mg，可使血清胆固醇水平平均增加 740 mg/L。

　　建议　维生素 E 的升压作用和升高胆固醇的作用，对高血压和高胆固醇血症患者不利；它使心脏两侧做功失衡的副作用，会给风湿热患者带来危险。故存在上述情况时，应尽可能不用或慎用维生素 E。

［维生素 E（生育酚）-其他药物］[2]
Vitamin E－Other Drugs

　　要点　维生素 E 在体内可保护其他容易被氧化的物质（如维生素 A，不饱和脂肪酸等），使之免于氧化，从而增强其作用，但同时也容易受其他同时应用的药物的影响或削弱其他药物的作用。

　　有关药物　维生素 E 可削弱铁剂及维生素 K 的作用，也使烟酸、洛伐他汀和辛伐他汀等升高 HDL、延缓动脉粥样硬化进展、减少心血管事件的作用减弱（可能与其升高胆固醇的副作用有关。参见［洛伐他汀-维生素 E]）。增强维生素 A、洋地黄、口服抗凝药，及糖皮质激素的作用，而其本身的作用可被同时应用的口服避孕药或降血脂药减弱。

［烟酸（尼克酸，维生素 PP）-糖尿病］[2]
Niacin（Nicotinic Acid）－Diabetes

　　要点　烟酸可降低糖耐量，对隐性糖尿病的此种损害不易逆转，对显性高糖血症，则可使之恶化。

　　有关药物　烟酸的类似物，如阿昔莫司（乐脂平，吡莫酸）、尼可莫尔（烟酸环己醇酯），及烟酸肌醇（烟肌酯，烟酸肌醇酯），对糖尿病患者是否有类似影响，尚不清楚。但烟酸肌醇在体内水解为烟酸和肌醇而发挥作用，预料类似影响有可能发生。

　　机制　烟酸抑制葡萄糖代谢，从而损害糖耐量。

　　建议　尽管烟酸可有效降低血清胆固醇，减少低密度脂蛋白，升高高密度脂蛋白，但因其可降低糖耐量，故糖尿病或隐性糖尿病患者不宜应用烟酸。

［烟酸（尼克酸，维生素 PP）-痛风］[2]
Niacin（Nicotinic Acid）－Gout

　　要点　服用烟酸的患者，约有 1/4 出现高尿酸血症。此种高尿酸血症对非痛风患者可无危害，但对痛风患者则有可能加重或诱发痛风发作。

　　建议　痛风患者不用或慎用烟酸。

　　升高血尿酸浓度从而有可能诱发或加重痛风的药物尚有维生素 B_{12}，某些抗肿瘤药（如抗代谢药、烷化剂），噻嗪类及噻嗪类有关利尿剂（如氢氯噻嗪、氯噻酮等），祥利尿剂（如呋塞米、依他尼酸），碳酸酐酶抑制剂（如乙酰唑胺），阿司匹林（小剂量），保泰松，乙胺丁醇，吡嗪酰胺，乙醇，血管紧张素 Ⅱ（静脉），肾上腺素（静脉），去甲肾上腺素（静脉），卡托普利，青霉素类，氯贝丁酯，睾丸酮，左旋多巴等。

［烟酸（尼克酸，维生素 PP）-阿司匹林（乙酰水杨酸）］[3]
Niacin（Nicotinic Acid）－Aspirin（Acetylsalicylic Acid）

　　要点　应用 975 mg 阿司匹林后再给烟酸（2.86 mg/kg 及 5.71 mg/kg），可有效减轻烟酸的不良反应——潮红。高剂量烟酸的潮红较明显，阿司匹林的作用也比较显著。

有关药物　其他水杨酸类（水杨酸钠、水杨酰胺、胆碱水杨酸等）是否会产生类似影响，还缺乏证据。但是，如果机制与抑制前列腺素合成有关的话，预料可产生类似影响。

机制　据推测，应用烟酸所见到的潮红反应与前列腺素的释放有关，而不是一种直接作用。如这一假设成立的话，前列腺素合成酶抑制剂阿司匹林可拮抗这一作用。

建议　烟酸的潮红反应可给某些患者带来麻烦或不适，故同时应用阿司匹林可能有益。

［烟酰胺（尼克酰胺，维生素 PP）－异烟肼（雷米封，异烟酰肼）][2]
Nicotinamide－Isoniazid

要点　同时应用异烟肼和烟酰胺，两者的作用皆减弱。

有关药物　烟酸、烟肌酯等烟酰胺的结构类似物在体内转变为烟酰胺，故有可能与异烟肼发生类似相互影响。

机制　异烟肼与烟酰胺的结构类似，可与烟酰胺竞争同一结合部位，表现为作用的相互拮抗。对烟酰胺而论，此种竞争性拮抗妨碍其与腺嘌呤结合为烟酰胺腺嘌呤二核苷酸（辅酶Ⅰ）及烟酰胺腺嘌呤二核苷酸磷酸（辅酶Ⅱ），从而影响其作用。

建议　同时应用烟酰胺和异烟肼，烟酰胺的需要量增加。至于异烟肼的需要量是否也应增加，尚无一致意见。一般认为，异烟肼的抗结核作用取决于峰浓度，因此将每日量一次服用，其作用也许不会受烟酰胺的明显影响。

长期应用异烟肼治疗期间，由于其对烟酰胺的拮抗作用，应定期补充烟酰胺，以防发生糙皮病、口炎、舌炎等。

至于异烟肼与烟酸或烟肌酯之间的相互影响，可能无什么重要的临床意义。

（崔庆新　于广明　张安年）

主要参考文献

Gumbo T，2011. Chemotherapy of tuberculosis, *Mycobacterium avium* complex disease, and leprosy. In: *Goodman & Gilman's The pharmacological basis of therapeutics*, 12th ed. Brunton LL (editor), McGraw-Hill Co, Inc, New York: 1549-1570

Kaushansky K, et al, 2011. Hematopoietic agents: Growth factors, minerals, and vitamins. In: *Goodman & Gilman's The pharmacological basis of therapeutics*, 12th ed. Brunton LL (editor), McGraw-Hill Co, Inc, New York: 1067-1099

McNamara JO, 2011. Pharmacology of the epilepsies. In: *Goodman & Gilman's The pharmacological basis of therapeutics*, 12th ed. Brunton LL (editor), McGraw-Hill Co, Inc, New York: 583-607

Powers AC, et al, 2011. Endocrine pancreas and pharmacotherapy of diabetes mellitus and hypoglycemia. In: *Goodman & Gilman's The pharmacological basis of therapeutics*, 12th ed. Brunton LL (editor), McGraw-Hill Co, Inc, New York: 1238-1273

Sharkey KA, et al, 2011. Treatment of disorders of bowel motility and water flux: antiemetics: agents used in biliary and pancreatic dsease. In: *Goodman & Gilman's The pharmacological basis of therapeutics*, 12th ed. Brunton LL (editor), McGraw-Hill Co, Inc, New York: 1323-1349

Wallace JL, et al, 2011. Pharmacotherapy of gastric acidity, peptic ulcer, and gastroesophageal reflux disease. In: *Goodman & Gilman's The pharmacological basis of therapeutics*, 12th ed. Brunton LL (editor), McGraw-Hill Co, Inc, New York: 1309-1322

Weitz JI, 2011. Blood coagulation and anticoagulant, fibrinolytic, and antiplatelet drugs. In: *Goodman & Gilman's The pharmacological basis of therapeutics*, 12th ed. Brunton LL (editor), McGraw-Hill Co, Inc, New York: 849-876

第四十章　医用塑料

［塑料－硝酸甘油］[2]
Plastic Materials－Nitroglycerin

要点　硝酸甘油可被聚氯乙烯塑料输液袋或聚氯乙烯混合装置的表面所吸附，其浓度可降低80％。即使采用盒式"药液容量输液泵"（该泵具有2米长的塑料导管），输注液中的硝酸甘油也会被大量吸附。

建议　硝酸甘油在玻璃容器中很稳定。也有证据表明，聚乙烯和聚烯烃容器也是存放硝酸甘油溶液的适宜容器。因此，在可能的情况下，应避免使用聚氯乙烯容器、滤器、导管，及输液装置。如果万不得已使用时，应估计到塑料表面黏附所造成的不同程度的损失，并设法加以弥补。

［塑料－硝酸异山梨酯（硝酸异山梨醇酯）］[1]
Plastic Materials－Isosorbide Dinitrate

要点　将硝酸异山梨酯水溶液存放在塑料容器内，其损失可高达50％以上，因此，进行慢速点滴是不合适的。本品在塑料输注装置中的损失具有重要的药动学意义，因为要进行药动学研究，必须精确测定药物的输注速度。假如用塑料输液装置输入本品，其血浆清除率有可能高估40％，生物利用度和表观分布容积可能被低估40％。

建议　已证明硝酸异山梨酯存放于玻璃容器内200多小时不发生损失。因此使用玻璃注射器－输液泵系统输入本品，实际进入人体的量可达100％。如在该系统内配置高密度聚乙烯导管，可最大限度降低损失。

［塑料－美索比妥钠］[1]
Plastic Materials－Methohexitone Sodium

要点　已证明当美索比妥钠溶液与聚氯乙烯输液袋或输液管接触时，可被明显吸附，吸附作用随时间的延长而增强。

建议　应尽可能避免使用聚氯乙烯容器、滤器、导管或输液装置盛装或输注美索比妥钠。不得已使用时，应估计到聚氯乙烯塑料表面吸附所造成的损失，并设法加以弥补。美索比妥钠在玻璃容器中相对稳定，可用其代替塑料容器。

［塑料－地西泮（安定）］[1]
Plastic Materials－Diazepam

要点　软质塑料容器、静脉输注装置的塑料容量控制器及塑料导管，可大量黏附地西泮。输注液中的地西泮可能只会剩下一小部分。据报道，当地西泮混合在输注液中输入时，其损失高达38％～55％。

建议　虽然人们不赞成以连续点滴的方式给患者应用地西泮，但事实上此法在临床上已被广泛采用，例如治疗癫痫持续状态、破伤风的肌肉痉挛、惊厥，及用于镇静和麻醉。

地西泮输注时禁用聚氯乙烯输液袋和丙酸纤维素容量控制器，聚氯乙烯导管的理化性质对地西泮也不利。在没有更好的导管之前，只好应用聚氯乙烯线形导管。地西泮溶液在玻璃容器中性质稳定。半硬质聚烯烃塑料容器对地西泮也无黏附作用。因此，可用玻璃或半硬质聚烯烃容器存放地西泮溶液。据报道，地西泮溶液储于玻璃输液瓶中经塑料装置输注 4 小时，损失率可控制在 10％以内。

［塑料－副醛（聚乙醛）][1]
Plastic Materials－Paraldehyde

要点　副醛对聚苯乙烯、苯乙烯－丙烯腈共聚物，及橡胶有溶解作用。

建议　应避免使用塑料注射器和有塑料接头的一次性注射针头注射副醛。

［塑料－氯甲噻唑][2]
Plastic Materials－Chlormethiazole

要点　据文献报道，当镇静催眠药氯甲噻唑的水溶液存放于塑料输液袋和流经塑料输液装置时，药物会损失。这种因塑料吸附而损失的量，取决于所用输液装置的类型以及输注流速，通常损失 15％～30％。有人做过以下试验：以 1 ml/min 的速度输注，经 5 小时后，氯甲噻唑损失约 22％。值得注意的是，该药除能与聚氯乙烯表面产生黏附作用外，还能使输液袋和输液装置的塑料尤其是滴管储液器的塑料软化。在输注 4～6 小时后，这种软化即很明显。另外，就像发生在硅橡胶导管中的情况一样，该药还能穿透硅酮管壁，引起血栓性静脉炎。

建议　氯甲噻唑溶液不应存放于塑料输液袋内。建议用玻璃容器或注射器经高密度聚乙烯管输注。此法损失甚微，已被推荐为输注氯甲噻唑的首选方法。也有人建议，在输注将要开始时，再向输注装置内灌装氯甲噻唑药液。不过这种方法对减少氯甲噻唑的损失并无多大帮助。

［塑料－甲氧氟烷][2]
Plastic Materials－Methoxyflurane

要点　聚氯乙烯塑料可部分溶解于甲氧氟烷，麻醉用的橡胶管也可吸附甲氧氟烷。

建议　避免甲氧氟烷与聚氯乙烯塑料制品接触。

［塑料－胰岛素][2]
Plastic Materials－Insulin

要点　胰岛素和许多多肽类药物一样，可被牢牢地吸附在玻璃制品、聚乙烯，及聚氯乙烯制品上。据报道，当胰岛素存放在塑料容器中时，被吸附到塑料表面上的量从 5％到 80％不等。患者在连续接受腹膜透析治疗期间，将胰岛素放在透析液中输入腹腔内，塑料容器的吸附是一严重问题。加在 2 L 透析液中的胰岛素可有 65％吸附截留而不能进入人体内发挥治疗作用。损失多寡取决于所用容器、输入装置，及载运器具的种类及性能。

建议　在某些情况下，加用人体白蛋白或水解明胶可完全防止胰岛素的损失。但降低损失最有效的办法是，将胰岛素配成少量输注液通过注射器或注射泵注入。虽然注射器也有一定黏附，但因其表面积小，故黏附量与总量相比微不足道。如果选用一短的插管，则在输注装置中的损失可大大降低。

［塑料－维生素 A][1]
Plastic Materials－Vitamin A

要点　维生素 A 醋酸酯会牢牢地吸附在塑料输液袋上。在输注过程中，吸附损失可高达 80％。当用葡萄糖或氯化钠液稀释时，维生素 A 被吸附的量最多。维生素 A 对光敏感，遇光易分解，在输注装置中尤为明显。这也可能是维生素 A 损失率很高的原因之一。例如，一研究表明，将维生素 A 溶液分别盛放在玻璃容器和聚氯乙烯容器中避光输入，其达患者体内的量分别为 77％和 71％，而暴露于光线下输入，则分别为 61％和 49％。

建议 维生素 A 棕榈酸酯不被聚氯乙烯吸附，故可用它代替维生素 A 醋酸酯。这比单凭经验向输注液中添加过量的维生素 A 来弥补吸附损失的做法更为明智。但是，必须注意的是，使用维生素 A 棕榈酸酯仍不能解决遇光分解的问题。

［塑料或玻璃－氯喹］[2]
Plastics or Glass－Chloroquine

要点 氯喹会被大量地（58%～64%）吸附在醋酸纤维滤器上。水溶液中的氯喹也可黏附在玻璃器具上，使药物的利用度大为降低。如果用氯喹注射液治疗疟疾，这种黏附作用将影响临床疗效。据记载，氯喹由于被玻璃吸附，损失率高达70%。氯喹与玻璃间的这种相互影响，还会严重影响实验室的研究工作。例如，配制或储存氯喹溶液时使用玻璃容器，其浓度会显著降低；又如在对氯喹抗药性的研究中，这种相互影响会严重妨碍体液中氯喹浓度的精确测定。

建议 应避免氯喹接触醋酸纤维素器具或玻璃器具。已证明聚碳酸酯滤器和容器、聚丙烯或聚苯乙烯容器及其他硬质塑料容器对氯喹无黏附现象。

［塑料隐形眼镜－肾上腺素（副肾素）］[2]
Plastic Contact Lenses－Epinephrine

要点 据报道，有3例老年患者用2%盐酸肾上腺素滴眼液或10%环硼肾上腺素滴眼液治疗2个月后，亲水性隐形眼镜镜片染成深棕色。患者惊恐不安，只得丢弃镜片。原因可能是肾上腺素被氧化并聚合成为棕色的肾上腺色素，从而使镜片染色。使用利福平时可使镜片染成橙色（参见［利福平－隐形眼镜］）。

建议 除肾上腺素和利福平外，还有一些药物及其代谢产物也有可能通过泪膜沉积于镜片表面，从而损害镜片的透明度，或使镜片染上色素。镜片一旦染色即难去除，甚至可能不得不更换新片。在应用利福平和肾上腺素滴眼液的整个期间，都应让患者摘下隐形眼镜。

局部应用去氧肾上腺素达1年以上者，可使14%患者的角膜和结膜发生黑色素沉着，从而有可能导致隐形眼镜镜片染色（同时也有可能阻塞泪道或引起慢性结膜炎）。胺碘酮长期应用或大剂量短期应用，可有角膜棕黄色色素沉着，同样可使镜片染色。

［塑料－其他药物］[3]
Plastic Materials－Other Drugs

要点 研究表明，聚氯乙烯输液袋可大量吸附盐酸肼屈嗪、硫喷妥钠、华法林、盐酸氯丙嗪、盐酸丙嗪、盐酸异丙嗪、盐酸硫利达嗪，及双氢氯化三嗪。

建议 对于能够与塑料发生吸附作用的药物，输注时使用小口径的惰性塑料短管，就可将吸附损失控制在最低限度。另外，应避免这些药物与塑料尤其是聚氯乙烯接触。

（张安年）

第四十一章 电解质平衡调节药及其他

[葡萄糖酸钙－苯妥英（大仑丁，二苯乙内酰脲）][2]
Calcium Gluconate－Phenytoin

要点 同时口服葡萄糖酸钙和苯妥英，两者的血浓度都降低。

有关药物 葡萄糖酸钙与其他乙内酰脲类抗癫痫药如甲妥英（美芬妥英，3-甲基苯乙妥因）和乙妥英（乙基苯妥英）之间，以及苯妥英与其他钙剂（戊酮酸钙、碳酸钙、乳酸钙等）之间是否会发生类似相互影响，尚未见报道。

机制 两者在胃肠道中结合为难以吸收的化合物。

建议 如果必须同时应用葡萄糖酸钙和苯妥英，应将两药分服，间隔时间至少 2 小时。

[葡萄糖酸钙－氢氯噻嗪（双氢克尿噻）][2]
Calcium Gluconate－Hydrochlorothiazide

要点 长期应用葡萄糖酸钙以预防钙缺乏的老年患者，在加用氢氯噻嗪后，有导致高血钙的报道。

有关药物 根据相互影响的机制推测，葡萄糖酸钙与其他噻嗪类利尿剂（甲氯噻嗪、环戊噻嗪、苄氟噻嗪等）以及噻嗪类有关利尿剂（氯噻酮、喹乙宗、美托拉宗等）之间可发生类似相互影响；氢氯噻嗪与其他钙剂（戊酮酸钙、碳酸钙、乳酸钙等）之间的类似相互影响也可发生。高效能利尿剂（如呋塞米、依他尼酸、布美他尼等）对尿钙（因此对血钙）的影响与氢氯噻嗪相反，故与葡萄糖酸钙不会发生类似相互影响，然而相反的影响则可发生——削弱葡萄糖酸钙的作用，高效能利尿剂也因此可用于高钙血症的治疗。这与氢氯噻嗪可治疗特发性高尿钙以及肾钙结石之用途显然不同。

机制 氢氯噻嗪减少尿钙的排泄，从而升高血钙。这一作用与外源性钙的作用相加。

建议 两者合用时，应考虑到有导致高血钙之可能。钙剂与噻嗪类利尿剂长期伍用的情况并不少见，如正在应用氢氯噻嗪（或其他中效能利尿剂）治疗的老年高血压患者欲同时预防钙缺乏。在这种情况下，应减少钙剂的用量，以免发生高血钙。

其他可影响口服钙剂血浓度的药物尚有：①维生素 D、口服避孕药、雌激素等，可促进口服钙盐的吸收；②富含纤维素的食物、乙醇、咖啡因，及含有乙醇或咖啡因的饮料、大量吸烟等，可抑制口服钙盐的吸收。

[葡萄糖酸锌－青霉胺][2]
Zinc Gluconate－Penicillamine

要点 同时应用葡萄糖酸锌和青霉胺，两者的吸收皆减少。

有关药物 根据相互影响的机制推测，青霉胺与其他锌制剂（硫酸锌、复合蛋白锌等）可发生类似相互影响。

机制 青霉胺与葡萄糖酸锌在胃肠道中形成不易吸收的复合物。

建议 最好避免同时应用葡萄糖酸锌和青霉胺。如果必须同用，最好在葡萄糖酸锌后 2 小时再给予青霉胺，或在青霉胺后 2 小时服用葡萄糖酸锌。

另外，锌制剂忌与牛奶、面包，及富含植物酸的蔬菜或食品（如芥菜、菠菜、韭菜、柠檬等）同服。

已证明多价磷酸盐与锌制剂之间可发生类似相互影响，故其应用也应遵循上述原则。

［磷酸钠－维生素 D］[2]
Sodium Phosphate－Vitamin D

要点 同时应用磷酸钠和维生素 D，比磷酸钠单用时更易发生高磷血症。

有关药物 所有维生素 D 衍生物（骨化三醇、双氢速甾醇、阿法骨化醇等）都可与磷酸钠发生类似相互影响。维生素 D 与其他磷酸盐（如磷酸钾）之间的类似相互影响也可发生。

机制 维生素 D 促进肠道对钙吸收的同时，也促进磷酸盐的吸收。

建议 如果必须同时应用磷酸钠和维生素 D，磷酸钠的剂量应低于常用量。

［磷酸钠－葡萄糖酸钙］[2]
Sodium Phosphate－Calcium Gluconate

要点 同时口服磷酸钠和葡萄糖酸钙，两者的吸收皆减少。

有关药物 磷酸钠与其他钙盐（戊酮酸钙、碳酸钙、乳酸钙等）之间以及葡萄糖酸钙与其他磷酸盐（如磷酸钾）之间可发生类似相互影响。

机制 葡萄糖酸钙与磷酸钠在胃肠道中形成不溶性的磷酸钙，从而互相影响吸收。

建议 如果既需要口服磷酸钠，又需要口服葡萄糖酸钙，两者的服用应至少间隔 2 小时，例如，餐时或餐后立即服用磷酸钠，此后 2 小时（或两餐之间）给予葡萄糖酸钙。

已证明氢氧化铝和氧化镁也影响口服磷酸钠的吸收，故同用期间也应遵循上述原则。

［依替膦酸二钠（羟乙膦酸钠）－葡萄糖酸钙］[2]
Disodium Etidronate－Calcium Gluconate

要点 同时应用依替膦酸二钠和葡萄糖酸钙，两者的吸收相互影响。

有关药物 根据相互影响的机制推测，预料其他口服钙剂如戊酮酸钙（果糖酸钙）、乳酸钙、甘油磷酸钙等与依替膦酸二钠之间以及葡萄糖酸钙与其他双膦酸盐如氯曲膦酸钠（骨膦）、丙氨膦酸钠等之间可发生类似相互影响。

机制 依替膦酸二钠与葡萄糖酸钙在胃肠道中生成难溶性依替膦酸钙，从而互相影响吸收。

建议 临床上需要同时应用这两种药物的情况很少见，因为前者主要用于高血钙的治疗或减轻高血钙带来的危害，而后者的主要用途是补充钙（当然还有其他用途）。如果必须应用这两种药物，于餐前 2 小时给予依替膦酸二钠，餐后 1 小时给予葡萄糖酸钙，可最大程度上避免此种相互影响。或一种注射给予，另一种口服，也可避免在胃肠道中的相互影响。另外，这两种药物即使单用，也应于餐前 2 小时给予，因为食物影响它们的吸收，特别是依替膦酸二钠的吸收更容易受胃内食物的影响。

含有铁、锰、镁等的药物也影响依替膦酸二钠的胃肠吸收，因此，必须同用时也应遵循上述原则。

［西那卡塞（西那卡塞特）－其他药物］[2]
Cinacalcet－Other Drugs

要点 西那卡塞是近年来用于临床的拟钙剂，FDA 批准的适应证是起因于慢性肾病的继发性甲状旁腺功能亢进症以及甲状旁腺肿瘤伴发的高钙血症。该药主要以原型经肾排泄清除，但也有一部分经 CYP 代谢转化，涉及的 CYP 包括 CYP3A4、2D6，及 1A2，因此可与许多药物发生相互影响（Pruchnicki et al，2002）。

有关药物 根据西那卡塞的作用以及化学特点推测，干扰钙平衡或阻碍西那卡塞吸收的药物可对其发生影响；例如维生素 D 类似物、磷酸盐结合剂（phosphate binders）、二膦酸盐（bisphosphonates)、降钙素（calcitonin）、糖皮质激素（glucocorticoids）、镓（gallium），及顺铂（cisplatin）。

根据西那卡塞的代谢途径推测，凡是由 CYP3A4、CYP2D6，及 CYP1A2 代谢的药物，或对这些酶有抑制或诱导作用的药物，都可与西那卡塞发生药动学方面的相互影响。但在临床上比较重要的是 CYP3A4 和 CYP2D6 的底物以及抑制剂与西那卡塞之间的影响。通过抑制 CYP3A4 而干扰西那卡塞代谢且具有代表性的药物包括酮康唑、伊曲康唑，及红霉素等，通过抑制 CYP2D6 而干扰西那卡塞代谢的药物主要有某些 β 肾上腺素能受体拮抗剂、氟卡尼、长春碱，及大部分三环类抗抑郁药。除上述外，尚有许多药物可与西那卡塞发生相互影响，这里不一一列举。

建议 在用西那卡塞治疗期间，如有可能，尽量避免同时应用上述药物。虽然西那卡塞仅有一小部分需要代谢清除，但是干扰其代谢的药物仍应慎用。

[降钙素（鲑鱼降钙素，易钙宁）-食品][2]
Calcitonin（Salcalcitonin，Elcatonin）-Food

要点 Karsdal 等对 36 名 62～74 岁的绝经后健康女性志愿者进行的一项单盲随机化对照研究表明，胃和（或）肠内容物对口服降钙素（一种与载体分子 5-CNAC 结合的新剂型）的生物利用度有明显影响。在他们的研究中，餐后 4 小时和餐前 1 小时口服降钙素（分别于 18:00 和 21:00 进餐，22:00 服用降钙素 0.8 mg），可使降钙素的相对生物利用度降低 74%。口服降钙素后 10 分钟进餐，仅使其口服生物利用度降低 41%，降低的幅度与空腹给药相当（Karsdal et al, 2009）。

有关药物 进餐与否对皮下或肌内注射以及鼻内给药的生物利用度不会有什么影响。

机制 胃和（或）肠内容物的存在何以会影响口服降钙素的吸收，确切机制尚不清楚。

建议 Karsdal 等的研究结果表明，即使空腹 4 小时，对口服降钙素的生物利用度仍有明显影响，可见，严格的空腹应该是早餐前。然而，有鉴于骨的高峰吸收是在夜间，也就是说，降钙素在夜间更能充分发挥作用（降钙素对破骨细胞的明显抑制作用是其降低血钙的主要原因），因此建议，口服降钙素最好于晚餐前至少 10 分钟给予（降钙素的吸收迅速，10 分钟足够。根据 Karsdal 等的研究结果推测，午餐与晚餐的间隔时间越长越好）。有关口服降钙素的合理应用需要进行进一步研究。

[聚磺苯乙烯（降钾树脂，聚苯乙烯磺酸钠）-山梨醇][2]
Sodium Polystyrene Sulfonate-Sorbitol

要点 据报道，有 5 名尿毒症患者给予聚磺苯乙烯和山梨醇灌肠剂后，产生严重的结肠坏死，其中 4 人因此死亡。

有关药物 聚磺苯乙烯与甘露醇合用是否会发生类似相互影响，尚未见报道。

机制 不清楚。

建议 聚磺苯乙烯可试用于慢性肾衰竭、肾病综合征、狼疮性肾炎，及肝肾综合征或尿毒症等并发的高钾血症（血钾＞5.5 mmol 者）。虽然此种相互影响的报道资料尚少，但鉴于其后果的严重性，建议聚磺苯乙烯不应与山梨醇合用作为灌肠剂。

[生长素-糖尿病][1]
Somatotropin（Growth Hormone）-Diabetes

要点 生长素可升高血糖，削弱降糖药的作用，使糖尿病恶化。

有关药物 其他有可能升高血糖或使糖耐量降低从而削弱降糖药作用的药物尚有肾上腺皮质激素（如可的松、氢化可的松、泼尼松等），利尿剂（如噻嗪类利尿剂氯噻嗪、氢氯噻嗪等，袢利尿剂呋塞米、依他尼酸等），抗癫痫药苯妥英，二氮嗪，阿司匹林（参见［阿司匹林-糖尿病］），烟酸（参见［烟酸-糖尿病］），口服避孕药，雌激素，甲状腺素，沙丁胺醇，环磷酰胺，氯氮䓬，可乐定，胍乙啶，吗啡，吲哚美辛，氟哌啶醇，三环类抗抑郁药，高血糖素等。

建议 糖尿病患者应用上述激素时，应观察血糖浓度的变化，适当调整降糖药的剂量。

[生长素－雌激素][2]
Somatotropin（Growth Hormone）－Estrogen

要点 据报道，口服雌激素治疗期间，生长素的需要量增加（Schimmer，et al，2011）。

机制 雌激素抑制生长素的作用。

建议 透皮雌激素制剂对生长素的抑制作用远弱于口服制剂，故行得通的话，于生长素治疗期间可用其代替口服制剂。

[高血糖素－普萘洛尔（心得安）][3]
Glucagon－Propranolol

要点 对5名正常受试者的研究表明，合用普萘洛尔可某种程度上降低高血糖素的升血糖作用。

有关药物 其他β受体阻断药（如烯丙洛尔、美托洛尔、阿普洛尔等）与高血糖素之间是否会发生类似相互影响，尚未见报道。但根据提出的机制推测，类似相互影响有可能发生。

机制 有人认为这种相互影响起因于普萘洛尔抑制高血糖素释放儿茶酚胺的作用。

建议 合用时应考虑到此种相互影响的可能性，高血糖素的用量也许要增加。

[碘番酸－考来烯胺（消胆胺）][2]
Iopanoic Acid－Cholestyramine

要点 正在应用考来烯胺治疗的1名患者，当口服胆囊造影剂碘番酸后，胆囊显影不佳。对犬进行的研究进一步证实了上述发现。

有关药物 碘番酸与其他阴离子交换树脂（如考来替泊、降胆葡胺、地维烯胺等）之间，以及考来烯胺与其他口服酸性造影剂（碘苯酰氨酸、甘氨碘苯酸、碘酞酸等）之间，是否会发生类似相互影响，尚未见报道。但根据该相互影响的机制推测，预料有可能发生。

机制 可能是考来烯胺在肠道中络合碘番酸，使其不能吸收，从而在胆汁中的分泌减少之故。

建议 碘番酸与考来烯胺不应同时口服。有研究表明，在碘番酸后2小时服用考来烯胺可避免此种相互影响。

[甲泛葡胺（室椎影）－氯丙嗪（冬眠灵）][4]
Metrizamide－Chlorpromazine

要点 正在应用氯丙嗪治疗的1名患者，在给予甲泛葡胺后导致癫痫大发作。

有关药物 甲泛葡胺与其他吩噻嗪类抗精神病药（奋乃静、氟奋乃静、三氟拉嗪等）之间是否会发生类似相互影响，尚不清楚。

机制 不明。

建议 该相互影响也许纯属偶然。在未得到进一步资料证实前，无须避免两者合用，但应记住有诱发癫痫样反应的可能性。

[泛影葡胺－维拉帕米（异搏定，戊脉安）][1]
Meglucamine Diatrizoate－Verapamil

要点 一项对照研究表明，同时应用维拉帕米和泛影葡胺，可导致比两药单用时更为明显的低血压反应。有因两者合用引起明显心肌抑制的报道。

有关药物 根据药理作用的类似性及相互影响的机制推测，泛影葡胺与其他钙通道阻滞剂（噻帕米、戈洛帕米、硝苯地平、地尔硫䓬、普尼拉明等）之间以及维拉帕米与其他离子型造影剂（泛影酸钠、碘酞钠等）之间可发生类似相互影响，其中有些已得到临床及实验室证实。

　　机制　离子型造影剂泛影葡胺等与钙通道阻滞剂都具有血管舒张和心肌抑制作用，两者的作用相加。

　　建议　离子型造影剂不应与钙通道阻滞剂（或普鲁卡因胺、奎尼丁等具有延长 QT 间期作用的药物）同时应用。已证明非离子型造影剂（如甲泛葡胺、碘曲仑、碘帕醇等）与钙通道阻滞剂之间很少或无类似相互影响，故必须同用时，可考虑用其代替离子型造影剂。

［吲哚菁绿－丙磺舒（羧苯磺胺）][2]
Indocyanine Green－Probenecid

　　要点　丙磺舒治疗期间吲哚菁绿的胆囊造影效果受影响（Grosser et al，2011）。

　　有关药物　有证据表明，丙磺舒明显影响磺溴酞钠（溴磺酞钠，四溴酚酞磺酸钠；bromosul-fophthalein）的肝功能检查结果。

　　机制　丙磺舒抑制吲哚菁绿经胆汁的分泌是该影响的机制。

　　磺溴酞钠也主要经胆汁分泌排泄，但临床上主要用其测定肝功能，而非作为造影剂。

　　建议　如果需要胆囊造影，至少在停用丙磺舒后 24 小时（丙磺舒的半衰期有剂量依赖性，如超过一般治疗量，也许需要间隔更长时间）进行。胆囊显影不佳时，应考虑到可能存在其他药物的影响。

［芬氟拉明（氟苯丙胺）－苯乙肼][1]
Fenfluramine－Phenelzine

　　要点　同时应用芬氟拉明和苯乙肼，芬氟拉明的作用和毒性增强，有导致行为以及神经学方面异常的报道。

　　有关药物　根据相互影响的机制推测，其他单胺氧化酶抑制剂（异卡波肼、异丙烟肼、尼亚拉胺等）以及具有单胺氧化酶抑制作用的药物（如呋喃唑酮、丙卡巴肼等）与芬氟拉明之间可发生类似相互影响。根据药理作用的类似性推测，预料苯乙肼与另一种减肥药右芬氟拉明之间可发生类似相互影响。

　　因为不同减肥药的药理作用各不相同，因此，其他减肥药与苯乙肼等单胺氧化酶抑制剂之间相互影响的机制及临床表现也有差别（见［苯丙醇胺－反苯环丙胺］以及［苯丙胺－苯乙肼]）。

　　机制　芬氟拉明增加 5-羟色胺的释放，并抑制其再摄取，从而使突触间隙中 5-羟色胺的浓度增加，是其抑制食欲的原因。苯乙肼等单胺氧化酶抑制剂抑制 5-羟色胺等单胺类物质的代谢，是其增强芬氟拉明作用和毒性的机制。

　　建议　尽管药监局已建议停用该药，但临床上仍有应用。正在应用苯乙肼等单胺氧化酶抑制剂（或具有单胺氧化酶抑制作用的药物）治疗的患者，应避免给予芬氟拉明，反之亦然。单胺氧化酶抑制剂停用后 2 周内也不应使用。

　　注：其他减肥药尚有①拟 5-羟色胺类（理论上拟 5-羟色胺类药物包括直接作用的 5-羟色胺受体激动剂、导致 5-羟色胺释放的药物，及 5-羟色胺再摄取抑制剂，用于临床的减肥药仅有 5-羟色胺再摄取抑制剂）：包括芬氟拉明、右芬氟拉明，及氟西汀等；②拟肾上腺素类（包括直接作用、间接作用，及混合作用的拟肾上腺素类，但通常作为减肥药者仅包括间接作用和混合作用的拟肾上腺素类）：代表药物有苄非他明（苄甲苯丙胺）、芬特明（苯丁胺）、苯甲曲秦（苯二甲吗啉）、苯丙醇胺、对氯苯丁胺、左苯丙胺、右苯丙胺、苯甲吗啉、左丙己君等；③同时具有拟肾上腺素（主要是去甲肾上腺素）和拟 5-羟色胺作用的药物（这类药物主要通过抑制去甲肾上腺素和 5-羟色胺的再摄取而发挥作用）：代表药物有吗吲哚（氯苯咪吲哚）、氰乙苯丙胺（芬普雷司）、氯丙苯丙胺（美芬雷司）、氯苄苯丙胺（氯苄雷司），及西布曲明等；④中枢兴奋药麻黄碱和咖啡因（药理学上通常将麻黄碱列为混合作用的拟肾上腺素药）。这些药物与单胺氧化酶抑制剂都会发生相互影响，如上所述，只是相互影响的机制、程度，及临床表现可能有所不同。

　　激素类的甲状腺素和生长素，胰岛素增敏剂二甲双胍，脂肪酶抑制剂奥利司他，以及葡萄糖苷酶抑制剂阿卡波糖等，作为减肥药也有应用。不过，这些药物通常不会与单胺氧化酶抑制剂发生相互影响。

［西布曲明（诺美婷）-氯吡格雷］[2]
Sibutramine-Clopidogrel

要点　Bae 等对 13 名 $CYP2B6 * 1 / * 1$ 和 $CYP2C19 * 1 / * 1$ 基因型（广泛代谢型）健康男性韩国人进行的一项 2 阶段安慰剂对照研究表明，同时应用第 2 代 $P2Y_{12}$ 受体拮抗剂类抗血小板药氯吡格雷（第一天 300 mg，然后 75 mg 每日 1 次，连用 6 天）和西布曲明（于最后一次应用氯吡格雷 1 小时后 15 mg 口服），与西布曲明单用相比，可使后者的 $AUC_{0-\infty}$ 增加 127%，C_{max} 升高 60%，半衰期延长 142%，表观口服清除率降低 69%。药动学分析显示，西布曲明的活性代谢物单脱甲基西布曲明（M1）的 $AUC_{0-\infty}$ 也明显增加（与对照相比增加 62%），M1 和 M2（西布曲明的另一活性代谢物双脱甲基西布曲明）的生成分别减少 37% 和 64%（Bae et al，2011）。

Shinde 等对健康男性受试者进行的一项随机化 3 阶段交叉研究表明，氯吡格雷 75 mg 每日 1 次口服，连用 5 天，对西布曲明（于第 5 天氯吡格雷服用后 1 小时单次口服 15 mg）的药动学有明显影响。与西布曲明单用相比，氯吡格雷的同时应用可使其血浓度明显升高，但对两种对映体的影响程度有所不同：S-型对映体的 AUC 增加 1.2 倍，R-型对映体的 AUC 增加 0.8 倍；西布曲明的代谢物 M1 的 C_{max} 和 AUC 也增加（Shinde et al，2013）。

有关药物　根据相互影响的机制推测，另一种噻吩吡啶（thienopyridine）类抗血小板药噻氯匹定（ticlopidine）对西布曲明的药动学可产生类似影响。其他噻吩吡啶类抗血小板药与西布曲明之间是否会发生类似相互影响，尚不清楚；然而，同属第 2 代 $P2Y_{12}$ 受体拮抗剂的普拉格雷（prasugrel），其代谢活化主要涉及 CYP3A4 和 CYP2B6，预料在 CYP3A4 和（或）CYP2B6 水平上对西布曲明的代谢可产生竞争性抑制，普拉格雷的代谢也有可能受西布曲明的影响。

同属去甲肾上腺素和 5-羟色胺再摄取抑制剂的吗吲哚（氯苯咪吲哚）、氰乙苯丙胺（芬普雷司）、氯丙苯丙胺（美芬雷司）等与氯吡格雷之间是否会发生类似相互影响，尚未见报道。

因为不同减肥药的药理作用和体内过程各不相同，因此与其他药物相互影响的机制和临床表现也千差万别。不过，总的说来，不外是药动学和药效学方面的相互影响。药动学方面的相互影响如此处所述，药效学方面的相互影响参见［芬氟拉明（氟苯丙胺）-苯乙肼］。也见［苯丙醇胺-反苯环丙胺］以及［苯丙胺-苯乙肼］项下的内容。

机制　西布曲明抑制 5-羟色胺和去甲肾上腺素的再摄取，从而使突触间隙中 5-羟色胺和去甲肾上腺素的浓度增加，是其抑制食欲从而达到减肥目的的机制，也是引起失眠、口干、便秘、恶心、头痛，特别是血压升高和（或）心率加速的原因。研究表明，西布曲明的药理作用来自本身及其活性代谢物 M1 和 M2，但其活性代谢物的作用强度是母体的 100 倍，因此，抑制其代谢的药物，有可能在增加不良作用的同时削弱其药理作用。

西布曲明在体内代谢为两种化合物，即 M1 和 M2（如上述），向 M1 的代谢由 CYP2B6、CYP2C19，及 CYP3A4/5 负责（鉴于 S-型对映体与 CYP3A4 有高度亲和力，故认为大部分 M1 是在 CYP3A4 的作用下生成），M1 在 CYP2B6 和 CYP2C19 的作用下进一步转化为 M2（目前认为，人体内 M2 的生成几乎全由 CYP2B6 负责，CYP2C19 的作用可以忽略）；M1 和 M2 都可进一步代谢为羟化物和葡糖醛酸化物。人肝微粒体研究表明，西布曲明 S-型对映体向 M1 代谢的速度高于 R-型，可能是 R-型对映体的血浓度高于 S-型主要原因。已知氯吡格雷的代谢涉及 CYP2C19、CYP3A4、CYP1A2、CYP2B6，及 CYP2C9，同时对 CYP2C19 和 CYP2B6 有某种程度的抑制作用。有证据表明，氯吡格雷抑制 CYP2C19 广泛代谢型受试者奥美拉唑经 CYP2C19 的羟化，而对 CYP3A4 催化的奥美拉唑硫氧化作用无明显影响；以 CYP2B6 底物安非拉酮（bupropion）的羟化为指标，证明氯吡格雷和噻氯吡啶可分别使 CYP2B6 的活性降低 68% 和 90%。另有多项研究表明，CYP2B6 和 CYP2C19 底物（如司来吉兰、舍曲林，及哌替啶等）的药理作用可因氯吡格雷的同时应用而明显改变。综上所述，认为氯吡格雷对西布曲明药动学的影响主要起因于前者对 CYP2B6 和 CYP2C19 的抑制（包括竞争性抑制和非竞争性抑制），对 CYP3A4 的竞争性抑制也起部分作用（对 CYP2C19 和 CYP3A4 的抑制阻碍西布曲明向 M1 的转化，而对 CYP2B6 的抑制则阻碍 M1 生成 M2）。

建议 西布曲明的作用机制类似于某些传统的三环类抗抑郁药（如含有叔胺侧链的丙米嗪、阿米替林，及多塞平等）和部分非三环类抗抑郁药（如文拉法辛、去甲文拉法辛，及度洛西汀等），即通过抑制 5-羟色胺和去甲肾上腺素的再摄取而发挥作用，然而，其在临床上的唯一适应证是肥胖。

尽管西布曲明曾一度广泛用于肥胖的治疗，但因其致心律失常、心肌梗死、心脏抑制，及 QT 间期延长等不良作用，多数国家已经不再应用于有冠心病、充血性心力衰竭、心律失常或卒中等病史的患者，因其心血管方面的副作用欧盟各国已停用，我国药监局也于 2010 年发文建议停用。不过，由于许多减肥药的体内过程与西布曲明类似（也参见［芬氟拉明（氟苯丙胺）－苯乙肼］项下的内容），故 Bae 和 Shinde 等的研究结果对基础和临床研究仍有借鉴意义。另外，其他含有等量 R-型和 S-型对映体的消旋混合物，也许像西布曲明一样，其代谢和作用强度有可能存在对映体选择性，因此，在考虑药物作用以及药物相互影响时，也是应该兼顾的问题。

［西布曲明（诺美婷）－克拉霉素（甲红霉素，克拉仙）］[2]
Sibutramine－Clarithromycin

要点 Shinde 等对健康男性受试者进行的一项随机化 3 阶段交叉研究表明，克拉霉素 250 mg 每日 2 次口服，连用 5 天，对西布曲明（于第 5 天克拉霉素第 2 次服用前 1 小时单次口服 15 mg）的药动学有明显影响。与西布曲明单用相比，克拉霉素的同时应用可使其血浓度明显升高，但对两种对映体的影响程度有所不同：S-型对映体的 AUC 增加 3.1 倍，R-型对映体的 AUC 增加 1.0 倍，而对西布曲明的单脱甲基代谢物 M1 的 C_{max} 和 AUC 无明显影响，这与氯吡格雷对西布曲明药动学的影响有所不同（Shinde et al，2013）。

有关药物 根据提出的机制推测，所有 CYP3A4 抑制剂与西布曲明之间都可发生类似相互影响，如大环内酯类的红霉素、酮环内酯类的泰利霉素，及唑类抗真菌药酮康唑等。

机制 已知克拉霉素是 CYP3A4 的底物，也是其强效抑制剂，而西布曲明向其脱甲基代谢物 M1 的转化主要由 CYP3A4 负责。因此认为，克拉霉素对西布曲明药动学的影响起因于前者对 CYP3A4 的抑制。克拉霉素对西布曲明对映体的不同影响，可能与不同对映体对 CYP3A4 的亲和力不同有关（有关细节参见［西布曲明（诺美婷）－氯吡格雷］项下的内容）。

建议 参见［西布曲明（诺美婷）－氯吡格雷］。

［去铁胺（去铁敏）－丙氯拉嗪（甲哌氯丙嗪）］[1]
Deferoxamine（Desferrioxamine）－Prochlorperazine

要点 据报道，正在应用去铁胺治疗类风湿关节炎的 7 名患者合用丙氯拉嗪后，其中 2 人发生意识丧失。

有关药物 去铁胺与其他吩噻嗪类抗精神病药（氯丙嗪、三氟丙嗪、三氟拉嗪等）之间是否会发生类似相互影响，尚未见报道。

机制 还不十分清楚。有人认为，可能与两者联用加速必需铁从神经系统中排除有关。也有人认为丙氯拉嗪增强去铁胺引起的视网膜损伤。

建议 应避免两者同时应用。虽然尚无其他吩噻嗪类与去铁胺相互影响的直接证据，但鉴于该相互影响可导致严重不良后果，故在无进一步资料证实前，最好避免任何吩噻嗪类与去铁胺同用。

［去铁胺（去铁敏）－维生素 C（抗坏血酸）］[2]
Deferoxamine（Desferrioxamine）－Vitamin C（Ascorbic Acid）

要点 维生素 C 可引起某些使用去铁胺治疗的血色素沉着症患者的心功能紊乱。

机制 尚不清楚。

建议 以往用去铁胺治疗血色素沉着症时曾一度伍用维生素 C，据说可加速铁的排泄，但某些患者可突发心功能紊乱（多半比较短暂）。因此，血色素沉着症患者（或组织中铁含量过多的其他患者）应用维生素 C 需谨慎。

[地拉罗司（恩瑞格，去铁斯若）－利福平（甲哌利福霉素，利米定）][2]
Deferasirox－Rifampin（Rifampicin）

要点 Skerjanec 等的研究表明，反复应用利福平对单剂地拉罗司的药动学有明显影响，表现为地拉罗司的 AUC 减少 45％，半衰期缩短约 20％，但其 C_{max} 以及 t_{max} 无明显改变（Skerjanec et al，2010）。

有关药物 根据提出的机制推测，其他利福霉素类衍生物，如利福定、利福喷汀、利福布汀等，与地拉罗司之间可发生类似相互影响，只是影响的程度有所不同。实际上，凡是对 UGT 有明显诱导作用的药物，如巴比妥类、苯妥英、卡马西平、依法韦仑、奈韦拉平等，对地拉罗司都可产生类似影响。

机制 地拉罗司主要在 UGT 的作用下与葡糖醛酸络合（也有一小部分经由 CYP3A4 和 CYP2C8 代谢，同时对 CYP3A4 有某种程度的抑制和中度诱导作用，对 CYP2C8 有中度抑制作用），而利福平是已知的强效酶诱导剂。因此认为，利福平诱导 UGT，从而加速地拉罗司的络合代谢，是该影响的主要机制（对 CYP3A4 和 CYP2C8 的诱导在该影响中仅起次要作用）。

建议 地拉罗司是一种新型铁螯合剂，主要用于长期输血所致铁质积聚或铁超负荷患者的治疗。鉴于利福平可使地拉罗司的 AUC 减少 40％以上，故有可能削弱其去铁效果。如果必须同用，应注意观察疗效，并据情适当上调地拉罗司的剂量。

[1,2-二溴乙烷－双硫仑（双硫醒）][1]
Ethylene Dibromide－Disulfiram

要点 应用大鼠进行的研究表明，同时接触 1,2-二溴乙烷和双硫仑，恶性肿瘤的发生率明显增加。

机制 不清。

建议 为避免 1,2-二溴乙烷对生产者的毒害，除加强防护措施外，还应对接触 1,2-二溴乙烷的工作人员特别强调不应使用双硫仑。

[甲氧沙林（甲氧补骨脂素，8-甲氧补骨脂素）－苯妥英（大仑丁，二苯乙内酰脲）][1]
Methoxsalen－Phenytoin

要点 正在应用苯妥英治疗癫痫的 1 名患者，因银屑病而采用口服甲氧沙林和紫外线 A 照射（PUVA）治疗，未能取得预期的治疗效果。已证明同时应用苯妥英可使甲氧沙林的血浓度明显降低。

有关药物 甲氧沙林与其他乙内酰脲类抗癫痫药如乙妥英（乙基苯妥英）和甲妥英（3-甲基苯乙妥因）之间以及苯妥英与补骨脂素及其类似物三甲沙林（三甲呋苯吡喃酮，三甲补骨脂内酯；tri-oxsalen）之间是否会发生类似相互影响，还未见报道。

机制 苯妥英诱导肝药酶，从而加速甲氧沙林的代谢。

建议 两者合用时，甲氧沙林血浓度降低，刺激皮肤黑色素沉着的作用减弱，故有可能因紫外线照射导致严重的红斑和发疱，因此建议避免两者合用。如必须同时应用，需在密切监视下进行。

[阿维 A（阿维 A 酸）－乙醇][1]
Acitretin－Ethyl Alcohol（Ethanol, Alcohol, Ethyl）

要点 应用阿维 A 治疗期间饮酒或接触含醇饮料，可使阿维 A 在体内酯化生成阿维 A 酯（银屑灵）。后者的半衰期（大于 3 个月）远远长于阿维 A（半衰期 50 小时）。长此以往，有可能导致阿维

A 酯的明显蓄积（Burhart et al，2011）。

有关药物　乙醇对其他全身作用的维 A 酸类，如异维 A 酸以及贝沙罗汀（bexarotene）等，是否有类似影响，尚不清楚。

建议　多大量的乙醇（包括止咳糖浆以及含醇饮料或药物中所含的乙醇）才能诱导阿维 A 向阿维 A 酯转化，尚不清楚。当前的建议是，应用阿维 A 治疗的育龄妇女，在治疗期间或停药后一个月内饮酒或含醇饮料（或其他含醇药物）者，3 年内不应怀孕。

[贝沙罗汀（蓓萨罗丁）－红霉素][1]
Bexarotene－Erythromycin

要点　同时应用贝沙罗汀和以及大环内酯类抗生素红霉素，前者的代谢减慢，血浓度升高，作用和毒性有可能增强（Burhart et al，2011）。

有关药物　根据代谢途径以及该影响的机制推测，贝沙罗汀与同属大环内酯类的克拉霉素（clarithromycin）以及酮环内酯类的泰利霉素（telithromycin）之间可发生类似相互影响，但与另外两种大环内酯类阿奇霉素以及地红霉素之间的类似相互影响不太可能发生，因为它们对 CYP3A4 无明显抑制作用。

机制　已知贝沙罗汀在体内的代谢由 CYP3A4 负责，而红霉素既是 CYP3A4 的底物，也是 CYP3A4 的强效抑制剂。因此认为，红霉素抑制贝沙罗汀经 CYP3A4 的代谢是该影响的机制（尽管红霉素也是 P-糖蛋白的抑制剂，但尚未证实 P-糖蛋白与贝沙罗汀的体内过程是否有关）。

建议　尽管贝沙罗汀在化学上属于维 A 酸类，在分类上也有人将其列入皮肤科药物，但实际上主要作为一种抗肿瘤药用于皮肤型 T-细胞淋巴瘤的治疗。鉴于贝沙罗汀的毒副作用（如脂质代谢异常、甲状腺功能低下、胰腺炎、白细胞减少，及胃肠道副作用等）比其他维 A 酸类更常见，因此与其他药物之间的相互影响也显得更为重要。

凡是对 CYP3A4 有抑制（包括竞争性抑制和非竞争性抑制）作用的药物，都可与贝沙罗汀发生类似相互影响，如上述的克拉霉素和泰利霉素。有证据表明可使贝沙罗汀血浓度明显升高的药物尚有唑类抗真菌药酮康唑（ketoconazole）和伊曲康唑（itracinazole）以及某些 HIV 蛋白酶抑制剂等。相反，对 CYP3A4 有诱导作用的药物，则可使贝沙罗汀的代谢加速，作用减弱。已经证明可通过诱导 CYP3A4 而降低贝沙罗汀血浓度的药物有抗癫痫药卡马西平（carbamazepine），镇静催眠药苯巴比妥（phenobarbital），利福霉素类抗结核病药利福平（rifampin），糖皮质激素地塞米松（dexamethasone），以及非核苷类反转录酶抑制剂依法韦仑（efavirenz）等。这些药物都应避免与贝沙罗汀同时应用。如果必须联用，就应预先考虑到有可能导致贝沙罗汀毒副作用的增强或治疗作用的减弱，并据情适当调整剂量。

[依达拉奉（达拉奉）－去铁酮][2]
Edaravone－Deferiprone（DFP）

要点　Arai 等进行的一项体外研究表明，同时应用依达拉奉和一种蝶呤衍生物去铁酮，可导致细胞死亡。两者单用，即使较高剂量也不会发生此种情况（Arai et al，2008）。

有关药物　存在于某些患者体内的 6-甲酰蝶呤（在某些病理情况下可从叶酸合成，例如肿瘤）与依达拉奉之间有可能发生类似相互影响。其他蝶呤衍生物与依达拉奉之间是否会发生类似相互影响，尚有待证实。

机制　依达拉奉在溶液中与去铁酮迅速反应，生成一种更易穿透生物膜的复合物，该复合物与 NADH 迅速反应产生诸如过氧化氢（H_2O_2）、羟自由基（OH），及单态氧（$^1O_2$）等游离基（尽管去铁酮本身也可与 NADH 反应产生游离基，但其速度远比去铁酮缓慢），从而阻碍并逆转依达拉奉清除游离基的作用，是该影响的机制。

建议　依达拉奉是一种自由基（游离基）清除剂，在日本主要用于急性脑梗死的治疗，也可预防内毒素诱发的肝损伤、肝缺血再灌注损伤、顺铂引起的急性肾损害，及缺血再灌注肾损伤等。该影响的临床意义在于，当体内存在蝶呤衍生物时，如果应用依达拉奉的话，应考虑到相互影响可能造成的危害。然而，这一影响对肿瘤患者可能有益，但需要进一步研究证实。

（张安年　刘　传）

主要参考文献

Arai T，et al，2008. The Radical Scavenger Edaravone（3-Methyl-1-phenyl-2-pyrazolin-5-one）Reacts with a Pterin Derivative and Produces a Cytotoxic Substance That Induces Intracellular Reactive Oxygen Species Generation and Cell Death. *J Pharmacol Exp Ther*，324：529-538

Bae J-W，et al，2011. Effects of Clopidogrel on the Pharmacokinetics of Sibutramine and Its Active Metabolites. *J Clin Pharmacol*，51：1704-1711

Burhart C，et al，2011. Dermatological pharmacology. In：*Goodman & Gilman's The pharmacological basis of therapeutics*，*12th ed*. Brunton LL（editor），McGraw-Hill Co，Inc，New York：1803-1832

Grosser T，et al，2011. Anti-inflammatory，antipyretic，and analgesic agents：pharmacotherapy of gout. In：*Goodman & Gilman's The pharmacological basis of therapeutics*，*12th ed*. Brunton LL（editor），McGraw-Hill Co，Inc，New York：959-1004

Karsdal MA，et al，2009. Influence of food intake on the bioavailability and efficacy of oral calcitonin. *Br J Clin Pharmacol*，67（4）：413-420

Pruchnicki MC，et al，2002. Effect of phosphate binders on supplemental iron absorption in healthy subjects. *J Clin Pharmacol*，42：1171-1176

Schimmer BP，et al，2011. Introduction to endocrinology：the hypothalamic-pituitary axis. In：*Goodman & Gilman's The pharmacological basis of therapeutics*，*12th ed*. Brunton LL（editor），McGraw-Hill Co，Inc，New York：1103-1127

Shinde DD，et al，2013. Different Effects of Clopidogrel and Clarithromycin on the Enantioselective Pharmacokinetics of Sibutramine and its Active Metabolites in Healthy Subjects. *J Clin Pharmacol*，53（5）：550-558

Skerjanec A，et al，2010. Investigation of the Pharmacokinetic Interactions of Deferasirox, a Once-Daily Oral Iron Chelator, With Midazolam，Rifampin，and Repaglinide in Healthy Volunteers. *J Clin Pharmacol*，50：205-213

第四十二章　妊娠及哺育期用药

[妊娠－药物][1]
Pregnancy－Drugs

多数妇女在孕期无须药物治疗，但也确有少部分孕妇由于本身患有某种疾病而需进行药物治疗。这就涉及药物对胎儿的影响问题。通常认为没有一种药物对正在发育的胎儿是绝对安全的（不管它对患者多么有益）。然而，到目前为止，已确有证据表明对胎儿可造成严重危害的药物只是少数，确证对胎儿无害的药物也屈指可数。

目前，孕期用药已成为人们普遍关注的问题，对此主要有两种观点。一种观点认为，孕妇本身患病应积极进行药物治疗，因为疾病可对胎儿造成不良影响。另一种观点认为，孕妇患病时，药物治疗应尽可能避免，原因在于多数药物对胎儿可造成危害。如何能使母亲得到适当治疗，而又能将药物对胎儿造成的危害降至最低限度呢？怎样方能正确判断母亲所患疾病如不进行药物治疗，对母亲和胎儿都不会造成多大危害呢？实际上，对上述两种观点要做出肯定的结论，是不可能的。原因有以下几点：

1. 母亲所患疾病本身即有可能导致先天性疾病，而这些疾病又需要进行药物治疗。这就难以判断胎儿异常究竟是母亲疾病引起，还是药物所致。

2. 药物可抑制流产，从而使已经畸形的胎儿保留下来。

3. 所用药物可与其他因素一起发挥作用，导致畸形的产生。

4. 病例报道和试验研究提示，某些药物可能有不良影响，但单凭这样的报道和研究结果，难以对其相互关系做出肯定结论。

虽然如此，妊娠期用药还是有一些原则可循的，如下几点可供参考：

1. 首先应权衡药物对胎儿和母亲的利弊，如非必需，应尽量不用药物治疗。

2. 如果决定进行药物治疗，尽量避免应用新药。

3. 尽可能低剂量短期应用。

4. 经常测定血药浓度，调整剂量，即使靶器官获得有效浓度，又不致使胎儿体内浓度太高。

为指导孕期用药，作者搜集了近二百种肯定或可能对胎儿造成不良影响的药物，以笔画为序，分别列于表 42-1。使用此表时应注意药物右上角的标记数字。数字 1、2、3 代表药物的危险程度。其中"1"代表高度危险，孕期应避免使用；"2"代表中度危险，应尽量避免使用或慎用；"3"代表低度危险或可能有危险，应用时应谨慎。数字 4、5、6、7 为妊娠分期。其中"4"代表最初三个月；"5"代表中三个月；"6"代表末三个月；"7"代表整个妊娠期。例如，乙硫异烟胺[14]，说明此药对胎儿有高度危险，在怀孕最初三个月应禁用。二氮嗪[256]，说明此药有中度危险，在怀孕中三个月和末三个月应避免使用或慎用。

随着新药的不断问世以及部分药物的停用，词表的内容会不断改变。

表 42-1　对胎儿可能有不良影响的药物

一、自主神经系统药物

新斯的明[37]：动物研究表明，新斯的明对动物的胚胎有副作用（主要是死胎的发生率增加，但对人类胎儿是否会有类似影响，尚不清楚）。建议怀孕期间最好避免应用。

动物研究已证明作用与新斯的明类似的逆胆碱药尚有乙酰胆碱、吡斯的明、依酚氯铵、毛果芸香碱、毒扁豆碱。

阿托品[37]：动物研究表明，阿托品对动物的胚胎有不良影响（致畸或杀死胚胎），但尚未在人类中进行对照研究。怀孕期间如果需要应用，应权衡对孕妇和胎儿的利弊得失。

动物研究已证明作用与阿托品类似的抗胆碱药尚有颠茄、苄托品、后马托品、莨菪碱、东莨菪碱、丙胺太林、苯海索。这些药物的应用都应遵循上述原则。

吸烟[17]：长期吸烟可致胎儿发育受损。据认为，影响胎儿发育的成分主要是尼古丁。另据报道，婴儿猝死综合征也与母亲吸烟有关。

去甲肾上腺素[26]：妊娠后期应用去甲肾上腺素，可致子宫收缩，有引起早产的可能。

苯氧丙酚胺[36]：苯氧丙酚胺属β-受体激动剂。妊娠后期应用时，可致胎儿心动过速。

已证明有可能引起子宫收缩和（或）胎儿心动过速（因此在妊娠最后3个月特别是临产前最好避免使用）的拟肾上腺素药尚有去氧肾上腺素、甲氧明、间羟胺，及肾上腺素、异丙肾上腺素、美芬丁胺、多巴酚丁胺、多巴、麻黄碱等。

苯丙胺[24]：怀孕最初三个月应用苯丙胺的孕妇，其新生儿唇裂的发生率增加。

普萘洛尔（心得安）[27]：怀孕期间应用普萘洛尔，可致胎儿生长迟缓、心动过缓、新生儿低血糖、呼吸抑制，及红细胞增多。阿替洛尔对胎儿的类似影响也已经证实。妊娠期高血压患者，如非必需，建议尽量避免应用普萘洛尔和阿替洛尔等β受体阻断药。

比索洛尔[256]：有明确证据表明，在妊娠中、晚期用药，对胎儿可造成危害。如非必须，建议在妊娠中晚期避免应用。

卡维地洛[256]：同比索洛尔。

拉贝洛尔[256]：同比索洛尔。

二、心血管系统药物

α-甲基多巴[26]：产前应用α-甲基多巴，可致新生儿粪便性肠梗阻及新生儿低血压。

利血平[26]：临产时应用利血平，可致新生儿鼻出血、嗜睡，及呼吸道梗阻。

咪噻吩（阿方那特）[16]：咪噻吩通过胎盘，产前应用可导致新生儿麻痹性肠梗阻或胎粪性肠梗阻。

动物研究表明，另一种神经节阻断药六甲溴铵可导致胚胎死亡，但对人类胚胎的影响如何尚不清楚。

哌唑嗪[37]：动物研究表明，哌唑嗪对动物的胚胎有不良影响（致畸或杀死胚胎），但尚未在人类中进行对照研究。怀孕期间如果需要应用，应权衡对孕妇和胎儿的利弊得失。

二氮嗪（氯甲苯噻嗪）[256]：二氮嗪可通过胎盘，怀孕晚期，可致胎儿死亡。母亲应用二氮嗪后，新生儿高胆红素血症及葡萄糖不耐的病例也有不少报道。另外，二氮嗪也可引起胎儿心动过缓、生长迟缓，及高血糖。分娩期间，二氮嗪可抑制子宫收缩。

另一种钾通道开放药米诺地尔（长压定）的类似影响已经在动物研究中证实，但对人类是否会发生类似影响，尚不清楚。

硝普钠[27]：有明确的证据表明，怀孕期间应用硝普钠对胎儿可造成危害，对人和动物都是如此。如非必需，怀孕期间不应使用。

卡托普利（甲巯丙脯酸）[256]：据报道，一严重高血压孕妇应用卡托普利后发生流产，流产的胎儿有多发性骨骼异常。新近证明，孕期应用卡托普利，对动物和人类胚胎都可造成危害，特别是妊娠中晚期。

赖诺普利[256]：有明确证据表明，孕期应用赖诺普利，对动物和人类胚胎都可造成危害。

雷米普利[256]：同赖诺普利。

培哚普利[256]：同赖诺普利。

依那普利[256]：同赖诺普利。

西拉普利[27]：有明确证据表明，孕期应用西拉普利，对动物和人类胚胎都可造成危害。

替米沙坦[256]：同赖诺普利。

缬沙坦[26]：有明确证据表明，如在孕晚期或邻近分娩时应用，对动物和人类胎儿都可造成危害。

依贝沙坦[26]：同缬沙坦。

仅在动物研究中证实有致畸和（或）杀胚胎作用的血管扩张药有妥拉唑啉、双嘧达莫、硝酸甘油、亚硝酸异戊酯、硝酸异山梨酯、戊四硝酯等。这些药物在孕期的应用应慎重。

强心苷[37]：孕期应用洋地黄毒苷，有引起胎儿毒性的报道。已证明有类似影响的强心苷尚有洋地黄、地高辛、乙酰洋地黄毒苷、毛花丙苷、去乙酰毛花苷等。

利多卡因[26]：利多卡因可通过胎盘，引起胎儿心动过缓，且其在新生儿体内的半衰期相当长，如在产前应用的话，可致新生儿抑制。所以，临产时不用利多卡因。

已证明可引起胎儿心动过缓从而应避免在产前应用的抗心律失常药尚有奎尼丁、丙吡胺、维拉帕米等。

溴苄铵[37]：动物研究表明溴苄铵可导致胚胎发育异常或死亡。

利多氟嗪（立得安）[17]：利多氟嗪有引起室性期前收缩、室性心动过速，及室颤的报道。此药属钙拮抗剂。孕期禁用。

考来烯胺（消胆胺）[27]：由于考来烯胺影响维生素 K、钙，及其他维生素和营养物质的吸收，因此怀孕期间应用考来烯胺可能是不妥当的。

氯贝丁酯（安妥明）[27]：试验表明，氯贝丁酯可在兔胎血清中积聚。建议怀孕期间及怀孕前数月不用氯贝丁酯。

辛伐他汀[17]：妊娠期间应用辛伐他汀，可损害胎儿或导致胎儿发育异常。

洛伐他汀[17]：同辛伐他汀。

西立伐他汀（西伐他汀）[17]：同洛伐他汀。该药已少用，许多国家已停用。

氟伐他汀[27]：有明确证据表明，孕期应用氟伐他汀，可危害胎儿。如非必须，建议孕期不用。

三、中枢神经系统药物

1. 中枢兴奋药

咖啡因[27]：一项研究表明，父亲或母亲每日摄入 600 mg 以上的咖啡因，自发性流产、死产，及早产的发生率增高。另有研究表明，母亲每日消耗 8 杯以上的咖啡者，先天畸形的发生率增加。试图应用咖啡因增加精子的活动能力，以便进行人工授精，是非常危险的，因它可引起染色体损害，并有可能损害受精卵。

哌甲酯（利他林）[37]：动物研究表明，哌甲酯可增加动物畸胎的发生率，但对人类胎儿是否有类似影响，尚未见有回顾性研究的证实。建议怀孕期间慎用或不用，6 岁以下的儿童禁用。

2. 抗癫痫药

抗癫痫药[27]：主要的抗癫痫药——苯妥英、卡马西平、丙戊酸、苯巴比妥、三甲双酮，及对甲双酮等，都有致畸作用。这些药物就其致畸作用来说，难以断定哪一种更安全一些。致畸作用表现为神经管缺陷、先天性心脏损害、手指畸形，及口裂等。癫痫患者孕期用抗癫痫药，婴儿畸形发生率为 10%。有人认为致畸作用与缺乏叶酸有关，但还有待证实。不过，如母亲缺乏叶酸，应加以纠正。另外，治疗期间检查母血有无胎儿甲种蛋白，进行子宫超声及羊膜腔穿刺，可有助于确定胎儿有无异常。

苯妥英[26]：孕期应用苯妥英，除可导致上述致畸作用外，尚可致新生儿凝血障碍。

3. 抗精神病药

吩噻嗪类抗精神病药[27]：怀孕期间应用吩噻嗪类抗精神病药（氯丙嗪、奋乃静、氟奋乃静、三氟拉嗪、三氟丙嗪、丙氯拉嗪、硫利达嗪等）可致胎儿四肢畸形，眼及中枢神经系统发育障碍。出生后，婴儿可有抑制及持续数月的锥体外症状。如在怀孕末三个月持续应用此类抗精神病药，还可出现新生儿黄疸、高胆红素血症，及眼内黑色素沉积。一般说来，怀孕最初三个月任何药物也不应使用；三个月后，可权衡药物对母亲、胎儿的利弊加以选用。如果必须应用的话，应首选氯丙嗪及三氟拉嗪等药物，因使用这些药物的临床经验丰富一些。

氟哌啶醇[24]：孕期应用氟哌啶醇，可致短肢畸形，临床上已有部分病例报道。在肢体发育期（怀孕头三个月）最好避免应用。预料其他丁酰苯类抗精神病药如氟哌利多、三氟哌多、替米哌隆等也可有类似影响，其中氟哌利多的类似影响已经证实。

氯普噻吨[24]：已证明怀孕期间应用氯普噻吨可像吩噻嗪类（如氯丙嗪）或丁酰苯类（如氟哌啶醇）一样，可致短肢畸形。根据药理作用的类似性推测，其他硫杂蒽类抗精神病药（如氯哌噻吨、氟哌噻吨、替沃噻吨）对胎儿也可发生类似影响。

锂盐[17]：据报道，怀孕期间应用锂盐治疗时，可致胎儿心血管畸形、胎儿肾源性尿崩症、胎儿甲状腺肿，及其他畸形。怀孕最初三个月尤甚。临产时应用，可致新生儿张力过低、吸吮能力减弱，及反射减弱。建议怀孕初三个月不用，产前应减量，产后也应适当减量。因为分娩时的肾小球滤过率突然下降，锂排泄减少，故可致母亲蓄积中毒。

三环类抗抑郁药[246]：鸡胚研究表明，丙咪嗪可致各种发育异常。例如短肢、小眼球，及低体重等，但所用剂量接近致死量。据报道，产前用三环类抗抑郁药治疗的妇女，对新生儿的影响表现为充血性心力衰竭、心动过速、肌阵挛，及呼吸窘迫等。另据报道，母亲应用氯丙咪嗪的两例新生儿出现戒断症状，表现为惊厥发作。其中一例给予氯丙咪嗪，然后逐渐停用，使惊厥得到控制。

其他已证明可导致胎儿发育异常的三环类抗抑郁药尚有阿米替林、去甲替林，及多塞平。

单胺氧化酶抑制剂[37]：动物研究证明，苯乙肼、异卡波肼、帕吉林，及反苯环丙胺等单胺氧化酶抑制剂可导致胚胎发育异常。虽然尚未进行人类的对照或平行研究，但预料类似影响在人体内也可发生。

4. 镇静催眠药

巴比妥类[346]：孕期应用巴比妥类，胎儿畸形发生率比预计的要高。分娩期间或分娩前应用巴比妥类，新生婴儿可有嗜睡和戒断症状。已证明有这方面影响的巴比妥类包括苯巴比妥、戊巴比妥、异戊巴比妥，及司可巴比妥；苯巴比妥的影响较轻微，其他三种巴比妥类的影响程度相近。

苯二氮䓬类[246]：母亲长期应用，可致胎儿数种异常，主要是唇裂及腭裂。在有记录的资料中以氯氮䓬所致胎儿异常者为多，地西泮次之，阿普唑仑也有导致胎儿危害的明确证据，硝西泮和奥沙西泮所导致者最少。另外，临产前应用，可致新生儿抑制、窒息小发作、婴儿弛缓综合征。长期使用者，其新生儿有可能出现戒断症状。

氯氮䓬[27]：有明确证据表明，无论是动物，还是人，孕期应用对胎儿可造成危害。

艾司唑仑[17]：有明确证据表明，无论是动物，还是人，孕期应用可导致胎儿发育异常。妊娠期间禁用。

咪达唑仑[27]：有明确证据表明，无论是动物，还是人，孕期应用对胎儿可造成危害。

三唑仑[17]：有明确证据表明，无论是动物，还是人，孕期应用都可导致胎儿发育异常。

劳拉西泮[27]：同咪达唑仑。

已证明可导致胎儿发育异常的镇静催眠药尚有水合氯醛、甲丙氨酯、甲喹酮等。

乙醇[17]：怀孕期间长期大量应用乙醇，可致胎儿乙醇综合征。

四、麻醉药及麻醉辅助药

全麻药[37]：长期接触全麻药（如手术室的工作人员），可发生流产及新生儿先天缺陷。

氧化亚氮[345]：最新实验资料表明，氧化亚氮可能有致畸作用。此点的临床意义值得研究。

环氧乙烷[27]：动物研究表明，环氧乙烷有致突变和致畸作用，故孕期应慎用。

氟烷[16]：分娩期间，氟烷明显降低子宫肌的收缩力，从而影响产程。

筒箭毒碱[24]：孕初三个月应用筒箭毒碱，可致胎儿关节发育异常。用鸡胚进行的研究表明，它也可致骨骼发育迟缓。

溴化己氨胆碱[17]：此药目前已少用。它可透过胎盘影响胎儿，孕期禁用。

五、镇痛药及解热镇痛消炎药

麻醉镇痛剂[17]：吗啡、哌替啶、美沙酮、阿法罗定、可待因、阿片、喷他佐辛、芬太尼等镇痛剂属成瘾性镇痛剂。怀孕妇女应用此类药物可影响胎儿及新生儿。如果孕妇是成瘾者，其新生儿可出现戒断症状。表现为震颤不安、心动过速、腹泻，甚至惊厥；如果非成瘾孕妇在临产时应用，可导致新生儿呼吸抑制。

吗啡（鞘内注射）[36]：近年来，国外常用鞘内注射吗啡进行分娩止痛，试图减少对胎儿和新生儿的影响。但通过此途径应用吗啡，仍有新生儿抑制及胎粪吸入的报道。

镇痛新（戊唑星）[37]：镇痛新在药政管理上列入非麻醉品，不受麻醉品管理条例的约束。正因为如此，目前此药的滥用日益增加。事实证明，镇痛新可导致患者成瘾，而且其新生儿也可出现戒断症状。作者认为，此药的应用需要重新评价。

右旋丙氧吩[24]：目前，右旋丙氧吩的应用日益增多，但多数医生认识不到它是一种麻醉剂，可引起呼吸抑制和窒息。此药可能有致畸作用，孕期用此药已有多例畸形婴儿的报道。

苯环己哌啶[27]：部分病例报道表明，苯环己哌啶对胎儿和新生儿可能有一定程度的不良影响。其母应用苯环己哌啶的婴儿，有的显示行为异常，后来发展为四肢麻痹；有的显示情绪不稳、活动亢进，并且伴有腹泻等症状，也见有小脑畸形等异常。

大麻[27]：四氢大麻碱可通过胎盘。动物研究表明，它可导致胎儿中枢及肢体发育异常。个别报道表明，它对人类胎儿的中枢神经系统发育及功能也有影响。

烯丙吗啡[17]：已证明烯丙吗啡对人和动物胎儿都可造成危害，因此，建议妊娠期间避免应用。如果必须应用（例如治疗吗啡等阿片类镇痛药中毒），可在权衡利弊得失的情况下给予（当然，治疗吗啡等麻醉性镇痛药中毒宁可选用纳洛酮，因为纳洛酮不仅属于纯粹的阿片受体拮抗剂，效果优于烯丙吗啡，而且研究表明对胎儿的危害也比烯丙吗啡弱）。

阿司匹林（乙酰水杨酸）[27]：阿司匹林对人类的致畸问题仍有待阐明。大剂量应用阿司匹林及其他水杨酸类（如双水杨酯和水杨酸钠），可致死产、胎儿颅内出血、孕期和产程延长，及动脉导管过早闭合。目前认为，妊娠最后三个月应用阿司匹林是不得当的。

吲哚美辛（消炎痛）[16]：吲哚美辛抑制前列腺素合成，从而推迟并延长产程。胎儿出生后表现为紫绀、呼吸急促、低氧，及严重的氧依赖。这是原发性肺动脉高压的典型症状，主要起因于动脉导管过早闭合。近有证据表明，持续滴注该药超过48小时，或在妊娠34周后应用，对胎儿可造成有害影响。目前建议，产前数日必须停用吲哚美辛，以防发生胎儿永久性肺循环综合征。

其他非甾类抗炎药也有同样的影响。按作用强弱可分为三类。芬布芬、甲芬那酸、甲氯芬那酸、非诺洛芬、布洛芬，及萘普生这方面的作用最强。吲哚美辛、氟芬那酸、保泰松、羟保泰松、托美汀、佐美酸、舒林酸居中。阿司匹林、安乃近、对乙酰氨基酚、氨基比林，及非那西丁等这方面的不良影响最弱。

布洛芬[26]：在妊娠晚期或临近分娩时用药，确有证据表明对胎儿可造成危害。如非必须，建议孕期不用。

萘普生[26]：同布洛芬。

甲芬那酸[26]：同布洛芬。

舒林酸[26]：同布洛芬。

依托度酸[26]：同布洛芬。

吡罗昔康[26]：同布洛芬。

美洛昔康[26]：同布洛芬。

奥沙普秦[26]：同布洛芬。

塞来昔布[26]：同布洛芬。

罗非昔布[26]：同布洛芬。

保泰松[37]：保泰松有可能引起染色体损害。

萘丁美酮[26]：同布洛芬。

秋水仙碱[17]：秋水仙碱具有抗有丝分裂作用，怀孕期间不应使用。

金盐[34]：一例用金硫基丁二酸钠治疗的孕妇，生下一严重畸形儿。动物试验证实金盐有致畸作用。但目前一般认为，如果类风湿关节炎极为严重的话，孕期用金盐也未尝不可。

沙立度胺（酞胺哌啶酮）[14]：怀孕期间应用沙立度胺，可致胎儿多种异常，如四肢短小及眼、耳、内脏畸形等。

六、影响血液及造血系统的药物

肝素[16]：妊娠最后三个月用肝素治疗的孕妇，早产发生率可达24％，死产发生率高于10％，流产发生率1.5％。因用肝素而早产的新生儿，对其出生后的发育有何影响，还不清楚。

香豆素类抗凝剂[27]：香豆素类抗凝剂是临床上常用的维生素K拮抗剂。怀孕最初三个月（特别是头6～9周）应用这类药物，可导致一种特异的发育异常，临床上称之为"胎儿华法林综合征"。发生率约为5％。表现为鼻发育不全或髋内翻，严重病例前额隆起，鼻穿孔，鼻唇沟和鼻尖之间深陷；也可存在其他骨骼畸形。受影响的婴儿半数有由软骨发育不良引起的呼吸道梗阻。另一种不良作用是胎儿中枢神经系统异常，有人认为此种异常是胎儿颅内出血的后遗症。在怀孕期间任何时候应用此类药物都可发生。

茚满二酮类抗凝剂（苯茚二酮和茴茚二酮）[27]：对胎儿的不良影响与香豆素类相似。怀孕期间如果必须应用上述抗凝剂，最好终止妊娠。

右旋糖酐铁[37]：有人建议怀孕期间不宜应用，因它可导致子宫痉挛。但这方面的证据尚不充分。

七、内脏系统药物

茶碱[37]：茶碱通过胎盘，胎儿体内的浓度可高于母血浓度。另外，茶碱还可延长产程。因哮喘而在临产时用茶碱治疗的孕妇，其新生儿可出现不安、呕吐等症状。

尼可占替诺（烟胺羟丙茶碱）[26]：据报道，在怀孕末三个月，烟胺羟丙茶碱可减少胎盘血流，因此，有可能对胎儿造成不良影响。

复方樟脑酊[27]：怀孕妇女应用此类药物可影响胎儿及新生儿。临床表现类似于阿片类镇痛药。实际上，复方樟脑酊内含有阿片的成分，因此对胎儿的影响类似于阿片类麻醉镇痛药也就不足为奇了，只是影响的程度弱一些。建议妊娠期间不应使用复方樟脑酊，特别是不应长期使用。

仅在动物研究中证实对胎儿无不良影响的消化系统药物有地芬诺酯、洛哌丁胺，及二甲硅油。

噻嗪类利尿剂[27]：噻嗪类利尿剂曾常规用来治疗妊娠高血压和水肿（先兆子痫毒血症），但目前认为，此类药物对上述情况非但对母亲无益，反可能对胎儿造成危害（利尿剂使血容量降低，导致胎盘灌注减少）。

氢氯噻嗪[27]：妊娠期间应用氢氯噻嗪，对胎儿可造成损害。也见噻嗪类利尿剂。

呋塞米[27]：有明确证据表明，妊娠期应用呋塞米，对胎儿可造成危害。然而，妊娠期高血压患者，如果孕妇受到死亡威胁，且又无其他药物可替代，仍可考虑应用。

布美他尼[27]：同呋塞米。

阿米洛利[27]：有明确证据表明，妊娠期应用阿米洛利，对胎儿可造成危害。然而，妊娠期高血压患者，如果孕妇受到死亡威胁，且又无其他药物可替代，仍可考虑应用。

氨苯蝶啶[27]：同阿米洛利。

在动物和人体内都已证实有不良影响的利尿药还有螺内酯、甘油，及尿素，这些药物应尽可能避免在孕期应用。仅在动物研究中证实对胚胎有影响的药物尚有乙酰唑胺和甘露醇，它们在孕期的应用需加以权衡。

八、激素类以及有关药物

抗甲状腺药[17]：硫脲类抗甲状腺药都可通过胎盘，引起胎儿甲状腺功能低下，导致神经系统和骨骼发育迟缓。本组药物中，丙基硫氧嘧啶相对不容易透过胎盘，是治疗孕妇甲状腺功能亢进的首选药物，但应用时仍应谨慎（低剂量多次）。

丙硫氧嘧啶[27]：有明确证据表明，妊娠期应用丙硫氧嘧啶，对胎儿可造成危害。如非必需，建议孕期避免应用。

卡比马唑（甲亢平）[27]：同丙硫氧嘧啶。

碘及碘化物[17]：碘容易透过胎盘，胎儿体内的浓度常超过母体内的浓度。这往往导致胎儿甲状腺功能低下和甲状腺肿大。

放射性碘（^{131}I）[17]：^{131}I 可跨过胎盘。怀孕早期应用可致胎儿甲状腺发育不全。怀孕晚期应用，可致胎儿甲状腺功能减退和甲状腺肿。另外，它还可引起染色体畸变，最终有可能发生甲状腺或其他组织的癌肿。

胰岛素[17]：已证明胰岛素对动物有致畸作用，但对人类未曾证实。

磺酰脲类降糖药[24]：磺酰脲类降糖药（如甲苯磺丁脲、氯磺丙脲、醋磺己脲等）可能有致畸作用。怀孕期应用磺酰脲类降糖药，有婴儿心脏、耳，及指（趾）缺陷的报道。怀孕最初三个月最好避免应用。氯磺丙脲尚可导致染色体损害，因此，整个孕期都应避免应用（见下）。

氯磺丙脲[27]：据报道，氯磺丙脲可造成染色体损害。一般认为，育龄妇女不应使用磺酰脲类降糖药。怀孕妇女如果患有糖尿病的话，首选胰岛素，低剂量多次注射，或静脉点滴。但应用胰岛素过量后也可对发育中的胎儿造成不良影响。

糖皮质激素[27]：动物试验表明糖皮质激素有致畸作用。可的松在妊娠早期应用，可导致腭裂，氢化可的松以及地塞米松的类似影响也已经证实。孕期长期应用此类药物，可引起新生儿继发性肾上腺皮质功能不全。根据来自动物研究的资料，以可的松的此类不良影响最强，倍他米松和地塞米松次之，泼尼松和泼尼松龙的此类影响最弱。孕期如果必须应用，应当权衡利弊。

前列腺素[17]：应用前列腺素软化子宫颈或引产时，可致胎儿损伤或死亡。有人提议，在需要用前列腺素软化子宫颈或引产的情况下，应进行体外心动分娩力描记，以监视胎儿。如有胎盘功能不全，不应使用前列腺素阴道栓。

前列腺素 E_1[17]：有明确证据表明，孕期应用可致胎儿损害或发育异常。妊娠期间禁用。

催产素[26]：分娩期间应用催产素，新生儿可发生低钠血症和惊厥。进行催产素分娩试验也有胎盘早期剥离的报道。

达那唑（炔羟雄烯异噁唑）[17]：大量证据表明，怀孕期间应用此药，可致女性胎儿男性化。孕期禁用。

比卡鲁胺[17]：属于抗雄激素类药物。有明确证据表明，孕期应用可致胎儿发育异常。妊娠期间禁用。

非那雄胺[17]：为 5-α 还原酶抑制剂，可抑制睾酮向双氢睾酮的转变，故放在此处讨论。有明确证据表明，孕期应用可致胎儿发育异常。妊娠期间禁用。

环丙孕酮[17]：环丙氯地孕酮是一种很强的雄激素拮抗剂。因为胚胎早期男性胎儿的性别差异依赖于雄激素，所以，在开始用此药治疗前应排除妊娠。已怀孕的妇女如必须应用，也要待已确定胎儿性别为女性时，方可使用。

妊娠免疫试验[14]：怀孕期间进行妊娠免疫试验（含有雌激素和孕激素的试药），可致胎儿先天性异常。

克罗米芬（氯蔗酚胺）[37]：克罗米芬可用来诱导排卵，但有人怀疑它对胎儿可造成不良影响。一般认为，即使有不良影响也极轻微。

宫内避孕器[34]：子宫内放置避孕器避孕期间，有异位妊娠的可能，但无须顾虑胎儿畸形的问题。

口服避孕药[17]：怀孕期间应用此类药物，可致多种先天畸形。例如短肢、心脏缺陷等。该影响与其内所含的雌激素和（或）孕激素有关。

雌激素[17]：有明确证据表明，孕期应用可致胎儿发育异常。

预料其他雌激素类可有类似影响，其中雌二醇的类似影响已经证实（如上述）。

己烯雌酚（乙蔗酚）[17]：己烯雌酚曾一度广泛用来治疗习惯性流产或先兆流产。其不良影响相当多见。例如，男婴的附睾囊肿、睾丸发育不全、隐睾（发生率占 30%），及生殖道异常（发生率为 15%）。子宫内接触己烯雌酚的女婴，后来可发生阴道腺病。

氯烯雌醚[17]：有明确证据表明，孕期应用可致胎儿发育异常。

米索前列醇[17]：同氯烯雌醚。

孕激素类[145]：孕激素有增加宫外孕的危险。怀孕期间应用，可使女性胎儿男性化。

黄体酮[27]：有明确证据表明，孕期应用可危害胎儿。

甲羟孕酮（甲孕酮）[27]：孕期应用，可致胎儿阴蒂肥大。

炔诺孕酮[17]：有明确证据表明，孕期应用可致胎儿发育异常。

左炔诺孕酮[17]：同炔诺孕酮。

去氧孕烯（地索高诺酮）[17]：同炔诺孕酮。

戈舍瑞林[17]：同炔诺孕酮。

九、抗感染药物

1. 人工合成抗菌药

磺胺类[26]：磺胺类，如磺胺嘧啶，磺胺甲噁唑，可置换与血浆蛋白结合的胆红素，引起新生儿高胆红素血症，甚至核黄疸。葡萄糖-6-磷酸脱氢酶缺乏的婴儿，还可出现溶血性贫血。临产前不应使用。

复方磺胺甲噁唑[37]：12 例用复方磺胺甲噁唑治疗尿道感染的患者，其骨髓细胞微核数目增加。

柳氮磺吡啶（柳氮磺胺吡啶）[26]：此药可通过胎盘，与胆红素竞争白蛋白结合部位。临近分娩使用，可导致高胆红素血症，危害胎儿和新生儿。

甲氧苄啶[37]：虽然甲氧苄啶对人类二氢叶酸还原酶的抑制作用非常弱，但对动物进行的研究表明可对胚胎造成损害。建议怀孕期间最好避免应用。

萘啶酸[17]：萘啶酸引起细菌 DNA 损害，增加突变和基因改变的发生率，增加儿童姊妹染色体交换，孕期禁用。

恶喹酸的化学结构及药理作用与萘啶酸相似，可抑制 DNA 多聚酶，导致 DNA 合成受损，可能有致畸和致癌作用，孕期及儿童禁用。

诺氟沙星[34]：妊娠期间使用，特别是妊娠早期。

氧氟沙星[34]：同诺氟沙星。

左氧氟沙星[34]：同诺氟沙星。

司帕沙星[34]：同诺氟沙星。

洛美沙星[34]：同诺氟沙星。

呋喃妥因[27]：体外研究表明，呋喃妥因有致突变作用。在体内是否也如此，还不清楚。另外，此药还可引起新生儿高胆红素血症及葡萄糖-6-磷酸脱氢酶缺乏者的溶血。怀孕期间最好不用。

有证据表明，另外一种硝基呋喃类抗菌药呋喃唑酮的致突变作用强于呋喃妥因，因此怀孕期间不应使用。

甲硝唑（灭滴灵）[37]：1974 年首次报道了甲硝唑的致突变作用，但以后的研究未能证实这一点。为慎重起见，怀孕期间最好避免使用，至少不应大剂量使用。

乌洛托品[27]：乌洛托品是一微弱的致畸原，导致人体基因改变的危险性较小。

2. 抗生素

庆大霉素[27]：怀孕期间应用庆大霉素，羊膜液中的浓度为母血的 $1/3\sim1/2$，这一浓度有可能损害胎儿内耳和肾脏。

链霉素[27]：孕期应用链霉素，可通过胎盘到达胎儿，造成胎儿内耳严重损害。双氢链霉素也有同样的影响。

其他已证明可造成胎儿内耳损害的氨基苷类抗生素尚有卡那霉素、新霉素、阿米卡星，及妥布霉素。其中卡那霉素、新霉素，及阿米卡星的耳毒性类似于链霉素，妥布霉素的毒性弱于链霉素，而与庆大霉素相仿。

四环素类[27]：四环素类可通过胎盘，使胎儿骨发育受损、牙齿黄染，并可导致新生儿白内障。另外，也有可能出现胎儿四肢畸形。该类药物包括四环素、地美环素、美他环素、米诺环素、土霉素，及金霉素等。

氯霉素[26]：此药对胎儿无毒性，但由于它可通过胎盘进入胎儿循环，对出生后的婴儿造成不良影响，严重者表现为灰婴综合征，因此，怀孕后期，特别是临产时，不应使用。

甲砜霉素[24]：甲砜霉素可通过胎盘，抑制胎儿肝线粒体蛋白的合成，故认为怀孕最初三个月不宜使用。

竹桃霉素[37]：动物研究证明竹桃霉素对胎儿有不良影响，但尚未见有对人类孕妇的对照研究。无论如何，怀孕期间以慎用或不用为妥。

万古霉素[37]：万古霉素对胎儿的不良影响已经在动物研究中证实，但对人类胚胎的影响如何，尚未进行平行对照研究。怀孕期间如果需要，应加以权衡。

新生霉素[37]：动物研究证明新生霉素对胎儿有不良影响，建议怀孕期间慎用或不用。

多黏菌素类[17]：多黏菌素 B 及抗敌素可通过胎盘。它们有否致畸作用虽然还不清楚，但因毒性特别大，故孕期最好避免。

3. 抗分枝杆菌药

异烟肼[37]：孕期应用，可致新生儿脑病。

利福平[26]：动物实验证明，利福平有致畸作用。据报道，孕妇用此药，畸胎发生率约 4.3%。子宫内死亡、脑积水，及肢体异常都会发生。在孕期应用利福平不像异烟肼和乙胺丁醇那么安全。怀孕最初三个月禁用。

对氨基水杨酸[37]：孕期应用，可致新生儿脑病及部分异常。

丙硫异烟胺[14]：丙硫异烟胺有致畸作用，怀孕最初三个月不应使用。

乙硫异烟胺[14]：乙硫异烟胺有致畸作用，怀孕最初三个月不应使用。

氨苯砜[37]：用氨苯砜治疗期间不应怀孕；已孕者需要时，应权衡利弊。

氨硫脲（结核胺）[37]：据报道，氨硫脲与异烟肼联用时，对人淋巴细胞的染色体有损害作用。氨硫脲单用也可能有此影响。

4. 抗真菌药

灰黄霉素[34]：高剂量对动物有致畸和致突变作用。

二性霉素 B[17]：二性霉素 B 是一有效的抗真菌药，但毒性也特别大。整个孕期都会对胎儿造成不良影响。

5. 抗病毒药

碘苷[24]：碘苷有致畸作用，孕期不应全身使用。

聚维酮碘（聚烯吡酮碘）[17]：像其他含碘化合物一样，孕期应用聚维酮碘消毒（特别是阴道内应用），可致新生儿先天性甲状腺肿和甲状腺功能低下。也有引起甲状腺功能亢进的可能性。

鬼臼树脂[17]：鬼臼树脂广泛用来治疗尖锐湿疣，但孕期应用经皮肤吸收后，可致胎儿死亡。还可能有致畸作用。

利巴韦林[17]：有明确证据表明，孕期应用可致胎儿发育异常。

6. 抗寄生虫药

氯喹[37]：氯喹破坏 DNA。动物研究表明可通过胎盘。有造成听觉障碍的报道。普遍认为怀孕期间应慎用。

氯喹的同类药奎宁以及伯氨喹对动物的致畸和杀胚胎作用已经证实，虽然作用可能稍弱于氯喹，但怀孕期间仍应慎用。

乙胺嘧啶[14]：乙胺嘧啶对动物有致畸作用，与叶酸合用则可削弱或取消其致畸作用。因此，在怀孕早期必须应用乙胺嘧啶时，最好加用叶酸。

卡巴肿[27]：抗阿米巴病药卡巴肿对胎儿的危害性已经明确，因此，如非必需，妊娠期间不应使用。

双碘喹啉[34]：动物研究表明，双碘喹啉对胎儿有一定的不良影响（弱于卡巴肿），但尚未进行动物和人的平行研究。怀孕期间如果需要应用，应权衡利弊。怀孕最初 3 个月最好不用。

依米丁（吐根碱）[17]：依米丁毒性强，整个孕期都应禁用。

噻嘧啶[37]：动物研究证明对胎儿有副作用（包括致畸作用和杀胚胎作用）。妊娠期间如果需要应用，应对孕妇和胎儿的利弊加以权衡。

动物研究证明对胎儿有副作用的驱肠虫药尚有龙胆紫和恩波维铵，毒副作用的程度类似于噻嘧啶。

锑剂[17]：由于锑剂的非特异毒性大，故怀孕期间不应使用。

尼立达唑（硝噻哒唑）[17]：尼立达唑对细菌的致突变作用已经证实，怀孕期间不应使用。

六氯环己烷（六六六）[27]：动物试验表明，六氯环己烷可能有致癌、致畸、致突变作用。但在治疗量下，不太可能有此危险。然而，为慎重起见，怀孕妇女最好避免使用。

四氯乙烯[27]：四氯乙烯有潜在肝毒性，建议孕期避免应用。

双三氯酚[34]：据瑞典一家医院报道，怀孕最初三个月用双三氯酚洗手的医务人员畸形儿发生率增高。

甲醛[17]：动物和人体研究都已证实了甲醛的致突变作用，表现为明显的染色体异常和染色体断裂。

十、抗肿瘤药及影响免疫功能的药物

抗肿瘤药[14]：怀孕期间（特别是最初三个月）进行抗肿瘤化疗的妇女，可导致流产及胎儿畸形或发育障碍。另外，也可导致死产。

环磷酰胺[27]：确有证据表明对胎儿有危害。如非必需，建议孕期不用。

异磷酰胺（异环磷酰胺）[27]：同环磷酰胺。

苯丁酸氮芥[27]：同环磷酰胺。

美法仑（苯丙氨酸氮芥）[27]：同环磷酰胺。

甲氨蝶呤[17]：孕期应用甲氨蝶呤，可致胎儿发育异常。

阿糖腺苷[17]：体外试验表明，阿糖腺苷有致突变作用。

阿糖胞苷[27]：确有证据表明对胎儿有危害。如非必需，建议孕期不用。

硫唑嘌呤[27]：同阿糖胞苷。

巯嘌呤[27]：同阿糖胞苷。

5-氟尿嘧啶[17]：动物研究表明，此药有致畸作用，孕期应用有危险。

六甲蜜胺[27]：同阿糖胞苷。

卡培他滨[27]：确有证据表明对胎儿有危害。如非必需，建议孕期不用。

依托泊苷（鬼臼乙叉苷）[27]：有明确证据表明，孕期应用对胎儿可造成危害。如非必需，建议孕期不用。

顺铂[27]：确有证据表明对胎儿可造成危害。如非必需，建议孕期不用。

卡铂[27]：同顺铂。

紫杉醇[27]：同顺铂。

多西他赛[27]：同顺铂。

氨鲁米特[27]：有明确证据表明，孕期应用对胎儿可造成危害。如非必需，建议孕期不用。

氟硝丁酰胺[27]：同氨鲁米特。

青霉胺[27]：有证据表明，青霉胺可能是人类的致畸原。据报道，孕期应用青霉胺的妇女，可致新生儿先天缺陷，多半在生后很快死亡。所以，孕期应避免使用。

结核菌苗[17]：怀孕期间应用结核菌苗，可致胎儿粟粒状感染。

风疹疫苗[27]：怀孕期间应用风疹疫苗，可导致胎儿发育缺陷。据报道，严重发育缺陷可达 3%。

腮腺炎病毒疫苗[17]：像其他活病毒疫苗一样，孕期接种后，可造成胎儿各种发育缺陷。

续表

十一、其他药物

抗组（织）胺药（H₁ 受体阻断药）[24]：因妊娠剧吐而用 H₁ 受体阻断药治疗的母亲，其婴儿腭裂发生率增高至 3.14%。动物研究表明，H₁ 受体阻断药除了可导致畸胎外，尚有杀胚胎作用；其中美可洛嗪、布克利嗪、茶苯海明、羟嗪、异丙嗪、美吡拉敏，及赛克利嗪致畸的可能性大一些，而氯苯那敏、苯海拉明、赛庚啶的致畸可能性小一些。孕期大剂量应用羟嗪（600 mg/d），有导致新生儿戒断综合征的报道。

麦角酰二乙胺[27]：有证据表明，麦角酰二乙胺有致突变作用，可导致人或动物的染色体异常。

麦角碱[17]：因为麦角碱有催产素样作用，故孕期不应使用。

叶酸[37]：用量大于 0.8 mg/d，有可能对胎儿造成危害。

维生素 A[27]：大剂量维生素 A 可致鼠胎先天性异常。对人类是否有致畸作用，还难以定论。据报道，一名妇女从怀孕 19～40 天期间每日应用 15 万 U 的维生素 A，结果导致胎儿中枢神经系统异常。在怀孕最初三个月每日摄入 2.5～4 万 U 维生素 A 的孕妇，其婴儿可能发生先天性泌尿系统异常。异维甲酸及依曲替酯属 A 类维生素，已证明有致畸作用。其中依曲替酯的半衰期长达 80～100 天，应在停药后 6～12 个月方可怀孕。目前一般建议，怀孕期间或育龄妇女不宜用维生素 A 酸治疗痤疮。

阿维 A[17]：有明确证据表明，无论是动物，还是人，孕期应用对胎儿可造成严重危害。妊娠期间禁用。

异维甲酸[17]：同阿维 A。

维生素 D[27]：有明确证据表明，如果剂量超过美国的每日推荐量，可危害发育中的胎儿。也见维生素 D₂。

维生素 D₂[27]：怀孕期间应用大剂量维生素 D₂，可导致自发性流产及特发性高钙血症，其婴儿可有主动脉狭窄、古怪面容、智力发育迟缓，及牙齿形成异常。

骨化三醇[27]：有明确证据表明，怀孕期间应用大剂量骨化三醇（超过美国的每日推荐量），可危害胎儿。

维生素 E[37]：动物研究表明，孕期应用有致畸和杀胚胎作用，但对人类如何，尚不清楚。只有在权衡对孕妇的利大于对胎儿的弊之后方可应用。

羟胺硫蒽酮[34]：试验表明此药对动物有致癌和致畸作用。对人类如何尚难定论。

双硫仑[34]：动物研究未显示出此药的致畸作用，但通常认为孕期不宜使用。育龄妇女避免使用。

去铁胺[27]：动物研究表明，去铁胺有致畸作用。孕期最好避免使用。

光化学疗法（即补骨脂素加长波紫外光照射）[17]：此种疗法对牛皮癣有效，还可用来治疗多种皮肤病，但孕期应禁用此种疗法。如果配偶正在应用此种疗法，应劝其避孕。

针灸[27]：怀孕期间进行针灸可致流产。有些针灸医生避免在孕期针灸，而有些仅避免在脐以下部位进行针灸。

苯甲吗啉[245]：孕期应用苯甲吗啉，可致胎儿发育异常。

依地酸钙钠[24]：依地酸钙钠对动物有致畸作用，可能起因于锌缺乏。

[哺育－药物][1]
Breast－Feeding－Drugs

　　母乳是新生儿的理想食物。大多数药物能经乳汁排出。一般认为，母乳中的药物浓度多半并不很高，故大都不至于对新生儿产生不良影响。然而，新生儿的肝、肾功能相对不健全（特别是早产儿），因此，虽然母乳中有些药物浓度不高，但仍有可能发生蓄积，有些药物即使局部应用也如此。另外，早产儿血浆中白蛋白浓度较低，故游离药浓度增加更明显。

　　给哺育母亲用药前，医生应首先考虑以下几个问题：

　　1. 对欲用药物是否绝对必需？

　　2. 对母亲和哺育婴儿的利弊如何？

　　3. 可否换用其他药物？例如，哺育母亲患泌尿道感染时，不用磺胺类药物，而用氨苄西林代替。这样既可有效治疗泌尿道感染，又可减少对婴儿的危险。

　　如果医生认为母亲必须进行药物治疗，那就要考虑给母亲应用的药物是否也可直接给婴儿应用。一般说来，可直接给婴儿应用的药物也可给母亲应用，但对婴儿的危险总是存在的，因此，需密切观察婴儿有无中毒的症状。给母亲应用的药物，如果婴儿通常不用，就应有此药在乳汁中和婴儿血中浓度的资料。如果这样的资料得不到，在母亲用药治疗期间，可考虑采用人工喂养。

　　为减少药物对哺育婴儿的影响，可采取如下措施：

　　1. 应用一种短效药物，以减少蓄积的机会；

2. 避免在血浆药物浓度高峰期间哺乳（例如，可在母亲用药前哺乳）；

3. 应用给药间隔时间较长的制剂（如改每日三次为每日一次）；

4. 用单剂疗法代替多剂疗法。

下面列出的是在哺育期间禁用或慎用的药物（表 42-2）。右上方标有数字"1"者，为禁用或最好避免应用的药物；标有数字"2"者为慎用药物。药物后括号内的字母 I、M、N、O、Op、S、T，及 V 分别表示吸入给药、黏膜用药、鼻腔用药、口服、眼科用药、全身用药、局部用药，及阴道用药。口服可吸收的药物，相当于全身用药。

表 42-2 授乳母亲应用时可能对哺育婴儿有危险的药物

一、自主神经系统药物

1. 拟胆碱药和抗胆碱药

已经证明授乳期间母亲应用可对哺乳婴儿造成不利影响的拟胆碱药或抗胆碱药包括抗胆碱酯酶药依可碘酯（Op）；M 受体阻断药阿托品（Op，S），莨菪碱（S），东莨菪碱（S），后马托品（S），颠茄（S），苯扎托品（S），普罗吩胺（S），异丙胺（S），比哌立登（S），丙环定（S），苯海索（S），羟苄利明（S），丙胺太林（S），哌仑西平（S），地美溴铵（Op），双环维林（S）等。正在哺乳的母亲应慎用或禁用上述药物；如果必须应用，应考虑人工喂养。

2. 拟肾上腺素药和抗肾上腺素药

哺乳期间应禁用或慎用的拟肾上腺素药有肾上腺素（I，O，S），麻黄碱（O，S），伪麻黄碱（S），沙丁胺醇（S，O，D），特布那林（I），苯福林（S），苯丙醇胺（S）。

已证明哺育期间母亲应用可对婴儿造成不良影响而应禁用或慎用的 β 受体阻断药包括普萘洛尔（S）、阿替洛尔（S）、噻吗洛尔（Op）、醋丁洛尔（S）、倍他洛尔（S）、卡替洛尔（S）、拉贝洛尔（S）、美托洛尔（S）、纳多洛尔（S）、氧烯洛尔（S）、吲哚洛尔（S）、索他洛尔（S）。

二、心血管系统药物

二氮嗪（氯甲苯噻嗪，氯苯甲噻二嗪，S）[1]：二氮嗪在乳汁中有明显排泄，对哺育婴儿有危险。

母亲于哺乳期间应用对哺乳婴儿可造成不良影响的其他抗高血压药尚有米诺地尔（T），萝芙辛（S），利血平（S），胍乙啶（S）等。哺乳期间这些药物也应慎用或不用。

抗心律失常药胺碘酮（S）和美西律（S）在乳汁中可达到的浓度足以对母乳喂养的婴儿造成不良影响，建议哺乳期间慎用或不用。

降血脂药考来烯胺（O），氯贝丁酯（S），吉非贝齐（S），普伐他汀（S），辛伐他汀（S），洛伐他汀（S），普罗布考（S）等在乳汁中有排泄，有可能对母乳喂养的婴儿造成不良影响。正在授乳的母亲如果必须应用，应加以权衡。

三、中枢神经系统药物

溴麦角环肽（溴隐亭，S）[1]：溴麦角环肽抑制乳汁分泌，哺乳期禁用。如必须应用，应停止母乳喂养。

哺育期间应慎用或禁用的抗震颤麻痹药尚有左旋多巴（S）、卡比多巴/左旋多巴（S）和培高利特（S）。

苯妥英钠（S）[2]：进入乳汁的量可对哺育婴儿造成不良影响，但通常不严重。

乙妥英（S），卡马西平（S），扑米酮（S）等抗癫痫药在乳汁中也有分泌，且对婴儿的不良影响已经证明。

抗精神病药（S）[2]：氯丙嗪、三氟拉嗪、氟哌啶醇等抗精神病药在乳汁中有排泄，但常用量下浓度很低。为慎重起见，接受此类药物期间，最好避免母乳喂养。

其他抗精神病药，如奋乃静（S）、醋奋乃静（S）、氟奋乃静（S）、三氟丙嗪（S）、丙氯拉嗪（S）、硫利达嗪（S）、美索达嗪（S）、哌泊噻嗪（S）、氯氮平（S）、匹莫齐特（S）、氯普噻吨（S）、氟哌噻吨（S）、替沃噻吨（S）等，在乳汁中可达到的浓度都有可能对哺乳婴儿造成不良影响，因此它们的应用也应遵循上述原则。

锂盐（S）[1]：哺育期间母亲应用锂盐，可导致哺育婴儿锂中毒，表现为肌肉松软、紫绀，及心脏杂音。一般建议，此期应用锂盐，婴儿应改由人工喂养。

三环类抗抑郁药（S）[2]：三环类抗抑郁药（如丙咪嗪、地昔帕明等）在乳汁中有排泄，但尚未见报道对哺育婴儿有什么不良影响。然而，婴儿对三环类抗抑郁药特别敏感，故哺育期用药应谨慎。

已证明抗抑郁药多塞平（S）和安非他酮（S）在乳汁中所达到的浓度可对哺乳婴儿造成不良影响，故哺育期间最好避免应用，否则应采取人工喂养。

巴比妥类（S）[2]：已证明巴比妥类，如苯巴比妥、戊巴比妥、异戊巴比妥、司可巴比妥、阿普必妥等可排泄于乳汁中，母亲应用催眠量可致婴儿镇静。

苯二氮䓬类（S）[1]：婴幼儿对此类药物特别敏感，加之这类药物在婴幼儿，特别是早产儿体内排泄慢，可对哺育婴儿造成严重不良影响，临床上表现为呼吸抑制和体温过低，以及进食不佳。地西泮、硝西泮，及劳拉西泮引起者居多，大概与这些药物较常用有关。需大剂量应用时，应停止母乳喂养。

已证明在乳汁中可达到的浓度足以对婴儿造成不良影响的其他苯二氮䓬类尚有：氯氮䓬（S）、溴西泮（S）、氯硝西泮（S）、氟西泮（S）、哈拉西泮（S）、奥沙西泮（S）、普拉西泮（S）、夸西泮（S）、替马西泮（S）、阿普唑仑（S）、艾司唑仑（S）、凯他唑仑（S）、三唑仑（S）等。

水合氯醛（S）[2]：哺育期应用，可致婴儿嗜睡等不良现象。

乙醇[2]：哺育期间小剂量应用，对婴儿无影响；但大剂量应用，可明显影响哺育婴儿。

哺乳母亲应用可对婴儿造成不良影响的其他镇静催眠药尚有卡立普多（S）、格鲁米特（S）和甲丙氨酯（S）。

四、麻醉药及麻醉辅助药

氟烷（S）[2]：氟烷易排泄于乳汁中。临床医生对此应有所了解，以便告知应用此药的母亲，间隔一定时间再哺乳。

可卡因（M）[2]：哺乳期间应用可卡因进行黏膜麻醉，有对婴儿造成不良影响的报道。

五、镇痛药及解热镇痛消炎药

美沙酮（S）[1]：哺育期在医生指导下应用，可继续哺乳。如果突然停用，或突然停止授乳，可使哺育婴儿出现阿片戒断症状。已证明哺乳期间应用对婴儿不安全的同类药物尚有丁丙诺啡（S），氢可酮（S），可待因（S）等。

屈大麻酚（S）和大麻隆（S）在哺乳期应用对婴儿的不良影响尤其应引起重视。

阿司匹林（S）[2]：哺育期中等剂量短期应用阿司匹林，可能是安全的，但大剂量应用可对哺育婴儿造成不良影响，如婴儿易擦伤及易发生代谢性酸中毒等。另外两种水杨酸类药物水杨酸钠（S）和双水杨酯（S）的类似影响已经证实。

吲哚美辛（消炎痛，S）[1]：哺育期应用吲哚美辛，有引起哺育婴儿惊厥的报道。

已证明可对哺乳婴儿造成不良影响的镇痛消炎药尚有甲氯芬那酸（S）、吡罗昔康（S）和保泰松（S）。

金盐（S）[1]：哺育期应用金盐，可致哺育婴儿皮疹及肝肾炎症。哺育期禁用。

有证据表明抗炎药金诺芬（S）、金硫葡糖（S），及抗痛风药丙磺舒（S）和秋水仙碱（S）在哺乳期应用也可对婴儿造成不良影响。

六、影响血液及造血系统的药物

苯茚二酮（S）[1]：哺育期应用苯茚二酮，可致婴儿出血。已证明另一种茚满二酮衍生物茴茚二酮（S）和肝素（S）也可像苯茚二酮一样会引起哺乳婴儿出血。双香豆素在乳汁中也有排泄，哺育期应用同样可引起婴儿出血。然而，已经证明华法林在乳汁中无排泄，这与其他香豆素类以及茚满二酮衍生物不同，故在哺乳期应用对婴儿是安全的。

七、内脏系统药物

茶碱（S）[2]：如在哺乳期应用茶碱，建议每次在授乳后应用。

其他黄嘌呤类衍生物如咖啡因（S）、氨茶碱（S），及胆茶碱（S）在乳汁中也有排泄，已证明对婴儿可造成不良影响，而且单纯通过改变授乳时间不一定能完全避免，故建议于授乳期不用。

有证据表明，哺乳期间应用中枢性镇咳药右美沙芬（S）对婴儿有可能造成不良影响。

西咪替丁（S）[1]：西咪替丁在乳汁中浓缩，可致婴儿胃酸度降低，抑制药物代谢，引起中枢兴奋，故哺育期禁用。已证明其他 H_2 受体阻断药，如雷尼替丁（S）、法莫替丁（S）、尼扎替丁（S）等，也可对哺乳婴儿造成不良影响（虽然不像西咪替丁那么严重）。

在乳汁中有排泄而且可对哺乳婴儿造成不良影响的其他消化系统药物尚有碱式水杨酸铋（O），奥美拉唑（S），硫乙拉嗪（吐来抗，S）和甲氧氯普胺（S），这些药物在哺育期也应禁用或慎用。

有证据表明，噻嗪类利尿剂氢氯噻嗪（S）、氢氟噻嗪（S）、甲氯噻嗪（S）、三氯噻嗪（S）、苯噻嗪（S）、苄氟噻嗪（S）、氯噻嗪（S）、环噻嗪（S）、泊利噻嗪（S），及噻嗪类有关利尿剂氯噻酮（S）、美托拉宗（S）、喹乙宗（S）等在哺乳期应用，可对哺乳的婴儿造成不良影响，这些药物在哺乳期间的应用需加以权衡。

八、激素类及有关药物

甲状腺素[1]：母亲应用治疗量，对哺育婴儿无不良影响，但需避免大剂量应用。

甲巯咪唑（他巴唑）（S）[1]：甲巯咪唑易进入乳汁，可抑制哺育婴儿的甲状腺功能。其他硫脲类抗甲状腺药（如甲硫氧嘧啶、丙硫氧嘧啶、卡比马唑等）也易进入乳汁。此类药物哺育期不应使用。

碘及碘化合物[1]：碘主动排泄于乳汁中，可致哺育婴儿甲状腺功能低下和甲状腺肿，碘（S）、碘化钾（S），及碘化钠（S）的类似影响已经证实。因此，哺育期间最好避免应用碘化物及含碘药物。

放射活性碘[1]：放射活性碘（^{131}I 和 ^{125}I）和碘一样，主动排泄于乳汁中，抑制哺育婴儿甲状腺机能。哺育期禁用。否则，应暂时停止授乳数周到数月。

降钙素（S）：在乳汁中有排泄，已证明可对哺育婴儿造成不良影响，建议哺乳期间不用。

口服降糖药（S）[2]：有明确证据表明，正在哺乳的母亲应用口服降糖药，对婴儿可造成不良影响，已经证实的药物包括甲苯磺丁脲（S）、醋磺己脲（S）、氯磺丙脲（S）、妥拉磺脲（S）、格列吡嗪（S），及格列本脲（S）。

泼尼松（S）[2]：母亲低剂量应用，对哺育婴儿可能是安全的。母亲所用量不应超过生理量的 2～3 倍。但在药理剂量下，不良影响的可能性存在。

已证明对哺乳婴儿可造成不良影响的糖皮质激素类药物尚有可的松（S）、氢化可的松（S，T）、泼尼松（S）、甲泼尼松（T）、地塞米松（I，N，T，S）、氟氢可的松（S）、帕拉米松（S）、氟氢松（T）、氟氢松醋酸酯（T）、阿氯米松（T）、安西奈德（T）、哈西奈德（T）、地奈德（T）、去羟米松（T）、氟氢缩松（T）、氟尼缩松（I，N）、氟美他松（T）、倍氯米松（I，N，T，S）、倍他米松（T，S）、氯倍他索（T）、氯倍他松（T）、二氟拉松（T）、二氟可龙（T）。

已证明给正在哺乳的母亲应用美替拉酮（S）进行诊断试验，对吃奶的婴儿可造成不良影响。

有证据表明，哺乳期间应用某些雄激素及其衍生物，乳汁中有一定程度的排泄。已证明乳汁中的浓度足可对婴儿造成不良影响的药物有睾酮（S）、甲睾酮（S）、氟甲睾酮（S），及达那唑（S）。

口服避孕药[2]：因新生儿的解毒系统不健全，故对口服避孕药中的激素较敏感。哺乳期间应用口服避孕药后（此期往往需要避孕），有引起婴儿男子女性型乳房的报道。目前建议，如在此期采用激素口服避孕，首选低剂量孕激素，而不采用含雌激素和孕激素的复方。虽然低剂量孕激素不是最为有效的避孕方法，但由于哺育期本身的避孕作用，也可达到满意的避孕效果。另外，低剂量孕激素不抑制乳汁分泌。

建议哺乳期间避免应用下面一些雌激素及孕激素制剂，因为已经证明它们在乳汁中的浓度足可对哺育婴儿造成某些不良影响：己二烯雌酚（V）、二乙烯雌酚（S）、氯烯雌醚（S）、雌二醇（S，V）、炔雌醇（S）、奎雌醇（S）、雌酮（S，V）、孕酮（S）、甲羟孕酮（S）、甲地孕酮（S）、炔诺酮（S）、异炔诺酮（S）、炔诺孕酮（S）、他莫西芬（S）、米索前列醇（S）。

九、抗感染药物

1. 人工合成抗菌药

磺胺类（S）[1]：磺胺类置换与血浆蛋白结合的胆红素，使游离胆红素浓度升高，有引起胆红素脑病的危险，特别是原有高胆红素血症的婴儿。另外，对葡萄糖-6-磷酸脱氢酶缺乏的婴儿，有引起溶血的危险。已经证实有上述不良影响的药物包括磺胺（V）、磺胺吡啶（S）、磺胺嘧啶（S）、磺胺多辛（S）、磺胺甲二唑（S）、磺胺甲噁唑（S）、磺胺异噁唑（S）、磺胺嘧啶银（T）、磺胺西汀（S）、磺胺米隆（T）、柳氮磺吡啶（S）。哺乳期应尽量避免应用这类药物。

婴幼儿对二氢叶酸还原酶抑制剂比较敏感，已证明二氢叶酸还原酶抑制剂乙胺嘧啶（属于抗疟药）和甲氧苄啶（S）在乳汁中可达到的浓度对哺育婴儿可造成明显的不良影响，因此哺乳期间应禁用。

萘啶酸（S）[2]：母亲应用萘啶酸，哺育婴儿有引起代谢性酸中毒、溶血性贫血，及良性颅内高压的报道。实际上，口服常用量萘啶酸后，进入乳汁的量是很少的，但婴幼儿对此药排泄缓慢，可致蓄积。

乳汁中所达到的浓度对哺育婴儿可造成不良影响的其他人工合成抗菌药尚有喹诺酮类的西诺沙星（S）、环丙沙星（S）、诺氟沙星（Op）、氧氟沙星（S），及硝基呋喃类的呋喃妥因（S）和呋喃唑酮（O）。

甲硝唑（灭滴灵；S）[1]：哺育期母亲应用甲硝唑，可致哺育婴儿出现呕吐及恶血质。用此药治疗期间应停止授乳。

2. 抗生素类

某些青霉素类在乳汁中可达一定浓度，已证明其在乳汁中的浓度可达到对婴儿造成不良影响程度者包括甲氧西林（S）、苯唑西林（S）、阿莫西林（S）、氨苄西林（S）、阿洛西林（S）、美洛西林（S）、巴氨西林（S）、羧苄西林（S）、氯唑西林（S）、双氯西林（S）、萘夫西林（S）、哌拉西林（S），及替卡西林（S）。

克林霉素（氯林可霉素）[2]：哺育期母亲应用克林霉素，其婴儿可发生血样腹泻，可能与克林霉素引起的小肠结肠炎有关。

四环素[1]：四环素可进入乳汁中。哺育期应用可致婴儿永久性牙齿变色。因此，哺乳期不应使用。其他四环素类抗生素，如土霉素（S）、去甲环素（S）、多西环素（S）、美他环素（S）、米诺环素（S）等在哺乳期间的应用也应避免。

氯霉素（S）[1]：乳汁中的浓度不足以导致灰婴综合征，但有可能导致骨髓抑制。哺育期不应使用。

3. 抗分枝杆菌药、抗真菌药、抗病毒药，及抗寄生虫药

异烟肼（S）[2]：哺育母亲应用异烟肼，必须经常观察婴儿有无异烟肼副作用，例如，维生素 B_6 缺乏及肝炎等迹象。

已证明哺乳期间应用可对婴儿造成不良影响的药物尚有抗结核药利福平（S）；抗麻风病药氨苯砜（S）和氯法齐明（S）；抗真菌药咪康唑、酮康唑（S）、益康唑（T）和萘替芬（T）；抗病毒药更昔洛韦（S）；抗艾滋病药齐多夫定（S）；抗寄生虫病药氯喹（S）、羟氯喹（S）、羟喹（S）、甲氟喹（S）、噻苯达唑（S）、吡喹酮（S）、喷他脒（S）、六氯环己烷（T），及波麦斯林（T）等。

十、抗肿瘤药及影响免疫功能的药物

环磷酰胺（S）[1]：哺育期应用环磷酰胺，可抑制哺育婴儿的免疫系统。有关其致癌作用及其对生长的影响，目前还不清楚。哺育期禁用。

已证明在乳汁中可达到一定浓度并且有可能对哺育婴儿造成不良影响的烷化剂尚有氮芥（S）、美法仑（苯丙氨酸氮芥，S）、白消安（S）、卡莫司汀（S）、洛莫司汀（S）、苯丁酸氮芥（S）、尿嘧啶氮芥（S），及塞替派（S）。

甲氨蝶呤（S）[1]：哺育期应用甲氨蝶呤，有可能导致哺育婴儿的免疫抑制。有关其致癌作用及其对发育的影响还不清楚。

续表

已证明硫鸟嘌呤（S）、巯嘌呤（S）、氟尿嘧啶（S）、阿糖胞苷（S）、氟尿苷（S）等抗代谢药，及硫唑嘌呤（S）、环孢素（S）、羟基脲（S）等免疫抑制药在乳汁中可达到的浓度也可像甲氨蝶呤一样，抑制哺育婴儿的免疫功能，因此哺乳期间应禁用。

有证据表明，博来霉素（S）、放线菌素 D（S）、阿霉素（S）、丝裂霉素（S）、米托蒽醌（S）等抗肿瘤抗生素在乳汁中有排泄，且可达到对哺育婴儿造成不良影响的浓度，故正在哺乳的母亲不应使用。

其他已证明可对哺育婴儿造成不良影响的抗肿瘤药尚有顺铂（S）、卡铂（S）、达卡巴嗪（S）、丙卡巴肼（S）、链佐星（S）、长春碱（S）、长春新碱（S）、门冬酰胺酶（S）、依托泊苷（S），及干扰素等。

十一、其他药物

抗组（织）胺药（H₁ 受体阻断药，S)[2]：由于婴幼儿对 H_1 受体阻断药的中枢作用特别敏感，因此普遍认为哺乳期间应慎用。比较研究证明异丙嗪和苯海拉明的中枢抑制作用最强，吡苄明次之，氯苯那敏最弱。苯茚胺有中枢兴奋作用。

已证明母亲应用可通过乳汁影响哺育婴儿的 H_1 受体阻断药包括丙嗪（S）、羟嗪（S）、异丙嗪（S）、苯海拉明（S）、茶苯海明（S）、氯苯那敏（S）、曲吡那敏（S）、右溴苯那敏（S）、多西拉敏（S）、美吡拉敏（S）、西替利嗪（S）、赛可利嗪（S）、阿利吗嗪（S）、美可洛嗪（S）、甲地嗪（S）、阿司米唑（S）、氯雷他定（S）、阿扎他定（S）、特非那定（S）、赛庚定（S）、氯马斯汀（S）、卡比沙明（S）、二苯拉林（S）。

麦角胺（S)[1]：哺育期应用麦角胺（例如，治疗偏头痛的制剂中所含的麦角胺），可致哺育婴儿呕吐、腹泻，及惊厥。属此期禁用药物。

其他已证明可通过乳汁影响哺育婴儿的麦角类衍生物尚有双氢麦角胺（S）、麦角新碱（S）、甲麦角新碱（S）、美西麦角（S）等，但对婴儿影响的临床表现可能与麦角胺不完全相同。

光化学疗法[1]：所谓光化学疗法指的是局部或口服补骨脂素加长波紫外光照射。哺育期不应进行此种治疗。

造影剂[1]：口服胆囊造影剂可排泄于乳汁中，如碘泛酸、碘阿芬酸等。哺育期不应使用。如必须使用，应暂时停止授乳。

有证据表明，外周血管扩张药己酮可可碱（S）以及维生素 A 酸衍生物异维 A 酸（S）、阿维 A 酯（依曲替酯；S）等在乳汁中有排泄，且可对正在哺乳的婴儿造成不良影响，故哺乳期间不宜应用。

（张安年）

附录一 药物代谢及跨膜转运

I 药物在人体内的代谢

外源物（包括药物）代谢酶可分为负责氧化、还原，以及水解反应的 1 相代谢酶和催化底物（包括 1 相代谢产物）与另一分子络合的 2 相代谢酶。1 相反应导致诸如—OH、—COOH、—SH、—O—，或—NH2 等功能基团的引入。加入功能基团并不明显增加药物的水溶性，但可显著改变药物的生物学特点。1 相反应往往导致药物失活，然而，在某些情况下（通常是酯键或酰胺键的水解）可导致药物的活化。经过代谢生成活性药物的非活性药物称为前体药物（前药；prodrugs），例如抗肿瘤药环磷酰胺（活化为具有杀细胞作用的亲电子衍生物）和降脂药氯贝丁酯（在细胞内从一种无活性的酯转化为一种具有活性的酸性代谢物）。2 相反应促进药物的清除，或失活 1 相氧化反应生成的亲电子代谢物和潜在毒性产物（2 相反应产物水溶性增加，这一改变加速药物经外排转运蛋白从组织中清除）。

负责 1 相氧化反应的酶包括 CYPs（细胞色素 P-450 超家族，是一类含血红素的蛋白）、含黄素加单氧酶（FMOs，flavin-containing monooxygenases），以及环氧化物水解酶（epoxide hydrolases，EHs），其中 CYPs 和 FMOs 由多个超家族组成。2 相代谢酶包括一系列络合酶超家族。比较重要的络合酶有谷胱甘肽-S-转移酶（glutathione-S-transferases，GSTs）、尿苷二磷酸葡糖醛酰转移酶（UGTs）、磺酰基转移酶（sulfotransferases，SULTs）、N-乙酰基转移酶（N-acetyltransferases，NATs），以及甲基转移酶（methyltransferases，MTs）。络合反应通常需要底物含有氧（羟基或环氧化基团）、氮，或硫原子作为亲水部分（例如谷胱甘肽、葡糖醛酸、硫酸，或乙酰基团）的受体位点。1 相酶的氧化作用引入或暴露一个功能基团，生成的代谢物可作为 2 相络合酶或合成酶的底物。例如，在 UGT 的作用下，将葡糖醛酸引至功能基上，生成水溶性更高、更容易经尿液或胆汁排泄的葡糖醛酸化物。如果底物是一种药物，那么这些反应通常是将原药转化为一种不能与其靶受体结合的形式，从而削弱其作用。

不管是内源性还是外源性化学物质，其代谢酶在人体极大部分组织中都有分布，但肝（是内源性和外源性物质的主要代谢清除场所）和肠道（鉴于口服药物需经肠道吸收后沿门静脉输送至肝才能被代谢，因此肠道在药物代谢方面起重要作用）中的浓度最高。定位于胃肠道上皮的代谢酶负责绝大部分口服药物的初始代谢过程，临床用药过程中应考虑到这一因素。口服药物经过肠肝首过代谢后，剩余的活性药物进入体循环分布于全身发挥药理作用，此后经循环系统再次入肝，如此反复直至完全清除。可见，越是难以代谢的药物，其半衰期越长，作用持续时间也越久。

细胞内的代谢酶存在于细胞内膜和细胞质中。CYPs、FMOs、EHs，以及负责 2 相代谢的部分络合酶（特别是 UGTs）都定位于细胞的内质网，也见于线粒体内膜。内质网由贯穿细胞质的管状和片状磷脂双层组成，形成具有内腔的网状结构。这种结构的物理性质与细胞质中的其他成分截然不同，它们与质膜及核膜相连，非常适合酶的代谢功能：疏水分子进入细胞并嵌入脂质双层，与 1 相代谢酶直接接触。药物一旦被氧化，即可在 UGTs（位于内质网管腔中）或胞浆转移酶（如 GST 和 SULTs）的作用下直接络合，生成的代谢物通过质膜转运至细胞外，然后进入循环系统。由肝细胞代谢生成的络合物也可经胆管膜转运至胆汁中，然后经肠道清除（Gonzalez et al，2011）。

1 1 相反应

（1）CYPs 及其命名：哺育动物 CYPs 执行的反应包括 N-脱烷基、O-脱烷基、脂肪族羟化、芳香环羟化、N-氧化、S-氧化、脱氨基，以及脱卤化。已经鉴定的人 CYPs 有 50 多种，涉及饮食及外源化学物质的代谢以及内源性物质（例如甾类物质和衍生于脂肪酸的信号分子）的合成。另外，从胆固醇生成胆汁酸也需要 CYPs 的参与。与负责药物代谢的 CYPs 不同，催化甾类及胆汁酸合成的 CYPs 有非常显著的底物特异性。例如，负责从睾丸酮生成雌激素的 CYP19 或芳香化酶只能代谢睾丸酮或雄烯二酮，不能代谢外源性物质或药物。

由于 CYPs 负责绝大部分药物的代谢，因此已成为研究最活跃的领域。基因组测序结果表明，人体含有 57 个功能性 CYP 基因和 58 个伪基因。CYPs 超家族由多个家族和亚家族组成，其命名根据氨基酸顺序的类似程度从低到高排列，即以 CYP 为根，接着是标明该家族的数字，然后是标明亚家族的字母，最后是标明该 CYP 的另一个数字。例如，CYP3A4 指的是 CYP 超家族/第 3 家族/A 亚家族/基因 4。

CYPs 大致可分为 2 类，一是涉及甾类激素和胆汁酸合成以及维甲酸（视黄酸）和脂肪酸（包括前列腺素和二十烷酸）代谢的 CYPs，再就是负责外源物（包括药物）代谢的 CYPs（如上述），后者包括 CYP 1～3 家族。已知人体内负责外源物代谢的 CYPs 主要有 12 种，即 CYP1A1、1A2、1B1、2A6、2B6、2C8、2C9、2C19、2D6、2E1、3A4，以及 3A5。CYP2D、CYP2C，以及 CYP3A 亚家族的活性最高（其中 CYP3A4 在肝中的表达最丰富）；临床所用药物 50% 以上经 CYP3A4 代谢（其中小部分涉及 CYP3A5），大约 20% 涉及 CYP2D6，10%～15% 与 CYP2C8/9/19 有关。尽管 CYP1A、CYP1B、CYP2A、CYP2B，以及 CYP2E 亚家族与治疗药物的代谢无明显关联，但它们确可催化多种前毒素（protoxins）以及致癌原（procarcinogens）生成活性代谢物。

（2）FMOs：FMOs 是 1 相药物代谢酶的另一超家族。像 CYPs 一样，在肝中高表达，也与内质网结合。FMOs 有 6 个家族，FMO3 家族在肝中表达最丰富，可催化烟碱（尼古丁）、H_2 受体拮抗剂（如西咪替丁和雷尼替丁）、抗精神病药（氯氮平），以及止吐药（伊托必利）的代谢。鉴于 FMOs 既不被诱导，也不容易被抑制，因此不太可能与其他药物发生相互影响。

（3）EHs：EHs 有两种类型，即可溶性 EH（sEH）以及微粒体 EH（mEH）。前者在细胞浆中表达，后者定位于内质网膜，两者都涉及环氧化物（绝大部分是 CYPs 产物）的水解。环氧化物是高活性亲电体，可与细胞蛋白质、RNA，以及 DNA 中的亲核物质结合，导致细胞毒性。因此，EHs 参与在 CYPs 作用下生成的有毒代谢物之失活。例如，抗癫痫前药卡马西平在 CYP 作用下生成的药理活性衍生物 10,11-环氧化卡马西平（卡马西平-10,11-环氧化物），可被 mEH 水解为二氢二醇，从而导致药物失活。如果 mEH 被抑制，即可导致这种衍生物的血浓度升高，从而产生副作用。镇静药戊诺酰胺（valnoctamide）以及抗癫痫药丙戊酸抑制 mEH，因此与卡马西平可发生明显的药物相互影响。为避免此种相互影响，现已开发出部分新型抗癫痫药，如加巴喷丁（gabapentin）和左乙拉西坦（levetiracetam）。这些药物经 CYPs 代谢，不涉及 mEH。

含有酯键和酰胺键的化学物质，其水解由羧酸酯酶（carboxylesterases）超家族负责。羧酸酯酶既存在于多种细胞的内质网，也存在于细胞浆，它们涉及各种药物、环境毒物，以及致癌原的解毒和代谢活化，也催化某些前药活化为相应的游离酸。例如，化疗前药伊立替康（irinotecan；一种喜树碱类似物）在血浆和细胞内羧酸酯酶的作用下，活化为一种强效拓扑异构酶 1 抑制剂 SN-38 就是这种情况（Gonzalez et al, 2011）。

2 2 相反应

2 相反应由络合酶负责。鉴于在络合酶作用下生成的代谢物分子量有所增加，因此认为它们都属于合成性质的。络合酶有多种，主要包括 UGTs、SULTs、GSTs、NATs，以及 MTs（特别是硫嘌呤甲基转移酶；thiopurine methyltransferase，TPMT），如上述。正常情况下，2 相反应生成的络合物不再有生物活性，但也并非完全如此。例如，吗啡的葡糖醛酸化物以及米诺地尔（minoxidil）的硫酸络合物比原型药物的药理活性更强。除葡糖醛酸化作用定位于内质网（腔面）外，其他 2 相反应都发生于细胞浆。2 相络合代谢速度远比 1 相 CYPs 氧化代谢速度迅速，因此，如果一种药物需要先经 CYPs 氧化然后再经 2 相络合的话，其清除速度通常取决于 1 相代谢的速度。

在 2 相络合代谢中，UGTs 的贡献最大（接近 30%），SULTs 和 GSTs 次之（各占约 20%），接着是 NATs（10%～15%），TPMT 的贡献不足 5%，其他络合酶的贡献约为 15%。

（1）UGTs：人体内编码 UGT 蛋白的基因有 19 个，其中 9 种 UGT 蛋白由 *UGT1* 基因家族编码，10 种蛋白由 *UGT2* 基因家族编码。所有 UGTs 都涉及内原物和外源物的代谢，但 UGT2 家族对内源性物质（如甾类化合物）的葡糖醛酸化更具特异性。

从临床角度考虑，UGT1A 家族（包括 UGT1A1、1A3、1A7 等）在药物代谢方面起重要作用，特别是 UGT1A1，原因在于 UGT1A1 对胆红素的葡糖醛酸化是保证胆红素有效清除的限速步骤，而且遗传变异以及底物（药物）竞争都可对该限速步骤造成影响。胆红素是血红素的裂解产物，其中 80% 来自循环中的血红蛋白，20% 来自其他含血红素的蛋白质（例如 CYPs）。胆红素是疏水性的，必须进一步经葡糖醛酸化代谢才能保证其清除。如果胆红素不能经葡糖醛酸化有效代谢，即可使其血浓度升高，从而导致高胆红素血症或黄疸。遗传性 UGT1A1 基因多态性（目前已知 UGT1A1 基因有 50 多种遗传性损害）患者就会出现这种情况。

大多数经 UGT1A1 代谢的药物可竞争性抑制 UGT1A1，从而阻碍胆红素的葡糖醛酸化。例如，尽管 HIV 蛋白酶抑制阿扎那韦（atazanavir）本身并不是葡糖醛酸化作用的底物，但可抑制 UGT1A1，因此当用该药治疗时，有可能导致高胆红素血症（特别是 UGT1A1 基因多态性患者）。

（2）SULTs：SULTs 属于胞浆可溶性酶，可将来自 3′-磷酸腺苷-5′-磷酸硫酸的硫酸盐络合到芳香族和脂肪族化合物的羟基上，个别情况下络合到氨基上。像其他代谢酶一样，SULTs 可代谢许多内源性及外源性底物。

目前已经鉴定出的人 SULT 异构体有 13 种，基于序列比较，将其分类为 4 个家族，即 SULT1（SULT1A1/1A2/1A3/1A4、SULT1B1、SULT1C1/1C2/1C4，以及 SULT1E1）、SULT2（SULT2A1、SULT2B1a，及 SULT2B1b）、SULT4（SULT4A1），以及 SULT6（SULT6A1）。SULTs 在人体内环境稳定方面起重要作用。例如，SULT2B1b 在皮肤中含量丰富，负责皮肤中胆固醇的催化，而胆固醇硫酸酯是调节角质细胞分化和皮肤发育的必需代谢物。胎儿肾上腺 SULT2A1 高表达，涉及妊娠后半期胎盘雌激素生物合成所需大量脱氢表雄酮硫酸盐的生成。SULT1A3 对儿茶酚胺类有高度选择性，而雌激素（特别是 17β-雌二醇）在 SULT1E1 的作用下硫酸化。人体循环中的儿茶酚胺、雌激素、碘甲状腺原氨酸，以及脱氢表雄酮（dehydroepiandrosterone，DHEA）等，有相当部分以硫酸化的形式存在。

目前认为，SULT1 家族是负责异物代谢的主要异构体，其中 SULT1A1 无论在质量上还是数量上都是人体组织（特别是肝）中最重要的 SULT 异构体。SULT1A1 对许多结构各异的外源物有高度亲和力，但其催化外源物硫酸化的能力具有广泛差异性。鉴于 SULT1 异构体催化诸如扑热息痛（对乙酰氨基酚）、米诺地尔，以及 17α-炔雌醇等酚类分子的硫酸化，因此将其看成是酚 SULTs。SULT1B1 类似于 SULT1A1，也可使多种化合物硫酸化，但其在肠内的含量远比肝内丰富。尽管人体内存在 3 种 SULT1C 异构体，但有关它们对药物或其他化合物的底物特异性所知甚少。SULT1C 异构体在胎儿组织中表达丰富，但成人有所下降。SULT1E1 定位于肝以及激素反应性组织（例如睾丸、乳房、肾上腺，以及胎盘）中，负责催化内源性和外源性甾类化合物的硫酸化。SULT1A3 和 SULT1B1 在上消化道中的含量尤其丰富。

（3）GSTs：GSTs 催化谷胱甘肽转移至反应性亲电子体上，这一功能可保护细胞大分子，避免与含有亲电子性杂原子（—O、—N、—S）的亲电子体发生相互影响，继而保护细胞环境免受损害（Hayes et al，2005）。该反应的共同底物是谷胱甘肽（由 γ-谷氨酸、半胱氨酸，以及甘氨酸合成）。细胞内的谷胱甘肽有氧化型谷胱甘肽（oxidized glutathione，GSSG）和还原型谷胱甘肽（reduced glutathione，GSH）2 种，GSH 与 GSSG 比值的大小对维持细胞内环境稳定至关重要。GSH 含量明显减少，除影响外源物的络合外，尚可使细胞容易遭受氧化性损伤，这种情况与许多健康问题相关。

鉴于细胞中谷胱甘肽的浓度往往很高，因此，许多药物和外源物可直接与谷胱甘肽发生非酶促反应。然而，有证据表明，GSTs 占细胞内总蛋白含量的 10%，这一特点可保证谷胱甘肽与反应性亲电子体的有效络合。高浓度 GSTs 也可以共价键或非共价键的形式与非谷胱甘肽底物发生相互影响。现已证明，GSTs 除可与其他细胞蛋白络合外，尚可与甾类、胆汁酸、细胞激素，以及环境毒物结合。

已鉴定出的人 GSTs 有 20 多种，分为胞浆型和微立体型 2 个亚家族。两者功能的主要差别是底物选择性。胞浆型 GSTs 对药物和外源物的代谢较重要，而微立体型主要负责内源性白三烯类及前列腺素类的代谢。胞浆型 GSTs 分为 alpha（GSTA1/A2）、mu（GSTM1～5）、omega（GSTO1）、pi

（GSTP1）、sigma（GSTS1）、theta（GSTT1/T2），以及 zeta（GSTZ1）7 类。alpha 和 mu 类的 GSTs 可形成异二聚体，因此可生成大量有生物活性的转移酶。胞浆型 GSTs 促进络合、还原，以及异构化反应。

像许多其他药物和外源物代谢酶一样，GSTs 也存在多态性。Mu 和 theta 类的 GSTT1＊0 和 GSTM1＊0 基因型以无效表型表达。因此，存在这些基因多态性的个体，当采用它们的选择性底物治疗时，容易发生毒性反应。例如，50％的高加索人有 GSTM1＊0 等位基因的遗传性突变，该突变基因的存在与肺、结肠，以及膀胱恶性肿瘤有关。有证据表明，无活性 GSTT1 基因的存在与细胞抑制剂化疗时副作用和毒性的发生率增高有关。中国人和朝鲜人无效基因的表达高达 60％，因此，临床用药中应考虑到 GST 多态性对药物疗效和毒副作用的可能影响。

（4）NATs：NATs 负责含芳香氨基或肼基药物以及环境毒素的代谢。在 NATs 的作用下加入乙酰基团（来自辅因子乙酰辅酶 A）往往生成水溶性较低的代谢物。在所有外源物（包括药物）代谢酶中，NATs 最具多态性。

乙酰化代谢可分为快乙酰化型和慢乙酰化型两种，慢乙酰化型者容易发生毒性反应。人体内有两种功能性 NAT 基因，即 NAT1 和 NAT2。已经鉴定出的 NAT1 和 NAT2 等位基因变异近 30 个，药物乙酰化受损的纯合子个体，至少需要有 2 个变异等位基因才可使其药物代谢能力下降。NAT2 基因多态性（及其与异烟肼慢乙酰化的关系）是最早被证明影响药物代谢的基因型之一，由此将药物遗传学表型与基因多态性联系起来。尽管 NAT1 也有多种变异，但慢乙酰化型的发生率主要归于 NAT2 基因多态性。

NAT 多态性的识别对避免药物毒性具有重要临床意义。慢乙酰化者的药物不良反应类似于药物过量，因此建议减少药物剂量或延长给药间隔。许多药物具有芳香胺基或肼基，如果其代谢涉及乙酰化，表型的鉴定在治疗效果最大化方面可能具有重要意义。例如，曾经流行一时的口服抗高血压药肼苯哒嗪经由 NAT2 代谢，慢乙酰化者应用治疗量的肼苯哒嗪可导致逾常的低血压和心动过速。还有一些药物，如磺胺类，是乙酰化作用的底物，与特发性高敏反应密切相关；在这种情况下，对患者乙酰化表型的评估尤为重要。磺胺类转化为羟胺类，与细胞蛋白相互作用形成半抗原，有可能引发自体免疫反应。慢乙酰化者容易发生自体免疫功能障碍。

NAT1 和 NAT2 的组织特异性表达方式对药物代谢的命运以及产生毒性反应的可能性有显著影响。NAT1 在人体绝大多数组织中广泛表达，而 NAT2 主要见于肝和胃肠道。在 NAT1 和 NAT2 的作用下，都可使双环芳香族碳氢化合物形成 N-羟基乙酰化代谢物（一种导致乙酰基非酶促释放并产生高活性硝基离子的反应）。因此认为，N-羟基乙酰化可使某些环境毒物活化。相反，双环芳香胺类的直接 N-乙酰化则生成稳定的无毒化合物。NAT2 快乙酰化者通过肝依赖性乙酰化作用有效代谢双环芳香胺类并解毒。然而，慢乙酰化（NAT2 缺陷）者可导致双环芳香胺类积聚，有更多的双环芳香胺在 CYP 的作用下生成 N-羟基代谢物经尿液清除。NAT1 在膀胱上皮等组织中高表达，可有效促进双环芳香胺类的 N-羟基乙酰化，该过程导致去乙酰化，生成致突变的硝基离子，特别是 NAT2 缺陷者。流行病学研究表明，暴露于含有双环芳香胺类环境中的慢乙酰化者易患膀胱癌。

（5）MTs：MTs 涉及药物和外源物在人体内的 O—、N—，以及 S—甲基化。人类表达 3 种 N-甲基转移酶，分别是儿茶酚-O-甲基转移酶（COMT）、硫嘌呤 S-甲基转移酶（TPMT），以及巯基（硫醇基）甲基转移酶（thiol methyltransferase，TMT）。3 种 MTs 皆以单体形式存在，利用 S-腺苷甲硫氨酸（S-adenosyl-methionine，SAM）作为甲基供体。MTs 有较高的底物特异性，因此容易区分。

烟酰胺 N-甲基转移酶（NNMT）可使 5-羟色胺、色氨酸，以及含吡啶化合物（如烟酰胺和烟碱）甲基化。苯乙醇胺 N-甲基转移酶（PNMT）负责神经递质去甲肾上腺素的甲基化，该反应使去甲肾上腺素转变为肾上腺素。组胺-N 甲基转移酶（HNMT）代谢含咪唑环的药物。除诸如甲基多巴和滥用药物（如摇头丸）的甲基化外，COMT 尚可使含儿茶酚成分神经递质（如多巴胺和去甲肾上腺素）的环羟基甲基化。

从临床角度出发，最重要的 MT 是 TPMT，它可促进芳香族以及杂环巯基化合物的 S-甲基化，包括硫嘌呤类的硫唑嘌呤、6-巯基嘌呤，以及硫鸟嘌呤。因为 TPMT 负责嘌呤类药物如 6-巯基嘌呤的解毒，所以正在应用这些药物的 TPMT 遗传性缺陷患者可发生严重毒性反应（Gonzalez et al，2011）。

Ⅱ 药物的跨膜转运

转运蛋白是存在于所有有机体中的膜蛋白，它们控制着必需营养物和离子的摄入以及细胞废物、环境毒素、药物，或其他外源物的外排。目前受关注的转运蛋白主要来自两个超家族，即ATP结合盒（ABC）超家族和溶质载体（SLC）超家族。许多内源性和外源性物质（包括药物）都是有机阴离子或阳离子，而转运蛋白在有机阴离子或阳离子的吸收、分布，及清除中起重要作用。虽然绝大部分转运蛋白（特别是SLC转运蛋白）能进行双向转运，但通常认为ABC转运蛋白主要负责底物的外排（向细胞外转运），而SLC转运蛋白主要介导底物向细胞内的摄取。

SLC超家族包含两个重要的基因超家族，即SLCO（最初称为SLC21A）超家族和SLC22A超家族。SLCO超家族由多个有机阴离子转运多肽（OATPs；根据氨基酸的特征将人OATPs分为6个家族，包括11个成员）组成，而SLC22A超家族包含有机阴离子转运蛋白（OATs）和有机阳离子转运蛋白（OCTs）。其中OATPs的底物主要是大的疏水性有机阴离子，OATs的底物是较小的亲水性有机阴离子，而OCTs的底物是有机阳离子。除内源性底物（如甾类化合物、激素，以及神经递质等）外，这些蛋白质也转运许多药物和其他外源物，如他汀类降脂药、抗病毒药、抗生素，以及抗癌药等（Roth et al，2012）。

超家族中的各个成员差不多在机体的各种上皮内都有分布，但在不同组织中的表达有一定差别。它们的表达可在蛋白质或转录水平上进行调节，并且每个家族内各个成员的表达因蛋白质和组织类型的不同而各异（Kalliokoski et al，2009）。

SLCO和SLC22A超家族中的每个成员均由具有细胞内末端的12个跨膜域蛋白组成。尽管尚未确定晶体结构，但已采用同源性建模和突变实验结合对底物识别和转运机制进行过探索。已证明在超家族成员中鉴定出的几种多态性会影响药物的药动学，从而进一步确定这些药物转运蛋白对药物有效治疗的重要性。

转运蛋白及基因名称的命名原则以SLCO基因超家族为例：先是家族名称的缩写（如OATP；啮齿类除首字母大写外，其他字母则小写，如Oatp），接着是家族编号（如OATP1、OATP2、OATP3）、亚家族字母（OATP1A、OATP2B、OATP3A），然后是一个根据其被鉴定的顺序赖以识别家族中各成员的连续编号（OATP1A2、OATP2B1、OATP3A1）。相应基因符号是SLCO与相同数字－字母－数字的组合（SLCO1A2、SLCO2B1、SLCO3A1）。蛋白名称用正体表示，基因名称用斜体表示。

（一）ABC超家族

目前已鉴定出的人ABC基因共49个，编码49种ABC转运蛋白（表1；Vasiliou et al，2009）。根据序列同源性可将ABC转运蛋白分为ABCA、ABCB、ABCC、ABCD、ABCE、ABCF，以及ABCG（表3；Kerr et al，2011）7个亚家族。ABC基因是许多细胞生化过程所必需，目前已知至少有13个突变基因与人类遗传性疾病有关。这些转运蛋白除赋予多药耐药外，其重要药理特性是使外源物从健康组织中外排，尤其是MDR1（ABCB1，P-gp）、MRP2（ABCC2），以及BCRP（ABCG2），已证明它们涉及所有药物的处置。MDR1、MRP4（ABCC4），以及BCRP等转运蛋白在脑、胎盘、睾丸，以及视网膜等血－组织屏障中起关键作用（Langmann et al，2003；Vasiliou et al，2009）。另外，ABC超家族尚含有21个伪基因（表1、表2；Vasiliou et al，2009；Roth et al，2012）。

表1 人ABC基因亚家族

基因名称	蛋白名称	基因数	伪（假）基因数
ABCA	ABC1	12	5
ABCB	MDR	11	4
ABCC	MRP	13	2
ABCD	ALD	4	4
ABCE	OABP	1	2
ABCF	GGN20	3	2
ABCG	White	5	2
Total		**49**	**21**

表 2 人 *ABC* 转运蛋白"伪基因"

亲代基因	伪基因	基因定位	登记号
ABCA3	*ABCA10P*	16p13.3	DQ266102
ABCA10	*ABCA14P1*	4p16.3	AK024359
*Abca14 **	*ABCA15P1*	16p12.2	
*Abca15 **	*ABCA15P2*	16p12.2	DR731461
*Abca16 **	*ABCB4P*	16p12.1	
ABCB4	*ABCB10P1*	4q32.1	
ABCB10	*ABCB10P2*	15q11.2	
	ABCB10P3	15q13.1	
	ABCC6P1	15q13.1	
ABCC6	*ABCC6P2*	16p12.3	DB11925
	ABCD1P1	16p13.11	
ABCD1	*ABCD1P2*	2p11.1	AY344117
	ABCD1P3	10p11.1	
	ABCD1P4	16p11.2	
	ABCE1P1	22q11.1	
ABCE1	*ABCE1P2*	Iq31.2	
	ABCF2P1	7p15.3	
ABCF2	*ABCF2P2*	3p11.2	
	ABCG2P1	7q11.2	
ABCG2	*ABCG2P2*	14q24.3	
		15q23	

* *Abca14*、*Abca15*、*Abca16* 是小鼠基因，人无直系同源

1 ABC 转运蛋白（主要描述药物相关性 ABC 转运蛋白）的组织分布

MDR1、MRP2，以及 BCRP 在肠上皮顶膜侧都有表达，负责肠上皮内外源物（包括许多口服药物）的外排。MRP3（ABCC3）表达于上皮细胞的基底侧。

肝和肾是全身性药物清除的主要器官，前者在药物进入循环前的清除中也起作用。尿和胆汁排泄是药物清除的主要途径。肾内皮细胞的刷状缘膜有 MDR1、MRP2，以及 MRP4 的表达；肝细胞胆管膜有 MDR1、MRP2，以及 BCRP 的表达；肝细胞窦状隙膜上有 MRP3 和 MRP4 的表达。部分 ABC 转运蛋白特异性地表达于血管内皮细胞或上皮细胞的管腔侧，形成赖以阻碍有毒化合物自由进入组织的屏障。人体血－组织屏障包括血－脑屏障（由脑毛细血管内皮细胞管腔侧的 MDR1 和 MRP4 组成）、血－脑脊液屏障（由脉络丛内皮细胞基底侧的 MRP1 和 MRP4 组成）、血－睾丸屏障（由小鼠 Sertoli 细胞基底膜上的 MRP1 以及各种人睾丸细胞中的 MDR1 组成），以及血－胎盘屏障（由胎盘滋养层细胞管腔母侧的 MDR1、MRP2 和 BCRP，以及位于管腔胎儿侧的 MRP1 组成）。

2 ABC 转运蛋白的底物特异性

（1）MDR1：MDR1 底物的共同特点是都具有一个含阳电荷或中性片段的疏水平面结构，包括化学结构和药理作用互不相关的各种化合物，其中相当一部分也是 CYP3A4（人肝和胃肠道中的主要药物代谢酶）的底物。这种底物重叠特点表明，MDR1 和 CYP3A4 通过减少外源物经肠道的吸收，从而对机体发挥协同性保护作用。经肠细胞吸收后，部分药物被 CYP3A4 代谢；逃脱代谢转化的药物在 MDR1 的作用下从细胞中清除，然后重新进入肠细胞。在 MDR1 的辅助下，肠道中药物的滞留时间延长，因此，经 CYP3A4 局部代谢转化的机会增加。

（2）MRP 家族：MRP 转运蛋白的底物绝大部分是有机阴离子。

①MRP1 和 MRP2 的底物特异性相似，两者都接受谷胱甘肽/葡糖醛酸络合物、胆盐的硫酸络合物，以及未络合的两性（至少存在一个阳电荷和某种程度的疏水性）有机阴离子。它们也转运电中性或阳离子型抗癌药（例如长春花生物碱类以及蒽环类），可能通过还原型谷胱甘肽的协同转运或共转运（同向转运）机制。

②MRP3 的底物特异性类似于 MRP2，但其对谷胱甘肽络合物的转运亲和力低于 MRP1 和 MRP2。MRP3 最典型的底物是单价胆盐，而 MRP1 和 MRP2 对其无任何转运亲和力。鉴于 MRP3 在肝细胞的窦状隙侧有表达，且在胆汁淤积的情况下被诱导，因此认为，有毒胆盐以及胆红素葡糖醛酸化物向血液循环中的回流是 MRP3 的生理功能。

③MRP4 接受带阴电荷的分子，包括细胞毒性化合物（如 6-巯基嘌呤和甲氨蝶呤）、环核苷酸、抗病毒药（如阿德福韦和替诺福韦）、利尿剂（如呋塞米和三氯噻嗪），以及头孢菌素类（如头孢唑林和头孢唑肟）。谷胱甘肽可使 MRP4 接受牛黄胆酸和白三烯 B_4。

④MRP5 的底物较少，主要包括核苷类似物和抗 HIV 药。虽然已经鉴定出些许 MRP6 的底物，但尚未鉴定出具有重要生理意义的内源性底物，因此，对 MRP6-相关性疾病假黄瘤（pseudoxanthoma）的发生机制尚不能做出令人满意的解释。

（3）BCRP：BCRP 接受电中性及带阴电荷的分子，包括细胞毒性化合物（如拓扑替康、flavopiridol，及甲氨蝶呤）、药物和激素的硫酸络合物（如雌激素硫酸酯）、抗生素（如呋喃妥因和氟喹诺酮类）、他汀类（如匹伐他汀和瑞舒伐他汀），以及正常食品中的有毒化合物（表 4，表 5；Dean et al，2001a；Vasiliou et al，2009；Roth et al，2012）。

表 3 人 ABCG 转运蛋白

基因名称	蛋白名称	基因定位	氨基酸数	二聚作用	主要底物	基因表达及蛋白定位
ABCG1	ABC8	21q22.2/q22.3	638-678	均聚或 G4 异二聚	脂类	广泛表达
ABCG2	BCRP/MXR/ABCP	4q21/q22	655	均聚	尿酸盐，血红素，药物	广泛表达
ABCG4		11q23.3	646	均聚或 G1 异二聚	脂类	脑，巨噬细胞质膜
ABCG5	Sterolin-1	2p21	651	G8 专性异二聚	植物甾醇	肝，肠
ABCG8	Sterolin-2	2p21	673	G5 专性异二聚	植物甾醇	质膜（顶膜）

表 4 人 ABC 转运蛋白超家族

蛋白名称	基因名称	基因位点	所属亚家族	表达	功能
ABC1	ABCA1	9q31.1	ABC1	广泛	胆固醇向 HDL 的输出
ABC2	ABCA2	9q34	ABC1	脑	耐药性
ABC3，*ABCC*	ABCA3	16p13.3	ABC1	肺	
ABCR	ABCA4	1p22.1-p21	ABC1	感光细胞	N-视黄基磷脂酰乙醇胺的输出
	ABCA5	17q24	ABC1	肌肉，心脏，睾丸	
	ABCA6	17q24	ABC1	肝	
	ABCA7	19p13.3	ABC1	脾，胸腺	
	ABCA8	17q24	ABC1	卵巢	
	ABCA9	17q24	ABC1	心脏	
	ABCA10	17q24	ABC1	肌肉，心脏	
	ABCA12	2q34	ABC1	胃	
	ABCA13	7p11-q11	ABC1	在所有组织中都很低	

续表

蛋白名称	基因名称	基因位点	所属亚家族	表达	功能
MDR1/P-gp/PGY1	ABCB1	7p21	MDR	肾上腺，肾，肠，脑	多药耐药性
TAP1	ABCB2	6p21	MDR	所有细胞	肽转运
TAP2	ABCB3	6p21	MDR	所有细胞	肽转运
MDR3，PGY3	ABCB4	7q21.1	MDR	肝	PC 的转运
	ABCB5	7p14	MDR	广泛	
MTABC3	ABCB6	2q36	MDR	线粒体	铁的转运
ABC7	ABCB7	Xq12-q13	MDR	线粒体	Fe/S 集群转运
MABC1	ABCB8	7q36	MDR	线粒体	
	ABCB9	12q24	MDR	心脏，脑	
MTABC2	ABCB10	1q42	MDR	线粒体	
SPGP	ABCB11	2q24	MDR	肝	胆盐运输
MRP1	ABCC1	16p13.1	CF/MRP	肺，睾丸，PBMC	耐药性
MRP2	ABCC2	10q24	CF/MRP	肝	有机阴离子输出
MRP3	ABCC3	17q21.3	CF/MRP	肺，肠，肝	耐药性
MRP4	ABCC4	13q32	CF/MRP	前列腺	核苷转运
MRP5	ABCC5	3q27	CF/MRP	广泛	核苷转运
MRP6	ABCC6	16p13.1	CF/MRP	肾，肝	
CFTR	ABCC7	7q31.2	CF/MRP	外分泌组织	氯离子通道1
SUR	ABCC8	11p15.1	CF/MRP	胰腺	磺酰脲受体
SUR2	ABCC9	12p12.1	CF/MRP	心脏，肌肉	
MRP7	ABCC10	6p21	CF/MRP	在所有组织中都很低	
MRP8	ABCC11	16q11-q12	CF/MRP	在所有组织中都很低	
MRP9	ABCC12	16q11-q12	CF/MRP	在所有组织中都很低	
	ABCC13	21q11.2	CF/MRP	在所有组织中都很低	编码功能未知的多肽
ALD	ABCD1	Xq28	ALD	过氧化物酶类	VLCFA 转运调控
ALDL1，ALDR	ABCD2	12q11-q12	ALD	过氧化物酶类	
PXMP1，PMP70	ABCD3	1p22-p21	ALD	过氧化物酶类	
PMP69，P70R	ABCD4	14q24.3	ALD	过氧化物酶类	
OABP，RNS41	ABCE1	4q31	OABP	卵巢，睾丸，脾	寡腺苷酸结合蛋白
ABC50	ABCF1	6p21.33	GCN20	广泛	
	ABCF2	7q36	GCN20	广泛	
	ABCF3	3q25	GCN20	广泛	
ABC8，White	ABCG1	21q22.3	White	广泛	胆固醇转运?
BCRP，ABCP，MXR	ABCG2	4q22	White	胎盘，肠	毒素外排，耐药性
White2	ABCG4	11q23	White	肝	
White3	ABCG5	2p21	White	肝，肠	甾醇转运
White3	ABCG8	2p21	White	肝，肠	甾醇转运

缩写词：PBMC（外周血单核细胞），VLCFA（超长链脂肪酸），HDL（高密度脂蛋白），PC（磷脂酰胆碱）

表5 人 *ABC* 转运蛋白基因及其功能

蛋白名称	基因名称	基因定位	外显子	氨基酸数	登记号	功能
ABC1	*ABCA1*	9q3l.1	36	2261	NM005502	胆固醇输出至 HDL 上
ABC2	*ABCA2*	9q34	27	2436	NM001606	耐药性
ABC3，*ABCC*	*ABCA3*	16pl3.3	26	1704	NM001089	多药耐药
ABCR	*ABCA4*	1p22	38	2273	NM000350	N-视黄醛—磷脂酰乙醇胺（PE）外排
	ABCA5	17q24.3	31	1642	NM018672	前列腺上皮内瘤的尿诊断标志物（PIN）
	ABCA6	17q24.3	35	1617	NM080284	多药耐药
	ABCA7	19p13.3	31	2146	NM019112	胆固醇外排（输出）
	ABCA8	17q24	31	1581	NM007168	部分亲脂性药物的转运
	ABCA9	17q24.2	31	1624	NM080283	可能在单核细胞分化和巨噬细胞脂平衡中起作用
	ABCA10	l7q24	27	1543	NM080282	胆固醇反应基因
	ABCA12	2q34	37	2595	NM173076	对产前诊断有意义
	ABCA13	7p12.3	36	5058	NM152701	影响胰腺的遗传性疾病
MDR1 / PGY1	*ABCB1*	7q21.1	20	1280	NM000927	多药耐药
TAP1	*ABCB2*（*TAP1*）	6p21.3	11	808	NM000593	肽转运
TAP2	*ABCB3*（*TAP2*）	6p21.3	11	703	NM000544	肽转运
MDR3，*PGY3*	*ABCB4*	7q21.1	25	1279	NM000443	磷脂酰胆碱（PC）转运
	ABCB5	7p15.3	17	812	NM178559	黑素生成
MTABC3	*ABCB6*	2q36	19	842	NM005689	铁的转运
ABC7	*ABCB7*	Xq12-q13	14	753	NM004299	Fe/S 集群转运
MABC1	*ABCB8*	7q36	15	718	NM007188	细胞内肽的跨膜转运
	ABCB9	12q24	12	766	NM019625	位于溶酶体中
MTABC2	*ABCB10*	1q42.13	13	738	NM012089	内膜蛋白水解肽的输出
SPGP	*ABCB11*	2q24	26	1321	NM003742	内膜蛋白蛋白质水解肽的出口，胆盐转运
MRP1	*ABCC1*	16p13.1	31	1531	NM004996	耐药性
MRP2	*ABCC2*	10q24	26	1545	NM000392	有机阴离子外排
MRP3	*ABCC3*	17q22	19	1527	NM003786	耐药性
MRP4	*ABCC4*	13q32	19	1325	NM005845	核苷转运
MRP5	*ABCC5*	3q27	25	1437	NM005688	核苷转运
MRP6	*ABCC6*	16p13.1	28	1503	NM001171	主要在肝肾中表达
CFTR	*ABCC7*（*CFTR*）	7q31.2	23	1480	NM000492	氯离子通道（等同于囊性纤维化的 CFTR 基因）
SUR	*ABCC8*	11p15.1	30	1581	NM000352	磺酰脲受体
SUR2	*ABCC9*	12p12.1	32	1549	NM005691	编码心脏 K^+（ATP）通道的调控 SUR2A 亚单位
MRP7	*ABCC10*	6p21.1	19	1464	NM033450	多药耐药
MRP8	*ABCC11*	16q12.1	25	1382	NM033151	乳腺癌耐药
MRP9	*ABCC12*	16q12.1	25	1359	NM033226	多药耐药

续表

蛋白名称	基因名称	基因定位	外显子	氨基酸数	登记号	功能
	ABCC13	21q11.2	6	325	NM00387	编码一种未知功能的多肽
ALD	ABCD1	Xq28	9	745	NM000033	长链脂肪酸（VLCFA）的转运
ALDL1，ALDR	ABCD2	12q11-q12	10	740	NM005164	X-连锁 ALD（X-ALD）临床多样性的主要修饰位点
PXMP1，PMP70	ABCD3	1p22-p21	16	659	NM002858	脂肪酸和（或）脂肪酰辅酶向过氧化物酶体的导入
PMP69，P70R	ABCD4	14q24	19	606	NM005050	可能改变 ALD 表型
OABP，RNS41	ABCE1	4q31	14	599	NM002940	寡腺苷酸结合蛋白
ABC50	ABCF1	6p21.33	19	845	NM001025091	自身免疫性胰腺炎易感性
	ABCF2	7q36	14	634	NM005692	乳腺癌转移部位和内分泌途径的肿瘤抑制/耐药性
	ABCF3	3q27.1	21	709	NM018358	也见于前鞭毛体（锥虫生命周期的五种形式之一）
ABC8，White	ABCG1	21q22.3	13	678	NM004915	胆固醇转运
BCRP，ABCP，MXR	ABCG2	4q22	16	655	NM004827	毒物外排和耐药性
White2	ABCG4	q23.3	15	646	NM022 69	见于巨噬细胞、眼、脑和脾
White3	ABCG5	2p2	11	651	NM022436	甾醇转运
White3	ABCG8	2p2	10	673	NM022437	甾醇转运

缩写词：AA（氨基酸数目）；HDL（高密度脂蛋白）；CFTR（囊性纤维化跨膜电导调节基因）；ALD（肾上腺脑白质营养不良）

（二）SLC 超家族

SLC 超家族包含两个重要的基因超家族，即 SLCO 超家族和 SLC22A 超家族。SLCO 超家族由多个有机阴离子转运多肽（OATPs；包括 11 个成员）组成，而 SLC22A 超家族包含有机阴离子转运蛋白（OATs）和有机阳离子转运蛋白（OCTs），如上述。

与药物相互影响有关的人 SLC 超家族基因表达及蛋白定位等内容见表 9（Vasiliou et al，2009；Roth et al，2012；He et al，2009）。

1　OATPs

OATPs 是一种多特异性转运蛋白，分布于全身的许多上皮细胞中。它们介导细胞对多种底物的摄取，包括胆汁酸、甾类络合物，及多种外源物（包括药物）。

（1）OATPs 的基因表达及蛋白定位

①OATP1-2 的基因表达及蛋白定位

OATP1A2mRNA 广泛表达，在脑、肝、肺、肾和睾丸中的表达最高。根据分布特点认为，OATP1A2 在外源物的吸收、分布和排泄方面可能起关键作用。定位于十二指肠肠上皮细胞刷状缘膜的 OATP1A2 可能介导外源物的吸收。肝中 OATP1A2 仅在胆管细胞中表达，可能参与排入胆汁中外源物的重吸收。肾内 OATP1A2 定位于远端肾单位的顶膜，可能负责外源物的重吸收或分泌。OATP1A2 也存在于脑毛细血管内皮细胞的管腔膜上，是血脑屏障的组成部分。

OATP1B1 和 OATP1B3 都选择性定位于肝细胞的基底膜上。OATP1B1 分布于整个小叶的肝细胞中，而 OATP1B3 主要定位于中央静脉周围；有证据表明，OATP1B1 mRNA 的表达水平总体上高于 OATP1B3。

OATP1C1 mRNA 表达于大脑和睾丸，OATP1C1 定位于脉络丛上皮细胞基底膜和睾丸间质细胞（Leydig 细胞）。

OATP2A1，也称前列腺素转运蛋白（PGT），广泛分布于体内。Northern 印迹分析显示，脑、结肠、心脏、肾、肝、肺、卵巢、胰腺、胎盘、前列腺、骨骼肌、脾，以及胃（定位于胃窦幽门腺和胃体壁细胞）肠等在内的多种组织都有 OATP2A1mRNA 的表达。认为 OATP2A1 的作用是将前列腺素转运到细胞中，从而终止前列腺素信号的传导。

OATP2B1mRNA 广泛表达于全身，肝内表达水平最高。OATP2B1 定位于肝细胞基底膜、肠上皮细胞顶膜、胎盘滋养层细胞基底膜、表皮角质形成细胞、人乳腺导管上皮细胞周围的肌上皮、心脏血管内皮细胞、骨骼肌，以及血脑屏障内皮细胞管腔膜上也有分布。

②OATP3-6 的基因表达及蛋白定位

OATP3A1 mRNA 在睾丸、脑、心脏中表达最高，其次是肺、脾、外周血白细胞、甲状腺、人表皮角质形成细胞。OATP3A1 有两个剪接变体（splice variants），具有细胞类型特异性表达。OATP3A1 _ 1 定位于睾丸生殖细胞、脉络丛基底膜和额叶灰质神经胶质细胞；OATP3A1 _ v2 定位于睾丸支持细胞，在脉络丛顶膜和亚顶膜以及额叶皮层神经元细胞体和轴突中也有分布。

OATP4A1mRNA 在心脏和胎盘中表达水平最高，其次是肺、肝、骨骼肌、肾，及胰腺。OATP4A1 蛋白位于胎盘滋养细胞顶膜。根据 Northern 印迹分析，OATP4C1 最初被认为是肾脏特异性 OATP。基于大鼠 Oatp4c1 的定位推测，人 OATP4C1 也位于近曲小管细胞的基底膜上。最近微阵列表明，OATP4C1 也可能在肝中表达，但尚未通过 RT-PCR 或蛋白质分析得到证实。该微阵列还包含迄今为止唯一确定的 OATP5A1 的表达，可能位于胎儿脑、前列腺、骨骼肌、胸腺中。OATP6A1 mRNA 主要分布在睾丸中，脾、脑、胎脑、胎盘中表达较低。

（2）OATPs 的底物特异性

OATPs 介导的转运机制仍有争议，但确实与 ATP 和钠无关。转运的驱动力仍在研究中。OATPs 具有双向转运的能力，部分研究表明，它们可作为电中性交换蛋白发挥作用。有证据表明，个别 OATPs/Oatps 可将其底物与细胞内碳酸氢盐、谷胱甘肽或谷胱甘肽络合物交换。然而，不同 OATPs/Oatps 的确切转运机制似乎存在差异，例如，OATP1B1 和 OATP1B3 介导的转运不受谷胱甘肽影响（He et al，2009；Roth et al，2012）。

有关人 OATP 转运蛋白、基因名称、染色体定位、基因表达，以及蛋白定位等内容也参见表 6（Kalliokoski et al，2012；He et al，2009）。有关 OATPs 的底物见表 11（Roth et al，2012）。

表 6　人 OATP 转运蛋白、基因名称、染色体定位、基因表达，及蛋白定位

蛋白名称	基因名称	基因位点	蛋白定位
OATP1A2	SLCO1A2	12p12	大脑（毛细血管管腔膜）、肾（远端肾单位顶膜）、肝（胆管细胞顶膜）、肠（刷状缘）
OATP1B1	SLCO1B1	12p12	肝（肝细胞基底膜）
OATP1B3	SLCO1B3	12p12	肝（肝细胞基底膜）
OATP1C1	SLCO1C1	12p12	大脑（脉络丛上皮细胞基底膜）、睾丸（间质细胞）、睫状体
OATP2A1	SLCO2A1	3q21	广泛分布
OATP2B1	SLCO2B1	11q13	肝（肝细胞基底膜）、胎盘（滋养层细胞基底膜）、肠（上皮细胞顶膜）、心脏、皮肤
OATP3A1	SLCO3A1	15q26	广泛分布（包括脉络丛上皮细胞基底膜、顶膜、顶下膜和额叶灰质神经胶质细胞）
OATP4A1	SLCO4A1	20q13.1	广泛分布（在心脏和胎盘中含量最高，在胎盘中定位于滋养层细胞顶膜）
OATP4C1	SLCO4C1	5q21	肾（近曲小管基底膜，肝内也可能有表达）
OATP5A1	SLCO5A1	8q13.1	胎儿大脑、前列腺、骨骼肌、胸腺
OATP6A1	SLCO6A1	5q21	睾丸

2 OATs

OATs 是另一个多特异性转运蛋白家族，由 *SLC22/Slc22* 基因超家族编码。它们介导多种低分子量底物的转运，包括甾类激素结合物、生物胺、各种药物，以及毒素。

（1）OATs 的基因表达及蛋白定位

OATs 在体内各种组织中都有表达。

OAT1 mRNA 在肾中的表达最高，其次是骨骼肌、大脑和胎盘。OAT1 定位于近曲小管基底膜和骨骼肌细胞的质膜。尚未研究人 OAT1 在脉络丛中的定位，但已经证明 OAT1 定位于小鼠和大鼠脉络丛的顶膜。

OAT2 mRNA 在肝内表达最高，肾内表达较低。已证明 OAT2 蛋白定位于近曲小管基底膜，基于在啮齿类动物中的发现，推测人肝细胞基底膜上也有表达。

OAT3 mRNA 在肾内表达最高，在脑中表达较低，也存在于肾上腺组织中。OAT3 蛋白定位于肾近曲小管的基底膜。

OAT4 mRNA 在肾、胎盘、肾上腺中有表达，蛋白定位于肾近曲小管顶膜和胎盘滋养层细胞基底膜。

尽管 Northern 印迹分析显示肝内有 OAT5mRNA 表达，但对人 OAT5 知之甚少。

OAT7 仅在成人和胎儿肝中表达，定位于肝细胞的基底膜（Shin et al，2007）。

OAT10 mRNA 在肾中表达最高，其次是脑、心脏、小肠，以及结肠。

URAT1 曾称为肾脏特异性转运蛋白（RST），URAT1mRNA 在成人和胎儿肾中有表达；新近发现也存在于血管平滑肌细胞中。免疫组化法证明，URAT1 蛋白定位于肾近曲小管的顶膜（VanWerti et al，2010；Burckhardt et al，2011）。

（2）OATs 的底物特异性

1998 年 Reid 等首次克隆出人 OAT1（Reid et al，1998），1999 年 Hosoyamada 等描述了人 OAT1 作为多特异性有机阴离子－二羧酸酯交换体的功能特征（Hosoyamada et al，1999）。最典型的 OATs 是 OAT1 和 OAT3，两者都能逆着负电位将有机阴离子与反离子（counter ion）α-酮戊二酸交换。α-酮戊二酸的梯度由钠－二羧酸共转运蛋白的继发性主动转运（secondary active transport）维持，依靠钠梯度提供能量，而钠梯度的维持有赖于 Na^+/K^+-ATP 酶的原发性主动转运（primary active transport）。因此，将这类转运称为三级主动转运（tertiary active transport）。与 OAT1 和 OAT3 不同，人 OAT7 具有一种独特的交换机制，它利用短链脂肪酸（如丁酸）作为反离子以转运硫酸络合物。OAT1 与对氨基马尿酸有高度亲和力，其表观亲和力（Km）值仅有几个 μM，可高效转运肾小管细胞中的对氨基马尿酸。OAT3 也能转运对氨基马尿酸，但亲和力略低于 OAT1。除对氨基马尿酸外，OAT1 还可转运前列腺素、α-酮戊二酸、非甾类抗炎药、抗病毒药，以及抗癌药。促尿酸排泄药丙磺舒（probenecid；羧苯磺胺）是一种强效 OAT1 转运抑制剂。有关 OATs 的底物和抑制剂在 VanWert 等发表的评论中有更为详细的描述（VanWert et al，2010；Burckhardt et al，2011）。

3 OCTs

除上述 OATs 外，*SLC22A* 家族还包含有机阳离子转运蛋白（OCT1、OCT2、OCT3）以及有机阳离子/肉毒碱转运蛋白（OCT6、OCTN1、OCTN2）。像 OATPs 和 OATs 一样，OCTs 也是遍布全身上皮细胞中的多特异性摄取蛋白。

（1）OCTs 的基因表达及蛋白定位

OCT1 像 OATP1B1 和 OATP1B3 一样，属于肝特异性转运蛋白。然而，在其他组织（例如心脏、骨骼肌、肾、大脑、胎盘）中也发现有 OCT1 mRNA 的表达，只是表达较弱。在肝内 OCT1 定位于肝细胞基底膜，也存在于肺上皮细胞的管腔膜。虽然 Oct1 在啮齿动物肠上皮细胞和近曲小管上皮细胞基底膜上的表达已经证实，但原位杂交未检测到人肾中有无 OCT1 的表达。

OCT2mRNA 尽管在脾脏、胎盘、小肠，及大脑中有低水平表达，但通常认为作为肾转运蛋白发挥作用。OCT2 主要定位于远曲小管的管腔面，也存在于大脑皮层和海马的锥体细胞以及肺上皮细胞的管腔膜中。

OCT3 也称为神经外单胺转运蛋白（EMT），是 OCTs 中分布最广泛的转运蛋白。OCT3mRNA

在肝、胎盘、肾、骨骼肌中高表达，在肺、心脏、脑中表达较弱。已经证实 OCT3 蛋白存在于肝细胞基底膜、滋养层细胞基底膜、肠上皮细胞顶膜，以及肺上皮细胞管腔膜。

OCTN1mRNA 在胎儿肝、肾，及肺中表达。mRNA 在成人肾、气管和骨髓中高表达。主要定位于支气管上皮细胞顶膜。

OCTN2 mRNA 在心脏、胎盘、骨骼肌、肾，以及胰腺中表达最高，在脑、肺、肝中也有表达。OCTN2 蛋白定位于肾近曲小管以及胎盘滋养层细胞的顶膜。

OCT6（CT2）定位于附睾支持细胞和上皮细胞。OCT6 mRNA 也存在于肝、造血细胞，以及某些癌细胞系中。

（2）OCTs 的底物特异性

OCT1、OCT2、OCT3 介导各种有机阳离子顺电化学梯度的易化扩散，可双向转运，与钠或 pH 无关。带电底物的转运总是产电的。尽管 OCTs 的转运作用与 pH 无关，但对某些底物的亲和力确实取决于它们的电离度。有证据表明，在低 pH 环境中 OCTs 对其底物的转运增加。OCTs 的底物是许多结构上互不相关的内源性和外源性小型有机阳离子，如儿茶酚胺类、单胺类神经递质，以及某些药物（包括部分抗病毒药）。关于有机阳离子转运蛋白在药物治疗中的重要性，可查阅 Nies 等综述中 OCT1-3 底物和抑制剂一览表（Nies et al，2011）。

MPP（1-methyl-4-phenylpyridinium；1-甲基-4-苯基吡啶鎓）是所有三种转运蛋白的常用模型底物；TEA（triethanolamine；三乙醇胺）也是 OCT1 和 OCT2 的底物，且经常用作模型底物，但不是 OCT3 的良好底物。OCT1 的药效基因模型表明，底物包含一个正性可电离位点、一个疏水位点，以及两个氢键受体位点。曾发现一个缺少蛋白质羧基末端的 OCT1 剪接变体不能转运 MPP。另外，在人肾中发现一个稍长的 OCT2 剪接变体，其中也包含一个过早的终止密码子，产生一种仍然可以转运 TEA 的蛋白质，但对 MPP 或西咪替丁的转运功能较弱，且不能运输胍。

OCTN1、OCTN2，以及 OCT6 都是阳离子/肉毒碱（carnitine）转运蛋白。OCTN1 的转运活性可能受钠和质子梯度的影响，这取决于被转运的底物。根据底物的特点，OCTN2 既可介导钠依赖性摄取，也可介导非钠依赖性摄取。除肉毒碱外，四乙铵也是 OCTN1 和 OCTN2 的底物，且常用作模型底物。OCTN2 对 TEA 和 L-肉毒碱似乎具有不同的结合位点，因发现几种突变可抑制肉毒碱的转运，但不抑制 TEA 的转运。与其他有机阳离子转运蛋白相比，OCT6 具有更有限的底物特异性。OCT6 对肉毒碱的转运呈双向，且不完全依赖于细胞外钠，尽管钠和 pH 可改变转运（VanWerti et al，2010）。

人和啮齿类动物有机阴阳离子转运蛋白比较见表 7（Roth et al，2012）。

有关 ABC 和 SLC 跨膜转运蛋白的家族名称和种类参见表 10 中的内容（Alexander et al，2015）。

表 7　人和啮齿类动物有机阴阳离子转运蛋白基因和名称

人转运蛋白名称	人基因名称	啮齿类转运蛋白名称	啮齿类基因名称
		Oatp1a1	*Slco1a1*
OATP1A2	*SLCO1A2*		
		Oatp1a3	*Slco1a3*（rat only）
		Oatp1a4	*Slco1a4*
		Oatp1a5	*Slco1a5*
		Oatp1a6	*Slco1a6*
OATP1B1	*SLCO1B1*		
		Oatp1b2	*Slco1b2*
OATP1B3	*SLCO1B3*		
OATP1C1	*SLCO1C1*	Oatp1c1	*Slco1c1*
OATP2A1	*SLCO2A1*	Oatp2a1	*Slco2a1*
OATP2B1	*SLCO2B1*	Oatp2b1	*Slco2b1*

续表

人转运蛋白名称	人基因名称	啮齿类转运蛋白名称	啮齿类基因名称
OATP3A1	*SLCO3A1*	Oatp3a1	*Slco3a1*
OATP4A1	*SLCO4A1*	Oatp4a1	*Slco4a1*
OATP4C1	*SLCO4C1*	Oatp4c1	*Slco4c1*
OATP5A1	*SLCO5A1*		
OATP6A1	*SLCO6A1*		
		Oatp6b1	*Slco6b1*
		Oatp6c1	*Slco6c1*
		Oatp6d1	*Slco6d1*
OCT1	*SLC22A1*	Oct1	*Slc22a1*
OCT2	*SLC22A2*	Oct2	*Slc22a2*
OCT3	*SLC22A3*	Oct3	*Slc22a3*
OCTN1	*SLC22A4*	Octn1	*Slc22a4*
OCTN2	*SLC22A5*	Octn2	*Slc22a5*
OAT1	*SLC22A6*	Oat1	*Slc22a6*
OAT2	*SLC22A7*	Oat2	*Slc22a7*
OAT3	*SLC22A8*	Oat3	*Slc22a8*
OAT7	*SLC22A9*		
OAT5	*SLC22A10*		
OAT4	*SLC22A11*		
URAT1	*SLC22A12*	Urat1	*Slc22a12*
OAT10	*SLC22A13*	Oat10	*Slc22a13*
OCT6（CT2）	*SLC22A16*		
		Oat5	*Slc22a19*
OAT6	*SLC22A20*	Oat6	*Slc22a20*
		Octn3	*Slc22a21*

表 8 人 *SLC* 基因超家族及基因产物的有关说明

基因名称	家族名称	成员数目	蛋白家族数据库	定义域	GenBank 登记号
SLCO1（A，B，C）	药物，有机阴离子转运蛋白家族	4	PF07648	OATP	NP_602307
			PF03137		
SLCO2	前列腺素/类固醇硫酸盐转运蛋白家族	2	PF07648	OATP	NP_005621
			PF03137		
SLCO3	药物和有机阴离子转运蛋白	1	PF07648	OATP	NP_037404
			PF03137	KAzal_2	
SLCO4	甲状腺激素跨膜转运蛋白	2	PF07648	OATP	NP_057438
			PF03137		
SLCO5	药物和有机阴离子转运蛋白	1	PF07648	OATP	NP_112220
			PF03137		
SLCO6	药物和有机阴离子转运蛋白	1	PF07648	OATP	NP_775759

续表

基因名称	家族名称	成员数目	蛋白家族数据库	定义域	GenBank登记号
			PF03137	Kazal _ 2	
UCP1	氧化磷酸化解偶联活性（质子载体）	1	PF00153	Mito _ carr	NP _ 068605
UCP2	氧化磷酸化解偶联活性（质子载体）	1	PF00153	Mito _ carr	NP _ 003346
UCP3	氧化磷酸化解偶联活性（质子载体）	1	PF00153	Mito _ carr	NP _ 003347
SLC1	高亲和力谷氨酸/中性氨基酸转运蛋白家族	7	PF00375	SDF	NP _ 004161
SLC2	易化葡萄糖转运蛋白（GLUT）家族	14；伪（5）	PF00083	Sugar _ tr	NP _ 006507
SLC3	异源氨基酸转运蛋白大型亚基	2	PF00128	Alpha-amylase	NP _ 000332
SLC4	碳酸氢盐转运蛋白家族	10	PF07565	Band _ 3 _ cyto	NP _ 000333
			PF00955	HC03 _ cotransp	
SLC5	Na^+/葡萄糖共（协同）转运蛋白家族	12	PF00474	SSF	NP _ 000334
SLC6	Na^+/Cl^--依赖性神经递质转运体家族	19；伪（3）	PF00209	SNF	NP _ 003033
SLC7	阳离子氨基酸/糖蛋白－相关氨基酸转运蛋白家族	14；伪（1）	PF00324	AA _ permease	NP _ 003036
SLC8	Na^+/Ca^{2+}交换蛋白家族	3	PF03160	Na _ Ca _ ex	NP _ 066920
			PF01699	Calx _ eta	
SLC9	Na^+/H^+交换蛋白家族	11；伪（4）	PF00999	Na _ H _ Exchanger	
SLC10	Na^+/胆盐共转运蛋白家族	7	PF01758	SBF	NP _ 003040
SLC11	质子偶联金属离子转运体家族	2	PF01566	Nramp	NP _ 000569
SLC12	电中性阳离子/Cl^-共转运蛋白家族	9	PF00324	AA _ permease	NP _ 000329
			PF08403		
SLC13	Na^+/SO_4^{2-}/羧酸盐共转运蛋白家族	5	PF00939	Na _ sulph _ symp	NP _ 071889
SLC14	尿素转运蛋白家族	2	PF03253	UT	NP _ 056949
SLC15	质子寡肽共转运蛋白家族	4	PF00854	PTR2	NP _ 005064
SLC16	单羧酸转运蛋白家族	14	PF07690	MFS _ 1	NP _ 003042
SLC17	囊泡谷氨酸转运蛋白家族	8	PF07690	MFS _ 1	NP _ 005065
SLC18	囊泡胺转运蛋白家族	3	PF07690	MFS _ 1	NP _ 003044
SLC19	叶酸/硫胺转运蛋白家族	3	PF01770	Folate _ carrier	NP _ 919231
SLC20	Ⅲ型 Na^+/$H_2PO_4^-$ 共转运蛋白家族	2；伪（1）	PF01384	PH04	NP _ 006740
SLC22	有机阳离子/阴离子/两性离子转运蛋白家族	23	PF07690	MFS _ 1	NP _ 003048
SLC23	Na^+依赖性抗坏血酸转运蛋白家族	4	PF00860	Xan _ ur _ permease	NP _ 005838
SLC24	Na^+/Ca^{2+}和 Na^+/K^+交换蛋白家族	6	PF01699	Na _ Ca _ ex	NP _ 004718
SLC25	线粒体载体家族	43；伪（4）	PF00153	Mito _ carr	NP _ 005975
SLC26	多功能阴离子交换蛋白家族	11	PF01740	Sulfate _ transp	NP _ 998778

续表

基因名称	家族名称	成员数目	蛋白家族数据库	定义域	GenBank登记号
			PF00916	STAS	
SLC27	脂肪酸转运蛋白家族	6	PF00501	AMP-binding	NP_940982
SLC28	Na$^+$偶联核苷转运家族	3	PF07670	Gate	NP_004204
			PF07662	Nucleos_tra2_C	
			PF01773		
SLC29	易化核苷转运蛋白家族	4	PF01733	Nucleoside_tran	NP_001071642
SLC30	Zn^{2+}外排家族	10	PF01545	Cation_efflux	NP_067017
SLC31	铜转运蛋白家族	2;伪（1）	PF04145	Ctr	NP_001850
SLC32	囊泡抑制性氨基酸转运蛋白家族	1	PF01490	Aa_trans	NP_542119
SLC33	乙酰辅酶A转运蛋白家族	1	IPR004752	2A0125	NP_004724
SLC34	Ⅱ型Na$^+$/HPO$_4^{2-}$共转运蛋白家族	3	PF02690	Na_Pi_cotrans	NP_003043
SLC35（A，B，C，D，E，F）	核苷/糖转运蛋白家族	23	PF04142	Nuc_sug_transp	NP_006407
SLC36	质子偶联氨基酸转运蛋白家族	4	PF01490	Aa_trans	NP_510968
SLC37	糖-PO$_4^{3-}$/PO$_4^{3-}$交换蛋白家族	4	PF07690	MFS_1	NP_061837
SLC38	A&N系统，Na$^+$偶联中性氨基酸转运蛋白家族	11	PF01490	Aa_trans	NP_109599
SLC39	金属（M^{2+}）离子转运蛋白家族	14	PF02535	Zip	NP_055252
SLC40	基底侧铁转运蛋白家族	1	PF06963	FPN1	NP_055400
SLC41	MgtE样Mg^{2+}转运蛋白家族	3	PF01769	MgtE	NP_776253
SLC42	Rh-相关糖蛋白；NH$_4^+$转运蛋白家族	3			
SLC43	非钠依赖系统L样氨基酸转运蛋白家族	3			NP_003618
SLC44	胆碱样跨膜转运蛋白	5	PF04515	DUF580	NP_536856
SLC45	推定的糖/H$^+$转运蛋白	4	PF07690	MFS_1	NP_001073866
SLC46	叶酸转运蛋白（含亚铁血红素）	3	PF07690	MFS_1	NP_542400
SLC47	多特异性H$^+$/有机阳离子交换蛋白	2	PF01554	MatE	NP_060712

迄今为止，记录在案的伪基因（"假基因"）数目记录在"成员数目"栏中；然而，这些数字很可能被明显低估，因为如果对每个外显子进行BLAST搜索（源序列搜索），可能会发现大量的基因片段和碎片外显子。

表9　与药物相互影响有关的人 SLC 超家族基因表达及蛋白定位一览表

基因名称	蛋白名称	基因表达及（蛋白定位）
SLCO1A2	OATP1A2	肠上皮细胞（顶膜）、肝胆管细胞、远端肾单位（顶膜）、脑毛细血管内皮细胞（管腔膜）
SLCO1B1	OATP1B1	肝小叶（肝细胞基底膜）
SLCO1B3	OATP1B3	肝中央静脉周围（基底膜）
SLCO1C1	OATP1C1	大脑（脉络丛上皮细胞基底膜）和睾丸间质细胞
SLCO2A1	OATP2A1	表达广泛，在脑、心脏、肾、肝、肺、卵巢、胰腺、胎盘、前列腺、骨骼肌、脾脏和胃（胃窦幽门腺和胃体壁细胞）肠（细胞顶膜）等

基因名称	蛋白名称	基因表达及（蛋白定位）
SLCO2B1	OATP2B1	广泛表达，肝细胞（基底膜）、肠上皮细胞（顶膜）、胎盘滋养层细胞（基底膜）、表皮角质形成细胞、人乳腺导管上皮细胞周围的肌上皮、心脏血管内皮细胞、骨骼肌、血脑屏障内皮细胞（管腔膜）
SLCO3A1	OATP3A1	睾丸、脑、心脏最高，其次肺、脾、外周血白细胞、甲状腺、人表皮角质形成细胞。OATP3A1＿v1睾丸生殖细胞、脉络丛（基底膜）、额叶灰质神经胶质细胞；OATP3A1＿v2睾丸支持细胞、脉络丛（顶膜和顶下膜）、额叶皮层神经元细胞体和轴突
SLCO4A1	OATP4A1	心脏、胎盘（滋养层细胞顶膜）高表达，其次肺、肝、骨骼肌、肾（近曲小管基底膜）、胰
SLCO4C1	OATP4C1	肝、肾（基底膜）
SLCO5A1	OATP5A1	胎儿脑、前列腺、骨骼肌、胸腺
SLCO6A1	OATP6A1	睾丸高表达，脾、脑、胎脑、胎盘表达较低
SLC22A1	OCT1	肝（细胞基底膜）高表达，肺（上皮细胞顶膜）、心脏、骨骼肌、肾、脑、胎盘表达较弱
SLC22A2	OCT2	肾（远曲小管管腔膜）、大脑皮层、海马的锥体细胞以、肺（上皮细胞顶膜）
SLC22A3	OCT3	肝（细胞基底膜）、胎盘（滋养层细胞基底膜）、肾（基底膜）、骨骼肌高表达，肺（上皮细胞顶膜）、心脏、脑、肠（上皮细胞顶膜）表达较弱
SLC22A4	OCTN1	成人肾（细胞顶膜）、肺（上皮细胞顶膜）、骨髓高表达，骨骼肌、前列腺、胰腺、胎盘、心脏、子宫、脾、肠（上皮细胞顶膜）、脊髓弱表达；胎儿肝、肾、肺（上皮细胞顶膜）
SLC22A5	OCTN2	心脏、胎盘（滋养层细胞顶膜）、骨骼肌、肾（近曲小管顶膜）、胰腺高表达，其次脑、支气管（上皮细胞顶膜）、肝
SLC22A16	CT2	附睾支持细胞和上皮细胞、肝、造血细胞、部分癌细胞系
SLC22A6	OAT1	肾（近曲小管基底膜）高表达，其次骨骼肌（质膜）、脉络丛（顶膜）、胎盘
SLC22A7	OAT2	肝（细胞基底膜）表达最高，肾（基底膜）表达较低
SLC22A8	OAT3	肾（近曲小管基底膜）表达最高，脑、肾上腺低表达
SLC22A11	OAT4	肾（近曲小管基底膜）、胎盘（滋养层细胞基底膜）、肾上腺
SLC22A10	OAT5	知之甚少，Northern印迹显示肝中有表达
SLC22A9	OAT7	肝细胞（基底膜）
	OAT10	肾表达最高，其次脑、心脏、小肠、结肠
SLC22A12	URAT1（RST）	肾（近曲小管顶膜）、血管平滑肌细胞

表 10　膜转运蛋白一览表

I　ATP-binding cassette（ABC）transporter superfamily

ABCA subfamily：ABCA1（CERP，ABC1），ABCA2/ABC2，ABCA3/ABC3，ABCA4/ABCR，ABCA5，ABCA6，ABCA7，ABCA8，ABCA9，ABCA10，ABCA12，ABCA13

ABCB subfamily：MDR1（ABCB1，PGP1），TAP1/ABCB2，TAP2/ABCB3，MDR3（PGY3，ABCB4），ABCB5，MTABC3/ABCB6，ABC7/ABCB7，MABC1/ABCB8，TAPL/ABCB9，MTABC2/ABCB10，BSEP（ABC16，ABCB11）

ABCC subfamily：MRP1/ABCC1，MRP2/ABCC2，MRP3/ABCC3，MRP4/ABCC4，MRP5/ABCC5，MRP6/ABCC6，ABCC7，SUR1/ABCC8，SUR2/ABCC9，MRP7/ABCC10，MRP8/ABCC11，MRP9/ABCC12

ABCD subfamily of peroxisomal ABC transporters：ALDP/ABCD1，ALDR/ABCD2，PMP70/ABCD3

ABCE subfamily：ABCE1

ABCF subfamily：ABCF1，ABCF2，ABCF3

ABCG subfamily：ABCG1/ABC8，ABCG2（BCRP，ABCP），ABCG4，ABCG5，ABCG8

Ⅱ F-type and V-type ATPases

F-type ATPase：F-type ATPase δ subunit，ε subunit，A subunit，B subunit，C subunit，D subunit，E subunit，F2 subunit，F6 subunit，G2 subunit，8 subunit

V-type ATPase：V-type ATPase V_1 motor A subunit，V_1 motor B1 subunit，V_1 motor B2 subunit，V_1 motor C1 subunit，V_1 motor C2 subunit，V_1 motor D subunit，V_1 motor E1 subunit，V_1 motor E2 subunit，V_1 motor F subunit，V_1 motor G1 subunit，V_1 motor G2 subunit，V_1 motor G3 subunit，V_1 motor H subunit，V_0 motor a1 subunit，V_0 motor a2 subunit，V_0 motor a3 subunit，V_0 motor a4 subunit，V_0 motor b subunit，V_0 motor c subunit，V_0 motor d1 subunit，V_0 motor d2 subunit，V_0 motor e1 subunit，V_0 motor e2 subunit

Ⅲ P-type ATPases

P1B P-type ATPases：Cu^+-ATPases（ATP7A，ATP7B）

P2A P-type ATPases：Ca^{2+}-ATPases（SERCA1，SERCA2，SERCA3）

P2B P-type ATPases：Ca^{2+}-ATPases（PMCA1，PMCA2，PMCA3，PMCA4，SPCA1，SPCA2，synaptic vesicle glycoprotein 2A / SLC22B1，neuroplastin，PDZ domain containing 11，erythrocyte membrane protein band 4.1）

P2C P-type ATPases：Na^+/K^+-ATPases，H^+/K^+-ATPases

P4 P-type ATPases：Phospholipid-transporting ATPases（ATP8A1，ATP8A2，ATP8B1，ATP8B2，ATP8B3，ATP8B4，ATP9A，ATP9B，ATP10A，ATP10B，ATP10D，ATP11A，ATP11B，ATP11C，transmembrane protein 30A）

P5 P-type ATPases：Mn^{2+}-ATPases（ATPase 13A1，ATPase cation transporting 13A2，ATPase 13A3，ATPase 13A4，ATPase 13A5）

Ⅳ SLC superfamily of solute carriers

SLC1 family of amino acid transporters

 Glutamate transporter subfamily：EAAT1/SLC1A3，EAAT2/SLC1A2，EAAT3/SLC1A1，EAAT4/SLC1A6，EAAT5/SLC1A7

 Alanine/serine/cysteine transporter subfamily：ASCT1/SLC1A4，ASCT2/SLC1A5

SLC2 family of hexose and sugar alcohol transporters

 Class Ⅰ transporters：GLUT1/SLC2A1，GLUT2/SLC2A2，GLUT3/SLC2A3，GLUT4/SLC2A4，GLUT14/SLC2A14

 Class Ⅱ transporters：GLUT5/SLC2A5，GLUT6/SLC2A6，GLUT7/SLC2A7，GLUT8/SLC2A8，GLUT9/SLC2A9，GLUT10/SLC2A10，GLUT11/SLC2A11，GLUT12/SLC2A12

 Proton-coupled inositol transporter：HMIT（Proton *myo*-inositol cotransporter/SLC2A13）

SLC3 family of heteromeric amino acid transporters（HATs）：rBAT/SLC3A1，4F2hc/SLC3A2

SLC4 family of bicarbonate transporters

 Anion exchangers：AE1/SLC4A1，AE2/SLC4A2，AE3/SLC4A3，AE4/SLC4A9

 Sodium-dependent HCO_3^- transporters：NBCe1/SLC4A4，NBCe2/SLC4A5，NBCn1/SLC4A7，NBCn2/SLC4A10，NDCBE（NBCBE/SLC4A8），BTR1（NaBC1/SLC4A11）

SLC5 family of sodium-dependent glucose transporters

 Hexose transporter family：SGLT1/SLC5A1，SGLT2/SLC5A2，SGLT3/SLC5A4，SGLT4/SLC5A9，SGLT5/SLC5A10

 Choline transporter：CHT/SLC5A7

 Sodium iodide symporter，sodium-dependent multivitamin transporter and sodium-coupled monocarboxylate transporters：NIS/SLC5A5，SMVT/SLC5A6，SMCT1/SLC5A8，SMCT2/SLC5A12

 Sodium *myo*-inositol cotransporter transporters：SMIT1（SMIT/SLC5A3），SMIT2（SGLT6/SLC5A11）

SLC6 neurotransmitter transporter family

 Monoamine transporter subfamily：NET/SLC6A2，DAT/SLC6A3，SERT/SLC6A4

 GABA transporter subfamily：GAT1/SLC6A1，GAT2/SLC6A13，GAT3/SLC6A11，BGT1/SLC6A12，TauT/SLC6A6，CT1/SLC6A8

 Glycine transporter subfamily：GlyT1/SLC6A9，GlyT2/SLC6A5，$ATB^{0,+}$/SLC6A14，PROT/SLC6A7

 Neutral amino acid transporter subfamily：B^0AT1/SLC6A19，B^0AT2/SLC6A15，B^0AT3/SLC6A18，NTT5/SLC6A16，NTT4/SLC6A17，SIT1/SLC6A20

SLC7 family of heteromeric amino acid transporters（HATs）：CAT1/SLC7A1，CAT2/SLC7A2，CAT3/SLC7A3，CAT4/SLC7A4，LAT1/SLC7A5，y＋LAT2/SLC7A6，y＋LAT1/SLC7A7，LAT2/SLC7A8，$b^{0,+}$AT/SLC7A9，Asc-1/SLC7A10，xCT/SLC7A11，AGT1/SLC7A13，SLC7A14

SLC8 family of sodium/calcium exchangers：NCX1/SLC8A1，NCX2/SLC8A，NCX3/SLC8A3

SLC9 family of sodium/hydrogen exchangers：NHE1/SLC9A1，NHE2/SLC9A2，NHE3/SLC9A3，NHE4/SLC9A4，NHE5/SLC9A5，NHE6/SLC9A6，NHE7/SLC9A7，NHE8/SLC9A8，NHE9/SLC9A9，NHA1/SLC9B1，NHA2/SLC9B2，Sperm-NHE/SLC9C1，NHE11/SLC9C2

SLC10 family of sodium-bile acid co-transporters：NTCP/SLC10A1，ASBT/SLC10A2，P3/SLC10A3，P4/SLC10A4，P5/SLC10A5，SOAT/SLC10A6，P7/SLC10A7

SLC11 family of proton-coupled metal ion transporters：NRAMP1/SLC11A1，DMT1/SLC11A2

SLC12 family of cation-coupled chloride transporters：NKCC2/SLC12A1，NKCC1/SLC12A2，NCC/SLC12A3，KCC1/SLC12A4，KCC2/SLC12A5，KCC3/SLC12A6，KCC4/SLC12A7，CCC9/SLC12A8，CCC6/SLC12A9

SLC13 family of sodium-dependent sulphate/carboxylate transporters：NaS1/SLC13A1，NaC1/SLC13A2，NaC3/SLC13A3，NaS2/SLC13A4，NaC2/SLC13A5

SLC14 family of facilitative urea transporters：UT-B/SLC14A1，UT-A/SLC14A2

SLC15 family of peptide transporters：PEPT1/SLC15A1，PEPT2/SLC15A2，PHT2/SLC15A3，PHT1/SLC15A4

SLC16 family of monocarboxylate transporters：MCT1/SLC16A1，MCT2/SLC16A7，MCT3/SLC16A8，MCT4/SLC16A3，MCT5/SLC16A4，MCT6/SLC16A5，MCT7/SLC16A6，MCT8/SLC16A2，MCT9/SLC16A9，TAT1/SLC16A10，MCT11/SLC16A11，MCT12/SLC16A12，MCT13/SLC16A13，MCT14/SLC16A14

SLC17 phosphate and organic anion transporter family

    Type I sodium-phosphate co-transporters：NPT1/SLC17A1，NPT3/SLC17A2，NPT4/SLC17A3，Sodium-phosphate cotransporter homolog/SLC17A4

    Sialic acid transporter：AST/SLC17A5

    Vesicular glutamate transporters (VGLUTs)：VGLUT1/SLC17A7，VGLUT2/SLC17A6，VGLUT3/SLC17A8

    Vesicular nucleotide transporter：VNUT/SLC17A9

SLC18 family of vesicular amine transporters：VMAT1/SLC18A1，VMAT2/SLC18A2，VAChT/SLC18A3，VPAT/SLC18B1

SLC19 family of vitamin transporters：VMAT1/SLC18A1，VMAT2/SLC18A2，VAChT/SLC18A3，VPAT/SLC18B1

SLC20 family of sodium-dependent phosphate transporters：PiT1/SLC20A1，PiT2/SLC20A2

SLC22 family of organic cation and anion transporters (SLC22A superfamily)

    Organic cation transporters (OCT)：OCT1/SLC22A1，OCT2/SLC22A2，OCT3/SLC22A3

    Organic zwitterions/cation transporters (OCTN)：OCTN1/SLC22A4，OCTN2/SLC22A5，CT2/SLC22A16

    Organic anion transporters (OATs)：OAT1/SLC22A6，OAT2/SLC22A7，OAT3/SLC22A8，Organic anion transporter 4/SLC22A11，OAT5/SLC22A10，OAT4/SLC22A9

    Urate transporter：URAT1/SLC22A12

    Orphan or poorly characterized SLC22 family members：ORCTL3/SLC22A13，ORCTL4/SLC22A14，FLIPT1/SLC22A15，BOIT/SLC22A17，ORCTL2/SLC22A18，OAT6/SLC22A20，SLC22A23，SLC22A24，UST6/SLC22A25，solute carrier family 22 member 31/SLC22A31

    Atypical SLC22B subfamily：synaptic vesicle glycoprotein 2A/SLC22B1

SLC23 family of ascorbic acid transporters：SVCT1/SLC23A1，SVCT2/SLC23A2，SVCT3/SLC23A3，SNBT1/SLC23A4

SLC24 family of sodium/potassium/calcium exchangers：NKCX1/SLC24A1，NKCX2/SLC24A2，NKCX3/SLC24A3，NKCX4/SLC24A4，NKCX5/SLC24A5，NKCX6/SLC24A6

SLC25 family of mitochondrial transporters

    Mitochondrial di-and tri-carboxylic acid transporter subfamily：CIC/SLC25A1，DIC/SLC25A10，OGC/SLC25A11，ODC/SLC25A21，SLC25A34，SLC25A35

    Mitochondrial amino acid transporter subfamily：solute carrier family 25 member 47/SLC25A47，solute carrier family 25 member 48/SLC25A48，AGC1/SLC25A12，AGC2/SLC25A13，GC2/SLC25A18，GC1/SLC25A22，ORC2/SLC25A2，ORC1/SLC25A15，CAC/SLC25A20，ORNT3/SLC25A29，SLC25A38，CGI-69/SLC25A39，MCFP/SLC25A40，SLC25A44，SLC25A45

    Mitochondrial phosphate transporters：PHC/SLC25A3

    Mitochondrial nucleotide transporter subfamily：ANT1/SLC25A4，ANT2/SLC25A5，ANT3/SLC25A6，ANT4/SLC25A31，GDC/SLC25A16，PMP34/SLC25A17，DNC/SLC25A19，SAMC1/SLC25A26，SLC25A42，APC1/SLC25A24，APC2/SLC25A23，APC3/SLC25A25，MFTC/SLC25A32，PNC1/SLC25A33，PNC2/SLC25A36，SCaMC-3L/SLC25A41，SLC25A43

Mitochondrial uncoupling proteins：UCP1/SLC25A7，UCP2/SLC25A8，UCP3/SLC25A9，UCP4/SLC25A27，UCP5/SLC25A14，KMCP1/SLC25A30

Miscellaneous SLC25 mitochondrial transporters：mitochondrial carrier 1/SLC25A49，mitochondrial carrier 2/SLC25A50，solute carrier family 25 member 51/SLC25A51，solute carrier family 25 member 52/SLC25A52，solute carrier family 25 member 53/SLC25A53，Mitoferrin2/SLC25A28，Mitoferrin1/SLC25A37，SLC25A46

SLC26 family of anion exchangers

Selective sulphate transporters：Sat-1/SLC26A1，DTDST/SLC26A2

Chloride/bicarbonate exchangers：DRA/SLC26A3，Pendrin/SLC26A4，PAT-1/SLC26A6

Anion channels：SLC26A7，SLC26A9

Other SLC26 anion exchangers：Prestin/SLC26A5，Tat1/SLC26A8，SLC26A10，KBAT/SLC26A11

SLC27 family of fatty acid transporters：ATP1/SLC27A1，FATP2/SLC27A2，FATP3/SLC27A3，FATP4/SLC27A4，FATP5/SLC27A5，FATP6/SLC27A6

SLC28 family of nucleoside transporters：CNT11/SLC28A1，CNT2/SLC28A2，CNT3/SLC28A3

SLC29 family of nucleoside transporters：ENT1/SLC29A1，ENT2/SLC29A2，ENT3/SLC29A3，PMAT/SLC29A4

SLC30 zinc transporter family：ZnT1/SLC30A1，ZnT2/SLC30A2，ZnT3/SLC30A3，ZnT4/SLC30A4，ZnT5/SLC30A5，ZnT6/SLC30A6，ZnT7/SLC30A7，ZnT8/SLC30A8，ZnT9/SLC30A9，ZnT10/SLC30A10

SLC31 family of copper transporters：CTR1/SLC31A1，CTR2/SLC31A2

SLC32 vesicular inhibitory amino acid transporter：VIAAT/SLC32A1

SLC33 acetylCoA transporter：ACATN1/SLC33A1

SLC34 family of sodium phosphate co-transporters：NaPi-Ⅱa/SLC34A1，NaPi-Ⅱb/SLC34A2，NaPi-Ⅱc/SLC34A3

SLC35 family of nucleotide sugar transporters：CMP-sialic acid transporter/SLC35A1，UDP-galactose transporter/SLC35A2，UDP-N-acetylglucosamine transporter/SLC35A3，MGC2541/SLC35A4，FLJ11130/SLC35A5，UGTREL1/SLC35B1，PAPS transporter 1/SLC35B2，PAPS transporter 2/SLC35B3，YEA/SLC35B4，GDP-Fucose transporter/SLC35C1，OVCOV1/SLC35C2，UDP-glucuronic acid/UDP-N-acetylgalactosamine dual transporter/SLC35D1，HFRC1/SLC35D2，FRCL1/SLC35D3，solute carrier family 35 member E1/SLC35E1，solute carrier family 35 member E2A/SLC35E2A，solute carrier family 35 member E2B/SLC35E2B，solute carrier family 35 member E3/SLC35E3，solute carrier family 35 member E4/SLC35E4，solute carrier family 35 member F1/SLC35F1，solute carrier family 35 member F2/SLC35F2，solute carrier family 35 member F3/SLC35F3，solute carrier family 35 member F4/SLC35F4，solute carrier family 35 member F5/SLC35F5，solute carrier family 35 member F6/SLC35F6，solute carrier family 35 member G1/SLC35G1，solute carrier family 35 member G2/SLC35G2，solute carrier family 35 member G3/SLC35G3，solute carrier family 35 member G4/SLC35G4，solute carrier family 35 member G5/SLC35G5，solute carrier family 35 member G6/SLC35G6

SLC36 family of proton-coupled amino acid transporters：PAT1/SLC36A1，PAT2/SLC36A2，PAT3/SLC36A3，PAT4/SLC36A4

SLC37 family of phosphosugar/phosphate exchangers：SPX1/SLC37A1，SPX2/SLC37A2，SPX3/SLC37A3，SPX4/SLC37A4

SLC38 family of sodium-dependent neutral amino acid transporters

System A-like transporters：SNAT1/SLC38A1，SNAT2/SLC38A2，SNAT4/SLC38A4

System N-like transporters：SNAT3/SLC38A3，SNAT5/SLC38A5

Orphan SLC38 transporters：SNAT6SLC38A6，SNAT7/SLC38A7，Putative sodium-coupled neutral amino acid transporter 8/SLC38A8，Putative sodium-coupled neutral amino acid transporter 9/SLC38A9，PP1744/SLC38A10，AVT2/SLC38A11

SLC39 family of metal ion transporters：ZIP1/SLC39A1，ZIP2/SLC39A2，ZIP3/SLC39A3，ZIP4/SLC39A4，ZIP5/SLC39A5，ZIP6/SLC39A6，ZIP7/SLC39A7，ZIP8/SLC39A8，ZIP9/SLC39A9，ZIP10/SLC39A10，ZIP11/SLC39A11，ZIP12/SLC39A12，ZIP13/SLC39A13，ZIP14/SLC39A14

SLC40 iron transporter：IREG1/SLC40A

SLC41 family of divalent cation transporters：MgtE/SLC41A1，Solute carrier family 41 member 2/SLC41A2，Solute carrier family 41 member 3/SLC41A3

SLC42 family of Rhesus glycoprotein ammonium transporters：RhAG/SLC42A1，RhBG/SLC42A2，RhCG/SLC42A3

SLC43 family of large neutral amino acid transporters：LAT3/SLC43A1，LAT4/SLC43A2，EEG1/SLC43A3

SLC44 choline transporter-like family：CTL1/SLC44A1，CTL2/SLC44A2，CTL3/SLC44A3，CTL4/SLC44A4，CTL5/SLC44A5

SLC45 family of putative sugar transporters：Proton-associated sugar transporter A/SLC45A1，Membrane-associated transporter protein/SLC45A2，Solute carrier family 45 member 3/SLC45A3，Solute carrier family 45 member 4/SLC45A4

SLC46 family of folate transporters：PCFT/SLC46A1，TSCOT/SLC46A2，SLC46A3

SLC47 family of multidrug and toxin extrusion transporters：PCFT/SLC46A1，TSCOT/SLC46A2，SLC46A3

SLC48 heme transporter：HRG1/SLC48A1

SLC49 family of FLVCR-related heme transporters：FLVCR1/SLC49A1，FLVCR2/SLC49A2，MFSD7/SLC49A3，DIRC2/SLC49A4

SLC50 sugar transporter：RAG1AP1/SLC50A1

SLC51 family of steroid-derived molecule transporters：OSTα/SLC51A1，OSTβ/SLC51B

SLC52 family of riboflavin transporters：RFVT1/SLC52A1，RFVT2/SLC52A2，RFVT3/SLC52A3

SLC53 Phosphate carriers：xenotropic and polytropic retrovirus receptor 1/SLC53A1

SLC54 Mitochondrial pyruvate carriers：mitochondrial pyruvate carrier 1/SLC54A1，mitochondrial pyruvate carrier 2/SLC54A2，mitochondrial pyruvate carrier 1 like/SLC54A3

SLC55 Mitochondrial cation/proton exchangers：leucine zipper and EF-hand containing transmembrane protein 1/SLC55A1，leucine zipper and EF-hand containing transmembrane protein 2/SLC55A2，LETM1 domain containing 1/SLC55A3

SLC56 Sideroflexins：sideroflexin 1/SLC56A1，sideroflexin 2/SLC56A2，sideroflexin 3/SLC56A3，sideroflexin 4/SLC56A4，sideroflexin 5/SLC56A5

SLC57 NiPA-like magnesium transporter family：magnesium transporter 1/SLC58A1，tumor suppressor candidate 3/SLC58A2

SLC58 MagT-like magnesium transporter family：magnesium transporter 1/SLC58A1，tumor suppressor candidate 3/SLC58A2

SLC59 Sodium-dependent lysophosphatidylcholine symporter family：major facilitator superfamily domain containing 2A/SLC59A1，major facilitator superfamily domain containing 2B/SLC59A2

SLC60 Glucose transporters：major facilitator superfamily domain containing 4A/SLC60A1，major facilitator superfamily domain containing 4B/SLC60A2

SLC61 Molybdate transporter family：major facilitator superfamily domain containing 5/SLC61A1

SLC62 Pyrophosphate transporters：ANKH inorganic pyrophosphate transport regulator/SLC62A1

SLC63 Sphingosine phosphate transporters：sphingolipid transporter 1 (putative) /SLC63A1，sphingolipid transporter 2/SLC63A2，sphingolipid transporter 3 (putative) /SLC63A3

SLC64 Golgi Ca^{2+}/H^+ exchangers：ransmembrane protein 165/SLC64A1

SLC65 NPC-type cholesterol transporters：NPC intracellular cholesterol transporter 1/SLC65A1，NPC1 like intracellular cholesterol transporter 1/SLC65A2

SLC66 Lysosomal amino acid transporters：SLC66A1，SLC66A2，SLC66A3，SLC66A4，SLC66A5

SLCO (SLC21A) family of organic anion transporting polypeptides (OATPs)：OATP1A2/SLCO1A2，OATP1B1/SLCO1B1，OATP1B3/SLCO1B3，OATP1C1/SLCO1C1，OATP2A1/SLCO2A1，OATP2B1/SLCO2B1，OATP3A1/SLCO3A1，OATP4A1/SLCO4A1，OATP4C1/SLCO4C1，OATP5A1/SLCO5A1，OATP6A1/SLCO6A1 (Vasiliou et al，2009；Langmann et al，2003)

表 11 人 OATP 1～4 家族成员的底物

OATP1

OATP1A2：Acebutolol，APD-ajmalinium，Atenolol，Atrasentan，Bamet-R2，Bamet-UD2，Bilirubin，BQ-123，Bromosulphophthalein，Celiprolol，Chlorambucil-taurocholate，Cholate，Ciprofloxacin，CRC220，Darunavir，Dehydroepiandrosterone-3-sulphate (7)，Deltorphin Ⅱ，[D-penicillamine2, 5] enkephalin，Enoxacin，Epicatechin gallate (10)，Epigallocatechin gallate，Erythromycin，Estradiol-17β-glucuronide，Estrone-3-sulphate，Fexofenadine (6)，Gatifloxacin，Gd-B20790，Glycocholate，Hydroxyurea，Imatinib，Labetalol，Levofloxacin，Lomefloxacin，Lopinavir，Methotrexate，Microcystin，N-methylquinidine，N-methylquinine (5)，Nadolol，Norfloxacin，Ouabain，Pitavastatin (3)，PGE2，Reverse triiodothyronine (rT3)，Rocuronium，Rosuvastatin (3)，Saquinavir，Sotalol，Talinolol，Taurocholate，Taurochenodeoxycholate，Tauroursodeoxycholate，Thyroxine (T4) (8)，Tebipenem pivoxil，TR-14035，Triiodothyronine (T3) (7)，Unoprostone metabolite。

OATP1B1：ACU154，Arsenic（arsenite，arsenate），Atorvastatin（10），Atrasentan，Bamet-R2（10），Bamet-UD2（10），Benzylpenicillin，BDE47（0.31），BDE99（0.91），BDE153（1.91），Bilirubin（0.01），Bisglucuronosyl bilirubin（0.3），BNP1350，Bosentan，BQ-123，Bromosulphophthalein（0.1～0.3），Caspofungin，Cefazolin，Cefditoren，Cefoperazone，Cerivastatin（4），CDCA-NBD（1.5），Cholate（11），Cholyl-glycylamido-fluorescein（CGamF）（7.9），［D-Ala2，D-Leu5］enkephalin，Darunavir，Dehydroepiandrosterone-3-sulphate，Demethylphalloin，［D-penicillamine2，5］enkephalin，Eltrombopag，Enalapril，Estradiol-17β-glucuronide（4），Estrone-3-sulphate（0.5），Ezetimibe glucuronide，Fluorescein，Fluorescein methotrexate（3.8），Fluvastatin（1.4～3.5），Gimatecan，Glycocholate，Glycoursodeoxycholate，Hydroxyurea，Leukotriene C4，Leukotriene E4，Lopinavir，Mesalazine，Methotrexate，Microcystein（7），Monoglyucuronosyl bilirubin（0.1），Mycophenolic acid-7-O-glucuronide，Nafcillin（1，110），Olmesartan，Phalloidin，Pitavastatin（3～4），Pravastatin，PG E2，Rifampicin（2～13），Ro 48-5033，Rosuvastatin（9），S-8921G（1.93），Saquinavir，Simvastatin acid，SN-38，Taurocholate（10～34），Tauroursodeoxycholate（7.5），Temocapril，Thromboxane B2，Thyroxine（T4）（3），Torasemide（6.2），TR-14035（7.5），Triiodothyronine（T3）（3），Troglitazone sulphate，Valsartan（1.4）。

OATP1B3：Amanitin（4），Atrasentan，Benzylpenicillin（Penicillin G），BDE47（0.41），BDE99（0.70），BDE153（1.66），Bilirubin（0.04），Bosentan，BQ-123，Bromosulphophthalein（0.4～6），Cefadroxil，Cefazolin，Cefditoren，Cefmetazole，Cefoperazone，Cephalexin，CDCA-NBD（0.5），Cholate，Cholecystokinin octapeptide（CCK-8）（4～11），Cholyl-glycylamido-fluorescein（CGamF）（2.2），Dehydroepiandrosterone-3-sulphate，Deltorphin Ⅱ，Demethylphalloin（8），Diclofenac，Digoxin，Docetaxel，［D-penicillamine2，5］enkephalin，Enalapril，Epicatechin gallate，Epigallocatechin gallate，Erythromycin，Estradiol-17β-glucuronide（5～25），Estrone-3-sulphate，Fexofenadine，Fluorescein，Fluorescein methotrexate（7.9），Fluo-3，pentoammonium salt（6.8），Flutax-2，Fluvastatin（7），Glutathione，Glycocholate，Glycoursodeoxycholate，Hydroxyurea，Imatinib，Leukotriene C4，Mesalazine，Methotrexate，Microcystin（1.2～9），Monoglyucuronosyl bilirubin（0.5），Mycophenolic acid-7-O-glucuronide，Nafcillin，Olmesartan，Ouabain，Paclitaxel（7），Phalloidin（8），Pitavastatin（3～4），Rifampicin（2），Ro 48-5033，Rosuvastatin（10），S-8921G（1.88），Saquinavir，Taurocholate，Taurochenodeoxycholate，Taurodeoxycholate，Tauroursodeoxycholate，Telmisartan（1），Thyroxine（T4），TR-14035（5.3），Triiodothyronine（T3）（6），Valsartan。

OATP1C1：Bromosulphophthalein，Estradiol-17β-glucuronide，Estrone-3-sulphate，Thyroxine（T4）（0.09），Triiodothyronine（T3），Reverse triiodothyronine（rT3）（0.128），Thyroxine sulphate（T4S）。

OATP2

OATP2A1：Latanoprost acid（5.4），PGH2（0.4），PGE1（0.07），PGE2（0.09），PGF2α（0.1），Thromboxane B2（0.4）。

OATP2B1：Aliskiren，Atorvastatin（0.2），Benzylpenicillin，BDE47（0.81），BDE99（0.87），BDE153（0.65），Bosentan，Bromosulphophthalein（0.7），CP-671，305（4），Dehydroepiandrosterone-3-sulphate（9），Eltrombopag，Estrone-3-sulphate（5～21），Ezetimibe glucuronide，Fexofenadine，Fluvastatin（0.7），Glibenclamide（6），Latanoprost acid，M17055（4.5），Mesalazine，Montelukast，Pravastatin（2），Pitavastatin（1.2），Pregnenolone sulphate，PGE2，Rosuvastatin（2），Talinolol，Taurocholate，Tebipenem pivoxil，Thyroxine（T4）（0.77），Unoprostone metabolite。

OATP 3

OATP3A1_v1：Benzylpenicillin，BQ-123，Deltorphin，Estrone-3-sulphate，PGE1（0.05～0.1），PGE2（0.06～0.2），PGF2α，Thyroxine（T4），Vasopressin。

OATP3A1_v2：Arachidonic acid，BQ-123，PGE1（0.2），PGE2（0.4），Thyroxine（T4），Vasopressin。

OATP 4

OATP4A1：Benzylpenicillin，Estradiol-17β-glucuronide，Estrone-3-sulphate，Thyroxine（T4），PGE2，Triiodothyronine（T3）（1），Reverse triiodothyronine（rT3），Taurocholate，Unoprostone metabolite。

OATP4C1：cAMP，Digoxin（8），Estrone-3-sulphate，Methotrexate，Ouabain（0.4），Sitagliptin，Thyroxine（T4），Triiodothyronine（T3）（6）。

注：括号内的数字表示表观亲和力 Km（μM）。

主要参考文献

Alexander SPH, et al, 2015. The Concise Guide to PHARMACOLOGY 2015/16：Overview. *Br J Pharmacol*，172（24）：5729-5743

Alexander SPH，Kelly E，Marrion N，Peters JA，Benson HE，Faccenda E，et al. The Concise Guide to PHARMACOLOGY 2015/16：Transporters. *Br J Pharmacol*，2015，172（24）：6110-6202

Dean M，Hamon Y，Chimini G. The human ATP-binding cassette（ABC）transporter superfamily. *J Lipid Res*，2001a，42：1007-1017.

Dean M，Rzhetsky A，Allikmets R. The human ATP-binding cassette（ABC）transporter superfamily. *Genome Res*，2001b，11：1156-1166.

He L，Vasiliou K，Nebert DW. Analysis and update of the human solute carrier（*SLC*）gene superfamily. *Hum Genomics*，2009，3（2）：195-206. doi：10.1186/1479-7364-3-2-195

Kalliokoski A，Niemi M. Impact of OATP transporters on pharmacokinetics. *Br J Pharmacol*，2009，158：693-705

Kerr ID，Haider AJ，Gelissen IC. The ABCG family of membrane-associated transporters：you don't have to be big to be mighty. *Br J Pharmacol*，2011，164：1767-1779. https://doi.org/10.1111/j.1476-5381.2010.01177.x

Langmann T，Mauerer R，Zahn A，Moehle C，Probst M，Stremmel W，et al. Real-time reverse transcription-PCR expression profiling of the complete human ATP-binding cassette transporter superfamily in various tissues. *Clin Chem*，2003，49：230-238.

Roth M，Obaidat A，Hagenbuch B. OATPs，OATs and OCTs：the organic anion and cation transporters of the *SLCO* and *SLC22A* gene superfamilies. *Br J Pharmacol*，2012，165：1260-1287，https://doi.org/10.1111/j.1476-5381.2011.01724.x

Vasiliou V，Vasiliou K，Nebert DW. Human ATP-binding cassette（ABC）transporter family. *Hum Genomics*，2009，3（3）：281-290

Reid G，Wolff NA，Dautzenberg FM，Burckhardt G. Cloning of a human renal p-aminohippurate transporter，hROAT1. *Kidney Blood Press Res*，1998，21：233-237

Hosoyamada M，Sekine T，Kanai Y，Endou H. Molecular cloning and functional expression of a multispecific organic anion transporter from human kidney. *Am J Physiol*，1999，276：F122-F128

Burckhardt G，Burckhardt BC. *In vitro* and *in vivo* evidence of the importance of organic anion transporters（OATs）in drug therapy. *Handb Exp Pharmacol*，2011，201：29-104

VanWert AL，Gionfriddo MR，Sweet DH. Organic anion transporters：discovery，pharmacology，regulation and roles in pathophysiology. *Biopharm Drug Dispos*，2010，31：1-71

Shin HJ，Anzai N，Enomoto A，He X，Kim K，Endou H，et al. Novel liver-specific organic anion transporter OAT7 that operates the exchange of sulfate conjugates for short chain fatty acid butyrate. *Hepatology*，2007，45：1046-1055

Nies AT，Koepsell H，Damme K，Schwab M. Organic cation transporters（OCTs，MATEs），*in vitro* and *in vivo* evidence for the importance in drug therapy. *Handb Exp Pharmacol*，2011，201：105-167

Gonzalez FJ，Coughtrie M，Tukey RH. Drug metabolism. In：*Goodman & Gilman's The pharmacological basis of therapeutics*，*12th ed*. Brunton LL（editor），McGraw-Hill Co，Inc，New York，2011：123-143

Hayes JD，Flanagan JU，Jowsey IR. Glutathione transferases. *Annu Rev Pharmacol Toxicol*，2005，45：51-88

附录二 缩略语英汉对照

5-HT（5-hydroxytryptamine，serotonin）：5-羟色胺（血清素）

ABC（ATP binding cassette）：三磷酸腺苷结合盒

ACE（angiotensin-converting enzyme）：血管紧张素转化酶

ACEIs（angiotensin-converting enzyme inhibitors）：血管紧张素转化酶抑制剂

ACTH（adrenocorticotropic hormone）：促皮质素（促肾上腺皮质激素）

ADH（antidiuretic hormone，vasopressin）：抗利尿激素（加压素，血管加压素，精氨酸加压素）

AIDS（acquired immunodeficiency syndrome）：获得性免疫缺陷综合征（艾滋病）

Ang Ⅱ（angiotensin Ⅱ）：血管紧张素Ⅱ

ANS（autonomic nervous system，vegetative nervous system，visceral nervous system）：自主神经系统（植物神经系统，内脏神经系统）

APD（action potential duration）：动作电位时程

APTT（activated partial thromboplastin time）：活化部分凝血活酶时间

AR（androgen receptor）：雄激素型受体

ARBs（angiotensin Ⅱ receptor blockers or antagonists）：血管紧张素Ⅱ受体拮抗剂

AT_1 receptor（angiotensin Ⅱ type 1 receptor）：血管紧张素$Ⅱ_1$型受体

ATP（adenosine triphosphate）：三磷酸腺苷

AUC（area under concentration-time curve；area under curve）：（药－时）曲线下面积

AUC_{ss}（area under concentration-time curve at steady state）：稳态药－时曲线下面积

AUCτ（area under the plasma concentration-time curve from zero to the end of the dosing interval）：给药间隔（从上次给药后至下次给药前）期间的药时曲线下面积

AUMC（area under moment curve）：一阶矩曲线下面积

BBB（blood-brain barrier）：血脑屏障

BCR-ABL（breakpoint cluster region-Abelson leukemia virus）：艾贝尔森白血病病毒－断点簇集区

BCRP（*ABCG2*，breast cancer resistance protein）：乳腺癌耐药蛋白

BCSFB（blood-cerebrospinal fluid barrier）：血脑脊液屏障

BPB（blood-placenta barrier）：血胎盘屏障

BSEP（*ABCB11*，bile salt export pump）：胆盐输出泵，胆盐外排泵

BTB（blood-testis barrier）：血睾丸屏障

cAMP（cyclic adenosine monophosphate）：环－磷酸腺苷

CAR（NR1I3，constitutive androstane receptor）：组成型雄烷受体

CETP（cholesteryl ester transfer protein）：胆固醇酯转运蛋白

CF（cognitive function）：认知功能

cGMP（cyclic guanosine monophosphate）：环－磷酸鸟苷

CGRP（calcitonin gene-related peptide）：降钙素基因相关肽

CHT（choline high-affinity transporter）：胆碱高亲和力转运体

CL/F（apparent clearance，CL/F）：表观清除率

CLL（chronic lymphocytic leukemia）：慢性淋巴细胞性白血病

CL_{NR}（non-renal clearance）：非肾清除率

CL_R（renal clearance）：肾清除率

C_{max}（maximum concentration，peak concentration）：峰浓度

C_{min}（C_T，minimum concentration，trough concentration）：谷浓度

CML（chronic myelogenous leukemia）：慢性髓细胞性白血病

CNS（central nervous system）：中枢神经系统

COMT（catechol-O-methyltransferase）：儿茶酚氧位甲基转移酶

COPD（chronic obstructive pulmonary disease）：慢性阻塞性肺病

COX（cyclooxygenase）：环氧酶（环氧化酶，环加氧酶）

C_{ss}（steady state plasma concentration）：稳态血浓度

$C_{ss,max}$（maximum plasma concentration at steady state，maximum plasma concentration after multiple dosing）：稳态峰浓度（稳态血药浓度峰值）

CYP（cytochrome P450）：细胞色素 P450

DDIs（drug-drug interactions）：药物相互影响

DRIs（direct renin inhibitors）：直接肾素抑制剂

DOB（delta-over-baseline）：丰度

ED_{50}（median effective dose）：半数有效量

EH（epoxide hydrolase）（环氧化物水解酶）

EGFR（epidermal growth factor receptor，HER 1）：表皮生长因子受体

EPSP（excitatory postsynaptic potential）：兴奋性突触后电位

ER（estrogen receptor）：雌激素受体

ERP（effective refractory period）：有效不应期

FDA（food and drug administration）：食品药品管理局

FGF（fibroblast growth factor）：纤维母细胞生长因子

FMO（flavin-containing monooxygenase）：含黄素加单氧酶

GABA（gamma-aminobutyric acid）：γ 氨基丁酸

GERD（gastroesophageal reflux disease）：胃食管反流病

GMLSMR（geometric least squares mean ratio）：几何最小二乘均值比

GMR（geometric mean ratio）：几何均值比

G6PD（glucose-6-phosphate dehydrogenase）：葡萄糖-6-磷酸脱氢酶

GPCRs（G protein-coupled receptors）：G 蛋白耦联受体

GR（glucocorticoid receptor）：糖皮质激素受体

GST（glutathione-S-transferase）：谷胱甘肽-S-转移酶

hetEMs（heterozygous extensive metabolizers，intermediate metabolizers，IMs）：杂合子广泛代谢型（中间代谢型）

HIV（human immunodeficiency virus）：人免疫缺陷病毒

homEMs（homozygous extensive metabolizers）：纯合子广泛代谢型（快代谢型）

hMATEs（human multidrug and toxin extrusions）：人多药毒素外排载体

HMG-CoA（3-hydoxy-3-methyl-glutaryl-coenzyme A）：3-羟-3-甲基戊二酰辅酶 A

HRT（hormone replacement therapy）：激素替代治疗

IC_{50}（half maximal inhibitory concentration）：半抑制浓度

IGF-1R（insulin-like growth factor 1 receptor）：胰岛素样生长因子-1 受体

I_{KATP}（ATP-Sensitive Potassium Current）：ATP 敏感性（外向）钾电流

INR（international normalized ratio）：国际标准化比值（国际标准化比率）

IPSP（inhibitory postsynaptic potential）：抑制性突触后电位

LD_{50}（median lethal dose）：半数致死量

LMWH（low molecular weight heparin）：低分子量肝素

LSD（lysergic acid diethylamide）：麦角酸二乙胺

LSM（least-squares mean）：最小二乘均值

LSMD（least square mean difference）：最小二乘均方差

LSMR（least square mean ratio）：最小二乘均值比

MAO（monoamine oxidase）：单胺氧化酶

MAOI（monoamine oxidase inhibitor）：单胺氧化酶抑制剂

MATEs（*SLC47A*；multidrug and toxin extrusion proteins）：多药毒素外排蛋白

MDR1（P-gp/*ABCB1*/MDR1；multidrug resistance protein1）：P-糖蛋白，多药耐药蛋白 1

MRP2（*ABCC2*，multidrug resistance-associated protein2）：多药耐药相关蛋白 2

MT（methyltransferase）：甲基转移酶

NAT（N-acetyltransferase）：N-乙酰基转移酶

NK-1（neurokinin-1）：神经激肽-1

NO（nitric oxide）：一氧化氮

NSAIDs（nonsteroidal anti-inflammatory drugs）：非甾类抗炎药

NTCP（sodium-taurocholate cotransporting polypeptide）：钠－牛磺酸共（协同）转运多肽

OAB（overactive bladder）：膀胱过度活动

OAT（*SLC22*，organic anion/zwitterion transporter）：有机阴离子/两性离子转运体

OATP（*SLCO*/*SLC21*，organic anion transporting polypeptide）：有机阴离子转运多肽

OATP1A2（OATP-A，organic anion transporting polypeptide 1A2）：有机阴离子转运多肽 1A2

OATP1B1（OATP2/OATP-C，organic anion transporting polypeptide 1B1）：有机阴离子转运多肽 1B1

OATP1B3（OATP8，organic anion transporting polypeptide 1B3）：有机阴离子转运多肽 1B3

OATP2B1（OATP-B，organic anion transporting polypeptide 2B1）：有机阴离子转运多肽 2B1

OCAT（*SLC22*，organic cation/anion/zwitterion transporter）：有机阳离子/阴离子/两性离子转运体

OCTs（*SLC22*，organic cation/zwitterion transporters）：有机阳离子/两性离子转运体（OCT1 是涉及肝摄取的转运体，OCT2 是涉及肾排泄的转运体）

OCTNs（novel organic cation transporters）：新型有机阳离子转运体

OR（odds ratios）：风险比

PAH（pulmonary arterial hypertension）：肺动脉高压

PDE（phosphodiesterase）：磷酸二酯酶

PG（prostaglandin）：前列腺素

PGI$_2$（prostacyclin）：前列环素

P-glycoprotein（MDR1/ABCB1，PGP）：P-糖蛋白

PMAT（plasma membrane monoamine transporter）：质膜单胺转运体

PNMT（phenylethanolamine-N-methyltransferase）：苯乙醇胺-N-甲基转移酶

PPAR（peroxisome proliferator activator receptor）：过氧化物酶体增殖物激活受体

PPIs（proton pump inhibitors）：质子泵抑制剂

PR（progesterone receptor）：孕激素受体（孕酮受体）

PT（prothrombin time）：血浆凝血酶原时间

PXR（NR112，pragnane X receptor）：孕烷 X 受体

RAAS（renin angiotensin aldosterone system）：肾素血管紧张素醛固酮系统

RCT（randomized controlled trials）：随机对照试验

RXR（retinoid X receptor）：维甲酸类 X 受体（视黄醇类 X 受体）

SERM（selective estrogen receptor modulator）：选择性雌激素受体调节剂

SERT（serotonin reuptake transporter）：5-羟色胺再摄取转运体

SGLT（sodium-dependent glucose cotransporter）：钠依赖性葡萄糖协同（共）转运蛋白

SIADH（syndrome of inappropriate ADH secretion）：抗利尿激素分泌紊乱（异常）综合征

SLC（solute carrier）：溶质载体（溶质转运体）

SNPs（single nucleotide polymorphisms）：单个核苷酸多态性

SRIs（serotonin reuptake inhibitors）：5-羟色胺再摄取抑制剂

SSRIs（selective serotonin reuptake inhibitors）：选择性 5-羟色胺（5-HT）再摄取抑制剂

SULT（sulfotransferase，S-transferase，ST）：硫转移酶，硫酸转移酶，磺酰基转移酶

$t_{1/2}$（half-life time，terminal elimination phase half-life）：半衰期

Tdp（*torsades de pointes*）：尖端扭转型室性心动过速

TKIs（tyrosine kinase inhibitors）：酪氨酸激酶抑制剂

t_{max}（T_{max}，time to peak concentration）：达峰时间

tNSAIDs（traditional nonsteroidal anti-inflammatory drugs）：传统非甾类抗炎药

TMP-SMZ（trimethoprim-sulfamethoxazole）：复方磺胺甲噁唑（复方新诺明）

t-PA（tissue plasminogen activator）：组织纤溶酶原激活物

UDP（uridine diphosphate）：尿（嘧啶核）苷二磷酸

UGT（UDP-glucuronosyltransferase）：尿苷二磷酸葡糖醛酰转移酶

VAMP2（vesicle-associated membrane protein 2）：囊泡相关性膜蛋白-2

VEGF（vascular endothelial growth factor）：血管内皮生长因子

VR（vasopressin receptor）：血管加压素受体（抗利尿激素受体）

中文主题索引

1,2-二溴乙烷－双硫仑① 1072
1,2-二溴乙烷－双硫醒① 1072
1,3,7-三甲基黄嘌呤－安律酮 243
1,3,7-三甲基黄嘌呤－胺碘酮 243
1,3,7-三甲基黄嘌呤－薄荷醇 246
1,3,7-三甲基黄嘌呤－薄荷脑 246
1,3,7-三甲基黄嘌呤－苯乙肼 244
1,3,7-三甲基黄嘌呤－呋拉茶碱② 244
1,3,7-三甲基黄嘌呤－甲氧咪胍① 244
1,3,7-三甲基黄嘌呤－甲氧补骨脂素② 246
1,3,7-三甲基黄嘌呤－甲氧呋豆素② 246
1,3,7-三甲基黄嘌呤－甲氧沙林② 246
1,3,7-三甲基黄嘌呤－口服避孕药② 245
1,3,7-三甲基黄嘌呤－噻苯达唑② 245
1,3,7-三甲基黄嘌呤－噻苯咪唑① 245
1,3,7-三甲基黄嘌呤－噻苯唑② 245
1,3,7-三甲基黄嘌呤－西咪替丁① 244
1,3,7-三甲基黄嘌呤－乙胺碘呋酮 243
1,4-二甲基-7-异丙基甘菊环-3-磺酸钠－苯巴比妥② 958
1,4-二甲基-7-异丙基甘菊环-3-磺酸钠－鲁米那② 958
¹³¹I－稳态碘② 709
2、3 价阳离子－氟喹诺酮类② 806
2-氨基乙磺酸－胰岛素③ 715
2-氨基乙氧基二苯基硼酸酯－顺铂② 969
2-氨基乙氧基联苯基硼酸酯－顺铂② 969
2-氨基乙氧基联苯硼酸酯－顺氯氨铂③ 969
3,3′,4′,7-五羟基黄酮－普伐他汀② 220
3,4-亚甲基二氧基甲苯丙胺－安非他酮③ 30
3,4-亚甲基二氧基甲苯丙胺－丁氨苯丙酮③ 30
3,4-亚甲基二氧基甲苯丙胺－咖啡碱① 31
3,4-亚甲基双羟去氧麻黄碱－苯乙肼① 32
3-羟酪胺－苯妥英① 256
3-羟酪胺－苯乙肼① 26
3-羟酪胺－大仑丁① 256
3-羟酪胺－二苯海因① 256
3-羟酪胺－二苯乙内酰脲① 256
3-羟酪胺－休克① 25
5-氟尿嘧啶－甲氰咪胍② 952
5-氟尿嘧啶－西咪替丁② 952
5-氟尿嘧啶－新霉素③ 952
5-羟色胺再摄取抑制剂－其他药物② 356
5-溴去氧尿苷－苄丙酮香豆素钠③ 595
5-溴去氧尿苷－华法林③ 595
6-巯基嘌呤－氨甲蝶呤① 951
6-巯基嘌呤－氨甲叶酸① 951
6-巯基嘌呤－苄丙酮香豆素钠③ 595
6-巯基嘌呤－别嘌醇① 951
6-巯基嘌呤－别嘌呤醇① 951
6-巯基嘌呤－华法林③ 595
6-巯基嘌呤－甲氨蝶呤① 951
8-甲氧补骨脂素－苯妥英① 1072
8-甲氧补骨脂素－大仑丁① 1072
8-甲氧补骨脂素－二苯乙内酰脲① 1072
8-甲氧补骨脂素－环孢菌素① 1007
8-甲氧补骨脂素－环孢霉素 A② 1007
8-甲氧补骨脂素－环孢素② 1007
AST-120－海乐神② 394
AST-120－科索亚② 99
AST-120－芦沙坦② 99
AST-120－洛沙坦② 99
AST-120－氯沙坦② 99
AST-120－三唑仑② 394
COPP－地高辛② 142
COPP－狄戈辛② 142
DFP－达拉奉② 1073
DFP－依达拉奉② 1073

H₂ 受体拮抗剂－其他药物② 665
HIV 蛋白酶抑制剂－食品① 911
HM30181－洛哌丁胺③ 685
HM30181－氯苯哌酰胺③ 685
HM30181－易蒙停③ 685
HMR 1766－苄丙酮香豆素钠② 555
HMR 1766－华法林② 555
L-半胱氨酸－更塔库铵② 451
L-色氨酸－苯乙肼② 365
L-色氨酸－氟苯哌苯醚② 365
L-色氨酸－氟苯氧丙胺② 364
L-色氨酸－氟西汀② 364
L-色氨酸－帕罗西汀② 364
MRK-1－利托那韦③ 915
M 胆碱受体阻断药－阿尔茨海默病或痴呆② 11
M 受体拮抗剂－阿尔茨海默病或痴呆② 11
N-（3-氯-1H-吲哚-7-基)-1,4-苯二磺酰胺－醋硝香豆素② 553
N-（3-氯-1H-吲哚-7-基)-1,4-苯二磺酰胺－新抗凝② 553
N-去甲麻黄碱－反苯环丙胺② 28
N-去甲麻黄碱－甲硫哒嗪② 311
N-去甲麻黄碱－咖啡碱② 28
N-去甲麻黄碱－咖啡因② 28
N-去甲麻黄碱－硫利达嗪② 311
N-去甲麻黄碱－消炎痛② 29
N-去甲麻黄碱－吲哚美辛② 29
Sotrastaurin－酮康唑① 1025
γ-羟基丁酸－托吡酯② 417
δ-氨基酮戊酸－布洛芬③ 989
δ-氨基酮戊酸－芬必得③ 989
δ-氨基酮戊酸－异丁苯丙酸③ 989
δ-氨基乙酰丙酸－布洛芬③ 989
δ-氨基乙酰丙酸－芬必得③ 989
δ-氨基乙酰丙酸－异丁苯丙酸③ 989

A

阿巴卡韦－乙醇② 885
阿苯达唑－吡喹酮② 933
阿苯达唑－环吡异喹酮② 933
阿尔茨海默病或痴呆－M 胆碱受体阻断药② 11
阿尔茨海默病或痴呆－M 受体拮抗剂② 11
阿尔曲泊帕－氟康唑② 631
阿伐曲泊帕－甲哌利福霉素① 632
阿伐曲泊帕－力复平① 632
阿伐曲泊帕－利福平① 632
阿伐曲泊帕－利米定① 632
阿伐他汀－阿利吉仑② 92
阿伐他汀－艾罗莫司② 1023
阿伐他汀－地高辛① 126
阿伐他汀－贯叶连翘② 225
阿伐他汀－甲红霉素② 223
阿伐他汀－金丝桃② 225
阿伐他汀－克拉霉素① 223
阿伐他汀－葡萄柚汁② 224
阿伐他汀－圣约翰草② 225
阿伐他汀－维拉帕米② 181
阿伐他汀－戊脉安② 181
阿伐他汀－伊曲茶碱③ 223
阿伐他汀－依维莫司② 1023
阿伐他汀－异搏定② 181
阿凡泊帕－氟康唑② 631
阿凡泊帕－甲哌利福霉素① 632
阿凡泊帕－力复平① 632
阿凡泊帕－利福平① 632
阿凡泊帕－利米定① 632
阿方那特－琥珀胆碱② 459
阿方那特－司可林② 459
阿芬太尼－红霉素② 491

阿夫唑嗪－甲红霉素① 34
阿夫唑嗪－克拉霉素① 34
阿呋唑嗪－甲红霉素① 34
阿呋唑嗪－克拉霉素① 34
阿卡波糖－普通胰岛素② 715
阿卡波糖－胰岛素② 715
阿卡波糖－正规胰岛素② 715
阿可乐定－苯乙肼① 69
阿立哌唑－帕罗西汀③ 326
阿利吉仑－阿伐他汀② 92
阿利吉仑－阿托伐他汀② 92
阿利吉仑－环孢菌素② 94
阿利吉仑－环孢霉素 A② 94
阿利吉仑－环孢素② 94
阿利吉仑－甲哌利福霉素② 93
阿利吉仑－橘汁② 95
阿利吉仑－利福平② 93
阿利吉仑－山地明② 94
阿利吉仑－伊曲康唑② 94
阿利克仑－阿伐他汀② 92
阿利克仑－阿托伐他汀② 92
阿利克仑－环孢菌素② 94
阿利克仑－环孢霉素 A② 94
阿利克仑－环孢素② 94
阿利克仑－甲哌利福霉素② 93
阿利克仑－橘汁② 95
阿利克仑－利福平② 93
阿利克仑－山地明② 94
阿利克仑－伊曲康唑② 94
阿仑膦酸钠－碳酸钙② 674
阿霉素－苯巴比妥③ 955
阿霉素－硫唑嘌呤③ 994
阿霉素－鲁米那③ 955
阿霉素－洛伐他汀② 954
阿霉素－美降脂② 954
阿霉素－美维诺林② 954
阿霉素－普萘洛尔② 954
阿霉素－泰素② 956
阿霉素－铁① 955
阿霉素－心得安② 954
阿霉素－依木兰③ 994
阿霉素－紫杉醇② 956
阿米洛利－地高辛② 136
阿米洛利－狄戈辛② 136
阿米舒必利＋RB101－吗啡② 469
阿米替林－爱道美③ 72
阿米替林－安氟醚② 438
阿米替林－奥芬那君② 348
阿米替林－地美露② 481
阿米替林－毒扁豆碱③ 348
阿米替林－杜冷丁② 481
阿米替林－恩氟烷② 438
阿米替林－呋喃唑酮③ 349
阿米替林－贯叶连翘② 350
阿米替林－甲多巴③ 72
阿米替林－甲基多巴③ 72
阿米替林－金丝桃② 350
阿米替林－可乐定② 67
阿米替林－可乐宁② 67
阿米替林－利眠宁② 348
阿米替林－痢特灵② 349
阿米替林－邻甲苯海明② 348
阿米替林－硫糖铝② 349
阿米替林－六甲蜜胺② 350
阿米替林－六甲蜜胺② 944
阿米替林－氯氮䓬② 348
阿米替林－氯压定② 67
阿米替林－麻黄碱② 28
阿米替林－麻黄素② 28
阿米替林－吗啡① 470
阿米替林－哌替啶② 481
阿米替林－圣约翰草② 350
阿米替林－双硫仑② 349
阿米替林－双硫醒③ 349
阿米替林－胃溃宁② 349
阿米替林－吸烟③ 351

阿米替林－硝基安定② 348
阿米替林－硝西泮② 348
阿米替林－依色林③ 348
阿米替林－乙醇② 425
阿米妥－倍他乐克② 54
阿米妥－反苯环丙胺② 377
阿米妥－美多心安② 54
阿米妥－美托洛尔② 54
阿密替林－爱道美③ 72
阿密替林－安氟醚② 438
阿密替林－奥芬那君② 348
阿密替林－地美露② 481
阿密替林－毒扁豆碱③ 348
阿密替林－杜冷丁② 481
阿密替林－恩氟烷② 438
阿密替林－呋喃唑酮② 349
阿密替林－贯叶连翘② 350
阿密替林－甲多巴③ 72
阿密替林－甲基多巴③ 72
阿密替林－金丝桃② 350
阿密替林－可乐定② 67
阿密替林－可乐宁② 67
阿密替林－利眠宁② 348
阿密替林－痢特灵③ 349
阿密替林－邻甲苯海明② 348
阿密替林－硫糖铝② 349
阿密替林－六甲蜜胺② 350
阿密替林－六甲蜜胺② 944
阿密替林－氯氮䓬② 348
阿密替林－氯压定② 67
阿密替林－麻黄碱② 28
阿密替林－麻黄素② 28
阿密替林－吗啡① 470
阿密替林－哌替啶② 481
阿密替林－圣约翰草② 350
阿密替林－双硫仑③ 349
阿密替林－双硫醒③ 349
阿密替林－胃溃宁② 349
阿密替林－吸烟③ 351
阿密替林－硝基安定② 348
阿密替林－硝西泮② 348
阿密替林－依色林③ 348
阿密替林－乙醇② 425
阿莫达非尼－奎硫平③ 323
阿莫地喹－胍喹啶② 80
阿莫地喹－科索亚② 99
阿莫地喹－芦沙坦② 99
阿莫地喹－洛沙坦② 99
阿莫地喹－氯沙坦② 99
阿莫地喹－青蒿琥酯③ 925
阿莫地喹－青蒿酯③ 925
阿莫地喹－异喹胍② 80
阿莫伦特－辛伐他汀② 213
阿莫罗芬－醋硝香豆素② 552
阿莫罗芬－新抗凝② 552
阿莫洛地平－地尔硫草② 107
阿莫洛地平－考尼伐坦① 107
阿莫洛地平－硫氮草酮② 107
阿莫曲普坦－酮康唑① 1048
阿莫曲坦－酮康唑① 1048
阿莫西林－食用纤维③ 815
阿帕松－苯妥英② 267
阿帕松－苄丙酮香豆素钠② 577
阿帕松－大仑丁② 267
阿帕松－狄吉妥辛③ 118
阿帕松－二苯海因② 267
阿帕松－二苯乙内酰脲② 267
阿帕松－华法林② 577
阿帕松－甲苯磺丁脲② 724
阿帕松－甲糖宁② 724
阿帕松－洋地黄毒苷③ 118
阿哌沙班－甲氧萘丙酸② 614
阿哌沙班－萘普生② 607
阿哌沙班－消痛灵② 614
阿匹坦－苄丙酮香豆素钠① 598
阿匹坦－地塞米松② 770

阿匹坦－氟甲强的松龙② 770
阿匹坦－氟美松② 770
阿匹坦－华法林① 598
阿匹坦－咪迷清① 317
阿匹坦－匹莫齐特① 317
阿匹坦－普瑞博思② 679
阿匹坦－西沙必利② 679
阿匹坦－优尼必利② 679
阿扑吗啡－昂丹司琼① 255
阿扑吗啡－奥丹西隆① 255
阿扑吗啡－枢复宁① 255
阿普林定－安律酮③ 170
阿普林定－胺碘酮③ 170
阿普林定－乙胺碘呋酮③ 170
阿普斯特－甲哌利福霉素① 652
阿普斯特－力复平① 652
阿普斯特－利福平① 652
阿普斯特－利米定① 652
阿普韦罗－洛匹那韦/利托那韦② 913
阿普唑仑－氟伏沙明② 398
阿普唑仑－右丙氧芬② 398
阿奇霉素－希美加群④ 606
阿奇霉素－希美拉加群④ 606
阿曲生坦－甲哌利福霉素② 659
阿曲生坦－力复平② 659
阿曲生坦－利福平② 659
阿瑞吡坦－苄丙酮香豆素钠① 598
阿瑞吡坦－伯舒替尼② 978
阿瑞吡坦－博舒替尼② 978
阿瑞吡坦－地塞米松② 770
阿瑞吡坦－氟甲强的松龙② 770
阿瑞吡坦－氟美松② 770
阿瑞吡坦－华法林① 598
阿瑞吡坦－咪迷清① 317
阿瑞吡坦－匹莫齐特① 317
阿瑞吡坦－普瑞博思② 679
阿瑞吡坦－西沙必利② 679
阿瑞吡坦－优尼必利② 679
阿瑞匹坦－苄丙酮香豆素钠① 598
阿瑞匹坦－伯舒替尼② 978
阿瑞匹坦－博舒替尼－② 978
阿瑞匹坦－地塞米松② 770
阿瑞匹坦－氟甲强的松龙② 770
阿瑞匹坦－氟美松② 770
阿瑞匹坦－华法林① 598
阿瑞匹坦－咪迷清① 317
阿瑞匹坦－匹莫齐特① 317
阿瑞匹坦－普瑞博思② 679
阿瑞匹坦－西沙必利② 679
阿瑞匹坦－优尼必利② 679
阿咪唑唑－奎尼丁② 1038
阿司匹林－阿西美辛③ 517
阿司匹林－安克洛酶② 615
阿司匹林－安乃近② 510
阿司匹林－安体舒通③ 702
阿司匹林－氨苯蝶呤③ 703
阿司匹林－氨甲蝶呤① 945
阿司匹林－氨甲叶酸① 945
阿司匹林－苯巴比妥② 373
阿司匹林－苯磺保泰松② 541
阿司匹林－苯磺唑酮② 541
阿司匹林－苯妥英③ 267
阿司匹林－苯溴马隆② 540
阿司匹林－苄丙酮香豆素钠① 572
阿司匹林－变异型心绞痛① 505
阿司匹林－丙磺舒② 538
阿司匹林－丙米嗪② 342
阿司匹林－丙戊酸③ 279
阿司匹林－布洛芬② 509
阿司匹林－大仓丁因② 267
阿司匹林－敌百痉③ 279
阿司匹林－抵克利得② 615
阿司匹林－二苯海因③ 267
阿司匹林－二苯乙内酰脲③ 267
阿司匹林－二丙基乙酸③ 279
阿司匹林－发热① 507

阿司匹林－呋喃苯胺酸② 698
阿司匹林－呋塞米② 698
阿司匹林－甘油三硝酸酯③ 191
阿司匹林－肝素③ 543
阿司匹林－含珠停① 787
阿司匹林－华法林① 572
阿司匹林－磺吡酮② 541
阿司匹林－甲氨蝶呤① 945
阿司匹林－甲巯丙脯酸② 88
阿司匹林－甲状腺制剂② 513
阿司匹林－卡托普利② 88
阿司匹林－开博通② 88
阿司匹林－抗坏血酸④ 1055
阿司匹林－可的索③ 513
阿司匹林－奎尼丁② 149
阿司匹林－力抗栓② 615
阿司匹林－硫氧唑酮② 541
阿司匹林－鲁米那② 373
阿司匹林－螺内酯③ 702
阿司匹林－氯苄匹定② 615
阿司匹林－氯磺丙脲② 729
阿司匹林－米非司酮① 787
阿司匹林－米帕明② 342
阿司匹林－尼克酸③ 1060
阿司匹林－盘尼西林③ 812
阿司匹林－皮质醇③ 513
阿司匹林－青霉素③ 812
阿司匹林－氢化可的松③ 513
阿司匹林－氢氧化铝＋氢氧化镁② 512
阿司匹林－妊娠② 507
阿司匹林－塞来考昔② 531
阿司匹林－塞来昔布② 531
阿司匹林－噻氯匹定② 615
阿司匹林－三氨蝶啶③ 703
阿司匹林－食品② 508
阿司匹林－速尿② 698
阿司匹林－羧苯磺胺② 538
阿司匹林－糖尿病② 506
阿司匹林－维拉帕米② 508
阿司匹林－维生素C④ 1055
阿司匹林－维生素PP③ 1060
阿司匹林－戊脉安② 508
阿司匹林－西拉非班③ 511
阿司匹林－息百虑① 787
阿司匹林－息隐① 787
阿司匹林－消化性溃疡② 505
阿司匹林－消炎痛③ 514
阿司匹林－硝酸甘油③ 191
阿司匹林－哮喘① 505
阿司匹林－血栓形成① 506
阿司匹林－血友病① 506
阿司匹林－烟酸③ 1060
阿司匹林－药用炭③ 512
阿司匹林－胰岛素③ 714
阿司匹林－乙醇② 508
阿司匹林－乙琥胺③ 288
阿司匹林－异搏定② 508
阿司匹林－异丁苯丙酸② 509
阿司匹林－异丁洛芬② 509
阿司匹林－吲哚美辛③ 514
阿斯巴甜－苯妥英② 276
阿斯巴甜－大仑丁② 276
阿斯巴甜－二苯海因② 276
阿斯巴甜－二苯乙内酰脲② 276
阿斯帕坦－苯妥英② 276
阿斯帕坦－大仑丁② 276
阿斯帕坦－二苯海因② 276
阿斯帕坦－二苯乙内酰脲② 276
阿糖胞苷－氨甲蝶呤③ 949
阿糖胞苷－氨甲叶酸③ 949
阿糖胞苷－甲氨蝶呤③ 949
阿糖胞苷－潘生丁③ 952
阿糖胞苷－双嘧达莫③ 952
阿糖腺苷－别嘌醇② 878
阿糖腺苷－别嘌呤醇② 878
阿糖腺苷－茶碱③ 645

阿糖腺苷－肾功能不全① 878

阿替洛尔－氨苄青霉素③ 56

阿替洛尔－氨苄西林③ 56

阿替洛尔－橘汁② 56

阿替洛尔－碳酸钙③ 56

阿替洛尔－硝苯吡啶② 101

阿替洛尔－硝苯地平② 101

阿替洛尔－心痛定② 101

阿托伐醌－甲哌利福霉素② 848，930

阿托伐醌－力复平② 848，930

阿托伐醌－利福平② 848，930

阿托伐醌－利米定② 848，930

阿托伐醌－四环素② 930

阿托伐他汀－阿利吉仑② 92

阿托伐他汀－阿利克仑② 92

阿托伐他汀－艾罗莫司② 1023

阿托伐他汀－地高辛② 126

阿托伐他汀－贯叶连翘 225

阿托伐他汀－甲红霉素① 223

阿托伐他汀－金丝桃 225

阿托伐他汀－克拉霉素① 223

阿托伐他汀－葡萄柚汁② 224

阿托伐他汀－圣约翰草 225

阿托伐他汀－维拉帕米 181

阿托伐他汀－戊脉安② 181

阿托伐他汀－伊曲茶碱③ 223

阿托伐他汀－依维莫司② 1023

阿托伐他汀－异搏定② 181

阿托喹酮－甲哌利福霉素② 848，930

阿托喹酮－力复平② 848，930

阿托喹酮－利福平② 848，930

阿托喹酮－利米定② 848，930

阿托喹酮－四环素② 930

阿托莫西汀－帕罗西汀① 357

阿托品－安贝氯铵① 6

阿托品－吡二丙胺② 157

阿托品－丙吡胺② 157

阿托品－丙米嗪① 8

阿托品－甘油三硝酸酯① 190

阿托品－核黄素① 1053

阿托品－甲氧氯普胺② 676

阿托品－金刚胺② 254

阿托品－金刚烷胺② 254

阿托品－奎尼丁② 147

阿托品－酶抑宁① 6

阿托品－美斯的明① 6

阿托品－米帕明① 8

阿托品－灭吐灵② 676

阿托品－普瑞博思② 678

阿托品－前列腺肥大① 8

阿托品－青光眼① 8

阿托品－双异丙吡胺② 157

阿托品－维生素 $B_2$② 1053

阿托品－胃复安② 676

阿托品－胃溃疡① 7

阿托品－西沙必利② 678

阿托品－硝酸甘油① 190

阿托品－乙醇② 424

阿托品－异脉停② 157

阿托品－优尼必利② 678

阿托西汀－帕罗西汀① 357

阿维 A 酸－乙醇① 1072

阿维 A－乙醇① 1072

阿西美辛－阿司匹林③ 517

阿西美辛－青霉素③ 517

阿西美辛－乙酰水杨酸③ 517

阿昔洛韦－阿扎丙宗 874

阿昔洛韦－氨甲蝶呤② 949

阿昔洛韦－氨甲叶酸② 949

阿昔洛韦－丙磺舒③ 874

阿昔洛韦－丙氧鸟苷② 875

阿昔洛韦－叠氮胸苷③ 880

阿昔洛韦－更昔洛韦② 875

阿昔洛韦－环孢菌素③ 874

阿昔洛韦－环孢素③ 874

阿昔洛韦－甲氨蝶呤② 949

阿昔洛韦－吗替麦考酚酯② 874

阿昔洛韦－霉酚酸吗啉乙酯② 874

阿昔洛韦－霉酚酸酯② 874

阿昔洛韦－齐多夫定③ 880

阿昔洛韦－赛美维② 875

阿昔洛韦－羧苯磺胺③ 874

阿义马林－奎尼丁② 162

阿义马林－利多卡因③ 163

阿义马林－赛罗卡因③ 163

阿扎丙酮－苯妥英② 267

阿扎丙酮－苄丙酮香豆素钠② 577

阿扎丙酮－大仑丁② 267

阿扎丙酮－狄吉妥辛③ 118

阿扎丙酮－二苯海因② 267

阿扎丙酮－二苯乙内酰脲② 267

阿扎丙酮－华法林② 577

阿扎丙酮－甲苯磺丁脲② 724

阿扎丙酮－甲糖宁② 724

阿扎丙酮－洋地黄毒苷③ 118

阿扎丙宗－苯妥英② 267

阿扎丙宗－苄丙酮香豆素钠② 577

阿扎丙宗－大仑丁② 267

阿扎丙宗－狄吉妥辛③ 118

阿扎丙宗－二苯海因② 267

阿扎丙宗－二苯乙内酰脲② 267

阿扎丙宗－华法林② 577

阿扎丙宗－甲苯磺丁脲② 724

阿扎丙宗－甲糖宁② 724

阿扎丙宗－洋地黄毒苷③ 118

阿扎那韦－奥美拉唑① 907

阿扎那韦－洛赛克① 907

阿扎那韦－奈韦拉平② 908

阿扎那韦－其他药物① 908

阿扎那韦－渥米哌唑① 907

埃博皮兰特－硝苯吡啶② 105

埃博皮兰特－硝苯地平② 105

埃博皮兰特－心痛定② 105

埃罗替尼－苄丙酮香豆素钠② 596

埃罗替尼－华法林② 596

埃索奥美拉唑－氯胍② 927

埃索美拉唑－硫喷妥② 443

埃索美拉唑－氯胍② 927

埃索美拉唑－戊硫巴比妥② 443

埃替格韦＋考西司他＋恩曲他滨＋替诺福韦－食物② 918

癌得星－安定② 939

癌得星－苯巴比妥② 939

癌得星－别嘌醇① 940

癌得星－别嘌呤醇① 940

癌得星－地高辛② 143

癌得星－地西泮② 939

癌得星－狄戈辛② 143

癌得星－琥珀胆碱② 464

癌得星－鲁米那② 939

癌得星－氯磺丙脲③ 732

癌得星－氯喹② 941

癌得星－氯喹啉② 941

癌得星－氯霉素③ 940

癌得星－吗啡③ 940

癌得星－泼尼松③ 940

癌得星－强的松③ 940

癌得星－去氢可的松③ 940

癌得星－司可林② 464

艾伏尼布－食品① 988

艾罗莫司－阿伐他汀② 1023

艾罗莫司－阿托伐他汀② 1023

艾罗莫司－红霉素① 1023

艾罗莫司－咪达唑仑① 404

艾罗莫司－咪唑二氮䓬① 404

艾罗莫司－速眠安① 404

艾罗莫司－酮康唑① 1024

艾罗莫司－维拉帕米② 1022

艾罗莫司－戊脉安② 1022

艾罗莫司－异搏定② 1022

艾美拉唑－硫喷妥② 443

艾美拉唑－氯胍② 927

艾美拉唑－戊硫巴比妥② 443

艾曲波帕－罗伐他汀② 232
艾曲波帕－罗苏伐他汀② 232
艾曲波帕－瑞舒伐他汀② 232
艾沙利酮－利福平② 110
艾司奥美拉唑－硫喷妥② 443
艾司奥美拉唑－戊硫巴比妥② 443
艾托考昔－苄丙酮香豆素钠② 578
艾托考昔－伏立康唑② 532
艾托考昔－华法林② 578
艾托考昔－口服避孕药② 781
艾托昔布－伏立康唑② 532
艾瓦克夫特－咪达唑仑② 400
艾瓦克夫特－咪唑二氮䓬② 400
艾瓦克夫特－速眠安② 400
艾宙酚－醋氮酰胺① 5
艾宙酚－醋唑磺胺① 5
艾宙酚－地高辛② 5
艾宙酚－乙酰唑胺① 5
爱道美－阿米替林③ 72
爱道美－阿密替林③ 72
爱道美－巴吉林① 71
爱道美－苯巴比妥④ 72
爱道美－苯丙胺② 70
爱道美－苯齐巨林② 70
爱道美－地高辛③ 71
爱道美－狄戈辛③ 71
爱道美－非那明② 70
爱道美－氟哌醇③ 72
爱道美－氟哌丁苯③ 72
爱道美－氟哌啶醇③ 72
爱道美－氟烷② 436
爱道美－硫酸亚铁③ 73
爱道美－鲁米那④ 72
爱道美－氯苯咪吲哚① 70
爱道美－马吲哚① 70
爱道美－帕吉林① 71
爱道美－普萘洛尔② 71
爱道美－三氟氯溴乙烷② 436
爱道美－沙丁胺醇② 73
爱道美－舒喘灵② 73
爱道美－双硫仑③ 73
爱道美－双硫醒③ 73
爱道美－心得安② 71
爱道美－依拉维③ 72
爱道美－优降宁① 71
爱道美－左旋多巴③ 249
爱治威－丙氧芬② 501
爱治威－万艾可① 197
爱治威－伟哥② 197
爱治威－西地那非① 197
爱治威－西洛他唑② 620
爱治威－西那非尔① 197
安贝氯铵－阿托品① 6
安博维－诺和龙② 741
安博维－瑞格列奈② 741
安搏律定－安律酮③ 170
安搏律定－胺碘酮③ 170
安搏律定－乙胺碘呋酮③ 170
安定－癌得星② 939
安定－安易醒① 380
安定－氨茶碱② 383
安定－奥美拉唑② 384
安定－百忧解② 379
安定－苯妥英② 378
安定－苯妥英③ 265
安定－布诺啡② 492
安定－大仑丁② 378
安定－大仑丁③ 265
安定－地高辛② 129
安定－狄戈辛② 129
安定－丁丙诺啡② 492
安定－杜冷丁③ 382
安定－二苯海因② 378
安定－二苯海因③ 265
安定－二苯乙内酰脲② 378
安定－二苯乙内酰脲③ 265

安定－伐地考昔② 382
安定－伐地昔布② 382
安定－非那根③ 389
安定－氟苯氧丙胺② 379
安定－氟马西尼① 380
安定－氟西汀② 379
安定－红霉素② 385
安定－环磷酰胺② 939
安定－季铵酚③ 456
安定－甲哌利福霉素③ 387
安定－甲氰咪胍③ 383
安定－戒酒硫③ 381
安定－凯他敏② 440
安定－口服避孕药③ 385
安定－雷米封③ 386
安定－利福平③ 387
安定－利米定③ 387
安定－利托那韦③ 389
安定－链霉素② 823
安定－洛塞克② 384
安定－氯胺酮② 440
安定－氯丙硫蒽② 379
安定－氯普噻吨② 379
安定－萘法唑酮② 380
安定－哌替啶② 382
安定－普萘洛尔③ 378
安定－氢氧化铝④ 383
安定－庆大霉素② 825
安定－叔丁啡② 492
安定－双硫仑③ 381
安定－双硫醒③ 381
安定－塑料① 1062
安定－泰尔登② 379
安定－碳酸锂③ 330
安定－酮康唑② 387
安定－西咪替丁① 383
安定－吸烟② 390
安定－心得安③ 378
安定－乙醇② 381
安定－异丙嗪③ 389
安定－异烟肼③ 386
安定－异烟酰肼③ 386
安定－左甲状腺素② 709
安定－左旋多巴② 251
安非他明－苯乙肼① 29
安非他明－呋喃唑酮② 30
安非他明－利培酮③ 29
安非他明－利司培酮③ 29
安非他明－痢特灵② 30
安非他明－碳酸氢钠① 30
安非他酮－3,4-亚甲基二氧基甲苯丙胺③ 30
安非他酮－安乃近② 360
安非他酮－苯巴比妥② 360
安非他酮－二甲金刚胺② 359
安非他酮－黄芩甙② 361
安非他酮－黄芩苷② 361
安非他酮－利托那韦② 361
安非他酮－鲁米那② 360
安非他酮－罗瓦尔精② 360
安非他酮－美金刚② 359
安非他酮－美金刚胺② 359
安非他酮－迷幻药③ 30
安非他酮－诺瓦经② 360
安非他酮－摇头丸③ 30
安氟醚－阿米替林② 438
安氟醚－阿密替林② 438
安氟醚－苯巴比妥② 438
安氟醚－雷米封② 439
安氟醚－鲁米那② 438
安氟醚－依拉维② 438
安氟醚－异烟肼② 439
安氟醚－异烟酰肼② 439
安宫唑－卡马西平① 287
安宫唑－洛伐他汀② 207
安宫唑－美降脂② 207
安宫唑－美维诺林② 207

安宫唑－痛惊宁① 287
安宫唑－酰胺咪嗪① 287
安可来－大扶康② 652
安可来－氟康唑② 652
安克洛酶－阿司匹林② 615
安克洛酶－乙酰水杨酸② 615
安克洛酶－右旋糖酐② 615
安律酮－1,3,7-三甲基黄嘌呤② 243
安律酮－阿普林定③ 170
安律酮－安搏律定③ 170
安律酮－奥利司他③ 175
安律酮－苯巴比妥② 368
安律酮－苯妥英① 257
安律酮－苄丙酮香豆素钠① 557
安律酮－茶碱② 633
安律酮－大仑丁① 257
安律酮－地尔硫䓬② 172
安律酮－地高辛① 124
安律酮－狄戈辛① 124
安律酮－碘海醇③ 176
安律酮－二苯海因① 257
安律酮－二苯乙内酰脲① 257
安律酮－氟卡胺② 166
安律酮－氟卡尼② 166
安律酮－红霉素② 174
安律酮－华法林① 557
安律酮－磺胺异噁唑③ 791
安律酮－甲氰咪胍② 173
安律酮－咖啡碱② 243
安律酮－咖啡因② 243
安律酮－考来烯胺③ 172
安律酮－奎尼丁① 147
安律酮－硫氮䓬酮② 172
安律酮－鲁米那② 368
安律酮－洛伐他汀② 204
安律酮－氯喹② 175
安律酮－慢心律② 165
安律酮－美降脂② 204
安律酮－美散痛① 172
安律酮－美沙酮① 172
安律酮－美维诺林② 204
安律酮－美西律② 165
安律酮－奈非那韦② 175
安律酮－普鲁卡因胺① 155
安律酮－普罗帕酮② 171
安律酮－普萘洛尔② 39
安律酮－司氟沙星② 174
安律酮－司帕沙星② 174
安律酮－泰素① 960
安律酮－碳酸锂② 172
安律酮－替尼酸② 696
安律酮－托拉塞米② 701
安律酮－西咪替丁② 173
安律酮－消胆胺② 172
安律酮－心得安② 39
安律酮－心律平② 171
安律酮－茚丙胺③ 170
安律酮－茚满丙二胺③ 170
安律酮－紫杉醇① 960
安眠酮－苯海拉明② 414
安眠酮－苯那君② 414
安眠酮－地美露③ 483
安眠酮－冬眠灵② 307
安眠酮－杜冷丁③ 483
安眠酮－可那敏② 414
安眠酮－氯丙嗪② 307
安眠酮－哌替啶③ 483
安乃近－阿司匹林② 510
安乃近－安非他酮② 360
安乃近－丁氨苯丙酮② 360
安乃近－乙酰水杨酸② 510
安乃近－悦亭② 360
安宁－苄丙酮香豆素钠③ 568
安宁－丙米嗪③ 411
安宁－雌二醇① 774
安宁－华法林③ 568

安宁－米帕明③ 411
安宁－乙醇② 412
安普那韦－其他药物① 906
安普尼定－苯乙肼① 69
安塞曲匹－甲哌利福霉素② 238
安塞曲匹－力复平② 238
安塞曲匹－利福平② 238
安塞曲匹－利米定② 238
安太乐－吗啡② 474
安坦－苯乙肼① 8
安坦－丙戊酸③ 278
安坦－敌百痉③ 278
安坦－二丙基乙酸③ 278
安坦－雷米封② 9
安坦－异烟肼② 9
安坦－异烟酰肼② 9
安坦－左旋多巴② 249
安体舒通－阿司匹林③ 702
安体舒通－白消安③ 942
安体舒通－白血福恩③ 942
安体舒通－苄丙酮香豆素钠③ 584
安体舒通－地高辛② 135
安体舒通－狄戈辛② 135
安体舒通－华法林③ 584
安体舒通－环孢菌素A② 702
安体舒通－环孢素② 702
安体舒通－甲巯丙脯酸② 91
安体舒通－甲氧苄氨嘧啶② 702
安体舒通－甲氧苄啶② 702
安体舒通－卡托普利② 91
安体舒通－开博通② 91
安体舒通－考来烯胺② 701
安体舒通－科索亚② 97
安体舒通－芦沙坦② 97
安体舒通－洛沙坦② 97
安体舒通－氯化钾② 703
安体舒通－氯沙坦② 97
安体舒通－马利兰③ 942
安体舒通－米托坦② 771，968
安体舒通－双氯苯二氯乙烷② 771
安体舒通－碳酸锂① 333
安体舒通－消胆胺② 701
安体舒通－消化性溃疡② 701
安体舒通－乙酰水杨酸③ 702
安替比林－苄丙酮香豆素钠① 576
安替比林－丙米嗪② 526
安替比林－华法林① 576
安替比林－米帕明② 526
安妥明－苯妥英② 257
安妥明－苄丙酮香豆素钠① 561
安妥明－丙磺舒③ 202
安妥明－大仑丁② 257
安妥明－二苯海因② 257
安妥明－二苯乙内酰脲② 257
安妥明－呋喃苯胺酸② 697
安妥明－呋塞米② 697
安妥明－肝功能不全② 201
安妥明－华法林① 561
安妥明－口服避孕药② 202
安妥明－氯磺丙脲② 728
安妥明－普萘洛尔② 201
安妥明－肾功能不全② 201
安妥明－速尿② 697
安妥明－羟苯磺胺③ 202
安妥明－心得安② 201
安妥明－胰岛素② 712
安易醒－安定① 380
安易醒－地西泮① 380
氨苯蝶啶－阿司匹林③ 703
氨苯蝶啶－氨甲蝶呤① 947
氨苯蝶啶－氨甲叶酸① 947
氨苯蝶啶－甲氨蝶呤① 947
氨苯蝶啶－甲硝呋胍③ 704
氨苯蝶啶－甲氧苄氨嘧啶② 704
氨苯蝶啶－甲氧苄啶② 704
氨苯蝶啶－雷尼替丁③ 704

氨苯蝶啶-碳酸锂② 333
氨苯蝶啶-消炎痛② 704
氨苯蝶啶-乙酰水杨酸③ 703
氨苯蝶啶-吲哚美辛② 704
氨苯蝶呤-阿司匹林③ 703
氨苯蝶呤-甲硝呋胍③ 704
氨苯蝶呤-甲氧苄氨嘧啶② 704
氨苯蝶呤-甲氧苄啶② 704
氨苯蝶呤-雷尼替丁③ 704
氨苯蝶呤-消炎痛② 704
氨苯蝶呤-乙酰水杨酸③ 703
氨苯蝶呤-吲哚美辛② 704
氨苯砜-丙磺舒③ 852
氨苯砜-地丹诺辛② 852
氨苯砜-甲哌利福霉素③ 852
氨苯砜-力复平③ 852
氨苯砜-利福平③ 852
氨苯砜-利米定③ 852
氨苯砜-氯苯吩嗪② 853
氨苯砜-氯法齐明② 853
氨苯砜-葡萄糖-6-磷酸脱氢酶缺乏① 851
氨苯砜-去羟肌苷② 852
氨苯砜-双脱氧肌苷② 852
氨苯砜-羧苯磺胺② 852
氨吡酮-吡二丙胺② 144
氨吡酮-丙吡胺② 144
氨吡酮-双异丙吡胺② 144
氨吡酮-异丙吡胺② 144
氨苄青霉素-阿替洛尔③ 56
氨苄青霉素-氨酰心安③ 56
氨苄青霉素-别嘌醇③ 814
氨苄青霉素-口服避孕药③ 781
氨苄青霉素-柳氮磺吡啶③ 792
氨苄青霉素-氯喹② 815
氨苄青霉素-水杨酰偶氮磺胺吡啶③ 792
氨苄青霉素-新霉素② 815
氨苄西林-阿替洛尔③ 56
氨苄西林-氨酰心安③ 56
氨苄西林-别嘌醇③ 814
氨苄西林-口服避孕药② 781
氨苄西林-柳氮磺吡啶③ 792
氨苄西林-氯喹② 815
氨苄西林-水杨酰偶氮磺胺吡啶③ 792
氨苄西林-新霉素② 815
氨茶碱-安定② 383
氨茶碱-本可松② 449
氨茶碱-喘息定③ 647
氨茶碱-地西泮② 383
氨茶碱-氟烷① 648
氨茶碱-凯他敏③ 648
氨茶碱-口服避孕药③ 648
氨茶碱-氯胺酮③ 648
氨茶碱-潘可罗宁② 449
氨茶碱-泮库溴铵② 449
氨茶碱-噻苯达唑② 649
氨茶碱-噻苯咪唑② 649
氨茶碱-噻苯唑② 649
氨茶碱-异丙肾上腺素③ 647
氨茶碱-治喘灵③ 647
氨酚喹-青蒿琥酯③ 925
氨酚喹-青蒿酯③ 925
氨磺必利+RB101-吗啡② 469
氨基比林-奥美拉唑② 527
氨基比林-苯巴比妥② 527
氨基比林-口服避孕药② 781
氨基比林-兰索拉唑② 527
氨基比林-流感疫苗③ 528
氨基比林-鲁米那② 527
氨基比林-质子泵抑制剂② 527
氨基导眠能-苄丙酮香豆素钠② 596
氨基导眠能-茶碱② 645
氨基导眠能-地塞米松② 769
氨基导眠能-狄吉妥辛③ 118
氨基导眠能-氟甲强的松龙② 769
氨基导眠能-氟美松② 769
氨基导眠能-华法林② 596

氨基导眠能-甲苯磺丁脲② 967
氨基导眠能-甲糖宁② 967
氨基导眠能-口服避孕药② 786
氨基导眠能-三苯氧胺① 967
氨基导眠能-双香豆素② 967
氨基导眠能-他莫昔芬① 967
氨基导眠能-洋地黄毒苷③ 118
氨基己酸-口服避孕药③ 623
氨己烯酸-苯妥英② 261
氨己烯酸-大仑丁② 261
氨己烯酸-二苯海因② 261
氨己烯酸-二苯乙内酰脲② 261
氨甲蝶呤-6-巯基嘌呤① 951
氨甲蝶呤-阿司匹林① 945
氨甲蝶呤-阿糖胞苷② 949
氨甲蝶呤-阿昔洛韦② 949
氨甲蝶呤-氨苯蝶啶② 947
氨甲蝶呤-奥美拉唑② 946
氨甲蝶呤-苯巴比妥④ 944
氨甲蝶呤-苯妥英② 275
氨甲蝶呤-丙磺舒② 946
氨甲蝶呤-大仑丁② 275
氨甲蝶呤-二苯海因② 275
氨甲蝶呤-二苯乙内酰脲② 275
氨甲蝶呤-复方磺胺甲噁唑② 948
氨甲蝶呤-复方新诺明② 948
氨甲蝶呤-磺胺异噁唑③ 947
氨甲蝶呤-甲酰四氢叶酸① 950
氨甲蝶呤-考来烯胺② 944
氨甲蝶呤-鲁米那④ 944
氨甲蝶呤-洛赛克② 946
氨甲蝶呤-牛痘疫苗② 1031
氨甲蝶呤-青霉素② 948
氨甲蝶呤-巯嘌呤① 951
氨甲蝶呤-三氨蝶啶② 947
氨甲蝶呤-水杨酸钠① 945
氨甲蝶呤-顺铂② 949
氨甲蝶呤-顺氯氨铂② 949
氨甲蝶呤-四环素③ 948
氨甲蝶呤-羧苯磺胺② 946
氨甲蝶呤-碳酸氢钠② 950
氨甲蝶呤-维A酸② 950
氨甲蝶呤-维甲酸② 950
氨甲蝶呤-维生素A酸② 950
氨甲蝶呤-渥米哌唑② 946
氨甲蝶呤-无环鸟苷② 949
氨甲蝶呤-消胆胺② 944
氨甲蝶呤-小苏打③ 950
氨甲蝶呤-笑气④ 945
氨甲蝶呤-新霉素② 948
氨甲蝶呤-亚叶酸① 950
氨甲蝶呤-氧化亚氮④ 945
氨甲蝶呤-胰岛素③ 718
氨甲蝶呤-乙醇③ 944
氨甲蝶呤-乙酰水杨酸① 945
氨甲叶酸-6-巯基嘌呤① 951
氨甲叶酸-阿司匹林① 945
氨甲叶酸-阿糖胞苷② 949
氨甲叶酸-阿昔洛韦② 949
氨甲叶酸-氨苯蝶啶② 947
氨甲叶酸-奥美拉唑② 946
氨甲叶酸-苯巴比妥④ 944
氨甲叶酸-苯妥英② 275
氨甲叶酸-丙磺舒① 946
氨甲叶酸-大仑丁② 275
氨甲叶酸-二苯海因② 275
氨甲叶酸-二苯乙内酰脲② 275
氨甲叶酸-复方磺胺甲噁唑② 948
氨甲叶酸-复方新诺明② 948
氨甲叶酸-磺胺异噁唑③ 947
氨甲叶酸-甲酰四氢叶酸① 950
氨甲叶酸-考来烯胺② 944
氨甲叶酸-鲁米那④ 944
氨甲叶酸-洛赛克② 946
氨甲叶酸-牛痘疫苗② 1031
氨甲叶酸-青霉素② 948

氨甲叶酸－巯嘌呤① 951
氨甲叶酸－三氨蝶啶① 947
氨甲叶酸－水杨酸钠① 945
氨甲叶酸－顺铂② 949
氨甲叶酸－顺氯氨铂① 949
氨甲叶酸－四环素③ 948
氨甲叶酸－羧苯磺胺① 946
氨甲叶酸－碳酸氢钠③ 950
氨甲叶酸－维生素 A 酸② 950
氨甲叶酸－渥米哌唑② 946
氨甲叶酸－无环鸟苷① 949
氨甲叶酸－消胆胺② 944
氨甲叶酸－小苏打③ 950
氨甲叶酸－笑气④ 945
氨甲叶酸－新霉素② 948
氨甲叶酸－亚叶酸① 950
氨甲叶酸－氧化亚氮④ 945
氨甲叶酸－胰岛素③ 718
氨甲叶酸－乙醇③ 944
氨甲叶酸－乙酰水杨酸① 945
氨可乐定－苯乙肼① 69
氨力农－吡二丙胺② 144
氨力农－丙吡胺② 144
氨力农－双异丙吡胺② 144
氨力农－异丙吡胺② 144
氨利酮－吡二丙胺② 144
氨利酮－双异丙吡胺② 144
氨利酮－异丙吡胺② 144
氨鲁米特－苄丙酮香豆素钠② 596
氨鲁米特－茶碱② 645
氨鲁米特－地塞米松② 769
氨鲁米特－狄吉妥辛② 118
氨鲁米特－氟甲强的松龙② 769
氨鲁米特－氟美松② 769
氨鲁米特－华法林② 596
氨鲁米特－甲苯磺丁脲② 967
氨鲁米特－甲糖宁② 967
氨鲁米特－口服避孕药① 786
氨鲁米特－三苯氧胺① 967
氨鲁米特－双香豆素② 967
氨鲁米特－他莫昔芬① 967
氨鲁米特－洋地黄毒苷③ 118
氨氯吖啶－奥美拉唑① 6
氨氯吖啶－甲氰咪胍② 7
氨氯吖啶－洛赛克① 6
氨氯吖啶－渥米哌唑① 6
氨氯吖啶－西咪替丁② 7
氨氯吖啶－吸烟② 6
氨氯吡咪－地高辛② 136
氨氯吡咪－狄戈辛② 136
氨氯地平－地尔硫䓬② 107
氨氯地平－考尼伐坦① 107
氨氯地平－硫氮䓬酮② 107
氨曲南－甲氧头霉噻吩② 818
氨曲南－噻吩甲氧头孢菌素② 818
氨曲南－头孢西丁钠② 818
氨双吡酮－吡二丙胺② 144
氨双吡酮－丙吡胺② 144
氨双吡酮－双异丙吡胺② 144
氨双吡酮－异丙吡胺② 144
氨酰心安－氨苄青霉素③ 56
氨酰心安－氨苄西林③ 56
氨酰心安－橘汁② 56
氨酰心安－碳酸钙② 56
氨酰心安－硝苯吡啶② 101
氨酰心安－硝苯地平② 101
氨酰心安－心痛定② 101
胺苯环己乙酯－伏立康唑② 502
胺碘酮－1,3,7－三甲基黄嘌呤② 243
胺碘酮－阿普林定③ 170
胺碘酮－安搏律定② 170
胺碘酮－奥利司他② 175
胺碘酮－苯巴比妥② 368
胺碘酮－苯妥英① 257
胺碘酮－苄丙酮香豆素钠① 557

胺碘酮－茶碱② 633
胺碘酮－大仑丁① 257
胺碘酮－地尔硫䓬② 172
胺碘酮－地高辛② 124
胺碘酮－狄戈辛② 124
胺碘酮－碘海醇② 176
胺碘酮－二苯海因① 257
胺碘酮－二苯乙内酰脲① 257
胺碘酮－氟卡胺② 166
胺碘酮－氟卡尼② 166
胺碘酮－红霉素② 174
胺碘酮－华法林① 557
胺碘酮－磺胺异噁唑③ 791
胺碘酮－甲氰咪胍② 173
胺碘酮－咖啡碱② 243
胺碘酮－咖啡因② 243
胺碘酮－考来烯胺③ 172
胺碘酮－奎尼丁① 147
胺碘酮－硫氮䓬酮② 172
胺碘酮－鲁米那② 368
胺碘酮－洛伐他汀② 204
胺碘酮－氯喹② 175
胺碘酮－慢心律② 165
胺碘酮－美降脂② 204
胺碘酮－美散痛① 172
胺碘酮－美沙酮① 172
胺碘酮－美维诺林② 204
胺碘酮－美西律② 165
胺碘酮－奈非那韦① 175
胺碘酮－普鲁卡因胺① 155
胺碘酮－普罗帕酮② 171
胺碘酮－普萘洛尔② 39
胺碘酮－司氟沙星② 174
胺碘酮－司可巴比妥② 368
胺碘酮－司帕沙星② 174
胺碘酮－泰素① 960
胺碘酮－碳酸锂② 172
胺碘酮－替尼酸② 696
胺碘酮－托拉塞米② 701
胺碘酮－西咪替丁② 173
胺碘酮－消胆胺③ 172
胺碘酮－心得安② 39
胺碘酮－心律平② 171
胺碘酮－茚丙胺③ 170
胺碘酮－茚满丙二胺③ 170
胺碘酮－紫杉醇① 960
昂丹司琼－阿扑吗啡① 255
昂丹司琼－甲哌利福霉素① 680
昂丹司琼－奎尼丁② 680
昂丹司琼－利福平② 680
昂丹司琼－利米定② 680
昂丹司琼－去水吗啡① 255
奥丹西龙－甲哌利福霉素① 680
奥丹西龙－奎尼丁② 680
奥丹西龙－利福平② 680
奥丹西龙－利米定② 680
奥丹西隆－阿扑吗啡① 255
奥丹西隆－去水吗啡① 255
奥芬那君－阿米替林② 348
奥芬那君－阿密替林① 348
奥芬那君－丙氧芬④ 499
奥芬那君－依拉维② 348
奥莱克－加钙橘汁② 805
奥利司他－安律酮③ 175
奥利司他－胺碘酮③ 175
奥利司他－环孢菌素② 1006
奥利司他－环孢霉素 A② 1006
奥利司他－环孢素② 1006
奥利司他－乙胺碘呋酮③ 175
奥美拉唑－阿扎那韦① 907
奥美拉唑－安定② 384
奥美拉唑－氨基比林② 527
奥美拉唑－氨甲蝶呤② 946
奥美拉唑－氨甲叶酸② 946
奥美拉唑－氨氯吖啶① 6
奥美拉唑－苯妥英③ 270

奥美拉唑－苄丙酮香豆素钠① 583
奥美拉唑－丙米嗪② 343
奥美拉唑－茶碱② 640
奥美拉唑－大仑丁③ 270
奥美拉唑－地西泮② 384
奥美拉唑－二苯海因③ 270
奥美拉唑－二苯乙内酰脲③ 270
奥美拉唑－伐地考昔② 668
奥美拉唑－伐地昔布② 668
奥美拉唑－伏立康唑② 669
奥美拉唑－氟伏沙明① 667
奥美拉唑－氟戊肟胺① 667
奥美拉唑－华法林① 583
奥美拉唑－环孢菌素② 999
奥美拉唑－环孢霉素 A② 999
奥美拉唑－环孢素② 999
奥美拉唑－甲氨蝶呤② 946
奥美拉唑－戒酒硫② 432
奥美拉唑－硫酸亚铁② 629
奥美拉唑－氯吡格雷② 617
奥美拉唑－米帕明② 343
奥美拉唑－莫达非尼① 666
奥美拉唑－氰钴胺③ 1054
奥美拉唑－三氟戊肟胺① 667
奥美拉唑－双枸橼酸铋钾③ 675
奥美拉唑－双硫仑② 432
奥美拉唑－双硫醒② 432
奥美拉唑－双香豆素② 549
奥美拉唑－四氢氨吖啶① 6
奥美拉唑－他克林① 6
奥美拉唑－酮康唑② 856
奥美拉唑－托特罗定③ 9
奥美拉唑－维生素 B₁₂③ 1054
奥美拉唑－西塔罗帕① 354
奥美拉唑－西酞普兰① 354
奥美拉唑－喜普妙① 354
奥美拉唑－依曲韦林① 892
奥泼定－苯乙肼② 317
奥曲肽－环孢菌素② 999
奥曲肽－环孢霉素 A② 999
奥曲肽－环孢素② 999
奥曲肽－甲氰咪胍③ 664
奥曲肽－西咪替丁③ 664
奥沙利铂－西妥昔单抗③ 969
奥沙美辛－苄丙酮香豆素钠② 579
奥沙美辛－华法林② 579
奥司他韦－丙磺舒③ 876
奥司他韦－氯吡格雷② 877
奥司他韦－羧苯磺胺② 876
奥西替尼－甲哌利福霉素① 984
奥西替尼－力复平① 984
奥西替尼－利福平① 984
奥西替尼－利米定① 984
奥西替尼－伊曲康唑② 985
奥希替尼－甲哌利福霉素① 984
奥希替尼－力复平① 984
奥希替尼－利福平① 984
奥希替尼－利米定① 984
奥希替尼－伊曲康唑② 985
奥昔哌汀－苯乙肼② 317

B

巴比妥类－付肾素② 22
巴比妥类－肾上腺素② 22
巴吉林－爱道美① 71
巴吉林－甲多巴① 71
巴吉林－甲基多巴① 71
巴氯芬－布洛芬④ 465
巴氯芬－去甲阿米替林① 465
巴氯芬－去甲替林① 465
巴氯芬－碳酸锂② 330
巴氯芬－异丁苯丙酸④ 465
白果－西洛他唑③ 621
白介素-2－消炎痛② 1032
白介素-2－吲哚美辛② 1032
白内障－泼尼松① 760

白内障－强的松① 760
白内障－去氢可的松① 760
白陶土－地高辛② 134
白陶土－狄戈辛② 134
白陶土－甲氧苄氨嘧啶③ 794
白陶土－甲氧苄啶③ 794
白陶土－洁霉素① 822
白陶土－奎尼丁② 151
白陶土－林可霉素① 822
白细胞介素-2－消炎痛② 1032
白细胞介素-2－吲哚美辛② 1032
白消安－安体舒通③ 942
白消安－苯妥英② 942
白消安－大仑丁② 942
白消安－二苯海因② 942
白消安－二苯乙内酰脲② 942
白消安－氟达拉滨② 943
白消安－甲硝唑② 942
白消安－螺内酯③ 942
白消安－灭滴灵② 942
白血福恩－安体舒通③ 942
白血福恩－苯妥英② 942
白血福恩－大仑丁② 942
白血福恩－二苯海因② 942
白血福恩－二苯乙内酰脲② 942
白血福恩－氟达拉滨② 943
白血福恩－甲硝唑② 942
白血福恩－螺内酯③ 942
白血福恩－灭滴灵② 942
百乐君－口服避孕药① 928
百忧解－安定② 379
百忧解－地西泮② 379
百忧解－冬眠灵② 305
百忧解－氟卡胺② 167
百忧解－氟卡尼② 167
百忧解－氯丙嗪② 305
百忧解－美沙芬① 655
百忧解－普罗帕酮③ 171
百忧解－塞来考昔② 530
百忧解－塞来昔布② 530
百忧解－消炎痛② 514
百忧解－心律平③ 171
百忧解－吲哚美辛② 514
百忧解－右甲吗喃① 655
百忧解－右美沙芬① 655
拜糖平－普通胰岛素② 715
拜糖平－胰岛素② 715
拜糖平－正规胰岛素② 715
半胱氨酸－更塔库铵② 451
半琥珀酸布酰胺－甲氰咪胍② 416
半琥珀酸布酰胺－西咪替丁② 416
半琥珀酸布酰胺－乙醇② 416
半琥珀酸丁辛酰胺－甲氰咪胍② 416
半琥珀酸丁辛酰胺－西咪替丁② 416
半琥珀酸丁辛酰胺－乙醇② 416
半乳糖果糖苷－醋硝香豆素② 551
半乳糖果糖苷－新抗凝② 551
胞嘧啶阿拉伯糖苷－潘生丁③ 952
胞嘧啶阿拉伯糖苷－双嘧达莫③ 952
胞嘧啶阿糖苷－潘生丁③ 952
胞嘧啶阿糖苷－双嘧达莫③ 952
薄荷醇－1,3,7-三甲基黄嘌呤② 246
薄荷醇－咖啡碱② 246
薄荷醇－咖啡因② 246
薄荷脑－1,3,7-三甲基黄嘌呤② 246
薄荷脑－咖啡碱② 246
薄荷脑－咖啡因② 246
保泰松－苯巴比妥③ 528
保泰松－苯妥英② 268
保泰松－苄丙酮香豆素钠① 576
保泰松－雌二醇② 774
保泰松－大仑丁② 268
保泰松－地昔帕明③ 528
保泰松－狄吉妥辛③ 118
保泰松－二苯海因② 268
保泰松－二苯乙内酰脲② 268

保泰松－胍乙啶②　78
保泰松－华法林①　576
保泰松－甲苯磺丁脲①　723
保泰松－甲糖宁①　723
保泰松－鲁米那③　528
保泰松－氯喹②　529
保泰松－氯喹②　923
保泰松－去甲丙咪嗪③　528
保泰松－洋地黄毒苷③　118
保泰松－依斯迈林②　78
保泰松－乙醇②　529
保泰松－左旋多巴④　251
贝沙罗汀－红霉素①　1073
倍他乐克－阿米妥②　54
倍他乐克－苯海拉明②　56
倍他乐克－苯那君②　56
倍他乐克－甲哌利福霉素②　55
倍他乐克－决奈达隆①　50
倍他乐克－口服避孕药②　55
倍他乐克－利福平②　55
倍他乐克－利米定②　55
倍他乐克－帕罗西汀②　52
倍他乐克－普罗帕酮②　50
倍他乐克－塞来考昔①　54
倍他乐克－塞来昔布①　54
倍他乐克－碳酸锂②　327
倍他乐克－戊巴比妥②　54
倍他乐克－心律平②　50
倍他洛克－普利多匹定②　51
倍他尼定－氯苯咪吲哚②　79
倍他尼定－马吲哚②　79
蓓萨罗丁－红霉素①　1073
本可松－氨茶碱②　449
本可松－苯妥英②　448
本可松－大仑丁②　448
本可松－丹曲林②　449
本可松－氮芥　450
本可松－二苯乙内酰脲②　448
本可松－卡马西平②　448
本可松－可的索③　449
本可松－克林霉素②　449
本可松－硫唑嘌呤③　450
本可松－氯林可霉素②　449
本可松－皮质醇③　449
本可松－普洛色林②　447
本可松－普洛斯的明②　447
本可松－氢化可的松③　449
本可松－噻替哌②　450
本可松－碳酸锂③　448
本可松－痛惊宁③　448
本可松－酰胺咪嗪③　448
本可松－硝苯呋海因②　449
本可松－硝酸甘油②　447
本可松－新斯的明②　447
本可松－依木兰③　450
苯巴比妥－1,4-二甲基-7-异丙基甘菊环-3-磺酸钠②　958
苯巴比妥－阿霉素③　955
苯巴比妥－阿司匹林②　373
苯巴比妥－癌得星②　939
苯巴比妥－爱道美②　72
苯巴比妥－安非他酮②　360
苯巴比妥－安氟醚②　438
苯巴比妥－安律酮②　368
苯巴比妥－氨基比林②　527
苯巴比妥－氨甲蝶呤④　944
苯巴比妥－氨甲叶酸④　944
苯巴比妥－胺碘酮②　368
苯巴比妥－保泰松③　528
苯巴比妥－苯妥英③　264
苯巴比妥－苯乙肼②　371
苯巴比妥－苯乙哌啶②　374
苯巴比妥－吡多醇③　377
苯巴比妥－吡多辛③　377
苯巴比妥－吡二丙胺②　159
苯巴比妥－吡喹酮②　934
苯巴比妥－苄丙酮香豆素钠①　566

苯巴比妥－丙吡胺②　159
苯巴比妥－丙米嗪②　341
苯巴比妥－丙戊酸②　369
苯巴比妥－布他酮③　528
苯巴比妥－茶碱②　635
苯巴比妥－雌二醇①　774
苯巴比妥－醋氨酚③　522
苯巴比妥－醋竹桃霉素④　375
苯巴比妥－大仑丁③　264
苯巴比妥－地芬诺酯②　374
苯巴比妥－地美露②　482
苯巴比妥－地塞米松②　769
苯巴比妥－狄吉妥辛②　117
苯巴比妥－敌百痉②　369
苯巴比妥－丁氨苯丙酮②　360
苯巴比妥－冬眠灵②　306
苯巴比妥－杜冷丁②　482
苯巴比妥－对乙酰氨基酚②　522
苯巴比妥－多柔比星③　955
苯巴比妥－多西环素②　836
苯巴比妥－恩氟烷②　438
苯巴比妥－二苯海因③　264
苯巴比妥－二苯乙内酰脲③　264
苯巴比妥－二丙基乙酸②　369
苯巴比妥－反应停　376
苯巴比妥－伏立康唑②　863
苯巴比妥－氟伏沙明②　371
苯巴比妥－氟甲强的松龙③　769
苯巴比妥－氟康唑②　375
苯巴比妥－氟柳双胺③　370
苯巴比妥－氟美松②　769
苯巴比妥－钙三醇②　1058
苯巴比妥－骨化三醇②　1058
苯巴比妥－华法林①　566
苯巴比妥－环吡异喹酮②　934
苯巴比妥－环磷酰胺②　939
苯巴比妥－磺胺哒嗪②　375
苯巴比妥－磺胺嘧啶②　375
苯巴比妥－灰黄霉素③　854
苯巴比妥－甲氨蝶呤④　944
苯巴比妥－甲苯吡章③　370
苯巴比妥－甲多巴④　72
苯巴比妥－甲基多巴④　72
苯巴比妥－甲氰咪胍③　663
苯巴比妥－甲硝唑①　806
苯巴比妥－间歇性血卟啉病①　368
苯巴比妥－戒酒硫②　372
苯巴比妥－咖啡碱③　369
苯巴比妥－咖啡因③　369
苯巴比妥－卡马西平③　283
苯巴比妥－抗坏血酸④　1055
苯巴比妥－口服避孕药②　780
苯巴比妥－奎尼丁②　149
苯巴比妥－雷米封②　376
苯巴比妥－利多卡因③　163
苯巴比妥－利他林②　369
苯巴比妥－硫酸镁②　374
苯巴比妥－卤加丁③　370
苯巴比妥－罗钙全②　1058
苯巴比妥－氯巴占②　296
苯巴比妥－氯丙嗪②　306
苯巴比妥－氯环利嗪②　377
苯巴比妥－氯环嗪②　377
苯巴比妥－氯霉素②　838
苯巴比妥－氯哌三唑酮③　371
苯巴比妥－美安适宁③　370
苯巴比妥－米安色林③　370
苯巴比妥－米帕明②　341
苯巴比妥－米塞林③　370
苯巴比妥－灭滴灵③　806
苯巴比妥－哌醋甲酯③　369
苯巴比妥－哌甲酯②　369
苯巴比妥－哌替啶②　482
苯巴比妥－扑米酮④　369
苯巴比妥－扑热息痛③　522
苯巴比妥－扑痫酮④　369

苯巴比妥－普萘洛尔① 43
苯巴比妥－普瑞博思② 374
苯巴比妥－强力霉素② 836
苯巴比妥－氢氧化铝② 373
苯巴比妥－曲拉唑酮③ 371
苯巴比妥－曲唑酮③ 371
苯巴比妥－去甲阿米替林② 347
苯巴比妥－去甲替林② 347
苯巴比妥－噻加宾② 296
苯巴比妥－赛罗卡因① 163
苯巴比妥－三氟戊肟胺② 371
苯巴比妥－三乙酰竹桃霉素④ 375
苯巴比妥－三唑酮③ 371
苯巴比妥－沙利度胺② 376
苯巴比妥－双硫仑② 372
苯巴比妥－双硫醒② 372
苯巴比妥－双香豆素① 547
苯巴比妥－双异丙吡胺② 159
苯巴比妥－司替戊醇② 370
苯巴比妥－酞胺哌啶酮② 376
苯巴比妥－疼痛② 368
苯巴比妥－痛惊宁③ 283
苯巴比妥－脱氧土霉素② 836
苯巴比妥－维生素 B₆③ 377
苯巴比妥－维生素 C④ 1055
苯巴比妥－维生素 K₁④ 624
苯巴比妥－西咪替丁③ 663
苯巴比妥－西沙必利② 374
苯巴比妥－酰胺咪嗪③ 283
苯巴比妥－硝苯吡啶② 102
苯巴比妥－硝苯地平② 102
苯巴比妥－心得安① 43
苯巴比妥－心痛定② 102
苯巴比妥－洋地黄毒苷② 117
苯巴比妥－氧异安定② 296
苯巴比妥－药用炭② 373
苯巴比妥－依法韦恩茨① 889
苯巴比妥－依法韦伦① 889
苯巴比妥－乙胺碘呋酮② 368
苯巴比妥－乙醇② 372
苯巴比妥－乙酰甲萘醌② 624
苯巴比妥－乙酰水杨酸③ 373
苯巴比妥－异脉停② 159
苯巴比妥－异烟肼② 376
苯巴比妥－异烟酰肼② 376
苯巴比妥－优尼必利② 374
苯巴比妥－右丙氧芬③ 372
苯巴比妥－右旋丙氧芬② 372
苯巴比妥－悦亭② 360
苯巴比妥－唑利磺胺② 297
苯巴比妥－唑尼沙胺② 297
苯吡氨醇－苯妥英② 266
苯吡氨醇－苄丙酮香豆素钠② 572
苯吡氨醇－大仑丁② 266
苯吡氨醇－二苯海因② 266
苯吡氨醇－二苯乙内酰脲② 266
苯吡氨醇－华法林② 572
苯丙胺－爱道美② 70
苯丙胺－苯乙肼① 29
苯丙胺－丙氧芬② 500
苯丙胺－冬眠灵② 302
苯丙胺－呋喃唑酮② 30
苯丙胺－甲多巴② 70
苯丙胺－甲基多巴② 70
苯丙胺－利培酮③ 29
苯丙胺－利司培酮③ 29
苯丙胺－痢特灵② 30
苯丙胺－氯丙嗪② 302
苯丙胺－吗啡① 468
苯丙胺－碳酸氢钠① 30
苯丙胺－小苏打① 30
苯丙胺－重曹① 30
苯丙胺－重碳酸钠① 30
苯丙苯哌酯－普萘洛尔③ 45
苯丙苯哌酯－心得安③ 45
苯丙醇胺－反苯环丙胺① 28

苯丙醇胺－甲硫哒嗪① 311
苯丙醇胺－咖啡碱② 28
苯丙醇胺－咖啡因② 28
苯丙醇胺－硫利哒嗪① 311
苯丙醇胺－消炎痛② 29
苯丙醇胺－吲哚美辛② 29
苯丙香豆素－甘氨苯喹② 602
苯丙香豆素－格拉非宁② 602
苯丙香豆素－其他药物② 603
苯碘达隆－苄丙酮香豆素钠② 559
苯碘达隆－华法林② 559
苯丁酰脲－苯妥英② 260
苯丁酰脲－大仑丁② 260
苯丁酰脲－二苯海因② 260
苯丁酰脲－二苯乙内酰脲② 260
苯甘孢霉素－多西环素② 816
苯甘孢霉素－硫酸锌① 816
苯甘孢霉素－强力霉素② 816
苯甘孢霉素－脱氧土霉素② 816
苯海拉明－安眠酮② 414
苯海拉明－倍他乐克② 56
苯海拉明－对氨基苯水杨酸③ 845
苯海拉明－对氨柳酸③ 845
苯海拉明－甲喹酮② 414
苯海拉明－毛果芸香碱② 3
苯海拉明－美多洛尔② 56
苯海拉明－美多心安② 56
苯海拉明－美托洛尔② 56
苯海拉明－匹鲁卡品② 3
苯海拉明－普洛色林② 5
苯海拉明－普洛斯的明② 5
苯海拉明－羟基安定② 391
苯海拉明－替马西泮② 391
苯海拉明－新斯的明② 5
苯海拉明－乙醇② 431
苯海索－苯乙肼② 8
苯海索－丙戊酸③ 278
苯海索－敌百痉③ 278
苯海索－二丙基乙酸③ 278
苯海索－雷米封② 9
苯海索－异烟肼② 9
苯海索－异烟酰肼② 9
苯海索－左旋多巴② 249
苯环己哌啶－冬眠灵① 444
苯环己哌啶－氯丙嗪① 444
苯环己哌啶－氯普马嗪① 444
苯环利定－冬眠灵① 444
苯环利定－氯丙嗪① 444
苯环利定－氯普马嗪① 444
苯磺保泰松－阿司匹林② 541
苯磺保泰松－苯溴马隆② 540
苯磺保泰松－苄丙酮香豆素钠① 580
苯磺保泰松－丙磺舒④ 541
苯磺保泰松－华法林① 580
苯磺保泰松－那格列奈② 747
苯磺保泰松－羧苯磺胺④ 541
苯磺保泰松－糖力② 747
苯磺保泰松－烟酸③ 541
苯磺保泰松－乙酰水杨酸② 541
苯磺唑酮－阿司匹林② 541
苯磺唑酮－苯妥英② 268
苯磺唑酮－苯溴马隆② 540
苯磺唑酮－苄丙酮香豆素钠① 580
苯磺唑酮－丙磺舒④ 541
苯磺唑酮－茶碱③ 637
苯磺唑酮－大仑丁② 268
苯磺唑酮－二苯海因② 268
苯磺唑酮－二苯乙内酰脲② 268
苯磺唑酮－华法林① 580
苯磺唑酮－甲苯磺丁脲② 723
苯磺唑酮－甲糖宁② 723
苯磺唑酮－那格列奈② 747
苯磺唑酮－羧苯磺胺④ 541
苯磺唑酮－糖力② 747
苯磺唑酮－维拉帕米③ 184
苯磺唑酮－戊脉安③ 184

苯磺唑酮—心得平② 60
苯磺唑酮—烟酸③ 541
苯磺唑酮—氧烯洛尔② 60
苯磺唑酮—乙酰水杨酸② 541
苯磺唑酮—异搏定③ 184
苯甲二氮䓬—布诺啡② 492
苯甲二氮䓬—丁丙诺啡② 492
苯甲二氮䓬—叔丁啡② 492
苯那君—安眠酮② 414
苯那君—倍他乐克② 56
苯那君—对氨基水杨酸③ 845
苯那君—对氨柳酸③ 845
苯那君—甲喹酮② 414
苯那君—毛果芸香碱② 3
苯那君—美多洛尔② 56
苯那君—美多心安② 56
苯那君—美托洛尔② 56
苯那君—匹鲁卡品② 3
苯那君—普洛色林② 5
苯那君—普洛斯的明② 5
苯那君—羟基安定② 391
苯那君—替马西泮② 391
苯那君—新斯的明② 5
苯那君—乙醇② 431
苯哌甲氧苯—甲氰咪胍② 355
苯哌甲氧苯—西咪替丁② 355
苯哌利定—普萘洛尔③ 45
苯哌利定—心得安③ 45
苯齐巨林—爱道美② 70
苯齐巨林—苯乙肼① 29
苯齐巨林—冬眠灵② 302
苯齐巨林—呋喃唑酮② 30
苯齐巨林—甲多巴② 70
苯齐巨林—甲基多巴② 70
苯齐巨林—利培酮③ 29
苯齐巨林—利司培酮③ 29
苯齐巨林—痢特灵② 30
苯齐巨林—氯丙嗪② 302
苯齐巨林—吗啡① 468
苯齐巨林—碳酸氢钠① 30
苯齐巨林—小苏打① 30
苯齐巨林—重曹① 30
苯齐巨林—重碳酸钠打① 30
苯噻啶—胍喹啶② 81
苯噻啶—异喹胍② 81
苯肾上腺素—苯乙肼② 23
苯肾上腺素—醋氨酚② 24
苯肾上腺素—对乙酰氨基酚② 24
苯肾上腺素—氟烷② 436
苯肾上腺素—胍喹啶② 23
苯肾上腺素—胍乙啶② 75
苯肾上腺素—扑热息痛② 24
苯肾上腺素—三氟氯溴乙烷② 436
苯肾上腺素—依斯迈林② 75
苯肾上腺素—异喹胍② 23
苯肾上腺素—左旋多巴② 23
苯妥英—3-羟酪胺① 256
苯妥英—8-甲氧补骨脂素① 1072
苯妥英—阿帕松② 267
苯妥英—阿司匹林③ 267
苯妥英—阿斯巴甜② 276
苯妥英—阿斯帕坦② 276
苯妥英—阿扎丙酮② 267
苯妥英—阿丙宗② 267
苯妥英—安定② 378
苯妥英—安定③ 265
苯妥英—安律酮① 257
苯妥英—安妥明② 257
苯妥英—氨己烯酸② 261
苯妥英—氨甲蝶呤② 275
苯妥英—氨甲叶酸② 275
苯妥英—胺碘酮① 257
苯妥英—奥美拉唑③ 270
苯妥英—白消安② 942
苯妥英—白血福恩② 942
苯妥英—保泰松② 268

苯妥英—本可松② 448
苯妥英—苯巴比妥③ 264
苯妥英—苯吡氨醇② 266
苯妥英—苯丁酰脲② 260
苯妥英—苯磺唑酮② 268
苯妥英—吡多醇③ 276
苯妥英—吡多辛③ 276
苯妥英—吡二丙胺③ 158
苯妥英—吡喹酮② 934
苯妥英—苄丙酮香豆素钠① 563
苯妥英—别嘌醇② 268
苯妥英—别嘌呤醇② 268
苯妥英—丙吡胺③ 158
苯妥英—丙米嗪② 262，336
苯妥英—丙戊酸③ 258
苯妥英—布洛芬② 267
苯妥英—布他酮② 268
苯妥英—茶碱② 634
苯妥英—醋氮酰胺④ 271
苯妥英—醋唑磺胺④ 271
苯妥英—达克宁② 274
苯妥英—大扶康② 274
苯妥英—地美露③ 480
苯妥英—地塞米松② 768
苯妥英—地西泮② 378
苯妥英—地西泮③ 265
苯妥英—登齐醇② 261
苯妥英—登齐莫尔② 261
苯妥英—低压唑② 256
苯妥英—敌百痉③ 258
苯妥英—冬眠灵② 304
苯妥英—冬眠灵③ 261
苯妥英—杜冷丁③ 480
苯妥英—多巴胺① 256
苯妥英—多西环素② 836
苯妥英—二丙基乙酸③ 258
苯妥英—二氮嗪② 256
苯妥英—非氨酯② 259
苯妥英—非尔氨酯② 259
苯妥英—非尼拉多② 266
苯妥英—呋喃苯胺酸② 698
苯妥英—呋喃坦啶③ 272
苯妥英—呋喃妥因③ 272
苯妥英—呋塞米② 698
苯妥英—氟伏沙明② 264
苯妥英—氟甲强的松龙② 768
苯妥英—氟康唑② 274
苯妥英—氟柳双胺② 260
苯妥英—氟美松② 768
苯妥英—氟烷② 436
苯妥英—副醛③ 413
苯妥英—鬼臼噻吩苷② 960
苯妥英—华法林① 563
苯妥英—环孢菌素③ 996
苯妥英—环孢霉素A③ 996
苯妥英—环孢素③ 996
苯妥英—环吡异喹酮② 934
苯妥英—磺胺甲噻二唑② 271
苯妥英—磺吡酮② 268
苯妥英—磺斯安② 261
苯妥英—吉非替尼② 979
苯妥英—甲氨蝶呤② 275
苯妥英—甲苯达唑② 932
苯妥英—甲苯咪唑② 932
苯妥英—甲吡酮② 771
苯妥英—甲红霉素② 272
苯妥英—甲哌利福霉素② 273
苯妥英—甲氰咪胍② 270
苯妥英—甲双吡丙酮② 771
苯妥英—甲氧苄氨嘧啶② 272
苯妥英—甲氧苄啶② 272
苯妥英—甲氧补骨脂素① 1072
苯妥英—甲氧沙林① 1072
苯妥英—戒酒硫① 266
苯妥英—聚乙醛③ 413
苯妥英—卡氮芥＋甲氨蝶呤＋长春碱③ 275

苯妥英－卡马西平② 258
苯妥英－卡莫司汀＋甲氨蝶呤＋长春碱③ 275
苯妥英－克红霉素② 272
苯妥英－克拉霉素② 272
苯妥英－克塞平③ 262
苯妥英－口服避孕药③ 778
苯妥英－奎尼丁① 148
苯妥英－拉莫三嗪② 290
苯妥英－雷米封② 274
苯妥英－利多卡因③ 163
苯妥英－利福平② 273
苯妥英－利米定② 273
苯妥英－利他灵② 257
苯妥英－链脲菌素③ 957
苯妥英－链佐星③ 957
苯妥英－流感疫苗② 275
苯妥英－硫噻嗪② 261
苯妥英－硫糖铝② 270
苯妥英－硫氧唑酮② 268
苯妥英－卤加比② 260
苯妥英－鲁米那③ 264
苯妥英－洛塞克③ 270
苯妥英－洛沙平③ 262
苯妥英－氯巴占② 294
苯妥英－氯贝丁酯② 257
苯妥英－氯贝特② 257
苯妥英－氯苯那敏② 276
苯妥英－氯丙嗪② 304
苯妥英－氯丙嗪③ 261
苯妥英－氯甲苯噻嗪② 256
苯妥英－氯霉素② 273
苯妥英－氯哌三唑林③ 263
苯妥英－氯醛比林③ 265
苯妥英－马利兰② 942
苯妥英－慢心律③ 165
苯妥英－毛地黄② 116
苯妥英－美散痛① 485
苯妥英－美沙酮① 485
苯妥英－美替拉酮② 771
苯妥英－美西律③ 165
苯妥英－咪康唑② 274
苯妥英－米帕明② 262，336
苯妥英－米他扎平② 358
苯妥英－米塔扎平② 358
苯妥英－萘咪酮② 260
苯妥英－哌甲酯② 257
苯妥英－哌替啶③ 480
苯妥英－潘可罗② 448
苯妥英－泮库溴铵② 448
苯妥英－扑尔敏② 276
苯妥英－扑米酮② 277
苯妥英－扑痫酮② 277
苯妥英－葡萄糖酸钙③ 1065
苯妥英－普鲁加比② 260
苯妥英－普萘洛尔① 40
苯妥英－强力霉素② 836
苯妥英－曲拉唑酮③ 263
苯妥英－曲唑酮③ 263
苯妥英－赛罗卡因③ 163
苯妥英－三氟氯溴乙烷③ 436
苯妥英－三氟戊肟胺② 264
苯妥英－三硅酸镁③ 269
苯妥英－三矽酸镁③ 269
苯妥英－三烯高诺酮③ 776
苯妥英－三唑酮③ 263
苯妥英－沙奎那韦③ 895
苯妥英－舒噻美② 261
苯妥英－双硫仑① 266
苯妥英－双硫醒① 266
苯妥英－双香豆素② 546
苯妥英－双异丙吡胺③ 158
苯妥英－司替戊醇① 260
苯妥英－速尿② 698
苯妥英－碳酸钙② 672
苯妥英－碳酸锂③ 329
苯妥英－替尼泊苷② 960

苯妥英－替尼酸② ·271
苯妥英－酮康唑③ 855
苯妥英－痛惊宁② 258
苯妥英－头孢曲松③ 273
苯妥英－头孢三嗪③ 273
苯妥英－脱氧土霉素② 836
苯妥英－维拉帕米③ 182
苯妥英－维洛沙嗪③ 264
苯妥英－维生素 B₆② 276
苯妥英－维生素 D③ 1056
苯妥英－维生素 K② 1059
苯妥英－维生素 M② 269
苯妥英－胃溃宁② 270
苯妥英－戊脉安③ 182
苯妥英－西咪替丁② 270
苯妥英－酰胺咪嗪② 258
苯妥英－硝苯吡啶③ 256
苯妥英－硝苯地平③ 256
苯妥英－心得安① 40
苯妥英－心痛定③ 256
苯妥英－洋地黄② 116
苯妥英－氧异安定② 294
苯妥英－药用炭② 269
苯妥英－叶酸② 269
苯妥英－伊立替康③ 958
苯妥英－依林特肯③ 958
苯妥英－依林替康③ 958
苯妥英－胰岛素③ 712
苯妥英－乙胺碘呋酮① 257
苯妥英－乙醇② 265
苯妥英－乙琥胺② 259
苯妥英－乙酰水杨酸③ 267
苯妥英－乙酰唑胺④ 271
苯妥英－乙氧苯氧甲吗啉③ 264
苯妥英－异搏定③ 182
苯妥英－异丁苯丙酸② 267
苯妥英－异脉停③ 158
苯妥英－异烟肼② 274
苯妥英－异烟酰肼② 274
苯妥英－右丙氧芬② 266
苯妥英－右旋丙氧芬② 266
苯妥英－孕三烯酮③ 776
苯妥英－左甲状腺素② 708
苯妥英－左旋多巴③ 250
苯溴马隆－阿司匹林② 540
苯溴马隆－苯磺保泰松② 540
苯溴马隆－苯磺唑酮② 540
苯溴马隆－吡嗪酰胺② 540
苯溴马隆－磺吡酮② 540
苯溴马隆－硫氧唑酮② 540
苯溴马隆－乙酰水杨酸② 540
苯溴马隆－异烟酰胺② 540
苯氧甲基青霉素－痰易净② 814
苯氧甲基青霉素－乙酰半胱氨酸② 814
苯氧甲基青霉素－易咳净② 814
苯乙福明－苄丙酮香豆素钠② 585
苯乙福明－华法林② 585
苯乙福明－乳酸钠① 741
苯乙福明－双香豆素② 549
苯乙福明－四环素② 740
苯乙福明－乙醇② 429
苯乙肼＋奋乃静－氟哌利多＋东莨菪碱④ 362
苯乙肼－1,3,7-三甲基黄嘌呤② 244
苯乙肼－3,4-亚甲基双羟去氧麻黄碱① 32
苯乙肼－3-羟酪胺① 26
苯乙肼－L-色氨酸③ 365
苯乙肼－阿可乐定② 69
苯乙肼－安非他明① 29
苯乙肼－安普尼定① 69
苯乙肼－安坦② 8
苯乙肼－氨可乐定① 69
苯乙肼－奥泼定② 317
苯乙肼－奥昔哌汀② 317
苯乙肼－苯巴比妥② 371
苯乙肼－苯丙胺① 29
苯乙肼－苯海索② 8

苯乙肼－苯齐巨林① 29
苯乙肼－苯肾上腺素② 23
苯乙肼－苄丙酮香豆素钠② 566
苯乙肼－丙米嗪② 340
苯乙肼－地美露① 482
苯乙肼－冬眠灵② 305
苯乙肼－杜冷丁① 482
苯乙肼－多巴胺① 26
苯乙肼－噁唑仑② 397
苯乙肼－儿茶酚乙胺① 26
苯乙肼－反胺苯环醇② 496
苯乙肼－非那明① 29
苯乙肼－芬氟拉明① 1069
苯乙肼－氟苯丙胺① 1069
苯乙肼－氟苯氧丙胺① 353
苯乙肼－氟西汀① 353
苯乙肼－干酵母① 1055
苯乙肼－胍乙啶② 77
苯乙肼－琥珀胆碱② 461
苯乙肼－华法林② 566
苯乙肼－甲苯磺丁脲② 722
苯乙肼－甲糖宁② 722
苯乙肼－咖啡碱② 244
苯乙肼－咖啡因② 244
苯乙肼－利血平③ 362
苯乙肼－鲁米那② 371
苯乙肼－氯丙嗪② 305
苯乙肼－吗啡① 470
苯乙肼－美沙芬① 656
苯乙肼－迷幻药① 32
苯乙肼－米帕明② 340
苯乙肼－哌替啶② 482
苯乙肼－偏痛定① 1038
苯乙肼－曲马多② 496
苯乙肼－曲马朵② 496
苯乙肼－去氧肾上腺素② 23
苯乙肼－赛庚啶① 1038
苯乙肼－蛇根碱③ 362
苯乙肼－舍曲林① 352
苯乙肼－食母生① 1055
苯乙肼－舒马普坦① 1047
苯乙肼－舒马坦① 1047
苯乙肼－司可林② 461
苯乙肼－替吡度尔② 417
苯乙肼－新福林② 23
苯乙肼－氧苯哌吲哚② 317
苯乙肼－摇头丸① 32
苯乙肼－依斯迈林② 77
苯乙肼－胰岛素② 713
苯乙肼－乙醇① 426
苯乙肼－英明格① 1047
苯乙肼－右甲吗喃① 656
苯乙肼－右美沙芬① 656
苯乙肼－左旋多巴① 250
苯乙哌啶－苯巴比妥② 374
苯乙哌啶－鲁米那② 374
苯乙哌啶酮－丙咪嗪② 414
苯乙哌啶酮－米帕明② 414
苯乙双胍－苄丙酮香豆素钠② 585
苯乙双胍－华法林② 585
苯乙双胍－乳酸钠① 741
苯乙双胍－双香豆素② 549
苯乙双胍－四环素② 740
苯乙双胍－乙醇② 429
苯茚二酮－氟哌醇③ 604
苯茚二酮－氟哌丁苯③ 604
苯茚二酮－氟哌啶醇③ 604
苯扎托品－冬眠灵② 303
苯扎托品－氯丙嗪② 303
比沙可啶－抗酸药② 682
吡啶斯的明－甲基强的松龙③ 5
吡啶斯的明－甲泼尼龙③ 5
吡多醇－苯巴比妥③ 377
吡多醇－苯妥英③ 276
吡多醇－大仑丁③ 276
吡多醇－二苯海因③ 276

吡多醇－二苯乙内酰脲③ 276
吡多醇－鲁米那③ 377
吡多醇－左旋多巴③ 252
吡多辛－苯巴比妥③ 377
吡多辛－苯妥英③ 276
吡多辛－大仑丁③ 276
吡多辛－二苯海因③ 276
吡多辛－二苯乙内酰脲③ 276
吡多辛－雷米封① 1054
吡多辛－鲁米那③ 377
吡多辛－异烟肼④ 1054
吡多辛－异烟酰肼④ 1054
吡多辛－左旋多巴① 252
吡哆辛－降糖药② 754
吡二丙胺－阿托品① 157
吡二丙胺－氨吡酮② 144
吡二丙胺－氨力农② 144
吡二丙胺－氨利酮② 144
吡二丙胺－氨双吡酮② 144
吡二丙胺－苯巴比妥② 159
吡二丙胺－苯妥英③ 158
吡二丙胺－大仑丁③ 158
吡二丙胺－地高辛③ 123
吡二丙胺－狄戈辛③ 123
吡二丙胺－二苯乙内酰脲③ 158
吡二丙胺－红霉素② 160
吡二丙胺－甲红霉素② 159
吡二丙胺－甲哌利福霉素③ 161
吡二丙胺－克拉霉素② 159
吡二丙胺－奎尼丁③ 158
吡二丙胺－兰索拉唑② 159
吡二丙胺－利福平③ 161
吡二丙胺－利米定③ 161
吡二丙胺－鲁米那② 159
吡二丙胺－青光眼① 157
吡二丙胺－心得静① 157
吡二丙胺－吲哚洛尔① 157
吡二丙胺－吲哚心安① 157
吡格列酮－吉非贝齐② 748
吡格列酮－吉非罗齐② 748
吡格列酮－甲哌利福霉素② 749
吡格列酮－力复平② 749
吡格列酮－利福平② 749
吡格列酮－诺衡① 748
吡磺环己脲－肝素② 734
吡喹酮－阿苯达唑② 933
吡喹酮－苯巴比妥② 934
吡喹酮－苯妥英② 934
吡喹酮－丙硫达唑② 933
吡喹酮－丙硫咪唑② 933
吡喹酮－肠虫清② 933
吡喹酮－大仑丁② 934
吡喹酮－地塞米松② 935
吡喹酮－二苯乙内酰脲② 934
吡喹酮－氟美松② 935
吡喹酮－甲氰咪胍② 934
吡喹酮－卡马西平② 934
吡喹酮－鲁米那② 934
吡喹酮－泰胃美② 934
吡喹酮－酮康唑② 935
吡喹酮－痛惊宁② 934
吡喹酮－西咪替丁② 934
吡喹酮－酰胺咪嗪② 934
吡美诺－甲哌利福霉素② 162
吡美诺－利福平② 162
吡美诺－利米定② 162
吡哌醇－甲哌利福霉素② 162
吡哌醇－利福平② 162
吡哌醇－利米定② 162
吡嗪酰胺－苯溴马隆② 540
吡嗪酰胺－痛风① 850
吡斯的明－甲基强的松龙③ 5
吡斯的明－甲泼尼龙③ 5
吡西卡尼－西替利嗪③ 1038
铋诺－氢氧化铝① 675
苄丙酮香豆素钠－5-溴去氧尿苷③ 595

苄丙酮香豆素钠－6-巯基嘌呤③ 595
苄丙酮香豆素钠－HMR 176② 555
苄丙酮香豆素钠－阿帕松 577
苄丙酮香豆素钠－阿匹坦 598
苄丙酮香豆素钠－阿瑞吡坦① 598
苄丙酮香豆素钠－阿瑞匹坦① 598
苄丙酮香豆素钠－阿司匹林① 572
苄丙酮香豆素钠－阿扎丙酮② 577
苄丙酮香豆素钠－阿扎丙宗② 577
苄丙酮香豆素钠－埃罗替尼② 596
苄丙酮香豆素钠－艾托考昔② 578
苄丙酮香豆素钠－安律酮① 557
苄丙酮香豆素钠－安宁③ 568
苄丙酮香豆素钠－安体舒通① 584
苄丙酮香豆素钠－安替比林① 576
苄丙酮香豆素钠－安妥明① 561
苄丙酮香豆素钠－氨基导眠能② 596
苄丙酮香豆素钠－氨鲁米特② 596
苄丙酮香豆素钠－胺碘酮① 557
苄丙酮香豆素钠－奥美拉唑① 583
苄丙酮香豆素钠－奥沙美辛② 579
苄丙酮香豆素钠－保泰松① 576
苄丙酮香豆素钠－苯巴比妥① 566
苄丙酮香豆素钠－苯吡氨醇② 572
苄丙酮香豆素钠－苯碘达隆① 559
苄丙酮香豆素钠－苯磺保泰松① 580
苄丙酮香豆素钠－苯磺唑酮① 580
苄丙酮香豆素钠－苯妥英① 563
苄丙酮香豆素钠－苯乙福明② 585
苄丙酮香豆素钠－苯乙肼① 566
苄丙酮香豆素钠－苯乙双胍② 585
苄丙酮香豆素钠－丙吡胺② 556
苄丙酮香豆素钠－丙戊酸② 564
苄丙酮香豆素钠－丙氧芬① 571
苄丙酮香豆素钠－伯氨喹① 594
苄丙酮香豆素钠－布可龙① 579
苄丙酮香豆素钠－布可隆① 579
苄丙酮香豆素钠－布洛芬① 573
苄丙酮香豆素钠－布他酮① 576
苄丙酮香豆素钠－醋氨酚① 575
苄丙酮香豆素钠－达克宁② 592
苄丙酮香豆素钠－大仑丁① 563
苄丙酮香豆素钠－导眠能① 568
苄丙酮香豆素钠－地拉韦定① 593
苄丙酮香豆素钠－敌百痉② 564
苄丙酮香豆素钠－抵克利得② 616
苄丙酮香豆素钠－碘苯呋酮② 559
苄丙酮香豆素钠－丁环己巴比妥① 579
苄丙酮香豆素钠－冬眠灵① 565
苄丙酮香豆素钠－对乙酰氨基酚② 575
苄丙酮香豆素钠－二苯乙内酰脲① 563
苄丙酮香豆素钠－伐地考昔② 578
苄丙酮香豆素钠－伐地昔布② 578
苄丙酮香豆素钠－非尼拉多② 572
苄丙酮香豆素钠－非普拉宗① 577
苄丙酮香豆素钠－氟地西泮② 567
苄丙酮香豆素钠－氟伏沙明② 565
苄丙酮香豆素钠－氟他胺② 596
苄丙酮香豆素钠－氟硝丁酰胺② 596
苄丙酮香豆素钠－高血糖素① 585
苄丙酮香豆素钠－格鲁米特① 568
苄丙酮香豆素钠－冠心平① 561
苄丙酮香豆素钠－贯叶连翘② 599
苄丙酮香豆素钠－红霉素① 590
苄丙酮香豆素钠－环丙氟哌酸② 587
苄丙酮香豆素钠－环丙沙星② 587
苄丙酮香豆素钠－磺胺甲噁唑① 586
苄丙酮香豆素钠－磺吡酮① 580
苄丙酮香豆素钠－灰黄霉素① 592
苄丙酮香豆素钠－吉非贝齐④ 559
苄丙酮香豆素钠－吉非罗齐④ 559
苄丙酮香豆素钠－甲苯磺丁脲② 724
苄丙酮香豆素钠－甲氨酯③ 568
苄丙酮香豆素钠－甲芬那酸③ 574
苄丙酮香豆素钠－甲睾酮① 585
苄丙酮香豆素钠－甲基睾丸素① 585

苄丙酮香豆素钠－甲硫氧嘧啶② 585
苄丙酮香豆素钠－甲灭酸② 574
苄丙酮香豆素钠－甲哌利福霉素① 591
苄丙酮香豆素钠－甲氰咪胍① 582
苄丙酮香豆素钠－甲糖宁② 724
苄丙酮香豆素钠－甲硝唑① 587
苄丙酮香豆素钠－甲状腺制剂① 584
苄丙酮香豆素钠－降糖灵② 585
苄丙酮香豆素钠－降脂酰胺③ 562
苄丙酮香豆素钠－金丝桃② 599
苄丙酮香豆素钠－卡马西平② 564
苄丙酮香豆素钠－抗坏血酸④ 599
苄丙酮香豆素钠－考来烯胺② 562
苄丙酮香豆素钠－奎尼丁② 556
苄丙酮香豆素钠－拉氧头孢① 589
苄丙酮香豆素钠－雷米封③ 591
苄丙酮香豆素钠－力抗栓② 616
苄丙酮香豆素钠－利福平① 591
苄丙酮香豆素钠－利米定① 591
苄丙酮香豆素钠－利尿酸① 584
苄丙酮香豆素钠－邻氯青霉素② 588
苄丙酮香豆素钠－邻氯西林② 588
苄丙酮香豆素钠－流感病毒疫苗① 597
苄丙酮香豆素钠－流感疫苗② 597
苄丙酮香豆素钠－硫糖铝③ 582
苄丙酮香豆素钠－硫氧唑酮① 580
苄丙酮香豆素钠－硫茚酸② 573
苄丙酮香豆素钠－卤芬酯② 562
苄丙酮香豆素钠－鲁米那③ 566
苄丙酮香豆素钠－罗伐他汀① 561
苄丙酮香豆素钠－罗舒伐他汀① 561
苄丙酮香豆素钠－螺内酯② 584
苄丙酮香豆素钠－洛伐他汀② 559
苄丙酮香豆素钠－氯贝丁酯① 561
苄丙酮香豆素钠－氯贝特① 561
苄丙酮香豆素钠－氯吡格雷① 616
苄丙酮香豆素钠－氯苄匹定② 616
苄丙酮香豆素钠－氯丙嗪① 565
苄丙酮香豆素钠－氯醛比林① 568
苄丙酮香豆素钠－氯噻酮② 583
苄丙酮香豆素钠－氯唑青霉素② 588
苄丙酮香豆素钠－氯唑西林② 588
苄丙酮香豆素钠－霉可唑② 592
苄丙酮香豆素钠－美降脂② 559
苄丙酮香豆素钠－咪康唑② 592
苄丙酮香豆素钠－灭滴灵① 587
苄丙酮香豆素钠－奶蓟② 600
苄丙酮香豆素钠－萘啶酸② 586
苄丙酮香豆素钠－萘夫西林③ 588
苄丙酮香豆素钠－诺衡④ 559
苄丙酮香豆素钠－潘生丁③ 580
苄丙酮香豆素钠－扑米酮② 563
苄丙酮香豆素钠－扑热息痛② 575
苄丙酮香豆素钠－扑痫酮② 563
苄丙酮香豆素钠－普罗帕酮② 556
苄丙酮香豆素钠－羟羧氧酰胺菌素① 589
苄丙酮香豆素钠－青霉素② 587
苄丙酮香豆素钠－氢氧化铝③ 582
苄丙酮香豆素钠－巯嘌呤③ 595
苄丙酮香豆素钠－曲马多② 570
苄丙酮香豆素钠－曲马朵② 570
苄丙酮香豆素钠－去甲阿米替林③ 565
苄丙酮香豆素钠－去甲替林③ 565
苄丙酮香豆素钠－妊娠① 555
苄丙酮香豆素钠－乳蓟② 600
苄丙酮香豆素钠－瑞舒伐他汀① 561
苄丙酮香豆素钠－塞来考昔② 577
苄丙酮香豆素钠－塞来昔布② 577
苄丙酮香豆素钠－噻氯匹定② 616
苄丙酮香豆素钠－三苯氧胺② 595
苄丙酮香豆素钠－三氟戊肟胺② 565
苄丙酮香豆素钠－生育酚② 599
苄丙酮香豆素钠－圣约翰草② 599
苄丙酮香豆素钠－舒林酸② 573
苄丙酮香豆素钠－双硫仑② 570
苄丙酮香豆素钠－双硫醒② 570

苄丙酮香豆素钠－双嘧达莫③　580
苄丙酮香豆素钠－双异丙吡胺③　556
苄丙酮香豆素钠－水飞蓟②　600
苄丙酮香豆素钠－水合氯醛②　567
苄丙酮香豆素钠－水化氯醛②　567
苄丙酮香豆素钠－四环素　590
苄丙酮香豆素钠－他莫昔芬②　595
苄丙酮香豆素钠－痛惊宁②　564
苄丙酮香豆素钠－头孢噻啶②　589
苄丙酮香豆素钠－托卡朋①　563
苄丙酮香豆素钠－维生素C④　599
苄丙酮香豆素钠－维生素E②　599
苄丙酮香豆素钠－维生素K₁　581
苄丙酮香豆素钠－胃溃宁②　582
苄丙酮香豆素钠－渥米哌啶①　583
苄丙酮香豆素钠－五味子＋甘草②　600
苄丙酮香豆素钠－戊烯保泰松①　577
苄丙酮香豆素钠－西咪替丁①　582
苄丙酮香豆素钠－先锋霉素Ⅱ②　589
苄丙酮香豆素钠－酰胺咪嗪②　564
苄丙酮香豆素钠－消胆胺②　562
苄丙酮香豆素钠－消炎痛②　572
苄丙酮香豆素钠－心律平②　556
苄丙酮香豆素钠－新霉素②　590
苄丙酮香豆素钠－新诺明②　586
苄丙酮香豆素钠－新青霉素Ⅲ③　588
苄丙酮香豆素钠－伊索昔康②　575
苄丙酮香豆素钠－依曲韦林②　593
苄丙酮香豆素钠－依他尼酸②　584
苄丙酮香豆素钠－依托考昔②　578
苄丙酮香豆素钠－依托昔布②　578
苄丙酮香豆素钠－乙胺碘呋酮①　557
苄丙酮香豆素钠－乙醇③　569
苄丙酮香豆素钠－乙氯维诺②　569
苄丙酮香豆素钠－乙氯戊烯炔醇②　569
苄丙酮香豆素钠－乙酰水杨酸①　572
苄丙酮香豆素钠－异丁苯丙酸③　573
苄丙酮香豆素钠－异丁洛芬③　573
苄丙酮香豆素钠－异噁唑酰胺②　575
苄丙酮香豆素钠－异烟肼②　591
苄丙酮香豆素钠－异烟酰肼③　591
苄丙酮香豆素钠－吲哚美辛②　572
苄丙酮香豆素钠－越橘汁②　601
苄丙酮香豆素钠－扎非鲁卡①　581
苄丙酮香豆素钠－扎鲁司特①　581
苄丙酮香豆素－辛伐他汀①　560
苄二甲胍－氯苯咪哚②　79
苄二甲胍－马吲哚②　79
苄氟噻嗪－消炎痛②　696
苄氟噻嗪－吲哚美辛②　696
苄胍－氯苯咪哚②　79
苄胍－马吲哚②　79
苄托品－冬眠灵②　303
苄托品－氯丙嗪②　303
苄唑啉－乙醇③　424
变异型心绞痛－阿司匹林①　505
变异型心绞痛－乙酰水杨酸①　505
变应原浸出物－普萘洛尔③　49
变应原浸出物－心得安③　49
便塞停－抗酸药②　682
表飞鸣－红霉素①　682
别嘌醇－6-巯基嘌呤①　951
别嘌醇－阿糖腺苷①　878
别嘌醇－癌得星①　940
别嘌醇－氨苄青霉素③　814
别嘌醇－氨苄西林③　814
别嘌醇－苯妥英②　268
别嘌醇－丙磺舒③　537
别嘌醇－茶碱②　638
别嘌醇－大仑丁②　268
别嘌醇－地丹诺辛②　882
别嘌醇－二苯海因②　268
别嘌醇－二苯乙内酰脲②　268
别嘌醇－环磷酰胺②　940
别嘌醇－甲巯丙脯酸②　89
别嘌醇－卡托普利②　89

别嘌醇－开博通②　89
别嘌醇－硫酸亚铁④　628
别嘌醇－硫唑嘌呤①　994
别嘌醇－氯磺丙脲③　729
别嘌醇－美加明②　537
别嘌醇－美卡拉明②　537
别嘌醇－氢氯噻嗪②　537
别嘌醇－氢氧化铝②　537
别嘌醇－巯嘌呤①　951
别嘌醇－去羟肌苷②　882
别嘌醇－三苯氧胺③　538
别嘌醇－双氢克尿噻②　537
别嘌醇－双脱氧肌苷②　882
别嘌醇－双香豆素②　548
别嘌醇－羧苯磺胺②　537
别嘌醇－他莫昔芬③　538
别嘌醇－依木兰①　994
别嘌呤醇－6-巯基嘌呤①　951
别嘌呤醇－阿糖腺苷①　878
别嘌呤醇－癌得星②　940
别嘌呤醇－氨苄青霉素③　814
别嘌呤醇－氨苄西林③　814
别嘌呤醇－苯妥英②　268
别嘌呤醇－丙磺舒③　537
别嘌呤醇－茶碱②　638
别嘌呤醇－大仑丁②　268
别嘌呤醇－地丹诺辛②　882
别嘌呤醇－二苯海因②　268
别嘌呤醇－二苯乙内酰脲②　268
别嘌呤醇－环磷酰胺②　940
别嘌呤醇－甲巯丙脯酸②　89
别嘌呤醇－卡托普利②　89
别嘌呤醇－开博通②　89
别嘌呤醇－硫酸亚铁④　628
别嘌呤醇－硫唑嘌呤①　994
别嘌呤醇－氯磺丙脲③　729
别嘌呤醇－美加明②　537
别嘌呤醇－美卡拉明②　537
别嘌呤醇－氢氯噻嗪②　537
别嘌呤醇－氢氧化铝②　537
别嘌呤醇－巯嘌呤①　951
别嘌呤醇－去羟肌苷②　882
别嘌呤醇－三苯氧胺③　538
别嘌呤醇－双氢克尿噻②　537
别嘌呤醇－双脱氧肌苷②　882
别嘌呤醇－双香豆素②　548
别嘌呤醇－羧苯磺胺②　537
别嘌呤醇－他莫昔芬③　538
别嘌呤醇－依木兰①　994
丙胺苯丙酮－地高辛②　124
丙胺苯丙酮－狄戈辛②　124
丙胺苯丙酮－普洛色林②　4
丙胺苯丙酮－普洛斯的明②　4
丙胺苯丙酮－新斯的明②　4
丙胺卡因＋利多卡因－复方磺胺甲噁唑②　789
丙胺卡因＋利多卡因－复方新诺明②　789
丙胺太林－醋氨酚②　523
丙胺太林－地高辛①　133
丙胺太林－狄戈辛①　133
丙胺太林－对乙酰氨基酚②　523
丙胺太林－呋喃坦啶③　795
丙胺太林－呋喃妥因③　795
丙胺太林－氟哌酸②　796
丙胺太林－红霉素③　818
丙胺太林－甲氰咪胍③　664
丙胺太林－诺氟沙星②　796
丙胺太林－酮康唑②　856
丙胺太林－西咪替丁③　664
丙胺太林辛－扑热息痛③　523
丙吡胺－阿托品①　157
丙吡胺－氨吡酮②　144
丙吡胺－氨力农②　144
丙吡胺－氨利酮②　144
丙吡胺－氨双吡酮②　144
丙吡胺－苯巴比妥②　159
丙吡胺－苯妥英①　158

丙吡胺－苄丙酮香豆素钠③ 556
丙吡胺－大仑丁③ 158
丙吡胺－地高辛③ 123
丙吡胺－狄戈辛③ 123
丙吡胺－二苯乙内酰脲③ 158
丙吡胺－红霉素② 160
丙吡胺－华法林③ 556
丙吡胺－甲红霉素② 159
丙吡胺－甲哌利福霉素③ 161
丙吡胺－克拉霉素② 159
丙吡胺－奎尼丁③ 158
丙吡胺－兰索拉唑② 159
丙吡胺－利多卡因③ 163
丙吡胺－利福平③ 161
丙吡胺－利米定③ 161
丙吡胺－鲁米那② 159
丙吡胺－青光眼① 157
丙吡胺－赛罗卡因③ 163
丙吡胺－心得静① 157
丙吡胺－吲哚洛尔① 157
丙吡胺－吲哚心安① 157
丙丁酚－其他药物② 238
丙磺舒－阿司匹林② 538
丙磺舒－阿昔洛韦② 874
丙磺舒－安妥明③ 202
丙磺舒－氨苯砜③ 852
丙磺舒－氨甲蝶呤① 946
丙磺舒－奥司他韦② 876
丙磺舒－苯磺保泰松④ 541
丙磺舒－苯磺唑酮④ 541
丙磺舒－别嘌醇③ 537
丙磺舒－别嘌呤醇③ 537
丙磺舒－丙磺舒氨甲叶酸② 946
丙磺舒－丙氧鸟苷② 875
丙磺舒－喘定② 650
丙磺舒－达菲③ 876
丙磺舒－叠氮胸苷① 879
丙磺舒－对氨基水杨酸② 844
丙磺舒－对氨柳酸② 844
丙磺舒－二氢二苯砜③ 852
丙磺舒－二羟丙茶碱② 650
丙磺舒－呋喃苯胺酸① 539
丙磺舒－呋喃坦啶③ 794
丙磺舒－呋喃妥因③ 794
丙磺舒－呋塞米① 539
丙磺舒－甘油茶碱② 650
丙磺舒－肝素③ 544
丙磺舒－更昔洛韦② 875
丙磺舒－冠心平③ 202
丙磺舒－环丙氟哌酸② 800
丙磺舒－环丙沙星② 800
丙磺舒－磺吡酮④ 541
丙磺舒－甲氨蝶呤① 946
丙磺舒－甲哌利福霉素④ 846
丙磺舒－甲巯丙脯酸③ 90
丙磺舒－甲氧萘丙酸② 521
丙磺舒－卡马西平② 284
丙磺舒－卡托普利③ 90
丙磺舒－开博通③ 90
丙磺舒－克流感③ 876
丙磺舒－劳拉西泮② 391
丙磺舒－力复平④ 846
丙磺舒－利福平④ 846
丙磺舒－利米定④ 846
丙磺舒－利尿磺胺① 539
丙磺舒－硫喷妥钠③ 443
丙磺舒－硫氧唑酮④ 541
丙磺舒－罗氟哌酸② 804
丙磺舒－洛美沙星② 804
丙磺舒－氯贝丁酯③ 202
丙磺舒－氯贝特③ 202
丙磺舒－氯磺丙脲③ 730
丙磺舒－氯羟去甲安定② 391
丙磺舒－萘啶酸② 796
丙磺舒－萘普生② 521
丙磺舒－盘尼西林③ 812

丙磺舒－齐多夫定① 879
丙磺舒－青霉素③ 812
丙磺舒－氢氯噻嗪② 538
丙磺舒－赛美维② 875
丙磺舒－双氢克尿噻② 538
丙磺舒－速尿① 539
丙磺舒－特福敏③ 876
丙磺舒－痛惊宁② 284
丙磺舒－头孢噻吩② 817
丙磺舒－戊硫巴比妥钠③ 443
丙磺舒－西多福韦③ 876
丙磺舒－先锋霉素Ⅰ② 817
丙磺舒－酰胺咪嗪② 284
丙磺舒－消痛灵② 521
丙磺舒－消炎痛② 515
丙磺舒－伊立替康③ 959
丙磺舒－依林特肯③ 959
丙磺舒－依林替康③ 959
丙磺舒－乙酰水杨酸② 538
丙磺舒－吲哚菁绿① 1069
丙磺舒－吲哚美辛② 515
丙磺舒－扎西他滨② 886
丙卡巴肼－乙醇② 431
丙硫达唑－吡喹酮② 933
丙硫达唑－环吡异喹酮② 933
丙硫咪唑－吡喹酮② 933
丙硫咪唑－环吡异喹酮② 933
丙硫氧嘧啶－氯磺丙脲② 710
丙氯拉嗪－多黏菌素B② 839
丙氯拉嗪－金鸡纳碱② 921
丙氯拉嗪－奎宁② 921
丙氯拉嗪－去铁胺① 1071
丙氯拉嗪－去铁敏① 1071
丙咪嗪－安宁③ 411
丙咪嗪－苯乙哌啶酮② 414
丙咪嗪－导眠能② 414
丙咪嗪－多睡丹② 414
丙咪嗪－格鲁米特② 414
丙咪嗪－甲丙氨酯③ 411
丙咪嗪－甲睾酮③ 773
丙咪嗪－甲基睾丸素③ 773
丙咪嗪－口服避孕药③ 779
丙咪嗪－替吡度尔② 416
丙米嗪－阿司匹林② 342
丙米嗪－阿托品① 8
丙米嗪－安替比林② 526
丙米嗪－奥美拉唑② 343
丙米嗪－苯巴比妥② 341
丙米嗪－苯妥英② 262，336
丙米嗪－苯乙肼② 340
丙米嗪－喘息定① 22
丙米嗪－醋柳酸② 342
丙米嗪－大仑丁② 262，336
丙米嗪－导眠能② 341
丙米嗪－地高辛③ 128
丙米嗪－狄戈辛③ 128
丙米嗪－碘赛罗宁② 344
丙米嗪－冬眠灵③ 337
丙米嗪－二苯海因② 262，336
丙米嗪－二苯乙内酰脲② 262，336
丙米嗪－反苯环丙胺② 340
丙米嗪－氟苯氧丙胺③ 339
丙米嗪－氟哌醇③ 339
丙米嗪－氟哌丁苯③ 339
丙米嗪－氟哌啶醇③ 339
丙米嗪－氟西汀③ 339
丙米嗪－付肾素① 22
丙米嗪－格鲁米特② 341
丙米嗪－胍环啶② 73
丙米嗪－胍那决尔② 73
丙米嗪－甲碘安② 344
丙米嗪－甲氧咪胍③ 343
丙米嗪－卡马西平② 337
丙米嗪－可乐定① 66
丙米嗪－可乐宁① 66

丙米嗪－雷米封② 344
丙米嗪－利他林③ 336
丙米嗪－利血平③ 336
丙米嗪－鲁米那② 341
丙米嗪－氯丙嗪③ 337
丙米嗪－氯压定① 66
丙米嗪－哌醋甲酯③ 336
丙米嗪－哌甲酯③ 336
丙米嗪－炔雌醇② 344
丙米嗪－塞来昔布① 342
丙米嗪－蛇根碱③ 336
丙米嗪－肾上腺素① 22
丙米嗪－痛惊宁② 337
丙米嗪－西咪替丁③ 343
丙米嗪－酰胺咪嗪② 337
丙米嗪－乙酰水杨酸② 342
丙米嗪－异丙肾上腺素① 22
丙米嗪－异烟肼② 344
丙米嗪－异烟酰肼② 344
丙米嗪－治喘灵① 22
丙米嗪－左旋多巴③ 250
丙泮尼地－琥珀胆碱② 462
丙泮尼地－司可林② 462
丙泊酚－氯吡格雷 890
丙嗪－琥珀胆碱② 460
丙嗪－司可林② 460
丙戊酸－阿司匹林③ 279
丙戊酸－安坦③ 278
丙戊酸－苯巴比妥② 369
丙戊酸－苯海索③ 278
丙戊酸－苯妥英② 258
丙戊酸－苄丙酮香豆素钠② 564
丙戊酸－大仑丁② 258
丙戊酸－二苯海因③ 258
丙戊酸－二苯乙内酰脲③ 258
丙戊酸－非氨酯② 293
丙戊酸－非尔氨酯② 293
丙戊酸－红霉素② 280
丙戊酸－华法林② 564
丙戊酸－卡马西平② 278
丙戊酸－拉莫三嗪② 291
丙戊酸－劳拉西泮② 390
丙戊酸－鲁米那② 369
丙戊酸－氯巴占② 295
丙戊酸－氯羟去甲安定② 390
丙戊酸－氯硝安定② 392
丙戊酸－氯硝西泮② 392
丙戊酸－美罗培南② 280
丙戊酸－扑米酮② 277
丙戊酸－扑痫酮② 277
丙戊酸－氢氧化铝＋氢氧化镁③ 279
丙戊酸－顺铂② 280
丙戊酸－痛惊宁② 278
丙戊酸－西洛多辛① 35
丙戊酸－西洛多新① 35
丙戊酸－酰胺咪嗪② 278
丙戊酸－氧异安定② 295
丙戊酸－乙琥胺③ 288
丙戊酸－乙酰水杨酸③ 279
丙戊酰胺－卡马西平② 282
丙戊酰胺－痛惊宁② 282
丙戊酰胺－酰胺咪嗪② 282
丙氧芬－爱治威② 501
丙氧芬－奥芬那君④ 499
丙氧芬－苯丙胺③ 500
丙氧芬－苄丙酮香豆素钠② 571
丙氧芬－华法林② 571
丙氧芬－利托那韦② 501
丙氧芬－邻甲苯海明④ 499
丙氧芬－药用炭③ 500
丙氧芬－乙醇① 500
丙氧吩－多虑平③ 351
丙氧吩－多塞平③ 351
丙氧吩－卡马西平② 284
丙氧吩－痛惊宁② 284
丙氧吩－酰胺咪嗪② 284

丙氧鸟苷－阿昔洛韦② 875
丙氧鸟苷－丙磺舒② 875
丙氧鸟苷－地丹诺辛② 884
丙氧鸟苷－叠氮胸苷② 880
丙氧鸟苷－齐多夫定② 880
丙氧鸟苷－去羟肌苷② 884
丙氧鸟苷－双脱氧胞苷② 875
丙氧鸟苷－双脱氧肌苷② 884
丙氧鸟苷－羧苯磺胺② 875
丙氧鸟苷－无环鸟苷② 875
丙氧鸟苷－扎西他滨② 875
病毒唑－地丹诺辛② 884
病毒唑－叠氮胸苷② 880
病毒唑－齐多夫定② 880
病毒唑－去羟肌苷② 884
病毒唑－双脱氧肌苷② 884
波生坦－甲红霉素② 657
波生坦－克拉霉素② 657
波生坦－克拉仙② 657
波生坦－万艾可② 194
波生坦－伟哥② 194
波生坦－西地那非② 194
波生坦－西那非尔② 194
伯氨喹－苄丙酮香豆素钠① 594
伯氨喹－华法林① 594
伯氨喹啉－氯喹② 924
伯氨喹啉-葡萄糖-6-磷酸脱氢酶缺乏① 926
伯氨喹－氯喹② 924
伯氨喹－葡萄糖-6-磷酸脱氢酶缺乏① 926
伯氨喹－葡萄柚汁② 926
伯喹－氯喹② 924
伯喹-葡萄糖-6-磷酸脱氢酶缺乏① 926
伯舒替尼－阿瑞吡坦② 978
伯舒替尼－阿瑞匹坦② 978
伯舒替尼－酮康唑② 979
博来霉素＋顺铂－长春花碱② 957
博来霉素＋顺铂－长春碱② 957
博来霉素－顺铂② 953
博来霉素－顺氯氨铂② 953
博来霉素－氧① 954
博舒替尼－阿瑞吡坦② 978
博舒替尼－阿瑞匹坦② 978
博舒替尼－酮康唑② 979
博苏替尼－酮康唑② 979
哺育－药物① 1083
布卡因－维拉帕米② 182
布比卡因－戊脉安② 182
布比卡因－异搏定② 182
布可龙－苄丙酮香豆素钠① 579
布可龙－华法林① 579
布可隆－苄丙酮香豆素钠① 579
布可隆－华法林① 579
布洛芬＋醋氨酚－急性肾损伤② 520
布洛芬＋对乙酰氨基酚－急性肾损伤② 520
布洛芬＋扑热息痛－急性肾损伤② 520
布洛芬－δ-氨基酮戊酸③ 989
布洛芬－δ-氨基乙酰丙酸③ 989
布洛芬－阿司匹林② 509
布洛芬－巴氯芬④ 465
布洛芬－苯妥英② 267
布洛芬－苄丙酮香豆素钠③ 573
布洛芬－大仑丁③ 267
布洛芬－地高辛② 130
布洛芬－狄戈辛② 130
布洛芬－二苯海因③ 267
布洛芬－二苯乙内酰脲③ 267
布洛芬－二甲苯氧戊酸③ 519
布洛芬－呋喃苯胺酸② 699
布洛芬－呋塞米② 699
布洛芬－华法林③ 573
布洛芬－环丙氟哌酸③ 800
布洛芬－环丙沙星② 800
布洛芬－吉非贝齐③ 519
布洛芬－氯苯氨丁酸④ 465
布洛芬－吗氯贝胺② 520
布洛芬－诺衡③ 519

布洛芬－速尿② 699
布洛芬－乙酰水杨酸② 509
布诺啡－安定② 492
布诺啡－苯甲二氮䓬② 492
布诺啡－地西泮② 492
布诺啡－甲红霉素② 493
布诺啡－卡马西平② 491
布诺啡－克拉霉素② 493
布诺啡－利托那韦② 495
布诺啡－咪达唑仑② 492
布诺啡－咪唑二氮䓬② 492
布诺啡叔丁啡－甲哌利福霉素② 495
布诺啡叔丁啡－利福平② 495
布诺啡叔丁啡－利米定② 495
布诺啡－速眠安② 492
布诺啡－痛惊宁② 491
布诺啡－酰胺咪嗪② 491
布诺啡－伊曲康唑② 494
布诺啡－依曲康唑② 494
布诺啡－依他康唑② 494
布他酮－苯巴比妥② 528
布他酮－苯妥英② 268
布他酮－苄丙酮香豆素钠① 576
布他酮－雌二醇② 774
布他酮－大仑丁② 268
布他酮－地昔帕明③ 528
布他酮－狄吉妥辛③ 118
布他酮－二苯海因② 268
布他酮－二苯乙内酰脲② 268
布他酮－胍乙啶② 78
布他酮－华法林① 576
布他酮－甲苯磺丁脲① 723
布他酮－甲糖宁① 723
布他酮－鲁米那③ 528
布他酮－氯喹② 529，923
布他酮－去甲丙咪嗪③ 528
布他酮－洋地黄毒苷③ 118
布他酮－依斯迈林② 78
布他酮－乙醇② 529
布他酮－左旋多巴④ 251

C

草酸铂－西妥昔单抗③ 969
茶苯海明－链霉素③ 823
茶碱－阿糖腺苷③ 645
茶碱－安律酮② 633
茶碱－氨基导眠能② 645
茶碱－氨鲁米特② 645
茶碱－胺碘酮② 633
茶碱－奥美拉唑② 640
茶碱－苯巴比妥② 635
茶碱－苯磺唑酮③ 637
茶碱－苯妥英② 634
茶碱－别嘌醇② 638
茶碱－别嘌呤醇② 638
茶碱－大仑丁② 634
茶碱－抵克利得③ 638
茶碱－碘赛罗宁② 641
茶碱－二苯乙内酰脲② 634
茶碱－非布司他③ 637
茶碱－非布索坦③ 637
茶碱－呋喃苯胺酸③ 641
茶碱－呋塞米③ 641
茶碱－干扰素① 646
茶碱－红霉素① 643
茶碱－环丙氟哌酸① 642
茶碱－环丙沙星① 642
茶碱－环己亚硝脲③ 943
茶碱－磺吡酮③ 637
茶碱－甲哌利福霉素② 644
茶碱－甲氰咪胍① 640
茶碱－甲状腺素① 641
茶碱－结核菌苗② 646
茶碱－卡介苗② 646
茶碱－卡马西平③ 634
茶碱－抗甲状腺药① 641

茶碱－雷米封③ 644
茶碱－力抗栓③ 638
茶碱－利福平② 644
茶碱－利米定② 644
茶碱－利托那韦② 645
茶碱－流感病毒疫苗② 646
茶碱－流感疫苗② 646
茶碱－硫糖铝③ 639
茶碱－硫氧唑酮③ 637
茶碱－鲁米那③ 635
茶碱－罗氮芥③ 943
茶碱－罗非昔布① 636
茶碱－洛莫司汀③ 943
茶碱－氯苄噻啶③ 638
茶碱－慢心律② 633
茶碱－美西律③ 633
茶碱－皮质醇③ 642
茶碱－普萘洛尔② 633
茶碱－羟乙桂胺② 636
茶碱－氢化可的松③ 642
茶碱－氢可的松③ 642
茶碱－噻氯匹定③ 638
茶碱－沙丁胺醇② 638
茶碱－食品② 647
茶碱－舒喘灵② 638
茶碱－双硫仑② 636
茶碱－双硫醒② 636
茶碱－四环素③ 643
茶碱－速尿③ 641
茶碱－碳酸锂② 331
茶碱－酮康唑③ 645
茶碱－痛惊宁③ 634
茶碱－维拉帕米③ 634
茶碱－维洛沙嗪① 635
茶碱－胃溃宁③ 639
茶碱－戊脉安③ 634
茶碱－西咪替丁① 640
茶碱－吸烟① 647
茶碱－酰胺咪嗪③ 634
茶碱－腺苷② 188
茶碱－腺嘌呤核苷② 188
茶碱－心得安② 633
茶碱－烟草① 647
茶碱－药用炭③ 639
茶碱－乙胺碘呋酮② 633
茶碱－乙氧苯氧甲吗啉① 635
茶碱－异搏定③ 634
茶碱－异烟肼③ 644
茶碱－异烟酰肼③ 644
茶碱－扎非鲁卡② 639
茶碱－扎鲁司特② 639
长春花碱－博来霉素＋顺铂② 957
长春花碱－肝功能不良② 957
长春碱－博来霉素＋顺铂② 957
长春碱－肝功能不良② 957
长春碱－丝裂霉素③ 953
长春碱－自力霉素③ 953
长春新碱－雷米封② 957
长春新碱－门冬酰胺酶④ 958
长春新碱－异烟肼② 957
长春新碱－异烟酰肼② 957
长春新碱－左旋门冬酰胺酶④ 958
长压定－胍乙啶② 76
长压定－环孢菌素 A② 85
长压定－环孢素② 85
长压定－肾衰竭② 85
长压定－依斯迈林② 76
肠虫清－吡喹酮② 933
肠虫清－环吡异喹酮② 933
乘晕宁－链霉素③ 823
川芎内酯 B－柳氮磺胺吡啶② 793
川芎内酯 B－水杨酸偶氮磺胺吡啶② 793
喘定－丙磺舒② 650
喘定－羧苯磺胺② 650
喘息定－氨茶碱③ 647
喘息定－丙米嗪① 22

喘息定－米帕明① 22
垂体功能低下－甲苯磺丁脲② 719
垂体功能低下－甲糖宁② 719
雌二醇－安宁① 774
雌二醇－保泰松② 774
雌二醇－苯巴比妥① 774
雌二醇－布他酮② 774
雌二醇－甲丙氨酯① 774
雌二醇－甲哌利福霉素① 774
雌二醇－卡马西平① 773
雌二醇－利福平① 774
雌二醇－利米定① 774
雌二醇－鲁米那① 774
雌二醇－眠尔通① 774
雌二醇－痛惊宁① 773
雌二醇－托吡酯② 773
雌二醇－妥泰② 773
雌二醇－维生素 C 775
雌二醇－酰胺咪嗪① 773
雌激素－抗高血压药② 112
雌激素－生长素② 1068
促红素－抗高血压药② 112
促性腺激素释放激素－左旋多巴① 777
醋氨酚－苯巴比妥③ 522
醋氨酚－苯肾上腺素② 24
醋氨酚－苄丙酮香豆素钠② 575
醋氨酚－丙胺太林③ 523
醋氨酚－叠氮胸苷② 879
醋氨酚－华法林② 575
醋氨酚－甲基吗啡① 475
醋氨酚－甲氧氯普胺③ 523
醋氨酚－金鸡纳碱② 524
醋氨酚－考来烯胺③ 521
醋氨酚－可待因① 475
醋氨酚－口服避孕药② 523
醋氨酚－奎宁② 524
醋氨酚－拉莫三嗪② 292
醋氨酚－雷米封① 524
醋氨酚－鲁米那③ 522
醋氨酚－灭吐灵③ 523
醋氨酚－普鲁本辛③ 523
醋氨酚－齐多夫定② 879
醋氨酚－去氧肾上腺素② 24
醋氨酚－胃复安③ 523
醋氨酚－消胆胺③ 521
醋氨酚－新福林② 24
醋氨酚－药用炭③ 522
醋氨酚－伊马替尼② 525
醋氨酚－乙醇② 522
醋氨酚－异烟肼① 524
醋氨酚－异烟酰肼① 524
醋氮酰胺－艾宙酚① 5
醋氮酰胺－苯妥英④ 271
醋氮酰胺－大仑丁④ 271
醋氮酰胺－二苯海因④ 271
醋氮酰胺－二苯乙内酰脲④ 271
醋氮酰胺－奎尼丁① 151
醋氮酰胺－扑米酮③ 277
醋氮酰胺－扑痫酮③ 277
醋氮酰胺－妊娠① 692
醋氮酰胺－碳酸锂① 331
醋氮酰胺－腾喜龙① 5
醋氮酰胺－依酚氯铵① 5
醋醋丁洛尔－葡萄柚汁③ 60
醋丁酰心安－葡萄柚汁③ 60
醋甲胆碱－冠状动脉功能不全② 2
醋甲胆碱－甲状腺功能亢进症② 2
醋甲胆碱－普鲁卡因胺③ 3
醋甲胆碱－消化性溃疡② 1
醋甲胆碱－哮喘② 1
醋硫葡金－痰易净② 530
醋硫葡金－乙酰半胱氨酸② 530
醋硫葡金－易咳净② 530
醋柳酸－丙米嗪② 342
醋柳酸－米帕明② 342
醋硝香豆素－N-（3-氯-1H-吲哚-7-基)-1,4-苯二磺酰胺② 553

醋硝香豆素－阿莫罗芬② 552
醋硝香豆素－半乳糖果糖苷② 551
醋硝香豆素－氟比洛芬② 551
醋硝香豆素－环吡司② 552
醋硝香豆素－环吡酮胺② 552
醋硝香豆素－环己吡酮乙醇胺② 552
醋硝香豆素－罗噻尼尔② 552
醋硝香豆素－其他药物② 554
醋硝香豆素－乳果糖② 551
醋竹桃霉素－苯巴比妥④ 375
醋竹桃霉素－甲哌利福霉素② 846
醋竹桃霉素－口服避孕药② 819
醋竹桃霉素－力复平② 846
醋竹桃霉素－利福平② 846
醋竹桃霉素－利米定② 846
醋竹桃霉素－鲁米那④ 375
醋竹桃霉素－右马拉胺③ 489
醋唑磺胺－艾宙酚① 5
醋唑磺胺－苯妥英④ 271
醋唑磺胺－大仑丁④ 271
醋唑磺胺－二苯海因④ 271
醋唑磺胺－氟卡胺② 168
醋唑磺胺－氟卡尼② 168
醋唑磺胺－金鸡纳碱③ 921
醋唑磺胺－奎尼丁① 151
醋唑磺胺－奎宁③ 921
醋唑磺胺－扑米酮③ 277
醋唑磺胺－扑痫酮③ 277
醋唑磺胺－妊娠① 692
醋唑磺胺－碳酸锂① 331
醋唑磺胺－腾喜龙① 5
醋唑磺胺－依酚氯铵① 5
痤疮－痤疮维甲酸① 1053
痤疮－维 A 酸① 1053
痤疮－维生素 A 酸① 1053

　　　　　　　　　D

达比加群酯－甲哌利福霉素② 605
达比加群酯－利福平② 605
达比加群酯－维拉帕米② 604
达比加群酯－戊脉安② 604
达比加群酯－异搏定② 604
达促红素－抗高血压药② 112
达菲－丙磺舒③ 876
达菲－氯吡格雷② 877
达菲－羧苯磺胺③ 876
达克宁－苯妥英② 274
达克宁－苄丙酮香豆素钠② 592
达克宁－大仑丁② 274
达克宁－二苯海因② 274
达克宁－二苯乙内酰脲② 274
达克宁－华法林② 592
达克宁－两性霉素 B③ 854
达克宁－妥布霉素② 830
达克普隆－二甲双胍② 738
达克普隆－甲福明② 738
达克普隆－降糖② 738
达拉非尼－酮康唑① 987
达拉奉－去铁酮② 1073
达卢那韦/利托那韦－罗伐他汀② 233
达卢那韦/利托那韦－罗苏伐他汀② 233
达卢那韦/利托那韦－瑞舒伐他汀② 233
达卢那韦/利托那韦－酮康唑② 909
达卢那韦－其他药物① 910
达美康－贯叶连翘② 735
达美康－金丝桃② 735
达美康－圣约翰草② 735
达那唑－卡马西平① 287
达那唑－洛伐他汀① 207
达那唑－美降脂② 207
达那唑－美维诺林② 207
达那唑－痛惊宁① 287
达那唑－酰胺咪嗪① 287
达托霉素－庆大霉素② 823
大扶康－安可来② 652

大扶康－苯妥英② 274
大扶康－大仓丁② 274
大扶康－二苯海因② 274
大扶康－二苯乙内酰脲② 274
大扶康－非索罗定② 10
大扶康－非索特罗定③ 10
大扶康－氟伐他汀① 222
大扶康－甲苯磺丁脲② 727
大扶康－甲糖宁② 727
大扶康－来适可① 222
大扶康－罗舒伐他汀③ 233
大扶康－瑞舒伐他汀③ 233
大扶康－扎鲁司特② 652
大观霉素－碳酸锂② 334
大仓丁－3-羟酪胺① 256
大仓丁－8-甲氧补骨脂素① 1072
大仓丁－阿帕松② 267
大仓丁－阿斯巴甜② 276
大仓丁－阿斯帕坦② 276
大仓丁－阿扎丙酮② 267
大仓丁－阿丙宗② 267
大仓丁－安定③ 265，378
大仓丁－安律酮① 257
大仓丁－安妥明② 257
大仓丁－氨己烯酸② 261
大仓丁－氨甲蝶呤② 275
大仓丁－氨甲叶酸② 275
大仓丁－胺碘酮① 257
大仓丁－奥美拉唑③ 270
大仓丁－巴占丁② 294
大仓丁－白消安② 942
大仓丁－白血福恩② 942
大仓丁－保泰松② 268
大仓丁－本可松② 448
大仓丁－苯巴比妥③ 264
大仓丁－苯吡氨醇② 266
大仓丁－苯丁酰脲② 260
大仓丁－苯磺唑酮② 268
大仓丁－吡多醇③ 276
大仓丁－吡多辛③ 276
大仓丁－吡二丙胺③ 158
大仓丁－吡喹酮② 934
大仓丁－苄丙酮香豆素钠① 563
大仓丁－别嘌醇② 268
大仓丁－别嘌呤醇② 268
大仓丁－丙吡胺③ 158
大仓丁－丙米嗪② 262，336
大仓丁－丙戊酸② 258
大仓丁－布洛芬③ 267
大仓丁－布他酮② 268
大仓丁－茶碱② 634
大仓丁－醋氮酰胺④ 271
大仓丁－醋唑磺胺④ 271
大仓丁－达克宁② 274
大仓丁－大扶康② 274
大仓丁－地美露② 480
大仓丁－地塞米松② 768
大仓丁－地西泮② 378
大仓丁－地西泮③ 265
大仓丁－登齐醇② 261
大仓丁－登齐莫尔② 261
大仓丁－低压唑② 256
大仓丁－敌百痉② 258
大仓丁－冬眠灵② 304
大仓丁－冬眠灵③ 261
大仓丁－杜冷丁③ 480
大仓丁－多巴胺① 256
大仓丁－多西环素② 836
大仓丁－二丙基乙酸③ 258
大仓丁－二氮嗪② 256
大仓丁－非氨酯② 259
大仓丁－非尔氨酯② 259
大仓丁－非尼拉多② 266
大仓丁－呋喃苯胺酸② 698
大仑丁－呋喃坦啶③ 272
大仑丁－呋喃妥因③ 272

大仓丁－呋塞米② 698
大仓丁－氟伏沙明② 264
大仓丁－氟甲强的松龙② 768
大仓丁－氟康唑② 274
大仓丁－氟柳双胺② 260
大仓丁－氟美松② 768
大仓丁－氟烷③ 436
大仓丁－鬼臼噻吩苷② 960
大仓丁－华法林① 563
大仓丁－环孢菌素③ 996
大仓丁－环孢霉素 A③ 996
大仓丁－环孢素② 996
大仓丁－环吡异喹酮② 934
大仓丁－磺胺甲噻二唑② 271
大仓丁－磺吡酮② 268
大仓丁－磺斯安② 261
大仓丁－吉非替尼② 979
大仓丁－甲氨蝶呤② 275
大仓丁－甲苯达唑② 932
大仓丁－甲苯咪唑② 932
大仓丁－甲吡酮② 771
大仓丁－甲红霉素② 272
大仓丁－甲哌利福霉素② 273
大仓丁－甲氰咪胍② 270
大仓丁－甲双吡丙酮② 771
大仓丁－甲氧苄氨嘧啶② 272
大仓丁－甲氧苄啶② 272
大仓丁－甲氧补骨脂素① 1072
大仓丁－甲氧沙林① 1072
大仓丁－戒酒硫① 266
大仓丁－卡氮芥＋甲氨蝶呤＋长春碱③ 275
大仓丁－卡马西平② 258
大仓丁－卡莫司汀＋甲氨蝶呤＋长春碱③ 275
大仓丁－克红霉素② 272
大仓丁－克拉霉素② 272
大仓丁－克塞平③ 262
大仓丁－口服避孕药③ 778
大仓丁－奎尼丁② 148
大仓丁－拉莫三嗪② 290
大仓丁－雷米封② 274
大仓丁－利多卡因③ 163
大仓丁－利福平② 273
大仓丁－利米定② 273
大仓丁－利他灵③ 257
大仓丁－链脲菌素③ 957
大仓丁－链佐星③ 957
大仓丁－流感疫苗② 275
大仓丁－硫喷妥② 261
大仓丁－硫糖铝② 270
大仓丁－硫氧唑酮② 268
大仓丁－卤加比② 260
大仓丁－鲁米那③ 264
大仓丁－洛塞克② 270
大仓丁－洛沙平③ 262
大仓丁－氯贝丁酯② 257
大仓丁－氯贝特② 257
大仓丁－氯苯那敏② 276
大仓丁－氯丙嗪② 304
大仓丁－氯丙嗪③ 261
大仓丁－氯甲苯噻嗪② 256
大仓丁－氯霉素② 273
大仓丁－氯哌三唑酮③ 263
大仓丁－氯醛比林③ 265
大仓丁－马利兰② 942
大仓丁－慢心律③ 165
大仓丁－毛地黄③ 116
大仓丁－美散痛① 485
大仓丁－美沙酮① 485
大仓丁－美替拉酮② 771
大仓丁－美西律③ 165
大仓丁－咪康唑② 274
大仓丁－米帕明② 262，336
大仓丁－米他扎平② 358
大仓丁－米塔扎平② 358
大仓丁－萘咪酮② 260
大仓丁－哌甲酯③ 257

大仑丁－哌替啶③ 480
大仑丁－潘可罗② 448
大仑丁－泮库溴铵② 448
大仑丁－扑尔敏② 276
大仑丁－扑米酮② 277
大仑丁－扑痫酮② 277
大仑丁－葡萄糖酸钙② 1065
大仑丁－普鲁加比② 260
大仑丁－普萘洛尔① 40
大仑丁－强力霉素② 836
大仑丁－曲拉唑酮③ 263
大仑丁－曲唑酮③ 263
大仑丁－赛罗卡因③ 163
大仑丁－三氟氯溴乙烷③ 436
大仑丁－三氟戊肟胺② 264
大仑丁－三硅酸镁③ 269
大仑丁－三矽酸镁③ 269
大仑丁－三烯高诺酮③ 776
大仑丁－三唑酮③ 263
大仑丁－沙奎那韦② 895
大仑丁－舒噻美② 261
大仑丁－双硫仑① 266
大仑丁－双硫醒① 266
大仑丁－双香豆素② 546
大仑丁－双异丙吡胺③ 158
大仑丁－司替戊醇① 260
大仑丁－速尿② 698
大仑丁－碳酸钙② 672
大仑丁－碳酸锂③ 329
大仑丁－替尼泊苷② 960
大仑丁－替尼酸② 271
大仑丁－酮康唑② 855
大仑丁－痛惊宁② 258
大仑丁－头孢曲松③ 273
大仑丁－头孢三嗪③ 273
大仑丁－脱氧土霉素② 836
大仑丁－维拉帕米③ 182
大仑丁－维洛沙嗪③ 264
大仑丁－维生素 B₆③ 276
大仑丁－维生素 D② 1056
大仑丁－维生素 K② 1059
大仑丁－维生素 M② 269
大仑丁－胃溃宁② 270
大仑丁－戊脉安③ 182
大仑丁－西咪替丁② 270
大仑丁－酰胺咪嗪② 258
大仑丁－硝苯吡啶② 256
大仑丁－硝苯地平③ 256
大仑丁－心得安① 40
大仑丁－心痛定③ 256
大仑丁－洋地黄② 116
大仑丁－氧异安定② 294
大仑丁－药用炭② 269
大仑丁－叶酸② 269
大仑丁－伊立替康② 958
大仑丁－依林特肯② 958
大仑丁－依林替康② 958
大仑丁－胰岛素③ 712
大仑丁－乙胺碘呋酮① 257
大仑丁－乙醇② 265
大仑丁－乙琥胺③ 259
大仑丁－乙酰唑胺④ 271
大仑丁－乙氧苯氧甲吗啉③ 264
大仑丁－异搏定③ 182
大仑丁－异丁苯丙酸③ 267
大仑丁－异脉停③ 158
大仑丁－异烟肼② 274
大仑丁－异烟酰肼② 274
大仑丁因－阿司匹林② 267
大仑丁因－乙酰水杨酸③ 267
大仑丁－右丙氧芬② 266
大仑丁－右旋丙氧芬② 266
大仑丁－孕三烯酮③ 776
大仑丁－左甲状腺素② 708
大仑丁－左旋多巴③ 250
丹参提取物－咪达唑仑② 407

丹参提取物－咪唑二氮䓬② 407
丹参提取物－速眠安② 407
丹那唑－洛伐他汀② 207
丹那唑－美降脂② 207
丹那唑－美维诺林② 207
丹诺辛－泰诺福韦② 884
丹诺辛－替诺福韦② 884
丹曲林－本可松② 449
丹曲林－琥珀胆碱② 462
丹曲林－潘可罗宁② 449
丹曲林－泮库溴铵② 449
丹曲林－司可林② 462
丹曲林－维拉帕米③ 183
丹曲林－戊脉安③ 183
丹曲林－异搏定③ 183
单胺氧化酶抑制剂－沙丁胺醇① 19
单胺氧化酶抑制剂－舒喘灵① 19
蛋氨酸－左旋多巴② 252
氮芥－本可松② 450
氮芥－潘可罗宁② 450
氮芥－泮库溴铵② 450
导眠能－苄丙酮香豆素钠① 568
导眠能－丙咪嗪② 414
导眠能－丙米嗪② 341
导眠能－华法林① 568
导眠能－米帕明② 341, 414
导眠能－乙醇② 427
得敏功－红霉素① 1039
得敏功－甲红霉素① 1040
得敏功－克拉霉素① 1040
得敏功－酮康唑① 1041
得敏功－西沙必利① 1039
得敏功－茚地那韦① 905
德伦环烷－地昔帕明② 346
德伦环烷－去甲丙米嗪② 346
德诺－氢氧化铝① 675
地丹诺辛－氨苯砜② 852
地丹诺辛－别嘌醇② 882
地丹诺辛－别嘌呤醇② 882
地丹诺辛－丙氧鸟苷② 884
地丹诺辛－病毒唑② 884
地丹诺辛－二氨二苯砜② 852
地丹诺辛－呋喃硝胺③ 883
地丹诺辛－更昔洛韦② 884
地丹诺辛－环丙氟哌酸② 802
地丹诺辛－环丙沙星② 802
地丹诺辛－加环鸟苷② 884
地丹诺辛－雷米封② 883
地丹诺辛－雷尼替丁③ 883
地丹诺辛－利巴韦林② 884
地丹诺辛－美散酮② 882
地丹诺辛－美沙酮② 882
地丹诺辛－喷他脒② 885
地丹诺辛－羟基脲① 885
地丹诺辛－赛美维② 884
地丹诺辛－三氮唑核苷② 884
地丹诺辛－食品② 882
地丹诺辛－司他夫定② 881
地丹诺辛－四环素② 834
地丹诺辛－酮康唑② 857
地丹诺辛－戊烷脒② 885
地丹诺辛－伊曲康唑② 859
地丹诺辛－依他康唑② 859
地丹诺辛－乙胺丁醇② 883
地丹诺辛－异烟肼② 883
地丹诺辛－异烟酰肼② 883
地丹诺辛－茚地那韦② 904
地尔硫䓬－阿莫洛地平② 107
地尔硫䓬－安律酮② 172
地尔硫䓬－氨氯地平② 107
地尔硫䓬－胺碘酮② 172
地尔硫䓬－地高辛① 126
地尔硫䓬－狄戈辛① 126
地尔硫䓬－恩卡尼③ 169
地尔硫䓬－环孢菌素① 995
地尔硫䓬－环孢霉素 A① 995

地尔硫䓬—环孢素① 995
地尔硫䓬—甲氰咪胍② 187
地尔硫䓬—雷诺嗪② 192
地尔硫䓬—雷帕霉素② 1021
地尔硫䓬—西罗莫司② 1021
地尔硫䓬—西咪替丁② 187
地尔硫䓬—硝苯吡啶③ 102
地尔硫䓬—硝苯地平③ 102
地尔硫䓬—心痛定③ 102
地尔硫䓬—乙胺碘呋酮② 172
地尔硫䓬—英卡胺③ 169
地芬诺酯—苯巴比妥② 374
地芬诺酯—鲁米那② 374
地高辛—COPP② 142
地高辛—阿伐他汀② 126
地高辛—阿米洛利② 136
地高辛—阿托伐他汀② 126
地高辛—癌得星② 143
地高辛—艾宙酚② 5
地高辛—爱道美③ 71
地高辛—安定② 129
地高辛—安律酮① 124
地高辛—安体舒通③ 135
地高辛—氨氯吡咪② 136
地高辛—胺碘酮① 124
地高辛—白陶土② 134
地高辛—吡二丙胺③ 123
地高辛—丙胺苯丙酮② 124
地高辛—丙胺太林① 133
地高辛—丙吡胺③ 123
地高辛—丙米嗪③ 128
地高辛—布洛芬② 130
地高辛—地尔硫䓬① 126
地高辛—地塞米松② 137
地高辛—地西泮② 129
地高辛—低钾血症① 119
地高辛—冬眠灵③ 128
地高辛—对氨基柳酸③ 140
地高辛—对氨基水杨③ 140
地高辛—非诺多泮② 121
地高辛—呋喃苯胺酸② 135
地高辛—呋塞米② 135
地高辛—氟卡尼② 124
地高辛—副肾素① 120
地高辛—红霉素① 138
地高辛—琥珀胆碱② 130
地高辛—环孢菌素 A① 143
地高辛—环孢素① 143
地高辛—环丙烷② 130
地高辛—环磷酰胺② 143
地高辛—甲多巴③ 71
地高辛—甲基多巴③ 71
地高辛—甲氰咪胍② 132
地高辛—甲巯丙脯酸③ 121
地高辛—甲氧苄氨嘧啶② 138
地高辛—甲氧苄啶② 138
地高辛—甲氧氯普胺② 133
地高辛—甲状腺功能减退② 119
地高辛—甲状腺功能亢进② 119
地高辛—甲状腺制剂② 136
地高辛—决奈达隆① 125
地高辛—卡地洛尔② 120
地高辛—卡托普利② 121
地高辛—卡维地洛② 120
地高辛—卡维洛尔② 120
地高辛—抗孕酮① 137
地高辛—考来烯胺② 127
地高辛—考尼伐坦① 134
地高辛—奎尼丁＋戊巴比妥① 123
地高辛—奎尼丁① 122
地高辛—利血平② 120
地高辛—两性霉素 119
地高辛—两性霉素 B② 140
地高辛—硫氮䓬酮① 126
地高辛—硫糖铝② 132
地高辛—柳氮磺胺吡啶② 138

地高辛—柳氮磺吡啶② 138
地高辛—螺内酯③ 135
地高辛—洛伐他汀② 203
地高辛—氯丙嗪② 128
地高辛—氯化钙（静脉）② 144
地高辛—氯喹② 141
地高辛—氯哌三唑酮③ 129
地高辛—脉宁平② 81
地高辛—美降脂② 203
地高辛—美维诺林② 203
地高辛—米非司酮① 137
地高辛—米帕明③ 128
地高辛—灭吐灵② 133
地高辛—奴佛卡因② 130
地高辛—欧车前② 134
地高辛—哌唑嗪② 81
地高辛—葡萄糖② 144
地高辛—普鲁本辛① 133
地高辛—普鲁卡因② 130
地高辛—普罗帕酮② 124
地高辛—普萘洛尔③ 38
地高辛—羟氯喹② 142
地高辛—青霉胺② 144
地高辛—氢氧化铝② 132
地高辛—曲唑酮③ 129
地高辛—蛇根碱② 120
地高辛—肾上腺素① 120
地高辛—双异丙吡胺③ 123
地高辛—司可林② 130
地高辛—四环素① 139
地高辛—速尿② 135
地高辛—糖皮质激素② 137
地高辛—特拉匹韦② 140
地高辛—特拉普韦② 140
地高辛—腾喜龙② 5
地高辛—替格瑞洛② 131
地高辛—替卡格雷② 131
地高辛—替拉瑞韦② 140
地高辛—维拉帕米① 125
地高辛—胃溃宁② 132
地高辛—西咪替丁③ 132
地高辛—息百忠② 137
地高辛—息隐① 137
地高辛—消胆胺② 127
地高辛—消炎痛② 131
地高辛—心得安③ 38
地高辛—心肌梗死② 119
地高辛—心律平② 124
地高辛—新霉素② 139
地高辛—药用炭③ 133
地高辛—伊曲康唑① 140
地高辛—依酚氯铵② 5
地高辛—依曲韦林③ 141
地高辛—乙胺碘呋酮① 124
地高辛—异丙吡胺③ 123
地高辛—异搏定① 125
地高辛—异丁苯丙酸② 130
地高辛—吲哚美辛② 131
地拉罗司—甲哌利福霉素② 1072
地拉罗司—利福平② 1072
地拉罗司—利米定② 1072
地拉罗司—咪达唑仑② 405
地拉罗司—咪唑二氮䓬② 405
地拉罗司—诺和龙① 745
地拉罗司—瑞格列奈① 745
地拉罗司—速眠安② 405
地拉韦定—苄丙酮香豆素钠① 593
地拉韦定—华法林① 593
地拉韦定—卡马西平① 886
地拉韦定—利福布汀① 1072
地拉韦定—沙奎那韦① 899
地拉韦定—痛惊宁① 886
地拉韦定—万艾可① 197
地拉韦定—伟哥① 197
地拉韦定—西地那非① 197
地拉韦定—西那非尔① 197

地拉韦定－酰胺咪嗪①　886
地美环素－弥凝②　689
地美环素－去氨加压素②　689
地美露－阿米替林②　481
地美露－阿密替林②　481
地美露－安眠酮③　483
地美露－苯巴比妥②　482
地美露－苯妥英③　480
地美露－苯乙肼①　482
地美露－大仑丁③　480
地美露－冬眠灵②　481
地美露－二苯乙内酰脲③　480
地美露－非那根②　484
地美露－呋喃唑酮③　483
地美露－海米那③　483
地美露－甲喹酮③　483
地美露－卡马西平②　481
地美露－口服避孕药③　483
地美露－痢特灵③　483
地美露－鲁米那②　482
地美露－氯丙嗪②　481
地美露－痛惊宁②　481
地美露－酰胺咪嗪②　481
地美露－依拉维②　481
地美露－异丙嗪②　484
地瑞那韦/利托那韦－罗伐他汀②　233
地瑞那韦/利托那韦－罗苏伐他汀②　233
地瑞那韦/利托那韦－瑞舒伐他汀②　233
地瑞那韦/利托那韦－酮康唑②　909
地瑞那韦－其他药物①　910
地塞米松－阿匹坦②　770
地塞米松－阿瑞吡坦②　770
地塞米松－阿瑞匹坦②　770
地塞米松－氨基导眠能②　769
地塞米松－氨鲁米特②　769
地塞米松－苯巴比妥②　769
地塞米松－苯妥英②　768
地塞米松－吡喹酮②　935
地塞米松－大仑丁②　768
地塞米松－二苯海因②　768
地塞米松－二苯乙内酰脲②　768
地塞米松－福沙吡坦②　770
地塞米松－福沙匹坦②　770
地塞米松－环吡异喹酮②　935
地塞米松－卡马西平②　768
地塞米松－鲁米那②　769
地塞米松－麻黄碱③　767
地塞米松－吗替麦考酚酯②　1027
地塞米松－麦考酚吗乙酯②　1027
地塞米松－霉酚酸吗啉乙酯②　1027
地塞米松－霉酚酸酯②　1027
地塞米松－扑米酮③　768
地塞米松－扑痫酮③　768
地塞米松－痛惊宁②　768
地塞米松－酰胺咪嗪②　768
地西泮－癌得星②　939
地西泮－安易醒①　380
地西泮－氨茶碱②　383
地西泮－奥美拉唑②　384
地西泮－百忧解②　379
地西泮－苯妥英②　378
地西泮－苯妥英③　265
地西泮－布诺啡②　492
地西泮－大仑丁②　378
地西泮－大仑丁③　265
地西泮－地高辛②　129
地西泮－狄戈辛②　129
地西泮－丁丙诺啡②　492
地西泮－杜冷丁③　382
地西泮－二苯海因②　378
地西泮－二苯海因③　265
地西泮－二苯乙内酰脲②　378
地西泮－二苯乙内酰脲③　265
地西泮－伐地考昔②　382
地西泮－伐地昔布②　382
地西泮－非那根③　389

地西泮－氟苯氧丙胺②　379
地西泮－氟马西尼①　380
地西泮－氟西汀②　379
地西泮－红霉素②　385
地西泮－环磷酰胺②　939
地西泮－季铵酚③　456
地西泮－甲哌利福霉素③　387
地西泮－甲氰咪胍①　383
地西泮－戒酒硫②　381
地西泮－凯他敏②　440
地西泮－口服避孕药③　385
地西泮－雷米封③　386
地西泮－利福平③　387
地西泮－利米定③　387
地西泮－利托那韦③　389
地西泮－链霉素②　823
地西泮－洛塞克②　384
地西泮－氯胺酮②　440
地西泮－氯丙硫蒽②　379
地西泮－氯普噻吨②　379
地西泮－萘法唑酮②　380
地西泮－哌替啶③　382
地西泮－普萘洛尔③　378
地西泮－氢氧化铝④　383
地西泮－庆大霉素②　825
地西泮－叔丁啡②　492
地西泮－双硫仑③　381
地西泮－双硫醒③　381
地西泮－塑料①　1062
地西泮－泰尔登②　379
地西泮－碳酸锂③　330
地西泮－酮康唑②　387
地西泮－西咪替丁①　383
地西泮－吸烟　390
地西泮－心得安③　378
地西泮－乙醇②　381
地西泮－异丙嗪②　389
地西泮－异烟肼③　386
地西泮－异烟酰肼③　386
地西泮－左甲状腺素②　709
地西泮－左旋多巴③　251
地昔帕明－保泰松③　528
地昔帕明－布他酮③　528
地昔帕明－德伦环烷②　346
地昔帕明－度洛西汀②　345
地昔帕明－氟苯哌苯醚①　345
地昔帕明－胍乙啶①　77
地昔帕明－美散痛②　346
地昔帕明－美沙酮②　346
地昔帕明－帕罗西汀①　345
地昔帕明－普萘洛尔③　41
地昔帕明－赛乐特①　345
地昔帕明－特比萘芬①　346
地昔帕明－替吡度尔②　416
地昔帕明－心得安③　41
地昔帕明－依斯迈林①　77
地亚净－副醛②　790
地亚净－干酵母②　791
地亚净－聚乙醛②　790
地亚净－普鲁卡因胺②　790
地亚净－食母生②　791
登齐醇－苯妥英②　261
登齐醇－大仑丁②　261
登齐醇－二苯海因②　261
登齐醇－二苯乙内酰脲②　261
登齐莫尔－苯妥英②　261
登齐莫尔－大仑丁②　261
登齐莫尔－二苯海因②　261
登齐莫尔－二苯乙内酰脲②　261
低钾血症－地高辛①　119
低钾血症－狄戈辛①　119
低钠血症－甲硫丙脯酸②　87
低钠血症－卡托普利②　87
低钠血症－开博通②　87
低压唑－苯妥英②　256
低压唑－大仑丁②　256

低压唑－冬眠灵② 302
低压唑－二苯海因② 256
低压唑－二苯乙内酰脲② 256
低压唑－甲苯磺丁脲② 720
低压唑－甲糖宁② 720
低压唑－肼苯哒嗪① 86
低压唑－肼屈嗪① 86
低压唑－氯丙嗪② 302
低压唑－妊娠① 86
低压唑－顺铂③ 968
低压唑－顺氯氨铂① 968
低压唑－主动脉瘤② 85
狄戈辛－COPP② 142
狄戈辛－阿米洛利② 136
狄戈辛－癌得星② 143
狄戈辛－爱道美③ 71
狄戈辛－安定② 129
狄戈辛－安律酮① 124
狄戈辛－安体舒通② 135
狄戈辛－氨氯吡咪② 136
狄戈辛－胺碘酮① 124
狄戈辛－白陶土② 134
狄戈辛－吡二丙胺② 123
狄戈辛－丙胺苯丙酮② 124
狄戈辛－丙胺太林② 133
狄戈辛－丙吡胺③ 123
狄戈辛－丙米嗪③ 128
狄戈辛－布洛芬② 130
狄戈辛－地尔硫䓬① 126
狄戈辛－地西泮② 129
狄戈辛－低钾血症① 119
狄戈辛－冬眠灵② 128
狄戈辛－对氨基柳酸③ 140
狄戈辛－对氨基水杨酸③ 140
狄戈辛－非诺多泮② 121
狄戈辛－呋喃苯胺酸② 135
狄戈辛－呋塞米② 135
狄戈辛－氟卡尼② 124
狄戈辛－副肾素① 120
狄戈辛－红霉素① 138
狄戈辛－琥珀胆碱② 130
狄戈辛－环孢菌素A① 143
狄戈辛－环孢素① 143
狄戈辛－环丙烷② 130
狄戈辛－环磷酰胺② 143
狄戈辛－甲多巴③ 71
狄戈辛－甲基多巴③ 71
狄戈辛－甲氰咪胍③ 132
狄戈辛－甲巯丙脯酸③ 121
狄戈辛－甲氧苄氨嘧啶② 138
狄戈辛－甲氧苄啶② 138
狄戈辛－甲氧氯普胺② 133
狄戈辛－甲状腺功能减退② 119
狄戈辛－甲状腺功能亢进② 119
狄戈辛－甲状腺制剂② 136
狄戈辛－决奈达隆① 125
狄戈辛－卡地洛尔② 120
狄戈辛－卡托普利② 121
狄戈辛－卡维地洛② 120
狄戈辛－卡维洛尔② 120
狄戈辛－抗孕酮① 137
狄戈辛－考来烯胺② 127
狄戈辛－考尼伐坦① 134
狄戈辛－奎尼丁＋戊巴比妥① 123
狄戈辛－奎尼丁① 122
狄戈辛－利血平② 120
狄戈辛－两性霉素B② 140
狄戈辛－硫氮䓬酮① 126
狄戈辛－硫糖铝② 132
狄戈辛－柳氮磺胺吡啶② 138
狄戈辛－柳氮磺吡啶② 138
狄戈辛－螺内酯③ 135
狄戈辛－洛伐他汀② 203
狄戈辛－氯丙嗪② 128
狄戈辛－氯化钙（静脉）② 144
狄戈辛－氯喹② 141

狄戈辛－氯哌三唑酮③ 129
狄戈辛－脉宁平② 81
狄戈辛－美降脂② 203
狄戈辛－美维诺林② 203
狄戈辛－米非司酮① 137
狄戈辛－米帕明③ 128
狄戈辛－灭吐灵② 133
狄戈辛－奴佛卡因② 130
狄戈辛－欧车前② 134
狄戈辛－哌唑嗪② 81
狄戈辛－葡萄糖② 144
狄戈辛－普鲁本辛① 133
狄戈辛－普鲁卡因② 130
狄戈辛－普罗帕酮② 124
狄戈辛－普萘洛尔③ 38
狄戈辛－羟氯喹② 142
狄戈辛－青霉胺② 144
狄戈辛－氢氧化铝② 132
狄戈辛－曲唑酮③ 129
狄戈辛－蛇根碱② 120
狄戈辛－肾上腺素① 120
狄戈辛－双异丙吡胺③ 123
狄戈辛－司可林② 130
狄戈辛－四环素① 139
狄戈辛－速尿② 135
狄戈辛－糖皮质激素② 137
狄戈辛－特拉匹韦② 140
狄戈辛－特拉普韦② 140
狄戈辛－替格瑞洛② 131
狄戈辛－替卡格雷② 131
狄戈辛－替拉瑞韦② 140
狄戈辛－维拉帕米② 125
狄戈辛－胃溃宁② 132
狄戈辛－西咪替丁③ 132
狄戈辛－息百虑① 137
狄戈辛－息隐① 137
狄戈辛－消胆胺② 127
狄戈辛－消炎痛② 131
狄戈辛－心得安③ 38
狄戈辛－心肌梗死② 119
狄戈辛－心律平② 124
狄戈辛－新霉素② 139
狄戈辛－药用炭③ 133
狄戈辛－伊曲康唑② 140
狄戈辛－依曲康唑① 140
狄戈辛－依曲韦林③ 141
狄戈辛－乙胺碘呋酮① 124
狄戈辛－异丙吡胺③ 123
狄戈辛－异搏定① 125
狄戈辛－异丁苯丙酸② 130
狄戈辛－吲哚美辛② 131
狄吉妥辛－阿帕松③ 118
狄吉妥辛－阿扎丙酮③ 118
狄吉妥辛－阿扎丙宗③ 118
狄吉妥辛－氨基导眠能③ 118
狄吉妥辛－氨鲁米特③ 118
狄吉妥辛－保泰松③ 118
狄吉妥辛－苯巴比妥② 117
狄吉妥辛－布他酮③ 118
狄吉妥辛－甲哌利福霉素② 118
狄吉妥辛－利福平② 118
狄吉妥辛－利米定② 118
狄吉妥辛－利血平③ 117
狄吉妥辛－鲁米那② 117
狄吉妥辛－蛇根碱③ 117
敌百痉－阿司匹林③ 279
敌百痉－安坦③ 278
敌百痉－苯巴比妥③ 369
敌百痉－苯海索③ 278
敌百痉－苯妥英③ 258
敌百痉－苄丙酮香豆素钠② 564
敌百痉－大仑丁③ 258
敌百痉－二苯海因③ 258
敌百痉－二苯乙内酰脲③ 258
敌百痉－非氨酯② 293
敌百痉－非尔氨酯② 293

敌百痉－红霉素② 280
敌百痉－华法林② 564
敌百痉－卡马西平② 278
敌百痉－拉莫三嗪② 291
敌百痉－劳拉西泮② 390
敌百痉－鲁米那② 369
敌百痉－氯巴占② 295
敌百痉－氯羟去甲安定② 390
敌百痉－氯硝安定② 392
敌百痉－氯硝西泮② 392
敌百痉－美罗培南① 280
敌百痉－扑米酮② 277
敌百痉－扑痫酮② 277
敌百痉－氢氧化铝＋氢氧化镁③ 279
敌百痉－顺铂② 280
敌百痉－痛惊宁② 278
敌百痉－西洛多辛① 35
敌百痉－西洛多新① 35
敌百痉－酰胺咪嗪② 278
敌百痉－氧异安定② 295
敌百痉－乙琥胺③ 288
敌百痉－乙酰水杨酸③ 279
抵克利得－阿司匹林② 615
抵克利得－苄丙酮香豆素钠② 616
抵克利得－茶碱③ 638
抵克利得－反胺苯环醇③ 497
抵克利得－华法林② 616
抵克利得－甲磺酸二氢麦角碱② 616
抵克利得－甲磺酸双氢麦角毒碱② 616
抵克利得－曲马多③ 497
抵克利得－曲马朵③ 497
抵克利得－乙酰水杨酸② 615
癫健安－卡马西平② 282
癫健安－痛惊宁② 282
癫健安－酰胺咪嗪② 282
癫痫－环丙氟哌酸② 799
癫痫－环丙沙星② 799
癫痫－环丝氨酸① 850
癫痫－金刚胺② 254
癫痫－金刚烷胺② 254
癫痫－雷米封 841
癫痫－哌嗪① 931
癫痫－驱蛔灵① 931
癫痫－异烟肼① 841
癫痫－异烟酰肼② 841
碘131－稳态碘② 709
碘苯呋酮－苄丙酮香豆素钠② 559
碘苯呋酮－华法林② 559
碘番酸－考来烯胺② 1068
碘番酸－消胆胺② 1068
碘海醇－安律酮② 176
碘海醇－胺碘酮② 176
碘海醇－乙胺碘呋酮② 176
碘化钾－碳酸锂② 335
碘化磷－琥珀胆碱① 458
碘化磷－司可林① 458
碘赛罗宁－丙米嗪② 344
碘赛罗宁－米帕明② 344
叠氮胸苷－阿昔洛韦② 880
叠氮胸苷－丙磺舒① 879
叠氮胸苷－丙氧鸟苷② 880
叠氮胸苷－病毒唑② 880
叠氮胸苷－醋氨酚② 879
叠氮胸苷－对乙酰氨基酚② 879
叠氮胸苷－更昔洛韦② 880
叠氮胸苷－利巴韦林② 880
叠氮胸苷－利福布汀② 880
叠氮胸苷－扑热息痛② 879
叠氮胸苷－赛美维② 880
叠氮胸苷－三氮唑核苷② 880
叠氮胸苷－司他夫定② 881
叠氮胸苷－羟苯磺胺① 879
叠氮胸苷－无环鸟苷③ 880
丁氨苯丙酮－3,4-亚甲基二氧基甲苯丙胺③ 30
丁氨苯丙酮－安乃近② 360
丁氨苯丙酮－苯巴比妥② 360

丁氨苯丙酮－二甲金刚胺③ 359
丁氨苯丙酮－黄芩贰② 361
丁氨苯丙酮－黄芩苷② 361
丁氨苯丙酮－利托那韦② 361
丁氨苯丙酮－鲁米那② 360
丁氨苯丙酮－罗瓦尔精② 360
丁氨苯丙酮－美金刚② 359
丁氨苯丙酮－美金刚胺③ 359
丁氨苯丙酮－迷幻药② 30
丁氨苯丙酮－诺瓦经② 360
丁氨苯丙酮－摇头丸② 30
丁苯那嗪－冬眠灵③ 304
丁苯那嗪－氯丙嗪③ 304
丁吡卡因－维拉帕米② 182
丁吡卡因－戊脉安② 182
丁吡卡因－异搏定② 182
丁丙诺啡－安定② 492
丁丙诺啡－苯甲二氮䓬② 492
丁丙诺啡－地西泮② 492
丁丙诺啡－伏立康唑② 494
丁丙诺啡－甲红霉素② 493
丁丙诺啡－甲哌利福霉素② 495
丁丙诺啡－卡马西平② 491
丁丙诺啡－克拉霉素② 493
丁丙诺啡－利福平② 495
丁丙诺啡－利米定② 495
丁丙诺啡－利托那韦② 495
丁丙诺啡－咪达唑仑② 492
丁丙诺啡－咪唑二氮䓬② 492
丁丙诺啡－速眠安② 492
丁丙诺啡－痛惊宁② 491
丁丙诺啡－酰胺咪嗪② 491
丁丙诺啡－伊曲康唑② 494
丁丙诺啡－依曲康唑② 494
丁丙诺啡－依他康唑② 494
丁环己巴比妥－苄丙酮香豆素钠① 579
丁环己巴比妥－华法林① 579
丁螺环酮－氟苯氧丙胺② 414
丁螺环酮－氟西汀② 414
丁螺旋酮－氟苯氧丙胺② 414
丁螺旋酮－氟西汀② 414
冬眠灵－安眠酮② 307
冬眠灵－百忧解② 305
冬眠灵－苯巴比妥② 306
冬眠灵－苯丙胺② 302
冬眠灵－苯环己哌啶① 444
冬眠灵－苯环利定① 444
冬眠灵－苯齐巨林② 302
冬眠灵－苯妥英② 304
冬眠灵－苯妥英③ 261
冬眠灵－苯乙肼② 305
冬眠灵－苯扎托品② 303
冬眠灵－苄丙酮香豆素钠② 565
冬眠灵－苄托品② 303
冬眠灵－丙米嗪③ 337
冬眠灵－大仑丁② 304
冬眠灵－大仑丁③ 261
冬眠灵－地高辛② 128
冬眠灵－地美露② 481
冬眠灵－低压唑② 302
冬眠灵－狄戈辛② 128
冬眠灵－丁苯桂嗪③ 304
冬眠灵－丁苯那嗪② 304
冬眠灵－杜冷丁② 481
冬眠灵－二苯海因② 304
冬眠灵－二苯海因③ 261
冬眠灵－二苯乙内酰脲② 304
冬眠灵－二苯乙内酰脲③ 261
冬眠灵－二氮嗪② 302
冬眠灵－二氢麦角碱① 1049
冬眠灵－伐地考昔② 308
冬眠灵－伐地昔布② 308
冬眠灵－非那明② 302
冬眠灵－氟苯氧丙胺② 305
冬眠灵－氟卡胺② 167
冬眠灵－氟卡尼② 167

冬眠灵－氟烷② 307
冬眠灵－氟西汀② 305
冬眠灵－付肾素① 21
冬眠灵－胍乙啶① 76
冬眠灵－海得琴① 1049
冬眠灵－海米那② 307
冬眠灵－华法林② 565
冬眠灵－甲泛葡胺④ 1068
冬眠灵－甲磺酰双氢麦角毒① 1049
冬眠灵－甲喹酮② 307
冬眠灵－甲氰咪胍② 309
冬眠灵－甲氧氯普胺② 309
冬眠灵－卡马西平② 304
冬眠灵－可乐定④ 66
冬眠灵－可乐宁④ 66
冬眠灵－口服避孕药③ 310
冬眠灵－鲁米那② 306
冬眠灵－氯苯那敏① 1037
冬眠灵－氯甲苯噻嗪② 302
冬眠灵－氯喹③ 310
冬眠灵－氯哌唑酮② 304
冬眠灵－氯压定④ 66
冬眠灵－吗啡① 469
冬眠灵－米帕明③ 337
冬眠灵－眠可欣② 307
冬眠灵－灭吐灵② 309
冬眠灵－哌嗪② 931
冬眠灵－哌替啶② 481
冬眠灵－泼尼松③ 761
冬眠灵－扑尔敏① 1037
冬眠灵－普萘洛尔② 41
冬眠灵－强的松③ 761
冬眠灵－氢麦角碱① 1049
冬眠灵－氢氧化铝＋氢氧化镁③ 309
冬眠灵－曲唑酮② 304
冬眠灵－驱蛔灵② 931
冬眠灵－去氢可的松③ 761
冬眠灵－妊娠呕吐② 302
冬眠灵－塞来昔布② 307
冬眠灵－三氟氯溴乙烷② 307
冬眠灵－肾上腺素① 21
冬眠灵－室椎影① 1068
冬眠灵－水合氯醛② 412
冬眠灵－水化氯醛② 412
冬眠灵－碳酸锂② 304
冬眠灵－天使粉① 444
冬眠灵－痛惊宁② 304
冬眠灵－胃复安② 309
冬眠灵－西咪替丁② 309
冬眠灵－酰胺咪嗪② 304
冬眠灵－心得安② 41
冬眠灵－溴麦角环肽② 303
冬眠灵－溴隐亭② 303
冬眠灵－依斯迈林① 76
冬眠灵－胰岛素③ 713
冬眠灵－乙醇② 307
冬眠灵－左旋多巴② 303
冬眠灵－佐尔吡啶③ 411
冬眠灵－唑吡坦③ 411
动脉硬化－付肾素① 19
动脉硬化－泼尼松① 760
动脉硬化－强的松① 760
动脉硬化－去氢可的松① 760
动脉硬化－肾上腺素① 19
毒扁豆碱－阿米替林③ 348
毒扁豆碱－阿密替林③ 348
毒扁豆碱－依拉维③ 348
杜丁胺－氟烷① 145
杜丁胺－三氟氯溴乙烷① 145
杜丁胺－心房纤颤① 26
度冷丁－阿米替林② 481
度冷丁－阿密替林② 481
度冷丁－安定② 382
度冷丁－安眠酮③ 483
度冷丁－苯巴比妥② 482
度冷丁－苯妥英③ 480

度冷丁－苯乙肼① 482
度冷丁－大仑丁③ 480
度冷丁－地西泮③ 382
度冷丁－冬眠灵② 481
度冷丁－二苯乙内酰脲③ 480
度冷丁－非那根② 484
度冷丁－呋喃唑酮③ 483
度冷丁－海米那③ 483
度冷丁－甲喹酮③ 483
度冷丁－卡马西平② 481
度冷丁－口服避孕药③ 483
度冷丁－雷米封③ 842
度冷丁－痢特灵③ 483
度冷丁－鲁米那③ 482
度冷丁－氯丙嗪② 481
度冷丁－痛惊宁② 481
度冷丁－酰胺咪嗪② 481
度冷丁－依拉维② 481
度冷丁－异丙嗪② 484
度冷丁－异烟肼③ 842
度冷丁－异烟酰肼③ 842
度鲁特韦－依法韦恩茨② 916
度鲁特韦－依法韦伦② 916
度洛西汀－地昔帕明② 345
度洛西汀－氟苯哌苯醚② 355
度洛西汀－氯喹③ 356
度洛西汀－帕罗西汀② 355
度洛西汀－去甲丙米嗪② 345
度洛西汀－赛乐特② 355
煅制镁－甲氰咪胺② 672
煅制镁－甲氰咪胍② 672
煅制镁－泰胃美② 672
煅制镁－西咪替丁② 672
对氨基苯甲酸－普鲁卡因胺② 157
对氨基柳酸－地高辛③ 140
对氨基柳酸－狄戈辛③ 140
对氨基水杨酸－苯海拉明③ 845
对氨基水杨酸－苯那君③ 845
对氨基水杨酸－丙磺舒② 844
对氨基水杨酸－地高辛③ 140
对氨基水杨酸－狄戈辛③ 140
对氨基水杨酸－甲哌利福霉素③ 847
对氨基水杨酸－可那敏③ 845
对氨基水杨酸－雷米封② 843
对氨基水杨酸－力复平③ 847
对氨基水杨酸－利福平③ 847
对氨基水杨酸－利米定③ 847
对氨基水杨酸－水杨酸镁② 844
对氨基水杨酸－羧苯磺胺② 844
对氨基水杨酸－乙醇② 844
对氨基水杨酸－异烟肼② 843
对氨基水杨酸－异烟酰肼② 843
对氨柳酸－苯海拉明③ 845
对氨柳酸－苯那君③ 845
对氨柳酸－丙磺舒② 844
对氨柳酸－甲哌利福霉素③ 847
对氨柳酸－可那敏③ 845
对氨柳酸－力复平③ 847
对氨柳酸－利福平③ 847
对氨柳酸－利米定③ 847
对氨柳酸－水杨酸镁② 844
对氨柳酸－羧苯磺胺② 844
对氨柳酸－乙醇② 844
对乙酰氨基酚－苯巴比妥③ 522
对乙酰氨基酚－苯肾上腺素② 24
对乙酰氨基酚－苄丙酮香豆素钠③ 575
对乙酰氨基酚－丙胺太林③ 523
对乙酰氨基酚－叠氮胸苷② 879
对乙酰氨基酚－华法林③ 575
对乙酰氨基酚－甲基吗啡③ 475
对乙酰氨基酚－甲氧氯普胺③ 523
对乙酰氨基酚－金鸡纳碱② 524
对乙酰氨基酚－考来烯胺③ 521
对乙酰氨基酚－可待因① 475
对乙酰氨基酚－口服避孕药③ 523
对乙酰氨基酚－奎宁② 524

对乙酰氨基酚－拉莫三嗪② 292
对乙酰氨基酚－拉莫三嗪② 292
对乙酰氨基酚－雷米封① 524
对乙酰氨基酚－鲁米那③ 522
对乙酰氨基酚－氯霉素① 838
对乙酰氨基酚－灭吐灵③ 523
对乙酰氨基酚－普鲁本辛③ 523
对乙酰氨基酚－齐多夫定② 879
对乙酰氨基酚－去氧肾上腺素② 24
对乙酰氨基酚－胃复安③ 523
对乙酰氨基酚－消胆胺③ 521
对乙酰氨基酚－新福林② 24
对乙酰氨基酚－药用炭③ 522
对乙酰氨基酚－伊马替尼② 525
对乙酰氨基酚－乙醇② 522
对乙酰氨基酚－异烟肼① 524
对乙酰氨基酚－异烟酰肼① 524
多巴胺－苯妥英① 256
多巴胺－苯乙肼① 26
多巴胺－大仑丁① 256
多巴胺－二苯海因① 256
多巴胺－二苯乙内酰脲① 256
多巴胺－麦角新碱② 1049
多巴胺－休克① 25
多巴酚丁胺－氟烷① 145
多巴酚丁胺－三氟氯溴乙烷① 145
多巴酚丁胺－心房纤颤① 26
多巴丝肼－BIA3-202① 252
多非莱德－甲氰咪胍① 179
多非莱德－维拉帕米① 178
多非莱德－戊脉安① 178
多非莱德－西咪替丁① 179
多非莱德－异搏定① 178
多非利特－甲氰咪胍① 179
多非利特－维拉帕米① 178
多非利特－戊脉安① 178
多非利特－西咪替丁① 179
多非利特－异搏定① 178
多虑平－丙氧吩③ 351
多虑平－考来烯胺③ 351
多虑平－消胆胺③ 351
多酶片－硫糖铝① 674
多酶片－胃溃宁① 674
多黏菌素B－丙氯拉嗪② 839
多黏菌素B－管箭毒碱② 456
多黏菌素B－甲哌氯丙嗪② 839
多黏菌素B－庆大霉素② 828
多黏菌素B－筒箭毒碱② 456
多潘立酮－酮康唑① 677
多柔比星－苯巴比妥③ 955
多柔比星－硫唑嘌呤③ 994
多柔比星－鲁米那③ 955
多柔比星－洛伐他汀③ 954
多柔比星－美降脂② 954
多柔比星－美维诺林② 954
多柔比星－普萘洛尔② 954
多柔比星－泰素② 956
多柔比星－铁① 955
多柔比星－心得安② 954
多柔比星－依木兰③ 994
多柔比星－紫杉醇② 956
多塞平－丙氧吩③ 351
多塞平－考来烯胺③ 351
多塞平－消胆胺③ 351
多沙普仑－碳酸氢钠① 247
多沙普仑－小苏打① 247
多睡丹－丙咪嗪② 414
多睡丹－米帕明② 414
多替格韦－依法韦恩茨② 916
多替格韦－依法韦伦② 916
多替拉韦－依法韦恩茨② 916
多替拉韦－依法韦伦② 916
多西环素－苯巴比妥② 836
多西环素－苯甘孢霉素② 816
多西环素－苯妥英② 836
多西环素－大仑丁② 836

多西环素－二苯乙内酰脲② 836
多西环素－氟地西泮② 837
多西环素－甲哌利福霉素② 837
多西环素－卡马西平② 836
多西环素－利福平③ 837
多西环素－利米定③ 837
多西环素－鲁米那② 836
多西环素－痛惊宁② 836
多西环素－头孢氨苄② 816
多西环素－先锋霉素Ⅳ② 816
多西环素－酰胺咪嗪② 836
多西环素－乙醇② 837

E

噁唑仑－苯乙肼② 397
厄贝沙坦－诺和龙② 741
厄贝沙坦－瑞格列奈② 741
恶性黑色素瘤－左旋多巴② 248
恩氟烷－阿米替林② 438
恩氟烷－阿密替林② 438
恩氟烷－苯巴比妥② 438
恩氟烷－雷米封② 439
恩氟烷－鲁米那② 438
恩氟烷－依拉维② 438
恩氟烷－异烟肼② 439
恩氟烷－异烟酰肼② 439
恩卡尼－地尔硫䓬③ 169
恩卡尼－奎尼丁② 169
恩卡尼－硫氮䓬酮② 169
恩瑞格－甲哌利福霉素② 1072
恩瑞格－利福平② 1072
恩瑞格－利米定② 1072
恩瑞格－咪达唑仑② 405
恩瑞格－咪唑二氮䓬② 405
恩瑞格－诺和龙① 745
恩瑞格－瑞格列奈① 745
恩瑞格－速眠安② 405
恩杂鲁胺－其他药物① 964
恩扎卢胺－其他药物① 964
儿茶酚乙胺－苯乙肼① 26
儿茶酚乙胺－休克① 25
二阿魏酰基甲烷－柳氮磺吡啶② 793
二阿魏酰基甲烷－水杨酰偶氮磺胺吡啶② 793
二氨二苯砜－丙磺舒③ 852
二氨二苯砜－地丹诺辛② 852
二氨二苯砜－甲哌利福霉素③ 852
二氨二苯砜－力复平③ 852
二氨二苯砜－利福平③ 852
二氨二苯砜－利米定③ 852
二氨二苯砜－氯苯吩嗪② 853
二氨二苯砜－氯法齐明② 853
二氨二苯砜－葡萄糖-6-磷酸脱氢酶缺乏① 851
二氨二苯砜－去羟肌苷② 852
二氨二苯砜－双脱氧肌苷② 852
二氨二苯砜－羧苯磺胺③ 852
二苯海因－3-羟酪胺① 256
二苯海因－阿帕松② 267
二苯海因－阿司匹林② 267
二苯海因－阿斯巴甜② 276
二苯海因－阿斯帕坦② 276
二苯海因－阿扎丙酮② 267
二苯海因－阿扎丙宗② 267
二苯海因－安定② 378
二苯海因－安定③ 265
二苯海因－安律酮① 257
二苯海因－安妥明② 257
二苯海因－氨己烯酸② 261
二苯海因－氨甲蝶呤② 275
二苯海因－氨甲叶酸② 275
二苯海因－胺碘酮② 257
二苯海因－奥美拉唑③ 270
二苯海因－白消安② 942
二苯海因－白血福恩② 942
二苯海因－保泰松② 268
二苯海因－苯巴比妥③ 264
二苯海因－苯吡氨醇② 266

二苯海因－苯丁酰脲② 260
二苯海因－苯磺唑酮② 268
二苯海因－吡多醇③ 276
二苯海因－吡多辛③ 276
二苯海因－别嘌醇② 268
二苯海因－别嘌呤醇② 268
二苯海因－丙米嗪② 262
二苯海因－丙米嗪 336
二苯海因－丙戊酸③ 258
二苯海因－布洛芬③ 267
二苯海因－布他酮② 268
二苯海因－醋氮酰胺④ 271
二苯海因－醋唑磺胺④ 271
二苯海因－达克宁② 274
二苯海因－大扶康② 274
二苯海因－地塞米松② 768
二苯海因－地西泮② 378
二苯海因－地西泮③ 265
二苯海因－登齐醇② 261
二苯海因－登齐莫尔② 261
二苯海因－低压唑② 256
二苯海因－敌百痉③ 258
二苯海因－冬眠灵② 304
二苯海因－冬眠灵② 261
二苯海因－多巴胺① 256
二苯海因－二丙基乙酸③ 258
二苯海因－二氮嗪② 256
二苯海因－非氨酯② 259
二苯海因－非尔氨酯② 259
二苯海因－非尼拉多② 266
二苯海因－呋喃坦啶③ 272
二苯海因－呋喃妥因③ 272
二苯海因－氟伏沙明② 264
二苯海因－氟甲强的松龙② 768
二苯海因－氟康唑② 274
二苯海因－氟柳双胺② 260
二苯海因－氟美松② 768
二苯海因－鬼臼噻吩苷② 960
二苯海因－磺胺甲噁二唑② 271
二苯海因－磺吡酮② 268
二苯海因－磺斯安② 261
二苯海因－甲氨蝶呤② 275
二苯海因－甲红霉素② 272
二苯海因－甲哌利福霉素② 273
二苯海因－甲氰咪胍② 270
二苯海因－甲氧苄氨嘧啶② 272
二苯海因－甲氧苄啶② 272
二苯海因－戒酒硫① 266
二苯海因－卡氮芥＋甲氨蝶呤＋长春碱③ 275
二苯海因－卡马西平② 258
二苯海因－卡莫司汀＋甲氨蝶呤＋长春碱③ 275
二苯海因－克红霉素② 272
二苯海因－克拉霉素② 272
二苯海因－克塞平③ 262
二苯海因－拉莫三嗪② 290
二苯海因－雷米封② 274
二苯海因－利福平② 273
二苯海因－利米定② 273
二苯海因－利他灵② 257
二苯海因－流感疫苗② 275
二苯海因－硫噻嗪② 261
二苯海因－硫糖铝② 270
二苯海因－硫氧唑酮② 268
二苯海因－卤加比② 260
二苯海因－鲁米那③ 264
二苯海因－洛塞克③ 270
二苯海因－洛沙平③ 262
二苯海因－氯巴占② 294
二苯海因－氯贝丁酯② 257
二苯海因－氯贝特② 257
二苯海因－氯苯那敏② 276
二苯海因－氯丙嗪② 304
二苯海因－氯丙嗪③ 261
二苯海因－氯甲苯噻嗪② 256
二苯海因－氯霉素② 273
二苯海因－氯哌三唑酮③ 263

二苯海因－氯醛比林③ 265
二苯海因－马利兰② 942
二苯海因－咪康唑② 274
二苯海因－米帕明② 262，336
二苯海因－米他扎平② 358
二苯海因－米塔扎平② 358
二苯海因－萘咪酮② 260
二苯海因－哌甲酯③ 257
二苯海因－扑尔敏② 276
二苯海因－扑米酮② 277
二苯海因－扑痫酮② 277
二苯海因－普鲁加比② 260
二苯海因－曲拉唑酮③ 263
二苯海因－曲唑酮③ 263
二苯海因－三氟戊肟胺② 264
二苯海因－三硅酸镁③ 269
二苯海因－三矽酸镁③ 269
二苯海因－三唑酮③ 263
二苯海因－舒噻美② 261
二苯海因－双硫仑① 266
二苯海因－双硫醒① 266
二苯海因－司替戊醇② 260
二苯海因－碳酸钙② 672
二苯海因－碳酸锂③ 329
二苯海因－替尼泊苷② 960
二苯海因－替尼酸② 271
二苯海因－痛惊宁② 258
二苯海因－头孢曲松② 273
二苯海因－头孢三嗪③ 273
二苯海因－维洛沙嗪③ 264
二苯海因－维生素 B₆③ 276
二苯海因－维生素 M② 269
二苯海因－胃溃宁② 270
二苯海因－西咪替丁② 270
二苯海因－酰胺咪嗪② 258
二苯海因－硝苯吡啶② 256
二苯海因－硝苯地平③ 256
二苯海因－心痛定③ 256
二苯海因－氧异安定② 294
二苯海因－药用炭② 269
二苯海因－叶酸② 269
二苯海因－伊立替康② 958
二苯海因－依林特肯② 958
二苯海因－依林替康② 958
二苯海因－乙胺碘呋酮① 257
二苯海因－乙醇② 265
二苯海因－乙琥胺③ 259
二苯海因－乙酰水杨酸③ 267
二苯海因－乙酰唑胺④ 271
二苯海因－乙氧苯氧甲吗啉③ 264
二苯海因－异丁苯丙酸③ 267
二苯海因－异烟肼② 274
二苯海因－异烟酰肼② 274
二苯海因－右丙氧芬② 266
二苯海因－右旋丙氧芬② 266
二苯海因－左旋多巴② 250
二苯乙内酰脲－3-羟酪胺① 256
二苯乙内酰脲－8-甲氧补骨脂素① 1072
二苯乙内酰脲－阿帕松② 267
二苯乙内酰脲－阿司匹林② 267
二苯乙内酰脲－阿斯巴甜② 276
二苯乙内酰脲－阿斯帕坦② 276
二苯乙内酰脲－阿扎丙酮② 267
二苯乙内酰脲－阿扎丙宗② 267
二苯乙内酰脲－安定② 378
二苯乙内酰脲－安定② 265
二苯乙内酰脲－安律酮① 257
二苯乙内酰脲－安妥明② 257
二苯乙内酰脲－氨己烯酸② 261
二苯乙内酰脲－氨甲蝶呤② 275
二苯乙内酰脲－氨甲叶酸② 275
二苯乙内酰脲－胺碘酮① 257
二苯乙内酰脲－奥美拉唑③ 270
二苯乙内酰脲－白消安② 942
二苯乙内酰脲－白血福恩② 942
二苯乙内酰脲－保泰松② 268

二苯乙内酰脲-本可松② 448
二苯乙内酰脲-苯巴比妥③ 264
二苯乙内酰脲-苯吡氨醇② 266
二苯乙内酰脲-苯丁酰脲② 260
二苯乙内酰脲-苯磺唑酮② 268
二苯乙内酰脲-吡多醇③ 276
二苯乙内酰脲-吡多辛③ 276
二苯乙内酰脲-吡二丙胺③ 158
二苯乙内酰脲-吡喹酮② 934
二苯乙内酰脲-苄丙酮香豆素钠① 563
二苯乙内酰脲-别嘌醇② 268
二苯乙内酰脲-别嘌呤醇② 268
二苯乙内酰脲-丙吡胺③ 158
二苯乙内酰脲-丙米嗪② 262，336
二苯乙内酰脲-丙戊酸③ 258
二苯乙内酰脲-布洛芬③ 267
二苯乙内酰脲-布他酮② 268
二苯乙内酰脲-茶碱② 634
二苯乙内酰脲-醋氮酰胺④ 271
二苯乙内酰脲-醋唑磺胺④ 271
二苯乙内酰脲-达克宁② 274
二苯乙内酰脲-大扶康② 274
二苯乙内酰脲-地美露② 480
二苯乙内酰脲-地塞米松② 768
二苯乙内酰脲-地西泮② 378
二苯乙内酰脲-地西泮③ 265
二苯乙内酰脲-登齐醇② 261
二苯乙内酰脲-登齐莫尔③ 261
二苯乙内酰脲-低压唑② 256
二苯乙内酰脲-敌百痉③ 258
二苯乙内酰脲-冬眠灵② 304
二苯乙内酰脲-冬眠灵③ 261
二苯乙内酰脲-杜冷丁③ 480
二苯乙内酰脲-多巴胺① 256
二苯乙内酰脲-多西环素② 836
二苯乙内酰脲-二丙基乙酸③ 258
二苯乙内酰脲-二氮嗪② 256
二苯乙内酰脲-非氨酯② 259
二苯乙内酰脲-非尔氨酯② 259
二苯乙内酰脲-非尼拉多② 266
二苯乙内酰脲-呋喃苯胺酸② 698
二苯乙内酰脲-呋喃坦啶③ 272
二苯乙内酰脲-呋喃妥因③ 272
二苯乙内酰脲-呋塞米② 698
二苯乙内酰脲-氟伏沙明② 264
二苯乙内酰脲-氟甲强的松龙② 768
二苯乙内酰脲-氟康唑② 274
二苯乙内酰脲-氟柳双胺② 260
二苯乙内酰脲-氟美松② 768
二苯乙内酰脲-氟烷③ 436
二苯乙内酰脲-鬼臼噻吩苷② 960
二苯乙内酰脲-华法林① 563
二苯乙内酰脲-环孢菌素③ 996
二苯乙内酰脲-环孢霉素A③ 996
二苯乙内酰脲-环孢素③ 996
二苯乙内酰脲-环吡异唑酮② 934
二苯乙内酰脲-磺胺甲噁二唑② 271
二苯乙内酰脲-磺吡酮② 268
二苯乙内酰脲-磺斯安② 261
二苯乙内酰脲-吉非替尼② 979
二苯乙内酰脲-甲氨蝶呤② 275
二苯乙内酰脲-甲苯达唑② 932
二苯乙内酰脲-甲苯咪唑② 932
二苯乙内酰脲-甲吡酮② 771
二苯乙内酰脲-甲红霉素② 272
二苯乙内酰脲-甲哌利福霉素② 273
二苯乙内酰脲-甲氰咪胍② 270
二苯乙内酰脲-甲双吡丙酮② 771
二苯乙内酰脲-甲氧苄氨嘧啶② 272
二苯乙内酰脲-甲氧苄啶② 272
二苯乙内酰脲-甲氧补骨脂素① 1072
二苯乙内酰脲-甲氧沙林① 1072
二苯乙内酰脲-戒酒硫① 266
二苯乙内酰脲-卡氮芥+甲氨蝶呤+长春碱③ 275
二苯乙内酰脲-卡马西平② 258
二苯乙内酰脲-卡莫司汀+甲氨蝶呤+长春碱③ 275

二苯乙内酰脲-克红霉素② 272
二苯乙内酰脲-克拉霉素② 272
二苯乙内酰脲-克塞平③ 262
二苯乙内酰脲-口服避孕药③ 778
二苯乙内酰脲-奎尼丁② 148
二苯乙内酰脲-拉莫三嗪② 290
二苯乙内酰脲-雷米封② 274
二苯乙内酰脲-利多卡因③ 163
二苯乙内酰脲-利福平② 273
二苯乙内酰脲-利米定② 273
二苯乙内酰脲-利他灵③ 257
二苯乙内酰脲-链脲菌素③ 957
二苯乙内酰脲-链佐星③ 957
二苯乙内酰脲-流感疫苗② 275
二苯乙内酰脲-硫噻嗪② 261
二苯乙内酰脲-硫糖铝② 270
二苯乙内酰脲-硫氧唑酮② 268
二苯乙内酰脲-卤加比② 260
二苯乙内酰脲-鲁米那③ 264
二苯乙内酰脲-洛塞克③ 270
二苯乙内酰脲-洛沙平③ 262
二苯乙内酰脲-氯巴占② 294
二苯乙内酰脲-氯贝丁酯② 257
二苯乙内酰脲-氯贝特② 257
二苯乙内酰脲-氯苯那敏② 276
二苯乙内酰脲-氯丙嗪② 304
二苯乙内酰脲-氯丙嗪③ 261
二苯乙内酰脲-氯甲苯噻嗪② 256
二苯乙内酰脲-氯霉素② 273
二苯乙内酰脲-氯哌三唑酮③ 263
二苯乙内酰脲-氯醛比林③ 265
二苯乙内酰脲-马利兰② 942
二苯乙内酰脲-慢心律③ 165
二苯乙内酰脲-毛地黄② 116
二苯乙内酰脲-美散痛① 485
二苯乙内酰脲-美沙酮① 485
二苯乙内酰脲-美替拉酮② 771
二苯乙内酰脲-美西律③ 165
二苯乙内酰脲-咪康唑② 274
二苯乙内酰脲-米帕明② 262，336
二苯乙内酰脲-米他扎平② 358
二苯乙内酰脲-米塔扎平② 358
二苯乙内酰脲-哌甲酯③ 257
二苯乙内酰脲-哌替啶② 480
二苯乙内酰脲-潘可罗② 448
二苯乙内酰脲-泮库溴铵② 448
二苯乙内酰脲-扑尔敏② 276
二苯乙内酰脲-扑米酮② 277
二苯乙内酰脲-扑痫酮② 277
二苯乙内酰脲-葡萄糖酸钙② 1065
二苯乙内酰脲-普鲁加比② 260
二苯乙内酰脲-普萘洛尔① 40
二苯乙内酰脲-强力霉素② 836
二苯乙内酰脲-曲拉唑酮② 263
二苯乙内酰脲-曲唑酮② 263
二苯乙内酰脲-赛罗卡因③ 163
二苯乙内酰脲-三氟氯溴乙烷③ 436
二苯乙内酰脲-三氟戊肟胺② 264
二苯乙内酰脲-三硅酸镁③ 269
二苯乙内酰脲-三矽酸镁③ 269
二苯乙内酰脲-三烯高诺酮② 776
二苯乙内酰脲-三唑酮③ 263
二苯乙内酰脲-沙奎那韦② 895
二苯乙内酰脲-舒噻美② 261
二苯乙内酰脲-双硫仑① 266
二苯乙内酰脲-双硫醒① 266
二苯乙内酰脲-双香豆素② 546
二苯乙内酰脲-双异丙吡胺③ 158
二苯乙内酰脲-司替戊醇① 260
二苯乙内酰脲-速尿② 698
二苯乙内酰脲-碳酸钙② 672
二苯乙内酰脲-碳酸锂② 329
二苯乙内酰脲-替尼泊苷③ 960
二苯乙内酰脲-替尼酸② 271
二苯乙内酰脲-酮康唑② 855
二苯乙内酰脲-痛惊宁② 258

二苯乙内酰脲—头孢曲松③ 273
二苯乙内酰脲—头孢三嗪③ 273
二苯乙内酰脲—脱氧土霉素② 836
二苯乙内酰脲—维拉帕米③ 182
二苯乙内酰脲—维洛沙嗪③ 264
二苯乙内酰脲—维生素 B₆③ 276
二苯乙内酰脲—维生素 D② 1056
二苯乙内酰脲—维生素 K② 1059
二苯乙内酰脲—维生素 M② 269
二苯乙内酰脲—胃溃宁② 270
二苯乙内酰脲—戊脉安③ 182
二苯乙内酰脲—西咪替丁② 270
二苯乙内酰脲—酰胺咪嗪② 258
二苯乙内酰脲—硝苯吡啶③ 256
二苯乙内酰脲—硝苯地平③ 256
二苯乙内酰脲—心得安① 40
二苯乙内酰脲—心痛定③ 256
二苯乙内酰脲—洋地黄② 116
二苯乙内酰脲—氧异安定② 294
二苯乙内酰脲—药用炭② 269
二苯乙内酰脲—叶酸② 269
二苯乙内酰脲—伊立替康② 958
二苯乙内酰脲—依林特肯② 958
二苯乙内酰脲—依林替康② 958
二苯乙内酰脲—胰岛素③ 712
二苯乙内酰脲—乙胺碘呋酮① 257
二苯乙内酰脲—乙醇② 265
二苯乙内酰脲—乙琥胺③ 259
二苯乙内酰脲—乙酰水杨酸③ 267
二苯乙内酰脲—乙酰唑胺④ 271
二苯乙内酰脲—乙氧苯氧甲吗啉③ 264
二苯乙内酰脲—异搏定③ 182
二苯乙内酰脲—异丁苯丙酸③ 267
二苯乙内酰脲—异脉停③ 158
二苯乙内酰脲—异烟肼② 274
二苯乙内酰脲—异烟酰肼② 274
二苯乙内酰脲因—萘咪酮② 260
二苯乙内酰脲—右丙氧芬② 266
二苯乙内酰脲—右旋丙氧芬② 266
二苯乙内酰脲—孕三烯酮③ 776
二苯乙内酰脲—左甲状腺素② 708
二苯乙内酰脲—左旋多巴③ 250
二丙基乙酸—阿司匹林③ 279
二丙基乙酸—安坦③ 278
二丙基乙酸—苯巴比妥② 369
二丙基乙酸—苯海索③ 278
二丙基乙酸—苯妥英③ 258
二丙基乙酸—大仑丁③ 258
二丙基乙酸—二苯海因③ 258
二丙基乙酸—二苯乙内酰脲③ 258
二丙基乙酸—非氨酯③ 293
二丙基乙酸—非尔氨酯② 293
二丙基乙酸—红霉素② 280
二丙基乙酸—卡马西平② 278
二丙基乙酸—拉莫三嗪② 291
二丙基乙酸—劳拉西泮② 390
二丙基乙酸—鲁米那② 369
二丙基乙酸—氯巴占② 295
二丙基乙酸—氯羟去甲安定② 390
二丙基乙酸—氯硝安定② 392
二丙基乙酸—氯硝西泮② 392
二丙基乙酸—美罗培南① 280
二丙基乙酸—扑米酮② 277
二丙基乙酸—扑痫酮② 277
二丙基乙酸—氢氧化铝+氢氧化镁③ 279
二丙基乙酸—顺铂② 280
二丙基乙酸—痛惊宁② 278
二丙基乙酸—西洛多辛① 35
二丙基乙酸—西洛多新① 35
二丙基乙酸—酰胺咪嗪② 278
二丙基乙酸—氧异安定② 295
二丙基乙酸—乙琥胺② 288
二丙基乙酸—乙酰水杨酸③ 279
二丙基乙酰胺—卡马西平② 282
二丙基乙酰胺—痛惊宁② 282
二丙基乙酰胺—酰胺咪嗪② 282

二醋吗啡—美西律 165
二氮嗪—苯妥英② 256
二二氮嗪—大仑丁② 256
二氮嗪—冬眠灵② 302
二氮嗪—二苯海因② 256
二氮嗪—二苯乙内酰脲② 256
二氮嗪—甲苯磺丁脲② 720
二氮嗪—甲糖宁② 720
二氮嗪—肼苯哒嗪① 86
二氮嗪—肼屈嗪① 86
二氮嗪—氯丙嗪② 302
二氮嗪—妊娠① 86
二氮嗪—顺铂① 968
二氮嗪—顺氯氨铂③ 968
二氮嗪—主动脉瘤② 85
二甲苯氧庚酸—二十碳五烯酸② 239
二甲苯氧庚酸—洛伐他汀① 206
二甲苯氧庚酸—美降脂① 206
二甲苯氧庚酸—美维诺林① 206
二甲苯氧庚酸—塞来西帕① 660
二甲苯氧庚酸—赛乐西帕① 660
二甲苯氧庚酸—司来帕格① 660
二甲苯氧庚酸—西格列汀③ 752
二甲苯氧庚酸—西他列汀③ 752
二甲苯氧戊酸—布洛芬③ 519
二甲苯氧戊酸—孟鲁司特③ 653
二甲苯氧戊酸—异丁苯丙酸③ 519
二甲苯氧戊酸—异丁洛芬③ 519
二甲基亚砜—硫茚酸② 519
二甲基亚砜—舒林酸② 519
二甲金刚胺—安非他酮③ 359
二甲金刚胺—丁氨苯丙酮③ 359
二甲金刚胺—悦亭③ 359
二甲双胍—达克普隆② 738
二甲双胍—呋喃苯胺酸④ 738
二甲双胍—呋塞米④ 738
二甲双胍—甲氰咪胍③ 737
二甲双胍—甲氧苄氨嘧啶② 739
二甲双胍—甲氧苄啶② 739
二甲双胍—兰索拉唑② 738
二甲双胍—利尿磺胺④ 738
二甲双胍—速尿④ 738
二甲双胍—维拉帕米② 737
二甲双胍—乌地那非③ 737
二甲双胍—戊脉安② 737
二甲双胍—西咪替丁③ 737
二甲双胍—硝苯吡啶③ 735
二甲双胍—硝苯地平③ 735
二甲双胍—心痛定③ 735
二甲双胍—伊曲康唑② 740
二甲双胍—异搏定② 737
二甲亚砜—硫茚酸② 519
二甲亚砜—舒林酸② 519
二羟丙茶碱—丙磺舒② 650
二羟丙茶碱—羧苯磺胺② 650
二氢麦角碱—冬眠灵① 1049
二氢麦角碱—氯丙嗪① 1049
二十碳五烯酸—二甲苯氧庚酸② 239
二十碳五烯酸—吉非贝齐② 239
二十碳五烯酸—诺衡② 239
二性霉素—环孢菌素② 1002
二性霉素—环孢霉素 A② 1002
二性霉素—环孢素② 1002

F

发热—阿司匹林① 507
发热—乙酰水杨酸① 507
伐地考昔—安定② 382
伐地考昔—奥美拉唑② 668
伐地考昔—苄丙酮香豆素钠② 578
伐地考昔—地西泮② 382
伐地考昔—冬眠灵② 308
伐地考昔—氟康唑② 534
伐地考昔—格列本脲② 734
伐地考昔—华法林② 578
伐地考昔—洛赛克② 668

伐地考昔－氯丙嗪② 308
伐地考昔－美沙芬 656
伐地考昔－炔雌醇 775
伐地考昔－炔诺酮 776
伐地考昔－酮康唑② 533
伐地考昔－维拉帕米② 183
伐地考昔－渥米哌唑② 668
伐地考昔－戊脉安 183
伐地考昔－乙炔雌二醇② 775
伐地考昔－异搏定 183
伐地考昔－优降糖 734
伐地考昔－右甲吗喃② 656
伐地考昔－右美沙芬② 656
伐地昔布－安定② 382
伐地昔布－奥美拉唑② 668
伐地昔布－苄丙酮香豆素钠② 578
伐地昔布－地西泮② 382
伐地昔布－冬眠灵② 308
伐地昔布－氟康唑② 534
伐地昔布－格列本脲② 734
伐地昔布－华法林② 578
伐地昔布－洛赛克② 668
伐地昔布－氯丙嗪② 308
伐地昔布－美沙芬 656
伐地昔布－炔雌醇 775
伐地昔布－炔诺酮 776
伐地昔布－酮康唑② 533
伐地昔布－维拉帕米② 183
伐地昔布－渥米哌唑② 668
伐地昔布－戊脉安 183
伐地昔布－乙炔雌二醇② 775
伐地昔布－异搏定 183
伐地昔布－优降糖 734
伐地昔布－右甲吗喃② 656
伐地昔布－右美沙芬② 656
伐伦克林－乙醇② 423
伐尼克兰－乙醇② 423
法德瑞韦－拉替拉韦③ 917
法德瑞韦－雷特格韦③ 917
法扎溴铵－氟烷② 451
反胺苯环醇－苯乙肼② 496
反胺苯环醇－抵克利得③ 497
反胺苯环醇－氟西汀① 495
反胺苯环醇－甲哌利福霉素② 498
反胺苯环醇－兰美舒② 499
反胺苯环醇－力复平② 498
反胺苯环醇－力抗栓② 497
反胺苯环醇－利福平② 498
反胺苯环醇－利米定② 498
反胺苯环醇－氯苄匹定③ 497
反胺苯环醇－美散痛① 497
反胺苯环醇－美沙酮① 497
反胺苯环醇－噻氯匹定③ 497
反胺苯环醇－特比萘芬② 499
反苯环丙胺－N-去甲麻黄碱① 28
反苯环丙胺－阿米妥③ 377
反苯环丙胺－苯丙醇胺① 28
反苯环丙胺－丙米嗪② 340
反苯环丙胺－精神分裂症抑郁状态② 363
反苯环丙胺－米帕明② 340
反苯环丙胺－普萘洛尔④ 363
反苯环丙胺－心得安④ 363
反苯环丙胺－异戊巴比妥③ 377
反应停－苯巴比妥② 376
反应停－鲁米那② 376
泛影葡胺－普萘洛尔② 49
泛影葡胺－维拉帕米① 1068
泛影葡胺－戊脉安① 1068
泛影葡胺－硝苯吡啶② 104
泛影葡胺－硝苯地平② 104
泛影葡胺－心得安② 49
泛影葡胺－心痛定② 104
泛影葡胺－异搏定① 1068
房室传导阻滞－普萘洛尔① 36
房室传导阻滞－心得安① 36

放射性碘131－稳态碘② 709
放线菌素－流感病毒疫苗① 953
放线菌素－流感疫苗① 953
非氨酯－苯妥英② 259
非氨酯－丙戊酸② 293
非氨酯－大仑丁② 259
非氨酯－敌百痉② 293
非氨酯－二苯海因② 259
非氨酯－二苯乙内酰脲② 259
非氨酯－二丙基乙酸② 293
非氨酯－卡马西平② 294
非氨酯－酰胺咪嗪② 294
非布司他－茶碱③ 637
非布索坦－茶碱③ 637
非布司他－氢氧化铝③ 536
非布索坦－氢氧化铝③ 536
非尔氨酯－苯妥英② 259
非尔氨酯－丙戊酸② 293
非尔氨酯－大仑丁② 259
非尔氨酯－敌百痉② 293
非尔氨酯－二苯海因② 259
非尔氨酯－二苯乙内酰脲② 259
非尔氨酯－二丙基乙酸② 293
非尔氨酯－卡马西平② 294
非尔氨酯－酰胺咪嗪② 294
非马沙坦－甲哌利福霉素② 100
非马沙坦－力复平② 100
非马沙坦－利福平② 100
非马沙坦－利米定② 100
非马沙坦－酮康唑② 100
非莫西汀－甲氰咪胍② 355
非莫西汀－西咪替丁② 355
非那根－安定③ 389
非那根－地美露② 484
非那根－地西泮③ 389
非那根－杜冷丁② 484
非那根－哌替啶② 484
非那根－青光眼① 1037
非那根－水合氯醛④ 413
非那根－水化氯醛④ 413
非那名－吗啡① 468
非那明－爱道美② 70
非那明－苯乙肼① 29
非那明－冬眠灵② 302
非那明－呋喃唑酮② 30
非那明－甲多巴② 70
非那明－甲基多巴② 70
非那明－利培酮③ 29
非那明－利司培酮③ 29
非那明－痢特灵② 30
非那明－氯丙嗪② 302
非那明－碳酸氢钠② 30
非那明－小苏打① 30
非那明－重曹① 30
非那明－重碳酸钠① 30
非那西丁－口服避孕药② 780
非尼拉多－苯妥英② 266
非尼拉多－苄丙酮香豆素钠② 572
非尼拉多－大仑丁② 266
非尼拉多－二苯海因② 266
非尼拉多－二苯乙内酰脲② 266
非尼拉多－华法林② 572
非诺贝特－帕伐他丁② 219
非诺贝特－帕瓦停② 219
非诺贝特－普伐他汀② 219
非诺多泮－地高辛② 121
非诺多泮－狄戈辛② 121
非普拉宗－苄丙酮香豆素钠① 577
非普拉宗－华法林① 577
非索非那定－槲皮素① 1045
非索非那定－卡马西平② 1042
非索非那定－栎精① 1045
非索非那定－洛匹那韦/利托那韦① 1043
非索非那定－葡萄柚汁① 1043
非索非那定－痛惊宁② 1042
非索非那定－维拉帕米② 1042

非索非那定－戊脉安② 1042
非索非那定－酰胺咪嗪② 1042
非索非那定－异搏定② 1042
非索罗定－大扶康③ 10
非索罗定－氟康唑③ 10
非索罗定－酮康唑③ 10
非索罗定－伊曲康唑② 10
非索特罗定－大扶康③ 10
非索特罗定－氟康唑③ 10
非甾类抗炎药－麦考酚吗乙酯② 1026
非甾体抗炎药－吗替麦考酚酯② 1026
非甾体抗炎药－霉酚酸吗啉乙酯② 1026
非甾体抗炎药－霉酚酸酯② 1026
肺源性心脏病－吗啡① 467
芬必得－δ-氨基酮戊酸③ 989
芬必得－δ-氨基乙酰丙酸③ 989
芬必得－呋喃苯胺酸② 699
芬必得－呋塞米② 699
芬必得－速尿② 699
芬氟拉明－苯乙肼① 1069
芬氟拉明－胍喹啶② 80
芬氟拉明－氢氯噻嗪② 693
芬氟拉明－双氢克尿噻② 693
芬氟拉明－胰岛素② 719
芬氟拉明－异喹胍② 80
芬戈莫德－酮康唑② 1029
芬太尼＋氟哌利多－琥珀胆碱② 463
芬太尼＋氟哌利多－司可林② 463
芬太尼－伏立康唑② 490
芬太尼－氟硝安定② 393
芬太尼－氟硝西泮② 393
芬太尼－甲红霉素② 489
芬太尼－甲氯苯酰胺② 489
芬太尼－克拉霉素② 489
芬太尼－吗氯贝胺② 489
酚苄胺－胍乙啶② 33
酚苄胺－依斯迈林② 33
酚苄明－胍乙啶② 33
酚苄明－依斯迈林② 33
酚妥拉明－付肾素① 33
酚妥拉明－格列本脲② 732
酚妥拉明－肾上腺素① 33
酚妥拉明－消化性溃疡① 32
酚妥拉明－优降糖② 732
奋乃静－双硫仑③ 311
奋乃静－双硫醒③ 311
夫西地酸－甲哌利福霉素② 847
夫西地酸－力复平② 847
夫西地酸－利福平② 847
夫西地酸－利米定② 847
夫西地酸钠－考来烯胺③ 840
夫西地酸钠－消胆胺③ 840
呋布西林－庆大霉素 826
呋拉茶碱－1,3,7-三甲基黄嘌呤② 244
呋拉茶碱－咖啡碱② 244
呋拉茶碱－咖啡因② 244
呋喃苯胺酸－阿司匹林② 698
呋喃苯胺酸－安妥明② 697
呋喃苯胺酸－苯妥英② 698
呋喃苯胺酸－丙磺舒② 539
呋喃苯胺酸－布洛芬② 699
呋喃苯胺酸－茶碱③ 641
呋喃苯胺酸－大仑丁② 698
呋喃苯胺酸－地高辛② 135
呋喃苯胺酸－狄戈辛② 135
呋喃苯胺酸－二苯乙内酰脲② 698
呋喃苯胺酸－二甲双胍④ 738
呋喃苯胺酸－芬必得② 699
呋喃苯胺酸－肝硬化① 697
呋喃苯胺酸－管箭毒碱③ 455
呋喃苯胺酸－甲福明④ 738
呋喃苯胺酸－甲硫丙脯酸② 91
呋喃苯胺酸－降糖片④ 738
呋喃苯胺酸－卡托普利② 91
呋喃苯胺酸－开博通② 91
呋喃苯胺酸－考来烯胺② 697

呋喃苯胺酸－两性霉素B① 700
呋喃苯胺酸－氯贝丁酯② 697
呋喃苯胺酸－氯贝特② 697
呋喃苯胺酸－氯磺丙脲② 731
呋喃苯胺酸－普萘洛尔② 47
呋喃苯胺酸－青霉素③ 700
呋喃苯胺酸－食品② 697
呋喃苯胺酸－水合氯醛③ 412
呋喃苯胺酸－水化氯醛③ 412
呋喃苯胺酸－羧苯磺胺① 539
呋喃苯胺酸－碳酸锂③ 332
呋喃苯胺酸－筒箭毒碱③ 455
呋喃苯胺酸－头孢噻啶② 816
呋喃苯胺酸－先锋霉素Ⅱ② 816
呋喃苯胺酸－消胆胺② 697
呋喃苯胺酸－消炎痛② 699
呋喃苯胺酸－心得安② 47
呋喃苯胺酸－乙酰水杨酸② 698
呋喃苯胺酸－异丁苯丙酸② 699
呋喃苯胺酸－吲哚美辛② 699
呋喃坦啶－苯妥英③ 272
呋喃坦啶－丙胺太林③ 795
呋喃坦啶－丙磺舒③ 794
呋喃坦啶－大仑丁③ 272
呋喃坦啶－二苯海因③ 272
呋喃坦啶－二苯乙内酰脲③ 272
呋喃坦啶－活性炭③ 795
呋喃坦啶－萘啶酸③ 796
呋喃坦啶－普鲁本辛③ 795
呋喃坦啶－三硅酸镁③ 795
呋喃坦啶－三矽酸镁③ 795
呋喃坦啶－羧苯磺胺③ 794
呋喃坦啶－药用炭③ 795
呋喃妥因－苯妥英③ 272
呋喃妥因－丙胺太林③ 795
呋喃妥因－丙磺舒③ 794
呋喃妥因－大仑丁③ 272
呋喃妥因－二苯海因③ 272
呋喃妥因－二苯乙内酰脲③ 272
呋喃妥因－活性炭③ 795
呋喃妥因－萘啶酸③ 796
呋喃妥因－普鲁本辛③ 795
呋喃妥因－三硅酸镁③ 795
呋喃妥因－三矽酸镁③ 795
呋喃妥因－羧苯磺胺③ 794
呋喃妥因－药用炭③ 795
呋喃硝胺－地丹诺辛③ 883
呋喃硝胺－去羟肌苷③ 883
呋喃硝胺－双脱氧肌苷③ 883
呋喃唑酮－阿米替林③ 349
呋喃唑酮－阿密替林③ 349
呋喃唑酮－安非他明③ 30
呋喃唑酮－苯丙胺③ 30
呋喃唑酮－苯齐巨林③ 30
呋喃唑酮－地美露③ 483
呋喃唑酮－杜冷丁③ 483
呋喃唑酮－非那明③ 30
呋喃唑酮－哌替啶③ 483
呋喃唑酮－水合氯醛③ 413
呋喃唑酮－水化氯醛④ 413
呋喃唑酮－依拉维③ 349
呋喃唑酮－乙醇③ 429
呋塞米－阿司匹林② 698
呋塞米－安妥明② 697
呋塞米－苯妥英② 698
呋塞米－丙磺舒① 539
呋塞米－布洛芬② 699
呋塞米－茶碱③ 641
呋塞米－大仑丁② 698
呋塞米－地高辛② 135
呋塞米－狄戈辛② 135
呋塞米－二苯乙内酰脲② 698
呋塞米－二甲双胍④ 738
呋塞米－芬必得② 699
呋塞米－肝硬化① 697
呋塞米－管箭毒碱③ 455

呋塞米－甲福明④ 738
呋塞米－甲巯丙脯酸② 91
呋塞米－降糖片④ 738
呋塞米－卡托普利② 91
呋塞米－开博通② 91
呋塞米－考来烯胺② 697
呋塞米－两性霉素 B① 700
呋塞米－氯贝丁酯② 697
呋塞米－氯贝特② 697
呋塞米－氯磺丙脲② 731
呋塞米－普萘洛尔② 47
呋塞米－青霉素③ 700
呋塞米－食品② 697
呋塞米－水合氯醛③ 412
呋塞米－水化氯醛③ 412
呋塞米－羧苯磺胺① 539
呋塞米－碳酸锂③ 332
呋塞米－筒箭毒碱③ 455
呋塞米－头孢噻啶③ 816
呋塞米－先锋霉素Ⅱ③ 816
呋塞米－消胆胺② 697
呋塞米－消炎痛② 699
呋塞米－心得安② 47
呋塞米－乙酰水杨酸② 698
呋塞米－异丁苯丙酸② 699
呋塞米－吲哚美辛② 699
伏孢霉素－食物② 1014
伏孢霉素－酮康唑② 1014
伏环孢素－食物② 1014
伏环孢素－酮康唑② 1014
伏立康唑－艾托考昔② 532
伏立康唑－艾托昔布② 532
伏立康唑－胺苯环己乙酯① 502
伏立康唑－奥美拉唑② 669
伏立康唑－苯巴比妥② 863
伏立康唑－丁丙诺啡② 494
伏立康唑－芬太尼② 490
伏立康唑－红霉素② 864
伏立康唑－卡马西平② 863
伏立康唑－利福布汀② 865
伏立康唑－鲁米那② 863
伏立康唑－洛赛克② 669
伏立康唑－其他药物② 866
伏立康唑－羟二氢可待因酮② 479
伏立康唑－羟考酮② 479
伏立康唑－他克罗姆① 1018
伏立康唑－他克莫司① 1018
伏立康唑－替利定① 502
伏立康唑－痛惊宁② 863
伏立康唑－痛立定① 502
伏立康唑－渥米哌唑② 669
伏立康唑－酰胺咪嗪② 863
伏立康唑－硝苯吡啶＋依普利酮③ 105
伏立康唑－硝苯地平＋依普利酮③ 105
伏立康唑－心痛定＋依普利酮③ 105
伏立康唑－氧可酮② 479
伏立康唑－依法韦恩茨① 865
伏立康唑－依法韦伦① 865
伏立康唑－依托考昔② 532
伏立康唑－依托昔布② 532
扶他林－肼苯哒嗪② 85
扶他林－肼屈嗪② 85
扶他林－肼酞嗪② 85
扶他林－奎尼丁③ 517
扶他林－越橘汁④ 518
氟安定－甲哌利福霉素③ 845
氟安定－凯他敏② 440
氟安定－力复平③ 845
氟安定－利福平③ 845
氟安定－利米定③ 845
氟安定－利血平③ 74
氟安定－氯胺酮② 440
氟安定－蛇根碱③ 74
氟胺安定－甲哌利福霉素③ 845
氟胺安定－凯他敏② 440
氟胺安定－力复平③ 845

氟胺安定－利福平③ 845
氟胺安定－利米定③ 845
氟胺安定－氯胺酮② 440
氟胞嘧啶－两性霉素 B② 871
5-氟胞嘧啶－两性霉素 B② 871
氟苯安定－甲哌利福霉素③ 845
氟苯安定－力复平③ 845
氟苯安定－利福平③ 845
氟苯安定－利米定③ 845
氟苯安定－利血平③ 74
氟苯安定－蛇根碱③ 74
氟苯丙胺－苯乙肼① 1069
氟苯丙胺－胍喹啶② 80
氟苯丙胺－氢氯噻嗪② 693
氟苯丙胺－双氢克尿噻② 693
氟苯丙胺－胰岛素② 719
氟苯丙胺－异喹胍② 80
氟苯哌苯醚－L-色氨酸② 364
氟苯哌苯醚－地昔帕明① 345
氟苯哌苯醚－度洛西汀② 355
氟苯哌苯醚－拉索昔芬② 963
氟苯哌苯醚－兰美舒② 354
氟苯哌苯醚－去甲丙米嗪① 345
氟苯哌苯醚－特比萘芬② 354
氟苯氧丙胺－L-色氨酸② 364
氟苯氧丙胺－安定② 379
氟苯氧丙胺－苯乙肼① 353
氟苯氧丙胺－丙米嗪③ 339
氟苯氧丙胺－地西泮② 379
氟苯氧丙胺－丁螺环酮② 414
氟苯氧丙胺－丁螺旋酮② 414
氟苯氧丙胺－冬眠灵② 305
氟苯氧丙胺－氟卡胺② 167
氟苯氧丙胺－氟卡尼② 167
氟苯氧丙胺－氟哌醇② 313
氟苯氧丙胺－氟哌丁苯② 313
氟苯氧丙胺－氟哌啶醇② 313
氟苯氧丙胺－卡马西平② 282
氟苯氧丙胺－氯丙嗪② 305
氟苯氧丙胺－美沙芬① 655
氟苯氧丙胺－米帕明③ 339
氟苯氧丙胺－普罗帕酮③ 171
氟苯氧丙胺－塞来考昔② 530
氟苯氧丙胺－塞来昔布② 530
氟苯氧丙胺－碳酸锂② 330
氟苯氧丙胺－痛惊宁② 282
氟苯氧丙胺－酰胺咪嗪② 282
氟苯氧丙胺－消炎痛② 514
氟苯氧丙胺－心律平③ 171
氟苯氧丙胺－吲哚美辛② 514
氟苯氧丙胺－右甲吗喃① 655
氟苯氧丙胺－右美沙芬① 655
氟比洛芬－醋硝香豆素② 551
氟比洛芬－新抗凝② 551
氟吡汀－双香豆素② 548
氟达拉滨－白消安② 943
氟达拉滨－白血福恩② 943
氟达拉滨－马利兰② 943
氟地西泮－苄丙酮香豆素钠② 567
氟地西泮－多西环素② 837
氟地西泮－华法林② 567
氟地西泮－毛地黄② 116
氟地西泮－泼尼松② 761
氟地西泮－普萘洛尔③ 44
氟地西泮－强的松② 761
氟地西泮－强力霉素② 837
氟地西泮－去氢可的松② 761
氟地西泮－双香豆素① 547
氟地西泮－脱氧土霉素② 837
氟地西泮－心得安③ 44
氟地西泮－洋地黄② 116
氟啶酸－罗氟司特③ 650
氟伐他汀－大扶康① 222
氟伐他汀－氟康唑① 222
氟伐他汀－甲哌利福霉素② 222
氟伐他汀－乐卡地平② 109

氟伐他汀－力复平② 222
氟伐他汀－利福平② 222
氟伐他汀－利米定② 222
氟伐他汀－三维康① 222
氟非拉嗪－抗坏血酸③ 312
氟非拉嗪－可乐定③ 312
氟非拉嗪－可乐宁③ 312
氟非拉嗪－氯压定③ 312
氟非拉嗪－维生素C③ 312
氟奋乃静－抗坏血酸③ 312
氟奋乃静－可乐定③ 312
氟奋乃静－可乐宁③ 312
氟奋乃静－氯压定③ 312
氟奋乃静－维生素C③ 312
氟伏沙明－阿普唑仑② 398
氟伏沙明－奥美拉唑① 667
氟伏沙明－苯巴比妥② 371
氟伏沙明－苯妥英② 264
氟伏沙明－苄丙酮香豆素钠② 565
氟伏沙明－大仑丁② 264
氟伏沙明－二苯海因② 264
氟伏沙明－二苯乙内酰脲② 264
氟伏沙明－氟哌醇① 314
氟伏沙明－氟哌丁苯① 314
氟伏沙明－氟哌啶醇① 314
氟伏沙明－华法林② 565
氟伏沙明－夸西洋③ 393
氟伏沙明－兰索拉唑① 669
氟伏沙明－雷贝拉唑① 671
氟伏沙明－鲁米那② 371
氟伏沙明－罗格列酮② 749
氟伏沙明－洛赛克① 667
氟伏沙明－氯氮平① 319
氟伏沙明－氯扎平① 319
氟伏沙明－普萘洛尔② 42
氟伏沙明－三苯氧胺① 962
氟伏沙明－四氟硫安定③ 393
氟伏沙明－他莫昔芬① 962
氟伏沙明－泰索① 961
氟伏沙明－维生素K② 623
氟伏沙明－文迪雅② 749
氟伏沙明－渥米哌唑① 667
氟伏沙明－心得安② 42
氟伏沙明－乙醇② 426
氟伏沙明－紫杉醇① 961
氟甲强的松龙－阿匹坦② 770
氟甲强的松龙－阿瑞吡坦② 770
氟甲强的松龙－阿瑞匹坦② 770
氟甲强的松龙－氨基导眠能② 769
氟甲强的松龙－氨鲁米特② 769
氟甲强的松龙－苯巴比妥② 769
氟甲强的松龙－苯妥英② 768
氟甲强的松龙－大仑丁② 768
氟甲强的松龙－二苯海因② 768
氟甲强的松龙－二苯乙内酰脲② 768
氟甲强的松龙－福沙吡坦② 770
氟甲强的松龙－福沙匹坦② 770
氟甲强的松龙－卡马西平② 768
氟甲强的松龙－鲁米那② 769
氟甲强的松龙－麻黄碱③ 767
氟甲强的松龙－扑米酮③ 768
氟甲强的松龙－扑痫酮③ 768
氟甲强的松龙－痛惊宁② 768
氟甲强的松龙－酰胺咪嗪② 768
氟卡胺－安律酮② 166
氟卡胺－胺碘酮② 166
氟卡胺－百忧解② 167
氟卡胺－醋唑磺胺② 168
氟卡胺－冬眠灵② 167
氟卡胺－氟苯氧丙胺② 167
氟卡胺－氟西汀② 167
氟卡胺－甲氰咪胍② 168
氟卡胺－考来烯胺④ 168
氟卡胺－奎宁② 169
氟卡胺－氯丙嗪② 167
氟卡胺－西咪替丁② 168

氟卡胺－吸烟② 166
氟卡胺－消胆胺④ 168
氟卡胺－乙胺碘呋酮② 166
氟卡胺－乙酰唑胺② 168
氟卡尼－安律酮② 166
氟卡尼－胺碘酮② 166
氟卡尼－百忧解② 167
氟卡尼－醋唑磺胺② 168
氟卡尼－地高辛② 124
氟卡尼－狄戈辛② 124
氟卡尼－冬眠灵② 167
氟卡尼－氟苯氧丙胺② 167
氟卡尼－氟西汀② 167
氟卡尼－甲氰咪胍② 168
氟卡尼－考来烯胺④ 168
氟卡尼－奎宁② 169
氟卡尼－氯丙嗪② 167
氟卡尼－西咪替丁② 168
氟卡尼－吸烟② 166
氟卡尼－消胆胺④ 168
氟卡尼－乙胺碘呋酮② 166
氟卡尼－乙酰唑胺② 168
氟康唑－阿伐曲泊帕② 631
氟康唑－阿凡泊帕② 631
氟康唑－安可来② 652
氟康唑－苯巴比妥② 375
氟康唑－苯妥英② 274
氟康唑－大仑丁② 274
氟康唑－二苯海因② 274
氟康唑－二苯乙内酰脲② 274
氟康唑－伐地考昔② 534
氟康唑－伐地昔布② 534
氟康唑－非索罗定③ 10
氟康唑－非索特罗定③ 10
氟康唑－氟伐他汀① 222
氟康唑－甲苯磺丁脲② 727
氟康唑－甲糖宁② 727
氟康唑－科索亚② 98
氟康唑－来适可① 222
氟康唑－芦沙坦② 98
氟康唑－鲁米那② 375
氟康唑－罗伐他汀③ 233
氟康唑－罗舒伐他汀③ 233
氟康唑－洛沙坦② 98
氟康唑－氯沙坦② 98
氟康唑－其他药物② 866
氟康唑－瑞伐他汀③ 233
氟康唑－塞来考昔② 532
氟康唑－塞来昔布② 532
氟康唑－扎鲁司特② 652
氟喹诺酮类－2、3价阳离子② 806
氟柳双胺－苯巴比妥③ 370
氟柳双胺－苯妥英③ 260
氟柳双胺－大仑丁② 260
氟柳双胺－二苯海因② 260
氟柳双胺－二苯乙内酰脲② 260
氟柳双胺－鲁米那③ 370
氟氯苯甲异噁唑青霉素－奎尼丁① 152
氟氯苯唑青霉素－奎尼丁① 152
氟氯青霉素－奎尼丁① 152
氟氯青霉素－哌拉西林② 814
氟氯青霉素－氧哌嗪青霉素② 814
氟氯西林－奎尼丁① 152
氟氯西林－哌拉西林② 814
氟氯西林－氧哌嗪青霉素② 814
氟马西尼－安定① 380
氟马西尼－地西泮① 380
氟美松－阿匹坦② 770
氟美松－阿瑞吡坦② 770
氟美松－阿瑞匹坦② 770
氟美松－氨基导眠能② 769
氟美松－氨鲁米特② 769
氟美松－苯巴比妥② 769
氟美松－苯妥英② 768
氟美松－吡喹酮② 935
氟美松－大仑丁② 768

氟美松－二苯海因② 768
氟美松－二苯乙内酰脲② 768
氟美松－福沙吡坦② 770
氟美松－福沙匹坦② 770
氟美松－环吡异喹酮② 935
氟美松－卡马西平② 768
氟美松－鲁米那② 769
氟美松－麻黄碱③ 767
氟美松－吗替麦考酚酯② 1027
氟美松－麦考酚吗乙酯② 1027
氟美松－霉酚酸吗啉乙酯② 1027
氟美松－霉酚酸酯② 1027
氟美松－扑米酮③ 768
氟美松－扑痫酮③ 768
氟美松－痛惊宁② 768
氟美松－酰胺咪嗪② 768
氟尿嘧啶－甲氰咪胍② 952
氟尿嘧啶－西咪替丁② 952
氟尿嘧啶－新霉素③ 952
氟哌醇－爱道美② 72
氟哌醇－苯茚二酮② 604
氟哌醇－丙米嗪③ 339
氟哌醇－氟苯氧丙胺② 313
氟哌醇－氟伏沙明① 314
氟哌醇－氟西汀② 313
氟哌醇－甲多巴③ 72
氟哌醇－甲基多巴③ 72
氟哌醇－甲哌利福霉素② 316
氟哌醇－卡马西平② 312
氟哌醇－雷米封② 316
氟哌醇－利福平② 316
氟哌醇－利米定② 316
氟哌醇－链阳菌素 A/B① 315
氟哌醇－米帕明③ 339
氟哌醇－森东西德① 315
氟哌醇－碳酸锂② 330
氟哌醇－痛惊宁② 312
氟哌醇－吸烟② 317
氟哌醇－酰胺咪嗪② 312
氟哌醇－消炎痛② 513
氟哌醇－辛内吉① 315
氟哌醇－异烟肼② 316
氟哌醇－异烟酰肼② 316
氟哌醇－吲哚美辛② 513
氟哌丁苯－爱道美③ 72
氟哌丁苯－苯茚二酮③ 604
氟哌丁苯－丙米嗪③ 339
氟哌丁苯－氟苯氧丙胺② 313
氟哌丁苯－氟伏沙明① 314
氟哌丁苯－氟西汀② 313
氟哌丁苯－甲多巴③ 72
氟哌丁苯－甲基多巴③ 72
氟哌丁苯－甲哌利福霉素② 316
氟哌丁苯－卡马西平② 312
氟哌丁苯－雷米封② 316
氟哌丁苯－利福平② 316
氟哌丁苯－利米定② 316
氟哌丁苯－链阳菌素 A/B① 315
氟哌丁苯－米帕明③ 339
氟哌丁苯－森东西德① 315
氟哌丁苯－碳酸锂② 330
氟哌丁苯－痛惊宁② 312
氟哌丁苯－吸烟② 317
氟哌丁苯－酰胺咪嗪② 312
氟哌丁苯－消炎痛② 513
氟哌丁苯－辛内吉① 315
氟哌丁苯－异烟肼② 316
氟哌丁苯－异烟酰肼② 316
氟哌丁苯－吲哚美辛② 513
氟哌啶醇－爱道美② 72
氟哌啶醇－苯茚二酮③ 604
氟哌啶醇－丙米嗪③ 339
氟哌啶醇－氟苯氧丙胺② 313
氟哌啶醇－氟伏沙明① 314
氟哌啶醇－氟西汀② 313
氟哌啶醇－甲多巴③ 72

氟哌啶醇－甲基多巴③ 72
氟哌啶醇－甲哌利福霉素② 316
氟哌啶醇－卡马西平② 312
氟哌啶醇－雷米封② 316
氟哌啶醇－利福平② 316
氟哌啶醇－利米定② 316
氟哌啶醇－链阳菌素 A/B① 315
氟哌啶醇－米帕明③ 339
氟哌啶醇－森东西德① 315
氟哌啶醇－碳酸锂② 330
氟哌啶醇－痛惊宁② 312
氟哌啶醇－吸烟② 317
氟哌啶醇－酰胺咪嗪② 312
氟哌啶醇－消炎痛② 513
氟哌啶醇－辛内吉② 315
氟哌啶醇－异烟肼② 316
氟哌啶醇－异烟酰肼② 316
氟哌啶醇－吲哚美辛② 513
氟哌利多＋东莨菪碱－苯乙肼＋奋乃静④ 362
氟哌酸＋灭滴灵－吗替麦考酚酯② 1027
氟哌酸＋灭滴灵－霉酚酸吗啉乙酯② 1027
氟哌酸＋灭滴灵－霉酚酸酯② 1027
氟哌酸－丙胺太林② 796
氟哌酸－格列本脲② 734
氟哌酸－甲氰咪胍② 797
氟哌酸－麦考酚吗乙酯② 1027
氟哌酸－普鲁本辛② 796
氟哌酸－西咪替丁② 797
氟哌酸－优降糖② 734
氟他胺－苄丙酮香豆素钠② 596
氟他胺－华法林② 596
氟替卡松丙酸酯－脂多糖② 771
氟替卡松糠酸酯/三氟甲磺酸维兰特罗－酮康唑② 650
氟烷－爱道美② 436
氟烷－氨茶碱① 648
氟烷－苯肾上腺素② 436
氟烷－苯妥英② 436
氟烷－大仑丁③ 436
氟烷－冬眠灵② 307
氟烷－杜丁胺① 145
氟烷－多巴酚丁胺① 145
氟烷－二苯乙内酰脲③ 436
氟烷－法扎溴铵② 451
氟烷－副肾素① 435
氟烷－甲多巴② 436
氟烷－甲基多巴② 436
氟烷－甲哌利福霉素② 437
氟烷－凯他敏② 441
氟烷－利福平② 437
氟烷－利米定② 437
氟烷－利血平③ 74
氟烷－氯胺酮② 441
氟烷－氯丙嗪② 307
氟烷－去氧肾上腺素② 436
氟烷－蛇根碱③ 74
氟烷－肾上腺素① 435
氟烷－嗜铬细胞瘤① 435
氟烷－碳酸氢钠② 437
氟烷－新福林② 436
氟烷－乙醇① 437
氟戊肟胺－奥美拉唑① 667
氟戊肟胺－洛赛克① 667
氟戊肟胺－渥米哌唑① 667
氟西泮－甲哌利福霉素③ 845
氟西泮－凯他敏② 440
氟西泮－力复平③ 845
氟西泮－利福平③ 845
氟西泮－利米定② 845
氟西泮－利血平② 74
氟西泮－氯胺酮② 440
氟西泮－蛇根碱③ 74
氟西汀－L-色氨酸② 364
氟西汀－安定② 379
氟西汀－苯乙肼② 353
氟西汀－丙米嗪② 339
氟西汀－地西泮② 379

氟西汀－丁螺环酮② 414
氟西汀－丁螺旋酮② 414
氟西汀－冬眠灵② 305
氟西汀－反胺苯环醇① 495
氟西汀－氟卡胺② 167
氟西汀－氟卡尼② 167
氟西汀－氟哌醇② 313
氟西汀－氟哌丁苯② 313
氟西汀－氟哌啶醇② 313
氟西汀－卡马西平② 282
氟西汀－氯丙嗪② 305
氟西汀－美沙芬① 655
氟西汀－米帕明③ 339
氟西汀－普罗帕酮③ 171
氟西汀－曲马多① 495
氟西汀－曲马朵① 495
氟西汀－塞来考昔② 530
氟西汀－塞来昔布② 530
氟西汀－碳酸锂② 330
氟西汀－痛惊宁② 282
氟西汀－酰胺咪嗪② 282
氟西汀－消炎痛② 514
氟西汀－心律平③ 171
氟西汀－吲哚美辛② 514
氟西汀－右甲吗喃① 655
氟西汀－右美沙芬① 655
氟硝安定－芬太尼② 393
氟硝丁酰胺－苄丙酮香豆素钠② 596
氟硝丁酰胺－华法林② 596
氟硝西泮－芬太尼② 393
氟茚二酮－秋水仙碱③ 604
福沙吡坦－地塞米松② 770
福沙吡坦－氟甲强的松龙② 770
福沙吡坦－氟美松② 770
福沙匹坦－地塞米松② 770
福沙匹坦－氟甲强的松龙② 770
福沙匹坦－氟美松② 770
福善美－碳酸钙② 674
付肾素－巴比妥类② 22
付肾素－丙米嗪① 22
付肾素－冬眠灵① 21
付肾素－动脉硬化① 19
付肾素－酚妥拉明① 33
付肾素－高血压① 19
付肾素－加压素② 687
付肾素－甲苄胺唑啉① 33
付肾素－甲状腺功能亢进① 19
付肾素－精氨酸加压素② 687
付肾素－抗利尿激素② 687
付肾素－利其丁① 33
付肾素－氯丙嗪① 21
付肾素－米帕明① 22
付肾素－潘必啶① 21
付肾素－抛射剂② 20
付肾素－普萘洛尔① 20
付肾素－器质性心脏病① 19
付肾素－瑞支亭① 33
付肾素－五甲哌啶① 21
付肾素－心得安① 20
付肾素－血管加压素② 687
复方苄丝肼－BIA3-202① 252
复方磺胺甲噁唑－氨甲蝶呤② 948
复方磺胺甲噁唑－氨甲叶酸② 948
复方磺胺甲噁唑－丙胺卡因＋利多卡因② 789
复方磺胺甲噁唑－甲氨蝶呤② 948
复方磺胺甲噁唑－拉米夫定④ 881
复方磺胺甲噁唑－硫唑嘌呤② 994
复方磺胺甲噁唑－肾病② 789
复方磺胺甲噁唑－碳酸锂③ 333
复方磺胺甲噁唑－维生素Bc② 630
复方磺胺甲噁唑－维生素M② 630
复方磺胺甲噁唑－息疟定② 790
复方磺胺甲噁唑－叶酸② 630
复方磺胺甲噁唑－依木兰② 994
复方磺胺甲噁唑－乙胺嘧啶② 790
复方炔诺酮－食品③ 777

复方新诺明－氨甲蝶呤② 948
复方新诺明－氨甲叶酸② 948
复方新诺明－丙胺卡因＋利多卡因② 789
复方新诺明－甲氨蝶呤② 948
复方新诺明－拉米夫定④ 881
复方新诺明－硫唑嘌呤② 994
复方新诺明－肾脏病② 789
复方新诺明－碳酸锂③ 333
复方新诺明－维生素Bc② 630
复方新诺明－维生素M② 630
复方新诺明－息疟定② 790
复方新诺明－叶酸② 630
复方新诺明－依木兰② 994
复方新诺明－乙胺嘧啶② 790
副醛－苯妥英③ 413
副醛－地亚净② 790
副醛－磺胺哒嗪② 790
副醛－磺胺嘧啶② 790
副醛－双硫仑④ 413
副醛－双硫醒④ 413
副醛－塑料① 1063
副肾素－地高辛① 120
副肾素－狄戈辛① 120
副肾素－氟烷① 435
副肾素－普通胰岛素③ 711
副肾素－三氟氯溴乙烷① 435
副肾素－塑料隐形眼镜② 1064
副肾素－胰岛素③ 711
副肾素－左旋多巴③ 249

G

钙化醇－氢氯噻嗪② 1058
钙化醇－双氢克尿噻② 1058
钙三醇－苯巴比妥② 1058
钙三醇－考来烯胺② 1059
钙三醇－鲁米那② 1058
钙三醇－消胆胺② 1059
甘氨苯喹－苯丙香豆素② 602
甘草－环孢菌素② 1010
甘草－环孢霉素② 1010
甘草－环孢素② 1010
甘草素－咪达唑仑② 408
甘草素－咪唑二氮䓬② 408
甘草素－速眠安② 408
甘草酸－咪达唑仑② 408
甘草酸－咪唑二氮䓬② 408
甘草酸－三唑仑② 408
甘草酸－速眠安② 408
甘草甜素－咪达唑仑② 408
甘草甜素－咪唑二氮䓬② 408
甘草甜素－速眠安② 408
甘珀酸－甲氰咪胍③ 676
甘珀酸－毛地黄① 117
甘珀酸－哌吡氮平③ 676
甘珀酸－哌仑西平③ 676
甘珀酸－氢氧化铝③ 676
甘珀酸－氢氧化镁③ 675
甘珀酸－西咪替丁③ 676
甘珀酸－洋地黄① 117
甘油茶碱－丙磺舒③ 650
甘油茶碱－羧苯磺胺② 650
甘油三硝酸酯－阿司匹林③ 191
甘油三硝酸酯－阿托品① 190
甘油三硝酸酯－青光眼① 190
甘油三硝酸酯－伟哥① 190
甘油三硝酸酯－西地那非① 190
甘油三硝酸酯－西那尔① 190
甘油三硝酸酯－消炎痛③ 192
甘油三硝酸酯－乙醇① 191
甘油三硝酸酯－乙酰水杨酸③ 191
甘油三硝酸酯－吲哚美辛③ 192
肝功能不良－长春花碱② 957
肝功能不良－长春碱② 957
肝功能不全－安妥明② 201
肝功能不全－冠心平② 201
肝功能不全－甲苯磺丁脲① 719

肝功能不全－甲糖宁① 719
肝功能不全－氯贝丁酯② 201
肝功能不全－氯贝特② 201
肝功能减退－泼尼松② 759
肝功能减退－强的松② 759
肝功能减退－去氢可的松② 759
肝功能受损－吗啡① 467
肝素－阿司匹林① 543
肝素－吡磺环己脲② 734
肝素－丙磺舒③ 544
肝素－格列吡嗪② 734
肝素－口服避孕药② 545
肝素－利尿酸③ 544
肝素－美吡达② 734
肝素－泼尼松③ 544
肝素－强的松③ 544
肝素－去氢可的松③ 544
肝素－羧苯磺胺③ 544
肝素－羧苄青霉素③ 545
肝素－羧苄西林② 545
肝素－硝酸甘油① 543
肝素－依他尼酸③ 544
肝素－胰岛素② 714
肝素－乙酰水杨酸① 543
肝素－异常球蛋白血症② 543
肝素－右旋糖酐② 545
肝硬化－呋喃苯胺酸① 697
肝硬化－呋塞米① 697
肝硬化－速尿① 697
干酵母－苯乙肼① 1055
干酵母－地亚净② 791
干酵母－磺胺哒嗪② 791
干干酵母－磺胺嘧啶② 791
干扰素－茶碱① 646
高三酰甘油血症－降胆敏② 203
高三酰甘油血症－考来烯胺② 203
高三酰甘油血症－消胆胺② 203
高丽参－格列卫② 973
高丽参－伊马替尼② 973
高岭土－甲氧苄氨嘧啶③ 794
高岭土－甲氧苄啶③ 794
高岭土－洁霉素① 822
高岭土－奎尼丁② 151
高岭土－林可霉素① 822
高诺酮－甲哌利福霉素① 775
高诺酮－利福平① 775
高诺酮－利米定① 775
高诺酮－伊曲康唑① 776
高特灵－乌地那非① 83
高血糖素－苄丙酮香豆素钠① 585
高血糖素－华法林① 585
高血糖素－普萘洛尔③ 1068
高血糖素－心得安③ 1068
高血压伴高脂血症－普萘洛尔② 37
高血压伴高脂血症－心得安② 37
高血压－付肾素① 19
高血压－肌丙抗增压素② 95
高血压－可乐定① 65
高血压－氯压定① 65
高血压－泼尼松① 760
高血压－强的松① 760
高血压－去氢可的松① 760
高血压－沙拉新② 95
高血压－肾上腺素① 19
高血压－生育酚① 1060
高血压－维生素 E② 1060
睾酮－胰岛素② 716
睾丸素－胰岛素② 716
戈那瑞林－左旋多巴① 777
格拉非宁－苯丙香豆素② 602
格列本脲－伐地考昔② 734
格列本脲－伐地昔布② 734
格列本脲－酚妥拉明② 732
格列本脲－氟哌酸② 734
格列本脲－甲苯胺唑啉② 732
格列本脲－考来维仑② 733

格列本脲－罗格列酮② 750
格列本脲－尼可地尔② 192
格列本脲－诺氟沙星② 734
格列本脲－瑞支亭② 732
格列本脲－维拉帕米④ 733
格列本脲－文迪雅② 750
格列本脲－戊脉安④ 733
格列本脲－硝烟酯② 192
格列本脲－异搏定④ 733
格列吡嗪－肝素② 734
格列齐特－贯叶连翘② 735
格列齐特－金丝桃② 735
格列齐特－圣约翰草② 735
格列卫－高丽参② 973
格列卫－韩国人参② 973
格列卫－抗酸药② 970
格列卫－酮康唑② 972
格隆溴铵－利托君② 18
格隆溴铵－羟苄羟麻黄碱② 18
格鲁米特－苄丙酮香豆素钠① 568
格鲁米特－丙咪嗪② 414
格鲁米特－丙米嗪② 341
格鲁米特－华法林① 568
格鲁米特－米帕明② 341，414
格鲁米特－乙醇② 427
更塔库铵－L-半胱氨酸② 451
更塔库铵－半胱氨酸② 451
更昔洛韦－阿昔洛韦② 875
更昔洛韦－丙磺舒② 875
更昔洛韦－地丹诺辛② 884
更昔洛韦－叠氮胸苷② 880
更昔洛韦－齐多夫定② 880
更昔洛韦－去羟肌苷② 884
更昔洛韦－双脱氧胞苷② 875
更昔洛韦－双脱氧肌苷② 884
更昔洛韦－羧苯磺胺② 875
更昔洛韦－无环鸟苷② 875
更昔洛韦－扎西他滨② 875
钩藤－沙奎那韦② 902
枸橼酸铋钾－氢氧化铝① 675
骨化醇－氢氯噻嗪② 1058
骨化醇－双氢克尿噻② 1058
骨化三醇－苯巴比妥② 1058
骨化三醇－考来烯胺② 1059
骨化三醇－鲁米那② 1058
骨化三醇－消胆胺② 1059
骨折－琥珀胆碱① 457
骨折－司可林① 457
骨质疏松－泼尼松① 761
骨质疏松－强的松① 761
骨质疏松－去氢可的松① 761
固邦－碳酸钙② 674
胍环啶－丙米嗪② 73
胍环啶－米帕明② 73
胍喹啶－阿莫地喹② 80
胍喹啶－苯噻啶② 81
胍喹啶－苯肾上腺素② 23
胍喹啶－芬氟拉明② 80
胍喹啶－氟苯丙胺② 80
胍喹啶－去氧肾上腺素② 23
胍喹啶－新度美安② 81
胍喹啶－新福林② 23
胍那决尔－丙米嗪② 73
胍那决尔－米帕明② 73
胍乙啶－保泰松② 78
胍乙啶－苯肾上腺素② 75
胍乙啶－苯乙肼② 77
胍乙啶－布他酮② 78
胍乙啶－地昔帕明① 77
胍乙啶－冬眠灵① 76
胍乙啶－酚苄胺② 33
胍乙啶－酚苄明② 33
胍乙啶－口服避孕药② 79
胍乙啶－雷米封③ 79
胍乙啶－氯丙嗪① 76
胍乙啶－脉宁平② 81

胍乙啶－米诺地尔② 76
胍乙啶－敏乐定② 76
胍乙啶－哌唑嗪② 81
胍乙啶－氢氯噻嗪② 78
胍乙啶－去甲丙米嗪① 77
胍乙啶－去氧肾上腺素② 75
胍乙啶－双氢克尿噻② 78
胍乙啶－新福林② 75
胍乙啶－胰岛素② 712
胍乙啶－乙醇② 78
胍乙啶－异烟肼③ 79
胍乙啶－异烟酰肼③ 79
胍乙啶－右苯丙胺② 75
胍乙啶－长压定② 76
胍乙啶－左旋多巴③ 76
冠心平－苄丙酮香豆素钠① 561
冠心平－丙磺舒③ 202
冠心平－肝功能不全② 201
冠心平－华法林① 561
冠心平－口服避孕药③ 202
冠心平－普萘洛尔② 201
冠心平－肾功能不全② 201
冠心平－羧苯磺胺③ 202
冠心平－心得安② 201
冠状动脉病－肼苯哒嗪① 84
冠状动脉病－肼屈嗪① 84
冠状动脉病－肼酞嗪① 84
冠状动脉功能不全－醋甲胆碱② 2
冠状动脉功能不全－乙酰甲胆碱② 2
管箭毒碱－多黏菌素B② 456
管箭毒碱－呋喃苯胺酸③ 455
管箭毒碱－呋塞米③ 455
管箭毒碱－海乐神② 453
管箭毒碱－甲基三唑氯安定② 453
管箭毒碱－凯他敏② 453
管箭毒碱－奎尼丁② 452
管箭毒碱－两性霉素B② 456
管箭毒碱－硫唑嘌呤② 456
管箭毒碱－六甲溴铵② 454
管箭毒碱－氯胺酮② 453
管箭毒碱－氯噻嗪② 454
管箭毒碱－吗啡② 454
管箭毒碱－普萘洛尔② 452
管箭毒碱－庆大霉素② 455
管箭毒碱－三唑仑② 453
管箭毒碱－速尿③ 455
管箭毒碱－维拉帕米② 452
管箭毒碱－戊脉安③ 452
管箭毒碱－心得安② 452
管箭毒碱－溴化六烃季铵② 454
管箭毒碱－依木兰② 456
管箭毒碱－异搏定③ 452
贯叶连翘－阿伐他汀② 225
贯叶连翘－阿米替林② 350
贯叶连翘－阿密替林② 350
贯叶连翘－阿托伐他汀② 225
贯叶连翘－苄丙酮香豆素钠② 599
贯叶连翘－达美康② 735
贯叶连翘－格列齐特② 735
贯叶连翘－华法林② 599
贯叶连翘－环孢菌素② 1009
贯叶连翘－环孢霉素A① 1009
贯叶连翘－环孢素① 1009
贯叶连翘－甲磺吡脲② 735
贯叶连翘－口服避孕药② 786
贯叶连翘－夸西泮③ 394
贯叶连翘－利伐沙班＋马西替坦② 613
贯叶连翘－四氟硫安定③ 394
贯叶连翘－他克罗姆② 1016
贯叶连翘－他克莫司① 1016
贯叶连翘－依拉维② 350
鲑鱼降钙素－食品② 1067
鬼臼噻吩苷－苯妥英② 960
鬼臼噻吩苷－大仑丁② 960
鬼臼噻吩苷－二苯海因② 960
鬼臼噻吩苷－二苯乙内酰脲② 960

鬼臼乙叉苷－葡萄柚汁③ 959
国老－环孢菌素② 1010
国老－环孢霉素② 1010
国老－环孢素② 1010

H

哈乐－帕罗西汀③ 35
哈乐－乌地那非③ 34
海得琴－冬眠灵① 1049
海得琴－氯丙嗪① 1049
海乐神－AST-120② 394
海乐神－管箭毒碱② 453
海乐神－甲红霉素② 395
海乐神－克拉霉素② 395
海乐神－葡萄柚汁③ 395
海乐神－筒箭毒碱② 453
海米那－地美露③ 483
海米那－冬眠灵② 307
海米那－杜冷丁② 483
海米那－氯丙嗪② 307
海米那－哌替啶③ 483
海群生－双香豆素② 551
海索比妥－甲哌利福霉素③ 378
海索比妥－利福平③ 378
海索比妥－利米定③ 378
含珠停－阿司匹林① 787
含珠停－甲哌利福霉素① 788
含珠停－可的索① 758
含珠停－利福平① 788
含珠停－利米定① 788
含珠停－米索前列醇③ 787
含珠停－皮质醇① 758
含珠停－氢化可的松① 758
含珠停－喜可溃③ 787
含珠停－乙酰水杨酸① 787
韩国人参－格列卫② 973
韩国人参－伊马替尼② 973
核黄素－阿托品② 1053
核黄素－甲氧氯普胺② 1054
核黄素－灭吐灵② 1054
核黄素－食品② 1053
核黄素－胃复安② 1054
褐霉酸－甲哌利福霉素② 847
褐霉酸－力复платина② 847
褐霉酸－利福平② 847
褐霉酸－利米定② 847
褐霉酸钠－考来烯胺③ 840
褐霉酸钠－消胆胺③ 840
恒森－加钙橘汁② 805
红斑狼疮－普鲁卡因胺② 154
红霉素－阿芬太尼② 491
红霉素－艾罗莫司① 1023
红霉素－安定② 385
红霉素－安律酮② 174
红霉素－胺碘酮② 174
红霉素－贝沙罗汀① 1073
红霉素－蓓萨罗丁① 1073
红霉素－吡二丙胺② 160
红霉素－苄丙酮香豆素钠① 590
红霉素－表飞鸣① 682
红霉素－丙胺太林③ 818
红霉素－丙吡胺② 160
红霉素－丙戊酸② 280
红霉素－茶碱① 643
红霉素－得敏功① 1039
红霉素－地高辛② 138
红霉素－地西泮② 385
红霉素－狄戈辛② 138
红霉素－敌百痉② 280
红霉素－二丙基乙酸② 280
红霉素－伏立康唑② 864
红霉素－华法林① 590
红霉素－甲基强的松龙② 765
红霉素－甲泼尼龙② 765
红霉素－甲强龙② 765
红霉素－贾乃金① 1050

红霉素-洁霉素③　822
红霉素-决奈达隆　176
红霉素-卡马西平②　286
红霉素-卡那霉素②　829
红霉素-口服避孕药②　782
红霉素-奎硫平①　325
红霉素-链阳菌素 A/B①　818
红霉素-林可霉素③　822
红霉素-洛伐他汀②　208
红霉素-氯化铵①　818
红霉素-麦角胺①　1050
红霉素-美降脂②　208
红霉素-美维诺林②　208
红霉素-敏迪①　1039
红霉素-纳多洛尔③　58
红霉素-萘羟心安③　58
红霉素-盘尼西林③　813
红霉素-泼尼松②　762
红霉素-葡萄柚汁②　819
红霉素-普鲁本辛③　818
红霉素-普瑞博思②　678
红霉素-强的松②　762
红霉素-青霉素③　813
红霉素-去氢可的松②　762
红霉素-乳酶生①　682
红霉素-森东西德①　818
红霉素-沙奎那韦①　895
红霉素-双异丙吡胺②　160
红霉素-司立泰①　1039
红霉素-特非那定①　1039
红霉素-痛惊宁②　286
红霉素-西沙必利②　678
红霉素-酰胺咪嗪②　286
红霉素-辛内吉①　818
红霉素-依维莫司①　1023
红霉素-乙胺碘呋酮②　174
红霉素-异脉停②　160
红霉素-优尼必利②　678
红细胞生成素-抗高血压药②　112
胡椒碱-左旋多巴　248
槲皮素-非索非那定①　1045
槲皮素-咪达唑仑②　405
槲皮素-咪唑二氮䓬③　405
槲皮素-普伐他汀②　220
槲皮素-速眠安③　405
琥珀胆碱-阿方那特②　459
琥珀胆碱-癌得星②　464
琥珀胆碱-苯乙肼②　461
琥珀胆碱-丙泮尼地②　462
琥珀胆碱-丙嗪②　460
琥珀胆碱-丹曲林②　462
琥珀胆碱-地高辛②　130
琥珀胆碱-狄戈辛②　130
琥珀胆碱-碘化磷①　458
琥珀胆碱-芬太尼+氟哌利多②　463
琥珀胆碱-骨折①　457
琥珀胆碱-环磷酰胺②　464
琥珀胆碱-甲氧咪胍②　463
琥珀胆碱-甲氧氯普胺②　463
琥珀胆碱-利多卡因②　460
琥珀胆碱-硫酸镁②　459
琥珀胆碱-六甲溴铵②　458
琥珀胆碱-马拉硫磷①　458
琥珀胆碱-咪噻芬②　459
琥珀胆碱-灭吐灵②　463
琥珀胆碱-奴佛卡因③　462
琥珀胆碱-普尔安②　462
琥珀胆碱-普鲁卡因③　462
琥珀胆碱-普鲁卡因胺②　460
琥珀胆碱-普洛色林②　457
琥珀胆碱-赛罗卡因②　460
琥珀胆碱-碳酸锂③　461
琥珀胆碱-胃复安②　463
琥珀胆碱-西咪替丁③　463
琥珀胆碱-硝苯呋海因②　462
琥珀胆碱-哮喘②　457

琥珀胆碱-新斯的明②　457
琥珀胆碱-溴化六烃季铵②　458
琥珀胆碱-依可碘酯②　458
琥珀胆碱-异氟烷②　461
琥珀胆碱-抑肽酶①　464
琥珀胆碱-右泛醇②　464
琥珀胆碱-樟磺咪芬②　459
华法林-5-溴去氧尿苷③　595
华法林-6-巯基嘌呤③　595
华法林-HMR 176②　555
华法林-阿帕松②　577
华法林-阿匹坦①　598
华法林-阿瑞吡坦①　598
华法林-阿瑞匹坦①　598
华法林-阿司匹林①　572
华法林-阿扎丙酮②　577
华法林-阿扎丙宗②　577
华法林-埃罗替尼②　596
华法林-艾托考昔②　578
华法林-安律酮②　557
华法林-安宁③　568
华法林-安体舒通③　584
华法林-安替比林①　576
华法林-安妥明②　561
华法林-氨基导眠能②　596
华法林-氨鲁米特②　596
华法林-胺碘酮①　557
华法林-奥美拉唑①　583
华法林-奥沙美辛②　579
华法林-保泰松①　576
华法林-苯巴比妥②　566
华法林-苯吡氨醇②　572
华法林-苯碘达隆②　559
华法林-苯磺保泰松①　580
华法林-苯磺唑酮②　580
华法林-苯妥英①　563
华法林-苯乙福明②　585
华法林-苯乙肼②　566
华法林-苯乙双胍②　585
华法林-丙吡胺③　556
华法林-丙戊酸②　564
华法林-丙氧芬②　571
华法林-伯氨喹②　594
华法林-布可龙①　579
华法林-布可隆①　579
华法林-布洛芬③　573
华法林-布他酮②　576
华法林-醋氨酚②　575
华法林-达克宁②　592
华法林-大仑丁①　563
华法林-导眠能①　568
华法林-地拉韦定①　593
华法林-敌百痉②　564
华法林-抵克利得②　616
华法林-碘苯呋酮②　559
华法林-丁环己巴比妥①　579
华法林-冬眠灵②　565
华法林-对乙酰氨基酚②　575
华法林-二苯乙内酰脲①　563
华法林-伐地考昔②　578
华法林-伐地昔布②　578
华法林-非尼拉多②　572
华法林-非普拉宗②　577
华法林-氟地西泮②　567
华法林-氟伏沙明②　565
华法林-氟他胺②　596
华法林-氟硝丁酰胺②　596
华法林-高血糖素①　585
华法林-格鲁米特①　568
华法林-冠心平①　561
华法林-贯叶连翘③　599
华法林-红霉素①　590
华法林-环丙氟哌酸②　587
华法林-环丙沙星②　587
华法林-磺胺甲噁唑①　586
华法林-磺吡酮①　580

华法林－灰黄霉素① 592
华法林－吉非贝齐④ 559
华法林－吉非罗齐④ 559
华法林－甲苯磺丁脲② 724
华法林－甲丙氨酯③ 568
华法林－甲芬那酸③ 574
华法林－甲睾酮① 585
华法林－甲基睾丸素① 585
华法林－甲硫氧嘧啶② 585
华法林－甲灭酸③ 574
华法林－甲哌利福霉素① 591
华法林－甲氰咪胍① 582
华法林－甲糖宁② 724
华法林－甲硝唑① 587
华法林－甲状腺制剂① 584
华法林－降糖灵② 585
华法林－降脂酰胺③ 562
华法林－金丝桃② 599
华法林－卡马西平② 564
华法林－抗坏血酸④ 599
华法林－考来烯胺② 562
华法林－奎尼丁② 556
华法林－拉氧头孢① 589
华法林－雷米封③ 591
华法林－力抗栓② 616
华法林－利福平① 591
华法林－利米定① 591
华法林－利尿酸② 584
华法林－邻氯青霉素② 588
华法林－邻氯西林② 588
华法林－流感病毒疫苗② 597
华法林－流感疫苗② 597
华法林－硫糖铝③ 582
华法林－硫氧唑酮① 580
华法林－硫茚酸② 573
华法林－卤芬酯③ 562
华法林－鲁米那② 566
华法林－罗伐他汀① 561
华法林－罗舒伐他汀① 561
华法林－螺内酯③ 584
华法林－洛伐他汀② 559
华法林－氯贝丁酯① 561
华法林－氯贝特① 561
华法林－氯吡格雷② 580
华法林－氯苄匹定② 616
华法林－氯丙嗪② 565
华法林－氯醛比林① 568
华法林－氯噻酮③ 583
华法林－氯唑青霉素② 588
华法林－氯唑西林② 588
华法林－霉可唑② 592
华法林－美降脂② 559
华法林－咪康唑② 592
华法林－灭滴灵① 587
华法林－奶蓟② 600
华法林－奈沙加群② 546
华法林－萘啶酸① 586
华法林－萘夫西林③ 588
华法林－诺衡④ 559
华法林－潘生丁③ 580
华法林－扑米酮③ 563
华法林－扑热息痛② 575
华法林－扑痫酮① 563
华法林－普罗帕酮② 556
华法林－羟羧氧酰胺菌素① 589
华法林－青霉素② 587
华法林－氢氧化铝③ 582
华法林－硫嘌呤③ 595
华法林－曲马多② 570
华法林－曲马朵② 570
华法林－去甲阿米替林③ 565
华法林－去甲替林③ 565
华法林－妊娠① 555
华法林－乳蓟② 600
华法林－瑞舒伐他汀① 561
华法林－塞来考昔② 577

华法林－塞来昔布② 577
华法林－噻氯匹定② 616
华法林－三苯氧胺② 595
华法林－三氟戊肟胺② 565
华法林－生育酚② 599
华法林－圣约翰草② 599
华法林－舒林酸② 573
华法林－双硫仑② 570
华法林－双硫醒② 570
华法林－双嘧达莫③ 580
华法林－双异丙吡胺③ 556
华法林－水飞蓟② 600
华法林－水合氯醛② 567
华法林－水化氯醛② 567
华法林－四环素③ 590
华法林－他莫昔芬② 595
华法林－痛惊宁② 564
华法林－头孢噻啶② 589
华法林－托卡朋① 563
华法林－维生素C④ 599
华法林－维生素E② 599
华法林－维生素K₁① 581
华法林－胃溃宁③ 582
华法林－渥米哌唑① 583
华法林－五味子＋甘草② 600
华法林－戊烯保泰松① 577
华法林－西咪替丁① 582
华法林－先锋霉素Ⅱ② 589
华法林－酰胺咪嗪② 564
华法林－消胆胺② 562
华法林－消炎痛② 572
华法林－心律平② 556
华法林－辛伐他汀② 560
华法林－新霉素③ 590
华法林－新诺明① 586
华法林－新青霉素Ⅲ③ 588
华法林－伊索昔康② 575
华法林－依曲韦林② 593
华法林－依他尼酸② 584
华法林－依托考昔② 578
华法林－依托昔布② 578
华法林－乙胺碘呋酮① 557
华法林－乙醇③ 569
华法林－乙氯维诺② 569
华法林－乙氯戊烯炔醇② 569
华法林－乙酰水杨酸① 572
华法林－异丁苯丙酸③ 573
华法林－异丁洛芬③ 573
华法林－异噁唑酰胺② 575
华法林－异烟肼① 591
华法林－异烟酰肼③ 591
华法林－吲哚美辛② 572
华法林－越橘汁② 601
华法林－扎非鲁卡① 581
华法林－扎鲁司特① 581
华中五味子提取物－咪达唑仑① 406
华中五味子提取物－咪唑二氮䓬① 406
华中五味子提取物－三唑仑 406
华中五味子提取物－速眠安④ 406
华中五味子提取物－他克罗姆① 1015
华中五味子提取物－他克莫司① 1015
环孢菌素－8-甲氧补骨脂素① 1007
环孢菌素A－安体舒通② 702
环孢菌素A－地高辛① 143
环孢菌素A－狄戈辛① 143
环孢菌素A－螺内酯② 702
环孢菌素A－米诺地尔② 85
环孢菌素A－敏乐定② 85
环孢菌素A－长压定② 85
环孢菌素－阿利吉仑② 94
环孢菌素－阿利克仑② 94
环孢菌素－阿昔洛韦③ 874
环孢菌素－奥利司他② 1006
环孢菌素－奥美拉唑② 999
环孢菌素－奥曲肽② 999
环孢菌素－苯妥英③ 996

环孢菌素－大仑丁③　996
环孢菌素－地尔硫草①　995
环孢菌素－二苯乙内酰脲③　996
环孢菌素－二性霉素②　1002
环孢菌素－甘草②　1010
环孢菌素－贯叶连翘①　1009
环孢菌素－国老②　1010
环孢菌素－环丙氟哌酸③　1000
环孢菌素－环丙沙星③　1000
环孢菌素－黄连素②　1007
环孢菌素－磺胺二甲嘧啶＋甲氧苄啶③　1000
环孢菌素－甲睾酮②　1000
环孢菌素－甲红霉素②　1001
环孢菌素－甲基睾丸素②　1000
环孢菌素－甲哌利福霉素②　1002
环孢菌素－甲氧氯普胺②　998
环孢菌素－甲氧沙林②　1007
环孢菌素－金丝桃①　1009
环孢菌素－卡那霉素③　1001
环孢菌素－卡泊芬净②　872
环孢菌素－克拉霉素②　1001
环孢菌素－雷帕霉素②　1005
环孢菌素－类毒素②　1032
环孢菌素－利伐沙班②　612
环孢菌素－利福平②　1002
环孢菌素－利米定②　1002
环孢菌素－两性霉素B②　1002
环孢菌素－流感病毒疫苗①　1031
环孢菌素－流感疫苗①　1031
环孢菌素－硫氮草酮①　995
环孢菌素－罗伐他汀②　234
环孢菌素－罗舒伐他汀②　234
环孢菌素－洛塞克②　999
环孢菌素－氯喹②　1005
环孢菌素－吗替麦考酚酯①　1028
环孢菌素－麦考酚吗乙酯①　1028
环孢菌素－霉酚酸吗啉乙酯①　1028
环孢菌素－霉酚酸酯①　1028
环孢菌素－米卡芬净②　1003
环孢菌素－灭吐灵②　998
环孢菌素－那他珠单抗②　1006
环孢菌素－泮托拉唑③　999
环孢菌素－葡萄柚汁①　1007
环孢菌素－普伐他汀②　995
环孢菌素－普拉斯丁②　995
环孢菌素－其他药物②　1013
环孢菌素－瑞舒伐他汀②　234
环孢菌素－圣约翰草①　1009
环孢菌素－他克罗姆②　1005
环孢菌素－他克莫司②　1005
环孢菌素－替格瑞洛②　997
环孢菌素－替加环素③　1001
环孢菌素－替唑生坦②　658
环孢菌素－甜草②　1010
环孢菌素－酮康唑②　1002
环孢菌素－胃复安②　998
环孢菌素－文旦浆②　1008
环孢菌素－无环鸟苷③　874
环孢菌素－西格列汀③　752
环孢菌素－西罗莫司②　1005
环孢菌素－西他列汀③　752
环孢菌素－小檗碱②　1007
环孢菌素－小蘖碱②　1007
环孢菌素－辛伐他汀①　216
环孢菌素－依替米贝①　996
环孢菌素－依泽替米贝①　996
环孢菌素－依折麦布①　996
环孢菌素－茚地那韦②　1004
环孢菌素－英地那韦②　1004
环孢菌素－柚子浆②　1008
环孢霉素A－8-甲氧补骨脂素②　1007
环孢霉素A－阿利吉仑②　94
环孢霉素A－阿利克仑②　94
环孢霉素A－奥利司他②　1006
环孢霉素A－奥美拉唑②　999
环孢霉素A－奥曲肽②　999

环孢霉素A－苯妥英③　996
环孢霉素A－大仑丁③　996
环孢霉素A－地尔硫草①　995
环孢霉素A－二苯乙内酰脲③　996
环孢霉素A－二性霉素②　1002
环孢霉素A－贯叶连翘①　1009
环孢霉素A－环丙氟哌酸③　1000
环孢霉素A－环丙沙星③　1000
环孢霉素A－黄连素③　1007
环孢霉素A－磺胺二甲嘧啶＋甲氧苄啶③　1000
环孢霉素A－甲睾酮②　1000
环孢霉素A－甲红霉素②　1001
环孢霉素A－甲基睾丸素②　1000
环孢霉素A－甲哌利福霉素②　1002
环孢霉素A－甲氧氯普胺②　998
环孢霉素A－甲氧沙林②　1007
环孢霉素A－金丝桃①　1009
环孢霉素A－卡那霉素③　1001
环孢霉素A－克拉霉素②　1001
环孢霉素A－雷帕霉素②　1005
环孢霉素A－类毒素②　1032
环孢霉素A－利福平②　1002
环孢霉素A－利米定②　1002
环孢霉素A－两性霉素B②　1002
环孢霉素A－流感病毒疫苗①　1031
环孢霉素A－流感疫苗①　1031
环孢霉素A－硫氮草酮①　995
环孢霉素A－洛塞克②　999
环孢霉素A－氯喹②　1005
环孢霉素A－吗替麦考酚酯①　1028
环孢霉素A－麦考酚吗乙酯①　1028
环孢霉素A－霉酚酸吗啉乙酯①　1028
环孢霉素A－霉酚酸酯①　1028
环孢霉素A－米卡芬净②　1003
环孢霉素A－灭吐灵②　998
环孢霉素A－那他珠单抗②　1006
环孢霉素A－泮托拉唑③　999
环孢霉素A－葡萄柚汁①　1007
环孢霉素A－普伐他汀②　995
环孢霉素A－普拉斯丁②　995
环孢霉素A－其他药物②　1013
环孢霉素A－圣约翰草①　1009
环孢霉素A－他克罗姆②　1005
环孢霉素A－他克莫司②　1005
环孢霉素A－替格瑞洛②　997
环孢霉素A－替加环素③　1001
环孢霉素A－替唑生坦②　658
环孢霉素A－酮康唑②　1002
环孢霉素A－胃复安②　998
环孢霉素A－文旦浆②　1008
环孢霉素A－西格列汀③　752
环孢霉素A－西罗莫司②　1005
环孢霉素A－西他列汀③　752
环孢霉素A－小檗碱②　1007
环孢霉素A－小蘖碱②　1007
环孢霉素A－依替米贝①　996
环孢霉素A－依泽替米贝①　996
环孢霉素A－依折麦布①　996
环孢霉素A－茚地那韦②　1004
环孢霉素A－英地那韦②　1004
环孢霉素A－柚子浆②　1008
环孢霉素－甘草②　1010
环孢霉素－国老②　1010
环孢霉素－卡泊芬净②　872
环孢霉素－利伐沙班②　612
环孢霉素－洛伐他汀②　211
环孢霉素－美降脂②　211
环孢霉素－美维诺林②　211
环孢霉素－甜草②　1010
环孢霉素－辛伐他汀①　216
环孢素－8-甲氧补骨脂素②　1007
环孢素－阿利吉仑②　94
环孢素－阿利克仑②　94
环孢素－阿昔洛韦③　874
环孢素－安体舒通②　702
环孢素－奥利司他②　1006

环孢素－奥美拉唑② 999
环孢素－奥曲肽② 999
环孢素－苯妥英① 996
环孢素－大仑丁③ 996
环孢素－地尔硫䓬① 995
环孢素－地高辛① 143
环孢素－狄戈辛① 143
环孢素－二苯乙内酰脲③ 996
环孢素－二性霉素② 1002
环孢素－甘草① 1010
环孢素－贯叶连翘① 1009
环孢素－国老② 1010
环孢素－环丙氟哌酸③ 1000
环孢素－环丙沙星③ 1000
环孢素－黄连素② 1007
环孢素－磺胺二甲嘧啶＋甲氧苄啶③ 1000
环孢素－甲睾酮② 999
环孢素－甲红霉素② 1001
环孢素－甲基睾丸素② 1000
环孢素－甲哌利福霉素② 1002
环孢素－甲氧氯普胺② 998
环孢素－甲氧沙林② 1007
环孢素－金丝桃① 1009
环孢素－卡那霉素③ 1001
环孢素－卡泊芬净② 872
环孢素－克拉霉素② 1001
环孢素－雷帕霉素② 1005
环孢素－类毒素③ 1032
环孢素－利伐沙班② 612
环孢素－利福平② 1002
环孢素－利米定② 1002
环孢素－两性霉素 B② 1002
环孢素－流感病毒疫苗① 1031
环孢素－流感疫苗① 1031
环孢素－硫氮䓬酮① 995
环孢素－罗伐他汀② 234
环孢素－罗舒伐他汀② 234
环孢素－螺内酯② 702
环孢素－洛伐他汀② 211
环孢素－洛塞克② 999
环孢素－氯喹② 1005
环孢素－吗替麦考酚酯① 1028
环孢素－麦考酚吗乙酯① 1028
环孢素－霉酚酸吗啉乙酯① 1028
环孢素－霉酚酸酯① 1028
环孢素－美降脂② 211
环孢素－美维诺林② 211
环孢素－米卡芬净② 1003
环孢素－米诺地尔② 85
环孢素－灭吐灵② 998
环孢素－敏乐定② 85
环孢素－那他珠单抗② 1006
环孢素－泮托拉唑② 999
环孢素－葡萄柚汁① 1007
环孢素－普伐他汀② 995
环孢素－普拉斯丁② 995
环孢素－其他药物② 1008
环孢素－瑞舒伐他汀② 234
环孢素－圣约翰草① 1009
环孢素－他克莫姆② 1005
环孢素－他克莫司② 1005
环孢素－替格瑞洛② 997
环孢素－替加环素③ 1001
环孢素－替唑生坦② 658
环孢素－甜草② 1010
环孢素－酮康唑② 1002
环孢素－维拉帕米② 185
环孢素－胃复安② 998
环孢素－文旦浆② 1008
环孢素－无环鸟苷③ 874
环孢素－戊脉安② 185
环孢素－西格列汀③ 752
环孢素－西罗莫司② 1005
环孢素－西他列汀③ 752
环孢素－小檗碱② 1007
环孢素－小蘗碱② 1007

环孢素－辛伐他汀① 216
环孢素－依替米贝① 996
环孢素－依泽替米贝① 996
环孢素－依折麦布① 996
环孢素－异搏定② 185
环孢素－茚地那韦② 1004
环孢素－英地那韦② 1004
环孢素－柚子浆② 1008
环孢素－长压定② 85
环吡司－醋硝香豆素② 552
环吡司－新抗凝② 552
环吡酮胺－醋硝香豆素② 552
环吡酮胺－新抗凝② 552
环吡异喹酮－阿苯达唑② 933
环吡异喹酮－苯巴比妥② 934
环吡异喹酮－苯妥英② 934
环吡异喹酮－丙硫达唑② 933
环吡异喹酮－丙硫咪唑② 933
环吡异喹酮－肠虫清② 933
环吡异喹酮－大仑丁② 934
环吡异喹酮－地塞米松② 935
环吡异喹酮－二苯乙内酰脲② 934
环吡异喹酮－氟美松② 935
环吡异喹酮－甲氰咪胍② 934
环吡异喹酮－卡马西平② 934
环吡异喹酮－鲁米那② 934
环吡异喹酮－泰胃美② 934
环吡异喹酮－酮康唑② 935
环吡异喹酮－痛惊宁② 934
环吡异喹酮－西咪替丁② 934
环吡异喹酮－酰胺咪嗪② 934
环丙氟哌酸－苄丙酮香豆素钠② 587
环丙氟哌酸－丙磺舒② 800
环丙氟哌酸－布洛芬② 800
环丙氟哌酸－茶碱① 642
环丙氟哌酸－地丹诺辛② 802
环丙氟哌酸－癫痫② 799
环丙氟哌酸－华法林② 587
环丙氟哌酸－环孢菌素③ 1000
环丙氟哌酸－环孢霉素 A③ 1000
环丙氟哌酸－环孢素③ 1000
环丙氟哌酸－加钙橘汁② 802
环丙氟哌酸－聚卡波菲钙① 803
环丙氟哌酸－硫酸亚铁② 801
环丙氟哌酸－硫糖铝② 801
环丙氟哌酸－罗哌卡因② 445
环丙氟哌酸－氢氧化铝② 801
环丙氟哌酸－去羟肌苷② 802
环丙氟哌酸－双脱氧肌苷② 802
环丙氟哌酸－羧苯磺胺② 800
环丙氟哌酸－胃溃宁② 801
环丙氟哌酸－消炎痛② 516，800
环丙氟哌酸－锌③ 803
环丙氟哌酸－吲哚美辛② 516，800
环丙氟哌酸－婴幼儿童① 799
环丙甲羟二氢吗啡酮－甲硫哒嗪② 311
环丙甲羟二氢吗啡酮－硫利哒嗪② 311
环丙沙星－苄丙酮香豆素钠② 587
环丙沙星－丙磺舒② 800
环丙沙星－布洛芬② 800
环丙沙星－茶碱① 642
环丙沙星－地丹诺辛② 802
环丙沙星－癫痫② 799
环丙沙星－华法林② 587
环丙沙星－环孢菌素③ 1000
环丙沙星－环孢霉素 A③ 1000
环丙沙星－环孢素③ 1000
环丙沙星－加钙橘汁② 802
环丙沙星－聚卡波菲钙① 803
环丙沙星－硫酸亚铁② 801
环丙沙星－硫糖铝② 801
环丙沙星－罗哌卡因② 445
环丙沙星－氯氮平② 321
环丙沙星－氯扎平② 321
环丙沙星－氢氧化铝② 801
环丙沙星－去羟肌苷② 802

环丙沙星—双脱氧肌苷②　802
环丙沙星—羧苯磺胺②　800
环丙沙星—胃溃宁②　801
环丙沙星—消炎痛②　516，800
环丙沙星—锌③　803
环丙沙星—吲哚美辛②　516，800
环丙沙星—婴幼儿童①　799
环丙烷—地高辛②　130
环丙烷—狄戈辛②　130
环丙孕酮—乙醇②　775
环己巴比妥—甲哌利福霉素③　378
环己巴比妥—利福平③　378
环己巴比妥—利米定③　378
环己吡酮乙醇胺—醋硝香豆素②　552
环己吡酮乙醇胺—新抗凝②　552
环己亚硝脲—茶碱③　943
环磷酰胺＋氟尿嘧啶＋甲氨蝶呤—氢氯噻嗪③　941
环磷酰胺—安定②　939
环磷酰胺—苯巴比妥②　939
环磷酰胺—别嘌醇②　940
环磷酰胺—别嘌呤醇②　940
环磷酰胺—地高辛②　143
环磷酰胺—地西泮②　939
环磷酰胺—狄戈辛②　143
环磷酰胺—琥珀胆碱②　464
环磷酰胺—鲁米那②　939
环磷酰胺—氯磺丙脲③　732
环磷酰胺—氯喹②　941
环磷酰胺—氯喹啉②　941
环磷酰胺—氯霉素③　940
环磷酰胺—吗啡②　940
环磷酰胺—泼尼松③　940
环磷酰胺—强的松③　940
环磷酰胺—去氢可的松③　940
环磷酰胺—司可林②　464
环丝氨酸—癫痫①　850
环丝氨酸—乙醇②　850
环丝氨酸—乙硫异烟胺③　851
缓脉灵—奎尼丁②　162
缓脉灵—利多卡因③　163
缓脉灵—赛罗卡因③　163
黄连素—环孢菌素①　1007
黄连素—环孢霉素 A②　1007
黄连素—环孢素①　1007
黄连素—他克罗姆①　1019
黄连素—他克莫司①　1019
黄芩甙—安非他酮②　361
黄芩甙—丁氨苯丙酮②　361
黄芩甙—悦亭②　361
黄芩苷—安非他酮②　361
黄芩苷—丁氨苯丙酮②　361
黄芩苷—悦亭②　361
黄热病疫苗—氯喹②　1031
磺胺苯吡唑—1,4-二甲基-7-异丙基甘菊环-3-磺酸钠　958
磺胺哒嗪—苯巴比妥②　375
磺胺哒嗪—副醛②　790
磺胺哒嗪—干酵母②　791
磺胺哒嗪—聚乙醛②　790
磺胺哒嗪—鲁米那②　375
磺胺哒嗪—普鲁卡因胺②　790
磺胺哒嗪—食母生②　791
磺胺对甲氧嘧啶—消炎痛③　791
磺胺对甲氧嘧啶—吲哚美辛③　791
磺胺二甲嘧啶＋甲氧苄啶—环孢菌素③　1000
磺胺二甲嘧啶＋甲氧苄啶—环孢霉素 A③　1000
磺胺二甲嘧啶＋甲氧苄啶—环孢素③　1000
磺胺甲噁唑—苄丙酮香豆素钠①　586
磺胺甲噁唑—华法林①　586
磺胺甲噁唑—氯磺丙脲③　731
磺胺甲基异噁唑—氯磺丙脲③　731
磺胺甲噻二唑—苯妥英②　271
磺胺甲噻二唑—大仑丁②　271
磺胺甲噻二唑—二苯海因②　271
磺胺甲噻二唑—二苯乙内酰脲②　271
磺胺甲噻二唑—甲苯磺丁脲②　726
磺胺甲噻二唑—甲糖宁②　726

磺胺甲噻二唑—胰岛素②　717
磺胺嘧啶—苯巴比妥②　375
磺胺嘧啶—副醛②　790
磺胺嘧啶—干酵母②　791
磺胺嘧啶—聚乙醛②　790
磺胺嘧啶—鲁米那②　375
磺胺嘧啶—奴佛卡因②　790
磺胺嘧啶—普鲁卡因②　790
磺胺嘧啶—普鲁卡因胺②　790
磺胺嘧啶—食母生②　791
磺胺噻唑—乌洛托品②　791
磺胺药—临产①　789
磺胺异噁唑—氨甲蝶呤③　947
磺胺异噁唑—氨甲叶酸③　947
磺胺异噁唑—甲氨蝶呤③　947
磺胺异噁唑—硫喷妥钠②　443
磺胺异噁唑—戊硫巴比妥②　443
磺胺异噁唑—安律酮③　791
磺胺异噁唑—胺碘酮③　791
磺胺异噁唑—乙胺碘呋酮③　791
磺吡酮—阿司匹林②　541
磺吡酮—苯妥英②　268
磺吡酮—苯溴马隆②　540
磺吡酮—苄丙酮香豆素钠①　580
磺吡酮—丙磺舒④　541
磺吡酮—茶碱③　637
磺吡酮—大仑丁②　268
磺吡酮—二苯海因②　268
磺吡酮—二苯乙内酰脲②　268
磺吡酮—华法林①　580
磺吡酮—甲苯磺丁脲②　723
磺吡酮—甲糖宁②　723
磺吡酮—那格列奈②　747
磺吡酮—羧苯磺胺④　541
磺吡酮—糖力②　747
磺吡酮—维拉帕米③　184
磺吡酮—戊脉安③　184
磺吡酮—心得平②　60
磺吡酮—烟酸③　541
磺吡酮—氧烯洛尔②　60
磺吡酮—乙酰水杨酸②　541
磺吡酮—异搏定③　184
磺斯安—苯妥英②　261
磺斯安—大仑丁②　261
磺斯安—二苯海因②　261
磺斯安—二苯乙内酰脲②　261
灰黄霉素—苯巴比妥③　854
灰黄霉素—苄丙酮香豆素钠①　592
灰黄霉素—华法林①　592
灰黄霉素—口服避孕药②　784
灰黄霉素—鲁米那②　854
灰黄霉素—溴麦角环肽②　254
灰黄霉素—溴隐亭②　254
灰黄霉素—乙醇①　430
活性炭—呋喃坦啶②　795
活性炭—呋喃妥因②　795
活性炭—莫西沙星②　804
活性炭—舍曲林③　352

J

机械性梗阻—普洛色林①　3
机械性梗阻—普洛斯的明①　3
机械性梗阻—新斯的明①　3
肌丙抗高压素—高血压②　95
基吗啡—对乙酰氨基酚②　475
吉非贝齐＋伊曲康唑—洛哌丁胺①　684
吉非贝齐＋伊曲康唑—氯苯哌酰胺①　684
吉非贝齐＋伊曲康唑—易蒙停①　684
吉非贝齐＋依他康唑—洛哌丁胺①　684
吉非贝齐＋依他康唑—氯苯哌酰胺①　684
吉非贝齐＋依他康唑—易蒙停①　684
吉非贝齐—吡格列酮①　748
吉非贝齐—苄丙酮香豆素钠④　559
吉非贝齐—布洛芬③　519
吉非贝齐—二十碳五烯酸②　239
吉非贝齐—华法林④　559

吉非贝齐－洛伐他汀① 206
吉非贝齐－美降脂① 206
吉非贝齐－美维诺林① 206
吉非贝齐－孟鲁司特③ 653
吉非贝齐－诺和龙② 742
吉非贝齐－瑞格列奈② 742
吉非贝齐－瑞彤① 748
吉非贝齐－塞来西帕① 660
吉非贝齐－赛乐西帕① 660
吉非贝齐－司来帕格① 660
吉非贝齐－西格列汀③ 752
吉非贝齐－西他列汀③ 752
吉非贝齐－异丁苯丙酸③ 519
吉非贝齐－异丁洛芬③ 519
吉非罗齐＋伊曲康唑－洛哌丁胺① 684
吉非罗齐＋伊曲康唑－氯苯哌酰胺① 684
吉非罗齐＋伊曲康唑－易蒙停① 684
吉非罗齐＋依他康唑－洛哌丁胺① 684
吉非罗齐＋依他康唑－氯苯哌酰胺① 684
吉非罗齐＋依他康唑－易蒙停① 684
吉非罗齐－吡格列酮① 748
吉非罗齐－苄丙酮香豆素钠④ 559
吉非罗齐－华法林④ 559
吉非罗齐－孟鲁司特③ 653
吉非罗齐－诺和龙② 742
吉非罗齐－瑞格列奈② 742
吉非罗齐－瑞彤① 748
吉非罗齐－塞来西帕① 660
吉非罗齐－赛乐西帕① 660
吉非罗齐－司来帕格① 660
吉非罗齐－西格列汀③ 752
吉非罗齐－西他列汀③ 752
吉非替尼－苯妥英② 979
吉非替尼－大仑丁② 979
吉非替尼－二苯乙内酰脲② 979
吉非替尼－甲哌利福霉素② 980
吉非替尼－利福平② 980
吉非替尼－利米定② 980
吉卡宾－喹那普利② 92
吉西他滨－其他药物② 952
急性肾损伤－布洛芬＋醋氨酚② 520
急性肾损伤－布洛芬＋对乙酰氨基酚② 520
急性肾损伤－布洛芬＋扑热息痛② 520
急性肾损伤－异丁苯丙酸＋醋氨酚② 520
急性肾损伤－异丁苯丙酸＋对乙酰氨基酚② 520
急性肾损伤－异丁苯丙酸＋扑热息痛② 520
急性肾损伤－异丁洛芬＋醋氨酚② 520
急性肾损伤－异丁洛芬＋对乙酰氨基酚② 520
急性肾损伤－异丁洛芬＋扑热息痛② 520
己酮可可碱－硫喷妥② 442
己酮可可碱－戊硫巴比妥② 442
季铵酚－安定③ 456
季铵酚－地西泮③ 456
加巴喷丁－氢氧化铝④ 296
加钙橘汁－奥莱克② 805
加钙橘汁－恒森② 805
加钙橘汁－环丙氟哌酸② 802
加钙橘汁－环丙沙星② 802
加钙橘汁－加替沙星② 805
加钙橘汁－可乐必妥② 798
加钙橘汁－利复星② 798
加钙橘汁－左氧氟沙星② 798
加环鸟苷－地丹诺辛② 884
加环鸟苷－去羟肌苷② 884
加环鸟苷－双脱氧肌苷② 884
加替沙星－加钙橘汁② 805
加压素－付肾素② 687
加压素－肾上腺素② 687
佳静安定－右丙氧芬② 398
甲氨蝶呤－6-巯基嘌呤① 951
甲氨蝶呤－阿司匹林② 945
甲氨蝶呤－阿糖胞苷③ 949
甲氨蝶呤－阿昔洛韦② 949
甲氨蝶呤－氨苯蝶啶① 947
甲氨蝶呤－氨苯蝶呤① 947
甲氨蝶呤－奥美拉唑② 946

甲氨蝶呤－苯巴比妥④ 944
甲氨蝶呤－苯妥英② 275
甲氨蝶呤－丙磺舒① 946
甲氨蝶呤－大仑丁② 275
甲氨蝶呤－二苯海因② 275
甲氨蝶呤－二苯乙内酰脲② 275
甲氨蝶呤－复方磺胺甲噁唑② 948
甲氨蝶呤－复方新诺明② 948
甲氨蝶呤－磺胺异噁唑③ 947
甲氨蝶呤－甲酰四氢叶酸① 950
甲氨蝶呤－考来烯胺② 944
甲氨蝶呤－鲁米那④ 944
甲氨蝶呤－洛赛克② 946
甲氨蝶呤－牛痘疫苗② 1031
甲氨蝶呤－青霉素② 948
甲氨蝶呤－巯嘌呤① 951
甲氨蝶呤－三氨蝶啶② 947
甲氨蝶呤－水杨酸钠① 945
甲氨蝶呤－顺铂② 949
甲氨蝶呤－顺氯氨铂② 949
甲氨蝶呤－四环素③ 948
甲氨蝶呤－羧苯磺胺① 946
甲氨蝶呤－碳酸氢钠① 950
甲氨蝶呤－维 A 酸② 950
甲氨蝶呤－维甲酸② 950
甲氨蝶呤－维生素 A 酸② 950
甲氨蝶呤－渥米哌唑② 946
甲氨蝶呤－无环鸟苷② 949
甲氨蝶呤－消胆胺② 944
甲氨蝶呤－小苏打③ 950
甲氨蝶呤－笑气④ 945
甲氨蝶呤－新霉素② 948
甲氨蝶呤－亚叶酸① 950
甲氨蝶呤－一氧化亚氮④ 945
甲氨蝶呤－胰岛素③ 718
甲氨蝶呤－乙醇③ 944
甲氨蝶呤－乙酰水杨酸① 945
甲苯吡草－苯巴比妥① 370
甲苯吡草－鲁米那③ 370
甲苯达唑－苯妥英② 932
甲苯达唑－大仑丁② 932
甲苯达唑－二苯乙内酰脲② 932
甲苯达唑－甲氰咪胍③ 932
甲苯达唑－甲硝唑① 809
甲苯达唑－利托那韦② 932
甲苯达唑－灭滴灵② 809
甲苯达唑－妊娠① 932
甲苯达唑－西咪替丁③ 932
甲苯磺丁脲－阿帕松② 724
甲苯磺丁脲－阿扎丙酮② 724
甲苯磺丁脲－阿扎丙宗② 724
甲苯磺丁脲－氨基导眠能② 967
甲苯磺丁脲－氨鲁米特② 967
甲苯磺丁脲－保泰松① 723
甲苯磺丁脲－苯磺唑酮② 723
甲苯磺丁脲－苯乙肼② 722
甲苯磺丁脲－苄丙酮香豆素钠② 724
甲苯磺丁脲－布他酮① 723
甲苯磺丁脲－垂体功能低下① 719
甲苯磺丁脲－大扶康② 727
甲苯磺丁脲－低压唑② 720
甲苯磺丁脲－二氮嗪② 720
甲苯磺丁脲－氟康唑② 727
甲苯磺丁脲－肝功能不全① 719
甲苯磺丁脲－华法林② 724
甲苯磺丁脲－磺胺甲噻二唑② 726
甲苯磺丁脲－磺吡酮② 723
甲苯磺丁脲－甲哌利福霉素② 727
甲苯磺丁脲－甲哌噻庚酮② 725
甲苯磺丁脲－甲氰咪胍② 725
甲苯磺丁脲－甲巯丙脯酸② 721
甲苯磺丁脲－降脂酰胺② 722
甲苯磺丁脲－卡托普利③ 721
甲苯磺丁脲－开博通② 721
甲苯磺丁脲－考来烯胺② 722
甲苯磺丁脲－可乐定④ 720

甲苯磺丁脲－可乐宁④　720
甲苯磺丁脲－利福平②　727
甲苯磺丁脲－利米定②　727
甲苯磺丁脲－硫氧唑酮②　723
甲苯磺丁脲－卤芬酯②　722
甲苯磺丁脲－氯甲苯噻嗪②　720
甲苯磺丁脲－氯霉素②　726
甲苯磺丁脲－氯压定④　720
甲苯磺丁脲－噻喘酮②　725
甲苯磺丁脲－酮替芬②　725
甲苯磺丁脲－西咪替丁②　725
甲苯磺丁脲－消胆胺②　722
甲苯磺丁脲－消炎痛②　723
甲苯磺丁脲－硝苯吡啶③　721
甲苯磺丁脲－硝苯地平③　721
甲苯磺丁脲－心痛定③　721
甲苯磺丁脲－银杏提取物③　727
甲苯磺丁脲－吲哚美辛②　723
甲苯咪唑－苯妥英②　932
甲苯咪唑－大仑丁②　932
甲苯咪唑－二苯乙内酰脲②　932
甲苯咪唑－甲氰咪胍③　932
甲苯咪唑－甲硝唑②　809
甲苯咪唑－利托那韦③　932
甲苯咪唑－灭滴灵②　809
甲苯咪唑－妊娠①　932
甲苯咪唑－西咪替丁③　932
甲苯哌丙酮－其他药物③　200
甲吡酮－苯妥英②　771
甲吡酮－大仑丁②　771
甲吡酮－二苯乙内酰脲②　771
甲苄胺唑啉－付肾素①　33
甲苄胺唑啉－格列本脲②　732
甲苄胺唑啉－肾上腺素①　33
甲苄胺唑啉－消化性溃疡①　32
甲苄胺唑啉－优降糖②　732
甲苄肼－乙醇②　431
甲丙氨酯－苄丙酮香豆素钠③　568
甲丙氨酯－丙米嗪③　411
甲丙氨酯－雌二醇①　774
甲丙氨酯－华法林③　568
甲丙氨酯－米帕明③　411
甲丙氨酯－乙醇②　412
甲碘安－丙米嗪②　344
甲碘安－米帕明②　344
甲多巴－阿米替林③　72
甲多巴－阿密替林③　72
甲多巴－巴吉林①　71
甲多巴－苯巴比妥④　72
甲多巴－苯丙胺②　70
甲多巴－苯齐巨林②　70
甲多巴－地高辛③　71
甲多巴－狄戈辛③　71
甲多巴－非那明②　70
甲多巴－氟哌醇③　72
甲多巴－氟哌丁苯③　72
甲多巴－氟哌啶醇③　72
甲多巴－氟烷②　436
甲多巴－硫酸亚铁③　73
甲多巴－鲁米那④　72
甲多巴－氯苯咪吲哚①　70
甲多巴－马吲哚①　70
甲多巴－帕吉林①　71
甲多巴－普萘洛尔②　71
甲多巴－三氟氯溴乙烷②　436
甲多巴－沙丁胺醇②　73
甲多巴－舒喘灵②　73
甲多巴－双硫仑③　73
甲多巴－双硫醒③　73
甲多巴－碳酸锂③　328
甲多巴－心得安②　71
甲多巴－依拉维③　72
甲多巴－优降宁①　71
甲多巴－左旋多巴③　249
甲泛葡胺－冬眠灵④　1068
甲泛葡胺－氯丙嗪④　1068

甲芬那酸－苄丙酮香豆素钠③　574
甲芬那酸－华法林③　574
甲氟喹－甲哌利福霉素②　925
甲氟喹－力复平②　925
甲氟喹－利福平②　925
甲氟喹－利米定②　925
甲氟喹－氯喹②　924
甲氟喹－酮康唑②　925
甲氟哌酸－甲氰咪胍②　797
甲氟哌酸－西咪替丁②　797
甲福明－达克普隆②　738
甲福明－呋喃苯胺酸④　738
甲福明－呋塞米④　738
甲福明－甲氰咪胍③　737
甲福明－甲氧苄氨嘧啶②　739
甲福明－甲氧苄啶②　739
甲福明－兰索拉唑②　738
甲福明－利尿磺胺④　738
甲福明－速尿④　738
甲福明－维拉帕米②　737
甲福明－乌地那非③　737
甲福明－戊脉安②　737
甲福明－西咪替丁③　737
甲福明－硝苯吡啶③　735
甲福明－硝苯地平③　735
甲福明－心痛定③　735
甲福明－伊曲康唑③　740
甲福明－异搏定②　737
甲睾酮－苄丙酮香豆素钠①　585
甲睾酮－丙米嗪③　773
甲睾酮－华法林①　585
甲睾酮－环孢菌素②　1000
甲睾酮－环孢霉素A②　1000
甲睾酮－环孢素②　999
甲睾酮－米帕明③　773
甲红霉素－阿伐他汀②　223
甲红霉素－阿夫唑嗪①　34
甲红霉素－阿呋唑嗪①　34
甲红霉素－阿托伐他汀①　223
甲红霉素－苯妥英②　272
甲红霉素－吡二丙胺②　159
甲红霉素－丙吡胺②　159
甲红霉素－波生坦②　657
甲红霉素－布诺啡②　493
甲红霉素－大仑丁②　272
甲红霉素－得敏功②　1040
甲红霉素－丁丙诺啡②　493
甲红霉素－二苯海因②　272
甲红霉素－二苯乙内酰脲②　272
甲红霉素－芬太尼②　489
甲红霉素－海乐神②　395
甲红霉素－环孢菌素②　1001
甲红霉素－环孢霉素A②　1001
甲红霉素－环孢素②　1001
甲红霉素－决奈达隆①　176
甲红霉素－考尼伐坦①　689
甲红霉素－孟鲁司特②　654
甲红霉素－敏迪②　1040
甲红霉素－诺美婷②　1071
甲红霉素－三唑仑②　395
甲红霉素－桑塔①　34
甲红霉素－桑塔前列泰①　34
甲红霉素－沙格列汀①　753
甲红霉素－叔丁啡②　493
甲红霉素－双异丙吡胺②　159
甲红霉素－司立泰①　1040
甲红霉素－特非那定①　1040
甲红霉素－万艾可①　196
甲红霉素－伟哥①　196
甲红霉素－西布曲明②　1071
甲红霉素－西地那非①　196
甲红霉素－西那非尔①　196
甲红霉素－溴麦角环肽②　253
甲红霉素－溴隐亭②　253
甲红霉素－异脉停②　159
甲磺吡脲－贯叶连翘②　735

甲磺吡脲－金丝桃② 735
甲磺吡脲－圣约翰草② 735
甲磺酸二氢麦角碱－抵克利得② 616
甲磺酸二氢麦角碱－力抗栓② 616
甲磺酸二氢麦角碱－氯苄匹定② 616
甲磺酸二氢麦角碱－噻氯匹定② 616
甲磺酸双氢麦角毒碱－抵克利得 616
甲磺酸双氢麦角毒碱－力抗栓 616
甲磺酸双氢麦角毒碱－氯苄匹定② 616
甲磺酸双氢麦角毒碱－噻氯匹定② 616
甲磺酰双氢麦角毒－冬眠灵① 1049
甲磺酰双氢麦角毒－氯丙嗪① 1049
甲基苄肼－乙醇② 431
甲基多巴－阿米替林③ 72
甲基多巴－阿密替林③ 72
甲基多巴－巴吉林① 71
甲基多巴－苯巴比妥④ 72
甲基多巴－苯丙胺② 70
甲基多巴－苯齐巨林② 70
甲基多巴－地高辛③ 71
甲基多巴－狄戈辛③ 71
甲基多巴－非那明② 70
甲基多巴－氟哌醇③ 72
甲基多巴－氟哌丁苯③ 72
甲基多巴－氟哌啶醇③ 72
甲基多巴－氟烷② 436
甲基多巴－硫酸亚铁③ 73
甲基多巴－鲁米那④ 72
甲基多巴－氯苯咪吲哚① 70
甲基多巴－麻黄碱③ 27
甲基多巴－麻黄素③ 27
甲基多巴－马吲哚① 70
甲基多巴－帕吉林① 71
甲基多巴－普萘洛尔② 71
甲基多巴－去甲肾上腺素② 25
甲基多巴－三氟氯溴乙烷② 436
甲基多巴－沙丁胺醇② 73
甲基多巴－舒喘灵② 73
甲基多巴－双硫仑③ 73
甲基多巴－双硫醒③ 73
甲基多巴－碳酸锂② 328
甲基多巴－心得安② 71
甲基多巴－依拉维③ 72
甲基多巴－优降宁① 71
甲基多巴－左旋多巴③ 249
甲基睾丸素－苄丙酮香豆素钠① 585
甲基睾丸素－丙咪嗪③ 773
甲基睾丸素－华法林① 585
甲基睾丸素－环孢菌素② 1000
甲基睾丸素－环孢霉素 A② 1000
甲基睾丸素－环孢素② 1000
甲基睾丸素－米帕明③ 773
甲基吗啡－醋氨酚② 475
甲基吗啡－奎尼丁① 475
甲基吗啡－扑热息痛① 475
甲基吗啡－酮康唑② 476
甲基强的松龙－吡啶斯的明③ 5
甲基强的松龙－吡斯的明③ 5
甲基强的松龙－红霉素② 765
甲基强的松龙－泊沙康唑② 869
甲基强的松龙－葡萄柚汁② 767
甲基强的松龙－伊曲康唑② 766
甲基强的松龙－依他康唑② 766
甲基三唑安定－右丙氧芬② 398
甲基三唑氯安定－管箭毒碱② 453
甲基三唑氯安定－筒箭毒碱② 453
甲喹酮－苯海拉明② 414
甲喹酮－苯那君② 414
甲喹酮－地美露③ 483
甲喹酮－冬眠灵② 307
甲喹酮－杜冷丁③ 483
甲喹酮－可那敏② 414
甲喹酮－氯丙嗪② 307
甲喹酮－哌替啶③ 483
甲硫氨酸－左旋多巴② 252
甲硫哒嗪－N-去甲麻黄碱① 311

甲硫哒嗪－苯丙醇胺① 311
甲硫哒嗪－环丙甲羟二氢吗啡酮② 311
甲硫哒嗪－卡马西平① 311
甲硫哒嗪－纳曲酮② 311
甲硫哒嗪－碳酸锂② 329
甲硫哒嗪－痛惊宁② 311
甲硫哒嗪－酰胺咪嗪② 311
甲硫氧嘧啶－苄丙酮香豆素钠② 585
甲硫氧嘧啶－华法林② 585
甲氯苯酰胺－芬太尼② 489
甲氯苯酰胺－甲氰咪胍② 364
甲氯苯酰胺－卡马西平② 363
甲氯苯酰胺－泰胃美② 364
甲氯苯酰胺－痛惊宁② 363
甲氯苯酰胺－西咪替丁② 364
甲氯苯酰胺－酰胺咪嗪② 363
甲灭酸－苄丙酮香豆素钠③ 574
甲灭酸－华法林③ 574
甲哌丙嗪－利培酮② 322
甲哌丙嗪－利司酮② 322
甲哌丙嗪－维思通② 322
甲哌利福霉素－阿伐曲泊帕② 632
甲哌利福霉素－阿凡泊帕① 632
甲哌利福霉素－阿利吉仑② 93
甲哌利福霉素－阿利克仑② 93
甲哌利福霉素－阿普斯特② 652
甲哌利福霉素－阿曲生坦② 659
甲哌利福霉素－阿托伐醌② 848,930
甲哌利福霉素－阿托喹酮② 848,930
甲哌利福霉素－安定③ 387
甲哌利福霉素－安塞曲匹② 238
甲哌利福霉素－氨苯砜③ 852
甲哌利福霉素－昂丹司琼② 680
甲哌利福霉素－奥丹西龙② 680
甲哌利福霉素－奥西替尼① 984
甲哌利福霉素－奥希替尼① 984
甲哌利福霉素－倍他乐克② 55
甲哌利福霉素－苯妥英② 273
甲哌利福霉素－吡二丙胺③ 161
甲哌利福霉素－吡格列酮② 749
甲哌利福霉素－吡美诺② 162
甲哌利福霉素－吡哌醇② 162
甲哌利福霉素－苄丙酮香豆素钠① 591
甲哌利福霉素－丙吡胺③ 161
甲哌利福霉素－丙磺舒④ 846
甲哌利福霉素－布诺啡叔丁啡② 495
甲哌利福霉素－茶碱② 644
甲哌利福霉素－雌二醇② 774
甲哌利福霉素－醋竹桃霉素② 846
甲哌利福霉素－达比加群酯② 605
甲哌利福霉素－大仑丁② 273
甲哌利福霉素－地拉罗司② 1072
甲哌利福霉素－地西泮③ 387
甲哌利福霉素－狄吉妥辛② 118
甲哌利福霉素－丁酉诺啡② 495
甲哌利福霉素－对氨基水杨酸③ 847
甲哌利福霉素－对氨柳酸③ 847
甲哌利福霉素－多西环素③ 837
甲哌利福霉素－恩瑞格② 1072
甲哌利福霉素－二氨二苯砜③ 852
甲哌利福霉素－二苯海因② 273
甲哌利福霉素－二苯乙内酰脲② 273
甲哌利福霉素－反胺苯环醇② 498
甲哌利福霉素－非马沙坦② 100
甲哌利福霉素－夫西地酸② 847
甲哌利福霉素－氟安定③ 845
甲哌利福霉素－氟胺安定③ 845
甲哌利福霉素－氟苯安汀③ 845
甲哌利福霉素－氟伐他汀② 222
甲哌利福霉素－氟哌醇③ 316
甲哌利福霉素－氟哌丁苯③ 316
甲哌利福霉素－氟哌啶醇② 316
甲哌利福霉素－氟烷② 437
甲哌利福霉素－氟西泮③ 845
甲哌利福霉素－高诺酮① 775
甲哌利福霉素－海索比妥③ 378

甲哌利福霉素－含珠停① 788
甲哌利福霉素－褐霉酸② 847
甲哌利福霉素－华法林① 591
甲哌利福霉素－环孢菌素② 1002
甲哌利福霉素－环孢霉素 A② 1002
甲哌利福霉素－环孢素② 1002
甲哌利福霉素－环己巴比妥③ 378
甲哌利福霉素－吉非替尼② 980
甲哌利福霉素－甲苯磺丁脲② 727
甲哌利福霉素－甲氟喹② 925
甲哌利福霉素－甲糖宁② 727
甲哌利福霉素－甲硝唑② 808
甲哌利福霉素－卡索吡坦① 681
甲哌利福霉素－科索亚② 98
甲哌利福霉素－可乐定④ 69
甲哌利福霉素－可乐宁④ 69
甲哌利福霉素－口服避孕药① 783
甲哌利福霉素－奎尼丁① 152
甲哌利福霉素－拉莫三嗪① 293
甲哌利福霉素－劳卡胺③ 170
甲哌利福霉素－雷米封② 842
甲哌利福霉素－雷帕霉素② 1021
甲哌利福霉素－利培酮② 323
甲哌利福霉素－利司培酮② 323
甲哌利福霉素－芦沙坦② 98
甲哌利福霉素－鲁伯斯塔② 754
甲哌利福霉素－罗氟司特② 651
甲哌利福霉素－洛伐他汀② 209
甲哌利福霉素－洛沙坦② 98
甲哌利福霉素－氯卡尼③ 170
甲哌利福霉素－氯霉素② 839
甲哌利福霉素－氯沙坦② 98
甲哌利福霉素－氯压定④ 69
甲哌利福霉素－马拉韦罗② 914
甲哌利福霉素－慢心律② 165
甲哌利福霉素－美多心安② 55
甲哌利福霉素－美降脂② 209
甲哌利福霉素－美散痛② 485
甲哌利福霉素－美沙酮② 485
甲哌利福霉素－美托洛尔② 55
甲哌利福霉素－美维诺林② 209
甲哌利福霉素－美西律② 165
甲哌利福霉素－米非司酮① 788
甲哌利福霉素－灭滴灵② 808
甲哌利福霉素－莫西沙星② 804
甲哌利福霉素－纳多洛尔③ 58
甲哌利福霉素－奈韦拉平② 888
甲哌利福霉素－奈维雷平② 888
甲哌利福霉素－萘羟心安③ 58
甲哌利福霉素－诺和龙② 744
甲哌利福霉素－匹伐他汀② 234
甲哌利福霉素－匹他伐他汀② 234
甲哌利福霉素－泼尼松龙② 765
甲哌利福霉素－普伐他汀② 220
甲哌利福霉素－普萘洛尔① 48
甲哌利福霉素－强的松龙② 765
甲哌利福霉素－强力霉素③ 837
甲哌利福霉素－氢化泼尼松② 765
甲哌利福霉素－曲马多② 498
甲哌利福霉素－曲朵② 498
甲哌利福霉素－去铁斯若② 1072
甲哌利福霉素－去氧孕烯① 775
甲哌利福霉素－瑞格列奈② 744
甲哌利福霉素－瑞彤② 749
甲哌利福霉素－塞来西帕② 660
甲哌利福霉素－塞利洛尔② 61
甲哌利福霉素－赛乐西帕② 660
甲哌利福霉素－三氟氯溴乙烷② 437
甲哌利福霉素－三硅酸镁③ 846
甲哌利福霉素－三矽酸镁③ 846
甲哌利福霉素－三乙酰竹桃霉素② 846
甲哌利福霉素－沙奎那韦① 896
甲哌利福霉素－食品① 845
甲哌利福霉素－室安卡因② 164
甲哌利福霉素－枢复宁② 680
甲哌利福霉素－叔丁啡② 495

甲哌利福霉素－双异丙吡胺③ 161
甲哌利福霉素－司来帕格② 660
甲哌利福霉素－苏迪② 1046
甲哌利福霉素－梭链孢酸② 847
甲哌利福霉素－羧苯磺胺④ 846
甲哌利福霉素－他克罗姆② 1018
甲哌利福霉素－他克莫司② 1018
甲哌利福霉素－塔格瑞斯② 984
甲哌利福霉素－泰利霉素① 820
甲哌利福霉素－泰瑞沙① 984
甲哌利福霉素－特比萘芬② 872
甲哌利福霉素－特拉匹韦② 877
甲哌利福霉素－特拉普韦② 877
甲哌利福霉素－替格瑞洛② 619
甲哌利福霉素－替卡格雷② 619
甲哌利福霉素－替拉瑞韦② 877
甲哌利福霉素－酮康唑② 857
甲哌利福霉素－脱氧土霉素③ 837
甲哌利福霉素－妥卡胺③ 164
甲哌利福霉素－妥卡尼③ 164
甲哌利福霉素－维拉帕米② 184
甲哌利福霉素－维生素 D② 1057
甲哌利福霉素－沃拉帕沙① 622
甲哌利福霉素－戊脉安② 184
甲哌利福霉素－西罗莫司② 1021
甲哌利福霉素－西洛他唑① 620
甲哌利福霉素－息百虑① 788
甲哌利福霉素－息隐① 788
甲哌利福霉素－心得安① 48
甲哌利福霉素－洋地黄毒苷② 118
甲哌利福霉素－依巴斯汀② 1046
甲哌利福霉素－依法韦恩茨② 891
甲哌利福霉素－依法韦伦② 891
甲哌利福霉素－乙胺丁醇④ 849
甲哌利福霉素－异搏定② 184
甲哌利福霉素－异脉停③ 161
甲哌利福霉素－异烟肼② 842
甲哌利福霉素－异烟酰肼② 842
甲哌利福霉素－隐形眼镜② 845
甲哌氯丙嗪－多黏菌素 B② 839
甲哌氯丙嗪－金鸡纳碱② 921
甲哌氯丙嗪－奎宁② 921
甲哌氯丙嗪－去铁胺① 1071
甲哌氯丙嗪－去铁敏① 1071
甲哌噻庚酮－甲苯磺丁脲② 725
甲哌噻庚酮－甲糖宁② 725
甲哌酮－利培酮③ 323
甲哌酮－利司培酮③ 323
甲哌酮－其他药物③ 200
甲泼尼龙－吡啶斯的明③ 5
甲泼尼龙－吡斯的明③ 5
甲泼尼龙－红霉素② 765
甲泼尼龙－泊沙康唑② 869
甲泼尼龙－葡萄柚汁② 767
甲泼尼龙－伊曲康唑② 766
甲泼尼龙－依他康唑② 766
甲强龙－红霉素② 765
甲强龙－泊沙康唑② 869
甲强龙－葡萄柚汁② 767
甲强龙－伊曲康唑② 766
甲强龙－依他康唑② 766
甲氰咪胺－煅制镁② 672
甲氰咪胺－氧化镁② 672
甲氰咪胺－重质氧化镁② 672
甲氰咪胍－1,3,7-三甲基嘌呤① 244
甲氰咪胍－5-氟尿嘧啶② 952
甲氰咪胍－安定① 383
甲氰咪胍－安律酮② 173
甲氰咪胍－氨氯吖啶② 7
甲氰咪胍－胺碘酮② 173
甲氰咪胍－奥曲肽③ 664
甲氰咪胍－半琥珀酸布酰胺② 416
甲氰咪胍－半琥珀酸丁辛酰胺② 416
甲氰咪胍－苯巴比妥③ 663
甲氰咪胍－苯哌甲氧苯② 355
甲氰咪胍－苯妥英② 270

甲氰咪胍－吡喹酮② 934
甲氰咪胍－苄丙酮香豆素钠① 582
甲氰咪胍－丙胺太林③ 664
甲氰咪胍－丙米嗪③ 343
甲氰咪胍－茶碱① 640
甲氰咪胍－大仓丁② 270
甲氰咪胍－地尔硫䓬② 187
甲氰咪胍－地高辛③ 132
甲氰咪胍－地西泮① 383
甲氰咪胍－狄戈辛③ 132
甲氰咪胍－冬眠灵② 309
甲氰咪胍－煅制镁② 672
甲氰咪胍－多非莱德① 179
甲氰咪胍－多非利特① 179
甲氰咪胍－二苯海因② 270
甲氰咪胍－二苯乙内酰脲② 270
甲氰咪胍－二甲双胍③ 737
甲氰咪胍－非莫西汀② 355
甲氰咪胍－氟卡胺② 168
甲氰咪胍－氟卡尼② 168
甲氰咪胍－氟尿嘧啶② 952
甲氰咪胍－氟哌酸② 797
甲氰咪胍－甘珀酸③ 676
甲氰咪胍－琥珀胆碱③ 463
甲氰咪胍－华法林① 582
甲氰咪胍－环吡异喹酮② 934
甲氰咪胍－甲苯达唑③ 932
甲氰咪胍－甲苯磺丁脲② 725
甲氰咪胍－甲苯咪唑③ 932
甲氰咪胍－甲氟哌酸② 797
甲氰咪胍－甲福明③ 737
甲氰咪胍－甲氯苯酰胺② 364
甲氰咪胍－甲巯丙脯酸④ 663
甲氰咪胍－甲糖宁② 725
甲氰咪胍－甲硝唑③ 808
甲氰咪胍－甲氧氯普胺③ 664
甲氰咪胍－降糖片② 737
甲氰咪胍－洁霉素② 821
甲氰咪胍－咖啡碱① 244
甲氰咪胍－咖啡因① 244
甲氰咪胍－卡氮芥② 943
甲氰咪胍－卡马西平② 285
甲氰咪胍－卡莫司汀② 943
甲氰咪胍－卡托普利④ 663
甲氰咪胍－开博通④ 663
甲氰咪胍－奎尼丁③ 150
甲氰咪胍－利多卡因① 164
甲氰咪胍－链霉素② 824
甲氰咪胍－林可霉素② 821
甲氰咪胍－硫氮䓬酮② 187
甲氰咪胍－硫酸亚铁② 628
甲氰咪胍－硫糖铝② 674
甲氰咪胍－鲁米那③ 663
甲氰咪胍－氯丙嗪② 309
甲氰咪胍－氯喹③ 924
甲氰咪胍－氯美噻唑② 415
甲氰咪胍－吗啡② 473
甲氰咪胍－吗氯贝胺② 364
甲氰咪胍－米帕明③ 343
甲氰咪胍－米他扎平② 358
甲氰咪胍－米塔扎平② 358
甲氰咪胍－灭滴灵③ 808
甲氰咪胍－灭吐灵③ 664
甲氰咪胍－莫雷西嗪② 170
甲氰咪胍－莫罗酰胺② 364
甲氰咪胍－诺氟沙星② 797
甲氰咪胍－培氟沙星② 797
甲氰咪胍－喷他脒② 937
甲氰咪胍－普鲁本辛③ 664
甲氰咪胍－普鲁卡因胺② 156
甲氰咪胍－普萘洛尔① 46
甲氰咪胍－氢氧化铝② 663
甲氰咪胍－秋水仙碱② 536
甲氰咪胍－噻吗洛尔① 50
甲氰咪胍－噻吗心安① 50
甲氰咪胍－赛罗卡因① 164

甲氰咪胍－生胃酮③ 676
甲氰咪胍－司可林③ 463
甲氰咪胍－四环素③ 833
甲氰咪胍－四氢氨吖啶② 7
甲氰咪胍－他克林② 7
甲氰咪胍－特比萘芬② 871
甲氰咪胍－酮康唑② 856
甲氰咪胍－痛惊宁③ 285
甲氰咪胍－妥卡胺② 164
甲氰咪胍－妥卡尼② 164
甲氰咪胍－万艾可② 195
甲氰咪胍－维拉帕米② 184
甲氰咪胍－伟哥② 195
甲氰咪胍－胃复安③ 664
甲氰咪胍－胃溃宁② 674
甲氰咪胍－戊脉安② 184
甲氰咪胍－戊烷脒② 937
甲氰咪胍－西苯唑啉② 161
甲氰咪胍－西地那非② 195
甲氰咪胍－西非林② 161
甲氰咪胍－西那非尔② 195
甲氰咪胍－酰胺咪嗪③ 285
甲氰咪胍－消炎痛② 516
甲氰咪胍－硝苯吡啶③ 103
甲氰咪胍－硝苯地平③ 103
甲氰咪胍－心得安① 46
甲氰咪胍－心痛定③ 103
甲氰咪胍－氧化镁② 672
甲氰咪胍－乙胺碘呋酮② 173
甲氰咪胍－乙醇③ 428
甲氰咪胍－乙吗噻嗪② 170
甲氰咪胍－异搏定② 184
甲氰咪胍－吲哚美辛② 516
甲氰咪胍－重质氧化镁② 672
甲氰米胍－伊曲康唑② 665
甲氰米胍－依他康唑② 665
甲巯丙脯酸－阿司匹林② 88
甲巯丙脯酸－安体舒通② 91
甲巯丙脯酸－别嘌醇② 89
甲巯丙脯酸－别嘌呤醇② 89
甲巯丙脯酸－丙磺舒③ 90
甲巯丙脯酸－地高辛③ 121
甲巯丙脯酸－低钠血症② 87
甲巯丙脯酸－狄戈辛③ 121
甲巯丙脯酸－呋喃苯胺酸② 91
甲巯丙脯酸－呋塞米② 91
甲巯丙脯酸－甲苯磺丁脲③ 721
甲巯丙脯酸－甲氰咪胍④ 663
甲巯丙脯酸－甲糖宁③ 721
甲巯丙脯酸－抗酸药② 90
甲巯丙脯酸－辣椒碱② 92
甲巯丙脯酸－辣椒素② 92
甲巯丙脯酸－硫唑嘌呤③ 994
甲巯丙脯酸－螺内酯② 91
甲巯丙脯酸－氢氧化铝② 90
甲巯丙脯酸－食品② 87
甲巯丙脯酸－速尿② 91
甲巯丙脯酸－羧苯磺胺③ 90
甲巯丙脯酸－碳酸锂② 328
甲巯丙脯酸－西咪替丁④ 663
甲巯丙脯酸－依木兰② 994
甲巯丙脯酸－乙酰水杨酸② 88
甲巯丙脯酸－吲哚美辛② 89
甲双吡丙酮－苯妥英② 771
甲双吡丙酮－大仓丁② 771
甲双吡丙酮－二苯乙内酰脲② 771
甲糖宁－阿帕松② 724
甲糖宁－阿扎丙酮② 724
甲糖宁－阿扎丙宗② 724
甲糖宁－氨基导眠能② 967
甲糖宁－氨鲁米特② 967
甲糖宁－保泰松① 723
甲糖宁－苯磺唑酮② 723
甲糖宁－苯乙肼② 722
甲糖宁－苄丙酮香豆素钠② 724
甲糖宁－布他酮① 723

甲糖宁－垂体机能低下②　719
甲糖宁－大扶康②　727
甲糖宁－低压唑②　720
甲糖宁－二氮嗪②　720
甲糖宁－氟康唑②　727
甲糖宁－肝功能不全①　719
甲糖宁－华法林②　724
甲糖宁－磺胺甲噻二唑②　726
甲糖宁－磺吡酮②　723
甲糖宁－甲哌利福霉素②　727
甲糖宁－甲哌噻庚酮②　725
甲糖宁－甲氰咪胍②　725
甲糖宁－甲巯丙脯酸③　721
甲糖宁－降脂酰胺②　722
甲糖宁－卡托普利③　721
甲糖宁－开博通③　721
甲糖宁－考来烯胺②　722
甲糖宁－可乐定④　720
甲糖宁－可乐宁④　720
甲糖宁－利福平②　727
甲糖宁－利米定②　727
甲糖宁－硫氧唑酮②　723
甲糖宁－卤芬酯②　722
甲糖宁－氯甲苯噻嗪②　720
甲糖宁－氯霉素②　726
甲糖宁－氯压定④　720
甲糖宁－噻喘酮②　725
甲糖宁－酮替芬②　725
甲糖宁－西咪替丁②　725
甲糖宁－消胆胺②　722
甲糖宁－消炎痛②　723
甲糖宁－硝苯吡啶③　721
甲糖宁－硝苯地平③　721
甲糖宁－心痛定③　721
甲糖宁－银杏提取物③　727
甲糖宁－吲哚美辛②　723
甲酰四氢叶酸－氨甲蝶呤①　950
甲酰四氢叶酸－氨甲叶酸①　950
甲酰四氢叶酸－甲氨蝶呤①　950
甲硝呋胍－氨苯蝶啶③　704
甲硝呋胍－氨苯蝶呤③　704
甲硝呋胍－三氨蝶啶③　704
甲硝唑－白消安②　942
甲硝唑－白血福恩②　942
甲硝唑－苯巴比妥③　806
甲硝唑－苄丙酮香豆素钠①　587
甲硝唑－华法林①　587
甲硝唑－甲苯达唑②　809
甲硝唑－甲苯咪唑②　809
甲硝唑－甲哌利福霉素②　808
甲硝唑－甲氰咪胍③　808
甲硝唑－利福平②　808
甲硝唑－利米定②　808
甲硝唑－鲁米那③　806
甲硝唑－氯喹③　809
甲硝唑－马利兰②　942
甲硝唑－泼尼松②　808
甲硝唑－强的松②　808
甲硝唑－去氢可的松②　808
甲硝唑－双硫仑②　807
甲硝唑－双硫醒②　807
甲硝唑－碳酸锂②　334
甲硝唑－西咪替丁③　808
甲硝唑－乙醇②　429，807
甲氧苄氨嘧啶－安体舒通②　702
甲氧苄氨嘧啶－氨苯蝶啶②　704
甲氧苄氨嘧啶－氨苯蝶呤②　704
甲氧苄氨嘧啶－白陶土③　794
甲氧苄氨嘧啶－苯妥英②　272
甲氧苄氨嘧啶－大仑丁②　272
甲氧苄氨嘧啶－地高辛②　138
甲氧苄氨嘧啶－狄戈辛②　138
甲氧苄氨嘧啶－二苯海因②　272
甲氧苄氨嘧啶－二苯乙内酰脲②　272
甲氧苄氨嘧啶－二甲双胍②　739
甲氧苄氨嘧啶－高岭土③　794

甲氧苄氨嘧啶－甲福明②　739
甲氧苄氨嘧啶－降糖片②　739
甲氧苄氨嘧啶－罗格列酮②　751
甲氧苄氨嘧啶－螺内酯②　702
甲氧苄氨嘧啶－诺和龙②　744
甲氧苄氨嘧啶－喷他脒②　794
甲氧苄氨嘧啶－普鲁卡因胺②　156
甲氧苄氨嘧啶－氢氯噻嗪②　695
甲氧苄氨嘧啶－瑞格列奈②　744
甲氧苄氨嘧啶－三氨蝶啶②　704
甲氧苄氨嘧啶－三硅酸镁③　793
甲氧苄氨嘧啶－三矽酸镁③　793
甲氧苄氨嘧啶－双氢克尿噻③　695
甲氧苄氨嘧啶－水合硅酸铝③　794
甲氧苄氨嘧啶－文迪雅②　751
甲氧苄氨嘧啶－戊烷咪②　794
甲氧苄啶－安体舒通②　702
甲氧苄啶－氨苯蝶啶②　704
甲氧苄啶－氨苯蝶呤②　704
甲氧苄啶－白陶土③　794
甲氧苄啶－苯妥英②　272
甲氧苄啶－大仑丁②　272
甲氧苄啶－地高辛②　138
甲氧苄啶－狄戈辛②　138
甲氧苄啶－二苯海因②　272
甲氧苄啶－二苯乙内酰脲②　272
甲氧苄啶－二甲双胍②　739
甲氧苄啶－高岭土③　794
甲氧苄啶－甲福明②　739
甲氧苄啶－降糖片②　739
甲氧苄啶－罗格列酮②　751
甲氧苄啶－螺内酯②　702
甲氧苄啶－诺和龙②　744
甲氧苄啶－喷他脒②　794
甲氧苄啶－普鲁卡因胺②　156
甲氧苄啶－氢氯噻嗪②　695
甲氧苄啶－瑞格列奈②　744
甲氧苄啶－三氨蝶啶②　704
甲氧苄啶－三硅酸镁③　793
甲氧苄啶－三矽酸镁③　793
甲氧苄啶－双氢克尿噻③　695
甲氧苄啶－水合硅酸铝③　794
甲氧苄啶－文迪雅②　751
甲氧苄啶－戊烷咪②　794
甲氧补骨脂素－1,3,7-三甲基黄嘌呤②　246
甲氧补骨脂素－苯妥英①　1072
甲氧补骨脂素－大仑丁①　1072
甲氧补骨脂素－二苯乙内酰脲①　1072
甲氧补骨脂素－咖啡碱②　246
甲氧补骨脂素－咖啡因②　246
甲氧呋豆素－1,3,7-三甲基黄嘌呤②　246
甲氧呋豆素－咖啡碱②　246
甲氧呋豆素－咖啡因②　246
甲氧氟烷－司可巴比妥②　437
甲氧氟烷－四环素②　438
甲氧氟烷－速可眠②　437
甲氧氟烷－塑料②　1063
甲氧氯普胺－阿托品②　676
甲氧氯普胺－醋氨酚②　523
甲氧氯普胺－地高辛②　133
甲氧氯普胺－狄戈辛②　133
甲氧氯普胺－冬眠灵②　309
甲氧氯普胺－对乙酰氨基酚③　523
甲氧氯普胺－核黄素②　1054
甲氧氯普胺－琥珀胆碱②　463
甲氧氯普胺－环孢菌素②　998
甲氧氯普胺－环孢霉素A②　998
甲氧氯普胺－环孢素②　998
甲氧氯普胺－甲氰咪胍③　664
甲氧氯普胺－奎尼丁②　150
甲氧氯普胺－氯丙嗪②　309
甲氧氯普胺－扑热息痛③　523
甲氧氯普胺－司可林②　463
甲氧氯普胺－维生素B₂②　1054
甲氧氯普胺－西咪替丁③　664
甲氧氯普胺－乙醇③　428

甲氧氯普胺－左旋多巴③ 677
甲氧萘丙酸－阿哌沙班② 614
甲氧萘丙酸－丙磺舒② 521
甲氧萘丙酸－考来烯胺③ 520
甲氧萘丙酸－羧苯磺胺② 521
甲氧萘丙酸－消胆胺③ 520
甲氧沙林－1,3,7-三甲基黄嘌呤② 246
甲氧沙林－苯妥英① 1072
甲氧沙林－大仑丁① 1072
甲氧沙林－二苯乙内酰脲① 1072
甲氧沙林－环孢菌素② 1007
甲氧沙林－环孢霉素 A② 1007
甲氧沙林－环孢素② 1007
甲氧沙林－咖啡碱② 246
甲氧沙林－咖啡因② 246
甲氧头霉噻吩－氨曲南② 818
甲氧头霉噻吩－噻肟单酰胺菌素② 818
甲氧头霉噻吩－头孢去甲噻肟② 817
甲氧头霉噻吩－头孢唑肟② 817
甲氧异丁嗪－可待因/对乙酰氨基酚② 476
甲状腺功能亢进－付肾素① 19
甲状腺功能亢进－肾上腺素① 19
甲状腺功能亢进－醋甲胆碱② 2
甲状腺功能亢进症－乙酰甲胆碱② 2
甲状腺功能减退－地高辛② 119
甲状腺功能减退－狄戈辛② 119
甲状腺功能亢进－地高辛② 119
甲状腺功能亢进－狄戈辛② 119
甲状腺素－茶碱① 641
甲状腺制剂－阿司匹林② 513
甲状腺制剂－苄丙酮香豆素钠① 584
甲状腺制剂－地高辛② 136
甲状腺制剂－狄戈辛② 136
甲状腺制剂－华法林① 584
甲状腺制剂－凯他敏③ 442
甲状腺制剂－氯胺酮③ 442
甲状腺制剂－普萘洛尔② 48
甲状腺制剂－心得安② 48
甲状腺制剂－胰岛素② 715
甲状腺制剂－乙酰水杨酸② 513
贾乃金－红霉素① 1050
贾乃金－普萘洛尔③ 1050
贾乃金－四环素② 1050
贾乃金－心得安③ 1050
间歇性血卟啉病－苯巴比妥① 368
间歇性血卟啉病－鲁米那① 368
健择－其他药物② 952
姜黄素－柳氮磺吡啶② 793
姜黄素－水杨酰偶氮磺胺吡啶② 793
降胆敏－高三酰甘油血症② 203
降胆敏－帕伐他丁② 218
降胆敏－帕瓦停② 218
降胆敏－普伐他汀② 218
降胆敏－普萘洛尔② 40
降胆敏－心得安② 40
降胆敏－依替米贝① 239
降胆敏－依泽替米贝① 239
降胆敏－依折麦布① 239
降胆宁－四环素② 831
降钙素－食品② 1067
降钾树脂－山梨醇② 1067
降糖－达克普隆② 738
降糖－兰索拉唑② 738
降糖灵－苄丙酮香豆素钠② 585
降糖灵－华法林② 585
降糖灵－乳酸钠① 741
降糖灵－双香豆素② 549
降糖灵－四环素② 740
降糖灵－乙醇② 429
降糖片－呋喃苯胺酸④ 738
降糖片－呋塞米④ 738
降糖片－甲氰咪胍③ 737
降糖片－甲氧苄氨嘧啶② 739
降糖片－甲氧苄啶② 739
降糖片－利尿磺胺④ 738
降糖片－速尿④ 738

降糖片－维拉帕米② 737
降糖片－乌地那非③ 737
降糖片－戊脉安② 737
降糖片－西咪替丁③ 737
降糖片－硝苯吡啶② 735
降糖片－硝苯地平② 735
降糖片－心痛定③ 735
降糖片－伊曲康唑③ 740
降糖片－异搏定② 737
降糖药－吡哆辛② 754
降糖药－其他药物② 755
降糖药－维生素 B₆② 754
降压宁－乌地那非① 83
降脂 2 号树脂－氯噻嗪③ 695
降脂 2 号树脂－四环素② 831
降脂酰胺－苄丙酮香豆素钠③ 562
降脂酰胺－华法林③ 562
降脂酰胺－甲苯磺丁脲② 722
降脂酰胺－甲糖宁② 722
降脂酰胺－普萘洛尔② 40
降脂酰胺－心得安② 40
胶体次枸橼酸铋－氢氧化铝① 675
节段性回肠炎－维拉帕米② 180
节段性回肠炎－戊脉安② 180
节段性回肠炎－异搏定② 180
洁霉素－白陶土① 822
洁霉素－高岭土① 822
洁霉素－红霉素③ 822
洁霉素－甲氰咪胍② 821
洁霉素－氯霉素③ 822
洁霉素－食品② 821
洁霉素－水合硅酸铝② 822
洁霉素－西咪替丁② 821
结核病－泼尼松② 759
结核病－强的松② 759
结核病－去氢可的松② 759
结核菌苗－茶碱② 646
戒酒硫－安定③ 381
戒酒硫－奥美拉唑② 432
戒酒硫－苯巴比妥② 372
戒酒硫－苯妥英① 266
戒酒硫－大仑丁① 266
戒酒硫－地西泮③ 381
戒酒硫－二苯海因② 266
戒酒硫－二苯乙内酰脲① 266
戒酒硫－利眠宁② 390
戒酒硫－利托那韦② 902
戒酒硫－鲁米那② 372
戒酒硫－氯氮䓬② 390
戒酒硫－乙醇① 427
金刚胺－阿托品② 254
金刚胺－癫痫② 254
金刚胺－氢氯噻嗪＋氨苯蝶啶③ 695
金刚烷胺－阿托品② 254
金刚烷胺－癫痫② 254
金刚烷胺－氢氯噻嗪＋氨苯蝶啶③ 695
金鸡纳碱－丙氯拉嗪② 921
金鸡纳碱－醋氨酚② 524
金鸡纳碱－醋唑磺胺③ 921
金鸡纳碱－对乙酰氨基酚② 524
金鸡纳碱－甲哌氯丙嗪② 921
金鸡纳碱－苦乐果仁③ 922
金鸡纳碱－脑型疟② 921
金鸡纳碱－扑热息痛② 524
金鸡纳碱－庆大霉素② 922
金鸡纳碱－视神经炎② 921
金鸡纳碱－乙酰唑胺③ 921
金霉素－盘尼西林② 813
金霉素－青霉素② 813
金诺芬－痰易净易咳净② 530
金诺芬－乙酰半胱氨酸② 530
金诺芬－易咳净② 530
金丝桃－阿伐他汀② 225
金丝桃－阿米替林② 350
金丝桃－阿密替林② 350
金丝桃－阿托伐他汀② 225

金丝桃－苄丙酮香豆素钠② 599
金丝桃－达美康② 735
金丝桃－格列齐特② 735
金丝桃－华法林② 599
金丝桃－环孢菌素① 1009
金丝桃－环孢霉素 A① 1009
金丝桃－环孢素① 1009
金丝桃－甲磺吡脲② 735
金丝桃－口服避孕药② 786
金丝桃－夸西泮③ 394
金丝桃－利伐沙班＋马西替坦② 613
金丝桃－四氟硫安定③ 394
金丝桃－他克罗姆① 1016
金丝桃－他克莫司① 1016
金丝桃－依拉维② 350
精氨酸加压素－付肾素② 687
精氨酸加压素－肾上腺素② 687
精神病－泼尼松② 760
精神病－强的松② 760
精神病－去氢可的松② 760
精神分裂症抑郁状态－反苯环丙胺② 363
肼苯哒嗪－低压唑① 86
肼苯哒嗪－二氮嗪① 86
肼苯哒嗪－扶他林② 85
肼苯哒嗪－冠状动脉病① 84
肼苯哒嗪－氯甲苯噻嗪① 86
肼苯哒嗪－普萘洛尔③ 38
肼苯哒嗪－双氯芬酸② 85
肼苯哒嗪－双氯灭痛② 85
肼苯哒嗪－心得安③ 38
肼苯哒嗪－溴麦角环肽② 84
肼苯哒嗪－溴隐亭② 84
肼屈嗪－低压唑① 86
肼屈嗪－二氮嗪① 86
肼屈嗪－扶他林② 85
肼屈嗪－冠状动脉病① 84
肼屈嗪－氯甲苯噻嗪① 86
肼屈嗪－普萘洛尔③ 38
肼屈嗪－双氯芬酸② 85
肼屈嗪－双氯灭痛② 85
肼屈嗪－心得安③ 38
肼屈嗪－溴麦角环肽② 84
肼屈嗪－溴隐亭② 84
肼酞嗪－扶他林② 85
肼酞嗪－冠状动脉病① 84
肼酞嗪－普萘洛尔③ 38
肼酞嗪－双氯芬酸② 85
肼酞嗪－双氯灭痛② 85
肼酞嗪－心得安③ 38
肼酞嗪－溴麦角环肽② 84
肼酞嗪－溴隐亭② 84
痉痛停－脉律定① 465
痉痛停－慢心律① 465
痉痛停－美西律① 465
橘汁－阿利吉仑② 95
橘汁－阿克仑② 95
橘汁－阿替洛尔② 56
橘汁－氨酰心安② 56
聚苯乙烯磺酸钠－氢氧化镁② 672
聚苯乙烯磺酸钠－山梨醇① 1067
聚磺苯乙烯－氢氧化镁② 672
聚磺苯乙烯－山梨醇② 1067
聚卡波非钙－四环素① 833
聚卡波非钙－环丙氟哌酸① 803
聚卡波非钙－环丙沙星① 803
聚卡波非钙－吗替麦考酚酯① 1029
聚卡波非钙－麦考酚吗乙酯① 1029
聚卡波非钙－霉酚酸吗啉乙酯① 1029
聚卡波非钙－霉酚酸酯① 1029
聚乙醛－苯妥英③ 413
聚乙醛－地亚净② 790
聚乙醛－磺胺哒嗪② 790
聚乙醛－磺胺嘧啶② 790
聚乙醛－双硫仑④ 413
聚乙醛－双硫醒④ 413
聚乙醛－塑料① 1063

卷曲霉素－其他药物② 830
决奈达隆－倍他乐克① 50
决奈达隆－地高辛① 125
决奈达隆－狄戈辛① 125
决奈达隆－甲红霉素① 176
决奈达隆－克拉霉素① 176
决奈达隆－美多洛尔① 50
决奈达隆－美多心安① 50
决奈达隆－美托洛尔① 50
决奈达隆－伊曲康唑① 177
决奈达隆－依他康唑① 177
菌必治－吗啡② 473

K

咖啡碱－3,4-亚甲基二氧基甲苯丙胺① 31
咖啡碱－N-去甲麻黄碱② 28
咖啡碱－安律酮② 243
咖啡碱－胺碘酮② 243
咖啡碱－薄荷醇② 246
咖啡碱－薄荷脑② 246
咖啡碱－苯巴比妥③ 369
咖啡碱－苯丙醇胺② 28
咖啡碱－苯乙肼② 244
咖啡碱－呋拉茶碱② 244
咖啡碱－甲氰咪胍② 244
咖啡碱－甲氧补骨脂素② 246
咖啡碱－甲氧呋豆素② 246
咖啡碱－甲氧沙林② 246
咖啡碱－口服避孕药③ 245
咖啡碱－鲁米那③ 369
咖啡碱－迷幻药① 31
咖啡碱－噻苯达唑① 245
咖啡碱－噻苯咪唑① 245
咖啡碱－噻苯唑① 245
咖啡碱－西咪替丁① 244
咖啡碱－摇头丸① 31
咖啡碱－乙胺碘呋酮② 243
咖啡碱－乙醇② 425
咖啡因－3,4-亚甲基二氧基甲苯丙胺－① 31
咖啡因－N-去甲麻黄碱② 28
咖啡因－安律酮② 243
咖啡因－胺碘酮② 243
咖啡因－薄荷醇② 246
咖啡因－薄荷脑② 246
咖啡因－苯巴比妥③ 369
咖啡因－苯丙醇胺② 28
咖啡因－苯乙肼② 244
咖啡因－呋拉茶碱② 244
咖啡因－甲氰咪胍② 244
咖啡因－甲氧补骨脂素② 246
咖啡因－甲氧呋豆素② 246
咖啡因－甲氧沙林② 246
咖啡因－口服避孕药③ 245
咖啡因－鲁米那③ 369
咖啡因－迷幻药－咖啡因① 31
咖啡因－噻苯达唑① 245
咖啡因－噻苯咪唑① 245
咖啡因－噻苯唑① 245
咖啡因－西咪替丁① 244
咖啡因－摇头丸－咖啡因① 31
咖啡因－乙胺碘呋酮② 243
咖啡因－乙醇② 425
卡氮芥＋甲氨蝶呤＋长春碱－苯妥英③ 275
卡氮芥＋甲氨蝶呤＋长春碱－大仑丁③ 275
卡氮芥＋甲氨蝶呤＋长春碱－二苯海因③ 275
卡氮芥＋甲氨蝶呤＋长春碱－二苯乙内酰脲③ 275
卡氮芥－甲氰咪胍② 943
卡氮芥－西咪替丁② 943
卡地洛尔－地高辛② 120
卡地洛尔－狄戈辛② 120
卡介苗－茶碱② 646
卡马西平－安宫唑① 287
卡马西平－本可松③ 448
卡马西平－苯巴比妥③ 283
卡马西平－苯妥英② 258
卡马西平－吡喹酮② 934

卡马西平—苄丙酮香豆素钠② 564
卡马西平—丙磺舒② 284
卡马西平—丙米嗪② 337
卡马西平—丙戊酸② 278
卡马西平—丙戊酰胺② 282
卡马西平—丙氧吩② 284
卡马西平—布诺啡 491
卡马西平—茶碱③ 634
卡马西平—雌二醇① 773
卡马西平—达那唑① 287
卡马西平—大仑丁② 258
卡马西平—地拉韦定① 886
卡马西平—地美露② 481
卡马西平—地塞米松② 768
卡马西平—敌百痉② 278
卡马西平—癫健安② 282
卡马西平—丁丙诺啡② 491
卡马西平—冬眠灵② 304
卡马西平—杜冷丁② 481
卡马西平—多西环素② 836
卡马西平—二苯海因② 258
卡马西平—二苯乙内酰脲② 258
卡马西平—二丙基戊酸② 278
卡马西平—二丙基乙酰胺② 282
卡马西平—非氨酯② 294
卡马西平—非尔氨酯② 294
卡马西平—非索非那定② 1042
卡马西平—伏立康唑② 863
卡马西平—氟苯氧丙胺② 282
卡马西平—氟甲强的松龙② 768
卡马西平—氟美松② 768
卡马西平—氟哌醇② 312
卡马西平—氟哌丁苯② 312
卡马西平—氟哌啶醇② 312
卡马西平—氟西汀② 282
卡马西平—红霉素② 286
卡马西平—华法林② 564
卡马西平—环吡异喹酮② 934
卡马西平—甲硫哒嗪② 311
卡马西平—甲氯苯酰胺② 363
卡马西平—甲氰咪胍③ 285
卡马西平—口服避孕药① 779
卡马西平—拉莫三嗪② 290
卡马西平—拉帕替尼① 981
卡马西平—雷米封② 286
卡马西平—利血平② 281
卡马西平—硫利哒嗪② 311
卡马西平—鲁米那③ 283
卡马西平—氯巴占② 295
卡马西平—氯丙嗪② 304
卡马西平—氯硝安定③ 392
卡马西平—氯硝西泮③ 392
卡马西平—吗氯贝胺③ 363
卡马西平—美散痛② 485
卡马西平—美沙酮② 485
卡马西平—米帕明② 337
卡马西平—莫罗酰胺② 363
卡马西平—萘咪酮② 282
卡马西平—尼伐地平② 106
卡马西平—哌替啶② 481
卡马西平—潘可罗宁③ 448
卡马西平—泮库溴铵③ 448
卡马西平—强力霉素② 836
卡马西平—氢氯噻嗪③ 286
卡马西平—炔羟雄烯异噁唑① 287
卡马西平—蛇根碱② 281
卡马西平—叔丁啡② 491
卡马西平—双氢克尿噻③ 286
卡马西平—司替戊醇② 282
卡马西平—羧苯磺胺② 284
卡马西平—碳酸锂② 329
卡马西平—脱氧土霉素② 836
卡马西平—维拉帕米② 281
卡马西平—维洛沙嗪② 283
卡马西平—维生素D② 1057
卡马西平—戊脉安② 281

卡马西平—戊诺酰胺② 284
卡马西平—西咪替丁③ 285
卡马西平—辛伐他汀① 213
卡马西平—烟酰胺② 288
卡马西平—氧异安定② 295
卡马西平—药用炭② 285
卡马西平—伊曲康唑② 287
卡马西平—依法韦恩茨① 890
卡马西平—依法韦伦① 890
卡马西平—依他康唑② 287
卡马西平—依替唑仑② 408
卡马西平—乙琥胺③ 288
卡马西平—乙甲戊酰胺② 284
卡马西平—乙氧苯氧甲吗啉② 283
卡马西平—异搏定② 281
卡马西平—异烟肼② 286
卡马西平—异烟酰肼② 286
卡马西平—佐尔吡啶② 410
卡马西平—唑吡坦② 410
卡莫司汀＋甲氨蝶呤＋长春碱—苯妥英③ 275
卡莫司汀＋甲氨蝶呤＋长春碱—大仑丁③ 275
卡莫司汀＋甲氨蝶呤＋长春碱—二苯海因③ 275
卡莫司汀＋甲氨蝶呤＋长春碱—二苯乙内酰脲③ 275
卡莫司汀—甲氰咪胍 943
卡莫司汀—西咪替丁② 943
卡那霉素—红霉素② 829
卡那霉素—环孢菌素① 1001
卡那霉素—环孢霉素A③ 1001
卡那霉素—环孢素③ 1001
卡那霉素—利尿酸① 829
卡那霉素—两性霉素B 828
卡那霉素—普鲁卡因胺③ 829
卡那霉素—依他尼酸① 829
卡那霉素—右旋糖酐40③ 830
卡泊芬净—环孢菌素② 872
卡泊芬净—环孢霉素② 872
卡泊芬净—环孢素② 872
卡泊芬净—他克罗姆② 1019
卡泊芬净—他克莫司③ 1019
卡索吡坦—甲哌利福霉素① 681
卡索吡坦—力复平① 681
卡索吡坦—利福平① 681
卡索吡坦—咪达唑仑② 401
卡索吡坦—咪唑二氮䓬② 401
卡索吡坦—速眠安② 401
卡索吡坦—酮康唑② 681
卡索吡坦—硝苯吡啶② 103
卡索吡坦—硝苯地平② 103
卡索吡坦—心痛定② 103
卡托普利—阿司匹林② 88
卡托普利—安体舒通② 91
卡托普利—别嘌醇② 89
卡托普利—别嘌呤醇② 89
卡托普利—丙磺舒③ 90
卡托普利—地高辛③ 121
卡托普利—低钠血症② 87
卡托普利—狄戈辛③ 121
卡托普利—呋喃苯胺酸② 91
卡托普利—呋塞米② 91
卡托普利—甲苯磺丁脲③ 721
卡托普利—甲氰咪胍④ 663
卡托普利—甲糖宁③ 721
卡托普利—抗酸药② 90
卡托普利—辣椒碱② 92
卡托普利—辣椒素② 92
卡托普利—硫唑嘌呤② 994
卡托普利—螺内酯② 91
卡托普利—氢氧化铝② 90
卡托普利—食品② 87
卡托普利—速尿② 91
卡托普利—羧苯磺胺③ 90
卡托普利—碳酸锂② 328
卡托普利—西咪替丁④ 663
卡托普利—消炎痛② 89
卡托普利—依木兰② 994
卡托普利—乙酰水杨酸② 88

卡托普利—吲哚美辛② 89
卡维地洛—地高辛② 120
卡维地洛—狄戈辛② 120
卡维地洛—罗伐他汀③ 225
卡维地洛—罗苏伐他汀③ 225
卡维地洛—瑞舒伐他汀③ 225
卡维洛尔—地高辛② 120
卡维洛尔—狄戈辛② 120
卡维洛尔—罗伐他汀③ 225
卡维洛尔—罗苏伐他汀③ 225
卡维洛尔—瑞舒伐他汀③ 225
开博通—阿司匹林② 88
开博通—安体舒通② 91
开博通—别嘌醇② 89
开博通—别嘌呤醇② 89
开博通—丙磺舒③ 90
开博通—低钠血症② 87
开博通—呋喃苯胺酸② 91
开博通—呋塞米② 91
开博通—甲苯磺丁脲③ 721
开博通—甲氰咪胍④ 663
开博通—甲糖宁③ 721
开博通—抗酸药② 90
开博通—辣椒碱② 92
开博通—辣椒素② 92
开博通—硫唑嘌呤② 994
开博通—螺内酯② 91
开博通—氢氧化铝② 90
开博通—食品② 87
开博通—速尿② 91
开博通—羧苯磺胺③ 90
开博通—碳酸锂② 328
开博通—西咪替丁④ 663
开博通—消炎痛② 89
开博通—依木兰② 994
开博通—乙酰水杨酸② 88
开博通—吲哚美辛② 89
凯他敏—安定② 440
凯他敏—氨茶碱③ 648
凯他敏—地西泮② 440
凯他敏—氟安定② 440
凯他敏—氟胺安定② 440
凯他敏—氟烷② 441
凯他敏—氟西泮② 440
凯他敏—管箭毒碱② 453
凯他敏—甲状腺制剂③ 442
凯他敏—吗啡② 472
凯他敏—葡萄柚汁② 439
凯他敏—三氟氯溴乙烷② 441
凯他敏—酮基布洛芬④ 441
凯他敏—酮洛芬④ 441
凯他敏—筒箭毒碱② 453
凯他敏—优洛芬④ 441
凯他敏—中枢神经系统抑制药② 441
凯他舍林—氢氯噻嗪① 109
凯他舍林—双氢克尿噻① 109
抗虫灵—哌嗪② 931
抗虫灵—驱蛔灵② 931
抗癫痫药—其他药物① 297
抗高血压药—雌激素② 112
抗高血压药—促红素② 112
抗高血压药—达促红素② 112
抗高血压药—红细胞生成素② 112
抗高血压药—奎尼丁② 112
抗高血压药—利血宝② 112
抗坏血酸—阿司匹林④ 1055
抗坏血酸—苯巴比妥④ 1055
抗坏血酸—苄丙酮香豆素钠④ 599
抗坏血酸—氟非拉嗪③ 312
抗坏血酸—氟奋乃静③ 312
抗坏血酸—华法林④ 599
抗坏血酸—硫酸亚铁③ 629
抗坏血酸—鲁米那④ 1055
抗坏血酸—葡萄糖-6-磷酸脱氢酶缺乏② 1055
抗坏血酸—羟哌氟丙嗪③ 312
抗坏血酸—去铁胺② 1071

抗坏血酸—去铁敏② 1071
抗坏血酸—炔雌醇③ 775
抗坏血酸—碳酸氢钠② 1056
抗坏血酸—小苏打② 1056
抗坏血酸—乙炔雌二醇③ 775
抗坏血酸—乙酰水杨酸④ 1055
抗甲状腺药—茶碱① 641
抗惊厥药—其他药物① 297
抗利尿激素—付肾素② 687
抗利尿激素—肾上腺素② 687
抗酸药—比沙可啶② 682
抗酸药—便塞停② 682
抗酸药—格列卫② 970
抗酸药—甲巯丙脯酸② 90
抗酸药—卡托普利② 90
抗酸药—开博通② 90
抗酸药—氯苯吩嗪② 852
抗酸药—氯法齐明② 852
抗酸药—双香豆素③ 548
抗酸药—伊马替尼② 970
抗酸药—伊曲康唑② 859
抗酸药—依他康唑② 859
抗孕酮—地高辛① 137
抗孕酮—狄戈辛① 137
考比泰特—利伐沙班① 607
考的松—利托君① 18
考的松—羟苄羟麻黄碱① 18
考来替泊—氯噻嗪③ 695
考来替泊—四环素② 831
考来维仑—格列本脲② 733
考来维仑—维拉帕米② 182
考来维仑—戊脉安② 182
考来维仑—异博定② 182
考来维仑—优降糖② 733
考来烯胺—安律酮③ 172
考来烯胺—安体舒通③ 701
考来烯胺—氨甲蝶呤② 944
考来烯胺—氨甲叶酸② 944
考来烯胺—胺碘酮③ 172
考来烯胺—苄丙酮香豆素钠② 562
考来烯胺—醋氨酚③ 521
考来烯胺—地高辛② 127
考来烯胺—狄戈辛② 127
考来烯胺—碘番酸② 1068
考来烯胺—对乙酰氨基酚③ 521
考来烯胺—多虑平③ 351
考来烯胺—多塞平③ 351
考来烯胺—夫西地酸钠② 840
考来烯胺—呋喃苯胺酸② 697
考来烯胺—呋塞米② 697
考来烯胺—氟卡胺④ 168
考来烯胺—氟卡尼④ 168
考来烯胺—钙三醇② 1059
考来烯胺—高三酰甘油血症② 203
考来烯胺—骨化三醇② 1059
考来烯胺—褐霉酸钠② 840
考来烯胺—华法林② 562
考来烯胺—甲氨蝶呤② 944
考来烯胺—甲苯磺丁脲② 722
考来烯胺—甲糖宁② 722
考来烯胺—甲氧萘丙酸③ 520
考来烯胺—可的索③ 758
考来烯胺—柳氮磺吡啶③ 792
考来烯胺—罗钙全② 1059
考来烯胺—螺内酯③ 701
考来烯胺—吗替麦考酚酯① 1025
考来烯胺—麦考酚吗乙酯① 1025
考来烯胺—霉酚酸吗啉乙酯① 1025
考来烯胺—霉酚酸酯① 1025
考来烯胺—萘普生③ 520
考来烯胺—帕伐他丁② 218
考来烯胺—帕瓦停② 218
考来烯胺—皮质醇③ 758
考来烯胺—扑热息痛③ 521
考来烯胺—普伐他汀② 218
考来烯胺—普萘洛尔② 40

考来烯胺－氢化可的松③ 758
考来烯胺－氢氯噻嗪② 694
考来烯胺－双氢克尿噻② 694
考来烯胺－水杨酰偶氮磺胺吡啶③ 792
考来烯胺－速尿② 697
考来烯胺－消痛灵③ 520
考来烯胺－心得安② 40
考来烯胺－依替米贝① 239
考来烯胺－依泽替米① 239
考来烯胺－依折麦布① 239
考来烯胺－乙胺碘呋酮③ 172
考来烯胺－左甲状腺素② 707
考尼伐坦－阿莫洛地平① 107
考尼伐坦－氨氯地平① 107
考尼伐坦－地高辛① 134
考尼伐坦－狄戈辛① 134
考尼伐坦－甲红霉素① 689
考尼伐坦－克拉霉素① 689
考尼伐坦－利托那韦① 691
考尼伐坦－咪达唑仑① 401
考尼伐坦－咪唑二氮䓬① 401
考尼伐坦－速眠安① 401
考尼伐坦－辛伐他汀② 215
考尼伐坦－伊曲康唑① 690
考尼伐坦－依他康唑① 690
考西司他－利伐沙班① 607
科比司他－利伐沙班① 607
科索亚－AST-120② 99
科索亚－阿莫地喹② 99
科索亚－安体舒通② 97
科索亚－氟康唑② 98
科索亚－甲哌利福霉素② 98
科索亚－力复平② 98
科索亚－利福平② 98
科索亚－利米定② 98
科索亚－螺内酯① 97
科索亚－妊娠① 96
科索亚－水飞蓟宾② 96
科索亚－水飞蓟素② 96
科索亚－西利马林② 96
科索亚－消炎痛② 96
科索亚－吲哚美辛② 96
可比西塔－利伐沙班① 607
可达龙－普萘洛尔② 39
可达龙－心得安② 39
可待因／对乙酰氨基酚－甲氧异丁嗪② 476
可待因／对乙酰氨基酚－左美丙嗪② 476
可待因／对乙酰氨基酚－左米丙嗪② 476
可待因－醋氨酚① 475
可待因－对乙酰氨基酚① 475
可待因－奎尼丁① 475
可待因－扑热息痛① 475
可待因－酮康唑② 476
可的松－利托君① 18
可的松－氯磺丙脲② 731
可的松－羟苄羟麻黄碱① 18
可的索－阿司匹林③ 513
可的索－本可松③ 449
可的索－含珠停① 758
可的索－考来烯胺③ 758
可的索－两性霉素 B② 854
可的索－米非司酮① 758
可的索－潘可罗宁③ 449
可的索－泮库溴铵③ 449
可的索－氢氯噻嗪② 695
可的索－生长素② 759
可的索－双氢克尿噻② 695
可的索－息百忧① 758
可的索－息隐① 758
可的索－消胆胺③ 758
可的索－严重感染② 758
可的索－严重过敏反应② 758
可的索－乙酰水杨酸③ 513
可乐必妥－加钙橘汁② 798
可乐定－阿米替林② 67
可乐定－阿密替林② 67

可乐定－丙米嗪① 66
可乐定－冬眠灵④ 66
可乐定－氟非拉嗪③ 312
可乐定－氟奋乃静③ 312
可乐定－高血压① 65
可乐定－甲苯磺丁脲④ 720
可乐定－甲哌利福霉素④ 69
可乐定－甲糖宁④ 720
可乐定－口服避孕药③ 68
可乐定－利福平④ 69
可乐定－利米定④ 69
可乐定－氯丙嗪④ 66
可乐定－美安适宁① 68
可乐定－米安色林② 68
可乐定－米帕明① 66
可乐定－米塞林① 68
可乐定－普萘洛尔① 65
可乐定－羟哌氟丙嗪③ 312
可乐定－心得安① 65
可乐定－依拉维② 67
可乐定－左旋多巴③ 249
可乐果－卤泛曲林② 928
可乐果－卤泛群② 928
可乐果－氯氟菲醇② 928
可乐宁－阿米替林② 67
可乐宁－阿密替林② 67
可乐宁－丙米嗪① 66
可乐宁－冬眠灵④ 66
可乐宁－氟非拉嗪③ 312
可乐宁－氟奋乃静③ 312
可乐宁－甲苯磺丁脲④ 720
可乐宁－甲哌利福霉素④ 69
可乐宁－甲糖宁④ 720
可乐宁－口服避孕药③ 68
可乐宁－利福平④ 69
可乐宁－利米定④ 69
可乐宁－氯丙嗪④ 66
可乐宁－美安适宁② 68
可乐宁－米安色林① 68
可乐宁－米帕明① 66
可乐宁－米塞林① 68
可乐宁－普萘洛尔① 65
可乐宁－羟哌氟丙嗪③ 312
可乐宁－心得安① 65
可乐宁－依拉维② 67
可乐宁－左旋多巴③ 249
可那敏－安眠酮② 414
可那敏－对氨基水杨酸③ 845
可那敏－对氨柳酸③ 845
可那敏－甲喹酮② 414
可那敏－毛果芸香碱② 3
可那敏－匹鲁卡品② 3
可那敏－普洛色林② 5
可那敏－普洛斯的明② 5
可那敏－羟基安定② 391
可那敏－替马西泮② 391
可那敏－新斯的明② 5
可那敏－乙醇② 431
克红霉素－苯妥英② 272
克红霉素－大仑丁② 272
克红霉素－二苯海因② 272
克红霉素－二苯乙内酰脲② 272
克红霉素－孟鲁司特② 654
克扣明－柳氮磺吡啶② 793
克扣明－水杨酰偶氮磺胺吡啶② 793
克拉霉素－阿伐他汀① 223
克拉霉素－阿夫唑嗪① 34
克拉霉素－阿呋唑嗪① 34
克拉霉素－阿托伐他汀① 223
克拉霉素－苯妥英② 272
克拉霉素－吡二丙胺② 159
克拉霉素－丙吡胺② 159
克拉霉素－波生坦② 657
克拉霉素－布诺啡② 493
克拉霉素－大仑丁② 272
克拉霉素－得敏功① 1040

克拉霉素－丁丙诺啡② 493
克拉霉素－二苯海因② 272
克拉霉素－二苯乙内酰脲② 272
克拉霉素－芬太尼② 489
克拉霉素－海乐神② 395
克拉霉素－环孢菌素 1001
克拉霉素－环孢霉素 A② 1001
克拉霉素－环孢素② 1001
克拉霉素－决奈达隆① 176
克拉霉素－考尼伐坦① 689
克拉霉素－兰索拉唑 670
克拉霉素－孟鲁司特② 654
克拉霉素－敏迪① 1040
克拉霉素－诺美婷② 1071
克拉霉素－三唑仑② 395
克拉霉素－桑塔① 34
克拉霉素－桑塔前列泰① 34
克拉霉素－沙格列汀① 753
克拉霉素－叔丁啡② 493
克拉霉素－双异丙吡胺② 159
克拉霉素－司立泰① 1040
克拉霉素－特非那定① 1040
克拉霉素－万艾可① 196
克拉霉素－伟哥① 196
克拉霉素－西布曲明② 1071
克拉霉素－西地那非① 196
克拉霉素－西那非尔① 196
克拉霉素－溴麦角环肽② 253
克拉霉素－溴隐亭② 253
克拉霉素－异脉停② 159
克拉仙－波生坦② 657
克拉仙－诺美婷② 1071
克拉仙－西布曲明② 1071
克林霉素－本可松② 449
克林霉素－链霉素② 824
克林霉素－潘可罗宁② 449
克林霉素－泮库溴铵② 449
克林霉素－庆大霉素② 827
克流感－丙磺舒③ 876
克流感－氯吡格雷② 877
克流感－羧苯磺胺③ 876
克隆氏病－维拉帕米② 180
克隆氏病－戊脉安② 180
克隆氏病－异搏定② 180
克罗恩病－维拉帕米② 180
克罗恩病－戊脉安② 180
克罗恩病－异搏定② 180
克塞平－苯妥英③ 262
克塞平－大仑丁③ 262
克塞平－二苯海因③ 262
克塞平－二苯乙内酰脲③ 262
口服避孕药－1,3,7-三甲基黄嘌呤③ 245
口服避孕药－艾托考昔② 781
口服避孕药－安定③ 385
口服避孕药－安妥明③ 202
口服避孕药－氨苄青霉素② 781
口服避孕药－氨苄西林② 781
口服避孕药－氨茶碱③ 648
口服避孕药－氨基比林② 781
口服避孕药－氨基导眠能① 786
口服避孕药－氨基己酸③ 623
口服避孕药－氨鲁米特① 786
口服避孕药－百乐君① 928
口服避孕药－倍他乐克② 55
口服避孕药－苯巴比妥② 780
口服避孕药－苯妥英③ 778
口服避孕药－丙咪嗪③ 779
口服避孕药－醋氨酚③ 523
口服避孕药－醋竹桃霉素② 819
口服避孕药－大仑丁③ 778
口服避孕药－地美露③ 483
口服避孕药－地西泮③ 385
口服避孕药－冬眠灵③ 310
口服避孕药－杜冷丁③ 483
口服避孕药－对乙酰氨基酚② 523
口服避孕药－二苯乙内酰脲③ 778

口服避孕药－非那西丁② 780
口服避孕药－非那西汀② 780
口服避孕药－肝素② 545
口服避孕药－胍乙啶② 79
口服避孕药－冠心平③ 202
口服避孕药－贯叶连翘② 786
口服避孕药－红霉素 782
口服避孕药－灰黄霉素② 784
口服避孕药－甲哌利福霉素① 783
口服避孕药－金丝桃② 786
口服避孕药－咖啡碱③ 245
口服避孕药－咖啡因③ 245
口服避孕药－卡马西平① 779
口服避孕药－可乐定③ 68
口服避孕药－可乐宁③ 68
口服避孕药－拉莫三嗪① 292
口服避孕药－雷米封④ 783
口服避孕药－利福平② 783
口服避孕药－利米定② 783
口服避孕药－利托那韦② 785
口服避孕药－鲁米那② 780
口服避孕药－氯贝丁酯③ 202
口服避孕药－氯贝特③ 202
口服避孕药－氯丙嗪③ 310
口服避孕药－氯胍① 928
口服避孕药－氯压定③ 68
口服避孕药－美多心安③ 55
口服避孕药－美托洛尔② 55
口服避孕药－米帕明③ 779
口服避孕药－奈韦拉平② 784
口服避孕药－哌替啶② 483
口服避孕药－匹拉米洞② 781
口服避孕药－泼尼松龙② 764
口服避孕药－扑米酮② 779
口服避孕药－扑热息痛② 523
口服避孕药－扑痫酮② 779
口服避孕药－强的松龙② 764
口服避孕药－氢化泼尼松② 764
口服避孕药－去氧苯比妥② 779
口服避孕药－乳腺癌③ 778
口服避孕药－三乙酰竹桃霉素② 819
口服避孕药－圣约翰草② 786
口服避孕药－双香豆素② 550
口服避孕药－四环素② 782
口服避孕药－特拉匹韦② 784
口服避孕药－特拉普韦② 784
口服避孕药－替拉瑞韦② 784
口服避孕药－痛惊宁② 779
口服避孕药－维生素 Bc③ 630
口服避孕药－维生素 M② 630
口服避孕药－吸烟① 787
口服避孕药－酰胺咪嗪① 779
口服避孕药－溴麦角环肽① 254
口服避孕药－溴隐亭① 254
口服避孕药－叶酸② 630
口服避孕药－依斯迈林② 79
口服避孕药－依托考昔② 781
口服避孕药－依托昔布② 781
口服避孕药－胰岛素② 716
口服避孕药－异烟肼④ 783
口服避孕药－异烟酰肼④ 783
苦乐果仁－金鸡纳碱③ 922
苦乐果仁－奎宁③ 922
夸西泮－氟伏沙明③ 393
夸西泮－贯叶连翘③ 394
夸西泮－金丝桃③ 394
夸西泮－三氟戊肟胺③ 393
夸西泮－圣约翰草③ 394
矿物油－维生素 D② 1057
奎硫平－阿莫达非尼③ 323
奎硫平－红霉素① 325
奎硫平－拉莫三嗪③ 324
奎硫平－酮康唑① 325
奎尼丁＋戊巴比妥－地高辛① 123
奎尼丁＋戊巴比妥－狄戈辛① 123
奎尼丁－阿司咪唑① 1038

奎尼丁－阿司匹林② 149
奎尼丁－阿托品② 147
奎尼丁－阿义马林 162
奎尼丁－安律酮① 147
奎尼丁－胺碘酮① 147
奎尼丁－昂丹司琼② 680
奎尼丁－奥丹西龙② 680
奎尼丁－白陶土② 151
奎尼丁－苯巴比妥② 149
奎尼丁－苯妥英② 148
奎尼丁－吡二丙胺③ 158
奎尼丁－苄丙酮香豆素钠② 556
奎尼丁－丙吡胺③ 158
奎尼丁－醋氮酰胺② 151
奎尼丁－醋唑磺胺② 151
奎尼丁－大仑丁② 148
奎尼丁－地高辛① 122
奎尼丁－狄戈辛① 122
奎尼丁－恩卡尼② 169
奎尼丁－二苯乙内酰脲② 148
奎尼丁－扶他林③ 517
奎尼丁－氟氯苯甲异噁唑青霉素① 152
奎尼丁－氟氯苯唑青霉素① 152
奎尼丁－氟氯青霉素① 152
奎尼丁－氟氯西林① 152
奎尼丁－高岭土② 151
奎尼丁－管箭毒碱② 452
奎尼丁－华法林② 556
奎尼丁－缓脉灵② 162
奎尼丁－甲基吗啡 475
奎尼丁－甲哌利福霉素① 152
奎尼丁－甲氰咪胍② 150
奎尼丁－甲氧氯普胺② 150
奎尼丁－抗高血压药② 112
奎尼丁－可待因① 475
奎尼丁－利多卡因③ 147
奎尼丁－利福平① 152
奎尼丁－利米定① 152
奎尼丁－利血平③ 147
奎尼丁－鲁米那② 149
奎尼丁－洛哌丁胺① 683
奎尼丁－氯苯哌酰胺① 683
奎尼丁－美散痛② 484
奎尼丁－美沙酮③ 484
奎尼丁－灭吐灵② 150
奎尼丁－喷他脒② 154
奎尼丁－砒霜① 990
奎尼丁－普鲁卡因胺③ 155
奎尼丁－普罗帕酮② 170
奎尼丁－普洛色林① 3
奎尼丁－普洛斯的明① 3
奎尼丁－普萘洛尔② 39
奎尼丁－氢氯噻嗪① 151
奎尼丁－氢氧化铝③ 149
奎尼丁－去甲阿米替林② 347
奎尼丁－去甲替林② 347
奎尼丁－赛罗卡因③ 147
奎尼丁－三氧化二砷① 990
奎尼丁－蛇根碱② 147
奎尼丁－枢复宁② 680
奎尼丁－双氯芬酸③ 517
奎尼丁－双氯灭痛③ 517
奎尼丁－双氢克尿噻① 151
奎尼丁－双异丙吡胺③ 158
奎尼丁－水合硅酸铝① 151
奎尼丁－泰利霉素① 820
奎尼丁－筒箭毒碱② 452
奎尼丁－维拉帕米② 148
奎尼丁－维纳卡兰① 179
奎尼丁－胃复安② 150
奎尼丁－戊烷脒② 154
奎尼丁－西咪替丁③ 150
奎尼丁－息斯敏② 1038
奎尼丁－心得安② 39
奎尼丁－心律平③ 170
奎尼丁－新斯的明① 3

奎尼丁－伊曲康唑② 153
奎尼丁－依他康唑② 153
奎尼丁－乙胺碘呋酮① 147
奎尼丁－乙酰水杨酸② 149
奎尼丁－乙酰唑胺① 151
奎尼丁－异搏定② 148
奎尼丁－异脉停③ 158
奎尼丁－易蒙停① 683
奎尼丁－英卡胺② 169
奎宁－丙氯拉嗪② 921
奎宁－醋氨酚② 524
奎宁－醋唑磺胺③ 921
奎宁－对乙酰氨基酚② 524
奎宁－氟卡胺② 169
奎宁－氟卡尼② 169
奎宁－甲哌氯丙嗪② 921
奎宁－苦乐果仁③ 922
奎宁－脑型疟② 921
奎宁－扑热息痛② 524
奎宁－庆大霉素① 922
奎宁－视神经炎② 921
奎宁－乙酰唑胺③ 921
奎扎替利－酮康唑② 985
喹那普利－吉卡宾② 92
溃疡病－泼尼松② 759
溃疡病－强的松② 759
溃疡病－去氢可的松② 759

L

拉米夫定－复方磺胺甲噁唑④ 881
拉米夫定－复方新诺明④ 881
拉米夫定－扎西他滨④ 886
拉莫三嗪－苯妥英② 290
拉莫三嗪－丙戊酸② 291
拉莫三嗪－醋氨酚② 292
拉莫三嗪－醋酚② 292
拉莫三嗪－大仑丁② 290
拉莫三嗪－敌百痉② 291
拉莫三嗪－对乙酰氨基酚② 292
拉莫三嗪－二苯海因② 290
拉莫三嗪－二苯乙内酰脲② 290
拉莫三嗪－二丙基乙酸② 291
拉莫三嗪－甲哌利福霉素② 293
拉莫三嗪－卡马西平② 290
拉莫三嗪－口服避孕药① 292
拉莫三嗪－奎硫平③ 324
拉莫三嗪－利福平② 293
拉莫三嗪－扑米酮② 289
拉莫三嗪－扑热息痛② 292
拉莫三嗪－扑痫酮② 289
拉莫三嗪－瑞替滨③ 291
拉莫三嗪－瑞替加滨③ 291
拉莫三嗪－痛惊宁② 290
拉莫三嗪－酰胺咪嗪② 290
拉帕替尼－卡马西平① 981
拉帕替尼－酮康唑① 981
拉帕替尼－痛惊宁① 981
拉帕替尼－酰胺咪嗪① 981
拉索昔芬－氟苯哌苯醚② 963
拉索昔芬－帕罗西汀① 963
拉索昔芬－赛洛特② 963
拉索昔芬－酮康唑② 963
拉替拉韦－法德瑞韦③ 917
拉替拉韦－其他药物① 917
拉氧头孢－苄丙酮香豆素钠① 589
拉氧头孢－华法林① 589
辣椒碱－甲巯丙脯酸② 92
辣椒碱－卡托普利② 92
辣椒碱－开博通② 92
辣椒素－甲巯丙脯酸② 92
辣椒素－卡托普利② 92
辣椒素－开博通② 92
来那替尼－兰索拉唑③ 982
来那替尼－酮康唑① 983
来适可－大扶康① 222
来适可－氟康唑① 222

来适可－乐卡地平② 109
来适可－三维康① 222
兰美舒－反胺苯环醇② 499
兰美舒－氟苯哌苯醚② 354
兰美舒－帕罗西汀② 354
兰美舒－曲马多② 499
兰美舒－曲马朵② 499
兰美舒－赛乐特② 354
兰索拉唑－氨基比林② 527
兰索拉唑－吡二丙胺② 159
兰索拉唑－丙吡胺② 159
兰索拉唑－二甲双胍② 738
兰索拉唑－氟伏沙明② 669
兰索拉唑－甲福明② 738
兰索拉唑－降糖② 738
兰索拉唑－克拉霉素② 670
兰索拉唑－来那替尼③ 982
兰索拉唑－诺拉替尼③ 982
兰索拉唑－三氟戊肟胺② 669
兰索拉唑－双硫仑② 432
兰索拉唑－双异丙吡胺② 159
兰索拉唑－异脉停② 159
劳卡胺－甲哌利福霉素③ 170
劳卡胺－利福平③ 170
劳卡胺－利米定③ 170
劳拉西泮－丙磺舒② 391
劳拉西泮－丙戊酸② 390
劳拉西泮－敌百痉② 390
劳拉西泮－二丙基乙酸② 390
酪氨酸激酶抑制剂－其他药物① 986
乐卡地平－氟伐他汀② 109
乐卡地平－来适可② 109
勒西韦林－酮康唑② 893
雷贝拉唑－氟伏沙明② 671
雷米封－安定③ 386
雷米封－安氟醚② 439
雷米封－安坦② 9
雷米封－苯巴比妥② 376
雷米封－苯海索② 9
雷米封－苯妥英② 274
雷米封－吡多辛④ 1054
雷米封－苄丙酮香豆素钠② 591
雷米封－丙米嗪② 344
雷米封－茶碱③ 644
雷米封－醋氨酚① 524
雷米封－大仑丁② 274
雷米封－地丹诺辛② 883
雷米封－地西泮③ 386
雷米封－癫痫② 841
雷米封－杜冷丁③ 842
雷米封－对氨基水杨酸② 843
雷米封－对乙酰氨基酚① 524
雷米封－恩氟烷② 439
雷米封－二苯海因② 274
雷米封－二苯乙内酰脲② 274
雷米封－氟哌醇② 316
雷米封－氟哌丁苯② 316
雷米封－氟哌啶醇② 316
雷米封－胍乙啶② 79
雷米封－华法林③ 591
雷米封－甲哌利福霉素② 842
雷米封－卡马西平② 286
雷米封－口服避孕药④ 783
雷米封－利福平② 842
雷米封－利米定② 842
雷米封－鲁米那② 376
雷米封－米帕明② 344
雷米封－尼克酰胺② 1061
雷米封－哌替啶③ 842
雷米封－泼尼松龙③ 842
雷米封－扑热息痛① 524
雷米封－强的松龙③ 842
雷米封－青霉胺② 843
雷米封－氢化泼尼松③ 842
雷米封－氢氧化铝② 842
雷米封－去羟肌苷③ 883

雷米封－乳酸钙③ 844
雷米封－食品② 841
雷米封－双硫仑② 841
雷米封－双硫醒③ 841
雷米封－双脱氧肌苷② 883
雷米封－酮康唑② 857
雷米封－痛惊宁② 286
雷米封－维生素 B₆④ 1054
雷米封－维生素 PP② 1061
雷米封－酰胺咪嗪② 286
雷米封－烟酰胺② 1061
雷米封－依斯迈林③ 79
雷米封－胰岛素③ 717
雷米封－乙胺丁醇② 849
雷米封－乙醇③ 430
雷米封－乙琥胺③ 289
雷米封－乙硫异烟胺② 843
雷米封－长春新碱② 957
雷米封－左旋多巴④ 252
雷尼替丁－氨苯蝶啶③ 704
雷尼替丁－氨苯蝶呤③ 704
雷尼替丁－地丹诺辛③ 883
雷尼替丁－去羟肌苷③ 883
雷尼替丁－三氨蝶啶③ 704
雷尼替丁－双脱氧肌苷③ 883
雷诺嗪－地尔硫草② 192
雷诺嗪－硫氮草酮② 192
雷诺嗪－辛伐他汀③ 212
雷帕霉素－地尔硫草② 1021
雷帕霉素－环孢菌素② 1005
雷帕霉素－环孢霉素 A② 1005
雷帕霉素－环孢素② 1005
雷帕霉素－甲哌利福霉素② 1021
雷帕霉素－利福平② 1021
雷帕霉素－利米定② 1021
雷帕霉素－硫氮草酮② 1021
雷帕霉素－伊曲康唑② 1022
雷帕霉素－依他康唑② 1022
雷特格韦－法德瑞韦③ 917
雷特格韦－其他药物① 918
类毒素－环孢菌素③ 1032
类毒素－环孢霉素 A③ 1032
类毒素－环孢素③ 1032
类风湿性关节炎－左咪唑② 931
类风湿性关节炎－左旋咪唑② 931
力复平－阿伐曲泊帕① 632
力复平－阿凡泊帕① 632
力复平－阿普斯特① 652
力复平－阿曲生坦① 659
力复平－阿托伐醌② 848
力复平－阿托伐醌② 930
力复平－阿托喹酮② 848
力复平－阿托喹酮② 930
力复平－安塞曲匹② 238
力复平－氨苯砜③ 852
力复平－奥西替尼① 984
力复平－奥希替尼① 984
力复平－吡格列酮② 749
力复平－丙磺舒④ 846
力复平－醋竹桃霉素② 846
力复平－对氨基水杨酸③ 847
力复平－对氨柳酸③ 847
力复平－二氢二苯砜③ 852
力复平－反胺苯环醇② 498
力复平－非马沙坦② 100
力复平－夫西地酸② 847
力复平－氟安定③ 845
力复平－氟胺安定③ 845
力复平－氟苯安定③ 845
力复平－氟伐他汀② 222
力复平－氟西泮③ 845
力复平－褐霉酸② 847
力复平－甲氟喹② 925
力复平－卡索吡坦① 681
力复平－科索亚② 98
力复平－芦沙坦② 98

力复平－鲁伯斯塔② 754
力复平－罗氟司特② 651
力复平－洛伐他汀② 209
力复平－洛沙坦② 98
力复平－氯沙坦② 98
力复平－美降脂② 209
力复平－美维诺林② 209
力复平－莫西沙星② 804
力复平－纳多洛尔③ 58
力复平－奈韦拉平② 888
力复平－奈维雷平② 888
力复平－萘羟心安③ 58
力复平－匹伐他汀② 234
力复平－匹他伐他汀② 234
力复平－曲马多② 498
力复平－曲马朵② 498
力复平－瑞彤② 749
力复平－塞来西帕② 660
力复平－赛乐西帕② 660
力复平－三硅酸镁③ 846
力复平－三矽酸镁③ 846
力复平－三乙酰竹桃霉素② 846
力复平－沙奎那韦① 896
力复平－食品① 845
力复平－司来帕格② 660
力复平－梭链孢酸② 847
力复平－羧苯磺胺④ 846
力复平－塔格瑞斯① 984
力复平－泰瑞沙① 984
力复平－替格瑞洛② 619
力复平－替卡格雷② 619
力复平－酮康唑② 857
力复平－沃拉帕沙① 622
力复平－西洛他唑① 620
力复平－依法韦恩茨② 891
力复平－依法韦伦② 891
力复平－隐形眼镜② 845
力抗栓－阿司匹林② 615
力抗栓－苄丙酮香豆素钠② 616
力抗栓－茶碱③ 638
力抗栓－反胺苯环醇② 497
力抗栓－华法林② 616
力抗栓－甲磺酸二氢麦角碱② 616
力抗栓－甲磺酸双氢麦角毒碱② 616
力抗栓－曲马多③ 497
力抗栓－曲马朵③ 497
力抗栓－乙酰水杨酸② 615
立平脂－帕伐他丁② 219
立平脂－帕瓦停② 219
立平脂－普伐他汀② 219
利巴韦林－地丹诺辛② 884
利巴韦林－叠氮胸苷② 880
利巴韦林－齐多夫定② 880
利巴韦林－去羟肌苷② 884
利巴韦林－双脱氧肌苷② 884
利多卡因－阿义马林③ 163
利多卡因－苯巴比妥③ 163
利多卡因－苯妥英③ 163
利多卡因－丙吡胺③ 163
利多卡因－大仑丁③ 163
利多卡因－二苯乙内酰脲③ 163
利多卡因－琥珀胆碱② 460
利多卡因－缓脉灵③ 163
利多卡因－甲氰咪胍① 164
利多卡因－奎尼丁③ 147
利多卡因－鲁米那③ 163
利多卡因－普鲁卡因胺③ 155
利多卡因－普萘洛尔② 162
利多卡因－双异丙吡胺③ 163
利多卡因－司可林② 460
利多卡因－西咪替丁① 164
利多卡因－吸烟③ 162
利多卡因－心得安② 162
利伐沙班＋马西替坦－贯叶连翘② 613
利伐沙班＋马西替坦－金丝桃② 613
利伐沙班＋马西替坦－圣约翰草② 613

利伐沙班－环孢菌素② 612
利伐沙班－环孢霉素② 612
利伐沙班－环孢素② 612
利伐沙班－考比泰特① 607
利伐沙班－考西司他① 607
利伐沙班－科比司他① 607
利伐沙班－可比西塔① 607
利伐沙班－食物② 606
利伐沙班－酮康唑② 607
利福布丁－氯霉素① 848
利福布丁－茚地那韦① 848，903
利福布汀－地拉韦定① 888
利福布汀－叠氮胸苷② 880
利福布汀－伏立康唑② 865
利福布汀－氯霉素① 848
利福布汀－齐多夫定② 880
利福布汀－茚地那韦① 848，903
利福平－阿伐曲泊帕① 632
利福平－阿凡泊帕① 632
利福平－阿利吉仑② 93
利福平－阿利克仑② 93
利福平－阿普斯特① 652
利福平－阿曲生坦② 659
利福平－阿托伐醌② 848，930
利福平－阿托喹酮② 848，930
利福平－艾沙利酮① 110
利福平－安定③ 387
利福平－安塞曲匹② 238
利福平－氨苯砜③ 852
利福平－昂丹司琼② 680
利福平－奥丹西龙② 680
利福平－奥西替尼① 984
利福平－奥希替尼① 984
利福平－倍他乐克② 55
利福平－苯妥英② 273
利福平－吡二丙胺③ 161
利福平－吡格列酮② 749
利福平－吡美诺② 162
利福平－吡哌醇② 162
利福平－苄丙酮香豆素钠① 591
利福平－丙吡胺③ 161
利福平－丙磺舒④ 846
利福平－布诺啡叔丁啡② 495
利福平－茶碱② 644
利福平－雌二醇① 774
利福平－醋竹桃霉素② 846
利福平－达比加群酯② 605
利福平－大仑丁② 273
利福平－地拉罗司② 1072
利福平－地西泮② 387
利福平－狄吉妥辛② 118
利福平－丁丙诺啡② 495
利福平－对氨基水杨酸③ 847
利福平－对氨柳酸③ 847
利福平－多西环素③ 837
利福平－恩瑞格② 1072
利福平－二氨二苯砜③ 852
利福平－二苯海因② 273
利福平－二苯乙内酰脲② 273
利福平－反胺苯环醇② 498
利福平－非马沙坦② 100
利福平－夫西地酸② 847
利福平－氟安定③ 845
利福平－氟胺安定③ 845
利福平－氟苯安定③ 845
利福平－氟伐他汀② 222
利福平－氟哌醇② 316
利福平－氟哌丁苯② 316
利福平－氟哌啶醇② 316
利福平－氟烷② 437
利福平－氟西泮③ 845
利福平－高诺酮① 775
利福平－海索比妥③ 378
利福平－含珠停① 788
利福平－褐霉酸② 847
利福平－华法林① 591

利福平—环孢菌素② 1002
利福平—环孢霉素 A② 1002
利福平—环孢素② 1002
利福平—环己巴比妥③ 378
利福平—吉非替尼② 980
利福平—甲苯磺丁脲② 727
利福平—甲氟喹② 925
利福平—甲糖宁② 727
利福平—甲硝唑② 808
利福平—卡索吡坦① 681
利福平—科索亚② 98
利福平—可乐定④ 69
利福平—可乐宁④ 69
利福平—口服避孕药① 783
利福平—奎尼丁① 152
利福平—拉莫三嗪① 293
利福平—劳卡胺③ 170
利福平—雷米封② 842
利福平—雷帕霉素② 1021
利福平—利培酮 323
利福平—利司酮② 323
利福平—芦沙坦② 98
利福平—鲁伯斯塔② 754
利福平—罗氟司特② 651
利福平—洛伐他汀② 209
利福平—洛沙坦② 98
利福平—氯卡尼③ 170
利福平—氯霉素② 839
利福平—氯沙坦② 98
利福平—氯压定④ 69
利福平—马拉韦罗② 914
利福平—慢心律② 165
利福平—美多心安② 55
利福平—美降脂② 209
利福平—美散痛② 485
利福平—美沙酮② 485
利福平—美托洛尔② 55
利福平—美维诺林② 209
利福平—美西律② 165
利福平—米非司酮① 788
利福平—灭滴灵② 808
利福平—莫西沙星② 804
利福平—纳多洛尔③ 58
利福平—奈韦拉平② 888
利福平—奈维雷平② 888
利福平—萘羟心安② 58
利福平—诺和龙② 744
利福平—匹伐他汀② 234
利福平—匹他伐他汀② 234
利福平—泼尼松龙② 765
利福平—普伐他汀② 220
利福平—普萘洛尔① 48
利福平—强的松龙② 765
利福平—强力霉素② 837
利福平—氢化泼尼松② 765
利福平—曲马多② 498
利福平—曲马朵② 498
利福平—去铁斯若② 1072
利福平—去氧孕烯② 775
利福平—瑞格列奈② 744
利福平—瑞彤② 749
利福平—塞来西帕② 660
利福平—塞利洛尔② 61
利福平—赛乐西帕② 660
利福平—三氟氯溴乙烷② 437
利福平—三硅酸镁② 846
利福平—三矽酸镁② 846
利福平—三乙酰竹桃霉素② 846
利福平—沙奎那韦② 896
利福平—食品① 845
利福平—室安卡因③ 164
利福平—枢复宁② 680
利福平—叔丁啡② 495
利福平—双异丙吡胺③ 161
利福平—司来帕格② 660
利福平—苏迪② 1046

利福平—梭链孢酸② 847
利福平—羧苯磺胺④ 846
利福平—他克罗姆② 1018
利福平—他克莫司② 1018
利福平—塔格瑞斯① 984
利福平—泰利霉素① 820
利福平—泰瑞沙① 984
利福平—特比萘芬② 872
利福平—特拉匹韦② 877
利福平—特拉普韦② 877
利福平—替格瑞洛② 619
利福平—替卡格雷② 619
利福平—替拉瑞韦② 877
利福平—酮康唑② 857
利福平—脱氧土霉素③ 837
利福平—妥卡胺③ 164
利福平—妥卡尼③ 164
利福平—维拉帕米② 184
利福平—维生素D② 1057
利福平—沃拉帕沙① 622
利福平—戊脉安② 184
利福平—西罗莫司② 1021
利福平—西洛他唑① 620
利福平—息百忧① 788
利福平—息隐① 788
利福平—心得安① 48
利福平—洋地黄毒苷② 118
利福平—依巴斯汀② 1046
利福平—依法韦恩茨② 891
利福平—依法韦伦② 891
利福平—乙胺丁醇④ 849
利福平—异搏定② 184
利福平—异脉停③ 161
利福平—异烟肼② 842
利福平—异烟酰肼② 842
利福平—隐形眼镜② 845
利复星—加钙橘汁② 798
利米定—阿伐曲泊帕① 632
利米定—阿凡泊帕① 632
利米定—阿普斯特① 652
利米定—阿托伐醌② 848,930
利米定—阿托喹酮② 848,930
利米定—安定③ 387
利米定—安塞曲匹② 238
利米定—氨苯砜③ 852
利米定—昂丹司琼② 680
利米定—奥丹西龙② 680
利米定—奥西替尼① 984
利米定—奥希替尼① 984
利米定—倍他乐克② 55
利米定—苯妥英② 273
利米定—吡二丙胺③ 161
利米定—吡美诺② 162
利米定—吡哌醇② 162
利米定—苄丙酮香豆素钠① 591
利米定—丙吡胺③ 161
利米定—丙磺舒④ 846
利米定—布诺啡叔丁啡② 495
利米定—茶碱② 644
利米定—雌二醇① 774
利米定—醋竹桃霉素② 846
利米定—大仑丁② 273
利米定—地拉罗司② 1072
利米定—地西泮③ 387
利米定—狄吉妥辛② 118
利米定—丁丙诺啡② 495
利米定—对氨基水杨酸③ 847
利米定—对氨柳酸③ 847
利米定—多西环素③ 837
利米定—恩瑞格② 1072
利米定—二氢二苯砜③ 852
利米定—二苯海因② 273
利米定—二苯乙内酰脲② 273
利米定—反胺苯环醇② 498
利米定—非马沙坦② 100
利米定—夫西地酸② 847

利米定－氟安定③　845
利米定－氟胺安定③　845
利米定－氟苯安定③　845
利米定－氟伐他汀②　222
利米定－氟哌醇②　316
利米定－氟哌丁苯②　316
利米定－氟哌啶醇②　316
利米定－氟烷②　437
利米定－氟西泮③　845
利米定－高诺酮①　775
利米定－海索比妥③　378
利米定－含珠停①　788
利米定－褐霉酸②　847
利米定－华法林①　591
利米定－环孢菌素②　1002
利米定－环孢霉素 A②　1002
利米定－环孢素②　1002
利米定－环己巴比妥③　378
利米定－吉非替尼②　980
利米定－甲苯磺丁脲②　727
利米定－甲氟喹②　925
利米定－甲糖宁②　727
利米定－甲硝唑②　808
利米定－科索亚②　98
利米定－可乐定④　69
利米定－可乐宁④　69
利米定－口服避孕药①　783
利米定－奎尼丁①　152
利米定－劳卡胺③　170
利米定－雷米封②　842
利米定－雷帕霉素②　1021
利米定－利培酮②　323
利米定－利司培酮②　323
利米定－芦沙坦②　98
利米定－罗氟司特②　651
利米定－洛伐他汀②　209
利米定－洛沙坦②　98
利米定－氯卡尼③　170
利米定－氯霉素②　839
利米定－氯沙坦②　98
利米定－氯压定④　69
利米定－马拉韦罗②　914
利米定－慢心律②　165
利米定－美多心安②　55
利米定－美降脂②　209
利米定－美散痛②　485
利米定－美沙酮②　485
利米定－美托洛尔②　55
利米定－美维诺林②　209
利米定－美西律②　165
利米定－米非司酮①　788
利米定－灭滴灵②　808
利米定－莫西沙星②　804
利米定－纳多洛尔③　58
利米定－奈韦拉平②　888
利米定－奈维雷平②　888
利米定－萘羟心安③　58
利米定－匹伐他汀②　234
利米定－匹他伐他汀②　234
利米定－泼尼松龙②　765
利米定－普萘洛尔①　48
利米定－强的松龙②　765
利米定－强力霉素③　837
利米定－氢化泼尼松②　765
利米定－曲马多②　498
利米定－曲马朵②　498
利米定－去铁斯若②　1072
利米定－去氧孕烯①　775
利米定－塞来西帕②　660
利米定－赛乐西帕②　660
利米定－三氟氯溴乙烷②　437
利米定－三硅酸镁③　846
利米定－三矽酸镁③　846
利米定－三乙酰竹桃霉素②　846
利米定－沙奎那韦①　896
利米定－食品①　845

利米定－室安卡因③　164
利米定－枢复宁②　680
利米定－叔丁啡②　495
利米定－双异丙吡胺③　161
利米定－司来帕格②　660
利米定－苏迪②　1046
利米定－梭链孢酸②　847
利米定－羧苯磺胺④　846
利米定－他克罗姆②　1018
利米定－他克莫司②　1018
利米定－塔格瑞斯①　984
利米定－泰利霉素①　820
利米定－泰瑞沙①　984
利米定－特比萘芬②　872
利米定－特拉匹韦②　877
利米定－特拉普韦②　877
利米定－替格瑞洛②　619
利米定－替卡格雷②　619
利米定－替拉瑞韦②　877
利米定－酮康唑②　857
利米定－脱氧土霉素③　837
利米定－妥卡胺②　164
利米定－妥卡尼③　164
利米定－维拉帕米②　184
利米定－维生素 D②　1057
利米定－沃拉帕沙①　622
利米定－戊脉安②　184
利米定－西罗莫司②　1021
利米定－西洛他唑①　620
利米定－息百虑①　788
利米定－息隐①　788
利米定－心得安①　48
利米定－洋地黄毒苷②　118
利米定－依巴斯汀②　1046
利米定－依法韦恩茨②　891
利米定－依法韦伦②　891
利米定－乙胺丁醇④　849
利米定－异搏定②　184
利米定－异脉停③　161
利米定－异烟肼②　842
利米定－异烟酰肼②　842
利米定－隐形眼镜②　845
利眠宁－阿米替林③　348
利眠宁－阿密替林③　348
利眠宁－戒酒硫②　390
利眠宁－双硫仑②　390
利眠宁－双硫醒②　390
利眠宁－依拉维③　348
利奈唑胺－其他药物②　809
利尿磺胺－丙磺舒①　539
利尿磺胺－二甲双胍④　738
利尿磺胺－甲福明④　738
利尿磺胺－降糖片④　738
利尿磺胺－氯磺丙脲②　731
利尿磺胺－羧苯磺胺①　539
利尿酸－苄丙酮香豆素钠②　584
利尿酸－肝素③　544
利尿酸－华法林②　584
利尿酸－卡那霉素①　829
利尿酸－顺铂②　700
利尿酸－顺氯氨铂②　700
利尿药－四环素①　833
利培酮－安非他明③　29
利培酮－苯丙胺③　29
利培酮－苯齐巨林③　29
利培酮－非那明③　29
利培酮－甲哌丙嗪②　322
利培酮－甲哌利福霉素②　323
利培酮－甲哌酮③　323
利培酮－利福平③　323
利培酮－利米定③　323
利培酮－美哌隆③　323
利巴韦林－美散痛③　486
利巴韦林－美沙酮③　486
利巴韦林－食品②　894
利其丁－付肾素①　33

利其丁－肾上腺素①　33
利其丁－消化性溃疡①　32
利司培酮－安非他明③　29
利司培酮－苯丙胺③　29
利司培酮－苯齐巨林③　29
利司培酮－非那明③　29
利司培酮－甲哌丙嗪②　322
利司培酮－甲哌利福霉素②　323
利司培酮－甲哌酮③　323
利司培酮－利福平②　323
利司培酮－利米定②　323
利司培酮－美哌隆③　323
利他林－苯巴比妥②　369
利他林－丙米嗪③　336
利他林－鲁米那②　369
利他林－米帕明③　336
利他灵－苯妥英③　257
利他灵－大仑丁③　257
利他灵－二苯海因③　257
利他灵－二苯乙内酰脲③　257
利他灵－双香豆素③　546
利托君－格隆溴铵②　18
利托君－考的松①　18
利托君－可的松①　18
利托君－普通胰岛素②　711
利托君－氢氯噻嗪②　693
利托君－双氢克尿噻②　693
利托君－胃长宁②　18
利托君－胰岛素②　711
利托君－正规胰岛素②　711
利托那韦－MRK-1③　915
利托那韦-阿扎那韦－泰诺福韦③　902
利托那韦-阿扎那韦－替诺福韦③　902
利托那韦－安定②　389
利托那韦－安非他酮②　361
利托那韦－丙氧芬②　501
利托那韦－布诺啡②　495
利托那韦－茶碱②　645
利托那韦－地西泮②　389
利托那韦－丁氨苯丙酮②　361
利托那韦－丁丙诺啡②　495
利托那韦－甲苯达唑②　932
利托那韦－甲苯咪唑②　932
利托那韦－戒酒硫①　902
利托那韦－考尼伐坦①　691
利托那韦－口服避孕药②　785
利托那韦－洛伐他汀②　210
利托那韦－美降脂②　210
利托那韦－美维诺林②　210
利托那韦－咪达唑仑①　403
利托那韦－咪唑二氮䓬①　403
利托那韦－尼罗替尼②　977
利托那韦－尼洛替尼②　977
利托那韦－羟二氢可待因酮②　480
利托那韦－羟考酮②　480
利托那韦－曲唑酮②　358
利托那韦－沙奎那韦④　900
利托那韦－叔丁啡②　495
利托那韦－双硫仑①　902
利托那韦－双硫醒①　902
利托那韦－速眠安①　403
利托那韦－万艾可①　197
利托那韦－伟哥①　197
利托那韦－西地那非①　197
利托那韦－西洛他唑②　620
利托那韦－西那非尔①　197
利托那韦－氧可酮②　480
利托那韦－伊法卡托①　659
利托那韦－依伐卡托①　659
利托那韦－依法卡托①　659
利托那韦－依法韦伦①　889
利托那韦－悦亭②　361
利妥特灵－普通胰岛素②　711
利妥特灵－胰岛素②　711
利妥特灵－正规胰岛素②　711
利血宝－抗高血压药②　112

利血平－苯乙肼③　362
利血平－丙米嗪③　336
利血平－地高辛②　120
利血平－狄戈辛②　120
利血平－狄吉妥辛③　117
利血平－氟安定③　74
利血平－氟苯安定③　74
利血平－氟烷③　74
利血平－氟西泮③　74
利血平－卡马西平②　281
利血平－奎尼丁③　147
利血平－硫喷妥钠②　442
利血平－麻黄碱②　27
利血平－麻黄素②　27
利血平－米帕明③　336
利血平－三氟氯溴乙烷③　74
利血平－痛惊宁②　281
利血平－戊硫巴比妥钠②　442
利血平－酰胺咪嗪②　281
利血平－洋地黄毒苷③　117
利血平－左旋多巴②　74
栎精－非索非那定①　1045
栎精－咪达唑仑③　405
栎精－咪唑二氮䓬③　405
栎精－普伐他汀②　220
栎精－速眠安③　405
痢特灵－阿米替林③　349
痢特灵－阿密替林③　349
痢特灵－安非他明②　30
痢特灵－苯丙胺②　30
痢特灵－苯齐巨林②　30
痢特灵－地美露③　483
痢特灵－度冷丁③　483
痢特灵－非那明②　30
痢特灵－哌替啶③　483
痢特灵－水合氯醛④　413
痢特灵－水化氯醛④　413
痢特灵－依拉维③　349
痢特灵－乙醇③　429
链霉素－安定②　823
链霉素－茶苯海明③　823
链霉素－乘晕宁③　823
链霉素－地西泮②　823
链霉素－甲氰咪胍②　824
链霉素－克林霉素②　824
链霉素－氯洁霉素②　824
链霉素－氯林霉素②　824
链霉素－妊娠①　823
链霉素－西咪替丁②　824
链霉素－紫霉素①　850
链脲菌素－苯妥英③　957
链脲菌素－大仑丁③　957
链脲菌素－二苯乙内酰脲③　957
链阳菌素 A/B－氟哌醇②　315
链阳菌素 A/B－氟哌丁苯②　315
链阳菌素 A/B－氟哌啶醇②　315
链阳菌素 A/B－红霉素①　818
链佐星－苯妥英③　957
链佐星－大仑丁③　957
链佐星－二苯乙内酰脲③　957
良性前列腺增生症－麻黄碱②　27
良性前列腺增生症－麻黄素②　27
两性霉素 B－5-氟胞嘧啶②　871
两性霉素 B－达克宁③　854
两性霉素 B－地高辛②　140
两性霉素 B－狄戈辛②　140
两性霉素 B－呋喃苯胺酸②　700
两性霉素 B－呋塞米①　700
两性霉素 B－氟胞嘧啶②　871
两性霉素 B－管箭毒碱②　456
两性霉素 B－环孢菌素②　1002
两性霉素 B－环孢霉素 A②　1002
两性霉素 B－环孢素②　1002
两性霉素 B－可的索②　854
两性霉素 B－咪康唑③　854
两性霉素 B－皮质醇②　854

两性霉素 B-氢化可的松② 854
两性霉素 B-庆大霉素② 828
两性霉素 B-速尿① 700
两性霉素 B-筒箭毒碱② 456
两性霉素 B-扎西他滨② 886
邻甲苯海明-阿米替林② 348
邻甲苯海明-阿密替林② 348
邻甲苯海明-丙氧芬④ 499
邻甲苯海明-依拉维② 348
邻氯青霉素-苄丙酮香豆素钠② 588
邻氯青霉素-华法林② 588
邻氯西林-苄丙酮香豆素钠② 588
邻氯西林-华法林② 588
林可霉素-白陶土① 822
林可霉素-高岭土① 822
林可霉素-红霉素③ 822
林可霉素-甲氰咪胍② 821
林可霉素-氯霉素③ 822
林可霉素-食品② 821
林可霉素-水合硅酸铝① 822
林可霉素-西咪替丁① 821
临产-磺胺药① 789
磷酸钠-葡萄糖酸钙② 1066
磷酸钠-碳酸钙② 673
磷酸钠-维生素D② 1066
流感病毒疫苗-苄丙酮香豆素钠② 597
流感病毒疫苗-茶碱② 646
流感病毒疫苗-放线菌素① 953
流感病毒疫苗-华法林② 597
流感病毒疫苗-环孢菌素① 1031
流感病毒疫苗-环孢霉素 A① 1031
流感病毒疫苗-环孢素① 1031
流感疫苗-氨基比林③ 528
流感疫苗-苯妥英② 275
流感疫苗-苄丙酮香豆素钠② 597
流感疫苗-茶碱② 646
流感疫苗-大仑丁② 275
流感疫苗-二苯海因② 275
流感疫苗-二苯乙内酰脲② 275
流感疫苗-放线菌素① 953
流感疫苗-华法林② 597
流感疫苗-环孢菌素① 1031
流感疫苗-环孢霉素 A① 1031
流感疫苗-环孢素① 1031
流感疫苗-氯氮平③ 321
流感疫苗-氯扎平③ 321
硫苯酰胺-硫糖铝③ 319
硫苯酰胺-嗜铬细胞瘤③ 318
硫苯酰胺-胃溃宁③ 319
硫氮䓬酮-阿莫洛地平② 107
硫氮䓬酮-安律酮② 172
硫氮䓬酮-氨氯地平② 107
硫氮䓬酮-胺碘酮② 172
硫氮䓬酮-地高辛② 126
硫氮䓬酮-狄戈辛① 126
硫氮䓬酮-恩卡尼③ 169
硫氮䓬酮-环孢菌素① 995
硫氮䓬酮-环孢霉素 A① 995
硫氮䓬酮-环孢素① 995
硫氮䓬酮-甲氰咪胍② 187
硫氮䓬酮-雷诺嗪② 192
硫氮䓬酮-雷帕霉素② 1021
硫氮䓬酮-西罗莫司② 1021
硫氮䓬酮-西咪替丁② 187
硫氮䓬酮-硝苯吡啶③ 102
硫氮䓬酮-硝苯地平③ 102
硫氮䓬酮-心痛定③ 102
硫氮䓬酮-乙胺碘呋酮② 172
硫氮䓬酮-英卡胺③ 169
硫化四乙基秋兰姆-乙醇① 427
硫化四乙基秋兰姆-乙醇③ 428
硫利哒嗪-N-去甲麻黄碱① 311
硫利哒嗪-苯丙醇胺① 311
硫利哒嗪-环丙甲羟二氢吗啡酮② 311
硫利哒嗪-卡马西平② 311
硫利哒嗪-纳曲酮② 311

硫利哒嗪-碳酸锂② 329
硫利哒嗪-痛惊宁② 311
硫利哒嗪-酰胺咪嗪② 311
硫柳汞-四环素③ 834
硫喷妥-埃索美拉唑② 443
硫喷妥-艾美拉唑② 443
硫喷妥-艾司奥美拉唑② 443
硫喷妥-磺胺异噁唑② 443
硫喷妥-己酮可可碱② 442
硫喷妥钠-丙磺舒③ 443
硫喷妥钠-磺胺异噁唑② 443
硫喷妥钠-利血平② 442
硫喷妥钠-吗啡② 442
硫喷妥钠-蛇根碱② 442
硫喷妥钠-羧苯磺胺② 443
硫噻嗪-苯妥英② 261
硫噻嗪-大仑丁② 261
硫噻嗪-二苯海因② 261
硫噻嗪-二苯乙内酰脲② 261
硫酸镁-苯巴比妥② 374
硫酸镁-琥珀胆碱② 459
硫酸镁-鲁米那② 374
硫酸镁-庆大霉素② 825
硫酸镁-司可林② 459
硫酸镁-硝苯吡啶② 103
硫酸镁-硝苯地平② 103
硫酸镁-心痛定② 103
硫酸锌-苯甘孢霉素① 816
硫酸锌-四环素① 835
硫酸锌-头孢氨苄① 816
硫酸锌-先锋霉素Ⅳ① 816
硫酸亚铁-爱道美③ 73
硫酸亚铁-奥美拉唑② 629
硫酸亚铁-别嘌醇④ 628
硫酸亚铁-别嘌呤醇④ 628
硫酸亚铁-环丙氟哌酸② 801
硫酸亚铁-环丙沙星② 801
硫酸亚铁-甲多巴③ 73
硫酸亚铁-甲基多巴③ 73
硫酸亚铁-甲氰咪胍② 628
硫酸亚铁-抗坏血酸③ 629
硫酸亚铁-氯霉素② 629
硫酸亚铁-青霉胺① 1030
硫酸亚铁-三硅酸镁② 628
硫酸亚铁-三矽酸镁② 628
硫酸亚铁-四环素① 832
硫酸亚铁-维生素C③ 629
硫酸亚铁-渥米哌唑② 629
硫酸亚铁-西咪替丁② 628
硫糖铝-阿米替林② 349
硫糖铝-阿密替林② 349
硫糖铝-苯妥英② 270
硫糖铝-苄丙酮香豆素钠③ 582
硫糖铝-茶碱③ 639
硫糖铝-大仑丁② 270
硫糖铝-地高辛② 132
硫糖铝-狄戈辛② 132
硫糖铝-多酶片① 674
硫糖铝-二苯海因② 270
硫糖铝-二苯乙内酰脲② 270
硫糖铝-华法林③ 582
硫糖铝-环丙氟哌酸② 801
硫糖铝-环丙沙星② 801
硫糖铝-甲氰咪胍② 674
硫糖铝-硫苯酰胺③ 319
硫糖铝-舒必利③ 319
硫糖铝-西咪替丁② 674
硫糖铝-依拉维③ 349
硫糖铝-止呕灵③ 319
硫氧唑酮-阿司匹林④ 541
硫氧唑酮-苯妥英② 268
硫氧唑酮-苯溴马隆③ 540
硫氧唑酮-苄丙酮香豆素钠① 580
硫氧唑酮-丙磺舒④ 541
硫氧唑酮-茶碱③ 637
硫氧唑酮-大仑丁② 268

硫氧唑酮－二苯海因②　268
硫氧唑酮－二苯乙内酰脲②　268
硫氧唑酮－华法林①　580
硫氧唑酮－甲苯磺丁脲②　723
硫氧唑酮－甲糖宁②　723
硫氧唑酮－那格列奈②　747
硫氧唑酮－羧苯磺胺④　541
硫氧唑酮－糖力②　747
硫氧唑酮－维拉帕米③　184
硫氧唑酮－戊脉安③　184
硫氧唑酮－心得平②　60
硫氧唑酮－烟酸③　541
硫氧唑酮－氧烯洛尔②　60
硫氧唑酮－乙酰水杨酸②　541
硫氧唑酮－异搏定③　184
硫茚酸－苄丙酮香豆素钠②　573
硫茚酸－二甲基亚砜②　519
硫茚酸－二甲亚砜②　519
硫茚酸－华法林②　573
硫唑嘌呤－阿库氯铵②　450
硫唑嘌呤－阿霉素③　994
硫唑嘌呤－本可松③　450
硫唑嘌呤－别嘌醇①　994
硫唑嘌呤－别嘌呤醇①　994
硫唑嘌呤－多柔比星③　994
硫唑嘌呤－复方磺胺甲噁唑②　994
硫唑嘌呤－复方新诺明②　994
硫唑嘌呤－管箭毒碱②　456
硫唑嘌呤－甲巯丙脯酸②　994
硫唑嘌呤－卡托普利②　994
硫唑嘌呤－开博通②　994
硫唑嘌呤－潘可罗宁③　450
硫唑嘌呤－泮库溴铵③　450
硫唑嘌呤－筒箭毒碱②　456
柳氮磺胺吡啶－地高辛②　138
柳氮磺胺吡啶－狄戈辛②　138
柳氮磺胺吡啶－维生素 Bc③　630
柳氮磺胺吡啶－维生素 M③　630
柳氮磺胺吡啶－叶酸③　630
柳氮磺吡啶－氨苄青霉素③　792
柳氮磺吡啶－氨苄西林③　792
柳氮磺吡啶－川芎内酯 B②　793
柳氮磺吡啶－地高辛②　138
柳氮磺吡啶－狄戈辛②　138
柳氮磺吡啶－二阿魏酰基甲烷②　793
柳氮磺吡啶－姜黄素②　793
柳氮磺吡啶－考来烯胺③　792
柳氮磺吡啶－克扣明②　793
柳氮磺吡啶－四环素②　792
柳氮磺吡啶－维生素 Bc③　630
柳氮磺吡啶－维生素 M③　630
柳氮磺吡啶－消胆胺③　792
柳氮磺吡啶－叶酸③　630
六甲蜜胺－阿米替林②　350，944
六甲蜜胺－阿密替林②　350，944
六甲蜜胺－依拉维②　350，944
六甲溴铵－管箭毒碱②　454
六甲溴铵－琥珀胆碱②　458
六甲溴铵－司可林②　458
六甲溴铵－筒箭毒碱②　454
六氢吡啶－左旋多巴①　248
芦沙坦－AST-120②　99
芦沙坦－阿莫地喹②　99
芦沙坦－安体舒通①　97
芦沙坦－氟康唑②　98
芦沙坦－甲哌利福霉素②　98
芦沙坦－力复平②　98
芦沙坦－利福平②　98
芦沙坦－利米定②　98
芦沙坦－螺内酯①　97
芦沙坦－妊娠①　96
芦沙坦－水飞蓟宾②　96
芦沙坦－水飞蓟素②　96
芦沙坦－西利马林②　96
芦沙坦－消炎痛②　96
芦沙坦－吲哚美辛②　96

颅脑损伤－吗啡②　467
卤泛曲林－可乐果②　928
卤泛曲林－氯喹②　929
卤泛曲林－四环素②　929
卤泛群－可乐果②　928
卤泛群－氯喹①　929
卤泛群－四环素②　929
卤芬酯－苄丙酮香豆素钠③　562
卤芬酯－华法林③　562
卤芬酯－甲苯磺丁脲②　722
卤芬酯－甲糖宁②　722
卤芬酯－普萘洛尔②　40
卤芬酯－心得安②　40
卤加比－苯巴比妥③　370
卤加比－苯妥英②　260
卤加比－大仑丁②　260
卤加比－二苯海因②　260
卤加比－二苯乙内酰脲②　260
卤加比－鲁米那③　370
鲁伯斯塔－甲哌利福霉素②　754
鲁伯斯塔－力复平②　754
鲁伯斯塔－利福平②　754
鲁米那－1,4-二甲基-7-异丙基甘菊环-3-磺酸钠②　958
鲁米那－阿霉素③　955
鲁米那－阿司匹林②　373
鲁米那－癌得星②　939
鲁米那－爱道美④　72
鲁米那－安非他酮②　360
鲁米那－安氟醚②　438
鲁米那－安律酮②　368
鲁米那－氨基比林②　527
鲁米那－氨甲蝶呤④　944
鲁米那－氨甲叶酸④　944
鲁米那－胺碘酮②　368
鲁米那－保泰松③　528
鲁米那－苯妥英③　264
鲁米那－苯乙肼②　371
鲁米那－苯乙哌啶②　374
鲁米那－吡多醇③　377
鲁米那－吡多辛③　377
鲁米那－吡二丙胺②　159
鲁米那－吡喹酮②　934
鲁米那－苄丙酮香豆素钠①　566
鲁米那－丙吡胺②　159
鲁米那－丙米嗪③　341
鲁米那－丙戊酸②　369
鲁米那－布他酮③　528
鲁米那－茶碱②　635
鲁米那－雌二醇①　774
鲁米那－醋氨酚③　522
鲁米那－醋竹桃霉素④　375
鲁米那－大仑丁③　264
鲁米那－地芬诺酯①　374
鲁米那－地美露②　482
鲁米那－地塞米松②　769
鲁米那－狄吉妥辛②　117
鲁米那－敌百痉②　369
鲁米那－丁氨苯丙酮②　360
鲁米那－冬眠灵②　306
鲁米那－杜冷丁②　482
鲁米那－对乙酰氨基酚③　522
鲁米那－多柔比星②　955
鲁米那－多西环素②　836
鲁米那－恩氟烷②　438
鲁米那－二苯海因②　264
鲁米那－二苯乙内酰脲③　264
鲁米那－二丙基乙酸②　369
鲁米那－反应停②　376
鲁米那－伏立康唑②　863
鲁米那－氟伏沙明②　371
鲁米那－氟甲强的松龙②　769
鲁米那－氟康唑②　375
鲁米那－氟柳双胺②　370
鲁米那－氟美松②　769
鲁米那－钙三醇②　1058
鲁米那－骨化三醇②　1058

鲁米那－华法林① 566
鲁米那－环吡异喹酮② 934
鲁米那－环磷酰胺② 939
鲁米那－磺胺哒唑② 375
鲁米那－磺胺嘧啶② 375
鲁米那－灰黄霉素③ 854
鲁米那－甲氨蝶呤④ 944
鲁米那－甲苯吡草③ 370
鲁米那－甲多巴④ 72
鲁米那－甲基多巴④ 72
鲁米那－甲氰咪胍③ 663
鲁米那－甲硝唑③ 806
鲁米那－间歇性血卟啉病① 368
鲁米那－戒酒硫② 372
鲁米那－咖啡碱③ 369
鲁米那－咖啡因③ 369
鲁米那－卡马西平③ 283
鲁米那－抗坏血酸④ 1055
鲁米那－口服避孕药② 780
鲁米那－奎尼丁② 149
鲁米那－雷米封② 376
鲁米那－利多卡因③ 163
鲁米那－利他林② 369
鲁米那－硫酸镁② 374
鲁米那－卤加比③ 370
鲁米那－罗钙全② 1058
鲁米那－氯巴占② 296
鲁米那－氯丙嗪② 306
鲁米那－氯环利嗪② 377
鲁米那－氯环嗪② 377
鲁米那－氯霉素② 838
鲁米那－氯哌三唑酮③ 371
鲁米那－美安适宁③ 370
鲁米那－米安色林③ 370
鲁米那－米帕明② 341
鲁米那－米塞林③ 370
鲁米那－灭滴灵③ 806
鲁米那－哌醋甲酯② 369
鲁米那－哌甲酯② 369
鲁米那－哌替啶② 482
鲁米那－扑米酮④ 369
鲁米那－扑热息痛③ 522
鲁米那－扑痫酮④ 369
鲁米那－普萘洛尔① 43
鲁米那－普瑞博思② 374
鲁米那－强力霉素② 836
鲁米那－氢氧化铝② 373
鲁米那－曲拉唑酮③ 371
鲁米那－曲唑酮③ 371
鲁米那－去甲阿米替林② 347
鲁米那－去甲替林② 347
鲁米那－噻加宾② 296
鲁米那－赛罗卡因③ 163
鲁米那－三氟戊肟胺③ 371
鲁米那－三乙酰竹桃霉素④ 375
鲁米那－三唑酮③ 371
鲁米那－沙利度胺② 376
鲁米那－双硫仑② 372
鲁米那－双硫醒② 372
鲁米那－双香豆素① 547
鲁米那－双异丙吡胺② 159
鲁米那－司替戊醇② 370
鲁米那－酞胺哌啶酮② 376
鲁米那－疼痛戊巴比妥② 368
鲁米那－痛惊宁③ 283
鲁米那－脱氧土霉素② 836
鲁米那－维生素 B₆③ 377
鲁米那－维生素 C④ 1055
鲁米那－维生素 K₄② 624
鲁米那－西咪替丁③ 663
鲁米那－西沙必利② 374
鲁米那－酰胺咪嗪③ 283
鲁米那－硝苯吡啶② 102
鲁米那－硝苯地平② 102
鲁米那－心得安① 43
鲁米那－心痛定② 102

鲁米那－洋地黄毒苷② 117
鲁米那－氧异安定② 296
鲁米那－药用炭② 373
鲁米那－依法韦恩茨① 889
鲁米那－依法韦伦① 889
鲁米那－乙胺碘呋酮② 368
鲁米那－乙醇② 372
鲁米那－乙酰甲萘醌② 624
鲁米那－乙酰水杨酸② 373
鲁米那－异脉停② 159
鲁米那－异烟肼② 376
鲁米那－异烟酰肼② 376
鲁米那－优尼必利② 374
鲁米那－右丙氧芬③ 372
鲁米那－右旋丙氧芬② 372
鲁米那－悦亭② 360
鲁米那－唑利磺胺② 297
鲁米那－唑尼沙胺② 297
罗氮芥－茶碱③ 943
罗伐他汀－艾曲波帕② 232
罗伐他汀－苄丙酮香豆素钠① 561
罗伐他汀－达卢那韦/利托那韦② 233
罗伐他汀－大扶康③ 233
罗伐他汀－地瑞那韦/利托那韦② 233
罗伐他汀－氟康唑③ 233
罗伐他汀－华法林① 561
罗伐他汀－环孢菌素② 234
罗伐他汀－环孢素② 234
罗伐他汀－卡维地洛③ 225
罗伐他汀－卡维洛尔③ 225
罗伐他汀－沙库巴曲/缬沙坦② 226
罗伐他汀－沙库比曲/缬沙坦② 226
罗伐他汀－沙库必曲/缬沙坦② 226
罗伐他汀－伊屈泼帕② 232
罗非考昔－替扎尼定① 69
罗非昔布－茶碱① 636
罗非昔布－替扎尼定① 69
罗氟哌酸－丙磺舒② 804
罗氟哌酸－羧苯磺胺② 804
罗氟司特－氟啶酸③ 650
罗氟司特－甲哌利福霉素② 651
罗氟司特－力复平② 651
罗氟司特－利福平② 651
罗氟司特－利米定② 651
罗氟司特－依诺沙星③ 650
罗钙全－苯巴比妥② 1058
罗钙全－考来烯胺② 1059
罗钙全－鲁米那② 1058
罗钙全－消胆胺② 1059
罗格列酮－氟伏沙明② 749
罗格列酮－格列本脲② 750
罗格列酮－甲氧苄氨嘧啶② 751
罗格列酮－甲氧苄啶② 751
罗格列酮－孟鲁司特③ 750
罗格列酮－三氟戊肟胺② 749
罗格列酮－顺尔宁③ 750
罗格列酮－酮康唑② 751
罗格列酮－优降糖② 750
罗哌卡因－环丙氟哌酸② 445
罗哌卡因－环丙沙星② 445
罗噻尼尔－醋硝香豆素② 552
罗噻尼尔－新抗凝② 552
罗舒伐他汀－苄丙酮香豆素钠① 561
罗舒伐他汀－大扶康③ 233
罗舒伐他汀－氟康唑③ 233
罗舒伐他汀－华法林① 561
罗舒伐他汀－环孢菌素② 234
罗舒伐他汀－环孢素② 234
罗苏伐他汀－艾曲波帕② 232
罗苏伐他汀－达卢那韦/利托那韦② 233
罗苏伐他汀－地瑞那韦/利托那韦② 233
罗苏伐他汀－卡维地洛③ 225
罗苏伐他汀－卡维洛尔③ 225
罗苏伐他汀－沙库巴曲/缬沙坦② 226
罗苏伐他汀－沙库比曲/缬沙坦② 226
罗苏伐他汀－沙库必曲/缬沙坦② 226

罗苏伐他汀－伊屈泼帕② 232
罗瓦尔精－安非他酮② 360
罗瓦尔精－丁氨苯丙酮② 360
罗瓦尔精－悦亭② 360
螺内酯－阿司匹林③ 702
螺内酯－白消安③ 942
螺内酯－白血福恩③ 942
螺内酯－苄丙酮香豆素钠③ 584
螺内酯－地高辛③ 135
螺内酯－狄戈辛③ 135
螺内酯－华法林③ 584
螺内酯－环孢菌素 A② 702
螺内酯－环孢素② 702
螺内酯－甲巯丙脯酸② 91
螺内酯－甲氧苄氨嘧啶② 702
螺内酯－甲氧苄啶② 702
螺内酯－卡托普利② 91
螺内酯－开博通② 91
螺内酯－考来烯胺③ 701
螺内酯－科索亚① 97
螺内酯－芦沙坦① 97
螺内酯－洛沙坦① 97
螺内酯－氯化钾① 703
螺内酯－氯沙坦① 97
螺内酯－马利兰③ 942
螺内酯－米托坦② 771，968
螺内酯－双氯苯二氯乙烷② 771
螺内酯－碳酸锂① 333
螺内酯－消胆胺③ 701
螺内酯－消化性溃疡① 701
螺内酯－乙酰水杨酸③ 702
洛伐他汀－阿霉素② 954
洛伐他汀－安宫唑② 207
洛伐他汀－安律酮② 204
洛伐他汀－胺碘酮② 204
洛伐他汀－苄丙酮香豆素钠② 559
洛伐他汀－达那唑② 207
洛伐他汀－丹那唑② 207
洛伐他汀－地高辛② 203
洛伐他汀－狄戈辛② 203
洛伐他汀－多柔比星② 954
洛伐他汀－二甲苯氧庚酸① 206
洛伐他汀－红霉素② 208
洛伐他汀－华法林② 559
洛伐他汀－环孢菌素② 211
洛伐他汀－环孢霉素② 211
洛伐他汀－环孢素② 211
洛伐他汀－吉非贝齐① 206
洛伐他汀－甲哌利福霉素② 209
洛伐他汀－力复平② 209
洛伐他汀－利福平② 209
洛伐他汀－利米定② 209
洛伐他汀－利托那韦② 210
洛伐他汀－米贝地尔① 205
洛伐他汀－萘法唑酮② 207
洛伐他汀－尼克酸② 205
洛伐他汀－诺衡① 206
洛伐他汀－生育酚② 211
洛伐他汀－万艾可① 194
洛伐他汀－维生素 B₃② 205
洛伐他汀－维生素 E② 211
洛伐他汀－维生素 PP② 205
洛伐他汀－伟哥① 194
洛伐他汀－西地那非① 194
洛伐他汀－西那非尔① 194
洛伐他汀－烟酸② 205
洛伐他汀－伊曲康唑② 209
洛伐他汀－乙胺碘呋酮② 204
洛伐他汀－左甲状腺素② 707
洛美沙星－丙磺舒② 804
洛美沙星－羧苯磺胺② 804
洛莫司汀－茶碱③ 943
洛哌丁胺－HM30181③ 685
洛哌丁胺－吉非贝齐＋伊曲康唑① 684
洛哌丁胺－吉非贝齐＋依他康唑① 684
洛哌丁胺－吉非贝齐＋伊曲康唑① 684

洛哌丁胺－吉非罗齐＋依他康唑① 684
洛哌丁胺－奎尼丁① 683
洛哌丁胺－诺衡＋伊曲康唑① 684
洛哌丁胺－诺衡＋依他康唑① 684
洛哌丁胺－维拉帕米② 684
洛哌丁胺－戊脉安② 684
洛哌丁胺－异搏定① 684
洛匹那韦/利托那韦－阿普韦罗② 913
洛匹那韦/利托那韦－非索非那定① 1043
洛匹那韦－其他药物① 907
洛匹那韦－依法韦恩茨② 906
洛匹那韦－依法韦仑② 906
洛塞克－安定② 384
洛塞克－苯妥英② 270
洛塞克－大仑丁③ 270
洛塞克－地西泮② 384
洛塞克－二苯海因② 270
洛塞克－二苯乙内酰脲③ 270
洛塞克－环孢菌素② 999
洛塞克－环孢霉素 A② 999
洛塞克－环孢素② 999
洛赛克－阿扎那韦② 907
洛赛克－氨甲蝶呤② 946
洛赛克－氨甲叶酸② 946
洛赛克－氨氯吖啶① 6
洛赛克－伐地考昔② 668
洛赛克－伐地昔布② 668
洛赛克－伏立康唑② 669
洛赛克－氟伏沙明② 667
洛赛克－氟戊肟胺② 667
洛赛克－甲氨蝶呤② 946
洛赛克－氯吡格雷② 617
洛赛克－莫达非尼② 666
洛赛克－三氟戊肟胺① 667
洛赛克－双枸橼酸铋钾③ 675
洛赛克－四氢氨吖啶① 6
洛赛克－他克林① 6
洛赛克－西塔罗帕① 354
洛赛克－西酞普兰① 354
洛赛克－喜普妙① 354
洛赛克－依曲韦林② 892
洛沙平－苯妥英③ 262
洛沙平－大仑丁③ 262
洛沙平－二苯海因③ 262
洛沙平－二苯乙内酰脲③ 262
洛沙坦－AST-120② 99
洛沙坦－阿莫地喹② 99
洛沙坦－安体舒通② 97
洛沙坦－氟康唑② 98
洛沙坦－甲哌利福霉素② 98
洛沙坦－力复平② 98
洛沙坦－利福平② 98
洛沙坦－利米定② 98
洛沙坦－螺内酯① 97
洛沙坦－妊娠① 96
洛沙坦－水飞蓟宾② 96
洛沙坦－水飞蓟素② 96
洛沙坦－西利马林② 96
洛沙坦－消炎痛② 96
洛沙坦－吲哚美辛② 96
铝－顺铂① 968
铝－顺氨氯铂① 968
氯胺酮－安定② 440
氯胺酮－氨茶碱③ 648
氯胺酮－地西泮② 440
氯胺酮－碘赛罗宁② 442
氯胺酮－恩氟烷② 441
氯胺酮－氟安定② 440
氯胺酮－氟胺安定② 440
氯胺酮－氟烷② 441
氯胺酮－氟西泮② 440
氯胺酮－管箭毒碱② 453
氯胺酮－甲状腺制剂③ 442
氯胺酮－吗啡③ 472
氯胺酮－葡萄柚汁② 439
氯胺酮－三氟氯溴乙烷② 441

氯胺酮－酮基布洛芬④ 441
氯胺酮－酮洛芬④ 441
氯胺酮－筒箭毒碱② 453
氯胺酮－优洛芬④ 441
氯胺酮－中枢神经系统抑制药② 441
氯巴占－苯巴比妥② 296
氯巴占－苯妥英② 294
氯巴占－丙戊酸② 295
氯巴占－大仑丁② 294
氯巴占－敌百痉② 295
氯巴占－二苯海因② 294
氯巴占－二苯乙内酰脲② 294
氯巴占－二丙基乙酸② 295
氯巴占－卡马西平② 295
氯巴占－鲁米那② 296
氯巴占－痛惊宁② 295
氯巴占－酰胺咪嗪② 295
氯贝丁酯－苯妥英② 257
氯贝丁酯－苄丙酮香豆素钠① 561
氯贝丁酯－丙磺舒③ 202
氯贝丁酯－大仑丁② 257
氯贝丁酯－二苯海因② 257
氯贝丁酯－二苯乙内酰脲② 257
氯贝丁酯－呋喃苯胺酸② 697
氯贝丁酯－呋塞米② 697
氯贝丁酯－肝功能不全② 201
氯贝丁酯－华法林② 561
氯贝丁酯－口服避孕药③ 202
氯贝丁酯－氯磺丙脲② 728
氯贝丁酯－普萘洛尔② 201
氯贝丁酯－肾功能不全② 201
氯贝丁酯－速尿② 697
氯贝丁酯－羧苯磺胺③ 202
氯贝丁酯－心得安② 201
氯贝丁酯－胰岛素② 712
氯贝特－苯妥英② 257
氯贝特－苄丙酮香豆素钠① 561
氯贝特－丙磺舒③ 202
氯贝特－大仑丁② 257
氯贝特－二苯海因② 257
氯贝特－二苯乙内酰脲② 257
氯贝特－呋喃苯胺酸② 697
氯贝特－呋塞米② 697
氯贝特－肝功能不全② 201
氯贝特－华法林① 561
氯贝特－口服避孕药③ 202
氯贝特－氯磺丙脲② 728
氯贝特－普萘洛尔② 201
氯贝特－肾功能不全② 201
氯贝特－速尿② 697
氯贝特－羧苯磺胺③ 202
氯贝特－心得安② 201
氯贝特－胰岛素② 712
氯苯氨丁酸－布洛芬④ 465
氯苯氨丁酸－去甲阿米替林① 465
氯苯氨丁酸－去甲替林① 465
氯苯氨丁酸－碳酸锂③ 330
氯苯氨丁酸－异丁苯丙酸④ 465
氯苯吩嗪－氨苯砜② 853
氯苯吩嗪－二氢二苯砜② 853
氯苯吩嗪－抗酸药② 852
氯苯咪吲哚－爱道美① 70
氯苯咪吲哚－倍他尼定② 79
氯苯咪吲哚－苄二甲胍② 79
氯苯咪吲哚－苄胍② 79
氯苯咪吲哚－甲多巴① 70
氯苯咪吲哚－甲基多巴① 70
氯苯咪吲哚－碳酸锂② 335
氯苯那敏－苯妥英② 276
氯苯那敏－大仑丁② 276
氯苯那敏－冬眠灵① 1037
氯苯那敏－二苯海因② 276
氯苯那敏－二苯乙内酰脲② 276
氯苯那敏－氯丙嗪① 1037
氯苯那敏－普萘洛尔④ 49
氯苯那敏－普通感冒① 1037

氯苯那敏－心得安④ 49
氯苯哌酰胺－HM30181③ 685
氯苯哌酰胺－吉非贝齐＋伊曲康唑① 684
氯苯哌酰胺－吉非贝齐＋依他康唑① 684
氯苯哌酰胺－吉非罗齐＋伊曲康唑① 684
氯苯哌酰胺－吉非罗齐＋依他康唑① 684
氯苯哌酰胺－奎尼丁① 683
氯苯哌酰胺－诺衡＋伊曲康唑① 684
氯苯哌酰胺－诺衡＋依他康唑① 684
氯苯哌酰胺－维拉帕米② 684
氯苯哌酰胺－戊脉安② 684
氯苯哌酰胺－异搏定② 684
氯吡格雷－奥美拉唑② 617
氯吡格雷－奥司他韦② 877
氯吡格雷－苄丙酮香豆素钠② 580
氯吡格雷－达菲② 877
氯吡格雷－华法林② 580
氯吡格雷－克流感② 877
氯吡格雷－洛赛克② 617
氯吡格雷－诺和龙① 743
氯吡格雷－诺美婷② 1070
氯吡格雷－瑞格列奈① 743
氯吡格雷－特福敏② 877
氯吡格雷－渥米哌唑② 617
氯吡格雷－西布曲明② 1070
氯吡格雷－依法韦恩茨② 890
氯吡格雷－依法韦伦② 890
氯苄匹定－阿司匹林② 615
氯苄匹定－苄丙酮香豆素钠② 616
氯苄匹定－反胺苯环醇③ 497
氯苄匹定－华法林② 616
氯苄匹定－甲磺酸二氢麦角碱② 616
氯苄匹定－甲磺酸双氢麦角毒碱② 616
氯苄匹定－曲马多③ 497
氯苄匹定－曲马朵③ 497
氯苄匹定－乙酰水杨酸② 615
氯苄噻啶－茶碱③ 638
氯丙硫蒽－安定② 379
氯丙硫蒽－地西泮② 379
氯丙嗪＋阿米替林－脉宁平③ 83
氯丙嗪＋阿米替林－哌唑嗪③ 83
氯丙嗪－安眠酮② 307
氯丙嗪－百忧解② 305
氯丙嗪－苯巴比妥② 306
氯丙嗪－苯丙胺② 302
氯丙嗪－苯环己哌啶① 444
氯丙嗪－苯环利定① 444
氯丙嗪－苯齐巨林② 302
氯丙嗪－苯妥英② 304
氯丙嗪－苯乙肼② 305
氯丙嗪－苯扎托品② 303
氯丙嗪－苄丙酮香豆素钠② 565
氯丙嗪－苄托品② 303
氯丙嗪－苄托品① 303
氯丙嗪－丙米嗪② 337
氯丙嗪－大仑丁② 304
氯丙嗪－大仑丁③ 261
氯丙嗪－地高辛② 128
氯丙嗪－地美露② 481
氯丙嗪－低压唑② 302
氯丙嗪－狄戈辛② 128
氯丙嗪－丁苯桂嗪③ 304
氯丙嗪－丁苯那嗪③ 304
氯丙嗪－杜冷丁② 481
氯丙嗪－二苯海因② 304
氯丙嗪－二苯海因③ 261
氯丙嗪－二苯乙内酰脲② 304
氯丙嗪－二苯乙内酰脲③ 261
氯丙嗪－二氢嗪② 302
氯丙嗪－二氢麦角碱① 1049
氯丙嗪－伐地考昔② 308
氯丙嗪－伐地昔布② 308
氯丙嗪－非那明② 302
氯丙嗪－氟苯氧丙胺② 305
氯丙嗪－氟卡胺② 167
氯丙嗪－氟卡尼② 167

氯丙嗪－氟烷② 307
氯丙嗪－氟西汀② 305
氯丙嗪－付肾素① 21
氯丙嗪－胍乙啶① 76
氯丙嗪－海得琴① 1049
氯丙嗪－海米那② 307
氯丙嗪－华法林② 565
氯丙嗪－甲泛葡胺④ 1068
氯丙嗪－甲磺酰双氢麦角毒① 1049
氯丙嗪－甲喹酮② 307
氯丙嗪－甲氰咪胍② 309
氯丙嗪－甲氧氯普胺② 309
氯丙嗪－卡马西平② 304
氯丙嗪－可乐定④ 66
氯丙嗪－可乐宁④ 66
氯丙嗪－口服避孕药③ 310
氯丙嗪－鲁米那② 306
氯丙嗪－氯苯那敏① 1037
氯丙嗪－氯甲苯噻嗪② 302
氯丙嗪－氯喹③ 310
氯丙嗪－氯哌唑酮② 304
氯丙嗪－氯压定④ 66
氯丙嗪－吗啡① 469
氯丙嗪－米帕明③ 337
氯丙嗪－眠可欣② 307
氯丙嗪－灭吐灵② 309
氯丙嗪－哌嗪③ 931
氯丙嗪－哌替啶② 481
氯丙嗪－泼尼松③ 761
氯丙嗪－扑尔敏① 1037
氯丙嗪－普萘洛尔② 41
氯丙嗪－强的松③ 761
氯丙嗪－氢麦角碱① 1049
氯丙嗪－氢氧化铝＋氢氧化镁③ 309
氯丙嗪－曲唑酮② 304
氯丙嗪－驱蛔灵③ 931
氯丙嗪－去氢可的松③ 761
氯丙嗪－妊娠呕吐② 302
氯丙嗪－塞来昔布② 307
氯丙嗪－三氟氯溴乙烷② 307
氯丙嗪－肾上腺素① 21
氯丙嗪－室椎影④ 1068
氯丙嗪－水合氯醛② 412
氯丙嗪－水化氯醛② 412
氯丙嗪－碳酸锂② 304
氯丙嗪－天使粉① 444
氯丙嗪－痛惊宁② 304
氯丙嗪－胃复安② 309
氯丙嗪－西咪替丁② 309
氯丙嗪－酰胺咪嗪② 304
氯丙嗪－心得安② 41
氯丙嗪－溴麦角环肽③ 303
氯丙嗪－溴隐亭③ 303
氯丙嗪－依斯迈林① 76
氯丙嗪－胰岛素③ 713
氯丙嗪－乙醇② 307
氯丙嗪－左旋多巴② 303
氯丙嗪－佐尔吡啶③ 411
氯丙嗪－唑吡坦③ 411
氯氮平－氟伏沙明① 319
氯氮平－环丙沙星② 321
氯氮平－流感疫苗③ 321
氯氮平－三氟戊肟胺① 319
氯氮平－吸烟① 322
氯氮䓬－阿米替林③ 348
氯氮䓬－阿密替林② 348
氯氮䓬－戒酒硫② 390
氯氮䓬－双硫仑② 390
氯氮䓬－双硫醒② 390
氯氮䓬－依拉维② 348
氯法齐明－氨苯砜② 853
氯法齐明－二氨二苯砜② 853
氯法齐明－抗酸药② 852
氯氟菲醇－可乐果② 928
氯氟菲醇－氯喹① 929
氯氟菲醇－四环素② 929

氯胍－埃索奥美拉唑② 927
氯胍－埃索美拉唑② 927
氯胍－艾美拉唑② 927
氯胍－口服避孕药① 928
氯胍－依索拉唑② 927
氯胍－左奥拉唑② 927
氯化铵－红霉素① 818
氯化铵－氯喹② 923
氯化钙（静脉）－地高辛② 144
氯化钙（静脉）－狄戈辛② 144
氯化钙－特兰新② 178
氯化钙－溴苄铵② 178
氯化钙－溴苄乙铵② 178
氯化钾－安体舒通② 703
氯化钾－螺内酯① 703
氯化钠－碳酸锂① 335
氯环利嗪－苯巴比妥② 377
氯环利嗪－鲁米那② 377
氯环嗪－苯巴比妥② 377
氯环嗪－鲁米那② 377
氯磺丙脲－阿司匹林② 729
氯磺丙脲－癌得星② 732
氯磺丙脲－别嘌醇② 729
氯磺丙脲－别嘌呤醇③ 729
氯磺丙脲－丙磺舒③ 730
氯磺丙脲－丙硫氧嘧啶① 710
氯磺丙脲－呋喃苯胺酸② 731
氯磺丙脲－呋塞米② 731
氯磺丙脲－环磷酰胺③ 732
氯磺丙脲－磺胺甲噁唑① 731
氯磺丙脲－磺胺甲基异噁唑① 731
氯磺丙脲－可的松② 731
氯磺丙脲－利尿磺胺② 731
氯磺丙脲－氯贝丁酯② 728
氯磺丙脲－氯贝特② 728
氯磺丙脲－弥凝② 688
氯磺丙脲－氢氯噻嗪② 730
氯磺丙脲－去氨加压素② 688
氯磺丙脲－去甲阿米替林② 728
氯磺丙脲－去甲替林③ 728
氯磺丙脲－双氢克尿塞② 730
氯磺丙脲－速尿② 731
氯磺丙脲－羧苯磺胺③ 730
氯磺丙脲－新诺明① 731
氯磺丙脲－乙醇① 729
氯磺丙脲－乙酰水杨酸② 729
氯甲苯噻嗪－苯妥英② 256
氯甲苯噻嗪－大仑丁② 256
氯甲苯噻嗪－冬眠灵② 302
氯甲苯噻嗪－二苯海因② 256
氯甲苯噻嗪－二苯乙内酰脲② 256
氯甲苯噻嗪－甲苯磺丁脲② 720
氯甲苯噻嗪－甲糖宁② 720
氯甲苯噻嗪－肼苯哒嗪① 86
氯甲苯噻嗪－肼屈嗪① 86
氯甲苯噻嗪－氯丙嗪② 302
氯甲苯噻嗪－妊娠① 86
氯甲苯噻嗪－顺铂③ 968
氯甲苯噻嗪－顺氯氨铂③ 968
氯甲苯噻嗪－主动脉瘤② 85
氯甲噻唑－塑料② 1063
氯洁霉素－链霉素② 824
氯洁霉素－庆大霉素② 827
氯卡尼－甲哌利福霉素③ 170
氯卡尼－利福平③ 170
氯卡尼－利米定③ 170
氯喹－癌得星② 941
氯喹－安律酮② 175
氯喹－氨苄青霉素② 815
氯喹－氨苄西林② 815
氯喹－胺碘酮② 175
氯喹－保泰松② 529，923
氯喹－伯氨喹② 924
氯喹－伯氨喹啉② 924
氯喹－伯喹② 924
氯喹－布他酮② 529，923

氯喹－地高辛② 141
氯喹－狄戈辛② 141
氯喹－冬眠灵③ 310
氯喹－度洛西汀 356
氯喹－环孢菌素 1005
氯喹－环孢霉素A② 1005
氯喹－环孢素 1005
氯喹－环磷酰胺② 941
氯喹－黄热病疫苗② 1031
氯喹－甲氟喹② 924
氯喹－甲氰咪胍② 924
氯喹－甲硝唑③ 809
氯喹啉－癌得星② 941
氯喹啉－环磷酰胺② 941
氯喹－卤泛曲林① 929
氯喹－卤泛群① 929
氯喹－氯丙嗪③ 310
氯喹－氯氟菲醇① 929
氯喹－氯化铵② 923
氯喹－灭滴灵③ 809
氯喹－三硅酸镁② 923
氯喹－三矽酸镁② 923
氯喹－塑料或玻璃② 1064
氯喹－西咪替丁③ 924
氯喹－乙胺碘呋酮② 175
氯林可霉素－本可松② 449
氯林可霉素－潘可罗宁② 449
氯林可霉素－泮库溴铵② 449
氯林霉素－链霉素② 824
氯林霉素－庆大霉素② 827
氯霉素－癌得星③ 940
氯霉素－苯巴比妥② 838
氯霉素－苯妥英② 273
氯霉素－大仑丁② 273
氯霉素－对乙酰氨基酚① 838
氯霉素－二苯海因② 273
氯霉素－二苯乙内酰脲② 273
氯霉素－环磷酰胺③ 940
氯霉素－甲苯磺丁脲② 726
氯霉素－甲哌利福霉素② 839
氯霉素－甲糖宁② 726
氯霉素－洁霉素③ 822
氯霉素－利福布丁① 848
氯霉素－利福布汀① 848
氯霉素－利福平② 839
氯霉素－利米定② 839
氯霉素－林可霉素③ 822
氯霉素－硫酸亚铁② 629
氯霉素－鲁米那② 838
氯霉素－盘尼西林④ 813
氯霉素－扑热息痛① 838
氯霉素－青霉素④ 813
氯霉素－氰钴胺② 631
氯霉素－沙奎那韦① 896
氯霉素－双香豆素② 550
氯霉素－维生素B_{12}② 631
氯霉素－新生儿① 838
氯霉素－胰岛素③ 717
氯美噻唑－甲氰咪胍② 415
氯美噻唑－西咪替丁② 415
氯美噻唑－乙醇② 415
氯哌三唑酮－苯巴比妥③ 371
氯哌三唑酮－苯妥英③ 263
氯哌三唑酮－大仑丁③ 263
氯哌三唑酮－地高辛③ 129
氯哌三唑酮－狄戈辛③ 129
氯哌三唑酮－二苯海因③ 263
氯哌三唑酮－二苯乙内酰脲③ 263
氯哌三唑酮－鲁米那③ 371
氯哌唑酮－冬眠灵② 304
氯哌唑酮－氯丙嗪② 304
氯普马嗪－苯环己哌啶① 444
氯普马嗪－苯环利定① 444
氯普马嗪－天使粉① 444
氯普噻吨－安定② 379
氯普噻吨－地西泮② 379

氯羟去甲安定－丙磺舒② 391
氯羟去甲安定－丙磺舒② 391
氯羟去甲安定－丙戊酸② 390
氯羟去甲安定－敌百痉② 390
氯羟去甲安定－二丙基乙酸② 390
氯醛比林－苯妥英③ 265
氯醛比林－苄丙酮香豆素钠① 568
氯醛比林－大仑丁③ 265
氯醛比林－二苯海因③ 265
氯醛比林－二苯乙内酰脲③ 265
氯醛比林－华法林① 568
氯噻嗪－管箭毒碱③ 454
氯噻嗪－降脂2号树脂③ 695
氯噻嗪－考来替泊③ 695
氯噻嗪－碳酸锂① 332
氯噻嗪－筒箭毒碱③ 454
氯噻酮－苄丙酮香豆素钠③ 583
氯噻酮－华法林③ 583
氯沙坦－AST-120② 99
氯沙坦－阿莫地喹② 99
氯沙坦－安体舒通① 97
氯沙坦－氟康唑② 98
氯沙坦－甲哌利福霉素② 98
氯沙坦－力复平② 98
氯沙坦－利福平② 98
氯沙坦－利米定② 98
氯沙坦－螺内酯① 97
氯沙坦－妊娠① 96
氯沙坦－水飞蓟宾② 96
氯沙坦－水飞蓟素② 96
氯沙坦－西利马林② 96
氯沙坦－消炎痛② 96
氯沙坦－吲哚美辛② 96
氯硝安定－丙戊酸② 392
氯硝安定－敌百痉② 392
氯硝安定－二丙基乙酸② 392
氯硝安定－卡马西平② 392
氯硝安定－扑米酮④ 391
氯硝安定－扑痫酮④ 391
氯硝安定－痛惊宁③ 392
氯硝安定－酰胺咪嗪③ 392
氯硝柳胺－猪肉绦虫① 933
氯硝西泮－丙戊酸② 392
氯硝西泮－敌百痉② 392
氯硝西泮－二丙基乙酸② 392
氯硝西泮－卡马西平③ 392
氯硝西泮－扑米酮④ 391
氯硝西泮－扑痫酮④ 391
氯硝西泮－痛惊宁③ 392
氯硝西泮－酰胺咪嗪③ 392
氯压定－阿米替林② 67
氯压定－阿密替林② 67
氯压定－丙米嗪① 66
氯压定－冬眠灵④ 66
氯压定－氟非拉嗪③ 312
氯压定－氟奋乃静③ 312
氯压定－高血压① 65
氯压定－甲苯磺丁脲④ 720
氯压定－甲哌利福霉素④ 69
氯压定－甲糖宁④ 720
氯压定－口服避孕药③ 68
氯压定－利福平④ 69
氯压定－利米定④ 69
氯压定－氯丙嗪④ 66
氯压定－美安适宁② 68
氯压定－米安色林① 68
氯压定－米帕明① 66
氯压定－米塞林① 68
氯压定－普萘洛尔① 65
氯压定－羟哌氟丙嗪③ 312
氯压定－心得安① 65
氯压定－依拉维② 67
氯压定－左旋多巴③ 249
氯扎平－氟伏沙明① 319
氯扎平－环丙沙星② 321
氯扎平－流感疫苗③ 321

氯扎平—三氟戊肟胺① 319
氯扎平—吸烟① 322
氯唑青霉素—苄丙酮香豆素钠② 588
氯唑青霉素—华法林② 588
氯唑西林—苄丙酮香豆素钠② 588
氯唑西林—华法林② 588

M

麻黄碱—阿米替林② 28
麻黄碱—阿密替林② 28
麻黄碱—地塞米松③ 767
麻黄碱—氟甲强的松龙③ 767
麻黄碱—氟美松③ 767
麻黄碱—甲基多巴② 27
麻黄碱—利血平② 27
麻黄碱—良性前列腺增生症② 27
麻黄碱—前列腺肥大② 27
麻黄碱—前列腺增生② 27
麻黄碱—蛇碱② 27
麻黄碱—依拉维② 28
麻黄素—阿米替林② 28
麻黄素—阿密替林② 28
麻黄素—甲基多巴② 27
麻黄素—利血平② 27
麻黄素—良性前列腺增生症② 27
麻黄素—前列腺肥大② 27
麻黄素—前列腺增生② 27
麻黄素—蛇根碱② 27
麻黄素—依拉维② 28
麻卡因—维拉帕米① 182
麻卡因—戊脉安② 182
麻卡因—异搏定② 182
马拉硫磷—琥珀胆碱① 458
马拉硫磷—司可林① 458
马拉韦罗—甲哌利福霉素② 914
马拉韦罗—利福平② 914
马拉韦罗—利米定② 914
马拉韦罗—沙奎那韦/利托那韦② 914
马利兰—安体舒通③ 942
马利兰—苯妥英② 942
马利兰—大仑丁② 942
马利兰—二苯海因② 942
马利兰—二苯乙内酰脲② 942
马利兰—氟达拉滨② 943
马利兰—甲硝唑② 942
马利兰—螺内酯③ 942
马利兰—灭滴灵② 942
马尼地平—葡萄柚汁① 108
马吲哚—爱道美① 70
马吲哚—倍他尼定② 79
马吲哚—苄二甲胍② 79
马吲哚—苄胍② 79
马吲哚—甲多巴① 70
马吲哚—甲基多巴① 70
马吲哚—碳酸锂② 335
吗丁啉—酮康唑① 677
吗啡—阿米舒必利＋RB101② 469
吗啡—阿米替林① 470
吗啡—阿密替林① 470
吗啡—癌得星③ 940
吗啡—安太乐② 474
吗啡—氨磺必利＋RB101② 469
吗啡—苯丙胺① 468
吗啡—苯齐巨林① 468
吗啡—苯乙肼① 470
吗啡—冬眠灵① 469
吗啡—非那名① 468
吗啡—肺源性心脏病① 467
吗啡—肝功能受损② 467
吗啡—管箭毒碱② 454
吗啡—环磷酰胺③ 940
吗啡—甲氰咪胍② 473
吗啡—菌必治② 473
吗啡—凯他敏③ 472
吗啡—硫喷妥钠② 442
吗啡—颅脑损伤① 467

吗啡—氯胺酮③ 472
吗啡—氯丙嗪① 469
吗啡—慢心律② 165
吗啡—美西律② 165
吗啡—喷他佐辛② 472
吗啡—普萘洛尔③ 469
吗啡—其他药物② 474
吗啡—羟嗪② 474
吗啡—曲伐沙星② 805
吗啡—妊娠② 468
吗啡—肾上腺皮质功能不全② 468
吗啡—筒箭毒碱② 454
吗啡—头孢曲松② 473
吗啡—头孢三嗪② 473
吗啡—戊硫巴比妥钠② 442
吗啡—戊唑星② 472
吗啡—西咪替丁② 473
吗啡—心得安③ 469
吗啡—依拉维① 470
吗啡—乙醇② 471
吗啡—镇痛新② 472
吗氯贝胺—布洛芬② 520
吗氯贝胺—芬太尼② 489
吗氯贝胺—甲氰咪胍② 364
吗氯贝胺—卡马西平② 363
吗氯贝胺—泰胃美② 364
吗氯贝胺—痛惊宁② 363
吗氯贝胺—西咪替丁② 364
吗氯贝胺—酰胺咪嗪② 363
吗氯贝胺—香草二乙胺① 247
吗氯贝胺—异丁苯丙酸② 520
吗氯贝胺—异丁洛芬② 520
吗氯贝胺—益迷兴① 247
吗替麦考酚酯—阿昔洛韦② 874
吗替麦考酚酯—地塞米松① 1027
吗替麦考酚酯—非甾体抗炎药② 1026
吗替麦考酚酯—氟美松② 1027
吗替麦考酚酯—氟哌酸＋灭滴灵② 1027
吗替麦考酚酯—环孢菌素① 1028
吗替麦考酚酯—环孢霉素 A① 1028
吗替麦考酚酯—环孢素① 1028
吗替麦考酚酯—聚卡波菲钙① 1029
吗替麦考酚酯—考来烯胺① 1025
吗替麦考酚酯—诺氟沙星＋甲硝唑② 1027
吗替麦考酚酯—泮托拉唑① 1026
吗替麦考酚酯—氢氧化铝① 1026
吗替麦考酚酯—他克罗姆② 1028
吗替麦考酚酯—他克莫司② 1028
吗替麦考酚酯—无环鸟苷② 874
吗替麦考酚酯—消胆胺① 1025
麦角胺—红霉素① 1050
麦角胺—普萘洛尔③ 1050
麦角胺—四环素② 1050
麦角胺—心得安③ 1050
麦角生物碱—曲普坦类① 1049
麦角新碱—多巴胺① 1049
麦考酚吗乙酯—地塞米松① 1027
麦考酚吗乙酯—非甾类抗炎药② 1026
麦考酚吗乙酯—氟美松② 1027
麦考酚吗乙酯—氟哌酸② 1027
麦考酚吗乙酯—环孢菌素① 1028
麦考酚吗乙酯—环孢霉素 A① 1028
麦考酚吗乙酯—环孢素① 1028
麦考酚吗乙酯—聚卡波菲钙① 1029
麦考酚吗乙酯—考来烯胺① 1025
麦考酚吗乙酯—诺氟沙星① 1027
麦考酚吗乙酯—泮托拉唑① 1026
麦考酚吗乙酯—氢氧化铝① 1026
麦考酚吗乙酯—他克罗姆② 1028
麦考酚吗乙酯—他克莫司② 1028
麦考酚吗乙酯—消胆胺① 1025
脉律定—痉痛停① 465
脉律定—米噻二唑① 465
脉律定—替扎尼定① 465
脉宁平—地高辛② 81
脉宁平—狄戈辛② 81

脉宁平－胍乙啶② 81
脉宁平－氯丙嗪＋阿米替林③ 83
脉宁平－普萘洛尔② 81
脉宁平－万艾可① 82
脉宁平－维拉帕米① 82
脉宁平－伟哥① 82
脉宁平－西地那非① 82
脉宁平－消炎痛② 83
脉宁平－心得安② 81
脉宁平－依斯迈林② 81
脉宁平－异搏定① 82
脉宁平－吲哚美辛② 83
慢心律－安律酮② 165
慢心律－胺碘酮② 165
慢心律－苯妥英③ 165
慢心律－茶碱② 633
慢心律－大仑丁③ 165
慢心律－二苯乙内酰脲③ 165
慢心律－甲哌利福霉素② 165
慢心律－痉痛停① 465
慢心律－利福平② 165
慢心律－利米定② 165
慢心律－吗啡② 165
慢心律－米噻二唑① 465
慢心律－替扎尼定① 465
慢心律－乙胺碘呋酮② 165
慢性阻塞性肺病－硝普钠① 86
慢性阻塞性肺病－亚硝基铁氰化钠① 86
猫爪藤－沙奎那韦② 902
毛地黄－苯妥英② 116
毛地黄－大仑丁② 116
毛地黄－二苯乙内酰脲② 116
毛地黄－氟地西泮② 116
毛地黄－甘珀酸① 117
毛地黄－生胃酮① 117
毛地黄－腾喜龙② 116
毛地黄－依酚氯铵② 116
毛果芸香碱－苯海拉明② 3
毛果芸香碱－苯那君② 3
毛果芸香碱－可那敏② 3
酶抑宁－阿托品① 6
霉酚酸吗啉乙酯－阿昔洛韦② 874
霉酚酸吗啉乙酯－地塞米松① 1027
霉酚酸吗啉乙酯－非甾体抗炎药② 1026
霉酚酸吗啉乙酯－氟美松① 1027
霉酚酸吗啉乙酯－氟哌酸＋灭滴灵② 1027
霉酚酸吗啉乙酯－环孢菌素① 1028
霉酚酸吗啉乙酯－环孢霉素A① 1028
霉酚酸吗啉乙酯－环孢素① 1028
霉酚酸吗啉乙酯－聚卡波菲钙① 1029
霉酚酸吗啉乙酯－考来烯胺① 1025
霉酚酸吗啉乙酯－诺氟沙星＋甲硝唑② 1027
霉酚酸吗啉乙酯－泮托拉唑② 1026
霉酚酸吗啉乙酯－氢氧化铝② 1026
霉酚酸吗啉乙酯－他克罗姆② 1028
霉酚酸吗啉乙酯－他克莫司② 1028
霉酚酸吗啉乙酯－无环鸟苷② 874
霉酚酸吗啉乙酯－消胆胺① 1025
霉酚酸酯－阿昔洛韦② 874
霉酚酸酯－地塞米松① 1027
霉酚酸酯－非甾体抗炎药② 1026
霉酚酸酯－氟美松① 1027
霉酚酸酯－氟哌酸＋灭滴灵② 1027
霉酚酸酯－环孢菌素① 1028
霉酚酸酯－环孢霉素A① 1028
霉酚酸酯－环孢素① 1028
霉酚酸酯－聚卡波菲钙① 1029
霉酚酸酯－考来烯胺① 1025
霉酚酸酯－诺氟沙星＋甲硝唑② 1027
霉酚酸酯－泮托拉唑② 1026
霉酚酸酯－氢氧化铝② 1026
霉酚酸酯－他克罗姆② 1028
霉酚酸酯－他克莫司② 1028
霉酚酸酯－无环鸟苷② 874
霉酚酸酯－消胆胺① 1025
霉可唑－苄丙酮香豆素钠② 592

霉可唑－华法林② 592
美安适宁－苯巴比妥③ 370
美安适宁－可乐定① 68
美安适宁－可乐宁① 68
美安适宁－鲁米那③ 370
美安适宁－氯压定① 68
美安适宁－普萘洛尔② 42
美安适宁－心得安② 42
美安适宁－乙醇② 425
美吡达－肝素② 734
美多洛尔－苯海拉明② 56
美多洛尔－苯那君② 56
美多洛尔－决奈达隆① 50
美多洛尔－帕罗西汀② 52
美多洛尔－普利多匹定② 51
美多洛尔－塞来考昔② 54
美多洛尔－塞来昔布② 54
美多心安－阿米妥② 54
美多心安－苯海拉明② 56
美多心安－苯那君② 56
美多心安－甲哌利福霉素② 55
美多心安－决奈达隆① 50
美多心安－口服避孕药② 55
美多心安－利福平② 55
美多心安－利米定② 55
美多心安－帕罗西汀② 52
美多心安－普利多匹定② 51
美多心安－普罗帕酮② 50
美多心安－塞来考昔② 54
美多心安－塞来昔布② 54
美多心安－碳酸锂② 327
美多心安－戊巴比妥② 54
美多心安－心律平② 50
美加明－别嘌醇② 537
美加明－别嘌呤醇② 537
美降脂－阿霉素② 954
美降脂－安宫唑② 207
美降脂－安律酮② 204
美降脂－胺碘酮② 204
美降脂－苄丙酮香豆素钠② 559
美降脂－达那唑② 207
美降脂－丹那唑② 207
美降脂－地高辛② 203
美降脂－狄戈辛② 203
美降脂－多柔比星② 954
美降脂－二甲苯氧庚酸① 206
美降脂－红霉素② 208
美降脂－华法林② 559
美降脂－环孢菌素② 211
美降脂－环孢霉素② 211
美降脂－环孢素② 211
美降脂－吉非贝齐① 206
美降脂－甲哌利福霉素② 209
美降脂－力复平② 209
美降脂－利福平② 209
美降脂－利米定② 209
美降脂－利托那韦② 210
美降脂－米贝地尔① 205
美降脂－萘法唑酮② 207
美降脂－尼克酸② 205
美降脂－诺衡① 206
美降脂－生育酚② 211
美降脂－万艾可① 194
美降脂－维生素B₃② 205
美降脂－维生素E② 211
美降脂－维生素PP② 205
美降脂－伟哥① 194
美降脂－西地那非① 194
美降脂－西那非尔① 194
美降脂－烟酸② 205
美降脂－伊曲康唑② 209
美降脂－乙胺碘呋酮② 204
美降脂－左甲状腺素② 707
美金刚－安非他酮③ 359
美金刚胺－安非他酮③ 359
美金刚胺－丁氨苯丙酮③ 359

美金刚胺－悦亭③ 359
美金刚－丁氨苯丙酮③ 359
美金刚－悦亭③ 359
美卡拉明－别嘌醇② 537
美卡拉明－别嘌呤醇② 537
美可洛嗪－妊娠② 1038
美罗培南－丙戊酸① 280
美罗培南－敌百痉① 280
美罗培南－二丙基乙酸① 280
美哌隆－利培酮③ 323
美哌隆－利司培酮③ 323
美散酮－地丹诺辛② 882
美散酮－去羟肌苷② 882
美散酮－双脱氧肌苷② 882
美散痛－安律酮① 172
美散痛－胺碘酮① 172
美散痛－苯妥英① 485
美散痛－大仑丁① 485
美散痛－地昔帕明② 346
美散痛－二苯乙内酰脲① 485
美散痛－反胺苯环醇① 497
美散痛－甲哌利福霉素② 485
美散痛－卡马西平③ 485
美散痛－奎尼丁③ 484
美散痛－利福平③ 485
美散痛－利米定② 485
美散痛－利匹韦林③ 486
美散痛－奈韦拉平③ 486
美散痛－奈维雷平③ 486
美散痛－其他药物① 487
美散痛－曲马多① 497
美散痛－曲马朵① 497
美散痛－去甲丙米嗪② 346
美散痛－痛惊宁③ 485
美散痛－酰胺咪嗪③ 485
美散痛－乙胺碘呋酮① 172
美沙芬－百忧解① 655
美沙芬－苯乙肼① 656
美沙芬－伐地考昔② 656
美沙芬－伐地昔布② 656
美沙芬－氟苯氧丙胺① 655
美沙芬－氟西汀① 655
美沙芬－西那卡塞① 657
美沙芬－西那卡塞特② 657
美沙酮－安律酮① 172
美沙酮－胺碘酮① 172
美沙酮－苯妥英① 485
美沙酮－大仑丁① 485
美沙酮－地丹诺辛② 882
美沙酮－地昔帕明② 346
美沙酮－二苯乙内酰脲① 485
美沙酮－反胺苯环醇① 497
美沙酮－甲哌利福霉素① 485
美沙酮－卡马西平③ 485
美沙酮－奎尼丁③ 484
美沙酮－利福平② 485
美沙酮－利米定② 485
美沙酮－利匹韦林③ 486
美沙酮－奈韦拉平③ 486
美沙酮－奈维雷平③ 486
美沙酮－其他药物① 487
美沙酮－曲马多① 497
美沙酮－曲马朵① 497
美沙酮－去甲丙米嗪② 346
美沙酮－去羟肌苷② 882
美沙酮－双脱氧肌苷② 882
美沙酮－痛惊宁③ 485
美沙酮－酰胺咪嗪③ 485
美沙酮－乙胺碘呋酮① 172
美斯的明－阿托品① 6
美索比妥钠－塑料① 1062
美替拉酮－苯妥英② 771
美替拉酮－大仑丁② 771
美替拉酮－二苯乙内酰脲② 771
美托洛尔－阿米妥② 54
美托洛尔－苯海拉明② 56

美托洛尔－苯那君② 56
美托洛尔－甲哌利福霉素② 55
美托洛尔－决奈达隆① 50
美托洛尔－口服避孕药② 55
美托洛尔－利福平② 55
美托洛尔－利米定② 55
美托洛尔－帕罗西汀② 52
美托洛尔－普利多匹定② 51
美托洛尔－普罗帕酮② 51
美托洛尔－塞来昔① 54
美托洛尔－塞来昔布① 54
美托洛尔－碳酸锂② 327
美托洛尔－戊巴比妥② 54
美托洛尔－心律平② 50
美维诺林－阿霉素② 954
美维诺林－安宫唑② 207
美维诺林－安律酮② 204
美维诺林－胺碘酮② 204
美维诺林－达那唑② 207
美维诺林－丹那唑② 207
美维诺林－地高辛② 203
美维诺林－狄戈辛② 203
美维诺林－多柔比星② 954
美维诺林－二甲苯氧庚酸① 206
美维诺林－红霉素② 208
美维诺林－环孢菌素② 211
美维诺林－环孢霉素② 211
美维诺林－环孢素② 211
美维诺林－吉非贝齐① 206
美维诺林－甲哌利福霉素② 209
美维诺林－力复平② 209
美维诺林－利福平② 209
美维诺林－利米定② 209
美维诺林－利托那韦② 210
美维诺林－米贝地尔① 205
美维诺林－萘法唑酮② 207
美维诺林－尼克酸② 205
美维诺林－诺衡① 206
美维诺林－生育酚② 211
美维诺林－万艾可① 194
美维诺林－维生素B₃② 205
美维诺林－维生素E② 211
美维诺林－维生素PP② 205
美维诺林－伟哥① 194
美维诺林－西地那非① 194
美维诺林－西那非尔① 194
美维诺林－烟酸② 205
美维诺林－伊曲康唑② 209
美维诺林－乙胺碘呋酮② 204
美维诺林－左甲状腺素② 707
美西律－安律酮② 165
美西律－胺碘酮② 165
美西律－苯妥英③ 165
美西律－茶碱② 633
美西律－大仑丁③ 165
美西律－二苯乙内酰脲③ 165
美西律－甲哌利福霉素② 165
美西律－痉痛停② 465
美西律－利福平② 165
美西律－利米定② 165
美西律－吗啡② 165
美西律－米噻二唑① 465
美西律－替扎尼定① 465
美西律－乙胺碘呋酮② 165
美雄酮－羟布宗③ 529
美雄酮－羟基保泰松③ 529
门冬酰胺酶－胰岛素③ 718
门冬酰胺酶－长春新碱④ 958
孟德立胺－肾功能不全② 810
孟鲁司特－二甲苯氧戊酸③ 653
孟鲁司特－吉非贝齐③ 653
孟鲁司特－吉非罗齐③ 653
孟鲁司特－甲红霉素② 654
孟鲁司特－克克霉素② 654
孟鲁司特－克拉霉素② 654
孟鲁司特－罗格列酮③ 750

孟鲁司特—诺衡③ 653
孟鲁司特—文迪雅③ 750
咪达那新—伊曲康唑② 10
咪达唑仑—艾罗莫司① 404
咪达唑仑—艾瓦克夫特② 400
咪达唑仑—布诺啡② 492
咪达唑仑—丹参提取物② 407
咪达唑仑—地拉罗司② 405
咪达唑仑—丁丙诺啡② 492
咪达唑仑—恩瑞格② 405
咪达唑仑—甘草素② 408
咪达唑仑—甘草酸② 408
咪达唑仑—甘草甜素② 408
咪达唑仑—槲皮素③ 405
咪达唑仑—华中五味子提取物① 406
咪达唑仑—卡索吡坦② 401
咪达唑仑—考尼伐坦① 401
咪达唑仑—利托那韦① 403
咪达唑仑—栎精③ 405
咪达唑仑—莫达非尼② 399
咪达唑仑—萘法唑酮② 400
咪达唑仑—尼罗替尼② 404
咪达唑仑—尼洛替尼② 404
咪达唑仑—去铁斯若② 405
咪达唑仑—人参③ 406
咪达唑仑—叔丁啡② 492
咪达唑仑—他莫瑞林① 402
咪达唑仑—特拉匹韦② 403
咪达唑仑—特拉普韦② 403
咪达唑仑—替拉瑞韦② 403
咪达唑仑—依伐卡托② 400
咪达唑仑—依维莫司① 404
咪达唑仑—银杏提取物③ 407
咪达唑仑—右美托咪定② 18
咪达唑仑—右旋美托咪定② 18
咪康唑—苯妥英② 274
咪康唑—苄丙酮香豆素钠② 592
咪康唑—大仑丁② 274
咪康唑—二苯海因② 274
咪康唑—二苯乙内酰脲② 274
咪康唑—华法林② 592
咪康唑—两性霉素B③ 854
咪康唑—妥布霉素② 830
咪噻芬—琥珀胆碱② 459
咪噻芬—司可林② 459
咪唑二氮䓬—艾罗莫司① 404
咪唑二氮䓬—艾瓦克夫特② 400
咪唑二氮䓬—布诺啡② 492
咪唑二氮䓬—丹参提取物② 407
咪唑二氮䓬—地拉罗司② 405
咪唑二氮䓬—丁丙诺啡② 492
咪唑二氮䓬—恩瑞格② 405
咪唑二氮䓬—甘草素② 408
咪唑二氮䓬—甘草酸② 408
咪唑二氮䓬—甘草甜素② 408
咪唑二氮䓬—槲皮素③ 405
咪唑二氮䓬—华中五味子提取物① 406
咪唑二氮䓬—卡索吡坦② 401
咪唑二氮䓬—考尼伐坦② 401
咪唑二氮䓬—利托那韦① 403
咪唑二氮䓬—栎精③ 405
咪唑二氮䓬—萘法唑酮② 400
咪唑二氮䓬—尼罗替尼② 404
咪唑二氮䓬—尼洛替尼② 404
咪唑二氮䓬—去铁斯若② 405
咪唑二氮䓬—人参③ 406
咪唑二氮䓬—叔丁啡② 492
咪唑二氮䓬—他莫瑞林① 402
咪唑二氮䓬—特拉匹韦② 403
咪唑二氮䓬—特拉普韦② 403
咪唑二氮䓬—替拉瑞韦② 403
咪唑二氮䓬—依伐卡托② 400
咪唑二氮䓬—依维莫司① 404
咪唑二氮䓬—银杏提取物③ 407
弥凝—地美环素② 689
弥凝—氯磺丙脲② 688

弥凝—去甲金霉素② 689
弥凝—碳酸锂② 687
弥凝—消炎痛② 688
弥凝—乙醇② 688
弥凝—吲哚美辛② 688
迷幻药—安非他酮③ 30
迷幻药—苯乙肼① 32
迷幻药—丁氨苯丙酮③ 30
迷幻药—咖啡碱① 31
迷幻药—咖啡因① 31
米安色林—苯巴比妥③ 370
米安色林—可乐定① 68
米安色林—可乐宁① 68
米安色林—鲁米那③ 370
米安色林—氯压定① 68
米安色林—普萘洛尔② 42
米安色林—心得安② 42
米安色林—乙醇② 425
米贝地尔—洛伐他汀① 205
米贝地尔—美降脂① 205
米贝地尔—美维诺林① 205
米非司酮—阿司匹林① 787
米非司酮—地高辛① 137
米非司酮—狄戈辛① 137
米非司酮—甲哌利福霉素① 788
米非司酮—可的索① 758
米非司酮—利福平① 788
米非司酮—利米定① 788
米非司酮—米索前列醇③ 787
米非司酮—皮质醇① 758
米非司酮—氢化可的松① 758
米非司酮—喜可溃③ 787
米非司酮—乙酰水杨酸① 787
米卡芬净—环孢菌素② 1003
米卡芬净—环孢霉素A② 1003
米卡芬净—环孢素② 1003
米卡芬净—硝苯吡啶② 104
米卡芬净—硝苯地平② 104
米卡芬净—心痛定② 104
米库氯铵—泮库溴铵② 451
米诺地尔—胍乙啶② 76
米诺地尔—环孢菌素A② 85
米诺地尔—环孢素② 85
米诺地尔—肾衰竭② 85
米诺地尔—依斯迈林② 76
米帕明—阿司匹林② 342
米帕明—阿托品① 8
米帕明—安宁③ 411
米帕明—安替比林② 526
米帕明—奥美拉唑② 343
米帕明—苯巴比妥② 341
米帕明—苯妥英② 262，336
米帕明—苯乙肼② 340
米帕明—苯乙哌啶酮② 414
米帕明—喘息定① 22
米帕明—醋柳酸② 342
米帕明—大仑丁② 262，336
米帕明—导眠能② 341，414
米帕明—地高辛② 128
米帕明—狄戈辛③ 128
米帕明—碘赛罗宁② 344
米帕明—冬眠灵③ 337
米帕明—多睡丹② 414
米帕明—二苯海因② 262，336
米帕明—二苯乙内酰脲② 262，336
米帕明—反苯环丙胺② 340
米帕明—氟苯氧丙胺③ 339
米帕明—氟哌醇③ 339
米帕明—氟哌丁苯③ 339
米帕明—氟哌啶醇③ 339
米帕明—氟西汀③ 339
米帕明—付肾素① 22
米帕明—格鲁米特② 341，414
米帕明—胍环啶② 73
米帕明—胍那决尔② 73
米帕明—甲丙氨酯③ 411

米帕明－甲碘安② 344
米帕明－甲睾酮③ 773
米帕明－甲基睾丸素③ 773
米帕明－甲氰咪胍③ 343
米帕明－卡马西平③ 337
米帕明－可乐定① 66
米帕明－可乐宁① 66
米帕明－口服避孕药③ 779
米帕明－雷米封② 344
米帕明－利他林③ 336
米帕明－利血平③ 336
米帕明－鲁米那③ 341
米帕明－氯丙嗪③ 337
米帕明－氯压定① 66
米帕明－哌醋甲酯③ 336
米帕明－哌甲酯③ 336
米帕明－炔雌醇③ 344
米帕明－塞来昔布① 342
米帕明－蛇根碱③ 336
米帕明－肾上腺素① 22
米帕明－替吡度尔② 416
米帕明－痛惊宁② 337
米帕明－西咪替丁③ 343
米帕明－酰胺咪嗪③ 337
米帕明－乙酰水杨酸② 342
米帕明－异丙肾上腺素① 22
米帕明－异烟肼② 344
米帕明－异烟酰肼③ 344
米帕明－治喘灵③ 22
米帕明－左旋多巴③ 250
米塞林－苯巴比妥③ 370
米塞林－可乐定① 68
米塞林－可乐宁① 68
米塞林－鲁米那③ 370
米塞林－氯压定① 68
米塞林－普萘洛尔② 42
米塞林－心得安② 42
米塞林－乙醇② 425
米噻二唑－脉律定① 465
米噻二唑－慢心律① 465
米噻二唑－美西律① 465
米索前列醇－含珠停③ 787
米索前列醇－米非司酮③ 787
米索前列醇－息百虑③ 787
米索前列醇－息隐③ 787
米他扎平－苯妥英② 358
米他扎平－大仑丁② 358
米他扎平－二苯海因② 358
米他扎平－二苯乙内酰脲② 358
米他扎平－甲氰咪胍② 358
米他扎平－西咪替丁② 358
米塔扎平－苯妥英② 358
米塔扎平－大仑丁② 358
米塔扎平－二苯海因② 358
米塔扎平－二苯乙内酰脲② 358
米塔扎平－甲氰咪胍② 358
米塔扎平－西咪替丁② 358
米托坦－安体舒通② 771，968
米托坦－螺内酯② 771，968
秘鲁藤－沙奎那韦② 902
眠尔通－雌二醇① 774
眠可欣－冬眠灵② 307
眠可欣－氯丙嗪② 307
灭滴灵－白消安② 942
灭滴灵－白血福恩② 942
灭滴灵－苯巴比妥③ 806
灭滴灵－苄丙酮香豆素钠① 587
灭滴灵－华法林① 587
灭滴灵－甲苯达唑② 809
灭滴灵－甲苯咪唑② 809
灭滴灵－甲哌利福霉素② 808
灭滴灵－甲氰咪胍③ 808
灭滴灵－利福平② 808
灭滴灵－利米定② 808
灭滴灵－鲁米那③ 806
灭滴灵－氯唑③ 809

灭滴灵－马利兰② 942
灭滴灵－泼尼松② 808
灭滴灵－强的松② 808
灭滴灵－去氢可的松② 808
灭滴灵－双硫仑② 807
灭滴灵－双硫醒② 807
灭滴灵－碳酸锂② 334
灭滴灵－西咪替丁③ 808
灭滴灵－乙醇③ 429，807
灭吐灵－阿托品② 676
灭吐灵－醋氨酚③ 523
灭吐灵－地高辛② 133
灭吐灵－狄戈辛② 133
灭吐灵－冬眠灵② 309
灭吐灵－对乙酰氨基酚③ 523
灭吐灵－核黄素② 1054
灭吐灵－琥珀胆碱② 463
灭吐灵－环孢菌素② 998
灭吐灵－环孢霉素 A② 998
灭吐灵－环孢素② 998
灭吐灵－甲氰咪胍② 664
灭吐灵－奎尼丁② 150
灭吐灵－氯丙嗪② 309
灭吐灵－扑热息痛③ 523
灭吐灵－司可林② 463
灭吐灵－维生素 B₂② 1054
灭吐灵－西咪替丁③ 664
灭吐灵－乙醇③ 429
灭吐灵－左旋多巴③ 677
敏迪－红霉素① 1039
敏迪－甲红霉素① 1040
敏迪－克拉霉素① 1040
敏迪－酮康唑① 1041
敏迪－西沙必利① 1039
敏迪－茚地那韦① 905
敏克静－妊娠② 1038
敏乐定－胍乙啶② 76
敏乐定－环孢菌素 A② 85
敏乐定－环孢素② 85
敏乐定－肾衰竭② 85
敏乐定－依斯迈林② 76
莫达非尼－奥美拉唑① 666
莫达非尼－洛赛克① 666
莫达非尼－咪达唑仑② 399
莫达非尼－速眠安② 399
莫达非尼－渥米哌唑① 666
莫雷西嗪－甲氰咪胍② 170
莫雷西嗪－西咪替丁② 170
莫罗酰胺－甲氰咪胍② 364
莫罗酰胺－卡马西平② 363
莫罗酰胺－泰胃美② 364
莫罗酰胺－痛惊宁② 363
莫罗酰胺－西咪替丁② 364
莫罗酰胺－酰胺咪嗪② 363
莫西赛利－乙醇② 33
莫西沙星－活性炭② 804
莫西沙星－甲哌利福霉素② 804
莫西沙星－力复平② 804
莫西沙星－利福平② 804
莫西沙星－利米定② 804
莫西沙星－药用炭① 804
墨盖蘑菇－乙醇③ 431

N

那格列奈－苯磺保泰松② 747
那格列奈－苯磺唑酮② 747
那格列奈－磺吡酮② 747
那格列奈－硫氧唑酮② 747
那他珠单抗－环孢菌素② 1006
那他珠单抗－环孢霉素 A② 1006
那他珠单抗－环孢素② 1006
纳多洛尔－红霉素③ 58
纳多洛尔－甲哌利福霉素③ 58
纳多洛尔－力复平③ 58
纳多洛尔－利福平③ 58
纳多洛尔－利米定③ 58

纳多洛尔-葡萄柚汁③ 59
纳多洛尔-伊曲康唑② 59
纳曲酮-甲硫哒嗪② 311
纳曲酮-硫利哒嗪② 311
奶蓟-苄丙酮香豆素钠② 600
奶蓟-华法林② 600
奶制品-四环素① 831
奈非那韦-安律酮① 175
奈非那韦-胺碘酮① 175
奈非那韦-其他药物 905
奈非那韦-乙胺碘呋酮① 175
奈沙加群-华法林② 546
奈韦拉平-阿扎那韦① 908
奈韦拉平-甲哌利福霉素② 888
奈韦拉平-口服避孕药② 784
奈韦拉平-力复平② 888
奈韦拉平-利福平② 888
奈韦拉平-利米定② 888
奈韦拉平-美散痛③ 486
奈韦拉平-美沙酮③ 486
奈韦拉平-沙奎那韦① 898
奈韦拉平-伊曲康唑② 859
奈韦拉平-依他康唑② 859
奈韦拉平-茚地那韦 904
奈维雷平-甲哌利福霉素② 888
奈维雷平-力复平② 888
奈维雷平-利福平② 888
奈维雷平-利米定② 888
奈维雷平-美散痛③ 486
奈维雷平-美沙酮③ 486
奈维雷平-沙奎那韦① 898
奈维雷平-茚地那韦② 904
萘啶酸-苄丙酮香豆素钠① 586
萘啶酸-丙磺舒② 796
萘啶酸-呋喃坦啶② 796
萘啶酸-呋喃妥因② 796
萘啶酸-华法林① 586
萘啶酸-羟苯磺胺② 796
萘法唑酮-安定② 380
萘法唑酮-地西泮② 380
萘法唑酮-洛伐他汀② 207
萘法唑酮-美降脂② 207
萘法唑酮-美维诺林② 207
萘法唑酮-咪达唑仑② 400
萘法唑酮-咪唑二氮䓬② 400
萘法唑酮-速眠安② 400
萘夫西林-苄丙酮香豆素钠③ 588
萘夫西林-华法林③ 588
萘咪酮-苯妥英② 260
萘咪酮-大仑丁② 260
萘咪酮-二苯海因② 260
萘咪酮-二苯乙内酰脲② 260
萘咪酮-卡马西平② 282
萘咪酮-痛惊宁② 282
萘咪酮-酰胺咪嗪② 282
萘普生-阿哌沙班② 607
萘普生-丙磺舒② 521
萘普生-考来烯胺② 520
萘普生-羟苯磺胺② 521
萘普生-消胆胺② 520
萘羟心安-红霉素③ 58
萘羟心安-甲哌利福霉素③ 58
萘羟心安-力复平③ 58
萘羟心安-利福平③ 58
萘羟心安-利米定③ 58
萘羟心安-葡萄柚汁③ 59
萘羟心安-伊曲康唑② 59
脑脉宁-其他药物③ 200
脑膜炎-伊维菌素① 935
脑型疟-金鸡纳碱② 921
脑型疟-奎宁② 921
尼伐地平-卡马西平② 106
尼伐地平-痛惊宁② 106
尼伐地平-酰胺咪嗪② 106
尼可地尔-格列本脲② 192
尼可地尔-优降糖② 192

尼克酸-阿司匹林③ 1060
尼克酸-洛伐他汀② 205
尼克酸-美降脂② 205
尼克酸-美维诺林② 205
尼克酸-糖尿病② 1060
尼克酸-痛风② 1060
尼克酸-胰岛素② 718
尼克酸-乙酰水杨酸③ 1060
尼克酰胺-雷米封② 1061
尼克酰胺-异烟肼② 1061
尼克酰胺-异烟酰肼② 1061
尼罗替尼-利托那韦② 977
尼罗替尼-咪达唑仑② 404
尼罗替尼-咪唑二氮䓬② 404
尼罗替尼-葡萄柚汁② 978
尼罗替尼-速眠安② 404
尼罗替尼-依法韦恩茨② 976
尼罗替尼-依法韦仑② 976
尼洛替尼-利托那韦② 977
尼洛替尼-咪达唑仑② 404
尼洛替尼-咪唑二氮䓬② 404
尼洛替尼-葡萄柚汁② 978
尼洛替尼-速眠安② 404
尼洛替尼-依法韦恩茨② 976
尼洛替尼-依法韦仑② 976
尼索地平-替米沙坦② 100
黏菌素甲磺酸-头孢噻吩② 840
黏菌素甲磺酸-先锋霉素Ⅰ② 840
牛胆酸-胰岛素③ 715
牛痘疫苗-氨甲蝶呤② 1031
牛痘疫苗-氨甲叶酸② 1031
牛痘疫苗-甲氨蝶呤② 1031
牛痘疫苗-消炎痛③ 1031
牛痘疫苗-吲哚美辛③ 1031
牛黄酸-胰岛素③ 715
奴佛卡因-地高辛② 130
奴佛卡因-狄戈辛② 130
奴佛卡因-琥珀胆碱③ 462
奴佛卡因-磺胺嘧啶② 790
奴佛卡因-普洛色林② 4
奴佛卡因-普洛斯的明② 4
奴佛卡因-司可林③ 462
奴佛卡因-新斯的明② 4
奴佛卡因-依可碘酯① 445
奴佛卡因-重症肌无力① 445
诺氟沙星+甲硝唑-吗替麦考酚酯② 1027
诺氟沙星+甲硝唑-霉酚酸吗啉乙酯② 1027
诺氟沙星+甲硝唑-霉酚酸酯② 1027
诺氟沙星-丙胺太林② 796
诺氟沙星-格列本脲② 734
诺氟沙星-甲氰咪胍② 797
诺氟沙星-麦考酚吗乙酯② 1027
诺氟沙星-普鲁本辛② 796
诺氟沙星-西咪替丁② 797
诺氟沙星-优降糖② 734
诺和龙-安博维② 741
诺和龙-地拉罗司① 745
诺和龙-厄贝沙坦① 741
诺和龙-恩瑞格① 745
诺和龙-吉非贝齐② 742
诺和龙-吉非罗齐② 742
诺和龙-甲哌利福霉素② 744
诺和龙-甲氧苄氨嘧啶② 744
诺和龙-甲氧苄啶② 744
诺和龙-利福平② 744
诺和龙-氯吡格雷① 743
诺和龙-诺衡② 742
诺和龙-葡萄柚汁① 746
诺和龙-去铁斯若① 745
诺和龙-消炎痛② 742
诺和龙-伊贝沙坦② 741
诺和龙-吲哚美辛② 742
诺衡+伊曲康唑-洛哌丁胺① 684
诺衡+伊曲康唑-氯苯哌酰胺① 684
诺衡+伊曲康唑-易蒙停① 684
诺衡+依他康唑-洛哌丁胺① 684

诺衡＋依他康唑－氯苯哌酰胺① 684
诺衡＋依他康唑－易蒙停① 684
诺衡－吡格列酮 748
诺衡－苄丙酮香豆素钠④ 559
诺衡－二十碳五烯酸② 239
诺衡－华法林④ 559
诺衡－洛伐他汀① 206
诺衡－美降脂① 206
诺衡－美维诺林① 206
诺衡－孟鲁司特③ 653
诺衡－诺和龙② 742
诺衡－瑞格列奈② 742
诺衡－瑞彤① 748
诺衡－塞来西帕① 660
诺衡－赛乐西帕① 660
诺衡－司来帕格① 660
诺衡－西格列汀③ 752
诺衡－西他列汀③ 752
诺衡－异丁苯丙酸② 519
诺衡－异丁洛芬③ 519
诺拉替尼－兰索拉唑③ 982
诺拉替尼－酮康唑① 983
诺美婷－甲红霉素② 1071
诺美婷－克拉霉素② 1071
诺美婷－克拉仙② 1071
诺美婷－氯吡格雷② 1070
诺瓦经－安非他酮② 360
诺瓦经－丁氨苯丙酮② 360
诺瓦经－悦亭② 360

O

欧车前－地高辛③ 134
欧车前－狄戈辛③ 134

P

帕伐他丁－非诺贝特② 219
帕伐他丁－降胆敏② 218
帕伐他丁－考来烯胺② 218
帕伐他丁－立平脂② 219
帕伐他丁－消胆胺② 218
帕吉林－爱道美① 71
帕吉林－甲多巴① 71
帕吉林－甲基多巴① 71
帕罗西汀＋伊曲康唑－羟二氢可待因酮② 477
帕罗西汀＋伊曲康唑－羟考酮② 477
帕罗西汀＋伊曲康唑－氧可酮② 477
帕罗西汀－L-色氨酸② 364
帕罗西汀－阿立哌唑③ 326
帕罗西汀－阿托莫西汀① 357
帕罗西汀－阿托西汀① 357
帕罗西汀－倍他乐克② 52
帕罗西汀－地昔帕明② 345
帕罗西汀－度洛西汀② 355
帕罗西汀－哈乐③ 35
帕罗西汀－拉索昔芬② 963
帕罗西汀－兰美舒② 354
帕罗西汀－美多洛尔② 52
帕罗西汀－美多心安② 52
帕罗西汀－美托洛尔② 52
帕罗西汀－去甲丙米嗪① 345
帕罗西汀－坦洛新③ 35
帕罗西汀－坦索罗辛③ 35
帕罗西汀－特比萘芬② 354
帕罗西汀－托莫西汀① 357
帕瓦停－非诺贝特② 219
帕瓦停－降胆敏② 218
帕瓦停－考来烯胺② 218
帕瓦停－立平脂② 219
帕瓦停－消胆胺② 218
哌吡氮平－甘珀酸② 676
哌吡氮平－生胃酮③ 676
哌醋甲酯－苯巴比妥② 369
哌醋甲酯－丙米嗪③ 336
哌醋甲酯－鲁米那② 369
哌醋甲酯－米帕明③ 336
哌醋甲酯－双香豆素③ 546

哌甲酯－苯巴比妥② 369
哌甲酯－苯妥英③ 257
哌甲酯－丙米嗪③ 336
哌甲酯－大仑丁③ 257
哌甲酯－二苯海因③ 257
哌甲酯－二苯乙内酰脲③ 257
哌甲酯－鲁米那② 369
哌甲酯－米帕明③ 336
哌甲酯－双香豆素② 546
哌拉西林－氟氯青霉素② 814
哌拉西林－氟氯西林② 814
哌仑西平－甘珀酸② 676
哌仑西平－生胃酮② 676
哌迷清－阿匹坦① 317
哌迷清－阿瑞吡坦① 317
哌迷清－阿瑞匹坦① 317
哌迷清－伊曲康唑① 318
哌迷清－依他康唑① 318
哌嗪－癫痫① 931
哌嗪－冬眠灵③ 931
哌嗪－抗虫灵② 931
哌嗪－氯丙嗪③ 931
哌嗪－噻嘧啶② 931
哌嗪－珠氯噻醇③ 318
哌替啶－阿米替林② 481
哌替啶－阿密替林② 481
哌替啶－安定③ 382
哌替啶－安眠酮③ 483
哌替啶－苯巴比妥② 482
哌替啶－苯妥英③ 480
哌替啶－苯乙肼① 482
哌替啶－大仑丁③ 480
哌替啶－地西泮② 382
哌替啶－冬眠灵② 481
哌替啶－二苯乙内酰脲③ 480
哌替啶－非那根① 484
哌替啶－呋喃唑酮③ 483
哌替啶－海米那③ 483
哌替啶－甲喹酮③ 483
哌替啶－卡马西平③ 481
哌替啶－口服避孕药② 483
哌替啶－雷米封① 842
哌替啶－痢特灵③ 483
哌替啶－鲁米那② 482
哌替啶－氯丙嗪② 481
哌替啶－痛惊宁③ 481
哌替啶－酰胺咪嗪③ 481
哌替啶－依拉维② 481
哌替啶－异丙嗪② 484
哌替啶－异烟肼③ 842
哌替啶－异烟酰肼③ 842
哌唑嗪－地高辛② 81
哌唑嗪－狄戈辛② 81
哌唑嗪－胍乙啶② 81
哌唑嗪－氯丙嗪＋阿米替林③ 83
哌唑嗪－普萘洛尔② 81
哌唑嗪－万艾可① 82
哌唑嗪－维拉帕米① 82
哌唑嗪－伟哥① 82
哌唑嗪－西地那非① 82
哌唑嗪－消炎痛② 83
哌唑嗪－心得安② 81
哌唑嗪－依斯迈林② 81
哌唑嗪－异搏定① 82
哌唑嗪－吲哚美辛③ 83
潘必啶－付肾素① 21
潘必啶－肾上腺素① 21
潘可罗－苯妥英② 448
潘可罗－大仑丁② 448
潘可罗－二苯乙内酰脲② 448
潘可罗宁－氨茶碱② 449
潘可罗宁－丹曲林② 449
潘可罗宁－氮芥② 450
潘可罗宁－卡马西平③ 448
潘可罗宁－可的索③ 449
潘可罗宁－克林霉素② 449

潘可罗宁－硫唑嘌呤③ 450
潘可罗宁－氯林可霉素② 449
潘可罗宁－皮质醇③ 449
潘可罗宁－普洛色林② 447
潘可罗宁－普洛斯的明② 447
潘可罗宁－氢化可的松③ 449
潘可罗宁－噻替哌③ 450
潘可罗宁－碳酸锂③ 448
潘可罗宁－痛惊宁③ 448
潘可罗宁－酰胺咪嗪③ 448
潘可罗宁－硝苯呋海因② 449
潘可罗宁－硝酸甘油② 447
潘可罗宁－新斯的明② 447
潘可罗宁－依木兰③ 450
潘生丁－阿糖胞苷② 952
潘生丁－胞嘧啶阿拉伯糖苷③ 952
潘生丁－胞嘧啶阿拉伯糖苷③ 952
潘生丁－苄丙酮香豆素钠③ 580
潘生丁－华法林③ 580
潘生丁－腺苷② 188
潘生丁－腺嘌呤核苷② 188
盘尼西林－阿司匹林③ 812
盘尼西林－丙磺舒③ 812
盘尼西林－红霉素③ 813
盘尼西林－金霉素② 813
盘尼西林－氯霉素④ 813
盘尼西林－羧苯磺胺③ 812
盘尼西林－乙酰水杨酸③ 812
泮库溴铵－氨茶碱② 449
泮库溴铵－苯妥英② 448
泮库溴铵－大仑丁② 448
泮库溴铵－丹曲林② 449
泮库溴铵－氯芥② 450
泮库溴铵－二苯乙内酰脲② 448
泮库溴铵－卡马西平② 448
泮库溴铵－可的索③ 449
泮库溴铵－克林霉素② 449
泮库溴铵－硫唑嘌呤② 450
泮库溴铵－氯林可霉素② 449
泮库溴铵－米库氯铵② 451
泮库溴铵－皮质醇③ 449
泮库溴铵－普洛色林② 447
泮库溴铵－普洛斯的明② 447
泮库溴铵－氢化可的松③ 449
泮库溴铵－噻替哌③ 450
泮库溴铵－碳酸锂③ 448
泮库溴铵－痛惊宁③ 448
泮库溴铵－酰胺咪嗪② 448
泮库溴铵－硝苯呋海因② 449
泮库溴铵－硝酸甘油③ 447
泮库溴铵－新斯的明② 447
泮库溴铵－依木兰③ 450
泮托拉唑－环孢菌素③ 999
泮托拉唑－环孢霉素A③ 999
泮托拉唑－环孢素③ 999
泮托拉唑－吗替麦考酚酯② 1026
泮托拉唑－麦考酚吗乙酯② 1026
泮托拉唑－霉酚酸吗啉乙酯② 1026
泮托拉唑－霉酚酸酯② 1026
泮托拉唑－泊沙康唑③ 869
抛射剂－付肾素② 20
抛射剂－肾上腺素② 20
培氟沙星－甲氰咪胍② 797
培氟沙星－西咪替丁② 797
喷他脒－地丹诺辛② 885
喷他脒－甲氰咪胍② 937
喷他脒－甲氧苄氨嘧啶② 794
喷他脒－甲氧苄啶② 794
喷他脒－奎尼丁② 154
喷他脒－去羟肌苷② 885
喷他脒－双脱氧肌苷② 885
喷他脒－西咪替丁② 937
喷他佐辛－吗啡② 472
砒霜－奎尼丁① 990
皮质醇－阿司匹林③ 513
皮质醇－本可松③ 449

皮质醇－茶碱③ 642
皮质醇－含珠停① 758
皮质醇－考来烯胺③ 758
皮质醇－两性霉素B② 854
皮质醇－米非司酮① 758
皮质醇－潘可罗宁③ 449
皮质醇－泮库溴铵③ 449
皮质醇－氢氯噻嗪② 695
皮质醇－生长素 759
皮质醇－双氢克尿噻② 695
皮质醇－息百虑① 758
皮质醇－息隐① 758
皮质醇－消胆胺③ 758
皮质醇－严重感染② 758
皮质醇－严重过敏反应② 758
皮质醇－乙酰水杨酸③ 513
匹伐他汀－甲哌利福霉② 234
匹伐他汀－力复平② 234
匹伐他汀－利福平② 234
匹伐他汀－利米定② 234
匹拉米洞－口服避孕药③ 781
匹鲁卡品－苯海拉明② 3
匹鲁卡品－苯那君② 3
匹鲁卡品－可那敏② 3
匹莫齐特－阿匹坦① 317
匹莫齐特－阿瑞吡坦① 317
匹莫齐特－阿瑞匹坦① 317
匹莫齐特－伊曲康唑① 318
匹莫齐特－依他康唑① 318
匹他伐他汀－甲哌利福霉② 234
匹他伐他汀－力复平② 234
匹他伐他汀－利福平② 234
匹他伐他汀－利米定② 234
偏痛定－苯乙肼① 1038
泊沙康唑－甲基强的松龙② 869
泊沙康唑－甲泼尼龙② 869
泊沙康唑－甲强龙② 869
泊沙康唑－泮托拉唑③ 869
泊沙康唑－其他药物① 870
泼尼松－癌得星② 940
泼尼松－白内障① 760
泼尼松－冬眠灵③ 761
泼尼松－动脉硬化① 760
泼尼松－氟地西泮② 761
泼尼松－肝功能减退② 759
泼尼松－肝素③ 544
泼尼松－高血压① 760
泼尼松－骨质疏松① 761
泼尼松－红霉素② 762
泼尼松－环磷酰胺③ 940
泼尼松－甲硝唑② 808
泼尼松－结核病① 759
泼尼松－精神病① 760
泼尼松－溃疡病② 759
泼尼松龙－甲哌利福霉素② 765
泼尼松龙－口服避孕药② 764
泼尼松龙－雷米封② 842
泼尼松龙－利福平② 765
泼尼松龙－利米定② 765
泼尼松龙－青光眼① 764
泼尼松龙－消炎痛② 764
泼尼松龙－眼单纯疱疹② 763
泼尼松龙－眼机械损伤① 763
泼尼松龙－异烟肼③ 842
泼尼松龙－异烟酰肼③ 842
泼尼松龙－吲哚美辛② 764
泼尼松－氯丙嗪② 761
泼尼松－灭滴灵② 808
泼尼松－氢氧化铝② 761
泼尼松－双香豆素② 549
泼尼松－四环素② 834
泼尼松－碳酸钙② 673
泼尼松－酮康唑② 762
泼尼松－心力衰竭② 760
泼尼松－疫苗① 1032
扑尔敏－苯妥英② 276

扑尔敏－大仑丁② 276
扑尔敏－冬眠灵① 1037
扑尔敏－二苯海因 276
扑尔敏－二苯乙内酰脲② 276
扑尔敏－氯丙嗪① 1037
扑尔敏－普萘洛尔④ 49
扑尔敏－普通感冒① 1037
扑尔敏－心得安④ 49
扑米酮－苯巴比妥④ 369
扑米酮－苯妥英② 277
扑米酮－苄丙酮香豆素钠① 563
扑米酮－丙戊酸 277
扑米酮－醋氮酰胺② 277
扑米酮－醋唑磺胺② 277
扑米酮－大仑丁② 277
扑米酮－地塞米松② 768
扑米酮－敌百痉② 277
扑米酮－二苯海因② 277
扑米酮－二苯乙内酰脲② 277
扑米酮－二丙基乙酸② 277
扑米酮－氟甲强的松龙③ 768
扑米酮－氟美松③ 768
扑米酮－华法林① 563
扑米酮－口服避孕药② 779
扑米酮－拉莫三嗪② 289
扑米酮－鲁米那② 369
扑米酮－氯硝安定④ 391
扑米酮－氯硝西泮④ 391
扑米酮－乙酰唑胺③ 277
扑热息痛－苯巴比妥③ 522
扑热息痛－苯肾上腺素② 24
扑热息痛－苄丙酮香豆素钠③ 575
扑热息痛－丙胺太林辛③ 523
扑热息痛－叠氮胸苷② 879
扑热息痛－华法林③ 575
扑热息痛－甲基吗啡① 475
扑热息痛－甲氧氯普胺③ 523
扑热息痛－金鸡纳碱③ 524
扑热息痛－考来烯胺③ 521
扑热息痛－可待因① 475
扑热息痛－口服避孕药② 523
扑热息痛－奎宁② 524
扑热息痛－拉莫三嗪③ 292
扑热息痛－拉莫三嗪② 292
扑热息痛－雷米封① 524
扑热息痛－鲁米那③ 522
扑热息痛－氯霉素② 838
扑热息痛－灭吐灵③ 523
扑热息痛－普鲁本辛③ 523
扑热息痛－齐多夫定② 879
扑热息痛－去氧肾上腺素② 24
扑热息痛－胃复安③ 523
扑热息痛－消胆胺③ 521
扑热息痛－新福林③ 24
扑热息痛－药用炭③ 522
扑热息痛－伊马替尼② 525
扑热息痛－乙醇② 522
扑热息痛－异烟肼① 524
扑热息痛－异烟酰肼③ 524
扑痫酮－阿普斯特 652
扑痫酮－白消安 942
扑痫酮－苯巴比妥④ 369
扑痫酮－苯妥英② 277
扑痫酮－苄丙酮香豆素钠① 563
扑痫酮－丙戊酸② 277
扑痫酮－醋氮酰胺② 277
扑痫酮－醋唑磺胺② 277
扑痫酮－大仑丁② 277
扑痫酮－地塞米松③ 768
扑痫酮－敌百痉② 277
扑痫酮－二苯海因② 277
扑痫酮－二苯乙内酰脲② 277
扑痫酮－二丙基乙酸② 277
扑痫酮－氟甲强的松龙③ 768
扑痫酮－氟美松③ 768
扑痫酮－华法林① 563

扑痫酮－口服避孕药② 779
扑痫酮－拉莫三嗪② 289
扑痫酮－拉帕替尼 981
扑痫酮－鲁米那④ 369
扑痫酮－氯硝安定④ 391
扑痫酮－氯硝西泮④ 391
扑痫酮－乙酰唑胺③ 277
葡萄糖-6-磷酸脱氢酶缺乏－氨苯砜① 851
葡萄糖-6-磷酸脱氢酶缺乏－伯氨喹① 926
葡萄糖-6-磷酸脱氢酶缺乏－伯氨喹啉① 926
葡萄糖-6-磷酸脱氢酶缺乏－伯喹① 926
葡萄糖-6-磷酸脱氢酶缺乏－二氨二苯砜① 851
葡萄糖-6-磷酸脱氢酶缺乏－抗坏血酸② 1055
葡萄糖-6-磷酸脱氢酶缺乏－维生素C② 1055
葡萄糖－地高辛② 144
葡萄糖－狄戈辛② 144
葡萄糖酸钙－苯妥英② 1065
葡萄糖酸钙－大仑丁② 1065
葡萄糖酸钙－二苯乙内酰脲② 1065
葡萄糖酸钙－磷酸钠② 1066
葡萄糖酸钙－羟乙膦酸钠② 1066
葡萄糖酸钙－氢氯噻嗪② 1065
葡萄糖酸钙－双氢克尿噻② 1065
葡萄糖酸钙－四环素① 835
葡萄糖酸钙－维拉帕米② 185
葡萄糖酸钙－戊脉安② 185
葡萄糖酸钙－依替膦酸二钠② 1066
葡萄糖酸钙－异搏定② 185
葡萄糖酸锌－青霉胺② 1065
葡萄柚汁＋吸烟－维拉帕米② 187
葡萄柚汁＋吸烟－戊脉安② 187
葡萄柚汁＋吸烟－异搏定② 187
葡萄柚汁－阿伐他汀② 224
葡萄柚汁－阿托伐他汀② 224
葡萄柚汁－伯氨喹② 926
葡萄柚汁－醋丁洛尔③ 60
葡萄柚汁－醋丁酰心安③ 60
葡萄柚汁－非索非那定① 1043
葡萄柚汁－鬼臼乙叉苷③ 959
葡萄柚汁－海乐神③ 395
葡萄柚汁－红霉素② 819
葡萄柚汁－环孢菌素① 1007
葡萄柚汁－环孢霉素A① 1007
葡萄柚汁－环孢素① 1007
葡萄柚汁－甲基强的松龙② 767
葡萄柚汁－甲泼尼龙② 767
葡萄柚汁－甲强龙② 767
葡萄柚汁－凯他敏② 439
葡萄柚汁－氯胺酮② 439
葡萄柚汁－马尼地平① 108
葡萄柚汁－纳多洛尔③ 59
葡萄柚汁－萘羟心安③ 59
葡萄柚汁－尼罗替尼② 978
葡萄柚汁－尼洛替尼② 978
葡萄柚汁－诺和龙① 746
葡萄柚汁－瑞格列奈① 746
葡萄柚汁－三唑苯二氮草② 395
葡萄柚汁－三唑仑② 395
葡萄柚汁－沙奎那韦① 901
葡萄柚汁－替格瑞洛② 619
葡萄柚汁－替卡格雷② 619
葡萄柚汁－托伐普坦③ 692
葡萄柚汁－维拉帕米① 185
葡萄柚汁－戊脉安① 185
葡萄柚汁－辛伐他汀① 217
葡萄柚汁－伊曲康唑② 860
葡萄柚汁－依他康唑② 860
葡萄柚汁－依托泊苷③ 959
葡萄柚汁－异搏定① 185
葡萄柚汁－足叶乙苷③ 959
葡萄柚汁－左甲状腺素① 709
普尔安－琥珀胆碱② 462
普尔安－司可林② 462
普伐他汀－3,3′,4′,5,7-五羟基黄酮② 220
普伐他汀－非诺贝特② 219
普伐他汀－槲皮素② 220

普伐他汀－环孢菌素② 995
普伐他汀－环孢霉素 A② 995
普伐他汀－环孢素② 995
普伐他汀－甲哌利福霉素③ 220
普伐他汀－降胆敏② 218
普伐他汀－考来烯胺② 218
普伐他汀－立平脂② 219
普伐他汀－利福平③ 220
普伐他汀－栎精② 220
普伐他汀－消胆胺② 218
普拉斯丁－环孢菌素② 995
普拉斯丁－环孢霉素 A② 995
普拉斯丁－环孢素② 995
普利多匹定－倍他洛克② 51
普利多匹定－美多洛尔② 51
普利多匹定－美多心安② 51
普利多匹定－美托洛尔② 51
普鲁本辛－醋氨酚③ 523
普鲁本辛－地高辛① 133
普鲁本辛－狄戈辛① 133
普鲁本辛－对乙酰氨基酚③ 523
普鲁本辛－呋喃坦啶③ 795
普鲁本辛－呋喃妥因③ 795
普鲁本辛－氟哌酸② 796
普鲁本辛－红霉素③ 818
普鲁本辛－甲氰咪胍③ 664
普鲁本辛－诺氟沙星② 796
普鲁本辛－扑热息痛③ 523
普鲁本辛－酮康唑② 856
普鲁本辛－西咪替丁③ 664
普鲁加比－苯妥英② 260
普鲁加比－大仑丁② 260
普鲁加比－二苯海因② 260
普鲁加比－二苯乙内酰脲② 260
普鲁卡因胺－安律酮① 155
普鲁卡因胺－胺碘酮① 155
普鲁卡因胺－醋甲胆碱③ 3
普鲁卡因胺－地亚净② 790
普鲁卡因胺－对氨基苯甲酸③ 157
普鲁卡因胺－红斑狼疮② 154
普鲁卡因胺－琥珀胆碱③ 460
普鲁卡因胺－磺胺哒嗪② 790
普鲁卡因胺－磺胺嘧啶② 790
普鲁卡因胺－甲氰咪胍② 156
普鲁卡因胺－甲氧苄氨嘧啶② 156
普鲁卡因胺－甲氧苄啶② 156
普鲁卡因胺－卡那霉素③ 829
普鲁卡因胺－奎尼丁② 155
普鲁卡因胺－利多卡因③ 155
普鲁卡因胺－普洛色林② 4
普鲁卡因胺－普洛斯的明② 4
普鲁卡因胺－普萘洛尔② 155
普鲁卡因胺－赛罗卡因③ 155
普鲁卡因胺－司可林② 460
普鲁卡因胺－西咪替丁② 156
普鲁卡因胺－心得安② 155
普鲁卡因胺－新斯的明② 4
普鲁卡因胺－乙胺碘呋酮① 155
普鲁卡因胺－乙醇③ 156
普鲁卡因胺－乙酰甲胆碱③ 3
普鲁卡因－地高辛② 130
普鲁卡因－狄戈辛② 130
普鲁卡因－琥珀胆碱③ 462
普鲁卡因－磺胺嘧啶② 790
普鲁卡因－普洛色林② 4
普鲁卡因－普洛斯的明② 4
普鲁卡因－司可林③ 462
普鲁卡因－新斯的明② 4
普鲁卡因－依可碘酯① 445
普鲁卡因－重症肌无力② 445
普罗布考－其他药物② 238
普罗帕酮－安律酮② 171
普罗帕酮－胺碘酮② 171
普罗帕酮－百忧解③ 171
普罗帕酮－倍他乐克② 50
普罗帕酮－苄丙酮香豆素钠② 556

普罗帕酮－地高辛② 124
普罗帕酮－狄戈辛② 124
普罗帕酮－氟苯氧丙胺③ 171
普罗帕酮－氟西汀③ 171
普罗帕酮－华法林② 556
普罗帕酮－奎尼丁③ 170
普罗帕酮－美多心安② 50
普罗帕酮－美托洛尔② 50
普罗帕酮－普洛色林② 4
普罗帕酮－普洛斯的明② 4
普罗帕酮－新斯的明② 4
普罗帕酮－乙胺碘呋酮② 171
普洛色林－本可松② 447
普洛色林－苯海拉明② 5
普洛色林－苯那君② 5
普洛色林－丙胺苯丙酮② 4
普洛色林－琥珀胆碱② 457
普洛色林－机械性梗阻① 3
普洛色林－可那敏② 5
普洛色林－奎尼丁① 3
普洛色林－奴佛卡因② 4
普洛色林－潘可罗宁② 447
普洛色林－泮库溴铵② 447
普洛色林－普鲁卡因② 4
普洛色林－普鲁卡因胺② 4
普洛色林－普罗帕酮② 4
普洛色林－司可林② 457
普洛色林－心律平② 4
普洛斯的明－本可松② 447
普洛斯的明－苯海拉明② 5
普洛斯的明－苯那君② 5
普洛斯的明－丙胺苯丙酮② 4
普洛斯的明－机械性梗阻① 3
普洛斯的明－可那敏② 5
普洛斯的明－奎尼丁① 3
普洛斯的明－奴佛卡因② 4
普洛斯的明－潘可罗宁② 447
普洛斯的明－泮库溴铵② 447
普洛斯的明－普鲁卡因② 4
普洛斯的明－普鲁卡因胺② 4
普洛斯的明－普罗帕酮② 4
普洛斯的明－心律平② 4
普萘洛尔－阿霉素② 954
普萘洛尔－爱道美② 71
普萘洛尔－安定③ 378
普萘洛尔－安律酮② 39
普萘洛尔－安妥明② 201
普萘洛尔－胺碘酮② 39
普萘洛尔－苯巴比妥① 43
普萘洛尔－苯丙苯哌酯③ 45
普萘洛尔－苯哌利定③ 45
普萘洛尔－苯妥英① 40
普萘洛尔－变应原浸出物③ 49
普萘洛尔－茶碱② 633
普萘洛尔－大仑丁① 40
普萘洛尔－地高辛③ 38
普萘洛尔－地西泮③ 378
普萘洛尔－地昔帕明③ 41
普萘洛尔－狄戈辛③ 38
普萘洛尔－冬眠灵② 41
普萘洛尔－多柔比星② 954
普萘洛尔－二苯乙内酰脲① 40
普萘洛尔－反苯环丙胺④ 363
普萘洛尔－泛影葡胺② 49
普萘洛尔－房室传导阻滞② 36
普萘洛尔－呋喃苯胺酸② 47
普萘洛尔－呋塞米② 47
普萘洛尔－氟地西泮③ 44
普萘洛尔－氟伏沙明② 42
普萘洛尔－付肾素② 20
普萘洛尔－高血糖素③ 1068
普萘洛尔－高血压伴高脂血症② 37
普萘洛尔－冠心平② 201
普萘洛尔－管箭毒碱② 452
普萘洛尔－甲多巴② 71
普萘洛尔－甲基多巴② 71

普萘洛尔－甲哌利福霉素① 48
普萘洛尔－甲氰咪胍① 46
普萘洛尔－甲状腺制剂② 48
普萘洛尔－贾乃金③ 1050
普萘洛尔－降胆敏② 40
普萘洛尔－降脂酰胺② 40
普萘洛尔－肼苯哒嗪③ 38
普萘洛尔－肼屈嗪③ 38
普萘洛尔－肼酞嗪③ 38
普萘洛尔－考来烯胺② 40
普萘洛尔－可达龙② 39
普萘洛尔－可乐定① 65
普萘洛尔－可乐宁① 65
普萘洛尔－奎尼丁② 39
普萘洛尔－利多卡因② 162
普萘洛尔－利福平② 48
普萘洛尔－利米定② 48
普萘洛尔－卤芬酯② 40
普萘洛尔－鲁米那② 43
普萘洛尔－氯贝丁酯② 201
普萘洛尔－氯贝特② 201
普萘洛尔－氯苯那敏④ 49
普萘洛尔－氯丙嗪④ 41
普萘洛尔－氯压定① 65
普萘洛尔－吗啡③ 469
普萘洛尔－麦角胺② 1050
普萘洛尔－脉宁平② 81
普萘洛尔－美安适宁② 42
普萘洛尔－米安林② 42
普萘洛尔－米塞林② 42
普萘洛尔－哌唑嗪② 81
普萘洛尔－扑尔敏④ 49
普萘洛尔－普鲁卡因胺② 155
普萘洛尔－氢氧化铝① 46
普萘洛尔－去甲丙米嗪③ 41
普萘洛尔－赛罗卡因② 162
普萘洛尔－肾上腺素① 20
普萘洛尔－速尿② 47
普萘洛尔－糖尿病① 37
普萘洛尔－筒箭毒碱② 452
普萘洛尔－维拉帕米② 180
普萘洛尔－戊脉安② 180
普萘洛尔－西咪替丁① 46
普萘洛尔－吸烟② 38
普萘洛尔－消胆胺② 40
普萘洛尔－消炎痛② 45
普萘洛尔－心力衰竭① 36
普萘洛尔－依汀替丁② 47
普萘洛尔－胰岛素② 711
普萘洛尔－乙胺碘呋酮② 39
普萘洛尔－乙醇③ 44
普萘洛尔－乙醚① 44
普萘洛尔－异搏定② 180
普萘洛尔－吲哚美辛② 45
普萘洛尔－右丙氧芬③ 45
普萘洛尔－右旋丙氧芬③ 45
普萘洛尔－支气管哮喘① 36
普瑞博思－阿匹坦② 679
普瑞博思－阿瑞吡坦② 679
普瑞博思－阿瑞匹坦② 679
普瑞博思－阿托品② 678
普瑞博思－苯巴比妥② 374
普瑞博思－红霉素② 678
普瑞博思－鲁米那② 374
普瑞博思－酮康唑② 679
普瑞博思－辛伐他汀② 678
普通感冒－氯苯那敏① 1037
普通感冒－扑尔敏① 1037
普通胰岛素－阿卡波糖② 715
普通胰岛素－拜糖平② 715
普通胰岛素－副肾素③ 711
普通胰岛素－利托君② 711
普通胰岛素－利妥特灵② 711
普通胰岛素－羟苄羟麻黄碱② 711
普通胰岛素－肾上腺素③ 711

Q

齐多夫定－阿昔洛韦③ 880
齐多夫定－丙磺舒① 879
齐多夫定－丙氧鸟苷② 880
齐多夫定－病毒唑② 880
齐多夫定－醋氨酚② 879
齐多夫定－对乙酰氨基酚② 879
齐多夫定－更昔洛韦② 880
齐多夫定－利巴韦林② 880
齐多夫定－利福布汀② 880
齐多夫定－扑热息痛② 879
齐多夫定－赛美维② 880
齐多夫定－三氮唑核苷② 880
齐多夫定－司他夫定② 881
齐多夫定－羧苯磺胺① 879
齐多夫定－无环鸟苷③ 880
其他药物－5-羟色胺再摄取抑制剂② 356
其他药物－H₂ 受体拮抗剂② 665
其他药物－阿扎那韦① 908
其他药物－安普那韦① 906
其他药物－苯丙香豆素② 603
其他药物－丙丁酚② 238
其他药物－醋硝香豆素② 554
其他药物－达卢那韦① 910
其他药物－地瑞那韦① 910
其他药物－恩杂鲁胺① 964
其他药物－恩扎卢胺① 964
其他药物－伏立康唑② 866
其他药物－氟康唑② 866
其他药物－环孢菌素② 1013
其他药物－环孢霉素 A② 1013
其他药物－环孢素① 1008
其他药物－吉西他滨② 952
其他药物－甲苯哌丙酮③ 200
其他药物－甲哌酮③ 200
其他药物－健择② 952
其他药物－降糖药① 754
其他药物－卷曲霉素② 830
其他药物－抗癫痫药① 297
其他药物－抗惊厥药① 297
其他药物－拉替拉韦① 918
其他药物－酪氨酸激酶抑制剂① 986
其他药物－雷特格韦① 918
其他药物－利奈唑胺② 809
其他药物－洛匹那韦① 907
其他药物－吗啡② 474
其他药物－美散痛① 487
其他药物－美沙酮① 487
其他药物－奈非那韦① 905
其他药物－脑脉宁③ 200
其他药物－泊沙康唑① 870
其他药物－普罗布考② 238
其他药物－生育酚② 1060
其他药物－双氟脱氧胞苷② 952
其他药物－塑料③ 1064
其他药物－他克罗姆② 1020
其他药物－他克莫司② 1020
其他药物－他汀类① 235
其他药物－替拉那韦① 911
其他药物－托哌酮③ 200
其他药物－维生素 E② 1060
其他药物－西洛他唑① 621
其他药物－西那卡塞② 1066
其他药物－西那卡塞特② 1066
其他药物－新抗凝② 554
其他药物－伊曲康唑① 861
其他药物－依曲韦林① 892
其他药物－扎西他滨② 886
其他药物－紫杉烷类② 961
器质性心脏病－付肾素① 19
器质性心脏病－肾上腺素① 19
前列腺肥大－阿托品① 8
前列腺肥大－麻黄碱② 27
前列腺肥大－麻黄素② 27
前列腺增生－麻黄碱② 27

前列腺增生－麻黄素② 27
强的松－癌得星③ 940
强的松－白内障① 760
强的松－冬眠灵③ 761
强的松－动脉硬化① 760
强的松－氟地西泮② 761
强的松－肝功能减退② 759
强的松－肝素③ 544
强的松－高血压① 760
强的松－骨质疏松① 761
强的松－红霉素② 762
强的松－环磷酰胺③ 940
强的松－甲硝唑② 808
强的松－结核病② 759
强的松－精神病② 760
强的松－溃疡病② 759
强的松龙－氟地西泮② 761
强的松龙－甲哌利福霉素② 765
强的松龙－口服避孕药② 764
强的松龙－雷米封② 842
强的松龙－利福平② 765
强的松龙－利米定② 765
强的松龙－青光眼② 764
强的松龙－消炎痛② 764
强的松龙－眼单纯疱疹② 763
强的松龙－眼机械损伤① 763
强的松龙－异烟肼③ 842
强的松龙－异烟酰肼② 842
强的松龙－吲哚美辛② 764
强的松－氯丙嗪③ 761
强的松－灭滴灵② 808
强的松－氢氧化铝② 761
强的松－双香豆素② 549
强的松－四环素② 834
强的松－碳酸钙② 673
强的松－酮康唑② 762
强的松－心力衰竭② 760
强的松－疫苗① 1032
强力霉素－苯巴比妥② 836
强力霉素－苯甲孢霉素② 816
强力霉素－苯妥英② 836
强力霉素－大仑丁② 836
强力霉素－二苯乙内酰脲② 836
强力霉素－氟地西泮② 837
强力霉素－甲哌利福霉素③ 837
强力霉素－卡马西平② 836
强力霉素－利福平② 837
强力霉素－利米定③ 837
强力霉素－鲁米那② 836
强力霉素－痛惊宁② 836
强力霉素－头孢氨苄② 816
强力霉素－先锋霉素Ⅳ② 816
强力霉素－酰胺咪嗪② 836
强力霉素－乙醇② 837
羟氨苄青霉素－食用纤维③ 815
羟苄羟麻黄碱－格隆溴铵② 18
羟苄羟麻黄碱－考的松① 18
羟苄羟麻黄碱－可的松① 18
羟苄羟麻黄碱－普通胰岛素② 711
羟苄羟麻黄碱－氢氯噻嗪② 693
羟苄羟麻黄碱－双氢克尿噻② 693
羟苄羟麻黄碱－胃长宁② 18
羟苄羟麻黄碱－胰岛素② 711
羟苄羟麻黄碱－正规胰岛素② 711
羟布宗－美雄酮③ 529
羟布宗－去氢甲睾酮③ 529
羟丁酸钠－氢氯噻嗪① 694
羟丁酸钠－双氢克尿噻① 694
羟丁酸钠－托吡酯② 417
羟二氢可待因酮－伏立康唑② 479
羟二氢可待因酮－利托那韦② 480
羟二氢可待因酮－帕罗西汀＋伊曲康唑② 477
羟二氢可待因酮－泰利霉素② 478
羟基安定－苯海拉明② 391
羟基安定－苯那君② 391
羟基安定－可那敏② 391
羟基保泰松－美雄酮③ 529
羟基保泰松－去氢甲睾酮③ 529
羟基丁酸－托吡酯② 417
8-羟基喹啉－氧化锌② 930
羟基脲－地丹诺辛① 885
羟基脲－去羟肌苷① 885
羟基脲－双脱氧肌苷① 885
羟考酮－伏立康唑② 479
羟考酮－利托那韦② 480
羟考酮－帕罗西汀＋伊曲康唑② 477
羟考酮－泰利霉素② 478
羟氯喹－地高辛② 142
羟氯喹－狄戈辛② 142
羟哌氟丙嗪－抗坏血酸② 312
羟哌氟丙嗪－可乐定③ 312
羟哌氟丙嗪－可乐宁③ 312
羟哌氟丙嗪－氯压定③ 312
羟哌氟丙嗪－维生素C③ 312
羟哌氟丙嗪－双硫仑② 311
羟哌氟丙嗪－双硫醒② 311
羟嗪－吗啡② 474
羟羧氧酰胺菌素－苄丙酮香豆素钠② 589
羟羧氧酰胺菌素－华法林① 589
羟乙桂胺－茶碱② 636
羟乙膦酸钠－葡萄糖酸钙② 1066
青光眼－阿托品① 8
青光眼－吡二丙胺① 157
青光眼－丙吡胺① 157
青光眼－非那根① 1037
青光眼－甘油三硝酸酯① 190
青光眼－泼尼松龙② 764
青光眼－强的松龙② 764
青光眼－氢化泼尼松② 764
青光眼－双异丙吡胺① 157
青光眼－硝酸甘油① 190
青光眼－异丙嗪① 1037
青光眼－异脉停① 157
青光眼－左旋多巴② 248
青蒿琥酯－阿莫地喹③ 925
青蒿琥酯－氨酚喹③ 925
青蒿酯－阿莫地喹③ 925
青蒿酯－氨酚喹③ 925
青霉胺－地高辛② 144
青霉胺－狄戈辛② 144
青霉胺－雷米封② 843
青霉胺－硫酸亚铁① 1030
青霉胺－葡萄糖酸锌② 1065
青霉胺－氢氧化铝② 1030
青霉胺－食品② 1030
青霉胺－乙胺丁醇② 850
青霉胺－异烟肼② 843
青霉胺－异烟酰肼② 843
青霉素Ⅴ－痰易净② 814
青霉素Ⅴ－乙酰半胱氨酸② 814
青霉素Ⅴ－易咳净② 814
青霉素－阿司匹林③ 812
青霉素－阿西美辛③ 517
青霉素－氨甲蝶呤② 948
青霉素－氨甲叶酸② 948
青霉素－苄丙酮香豆素钠② 587
青霉素－丙磺舒② 812
青霉素－呋喃苯胺酸③ 700
青霉素－呋塞米③ 700
青霉素－红霉素② 813
青霉素－华法林② 587
青霉素－甲氨蝶呤② 948
青霉素－金霉素② 813
青霉素－氯霉素④ 813
青霉素－速尿③ 700
青霉素－羧苯磺胺② 812
青霉素－乙酰水杨酸③ 812
氢化可的松－阿司匹林② 513
氢化可的松－本可松③ 449
氢化可的松－茶碱③ 642
氢化可的松－含珠停① 758
氢化可的松－考来烯胺③ 758

氢化可的松－两性霉素 B② 854
氢化可的松－米非司酮① 758
氢化可的松－潘可罗宁③ 449
氢化可的松－泮库溴铵③ 449
氢化可的松－氢氯噻嗪② 695
氢化可的松－生长素② 759
氢化可的松－双氢克尿塞② 695
氢化可的松－息百虑① 758
氢化可的松－息隐① 758
氢化可的松－消胆胺③ 758
氢化可的松－严重感染② 758
氢化可的松－严重过敏反应② 758
氢化可的松－乙酰水杨酸③ 513
氢化麦角胺－硝酸甘油② 1051
氢化泼尼松－甲哌利福霉素② 765
氢化泼尼松－口服避孕药② 764
氢化泼尼松－雷米封③ 842
氢化泼尼松－利福平② 765
氢化泼尼松－利米定② 765
氢化泼尼松－青光眼② 764
氢化泼尼松－消炎痛② 764
氢化泼尼松－眼单纯疱疹① 763
氢化泼尼松－眼机械损伤① 763
氢化泼尼松－异烟肼③ 842
氢化泼尼松－异烟酰肼③ 842
氢化泼尼松－吲哚美辛② 764
氢可的松－茶碱③ 642
氢氯噻嗪＋氨苯蝶啶－金刚胺③ 695
氢氯噻嗪＋氨苯蝶啶－金刚烷胺③ 695
氢氯噻嗪－别嘌醇② 537
氢氯噻嗪－别嘌呤醇② 537
氢氯噻嗪－丙磺舒② 538
氢氯噻嗪－芬氟拉明② 693
氢氯噻嗪－氟苯丙胺② 693
氢氯噻嗪－钙化醇② 1058
氢氯噻嗪－骨化醇② 1058
氢氯噻嗪－胍乙啶② 78
氢氯噻嗪－环磷酰胺＋氟尿嘧啶＋甲氨蝶呤③ 941
氢氯噻嗪－甲氧苄氨嘧啶③ 695
氢氯噻嗪－甲氧苄啶③ 695
氢氯噻嗪－卡马西平③ 286
氢氯噻嗪－凯他舍林① 109
氢氯噻嗪－考来烯胺② 694
氢氯噻嗪－可的索② 695
氢氯噻嗪－奎尼丁① 151
氢氯噻嗪－利托君① 693
氢氯噻嗪－氯磺丙脲② 730
氢氯噻嗪－皮质醇② 695
氢氯噻嗪－葡萄糖酸钙② 1065
氢氯噻嗪－羟苄羟麻黄碱② 693
氢氯噻嗪－羟丁酸钠① 694
氢氯噻嗪－氢化可的松② 695
氢氯噻嗪－妊娠高血症① 692
氢氯噻嗪－肾功能不全① 693
氢氯噻嗪－羧苯磺胺② 538
氢氯噻嗪－碳酸钙② 673
氢氯噻嗪－酮色林① 109
氢氯噻嗪－酮舍林① 109
氢氯噻嗪－痛惊宁③ 286
氢氯噻嗪－维生素 $D_2$① 1058
氢氯噻嗪－酰胺咪嗪③ 286
氢氯噻嗪－消胆胺② 694
氢氯噻嗪－消炎痛① 694
氢氯噻嗪－依斯迈林① 78
氢氯噻嗪－吲哚美辛① 694
氢吗啡酮－乙醇① 428
氢麦角碱－冬眠灵① 1049
氢麦角碱－氯丙嗪① 1049
氢氧化铝＋氢氧化镁－阿司匹林② 512
氢氧化铝＋氢氧化镁－丙戊酸③ 279
氢氧化铝＋氢氧化镁－敌百痉③ 279
氢氧化铝＋氢氧化镁－冬眠灵③ 309
氢氧化铝＋氢氧化镁－二丙基乙酸③ 279
氢氧化铝＋氢氧化镁－氯丙嗪③ 309
氢氧化铝＋氢氧化镁－酮康唑③ 856
氢氧化铝＋氢氧化镁－乙酰水杨酸② 512

氢氧化铝－安定④ 383
氢氧化铝－苯巴比妥④ 373
氢氧化铝－铋诺① 675
氢氧化铝－苄丙酮香豆素钠② 582
氢氧化铝－别嘌醇② 537
氢氧化铝－别嘌呤醇② 537
氢氧化铝－德诺① 675
氢氧化铝－地高辛② 132
氢氧化铝－地西泮④ 383
氢氧化铝－狄戈辛② 132
氢氧化铝－非布司他② 536
氢氧化铝－非布索坦③ 536
氢氧化铝－甘珀酸② 676
氢氧化铝－枸橼酸铋钾① 675
氢氧化铝－华法林③ 582
氢氧化铝－环丙氟哌酸② 801
氢氧化铝－环丙沙星② 801
氢氧化铝－加巴喷丁④ 296
氢氧化铝－甲氰咪胍③ 663
氢氧化铝－甲巯丙脯酸② 90
氢氧化铝－胶体次枸橼酸铋① 675
氢氧化铝－卡托普利② 90
氢氧化铝－开博通② 90
氢氧化铝－奎尼丁② 149
氢氧化铝－雷米封③ 842
氢氧化铝－鲁米那② 373
氢氧化铝－吗替麦考酚酯① 1026
氢氧化铝－麦考酚乙酯① 1026
氢氧化铝－霉酚酸吗啉乙酯① 1026
氢氧化铝－霉酚酸酯① 1026
氢氧化铝－泼尼松② 761
氢氧化铝－普萘洛尔③ 46
氢氧化铝－强的松② 761
氢氧化铝－青霉胺① 1030
氢氧化铝－去氢可的松② 761
氢氧化铝－生胃酮② 676
氢氧化铝－四环素① 832
氢氧化铝－西咪替丁③ 663
氢氧化铝－消炎痛③ 515
氢氧化铝－心得安③ 46
氢氧化铝－乙胺丁醇② 849
氢氧化铝－异烟肼③ 842
氢氧化铝－异烟酰肼③ 842
氢氧化铝－吲哚美辛③ 515
氢氧化镁－甘珀酸③ 675
氢氧化镁－聚苯乙烯磺酸钠② 672
氢氧化镁－聚磺苯乙烯② 672
氢氧化镁－生胃酮② 675
氰钴胺－奥美拉唑③ 1054
氰钴胺－氯霉素② 631
氰钴胺－渥米哌唑③ 1054
氰化物代谢缺陷－硝普钠① 87
氰化物代谢缺陷－亚硝基铁氰化钠① 87
庆大霉素＋克林霉素－维生素 $K_1$② 623
庆大霉素＋氯林霉素－维生素 $K_1$② 623
庆大霉素－安定② 825
庆大霉素－达托霉素② 823
庆大霉素－地西泮② 825
庆大霉素－多黏菌素 B② 828
庆大霉素－管箭毒碱① 455
庆大霉素－金鸡纳碱① 922
庆大霉素－克林霉素② 827
庆大霉素－奎宁① 922
庆大霉素－两性霉素 B② 828
庆大霉素－硫酸镁② 825
庆大霉素－氯洁霉素② 827
庆大霉素－氯林霉素② 827
庆大霉素－顺铂② 968
庆大霉素－顺氯氨铂② 968
庆大霉素－羧苄青霉素② 826
庆大霉素－羧苄西林① 826
庆大霉素－碳酸氢钠② 828
庆大霉素－筒箭毒碱① 455
庆大霉素－头孢噻吩② 826
庆大霉素－万古霉素② 827
庆大霉素－先锋霉素 I② 826

庆大霉素－消炎痛③　825
庆大霉素－小苏打②　828
庆大霉素－吲哚美辛③　825
庆大霉素－右旋糖酐40　830
秋水仙碱－氟茚二酮③　604
秋水仙碱－甲氰咪胍②　536
秋水仙碱－西咪替丁②　536
巯嘌呤－氨甲蝶呤①　951
巯嘌呤－氨甲叶酸①　951
巯嘌呤－苄丙酮香豆素钠③　595
巯嘌呤－别嘌醇①　951
巯嘌呤－别嘌呤醇①　951
巯嘌呤－华法林③　595
巯嘌呤－甲氨蝶呤①　951
曲伐沙星－吗啡②　805
曲格列酮－吉非贝齐　748
曲格列酮－口服避孕药　786
曲格列酮－拉帕替尼　981
曲拉唑酮－苯巴比妥②　371
曲拉唑酮－苯妥英③　263
曲拉唑酮－大仑丁③　263
曲拉唑酮－二苯海因③　263
曲拉唑酮－二苯乙内酰脲③　263
曲拉唑酮－鲁米那③　371
曲马多－苯乙肼②　496
曲马多－苄丙酮香豆素钠②　570
曲马多－抵克利得③　497
曲马多－氟西汀①　495
曲马多－华法林②　570
曲马多－甲哌利福霉素②　498
曲马多－兰美舒②　499
曲马多－力复平②　498
曲马多－力抗栓②　497
曲马多－利福平②　498
曲马多－利米定②　498
曲马多－氯苄匹定③　497
曲马多－美散痛①　497
曲马多－美沙酮②　497
曲马多－噻氯匹定③　497
曲马多－特比萘芬②　499
曲马朵－苯乙肼②　496
曲马朵－苄丙酮香豆素②　570
曲马朵－抵克利得③　497
曲马朵－氟西汀①　495
曲马朵－华法林②　570
曲马朵－甲哌利福霉素②　498
曲马朵－兰美舒②　499
曲马朵－力复平②　498
曲马朵－力抗栓②　497
曲马朵－利福平②　498
曲马朵－利米定②　498
曲马朵－氯苄匹定③　497
曲马朵－美散痛①　497
曲马朵－美沙酮①　497
曲马朵－噻氯匹定③　497
曲马朵－特比萘芬②　499
曲美替尼－食物②　987
曲普坦类－麦角生物碱①　1049
曲唑酮－苯巴比妥③　371
曲唑酮－苯妥英③　263
曲唑酮－大仑丁③　263
曲唑酮－地高辛③　129
曲唑酮－狄戈辛③　129
曲唑酮－冬眠灵②　304
曲唑酮－二苯海因③　263
曲唑酮－二苯乙内酰脲③　263
曲唑酮－利托那韦①　358
曲唑酮－鲁米那③　371
曲唑酮－氯丙嗪②　304
驱蛔灵－癫痫①　931
驱蛔灵－冬眠灵③　931
驱蛔灵－抗虫灵②　931
驱蛔灵－氯丙嗪③　931
驱蛔灵－噻嘧啶②　931
驱蛔灵－珠氯噻醇③　318
去氨加压素－地美环素②　689

去氨加压素－氯磺丙脲②　688
去氨加压素－去甲金霉素②　689
去氨加压素－碳酸锂②　687
去氨加压素－消炎痛②　688
去氨加压素－乙醇②　688
去氨加压素－吲哚美辛②　688
去甲阿米替林－巴氯芬①　465
去甲阿米替林－苯巴比妥②　347
去甲阿米替林－苄丙酮香豆素钠③　565
去甲阿米替林－华法林③　565
去甲阿米替林－奎尼丁②　347
去甲阿米替林－鲁米那②　347
去甲阿米替林－氯苯氨丁酸①　465
去甲阿米替林－氯磺丙脲③　728
去甲丙咪嗪－保泰松③　528
去甲丙咪嗪－布他酮③　528
去甲丙米嗪－德伦环烷②　346
去甲丙米嗪－度洛西汀③　345
去甲丙米嗪－氟苯哌苯醚①　345
去甲丙米嗪－胍乙啶①　77
去甲丙米嗪－美散痛②　346
去甲丙米嗪－美沙酮②　346
去甲丙米嗪－帕罗西汀②　357
去甲丙米嗪－帕罗西汀①　345
去甲丙米嗪－普萘洛尔③　41
去甲丙米嗪－赛乐特①　345
去甲丙米嗪－特比萘芬②　346
去甲丙米嗪－心得安③　41
去甲丙米嗪－依斯迈林①　77
去甲金霉素－弥凝②　689
去甲金霉素－去氨加压素②　689
去甲肾上腺素－甲基多巴②　25
去甲肾上腺素－碳酸锂②　25
去甲替林－巴氯芬①　465
去甲替林－苯巴比妥②　347
去甲替林－苄丙酮香豆素钠③　565
去甲替林－华法林③　565
去甲替林－奎尼丁②　347
去甲替林－鲁米那②　347
去甲替林－氯苯氨丁酸①　465
去甲替林－氯磺丙脲③　728
去羟肌苷－氨苯砜②　852
去羟肌苷－别嘌醇②　882
去羟肌苷－别嘌呤醇②　882
去羟肌苷－丙氧鸟苷②　884
去羟肌苷－病毒唑②　884
去羟肌苷－二氨二苯砜②　852
去羟肌苷－呋喃硝胺②　883
去羟肌苷－更昔洛韦②　884
去羟肌苷－环丙氟哌酸②　802
去羟肌苷－环丙沙星②　802
去羟肌苷－加环鸟苷②　884
去羟肌苷－雷米封②　883
去羟肌苷－雷尼替丁③　883
去羟肌苷－利巴韦林②　884
去羟肌苷－美散酮②　882
去羟肌苷－美沙酮②　882
去羟肌苷－喷他脒②　885
去羟肌苷－羟基脲①　885
去羟肌苷－赛美维②　884
去羟肌苷－三氮唑核苷②　884
去羟肌苷－食品②　882
去羟肌苷－司他夫定②　881
去羟肌苷－四环素②　834
去羟肌苷－泰诺福韦②　884
去羟肌苷－替诺福韦②　884
去羟肌苷－酮康唑②　857
去羟肌苷－戊烷脒②　885
去羟肌苷－伊曲康唑②　859
去羟肌苷－依他康唑②　859
去羟肌苷－乙胺丁醇②　883
去羟肌苷－异烟肼②　883
去羟肌苷－异烟酰肼②　883
去羟肌苷－茚地那韦②　904
去氢甲睾酮－羟布宗③　529
去氢甲睾酮－羟基保泰松③　529

去氢可的松－癌得星③　940
去氢可的松－白内障①　760
去氢可的松－冬眠灵③　761
去氢可的松－动脉硬化①　760
去氢可的松－氟地西泮②　761
去氢可的松－肝功能减退②　759
去氢可的松－肝素③　544
去氢可的松－高血压①　760
去氢可的松－骨质疏松①　761
去氢可的松－红霉素②　762
去氢可的松－环磷酰胺③　940
去氢可的松－甲硝唑②　808
去氢可的松－结核病②　759
去氢可的松－精神病②　760
去氢可的松－溃疡病②　759
去氢可的松－氯丙嗪②　761
去氢可的松－灭滴灵②　808
去氢可的松－氢氧化铝②　761
去氢可的松－双香豆素②　549
去氢可的松－四环素②　834
去氢可的松－碳酸钙②　673
去氢可的松－酮康唑②　762
去氢可的松－心力衰竭②　760
去氢可的松－疫苗①　1032
去水吗啡－昂丹司琼①　255
去水吗啡－奥丹西隆①　255
去水吗啡－枢复宁①　255
去铁胺－丙氯拉嗪①　1071
去铁胺－甲哌氯丙嗪①　1071
去铁胺－抗坏血酸②　1071
去铁胺－维生素C②　1071
去铁敏－丙氯拉嗪①　1071
去铁敏－甲哌氯丙嗪①　1071
去铁敏－抗坏血酸②　1071
去铁敏－维生素C②　1071
去铁斯若－甲哌利福霉素②　1072
去铁斯若－利福平②　1072
去铁斯若－利米定②　1072
去铁斯若－咪达唑仑②　405
去铁斯若－咪唑二氮䓬②　405
去铁斯若－诺和龙①　745
去铁斯若－瑞格列奈①　745
去铁斯若－速眠安②　405
去氧苯比妥－口服避孕药②　779
去氧肾上腺素－苯乙肼②　23
去氧肾上腺素－醋酚②　24
去氧肾上腺素－对乙酰氨基酚②　24
去氧肾上腺素－氟烷②　436
去氧肾上腺素－胍喹啶②　23
去氧肾上腺素－胍乙啶②　75
去氧肾上腺素－扑热息痛②　24
去氧肾上腺素－三氟氯溴乙烷②　436
去氧肾上腺素－依斯迈林②　75
去氧肾上腺素－异喹胍②　23
去氧肾上腺素－左旋多巴②　23
去氧孕烯－甲哌利福霉素①　775
去氧孕烯－利福平①　775
去氧孕烯－利米定①　775
去氧孕烯－伊曲康唑②　776
炔雌醇－丙米嗪③　344
炔雌醇－伐地考昔②　775
炔雌醇－抗坏血酸③　775
炔雌醇－米帕明③　344
炔雌醇－维生素C③　775
炔诺酮－伐地考昔②　776
炔诺酮－伐地昔布②　776
炔羟雄烯异噁唑－卡马西平①　287
炔羟雄烯异噁唑－痛惊宁①　287
炔羟雄烯异噁唑－酰胺咪嗪①　287

R

人参－咪达唑仑③　406
人参－咪唑二氮䓬③　406
人参－速眠安③　406
妊娠－阿司匹林②　507

妊娠－苄丙酮香豆素钠①　555
妊娠－醋氮酰胺①　692
妊娠－醋唑磺胺①　692
妊娠－低压唑①　86
妊娠毒血症－氢氯噻嗪①　692
妊娠毒血症－双氢克尿噻①　692
妊娠－二氮嗪①　86
妊娠－华法林①　555
妊娠－甲苯达唑①　932
妊娠－甲苯咪唑①　932
妊娠－科索亚①　96
妊娠－链霉素①　823
妊娠－芦沙坦①　96
妊娠－洛沙坦①　96
妊娠－氯甲苯噻嗪①　86
妊娠－氯沙坦①　96
妊娠－吗啡②　468
妊娠－美可洛嗪②　1038
妊娠－敏克静②　1038
妊娠呕吐－冬眠灵②　302
妊娠呕吐－氯丙嗪②　302
妊娠－四环素②　830
妊娠－碳酸锂②　327
妊娠－药物②　1075
妊娠－乙酰水杨酸②　507
妊娠－乙酰唑胺①　692
绒毛钩藤－沙奎那韦②　902
乳果糖－醋硝香豆素②　551
乳果糖－新抗凝②　551
乳蓟－苄丙酮香豆素钠②　600
乳蓟－华法林②　600
乳酸钙－雷米封③　844
乳酸钙－异烟肼③　844
乳酸钙－异烟酰肼③　844
乳酸钠－苯乙福明①　741
乳酸钠－苯乙双胍①　741
乳酸钠－降糖灵①　741
乳腺癌－口服避孕药①　778
瑞格列奈－安博维②　741
瑞格列奈－地拉罗司①　745
瑞格列奈－厄贝沙坦②　741
瑞格列奈－恩瑞格①　745
瑞格列奈－吉非贝齐②　742
瑞格列奈－吉非罗齐②　742
瑞格列奈－甲哌利福霉素②　744
瑞格列奈－甲氧苄氨嘧啶②　744
瑞格列奈－甲氧苄啶②　744
瑞格列奈－利福平②　744
瑞格列奈－氯吡格雷②　743
瑞格列奈－诺衡②　742
瑞格列奈－葡萄柚汁②　746
瑞格列奈－去铁斯若①　745
瑞格列奈－消炎痛②　742
瑞格列奈－伊贝沙坦②　741
瑞格列奈－吲哚美辛②　742
瑞舒伐他汀－艾曲波帕②　232
瑞伐伐他汀－苄丙酮香豆素钠①　561
瑞舒伐他汀－达卢那韦/利托那韦②　233
瑞舒伐他汀－大扶康②　233
瑞舒伐他汀－地瑞那韦/利托那韦②　233
瑞舒伐他汀－氟康唑③　233
瑞舒伐他汀－华法林①　561
瑞舒伐他汀－环孢菌素②　234
瑞舒伐他汀－环孢素②　234
瑞舒伐他汀－卡维地洛③　225
瑞舒伐他汀－卡维洛尔③　225
瑞舒伐他汀－沙库巴曲/缬沙坦②　226
瑞舒伐他汀－沙库比曲/缬沙坦②　226
瑞舒伐他汀－沙库必曲/缬沙坦②　226
瑞舒伐他汀－伊屈泼帕②　232
瑞替滨－拉莫三嗪③　291
瑞替加滨－拉莫三嗪③　291
瑞彤－吉非贝齐①　748
瑞彤－吉非罗齐①　748
瑞彤－甲哌利福霉素②　749
瑞彤－力复平②　749

瑞彤－利福平② 749
瑞彤－诺衡① 748
瑞支亭－付肾素① 33
瑞支亭－格列本脲② 732
瑞支亭－肾上腺素① 33
瑞支亭－消化性溃疡① 32
瑞支亭－优降糖② 732

S

塞来考昔－阿司匹林② 531
塞来考昔－百优解② 530
塞来考昔－倍他乐克① 54
塞来考昔－苄丙酮香豆素钠② 577
塞来考昔－氟苯氧丙胺② 530
塞来考昔－氟康唑② 532
塞来考昔－氟西汀② 530
塞来考昔－华法林② 577
塞来考昔－美多洛尔① 54
塞来考昔－美多心安① 54
塞来考昔－美托洛尔① 54
塞来考昔－乙酰水杨酸② 531
塞来考昔－扎鲁司特② 531
塞来西帕－二甲苯氧庚酸① 660
塞来西帕－吉非贝齐① 660
塞来西帕－吉非罗齐① 660
塞来西帕－甲哌利福霉素② 660
塞来西帕－力复平② 660
塞来西帕－利福平② 660
塞来西帕－利米定② 660
塞来西帕－诺衡① 660
塞来昔布－阿司匹林② 531
塞来昔布－百优解② 530
塞来昔布－倍他乐克① 54
塞来昔布－苄丙酮香豆素钠② 577
塞来昔布－丙米嗪② 342
塞来昔布－冬眠灵② 307
塞来昔布－氟苯氧丙胺② 530
塞来昔布－氟康唑② 532
塞来昔布－氟西汀② 530
塞来昔布－华法林② 577
塞来昔布－氯丙嗪② 307
塞来昔布－美多洛尔① 54
塞来昔布－美多心安① 54
塞来昔布－美托洛尔① 54
塞来昔布－米帕明① 342
塞来昔布－碳酸锂① 331
塞来昔布－乙酰水杨酸② 531
塞来昔布－扎鲁司特② 531
塞利洛尔－甲哌利福霉素② 61
塞利洛尔－利福平② 61
噻苯达唑－1,3,7-三甲基黄嘌呤① 245
噻苯唑－氨茶碱② 649
噻苯达唑－咖啡碱① 245
噻苯达唑－咖啡因① 245
噻苯咪唑－1,3,7-三甲基黄嘌呤① 245
噻苯咪唑－氨茶碱② 649
噻苯咪唑－咖啡碱① 245
噻苯咪唑－咖啡因① 245
噻苯唑－1,3,7-三甲基黄嘌呤① 245
噻苯唑－氨茶碱② 649
噻苯唑－咖啡碱① 245
噻苯唑－咖啡因① 245
噻喘酮－甲苯磺丁脲② 725
噻喘酮－甲糖宁② 725
噻喘酮－乙醇③ 655
噻吩甲氧头孢菌素－氨曲南② 818
噻吩甲氧头孢菌素－噻肟单酰菌素② 818
噻吩甲氧头孢菌素－头孢去甲噻肟② 817
噻吩甲氧头孢菌素－头孢唑肟② 817
噻加宾－苯巴比妥② 296
噻加宾－鲁米那② 296
噻氯匹定－阿司匹林② 615
噻氯匹定－苄丙酮香豆素钠② 616
噻氯匹定－茶碱③ 638
噻氯匹定－反胺苯环醇③ 497
噻氯匹定－华法林② 616

噻氯匹定－甲磺酸二氢麦角碱② 616
噻氯匹定－甲磺酸双氢麦角毒碱② 616
噻氯匹定－曲马多③ 497
噻氯匹定－曲马朵③ 497
噻氯匹定－乙酰水杨酸② 615
噻吗洛尔－甲氰咪胍① 50
噻吗洛尔－西咪替丁① 50
噻吗心安－甲氰咪胍① 50
噻吗心安－西咪替丁① 50
噻嘧啶－哌嗪② 931
噻嘧啶－驱蛔灵② 931
噻替哌－本可松③ 450
噻替哌－潘可罗宁③ 450
噻替哌－泮库溴铵③ 450
噻肟单酰胺菌素－甲氧头霉噻吩② 818
噻肟单酰胺菌素－噻吩甲氧头孢菌素② 818
噻肟单酰胺菌素－头孢西丁钠② 818
赛庚啶－苯乙肼① 1038
赛乐特－地昔帕明① 345
赛乐特－度洛西汀② 355
赛乐特－兰美舒② 354
赛乐特－去甲丙米嗪① 345
赛乐特－特比萘芬② 354
赛乐西帕－二甲苯氧庚酸① 660
赛乐西帕－吉非贝齐① 660
赛乐西帕－吉非罗齐① 660
赛乐西帕－甲哌利福霉素② 660
赛乐西帕－力复平② 660
赛乐西帕－利福平② 660
赛乐西帕－利米定② 660
赛乐西帕－诺衡① 660
赛罗卡因－阿义马林③ 163
赛罗卡因－苯巴比妥③ 163
赛罗卡因－苯妥英③ 163
赛罗卡因－丙吡胺③ 163
赛罗卡因－大仑丁③ 163
赛罗卡因－二苯乙内酰脲③ 163
赛罗卡因－琥珀胆碱② 460
赛罗卡因－缓脉灵③ 163
赛罗卡因－甲氰咪胍① 164
赛罗卡因－奎尼丁③ 147
赛罗卡因－鲁米那③ 163
赛罗卡因－普鲁卡因胺③ 155
赛罗卡因－普萘洛尔③ 162
赛罗卡因－双异丙吡胺③ 163
赛罗卡因－司可林② 460
赛罗卡因－西咪替丁① 164
赛罗卡因－吸烟③ 162
赛罗卡因－心得安③ 162
赛洛特－拉索昔芬② 963
赛美维－阿昔洛韦② 875
赛美维－丙磺舒② 875
赛美维－地丹诺辛② 884
赛美维－叠氮胸苷② 880
赛美维－齐多夫定② 880
赛美维－去羟肌苷② 884
赛美维－双脱氧胞苷② 875
赛美维－双脱氧肌苷② 884
赛美维－羧苯磺胺② 875
赛美维－无环鸟苷② 875
赛美维－扎西他滨② 875
三氨蝶啶－阿司匹林③ 703
三氨蝶啶－氨甲蝶呤② 947
三氨蝶啶－氨甲叶酸① 947
三氨蝶啶－甲氨蝶呤② 947
三氨蝶啶－甲硝呋胍① 704
三氨蝶啶－甲氧苄氨嘧啶② 704
三氨蝶啶－甲氧苄啶② 704
三氨蝶啶－雷尼替丁② 704
三氨蝶啶－碳酸锂② 333
三氨蝶啶－消炎痛② 704
三氨蝶啶－乙酰水杨酸② 703
三氨蝶啶－吲哚美辛② 704
三苯氧胺－氨基导眠能① 967
三苯氧胺－氨鲁米特① 967
三苯氧胺－苄丙酮香豆素钠② 595

三苯氧胺－别嘌醇③ 538
三苯氧胺－别嘌呤醇③ 538
三苯氧胺－氟伏沙明① 962
三苯氧胺－华法林② 595
三氮唑核苷－地丹诺辛② 884
三氮唑核苷－叠氮胸苷② 880
三氮唑核苷－齐多夫定② 880
三氮唑核苷－去羟肌苷② 884
三氮唑核苷－双脱氧肌苷② 884
三氟氯溴乙烷－爱道美② 436
三氟氯溴乙烷－苯肾上腺素② 436
三氟氯溴乙烷－苯妥英③ 436
三氟氯溴乙烷－大仑丁③ 436
三氟氯溴乙烷－冬眠灵② 307
三氟氯溴乙烷－杜丁胺 145
三氟氯溴乙烷－多巴酚丁胺① 145
三氟氯溴乙烷－二苯乙内酰脲③ 436
三氟氯溴乙烷－副肾素① 435
三氟氯溴乙烷－甲多巴② 436
三氟氯溴乙烷－甲基多巴② 436
三氟氯溴乙烷－甲哌利福霉素② 437
三氟氯溴乙烷－凯他敏② 441
三氟氯溴乙烷－利福平② 437
三氟氯溴乙烷－利米定② 437
三氟氯溴乙烷－利血平③ 74
三氟氯溴乙烷－氯胺酮② 441
三氟氯溴乙烷－氯丙嗪② 307
三氟氯溴乙烷－去氧肾上腺素② 436
三氟氯溴乙烷－蛇根碱③ 74
三氟氯溴乙烷－肾上腺素① 435
三氟氯溴乙烷－嗜铬细胞瘤① 435
三氟氯溴乙烷－小苏打② 437
三氟氯溴乙烷－新福林② 436
三氟氯溴乙烷－乙醇① 437
三氟戊肟胺－奥美拉唑① 667
三氟戊肟胺－苯巴比妥② 371
三氟戊肟胺－苯妥英② 264
三氟戊肟胺－苄丙酮香豆素钠② 565
三氟戊肟胺－大仑丁② 264
三氟戊肟胺－二苯海因② 264
三氟戊肟胺－二苯乙内酰脲② 264
三氟戊肟胺－华法林② 565
三氟戊肟胺－夸西泮③ 393
三氟戊肟胺－兰索拉唑② 669
三氟戊肟胺－鲁米那② 371
三氟戊肟胺－罗格列酮② 749
三氟戊肟胺－洛赛克① 667
三氟戊肟胺－四氟硫安定② 393
三氟戊肟胺－维生素K② 623
三氟戊肟胺－文迪雅② 749
三氟戊肟胺－渥米哌唑① 667
三氟戊肟胺－乙醇② 426
三氟戊肟胺－氯氮平② 319
三氟戊肟胺－氯扎平② 319
三硅酸镁－苯妥英③ 269
三硅酸镁－大仑丁③ 269
三硅酸镁－二苯海因③ 269
三硅酸镁－二苯乙内酰脲③ 269
三硅酸镁－呋喃坦啶③ 795
三硅酸镁－呋喃妥因③ 795
三硅酸镁－甲哌利福霉素③ 846
三硅酸镁－甲氧苄氨嘧啶③ 793
三硅酸镁－甲氧苄啶③ 793
三硅酸镁－力复平③ 846
三硅酸镁－利福平③ 846
三硅酸镁－利米定③ 846
三硅酸镁－硫酸亚铁③ 628
三硅酸镁－氯喹③ 923
三维康－氟伐他汀① 222
三维康－来适可① 222
三矽酸镁－苯妥英③ 269
三矽酸镁－大仑丁③ 269
三矽酸镁－二苯海因③ 269
三矽酸镁－二苯乙内酰脲③ 269
三矽酸镁－呋喃坦啶③ 795
三矽酸镁－呋喃妥因③ 795

三矽酸镁－甲哌利福霉素③ 846
三矽酸镁－甲氧苄氨嘧啶③ 793
三矽酸镁－甲氧苄啶③ 793
三矽酸镁－力复平③ 846
三矽酸镁－利福平③ 846
三矽酸镁－利米定③ 846
三矽酸镁－硫酸亚铁③ 628
三矽酸镁－氯喹③ 923
三烯高诺酮－苯妥英③ 776
三烯高诺酮－大仑丁③ 776
三烯高诺酮－二苯乙内酰脲③ 776
三氧化二砷－奎尼丁① 990
三乙酰竹桃霉素－苯巴比妥④ 375
三乙酰竹桃霉素－甲哌利福霉素② 846
三乙酰竹桃霉素－口服避孕药② 819
三乙酰竹桃霉素－力复平③ 846
三乙酰竹桃霉素－利福平③ 846
三乙酰竹桃霉素－利米定② 846
三乙酰竹桃霉素－鲁米那④ 375
三乙酰竹桃霉素－右马拉胺③ 489
三唑苯二氮䓬－葡萄柚汁③ 395
三唑仑－AST-120② 394
三唑仑－管箭毒碱② 453
三唑仑－甲红霉素② 395
三唑仑－克拉霉素② 395
三唑仑－葡萄柚汁② 395
三唑仑－筒箭毒碱② 453
三唑酮－苯巴比妥③ 371
三唑酮－苯妥英③ 263
三唑酮－大仑丁③ 263
三唑酮－二苯海因③ 263
三唑酮－二苯乙内酰脲③ 263
三唑酮－鲁米那③ 371
桑塔－甲红霉素① 34
桑塔－克拉霉素① 34
桑塔前列泰－甲红霉素① 34
桑塔前列泰－克拉霉素① 34
色普龙－乙醇② 775
森东西德－氟哌醇① 315
森东西德－氟哌丁苯① 315
森东西德－氟哌啶醇① 315
森东西德－红霉素① 818
沙丁胺醇－爱道美② 73
沙丁胺醇－茶碱② 638
沙丁胺醇－单胺氧化酶抑制剂① 19
沙丁胺醇－甲多巴② 73
沙丁胺醇－甲基多巴② 73
沙格列汀－甲红霉素① 753
沙格列汀－克拉霉素① 753
沙库巴曲/缬沙坦－罗伐他汀② 226
沙库巴曲/缬沙坦－罗苏伐他汀② 226
沙库巴曲/缬沙坦－瑞舒伐他汀② 226
沙库比曲/缬沙坦－罗伐他汀② 226
沙库比曲/缬沙坦－罗苏伐他汀② 226
沙库比曲/缬沙坦－瑞舒伐他汀② 226
沙库必曲/缬沙坦－罗伐他汀② 226
沙库必曲/缬沙坦－罗苏伐他汀② 226
沙库必曲/缬沙坦－瑞舒伐他汀② 226
沙奎那韦/利托那韦－马拉韦罗② 914
沙奎那韦－苯妥英② 895
沙奎那韦－大仑丁② 895
沙奎那韦－地拉韦定① 899
沙奎那韦－二苯乙内酰脲② 895
沙奎那韦－钩藤② 902
沙奎那韦－红霉素① 895
沙奎那韦－甲哌利福霉素① 896
沙奎那韦－力复平① 896
沙奎那韦－利福平① 896
沙奎那韦－利米定① 896
沙奎那韦－利托那韦① 900
沙奎那韦－氯霉素① 896
沙奎那韦－猫爪藤② 902
沙奎那韦－秘鲁藤② 902
沙奎那韦－奈韦拉平① 898
沙奎那韦－奈维雷平① 898
沙奎那韦－葡萄柚汁① 901

沙奎那韦－绒毛钩藤② 902
沙奎那韦－酮康唑① 897
沙奎那韦－万艾可② 198
沙奎那韦－伟哥② 198
沙奎那韦－西地那非② 198
沙奎那韦－西那非尔② 198
沙奎那韦－依法韦恩茨① 899
沙奎那韦－依法韦伦① 899
沙拉新－高血压② 95
沙利度胺－苯巴比妥② 376
沙利度胺－鲁米那② 376
山地明－阿利吉仑② 94
山地明－阿利克仑② 94
山梨醇－降钾树脂② 1067
山梨醇－聚苯乙烯磺酸钠② 1067
山梨醇－聚磺苯乙烯② 1067
蛇根碱－苯乙肼③ 362
蛇根碱－丙米嗪③ 336
蛇根碱－地高辛② 120
蛇根碱－狄戈辛② 120
蛇根碱－狄吉妥辛③ 117
蛇根碱－氟安定③ 74
蛇根碱－氟苯安定③ 74
蛇根碱－氟烷③ 74
蛇根碱－氟西泮③ 74
蛇根碱－卡马西平② 281
蛇根碱－奎尼丁③ 147
蛇根碱－硫喷妥钠② 442
蛇根碱－麻黄碱② 27
蛇根碱－麻黄素② 27
蛇根碱－米帕明③ 336
蛇根碱－三氟氯溴乙烷③ 74
蛇根碱－痛惊宁② 281
蛇根碱－戊硫巴比妥钠② 442
蛇根碱－酰胺咪嗪② 281
蛇根碱－洋地黄毒苷③ 117
蛇根碱－左旋多巴② 74
舍曲林－苯乙肼① 352
舍曲林－活性炭③ 352
舍曲林－药用炭③ 352
肾功能不全－阿糖腺苷① 878
肾功能不全－安妥明② 201
肾功能不全－冠心平② 201
肾功能不全－氯贝丁酯② 201
肾功能不全－氯贝特② 201
肾功能不全－孟德立胺② 810
肾功能不全－氢氯噻嗪① 693
肾功能不全－双氢克尿塞① 693
肾功能不全－四环素① 831
肾功能不全－硝普钠① 86
肾功能不全－亚硝基铁氰化钠① 86
肾上腺皮质功能不全－吗啡② 468
肾上腺素－巴比妥类② 22
肾上腺素－丙米嗪① 22
肾上腺素－布那唑嗪 33
肾上腺素－地高辛① 120
肾上腺素－狄戈辛① 120
肾上腺素－冬眠灵① 21
肾上腺素－动脉硬化② 19
肾上腺素－酚妥拉明① 33
肾上腺素－氟烷① 435
肾上腺素－高血压① 19
肾上腺素－加压素② 687
肾上腺素－甲苄胺唑啉① 33
肾上腺素－甲状腺功能亢进① 19
肾上腺素－精氨酸加压素② 687
肾上腺素－抗利尿激素② 687
肾上腺素－利其丁① 33
肾上腺素－氯丙嗪① 21
肾上腺素－米帕明① 22
肾上腺素－潘必啶② 21
肾上腺素－抛射剂② 20
肾上腺素－普萘洛尔① 20
肾上腺素－普通胰岛素③ 711
肾上腺素－器质性心脏病① 19
肾上腺素－瑞支亭① 33

肾上腺素－三氟氯溴乙烷① 435
肾上腺素－塑料隐形眼镜② 1064
肾上腺素－五甲哌啶① 21
肾上腺素－心得安① 20
肾上腺素－血管加压素② 687
肾上腺素－胰岛素③ 711
肾上腺素－胰岛素③ 711
肾上腺素－正规胰岛素③ 711
肾上腺素－左旋多巴② 249
肾衰竭－米诺地尔② 85
肾衰竭－敏乐定② 85
肾衰竭－长压定② 85
肾脏病－复方磺胺甲噁唑② 789
肾脏病－复方新诺明② 789
生胃酮－甲氰咪胍② 676
生胃酮－毛地黄② 117
生胃酮－哌吡氮平③ 676
生胃酮－哌仑西平③ 676
生胃酮－氢氧化铝③ 676
生胃酮－氢氧化镁③ 675
生胃酮－西咪替丁③ 676
生胃酮－洋地黄② 117
生育酚－苄丙酮香豆素钠② 599
生育酚－高血压② 1060
生育酚－华法林② 599
生育酚－洛伐他汀② 211
生育酚－美降脂② 211
生育酚－美维诺林② 211
生育酚－其他药物② 1060
生育酚－维生素 A② 1052
生长素－雌激素② 1068
生长素－可的索② 759
生长素－皮质醇② 759
生长素－氢化可的松② 759
生长素－糖尿病① 1067
圣约翰草－阿伐他汀② 225
圣约翰草－阿米替林② 350
圣约翰草－阿密替林② 350
圣约翰草－阿托伐他汀② 225
圣约翰草－苄丙酮香豆素钠② 599
圣约翰草－达美康② 735
圣约翰草－格列齐特② 735
圣约翰草－华法林② 599
圣约翰草－环孢菌素① 1009
圣约翰草－环孢霉素 A① 1009
圣约翰草－环孢素① 1009
圣约翰草－甲磺吡脲② 735
圣约翰草－口服避孕药② 786
圣约翰草－夸西泮② 394
圣约翰草－利伐沙班＋马西替坦② 613
圣约翰草－四氟硫安定③ 394
圣约翰草－他克罗姆① 1016
圣约翰草－他克莫司① 1016
圣约翰草－依拉维② 350
食母生－苯乙肼① 1055
食母生－地亚净② 791
食母生－磺胺哒嗪② 791
食母生－磺胺嘧啶② 791
食品－HIV 蛋白酶抑制剂① 911
食品－阿司匹林② 508
食品－艾伏尼布① 988
食品－茶碱② 647
食品－地丹诺辛② 882
食品－呋喃苯胺酸② 697
食品－呋塞米② 697
食品－复方炔诺酮③ 777
食品－鲑鱼降钙素② 1067
食品－核黄素① 1053
食品－甲哌利福霉素① 845
食品－甲巯丙脯酸② 87
食品－降钙素② 1067
食品－洁霉素② 821
食品－卡托普利② 87
食品－开博通② 87
食品－雷米封② 841
食品－力复平② 845

食品－利福平① 845
食品－利米定① 845
食品－利巴韦林② 894
食品－林可霉素② 821
食品－青霉胺② 1030
食品－去羟肌苷② 882
食品－双脱氧肌苷② 882
食品－四环素② 831
食品－速尿② 697
食品－头孢克洛② 817
食品－头孢氯氨苄② 817
食品－维生素 B₂② 1053
食品－乙酰水杨酸② 508
食品－异烟肼② 841
食品－异烟酰肼② 841
食品－易钙宁② 1067
食品－右丙氧芬③ 501
食品－左旋多巴② 248
食物－埃替格韦＋考西司他＋恩曲他滨＋替诺福韦② 918
食物－伏孢霉素② 1014
食物－伏环孢素② 1014
食物－利伐沙班② 606
食物－曲美替尼② 987
食物－佐尔吡啶② 410
食物－唑吡坦② 410
食用纤维－阿莫西林③ 815
食用纤维－羟氨苄青霉素③ 815
视黄醇－新霉素③ 1052
视黄醇－乙醇② 1052
视神经炎－金鸡纳碱② 921
视神经炎－奎宁② 921
室安卡因－甲哌利福霉素③ 164
室安卡因－利福平③ 164
室安卡因－利米定③ 164
室椎影－冬眠灵④ 1068
室椎影－氯丙嗪④ 1068
嗜铬细胞瘤－氟烷① 435
嗜铬细胞瘤－硫苯酰胺② 318
嗜铬细胞瘤－三氟氯溴乙烷① 435
嗜铬细胞瘤－舒必利② 318
嗜铬细胞瘤－止呕灵② 318
枢复宁－阿扑吗啡① 255
枢复宁－甲哌利福霉素② 680
枢复宁－奎尼丁② 680
枢复宁－利福平② 680
枢复宁－利米定② 680
枢复宁－去水吗啡① 255
叔丁啡－安定② 492
叔丁啡－苯甲二氮䓬② 492
叔丁啡－地西泮② 492
叔丁啡－甲红霉素② 493
叔丁啡－甲哌利福霉素② 495
叔丁啡－卡马西平② 491
叔丁啡－克拉霉素② 493
叔丁啡－利福平② 495
叔丁啡－利米定② 495
叔丁啡－利托那韦② 495
叔丁啡－咪达唑仑② 492
叔丁啡－咪唑二氮䓬② 492
叔丁啡－速眠安② 492
叔丁啡－痛惊宁② 491
叔丁啡－酰胺咪嗪② 491
叔丁啡－伊曲康唑② 494
叔丁啡－依曲康唑② 494
叔丁啡－依他康唑② 494
叔哌丁醇－茚地那韦① 905
舒必利－硫糖铝③ 319
舒必利－嗜铬细胞瘤② 318
舒必利－胃溃宁③ 319
舒喘灵－爱道美② 73
舒喘灵－茶碱② 638
舒喘灵－单胺氧化酶抑制剂① 19
舒喘灵－甲多巴② 73
舒喘灵－甲基多巴② 73
舒非仑－乙醇③ 428
舒林酸－苄丙酮香豆素钠② 573

舒林酸－二甲基亚砜② 519
舒林酸－二甲亚砜② 519
舒林酸－华法林② 573
舒马普坦－苯乙肼② 1047
舒马普坦－心脑血管病① 1046
舒坦－苯乙肼① 1047
舒坦－心脑血管病① 1046
舒噻美－苯妥英② 261
舒噻美－大仑丁② 261
舒噻美－二苯海因② 261
舒噻美－二苯乙内酰脲② 261
双氟脱氧胞苷－其他药物② 952
双枸橼酸铋钾－奥美拉唑③ 675
双枸橼酸铋钾－洛赛克③ 675
双枸橼酸铋钾－渥米哌唑③ 675
双硫仑－1,2-二溴乙烷① 1072
双硫仑－阿米替林③ 349
双硫仑－阿密替林③ 349
双硫仑－爱道美③ 73
双硫仑－安定③ 381
双硫仑－奥美拉唑② 432
双硫仑－苯巴比妥② 372
双硫仑－苯妥英① 266
双硫仑－苄丙酮香豆素钠② 570
双硫仑－茶碱② 636
双硫仑－大仑丁① 266
双硫仑－地西泮③ 381
双硫仑－二苯海因① 266
双硫仑－二苯乙内酰脲① 266
双硫仑－奋乃静③ 311
双硫仑－副醛④ 413
双硫仑－华法林② 570
双硫仑－甲多巴③ 73
双硫仑－甲基多巴③ 73
双硫仑－甲硝唑② 807
双硫仑－聚乙醛④ 413
双硫仑－雷米封③ 841
双硫仑－利眠宁② 390
双硫仑－利托那韦① 902
双硫仑－鲁米那② 372
双硫仑－氯氮䓬② 390
双硫仑－灭滴灵② 807
双硫仑－羟哌氯丙嗪③ 311
双硫仑－依拉维③ 349
双硫仑－乙醇① 427
双硫仑－异烟肼③ 841
双硫仑－异烟酰肼③ 841
双硫醒－1,2-二溴乙烷① 1072
双硫醒－阿米替林③ 349
双硫醒－阿密替林③ 349
双硫醒－爱道美③ 73
双硫醒－安定③ 381
双硫醒－奥美拉唑② 432
双硫醒－苯巴比妥② 372
双硫醒－苯妥英① 266
双硫醒－苄丙酮香豆素钠② 570
双硫醒－茶碱② 636
双硫醒－大仑丁① 266
双硫醒－地西泮③ 381
双硫醒－二苯海因① 266
双硫醒－二苯乙内酰脲① 266
双硫醒－奋乃静③ 311
双硫醒－副醛④ 413
双硫醒－华法林② 570
双硫醒－甲多巴③ 73
双硫醒－甲基多巴③ 73
双硫醒－甲硝唑② 807
双硫醒－聚乙醛④ 413
双硫醒－雷米封③ 841
双硫醒－利眠宁② 390
双硫醒－利托那韦① 902
双硫醒－鲁米那② 372
双硫醒－氯氮䓬② 390
双硫醒－灭滴灵② 807
双硫醒－羟哌氯丙嗪③ 311
双硫醒－依拉维③ 349

双硫醒－乙醇① 427
双硫醒－异烟肼③ 841
双硫醒－异烟酰肼③ 841
双氯苯二氯乙烷－安体舒通② 771
双氯苯二氯乙烷－螺内酯② 771
双氯芬酸－肼苯哒嗪② 85
双氯芬酸－肼屈嗪② 85
双氯芬酸－肼酞嗪② 85
双氯芬酸－奎尼丁③ 517
双氯芬酸－越橘汁④ 518
双氯灭痛－肼苯哒嗪② 85
双氯灭痛－肼屈嗪② 85
双氯灭痛－肼酞嗪② 85
双氯灭痛－奎尼丁③ 517
双氯灭痛－越橘汁④ 518
双嘧达莫－阿糖胞苷③ 952
双嘧达莫－胞嘧啶阿拉伯糖苷③ 952
双嘧达莫－胞嘧啶阿糖苷③ 952
双嘧达莫－苄丙酮香豆素钠③ 580
双嘧达莫－华法林③ 580
双嘧达莫－腺苷② 188
双嘧达莫－腺嘌呤核苷② 188
双氢克尿塞－别嘌醇② 537
双氢克尿塞－别嘌呤醇② 537
双氢克尿塞－丙磺舒② 538
双氢克尿塞－芬氟拉明② 693
双氢克尿塞－氟苯丙胺② 693
双氢克尿塞－钙化醇② 1058
双氢克尿塞－骨化醇② 1058
双氢克尿塞－胍乙啶② 78
双氢克尿塞－甲氧苄氨嘧啶③ 695
双氢克尿塞－甲氧苄啶③ 695
双氢克尿塞－卡马西平③ 286
双氢克尿塞－凯他舍林① 109
双氢克尿塞－考来烯胺② 694
双氢克尿塞－可的索② 695
双氢克尿塞－奎尼丁① 151
双氢克尿塞－利托君② 693
双氢克尿塞－氯磺丙脲② 730
双氢克尿塞－皮质醇② 695
双氢克尿塞－葡萄糖酸钙② 1065
双氢克尿塞－羟苄羟麻黄碱② 693
双氢克尿塞－羟丁酸钠① 694
双氢克尿塞－氢化可的松② 695
双氢克尿塞－妊娠毒血症① 692
双氢克尿塞－肾功能不全① 693
双氢克尿塞－羧苯磺胺② 538
双氢克尿塞－碳酸钙② 673
双氢克尿塞－酮色林① 109
双氢克尿塞－酮舍林① 109
双氢克尿塞－痛惊宁③ 286
双氢克尿塞－维生素 $D_2$② 1058
双氢克尿塞－酰胺咪嗪③ 286
双氢克尿塞－消胆胺② 694
双氢克尿塞－消炎痛① 694
双氢克尿塞－依斯迈林② 78
双氢克尿塞－吲哚美辛① 694
双氢麦角胺－硝酸甘油② 1051
双脱氧胞苷－丙氧鸟苷② 875
双脱氧胞苷－更昔洛韦② 875
双脱氧胞苷－赛美维② 875
双脱氧肌苷－氨苯砜② 852
双脱氧肌苷－别嘌醇② 882
双脱氧肌苷－别嘌呤醇② 882
双脱氧肌苷－丙氧鸟苷② 884
双脱氧肌苷－病毒唑② 884
双脱氧肌苷－二氨二苯砜② 852
双脱氧肌苷－呋喃硝胺③ 883
双脱氧肌苷－更昔洛韦② 884
双脱氧肌苷－环丙氟哌酸② 802
双脱氧肌苷－环丙沙星② 802
双脱氧肌苷－加环鸟苷② 884
双脱氧肌苷－雷米封② 883
双脱氧肌苷－雷尼替丁③ 883
双脱氧肌苷－利巴韦林② 884
双脱氧肌苷－美散酮② 882

双脱氧肌苷－美沙酮② 882
双脱氧肌苷－喷他脒② 885
双脱氧肌苷－羟基脲② 885
双脱氧肌苷－赛美维② 884
双脱氧肌苷－三氮唑核苷② 884
双脱氧肌苷－食品② 882
双脱氧肌苷－司他夫定② 881
双脱氧肌苷－四环素② 834
双脱氧肌苷－泰诺福韦② 884
双脱氧肌苷－替诺福韦② 884
双脱氧肌苷－酮康唑② 857
双脱氧肌苷－戊烷脒② 885
双脱氧肌苷－伊曲康唑② 859
双脱氧肌苷－依他康唑② 859
双脱氧肌苷－乙胺丁醇② 883
双脱氧肌苷－异烟肼② 883
双脱氧肌苷－异烟酰肼② 883
双脱氧肌苷－茚地那韦② 904
双香豆素－氨基导眠能② 967
双香豆素－氨鲁米特② 967
双香豆素－奥美拉唑③ 549
双香豆素－苯巴比妥① 547
双香豆素－苯妥英② 546
双香豆素－苯乙福明② 549
双香豆素－苯乙双胍② 549
双香豆素－别嘌醇② 548
双香豆素－别嘌呤醇② 548
双香豆素－大仑丁② 546
双香豆素－二苯乙内酰脲② 546
双香豆素－氟吡汀② 548
双香豆素－氟地西泮① 547
双香豆素－海群生② 551
双香豆素－降糖灵② 549
双香豆素－抗酸药③ 548
双香豆素－口服避孕药② 550
双香豆素－利他灵③ 546
双香豆素－鲁米那② 547
双香豆素－氯霉素② 550
双香豆素－哌醋甲酯② 546
双香豆素－哌甲酯③ 546
双香豆素－泼尼松② 549
双香豆素－强的松② 549
双香豆素－去氢可的松④ 549
双香豆素－四氯化碳④ 551
双香豆素－渥米哌唑② 549
双香豆素－辛可芬② 548
双香豆素－新霉素 590
双香豆素－胰岛素② 714
双香豆素－乙胺嗪② 551
双香豆素－益群生② 551
双异丙吡胺－阿托品② 157
双异丙吡胺－氨吡酮② 144
双异丙吡胺－氨力农② 144
双异丙吡胺－氨利酮② 144
双异丙吡胺－氨双吡酮② 144
双异丙吡胺－苯巴比妥② 159
双异丙吡胺－苯妥英③ 158
双异丙吡胺－苄丙酮香豆素钠③ 556
双异丙吡胺－大仑丁③ 158
双异丙吡胺－地高辛③ 123
双异丙吡胺－狄戈辛③ 123
双异丙吡胺－二苯乙内酰脲③ 158
双异丙吡胺－红霉素② 160
双异丙吡胺－华法林③ 556
双异丙吡胺－甲红霉素② 161
双异丙吡胺－甲哌利福霉素③ 161
双异丙吡胺－克拉霉素② 159
双异丙吡胺－奎尼丁③ 158
双异丙吡胺－兰索拉唑② 159
双异丙吡胺－利多卡因③ 163
双异丙吡胺－利福平③ 161
双异丙吡胺－利米定③ 161
双异丙吡胺－鲁米那② 159
双异丙吡胺－青光眼③ 157
双异丙吡胺－赛罗卡因③ 163
双异丙吡胺－心得静① 157

双异丙吡胺－吲哚洛尔①　157
双异丙吡胺－吲哚心安①　157
水飞蓟－苄丙酮香豆素钠②　600
水飞蓟宾－科索亚②　96
水飞蓟宾－芦沙坦②　96
水飞蓟宾－洛沙坦②　96
水飞蓟宾－氯沙坦②　96
水飞蓟－华法林②　600
水飞蓟素－科索亚②　96
水飞蓟素－芦沙坦②　96
水飞蓟素－洛沙坦②　96
水飞蓟素－氯沙坦　600
水飞蓟素－氯沙坦②　96
水合硅酸铝－甲氧苄氨嘧啶③　794
水合硅酸铝－甲氧苄啶③　794
水合硅酸铝－洁霉素①　822
水合硅酸铝－奎尼丁②　151
水合硅酸铝－林可霉素①　822
水合氯醛－苄丙酮香豆素钠②　567
水合氯醛－冬眠灵②　412
水合氯醛－非那根④　413
水合氯醛－呋喃苯胺酸③　412
水合氯醛－呋喃唑酮④　413
水合氯醛－呋塞米③　412
水合氯醛－华法林②　567
水合氯醛－茚苯二酮②　567
水合氯醛－痢特灵④　413
水合氯醛－氯丙嗪②　412
水合氯醛－速尿③　412
水合氯醛－乙醇②　426
水合氯醛－异丙嗪④　413
水化氯醛－苄丙酮香豆素钠②　567
水化氯醛－冬眠灵②　412
水化氯醛－非那根④　413
水化氯醛－呋喃苯胺酸③　412
水化氯醛－呋喃唑酮④　413
水化氯醛－呋塞米③　412
水化氯醛－华法林②　567
水化氯醛－痢特灵④　413
水化氯醛－氯丙嗪②　412
水化氯醛－速尿③　412
水化氯醛－乙醇②　426
水化氯醛－异丙嗪④　413
水杨酸镁－对氨基水杨酸②　844
水杨酸镁－对氨柳酸②　844
水杨酸钠－氨甲蝶呤①　945
水杨酸钠－氨甲叶酸①　945
水杨酸钠－甲氨蝶呤①　945
水杨酰偶氮磺胺吡啶－氨苄青霉素②　792
水杨酰偶氮磺胺吡啶－氨苄西林③　792
水杨酰偶氮磺胺吡啶－川芎内酯B②　793
水杨酰偶氮磺胺吡啶－二阿魏酰基甲烷②　793
水杨酰偶氮磺胺吡啶－姜黄素②　793
水杨酰偶氮磺胺吡啶－考来烯胺②　792
水杨酰偶氮磺胺吡啶－克扣明②　793
水杨酰偶氮磺胺吡啶－四环素②　792
水杨酰偶氮磺胺吡啶－消胆胺③　792
顺铂－2-氨基乙氧基二苯基硼酸酯③　969
顺铂－2-氨基乙氧基联苯苯硼酸酯③　969
顺铂－阿米卡星②　968
顺铂－氨甲蝶呤②　949
顺铂－氨甲叶酸②　949
顺铂－丙戊酸②　280
顺铂－博来霉素②　953
顺铂－低压唑③　968
顺铂－敌百痉②　280
顺铂－二丙基乙酸②　280
顺铂－二氮嗪③　968
顺铂－甲氨蝶呤②　949
顺铂－利尿酸②　700
顺铂－铝①　968
顺铂－氯甲苯噻嗪③　968
顺铂－庆大霉素②　968
顺铂－碳酸锂②　335
顺铂－依他尼酸②　700
顺铂－异环磷酰胺②　941

顺尔宁－罗格列酮③　750
顺尔宁－文迪雅③　750
顺氯氨铂－2-氨基乙氧基二苯基硼酸酯③　969
顺氯氨铂－2-氨基乙氧基联苯苯硼酸酯③　969
顺氯氨铂－氨甲蝶呤②　949
顺氯氨铂－氨甲叶酸②　949
顺氯氨铂－博来霉素②　953
顺氯氨铂－低压唑③　968
顺氯氨铂－二氮嗪③　968
顺氯氨铂－甲氨蝶呤②　949
顺氯氨铂－利尿酸②　700
顺氯氨铂－铝①　968
顺氯氨铂－氯甲苯噻嗪③　968
顺氯氨铂－庆大霉素②　968
顺氯氨铂－碳酸锂②　335
顺氯氨铂－依他尼酸②　700
顺氯氨铂－异环磷酰胺②　941
司氟沙星－安律酮②　174
司氟沙星－胺碘酮②　174
司氟沙星－乙胺碘呋酮②　174
司可巴比妥＋异戊巴比妥－左甲状腺素②　709
司可巴比妥－甲氧氟烷②　437
司可林－阿方那特②　459
司可林－癌得星②　464
司可林－苯乙肼②　461
司可林－丙泮尼地②　462
司可林－丙嗪②　460
司可林－丹曲林②　462
司可林－地高辛②　130
司可林－狄戈辛②　130
司可林－碘化磷①　458
司可林－芬太尼＋氟哌利多②　463
司可林－骨折①　457
司可林－环磷酰胺②　464
司可林－甲氰咪胍③　463
司可林－甲氧氯普胺②　463
司可林－利多卡因②　460
司可林－硫酸镁②　459
司可林－六甲溴铵②　458
司可林－马拉硫磷①　458
司可林－咪噻芬②　459
司可林－灭吐灵②　463
司可林－奴佛卡因②　462
司可林－普尔安②　462
司可林－普鲁卡因③　462
司可林－普鲁卡因胺②　460
司可林－普洛色林②　457
司可林－赛罗卡因②　460
司可林－碳酸锂③　461
司可林－胃复安②　463
司可林－西咪替丁③　463
司可林－硝苯呋海因②　462
司可林－哮喘②　457
司可林－新斯的明②　457
司可林－溴化六烃季铵②　458
司可林－依可碘酯①　458
司可林－异氟烷②　461
司可林－抑肽酶①　464
司可林－右泛酸②　464
司可林－樟磺咪芬②　459
司来帕格－二甲苯氧庚酸①　660
司来帕格－吉非贝齐①　660
司来帕格－吉非罗齐①　660
司来帕格－甲哌利福霉素②　660
司来帕格－力复平②　660
司来帕格－利福平②　660
司来帕格－利米定②　660
司来帕格－诺衡①　660
司立泰－红霉素①　1039
司立泰－甲红霉素①　1040
司立泰－克拉霉素①　1040
司立泰－酮康唑①　1041
司立泰－西沙必利①　1039
司帕沙星－安律酮②　174
司帕沙星－胺碘酮②　174
司帕沙星－乙胺碘呋酮②　174

司他夫定－地丹诺辛② 881
司他夫定－叠氮胸苷② 881
司他夫定－齐多夫定② 881
司他夫定－去羟肌苷② 881
司他夫定－双脱氧肌苷② 881
司替戊醇－苯巴比妥② 370
司替戊醇－苯妥英① 260
司替戊醇－大仑丁① 260
司替戊醇－二苯海因① 260
司替戊醇－二苯乙内酰脲① 260
司替戊醇－卡马西平② 282
司替戊醇－鲁米那② 370
司替戊醇－痛惊宁② 282
司替戊醇－酰胺咪嗪② 282
丝裂霉素－长春碱③ 953
四氟硫安定－氟伏沙明③ 393
四氟硫安定－贯叶连翘③ 394
四氟硫安定－金丝桃③ 394
四氟硫安定－三氟戊肟胺③ 393
四氟硫安定－圣约翰草③ 394
四环素－阿托伐醌② 930
四环素－阿托喹酮② 930
四环素－氨甲蝶呤③ 948
四环素－氨甲叶酸③ 948
四环素－苯乙福明② 740
四环素－苯乙双胍② 740
四环素－苄丙酮香豆素钠③ 590
四环素－茶碱③ 643
四环素－地丹诺辛② 834
四环素－地高辛① 139
四环素－狄戈辛① 139
四环素－华法林③ 590
四环素－甲氨蝶呤③ 948
四环素－甲氰咪胍③ 833
四环素－甲氧氟烷② 438
四环素－贾乃金② 1050
四环素－降胆宁② 831
四环素－降糖灵② 740
四环素－降脂 2 号树脂② 831
四环素－聚卡波非钙① 833
四环素－考来替泊② 831
四环素－口服避孕药② 782
四环素－利尿药① 833
四环素－硫柳汞② 834
四环素－硫酸锌① 835
四环素－硫酸亚铁① 832
四环素－柳氮磺吡啶② 792
四环素－卤泛曲林② 929
四环素－卤泛群② 929
四环素－氯氟菲醇② 929
四环素－麦角胺② 1050
四环素－奶制品① 831
四环素－泼尼松② 834
四环素－葡萄糖酸钙① 835
四环素－强的松② 834
四环素－氢氧化铝① 832
四环素－去羟肌苷② 834
四环素－去氢可的松② 834
四环素－妊娠① 830
四环素－肾功能不全① 831
四环素－食品② 831
四环素－双脱氧肌苷② 834
四环素－水杨酰偶氮磺胺吡啶② 792
四环素－碳酸锂② 334
四环素－碳酸氢钠④ 835
四环素－西咪替丁③ 833
四环素－异维 A 酸② 1053
四环素－异维甲酸② 1053
四氯化碳－双香豆素④ 551
四氯乙烯－乙醇② 933
四氢氨吖啶－奥美拉唑① 6
四氢氨吖啶－甲氰咪胍② 7
四氢氨吖啶－洛赛克① 6
四氢氨吖啶－渥米哌唑① 6
四氢氨吖啶－西咪替丁② 7
四氢氨吖啶－吸烟② 6

苏迪－甲哌利福霉素② 1046
苏迪－利福平② 1046
苏迪－利米定② 1046
苏迪－伊曲康唑② 1045
速可眠－甲氧氟烷② 437
速眠安－艾罗莫司① 404
速眠安－艾瓦克夫特② 400
速眠安－布诺啡② 492
速眠安－丹参提取物② 407
速眠安－地拉罗司② 405
速眠安－丁丙诺啡② 492
速眠安－恩瑞格② 405
速眠安－甘草素② 408
速眠安－甘草酸② 408
速眠安－甘草甜素② 408
速眠安－槲皮素③ 405
速眠安－华中五味子提取物① 406
速眠安－卡索吡坦② 401
速眠安－考尼伐坦① 401
速眠安－利托那韦① 403
速眠安－栎精③ 405
速眠安－莫达非尼② 399
速眠安－萘法唑酮② 400
速眠安－尼罗替尼② 404
速眠安－尼洛替尼② 404
速眠安－去铁斯若② 405
速眠安－人参③ 406
速眠安－叔丁啡② 492
速眠安－他莫瑞林① 402
速眠安－特拉匹韦② 403
速眠安－特拉普韦② 403
速眠安－替拉瑞韦② 403
速眠安－依伐卡托② 400
速眠安－依维莫司① 404
速眠安－银杏提取物③ 407
速尿－阿司匹林② 698
速尿－安妥明② 697
速尿－苯妥英② 698
速尿－丙磺舒① 539
速尿－布洛芬② 699
速尿－茶碱③ 641
速尿－大仑丁② 698
速尿－地高辛② 135
速尿－狄戈辛② 135
速尿－二苯乙内酰脲② 698
速尿－二甲双胍④ 738
速尿－芬必得② 699
速尿－肝硬化① 697
速尿－管箭毒碱③ 455
速尿－甲福明④ 738
速尿－甲巯丙脯酸② 91
速尿－降糖片④ 738
速尿－卡托普利② 91
速尿－开博通② 91
速尿－考来烯胺② 697
速尿－两性霉素 B① 700
速尿－氯贝丁酯② 697
速尿－氯贝特② 697
速尿－氯磺丙脲② 731
速尿－普萘洛尔② 47
速尿－青霉素③ 700
速尿－食品② 697
速尿－水合氯醛② 412
速尿－水化氯醛③ 412
速尿－羧苯磺胺① 539
速尿－碳酸锂③ 332
速尿－筒箭毒碱③ 455
速尿－头孢噻啶② 816
速尿－先锋霉素Ⅱ② 816
速尿－消胆胺② 697
速尿－消炎痛② 699
速尿－心得安② 47
速尿－乙酰水杨酸② 698
速尿－异丁苯丙酸② 699
速尿－吲哚美辛② 699
塑料－安定① 1062

塑料－地西泮① 1062
塑料－副醛① 1063
塑料或玻璃－氯喹② 1064
塑料－甲氧氟烷① 1063
塑料－聚乙醛① 1063
塑料－氯甲噻唑② 1063
塑料－美索比妥钠① 1062
塑料－其他药物③ 1064
塑料－维生素A① 1063
塑料－硝酸甘油② 1062
塑料－硝酸异山梨醇酯① 1062
塑料－硝酸异山梨酯① 1062
塑料－胰岛素② 1063
塑料隐形眼镜－副肾素② 1064
塑料隐形眼镜－肾上腺素② 1064
梭链孢酸－甲哌利福霉素② 847
梭链孢酸－力复平② 847
梭链孢酸－利福平② 847
梭链孢酸－利米定② 847
羧苯磺胺－阿司匹林② 538
羧苯磺胺－阿昔洛韦③ 874
羧苯磺胺－安妥明③ 202
羧苯磺胺－氨苯砜③ 852
羧苯磺胺－氨苯蝶呤① 946
羧苯磺胺－氨甲蝶呤① 946
羧苯磺胺－氨甲叶酸① 946
羧苯磺胺－奥司他韦② 876
羧苯磺胺－苯磺保泰松④ 541
羧苯磺胺－苯磺唑酮④ 541
羧苯磺胺－别嘌醇③ 537
羧苯磺胺－别嘌呤醇③ 537
羧苯磺胺－丙氧鸟苷② 875
羧苯磺胺－喘定② 650
羧苯磺胺－达菲③ 876
羧苯磺胺－叠氮胸苷① 879
羧苯磺胺－对氨基水杨酸② 844
羧苯磺胺－对氨柳酸② 844
羧苯磺胺－二氨二苯砜③ 852
羧苯磺胺－二羟丙茶碱② 650
羧苯磺胺－呋喃苯胺酸① 539
羧苯磺胺－呋喃坦啶③ 794
羧苯磺胺－呋喃妥因③ 794
羧苯磺胺－呋塞米① 539
羧苯磺胺－甘油茶碱② 650
羧苯磺胺－肝素③ 544
羧苯磺胺－更昔洛韦② 875
羧苯磺胺－冠心平③ 202
羧苯磺胺－环丙氟哌酸② 800
羧苯磺胺－环丙沙星② 800
羧苯磺胺－磺吡酮④ 541
羧苯磺胺－甲氨蝶呤① 946
羧苯磺胺－甲哌利福霉素④ 846
羧苯磺胺－甲巯丙脯酸③ 90
羧苯磺胺－甲氧萘丙酸② 521
羧苯磺胺－卡马西平② 284
羧苯磺胺－卡托普利① 90
羧苯磺胺－开博通③ 90
羧苯磺胺－克流感③ 876
羧苯磺胺－力复平④ 846
羧苯磺胺－利福平④ 846
羧苯磺胺－利米定④ 846
羧苯磺胺－利尿磺胺① 539
羧苯磺胺－硫喷妥钠③ 443
羧苯磺胺－硫氧唑酮④ 541
羧苯磺胺－罗氟哌酸② 804
羧苯磺胺－洛美沙星② 804
羧苯磺胺－氯贝丁酯③ 202
羧苯磺胺－氯贝特③ 202
羧苯磺胺－氯磺丙脲③ 730
羧苯磺胺－萘啶酸② 796
羧苯磺胺－萘普生② 521
羧苯磺胺－盘尼西林② 812
羧苯磺胺－齐多夫定② 879
羧苯磺胺－青霉素③ 812
羧苯磺胺－氢氯噻嗪② 538
羧苯磺胺－赛美维② 875
羧苯磺胺－双氢克尿噻② 538

羧苯磺胺－速尿① 539
羧苯磺胺－特福敏③ 876
羧苯磺胺－痛惊宁② 284
羧苯磺胺－头孢噻吩② 817
羧苯磺胺－无环鸟苷③ 874
羧苯磺胺－戊硫巴比妥钠③ 443
羧苯磺胺－西多福韦③ 876
羧苯磺胺－先锋霉素Ⅰ② 817
羧苯磺胺－酰胺咪嗪② 284
羧苯磺胺－消痛灵② 521
羧苯磺胺－消炎痛② 515
羧苯磺胺－伊立替康③ 959
羧苯磺胺－依林特肯③ 959
羧苯磺胺－依林替康③ 959
羧苯磺胺－乙酰水杨酸② 538
羧苯磺胺－吲哚青蓝② 1069
羧苯磺胺－吲哚美辛② 515
羧苄青霉素－肝素② 545
羧苄青霉素－庆大霉素① 826
羧苄西林－肝素② 545
羧苄西林－庆大霉素① 826

T

他达拉非－替拉那韦/利托那韦① 199
他克林－奥美拉唑① 6
他克林－甲氰咪胍② 7
他克林－洛赛克① 6
他克林－渥米哌唑① 6
他克林－西咪替丁② 7
他克林－吸烟② 6
他克罗姆－伏立康唑① 1018
他克罗姆－贯叶连翘① 1016
他克罗姆－华中五味子提取物① 1015
他克罗姆－环孢菌素② 1005
他克罗姆－环孢霉素A② 1005
他克罗姆－环孢素② 1005
他克罗姆－黄连素② 1019
他克罗姆－甲哌利福霉素② 1018
他克罗姆－金丝桃① 1016
他克罗姆－卡泊芬净③ 1019
他克罗姆－利福平② 1018
他克罗姆－利米定② 1018
他克罗姆－吗替麦考酚酯② 1028
他克罗姆－麦考酚吗乙酯② 1028
他克罗姆－霉酚酸吗啉乙酯② 1028
他克罗姆－霉酚酸酯② 1028
他克罗姆－其他药物③ 1020
他克罗姆－圣约翰草① 1016
他克罗姆－小檗碱② 1019
他克罗姆－小蘖碱② 1019
他克莫司－伏立康唑① 1018
他克莫司－贯叶连翘① 1016
他克莫司－华中五味子提取物① 1015
他克莫司－环孢菌素② 1005
他克莫司－环孢霉素A② 1005
他克莫司－环孢素② 1005
他克莫司－黄连素② 1019
他克莫司－甲哌利福霉素② 1018
他克莫司－金丝桃① 1016
他克莫司－卡泊芬净③ 1019
他克莫司－利福平② 1018
他克莫司－利米定② 1018
他克莫司－吗替麦考酚酯② 1028
他克莫司－麦考酚吗乙酯② 1028
他克莫司－霉酚酸吗啉乙酯② 1028
他克莫司－霉酚酸酯② 1028
他克莫司－其他药物② 1020
他克莫司－圣约翰草① 1016
他克莫司－小檗碱② 1019
他克莫司－小蘖碱② 1019
他莫瑞林－咪达唑仑② 402
他莫瑞林－咪唑二氮䓬① 402
他莫瑞林－速眠安① 402
他莫昔芬－氨基导眠能① 967
他莫昔芬－氨鲁米特① 967
他莫昔芬－苄丙酮香豆素钠② 595

他莫昔芬－别嘌醇③ 538
他莫昔芬－别嘌呤醇③ 538
他莫昔芬－氟伏沙明① 962
他莫昔芬－华法林② 595
他汀类－其他药物① 235
塔格瑞斯－甲哌利福霉素① 984
塔格瑞斯－力复平① 984
塔格瑞斯－利福平① 984
塔格瑞斯－利米定① 984
塔格瑞斯－伊曲康唑③ 985
泰尔登－安定② 379
泰尔登－地西泮② 379
泰利霉素－甲哌利福霉素① 820
泰利霉素－奎尼丁① 820
泰利霉素－利福平① 820
泰利霉素－利米定① 820
泰利霉素－羟二氢可待因酮② 478
泰利霉素－羟考酮② 478
泰利霉素－氧可酮② 478
泰利霉素－伊曲康唑① 820
泰利霉素－依他康唑① 820
泰诺福韦－丹诺辛② 884
泰诺福韦－利托那韦-阿扎那韦③ 902
泰诺福韦－去羟肌苷② 884
泰诺福韦－双脱氧肌苷② 884
泰瑞沙－甲哌利福霉素① 984
泰瑞沙－力复平① 984
泰瑞沙－利福平① 984
泰瑞沙－利米定① 984
泰瑞沙－伊曲康唑③ 985
泰素－阿霉素② 956
泰素－安律酮① 960
泰素－胺碘酮① 960
泰素－多柔比星② 956
泰素－乙胺碘呋酮① 960
泰素－氟伏沙明① 961
泰胃美－吡喹酮② 934
泰胃美－煅制镁② 672
泰胃美－环吡异喹酮② 934
泰胃美－甲氯苯酰胺② 364
泰胃美－吗氯贝胺② 364
泰胃美－莫罗酰胺② 364
泰胃美－万艾可② 195
泰胃美－伟哥② 195
泰胃美－西地那非② 195
泰胃美－西那非尔② 195
泰胃美－氧化镁② 672
泰胃美－重质氧化镁② 672
酞胺哌啶酮－苯巴比妥② 376
酞胺哌啶酮－鲁米那② 376
痰易净－苯氧甲基青霉素② 814
痰易净－醋硫葡金② 530
痰易净－青霉素Ⅴ② 814
痰易净易咳净－金诺芬② 530
坦洛新－帕罗西汀③ 35
坦洛新－乌地那非③ 34
坦索罗辛－帕罗西汀③ 35
坦索罗辛－乌地那非③ 34
碳酸钙－阿仑膦酸钠② 674
碳酸钙－阿替洛尔③ 56
碳酸钙－氨酰心安③ 56
碳酸钙－苯妥英② 672
碳酸钙－大仑丁② 672
碳酸钙－二苯海因② 672
碳酸钙－二苯乙内酰脲② 672
碳酸钙－福善美② 674
碳酸钙－固邦② 674
碳酸钙－磷酸钠② 673
碳酸钙－泼尼松② 673
碳酸钙－强的松② 673
碳酸钙－氢氯噻嗪② 673
碳酸钙－去氢可的松② 673
碳酸钙－双氢克尿噻② 673
碳酸钙－天可② 674
碳酸锂－安定② 330
碳酸锂－安律酮② 172

碳酸锂－安体舒通① 333
碳酸锂－氨苯蝶啶③ 333
碳酸锂－胺碘酮② 172
碳酸锂－巴氯芬③ 330
碳酸锂－倍他乐克② 327
碳酸锂－本可松③ 448
碳酸锂－苯妥英③ 329
碳酸锂－茶碱② 331
碳酸锂－醋氮酰胺① 331
碳酸锂－醋唑磺胺① 331
碳酸锂－大观霉素② 334
碳酸锂－大仑丁③ 329
碳酸锂－地西泮③ 330
碳碳酸锂－碘化钾② 335
碳酸锂－冬眠灵② 304
碳酸锂－二苯海因③ 329
碳酸锂－二苯乙内酰脲③ 329
碳酸锂－呋喃苯胺酸③ 332
碳酸锂－呋塞米③ 332
碳酸锂－氟苯氧丙胺② 330
碳酸锂－氟哌醇② 330
碳酸锂－氟哌丁苯② 330
碳酸锂－氟哌啶醇② 330
碳酸锂－氟西汀② 330
碳酸锂－复方磺胺甲噁唑③ 333
碳酸锂－复方新诺明③ 333
碳酸锂－琥珀胆碱② 461
碳酸锂－甲多巴③ 328
碳酸锂－甲基多巴③ 328
碳酸锂－甲硫哒嗪② 329
碳酸锂－甲巯丙脯酸② 328
碳酸锂－甲硝唑② 334
碳酸锂－卡马西平③ 329
碳酸锂－卡托普利② 328
碳酸锂－开博通② 328
碳酸锂－硫利哒嗪② 329
碳酸锂－螺内酯② 333
碳酸锂－氯苯氨丁酸③ 330
碳酸锂－氯苯咪吲哚② 335
碳酸锂－氯丙嗪② 304
碳酸锂－氯化钠① 335
碳酸锂－氯普噻吨② 329
碳酸锂－氯噻嗪① 332
碳酸锂－马吲哚② 335
碳酸锂－美多心安② 327
碳酸锂－美托洛尔② 327
碳酸锂－弥凝② 687
碳酸锂－灭滴灵② 334
碳酸锂－潘可罗宁② 448
碳酸锂－泮库溴铵② 448
碳酸锂－去氨加压素② 687
碳酸锂－去甲肾上腺素② 25
碳酸锂－妊娠② 327
碳酸锂－塞来昔布② 331
碳酸锂－三氨蝶啶③ 333
碳酸锂－顺铂③ 335
碳酸锂－顺氯氨铂③ 335
碳酸锂－司可林② 461
碳酸锂－四环素③ 334
碳酸锂－速尿③ 332
碳酸锂－替吡度尔② 416
碳酸锂－痛惊宁② 329
碳酸锂－维拉帕米② 328
碳酸锂－戊脉安② 328
碳酸锂－酰胺咪嗪② 329
碳酸锂－消炎痛② 331
碳酸锂－乙胺碘呋酮② 172
碳酸锂－乙酰唑胺① 331
碳酸锂－异搏定② 328
碳酸锂－吲哚美辛② 331
碳酸锂－壮观霉素② 334
碳酸氢钠－安非他明① 30
碳酸氢钠－氨甲蝶呤③ 950
碳酸氢钠－氨甲叶酸③ 950
碳酸氢钠－苯丙胺① 30
碳酸氢钠－苯齐巨林① 30

碳酸氢钠－多沙普仑① 247
碳酸氢钠－非那明① 30
碳酸氢钠－氟烷② 437
碳酸氢钠－甲氨蝶呤③ 950
碳酸氢钠－抗坏血酸② 1056
碳酸氢钠－庆大霉素② 828
碳酸氢钠－四环素④ 835
碳酸氢钠－维生素C② 1056
碳酸氢钠－乙琥胺③ 289
糖力－苯磺保泰松② 747
糖力－苯磺唑酮② 747
糖力－磺吡酮② 747
糖力－硫氧唑酮② 747
糖尿病－阿司匹林② 506
糖尿病－尼克酸② 1060
糖尿病－普萘洛尔① 37
糖尿病－生长素① 1067
糖尿病－维生素PP② 1060
糖尿病－心得安① 37
糖尿病－烟酸② 1060
糖尿病－乙硫异烟胺① 851
糖尿病－乙酰水杨酸② 506
糖皮质激素－地高辛② 137
糖皮质激素－狄戈辛② 137
特比萘芬－地昔帕明① 346
特比萘芬－反胺苯环醇② 499
特比萘芬－氟苯哌苯醚② 354
特比萘芬－甲哌利福霉素② 872
特比萘芬－甲氰咪胍② 871
特比萘芬－利福平② 872
特比萘芬－利米定② 872
特比萘芬－帕罗西汀② 354
特比萘芬－曲马多② 499
特比萘芬－曲马朵② 499
特比萘芬－去甲丙米嗪① 346
特比萘芬－赛乐特② 354
特比萘芬－西咪替丁② 871
特非那定－红霉素① 1039
特非那定－甲红霉素① 1040
特非那定－克拉霉素① 1040
特非那定－酮康唑② 1041
特非那定－西沙必利① 1039
特非那定－茚地那韦① 905
特福敏－丙磺舒③ 876
特福敏－氯吡格雷② 877
特福敏－羧苯磺胺③ 876
特拉匹韦－阿普唑仑② 403
特拉匹韦－艾司唑仑② 403
特拉匹韦－地高辛② 140
特拉匹韦－狄戈辛② 140
特拉匹韦－甲哌利福霉素② 877
特拉匹韦－口服避孕药② 784
特拉匹韦－利福平② 877
特拉匹韦－利米定② 877
特拉匹韦－咪达唑仑② 403
特拉匹韦－咪唑二氮䓬② 403
特拉匹韦－速眠安② 403
特拉匹韦－酮康唑② 877
特拉普韦－地高辛② 140
特拉普韦－狄戈辛② 140
特拉普韦－甲哌利福霉素② 877
特拉普韦－口服避孕药② 784
特拉普韦－利福平② 877
特拉普韦－利米定② 877
特拉普韦－咪达唑仑② 403
特拉普韦－咪唑二氮䓬② 403
特拉普韦－速眠安② 403
特拉普韦－酮康唑② 877
特拉唑嗪－乌地那非① 83
特兰新－氯化钙② 178
疼痛－苯巴比妥② 368
腾喜龙－醋氮酰胺① 5
腾喜龙－醋唑磺胺① 5
腾喜龙－地高辛② 5
腾喜龙－毛地黄② 116
腾喜龙－洋地黄② 116

腾喜龙－乙酰唑胺① 5
替吡度尔－苯乙肼② 417
替吡度尔－丙咪嗪② 416
替吡度尔－米帕明② 416
替吡度尔－碳酸锂② 416
替吡度尔－乙醇② 417
替地沙米－维拉帕米② 178
替地沙米－戊脉安② 178
替地沙米－异搏定② 178
替格瑞洛－地高辛② 131
替格瑞洛－狄戈辛② 131
替格瑞洛－环孢菌素② 997
替格瑞洛－环孢霉素A② 997
替格瑞洛－环孢素② 997
替格瑞洛－甲哌利福霉素② 619
替格瑞洛－力复平② 619
替格瑞洛－利福平② 619
替格瑞洛－利米定② 619
替格瑞洛－葡萄柚汁② 619
替格瑞洛－辛伐他汀② 214
替加环素－环孢菌素③ 1001
替加环素－环孢霉素A③ 1001
替加环素－环孢素③ 1001
替卡格雷－地高辛② 131
替卡格雷－狄戈辛② 131
替卡格雷－甲哌利福霉素② 619
替卡格雷－力复平② 619
替卡格雷－利福平② 619
替卡格雷－利米定② 619
替卡格雷－葡萄柚汁② 619
替卡格雷－辛伐他汀② 214
替拉那韦/利托那韦－他达拉非① 199
替拉那韦/利托那韦－西力士① 199
替拉那韦/利托那韦－希爱力① 199
替拉那韦/利托那韦－犀利士① 199
替拉那韦－其他药物① 911
替拉瑞韦－地高辛② 140
替拉瑞韦－狄戈辛② 140
替拉瑞韦－甲哌利福霉素② 877
替拉瑞韦－口服避孕药② 784
替拉瑞韦－利福平② 877
替拉瑞韦－利米定② 877
替拉瑞韦－咪达唑仑② 403
替拉瑞韦－咪唑二氮䓬② 403
替拉瑞韦－速眠安② 403
替拉瑞韦－酮康唑② 877
替利定－伏立康唑① 502
替马西泮－苯海拉明② 391
替马西泮－苯那君② 391
替马西泮－可那敏② 391
替米沙坦－尼索地平② 100
替米沙坦－硝苯异丙啶② 100
替尼泊苷－苯妥英② 960
替尼泊苷－大仑丁② 960
替尼泊苷－二苯海因② 960
替尼泊苷－二苯乙内酰脲② 960
替尼酸－安律酮② 696
替尼酸－胺碘酮② 696
替尼酸－苯妥英② 271
替尼酸－大仑丁② 271
替尼酸－二苯海因② 271
替尼酸－二苯乙内酰脲② 271
替尼酸－乙胺碘呋酮② 696
替诺福韦－丹诺辛② 884
替诺福韦－利托那韦－阿扎那韦③ 902
替诺福韦－去羟肌苷② 884
替诺福韦－双脱氧肌苷② 884
替扎尼定－罗非考昔① 69
替扎尼定－罗非昔布① 69
替扎尼定－脉律定① 465
替扎尼定－慢心律① 465
替扎尼定－美西律① 465
替扎尼定－咪拉地尔① 465
替扎尼定－西咪替丁① 465
替唑生坦－环孢菌素② 658
替唑生坦－环孢霉素A② 658

替唑生坦－环孢素② 658
天可－碳酸钙② 674
天使粉－冬眠灵① 444
天使粉－氯丙嗪① 444
天使粉－氯普马嗪① 444
甜草－环孢菌素② 1010
甜草－环孢霉素② 1010
甜草－环孢素② 1010
铁－阿霉素① 955
铁－多柔比星① 955
铁－盐酸司维拉姆③ 629
酮基布洛芬－凯他敏④ 441
酮基布洛芬－氯胺酮④ 441
酮康唑－Sotrastaurin① 1025
酮康唑－阿莫曲普坦① 1048
酮康唑－阿莫曲坦① 1048
酮康唑－艾罗莫司① 1024
酮康唑－安定② 387
酮康唑－奥美拉唑② 856
酮康唑－苯妥英② 855
酮康唑－吡喹酮② 935
酮康唑－丙胺太林② 856
酮康唑－伯舒替尼② 979
酮康唑－博舒替尼② 979
酮康唑－博苏替尼② 979
酮康唑－茶碱③ 645
酮康唑－达拉非尼① 987
酮康唑－达卢那韦/利托那韦② 909
酮康唑－大仑丁② 855
酮康唑－得敏功① 1041
酮康唑－地丹诺辛② 857
酮康唑－地瑞那韦/利托那韦② 909
酮康唑－地西泮② 387
酮康唑－多潘立酮① 677
酮康唑－二苯乙内酰脲② 855
酮康唑－伐地考昔② 533
酮康唑－伐地昔布② 533
酮康唑－非马沙坦② 100
酮康唑－非索罗定② 10
酮康唑－芬戈莫德② 1029
酮康唑－伏孢霉素① 1014
酮康唑－伏孢素① 1014
酮康唑－氟替卡松糠酸酯/三氟甲磺酸维兰特罗② 650
酮康唑－格列卫② 972
酮康唑－格隆溴铵② 856
酮康唑－环孢菌素② 1002
酮康唑－环孢霉素A② 1002
酮康唑－环孢素② 1002
酮康唑－环吡异喹酮② 935
酮康唑－甲氟喹② 925
酮康唑－甲基吗啡② 476
酮康唑－甲哌利福霉素② 857
酮康唑－甲氰咪胍② 856
酮康唑－卡索吡坦② 681
酮康唑－可待因② 476
酮康唑－奎硫平① 325
酮康唑－奎扎替尼② 985
酮康唑－拉帕替尼① 981
酮康唑－拉索昔芬② 963
酮康唑－来那替尼① 983
酮康唑－勒西韦林② 893
酮康唑－雷米封② 857
酮康唑－力复平② 857
酮康唑－利伐沙班② 607
酮康唑－利福平② 857
酮康唑－利米定② 857
酮康唑－罗格列酮② 751
酮康唑－吗丁啉② 677
酮康唑－敏迪① 1041
酮康唑－诺拉替尼① 983
酮康唑－泼尼松② 762
酮康唑－普鲁本辛② 856
酮康唑－普瑞博思① 679
酮康唑－强的松② 762
酮康唑－氢氧化铝＋氢氧化镁③ 856
酮康唑－去羟肌苷② 857

酮康唑－去氢可的松② 762
酮康唑－沙奎那韦① 897
酮康唑－双脱氧肌苷② 857
酮康唑－司立泰① 1041
酮康唑－特非那定① 1041
酮康唑－特拉匹韦② 877
酮康唑－特拉普韦② 877
酮康唑－替拉瑞韦② 877
酮康唑－托伐普坦① 101
酮康唑－维奈妥拉② 989
酮康唑－维托克① 989
酮康唑－文迪雅② 751
酮康唑－文拉法辛② 355
酮康唑－沃拉帕沙① 622
酮康唑－西咪替丁② 856
酮康唑－西沙必利② 679
酮康唑－伊马替尼② 972
酮康唑－依法韦恩茨② 858
酮康唑－依法韦仑② 858
酮康唑－依普利酮② 703
酮康唑－依维莫司① 1024
酮康唑－乙醇③ 430
酮康唑－异烟肼② 857
酮康唑－异烟酰肼② 857
酮康唑－优尼必利① 679
酮康唑－右氯谷胺③ 682
酮洛芬－凯他敏④ 441
酮洛芬－氯胺酮④ 441
酮色林－氢氯噻嗪① 109
酮色林－双氢克尿塞① 109
酮舍林－氢氯噻嗪① 109
酮舍林－双氢克尿噻① 109
酮替芬－甲苯磺丁脲② 725
酮替芬－甲糖宁② 725
酮替芬－乙醇③ 655
筒箭毒碱－多黏菌素B② 456
筒箭毒碱－多黏菌素E 455
筒箭毒碱－呋喃苯胺酸③ 455
筒箭毒碱－呋塞米③ 455
筒箭毒碱－海乐神② 453
筒箭毒碱－甲基三唑氯安定② 453
筒箭毒碱－凯他敏② 453
筒箭毒碱－奎尼丁② 452
筒箭毒碱－两性霉素B② 456
筒箭毒碱－硫唑嘌呤② 456
筒箭毒碱－六甲溴铵② 454
筒箭毒碱－氯胺酮② 453
筒箭毒碱－氯噻嗪③ 454
筒箭毒碱－吗啡② 454
筒箭毒碱－普萘洛尔② 452
筒箭毒碱－庆大霉素① 455
筒箭毒碱－三唑仑② 453
筒箭毒碱－速尿③ 455
筒箭毒碱－维拉帕米③ 452
筒箭毒碱－戊脉安③ 452
筒箭毒碱－心得安② 452
筒箭毒碱－溴化六烃季铵② 454
筒箭毒碱－依木兰② 456
筒箭毒碱－异搏定② 452
痛风－吡嗪酰胺① 850
痛风－尼克酸② 1060
痛风－维生素PP② 1060
痛风－烟酸② 1060
痛风－异烟酰胺① 850
痛惊宁－安宫唑① 287
痛惊宁－本可松③ 448
痛惊宁－苯巴比妥③ 283
痛惊宁－苯妥英② 258
痛惊宁－吡喹酮② 934
痛惊宁－苄丙酮香豆素钠② 564
痛惊宁－丙磺舒② 284
痛惊宁－丙米嗪② 337
痛惊宁－丙戊酸② 278
痛惊宁－丙戊酰胺② 282
痛惊宁－丙氧吩② 284
痛惊宁－布诺啡② 491

痛惊宁一茶碱③ 634
痛惊宁一雌二醇① 773
痛惊宁一达那唑① 287
痛惊宁一大仓丁② 258
痛惊宁一地拉韦定① 886
痛惊宁一地美露② 481
痛惊宁一地塞米松② 768
痛惊宁一敌百痉② 278
痛惊宁一癫健安② 282
痛惊宁一丁丙诺啡② 491
痛惊宁一冬眠灵② 304
痛惊宁一度冷丁② 481
痛惊宁一多西环素② 836
痛惊宁一二苯海因② 258
痛惊宁一二苯乙内酰脲② 258
痛惊宁一二丙基乙酸② 278
痛惊宁一二丙基乙酰胺② 282
痛惊宁一非索非那定② 1042
痛惊宁一伏立康唑② 863
痛惊宁一氟苯氧丙胺② 282
痛惊宁一氟甲强的松龙② 768
痛惊宁一氟美松② 768
痛惊宁一氟哌醇② 312
痛惊宁一氟哌丁苯② 312
痛惊宁一氟哌啶醇② 312
痛惊宁一氟西汀② 282
痛惊宁一红霉素② 286
痛惊宁一华法林② 564
痛惊宁一环吡异喹酮② 934
痛惊宁一甲硫哒嗪② 311
痛惊宁一甲氯苯酰胺② 363
痛惊宁一甲氰咪胍② 285
痛惊宁一口服避孕药① 779
痛惊宁一拉莫三嗪② 290
痛惊宁一拉帕替尼① 981
痛惊宁一雷米封② 286
痛惊宁一利血平② 281
痛惊宁一硫利哒嗪② 311
痛惊宁一鲁米那③ 283
痛惊宁一氯巴占② 295
痛惊宁一氯丙嗪② 304
痛惊宁一氯硝安定③ 392
痛惊宁一氯硝西泮③ 392
痛惊宁一吗氯贝胺② 363
痛惊宁一美散痛③ 485
痛惊宁一美沙酮③ 485
痛惊宁一米帕明② 337
痛惊宁一莫罗酰胺② 363
痛惊宁一萘咪酮② 282
痛惊宁一尼伐地平② 106
痛惊宁一哌替啶② 481
痛惊宁一潘可罗宁③ 448
痛惊宁一泮库溴铵③ 448
痛惊宁一强力霉素② 836
痛惊宁一氢氯噻嗪② 286
痛惊宁一炔羟雄烯异噁唑① 287
痛惊宁一蛇根碱② 281
痛惊宁一叔丁啡② 491
痛惊宁一双氢克尿噻③ 286
痛惊宁一司替戊醇② 282
痛惊宁一羧苯磺胺② 284
痛惊宁一碳酸锂② 329
痛惊宁一脱氧土霉素② 836
痛惊宁一维拉帕米② 281
痛惊宁一维洛沙嗪② 283
痛惊宁一维生素 D② 1057
痛惊宁一戊脉安② 281
痛惊宁一戊诺酰胺② 284
痛惊宁一西咪替丁② 285
痛惊宁一烟酰胺② 288
痛惊宁一氧异安定② 295
痛惊宁一药用炭② 285
痛惊宁一伊曲康唑② 287
痛惊宁一依法韦恩茨① 890
痛惊宁一依法韦伦① 890
痛惊宁一依他康唑② 287

痛惊宁一依替唑仑② 408
痛惊宁一乙琥胺③ 288
痛惊宁一乙甲戊酰胺② 284
痛惊宁一乙氧苯氧甲吗啉② 283
痛惊宁一异搏定② 281
痛惊宁一异烟肼② 286
痛惊宁一异烟酰肼② 286
痛惊宁一佐尔吡啶② 410
痛惊宁一唑吡坦② 410
痛立定一伏立康唑② 502
头孢氨苄一多西环素② 816
头孢氨苄一硫酸锌① 816
头孢氨苄一强力霉素② 816
头孢氨苄一脱氧土霉素② 816
头孢克洛一食品② 817
头孢氯氨苄一食品② 817
头孢哌酮一乙醇② 430
头孢曲松一苯妥英③ 273
头孢曲松一大仓丁③ 273
头孢曲松一二苯海因③ 273
头孢曲松一二苯乙内酰脲③ 273
头孢曲松一吗啡② 473
头孢去甲噻肟一甲氧头孢噻吩② 817
头孢去甲噻肟一噻吩甲氧头孢菌素② 817
头孢去甲噻肟一头孢西丁钠② 817
头孢噻啶一苄丙酮香豆素钠② 589
头孢噻啶一呋喃苯胺酸② 816
头孢噻啶一呋塞米② 816
头孢噻啶一华法林② 589
头孢噻啶一速尿② 816
头孢噻啶一丙磺舒② 817
头孢噻吩一黏菌素甲磺酸② 840
头孢噻吩一庆大霉素② 826
头孢噻吩一羧苄磺胺② 817
头孢三嗪一苯妥英③ 273
头孢三嗪一大仓丁③ 273
头孢三嗪一二苯海因③ 273
头孢三嗪一二苯乙内酰脲③ 273
头孢三嗪一吗啡② 473
头孢西丁钠一氨曲南② 818
头孢西丁钠一噻肟单酰胺菌素② 818
头孢西丁钠一头孢去甲噻肟② 817
头孢西丁钠一头孢唑肟② 817
头孢氧哌唑一乙醇② 430
头孢唑肟一甲氧头孢噻吩② 817
头孢唑肟一噻吩甲氧头孢菌素② 817
头孢唑肟一头孢西丁钠② 817
土霉素一胰岛素② 717
托吡酯一γ-羟基丁酸② 417
托吡酯一雌二醇② 773
托吡酯一羟丁酸钠② 417
托吡酯一羟基丁酸② 417
托吡酯一液态快乐丸② 417
托伐普坦一葡萄柚汁③ 692
托伐普坦一酮康唑② 101
托卡朋一苄丙酮香豆素钠① 563
托卡朋一华法林① 563
托拉塞米一安律酮② 701
托拉塞米一胺碘酮② 701
托拉塞米一乙胺碘呋酮② 701
托莫西汀一帕罗西汀① 357
托哌酮一其他药物③ 200
托特罗定一奥美拉唑③ 9
托特罗定一渥米哌唑③ 9
脱氧土霉素一苯巴比妥② 836
脱氧土霉素一苯甘孢霉素② 816
脱氧土霉素一苯妥英② 836
脱氧土霉素一大仓丁② 836
脱氧土霉素一二苯乙内酰脲② 836
脱氧土霉素一氟地西泮② 837
脱氧土霉素一甲哌利福霉素② 837
脱氧土霉素一卡马西平② 836
脱氧土霉素一利福平③ 837
脱氧土霉素一利米定③ 837
脱氧土霉素一鲁米那② 836
脱氧土霉素一痛惊宁② 836

脱氧土霉素－头孢氨苄② 816
脱氧土霉素－先锋霉素Ⅳ② 816
脱氧土霉素－酰胺咪嗪② 836
脱氧土霉素－乙醇② 837
妥布霉素－达克宁② 830
妥布霉素－咪康唑② 830
妥卡胺－甲哌利福霉素③ 164
妥卡胺－甲氰咪胍② 164
妥卡胺－利福平③ 164
妥卡胺－利米定③ 164
妥卡胺－西咪替丁② 164
妥卡尼－甲哌利福霉素③ 164
妥卡尼－甲氰咪胍② 164
妥卡尼－利福平③ 164
妥卡尼－利米定③ 164
妥卡尼－西咪替丁② 164
妥拉苏林－乙醇③ 424
妥拉唑林－乙醇③ 424
妥泰－雌二醇② 773

W

万艾可－爱治威① 197
万艾可－波生坦② 194
万艾可－地拉韦定① 197
万艾可－甲红霉素① 196
万艾可－甲氰咪胍② 195
万艾可－克拉霉素① 196
万艾可－利托那韦① 197
万艾可－洛伐他汀① 194
万艾可－脉宁平① 82
万艾可－美降脂① 194
万艾可－美维诺林① 194
万艾可－哌唑嗪① 82
万艾可－沙奎那韦② 198
万艾可－泰胃美② 195
万艾可－文旦汁③ 199
万艾可－西咪替丁② 195
万艾可－伊曲康唑① 196
万艾可－依他康唑① 196
万艾可－柚汁③ 199
万霉素－庆大霉素② 827
万古霉素－硝苯吡啶② 822
万古霉素－硝苯地平② 822
万古霉素－心痛定② 822
维 A 酸－氨甲蝶呤② 950
维 A 酸－氨甲叶酸② 950
维 A 酸－痤疮① 1053
维 A 酸－甲氨蝶呤② 950
维甲酸－氨甲蝶呤② 950
维甲酸－氨甲叶酸② 950
维甲酸－痤疮① 1053
维甲酸－甲氨蝶呤② 950
维拉帕米－阿伐他汀② 181
维拉帕米－阿司匹林② 508
维拉帕米－阿托伐他汀② 181
维拉帕米－艾罗莫司② 1022
维拉帕米－苯磺唑酮② 184
维拉帕米－苯妥英③ 182
维拉帕米－布比卡因② 182
维拉帕米－茶碱③ 634
维拉帕米－达比加群酯② 604
维拉帕米－大仑丁③ 182
维拉帕米－丹曲林③ 183
维拉帕米－地高辛① 125
维拉帕米－狄戈辛① 125
维拉帕米－丁吡卡因② 182
维拉帕米－多非莱德① 178
维拉帕米－多非利特① 178
维拉帕米－二苯乙内酰脲③ 182
维拉帕米－二甲双胍② 737
维拉帕米－伐地考昔② 183
维拉帕米－伐地昔布② 183
维拉帕米－泛影葡胺① 1068
维拉帕米－非索非那定② 1042
维拉帕米－格列本脲④ 733
维拉帕米－管箭毒碱② 452

维拉帕米－环孢素② 185
维拉帕米－磺吡酮③ 184
维拉帕米－甲福明② 737
维拉帕米－甲哌利福霉素② 184
维拉帕米－甲氰咪胍② 184
维拉帕米－降糖片② 737
维拉帕米－节段性回肠炎② 180
维拉帕米－卡马西平② 281
维拉帕米－考来维仑② 182
维拉帕米－克隆氏病② 180
维拉帕米－克罗恩病② 180
维拉帕米－奎尼丁② 148
维拉帕米－类风湿性关节炎 180
维拉帕米－利福平② 184
维拉帕米－利米定③ 184
维拉帕米－硫氧唑酮③ 184
维拉帕米－洛哌丁胺② 684
维拉帕米－氯苯哌酰胺② 684
维拉帕米－麻卡因② 182
维拉帕米－脉宁平① 82
维拉帕米－哌唑嗪① 82
维拉帕米－葡萄糖酸钙② 185
维拉帕米－葡萄柚汁＋吸烟② 187
维拉帕米－葡萄柚汁① 185
维拉帕米－普萘洛尔② 180
维拉帕米－碳酸锂② 328
维拉帕米－替地沙米② 178
维拉帕米－筒箭毒碱③ 452
维拉帕米－痛惊宁② 281
维拉帕米－西咪替丁② 184
维拉帕米－酰胺咪嗪② 281
维拉帕米－硝苯呋海因③ 183
维拉帕米－心得安② 180
维拉帕米－依维莫司② 1022
维拉帕米－乙醇② 424
维拉帕米－乙酰水杨酸② 508
维拉帕米－易蒙停② 684
维拉帕米－优降糖④ 733
维洛沙嗪－苯妥英③ 264
维洛沙嗪－茶碱① 635
维洛沙嗪－大仑丁③ 264
维洛沙嗪－二苯海因③ 264
维洛沙嗪－二苯乙内酰脲③ 264
维洛沙嗪－卡马西平② 283
维洛沙嗪－痛惊宁② 283
维洛沙嗪－酰胺咪嗪② 283
维纳卡兰－奎尼丁② 179
维奈妥拉－酮康唑② 989
维生素 A－生育酚② 1052
维生素 A－塑料① 1063
维生素 A 酸－氨甲蝶呤② 950
维生素 A 酸－氨甲叶酸② 950
维生素 A 酸－痤疮① 1053
维生素 A 酸－甲氨蝶呤② 950
维生素 A－维生素 E② 1052
维生素 A－新霉素③ 1052
维生素 A－乙醇② 1052
维生素 B₁₂－奥美拉唑③ 1054
维生素 B₁₂－氯霉素② 631
维生素 B₁₂－渥米哌唑③ 1054
维生素 B₂－阿托品① 1053
维生素 B₂－甲氧氯普胺② 1054
维生素 B₂－灭吐灵② 1054
维生素 B₂－食品② 1053
维生素 B₂－胃复安② 1054
维生素 B₃－洛伐他汀② 205
维生素 B₃－美降脂② 205
维生素 B₃－美维诺林② 205
维生素 B₆－苯巴比妥③ 377
维生素 B₆－苯妥英③ 276
维生素 B₆－大仑丁③ 276
维生素 B₆－二苯海因③ 276
维生素 B₆－二苯乙内酰脲③ 276
维生素 B₆－降糖药② 754
维生素 B₆－雷米封④ 1054
维生素 B₆－鲁米那③ 377

维生素 B$_6$-异烟肼④ 1054
维生素 B$_6$-异烟酰肼④ 1054
维生素 B$_6$-左旋多巴① 252
维生素 Bc-复方磺胺甲噁唑② 630
维生素 Bc-复方新诺明② 630
维生素 Bc-口服避孕药② 630
维生素 Bc-柳氮磺胺吡啶② 630
维生素 Bc-柳氮磺吡啶③ 630
维生素 C-阿司匹林④ 1055
维生素 C-苯巴比妥④ 1055
维生素 C-苄丙酮香豆素钠④ 599
维生素 C-氟非拉嗪③ 312
维生素 C-氟奋乃静③ 312
维生素 C-华法林④ 599
维生素 C-硫酸亚铁③ 629
维生素 C-鲁米那④ 1055
维生素 C-葡萄糖-6-磷酸脱氢酶缺乏② 1055
维生素 C-羟哌氟丙嗪③ 312
维生素 C-去铁胺② 1071
维生素 C-去铁敏② 1071
维生素 C-炔雌醇② 775
维生素 C-碳酸氢钠② 1056
维生素 C-小苏打② 1056
维生素 C-乙炔雌二醇③ 775
维生素 C-乙酰水杨酸④ 1055
维生素 D$_2$-氢氯噻嗪② 1058
维生素 D$_2$-双氢克尿噻② 1058
维生素 D-苯妥英② 1056
维生素 D-大仑丁② 1056
维生素 D-二苯乙内酰脲② 1056
维生素 D-甲哌利福霉素② 1057
维生素 D-卡马西平② 1057
维生素 D-矿物油② 1057
维生素 D-利福平② 1057
维生素 D-利米定② 1057
维生素 D-磷酸钠② 1066
维生素 D-痛惊宁② 1057
维生素 D-酰胺咪② 1057
维生素 D-乙醇③ 1057
维生素 E-苄丙酮香豆素钠② 599
维生素 E-高血压② 1060
维生素 E-华法林② 599
维生素 E-洛伐他汀② 211
维生素 E-美降脂② 211
维生素 E-美维诺林② 211
维生素 E-其他药物② 1060
维生素 E-维生素 A② 1052
维生素 K$_1$-苄丙酮香豆素钠① 581
维生素 K$_1$-华法林① 581
维生素 K$_1$-庆大霉素＋克林霉素② 623
维生素 K$_1$-庆大霉素＋氯林霉素② 623
维生素 K$_4$-苯巴比妥② 624
维生素 K$_4$-鲁米那② 624
维生素 K-苯妥英② 1059
维生素 K-大仑丁② 1059
维生素 K-二苯乙内酰脲② 1059
维生素 K-氟伏沙明② 623
维生素 K-三氟戊肟胺② 623
维生素 M-苯妥英② 269
维生素 M-大仑丁② 269
维生素 M-二苯海因② 269
维生素 M-二苯乙内酰脲② 269
维生素 M-复方磺胺甲噁唑② 630
维生素 M-复方新诺明② 630
维生素 M-口服避孕药② 630
维生素 M-柳氮磺胺吡啶② 630
维生素 M-柳氮磺吡啶③ 630
维生素 PP-阿司匹林③ 1060
维生素 PP-雷米封② 1061
维生素 PP-洛伐他汀② 205
维生素 PP-美降脂② 205
维生素 PP-美维诺林② 205
维生素 PP-糖尿病② 1060
维生素 PP-痛风② 1060
维生素 PP-胰岛素① 718
维生素 PP-乙酰水杨酸③ 1060

维生素 PP-异烟肼② 1061
维生素 PP-异烟酰肼② 1061
维思通-甲哌丙嗪② 322
维托克-酮康唑① 989
伟哥-爱治威① 197
伟哥-波生坦② 194
伟哥-地拉韦定① 197
伟哥-甘油三硝酸酯① 190
伟哥-甲红霉素① 196
伟哥-甲氰咪胍① 195
伟哥-克拉霉素① 196
伟哥-利托那韦① 197
伟哥-洛伐他汀① 194
伟哥-脉宁平① 82
伟哥-美降脂① 194
伟哥-美维诺林① 194
伟哥-哌唑嗪① 82
伟哥-沙奎那韦② 198
伟哥-泰胃美② 195
伟哥-文旦汁③ 199
伟哥-西咪替丁② 195
伟哥-硝普钠① 87
伟哥-硝酸甘油① 190
伟哥-亚硝基铁氰化钠① 87
伟哥-伊曲康唑① 196
伟哥-依他康唑① 196
伟哥-柚汁③ 199
胃复安-阿托品② 676
胃复安-醋氨酚③ 523
胃复安-冬眠灵② 309
胃复安-对乙酰氨基酚③ 523
胃复安-核黄素② 1054
胃复安-琥珀胆碱② 463
胃复安-环孢菌素② 998
胃复安-环孢霉素 A② 998
胃复安-环孢素② 998
胃复安-甲氰咪胍③ 664
胃复安-奎尼丁② 150
胃复安-氯丙嗪② 309
胃复安-扑热息痛③ 523
胃复安-司可林② 463
胃复安-维生素 B$_2$② 1054
胃复安-西咪替丁③ 664
胃复安-左旋多巴② 677
胃溃宁-阿米替林② 349
胃溃宁-阿密替林② 349
胃溃宁-苯妥英② 270
胃溃宁-苄丙酮香豆素钠③ 582
胃溃宁-茶碱③ 639
胃溃宁-大仑丁② 270
胃溃宁-地高辛② 132
胃溃宁-狄戈辛② 132
胃溃宁-多酶片② 674
胃溃宁-二苯海因② 270
胃溃宁-二苯乙内酰脲② 270
胃溃宁-华法林③ 582
胃溃宁-环丙哌酸② 801
胃溃宁-环丙沙星② 801
胃溃宁-甲氰咪胍② 674
胃溃宁-硫苯酰胺③ 319
胃溃宁-舒必利③ 319
胃溃宁-西咪替丁② 674
胃溃宁-依拉维② 349
胃溃宁-止呕灵③ 319
胃溃疡-阿托品① 7
胃长宁-利托君② 18
胃长宁-羟苄羟麻黄碱② 18
文旦浆-环孢菌素② 1008
文旦浆-环孢霉素 A② 1008
文旦浆-环孢素② 1008
文旦汁-万艾可③ 199
文旦汁-伟哥③ 199
文旦汁-西地那非③ 199
文旦汁-西那非尔③ 199
文迪雅-氟伏沙明② 749
文迪雅-格列本脲② 750

文迪雅－甲氧苄氨嘧啶② 751
文迪雅－甲氧苄啶② 751
文迪雅－孟鲁司特③ 750
文迪雅－三氟戊肟胺② 749
文迪雅－顺尔宁③ 750
文迪雅－酮康唑② 751
文迪雅－优降糖② 750
文拉法辛－酮康唑② 355
稳态碘－^{131}I② 709
稳态碘－碘131② 709
稳态碘－放射性碘131② 709
沃拉帕沙－甲哌利福霉① 622
沃拉帕沙－力复平① 622
沃拉帕沙－利福平① 622
沃拉帕沙－利米定① 622
沃拉帕沙－酮康唑① 622
渥米哌唑－阿扎那韦① 907
渥米哌唑－氨甲蝶呤② 946
渥米哌唑－氨甲叶酸② 946
渥米哌唑－氨氯吖啶② 6
渥米哌唑－苯丙酮香豆素钠① 583
渥米哌唑－伐地考昔② 668
渥米哌唑－伐地昔布② 668
渥米哌唑－伏立康唑② 669
渥米哌唑－氟伏沙明① 667
渥米哌唑－氟戊肟胺① 667
渥米哌唑－华法林① 583
渥米哌唑－甲氨蝶呤② 946
渥米哌唑－硫酸亚铁② 629
渥米哌唑－氯吡格雷② 617
渥米哌唑－莫达非尼① 666
渥米哌唑－氰钴胺③ 1054
渥米哌唑－三氟戊肟胺① 667
渥米哌唑－双枸橼酸铋钾③ 675
渥米哌唑－双香豆素③ 549
渥米哌唑－四氢氨吖啶① 6
渥米哌唑－他克林① 6
渥米哌唑－托特罗定③ 9
渥米哌唑－维生素 B_{12}③ 1054
渥米哌唑－西塔罗帕① 354
渥米哌唑－西酞普兰① 354
渥米哌唑－喜普妙① 354
渥米哌唑－依曲韦林② 892
乌地那非－二甲双胍③ 737
乌地那非－高特灵① 83
乌地那非－哈乐③ 34
乌地那非－甲福明③ 737
乌地那非－降糖片③ 737
乌地那非－降压宁① 83
乌地那非－坦洛新③ 34
乌地那非－坦索罗辛③ 34
乌地那非－特拉唑嗪① 83
乌洛托品－磺胺噻唑② 791
乌洛托品－乙酰唑胺② 810
无环鸟苷－氨甲蝶呤② 949
无环鸟苷－氨甲叶酸② 949
无环鸟苷－丙磺舒③ 874
无环鸟苷－丙氧鸟苷② 875
无环鸟苷－叠氮胸苷③ 880
无环鸟苷－更昔洛韦② 875
无环鸟苷－环孢菌素③ 874
无环鸟苷－环孢素③ 874
无环鸟苷－甲氨蝶呤② 949
无环鸟苷－吗替麦考酚酯② 874
无环鸟苷－霉酚酸吗啉乙酯② 874
无环鸟苷－霉酚酸酯② 874
无环鸟苷－齐多夫定③ 880
无环鸟苷－赛美维② 875
无环鸟苷－羧苯磺胺③ 874
五甲哌啶－付肾素① 21
五甲哌啶－肾上腺素① 21
五味子＋甘草－苯丙酮香豆素钠② 600
五味子＋甘草－华法林② 600
戊巴比妥－倍他乐克② 54
戊巴比妥－美多心安② 54
戊巴比妥－美托洛尔② 54

戊硫巴比妥－埃索美拉唑② 443
戊硫巴比妥－艾美拉唑② 443
戊硫巴比妥－艾司奥美拉唑② 443
戊硫巴比妥－磺胺异噁唑② 443
戊硫巴比妥－己酮可可碱② 442
戊硫巴比妥钠－丙磺舒③ 443
戊硫巴比妥钠－利血平② 442
戊硫巴比妥钠－吗啡② 442
戊硫巴比妥钠－蛇根碱② 442
戊硫巴比妥钠－羧苯磺胺③ 443
戊脉安－阿伐他汀② 181
戊脉安－阿司匹林② 508
戊脉安－阿托伐他汀② 181
戊脉安－艾罗莫司② 1022
戊脉安－苯磺唑酮③ 184
戊脉安－苯妥英③ 182
戊脉安－布比卡因② 182
戊脉安－茶碱③ 634
戊脉安－达比加群酯② 604
戊脉安－大仑丁② 182
戊脉安－丹曲林③ 183
戊脉安－丁吡卡因② 182
戊脉安－多非莱德① 178
戊脉安－多非利特① 178
戊脉安－二苯乙内酰脲③ 182
戊脉安－二甲双胍② 737
戊脉安－伐地考昔② 183
戊脉安－伐地昔布② 183
戊脉安－泛影葡胺① 1068
戊脉安－非索非那定② 1042
戊脉安－格列本脲② 733
戊脉安－管箭毒碱③ 452
戊脉安－环孢素② 185
戊脉安－磺吡酮③ 184
戊脉安－甲福明② 737
戊脉安－甲哌利福霉素② 184
戊脉安－甲氰咪胍② 184
戊脉安－降糖片② 737
戊脉安－节段性回肠炎② 180
戊脉安－卡马西平② 281
戊脉安－考来维仑② 182
戊脉安－克隆氏病② 180
戊脉安－克罗恩病② 180
戊脉安－利福平② 184
戊脉安－利米定② 184
戊脉安－硫氧唑酮③ 184
戊脉安－洛哌丁胺② 684
戊脉安－氯苯哌酰胺② 684
戊脉安－麻卡因② 182
戊脉安－葡萄糖酸钙② 185
戊脉安－葡萄柚汁＋吸烟② 187
戊脉安－葡萄柚汁① 185
戊脉安－普萘洛尔② 180
戊脉安－碳酸锂② 328
戊脉安－替地沙米② 178
戊脉安－筒箭毒碱③ 452
戊脉安－痛惊宁② 281
戊脉安－西咪替丁② 184
戊脉安－酰胺咪嗪② 281
戊脉安－硝苯呋海因③ 183
戊脉安－心得安② 180
戊脉安－依维莫司② 1022
戊脉安－乙醇② 424
戊脉安－乙酰水杨酸② 508
戊脉安－易蒙停② 684
戊脉安－优降糖④ 733
戊诺酰胺－卡马西平② 284
戊诺酰胺－痛惊宁② 284
戊诺酰胺－酰胺咪嗪② 284
戊烷咪－甲氧苄氨嘧啶② 794
戊烷咪－甲氧苄啶② 794
戊烷脒－甲氰咪胍② 937
戊烷脒－奎尼丁② 154
戊烷脒－西咪替丁② 937
戊烷脒－地丹诺辛② 885
戊烷脒－去羟肌苷② 885

戊烷脒—双脱氧肌苷② 885
戊烯保泰松—苄丙酮香豆素钠① 577
戊烯保泰松—华法林① 577
戊烯雌二醇—维生素 C 775
戊唑星—吗啡② 472

X

西苯唑啉—甲氰咪胍② 161
西苯唑啉—西咪替丁② 161
西布曲明—甲红霉素② 1071
西布曲明—克拉霉素② 1071
西布曲明—克拉仙② 1071
西布曲明—氯吡格雷② 1070
西地那非—爱治威① 197
西地那非—波生坦① 194
西地那非—地拉韦定① 197
西地那非—甘油三硝酸酯① 190
西地那非—甲红霉素① 196
西地那非—甲氰咪胍② 195
西地那非—克拉霉素① 196
西地那非—利托那韦① 197
西地那非—洛伐他汀① 194
西地那非—脉宁平① 82
西地那非—美降脂① 194
西地那非—美维诺林① 194
西地那非—哌唑嗪① 82
西地那非—沙奎那韦② 198
西地那非—泰胃美① 195
西地那非—文旦汁③ 199
西地那非—西咪替丁② 195
西地那非—硝普钠① 87
西地那非—硝酸甘油① 190
西地那非—亚硝基铁氰化钠① 87
西地那非—伊曲康唑① 196
西地那非—依他康唑① 196
西地那非—柚汁③ 199
西多福韦—丙磺舒① 876
西多福韦—羧苯磺胺③ 876
西非林—甲氰咪胍② 161
西非林—西咪替丁② 161
西格列汀—二甲苯氧庚酸③ 752
西格列汀—环孢菌素③ 752
西格列汀—环孢霉素 A③ 752
西格列汀—环孢素③ 752
西格列汀—吉非贝齐③ 752
西格列汀—吉非罗齐③ 752
西格列汀—诺衡③ 752
西拉非班—阿司匹林③ 511
西拉非班—乙酰水杨酸③ 511
西力士—替拉那韦/利托那韦① 199
西利马林—科索亚② 96
西利马林—芦沙坦② 96
西利马林—洛沙坦② 96
西利马林—氯沙坦② 96
西罗莫司—地尔硫䓬② 1021
西罗莫司—环孢菌素② 1005
西罗莫司—环孢霉素 A② 1005
西罗莫司—环孢素② 1005
西罗莫司—甲哌利福霉素② 1021
西罗莫司—利福平② 1021
西罗莫司—利米定② 1021
西罗莫司—硫氮草酮② 1021
西罗莫司—伊曲康唑① 1022
西罗莫司—依他康唑① 1022
西洛多辛—丙戊酸② 35
西洛多辛—敌百痉② 35
西洛多辛—二丙基乙酸① 35
西洛多新—丙戊酸① 35
西洛多新—敌百痉① 35
西洛多新—二丙基乙酸① 35
西洛他唑—爱治威② 620
西洛他唑—白果③ 621
西洛他唑—甲哌利福霉素① 620
西洛他唑—力复利① 620
西洛他唑—利福平① 620
西洛他唑—利米定① 620

西洛他唑—利托那韦② 620
西洛他唑—其他药物① 621
西洛他唑—银杏③ 621
西咪替丁—1,3,7-三甲基黄嘌呤① 244
西咪替丁—5-氟尿嘧啶② 952
西咪替丁—安定① 383
西咪替丁—安律酮① 173
西咪替丁—氨氯吖啶② 7
西咪替丁—胺碘酮② 173
西咪替丁—奥曲肽② 664
西咪替丁—半琥珀酸布酰胺② 416
西咪替丁—半琥珀酸丁辛酰胺② 416
西咪替丁—苯巴比妥③ 663
西咪替丁—苯哌甲氧苯② 355
西咪替丁—苯妥英③ 270
西咪替丁—吡喹酮② 934
西咪替丁—苄丙酮香豆素钠① 582
西咪替丁—丙胺太林③ 664
西咪替丁—丙米嗪③ 343
西咪替丁—茶碱① 640
西咪替丁—大仑丁② 270
西咪替丁—地尔硫䓬② 187
西咪替丁—地高辛② 132
西咪替丁—地西泮① 383
西咪替丁—狄戈辛② 132
西咪替丁—冬眠灵② 309
西咪替丁—煅制镁② 672
西咪替丁—多非莱德① 179
西咪替丁—多非利特① 179
西咪替丁—二苯海因② 270
西咪替丁—二苯乙内酰脲② 270
西咪替丁—二甲双胍③ 737
西咪替丁—非莫西汀② 355
西咪替丁—氟卡胺② 168
西咪替丁—氟卡尼② 168
西咪替丁—氟尿嘧啶② 952
西咪替丁—氟哌酸① 797
西咪替丁—甘珀酸② 676
西咪替丁—琥珀胆碱③ 463
西咪替丁—华法林① 582
西咪替丁—环吡异喹酮② 934
西咪替丁—甲苯达唑③ 932
西咪替丁—甲苯磺丁脲② 725
西咪替丁—甲苯咪唑③ 932
西咪替丁—甲氟哌酸② 797
西咪替丁—甲福明③ 737
西咪替丁—甲氯苯酰胺② 364
西咪替丁—甲硫丙脯酸④ 663
西咪替丁—甲糖宁② 725
西咪替丁—甲硝唑③ 808
西咪替丁—甲氧氯普胺② 664
西咪替丁—降糖片③ 737
西咪替丁—洁霉素② 821
西咪替丁—咖啡碱② 244
西咪替丁—咖啡因② 244
西咪替丁—卡氮芥② 943
西咪替丁—卡马西平③ 285
西咪替丁—卡莫司汀② 943
西咪替丁—卡托普利④ 663
西咪替丁—开博通④ 663
西咪替丁—奎尼丁① 150
西咪替丁—利多卡因① 164
西咪替丁—链霉素② 824
西咪替丁—林可霉素② 821
西咪替丁—硫氮草酮② 187
西咪替丁—硫酸亚铁② 628
西咪替丁—硫糖铝② 674
西咪替丁—鲁米那③ 663
西咪替丁—氯丙嗪② 309
西咪替丁—氯唑③ 924
西咪替丁—氯美噻唑② 415
西咪替丁—吗啡② 473
西咪替丁—吗氯贝胺② 364
西咪替丁—米帕明③ 343
西咪替丁—米他扎平② 358
西咪替丁—米塔扎平② 358

西咪替丁－灭滴灵③ 808
西咪替丁－灭吐灵③ 664
西咪替丁－莫雷西嗪② 170
西咪替丁－莫索酰胺② 364
西咪替丁－诺氟沙星② 797
西咪替丁－诺氟沙星② 797
西咪替丁－喷他脒② 937
西咪替丁－普鲁本辛③ 664
西咪替丁－普鲁卡因胺② 156
西咪替丁－普萘洛尔① 46
西咪替丁－氢氧化铝② 663
西咪替丁－秋水仙碱② 536
西咪替丁－噻吗洛尔② 50
西咪替丁－噻吗心安① 50
西咪替丁－赛罗卡因② 164
西咪替丁－生胃酮③ 676
西咪替丁－司可林③ 463
西咪替丁－四环素③ 833
西咪替丁－四氢氨吖啶② 7
西咪替丁－他克林② 7
西咪替丁－特比萘芬② 871
西咪替丁－酮康唑② 856
西咪替丁－痛惊宁③ 285
西咪替丁－妥卡胺② 164
西咪替丁－妥卡尼② 164
西咪替丁－万艾可② 195
西咪替丁－维拉帕米② 184
西咪替丁－伟哥② 195
西咪替丁－胃复安③ 664
西咪替丁－胃溃宁② 674
西咪替丁－戊脉安② 184
西咪替丁－戊烷脒② 937
西咪替丁－西苯唑啉② 161
西咪替丁－西地那非② 195
西咪替丁－西非林② 161
西咪替丁－西那非尔② 195
西咪替丁－酰胺咪嗪③ 285
西咪替丁－消炎痛② 516
西咪替丁－硝苯吡啶③ 103
西咪替丁－硝苯地平③ 103
西咪替丁－心得安① 46
西咪替丁－心痛定③ 103
西咪替丁－氧化镁② 672
西咪替丁－伊曲康唑② 665
西咪替丁－依他康唑② 665
西咪替丁－乙胺碘呋酮② 173
西咪替丁－乙醇③ 428
西咪替丁－乙吗噻嗪② 170
西咪替丁－异搏定② 184
西咪替丁－吲哚美辛② 516
西咪替丁－重质氧化镁② 672
西那非尔－爱治威① 197
西那非尔－波生坦① 194
西那非尔－地拉韦定① 197
西那非尔－甘油三硝酸酯① 190
西那非尔－甲红霉素① 196
西那非尔－甲氰咪胍② 195
西那非尔－克拉霉素① 196
西那非尔－利托那韦① 197
西那非尔－洛伐他汀① 194
西那非尔－美降脂① 194
西那非尔－美维诺林① 194
西那非尔－沙奎那韦① 198
西那非尔－泰胃美② 195
西那非尔－文旦汁③ 199
西那非尔－西咪替丁② 195
西那非尔－硝酸甘油① 190
西那非尔－伊曲康唑① 196
西那非尔－依他康唑① 196
西那非尔－柚汁③ 199
西那卡塞－美沙芬② 657
西那卡塞－其他药物① 1066
西那卡塞特－美沙芬② 657
西那卡塞特－其他药物② 1066
西那卡塞特－右甲吗喃② 657
西那卡塞特－右美沙芬② 657

西那卡塞－右甲吗喃② 657
西那卡塞－右美沙芬② 657
西沙必利－阿匹坦② 679
西沙必利－阿瑞吡坦② 679
西沙必利－阿瑞匹坦② 679
西沙必利－阿托品② 678
西沙必利－苯巴比妥② 374
西沙必利－得敏功① 1039
西沙必利－红霉素② 678
西沙必利－鲁米那② 374
西沙必利－敏迪① 1039
西沙必利－司立泰① 1039
西沙必利－特非那定① 1039
西沙必利－酮康唑② 679
西沙必利－辛伐他汀② 678
西他列汀－二甲苯氧庚酸③ 752
西他列汀－环孢菌素③ 752
西他列汀－环孢霉素A③ 752
西他列汀－环孢素③ 752
西他列汀－吉非贝齐③ 752
西他列汀－吉非罗齐③ 752
西他列汀－诺衡③ 752
西塔罗帕－奥美拉唑① 354
西塔罗帕－洛赛克① 354
西塔罗帕－渥米哌唑① 354
西酞普兰－奥美拉唑① 354
西酞普兰－洛赛克① 354
西酞普兰－渥米哌唑① 354
西替利嗪－吡西卡尼③ 1038
西妥昔单抗－奥沙利铂③ 969
西妥昔单抗－草酸铂③ 969
吸烟－阿米替林② 351
吸烟－阿密替林③ 351
吸烟－安定③ 390
吸烟－氨氯吖啶② 6
吸烟－茶碱① 647
吸烟－地西泮③ 390
吸烟－氟卡胺② 166
吸烟－氟卡尼② 166
吸烟－氟哌醇② 317
吸烟－氟哌丁苯② 317
吸烟－氟哌啶醇② 317
吸烟－口服避孕药① 787
吸烟－利多卡因② 162
吸烟－氯氮平① 322
吸烟－氯扎平① 322
吸烟－普萘洛尔② 38
吸烟－赛罗卡因③ 162
吸烟－四氢氨吖啶② 6
吸烟－他克林② 6
吸烟－心得安② 38
吸烟－依拉维③ 351
吸烟－胰岛素② 719
吸烟－右丙氧芬③ 501
希爱力－替拉那韦/利托那韦① 199
希美加群－阿奇霉素④ 606
希美拉加群－阿奇霉素④ 606
息百虑－阿司匹林① 787
息百虑－地高辛① 137
息百虑－狄戈辛① 137
息百虑－甲哌利福霉素① 788
息百虑－可的索① 758
息百虑－利福平① 788
息百虑－利米定① 788
息百虑－米索前列醇③ 787
息百虑－皮质醇① 758
息百虑－氢化可的松① 758
息百虑－喜可溃③ 787
息百虑－乙酰水杨酸① 787
息疟定－复方磺胺甲噁唑① 790
息疟定－复方新诺明② 790
息斯敏－奎尼丁② 1038
息隐－阿司匹林① 787
息隐－地高辛① 137
息隐－狄戈辛① 137
息隐－甲哌利福霉素① 788

息隐－可的索① 758
息隐－利福平① 788
息隐－利米定① 788
息隐－米索前列醇③ 787
息隐－皮质醇① 758
息隐－氢化可的松① 758
息隐－喜可溃③ 787
息隐－乙酰水杨酸③ 787
犀利士－替拉那韦/利托那韦① 199
喜可溃－含珠停③ 787
喜可溃－米非司酮③ 787
喜可溃－息百虑③ 787
喜可溃－息隐③ 787
喜普妙－奥美拉唑① 354
喜普妙－洛赛克① 354
喜普妙－渥米哌唑① 354
细胞色素 P_{450} 3A4－伊维菌素① 936
先锋霉素Ⅰ－丙磺舒② 817
先锋霉素Ⅰ－黏菌素甲磺酸② 840
先锋霉素Ⅰ－庆大霉素② 826
先锋霉素Ⅰ－羧苯磺胺② 817
先锋霉素Ⅱ－苄丙酮香豆素钠② 589
先锋霉素Ⅱ－呋喃苯胺酸② 816
先锋霉素Ⅱ－呋塞米② 816
先锋霉素Ⅱ－华法林② 589
先锋霉素Ⅱ－速尿② 816
先锋霉素Ⅳ－多西环素② 816
先锋霉素Ⅳ－硫酸锌① 816
先锋霉素Ⅳ－强力霉素② 816
先锋霉素Ⅳ－脱氧土霉素② 816
酰胺咪嗪－安宫唑① 287
酰胺咪嗪－本可松③ 448
酰胺咪嗪－苯巴比妥③ 283
酰胺咪嗪－苯妥英② 258
酰胺咪嗪－吡喹酮② 934
酰胺咪嗪－苄丙酮香豆素钠② 564
酰胺咪嗪－丙磺舒② 284
酰胺咪嗪－丙米嗪② 337
酰胺咪嗪－丙戊酸② 278
酰胺咪嗪－丙戊酰胺② 282
酰胺咪嗪－丙氧吩② 284
酰胺咪嗪－布诺啡② 491
酰胺咪嗪－茶碱③ 634
酰胺咪嗪－雌二醇① 773
酰胺咪嗪－达那唑② 287
酰胺咪嗪－大仑丁② 258
酰胺咪嗪－地拉韦定① 886
酰胺咪嗪－地美露② 481
酰胺咪嗪－地塞米松② 768
酰胺咪嗪－敌百痉② 278
酰胺咪嗪－癫健安② 282
酰胺咪嗪－丁丙诺啡② 491
酰胺咪嗪－冬眠灵② 304
酰胺咪嗪－杜冷丁② 481
酰胺咪嗪－多西环素② 836
酰胺咪嗪－二苯海因② 258
酰胺咪嗪－二苯乙内酰脲② 258
酰胺咪嗪－二丙基乙酸② 278
酰胺咪嗪－二丙基乙酰胺② 282
酰胺咪嗪－非氨酯② 294
酰胺咪嗪－非尔氨酯② 294
酰胺咪嗪－非索非那定② 1042
酰胺咪嗪－伏立康唑② 863
酰胺咪嗪－氟苯氧丙胺② 282
酰胺咪嗪－氟甲强的松龙② 768
酰胺咪嗪－氟美松② 768
酰胺咪嗪－氟哌醇② 312
酰胺咪嗪－氟哌丁苯② 312
酰胺咪嗪－氟哌啶醇② 312
酰胺咪嗪－氟西汀② 282
酰胺咪嗪－红霉素② 286
酰胺咪嗪－华法林② 564
酰胺咪嗪－环吡异喹酮② 934
酰胺咪嗪－甲硫哒嗪② 311
酰胺咪嗪－甲氯苯酰胺② 363
酰胺咪嗪－甲氰咪胍③ 285

酰胺咪嗪－口服避孕药① 779
酰胺咪嗪－拉莫三嗪② 290
酰胺咪嗪－拉帕替尼② 981
酰胺咪嗪－雷米封② 286
酰胺咪嗪－利血平② 281
酰胺咪嗪－硫利哒嗪② 311
酰胺咪嗪－鲁米那② 283
酰胺咪嗪－氯巴占② 295
酰胺咪嗪－氯丙嗪② 304
酰胺咪嗪－氯硝安定② 392
酰胺咪嗪－氯硝西泮③ 392
酰胺咪嗪－吗氯贝胺② 363
酰胺咪嗪－美散痛② 485
酰胺咪嗪－美沙酮② 485
酰胺咪嗪－米帕明② 337
酰胺咪嗪－莫罗酰胺② 363
酰胺咪嗪－萘啶酮② 282
酰胺咪嗪－尼伐地平② 106
酰胺咪嗪－哌替啶② 481
酰胺咪嗪－潘库罗宁② 448
酰胺咪嗪－泮库溴铵② 448
酰胺咪嗪－强力霉素② 836
酰胺咪嗪－氢氯噻嗪③ 286
酰胺咪嗪－炔羟雄烯异噁唑① 287
酰胺咪嗪－蛇根碱② 281
酰胺咪嗪－叔丁啡② 491
酰胺咪嗪－双氢克尿塞③ 286
酰胺咪嗪－司替戊醇② 282
酰胺咪嗪－羧苯磺胺② 284
酰胺咪嗪－碳酸锂② 329
酰胺咪嗪－脱氧土霉素② 836
酰胺咪嗪－维拉帕米② 281
酰胺咪嗪－维洛沙嗪② 283
酰胺咪嗪－维生素D② 1057
酰胺咪嗪－戊脉安② 281
酰胺咪嗪－戊诺酰胺② 284
酰胺咪嗪－西咪替丁② 285
酰胺咪嗪－烟酰胺② 288
酰胺咪嗪－氧异安定② 295
酰胺咪嗪－药用炭② 285
酰胺咪嗪－伊曲康唑② 287
酰胺咪嗪－依法韦恩茨③ 890
酰胺咪嗪－依法韦伦② 890
酰胺咪嗪－依他康唑② 287
酰胺咪嗪－依替唑仑② 408
酰胺咪嗪－乙琥胺③ 288
酰胺咪嗪－乙甲戊酰胺② 284
酰胺咪嗪－乙氧苯氧甲吗啉② 283
酰胺咪嗪－异搏定② 281
酰胺咪嗪－异烟肼② 286
酰胺咪嗪－异烟酰肼② 286
酰胺咪嗪－佐尔吡啶② 410
酰胺咪嗪－唑吡坦② 410
腺苷－茶碱② 188
腺苷－潘生丁② 188
腺苷－双嘧达莫② 188
腺嘌呤核苷－茶碱② 188
腺嘌呤核苷－潘生丁② 188
腺嘌呤核苷－双嘧达莫② 188
香草二乙胺－吗氯贝胺① 247
消胆胺－安律酮③ 172
消胆胺－安体舒通② 701
消胆胺－氨甲蝶呤② 944
消胆胺－氨甲叶酸② 944
消胆胺－胺碘酮③ 172
消胆胺－苄丙酮香豆素钠② 562
消胆胺－醋氨酚③ 521
消胆胺－地高辛② 127
消胆胺－狄戈辛② 127
消胆胺－碘番酸② 1068
消胆胺－对乙酰氨基酚③ 521
消胆胺－多虑平③ 351
消胆胺－多塞平③ 351
消胆胺－夫西地酸钠③ 840
消胆胺－呋喃苯胺酸② 697
消胆胺－呋塞米② 697

消胆胺－氟卡胺④ 168
消胆胺－氟卡尼④ 168
消胆胺－钙三醇② 1059
消胆胺－高甘油三酯血症② 203
消胆胺－骨化三醇② 1059
消胆胺－褐霉酸钠③ 840
消胆胺－华法林② 562
消胆胺－甲氨蝶呤② 944
消胆胺－甲苯磺丁脲② 722
消胆胺－甲糖宁② 722
消胆胺－甲氧萘丙酸③ 520
消胆胺－可的索③ 758
消胆胺－柳氮磺吡啶③ 792
消胆胺－罗钙全② 1059
消胆胺－螺内酯③ 701
消胆胺－吗替麦考酚酯① 1025
消胆胺－麦考酚吗乙酯① 1025
消胆胺－霉酚酸吗啉乙酯① 1025
消胆胺－霉酚酸酯① 1025
消胆胺－萘普生③ 520
消胆胺－帕伐他丁② 218
消胆胺－帕瓦停② 218
消胆胺－皮质醇③ 758
消胆胺－扑热息痛③ 521
消胆胺－普伐他汀② 218
消胆胺－普萘洛尔② 40
消胆胺－氢化可的松③ 758
消胆胺－氢氯噻嗪② 694
消胆胺－双氢克尿噻② 694
消胆胺－水杨酰偶氮磺胺吡啶③ 792
消胆胺－速尿② 697
消胆胺－消痛灵③ 520
消胆胺－心得安② 40
消胆胺－依替米贝① 239
消胆胺－依泽替米贝① 239
消胆胺－依折麦布① 239
消胆胺－乙胺碘呋酮③ 172
消胆胺－左甲状腺素② 707
消化性溃疡－阿司匹林② 505
消化性溃疡－安体舒通① 701
消化性溃疡－醋甲胆碱② 1
消化性溃疡－酚妥拉明① 32
消化性溃疡－甲苄胺唑啉① 32
消化性溃疡－利其丁① 32
消化性溃疡－螺内酯① 701
消化性溃疡－瑞支亭① 32
消化性溃疡－乙酰甲胆碱② 1
消化性溃疡－乙酰水杨酸② 505
消痛灵－阿哌沙班② 614
消痛灵－丙磺舒② 521
消痛灵－考来烯胺③ 520
消痛灵－羧苯磺胺② 521
消痛灵－消胆胺② 520
消炎痛－N-去甲麻黄碱② 29
消炎痛－阿司匹林② 514
消炎痛－氨苯蝶啶② 704
消炎痛－氨苯蝶呤② 704
消炎痛－白介素-2② 1032
消炎痛－白细胞介素-2② 1032
消炎痛－百忧解② 514
消炎痛－苯丙醇胺② 29
消炎痛－苄丙酮香豆素钠② 572
消炎痛－苄氟噻嗪② 696
消炎痛－丙磺舒② 515
消炎痛－地高辛② 131
消炎痛－狄戈辛② 131
消炎痛－呋喃苯胺酸② 699
消炎痛－呋塞米② 699
消炎痛－氟苯氧丙胺② 514
消炎痛－氟哌醇② 513
消炎痛－氟哌丁苯② 513
消炎痛－氟哌啶醇② 513
消炎痛－氟西汀② 514
消炎痛－甘油三硝酸酯③ 192
消炎痛－华法林② 572
消炎痛－环丙氟哌酸② 516，800

消炎痛－环丙沙星② 516，800
消炎痛－磺胺对甲氧嘧啶③ 791
消炎痛－甲苯磺丁脲② 723
消炎痛－甲氰咪胍② 516
消炎痛－甲糖宁② 723
消炎痛－卡托普利② 89
消炎痛－开博通② 89
消炎痛－科索亚② 96
消炎痛－芦沙坦② 96
消炎痛－洛沙坦② 96
消炎痛－氯沙坦② 96
消炎痛－脉宁平② 83
消炎痛－弥凝② 688
消炎痛－牛痘疫苗③ 1031
消炎痛－诺和龙② 742
消炎痛－哌唑嗪② 83
消炎痛－泼尼松龙② 764
消炎痛－普萘洛尔② 45
消炎痛－强的松龙② 764
消炎痛－氢化泼尼松② 764
消炎痛－氢氯噻嗪① 694
消炎痛－氢氧化铝② 515
消炎痛－庆大霉素③ 825
消炎痛－去氨加压素② 688
消炎痛－瑞格列奈② 742
消炎痛－三氨蝶啶② 704
消炎痛－双氢克尿噻② 694
消炎痛－速尿② 699
消炎痛－羧苯磺胺② 515
消炎痛－碳酸锂② 331
消炎痛－西咪替丁② 516
消炎痛－硝酸甘油② 192
消炎痛－心得安② 45
消炎痛－乙酰水杨酸③ 514
硝苯吡啶＋依普利酮－伏立唑③ 105
硝苯吡啶－阿替洛尔② 101
硝苯吡啶－埃博兰特② 105
硝苯吡啶－氨酰心安② 101
硝苯吡啶－苯巴比妥② 102
硝苯吡啶－苯妥英③ 256
硝苯吡啶－大仑丁③ 256
硝苯吡啶－地尔硫䓬③ 102
硝苯吡啶－二苯海因③ 256
硝苯吡啶－二苯乙内酰脲③ 256
硝苯吡啶－二甲双胍③ 735
硝苯吡啶－泛影葡胺② 104
硝苯吡啶－甲苯磺丁脲③ 721
硝苯吡啶－甲福明③ 735
硝苯吡啶－甲氰咪胍③ 103
硝苯吡啶－甲糖宁③ 721
硝苯吡啶－降糖片③ 735
硝苯吡啶－卡索吡坦② 103
硝苯吡啶－硫氮䓬酮③ 102
硝苯吡啶－硫酸镁③ 103
硝苯吡啶－鲁米那② 102
硝苯吡啶－米卡芬净② 104
硝苯吡啶－万古霉素② 822
硝苯吡啶－西咪替丁③ 103
硝苯吡啶－依布匹普兰特② 105
硝苯地平＋依普利酮－伏立康唑③ 105
硝苯地平－阿替洛尔② 101
硝苯地平－埃博皮兰特② 105
硝苯地平－氨酰心安② 101
硝苯地平－苯巴比妥② 102
硝苯地平－苯妥英③ 256
硝苯地平－大仑丁③ 256
硝苯地平－地尔硫䓬③ 102
硝苯地平－二苯海因③ 256
硝苯地平－二苯乙内酰脲③ 256
硝苯地平－二甲双胍③ 735
硝苯地平－泛影葡胺② 104
硝苯地平－甲苯磺丁脲③ 721
硝苯地平－甲福明③ 735
硝苯地平－甲氰咪胍③ 103
硝苯地平－甲糖宁③ 721
硝苯地平－降糖片③ 735

硝苯地平－卡索吡坦② 103
硝苯地平－硫氮䓬酮③ 102
硝苯地平－硫酸镁② 103
硝苯地平－鲁米那② 102
硝苯地平－米卡芬净② 104
硝苯地平－万古霉素② 822
硝苯地平－西咪替丁③ 103
硝苯地平－依布匹普兰特② 105
硝苯呋海因－本可松② 449
硝苯呋海因－琥珀胆碱② 462
硝苯呋海因－潘可罗宁② 449
硝苯呋海因－泮库溴铵② 449
硝苯呋海因－司可林② 462
硝苯呋海因－维拉帕米③ 183
硝苯呋海因－戊脉安③ 183
硝苯呋海因－异搏定③ 183
硝苯异丙啶－替米沙坦② 100
硝基安定－阿米替林② 348
硝基安定－阿密替林② 348
硝基安定－依拉维② 348
硝普钠－慢性阻塞性肺病① 86
硝普钠－氰化物代谢缺陷① 87
硝普钠－肾功能不全① 86
硝普钠－伟哥① 87
硝普钠－西地那非① 87
硝酸甘油－阿司匹林③ 191
硝酸甘油－本可松③ 447
硝酸甘油－肝素② 543
硝酸甘油－潘可罗宁③ 447
硝酸甘油－泮库溴铵③ 447
硝酸甘油－青光眼① 190
硝酸甘油－氢化麦角胺② 1051
硝酸甘油－双氢麦角胺② 1051
硝酸甘油－塑料② 1062
硝酸甘油－伟哥① 190
硝酸甘油－西地那非① 190
硝酸甘油－西那非尔① 190
硝酸甘油－消炎痛③ 192
硝酸甘油－乙醇② 191
硝酸甘油－乙酰水杨酸③ 191
硝酸甘油－吲哚美辛③ 192
硝酸异山梨醇酯－塑料② 1062
硝酸异山梨酯－双氢麦角胺② 1051
硝酸异山梨酯－塑料① 1062
硝西泮－阿米替林② 348
硝西泮－阿密替林② 348
硝西泮－依拉维② 348
硝烟酯－格列本脲② 192
硝烟酯－优降糖② 192
小檗碱－环孢菌素② 1007
小檗碱－环孢霉素 A② 1007
小檗碱－环孢素② 1007
小檗碱－他克罗姆② 1019
小檗碱－他克莫司② 1019
小蘖碱－环孢菌素② 1007
小蘖碱－环孢霉素 A② 1007
小蘖碱－环孢素② 1007
小蘖碱－他克罗姆② 1019
小蘖碱－他克莫司② 1019
小苏打－氨甲蝶呤③ 950
小苏打－氨甲叶酸③ 950
小苏打－苯丙胺① 30
小苏打－苯齐巨林① 30
小苏打－多沙普仑① 247
小苏打－非那明① 30
小苏打－甲氨蝶呤③ 950
小苏打－抗坏血酸② 1056
小苏打－庆大霉素② 828
小苏打－三氟氯溴乙烷② 437
小苏打－维生素 C② 1056
小苏打－乙琥胺③ 289
哮喘－阿司匹林① 505
哮喘－醋甲胆碱② 1
哮喘－琥珀胆碱② 457
哮喘－司可林② 457

哮喘－筒箭毒碱 457
哮喘－乙酰甲胆碱② 1
哮喘－乙酰水杨酸① 505
笑气－氨甲蝶呤④ 945
笑气－氨甲叶酸④ 945
笑气－甲氨蝶呤④ 945
心得安－阿霉素② 954
心得安－爱道美② 71
心得安－安定③ 378
心得安－安律酮② 39
心得安－安妥明② 201
心得安－胺碘酮② 39
心得安－苯巴比妥① 43
心得安－苯丙苯哌酯③ 45
心得安－苯哌利定② 45
心得安－苯妥英① 40
心得安－变应原浸出物③ 49
心得安－茶碱② 633
心得安－大仑丁① 40
心得安－地高辛① 38
心得安－地西泮③ 378
心得安－地昔帕明③ 41
心得安－狄戈辛③ 38
心得安－冬眠灵② 41
心得安－多柔比星② 954
心得安－二苯乙内酰脲① 40
心得安－反苯环丙胺④ 363
心得安－泛影葡胺② 49
心得安－房室传导阻滞① 36
心得安－呋喃苯胺酸② 47
心得安－呋塞米② 47
心得安－氟地西泮③ 44
心得安－氟伏沙明② 42
心得安－付肾素① 20
心得安－高血糖素③ 1068
心得安－高血压伴高脂血症② 37
心得安－冠心平② 201
心得安－管箭毒碱② 452
心得安－甲多巴② 71
心得安－甲基多巴② 71
心得安－甲哌利福霉素① 48
心得安－甲氰咪胍① 46
心得安－甲状腺制剂① 48
心得安－贾乃金③ 1050
心得安－降胆敏② 40
心得安－降脂酰胺② 40
心得安－肼苯哒嗪③ 38
心得安－肼屈嗪③ 38
心得安－肼酞嗪③ 38
心得安－考来烯胺② 40
心得安－可达龙② 39
心得安－可乐定① 65
心得安－可乐宁① 65
心得安－奎尼丁② 39
心得安－利多卡因② 162
心得安－利福平① 48
心得安－利米定① 48
心得安－卤芬酯② 40
心得安－鲁米那① 43
心得安－氯贝丁酯② 201
心得安－氯贝特② 201
心得安－氯苯那敏④ 49
心得安－氯丙嗪② 41
心得安－氯压定① 65
心得安－吗啡③ 469
心得安－麦角胺② 1050
心得安－脉宁平② 81
心得安－美安适宁② 42
心得安－米安色林② 42
心得安－米塞林② 42
心得安－哌唑嗪② 81
心得安－扑尔敏④ 49
心得安－普鲁卡因胺② 155
心得安－氢氧化铝② 46
心得安－去甲丙米嗪③ 41
心得安－赛罗卡因② 162

心得安－肾上腺素① 20
心得安－速尿② 47
心得安－糖尿病① 37
心得安－筒箭毒碱② 452
心得安－维拉帕米② 180
心得安－戊脉安② 180
心得安－西咪替丁① 46
心得安－吸烟② 38
心得安－消胆胺② 40
心得安－消炎痛① 45
心得安－心力衰竭① 36
心得安－依汀替丁② 47
心得安－胰岛素① 711
心得安－乙胺碘呋酮② 39
心得安－乙醇③ 44
心得安－乙醚① 44
心得安－异搏定② 180
心得安－吲哚美辛② 45
心得安－右丙氧芬③ 45
心得安－右旋丙氧酚③ 45
心得安－支气管哮喘① 36
心得静－吡二丙胺① 157
心得静－丙吡胺① 157
心得静－双异丙吡胺① 157
心得静－异脉停① 157
心得平－苯磺唑酮② 60
心得平－磺吡酮② 60
心得平－硫氧唑酮② 60
心房纤颤－杜丁胺① 26
心房纤颤－多巴酚丁胺① 26
心肌梗死－地高辛② 119
心肌梗死－狄戈辛② 119
心力衰竭－泼尼松② 760
心力衰竭－普萘洛尔① 36
心力衰竭－强的松② 760
心力衰竭－去氢可的松② 760
心力衰竭－心得安① 36
心律平－安律酮② 171
心律平－胺碘酮② 171
心律平－百忧解③ 171
心律平－倍他乐克② 50
心律平－苄丙酮香豆素钠② 556
心律平－地高辛② 124
心律平－狄戈辛② 124
心律平－氟苯氧丙胺③ 171
心律平－氟西汀③ 171
心律平－华法林② 556
心律平－奎尼丁③ 170
心律平－美多心安② 50
心律平－美托洛尔② 50
心律平－普洛色林② 4
心律平－普洛斯的明② 4
心律平－新斯的明② 4
心律平－乙胺碘呋酮② 171
心脑血管病－舒马普坦① 1046
心脑血管病－舒马坦① 1046
心脑血管病－乙醇① 418
心脑血管病－英明格① 1046
心痛定＋依普利酮－伏立康唑③ 105
心痛定－阿替洛尔② 101
心痛定－埃博皮兰特② 105
心痛定－氨酰心安② 101
心痛定－苯巴比妥② 102
心痛定－苯妥英③ 256
心痛定－大仑丁③ 256
心痛定－地尔硫䓬③ 102
心痛定－二苯海因③ 256
心痛定－二苯乙内酰脲③ 256
心痛定－二甲双胍③ 735
心痛定－泛影葡胺② 104
心痛定－甲苯磺丁脲③ 721
心痛定－甲福明③ 735
心痛定－甲氰咪胍③ 103
心痛定－甲糖宁③ 721
心痛定－降糖片③ 735
心痛定－卡索吡坦② 103

心痛定－硫氮䓬酮③ 102
心痛定－硫酸镁② 103
心痛定－鲁米那② 102
心痛定－米卡芬净② 104
心痛定－万古霉素② 822
心痛定－西咪替丁③ 103
心痛定－依布匹普兰特② 105
辛伐他汀－阿莫伦特② 213
辛伐他汀－苄丙酮香豆素② 560
辛伐他汀－华法林② 560
辛伐他汀－环孢菌素① 216
辛伐他汀－环孢霉素① 216
辛伐他汀－环孢素① 216
辛伐他汀－卡马西平① 213
辛伐他汀－考尼伐坦② 215
辛伐他汀－克拉霉素 223
辛伐他汀－雷诺嗪③ 212
辛伐他汀－葡萄柚汁② 217
辛伐他汀－普瑞博思② 678
辛伐他汀－替格瑞洛② 214
辛伐他汀－替卡格雷② 214
辛伐他汀－西沙必利② 678
辛伐他汀－伊马替尼① 215
辛伐他汀－优尼必利② 678
辛可芬－双香豆素② 548
辛内吉－氟哌醇② 315
辛内吉－氟哌丁苯② 315
辛内吉－氟哌啶醇① 315
辛内吉－红霉素① 818
锌－环丙氟哌酸② 803
锌－环丙沙星② 803
新度美安－胍喹胍② 81
新度美安－异喹胍② 81
新福林－苯乙肼② 23
新福林－醋氨酚② 24
新福林－对乙酰氨基酚② 24
新福林－氟烷② 436
新福林－胍喹啶② 23
新福林－胍乙啶② 75
新福林－扑热息痛② 24
新福林－三氟氯溴乙烷② 436
新福林－依斯迈林② 75
新福林－异喹胍② 23
新福林－左旋多巴② 23
新抗凝－N-（3-氯-1H-吲哚-7-基）-1,4-苯二磺酰胺② 553
新抗凝－阿莫罗芬② 552
新抗凝－半乳糖果糖苷② 551
新抗凝－氟比洛芬② 551
新抗凝－环吡司② 552
新抗凝－环吡酮胺② 552
新抗凝－环己吡酮乙醇胺② 552
新抗凝－罗噻尼尔② 552
新抗凝－其他药物② 554
新抗凝－乳果糖② 551
新霉素－5-氟尿嘧啶③ 952
新霉素－阿莫西林 815
新霉素－氨苄青霉素② 815
新霉素－氨苄西林② 815
新霉素－氨甲蝶呤② 948
新霉素－氨甲叶酸② 948
新霉素－苄丙酮香豆素钠③ 590
新霉素－地高辛② 139
新霉素－狄戈辛② 139
新霉素－氟尿嘧啶③ 952
新霉素－华法林③ 590
新霉素－甲氨蝶呤② 948
新霉素－视黄醇③ 1052
新霉素－维生素 A③ 1052
新霉素－乙醚① 435
新诺明－苄丙酮香豆素钠① 586
新诺明－华法林① 586
新诺明－氯磺丙脲① 731
新青霉素Ⅲ－苄丙酮香豆素钠③ 588
新青霉素Ⅲ－华法林③ 588
新生儿－氯霉素① 838
新斯的明－本可松② 447

新斯的明－苯海拉明② 5
新斯的明－苯那君② 5
新斯的明－丙胺苯丙酮② 4
新斯的明－琥珀胆碱② 457
新斯的明－机械性梗阻① 3
新斯的明－可那敏② 5
新斯的明－奎尼丁② 3
新斯的明－奴佛卡因② 4
新斯的明－潘可罗宁② 447
新斯的明－洋库溴铵② 447
新斯的明－普鲁卡因② 4
新斯的明－普鲁卡因胺② 4
新斯的明－普罗帕酮② 4
新斯的明－司可林② 457
新斯的明－心律平② 4
休克－3-羟酪胺① 25
休克－多巴胺① 25
休克－儿茶酚乙胺① 25
溴苄铵－氯化钙② 178
溴苄乙铵－氯化钙② 178
溴化六烃季铵－管箭毒碱② 454
溴化六烃季铵－琥珀胆碱② 458
溴化六烃季铵－司可林② 458
溴化六烃季铵－筒箭毒碱② 454
溴麦角环肽－冬眠灵③ 303
溴麦角环肽－灰黄霉素② 254
溴麦角环肽－甲红霉素② 253
溴麦角环肽－肼苯哒嗪② 84
溴麦角环肽－肼屈嗪② 84
溴麦角环肽－肼酞嗪② 84
溴麦角环肽－克拉霉素② 253
溴麦角环肽－口服避孕药② 254
溴麦角环肽－氯丙嗪③ 303
溴麦角环肽－乙醇② 253
溴米那－乙醇② 427
溴替唑仑－伊曲康唑② 409
溴异戊酰胺－乙醇② 427
溴隐亭－冬眠灵③ 303
溴隐亭－灰黄霉素② 254
溴隐亭－甲红霉素② 253
溴隐亭－肼苯哒嗪② 84
溴隐亭－肼屈嗪② 84
溴隐亭－肼酞嗪② 84
溴隐亭－克拉霉素② 253
溴隐亭－口服避孕药① 254
溴隐亭－氯丙嗪③ 303
溴隐亭－乙醇② 253
血管加压素－付肾素② 687
血管加压素－肾上腺素② 687
血栓形成－阿司匹林① 506
血栓形成－乙酰水杨酸① 506
血友病－阿司匹林① 506
血友病－乙酰水杨酸① 506

Y

亚硝基铁氰化钠－慢性阻塞性肺病① 86
亚硝基铁氰化钠－氰化物代谢缺陷① 87
亚硝基铁氰化钠－肾功能不全① 86
亚硝基铁氰化钠－伟哥① 87
亚硝基铁氰化钠－西地那非① 87
亚叶酸－氨甲蝶呤① 950
亚叶酸－氨甲叶酸① 950
亚叶酸－甲氨蝶呤① 950
烟草－茶碱① 647
烟草－胆茶碱① 647
烟酸－阿司匹林③ 1060
烟酸－苯磺保泰松③ 541
烟酸－苯磺唑酮③ 541
烟酸－磺吡酮③ 541
烟酸－硫氧唑酮③ 541
烟酸－洛伐他汀② 205
烟酸－美降脂② 205
烟酸－美维诺林② 205
烟酸－糖尿病② 1060
烟酸－痛风② 1060
烟酸－胰岛素① 718

烟酸－乙酰水杨酸③ 1060
烟酰胺－卡马西平② 287
烟酰胺－雷米封② 1061
烟酰胺－痛惊宁② 287
烟酰胺－酰胺咪嗪② 288
烟酰胺－异烟肼② 1061
烟酰胺－异烟酰肼② 1061
严重感染－可的索② 758
严重感染－皮质醇② 758
严重过敏反应－可的索② 758
严重过敏反应－皮质醇② 758
严重过敏反应－氢化可的松② 758
盐酸百里胺－乙醇② 33
盐酸司维拉姆－铁③ 629
眼单纯疱疹－泼尼松龙① 763
眼单纯疱疹－强的松龙① 763
眼单纯疱疹－氢化泼尼松① 763
眼机械损伤－泼尼松龙① 763
眼机械损伤－强的松龙① 763
眼机械损伤－氢化泼尼松① 763
洋地黄－苯妥英② 116
洋地黄－大仑丁② 116
洋地黄毒苷－阿帕明③ 118
洋地黄毒苷－阿扎丙酮③ 118
洋地黄毒苷－阿扎丙宗③ 118
洋地黄毒苷－氨基导眠能③ 118
洋地黄毒苷－氨鲁米特③ 118
洋地黄毒苷－保泰松③ 118
洋地黄毒苷－苯巴比妥② 117
洋地黄毒苷－布他酮③ 118
洋地黄毒苷－甲哌利福霉素② 118
洋地黄毒苷－利福平② 118
洋地黄毒苷－利米定② 118
洋地黄毒苷－利血平③ 117
洋地黄毒苷－鲁米那② 117
洋地黄毒苷－蛇根碱③ 117
洋地黄－二苯乙内酰脲② 116
洋地黄－氟地西泮② 116
洋地黄－甘珀酸① 117
洋地黄－生胃酮① 117
洋地黄－腾喜龙② 116
洋地黄－依酚氯铵② 116
氧苯哌吲哚－苯乙肼② 317
氧化镁－博来霉素① 954
氧化镁－甲氰咪胺② 672
氧化镁－甲氰咪胍② 672
氧化镁－泰胃美② 672
氧化镁－西咪替丁② 672
氧化锌－8-羟基喹啉② 930
氧化亚氮－氨甲蝶呤④ 945
氧化亚氮－氨甲叶酸④ 945
氧化亚氮－甲氨蝶呤④ 945
氧可酮－伏立康唑② 479
氧可酮－利托那韦② 480
氧可酮－帕罗西汀＋伊曲康唑② 477
氧可酮－泰利霉素② 478
氧哌嗪青霉素－氟氯青霉素② 814
氧哌嗪青霉素－氟氯西林② 814
氧四环素－胰岛素② 717
氧烯洛尔－苯磺唑酮② 60
氧烯洛尔－磺吡酮② 60
氧烯洛尔－硫氧唑酮② 60
氧异安定－苯巴比妥② 296
氧异安定－苯妥英② 294
氧异安定－丙戊酸② 295
氧异安定－大仑丁② 294
氧异安定－敌百痉② 295
氧异安定－二苯海因② 294
氧异安定－二苯乙内酰脲② 294
氧异安定－二丙基酸② 295
氧异安定－卡马西平② 295
氧异安定－鲁米那② 296
氧异安定－痛惊宁② 295
氧异安定－酰胺咪嗪② 295
摇头丸－安非他酮③ 30

摇头丸－苯乙肼① 32
摇头丸－丁氨苯丙酮③ 30
摇头丸－咖啡碱① 31
摇头丸－咖啡因① 31
药物－哺育① 1083
药物－妊娠① 1075
药用炭－阿司匹林③ 512
药用炭－苯巴比妥② 373
药用炭－苯妥英② 269
药用炭－丙氧芬③ 500
药用炭－茶碱② 639
药用炭－醋氨酚③ 522
药用炭－大仑丁② 269
药用炭－地高辛③ 133
药用炭－狄戈辛③ 133
药用炭－对乙酰氨基酚③ 522
药用炭－二苯海因② 269
药用炭－二苯乙内酰脲② 269
药用炭－呋喃坦啶③ 795
药用炭－呋喃妥因③ 795
药用炭－卡马西平② 285
药用炭－鲁米那② 373
药用炭－莫西沙星① 804
药用炭－扑热息痛③ 522
药用炭－舍曲林③ 352
药用炭－痛惊宁② 285
药用炭－酰胺咪嗪② 285
药用炭－乙酰水杨酸③ 512
叶酸－苯妥英② 269
叶酸－大仑丁② 269
叶酸－二苯海因② 269
叶酸－二苯乙内酰脲② 269
叶酸－复方磺胺甲噁唑② 630
叶酸－复方新诺明② 630
叶酸－口服避孕药② 630
叶酸－柳氮磺胺吡啶③ 630
叶酸－柳氮磺吡啶② 630
液态快乐丸－托吡酯② 417
伊贝沙坦－诺和龙② 741
伊贝沙坦－瑞格列奈② 741
伊法卡托－利托那韦① 659
伊立替康－苯妥英② 958
伊立替康－丙磺舒③ 959
伊立替康－大仑丁② 958
伊立替康－二苯海因② 958
伊立替康－二苯乙内酰脲② 958
伊立替康－羧苯磺胺③ 959
伊马替尼－醋氨酚② 525
伊马替尼－对乙酰氨基酚② 525
伊马替尼－高丽参② 973
伊马替尼－韩国人参② 973
伊马替尼－抗酸药② 970
伊马替尼－扑热息痛② 525
伊马替尼－酮康唑② 972
伊马替尼－辛伐他汀① 215
伊曲茶碱－阿伐他汀③ 223
伊曲茶碱－阿托伐他汀③ 223
伊曲康唑－阿利吉仑② 94
伊曲康唑－阿利克仑② 94
伊曲康唑－奥西替尼③ 985
伊曲康唑－奥希替尼③ 985
伊曲康唑－布诺啡② 494
伊曲康唑－地丹诺辛② 859
伊曲康唑－地高辛① 140
伊曲康唑－狄戈辛① 140
伊曲康唑－丁诺啡② 494
伊曲康唑－二甲双胍③ 740
伊曲康唑－非索罗定② 10
伊曲康唑－高诺酮② 776
伊曲康唑－甲福明③ 740
伊曲康唑－甲基强的松龙② 766
伊曲康唑－甲泼尼龙② 766
伊曲康唑－甲强龙② 766
伊曲康唑－甲氰米胍② 665
伊曲康唑－降糖片③ 740
伊曲康唑－决奈达隆① 177

伊曲康唑－卡马西平② 287
伊曲康唑－抗酸药② 859
伊曲康唑－考尼伐坦② 690
伊曲康唑－奎尼丁② 153
伊曲康唑－雷帕霉素① 1022
伊曲康唑－洛伐他汀② 209
伊曲康唑－洛哌丁胺② 683
伊曲康唑－美降脂② 209
伊曲康唑－美维诺林② 209
伊曲康唑－咪达那新② 10
伊曲康唑－纳多洛尔② 59
伊曲康唑－奈韦拉平② 859
伊曲康唑－萘羟心安② 59
伊曲康唑－哌迷清① 318
伊曲康唑－泮托拉唑② 859
伊曲康唑－匹莫齐特① 318
伊曲康唑－葡萄柚汁② 860
伊曲康唑－普罗布考 238
伊曲康唑－其他药物① 861
伊曲康唑－去羟肌苷② 859
伊曲康唑－去氧孕烯② 776
伊曲康唑－叔丁啡② 494
伊曲康唑－双脱氧肌苷② 859
伊曲康唑－苏迪② 1045
伊曲康唑－塔格瑞斯③ 985
伊曲康唑－泰利霉素② 820
伊曲康唑－泰瑞沙③ 985
伊曲康唑－痛惊宁② 287
伊曲康唑－万艾可① 196
伊曲康唑－伟哥① 196
伊曲康唑－西地那非① 196
伊曲康唑－西罗莫司① 1022
伊曲康唑－西咪替丁② 665
伊曲康唑－西那非尔① 196
伊曲康唑－酰胺咪嗪② 287
伊曲康唑－溴替唑仑② 409
伊曲康唑－依巴斯汀② 1045
伊曲康唑－依替唑仑① 409
伊曲康唑－乙噻二氮䓬① 409
伊曲康唑－乙替唑仑① 409
伊曲康唑－左美沙朵① 502
伊屈泼帕－罗伐他汀② 232
伊屈泼帕－罗苏伐他汀② 232
伊屈泼帕－瑞舒伐他汀② 232
伊索昔康－苄丙酮香豆素钠② 575
伊索昔康－华法林② 575
伊维菌素－脑膜炎① 935
伊维菌素－细胞色素 P_{450} 3A4② 936
依巴斯汀－甲哌利福霉素② 1046
依巴斯汀－利福平② 1046
依巴斯汀－利米定② 1046
依巴斯汀－伊曲康唑② 1045
依布匹普兰特－硝苯吡啶② 105
依布匹普兰特－硝苯地平② 105
依布匹普兰特－心痛定② 105
依达拉奉－去铁酮② 1073
依伐卡托－利托那韦① 659
依伐卡托－咪达唑仑② 400
依伐卡托－咪唑二氮䓬② 400
依伐卡托－速眠安② 400
依法卡托－利托那韦① 659
依法韦恩茨－苯巴比妥① 889
依法韦恩茨－度鲁特韦② 916
依法韦恩茨－多替格韦② 916
依法韦恩茨－多替拉韦② 916
依法韦恩茨－伏立康唑① 865
依法韦恩茨－甲哌利福霉素② 891
依法韦恩茨－卡马西平① 890
依法韦恩茨－力复平② 891
依法韦恩茨－利福平② 891
依法韦恩茨－利米定② 891
依法韦恩茨－鲁米那① 889
依法韦恩茨－洛匹那韦② 906
依法韦恩茨－氯吡格雷② 890
依法韦恩茨－尼罗替尼② 976
依法韦恩茨－尼洛替尼② 976

依法韦恩茨－沙奎那韦① 899
依法韦恩茨－酮康唑② 858
依法韦恩茨－痛惊宁① 890
依法韦恩茨－酰胺咪嗪① 890
依法韦仑－尼罗替尼② 976
依法韦仑－尼洛替尼② 976
依法韦仑－酮康唑② 858
依法韦仑－苯巴比妥① 889
依法韦仑－度鲁特韦② 916
依法韦仑－多替格韦② 916
依法韦仑－多替拉韦② 916
依法韦仑－伏立康唑① 865
依法韦仑－甲哌利福霉素② 891
依法韦仑－卡马西平① 890
依法韦仑－力复平① 891
依法韦仑－利福平① 891
依法韦仑－利米定① 891
依法韦仑－鲁米那① 889
依法韦仑－洛匹那韦② 906
依法韦仑－氯吡格雷② 890
依法韦仑－沙奎那韦① 899
依法韦仑－痛惊宁① 890
依法韦仑－酰胺咪嗪① 890
依酚氯铵－醋氮酰胺① 5
依酚氯铵－醋唑磺胺① 5
依酚氯铵－地高辛② 5
依酚氯铵－毛地黄② 116
依酚氯铵－洋地黄② 116
依酚氯铵－乙酰唑胺① 5
依可碘酯－琥珀胆碱① 458
依可碘酯－奴佛卡因① 445
依可碘酯－普鲁卡因① 445
依可碘酯－司可林① 458
依拉维－爱道美③ 72
依拉维－安氟醚② 438
依拉维－奥芬那君② 348
依拉维－地美露② 481
依拉维－毒扁豆碱③ 348
依拉维－杜冷丁② 481
依拉维－恩氟烷② 438
依拉维－呋喃唑酮③ 349
依拉维－贯叶连翘② 350
依拉维－甲多巴③ 72
依拉维－甲基多巴② 72
依拉维－金丝桃② 350
依拉维－可乐定② 67
依拉维－可乐宁② 67
依拉维－利眠宁③ 348
依拉维－痢特灵③ 349
依拉维－邻甲苯海明② 348
依拉维－硫糖铝② 349
依拉维－六甲蜜胺② 350
依拉维－六甲蜜胺② 944
依拉维－氯氮章③ 348
依拉维－氯压定② 67
依拉维－麻黄碱② 28
依拉维－麻黄素② 28
依拉维－吗啡① 470
依拉维－哌替啶② 481
依拉维－圣约翰草② 350
依拉维－双硫仑③ 349
依拉维－双硫醒③ 349
依拉维－胃溃宁② 349
依拉维－吸烟③ 351
依拉维－硝基安定② 348
依拉维－硝西泮② 348
依拉维－依色林③ 348
依拉维－乙醇② 425
依林特肯－苯妥英② 958
依林特肯－丙磺舒③ 959
依林特肯－大仑丁② 958
依林特肯－二苯海因② 958
依林特肯－二苯乙内酰脲② 958
依林特肯－羧苯磺胺③ 959
依林替康－苯妥英② 958
依林替康－丙磺舒② 959

依林替康－大仑丁② 958
依林替康－二苯海因② 958
依林替康－二苯乙内酰脲② 958
依林替康－羧苯磺胺② 959
依木兰－阿霉素③ 994
依木兰－本可松③ 450
依木兰－别嘌醇① 994
依木兰－别嘌呤醇① 994
依木兰－多柔比星③ 994
依木兰－复方磺胺甲噁唑② 994
依木兰－复方新诺明② 994
依木兰－管箭毒碱① 456
依木兰－甲巯丙脯酸② 994
依木兰－卡托普利① 994
依木兰－开博通② 994
依木兰－潘可罗宁③ 450
依木兰－洋库溴铵③ 450
依木兰－筒箭毒碱① 456
依诺沙星－罗氟司特③ 650
依普利酮－酮康唑① 703
依曲康唑－布诺啡② 494
依曲康唑－地高辛① 140
依曲康唑－狄戈辛① 140
依曲康唑－丁丙诺啡② 494
依曲康唑－叔丁啡② 494
依曲韦林－奥美拉唑② 892
依曲韦林－苄丙酮香豆素钠② 593
依曲韦林－地高辛① 141
依曲韦林－狄戈辛① 141
依曲韦林－华法林① 593
依曲韦林－洛赛克② 892
依曲韦林－其他药物② 892
依曲韦林－渥米哌唑② 892
依色林－阿米替林③ 348
依色林－阿密替林③ 348
依色林－依拉维③ 348
依斯迈林－保泰松② 78
依斯迈林－苯肾上腺素② 75
依斯迈林－苯乙肼② 77
依斯迈林－布他酮③ 78
依斯迈林－地昔帕明① 77
依斯迈林－冬眠灵① 76
依斯迈林－酚苄胺② 33
依斯迈林－酚苄明②
依斯迈林－口服避孕药② 79
依斯迈林－雷米封② 79
依斯迈林－氯丙嗪① 76
依斯迈林－脉宁平② 81
依斯迈林－米诺地尔② 76
依斯迈林－敏乐定② 76
依斯迈林－哌唑嗪② 81
依斯迈林－氢氯噻嗪② 78
依斯迈林－去甲丙米嗪① 77
依斯迈林－去氧肾上腺素② 75
依斯迈林－双氢克尿塞② 78
依斯迈林－新福林② 75
依斯迈林－乙醇② 78
依斯迈林－异烟肼② 79
依斯迈林－异烟酰肼② 79
依斯迈林－右苯丙胺② 75
依斯迈林－长压定② 76
依斯迈林－左旋多巴③ 76
依索拉唑－氯胍② 927
依他康唑－布诺啡② 494
依他康唑－地丹诺辛② 859
依他康唑－丁丙诺啡② 494
依他康唑－甲基强的松龙② 766
依他康唑－甲泼尼龙② 766
依他康唑－甲强龙② 766
依他康唑－甲氰米胍② 859
依他康唑－决奈达隆① 177
依他康唑－卡马西平② 287
依他康唑－抗酸药② 859
依他康唑－考尼伐坦① 690
依他康唑－奎尼丁② 153
依他康唑－雷帕霉素① 1022

依他康唑－奈韦拉平② 859
依他康唑－哌迷清① 318
依他康唑－匹莫齐特① 318
依他康唑－葡萄柚汁② 860
依他康唑－去羟肌苷② 859
依他康唑－叔丁啡② 494
依他康唑－双脱氧肌苷② 859
依他康唑－泰利霉素① 820
依他康唑－痛惊宁② 287
依他康唑－万艾可① 196
依他康唑－伟哥① 196
依他康唑－西地那非① 196
依他康唑－西罗莫司① 1022
依他康唑－西咪替丁② 665
依他康唑－西那非尔① 196
依他康唑－酰胺咪嗪② 287
依他康唑－依替唑仑① 409
依他康唑－乙嗪二氮䓬① 409
依他康唑－乙替唑仑① 409
依他尼酸－苄丙酮香豆素钠② 584
依他尼酸－肝素③ 544
依他尼酸－华法林② 584
依他尼酸－卡那霉素① 829
依他尼酸－顺铂② 700
依他尼酸－顺氯氨铂② 700
依替膦酸二钠－葡萄糖酸钙② 1066
依替米贝－环孢菌素① 996
依替米贝－环孢霉素 A① 996
依替米贝－环孢素① 996
依替米贝－降胆敏① 239
依替米贝－考来烯胺① 239
依替米贝－消胆胺① 239
依替唑仑－卡马西平② 408
依替唑仑－痛惊宁② 408
依替唑仑－酰胺咪嗪② 408
依替唑仑－伊曲康唑② 409
依替唑仑－依他康唑② 409
依汀替丁－普萘洛尔② 47
依汀替丁－心得安② 47
依托考昔－苄丙酮香豆素钠② 578
依托考昔－伏立康唑② 532
依托考昔－华法林② 578
依托考昔－口服避孕药② 781
依托泊苷－葡萄柚汁③ 959
依托昔布－苄丙酮香豆素钠② 578
依托昔布－伏立康唑② 532
依托昔布－华法林② 578
依托昔布－口服避孕药② 781
依维莫司－阿伐他汀② 1023
依维莫司－阿托伐他汀② 1023
依维莫司－红霉素① 1023
依维莫司－咪达唑仑② 404
依维莫司－咪唑二氮䓬② 404
依维莫司－速眠安② 404
依维莫司－酮康唑① 1024
依维莫司－维拉帕米① 1022
依维莫司－戊脉安② 1022
依维莫司－异搏定② 1022
依泽替米贝－环孢菌素① 996
依泽替米贝－环孢霉素 A① 996
依泽替米贝－环孢素① 996
依泽替米贝－降胆敏① 239
依泽替米贝－考来烯胺① 239
依泽替米贝－消胆胺① 239
依折麦布－环孢菌素① 996
依折麦布－环孢霉素 A① 996
依折麦布－环孢素① 996
依折麦布－降胆敏① 239
依折麦布－考来烯胺① 239
依折麦布－消胆胺① 239
胰岛素－2-氨基乙磺酸③ 715
胰岛素－阿卡波糖② 715
胰岛素－阿司匹林③ 714
胰岛素－安妥明② 712
胰岛素－氨甲蝶呤③ 718
胰岛素－氨甲叶酸③ 718

胰岛素－拜糖平② 715
胰岛素－苯妥英③ 712
胰岛素－苯乙肼② 713
胰岛素－大仑丁③ 712
胰岛素－冬眠灵③ 713
胰岛素－二苯乙内酰脲③ 712
胰岛素－芬氟拉明② 719
胰岛素－氟苯丙胺② 719
胰岛素－副肾素③ 711
胰岛素－肝素② 714
胰岛素－睾酮② 716
胰岛素－睾丸素② 716
胰岛素－胍乙啶② 712
胰岛素－磺胺甲噻二唑② 717
胰岛素－甲氨蝶呤③ 718
胰岛素－甲状腺制剂② 715
胰岛素－口服避孕药② 716
胰岛素－雷米封③ 717
胰岛素－利托君② 711
胰岛素－利妥特灵② 711
胰岛素－氯贝丁酯② 712
胰岛素－氯贝特② 712
胰岛素－氯丙嗪② 713
胰岛素－氯霉素② 717
胰岛素－门冬酰胺酶③ 718
胰岛素－尼克酸② 718
胰岛素－牛胆酸② 715
胰岛素－牛黄酸② 715
胰岛素－普萘洛尔① 711
胰岛素－羟苄羟麻黄碱② 711
胰岛素－肾上腺素③ 711
胰岛素－双香豆素② 714
胰岛素－塑料② 1063
胰岛素－土霉素② 717
胰岛素－维生素 PP① 718
胰岛素－吸烟② 719
胰岛素－心得安① 711
胰岛素－烟酸① 718
胰岛素－氧四环素② 717
胰岛素－依斯迈林② 712
胰岛素－乙基雌烯醇② 716
胰岛素－乙酰水杨酸③ 714
胰岛素－异烟肼② 717
胰岛素－异烟酰肼③ 717
胰岛素－茚地那韦② 718
胰岛素－英地那韦② 718
胰岛素－左旋门冬酰胺酶③ 718
乙胺碘呋酮－1,3,7-三甲基黄嘌呤② 243
乙胺碘呋酮－阿普林定② 170
乙胺碘呋酮－安搏律定③ 170
乙胺碘呋酮－奥利司他③ 175
乙胺碘呋酮－苯巴比妥② 368
乙胺碘呋酮－苯妥英① 257
乙胺碘呋酮－苄丙酮香豆素钠① 557
乙胺碘呋酮－茶碱② 633
乙胺碘呋酮－大仑丁① 257
乙胺碘呋酮－地尔硫䓬② 172
乙胺碘呋酮－地高辛① 124
乙胺碘呋酮－狄戈辛① 124
乙胺碘呋酮－碘海醇② 176
乙胺碘呋酮－二苯海因① 257
乙胺碘呋酮－二苯乙内酰脲① 257
乙胺碘呋酮－氟卡胺② 166
乙胺碘呋酮－氟卡尼② 166
乙胺碘呋酮－红霉素② 174
乙胺碘呋酮－华法林① 557
乙胺碘呋酮－磺胺异噁唑③ 791
乙胺碘呋酮－甲氰咪胍② 173
乙胺碘呋酮－咖啡碱② 243
乙胺碘呋酮－咖啡因② 243
乙胺碘呋酮－考来烯胺② 172
乙胺碘呋酮－奎尼丁① 147
乙胺碘呋酮－硫氮草酮② 172
乙胺碘呋酮－鲁米那② 368
乙胺碘呋酮－洛伐他汀② 204
乙胺碘呋酮－氯喹② 175

乙胺碘呋酮－慢心律② 165
乙胺碘呋酮－美降脂② 204
乙胺碘呋酮－美散痛① 172
乙胺碘呋酮－美沙酮① 172
乙胺碘呋酮－美维诺林② 204
乙胺碘呋酮－美西律② 165
乙胺碘呋酮－奈非那韦① 175
乙胺碘呋酮－普鲁卡因胺① 155
乙胺碘呋酮－普罗帕酮② 171
乙胺碘呋酮－普萘洛尔② 39
乙胺碘呋酮－司氟沙星② 174
乙胺碘呋酮－司帕沙星② 174
乙胺碘呋酮－泰素① 960
乙胺碘呋酮－碳酸锂② 172
乙胺碘呋酮－替尼酸② 696
乙胺碘呋酮－托拉塞米② 701
乙胺碘呋酮－西咪替丁② 173
乙胺碘呋酮－消胆胺③ 172
乙胺碘呋酮－心得安② 39
乙胺碘呋酮－心律平② 171
乙胺碘呋酮－茚丙胺③ 170
乙胺碘呋酮－茚满丙二胺③ 170
乙胺碘呋酮－紫杉醇① 960
乙胺丁醇－地丹诺辛② 883
乙胺丁醇－甲哌利福霉素④ 849
乙胺丁醇－雷米封② 849
乙胺丁醇－利福平④ 849
乙胺丁醇－利米定④ 849
乙胺丁醇－青霉胺② 850
乙胺丁醇－氢氧化铝② 849
乙胺丁醇－去羟肌苷② 883
乙胺丁醇－双脱氧肌苷② 883
乙胺丁醇－异烟肼② 849
乙胺丁醇－异烟酰肼② 849
乙胺嘧啶－复方磺胺甲噁唑② 790
乙胺嘧啶－复方新诺明② 790
乙胺嗪－双香豆素② 551
乙醇－阿巴卡韦② 885
乙醇－阿米替林② 425
乙醇－阿密替林② 425
乙醇－阿司匹林② 508
乙醇－阿托品② 424
乙醇－阿维A① 1072
乙醇－阿维A酸① 1072
乙醇－安定② 381
乙醇－安宁② 412
乙醇－氨甲蝶呤③ 944
乙醇－氨甲叶酸③ 944
乙醇－半琥珀酸布酰胺② 416
乙醇－半琥珀酸丁辛酰胺② 416
乙醇－保泰松② 529
乙醇－苯巴比妥② 372
乙醇－苯海拉明② 431
乙醇－苯那君② 431
乙醇－苯妥英② 265
乙醇－苯乙福明② 429
乙醇－苯乙肼② 426
乙醇－苯乙双胍② 429
乙醇－苄丙酮香豆素钠③ 569
乙醇－苄唑啉③ 424
乙醇－丙卡巴肼② 431
乙醇－丙氧芬① 500
乙醇－布他酮② 529
乙醇－醋氨酚② 522
乙醇－大仑丁② 265
乙醇－导眠能② 427
乙醇－地西泮② 381
乙醇－冬眠灵② 307
乙醇－对氨基水杨酸② 844
乙醇－对氨柳酸② 844
乙醇－对乙酰氨基② 522
乙醇－多西环素② 837
乙醇－二苯海因② 265
乙醇－二苯乙内酰脲② 265
乙醇－二硫化四乙基秋兰姆① 427
乙醇－伐伦克林② 423

乙醇－伐尼克兰② 423
乙醇－伐尼克林② 423
乙醇－呋喃唑酮③ 429
乙醇－氟伏沙明② 426
乙醇－氟烷① 437
乙醇－甘油三硝酸酯② 191
乙醇－格鲁米特② 427
乙醇－胍乙啶② 78
乙醇－华法林③ 569
乙醇－环丙孕酮② 775
乙醇－环丝氨酸② 850
乙醇－灰黄霉素① 430
乙醇－甲氨蝶呤③ 944
乙醇－甲苯肼② 431
乙醇－甲丙氨酯② 412
乙醇－甲基苄肼② 431
乙醇－甲氰咪胍③ 428
乙醇－甲硝唑② 429
乙醇－甲硝唑② 807
乙醇－甲氧氯普胺③ 428
乙醇－降糖灵② 429
乙醇－戒酒硫① 427
乙醇－咖啡碱② 425
乙醇－咖啡因② 425
乙醇－可那敏② 431
乙醇－雷米封② 430
乙醇－痢特灵③ 429
乙醇－硫化四乙基秋兰姆② 428
乙醇－鲁米那② 372
乙醇－氯丙嗪② 307
乙醇－氯磺丙脲① 729
乙醇－氯美噻唑② 415
乙醇－吗啡② 471
乙醇－美安适宁② 425
乙醇－弥凝② 688
乙醇－米安色林② 425
乙醇－米塞林② 425
乙醇－灭滴灵② 429，807
乙醇－灭吐灵③ 429
乙醇－莫西赛利② 33
乙醇－墨盖蘑菇③ 431
乙醇－扑热息痛② 522
乙醇－普鲁卡因胺③ 156
乙醇－普萘洛尔③ 44
乙醇－强力霉素② 837
乙醇－氢吗啡酮① 428
乙醇－去氨加压素② 688
乙醇－噻嗪③ 655
乙醇－三氟氯溴乙烷① 437
乙醇－三氟戊肟胺② 426
乙醇－色普龙② 775
乙醇－视黄醇② 1052
乙醇－舒非仑② 428
乙醇－双硫仑① 427
乙醇－双硫醒① 427
乙醇－水合氯醛② 426
乙醇－水化氯醛② 426
乙醇－四氯乙烯② 933
乙醇－替吡度尔② 417
乙醇－酮康唑③ 430
乙醇－酮替芬③ 655
乙醇－头孢哌酮② 430
乙醇－头孢氧哌唑② 430
乙醇－脱氧土霉素② 837
乙醇－妥拉苏林③ 424
乙醇－妥拉唑林③ 424
乙醇－维拉帕米② 424
乙醇－维生素A② 1052
乙醇－维生素D③ 1057
乙醇－戊脉安② 424
乙醇－西咪替丁③ 428
乙醇－硝酸甘油② 191
乙醇－心得安③ 44
乙醇－心脑血管病① 418
乙醇－溴麦角环肽② 253
乙醇－溴米那② 427

乙醇－溴异戊酰胺② 427
乙醇－溴隐亭② 253
乙醇－盐酸百里胺② 33
乙醇－依拉维② 425
乙醇－依斯迈林② 78
乙醇－乙硫异烟胺③ 851
乙醇－乙酰水杨酸② 508
乙醇－异搏定② 424
乙醇－异维 A 酸② 1053
乙醇－异维甲酸② 1053
乙醇－异烟肼③ 430
乙醇－异烟酰肼③ 430
乙琥胺－阿司匹林③ 288
乙琥胺－苯妥英③ 259
乙琥胺－丙戊酸③ 288
乙琥胺－大仑丁③ 259
乙琥胺－敌百痉③ 288
乙琥胺－二苯海因③ 259
乙琥胺－二苯乙内酰脲③ 259
乙琥胺－二丙基乙酸③ 288
乙琥胺－卡马西平③ 288
乙琥胺－雷米封③ 289
乙琥胺－碳酸氢钠③ 289
乙琥胺－痛惊宁③ 288
乙琥胺－酰胺咪嗪③ 288
乙琥胺－小苏打③ 289
乙琥胺－乙酰水杨酸③ 288
乙琥胺－异烟肼③ 289
乙琥胺－异烟酰肼③ 289
乙基雌烯醇－胰岛素③ 716
乙甲戊酰胺－卡马西平② 284
乙甲戊酰胺－痛惊宁② 284
乙甲戊酰胺－酰胺咪嗪② 284
乙硫异烟胺－环丝氨酸③ 851
乙硫异烟胺－雷米封② 843
乙硫异烟胺－糖尿病① 851
乙硫异烟胺－乙醇③ 851
乙硫异烟胺－异烟肼② 843
乙硫异烟胺－异烟酰肼② 843
乙氯维诺－苄丙酮香豆素钠② 569
乙氯维诺－华法林② 569
乙氯戊烯炔醇－苄丙酮香豆素钠② 569
乙氯戊烯炔醇－华法林② 569
乙吗噻嗪－甲氰咪胍② 170
乙吗噻嗪－西咪替丁② 170
乙醚－普萘洛尔① 44
乙醚－心得安① 44
乙醚－新霉素① 435
乙炔雌二醇－伐地昔布② 775
乙炔雌二醇－抗坏血酸③ 775
乙炔雌二醇－维生素 C③ 775
乙噻二氮䓬－伊曲康唑① 409
乙噻二氮䓬－依他康唑① 409
乙替唑仑－伊曲康唑① 409
乙替唑仑－依他康唑① 409
乙酰半胱氨酸－苯氧甲基青霉素② 814
乙酰半胱氨酸－醋硫葡金② 530
乙酰半胱氨酸－金诺芬② 530
乙酰半胱氨酸－青霉素Ｖ② 814
乙酰甲胆碱－冠状动脉功能不全② 2
乙酰甲胆碱－甲状腺功能亢进症② 2
乙酰甲胆碱－普鲁卡因胺③ 3
乙酰甲胆碱－消化性溃疡② 1
乙酰甲胆碱－哮喘② 1
乙酰甲萘醌－苯巴比妥② 624
乙酰甲萘醌－鲁米那② 624
乙酰水杨酸－阿西美辛③ 517
乙酰水杨酸－安克洛酶② 615
乙酰水杨酸－安乃近② 510
乙酰水杨酸－安体舒通② 702
乙酰水杨酸－氨苯蝶啶② 703
乙酰水杨酸－氨苯蝶呤② 703
乙酰水杨酸－氨甲蝶呤① 945
乙酰水杨酸－氨甲叶酸② 945
乙酰水杨酸－苯巴比妥② 373
乙酰水杨酸－苯磺保泰松② 541

乙酰水杨酸－苯磺唑酮② 541
乙酰水杨酸－苯妥英③ 267
乙酰水杨酸－苯溴马隆② 540
乙酰水杨酸－苄丙酮香豆素钠① 572
乙酰水杨酸－变异型心绞痛① 505
乙酰水杨酸－丙磺舒② 538
乙酰水杨酸－丙米嗪② 342
乙酰水杨酸－丙戊酸② 279
乙酰水杨酸－布洛芬② 509
乙酰水杨酸－大仑丁因③ 267
乙酰水杨酸－敌百痉③ 279
乙酰水杨酸－抵克利得② 615
乙酰水杨酸－二苯海因③ 267
乙酰水杨酸－二苯乙内酰脲③ 267
乙酰水杨酸－二丙基乙酸② 279
乙酰水杨酸－发热① 507
乙酰水杨酸－呋喃苯胺酸② 698
乙酰水杨酸－呋塞米② 698
乙酰水杨酸－甘油三硝酸酯③ 191
乙酰水杨酸－肝素① 543
乙酰水杨酸－含珠停① 787
乙酰水杨酸－华法林① 572
乙酰水杨酸－磺吡酮② 541
乙酰水杨酸－甲氨蝶呤① 945
乙酰水杨酸－甲巯丙脯② 88
乙酰水杨酸－甲状腺制剂② 513
乙酰水杨酸－卡托普利② 88
乙酰水杨酸－开博通② 88
乙酰水杨酸－抗坏血酸④ 1055
乙酰水杨酸－可的索③ 513
乙酰水杨酸－奎尼丁② 149
乙酰水杨酸－力抗栓② 615
乙酰水杨酸－硫氧唑酮② 541
乙酰水杨酸－鲁米那② 373
乙酰水杨酸－螺内酯③ 702
乙酰水杨酸－氯苄匹定② 615
乙酰水杨酸－氯磺丙脲② 729
乙酰水杨酸－米非司酮① 787
乙酰水杨酸－米帕明② 342
乙酰水杨酸－尼克酸③ 1060
乙酰水杨酸－盘尼西林② 812
乙酰水杨酸－皮质醇③ 513
乙酰水杨酸－青霉素③ 812
乙酰水杨酸－氢化可的松③ 513
乙酰水杨酸－氢氧化铝＋氢氧化镁② 512
乙酰水杨酸－妊娠② 507
乙酰水杨酸－塞来考昔② 531
乙酰水杨酸－塞来昔布② 531
乙酰水杨酸－噻氯匹定② 615
乙酰水杨酸－三氨蝶啶③ 703
乙酰水杨酸－食品② 508
乙酰水杨酸－速尿② 698
乙酰水杨酸－羧苯磺胺② 538
乙酰水杨酸－糖尿病② 506
乙酰水杨酸－维拉帕米② 508
乙酰水杨酸－维生素 C④ 1055
乙酰水杨酸－维生素 PP③ 1060
乙酰水杨酸－戊脉安② 508
乙酰水杨酸－西拉非班② 511
乙酰水杨酸－息百虑① 787
乙酰水杨酸－息隐① 787
乙酰水杨酸－消化性溃疡② 505
乙酰水杨酸－消炎痛③ 514
乙酰水杨酸－硝酸甘油③ 191
乙酰水杨酸－哮喘① 505
乙酰水杨酸－血栓形成① 506
乙酰水杨酸－血友病① 506
乙酰水杨酸－烟酸③ 1060
乙酰水杨酸－药用炭③ 512
乙酰水杨酸－胰岛素② 714
乙酰水杨酸－乙醇② 508
乙酰水杨酸－乙琥胺③ 288
乙酰水杨酸－异搏定② 508
乙酰水杨酸－异丁苯丙酸② 509
乙酰水杨酸－异丁洛芬② 509
乙酰水杨酸－吲哚美辛③ 514

乙酰唑胺－艾宙酚① 5
乙酰唑胺－苯妥英④ 271
乙酰唑胺－大仑丁④ 271
乙酰唑胺－二苯海因④ 271
乙酰唑胺－二苯乙内酰脲④ 271
乙酰唑胺－氟卡胺② 168
乙酰唑胺－氟卡尼② 168
乙酰唑胺－肝硬化 697
乙酰唑胺－金鸡纳碱③ 921
乙酰唑胺－奎尼丁③ 151
乙酰唑胺－奎宁③ 921
乙酰唑胺－扑米酮③ 277
乙酰唑胺－扑痫酮③ 277
乙酰唑胺－妊娠① 692
乙酰唑胺－碳酸锂① 331
乙酰唑胺－腾喜龙① 5
乙酰唑胺－乌洛托品② 810
乙酰唑胺－依酚氯铵① 5
乙氧苯氧甲吗啉－苯妥英③ 264
乙氧苯氧甲吗啉－茶碱① 635
乙氧苯氧甲吗啉－大仑丁③ 264
乙氧苯氧甲吗啉－二苯海因③ 264
乙氧苯氧甲吗啉－二苯乙内酰脲③ 264
乙氧苯氧甲吗啉－卡马西平② 283
乙氧苯氧甲吗啉－痛惊宁② 283
乙氧苯氧甲吗啉－酰胺咪嗪② 283
异丙吡胺－氨吡酮② 144
异丙吡胺－氨力农② 144
异丙吡胺－氨利酮② 144
异丙吡胺－氨双吡酮② 144
异丙吡胺－地高辛③ 123
异丙吡胺－狄戈辛③ 123
异丙嗪－安定③ 389
异丙嗪－地美露② 484
异丙嗪－地西泮③ 389
异丙嗪－杜冷丁② 484
异丙嗪－哌替啶② 484
异丙嗪－青光眼① 1037
异丙嗪－水合氯醛④ 413
异丙嗪－水化氯醛④ 413
异丙肾上腺素－氨茶碱③ 647
异丙肾上腺素－丙米嗪① 22
异丙肾上腺素－米帕明① 22
异搏定－阿伐他汀② 181
异搏定－阿司匹林② 508
异搏定－阿托伐他汀② 181
异搏定－艾罗莫司② 1022
异搏定－苯磺唑酮③ 184
异搏定－苯妥英③ 182
异搏定－布比卡因② 182
异搏定－茶碱③ 634
异搏定－达比加群酯② 604
异搏定－大仑丁③ 182
异搏定－丹曲林③ 183
异搏定－地高辛① 125
异搏定－狄戈辛① 125
异搏定－丁吡卡因② 182
异搏定－多非莱德① 178
异搏定－多非利特① 178
异搏定－二苯乙内酰脲③ 182
异搏定－二甲双胍② 737
异搏定－伐地考昔② 183
异搏定－伐地昔布② 183
异搏定－泛影葡胺① 1068
异搏定－非索非那定② 1042
异搏定－格列本脲③ 733
异搏定－管箭毒碱③ 452
异搏定－环孢素② 185
异搏定－磺吡酮③ 184
异搏定－甲福明② 737
异搏定－甲哌利福霉素② 184
异搏定－甲氰咪胍② 184
异搏定－降糖片② 737
异搏定－节段性回肠炎② 180
异搏定－卡马西平② 281
异搏定－考来维仑② 182

异搏定－克隆氏病② 180
异搏定－克罗恩病② 180
异搏定－奎尼丁② 148
异搏定－利福平② 184
异搏定－利米定② 184
异搏定－硫氧唑酮③ 184
异搏定－洛哌丁胺② 684
异搏定－氯苯哌酰胺② 684
异搏定－麻卡因② 182
异搏定－脉宁平① 82
异搏定－哌唑嗪① 82
异搏定－葡萄糖酸钙② 185
异搏定－葡萄柚汁＋吸烟② 187
异搏定－葡萄柚汁② 185
异搏定－普萘洛尔② 180
异搏定－碳酸锂② 328
异搏定－替地沙米② 178
异搏定－筒箭毒碱③ 452
异搏定－痛惊宁② 281
异搏定－西咪替丁② 184
异搏定－酰胺咪嗪② 281
异搏定－硝苯呋海因③ 183
异搏定－心得安② 180
异搏定－依维莫司② 1022
异搏定－乙醇② 424
异搏定－乙酰水杨酸② 508
异搏定－易蒙停② 684
异搏定－优降糖④ 733
异常球蛋白血症－肝素② 543
异丁苯丙酸＋醋氨酚－急性肾损伤② 520
异丁苯丙酸＋对乙酰氨基酚－急性肾损伤② 520
异丁苯丙酸＋扑热息痛－急性肾损伤② 520
异丁苯丙酸－δ-氨基酮戊酸③ 989
异丁苯丙酸－δ-氨基乙酰丙酸③ 989
异丁苯丙酸－阿司匹林② 509
异丁苯丙酸－巴氯芬④ 465
异丁苯丙酸－苯妥英③ 267
异丁苯丙酸－苄丙酮香豆素钠③ 573
异丁苯丙酸－大仑丁③ 267
异丁苯丙酸－地高辛② 130
异丁苯丙酸－狄戈辛② 130
异丁苯丙酸－二苯海因③ 267
异丁苯丙酸－二苯乙内酰脲③ 267
异丁苯丙酸－二甲苯氧戊酸③ 519
异丁苯丙酸－呋喃苯胺酸② 699
异丁苯丙酸－呋塞米② 699
异丁苯丙酸－华法林③ 573
异丁苯丙酸－吉非贝齐③ 519
异丁苯丙酸－氯苯氨丁酸④ 465
异丁苯丙酸－吗氯贝胺② 520
异丁苯丙酸－诺衡③ 519
异丁苯丙酸－速尿② 699
异丁苯丙酸－乙酰水杨酸② 509
异丁洛芬＋醋氨酚－急性肾损伤② 520
异丁洛芬＋对乙酰氨基酚－急性肾损伤② 520
异丁洛芬＋扑热息痛－急性肾损伤② 520
异丁洛芬－阿司匹林② 509
异丁洛芬－苄丙酮香豆素钠③ 573
异丁洛芬－二甲苯氧戊酸③ 519
异丁洛芬－华法林③ 573
异丁洛芬－吉非贝齐③ 519
异丁洛芬－吗氯贝胺② 520
异丁洛芬－诺衡③ 519
异丁洛芬－乙酰水杨酸② 509
异噁唑酰胺－苄丙酮香豆素钠② 575
异噁唑酰胺－华法林② 575
异氟烷－琥珀胆碱② 461
异氟烷－司可林② 461
异环磷酰胺－顺铂② 941
异环磷酰胺－顺氯氨铂② 941
异喹胍－阿莫地喹② 80
异喹胍－苯噻啶② 81
异喹胍－苯肾上腺素② 23
异喹胍－芬氟拉明② 80
异喹胍－氟苯丙胺② 80
异喹胍－去氧肾上腺素② 23

异喹胍－新度美安② 81
异喹胍－新福林② 23
异脉停－阿托品 157
异脉停－苯巴比妥 159
异脉停－苯妥英③ 158
异脉停－大仑丁③ 158
异脉停－二苯乙内酰脲③ 158
异脉停－红霉素② 160
异脉停－甲红霉素② 159
异脉停－甲哌利福霉素③ 161
异脉停－克拉霉素 159
异脉停－奎尼丁③ 158
异脉停－兰索拉唑 159
异脉停－利福平 161
异脉停－利米定③ 161
异脉停－鲁米那② 159
异脉停－青光眼① 157
异脉停－心得静① 157
异脉停－吲哚洛尔① 157
异脉停－吲哚心安① 157
异维A酸－四环素② 1053
异维A酸－乙醇② 1053
异维甲酸－四环素② 1053
异维甲酸－乙醇② 1053
异戊巴比妥－反苯环丙胺③ 377
异烟肼－安定③ 386
异烟肼－安氟醚② 439
异烟肼－安坦② 9
异烟肼－苯巴比妥② 376
异烟肼－苯海索② 9
异烟肼－苯妥英② 274
异烟肼－吡多辛④ 1054
异烟肼－苄丙酮香豆素钠③ 591
异烟肼－丙米嗪② 344
异烟肼－茶碱③ 644
异烟肼－醋氨酚① 524
异烟肼－大仑丁② 274
异烟肼－地丹诺辛② 883
异烟肼－地西泮③ 386
异烟肼－癫痫② 841
异烟肼－杜冷丁③ 842
异烟肼－对氨基水杨酸② 843
异烟肼－对乙酰氨基酚① 524
异烟肼－恩氟烷② 439
异烟肼－二苯海因② 274
异烟肼－二苯乙内酰脲② 274
异烟肼－氟哌醇 316
异烟肼－氟哌丁苯② 316
异烟肼－氟哌啶醇② 316
异烟肼－胍乙啶③ 79
异烟肼－华法林③ 591
异烟肼－甲哌利福霉素② 842
异烟肼－卡马西平② 286
异烟肼－口服避孕药④ 783
异烟肼－利福平 842
异烟肼－利米定② 842
异烟肼－鲁米那② 376
异烟肼－米帕明② 344
异烟肼－尼克酰胺② 1061
异烟肼－哌替啶 842
异烟肼－泼尼松龙③ 842
异烟肼－扑热息痛① 524
异烟肼－强的松龙③ 842
异烟肼－青霉胺② 843
异烟肼－氢化泼尼松③ 842
异烟肼－氢氧化铝③ 842
异烟肼－去羟肌苷② 883
异烟肼－乳酸钙③ 844
异烟肼－食品② 841
异烟肼－双硫仑② 841
异烟肼－双硫醒③ 841
异烟肼－双脱氧肌苷② 883
异烟肼－酮康唑② 857
异烟肼－痛惊宁② 286
异烟肼－维生素 $B_6$④ 1054
异烟肼－维生素PP② 1061

异烟肼－酰胺咪嗪② 286
异烟肼－烟酰胺② 1061
异烟肼－依斯迈林③ 79
异烟肼－胰岛素③ 717
异烟肼－乙胺丁醇② 849
异烟肼－乙醇③ 430
异烟肼－乙琥胺③ 289
异烟肼－乙硫异烟胺② 843
异烟肼－长春新碱② 957
异烟肼－左旋多巴④ 252
异烟酰胺－苯溴马隆② 540
异烟酰胺－痛风① 850
异烟酰肼－安定③ 386
异烟酰肼－安氟醚② 439
异烟酰肼－安坦② 9
异烟酰肼－苯巴比妥② 376
异烟酰肼－苯海索② 9
异烟酰肼－苯妥英② 274
异烟酰肼－吡多辛④ 1054
异烟酰肼－苄丙酮香豆素钠③ 591
异烟酰肼－丙米嗪② 344
异烟酰肼－茶碱③ 644
异烟酰肼－醋氨酚① 524
异烟酰肼－大仑丁② 274
异烟酰肼－地丹诺辛② 883
异烟酰肼－地西泮③ 386
异烟酰肼－癫痫② 841
异烟酰肼－杜冷丁③ 842
异烟酰肼－对氨基水杨酸② 843
异烟酰肼－对乙酰氨基酚① 524
异烟酰肼－恩氟烷② 439
异烟酰肼－二苯海因② 274
异烟酰肼－二苯乙内酰脲② 274
异烟酰肼－氟哌醇 316
异烟酰肼－氟哌丁苯② 316
异烟酰肼－氟哌啶醇② 316
异烟酰肼－胍乙啶③ 79
异烟酰肼－华法林③ 591
异烟酰肼－甲哌利福霉素② 842
异烟酰肼－卡马西平② 286
异烟酰肼－口服避孕药④ 783
异烟酰肼－利福平② 842
异烟酰肼－利米定② 842
异烟酰肼－鲁米那② 376
异烟酰肼－米帕明② 344
异烟酰肼－尼克酰胺② 1061
异烟酰肼－哌替啶② 842
异烟酰肼－泼尼松龙③ 842
异烟酰肼－扑热息痛① 524
异烟酰肼－强的松龙③ 842
异烟酰肼－青霉胺② 843
异烟酰肼－氢化泼尼松③ 842
异烟酰肼－氢氧化铝③ 842
异烟酰肼－去羟肌苷② 883
异烟酰肼－乳酸钙③ 844
异烟酰肼－食品② 841
异烟酰肼－双硫仑② 841
异烟酰肼－双硫醒③ 841
异烟酰肼－双脱氧肌苷② 883
异烟酰肼－酮康唑② 857
异烟酰肼－痛惊宁② 286
异烟酰肼－维生素 $B_6$④ 1054
异烟酰肼－维生素PP② 1061
异烟酰肼－酰胺咪嗪② 286
异烟酰肼－烟酰胺② 1061
异烟酰肼－依斯迈林③ 79
异烟酰肼－胰岛素③ 717
异烟酰肼－乙胺丁醇② 849
异烟酰肼－乙醇③ 430
异烟酰肼－乙琥胺③ 289
异烟酰肼－乙硫异烟胺② 843
异烟酰肼－长春新碱② 957
异烟酰肼－左旋多巴④ 252
抑肽酶－琥珀胆碱① 464
抑肽酶－司可林① 464
易钙宁－食品② 1067

易咳净－苯氧甲基青霉素② 814
易咳净－醋硫葡金② 530
易咳净－金诺芬② 530
易蒙停－HM30181③ 685
易蒙停－吉非贝齐＋伊曲康唑① 684
易蒙停－吉非贝齐＋依他康唑① 684
易蒙停－吉非罗齐＋伊曲康唑① 684
易蒙停－吉非罗齐＋依他康唑① 684
易蒙停－奎尼丁① 683
易蒙停－诺衡＋伊曲康唑① 684
易蒙停－诺衡＋依他康唑① 684
易蒙停－维拉帕米② 684
易蒙停－戊脉安② 684
易蒙停－异搏定② 684
疫苗－泼尼松① 1032
疫苗－强的松① 1032
疫苗－去氢可的松① 1032
益迷兴－吗氯贝胺① 247
益群生－双香豆素② 551
银杏提取物－甲苯磺丁脲③ 727
银杏提取物－甲糖宁③ 727
银杏提取物－咪达唑仑③ 407
银杏提取物－咪唑二氮䓬③ 407
银杏提取物－速眠安③ 407
银杏－西洛他唑③ 621
吲哚菁绿－丙磺舒② 1069
吲哚菁绿－羧苯磺胺② 1069
吲哚洛尔－吡二丙胺① 157
吲哚洛尔－丙吡胺① 157
吲哚洛尔－双异丙吡胺① 157
吲哚洛尔－异脉停① 157
吲哚美辛－N-去甲麻黄碱② 29
吲哚美辛－阿司匹林③ 514
吲哚美辛－氨苯蝶啶② 704
吲哚美辛－氨苯蝶呤② 704
吲哚美辛－白介素-2② 1032
吲哚美辛－白细胞介素-2② 1032
吲哚美辛－百忧解② 514
吲哚美辛－苯丙醇胺② 29
吲哚美辛－苄丙酮香豆素钠② 572
吲哚美辛－苄氟噻嗪② 696
吲哚美辛－丙磺舒② 515
吲哚美辛－地高辛② 131
吲哚美辛－狄戈辛② 131
吲哚美辛－呋喃苯胺酸② 699
吲哚美辛－呋塞米② 699
吲哚美辛－氟苯氧丙胺② 514
吲哚美辛－氟哌醇② 513
吲哚美辛－氟哌丁苯② 513
吲哚美辛－氟哌啶醇② 513
吲哚美辛－氟西汀② 514
吲哚美辛－甘油三硝酸酯③ 192
吲哚美辛－华法林② 572
吲哚美辛－环丙氟哌酸② 516，800
吲哚美辛－环丙沙星② 516，800
吲哚美辛－磺胺对甲氧嘧啶③ 791
吲哚美辛－甲苯磺丁脲② 723
吲哚美辛－甲氰咪胍② 516
吲哚美辛－甲硫丙脯酸② 89
吲哚美辛－甲糖宁② 723
吲哚美辛－卡托普利② 89
吲哚美辛－开博通② 89
吲哚美辛－科索亚② 96
吲哚美辛－芦沙坦② 96
吲哚美辛－洛沙坦② 96
吲哚美辛－氯沙坦② 96
吲哚美辛－脉宁平② 83
吲哚美辛－弥凝② 688
吲哚美辛－牛痘疫苗③ 1031
吲哚美辛－诺和龙② 742
吲哚美辛－哌唑嗪② 83
吲哚美辛－泼尼松龙② 764
吲哚美辛－普萘洛尔② 45
吲哚美辛－强的松龙② 764
吲哚美辛－氢化泼尼松② 764

吲哚美辛－氢氯噻嗪① 694
吲哚美辛－氢氧化铝③ 515
吲哚美辛－庆大霉素③ 825
吲哚美辛－去氨加压素② 688
吲哚美辛－瑞格列奈② 742
吲哚美辛－三氨蝶啶② 704
吲哚美辛－双氢克尿塞① 694
吲哚美辛－速尿② 699
吲哚美辛－羧苯磺胺② 515
吲哚美辛－碳酸锂② 331
吲哚美辛－西咪替丁② 516
吲哚美辛－硝酸甘油③ 192
吲哚美辛－心得安③ 45
吲哚美辛－乙酰水杨酸③ 514
吲哚心安－吡二丙胺① 157
吲哚心安－丙吡胺① 157
吲哚心安－双异丙吡胺① 157
吲哚心安－异脉停① 157
隐形眼镜－甲哌利福霉素② 845
隐形眼镜－力复平② 845
隐形眼镜－利福平② 845
隐形眼镜－利米定② 845
茚丙胺－安律酮③ 170
茚丙胺－胺碘酮③ 170
茚丙胺－乙胺碘呋酮③ 170
茚地那韦－得敏功① 905
茚地那韦－地丹诺辛② 904
茚地那韦－环孢菌素② 1004
茚地那韦－环孢霉素A② 1004
茚地那韦－环孢素① 1004
茚地那韦－利福布丁① 848，903
茚地那韦－利福布汀① 848，903
茚地那韦－敏迪① 905
茚地那韦－奈韦拉平② 904
茚地那韦－奈维雷平② 904
茚地那韦－去羟肌苷② 904
茚地那韦－叔哌丁醇① 905
茚地那韦－双脱氧肌苷② 904
茚地那韦－特非那定① 905
茚地那韦－胰岛素② 718
茚满丙二胺－安律酮③ 170
茚满丙二胺－胺碘酮③ 170
茚满丙二胺－乙胺碘呋酮③ 170
英地那韦－环孢菌素② 1004
英地那韦－环孢霉素A② 1004
英地那韦－胰岛素② 718
英卡胺－地尔硫䓬③ 169
英卡胺－奎尼丁② 169
英卡胺－硫氮䓬酮③ 169
英明格－苯乙肼① 1047
英明格－心脑血管病① 1046
婴幼儿童－环丙氟哌酸① 799
婴幼儿童－环丙沙星① 799
罂粟碱－左旋多巴② 249
优降宁－爱道美① 71
优降宁－甲多巴① 71
优降宁－甲基多巴① 71
优降糖－伐地考昔② 734
优降糖－伐地昔布② 734
优降糖－酚妥拉明② 732
优降糖－氟哌酸② 734
优降糖－甲苄胺唑啉② 732
优降糖－考来维仑② 733
优降糖－罗格列酮② 750
优降糖－尼可地尔② 192
优降糖－诺氟沙星② 734
优降糖－瑞支亭② 732
优降糖－维拉帕米④ 733
优降糖－文迪雅② 750
优降糖－戊脉安④ 733
优降糖－硝酸酯② 192
优降糖－异搏定④ 733
优洛芬－凯他敏④ 441
优洛芬－氯胺酮④ 441
优尼必利－阿匹坦② 679
优尼必利－阿瑞吡坦② 679

优尼必利－阿瑞匹坦② 679
优尼必利－阿托品② 678
优尼必利－苯巴比妥② 374
优尼必利－红霉素② 678
优尼必利－鲁米那② 374
优尼必利－酮康唑① 679
优尼必利－辛伐他汀② 678
右苯丙胺－胍乙啶② 75
右苯丙胺－依斯迈林② 75
右丙氧芬－阿普唑仑② 398
右丙氧芬－苯巴比妥③ 372
右丙氧芬－苯妥英② 266
右丙氧芬－大仑丁② 266
右丙氧芬－二苯海因② 266
右丙氧芬－二苯乙内酰脲② 266
右丙氧芬－佳静安定② 398
右丙氧芬－甲基三唑安定② 398
右丙氧芬－鲁米那③ 372
右丙氧芬－普萘洛尔③ 45
右丙氧芬－食品③ 501
右丙氧芬－吸烟③ 501
右丙氧芬－心得安③ 45
右泛醇－琥珀胆碱② 464
右泛醇－司可林② 464
右甲吗喃－百忧解① 655
右甲吗喃－苯乙肼① 656
右甲吗喃－伐地考昔② 656
右甲吗喃－伐地昔布② 656
右甲吗喃－氟苯氧丙胺① 655
右甲吗喃－氟西汀① 655
右甲吗喃－西那卡塞② 657
右甲吗喃－西那卡塞特② 657
右氯谷胺－酮康唑② 682
右马拉胺－醋竹桃霉素③ 489
右马拉胺－三乙酰竹桃霉素③ 489
右美沙芬－百忧解① 655
右美沙芬－苯乙肼① 656
右美沙芬－伐地考昔② 656
右美沙芬－伐地昔布② 656
右美沙芬－氟苯氧丙胺① 655
右美沙芬－氟西汀① 655
右美沙芬－西那卡塞② 657
右美沙芬－西那卡塞特② 657
右美托咪定－咪达唑仑② 18
右旋丙氧芬－苯巴比妥③ 372
右旋丙氧芬－苯妥英② 266
右旋丙氧芬－大仑丁② 266
右旋丙氧芬－二苯海因② 266
右旋丙氧芬－二苯乙内酰脲② 266
右旋丙氧芬－鲁米那③ 372
右旋丙氧芬－普萘洛尔③ 45
右旋丙氧芬－心得安③ 45
右旋美托咪定－咪达唑仑② 18
右旋糖酐40－卡那霉素③ 830
右旋糖酐－安克洛酶② 615
右旋糖酐－肝素② 545
柚汁－万艾可③ 199
柚汁－伟哥③ 199
柚汁－西地那非③ 199
柚汁－西那非尔③ 199
柚子浆－环孢菌素② 1008
柚子浆－环孢霉素A② 1008
柚子浆－环孢素② 1008
悦亭－安乃近② 360
悦亭－苯巴比妥② 360
悦亭－二甲金刚胺③ 359
悦亭－黄芩甙② 361
悦亭－黄芩苷② 361
悦亭－利托那韦② 361
悦亭－鲁米那② 360
悦亭－罗瓦尔精② 360
悦亭－美金刚③ 359
悦亭－美金刚胺③ 359
悦亭－诺瓦经② 360
越橘汁－苄丙酮香豆素钠② 601
越橘汁－扶他林④ 518

越橘汁－华法林② 601
越橘汁－双氯芬酸④ 518
越橘汁－双氯灭痛④ 518
孕三烯酮－苯妥英③ 776
孕三烯酮－大仑丁③ 776
孕三烯酮－二苯乙内酰脲③ 776

Z

扎非鲁卡－苄丙酮香豆素钠① 581
扎非鲁卡－茶碱② 639
扎非鲁卡－华法林① 581
扎鲁司特－苄丙酮香豆素钠① 581
扎鲁司特－茶碱② 639
扎鲁司特－大扶康② 652
扎鲁司特－氟康唑② 652
扎鲁司特－华法林① 581
扎鲁司特－塞来考昔② 531
扎鲁司特－塞来昔布② 531
扎西他滨－丙磺舒② 886
扎西他滨－丙氧鸟苷② 875
扎西他滨－更昔洛韦② 875
扎西他滨－拉米夫定② 886
扎西他滨－两性霉素B② 886
扎西他滨－其他药物② 886
扎西他滨－赛美维② 875
樟磺咪芬－琥珀胆碱② 459
樟磺咪芬－司可林② 459
镇痛新－吗啡② 472
正规胰岛素－阿卡波糖② 715
正规胰岛素－拜糖平② 715
正规胰岛素－利托君② 711
正规胰岛素－利妥君灵② 711
正规胰岛素－羟苄羟麻黄碱② 711
正规胰岛素－肾上腺素③ 711
正规胰岛素－肾上腺素② 711
支气管哮喘－普萘洛尔① 36
支气管哮喘－心得安① 36
脂多糖－氟替卡松丙酸酯② 771
止呕灵－硫糖铝③ 319
止呕灵－嗜铬细胞瘤② 318
止呕灵－胃溃宁③ 319
质子泵抑制剂－氨基比林② 527
治喘灵－氨茶碱③ 647
治喘灵－丙米嗪① 22
治喘灵－米帕明① 22
中枢神经系统抑制药－凯他敏② 441
中枢神经系统抑制药－氯胺酮② 441
重曹－苯丙胺① 30
重曹－苯齐巨林① 30
重曹－非那明① 30
重碳酸钠－苯丙胺① 30
重碳酸钠－苯齐巨林① 30
重碳酸钠－非那明① 30
重症肌无力－奴佛卡因② 445
重症肌无力－普鲁卡因② 445
重质氧化镁－甲氰咪胺② 672
重质氧化镁－甲氰咪胍② 672
重质氧化镁－泰胃美② 672
重质氧化镁－西咪替丁② 672
珠氯噻醇－哌嗪③ 318
珠氯噻醇－驱蛔灵③ 318
猪肉绦虫－氯硝柳胺① 933
主动脉瘤－低压唑② 85
主动脉瘤－二氮嗪② 85
主动脉瘤－氯甲苯噻嗪② 85
壮观霉素－碳酸锂② 334
紫霉素－链霉素① 850
紫杉醇－阿霉素② 956
紫杉醇－安律酮① 960
紫杉醇－胺碘酮① 960
紫杉醇－多柔比星② 956
紫杉醇－氟伏沙明① 961
紫杉醇－乙胺碘呋酮① 960
紫杉烷类－其他药物② 961
自力霉素－长春碱① 953
足叶乙苷－葡萄柚汁③ 959

左奥美拉唑－氯胍② 927
左甲状腺素－安定③ 709
左甲状腺素－苯妥英② 708
左甲状腺素－大仑丁② 708
左甲状腺素－地西泮③ 709
左甲状腺素－二苯乙内酰脲② 708
左甲状腺素－考来烯胺② 707
左甲状腺素－洛伐他汀② 707
左甲状腺素－美降脂② 707
左甲状腺素－美维诺林② 707
左甲状腺素－葡萄柚汁① 709
左甲状腺素－司可巴比妥＋异戊巴比妥② 709
左甲状腺素－消胆胺② 707
左美丙嗪－可待因/对乙酰氨基酚② 476
左美沙朵－伊曲康唑① 502
左咪唑－类风湿性关节炎① 931
左米丙嗪－可待因/对乙酰氨基酚② 476
左旋多巴－爱道美③ 249
左旋多巴－安定③ 251
左旋多巴－安坦② 249
左旋多巴－保泰松④ 251
左旋多巴－苯海索② 249
左旋多巴－苯肾上腺素② 23
左旋多巴－苯妥英② 250
左旋多巴－苯乙肼① 250
左旋多巴－吡多醇② 252
左旋多巴－吡多辛① 252
左旋多巴－丙米嗪③ 250
左旋多巴－布他酮④ 251
左旋多巴－促性腺激素释放激素① 777
左旋多巴－大仑丁③ 250
左旋多巴－蛋氨酸② 252
左旋多巴－地西泮③ 251
左旋多巴－冬眠灵② 303
左旋多巴－恶性黑色素瘤② 248
左旋多巴－二苯海因③ 250
左旋多巴－二苯乙内酰脲③ 250
左旋多巴－副肾素② 249
左旋多巴－戈那瑞林① 777
左旋多巴－胍乙啶③ 76
左旋多巴－胡椒碱① 248
左旋多巴－甲多巴③ 249
左旋多巴－甲基多巴③ 249

左旋多巴－甲硫氨酸② 252
左旋多巴－甲氧氯普胺③ 677
左旋多巴－可乐定③ 249
左旋多巴－可乐宁③ 249
左旋多巴－雷米封④ 252
左旋多巴－利血平② 74
左旋多巴－六氢吡啶① 248
左旋多巴－氯丙嗪② 303
左旋多巴－氯压定③ 249
左旋多巴－米帕明③ 250
左旋多巴－灭吐灵③ 677
左旋多巴－青光眼② 248
左旋多巴－去氧肾上腺素② 23
左旋多巴－蛇根碱② 74
左旋多巴－肾上腺素③ 249
左旋多巴－食品② 248
左旋多巴－维生素 $B_6$① 252
左旋多巴－胃复安③ 677
左旋多巴－新福林② 23
左旋多巴－依斯迈林③ 76
左旋多巴－异烟肼② 252
左旋多巴－异烟酰肼④ 252
左旋多巴－罂粟碱② 249
左旋门冬酰胺酶－胰岛素③ 718
左旋门冬酰胺酶－长春新碱④ 958
左旋咪唑－类风湿性关节炎② 931
左氧氟沙星－加钙橘汁② 798
佐尔吡啶－冬眠灵③ 411
佐尔吡啶－卡马西平② 410
佐尔吡啶－氯丙嗪③ 411
佐尔吡啶－食物② 410
佐尔吡啶－痛惊宁② 410
佐尔吡啶－酰胺咪嗪② 410
唑吡坦－冬眠灵③ 411
唑吡坦－卡马西平② 410
唑吡坦－氯丙嗪③ 411
唑吡坦－食物② 410
唑吡坦－痛惊宁② 410
唑吡坦－酰胺咪嗪② 410
唑利磺胺－苯巴比妥② 297
唑利磺胺－鲁米那② 297
唑尼沙胺－苯巴比妥② 297
唑尼沙胺－鲁米那② 297

英文主题索引

^{131}I—Stable Iodine② 709
2′,3′-Dideoxyinosine—Allopurinol② 882
2′,3′-Dideoxyinosine—Ciprofloxacin② 802
2′,3′-Dideoxyinosine—Dapsone② 852
2′,3′-Dideoxyinosine—Ethambutol② 883
2′,3′-Dideoxyinosine—Food② 882
2′,3′-Dideoxyinosine—Ganciclovir② 884
2′,3′-Dideoxyinosine—Hydroxyurea② 885
2′,3′-Dideoxyinosine—Indinavir② 904
2′,3′-Dideoxyinosine—Isoniazid② 883
2′,3′-Dideoxyinosine—Ketoconazole② 857
2′,3′-Dideoxyinosine—Methadone② 882
2′,3′-Dideoxyinosine—Pentamidine② 885
2′,3′-Dideoxyinosine—Ranitidine③ 883
2′,3′-Dideoxyinosine—Ribavirin② 884
2′,3′-Dideoxyinosine—Stavudine① 881
2′,3′-Dideoxyinosine—Tenofovir② 884
2′,3′-Dideoxyinosine—Tetracycline② 834
2-aminoethoxydiphenyl borate—Cisplatin③ 969
3,4-Methylenedioxymethamphetamine—Amfebutamone③ 30
3,4-Methylenedioxymethamphetamine—Bupropion③ 30
3,4-Methylenedioxymethamphetamine—Caffeine① 31
3,4-Methylenedioxymethamphetamine—Phenelzine① 32
5-Bromo-2′-deoxyuridine—Warfarin③ 595
6-Mercaptopurine—Allopurinol② 951
6-Mercaptopurine—Methotrexate① 951
8-Hydroxyquinoline—Zinc Oxide② 930
δ-Aminolevulinic Acid—Ibuprofen③ 989

A

Abacavir—Alcohol，Ethyl② 885
Abacavir—Ethanol② 885
Abacavir—Ethyl Alcohol② 885
Abnormal Globulinemia—Heparin② 543
Acarbose—Insulin② 715
Acebutolol—Grapefruit Juice③ 60
Acemetacin—Acetylsalicylic Acid③ 517
Acemetacin—Aspirin③ 517
Acemetacin—Penicillin③ 517
Acenocoumarol—Amorolfine② 552
Acenocoumarol—Ciclopirox② 552
Acenocoumarol—Flurbiprofen② 551
Acenocoumarol—Indisulam② 553
Acenocoumarol—Lactulose② 551
Acenocoumarol—Other Drugs② 554
Acetaminophen—Alcohol，Ethyl② 522
Acetaminophen—Chloramphenicol① 838
Acetaminophen—Cholestyramine③ 521
Acetaminophen—Codeine① 475
Acetaminophen—Ethanol② 522
Acetaminophen—Ethyl Alcohol② 522
Acetaminophen—Imatinib② 525
Acetaminophen—Isoniazid① 524
Acetaminophen—Lamotrigine② 292
Acetaminophen—Medicinal Charcoal③ 522
Acetaminophen—Metoclopramide③ 523
Acetaminophen—Oral Contraceptive Agents② 523
Acetaminophen—Phenobarbital③ 522
Acetaminophen—Phenylephrine② 25
Acetaminophen—Propantheline③ 523
Acetaminophen—Quinine② 524
Acetaminophen—Warfarin② 575
Acetaminophen—Zidovudine② 879
Acetazolamide—ARTANE③ 278
Acetazolamide—Edrophonium① 5
Acetazolamide—Flecainide② 168
Acetazolamide—Hexamine② 810

Acetazolamide—Lithium Carbonate① 331
Acetazolamide—Methenamine② 810
Acetazolamide—Phenytoin④ 271
Acetazolamide—Pregnancy① 692
Acetazolamide—Primidone③ 277
Acetazolamide—Quinidine① 151
Acetazolamide—Quinine③ 921
Acetazolamide—Trihexyphenidyl② 278
Acetazolamide—Urotropine② 810
Acetylcysteine—Auranofin② 530
Acetylcysteine—PenicillinV② 814
Acetylsalicylic Acid—Acemetacin③ 517
Acetylsalicylic Acid—Alcohol，Ethyl② 508
Acetylsalicylic Acid—Aluminum Hydroxide＋Magnesium Hydroxide② 512
Acetylsalicylic Acid—Ancrod② 615
Acetylsalicylic Acid—Ascorbic Acid④ 1055
Acetylsalicylic Acid—Asthma① 505
Acetylsalicylic Acid—Celecoxib② 531
Acetylsalicylic Acid—Diabetes② 506
Acetylsalicylic Acid—Digestive Ulcer② 505
Acetylsalicylic Acid—Ethanol② 508
Acetylsalicylic Acid—Ethosuximide③ 288
Acetylsalicylic Acid—Ethyl Alcohol② 508
Acetylsalicylic Acid—Fever① 507
Acetylsalicylic Acid—Food② 508
Acetylsalicylic Acid—Furosemide② 698
Acetylsalicylic Acid—Hemophilia① 506
Acetylsalicylic Acid—Heparin① 543
Acetylsalicylic Acid—Hydrocortisone② 513
Acetylsalicylic Acid—Ibuprofen② 509
Acetylsalicylic Acid—Imipramine② 342
Acetylsalicylic Acid—Indomethacin② 514
Acetylsalicylic Acid—Medicinal Charcoal③ 512
Acetylsalicylic Acid—Niacin① 1060
Acetylsalicylic Acid—Nicotinic Acid③ 1060
Acetylsalicylic Acid—Phenobarbital③ 373
Acetylsalicylic Acid—Pregnancy② 507
Acetylsalicylic Acid—Sibrafiban③ 511
Acetylsalicylic Acid—Spironolactone③ 702
Acetylsalicylic Acid—Thrombosis① 506
Acetylsalicylic Acid—Thyroid② 513
Acetylsalicylic Acid—Ticlopidine② 615
Acetylsalicylic Acid—Triamterene③ 703
Acetylsalicylic Acid—Variant Angina① 505
Acetylsalicylic Acid—Verapamil② 508
Acetylsalicylic Acid—Vitamin C④ 1055
Acetylsalicylic Acid—Warfarin① 572
Acetylsalicylicacid—Dipyrone② 510
Acetylsalicylicacid—Metamizole② 510
Aciclovir—Cyclosporine③ 874
Aciclovir—Ganciclovir② 875
Aciclovir—Mycophenolate Mofetil② 874
Aciclovir—Probenecid② 874
Aciclovir—Zidovudine③ 880
Acitretin—Alcohol，Ethyl① 1072
Acitretin—Ethanol① 1072
Acitretin—Ethyl Alcohol① 1072
Acne—Retinoic Acid① 1053
Acne—Tretinoin① 1053
Actinomycin—Influenza Vaccine① 953
Actinomycin—Influenza Virus Vaccine① 953
Activated Charcoal—Moxifloxacin① 804
Activated Charcoal—Nitrofurantoin③ 795
Activated Charcoal—Sertraline③ 352
Acute Kidney Injury—Ibuprofen＋Acetaminophen② 520

Acute Kidney Injury－Ibuprofen＋Paracetamol② 520
Acyclovir－Cyclosporine③ 874
Acyclovir－Ganciclovir② 875
Acyclovir－Methotrexate② 949
Acyclovir－Mycophenolate Mofetil② 874
Acyclovir－Probenecid③ 874
Acyclovir－Zidovudine③ 880
Adenosine－Dipyridamole② 188
Adenosine－Theophylline② 188
Adrenaline－Digoxin① 120
Adrenaline－Levodopa③ 249
Adrenocortical Insufficiency－Morphine② 468
Adriamycin－Iron① 955
Adriamycin－Lovastatin② 954
Adriamycin－Paclitaxel② 956
Adriamycin－Phenobarbital③ 955
Adriamycin－Propranolol② 954
AEB071－Ketoconazole① 1025
Aizheimer'sDiseaseorDementia－AntiepilepticDrugs② 11
Aizheimer'sDiseaseorDementia－Antipsychotics② 11
Aizheimer'sDiseaseorDementia－Benzodiazepines② 11
Aizheimer'sDiseaseorDementia－M-CholinergicReceptorBlockers② 11
Aizheimer'sDiseaseorDementia－MuscarinicAntagonists② 11
Aizheimer'sDiseaseorDementia－Opioids② 11
Ajmaline－Lidocaine③ 163
Ajmaline－Quinidine② 162
Albendazole－Praziquantel② 933
Alcohol，Ethyl－Abacavir② 885
Alcohol，Ethyl－Acetaminophen② 522
Alcohol，Ethyl－Acetylsalicylic Acid② 508
Alcohol，Ethyl－Acitretin① 1072
Alcohol，Ethyl－Amitriptyline② 425
Alcohol，Ethyl－Aspirin② 508
Alcohol，Ethyl－Atropine② 424
Alcohol，Ethyl－Bromocriptine② 253
Alcohol，Ethyl－Bromvaletone② 427
Alcohol，Ethyl－Butoctamide Semisuccinate② 416
Alcohol，Ethyl－Caffeine② 425
Alcohol，Ethyl－Cardio-vascular Diseases① 418
Alcohol，Ethyl－Cefoperazone② 430
Alcohol，Ethyl－Cerebro-vascular Diseases① 418
Alcohol，Ethyl－Chloral Hydrate② 426
Alcohol，Ethyl－Chlormethiazole② 415
Alcohol，Ethyl－Chlorpromazine② 307
Alcohol，Ethyl－Chlorpropamide① 729
Alcohol，Ethyl－Cimetidine② 428
Alcohol，Ethyl－Cycloserine② 850
Alcohol，Ethyl－Cyproterone② 775
Alcohol，Ethyl－Diazepam② 381
Alcohol，Ethyl－Diphenhydramine② 431
Alcohol，Ethyl－Disulfiram① 427
Alcohol，Ethyl－Doxycycline② 837
Alcohol，Ethyl－Ethionamide③ 851
Alcohol，Ethyl－Fluvoxamine② 426
Alcohol，Ethyl－Furazolidone③ 429
Alcohol，Ethyl－Glutethimide② 427
Alcohol，Ethyl－Glyceryl Trinitrate② 191
Alcohol，Ethyl－Griseofulvin① 430
Alcohol，Ethyl－Guanethidine② 78
Alcohol，Ethyl－Halothane① 437
Alcohol，Ethyl－Hydromorphone① 428
Alcohol，Ethyl－Ink Cap Mushrooms③ 431
Alcohol，Ethyl－Isoniazid③ 430
Alcohol，Ethyl－Isotretinoin② 1053
Alcohol，Ethyl－Ketoconazole③ 430
Alcohol，Ethyl－Ketotifen③ 655
Alcohol，Ethyl－Meprobamate② 412
Alcohol，Ethyl－Methotrexate③ 944
Alcohol，Ethyl－Methylhydrazine② 431
Alcohol，Ethyl－Metoclopramide③ 429
Alcohol，Ethyl－Metronidazole② 429
Alcohol，Ethyl－Metronidazole② 807
Alcohol，Ethyl－Mianserin② 425
Alcohol，Ethyl－Monosulfiram③ 428
Alcohol，Ethyl－Morphine② 471
Alcohol，Ethyl－Moxisylyte② 33

Alcohol，Ethyl－Nitroglycerin② 191
Alcohol，Ethyl－Nitroglycerol② 191
Alcohol，Ethyl－Para-aminosalicylic Acid② 844
Alcohol，Ethyl－Paracetamol② 522
Alcohol，Ethyl－Phenelzine② 426
Alcohol，Ethyl－Phenformin② 429
Alcohol，Ethyl－Phenobarbital② 372
Alcohol，Ethyl－Phenylbutazone② 529
Alcohol，Ethyl－Phenytoin② 265
Alcohol，Ethyl－Procainamide② 156
Alcohol，Ethyl－Procarbazine② 431
Alcohol，Ethyl－Propoxyphene① 500
Alcohol，Ethyl－Propranolol③ 44
Alcohol，Ethyl－Retinol② 1052
Alcohol，Ethyl－Tempidorm② 417
Alcohol，Ethyl－Tetrachloroethylene② 933
Alcohol，Ethyl－Tolazoline③ 424
Alcohol，Ethyl－Vareniclin② 423
Alcohol，Ethyl－Verapamil② 424
Alcohol，Ethyl－Vitamin A② 1052
Alcohol，Ethyl－Vitamin D③ 1057
Alcohol，Ethyl－Warfarin② 569
Alendronate Sodium－Calcium Carbonate② 674
Alfentanil－Erythromycin② 491
Alfuzosin Clarithromycin① 34
Aliskiren－Atorvastatin② 92
Aliskiren－Ciclosporin② 94
Aliskiren－Cyclosporin A② 94
Aliskiren－Cyclosporine② 94
Aliskiren－Itraconazole② 94
Aliskiren－Orange Juice② 95
Aliskiren－Rifampicin② 93
Aliskiren－Rifampin② 93
Allergenic Extracts－Propranolol③ 49
Allopurinol－2′,3′-Dideoxyinosine② 882
Allopurinol－6-Mercaptopurine① 951
Allopurinol－Aluminum Hydroxide② 537
Allopurinol－Ampicillin③ 814
Allopurinol－Azathioprine① 994
Allopurinol－Captopril② 89
Allopurinol－Chlorpropamide③ 729
Allopurinol－Cyclophosphamide① 940
Allopurinol－Dicoumarol② 548
Allopurinol－Didanosine② 882
Allopurinol－Ferrous Sulfate④ 628
Allopurinol－Hydrochlorothiazide② 537
Allopurinol－Mecamylamine② 537
Allopurinol－Mercaptopurine① 951
Allopurinol－Phenytoin② 268
Allopurinol－Probenecid③ 537
Allopurinol－Tamoxifen② 538
Allopurinol－Theophylline② 638
Allopurinol－Vidarabine② 878
Almorexant－Simvastatin② 213
Almotriptan－Ketoconazole① 1048
Alprazolam－Dextropropoxyphene② 398
Alprazolam－Fluvoxamine② 398
Altretamine－Amitriptyline② 350
Aluminium Hydroxide－Captopril② 90
Aluminium Hydroxide－Carbenoxolone③ 676
Aluminium Hydroxide－Penicillamine② 1030
Aluminum Hydroxide＋Magnesium Hydroxide－Acetylsalicylic Acid② 512
Aluminum Hydroxide＋Magnesium Hydroxide－Aspirin② 512
Aluminum Hydroxide＋Magnesium Hydroxide－Chlorpromazine③ 309
Aluminum Hydroxide＋Magnesium Hydroxide－Ketoconazole② 856
Aluminum Hydroxide＋Magnesium Hydroxide－Valproic Acid③ 279
Aluminum Hydroxide－Allopurinol② 537
Aluminum Hydroxide－Bismuth Potassium Citrate① 675
Aluminum Hydroxide－Cimetidine③ 663
Aluminum Hydroxide－Ciprofloxacin② 801
Aluminum Hydroxide－Diazepam④ 383
Aluminum Hydroxide－Digoxin② 132
Aluminum Hydroxide－Ethambutol② 849
Aluminum Hydroxide－Febuxostat③ 536

Aluminum Hydroxide－Gabapentin④ 296
Aluminum Hydroxide－Indomethacin③ 515
Aluminum Hydroxide－Isoniazid③ 842
Aluminum Hydroxide－Mycophenolate Mofetil① 1026
Aluminum Hydroxide－Phenobarbital② 373
Aluminum Hydroxide－Prednisone② 761
Aluminum Hydroxide－Propranolol③ 46
Aluminum Hydroxide－Quinidine③ 149
Aluminum Hydroxide－Tetracycline① 832
Aluminum Hydroxide－Warfarin③ 582
Aluminum－Cisplatin① 968
Amantadine－Atropine② 254
Amantadine－Epilepsy② 254
Ambenonium Chloride－Atropine① 6
Amfebutamone－3,4-Methylenedioxymethamphetamine③ 30
Amfebutamone－Analgin② 360
Amfebutamone－Baicalin② 361
Amfebutamone－Ecstasy③ 30
Amfebutamone－Memantine③ 359
Amfebutamone－Metamizole② 360
Amfebutamone－Noramidopyrin② 360
Amfebutamone－Phenobarbital② 360
Amfebutamone－Ritonavir② 361
Amfetamine－Chlorpromazine② 302
Amfetamine－Morphine② 468
Amiloride－Digoxin② 136
Aminocaproic Acid－Oral Contraceptive Agents③ 623
Aminocaproic Acid－Oral contraceptives③ 623
Aminoglutethimide－Dexamethasone② 769
Aminoglutethimide－Dicumarol② 967
Aminoglutethimide－Digitoxin③ 118
Aminoglutethimide－Oral Contraceptive Agents① 786
Aminoglutethimide－Oral Contraceptives① 786
Aminoglutethimide－Tamoxifen① 967
Aminoglutethimide－Theophylline② 645
Aminoglutethimide－Tolbutamide② 967
Aminoglutethimide－Warfarin② 596
Aminophylline－Diazepam② 383
Aminophylline－Halothane① 648
Aminophylline－Isoproterenol③ 647
Aminophylline－Ketamine③ 648
Aminophylline－Oral Contraceptive Agents③ 648
Aminophylline－Oral Contraceptives③ 648
Aminophylline－Pancuronium Bromide② 449
Aminophylline－Thiabendazole② 649
Aminopyrine－Influenza Vaccine③ 528
Aminopyrine－Oral Contraceptive Agents② 781
Aminopyrine－Oral Contraceptives② 781
Aminopyrine－Phenobarbital② 527
Aminopyrine－Proton Pump Inhibitors② 527
Amiodarone－Aprindine③ 170
Amiodarone－Caffeine② 243
Amiodarone－Chloroquine② 175
Amiodarone－Cholestyramine③ 172
Amiodarone－Cimetidine② 173
Amiodarone－Digoxin① 124
Amiodarone－Diltiazem② 172
Amiodarone－Erythromycin② 174
Amiodarone－Flecainide② 166
Amiodarone－Iohexol② 176
Amiodarone－Lithium Carbonate② 172
Amiodarone－Lovastatin② 204
Amiodarone－Methadone① 172
Amiodarone－Mexiletine② 165
Amiodarone－Nelfinavir① 175
Amiodarone－Orlistat③ 175
Amiodarone－Paclitaxel① 960
Amiodarone－Phenobarbital② 368
Amiodarone－Phenytoin① 257
Amiodarone－Procainamide① 155
Amiodarone－Propafenone② 171
Amiodarone－Propranalol② 39
Amiodarone－Quinidine① 147
Amiodarone－Sparfloxacin② 174
Amiodarone－Sulfafurazole③ 791

Amiodarone－Theophylline② 633
Amiodarone－Tienilic acid② 696
Amiodarone－Torasemide② 701
Amiodarone－Warfarin① 557
Amisulpride＋RB－Morphine② 469
Amitriptyline－Alcohol，Ethyl② 425
Amitriptyline－Altretamine② 350
Amitriptyline－Chlordiazepoxide③ 348
Amitriptyline－Clonidine② 67
Amitriptyline－Disulfiram③ 349
Amitriptyline－Enflurane② 438
Amitriptyline－Ephedrine② 28
Amitriptyline－Ethanol② 425
Amitriptyline－Ethyl Alcohol② 425
Amitriptyline－Furazolidone② 349
Amitriptyline－Hexamethylmelamine② 350
Amitriptyline－Hexamethylmelamine② 944
Amitriptyline－*Hypericum Perforatum*② 350
Amitriptyline－Meperidine② 481
Amitriptyline－Methyldopa③ 72
Amitriptyline－Morphine① 470
Amitriptyline－Nitrazepam② 348
Amitriptyline－Orphenadrine② 348
Amitriptyline－Pethidine② 481
Amitriptyline－Physostigmine③ 348
Amitriptyline－Smoking② 351
Amitriptyline－St. John's wort② 350
Amitriptyline－Sucralfate② 349
Amlodipine－Conivaptan① 107
Amlodipine－Diltiazem② 107
Ammonium Chloride－Chloroquine② 923
Ammonium Chloride－Erythromycin② 818
Amobarbital－Tranylcypromine③ 377
Amodiaquine－Artesunate③ 925
Amodiaquine－Debrisoquine② 80
Amodiaquine－Losartan② 99
Amorolfine－Acenocoumarol② 552
Amoxicillin－Dietary Fibre③ 815
Amphetamine－Chlorpromazine② 302
Amphetamine－Furazolidone② 30
Amphetamine－Methyldopa② 70
Amphetamine－Morphine① 468
Amphetamine－Phenelzine② 29
Amphetamine－Propoxyphene③ 500
Amphetamine－Risperidone③ 29
Amphetamine－Sodium Bicarbonate① 30
Amphotericin B－Ciclosporin② 1002
Amphotericin B－Cyclosporin A② 1002
Amphotericin B－Cyclosporine② 1002
Amphotericin B－Digoxin② 140
Amphotericin B－Flucytosine② 871
Amphotericin B－Furosemide① 700
Amphotericin B－Gentamicin② 828
Amphotericin B－Hydrocortisone② 854
Amphotericin B－Miconazole③ 854
Amphotericin B－Tubocurarine② 456
Ampicillin－Allopurinol③ 814
Ampicillin－Chloraquine② 815
Ampicillin－Neomycin② 815
Ampicillin－Oral Contraceptive Agents② 781
Ampicillin－Oral Contraceptives② 781
Ampicillin－Sulfasalazine③ 792
Ampicillin－Sulphasalazine③ 792
Amprenavir－Other Drugs① 906
Amrinone－Disopyramide② 144
Anacetrapib－Rifampicin② 238
Anacetrapib－Rifampin② 238
Analgin－Amfebutamone② 360
Analgin－Bupropin② 360
Analgin－Bupropion② 360
Ancrod－Acetylsalicylic Acid② 615
Ancrod－Aspirin② 615
Ancrod－Dextran② 615
Antacid Medications－Bisacodyl② 682
Antacids－Captopril② 90
Antacids－Clofazimine② 852

Antacids－Imatinib② 970
Antacids－Itraconazole② 859
Antacids－Dicoumarol③ 548
AntiepilepticDrugs－Aizheimer's Disease or Dementia② 11
Antiepileptics－Other Drugs① 297
Antihypertensive Drugs－Epoetin alfa② 112
Antihypertensive Drugs－Erythropoietin② 112
Antihypertensive Drugs－Estrogens② 112
Antihypertensive Drugs－Quinidine② 112
Antipsychotics－Aizheimer's Disease or Dementia② 11
Antipyrine－Imipramine② 526
Antipyrine－Warfarin① 576
Anti-Seizure Drugs－Other Drugs① 297
Antithyroid compounds－Theophylline① 641
Aortic Aneurysm－Diazoxide② 85
Apazone－Digitoxin③ 118
Apazone－Phenytoin② 267
Apazone－Tolbutamide② 724
Apazone－Warfarin① 577
Apixaban－Cobicistat① 607
Apixaban－Naproxen② 614
Aplaviroc－Lopinavir/Ritonavir② 913
Apomorphine－Ondansetron① 255
Apraclonidine－Phenelzine① 69
Apremilast－Rifampicin① 652
Apremilast－Rifampin① 652
Aprepitant－Bosutinib② 978
Aprepitant－Cisapride② 679
Aprepitant－Dexamethasone② 770
Aprepitant－Pimozide① 317
Aprepitant－Warfarin① 598
Aprindine－Amiodarone③ 170
Aprotinin－Scoline① 464
Aprotinin－Succinylcholine① 464
Aprovel－Repaglinide② 741
Ara-C－Dipyridamole③ 952
Aripiprazole－Paroxetine③ 326
Armed Tapeworm－Niclosamide① 933
Armodafinil－Quetiapine③ 323
Arsenic Trioxide－Quinidine① 990
Artane－Levodopa② 249
Arteriosclerosis－Epinephrine① 19
Arteriosclerosis－Prednisone① 760
Artesunate－Amodiaquine③ 925
Ascorbic Acid－Acetylsalicylic Acid④ 1055
Ascorbic Acid－Aspirin④ 1055
Ascorbic Acid－Deferoxamine② 1071
Ascorbic Acid－Desferrioxamine② 1071
Ascorbic Acid－Ethinyl Estradiol③ 775
Ascorbic Acid－Ethinylestradiol③ 775
Ascorbic Acid－Ferrous Sulfate③ 629
Ascorbic Acid－Fluphenazine③ 312
Ascorbic Acid－G-6-PD Deficiency② 1055
Ascorbic Acid－Phenobarbital④ 1055
Ascorbic Acid－Sodium Bicarbonate② 1056
Ascorbic Acid－Warfarin④ 599
Asparaginase－Vincristine④ 958
Aspartame－Phenytoin② 276
Aspirin－Acemetacin③ 517
Aspirin－Alcohol，Ethyl② 508
Aspirin－Aluminum Hydroxide＋Magnesium Hydroxide② 512
Aspirin－Ancrod② 615
Aspirin－Ascorbic Acid④ 1055
Aspirin－Asthma① 505
Aspirin－Benzbromarone② 540
Aspirin－Captopril② 88
Aspirin－Celecoxib② 531
Aspirin－Chlorpropamide② 729
Aspirin－Diabetes② 506
Aspirin－Digestive Ulce② 505
Aspirin－Dipyrone② 510
Aspirin－Ethanol② 508
Aspirin－Ethosuximide③ 288
Aspirin－Ethyl Alcohol② 508
Aspirin－Fever① 507
Aspirin－Food② 508

Aspirin－Furosemide② 698
Aspirin－Glyceryl Trinitrate③ 191
Aspirin－Hemophilia① 506
Aspirin－Heparin① 543
Aspirin－Hydrocortisone② 513
Aspirin－Ibuprofen② 509
Aspirin－Imipramine② 342
Aspirin－Indomethacin③ 514
Aspirin－Insulin③ 714
Aspirin－Medicinal Charcoal③ 512
Aspirin－Metamizole② 510
Aspirin－Methotrexate① 945
Aspirin－Mifepristone① 787
Aspirin－Niacin③ 1060
Aspirin－Nicotinic Acid③ 1060
Aspirin－Nitroglycerin③ 191
Aspirin－Nitroglycerol③ 191
Aspirin－Penicillin③ 812
Aspirin－Phenobarbital② 373
Aspirin－Phenytoin③ 267
Aspirin－Pregnancy② 507
Aspirin－Probenecid② 538
Aspirin－Quinidine② 149
Aspirin－Sibrafiban③ 511
Aspirin－Spironolactone② 702
Aspirin－Sulfinpyrazone② 541
Aspirin－Thrombosis① 506
Aspirin－Thyroid② 513
Aspirin－Ticlopidine② 615
Aspirin－Triamterene③ 703
Aspirin－Valproic Acid② 279
Aspirin－Variant Angina① 505
Aspirin－Verapamil② 508
Aspirin－Vitamin C④ 1055
Aspirin－Warfarin① 572
AST-120－Losartan② 99
AST-120－Triazolam② 394
Astemizole－Quinidine② 1038
Asthma－Acetylsalicylic Acid① 505
Asthma－Aspirin① 505
Asthma－Methacholine② 1
Asthma－Scoline② 457
Asthma－Succinylcholine② 457
Ataciguat－Warfarin② 555
Atanazavir－Nevirapine① 908
Atanazavir－Omeprazole① 907
Atanazavir－Other Drugs① 908
Atenolol－Nifedipine① 101
Atenolol－Orange Juice① 57
Atomoxetine－Paroxetine① 357
Atorvastatin－Aliskiren② 92
Atorvastatin－Digoxin② 126
Atorvastatin－Everolimus① 1023
Atorvastatin－Grapefruit Juice② 224
Atorvastatin－Hypericum perforatum② 225
Atorvastatin－Istradefylline③ 223
Atorvastatin－St. John's wort② 225
Atorvastatin－Verapamil② 181
Atovaquone－Rifampicin② 848
Atovaquone－Rifampicin② 930
Atovaquone－Rifampin② 848
Atovaquone－Rifampin② 930
Atovaquone－Tetracycline② 930
Atrasentan－Rifampicin② 659
Atrasentan－Rifampin② 659
Atrial Fibrillation－Dobutamine① 26
Atropine－Alcohol，Ethyl② 424
Atropine－Amantadine② 254
Atropine－Ambenonium Chloride① 6
Atropine－Cisapride② 678
Atropine－Disopyramide① 157
Atropine－Ethanol② 424
Atropine－Ethyl Alcohol② 424
Atropine－Gastric Ulcer① 7
Atropine－Glaucoma① 8
Atropine－Glyceryl Trinitrate① 190

Atropine－Imipramine① 8
Atropine－Metoclopramide② 676
Atropine－Nitroglycerin① 190
Atropine－Nitroglycerol① 190
Atropine－Prostatomegaly① 8
Atropine－Quinidine② 147
Atropine－Riboflavin① 1053
Atropine－Vitamin B₂② 1053
A-V Block－Propranolol① 36
Avatrombopag－Fluconazole② 631
Avatrombopag－Rifampicin① 632
Avatrombopag－Rifampin① 632
Azapropazone－Digitoxin③ 118
Azapropazone－Phenytoin② 267
Azapropazone－Tolbutamide② 724
Azapropazone－Warfarin① 577
Azathioprine－Allopurinol① 994
Azathioprine－Captopril② 994
Azathioprine－Doxorubicin③ 994
Azathioprine－Pancuronium Bromide③ 450
Azathioprine－SMZ-TMP② 994
Azathioprine－Sulfamethoxazole/Trimethoprim② 994
Azathioprine－Tubocurarine② 456
Aztreonam－Cefoxitin Sodium② 818

B

Baclofen－Ibuprofen④ 465
Baclofen－Lithium Carbonate③ 330
Baclofen－Nortriptyline① 465
Baicalin－Amfebutamone② 361
Baicalin－Bupropin② 361
Baicalin－Bupropion② 361
Barbiturates－Epinephrine② 22
BAY59-7939－Food② 606
BAY59-7939－Ketoconazole② 607
BCG vaccine－Theophylline② 646
Bendroflumethiazide－Indomethacin② 696
Benzatropine－Chlorpromazine② 303
Benzbromarone－Aspirin② 540
Benzbromarone－Pyrazinamide② 540
Benzbromarone－Sulfinpyrazone② 540
Benziodarone－Warfarin② 559
Benzodiazepines－Aizheimer'sDiseaseorDementia② 11
Benztropine－Chlorpromazine② 303
Berberine－Ciclosporin② 1007
Berberine－Cyclosporin A② 1007
Berberine－Cyclosporine② 1007
Berberine－Tacrolimus② 1019
BETALOC－Diphenhydramine② 56
BETALOC－Dronedarone① 50
BETALOC－Paroxetine② 52
Bethanidine－Mazindol② 79
Bexarotene－Erythromycin① 1073
BIA3-202－Levodopa/Benserazide① 252
Bisacodyl－Antacid Medications② 682
Bismuth Biskalcitrate－Omeprazole③ 675
Bismuth Potassium Citrate－Aluminum Hydroxide① 675
Bleomycin＋Cisplatin－Vinblastine② 957
Bleomycin－Cisplatin② 953
Bleomycin－Oxygen① 954
Bosentan－Clarithromycin② 657
Bosentan－Sildenafil② 194
Bosutinib－Aprepitant② 978
Bosutinib－Ketoconazole② 979
Brain Injury－Morphine② 467
Breast Cancer－Oral Contraceptive Agents① 778
Breast Cancer－Oral Contraceptives① 778
Breast-Feeding－Drugs① 1083
Bretylium－Calcium Chloride② 178
Bromocriptine－Alcohol，Ethyl② 253
Bromocriptine－Chlorpromazine③ 303
Bromocriptine－Clarithromycin② 253
Bromocriptine－Ethanol② 253
Bromocriptine－Ethyl Alcohol② 253

Bromocriptine－Griseofulvin② 254
Bromocriptine－Hydralazine② 84
Bromocriptine－Oral Contraceptive Agents① 254
Bromocriptine－Oral Contraceptives① 254
Bromvaletone－Alcohol，Ethyl② 427
Bromvaletone－Ethanol② 427
Bromvaletone－Ethyl Alcohol② 427
Bronchial Asthma－Propranolol① 36
Brotizolam－Itraconazole② 409
Bucolome－Warfarin① 579
Bupivacaine－Verapamil② 182
Buprenorphine－Carbamazepine② 491
Buprenorphine－Clarithromycin② 493
Buprenorphine－Diazepam② 492
Buprenorphine－Itraconazol② 494
Buprenorphine－Midazolam② 492
Buprenorphine－Rifampicin② 495
Buprenorphine－Rifampin② 495
Buprenorphine－Ritonavir② 495
Buprenorphine－Voriconazole② 494
Bupropin－Analgin② 360
Bupropin－Baicalin② 361
Bupropin－Memantine③ 359
Bupropin－Metamizole② 360
Bupropin－Noramidopyrin② 360
Bupropin－Phenobarbital② 360
Bupropin－Ritonavir② 361
Bupropion－3,4-Methylenedioxymethamphetamine③ 30
Bupropion－Analgin② 360
Bupropion－Baicalin② 361
Bupropion－Ecstasy③ 30
Bupropion－Memantine③ 359
Bupropion－Metamizole② 360
Bupropion－Noramidopyrin② 360
Bupropion－Phenobarbital② 360
Bupropion－Ritonavir② 361
Buspirone－Fluoxetine② 414
Busulfan－Fludarabine② 943
Busulfan－Metronidazole② 942
Busulfan－Phenytoin② 942
Busulfan－Spironolactone③ 942
Butoctamide Semisuccinate－Alcohol，Ethyl② 416
Butoctamide Semisuccinate－Cimetidine② 416
Butoctamide Semisuccinate－Ethanol② 416
Butoctamide Semisuccinate－Ethyl Alcohol② 416

C

Caffeine－3,4-Methylenedioxymethamphetamine① 31
Caffeine－Alcohol，Ethyl② 425
Caffeine－Amiodarone② 243
Caffeine－Ciprofloxacin 642
Caffeine－Ecstasy① 31
Caffeine－Ethanol② 425
Caffeine－Ethyl Alcohol② 425
Caffeine－Furafylline② 244
Caffeine－Menthol② 246
Caffeine－Methoxsalen② 246
Caffeine－Oral Contraceptive Agents③ 245
Caffeine－Phenelzine② 244
Caffeine－Phenobarbital③ 369
Caffeine－Phenylpropanolamine② 28
Caffeine－Thiabendazole① 245
Caffeine－Tiabendazole① 245
Calcitonin－Food② 1067
Calcitriol－Cholestyramine② 1059
Calcitriol－Phenobarbital② 1058
Calcium Carbonate－Alendronate Sodium② 674
Calcium Carbonate－Hydrochlorothiazide② 673
Calcium Carbonate－Phenytoin② 672
Calcium Carbonate－Prednisone② 673
Calcium Carbonate－Sodium Phosphate② 673
Calcium Chloride－Bretylium② 178
Calcium Chloride－Digoxin（Intravenous）② 144
Calcium Gluconate－Disodium Etidronate② 1066
Calcium Gluconate－Hydrochlorothiazide② 1065
Calcium Gluconate－Phenytoin② 1065

Calcium Gluconate－Sodium Phosphate② 1066
Calcium Gluconate－Tetracycline① 835
Calcium Gluconate－Verapamil② 185
Calcium Lactate－Isoniazid③ 844
Calcium Polycarbophil－Ciprofloxacin① 803
Calcium Polycarbophil－Mycophenolate Mofetil① 1029
Calcium Polycarbophil－Tetracycline① 833
Calcium-fortified Orange Juice－Ciprofloxacin② 802
Calcium-fortified Orange Juice－Gatifloxacin② 805
Calcium-fortified Orange Juice－Levofloxacin② 798
Capreomycin－Other Drugs② 830
Capsaicin－Captopril② 92
Captopril－Allopurinol② 89
Captopril－Aluminium Hydroxide② 90
Captopril－Antacids② 90
Captopril－Aspirin② 88
Captopril－Azathioprine② 994
Captopril－Capsaicin② 92
Captopril－Cimetidine④ 663
Captopril－Digoxin② 121
Captopril－Food② 87
Captopril－Furosemide② 91
Captopril－Hyponatremia② 87
Captopril－Indomethacin② 89
Captopril－Lithium Carbonate② 328
Captopril－Probenecid② 90
Captopril－Spironolactone② 91
Captopril－Tolbutamide③ 721
Carbamazepine－Buprenorphine② 491
Carbamazepine－Chlorpromazine② 304
Carbamazepine－Cimetidine③ 285
Carbamazepine－Clobazam② 295
Carbamazepine－Clonazepam③ 392
Carbamazepine－Danazol① 287
Carbamazepine－Delavirdine① 886
Carbamazepine－Dexamethasone② 768
Carbamazepine－Doxycycline② 836
Carbamazepine－Efavirenz② 890
Carbamazepine－Erythromycin② 286
Carbamazepine－Estradiol① 773
Carbamazepine－Ethosuximide③ 288
Carbamazepine－Etizolam② 408
Carbamazepine－Felbamate② 294
Carbamazepine－Fexofenadine② 1042
Carbamazepine－Fluoxetine② 282
Carbamazepine－Haloperidol② 312
Carbamazepine－Hydrochlorothiazide③ 286
Carbamazepine－Imipramine② 337
Carbamazepine－Isoniazid② 286
Carbamazepine－Itraconazol② 287
Carbamazepine－Lamotrigine② 290
Carbamazepine－Lapatinib① 981
Carbamazepine－Lithium Carbonate② 329
Carbamazepine－Medicinal Charcoal② 285
Carbamazepine－Meperidine② 481
Carbamazepine－Methadone③ 485
Carbamazepine－Moclobemide② 363
Carbamazepine－Nafimidone② 282
Carbamazepine－Nicotinamide② 288
Carbamazepine－Nilvadipine② 106
Carbamazepine－Oral Contraceptive Agents① 779
Carbamazepine－Oral Contraceptives① 779
Carbamazepine－Pancuronium Bromide③ 448
Carbamazepine－Pethidine② 481
Carbamazepine－Phenobarbital③ 283
Carbamazepine－Phenytoin② 258
Carbamazepine－Praziquantel② 934
Carbamazepine－Probenecid② 284
Carbamazepine－Propoxyphene② 284
Carbamazepine－Reserpine② 281
Carbamazepine－Simvastatin② 213
Carbamazepine－Stiripentol② 282
Carbamazepine－Theophylline③ 634
Carbamazepine－Thioridazine② 311
Carbamazepine－Valnoctamide② 284
Carbamazepine－Valproic Acid② 278

Carbamazepine－Valpromide② 282
Carbamazepine－Verapamil② 281
Carbamazepine－Viloxazine② 283
Carbamazepine－Vitamin D② 1057
Carbamazepine－Voriconazole② 863
Carbamazepine－Warfarin② 564
Carbamazepine－Zolpidem② 410
Carbenicillin－Gentamicin① 826
Carbenicillin－Heparin① 545
Carbenoxolone－Aluminium Hydroxide③ 676
Carbenoxolone－Cimetidine③ 676
Carbenoxolone－Digitalis① 117
Carbenoxolone－Magnesium Hydroxide③ 675
Carbenoxolone－Pirenzepine③ 676
Carbon Tetrachloride－Dicumarol④ 551
Carcinoma Mamae－Oral Contraceptive① Agents① 778
Carcinoma Mamae－Oral Contraceptives① 778
Cardiac Infarction－Digoxin② 120
Cardio-vascular Diseases－Alcohol，Ethyl① 418
Cardio-vascular Diseases－Ethanol① 418
Cardio-vascular Diseases－Ethyl Alcohol① 418
Cardio-vascular Diseases－Sumatriptan① 1046
Carmustine＋Methotrexate＋Vinblastine－Phenytoin③ 275
Carmustine－Cimetidine③ 943
Carvedilol－Digoxin② 120
Carvedilol－Rosuvastatin③ 225
Casopitant－Ketoconazole② 681
Casopitant－Midazolam② 401
Casopitant－Nifedipine② 103
Casopitant－Rifampicin① 681
Casopitant－Rifampin① 681
Caspofungin－Cyclosporine② 872
Caspofungin－FK-506③ 1019
Caspofungin－Tacrolimus③ 1019
Cataract－Prednisone① 760
Cations－Fluoroguinolones② 806
Cat's claw－Saquinavir② 902
Cefaclor－Food② 817
Cefalexin－Doxycycline② 816
Cefalexin－Zinc Sulfate① 816
Cefoperazone－Alcohol，Ethyl② 430
Cefoperazone－Ethanol② 430
Cefoperazone－Ethyl Alcohol② 430
Cefoxitin Sodium－Aztreonam② 818
Cefoxitin Sodium－Ceftizoxime② 817
Ceftizoxime－Cefoxitin Sodium② 817
Ceftriaxone－Morphine② 473
Ceftriazone－Phenytoin③ 273
Celecoxib－Acetylsalicylic Acid② 531
Celecoxib－Aspirin② 531
Celecoxib－Chlorpromazine② 307
Celecoxib－Fluconazole② 532
Celecoxib－Fluoxetine① 353
Celecoxib－Fluoxetine② 530
Celecoxib－Imipramine① 342
Celecoxib－Lithium Carbonate② 331
Celecoxib－Metoprolol① 54
Celecoxib－Warfarin② 577
Celecoxib－Zafirlucast② 531
Celiprolol－Rifampicin② 61
Celiprolol－Rifampin② 61
Cephalexin－Doxycycline② 816
Cephalexin－Zinc Sulfate① 816
Cephaloridine－Furosemide② 816
Cephaloridine－Warfarin② 589
Cephalothin－Colistimethate② 840
Cephalothin－Probenecid② 817
Cerebral Malaria－Quinine② 921
Cerebro-vascular Diseases－Alcohol，Ethyl① 418
Cerebro-vascular Diseases－Ethanol① 418
Cerebro-vascular Diseases－Ethyl Alcohol① 418
Cerebro-vascular Diseases－Sumatriptan① 1046
Cetirizine－Pilsicainide③ 1038
Cetirizine－Pilsicainide③ 1038
Cetuximab－Oxaliplatin③ 969
Charcoal－Moxifloxacin① 804

Charcoal—Nitrofurantoin③ 795
Charcoal—Sertraline③ 352
Chloral Hydrate—Alcohol, Ethyl② 426
Chloral Hydrate—Chlorpromazine② 412
Chloral Hydrate—Ethanol② 426
Chloral Hydrate—Ethyl Alcohol② 426
Chloral Hydrate—Furazolidone④ 413
Chloral Hydrate—Furosemide③ 412
Chloral Hydrate—Promethazine④ 413
Chloral Hydrate—Warfarin② 567
Chloramphenicol—Acetaminophen① 838
Chloramphenicol—Cyclophosphamide③ 940
Chloramphenicol—Dicumarol② 550
Chloramphenicol—Ferrous Sulfate② 629
Chloramphenicol—Insulin③ 717
Chloramphenicol—Lincomycin③ 822
Chloramphenicol—Neonate① 838
Chloramphenicol—Paracetamol① 838
Chloramphenicol—Penicillin④ 813
Chloramphenicol—Phenytoin② 273
Chloramphenicol—Rifabutin① 848
Chloramphenicol—Rifampicin② 839
Chloramphenicol—Rifampin② 839
Chloramphenicol—Saquinavir① 896
Chloramphenicol—Tolbutamide② 726
Chloramphenicol—Vitamin B_{12}② 631
Chloroquine—Ampicillin② 815
Chlorcyclizine—Phenobarbital② 377
Chlordiazepoxide—Amitriptyline③ 348
Chlordiazepoxide—Disulfiram② 390
Chlormethiazole—Alcohol, Ethyl② 415
Chlormethiazole—Cimetidine② 415
Chlormethiazole—Ethanol② 415
Chlormethiazole—Ethyl Alcohol② 415
Chlormethiazole—Plastic Materials② 1063
Chlormethine—Pancuronium Bromide② 450
Chloroquine—Amiodarone② 175
Chloroquine—Ammonium Chloride② 923
Chloroquine—Auranofin② 529
Chloroquine—Chlorpromazine② 310
Chloroquine—Ciclosporin② 1005
Chloroquine—Cimetidine③ 924
Chloroquine—Cyclophosphamide② 941
Chloroquine—Cyclosporin A② 1005
Chloroquine—Cyclosporine② 1005
Chloroquine—Digoxin② 141
Chloroquine—Duloxetine② 356
Chloroquine—Halofantrine① 929
Chloroquine—Magnesium Trisilicate③ 923
Chloroquine—Mefloquine② 924
Chloroquine—Metronidazole③ 809
Chloroquine—Phenylbutazone② 923
Chloroquine—Plastics or Glass② 1064
Chloroquine—Primaquine② 924
Chloroquine—Yellow Fever Vaccine② 1031
Chlorothiazide—Colestipol③ 695
Chlorothiazide—Lithium Carbonate① 332
Chlorothiazide—Tubocurarine③ 454
Chlorpheniramine—Chlorpromazine① 1037
Chlorpheniramine—Common Cold① 1037
Chlorpheniramine—Phenytoin② 276
Chlorpheniramine—Propranolol④ 49
Chlorpromazine+Amitriptyline—Prazosin③ 83
Chlorpromazine—Alcohol, Ethyl② 307
Chlorpromazine — Aluminum Hydroxide + Magnesium Hydroxide ③ 309
Chlorpromazine—Amfetamine② 302
Chlorpromazine—Amphetamine② 302
Chlorpromazine—Benzatropine② 303
Chlorpromazine—Benztropine② 303
Chlorpromazine—Bromocriptine③ 303
Chlorpromazine—Carbamazepine② 304
Chlorpromazine—Celecoxib② 307
Chlorpromazine—Chloral Hydrate② 412
Chlorpromazine—Chloroquine② 310
Chlorpromazine—Chlorpheniramine① 1037

Chlorpromazine—Cimetidine② 309
Chlorpromazine—Clonidine④ 66
Chlorpromazine—Diazoxide② 302
Chlorpromazine—Digoxin② 128
Chlorpromazine—Dihydroergotoxine① 1049
Chlorpromazine—Epinephrine① 21
Chlorpromazine—Ethanol② 307
Chlorpromazine—Ethyl Alcohol② 307
Chlorpromazine—Flecainide② 167
Chlorpromazine—Fluoxetine② 305
Chlorpromazine—Guanethidine① 76
Chlorpromazine—Halothane② 307
Chlorpromazine—Imipramine② 337
Chlorpromazine—Insulin③ 713
Chlorpromazine—Levodopa② 303
Chlorpromazine—Lithium Carbonate② 304
Chlorpromazine—Meperidine② 481
Chlorpromazine—Methaqualone② 307
Chlorpromazine—Metoclopramide② 309
Chlorpromazine—Metrizamide④ 1068
Chlorpromazine—Morphine① 469
Chlorpromazine—Oral Contraceptive Agents③ 310
Chlorpromazine—Pethidine② 481
Chlorpromazine—Phencyclidine① 444
Chlorpromazine—Phenelzine② 305
Chlorpromazine—Phenobarbital② 306
Chlorpromazine—Phenytoin② 304
Chlorpromazine—Phenytoin② 261
Chlorpromazine—Piperazine② 931
Chlorpromazine—Prednisone② 761
Chlorpromazine—Propranolol② 41
Chlorpromazine—Tetrabenazine② 304
Chlorpromazine—Trazodone② 304
Chlorpromazine—Valdecoxib② 308
Chlorpromazine—Venlafaxine 305
Chlorpromazine—Vomitus Gravidarum② 302
Chlorpromazine—Warfarin② 565
Chlorpromazine—Zolpidem③ 411
Chlorpropamide—Alcohol, Ethyl① 729
Chlorpropamide—Allopurinol③ 729
Chlorpropamide—Aspirin② 729
Chlorpropamide—Clofibrate② 728
Chlorpropamide—Cortisone② 731
Chlorpropamide—Cyclophosphamide③ 732
Chlorpropamide—Desmopressin② 688
Chlorpropamide—Ethanol① 729
Chlorpropamide—Ethyl Alcohol① 729
Chlorpropamide—Furosemide② 731
Chlorpropamide—Hydrochlorothiazide② 730
Chlorpropamide—Nortriptyline③ 728
Chlorpropamide—Probenecid③ 730
Chlorpropamide—Propylthiouracil② 710
Chlorpropamide—SMZ① 731
Chlorpropamide—Sulfamethoxazole① 731
Chlorprothixene—Diazepam② 379
Chlortetracycline—Penicillin② 813
Chlorthalidone—Warfarin③ 583
Cholestyramine—Acetaminophen③ 521
Cholestyramine—Amiodarone③ 172
Cholestyramine—Calcitriol② 1059
Cholestyramine—Cortisol③ 758
Cholestyramine—Digoxin② 127
Cholestyramine—Doxepin③ 351
Cholestyramine—Ezetimibe① 239
Cholestyramine—Flecainide④ 168
Cholestyramine—Furosemide② 697
Cholestyramine—Fusidate Sodium③ 840
Cholestyramine—Hydrochlorothiazide② 694
Cholestyramine—Hydrocortisone② 758
Cholestyramine—Hypertriglyceridemia② 203
Cholestyramine—Iopanoic Acid② 1068
Cholestyramine—Levothyroxine② 707
Cholestyramine—Methotrexate② 944
Cholestyramine—Mycophenolate Mofetil① 1025
Cholestyramine—Naproxen③ 520
Cholestyramine—Paracetamol③ 521

Cholestyramine－Spironolactone③ 701
Cholestyramine－Sulfasalazine③ 792
Cholestyramine－Sulphasalazine③ 792
Cholestyramine－Thyroxine② 707
Cholestyramine－Warfarin② 562
Chronic Obstructive Pulmonary Disease－Sodium Nitroprusside① 86
Cialis－Tipranavir/Ritonavir① 199
Cibenzoline－Cimetidine② 161
Ciclopirox－Acenocoumarol② 552
Ciclosporin－Aliskiren② 94
Ciclosporin－Amphotericin B② 1002
Ciclosporin－Berberine② 1007
Ciclosporin－Chloroquine② 1005
Ciclosporin－Ciprofloxacin③ 1000
Ciclosporin－Clarithromycin② 1001
Ciclosporin－Diltiazem① 995
Ciclosporine－Rivaroxaban② 612
Ciclosporin－Ezetimibe① 996
Ciclosporin－Grapefruit Juice① 1007
Ciclosporin－Indinavir② 1004
Ciclosporin－Influenza Vaccine① 1031
Ciclosporin－Kanamycin③ 1001
Ciclosporin－Ketoconazole② 1002
Ciclosporin－Methoxsalen② 1007
Ciclosporin－Methyltestosterone② 1000
Ciclosporin－Metoclopramide② 998
Ciclosporin－Micafungin② 1003
Ciclosporin－Mycophenolate Mofetil① 1028
Ciclosporin－Natalizumab② 1006
Ciclosporin－Octreotide② 999
Ciclosporin－Omeprazole② 999
Ciclosporin－Orlistat② 1006
Ciclosporin－Other Drugs② 1013
Ciclosporin－Pantoprazole③ 999
Ciclosporin－Phenytoin③ 996
Ciclosporin－Pomelo Pulp② 1008
Ciclosporin－Pravastatin② 995
Ciclosporin－Rifampin② 1002
Ciclosporin－Rivaroxaban② 612
Ciclosporin－Simvastatin① 216
Ciclosporin－Sirolimus② 1005
Ciclosporin－Sitagliptin③ 752
Ciclosporin－Spironolactone② 702
Ciclosporin－Sulfamethazine＋Trimethoprim③ 1000
Ciclosporin－Tacrolimus② 1005
Ciclosporin－Tigecycline③ 1001
Ciclosporin－Toxoids③ 1032
Cidofovir－Probenecid③ 875
Cifenline－Cimetidine② 161
Cilostazol－Ginkgo Biloba③ 621
Cilostazol－Other Drugs① 621
Cilostazol－Rifampicin① 620
Cilostazol－Rifampin① 620
Cilostazol－Ritonavir② 620
Cimetidine－Alcohol，Ethyl③ 428
Cimetidine－Aluminum Hydroxide③ 663
Cimetidine－Amiodarone② 173
Cimetidine－Butoctamide Semisuccinate② 416
Cimetidine－Caffeine① 244
Cimetidine－Captopril④ 663
Cimetidine－Carbamazepine③ 285
Cimetidine－Carbenoxolone③ 676
Cimetidine－Carmustine② 943
Cimetidine－Chlormethiazole② 415
Cimetidine－Chloroquine③ 924
Cimetidine－Chlorpromazine② 309
Cimetidine－Cibenzoline② 161
Cimetidine－Cifenline② 161
Cimetidine－Colchicine② 536
Cimetidine－Diazepam① 383
Cimetidine－Digoxin③ 132
Cimetidine－Diltiazem② 187
Cimetidine－Dofetilide① 179
Cimetidine－Ethanol③ 428
Cimetidine－Ethyl Alcohol③ 428
Cimetidine－Femoxetine② 355

Cimetidine－Ferrous Sulfate② 628
Cimetidine－Flecainide② 168
Cimetidine－Fluorouracil② 952
Cimetidine－Imipramine③ 343
Cimetidine－Indomethacin② 516
Cimetidine－Itraconazole② 665
Cimetidine－Ketoconazole② 856
Cimetidine－Lidocaine① 164
Cimetidine－Lincomycin③ 821
Cimetidine－Magnesium Oxide② 672
Cimetidine－Mebendazole③ 932
Cimetidine－Metformin③ 737
Cimetidine－Metoclopramide③ 664
Cimetidine－Metronidazole③ 808
Cimetidine－Mirtazapine② 358
Cimetidine－Moclobemide② 364
Cimetidine－Moricizine② 170
Cimetidine－Morphine② 473
Cimetidine－Nifedipine③ 103
Cimetidine－Norfloxacin② 797
Cimetidine－Octreotide③ 664
Cimetidine－Pefloxacin② 797
Cimetidine－Pentamidine② 937
Cimetidine－Phenobarbital③ 663
Cimetidine－Phenytoin② 270
Cimetidine－Praziquantel② 934
Cimetidine－Procainamide② 156
Cimetidine－Propantheline③ 664
Cimetidine－Propranolol① 46
Cimetidine－Quinidine③ 150
Cimetidine－Scoline③ 463
Cimetidine－Sildenafil② 195
Cimetidine－Streptomycin② 824
Cimetidine－Succinylcholine③ 463
Cimetidine－Sucralfate② 674
Cimetidine－Tacrine② 7
Cimetidine－Terbinafine② 871
Cimetidine－Tetracycline③ 833
Cimetidine－Tetrahydroaminacrine② 7
Cimetidine－Theophylline① 640
Cimetidine－Timolol① 49
Cimetidine－Tocainide② 164
Cimetidine－Tolbutamide② 725
Cimetidine－Verapamil② 184
Cimetidine－Warfarin① 582
Cinacalcet－Dextromethorphan② 657
Cinacalcet－Other Drugs② 1066
Cinchophen－Dicumarol② 548
Ciprofloxacin－2′,3′-Dideoxyinosine② 802
Ciprofloxacin－Aluminum Hydroxide② 801
Ciprofloxacin－Calcium Polycarbophil① 803
Ciprofloxacin－Calcium-fortified Orange Juice② 802
Ciprofloxacin－Ciclosporin③ 1000
Ciprofloxacin－Clozapine② 321
Ciprofloxacin－Cyclosporin A③ 1000
Ciprofloxacin－Cyclosporine③ 1000
Ciprofloxacin－Didanosine② 802
Ciprofloxacin－Epilepsy② 799
Ciprofloxacin－Ferrous Sulfate② 801
Ciprofloxacin－Ibuprofen② 800
Ciprofloxacin－Indomethacin② 516
Ciprofloxacin－Indomethacin② 800
Ciprofloxacin－Neonate and Juvenile① 799
Ciprofloxacin－Probenecid② 800
Ciprofloxacin－Ropivacaine② 445
Ciprofloxacin－Sucralfate② 801
Ciprofloxacin－Theophylline① 642
Ciprofloxacin－Warfarin② 587
Ciprofloxacin－Zinc③ 803
Cirrhosis－Furosemide① 697
Cisapride－Aprepitant② 679
Cisapride－Atropine② 678
Cisapride－Erythromycin② 678
Cisapride－Ketoconazole① 679
Cisapride－Phenobarbital② 374
Cisapride－Simvastatin② 678

Cisapride—Simvastatin② 678
Cisapride—Terfenadine① 1039
Cisplatin—2-aminoethoxydiphenyl borate③ 969
Cisplatin—Aluminum① 968
Cisplatin—Bleomycin② 953
Cisplatin—Diazoxide③ 968
Cisplatin—Ethacrynic Acid② 700
Cisplatin—Gentamicin② 968
Cisplatin—Ifosfamide② 941
Cisplatin—Lithium Carbonate③ 335
Cisplatin—Methotrexate② 949
Cisplatin—Valproic Acid② 280
Citalopram—Omeprazole① 354
Clarithromycin—Alfuzosin① 34
Clarithromycin—Bosentan② 657
Clarithromycin—Bromocriptine② 253
Clarithromycin—Buprenorphine② 493
Clarithromycin—Ciclosporin② 1001
Clarithromycin—Conivaptan① 689
Clarithromycin—Cyclosporin A② 1001
Clarithromycin—Cyclosporine② 1001
Clarithromycin—Disopyramide② 159
Clarithromycin—Dronedarone① 176
Clarithromycin—Fentanyl② 489
Clarithromycin—Lansoprazol② 670
Clarithromycin—Montelukast② 654
Clarithromycin—Phenytoin② 272
Clarithromycin—Saxagliptin① 753
Clarithromycin—Sibutramine② 1071
Clarithromycin—Sildenafil① 196
Clarithromycin—Terfenadine① 1040
Clarithromycin—Triazolam② 395
Clindamycin—Gentamicin② 827
Clindamycin—Pancuronium Bromide② 449
Clindamycin—Streptomycin② 824
Clobazam—Carbamazepine② 295
Clobazam—Phenobarbital② 296
Clobazam—Phenytoin② 294
Clobazam—Valproic Acid② 295
Clofazimine—Antacids② 852
Clofazimine—Dapsone② 853
Clofibrate—Chlorpropamide② 728
Clofibrate—Furosemide② 697
Clofibrate—Hepatic Insufficiency② 201
Clofibrate—Insulin② 712
Clofibrate—Oral Contraceptive Agents③ 202
Clofibrate—Oral Contraceptives③ 202
Clofibrate—Phenytoin② 257
Clofibrate—Probenecid③ 202
Clofibrate—Propranolol② 201
Clofibrate—Renal Insufficiency② 201
Clofibrate—Warfarin① 562
Clonazepam—Carbamazepine③ 392
Clonazepam—Primidone④ 391
Clonazepam—Valproic Acid② 392
Clonidine—Amitriptyline② 67
Clonidine—Chlorpromazine④ 66
Clonidine—Fluphenazine③ 312
Clonidine—Hypertension① 65
Clonidine—Imipramine① 66
Clonidine—Levodopa③ 249
Clonidine—Mianserin① 68
Clonidine—Oral contraceptive agents③ 68
Clonidine—Propranolol① 65
Clonidine—Rifampicin④ 69
Clonidine—Rifampin④ 69
Clonidine—Tolbutamide④ 720
Clopidogrel—Efavirenz② 890
Clopidogrel—Omeprazole② 617
Clopidogrel—Oselltamivir② 877
Clopidogrel—Repaglinide① 743
Clopidogrel—Sibutramine② 1070
Clopidogrel—Warfarin② 580
Cloxacillin—Warfarin② 588
Clozapine—Ciprofloxacin② 321
Clozapine—Fluvoxamine① 319

Clozapine—Influenza Vaccine③ 321
Clozapine—Smoking① 322
CNS Depressants—Ketamine② 441
Cobicistat—Apixaban① 607
Cobicistat—Edoxaban① 607
Cobicistat—Rivaroxaban① 607
Codeine/Paracetamol—Levomepromazine② 475
Codeine—Acetaminophen① 475
Codeine—Ketoconazole② 476
Codeine—Paracetamol① 475
Codeine—Quinidine① 475
Colaspase—Vincristine④ 958
Colchicine—Cimetidine② 536
Colchicine—Fluindione③ 604
Colesevelam—Glibenclamide② 733
Colesevelam—Glybenclamide② 733
Colesevelam—Glyburide② 733
Colesevelam—Verapamil② 182
Colestipol—Chlorothiazide③ 695
Colestipol—Tetracycline② 831
Colestyramine—Ezetimibe① 239
Colestyramine—Propranalol② 40
Colestyramine—Tolbutamide② 722
Colistimethate—Cephalothin② 840
Common Cold—Chlorpheniramine① 1037
Congestive Heart Failure—Propranolol① 36
Conivaptan—Amlodipine① 107
Conivaptan—Clarithromycin① 689
Conivaptan—Digoxin① 134
Conivaptan—Itraconazole① 690
Conivaptan—Midazolam① 401
Conivaptan—Ritonavir① 691
Conivaptan—Simvastatin② 215
COPP—Digoxin② 142
Coronary Artery Disease—Hydralazine① 84
Coronary Insufficiency—Methacholine② 2
Cortisol—Cholestyramine③ 758
Cortisol—Growth Hormone② 759
Cortisol—Mifepristone① 758
Cortisol—Severe Allergic Reaction② 758
Cortisol—Severe Infection② 758
Cortisol—Somatotropin② 759
Cortisone—Chlorpropamide② 731
Cortisone—Ritodrine① 19
Cositecan—Phenobarbital② 958
Cranberry Juice—Diclofenac④ 518
Cranberry Juice—Warfarin② 601
Crohn's disease—Verapamil② 180
Curcumin—Sulfasalazine② 793
Curcumin—Sulphasalazine② 793
Cyanocobalamin—Omeprazole② 1054
Cyclophosphamide+Fluorouracil+Methotrexate—Hydrochlorothiazide
    ③ 941
Cyclophosphamide—Allopurinol① 940
Cyclophosphamide—Chloramphenicol③ 940
Cyclophosphamide—Chloroquine② 941
Cyclophosphamide—Chlorpropamide③ 732
Cyclophosphamide—Diazepam③ 939
Cyclophosphamide—Digoxin② 143
Cyclophosphamide—Morphine③ 940
Cyclophosphamide—Phenobarbital② 939
Cyclophosphamide—Prednisone③ 940
Cyclophosphamide—Scoline② 464
Cyclophosphamide—Succinylcholine② 464
Cyclopropane—Digoxin② 130
Cycloserine—Alcohol，Ethyl② 850
Cycloserine—Epilepsy① 850
Cycloserine—Ethanol② 850
Cycloserine—Ethionamide③ 851
Cycloserine—Ethyl Alcohol② 850
Cyclosporin A—Aliskiren② 94
Cyclosporin A—Amphotericin B② 1002
Cyclosporin A—Berberine② 1007
Cyclosporin A—Chloroquine② 1005
Cyclosporin A—Ciprofloxacin③ 1000
Cyclosporin A—Clarithromycin② 1001

Cyclosporin A—Digoxin① 143
Cyclosporin A—Diltiazem① 995
Cyclosporin A—Ezetimibe① 996
Cyclosporin A—Grapefruit Juice① 1007
Cyclosporin A—Indinavir② 1004
Cyclosporin A—Influenza Vaccine① 1031
Cyclosporin A—Kanamycin③ 1001
Cyclosporin A—Ketoconazole② 1002
Cyclosporin A—Methoxsalen② 1007
Cyclosporin A—Methyltestosterone② 1000
Cyclosporin A—Metoclopramide② 998
Cyclosporin A—Micafungin② 1003
Cyclosporin A—Mycophenolate Mofetil① 1028
Cyclosporin A—Natalizumab② 1006
Cyclosporin A—Octreotide② 999
Cyclosporin A—Omeprazole② 999
Cyclosporin A—Orlistat② 1006
Cyclosporin A—Other Drugs② 1013
Cyclosporin A—Pantoprazole③ 999
Cyclosporin A—Phenytoin③ 996
Cyclosporin A—Pomelo Pulp② 1008
Cyclosporin A—Pravastatin② 995
Cyclosporin A—Rifampin② 1002
Cyclosporin A—Sirolimus② 1005
Cyclosporin A—Sitagliptin③ 752
Cyclosporin A—Sulfamethazine＋Trimethoprim③ 1000
Cyclosporin A—Tacrolimus② 1005
Cyclosporin A—Tezosentan② 658
Cyclosporin A—Tigecycline③ 1001
Cyclosporin A—Toxoids③ 1032
Cyclosporine—Aciclovir③ 874
Cyclosporine—Acyclovir③ 874
Cyclosporine—Aliskiren② 94
Cyclosporine—Amphotericin B② 1002
Cyclosporine—Berberine② 1007
Cyclosporine—Caspofungin② 872
Cyclosporine—Chloroquine② 1005
Cyclosporine—Ciprofloxacin③ 1000
Cyclosporine—Clarithromycin② 1001
Cyclosporine—Digoxin① 143
Cyclosporine—Diltiazem① 995
Cyclosporine—Ezetimibe① 996
Cyclosporine—FK463② 1003
Cyclosporine—FK-506② 1005
Cyclosporine—Grapefruit Juice① 1007
Cyclosporine—Indinavir② 1004
Cyclosporine—Influenza Vaccine① 1031
Cyclosporine—Influenza Virus Vaccine① 1031
Cyclosporine—Kanamycin③ 1001
Cyclosporine—Ketoconazole② 1002
Cyclosporine—*Licorice*② 1010
Cyclosporine—*liquiritiaglycyrrhiza*② 1010
Cyclosporine—Liquorice② 1010
Cyclosporine—Lovastatin② 211
Cyclosporine—Methoxsalen② 1007
Cyclosporine—Methyltestosterone② 1000
Cyclosporine—Metoclopramide② 998
Cyclosporine—Micafungin② 1003
Cyclosporine—Minoxidil② 85
Cyclosporine—Mycophenolate Mofetil① 1028
Cyclosporine—Natalizumab② 1006
Cyclosporine—Octreotide② 999
Cyclosporine—Omeprazole② 999
Cyclosporine—Orlistat② 1006
Cyclosporine—Other Drugs② 1013
Cyclosporine—Pantoprazole③ 999
Cyclosporine—Phenytoin③ 996
Cyclosporine—Pomelo Pulp② 1008
Cyclosporine—Pravastatin② 995
Cyclosporine—*Radixliquiritiae*② 1010
Cyclosporine—Rifampicin② 1002
Cyclosporine—Rifampin② 1002
Cyclosporine—Rosuvastatin② 234
Cyclosporine—Simvastatin① 216
Cyclosporine—Sirolimus② 1005
Cyclosporine—Sitagliptin③ 752

Cyclosporine—Spironolactone② 702
Cyclosporine—St. John'swort① 1009
Cyclosporine—Sulfamethazine＋Trimethoprim③ 1000
Cyclosporine—Tacrolimus② 1005
Cyclosporine—Tezosentan② 658
Cyclosporine—Ticagrelor② 997
Cyclosporine—Tigecycline③ 1001
Cyclosporine—Toxoids③ 1032
Cyclosporine—Verapamil② 185
Cyclosporin—Simvastatin① 216
CYP3A4—Ivermetin② 936
Cyproheptadine—Phenelzine① 1038
Cyproterone—Alcohol，Ethyl② 775
Cyproterone—Ethanol② 775
Cyproterone—Ethyl Alcohol② 775
Cysteine—Gantacurium② 451
Cytarabine—Dipyridamole③ 952
Cytarabine—Methotrexate③ 949
Cytosine Arabinoside—Dipyridamole③ 952

D

Dabigatran Etexilate—Rifampicin② 605
Dabigatran Etexilate—Rifampin② 605
Dabigatran Etexilate—Verapamil② 604
Dabrafenib—Ketoconazole① 987
Dairy Products—Tetracycline① 831
Dalfopristin/Quinupristin—Erythromycin① 818
Danazol—Carbamazepine① 287
Danazol—Lovastatin② 207
Danshen Extract—Midazolam② 407
Dantrolene—Pancuronium Bromide② 449
Dantrolene—Scoline② 462
Dantrolene—Succinylcholine② 462
Dantrolene—Verapamil③ 183
Dapsone—2′,3′-Dideoxyinosine② 852
Dapsone—Clofazimine② 853
Dapsone—Didanosine② 852
Dapsone—G-6-PD Deficiency① 851
Dapsone—Probenecid③ 852
Dapsone—Rifampicin③ 852
Dapsone—Rifampin③ 852
Daptomycin—Gentamicin② 823
Darunavir/Ritonavir—Ketoconazole② 909
Darunavir/Ritonavir—Rosuvastatin② 233
Darunavir—Other Drugs① 910
Debrisoquine—Amodiaquine② 80
Debrisoquine—Fenfluramine② 80
Debrisoquine—Phenylephrine② 23
Debrisoquine—Pizotifen② 81
Deferasirox—Midazolam② 405
Deferasirox—Repaglinide① 745
Deferasirox—Rifampicin② 1072
Deferasirox—Rifampin② 1072
Deferoxamine—Ascorbic Acid② 1071
Deferoxamine—Prochlorperazine① 1071
Deferoxamine—Vitamin C② 1071
Dehusked *Garcinia kola* Seed—Quinine③ 922
Delavirdine—Carbamazepine① 886
Delavirdine—Rifabutin① 888
Delavirdine—Saquinavir① 899
Delavirdine—Sildenafil① 197
Delavirdine—Warfarin① 593
Demeclocycline—Desmopressin② 689
Dendritic Keratitis—Prednisolone① 763
Denzimol—Phenytoin② 261
Deramciclane—Desipramine② 346
Desferrioxamine—Ascorbic Acid② 1071
Desferrioxamine—Prochlorperazine① 1071
Desferrioxamine—Vitamin C② 1071
Desipramine—Deramciclane② 346
Desipramine—Duloxetine② 345
Desipramine—Guanethidine① 77
Desipramine—Methadone② 346
Desipramine—Paroxetine① 345
Desipramine—Phenylbutazone③ 528
Desipramine—Propranolol③ 41

Desipramine—Terbinafine① 346
Desmopressin—Alcohol，Ethyl② 688
Desmopressin—Chlorpropamide② 688
Desmopressin—Demeclocycline② 689
Desmopressin—Ethanol② 688
Desmopressin—Ethyl Alcohol② 688
Desmopressin—Indomethacin② 688
Desmopressin—Lithium Carbonate② 687
Desogestrel—Itraconazole② 776
Desogestrel—Rifampicin① 775
Desogestrel—Rifampin① 775
Dexamethasone—Aminoglutethimide② 769
Dexamethasone—Aprepitant② 770
Dexamethasone—Carbamazepine② 768
Dexamethasone—Ephedrine③ 767
Dexamethasone—Fosaprepitant② 770
Dexamethasone—Phenobarbital② 769
Dexamethasone—Phenytoin② 768
Dexamethasone—Praziquantel② 935
Dexamethasone—Primidone③ 768
Dexloxiglumide—Ketoconazole③ 682
Dexmedetomidine—Midazolam② 18
Dexmethasone—Mycophenolate Mofetil② 1027
Dexpanthenol—Scoline② 464
Dexpanthenol—Succinylcholine② 464
Dextran—Ancrod② 615
Dextran—Heparin② 545
Dextran—Kanamycin③ 830
Dextroamphetamine—Guanethidine② 75
Dextromethorphan—Cinacalcet② 657
Dextromethorphan—Fluoxetine① 655
Dextromethorphan—Phenelzine② 656
Dextromethorphan—Valdecoxib② 656
Dextromoramide—Troleandomycin③ 489
Dextropropoxyphene—Alprazolam② 398
Dextropropoxyphene—Food③ 501
Dextropropoxyphene—Phenobarbital③ 372
Dextropropoxyphene—Phenytoin② 266
Dextropropoxyphene—Propranolol③ 45
Dextropropoxyphene—Smoking③ 501
DFP—Edaravone② 1073
Diabetes—Acetylsalicylic Acid② 506
Diabetes—Aspirin② 506
Diabetes—Ethionamide① 851
Diabetes—Growth Hormone① 1067
Diabetes—Niacin② 1060
Diabetes—Nicotinic Acid② 1060
Diabetes—Propranolol① 37
Diabetes—Somatotropin① 1067
Diazepam—Alcohol，Ethyl② 381
Diazepam—Aluminum Hydroxide④ 383
Diazepam—Aminophylline② 383
Diazepam—Buprenorphine② 492
Diazepam—Chlorprothixene② 379
Diazepam—Cimetidine① 383
Diazepam—Cyclophosphamide③ 939
Diazepam—Digoxin② 129
Diazepam—Disulfiram③ 381
Diazepam—Erythromycin② 385
Diazepam—Ethanol② 381
Diazepam—Ethyl Alcohol② 381
Diazepam—Flumazenil① 380
Diazepam—Fluoxetine② 379
Diazepam—Gallamine③ 456
Diazepam—Gentamicin② 825
Diazepam—Isoniazid② 386
Diazepam—Ketamine② 440
Diazepam—Ketoconazole② 387
Diazepam—Levodopa③ 251
Diazepam—Levothyroxine③ 709
Diazepam—Lithium Carbonate③ 330
Diazepam—Meperidine③ 382
Diazepam—Nefazodone② 380
Diazepam—Omeprazole② 384
Diazepam—Oral Contraceptive Agents③ 385
Diazepam—Oral Contraceptives③ 385

Diazepam—Pethidine③ 382
Diazepam—Phenytoin② 378
Diazepam—Phenytoin③ 265
Diazepam—Plastic Materials① 1062
Diazepam—Promethazine③ 389
Diazepam—Propranolol③ 378
Diazepam—Rifampicin③ 387
Diazepam—Rifampin③ 387
Diazepam—Ritonavir② 388
Diazepam—Smoking③ 390
Diazepam—Streptomycin② 823
Diazepam—Thyroxine③ 709
Diazepam—Valdecoxib② 382
Diazoxide—Aortic Aneurysm② 85
Diazoxide—Chlorpromazine② 302
Diazoxide—Cisplatin③ 968
Diazoxide—Hydralazine① 86
Diazoxide—Phenytoin② 256
Diazoxide—Pregnancy① 86
Diazoxide—Tolbutamide② 720
Dichloralphenazone—Phenytoin③ 265
Dichloralphenazone—Warfarin① 568
Diclofenac—Cranberry Juice④ 518
Diclofenac—Hydralazine② 85
Diclofenac—Quinidine③ 517
Dicoumarol—Allopurinol② 548
Dicoumarol—Antiacids③ 548
Dicoumarol—Insulin② 714
Dicoumarol—Omeprazole② 549
Dicoumarol—Phenformin② 549
Dicumarol—Aminoglutethimide② 967
Dicumarol—Carbon Tetrachloride④ 551
Dicumarol—Chloramphenicol② 550
Dicumarol—Cinchophen② 548
Dicumarol—Diethylcarbamazine② 551
Dicumarol—Fludiazepam① 547
Dicumarol—Flupirtine② 548
Dicumarol—Methylphenidate③ 546
Dicumarol—Oral Contraceptive Agents② 550
Dicumarol—Oral Contraceptives② 550
Dicumarol—Phenobarbital① 547
Dicumarol—Phenytoin② 546
Dicumarol—Prednisone② 549
Didanosine—Allopurinol② 882
Didanosine—Ciprofloxacin② 802
Didanosine—Dapsone② 852
Didanosine—Ethambutol② 883
Didanosine—Food② 882
Didanosine—Ganciclovir② 884
Didanosine—Hydroxyurea① 885
Didanosine—Indinavir② 904
Didanosine—Isoniazid② 883
Didanosine—Ketoconazole② 857
Didanosine—Methadone② 882
Didanosine—Pentamidine② 885
Didanosine—Ranitidine③ 883
Didanosine—Ribavirin② 884
Didanosine—Stavudine① 881
Didanosine—Tenofovir② 884
Didanosine—Tetracycline② 834
Dietary Fibre—Amoxicillin③ 815
Diethylcarbamazine—Dicumarol② 551
Digestive Ulce—Aspirin② 505
Digestive Ulcer—Acetylsalicylic Acid② 505
Digestive Ulcer—Methacholine② 1
Digestive Ulcer—Prednisone② 759
Digitalis—Carbenoxolone① 117
Digitalis—Edrophonium② 116
Digitalis—Fludiazepam② 116
Digitalis—Phenytoin② 116
Digitoxin—Aminoglutethimide③ 118
Digitoxin—Apazone② 118
Digitoxin—Azapropazone③ 118
Digitoxin—Phenobarbital② 117
Digitoxin—Phenylbutazone③ 118
Digitoxin—Reserpine③ 117

Digitoxin－Rifampicin② 118
Digitoxin－Rifampin② 118
Digoxin－Adrenaline① 120
Digoxin－Aluminum Hydroxide② 132
Digoxin－Amiloride② 136
Digoxin－Amiodarone① 124
Digoxin－Amphotericin B② 140
Digoxin－Atorvastatin② 126
Digoxin－Calcium Chloride（Intravenous）② 144
Digoxin－Captopril③ 121
Digoxin－Cardiac Infarction② 119
Digoxin－Carvedilol② 120
Digoxin－Chloroquine② 141
Digoxin－Chlorpromazine② 128
Digoxin－Cholestyramine② 127
Digoxin－Cimetidine③ 132
Digoxin－Conivaptan① 134
Digoxin－COPP② 142
Digoxin－Cyclophosphamide② 143
Digoxin－Cyclopropane② 130
Digoxin－Cyclosporin A① 143
Digoxin－Cyclosporine① 143
Digoxin－Diazepam② 129
Digoxin－Diltiazem① 126
Digoxin－Disopyramide③ 123
Digoxin－Dronedarone① 125
Digoxin－Edrophonium② 5
Digoxin－Erythromycin① 138
Digoxin－Etravirine③ 141
Digoxin－Fenoldopam② 121
Digoxin－Flecainide② 124
Digoxin－Furosemide② 135
Digoxin－Glucocorticoids② 137
Digoxin－Glucose② 144
Digoxin－Hydrated Aluminum Silicate② 134
Digoxin－Hydroxychloroquine② 142
Digoxin－Hyperthyroidism② 119
Digoxin－Hypokaliemia① 119
Digoxin－Hypothyroidism② 119
Digoxin－Ibuprofen② 130
Digoxin－Imipramine② 128
Digoxin－Indomethacin② 131
Digoxin－Itraconazole① 140
Digoxin－Kaolin② 134
Digoxin－Lovastatin② 203
Digoxin－Medicinal Charcoal③ 133
Digoxin－Methyldopa③ 71
Digoxin－Metoclopramide② 133
Digoxin－Mifepristone① 137
Digoxin－Neomycin② 139
Digoxin－Paraaminosalicylic Acid③ 140
Digoxin－Penicillamine② 144
Digoxin－Prazosin② 81
Digoxin－Procaine② 130
Digoxin－Propafenone② 124
Digoxin－Propantheline① 133
Digoxin－Propranolol③ 38
Digoxin－Psyllium③ 134
Digoxin－Quinidine＋Pentobarbital① 123
Digoxin－Quinidine① 122
Digoxin－Reserpine② 120
Digoxin－Spironolactone③ 135
Digoxin－Succinylcholine② 130
Digoxin－Sucralfate② 132
Digoxin－Sulfasalazine② 138
Digoxin－Telaprevir② 140
Digoxin－Tetracycline① 139
Digoxin－Thyroid② 136
Digoxin－Ticagrelor② 131
Digoxin－Trazodone③ 129
Digoxin－Trimethoprim② 138
Digoxin－Verapamil① 125
Dihydroergotamine－Nitroglycerin② 1051
Dihydroergotoxine－Chlorpromazine① 1049
Diltiazem－Amiodarone② 172
Diltiazem－Amlodipine② 107

Diltiazem－Ciclosporin① 995
Diltiazem－Cimetidine② 187
Diltiazem－Cyclosporin A① 995
Diltiazem－Cyclosporine① 995
Diltiazem－Digoxin① 126
Diltiazem－Encainide③ 169
Diltiazem－Nifedipine③ 102
Diltiazem－Ranolazine② 192
Diltiazem－Rapamycin② 1021
Diltiazem－Sirolimus② 1021
Dimenhydrinate－Streptomycin② 823
Dimethylsulfoxide－Sulindac② 519
Diphenhydramine－Alcohol，Ethyl② 431
Diphenhydramine－BETALOC② 56
Diphenhydramine－Ethanol② 431
Diphenhydramine－Ethyl Alcohol② 431
Diphenhydramine－Methaqualone② 414
Diphenhydramine－Metoprolol② 56
Diphenhydramine－Neostigmine② 5
Diphenhydramine－Para-aminosalicylic Acid③ 845
Diphenhydramine－Pilocarpine② 3
Diphenhydramine－Temazepam② 391
Diphenoxylate－Phenobarbital② 374
Dipyridamole－Adenosine② 188
Dipyridamole－Ara-C③ 952
Dipyridamole－Cytarabine③ 952
Dipyridamole－Cytosine Arabinoside③ 952
Dipyridamole－Warfarin③ 580
Dipyrone－Acetylsalicylicacid② 510
Dipyrone－Aspirin② 510
Disodium Etidronate－Calcium Gluconate② 1066
Disopyramide－Amrinone② 144
Disopyramide－Atropine② 157
Disopyramide－Clarithromycin② 159
Disopyramide－Digoxin③ 123
Disopyramide－Erythromycin② 160
Disopyramide－Glaucoma① 157
Disopyramide－Lansoprazole② 159
Disopyramide－Lidocaine③ 163
Disopyramide－Phenobarbital② 159
Disopyramide－Phenytoin③ 158
Disopyramide－Pindolol① 157
Disopyramide－Quinidine③ 158
Disopyramide－Rifampicin③ 161
Disopyramide－Rifampin③ 161
Disopyramide－Warfarin③ 556
Disulfiram－Alcohol，Ethyl① 427
Disulfiram－Amitriptyline③ 349
Disulfiram－Chlordiazepoxide② 390
Disulfiram－Diazepam③ 381
Disulfiram－Ethanol① 427
Disulfiram－Ethyl Alcohol① 427
Disulfiram－Ethylene Dibromide① 1072
Disulfiram－Isoniazid③ 841
Disulfiram－Methyldopa③ 73
Disulfiram－Metronidazole② 807
Disulfiram－Omeprazole② 432
Disulfiram－Paraldehyde④ 413
Disulfiram－Perphenazine③ 311
Disulfiram－Phenobarbital② 372
Disulfiram－Phenytoin① 266
Disulfiram－Theophylline② 636
Disulfiram－Warfarin② 570
Diuretics－Tetracycline① 833
DMSO－Sulindac② 519
Dobutamine－Atrial Fibrillation① 26
Dobutamine－Halothane① 145
Dofetilide－Cimetidine① 179
Dofetilide－Verapamil① 178
Dolutegravir－Efavirenz② 916
Domperidone－Ketoconazole② 677
Dopamine－Ergonovine② 1049
Dopamine－Phenelzine① 26
Dopamine－Phenytoin① 256
Dopamine－Shock① 25
Doxapram－Sodium Bicarbonate① 247

Doxepin—Cholestyramine③ 351
Doxepin—Propoxyphene③ 351
Doxorubicin—Azathioprine③ 994
Doxorubicin—Iron① 955
Doxorubicin—Lovastatin② 954
Doxorubicin—Paclitaxel② 956
Doxorubicin—Phenobarbital③ 955
Doxorubicin—Propranolol② 954
Doxycycline—Alcohol，Ethyl② 837
Doxycycline—Carbamazepine② 836
Doxycycline—Cefalexin② 816
Doxycycline—Cephalexin② 816
Doxycycline—Ethanol② 837
Doxycycline—Ethyl Alcohol② 837
Doxycycline—Fludiazepam② 837
Doxycycline—Phenobarbital② 836
Doxycycline—Phenytoin② 836
Doxycycline—Rifampicin③ 837
Doxycycline—Rifampin③ 837
Dried Yeast—Phenelzine① 1055
Dried Yeast—Sulfadiazine② 791
Dronedarone—BETALOC① 50
Dronedarone—Clarithromycin① 176
Dronedarone—Digoxin① 125
Dronedarone—Itraconazole① 177
Dronedarone—Metoprolol① 50
Droperidol＋Scopolamime—Phenelzine＋Perphenazine④ 362
Drugs—Breast-Feeding① 1083
Drugs—Pregnancy① 1075
Dsulfiram—Ritonavir① 902
Duloxetine—Chloroquine② 356
Duloxetine—Desipramine② 345
Duloxetine—Paroxetine② 355
Dyphylline—Probenecid② 650

E

Ebastine—Itraconazole② 1045
Ebastine—Rifampicin② 1046
Ebastine—Rifampin② 1046
Ebopiprant—Nifedipine② 105
Ecothiopate Iodide—Procaine② 445
Ecothiopate Iodide—Scoline① 458
Ecothiopate Iodide—Succinylcholine① 458
Ecstasy—Amfebutamone③ 30
Ecstasy—Bupropion③ 30
Ecstasy—Caffeine① 31
Ecstasy—Phenelzine① 32
Edaravone—Deferiprone② 1073
Edaravone—DFP② 1073
Edoxaban—Cobicistat① 607
Edrophonium—Acetazolamide① 5
Edrophonium—Digitalis② 116
Edrophonium—Digoxin② 5
Efavirenz—Carbamazepine① 890
Efavirenz—Clopidogrel② 890
Efavirenz—Dolutegravir② 916
Efavirenz—Ketoconazole② 858
Efavirenz—Lopinavir② 906
Efavirenz—Nilotinib② 976
Efavirenz—Phenobarbital① 889
Efavirenz—Rifampicin② 891
Efavirenz—Rifampin② 891
Efavirenz—Saquinavir① 899
Efavirenz—Voriconazole① 865
Eicosapentaenoic Acid—Gemfibrozil② 239
Elcatonin—Food② 1067
Eltrombopag—Rosuvastatin② 232
Elvitegravir/Cobicistat/Emtricitabine/Tenofovir—Food② 918
Encainide—Diltiazem③ 169
Encainide—Quinidine② 169
Enflurane—Amitriptyline② 438
Enflurane—Isoniazid② 439
Enflurane—Phenobarbital② 438
Enoxacin—Roflumilast③ 650
Entresto—Rosuvastatin② 226
Enzalutamide—Other Drugs① 964

EPA—Gemfibrozil② 239
Ephedrine—Amitriptyline② 28
Ephedrine—Dexamethasone③ 767
Ephedrine—Methyldopa③ 27
Ephedrine—Prostatic Hyperplasia② 27
Ephedrine—Reserpine② 27
Epilepsy—Amantadine② 254
Epilepsy—Ciprofloxacin② 799
Epilepsy—Cycloserine① 850
Epilepsy—Isoniazid② 841
Epilepsy—Piperazine① 931
Epinephrine—Arteriosclerosis① 19
Epinephrine—Barbiturates② 22
Epinephrine—Chlorpromazine① 21
Epinephrine—Digoxin① 120
Epinephrine—Halothane① 435
Epinephrine—Hypertension① 19
Epinephrine—Hyperthyroid① 19
Epinephrine—Imipramine① 22
Epinephrine—Insulin③ 711
Epinephrine—Levodopa③ 249
Epinephrine—Parenchymal Heart Disease① 19
Epipephrine—Pempidine① 21
Epinephrine—Phentolamine① 33
Epinephrine—Plastic Contact Lenses② 1064
Epinephrine—Propellants② 20
Epinephrine—Propranolol① 20
Epinephrine—Vasopressin② 687
Eplerenone—Ketoconazole① 703
Epoetin alfa—Antihypertensive Drugs② 112
Ergocalciferol—Hydrochlorothiazide② 1058
Ergoloid Mesylates—Ticlopidine② 616
Ergonovine—Dopamine② 1049
Ergot Alkaloids—Triptans① 1049
Ergotamine—Erythromycin① 1050
Ergotamine—Propranolol③ 1050
Ergotamine—Tetracycline② 1050
Erlotinib—Warfarin② 596
Erythromycin—Alfentanil② 491
Erythromycin—Amiodarone② 174
Erythromycin—Ammonium Chloride① 818
Erythromycin—Bexarotene① 1073
Erythromycin—Carbamazepine② 286
Erythromycin—Cisapride② 678
Erythromycin—Dalfopristin/Quinupristin① 818
Erythromycin—Diazepam② 385
Erythromycin—Digoxin① 138
Erythromycin—Disopyramide② 160
Erythromycin—Ergotamine① 1050
Erythromycin—Everolimus① 1023
Erythromycin—Grapefruit Juice② 819
Erythromycin—Kanamycin② 829
Erythromycin—Lactasin① 682
Erythromycin—Lincomycin③ 822
Erythromycin—Lovastatin② 208
Erythromycin—Methylprednisolone② 765
Erythromycin—Nadolol③ 58
Erythromycin—Oral Contraceptive Agents② 782
Erythromycin—Oral Contraceptives② 782
Erythromycin—Penicillin③ 813
Erythromycin—Prednisone② 762
Erythromycin—Propantheline③ 818
Erythromycin—Quetiapine① 325
Erythromycin—Saquinavir① 895
Erythromycin—SYNERCID① 818
Erythromycin—Terfenadine① 1039
Erythromycin—Theophylline① 643
Erythromycin—Valproic Acid② 280
Erythromycin—Voriconazole② 864
Erythromycin—Warfarin② 590
Erythropoietin—Antihypertensive Drugs② 112
Esaxerenone—Rifampicin② 110
Esomeprazole—Proguanil② 927
Esomeprazole—Thiopental② 443
Estradiol—Carbamazepine① 773
Estradiol—Meprobamate① 774

Estradiol－Phenobarbital① 774
Estradiol－Phenylbutazone② 774
Estradiol－Rifampicin① 774
Estradiol－Rifampin① 774
Estradiol－Topiramate② 773
Estrogen－Growth Hormone② 1068
Estrogens－Antihypertensive Drugs② 112
Estrogen－Somatotropin② 1068
Etamivan－Moclobemide① 247
Ethacrynic Acid－Cisplatin① 700
Ethacrynic Acid－Heparin③ 544
Ethacrynic Acid－Kanamycin① 829
Ethacrynic Acid－Warfarin② 584
Ethambutol－2′,3′-Dideoxyinosine② 883
Ethambutol－Aluminum Hydroxide② 849
Ethambutol－Didanosine② 883
Ethambutol－Isoniazid② 849
Ethambutol－Penicillamine② 850
Ethambutol－Rifampicin④ 849
Ethambutol－Rifampin④ 849
Ethanol－Abacavir② 885
Ethanol－Acetaminophen② 522
Ethanol－Acetylsalicylic Acid② 508
Ethanol－Acitretin① 1072
Ethanol－Amitriptyline② 425
Ethanol－Aspirin② 508
Ethanol－Atropine② 424
Ethanol－Bromocriptine② 253
Ethanol－Bromvaletone② 427
Ethanol－Butoctamide Semisuccinate② 416
Ethanol－Caffeine② 425
Ethanol－Cardio-vascular Diseases① 418
Ethanol－Cefoperazone② 430
Ethanol－Cerebro-vascular Diseases① 418
Ethanol－Chloral Hydrate② 426
Ethanol－Chlormethiazole② 415
Ethanol－Chlorpromazine② 307
Ethanol－Chlorpropamide① 729
Ethanol－Cimetidine③ 428
Ethanol－Cycloserine② 850
Ethanol－Cyproterone② 775
Ethanol－Diazepam② 381
Ethanol－Diphenhydramine② 431
Ethanol－Disulfiram① 427
Ethanol－Doxycycline② 837
Ethanol－Ethionamide③ 851
Ethanol－Fluvoxamine② 426
Ethanol－Furazolidone③ 429
Ethanol－Glutethimide② 427
Ethanol－Glyceryl Trinitrate② 191
Ethanol－Griseofulvin① 430
Ethanol－Guanethidine② 78
Ethanol－Halothane① 437
Ethanol－Hydromorphone① 428
Ethanol－Ink Cap Mushrooms③ 431
Ethanol－Isoniazid③ 430
Ethanol－Isotretinoin② 1053
Ethanol－Ketoconazole③ 430
Ethanol－Ketotifen③ 655
Ethanol－Meprobamate② 412
Ethanol－Methotrexate③ 944
Ethanol－Methylhydrazine② 431
Ethanol－Metoclopramide③ 429
Ethanol－Metronidazole② 429
Ethanol－Metronidazole② 807
Ethanol－Mianserin② 425
Ethanol－Monosulfiram③ 428
Ethanol－Morphine② 471
Ethanol－Moxisylyte② 33
Ethanol－Nitroglycerin② 191
Ethanol－Nitroglycerol② 191
Ethanol－Para-aminosalicylic Acid② 844
Ethanol－Paracetamol② 522
Ethanol－Phenelzine② 426
Ethanol－Phenformin② 429
Ethanol－Phenobarbital② 372

Ethanol－Phenylbutazone② 529
Ethanol－Phenytoin② 265
Ethanol－Procainamide③ 156
Ethanol－Procarbazine② 431
Ethanol－Propoxyphene② 500
Ethanol－Propranolol③ 44
Ethanol－Retinol② 1052
Ethanol－Tempidorm② 417
Ethanol－Tetrachloroethylene② 933
Ethanol－Tolazoline③ 424
Ethanol－Vareniclin② 423
Ethanol－Verapamil② 424
Ethanol－Vitamin A② 1052
Ethanol－Vitamin D③ 1057
Ethanol－Warfarin② 569
Ethchlorvynol－Warfarin② 569
Ether－Neomycin① 435
Ether－Propranolol① 44
Ethinyl Estradiol－Ascorbic Acid③ 775
Ethinyl Estradiol－Imipramine③ 344
Ethinyl Estradiol－Valdecoxib③ 775
Ethinyl Estradiol－Vitamin C③ 775
Ethinylestradiol－Ascorbic Acid③ 775
Ethinylestradiol－Valdecoxib② 775
Ethinylestradiol－Vitamin C③ 775
Ethionamide－Alcohol，Ethyl③ 851
Ethionamide－Cycloserine③ 851
Ethionamide－Diabetes① 851
Ethionamide－Ethanol③ 851
Ethionamide－Ethyl Alcohol③ 851
Ethionamide－Isoniazid② 843
Ethosuximide－Acetylsalicylic Acid③ 288
Ethosuximide－Aspirin③ 288
Ethosuximide－Carbamazepine③ 288
Ethosuximide－Isoniazid② 289
Ethosuximide－Phenytoin③ 259
Ethosuximide－Sodium Bicarbonate③ 289
Ethosuximide－Valproic Acid③ 288
Ethyl Alcohol－Abacavir② 885
Ethyl Alcohol－Acetaminophen② 522
Ethyl Alcohol－Acetylsalicylic Acid② 508
Ethyl Alcohol－Acitretin① 1072
Ethyl Alcohol－Amitriptyline② 425
Ethyl Alcohol－Aspirin② 508
Ethyl Alcohol－Atropine② 424
Ethyl Alcohol－Bromocriptine② 253
Ethyl Alcohol－Bromvaletone② 427
Ethyl Alcohol－Butoctamide Semisuccinate② 416
Ethyl Alcohol－Caffeine② 425
Ethyl Alcohol－Cardio-vascular Diseases① 418
Ethyl Alcohol－Cefoperazone② 430
Ethyl Alcohol－Cerebro-vascular Diseases① 418
Ethyl Alcohol－Chloral Hydrate② 426
Ethyl Alcohol－Chlormethiazole② 415
Ethyl Alcohol－Chlorpromazine② 307
Ethyl Alcohol－Chlorpropamide① 729
Ethyl Alcohol－Cimetidine③ 428
Ethyl Alcohol－Cycloserine② 850
Ethyl Alcohol－Cyproterone② 775
Ethyl Alcohol－Desmopressin② 688
Ethyl Alcohol－Diazepam② 381
Ethyl Alcohol－Diphenhydramine② 431
Ethyl Alcohol－Disulfiram① 427
Ethyl Alcohol－Doxycycline② 837
Ethyl Alcohol－Ethionamide③ 851
Ethyl Alcohol－Fluvoxamine② 426
Ethyl Alcohol－Furazolidone③ 429
Ethyl Alcohol－Glutethimide② 427
Ethyl Alcohol－Glyceryl Trinitrate② 191
Ethyl Alcohol－Griseofulvin① 430
Ethyl Alcohol－Guanethidine② 78
Ethyl Alcohol－Halothane① 437
Ethyl Alcohol－Hydromorphone① 428
Ethyl Alcohol－Ink Cap Mushrooms③ 431
Ethyl Alcohol－Isoniazid③ 430
Ethyl Alcohol－Isotretinoin② 1053

Ethyl Alcohol－Ketoconazole③ 430
Ethyl Alcohol－Ketotifen③ 655
Ethyl Alcohol－Meprobamate② 412
Ethyl Alcohol－Methotrexate③ 944
Ethyl Alcohol－Methylhydrazine② 431
Ethyl Alcohol－Metoclopramide③ 429
Ethyl Alcohol－Metronidazole② 429
Ethyl Alcohol－Metronidazole② 807
Ethyl Alcohol－Mianserin② 425
Ethyl Alcohol－Monosulfiram③ 428
Ethyl Alcohol－Morphine② 471
Ethyl Alcohol－Moxisylyte② 33
Ethyl Alcohol－Nitroglycerin② 191
Ethyl Alcohol－Nitroglycerol② 191
Ethyl Alcohol－Para-aminosalicylic Acid② 844
Ethyl Alcohol－Paracetamol② 522
Ethyl Alcohol－Phenelzine② 426
Ethyl Alcohol－Phenformin② 429
Ethyl Alcohol－Phenobarbital② 372
Ethyl Alcohol－Phenylbutazone② 529
Ethyl Alcohol－Phenytoin② 265
Ethyl Alcohol－Procainamide③ 156
Ethyl Alcohol－Procarbazine② 431
Ethyl Alcohol－Propoxyphene① 500
Ethyl Alcohol－Propranolol③ 44
Ethyl Alcohol－Retinol② 1052
Ethyl Alcohol－Tempidorm② 417
Ethyl Alcohol－Tetrachloroethylene② 933
Ethyl Alcohol－Tolazoline③ 424
Ethyl Alcohol－Vareniclin② 423
Ethyl Alcohol－Verapamil② 424
Ethyl Alcohol－Vitamin A② 1052
Ethyl Alcohol－Vitamin D③ 1057
Ethyl Alcohol－Warfarin② 569
Ethylene Dibromide－Disulfiram① 1072
Etintidine－Propranolol② 47
Etizolam－Carbamazepine② 408
Etizolam－Itraconazole① 409
Etoposide－Grapefruit Juice③ 959
Etoricoxib－Oral Contraceptive Agents② 781
Etoricoxib－Oral Contraceptives② 781
Etoricoxib－Voriconazole② 532
Etoricoxib－Warfarin② 578
Etravirine－Digoxin③ 141
Etravirine－Omepazole② 892
Etravirine－Other Drugs① 892
Etravirine－Warfarin② 593
Everolimus－Atorvastatin② 1023
Everolimus－Erythromycin① 1023
Everolimus－Ketoconazole① 1024
Everolimus－Verapamil② 1022
Ezetimibe－Cholestyramine① 239
Ezetimibe－Ciclosporin① 996
Ezetimibe－Colestyramine① 239
Ezetimibe－Cyclosporin A① 996
Ezetimibe－Cyclosporine① 996

F

Faldaprevir－Raltegravir③ 917
Fazadinium－Halothane② 451
Febuxostat－Aluminum Hydroxide③ 536
Febuxostat－Theophylline③ 637
Felbamate－Carbamazepine② 294
Felbamate－Phenytoin② 259
Felbamate－Valproic Acid② 293
Femoxetine－Cimetidine② 355
Fenfluramine－Debrisoquine② 80
Fenfluramine－Hydrochlorothiazide② 693
Fenfluramine－Insulin② 719
Fenfluramine－Phenelzine① 1069
Fenofibrate－Pravastatin② 219
Fenoldopam－Digoxin② 121
Fentanyl＋Droperidol－Scoline② 463
Fentanyl＋Droperidol－Succinylcholine② 463
Fentanyl－Clarithromycin② 489
Fentanyl－Flunitrazepam② 393

Fentanyl－Moclobemide② 489
Fentanyl－Voriconazole② 490
Feprazone－Warfarin① 577
Ferrous Sulfate－Allopurinol④ 628
Ferrous Sulfate－Ascorbic Acid③ 629
Ferrous Sulfate－Chloramphenicol② 629
Ferrous Sulfate－Cimetidine② 628
Ferrous Sulfate－Ciprofloxacin② 801
Ferrous Sulfate－Magnesium Trisilicate② 628
Ferrous sulfate－Methyldopa③ 73
Ferrous Sulfate－Omeprazole② 629
Ferrous Sulfate－Penicillamine① 1030
Ferrous Sulfate－Tetracycline① 832
Ferrous Sulfate－VitaminC③ 629
Fesoterodine－Fluconazole② 10
Fever－Acetylsalicylic Acid① 507
Fever－Aspirin① 507
Fexofenadine－Carbamazepine② 1042
Fexofenadine－Grapefruit Juice① 1043
Fexofenadine－Lopinavir/Ritonavir① 1043
Fexofenadine－Quercetin① 1045
Fexofenadine－Verapamil② 1042
Fimasartan－Ketoconazole② 101
Fimasartan－Rifampicin② 100
Fimasartan－Rifampin② 100
Fingolimod－Ketoconazole② 1029
FK463－Cyclosporine② 1003
FK-506－Caspofungin③ 1019
FK-506－Cyclosporine② 1005
FK-506－Mycophenolate Mofetil② 1028
Flecainide－Acetazolamide② 168
Flecainide－Amiodarone② 166
Flecainide－Chlorpromazine② 167
Flecainide－Cholestyramine④ 168
Flecainide－Cimetidine② 168
Flecainide－Digoxin② 124
Flecainide－Fluoxetine② 167
Flecainide－Quinine② 169
Flecainide－Smoking② 166
Floxacillin－Quinidine① 152
Flucloxacillin－Piperacillin② 814
Flucloxacillin－Quinidine① 152
Fluconazole－Avatrombopag② 631
Fluconazole－Celecoxib② 532
Fluconazole－Fesoterodine③ 10
Fluconazole－Fluvastatin① 222
Fluconazole－Losartan② 98
Fluconazole－Other Drugs① 867
Fluconazole－Phenobarbital② 375
Fluconazole－Phenytoin② 274
Fluconazole－Rosuvastatin③ 233
Fluconazole－Tolbutamide② 727
Fluconazole－Valdecoxib② 534
Fluconazole－Zafirlukast② 652
Flucytosine－Amphotericin B② 871
Fludarabine－Busulfan② 943
Fludarabine－Myleran② 943
Fludiazepam－Dicumarol① 547
Fludiazepam－Digitalis② 116
Fludiazepam－Doxycycline② 837
Fludiazepam－Prednisone② 761
Fludiazepam－Propranolol③ 44
Fludiazepam－Warfarin② 567
Fluindione－Colchicine③ 604
Flumazenil－Diazepam① 380
Flunitrazepam－Fentanyl② 393
Fluoroguinolones－Cations② 806
Fluorouracil－Cimetidine② 952
Fluorouracil－Neomycin③ 952
Fluoxetine－Buspirone② 414
Fluoxetine－Carbamazepine② 282
Fluoxetine－Celecoxib① 353
Fluoxetine－Celecoxib② 530
Fluoxetine－Chlorpromazine② 305
Fluoxetine－Dextromethorphan① 655
Fluoxetine－Diazepam② 379

Fluoxetine－Flecainide② 167
Fluoxetine－Haloperidol 313
Fluoxetine－Imipramine③ 339
Fluoxetine－Lithium Carbonate② 330
Fluoxetine－L-tryptophan② 364
Fluoxetine－Phenelzine① 353
Fluoxetine－Propafenone③ 171
Fluoxetine－Tramadol① 495
Fluphenazine－Ascorbic Acid③ 312
Fluphenazine－Clonidine③ 312
Fluphenazine－Vitamin C③ 312
Flupirtine－Dicumarol② 548
Flurazepam－Ketamine② 440
Flurazepam－Reserpine③ 74
Flurazepam－Rifampicin③ 845
Flurazepam－Rifampin③ 845
Flurbiprofen－Acenocoumarol② 551
Flutamide－Warfarin② 596
Fluticasone Furoate/Vilanterol Trifenatate－Ketoconazole② 650
Fluticasone Propionate－Lipopolysaccharide② 771
Fluvastatin－Fluconazole① 222
Fluvastatin－Lercanidipine② 109
Fluvastatin－Rifampicin② 222
Fluvastatin－Rifampin② 222
Fluvoxamine－Alcohol，Ethyl② 426
Fluvoxamine－Alprazolam② 398
Fluvoxamine－Clozapine① 319
Fluvoxamine－Ethanol② 426
Fluvoxamine－Ethyl Alcohol② 426
Fluvoxamine－Haloperidol① 314
Fluvoxamine－Lansoprazol② 669
Fluvoxamine－Omeprazole① 667
Fluvoxamine－Paclitaxel① 961
Fluvoxamine－Phenobarbital② 371
Fluvoxamine－Phenytoin② 264
Fluvoxamine－Propranolol② 42
Fluvoxamine－Quazepam③ 393
Fluvoxamine－Rabeprazole② 671
Fluvoxamine－Rosiglitazone② 749
Fluvoxamine－Tamoxifen① 962
Fluvoxamine－Taxol① 961
Fluvoxamine－Vitamin K② 623
Fluvoxamine－Warfarin② 565
Folic Acid－Oral Contraceptive Agents② 630
Folic Acid－Oral Contraceptives② 630
Folic Acid－Phenytoin② 269
Folic Acid－SMZ-TMP② 630
Folic Acid－Sulfamethoxazole/Trimethoprim② 630
Folic Acid－Sulfasalazine③ 630
Food－2′,3′-Dideoxyinosine② 882
Food－Acetylsalicylic Acid② 508
Food－Aspirin② 508
Food－BAY59-7939② 606
Food－Calcitonin② 1067
Food－Captopril② 87
Food－Cefaclor② 817
Food－Dextropropoxyphene③ 501
Food－Didanosine② 882
Food－Elcatonin② 1067
Food－Elvitegravir/Cobicistat/Emtricitabine/Tenofovir② 918
Food－Furosemide② 697
Food－HIV Protease Inhibitors① 911
Food－Isoniazid② 841
Food－Ivosidenib① 988
Food－Levodopa② 248
Food－Lincomycin② 821
Food－Mekinist② 987
Food－Norethindrone Acetate/Ethinyl Estradiol③ 777
Food－Penicillamine② 1030
Food－Riboflavin② 1053
Food－Rifampicin① 845
Food－Rifampin① 845
Food－Rilpivirine① 894
Food－Rivaroxaban② 606
Food－Salcalcitonin② 1067
Food－Tetracycline② 831

Food－Theophylline② 647
Food－Trametinib② 987
Food－Vitamin B₂② 1053
Food－Voclosporin② 1014
Food－Zolpidem② 410
Fosaprepitant－Dexamethasone② 770
Fracture－Scoline① 457
Fracture－Succinylcholine① 457
Furafylline－Caffeine② 244
Furazolidone－Alcohol，Ethyl③ 429
Furazolidone－Amitriptyline③ 349
Furazolidone－Amphetamine② 30
Furazolidone－Chloral Hydrate④ 413
Furazolidone－Ethanol③ 429
Furazolidone－Ethyl Alcohol③ 429
Furazolidone－Meperidine③ 483
Furazolidone－Pethidine③ 483
Furosemide－Acetylsalicylic Acid② 698
Furosemide－Amphotericin B① 700
Furosemide－Aspirin② 698
Furosemide－Captopril① 91
Furosemide－Cephaloridine② 816
Furosemide－Chloral Hydrate③ 412
Furosemide－Chlorpropamide② 731
Furosemide－Cholestyramine② 697
Furosemide－Cirrhosis① 697
Furosemide－Clofibrate② 697
Furosemide－Digoxin② 135
Furosemide－Food② 697
Furosemide－Ibuprofen② 699
Furosemide－Indomethacin② 699
Furosemide－Lithium Carbonate③ 332
Furosemide－Metformin④ 738
Furosemide－Penicillin③ 700
Furosemide－Phenytoin② 698
Furosemide－Probenecid① 539
Furosemide－Propranolol② 47
Furosemide－Theophylline③ 641
Furosemide－Tubocurarine③ 455
Fusidate Sodium－Cholestyramine③ 840
Fusidate－Rifampicin② 847
Fusidate－Rifampin② 847
FusidicAcid－Rifampicin② 847
FusidicAcid－Rifampin② 847

G

G-6-PD Deficiency－Ascorbic Acid② 1055
G-6-PD Deficiency－Dapsone① 851
G-6-PD Deficiency－Primaquine① 926
G-6-PD Deficiency－Vitamin C② 1055
Gabapentin－Aluminum Hydroxide④ 296
Gallamine－Diazepam③ 456
Gamma-hydroxybutyrate－Topiramate② 417
Ganciclovir－2′,3′-Dideoxyinosine② 884
Ganciclovir－Aciclovir② 875
Ganciclovir－Acyclovir② 875
Ganciclovir－Didanosine② 884
Ganciclovir－Probenecid② 875
Ganciclovir－Zalcitabine② 875
Ganciclovir－Zidovudine② 880
Gantacurium－Cysteine② 451
Gastric Ulcer－Atropine① 7
Gatifloxacin－Calcium-fortified Orange Juice② 805
Gefitinib－Phenytoin② 979
Gefitinib－Rifampicin② 980
Gefitinib－Rifampin② 980
Gefitinib－Rifampin② 980
Gemcabene－Quinapril② 92
Gemcitabine－Other Drugs② 952
Gemfibrozil＋Itraconazole－Loperamide① 684
Gemfibrozil－Eicosapentaenoic Acid② 239
Gemfibrozil－EPA② 239
Gemfibrozil－Ibuprofen③ 519
Gemfibrozil－Lovastatin① 206
Gemfibrozil－Montelukast③ 653
Gemfibrozil－Pioglitazone① 748

Gemfibrozil－Repaglinide② 742
Gemfibrozil－Selexipag① 660
Gemfibrozil－Sitagliptin③ 752
Gemfibrozil－Warfarin④ 559
Gentamicin＋Clindamycin－Vitamin K₁② 623
Gentamicin－Amphotericin B② 828
Gentamicin－Carbenicillin① 826
Gentamicin－Cephalothin② 826
Gentamicin－Cisplatin② 968
Gentamicin－Clindamycin② 827
Gentamicin－Daptomycin② 823
Gentamicin－Diazepam② 825
Gentamicin－Indomethacin③ 825
Gentamicin－Magnesium Sulfate② 825
Gentamicin－Polymyxin B② 828
Gentamicin－Quinine① 922
Gentamicin－Sodium Bicarbonate② 828
Gentamicin－Tubocurarine① 455
Gentamicin－Vancomycin② 827
Gestrinone－Phenytoin③ 776
Gilenya－Ketoconazole② 1029
Ginkgo Biloba Extract－Midazolam③ 407
Ginkgo Biloba Extract－Tolbutamide③ 727
Ginkgo Biloba－Cilostazol③ 621
Glafenine－Phenprocoumon② 602
Glaucoma－Atropine① 8
Glaucoma－Disopyramide① 157
Glaucoma－Glyceryl Trinitrate① 190
Glaucoma－Levodopa② 248
Glaucoma－Nitroglycerin① 190
Glaucoma－Nitroglycerol① 190
Glaucoma－Prednisolone② 764
Glaucoma－Promethazine① 1037
Glibenclamide－Colesevelam② 733
Glibenclamide－Nicorandil② 192
Glibenclamide－Norfloxacin② 734
Glibenclamide－Phentolamine② 732
Glibenclamide－Rosiglitazone② 750
Glibenclamide－Valdecoxib② 734
Glibenclamide－Verapamil④ 733
Gliclazide－Hypericum perforatum② 735
Gliclazide－St John's wort② 735
Glipizide－Heparin② 734
Glucagon－Propranolol③ 1068
Glucagon－Warfarin① 585
Glucocorticoids－Digoxin② 137
Glucose－Digoxin② 144
Glutethimide－Alcohol, Ethyl② 427
Glutethimide－Ethanol② 427
Glutethimide－Ethyl Alcohol② 427
Glutethimide－Imipramine② 341
Glutethimide－Imipramine② 414
Glutethimide－Warfarin① 568
Glybenclamide－Colesevelam② 733
Glybenclamide－Norfloxacin② 734
Glybenclamide－Phentolamine② 732
Glybenclamide－Rosiglitazone② 750
Glybenclamide－Valdecoxib② 734
Glybenclamide－Verapamil④ 733
Glyburide－Colesevelam② 733
Glyburide－Norfloxacin② 734
Glyburide－Phentolamine② 732
Glyburide－Rosiglitazone② 750
Glyburide－Valdecoxib② 734
Glyburide－Verapamil④ 733
Glyceryl Trinitrate－Alcohol, Ethyl② 191
Glyceryl Trinitrate－Aspirin① 191
Glyceryl Trinitrate－Atropine① 190
Glyceryl Trinitrate－Ethanol② 191
Glyceryl Trinitrate－Ethyl Alcohol② 191
Glyceryl Trinitrate－Glaucoma① 190
Glyceryl Trinitrate－Indomethacin③ 192
Glyceryl Trinitrate－Sildenafil① 190
Glycopyrronium Bromide－Ritodrine② 18
Glycyrrhizin－Midazolam② 408
Gonadorelin－Levodopa① 777

Gonadotrophin-Releasing Hormone－Levodopa① 777
Gout－Niacin② 1060
Gout－Nicotinic Acid② 1060
Gout－Pyrazinamide① 850
Grapefruit Juice＋Smoking－Verapamil② 187
Grapefruit Juice－Acebutolol③ 60
Grapefruit Juice－Atorvastatin② 224
Grapefruit Juice－Ciclosporin① 1007
Grapefruit Juice－Cyclosporin A① 1007
Grapefruit Juice－Cyclosporine① 1007
Grapefruit Juice－Erythromycin② 819
Grapefruit Juice－Etoposide③ 959
Grapefruit Juice－Fexofenadine① 1043
Grapefruit Juice－Itraconazole② 860
Grapefruit Juice－Ketamine② 439
Grapefruit Juice－Levothyroxine① 709
Grapefruit Juice－Manidipine① 108
Grapefruit Juice－Methlprednisolone② 767
Grapefruit Juice－Nadolol③ 59
Grapefruit Juice－Nilotinib② 978
Grapefruit Juice－Primaquine② 926
Grapefruit Juice－Repaglinide① 746
Grapefruit Juice－Saquinavir① 901
Grapefruit Juice－Simvastatin② 217
Grapefruit Juice－Thyroxine① 709
Grapefruit Juice－Ticagrelor② 619
Grapefruit Juice－Tolvaptan③ 692
Grapefruit Juice－Triazolam② 395
Grapefruit Juice－Verapamil① 185
Griseofulvin－Alcohol, Ethyl① 430
Griseofulvin－Bromocriptine② 254
Griseofulvin－Ethanol① 430
Griseofulvin－Ethyl Alcohol① 430
Griseofulvin－Oral Contraceptive Agents② 784
Griseofulvin－Oral Contraceptives② 784
Griseofulvin－Phenobarbital③ 854
Griseofulvin－Warfarin① 592
Growth Hormone－Cortisol② 759
Growth Hormone－Diabetes① 1067
Growth Hormone－Estrogen② 1068
Growth Hormone－Hydrocortisone② 759
Guanadrel－Imipramine② 73
Guanethidine－Alcohol，Ethyl② 78
Guanethidine－Chlorpromazine② 76
Guanethidine－Desipramine① 77
Guanethidine－Dextroamphetamine② 75
Guanethidine－Ethanol② 78
Guanethidine－Ethyl Alcohol② 78
Guanethidine－Hydrochlorothiazide② 78
Guanethidine－Insulin② 712
Guanethidine－Isoniazid③ 79
Guanethidine－Levodopa③ 76
Guanethidine－Minoxidil② 76
Guanethidine－Oral Contraceptive Agents② 79
Guanethidine－Phenelzine② 77
Guanethidine－Phenoxybenzamine② 33
Guanethidine－Phenylbutazone② 78
Guanethidine－Phenylephrine② 75
Guanethidine－Prazosin② 81

H

H₂-Receptor Antagonists－Other Drugs② 665
Halofantrine－Chloroquine① 929
Halofantrine－Kolanut② 928
Halofantrine－Tetracycline② 929
Halofenate－Propranolol② 40
Halofenate－Tolbutamide② 722
Halofenate－Warfarin③ 562
Halogabide－Phenobarbital③ 370
Halogabide－Phenytoin② 260
Haloperidol－Carbamazepine② 312
Haloperidol－Fluoxetine② 313
Haloperidol－Fluvoxamine① 314
Haloperidol－Imipramine③ 339
Haloperidol－Indomethacin② 513
Haloperidol－Isoniazid② 316

Haloperidol－Lithium Carbonate② 330
Haloperidol－Methyldopa③ 72
Haloperidol－Phenindione③ 604
Haloperidol－Quinupristin/Dalfopristin① 315
Haloperidol－Rifampicin② 316
Haloperidol－Rifampin② 316
Haloperidol－Smoking② 317
Halothane－Alcohol，Ethyl① 437
Halothane－Aminophylline③ 648
Halothane－Chlorpromazine① 307
Halothane－Dobutamine① 145
Halothane－Epinephrine① 435
Halothane－Ethanol① 437
Halothane－Ethyl Alcohol① 437
Halothane－Fazadinium② 451
Halothane－Ketamine② 441
Halothane－Methyldopa② 436
Halothane－Phenylephrine② 436
Halothane－Phenytoin③ 436
Halothane－Pheochromocytoma① 435
Halothane－Reserpine③ 74
Halothane－Rifampicin② 437
Halothane－Rifampin② 437
Halothane－Sodium Bicarbonate② 437
Heart Failure－Prednisone② 760
Hemophilia－Acetylsalicylic Acid① 506
Hemophilia－Aspirin① 506
Heparin－Abnormal Globulinemia② 543
Heparin－Acetylsalicylic Acid① 543
Heparin－Aspirin① 543
Heparin－Carbenicillin② 545
Heparin－Dextran② 545
Heparin－Ethacrynic Acid③ 544
Heparin－Glipizide② 734
Heparin－Insulin② 714
Heparin－Nitroglycerin② 543
Heparin－Oral Contraceptive Agents② 545
Heparin－Oral contraceptives② 545
Heparin－Prednisone③ 544
Heparin－Probenecid③ 544
Hepatic Dysfunction－Vinblastine② 957
Hepatic Insufficiency－Clofibrate② 201
Hepatic Insufficiency－Morphine② 467
Hepatic Insufficiency－Prednisone② 759
Hepatic Insufficiency－Tolbutamide① 719
Hexamethonium Bromide－Scoline② 458
Hexamethonium Bromide－Succinylcholine② 458
Hexamethonium Bromide－Tubocurarine② 454
Hexamethylmelamine－Amitriptyline② 350
Hexamethylmelamine－Amitriptyline② 944
Hexamine－Acetazolamide② 810
Hexamine－Sulphathiazol② 791
Hexobarbital－Rifampicin③ 378
Hexobarbital－Rifampin③ 378
HIV Protease Inhibitors－Food① 911
HM30181－Loperamide③ 685
Hydralazine－Bromocriptine② 84
Hydralazine－Coronary Artery Disease① 84
Hydralazine－Diazoxide① 86
Hydralazine－Diclofenac② 85
Hydralazine－Propranolol③ 38
Hydrated Aluminum Silicate－Digoxin② 134
Hydrated Aluminum Silicate－Lincomycin① 822
Hydrated Aluminum Silicate－Quinidine② 151
Hydrated Aluminum Silicate－Trimethoprim③ 794
Hydrochlorothiazide＋Triamterene－Amantadine③ 695
Hydrochlorothiazide－Allopurinol② 537
Hydrochlorothiazide－Calcium Carbonate② 673
Hydrochlorothiazide－Calcium Gluconate② 1065
Hydrochlorothiazide－Carbamazepine③ 286
Hydrochlorothiazide－Chlorpropamide② 730
Hydrochlorothiazide－Cholestyramine② 694
Hydrochlorothiazide－Cyclophosphamide＋Fluorouracil＋Methotrexate③ 941
Hydrochlorothiazide－Ergocalciferol② 1058
Hydrochlorothiazide－Fenfluramine② 693

Hydrochlorothiazide－Guanethidine② 78
Hydrochlorothiazide－Hydrocortisone② 695
Hydrochlorothiazide－Indomethacin① 694
Hydrochlorothiazide－Ketanserin① 109
Hydrochlorothiazide－Probenecid② 538
Hydrochlorothiazide－Quinidine① 151
Hydrochlorothiazide－Renal Insufficiency① 693
Hydrochlorothiazide－Ritodrine② 693
Hydrochlorothiazide－Sodium Hydroxybutyrate① 694
Hydrochlorothiazide－Toxemia of Pregnancy① 692
Hydrochlorothiazide－Trimethoprim③ 695
Hydrochlorothiazide－Vitamin $D_2$② 1058
Hydrocortisone－Acetylsalicylic Acid② 513
Hydrocortisone－Amphotericin B② 854
Hydrocortisone－Aspirin② 513
Hydrocortisone－Cholestyramine③ 758
Hydrocortisone－Growth Hormone② 759
Hydrocortisone－Hydrochlorothiazide② 695
Hydrocortisone－Mifepristone① 758
Hydrocortisone－Pancuronium Bromide③ 449
Hydrocortisone－Severe Allergic Reaction② 758
Hydrocortisone－Severe Infection② 758
Hydrocortisone－Somatotropin② 759
Hydrocortisone－Theophylline③ 642
Hydromorphone－Alcohol，Ethyl① 428
Hydromorphone－Ethanol① 428
Hydromorphone－Ethyl Alcohol① 428
Hydroxychloroquine－Digoxin② 142
Hydroxyurea－2′,3′-Dideoxyinosine① 885
Hydroxyurea－Didanosine① 885
Hydroxyzine－Morphine② 474
Hypericum Perforatum－Amitriptyline② 350
Hypericum perforatum－Atorvastatin② 225
Hypericum perforatum－Gliclazide② 735
Hypericum Perforatum－Tacrolimus① 1016
Hypericum－Rivaroxaban＋Macitentan② 613
Hypertension Complicated by Hypertriglyceridemia － Propranolol ② 37
Hypertension－Clonidine① 65
Hypertension－Epinephrine① 19
Hypertension－Prednisone① 760
Hypertension－Saralasin② 95
Hypertension－Vitamin E② 1060
Hyperthyroid－Epinephrine① 19
Hyperthyroidism－Digoxin① 119
Hyperthyroidism－Methacholine② 2
Hypertriglyceridemia－Cholestyramine② 203
Hypoglycemic Agents－Other Drugs② 755
Hypoglycemic Agents－Pyridoxine② 754
Hypoglycemic Agents－Vitamin $B_6$② 754
Hypokaliemia－Digoxin① 119
Hyponatremia－Captopril② 87
Hypopituitarism－Tolbutamide② 719
Hypothyroidism－Digoxin② 119

I

Ibuprofen＋Acetaminophen－Acute Kidney Injury② 520
Ibuprofen＋Paracetamol－Acute Kidney Injury② 520
Ibuprofen－Acetylsalicylic Acid② 509
Ibuprofen－Aspirin② 509
Ibuprofen－Baclofen④ 465
Ibuprofen－Ciprofloxacin② 800
Ibuprofen－Digoxin② 130
Ibuprofen－Furosemide② 699
Ibuprofen－Gemfibrozil③ 519
Ibuprofen－Moclobemide② 520
Ibuprofen－Phenytoin③ 267
Ibuprofen－Warfarin② 573
Ibuprofen－δ-Aminolevulinic Acid③ 989
Idrocilamide－Theophylline② 636
Ifosfamide－Cisplatin② 941
IL-2－Indomethacin② 1032
Imatinib－Acetaminophen② 525
Imatinib－Antacids② 970
Imatinib－Ketoconazole① 972
Imatinib－Panax Ginseng②973

Imatinib—Paracetamol② 525
Imatinib—Simvastatin① 215
Imatinib—South Korean Ginseng②973
Imidafenacin—Itraconazole② 10
Imipramine—Acetylsalicylic Acid② 342
Imipramine—Antipyrine② 526
Imipramine—Aspirin② 342
Imipramine—Atropine① 8
Imipramine—Carbamazepine② 337
Imipramine—Celecoxib① 342
Imipramine—Chlorpromazine② 337
Imipramine—Cimetidine③ 343
Imipramine—Clonidine① 66
Imipramine—Digoxin② 128
Imipramine—Epinephrine① 22
Imipramine—Ethinyl Estradiol③ 344
Imipramine—Fluoxetine③ 339
Imipramine—Glutethimide② 341
Imipramine—Glutethimide② 414
Imipramine—Guanadrel② 73
Imipramine—Haloperidol③ 339
Imipramine—Isoniazid② 344
Imipramine—Isoprenaline① 22
Imipramine—Levodopa③ 250
Imipramine—Liothyronine② 344
Imipramine—Meprobamate③ 411
Imipramine—Methylphenidate③ 336
Imipramine—Methyltestosterone③ 773
Imipramine—Omeprazole② 343
Imipramine—Oral Contraceptive Agents③ 779
Imipramine—Oral Contraceptives③ 779
Imipramine—Phenelzine② 340
Imipramine—Phenobarbital② 341
Imipramine—Phenytoin② 262
Imipramine—Phenytoin② 336
Imipramine—Reserpine③ 336
Imipramine—Tempidorm② 416
Imipramine—Tranylcypromine② 340
Indinavir—2′,3′-Dideoxyinosine② 904
Indinavir—Ciclosporin② 1004
Indinavir—Cyclosporin A② 1004
Indinavir—Cyclosporine② 1004
Indinavir—Didanosine② 904
Indinavir—Insulin② ·718
Indinavir—Nevirapine② 904
Indinavir—Rifabutin① 848
Indinavir—Rifabutin① 903
Indinavir—Terfenadine① 905
Indisulam—Acenocoumarol② 553
Indocyanine Green—Probenecid② 1069
Indomethacin—Acetylsalicylic Acid③ 514
Indomethacin—Aluminum Hydroxide③ 515
Indomethacin—Aspirin③ 514
Indomethacin—Bendroflumethiazide② 696
Indomethacin—Captopril② 89
Indomethacin—Cimetidine② 516
Indomethacin—Ciprofloxacin② 516
Indomethacin—Ciprofloxacin② 800
Indomethacin—Desmopressin② 688
Indomethacin—Digoxin② 131
Indomethacin—Fluoxetine② 514
Indomethacin—Fluoxetine② 514
Indomethacin—Furosemide② 699
Indomethacin—Gentamicin③ 825
Indomethacin—Glyceryl Trinitrate③ 192
Indomethacin—Haloperidol② 513
Indomethacin—Hydrochlorothiazide① 694
Indomethacin—IL-2② 1032
Indomethacin—Interleukin-2② 1032
Indomethacin—Lithium Carbonate② 331
Indomethacin—Losartan② 96
Indomethacin—Nitroglycerin③ 192
Indomethacin—Nitroglycerol③ 192
Indomethacin—Phenylpropanolamine② 29
Indomethacin—Prazosin② 83
Indomethacin—Prednisolone② 764

Indomethacin—Probenecid② 515
Indomethacin—Propranolol② 45
Indomethacin—Repaglinide② 742
Indomethacin—Smallpox Vaccine② 1031
Indomethacin—Sulphamethoxydiazine③ 791
Indomethacin—Tolbutamide② 723
Indomethacin—Triamterene② 704
Indomethacin—Warfarin② 572
Influenza Vaccine—Actinomycin① 953
Influenza Vaccine—Aminopyrine③ 528
Influenza Vaccine—Ciclosporin① 1031
Influenza Vaccine—Clozapine③ 321
Influenza Vaccine—Cyclosporin A① 1031
Influenza Vaccine—Cyclosporine① 1031
Influenza Vaccine—Phenytoin② 275
Influenza Vaccine—Theophylline② 646
Influenza Vaccine—Warfarin② 597
Influenza Virus Vaccine—Actinomycin① 953
Influenza Virus Vaccine—Cyclosporine① 1031
Influenza Virus Vaccine—Theophylline② 646
Influenza Virus Vaccine—Warfarin② 597
Ink Cap Mushrooms—Alcohol，Ethyl③ 431
Ink Cap Mushrooms—Ethanol③ 431
Ink Cap Mushrooms—Ethyl Alcohol③ 431
Insulin—Acarbose② 715
Insulin—Aspirin③ 714
Insulin—Chloramphenicol① 717
Insulin—Chlorpromazine③ 713
Insulin—Clofibrate② 712
Insulin—Dicoumarol② 714
Insulin—Epinephrine③ 711
Insulin—Fenfluramine② 719
Insulin—Guanethidine② 712
Insulin—Heparin② 714
Insulin—Indinavir② 718
Insulin—Isoniazid③ 717
Insulin—L-Asparaginase③ 718
Insulin—Methotrexate③ 718
Insulin—Niacin① 718
Insulin—Nicotinic Acid① 718
Insulin—Oral Contraceptive Agents② 716
Insulin—Oral contraceptives② 716
Insulin—Oxytetracycline② 717
Insulin—Phenelzine② 713
Insulin—Phenytoin③ 712
Insulin—Plastic Materials② 1063
Insulin—Propranolol① 711
Insulin—Ritodrine② 711
Insulin—Smoking② 719
Insulin—Sulfamethizole② 717
Insulin—Testosterone② 716
Insulin—Thyroid② 715
Insulin—Tuarine③ 715
Interferon—Theophylline① 646
Interleukin-2—Indomethacin② 1032
Intermittent Porphyria—Phenobarbital① 368
Iodine 131—Stable Iodine② 709
Iohexol—Amiodarone② 176
Iopanoic Acid—Cholestyramine② 1068
Irbesartan—Repaglinide② 741
Irinotecan—Phenytoin② 958
Irinotecan—Probenecid③ 959
Iron—Adriamycin① 955
Iron—Doxorubicin① 955
Iron—Sevelamer Hydrochloride③ 629
Isoflurane—Scoline② 461
Isoflurane—Succinylcholine② 461
Isoniazid—2′,3′-Dideoxyinosine② 883
Isoniazid—Acetaminophen① 524
Isoniazid—Alcohol，Ethyl③ 430
Isoniazid—Aluminum Hydroxide③ 842
Isoniazid—Calcium Lactate③ 844
Isoniazid—Carbamazepine② 286
Isoniazid—Diazepam② 386
Isoniazid—Didanosine② 883
Isoniazid—Disulfiram③ 841

Isoniazid－Enflurane② 439
Isoniazid－Epilepsy② 841
Isoniazid－Ethambutol② 849
Isoniazid－Ethanol③ 430
Isoniazid－Ethionamide② 843
Isoniazid－Ethosuximide② 289
Isoniazid－Ethyl Alcohol③ 430
Isoniazid－Food② 841
Isoniazid－Guanethidine③ 79
Isoniazid－Haloperidol② 316
Isoniazid－Imipramine② 344
Isoniazid－Insulin③ 717
Isoniazid－Ketoconazole② 857
Isoniazid－Meperidine② 842
Isoniazid－Nicotinamide② 1061
Isoniazid－Oral Contraceptive Agents④ 783
Isoniazid－Oral Contraceptives④ 783
Isoniazid－Para-aminosalicylic Acid③ 843
Isoniazid－Paracetamol① 524
Isoniazid－Penicillamine② 843
Isoniazid－Pethidine③ 842
Isoniazid－Phenobarbital② 376
Isoniazid－Phenytoin② 274
Isoniazid－Prednisolone③ 842
Isoniazid－Pyridoxine② 1054
Isoniazid－Rifampicin② 842
Isoniazid－Rifampin② 842
Isoniazid－Theophylline③ 644
Isoniazid－Trihexyphenidyl② 9
Isoniazid－Vincristine② 957
Isoniazid－Vitamin B₆② 1054
Isoniazid－Warfarin③ 591
Isoprenaline－Imipramine① 22
Isoproterenol－Aminophylline③ 647
Isosorbide Dinitrate－Plastic Materials① 1062
Isotretinoin－Alcohol，Ethyl② 1053
Isotretinoin－Ethanol② 1053
Isotretinoin－Ethyl Alcohol② 1053
Isotretinoin－Tetracycline② 1053
Isoxicam－Warfarin② 575
Istradefylline－Atorvastatin② 223
Itraconazol－Buprenorphine② 494
Itraconazol－Carbamazepine② 287
Itraconazol－Conivaptan① 690
Itraconazole－2′,3′-Dideoxyinosine② 857
Itraconazole－2′,3′-Dideoxyinosine② 859
Itraconazole－Aliskiren② 94
Itraconazole－Antacids② 859
Itraconazole－Brotizolam② 409
Itraconazole－Cimetidine② 665
Itraconazole－Desogestrel② 776
Itraconazole－Didanosine② 859
Itraconazole－Digoxin① 140
Itraconazole－Dronedarone① 177
Itraconazole－Ebastine② 1045
Itraconazole－Etizolam① 409
Itraconazole－Grapefruit Juice② 860
Itraconazole－Imidafenacin② 10
Itraconazole－Levomethadyl① 502
Itraconazole－Lovastatin② 209
Itraconazole－Metformin③ 740
Itraconazole－Methlprednisolone② 766
Itraconazole－Nadolol② 59
Itraconazole－Nevirapine② 859
Itraconazole－Osimertinib③ 985
Itraconazole－Other Drugs① 861
Itraconazole－Pimozide① 318
Itraconazole－Quinidine② 153
Itraconazole－Sildenafil① 196
Itraconazol－Rapamycin① 1022
Itraconazol－Sirolimus① 1022
Ivacaftor－Midazolam② 400
Ivacaftor－Ritonavir① 659
Ivermetin－CYP3A4② 936
Ivermetin－Meningitis① 935
Ivosidenib－Food① 988

K

Kanamycin－Ciclosporin③ 1001
Kanamycin－Cyclosporin A③ 1001
Kanamycin－Cyclosporine③ 1001
Kanamycin－Dextran③ 830
Kanamycin－Erythromycin② 829
Kanamycin－Ethacrynic Acid① 829
Kanamycin－Procainamide③ 829
Kaolin－Digoxin② 134
Kaolin－Lincomycin① 822
Kaolin－Quinidine② 151
Kaolin－Trimethoprim① 794
Karenitecin－Phenobarbital② 958
Ketamine－Aminophylline③ 648
Ketamine－CNS Depressants② 441
Ketamine－Diazepam② 440
Ketamine－Flurazepam② 440
Ketamine－Grapefruit Juice② 439
Ketamine－Halothane② 441
Ketamine－Ketoprofen④ 441
Ketamine－Morphine③ 472
Ketamine-Thyroid③ 442
Ketamine－Tubocurarine② 453
Ketanserin－Hydrochlorothiazide① 109
Ketoconazole－2′,3′-Dideoxyinosine② 857
Ketoconazole－AEB071① 1025
Ketoconazole－Alcohol，Ethyl③ 430
Ketoconazole－Almotriptan① 1048
Ketoconazole－Aluminum Hydroxide＋Magnesium Hydroxide③ 856
Ketoconazole－BAY59-7939② 607
Ketoconazole－Bosutinib② 979
Ketoconazole－Casopitant② 681
Ketoconazole－Ciclosporin② 1002
Ketoconazole－Cimetidine② 856
Ketoconazole－Cisapride① 679
Ketoconazole－Codeine② 476
Ketoconazole－Cyclosporin A② 1002
Ketoconazole－Cyclosporine② 1002
Ketoconazole－Dabrafenib① 987
Ketoconazole－Darunavir/Ritonavir② 909
Ketoconazole－Dexloxiglumide③ 682
Ketoconazole－Diazepam② 387
Ketoconazole－Didanosine② 857
Ketoconazole－Domperidone① 677
Ketoconazole－Efavirenz② 858
Ketoconazole－Eplerenone① 703
Ketoconazole－Ethanol③ 430
Ketoconazole－Ethyl Alcohol③ 430
Ketoconazole－Everolimus① 1024
Ketoconazole－Fimasartan② 101
Ketoconazole－Fingolimod② 1029
Ketoconazole－Fluticasone Furoate/Vilanterol Trifenatate② 650
Ketoconazole－Gilenya② 1029
Ketoconazole－Imatinib② 972
Ketoconazole－Isoniazid② 857
Ketoconazole－Lapatinib① 981
Ketoconazole－Lasofoxifene② 963
Ketoconazole－Lersivirine② 893
Ketoconazole－Mefloquine② 925
Ketoconazole－Neratinib① 983
Ketoconazole－Omeprazole② 856
Ketoconazole－Phenytoin② 855
Ketoconazole－Prednisone② 762
Ketoconazole－Propantheline② 856
ketoconazole－Quizartinib② 985
Ketoconazole－Rifampicin② 857
Ketoconazole－Rifampin② 857
Ketoconazole－Rivaroxaban② 607
Ketoconazole－Rosiglitazone② 751
Ketoconazole－Saquinavir① 897
Ketoconazole－Sotrastaurin① 1025
Ketoconazole－Telaprevir② 877
Ketoconazole－Terfenadine① 1041
Ketoconazole－Theophylline③ 645
Ketoconazole－Tolvaptan② 101

Ketoconazole—Valdecoxib② 533
Ketoconazole—Venetoclax② 935
Ketoconazole—Venlafaxine② 355
Ketoconazole—Voclosporin① 1014
Ketoconazole—Vorapaxar① 622
Ketoconazole—Zontivity① 622
Ketoconazol—Quetiapine① 325
Ketoprofen—Ketamine④ 441
Ketotifen—Alcohol，Ethyl③ 655
Ketotifen—Ethanol③ 655
Ketotifen—Ethyl Alcohol③ 655
Ketotifen—Tolbutamide② 725
Kolanut—Halofantrine② 928

L

Lactasin—Erythromycin① 682
Lactulose—Acenocoumarol② 551
Lamisil—Tramadol② 499
Lamivudine—SMZ-TMP④ 881
Lamivudine—Trimethoprim/Sulfamethoxazole④ 881
Lamotrigine—Acetaminophen② 292
Lamotrigine—Carbamazepine② 290
Lamotrigine—Oral contraceptive Agents① 292
Lamotrigine—Oral contraceptives① 292
Lamotrigine—Paracetamol② 292
Lamotrigine—Phenytoin② 290
Lamotrigine—Primidone② 289
Lamotrigine—Quetiapine③ 324
Lamotrigine—Retigabine③ 291
Lamotrigine—Rifampicin① 293
Lamotrigine—Rifampin① 293
Lamotrigine—Valproic Acid② 291
Lansoprazole—Clarithromycin② 670
Lansoprazole—Disopyramide② 159
Lansoprazole—Metformin② 738
Lansoprazole—Neratinib③ 982
Lansoprazol—Fluvoxamine② 669
Lapatinib—Carbamazepine① 981
Lapatinib—Ketoconazole① 981
Lasofoxifene—Ketoconazole② 963
Lasofoxifene—Paroxetine② 963
L-Asparaginase—Insulin③ 718
Lercanidipine—Fluvastatin② 109
Lersivirine—Ketoconazole② 893
Leucovorin—Methotrexate① 950
Levamisole—Rheumatoid Arthritis② 931
Levodopa/Benserazide—BIA3-202① 252
Levodopa/Benserazide—Entacapone 252
Levodopa—Adrenaline③ 249
Levodopa—Artane② 249
Levodopa—Chlorpromazine② 303
Levodopa—Clonidine③ 249
Levodopa—Diazepam③ 251
Levodopa—Epinephrine③ 249
Levodopa—Food② 248
Levodopa—Glaucoma② 248
Levodopa—Gonadorelin① 777
Levodopa—Gonadotrophin-Releasing Hormone① 777
Levodopa—Guanethidine② 76
Levodopa—Imipramine③ 250
Levodopa—Malignant Melanoma② 248
Levodopa—Methyldopa② 249
Levodopa—Metoclopramide③ 677
Levodopa—Papaverine② 249
Levodopa—Phenelzine① 250
Levodopa—Phenylephrine② 23
Levodopa—Phenytoin③ 250
Levodopa—Piperidine① 248
Levodopa—Pyridoxine① 252
Levodopa—Reserpine② 74
Levodopa—Trihexyphenidyl② 249
Levodopa—Vitamin B₆① 252
Levofloxacin—Calcium-fortified Orange Juice② 798
Levomepromazine—Codeine/Paracetamol② 475
Levomethadyl—Itraconazole① 502
Levothyroxine—Cholestyramine② 707

Levothyroxine—Diazepam③ 709
Levothyroxine—Grapefruit Juice① 709
Levothyroxine—Lovastatin② 707
Levothyroxine—Phenytoin② 708
Levothyroxine—Secobarbital+Amobarbital② 709
Licorice—Cyclosporine② 1010
Lidocaine—Ajmaline③ 163
Lidocaine—Cimetidine① 164
Lidocaine—Disopyramide③ 163
Lidocaine—Phenobarbital③ 163
Lidocaine—Phenytoin③ 163
Lidocaine—Procainamide③ 155
Lidocaine—Propranolol② 162
Lidocaine—Quinidine③ 147
Lidocaine—Scoline② 460
Lidocaine—Smoking③ 162
Lidocaine—Succinylcholine② 460
Lincomycin—Chloramphenicol③ 822
Lincomycin—Cimetidine② 821
Lincomycin—Erythromycin③ 822
Lincomycin—Food② 821
Lincomycin—Hydrated Aluminum Silicate① 822
Lincomycin—Kaolin① 822
Linezolid—Other Drugs① 809
Liothyronine—Imipramine② 344
Lipopolysaccharide—Fluticasone Propionate② 771
liquiritiaglycyrrhiza—Cyclosporine② 1010
Liquorice—Cyclosporine② 1010
Lithium Carbonate—Acetazolamide① 331
Lithium Carbonate—Amiodarone② 172
Lithium Carbonate—Baclofen③ 330
Lithium Carbonate—Captopril② 328
Lithium Carbonate—Carbamazepine② 329
Lithium Carbonate—Celecoxib② 331
Lithium Carbonate—Chlorothiazide① 332
Lithium Carbonate—Chlorpromazine② 304
Lithium Carbonate—Cisplatin② 335
Lithium Carbonate—Desmopressin② 687
Lithium Carbonate—Diazepam③ 330
Lithium Carbonate—Fluoxetine② 330
Lithium Carbonate—Furosemide③ 332
Lithium Carbonate—Haloperidol② 330
Lithium Carbonate—Indomethacin② 331
Lithium Carbonate—Mazindol② 335
Lithium Carbonate—Methyldopa③ 328
Lithium Carbonate—Metoprolol② 327
Lithium Carbonate—Metronidazole② 334
Lithium Carbonate—Norepinephrine③ 25
Lithium Carbonate—Pancuronium Bromide③ 448
Lithium Carbonate—Phenytoin③ 329
Lithium Carbonate—Potassium Iodide② 335
Lithium Carbonate—Pregnancy② 327
Lithium Carbonate—Scoline③ 461
Lithium Carbonate—SMZ-TMP③ 333
Lithium Carbonate—Sodium Chloride① 335
Lithium Carbonate—Spectinomycin② 334
Lithium Carbonate—Spironolactone① 333
Lithium Carbonate—Succinylcholine③ 461
Lithium Carbonate—Sulfamethoxazole/Trimethoprim③ 333
Lithium Carbonate—Tempidorm② 416
Lithium Carbonate—Tetracycline② 334
Lithium Carbonate—Theophylline② 331
Lithium Carbonate—Thioridazine② 329
Lithium Carbonate—Triamterene② 333
Lithium Carbonate—Verapamil② 328
Lomefloxacin—Probenecid② 804
Lomustine—Theophylline③ 943
Loperamide—Gemfibrozil+Itraconazole① 684
Loperamide—HM30181③ 685
Loperamide—Quinidine① 683
Loperamide—Verapamil② 684
Lopinavir/Ritonavir—Aplaviroc② 913
Lopinavir/Ritonavir—Fexofenadine① 1043
Lopinavir—Efavirenz② 906
Lopinavir—Other Drugs① 907
Lorazepam—Probenecid② 391

Lorazepam－Valproic Acid② 390
Lorcainide－Rifampicin③ 170
Lorcainide－Rifampin③ 170
Losartan－Amodiaquine② 99
Losartan－AST-120② 99
Losartan－Fluconazole② 98
Losartan－Indomethacin② 96
Losartan－Pregnancy① 96
Losartan－Rifampicin② 98
Losartan－Rifampin② 98
Losartan－Silibinin② 96
Losartan－Silymarin② 96
Losartan－Spironolactone① 97
Lovastatin－Adriamycin② 954
Lovastatin－Amiodarone② 204
Lovastatin－Cyclosporine② 211
Lovastatin－Danazol② 207
Lovastatin－Digoxin② 203
Lovastatin－Doxorubicin② 954
Lovastatin－Erythromycin② 208
Lovastatin－Gemfibrozil① 206
Lovastatin－Itraconazole② 209
Lovastatin－Levothyroxine② 707
Lovastatin－Mibefradil① 205
Lovastatin－Nefazodone② 207
Lovastatin－Niacin② 205
Lovastatin－Nicotinic Acid② 205
Lovastatin－Rifampin② 209
Lovastatin－Ritonavir② 210
Lovastatin－Sildenafil① 194
Lovastatin－Thyroxine② 707
Lovastatin－Vitamin E② 211
Lovastatin－Warfarin② 559
Loxapine－Phenytoin③ 262
L-tryptophan－Fluoxetine② 364
L-tryptophan－Paroxetine② 364
L-tryptophan－Phenelzine② 365
Lupus Erythematosus－Procainamide② 154

M

Magnesium Hydroxide－Carbenoxolone③ 675
Magnesium Hydroxide－Sodium Polystyrene Sulfonate② 672
Magnesium Oxide－Cimetidine② 672
Magnesium Salicylate－Para-aminosalicylic Acid② 844
Magnesium Sulfate－Gentamicin② 825
Magnesium Sulfate－Nifedipine② 103
Magnesium Sulfate－Phenobarbital② 374
Magnesium Sulfate－Scoline② 459
Magnesium Sulfate－Succinylcholine② 459
Magnesium Trisilicate－Chloroquine③ 923
Magnesium Trisilicate－Ferrous Sulfate② 628
Magnesium Trisilicate－Nitrofurantoin③ 795
Magnesium Trisilicate－Phenytoin③ 269
Magnesium Trisilicate－Rifampicin③ 846
Magnesium Trisilicate－Rifampin③ 846
Magnesium Trisilicate－Trimethoprim③ 793
Malathion－Scoline① 458
Malathion－Succinylcholine① 458
Malignant Melanoma－Levodopa② 248
Manidipine－Grapefruit Juice① 108
Maraviroc－Rifampicin② 914
Maraviroc－Rifampin② 914
Maraviroc－Saquinavir/Ritonavir② 914
Mazindol－Bethanidine② 79
Mazindol－Lithium Carbonate② 335
Mazindol－Methyldopa① 70
M-CholinergicReceptorBlockers－Aizheimer'sDiseaseorDementia② 11
Mebendazole－Cimetidine③ 932
Mebendazole－Metronidazole② 809
Mebendazole－Phenytoin② 932
Mebendazole－Pregnancy① 932
Mebendazole－Ritonavir③ 932
Mecamylamine－Allopurinol② 537
Mechanical Obstruction－Neostigmine① 3
Meclozine－Pregnancy② 1038
Medicinal Charcoal－Acetaminophen③ 522

Medicinal Charcoal－Acetylsalicylic Acid③ 512
Medicinal Charcoal－Aspirin③ 512
Medicinal Charcoal－Carbamazepine② 285
Medicinal Charcoal－Digoxin③ 133
Medicinal Charcoal－Moxifloxacin① 804
Medicinal Charcoal－Nitrofurantoin① 795
Medicinal Charcoal－Paracetamol③ 522
Medicinal Charcoal－Phenobarbital② 373
Medicinal Charcoal－Phenytoin② 269
Medicinal Charcoal－Propoxyphene③ 500
Medicinal Charcoal－Sertraline③ 352
Medicinal Charcoal－Theophylline② 639
Mefenamic Acid－Warfarin③ 574
Mefloquine－Chloroquine② 924
Mefloquine－Ketoconazole② 925
Mefloquine－Rifampicin② 925
Mefloquine－Rifampin② 925
Meglucamine Diatrizoate－Nifedipine② 104
Meglucamine diatrizoate－Propranolol② 49
Meglucamine Diatrizoate－Verapamil① 1068
Mekinist－Food② 987
Melperone－Risperidone③ 323
Memantine－Amfebutamone③ 359
Memantine－Bupropin③ 359
Memantine－Bupropion③ 359
Menadiol－Phenobarbital② 624
Meningitis－Ivermetin① 935
Menthol－Caffeine② 246
Meperidine－Amitriptyline② 481
Meperidine－Carbamazepine② 481
Meperidine－Chlorpromazine② 481
Meperidine－Diazepam③ 382
Meperidine－Furazolidone③ 483
Meperidine－Isoniazid③ 842
Meperidine－Methaqualone③ 483
Meperidine－Oral Contraceptive Agents② 483
Meperidine－Phenelzine① 482
Meperidine－Phenobarbital② 482
Meperidine－Phenytoin② 480
Meperidine－Promethazine② 484
Meprobamate－Alcohol，Ethyl② 412
Meprobamate－Estradiol① 774
Meprobamate－Ethanol② 412
Meprobamate－Ethyl Alcohol② 412
Meprobamate－Imipramine③ 411
Meprobamate－Warfarin③ 568
Mercaptopurine－Allopurinol① 951
Mercaptopurine－Methotrexate① 951
Mercaptopurine－Warfarin③ 595
Meropenem－Valproic Acid① 280
Metabolic Defect of Cyanide－Sodium Nitroprusside① 87
Metamizole－Acetylsalicylicacid② 510
Metamizole－Amfebutamone② 360
Metamizole－Aspirin② 510
Metamizole－Bupropin② 360
Metamizole－Bupropion② 360
Metandienone－Oxyphenbutazone③ 529
Metformin－Cimetidine③ 737
Metformin－Furosemide④ 738
Metformin－Itraconazole③ 740
Metformin－Lansoprazole② 738
Metformin－Nifedipine③ 735
Metformin－TMP② 739
Metformin－Trimethoprim② 739
Metformin－Udenafil③ 737
Metformin－Verapamil② 737
Metformin－Zydena③ 737
Methacholine－Asthma② 1
Methacholine－Coronary Insufficiency② 2
Methacholine－Digestive Ulcer② 1
Methacholine－Hyperthyroidism② 2
Methacholine－Procainamide③ 3
Methadone－2',3'-Dideoxyinosine② 882
Methadone－Amiodarone① 172
Methadone－Carbamazepine③ 485
Methadone－Desipramine② 346

Methadone－Didanosine② 882
Methadone－Nevirapine② 486
Methadone－Other Drugs① 487
Methadone－Phenytoin① 485
Methadone－Quinidine③ 484
Methadone－Rifampicin② 485
Methadone－Rifampin② 485
Methadone－Rilpivirine③ 486
Methadone－Tramadol① 497
Methaqualone－Chlorpromazine② 307
Methaqualone－Diphenhydramine② 414
Methaqualone－Meperidine③ 483
Methaqualone－Pethidine③ 483
Methenamine Mandelate－Renal Insufficiency② 810
Methenamine－Acetazolamide② 810
Methenamine－Sulphathiazol② 791
Methlprednisolone－Grapefruit Juice② 767
Methlprednisolone－Itraconazole② 766
Methohexitone Sodium－Plastic Materials① 1062
Methotrexate－6-Mercaptopurine① 951
Methotrexate－Acyclovir② 949
Methotrexate－Alcohol，Ethyl③ 944
Methotrexate－Aspirin① 945
Methotrexate－Cholestyramine② 944
Methotrexate－Cisplatin② 949
Methotrexate－Cytarabine③ 949
Methotrexate－Ethanol③ 944
Methotrexate－Ethyl Alcohol③ 944
Methotrexate－Insulin③ 718
Methotrexate－Leucovorin① 950
Methotrexate－Mercaptopurine① 951
Methotrexate－Neomycin② 948
Methotrexate－Nitrous Oxide④ 945
Methotrexate－Omeprazole② 946
Methotrexate－Penicillin② 948
Methotrexate－Phenobarbital④ 944
Methotrexate－Phenytoin② 275
Methotrexate－Probenecid① 946
Methotrexate－Retinoic Acid② 950
Methotrexate－Smallpox Vaccine② 1031
Methotrexate－SMZ-TMP② 948
Methotrexate－Sodium Bicarbonate③ 950
Methotrexate－Sodium Salicylate① 945
Methotrexate－Sulfamethoxazole/Trimethoprim② 948
Methotrexate－Sulfisoxazole③ 947
Methotrexate－Tetracycline③ 948
Methotrexate－Tretinoin② 950
Methotrexate－Triamterene① 947
Methoxsalen－Caffeine② 246
Methoxsalen－Ciclosporin② 1007
Methoxsalen－Cyclosporin A② 1007
Methoxsalen－Cyclosporine② 1007
Methoxsalen－Phenytoin① 1072
Methoxyflurane－Plastic Materials② 1063
Methoxyflurane－Secobarbital② 437
Methoxyflurane－Tetracycline② 438
Methyldopa－Amitriptyline③ 72
Methyldopa－Amphetamine② 70
Methyldopa－Digoxin③ 71
Methyldopa－Disulfiram③ 73
Methyldopa－Ephedrine③ 27
Methyldopa－Ferrous sulfate③ 73
Methyldopa－Haloperidol③ 72
Methyldopa－Halothane② 436
Methyldopa－Levodopa③ 249
Methyldopa－Lithium Carbonate③ 328
Methyldopa－Mazindol① 70
Methyldopa－Norepinephrine② 25
Methyldopa－Pargyline① 71
Methyldopa－Phenobarbital④ 72
Methyldopa－Propranolol② 71
Methyldopa－Salbutamol② 73
Methylhydrazine－Alcohol，Ethyl② 431
Methylhydrazine－Ethanol② 431
Methylhydrazine－Ethyl Alcohol② 431
Methylphenidate－Dicumarol③ 546

Methylphenidate－Imipramine③ 336
Methylphenidate－Phenobarbital② 369
Methylphenidate－Phenytoin③ 257
Methylprednisolone－Erythromycin② 765
Methylprednisolone－Posaconazole② 869
Methylprednisolone－Pyridostigmine③ 5
Methyltestosterone－Ciclosporin② 1000
Methyltestosterone－Cyclosporin A② 1000
Methyltestosterone－Cyclosporine② 1000
Methyltestosterone－Imipramine③ 773
Methyltestosterone－Warfarin① 585
Methylthiouracil－Warfarin② 585
Metoclopramide－Acetaminophen③ 523
Metoclopramide－Alcohol，Ethyl③ 429
Metoclopramide－Atropine② 676
Metoclopramide－Chlorpromazine② 309
Metoclopramide－Ciclosporin② 998
Metoclopramide－Cimetidine③ 664
Metoclopramide－Cyclosporin A② 998
Metoclopramide－Cyclosporine② 998
Metoclopramide－Digoxin② 133
Metoclopramide－Ethanol③ 429
Metoclopramide－Ethyl Alcohol③ 429
Metoclopramide－Levodopa② 677
Metoclopramide－Paracetamol③ 523
Metoclopramide－Quinidine② 150
Metoclopramide－Riboflavin② 1054
Metoclopramide－Scoline② 463
Metoclopramide－Succinylcholine② 463
Metoclopramide－Vitamin $B_2$② 1054
Metoprolol－Celecoxib① 54
Metoprolol－Diphenhydramine② 56
Metoprolol－Dronedarone① 50
Metoprolol－Lithium Carbonate② 327
Metoprolol－Oral Contraceptive Agents② 55
Metoprolol－Paroxetine② 52
Metoprolol－Paroxetine② 52
Metoprolol－Pentobarbital② 54
Metoprolol－Pridopidine② 51
Metoprolol－Propafenone② 49
Metoprolol－Rifampicin② 55
Metoprolol－Rifampin② 55
Metrizamide－Chlorpromazine④ 1068
Metronidazole－Alcohol，Ethyl② 429
Metronidazole－Alcohol，Ethyl② 807
Metronidazole－Busulfan② 942
Metronidazole－Chloroquine③ 809
Metronidazole－Cimetidine③ 808
Metronidazole－Disulfiram② 807
Metronidazole－Ethanol② 429
Metronidazole－Ethanol② 807
Metronidazole－Ethyl Alcohol② 429
Metronidazole－Ethyl Alcohol② 807
Metronidazole－Lithium Carbonate② 334
Metronidazole－Mebendazole② 809
Metronidazole－Myleran② 942
Metronidazole－Phenobarbital③ 806
Metronidazole－Prednisone② 808
Metronidazole－Rifampicin② 808
Metronidazole－Rifampin② 808
Metronidazole－Tetraethylthiuram Disulfide② 807
Metronidazole－Warfarin① 587
Metyrapone－Phenytoin② 771
Mexiletine－Amiodarone② 165
Mexiletine－Morphine② 165
Mexiletine－Phenytoin③ 165
Mexiletine－Rifampicin② 165
Mexiletine－Rifampin② 165
Mexiletine－Theophylline② 633
Mexiletine－Tizanidine① 465
Mianserin－Alcohol，Ethyl② 425
Mianserin－Clonidine① 68
Mianserin－Ethanol② 425
Mianserin－Ethyl Alcohol② 425
Mianserin－Phenobarbital③ 370
Mianserin－Propranalol② 42

Mibefradil－Lovastatin① 205
Micafungin－Ciclosporin② 1003
Micafungin－Cyclosporin A② 1003
Micafungin－Cyclosporine② 1003
Micafungin－Nifedipine② 104
Miconazole－Amphotericin B③ 854
Miconazole－Phenytoin② 274
Miconazole－Tobramycin② 830
Miconazole－Warfarin② 592
Midazolam－Buprenorphine② 492
Midazolam－Casopitant② 401
Midazolam－Conivaptan① 401
Midazolam－Danshen Extract② 407
Midazolam－Deferasirox② 405
Midazolam－Dexmedetomidine② 18
Midazolam－Everolimus① 404
Midazolam－Everolimus① 404
Midazolam－Ginkgo Biloba Extract③ 407
Midazolam－Glycyrrhizin② 408
Midazolam－Ivacaftor② 400
Midazolam－Modafinil② 399
Midazolam－Nefazodone② 400
Midazolam－Nilotinib② 404
Midazolam－Panax Ginseng③ 406
Midazolam－Quercetin③ 405
Midazolam－Ritonavir① 403
Midazolam－Ritonavir① 403
Midazolam－Salvia Miltiorrhiza Bge Extract② 407
Midazolam－*Schisandra Sphenanthera* Extract① 406
Midazolam－Tabimorelin① 402
Midazolam－Telaprevir② 403
Mifepristone－Aspirin① 787
Mifepristone－Cortisol① 758
Mifepristone－Digoxin① 137
Mifepristone－Hydrocortisone① 758
Mifepristone－Misoprostol③ 787
Mifepristone－Rifampicin① 788
Mifepristone－Rifampin① 788
Milk Thistle－Warfarin② 600
Milrinone－Disopyramide 144
Mineral Oil－Vitamin D② 1057
Minoxidil－Cyclosporine② 85
Minoxidil－Guanethidine 76
Minoxidil－Renal Failure② 85
Mirtazapine－Cimetidine② 358
Mirtazapine－Phenytoin② 358
Misoprostol－Mifepristone③ 787
Mitomycin－Vinblastine③ 953
Mitotane－Spironolactone② 771
Mitotane－Spironolactone② 968
Mivacurium－Pancuronium② 451
Moclobemide－Carbamazepine② 363
Moclobemide－Cimetidine② 364
Moclobemide－Etamivan① 247
Moclobemide－Fentanyl② 489
Moclobemide－Ibuprofen② 520
Modafinil－Midazolam② 399
Modafinil－Omeprazole① 666
Monoamine Oxidase Inhibitor－Salbutamol① 19
Monosulfiram－Alcohol，Ethyl③ 428
Monosulfiram－Ethanol③ 428
Monosulfiram－Ethyl Alcohol③ 428
Montelukast－Clarithromycin② 654
Montelukast－Gemfibrozil③ 653
Montelukast－Rosiglitazone③ 750
Morhpine－Trovafloxacin② 805
Moricizine－Cimetidine② 170
Morphine－Adrenocortical Insufficiency② 468
Morphine－Alcohol，Ethyl② 471
Morphine－Amfetamine① 468
Morphine－Amisulpride＋RB② 469
Morphine－Amitriptyline① 470
Morphine－Amphetamine① 468
Morphine－Brain Injury② 467
Morphine－Ceftriaxone② 473
Morphine－Chlorpromazine① 469

Morphine－Cimetidine② 473
Morphine－Cyclophosphamide③ 940
Morphine－Ethanol② 471
Morphine－Ethyl Alcohol② 471
Morphine－Hepatic Insufficiency② 467
Morphine－Hydroxyzine② 474
Morphine－Ketamine③ 472
Morphine－Mexiletine② 165
Morphine－Other Drugs② 474
Morphine－Pentazocine② 472
Morphine－Phenelzine① 470
Morphine－Pregnancy② 468
Morphine－Propranolol③ 469
Morphine－Pulmonary Heart Disease① 467
Morphine－Thiopental② 442
Morphine－Tubocurarine② 454
Moxalactam－Warfarin① 589
Moxifloxacin－Activated Charcoal① 804
Moxifloxacin－Charcoal① 804
Moxifloxacin－Medicinal Charcoal① 804
Moxifloxacin－Rifampicin② 804
Moxifloxacin－Rifampin② 804
Moxisylyte－Alcohol，Ethyl② 33
Moxisylyte－Ethanol② 33
Moxisylyte－Ethyl Alcohol② 33
MRK-1－Ritonavir③ 915
Multi-enzyme Tablets－Sucralfate① 674
MuscarinicAntagonists－Aizheimer'sDiseaseorDementia② 11
Myasthenia Gravis－Procaine② 445
Mycophenolate Mofetil－Aciclovir② 874
Mycophenolate Mofetil－Acyclovir② 874
Mycophenolate Mofetil－Aluminum Hydroxide① 1026
Mycophenolate Mofetil－Calcium Polycarbophil① 1029
Mycophenolate Mofetil－Cholestyramine① 1025
Mycophenolate Mofetil－Ciclosporin① 1028
Mycophenolate Mofetil－Cyclosporin A① 1028
Mycophenolate Mofetil－Cyclosporine① 1028
Mycophenolate Mofetil－Dexmethasone② 1027
Mycophenolate Mofetil－FK-506② 1028
Mycophenolate Mofetil－Nonsteroidal Antiinflammatory Drugs② 1026
Mycophenolate Mofetil－Norfloxacin＋Metronidazole② 1027
Mycophenolate Mofetil－NSAIDs② 1026
Mycophenolate Mofetil－Pantoprazole② 1026
Mycophenolate Mofetil－Tacrolimus② 1028
Myleran－Fludarabine② 943
Myleran－Metronidazole② 942
Myleran－Phenytoin② 942
Myleran－Spironolactone③ 942

N

Nadolol－Erythromycin③ 58
Nadolol－Grapefruit Juice③ 59
Nadolol－Itraconazole② 59
Nadolol－Rifampicin③ 58
Nadolol－Rifampin③ 58
Nafcilin－Warfarin③ 588
Nafimidone－Carbamazepine② 282
Nafimidone－Phenytoin② 260
Nalidixic Acid－Nitrofurantoin② 796
Nalidixic Acid－Probenecid② 796
Nalidixic Acid－Warfarin① 586
Naltrexone－Thioridazine② 311
Naproxen－Apixaban② 614
Naproxen－Cholestyramine② 520
Naproxen－Probenecid② 521
Napsagatran－Warfarin② 546
Natalizumab－Ciclosporin② 1006
Natalizumab－Cyclosporin A② 1006
Natalizumab－Cyclosporine② 1006
Nateglinide－Sulfinpyrazone② 747
Nefazodone－Diazepam② 380
Nefazodone－Lovastatin② 207
Nefazodone－Midazolam② 400
Nelfinavir－Amiodarone① 175
Nelfinavir－Indinavir② 904
Nelfinavir－Other Drugs① 905

Neomycin－Ampicillin② 815
Neomycin－Digoxin② 139
Neomycin－Ether① 435
Neomycin－Fluorouracil③ 952
Neomycin－Methotrexate② 948
Neomycin－Retinol③ 1052
Neomycin－Vitamin A③ 1052
Neomycin－Warfarin③ 590
Neonate and Juvenile－Ciprofloxacin① 799
Neonate－Chloramphenicol① 838
Neostigmine－Diphenhydramine② 5
Neostigmine－Mechanical Obstruction① 3
Neostigmine－Pancuronium Bromide② 447
Neostigmine－Procainamide② 4
Neostigmine－Procaine② 4
Neostigmine－Propafenone② 4
Neostigmine－Quinidine① 3
Neostigmine－Scoline② 457
Neostigmine－Succinylcholine② 457
Nephropathy－SMZ-TMP② 789
Nephropathy－Sulfamethoxazole/Trimethoprim② 789
Neratinib－Ketoconazole① 983
Neratinib－Lansoprazole③ 982
Nevirapine－Atanazavir① 908
Nevirapine－Itraconazole② 859
Nevirapine－Methadone② 486
Nevirapine－Oral Contraceptive Agents② 784
Nevirapine－Oral Contraceptives② 784
Nevirapine－Rifampicin② 888
Nevirapine－Rifampin② 888
Nevirapine－Saquinavir① 898
Niacin－Acetylsalicylic Acid③ 1060
Niacin－Aspirin③ 1060
Niacin－Diabetes② 1060
Niacin－Gout② 1060
Niacin－Insulin① 718
Niacin－Lovastatin② 205
Niacin－Sulfinpyrazone② 541
Niclosamide－Armed Tapeworm① 933
Nicorandil－Glibenclamide② 192
Nicotinamide－Carbamazepine② 288
Nicotinamide－Isoniazid② 1061
Nicotinic Acid－Acetylsalicylic Acid③ 1060
Nicotinic Acid－Aspirin③ 1060
Nicotinic Acid－Diabetes② 1060
Nicotinic Acid－Gout② 1060
Nicotinic Acid－Insulin① 718
Nicotinic Acid－Lovastatin② 205
Nifedipine＋Eplerenone－Voriconazole③ 105
Nifedipine－Atenolol② 101
Nifedipine－Casopitant② 103
Nifedipine－Cimetidine③ 103
Nifedipine－Diltiazem③ 102
Nifedipine－Ebopiprant② 105
Nifedipine－Magnesium sulfate② 103
Nifedipine－Meglucamine diatrizoate② 104
Nifedipine－Metformin③ 735
Nifedipine－Micafungin② 104
Nifedipine－Phenobarbital② 102
Nifedipine－Phenytoin③ 256
Nifedipine－Tolbutamide③ 721
Nifedipine－Vancomycin② 822
Nilotinib－Efavirenz② 976
Nilotinib－Grapefruit Juice② 978
Nilotinib－Midazolam② 404
Nilotinib－Ritonavir② 977
Nilvadipine－Carbamazepine② 106
Nisoldipine－Telmisartan② 100
Nitrazepam－Amitriptyline② 348
Nitrofurantoin－Activated Charcoal③ 795
Nitrofurantoin－Charcoal③ 795
Nitrofurantoin－Magnesium Trisilicate③ 795
Nitrofurantoin－Medicinal Charcoal③ 795
Nitrofurantoin－Nalidixic Acid② 796
Nitrofurantoin－Phenytoin③ 272
Nitrofurantoin－Probenecid③ 794

Nitrofurantoin－Propantheline③ 795
Nitrogen Mustard－Pancuronium Bromide② 450
Nitroglycerin－Alcohol，Ethyl② 191
Nitroglycerin－Aspirin③ 191
Nitroglycerin－Atropine① 190
Nitroglycerin－Dihydroergotamine② 1051
Nitroglycerin－Ethanol② 191
Nitroglycerin－Ethyl Alcohol② 191
Nitroglycerin－Glaucoma① 190
Nitroglycerin－Heparin② 543
Nitroglycerin－Indomethacin③ 192
Nitroglycerin－Pancuronium Bromide③ 447
Nitroglycerin－Plastic Materials② 1062
Nitroglycerin－Sildenafil① 190
Nitroglycerol－Alcohol，Ethyl② 191
Nitroglycerol－Aspirin③ 191
Nitroglycerol－Atropine① 190
Nitroglycerol－Ethanol② 191
Nitroglycerol－Ethyl Alcohol② 191
Nitroglycerol－Glaucoma① 190
Nitroglycerol－Indomethacin③ 192
Nitroglycerol－Sildenafil① 190
Nitrous Oxide－Methotrexate④ 945
Nonsteroidal Antiinflammatory Drugs － Mycophenolate Mofetil ② 1026
Noramidopyrine－Amfebutamone② 360
Noramidopyrine－Bupropin② 360
Noramidopyrine－Bupropion② 360
Norepinephrine－Lithium Carbonate③ 25
Norepinephrine－Methyldopa② 25
Norethindrone Acetate/Ethinyl Estradiol－Food③ 777
Norethindrone－Valdecoxib② 776
Norethisterone－Valdecoxib② 776
Norfloxacin＋Metronidazole－Mycophenolate Mofetil② 1027
Norfloxacin－Cimetidine② 797
Norfloxacin－Glibenclamide② 734
Norfloxacin－Glybenclamide② 734
Norfloxacin－Glyburide② 734
Norfloxacin－Propantheline② 796
Nortriptyline－Baclofen① 465
Nortriptyline－Chlorpropamide③ 728
Nortriptyline－Phenobarbital② 347
Nortriptyline－Quinidine② 347
Nortriptyline－Warfarin③ 565
NSAIDs－Mycophenolate Mofetil② 1026

O

Octreotide－Ciclosporin② 999
Octreotide－Cimetidine③ 664
Octreotide－Cyclosporin A② 999
Octreotide－Cyclosporine② 999
Ocular Trauma－Prednisolone① 763
Omepazole－Etravirine② 892
Omeprazole－Atanazavir① 907
Omeprazole－Bismuth Biskalcitrate③ 675
Omeprazole－Ciclosporin② 999
Omeprazole－Citalopram① 354
Omeprazole－Clopidogrel② 617
Omeprazole－Cyanocobalamin① 1054
Omeprazole－Cyclosporin A② 999
Omeprazole－Cyclosporine② 999
Omeprazole－Diazepam② 384
Omeprazole－Dicoumarol② 549
Omeprazole－Disulfiram② 432
Omeprazole－Ferrous Sulfate② 629
Omeprazole－Imipramine② 343
Omeprazole－Ketoconazole② 856
Omeprazole－Methotrexate② 946
Omeprazole－Modafinil① 666
Omeprazole－Phenytoin③ 270
Omeprazole－Tacrine① 6
Omeprazole－Tetrahydroaminacrine① 6
Omeprazole－Tolterodine③ 9
Omeprazole－Valdecoxib② 668
Omeprazole－Vitamin B_{12}② 1054
Omeprazole－Voriconazole② 669

Omeprazole－Warfarin① 583
Omeprazol－Fluvoxamine① 667
Omeprazol－Theophylline② 640
Ondansetron－Apomorphine① 255
Ondansetron－Quinidine② 680
Ondansetron－Rifampicin① 681
Ondansetron－Rifampin② 680
Opioids－Aizheimer'sDiseaseorDementia② 11
Optic Neuritis－Quinine② 921
Oral Contraceptive Agents－Acetaminophen② 523
Oral Contraceptive Agents－Aminocaproic Acid③ 623
Oral Contraceptive Agents－Aminoglutethimide② 786
Oral Contraceptive Agents－Aminophylline③ 648
Oral Contraceptive Agents－Aminopyrine② 781
Oral Contraceptive Agents－Ampicillin② 781
Oral Contraceptive Agents－Breast Cancer① 778
Oral Contraceptive Agents－Bromocriptine① 254
Oral Contraceptive Agents－Caffeine③ 245
Oral Contraceptive Agents－Carbamazepine① 779
Oral Contraceptive Agents－Carcinoma①Mamae① 778
Oral Contraceptive Agents－Chlorpromazine③ 310
Oral Contraceptive Agents－Clofibrate③ 202
Oral contraceptive agents－Clonidine③ 68
Oral Contraceptive Agents－Diazepam③ 385
Oral Contraceptive Agents－Dicumarol② 550
Oral Contraceptive Agents－Erythromycin② 782
Oral Contraceptive Agents－Etoricoxib② 781
Oral Contraceptive Agents－Folic Acid② 630
Oral Contraceptive Agents－Griseofulvin② 784
Oral Contraceptive Agents－Guanethidine② 79
Oral Contraceptive Agents－Heparin② 545
Oral Contraceptive Agents－Imipramine③ 779
Oral Contraceptive Agents－Insulin② 716
Oral Contraceptive Agents－Isoniazid④ 783
Oral contraceptive Agents－Lamotrigine① 292
Oral Contraceptive Agents－Meperidine② 483
Oral Contraceptive Agents－Metoprolol② 55
Oral Contraceptive Agents－Nevirapine② 784
Oral Contraceptive Agents－Paracetamol② 523
Oral Contraceptive Agents－Pethidine② 483
Oral Contraceptive Agents－Phenacetin② 780
Oral Contraceptive Agents－Phenobarbital② 780
Oral Contraceptive Agents－Phenytoin② 778
Oral Contraceptive Agents－Prednisolone② 764
Oral Contraceptive Agents－Primidone② 779
Oral contraceptive Agents－Proguanil① 928
Oral Contraceptive Agents－Rifampicin① 783
Oral Contraceptive Agents－Rifampin① 783
Oral Contraceptive Agents－Ritonavir② 785
Oral Contraceptive Agents－Smoking① 787
Oral Contraceptive Agents－St. John's wort② 786
Oral Contraceptive Agents－Telaprevir② 784
Oral Contraceptive Agents－Tetracycline② 782
Oral Contraceptive Agents－Troleandomycin② 819
Oral Contraceptive Agents－Vitamin M② 630
Oral contraceptives－Aminocaproic Acid③ 623
Oral Contraceptives－Aminoglutethimide① 786
Oral Contraceptives－Aminopyrine② 781
Oral Contraceptives－Ampicillin② 781
Oral Contraceptives－Breast Cancer① 778
Oral Contraceptives－Bromocriptine① 254
Oral Contraceptives－Carbamazepine① 779
Oral Contraceptives－Carcinoma Mamae① 778
Oral Contraceptives－Clofibrate③ 202
Oral Contraceptives－Diazepam③ 385
Oral Contraceptives－Dicumarol② 550
Oral Contraceptives－Erythromycin② 782
Oral Contraceptives－Etoricoxib② 781
Oral Contraceptives－Folic Acid② 630
Oral Contraceptives－Griseofulvin② 784
Oral contraceptives－Heparin② 545
Oral Contraceptives－Imipramine③ 779
Oral contraceptives－Insulin② 716
Oral Contraceptives－Isoniazid④ 783
Oral contraceptives－Lamotrigine① 292
Oral Contraceptives－Nevirapine② 784

Oral Contraceptives－Phenacetin② 780
Oral Contraceptives－Phenobarbital② 780
Oral Contraceptives－Phenytoin② 778
Oral contraceptives－Prednisolone② 764
Oral Contraceptives－Primidone② 779
Oral contraceptives－Proguanil① 928
Oral Contraceptives－Rifampicin① 783
Oral Contraceptives－Rifampin① 783
Oral Contraceptives－Ritonavir② 785
Oral Contraceptives－Smoking① 787
Oral Contraceptives－St. John's wort② 786
Oral Contraceptives－Telaprevir② 784
Oral Contraceptives－Tetracycline② 782
Oral Contraceptives－Troleandomycin② 819
Oral Contraceptives－Vitamin M② 630
Orange Juice－Aliskiren② 95
Orange Juice－Atenolol② 57
Orlistat－Amiodarone③ 175
Orlistat－Ciclosporin② 1006
Orlistat－Cyclosporin A② 1006
Orlistat－Cyclosporine② 1006
Orphenadrine－Amitriptyline② 348
Orphenadrine－Propoxyphene④ 499
Oselltamivir－Probenecid② 876
Oseltamivir－Clopidogrel② 877
Osimertinib－Itraconazole② 985
Osimertinib－Rifampicin① 984
Osimertinib－Rifampin① 984
Osteoporosis－Prednisone① 761
Other Drugs－Acenocoumarol② 554
Other Drugs－Amprenavir① 906
Other Drugs－Antiepileptics① 297
Other Drugs－Anti-Seizure Drugs① 297
Other Drugs－Atanazavir① 908
Other Drugs－Capreomycin② 830
Other Drugs－Ciclosporin② 1013
Other Drugs－Cilostazol② 621
Other Drugs－Cinacalcet② 1066
Other Drugs－Cyclosporin A② 1013
Other Drugs－Cyclosporine② 1013
Other Drugs－Darunavir① 910
Other Drugs－Enzalutamide①964
Other Drugs－Etravirine① 892
Other Drugs－Fluconazole① 867
Other Drugs－Gemcitabine② 952
Other Drugs－H_2-Receptor Antagonists② 665
Other Drugs－Hypoglycemic Agents② 755
Other Drugs－Itraconazole② 861
Other Drugs－Linezolid② 809
Other Drugs－Lopinavir② 907
Other Drugs－Methadone① 487
Other Drugs－Morphine② 474
Other Drugs－Nelfinavir② 905
Other Drugs－Phenprocoumon② 603
Other Drugs－Plastic Materials③ 1064
Other Drugs－Posaconazole① 870
Other Drugs－Probucol② 238
Other Drugs－Raltegravir① 918
Other Drugs－Selective Serotonin Reuptake Inhibitors② 356
Other Drugs－Statins② 235
Other Drugs－Tacrolimus② 1020
Other Drugs－Taxanes② 961
Other Drugs－Tipranavir① 911
Other Drugs－Tolperisone③ 200
Other Drugs－Tyrosine Kinase Inhibitors① 986
Other Drugs－Vitamin E② 1060
Other Drugs－Voriconazole① 866
Other Drugs－Zalcitabine② 886
Oxaliplatin－Cetuximab③ 969
Oxametacin－Warfarin② 579
Oxazolam－Phenelzine② 397
Oxprenolol－Sulphinpyrazone② 60
Oxycodone－Paroxetine＋Itraconazole② 477
Oxycodone－Ritonavir② 480
Oxycodone－Telithromycin② 478
Oxycodone－Voriconazole② 478

Oxygen—Bleomycin① 954
Oxypertine—Phenelzine② 317
Oxyphenbutazone—Metandienone③ 529
Oxytetracycline—Insulin② 717

P

Paclitaxel—Adriamycin②
Paclitaxel—Amiodarone① 960
Paclitaxel—Doxorubicin② 956
Paclitaxel—Fluvoxamine① 961
Pain—Phenobarbital② 368
Panax Ginseng—Erlotinib② 973
Panax Ginseng—Imatinib② 973
Panax Ginseng—Midazolam③ 406
Pancuronium Bromide—Aminophylline② 449
Pancuronium Bromide—Azathioprine③ 450
Pancuronium Bromide—Carbamazepine③ 448
Pancuronium Bromide—Chlormethine② 450
Pancuronium Bromide—Clindamycin② 449
Pancuronium Bromide—Dantrolene② 449
Pancuronium Bromide—Hydrocortisone③ 449
Pancuronium Bromide—Lithium Carbonate③ 448
Pancuronium Bromide—Neostigmine② 447
Pancuronium Bromide—Nitrogen Mustard② 450
Pancuronium Bromide—Nitroglycerin③ 447
Pancuronium Bromide—Phenytoin② 448
Pancuronium Bromide—Thiotepa③ 450
Pancuronium—Mivacurium② 451
Pantoprazole—Ciclosporin③ 999
Pantoprazole—Cyclosporin A③ 999
Pantoprazole—Cyclosporine③ 999
Pantoprazole—Mycophenolate Mofetil③ 1026
Pantoprazole—Posaconazole③ 869
Papaverine—Levodopa② 249
Paraaminobenzoic Acid—Procainamide③ 157
Para-aminosalicylic Acid—Alcohol，Ethyl② 844
Paraaminosalicylic Acid—Digoxin③ 140
Para-aminosalicylic Acid—Diphenhydramine③ 845
Para-aminosalicylic Acid—Ethanol② 844
Para-aminosalicylic Acid—Ethyl Alcohol② 844
Para-aminosalicylic Acid—Isoniazid② 843
Para-aminosalicylic Acid—Magnesium Salicylate② 844
Para-aminosalicylic Acid—Probenecid② 844
Para-aminosalicylic Acid—Rifampicin③ 848
Para-aminosalicylic Acid—Rifampin③ 848
Paracetamol—Alcohol，Ethyl② 522
Paracetamol—Chloramphenicol① 838
Paracetamol—Cholestyramine③ 521
Paracetamol—Codeine① 475
Paracetamol—Ethanol② 522
Paracetamol—Ethyl Alcohol② 522
Paracetamol—Imatinib② 525
Paracetamol—Isoniazid① 524
Paracetamol—Lamotrigine② 292
Paracetamol—Medicinal Charcoal③ 522
Paracetamol—Metoclopramide③ 523
Paracetamol—Oral Contraceptive Agents② 523
Paracetamol—Phenobarbital③ 522
Paracetamol—Phenylephrine② 24
Paracetamol—Propantheline③ 523
Paracetamol—Quinine② 524
Paracetamol—Warfarin② 575
Paracetamol—Zidovudine② 879
Paraldehyde—Disulfiram④ 413
Paraldehyde—Phenytoin③ 413
Paraldehyde—Plastic Materials① 1063
Paraldehyde—Sulfadiazine② 790
Parenchymal Heart Disease—Epinephrine① 19
Pargyline—Methyldopa① 71
Paroxetine＋Itraconazole—Oxycodone② 477
Paroxetine—Aripiprazole③ 326
Paroxetine—Atomoxetine① 357
Paroxetine—BETALOC② 52
Paroxetine—Duloxetine② 355
Paroxetine—Imipramine① 345
Paroxetine—Lasofoxifene② 963

Paroxetine—L-tryptophan② 364
Paroxetine—Metoprolol② 52
Paroxetine—Metoprolol② 52
Paroxetine—Tamoxifen② 962
Paroxetine—Tamsulosin③ 35
Paroxetine—Terbinafine② 354
Parturiency—Sulfonamides① 789
Pefloxacin—Cimetidine② 797
Pempidine—Epinephrine① 21
Penicillamine—Aluminium Hydroxide② 1030
Penicillamine—Digoxin① 144
Penicillamine—Ethambutol② 850
Penicillamine—Ferrous Sulfate① 1030
Penicillamine—Food① 1030
Penicillamine—Isoniazid② 843
Penicillamine—Zinc Gluconate② 1065
Penicillin—Acemetacin③ 517
Penicillin—Aspirin③ 812
Penicillin—Chloramphenicol④ 813
Penicillin—Chlortetracycline② 813
Penicillin—Erythromycin③ 813
Penicillin—Furosemide③ 700
Penicillin—Methotrexate② 948
Penicillin—Probenecid③ 812
PenicillinV—Acetylcysteine② 814
Penicillin—Warfarin② 587
Pentamidine—2′,3′-Dideoxyinosine② 885
Pentamidine—Cimetidine② 937
Pentamidine—Didanosine② 885
Pentamidine—Quinidine② 154
Pentamidine—Trimethoprim② 794
Pentazocine—Morphine② 472
Pentobarbital—Metoprolol② 54
Pentoxifylline—Thiopental② 442
Peptic Ulcer—Phentolamine① 32
Peptic Ulcer—Spironolactone① 701
Perazine—Risperidone② 322
Perphenazine—Disulfiram③ 311
Pethidine—Amitriptyline② 481
Pethidine—Carbamazepine② 481
Pethidine—Chlorpromazine② 481
Pethidine—Diazepam③ 382
Pethidine—Furazolidone② 483
Pethidine—Isoniazid③ 842
Pethidine—Methaqualone③ 483
Pethidine—Oral Contraceptive Agents② 483
Pethidine—Phenelzine① 482
Pethidine—Phenobarbital② 482
Pethidine—Phenytoin② 480
Pethidine—Promethazine② 484
Phenacetin—Oral Contraceptive Agents② 780
Phenacetin—Oral Contraceptives② 780
Phencyclidine—Chlorpromazine② 444
Phenelzine＋Perphenazine—Droperidol＋Scopolamime④ 362
Phenelzine—3,4-Methylenedioxymethamphetamine① 32
Phenelzine—Alcohol，Ethyl② 426
Phenelzine—Amphetamine① 29
Phenelzine—Apraclonidine① 69
Phenelzine—Caffeine② 244
Phenelzine—Chlorpromazine② 305
Phenelzine—Cyproheptadine① 1038
Phenelzine—Dextromethorphan① 656
Phenelzine—Dopamine① 26
Phenelzine—Dried Yeast① 1055
Phenelzine—Ecstasy① 32
Phenelzine—Ethanol② 426
Phenelzine—Ethyl Alcohol② 426
Phenelzine—Fenfluramine① 1069
Phenelzine—Fluoxetine① 353
Phenelzine—Guanethidine② 77
Phenelzine—Imipramine① 340
Phenelzine—Insulin② 713
Phenelzine—Levodopa① 250
Phenelzine—L-tryptophan② 365
Phenelzine—Meperidine① 482
Phenelzine—Morphine① 470

Phenelzine—Oxazolam② 397
Phenelzine—Oxypertine② 317
Phenelzine—Pethidine① 482
Phenelzine—Phenobarbital② 371
Phenelzine—Phenylephrine② 23
Phenelzine—Reserpine③ 362
Phenelzine—Scoline② 461
Phenelzine—Sertraline① 352
Phenelzine—Succinylcholine② 461
Phenelzine—Sumatriptan① 1047
Phenelzine—Tempidorm② 417
Phenelzine—Tolbutamide② 722
Phenelzine—Tramadol② 496
Phenelzine—Trihexyphenidyl② 8
Phenelzine—Warfarin② 566
Phenelzine—Zolmitriptan 1047
Pheneturide—Phenytoin② 260
Phenformin—Alcohol，Ethyl② 429
Phenformin—Dicoumarol② 549
Phenformin—Ethanol② 429
Phenformin—Ethyl Alcohol② 429
Phenformin—Sodium Lactate① 741
Phenformin—Tetracycline② 740
Phenformin—Warfarin② 585
Phenindione—Haloperidol③ 604
Phenindione—Oral Contraceptive Agents 550
Phenobarbital—Acetaminophen③ 522
Phenobarbital—Acetylsalicylic Acid② 373
Phenobarbital—Adriamycin③ 955
Phenobarbital—Alcohol，Ethyl② 372
Phenobarbital—Aluminum Hydroxide② 373
Phenobarbital—Amfebutamone② 360
Phenobarbital—Aminopyrine② 527
Phenobarbital—Amiodarone② 368
Phenobarbital—Ascorbic Acid④ 1055
Phenobarbital—Aspirin② 373
Phenobarbital—Bupropin② 360
Phenobarbital—Bupropion② 360
Phenobarbital—Caffeine③ 369
Phenobarbital—Calcitriol① 1058
Phenobarbital—Carbamazepine③ 283
Phenobarbital—Chlorcyclizine② 377
Phenobarbital—Chlorpromazine② 306
Phenobarbital—Cimetidine③ 663
Phenobarbital—Cisapride② 374
Phenobarbital—Clobazam② 296
Phenobarbital—Cositecan② 958
Phenobarbital—Cyclophosphamide② 939
Phenobarbital—Dexamethasone② 769
Phenobarbital—Dextropropoxyphene③ 372
Phenobarbital—Dicumarol① 547
Phenobarbital—Digitoxin② 117
Phenobarbital—Diphenoxylate② 374
Phenobarbital—Disopyramide② 159
Phenobarbital—Disulfiram② 372
Phenobarbital—Doxorubicin③ 955
Phenobarbital—Doxycycline② 836
Phenobarbital—Efavirenz① 889
Phenobarbital—Enflurane② 438
Phenobarbital—Estradiol① 774
Phenobarbital—Ethanol② 372
Phenobarbital—Ethyl Alcohol② 372
Phenobarbital—Fluconazole② 375
Phenobarbital—Fluvoxamine② 371
Phenobarbital—Griseofulvin③ 854
Phenobarbital—Halogabide③ 370
Phenobarbital—Imipramine② 341
Phenobarbital—Intermittent Porphyria① 368
Phenobarbital—Isoniazid② 376
Phenobarbital—Karenitecin② 958
Phenobarbital—Lidocaine③ 163
Phenobarbital—Magnesium Sulfate② 374
Phenobarbital—Medicinal Charcoal② 373
Phenobarbital—Menadiol② 624
Phenobarbital—Meperidine② 482
Phenobarbital—Methotrexate④ 944

Phenobarbital—Methyldopa④ 72
Phenobarbital—Methylphenidate② 369
Phenobarbital—Metronidazole③ 806
Phenobarbital—Mianserin③ 370
Phenobarbital—Nifedipine② 102
Phenobarbital—Nortriptyline② 347
Phenobarbital—Oral Contraceptive Agents② 780
Phenobarbital—Oral Contraceptives② 780
Phenobarbital—Pain② 368
Phenobarbital—Paracetamol③ 522
Phenobarbital—Pethidine② 482
Phenobarbital—Phenelzine② 371
Phenobarbital—Phenylbutazone③ 528
Phenobarbital—Phenytoin② 264
Phenobarbital—Praziquantel② 934
Phenobarbital—Primidone④ 369
Phenobarbital—Progabide③ 370
Phenobarbital—Propranolol① 43
Phenobarbital—Pyridoxine③ 377
Phenobarbital—Quinidine② 149
Phenobarbital—Stiripentol② 370
Phenobarbital—Sulfadiazine② 375
Phenobarbital—Sulphadiazine② 375
Phenobarbital—Thalidomide② 376
Phenobarbital—Theophylline② 635
Phenobarbital—Tiagabine② 296
Phenobarbital—Trazodone③ 371
Phenobarbital—Triacetyloleandomycin④ 375
Phenobarbital—Troleandomycin④ 375
Phenobarbital—Valproic Acid② 369
Phenobarbital—Vitamin $B_6$③ 377
Phenobarbital—Vitamin C④ 1055
Phenobarbital—Vitamin $K_4$② 624
Phenobarbital—Voriconazole② 863
Phenobarbital—Warfarin① 566
Phenobarbital—Zonisamide② 297
Phenoperidine—Propranolol③ 45
Phenoxybenzamine—Guanethidine② 33
Phenprocoumon—Glafenine② 602
Phenprocoumon—Other Drugs② 603
Phentolamine—Epinephrine① 33
Phentolamine—Glibenclamide② 732
Phentolamine—Glybenclamide② 732
Phentolamine—Glyburide② 732
Phentolamine—Peptic Ulcer① 32
Phenylbutazone—Alcohol，Ethyl② 529
Phenylbutazone—Chloroquine② 529
Phenylbutazone—Chloroquine② 923
Phenylbutazone—Desipramine③ 528
Phenylbutazone—Digitoxin③ 118
Phenylbutazone—Estradiol② 774
Phenylbutazone—Ethanol② 529
Phenylbutazone—Ethyl Alcohol② 529
Phenylbutazone—Guanethidine② 78
Phenylbutazone—Phenobarbital③ 528
Phenylbutazone—Phenytoin② 268
Phenylbutazone—Tolbutamide① 723
Phenylbutazone—Warfarin① 576
Phenylephrine—Acetaminophen② 25
Phenylephrine—Debrisoquine② 23
Phenylephrine—Guanethidine② 75
Phenylephrine—Halothane② 436
Phenylephrine—Levodopa② 23
Phenylephrine—Paracetamol② 24
Phenylephrine—Phenelzine② 23
Phenylpropanolamine—Caffeine② 28
Phenylpropanolamine—Indomethacin② 29
Phenylpropanolamine—Thioridazine① 311
Phenylpropanolamine—Tranylcypromine① 28
Phenyramidol—Phenytoin② 266
Phenyramidol—Warfarin② 572
Phenytoin—Acetazolamide④ 271
Phenytoin—Alcohol，Ethyl② 265
Phenytoin—Allopurinol② 268
Phenytoin—Amiodarone① 257
Phenytoin—Apazone② 267

Phenytoin—Aspartame② 276
Phenytoin—Aspirin③ 267
Phenytoin—Azapropazone② 267
Phenytoin—Busulfan② 942
Phenytoin—Calcium Carbonate② 673
Phenytoin—Calcium Gluconate② 1065
Phenytoin—Carbamazepine② 258
Phenytoin—Carmustine＋Methotrexate＋Vinblastine③ 275
Phenytoin—Ceftriazone③ 273
Phenytoin—Chloramphenicol② 273
Phenytoin—Chlorpheniramine② 276
Phenytoin—Chlorpromazine② 304
Phenytoin—Chlorpromazine② 261
Phenytoin—Ciclosporin③ 996
Phenytoin—Cimetidine② 270
Phenytoin—Clarithromycin② 272
Phenytoin—Clobazam② 294
Phenytoin—Clofibrate② 257
Phenytoin—Cyclosporin A③ 996
Phenytoin—Cyclosporine③ 996
Phenytoin—Denzimol② 261
Phenytoin—Dexamethasone② 768
Phenytoin—Dextropropoxyphene② 266
Phenytoin—Diazepam② 378
Phenytoin—Diazepam③ 265
Phenytoin—Diazoxide② 256
Phenytoin—Dichloralphenazone③ 265
Phenytoin—Dicumarol② 546
Phenytoin—Digitalis② 116
Phenytoin—Disopyramide③158
Phenytoin—Disulfiram① 266
Phenytoin—Dopamine① 256
Phenytoin—Doxycycline② 836
Phenytoin—Ethanol② 265
Phenytoin—Ethosuximide③ 259
Phenytoin—Ethyl Alcohol② 265
Phenytoin—Felbamate② 259
Phenytoin—Fluconazole② 274
Phenytoin—Fluvoxamine② 264
Phenytoin—Folic Acid② 269
Phenytoin—Furosemide② 698
Phenytoin—Gefitinib② 979
Phenytoin—Gestrinone③ 776
Phenytoin—Halogabide② 260
Phenytoin—Halothane③ 436
Phenytoin—Ibuprofen③ 267
Phenytoin—Imipramine② 262
Phenytoin—Imipramine② 336
Phenytoin—Influenza Vaccine② 275
Phenytoin—Insulin③ 712
Phenytoin—Irinotecan② 958
Phenytoin—Isoniazid② 274
Phenytoin—Ketoconazole② 855
Phenytoin—Lamotrigine② 290
Phenytoin—Levodopa③ 250
Phenytoin—Levothyroxine② 708
Phenytoin—Lidocaine③ 163
Phenytoin—Lithium Carbonate③ 329
Phenytoin—Loxapine③ 262
Phenytoin—Magnesium Trisilicate③ 269
Phenytoin—Mebendazole② 932
Phenytoin—Medicinal Charcoal② 269
Phenytoin—Meperidine② 480
Phenytoin—Methadone① 485
Phenytoin—Methotrexate② 275
Phenytoin—Methoxsalen① 1072
Phenytoin—Methylphenidate③ 257
Phenytoin—Metyrapone② 771
Phenytoin—Mexiletine③ 165
Phenytoin—Miconazole② 274
Phenytoin—Mirtazapine② 358
Phenytoin—Myleran② 942
Phenytoin—Nafimidone② 260
Phenytoin—Nifedipine③ 256
Phenytoin—Nitrofurantoin③ 272
Phenytoin—Omeprazole② 270

Phenytoin—Oral Contraceptive Agents③ 778
Phenytoin—Oral Contraceptives③ 778
Phenytoin—Pancuronium Bromide② 448
Phenytoin—Paraldehyde③ 413
Phenytoin—Pethidine② 480
Phenytoin—Pheneturide② 260
Phenytoin—Phenobarbital③ 264
Phenytoin—Phenylbutazone② 268
Phenytoin—Phenyramidol② 266
Phenytoin—Praziquantel② 934
Phenytoin—Primidone② 277
Phenytoin—Progabide② 260
Phenytoin—Propranalol① 40
Phenytoin—Pyridoxine③ 276
Phenytoin—Quinidine② 148
Phenytoin—Rifampicin② 273
Phenytoin—Rifampin② 273
Phenytoin—Saquinavir② 895
Phenytoin—Stiripentol① 260
Phenytoin—Streptozocin② 957
Phenytoin—Sucralfate② 270
Phenytoin—Sulfamethizole② 271
Phenytoin—Sulfinpyrazone② 268
Phenytoin—Sulthiame② 261
Phenytoin—Sultiame② 261
Phenytoin—Teniposide② 960
Phenytoin—Theophylline② 634
Phenytoin—Thyroxine② 708
Phenytoin—Ticrynafen② 271
Phenytoin—Tienilic Acid② 271
Phenytoin—Trazodone② 263
Phenytoin—Trimethoprim② 272
Phenytoin—Valproic Acid③ 258
Phenytoin—Verapamil③ 182
Phenytoin—Vigabatrin② 261
Phenytoin—Viloxazine③ 264
Phenytoin—Vitamin D② 1056
Phenytoin—Vitamin K② 1059
Phenytoin—Vitamine B③ 276
Phenytoin—Warfarin① 563
Pheochromocytoma—Halothane① 435
Pheochromocytoma—Sulpiride② 318
Physostigmine—Amitriptyline③ 348
Phytonadione—Warfarin① 581
Pilocarpine—Diphenhydramine② 3
Pimozide—Aprepitant① 317
Pimozide—Itraconazole① 318
Pindolol—Disopyramide① 157
Pioglitazone—Gemfibrozil① 748
Pioglitazone—Rifampicin② 749
Pioglitazone—Rifampin② 749
Piperacillin—Flucloxacillin② 814
Piperazine—Chlorpromazine③ 931
Piperazine—Epilepsy① 931
Piperazine—Pyrantel② 931
Piperazine—Zuclopenthixol③ 318
Piperidine—Levodopa① 248
Pirenzepine—Carbenoxolone③ 676
Pirmenol—Rifampicin② 162
Pirmenol—Rifampin② 162
Pitavastatin—Rifampicin② 234
Pitavastatin—Rifampin② 234
Pizotifen—Debrisoquine② 81
Plastic Contact Lenses—Epinephrine② 1064
Plastic Materials—Chlormethiazole② 1063
Plastic Materials—Diazepam① 1062
Plastic Materials—Insulin② 1063
Plastic Materials—Isosorbide Dinitrate① 1062
Plastic Materials—Methohexitone Sodium① 1062
Plastic Materials—Methoxyflurane② 1063
Plastic Materials—Nitroglycerin② 1062
Plastic Materials—Other Drugs③ 1064
Plastic Materials—Paraldehyde① 1063
Plastic Materials—Vitamin A① 1063
Plastics or Glass—Chloroquine② 1064
Polymyxin B—Gentamicin② 828

Polymyxin B—Prochlorperazine② 839
Polymyxin B—Tubocurarine② 456
Pomelo Pulp—Ciclosporin② 1008
Pomelo Pulp—Cyclosporin A② 1008
Pomelo Pulp—Cyclosporine② 1008
Posaconazole—Methylprednisolone② 869
Posaconazole—Other Drugs① 870
Posaconazole—Pantoprazole② 869
Potassium Chloride—Spironolactone① 703
Potassium Iodide—Lithium Carbonate② 335
Pravastatin—Cholestyramine② 218
Pravastatin—Cholestyramine② 218
Pravastatin—Ciclosporin② 995
Pravastatin—Cyclosporin A② 995
Pravastatin—Cyclosporine② 995
Pravastatin—Fenofibrate② 219
Pravastatin—Quercetin② 220
Pravastatin—Rifampicin③ 220
Pravastatin—Rifampin③ 220
Praziquantel—Albendazole② 933
Praziquantel—Carbamazepine② 934
Praziquantel—Cimetidine② 934
Praziquantel—Dexamethasone② 935
Praziquantel—Phenobarbital② 934
Praziquantel—Phenytoin② 934
Prazosin—Chlorpromazine＋Amitriptyline③ 83
Prazosin—Digoxin② 81
Prazosin—guanethidine② 81
Prazosin—Indomethacin② 83
Prazosin—Propranolol② 81
Prazosin—Sildenafil② 82
Prazosin—Verapamil① 82
Prednisolone—Dendritic Keratitis① 763
Prednisolone—Glaucoma② 764
Prednisolone—Indomethacin② 764
Prednisolone—Isoniazid③ 842
Prednisolone—Ocular Trauma① 763
Prednisolone—Oral Contraceptive Agents② 764
Prednisolone—Oral contraceptives② 764
Prednisolone—Rifampicin② 765
Prednisolone—Rifampin② 765
Prednisone—Aluminum Hydroxide② 761
Prednisone—Arteriosclerosis① 760
Prednisone—Calcium Carbonate② 672
Prednisone—Cataract① 760
Prednisone—Chlorpromazine③ 761
Prednisone—Cyclophosphamide③ 940
Prednisone—Dicumarol② 549
Prednisone—Digestive Ulcer② 759
Prednisone—Erythromycin② 762
Prednisone—Fludiazepam② 761
Prednisone—Heart Failure② 760
Prednisone—Heparin③ 544
Prednisone—Hepatic Insufficiency② 759
Prednisone—Hypertension① 760
Prednisone—Ketoconazole② 762
Prednisone—Metronidazole② 808
Prednisone—Osteoporosis① 761
Prednisone—Psychosis② 760
Prednisone—Tetracycline② 834
Prednisone—Tuberculosis② 759
Prednisone—Vaccines① 1032
Pregnancy—Acetazolamide① 692
Pregnancy—Acetylsalicylic Acid② 507
Pregnancy—Aspirin② 507
Pregnancy—Diazoxide① 86
Pregnancy—Drugs① 1075
Pregnancy—Lithium Carbonate② 327
Pregnancy—Losartan① 96
Pregnancy—Mebendazole① 932
Pregnancy—Meclozine② 1038
Pregnancy—Morphine② 468
Pregnancy—Streptomycin① 823
Pregnancy—Tetracycline① 830
Pregnancy—Warfarin① 555
Pridopidine—Metoprolol② 51

Prilocaine＋Lidocaine—SMZ-TMP② 789
Prilocaine＋Lidocaine—Sulfamethoxazole/Trimethoprim② 789
Primaquine—Chloroquine② 924
Primaquine—G-6-PD Deficiency① 926
Primaquine—Grapefruit Juice② 926
Primaquine—Warfarin① 594
Primidone—Acetazolamide③ 277
Primidone—Clonazepam④ 391
Primidone—Dexamethasone③ 768
Primidone—Lamotrigine② 289
Primidone—Oral Contraceptive Agents② 779
Primidone—Oral Contraceptives② 779
Primidone—Phenobarbital④ 369
Primidone—Phenytoin② 277
Primidone—Valproic Acid② 277
Primidone—Warfarin① 563
Probenecid—Acyclovir③ 874
Probenecid—Allopurinol③ 537
Probenecid—Aspirin② 538
Probenecid—Captopril③ 90
Probenecid—Carbamazepine② 284
Probenecid—Cephalothin③ 817
Probenecid—Chlorpropamide③ 730
Probenecid—Cidofovir③ 875
Probenecid—Ciprofloxacin② 800
Probenecid—Clofibrate③ 202
Probenecid—Dapsone③ 852
Probenecid—Dyphylline② 650
Probenecid—Furosemide① 539
Probenecid—Ganciclovir② 875
Probenecid—Heparin③ 544
Probenecid—Hydrochlorothiazide② 538
Probenecid—Indocyanine Green② 1069
Probenecid—Indomethacin② 515
Probenecid—Irinotecan② 959
Probenecid—Lomefloxacin② 804
Probenecid—Lorazepam② 391
Probenecid—Methotrexate① 946
Probenecid—Nalidixic Acid② 796
Probenecid—Naproxen② 521
Probenecid—Nitrofurantoin③ 794
Probenecid—Oselltamivir③ 876
Probenecid—Para-aminosalicylic Acid② 844
Probenecid—Penicillin③ 812
Probenecid—Repaglinide② 742
Probenecid—Rifampicin③ 846
Probenecid—Rifampin③ 846
Probenecid—Sulfinpyrazone④ 541
Probenecid—Thiopental③ 443
Probenecid—Zidovudine① 879
Probucol—Other Drugs② 238
Procainamide—Alcohol，Ethyl③ 156
Procainamide—Amiodarone① 155
Procainamide—Cimetidine② 156
Procainamide—Ethanol③ 156
Procainamide—Ethyl Alcohol③ 156
Procainamide—Kanamycin③ 829
Procainamide—Lidocaine③ 155
Procainamide—Lupus Erythematosus② 154
Procainamide—Methacholine③ 3
Procainamide—Neostigmine② 4
Procainamide—Paraaminobenzoic acid③ 157
Procainamide—Propranolol③ 155
Procainamide—Quinidine③ 155
Procainamide—Scoline③ 460
Procainamide—Succinylcholine③ 460
Procainamide—Sulfadiazine② 790
Procainamide—Trimethoprim② 156
Procaine—Digoxin② 130
Procaine—Ecothiopate Iodide① 445
Procaine—Myasthenia Gravis② 445
Procaine—Neostigmine② 4
Procaine—Scoline③ 462
Procaine—Scoline③ 462
Procaine—Succinylcholine③ 462
Procaine—Sulfadiazine② 790

Procarbazine—Alcohol，Ethyl② 431
Procarbazine—Ethanol② 431
Procarbazine—Ethyl Alcohol② 431
Prochlorperazine—Deferoxamine① 1071
Prochlorperazine—Desferrioxamine① 1071
Prochlorperazine—Polymyxin B② 839
Prochlorperazine—Quinine② 921
Progabide—Phenobarbital③ 370
Progabide—Phenytoin② 260
Proguanil—Esomeprazole② 927
Proguanil—Oral contraceptive Agents① 928
Proguanil—Oral contraceptives① 928
Proguanil—S-omeprazole② 927
Promazine—Scoline② 460
Promazine—Succinylcholine② 460
Promethazine—Chloral Hydrate④ 413
Promethazine—Diazepam③ 389
Promethazine—Glaucoma① 1037
Promethazine—Meperidine② 484
Promethazine—Pethidine② 484
Propafenone—Amiodarone② 171
Propafenone—Digoxin② 124
Propafenone—Fluoxetine③ 171
Propafenone—Metoprolol② 50
Propafenone—Neostigmine② 4
Propafenone—Quinidine③ 170
Propafenone—Warfarin② 556
Propanidid—Scoline② 462
Propanidid—Succinylcholine② 462
Propantheline—Acetaminophen② 523
Propantheline—Cimetidine③ 664
Propantheline—Digoxin① 133
Propantheline—Erythromycin③ 818
Propantheline—Ketoconazole② 856
Propantheline—Nitrofurantoin③ 795
Propantheline—Norfloxacin② 796
Propantheline—Paracetamol③ 523
Propellants—Epinephrine② 20
Propoxyphene—Alcohol，Ethyl① 500
Propoxyphene—Amphetamine③ 500
Propoxyphene—Carbamazepine② 284
Propoxyphene—Doxepin③ 351
Propoxyphene—Ethanol① 500
Propoxyphene—Ethyl Alcohol① 500
Propoxyphene—Medicinal Charcoal③ 500
Propoxyphene—Orphenadrine④ 499
Propoxyphene—Ritonavir② 501
Propoxyphene—Warfarin② 571
Propranalol—Amiodarone② 39
Propranalol—Cholestyramine② 40
Propranalol—Clofibrate② 201
Propranalol—Ether① 44
Propranalol—Fluvoxamine② 42
Propranalol—Hypertension Complicated by Hypertriglyceridemia② 37
Propranalol—Mianserin② 42
Propranalol—Phenytoin② 40
Propranalol—Rifampicin① 48
Propranalol—Rifampin① 48
Propranolol—Adriamycin② 954
Propranolol—Alcohol，Ethyl③ 44
Propranolol—Allergenic Extracts③ 49
Propranolol—Aluminum Hydroxide③ 46
Propranolol—A-V Block② 36
Propranolol—Bronchial Asthma① 36
Propranolol—Chlorpheniramine④ 49
Propranolol—Chlorpromazine② 41
Propranolol—Cimetidine① 46
Propranolol—Clonidine① 65
Propranolol—Congestive Heart Failure① 36
Propranolol—Desipramine③ 41
Propranolol—Dextropropoxyphene③ 45
Propranolol—Diabetes① 37
Propranolol—Diazepam③ 378
Propranolol—Digoxin③ 38
Propranolol—Doxorubicin② 954
Propranolol—Epinephrine① 20

Propranolol—Ergotamine③ 1050
Propranolol—Ethanol③ 44
Propranolol—Ethyl Alcohol③ 44
Propranolol—Etintidine② 47
Propranolol—Fludiazepam③ 44
Propranolol—Furosemide② 47
Propranolol—Glucagon③ 1068
Propranolol—Halofenate② 40
Propranolol—Hydralazine② 38
Propranolol—Indomethacin② 45
Propranolol—Insulin① 711
Propranolol—Lidocaine② 162
Propranolol—Meglucamine diatrizoate② 49
Propranolol—Methyldopa② 71
Propranolol—Morphine③ 469
Propranolol—Phenobarbital① 43
Propranolol—Phenoperidine③ 45
Propranolol—Prazosin② 81
Propranolol—Procainamide② 155
Propranolol—Quinidine② 39
Propranolol—Smoking② 38
Propranolol—Theophylline② 633
Propranolol—Thyroid② 48
Propranolol—Tranylcypromine④ 363
Propranolol—Tubocurarine② 452
Propranolol—Verapamil② 180
Propylthiouracil—Chlorpropamide② 710
Prostatic Hyperplasia—Ephedrine② 27
Prostatomegaly—Atropine① 8
Proton Pump Inhibitors—Aminopyrine② 527
Psychosis—Prednisone② 760
Psyllium—Digoxin③ 134
Pulmonary Heart Disease—Morphine① 467
Pummelo Juice—Sildenafil③ 199
Pyrantel—Piperazine② 931
Pyrazinamide—Benzbromarone② 540
Pyrazinamide—Gout① 850
Pyridostigmine—Methylprednisolone③ 5
Pyridoxine—Hypoglycemic Agents② 754
Pyridoxine—Isoniazid② 1054
Pyridoxine—Levodopa① 252
Pyridoxine—Phenobarbital③ 377
Pyridoxine—Phenytoin③ 276
Pyrimethamine—SMZ-TMP② 790
Pyrimethamine—Sulfamethoxazole/Trimethoprim② 790

Q

Quazepam—Fluvoxamine③ 393
Quazepam—St John's wort③ 394
Quercetin—Fexofenadine① 1045
Quercetin—Midazolam③ 405
Quercetin—Pravastatin② 220
Quetiapine—Armodafinil③ 323
Quetiapine—Erythromycin① 325
Quetiapine—Ketoconazol① 325
Quetiapine—Lamotrigine③ 324
Quinapril—Gemcabene② 92
Quinidine+Pentobarbital—Digoxin① 123
Quinidine—Acetazolamide① 151
Quinidine—Ajmaline② 162
Quinidine—Aluminum Hydroxide③ 149
Quinidine—Amiodarone① 147
Quinidine—Antihypertensive Drugs② 112
Quinidine—Arsenic Trioxide① 990
Quinidine—Aspirin② 149
Quinidine—Astemizole② 1038
Quinidine—Atropine② 147
Quinidine—Cimetidine③ 150
Quinidine—Codeine③ 475
Quinidine—Diclofenac② 517
Quinidine—Digoxin① 122
Quinidine—Disopyramide③ 158
Quinidine—Encainide② 169
Quinidine—Floxacillin① 152
Quinidine—Flucloxacillin① 152
Quinidine—Hydrated Aluminum Silicate② 151

Quinidine—Hydrochlorothiazide①　151
Quinidine—Itraconazole②　153
Quinidine—Kaolin②　151
Quinidine—Lidocaine③　147
Quinidine—Loperamide①　683
Quinidine—Methadone③　484
Quinidine—Metoclopramide②　150
Quinidine—Neostigmine①　3
Quinidine—Nortriptyline②　347
Quinidine—Ondansetron②　680
Quinidine—Pentamidine②　154
Quinidine—Phenobarbital②　149
Quinidine—Phenytoin②　148
Quinidine—Procainamide③　155
Quinidine—Propafenone③　170
Quinidine—Propranolol②　39
Quinidine—Reserpine③　147
Quinidine—Rifampicin①　152
Quinidine—Rifampin①　152
Quinidine—Telithromycin①　820
Quinidine—Tubocurarine②　452
Quinidine—Verapamil②　148
Quinidine—Vernakalant②　179
Quinidine—Warfarin②　556
Quinine—Acetaminophen②　524
Quinine—Acetazolamide③　921
Quinine—Cerebral Malaria②　921
Quinine—Dehusked *Garcinia kola* Seed③　922
Quinine—Flecainide②　169
Quinine—Gentamicin①　922
Quinine—Optic Neuritis②　921
Quinine—Paracetamol②　524
Quinine—Prochlorperazine②　921
Quinupristin/Dalfopristin—Haloperidol③　315
Quizartinib—ketoconazole②　985

R

Rabeprazole—Fluvoxamine②　671
Radix liquiritiae—Cyclosporine②　1010
Raltegravir—Faldaprevir③　917
Raltegravir—Other Drugs①　918
Ranitidine—2′,3′-Dideoxyinosine③　883
Ranitidine—Didanosine③　883
Ranitidine—Triamterene③　704
Ranolazine—Diltiazem②　192
Ranolazine—Simvastatin③　212
Rapamycin—Diltiazem②　1021
Rapamycin—Itraconazol①　1022
Rapamycin—Rifampicin②　1021
Rapamycin—Rifampin②　1021
Renal Failure—Minoxidil②　85
Renal Insufficiency—Clofibrate②　201
Renal Insufficiency—Hydrochlorothiazide①　693
Renal Insufficiency—Methenamine Mandelate②　810
Renal Insufficiency—Sodium Nitroprusside①　86
Renal Insufficiency—Tetracycline①　831
Renal Insufficiency—Vidarabine①　878
Repaglinide—Aprovel②　741
Repaglinide—Clopidogrel①　743
Repaglinide—Deferasirox①　745
Repaglinide—Gemfibrozil②　742
Repaglinide—Grapefruit Juice①　746
Repaglinide—Indomethacin②　742
Repaglinide—Irbesartan②　741
Repaglinide—Rifampin②　744
Repaglinide—TMP②　744
Repaglinide—Trimethoprim②　744
Reserpine—Carbamazepine②　281
Reserpine—Digitoxin③　117
Reserpine—Digoxin②　120
Reserpine—Ephedrine②　27
Reserpine—Flurazepam③　74
Reserpine—Halothane③　74
Reserpine—Imipramine③　336
Reserpine—Levodopa②　74
Reserpine—Phenelzine③　362

Reserpine—Quinidine③　147
Reserpine—Thiopental②　442
Retigabine—Lamotrigine②　291
Retinoic Acid—Acne①　1053
Retinoic Acid—Methotrexate②　950
Retinol—Alcohol，Ethyl②　1052
Retinol—Ethanol②　1052
Retinol—Ethyl Alcohol②　1052
Retinol—Neomycin③　1052
Retinol—Vitamin E②　1052
Rheumatoid Arthritis—Levamisole②　931
Ribavirin—2′,3′-Dideoxyinosine②　884
Ribavirin—Didanosine②　884
Ribavirin—Zidovudine②　880
Riboflavin—Atropine②　1053
Riboflavin—Food③　1053
Riboflavin—Metoclopramide②　1054
Rifabutin—Chloramphenicol①　848
Rifabutin—Delavirdine①　888
Rifabutin—Indinavir①　848
Rifabutin—Indinavir①　903
Rifabutin—Voriconazole②　865
Rifampicin—Aliskiren②　93
Rifampicin—Anacetrapib②　238
Rifampicin—Apremilast①　652
Rifampicin—Atovaquone①　848
Rifampicin—Atovaquone②　930
Rifampicin—Atrasentan②　659
Rifampicin—Avatrombopag①　632
Rifampicin—Buprenorphine②　495
Rifampicin—Casopitant①　681
Rifampicin—Celiprolol②　61
Rifampicin—Chloramphenicol②　839
Rifampicin—Cilostazol①　620
Rifampicin—Clonidine④　69
Rifampicin—Cyclosporine②　1002
Rifampicin—Dabigatran Etexilate②　605
Rifampicin—Dapsone②　852
Rifampicin—Deferasirox①　1072
Rifampicin—Desogestrel②　775
Rifampicin—Diazepam③　387
Rifampicin—Digitoxin②　118
Rifampicin—Disopyramide③　161
Rifampicin—Doxycycline③　837
Rifampicin—Ebastine②　1046
Rifampicin—Efavirenz②　891
Rifampicin—Esaxerenone②　110
Rifampicin—Estradiol①　774
Rifampicin—Ethambutol④　849
Rifampicin—Fimasartan②　100
Rifampicin—Flurazepam③　845
Rifampicin—Fluvastatin②　222
Rifampicin—Food①　845
Rifampicin—Fusidate②　847
Rifampicin—Fusidic Acid②　847
Rifampicin—Gefitinib②　980
Rifampicin—Haloperidol②　316
Rifampicin—Halothane②　437
Rifampicin—Hexobarbital③　378
Rifampicin—Isoniazid②　842
Rifampicin—Ketoconazole②　857
Rifampicin—Lamotrigine①　293
Rifampicin—Lorcainide③　170
Rifampicin—Losartan②　98
Rifampicin—Magnesium Trisilicate③　846
Rifampicin—Maraviroc②　914
Rifampicin—Mefloquine②　925
Rifampicin—Methadone②　485
Rifampicin—Metoprolol②　55
Rifampicin—Metronidazole②　808
Rifampicin—Mexiletine②　165
Rifampicin—Mifepristone①　788
Rifampicin—Moxifloxacin②　804
Rifampicin—Nadolol③　58
Rifampicin—Nevirapine②　888
Rifampicin—Ondansetron②　681

Rifampicin—Oral Contraceptive Agents① 783
Rifampicin—Oral Contraceptives① 783
Rifampicin—Osimertinib① 984
Rifampicin—Para-aminosalicylic Acid③ 848
Rifampicin—Phenytoin② 273
Rifampicin—Pioglitazone② 749
Rifampicin—Pirmeno②l 162
Rifampicin—Pitavastatin② 234
Rifampicin—Pravastatin③ 220
Rifampicin—Prednisolone② 765
Rifampicin—Probenecid③ 846
Rifampicin—Propranalol① 48
Rifampicin—Quinidine① 152
Rifampicin—Rapamycin② 1021
Rifampicin—Risperidone② 323
Rifampicin—Roflumilast② 651
Rifampicin—Ruboxistaurin② 754
Rifampicin—Saquinavir① 896
Rifampicin—Selexipag② 660
Rifampicin—Sirolimus② 1021
Rifampicin—Soft Contact Lenses② 845
Rifampicin—Tacrolimus② 1018
Rifampicin—Telaprevir② 877
Rifampicin—Terbinafine② 872
Rifampicin—Theophylline② 644
Rifampicin—Ticagrelor② 619
Rifampicin—Tocainide③ 164
Rifampicin—Tolbutamide② 727
Rifampicin—Tramadol② 498
Rifampicin—Troleandomycin② 846
Rifampicin—Verapamil② 184
Rifampicin—Vitamin D② 1057
Rifampicin—Vorapaxar① 622
Rifampicin—Warfarin① 591
Rifampicin—Zontivity① 622
Rifampin—Aliskiren② 93
Rifampin—Anacetrapib② 238
Rifampin—Apremilast① 652
Rifampin—Atovaquone② 848
Rifampin—Atovaquone② 930
Rifampin—Atrasentan② 659
Rifampin—Avatrombopag① 632
Rifampin—Buprenorphine② 495
Rifampin—Casopitant① 681
Rifampin—Celiprolol② 61
Rifampin—Chloramphenicol② 839
Rifampin—Ciclosporin② 1002
Rifampin—Cilostazol① 620
Rifampin—Clonidine④ 69
Rifampin—Cyclosporin A② 1002
Rifampin—Cyclosporine② 1002
Rifampin—Dabigatran Etexilate② 605
Rifampin—Dapsone③ 852
Rifampin—Deferasirox② 1072
Rifampin—Desogestrel① 775
Rifampin—Diazepam③ 387
Rifampin—Digitoxin② 118
Rifampin—Disopyramide③ 161
Rifampin—Doxycycline③ 837
Rifampin—Ebastine② 1046
Rifampin—Efavirenz② 891
Rifampin—Estradiol① 774
Rifampin—Ethambutol④ 849
Rifampin—Fimasartan① 100
Rifampin—Flurazepam③ 845
Rifampin—Fluvastatin② 222
Rifampin—Food① 845
Rifampin—Fusidate② 847
Rifampin—FusidicAcid② 847
Rifampin—Gefinib② 980
Rifampin—Gefitinib② 980
Rifampin—Haloperidol② 316
Rifampin—Halothane② 437
Rifampin—Hexobarbital③ 378
Rifampin—Isoniazid② 842
Rifampin—Ketoconazole② 857

Rifampin—Lamotrigine① 293
Rifampin—Lorcainide③ 170
Rifampin—Losartan② 98
Rifampin—Lovastatin② 209
Rifampin—Magnesium Trisilicate③ 846
Rifampin—Maraviroc② 914
Rifampin—Mefloquine② 925
Rifampin—Methadone② 485
Rifampin—Metoprolol② 55
Rifampin—Metronidazole② 808
Rifampin—Mexiletine② 165
Rifampin—Mifepristone① 788
Rifampin—Moxifloxacin② 804
Rifampin—Nadolol③ 58
Rifampin—Nevirapine② 888
Rifampin—Ondansetron② 680
Rifampin—Oral Contraceptive Agents① 783
Rifampin—Oral Contraceptives① 783
Rifampin—Osimertinib① 984
Rifampin—Para-aminosalicylic Acid③ 848
Rifampin—Phenytoin② 273
Rifampin—Pioglitazone② 749
Rifampin—Pirmenol② 162
Rifampin—Pitavastatin② 234
Rifampin—Pravastatin③ 220
Rifampin—Prednisolone② 765
Rifampin—Probenecid③ 846
Rifampin—Propranalol① 48
Rifampin—Quinidine① 152
Rifampin—Rapamycin② 1021
Rifampin—Repaglinide② 744
Rifampin—Risperidone② 323
Rifampin—Roflumilast② 651
Rifampin—Saquinavir① 896
Rifampin—Selexipag② 660
Rifampin—Sirolimus② 1021
Rifampin—Soft Contact Lenses② 845
Rifampin—Tacrolimus② 1018
Rifampin—Telaprevir② 877
Rifampin—Telithromycin① 820
Rifampin—Terbinafine② 872
Rifampin—Theophylline② 644
Rifampin—Ticagrelor② 619
Rifampin—Tocainide③ 164
Rifampin—Tolbutamide② 727
Rifampin—Tramadol② 498
Rifampin—Troleandomycin② 846
Rifampin—Verapamil② 184
Rifampin—Vitamin D② 1057
Rifampin—Vorapaxar① 622
Rifampin—Warfarin① 591
Rifampin—Zontivity① 622
Rilpivirine—Food① 894
Rilpivirine—Methadone③ 486
Risperidone—Amphetamine③ 29
Risperidone—Melperone③ 323
Risperidone—Perazine② 322
Risperidone—Rifampicin② 323
Risperidone—Rifampin② 323
Ritodrine—Cortisone① 18
Ritodrine—Glycopyrronium Bromide② 18
Ritodrine—Hydrochlorothiazide② 693
Ritodrine—Insulin② 711
Ritonavir—Amfebutamone② 361
Ritonavir-Atazanavir—Tenofovir③ 902
Ritonavir—Buprenorphine② 495
Ritonavir—Bupropin② 361
Ritonavir—Bupropion② 361
Ritonavir—Cilostazol② 620
Ritonavir—Conivaptan② 691
Ritonavir—Diazepam② 388
Ritonavir—Dsulfiram① 902
Ritonavir—Ivacaftor① 659
Ritonavir—Lovastatin② 210
Ritonavir—Mebendazole③ 932
Ritonavir—MRK-1③ 915

Ritonavir－Nilotinib② 977
Ritonavir－Oral Contraceptive Agents② 785
Ritonavir－Oral Contraceptives② 785
Ritonavir－Oxycodone② 480
Ritonavir－Propoxyphene② 501
Ritonavir－Saquinavir① 900
Ritonavir－Sildenafil① 197
Ritonavir－Theophylline② 645
Ritonavir－Trazodone② 358
Rivaroxaban＋Macitentan－Hypericum② 613
Rivaroxaban＋Macitentan－SaintJohn'swort② 613
Rivaroxaban＋Macitentan－StJohn'swort② 613
Rivaroxaban－Ciclosporin② 612
Rivaroxaban－Ciclosporine② 612
Rivaroxaban－Cobicistat① 607
Rivaroxaban－Food② 606
Rivaroxaban－Ketoconazole② 607
Rofecoxib－Theophylline① 636
Rofecoxib－Tizanidine① 69
Roflumilast－Enoxacin③ 650
Roflumilast－Rifampicin② 651
Roflumilast－Rifampin② 651
Ropivacaine－Ciprofloxacin② 445
Rosiglitazone－Fluvoxamine② 749
Rosiglitazone－Glibenclamide② 750
Rosiglitazone－Glybenclamide② 750
Rosiglitazone－Glyburide② 750
Rosiglitazone－Ketoconazole② 751
Rosiglitazone－Montelukast③ 750
Rosiglitazone－Trimethoprim② 751
Rosuvastatin－Carvedilol③ 225
Rosuvastatin－Cyclosporine② 234
Rosuvastatin－Darunavir/Ritonavir② 233
Rosuvastatin－Eltrombopag② 232
Rosuvastatin－Entresto② 226
Rosuvastatin－Fluconazole③ 233
Rosuvastatin－Sacubitril/Valsartan② 226
Rosuvastatin－Warfarin① 561
Ruboxistaurin－Rifampicin② 754

S

Sacubitril/Valsartan－Rosuvastatin② 226
Saint John's wort－Tacrolimus① 1015
SaintJohn's wort－Rivaroxaban＋Macitentan② 613
Salbutamol－Methyldopa② 73
Salbutamol－Monoamine Oxidase Inhibitor① 19
Salbutamol－Theophylline② 638
Salcalcitonin－Food② 1067
Salvia Miltiorrhiza Bge Extract－Midazolam② 407
Saquinavir/Ritonavir－Maraviroc② 914
Saquinavir－Cat's claw② 902
Saquinavir－Chloramphenicol① 896
Saquinavir－Delavirdine① 899
Saquinavir－Efavirenz① 899
Saquinavir－Erythromycin① 895
Saquinavir－Grapefruit Juice① 901
Saquinavir－Ketoconazole① 897
Saquinavir－Nevirapine① 898
Saquinavir－Phenytoin② 895
Saquinavir－Rifampicin① 896
Saquinavir－Rifampin① 896
Saquinavir－Ritonavir① 900
Saquinavir－Sildenafil② 198
Saquinavir－*Uncaria tomentosa*② 902
Saralasin－Hypertension② 95
Saxagliptin－Clarithromycin① 753
Schisandra chinensis Baill＋Glycyrrhiza uralensis Fisch－Warfarin②
　600
Schisandra Sphenanthera Extract－Midazolam① 406
Schisandra Sphenanthera Extract－Tacrolimus① 1015
Schizophrenic Depression－Tranylcypromine② 363
Scoline－Aprotinin① 464
Scoline－Asthma② 457
Scoline－Cimetidine③ 463
Scoline－Cyclophosphamide② 464
Scoline－Dantrolene② 462

Scoline－Dexpanthenol② 464
Scoline－Ecothiopate Iodide① 458
Scoline－Fentanyl＋Droperidol② 463
Scoline－Fracture① 457
Scoline－Hexamethonium Bromide② 458
Scoline－Isoflurane② 461
Scoline－Lidocaine② 460
Scoline－Lithium Carbonate③ 461
Scoline－Magnesium Sulfate② 459
Scoline－Malathion① 458
Scoline－Metoclopramide② 463
Scoline－Neostigmine② 457
Scoline－Phenelzine② 461
Scoline－Procainamide③ 460
Scoline－Procaine② 462
Scoline－Procaine③ 462
Scoline－Promazine② 460
Scoline－Propanidid② 462
Scoline－Trimethaphan Camsilate② 459
Secobarbital＋Amobarbital－Levothyroxine② 709
Secobarbital＋Amobarbital－Thyroxine② 709
Secobarbital－Methoxyflurane② 437
Selective Serotonin Reuptake Inhibitors－Other Drugs② 356
Selexipag－Gemfibrozil① 660
Selexipag－Rifampicin② 660
Selexipag－Rifampin② 660
Sertraline－Activated Charcoal③ 352
Sertraline－Charcoal③ 352
Sertraline－Medicinal Charcoal③ 352
Sertraline－Phenelzine① 352
Sevelamer Hydrochloride－Iron③ 629
Severe Allergic Reaction－Cortisol② 758
Severe Allergic Reaction－Hydrocortisone② 758
Severe Infection－Cortisol② 758
Severe Infection－Hydrocortisone② 758
Shock－Dopamine① 25
Sibrafiban－Acetylsalicylic Acid③ 511
Sibrafiban－Aspirin③ 511
Sibutramine－Clarithromycin② 1071
Sibutramine－Clopidogrel② 1070
Sildenafil－Bosentan② 194
Sildenafil－Cimetidine② 195
Sildenafil－Clarithromycin① 196
Sildenafil－Delavirdine① 197
Sildenafil－Glyceryl Trinitrate① 190
Sildenafil－Itraconazole① 196
Sildenafil－Lovastatin① 194
Sildenafil－Nitroglycerin① 190
Sildenafil－Nitroglycerol① 190
Sildenafil－Prazosin① 82
Sildenafil－Pummelo Juice③ 199
Sildenafil－Ritonavir① 197
Sildenafil－Saquinavir② 198
Sildenafil－Sodium Nitroprusside① 87
Silibinin－Losartan② 96
Silodosin－Valproic Acid① 35
Silybum marianum－Warfarin② 600
Silymarin－Losartan② 96
Simvastatin－Almorexant② 213
Simvastatin－Carbamazepine① 213
Simvastatin－Ciclosporin① 216
Simvastatin－Conivaptan② 215
Simvastatin－Cyclosporin① 216
Simvastatin－Cyclosporine① 216
Simvastatin－Grapefruit Juice② 217
Simvastatin－Imatinib① 215
Simvastatin－Ranolazine③ 212
Simvastatin－Ticagrelor② 214
Simvastatin－Warfarin② 560
Sirolimus－Ciclosporin② 1005
Sirolimus－Cyclosporin A② 1005
Sirolimus－Cyclosporine② 1005
Sirolimus－Diltiazem② 1021
Sirolimus－Itraconazol① 1022
Sirolimus－Rifampicin② 1021
Sirolimus－Rifampin② 1021

Sitagliptin—Ciclosporin③ 752
Sitagliptin—Cyclosporin A③ 752
Sitagliptin—Cyclosporine③ 752
Sitagliptin—Gemfibrozil③ 752
Smallpox Vaccine—Indomethacin③ 1031
Smallpox Vaccine—Methotrexate② 1031
Smoking—Amitriptyline② 351
Smoking—Clozapine① 322
Smoking—Dextropropoxyphene③ 501
Smoking—Diazepam③ 390
Smoking—Flecainide② 166
Smoking—Haloperidol② 317
Smoking—Insulin② 719
Smoking—Lidocaine③ 162
Smoking—Oral Contraceptive Agents① 787
Smoking—Oral Contraceptives① 787
Smoking—Propranolol② 38
Smoking—Tacrin② 6
Smoking—Tetrahydroaminacrine② 6
Smoking—Theophylline② 647
SMZ—Chlorpropamide① 731
SMZ-TMP—Azathioprine② 994
SMZ-TMP—Folic Acid② 630
SMZ-TMP—Lamivudine④ 881
SMZ-TMP—Lithium Carbonate③ 333
SMZ-TMP—Methotrexate② 948
SMZ-TMP—Nephropathy② 789
SMZ-TMP—Prilocaine+Lidocaine② 789
SMZ-TMP—Pyrimethamine② 790
Sodium Bicarbonate—Amphetamine① 30
Sodium Bicarbonate—Ascorbic Acid② 1056
Sodium Bicarbonate—Doxapram① 247
Sodium Bicarbonate—Ethosuximide③ 289
Sodium Bicarbonate—Gentamicin② 828
Sodium Bicarbonate—Halothane② 437
Sodium Bicarbonate—Methotrexate③ 950
Sodium Bicarbonate—Tetracycline④ 835
Sodium Bicarbonate—Vitamin C② 1056
Sodium Chloride—Lithium Carbonate① 335
Sodium Hydroxybutyrate—Hydrochlorothiazide① 694
Sodium Lactate—Phenformin① 741
Sodium Nitroprusside—Chronic Obstructive Pulmonary Disease① 86
Sodium Nitroprusside—Metabolic Defect of Cyanide① 87
Sodium Nitroprusside—Renal Insufficiency① 86
Sodium Nitroprusside—Sildenafil① 87
Sodium Oxybate—Topiramate② 417
Sodium Phosphate—Calcium Carbonate② 673
Sodium Phosphate—Calcium Gluconate② 1066
Sodium Phosphate—Vitamin D② 1066
Sodium Polystyrene Sulfonate—Magnesium Hydroxide② 672
Sodium Polystyrene Sulfonate—Sorbitol② 1067
Sodium Salicylate—Methotrexate① 945
Soft Contact Lenses—Rifampicin② 845
Soft Contact Lenses—Rifampin② 845
Somatotropin—Cortisol② 759
Somatotropin—Diabetes① 1067
Somatotropin—Estrogen② 1068
Somatotropin—Hydrocortisone② 759
S-omeprazole—Proguanil② 927
Sorbitol—Sodium Polystyrene Sulfonate② 1067
Sotrastaurin—Ketoconazole① 1025
Sparfloxacin—Amiodarone② 174
Spectinomycin—Lithium Carbonate② 334
Spironolactone—Acetylsalicylic Acid③ 702
Spironolactone—Aspirin③ 702
Spironolactone—Busulfan③ 942
Spironolactone—Captopril② 91
Spironolactone—Cholestyramine③ 701
Spironolactone—Ciclosporin② 702
Spironolactone—Cyclosporine② 702
Spironolactone—Digoxin③ 135
Spironolactone—Lithium Carbonate① 333
Spironolactone—Losartan① 97
Spironolactone—Mitotane② 771
Spironolactone—Mitotane② 968
Spironolactone—Myleran③ 942

Spironolactone—Peptic Ulcer① 701
Spironolactone—Potassium Chloride① 703
Spironolactone—Trimethoprim② 702
Spironolactone—Warfarin③ 584
St John's wort—Quazepam② 394
St John's wort—Warfarin② 599
St John's wort—Gliclazide② 735
St. John's wort—Atorvastatin② 225
St. John's wort—Tacrolimus② 1015
St. John's wort—Cyclosporine② 1009
St. John's wort—Amitriptyline② 350
St. John's wort—Oral Contraceptive Agents② 786
St. John's wort—Oral Contraceptives② 786
Stable Iodine—¹³¹I② 709
Stable Iodine—Iodine 131② 709
Statins—Other Drugs① 235
Stavudine—2′,3′-Dideoxyinosine① 881
Stavudine—Didanosine① 881
Stavudine—Zidovudine② 881
Stiripentol—Carbamazepine② 282
Stiripentol—Phenobarbital② 370
Stiripentol—Phenytoin① 260
StJohn'swort—Rivaroxaban+Macitentan② 613
Streptomycin—Cimetidine② 824
Streptomycin—Clindamycin② 824
Streptomycin—Diazepam② 823
Streptomycin—Dimenhydrinate③ 823
Streptomycin—Pregnancy① 823
Streptomycin—Viomycin① 850
Streptozocin—Phenytoin③ 957
Succinylcholine—Aprotinin① 464
Succinylcholine—Asthma② 457
Succinylcholine—Cimetidine② 463
Succinylcholine—Cyclophosphamide② 464
Succinylcholine—Dantrolene② 462
Succinylcholine—Dexpanthenol② 464
Succinylcholine—Digoxin② 130
Succinylcholine—Ecothiopate Iodide① 458
Succinylcholine—Fentanyl+Droperidol② 463
Succinylcholine—Fracture① 457
Succinylcholine—Hexamethonium Bromide② 458
Succinylcholine—Isoflurane② 461
Succinylcholine—Lidocaine② 460
Succinylcholine—Lithium Carbonate③ 461
Succinylcholine—Magnesium Sulfate② 459
Succinylcholine—Malathion① 458
Succinylcholine—Metoclopramide② 463
Succinylcholine—Neostigmine② 457
Succinylcholine—Phenelzine② 461
Succinylcholine—Procainamide③ 460
Succinylcholine—Procaine③ 462
Succinylcholine—Promazine② 460
Succinylcholine—Propanidid② 462
Succinylcholine—Trimethaphan Camsilate② 459
Sucralfate—Amitriptyline② 349
Sucralfate—Cimetidine② 674
Sucralfate—Ciprofloxacin② 801
Sucralfate—Digoxin② 132
Sucralfate—Multi-enzyme Tablets① 674
Sucralfate—Phenytoin② 270
Sucralfate—Sulpiride③ 319
Sucralfate—Theophylline③ 639
Sucralfate—Warfarin③ 582
Sulfadiazine—Dried Yeast② 791
Sulfadiazine—Paraldehyde② 790
Sulfadiazine—Phenobarbital② 375
Sulfadiazine—Procainamide② 790
Sulfadiazine—Procaine② 790
Sulfafurazole—Amiodarone③ 791
Sulfamethazine+Trimethoprim—Ciclosporin③ 1000
Sulfamethazine+Trimethoprim—Cyclosporin A③ 1000
Sulfamethazine+Trimethoprim—Cyclosporine③ 1000
Sulfamethizole—Insulin② 717
Sulfamethizole—Phenytoin② 271
Sulfamethizole—Tolbutamide② 726
Sulfamethoxazole/Trimethoprim—Azathioprine② 994

Sulfamethoxazole/Trimethoprim－Folic Acid② 630
Sulfamethoxazole/Trimethoprim－Lithium Carbonate③ 333
Sulfamethoxazole/Trimethoprim－Methotrexate② 948
Sulfamethoxazole/Trimethoprim－Nephropathy② 789
Sulfamethoxazole/Trimethoprim－Prilocaine＋Lidocaine② 789
Sulfamethoxazole/Trimethoprim－Pyrimethamine② 790
Sulfamethoxazole－Chlorpropamide① 731
Sulfamethoxazole－Warfarin① 586
Sulfasalazine－Ampicillin③ 792
Sulfasalazine－Cholestyramine③ 792
Sulfasalazine－Curcumin② 793
Sulfasalazine－Digoxin② 138
Sulfasalazine－Folic Acid③ 630
Sulfasalazine－Tetracycline② 792
Sulfasalazine－Vitamin M③ 630
Sulfinpyrazone－Aspirin② 541
Sulfinpyrazone－Benzbromarone② 540
Sulfinpyrazone－Nateglinide② 747
Sulfinpyrazone－Niacin③ 541
Sulfinpyrazone－Phenytoin② 268
Sulfinpyrazone－Probenecid④ 541
Sulfinpyrazone－Warfarin① 580
Sulfisoxazole－Methotrexate③ 947
Sulfisoxazole－Thiopental② 443
Sulfonamides－Parturiency① 789
Sulindac－Dimethylsulfoxide② 519
Sulindac－DMSO② 519
Sulindac－Warfarin② 573
Sulphadiazine－Phenobarbital② 375
Sulphamethoxydiazine－Indomethacin③ 791
Sulphasalazine－Ampicillin③ 792
Sulphasalazine－Cholestyramine③ 792
Sulphasalazine－Curcumin② 793
Sulphasalazine－Tetracycline② 792
Sulphathiazol－Hexamine② 791
Sulphathiazol－Methenamine② 791
Sulphathiazol－Urotropine② 791
Sulphinpyrazone－Oxprenolol② 60
Sulphinpyrazone－Theophylline③ 637
Sulphinpyrazone－Tolbutamide② 723
Sulphinpyrazone－Verapamil③ 184
Sulpiride－Pheochromocytoma② 318
Sulpiride－Sucralfate③ 319
Sulthiame－Phenytoin② 261
Sultiame－Phenytoin② 261
Sumatriptan－Cardio-vascular Diseases① 1046
Sumatriptan－Cerebro-vascular Diseases① 1046
Sumatriptan－Phenelzine① 1047
SYNERCID－Erythromycin① 818

T

Tabimorelin－Midazolam① 402
Tacrine－Cimetidine② 7
Tacrine－Omeprazole① 6
Tacrin－Smoking② 6
Tacrolimus－Berberine② 1019
Tacrolimus－Caspofungin③ 1019
Tacrolimus－Ciclosporin② 1005
Tacrolimus－Cyclosporin A② 1005
Tacrolimus－Cyclosporine② 1005
Tacrolimus－*Hypericum Perforatum*① 1016
Tacrolimus－Mycophenolate Mofetil② 1028
Tacrolimus－Other Drugs② 1020
Tacrolimus－Rifampicin① 1018
Tacrolimus－Rifampin① 1018
Tacrolimus－Saint John's wort① 1015
Tacrolimus－*Schisandra Sphenanthera* Extract① 1015
Tacrolimus－St. John's wort① 1015
Tacrolimus－Voriconazole① 1018
Tadalafil－Tipranavir/Ritonavir① 199
Tamoxifen－Allopurinol③ 538
Tamoxifen－Aminoglutethimide① 967
Tamoxifen－Fluvoxamine① 962
Tamoxifen－Paroxetine② 962
Tamoxifen－Warfarin② 595
Tamsulosin－Paroxetine③ 35

Tamsulosin－Udenafil③ 34
Tamsulosin－Zydena③ 34
Taxanes－Other Drugs① 961
Taxol－Fluvoxamine① 961
Tedisamil－Verapamil② 178
Telaprevir－Digoxin② 140
Telaprevir－Ketoconazole② 877
Telaprevir－Midazolam② 403
Telaprevir－Oral Contraceptive Agents② 784
Telaprevir－Oral Contraceptives② 784
Telaprevir－Rifampicin② 877
Telaprevir－Rifampin② 877
Telithromycin－Itraconazole① 820
Telithromycin－Oxycodone② 478
Telithromycin－Quinidine① 820
Telithromycin－Rifampin① 820
Telmisartan－Nisoldipine② 100
Temazepam－Diphenhydramine② 391
Tempidorm－Alcohol，Ethyl② 417
Tempidorm－Ethanol② 417
Tempidorm－Ethyl Alcohol② 417
Tempidorm－Imipramine② 416
Tempidorm－Lithium Carbonate② 416
Tempidorm－Phenelzine② 417
Teniposide－Phenytoin② 960
Tenofovir－2′,3′-Dideoxyinosine② 884
Tenofovir－Didanosine② 884
Tenofovir－Ritonavir-Atazanavir③ 902
Terazosin－Udenafil① 83
Terazosin－Zydena① 83
Terbinafine－Cimetidine② 871
Terbinafine－Desipramine① 346
Terbinafine－Paroxetine① 354
Terbinafine－Rifampicin② 872
Terbinafine－Rifampin② 872
Terbinafine－Tramadol② 499
Terfenadine－Cisapride① 1039
Terfenadine－Clarithromycin① 1040
Terfenadine－Erythromycin① 1039
Terfenadine－Indinavir① 905
Terfenadine－Ketoconazole① 1041
Testosterone－Insulin② 716
Tetrabenazine－Chlorpromazine③ 304
Tetrachloroethylene－Alcohol，Ethyl② 933
Tetrachloroethylene－Ethanol② 933
Tetrachloroethylene－Ethyl Alcohol② 933
Tetracycline－2′,3′-Dideoxyinosine② 834
Tetracycline－Aluminum Hydroxide① 832
Tetracycline－Atovaquone② 930
Tetracycline－Calcium Gluconate① 835
Tetracycline－Calcium Polycarbophil① 833
Tetracycline－Cimetidine③ 833
Tetracycline－Colestipol② 831
Tetracycline－Dairy Products① 831
Tetracycline－Didanosine② 834
Tetracycline－Digoxin① 139
Tetracycline－Diuretics① 833
Tetracycline－Ergotamine② 1050
Tetracycline－Ferrous Sulfate① 832
Tetracycline－Food② 831
Tetracycline－Halofantrine② 929
Tetracycline－Isotretinoin② 1053
Tetracycline－Lithium Carbonate② 334
Tetracycline－Methotrexate② 948
Tetracycline－Methoxyflurane② 438
Tetracycline－Oral Contraceptive Agents② 782
Tetracycline－Oral Contraceptives② 782
Tetracycline－Phenformin② 740
Tetracycline－Prednisone② 834
Tetracycline－Pregnancy① 830
Tetracycline－Renal Insufficiency① 831
Tetracycline－Sodium Bicarbonate④ 835
Tetracycline－Sulfasalazine② 792
Tetracycline－Sulphasalazine② 792
Tetracycline－Theophylline③ 643
Tetracycline－Thimerosal③ 834

Tetracycline—Warfarin③ 590
Tetracycline—Zinc Sulfate① 835
Tetraethylthiuram Disulfide—Metronidazole② 807
Tetrahydroaminacrine—Cimetidine② 7
Tetrahydroaminacrine—Omeprazole① 6
Tetrahydroaminacrine—Smoking② 6
Tezosentan—Cyclosporin A② 658
Tezosentan—Cyclosporine② 658
Thalidomide—Phenobarbital② 376
Theophylline—Adenosine① 188
Theophylline—Allopurinol② 638
Theophylline—Aminoglutethimide② 645
Theophylline—Amiodarone② 633
Theophylline—Antithyroid compounds① 641
Theophylline—BCG vaccine② 646
Theophylline—Carbamazepine③ 634
Theophylline—Cimetidine① 640
Theophylline—Ciprofloxacin① 642
Theophylline—Disulfiram② 636
Theophylline—Erythromycin① 643
Theophylline—Febuxostat③ 637
Theophylline—Food② 647
Theophylline—Furosemide③ 641
Theophylline—Hydrocortisone③ 642
Theophylline—Idrocilamide② 636
Theophylline—Influenza Vaccine② 646
Theophylline—Influenza Virus Vaccine② 646
Theophylline—Interferon① 646
Theophylline—Isoniazid③ 644
Theophylline—Ketoconazole③ 645
Theophylline—Lithium Carbonate② 331
Theophylline—Lomustine③ 943
Theophylline—Medicinal Charcoal② 639
Theophylline—Mexiletine② 633
Theophylline—Omeprazol② 640
Theophylline—Phenobarbital② 635
Theophylline—Phenytoin② 634
Theophylline—Propranolol② 633
Theophylline—Rifampicin② 644
Theophylline—Rifampin② 644
Theophylline—Ritonavir② 645
Theophylline—Rofecoxib① 636
Theophylline—Salbutamol② 638
Theophylline—Smoking① 647
Theophylline—Sucralfate③ 639
Theophylline—Sulphinpyrazone③ 637
Theophylline—Tetracycline③ 643
Theophylline—Thyroxine① 641
Theophylline—Ticlopidine③ 638
Theophylline—Tobacco① 647
Theophylline—Verapamil③ 634
Theophylline—Vidarabine③ 645
Theophylline—Viloxazine① 635
Theophylline—Zafirlukast② 639
Thiabendazole—Aminophylline② 649
Thiabendazole—Caffeine① 245
Thimerosal—Tetracycline③ 834
Thiopental—Esomeprazole② 443
Thiopental—Morphine② 442
Thiopental—Pentoxifylline② 442
Thiopental—Probenecid③ 443
Thiopental—Reserpine② 442
Thiopental—Sulfisoxazole② 443
Thioridazine—Carbamazepine② 311
Thioridazine—Lithium Carbonate② 329
Thioridazine—Naltrexone② 311
Thioridazine—Phenylpropanolamine① 311
Thiotepa—Pancuronium Bromide③ 450
Thrombosis—Acetylsalicylic Acid① 506
Thrombosis—Aspirin① 506
Thyroid—Acetylsalicylic Acid② 513
Thyroid—Aspirin② 513
Thyroid—Digoxin② 136
Thyroid—Insulin② 715
Thyroid—Ketamine③ 442
Thyroid—Propranolol② 48

Thyroid—Warfarin① 584
Thyroxine—Cholestyramine② 707
Thyroxine—Diazepam③ 709
Thyroxine—Grapefruit Juice① 709
Thyroxine—Lovastatin② 707
Thyroxine—Phenytoin② 708
Thyroxine—Secobarbital+Amobarbital② 709
Thyroxine—Theophylline① 641
Tiabendazole—Caffeine① 245
Tiagabine—Phenobarbital② 296
Ticagrelor—Cyclosporine② 997
Ticagrelor—Digoxin② 131
Ticagrelor—Grapefruit Juice② 619
Ticagrelor—Rifampicin② 619
Ticagrelor—Rifampin② 619
Ticagrelor—Simvastatin② 214
Ticagrelor—Tramadol 497
Ticlopidine—Acetylsalicylic Acid② 615
Ticlopidine—Aspirin② 615
Ticlopidine—Ergoloid Mesylates② 616
Ticlopidine—Theophylline③ 638
Ticlopidine—Tramadol③ 497
Ticlopidine—Warfarin② 616
Ticrynafen—Phenytoin② 271
Tienilic acid—Amiodarone② 696
Tienilic Acid—Phenytoin② 271
Tigecycline—Ciclosporin① 1001
Tigecycline—Cyclosporin A③ 1001
Tigecycline—Cyclosporine③ 1001
Tilidine—Voriconazole① 502
Timolol—Cimetidine① 49
Tipranavir/Ritonavir—Cialis① 199
Tipranavir/Ritonavir—Tadalafil① 199
Tipranavir—Other Drugs① 911
Tizanidine—Mexiletine① 465
Tizanidine—Rofecoxib① 69
TMP—Metformin② 739
TMP—Repaglinide② 744
Tobacco—Theophylline① 647
Tobramycin—Miconazole② 830
Tocainide—Cimetidine② 164
Tocainide—Rifampicin③ 164
Tocainide—Rifampin③ 164
Tolazoline—Alcohol，Ethyl③ 424
Tolazoline—Ethanol③ 424
Tolazoline—Ethyl Alcohol③ 424
Tolbutamide—Aminoglutethimide② 967
Tolbutamide—Apazone② 724
Tolbutamide—Azapropazone② 724
Tolbutamide—Captopril③ 721
Tolbutamide—Chloramphenicol② 726
Tolbutamide—Cimetidine② 725
Tolbutamide—Clonidine④ 720
Tolbutamide—Colestyramine② 722
Tolbutamide—Diazoxide② 720
Tolbutamide—Fluconazole② 727
Tolbutamide—Ginkgo Biloba Extract③ 727
Tolbutamide—Halofenate② 722
Tolbutamide—Hepatic Insufficiency① 719
Tolbutamide—Hypopituitarism② 719
Tolbutamide—Indomethacin② 723
Tolbutamide—Ketotifen② 725
Tolbutamide—Nifedipine③ 721
Tolbutamide—Phenelzine② 722
Tolbutamide—Phenylbutazone① 723
Tolbutamide—Rifampicin② 727
Tolbutamide—Rifampin② 727
Tolbutamide—Sulfamethizole② 726
Tolbutamide—Sulphinpyrazone② 723
Tolbutamide—Warfarin② 724
Tolcapone—Warfarin① 563
Tolperisone—Other Drugs③ 200
Tolterodine—Omeprazole③ 9
Tolvaptan—Grapefruit Juice③ 692
Tolvaptan—Ketoconazole② 101
Topiramate—Estradiol② 773

Topiramate－Gamma-hydroxybutyrate② 417
Topiramate－Sodium Oxybate② 417
Torasemide－Amiodarone② 701
Toxemia of Pregnancy－Hydrochlorothiazide① 692
Toxoids－Ciclosporin③ 1032
Toxoids－Cyclosporin A③ 1032
Toxoids－Cyclosporine③ 1032
Tramadol－Fluoxetine① 495
Tramadol－Lamisil② 499
Tramadol－Methadone① 497
Tramadol－Phenelzine① 496
Tramadol－Rifampicin② 498
Tramadol－Rifampin② 498
Tramadol－Terbinafine② 499
Tramadol－Ticlopidine③ 497
Tramadol－Warfarin② 570
Trametinib－Food② 987
Tranylcypromine－Amobarbital③ 377
Tranylcypromine－Imipramine② 340
Tranylcypromine－Phenylpropanolamine① 28
Tranylcypromine－Propranolol④ 363
Tranylcypromine－Schizophrenic Depression② 363
Trazodone－Chlorpromazine② 304
Trazodone－Digoxin③ 129
Trazodone－Phenobarbital③ 371
Trazodone－Phenytoin③ 263
Trazodone－Ritonavir① 358
Tretinoin－Acne① 1053
Tretinoin－Methotrexate② 950
Triacetyloleandomycin－Phenobarbital④ 375
Triamterene－Acetylsalicylic Acid③ 703
Triamterene－Aspirin③ 703
Triamterene－Indomethacin② 704
Triamterene－Lithium Carbonate② 333
Triamterene－Methotrexate① 947
Triamterene－Ranitidine③ 704
Triamterene－Trimethoprim② 704
Triazolam－AST-120② 394
Triazolam－Clarithromycin② 395
Triazolam－Grapefruit Juice② 395
Triazolam－Tubocurarine② 453
Trihexyphenidyl－Isoniazid② 9
Trihexyphenidyl－Levodopa② 249
Trihexyphenidyl－Phenelzine② 8
Trimethaphan Camsilate－Scoline② 459
Trimethaphan Camsilate－Succinylcholine② 459
Trimethoprim/Sulfamethoxazole－Lamivudine④ 881
Trimethoprim－Digoxin② 138
Trimethoprim－Hydrated Aluminum Silicate③ 794
Trimethoprim－Hydrochlorothiazide③ 695
Trimethoprim－Kaolin③ 794
Trimethoprim－Magnesium Trisilicate③ 793
Trimethoprim－Metformin② 739
Trimethoprim－Pentamidine② 794
Trimethoprim－Phenytoin② 272
Trimethoprim－Procainamide② 156
Trimethoprim－Repaglinide② 744
Trimethoprim－Rosiglitazone② 751
Trimethoprim－Spironolactone② 702
Trimethoprim－Triamterene② 704
Triptans－Ergot Alkaloids① 1049
Troleandomycin－Dextromoramide③ 489
Troleandomycin－Oral Contraceptive Agents② 819
Troleandomycin－Oral Contraceptives② 819
Troleandomycin－Phenobarbital④ 375
Troleandomycin－Rifampicin② 846
Troleandomycin－Rifampin② 846
Trovafloxacin－Morhpine② 805
Tuarine－Insulin③ 715
Tuberculosis－Prednisone② 759
Tubocurarine－Amphotericin B② 456
Tubocurarine－Azathioprine② 456
Tubocurarine－Chlorothiazide③ 454
Tubocurarine－Furosemide③ 455
Tubocurarine－Gentamicin① 455
Tubocurarine－Hexamethonium Bromide② 454

Tubocurarine－Ketamine② 453
Tubocurarine－Morphine② 454
Tubocurarine－Polymyxin B② 456
Tubocurarine－Propranolol② 452
Tubocurarine－Quinidine② 452
Tubocurarine－Triazolam② 453
Tubocurarine－Verapamil③ 452
Tyrosine Kinase Inhibitors－Other Drugs① 986

U

Udenafil－Metformin③ 737
Udenafil－Tamsulosin③ 34
Udenafil－Terazosin① 83
Uncaria tomentosa－Saquinavir② 902
Urotropine－Acetazolamide② 810
Urotropine－Sulphathiazol② 791

V

Vaccines－Prednisone① 1032
Valdecoxib－Chlorpromazine② 308
Valdecoxib－Dextromethorphan② 656
Valdecoxib－Diazepam② 382
Valdecoxib－Ethinyl Estradiol② 775
Valdecoxib－Ethinylestradiol② 775
Valdecoxib－Fluconazole② 534
Valdecoxib－Glibenclamide② 734
Valdecoxib－Glybenclamide② 734
Valdecoxib－Glyburide② 734
Valdecoxib－Ketoconazole② 533
Valdecoxib－Norethindrone② 776
Valdecoxib－Norethisterone② 776
Valdecoxib－Omeprazole② 668
Valdecoxib－Verapamil② 183
Valdecoxib－Warfarin② 578
Valnoctamide－Carbamazepine② 284
Valproate－Warfarin② 564
Valproic Acid－Aluminum Hydroxide＋Magnesium Hydroxide③ 279
Valproic Acid－ARTANE③ 278
Valproic Acid－Aspirin③ 279
Valproic Acid－Carbamazepine② 278
Valproic Acid－Cisplatin② 280
Valproic Acid－Clobazam② 295
Valproic Acid－Clonazepam② 392
Valproic Acid－Erythromycin② 280
Valproic Acid－Ethosuximide③ 288
Valproic Acid－Felbamate② 293
Valproic Acid－Lamotrigine② 291
Valproic Acid－Lorazepam② 390
Valproic Acid－Meropenem② 280
Valproic Acid－Phenobarbital② 369
Valproic acid－Phenytoin③ 258
Valproic Acid－Primidone② 277
Valproic Acid－Silodosin① 35
Valproic Acid－Trihexyphenidyl③ 278
Valpromide－Carbamazepine② 282
Vancomycin－Gentamicin② 827
Vancomycin－Nifedipine② 822
Varenicline－Alcohol，Ethyl② 423
Varenicline－Ethanol② 423
Varenicline－Ethyl Alcohol② 423
Variant Angina－Acetylsalicylic Acid① 505
Variant Angina－Aspirin① 505
Vasopressin－Epinephrine② 687
Venetoclax－Ketoconazole② 935
Venlafaxine－Ketoconazole② 355
Verapamil－Acetylsalicylic Acid② 508
Verapamil－Alcohol，Ethyl② 424
Verapamil－Aspirin② 508
Verapamil－Atorvastatin② 181
Verapamil－Bupivacaine② 182
Verapamil－Calcium Gluconate② 185
Verapamil－Carbamazepine② 281
Verapamil－Cimetidine② 184
Verapamil－Colesevelam② 182
Verapamil－Crohn's disease② 180
Verapamil－Cyclosporine② 185
Verapamil－Dabigatran Etexilate② 604

Verapamil－Dantrolene③ 183
Verapamil－Digoxin① 125
Verapamil－Dofetilide① 178
Verapamil－Ethanol② 424
Verapamil－Ethyl Alcohol② 424
Verapamil－Everolimus② 1022
Verapamil－Fexofenadine② 1042
Verapamil－Glibenclamide④ 733
Verapamil－Glybenclamide④ 733
Verapamil－Glyburide④ 733
Verapamil－Grapefruit Juice 1007
Verapamil－Grapefruit Juice＋Smoking② 187
Verapamil－Grapefruit Juice① 185
Verapamil－Lithium Carbonate② 328
Verapamil－Loperamide② 684
Verapamil－Meglucamine Diatrizoate① 1068
Verapamil－Metformin② 737
Verapamil－Phenytoin③ 182
Verapamil－Prazosin① 82
Verapamil－Propranolol② 180
Verapamil－Quinidine② 148
Verapamil－Rifampicin② 184
Verapamil－Rifampin② 184
Verapamil－Sulphinpyrazone③ 184
Verapamil－Tedisamil② 178
Verapamil－Theophylline③ 634
Verapamil－Tubocurarine③ 452
Verapamil－Valdecoxib② 183
Vernakalant－Quinidine② 179
Vidarabine－Allopurinol② 878
Vidarabine－Renal Insufficiency① 878
Vidarabine－Theophylline③ 645
Vigabatrin－Phenytoin② 261
Viloxazine－Carbamazepine② 283
Viloxazine－Phenytoin③ 264
Viloxazine－Theophylline① 635
Vinblastine－Bleomycin＋Cisplatin② 957
Vinblastine－Hepatic Dysfunction② 957
Vinblastine－Mitomycin③ 953
Vincristine－Asparaginase④ 958
Vincristine－Colaspase④ 958
Vincristine－Isoniazid② 957
Viomycin－Streptomycin① 850
Vitamin A－Alcohol，Ethyl② 1052
Vitamin A－Ethanol② 1052
Vitamin A－Ethyl Alcohol② 1052
Vitamin A－Neomycin③ 1052
Vitamin A－Plastic Materials① 1063
Vitamin A－Vitamin E② 1052
Vitamin B_{12}－Chloramphenicol② 631
Vitamin B_{12}－Omeprazole② 1054
Vitamin B_2－Atropine② 1053
Vitamin B_2－Food② 1053
Vitamin B_2－Metoclopramide② 1054
Vitamin B_6－Hypoglycemic Agents② 754
Vitamin B_6－Isoniazid② 1054
Vitamin B_6－Levodopa① 252
Vitamin B_6－Phenobarbital③ 377
Vitamin C－Acetylsalicylic Acid④ 1055
Vitamin C－Aspirin④ 1055
Vitamin C－Deferoxamine② 1071
Vitamin C－Desferrioxamine② 1071
Vitamin C－Ethinyl Estradiol③ 775
Vitamin C－Ethinylestradiol③ 775
Vitamin C－Fluphenazine③ 312
Vitamin C－G-6-PD Deficiency② 1055
Vitamin C－Phenobarbital④ 1055
Vitamin C－Sodium Bicarbonate② 1056
Vitamin C－Warfarin④ 599
Vitamin D_2－Hydrochlorothiazide② 1058
Vitamin D－Alcohol，Ethyl③ 1057
Vitamin D－Carbamazepine② 1057
Vitamin D－Ethanol③ 1057
Vitamin D－Ethyl Alcohol③ 1057
Vitamin D－Mineral Oil② 1057
Vitamin D－Phenytoin② 1056

Vitamin D－Rifampicin② 1057
Vitamin D－Rifampin② 1057
Vitamin D－Sodium Phosphate② 1066
Vitamin E－Hypertension② 1060
Vitamin E－Lovastatin② 211
Vitamin E－Other Drugs② 1060
Vitamin E－Retinol② 1052
Vitamin E－Vitamin A② 1052
Vitamin E－Warfarin② 599
Vitamin K_1－Gentamicin＋Clindamycin② 623
Vitamin K_1－Warfarin① 581
Vitamin K_4－Phenobarbital② 624
Vitamin K－Fluvoxamine② 623
Vitamin K－Phenytoin② 1059
Vitamin M－Oral Contraceptive Agents② 630
Vitamin M－Oral Contraceptives② 630
Vitamin M－Sulfasalazine③ 630
VitaminC－Ferrous Sulfate③ 629
Vitamine B－Phenytoin③ 276
Voclosporin－Food② 1014
Voclosporin－Ketoconazole① 1014
Vomitus Gravidarum－Chlorpromazine② 302
Vorapaxar－Ketoconazole① 622
Vorapaxar－Rifampicin① 622
Vorapaxar－Rifampin① 622
Voriconazole－Buprenorphine② 494
Voriconazole－Carbamazepine② 863
Voriconazole－Efavirenz① 865
Voriconazole－Erythromycin② 864
Voriconazole－Etoricoxib② 532
Voriconazole－Fentanyl② 490
Voriconazole－Nifedipine＋Eplerenone③ 105
Voriconazole－Omeprazole② 669
Voriconazole－Other Drugs① 866
Voriconazole－Oxycodone② 478
Voriconazole－Phenobarbital② 863
Voriconazole－Rifabutin② 865
Voriconazole－Tacrolimus① 1018
Voriconazole－Tilidine① 502

W

Warfarin－5-Bromo-2′-deoxyuridine③ 595
Warfarin－Acetaminophen② 575
Warfarin－Acetylsalicylic Acid① 572
Warfarin－Alcohol，Ethyl② 569
Warfarin－Aluminum Hydroxide③ 582
Warfarin－Aminoglutethimide② 596
Warfarin－Amiodarone① 557
Warfarin－Antipyrine① 576
Warfarin－Apazone① 577
Warfarin－Aprepitant① 598
Warfarin－Ascorbic Acid④ 599
Warfarin－Aspirin① 572
Warfarin－Ataciguat② 555
Warfarin－Azapropazone① 577
Warfarin－Benziodarone② 559
Warfarin－Bucolome① 579
Warfarin－Carbamazepine② 564
Warfarin－Celecoxib② 577
Warfarin－Cephaloridine② 589
Warfarin－Chloral Hydrate② 567
Warfarin－Chlorpromazine② 565
Warfarin－Chlorthalidone③ 583
Warfarin－Cholestyramine② 562
Warfarin－Cimetidine① 582
Warfarin－Ciprofloxacin② 587
Warfarin－Clofibrate① 562
Warfarin－Clopidogrel② 580
Warfarin－Cloxacillin② 588
Warfarin－Cranberry Juice② 601
Warfarin－Delavirdine① 593
Warfarin－Dichloralphenazone① 568
Warfarin－Dipyridamole③ 580
Warfarin－Disopyramide③ 556
Warfarin－Disulfiram② 570
Warfarin－Erlotinib② 596

Warfarin－Erythromycin② 590
Warfarin－Ethacrynic Acid② 584
Warfarin－Ethanol② 569
Warfarin－Ethchlorvynol② 569
Warfarin－Ethyl Alcohol② 569
Warfarin－Etoricoxib② 578
Warfarin－Etravirine② 593
Warfarin－Feprazone① 577
Warfarin－Fludiazepam② 567
Warfarin－Flutamide② 596
Warfarin－Fluvoxamine② 565
Warfarin－Gemfibrozil④ 559
Warfarin－Glucagon① 585
Warfarin－Glutethimide① 568
Warfarin－Griseofulvin① 592
Warfarin－Halofenate③ 562
Warfarin－Ibuprofen② 573
Warfarin－Indomethacin② 572
Warfarin－Influenza Vaccine② 597
Warfarin－Influenza Virus Vaccine② 597
Warfarin－Isoniazid③ 591
Warfarin－Isoxicam② 575
Warfarin－Lovastatin② 559
Warfarin－Mefenamic Acid③ 574
Warfarin－Meprobamate③ 568
Warfarin－Mercaptopurine③ 595
Warfarin－Methyltestosterone① 585
Warfarin－Methylthiouracil② 585
Warfarin－Metronidazole① 587
Warfarin－Miconazole② 592
Warfarin－Milk Thistle② 600
Warfarin－Moxalactam② 589
Warfarin－Nafcilin③ 588
Warfarin－Nalidixic Acid① 586
Warfarin－Napsagatran② 546
Warfarin－Neomycin② 590
Warfarin－Nortriptyline③ 565
Warfarin－Omeprazole① 583
Warfarin－Oxametacin② 579
Warfarin－Paracetamol② 575
Warfarin－Penicillin② 587
Warfarin－Phenelzine② 566
Warfarin－Phenformin② 585
Warfarin－Phenobarbital① 566
Warfarin－Phenylbutazone① 576
Warfarin－Phenyramidol② 572
Warfarin－Phenytoin② 563
Warfarin－Phytonadione① 581
Warfarin－Pregnancy① 555
Warfarin－Primaquine① 594
Warfarin－Primidone① 563
Warfarin－Propafenone② 556
Warfarin－Propoxyphene② 571
Warfarin－Quinidine② 556
Warfarin－Rifampicin① 591
Warfarin－Rifampin① 591
Warfarin－Rosuvastatin① 561
Warfarin－ Schisandra chinensis Baill ＋ Glycyrrhiza uralensis Fisch ② 600
Warfarin－ *Silybum marianum* ② 600
Warfarin－Simvastatin② 560

Warfarin－Simvastatin② 560
Warfarin－Spironolactone③ 584
Warfarin－St John's wort② 599
Warfarin－Sucralfate③ 582
Warfarin－Sulfamethoxazole① 586
Warfarin－Sulfinpyrazone① 580
Warfarin－Sulindac② 573
Warfarin－Tamoxifen② 595
Warfarin－Tetracycline③ 590
Warfarin－Thyroid① 584
Warfarin－Ticlopidine② 616
Warfarin－Tolbutamide② 724
Warfarin－Tolcapone① 563
Warfarin－Tramadol② 570
Warfarin－Valdecoxib② 578
Warfarin－Valproate② 564
Warfarin－Vitamin C④ 599
Warfarin－Vitamin E② 599
Warfarin－Vitamin K_1 ① 581
Warfarin－Zafirlucast① 581

X

Ximelagatran－Azithromycin 605
Ximelagatran－Erythromycin 605
Ximelagatran－Grepafloxacin 605

Y

Yellow Fever Vaccine－Chloroquine② 1031

Z

Zafirlucast－Celecoxib② 531
Zafirlucast－Warfarin① 581
Zafirlukast－Fluconazole② 652
Zafirlukast－Theophylline② 639
Zalcitabine－Ganciclovir② 875
Zalcitabine－Other Drugs② 886
Zidovudine－Acetaminophen② 879
Zidovudine－Aciclovir③ 880
Zidovudine－Acyclovir③ 880
Zidovudine－Ganciclovir② 880
Zidovudine－Paracetamol② 879
Zidovudine－Probenecid① 879
Zidovudine－Ribavirin② 880
Zidovudine－Stavudine② 881
Zinc Gluconate－Penicillamine② 1065
Zinc Oxide－8-Hydroxyquinoline② 930
Zinc Sulfate－Cefalexin① 816
Zinc Sulfate－Cephalexin① 816
Zinc Sulfate－Tetracycline① 835
Zinc－Ciprofloxacin③ 803
Zolpidem－Carbamazepine② 410
Zolpidem－Chlorpromazine③ 411
Zolpidem－Food② 410
Zonisamide－Phenobarbital② 297
Zontivity－Ketoconazole① 622
Zontivity－Rifampicin① 622
Zontivity－Rifampin① 622
Zuclopenthixol－Piperazine③ 318
Zydena－Metformin③ 737
Zydena－Tamsulosin③ 34
Zydena－Terazosin① 83